科技进步奖

证书

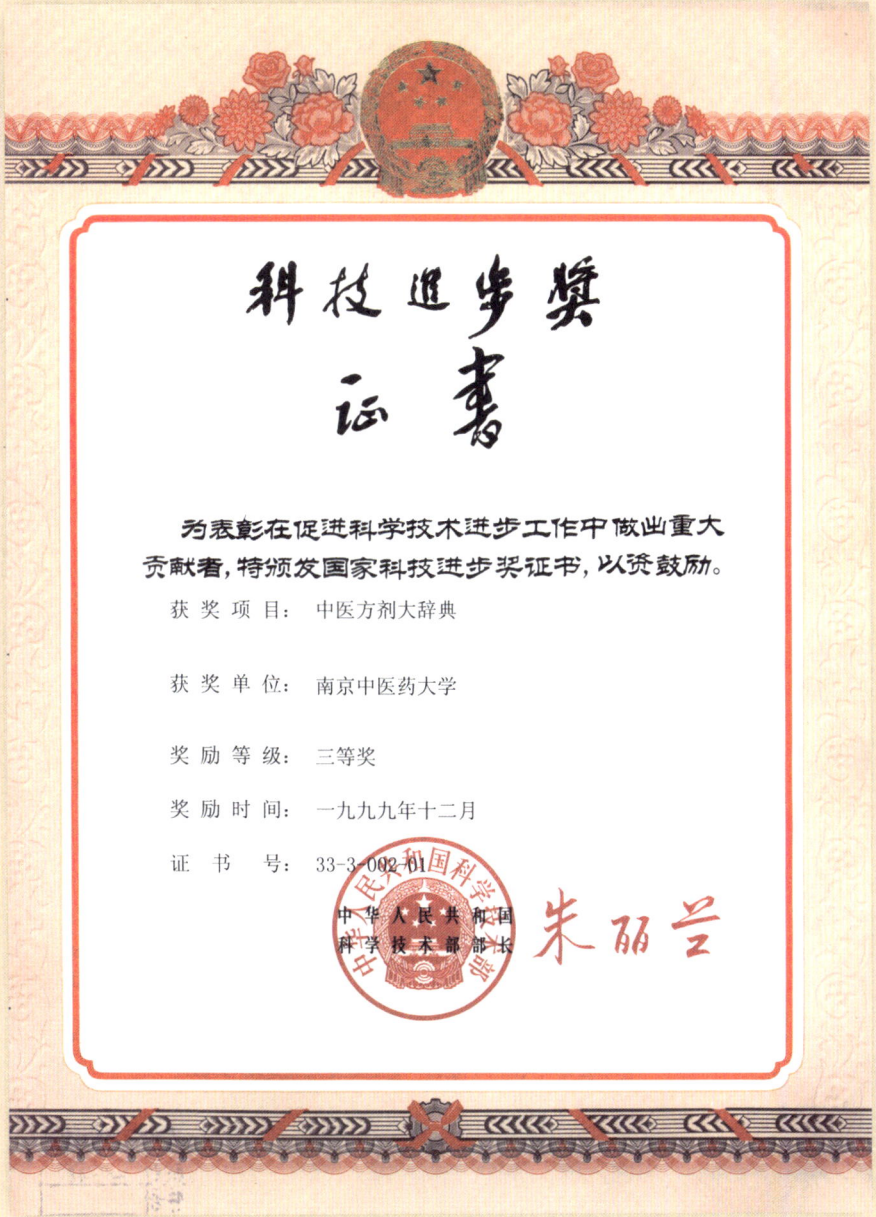

为表彰在促进科学技术进步工作中做出重大贡献者，特颁发国家科技进步奖证书，以资鼓励。

获 奖 项 目：中医方剂大辞典

获 奖 单 位：南京中医药大学

奖 励 等 级：三等奖

奖 励 时 间：一九九九年十二月

证 书 号：33-3-002-01

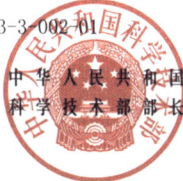

中华人民共和国
科学技术部部长

朱丽兰

「十二五」国家重点图书

主编单位／南京中医药大学

主　编／彭怀仁　王旭东　吴承艳　孙世发

中医方剂大辞典

第2版

第四册

人民卫生出版社
PEOPLE'S MEDICAL PUBLISHING HOUSE

图书在版编目（CIP）数据

中医方剂大辞典 . 第 4 册 / 彭怀仁等主编 . —2 版 .
—北京：人民卫生出版社，2015
ISBN 978-7-117-21066-9

Ⅰ . ①中… Ⅱ . ①彭… Ⅲ . ①方剂 – 词典
Ⅳ . ① R289.2-61

中国版本图书馆 CIP 数据核字（2015）第 181864 号

| 人卫智网 | www.ipmph.com | 医学教育、学术、考试、健康，购书智慧智能综合服务平台 |
| 人卫官网 | www.pmph.com | 人卫官方资讯发布平台 |

ISBN 978-7-117-21066-9

9 787117 210669 >

中医方剂大辞典（第 2 版）

第四册

主　　编：彭怀仁　王旭东　吴承艳　孙世发
出版发行：人民卫生出版社（中继线 010-59780011）
地　　址：北京市朝阳区潘家园南里 19 号
邮　　编：100021
E - mail：pmph @ pmph.com
购书热线：010-59787592　010-59787584　010-65264830
印　　刷：三河市宏达印刷有限公司（胜利）
经　　销：新华书店
开　　本：889×1194　1/16　　印张：59
字　　数：2454 千字
版　　次：1994 年 11 月第 1 版　　2016 年 7 月第 2 版
　　　　　2021 年 12 月第 2 版第 4 次印刷（总第 7 次印刷）
标准书号：ISBN 978-7-117-21066-9
定　　价：259.00 元

打击盗版举报电话：010-59787491　 E-mail：WQ @ pmph.com
（凡属印装质量问题请与本社市场营销中心联系退换）

中医方剂大辞典（第2版）编委会

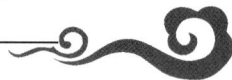

《中医方剂大辞典》（第1版）
顾问委员会

（以姓氏笔画为序）

万友生　王绵之　白永波　吴考槃

何　任　张瑞祥　欧阳琦　周仲瑛

施奠邦　钱伯文　徐国仟　董建华

编 写 单 位

主编单位：南京中医学院

协编单位：山东中医学院

　　　　　上海中医学院

　　　　　江西中医学院

　　　　　湖南中医学院

　　　　　江西省中医药研究所

　　　　　湖南省中医药研究院

《中医方剂大辞典》（第1版）
编委会及编写人员

（以姓氏笔画为序）

主　　编：彭怀仁

副主编：万少菊　王　立　王旭东　王锦鸿　石历闻　田代华　史欣德　史慕山
　　　　　朱华德　孙世发　孙光荣　李　飞　吴承艳　沙凤桐　张民庆　张浩良
　　　　　陈　伟　陈子德　陈德兴　赵国平　洪广祥　顾保群　傅瑞卿　谭兴贵

常务编委：王旭东　石历闻　史欣德　史慕山　成德水　孙世发　李　飞　吴承艳
　　　　　张民庆　赵国平　彭怀仁

编　　委：万少菊　马永华　王　立　王旭东　王鱼门　王锦鸿　石历闻　田代华
　　　　　史欣德　史慕山　成德水　朱华德　孙世发　孙光荣　孙美珍　李　飞
　　　　　杨　进　肖德发　吴永贵　吴承艳　吴跃进　沙凤桐　张民庆　张炳填
　　　　　张浩良　陈　伟　陈子德　陈涤平　陈德兴　赵文业　赵国平　柳长华
　　　　　施　诚　洪广祥　顾保群　郭君双　郭国华　巢因慈　彭怀仁　惠纪元
　　　　　傅幼荣　傅瑞卿　谢文光　虞胜清　路振平　蔡铁如　谭兴贵　樊巧玲

撰稿人：万少菊　马　健　马永华　王　力　王　立　王龙章　王旭东　王鱼门
　　　　　王锦鸿　毛　平　文乐兮　石历闻　田代华　史欣德　史慕山　包明蕙
　　　　　冯海燕　匡奕璜　成德水　朱华德　华中健　华浩明　刘　涛　刘光宪
　　　　　刘更生　刘学华　江平安　汤希孟　孙世发　孙光荣　孙迎节　孙美珍
　　　　　阳　立　李　飞　李金华　李春英　杨　进　杨　虎　杨俊杰　肖德发
　　　　　吴永贵　吴承艳　吴跃进　何清湖　辛增平　沙凤桐　宋经中　张　昱
　　　　　张工彧　张为群　张民庆　张炳填　张浩良　杭爱武　欧阳剑虹　赵文业
　　　　　赵国平　柳长华　姜静娴　洪广祥　顾保群　倪志祥　徐春波　郭兰忠
　　　　　郭君双　郭国华　郭建生　郭瑞华　唐承安　陶晓华　龚志南　阎宝珠
　　　　　巢因慈　彭怀仁　彭晓梅　蒋玉珍　韩育明　惠纪元　程淑娟　傅幼荣
　　　　　傅瑞卿　谢凤英　谢文光　虞胜清　路振平　蔡铁如　廖云龙　谭兴贵
　　　　　樊巧玲　薛建国　戴　慎　魏飞跃　瞿　融

5

2版前言

《中医方剂大辞典》是继宋代《太平圣惠方》《圣济总录》、明代《普济方》之后，又一次由政府组织编纂、汇集历代方剂成果的医方巨著，具有划时代的历史意义，是发展中医药事业，弘扬中国优秀传统文化，促进中外文化交流的一项浩大的系统工程。该书的出版发行，成为有史以来非常完整和权威的方剂学典籍，受到学术界的肯定和推崇，在海内外产生了巨大影响。先后获得了江苏省中医药科技进步一等奖，国家中医药管理局基础研究一等奖，国家科技进步三等奖等奖励，得到了至高的荣誉，成为中医学史上里程碑式的学术典籍。

自 1992 年出版以来，《中医方剂大辞典》成书已二十余年，由于当时参加编纂的人员众多，所收资料文献浩繁，考证难度极大，撰审任务非常艰巨，加之种种客观条件所限，错误缺点在所难免。成书后，编纂人员仍未间断研究工作，寻找不足，发现疏漏，更新资料，拾遗补阙。主编彭怀仁教授自 1995 年退休至 2009 年仙逝，一直致力于方剂文献的探讨和发掘，对该书进行了多次全面而系统的审阅与研究，积累了大量校订、修改、补遗的成果，为本书的进一步完善不懈努力，至死未休。近年来，中医药事业迅猛发展，方剂研究的新成果不断涌现，为适应学术发展与读者需求，人民卫生出版社、南京中医药大学决定修订再版。

本次重修，在《中医方剂大辞典》原有基础上，对该书中的脱、衍、倒、讹进行全面考校订正；增添 1987 年至今正式出版的方书及有价值的中医药著作中确实值得收录研究的方剂；补充 1987 年以后的方剂研究新成果。对书中存在的疑问，从目录学、版本学、训诂学、校勘学等多种角度，分别进行考证、校勘、辑佚、辨伪研究。淘汰了原版中不切实用的资料以及一些冷僻的方剂。所有订正删补内容仍按原来格式归类整理，使之更系统化、工具化、实用化、现代化，对原书进一步整理提高，使这部中国历史上非常全面的方剂专书更臻完善。

我们希望通过本次重修，更多地反映方剂学科的研究进展，全面反映每首方剂的文献价值和使用价值，体现中医方剂在理论研究、临床研究、实验研究等方面的历史成就和现代成就。

修订后的《中医方剂大辞典》有以下变化：

1. 收方更多　收录了上自秦汉，下迄 2010 年底 1800 余种中医药及有关文献中有方名的方剂。全书方剂数目在《中医方剂大辞典》原版基础上增加了 2400 余首。这些方剂均来源于权威资料，如 1987 年以后原卫生部、国家中医药管理局评定的《首批国家级名老中医效验秘方精选》、原卫生部颁发的《药品标准·中药成方制剂》《国家药品标准·新药转正标准》《中华人民共和国药典》(简称《中国药典》)2010 年版等。

2. 资料更全　《中医方剂大辞典》正辞目设方源出处、异名、组成、用法、功用、主治、宜忌、加减、方论选录、临床报道、现代研究、备考十二项。此次修订，对各项内容均做了认真考核，资料较原版更为详实全面。不仅补充了原版中遗漏的资料，而且补充了 1987 年以后的研究成果，新增临床报道 600 余则，新增现代研究成果 500 余项。

3. 内容更准　方源、方剂药物组成、用量、炮制方法、制剂、服用方法、功效主治等核心内容，在原版的基础上力求更加正确可靠、客观规范。本次重修，将彭怀仁教授退休后对全书所做的勘误全部加以改正，在此基础上，课题组对原版《中医方剂大辞典》中的脱、衍、倒、讹进行了大面积的考证，改错 440 处，删除方剂 40 首，删除资料 94 处，合并重复方 33 首，新增副词目 446 条。所有改动部分要求言必有据，无征不信。

4. 检索方便　修订本分 9 册。1～8 册为正编,书前均设该册"方名目录",按方名笔画顺序编排。第 9 册为附编,设有全书方名总目录(包括正辞目、副辞目)、病证名称索引、参考书目索引、古今度量衡对照表等。本次修订重点对原版本中的同名异方、异名同方的重复方、漏挂方进行删补,对原版病证索引中难查、漏标、错引的古今病名进一步加以规范标引,新增病名搜检频次达 20 多万处,以汉语拼音为病名检索方式,读者查找将更为方便、快速。

本次修订,力求每首方剂所包含的古今研究信息更加完整,方剂文献考证的内容更加准确,编排和检索系统更加科学。在注重实用性、科学性、先进性的前提下,努力反映出求全、求新、求实、求准的特色,以全面反映古今方剂文献研究的成果。

《中医方剂大辞典》第 2 版编委会
2015 年 3 月

1 版前言

中医方剂，是历代医家临床经验的结晶，是运用中医辨证论治理论指导临床防病治病的主要手段。纵观周、秦以来，新方创制不断增加，载方文献汗牛充栋，组方理论渐趋完善，为炎黄子孙的健康和中华民族的繁衍昌盛，作出了巨大的贡献。在方书的编撰方面，唐以前的方书多出私人之手。如被尊为"方书之祖"的《伤寒论》与《金匮要略》；集简、便、验方而成书的《肘后备急方》；采集群经，删繁就简的《备急千金要方》《千金翼方》；上自神农，下迄唐世，无不采摭的《外台秘要》等，均为私人所编著。由于医药学之发展，与民族之强弱、国家之兴衰有着密切的关系，故自宋代以后，方书编撰受到了官方的关注，如宋·王怀隐主编的《太平圣惠方》、陈承等主编的《太平惠民和剂局方》、赵佶主编的《圣济总录》、明·朱橚主编的《普济方》、清·吴谦主编的《医宗金鉴》、陈梦雷主编的《古今图书集成·医部全录》等，均为国家级的载方名著，其中《太平惠民和剂局方》是我国官方颁布的第一部成药制剂规范，而《普济方》收载明初以前之方剂达 61 739 首之多，《四库全书提要》称为"集方书之大全者"。由于历代王朝关心医药，重视方书，亦促进了民间医药之发展。据不完全统计，自宋至清末的一千余年间民间名医所著的各种方书多达1400 余种。民国迄今，医药科学突飞猛进，中医方剂学亦随着时代的步伐而不断前进。尤其是在中华人民共和国成立以后，党和政府重视中医中药，中医的古籍与新著不断出版，方剂的实验研究相继开展，中医方剂学已成为全国各中医院校主要课程之一。《中华人民共和国药典》收录的名方验方和复方新制剂，对于中医方剂的推广运用，起到了积极的作用。

在制方理论方面，在宋以前多有方而无论，制方之义不明，后人难以掌握，用之稍有不当，不免影响疗效。金·成无己著《伤寒明理论》，对《伤寒论》中 20 首方剂分析主治之证情，阐述配伍之奥义，开创了方论之先河。自此以后，有自创新方，自释方义者，如金·李杲《脾胃论》《兰室秘藏》，元·罗谦甫《卫生宝鉴》等；有为前人成方撰写方义者，如明·许宏《金镜内台方议》、洪九有《摄生秘剖》；清·罗美《古今名医方论》、汪昂《医方集解》、吴仪洛《成方切用》、王晋三《古方选注》、张秉成《成方便读》等。尤其值得一提的是，清·吴谦《医宗金鉴·删补名医方论》，是我国第一部由官方修订刊行的方论专著。目前全国各中医院校教材《方剂学》《中国医学百科全书·方剂学》等著作中的古今名方验方，均由当代名医撰写了方论，对研究方剂配伍原理及临床运用有一定参考价值。

在我国对外文化交往中，中医方书是其内容之一。在日本，成书于公元 984 年的《医心方》，收载了我国唐以前方书中的方剂。在朝鲜，成书于公元 1445 年的《医方类聚》、成书于公元 1610 年的《东医宝鉴》，均引载了我国明代以前方书中的方剂，足见中医方剂在我近邻各国中有着深远的影响。

据近 2000 种中医药文献的不完全统计，中医各科有名称和无名称的方剂已达 13 万首以上，虽然历经王怀隐、赵佶、朱橚等整理，但存在的问题仍然很多。例如古籍所载之方，均据病证分类，方随病证而列，多无方名目录，欲检一方，殊非易事；同一方剂的出处，众说纷纭，令人莫衷一是，无所适从；同一方剂的名称，因载方文献或版本不同而命名各异，孰先孰后，仓卒难别；有相当一部分方剂的内容，由于辗转传抄刻印，脱、衍、倒、讹比比皆是，以讹传讹，影响疗效；有些常用的名方与验方的不同功效、主治、方论、临证验案、实验研究等资料，分散于各种文献中，汇集不易，难窥全貌；诸如此类，不胜枚举。综上所述，对中医方剂进行一次划时代的、全面的、系统的整理，是一项具有历史意义而又刻不容缓的工作。

《中医方剂大辞典》对我国上自秦、汉，下迄现代（1986 年）的所有有方名的方剂进行了一次系统的整理，力求使上述各种问题得到合理的解决。以方剂检索而言，本书汇集古今有方名的医方，按照辞书形式编纂，既有目录，又有索引，从而解决检方的困难。以方源而言，本书参考古今各种中医药文献，对每一首方剂的方源进行认真的考证，而注明其原始出处，这对研究方剂的历史，澄清方剂的源流，是十分必要的。以一方多名而言，凡属同方异名，经过反复考证，依据载方文献成书年代之先后，确定正名与异名，并将二者相互挂钩，查正名即可知道异名，查异名即可知道正名，这对了解一方多名和准确地统计方数，有着极大的裨益。以方剂的质量而言，本书尽可能地进行仔细的校勘，使脱者补之，衍者删之，倒、讹者正之，使方剂的内容经过这次整理而准确无误。以方剂容纳的资料而言，本书对所有方剂分散在各种文献中的不同主治、方论、验案以及现代实验研究资料分别设项进行整理筛选，汇集于各方之下，为读者全面了解方剂提供了极大的便利。

早在1958年，南京中医学院即开始组织人力，筹备编撰本书，并得到当时的中华人民共和国卫生部的大力支持。到1961年底，已从1700余种中医药文献中，收集了大量的方剂，并进行了初步的筛选整理，此后因故而停顿。1983年原卫生部中医古籍办公室又将编撰本书的任务下达给南京中医学院，1985年本书的筹备工作开始恢复，1986年成立课题协作组。1988年国家中医药管理局成立以后，又将本书列为局级课题。在编撰过程中，得到了有关各级主管部门的热情关怀，在此表示衷心的感谢！

我们的主观愿望是将本书编撰成载方最多、资料最全、考证最精的划时代的方剂大典。但由于本书所收资料涉及文献甚多，考证难度极大，撰审任务非常艰巨，加之我们的水平不够和种种客观条件所限制，错误缺点在所难免，敬请读者指正，以便再版时修改。

编　者

2 版凡例

　　一、本辞典共收载上自秦汉，下迄 2010 年底 1800 余种中医药及有关文献中有方名的方剂 9 万余首。其中以 1911 年以前的方剂为收集重点，1911 年以后的方剂择优选录。本次重修新增资料的来源主要以原卫生部和国家中医药管理局评定的《首批国家级名老中医效验秘方精选》、原卫生部颁发的《药品标准·中药成方制剂》《国家药品标准·新药转正标准》《中国药典》2010 年版等公认权威书籍为主。

　　二、本辞典以方剂名称作为辞目。辞目又分为正辞目与副辞目。同一方剂而有不同名称者，以最早出现的方名为正辞目，其余为副辞目。但在有些文献中，先见的方名仅有主治，而无组成、用法，后见的方名有组成、用法、主治者，则以后见的方名作正辞目，先见的方名作副辞目。

　　三、正、副辞目按方名首字笔画、笔顺排列；方名首字相同的辞目，先按方名字数归类，字数少者排前，多者排后；方名首字、字数均同者，再按第二字之笔画、笔顺排列，依次类推；同名方则按各方方源的成书年代或创方者生卒年代先后排列。

　　四、凡经增补的文献，因其原著的方剂与增补的方剂年代不同，故均区别开来确定年代，并尽可能在出处中注明。

　　五、凡正辞目方名有误者，根据始载书的不同版本及有关转载书径予订正，并在备考中加以说明。副辞目方名有误者，径删不录。本次选收正辞目新方，凡单味药一般不收，特别常用者才极少收录。

　　六、正辞目设有方源出处、异名、组成、用法、功用、主治、宜忌、加减、方论选录、临床报道、现代研究、备考十二项。原版的方源项，本次修订为了紧缩版面，移至正辞目方名后，去掉方源字样。

　　1．方源出处　本版设于正辞目方名后，以标注正辞目的原始出处。如始载书存在者，注始载书的书名和卷次；始载书已佚者，标注现存最早转载书引始载书。若系转引的人名，经追考创方者的著作中有此方者，改从原著收录；原著已佚或创方人无著作传世者，标注转载书引某某人方。始载书无方名，后世文献补立方名者，标注"方出始载书卷某，名见转载书卷某"。

　　2．异名　收录各方异名的名称及其出处。如一方有多种异名者，则按所载异名的文献年代先后排列。若仅有始载书的异名者，不注出处。

　　3．组成　收录始载书中各方的具体成分，包括药物名称、炮制、用量等内容。方中药物计量单位，1979 年前的方剂概用旧制，1979 年后新创方均用公制。方中诸药原无用量者，不予增补；后世转载文献已补用量者，则收录于"备考"中。如组成中个别药物无用量，则在备考项说明："方中某药用量原缺。"如上述某药原无用量，转载书中有用量者，则根据转载文献补入，亦在备考项说明。

　　4．用法　收录方剂的制剂、剂型、服用方法与用量等内容。如原书无用法，转载文献已补用法者，则收录于备考项。本次新增方剂凡汤剂改成胶囊剂、口服液剂、合剂、散剂，均不另作副辞目，但均在备考中说明。新增方剂如制法复杂，文字描述较多的，统一改为"上制成×××剂"。用法中所有的"g""ml""L"等用量单位统一改为汉字"克""毫升""升"等。现代研究中的药物计量单位按照原文献。

　　5．功用、主治、宜忌　分别设项收录、叙述各方的功效、主治病证、组方用方的注意事项。凡收录两种以内不同文献的引文资料，均直接摘收引文；凡收录三种以上不同文献的资料，先由编者根据引文内容归纳成主文，然后下列引文。

　　宜忌项归纳主文，须有三种以上关于疾病、体质、妊娠宜忌和毒副反应的文献资料。药物配伍宜忌、炮制与煎煮药物器皿宜忌、服药时的饮食宜忌等，均只用引文，不写主文。

6．加减　仅收录始载书的资料。加减药物占原方用药比例过多者不录；现代方剂加减不严谨者不录；后世转载书的加减一概不录。

7．方论选录　择用古今名医对各方组成结构、配伍原理、综合功效、辨证运用、方名释义、类方比较等论述，而有独到见解者。原文精简者，录其全文；文字冗长者，择要摘录。

8．临床报道　选录古今医家运用各方治疗疾病的实际案例。文字简短者全文照录，文字较长者择要摘录。案例的选择以历代名医验案为主，非名医验案为辅。个案选择以清以前为主，1987 年以后的个案统一不收。现代临床报道尽量选用例数较多（一般在 30 例以上）者。某些方剂疗效肯定，有推广价值，但案例较少者，则据收载文献的权威性酌情收录。

9．现代研究　收录用现代方法与手段对方剂进行实验研究和剂型改革的资料，包括复方药理作用和主要成分的研究，将传统的成方剂型改造成现代剂型等内容，均以摘要或综述方式撰写。对实验资料，摘录其实验结果，不详述实验方法与操作步骤；对剂型改革，不详述制剂的工艺流程。

10．备考　凡古今医方中的资料，有不宜收入前述各项而确具参考价值又必须收录者，均在本项叙述。有些方剂经编者研究考证，有必要加以说明者，亦在本项说明之。

11．自功用以下各项，其内容出处与正辞目方源出处一致者，所录引文不注出处；其他文献引文者，均分别注明出处。凡两条以上引文均根据文献年代排列，并编有顺序号。

以上各项，以方源出处、组成、功用或主治为必备项，其余各项有资料则设，无资料则从缺。

七、引文筛选与整理。所有引文资料，均经过编者去同存异，精心筛选。相同的引文，一般从最早的文献中收录；若后世文献论述精辟者，择用后世文献的资料。凡引文中的封建迷信内容一概不录。引文文义不顺或重复者，在不违背原意的前提下，由编者做适当的加工整理。

八、副辞目。凡属副辞目，仅写副辞目的名称与出处，及与相关正辞目的关系，并在相关正辞目的有关项目中与之挂钩呼应：如写作"为某某方之异名"的副辞目，与正辞目异名项挂钩；写作"即某某方加（减）某某药"的副辞目，与正辞目加减项挂钩；其余副辞目，均与正辞目的备考项挂钩。

九、出处标注。正辞目除正名、异名二项标明书名和卷次外，其余诸项均只注书名，不注卷次。副辞目的出处亦标明书名和卷次。

期刊注法统一采用：《刊名》[年，（卷）期：起页]。

十、药名统一。1911 年以前的方剂，凡首字不同的中药异名仍保持原貌，如"瓜蒌"不改"栝楼"，"薯蓣"不改"山药"，"玄胡索""元胡索"不改"延胡索"。凡辞目中含有药名者，处理方法同此。原版方剂中有些名贵药及国家禁用药，如人参、犀角等，现代临床常用党参、水牛角等替代，凡此在不改变原方组成的情况下，本次修订在具体方剂的备考中均不作说明。

十一、书名统一。为了压缩篇幅，我们根据历代文献的引用情况，对某些常用方名的书名进行了简化。如《备急千金要方》简称《千金》，《太平圣惠方》简称《圣惠》。未经简化者仍用全称。一书多名者，选用一种常用名，如《人己良方》又名《寿世良方》，则统一用《人己良方》）。

十二、文字统一。本辞典所用简化字，以中国文字改革委员会《简化字总表》（1964 年第 2 版）为主要依据。根据中医药学名词术语的要求，少数繁体字如癥瘕之"癥"等，仍予保留。根据汉字规范要求，"粘"改为"黏"，"疲"改为"酸"。

十三、文献版本。凡一书有多种版本者，选用善本、足本；无善本者，选用最佳的通行本；其他不同的版本作为校勘、补充。若同一方剂在不同的版本中方名有差异者，以善本、最佳通行本或较早版本之方名作正辞目，其他版本的方名作副辞目。

十四、本辞典分 9 册出版。1～8 册为正编，书前均设该册方名目录，按方名笔画顺序编排。第 9 册为附编，设有全书方名总目录、病证名称索引、参考书目索引、古今度量衡对照表等，以利读者检索。

检 字

检
字

13

目 录

目录

17

目 录

目 录

23

目 录

26

目 录

33

目 录

34

目录

目录

44

目
录

47

目录

55

目录

59

目录

68

目
录

73

目录

82

目录

88

目录

羊

37134 羊毛饼（《准绳·疡医》卷六）

【组成】羊毛

【用法】用鸡子清、桐油各半打匀，以羊毛薄捻作饼如纸样。贴在患处上，以散血膏或补肉膏敷贴。

【主治】打扑伤损，跌蹍刀斧等伤，及虎伤、瘴猪牛咬伤。

37135 羊心汤（《圣济总录》卷一六三）

【组成】羊心一枚（以水五盏，煎取三盏汁用） 甘草（炙）一两 远志（去心）半两 防风（去叉）一两 生干地黄（焙）一两半 芍药（剉） 牡蛎（熬）各一两 人参一两半 羚羊角（镑屑）半两

【用法】上九味，将八味为粗末。每服三钱匕，以煮羊心汁一盏，煎至七分，去滓温服，不拘时候。

【主治】产后血气惊悸，神志不宁。

37136 羊甲散（《疡科选粹》卷五）

【组成】羊前蹄甲 防风 皂角 蛇床子 莲蓬壳 杜仲

【用法】上药煎汤，乘热熏洗，每日两三次。

【主治】痔疮。

37137 羊矢散（《医统》卷六十二）

【组成】羊矢一个（焙） 干胭脂少许

【用法】上为末。用竹筒轻吹入耳内，每日三次。

【主治】耳内臭烂。

37138 羊矢散（方出《外科全生集》卷三，名见《仙拈集》卷二）

【组成】山羊矢（晒干，炒炭存性，入坛闷煺）

【用法】上为末。疗溃烂，生肌，每服二钱，酒送下；疗雷头风，水粉各一升，浸一夜，绞汁顿熟，每午刻服；疳痢欲死者，三服全愈。

【功用】生肌。

【主治】疮疡溃烂，雷头风，疳痢欲死者。

37139 羊头脍

《圣济总录》卷一八八。为《圣惠》卷九十五"羊头肉方"之异名。见该条。

37140 羊皮面（《饮膳正要》卷一）

【组成】羊皮二个（挦洗净，煮软） 羊舌二个（熟） 羊腰子四个（熟，各切如甲叶） 蘑菇一斤（洗净） 糟姜四两（各切如甲叶）

【用法】上用好肉酽汤或清汁，下胡椒一两，盐醋调和。

【功用】补中益气。

37141 羊肉丸（《局方》卷五续添诸局经验秘方）

【组成】川楝子（炒） 续断（炒，去丝） 茯苓 茴香 补骨脂（炒） 附子（炮，去皮脐） 葫芦巴（微炒）各三两 山药（炒） 桃仁（麸炒，去皮尖，别研） 杏仁（麸炒，去皮尖，别研）各二两

【用法】上为末，精羊肉四两，酒煮烂，研极细，面糊为丸，如梧桐子大。每服三五十丸，空心以盐汤、温酒任下。

【功用】固真补气，益精驻颜。

【主治】真阳耗竭，下元伤惫，耳轮焦枯，面色黧黑，腰重脚弱，元气衰微。

37142 羊肉方（《圣济总录》卷一八九）

【组成】精羊肉八两（切作馅） 肉苁蓉（微炒，碾末）二钱半 荜拨（末）半两 附子（炮裂，去皮脐，细碾）半两 干姜（炮裂）二钱半 胡椒 荜茇 诃黎勒（炮，去核）各一钱 芜荑（微炒）半两

【用法】上九味，八味为末，以肉并药末等相和拌匀，分作四剂，每剂以面裹之，撮合微拍令扁，用湿纸裹，入糖灰火中煨令熟。空心食之，以饱为度。

【功用】暖腰腹，缩小便。

【主治】冷劳气痢。

37143 羊肉方（《圣济总录》卷一八九）

【组成】羊肉（去筋膜，取精者薄切，令作片子）四两 胡粉 胡黄连各半两 大枣（煮，去核并皮）二十个

【用法】除羊肉外，先研枣如泥；却别碾胡黄连作末，并胡粉一处，和枣作团，以湿纸包裹，于糖火中煨令干熟；取出为末。每服三钱匕，匀掺羊肉片子中。将湿纸裹，煨令香熟食之。

【主治】休息痢。

37144 羊肉方（《普济方》卷二五八）

【组成】羊肉（去脂膜，切作片）五两 大蒜（去皮细研）一颗

【用法】上先将蒜入盐醋，蘸羊肉上。空腹任意食之。

【主治】反胃，朝食暮吐，夜食朝吐。

37145 羊肉汤（《千金》卷三）

【组成】肥羊肉三斤（去脂） 当归一两 桂心二两 芍药四两 甘草二两 生姜四两 芎藭三两 干地黄五两

【用法】上㕮咀。以水一斗半，先煮肉，取七升，去肉，纳余药，煮取三升，去滓，分三服，不愈重作。

【主治】❶《千金》：产后虚羸喘乏，自汗出，腹中绞痛。❷《产孕集》：产后虚劳，摄养不善，内伤七情，阳陷阴逆，升降倒置，脏腑交病，表里均亏，乍起乍卧，饮食不化，时作嗽咳，目昏头痛，口渴盗汗，寒热往来，喘乏自汗，少气惊悸。

【方论选录】《千金方衍义》：《金匮》当归生姜羊肉汤为产后腹中疠痛之圣药，即寒疝、小腹结痛亦得用之，况合四物以调其血，加桂以通其滞，用甘草者，以缓姜、桂之急也。缓急得宜，攻补兼济，非深入《金匮》之奥，何以及此。

【备考】《千金翼》有葱白一斤。

37146 羊肉汤（《千金》卷三）

【组成】羊肉二斤 成择大蒜（去皮，切）三升 香豉二升

【用法】以水一斗三升，煮取五升，去滓，纳酥一升，更煮取三升，分温三服。

【主治】产后中风，久绝不产，月水不利，乍赤乍白；及男子虚劳冷盛。

【方论选录】《千金方衍义》：羊肉汤治风入胞门痼疾，故用择蒜浊恶之味，与羊肉、香豉同煮，以蒜能辟除恶气，豉能解散秽腐，更纳乳酥之润，引领瘀垢下趋，当归生姜羊肉汤之变法也。

37147 羊肉汤（《千金》卷三）

【组成】肥羊肉二斤（如无，用獐鹿肉） 茯苓 黄耆 干姜各三两 甘草 独活 桂心 人参各二两 麦门冬七合 生地黄五两 大枣十二枚

【用法】上㕮咀。以水二斗，煮肉取一斗，去肉纳药煮，取三升半，去滓，分四服，日三夜一。

【主治】产后及伤身大虚,上气腹痛,兼微风。

【方论选录】《千金方衍义》:羊肉汤治产后大虚,虽有客邪,若行表散,元气立脱,故需羊肉气血之属煮保元辈,急固本元;略取独活一味,专主下陷之邪;并佐干姜、桂心调和血气之品,深得养正祛邪之妙用也。

【备考】《千金翼》无干姜。

37148 羊肉汤(《外台》卷三十四引《广济方》)

【组成】肥羊肉一斤 当归 甘草(炙) 芍药各一分

【用法】上切。以水一斗煮羊肉,取七升煮药,取二升分服。

【主治】产后内虚,寒入腹,腹中绞痛下赤,烦毒谵语见鬼。

37149 羊肉汤

《外台》卷三十四。即《千金》卷三"羊肉当归汤"。见该条。

37150 羊肉汤(《伤寒微旨论》卷下)

【组成】当归 牡蛎 芍药各一两 龙骨半两 桂枝(去皮)二分 黑附子二个(每个五钱重,炮,去皮脐)

【用法】上为粗末。每服用末二两半,羊脊肉四两,生姜二两,葱白五寸,同剉烂,以水五升,同熬至二升半以来,净绞去滓,分作三盏服。

【功用】《医方论》:敛阴生阳,补虚固脱。

【主治】❶《伤寒微旨论》:伤寒八九日后,服汗下药太过,两手脉沉细而无力,女子踡足卧多,恶明与人声,身有粟起,时时发战,一如疟证。❷《阴证略例》:产后血虚。

【方论选录】❶《医方集解》:此足少阴药也,当归、芍药以补其阴,附子、姜、桂以复其阳;龙骨、牡蛎以收其脱,羊肉大补以生其气血。❷《医林纂要》:羊肉甘辛,补命门之火,补命门所以生肝木,又血气之味,以补血气,故以此为君;生姜辛温,为补肝主药,生用欲乘其生气,且与归、附同行,则皆守于肝部;附子辛润命门,补肝而回欲尽之阳;当归甘辛,滋润补肝,以萃忘归之血;白芍药酸以敛阴,使散者不至于尽;牡蛎咸涩,咸软以行枯竭之血,涩收以敛游散之魂;龙骨咸涩,龙固鳞虫,肝之类也,本飞跃不测,而用其骨,则散者就收,亦所以敛欲脱之阳也;桂枝甘辛,生姜、桂枝皆发汗者,而与归、附同敛之,使与同类皆归,则翻然归矣;用葱白亦反本之意。参、耆和缓,虽补气亦能生血,而未必能遽达下焦,补土以培其根,不若直补其根,使元阳得以相续也。而用羊肉、附子、当归、姜、桂,使生气复于下,而津液亦相滋。又剂之芍药、牡蛎、龙骨,以收其将脱之阳,以来复于下。

37151 羊肉汤(《圣济总录》卷一三四)

【组成】羊肉 葱(并细切)各半斤

【用法】以水五升,煎至三升,去滓温洗,每日三两次。

【主治】寒冻肿痒。

37152 羊肉汤(《圣济总录》卷一六〇)

【组成】羊肉一斤(去脂,切碎,水八盏,煮取肉汁四五盏,澄令清) 桂(去粗皮)三分 当归(切,焙)三分 吴茱萸(微炒黄)三分 黄耆(剉)半两 芎劳半两

【用法】上除肉外,为粗末。每服三钱匕,肉汁一盏,生姜三片,同煎至七分,去滓温服。

【功用】补虚羸。

【主治】产后恶露未尽,有冷气腹痛。

37153 羊肉汤(《圣济总录》卷一六四)

【组成】白羊肉(切)一斤 黄耆(剉) 防风(去叉,剉) 桂(去粗皮,剉) 当归(切,焙) 芎劳各半两(剉) 大枣(擘破)七枚 生姜(切)三分

【用法】先以水五升,煮羊肉取三升,澄去脂后,纳诸药,煎取一升半,去滓,食前分温四服,如人行三五里再服。

【功用】补虚,排风,散血,止痛。

【主治】产后虚羸。

37154 羊肉汤(《鸡峰》卷十六)

【组成】羊肉四两 当归 川芎 生姜各半两

【用法】以水十盏,煎至三盏,掠上沫,去滓,空心,分四次热服,一日尽,来日再将前药滓合为一日煎之,当一剂服,入酒煎尤佳。

【主治】妇人体虚及产后感受寒邪,腹内拘急疼痛,往来寒热,头眩自汗,呼吸少气。❶《鸡峰》:虚人及产妇腹中痛,虚眩不支持,两胁当脐疼痛,气上冲,前后相引痛。❷《妇人良方》:虚损羸乏,腹中疼痛,往来寒热,呼吸少气,不能支持,头眩自汗,腹内拘急。❸《万氏女科》:虚羸及上腹痛,小腹痛,儿枕痛。❹《济阴纲目》:产妇脾虚,寒邪所乘,以至腹痛;及寒月生产,寒气入于产门,脐下胀满,手不可犯。

37155 羊肉汤(《陈素庵妇科补解》卷五)

【组成】乌药 延胡 防风 当归 甘草 桃仁 川芎 香附 陈皮 桔梗 苍术 木香 赤芍 葱白 生姜 黄羊肉汁四两

【用法】水煎服。

【主治】产后呼吸冷风,乘虚入腹,脐下痛,牵引左右,两胁下俱大痛者,名曰寒疝。

【方论选录】是方乌药、陈皮、苍术、生姜、木香、香附、防风、川芎以祛风散寒,温经止痛;桃仁、延胡、归尾、赤芍兼治未尽之恶血;葱白、桔梗为引;羊肉甘温补血,盖人参补气,羊肉补形,产后血虚极也。

37156 羊肉汤(《三因》卷十八)

【组成】当归三钱 生姜一两一分 精羊肉四两 橘皮半两

【用法】上剉散。水三碗,酒少许,煎至一碗,去滓,分二服,或少加葱盐亦佳。

【主治】❶《三因》:产后腹中疼痛,虚劳不足,里急胁痛及寒疝。❷《普济方》:寒月中产,寒入产门,脐下胀闷,手不可犯,此寒疝也。

37157 羊肉汤(《杨氏家藏方》卷九)

【组成】生羊肉半斤(精者,分作八段) 生姜半斤(薄切片子) 当归(洗,焙) 川芎 人参(去芦头) 白术 附子(炮,去皮脐) 肉豆蔻(面裹煨香)各二两

【用法】上㕮咀,每一料分作八服。水三盏,煎至一盏,食前稍热服。

【主治】男子、妇人一切虚损不足,肌体羸弱,不思饮食。

37158 羊肉汤(《魏氏家藏方》卷四)

【组成】精羊肉四两 当归 芎劳各五钱

【用法】上将精羊肉薄批作小片子,用水三大碗,煎至

一大碗,羊汁入当归、芎劳,再煮七分,去滓,食前服。

【主治】血虚不进饮食。

37159 羊肉汤

《普济方》卷三四九。为《医方集成》引《济生》(见《医方类聚》卷二三八)"当归羊肉汤"之异名。见该条。

37160 羊肉汤

《东医宝鉴·外形篇》卷四。即《金匮》卷上"当归生姜羊肉汤"。见该条。

37161 羊肉汤(《济众新编》卷二)

【组成】血羊脯二三两　生姜二两　桂皮　干姜各五钱

【用法】水煎服。冬月生羊肉一大盏尤好。

【功用】双补气血。

【主治】男子、妇人阳虚瘦弱。

【加减】血虚,加白芍药(酒炒黄)二钱。

37162 羊肉饮(《圣济总录》卷一六〇)

【组成】羊肉一斤(去脂,切碎,水三升,煮肉汁一升半,澄令清)　白茯苓(去黑皮)三分　黄耆(剉)三分　当归(切,焙)半两　桂(去粗皮)半两　麦门冬(去心,微炒)三分　甘草(炙)半两　大黄(剉,炒)半两

【用法】上除肉外,为粗末。每服三钱匕,以肉汁一盏半,煎至七分,去滓温服。

【功用】补虚。

【主治】产后大肠秘,恶露不下。

37163 羊肉饼(《医统》卷八十七)

【组成】羊肉四两　白面六两　生姜汁二合

【用法】上以姜汁搜面,入豉汁煮和,以五味以肉作腌。一日一食。

【主治】虚损。

37164 羊肉粥(《圣惠》卷九十七)

【组成】羊肉二斤　黄耆一两(剉)　人参一两(去芦头)　白茯苓一两　大枣五枚　粳米三合

【用法】上先将肉去脂皮,取精者,内留四两细切。余一斤十二两,以水五大盏,并黄耆等,煎取汁三盏,去滓,入米煮粥,临熟,下切了生肉更煮,入五味调和,空心食之。

【功用】助阳壮筋骨。

【主治】虚损羸瘦。

37165 羊肉粥(《圣济总录》卷一九〇)

【组成】白羊肉(去脂膜)四两(细切)　粳米(净淘)三合　生地黄汁三合　桂(去粗皮,取末)一分

【用法】以水煮肉并米,熟后入地黄汁并桂末更得所,以五味调和,空心任意食之。产后七日后服。

【主治】产后诸病。

37166 羊肉羹(《饮膳正要》卷二)

【组成】羊肉半斤(细切)　萝卜一个(切作片)　草果一钱　陈皮一钱(去白)　良姜一钱　荜茇一钱　胡椒一钱　葱白三茎

【用法】上药水熬成汁,入盐酱熬令熟,下面棋子作羹食之;将汤澄清作粥食之亦可。

【主治】肾衰虚弱,腰脚无力。

37167 羊肉羹

《医学入门》卷三。为《寿亲养老》卷二"羊肺羹"之异名。见该条。

37168 羊肉臛(方出《肘后方》卷三,名见《圣惠》卷九十五)

【组成】章陆根一斤(刮去皮,薄切)　羊肉一斤

【用法】煮章陆根令烂,去滓,纳羊肉,下葱、豉、盐如食法,随意食之,肿愈后亦宜作此。亦可常捣章陆与米中拌蒸作饼子食之。

【主治】❶《肘后方》:卒肿满,身面皆洪大。❷《圣惠》:水气洪肿。

37169 羊肉臛(《圣惠》卷九十七)

【组成】羊肉四两(切,炒作臛)　面半两

【用法】上件索饼,于生姜、豉汁中煮,和臛食之。

【主治】初欲有妊,心中愤闷,呕吐不下食,恶闻食气,头重眼肿,四肢烦疼,多卧少起,恶寒,汗出疲乏。

37170 羊血方(《养老奉亲》)

【组成】羊血一斤(鲜者,面浆作片)　葱白一握　白面四两(擀,切)

【用法】上煮血令熟,渐食之。

【功用】补益脏腑。

【主治】老人脾胃气弱,干呕不能下食。

37171 羊花散(《外科证治全书》卷四)

【组成】生南星　生半夏各二钱　闹羊花三钱　生川乌　生草乌各一钱

【用法】用麻黄根、芋艿叶拌上药末,或加蟾酥五分,雄黄少许。

【主治】跌扑损伤。

【宜忌】本方为"外麻药",仅供外用,不宜内服。

37172 羊肝丸(《本草图经》引《传信方》,见《证类本草》卷七)

【异名】秘传羊肝丸(《局方》卷七续添诸局经验秘方)、黄连羊肝丸(《原机启微》卷下)。

【组成】黄连末一大两　白羊子肝一具(去膜)

【用法】上同于砂盆内研令极细,为丸,如梧桐子大。每食二七枚,以暖浆水送下。连作五剂愈。

【功用】《明医指掌》:补肝明目。

【主治】肝经不足,风毒上攻,眼目昏暗,羞明泪出,隐涩难开,翳障青盲,攀睛胬肉。❶《本草图经》引《传信方》:诸眼目疾,及障翳青盲。❷《局方》(续添诸局经验秘方):丈夫、妇人肝经不足,风毒上攻,眼目昏暗泪出,羞明怕日,隐涩难开,或痒或痛,远年日近内外障眼,攀睛胬肉,针刮不能治。❸《保婴撮要》:痘疮入目不能开。❹《医学入门》:拳毛倒睫。

【宜忌】禁食猪肉及冷水。

【方论选录】❶《医方考》:眼者,肝之窍,肝木自实则病眼,邪害空窍也。越人云:实则泻其子。故用黄连以泻心;能泻其心,则子食气于母,而肝弗实矣,目也岂不莹然而明乎?然必剂以羊肝者,取其为血气之属,同类相从,用之补肝,非若草木之性,偏一而失冲和也。❷《医方集解》:用羊肝引黄连等药入肝,解肝中诸郁,盖肝主目,肝郁解则目之玄府通利而明矣。黄连之类解热郁也。❸《本事方释义》:黄连气味苦寒,入手少阴,白羊肝气味苦寒,入足厥阴,此治目疾之方,因操持谋虑,用心太过,厥阳上升,肝阴必致内耗,每每伤目者多。故一味泻心火,兼以血肉之养肝,宜其效验之捷耳。

【临床报道】内障:崔承元为内障所苦,丧明逾年,依此

方合服,不数月眼复明,因传此方于世。

37173 羊肝丸(《圣惠》卷二十八)

【组成】羊肝一具(去脂膜,切作片子) 白矾三两(烧令汁尽)

【用法】上药以酽醋三升,煮羊肝令烂,入砂盆内研,后入白矾为丸,如梧桐子大。每服二十丸,渐加至三十丸,空心及晚食前以粥饮送。

【主治】冷劳久不愈,食少泄痢。

37174 羊肝丸

《圣济总录》卷一一二。为《局方》卷七"锦鸠丸"之异名。见该条。

37175 羊肝丸(《本事》卷五)

【组成】羖羊肝一具(新瓦盆中煿干,更焙之。肝若大只用一半) 甘菊花(去蒂梗) 柏子仁(研) 羌活(去芦) 细辛(去叶) 官桂(不见火) 白术 五味子(拣)各半两 黄连三分(去须)

【用法】上为细末,炼蜜为丸,如梧桐子大。每服三四十丸,空心、食前温水送下。

【功用】镇肝明目。

【主治】❶《准绳·类方》:眼目昏花。❷《审视瑶函》:青盲症。

37176 羊肝丸(《本事》卷五)

【异名】活命羊肝丸(《医学入门》卷七)。

【组成】白羖羊肝(只用子肝一片薄切,新瓦上煿干) 熟地黄(酒洒,九蒸九晒,焙干称)一两半 车前子 麦门冬(水浸,去心) 菟丝子(酒浸,晒干,用纸条子同碾为末) 蕤仁 决明子 泽泻 地肤子(去壳) 防风(去叉股) 黄芩(刮净) 白茯苓(去皮) 五味子(拣) 枸杞子 菥蓂子 杏仁(大者,去皮尖,炒) 细辛(华阴者,去叶) 苦葶苈(炒令香) 桂心(不见火) 青葙子各一两

【用法】上为细末,炼蜜为丸,如梧桐子大,每服三四十丸,温水送下,一日三次,不拘时候。

【功用】❶《本事》:镇肝明目。❷《全国中药成药处方集》(吉林方):养肝助肾,清头明目。

【主治】❶《医学入门》:肝经蕴热,毒气上攻,眼目赤肿,多泪昏暗,及年久丧明内障。❷《全国中药成药处方集》(吉林方):瞳仁散大,羞明,视物不清,雀目青盲,眼边赤痒,流泪。

【临床报道】❶眼目昏暗:张台卿尝苦目暗,京师医者令灸肝俞,遂转不见物,因得此方服之,遂明。❷内障:一男子内障,医治无效,因以余剂遗之。一夕灯下语其家曰:适偶有所见,如隔门缝见火者。及旦视之,眼中翳膜且裂如线。

【临床报道】视神经萎缩:《中医药信息》[1987,(2):47]用本方治疗视神经萎缩73例,结果:基本痊愈16例,好转32例,无效25例,总有效率为65.7%。

【备考】本方方名,《中国医学大辞典》引作"内障丸"。

37177 羊肝丸(《医说》卷四引《类说》)

【异名】观音梦授方(《得效》卷十六)、罗汉应梦丸(《普济方》卷七十九引《经验良方》)、神授羊肝丸(《济阳纲目》卷一〇一)、观音梦授丸(《杂病源流犀烛》卷二十二)。

【组成】净洗夜明砂一两 当归一两 蝉壳一两 木贼(去节)一两

【用法】上为末,羊肝四两水煮烂,捣如泥,入前药拌和为丸,如梧桐子大。每服五十丸,食后温熟水送下。

【功用】《全国中药成药处方集》(上海方):平肝养血,散热退翳。

【主治】内障,赤膜,雀盲,眼目昏花,视物模糊。

❶《医说》引《类说》:赤眼成内障。❷《医林纂要》:有经热而兼风郁,或血涩而多赤膜及障翳之目疾内障。❸《疡医大全》:雀盲眼,一切昏花老眼。❹《全国中药成药处方集》(上海方):视物模糊,眼涩不舒。

【方论选录】❶《医方考》:夜明砂能攻目中恶血,当归身能生目中新血,蝉退能去目中翳障,木贼能散目中翳热,乃羊肝者,同类相从,能引四物入肝而利其窍也。❷《成方便读》:当归芳香辛苦,能润养肝血,而又兼行血分,以复其肝之本性;夜明砂系蝙蝠矢,食蚊而化,但其眼不化,蚊又食血之虫,故能入肝破血,为散结行滞之需;蝉退、木贼,一则取其善脱,一则取其善摩,二味皆轻扬治上,为退翳除障之专药;用羊肝者,以羊食百草,其精华皆聚于肝,以为导引耳。

【临床报道】内障:明州定海人徐道亨,因患赤眼而食蟹,遂成内障,凡历五年。乃服羊肝丸,百日复旧。

【备考】本方方名,《疡医大全》引作"退翳羊肝丸"。

37178 羊肝丸(《直指》卷二十)

【组成】黄连(净,为末)二两 杏仁(去皮)半两 白羊子肝一具(去筋膜)

【用法】上为细末,为丸如梧桐子大。每服七十丸,食后、临卧温米泔送下,一日三次。

【功用】解热,消血,明目。

37179 羊肝丸(《医方类聚》卷七十引《吴氏集验方》)

【组成】大木贼草一两(去节) 九节黄连一两(去须) 南康蚌粉一两

【用法】上为末,以生羊肝一小具,切半开,入药末在内,以麻皮缚定,净碗盛,甑蒸熟,再为细末,为丸如梧桐子大。每服七十丸,食后茶清送下,一日三次。

【主治】眼生翳膜白粟。

37180 羊肝丸(《脉因证治》卷下)

【异名】明目羊肝丸(《同寿录》卷二)。

【组成】白乳羊肝一具(竹刀刮去膜) 黄连一两 甘菊 防风 薄荷(去梗) 荆芥 羌活 当归 川芎各三钱

【用法】上为末,羊肝捣为丸。浆水送下。

【功用】《医略六书》:养肝明目,清内解外。

【主治】❶《脉因证治》:一切目病,不问障盲。❷《医略六书》:内外障翳,青盲肿痛,脉数。

【方论选录】《医略六书》:风热伤阴,不能内荣肝木,故邪害孔窍而内外障翳,青盲肿痛焉。生地壮水涵肝,黄连清心降火,川芎活血以养肝,当归养血以荣目,羌活、防风散肿退翳,荆芥、薄荷清利头目,人乳以润之,羊肝以补之,使风热两除,则肝阴暗复而青盲肿痛不退,内外障翳无不除矣。此养肝明目,清内解外之剂,为青盲肿痛,内外障翳之专方。

【备考】《医略六书》有人乳、生地。

37181 羊肝丸(《便览》卷一)

【组成】白乳羊肝一具(以竹刀去膜) 黄连一两 甘

菊花　防风　薄荷　荆芥　羌活　当归　川芎各三钱　柴胡二钱　槟榔二对　苍术三钱

【用法】上为末，将肝砂锅内蒸熟，捣如泥，酒面糊为丸。食远浆水汤送下。

【主治】一切目疾障盲。

【宜忌】忌铁器。

37182 羊肝丸《玉案》卷三)

【组成】羖羊肝一副(竹刀去膜，瓦上焙)　细辛　熟地　羌活　独活　北五味　菊花　草决明各二两　杏仁(去皮尖)　枸杞子　青葙子　芜蔚子各一两　当归二两五钱　蒌蕤仁(去壳)　麦门冬(去心)　地肤子各一两二钱

【用法】上为末，炼蜜为丸。每服二钱，一日三次。

【主治】内障眼疾。

37183 羊肝丸《眼科全书》卷三)

【组成】当归(酒洗)　熟地(酒蒸)　白茯苓　柴胡　黄芩各一两　草决明　蔓荆子　茯神　知母　黄柏各七钱　赤芍　白芍　苍术(米泔水浸)　香附(四制)　玄参　牛膝　菟丝子(酒煮)各一两　龙胆草　青葙子　枸杞子　石决明(煅)　麦门冬(去心)各五钱

【用法】同羊肝为末，炼蜜为丸，如梧桐子大。每服三十丸，温汤送下。

【主治】高风，雀目，内障。

37184 羊肝丸

《眼科全书》卷六。为《景岳全书》卷六十"明目羊肝丸"之异名。见该条。

37185 羊肝丸《痘疹仁端录》卷九)

【组成】羊肝一具　当归　川芎　夏枯草各一两　甘菊　柏子仁各七钱

【用法】炼蜜为丸服。

【主治】痘后肝虚有热，目闭羞明，泪出，暗处能开。

37186 羊肝丸《审视瑶函》卷六)

【组成】白蒺藜(炒去刺)　菊花(去根叶)　石决明(煅)　生地各一两　楮实子　槐角(炒)　五味子　黄连　当归尾各五钱　防风　荆芥穗各二钱半　甘草一钱　川芎三钱　蕤仁(去壳油，净)七钱

【用法】上为细末，用雄羊肝一具，滚水沸过，共前药捣为丸。每服五六十丸，空心薄荷汤送下。

【主治】肥人酒色太过，红筋侵目，毒气伤肝，白膜伤睛。

【宜忌】忌椒、生姜、辛辣、烧酒等物。

37187 羊肝丸《异授眼科》)

【组成】羊肝一具(洗，去筋膜)　黄连三两　当归一两　蕤仁(去油)一两

【用法】先将羊肝入砂锅内煮烂，后入黄连等末，为丸如梧桐子大。每服五十丸，米汤送下。

【主治】目有内障，如云掩。

37188 羊肝丸《眼科秘书》卷下)

【组成】甘菊五钱　木贼三钱　蝉退五钱(去足)　草决明(炒，研)二钱　蕤仁五钱(炒，研)　蒙花三钱(净)　花椒十五粒　防风二钱

【用法】用黑羊肝一具，去筋膜，手撕成块，用水洗净，不见铁器，用砂锅将药入内，肝放药上，水漫肝上，微火煮干为度，不可令糊，每日早晨食半具，滚水送下；食至数个，将

药滓共聚晒干，为末，炼蜜为丸。每服三钱。

【主治】诸般眼症，瞳神未反背者。

37189 羊肝丸

《饲鹤亭集方》。为《医级》卷八"羊肝明目丸"之异名。见该条。

37190 羊肝方《圣济总录》卷一八九)

【组成】羊子肝三具(切为条子)　硇砂半两(取霜)

【用法】调和令匀。以竹杖穿炙熟，空腹食之。

【主治】反胃。

37191 羊肝饼《医便》卷五)

【组成】黑羖羊肝一具(去筋膜，切成方寸块，中间割开相连)　白术一两(小米泔浸一宿，切就咀，陈壁土炒黄色，为细末一两)　左顾大牡蛎一个(重一斤者，炭火煅通红，候冷，为细末一两)　真黄蜡一两(溶化开，入前药二味搅匀，乘热成饼，照肝块数目如肝块大，其饼重二钱，小者重一钱五分)

【用法】上将蜡饼夹于肝内，用竹叶包裹，以线缚之，入新砂锅中，以水淹一寸，入粟米五六合同煮，以米熟为度，候冷，去竹叶。任小儿食之，一次二三块。夏月将饼系于井中，勿令色变味臭，小儿不肯食也。重者不过一肝二肝，轻者数块则热止，七日后则积消腹软矣。

【主治】小儿惊积，左胁下有块；女人血瘕，发热瘦弱。

【宜忌】若积块在右，为食积，不宜吃此饼。

37192 羊肝散《施圆端效方》引《圣惠》，见《医方类聚》卷一五三)

【组成】缩砂仁　白芍药　良姜(切，炒)　厚朴(姜制)　橘皮　胡椒半两　破故纸　丁香　白术　木香　吴茱萸(汤洗七次，焙)　肉豆蔻　官桂各三钱

【用法】上为细末，羊肝三两，薄批开，掺药二钱半，铺葱丝一重，卷定麻扎，慢火炙熟。每日一剂，分三五次细嚼，食前米饮送下。

【主治】诸虚百损，五劳七伤，年深泄痢，久作滑肠，心腹痛闷，块癥疼硬，下虚上热，口疮燥渴，一切阴盛阳虚之证。

37193 羊肝散《小儿药证直诀》卷下)

【组成】蝉蜕末

【用法】每服二三钱，羊子肝汤调服。

【主治】疮疹入眼成翳。

【备考】本方方名，《医方类聚》卷二六四引作"仙退散"。

37194 羊肝散《普济方》卷七十四引《德生堂方》)

【组成】谷精草五钱　甘菊花一两　木贼一钱半　甘草三钱　黄连三钱

【用法】上为细末。每服二钱，用羊肝一块切开，入药末在内，炙热，食后啖之。

【主治】翳膜攀睛，赤烂肿痛。

37195 羊肝散

《普济方》卷四〇四。为《圣惠》卷八十四"密蒙花散"之异名。见该条。

37196 羊肝散《奇效良方》卷十三)

【组成】缩砂一两(去皮)　肉豆蔻半两(去壳)

【用法】上为细末，用羊肝半具，细切拌药，以湿纸三五重裹上，更以面裹，用慢火烧令熟，去面并纸，入软饭捣和为

丸,如梧桐子大。每服三十丸,食前以粥饮送下。

【主治】休息痢羸瘦。

【备考】本方方名,据剂型当作"羊肝丸"。

37197 羊肝散(《便览》卷一)

【组成】青葙子一钱 黄菊花一钱半 黄连二钱 黄芩一钱半 苍术三钱 白术二钱 栀子二钱 羌活一钱半 蝉壳一钱半

【用法】如无羊肝,猪肝亦可,将肝用竹刀劈开,去筋膜,掺药末在内,每肝一具,用净药一两五钱,布裹,新砂锅米泔水悬胎煮熟,任意食之。

【主治】大人、小儿癖疾伤眼,及诸眼疾。

37198 羊肝散(《金鉴》卷五十二)

【组成】青羊肝(去筋膜,切韭叶厚片)一具 人参 羌活 白术(土炒) 蛤粉各等分

【用法】上为细末,令匀听用。将药置荷叶上,如钱厚一层,铺肝一层包固,外以新青布包裹蒸熟,任儿食之。如不食者,及夏月恐腐坏,则晒干为末,早、晚白汤调服。服完再合,以好为度。

【主治】小儿疳热上攻于眼,故发时痒涩赤烂,眼胞肿疼,白睛生翳,渐渐遮满,不时流泪,羞明闭目,日久不愈。

【加减】若热者,减人参。

37199 羊肝散(《仙拈集》卷三)

【组成】羊肝一具(不见水,以皮消揉去血)

【用法】竹刀剖开,入谷精草一撮,砂锅蒸熟,任食。

【主治】小儿雀盲,至晚忽不见物。

37200 羊肝散(《文堂集验方》卷三)

【组成】谷精草五钱 胡黄连二钱 甘草五分 地骨皮五钱 芦荟三分

【用法】上为末。羊肝一具,竹刀剖开一缝,将药末五分入肝内,用线捆好,砂锅内煮肝熟为度。随时服七日,频服即效。

【主治】心脏受疳者,小便不通,口干舌烂,牙臭。

37201 羊肝粥(《医统》卷八十七)

【组成】羊肝一具(去筋膜,细切) 葱子(匀炒熟,为末)

【用法】先用水煮葱子熟,去滓,更入水下米煮粥食。

【主治】老人肝虚。

37202 羊肝煎(《圣济总录》卷一八八)

【异名】羊肝羹(《医统》卷八十七)。

【组成】羊肝(细切)一具 羊脊膂肉(细切)一条 陈曲末三两 枸杞根五两(切,以水一斗二升,煮取九升,去滓)

【用法】上四味,先以枸杞根汁重煎令沸,次入肝肉、曲末,并葱豉汁调和,渐渐煎如稠糖,分作三服,空腹、日午、夜卧食之。

【主治】❶《圣济总录》:虚劳。❷《医统》:老人虚损。

37203 羊肝羹

《医统》卷八十七。为《圣济总录》卷一八八"羊肝煎"之异名。见该条。

37204 羊肚方(《圣济总录》卷一八九)

【组成】羊肚(洗净)一枚 陈橘皮(汤浸去白,切)二两 豉半斤 葱白十茎(切) 盐少许

【用法】上五味,将四味贮入羊肚内,以绳系头,煮熟去药滓,将羊肚细切,任意食之。

【主治】反胃。

37205 羊肚羹

《饮膳正要》卷二。为《圣济总录》卷一八八"羊肚食方"之异名。见该条。

37206 羊角丸(《传家秘宝》卷下)

【组成】蛤蚧二对(涂酥炙) 人参 芸薹 桔梗 知母 紫苏 猪牙皂角(酥炙) 甜葶苈(炒)各六分 鳖甲八分(酥炙) 槟榔 白前六分 柴胡八分 汉防己 杏仁(炒,去皮尖) 羚羊角(炒) 郁李仁(炒,去皮) 紫菀 猪苓各六分

【用法】上为末,炼蜜为丸,如梧桐子大。每服十丸至十五丸,食后煎糯米、人参汤送下,一日二三次。

【主治】肺劳嗽久患咯吐脓血,及暴嗽,肺痿羸瘦,涎涕黏。

37207 羊角丸(《鸡峰》卷二十三)

【组成】羚羊角 虎脑骨 生干地黄 白茯苓 酸枣仁各半两 当归 桂心 防风 黄耆各一分

【用法】上为细末,炼蜜和成剂。每服一皂子大,儿大者加之。食前温水化下,一日三四次。

【功用】补益肝肾。

【主治】小儿肾虚,或病后筋骨弱,五六岁不能行。

37208 羊角汤

《普济方》卷三十一。即《圣济总录》卷五十二"羚羊角汤"。见该条。

37209 羊角散(方出《圣惠》卷三十七,名见《普济方》卷一八八)

【组成】桂心一两 羊角二枚(炙令黄焦)

【用法】上为末。每服二钱,以糯米粥饮调下,不拘时候。

【主治】❶《圣惠》:卒吐血。❷《普济方》:吐血,咳喘上气。

37210 羊角散(《赤水玄珠》卷二十六)

【组成】山羊角(烧存性,为末)

【用法】每吹二三分入内,一日二次。

【主治】耳内脓汁不干。

37211 羊角散(《外科大成》卷四)

【组成】羊角(连内骨,烧存性)

【用法】上为末。每服三钱,量酒调服。

【主治】痤及瘭毒赤斑。

37212 羊角散(《仙拈集》卷四)

【组成】羊角一斤(剉碎,炙黄)

【用法】上为末。每早调服三钱。

【主治】瘰疬。

37213 羊肾丸(《圣惠》卷二十七)

【组成】羊肾二对(去脂膜,切碎,焙干) 人参(去芦头) 白茯苓 白术各一两 桂心 熟干地黄各二两 肉苁蓉(汤浸一宿,刮去皱皮,炙干) 当归 蛇床子各三分 枳壳(麸炒微黄,去瓤) 薯蓣 黄耆 泽泻 山茱萸 白芍药 吴茱萸(汤浸七遍,焙干微炒) 菟丝子(酒浸三日,晒干,别捣为末) 鹿茸(去毛,涂酥,炙微黄) 远志(去心) 附子(炮裂,去皮脐) 牡丹 石斛(去根,剉) 牛膝(去苗) 诃黎勒(煨,用皮)各一两半

【用法】上为末,炼蜜为丸,如梧桐子大。每日三十丸,

空腹以暖酒送下,晚食前再服。

【功用】补益骨髓,悦泽肌肤。

【主治】虚劳羸瘦。

37214 羊肾丸(《圣济总录》卷八十六)

【组成】羊肾一对(切作片子,放新瓦上焙干) 艾叶(糯米粥拌匀,焙干,为细末)五两 肉苁蓉(酒浸一宿,焙干)一两 木香 肉豆蔻(去壳)各一两 丁香半两

【用法】上除艾叶外,为细末,入艾叶末拌匀,枣肉为丸,如梧桐子大。每服十五丸,空心、食前温酒送下。

【主治】脾劳脏腑滑泄,夜多盗汗,腹中虚鸣,困倦少力,不美饮食。

37215 羊肾丸(《圣济总录》卷一八七)

【组成】天南星一两(切,生姜十片同水煮过) 半夏一两(切,生姜十片同水煮过,焙干) 茴香一两(微炒) 附子两枚(炮裂,去皮脐) 白附子一两(炮) 干姜一两(炮) 木香一两

【用法】上为末,用羖羊肾一对,和前药一处,为丸如梧桐子大。每服十丸,炒盐汤送下,早晚二次。

【功用】补虚消痰。

37216 羊肾丸(《济生》卷一)

【组成】熟地黄(酒蒸,焙) 杜仲(去皮,剉,炒断丝) 石斛(去根) 菟丝子(淘净,酒浸焙干,别研) 黄耆(去芦) 川续断(酒浸) 桂心(不见火) 磁石(煅,醋淬) 川牛膝(去芦,酒浸) 沉香(别研) 五加皮(洗) 山药(剉,炒)各一两

【用法】上为细末,雄羊肾二对,以葱、椒、酒煮烂,再加少酒,和药为丸,如梧桐子大。每服七十丸,空心盐汤送下。

【主治】肾劳虚寒,面肿垢黑,腰脊痛,不能久立,屈伸不利,梦寐惊悸,上气,小腹急,痛引腰脊,四肢苦寒,小便白浊。

37217 羊肾丸

《朱氏集验方》卷九。为方出《圣惠》卷三十六,名见《圣济总录》卷一一四"菖蒲丸"之异名。见该条。

37218 羊肾丸

《得效》卷十。为方出《千金》卷六,名见《圣济总录》卷一一四"肉苁蓉丸"之异名。见该条。

37219 羊肾丸(《普济方》卷一八〇引《郑氏家传渴浊方》)

【组成】大鸡头二两一分 家韭子 牡蛎(煅)各二两 半夏 木猪苓(赤者,同半夏炒)各三两

【用法】上为末,烂煮羊肾去膜,同药末为丸,如梧桐子大。入麝香一钱或朱砂为衣,瓦器盛之,每服二十丸,煎猪苓汤送下。

【主治】白浊。

37220 羊肾丸(《普济方》卷二二一)

【组成】羊肾一个

【用法】煮熟和炼成,拌乳粉半大两。空腹食之。

【功用】补益。

【主治】下焦虚冷,腰膝无力,虚弱。

37221 羊肾丸(《杂病源流犀烛》卷二十七)

【组成】鹿茸 菟丝子各一两 茴香五钱

【用法】上为末,以羊肾二付,入酒煮烂为丸,阴干。每服三十五丸,酒送下,一日三次。

【主治】肾虚腰痛,不能反侧。

37222 羊肾方(《圣济总录》卷一八九)

【组成】羊肾一对(去膜净洗,切细,如小豆大) 白面三两

【用法】羊肾以白面拌和。同煮熟,入豉、盐、醋等,空心顿食之。

【主治】赤白痢。

37223 羊肾汤(《外台》卷十七引《经心录》)

【组成】羊肾一具 芎䓖一两 茯苓二两 人参三两 附子一两(炮) 桂心二两 牡丹皮一两 磁石二两 当归二两 干地黄三两 大枣五枚(擘) 牡荆子一两(碎)

【用法】上切。以水一斗七升,煮药、肾取一斗,去肾,煮取四升,分四服,昼三夜一。

【主治】肾气不足,耳无所闻。

【宜忌】忌猪肉、冷水、生葱、胡荽、芜荑、酢物。

37224 羊肾汤(方出《证类本草》卷十七引《食医心鉴》,名见《普济方》卷三十)

【组成】羊肾一双(去脂)

【用法】细切。于豉汁中以五味、米揉,如常法作羹食,作粥亦得。

【主治】肾劳损精竭。

37225 羊肾汤(《圣惠》卷二十六)

【组成】人参一两(去芦头) 白芍药一两 麦门冬一两半(去心,焙) 熟干地黄一两 当归一两 杜仲一两(去粗皮,炙令黄,剉) 芎䓖一两 远志一两(去心) 白茯苓 石斛一两(去根,剉) 五味子一两 黄耆半两(剉) 桂心一两 续断一两 磁石三两(捣碎,水淘去赤汁)

【用法】上为散。每服用羊肾一对,切去脂膜,以水一大盏半,煎至一盏,去肾,下药末五钱,加生姜半分,大枣三枚,煎至五分,去滓,空心及晚食前温服。

【主治】肾劳虚寒,面肿垢黑,腰脊痛,不能久立,屈伸不利。多语惊悸,上气,小腹里急,痛引腰脊,四肢苦寒,小便或白浊。

37226 羊肾汤(《圣惠》卷二十六)

【异名】小羊肾汤(《鸡峰》卷九)。

【组成】磁石一两(捣碎,水淘去赤汁) 肉苁蓉一两(酒浸,刮去皱皮,炙干) 白茯苓半两 桂心半两 石菖蒲半两 附子半两(炮裂,去皮脐) 五味子半两 当归半两 芎䓖半两 石斛半两(去根,剉) 桑螵蛸半两(微炒) 杜仲半两(去粗皮,炙令微黄,剉) 熟干地黄一两

【用法】上为散。每服用羊肾一对,切去脂膜,以水一大盏半,煎至一盏,去肾,下药末半两,加生姜半分,煎至五分,去滓,空腹温服,晚食前再服。

【主治】肾劳虚损,面黑耳聋,腰脚疼痛,小便滑数。

37227 羊肾汤(《圣惠》卷八十)

【组成】羊肾一对(切,去脂膜) 远志三分(去心) 白芍药三分 熟干地黄一两 黄耆(剉) 白茯苓 人参(去芦头) 防风(去芦头) 独活 甘草(炙微赤,剉) 羚羊角屑各半两

【用法】上为散。每服用水一大盏,先煎羊肾至七分,去肾,入药五钱,煎至四分,去滓,不拘时候温服。

【主治】产后体虚,心气不足,血邪所攻,以致荒语,如

见鬼神。

【备考】方中黄耆,《圣济总录》作"黄芩"。

37228 羊肾汤(《圣惠》卷八十一)

【组成】羊肾一对(切,去脂膜) 羚羊角屑半两 熟干地黄一两 人参三分(去芦头) 麦门冬半两(去心) 茯神半两 五味子半两 桂心半两 附子一分(炮裂,去皮脐) 续断半两 黄耆半两(剉) 当归半两(剉,微炒) 干姜三分(炮裂,剉) 芎䓖半两

【用法】上为散。每服先以水一大盏半,煮肾至一盏,去肾,入药五钱,椒二七粒,生姜半分,大枣三枚,煎至五分,去滓,空心温服。

【主治】产后虚羸,乏力短气。

37229 羊肾汤

《圣济总录》卷八十六。为《外台》卷十六引《删繁方》"羊肾补肾汤"之异名。见该条。

37230 羊肾汤(《圣济总录》卷八十九)

【组成】磁石三两(煅,醋淬) 桂(去粗皮) 甘草(炙,剉)各一两 五味子 白茯苓(去黑皮)各二两 牛膝(酒浸,切焙)一两半

【用法】上为粗末。每服五钱匕,水二盏,先取羊肾一只,细切,煎三五沸,次下药,煎至一盏,去滓,空腹温服,良久再服。

【主治】虚劳肾气不足,腰痛无力,手脚酸痛,状似骨蒸。

37231 羊肾酒(《内外科百病验方大全》)

【组成】生羊腰一对 沙苑蒺藜四两(隔纸微炒) 真桂圆肉四两 淫羊藿四两(用铜刀去边毛,羊油拌炒) 仙茅四两(用糯米淘汁浸,去赤汁) 薏仁四两

【用法】用滴花烧酒二十斤,浸七日。随量时时饮之。

【功用】种子延龄,乌须黑发,强筋骨,壮气血,添精补髓。

【主治】腿足无力,寸步难行;艰于嗣续。

【临床报道】痿证:有七十老翁,腿足无力,寸步难行,将此甫服四日,即能行走如常。后至九旬,筋力不衰。

37232 羊肾散(《普济方》卷一五五引《卫生家宝》)

【组成】吴茱萸(生用) 食茱萸(生用) 山茱萸(生用)各一两 川芎(生用) 黑牵牛(生用)各半两 白牵牛一钱(生用)

【用法】上为末。每服三钱,羊肾一个,批开入药在内,湿纸裹煨熟,一日二次,早空心、临卧细嚼温酒送下。

【主治】久患腰膝疼痛挛拳,行动不得;及伤寒后汗出不止,两足不得屈伸。

37233 羊肾散

《普济方》卷二二八。即《千金》卷十九"肾沥散"。见该条。

37234 羊肾散(《赤水玄珠》卷四)

【组成】羊肾(为末)

【用法】每服一钱,酒送下,每日三次。

【功用】补肾气,益精髓。

【主治】腰痛。

37235 羊肾粥(《圣惠》卷九十七)

【组成】白羊肾一对(去脂膜,切) 羊髓二两 白粳米

二合

【用法】上相和,煮作粥,加盐、椒,空腹食之。

【主治】五劳七伤,羸瘦,阳气不足,心神虚烦。

37236 羊肾粥(方出《圣惠》卷九十七,名见《魏氏家藏方》卷四)

【组成】白羊肾一对(去脂膜,切) 肉苁蓉一两(酒浸一宿,刮去皱皮,切) 葱白三茎(去须,切) 薤白七茎(去须,切) 粳米一合

【用法】上先将羊肾及苁蓉,入少酒炒后,入水二大盏半,入米煮之,欲熟,次入葱白、薤白煮作粥,入五味调和,空腹食之。

【主治】羸瘦久积虚损,阳气衰弱,腰脚无力。

37237 羊肾粥(《遵生八笺》卷十一)

【组成】枸杞叶半斤 米三合 羊肾两个(碎切) 葱头五个(干者亦可)

【用法】同煮粥,加些盐味食之。

【主治】腰脚疼痛。

37238 羊肾羹(《圣惠》卷三十六)

【组成】黄耆半两(剉) 羊肾一只(去脂膜,切) 杜仲半两(去粗皮,炙微黄,剉) 磁石五两(捣碎,水淘去赤汁,绵裹悬煎,不得到锅底) 肉苁蓉一两(酒浸一宿,刮去皱皮,炙干)

【用法】以水三大盏,先煮磁石,取汁二大盏;去磁石,下黄耆等,文煎,取一盏半;去滓,入羊肾、粳米一合,葱白、生姜、椒、盐、醋一如作羹法。空心服之,磁石重重用之无妨。

【主治】风虚耳聋。

37239 羊肾羹(《圣惠》卷九十七)

【组成】羊肾一具(去脂膜,细切) 羊肉三两(切) 嫩枸杞叶(细切)一升 葱白三茎(去须,切) 粳米半两 生姜二分(切)

【用法】先炒肾及肉、葱白、生姜,欲熟下水二大盏半,入枸杞叶,次入米、五味等,煎作羹食之。

【主治】五劳七伤,肾气不足。

37240 羊肾羹(《圣惠》卷九十七)

【组成】羊肾一对(去脂膜,切) 肉苁蓉一两(酒浸一宿,刮去皱皮) 生薯蓣一两 羊髓一两 薤白一握(去须,切) 葱白半两(去须,切) 粳米一合

【用法】炒羊肾并髓等欲熟,下米并豉汁五大盏,次下苁蓉,更加生姜、盐等各少许,煮成羹食之。

【主治】五劳七伤,髓气竭绝。

37241 羊肾羹(《圣惠》卷九十七)

【组成】白羊肾一对(去脂膜,切) 肉苁蓉一两(酒浸一宿,刮去皱皮,切) 葱空三茎(去须,切) 羊肺三两(切)

【用法】以上并于豉汁中煮,入五味作羹。空腹食之。

【功用】令人肥健。

【主治】羸瘦久积虚损,阳气衰弱,腰脚无力。

37242 羊肾羹(《圣济总录》卷一九〇)

【组成】羊肾(去筋膜,细切)一对 生山芋(去皮)四两 葱白一握(擘碎) 生姜(细切)一分

【用法】作羹如常法。空腹食。

【主治】耳聋耳鸣。

37243 羊乳丸

《千金》卷二十一注文引《张文仲方》。为原书同卷"黄连丸"之异名。见该条。

37244 羊乳丸(《准绳·女科》卷二)

【组成】秦艽　柴胡　地骨皮　山茱萸肉　黄耆(蜜炙)　地黄(酒浸蒸过)各等分

【用法】上为末,炼蜜为丸,如梧桐子大。每服五十丸,不拘时候,煎人参汤送下,一日三次。

【主治】虚劳羸瘦。

【方论选录】《济阴纲目》:此方以黄耆补上焦元气,而配以地骨之苦寒,是补气不补火;而熟地补下焦之水,而配以山茱之温涩,是补水而又生肝;柴胡散结热之气,秦艽利一身之机;方以羊乳名者,以参、耆有羊肉之功也。

37245 羊乳饮(方出《本草图经》引《传信方》,见《证类本草》卷十七,名见《圣济总录》卷一四九)

【组成】羊乳

【用法】饮之。

【主治】蜘蛛咬,遍身生丝。

【临床报道】蜘蛛毒:贞元十一年,刘禹锡偶至奚吏部宅,坐客有崔员外云:目击有人为蜘蛛咬,腹大如有妊,遍身生丝,其家弃之,乞食于道,后遇僧,教饮羊乳,未几而疾平复。

37246 羊乳饮(《圣济总录》卷一七六)

【组成】羊乳一升

【用法】上慢火于银器中,煎令减半,分作五服。

【主治】小儿哕不止。

37247 羊乳饮(《圣济总录》卷一八〇)

【组成】羊乳五合

【用法】冷点口中。

【主治】小儿口疮赤烂。

37248 羊乳膏(《普济方》卷五十一)

【组成】甘草二两　白羊乳三升　羊胰二具

【用法】上相和一宿,先以酢浆洗面水布拭之,夜敷药两遍,明旦以猪蹄汤洗却,每夜洗之。

【主治】面上黚黯。

37249 羊肺汤(《外台》卷九引太医史脱方)

【组成】款冬花一两　紫菀　干姜　细辛各一两　桂心　甘草(炙)各半两　五味子半斤　白前　食茱萸各半两　羊肺一枚(细切)

【用法】上切。以水八升合煮,取三升,去滓,一服三合,每日三次。

【主治】咳嗽。

【宜忌】禁食盐、蒜、生菜、海藻、菘菜、生葱。

37250 羊肺汤(《外台》卷九引《古今录验》)

【组成】钟乳五两　牡蛎(熬)　桂心各六两　射干桃仁(去尖皮)　贝母　橘皮　百部根　五味子各三两　生姜六两　白石英　半夏(洗)各五两　款冬花　甘草(炙)厚朴(炙)各二两　羊肺一具

【用法】上切。先以水二斗三升,煮羊肺,取一斗,去肺,纳诸药,煮取三升,分四服,日三夜一。

【主治】咳嗽昼夜无闲,息气欲绝,肺伤唾血。

【宜忌】忌海藻、菘菜、羊肉、饧、生葱。

37251 羊肺汤

《本草纲目》卷五十。即《修月鲁班经后录》引《十药神书》,见《医方类聚》卷一五〇"润肺膏"。见该条。

37252 羊肺散(《千金》卷六)

【组成】羊肺一具(干之)　白术四两　苁蓉　通草干姜　芎䓖各二两

【用法】上为末。每服五分匕,加至方寸匕,食后以米饮送下。

【主治】❶《千金》:鼻中息肉,鼻梁起。❷《三因》:肺虚壅塞,鼻生息肉,不闻香臭。

【方论选录】《千金方衍义》:鼻梁高起,湿热上攻肺经之验,故首推羊肺之同气相干,以引通草泄热,干姜散结,川芎祛风,生术燥湿,苁蓉之咸引之下泄也。

【备考】《三因》本方用法:为细末,以水量打稀稠得所,灌肺中煮熟,研细,焙干为末。食后米饮服一二钱。

37253 羊肺羹(《医方类聚》卷一三六引《食医心鉴》)

【组成】羊肺一具

【用法】上细切。葱白一握,于豉汁中煮食之。

【主治】小便多数,瘦损无力。

37254 羊肺羹(《圣惠》卷九十五)

【组成】羊肺一具(治如食法)　精羊肉五两(切)粳米半合　葱白五茎(切)　生姜少许　盐　醋

【用法】上相和,依常法作羹。饱食之。

【主治】三消,小便数。

37255 羊肺羹(《寿亲养老》卷二)

【异名】羊肉羹(《医学入门》卷三)。

【组成】羊肺一具(细切)　羊肉四两(细切)

【用法】上加五味作羹。空腹食之。

【主治】下焦虚冷,小便频数。

37256 羊胡散

《疡医大全》卷三十。即《外科启玄》卷十二"胶胡散"。见该条。

37257 羊荚顶(《串雅内编》卷三)

【组成】羊肉(如拳大一块,煮熟)　熟皂荚一个(炙)黑锡一两

【用法】以无灰酒一升,将皂荚入铜铫内煮三五沸,去滓入黑锡,煎至一合,令病人先啜肉汁,后服一合之药。

【主治】骨蒸传尸。

37258 羊胃汤(《外台》卷二十引《张文仲方》)

【组成】羊胃一枚(切)　白术一升(切)

【用法】上以水一斗,煮取九升,服一升,每日三次,三日尽,更作两剂。

【主治】久病羸瘦,不生肌肉,水气在胁下,不能食,四肢烦热。

【宜忌】忌桃、李、雀肉等。

37259 羊骨汤(《千金》卷十九)

【组成】羊骨一具　生地黄　白术各三斤　桂心八两麦门冬　人参　芍药　生姜　甘草各三两　茯苓四两　厚朴　阿胶　桑白皮各一两　大枣二十枚　饴糖半斤

【用法】上㕮咀。以水五斗煮羊骨,取三斗汁,去骨煮药,取八升,汤成下胶饴令烊,平旦服一升,后且服一升。

【功用】《千金方衍义》:益脾滋肺。

【主治】失精多睡,目眩眩。

37260 羊骨汤(《圣济总录》卷一八八)

【组成】羊脊骨一具(连喉者) 豉 白粟米各一升 薤白(切)一把

【用法】上药各分作两度煮,每度用水六升,煮至三升,去滓,渴即温汁量意饮之,以愈为度。

【主治】消渴。

37261 羊骨饮(《圣济总录》卷五十一)

【组成】羊脊骨一具(捶碎) 磁石二两半(碎) 白术一两半 黄耆 干姜(炮) 白茯苓(去黑皮) 桂(去皮)各半两

【用法】上药除羊骨外,到如麻豆大。先以水五升,煮骨取二升,去骨纳药,煎取一升,去滓,空腹分温三服。

【主治】肾虚寒,耳鸣多唾。

37262 羊骨散(《摄生众妙方》卷九)

【组成】羊胫骨(烧灰存性)四两 升麻五钱 生地黄五钱 黄连一钱 梧桐木律三钱 龙胆草少许

【用法】上为末,入石膏末五两,擦牙,用水漱;或以寒水石代石膏用亦可。

【主治】肾虚风热牙疼。

37263 羊骨粥(《圣济总录》卷一八九)

【组成】羊骨两具(捶碎)

【用法】上以水二斗,慢火煎取三升,如常法作粥食;作羹亦得。

【主治】虚劳。

37264 羊骨粥

《圣济总录》卷一八九。为《圣惠》卷九十七“羊脊骨羹”之异名。见该条。

37265 羊骨粥(《饮膳正要》卷二)

【组成】羊骨一付(全者,捶碎) 陈皮二钱(去白) 良姜二钱 草果二个 生姜一两 盐少许

【用法】以水二斗,慢火熬成汁,滤出澄清,如常作粥;或作羹汤亦可。

【主治】虚劳,腰膝无力。

37266 羊须散(《疡科选粹》卷三)

【组成】羖羊须 荆芥 干枣(去核)各二钱

【用法】上烧炒存性,入腻粉五分,为末。先以温水洗净,香油调搽。

【主治】❶《疡科选粹》:面上、耳边黄水疮。❷《杂病源流犀烛》:羊须疮。

37267 羊须膏(《圣济总录》卷一四九)

【组成】羖羊须不拘多少(烧灰)

【用法】上为细末。以腊月猪脂和封之。

【主治】蝼蛄尿疮,汁出疼痛。

37268 羊胆丸(《中国药典》2010版)

【组成】羊胆干膏53克 百部150克 白及200克 浙贝母100克 甘草60克

【用法】上用水为丸。口服,一次3克,每日3次。

【功用】止咳化痰,止血。

【主治】痰火阻肺所致的咳嗽咯痰,痰中带血;百日咳。

37269 羊胆膏(《外台》卷三十二引《古今录验》)

【组成】羊胆一枚 猪脂一合 细辛一分

【用法】上以羊胆煎,三上三下膏成。夜涂敷,早起以浆水洗去。

【主治】面皯疱,及产妇黑皯如雀卵色。

37270 羊胆膏(《医方类聚》卷六十七引《修月鲁般经后录》)

【组成】羖羊胆一个

【用法】入蜜在内,扎住,入砂器内煮半日,取阴放净地半日。点眼。

【主治】❶《医方类聚》引《修月鲁般经后录》:眼目昏花。❷《医统》:一切眼疾。

37271 羊胆膏(《景岳全书》卷六十四)

【组成】羊胆一枚 片脑末一分

【用法】腊月取羊胆,入片脑末,置风处挂干。用时以凉水化开,频敷患处,内服槐子酒或加味泻肝汤,若得熊胆更佳。如眼痛者,点眼。

【主治】痔漏,下疳疮;眼痛。

37272 羊胫散

《医碥》卷七。为《明医指掌》卷八“羊胫灰散”之异名。见该条。

37273 羊屎散(《疬科全书》)

【组成】山羊屎四两(焙,研)

【用法】菜油调搽患处。

【主治】真元虚损疬。环颈破烂,臭秽不堪,久不收口,愈发愈众。

37274 羊屎膏(《鬼遗》卷五)

【组成】干羊屎

【用法】上为末,用猪脂和。涂疮口。

【主治】竹木所刺入手足,壮不出脓,疼痛。

37275 羊脊粥(《养老奉亲》)

【异名】羊脊髓粥(《医便》卷四)。

【组成】大羊脊骨一具(肥者,捶碎) 青粱米四合(净淘)

【用法】以水五升,煎取二升汁,下米煮作粥,空心食之。可下五味常服。

【主治】老人脾胃气弱,劳损不下食。

37276 羊脊羹(《圣济总录》卷一八九)

【组成】白羊脊骨一具(全者,捶碎) 粱米一合 羊肾一对

【用法】用粱米一合,水四升,煎骨熟,入羊肾再煎候熟。取出滤过,将肾切,入葱白五味,如常作羹食。

【主治】下元久冷。

37277 羊脂汤(《千金翼》卷七)

【组成】羊脂五两 当归 干姜 黄柏 黄连各三两

【用法】上㕮咀。以水九升,煮取三升,去滓,纳脂令烊,分三服。

【主治】产后下痢。

37278 羊脂粥(《圣惠》卷九十六)

【组成】羊脂一两 猪脂一两 黄牛脂三两 葱 薤各五茎(切,去须) 汉椒(去目及闭口者,微炒,捣末)半钱 生姜一分(切) 莳萝末一钱

【用法】先将脂等与葱、薤、生姜同炒,次用水入粳米三合,煮成粥,入莳萝、椒末,搅令匀,空腹填服之。

【主治】赤白痢久不愈,困劣,烦渴甚。

37279 羊脂粥(《寿世青编》卷八)

【组成】羊脂　粳米　葱白　生姜　椒豉

【用法】煮粥。日食一具羊脂。

【主治】半身不遂,中风。

37280 羊脂粥(《痢症纂要》卷十)

【组成】羊脂　阿胶　白蜡　蜂蜜

【用法】和黍米煮粥。空腹服之。

【主治】休息久痢。

37281 羊脂煎(《千金》卷十五)

【组成】乱发(灰汁洗去垢腻,烧末)　黄连末各一升　乌梅肉二两　酢七合(煎取稠)　白蜡两棋子　羊脂一棋子　蜜七合(煎取五合)

【用法】上药合纳铜器中,汤上煎之。为丸如梧桐子大。每服三十丸,饮送下,一日三次。

【主治】诸久痢不愈。

【方论选录】《千金方衍义》:羊禀燥金形气,肠最坚韧,而脂有厚肠止痢之功,妙用尤在生煎,而滋气虚枯燥,同气相感之应也。然痢久不愈,虽言正气虚衰,必有热淫于内,又须连、发以胜伏匿之邪,蜡、蜜以滋肠胃之燥,梅、酢以敛津液之脱。用方者勿误认羊脂性滑而致扼腕也。

37282 羊脂煎(《圣惠》卷四十九)

【组成】羊脂一升　牛髓二升　川椒一两(去目及闭口者,微煅去汗)　桂心一两　人参一两(去芦头)　五味子一两半　芎藭一两　干姜一两(炮裂,剉)　生干地黄二两　远志一两(去心)　生姜汁二合　当归一两(剉,微炒)　生地黄汁一升　吴茱萸三分(汤浸七遍,焙干,微炒)

【用法】上为细散。先用羊脂、牛髓、生姜、地黄等汁,以慢火煎令沸,后入药末,煎炼成膏,收于瓷器中。每服半匙,以温酒调下,每日三四次。

【主治】疬癖气,四肢羸瘦,心神虚烦,皮肤干燥,不欲饮食。

37283 羊脂膏(方出《千金》卷二十五,名见《普济方》卷三〇八)

【组成】麝香　大蒜

【用法】上为末,以羊脂和,著小筒中。欲用,取敷疮上。

【主治】沙虱毒。

37284 羊脏方(《圣济总录》卷一八九)

【组成】羊肝、肚、肾、心、肺各一具(汤洗细切)　胡椒　荜茇各一两　豉一合　葱白一握(细切)　牛酥一两

【用法】上先以五味相和,以水七升,慢火煎取五升,去滓,和羊肝等并汁皆纳羊肚中,系肚口,别用绢袋盛之,煮熟,乘热出,切肚食之,并旋旋服尽药汁。

【主治】虚劳。

37285 羊脏散(《疡科选粹》卷五)

【组成】羊脏头　皮消　槐枝　柳枝　防风　荆芥　川椒

【用法】羊脏头一个,装皮消在内,系紧两头,用阳城罐仍用铁丝丫髻放在内,上用一钉,横在罐口,将铁线系脏挂在内,用油盏盖口,盐泥固封,火煅过,取脏、消并滴下汁,为末;先用槐柳枝、防风、荆芥、川椒煎汤洗净,搽上药末;如不消,用雄猪左蹄悬甲切碎,放在瓦上烧,置于净桶内,盖上留一孔,将患处熏之,再搽前药二三遍。

【主治】痔疮。

37286 羊脏羹(《饮膳正要》卷二)

【组成】羊肝　羊肚　羊肾　羊心　羊肺各一具(汤洗净)　牛酥一两　胡椒一两　荜茇一两　豉一合　陈皮二钱(去白)　良姜二钱　草果一两个　葱五茎

【用法】先将羊肝等慢火煮令熟,将汁滤净,和羊肝等并药一同入羊肚内缝合,令绢袋盛之,再煮熟,入五味,旋旋任意食之。

【主治】肾虚劳损,骨髓伤败。

37287 羊脑方(《普济方》卷三一二)

【组成】羊脑一合　龟甲一两半(屑)　生地黄三两(切)

【用法】上以酒焙,和捣如泥。微热裹损处,冷却易之。

【主治】被马坠损,疼痛不可忍。

37288 羊脑玉(《异授眼科》)

【组成】上好羊脑炉甘石八两(打如莲子大,一分重为则。用新铜罐盛入童便,浸四十九日,滤去宿童便,更入新童便煮,一炷香久,咬咸酸味,不必再煮,又不可煮老,研为细末,用缸片一大块,将药放在上,用硬炭火煅,一炷香久,甘石渐渐转如松花色,细心谨慎取起,总称匀分,作四分。一分用童便再煮三次,候干)

【用法】上药研细,另用瓷瓶收贮。点眼。

【主治】内障,迎风冷泪,怕日羞明,昏花,或胬肉扳睛,赤白翳膜烂弦;及时行火眼,或年久云翳遮睛,不能行路,但见人影,如白衣人行,有血根扳睛者。

【备考】原书用本方,治内障,迎风冷泪,怕日羞明,昏花者,须兑虎液、风麟、冰片合用;治内障,胬肉扳睛,赤白翳膜烂弦者,须兑虎液、青龙、冰片合用;治时行火眼,须兑虎液、朱砂合用;治年久云翳遮睛,有血根扳睛者,先用本方兑青龙点眼,直点至翳开之后,再用本方兑虎液、风麟、冰片、珍珠、琥珀合用。

37289 羊脑煎(《医统》卷六十二)

【组成】柏白皮　榆白皮　桑白皮　杏仁(去皮尖)各一两　甘草一两　羊脑髓半斤

【用法】上剉细,以羊脑髓煎令黄,滤去滓,瓷器盛。每用以鹅翎蘸药涂。

【主治】冻耳成疮。

37290 羊脑膏(方出《千金》卷二十五,名见《普济方》卷三一一)

【组成】羊脑一两　胡桃脂　发灰　胡粉各半两

【用法】上为末,和调如膏。敷,生布裹之。

【主治】四肢骨碎,筋骨蹉跌。

37291 羊脑膏(方出《圣惠》卷六十八,名见《普济方》卷三〇〇)

【组成】羊脑髓

【用法】用刀薄刮刺上,以新熟酒醋和羊脑髓敷之。一宿愈。

【主治】肉刺。

37292 羊酒方(《简明医彀》卷八)

【组成】大黄　麻黄(天热减半)　蝉退各一两　羊肉斤许(煮汁三饭碗听用)

【用法】同好酒三碗,煎药至三碗,先以羊肉同饭吃完,次服药汁完。厚盖卧,头至足出大汗,欲泻,至空地,连解连

移,勿令气复入肛门,内外毒尽出,无后患。

【主治】杨梅疮。

37293 羊羔酒(《寿亲养老》卷三引《宣和化成殿方》)

【组成】米一石 肥羊肉七斤 曲十四两(诸曲皆可) 杏仁一斤 木香一两

【用法】米如常法浸浆,将羊肉切作四方块,烂煮,杏仁同煮,留汁七斗许,拌米饭、曲,更用木香同酿,不得犯水,十日熟,味极甘滑。

【功用】《本草纲目》引《宣和化成殿方》:大补元气,健脾胃,益腰肾。

37294 羊粪酒(《卫生总微》卷十)

【组成】羊粪十颗 好酒二合

【用法】煎取一合,顿服;未愈再服。

【主治】小儿食后无故吐逆,酸水不止,或三五口。

37295 羊粪膏

《普济方》卷五十三。为《圣济总录》卷一一四"食盐丸"之异名。见该条。

37296 羊睛方(方出《千金》卷六,名见《普济方》卷七十三)

【组成】熟羊眼睛

【用法】晒干,为末。敷目两角。

【主治】目赤生翳。

37297 羊蜜方(《圣济总录》卷一八九)

【异名】羊蜜膏(《饮膳正要》卷二)。

【组成】熟羊脂 熟牛髓 白蜜 熟猪脂各五两 生姜汁一合 生地黄汁五两

【用法】上先以猪羊脂煎一沸,次下牛髓,又煎一沸,次下白蜜、生姜、地黄汁,微火煎,不住手搅,膏成,贮密器中。每服一匙许,空腹温酒调下,羹粥中服之亦得。

【主治】虚劳腰痛,咳嗽,肺痿骨蒸。

【加减】若食素者,以酥代脂髓,加麦门冬汁;若不能食或多风者,加白术。

【备考】《饮膳正要》有熟羊髓,无熟牛髓、熟猪脂。

37298 羊蜜膏

《饮膳正要》卷二。为《圣济总录》卷一八九"羊蜜方"之异名。见该条。

37299 羊靥丸(《圣济总录》卷一二五)

【组成】羊靥二七枚(炙黄,切) 人参一两半 昆布(洗去咸,炙干)三两 木通(剉) 海藻(洗去咸,炙干)各一两 海蛤(研) 杏仁(汤浸去皮尖,双仁炒) 恶实(微炒)各二两

【用法】上为末,炼蜜为丸,如梧桐子大。每服十五丸至二十丸,米饮送下,每日二次。

【主治】咽喉不利,颈项渐粗,将成瘿瘤。

37300 羊蹄散(方出《千金》卷二十二,名见《普济方》卷二七六)

【组成】羊蹄根(净去土)

【用法】细切熟熬,以醋和熟捣,净洗疮,敷上一时间,以冷水洗之,每日一次;又阴干作末,痒时搔汁出,以粉之,又以生葱根搭之。

【主治】久病疥湿疮,浸淫日广,痒不可堪,搔之黄汁出,愈后复发。

37301 羊蹄散(《卫生宝鉴》卷十九)

【组成】白矾半两 羊蹄根四两(制)

【用法】上为末。入米醋小半盏同擦,不住擦之。后觉癣极痒,至痛即止。隔日洗去再擦。

【主治】小儿顽癣久不愈。

37302 羊藿散(《外科真诠》卷上)

【组成】云羊藿二两 木鳖仁二两 北细辛一两

【用法】先将羊藿、细辛为末,再入木鳖研细,乳匀。用热火酒调敷。

【主治】手脚龟及疮毒。

37303 羊髓粥(《圣惠》卷九十七)

【组成】羊髓三合 羊肾一对(去脂膜,切) 葱白三茎(去须,切) 生姜半两(切) 粳米一合 肉苁蓉二两(酒浸一宿,刮去皱皮,切)

【用法】上以髓炒肾及葱、生姜,欲熟,入水二大盏半,次入米、五味等,煮作粥食之。

【功用】补虚,强志,益气。

【主治】五劳七伤。

37304 羊髓粥(《圣济总录》卷一八八)

【组成】羊髓三合 羊脊骨一具(捶碎) 米五合

【用法】上以水五升,煮骨取二升,去骨著米,入五味煮粥熟,入羊髓搅,空腹食之。

【主治】腰痛,脚膝无力。

37305 羊髓煎(《千金翼》卷十九)

【异名】甘草汤(《普济方》卷一七八)。

【组成】羊髓二合(无即以酥代之) 白蜜二合 甘草一两(炙,切)

【用法】以水三升,煮甘草取一升,去滓,纳蜜、髓,煎令如饴。含之尽,复含。

【功用】濡咽。

【主治】消渴口干。

37306 羊髓膏(《鬼遗》卷五)

【组成】羊髓二两 大黄二两 甘草一两 胡粉二分

【用法】上咬咀。以猪脂二升半,并胡粉,微火煎三上下,绞去滓,候冷,敷疮上。每日四五次。

【主治】❶《鬼遗》:㾦疽浸淫广大,赤黑烂坏成疮。❷《圣济总录》:痈疽始作便坏,热毒发疮。

37307 羊髓膏(《圣惠》卷九十一)

【组成】羊髓一斤 柏白皮一两 生地黄一两 蛇衔草一两 黄芩一两 栀子仁一两 苦竹叶一两

【用法】上为细末。先于锅中炼羊髓令沸,以下诸药同煎,候地黄色黑为度,以绵滤去滓,倾于瓷器中。候冷,涂于疮上,每日三次。

【主治】小儿火烧疮败坏。

37308 羊髓膏(《圣济总录》卷一〇一)

【组成】羖羊胫骨髓二两 丹砂(研)半两 鸡子白二枚

【用法】先将髓并丹砂入乳钵中为末,以鸡子白调和令匀,入盒中盛。每用时,先以浆水洗面,后涂之。

【功用】润泽面容。

【主治】面黚黯。

37309 羊髓膏(《圣济总录》卷一八〇)

【组成】羊髓 熏陆香各三两

【用法】上于铫子中,慢火熬成膏,去滓入瓷器中盛贮。

以膏摩背。候鼻通为效。

【主治】小儿鼻塞不通。

37310 羊子肝散(《圣惠》卷八十九)

【组成】葳仁一分(汤浸,去皮) 防风一分(去芦头) 香豉一分(炒黄) 井泉石半两(细研)

【用法】上为细散,用羊子肝一片,并药同煮,肝令烂,四五岁儿,分作二服,以新汲水送下。

【主治】小儿青盲不见物。

37311 羊头肉方(《圣惠》卷九十五)

【异名】羊头脍(《圣济总录》卷一八八)。

【组成】白羊头一枚(洗如法)

【用法】上蒸令极熟,切,以五味汁食之;或作脍,入五辛酱醋食之亦得。

【主治】❶《圣惠》:中风,目眩羸瘦,小儿惊痫,及五劳,手足无力。❷《医方类聚》引《食医心鉴》:产后风眩瘦病,五劳七伤,心虚惊悸。

37312 羊头蹄煎(《华佗神医秘传》卷二十一)

【组成】白羊头蹄一具(草火烧令黄赤,先以水煮半熟) 胡椒一两 荜茇一两 干姜一两 葱白 香豉一升

【用法】更煮令大烂,去骨,空腹任性食之,每日食一具,满七具止。

【主治】五劳七伤虚损。

【宜忌】禁生冷、铅丹、瓜果、肥腻、白酒、大蒜、一切畜血等七日。

【备考】方中葱白用量原缺。

37313 羊肉发药(《医宗说约》卷六)

【组成】威灵仙一两 蝉衣 川芎 当归各三钱 麻黄(春用七钱,夏用五钱,秋用九钱,冬用二两二钱)

【用法】先用羊肉一斤,水十碗,煎七碗,去羊肉,入前药于汁内,煎至三碗,去滓,一日内分三服,追尽,即将羊肉吃完,水酒过口。用被盖取汗,或吐或泻,至三四次方好,以粥补住。内毒自解,外毒自发。

【主治】杨梅疮初起,皮肤瘙痒,上身为多。

【宜忌】忌牛、狗、鸡、鹅、火酒、茶、醋等物,每早食仙枣三枚;如病人不能饮酒,或虚极者,以胰子汤。

37314 羊肉食方(《圣济总录》卷一八九)

【组成】羊肉(除皮膜)六两(煮熟) 仓米(淘净,炒香熟,捣末)三两

【用法】薄切羊肉,以仓米末拌掺。不拘时候,随意食之。

【主治】水痢注泻。

37315 羊肉索饼(《圣惠》卷九十六)

【组成】羊肉四两(炒作臛) 白面半斤 陈橘皮一分(汤浸,去白瓤,焙) 生姜汁一合

【用法】上以橘皮末及生姜汁和面,作索饼,于豉汁中煮熟。入臛食之。

【主治】五噎,胸膈妨塞,饮食不下,瘦弱无力。

37316 羊肉索饼(《圣济总录》卷一八九)

【组成】白面四两 鸡子二枚(取清) 生姜汁一合 羊肉四两(炒臛)

【用法】上将鸡子清、生姜汁和面作索饼,煮熟入羊肉臛调和。空腹食。

【主治】脾胃气弱,见食呕逆,瘦劣。

37317 羊肉腤膳(《医方类聚》卷二三八引《食医心鉴》)

【组成】羊肉一斤

【用法】上切。如常法调和作腤膳食之,煮羹亦得。

【主治】产后虚羸无力,腹肚冷,血气不调,及伤风头疼。

37318 羊肝生方(《圣济总录》卷一九〇)

【组成】青羊肝一具

【用法】上细切。以水淘,漉出沥干。以葱、酱、盐、醋,食后吃之。

【功用】补肝气,益睛。

【主治】目热赤痛,视物不明。

37319 羊肝夹子(《鸡峰》卷十七)

【组成】蝉壳 黄连各半两 甘草 菊花各一分 蛇蜕皮一条

【用法】上为末,每用羊肝一具,竹刀子批,掺药拌匀,用白面裹作夹子。每日食后吞一服。

【主治】眼退运并翳膜遮障,小儿疳眼雀目。

37320 羊肝饆饠(《圣惠》卷九十七)

【组成】白羊肝一具(去筋膜,细切) 肉豆蔻一枚(去壳,末) 干姜一分(炮裂,末) 食茱萸一分(末) 芫荑仁一分(末) 荜茇一钱(末) 薤白一合(切)

【用法】先炒肝、薤欲熟,入豆蔻等末,盐汤、溲面作饆饠。炉里熁热。每日空腹食一两枚。

【主治】脾胃气弱,不能食饮,四肢羸瘦。

37321 羊肝饻子(《圣济总录》卷一八九)

【组成】羊肝(细切)五两 芫荑(微炒)少许 薤白(细切)二七茎

【用法】入少许五味,以白面裹,依食法作饻子,候熟,空腹食之。

【主治】水痢。

37322 羊肚食方(《圣济总录》卷一八八)

【异名】羊肚羹(《饮膳正要》卷二)。

【组成】羊肚(净治如食法)一枚 粳米(净淘)一合 葱白七茎 豉半合 蜀椒(去目并合口者,炒出汗)三十枚 生姜(切细)一分

【用法】上将五味药拌匀,入于羊肚内,烂煮热切。如常食法,淡入五味,每日食一枚,十日止。

【主治】中风。

37323 羊肾饆饠(《圣惠》卷九十七)

【组成】羊肾一两对(去脂膜,细切) 附子半两(炮裂,去皮脐,捣罗为末) 桂心(捣罗为末) 干姜一分(炮裂,剉末) 胡椒一钱(捣末) 肉苁蓉一两(酒浸一宿,刮去皱皮,捣末) 大枣七枚(煮熟,去皮核,研为膏) 面三两

【用法】上将药末并枣及肾等,拌和为饆饠,溲面作饆饠,以数重湿纸裹,于煻灰火中煨,令纸焦,药熟。空腹食之,良久,宜吃三两匙温水压之。

【主治】下焦虚损,羸瘦,腰胯疼重,或多小便。

37324 羊肾馄饨(《圣惠》卷九十七)

【组成】五味子 山茱萸 干姜(炮裂) 川椒(去目及闭口者,微炒去汗) 桂心各一两

【用法】上为细散。每日取羊肾一对,去脂膜细切,入散两钱,木臼内杵如泥,作馅用,和面捻作馄饨。以水熟煮,

和汁食之。

【主治】肾气虚损,腰脚疼痛。

37325 羊骨煎丸(《圣济总录》卷一八六)

【组成】羊脊骨一条(去肉,截成段,用硇砂二两,醋二升同煎,旋煎旋蘸,骨炙令焦黄,以醋尽为度,细到焙干) 沉香(到) 木香 槟榔(到) 桂(去粗皮) 人参 牛膝(酒浸,切焙) 白茯苓(去黑皮) 山芋 郁李仁(汤浸,去皮) 附子(炮裂,去皮脐) 白术 丁香 肉苁蓉(酒浸,去皱皮,切焙) 石斛各半两 阿魏一分(醋化,入面和作饼,炙干)

【用法】上为末,酒煮面糊为丸,如梧桐子大。每服二十丸至三十丸,空心盐酒或盐汤送下。

【主治】肾脏虚冷,不思饮食,倦怠。

37326 羊骨煎丸(《圣济总录》卷一八六)

【组成】羊脊骨一条 附子(炮裂,去皮脐) 槟榔(到) 黄耆(蜜炙,到) 枳壳(去瓤,麸炒)各一两 沉香(到) 蜀椒(去目并合口,炒出汗) 桂(去粗皮) 木香各半两

【用法】上九味,八味为末,用硇砂二两飞过;法酒、米醋各一升,同羊脊骨入银器内,文武火熬,令酒醋尽,焙燥,为末;别用酒作面糊,同前八味药末为丸,如梧桐子大,每服二十丸至三十丸,空心,夜卧温酒或盐汤送下。

【主治】下经伤惫,腰膝无力,四肢皱黑,筋骨疼痛,行履艰难。

37327 羊胫灰丸(《济生》卷四)

【异名】理脾丸(《得效》卷七)。

【组成】厚朴(去皮取肉,姜汁炒)二两 羊胫(炭火煅过通红,存性)一两

【用法】上为细末,白水面糊为丸,如梧桐子大。每服百丸,空心米饮送下。

【主治】思虑伤脾,脾不摄精,遂致白浊。

【备考】本方方名,《医方类聚》引作"羊胫炭丸"。

37328 羊胫灰散(《普济方》卷三九八)

【异名】鹿角散。

【组成】羊胫骨(烧灰) 鹿角(烧灰)各一两

【用法】上为末,炼蜜为丸,如梧桐子大。每服三丸,以热水化下,每日三四次。

【主治】小儿洞泄下痢不愈,乳食全少。

【备考】本方方名,据剂型,当作"羊胫灰丸"。

37329 羊胫灰散(《明医指掌》卷八)

【异名】羊胫散(《医碥》卷七)。

【组成】地骨皮五钱 羊胫灰五钱 石膏五钱 升麻五钱

【用法】上为末。擦齿上。

【主治】牙齿疼痛难忍。

37330 羊胫炭丸

《医方类聚》卷一三四。即《济生》卷四"羊胫灰丸"。见该条。

37331 羊桃根散(方出《圣惠》卷五十四,名见《普济方》卷一九三)

【组成】羊桃根半斤(到) 桑根白皮半两(到) 木通半斤(到) 大戟半斤(到碎微炒)

【用法】上为末,以水二斗,煮至五升,去滓,熬如稀饧。每服一茶匙,空心以茶清送下。得大小便一时通利,三两行

为效,宜且吃浆水粥补之。

【主治】水气,心腹膨胀,大小便涩。

37332 羊桃根散(《圣惠》卷六十二)

【组成】羊桃根一两(到) 消石一两 天灵盖半两(以慢火烧令烟绝) 寒水石一两 木香半两 白敛半两

【用法】上为末,以清水调如糊,摊于疏布上贴之,干即易之。不过五七度,候痒即愈。

【功用】拔去疮肿中毒。

【主治】发脑。

37333 羊脊骨汤(方出《证类本草》卷十七引《食医心镜》,名见《普济方》卷三十一)

【组成】羊脊骨一具(嫩者)

【用法】捶碎,烂煮,和蒜薤空腹食之,兼饮酒少许。

【主治】肾脏虚冷,腰脊转动不得。

37334 羊脊骨粥(《圣惠》卷九十七)

【组成】羊连尾脊骨一握 肉苁蓉一两(酒浸一宿,刮去皱皮) 菟丝子一分(酒浸三日,晒干,别捣末) 葱白三茎(去须,切) 粳米三合

【用法】上到碎脊骨,水九大盏,煎取三盏,去滓,将骨汁入米并苁蓉等,煮粥欲熟,入葱五味调和,候熟,即入菟丝子末及酒二合,搅转,空腹食之。

【功用】益精气。

【主治】虚损羸瘦乏力。

37335 羊脊骨粥

《饮膳正要》(人卫本)卷二。即原书(丽宋楼本)"羊脊骨羹"。见该条。

37336 羊脊骨羹(《圣惠》卷九十七)

【异名】羊骨粥(《圣济总录》卷一八九)。

【组成】羊脊骨一具(捶碎,以水一斗煮取五升) 米二合

【用法】上取汁二大盏半,着米及生姜、盐、葱作羹,或作粥。空心食之。

【主治】脾胃气虚冷,羸瘦不下食。

37337 羊脊骨羹(《圣惠》卷九十七)

【组成】羊脊骨一具(捶碎) 葱白四握(去须,切) 粳米四合

【用法】以水七大盏,煎骨取汁四大盏,漉去骨,每取汁二大盏,入米二合,及葱白、椒、盐、酱作羹。空腹食之。

【主治】肾脏风冷,腰脚疼痛,转动不得。

37338 羊脊骨羹(《圣惠》卷九十七)

【组成】羊脊骨一具(捶碎,以水一斗,煎取三升) 羊肾一对(去脂膜,切) 羊肉二两(细切) 葱白五茎(去须) 粟米二合

【用法】上炒肾肉断血,即加生姜、葱五味,然后添骨汁,入米重煮成羹。空腹食之。

【主治】肾气虚冷,腰脚疼痛,转动不得。

37339 羊脊骨羹(《饮膳正要》丽宋楼本卷二)

【组成】羊脊骨一具(全者,捶碎) 肉苁蓉一两(洗,切作片) 草果三个 荜拨二钱

【用法】水熬成汁,滤去滓,入葱白五味,作面羹食之。

【主治】下元久虚,腰肾伤败。

【备考】本方方名,原书(人卫本)作"羊脊骨粥"。

37340 羊脊髓粥

《医便》卷四。为《养老奉亲》"羊脊粥"之异名。见该条。

37341 羊脂涂方（《圣济总录》卷一八二）

【组成】煅铁下槽中铁屎（捣研为末）半两 羊脂二两 猪粪（烧灰）一两

【用法】上为末如糊。涂之。以愈为度。

【主治】小儿伊火丹,从两胁下起,青黑色。

37342 羊羔补酒（《成方制剂》15册）

【组成】羔羊肉 红花 苦杏仁 木香 糯米

【用法】口服,一次15~30毫升,每日2次。

【功用】补气,温里益肾。

【主治】脾气虚弱,胃纳不振,腰膝酸软。

37343 羊痫疯丸（《全国中药成药处方集》天津方）

【组成】黄郁金一斤 白矾十二两 黄连一两 煅磁石二两 大黄一两 橘红一两 生栀子二两 神曲（麸炒）五两 黄柏二两 黄芩二两 煅金礞石六两 沉香一两 炒白芥子四两

【用法】上为细末,凉开水为丸,三钱重装袋。成人每次服一袋,小儿一至四周岁每袋分六次服,五至七周岁分三次服,白开水送下。

【功用】清热化痰,镇惊安神。

【主治】痰涎壅盛所致羊痫疯症,牙关紧闭,昏迷不醒,眼目上视,角弓反张。

【宜忌】孕妇及久病气虚者忌服。

37344 羊痫疯丸（《成方制剂》3册）

【组成】白矾 黄连 金礞石 全蝎 乌梅 郁金

【用法】制成丸剂,每100粒重6克。口服,一次6克,每日1~2次。

【功用】息风止惊,清心安神。

【主治】癫痫。

37345 羊踯躅丸（《圣惠》卷三十七）

【组成】羊踯躅花半两 白矾半两（烧令汁尽） 矾石半两（细研） 肉苁蓉一分

【用法】上为细末。以青羊脂和,绵裹如枣核大。纳鼻中,日夜换四五次。

【主治】鼻中生息肉,不通利。

37346 羊蹄根酒（《赵炳南临床经验集》）

【组成】羊蹄根六两 75%酒精十二两

【用法】将羊蹄根碾碎置酒精内,浸泡七昼夜,过滤去滓备用。用棉棒或毛刷蘸药水涂于患部。

【功用】杀虫止痒。

【主治】手癣（鹅掌风）,甲癣（鹅爪风）,落屑性脚癣（脚蚓症）,体癣（钱癣）,神经性皮炎（干癣）。

【宜忌】慎勿入目。

37347 羊蹄根酒（《朱仁康临床经验集》）

【组成】羊蹄根（土大黄）180克 土槿皮180克 制川乌 槟榔 百部 海桐皮 白鲜皮 苦参各30克 蛇床子 千金子 地肤子 番木鳖 蛇衣 大枫子各15克 蜈蚣末9克 白信6克 斑蝥6克（布包）

【用法】以上各药加入高粱酒2500毫升,密封大口瓶内,浸半月至一月后,去药滓备用。用毛笔蘸药水外涂。

【功用】灭菌止痒。

【主治】体癣,股癣,神经性皮炎。

37348 羊蹄根散（《金鉴》卷七十四）

【组成】羊蹄根八钱（末） 枯白矾二钱

【用法】上为末。米醋调擦癣处。

【功用】杀虫,渗湿,消毒。

【主治】诸癣。

37349 羊肉大黄汤（《医林纂要》卷十）

【组成】大黄一两 川芎八钱 威灵仙八钱 蝉蜕八钱 麻黄（去节）五钱 土茯苓二钱 羊肉（剔骨净）一斤

【用法】羊肉碎切,煮烂,去肉,用汤煎药服。

【主治】杨梅疮及鱼口,肾疳,体气壮实者。

【方论选录】方中大黄荡血分热毒;川芎行血分之气,排筋骨之湿;威灵仙散行经络,去滞壅之毒;蝉蜕其气清虚,去经络、皮肤之热湿;麻黄大启腠理,以宣其毒;用羊肉借血气以补血气,然此属火,最能发疮,更藉其力以尽发毒于外。此方大为涤荡宣发,亦厉剂矣。

37350 羊肉天真丸（《顾氏医径》卷六）

【组成】精羊肉 人参 苁蓉 山药 当归 黄耆 白术 天冬

【主治】虚者鼻鼽,时流清涕。

37351 羊肉地黄汤

《圣惠》卷八十一。为《千金》卷三"羊肉生地黄汤"之异名。见该条。

37352 羊肉当归汤（《千金》卷三）

【组成】羊肉三斤 当归 黄芩 芎䓖 甘草 防风各二两 芍药三两 生姜四两

【用法】上㕮咀。以水一斗二升,先煮肉熟,减半,纳余药,取三升去滓。分三服,每日三次。

【主治】产后腹中心下切痛,不能食,往来寒热,若中风乏气力。

【方论选录】《千金方衍义》:羊肉当归汤以有寒热往来,虽无腹中绞痛,亦需当归、生姜、羊肉温补散邪;芎䓖、芍药护持营血;防风、黄芩虽散表热,实通血闭。

【备考】本方方名,《外台》引作"羊肉汤"。

37353 羊肉当归汤（《千金》卷十三）

【组成】当归四分 干姜 橘皮 黄耆 芍药 芎䓖 桂心 独活 防风各一分 人参 吴茱萸 甘草 干地黄 茯苓各一分 生姜六分 大枣三十枚 羊肉半斤

【用法】上㕮咀。以水一斗半煮肉,取一斗二升,出肉,纳诸药,煮取三升,分三服,每日三次。覆取温暖。

【主治】腹冷绞痛。

【方论选录】《千金方衍义》:《金匮》当归生姜羊肉汤专主产后腹中疞痛及寒疝腹胁急痛,《千金》本之以治腹中绞痛。盖绞痛与疞痛虽有冲击结滞之不同,而和营散结之治则一。如本方合小建中、黄耆建中以治虚劳里急诸不足,合理中、八珍以治气血虚寒诸不足,合吴茱萸汤、三物大建中以治胃虚呕逆诸不足;建中方中除去胶饴之粘滞,理中、八珍方中除去白术之壅闭,大建中方中除去蜀椒之耗气,更加独活、防风,佐黄耆以御外内合邪,橘皮佐姜、桂以涤涎饮下滞气也。

37354 羊肉当归汤(《外台》卷三十四引《许仁则方》)

【组成】肥羊肉一斤(去脂膜) 当归五两 生姜六两 黄耆四两

【用法】上切。以水一斗,缓火煮羊肉,取八升,澄清,纳药煮,取二升半,去滓温分服。

【功用】补气力。

【主治】产后虚弱,兼腹痛。

【加减】若恶露下不尽,加桂心三两;恶露下多,有风,加芎䓖三两;有气,加细辛二两;有冷,加吴茱萸一两;有热,加生地黄汁二合。

【备考】本方方名,《妇人良方》引作"当归羊肉汤"。

37355 羊肉当归汤(《圣惠》卷八十一)

【组成】肥羊肉二斤 当归半两(剉,微炒) 白芍药半两 龙骨三分 附子一(三)分(炮裂,去皮脐) 熟干地黄一两 白术三分 桂心三分 芎䓖三分 黄耆三分(剉) 人参三分(去芦头)

【用法】上为粗散。先以水五大盏,煮羊肉取汁二大盏,每服用汁一中盏,加药四钱,生姜半分,大枣三枚,煎至六分。去滓温服,一日三次。

【主治】产后虚羸,乏弱无力,喘急汗出,腹中疼痛。

37356 羊肉杜仲汤(《千金》卷三)

【组成】羊肉四斤 杜仲 紫菀各三两 五味子 细辛 款冬花 人参 厚朴 芎䓖 附子 草薢 甘草 黄耆各二两 当归 桂心 白术各三两 生姜八两 大枣三十枚

【用法】上㕮咀,以水二斗半煮肉,取汁一斗五升,去肉纳药,煎取三升半,去滓,分五服,日三夜二。

【主治】产后腰痛咳嗽。

【方论选录】《千金方衍义》:羊肉杜仲汤合脊而用参附、耆术附、桂附、姜附,兼附子理中汤、甘草附子汤等方之制,峻用辛温以开下著之痹;细辛、甘草以散上浮之咳;姜、桂辛散,五味收之;耆、术气壅,厚朴泄之;草薢、杜仲,湿著腰痛之向导;紫菀、款冬,风淫咳喘之专司。种种主治,仍借当归生姜羊肉汤鼓舞之力。

37357 羊肉扶羸丸(《三因》卷十一)

【组成】精羊肉一斤半(微断血脉,焙干取末)四两 白姜(炮)一两 川椒(去目,炒出汗) 肉豆蔻(煨)各一两 木香一分 附子(炮,去皮脐) 神曲(炒)半两

【用法】上为末,煮粟米饮为丸,如梧桐子大。每服五十丸,食前米汤送下。

【主治】脾胃不和,不进饮食,脏腑虚滑。

【备考】老人虚人尤宜服之。

37358 羊肉补真丸(《杨氏家藏方》卷六)

【组成】羊肉十两 当归(洗,焙) 白术 神曲(炒)各二两 丁香 茴香(炒) 肉豆蔻(面裹,煨香) 缩砂仁 干姜(炮) 肉桂(去粗皮)各一两 糯米半升(炒黄)

【用法】上为细末,次入羊肉末拌匀,汤浸蒸饼为丸,如梧桐子大。每服三十丸至五十丸,不拘时候,温米饮送下。

【主治】脾胃久虚,荣卫气涩,精神昏困,肌肉羸瘦,全不入食。

37359 羊肉面棋子(《寿亲养老》卷二)

【组成】小麦面四两 肉豆蔻(去壳为末) 荜茇(为末) 胡椒(为末) 蜀椒(去目并闭口,炒出汗,为末)各一钱

【用法】上为末,以水和作棋子,用精羊肉四两细切,炒令干,下水五升,入葱、薤白各五茎细切,依常法煮肉,以盐醋调和,候熟,滤去肉,将汁煮棋子,空腹热食之。

【主治】妇人血气癖积脏腑,疼痛,泄泻。

37360 羊肉桂心汤(《千金翼》卷六)

【组成】羊肉三斤 桂心四两 当归 干姜 甘草(炙)各三两 吴茱萸 人参 芎䓖 干地黄各二两(一方有桔梗三两)

【用法】上㕮咀。以水一斗煮肉,取汁五升,去肉纳药,煮取二升半,分为三服。

【主治】产后虚冷心痛。

37361 羊肉黄耆汤(《千金》卷三)

【组成】羊肉三斤 黄耆三两 大枣三十枚 茯苓 甘草 当归 桂心 芍药 麦门冬 干地黄各一两

【用法】上㕮咀。以水二斗煮羊肉,取一升,去肉纳诸药,煎取三升,去滓,分三服,每日三次。

【功用】补益。

【主治】产后虚乏。

【方论选录】《千金方衍义》:前羊肉汤以有腹中绞痛,故用姜、芎之辛以散;此无腹中绞痛,专宜补虚,故用黄耆、茯苓、门冬、大枣,滋养营气,可无藉于辛散也。

37362 羊肉黄耆汤(《普济方》卷三五二引《千金》)

【组成】羊肉五斤 黄耆一两半(剉) 白茯苓一两 白芍药一两 当归一两半(剉,微炒) 续断 五味子 草薢(剉) 桂心 熟干地黄各一两 麦门冬一两半(去心,焙)

【用法】上为散。用水一斗煮羊肉,取汁五升,每服用肉汁一中盏,药末四钱,大枣三枚,生姜半分,煎至六分。去滓温服,一日三次。

【主治】产后虚羸,四肢瘦弱,不能饮食。

37363 羊肝明目丸(《疡医大全》卷十一)

【组成】羚羊角 白菊花(去叶蒂) 北五味 青葙子 牡丹皮各一两 白蒺藜(炒,去刺) 密蒙花 嫩黄耆(蜜拌,炙) 远志肉(甘草汤浸焙) 天门冬 麦门冬(去心) 白芍药(酒炒) 菟丝子各一两五钱 酸枣仁(炒) 杜仲(盐水拌炒,断丝) 白茯苓(乳拌三次) 於白术(东壁土炒) 怀山药(炒) 人参各二两 黑羊肝一具(去净膜) 泽泻(盐水拌炒)八钱 当归身(酒洗)二两五钱 生地黄(用砂仁五钱,同酒煮烂捣膏) 香附(童便浸一宿,晒干,用醋拌炒)各四两

【用法】黑羊肝用木贼草二两同酒煮烂,去木贼草,将肝同上药为细末,炼蜜为丸。每早三钱,白汤送下;每晚二钱,白酒送下。

【功用】明目。

37364 羊肝明目丸(《医级》卷八)

【异名】羊肝丸(《饲鹤亭集方》)。

【组成】黄连三两 甘菊 龙胆 石决(煅) 人参 当归 熟地 枸杞 麦冬 牛膝 青盐 黄柏 柴胡 防风 羌活各八钱 肉桂四钱 羯羊肝一具(蒸捣)

【用法】上为末,炼蜜和肝为丸,如梧桐子大。每服三四十丸,白汤送下。

【主治】❶《医级》:肝虚风热,冷泪赤涩,内外障眼。❷《饲鹤亭集方》:肝虚风热,目赤肿痛,内障青盲,昏如云雾,怕火羞明。

37365 羊肝明目散(《全国中药成药处方集》青岛方)

【组成】当归 生地 白芍 防风 赤芍 菊花 荆子 草决明 石决明 蒺藜 川芎 柴胡 连翘 青葙子 甘草各一两

【用法】上为细末。

【主治】眼目病。

37366 羊肝退翳丸(《疡医大全》卷十一)

【组成】怀生地 熟地黄 白茯神(人乳拌,蒸晒) 怀山药(炒)各三两 甘枸杞 夜明砂(淘净)各四两 木贼草(蜜水拌炒) 密蒙花(蜜拌炒) 青葙子各二两 草决明二两五钱(捶碎,用水浸拌炒) 川黄连八钱(白酒浸一宿,微炒) 黑羊肝一具(去外膜,蒸熟)

【用法】上为粗末,同羊肝捣匀,再烘晒令干,再为细末,炼蜜为丸,如梧桐子大。每服二三钱,空心淡盐汤送下。

【主治】雀盲眼,一切昏花老眼。

【宜忌】忌萝卜、胡椒、鸡鸭蛋。

37367 羊肝猪胆丸(《衷中参西》上册)

【组成】羊肝一具(切片晒干,冬日可用慢火焙干)。

【用法】上为细末,用猪胆汁和为丸,如梧桐子大,朱砂为衣。每服二钱,开水送下,一日二次。

【主治】有热而益甚,目瞳散大昏耗,视物乏力。

【备考】此方若用熊胆为丸更佳。

37368 羊角补中汤(《医级》卷八)

【组成】补中益气汤加木香 茴香 羖羊角

【主治】中虚兼疝,偏坠胀疼。

【加减】左偏胀者,加右角;右偏胀者,加左角。

37369 羊肾苁蓉羹(《圣惠》卷九十七)

【组成】羊肾一对(去脂膜,细切) 肉苁蓉一两(酒浸一宿,刮去皱皮,细切)

【用法】上药相和作羹,著葱白、盐、五味末等,一如常法,空腹食之。

【主治】五劳七伤,阳气衰弱,腰脚无力。

37370 羊肾补肾汤(《外台》卷十六引《删繁方》)

【异名】羊肾汤(《圣济总录》卷八十六)。

【组成】羊肾一具(细切) 磁石(碎绵裹) 白术各八两 黄耆 茯苓 干姜各四两 桂心三两

【用法】上切。以水三斗,煮取七升,绞去滓,分服一升,昼四服,夜三服,燥器贮之,六月减水。

【主治】肾虚寒损,耳鸣好唾,欠呿委顿。

【宜忌】忌生葱、桃李、雀肉、酢等物。

37371 羊肾附子丸(《圣惠》卷三十六)

【组成】附子一两半(炮裂,去皮脐) 磁石一两(烧令赤,醋淬七遍,捣碎研,水飞过) 牛膝一两(去苗) 菟丝子一两(酒浸三日,晒干,别捣为末) 肉苁蓉一两(酒浸一宿,刮去皱皮,炙干) 远志一两(去心)

【用法】上为末。用羊肾五对,去脂膜,细切烂研,入酒三升,于银铛中,微火煎如膏,入药末为丸,如梧桐子大。每服三十丸,空心及晚食前以温酒送下,盐汤送下亦得。

【主治】劳聋。

37372 羊骨补肾汤(《圣济总录》卷五十一)

【组成】羊胫骨五两(炙黄,剉) 磁石(火煅,醋淬二七遍) 白术各二两 黄耆(剉) 干姜(炮) 白茯苓(去黑皮)各一两 桂(去粗皮)三分

【用法】上为粗末。每服五钱匕,水一盏半,煎至一盏,去滓,分温二服,空腹、夜卧各一服。

【主治】肾虚寒,耳鸣好睡,日渐瘦损。

37373 羊桃淋蘸方(《圣惠》卷二十五)

【组成】羊桃 蒴藋 白蒺藜 苍耳 海桐皮 柳树蠹(末) 商陆 蓖麻茎叶 水蓼各一斤

【用法】上为细末。以水五斗,煎至二斗,去滓,看冷热,淋蘸痛处。

【主治】风毒攻手足,疼痹赤肿,行立不得,皮肤如小虫行。

37374 羊痫疯癫丸(《成方制剂》9册)

【组成】沉香 莪术 防风 厚朴 降香 芥子 橘红 羚羊角 羌活 青皮 清半夏 三棱 天麻 天南星 天竺黄 乌药 细辛 香附 延胡索 郁金 枳壳

【用法】制成丸剂。口服,成人一次3克,四岁至十岁小儿一次1克,十岁至十五岁儿童一次1.5克,每日2次。

【功用】平肝舒气,降痰疗痫。

【主治】痰热内闭,忽然昏倒,口角流涎,手足抽动。

【宜忌】孕妇遵医嘱服用。

37375 羊蹄草合剂(《中医皮肤病学简编》)

【组成】羊蹄草31克 盆上芫茜31克 崩大碗31克 白花蛇舌草31克 金银花31克 鬼针草31克 旱莲草31克

【用法】上药可采新鲜全草,水煎服。

【主治】鹅口疮。

37376 羊蹄根涂方(《圣济总录》卷十八)

【组成】羊蹄根(捣绞自然汁)半合 生姜(研绞自然汁)半合 石硫黄四钱(研如粉)

【用法】上将二汁与硫黄末同研,令粘。涂患处。一日不得洗。

【主治】紫癜风。

37377 羊肉生地黄汤(《千金》卷三)

【异名】羊肉地黄汤(《圣惠》卷八十一)。

【组成】羊肉三斤 生地黄(切)二升 桂心 当归 甘草 劳劳 人参各二两 芍药三两

【用法】上㕮咀。以水二斗,煮肉取一斗,去肉纳药,煎取三升,分四服,日三夜一。

【功用】❶《千金》:补中益脏,强气力,消血。❷《圣惠》:产妇七日后补虚赢,强力气,消滞血。

【主治】产后三日腹痛。

【方论选录】《千金方衍义》:羊肉生地黄汤以治新产腹痛,乃兼取当归生姜羊肉汤、内补当归建中汤二方,除去姜、枣、胶饴,加入人参、芎、地平调血气,桂心行芍、地之寒滞,人参助羊肉之滋益也。

兴

37378 兴阳丹 方出《证类本草》卷十一引《食医心鉴》,名见《普济方》卷二一九)

【组成】栗当二斤(一名列当)

【用法】上为末。以酒一斗浸经宿。遂性饮之。

【功用】兴阳事。

米

37379 米饮(《食鉴本草》)

【组成】杵头糠(炒)一两

【用法】煮米饮调匀,空心服。

【主治】咽中作梗,下食则塞,反胃不止。

37380 米壳散(《普济方》卷三〇九)

【组成】米壳三钱 当归 乳香 没药 血竭 甘草 川芎各一钱半 半两钱一个(火烧醋淬七次)

【用法】上为粗末。每服三钱,用好酒一大盏,煎至七分,去滓温服。

【主治】折伤。

37381 米莲饮

《卫生鸿宝》卷一。为《绛囊撮要》"晨泻散"之异名。见该条。

37382 米莲散(《杂病源流犀烛》卷十七)

【组成】糯米五钱 莲子心七枚

【用法】上为末。酒服;或以墨汁作丸服之。

【主治】吐血。

37383 米粉丹(《普济方》卷二一〇引《续易简》)

【组成】巴豆(去皮心膜,出油) 粉霜 硇砂 朱砂各一钱 砒霜(研)半钱

【用法】上为末,黄蜡二钱,熔成汁,下药搅匀,旋如绿豆大。每服一丸,米饮送下,未愈再进。

【主治】痢疾及积痢。

37384 米粉散(《普济方》卷三六〇引《经验良方》)

【组成】白占米

【用法】上为细末。干扑。候皮肉生干方止。

【主治】小儿初生下,遍身无皮,俱是红肉。

37385 米黄散(《济阳纲目》卷三十四)

【组成】白术一钱半 苍术一钱三分 陈皮 白芍药 神曲 麦芽 山楂 茯苓 石膏各一钱 厚朴七分 藿香五分 甘草三分

【用法】水煎,临服入砂糖一匙调服。

【主治】黄病,爱吃生米。

37386 米猪肚(《仙拈集》卷二)

【组成】肥猪肚一具

【用法】入江米一茶钟,线缝严密。煮极烂吃,连汤饮。

【主治】虚劳吐血;诸汗。

37387 米糖膏(方出《景岳全书》卷六十四,名见《仙拈集》卷四)

【组成】米糖(即胶饴)

【用法】以碗盛,于饭锅内蒸化,先用花椒、荆芥、防风等药煎汤洗疮净,乃将胶饴薄摊疮上,外以软竹箸盖定,用绢缚之。

【主治】烂腿疮久不愈。

37388 米囊皮散(《鸡峰》卷十四)

【组成】米囊皮(旧年者,去瓤,蜜涂,炙熟) 辟臭蔓(亦名香蔓) 厚朴(去皮,姜汁制) 甘草 陈橘皮 羌活各一两

【用法】上焙干,为粗末。每剂一大匙头,以水一盏,炼取七分服,余滓重煎服。

【主治】泻痢后胃气不和,兼治赤白痢。

【加减】白痢,加阿胶。

许

37389 许真君如意丹(《饲鹤亭集方》)

【组成】党参 茯苓 附子 肉桂 淡姜 川连 川乌(面煨) 川椒 槟榔 厚朴 柴胡 当归 桔梗 紫菀 吴萸 木香 菖蒲 牙皂 巴霜各等分

【用法】上为末,面糊为丸,辰砂为衣。每服五七丸,随症送下。

【主治】瘟疫邪祟,鬼气客忤,岚瘴蛊毒,不服水土,及红白痢疾,反胃噎膈,痞癖疝疟,疝气积滞,阴阳二毒,伤寒伤风,诸般疯疾、痰疾。

祁

37390 祁门蛇药片(《成方制剂》十九册)

【组成】半边莲 大蓟 青木香 射干 杏香兔儿风 紫葳根皮

【用法】制成片剂,每片重0.3克。口服,一次8~10片,每日4次,首剂12片。

【功用】解蛇毒。

【主治】五步蛇、蝮蛇、竹叶青蛇咬伤,亦可用于眼镜蛇、金(银)环蛇咬伤。

军

37391 军门丹(《卫生鸿宝》卷六)

【组成】紫藤香(即降香中最佳者,瓦镰刮下碾细) 五倍子(去虫屎) 牡蛎 白占 三七各一两 生半夏 血竭 乳香(去油) 象皮(焙黄)各五钱

【用法】上为细末,瓷瓶收贮。敷伤处。

【功用】止血止痛,续筋生肌,不脓无瘢。

【主治】刀伤。

37392 军门方(《医林纂要》卷十)

【组成】当归二钱 大黄(量人体之厚薄,伤之轻重酌用)一钱半至三钱 韭菜子一钱 生蒲黄一钱 熟蒲黄一钱 茜草根一钱 桃仁八分 红花八分 陈皮一钱 厚朴一钱 枳壳八分 甘草(炙)八分

【用法】水一碗,酒一碗,同煎至一碗服。

【主治】跌打损伤。

【方论选录】凡受伤者,有形之血伤为多,故君当归,且使血各归经,不致涌吐;血伤则瘀,瘀则生热,故臣以大黄,使瘀热下行,伤其枝必伤其本,故韭菜子以复元阳,且续其生气;生熟蒲黄、桃仁、红花、茹芦(即茜草根),皆所以理血;陈皮、厚朴、枳壳,皆所以理气;甘草以和中,气调而血始不乱。

37393 军持露(《外科大成》卷一)

【组成】没药 乳香 儿茶 轻粉各等分

【用法】上为末。每用三至五钱,水煎黄色洗之,或猪蹄汤煎洗尤佳。

【功用】生肌。

【主治】溃疡腐尽,见新肉珠时。

37394 军持露(《外科大成》卷三)

【组成】熊胆一分许　冰片少许

【用法】凉水五至七茶匙化开,滴入耳内,其冷如冰,其痛立止。少时倾出,三二次痊愈。

【主治】耳内痛引脑项。

37395 军门一笑膏(《疡医大全》卷七引《邵氏秘书》)

【组成】白芷　川革薢　防风　罂粟壳　甘松　川羌活　三奈　川独活　藁本　高良姜　官桂　大茴香　秦艽　小茴香　麻黄　威灵仙　川椒各二两　真附子　草乌　天南星　干姜　穿山甲　大黄　闹杨花(火酒拌炒)　半夏各四两　老葱　老姜各二斤　制松香四斤　土硫黄　密陀僧各一斤　广木香五钱　乳香(去油)　没药(去油)各三钱　潮脑一两　麝香三钱

【用法】老姜以上各药用麻油三斤、桐油半斤浸,熬枯去滓,复入净锅内,熬至滴水成珠,入制松香、土硫黄、密陀僧,为细末,收成膏冷定;再下广木香、乳香、没药,为细末,搅匀;再下潮脑、麝香,和匀,收贮。任摊用。

【主治】寒湿诸疯疼痛,贴骨痛疽。

37396 军门立效散(《外科大成》卷四)

【组成】皂角刺三钱(炒热入)　乳香五七分(炒香化再入)　天花粉三钱　甘草节(一寸长)九个　川椒三十粒

【用法】黄酒二钟,煎一钟,温服。

【主治】❶《外科大成》:痈疽诸毒,对口附骨疽。❷《疡医大全》:乳痈。

【宜忌】已溃者不宜服。

37397 军门立效散(《疡医大全》卷二十)

【组成】生麻黄八分　陈香橼一枚　甘草　天花粉各八钱　瓜蒌一枚　金银花六钱　黄芩三钱　棉花核(黑色者)五钱

【用法】生酒煎服。出汗。

【主治】乳痈。

37398 军中一捻金(《永类钤方》卷七)

【异名】草蝎经进方。

【组成】金樱叶二两　桑叶一两　嫩苎叶一两

【用法】捣烂敷;若欲致远,阴干作末,缚上,帛缚。

【功用】止血合口。

【主治】❶《永类钤方》:金疮。❷《奇效良方》:刀斧伤、箭伤,血出不能止。

【备考】本方方名,《普济方》引作“军中一捻金散”。

37399 军中一捻金(《回春》卷八)

【组成】矿石灰(不拘多少,炒研)　生韭菜(连根)

【用法】同捣作饼,阴干为末。掺上。要端午日制。

【功用】止血生肌。

【主治】金疮伤破出血并狗咬。

37400 军中跌打丸(《全国中药成药处方集》济南方)

【异名】跌打丸(《中医伤科学讲义》)。

【组成】当归一两　土鳖虫一两　川芎一两　血竭一两　没药一两　麻黄　自然铜　乳香各二两

【用法】上为细末,炼蜜为丸,每重一钱。每服二丸,温开水送下。

【主治】跌打损伤,筋断骨折,瘀血攻心。

【宜忌】忌生冷、油腻、辛辣等食物。

37401 军中一捻金散

《普济方》卷三〇三。即《永类钤方》卷七“军中一捻金”。见该条。

37402 军中第一仙方(《跌损妙方》)

【组成】生狗头一个(将肉刮尽,文火煅存性,为末)　指甲灰　血余炭各一钱　陈松香五钱

【用法】上为末。掺伤处。以四味等分,用酒调服亦可。

【主治】断骨,刀伤。

异

37403 异功丸(《袖珍小儿》卷六引汤氏方)

【组成】泽泻一两三钱　猪苓七钱半　桂心二钱半　茯苓七钱半　白术五钱　人参五钱　辰砂一钱

【用法】上为末,炼蜜为丸,如芡实大。每服半丸或一丸,煎灯心、竹叶汤化下。

【功用】消暑毒,生津液,止泻。

【主治】小儿夏月心热,烦渴引饮。

37404 异功丸(《御药院方》卷五)

【组成】半夏　大腹子　人参　赤茯苓各一两　甘草(炙)半两　生姜五两　白术　紫苏叶各半两　乌梅肉半两

【用法】除生姜外,为细末,将生姜和皮到碎,与药末为丸,如鸡子黄大。每服一丸,捶破,入紫苏(连茎)五叶,乌梅肉一个,水一大盏半,同煎至一盏,去滓温服。

【功用】升降阴阳,逐痰饮,和气止渴。

【主治】咳嗽喘逆,痰实昏眩。

37405 异功汤(《圣济总录》卷三十一)

【组成】雄鼠粪(炒令烟出)二七粒　山栀子仁五枚　枳壳(去瓤,麸炒)一分

【用法】上到细。用水一盏半,煎至八分,去滓,食后温服。

【主治】伤寒天行病愈后,食劳加热。

37406 异功汤(《圣济总录》卷一五六)

【组成】麻黄(去根节,先煎,掠去沫,焙)四两　苍术(米泔浸一宿,到,焙)　白术各二两(米泔浸一宿,到,焙)　芎䓖　甘草(炙黄)各一两半

【用法】上为粗末。每服三钱匕,水一盏,入葱白二寸,煎至七分,去滓,通口服,每日三次。

【功用】安胎和气。

【主治】妊娠伤寒,头痛体疼。

37407 异功汤(《诚书》卷八)

【组成】羌活　防风　全蝎　天麻　枳实　黄芩　黄连　胆星　橘红　茯神

【用法】加生姜、水煎服。

【主治】诸痫狂厥。

【加减】实甚,加大黄;虚者,加枣仁、白术。

37408 异功散(《圣济总录》卷十八)

【组成】天麻(酒渍,焙)　赤箭　松黄　鬼臼　安息香

（研）　羌活（去芦头）　款冬花　枫香脂（研）　天蓼花　侧柏叶　苍耳各一两　苦参一两半　何首乌（炮,去黑皮）　细辛（去苗叶）　防风（去叉）　蔓荆实（去浮皮）　藁本（去苗土）　牛膝（切,焙）　地骨皮（去土）　甘草（炙,剉）　乳香（研）　天门冬（去心,焙）　麦门冬（去心,焙）　丹砂（研）　萆薢　木香　虎骨（酒炙）　当归（切,焙）　天南星（炮）　干蝎（炒）　乌蛇（酒浸,去皮骨,炙）　白花蛇（酒浸,去皮骨,炙）　麻黄（去根节）　雄黄（研）　附子（炮裂,去皮脐）　芎䓖　白僵蚕（直者,炒）　桂（去粗皮）　鸡舌香（研）各半两

【用法】上为散,入云母粉六两研,和匀。每服一钱半匕,腊茶或米饮调下,每日三次。

【主治】大风疾涂药后。

37409　异功散（《圣济总录》卷六十五）

【组成】陈粳米一升（生姜半斤,捣自然汁浸,焙干）　厚朴（去粗皮,涂生姜汁,蜜炙）二两　诃黎勒（煨）三枚（小者）　槟榔（剉）一枚　甘草半两（半生半炙,剉）

【用法】上为散。每服一钱匕,食后米饮调下,每日三次。

【主治】久咳嗽。

37410　异功散（《圣济总录》卷六十八）

【组成】人参一两

【用法】上为极细末。五更鸡鸣时,打鸡子清调和稀糊,匙抄服;若服一两人参尽甚好,不尽,半两亦可。服讫却卧。

【主治】吐血。

37411　异功散（《圣济总录》卷一四一）

【异名】犀灰散（《传信适用方》卷三）。

【组成】黄牛角䚡一枚（碎）　蛇蜕皮一条（白者）　猪牙皂荚五梃（剉）　鲮鲤甲半两

【用法】上入瓷瓶内,黄泥封固,候干,先以小火烧令烟出,后用大火煅令通赤为度,取出摊冷,为散。先用胡桃肉一枚,分作四分,取一分,临卧时细研如糊,温酒调下,便睡,先引出虫;至五更时,用温酒服药散二钱匕,至辰时更一服。虽患年久,不过三服愈。

【主治】五种痔疾,肠风泻血,外痔内痔;及脱肛,下部四边有胬肉如乳。

37412　异功散（《小儿药证直诀》卷下）

【异名】五味异功散（《疠疡机要》卷下）。

【组成】人参（切去顶）　茯苓（去皮）　白术　陈皮（剉）　甘草各等分

【用法】上为细末。每服二钱,水一盏,加生姜五片,大枣两个,同煎至七分,食前温服,量多少与之。

【功用】益气补中,理气健脾。

❶《小儿药证直诀》:温中和气。❷《保婴撮要》:温补脾胃,调补元气。❸《杂病源流犀烛》:调经益气。

【主治】脾虚气滞。饮食减少,胸脘痞闷,食入作胀,大便溏薄,神疲气短,身体羸瘦,或面部浮肿者。

❶《小儿药证直诀》:小儿虚冷吐泻,不思乳食。❷《女科撮要》:脾胃虚寒,饮食少思,或久患咳嗽;或腹满不食,面浮气逆。❸《疠疡机要》:食而难化,大便不实。❹《保婴撮要》:脾胃虚弱,惊搐痰盛,睡而露睛,手足指冷,肺痿喘咳短气;或

胃气虚寒,面色㿠白,目无睛光,口中气冷,不食吐水,肌瘦腹痛;或禀赋虚弱,肌肉消薄,荣卫不足而患疮疡,不能收口;或虚热上攻,口舌生疮。❺《明医指掌》:小儿未断乳,母复有胎儿,饮其乳而患魃病,羸瘦骨立,发黄壮热,大便不调。

【方论选录】《医略六书》;人参扶元气以补肺,白术燥湿气以健脾,茯苓渗湿清治节,橘红利气化痰涎,炙甘草以益胃气,姜汤煎服,使脾气鼓运,则痰涎自化而肺络清和。

【临床报道】❶咳嗽:《校注妇人良方》:一产妇咳而胸满不食,涕唾,面肿气逆,此病在胃而关于肺,用异功散而愈。❷喘:《保婴撮要》:一小儿外感风邪,服表散之剂,汗出作喘,此邪气去而脾肺虚也。用异功散而汗喘止,再剂而乳食进。❸泄泻:《保婴撮要》:一小儿患泻,乳食不化,手足指冷,服消乳丸,食乳即泻,余用五味异功散加木香,母子服之而愈。❹发热:《保婴撮要》:一小儿发热,饮食少思,大便不实,常服芦荟等丸,视其鼻赤,此寒冷之剂复伤脾土而虚热也,用五味异功散,数剂而愈。

37413　异功散（《幼幼新书》卷二十七引《刘氏家传》）

【组成】藿香　白术（炒）　人参　白茯苓　陈皮　木香　肉豆蔻（面裹,煨）　甘草各等分

【用法】上为末。每服小半钱,以紫苏饭饮调下。

【主治】胃气不和,脏腑泄泻,不思乳食;或吮奶呕逆。

37414　异功散（《幼幼新书》卷三十四引《张氏家传》）

【组成】盆消一两　甘草（炙）六钱　诃子肉　白僵蚕　贯众　马勃　蛇蜕（点油醋,慢火炒黄）各半两　硼砂　玄精石各一两

【用法】上为细末。每服一字,以芦管吹喉内;缠喉风,每服半钱,以磨刀水调下;寻常置舌根下。

【主治】缠喉风,痄腮,喉闭,及咽喉一切患。

37415　异功散（《续本事》卷三）

【组成】牡丹　芍药　白芷　干姜各三钱　当归　陈皮（去白）　官桂　玄胡索　乌药　川芎　苦梗各半两

【用法】上为末。每服二钱,加生姜三片,酒、水各半盏,煎至七分,温服;初生产时,每日三次,七日后渐减次数,至十日。

【主治】妇人血冷气痛,心胸烦闷,不思饮食,四肢无力,头目昏疼,寒热往来,状似劳倦。

【备考】服后些少腹痛,不妨事。

37416　异功散（《杨氏家藏方》卷二十）

【组成】浮小麦不以多少（拣净,炒令焦,薄纸衬于地上放冷）

【用法】上为细末。每服三钱,用煮软猪嘴薄切数片,临睡捏药吃;不食荤者,用白汤点服。

【主治】盗汗不止。

37417　异功散（《保婴撮要》卷七引汤氏方）

【组成】泽泻三钱　猪苓（去皮）三钱　陈皮二钱半　白术　茯苓　人参各五钱　辰砂一钱

【用法】上为末,炼蜜为丸,如芡实大。每服一丸,灯心、竹叶汤化下。

【功用】❶《保婴撮要》:止渴,消暑,生津。❷《景岳全书》:补脾胃。

【主治】小儿脾胃虚寒,泻痢兼呕,或腹中作痛。

37418　异功散（《医方类聚》卷一八四引《吴氏集验方》）

【组成】黄柏皮三钱(以蜜涂,火炙五次) 白矾一钱(飞过) 鹰爪黄连一钱半 脑子半钱 麝香一字 荆芥穗半钱 甘草半钱(蜜炙三次)

【用法】上为末。先以荆芥、黄连、黄柏皮、白矾、百药煎、川椒木、葱各少许,以水十碗,煎至七碗,用盆盛之,盖盆面小窍,就疮口熏之,水温洗疮净,以净软绢片拭干,以前药干撒于疮口。

【主治】痔漏下疳,连朋疮,面上伽摩罗疮,脑疽,恶毒脓血不止,腥臭,生虫疮。

37419 异功散

《得效》卷一。即《理伤续断方》"五积散"去麻黄。见该条。

37420 异功散(《奇效良方》卷六十四)

【异名】正气散。

【组成】人参 白术 茯苓 甘草(炙) 白扁豆 薯蓣各等分

【用法】上为末。每服二钱,用水六分,加生姜二片,红枣一枚,煎至四分服,不拘时候。

【功用】温中和气。

【主治】小儿吐泻思食,及小儿虚冷病。

【加减】虚冷泄泻,加附子;风证,加天麻;痢,加罂粟壳。

37421 异功散

《袖珍》卷四引《集验方》。为《小儿痘疹方论》"十二味异功散"之异名。见该条。

37422 异功散(《片玉痘疹》卷三)

【组成】人参 白术 白茯苓 甘草(炙) 陈皮 山药 莲肉 木香 诃子(面包,火煨,取肉) 泽泻 升麻 车前子(炒)

【用法】大枣、莲肉、糯米为引,水煎,空心服。

【主治】小儿元气下陷,痘疹光壮而色灰白,里虚作泻无后重者。

【加减】泄而作渴,加麦冬、干葛、花粉、乌梅;寒甚而泄不止,加干姜(炒)、丁香。

37423 异功散(《保命歌括》卷十一)

【组成】人参 白术 白茯苓 陈皮 苍术 香附 抚芎 神曲各等分 炙草减半

【用法】上为末。每服二钱。

【功用】补脾胃。

【主治】诸郁。

37424 异功散(《症因脉治》卷四)

【组成】白术 人参 陈皮 白茯苓 炙甘草 木香 诃子 肉果

【主治】脾元不足,有痢无积,久不愈者。

37425 异功散

《保婴撮要》卷五。为《婴童百问》卷五"异香散"之异名。见该条。

37426 异功散(《点点经》卷一)

【组成】腹皮二钱 当归二钱 木通六分 乳香 没药 沉香 木香 丁香 甘草各三分

【用法】四香研末,葱为引,冲服。

【主治】酒病初发,形如感冒,被医误治,三焦大痛。

37427 异功散(《回春》卷七)

【组成】当归 川芎 人参(减半) 黄耆 白术(去芦) 白茯苓(去皮) 诃子(煨,取肉) 大附子(面包煨,去皮脐) 半夏(姜汁炒)各一钱 厚朴(姜汁炒) 肉桂各八分 小丁香七枚

【用法】上剉一剂。水一钟,煎至八分,温服。

【主治】痘疮寒战咬牙,痒塌泄泻;胃虚里热干呕。

【加减】泄泻甚,加肉豆蔻。

37428 异功散(《准绳·幼科》卷一)

【组成】龙骨(煅) 薄荷叶 蛇床子各二钱 轻粉半钱

【用法】上为极细末。少许干掺脐。

【主治】脐中疮。

37429 异功散(《种痘新书》卷三)

【组成】白术一两 茯苓八钱 黄耆一两 当归(土炒)八钱 陈皮四钱 半夏四钱 木香四钱 丁香三钱 豆蔻六钱(去油) 诃子(煨,去核)五钱 肉桂(去皮)五钱 人参一两

【用法】上为末服。

【主治】痘疮虚寒泄泻,灰白不起,咬牙寒颤。

37430 异功散(《种痘新书》卷四)

【组成】人参 白术 当归 陈皮 半夏 厚朴 茯苓 丁香 木香 豆蔻 附子

【用法】水煎服。

【主治】小儿脏寒,痘疹不能发毒而腹胀,痘淡白,脉微缓。

37431 异功散

《重楼玉钥》卷上。为原书同卷"人中白散"之异名。见该条。

37432 异功散(《中国医学大辞典》引《疫痧草》)

【异名】拔疔散、咽喉异功散(《疡科纲要》卷下)。

【组成】斑猫(去翅足,糯米炒黄,去米)四钱 血竭 没药 乳香 全蝎 玄参各六分 麝香三分

【用法】共为细末,瓷瓶收藏,封口,切勿走气。用寻常膏药一张,取此散如黄豆大,贴项间;患左贴左,患右贴右,患中贴中。三四时起泡,用银针挑破即愈。凡阴证起泡更速。

【功用】《中药成方配本》:吊泡拔毒。

【主治】烂喉风,喉闭,双单喉蛾。

【备考】本方方名,《中药成方配本》引作"贴喉异功散";《疡科纲要》有冰片。

37433 异功散(《揣摩有得集》)

【组成】潞参一钱 白术一钱(炒) 云苓一钱 陈皮五分 制草五分 蔻米五分(研)

【用法】生姜、大枣为引,水煎服。

【主治】小儿脾胃虚寒,吐泻不食。

37434 异功散

《北京市中药成方选集》。为原书"九圣散"之异名。见该条。

37435 异圣散(《卫生总微》卷六)

【组成】猪蹄甲不以多少(净洗,去带毛处,剉碎,于锅内炒令烟尽,取出于地上厚铺纸,薄摊其药,以盆盖之,候

六画

异

21

(总2751)

三日出火毒毕,为细末)　金星石　银星石　青礞石各半斤
(三石同入一盒内,以马粪和泥固济,晒干,先用熟火渐渐烧
之,次添炭火煅令通赤,取出,仍先令掘一地坑,深一尺,取
药盒在地坑内,用土盖埋二日出火毒,为细末)

【用法】上用猪蹄末二两,石末一两半,再研匀细,入生
麻油半两再研极匀。每服半钱,以浆水研百遍调下,空心食
前服。

【主治】小儿痫病日发数次,诸药不能愈。

37436 异香丹(《魏氏家藏方》卷九)

【组成】白芷　藿香叶(新者,净洗)　零陵香叶　木香
(不见火)　桂花(不见火)　香附子(去毛,净洗)　甘松(净
洗)　丁香(不见火)　鸡心槟榔　白豆蔻仁各一两　榆柑
干三钱(去核)　当归(去芦头,洗净,酒浸一宿,焙干)半钱

【用法】上为细末,用甘草膏子为丸,如鸡头子大。每
服一丸,含化。七日后,口有异香,面色光泽。

【主治】劳心思虑过度,胃中客热上攻,口气,齿龈,时
时出血,牙齿浮动或疼痛,不能咀嚼饮食。

37437 异香散(《局方》卷三吴直阁增诸家名方)

【组成】石莲肉(去皮)一两　蓬莪术(煨)　京三棱
(炮)　益智仁(炮)　甘草(熁)各六两　青皮(去白)　陈皮
(去白)各三两　厚朴(去粗皮,姜汁炙)二两

【用法】上为细末。每服二钱,水一盏,生姜三片,大枣
一个,盐一捻,煎至七分,通口服,不拘时候;盐汤点或盐酒
调,皆可服。

【功用】破癥瘕结聚,消宿冷沉积,调五脏三焦,和胃
进食。

【主治】❶《局方》吴直阁增诸家名方:肾气不和,腹胁
膨胀,痞闷嗳塞,喘满不快,饮食难化,嗳气吞酸;一切气痞,
腹中刺痛。❷《得效》:忧郁气滞不散,腹中膨满刺痛,下痢
不止。

37438 异香散(《普济方》卷三七九)

【组成】三棱(炮)　莪术　青皮　陈皮　半夏曲　藿
香　苦楝根　益智仁　枳壳(煨)　香附子(炒)　缩砂仁各
五分　丁香二钱　甘草(炙)三分(一方有五灵脂)

【用法】上剉。加生姜、大枣,水煎服。

【主治】疳胀虚中有积,其毒与气交并,而致腹胀,脾土
受湿,肾水不能宣通,而致头面、手足浮肿。

37439 异香散(《婴童百问》卷五)

【异名】异功散(《保婴撮要》卷五)。

【组成】透明没药

【用法】上为末。每服一钱匕,以生姜汤调下。

【主治】小儿诸般钓症,角弓反张,胸高脐凸。

37440 异香散(《鸡鸣录》卷上)

【组成】无名异　地骨皮各一钱　麝香三分　没药(去
油)　乳香(去油)各三钱

【用法】上为末。以车前子打汁,入黄酒和,涂患处。

【主治】鹤膝。

37441 异效丸(《圣济总录》卷二十五)

【组成】人参　白术　甘草(炙,剉)　栝楼　枳壳(去
瓤,麸炒)　赤茯苓(去黑皮)　木香　陈橘皮(汤浸,去白,
焙)各半两　干姜(炮)三分

【用法】上为末,炼蜜为丸,如梧桐子大。每服二十丸,

加至三十丸,空心米饮送下,晚再服。

【主治】伤寒四五日,大下后,心中痞满,气息喘逆
欲绝。

37442 异效散(《圣济总录》卷四十六)

【组成】京三棱(剉,汤浸一宿,焙干)　白术各三两
甘草(炙,剉)二两　麦蘖(微炒)　陈曲(微炒)各一两　高
良姜半两　肉豆蔻二枚(去核)　青橘皮(汤浸,去白,焙)
陈橘皮(汤浸,去白,焙)各一两　草豆蔻三枚(去皮)

【用法】上为细散。每服二钱匕,入盐少许,空心、食前
沸汤点服。

【主治】脾气虚弱,饮食不美,心胸膨胀,胁肋痞满,噫
气不通,满闷嗳塞,积滞不消,结聚癖瘕。

37443 异效散(《圣济总录》卷一二六)

【组成】芫青四十九枚　麒麟竭一两

【用法】上二味,同于藏瓶存性烧过,地上出火毒,为细
末。每服半钱匕,加至一钱匕,米饮调下。

【主治】瘰疬结核久不愈。

37444 异效散(《圣济总录》卷一七三)

【组成】桃根白皮(剉)　黄柏(去粗皮,蜜炙,剉)　芜
荑仁　黄连(去须,微炒)各一分　厚朴(去粗皮,生姜汁
炙,剉)　木香　丁香　槟榔(剉)各一钱　无食子一钱半
楝根白皮(剉)半分

【用法】上为散。每服一字,三岁以上半钱匕,五六岁
一钱匕,乳食前用紫苏、木瓜米饮调下,每日三次。

【主治】小儿疳泻不止,渐渐羸瘦。

37445 异香膏子(《医方类聚》卷一六九引《新效方》)

【组成】黄蜡一两半　斑蝥二十枚(去头翅足)　巴豆
肉四十九粒　草乌　南星　皂角各一两　麻油一斤(熬净
蜡)　猪脂半斤　白胶香半斤

上以麻油先煎斑蝥、巴豆、草乌、南星、皂角五味焦黑,
滤去滓,次入黄蜡、白胶香、猪脂煎成膏,瓷盒盛贮,旋和后
项十二味药末,重汤炖烊丹

吴茱萸　蛇床子　槟榔　雄黄各三两　川椒半两　藜
芦　白芷　黄柏　剪草　苦参　白矾(枯)　蒴藋各一两

【用法】上为细末。和前膏子敷,乘痒搔动疮厴,以指
蘸药擦之,不要药多,只要擦得入肉。

【主治】顽癣疥癞,一切痒疮。

【宜忌】休敷面目、男女前后阴及奶上,休洗热汤。

37446 异方红丸子(《杨氏家藏方》卷五)

【组成】沉香　硇砂(别研)　使君子(去壳)　蓬莪术
(炮,切)　京三棱(炮,醋浸过)　朱砂(别研)　木香各一分
槟榔一枚(大者)　肉豆蔻一枚(大者)　母丁香五粒　巴豆
二十粒(肥好者,去皮心膜,不出油,研)　黑牵牛一两(炒
熟,取末半两入药,余者不用)　荜澄茄一分

【用法】上为细末,面糊为丸,如绿豆大,朱砂为衣。每
服三丸,食后茴香汤送下;欲微利,加至五七丸。

【功用】消酒食,破积气。

【主治】一切积聚,心腹疼痛;妇人血气攻注。

37447 异方油煎散(《卫生宝鉴》卷十八)

【组成】川乌头(炮,去皮)　白芍药　五加皮　牡丹
皮　海桐皮各等分

【用法】上为末。每服二钱,水一盏,油浸开通钱一文,

煎至六分,去滓温服,每日三次,不拘时候;如常服,用油浸五七文钱,煎药用。

【主治】妇人血风劳气攻注,四肢腰背疼痛,呕吐恶心,不思饮食,日渐瘦弱,面色痿黄,手脚麻痹,血海冷败。

37448 异方济阴丹

《丹溪心法附余》卷二十。为《袖珍》卷四"异方神仙济阴丹"之异名。见该条。

37449 异方黄耆丸(《魏氏家藏方》卷八)

【组成】黄耆(蜜炙) 舶上茴香(炒) 川乌头(生,去皮脐) 川苦楝 乌药 沙苑 白蒺藜 赤小豆(比余药如增尤妙) 防风(去芦) 川椒(去目合口,炒出汗) 地龙(去土) 川狼毒 海桐皮 威灵仙 陈皮(去白)各等分

【用法】上为细末,酒煮面糊为丸,如梧桐子大。每服五七十丸,茶、酒任下,早、晚食前各一服。

【主治】肾脏风上攻头目,面虚肿,两耳常鸣,或如风雨流注,脚膝痒痛,注破生疮,脚心隐痛,行履艰难,腿膝腰胯冷疼,四肢无力,小便滑数。

37450 异功五积散

《医方类聚》卷五十六引《管见良方》。为《理伤续断方》"五积散"之异名。见该条。

37451 异功快斑汤(《痘疹全书》卷上)

【组成】人参 黄耆 甘草 白术 木香 归身 桂心 陈皮 诃子 丁香 白茯苓 大枣 生姜

【用法】水煎服。

【主治】痘疹吐泻不止,灰白顶平者。

37452 异功敌暑丸(《普济方》卷一一七引《仁存方》)

【组成】黄连一斤(净) 陈仓米二升(水一碗拌湿)

【用法】上于锅内如罨饭法,米熟为度,晒干为末,水为丸,如梧桐子大。每服三五十丸,饭汤送下,不拘时候。

【主治】伏暑或吐或泻。

37453 异香四神散(《医方类聚》卷二一二引《仙传济阴方》)

【异名】四神汤。

【组成】香附子(去毛,炒)半斤 乌药(炒)四两 甘草(炙)一两

【用法】上㕮咀。每服五钱,水一盏,加生姜三片,大枣一个,煎至七分,去滓,空心温服;或用葱白三寸同煎。

【功用】调血顺气安肠。

【主治】妇人室女血气不调,及胎前产后诸疾。

【加减】妇人气血不顺,心胸痞满,加紫苏叶;惊忧闷气,喜怒伤神,心满腹痛,面目虚浮,及一切气疾,加石菖蒲;血脉不调,血膈翻胃,呕吐饮食,及脾胃感冷,加老姜一块(炒令黑,切作五片)、盐少许;血积、血晕闷、血癥、血刺痛,煎熟加好醋一呷;经行时,被风雨或惊忧相并,经候不时,而成搐脉,腹痛紧张,腰腿疼痛,加炒茴香一撮;血气不顺,喘满气急,面目浮肿,加生姜、紫苏叶;唾血,咯红痰,喉中腥气,加黄桑叶三四皮,花桑尤佳;血涩气秘,大便结滞不通,加枳壳数片或去白青皮;经络感热,经水沸溢,血脉妄行,而成热崩,加生地黄;败血攻冲脾胃,血噎,气血嗽逆,加生姜三片、柿蒂五个;血气皆闷,心腹刺痛,加良姜、赤芍药,以水、酒各半盏同煎;胎娠伤食,胸膈不快,噎气食臭,心腹紧满,加南木香或缩砂仁;子悬,加姜片、紫苏;寒疝,加炒吴茱萸;癞病,先用此汤,兼以樗树根(或枝梗)同葱白以花椒煎

汤,熏洗子肠。

【备考】《东医宝鉴·杂病篇》引本方有陈皮三钱。

37454 异香鳖甲散(《普济方》卷二三二引《卫生家宝》)

【组成】鳖甲二两(醋炙黄) 牛膝一两五钱(酒浸) 熟地黄一两五钱 人参二两五钱 大黄三分(煨) 黑附子(炮,去皮脐) 京三棱(炮) 白茯苓 羌活 枳壳(去瓤,麸炒) 肉桂(去皮) 厚朴(姜制) 五味子 木香(不见火) 当归 白术(炒) 白芍药 肉豆蔻各一两

【用法】上为粗末。每服三钱,水一大盏,加大枣三个,生姜五片,同煎至七分,去滓温服。

【主治】五脏虚劳气攻,四肢无力,手足酸痛,背脊拘急,日渐虚弱,心下气满,不思饮食。

37455 异类有情丸(《韩氏医通》卷下)

【组成】鹿角霜(以角之新者,寸截,囊置长流水中七日,瓦缶水煮,每角一斤,入黄蜡半斤,缶口用露酒一壶掩之,别沸流水旋添,勿令下竭,桑柴火足十二时,其角软矣,竹刀切去黑皮,取白者,舂细为霜)三两六钱 鹿茸(新如紫茄者,熏干,酒洗数过,酥油涂,炭火炙令透,为细末)二两四钱 龟版(八字文具者,醇酒炙七日,酥炙透黄)三两六钱 虎胫骨(新而真者,长流水浸七日,蜜酥和,炙透)二两四钱

【用法】上为极细末,用水火炼白蜜,入猁猪脊骨髓九条,同舂剂为丸,如梧桐子大。每服五七十丸,空心盐汤送下。

【主治】丈夫中年觉衰。

【加减】如厚味善饮之人,加猪胆汁一二合。

37456 异授金兔丹(《救产全书》)

【组成】兔皮(连毛,烧存性)

【用法】上为极细末,米糊为丸,如芡实大,金箔为衣。每服一丸,以无灰黄酒送下。如再不下,再服一丸。

【主治】妇人难产,及胞衣不下者。

37457 异方神仙济阴丹(《袖珍》卷四)

【异名】异方济阴丹(《丹溪心法附余》卷二十)。

【组成】香附子 三棱 蓬术 陈皮 青皮 败姜各一两(上六味,用黑豆半升、米醋五升同煮,豆烂取出焙干,留余醋打糊) 官桂 当归 赤芍药 生地黄 熟地黄 泽泻 片姜黄 丹皮 干姜 川芎 刘寄奴 泽兰 人参 蒲黄(纸炒) 木香 白术 玄胡索各一两(焙干)

【用法】上为末,醋糊为丸,如梧桐子大。每服五十丸,空心、食前炒姜酒送下,艾醋汤亦得,经事不行,酒送下;心脾疼,姜汤送下,或酒送下亦妙。

【主治】❶《袖珍》:妇人经事不行,及心脾疼。❷《丹溪心法附余》:妇人内生血积,经水不调,腰腹疼痛。

37458 异功拔毒千金托里散(《片玉痘疹》卷三引闻氏方)

【组成】人参 甘草节 黄芩 黄连 栀子 黄柏(酒炒) 贝母 生地黄 连翘 羌活 防风 白芷 天花粉 南星 陈皮 赤芍 木通节 金银花 黄耆 归尾 山楂肉 川山甲 川续断 荆芥穗 天丁(炮过)三钱 川松节三钱 乳香二分 没药二分

【用法】上为末。化服。

【主治】痘疮光壮,浆水不满,毒气太甚,收时发毒四五

处或六七处者。

【备考】方中人参至荆芥穗25味药用量原缺。

37459 异功散加当归川芎汤（《万氏女科》卷一）

【组成】人参　白术　茯苓　炙草　陈皮　归身　川芎各一钱

【用法】生姜、大枣为引，水煎服；兼服地黄丸。

【功用】补脾胃，进饮食，养气血。

【主治】妇人形瘦食少，脾胃衰弱，气血虚少，经过期后行者。

导

37460 导药（《外台》卷三十四引《素女经》）

【组成】戎盐一升　皂荚半两（去皮子，炙）　细辛一两六铢

【用法】上为散。以三角囊大如指，长三寸，贮之，内阴中，但卧。瘕当下，青如葵汁，养之如产法。

【主治】妇人青瘕。

37461 导散（《外台》卷三十四引《素女经》）

【组成】皂荚（炙，去子皮）　吴茱萸　当归各一两　蜀椒（汗）各二两　细辛（熬）　矾石（烧）　五味子各三分　大黄戎盐各二两　干姜二两

【用法】上为散。以轻绢袋如指大，长三寸，盛药令满，纳阴中，坐卧随意，勿行走，小便时去之，别换新者。

【主治】妇人脂瘕，腹中有块，致绝不复生；及未曾生。

37462 导气丸（《圣济总录》卷五十一）

【组成】槟榔（生，剉）　牵牛子（炒）各半两　赤茯苓（去黑皮）　半夏（汤洗七遍，焙）各一两

【用法】上为末，生姜自然汁为丸，如梧桐子大。每服三十丸，食后以温酒送下，每日三次。

【主治】肾气盛实，腰脚不能屈伸。

37463 导气丸（《圣济总录》卷一八四）

【组成】牵牛四两

【用法】上为末，用生姜自然汁煮面糊为丸，如梧桐子大。每服五十丸，以生姜汤送下。

【主治】乳石发，心腹胀满。

37464 导气丸（《宣明论》卷七）

【组成】姜黄四两　香附子四两　缩砂　甘草　广茂各二两　丁皮　甘松　木香　荆三棱各一两　白檀半两　藿香叶半两

【用法】上为末，入绿豆粉二两，用汤浸蒸饼为丸，如梧桐子大。每服二三十丸，食后细嚼白汤送下，每日三次。

【功用】宽膈进食。

【主治】心胸满闷，胁肋刺痛，不思饮食。

【备考】本方方名，原书四库本作"逆气丸"。

37465 导气丸（《普济方》卷三九三引《全婴方》）

【组成】京三棱　青皮　萝卜子（炒）　皂角（不蛀者，酥炙）　黑牵牛（半生半炒）各等分

【用法】上为末，面糊为丸，如小豆大。三岁三十丸，以米汤送下。

【主治】小儿腹胀，气粗不食。

37466 导气丸（《杨氏家藏方》卷五）

【组成】大黄四两（湿纸裹，煨）　蝎梢（去毒，炒）一

两　青橘皮（去白）一两　胡椒四十粒　陈橘皮（去白）一两　黑牵牛（十二两，取头末）四两　茴香一两（微炒）　干姜一两（炮）　甘草（炙）一两　阿魏半钱（用稀面少许，和作饼子，捏干，油煎黄色）

【用法】上为细末，蒸木瓜搜匀为丸，如绿豆大。每服二十丸，以温盐汤送下，不拘时候。

【功用】宣壅导滞，除胀满，利大肠。

37467 导气丸（《普济方》卷一六五引《卫生家宝》）

【组成】半夏二两（用皂角五梃挼汁，浸一宿，控干，切作片子）　南木香半两　赤茯苓一分　紫苏叶半两　白附子一分

【用法】上为细末，水煮面糊为丸，如梧桐子大。每服三十丸，食后以生姜汤送下，不拘时候。

【功用】降气逐风。

【主治】痰涎壅盛。

37468 导气丸（《医方大成》卷六引《澹寮方》）

【组成】青皮（水蛭炒赤，去蛭）　莪术（虻虫炒，去虻）　三棱（干漆炒，去漆）　槟榔（斑蝥炒，去蝥）　干姜（硇砂炒，去砂）　茱萸（牵牛炒，去牛）　附子（盐炒，去盐）　赤芍（川椒炒，去椒）　胡椒（茴香炒，去茴香）　石菖蒲（桃仁炒，去仁）

【用法】上各剉，与所注药炒熟，去水蛭等并不用，只以青皮等为末，酒糊为丸，如梧桐子大。每服五丸至七丸，空心紫苏汤送下。

【主治】诸痃气塞，关格不通，腹胀如鼓，大便虚秘；又治肾气、小肠气等。

【方论选录】《医方考》：青皮、莪术、三棱、菖蒲，气积药也，炒以水蛭、虻虫、干漆、桃仁，则逐败血矣；干姜、附子、胡椒、茱萸，温中药也，炒以硇砂、食盐、茴香、牵牛，则软坚而疏利矣；槟榔炒以斑蝥，下气者得破气者而益悍；赤芍药炒以川椒，泻肝者得疏肝者而益利。制度之工如此，以之而治气实有余之证，斯其选矣。

37469 导气丸（《医学纲目》卷四）

【组成】青木香　萝卜子　茴香　槟榔　牵牛（头末）各四两

【用法】上为末，薄糊为丸，如梧桐子大。每服三四十丸。

【主治】《准绳·类方》：痢疾。

37470 导气丸

《普济方》卷一八二。即《百一》卷四引钱观文方"导气丹"。见该条。

37471 导气丸（《寿世保元》卷五）

【组成】木香　槟榔　火麻仁　枳壳

【用法】上将枳壳每个切作四片，用不蛀皂角三寸、生姜五片、巴豆三枚（略捶碎，不去壳油），用水一盏，将枳壳同煎熟，滤去三味，不用，只将枳壳剉细，焙干为末，入前三味末，炼蜜为丸。以蜜汤送下，不拘时候。

【主治】大便秘结。

37472 导气丸（《医略六书》卷二十三）

【组成】槟榔一两（斑蝥炒）　厚朴一两（干姜炒）　三棱一两半（干漆炒）　蓬术一两半（虻虫炒）　吴茱一两（牵牛炒）　青皮一两（水蛭炒）　黄芩一两（大黄炒）　赤芍一

两(川椒炒) 楂肉二两(草果炒) 菖蒲一两(桃仁炒)

【用法】炒熟,拣去拌药,为末,红酒为丸。每服一二钱,以紫苏汤送下。

【功用】攻坚破结。

【主治】积结于中,日久不能消化,腹胀坚塞,便闭形实,脉实者。

【方论选录】槟榔破结气,斑蝥拌炒,以攻发坚垒;赤芍破血结,川椒拌炒,以驱逐寒积;厚朴散窒塞,干姜拌炒,以开发寒滞;青皮破肝气,水蛭拌炒,以消磨血积;楂肉消肉积,草果拌炒,以扫荡食积;吴茱平逆气,牵牛拌炒,以通利饮积;三棱攻坚积,干漆拌炒,以迅扫瘀结;蓬术破积坚,虻虫拌炒,以蠲动血结;黄芩清郁热,大黄拌炒,以推荡积热;菖蒲通窍门,桃仁拌炒,以润燥开结。酒丸紫苏汤下,使结散积消,则气化调和而诸结自解,大便无不通,腹胀坚塞无不退矣。此攻坚破结之剂,为腹胀坚塞之专方。

37473 导气丹(《百一》卷四引钱观文方)

【组成】橘皮 生姜各一斤(同碾为曲) 木香二两 荜澄茄四两 牵牛一两(碾为末)

【用法】上为细末,面糊为丸,如梧桐子大。每服三十丸,食后以烧萝卜汤送下。

【主治】虚阳上攻,气滞不快,上盛下虚,膈痰壅实,咽干不利,咳嗽中满,喘急气粗,脐腹膨胀,满闷虚烦,微渴引饮,头目昏眩,腰痛脚弱,四肢倦息;及脚气上攻,中满喘急,下元虚冷,服补药不愈者。

【备考】本方方名,《普济方》卷一八二引作"导气丸"。

37474 导气汤(《保命集》卷中)

【组成】芍药一两 当归五钱 大黄 黄芩各一钱半 黄连 木香各一钱 槟榔一钱

【用法】上为末。每服三五钱,水一盏,煎至七分,去滓温服;如未止,再煎服,不后重则止。

【主治】下痢脓血,里急后重,日夜无度。

【临床报道】急性实热型细菌性痢疾《中医研究》[1999,12(6):27]导气汤加减治疗急性实热型细菌性痢疾38例,结果:总有效率100%。

37475 导气汤(《兰室秘藏》卷下)

【异名】导气散(《傅青主男女科·男科》卷下)。

【组成】黄耆八钱 甘草六钱 青皮四钱 升麻 柴胡 当归梢 泽泻各二钱 橘皮一钱 红花少许 五味子一百二十个

【用法】上㕮咀,分作四服。每服水二大盏,煎至一盏,去滓,食前热服。

【主治】两腿麻木沉重。

【备考】本方方名,《医学纲目》卷十二引作"除湿补气汤"。

37476 导气汤(《痘疹金镜录》卷上)

【组成】槟榔 枳壳 黄连 厚朴 芍药 甘草 山楂 神曲 升麻

【功用】去宿滞。

【主治】痢疾。

【加减】禀气厚,加大黄、芒消。

37477 导气汤(《幼科金针》卷下)

【组成】槟榔 枳壳 厚朴 白木香 山楂 神曲

紫苏 甘草 砂仁

【用法】水煎服。

【主治】痢疾初起。

【加减】如三日前,加大黄、芒消;红痢,加川连、当归;白痢,加干姜。

37478 导气汤

《医方集解》。为原书"导滞汤"之异名。见该条。

37479 导气汤(《医方集解》)

【组成】川楝子四钱 木香三钱 茴香二钱 吴茱萸一钱(汤泡)

【用法】长流水煎服。

【主治】❶《医方集解》:寒疝疼痛。❷《医方简义》偏坠、小肠疝痛之证。

【方论选录】此足厥阴、少阴药也。川楝苦寒,能入肝舒筋,使不挛急之苦,又能导小肠、膀胱之热从小水下行,为治疝之主药;木香升降诸气,通利三焦,疏肝而和脾;茴香能入肾与膀胱,暖丹田而祛冷气;吴茱萸入肝肾气分,燥湿而除寒。三者皆辛温之品,用以宣通其气,使小便小利,则寒去而湿除也。

37480 导气饮(《袖珍》卷二引《仁存方》)

【组成】羌活 独活 木瓜 薏苡仁 青皮 陈皮 桑白皮 大腹皮 枳壳 槟榔 青木香 紫苏 甘草 大腹子 木通 赤茯苓各等分

【用法】上㕮咀。每服一两,水二盏,煎至一盏,去滓,通口服。

【主治】寒湿脚气,肿赤疼痛,心腹膨胀,头面手足浮肿,身体腰背疼痛。

【加减】热,加大黄;寒,加苍术。

37481 导气散(《圣济总录》卷六十二)

【组成】虎头王字骨(酥炙) 荜拨(微焙) 人参 厚朴(去粗皮,生姜汁炙,剉) 羚羊角屑各等分

【用法】上为散。每服二钱匕,温水调,临卧、食后服。

【主治】膈气噎塞,不入饮食。

37482 导气散(《证治宝鉴》卷十一)

【组成】三棱 莪术 甘草 益智 青皮 陈皮 厚朴 石莲(一方有茴香、官桂、砂仁)

【用法】加生姜、盐,水煎服。

【主治】七情胁痛,引肩背不得俯仰。

37483 导气散

《傅青主男女科·男科》卷下。为《兰室秘藏》卷下"导气汤"之异名。见该条。

37484 导火汤(《辨证录》卷二)

【组成】玄参一两 生地五钱 车前子三钱 甘草一钱 泽泻二钱

【用法】水煎服。

【功用】导火解氛。

【主治】有火之腹痛,腹痛欲死,手按之而更甚。胃火者,汗而渴,口中臭;脾火痛者,走来走去,无一定之处也;大肠火者,大便闭结,而肛门干燥后重;小肠火者,小便闭涩如淋;膀胱火者,小便闭涩而若急;肾火者,则强阳不倒,口不渴而面赤,水窍涩痛是也。

【加减】胃火,加石膏;脾火,加知母;大肠火,加地榆;

小肠火,加黄连;膀胱火,加滑石;肾火,加黄柏。

【方论选录】夫火之有余,水之不足也。玄参、生地滋其阴,而阳火自降;况又益之车前、泽泻之滑利,甘草之调火,尤能导火解氛,化有事为无事。

37485 导水丸(《杨氏家藏方》卷十)

【组成】人参(去芦头) 木香 丁香 槟榔 青橘皮(去白) 陈橘皮(去白) 香白芷 郁李仁(去皮) 杜仲(生用) 桔梗(去芦头) 大戟 泽泻 黑牵牛(生用) 木通 樟柳根 桑根白皮 大黄(湿纸裹,煨熟用) 干漆(炒烟尽) 甘遂(麸炒令黄) 榆根白皮各等分

【用法】上为细末,每药末二两,炼蜜为丸,分作四丸。每服一丸,临卧用荆芥茶清嚼下。

【主治】男子妇人水气肿满。

【宜忌】忌盐百日并甘草三日。

37486 导水丸

《儒门事亲》卷十二。为《宣明论》卷四"藏用丸"之异名。见该条。

37487 导水丸(《经验秘方》引范提举方,见《医方类聚》卷一五七)

【组成】大黄(去皮,煨) 黄芩二两(去皮) 滑石 黑牵牛(头末)四两 木香 槟榔 郁李仁(去皮) 白芥子半两

【用法】上为细末,滴水为丸,如梧桐子大。每服五十丸至一百丸,以温水送下,病在上,食后服;病在下,食前服。

【主治】水瘤虚肿。

【备考】方中大黄、滑石、木香、槟榔、郁李仁用量原缺。

37488 导水丸

《保命歌括》卷四。为《宣明论》卷四"神芎丸"之异名。见该条。

37489 导水汤

《医学集成》卷三。为《辨证录》卷九"导水散"之异名。见该条。

37490 导水饼(《古今医鉴》卷六)

【组成】真水银粉二钱 巴豆肉(研去油)四钱 生硫黄一钱

【用法】上研成饼,令匀。先用新绵铺脐上,次以饼当脐掩之,外用帛缚。如人行三五里,自然泻下恶水,待行三五次,除去药,以温白粥补之。

【功用】去水。

【主治】肿胀。

37491 导水散(《外科启玄》卷十二)

【组成】滑石 木通 泽泻 车前 朴消 大黄 通草 灯心

【用法】上咬咀。水二钟,煎八分,空心服。

【主治】痔疮,大小便不通。

37492 导水散(《寿世保元》卷五)

【组成】当归二钱 瞿麦三钱 车前子二钱 滑石三钱 赤茯苓三钱 泽泻二钱 猪苓二钱 木通二钱 石莲子(去壳)一钱 山栀子三钱 黄连六分 黄柏一钱五分(酒炒) 知母一钱五分 甘草八分

【用法】上剉。灯心煎,空心温服。

【主治】膀胱有热,小便闭而不通。

37493 导水散(《辨证录》卷九)

【异名】导水汤(《医学集成》卷三)。

【组成】王不留行五钱 泽泻三钱 白术三钱

【用法】水煎服。

【功用】逐水,利膀胱。

【主治】膀胱火旺,小肠不通,眼睛突出,面红耳热,口渴引饮,烦躁不宁。

37494 导赤丸(《局方》卷六续添诸局经验秘方)

【组成】赤芍药 茯苓(去皮) 滑石各四两 生干地黄(焙) 木通(去节)各半斤 大黄(炒)十五两 山栀子仁(炒)十二两

【用法】上为细末,炼蜜为丸,如梧桐子大。每服二十丸至三十丸,食后用温热水吞下。

【功用】排脓,内消肿毒,疏导心经邪热。

【主治】心肾凝滞,膀胱有热,小便不通,风热相搏,淋沥不宣;或服补药过多,水道塞涩,出少起数,脐腹急痛,攻注阴间;或心肺壅热,面赤心忪,口干烦渴;及痈肿发背,血脉瘀闭;内蕴风热,五般淋疾。

37495 导赤丸(《中国药典》2010版)

【组成】连翘120克 黄连60克 栀子(姜炒)120克 木通60克 玄参120克 天花粉120克 赤芍60克 大黄60克 黄芩120克 滑石120克

【用法】上制成大蜜丸,每丸重3克。口服,每次一丸,每日二次。

【功用】清热泻火,利尿通便。

【主治】火热内盛所致的口舌生疮,咽喉疼痛,心胸烦热,小便短赤,大便秘结。

37496 导赤片(《中药制剂手册》)

【组成】大黄二百七十两 滑石粉七十二两 茯苓(去皮)七十二两 生地黄一百四十四两 栀子二百一十六两 木通七十二两

【用法】上取大黄为细末,与滑石粉混合;茯苓为粗末,用7倍量25%乙醇按渗漉法提取,并浓缩为稠液约80两;取生地黄、栀子,用煮取法提取二次,滤取药液;取木通加水14倍量煮沸3小时,滤取药液,与生地黄、栀子药液合并,浓缩为稠液约300两;另取淀粉100两、糊精50两,与大黄等细末混合,分次加入茯苓、生地黄等浓缩液,搅拌均匀,分成小块,干燥后为细末,依法压片,每片重0.3克,密封。每服四片,每日二次,以温开水送服。

【主治】由于内热火盛引起的口舌生疮,咽喉肿痛,暴发火眼,两腮肿痛,大便不通,小便赤黄等症。

37497 导赤丹(《北京市中药成方选集》)

【组成】黄连十五两 生地十五两 大黄十五两 黄芩三十两 甘草三十两 滑石三十两 连翘三十两 栀子(炒)三十两 玄参(去芦)三十两

【用法】上为细末,炼蜜为丸,重一钱。每服一丸,每日二次,以温开水送下;三岁以下小儿酌减。

【功用】清热利窍。

【主治】小儿口舌生疮,暴发火眼,烦躁不安,大便干燥,小便赤黄。

37498 导赤丹(《慈禧光绪医方选议》)

【组成】薄荷一钱 麦冬一钱 木通一钱 黄连一

钱　生地一钱　桔梗一钱　甘草一钱
【用法】上为细末，炼蜜为丸，重一钱，上朱衣。
【功用】清热利尿。
【主治】心经热盛，或心移热于小肠引起之小便赤涩，尿道灼痛；以及口舌生疮，咽喉肿痛等症。

37499 导赤汤（《回春》卷四）
【组成】木通　滑石　甘草梢　黄柏　茯苓　生地黄　枳壳　白术　栀子
【用法】水煎，空心服。
【主治】溺如米泔色。

37500 导赤汤
《外科证治全书》卷五。为《小儿药证直诀》卷下"导赤散"之异名。见该条。

37501 导赤饮（《痘疹活幼至宝》卷终）
【组成】生地黄　赤茯苓　木通　麦冬各等分
【用法】灯心一团，水煎服。
【主治】小儿心经热，小便赤。

37502 导赤饮（《种痘新书》卷十二）
【组成】生地　木通　甘草　人参　麦冬（去心）　车前　滑石　柴胡各等分
【用法】水煎服。
【功用】利小便。
【主治】痘疮小便涩，烦渴，发惊。

37503 导赤散（《小儿药证直诀》卷下）
【异名】导赤汤（《外科证治全书》卷五）。
【组成】生地黄　甘草（生）　木通各等分（一本不用甘草，用黄芩）
【用法】上为末。每服三钱，水一盏，入竹叶同煎至五分，食后温服。
【功用】《方剂学》：清热利水。
【主治】心经有热或心移热于小肠。口渴面赤，心胸烦热，渴欲冷饮，口舌生疮；小便赤涩，尿时刺痛。
❶《小儿药证直诀》：心热目内赤，目直视而搐，目连眨而搐；视其睡，口中气温，或合面睡，及上窜咬牙。❷《局方》淳祐新添方：大人小儿心经内虚，邪热相乘，烦躁闷乱；传流下经，小便赤涩淋涩，脐下满痛。❸《保婴撮要》：心经有热盗汗，小肠实热生疮，作渴发热，小便秘赤。❹《幼科发挥》：心热夜啼，急惊。❺《寿世保元》：麻疹已出谵语，小便闭塞。❻《证治汇补》：痫证咬牙者。❼《金鉴》：热气熏蒸胃口，以致满口糜烂，甚于口疮，色红作痛，甚则连及咽喉，不能饮食；心火刑金，火热喘急；孕妇因膀胱水病热其尿涩而少腹作疼。
【方论选录】❶《医方考》：是方也，生地黄可以凉心，甘草梢可以泻热；佐之以木通，则直走小肠、膀胱矣。名曰导赤者，导其丙丁之赤，由溺而泄也。❷《古今名医方论》：钱氏制此方，意在制丙丁之火，必先合乙癸之治。生地黄凉而能补，直入下焦，培肾水之不足，肾水足，则心火自降；佐以甘草梢，下行缓木之急，即以泻心火之实，且治茎中痛；更用木通盗小肠之滞，即以通心火之郁，是一治两得者也。此方凉而能补，较之用苦寒伐胃，伤其生气者远矣。❸《医方集解》：此手少阴、太阳药也。生地凉心血，竹叶清心气，木通降心火入小肠，草梢达茎中而止痛。❹《古方选注》：生地入

胃而能下利小肠；甘草和胃而下疗茎中痛；木通、淡竹叶皆轻清入腑之品，同生地、甘草，则能从黄肠导有形之热邪入于赤肠，其浊中清者，复导引渗入黑肠而令气化，故曰导赤。
❺《小儿药证直诀笺正》：方以泄导小水为主，虽曰清心，必小溲黄赤短涩者可用。一本有黄芩，则清肺热，所以宣通水道之上源也。
【临床报道】❶淋证：《广西中医杂志》[1965,(2):17]本方治疗小便淋证15例，其中砂淋5例，气淋7例，血淋3例，均见小便短涩，痛引脐中，甚则腰痛、腰胀，脉弦数或细数，苔白腻或薄黄等。以本方为基础，砂淋加海金砂、扁蓄、金钱草；血淋加白茅根、小侧柏、小蓟；气淋加川朴、香附。治疗结果：痊愈9例，好转6例。❷血淋：《南雅堂医案》小溲血淋，茎中作痛，系热入膀胱，止血非其所宜，拟用钱氏导赤散加味治之。生地黄三钱，木通二钱，肥知母一钱五分，川黄柏一钱五分（炒），淡竹叶三钱，甘草梢八分，水同煎服。❸产后尿闭：《江西中医药》[1959,(8):28]作者用本方治愈产后尿闭多例。本方列举两例典型病案，在使用本方前曾用过补中益气汤、生化汤、四物汤等，但疗效不显，改用本方后痊愈，且无再度复发现象。❹梦遗：《金匮翼》娄全善云：一壮年梦遗白浊，与涩精益甚，改用导赤散大剂服之，遗浊皆止。❺结膜充血：《上海中医药杂志》[1982,(11):10]张某某，男，25岁。主诉：两眼发红生眵将近一月，用过多种眼药水无效。检查：两眼睑结膜弥漫性充血，球结膜接近二眦部充血明显，舌赤，脉数。症由心火，治当清降。处方：导赤散加黄芩。5剂后复诊，充血减退，眼眵已无。再予原方5剂而愈。

37504 导赤散（《秘传外科方》引《李防御五痔方》）
【组成】生地黄二两　黄芩三两
【用法】上剉。每服三钱，水一盏，煎至六七分，温服。
【主治】痔漏。
【加减】用药之后，小便恐赤涩，即服之，加滑石、甘草、灯心。

37505 导赤散（《得效》卷十一）
【异名】实热导赤散（《普济方》卷三八四）。
【组成】生干地黄二两　木通四两　黄芩　甘草各一两
【用法】上剉散。每服二钱，水一盏，加灯草十茎，白茅根二茎，青竹叶五片煎，温服，不拘时候。
【功用】宣导。
【主治】心气热。

37506 导赤散（《医学纲目》卷三十六引汤氏方）
【组成】赤芍药　羌活　防风各半两　大黄　甘草各一钱
【用法】上为末。灯心、黑豆煎，食后服。
【主治】小儿心热，小便赤，眼目赤肿。

37507 导赤散（《活幼心书》卷下）
【组成】生干地黄（净洗）　木通（去皮节）各一两　黄芩　赤茯苓（去皮）各二钱半　甘草三钱
【用法】上㕮咀。每服二钱，水一盏，加竹叶三皮，煎七分，不拘时候温服。或加麦门冬（去心）同煎。
【主治】小儿心经壅热，烦躁睡语，或时复上窜咬牙，小便黄涩，久则成惊，触物易动。

37508 导赤散（《医方大成》卷七引曾师干家传方）

【组成】牛蒡子(炒) 榆子 槐子(炒) 生干地黄 黄芩各等分

【用法】上为末。每服二钱,食后麦门冬汤调服。

【主治】心脏积热,上攻眼目,两眦浮肿,血浸白睛,羞明洒泪。

37509 导赤散(《医方类聚》卷一三六引《经验良方》)

【组成】木通一钱 生干地黄二钱 甘草七分 麦门冬(去心)一钱 灯草十五茎

【用法】水一盏半,煎至七分,食前温服。

【主治】大人、小儿心经内虚,邪热相乘,烦躁闷乱,传流下经,小便赤涩淋沥,脐下满痛;及血淋。

37510 导赤散(《医方类聚》卷一八三引《修月鲁般经》)

【组成】黄连 黄芩 车前子 木通 滑石 大黄 枳壳各等分

【用法】上㕮咀。水煎服。

【功用】通利小便。

【主治】痔漏敷后小便不通。

37511 导赤散(《普济方》卷十六)

【组成】黄连(去须) 麦门冬(去心) 半夏(汤泡七次) 地骨皮(去木) 茯神(去木) 赤芍药 木通(去节) 生地黄(洗) 黄芩各一两 甘草(炙)半两

【用法】上㕮咀。每服四钱,水一盏半,加生姜五片,煎八分,去滓服,不拘时候。

【主治】心脏实热,口干烦渴;或口舌生疮,惊怖不安。

37512 导赤散(《伤寒六书》卷三)

【组成】茯苓 猪苓 泽泻 桂枝 白术 甘草 滑石 山栀

【用法】水二钟,生姜一片,灯心二十茎,入盐二字调服。

【功用】利小便。

【主治】伤寒小水不利,小腹满;或下焦蓄热,或引饮过多,或小水短赤而渴,得病时无热,谵语烦躁不安,精采不与人相当,脉沉数者。

【宜忌】汗后亡津液与阳明汗多者不宜服。

【加减】中湿身目黄者,加茵陈;水结胸证,加木通、灯心。

【备考】《寿世保元》本方用茯苓三钱、猪苓二钱、泽泻二钱、桂枝八分、白术一钱五分、甘草八分、滑石三钱、山栀三钱。

37513 导赤散(《奇效良方》卷六十五)

【组成】人参 木通 麦门冬(去心) 生地黄 甘草(炙)各等分

【用法】上为粗末。每服二钱,水一小盏,煎至半盏,去滓温服,不拘时候。

【主治】小儿疮疹,心经蕴热,睡卧不宁,烦躁而小便不利,面赤多渴,贪食乳者。

37514 导赤散(《银海精微》卷上)

【组成】木通 甘草 栀子 黄柏 生地黄 知母

【用法】上为细末。每服四五钱,水一钟,入竹叶、灯心草同煎,食后服。

【主治】目大眦赤脉传睛。

37515 导赤散(《片玉痘疹》卷六)

【组成】生地黄 木通 小甘草 防风 薄荷叶 辰砂

【用法】灯心为引,水煎服。

【主治】痘疮发热有惊搐者。

37516 导赤散(《片玉痘疹》卷十二)

【组成】木通 甘草 车前子 瞿麦 滑石 赤茯苓 淡竹叶 山栀

【用法】灯心为引,水煎服。

【主治】痘疮收靥后,小便不利,热蓄膀胱者。

37517 导赤散(《宋氏女科》)

【组成】山栀仁(盐水炒)一钱五分 五灵脂 草豆仁 真蒲黄(炒)各一钱

【用法】上为末。每服一二匙,以醋汤调下。

【主治】妊娠胃脘当心被寒邪所郁,气不通而痛。

37518 导赤散(《痘疹活幼至宝》卷终)

【组成】木通 赤茯苓(去皮) 麦冬各八分 车前子(微炒) 生地各四分 人参 甘草各二分

【用法】加灯心一团如龙眼大,同煎,饥时服。

【主治】小儿痘症,小便赤涩者。

37519 导赤散(《玉案》卷三)

【组成】生地 木通 甘草各一钱 淡竹叶二十片 犀角 薄荷 连翘各一钱五分

【用法】水煎服。

【主治】心经发热。

37520 导赤散(《玉案》卷五)

【组成】当归 白芍 生地 川芎各五钱 甘草 半夏 陈皮 白茯苓 樗白皮各四钱 青黛 滑石各三钱

【用法】上为末。每服二钱,空心以灯心汤送下。

【主治】赤浊。

37521 导赤散(《幼科金针》卷上)

【组成】生地 木通 黄芩 甘草 竹叶 赤茯苓 麦冬

【用法】水煎服。

【主治】热淋出血。

37522 导赤散(《眼科全书》卷四)

【组成】生地 栀子 木通 甘草 灯心 淡竹根

【用法】水煎,食后服。

【功用】泻火退热。

【主治】三焦相火炎上,或劳神心事太过,或夜观书史,或能饮酒,或好食五辛诸热物,心之实热侵肝,赤脉穿睛,甚则看物如隔纸绢。

37523 导赤散(《郑氏家传女科万金方》卷二)

【组成】生地 木通 茯苓 山栀 甘草

【主治】妇人胎前内热,小便尿血。

37524 导赤散(《眼科阐微》卷三)

【组成】木通二钱 生地三钱(酒洗) 丹皮二钱(酒洗) 犀角末一钱 生甘草一钱 竹叶九片

【用法】水煎服。

【主治】心经实热,两大眼角有赤,内外红丝现,渐入白睛,瘀血堆积不散。

37525 导赤散(《笔花医镜》卷二)

【组成】麦冬三钱 木通一钱 生地三钱 甘草四分

竹叶十片　车前　赤茯苓各一钱五分

【主治】热闭小便不通。

37526　导赤散（《医方简义》卷二）

【组成】车前子三钱(炒)　木通一钱　淡竹叶二钱　生甘草八分　生地六钱

【主治】心移热于小肠，口糜淋痛。

37527　导利散（《普济方》卷二四九引《海上名方》）

【组成】五苓散一帖加灯心三十茎

【用法】上用酒两盏，煎一盏，放温服之，用被盖卧。

【主治】小肠气痛不可忍者。

37528　导饮丸（《儒门事亲》卷十二）

【组成】青皮　陈皮　京三棱(炮)　广茂(炮)　黄连　枳壳(麸炒)各一两　大黄　黄柏各三两　香附子(炒)　黑牵牛各四两

【用法】上为细末，水为丸，如梧桐子大。每服三五十丸，食后以生姜汤送下。

【主治】一切冷食不消，宿酒不散；伤寒身热恶寒，战栗，头项痛，腰脊强，两手脉沉；及一切沉积水气，两胁刺痛，中满不能食，头目眩，用茶调散涌下冷涎后者。

37529　导饮丸（《御药院方》卷五）

【组成】京三棱(炮)　蓬莪术(炒)各三两二钱　青皮(去白)　陈皮(去白)　白术各一两半　槟榔　枳壳(麸炒，去瓤)　木香各一两　白茯苓(去皮)一两半　半夏一两

【用法】上为细末，水面糊丸，如梧桐子大。每服五十丸，食后以生姜汤送下。渐加至一百丸。

【功用】去痰涎，进饮食。

【主治】风痰气涩，膈脘痞满，停饮不消，头目昏眩，手足麻痹，声重鼻塞，神困多睡，志意不清。

【宜忌】忌猪肉、荞面。

37530　导饮丸（《普济方》卷一三九）

【组成】木香　茴香　槟榔　青皮　橘皮各一两　黑牵牛　甘遂　大戟各二两　干姜一两

【用法】上为末，炼蜜为丸，如梧桐子大。每服三丸或五丸，以饮送下。

【主治】伤寒心下痞鞕痛，噫气不转，腹与右胁满痛者。

37531　导饮丸

《丹溪治法心要》卷二。为《丹溪心法》卷二"导痰丸"之异名。见该条。

37532　导饮丸（《济阳纲目》卷十一）

【组成】苍术　白茯苓各一两　独活七钱　黄连五钱　吴茱萸三钱

【用法】上为细末，神曲糊为丸服。

【主治】水饮。

37533　导经丸

《丹溪心法附余》卷二十。即《袖珍》卷四引《圣惠》"寻经丸"。见该条。

37534　导经汤（《竹林女科》卷一）

【组成】香附一钱　乌药一钱五分　当归一钱　木香(不见火)　甘草各五分

【用法】水煎服。

【主治】妇人月候不调，气滞腹痛，及血海疼痛。

37535　导经散（《普济方》卷三四七）

【组成】皂角十梃

【用法】上剉细，火内烧过，烟尽，黑色细末，入乳香、没药令匀。每服二钱，温酒调下。

【主治】妇人外吹乳。

37536　导毒丹（方出《直指》卷二十二，名见《普济方》卷二八五）

【组成】紫草　瓜蒌(连皮)

【用法】上剉。新水煎服；或用黑豆一盏，入生姜、紫苏煎汤服。

【主治】痈疽大便秘。

37537　导热汤（《辨证录》卷五）

【组成】当归　白芍各三钱　柴胡二钱　黄芩一钱　丹皮三钱　甘草　天花粉各一钱

【用法】水煎服。

【功用】引血归经，导火外泄。

【主治】春月伤风，热入血室，下血谵语，头汗出，似狂非狂。

37538　导热散（《万氏家抄方》卷三）

【组成】侧柏叶　山栀　车前子　灯心　黄芩　滑石　乌梅　竹叶　大黄(炒)　猪苓　泽泻　蒲黄　赤茯苓　甘草

【用法】加生姜，水煎服。

【主治】血淋，便血。

37539　导秘丸

《圣济总录》卷十七。为《普济方》卷一〇五引《圣惠》"木香丸"之异名。见该条。

37540　导黄汤（《医醇剩义》卷三）

【组成】葛根二钱　花粉二钱　山栀一钱五分　连翘一钱五分　木通二钱　茵陈三钱　草薢二钱　茯苓二钱　泽泻一钱五分　车前二钱

【用法】苡仁一两煎汤代水。

【主治】胃火炽盛、湿热熏蒸而致阳黄，面目发黄，口燥而渴，小便赤涩。

37541　导滞丸（《御药院方》卷三）

【组成】黑牵牛(微炒，取头末)四两　槟榔半两　青皮(去白)二两　木香二钱半　胡椒半两　三棱一两半　丁香皮一两

【用法】上为细末，入牵牛头末令匀，薄面糊为丸，如小豆大。每服三十丸至五十丸，食后以生姜汤送下。

【功用】和中顺气，消谷嗜食，逐饮渗湿。

【主治】心腹痞满，胁肋刺痛，呕吐痰水，不思饮食。

37542　导滞丸

《金匮翼》卷二。即《内外伤辨惑论》卷下"枳实导滞丸"。见该条。

37543　导滞汤（《陈素庵妇科补解》卷五）

【组成】四物加蒲黄(生)　甘草梢　泽兰叶　姜皮　牛膝　红花　瞿麦　陈皮

【功用】祛瘀利水。

【主治】妇人产后污血阻滞，溺窍不通，以致淋沥。

37544　导滞汤（《玉案》卷三）

【组成】黄芩(酒炒)　黄连(酒炒)　木香各三钱　当归　赤芍　槟榔　山楂各一钱五分　大黄三钱

【用法】水二钟,煎八分,热服。

【主治】初痢脓血,赤白混杂,里急后重,日夜无度。

37545 导滞汤(《医方集解》)

【异名】导气汤。

【组成】芍药汤去桂、甘草,加枳壳。

【主治】下痢脓血稠黏,腹痛后重而兼渴者。

37546 导滞汤(《幼科直言》卷五)

【组成】大黄 厚朴 槟榔 陈皮 甘草 青皮 归尾 白芍(酒炒)

【用法】水煎服。兼服牛黄丸。

【主治】小儿腹痛有外证初愈,而积滞未行,元气未亏,大便不通,或燥结,唇红者。

37547 导滞汤(《会约》卷十四)

【组成】香附(酒炒)二钱 玄胡(炒)一钱五分 归尾二三钱 木香四分 泽泻一钱半 红花(炒黄)一钱 淮牛膝(酒炒) 桃仁(去皮)各一钱五分 苏木一二钱

【用法】水煎,加酒服。

【主治】妇人经期,血因气滞而停,瘀积作痛,拒按属实者。

【宜忌】以上诸证,必实见其有滞无虚,方可用之;若或兼虚,勿行克伐,以伤脾肾;血通瘀下,停药,勿得过服。

【加减】火盛内热,血燥切痛者,加炒栀子二钱;微热者,加白芍一钱半;瘀极而大便燥结者,加大黄二三钱,不应,加芒消、蓬术;寒凝作痛,加肉桂一二钱,或吴茱萸一钱。

37548 导滞散(方出《圣惠》卷六十七,名见《局方》卷八吴直阁增诸家名方)

【组成】当归三分(剉,微炒) 川大黄三分(剉碎,微炒)

【用法】上为散。每服二钱,不拘时候以温酒调下。

【主治】❶《圣惠》:从高坠下,大便下血不止。❷《局方》吴直阁增诸家名方:重物压迮,或从高坠下,作热五内,吐血、下血,出不禁止;或瘀血在内,胸腹胀满,喘粗气短。

37549 导滞散(《一盘珠》卷三)

【组成】苍术 陈皮 枳壳 川厚朴 山楂肉 神曲 香附 黄芩各二钱

【主治】伤食便闭。

37550 导滞散(《杂病源流犀烛》卷三十)

【组成】大黄一两 当归二钱半 麝少许

【用法】上为末。每服三钱,以热酒调下。

【主治】金疮伤破肚皮,肠与脂膏俱出,二便闭涩。

37551 导痹汤(《圣济总录》卷十九)

【组成】黄耆(剉)四两 当归(切,焙) 人参 白茯苓(去黑皮) 龙齿 远志(去心) 甘草(炙)各三两 桂(去粗皮) 半夏(汤浸,洗七遍,焙)各五两 枳实(去瓤,麸炒) 桔梗(去芦头,剉,炒) 茯神(去木)各二两

【用法】上为粗末。每服先以水二盏,煮粳米半合,米熟去米,即入药五钱匕、生姜五片、大枣二枚(擘破),同煎数沸,去滓,取一盏,不拘时候温服。

【主治】脉痹,血道壅涩。

37552 导痰丸(《魏氏家藏方》卷二)

【组成】天南星 半夏各四两 皂角半斤 生姜一斤

【用法】不得犯铜铁器,用水浸高三指许,煮三遍,逐旋煮水干再添,候三遍毕,去生姜、皂角不用,只用半夏、天南星为末,生姜自然汁为丸,如梧桐子大。每服三十丸或五十丸,以熟水送下。

【主治】痰饮。

37553 导痰丸(《丹溪心法》卷二)

【异名】导饮丸(《丹溪治法心要》卷二)。

【组成】吴茱萸三钱(制) 茯苓一两 黄连半两 滑石七钱半 苍术(泔浸)一两

【用法】上为末,面糊为丸,如梧桐子大。每服八九十丸,生姜汤送下。

【主治】痰。

37554 导痰丸(《普济方》卷一六三引《经验良方》)

【组成】天南星 大半夏(各不剉) 白明矾 生姜各半斤(洗净,切作片) 猪牙皂角四两(剉碎)(上五味用瓦罐以水浸过为度,煮干令透,去白矾、生姜、皂角,止取南星、半夏剉焙,同后药同研为末) 真紫苏子 萝卜子 麦蘖各四两(并炒) 糖球子四两(去核,即山果子,又名猴楂)

【用法】上为末,面糊为丸。每服五六十丸,淡姜汤送下,不拘时候。

【主治】痰饮气滞,胸膈不利,喘咳气促,胁肋满胀,咳嗽多痰,鼻塞稠涕,气不升降,胸膈痞结。

37555 导痰丸(《医学纲目》卷二十一引《玄珠经》)

【组成】半夏六两(分作三处:一分矾水浸,一分肥皂角为末水浸,一分用巴豆百粒同水煎。上余药在下,半夏在上,浸至十日半月,时时动水,令二药相透,冷相合一处,拣去巴豆、皂角、慢火煮干,取半夏切碎晒干) 甘遂(制)二两 百药煎二两 僵蚕一两 全蝎二两

【用法】上为末,用拣出皂角炼膏为丸;如硬,再入糊,令得所。每服十五丸,实者二十五丸。

【主治】痰。

37556 导痰丸(《普济方》卷一○四)

【组成】枯白矾半两 僵蚕一两

【用法】上为细末。每服一钱,生姜汤调下。良久吐顽涎为效;未吐再进,不拘时候。

【主治】中风瘫痪,胸膈有痰涎不利。

37557 导痰丸(《普济方》卷一○四)

【组成】黑牵牛(生,用头末)三钱 白矾(生用)一钱 猪牙皂角(生用)二钱 半夏少许 南星少许

【用法】上为细末,冷水为丸,如梧桐子大。每服五六十丸,五更用温茶汤送下。

【功用】化痰行气,免患中风之疾。

37558 导痰丸(《活人方》卷二)

【组成】黑丑三两 枳实一两五钱 橘红一两五钱 朴消三钱 生矾二钱五分 枯矾二钱五分 牙皂一钱五分

【用法】浓萝卜汁为丸,如芥子大。每服一钱,早空心以姜汤送下。

【功用】导利。

【主治】停痰积饮,隐僻难除,形神壮健、正气未衰者。

37559 导痰汤(《传信适用方》卷一引皇甫坦方)

【组成】半夏四两(汤洗七次) 天南星一两(细切,姜汁浸) 枳实(去瓤)一两 橘红 赤茯苓各一两

【用法】上为粗末。每服三大钱,水两盏,生姜十片,煎至一盏,去滓,食后温服。

【主治】痰凝气滞,胸膈痞塞,胁肋胀满,头痛吐逆,痰嗽喘急,不思饮食,以及头晕,不寐,短气,谵语,中风,痰厥,痰呃。

❶《传信适用方》痰厥,头昏晕。❷《普济方》引《济生》:一切痰涎壅盛,或胸膈留饮,痞塞不通。❸《普济方》:胁肋胀满,头痛吐逆,喘急痰嗽,涕唾稠黏,坐卧不安,饮食不思。❹《玉案》:痰凝气滞。❺《医林绳墨大全》:痰阻短气。❻《伤寒大白》:心胃有痰火攻冲包络而谵语,口不渴,舌苔滑。❼《杂病源流犀烛》:痰盛中风语涩,痰结碍逆而为痰呃。❽《会约》:日夜不寐。

37560 导痰汤(《百一》卷五引费达可方)

【组成】白茯苓 桂心 半夏(汤洗十次) 干生姜 橘红 枳壳(炒香) 甘草各等分

【用法】上为末。加生姜三片,煎至七分,不拘时候温服。

【主治】痰饮。

37561 导痰汤(《脉因症治》卷二)

【组成】台芎二两 香附八两 陈皮 苏叶 干姜一两

【主治】痰注胁痛。

37562 导痰汤(《杏苑》卷四)

【组成】神曲二钱 枳实二钱 大黄二钱

【用法】上先以水煎,临熟下大黄滚一二沸,空心服。如利之后,以人参、白术等剂补之。

【功用】消宿食,下郁积。

【主治】过食伤脾,健运无力,致食不得消化,郁于肠胃之间,而为泄泻。

【方论选录】用神曲快脾消宿食,枳实消郁滞,大黄下肠胃中之宿滞,此乃通因通用之义也。

37563 导痰汤(《寿世保元》卷三)

【组成】陈皮二钱 半夏(姜炒)二钱 白茯苓(去皮)三钱 白术一钱五分(去芦) 香附二钱 青皮(去瓤)二钱 黄芩(炒)二钱 瓜蒌仁三钱 砂仁八分 黄连(姜炒)二钱 甘草八分

【用法】上剉。加生姜三片,水煎服。

【主治】嗳气声闻于外,胸膈闷,舌黑,因气有痰者。

37564 导痰汤(《症因脉治》卷四)

【组成】半夏 南星 橘红 枳壳 甘草 赤茯苓 海石 生姜

【主治】痰积泄泻,脉滑实者。

【加减】应下者,加大黄或玄明粉。

37565 导痰汤(《治瘰要略》)

【组成】僵蚕 瓜蒌 牛蒡子各一钱 陈皮 银花各八分 薄荷 泽泻各五分

【用法】水煎,微冷服。

【主治】瘰因痰壅不降者。

37566 导痰汤(《郑氏家传女科万金方》卷一)

【组成】旋覆花 半夏 陈皮 荆芥 五味子 前胡 白芍药 杏仁 桔梗 茯苓 甘草

【用法】加生姜五片,水煎服。

【主治】妇人月水准信,痰闭子宫,不能受胎,其人肥白,腹不痛者。

37567 导痰汤(《嵩崖尊生》卷七)

【组成】半夏四钱 南星一钱 枳实 赤苓 橘红各一钱 炙草五分 竹沥一盏 姜汁三茶匙

【用法】先用瓜蒂(炒)、赤小豆(煮)等分,温浆送下,探吐其痰,随用本方。

【主治】痰厥暴不知人,类于卒中,但未卒仆,喉中痰潮如曳锯声。

37568 导痰汤(《嵩崖尊生》卷七)

【组成】半夏二钱 南星 枳实 赤苓 橘红各一钱 炙草五分 白芥一钱

【主治】痰饮胁痛,走注有声。

37569 导痰汤(《一盘珠》卷八)

【组成】雄黄 贝母 陈皮 茯苓 桔梗 北细辛 菖蒲 瓜蒌 薄荷 蝉退 天麻 郁金 甘草各三分

【用法】竹沥、姜汁为引,水煎服。

【主治】五痫初起轻者。

37570 导痰汤(《仙拈集》卷二)

【组成】南星 半夏 陈皮 茯苓 瓜蒌仁 枳实 桔梗 山栀 黄芩 黄连各一钱 甘草 木香(另研) 辰砂二分

【用法】加生姜,水煎,入竹沥、姜汁,磨木香、调辰砂末同服。

【主治】痫,痰壅。

【备考】方中甘草、木香用量原缺。

37571 导痰汤(《女科切要》卷二)

【组成】半夏 南星 橘红 枳实 茯苓 人参 菖蒲 竹茹 甘草

【用法】加生姜,水煎服。

【主治】妇人肥白,痰闭子宫,月信准而不受胎,经来腹不痛。

37572 导痰汤(《马培之医案》)

【组成】制半夏一钱半 陈皮一钱 木香四分 当归二钱 独活一钱 五加皮一钱半 生白术一钱半 淮牛膝一钱半 川芎八分 竹茹八分 生姜一片

【主治】湿痰攻注背俞,脊驼作痛,脉小滑者。

37573 导痰汤(《性病》)

【组成】黄连二钱 白术一钱半 陈皮 滑石各一钱 黄芩半钱 木通三分 桃仁十二个 甘草(炙)少许

【用法】水煎服。

【主治】月水不利,脐腹作痛;或小腹引腰,气攻胸膈,躯体肥满而有痰者。

37574 导源饮(《普济方》卷一九一)

【组成】白茯苓皮二两 车前子 大腹皮(水洗) 通草 木通 薏苡仁(炒)各一两 天仙藤 桑皮 郁李仁 冬瓜子(炒) 木香(纳怀内取燥)各一两半 赤石脂 甜葶苈八钱(用黑枣拌匀蒸用) 大杏仁一两(去皮尖双仁,炒令微黑,另捣) 当归一两半(去芦,酒洗)

【用法】上为细末,用真藕粉打糊为丸,如梧桐子大。每服三十丸,渐加至五六十丸,食前温酒送下;如患人素不饮,淡盐汤送下。

【主治】各种水气。

37575 导源煎(《喉科紫珍集》卷上)

【组成】党参 白术各一钱五分 桔梗二钱 防风七分 荆芥 薄荷 干姜(炮)各五分(或加蜜附子五分)

【用法】水二钟,煎七分,候凉饮之,徐徐咽下。

【主治】喉痹肿痛不能言者。

37576 导聚散(《医略六书》卷三十)

【组成】当归三两 赤芍一两半(醋炒) 桂心一两半 青皮一两半 香附三两(醋炒) 木香一两半

【用法】上为散。每服三钱,水煎,去滓温服。

【主治】妇人产后肝脾气滞,结聚不散,而致恶露不尽,小腹疼痛不止,脉沉弦涩滞者。

【方论选录】当归养血脉以荣经,赤芍破血滞以调血,桂心温经通闭,青皮破气平肝,香附调气解郁结,木香调气醒脾胃,为散水煎,务使气化血调,则结聚无不散,而恶露无不尽,何虑小腹疼痛之不痊哉。

37577 导膈饮(《诚书》卷十二)

【组成】紫苏 枳实 陈皮 栝楼仁 葛根 香附 茯苓各五分 甘草(炙)三分

【用法】水煎服。

【主治】伤食发热。

37578 导癥囊(《重庆堂随笔》卷上)

【组成】川椒 皂角各一两 细辛一两五钱

【用法】上为末。以三角囊大如指者,长二寸,盛药纳入阴户内,欲便则出之,便已再纳。癥化恶血而下,以温汤洗之。

【主治】妇人血因寒阻,凝结成癥。

【宜忌】三日勿近男子。

37579 导水饮子(《医统》卷三十一引《集成》)

【组成】吴茱萸三钱 黄连 茯苓 苍术各一两 滑石七钱半

【用法】上为细末,滴水为丸。每服七十丸,食前车前子、灯心汤送下。

【主治】水饮肿胀。

37580 导赤甘露(《顾氏医径》卷六)

【组成】犀角 木通 知母 石斛 银柴 甘草 黄芩 麦冬

【主治】舌菌。

37581 导经散子(《卫济宝书》卷下)

【组成】皂角灰 蛤粉

【用法】上为细末。每服半钱或一字,以温酒调下。急以手揉乳,敷以天南星末,用水调上;未效,加木鳖子,以醋调涂,次服栝楼散。

【主治】乳痈。

37582 导气抑留汤(《简明医彀》卷八)

【组成】香附子 萝卜子 乌药 苏子 厚朴 桔梗 羌活 防风 半夏(制) 茯苓 甘草各等分

【用法】水煎服。

【主治】瘰疬先从右起。

37583 导气枳壳丸(《宣明论》卷七)

【组成】枳壳(去瓤,麸炒) 木通(剉,炒) 青皮(去白) 陈皮(去白) 桑白皮(剉,炒) 萝卜子(微炒) 白牵牛(炒) 黑牵牛(炒) 莪术(煨) 茴香(炒) 荆三棱(煨)各等分

【用法】上为末,生姜汁打面糊为丸,如梧桐子大。每服二十丸,煎橘皮汤送下,不拘时候。

【功用】分气逐风。

【主治】气结不散,心胸痞痛,气逆上攻。

37584 导气枳实丸(《御药院方》卷四)

【组成】枳实(麸炒)四两 荆三棱 蓬莪术(煨) 青皮(去白) 陈皮(去白) 神曲(炒) 麦蘖(炒)各一两 沉香 槟榔各半两

【用法】上为细末,水煮面糊为丸,如梧桐子大。每服五十丸至六十丸,食后生姜汤送下。

【功用】理顺三焦,和调脾胃。

【主治】胀满及痞噎不通。

37585 导气枳实丸

《医学入门》卷八。为《内外伤辨》卷下"枳实导滞丸"之异名。见该条。

37586 导气除湿汤(《医学发明》人卫本卷八)

【组成】羌活一钱半 当归身一钱 枳实 大黄各五分

【用法】上剉,如麻豆大。都作一服,水二大盏半,煎至一盏,去滓,空心温服。下利一两行,痛止。

【主治】脚气肿痛。

【备考】本方方名,原书《济生拔萃》本作"枳实大黄汤"。

37587 导气除湿汤

《普济方》卷二四六。即《医学发明》卷八"脚气渫洗法"。见该条。

37588 导气除燥汤(《兰室秘藏》卷下)

【组成】茯苓(去皮) 滑石(炒黄)各二钱 知母(细剉,酒洗) 泽泻各三钱 黄柏(去皮,酒洗)四钱

【用法】上咬咀。每服五钱,水三盏,煎至一盏,去滓,稍热空心服;如急闭,不拘时候。

【主治】血涩至气不通而致小便闭塞不通。

【方论选录】《脾胃论注释》:方中黄柏、知母滋肾阴、润肾燥,清其源则流自洁;茯苓、泽泻甘淡,与咸寒为伍,有利尿降热的作用;滑石为石药中的润药,利六腑之涩结,下达膀胱,润滑肠道。本方并无调气药物,而冠以"导气"二字,在于黄柏、知母经过酒洗,酒性散发起先升后降的作用,滑石炒黄借火性以行润滑之药,故曰导气。

37589 导气通经汤

《杏苑》卷六。为《医学发明》卷六"导滞通经汤"之异名。见该条。

37590 导气通幽汤

《中国医学大辞典》。即《脾胃论》卷下"通幽汤"。见该条。

37591 导气通瘀锭(《金鉴》卷八十八)

【组成】不去油巴豆一个 斑蝥三个 麝香少许

【用法】以葱涎、蜂蜜和,捻如麦粒形,丝棉裹,置耳中,响声如雷,勿得惊惧,待二十一日,耳中有脓水流出,方可去锭。

【主治】耳聋。

37592 导气清利汤（《准绳·类方》卷三引《体仁汇编》）

【组成】猪苓　泽泻　白术　人参　藿香　柏子仁　半夏（姜制）　陈皮　白茯苓　甘草　木通　栀子　黑牵牛　槟榔　枳壳　大黄　厚朴（姜制）　麝香少许

【用法】加生姜，水煎服，兼服木香和中丸；吐不止，灸气海、天枢；如又不通，用蜜导。

【主治】关格吐逆，大小便不通。

37593 导气槟榔散（《圣济总录》卷十七）

【组成】槟榔（剉）一两　木香　木通（剉）　桑根白皮（炙，剉）各半两　牵牛子二两（一半生，一半熟，同捣，取末一两）　郁李仁（麸炒，去皮）一两（别研如膏）　大黄半两（湿纸裹，煨）

【用法】上除研膏外，为散，入研膏和匀。每服二钱匕，入牛黄、龙脑少许，空心以温蜜汤调下。

【主治】风秘，肠胃痞塞不通。

37594 导气醒脾汤（《点点经》卷一）

【组成】条参　黄耆　砂仁　官桂　六曲各一钱　茯苓　当归　白术　青皮　陈皮　腹皮各一钱五分　甘草三分

【用法】旧蒲扇（烧灰）二钱为引，水煎服。

【主治】酒病腹胀，四肢厥冷，冷汗不收，心烦发晕。

37595 导水茯苓汤（《普济方》卷一九一引《德生堂方》）

【异名】茯苓导水汤（《金鉴》卷五十四）。

【组成】泽泻　赤茯苓　白术　麦门冬（去心）各三两　紫苏　木瓜　槟榔各一两　陈皮　砂仁　木香　大腹皮各七钱半

【用法】上㕮咀。每服五钱，水二盏，加灯心二十五根，煎八分，去滓，空心服；服此药时，要如熬阿剌吉酒相似，水一斗，止取药一钱，服后小水行时，即渐添多，直至小便变清白色，方为痊愈。如病重者，前药可均作三大服，每服再加去心麦门冬二两，灯草一大把，均半两重，水一斗于砂锅内，下药五两，熬一大碗，再下小铫内煎至一大盏，五更空心服，滓再煎服，连进三服。

【功用】利小便。

【主治】水肿，头面手足遍身肿如烂瓜之状，手按而塌陷，手起随手而高突，喘满倚坐不得息，不能转侧，不能着床而睡，饮食不下，小便秘涩，溺出如割，便绝少，虽有而如黑豆汁，煮服喘嗽气逆诸药不效。

37596 导水消肾丸（《外科正宗》卷三）

【组成】茅山苍术一斤（米泔水浸，切片，炒黄）　木通半斤　肉桂一两（刮去粗皮）　牵牛二两（微炒）　木香一两

【用法】上为细末，陈米粉糊为丸，如梧桐子大。每服一百丸，空心白滚汤、清米汤任下。

【功用】引导水气。

【主治】囊痈。内伤生冷，外受风寒，以致寒湿侵入囊中，小者如升，大者若斗，皮肤顽厚，阳物短缩，小水不利，不痛多冷。

【宜忌】忌生冷、面食。

【备考】此囊虽是夏月炎天，亦以衣被盖覆之为妙。

37597 导宁纯阳丹（《济阳纲目》卷十二）

【组成】苍术（米泔浸三日，再换净水浸洗，切，晒干，

以青盐水浸一宿）　莲肉（好者，酒浸一宿）各四两　上用大公猪肚一个，壁土揉洗净，纳入前二味，以线密封，用无灰酒煮烂取起，入石臼中捣烂，捏成小饼，烘干，研为细末。南星四两（净，切细，以姜汁一小盏浸一宿，以灶心土同炒，取土不用）　大半夏四两（汤泡去涎，晒干为末，以好醋浸七日蒸熟，不麻为度）　橘皮四两（剉，灶心土炒）　谷芽（炒）　厚朴　白术　麦芽（炒）　甘草　人参　茯苓　白豆蔻　三棱　莪术　缩砂　荜澄茄各一两　木香　丁香　沉香各半两　粟米四两（姜汁浸，炒）

【用法】上为末，稀面糊为丸，如梧桐子大。每服六七十丸，空心米饮送下。

【主治】真元虚损，心肾不安，精神耗散，脾土湿败，不能化食，所食五味之物，不成精液，乃成痰涎，聚于中脘，不能传导，以致大肠燥涩，小便反多而赤；或时呕吐酸水，久或翻胃结肠。

37598 导阳归肾汤（《效验秘方·续集》邹云翔方）

【组成】生蒲黄9克（包煎）　大生地9克　败龟板9克　川石斛9克　大麦冬9克　黑玄参9克　炒黄柏3克　肉桂粉6克（冲）　川黄连9克　生甘草3克

【用法】日1剂，温火煎两次，共取汁400毫升，分两次服。

【功用】养阴清火，补肾归阳。

【主治】口腔溃疡，舌疮，狐惑，白塞氏病，牙痛等。

【方论选录】生蒲黄、川黄连泻心火，麦门冬、生甘草助之，生地黄、败龟板、黑玄参、川石斛、川黄柏补肾真阴而生血，肉桂藉咸寒滋肾之力，归入肾宅，而安肾阳，以此真阳归原，龙潜大海。

37599 导赤五苓散（《济阳纲目》卷一〇五）

【组成】茯苓　猪苓　泽泻　白术　官桂　生地黄　木通　甘草各等分（一方无桂）

【用法】上剉。水煎服。

【主治】膀胱移热于小肠，膈肠不便，上为口糜。

37600 导赤化毒汤（《痘疹全书》卷下）

【异名】导神化毒汤（《片玉痘疹》卷九）。

【组成】木通　麦冬　甘草　辰砂（研，调）　灯心　栀子　酸枣仁（炒）

【用法】上㕮咀。水煎服。

【主治】痘疮已成浆，脓血绷急而胀痛者。

37601 导赤地榆汤（《东医宝鉴·内景篇》卷四引《医方集略》）

【组成】地榆　当归身（酒洗）各一钱半　赤芍药（炒）　黄连（酒炒）　黄芩（酒炒）　槐花（炒）各一钱　阿胶珠　荆芥穗各八分　甘草（炙）五分

【用法】上剉一剂。水煎，空心服。

【主治】赤痢及血痢。

37602 导赤各半汤（《伤寒六书》卷三）

【异名】导赤泻心汤（《张氏医通》卷十三）、导赤泻心各半汤（《寒温条辨》卷五）。

【组成】黄连　黄芩　甘草　犀角　麦冬　滑石　山栀　茯神　知母　人参

【用法】水二钟，加生姜、大枣煎之，加灯心一握，煎沸热服。

【主治】伤寒经证，心下不硬，腹中不满，大小便如常，

身无寒热,热传手少阴心,心火上而逼肺,渐变神昏不语,或睡中独语一二句,目唇赤焦,舌干不饮水,稀粥与之则咽,不与则不思,形如醉人。

【方论选录】❶《医方集解》:此手少阴、太阴、太阳药也。陈来章曰:热入心经,凉之以黄连、犀角、栀子;心移热于小肠,泄之以滑石、甘草、灯心;心热上逼于肺,清之以黄芩、栀子、麦冬。然邪之越经而传于心者,以心神本不足也,故又加人参、茯神以辅之。❷《张氏医通》:取《金匮》泻心汤为主,以其热在上而不在下,病在气而不在血,故于本方裁去大黄,易入山栀以清心包之热,知母、犀角以解肺胃之烦,人参、麦冬、甘草、茯神以安君主之神,滑石为导赤之向导,姜、枣为散火之间使;用犀角者,即导赤散中之地黄;用滑石者,即导赤散中之木通,虽无导赤散药味,而导赤散之功效备其中矣。

37603 导赤各半汤(《症因脉治》卷二)

【组成】生地 木通 甘草 黄连 麦冬 山栀 赤茯苓 车前子 灯心

【主治】心经咳嗽,脉左寸洪数。

37604 导赤各半汤(《症因脉治》卷二)

【组成】生地 木通 甘草 川黄连 麦门冬 犀角

【主治】心火妄动,上刑肺金而致嗽血。

37605 导赤各半汤(《症因脉治》卷三)

【组成】生地 木通 川连 甘草 黄芩 山栀 犀角(磨冲)

【主治】心热痿软,四肢关节不能活动,足胫纵缓不能收持,如枢纽之折而不能提挈,面颊常赤,意乱心烦,脉左寸洪数。

37606 导赤各半汤(《症因脉治》卷四)

【组成】生地 木通 甘草 川连 麦门冬 山栀 犀角 黄芩 知母 滑石

【功用】《伤寒大白》:清心热,利小便。

【主治】❶《症因脉治》:少阴君火旺盛,小便不利。❷《伤寒大白》:心热谵语。火动于中,而多消渴。

【方论选录】《伤寒大白》:以导赤合泻心汤,上清心经之火;加滑石,导心火,下通小便而出;加知母、山栀、黄芩,兼清上焦肺火。以利小便,莫如清肺;清肺热,又莫如利二便也。

37607 导赤泻心汤

《张氏医通》卷十三。为《伤寒六书》卷三"导赤各半汤"之异名。见该条。

37608 导赤承气汤(《温病条辨》卷二)

【组成】赤芍三钱 细生地五钱 生大黄三钱 黄连二钱 黄柏二钱 芒消一钱

【用法】水五杯,煮取二杯,先服一杯;不下再服。

【主治】阳明温病,下之不通,左尺牢坚,小便赤痛,时烦渴甚。

37609 导赤通气汤

《麻科活人》卷三。为《痘疹心法》卷二十二"导赤通气散"之异名。见该条。

37610 导赤通气散(《痘疹心法》卷二十二)

【异名】导赤通气汤(《麻科活人》卷三)。

【组成】木通 生地黄 甘草 人参 麦门冬 石菖蒲 当归身

【用法】灯心作引。水煎服。

【主治】痘疹心虚,声不扬者。

37611 导赤清心汤(《重订通俗伤寒论》)

【组成】鲜生地六钱 辰茯神二钱 细木通五分 原麦冬一钱(辰砂染) 粉丹皮二钱 益元散三钱(包煎) 淡竹叶一钱半 莲子心三十支(冲) 辰砂染灯心二十支 莹白童便一杯(冲)

【功用】清降虚热,导火。

【主治】包络心经虚热,舌赤神昏,小便短涩赤热。

【加减】服后二三时许,神识仍昏者,调入西黄一分。

【方论选录】热陷心经,内蒸包络,血虚热盛,故以鲜生地凉心血以泻心火,丹皮清络血以泄络热为君;然必使其热有出路,而包络心经之热乃能清降,故又臣以茯神、益元、木通、竹叶,引其热从小便而泄;佐以麦冬、灯心,均用朱染者,一滋胃液以清养心阴,一通小便以直清神识;妙在使以童便、莲心咸苦达下,交济心肾,以速降其热,是以小便清通者,包络心经之热,悉从下降,神气即清矣。

37612 导赤解毒汤(《痘疹全书》卷上)

【组成】木通 防风 甘草 麦冬 连翘 升麻 赤芍 地骨皮 葛根 天花粉 生地黄

【用法】上咬咀。灯心作引,水煎服。

【主治】痘疹于起发时,身热太盛,过于常时,唇焦口燥,小便短少者。

37613 导赤解毒汤(《片玉痘疹》卷十二)

【组成】木通 生地 麦冬 茯神 人参 甘草 山栀仁 石菖蒲

【用法】灯心为引。水煎服。

【主治】痘收后邪热攻心,而心君不肯受邪,传于包络,昏睡连日不醒,口中妄语;或有醒时,亦似醉人,每多错言。

37614 导神化毒汤

《片玉痘疹》卷九。为《痘疹全书》卷下"导赤化毒汤"之异名。见该条。

37615 导滞定功丸(《宣明论》卷七)

【组成】大椒 木香各一钱 蝎梢三钱 巴豆八个(出油为度)

【用法】上为末,后入巴豆霜研匀,醋面糊为丸,如绿豆大,朱砂为衣。每服五丸至十丸,淡醋汤送下。

【功用】消食止逆定痛。

【主治】一切心腹卒暴疼痛,及胸中不利。

37616 导滞香连丸(《杏苑》卷四)

【组成】木香(生) 黄连(生) 白术(焙) 茯苓各二钱八分四厘 巴豆十四粒(研细,去油取霜)

【用法】上为细末,入巴豆霜和匀,用蒸饼糊为丸,如绿豆大。大人壮实者,每服十三丸,空心白汤送下;虚弱人,止可七丸、八丸;小儿以长幼虚实量减服之。

【功用】行积滞。

【主治】下痢赤白,大便欲去不去,前攻前急。

【宜忌】略行即可,不许过度。

37617 导滞通经汤(《医学发明》卷六)

【异名】导气通经汤(《杏苑》卷六)。

【组成】陈皮 桑白皮 白术 木香 茯苓(去皮)各

一两

【用法】上㕮咀。每服半两,水二盏,煎至一盏,食前去滓温服。

【主治】脾湿有余,及气不宣通,面目手足浮肿。

【加减】霖雨时加泽泻半两。

【方论选录】《卫生宝鉴》:《内经》曰,湿淫所胜,平以苦热,以苦燥之,以淡泄之。陈皮苦温,理肺气,去气滞,故以为主;桑白皮甘寒,去肺中水气,水肿胪胀,利水道,以为佐;木香苦辛温,除肺中滞气;白术苦甘温,能除湿和中,以苦燥之;以茯苓甘平,能止渴除湿,利小便,以淡泄之,故以为使也。

37618 导滞通经汤(《外科发挥》卷三)

【组成】五苓散去猪苓、官桂,加木香、陈皮

【用法】每服三钱,滚汤调下。

【主治】脾经湿热,壅遏不通,面目手足作痛。

37619 导滞通幽汤

《东垣试效方》卷七。即《脾胃论》卷下"通幽汤"。见该条。

37620 导痰千缗汤(《脉因证治》卷上)

【组成】半夏 南星 陈皮 茯苓 皂角 枳实

【主治】喘。

37621 导痰小胃丹(《古今医鉴》卷四)

【异名】竹沥化痰丸(《回春》卷二)。

【组成】天南星 半夏(二味用白矾、皂荚、姜汁水煮透熟)各二两半 陈皮 枳实(二味用白矾、皂荚水泡半日,去白矾,晒干,炒)各一两 白术(炒)一两 苍术(米泔、白矾、皂荚水浸一宿,去黑皮,晒干,炒)一两 桃仁 杏仁(二味同白矾、皂荚水泡,去皮尖)各一两 红花(酒蒸)一两 大戟(长流水煮一时,晒干)一两 白芥子(炒)一两 芫花(醋拌一宿,炒黑)一两 甘遂(面裹煨)一两 黄柏(炒褐色)一两 大黄(酒蒸,纸裹煨,焙干,再以酒炒)一两半

【用法】上为细末,姜汁、竹沥煮蒸饼糊为丸,如绿豆大。每服二三十丸;极甚者五七十丸。量虚实加减,再不可太多,恐损胃气也。痰饮,卧时白汤下,一日一次;中风不语,瘫痪初起,每服三十五丸,浓姜汤送下;风头痛,多是湿痰上攻,每服二十一丸,临卧姜汤送下;眩晕多属痰火,每服二十五丸,食后姜汤送下,然后二陈汤、四物汤加柴胡、黄芩、苍术、白芷,倍川芎,热多,加知母、石膏;痰痞积块,每服三十丸,临卧白汤送下,一日一次;哮吼,乃痰火在膈上,每服二十五丸,临睡姜汤送下,一日一次;喉痹肿痛,食后白汤送下。

【功用】上取胸膈之顽痰,下利胃肠之坚结。

【主治】中风,眩晕,喉痹,头风,哮吼等症。

37622 导痰开关散(《治疗汇要》卷下)

【组成】牙皂一两(去皮弦,炙) 僵蚕五钱 白矾五钱 杜牛膝根汁一两(五六月间取根叶打汁,晒干,研末,用瓶固藏)

【用法】上为细末。如遇喉证,连吹数管,吐出稠痰,重者再吹数次;若中风痰升,调服一钱许,令吐痰涎,然后续进它药,醋调可敷外肿。

【主治】喉症风痰,中风痰升。

37623 导痰消风散(《银海精微》卷上)

【组成】陈皮 半夏 甘草 白芷 全蝎 羌活 防风 荆芥 升麻 细辛 芦荟各等分

【用法】上㕮咀。加生姜三片,水煎,温服。

【主治】鹘眼凝睛。

37624 导痰消滞汤(《症因脉治》卷一)

【组成】南星 半夏 枳实 橘红 厚朴 石菖蒲 竹沥 生姜

【功用】豁痰利窍。

【主治】内伤,口噤不语。

37625 导痰调经汤(《中医妇科治疗学》)

【组成】秦归 丹参各三钱 橘红一钱半 建菖蒲一钱 竹茹三钱 泽兰四钱

【用法】水煎,温服。

【功用】养血祛痰。

【主治】妇人月经错后,色淡量少而稠黏,白带甚多,身体肥胖,胸闷脘胀,痰多,胃纳减少,面色苍白或淡黄,头晕心悸,舌质淡红,脉细滑。

37626 导痰救苦丹(《喉科家训》卷一)

【组成】锦纹大黄四两(酒拌蒸,晒干) 制牙皂二两

【用法】上为细末,面糊为丸,如绿豆大。每服五六十丸,冷绿豆汤送下,以汗为度。

【主治】伤寒瘟疫,不问传经过经;及大头瘟,目赤咽肿,烂喉丹疹,斑毒。

37627 导赤泻心各半汤

《寒温条辨》卷五。为《伤寒六书》卷三"导赤各半汤"之异名。见该条。

寻

37628 寻气丸(《杨氏家藏方》卷十)

【组成】甘遂二钱(炒) 石燕子 雌雄各一枚 斑蝥三枚(去翅足,炒)

【用法】上为细末,酒糊为丸,如绿豆大。每服三丸,空心、食前、临卧以麝香温酒送下。

【主治】小肠疝气,偏坠疼痛。

【宜忌】忌热物一时,甘草一日。

37629 寻虫散(《玉案》卷四)

【组成】白丑(一半炒) 黑丑(一半炒) 雷丸 槟榔各一两 广木香五钱

【用法】上为末。每服三钱,黑砂糖调下。

【主治】大人、小儿腹内诸虫。

37630 寻伤丸(《梅氏验方新编》卷六)

【组成】乳香 没药 苏木 川乌 松节 自然铜(醋煅) 降香 地龙(炒去油) 水蛭(香油炒,炙)各五钱 血竭三钱 龙骨五钱 土狗十二个(焙干)

【用法】上药各为细末。每服三钱,以热酒送下。

【主治】筋骨碎断者。

37631 寻经丸(《袖珍》卷四引《圣惠》)

【组成】红花少许 当归 川芎 白芍药 甘草(炒) 官桂 桃仁(炒)一两 大黄三两 血竭二钱半 地胆二十个(去翅足)

【用法】上为末,炼蜜为丸,如梧桐子大。每服三十丸,空心温酒送下。

【主治】妇人经病不通,脐腹连腰腿疼痛。

【备考】本方方名,《丹溪心法附余》引作"导经丸"。方中当归至官桂用量原缺。

37632 寻积丸(《普济方》卷一六九)

【组成】巴豆不拘多少(和壳研细) 黄连 生面各等分

【用法】上药都拌匀,冷水为丸,如梧桐子大,却用面麸、地灰用文武火炒令干,将冷水一碗安于侧,候药丸炒干,可将一丸于冷水内试,以浮在水面为度。每服五七丸至十丸,晚间用温热水送下,可服三次。

【主治】诸般积气及痹寒。

37633 寻痛丸(《魏氏家藏方》卷十)

【组成】杜仲(去粗皮,姜汁炒)二两 当归(去芦,酒浸) 玄胡索各半两(炒)

【用法】上为细末,炼蜜为丸,如弹子大。每服一丸,以盐酒嚼下,不拘时候。

【主治】腰背并骨节因扑损疼痛发作。

37634 寻痛丸(《御药院方》卷八)

【组成】棕榈皮(烧存性)一两半 皂角子仁二两(炒) 当归(去芦头) 乳香(别研) 没药(别研) 川山甲各一两 木香半两 麝香二两(别研)

【用法】上为细末,酒糊为丸,如梧桐子大。每服五十丸,以温酒送下,不拘时候;或以木瓜汤送下亦得。

【功用】除疼痛。

【主治】走注流湿袭经络。

37635 寻痛丸(《得效》卷十八)

【组成】草乌(去皮尖,生用) 乳香(火熨) 没药(火熨) 五灵脂各三两 生麝香少许

【用法】上为末,酒糊为丸,如指头大,朱砂五钱(研)为衣。每服一丸,薄荷、生姜研汁磨化。

【功用】止痛清心,行气活血。

【主治】《梅氏验方新编》:损伤疼痛难禁者。

37636 寻痛丸(《外科大成》卷四)

【组成】五灵脂 草乌(炮) 杏仁各一两 沉香 木香各五钱 麝香一钱

【用法】上为末,酒糊为丸,如梧桐子大。每服二十丸,温黄酒送下。

【主治】遍身走注疼痛,并一切肿毒疼痛。

【加减】肿毒,去杏仁、沉香、木香,加桃仁、乳香、没药各等分,烧酒下。

37637 寻常煮散(《外台》卷十九引《苏恭方》)

【组成】独活 汉防己 麻黄(去节) 茯苓 丹参 牛膝各六两 磁石十六两(碎) 黄耆 防风 人参 犀角各六两 升麻 青木香 桂心各四两 石膏十四两(碎) 吴茱萸八两 生姜 半夏(洗) 槟榔(大者) 杏仁 大黄(切)

【用法】上二十一味,将十六物捣切如豆大,分作三十分,分和为一服,服以槟榔三枚、生姜一两,各合皮切、杏仁十四枚(去皮尖),以水二升三合,煮取七合,去滓,日晚或夜中服之,每日一次;若气盛时,每日二次;可一服,或二日一服,或三日一服。

【主治】诸脚气弱,未至大发。

【宜忌】忌生葱、醋物、羊肉、饧。

【加减】心下满,呕逆者,加半夏一两;大便涩者,去磁石,加大黄一两。

【备考】方中半夏至大黄用量原缺。

37638 寻痛住痛散(《救伤秘旨续刻》)

【组成】乳香 没药 淮乌 川乌 川芎 山甲 木香 虎骨 自然铜 赤芍 紫荆皮各二钱 当归一钱五分 小茴 大茴 沉香 白术 桔梗 牛膝 乌药各一钱 枳壳八分 甘草 香附 降香节各五分

【用法】加生姜三片,水煎服。

【主治】头颈从高坠下缩者。

37639 寻痛舒筋丸(《普济方》卷一八五)

【组成】五灵脂 两头尖各半两 草乌头 乳香 没药各三分

【用法】上为细末,葱汁为丸,如梧桐子大。每服五七十丸,食后、临卧以温酒送下;盐汤亦可。

【主治】诸痹。

【宜忌】忌热物。

尽

37640 尽秽丹(《辨证录》卷七)

【组成】大黄一钱 滑石一钱 厚朴一钱 地榆二钱 槟榔一钱

【用法】上药各为细末,用蜜煮老为丸,一次服尽。服后即用膳以压之,不使留于胃中,必得微利为度。

【主治】痢疾正气已复,邪气尚存,长年累月,里急后重,乍作乍止,无有休歇。

艮

37641 艮宫除害丹(《白喉全生集》)

【组成】真珍珠三钱(放水豆腐上蒸三尺香久) 地虱婆(放银锅内微火焙焦)二厘 真玛瑙三钱(入砂坛内火煅七尺香久) 手指甲(瓦焙焦)五分 真珊瑚三钱(入砂坛内火煅七尺香久) 马勃三厘 真琥珀三钱 蚯蚓(瓦焙枯)六分 真辰砂三钱(水飞) 蚕茧七只(烧灰存性) 真麝香五分 大梅片六分

【用法】上为极细末,过绢筛,再碾精细,瓷瓶收贮,蜡封固瓶口,勿使泄气。辨寒热症临时对用。

【主治】一切白喉证。

阮

37642 阮氏桃花汤(《外台》卷二引《崔氏方》)

【组成】赤石脂八两 粳米一升 干姜四两(切)

【用法】以水一斗,煮米熟汤成,去滓,每服一升,不愈复作。

【主治】伤寒后,赤白滞下无数。

【加减】冷多白滞者,赤石脂、干姜各加四两。

阵

37643 阵王丹(《医学入门》卷八)

【组成】大黄一两 石灰六两

【用法】同炒灰紫色为度,去火毒,筛过。敷伤处。

【主治】折伤。

阳

37644 阳丹(《准绳·类方》卷七)

【组成】黄连 黄柏各一两 大黄 麻黄 川芎 白芷 黄芩 防风 龙胆草各五钱 细辛 千里光 脑荷 当归 连翘 羌活 荆芥 木贼各一钱半 栀子 白菊花 生地黄 赤芍药 苦参各三钱 苍术(一方有鸡柏树根不拘多少)

上药以井水洗净,到碎,以井水浸于铜器内,春三、夏二、秋四、冬五日,晒,常将手捼出药味,晒出药力,熟绢滤净,留清汁一碗以飞药,留浊汁三碗以淬药,却用熔铜锅子一个,装打碎甘石一斤在内,新瓦盖上,松炭固济,烧令透极红色钳出,少时淬入药汁内煅淬三次,就将留下清汁飞细,令千万余下,澄清去浊,晒干,再碓令无声为度,细绢重罗过,瓷器收贮听用。

炉甘石一钱 麝香三厘 片脑一分

【用法】上为细末,次入片脑碾嫩,熟绢罗过,磁器收贮。点眼;如有翳膜,配合阴丹、一九、二八、三七、四六等丹。

【主治】诸般外障,赤脉贯睛,怕日羞明,沙涩难开,胞弦赤烂,星翳覆瞳。

37645 阳乌膏

《理瀹》。为原书"散阴膏"之异名。见该条。

37646 阳旦汤

《金匮》卷下。为《伤寒论》"桂枝汤"之异名。见该条。

37647 阳旦汤(《外台》卷二引《古今录验》)

【异名】阳旦散(《普济方》卷一三一)。

【组成】大枣十二枚(擘) 桂枝三两 芍药三两 生姜三两 甘草三两(炙) 黄芩二两

【用法】上咬咀。以泉水六升,煮取四升,分四服,每日三次。

【主治】中风伤寒,脉浮,发热往来,汗出恶风,项颈强,鼻鸣干呕。

【宜忌】若脉浮紧,发热者,不可与也。忌海藻、菘菜、生葱等物。

【加减】渴者,去桂,加栝楼三两;利者,去芍药、桂,加干姜三两、附子一枚(炮);心下悸者,去芍药,加茯苓四两;虚劳里急者,加胶饴半升。

37648 阳旦汤

《普济方》卷一四七。即原书同卷引《鲍氏方》"桂枝汤"加黄芩。见该条。

37649 阳旦散

《普济方》卷一三一。为《外台》卷二引《古今录验》"阳旦汤"之异名。见该条。

37650 阳和丸(《外科全生集》)

【组成】肉桂一两 麻黄五钱 炮姜炭五钱

【用法】上为细末,酒、水为丸服。

【功用】温散。

【主治】阴疽恶核,风寒头痛。❶《外科全生集》:恶核。❷《青囊秘传》:风寒入络头痛。❸《全国中药成药处方集》南京方:阴疽漫肿平塌,皮色如常,久不溃散。

37651 阳和丸

《中药制剂手册》。即《外科全生集》"阳和汤"改为丸剂。见该条。

37652 阳和丸(《赵炳南临床经验集》)

【组成】肉桂四钱 白芥子一两 附子四钱 麻黄二钱 干姜四钱

【用法】每服一至二丸,每日二次,温开水或温黄酒送下。

【功用】温经回阳,活血通络,散寒燥湿。

【主治】淋巴腺结核。

37653 阳和汤(《外科全生集》卷四)

【组成】熟地一两 肉桂一钱(去皮,研粉) 麻黄五分 鹿角胶三钱 白芥子二钱 姜炭五分 生甘草一钱

【用法】水煎服。

【功用】《方剂学》:温阳补血,散寒通滞。

【主治】❶《外科全生集》:鹤膝风、贴骨疽,及一切阴疽。❷《方剂学》:阴疽属于阳虚寒凝证。贴骨疽、脱疽、流注、痰核、鹤膝风等。患处漫肿无头,酸痛无热,皮色不变,口中不渴,舌苔淡白,脉沉细等。

【宜忌】❶《马评外科全生集》:乳岩万不可用,阴虚有热及破溃日久者,不可沾唇。❷《中国医学大辞典》:半阴半阳之证忌用。

【加减】如治乳癖、乳岩,加土贝五钱。

【方论选录】❶《成方便读》:以熟地大补阴血之药为君;恐草木无情,力难充足,又以鹿角胶有形精血之属以赞助之;但既虚且寒,又非平补之性可收速效,再以炮姜之温中散寒,能入血分者引领熟地、鹿胶直入其地,以成其功;白芥子能去皮里膜外之痰;桂枝入营,麻黄达卫,共成解散之勋,以宣熟地、鹿角胶之滞;甘草不特协和诸药,且赖其为九土之精英,百毒遇土则化耳。❷《中国医学大辞典》:此方用熟地、姜、桂、鹿角以为温补之品,用麻黄以开腠理,用白芥子以消皮里膜外之痰;且熟地得麻黄则补血不腻膈,麻黄得熟地则通络而不发表,用治诸疽白陷,如日光一照,使寒凝悉解,故有阳和之名。❸《方剂学》:方中重用熟地温补营血为主;鹿角胶性温,为血肉有情之品,生精补髓,养血助阳,强壮筋骨为辅;姜炭、肉桂破阴和阳,温经通脉;麻黄、白芥子通阳散滞而消痰结,合用能使血气宣通,且又使熟地、鹿角胶补而不腻,于是补养之用,寓有温通之火,均为佐药;甘草生用者,解脓毒而调诸药。

【临床报道】❶脑疽:《经方实验录》友人周慕莲君患脑疽初起,察其属阴性,法当与阳和汤,顾大便五日未行,疑其有热结,为之踌躇者再,谁知服汤后,次早项背转动便易,大便畅下,乃悟其大便之闭,亦属寒性故也。❷骨与关节结核:《中医杂志》[1958,(11):731]用本方汤剂或丸剂配合外治法,治疗74例骨与关节结核,结果有效率达81%。作者认为该疗法有良好的止痛、消肿作用,能促进溃疡及瘘管愈合,改善全身症状。且该法不用石膏固定,患肢可较早活动,避免关节强直,防止部分并发症的发生。《中华外科杂志》[1959,(5):458]本方配合犀黄丸内外同治,治疗骨结核60例,阳虚者肉桂、炮姜可增加1~2倍,或加附子;疗程5个月左右。结果:X线证实骨质完全愈合、临床症状消炎者19例;骨质破坏停止,部分吸收好转,临床症状减轻者8例;临床症状减轻,但未经X线复查者33

例。患者服药1月后,体重增加,精神好转,疼痛消失,食欲增加。有寒性脓肿者,服药后脓肿停止发展或缩小;有窦道者,创口分泌物于30~40天左右明显减少;血沉逐渐恢复正常。❸骨瘤:《贵阳中医学院学报》[1983,(4):32]肖某某,男,十七岁,未婚,石阡县龙硐公社人。一九八〇年十月就诊。数月前左颈部长包块一个约鸡蛋大,不痛,推之不移,压之不痛,面色无华,精神萎顿,形寒肢冷,舌质胖嫩,脉象沉细无力,诊为骨瘤,证属正气虚衰,阴寒凝滞,宜用温阳散寒、扶正通瘀法治疗。以阳和汤加附片10克,每日一剂,水煎,服3次。连服50余剂后,包块全消,诸症皆愈,仅患处皮肤留有较深色素。❹心动过缓:《实用中医药杂志》[1995,15(6):6]用阳和汤治疗心动过缓41例,结果:显效28例,好转11例,无效2例,总有效率为95.1%。❺梅核气:《四川中医》[2003,21(8):50]用阳和汤治疗梅核气63例,结果:总有效率为90.5%。❻乳核:《岳美中医话集》姚某某,女性,十八岁,未婚。初时乳部长一硬疙瘩,继之渐次增大,疼痛异常,求诊于余。检视乳房并无破溃,脉缓,舌淡,属乳核阴症,为拟阳和汤全方加贝母四钱,四剂而愈。❼乳腺小叶增生症:《新医药学杂志》[1973,(11):23]本证中医称"乳癖"。用本方加香附、青陈皮、郁金,治疗属虚寒型者10例。服药6~8剂后,肿块及症状逐渐消失,随访1年以上未见复发。❽原发性痛经:《河北中医》[2003,25(2):118]应用本方治疗原发性痛经100例,结果:痊愈68例,占68%;有效24例,占24%;无效8例,占8%。总有效率92.0%。❾坐骨神经炎:《湖南医药杂志》[1974,(4):47]本方加味治疗30例,结果:临床治愈(疼痛消失,行走自如)25例,好转(尚有轻微疼痛)4例,无效1例。有效病例疗程一般为10~20天,一般服药1~2剂后自觉发热汗出,疼痛即有缓解,服药5~8剂后,疼痛明显减轻。对于病程短而疼痛剧烈者,疗效高,疗程也短;反之则疗程较长而疗效亦差。服药期间未见不良反应。❿增生性脊柱炎:《中原医刊》[1998,25(1):30]用阳和汤加减治疗增生性脊柱炎89例,结果:痊愈46例占51.7%;显效22例,占24.7%;有效18例,占20.2%;无效3例,占3.4%。总有效率为96.6%。

【现代研究】❶对结核菌的抑制作用:《中成药研究》[1981,(11):41]据对5例顽固性结核病例的痰培养进行抑菌试验,证实本方确有抑制结核菌作用。但方中七种药物单用则无作用或作用不明显。❷抗肿瘤作用:《中国实验方剂学杂志》[2006,12(7):57]研究表明:本方具有较强的抑瘤活性,明显抑制了瘤体的生长,对人瘤系瘤株反应敏感,能直接阻断肿瘤细胞的生长分化,对治疗肿瘤和防止转移扩散有着重大的意义。

【备考】本方改为丸剂,名"阳和丸"(见《中药制剂手册》)。

37654 阳和膏

《经验方》卷上。为《外科全生集》"阳和解凝膏"之异名。见该条。

37655 阳和膏(《经验各种秘方辑要》)

【组成】官桂一两 甘松一两 山柰一两 丁香五钱 乳香五钱 没药五钱 上玉桂五钱 牛蒡子五钱

【用法】上药内乳香须熬炼去油,余皆晒干研,各为

极细末,用沪上姜衍泽堂太乙膏药肉烘烊,将药末拌匀摊膏,其摊膏纸用棉料油纸或白纸裱褙双层,大者用红布摊之。凡疮初起未成时贴之皆可消散,但须连四围根脚贴进,不可但贴头上,反致不效;即已溃之疮贴此膏亦可收束,不致蔓延;方内玉桂、官桂并用者,因玉桂价昂,故兼用之,非重味也。

【主治】痈疽、发背、流痰,一切无名肿毒,及风热肿胀。

37656 阳和膏(《药奁启秘》)

【组成】鲜紫苏 鲜牛蒡 鲜蓖麻 鲜薄荷 鲜苍耳(俱连根叶)各八两 鲜白凤仙(连根叶)四两 青葱(连根)八两

以上七味,洗净阴干,用麻油十斤浸七日,煎枯去滓,待冷,再入后药:

荆芥 防风 水红花子 川附子 广木香 当归 川乌 草乌 青皮 天麻 穿山甲 连翘 僵蚕 陈皮 芥子 蒲公英 天南星 官桂 桂枝 白芷 乌药 生半夏 青木香 大黄 白蔹 赤芍 川芎各一两

以上入前油浸三日,煎枯去滓,滤净,每净油一斤,入炒桃仁七两,文火收膏,于微温时加入下列细料:

上肉桂二两 乳没各一两 丁香油四两 苏合油四两 檀香 琥珀各二两 当门子三钱

【用法】上为极细末,缓缓搅入,和透,置磁器内。隔水炖烊,摊贴。

【主治】痰核、痰毒、瘰疬、乳疽、阴毒、流注,及一切疮疡之色不变者。

37657 阳毒汤

《千金》卷九。为方出《肘后方》卷二,名见《千金》卷九"升麻汤"之异名。见该条。

37658 阳春酒(《外科正宗》卷二)

【组成】人参(切片) 白术 熟地各五钱 当归身(切片) 天门冬 枸杞各三钱 柏子仁 远志各二钱五分

【用法】上药用绢袋宽贮,以无灰好酒五斤瓷罐内浸至一伏时。每早、午、晚各饮一杯热服;如夏月天炎易坏,不堪久服,将药分作五份,每次用酒一斤随便浸服亦效;如酒将完,药尚有味,再添酒浸,饮之一次以后,药淡无味,不必再浸用之。

【功用】生长肌肉,强健脾胃,美悦颜色,滋润皮肤,却病延寿。

【主治】脑疽、诸发已溃,流脓尽时,脾胃虚弱,肌肉生迟;或气血原不足,以致肉色淡白,不能生长收敛。

37659 阳消药

《经验方》卷上。为《鸡鸣录》卷上"阳毒内消膏"之异名。见该条。

37660 阳消散(《药奁启秘》)

【组成】乳没各五分 白芷五分 僵蚕五分 方八一钱 青黛五分 冰片二分 银朱二分 大黄一钱

【用法】上为极细末,掺膏药内贴。

【主治】一切痈疽,红肿焮痛。

37661 阳粉散(《元和纪用经》)

【组成】麻黄(连节) 藁本 白芷各半两 米粉四两

【用法】上为末。扑之。

【功用】止汗。

【主治】病当发汗,汗不止而致亡阳。

37662 阳液方(《普济方》卷二二六)

【组成】黄米二升(醋煮粥) 曲细末三升 糯米二升(醋煮粥)

【用法】上量寒温,和器内,停候发过沉澄之时,又入饧稀六斤,等候去糟粕讫,自然上清下澄以成汤液,昼夜十二时辰,停分三度,一度一服,俟药气下沉后,停待一时,温服汤液一盏液后,又停一时,更吃白饧数块,日夜长短品三服,饮液食饧均九度,饮食汤液造作,如前烹食药相应。

【功用】颐生养气,实腹虚心。

【主治】诸虚百损,气血劳伤,因病久深,变生膈气,胁肋刺痛,噎痞心胸,食结不消,哕逆呕水,翻胃吐食,大便硬秘,形体瘦枯,以致难救者。

37663 阳痫散

《直指小儿》卷二。为《卫生总微》卷五"朱砂散"之异名。见该条。

37664 阳燧锭

《金鉴》卷六十一。为《外科大成》卷一"阳燧锭子"之异名。见该条。

37665 阳七贤散(《灵药秘方》卷上)

【组成】黑铅七钱 汞一两 土硫二钱

【用法】先将黑铅化开,入汞,冷定,研细,同土硫末入锅内慢炒作青筋头色,硫不必多加;外用明矾一两,火消九钱,皂矾八分,食盐七钱,共研,入锅炒干,带红色,取起,同上药共研,带青色,入罐,如法封固,打火三文一武,武火擦盏,四炷香,冷定取出;靠盏药如鹤顶色。或入生药研末炒干,又合研,入罐,照前升打火候,更妙。内症可服,每服一二分;外毒腐肉可敷,每用一厘许。

【主治】阳毒不痛者。

37666 阳八味汤

《医门补要》卷中。即《金匮》卷下"肾气丸"改为汤剂。见该条。

37667 阳春玉液(《成方制剂》6册)

【组成】巴戟天 党参 枸杞子 龟甲 黄芪 鹿角胶 鹿茸 蛇床子 熟地黄 天冬 淫羊藿

【用法】制成口服液,每瓶装10毫升。口服,饭前空腹服,一次10毫升,每日3次。

【功用】滋肾壮阳,填精补髓,益气健脾。

【主治】肾阳虚衰引起的性功能减退,阳痿早泄,腰背酸痛,畏寒肢冷,神疲乏力,夜尿多频。

37668 阳起石丸(《普济方》卷二二四引《孟氏诜诜方》)

【组成】远志(洗,取肉)半两 阳起石(煅) 沉香(不见火) 北五味 嫩鹿茸 酸枣仁(出皮) 桑螵蛸(微炒) 白龙骨 白茯苓 钟乳粉各一两 天雄一两(姜汁制,去脐) 菟丝子二两

【用法】上为末,炼蜜为丸,如梧桐子大。每服四十丸至五十丸,炒茴香、白茯苓煎汤吞下。

【功用】助阴壮阳。

【主治】丈夫阴阳衰微,阳事不举,才交即泄,寒精自流,胸中短气,阴汗盗汗,冷痛或痒而生疮,出黄浓水。

【加减】若强壮人服,觉火热,去天雄,加肉苁蓉。

37669 阳起石丸(《圣惠》卷七)

【组成】阳起石一两(酒煮半日) 白矾灰一两 钟乳粉一两 硫黄一两 龙脑一两 伏火硇砂一两 伏火砒霜半两

【用法】上为末,用软粳米饭为丸,如梧桐子大。每服十丸,食前以温酒送下,每日二次。

【主治】肾脏虚损,阳气萎弱。

37670 阳起石丸(《圣惠》卷二十二)

【组成】阳起石一两 硫黄一两(与水银结为砂子) 水银一两 黄丹一两

【用法】上为细末,固济瓷瓶子盐柜中,以文火养三日后,以五斤火煅之,候冷,取出火毒,细研,以粟米饭为丸,如绿豆大。每服五丸,以粥饮送下,不拘时候。

【主治】风痫有积痰在胸膈不散,发时心躁,恶叫迷闷,吐沫瘹疭。

37671 阳起石丸(《圣惠》卷三十三)

【组成】阳起石一两(酒煮半日,细研,水飞过) 乌犀角屑三分 防风三分(去芦头) 羚羊角屑三分 石决明一两(捣,细研,水飞过) 麦门冬一两(去心,焙) 虎睛一对(酒浸一宿,微炙) 真珠末 甘菊花 川升麻 空青(细研) 葳蕤 细辛 车前子 蔓荆子 人参(去芦头) 芎䓖 赤芍药 青葙子 槐子(微炒) 蕤仁(汤浸,去赤皮) 黄芩 前胡(去芦头) 决明子 汉防己 黄连(去须) 茺蔚子 枳实(麸炒微黄) 川大黄(剉碎,微炒) 甘草(炙微赤,剉)各半两

【用法】上为末,入研了药令匀,炼蜜为丸,如梧桐子大。每服三十丸,食后以麦门冬汤送下。

【主治】肝肾久虚,眼目昏暗,渐成内障。

37672 阳起石丸(《局方》卷九)

【组成】阳起石(酒浸半日,细研)二两 吴茱萸(汤洗七遍,焙,微炒)三分 熟地黄一两 牛膝(去苗,酒浸,焙) 干姜(炮) 白术各三分

【用法】上为细末,炼蜜为丸,如梧桐子大。每服二十丸至三十丸,空心食前温酒或温米饮任下,每日二次。若觉有妊,即住服。

【功用】益子宫,消积冷。

【主治】妇人子脏虚冷,劳伤过度,风寒搏结,久不受胎,遂致绝子不产。

37673 阳起石丸(《圣济总录》卷二十三)

【组成】阳起石 太阴玄精石 消石 附子(炮裂,去皮脐)各等分

【用法】上为细末,汤浸蒸饼为丸,如梧桐子大。每服五丸至十丸,新汲水送下。汗出解。

【主治】伤寒四逆。

37674 阳起石丸(《圣济总录》卷八十六)

【组成】阳起石(飞过)一两 远志(去心) 山芋 巴戟天(去心) 附子(炮裂,去皮脐)各二两 龙骨(研)一两 肉苁蓉(酒浸,切,焙)四两 蛇床子三两 牛膝(酒浸,切,焙) 杜仲(去粗皮,炙) 赤石脂 牡蛎(煨)各二两 石斛(去根) 黄耆(剉) 续断 五味子 菟丝子(酒浸,别捣) 地骨皮 五加皮(剉) 草薢 卷柏各二两半

【用法】上为细末,炼蜜为丸,如梧桐子大。每服二十丸,空心、食前以温酒送下。

【主治】肾劳虚损,腰脚酸疼,少腹急痛,小便滑数,面色黧黑。

37675 阳起石丸(《圣济总录》卷九十二)

【组成】阳起石(煅,研)一两 白芷(末) 黄蜡各半两 生砒(研)一分

【用法】将三味为细末,以黄蜡为丸,如梧桐子大。每服三丸,空心冷盐汤或冷酒任下;微温亦可。

【主治】下元虚惫,耳焦面黑,遗泄白淫,手足冷,肌瘦。

【宜忌】服药后,忌热食少时。

37676 阳起石丸

《圣济总录》卷一八七。为《圣惠》卷二十六"白石英丸"之异名。见该条。

37677 阳起石丸(《济生》卷一)

【组成】阳起石(煅) 韭子(炒) 肉苁蓉(酒蒸) 青盐(别研) 鹿茸(酒蒸) 钟乳粉 菟丝子(水淘净,酒蒸,焙,别研) 沉香(别研,不见火) 原蚕蛾(酒浸) 山茱萸(取肉)各半两 桑螵蛸(酒浸) 山药(剉,炒)各半两

【用法】上为细末,酒糊为丸,如梧桐子大。每服七十丸,空心盐汤任下。

【主治】肾脏虚损,阳气全乏。

37678 阳起石丸(《济生》卷六)

【组成】阳起石(火煅红,别研令极细)二两 鹿茸(去毛,醋炙)一两

【用法】上为细末,醋煎艾汁打糯米糊为丸,如梧桐子大。每服一百丸,食前、空心米饮送下。

【主治】冲任不交,虚寒之极,崩中不止,变生他证。

37679 阳起石丸(《济生》卷七)

【组成】阳起石(火煅红,研极细) 鹿茸(酒蒸,焙) 韭子(炒) 菟丝子(水淘净,酒浸,蒸,焙,别研细末) 天雄(炮,去皮) 肉苁蓉(酒浸)各一两 覆盆子(酒浸) 石斛(去根) 桑寄生 沉香(别研) 原蚕蛾(酒炙) 五味子各半两

【用法】上为细末,酒煮糯米糊为丸,如梧桐子大。每服七十丸,空心盐汤、盐酒任下。

【主治】丈夫真精气不浓,不能施化而无子。

37680 阳起石丸(《杂病源流犀烛》卷十八)

【组成】阳起石(煅) 钟乳粉各等分

【用法】酒煮附子末、面糊为丸。每服五十丸,空心米饮送下。以愈为度。

【主治】元气虚寒,精滑不禁,大腑溏泄,手足厥冷。

37681 阳起石汤(《千金》卷四)

【组成】阳起石 甘草 续断 干姜 人参 桂心各二两 附子一两 赤石脂三两 伏龙肝五两 生地黄一升

【用法】以水一斗,煮取三升二合,分四服,日三夜一。

【主治】妇人月水不调,或前或后,或多或少,乍赤乍白。

【方论选录】《千金方衍义》:于四逆汤中加阳起、人参,则有阳生阴长之功,散彼脏之血积;伏龙、石脂专行固脱;地黄、续断专续伤中;桂心佐姜、附,则破寒结,兼行地黄之滞也。

【备考】本方改为散剂,名"阳起石散"(见《圣惠》卷七十二)。

37682 阳起石汤(《圣济总录》卷一五三)

【组成】阳起石二两(别捣) 白茯苓(去黑皮) 人参 甘草(炙,剉) 赤石脂 龙骨各三两 伏龙肝五两 生地黄(细切,焙)一升 附子(炮裂,去皮脐)一两 续断三两

【用法】上㕮咀。每服三钱匕,水一盏,煎至七分,去滓温服,早晨、日午、晚后各一次。

【主治】妇人血海冷败,脱血带下,诸虚冷疾。

37683 阳起石散

《圣惠》卷七十二。即《千金》卷四"阳起石汤"改为散剂。见该条。

37684 阳起石散(《儒门事亲》卷十二)

【组成】阳起石(烧)

【用法】上为末。新水调,涂肿处。背疮初发,便可用藏用丸、玉烛散大作剂料,下脏腑一二十行,以锋针于肿嫩处乱刺出血,如此者三,后以阳起石散敷之。

【主治】❶《儒门事亲》:背疮初发。❷《普济方》:刀箭所伤。

37685 阳铁箍散(《疡科心得集·家用膏丹丸散方》)

【组成】细辛半斤 川乌半斤 草乌半斤 官桂半斤 白芥子四两 川椒三两 降香末一升 陈小粉(炒黑,研)十斤 生半夏四两 生南星四两

【用法】用葱头汁调,敷四围。

【主治】疔毒阴证。

37686 阳铁箍散(《青囊秘传》)

【组成】降香末(炒)半斤 大黄三斤 炙乳没各四两 赤小豆三升 黄芩八两 方八一斤 生南星四两 山慈姑四两 陈小粉十斤

【用法】上为细末。用醋调敷。

【主治】痈疽阳症。

37687 阳燧锭子(《外科大成》卷一)

【异名】阳燧锭(《金鉴》卷六十一)。

【组成】蟾酥 朱砂 川乌 草乌各五分 直僵蚕一条

【用法】上药各为末,和匀,用石硫黄一两五钱,置碗内微火炖化,入前蟾酥等末搅匀,离火,再入当门子麝香二分、冰片一分搅匀,即倾入湿瓷盘内,速溢转成片,俟冷,取收瓷罐内。用时取甜瓜子大一块,要上尖下平,先用红枣肉擦灸处,黏药于上,用油灯草火点之,灸五壮或七壮、九壮毕,即饮米醋半酒钟,随用小膏药贴之,出黄水些须,其毒即消。如风气痛者,用箸子于骨缝箸中揿之酸痛处,于墨记灸之;如腿痛膝痛,放鬼眼穴灸之;再肩担成疮,于肿处各灸一壮。

【主治】痈疽发背,一切诸毒,瘰疬,便毒,蛇引疔,痞块,及风寒湿气疼痛。

37688 阳明二妙丸

《症因脉治》卷三。为《医学纲目》卷二十引丹溪方"二妙方"之异名。见该条。

37689 阳和二陈汤(《外科医镜》)

【组成】半夏三钱(九制) 广橘红三分 白芥子二钱 茯苓二钱 甘草一钱(生) 上瑶桂一钱 炮姜五分 净麻黄三分

【用法】水煎服。

【主治】湿痰流注,耳后阴疽,骨槽风,乳疽,及少腹

缓疽。

【加减】骨槽风,去白芥子,加僵蚕。

37690 阳和化坚汤(《外科医镜》)

【组成】鹿角胶五钱 炒僵蚕二钱 白芥子二钱 甘草一钱(生) 上瑶桂一钱 炮姜五分 麻黄三分

【用法】酒、水煎服。

【主治】骨槽风。

37691 阳和化癌汤(《外科医镜》)

【组成】鹿角胶五钱 土贝三钱 白芥子二钱 甘草一钱 上瑶桂一钱 炮姜炭五分 麻黄三钱 胡桃肉三个

【用法】酒、水煎服。

【主治】妇人乳癌。

【备考】乳癌破则不治。

37692 阳和平喘汤(《效验秘方》胡翘武方)

【组成】熟地30克 淫羊藿20克 当归10克 麻黄6克 紫石英30克 肉桂3克 白芥子6克 鹿角片20克 五味子4克 桃仁10克 皂角3克

【用法】水煎服。每日1剂,每日2次。

【功用】温肾纳气,化痰调营。

【主治】慢性支气管炎、喘息性支气管炎、肺气肿之属肾督虚冷,痰瘀凝滞而致咳喘经久不已者。

【加减】阳虚及阴者,去肉桂,加山药20克,山茱萸10克;寒痰化热者,去白芥子,加葶苈子10克,泽漆15克;气急喘甚者,加苏子10克,沉香3克(后下);大便秘结者,加肉苁蓉20克,紫菀20克;胃脘饱满,纳食不馨者,加砂仁6克,二芽各30克;痰浊消减者,去白芥子、皂角,加橘红10克,茯苓20克。

【方论选录】熟地、鹿角片、淫羊藿、肉桂温养肾督,峻补下元。鹿角除秉温补肾督功能之外,更具活血通络散滞之用,与熟地相伍,温补精血,可减少胶、地同用黏滞碍膈之嫌;淫羊藿补肾壮阳,肉桂温养命火;紫石英质重色赤,性味甘温,功擅温养下元,主咳逆痰喘,与五味子配用,镇摄之力更显。合此六味温而不燥,补而不腻,既提纳又重镇,为补虚填精求本培元之道。当归养血活血,更具"主咳逆上气"(《本经》)之用;桃仁破血行瘀。是"止咳逆上气"(《别录》)佳品;白芥子利气豁痰,皂角滑痰通窍,皆辛温入肺之品,为寒痰壅肺痹阻气道首选之药;麻黄宣闭通滞止咳平喘,与五味子配对,又可一开一合,启闭肺气。

37693 阳和生化汤(《古方汇精》卷三)

【组成】当归五钱 炙草五分 炮姜四分 川芎二钱 丹参一钱五分 桃仁九粒(去皮尖)

【用法】煎好,加花酒、童便各半小杯冲服之,一产下即服之,留渣再煎再服。

【主治】产后恶露不行,儿枕作痛,一切血晕,及小产。

【备考】切勿加减。

37694 阳和至宝膏(《千金珍秘方选》)

【异名】痰块膏。

【组成】鲜紫苏八两 鲜牛蒡八两 鲜白凤仙四两连根青葱八两 鲜草薢八两 鲜薄荷八两 鲜苍耳草八两

以上七味,取叶、梗、根全草,用麻油十斤浸十日,煎枯去渣待冷,四天后再加

青防风 荆芥 水红花子 木香 川附子 当归 天麻 穿山甲 陈皮 白芷 川芎 连翘 白芥子 官桂乌药 草乌 僵蚕 天南星 桂枝 大黄 白蔹 赤芍生半夏 青皮 蒲公英 青木香各一两

熬枯去滓,熬至滴水成珠,入陶丹七两,文火收膏,渐温,入后药:

制肉桂三两 炙乳没各一两 琥珀二两 芸香二两丁香油四两 苏合油四两 当门子三两

【用法】上为细末,入膏搅匀,瓷罐收贮。用时隔水炖化,摊用。修合时宜于夏末,膏必须熬老;如太老,加苏合油不拘多少。

【主治】痰毒痰核,瘰疬乳疖,阴毒流注,以及外证之色不红者,皮肉所结之痰块。

37695 阳和启脾膏(《慈禧光绪医方选议》)

【组成】党参 白术 黄耆 鹿角 当归 香附 白芍 川芎 独活 附子 干姜 阿魏 橘皮 三棱 川椒 草果仁各一两

用麻油三斤将前药炸枯,去滓,熬至滴水成珠,入飞净黄丹一斤二两,再入后药面:

肉桂 沉香 丁香各三钱

【用法】上为细末,候油稍冷,加入搅匀成坨,每坨约重四五两,候去火气三日后方可摊贴,先摊十张,其余成坨装瓷罐盛之。贴于肚腹或脐部。

【功用】温阳散寒,养血活血,通经络。

【主治】脾虚日久及肾。

37696 阳和救急汤(《外科医镜》)

【组成】大熟地一两 鹿角胶三钱 白芥子二钱 上瑶桂二钱 附子一二钱 炮姜一二钱 人参三五钱 当归三钱

【用法】水煎服。

【主治】阴疽发背已溃,赋禀虚弱,或误服凉剂,传变倒陷,不化脓腐,垂危等证。

【加减】便溏,去当归,加冬术;便溏泄,加北五味二十粒。

37697 阳和救绝汤(《外科医镜》)

【组成】人参三钱 白术三钱 茯苓三钱 制半夏三钱 广橘红三分 僵蚕二钱(炒) 甘草一钱(生) 上瑶桂一钱 炮姜五分 净麻黄三分

【用法】水煎服。

【主治】骨槽风误服凉剂,致肌肉坚凝腐臭者。

37698 阳和犀角丸(《类证治裁》卷八)

【组成】桂心 麻黄 炭姜 犀角 乳没 麝香

【用法】上为末,黄米饭捣为丸。每服三钱。

【主治】肝胆经气郁结,毒根深固,不易消溃之瘰疬。

37699 阳和解凝膏(《外科全生集》卷四)

【异名】阳和膏(《经验方》卷上)。

【组成】鲜大力子(根叶梗)三斤 活白凤仙(梗)四两

上二味,入香油十斤煎枯去滓,次日入下药:

川附 桂枝 大黄 当归 肉桂 官桂 草乌 川乌 地龙 僵蚕 赤芍 白芷 白蔹 白及各二两 川芎四两 续断 防风 荆芥 五灵脂 木香 香橼 陈皮各一两

再煎,药枯沥滓,隔宿油冷,见过斤两。每油一斤,加炒

透黄丹七两搅和,文火漫熬,熬至滴水成珠,不粘指为度,即以湿粗纸熏火,以油锅移放冷灶上。

乳香 没药(末)各二两 苏合油四两 麝香一两

【用法】上为细末,入膏搅和,半月后摊贴。疟疾贴背心。

【功用】❶《北京市中药成方选集》:散凝化结。❷《中国药典》:温阳化湿,消肿散结。

【主治】阴疽溃烂,瘰疬结核,冻疮乳疮,寒湿痹痛,及疟疾。

❶《外科全生集》:一应烂溃阴疽,冻疮,疟疾。❷《北京市中药成方选集》:一切阴疽乳疮,瘰疬结核,及溃后流水,久不收敛。❸《中国药典》:寒湿痹痛。

【备考】《中国药典》2000版有桂枝、透骨草,无官桂、黄丹。

37700 阳毒内消散

《徐评外科正宗》卷二。为《鸡鸣录》卷上"阳毒内消膏"之异名。见该条。

37701 阳毒内消膏(《鸡鸣录》卷上)

【异名】阳毒内消散(《徐评外科正宗》卷二)、阳消药(《经验方》卷上)。

【组成】白及 姜黄 铜绿 南星 甲片(土炒) 樟脑各四钱 轻粉 胆矾各三钱 青黛(漂) 梅片 当门子各二钱

【用法】上药各为细末,再研匀,瓷瓶密收勿使泄气。照所患脚地大小,掺膏药贴之,数日即消。

【主治】阳分痈疡,及肿毒初起。

37702 阳毒升麻汤(《活人书》卷十六)

【异名】升麻汤(《圣济总录》卷二十七)。

【组成】升麻二分 犀角屑一分 射干一分 黄芩一分 人参一分 甘草一分

【用法】上剉,如麻豆大。以水三升,煎取一升半,去滓,饮一汤盏,食顷再服,温覆。手足出汗,汗出则解,不解重作。

【主治】❶《活人书》:伤寒一二日,或服药吐下之后变成阳毒,腰背痛,烦闷不安,面赤狂言,或走,或见鬼,或下利,脉浮大数,面赤斑斑如锦纹,咽喉痛,下脓血。❷《景岳全书》:阳毒吐脓血。

【方论选录】《医方考》:吐下后中气必虚,故用人参、甘草以补中;升麻、犀角寒而不滞,故为散斑之要药;佐以麝香,利气窍也;佐以黄芩,清阳毒也。

【备考】本方方名,《普济方》引作"升麻散"。

37703 阳毒升麻汤(《伤寒图歌活人指掌》卷四)

【组成】升麻一分 犀角屑 射干 人参 甘草各一分

【用法】水一盏半,葱白三茎,煎至八分,去滓温服。

【主治】阳毒,赤斑,狂言,吐脓血。

37704 阳毒栀子汤

《准绳·伤寒》卷三。为《活人书》卷十六"栀子仁汤"之异名。见该条。

37705 阳春口服液(《成方制剂》7册)

【组成】鹿茸 人参 山茱萸 菟丝子 乌鸡 阳起石 淫羊藿

【用法】制成口服液剂。口服,一次10毫升,每日3次(如有少量沉淀,振摇后服用)。

【功用】补肾壮阳,生精益脑。

【主治】肾阳不足,肾精亏损引起的阳痿不举,滑精早泄,失眠健忘,肾虚腰痛。

37706 阳春白雪膏(《寿世保元》卷二)

【组成】白茯苓(去皮) 怀山药 芡实仁 莲肉(去心皮)各四两(共为细末) 陈仓米半升 糯米半升 白砂糖一斤半

【用法】上先将药、米二味用麻布袋盛放甑内,蒸极熟取出,放簸箕内,却入白砂糖同搅极匀,揉作一块,用小木印作饼子,晒干收贮。男妇小儿,任意取食。

【功用】养元气,健脾胃,生肌肉,润肌肤,益血秘精,安神定志,壮筋力,养精神,进饮食。

【主治】虚劳瘦怯,泄泻腹胀,肿满喘嗽。

37707 阳炼秋石丹

《东医宝鉴·杂病篇》卷四。即《得效》卷八"元阳秋石丹"之阳炼法。见该条。

37708 阳起圣灵丹(《解围元薮》卷三)

【组成】当归 枳壳 川芎各四钱 虎骨(酥炙) 牛膝 木瓜 生地 桑寄生 补骨脂 天花粉 乌药 麻黄 陈皮 山药 苍术 自然铜各二钱 赤芍 僵蚕 白芷 桔梗 黄芩 红花 黄耆 甘草 阳起石 龙泉香各三钱 防风 荆芥 连翘 风藤各一两

【用法】上为末,用不见水鹅掌二只,酒煮焙干;又用狗蹄四只烧灰,用鹅血煮酒各半碗,不见水狗血一碗,加面少许为丸,如梧桐子大。每服七八十丸,用葱酒送下,早晚服。

【主治】痛风不举伏床者。

37709 阳病开关散(《永类钤方》卷六)

【组成】北柴胡(去芦) 桔梗(炒) 秦艽 麦门冬(去心)各半两 芍药 木香 泽泻各一两 木通半两 甘草一钱(炙) 当归 桑白皮(蜜炙) 真地骨皮各一两

【用法】上㕮咀。每服三钱,水一大盏,加生姜二片,煎六分,空心服。小便多,疾病去也。

【主治】骨蒸劳瘵阳病,手足烦疼,口干舌疮,小便黄赤,大便难;及热多,咽喉痛,涎唾黄粘,或兼一二虚证。

37710 阳黄清解汤(《效验秘方》郑惠伯方)

【组成】绵茵陈10克 白英6克 生栀子6克 黄柏3克 川金钱草15克 川郁金3克

【用法】水煎服。每日1剂,分2~3次温服。

【功用】清热利湿,化瘀退黄。

【主治】新生儿黄疸。

【加减】只要新生儿湿热俱盛出现阳黄症状者,皆可加减运用本方,每获良效。若身有发热者加柴胡、黄芩祛邪热;呕吐者,加鲜竹茹、陈皮和胃降逆;大便秘结者,加生大黄通腑泄热、釜底抽薪;小便欠利者,加滑石、车前草利水通淋;腹胀甚者,加枳壳、厚朴;食滞不化者,加神曲、麦芽以消食导滞;伴神昏、抽搐则合用安宫牛黄丸或紫雪丹清热凉营、息风开窍。

37711 阳崩胶艾汤

《女科百问》卷上。为《金匮》卷下"芎归胶艾汤"之异名。见该条。

37712 阳病防风散

《普济方》卷三七六。为《卫生总微》卷五"朱砂散"之异名。见该条。

37713 阳痧救急膏(《理瀹》)

【组成】苍术三两 藿香 陈皮 枳壳 山楂(炒) 麦芽 神曲(炒) 黄芩(酒炒) 半夏各二两 厚朴 羌活 防风 荆芥 川芎 白芷 杏仁 香附 乌药 青皮 大腹皮 槟榔 草果 木瓜 郁金 细辛 香薷 白术 车前子 黄连(姜汁炒透) 大黄 猪苓 木通 泽泻 莱菔子各一两 紫苏子 柴胡(炒) 干葛 薄荷各七钱 吴萸 川乌 甘草各五钱 滑石四两 生姜 薤白 葱白 大蒜头 菖蒲各二两 凤仙一株 白芥子 川椒 陈佛手干各一两

【用法】油丹熬,入雄黄、朱砂、砂仁、明矾、降香、木香、丁香、官桂各五钱。贴心脐。

【主治】感受风寒暑湿,饮食失常,霍乱吐泻。

37714 阳毒玄参升麻汤

《元戎》。为《活人书》卷十八"玄参升麻汤"之异名。见该条。

阴

37715 阴丹(《准绳·类方》卷七)

【组成】炉甘石一两 铜青一钱九分 硇砂六分二厘半 没药二分 青盐三分七厘半 乳香三分七厘半 熊胆一分二厘半 密陀僧二分半

以上八味,用黄连五钱、龙胆草二钱半煎汁滤净,将前药和一处入汁,碾细嫩,晒干,再碾极细用之。

白丁香 海螵蛸 白矾(生) 轻粉各一分七厘半 硼砂二分半 雄黄 牙消 黄丹 血竭 朱砂各一分二厘半 铅白霜 粉霜 鹰条 胆矾各七厘半(一方有黄连六分二厘,胡连、脑、细辛、姜粉、草乌各一分二厘半;一方有石蟹、贝齿、玄明粉、真珠、琥珀各二分)

【用法】上药各为细末,依方称合,和匀,碾令无声至千万余下,瓷器收贮听用。如有翳膜,配合阳丹、一九、二八、三七、四六等丹点眼。

【主治】翳膜遮睛,血灌瞳仁,拳毛倒肉,烂弦风眼。

【备考】黄连、胡连、脑荷、细辛、姜粉、草乌等六味并无去翳之功,不用更妙,恐有碍眼作痛害眼之祸也。石蟹、贝齿、玄明粉、真珠、琥珀等五味或多或少,皆可增入,以有磨翳消膜之功,不可或缺也。

37716 阴旦汤(《千金》卷九)

【组成】芍药 甘草各二两 干姜 黄芩各三两 桂心四两 大枣十五枚

【用法】上㕮咀。以水一斗,煮取五升,去滓,温服一升,日三夜再,覆令小汗。

【主治】❶《千金》:伤寒肢节疼痛,内寒外热,虚烦。❷《张氏医通》:冬温,中寒夹食。

【方论选录】《张氏医通》:阴霾四塞,非平旦之气,无以开启阳和,桂枝汤原名阳旦,开启阳邪之药也,《千金》于中加入黄芩之苦寒性轻,以治冬温在表之邪热,加干姜之辛温散结,以治中土之停滞。

37717 阴华散(《疡科选粹》卷三)

【组成】净桶白垢(火煅)一钱 铜绿三分 冰片一分

【用法】上为末。敷之。

【主治】走马牙疳,腐烂几死。

37718 阴阳丸

《永类钤方》卷二十一。为《活幼口议》卷十九"青金丹"之异名。见该条。

37719 阴阳丸

《普济方》卷一六八。即《得效》卷三"破块丸"。见该条。

37720 阴阳丸(《良朋汇集》卷二引王永福方)

【组成】绿豆 胡椒各等分

【用法】上为末,为丸如梧桐子大。每服二三十丸,白滚水送下。

【主治】九种心疼,胃痛。

37721 阴阳丹

《普济方》卷二二四。为原书同卷引《德生堂方》"还童丹"之异名。见该条。

37722 阴阳丹(《准绳·类方》卷七)

【组成】阴丹五分 阳丹五分 硼砂五厘 白矾(生)一厘

【用法】点眼。

【主治】翳膜。

37723 阴阳水

《医方集解》。为《增补内经拾遗》卷三引《易简》"阴阳汤"之异名。见该条。

37724 阴阳水

《医林纂要》卷四。为《肘后方》卷四"生熟汤"之异名。见该条。

37725 阴阳汤(《增补内经拾遗》卷三引《易简》)

【异名】阴阳水、生熟水(《医方集解》)

【组成】滚水半盏 冷水半盏

【用法】和合服之。

【主治】霍乱腹痛甚。

【方论选录】❶《增补内经拾遗》引《易简》:挥霍缭乱,此乃阳不升,阴不降,乖膈而成。方用阴阳汤,取其阳能升,阴能降之义也。慎勿以为寻常而忽之。❷《医方集解》:药中治霍乱者最多。然有寒热二证,而本草主治,未尝分别言之。万一误用,立死不救。仓卒患此,脉候未审,切勿轻投偏热偏寒之剂,唯饮阴阳水为最稳。张子和曰:霍乱吐泻,乃风湿暍三气为邪也。湿土为风木所克,郁则生热,心火上炎,故吐,吐者暍也;脾湿下渗,故泻,泻者湿也;风急甚则转筋,转筋者,风也。又邪在上焦则吐,在下焦则泻,在中焦则吐泻交作。此中焦分理阴阳之药也,阴阳不和而交争,故上吐下泻而霍乱,饮此辄定者,分其阴阳,使和平也。

37726 阴阳汤(《疡医大全》卷三十三)

【组成】黄耆 白茯苓 白术 山楂肉 甘草 木通 砂仁 杏仁各等分

【用法】水煎服。

【主治】痘疹。

37727 阴阳黄

《医便》卷三。为原书同卷"二黄散"之异名。见该条。

37728 阴阳散

《外科枢要》卷四。为《仙传外科集验方》"冲和仙膏"

之异名。见该条。

37729 阴阳散(《痘疹全书》卷下)

【异名】赴筵散(《医统》卷六十三)。

【组成】黄连二钱 干姜一钱

【用法】上药共炒,为末。用地鸡(即蛴螬虫)擂水洗净,次敷此药。

【主治】小儿赤口疮。

37730 阴阳散(《回春》卷二)

【组成】麻黄一两六钱 绿豆粉二钱 川芎 白芷 石膏 甘草 苏叶各一钱

【用法】上为细末。每服一钱,凉水调服,吃水二三次,待汗出来方止水。盖被出汗足,以身凉为度。

【主治】伤寒三五日,或近期,或初觉无汗。

【宜忌】二三日勿出门见风。食淡饭。

37731 阴阳散(《囊秘喉书》卷下)

【组成】川连 干姜 生蒲黄各一钱

【用法】上为末。妇女阴火舌肿,敷之;木舌,先将生姜蘸硼砂擦之,后再敷之。

【主治】妇女阴火舌肿,木舌。

37732 阴红汤(《理伤续断方》)

【组成】鹿角胶 产妇油发(烧)各一钱 没药三钱

【用法】用酒一大盏煎服。

【主治】妇人伤损,瘀血不散,腹肚膨胀,大小便不通,上攻心腹,闷乱至死者。

37733 阴肿消(《效验秘方》雷贵仙方)

【组成】❶阴肿消散煎:千里光50克 苍术20克 野菊花50克 艾叶50克 ❷阴肿消散液:红蚯蚓(鲜)10条 白砂糖10克 冰片5克

【用法】1号煎液,趁热时熏洗,温时则清洗,连续多次,冷却加温后可重复使用,日洗不少于5次;2号方:从泥土中挖取红蚯蚓足量,洗净置瓷碗(筒),或瓶中,加入冰片、白糖,待溶化为汁,取此液用消毒棉签拈取,于1号方洗净后涂上,日3~5次。

【主治】多种阴茎肿大,女阴肿大,特别对外源性过敏性有特效。

37734 阴疟丸(《医学入门》卷七)

【组成】鳖甲丸加芎 归 赤芍各等分

【用法】上为末,醋糊为丸,如梧桐子大。每服五十丸,白汤送下。

【主治】夜疟及血虚。

37735 阴毒汤

《千金》卷九。为方出《肘后方》卷二,名见《千金》卷九"甘草汤"之异名。见该条。

37736 阴挺丹(《江苏省中药成药标准暂行规定汇编》)

【组成】黄柏(微炒)五两 雄黄二两五钱 五味子(炒)二两五钱 枯矾十两 龙骨(煅)十两

【用法】上为细末,炼蜜为丸,呈卵圆形,每丸重一钱五分,用丝棉包好,丝线扎紧,留一长些绳头,再用蜡纸包严,置室内阴凉干燥处。每用一丸,纳入阴道,绳头留在口外,三日一次,八丸为一疗程。

【功用】收敛固涩。

【主治】子宫下垂。

37737 阴疮膏(《千金》卷三)

【组成】米粉一酒杯 芍药 黄芩 牡蛎 附子 白芷各十八铢

【用法】上㕮咀,以不中水猪膏一斤煎之,于微火上三下三上,候白芷黄膏成,绞去滓,内白粉和令相得。敷疮上。

【主治】男女阴疮及口疮。

【方论选录】《千金方衍义》:膏中芍药和血痹寒热,黄芩主恶疮疽蚀,牡蛎治赤白带下,附子破癥坚积聚,白芷疗阴肿寒热,煎用猪脂滋血解毒,和米粉止痛生肌,专借附子透入阴经也。

37738 阴痫方(《三因》卷十八)

【异名】阴痫散(《直指小儿》卷二)、阴痫附子散(《普济方》卷三七六)。

【组成】黑附子(生,去皮脐) 生天南星 半夏各二钱 白附子一钱半

【用法】上为细末,井花水浸七日,每日换水,浸讫控干,入朱砂二钱,麝香一钱拌匀。每服一字,薄荷汤调下。

【功用】《直指小儿》:祛风豁痰,回阳正胃。

【主治】❶《三因》:小儿发痫阴证。因吐泻或只吐不泻,日渐困,面色白,脾虚;或冷而发惊,不甚搐搦,微微目上视,手足微动者。❷《普济方》:唇青面黑,四肢逆冷。

37739 阴痫散

《直指小儿》卷二。为《三因》卷十八"阴痫方"之异名。见该条。

37740 阴湿汤(《普济方》卷八十八引《余居士选奇方》)

【组成】白术 白茯苓 苍术(米泔浸) 藿香叶(去土) 甘草(炙) 橘红 厚朴(制) 半夏各一两 附子六钱(炮) 生姜二两

【用法】上以厚朴、半夏、生姜一处捣作饼子,焙干,同众药为粗末。每服三钱,水二盏,加生姜十片,煎至一盏,不拘时候。

【主治】一切中风自汗,渐渐恶风,翕翕发热,呼吸少气,风湿风温,表实里虚,或表虚里实,腠理开疏,气道壅塞,虚汗盗汗,目黄身肿,小便不利,胸膈痞满,腰疼体痛,呕吐涎沫。

37741 阴鸷丸

《医学入门》卷七引周益公方。为《本草纲目》卷十一引《张三丰仙传方》"伐木丸"之异名。见该条。

37742 阴六贤散(《灵药秘方》卷上)

【组成】黑铅七钱 汞一两

【用法】上先将黑铅化开,入汞,冷定,为细末,入锅内慢炒作青筋头色,外用明矾一两,火消九钱,皂矾八分、食盐七钱共研,入锅炒干,带红色,取起,同上药共研带青色,入罐,如法封固,打火三文一武,武火擦盛,四炷香,冷定取出,靠盛药如鹤顶色,或入生药研末炒干,又合研,入罐,照前升打火候,更妙。内症可服,每服一二分;外毒腐肉可敷,每用一厘许。

【主治】阴毒不痛者。

37743 阴铁箍散(《疡科心得集·家用膏丹丸散方》)

【组成】降香末半升 大黄三斤 乳香四两 赤小豆三升 没药四两 黄芩八两 方八一斤 生南星四两 山慈菇四两 陈小粉(炒黑,研)十斤

【用法】用窖醋调敷四围。

【主治】痈疽阳证。

37744 阴分生阳汤（《丹溪心法附余》卷二十四）

【组成】白术七分 白芍(煨,到,或酒浸,姜汁浸)六分 当归一钱 甘草二分 苍术五分 陈皮八分

【主治】❶《丹溪心法附余》:阴虚内热。❷《东医宝鉴·杂病篇》引《医学入门》:虚劳。

【加减】或加参、苓,或以山药代参、苓、姜、枣煎服,入蜜亦可;加肉果、破故纸亦可;冬日尤宜用故纸。

37745 阴伏紫灵丹（《圣惠》卷九十五）

【组成】硫黄四两(研) 盐花一升

【用法】上先布盐花半升于平底铛中,次铺硫黄末,又以余盐盖之,湿纸固缝,长令如鱼目沸,七日七夜,勿令绝火,水耗即添汤,时时开看,搅之勿令粘着铛底,日满泣干,入固济了瓷瓶内煅令通赤,候冷,以汤淋去盐味,取硫黄晒干,为细末,以枣肉为丸,如梧桐子大。每日五丸,空心以茶、酒任下。

【主治】男子女人久积冷气,肠风痢疾,脐腹疼痛,颜色萎黄,不思饮食。

【备考】本方方名,《普济方》引作"阴伏紫霞丹"。

37746 阴伏紫霞丹

《普济方》卷二六五。即《圣惠》卷九十五"阴伏紫灵丹"。见该条。

37747 阴阳二气丹（《外科正宗》卷二）

【组成】天门冬(捣膏) 麦门冬(捣膏) 五味子(炒,研) 黄柏 人中白(小儿溺者,生用,研) 玄参(汤泡,去粗皮,捣膏)各一两 青黛(色娇嫩者) 甘草 枯矾 辰砂(为衣) 泽泻各三钱 冰片一钱

【用法】上各为细末,同玄参、二冬膏子,加炼蜜少许为丸,如梧桐子大。每服六十丸,空心用童便、乳汁各一钟送下,安睡一时。

【主治】脱疽。久服丹石补药,致亏肾水,孤阳独旺,口燥咽干,饮冰雪不知其冷。

37748 阴阳二气散（《外科大成》卷四）

【组成】出山黑铅一两。

【用法】入勺内,火化铅熔,入杏仁四十九粒炒焦,去杏仁,入硫黄些须于铅上,用槐枝搅之,候硫烟尽,又入硫些须,搅炒如前,以硫黄三两完为率;仍候硫烟尽,其铅成灰。每用铅灰二钱,配干姜末二钱,和匀,用黄酒一大壶,入大葱五七根,煮葱烂,取酒调药服之,再尽量饮之。盖暖出汗,一香尽,粉毒随汗出,其痛即止;如未痊愈,过三日再一服。

【主治】梅疮结毒,筋骨疼痛,夜重昼轻,喜热手揉捻者。

【宜忌】避风寒。

37749 阴阳二血丸（《本草纲目》卷五十一引《孙氏集效方》）

【组成】鹿血 兔血(各以青纸盛,置灰上,晒干) 乳香 没药各一两 雄黄 黄连各五钱 朱砂 麝香各一钱

【用法】上为末,炼蜜为丸,如绿豆大。每服十丸,空心以酒送下。

【主治】小儿痘疮。

37750 阴阳二炼丹

《本草纲目》卷五十二引《水云录》。为《得效》卷八

"元阳秋石丹"之异名。见该条。

37751 阴阳至圣丹（《石室秘录》卷四）

【异名】阴阳至圣膏(《洞天奥旨》卷十五)、阴阳起死膏(《外科十三方考》)。

【组成】金银花一斤 生地八两 当归三两 川芎二两 牛膝一两 丹皮一两 麦冬三两 生甘草一两 荆芥一两 防风五钱 黄耆三两 茜草根五钱 玄参五两

用麻油五斤煎数沸,将药滓滤出,再熬至滴水成珠,入下药:

广木香一两 黄丹二斤(炒飞过,去砂) 没药一两 乳香一两 血竭一两 象皮(为末)五钱 麝香一钱

【用法】上各为细末,入油中,少煎好,藏瓷罐内。发背疽必须用一两,其余疮口,量大小用之。

【主治】膏粱之客,失志之人,心肾不交,阴阳俱耗,又加忧愁抑郁,拂怒呼号,其气不散,结成阴症痈疽。

37752 阴阳至圣丹（《石室秘录》卷四）

【组成】人参一两 冰片一钱 乳香(去油)三钱 透明血竭五钱 三七末一两 儿茶一两(水飞过,去砂) 川倍子一两 藤黄三钱 贝母二钱 轻粉一钱

【用法】上药各为极细末,以无声为度。

【功用】温散。

【主治】膏粱之客,失志之人,心肾不交,阴阳俱耗,又加忧愁抑郁,拂怒呼号,其气不散,结成阴症痈疽。

【备考】《疡医大全》:阳疮每用二钱,阴疮每用五钱,掺于疮上。其余疮毒不消二次,阴疽不消三次。

37753 阴阳至圣膏

《洞天奥旨》卷十五。为《石室秘录》卷四"阴阳至圣丹"之异名。见该条。

37754 阴阳攻积丸

《类证治裁》卷三。为《医宗必读》卷七"新制阴阳攻积丸"之异名。见该条。

37755 阴阳两救汤（《医醇剩义》卷一）

【组成】熟地八钱 附子三钱 人参二钱 菟丝子八钱(盐水炒) 枸杞四钱 茯神二钱 远志一钱(甘草水炒) 干河车三钱(切) 炮姜炭一钱

【用法】水煎浓汁,时时饮之。

【主治】中脏虚症,四肢懈散,昏不知人,遗尿鼾睡。

37756 阴阳和合汤（《辨证录》卷二）

【组成】白术五钱 人参二钱 甘草一钱 柴胡一钱 白芍五钱 枳壳五分

【用法】水煎服。

【主治】阳气大虚腹痛,从右手指冷起,渐上至头,如冷水浇灌,由上而下,而腹乃大痛,既而遍身大热,热退则痛止,或食或不食,或过于食而皆痛也。初则一年一发,久则一月一发,发久则旬日一发也。

37757 阴阳起死膏

《外科十三方考》。为《石室秘录》卷四"阴阳至圣丹"之异名。见该条。

37758 阴阳兼治汤（《石室秘录》卷二）

【组成】人参一钱 白术五钱 甘草一钱 陈皮一钱 柴胡二钱 熟地半两 白芥子一钱

【用法】水煎服。

【主治】阳虚兼阴虚,发寒发热,日间重于夜间。

37759 阴阳兼培丸(《会约》卷十四)

【组成】熟地八两 枣皮 淮药 茯苓各四两 鹿角胶六两(蛤粉炒成珠,或酒蒸溶合,炼蜜为丸) 附子三两 杜仲(淡盐水炒)三两 枸杞四两(酒蒸) 淮牛膝三两(酒蒸) 北五味一两半(微炒) 当归三两(酒蒸) 白芍二两(煨,酒炒) 菟丝子(淘净泥沙,酒蒸,晒干)四两 (或加肉桂三两)

【用法】先将地黄、枣皮、枸杞、当归捣如膏,后入药末、鹿胶,量加炼蜜为丸。每服七八钱,早用淡盐水送下。

【主治】先天不足,精亏阳痿,后天不足,食少体倦,一切不足之证。

【加减】阳痿,加补骨脂(盐炒)三两、巴戟三两、胡桃肉四两;下焦虚滑,去淮牛膝。

37760 阴毒内消散

《徐评外科正宗》卷二。为《鸡鸣录》卷上"阴毒内消膏"之异名。见该条。

37761 阴毒内消膏(《鸡鸣录》)

【异名】阴毒内消散(《徐评外科正宗》卷二)。

【组成】樟脑四钱 轻粉 川乌 甲片(土炒) 阿魏(瓦上炙去油) 腰黄各三钱 乳香 没药(皆去油) 牙皂 当门子各二钱 良姜 丁香 白胡椒 肉桂各一钱

【用法】上药各为细末,再研匀,瓷瓶密收,勿使泄气。照脚地之大小,掺膏贴之。

【主治】❶《鸡鸣录》:一切阴分疽毒初起,如对口、发背、瘰疬、乳癣、便毒之不红肿焮者。❷《药奁启秘》:背疽、脑疽、寒湿流注,鹤膝风等不高肿、不焮痛、不发热、不作脓,一切皮色不变,漫肿无头。

37762 阴毒升麻汤

《准绳·幼科》卷六。为《金匮》卷上"升麻鳖甲汤"之异名。见该条。

37763 阴毒甘草汤

《活人书》卷十六。为《伤寒总病论》卷三"甘草汤"之异名。见该条。

37764 阴毒甘草汤

《普济方》卷一三五。为方出《肘后方》卷二,名见《千金》卷九"甘草汤"之异名。见该条。

37765 阴蚀黄连膏(《赵炳南临床经验集》)

【组成】乳香粉一两 青黛面一两 黄连膏八两

【用法】上药调匀成膏。外敷患处。

【功用】清热解毒,生肌止痛。

【主治】女阴溃疡(阴蚀)、过敏性阴茎部溃疡。

37766 阴炼秋石丹

《东医宝鉴·杂病篇》卷四。即《得效》卷八"元阳秋石丹"之阴炼法。见该条。

37767 阴病开关散(《永类钤方》卷六)

【组成】当归 赤芍药 肉桂 白芷 甘草(炙)各半两 木香二钱 制枳壳三钱 天南星一钱(去皮、姜汁浸一宿,焙)

【用法】上㕮咀。每服三钱,加生姜三片,煎七分,入无灰酒三分盏,童便三分盏,又煎七分,温服。先服起胃散一二日后,不问退否,兼玉童膏服之。

【主治】骨蒸劳热阴病,大便溏利,小便白浊,及多饮食不化,胃逆口恶,虽有热,痰唾白色。

37768 阴虚胃痛片(《成方制剂》16册)

【组成】白芍 北沙参 川楝子 甘草 麦冬 石斛 玉竹

【用法】制成片剂,每片片芯重0.25克。口服,一次6片,每日3次。

【功用】养阴益胃,缓中止痛。

【主治】胃阴不足引起的胃脘隐隐灼痛,口干舌燥,纳呆,干呕,慢性胃炎、消化性溃疡见上述症状者。

【备考】本方改为颗粒剂,名"阴虚胃痛颗粒"(见《中国药典》2010版)。

37769 阴崩固经丸(《女科百问》卷上)

【组成】艾叶(醋炒) 鹿角霜 伏龙肝各等分 干姜

【用法】上为末,溶鹿角胶和药,乘热为丸,如梧桐子大。每服五十丸,食前淡醋汤送下。

【主治】妇人冲任虚弱,月候不调,来多不断,淋漓不止;或忽然暴下,受冷而白,谓之阴崩。

【备考】按:方中干姜用量原缺。

37770 阴病附子散

《普济方》卷三七六。为《三因》卷十八"阴痫方"之异名。见该条。

37771 阴疽急救膏(《理瀹》)

【组成】生附子四两 白附子 川乌 官桂 生半夏 生南星 白术 干姜(炮) 木瓜 蚕砂各二两 吴黄 苍术 草乌 独活 故纸 良姜 延胡 灵脂 草蔻仁各一两 川芎 防风 桂枝 细辛 酒芍 当归各七钱 陈皮 厚朴 荜澄茄 乌梅 炙甘草 巴戟 益智仁 大茴 姜黄连 乌药 麦冬 五味子 肉蔻仁各五钱 (或加党参 黄耆各一两 生姜二十片 薤白七个 韭白 艾各二两 菖蒲三钱 凤仙 白芥子五钱 白胡椒一两)

【用法】油丹熬,入雄黄、朱砂、矾、檀香、木香、丁香、砂仁、乳香、没药各五钱。贴胸脐。

【主治】麻脚痧。

【加减】冷汗厥逆者,加附、桂、丁、麝末。

37772 阴湿化痰汤(《摄生众妙方》卷六)

【组成】橘红 桔梗 枳实 川芎 白芍药各七分 半夏 茯苓 甘草 黄连 黄芩各一钱 苍术 神曲 山楂 贝母各八分

【用法】水二钟,加生姜三片,煎至八分,空心温服。

【主治】痰嗽。

37773 阴湿蠲痛汤(《便览》卷一)

【组成】苍术一钱五分 羌活一钱 茯苓一钱 泽泻一钱 白术一钱 陈皮八分 防己七分 木通七分 黄柏(盐酒炒)七分 牛膝(酒焙)八分 槟榔五分 大腹皮(酒洗)五分 甘草三分

【用法】水二钟,煎一钟,临服入姜汁三茶匙。

【主治】中湿。

37774 阴虚生内热方(《丹溪心法附余》卷二十四)

【异名】阴虚生内热汤(《杂病源流犀烛》卷十七)。

【组成】当归八分 白芍(煨,剉,或酒浸,姜汁浸)六分 川芎八分 白术七分 苍术八分 黄柏三分 陈皮

八分　玄参五分　甘草二分　沙参七分　麦门冬七分(夏月多用)　天花粉六分半　栀子(炒焦)六分(或以山药代参、术)

【用法】水二碗,加生姜三片,煎至七分,食前热服。

【主治】❶《丹溪心法附余》:阴虚内热。❷《杂病源流犀烛》:火病虚损。

【加减】久服,去川芎;冬月,加破故纸。

37775 阴虚生内热汤

《杂病源流犀烛》卷十七。为《丹溪心法附余》卷二十四"阴虚生内热方"之异名。见该条。

37776 阴虚胃痛颗粒

《中国药典》2010版。即《成方制剂》16册"阴虚胃痛片"改为颗粒剂。见该条。

37777 阴毒升麻鳖甲汤

《元戎》。为《金匮》卷上"升麻鳖甲汤"之异名。见该条。

防

37778 防己丸(《传家秘宝》卷中)

【组成】甜葶苈四两　杏仁二两(炒)　贝母二两(去心)　甘草二两　防己二两

【用法】上为末,面糊为丸,如绿豆大。每服二十丸,生姜汤送下。

【主治】❶《传家秘宝》:咳嗽,不计新久者。❷《普济方》:肺痈。

【备考】方中甜葶苈用量原缺,据《普济方》补。

37779 防己丸(《圣济总录》卷十四)

【异名】人参丸(《普济方》卷一〇二)。

【组成】防己(剉)　白蔹(剉)　桔梗(去芦头,炒)　干姜(炮裂)　白茯苓(去黑皮)　防风(去叉)　大黄(剉,醋炒)各一两　牛膝(去苗)　远志(去心)各一两一分　银箔二十片(研入)　桂(去粗皮)　人参各二两

【用法】上为极细末,炼蜜为丸,如梧桐子大。每服二十丸,食后米饮送下,一日二次。

【主治】风惊恐,恍惚善忘;或风邪上冲,胸胁胀满,不思饮食。

37780 防己丸(《圣济总录》卷三十一)

【组成】防己半两　桑根白皮(剉)三分　葶苈子(炒)郁李仁(炒)各半两　木通(剉)三分　赤茯苓(去黑皮)百合各半两　泽漆(炒)一分

【用法】上为末,炼蜜为丸,如梧桐子大。每服二十丸,空心煎桑根白皮汤送下。

【主治】伤寒后,毒气攻四肢虚肿,及喘息促急。

37781 防己丸

《圣济总录》卷四十八。为《医方类聚》卷十引《简要济众方》"汉防己丸"之异名。见该条。

37782 防己丸

《圣济总录》卷五十九。为《圣惠》卷五十三"汉防己丸"之异名。见该条。

37783 防己丸(《圣济总录》卷七十九)

【组成】防己　海蛤(研)各一两　葶苈一升(蒸熟)杏仁六十枚(汤浸,去皮尖,炒,别捣)　甘遂(微炒)一分

【用法】上先将葶苈、杏仁一处拌和,后以三味为末,再研匀,加枣肉为丸,如梧桐子大。每服二十丸,渐加至二十五丸,米饮送下。以微利为度。

【主治】水肿,眠卧不得。

37784 防己丸(《圣济总录》卷七十九)

【组成】防己　陈橘皮(汤浸,去白,焙)　大戟(炒)苦葶苈(纸上炒)各半两

【用法】上为细末,枣肉为丸,如梧桐子大。每服二十丸,温熟水送下,不拘时候。

【功用】定喘急。

【主治】十水喘急。

37785 防己丸

《圣济总录》卷七十九。为《金匮》卷中"防己椒目葶苈大黄丸"之异名。见该条。

37786 防己丸(《圣济总录》卷八十)

【组成】防己　白前　五味子　紫菀(去苗土)各半两　桑根白皮(剉)　马兜铃　麻黄(去根节)　桔梗(炒)柴胡(去苗)　大腹皮(剉)各三分　赤茯苓(去黑皮)　陈橘皮(汤浸去白,焙)各一两　甘草(炙,剉)一分　杏仁五十粒(汤浸,去皮尖双仁,炒)

【用法】上为细末,炼蜜为丸,如梧桐子大。每服十五丸至二十九,温生姜汤送下,不拘时候。

【主治】水气肿满,肺气喘急,咳嗽胀闷,坐卧不得,喉中作声,心胸痞滞。

37787 防己丸(《圣济总录》卷八十二)

【组成】防己　附子(去皮脐)　半夏(汤洗去滑)各一两　斑蝥(去翅足)半两　防风(去叉)　天南星各三分　麻黄(去根节)一两半

【用法】上为末,粟米饭为丸,如梧桐子大。初用生姜汤入童便送下十丸,盖覆取汗;服十日后,每日酒送下,良久以猪肾一只(切二片),先用水煮绿豆一合令烂,入肾更略煮了吃,用压下前丸药。

【主治】风毒脚气上冲,脐腹满闷,坐卧不得,但不吐者。

37788 防己丸(《圣济总录》卷八十三)

【组成】防己　赤茯苓(去黑皮)　牵牛子(洗去黑汁,焙干)　白术各一两　玄参　杏仁(汤浸,去皮尖双仁,炒)　海蛤各一两半　泽泻一两一分　郁李仁(汤浸,去皮尖)二两半

【用法】上为末,炼蜜为丸,如梧桐子大。每服三十丸,空腹米饮送下。

【主治】脚气不愈,变成肺气,或上气喘急,夜卧不得,奔豚气频发,急喘,渐成水气。

37789 防己丸(《圣济总录》卷九十一)

【组成】防己二两半　杏仁(去皮尖双仁,麸炒)三分　苦葶苈(炒香)三两一分　陈橘皮(汤浸,去白,焙)一两　赤茯苓(去黑皮)　郁李仁(汤浸,去皮尖,麸炒)紫苏叶各一两一分

【用法】上为末,炼蜜为丸,如梧桐子大。每服三十丸,空心、食前温酒送下。

【主治】虚劳脾肾不足,身面浮肿,卧即胀满,喘急痰嗽,胸膈痞闷,大小便不利,渐成水气。

37790 防己丸(《圣济总录》卷一三五)

【组成】防己　大黄(剉,醋炒)各三两　芍药　槟榔(煨)各二两一分　牛膝(去苗,酒浸,切,焙)　薏苡仁(炒)生干地黄(焙)　枳壳(去瓤,麸炒)各二两　麦门冬(去心,焙)　木香各一两半　桂(去粗皮)一两一分　茯神(去木)一两

【用法】上为末,炼蜜为丸,如梧桐子大。每服二十丸,渐增至三十丸,食后良久温酒或生姜汤送下,一日三次。

【主治】热毒肿,四肢肿热,气脉壅滞。

37791 防己丸(《幼幼新书》卷二十六引《惠眼观证》)

【组成】汉防己　牵牛子　马兜铃　甜葶苈各等分

【用法】上为末,枣肉为丸,如绿豆大。每服十丸,糯米饮送下。与温肺散间服。

【主治】小儿疳嗽。

37792 防己丸(《宣明论》卷九)

【组成】防己二钱　杏仁三钱　木香二钱

【用法】上为末,炼蜜为丸,如小豆大。每服二十丸,食后煎桑白皮汤送下。

【功用】调顺气血,消化痰涎。

【主治】肺不足,喘嗽久不已者。

【加减】如大便秘,加葶苈一两。

37793 防己丸

《普济方》卷一六一。即《圣惠》卷四十六"汉防己丸"。见该条。

37794 防己汤(方出《外台》卷十九引《苏恭方》,名见《普济方》卷四十三)

【组成】防己　芍药各二两　枳实(炙)　独活　防风桂心各三两　生姜八分　葛根三两　半夏一升(洗)

【用法】上切。以水九升,煮取三升,分四服,相去八九里久,中间食少粥。

【主治】脚气下焦冷,肿满胸塞,吐不下食者。兼去温毒。

【宜忌】忌羊肉、饧、生葱。

37795 防己汤(《外台》卷十九引《苏恭方》)

【组成】桑白皮五两　大豆五升(以水二斗,并桑白皮煮取一斗,去滓)　防己　橘皮　赤茯苓　麻黄(去节)各三两　生姜五两　旋覆花一两　杏仁八十枚　紫苏茎叶二两(切)

【用法】上切。以前件药汁煮取三升,去滓,分为三服,力弱者分为五服,相去六七里久。微覆当大汗,小便利,肿气消下。

【主治】脚气,通身体满,小便涩,上气,不能食,食则胀者。

【宜忌】忌酢物。

【加减】冷多,加茱萸四两;热多,加玄参四两。

37796 防己汤(《千金》卷八)

【组成】防己　茯苓　白术　桂心　生姜各四两　乌头七枚　人参二两　甘草三两

【用法】上㕮咀。以苦酒一升,水一斗,煮取三升半,每服八合,日三夜一。当觉焦热,痹忽忽然,慎勿怪也。若不觉,复令服,以觉乃止。

【主治】风历节,四肢疼痛如锤锻,不可忍者。

【宜忌】凡用乌头,皆去皮熬令黑,乃堪用,不然至毒人,宜慎之。

【方论选录】《千金方衍义》:《金匮》防己黄耆汤本治风湿关节疼痛,腰下疼重,自汗恶风,取二味合用,以司开合而祛湿着。《千金》又恐黄耆之助卫,乃摒去不用;易入乌头,专开痹着;桂心、茯苓二味,又于防己茯苓汤中采入;加入参者,助防己逐痹之力也。煎用苦酒,取辟恶毒之气耳。

37797 防己汤(《千金翼》卷十七)

【组成】木防己三两　茯苓一两　桑白皮(切)二升桂心三两　芎䓖三两　甘草一两半(炙)　大枣十二枚(擘)　芍药二两　麻黄二两(去节)

【用法】上㕮咀。以水一斗二升,煮麻黄,减一升,纳药煮取三升,分三服。渐汗出,令遍身,以粉粉之。

【主治】风湿,四肢疼痹,挛急浮肿。

【宜忌】慎风冷。

37798 防己汤(《圣济总录》卷八十引《膜外气方》)

【异名】防己饮(《圣济总录》卷七十九)。

【组成】防己　大戟　木香　赤茯苓(去黑皮)　海蛤犀角屑　胡椒　白术　葶苈　防风(去叉)　木通　桑根白皮　紫苏　陈橘皮(炙)　牵牛子　诃黎勒(去核)　郁李仁　白槟榔各一两　大黄二两　麝香少许(汤成下,不用研)

【用法】上二十味并须新药,剉后称为二剂。以水三升宿浸,明日五更用鐺文火煎,减去一升,绞取饮可三盏,平旦空腹服一盏,如人行五里更服一盏,又如人行五里更服一盏,至第二第三服,如药冷用重汤暖之,不可冷服。若久病腹中虚,服至第三盏,即微利三两行。若腹中实者,至日午即转泻,宜用盆盛验之,必有恶浊黄水,或青黑恶物出三五升,并气化为之。泻若不甚困,慎而止之,必自住,若觉力乏,即服浆水粥补之。后隔三五日,更服一剂,还依此法服之,小儿及老人,随意加减。

【主治】膜外气水病,不限年月深浅,洪肿大喘。亦治脚气,时时冲心。

【备考】同书防己饮中胡椒作"胡黄连"。

37799 防己汤(《元和纪用经》)

【组成】汉防己一两半　赤茯苓　百合　郁李仁(别研)各一两　桑白皮(切)三两

【用法】上㕮咀,分八服。每服以水一升半,煮取强半升,分二次温服,明日准此。一剂尽,更作一剂,揣度多少。

【主治】水气。

【宜忌】不得闻灯油烟气及食盐。

37800 防己汤(《圣济总录》卷六)

【组成】防己(剉)　桂(去粗皮)　麻黄(去根节,煎,掠去沫,焙干)　葛根(剉)各二两　甘草(炙,剉)　防风(去叉,剉)　芍药各一两

【用法】上为粗末。每服三钱匕,以水一盏,加生姜半分(切),煎取七分,去滓温服,日三夜一。

【主治】中风口噤,颈项筋急,饮食不下,失音不能言者;亦治伤寒失音不能语,口噤。

37801 防己汤(《圣济总录》卷九)

【组成】防己　麻黄(去根节,先煎,掠去沫,焙)　附子(炮裂,去皮脐)　芎䓖　桂(去粗皮)　黄芩(去黑心)　芍药　人参　甘草(炙,剉)　防风(去叉)各一两　杏仁(去皮尖双仁,炒)四十枚

【用法】上剉,如麻豆大。每用十钱匕,以水三盏,加生姜十片,煮取二盏,去滓,分温三服,日二夜一。

【主治】偏风,半身不随,口眼㖞斜,不能言语,筋脉拘急,不得转侧。

37802 防己汤《圣济总录》卷九）

【组成】防己（剉）一两 竹沥（旋入） 防风（去叉,剉）一两 升麻一两 桂（去粗皮）一两 麻黄（去根节,先煎,掠去沫,焙干）一两半 芎劳一两 羚羊角（镑）一两

【用法】上先将七味为粗末。每用药十二钱匕,以水四盏,煎至二盏,去滓,入竹沥二合,更煎三沸,分三次温服,空心、午时、夜深各一服。

【主治】中风,半身不随,口面㖞斜,语不得转。

【加减】常服,加独活一两半；若手足逆冷,加干姜一两（炮裂）。若不即除,更服麻黄防风汤。

37803 防己汤《圣济总录》卷二十）

【组成】防己二两 白术一两半 桂（去粗皮） 茵芋 丹参 五加皮（剉）各一两 牛膝（酒浸,切,焙） 细辛（去苗叶） 甘草（炙）各半两

【用法】上为粗末。每服五钱匕,水一盏半,加生姜五片,煎至八分,去滓温服,不拘时候,一日二次。

【主治】风湿痹,肌肤不仁,体重,汗出恶风。

【备考】本方方名,《普济方》引作"茵芋散"。

37804 防己汤《圣济总录》卷二十）

【组成】防己二两 甘草（炙） 黄耆（薄切） 麻黄（去根节,先煎,掠去沫,焙）各一两 白术一两半

【用法】上为粗末。每服五钱匕,水一盏半,加大枣二枚（擘破）,生姜三片,煎至一盏,去滓温服,空心一服,夜卧并二服。服讫用椒葱汤小浴,继以生姜酒粥投之。药后汗出,慎外风。皮肤中当如虫行。

【主治】风湿痹,脉浮身重,汗出恶风。

37805 防己汤

《圣济总录》卷三十二。为《圣惠》卷三十"汉防己散"之异名。见该条。

37806 防己汤

《圣济总录》卷三十二。为《金匮》卷中"防己茯苓汤"之异名。见该条。

37807 防己汤

《圣济总录》卷四十九。为《圣惠》卷六"汉防己散"之异名。见该条。

37808 防己汤《圣济总录》卷七十一）

【组成】防己 大腹皮（和子用）各一两半 郁李仁（汤浸去皮） 大麻仁（炒） 槟榔（剉） 陈橘皮（汤浸去白,焙） 桑根白皮（炙,剉） 甘草（炙,剉） 诃黎勒（微煨,去核）各一两

【用法】上除郁李仁、大麻仁外,为粗末,再同捣匀。每服三钱匕,加生姜半分（拍碎）,以水一盏,煎至八分,去滓温服,空心、午时各一服。以利为度。

【功用】下气。

【主治】肺积息贲。

37809 防己汤《圣济总录》卷七十三）

【组成】防己 百合（干者） 郁李仁（去皮,别研如膏）各一两 木通（剉）一两半 吴茱萸（陈者,淘七遍,炒）

半两 陈橘皮（汤浸去白,焙） 当归（切,焙） 赤茯苓（去黑皮）各三分

【用法】上为散。每服三钱匕,水一盏,加生姜半分,煎至六分,去滓,空心温服。

【主治】结瘕气结,腹满如石,气急少卧,小便不利。

37810 防己汤

《圣济总录》卷七十九。为《金匮》卷上"防己黄耆汤"之异名。见该条。

37811 防己汤

《圣济总录》卷八十。为《圣惠》卷五十四"汉防己散"之异名。见该条。

37812 防己汤《圣济总录》卷八十一）

【组成】防己 秦艽（去苗土） 葛根各二两 桂（去粗皮）一两半 陈橘皮（汤浸去白,焙） 麻黄（去根节,汤煮,掠去沫）各三两 甘草（炙,剉）一两半 杏仁（汤浸,去皮尖双仁,炒）八十枚

【用法】上为粗末。每服五钱匕,水一盏半,加生姜三片,煎至七分,去滓温服,一日三次。衣覆出汗。

【主治】脚气痹弱。

37813 防己汤《圣济总录》卷八十三）

【组成】防己一两半 白术 枳壳（去瓤,麸炒）各二两 独活（去芦头） 防风（去叉） 桂（去粗皮）各一两 芍药一两半 葛根（剉） 半夏（汤洗去滑,炒）各二两半

【用法】上为粗末。每服五钱匕,水一盏半,加生姜一分（拍碎）,同煎至八分,去滓,空心、食前温服,服讫良久吃粥,一日三次。

【主治】脚气风毒,冷痹肿满,胸膈噎塞,呕逆不下食,兼去湿毒。

37814 防己汤《圣济总录》卷八十三）

【组成】防己 猪苓（去黑皮） 郁李仁（去皮,炒） 槟榔（剉）各三分 木通（剉） 紫苏叶 枳壳（去瓤,麸炒）各半两 赤茯苓（去黑皮） 甘草（炙,剉）各一两

【用法】上为粗末。每服四钱匕,水一盏半,加生姜三片,煎至六分,去滓,食前温服。

【主治】❶《圣济总录》:湿脚气,脚膝肿满。❷《普济方》:湿脚气,小便不利,气壅烦闷,胁腹连膀胱气虚胀,上气喘促,坐卧不得。

37815 防己汤《圣济总录》卷一五六）

【组成】防己 白药子各一两

【用法】上为粗末。每服三钱匕,水一盏,煎七分,去滓温服。未效再服。

【主治】妊娠咳嗽,喘满短气。

37816 防己汤

《圣济总录》卷一五七。为《圣惠》卷七十五"汉防己散"之异名。见该条。

37817 防己汤《圣济总录》卷一六五）

【组成】防己 枳壳（去瓤,麸炒） 桑根白皮（剉） 芎劳 萎蕤 当归（切,焙）各一两 葶苈（隔纸炒）一分 木香半两

【用法】上为粗末。每服三钱匕,水一盏,加生枣二枚（擘破）,煎至七分,去滓温服。以疏利肿消为度。

【主治】产后通身肿满,气喘烦闷。

37818 **防己汤**（《圣济总录》卷一六五）

【组成】防己二两　防风（去叉）　芎䓖　附子（炮裂，去皮脐）　甘草（炙，剉）　当归（切，焙）　陈橘皮（去白，焙）各一两　赤小豆（拣）二合

【用法】上咬咀，如麻豆大。每服三钱匕，水一盏，加生姜三片，同煎至六分，去滓，食前温服。

【主治】产后肿满，不能食。

37819 **防己汤**（《全生指迷方》卷三）

【组成】防己三两　人参四两　桂心二两　茯苓四两

【用法】上为散。每服五钱，水二盏，煎至一盏，去滓温服。

【主治】皮水，由肺气久虚，为风邪所客，气不得运，百脉闭塞，气结阴聚成水。腹满，按之没指，随手而起，余与正水皆同，但四肢聂聂动，其脉亦浮。

37820 **防己汤**（《本事》卷一）

【组成】汉防己　防风（去叉股）　桂心（不见火）　附子（炮裂，去皮）各半两　威灵仙（去苗，洗）三分　麻黄半两（去节）

【用法】上为粗末。每服四钱，水一盏，以竹沥、荆沥、地黄汁各一盏，姜汁半盏为引，和匀用，煎至七分，去滓温服，一日三四次。

【主治】久风，邪入肝脾二经，言语不传。

【方论选录】《本事方释义》：汉防己气味辛平，能行下焦，祛风利湿，入足太阳；防风气味辛甘温，入足太阳；桂心气味辛甘大热，入足少阴、厥阴；附子气味咸辛大热，入手足少阴；威灵仙气味苦微辛咸平，通利诸经络；麻黄气味辛温，入手太阴、足太阳，表散药中之峻者也。肝脾二经之风邪久不能去，得群药之疏利，犹虑留邪，佐以竹沥、荆沥之甘寒而滑，生地黄汁之苦寒而润，生姜汁之辛温而通，邪岂能留耶？

37821 **防己汤**（《卫生总微》卷六）

【组成】汉防己　川升麻　天麻　川芎各一两　桂心　羚羊角屑　麻黄（去根节）各半两

【用法】上为细末，用杏仁一分（汤浸，去皮尖，炒黄），研细拌匀。每服一钱，水一盏，加生姜三片，薄荷三片，同煎至五分，去滓稍热，时时与服。

【主治】小儿中风，口眼㖞斜，视不能平，语不能正。

37822 **防己汤**（《杨氏家藏方》卷三）

【组成】防己一两　香白芷二两

【用法】上为细末。每服一钱，新汲水调下，不拘时候。

【主治】伏暑吐泻，阴阳不分。

37823 **防己汤**（《妇人良方》卷十五）

【异名】防己饮（《校注妇人良方》卷十五）、防己散（《医学入门》卷八）。

【组成】防己三分　桑白皮　紫苏茎叶　赤茯苓各一两　木香一分

【用法】上为粗末。每服四钱，水一盏，加生姜四片，煎至七分，去滓，食前温服。

【主治】妊娠脾虚，通身浮肿，心腹胀满，喘促，小便不利。

37824 **防己汤**（《活幼心书》卷下）

【组成】防己（去黑皮）　麻黄（去节存根，剉碎，汤泡滤过，焙干）　薄桂（去粗皮）各半两　赤芍药一两　赤茯苓（去皮）一两　苍术（米泔水浸一宿，去粗皮，滤干，剉片，用

火炒至微黄色）一两　甘草（炙）七钱半

【用法】上咬咀。每服二钱，水一盏，加生姜二片，葱一根，煎七分，空心热服。或入薤白同煎。

【主治】小儿感冒风湿之气，失于解表，流注两足疼痛，至两膝浮肿，不能屈伸，转成瘫痪。

37825 **防己汤**（《普济方》卷一九三引《鲍氏肘后方》）

【组成】防己四两　白术三两　甘草二两

【用法】上为末。每服三钱，加生姜三片，大枣一枚，水煎服。

【主治】湿气浮肿。

37826 **防己汤**（《医学纲目》卷三十三）

【组成】防己四钱　甘草　黄耆各一两　生姜二两　白术三两　人参一两

【用法】上咬咀。每服五钱，水一盏半，煮取一中盏，去滓，饮讫，仍坐被中，汗出如虫行，或被卧取汗出。

【主治】风湿，脉浮，身重，汗出。

37827 **防己汤**（《普济方》卷三六九）

【组成】防己一两　诃子（炮，用肉）　麻黄（不去节）　杏仁（去皮尖，麸炒）各一两

【用法】上咬咀。水煎，临热入腊茶少许，再沸去滓服。

【主治】婴孩伤寒喘促，及久年喘急。

37828 **防己汤**（《伤寒全生集》卷四）

【组成】黄耆　白术　防己　防风　甘草　大青

【用法】加生姜，水煎服。

【主治】风湿，身重汗出。

37829 **防己汤**

《医统》卷八十五。为原书同卷"竹沥饮"之异名。见该条。

37830 **防己汤**

《杏苑》卷四。为《金匮》卷中"木防己汤"之异名。见该条。

37831 **防己汤**（《女科指掌》卷三）

【组成】桑白皮　防己　茯苓　紫苏　木香　砂仁　姜皮

【用法】水煎服。

【主治】妊娠子满。

37832 **防己汤**（《医门补要》卷中）

【组成】苍术　川柏（炒）　防己　苡仁　独活　赤苓　防风　草薢　豨莶草　车前子

【主治】脾肾两虚，气血错乱，湿邪内扰，每临暑湿之令，外湿激动内湿，使足胫皮肤红肿坠痛，名肾气游风。

37833 **防己饮**（《圣济总录》卷二十）

【组成】防己　桑根白皮（剉）　桂（去粗皮）　麻黄（去根节）各三两　白茯苓（去黑皮）四两

【用法】上为粗末。每服五钱匕，水一盏半，煎至八分，去滓温服，不拘时候。

【主治】风寒湿痹，四肢拘急，或身体浮肿。

37834 **防己饮**

《圣济总录》卷七十九。为原书卷八十引《膜外气方》"防己汤"之异名。见该条。

37835 **防己饮**（《圣济总录》卷七十九）

【异名】防己散（《普济方》卷一九二）。

【组成】防己　赤茯苓(去黑皮)　桑根白皮　羌活(去芦头)各一两　苍术(米泔浸一宿,切,焙)　郁李仁(去皮)各一两半

【用法】上咬咀,如麻豆大。每服五钱匕,水一盏半,煎取一盏,去滓温服,不拘时候,一日三次。

【主治】风水,面肿骨痛,恶风咳喘。

37836 防己饮《圣济总录》卷一五三

【组成】防己一两　葶苈(隔纸炒)　赤茯苓(去黑皮)各半两　陈橘皮(汤浸去白,焙)　玄参　黄芩(去黑心)　泽漆(炒)各一两　杏仁(汤浸,去皮尖双仁,炒)　猪苓(去黑皮)　白术(剉)　大豆(炒)各一两半　桑根白皮(剉)二两

【用法】上为粗末。每服三钱匕,水一盏,煎至七分,去滓,空心、日午、临卧各一服。

【主治】妇人因经水断绝,水病浮肿,名曰水分。

37837 防己饮《丹溪心法》卷三

【组成】白术　木通　防己　槟榔　川芎　甘草梢　犀角　苍术(盐炒)　黄柏(酒炒)　生地黄(酒炒)

【主治】❶《丹溪心法》:脚气。❷《医方集解》:湿热脚气,足胫肿痛,憎寒壮热。

【加减】大便实,加桃仁;小便涩,加杜牛膝;有热,加黄芩、黄连;大热及时令热,加石膏;有痰,加竹沥、姜汁。

【方论选录】❶《医方考》:是方也,木通、防己、槟榔,通剂也,可以去塞;犀角、黄柏、生地黄、甘草梢,寒剂也,可以去热;苍、白二术,燥剂也,可以去湿。然川芎能散血中之气,犀角能利气中之血,先痛而后肿者,气伤血也,重用川芎;先肿而后痛者,血伤气也,重用犀角。❷《医方集解》:此足太阳药也。防己行水疗风,泻下焦之湿热;槟榔攻坚利水,坠诸药使下行;木通降心火,由小便出;草梢泄脾火,径达肾茎;黄柏、生地滋肾阴,而凉血解热;苍、白二术燥脾湿,而运动中枢;肿由血郁,川芎行血中之气,痛由肝实,犀角凉心而清肝。合之以清热利湿,消肿止痛也。❸《退思集类方歌注》:防己、苍术、白术、川芎行血燥湿,生地、黄柏、草梢、犀角凉血清热,木通通关节、利湿热,槟榔下行疾速,坠诸药入下焦,消肿痛也。脚气无不由湿热而成,其证憎寒发热,状类伤寒,但足胫肿痛为异耳。

【备考】《医学正传》有黄连。用量及用法:黄柏、苍术、白术、防己各七分,生地黄、槟榔、川芎各五分,犀角屑、甘草节、木通、黄连各三分。上细切,作一服,水一盏半,煎至一盏,去滓,食前温服。

37838 防己饮

《校注妇人良方》卷十五。为《妇人良方》卷十五"防己汤"之异名。见该条。

37839 防己饮《仙拈集》卷二引郑总戎方

【组成】汉防己五钱　当归四钱　苍术　黄柏　茵陈　泽泻　牛膝各三钱

【用法】用生姜五片,黄酒一大碗,水二大碗,煎服。

【主治】腿膝流火。

37840 防己饮《梅氏验方新编》七集

【组成】防己　木通　槟榔　生地　炒芩　川芎　焦白术　制苍术　甘草梢　黄柏(盐水炒)　牛膝　木瓜　苡仁

【用法】水煎服。

【主治】脚气肿痛,寒热。

37841 防己饮《顾松园医镜》卷十五

【组成】汉防己一钱许　黄柏二钱　忍冬花(鲜藤数两,煎汤代水更效)　川草薢各五钱　木瓜　白茯苓各三钱　泽泻　木通各一钱许　石斛　米仁各五钱

【主治】脚气,湿热在足。脚胫红肿(亦有不红者),筋挛掣痛,发热恶寒。

【加减】如红肿,加犀角,冲心烦闷亦用,再加槟榔、羚羊角;如喘呕,加麦冬、枇杷叶;如头痛,加甘菊。

【方论选录】汉防己通下焦湿热,壅遏脚气,非此不除,黄柏治下焦湿热肿痛,忍冬花疗脚气筋骨引痛,川草薢祛浊分清,木瓜祛湿舒筋,白茯苓、泽泻、木通利水除湿,石斛、米仁益脾除湿。此清热除湿利水之剂,脚气皆由湿热,通宜以此方为主,随兼症而扩充,以加减之则善。

37842 防己散(方出《千金》卷二十四,名见《普济方》卷二五一)

【组成】防己　防风　甘草　桂

【功用】解芫花毒。

【备考】《普济方》本方用防己、防风(去芦)、甘草(生,剉)、桂(去粗皮)各一两。上为末散。每服二钱匕,冷水调下,连并三服。

37843 防己散《千金翼》卷十九

【异名】栝楼根散(《圣济总录》卷五十八)、栝楼散(《圣济总录》卷五十九)。

【组成】木防己一两　栝楼　铅丹　黄连各二两

【用法】上为散。以苦酒一升,水二升,合为浆,每于食后服方寸匕,一日三次。服讫当强饮,极令盈溢,一日再服则憎水,当不欲饮也。

【主治】消渴,肌肤羸瘦,或转筋不能自止,小便不禁。

【备考】方中栝楼,《圣济总录》作"栝楼根"。

37844 防己散(方出《证类本草》卷九引《初虞世方》,名见《普济方》卷二十七引《仁存方》)

【组成】汉防己　黄葶苈各等分

【用法】上为末。每服一钱,糯米饮调下。

【主治】肺痿,咯血多痰。

37845 防己散《圣济总录》卷十八

【组成】防己(剉)一两半　乌蛇(酒浸,去皮骨,炙)三两　独活(去芦头)　秦艽(去苗土)　黄耆(剉,炙)　丹参(去苗土,微炙)　乌头(炮裂,去皮脐)　松脂(炼过,放冷研)　人参　苦参(剉)　白术(炒)　桂(去粗皮)　芍药各一两一分　芎䓖　黄连(去须)　蒺藜子(炒,去角)　白茯苓(去黑皮)　天门冬(去心,焙)　葛根(剉)各一两半　干姜(炮)　蜀椒(炒去汗,去闭口者并子)各一两　玄参二两

【用法】上为散。每服二钱匕,渐加至三钱匕,空心、食前、夜卧温酒调下。

【主治】大风癞,眉须堕落,及身面瘙痒,腹中烦热,身上瘾疹,起如枣核,疼痛生疮。

37846 防己散《圣济总录》卷七十

【组成】防己(生用)三两

【用法】上为细散。每服二钱匕,新汲水调下;老人、小儿酒调一钱匕服。更用热汤调少许搐鼻。

【主治】鼻衄。

37847 防己散《圣济总录》卷七十二）

【组成】防己（煮） 诃黎勒（煨,去核） 郁李仁（汤浸退皮,研如膏） 白术 槟榔（剉）各一两半 吴茱萸（陈者,淘七遍,炒）三分

【用法】上除郁李仁外,为散,入郁李仁同研令匀。每服三钱匕,水一盏,煎至六分,和滓空心温服。

【主治】结瘕癖实,腹满如鼓,食即欲吐,喘息急,其脉弦而紧。

37848 防己散《圣济总录》卷九十五）

【组成】防己一两 海蛤 滑石 木香各半两

【用法】上为散。每服二钱匕,浓煎木通汤调下。

【主治】膀胱积热,小便不通。

37849 防己散《圣济总录》卷一○○）

【组成】防己 人参 白茯苓（去黑皮） 鬼臼 鬼箭羽 附子（炮裂,去皮脐） 曲（炒）各一分

【用法】上为散。每服二钱匕,以桃仁研泔一盏,煎至六分,温服,一日五次。

【功用】补虚。

【主治】尸注传尸,服逐下药后。

37850 防己散《幼幼新书》卷三十五引张涣方）

【组成】汉防己半两 川朴消 犀角屑 黄芩 黄耆（剉） 川升麻各一分

【用法】上为细末。每服半钱,煎竹叶汤调下。

【主治】风热邪毒搏于血气,则皮肤赤而肿起,游走不定,名赤游肿。

【方论选录】《医林纂要》:防己祛风去湿,中通似木通,亦去心火,为君,此者欲其搜治经络,达于腠理,无所不至;朴消消气分之热,犀角消血分之热;黄芩、黄耆益其正气,所以去其邪热;升麻升达阳明之热,而散之肌肤,此实治斑治丹主药。此去热而兼升散,治丹毒之搏于风湿者。

【备考】《直指》有川芎。

37851 防己散（方出《妇人良方》卷十四,名见《准绳·女科》卷四）

【组成】防风 羌活 防己各一两 麻黄（去节）半两 黄松木节一两 桂心 荆芥穗 羚羊角屑 桑寄生 甘草 薏苡仁各半两

【用法】上咬咀。每服三钱,水一盏,加生姜半分,煎至六分,去滓温服。

【主治】妊娠中风,口眼不正,手足顽痹。

37852 防己散

《普济方》卷一五九。为《得效》卷五"嚼药防己散"之异名。见该条。

37853 防己散

《普济方》卷一八八。即《博济》卷一"汉防己散"。见该条。

37854 防己散

《普济方》卷一九二。为《圣济总录》卷七十九"防己饮"之异名。见该条。

37855 防己散《普济方》卷二四三）

【组成】汉防己一两 麻黄一两（去根节） 赤茯苓一两 丹参一两 牛膝一两（去苗） 独活一两 黄耆一两（剉） 防风一两（去芦头） 人参半两（去芦头） 犀角屑一

两 木香半两 桂心一两 石膏一两 半夏半两（汤浸,去滑） 川大黄半两（碎,微炒） 杏仁一两（汤浸,去皮尖双仁,麸炒微黄） 桑白皮一两（剉） 附子一两（炮裂,去皮脐） 枳壳半两（去瓤 麸炒微黄）

【用法】上为散。每服三钱,水一中盏,加生姜半分,煎至六分,去滓,不拘时候温服。

【主治】脚气缓弱,顽痹,心神烦闷,言语謇涩,不欲饮食。

37856 防己散

《普济方》卷二四四。即《圣惠》卷四十五"汉防己散"。见该条。

37857 防己散《普济方》卷三六八）

【组成】防己 人参各等分

【用法】上为末。每服一钱,桑白皮煎汤调下,不拘时候。

【主治】小儿伤寒喘急,及诸病喘促。

37858 防己散

《医学入门》卷八。为《妇人良方》卷十五"防己汤"之异名。见该条。

37859 防己散

《准绳·类方》卷二。为《圣惠》卷五十四"汉防己散"之异名。见该条。

37860 防己散《医略六书》卷二十八）

【组成】防己一两 羌活一两 当归二两 防风一两 白芍一两（酒炒） 川芎一两 米仁四两（炒） 甘草六钱 羚羊角一两

【用法】上为散。每服五钱,水煎去滓,加竹沥一杯,姜汁一匙,温服。

【主治】孕妇中风,口眼歪斜,脉浮者。

【方论选录】妊娠血虚风中,遏热于经,而络脉受病,故口眼歪斜,胎孕为之不安焉。防己泻血分湿热以清血室,羌活散太阳风邪以宁经腑,当归养血荣经脉,白芍敛阴和血脉,川芎入血海以活血行气,米仁健脾气以泻湿舒筋,防风为风药之使,羚羊清厥阴之火,甘草缓中以和胃也。为散水煎,更入竹沥、姜汁散痰养液,务使血液内充,则风热外解,而经脉融和,胎得所养,何口眼歪斜之不即端正哉!

37861 防己膏

《普济方》卷二四六。即《圣惠》卷四十五"汉防己膏"。见该条。

37862 防己膏《准绳·女科》卷五）

【组成】汉防己（去皮）半斤 茵芋五两

【用法】上咬咀。用酒五升,浸药一宿,取猪脂肪一斤,文武火熬三上三下成膏,摊在纸花上。贴病人患处,以热手不住摩膏上。

【主治】产后中风,四肢筋脉挛急,身体麻痹。

37863 防风丸《医心方》卷三引《范汪方》）

【组成】芎䓖四分 蜀椒三分 贝母三分 防风二分 当归二分 白芷二分 皂荚一分 术二分

【用法】上药治下筛,炼蜜为丸,如弹子大。食前顿服一丸。服药十三日,风当出去,当有热处,随以水洗之。

【主治】风病。一日入头,头重,耳塞鼻衄,目视茫茫;二日入肌,肤皮隐疹,瘙痒生疮;三日入筋,筋急缩痛;四日

入脉,脉动上下无常;五日入骨,齿摇,胫疼酸不能久立;六日入心,憔悴,愤怒自悲,自喜;七日入肝,令人咳逆短气,昼愈夜剧;八日入肝,头眩,目视不明;九日入脾,令人肠鸣,舌上疮,两胁下心满坚闷不利;十日入肾,令人耳中雷鸣,甚则脓出。

【宜忌】禁食生鱼、猪肉、生菜。

37864 防风丸(方出《千金》卷三,名见《普济方》卷三五二)

【组成】防风一两半 桔梗三十铢 人参一两 菖蒲 半夏 丹参 厚朴 干姜 紫菀 杜衡各十八铢 秦艽 白薇 牛膝 沙参各半两

【用法】上为末,白蜜为丸,如小豆大。每食后服十五丸,一日三次。不知,增至二十丸,有妊止。服药后七日,方合阴阳。

【主治】产后劳损,无子,阴中冷汁溢出,子门闭,积年不愈,身体寒冷。

37865 防风丸(《千金》卷十三)

【组成】防风 桂心 通草 茯神 远志 甘草 人参 麦门冬 白石英各三两

【用法】上为末,白蜜为丸,如梧桐子大。每服三十丸,加至四十丸,酒送下,一日二次。

【功用】补虚调中。

【主治】❶《千金》:小肠腑寒,脉虚,惊跳不定,乍来乍去。❷《三因》:脉虚极则咳,咳则心痛,喉中介介如哽,甚则咽肿。

【方论选录】《千金方衍义》:脉虚而用桂心,石英、远志当矣,反用防风为主,兼木通同入手、足太阳,引领人参、茯神等味归就心与小肠。《千金》奥旨,于此稍露一斑,特为拈出,以开学人心目。

【备考】方中茯神,《三因》作"茯苓"。

37866 防风丸(《千金翼》卷十七)

【组成】防风二两 秦艽二两 石斛二两 丹参一两 薏苡仁三合 前胡 橘皮 杜仲(炙) 附子(炮,去皮) 白术各一两 桂心一两半 麻仁一升(熬取脂)

【用法】上为末,炼蜜为丸,如梧桐子大。每服二十丸,酒送下,一日二次。

【主治】❶《千金翼》:服补虚防风汤已,脚气仍不止者。❷《普济方》引《经验方》:风壅气涩,痰涎不利,言语謇涩,大肠燥结,神昏气浊。

37867 防风丸(《外台》卷十五引《千金翼》)

【组成】防风 茯神各三分 天门冬四分(去心) 芎䓖 白芷 人参各二分

【用法】上为末,蜜为丸,如梧桐子大。每服十丸,加至十五丸,酒送下,一日二次。

【主治】肺间风热,旦朝好喷嚏。

【宜忌】忌鲤鱼、鲊物。

37868 防风丸(《圣惠》卷三)

【组成】防风半两(去芦头) 犀角屑三分 茯神一两 远志半两(去心) 人参三分(去芦头) 白僵蚕三分(微炒) 白附子半两(炮裂) 芎䓖半两 朱砂三分(别研,水飞过) 羌活半两 桂心三分 当归半两(剉,微炒) 麦门冬半两(去心,焙)

【用法】上为细末,入研了朱砂令匀,炼蜜为丸,如梧桐子大。每服二十丸,酒送下,不拘时候。

【主治】肝风筋脉拘挛,不得屈伸,恍惚,或多喜忘,有时恐怖。

【宜忌】忌猪肉、毒鱼等。

37869 防风丸(《圣惠》卷四)

【组成】防风三分(去芦头) 茯神一两 人参三分(去芦头) 麦门冬一分(去心,焙) 天麻三分 白鲜皮一两 薏苡仁三分 小草三分 犀角屑一两 天竺黄三分 牛黄一分(研入)

【用法】上为末,加研了牛黄令匀,炼蜜为丸,如梧桐子大。每服二十丸,以糯米饮送下,不拘时候。

【主治】心脏中风,惊悸,言语混浊,烦热恍惚,心神不安。

37870 防风丸(《圣惠》卷十四)

【组成】防风一两半(去芦头) 茯神一两半 人参一两半(去芦头) 天门冬一两半(去心,焙) 黄连半两(去须) 豉一合 白术二两

【用法】上为末,炼蜜为丸,如梧桐子大。每服二十丸,以粥饮送下,不拘时候。

【主治】伤寒后心虚惊悸,精神昏乱,烦闷,四肢沉重,不能饮食。

37871 防风丸(《圣惠》卷三十)

【组成】防风一两(去芦头) 酸枣仁一两(微炒) 蔓荆子半两 槟榔半两 晚蚕沙半两(微炒) 薏苡仁二两 附子一两(炮裂,去皮脐) 汉防己一两 独活一两 秦艽一两(去苗) 芎䓖一两 藁本一两 牡丹一两半 甘菊花一两半 五加皮一两半 熟干地黄一两 大麻仁一两

【用法】上为末,炼蜜为丸,如梧桐子大。每服三十丸,以温酒送下,一日二三次。

【主治】虚劳胃闷,筋脉拘挛,皮肤不仁。

【宜忌】忌生冷、黏滑。

37872 防风丸(《圣惠》卷三十三)

【组成】防风一两(去芦头) 黄芩一两 芜蔚三分 玄参三分 川大黄半两(剉碎,微炒) 知母三分 人参半两(去芦头) 赤茯苓三分 甘草三分(炙微赤,剉)

【用法】上为末,炼蜜为丸,如梧桐子大。每服二十丸,食后煎竹叶汤送下。

【主治】斑豆疮入眼,体热心烦,少得睡卧。

37873 防风丸(《圣惠》卷四十五)

【组成】防风一两(去芦头) 秦艽三分(去苗) 石斛二两(去根,剉) 薏苡仁一两 白术一两 芎䓖一两 杜仲一两(削去皱皮,微炙,剉) 附子一两(炮裂,去皮脐) 大麻仁一两 草薢一两(剉) 丹参一两 桂心一两 牛膝一两(去苗) 独活一两 槟榔一两

【用法】上为末,炼蜜为丸,如梧桐子大。每服三十丸,食前以温酒送下。

【主治】脚气,疼痛不仁,脚膝无力。

37874 防风丸(《局方》卷一)

【异名】天麻丸(《普济方》卷一○五)。

【组成】防风(洗) 川芎 天麻(去苗,酒浸一宿) 甘草(炙)各二两 朱砂(研为衣)半两

【用法】上为末,炼蜜为丸,每两作十丸,以朱砂为衣。

每服一丸,荆芥汤化服,茶酒嚼下亦得,不拘时候。

【主治】一切风,及痰热上攻,头痛恶心,项背拘急,目眩旋运,心怔烦闷,手足无力,骨节疼痛,言语謇涩,口眼䌈动,神思恍惚,痰涎壅滞,昏愦健忘,虚烦少睡。

37875 防风丸《圣济总录》卷五）

【组成】防风(去叉)一两一分　白茯苓(去黑皮)三分　酸枣仁(炒)三分　肉苁蓉(酒浸,切,焙)一两一分　五味子三分　桂(去粗皮)半两　石斛(去根,剉)三分　人参三分　山茱萸三分　槟榔(剉)三分　熟干地黄(焙)半两

【用法】上为末,炼蜜为丸,如梧桐子大。每服二十丸至三十丸,空腹时煎枣汤送下。

【主治】肾中风,腰胯重疼,脚膝无力,胸中气满,两胁膨胀。

37876 防风丸《圣济总录》卷六）

【组成】防风(去叉)　白僵蚕(炒)　干蝎(酒炒)　白附子(炮)　五灵脂(研)　丹砂(研)　羌活(去芦头)　天麻　天浆子(去壳,入药末,研)各一分　牛黄(研)一钱

【用法】上为细末,拌匀,糯米煮糊为丸,如麻子大。每次五丸,加至七丸,薄荷酒送下;或口噤,研化灌下。小儿急惊风,每次二丸至三丸,荆芥、薄荷汤送下。

【主治】中急风,及小儿急惊风。

37877 防风丸《圣济总录》卷十二）

【组成】防风(去叉)二两　酸枣仁(炒)一两　槟榔(煨过)一两半　薏苡仁(炒熟)二两　独活(去芦头)　甘菊花　芎䓖各一两　藁木(去苗土)二两　大麻仁(别研如粉)一两半

【用法】上八味为末,和大麻仁粉重罗,炼蜜为丸,如梧桐子大。每服二十丸,温酒送下,不拘时候。

【主治】气血不和,为风寒所侵,不得宣泄,蕴结皮肤间,寒热相搏,痛如针刺。

37878 防风丸《圣济总录》卷十二）

【组成】防风(去叉)　桔梗(剉,炒)　丹砂(研)各二两　天麻　细辛(去苗叶)　独活(去芦头)　秦艽(去苗土)　芎䓖　木香各一两　天南星(用牛胆制者)　由跋(炮)各一两半　甘草(炙,剉)　茯苓(去黑皮)各半两　藿香叶三分

【用法】上为末,炼蜜为丸,如鸡头子大。每服一丸,食后、临卧荆芥汤嚼下。

【主治】风气,肢节疼痛,四肢少力,头痛烦闷。

37879 防风丸《圣济总录》卷十七）

【组成】防风(去叉)　甘草(炙)各一两　羌活(去芦头)　独活(去芦头)　桔梗(去芦头,炒)各半两　芎䓖　白芷各三分

【用法】上为末,炼蜜为丸,如樱桃大。每服一丸,食后荆芥汤嚼下。

【主治】风头旋,眩晕,肩背拘急,发热恶寒,肢节疼痛。

37880 防风丸《圣济总录》卷十九）

【组成】防风(去叉)　白茯苓(去黑皮)　细辛(去苗叶)　白术　附子(炮裂,去皮脐)　桂(去粗皮)　泽泻各半两　甘草(炙,剉)　紫菀(去苗)　芍药　牛膝(去苗,酒浸,切,焙)　栝楼根各三分　山茱萸　熟干地黄(焙)　半夏(汤洗七遍去滑,焙)　独活(去芦头)　山芋各一分　黄耆三两(剉)

【用法】上为末,炼蜜为丸,如梧桐子大。每服十丸,空腹温酒送下,一日二次。未愈,更加丸数。此药宜久服。

【主治】肾脏虚冷,邪气乘虚,或因房室发动,身体冷痹不仁,手足牵强,举动艰难,或肌肉䌈动,引腰脊及左右偏急,不能饮食。

37881 防风丸《圣济总录》卷二十）

【组成】防风(去叉)　羌活(去芦头)　茯神(去木)　牛膝(酒浸,切,焙)　桂(去粗皮)　人参　枳壳(去瓤,麸炒)　五加皮(剉)　芍药　丹参　薏苡仁　玄参　麦门冬(去心,焙)　生干地黄(焙)各一两　磁石(煅,醋淬)四两　槟榔(剉)二两　松子仁　大黄(剉,炒)　木香各半两

【用法】上为末,炼蜜为丸,如梧桐子大。每服三十丸,加至四十丸,空心、食前温酒送下。

【主治】热痹。

37882 防风丸《圣济总录》卷五十）

【组成】防风(去叉)　芎䓖各一分　黄耆(剉)　术各半两　五味子　续断　陈橘皮(汤浸去白)各一分　石硫黄(研)一两

【用法】上为末,炼蜜为丸,如梧桐子大。每服三十丸,空心盐米汤送下。

【主治】大肠气虚,又因伤风冒雨,大肠中下血。

37883 防风丸《圣济总录》卷一○一）

【组成】防风(去叉)　黄连(去须)　生干地黄(焙)各四两　蔓荆实九两　柑皮(焙)一两半　萎蕤二两半　茯神(去木)三两半　大黄(剉,炒)　甘草(炙,剉)各二两

【用法】上为末,炼蜜为丸,如梧桐子大。每服二十丸,空心粥饮送下。

【主治】白秃发落。

【备考】本方原名"防风膏",与剂型不符,据《普济方》改。

37884 防风丸《圣济总录》卷一○三）

【组成】防风(去叉)　决明子　人参　车前子各一两半　黄连(去须)　菊花　槐实(炒)　蓝实各一两

【用法】上为末,炼蜜为丸,如梧桐子大。每服二十丸,渐加至三十丸,食后温浆水送下,临卧再服。

【主治】目赤肿痛。

37885 防风丸《圣济总录》卷一○六）

【组成】防风(去叉)二两　细辛(去苗叶)一两半　五味子一两半　茺蔚子二两　黄芩(去黑心)一两　桔梗(剉,炒)一两　车前子二两　知母二两　人参一两　玄参一两

【用法】上为末,炼蜜为丸,如梧桐子大。每服三十丸,食后米饮送下。

【主治】目风肿痛。

37886 防风丸《圣济总录》卷一○七）

【组成】防风(去叉)　山芋各一两半　萎蕤二两　赤芍药一两半　车前子三两　秦皮(去粗皮)　泽泻各一两　芎䓖二两　山栀子仁　白茯苓(去黑皮)各一两半　独活(去芦头)　白槟榔(煨,剉)　甘菊花(择)　羚羊角(镑)各一两

【用法】上为细末,炼蜜为丸,如梧桐子大。每服二十丸,空心、临卧煎苦竹叶汤送下。

【主治】眼生翳,目系急,其翳生瞳人上,及睑肿合,痛

如针刺。

37887 防风丸（《圣济总录》卷一〇七）

【组成】防风（去叉）　玄参　决明子（炒）　车前子　茯神（去木）　地骨皮　枳壳（去瓤,麸炒）　龙齿　甘菊花　苦参　大黄（剉,炒）　麦门冬（去心,焙）各一两

【用法】上为末,炼蜜为丸,如梧桐子大。每服二十丸,食后温浆水送下,临卧再服。

【主治】五脏风热毒气攻目,或赤或涩,或昏或痛,翳障不明者。

37888 防风丸（《圣济总录》卷一三六）

【组成】防风（去叉）　蝉壳　猪牙皂荚（酥炙,去皮子）各一两半　天麻二两

【用法】上为细末,用精羊肉煮熟捣烂,以酒熬为膏,丸如绿豆大。每服三十丸,荆芥酒或茶汤送下。

【主治】一切风疮疥癣,皮肤瘙痒,搔成瘾疹。

37889 防风丸（《圣济总录》卷一五〇）

【组成】防风（去叉）　苍耳（炒）　苦参　蒺藜子（炒）各二两　枳壳（去瓤,麸炒）一两

【用法】上为末,炼蜜为丸,如梧桐子大。每服二十丸,温酒送下,荆芥茶送下亦得,不拘时候。

【主治】妇人血风,皮肤瘾疹痒痛,或有细疮。

37890 防风丸（《圣济总录》卷一六七）

【组成】防风（去叉）　钟乳粉　牛黄（研）　白术各半两　熟干地黄（焙）　甘草（炙）各三分

【用法】上为末,炼蜜为丸,如梧桐子大。每服二丸,温水化下。

【主治】小儿解颅,脑缝开不合。

37891 防风丸（《圣济总录》卷一八二）

【组成】防风（去芦头）　连翘　桑根白皮（炙,剉）　牡丹皮　白头翁　黄柏（去粗皮,微炙）　豉（炒令黄）　独活（去芦头）　秦艽（去苗土）各一两　海藻（洗去咸,焙）三两

【用法】上为细末,炼蜜为丸,如麻子大。每服三丸,米饮送下,早晨、日晚各一服。

【主治】小儿瘰疬结核,寒热。

37892 防风丸

《永乐大典》卷九七八。即《幼幼新书》卷九引《赵氏家传》"天麻防风丸"。见该条。

37893 防风丸（《保命集》卷下）

【组成】防风半两　枳壳半两（去瓤,麸炒）　白术一两

【用法】上为细末,烧饼为丸。每服五七十丸,生姜汤送下。

【主治】痰嗽,胸中气不清利者。

37894 防风丸（《永类钤方》卷二十引《全婴方》）

【组成】天麻　防风　人参　川芎各一两　全蝎　甘草　僵蚕各一两半　朱砂　雄黄　牛胆南星各一分

【用法】上为末,炼蜜为丸,如鸡头子大。每服一丸,薄荷汤化下。

【主治】小儿风热痰热,神昏惊悸。

37895 防风丸（《得效》卷十一）

【组成】天麻　防风　人参各一两　全蝎（去毒）七个　僵蚕（炒断丝）　粉草各五钱　朱砂　雄黄各三钱半　麝香半钱

【用法】上炼蜜为丸,如小指头大。用人参汤化服一丸,不拘时候。冬瓜仁汤尤妙。

【主治】慢惊不省,手足微动,眼上视,昏睡。

37896 防风丸（《普济方》卷三七三引《鲍氏方》）

【组成】全蝎半两（略炒）　白附子（炮）　天麻　白茯苓　僵蚕　甘草　防风各一两

【用法】上为末,蜜为丸,如鸡头子大,朱砂为衣。每服半丸至一丸。

【主治】小儿风痰壅盛,惊风已成或未成者。

【加减】热加知母,寒加附子。

37897 防风丸（《张氏医通》卷十五）

【组成】防风（勿见火）

【用法】上为末,醋糊为丸,如梧桐子大。每服二钱五分,空腹葱白汤送下。

【主治】风入胞门,崩漏下血,色清淡者。

37898 防风丸

《盘珠集》卷下。为《校注妇人良方》卷十二"防风黄芩丸"之异名。见该条。

37899 防风丹（《普济方》卷三七四引《仁存方》）

【组成】全蝎　白附子

【用法】上为末,蜜为丸,如龙眼大。每服一丸,用麝香、荆芥汤送下。

【主治】小儿惊风,神困不睡。

37900 防风丹（《婴童百问》卷二）

【组成】羌活　防风　枳实　川芎　甘草（炒）　大黄（湿纸裹煨）各一钱半

【用法】上剉。每服三字,加生姜、大枣,水煎服。

【主治】小儿惊风,风热痰壅,大便不通。

【加减】或加赤芍药。

37901 防风汤（《外台》卷十四引《深师方》）

【组成】防风　白术　桂心　蜀椒（汗）　黄芩　细辛　芍药　人参　甘草（炙）各一两　麻黄三两（去节）　石膏二两（碎,绵裹）　大枣三十枚（擘）

【用法】上切。以水九升,煮取三升,分三服。

【主治】中风发热,头痛面赤,吸吸苦热,恶风烦闷,身中悁悁而疼,其脉浮而数者。

【宜忌】忌海藻、菘菜、桃、李、生葱、生菜。

37902 防风汤（《外台》卷十四引《深师方》）

【组成】防风　甘草（炙）　黄芩　茯苓　当归各一两　杏仁五十枚（去两仁皮尖）　秦艽半两　生姜五两　干枣三十枚（擘）　麻黄二两（去节）

【用法】上㕮咀。以清酒、水共四升,煮取三升,分三服。

【功用】发汗。

【主治】中风,两目不开,不能言,短气欲死。

【宜忌】忌海藻、菘菜、大酢。

37903 防风汤（《千金》卷十四引《徐嗣伯方》）

【组成】防风　赤石脂　石膏　人参　生姜　白石脂　寒水石　龙骨　茯苓各三分　桂心二分　紫石一分

【用法】上㕮咀。以水八升,煮取三升,分三服。

【主治】风眩,服薯蓣汤后,四体尚不凉冷,头目眩动者。

【方论选录】《千金方衍义》:服薯蓣汤,四肢热尚未除,

头目转觉眩晕,虚阳不能即敛故取风引汤中四石、龙骨、桂心,加参、苓以镇固之,生姜开发中气,防风开发表气,风引汤专取大黄引风热下行,此以人参助防风上泄,仍取江水煮取,乃薯蓣之成法,半夏汤之变法也。

【备考】此汤大都宜长将服,但药中小小消息之,随冷暖耳。

37904 防风汤（《千金》卷八引甄权方）

【组成】防风 芎䓖 白芷 牛膝 狗脊 萆薢 白术各一两 羌活 葛根 附子 杏仁各二两 麻黄四两 生姜五两 石膏 薏苡仁 桂心各三两

【用法】上咬咀。以水一斗二升,煮取三升,分三次服。服一剂觉好,更服一剂,即一度针,九剂九针即愈,灸亦得。

【主治】偏风。

【宜忌】《外台》:忌桃、李、生葱。

【备考】方中附子,《外台》作“人参”。

37905 防风汤（《外台》卷十四引《古今录验》）

【组成】防风 桂心 知母各四两 白术 生姜各五两 芍药 甘草各三两（炙）附子二枚（炮）

【用法】上切。以水一斗,煮取三升,分为三服。

【主治】历节风。身体四肢节解疼痛如坠脱,肿按之皮急,头眩短气,温温闷乱如欲吐。

【宜忌】忌生葱、猪肉、海藻、菘菜、桃、李、雀肉等。

37906 防风汤（《外台》卷十五引《古今录验》）

【组成】防风 白术 防己 干姜 甘草（炙）各一两 附子（炮）桂心各半两 蜀椒一百枚（汗）

【用法】上切。以水四升,煮取一升半,分为三服。

【主治】风眩呕逆,水浆不下,食辄呕,起即眩倒,发作有时,手足厥。

【宜忌】忌猪肉、冷水、生葱、海藻、菘菜、桃、李、雀肉等。

37907 防风汤（《千金》卷三）

【组成】防风五两 当归 芍药 人参 甘草 干姜各二两 独活 葛根各五两

【用法】上咬咀。以水九升,煮取三升,去滓,分三服,一日三次。

【主治】产后中风,背急短气。

【方论选录】《千金方衍义》:背急,表实可验;短气,内虚可凭。故以人参辅正祛邪,一举而两得其平。非若虚阳上逆,竹叶汤之两难分解也。

37908 防风汤（《千金》卷七）

【组成】防风 麻黄 芎䓖 人参 芍药 当归 茯苓 半夏 甘草各一两 鳖甲 生姜 桂心各二两 杏仁一两半 赤小豆一升 贝子五枚 乌梅五枚 大枣二十枚 吴茱萸五合 犀角 羚羊角各半两 橘皮一两 薤白十四枚

【用法】上咬咀。以水一斗,煮取三升,分三服,一日令尽。

【主治】脚痹,并主毒气上冲心胸,呕逆,宿癖,积气,疝气。

【方论选录】《千金方衍义》:防风汤方下主治脚痹,毒气冲心,虽合桂枝、麻黄二方和营开痹为主,究其所治,尤在冲心毒气,攻以犀角、羚羊、鳖甲、贝子解毒舒筋,散血消坚之味,协济桂枝、麻黄之力;参、苓、芎、归,又协济犀角、羚

羊、鳖甲、贝子之力也。然痹湿外着,必有痰气内伏,有诸内,形诸外,是二陈、姜、半又不可缺,其吴茱萸下气逐痹,赤小豆利水泄热,薤白涤除陈垢,乌梅收敛脾津,各有所主。至于防风一味,乃卒伍卑贱之职,《千金》独取名者,以《本经》主治恶风,风行周身骨节疼,为治风之专药。

【备考】本方方名,《普济方》引作“防风散”。

37909 防风汤（方出《千金》卷七,名见《外台》卷十八）

【组成】防己 蜀椒 细辛 桂心 麻黄 石膏各二两 独活 防风 黄芩 茵芋 葛根 芎䓖 芍药 甘草各一两 生姜 茯苓各三两 乌头二枚

【用法】上咬咀。以竹沥一斗,煮取四升,分六服,令一日一夜服尽。其间可常作赤小豆饮。

【主治】❶《千金》:脚弱。❷《普济方》:脚气痹弱,昼夜不安。

【临证举例】风毒脚弱 有人脚弱,先服常用竹沥汤四剂,未觉增损,作此方后,觉得力。

【宜忌】忌海藻、菘菜、猪肉、冷水、生葱、生菜、醋物。

37910 防风汤（《千金》卷七）

【异名】防风散（《证治要诀类方》卷三）。

【组成】防风 麻黄 秦艽 独活各二两 当归 远志 甘草 防己 人参 黄芩 升麻 芍药各一两 石膏半两 麝香六铢 生姜 半夏各二两（一方用白术一两）

【用法】上咬咀。以水一斗三升,煮取四升,一服一升。初服厚覆取微汗,亦当两三行下,其间相去如人行十里久更服。

【主治】肢体虚风,微瘈发热,肢节不随,恍惚狂言,来去无时,不自觉悟;亦治脚气缓弱。

【加减】有热,加大黄二两;先有冷心痛疾者,倍当归,加桂心三两,不用大黄。

【方论选录】《千金方衍义》:方中明言功用胜于续命、越婢、风引诸汤,考其药味与防风散、大鳖甲汤相同者。及方后又云,有热加大黄,有寒加桂心,总不出大鳖甲汤、防风散中之法。

37911 防风汤（《千金》卷八）

【组成】防风 白术 知母各四两 生姜 半夏各五两 芍药 杏仁 甘草 芎䓖各三两 桂心四两

【用法】上咬咀。以水一斗,煮取三升,分四服,日三夜一。

【主治】身体四肢节解如堕脱,肿,按之皮陷,头眩短气,温温闷乱欲吐者。

【方论选录】《千金方衍义》:详本方见证,不独毒风外贼,兼有痰热内蕴,故于《金匮》桂枝芍药知母汤中退麻黄、附子之悍烈,进杏、半、芎、芍之和平,以桂心、芎、芍内护营虚,防风、杏仁外泄卫实,白术、姜、半中启脾湿,妙在知母一味,滋桂心、姜、半之辛燥,甘草一味,和桂心、知母之刚柔,较《古今录验》尤为稳当。

37912 防风汤

《千金》卷十三。为《医心方》卷三引《集验方》“防风枳实汤”之异名。见该条。

37913 防风汤（《千金》卷二十四）

【组成】防风

【用法】煎汁饮服。

【功用】解乌头、附子毒。

37914 防风汤（《永类钤方》卷十八引时贤方）

【异名】羌活酒（《普济方》卷三三九）。

【组成】防风五钱　羌活一钱半

【用法】上为细末,以黑豆一合炒焦,大烟出,投无灰酒,候沸定。以酒调药灌下,稍苏再灌。

【主治】妊娠中风,口噤,四肢强直反张。

【备考】本方原名"防己汤",但方中无防己,有防风,据《普济方》改。

37915 防风汤（《伤寒微旨》卷上）

【组成】防风（去芦）半两　桔梗三分　甘草（炙）旋覆花各半两　厚朴（炒）三分

【用法】上为末。每服三钱,水一盏,加生姜一块如枣大(擘破),煎至七分,去滓温服。

【主治】中风。恶风,自汗出,两手脉浮数而缓。若寸脉力小尺脉力大,在清明以后至芒种以前者。

【加减】如三五服后,寸脉力尚小,加荆芥穗五七枚同煎。

37916 防风汤（《圣济总录》卷五）

【组成】防风（去叉）　麻黄（去根节,先煎,掠去沫,焙）各三分　芎䓖　防己　附子（炮裂,去皮脐）人参　芍药　黄芩（去黑心）桂（去粗皮）杏仁（汤浸,去皮尖并双仁,炒）甘草（炙）各半两　羚羊角（镑）一两　石膏（碎）三两

【用法】上剉,如麻豆大。每服五钱匕,水一盏半,加生姜半分(切),煎至八分,去滓;更入竹沥、葛汁各少许,再煎三五沸,温服,日二夜一。觉减损,更服后防己竹沥汤。

【主治】初得中风,四肢不收,心神昏愦,眼不识人,不能言语。服荆沥汤后,觉四体有异。

37917 防风汤

《圣济总录》卷五。为《圣惠》卷十九"防风散"之异名。见该条。

37918 防风汤（《圣济总录》卷五）

【组成】防风（去叉）一两半　羌活（去芦头）一两　黄耆（炙,剉）二两半　五加皮（剉）一两半　牛膝（去苗,酒浸,切,焙）一两半　丹参一两一分　酸枣仁（炒）一合　桂（去粗皮）一两半　赤芍药一两半　麻黄（去节,煎掠去沫,焙）一两一分　槟榔（煨,剉）一两　当归（切,焙）一两　木通（剉）一两半

【用法】上为粗末。每服三钱匕,以水一盏,煎至七分,去滓,空心温服,及晚食前再服。

【主治】肾中风,腰脚痛痹不仁,骨髓酸疼,不能久立,渐觉消瘦。

37919 防风汤（《圣济总录》卷六）

【组成】防风（去叉）赤芍药　独活（去芦头）黄芩（去黑心）枸杞根　芎䓖　防己　白术　乌头（炮裂,去皮脐）甘草（炙,剉）茵芋各二两　麻黄（去根节）生姜（切,焙）各三两　细辛（去苗叶）桂（去粗皮）白茯苓（去黑皮）各一两

【用法】上剉,如麻豆大。每服三钱匕,水一盏,研石膏一钱匕,同煎至七分,去滓温服,不拘时候。

【主治】卒中恶风,口噤不能言,肢体缓软,心神恍惚。

37920 防风汤

《圣济总录》卷六。为《圣惠》卷十九"防风散"之异名。见该条。

37921 防风汤（《圣济总录》卷六）

【组成】防风（去叉）防己　升麻　桂（去粗皮）麻黄（去根节,煎掠去沫,焙干）芎䓖各一两　羚羊角（镑）一两半

【用法】上剉,如麻豆大。每服三钱匕,以水一盏,煎取六分,去滓,加竹沥半合,更煎三两沸,空心热服,日午及临卧各一服。

【主治】中风,口面㖞斜,泪出失音。

37922 防风汤（《圣济总录》卷九）

【组成】防风（去叉）一两　芎䓖一两半　麻黄（去节,煎,掠去沫,焙干）一两半　独活（去芦头）一两半　桂（去粗皮）一两　升麻一两　羚羊角（镑）一两

【用法】上为粗末。每用十钱匕,水三盏,煮取二盏,加竹沥一合,更煎三沸,去滓,分三服,日二夜一,微热服之。

【主治】偏风不随。

【加减】若手足冷,加生姜三两。

37923 防风汤（《圣济总录》卷九）

【组成】防风（去叉,剉）独活（去芦头）防己　秦艽（去苗土）黄耆　芍药　白术　芎䓖　远志（去心）各二两　石膏（碎）三两　升麻二两　石斛（去根,剉）三两　牛膝（去苗,酒浸,切,焙）二两　丹参二两　陈橘皮（汤浸,去白,焙）一两半　甘草（炙,剉）二两　厚朴（去粗皮,生姜汁炙五遍）二两　天门冬（去心,焙）二两　薏苡仁（炒）二两半　羚羊角（镑屑）二两　五加皮二两　熟干地黄（焙干）一两半　麻黄（去节,先煎,掠去沫,焙干）一两半　地骨皮二两　人参二两　茯神（去木）二两

【用法】上㕮咀。每以六钱匕,水三盏,煎至一盏半,去滓,分温二服,空心、夜卧服之。

【主治】风痹,四肢不收,言语謇涩。

【加减】若觉心中烦热,每煎将熟,别入竹沥一合,更煎三沸温服。

37924 防风汤（《圣济总录》卷十）

【组成】防风（去叉）二两　白术一两　白鲜皮二两　桂（去粗皮）一两三分　黄耆（剉）二两　薏苡仁（炒）三两

【用法】上为粗末。每服四钱匕,水一盏半,加生姜三片,煎至一盏,去滓温服,日三夜一。

【主治】历节风,周身百节疼痛,腰脚痿弱。

37925 防风汤（《圣济总录》卷十）

【组成】防风（去叉）麻黄（去根节,先煎,掠去沫,焙）石韦（去毛）络石　桑根白皮　大腹皮　芎䓖　生干地黄各一两半　附子（炮裂,去皮脐）二两　白术　桂（去粗皮）羌活（去芦头）牡丹皮　射干各一两　草豆蔻（去皮）四枚　桃仁二十枚（去皮尖双仁,炒）

【用法】上剉,如麻豆大。每服五钱匕,水一盏半,加生姜五片,同煎取八分,去滓温服。

【主治】风湿脚膝肿痛。

37926 防风汤（《圣济总录》卷十一）

【组成】防风（去叉）五加皮（剉）附子（炮裂,去皮脐）萆薢　薏苡仁　桂（去粗皮）各一两　牛膝（酒

浸,切、焙） 独活(去芦头) 赤茯苓(去黑皮) 当归(切,焙) 杜仲(去粗皮,炙) 海桐皮各一两半 木香 枳壳(去瓤,麸炒) 仙灵脾各半两

【用法】上咬咀,如麻豆大。每服五钱匕,水一盏半,加生姜一枣大(拍碎),同煎至一盏,去滓温服,不拘时候。

【主治】风腲腿,肌肉虚满,四肢不收,骨节疼痛。

37927 防风汤(《圣济总录》卷十一)

【组成】防风(去叉) 益母草 苦参各三两 蒺藜子(炒)五两 荆芥穗二两 蔓荆实二两 枳壳(去瓤,麸炒)二两

【用法】上为粗末。每用三两,水一斗,煎至八升,乘热淋洗患处。

【主治】风瘙痒如虫行,或痛痹不仁。

37928 防风汤(《圣济总录》卷十一)

【组成】防风(去叉) 黄耆(剉) 犀角(镑) 升麻 漏芦(去芦头) 秦艽(去土)各一两半 乌蛇(酒炙,去皮骨) 芒消(研) 枳壳(去瓤,麸炒)各二两

【用法】上为粗末。每服五钱匕,水一盏半,煎至一盏,去滓温服,一日二次。

【主治】风瘙瘾疹,皮肤痒痛,心神烦闷。

37929 防风汤(《圣济总录》卷十二)

【组成】防风(去叉) 白术 桂(去粗皮)各一两 细辛(去苗叶)半两 赤芍药 黄芩(去黑心) 甘草(炙)各一两 麻黄(去根节,煮,掠去沫)三两 石膏(碎)二两

【用法】上为粗末。每服五钱匕,水一盏半,加大枣二枚(擘破),煎至八分,去滓,空心温服,一日二次。

【主治】中风,头痛面赤,翕翕发热,恶风烦闷,身痛如碎。

37930 防风汤(《圣济总录》卷十三)

【组成】防风(去叉) 独活(去芦头) 羌活(去芦头) 柴胡(去苗) 白术 甘草(炙) 麻黄(去节)各一两 芎劳二两 荆芥穗 菊花各半两

【用法】上为粗末。每服三钱匕,以水一盏,煎去七分,去滓,食后温服。

【主治】劳风壅滞,多痰逆头昏。

37931 防风汤(《圣济总录》卷十三)

【组成】防风(去叉) 甘草(炙) 黄芩(去黑心) 桂(去粗皮) 当归(切,焙) 白茯苓(去黑皮)各一两 秦艽(去苗土) 葛根各半两 杏仁五十枚(汤浸,去皮尖双仁,炒)

【用法】上剉,如麻豆大。每服五钱匕,水一盏,酒半盏,加生姜三片,大枣一枚(去核),煎至一盏,去滓温服,一日三次。取汗为度。

【主治】中风,寒热时作。

37932 防风汤(《圣济总录》卷十六)

【组成】防风(去叉) 赤茯苓(去黑皮) 芎劳各二两 枳壳(去瓤,麸炒) 麻黄(去根节,先煎,掠去沫,焙)各一两半 前胡(去芦头)一两半 细辛(去苗叶)一两 石膏(研碎)二两半

【用法】上为粗末。每服五钱匕,水一盏半,煎至一盏,加竹沥半合,再煎令拂,去滓温服,一日三次,不拘时候。

【主治】风头眩欲倒,眼旋脑痛。

37933 防风汤(《圣济总录》卷十六)

【组成】防风(去叉) 柴胡(去苗) 黄连(去须) 当归(炙) 枳壳(去瓤,麸炒) 大黄(剉,熬) 天雄(炮裂,去皮脐) 地骨皮各一两 桑根白皮(剉,炒) 羌活(去芦头) 芎劳各一两半 石膏(捶碎)一两 旋覆花 桂(去粗皮) 菊花各半两

【用法】上剉,如麻豆大。每服五钱匕,以水一盏半,加生姜半分(切),煎取八分,去滓温服。

【主治】风头痛。

37934 防风汤(《圣济总录》卷十七)

【组成】防风(去叉)一两 桂(去粗皮)一两 生干地黄(切,焙)一两 赤芍药一两 当归(切,焙)一两 吴茱萸(汤浸,洗七遍,焙干)半两 干姜(炮裂)半两 细辛(去苗叶)半两

【用法】上为粗末。每服三钱匕,水一盏,煎至七分,去滓稍热服,不拘时候。

【主治】风入腹,疼痛拘急。

37935 防风汤(《圣济总录》卷十八)

【组成】防风(去叉) 地骨皮 王不留行 山栀子仁(微炒) 荆芥穗 恶实(炒)各一两 甘草(炙)三分 人参 生干地黄(焙)各半两

【用法】上为粗末。每服三钱匕,水一盏,入恶实根二寸,同煎至七分,去滓温服,不拘时候。

【主治】风热熏蒸,皮肤白癜。

37936 防风汤(《圣济总录》卷十九)

【组成】防风(去叉)一两 芎劳 黄耆(剉) 五味子 人参 茯神(去木) 独活(去芦头) 羚羊角(镑屑) 前胡(去芦头)各三分 细辛(去苗叶) 酸枣仁(微炒) 甘草(炙)各半两

【用法】上为粗末。每服三钱匕,水一盏,加大枣三枚(擘破),同煎取七分,去滓温服,不拘时候。

【主治】肝痹,头目昏塞,四肢不利,胸膈虚烦。

37937 防风汤(《圣济总录》卷十九)

【异名】防风散(《杏苑》卷五)。

【组成】防风(去叉) 甘草(炙,剉)各一两 黄芩(去黑心)三分 当归(切,焙) 赤茯苓(去黑皮)各一两 秦艽(去苗土) 葛根(剉)各三分 桂(去粗皮) 杏仁(汤浸,去皮尖双仁,炒)各一两 麻黄(去根节,煎掠去沫,焙)半两

【用法】上为粗末。每服五钱匕,酒一盏,水一盏,加大枣三枚(擘破),生姜五片,同煎至一盏,去滓温服,日二夜一。

【主治】行痹,痛风,伤风寒热。

❶《圣济总录》:行痹,行走无定。❷《赤水玄珠》:痛风。❸《医钞类编》:伤风寒热。

37938 防风汤(《圣济总录》卷十九)

【组成】防风(去叉) 芎劳 麻黄(去根节)各一两 独活(去芦头) 桂(去粗皮) 前胡(去芦头) 五味子 附子(炮裂,去皮脐) 杏仁(汤浸,去皮尖双仁,麸炒) 人参 茯神(去木)各三分 细辛(去苗叶) 甘菊花 黄耆 山茱萸 甘草(炙,剉)各半两

【用法】上剉,如麻豆大。每服四钱匕,水一盏半,加生

姜五片,煎至八分,去滓稍热服,不拘时候。

【主治】肺中风寒湿,项强头昏,胸满短气,嘘吸颤掉,言语声嘶,四肢缓弱,皮肤瘃痹。

37939 防风汤

《圣济总录》卷十九。为《圣惠》卷十九"防风散"之异名。见该条。

37940 防风汤(《圣济总录》卷二十)

【异名】防风饮。

【组成】防风(去叉) 麻黄(去节,先煎,掠去沫,焙)各三两 石膏 黄芩(去黑心) 芎䓖 当归(切,焙)各一两 杏仁(去双仁皮尖,熬)四十枚 桂(去粗皮) 熟干地黄(焙) 甘草(炙,剉)各一两

【用法】上为粗末。每服五钱匕,水一盏半,煎至一盏,去滓,空心温服,一日二次。

【主治】风冷痹,身体不随,四肢痛麻,不觉痛痒,不能言语。

37941 防风汤(《圣济总录》卷二十)

【组成】防风(去叉) 薏苡仁各二两 麻黄(去根节,汤煮,掠去沫,焙干)四两 白术 芎䓖 细辛(去苗叶) 羌活(去芦头) 茵芋(去粗茎) 牛膝(去苗,酒浸,切,焙) 狗脊(去毛) 草薢 侧子(炮裂,去皮脐) 杏仁(去皮尖双仁,炒微黄) 赤箭 桂(去粗皮)各一两

【用法】上剉,如麻豆大。每服四钱匕,水一盏,加生姜三片,同煎至七分,去滓温服,不拘时候。

【主治】风寒湿痹,筋脉挛急,身体手足不随。

37942 防风汤(《圣济总录》卷二十二)

【组成】防风(去叉) 麦门冬(去心,焙) 山芋 大黄(剉,炒) 桂(去粗皮)各一两 白术 白附子(炮) 牛膝(去苗,酒浸,切,焙) 半夏(汤洗七遍,与生姜等分同捣,焙) 芎䓖 肉苁蓉(酒浸,切,焙) 黄耆(剉) 远志(去心,焙) 干姜(炮)各三分 甘草(炙)半两

【用法】上为粗末。每服五钱匕,水一盏半,加生姜一枣大(拍碎),大枣二枚(去核),同煎至八分,去滓温服,空心、日午、临卧各一次。

【主治】中风伤寒。

37943 防风汤(《圣济总录》卷三十一)

【组成】防风(去叉) 白术 附子(炮裂,去皮脐) 白鲜皮 黄耆 桂(去粗皮) 薏苡仁各一两

【用法】上剉,如麻豆大。每服三钱匕,水一盏,加生姜半分(拍碎),同煎至半盏,去滓温服,一日三次。

【主治】伤寒后,遍身骨节疼痛,脚膝无力。

37944 防风汤(《圣济总录》卷三十二)

【组成】防风(去叉) 芎䓖 甘草(炙,剉) 人参 茯神(去木) 独活(去芦头) 前胡(去芦头)各一两 细辛(去苗叶) 菊花各半两

【用法】上为粗末。每服五钱匕,水一盏半,煎至一盏,去滓温服,早、晚食后各一次。

【主治】伤寒后,肝虚目暗,视物不明,或见黑花。

37945 防风汤(《圣济总录》卷三十三)

【组成】防风(去叉)一两 麻黄(去根节)三分 桂(去粗皮)三分 牛膝(去苗,酒浸,切,焙)一两 丹参半两 五加皮半两 杜仲(去粗皮,炙,剉)三分 芎䓖三分

附子(炮裂,去皮脐)一两 细辛(去苗叶)半两 当归(切,焙)一两 芍药一两 羌活(去芦头)一两 续断一两

【用法】上剉,如麻豆大。每服五钱匕,用水一盏半,加生姜半分(拍碎),同煎至七分,去滓,食前温服。

【主治】伤寒后腰痛,或皮肉瘃痹,腿膝疼痛,行履艰难,不可俯仰。

37946 防风汤(《圣济总录》卷四十一)

【组成】防风(去叉) 麻黄(去根节) 半夏(汤洗七遍去滑,切,焙) 秦艽(去苗土) 独活(去芦头)各二两 当归(切,焙) 远志(去心) 甘草(炙,剉) 防己 人参 黄芩(去黑心) 升麻 芍药各一两 石膏(碎)半两

【用法】上为粗末。每服五钱匕,水一盏半,加麝香末少许,生姜一枣大(拍碎),煎至一盏,去滓温热服,不拘时候。

【主治】肝气壅逆,肢体沉重,面色多青,时欲嗔怒,甚者恍惚狂言,心神不安。

37947 防风汤(《圣济总录》卷六十五)

【异名】防风散(《鸡峰》卷十一)。

【组成】防风(去叉) 桑根白皮 甘草各二两

【用法】上剉,米泔浸一宿,晒干,为粗末。每服三钱匕,水一盏,加黄蜡皂子大,同煎至七分,去滓温服。

【主治】风热咳嗽。

37948 防风汤(《圣济总录》卷八十一)

【组成】防风(去叉)半两 大枣七枚(去核) 桂(去粗皮) 麻黄(去根节) 当归(切,焙)各半两 槟榔(为末)一两 犀角(镑)一分 赤茯苓(去黑皮)半两

【用法】上药除槟榔外,剉如麻豆。每服五钱匕,水二盏,煎至一盏,去滓,入槟榔末一钱匕,再煎一二沸,温服,不拘时候。

【主治】风毒脚气,无力,瘃痹疼痛,四肢不仁,失音不语,及风毒冲心。

37949 防风汤

《圣济总录》卷八十三。为原书卷八十一"防风麻黄汤"之异名。见该条。

37950 防风汤(《圣济总录》卷八十三)

【组成】防风(去叉) 防葵(生用) 泽泻 白术 杏仁(汤浸,去皮尖双仁,炒) 黄耆 麻黄(去根节) 独活(去芦头) 赤茯苓(去黑皮)各半两 大豆(炒熟)三合 赤小豆(炒熟)半升 桑根白皮(剉,炒)四两 陈橘皮(汤浸,去白,炒) 泽漆 麦门冬(去心,焙) 猪苓(去黑皮)各三分 大戟(剉,炒)一两

【用法】上为粗末。每服五钱匕,水一盏半,加生姜半分(拍破),煎至七分,去滓,空心、日午温服。

【主治】脚气肿满,变为风水。

37951 防风汤(《圣济总录》卷一〇六)

【组成】防风(去叉)一两半 远志(去心) 黄芩(去黑心) 人参 桔梗(剉,炒) 细辛(去苗叶) 芍药各一两

【用法】上为粗末。每服五钱匕,水一盏半,煎至八分,去滓,食后、临卧温服。

【功用】泻肝补胆。

【主治】蟹目疼痛。

37952 防风汤(《圣济总录》卷一〇六)

【组成】防风(去叉) 甘菊花 萎蕤 旋覆花 升麻 决明子(微炒) 秦皮(去粗皮,剉) 黄连(去须) 栀子仁 麦门冬(去心,焙) 甘草(炙令赤,剉)各一两

【用法】上为粗末。每服五钱匕,水一盏半,煎至七分,去滓,食后、临卧温服。

【主治】❶《圣济总录》:肝脏风热,冲目赤涩痛,风泪肿合。❷《普济方》:风热冲肝,目多倒睫。

37953 防风汤(《圣济总录》卷一〇七)

【组成】防风(去叉) 甘菊花各三分 芎䓖 赤芍药各半两 黄芩(去黑心)一两 羚羊角(镑)半两 细辛(去苗叶)三分 枳壳(去瓤,麸炒)半两 黄连(去须)三分 甘草(炙)半两 石膏(碎)一两 人参半两

【用法】上为粗末。每服五钱匕,水一盏半,煎至一盏,去滓,食后、临卧温服。

【主治】风热眼赤,痛痒不定。

37954 防风汤(《圣济总录》卷一〇七)

【组成】防风(去叉) 白鲜皮 独活(去芦头) 陈橘皮(汤浸,去白)各一两 芎䓖一两半 甘草(炙,剉) 细辛(去苗叶)各半两

【用法】上为粗末。每服五钱匕,水一盏半,煎至七分,去滓,食后、临卧温服。

【主治】肝肾风气久积,客于目不散,目干涩痛。

37955 防风汤(《圣济总录》卷一〇八)

【组成】防风(去叉)一两一钱 芎䓖 甘草(炙,剉) 白茯苓(去黑皮) 独活(去芦头) 前胡(去芦头)各一两 人参 细辛(去苗叶)各三分

【用法】上为粗末。每服五钱匕,水一盏半,加大枣二枚(擘),煎至七分,去滓,食后温服,一日二次。

【主治】肝虚寒,目暗眈眈,视物不明,并生黑花。

37956 防风汤(《圣济总录》卷一〇八)

【组成】防风(去叉) 芎䓖 白鲜皮各一两 细辛(去苗叶) 甘草(炙) 独活(去芦头) 陈橘皮(汤浸,去白,焙)各半两

【用法】上为粗末。每服五钱匕,水一盏半,加大枣二枚,竹叶十片,煎至八分,去滓,下蜜半匙,再煎沸,食后、临卧温服。

【主治】肝虚寒,目视眈眈。

【备考】方中独活,《普济方》作"羌活"。

37957 防风汤(《圣济总录》卷一〇八)

【组成】防风(去叉)三分 甘菊花 羌活(去芦头) 藁本(去苗土)各一两 石膏二两 旋覆花 蔓荆实 甘草(炙)各半两

【用法】上为粗末。每服四钱匕,以水一盏,加生姜一枣大(切),煎取七分,去滓,食后温服,一日二次。

【主治】风热上攻,眼眉骨连头疼痛。

37958 防风汤

《圣济总录》卷一〇九。为《圣惠》卷三十三"羚羊角散"之异名。见该条。

37959 防风汤

《圣济总录》卷一〇九。为原书同卷"除风汤"之异名。见该条。

37960 防风汤(《圣济总录》卷一一〇)

【组成】防风(去叉)二两 地骨皮 远志(去心) 人参 黄耆(剉) 白茯苓(去黑皮)各一两 知母 大黄(剉碎,炒)各二两

【用法】上为粗末。每服一钱匕,水一盏,煎至五分,去滓,食后、临卧温服。

【主治】眼漏睛脓出。

37961 防风汤(《圣济总录》卷一一〇)

【组成】防风(去叉)二两 犀角(镑) 知母 黄芩(去黑心) 玄参各一两 桔梗(剉,炒) 羚羊角(镑)各一两半 大黄(炒)半两

【用法】上为粗末。每服一钱匕,水一盏,煎至五分,食后去滓温服,一日二次。

【主治】眼睑生风粟。

37962 防风汤(《圣济总录》卷一一二)

【组成】防风(去叉) 茺蔚子 五味子 知母(焙) 桔梗(炒) 玄参 车前子 大黄(剉,焙) 细辛(去苗叶) 黄芩(去黑心)各一两

【用法】上为粗末。每服三钱匕,水一盏,煎至六分,去滓,食后、临卧温服,一日二次。

【主治】内障圆翳,及涩翳。

37963 防风汤

《圣济总录》卷一一六。为《圣惠》卷三十七"木通散"之异名。见该条。

37964 防风汤(《圣济总录》卷一一八)

【组成】防风(去叉)半两 菊花一两 升麻 独活(去芦头) 知母(焙) 黄芩(去黑心) 玄参 藁木(去苗土) 大黄(剉,炒) 栀子(去皮) 前胡(去芦头) 桔梗(剉,炒) 甘草(炙,剉) 麦门冬(去心,焙) 生干地黄(焙)各半两

【用法】上为粗末。每用三钱匕,水一盏,煎至七分,去滓,食后服,一日三次。

【主治】脾胃蕴结热气,复为风冷相搏,唇边生核,结硬疼痛。

37965 防风汤(《圣济总录》卷一一九)

【组成】防风(去叉) 当归(切,焙) 芎䓖 细辛(去苗叶)各一两 附子(炮裂)半两

【用法】上咬咀,如麻豆大。每用药五钱匕,以水一盏,加生姜五片,煎十余沸,去滓,热嗽冷吐。

【主治】牙齿疼痛。

【备考】本方方名,《普济方》引作"防风散"。

37966 防风汤(《圣济总录》卷一二一)

【组成】防风一两 蔓荆子一两 细辛半两 川升麻半两 地骨皮半两 赤茯苓半两 芎䓖一两

【用法】上剉细和匀。每用半两,以水一大盏,酒一盏,同煎至一盏,去滓,热含就于患处,良久冷即吐,含尽为度,每日二次。

【主治】齿根出露,摇动疼痛。

37967 防风汤(《圣济总录》卷一二九)

【组成】防风(去叉) 柴胡(去苗) 白芷 桔梗(炒) 木通(剉) 当归(切,焙)各一两半 羌活(去芦头) 麻黄(去根节,煎,掠去沫,焙) 附子(炮裂,去皮脐) 甘草(炙,

到)各一两

【用法】上咬咀。如麻豆大。每服五钱匕,水一盏半,煎至八分,去滓温服,食后、临卧各一次。如欲出汗,空心并两服,后投以热姜稀粥,盖覆取汗,慎外风。

【主治】风毒中人,留血脉不散,与荣卫相搏,结成风痹。身体烦热,昏冒肿痛。

37968 防风汤(《圣济总录》卷一五〇)

【组成】防风(去叉) 威灵仙 赤芍药 牡丹皮各一两 乌头(炮裂,去皮脐)半两

【用法】上到,如麻豆大。每服三钱匕,水一盏,煎至七分,去滓温服,不拘时候。

【主治】妇人血风走注,上焦不利,头目昏重,少力多倦,浑身刺痛,四肢麻木。

37969 防风汤(《圣济总录》卷一五〇)

【组成】防风(去叉) 人参 远志(去心) 桂(去粗皮) 独活(去芦头) 甘草(炙)各一两 茯神(去木)一两半 细辛(去苗叶) 干姜(炮) 白术(到,炒) 酸枣仁(炒)各半两

【用法】上为粗末。每服三钱匕,水一盏,煎七分,去滓温服,日二夜一。

【功用】安神定志,解风邪。

【主治】妇人惊悸。

37970 防风汤(《圣济总录》卷一五一)

【组成】防风(去叉) 羚羊角(镑) 地榆 赤芍药各一两半 茯神(去木) 鳖甲(去裙襕,醋炙) 熟干地黄(焙) 枳壳(去瓤,麸炒)各一两

【用法】上为粗末。每服三钱匕,水一盏,煎至六分,去滓温服。

【主治】妇人月水不调,脐腹胀满,四肢寒热,不嗜饮食。

37971 防风汤(《圣济总录》卷一六二)

【组成】防风(去叉)一两半 芎䓖一两 吴茱萸(汤浸,焙干,炒)一分 天雄(炮裂,去皮脐) 人参 山芋 秦艽(去苗土)各三分 狗脊(去毛,到,炒) 白蔹 干姜(炮) 干漆(炒烟出) 桂(去粗皮)各半两

【用法】上到,如麻豆大。每服三钱匕,水一盏,加生姜三片,大枣一枚(擘破),煎七分,去滓温服,不拘时候。

【主治】产后中风偏枯,疼痛拘挛,言语謇涩。

37972 防风汤(《圣济总录》卷一六二)

【组成】防风(去叉) 独活(去芦头) 黄耆 羚羊角(镑) 枳壳(去瓤,麸炒) 乌头(炮裂,去皮脐) 旋覆花 生干地黄(焙) 桂(去粗皮)各一两

【用法】上到,如麻豆大。每服三钱匕,水一盏,加生姜半分,薄荷三叶,同煎至七分,去滓温服,不拘时候。

【主治】产后伤风冷,头疼痛,目眩恶心。

37973 防风汤(《圣济总录》卷一六二)

【组成】防风(去叉) 升麻 黄芩(去黑心) 芍药 石膏(生) 葛根(到) 芎䓖 羌活各一两

【用法】上为粗末。每服三钱匕,水一盏,煎至七分,去滓服,不拘时候。

【主治】产后风热,头痛,目瞤动。

37974 防风汤(《圣济总录》卷一六八)

【组成】防风(去叉) 黄耆(到) 甘草(炙,到) 人参 连翘各半两 山栀子仁一分

【用法】上为粗末。每服一钱匕,水八分,煎至六分,去滓温服。

【功用】止烦渴,除风疹,治惊悸。

【主治】小儿风热,惊悸。

37975 防风汤

《圣济总录》卷一八〇。为《圣惠》卷八十九"甘菊花散"之异名。见该条。

37976 防风汤

《圣济总录》卷一八一。为《圣惠》卷八十九"防风散"之异名。见该条。

37977 防风汤(《圣济总录》卷一八二)

【组成】防风(去叉) 白茯苓(去黑皮) 升麻 贝母(去心) 蒺藜子(炒去角) 大黄(到,炒) 甘草(炙,到)各一分

【用法】上为粗末。每服一钱匕,水七分,煎至四分,去滓,食后温服,一日二次。

【主治】小儿瘾疹,风痒。

37978 防风汤(《圣济总录》卷一八三)

【组成】防风(去叉) 当归(切,焙) 泽泻 威灵仙(去土) 甘草(炙,到) 黄连(去须) 虎杖各一两半 石韦(去毛) 天门冬(去心,焙) 白石脂(研) 槐实(炒) 地榆各二两 石膏(捶碎)三两 生地黄(切,焙)六两 大黄(到,炒) 黄芩(去黑心) 犀角(镑) 消石(研)各一两

【用法】上咬咀。每服五钱匕,以水一盏半,加生姜一分(拍碎),同煎取八分,去滓温服。

【主治】石药发动,上冲头面,疼痛浮肿,心神恍惚。

37979 防风汤(《幼幼新书》卷三十七引张涣方)

【组成】防风 鼠黏子 荆芥穗 人参(去芦头)各一两 甘草(炙) 天麻各半两

【用法】上为细末。每服一钱,水八分一盏,加生姜、薄荷各少许,煎五分,去滓温服。

【主治】小儿瘾疹,疮疥。

37980 防风汤(《本事》卷一)

【组成】石斛(洗,去根)一两半 熟干地黄(酒洒,九蒸九晒,焙干) 杜仲(去皮,到如豆,炒令黑) 丹参各一两一分 防风(去叉股) 川芎(洗) 麦门冬(用水泡,去心) 桂枝(不见火) 川独活(黄色如鬼眼者,去芦,洗,焙)各一两

【用法】上为粗末。每服五钱,水一大盏半,加大枣二枚,同煎八分,去滓温服。

【主治】中风内虚,脚弱,语謇。

【方论选录】《本事方释义》:石斛气味甘平微苦咸,入足太阴、少阴;干地黄气味甘寒微苦,入足少阴;杜仲气味辛平微温,入足少阴、厥阴;丹参气味苦微寒,入心;防风气味苦辛甘温,入手、足太阳;川芎气味辛温,入足少阳、厥阴;麦门冬气味甘凉微苦,入手太阳、少阴;桂心气味辛甘大热,入足少阴、厥阴;独活气味苦辛甘平,入足少阴、厥阴之风药。因内虚中风,语謇脚弱,表平温经之品,得风药之引入经络,祛邪扶正,其功岂不伟哉!

37981 防风汤

《本事》卷六。为《圣济总录》卷十三"防风散"之异名。见该条。

37982 防风汤(《宣明论》卷一)

【组成】黄芩 人参 甘草(炙) 麦门冬(去心)各一两 川芎一两 防风(去芦)一两半

【用法】上为末。每服二钱,沸汤点之,食后服,一日三次。

【主治】鼻渊脑热,渗下浊涕不止,久而不已,必成衄血之疾。

【备考】《医学六要·治法汇》有黄连,无黄芩。《嵩崖尊生》有沙参,无人参。

37983 防风汤(《三因》卷二)

【组成】防风(去叉) 泽泻 桂心 杏仁(麸炒,去皮尖) 干姜(炮) 甘草(炙)各等分

【用法】上锉散。每服四钱,水一盏半,煎七分,去滓,食前服。

【主治】中风挟暑,卒然晕倒,面青黑,四肢缓弱,喜伸欠,口㖞斜,四肢不仁,好笑。

37984 防风汤(《保命集》卷中)

【组成】防风 羌活 独活 川芎各等分

【用法】上㕮咀。每服五钱 水一盏半,煎至七分,去滓温服。二三服后,宜调蜈蚣散。

【主治】破伤风,同伤寒表证,未传入里,宜急服此药。

37985 防风汤(《保命集》卷下)

【组成】苍术四两 防风三两 当归一两半 羌活一两半

【用法】上为粗末。每服一二两,水三盏,煎至一盏半,取清,连续常服,不拘时候。

【功用】正脾胃之气,兼除风邪。

【主治】产后经水适断,感于异证,手足抽搐,咬牙昏冒,服增损柴胡汤及秦艽汤后,前证已退,用此调治。

37986 防风汤(《保命集》卷下)

【异名】解毒防风汤(《小儿痘疹》)。

【组成】防风一两 地骨皮 黄耆 芍药 枳壳 荆芥穗 牛蒡子各半两

【用法】上为细末,温水调下;或为粗末,煎服二三钱,更妙。

【功用】安里解毒。

【主治】❶《保命集》:小儿斑疹。❷《小儿痘疹》:小儿痘疮毒气炽盛。

37987 防风汤

《女科百问》卷下。为《圣惠》卷七十八"防风散"之异名。见该条。

37988 防风汤(《儒门事亲》卷十二)

【组成】防风 麻黄 独活 秦艽(去芦) 黄芩 石膏 当归 白术各半两

【用法】上为粗末,加半夏片子搅匀。每服四钱,水二中盏,加生姜七片,煎至一盏,去滓,取清汁六分,加麝香少许,带热食后服。

【主治】❶《儒门事亲》:风寒湿痹,腰脚沉重浮肿,夜则痛甚,两足恶寒,饮食转减,肢体瘦乏。❷《普济方》:诸风疾。

37989 防风汤

《妇人良方》卷三。为《普济方》卷一〇五引《指南方》"防风散"之异名。见该条。

37990 防风汤(《妇人良方》卷五)

【异名】黄耆散(《普济方》卷三二二)。

【组成】黄耆一两 白芍药 防风各三分 甘草半两 当归 生干地黄各三分

【用法】上㕮咀。每服三钱,水一盏,加生姜三片,大枣一个,煎至七分,去滓,食前温服。

【主治】劳气,此病因失血,荣卫损也。食后身疼倦,夜间盗汗。

37991 防风汤(《医方大成》卷五引《济生》)

【组成】防风(去芦)二两 川独活(去芦,洗) 川当归(去芦,洗) 赤茯苓(去皮) 秦艽(去芦,洗) 赤芍药 黄芩各一两 桂心(不见火) 杏仁(去皮尖) 甘草(炙)各半两

【用法】上㕮咀。每服四钱,水一盏半,加生姜五片,煎至七片,去滓温服,不拘时候。

【主治】血痹,肌痹,皮痹。

❶《济生方》:血痹,皮肤不仁。❷《内经拾遗》:肉苛,肌肉痛重,痛痒不知。❸《医学入门》:肌痹,皮痹。

37992 防风汤(《直指小儿》卷一)

【异名】防风散(《袖珍小儿》卷二)。

【组成】羌活 防风 枳实各半两 川芎 甘草(炒) 大黄(湿纸煨)各二钱半

【用法】上锉末。每服三字,加生姜、大枣,水煎服。

【主治】小儿惊风,风热痰壅,大便不通。

37993 防风汤(《朱氏集验方》卷一)

【组成】防风(去芦) 白术 北芍药(白者) 当归(洗) 人参 牛膝(酒浸) 杜仲(制) 黄耆(炙) 熟地黄 粉草 川芎 羌活各等分

【用法】上为末。每服三钱,水一盏,加生姜三片,枣子一个,煎七分,不拘时候服。

【主治】中风后,足履缓弱,酸痹,精神昏倦。

37994 防风汤(《朱氏集验方》卷一)

【组成】北防风 川升麻 川独活 川羌活 北芍药 甘草各等分

【用法】上锉散。每服二钱,水一盏半,煎至八分,随证上下,分空心、食后通口服。如觉气通逐,旋服活血丹、地仙丹之类。

【主治】手足不仁,或肿不已。

37995 防风汤(《活幼心书》卷下)

【组成】防风(去芦) 川芎 大黄 白芷 黄芩 甘草各半两 细辛(去叶)二钱 薄荷叶二钱半

【用法】上为末。每服一钱,用温汤调下,不拘时候。

【主治】小儿急惊后,余热未退,时复手足抽掣,心悸不宁;及风邪中入肺经,两目视人开眨不常。

【备考】《奇效良方》有茯苓,无大黄。

37996 防风汤(《普济方》卷二三一引《经验良方》)

【组成】防风 川芎各二钱五分 甘草一钱 枇杷叶(去毛)一两

【用法】上为末。每服二钱,水一盏,煎至九分,下硫黄

丸五十丸,空心服。

【主治】劳嗽,缘正气不足,感寒而作。虚喘气粗,喉中涎响,不可睡卧。

37997 防风汤

《医学纲目》卷二十七。即《内外伤辨》卷中"通气防风汤"。见该条。

37998 防风汤

《普济方》卷八十四。即方出《圣惠》卷三十二,名见《圣济总录》卷一一〇"洗眼秦皮汤"。见该条。

37999 防风汤

《普济方》卷八十四。即《秘传眼科龙木论》卷四"治风黄眚汤"。见该条。

38000 防风汤（《普济方》卷一三六）

【组成】防风二两(去芦头) 芍药二两 羌活一两 熟地黄二两(切,焙) 甘草(炙)半两

【用法】上为粗末。每服四钱,水一盏半,加生姜五片,同煎至七分,去滓温服,日三夜一。取愈为度。

【主治】伤寒头痛。

38001 防风汤（《普济方》卷一四二）

【组成】防风 甘草各一两(炙) 天南星 生姜二两(炙)

【用法】以水四升,煮取二升,去滓,每次温服七合,一日三次。

【主治】少阳病,筋牵急而疼痛,发作有时,此为痹也。

【备考】方中天南星用量原缺。

38002 防风汤（《普济方》卷一八五）

【组成】防风一两 猪肾一具 芎劳 橘皮 泽泻 桂心 石斛 生姜 丹参 茯苓 通草 半夏各二两 干地黄

【用法】上㕮咀。以水一斗半,先煮肾,取三升,去肾下药,煮取二升七合,去滓,分三服。

【主治】左胁气冲膈上,满头上有风如虫行,手足顽痹,鼻塞,脚转筋,不能屈伸,两目时痛。

【备考】方中干地黄用量原缺。

38003 防风汤（《普济方》卷三三八）

【组成】防风(去芦,炒) 藁本(去芦) 独活(去芦) 细辛(去叶) 甘草 阿胶(炒令沸燥)各等分

【用法】上㕮咀。每服三钱,水一盏煎,热服之。

【主治】妊娠身痛。

38004 防风汤

《普济方》卷三五〇。为方出《经效产宝》卷中,名见《圣惠》卷七十四"防风散"之异名。见该条。

38005 防风汤（《医统》卷十一）

【组成】防风一钱半 独活 当归 川芎 秦艽 赤芍药 黄芩各七分 甘草(炙)五分 细辛 杏仁各一钱

【用法】水二盏,加生姜五片,煎服。

【主治】血痹皮肤不仁。

38006 防风汤（《症因脉治》卷一）

【组成】防风 荆芥 葛根

【主治】风寒发热,风邪伤卫,有汗恶风。

38007 防风汤（《症因脉治》卷三）

【组成】防风 当归 赤茯苓 杏仁 秦艽 葛根 羌活 桂枝 甘草

【主治】风痹。风寒攻痛,上下左右行而不定。

38008 防风汤（《症因脉治》卷四）

【组成】防风 葛根

【主治】外感风泻。自汗头汗,恶风发热,头痛额疼,泻下水谷,或下清水,右关脉弦。

38009 防风汤（《症因脉治》卷四）

【组成】防风 葛根 柴胡 桂枝 甘草 白芍药

【主治】风气腹痛,腹中攻注,或腹中作响,大便作泻,寒热脉浮。

38010 防风汤（《诚书》卷十六）

【组成】荆芥 木通 石菖蒲 防风 桔梗各五分 山楂一钱 郁金(磨)三分

【用法】水煎服。

【主治】小儿客忤。

38011 防风汤（《证治汇补》卷四）

【组成】防风 川芎 黄芩 桔梗 甘草 大力子

【主治】❶《证治汇补》:统治鼻病在标者。❷《医略六书》:外感鼻赤,脉浮微数者。

【方论选录】《医略六书》:防风解散风邪于外,黄芩清降肺热于内,川芎活血调营,桔梗开提清肺,大力子疏风解热,生甘草泻火缓中也。水煎温服,使风火并解,则肺气肃清而鼻赤无不退矣。此疏风解热之剂,为邪郁鼻赤之专方。

【备考】《医略六书》本方用法:水煎,去滓温服。

38012 防风汤（《嵩崖尊生》卷八）

【组成】防风 荆芥 羌活 桂枝 薄荷 甘草

【主治】自汗畏风,虽炎天必须棉衣。

38013 防风汤（《幼科直言》卷四）

【组成】防风 柴胡 炒白术 木香 木通 炒厚朴 陈皮 甘草

【用法】生姜一片为引。

【主治】小儿风泻。及大肠受风,或泻沫,或黄白冻,兼腹痛者。

38014 防风汤（《幼科直言》卷五）

【组成】防风 木香 厚朴(炒) 白芍(酒炒) 甘草 苍术(炒) 砂仁 陈皮 麦芽

【用法】生姜一片为引。

【主治】因受冷,腹痛忽然而作,或兼泄泻者。

38015 防风汤（《医学心悟》卷六）

【组成】防风 白芷 甘草 赤芍 川芎 当归尾各二钱 雄猪蹄一节

【用法】加连须葱白五根,用水三大碗煎。以绢片蘸水洗之,拭干,然后上药。其深曲处,以羊毛笔洗之。

【主治】痈疽已溃未收口者。

38016 防风汤（《医略六书》卷二十）

【组成】防风一钱半 羌活一钱半 桂枝一钱 当归二两 川芎一钱 赤苓一钱半 秦艽一钱半 甘草五钱

【用法】水、酒各半煎,去滓温服。

【主治】风痹,行走掣痛,脉浮者。

【方论选录】防风行气于肌表而邪自散,羌活除痛于百节而痹自舒,桂枝温营散邪,秦艽活络祛风,当归养营却痹,川芎活血定疼,赤苓渗湿,营气清和,甘草缓中。风邪解散,

俾行痹外解,则血脉融和,而掣痛无不自平矣。此祛风活血之剂,为行痹掣痛之专方。

38017 防风汤(《医略六书》卷三十)

【组成】防风一钱半(砂糖炒) 独活一钱半(盐水炒) 白芍一钱半(酒炒) 川芎一钱 人参一钱半 当归三钱 甘草一钱半(炙)

【用法】水煎,去滓温服。

【主治】产后中风,项背强急,脉浮濡涩者。

【方论选录】产后血虚受风,不能养筋脉,故项背强急,转动不便焉。方中防风祛头项之风,砂糖炒以引入血分,独活祛脊背之风,盐水炒以直入少阴,川芎行血中之气,白芍敛经脉之阴,人参扶元气以内托,当归养血脉以荣筋,炙草缓中和胃也。水煎温服,务使经血充润,则风邪外解而筋脉得养,项背柔和,安有强急之患乎?

38018 防风汤(《医略六书》卷三十)

【组成】防风一钱半 当归三钱 麻黄一钱(炒) 石膏三钱 川芎一钱 白芍一钱半(酒炒) 秦艽一钱半 羚羊角一钱 黄芩一钱半(酒炒) 甘草一钱半

【用法】水煎,去滓,冲竹沥三匙,姜汁一匙,温服。

【主治】产后瘛疭,脉浮数大者。

【方论选录】产后血燥风淫,风火内炽,伤厥阴而筋脉失养,故瘛疭不已。方中麻黄开表逐风,石膏清里泻火,防风疏风于外,黄芩清热于膈,当归养血以润经脉,白芍敛阴以和血脉,小川芎活血行血中之气,羚羊角泻火熄外淫之风,秦艽祛风活血,甘草泻火缓中也。水煎,入竹沥以润液,姜汁以散痰,使火化风消,则痰行液润而筋脉柔和,何瘛疭之不痊哉?

38019 防风汤(《医级》卷七)

【组成】羌活 独活 荆芥 防风 芍药 甘草

【主治】太阳中风,身热头痛,自汗。

38020 防风汤(《治疹全书》卷下)

【组成】防风 荆芥 蔓荆子 川芎 白芷 黄芩 木贼 羌活 金银花

【主治】风泪初起。疹正潮时,冷风入眼,或扇风入眼,或冷水洗眼,致余毒留于锐眦,蕴结不散,迎风流泪,遇夏暂愈,逢冬益甚,久之则四季常流,遂成终身风泪。

38021 防风汤

《医学集成》卷二。为《活幼口议》卷二十"小防风汤"之异名。见该条。

38022 防风汤(《医学集成》卷二)

【组成】防风 人参 黄芪 当归 生地 白芍 黄芩 黄连 黄柏 知母 麦冬 白及 百合 甘草

【用法】加丝瓜近根三五尺,煅存性,和酒冲药服。

【主治】脑漏。鼻流臭脓,时时脑痛。

38023 防风饮(《外台》卷十五引《延年秘录》)

【异名】防风饮子(《奇效良方》卷二十五)。

【组成】防风 人参 橘皮各二两 白术 茯神各三两 生姜四两

【用法】上切。以水六升,煮取三升,去滓,分温四服,中间任食,一日令尽。

【主治】风痰气,发即头旋,呕吐不食。

【宜忌】忌大醋、桃、李、雀肉、蒜、面等物。

38024 防风饮(《圣济总录》卷九)

【组成】防风(去叉) 白术 芎䓖 白芷 牛膝(切,酒浸,焙) 狗脊(去毛) 草薢 葛根(剉) 人参 羌活(去芦头) 薏苡仁各一两 杏仁(去皮尖双仁,炒)二两 麻黄(去节,先煮去上沫,焙) 石膏 桂(去粗皮)各三两

【用法】上为粗末。每服五钱匕,以水一盏半,加生姜半分(切),煎取八分,去滓,空腹温服。

【主治】偏风,半身不随,筋脉抽牵,行履不得。

38025 防风饮(《圣济总录》卷十二)

【组成】防风(去叉) 当归(切,焙) 麻黄(去根节,先煎,掠去沫,焙) 白术 赤茯苓(去黑皮) 附子(炮裂,去皮脐) 山茱萸 黄芩(去黑心)各一两 人参 甘草(炙) 大黄(剉,炒)各三分 熟干地黄(焙)一两

【用法】上剉,如麻豆大。每服五钱匕,水一盏半,加大枣二枚(擘破),生姜半分(切),煎至八分,去滓温服,空心、日晚各一次。

【主治】中风发热,无汗,肢节烦疼,腹内急痛,大小便秘涩。

38026 防风饮(《圣济总录》卷十五)

【组成】防风(去叉)一两 龙骨(去土)二两 升麻 赤芍药 黄芩(去黑心)各一两 葛根(剉) 石膏(碎)各一两半

【用法】上为粗末。每服五钱匕,水一盏半,煎至一盏,加堇竹沥半合,更煎一二沸,去滓,空心、日午、夜卧温服。

【主治】首风,脑项掣痛。

【备考】本方名,《普济方》引作"防风散"。

38027 防风饮

《圣济总录》卷二十。为原书同卷"防风汤"之异名。见该条。

38028 防风饮

《圣济总录》卷一〇七。为《圣惠》卷三十二"防风散"之异名。见该条。

38029 防风饮(《圣济总录》卷一一九)

【组成】防风(去叉) 升麻 桂(去粗皮) 白石脂(研) 当归(切,焙) 槟榔(剉) 桑根白皮(剉,炒) 干木瓜 人参 黄连(去须) 羌活(去芦头) 芎䓖(剉) 天雄(炮裂,去皮脐)各二两 黄芩(去黑心)一两 远志(去心)半两

【用法】上为粗末。每服三钱匕,以水一盏,加生姜五片,煎取七分,去滓温服。

【主治】齿痛舌痒,食物不得。

38030 防风饮(《眼科全书》卷五)

【组成】人参 当归 黄芪 甘草各八分 防风 黄柏各五分 蔓荆子 细辛各三分

【用法】水煎,食后温服。

【主治】拳毛倒睫外障。

【宜忌】须避风忌口。

38031 防风饮(《证治宝鉴》卷一)

【组成】四君子汤加防风 羚羊角 犀角 苡仁 大黄 川芎 当归 牛膝 杏仁 麻黄 麦冬 半夏 生姜

【用法】水煎服。

【主治】肝风挛痛,痰壅食少。

38032 防风饮

《中国医学大辞典》。即《张氏医通》卷十五"防风饮子"。见该条。

38033 防风饼（《圣济总录》卷一四三）

【组成】防风（去叉） 鸡冠花 续断 甘草（炮） 天麻 人参各半两

【用法】上为末，以油饼剂三个，入药三钱匕，分做三个油饼。早晨、日午、近晚以淡粥送下。

【主治】肠风泻血。

38034 防风酒（《千金》卷三）

【组成】防风 独活各一斤 女萎 桂心各二两 茵芋一两 石斛五两

【用法】上㕮咀，以酒二斗，渍三宿。初服一合，稍加至三四合，每日三次。

【主治】产后中风。

38035 防风酒（《圣济总录》卷九）

【组成】防风（去叉）一两 白术一两半 山茱萸（并子用）一两半 山芋（干者）一两半 附子（炮裂，去皮脐）一两半 天雄（炮裂，去皮脐）一两半 细辛（去须叶，轻炒）一两半 独活（去芦头）一两半 秦艽（去土）一两半 茵芋（去粗茎）一两半 杏仁（汤浸，退去皮尖双仁，炒）一两半 紫巴戟（去心）二两 桂（去粗皮）二两 麻黄（去节，先煎去沫，焙干用）二两 生姜（切，焙）二两 磁石（生，捣碎如大豆粒，浸去赤汁）半斤 薏苡仁（炒）三两 生地黄（净洗，细切，焙）二两半

【用法】上剉，如麻豆大，生绢囊盛，以无灰清酒三斗，浸六七日。空心温饮四合至五合，以知为度。

【主治】肉苛，荣虚卫实，肌肉不仁。

38036 防风酒（《圣济总录》卷十八）

【组成】防风（去叉，剉碎）一斤 天麻（剉碎）五两 黍米一石 枸杞根（刮去皱皮，去心，剉碎用）五斤 好面曲十五斤

【用法】上将防风、天麻、枸杞根三味，以水六斗，煮取三斗，去滓，置于不津器中；将黍米依造酒蒸馈，蒸讫，入曲末拌，分三酘，如常法，又取槐白皮一斤（细剉），并用三年纯黑猫儿一个，去皮肠肚外烂者，同剉槐白皮相和入酒，酒熟压去糟。每服温饮三四合至五合，日二夜一。

【主治】恶风癞病。

38037 防风散（方出《千金》卷五，名见《圣惠》卷八十二）

【组成】防风一两半 柏子仁 白及各一两

【用法】上为末。以乳和敷囟上，每日一次。

【主治】小儿囟开不合。

38038 防风散（《千金》卷十三）

【组成】防风五两 桂心 天雄 细辛 朱砂 干姜 人参 乌头 附子各二两 莽草 茯苓 当归各二两

【用法】上药治下筛。每服方寸匕，酒送下，一日三次。

【主治】头面风在眉间，得热如虫行，或头眩目中泪出。

【方论选录】《千金方衍义》风眩泪出，乃风毒外扰，所以眉间如虫行状。故用三建汤之天雄、乌、附佐莽草、辛、防以搜风毒，参、苓、干姜兼当归、桂心以温血气，丹砂一味安镇心神，不使毒邪干犯君主也。

38039 防风散（《千金》卷十三）

【组成】防风二两 泽泻 细辛 附子 薯蓣 茯苓 天雄各一两 白术二两半 桂心一两半 干姜半两

【用法】上药治下筛。每服方寸匕，酒送下，当令酒气相接，则脱巾帽，解发梳头百过，复投一升酒，便洗手足，须臾自热，解发以粉粉之，快然，便熟眠愈。亦可洗头面汗出。

【主治】风头眩，恶风，吐冷水，心闷。

【方论选录】《千金方衍义》：风眩恶风，吐水心闷，此阳虚水停心下。故用五苓散中之四并雄、附、姜、辛以散水逆，薯蓣以疗虚风，防风以祛风湿也。至于方后服法，岂非宿有成验而为详述如此。

【备考】方中泽泻，《千金翼》作泽兰，天雄作人参。

38040 防风散（《千金》卷十三）

【组成】防风二两 白芷一两 白术三两

【用法】上药治下筛。每服方寸匕，酒送下，一日三次。

【主治】头面遍身风肿。

38041 防风散（《千金翼》卷十六）

【组成】防风 蜀椒（去目、闭口者，汗） 麦门冬（去心）各一两 天雄（炮，去皮） 附子（炮，去皮） 人参 当归各五分 五味子 干姜 乌头（炮，去皮） 细辛 白术各三两 柴胡 山茱萸 莽草 麻黄（去节） 桔梗 白芷各半两

【用法】上为散。每服方寸匕，酒送下，一日三次。不知稍增，以知为度。

【主治】风所为，猝起眩冒不知人，四肢不知痛处，不能行走，或身体偏枯不遂，口吐涎沫出，手足拘急。

38042 防风散

《外台》卷十。即《千金》卷八"八风防风散"。见该条。

38043 防风散（方出《经效产宝》卷中，名见《圣惠》卷七十四）

【异名】防风汤（《普济方》卷三五〇）。

【组成】防风 葛根 芎𦦨 干地黄各八分 麻黄（去节） 甘草 桂心 独活 汉防己各六两 杏仁五个（去尖）

【用法】以水八升，煮麻黄去沫后，下诸药，煎取三升，分温三服。

【主治】产后中风，腰背强直，时时反张。名曰风痉。

【宜忌】《普济方》：有汗者，不可服。

38044 防风散（《圣惠》卷三）

【组成】防风三分（去芦头） 细辛三分 白茯苓三分 柏子仁三分 桃仁三分（汤浸，去皮尖双仁，麸炒微黄） 山茱萸三分 蔓荆子半两 枳壳一两（麸炒微黄，去瓤） 甘草一分（炙微赤，剉）

【用法】上为粗末。每服三钱，水一中盏，加大枣三枚，同煎至六分，去滓温服，不拘时候。

【主治】肝脏不足，两胁胀满，筋脉拘急，不得喘息，四肢少力，眼目不利。

38045 防风散（《圣惠》卷三）

【组成】防风三分（去芦头） 麻黄二分（去根节） 半夏半两（汤洗七遍去滑） 白术半两 赤茯苓一两 芎𦦨二两 杏仁三分（汤浸，去双仁，麸炒微黄） 麦门冬一两（去心） 当归半两（剉，微炒） 川大黄半两（剉碎，微炒） 甘草半两（炙微赤，剉） 犀角屑一两

【用法】上为末。每服三钱，以水一中盏，加生姜半分，同煎至六分，去滓温服，不拘时候。

【主治】肝风,筋脉拘挛,四肢疼痛,心膈痰壅,不欲饮食。

【备考】《普济方》有人参半两(去芦头)、牛膝一两(去苗)、薏苡仁一两、羚羊角屑一两。

38046 防风散(《圣惠》卷五)

【异名】防风麻黄散(《校注妇人良方》卷三)。

【组成】防风三分(去芦头) 麻黄三分(去根节) 人参三分(去芦头) 芎䓖三分 附子三分(炮裂,去皮脐) 桂心三分 羚羊角屑三分 黄耆三分(剉) 赤茯苓三分 酸枣仁二分(微炒) 白术三分 独活三分 甘草半两(炙微赤,剉) 桑根白皮三分(剉)

【用法】上为散。每服四钱,以水一中盏,加生姜半分,煎至六分,去滓温服,不拘时候。

【主治】脾脏中风,手足缓弱,舌强语涩,胸膈烦闷,智意恍惚,身体沉重。

38047 防风散(《圣惠》卷六)

【组成】防风三分(去芦头) 人参三分(去芦头) 赤茯苓三分 贝母三分(煨令微黄) 前胡三分(去芦头) 半夏三分(汤浸七遍去滑) 芎䓖三分 木香二分 天麻三分 羌活三分 桂心三分 甘菊花三分 细辛三分 附子三分(炮裂,去皮脐) 麻黄二分(去根节) 藁本三分 桑根白皮三分(剉) 杏仁三分(汤浸,去皮尖双仁,麸炒微黄)

【用法】上为散。每服三钱,以水一中盏,加生姜半分,薄荷二七叶,煎至六分,去滓温服,不拘时候。

【主治】肺脏中风,气攻背痛项强,皮毛焦枯,头疼鼻塞,四肢不利,遍身瘙痒。

【宜忌】忌热面、鸡、猪、鱼等。

38048 防风散(《圣惠》卷十)

【组成】防风一两(去芦头) 木通一两(剉) 麦门冬一两(去心) 川升麻一两 甘草三分(炙微赤,剉) 虎杖一两(剉) 石膏二两 葛根一两(剉)

【用法】上为散。每服五钱,以水一大盏,煎至五分,去滓温服,不拘时候。

【主治】伤寒阳痉,壮热不歇,筋脉拘急,牙关急痛。

38049 防风散(《圣惠》卷十九)

【异名】防风汤(《圣济总录》卷五)。

【组成】防风一两(去芦头) 羚羊角屑一两 独活一两 赤箭一两 当归一两 杏仁一两(汤浸,去皮尖双仁,麸炒微黄) 秦艽半两(去苗) 麻黄二两(去根节) 桂心一两 前胡半两(去芦头) 甘草半两(炙微赤,剉)

【用法】上为散。每服四钱,以水一中盏,入生姜半分,煎至六分,去滓温服,不拘时候。

【主治】❶《圣惠》:中风失音不语,两目不开,短气欲死。❷《圣济总录》:中风不语,两目不开,手足抽掣,发歇往来,昏塞涎潮。

38050 防风散(《圣惠》卷十九)

【组成】防风一两(去芦头) 赤芍药一两 葛根一两(剉) 独活一两 茵芋一两 甘草一两(炙微赤,剉) 芎䓖一两 细辛一两 白术一两 麻黄一两(去根节) 羚羊角屑一两 人参一两(去芦头) 石膏二两 汉防己一两 川乌头一两(炮裂,去皮脐)

【用法】上为散。每服四钱,以水一中盏,加生姜半分,

煎至五分,去滓,加竹沥一合,更煎一两沸,放温,不拘时候,拗开口灌之。

【主治】中风,口噤不开,烦热闷乱。

38051 防风散(《圣惠》卷十九)

【异名】防风汤(《圣济总录》卷六)。

【组成】防风一两(去芦头) 麻黄二两(去根节) 白术一两 黄芩一两 赤芍药一两 桂心一两 汉防己一两 芎䓖一两 人参一两(去芦头) 甘草一两(炙微赤,剉) 附子一两(炮裂,去皮脐) 杏仁一两(汤浸,去皮尖双仁,麸炒微黄)

【用法】上为散。每服四钱,以水一中盏,加生姜半分,煎至六分,去滓温服,不拘时候。

【主治】风癔。舌强不能言,四肢拘急,迷闷不识人。

【宜忌】服后有汗,宜避风为妙。

38052 防风散(《圣惠》卷十九)

【组成】防风一两(去芦头) 羌活二两 川升麻一两 桂心一两 芎䓖二两 羚羊角屑三两 麻黄一两(去根节) 杏仁一两(汤浸,去皮尖双仁,麸炒微黄) 薏苡仁一两

【用法】上为散。每服四钱,以水一中盏,煎至五分,去滓,加竹沥一合,重煎一二沸,不拘时候稍热服。如人行五七里再服,以衣盖之,汗出为度。

【主治】中风口面㖞僻,手足不遂,风入于脏,则语不得转,心神昏闷。

38053 防风散(《圣惠》卷十九)

【组成】防风一两(去芦头) 白术一两 芎䓖一两 细辛一两 羌活一两 茵芋一两 牛膝一两(去苗) 狗脊一两(去苗) 草薢一两 薏苡仁二两 麻黄四两(去根节) 侧子一两(炮裂,去皮脐) 杏仁一两(汤浸,去皮尖双仁,麸炒微黄) 赤箭一两 桂心一两

【用法】上为散。每服四钱,以水一中盏,加生姜半分,煎至六分,去滓温服,不拘时候。

【主治】风湿痹,及偏风身体手足不遂,筋脉挛急。

38054 防风散(《圣惠》卷十九)

【异名】防风汤(《圣济总录》卷十九)。

【组成】防风二两(去芦头) 甘草三两(炙微赤,剉) 独活三分 当归一两 赤茯苓一两 秦艽一两(去苗) 茵芋半两 桂心三分 杏仁半两(汤浸,去皮尖双仁,麸炒微黄)

【用法】上为散。每服四钱,以酒一中盏,加生姜半分,煎至六分,去滓温服,不拘时候。

【主治】风血痹,皮肤不仁。

38055 防风散(《圣惠》卷二十)

【组成】防风三分(去芦头) 当归三分(剉,微炒) 麻黄一两(去根节) 泽泻一两 天门冬一两(去心) 附子一两(炮裂,去皮脐) 生地黄一两 白术一两 山茱萸一两 黄芩一两 甘草半两(炙微赤,剉) 桂心一两

【用法】上为散。每服四钱,以水一中盏,煎至六分,去滓,不拘时候稍热服。

【主治】卒中瘫痪风,手足不遂,身体拘急,神思昏沉。

38056 防风散(《圣惠》卷二十)

【组成】防风半两(去芦头) 枳壳半两(麸炒微黄,去

瓢) 赤芍药三分 半夏半两(汤浸七遍去滑) 甘菊花半两 芎䓖半两 石膏二两 甘草半两(炙微赤,剉) 前胡一两(去芦头)

【用法】上为散。每服三钱,以水一中盏,加生姜半分,煎至六分,去滓温服,不拘时候。

【主治】风痰,头目昏闷,四肢烦疼。

38057 防风散(《圣惠》卷二十)

【组成】防风半两(去芦头) 茯神一两 羚羊角屑半两 芎䓖半两 人参三分(去芦头) 细辛半两 桂心半两 枳实半两(麸炒微黄) 半夏半两(汤洗七遍去滑) 天麻三分 山茱萸三分 龙齿一两 甘菊花半两 甘草半两(炙微赤,剉)

【用法】上为粗散。每服三钱,以水一中盏,加生姜半分,煎至六分,去滓温服,不拘时候。

【主治】风虚恍惚,多痰晕闷,不欲饮食。

【宜忌】忌羊肉、饴糖。

38058 防风散(《圣惠》卷二十)

【组成】防风一两(去芦头) 川升麻一两 黄芩一两 赤芍药一两 蔓荆子一两 石膏一两 葛根一两(剉) 甘草半两(炙微赤,剉)

【用法】上为粗散。每服四钱,以水一中盏,煎至六分,去滓,加淡竹沥半合,更煎一二沸,不拘时候温服。

【主治】风头痛掣动。

38059 防风散(《圣惠》卷二十一)

【组成】防风三分(去芦头) 白术三分 芎䓖三分 白芷三分 牛膝三分(去苗) 狗脊三分 萆薢三分(剉) 薏苡仁三分 杏仁三分(汤浸,去皮尖双仁,麸炒微黄) 侧子一两(炮裂,去皮脐) 当归三分(剉,微炒) 羌活三分 麻黄三分(去根节) 石膏二两 桂心三分

【用法】上为粗散。每服四钱,以水一中盏,入生姜半分,煎至六分,去滓温服,不拘时候。

【主治】偏风。手足不遂,肌体不仁,筋脉拘急,时有疼痛。

【宜忌】忌生冷,油腻,猪、鸡、犬肉。

38060 防风散(《圣惠》卷二十一)

【组成】防风三分(去芦头) 当归一两(剉,微炒) 羌活半两 川椒半两(去目及闭口者,微炒,去汗) 天雄半两(炮裂,去皮脐) 赤箭半两 白术三分 干姜半两(炮裂,剉) 细辛半两 川乌头半两(炮裂,去皮脐) 前胡一两(去芦头) 白芷半两 莽草三分 麻黄一两(去根节) 山茱萸半两 丹参三分 人参三分(去芦头)

【用法】上为细散。每服一钱,以温酒调下,不拘时候。

【主治】偏风顽痹,心神冒闷,身体疼痛。

38061 防风散(《圣惠》卷二十一)

【组成】防风三分(去芦头) 薏苡仁一两 羌活三分 细辛半两 当归三分 仙灵脾一两 芎䓖三分 肉桂三分(去皱皮) 附子一两(炮裂,去皮脐) 牛膝一两(去苗) 骨碎补一两 枳实半两(麸炒微黄)

【用法】上为粗散。每服三钱,以水一中盏,煎至八分,去滓稍热服,不拘时候。

【主治】风身体疼痛,转侧不得。

38062 防风散(《圣惠》卷二十一)

【组成】防风三分(去芦头) 沙参半两(去芦头) 犀角屑一两 川升麻一两 木通一两(剉) 羌活一两 秦艽一两半(去苗) 枳壳三分(麸炒微黄,去瓤) 甘草一两(炙微赤,剉) 茯神一两 龙齿一两 前胡一两(去芦头)

【用法】上为粗散。每服三钱,以水一中盏,煎至五分,去滓,下生地黄汁一合,更煎一二沸,不拘时候温服。

【主治】热毒风,痰壅头目晕闷,心神不宁。

38063 防风散(《圣惠》卷二十一)

【组成】防风一两(去芦头) 麻黄一两(去根节) 川乌头一两(炮裂,去皮脐) 干姜半两(炮裂,剉) 肉桂一两(去皱皮) 羌活一两 细辛一两 当归一两 干蝎半两(微炒)

【用法】上为细散。每服一钱,温酒调下,不拘时候。

【主治】破伤风,伤刀中箭,筋脉拘急,疼痛。

38064 防风散(《圣惠》卷二十二)

【组成】防风二两(去芦头) 独活二两 芎䓖一两 赤茯苓一两 当归一两 葛根一两(剉) 桂心一两 麻黄二两(去根节) 附子二两(炮裂,去皮脐) 细辛一两 汉防己一两 甘草一两(炙微赤,剉)

【用法】上为粗散。每服四钱,以水一中盏,加生姜半分,煎至六分,去滓温服,不拘时候。

【主治】风奄忽不能言,四肢弹曳,皮肉不知痛痒。

38065 防风散(《圣惠》卷二十二)

【组成】防风二两(去芦头) 独活一两 牛膝一两(去苗) 茵芋一两 芎䓖一两 丹参一两 赤芍药一两 甘草一两(炙微赤,剉) 细辛一两 泽漆一两 汉防己一两 麻黄一两(去根节) 石膏一两 桂心一两 白茯苓一两 乌头一两(炮裂,去皮脐)

【用法】上为散。每服四钱,以水一中盏,加生姜半分,煎至六分,去滓温服,不拘时候。

【主治】柔风,四肢软弱,皮肤不仁,脚膝浮肿,行立无力。

38066 防风散(《圣惠》卷二十二)

【组成】防风一两(去芦头,微炒) 地龙二两(微炒) 漏芦二两

【用法】上为细散。每服二钱,以温酒调下,不拘时候。

【主治】白虎风,走转疼痛,两膝热肿。

38067 防风散(《圣惠》卷二十二)

【组成】防风一两(去芦头) 枳壳三分(麸炒微黄,去瓤) 麻黄三分(去根节) 茯神一两 芎䓖半两 前胡半两 细辛半两 石膏二两 虎掌半两(汤浸洗七遍,生姜汁拌炒令黄) 黄芩半两 甘草半两(炙微赤,剉)

【用法】上为粗散。每服三钱,以水一中盏,煎至六分,去滓,加淡竹沥、荆沥各半合,更煎二三沸,不拘时候温服。

【主治】头风,目眩眼旋欲倒,头痛。

38068 防风散(《圣惠》卷二十三)

【异名】泽泻散(《圣济总录》卷十三)。

【组成】防风一两(去芦头) 泽泻一两 牡蛎一两(烧为粉) 苍术一两(剉,炒微黄) 桂心三分

【用法】上为细散。每服二钱,以温粥饮调下,不拘时候。

【主治】风虚多汗,恶风寒颤。

【宜忌】忌炙爆、热面。

38069 防风散(《圣惠》卷二十三)

【组成】防风一两(去芦头) 赤茯苓一两 芎藭一两 白蒺藜一两(微炒,去刺) 麻黄一两(去根节) 桂心一两 海桐皮一两(剉) 当归一两 人参一两(去芦头) 白术一两半 独活一两 细辛一两 杏仁一两(汤浸,去皮尖双仁,麸炒微黄)

【用法】上为散。每服四钱,以水一中盏,加生姜半分,大枣三枚,煎至六分,去滓,食前稍热服。

【主治】腲腿风,肌肉虚满,肢节缓弱,皮肤不仁,骨节疼痛。

38070 防风散(《圣惠》卷二十三)

【组成】防风一两(去芦头) 羌活一两 黄耆一两(剉) 五加皮一两 牛膝一两(去苗) 丹参一两 酸枣仁一两(微炒) 桂心一两 赤茯苓一两 麻黄一两(去根节) 槟榔三分 当归三分 附子一两(炮裂,去皮脐) 枳壳三分(麸炒微黄,去瓤)

【用法】上为散。每服五钱,以水一中盏,加生姜半分,煎至五分,去滓温服,不拘时候。

【主治】风,四肢不利,筋脉拘挛,发歇疼痛。

【宜忌】忌生冷油腻,猪、鸡、犬肉。

38071 防风散(《圣惠》卷二十六)

【组成】防风一两(去芦头) 细辛一两 赤茯苓一两 柏子仁一两 桃仁一两(汤浸,去皮尖双仁,麸炒微黄) 桂心一两 枳实半两(麸炒微黄) 赤芍药一两 山茱萸二两 甘草半两(炙微赤,剉) 酸枣仁二两(微炒) 鳖甲二两(涂酥炙令黄,去裙襴)

【用法】上为粗散。每服三钱,以水一中盏,加生姜半分,煎至六分,去滓,食前温服。

【主治】肝脏风劳,两胁虚满,筋脉拘急,不得喘息,四肢烦疼,头目不利,体多青色。

38072 防风散(《圣惠》卷二十六)

【组成】防风一两半(去芦头) 独活一两半 白茯苓一两半 人参一两(去芦头) 干姜一两(炮裂,剉) 附子半两(炮裂,去皮脐) 五加皮一两 甘草一两(炙微赤,剉) 当归一两 桂心一两 芎藭一两

【用法】上为粗散。每服四钱,以水、酒各半中盏,煎至六分,去滓,食前温服。

【主治】肉极。肌肉变,舌强阴缩,腰脚疼弱。

38073 防风散(《圣惠》卷二十七)

【组成】防风(去芦头) 天麻 海桐皮 附子(炮裂,去皮脐) 沉香各一两 桂心 芎藭 白术 白茯苓 山茱萸 熟干地黄各三分 枳壳半两(麸炒微黄,去瓤)

【用法】上为散。每服四钱,以水一中盏,加生姜半分,煎至六分,去滓,食前温服。

【主治】风劳,体虚食少,羸瘦,筋脉不利,手足多疼。

38074 防风散(《圣惠》卷三十)

【组成】防风一两(去芦头) 五加皮一两 草薢一两(剉) 薏苡仁一两 杜仲一两半(去粗皮,炙微黄) 牛膝一两半(去苗) 海桐皮一两(剉) 桂心一两 枳壳一两(麸炒微黄,去瓤) 赤芍药一两 续断三分 鼠黏子三

分 黄耆一两(剉) 熟干地黄一两 羚羊角屑三分

【用法】上为细散。每服二钱,以温酒调下,一日三四次。

【主治】虚劳,筋脉拘挛,腰膝疼痛。

【宜忌】忌生冷、油腻、毒滑鱼肉。

38075 防风散(《圣惠》卷三十)

【组成】防风三分(去芦头) 山茱萸三分 羚羊角屑三分 枳实半两(麸炒微黄) 黄耆二分(剉) 白茯苓一两 羌活三分 黄芩半两 当归三分 麦门冬一两半(去心,焙) 五味子半两 薏苡仁半两

【用法】上为粗散。每服三钱,以水一中盏,煎至六分,去滓温服,一日三四次。

【主治】虚劳,肝气乏弱,四肢不收,筋骨疼痛,目多昏暗。

38076 防风散(《圣惠》卷三十二)

【组成】防风(去芦头) 芎藭 川升麻 犀角屑 羚羊角屑 赤芍药 前胡各半两(去芦头) 细辛 秦皮 朱砂(细研) 甘草(炙微赤,剉)各一分 牛黄二钱(细研)

【用法】上为散,入牛黄、朱砂,都研令匀。每服一钱,食后煎地黄汤调下。

【功用】退上焦壅热,止痛消肿。

【主治】眼赤肿痛,多眵泪。

38077 防风散(《圣惠》卷三十二)

【组成】防风(去芦头) 黄连(去须) 决明子 黄芩 甘草(炙微赤,剉) 川大黄(剉碎,微炒)各一两 木通一两(剉) 甘菊花三分 赤芍药一两半

【用法】上为粗散。每服三钱,以水一中盏,煎至六分,去滓,食后温服。

【主治】风毒攻眼,睫落肿痛。

【宜忌】忌毒鱼肉、炙爆、热面。

38078 防风散(《圣惠》卷三十二)

【异名】防风饮(《圣济总录》卷一○七)。

【组成】防风(去芦头) 黄芩 葳蕤 黄连(去须) 甘草(炙微赤,剉)各一两 栀子仁三分

【用法】上为细散。每服一钱,食后煎竹叶汤调下。

【主治】❶《圣惠》:眼冲风多泪。❷《圣济总录》:目偏视。

【宜忌】忌油腻、热酒、湿面。

38079 防风散(《圣惠》卷三十二)

【组成】防风(去芦头) 犀角屑 羚羊角屑 川大黄(剉碎,微炒)各二两 前胡(去芦头) 黄芩 玄参 地骨皮各二两 甘草半两(炙微赤,剉)

【用法】上为散。每服四钱,以水一中盏半,煎至五分,去滓,食后温服。

【主治】睑生风粟,及生珠管。

38080 防风散(《圣惠》卷四十)

【组成】防风一两(去芦头) 甘菊花一两 赤芍药二两 石膏四两 葛根一两(剉) 柴胡二两(去苗) 蔓荆子一两 甘草一两(炙微赤,剉) 杏仁一两(汤浸,去皮尖双仁,麸炒微黄)

【用法】上为散。每服四钱,以水一中盏,加生姜半分,煎至五分,去滓,加竹沥半合,更煎二三沸,不拘时候温服。

六画

防

【主治】上焦风壅头痛，口干烦热。

【宜忌】忌炙爆、热面、大蒜等。

38081 防风散（《圣惠》卷四十）

【组成】防风一两（去芦头）　石膏二两（细研，水飞过）小荆子一两　栀子仁一两　茺蔚一两　枸杞子一两（微炒）　白蒺藜一两（微炒，去刺）　甘草半两（炙微赤，剉）

【用法】上为细散。每服二钱，食后以温水调下。

【主治】肺脏风毒，及过饮生酒醿。

38082 防风散

《圣惠》卷四十四。为张文仲引《小品方》（见《外台》卷二十六）"牡丹散"之异名。见该条。

38083 防风散（方出《圣惠》卷四十四，名见《普济方》卷二四七）

【组成】黄柏半两　牡丹半两　桂心半两　防风半两（去芦头）

【用法】上为细散。每服二钱，食前以温酒调下。

【主治】阴癞，卵偏大，有气上下胀肿，或行走便发肿大。

38084 防风散（《圣惠》卷五十一）

【蕴成】防风一两（去芦头）　甘菊花一两　牛蒡子一两（微炒）　白附子一两（炮裂）　前胡一两（去芦头）　石膏二两（细研，水飞过）

【用法】上为细散。每服二钱，食后以生姜茶清调下。

【主治】痰厥头痛。

38085 防风散（《圣惠》卷五十四）

【组成】防风一两（去芦头）　猪苓一两（去黑皮）　泽泻一两　赤茯苓一两　麻黄一两（去根节）　泽漆一两　白术一两半　大戟一两（剉碎，微炒）　黄耆一两（剉）　独活二两　杏仁一两（汤浸，去皮尖双仁，麸炒微黄）

【用法】上为散。每服五钱，以水一大盏，入煮赤小豆汁一合，煎至五分，去滓，每日早晨温服。良久，当小便极利；不利，晚再服之。

【功用】利小便。

【主治】风水，通身肿，皮肤欲裂。

38086 防风散（《圣惠》卷六十一）

【组成】防风一两（去芦头）　白茯苓一两　白芷一两　桔梗一两（去芦头）　远志半两（去心）　甘草半两（炙微赤，剉）　人参一两（去芦头）　芎䓖一两　当归一两（剉，微炒）　黄耆一两（剉）　附子半两（炮裂，去皮脐）　桂心一两　赤小豆一合（炒熟）　厚朴二两（去粗皮，涂生姜汁炙令香熟）

【用法】上为细散。每服二钱，以黄耆汤调下，一日三四次。

【功用】《圣济总录》：托里内补。

【主治】大疮热已退，脓血不止，疮中肉虚疼痛。

38087 防风散（《圣惠》卷六十九）

【组成】防风一两（去芦头）　石膏二两半　麻黄二分（去根节）　细辛半两　黄芩半两　川升麻半两　当归半两（剉，微炒）　汉防己三分　桂心半两　芎䓖半两　羌活半两　赤茯苓半两　甘草半两（剉，炙微赤）

【用法】上为散。每服四钱，以水一中盏，煎至五分，去滓，加竹沥一合，更煎一二沸，不拘时候温服。

【主治】妇人中风，言语謇涩，四肢拘急，身体壮热，头疼目眩，心胸不利。

38088 防风散（《圣惠》卷六十九）

【组成】防风一两（去芦头）　羌活半两　当归半两（剉，微炒）　天南星半两（炮裂）　天麻半两　白僵蚕半两（微炒）　麻黄三分（去根节）　桂心半两　芎䓖半两　乌蛇肉半两（酒拌炒令黄）　桑螵蛸半两（微炒）　麝香一分（研入）　朱砂一分（细研入）

【用法】上为细散，入研了药令匀。每服一钱，以温酒调下，不拘时候。

【主治】妇人中风，言语謇涩，肢节疼痛，皮肤不仁，口面㖞戾。

38089 防风散（《圣惠》卷六十九）

【组成】防风一两（去芦头）　酸枣仁半两　芎䓖半两　当归半两（剉，微炒）　牛膝一两（去苗）　狗脊一两（去毛）　萆薢一两（剉）　薏苡仁二两　杏仁一两（汤浸，去皮尖双仁，麸炒微黄）　人参半两（去芦头）　葛根半两（剉）　羌活二两　麻黄一两（去根节）　石膏二两　桂心一两

【用法】上为粗散。每服四钱，以水一中盏，加生姜半分，煎至六分，去滓，不拘时候温服。

【主治】妇人中风，半身枯细，筋脉抽掣，心神烦闷，行立不得。

38090 防风散（《圣惠》卷六十九）

【组成】防风一两（去芦头）　五加皮一两　羌活一两　赤芍药一两　薏苡仁三两　羚羊角屑一两　附子一两（炮裂，去皮脐）　牛膝一两（去苗）　甘草半两（炙微赤，剉）

【用法】上为粗散。每服四钱，以水一中盏，加生姜半分，煎至六分，去滓，不拘时候温服。

【主治】妇人风痹，手足不随，言语謇涩。

38091 防风散（《圣惠》卷六十九）

【组成】防风一两（去芦头）　赤芍药一两　葛根一两（剉）　黄芩一两　茵芋一两　白术一两　桂心一两　麻黄一两（去根节）　甘草一两（炙微赤，剉）　人参半两（去芦头）　汉防己半两　石膏一两

【用法】上为粗散。每服四钱，以水一中盏，加生姜半分，煎至六分，去滓，拗开口温灌之，不拘时候。

【主治】妇人卒中风，口噤不能语，四肢急掣，偏拏。

38092 防风散（《圣惠》卷六十九）

【组成】防风二两（去芦头）　人参一两（去芦头）　茯苓一两　远志半两（去心）　细辛半两　羚羊角屑三分　生干地黄三分　赤芍药三分　沙参半两（去芦头）　白术半两　酸枣仁半两（微炒）　桂心半两　独活一两　甘草半两（炙微赤，剉）　当归三分（剉，微炒）

【用法】上为粗散。每服四钱，以水一中盏，加生姜半分，大枣三枚，同煎至六分，去滓，不拘时候温服。

【主治】妇人血风烦热，心神惊悸，筋脉拘急，肢节疼痛，不欲饮食。

38093 防风散（《圣惠》卷六十九）

【异名】防风茯神散（《校注妇人良方》卷三）。

【组成】防风一两（去芦头）　茯神一两　独活一两　远志一两（去心）　人参一两（去芦头）　龙齿一两　秦艽半两　菖蒲一两　石膏一两　牡蛎一两　禹余粮半两　蛇蜕皮一尺（烧灰）　桂心半两　甘草二分（炙微赤，剉）

【用法】上为散。每服三钱，以水一中盏，煎至六分，去

泽,不拘时候温服。

【主治】妇人风邪癫狂,或啼泣不止,或歌笑无度,或心神恐惧,或言语失常。

38094 防风散(《圣惠》卷六十九)

【组成】防风一两(去芦头) 五加皮二两 薏苡仁二两 羌活一两 附子一两(炮裂,去皮脐) 酸枣仁一两(微炒) 芎䓖一两 川大黄二两(剉碎,微炒) 羚羊角屑一两 当归一两(剉,微炒) 枳实三两(麸炒微黄) 甘草一两(炙微赤,剉)

【用法】上为散。每服四钱,以水一中盏,煎至六分,去滓,食前温服。

【主治】妇人脚气,肿满疼痛,筋脉拘急。

38095 防风散(《圣惠》卷七十)

【组成】防风三分(去芦头) 枳壳三分(麸炒微黄,去瓤) 柴胡一两(去苗) 延胡索一两 桂心半两 木香半两 当归三分(剉碎,微炒) 红蓝花三分 白术三分 鳖甲一两(涂醋炙令黄,去裙襕) 芎䓖三分 赤芍药三分 琥珀半两 川大黄半两(剉碎,微炒) 牛膝半两(去苗)

【用法】上为粗散。每服四钱,以水一中盏,加生姜半分,煎至六分,去滓,不拘时候温服。

【主治】妇人血风劳气,经络不通,腹胁妨闷,发歇寒热,四肢拘急疼痛,头目不利,少思饮食。

38096 防风散(《圣惠》卷七十四)

【组成】防风一两(去芦头) 葛根一两 细辛半两 当归半两(剉,微炒) 甘菊花半两 汉防己半两 羚羊角屑半两 桂心半两 秦艽半两(去芦头) 茯神半两 桑寄生二两 甘草半两(炙微赤,剉)

【用法】上为散。每服四钱,以水一中盏,加生姜半分,煎至六分,去滓,加竹沥半合,不拘时候温服。

【主治】妊娠中风卒倒,心神闷乱,口噤不能言,四肢急强。

38097 防风散(《圣惠》卷七十八)

【组成】防风(去芦头) 秦艽(去苗) 赤茯苓 独活 芎䓖 人参(去芦头) 当归(剉,微炒) 汉防己 白鲜皮(剉) 白薇各一两 麻黄二两(去根节) 石膏二两 甘草半两(炙微赤,剉)

【用法】上为散。每服四钱,以水一中盏,加生姜半分,煎至五分,去滓,加竹沥半合,搅匀,拗开灌之,不拘时候。

【主治】产后中风,口噤心闷,通身强直,腰背反偃,状如风痉。

38098 防风散(《圣惠》卷七十八)

【异名】防风汤(《女科百问》卷下)。

【组成】防风一两(去芦头) 葛根一两(剉) 芎䓖一两 生干地黄一两 麻黄一两(去根节) 甘草三分(炙微赤,剉) 桂心三分 独活二两 汉防己三分 蔓荆子三分 藁本一两 杏仁一两(汤浸,去皮尖双仁,麸炒微黄)

【用法】上为粗散。每服四钱,以水一中盏,煎至六分,去滓温服,不拘时候。

【主治】产后中风,如角弓,时时反张,口噤。

38099 防风散(《圣惠》卷八十三)

【组成】防风(去芦头) 川升麻 羚羊角屑 羌活 石膏各半两

【用法】上为粗散。每服一钱,以水一小盏,煎至五分,去滓,加竹沥半合,更煎一二沸,不拘时候温服。

【主治】小儿中风,卒口噤不开,昏沉,冥冥如醉。

38100 防风散(《圣惠》卷八十三)

【组成】防风(去芦头) 川升麻 桂心 羚羊角屑 麻黄(去根节) 羌活 芎䓖 杏仁(汤浸,去皮尖双仁,麸炒微黄)各一分

【用法】上为粗散。每服一钱,以水一小盏,煎至五分,去滓,加竹沥半合,更煎一二沸,分温二服,如人行十里再服。衣盖令汗出为效。

【主治】小儿中风,口㖞斜僻,手足不遂,风入于脏,或语不得,心神昏闷。

38101 防风散(《圣惠》卷八十九)

【异名】防风汤(《圣济总录》卷一八一)。

【组成】防风(去芦头) 羚羊角屑 黄芩 人参(去芦头) 枳壳(麸炒微黄,去瓤) 甘草(炙微赤,剉)各一分 半夏半分(汤浸七遍去滑)

【用法】上为粗散。每服一钱,以水一小盏,加生姜少许,煎至五分,去滓温服,不拘时候。

【主治】小儿脾肺风热,膈上多涎,心神昏闷,少欲乳食。

38102 防风散(《博济》卷三)

【异名】菊花防风散(《圣济总录》卷一〇四)。

【组成】菊花 防风 甘草 威灵仙 黄连 牛蒡子各三分

【用法】上为末。每服一钱,风眼,葱汤送下;赤眼,新汲水调下,一日二次。

【主治】❶《博济》:风毒眼,暴赤眼。❷《圣济总录》:时气病后,余毒不尽上攻,目赤涩痛,或生障翳。

38103 防风散(《普济方》卷一〇五引《指南方》)

【异名】防风汤(《妇人良方》卷三)。

【组成】防风一两 羌活半两 甘草一分

【用法】上为粗末。每服五钱,水二盏,煎一盏,去滓,加麝香一字,温服。

【主治】❶《普济方》引《指南方》:贼风口㖞。❷《妇人良方》:卒然口㖞斜,言语牵急,四肢如故,别无所苦。

38104 防风散(《医方类聚》卷二十引《神巧万全方》)

【组成】防风 麻黄 芍药各三分 防己 桂心 黄芩 白术 附子(炮) 羚羊角屑各一两 甘草 人参 芎䓖 独活 升麻各半两 石膏一两

【用法】上为粗散。每服四大钱,水一大盏半,加竹沥二合,生姜一分,同煎九分盏,去滓服。

【主治】卒暴风,口面僻斜,半身不遂,语不转,服竹沥汤方药不除者。

38105 防风散(《圣济总录》卷五)

【组成】防风(去叉)二两 天麻三两 白僵蚕(炒)二两 白附子(炮裂)二两 乌蛇(酒炙,用肉)二两 人参一两半 白茯苓(去黑皮)一两半 枳壳(去瓤,麸炒)二两 羌活(去芦头)一两 厚朴(去粗皮,涂生姜汁炙三遍)二两 独活(去芦头)一两 蝉壳(微炙)一两半 白蒺藜(炒)一两半 芎䓖一两 蔓荆实(揉去白皮)一两半 犀角(镑)一两 羚羊角(镑)一两 当归(切,焙)一两 槟

榔(煨,剉)一两　大麻仁一两　郁李仁(汤浸,退皮并双仁,炒)一两　木香一两　牛黄(研)半两

【用法】上先将二十二味为散,次入牛黄同拌匀。每服二钱匕,食后温酒调下,日二夜一。如要丸,入麝香半两与末同研,炼蜜为丸,如梧桐子大。每服十丸,温酒调下,一日三次。

【主治】肺中风,项背强直,胸满短气,身如虫行,四肢无力。

【加减】春时即去木香,用大黄一两半,剉如生栗,醋炒令紫色。

38106　防风散(《圣济总录》卷十一)

【组成】防风(去叉)　杏仁(去皮尖双仁,炒黄色)　白僵蚕(炒)各二两　甘草(炙,剉)一分

【用法】上为散。每服三钱匕,空心蜜酒调下。

【主治】风毒,面生痦瘟,遍体瘙痒。

38107　防风散(《圣济总录》卷十三)

【异名】防风汤(《本事》卷六)。

【组成】防风(去叉)一两一分　泽泻　牡蛎(煅赤)　桂(去粗皮)各三分

【用法】上为细散。每服三钱匕,空心温酒调下,一日二次。

【主治】风虚多汗恶风。

38108　防风散(《圣济总录》卷十六)

【组成】防风(去叉)　芎劳　山芋　人参　白术　远志(去心)　独活(去芦头)　桂(去粗皮)　茯神(去木)各三分　莽草(去根,酒洒,焙)　天雄(炮裂,去皮脐)各半两

【用法】上为细散。每服一钱半匕至二钱匕,食前浸菊花酒调下,日再夜一。

【主治】风头眩,旋运欲倒。

38109　防风散(《圣济总录》卷十六)

【组成】防风(去叉)　羌活(去芦头)　甘菊花(择去梗)　白附子(炮)　山芋　藁本(洗,切,焙)　附子(炮裂,去皮脐)　蒺藜子(炒,去角)各半两　麝香(研)一分

【用法】上为细散。每服一钱匕,食后茶清下。或炼蜜为丸,如梧桐子大。每服二十丸,茶、酒任下。

【主治】风头眩,目昏痛。

38110　防风散(《圣济总录》卷十七)

【组成】防风(去叉)　芎劳　荆芥穗　黄耆(剉)　蒺藜子(炒)各一两　人参(去芦头)　恶实(炒)　甘草(炙,剉)各半两

【用法】上为散。每服一钱匕,食后沸汤调下。

【主治】头面风,皮肤瘙痒,或生疮不已。

38111　防风散(《圣济总录》卷五十二)

【组成】防风(去叉)　黄耆(剉)　旋覆花　枳壳(去瓤,麸炒)　羌活(去芦头)　独活(去芦头)　枇杷叶(炙,去毛)　蒺藜子(炒,去角)各一两

【用法】上为散。每服二钱匕,空心晚食前温酒调下。

【主治】肾脏风上攻下注,头面肿痒,足膝生疮。

38112　防风散(《圣济总录》卷一〇七)

【组成】防风(去叉)二两　菊花四两　蒺藜子(炒,去角)　恶实各一两(炒)

【用法】上为散。每服三钱匕,食后以熟水调下。

【主治】肝风,目睛不正,视物偏斜。

38113　防风散(《圣济总录》卷一一六)

【组成】防风(去叉)一两半　黄芩(去黑心)　人参　甘草(炙,剉)　芎劳　天门冬(去心,焙)各一两

【用法】上为散。每服二钱匕,食后沸汤调下,一日三次。

【主治】脑热鼻渊,下浊涕不止。

38114　防风散

【方源】《圣济总录》卷一一八。

【组成】防风(去叉)一两　龙胆一两　生地黄(切,焙)二两　沉香(剉)半两　升麻半两

【用法】上为散。每用二钱匕,加盐少许,沸汤调匀,揩齿含咽便睡。

【主治】口舌生疮。

38115　防风散(《圣济总录》卷一二〇)

【组成】防风(去叉)　羌活(去芦头)　槐白皮　黄芩(去黑心)　地骨皮　当归(切,焙)各三分　升麻一两

【用法】上为散。每用三钱匕,水一盏,加盐少许,煎三五沸,热漱冷吐,以愈为度。

【主治】风疳宣露,脓汁臭气。

38116　防风散(《圣济总录》卷一二三)

【组成】防风(去叉)一两　白附子三分　地骨皮半两　真麝香(研)三分　丹砂(研)　腻粉(研)　白术　马牙消(研)　桂(去粗皮)各一分　赤茯苓(去黑皮)一两

【用法】上为散。每服半钱匕,温酒调下。

【主治】喉痹,及咽喉垂倒。

38117　防风散(《圣济总录》卷一二四)

【组成】防风(去叉)　人参　白术　独活(去芦头)　草豆蔻(去皮)各三分　天麻　芎劳　白芷　赤茯苓(去黑皮)各一两　细辛(去苗叶)　高良姜　青橘皮(汤浸,去白,焙)　甘草(炙)各半两　京三棱(炮,剉)一两半　厚朴(去粗皮,生姜汁炙)三钱

【用法】上为散。每服三钱匕,温酒调下,枣汤亦得,一日三次,不拘时候。

【主治】咽喉中如有物,妨闷噎塞,胸膈痰滞。

38118　防风散(《圣济总录》卷一二八)

【组成】防风(去叉)一两半　牵牛子(炒令香)二两

【用法】上为散。每服二钱匕,空心用沸汤调下。取微利为度,未利再服,渐减服之。

【主治】乳痈。

38119　防风散(《圣济总录》卷一三七)

【组成】防风(去叉)　母猪肉各二两

【用法】上同煮数沸,去猪肉,取防风焙干,捣罗为散。每服一钱匕,白汤点服,不拘时候。

【主治】一切癣。

38120　防风散(《圣济总录》卷一三七)

【组成】防风(去叉)　天麻各二两　陈橘皮(汤浸去白,焙)一两

【用法】上为细散。每服三钱匕,空心酒调下。

【主治】诸疮癣疥。

38121　防风散(《圣济总录》卷一四三)

【组成】防风(去叉,炙令黄) 黄耆(炙,剉)各二两 甘草(炙,剉) 人参各半两

【用法】上为细散。每服二钱匕,食前粟米饮调下。

【主治】肠风。

38122 防风散(《圣济总录》卷一五二)

【组成】防风(去叉,生用)不以多少

【用法】上为散。每服二钱匕,酒调下。

【主治】❶《圣济总录》:妇人经血不止。❷《医级》:肝经受风,留伏不散,以致血得风而溢泄,倒经,或发咳微甚,缠绵不已。

38123 防风散(《刘氏家传》引李琬方,见《幼幼新书》卷十九)

【组成】防风(去芦头) 甘草(炙草) 柴胡(去苗) 连翘 山栀子各等分

【用法】上为粗末。每服一钱,水五分,煎三分,去滓温服。一岁儿一服可分四次;三岁儿可作二服饮之。

【主治】小儿五脏积热、惊风,头面赤热,口舌生疮,好饮冷。

38124 防风散

《鸡峰》卷十一。为《圣济总录》卷六十五"防风汤"之异名。见该条。

38125 防风散(《陈素庵妇科补解》卷三)

【组成】防风 防己 葛根 秦艽 当归 川芎 乌药 甘草 羌活 独活 白术 杏仁 黄芩 白芍 前胡 川断 菊花 天虫

【主治】妊娠中风。

【方论选录】中风一症,男妇老少皆有之,重者中脏,轻者中腑,又次中经络。治妇人独难,以妊娠耳。二防、二活、秦、芎、根皆治风药也;风必生热,故用黄芩、白芍、甘草以凉之;风必多痰,故用前胡、杏仁、天虫以豁之;风盛则气必喘急,故用乌药以顺之,甘草以缓之;而当归、白术、川断配以川芎,佐以黄芩、白芍,皆可以安胎也。但此方风药太多,风能胜湿,且有防己、独活直达下焦,恐伤胎气,用者审之。

38126 防风散

《三因》卷七。为《理伤续断方》"至真散"之异名。见该条。

38127 防风散(《杨氏家藏方》卷二)

【组成】防风(去芦头) 川芎 香白芷 甘菊花 甘草各等分

【用法】上为细末。每服二钱,食后荆芥汤调下。

【功用】常服祛风明目。

【主治】❶《杨氏家藏方》:头目不清,神志不爽。❷《普济方》:时疫温病,嗽喘烦渴,头痛体疼,目涩多睡,肌肉蠕动,痰逆怔悸。

38128 防风散(《魏氏家藏方》卷一)

【组成】厚朴(去皮,姜汁制) 陈皮(去白) 甘草(炙) 藁本各二两 独活 防风(去芦) 桔梗(微炒)各三两 苍术(于木臼内略杵去皮,却入布袋内打,净称)二两

【用法】上为细末。每服三钱,加生姜三片,大枣二个,水一大盏,煎七分,温服;沸汤点亦得。

【主治】伤寒时气,头痛壮热,恶风,百节酸疼,肩背拘急,面赤虚烦,声重咳嗽,寒热不除。

38129 防风散(《直指》卷九)

【组成】川芎一分 人参半分 防风二分

【用法】上为末。每服一钱,临卧米饮调下。

【主治】盗汗。

38130 防风散(《直指》卷十七)

【组成】麻黄(去节) 牵牛(炒,取末) 甘草(炙)各一分半 杏仁(去皮) 防风 半夏(制) 芍药 辣桂 白芷 防己 当归 川芎 羌活 独活 槟榔各一分

【用法】上剉。每服三钱,加生姜四片,紫苏三叶,煎服。

【主治】风肿皮粗,麻木不仁,或时疼痛。

38131 防风散(《朱氏集验方》卷十)

【组成】北防风 川当归 赤芍药 牛蒡子各一两(炒) 荆芥穗一两二钱 蝉壳七钱半(去土) 生地黄 香白芷 甘草 白附子 白僵蚕(去丝) 何首乌 乌蛇肉(酒浸,去皮骨,焙干)各半两 紫参七钱半

【用法】上为细末。每服三大钱,加至四五钱,温酒调下。如不饮酒,以蜜汤调下,终不若酒之有功。

【主治】妇人经脉不匀,气血壅滞,肺有风热,遂令遍身瘾疹,红紫成片,肌肉顽痹,皮肤粗涩,或时瘙痒。

38132 防风散(《朱氏集验方》卷十一)

【组成】防风 大粉草各一钱半 川芎 荆芥 牛蒡子 连翘各一钱

【用法】上为细末。每服二钱,水一盏,煎五分,空心服。

【主治】小儿身疮。

【加减】风丹,加薄荷。

【备考】《普济方》有天花粉,无大粉草。

38133 防风散(《普济方》卷一一三引《医方集成》)

【组成】防风一两 藁本 羌活 地骨皮 荆芥穗各半两

【用法】上为细末。每服三钱,酒调服。

【主治】破伤疮疡风邪,或身体疼痛,风邪攻注挛急,及皮肤瘙痒,麻木不仁,头昏闷,牙关紧,欲成破伤风者。

38134 防风散(《得效》卷七)

【组成】羌活 荆芥 防风 枳壳 僵蚕(炒去丝) 薄荷各等分

【用法】上剉散。水煎,空心温服。

【主治】大便下血。因食热物过度,风气蓄盛,销铄大肠膏脂,以致营卫之血渗流而下。

【宜忌】忌再吃热物。

38135 防风散(《得效》卷十)

【组成】防风(去芦) 羌活(去芦) 薄荷(去粗梗) 当归(去尾) 大黄 栀子(去须) 川芎各一两 蝉退二十个(去足白) 粉草五钱

【用法】上为散。每服四钱,水一盏半,加灯心二十茎,苦竹叶十片煎,食后服。

【主治】积热上冲,头热如火,痛入顶中。

38136 防风散(《得效》卷十七)

【组成】防风 鹤虱各等分

【用法】上剉散。浓煎,噙漱。

【主治】牙疼。

38137 防风散(《得效》卷十七)

【组成】防风(去芦)一两 羌活 黄药子 白药子

(蜜炙) 僵蚕(炒) 硼砂 大黄(纸裹,煨令香熟) 荆芥 细辛 川芎 红内消 郁金 山豆根 甘草各五钱 牙消三钱 薄荷叶半斤

【用法】上为末。研薄荷汁同蜜少许调药。虚者少用,实者多用。

【主治】咽喉疼痛。

38138 防风散(《眼科龙木论》卷一)

【异名】圆翳防风散(《金鉴》卷七十七)。

【组成】茺蔚子 防风 桔梗 五味子 知母各二两 黑参 川大黄 细辛 芒消 车前子 黄芩各一两

【用法】上为末。每用一钱,以水一盏,煎至五分,去滓,食后温服。

【功用】《金鉴》:泄其热邪。

【主治】圆翳内障。脑脂流下,肝风上冲,玉翳青白,瞳仁端正,阳看则小,阴看则大。

38139 防风散

《普济方》卷十四。即《千金》卷十一“防风煮散”。见该条。

38140 防风散

《普济方》卷四十六。即《圣济总录》卷十五“防风饮”。见该条。

38141 防风散(《普济方》卷五十一)

【组成】防风 轻粉 荆芥各二分 密陀僧 乳香各一钱

【用法】上为细末。每夜遇晚,用药一钱涂面上,以乳汁调敷之,次日空心,再用盐、荆芥汤洗之。

【主治】面上风刺、粉刺。

38142 防风散(《普济方》卷五十二)

【组成】防风 荆芥穗 吴白芷 白茯苓 蔓荆子 威灵仙 何首乌 川芎各三两 苦参 白牵牛各半斤

【用法】上为粗末。每用药末三两,好浆水三升,煎五七沸,去滓,洗面,每日早晚二次

【主治】一切风毒,头面生疮。

38143 防风散(《普济方》卷六十五)

【组成】川乌头 防风(去芦) 白芷各一两 川芎一两半 草乌头半两 细辛(去苗土)七钱半 苍术二两(去皮实者)

【用法】上先用盐搽,后方用药末搽上。

【主治】牙痛。

38144 防风散

《普济方》卷六十五。即《圣济总录》卷一一九“防风汤”。见该条。

38145 防风散(《普济方》卷一〇二)

【组成】防风(去叉) 龙骨 远志 铁精(别研)各一两 紫石英(别研) 丹砂(别研)各二两 熟干地黄(洗,切,焙)二两 人参二两半 干姜(炮) 细辛(去苗叶) 附子(炮裂,去皮脐)各一两 白茯苓(去黑皮)二两

【用法】上除别研外,为末,再和匀。每服一钱许,加至二钱,煮取枣汤调下。

【功用】定心。

【主治】中风惊悸,心虚恍惚,言语失常,或瞋或怒,志意不乐。

【加减】如风热盛者,去干姜,加玄参一两。

38146 防风散

《普济方》卷一一二。即《圣济总录》卷十八“除风散”。见该条。

38147 防风散

《普济方》卷一八七。即《千金》卷七“防风汤”。见该条。

38148 防风散

《普济方》卷二四七。为方出《千金》卷二十四,名见《济生》卷四“牡丹散”之异名。见该条。

38149 防风散(《普济方》卷三六一)

【组成】山药半两 白茯苓半两 白附半钱 甘草一钱 全蝎一钱 人参 防风各一钱

【用法】上为末。每服一字,或半钱,钩藤同煎服。

【主治】小儿变蒸潮热,焦啼哯乳,欲生疮癣。

38150 防风散

《普济方》卷三六九。为《活人书》卷二十“连翘饮”之异名。见该条。

38151 防风散

《袖珍小儿》卷二。为《直指小儿》卷一“防风汤”之异名。见该条。

38152 防风散

《证治要诀类方》卷三。为《千金》卷七“防风汤”之异名。见该条。

38153 防风散

《校注妇人良方》卷三。为《圣惠》卷五“独活散”之异名。见该条。

38154 防风散(《校注妇人良方》卷十二)

【组成】防风

【用法】上为末。每服一钱,白汤调下。

【主治】肝经有风,以致血得风而流散不归经,妊娠卒然下血者。

【备考】本方方名,《景岳全书》引作“一味防风散”。

38155 防风散(《医统》卷八十八)

【组成】防风 羌活 白芷 当归 黄耆 甘草各五分

【用法】上为细末。灯心汤少许调下。

【主治】小儿脐风。

38156 防风散(《赤水玄珠》卷二十五)

【组成】羌活 防风 枳实 川芎 粉草 大黄(煨) 赤芍各等分

【用法】上每服二钱,加生姜、大枣,水煎服。

【主治】小儿风热痰壅,大便不通。

38157 防风散(《准绳·幼科》卷六)

【组成】荆芥穗 当归 川芎 防风 赤芍药 防己 栀子各等分

【用法】上为细末。每服二钱,茶清调下。作汤煎服亦可。

【主治】小儿痘疹后风热上攻,目赤肿流血及痘风疮。

38158 防风散

《杏苑》卷五。为《圣济总录》卷十九“防风汤”之异名。见该条。

38159 防风散(《伤寒大白》卷一)

【组成】防风　桔梗　厚朴　甘草　石膏　干葛

【主治】肺胃风热,上冲头痛。

【加减】兼少阳者,加柴胡、川芎、薄荷、荆芥。

【方论选录】防风散风,石膏清热,与桔梗同用,清肺也;与干葛同用,清胃也;厚朴、甘草和胃气以升降浮沉也。

38160 防风散《幼科直言》卷五)

【组成】白术(炒)　白芍(炒)　红花　金银花　防风　荆芥　苡仁　白茯苓　连翘　陈皮　甘草

【用法】水煎服。

【主治】小儿中湿生风,满身作痒,疮疥遍身者。

38161 防风散《医钞类编》卷十一)

【组成】防风　荆芥　黄芩　石膏　栀仁　薄荷　赤芍　连翘　生地黄　甘草

【用法】水煎服。

【主治】眼泡内生毒如菌。

38162 防风散《治疹全书》卷下)

【组成】赤芍一两　防风(去皮)五钱　麻黄(去根节,汤泡)　薄荷各五钱　炙甘草七钱五分　赤茯苓一两　苍术(米泔浸一宿,去粗皮,晒干,炒黄)一两

【用法】上为末。每服三钱,大儿五钱,加生姜二片,葱头三个。

【主治】痘疹后,感冒风湿之气,两足两膝疼痛浮肿,不能屈伸,遂成瘫痪者。

38163 防风粥(方出《医方类聚》卷二十四引《千金月令》,名见《脚气治法总要》卷下)

【组成】防风二大分

【用法】煮取汁作粥服。

【功用】去四肢风。

【主治】《脚气治法总要》:四肢风湿。

38164 防风粥《药粥疗法》)

【组成】防风 10~15 克　葱白二茎　粳米 30~60 克

【用法】取防风、葱白煎取药汁,去滓,先用粳米煮粥,待米将熟时加入药汁,煮成稀粥服食。

【功用】祛风解表,散寒止痛。

【主治】感冒风寒,发热畏冷,恶风自汗,头疼身痛,风寒湿痹,骨节酸楚,肠鸣泄泻。

【方论选录】防风祛风止痛,既能祛风寒而解表邪,又能祛风湿而止疼痛,性微温而不燥,力量缓和而弱;故又加葱白协助其祛风止痛功能;同米煮粥则疗效倍增。

38165 防风煎

《千金方衍义》卷十一。即《千金》卷十一"防风补煎"。见该条。

38166 防风膏《圣济总录》卷一〇一)

【组成】防风(去叉)　藁本(去苗土)　辛夷　芍药　当归(切,焙)　白芷　牛膝(切,焙)　商陆　细辛(去苗叶)　密陀僧(细研)　芎䓖　独活(去芦头)　菱蕤　木兰皮　葜仁各二两　杏仁(汤浸,去皮尖)　丁香　鸡舌香　零陵香　真珠屑　麝香各一两　油一斤　獐鹿髓各一升(如无,猪骨髓亦得)　牛髓一升(如无,脂亦得)　蜡四两(炼过者)

【用法】上先将髓以水浸令白取出,除真珠屑、麝香外,余药并剉碎,次将油、髓、蜡入锅中,熬令消,入诸药,用文火

煎之,若白芷黄色,量稀稠得所,以新绵滤去滓,方将真珠屑、麝香别研为细末,入前汁中,熬成膏,贮瓷器内。临卧涂面上,旦起以温水洗去。避风、日妙。

【功用】能令面光润。

【主治】面黑皯䵟。

38167 防风膏《普济方》卷三一五)

【组成】当归　防风　黄蜡各一两　黄丹半两(飞过,炒)

【用法】上以油四两,先煎当归、防风,候紫黑色,却入炒过黄丹沸一二次,以绵滤过,入黄蜡收膏。

【主治】灸疮。

【加减】若要止疼痛,加乳香一两。

38168 防附汤《普济方》卷三七四引《卫生家宝》)

【组成】防风一分　僵蚕一分(炮)　白附子一分(炮)　川芎二分　荆芥一分　雄黄一钱　全蝎七个(瓦焙干)　朱砂一钱　麝香少许

【用法】上为细末。每服半钱,用好茶清调下;小儿惊风,用冬瓜子汤调下,一日二次。

【主治】小儿惊风,及一切头风。

38169 防苓汤《医林纂要》卷十)

【组成】土茯苓四两　茯苓二两　防己二两　防风二两　木瓜一两　黄耆一两　当归一两　羊蹄(后蹄,以疮之左右分用)　蕺菜百丛(连根用)

【用法】煮羊蹄、蕺菜,滤汤煎药,去滓服。外煎蕺菜汤洗去瘀血,后用桑白皮、樗白皮共捣成饼,麻油和敷。

【主治】臁疮及牛𧿹疮。

【方论选录】二苓、二防皆所以去湿毒。足胫少肉,则气血亦薄,故耆、归以益其气血,以木瓜行之。在下药未易达,故羊蹄、蕺菜引之;且以血气养血气,又能软坚去骨中毒,而蕺菜能解毒治脚气。

38170 防疟方《广笔记》卷一)

【组成】何首乌十二两　真茅山苍术十两　半夏六两　橘红八两　人参四两　白茯苓八两　藿香叶三两　白豆蔻仁一两五钱

【用法】上为细末,米粉糊加姜汁为丸,如绿豆大。每次五钱,下午及临卧白汤调下。夏秋不辍,必无疟矣。

【主治】疟疾。

38171 防俭饼《寿世保元》卷十)

【异名】防饥救生四果丹《惠直堂方》卷四)。

【组成】栗子　红枣　胡桃　柿饼

【用法】四果去核皮,于碓内一处捣烂揉匀,捻作厚饼,晒干收之。

【功用】❶救荒辟谷。❷《惠直堂方》:补肾水,健脾土,润肺金,清肝木,而心火自平也。

【备考】《惠直堂方》用法有:凡饥者与食一饼,茶汤任嚼服,腹中气足自饱,一饼可耐五日,再服不限日数。

38172 防疫丹《全国中药成药处方集》沙市方)

【组成】法夏六两　广陈皮二两　佩兰叶二两　粉甘草三两　苏叶一两五钱　苍术二两　白芷三两　广藿香四两　厚朴二两　神曲四两　香附四两　槟榔二两　砂仁二两　茯苓六两　薄荷冰四钱

【用法】上为极细末。每服一钱,温开水下。轻者日服一次,重者日服二次。小儿、老人酌减。

【主治】夏季暑湿蕴结,颐痛,恶寒发热,腹鸣呕吐、水泻。

【宜忌】水份不足,无寒湿蕴结者忌服。

38173 防疫丹(《全国中药成药处方集》重庆方)

【组成】牛黄六钱 麝香三钱 蟾酥三钱 梅片六钱 大黄三两 甘草四十两 细辛七钱五分 朱砂二十五两 白矾一两五钱 薄荷冰四两

【用法】牛黄、麝香、蟾酥、梅片、薄荷冰、朱砂另乳,余药共研细末。玻瓶装,每重一钱包装,常用二分至三分。

【功用】提神醒脑,宽中解郁,通利肠胃,生津止渴。

【主治】晕船晕车,口舌烦渴,恶心呕吐,昏厥拘挛。

38174 防桔汤(《辨证录》卷十)

【组成】防风一钱 麦冬 玄参各一两 桔梗三钱 甘草一钱 天花粉二钱 黄芩二钱

【用法】水煎服。

【功用】补水之不足,散火之有余。

【主治】身热之后,其身不凉,遍身俱红紫之色,此热在皮肤,名曰火丹。

38175 防眩汤(《医学集成》卷三)

【组成】熟地 当归 白芍 焦术各一两 川芎 枣皮 半夏各五钱 人参三钱 天麻一钱 陈皮五分

【主治】眩晕

38176 防葵丸(方出《外台》卷三十五引刘氏方,名见《普济方》卷三九一)

【组成】防葵 当归 枳实(炙) 厚朴(炙) 楮实 人参 黄耆 茯神 白术 诃黎勒皮各八分 郁李仁(去皮) 柴胡 大麻仁 芍药 橘皮 防风 紫菀(洗去土) 薏苡仁各六分 鳖甲(炙) 三棱根各十二分 桂心七分 仙鼠二枚(如无,以粪二合代) 大附子二枚(炮) 干姜(末)二分 甘草(炙) 干地黄各十分 大黄十分 五味子四分 槟榔四颗 牛膝二分

【用法】上为细末,炼蜜为丸,如梧桐子大。大小增减,以意量之,须饮服之,良。

【主治】小儿冷癖痃癖气,不下食,赢瘦,时时肋下痛。

38177 防葵丸(《幼幼新书》卷二十二引《婴孺方》)

【组成】防葵 当归 旋覆花 橘皮 诃黎勒皮 吴茱萸 桂心 桔梗各四分 杏仁六十个(炒) 大附子一个(炮) 大黄十二分 鳖甲六分

【用法】上为末,炼蜜为丸,如梧桐子大。每服十五丸,一日二次。

【主治】老小痃癖,不食,赢瘦。

【备考】本方去桔梗,加枳壳四分,名"当归防葵丸"(见《普济方》卷三九一)。

38178 防葵丸(《圣惠》卷二十八)

【组成】防葵一两 柴胡一两(去苗) 木香三分 桃仁一两(汤浸,去皮尖双仁,麸炒微黄) 鳖甲一两(涂醋炙微黄,去裙襕) 桂心半两 川大黄一两(剉碎,微炒) 当归半两 京三棱一两(炮,剉) 赤芍药半两 槟榔一两 郁李仁一两(汤浸,去皮尖,微炒)

【用法】上为末,炼蜜为丸,如梧桐子大。每服二十丸,食前以温酒送下。

【主治】虚劳积聚,胁下妨满,腹胀不能食,及腹中痛。

【宜忌】忌苋菜、生冷、湿面。

38179 防葵丸(《圣惠》卷三十一)

【组成】防葵一两 鳖甲二两(涂醋炙令黄,去裙襕) 甘草半两(炙微赤,剉) 川大黄一两半(剉碎,微炒) 京三棱一两(炮,剉) 桃仁一两(汤浸,去皮尖仁,麸炒微黄)

【用法】上为末,炼蜜为丸,如梧桐子大。每服二十丸,食前煎橘皮汤送下。

【主治】骨蒸痃癖。按之隐手,不能下食,赢瘦,日渐无力。

38180 防葵丸(《圣惠》卷四十八)

【组成】防葵半两 芫花半两(醋拌,炒令干) 干姜半两(炮裂,剉) 鳖甲一两(涂醋炙令黄,去裙襕) 硼砂一两(不夹石者,细研入)

【用法】上为细末。研入硼砂令匀,以米醋一升,煎令稠,下诸药末,慢火熬,入少蒸饼,和溶可丸,即丸如绿豆大。每服十丸,空心温酒送下。

【主治】积聚气成块。

38181 防葵丸(《圣惠》卷四十九)

【组成】防葵三分 莪术半两 赤茯苓三分 鳖甲一两(涂醋炙令黄,去裙襕) 桃仁三分(汤浸,去皮尖双仁,麸炒微黄) 枳壳半两(麸炒微黄,去瓤) 木香半两 川大黄二两(剉,微炒) 当归半两(剉,微炒) 干姜半两(炮裂,剉) 桂心半两 细辛半两 桔梗半两(去芦头) 京三棱三分(微煨,剉)

【用法】上为末,炼蜜为丸,如梧桐子大。每服三十丸,以粥饮送下,不拘时候。

【主治】癖气。两胁下硬,按之痛,心闷咳逆,不下饮食,四肢赢瘦,积年不愈。

38182 防葵丸(《圣惠》卷七十二)

【组成】防葵一两 没药半两 干漆半两(捣碎,炒令烟出) 硇砂半两(细研) 水蛭一分(炒令微黄) 狗胆一枚(干者) 姜黄半两 芫花一分(醋拌,炒令干)

【用法】上为末,用糯米饭为丸,如绿豆大。每服七丸,五更初以热酒送下,良久当下恶物如未,次日再服。

【主治】妇人月水不通,结为癥块,时攻心腹疼痛。

【备考】方中硇砂,《普济方》作硼砂。

38183 防葵丸(《圣惠》卷八十五)

【组成】防葵半两(末) 牛黄半分 巴豆二十枚(取霜) 滑石半两 腻粉一分 蛇蜕皮一条(烧灰) 朱砂一分 麝香半分

【用法】上为细末,以糯米饭为丸,如黍米大。每服二丸,以粥饮送下。

【主治】小儿食痫,心胸痰滞,大小便常多秘涩。

38184 防葵丸(《圣惠》卷八十八)

【组成】防葵半两 肉豆蔻一分(去壳) 木香一分 川大黄一分(剉碎,微炒) 鳖甲一两(涂醋炙令黄,去裙襕) 京三棱半两(微煨,剉) 枳壳一分(麸炒微黄,去瓤) 麝香一分(细研)

【用法】上为末,炼蜜为丸,如绿豆大。三岁儿,每服五丸,以粥饮送下,一日二三次。

【主治】小儿食癥。寒热赢瘦,不能饮食。

38185 防葵丸(《圣惠》卷八十八)

【组成】防葵一两 人参半两 诃黎勒皮半两 川大

黄三分(剉碎,微炒) 桑菌半两 郁李仁半两(汤浸,去皮尖,微炒)

【用法】上为末,炼蜜为丸,如麻子大。每服五丸,以温酒送下,一日二次。

【主治】小儿癖气,久不消散。

38186 防葵丸(《圣惠》卷八十八)

【组成】防葵半两 当归半两(剉,微炒) 桔梗半两(去芦头) 桂心半两 诃黎勒皮半两 附子一分(炮裂,去皮脐) 陈橘皮半两(汤浸,去白瓤,焙) 川大黄半两(剉碎,微炒) 吴茱萸一分(汤浸七遍,焙干,微炒) 鳖甲半两(涂醋炙令黄,去裙襕) 杏仁二十枚(汤浸,去皮尖双仁,麸炒微黄)

【用法】上为末,炼蜜为丸,如麻子大。每服五丸,以粥饮送下,晚后再服。

【主治】小儿疳气,不能下食,肌体瘦。

38187 防葵丸(《圣惠》卷九十二)

【组成】防葵 牡丹 桂心 黄柏(剉) 滑石各一两 豉半两(微炒)

【用法】上为末,炼蜜为丸,如麻子大。三四岁儿每服五丸,以粥饮送下,早晨、晚后各一次。

【主治】小儿阴偏大,卵核坚硬。

38188 防葵丸(《圣济总录》卷七十二)

【组成】防葵(剉碎) 柴胡(去苗) 赤茯苓(去黑皮)各三分 桂(去粗皮) 木香各半两 鳖甲(去裙襕,醋蘸慢火炙令黄色) 槟榔(剉)各一两半 桔梗(炒) 郁李仁(汤浸,去皮尖,别研如膏)各一两 大黄(剉碎,微炒)一两一分 当归(切,焙) 京三棱(炮,剉) 五味子各半两

【用法】上药除研外,为末,入郁李仁同研匀。炼蜜为丸,如梧桐子大。每服二十丸,空腹温酒送下。

【主治】癥癖气块,胁肋满,腹胀不能饮食,腹痛。

【备考】方中赤茯苓,原书卷七十三作赤芍药。

38189 防葵丸

《普济方》卷一七三。为《圣惠》卷四十九"防葵方"之异名。见该条。

38190 防葵方(《圣惠》卷四十九)

【异名】防葵丸(《普济方》卷一七三)。

【组成】防葵三分 桂心半分 木香半两 吴茱萸半两(汤浸七遍,焙干,微炒) 鳖甲一两半(涂醋炙令黄,去裙襕) 桔梗三分(去芦头) 川大黄一两(剉碎,微炒) 当归半两(剉,微炒) 京三棱三分(微煨,剉) 赤芍药三分 五味子半两 槟榔一两半 郁李仁一两(汤浸,去皮,微炒)

【用法】上为末,炼蜜为丸,如梧桐子大。每服二十丸,以温酒送下,不拘时候。

【主治】癥瘕喘嗽,腹中疼痛,吃食减少,四肢乏力。

38191 防葵饮(《圣济总录》卷三十五)

【组成】防葵 鳖甲(醋炙,去裙襕) 松萝 甘草(生)各半两 常山三分

【用法】上为粗末。每服五钱匕,水一盏半,煎至八分,去滓,未发前徐徐温服。取吐为度。

【主治】痰疟寒热,温疫。

38192 防葵散(方出《千金》卷十四,名见《普济方》卷九十九)

【组成】防葵 代赭 人参 铅丹 钩藤 茯神 雷丸 虎骨 远志 桂心 防风 白僵蚕 生猪齿各六分 卷柏 莨菪子 光明砂 升麻 附子 牡丹 龙齿各一分 牛黄二分 蚱蝉十四枚 蛇蜕皮 白马眼睛各一具 白蔹四分

【用法】上药治下筛。每服方寸匕,酒送下,一日二次,亦可为丸服。

【主治】癫痫厥时发作。

38193 防葵散(方出《千金》卷十四,名见《普济方》卷一〇一)

【组成】防葵 人参 贯众各五两 防风 桂心各三两

【用法】上㕮咀。以水一斗,煮取三升,分四服,亦可稍服。

【主治】狂邪发无常,披头大唤欲杀人,不避水火。

38194 防葵散(《圣惠》卷四)

【组成】防葵 人参(去芦头) 贯众 远志(去心) 茯神 犀角屑 天雄(炮裂,去皮脐) 防风(去芦头) 桂心各一两 甘草三两(炙微赤,剉)

【用法】上为散。每服三钱,以水一中盏,煎至六分,去滓温服,不拘时候。

【主治】心脏风邪,恍惚失常,言语错乱。

38195 防葵散(《圣惠》卷二十二)

【组成】防葵一两 代赭一两(细研) 人参一两(去芦头) 铅丹一两半 钩藤一两 茯神一两 雷丸一两 虎头骨一两半(涂酥炙令黄) 远志一两(去心) 白僵蚕一两(微炒) 生猪齿一两 防风一两(去芦头) 卷柏一两 川升麻一两 附子一两(炮裂,去皮脐) 虎掌三分(汤洗七遍,生姜汁拌炒令黄) 朱砂一两(细研) 牡丹一两 牛黄半两(细研) 龙齿二两 蚱蝉十四枚(微炒) 蛇蜕皮一条(烧为灰) 白蔹一两 白马眼睛一对(炙令微黄)

【用法】上为散,入研了药令匀。每服一钱,以温酒调下,不拘时候。

【主治】风癫,精神错乱,发作无时。

38196 防葵散(《圣惠》卷二十八)

【组成】防葵三分 京三棱三分(剉碎,醋炒三遍) 蓬莪术半两 诃黎勒半两(煨,用皮) 槟榔半两 赤茯苓半两 人参半两(去芦头) 白术半两 桂心半两 枳壳半两(麸炒微黄,去瓤) 白豆蔻半两(去皮) 木香半两 川大黄半两(剉碎,微炒) 丁香一分 附子半两(炮裂,去皮脐) 郁李仁三分(汤浸,去皮尖,微炒) 鳖甲三两(洗去尘土,用硇砂半两研碎,以醋二合浸硇砂去却石,涂醋炙鳖甲、硇砂,醋尽为度)

【用法】上为细散。每服一钱,空心及晚食前以温酒调下。

【主治】虚劳癥瘕,或气攻脾胃,令人心下及胃管两傍坚硬,喘息急促,牵引两胁妨痛。

【宜忌】忌苋菜、生冷、湿面。

38197 防葵散(《圣惠》卷四十八)

【组成】防葵一两 诃黎勒皮三分 白术三分 郁李仁三分(汤浸,去皮,微炒) 吴茱萸半两(汤浸七遍,焙干,微炒) 桂心三分 枳实半两(麸炒微黄) 木香三分 槟榔三分

【用法】上为散。每服三钱,以水一中盏,加生姜半分,煎至六分,去滓,食前稍热服。

【主治】肥气在左胁下,结聚成块,心腹妨实,不欲饮食。

38198 防葵散《圣惠》卷四十八)

【组成】防葵一两 京三棱一两(炮裂) 桂心一两 赤芍药各一两 鳖甲一两半(涂醋炙令黄,去裙襕) 当归一两 诃黎勒皮一两 川大黄一两(剉碎,微炒) 枳壳三分(麸炒微黄,去瓤)

【用法】上为散。每服三钱,以水一中盏,加生姜半分,煎至六分,去滓,食前稍热服。

【主治】伏梁,气在脐上心下,结固如梁之状,胸膈不利,食饮减少。

38199 防葵散《圣惠》卷四十八)

【组成】防葵半两 桔梗三分(去芦头) 川朴消三分 川大黄三分(剉碎,微炒) 桃仁半两(汤浸,去皮尖,麸炒微黄) 木香半两

【用法】上为散。每服三钱,水一中盏,煎六分,去滓,食前稍热服。当利下恶物为度,未利再服。

【主治】积聚气,心腹胀硬如石,肚上青脉起,食饮不下。

38200 防葵散《圣惠》卷七十一)

【组成】防葵一两 木香一两 川大黄二两(剉碎,微炒) 白术一两 当归一两(剉,微炒) 赤芍药一两 牛膝一两(去苗) 桂心一两 桃仁一两(汤浸,去皮尖双仁,麸炒微黄)

【用法】上为粗散。每服三钱,水一中盏,加生姜半分,煎至六分,去滓,食前稍热服。

【主治】妇人心腹积聚气,时有疼痛,经络不利,四肢渐瘦,食少腹胀。

38201 防葵散《圣惠》卷七十一)

【组成】防葵一两 郁李仁一两(汤浸,去皮,微炒) 桂心一两 鬼箭羽一两 桃仁一两(汤浸,去皮尖双仁,麸炒微黄) 川大黄一两(剉碎,微炒) 当归一两 吴茱萸三分(汤浸七遍,焙干,微炒) 枳实半两(麸炒微黄)

【用法】上为散。每服三钱,水一中盏,加生姜半分,煎至六分,去滓,食前稍热服。

【主治】妇人癥痞,心腹胀硬如石,经络不利,四肢瘦弱,少思饮食。

38202 防葵散《圣惠》卷八十四)

【组成】防葵半两 柴胡半两(去苗) 川大黄半两(剉碎,微炒) 桑根白皮半两(剉) 甘草一分(炙微赤,剉)

【用法】上为粗散。每服一钱,以水一小盏,煎至五分,去滓温服,一日三次。

【主治】小儿疟发后,肚胀,兼头面浮肿。

38203 防葵散《云岐子保命集》卷下)

【组成】防葵一两 木香五钱 柴胡 黄芩各半两

【用法】上剉细。每次五钱,水煎服。

【主治】伤寒汗下后,脐左有动气者。

38204 防喘汤《千家妙方》引庄奕颐方)

【组成】冬虫夏草10克 黄耆12克 大枣10枚 猪肺1具(不落水)

【用法】取猪肺与诸药清水炖烂,饮其汤,食其肺。

【功用】保肺益气。

【主治】支气管哮喘属肺气虚弱,卫外不固,有发作先兆者。

【临证举例】王某某,女,45岁,干部,患支气管哮喘已10多年,每因气候骤变或感冒均发作,经过多方治疗,未见效果。曾注射人血丙种球蛋白6次,预防感冒及哮喘发作,均未奏效。查见患者语言声低,疲乏无力,平时汗多,纳食二便尚可,脉细弱,舌淡苔薄。证系肺气虚弱,卫外不固。嘱用防喘汤,以保肺益气,在气候变化、有感冒或哮喘发作先兆时用之。平时可常服六君子丸(汤)之类药物,如此半年即未见哮喘发作。

38205 防温汤《种痘新书》卷十二)

【组成】羌活 苍术(炒) 防风 赤茯苓 猪苓 泽泻 木通(去节) 白术 官桂各等分

【用法】水煎服。

【主治】痘湿难收。

38206 防犀饮《玉案》卷六)

【组成】防己三钱 朴消 犀角 黄芩 黄耆 升麻各八分

【用法】淡竹叶十五片煎服。

【主治】丹疹遍身如洒珠者。

38207 防腐汤《外科十三方考》)

【组成】豆豉 甘草

【用法】先以上药煎水洗后,再用五倍子、荆芥煎水洗之。

【功用】使不生脓。

【主治】痔核落后。

38208 防己煮散

《外台》卷二十引《古今录验》。为《千金》卷二十一引褚澄方"汉防己煮散"之异名。见该条。

38209 防风饮子《幼幼新书》卷三十七引《惠眼观证》)

【组成】防风 甘草(炙) 连翘各一两 山栀子半两

【用法】上为末。每服二钱,水五分,煎三五沸,去滓服。

【主治】小儿风虚疮癣。

38210 防风饮子《兰室秘藏》卷上)

【组成】细辛 蔓荆子各三分 葛根 防风各五分 当归身七分半 炙甘草 黄连 人参各一钱

【用法】上剉,如麻豆大,都作一服。水二盏,煎至一盏,食远服。避风寒。

【功用】《医方集解》:去内热火邪。

【主治】❶《兰室秘藏》:倒睫拳毛。❷《医钞类编》:白眼痛。

【方论选录】《医方集解》:此足太阴、阳明药也。参、甘以补其气,归身以濡其血,黄连以清其火,防、葛以散风热,细辛入少阴而润肾,蔓荆走头面而升阳。

【备考】《原机启微》有黄耆,无黄连。

38211 防风饮子《普济方》卷三六一)

【组成】防风 羌活 白附 甘草 川芎 白茯苓 全蝎 人参各等分

【用法】上为散。每服一钱,加钩藤同煎服。

【主治】小儿变蒸惊悸,焦啼呃乳,手足抽掣。

38212 防风饮子

《奇效良方》卷二十五。为《外台》卷十五引《延年秘录》"防风饮"之异名。见该条。

38213 防风饮子（《赤水玄珠》卷十二）

【组成】黄耆 附子 甘草 苍术 陈皮 羌活 防风 桔梗各等分

【用法】每服五钱,加生姜一片,水煎服。

【主治】痹证,项筋急痛,诸药不效者。

38214 防风饮子（《张氏医通》卷十五）

【组成】蔓荆子 黄耆(生) 黄连各一钱半 甘草(炙) 防风 葛根各一钱 细辛三分

【用法】水煎,食远热服。

【主治】倒睫拳毛,眦睑赤烂。

【加减】虚人,加人参一钱,当归七分。

【备考】本方方名,《中国医学大辞典》引作"防风饮"。

38215 防风补煎（《千金》卷十一）

【组成】防风 细辛 芎䓖 白鲜皮 独活 甘草各三两 橘皮二两 大枣三七枚 甘竹叶(切)一斗 蜜五合

【用法】上㕮咀。以水一斗二升,先煮九味,取四升,去滓,下蜜,更煎两沸,分四服,日三夜一。若五六月,以燥器贮,冷水藏之。

【主治】肝虚寒,目䀮䀮,视物不明,谛视生花。

【方论选录】《千金方衍义》:防风、白鲜皮、甘竹叶上散头目诸风;细辛、独活、芎䓖下通肾肝之结;甘草、橘皮、蜂蜜、大枣培土以御木邪之下陷也。

【备考】本方方名,《千金方衍义》引作"防风煎"。

38216 防风根汤（《杂病源流犀烛》卷二十六）

【组成】防风根 于术 当归 姜黄 生黄芪 桑枝

【主治】络虚而致之肩膊疼痛连臂,渐下入环跳,髀膝。

38217 防风浴汤（《圣惠》卷二十四）

【组成】防风三两 蒴藋(切)一升 羊桃根三两 石南一两 秦艽一两 川升麻一两 苦参三两 茵芋一两 白蒺藜一两 蛇床子一两 白矾一两 枳壳一两

【用法】上剉细。以水七斗,煎至五斗,去滓,于暖室中洗浴,令汗出。避风冷。

【主治】风瘙痒不可止。

38218 防风浴汤（《杨氏家藏方》卷四）

【组成】荆芥穗四两 苦参 地骨皮 白牵牛 赤小豆各三两 白蒺藜(炒,去刺) 防风(去芦头) 白僵蚕(炒,去丝嘴) 香白芷 蓖麻叶 杉木 蒴藋叶各二两 木鳖子一两半(去壳,炒令焦黄色) 当归(洗,焙) 独活(去芦头) 吴茱萸(汤洗七次)各一两

【用法】上为细末。每用半两,水四碗,入连根葱白五茎,擘开,同煎五七沸,倾出,入朴消末二钱,重搅匀,先熏,候通手淋渫。

【主治】风湿脚气,气血凝滞,皮肤粗涩,不自润泽。

38219 防风浴汤（《医方类聚》卷二十四引《御医撮要》）

【组成】防风 羊桃根各三两 石南 秦艽 茵草 蒺藜子 蛇床子 白及 枳壳各一两 苦参三两 升麻一两

【用法】上件合煎,浴之。

【主治】诸风顽痹,皮肤不仁,瘙痒麻木。

38220 防风煮散（《千金》卷十一）

【组成】防风 茯苓 萎蕤 白术 橘皮 丹参各一两三分 细辛二两 甘草 升麻 黄芩各一两半 大枣三

七枚 射干一两 酸枣仁三分

【用法】上为粗散。以方寸匕帛裹裹,以井花水二升煮,时时动上裹帛,煎取一升,分服之,每日二次。

【主治】肝实热,梦怒,虚惊。

【备考】本方方名,《普济方》引作"防风散"。

38221 防风煮散（《传家秘宝》）

【组成】柴胡 川大黄(煨) 元参 木通 酸枣仁(炒) 大腹子 虎骨(醋炙) 芍药 五加皮 麻黄(去节) 黄耆(炙) 当归 牛膝 羌活 防风 丹参 海桐皮 官桂 木香 鳖甲(炙)各等分

【用法】上为末。每服二钱,水一盏。入青蒿枝同煎至七分,去滓温服。

【主治】骨蒸劳气,日渐消瘦,腰脚疼痛,寒热不调。

38222 防己地黄汤（《金匮》卷上）

【组成】防己一分 桂枝三分 防风三分 甘草一分

【用法】上四味,以酒一杯,渍之一宿,绞取汁,生地二斤㕮咀,蒸之如斗米饭久,以铜器盛其汁,更绞地黄汁和。分二次服。

【主治】癫狂病,痹证。

❶《金匮》:病如狂状妄行,独语不休,无寒热,其脉浮。❷《千金》:语狂错,眼目霍霍,或言见鬼,精神昏乱。❸《张氏医通》:癫痫语言错乱,神气昏惑。

【方论选录】❶《金匮玉函经二注》:此狂者,谓五脏阴血虚乏,魂魄不清,昏动而然也。桂枝、防风、防己、甘草酒浸绞汁,用是轻清归之于阳,以散其邪;用生地黄之凉血补阴,熟蒸以归五脏,益精养神也。盖药生则散表,熟则补衰,此煎煮法也,又降阴法也。❷《千金方衍义》:此皆惊痰堵塞于心包,乱其神识所致,故以防己逐其痰气,防风泻其木邪,桂心通其关窍,地黄安其本神,甘草专和桂心,地黄寒热之性也。❸《成方切用》:此亦风之进入于心者也。风升必气涌,气涌必滞涎,涎滞则流湿,湿留壅火,邪聚于心,故以二防、桂、甘去其邪,而以生地最多,清心火,凉血热,谓如狂妄行独语不休,皆火炽盛之证也。况无寒热,则知病不在表,不在表而脉浮,其为火盛血虚无疑尔。后人地黄饮子、犀角地黄汤等,实祖于此。

【临床报道】❶癫狂:《黑龙江中医药》[1985,(4):30]一张姓男孩,18岁,精神失常。半年前因与邻里吵闹,遂精神失常,心神不定,常坐室内独语不休,入夜不寐,或信步外游,时喊头痛,多忧善虑,曾延医诊治,屡施导痰、涌吐、攻下三法治之罔效,诊见舌红少津,脉浮大如弦。方用:生地90克,防己9克,防风9克,桂枝10克,生甘草10克。煎服3剂后,心神稍定,夜能入眠,未见出走。后又以此方在剂量上略加变通,并加生赭石40克,生龙、牡各30克,桃仁15克。煎服10剂后,病患遂爽然若失,精神转佳,如常人,并能参加劳动。❷痹证:《新中医》[1981,(2):36]:刘氏以防己地黄汤加味治疗急性风湿性关节炎50例,所选病例均有明显的游走性关节疼痛,血沉明显增速,最高达162mm/h(魏氏法),部分病人伴低热或中等度发热,自汗,少数病例皮肤出现环形红斑。50例中,风湿活动首次发作者12例,有反复发作史1~20余年者38例。本证乃风寒湿三气杂至与气血相搏,营气不通,郁而化热所致,治以祛风胜湿,活血通络,清热凉血为法,方用防己地黄汤(木防己15克、生地

15克、防风9克、桂枝9克、甘草9克)为主,加入蒲公英30克(或野菊花30克),以助控制风湿活动,治疗期间停用任何西药,嘱患者充分休息。结果50例中,显效25例(关节酸痛消失,血沉在2~3周内降至正常范围),有效18例(关节酸痛消失或减轻,血沉在4周内降至正常范围,或2~3周内明显下降,但未达到正常水平),无效7例(关节酸痛及血沉变化不大)。❸瘾病:《四川中医》[2003,21(1):49]防己地黄汤治疗瘾病发作36例,结果:痊愈28例,占78%;好转6例,占16%;无效2例,占6%;总有效率94%。

38223 防己竹沥汤(《圣济总录》卷五)

【组成】防己(剉)一两 麻黄(去根节,先煎,掠去沫,焙)三两 防风(去叉) 升麻 桂(去粗皮) 芎劳 独活(去芦头) 羚羊角(镑)各二两

【用法】上为粗末。每服五钱匕,水一盏半,煎至八分,去滓,更入竹沥一合,再煎三五沸,温服,日二夜一。风若未除,更服防风独活汤。

【主治】初得中风,四肢不收,心神昏愦,眼不识人,不能言语,已服荆沥汤及防风汤,诸症好转者。

【加减】手足逆冷,加生姜三两、白术二两。

38224 防己关节丸(《成方制剂》8册)

【组成】白术 党参 防己 茯苓 甘草 肉桂 制川乌

【用法】制成丸剂,每10粒重0.5克。口服,一次6克,每日2次。

【功用】祛湿散寒,健脾利水。

【主治】风寒湿痹,关节疼痛。

【宜忌】孕妇慎用。

38225 防己苡仁汤(《重订通俗伤寒论》引胡在兹方)

【组成】酒炒木防己 杜赤豆 川萆薢 大豆卷 绵茵陈各三钱 晚蚕沙四钱(包) 制苍术 宣木瓜各八分 川柏五分 木通一钱

【用法】先用生苡仁、酒炒桑枝各一两,煎汤代水,以本方送服桃仁控涎丹。

【主治】着痹。湿郁化热,留滞关节肢络。

38226 防己枳壳汤(《圣济总录》卷一六五)

【组成】防己一两 枳壳(去瓤,麸炒)二两 桑根白皮(剉) 当归(切,焙)各一两 木香半两 紫苏茎(剉) 槟榔(剉)各一两

【用法】上为粗末。每服五钱匕,水一盏半,煎至一盏,去滓温服,不拘时候。

【主治】产后肿满喘咳。

38227 防己茯苓汤(《金匮》卷中)

【异名】木防己汤(《外台》卷二十引《深师方》)、防己汤(《圣济总录》卷三十二)、茯苓汤(《鸡峰》卷十九)、防己加茯苓汤(《赤水玄珠》卷五)。

【组成】防己三两 黄耆三两 桂枝三两 茯苓六两 甘草二两

【用法】以水六升,煮取二升,分温三服。

【主治】❶《金匮》:皮水为病,四肢肿,水气在皮肤中,四肢聂聂动者。❷《圣济总录》:伤寒病后气虚,津液不通,皮肤虚满。

【宜忌】《外台》引《深师方》:忌海藻、松菜、生葱、酢物。

【方论选录】❶《医方集解》:防己行经络,茯苓善渗泄,黄耆达皮肤,桂枝走肢节。❷《金匮要略心典》:皮中水气,浸淫四末而壅遏卫气,气水相逐,则四肢聂聂动也。防己、茯苓善驱水气,桂枝得茯苓,则不发表而反行水,且合黄耆、甘草助表中之气,以行防己、茯苓之力也。❸《退思集类方歌注》:水在皮肤,卫阳必虚而泪没,故用桂枝卫卫阳以解肌;君茯苓,泄皮中水气;黄耆益卫气,生用亦能达表,治风注肤痛;汉防己大辛苦寒,通行十二经,开腠理,泄湿热,此治皮水之主方也。里无水气,故不须白术以固里。

【临床报道】特发性水肿:《山东中医杂志》[1989,8(6):16]防己茯苓汤加减治疗特发性水肿50例,结果:50例患者中,痊愈32例,基本痊愈12例,好转5例,无效1例,总有效率为98%。

【现代研究】抗炎、镇痛作用:《中华中医药学刊》[2007,25(12):2489]结果表明:本方有明显的抗炎作用,对二甲苯、蛋清所致急性炎症有明显抑制作用,能降低大鼠的毛细血管通透性,抑制棉球肉芽肿增生;在镇痛方面,能显著降低炎症组织中PGE$_2$的含量。

38228 防己茯苓汤(《普济方》卷二四三)

【组成】汉防己一两 赤茯苓二两 桑白皮三两(剉) 桂心一两半 甘草一两半 赤芍药一两 麻黄一两(去节)

【用法】上为散。每服四钱,水一中盏,入生姜半分,大枣二个,煎至六分。去滓温服,不拘时候。

【主治】脚气痹挛肿闷。

38229 防己茯苓汤(《温热经解》)

【组成】木防己一钱 茯苓一钱 泽泻一钱 甘草八分 苍术八分 滑石二钱 酒黄柏八分 猪苓一钱

【主治】湿热跗肿。

38230 防己宣痹汤(《镐京直指》)

【组成】防己三钱 木瓜二钱 地龙三钱(炒) 穿山甲三钱(炒) 灵仙二钱 木通一钱五分 苡仁八钱 赤苓四钱 丝瓜络一钱五分 飞滑石六钱(包) 秦艽二钱 嫩桑枝三尺

【主治】湿热下注,流走筋络,两足酸重或痛。

38231 防己桂枝汤

《三因》卷十三。为《金匮》卷中"木防己汤"之异名。见该条。

38232 防己桂枝汤(《马培之医案》)

【组成】桂枝 川萆薢 独活 秦艽 川牛膝 白茄根 木防己 赤芍 苍术 炙没药 全当归 炒桑枝

【主治】寒湿鹤膝初起,肿痛按之不热者。

38233 防己黄耆汤(《金匮》卷上)

【异名】木防己汤(《外台》卷二十引《深师方》)、汉防己汤(《活人书》卷十七)、防己汤(《圣济总录》卷七十九)、逐湿汤(《永乐大典》卷一三八七九引《风科集验方》)、白术煎(《仙拈集》卷一)、黄耆防己汤(《杂病源流犀烛》卷五)。

【组成】防己一两 甘草半两(炒) 白术七钱半 黄耆一两一分(去芦)

【用法】上剉,如麻豆大。每抄五钱匕,加生姜四片,大枣一枚,水一盏半,煎至八分,去滓温服,良久再服。服后当如虫行皮中,从腰下如冰,后坐被上,又以一被绕腰下,温令

微汗,愈。

【功用】《医碥》:固表以散风水。

【主治】肌表气虚,风湿外客,一身尽重,关节烦疼,或腿足浮肿,汗出恶风,脉浮者。

❶《金匮》:风湿或风水脉浮身重,汗出恶风者。❷《局方》:风湿相搏,客在皮肤,一身尽重,四肢少力,关节烦疼,时自汗出,洒淅恶风,不欲去衣;及风水客搏,腿脚浮肿,上轻下重,不能屈伸。❸《医方集解》:诸风诸湿,麻木身痛。❹《治疫全书》:风温误汗,恐致亡阳者。

【加减】喘者,加麻黄半两;胃中不和,加芍药三分;气上冲者,加桂枝三分;下有陈寒者,加细辛三分。

【方论选录】❶《金匮玉函经二注》:以黄芪实卫,甘草佐之;防己去湿,白术佐之。然则风湿二邪,独无散风之药何耶?盖汗多知其风已不留,以表虚而风出入乎其间,因之恶风尔。惟实其卫,正气壮,则风自退,此不治而治者也。❷《医方集解》:此足太阳、太阴药也。防己大辛苦寒,通行十二经,开窍泻湿,为治风肿、水肿之主药;黄芪生用达表,治风注肤痛,温分肉,实腠理;白术健脾燥湿,与黄芪并能止汗为臣;防己性险而捷,故用甘草甘平以缓之,又能补土制水为佐;姜、枣辛甘发散,调和荣卫为使也。❸《成方便读》:防风、防己二物,皆走表行散之药,但一主风而一主湿,用各不同,故方中不用防风之散风,而以防己之行湿。然病因表虚而来,若不振其卫阳,则虽用防己亦不能使邪迳去而病愈。故用黄芪助卫气于外,白术、甘草补土德于中,佐以姜、枣通行营卫,使防己大彰厥效。服后如虫行皮中,上部之湿欲解也。或从腰以下如冰,用被绕之,令微汗出愈,下部之湿仍从下解。虽下部而邪仍在表,仍当以汗而解耳。❹《中国医学大辞典》:何以不用桂枝、麻黄以发表祛风,而用防己、黄芪以补虚行水乎?盖以汗出为腠理之虚,身重为土虚湿胜,故用黄芪以走表塞空,枣、草、白术以补土胜湿,生姜辛以去风,温以行水,重用防己之走而不守者,领诸药环转于周身,使上行下出,外通内达,迅扫而无余矣。

【临床报道】❶功能性水肿:《陕西中医》[1987,(1):27]赵某,女,46岁。半年前出现水肿,经检查肝、肾功能正常,心脏听诊及尿常规检查亦属正常,诊为功能性水肿。曾服西药利尿剂,水肿消,但不能巩固,且出现乏力。诊见下肢浮肿,按之没指,晨轻暮重,乏力肢麻,白带多,大便溏薄,舌苔白薄而腻,脉濡。用防己黄芪汤加味:生黄芪、防己各15克,生炒白术各10克,生姜3片,大枣5枚,赤小豆、玉米须各30克。煎服7剂后肿消,半个月后浮肿又起,仍投上药,再服7剂,病即痊愈。随访半年,未复发。❷更年期综合征:《陕西中医》[1987,(1):27]王某,女,47岁。常自汗出,手足发麻,小便量少,下肢浮肿,舌质淡胖,月经错乱,舌苔薄白,脉濡。曾在内分泌科检查,未发现明显阳性指征,诊为更年期综合征用生黄芪15克,白术、防己各12克,生姜3片,大枣3枚。煎服14剂,水肿消退。❸狐臭:《贵阳中医学院学报》[1985,(3):34]以防己黄芪汤治疗狐臭12例,其中男3例,女9例,年龄最大48岁,最小14岁,病程1~25年不等。处方:防己、黄芪各30克,炒白术15克,甘草6克,生姜9克,大枣20克。若水湿甚者,加苍术、车前子(草);脾虚明显者,加茯苓皮、泽泻;肥胖者,加茵陈、焦山楂各20克。结果12例全部治愈,平均疗程3.5月。

38234 防己麻黄汤(《圣济总录》卷八)

【组成】防己一两一分 麻黄(去节,先煎、掠去沫,焙干)一两 厚朴(去粗皮,涂生姜汁,炙五遍)一两半 独活(去芦头)一两 苈劳三分 石膏一两一分(捣) 秦艽(去苗土)三分 牛膝(酒浸,切,焙)一两一分 桑寄生三分 桂(去粗皮)一两 葛根(剉)三分 甘草(炙,剉)三分

【用法】上为粗末。每服五钱匕,水二盏,煎至一盏,去滓温服,日三夜一,不拘时候。

【主治】中风,四肢拘挛,急强疼痛,口燥咽干,舌上白屑,兼理寒冷风湿、风毒,肢节挛急,及胸胁腰背心腹暴痛,不可转侧。

【加减】咳嗽者,加杏仁一两(汤浸,去皮尖双仁,同捣)。

38235 防己椒苈丸

《准绳·类方》卷二。即《金匮》卷中"防己椒目葶苈大黄丸"。见该条。

38236 防己椒苈汤

《中国医学大辞典》。即《金匮》卷中"防己椒目葶苈大黄丸"改为汤剂。见该条。

38237 防己葶苈丸(《圣济总录》卷五十)

【组成】防己一两 葶苈(隔纸炒)三分 杏仁(去皮尖双仁,炒,研如脂)一分

【用法】上药先捣前二味为细末,与杏仁同研令匀,取枣肉和丸,如梧桐子大。每日三次,每服二十丸,空腹煎桑白皮汤送下。

【主治】肺痈。

38238 防己葶苈丸(《鸡峰》卷二十)

【组成】葶苈 黑牵牛 白术各半两 防己三分 郁李仁 桑白皮 茯苓 羌活 黄橘皮 泽泻各三分

【用法】上为细末,炼蜜和丸,如梧桐子大。每次空腹服二十丸,熟水送下。五日未效,加五丸,止于三十丸。

【主治】腹中湿热,并手足微肿,胸满气急。

38239 防己葶苈丸(《赤水玄珠》卷七)

【组成】汉防己 木通 贝母各一两 苦葶苈(炒) 杏仁

【用法】上为末,枣肉膏为丸,如梧桐子大。桑白皮汤送下。

【主治】水气凌肺,喘嗽,面目浮肿,小便赤涩,喘促不得卧。

【备考】方中葶苈、杏仁用量原缺。

38240 防己槟榔丸(《圣济总录》卷七十九)

【组成】防己 槟榔(煨,剉) 郁李仁(去皮尖,炒,研)各三分 葶苈(纸上炒)半两

【用法】上为细末,炼蜜和丸,如小豆大。每服十丸至二十丸,空心用葶苈汤送下。

【主治】十种水气。

【备考】本方方名,《普济方》引作"槟榔丸"。

38241 防风一字散(《医学入门》卷七)

【组成】川乌五钱 川芎 荆芥各三钱 羌活 防风各二钱半

【用法】上为末。每服二钱,薄荷煎汤送下。

【主治】胆受风热,瞳仁连眦头痒极,不能收睑。

38242 防风干葛汤(《症因脉治》卷一)

【组成】防风 荆芥 干葛 升麻 广皮 甘草 白芷

【主治】邪入阳明,风中于右,口眼㖞斜,脉右关弦长。

【加减】身痛,加秦艽、钩藤。

38243 防风子芩丸

《医略六书》卷二十八。为《校注妇人良方》卷十二"防风黄芩丸"之异名。见该条。

38244 防风天麻丸(《准绳·类方》卷五)

【组成】防风(去芦) 天麻 升麻 白附子(炮) 定风草 细辛(去苗) 川芎 人参(去芦) 丹参(去芦) 苦参(去芦) 玄参(去芦) 紫参(去芦) 蔓荆子 威灵仙 穿山甲(炒) 何首乌各一两(另捣为末) 蜈蚣一对

【用法】上为细末,与何首乌末拌匀,每药末二两,胡麻一斤,淘净晒干,炒香熟,另碾为极细末,与药末一处拌匀,炼蜜和丸,共作九十丸。每服一丸,细嚼,温浆水送下,不拘时候,每日三次。初服药有呕吐者,不可怪,服药得安如故。

【主治】疠风癫病。

【宜忌】宜食淡白粥一百二十日,病人大忌房劳,将息慎口。

【备考】本方为末,蜜酒调下一钱,名"防风天麻汤"(见《中国医学大辞典》)。

38245 防风天麻丸

《杂病源流犀烛》卷十三。即《宣明论》卷三"防风天麻散"改为丸剂。见该条。

38246 防风天麻汤

《医学六要》卷五。为《宣明论》卷三"防风天麻散"之异名。见该条。

38247 防风天麻汤

《中国医学大辞典》。即《准绳·类方》卷五"防风天麻丸"改为汤剂。见该条。

38248 防风天麻散(《宣明论》卷三)

【异名】防风天麻汤(《医学六要》卷五)。

【组成】防风 川芎 天麻 羌活 香白芷 草乌头 白附子 荆芥穗 当归(焙) 甘草各半两 滑石二两

【用法】上为末。热酒化蜜少许,调半钱,加至一钱,觉药力运行微麻为度。或炼蜜为丸,如弹子大,每服一丸或半丸,热酒化下;细嚼,白汤化下亦得。

【功用】散郁结,宣通气血,解昏眩。

【主治】风湿麻痹走注,肢节疼痛,中风偏枯,或暴喑不语,内外风热壅滞昏眩。

【宜忌】《普济方》:热势太甚及目疾口疮、咽喉肿痛者,不宜服之。

【备考】本方改为丸剂,名"防风天麻丸"(见《杂病源流犀烛》)。《证治宝鉴》有独活。

38249 防风天麻散(《朱氏集验方》卷十一)

【组成】防风 天麻 川芎 白芷 甘草 川乌一个(炮) 麻黄(去节)各等分

【用法】上为细末。葱蜜汤调下,薄荷汤亦可。

【功用】《普济方》:祛风镇惊。

【主治】❶《朱氏集验方》:惊风,头疼。❷《普济方》:伤寒夹惊。

【加减】惊搐,加全蝎一个、乌蛇肉尾、白附子、麝香各少许,羌活煎汤下;伤风,加零陵香、羌活。

38250 防风天麻膏(《幼幼新书》卷十四引张涣方)

【组成】防风 天麻 人参(去芦头)各一分 甘草(炙) 白僵蚕 干全蝎 白附子各半两(以上为细末) 朱砂(细研,水飞)一两 牛黄(研)一分 麝香(研)一钱

【用法】上为末,炼蜜和丸,如皂子大。每服一丸,薄荷汤化下。

【功用】祛风镇惊。

【主治】小儿伤寒夹惊。

【备考】本方方名,据剂型当作"防风天麻丸"。

38251 防风木通汤(《症因脉治》卷三)

【组成】防风 木通

【功用】上下分消。

【主治】风湿腹胀之证。发热身重,不能转侧,一身尽痛,心腹胀满,外连头面,内外皆热。

38252 防风牛蒡汤(《杂病源流犀烛》卷二十六)

【组成】防风 山栀 石膏 黄芩 苍术 木通 甘草 牛蒡子

【主治】手足忽如火燃,起紫白黄泡,血热之极者。

38253 防风升麻汤(《幼科类萃》卷二十一)

【组成】防风 升麻 山栀(去壳) 麦门冬(去心) 木通 甘草节各一钱

【用法】上咬咀。用淡竹叶三片煎,食远服。

【主治】小儿丹瘤赤肿。

38254 防风升麻汤(《片玉心书》卷五)

【组成】升麻 防风 山栀仁 甘草 麦冬(去心) 荆芥穗 木通 葛根 薄荷叶 玄参 连翘 牛蒡子

【用法】水煎服。

【功用】解毒发表。

【主治】小儿十种丹毒。

【加减】便秘者,加大黄。

【备考】《幼幼集成》有灯心,无连翘。

38255 防风升麻汤(《治痘全书》卷十四)

【组成】防风五钱 升麻三钱 半夏(汤泡七次) 苍术(清水漂,不炒)各七钱 石膏(煅) 黄芩(酒炒)各一两 白芍 甘草各二钱 枳实(麸炒)五钱

【用法】上为末。每服二三钱,用薄荷、生姜煎水调服。

【主治】痘因痰郁,咳嗽而出不快者。

38256 防风升麻汤(《良朋汇集》卷三)

【组成】防风 升麻各八分 青皮 生地黄 牡丹皮 当归 细辛各五分

【用法】水二钟,煎至八分,食远温漱口服,滓再煎。

【主治】牙疼。

【加减】上门牙疼属心火,加黄连、麦冬各五分;下门牙疼属肾火,加知母、黄柏各七分;上左边牙疼属胆火,加羌活、龙胆草各八分;下左边牙疼属肝火,加柴胡、栀子各八分;上右边牙疼属大肠火,加大黄、枳壳各八分;下右边牙疼属肺火,加黄芩、桔梗各八分;上两边牙疼属胃火,加川芎、白芷各七分;下两边牙疼属脾火,加白芍、白术各八分。

38257 防风平胃散(《症因脉治》卷三)

【组成】苍术 厚朴 广皮 甘草 防风

【主治】风湿腹胀,发热身重,不能转侧,一身尽痛,心腹胀满,外连头面,胸前饱闷。

【加减】下部胀,加防己。

38258 防风石膏汤(《伤寒大白》卷一)

【组成】防风 石膏 干葛 白芷

【主治】风温项强,病在阳明。

【加减】症兼太阳,加羌活;兼少阳,加柴胡。

38259 防风石膏汤(《伤寒大白》卷三)

【组成】干葛石膏汤加防风。

【主治】阳明风热面赤色。

38260 防风归芎汤(《中医伤科学讲义》)

【组成】川芎 当归 防风 荆芥 羌活 白芷 细辛 蔓荆子 丹参 乳香 没药 桃仁 苏木 泽兰叶

【用法】水煎,温服。

【功用】化瘀宣散。

【主治】头部跌打损伤,青紫肿胀。

38261 防风四苓散(《症因脉治》卷四)

【组成】四苓散加防风

【主治】风邪入土,水谷偏渗大肠,小便不利,溏泄。

38262 防风四物汤(《元戎》)

【组成】四物汤加防风,倍川芎

【主治】妇女春季月水不调,脐腹疼痛,脉弦头痛。

38263 防风白术汤(《医部全录》卷四九四)

【组成】防风(剉)五钱 炒术 茯苓 当归 大腹皮

【用法】水煎服。

【主治】痘日久不靥。

38264 防风白术散

《伤寒总病论》卷二。为方出《深师方》引赵子高方(见《外台》卷十五),名见《元和纪用经》"牡蛎术散"之异名。见该条。

38265 防风立效散(《朱氏集验方》卷九)

【组成】柴胡 升麻 牛蒡子(炒) 全蝎 石膏(生用) 干葛 赤芍药 甘草各一两 北防风 郁金 薄荷叶 半夏(泡) 赤茯苓 北细辛 川芎 羌活各半两 桔梗 荆芥各二两

【用法】上为粗末。每服四大钱,水一盏半,葱头一个,煎至一盏,食后卧时温服,滓合煎服。候发散后,又相间服《局方》解毒雄黄丸。

【主治】咽喉病。

【宜忌】忌酒、毒物。

38266 防风必效散(《外科正宗》卷三)

【组成】防风 防己 荆芥 白鲜皮 连翘 槐花苍术 皂角针 风藤 木通 白芷 天花粉 木瓜 金银花 翻白草各一钱 甘草五分 土茯苓四两 大黄(初起)三钱

【用法】水三碗,煎至二碗,分二次服;滓再煎一碗,服后饮酒一大杯,即静睡一时许更妙。

【主治】杨梅疮,湿热太盛,疮稠稠密,元气素实者。

38267 防风半夏丸(《圣济总录》卷十二)

【组成】防风(去叉)三两 半夏(汤洗七遍,切,焙)一两半 天麻二两 芎䓖半两 白芷一两 独活(去芦头)半两 人参三分 茯苓(去黑皮)半两

【用法】上为末,酒煮面糊和丸,如梧桐子大。每服二十丸,渐加至三十丸,荆芥汤送下,不拘时候。

【功用】化痰涎,利头目。

【主治】风气身体疼痛,胸膈烦满。

38268 防风发表汤(《活幼心法》卷二)

【异名】荆防发表汤(《痘疹定论》卷四)。

【组成】防风五分 干葛八分 红花三分 枳壳(炒)七分 桔梗八分 苏梗六分 川芎五分 荆芥六分 当归六分 陈皮六分 甘草五分 杏仁(炒,去皮尖)一钱 山楂肉二钱

【用法】引用细葱白半寸,水煎服。

【功用】疏风清热。

【主治】痧疹初起发热,二三日或四五日内未见外证时,或奶疹、风疹。

【加减】冬令天寒,或加蜜水炒麻黄,或加羌活。

【备考】方中苏梗,《痘疹定论》作苏叶。

38269 防风芍药汤(《保命集》卷中)

【组成】防风 芍药 黄芩各一两

【用法】上㕮咀。每服半两或一两,水三盏,煎至一盏,滤清温服。

【主治】❶《保命集》:泄痢、飧泄、身热脉弦,腹痛而渴,及头痛微汗。❷《丹溪心法》:痢疾有表证者。

【备考】《金匮翼》有苍术。

38270 防风芍药汤

《不知医必要》卷三。为《医学正传》卷二引刘草窗方"痛泄要方"之异名。见该条。

38271 防风芎归汤(《血证论》卷八)

【组成】生地五钱 当归三钱 川芎一钱 甘草一钱 防风三钱

【功用】补血祛风。

38272 防风百解散(《普济方》卷一四九)

【组成】麻黄(去根节)三两 甘草(剉,炒)二两 防风二两 苍术半斤(为末,炒黄)

【用法】上为细末。每服三钱,水一钟半,葱白三寸,同煎至七分,去滓温服,不拘时候。进二三服,微汗周而已。

【主治】伤寒风头痛,项强,身体疼痛,肌热恶寒,咳嗽喘促。

38273 防风至宝汤(《古今医鉴》卷二引刘尚书方)

【组成】当归 川芎 白芍药 防风 羌活 天麻 僵蚕(炒) 白芷 青皮 陈皮 乌药 牛膝肉(酒洗) 南星(制) 半夏(制) 黄连(姜汁炒) 黄芩(酒炒) 山栀仁(炒黑) 连翘 麻黄 甘草各八分

【用法】上㕮咀。加生姜三片,水煎服。

【主治】诸风瘫痪,痿痹。

【宜忌】忌葱、蒜、猪、鸡、羊肉。

【加减】久病,去麻黄。

38274 防风当归丸(《医钞类编》卷十七)

【组成】防风 当归(去尾)各等分

【用法】上药为丸。每服一钱,白汤送下。

【主治】肝经有风,血得风而流散不归经,以致妊娠下血。

38275 防风当归汤

《医学正传》卷五。为《此事难知》"防风当归散"之异名。见该条。

38276 防风当归汤（《准绳·疡医》卷二）

【组成】金银花 山茨菇 青木香 当归 赤芍药 白芷 防风 荆芥 连翘 升麻 羌活 独活 甘草 大黄

【用法】加薄荷、生地黄，水煎服。

【主治】疔疮发热，大便实者。

38277 防风当归汤（《杏苑》卷五）

【组成】防风 当归各一钱五分 赤茯苓 独活 秦艽 赤芍药 黄芩各一钱 杏仁 甘草五分 桂心四分 生姜五片

【用法】上㕮咀。水二钟，煎至一钟，食前温服。

【主治】血痹，皮肤不仁。

【备考】方中杏仁用量原缺。

38278 防风当归饮

《医学入门》卷七。为《宣明论》卷十二"防风当归饮子"之异名。见该条。

38279 防风当归饮

《证治汇补》卷三。为《此事难知》"防风当归散"之异名。见该条。

38280 防风当归散（《此事难知》）

【异名】防风当归汤（《医学正传》卷五）、防风当归饮（《证治汇补》卷三）。

【组成】防风 当归 川芎 地黄各一两

【用法】上锉。每服一两，水三盏，煮至二盏，去滓温服。

【功用】祛风养血。

【主治】❶《此事难知》：发汗过多，发热头面摇，卒口噤，背反张者，太阳兼阳明也。❷《妇科玉尺》：产后痉。

38281 防风当归散（《瑞竹堂方》卷五）

【组成】防风半两 甘草节半两 赤芍药半两 绵黄耆半两 当归半两 白芷半两 左缠藤 皂角刺各加众药五倍 肉桂(阴证)半两,(阳证)一钱 大黄(阳证)半两,(阴证)一钱

【用法】上㕮咀。水四碗，砂瓶内煎至两碗;加好酒一碗,再煎至两碗,放温作数起服。

【主治】诸般疮疖及热毒疮。

38282 防风冲和汤（《医学入门》卷四）

【组成】防风 白术 生地各一钱半 羌活 黄芩 白芷 甘草各一钱 川芎五分

【用法】水煎，温服。

【主治】伤风有汗，脉沉缓。

【加减】汗未止,加黄耆、芍药。

38283 防风冲和汤（《东医宝鉴·杂病篇》卷三）

【异名】加减冲和汤。

【组成】羌活 防风各一钱半 白术 川芎 白芷 生地黄 黄芩各一钱 细辛 甘草各五分。

【用法】上锉。入生姜三片,葱三茎,煎服。

【主治】春夏秋感冒风寒,头痛身热,自汗恶寒,脉浮缓。

38284 防风羊角汤（《济阴纲目》卷十二）

【异名】防风羚羊角汤（《医略六书》卷三十）

【组成】防风一两 赤芍(炒) 桂心各半两 羚羊角 川芎 羌活 当归 酸枣仁(炒) 牛蒡子(炒)各二钱

【用法】上锉。每服四钱，水煎服。

【主治】❶《济阴纲目》：产后气血不足，风邪所袭，肢体挛痛，背项强直。❷《医略六书》：产后血亏寒滞，热郁于经，中风挛痛，强直，脉浮数者。

【方论选录】《医略六书》：防风疏风邪之外客，羚羊清郁热之炽热，羌活除肢体之痛，牛蒡除项背之强，当归养血脉以荣经，川芎行血气以活络，赤芍泻血中之滞，桂心温血室之寒，枣仁养心润燥以资营血也。水煎温服，使滞化血荣，则热郁自泄而风寒解散，经络清和，肢体项背无不皆受其荫，安有挛急疼痛、牵强挺直之患乎?

38285 防风导赤散（《观聚方要补》卷十引《局方》）

【组成】导赤散加防风

【主治】小儿初惊。

【备考】《朱氏集验方》本方用法：上㕮咀。每服三钱，水一盏，竹叶少许同煎。

38286 防风导赤散（《医林纂要》卷九）

【组成】生地黄 木通 防风 甘草 黄芩 赤芍 羌活各等分

【用法】每服三钱，加竹叶三片、灯草三茎，水煎服。

【主治】小儿初见惊搐之证，而热尚浅者。

【加减】热不甚者，去黄芩、赤芍、羌活。

【方论选录】生地黄滋肾水以济心火，木通泻心火于小肠，防风宣达肝木之气，甘草和中缓肝，黄芩保肺清肺气，赤芍敛肝清血热，羌活助防风以达肝气，且祛外风，竹叶达肝气，灯草降心火于下极。

38287 防风如神散（《妇人良方》卷八）

【组成】防风 枳壳各等分

【用法】上㕮咀。每服三钱，水一盏，煎至七分，去滓，空心服。

【主治】❶《妇人良方》：妇人风虚，大便后时时下血。❷《校注妇人良方》：风热气滞，粪后下血。

38288 防风苍术汤（《田氏保婴集》）

【组成】防风半两 苍术 石膏各一两 炙甘草半两 川芎 黄芩各二钱半

【用法】上为粗末。每服二钱，加生姜三片，薄荷七叶，水煎，每日二次。

【功用】解表，透斑疹。

【主治】小儿邪热在表，恶风恶寒，痘疹未出者。

38289 防风苍术汤（《杏苑》卷四）

【组成】麻黄八分 防风一钱 苍术二钱 白术三钱

【用法】上㕮咀。水煎熟，热服。取汗。

【功用】散风邪，健脾疏壅。

【主治】风壅肝木，损伤脾土，不能输布水湿，飧泄身热，脉弦腰重，微汗头疼。

【方论选录】麻黄解热助表，防风以散风邪，苍术、白术补中健脾，疏壅湿以止泄。

38290 防风苍术汤（《杂病源流犀烛》卷二十七）

【组成】防风 苍术 桔梗 陈皮 桃仁 白芷 川

芎　当归　枳壳　厚朴

【主治】因风腰痛，左右无定处，牵引两足，脉浮。

【加减】痛甚者，加全蝎。

38291 防风赤芍汤（《医略六书》卷三十）

【组成】汉防己二两　木防己三两　赤芍药一两半　秦艽肉二两　苡米仁五两　宣木瓜三两　川续断三两（酒炒）　杜牛膝三两（酒炒）

【用法】上为散。每服三钱，水煎，去滓温服。

【主治】产后瘀血内滞，湿热不化，下注而致脚气，足胫红肿疼痛不止，脉数涩大者。

【方论选录】汉防己泻血分湿热，木防己散血分风邪，赤芍破瘀血以通经，米仁渗湿热以除痹，秦艽通肌活血，木瓜醒脾舒筋，续断续经脉，牛膝利血脉也。为散水煎，使瘀血消散，则湿热自化而经脉清和，何红肿疼痛之不退哉。

38292 防风羌活丸

《普济方》卷一一四。为《外台》卷十四引《张文仲方》"十九味丸"之异名。见该条。

38293 防风羌活汤（《保命歌括》卷一）

【组成】防风　羌活　枳壳　桔梗　川芎各六分　白芍（酒炒）一钱　甘草（炙）四分　白茯苓七分　陈皮　半夏（汤洗七次）　白术　荆芥各五分

【用法】加生姜，水煎服。

【主治】真中风初起，其邪在表，气虚血虚挟痰，无汗而拘急者。

【加减】药后无汗者，加麻黄（去节）一钱，葱白三茎；头痛，加白芷、细辛各五分；血虚无汗，加生地黄、当归各五分；气虚有汗，加黄耆、人参各五分；口干有热，加柴胡、葛根、黄芩各五分；四肢恶寒，加桂枝一钱；风痰，加胆星一钱；胸中多痰、满闷，加竹沥、姜汁；搐搦，加白天麻、僵蚕（炒，去丝嘴）各八分。

38294 防风羌活汤（《准绳·疡医》卷三）

【组成】防风　羌活　连翘　升麻　夏枯草　牛蒡子　川芎　黄芩（酒浸）　甘草　昆布（洗）　海藻（洗）　僵蚕

【用法】加薄荷，水煎服。

【主治】瘰疬发热者。

【加减】虚者，加人参、当归；实者，加黄连、大黄。

【备考】《金鉴》本方用量：防风、羌活各一钱，连翘（去心）二钱，升麻七分，夏枯草二钱，牛蒡子（炒，研）一钱，川芎一钱，黄芩（酒浸）一钱，甘草五分，昆布（酒洗）一钱，海藻（酒洗）一钱，僵蚕（酒炒）二钱，薄荷一钱。

38295 防风羌活汤（《眼科全书》卷六）

【组成】防风　羌活　细辛　黄芩（酒洗）　白芷　南星　半夏　白术　藁本　甘草各等分

【用法】上为末。每服四钱，水煎，温服。

【主治】❶《眼科全书》：风寒痰湿，眉棱骨痛。❷《眼科阐微》：痰胜入于经络，壅塞通明孔窍，清气不得上升，渐生云翳。

【备考】按：《审视瑶函》有川芎，无白芷、藁本。

38296 防风羌活汤（《伤寒大白》卷一）

【组成】羌活　防风　荆芥　柴胡　干葛　甘草

【主治】太阳病，项背强几几，无汗恶寒。

【加减】冬令，加生姜；夏令，加石膏；里有积热，加川连；胸前饱闷，加枳壳、厚朴。

38297 防风羌活汤（《不居集》下集卷二）

【组成】防风　羌活　秦艽　荆芥　薄荷　赤芍　连翘　栀子　滑石　甘草　玉竹

【主治】太阳风热上壅。

38298 防风羌活散（《普济方》卷二七九）

【组成】防风　羌活　全蝎　薄荷　荆芥各一两

【用法】上为细末。每服三钱，酒调服，茶清亦可，不拘时候。

【主治】疥癣风疮。

38299 防风羌活散（《疮疡经验全书》卷三）

【组成】防风　羌活　荆芥　独活　黄耆　牛蒡子　山栀　甘草　木通　苍术　车前子　天花粉

【主治】下疳。

38300 防风败毒饮（《万氏家抄方》卷六）

【异名】防风败毒散（《片玉痘疹》卷十二）、防风葛根汤（《赤水玄珠》卷二十八）。

【组成】升麻　葛根　防风　赤芍　甘草

【用法】水煎服。外用活蚬子不拘多少，以水养五七日，旋取其水洗，用天水散拭之。

【主治】❶《万氏家抄方》：痘后余毒发瘾疹。❷《赤水玄珠》：痘发瘾疹及麻疹发热。

38301 防风败毒散

《片玉痘疹》卷十二。为《万氏家抄方》卷六"防风败毒饮"之异名。见该条。

38302 防风败毒散（《片玉心书》卷五）

【组成】生地　防风　连翘　升麻　荆芥穗　牛蒡子　玄参　酒柏　人参　桔梗　甘草

【用法】水煎服。

【功用】清热解毒。

【主治】小儿麻痘发热。

38303 防风败毒散（《症因脉治》卷四）

【组成】荆芥　防风　羌活　独活　川芎　枳壳　陈皮　葛根　甘草

【主治】风寒霍乱。风淫木贼，水谷不化，头痛身热，上吐下泻，心腹绞痛，甚则转筋，脉象浮紧。

38304 防风败毒散

《麻科活人》卷二。为《痘疹全书》卷下"防风解毒汤"之异名。见该条。

38305 防风明目汤

《医林纂要》卷十。即《兰室秘藏》卷上"神效明目汤"。见该条。

38306 防风泻白散（《症因脉治》卷二）

【组成】防风　桑白皮　地骨皮　甘草

【主治】哮病外有感冒，身发热者；或风寒喘咳，以风气为胜者。

38307 防风泻肝散（《准绳·类方》卷七）

【组成】防风　远志　桔梗　羚羊角　甘草　赤芍药　细辛　人参　黄芩各等分

【用法】上为细末。温水调服。

【主治】蟹眼睛疼。

【备考】《审视瑶函》本方用法:每服一钱半或二钱,食远沸汤调服。《医钞类编》有元参,无人参。

38308 防风枳实汤(《医心方》卷三引《集验方》)

【异名】防风汤(《千金》卷十三)、防风枳实散(《普济方》卷四十七)。

【组成】防风三两 枳实三两(炙) 茯神四两 麻黄四两(去节) 细辛二两 芎䓖三两 前胡四两 生姜四两 半夏四两(洗) 杏仁三两 竹沥三升

【用法】上切。以水六升,合竹沥煮取二升七合,分三服。频服两三剂尤良。

【主治】风头眩欲倒,眼旋屋转,头脑痛。

38309 防风枳实散

《普济方》卷四十七。为《医心方》卷三引《集验方》"防风枳实汤"之异名。见该条。

38310 防风柏子散(《普济方》卷三六三)

【组成】防风 柏子仁 百合 川乌 朗黎树根皮各等分

【用法】上为末。酒调涂囟上。

【主治】小儿囟大不合。

38311 防风荆芥散(《圣济总录》卷一〇一)

【组成】荆芥穗 莎草根(去毛)各半斤 甘草(炙,剉)三两半 甘菊花(拣)半两 芎䓖 白芷 羌活(去芦头) 防风(去叉)各三两

【用法】上为细末,炼蜜和匀,每一两分作三十饼。每服一饼,细嚼,茶、酒任下,不拘时候。

【主治】诸风及沐发未干,致头皮肿痒,多生白屑。

【备考】本方方名,据剂型,当作"防风荆芥饼"。《普济方》本方用法:上为细散,每服一钱匕,茶、酒任调下,不拘时候。

38312 防风荆芥散(《杨氏家藏方》卷十一)

【组成】当归(洗,焙) 川乌头(炮,去皮尖) 羌活(去芦头) 防风(去芦头) 栝楼根 荆芥穗 木贼(去节)各一两 甘草半两(炙) 乌贼鱼骨一两半

【用法】上为细末。每服三钱,食后茶清调下。

【主治】风毒攻注眼目,常多昏暗,冷泪不止。

38313 防风茯苓汤(《外台》卷七引《深师方》)

【组成】防风二两 茯苓二两 桂心六两 甘草二两(炙) 半夏四两(洗) 干姜四两(炮) 人参三两

【用法】上切。以水一斗,煮取三升,绞去滓,分三服。

【主治】胸满短气,心痛吐涎,虚冷。

【宜忌】忌酢物、生葱、海藻、菘菜、羊肉、饧。

38314 防风茯苓汤(《圣济总录》卷六十七)

【组成】防风(去叉) 赤茯苓(去黑皮) 萎蕤 白术 陈橘皮(汤浸,去白,焙) 丹参各一两三分 细辛(去苗叶)二两 甘草(炙)一两 升麻 黄芩(去黑心)各一两半 射干一两

【用法】上为粗末。每服五钱匕,以水二盏,加大枣二个(擘破),煎至一盏,去滓温服,每日三次。

【主治】阳厥怒狂。

38315 防风茯神散

《校注妇人良方》卷三。为《圣惠》卷六十九"防风散"之异名。见该条。

38316 防风复元散(《秘传大麻疯方》)

【组成】防风 麻黄 人参 白芷 当归 枸杞 秦艽 桔梗 黄芩 甘草 羌活 独活 细辛 半夏 防己 茯苓 芍药 前胡 苍术 藿香 官桂 香附 生地 熟地

【用法】加生姜,水煎服。五贴后,再服散风复元散。

【主治】紫梢疯,色如紫藤,模样似牛皮。

38317 防风独活汤(《圣济总录》卷五)

【组成】防风(去叉) 独活(去芦头) 秦艽(去苗土) 黄耆 芍药 人参 茯神(去木) 白术(剉,炒) 芎䓖 山茱萸 薯蓣 桂(去粗皮) 天门冬(去心,焙) 麦门冬(去心,焙)各一两 厚朴(去粗皮,生姜汁炙) 羚羊角(镑) 升麻 甘草(炙) 丹参 牛膝(去苗,酒浸,切,焙) 五加皮 石斛(去根) 地骨皮 远志(去心)各四两 附子(炮裂,去皮脐) 陈橘皮(汤浸,去白,焙) 麻黄(去根节,先煎,掠去沫,焙)各三两 甘菊花(半开者,微炒) 薏苡仁各一升 石膏(碎) 熟干地黄(焙)各六两

【用法】上剉,如麻豆大。每服五钱匕,水一盏半,入生姜半分(切),煎至八分,去滓,空心、日午、夜卧各温服。如觉心膈虚烦满闷,气喘面赤,即与荆沥汤相间服。

【主治】中风初得,四肢不收,心神昏愦,眼不识人,不能言语,服竹沥汤后,风若未除者。

38318 防风独活汤

《普济方》卷九十六。为《圣济总录》卷五"独活汤"之异名。见该条。

38319 防风独活汤

《普济方》卷三三九。为《圣惠》卷七十四"麻黄散"之异名。见该条。

38320 防风胜金汤(《痧胀玉衡》卷下)

【异名】匏五(《痧书》卷下),三十七号无妄方(《杂病源流犀烛》卷二十一)。

【组成】防风 乌药 玄胡索 桔梗 枳壳各七分 卜子二钱 槟榔 金银花 山楂 连翘 赤芍各一钱

【用法】水二钟,煎至七分,稍冷服。

【主治】痧因于食积血滞者。

【临床报道】小儿夜痧:痧汪洪皋子二岁时,夜深啼哭,至清晨不止。延余四子端英视之,腿弯有痧筋现,放一针,出紫黑毒血,乃与防风胜金汤倍加麦芽,稍冷饮之而安。

38321 防风胜湿汤(《症因脉治》卷二)

【组成】防风 荆芥 葛根 白芷 桔梗 甘草

【主治】风湿咳嗽。身重身痛,或发热有汗,或面目浮肿,或小便不利,骨节烦疼,气促咳嗽,脉象浮缓,带表症者。

38322 防风胜湿汤(《症因脉治》卷四)

【组成】防风 荆芥 苍术 白芷 羌活 川芎

【主治】湿气霍乱应汗者。

38323 防风胜湿汤(《治痧全书》卷中)

【组成】防风 川芎 苏叶 前胡 泽泻 陈皮 厚朴 杏仁 腹皮 茯苓

【用法】加葱白二个,水煎服。

【功用】祛风胜湿利水。

【主治】小儿痧出时饮冷形寒,或入水洗浴,或饮水食瓜,脾伤于湿,不能运通水道,致令水邪留滞,痧毒内攻,痧

85

出一时即没,食少腹胀,喘促目闭,四肢软弱,小水不利,其脐凸出寸许,按之虚软有声,举之随手而起。

【加减】疹因风寒不起,加麻黄;因水湿,加苍术。

38324 防风神术汤(《伤寒大白》卷一)

【组成】防风 苍术 甘草 石膏

【主治】风湿热三气头痛。

【加减】风气胜者,倍防风,加羌活;湿气胜者,倍苍术,加白芷;热气胜者,倍石膏,加黄柏;太阳见症,加藁本;阳明见症,加升麻;少阳见症,加柴胡。通加川芎少许,上行头角。

38325 防风秦艽汤(《外科正宗》卷三)

【组成】防风 秦艽 当归 川芎 生地 白芍 赤茯苓 连翘各一钱 槟榔 甘草 栀子 地榆 枳壳 槐角 白芷 苍术各六分

【用法】水二钟,煎至八分,食前服。

【主治】❶《外科正宗》:痔疮不论新久,肛门便血,坠重作疼者。❷《金鉴》:肠风下血,粪前点滴而出者。

【加减】便秘者,加大黄二钱。

【临床报道】痔疮:《宁夏医学杂志》[2005,27(10):716]防风秦艽汤治疗内痔出血200例,结果:治愈156例,有效38例,无效6例。

38326 防风桔梗汤(《症因脉治》卷二)

【组成】防风 半夏 枳壳 陈皮 桔梗

【功用】散风解表。

【主治】肺风痰喘,脉象浮缓,风气胜者。

【加减】不应,加桑白皮、地骨皮。

38327 防风桔梗汤(《痘疹仁端录》卷九)

【组成】牛蒡 防风 荆芥 麦冬 花粉 桔梗 茯苓 白芍 天冬 黄芩 玄参 柴胡 百合 山豆根

【用法】水煎服。

【主治】咳嗽,痘后肺痈,咽哑口渴,吐痰。

38328 防风桔梗汤(《仁端录》卷十一)

【组成】桔梗 防风 甘草 人参 腹皮 苏子 杏仁 麦冬 诃子

【用法】上为末。姜汁调下。

【主治】痘疹咳嗽声哑者。

【加减】肺虚,加五味子。

38329 防风柴胡汤(《不居集》下集卷二)

【组成】柴胡 防风 玉竹 黄芩 栀子 薄荷 赤芍 连翘 荆芥 甘草 滑石

【主治】太阳兼少阳风热上壅。

38330 防风消毒饮(《麻疹备要方论》)

【组成】荆芥 防风 牛蒡子 甘草 枳壳 桔梗 石膏 苏叶 百部 马兜铃 葶苈 桑皮

【用法】水煎服。

【主治】麻毒内攻,喘促胸突,肚急目闭者,九死一生之症。

【备考】《治疹全书》有苏子、麦冬,无苏叶。

38331 防风消毒散(《喉科秘诀》卷下)

【组成】防风七分 枯芩一钱 薄荷五分 羌活五分 升麻五分 天花粉一钱 桔梗一钱 半夏五分 川芎五分 荆芥五分 甘草三分

【用法】水煎服。

【主治】喉风。

38332 防风通气汤(《外科理例·附方》)

【组成】羌活 独活各二钱 防风 甘草(炙) 藁本各一钱 川芎五钱 蔓荆子三钱

【用法】上剉,分二贴。水煎服。

【主治】瘰疬不消,脓清不敛,服八珍汤少愈而肩背忽痛,不能回顾,此膀胱经气郁所致。

38333 防风通气汤

《杏苑》卷三。为《内外伤辨》卷中"通气防风汤"之异名。见该条。

38334 防风通圣丸

《全国中药成药处方集》(北京方)。即《宣明论》卷三"防风通圣散"改为丸剂。见该条。

38335 防风通圣散(《宣明论》卷三)

【异名】通圣散(《伤寒标本》卷下)。

【组成】防风 川芎 当归 芍药 大黄 薄荷叶 麻黄 连翘 芒消各半两 石膏 黄芩 桔梗各一两 滑石三两 甘草二两 荆芥 白术 栀子各一分

【用法】上为末。每服二钱,水一大盏,生姜三片,煎至六分,温服。

【功用】疏风退热,泻火通便。

❶《宣明论》:解酒,退热毒,兼解利诸邪所伤。❷《医方类聚》引《修月鲁般经》:消风退热,散郁闭,开结滞,宣通气血。❸《不居集》下集:疏风解热,利水泻火,扶脾燥湿,上下分消,表里交治。

【主治】风热壅盛,表里三焦俱实之证。身热烦躁,头痛昏眩,口苦而渴,咽喉不利,胸膈痞闷,腹部胀痛,谵妄惊狂,手足瘈疭,大便秘结,小便短赤;小儿诸疳积热,诸疮,丹斑瘾疹,风肿火眼,舌苔黄腻,脉洪数或弦滑。

❶《宣明论》:风热怫郁,筋脉拘倦,肢体焦萎,头目昏眩,腰脊强痛,耳鸣鼻塞,口苦舌干,咽嗌不利,胸膈痞闷,咳呕喘满,涕唾稠粘,肠胃燥热结,便溺淋闭;或夜卧寝汗,咬牙睡语,筋惕惊悸;或肠胃怫郁结,水液不能浸润于周身,而但为小便多出者;或湿热内郁,而时有汗泄者;或因亡液而成燥淋闭者;或因肠胃燥郁,水液不能宣行于外,反以停湿而泄;或燥湿往来,而时结时泄者;或表之,阳中正气与邪热相合,并入于里,阳极似阴而战,烦渴者;或虚气久不已者。或风热走注,疼痛麻痹者;或肾水真阴衰虚,心火邪热暴甚而僵仆,或卒中久不语,或一切暴暗而不语,语不出声,或暗风痫者,或洗头风,或破伤,或中风诸潮搐,并小儿诸疳积热,或惊风积热,伤寒疫疬而能辨者;或热甚怫结而反出不快者,或热黑陷将死,或大人、小儿风热疮疥及久不愈者,或头生屑,遍身黑黧,紫白斑驳,或面鼻生紫赤风刺瘾疹,俗呼为肺风者,或成风疠,世传为大风疾者;或肠风痔漏,及伤寒未发汗,头项身体疼痛者,并两感诸症。兼治产后血液损虚,以致阴气衰残,阳气郁甚,为诸热症,腹满涩痛,烦渴喘闷,谵妄惊狂,或热极生风而热燥郁,舌强口噤,筋惕肉瞤,一切风热燥症,郁而恶物不下,腹满撮痛而昏者。兼消除大小疮及恶毒,兼治堕马打扑伤损疼痛,或因而热结,大小便涩滞不通,或腰腹急痛,腹满喘闷者。❷《医学正传》:痢后鹤膝风。❸《片玉心书》:冻耳成疮者。❹《寿世保元》:风热

实盛发狂,及杨梅疮。❺《眼科全书》:时行暴热,风肿火眼,肿痛难开,或头面俱肿。❻《金鉴》:胃经积热生疮而致之秃疮。

【宜忌】《准绳·疡医》:若时毒饥馑之后胃气亏损者,须当审察,非大满大实不用。

【加减】涩嗽,加半夏半两(姜制)。

【方论选录】❶《医方考》:防风、麻黄解表药也,风热之在皮肤者,得之由汗而泄;荆芥、薄荷清上药也,风热之在巅顶者,得之由鼻而泄;大黄、芒硝通利药也,风热之在肠胃者,得之由后而泄;滑石、栀子水道药也,风热之在决渎者,得之由溺而泄。风淫于膈,肺胃受邪,石膏、桔梗清肺胃也,而连翘、黄芩又所以祛诸经之游火;风之为患,肝木主之,川芎、归、芍和肝血也,而甘草、白术又所以和胃气而健脾。诸痛疮痒,皆属心火,故表有疥疮,必里有实热。是方也,用防风、麻黄泄热于皮毛;用石膏、黄芩、连翘、桔梗泄热于肺胃;用荆芥、薄荷、川芎泄热于七窍;用大黄、芒消、滑石、栀子泄热于二阴;所以各道分消其势也。乃当归、白芍者,用之于和血;而白术、甘草者,用之以调中尔。❷《医方集解》:此足太阳、阳明表里血气药也。防风、荆芥、薄荷、麻黄轻浮升散,解表散寒,使风热从汗出而散之于上。大黄、芒硝破结通幽;栀子、滑石降火利水,使风热从便出而泄之于下。风淫于内,肺胃受邪,桔梗、石膏清肺泻胃;风之为患,肝木受之,川芎、归、芍和血补肝;黄芩清中上之火;连翘散气聚血凝;甘草缓峻而和中(重用甘草、滑石,亦犹六一利水泻火之意);白术健脾而燥湿。上下分消,表里交治,由于散泻之中,犹寓温养之意,所以汗不伤表,下不伤里也。

【临床报道】❶头痛:《天津医药》[1977,(2):82]将防风通圣散改为汤剂治疗顽固性头痛27例,疗效显著。患者均表现为持续性或反复发作性头痛,病程3个月以上,经多种治疗效果不佳,并排除颅内占位性病变及颅内炎症所致之头痛。其中偏头痛及类偏头痛型血管性头痛6例,非偏头痛型血管性头痛8例,肌收缩性头痛7例,神经官能性头痛3例,鼻副鼻窦炎伴发头痛1例,高血压所致头痛2例。治疗以防风通圣散作为基本方,无大便秘结,去大黄、芒消;无小便黄赤,去山栀、滑石;头昏眼花者,加菊花。结果,治愈19例,显效5例,有效2例,无效1例,未见副作用。作者认为:本方药味太多,应加筛选,可以防风、荆芥、薄荷、麻黄发汗解表,川芎、当归、白芍活血和营作为主药,随证加减。❷咽喉肿痛:《齐氏医案》一患者咽喉肿痛,作渴引冷,大便秘结,按之六脉俱实,乃与防风通圣散。因其自汗,去麻黄、加桂枝;因涩嗽,加姜制半夏;重用消、黄下之而愈。❸老年性高脂血症:《四川中医》[1998,16(5):31]防风通圣散治疗老年性高脂血症121例,结果:治疗组显效69例,有效28例,无效24例,总有效率为80.1%;对照组显效25例,有效8例,无效17例,总有效率为66%。❹慢性荨麻疹:《河南中医》[2003,23(4):56]结果:1个疗程治愈15例,占25.86%,2个疗程治愈23例,占22.41%,3个疗程治愈10例,好转14例,无效6例,总有效率为89.66%。

【备考】本方去芒消,名"贾同知通圣散";去麻黄、芒消,加缩砂仁,名"崔宣武通圣散";去芒消,加缩砂仁,名"刘庭瑞通圣散"(见原书同卷)。本方改为丸剂,名"防风通圣丸"(见《全国中药成药处方集》北京方),又名"通圣丸"(见《全国中药成药处方集》哈尔滨方)。

38336 防风通圣散《医学启源》卷中》

【组成】防风二钱半 川芎五钱 石膏一钱 滑石二钱 当归一两 赤芍五钱 甘草二钱半(炙) 大黄五钱 荆芥穗二钱半 薄荷叶二两 麻黄五钱(去根苗节) 白术五钱 山栀子二钱 连翘五钱 黄芩五钱 桔梗五钱 牛蒡(酒浸)五钱 人参五钱 半夏(姜制)五钱

【用法】上为粗末。每服四钱,水一盏,加生姜三片,煎至六分,去滓温服,不拘时候,每日三次。病甚者,五七钱至一两;极甚者,可下之,多服二两或三两,得利后,却当服三五钱,以意加减。病愈,更宜常服,则无所损,不能再作。

【主治】一切风热郁结,气血蕴滞,筋脉拘挛,手足麻痹,肢体焦痿,头痛昏眩,腰脊强痛,耳鸣鼻塞,口苦舌干,咽嗌不利,胸膈痞闷,咳呕喘满,涕唾稠黏,肠胃燥热结,便溺淋闭,或肠胃蕴热郁结,水液不能浸润于周身而为小便多出者;或湿热内甚,而时有汗泄者;或表之正气与邪热并甚于里,阳极似阴,而寒战烦渴者;或热甚变为疟疾,久不已者;或风热走注,疼痛麻痹者;或肾水阴虚,心火阳热暴甚而中风;或暴喑不语,及暗风痫者;或破伤中风,时发潮热搐搦,并小儿热甚惊风,或斑疹反出不快者;或热极黑陷,将欲死者;或风热疮疥久不愈者;并解耽酒热毒,及调理伤寒,发汗不解,头项肢体疼痛,并宜服之。

【备考】《御药院方》有牛膝,无牛蒡。

38337 防风通圣散《疮疡机要》卷下》

【组成】防风 当归 川芎 芍药 大黄(煨) 芒消 连翘 薄荷 麻黄 桔梗 石膏(煅) 黄芩(炒)各一两 白术 山栀 荆芥各二钱五分 甘草二两 滑石三两 白芷 蒺藜(炒) 鼠黏子各五钱

【用法】上为末。每服三五钱,白汤调下。

【主治】风热炽盛,大便秘结,发热烦躁,表里俱实者。

38338 防风通圣散

《片玉痘疹》卷三。为原书同卷"双解散"之异名。见该条。

38339 防风通圣散《疯门全书》》

【组成】北防风 荆芥 白附 白芷 白蒺藜 僵蚕 苍术 白鲜皮(无癣不用) 灵仙 苦参(无癣去之) 元参 赤芍 川芎 川连 焦栀 槟榔 银花 牛子 大黄 芒消 枯芩 生石膏 条甘草 灯心

【用法】大黄、芒消二味,俟起药时放下,令二三沸止。

【主治】疠疾。

【加减】足痹作热,加黄柏;大便洞泄,去消、黄。

38340 防风通圣散《麻症集成》卷四》

【组成】防风 薄荷 力子 麻黄 黑栀 甘草 荆芥 桔梗 连翘 石膏 元参 木通

【用法】加生姜、葱,水煎服。

【主治】麻症表里三焦俱实,昏睡壮热,目赤舌干咽痛。

38341 防风通圣散《秘传大麻疯方》》

【组成】防风 荆芥 当归 羌活 独活 僵蚕 甘草 滑石 黄柏 白术 桔梗 薄荷 山栀 川芎各等分

【用法】上为末。先吃一服,后加大黄、芒消,连前药各四钱,水煎缓服。至利为度,不用服尽。后服返元丸。

【主治】紫云疯,起时形如紫云,从上而下,前后一同。

38342 防风黄芩丸(《校注妇人良方》卷十二)

【异名】防风子芩丸(《医略六书》卷二十八)、防风丸(《盘珠集》卷下)。

【组成】条芩(炒焦) 防风各等分

【用法】上为末,酒糊为丸,如梧桐子大。每服三五十丸,食远或食前米饮或温酒送下。

【主治】妇人肝经风热所致的吐血、衄血、便血、尿血、血崩、漏胎。

❶《校注妇人良方》:肝经有风热致血崩、便血、尿血。❷《医略六书》:漏胎,脉浮数者。❸《叶氏女科》:肝经风热,妊娠吐衄。

【方论选录】《医略六书》:妊娠风热,干于血室,胎孕为之不安,致经血妄行,漏胎下血不止焉。子芩清热于里,防风疏风于外,二味成方,丸以粥糊,下以米饮,使风热两除,则经脉清和而经血无不固,胎孕无不安,何漏胎之不愈哉?

38343 防风黄连汤(《云岐子保命集》卷下)

【组成】黄连 大黄 防风 远志 茯神各半两

【用法】上剉细。每服一两,水三盏,煎服。

【主治】伤寒后,心风狂妄者。

38344 防风黄耆汤(方出《奇效良方》卷三十九,名见《医统》卷五十九)

【组成】防风半两 蛇床子 黄耆各一两 木通 荆芥 莽草各二两

【用法】上为粗末。浓煎汤,极滚沸,搁腿在桶上,熏令通手时即洗之。脚趾露出不要洗。

【主治】脚气。

38345 防风黄耆汤(《古今名医方论》卷二引柯韵伯方)

【组成】防风 黄耆等分

【用法】水煎服。

【主治】中风不能言,脉沉而弱者。

【方论选录】用防风以驱逐表邪;邪之所凑,其气必虚,故用黄耆以鼓舞正气,黄耆得防风,其功愈大,一攻一补,相须相得之义也。

38346 防风麻黄汤(《圣济总录》卷八十一)

【异名】防风汤(原书卷八十三)。

【组成】防风(去叉) 麻黄(去根节,汤煮,掠去沫) 独活(去芦头) 秦艽(去苗土)各三两 当归(切,焙) 防己 甘草(炙,剉) 人参 黄芩(去黑心) 升麻 芍药各二两 远志(去心) 石膏(碎)各一两 麝香(研)半两 半夏(汤洗去滑,生姜汁制)二两

【用法】上为粗末。每服五钱匕,水一盏半,加生姜三片,煎至八分,去滓,连三服。衣覆取微汗。

【主治】脚气痹弱;或风毒脚气,攻身体发热,肢节不遂,精神不遂,语言謇涩。

38347 防风麻黄散

《校注妇人良方》卷三。为《圣惠》卷五"防风散"之异名。见该条。

38348 防风散结汤(《原机启微》卷下)

【异名】防风散结散(《医钞类编》卷十二)。

【组成】防风 羌活 白芍药 归尾各五分 红花 苏木各少许 茯苓 苍术 独活 前胡 黄芩各五分 炙草 防己各六分

【用法】上作一服。水二盏,煎至一盏,用手法除病后热服,滓再煎。

【主治】目上下睑隐起肉疣。

【加减】病在上睑者,加黄连、柴胡,以其手少阴、足厥阴受邪也;病在下睑者,加藁本、蔓荆子,以其手太阳受邪也。

【方论选录】以防风、羌活升发阳气为君;白芍药、当归尾、红花、苏木破凝行血为臣;茯苓泻邪气,苍术去上湿,前胡利五脏,独活除风邪,黄芩疗热滋化为佐;甘草和诸药,防己行十二经为使。

38349 防风散结汤(《审视瑶函》卷四)

【组成】玄参一钱 前胡 赤芍药 黄芩 桔梗 防风 土贝母 苍术 白芷 陈皮 天花粉各八分

【用法】上剉。水二钟,煎至八分,去滓,食后热服。

【功用】《金鉴》:化痰散热。

【主治】痰火结滞,睥生痰核。睥外皮内,生颗如豆,坚而不疼。

38350 防风散结散

《医钞类编》卷十一。为《原机启微》卷下"防风散结汤"之异名。见该条。

38351 防风散痧汤(《痧胀玉衡》卷下)

【异名】金一(《痧书》卷下)、一号乾象方(《杂病源流犀烛》卷二十一)。

【组成】防风 陈皮 细辛 金银花 荆芥 枳壳各等分

【用法】水二钟,煎至七分,稍冷服。

【主治】痧因于风者。

【加减】头面肿,加薄荷、甘菊;腹胀,加大腹皮、厚朴;手足肿,加威灵仙、牛膝、倍银花;内热,加连翘、知母;痰多,加贝母、瓜蒌仁;寒热,加柴胡、独活;吐不止,加童便;小腹胀痛,加青皮;血滞,加茜草、丹参;咽喉肿,加山豆根、射干;食积腹痛,加山楂、卜子;心痛,加玄胡索、蓬术;赤白痢,加槟榔;口渴,加花粉;面黑血瘀,加苏木、红花;秽触,加藿香、薄荷;放痧不出,倍细辛,加苏木、桃仁、荆芥。

【备考】方中金银花,《痧书》、《杂病源流犀烛》作"旋覆花"。

38352 防风葛根汤(《云岐子保命集》卷下)

【组成】防风 葛根 川芎 生地黄各二两 杏仁(制) 麻黄(去节)各一两半 桂心 独活 甘草 防己各一两

【用法】上㕮咀。每次四钱,水煎服。

【主治】妊娠中风,腰背强直,时复反张。

38353 防风葛根汤(《医学纲目》卷十一)

【组成】葛根四两 麻黄三两 芍药 防风各二两 桂枝一两

【用法】上剉细。每用一两,先煮麻黄,去上沫,入后药,同煎数沸,温服。

【主治】胎前痉,由风寒湿邪乘虚而感,口噤,角弓反张,太阳无汗者。

38354 防风葛根汤(《普济方》卷三五一)

【组成】防风 甘葛 茯苓各八分 麦门冬(去心)八

分 芍药 黄芩各六分 犀角四分 甘草三两

【用法】上㕮咀。以水二升,取七合,分为二服。

【主治】产后风虚,头目痛,语言时僻。

38355 防风葛根汤

《赤水玄珠》卷二十八。为《万氏家抄方》卷六"防风败毒饮"之异名。见该条。

38356 防风葛根汤(《不居集》下集卷二)

【组成】防风 葛根 白芷 花粉 薄荷 贝母 玉竹 知母 甘草 石膏

【主治】太阳兼阳明风热上壅。

38357 防风煮肝散(《圣济总录》卷一一〇)

【组成】防风(去叉) 黄连(去须) 谷精草 黄芩(去黑心) 甘草(炙,剉) 天南星(炮)各一两 蛤粉半分

【用法】上为细散。每服一钱匕,用羊子肝一片,铜竹刀批开,掺药在内,以麻缕缠定,研粟米饭一大盏,银石锅内煮熟,放温,临卧嚼服。病甚者,不过再服。

【主治】雀目。

【宜忌】不得犯铁器。

38358 防风雄黄丸(《杨氏家藏方》卷一)

【组成】赤芍药八两 防风(去芦头) 香白芷 川乌头(炮,去皮脐尖) 麻黄(去根节) 白蒺藜(炒)各四两 雄黄(水飞) 白僵蚕(炒,去丝嘴) 细辛(去叶土) 天麻(去苗) 川芎各二两 甘草(炙) 干姜(炮) 藿香叶(去土) 甘松(去土,焙)各一两

【用法】上为细末,炼蜜为丸,每一两作十五丸。每服一丸,细嚼,茶、酒任下,不拘时候。

【主治】左瘫右痪,手足麻痹,腰膝疼痛。或风气面浮,口苦舌干,头昏目运,并暗风、夹脑风、偏正头痛;兼治妇人血气,荣气虚,遍身疼痛,及洗头风,破伤风。

38359 防风温胆汤(《直指小儿》卷二)

【组成】半夏(制) 枳壳(麸炒) 茯苓各半两 橘皮 防风各二钱半 甘草(炒)一钱半

【用法】上剉散。每服一钱,加生姜、紫苏,水煎服。

【功用】消痰,顺气,疏风。

【主治】小儿瘛疭。

【备考】《得效》有人参。

38360 防风解毒汤(《痘疹全书》卷下)

【异名】防风败毒散(《麻科活人》卷二)。

【组成】防风 薄荷 荆芥 石膏 知母 桔梗 甘草 牛蒡 连翘 木通 枳壳 淡竹叶

【功用】辛凉透发。

【主治】❶《痘疹全书》:温暖时出疹。❷《麻科活人》:麻疹初起,发热咳嗽,或乍冷乍热,已现麻路,或初潮未明是否麻证。

【方论选录】《古方选注》:防风、荆芥、薄荷、牛蒡以辛散之;石膏、知母、连翘、淡竹叶辛寒以清之;木通通气疏表,桔梗、甘草载引诸药以达肺经。仲淳曰:痧疹不宜依证施治,惟当治肺,使痧疹发出,毒解则了无余蕴矣。

【备考】《赤水玄珠》有灯心,诸药各等分,水煎服。

38361 防风解毒汤(《外科正宗》卷二)

【组成】防风 荆芥 桔梗 牛蒡子 连翘 甘草 石膏 薄荷 枳壳 川芎 苍术 知母各一钱

【用法】水二钟,入灯心二十根,煎至八分,食后服。

【主治】风毒瘰疬。寒暑不调,劳伤凑袭,多致手、足少阳分耳项结肿;或外寒内热,痰凝气滞者。

38362 防风解毒汤(《痘科类编》卷三)

【组成】防风一钱 地骨皮 生黄耆 白芍 荆芥穗 大力子各五分

【用法】水一大钟,煎至五分,温服。

【功用】汗散清解。

【主治】毒气散漫于皮肤,痘后遍身疮癣如芥如癞,脓水浸淫,皮肤溃烂,日久而不愈者。

【加减】或加升麻五分。

38363 防风解毒汤(《麻症集成》卷三)

【组成】防风 连翘 薄荷 前胡 木通 荆芥 力子 江枳壳 甘草

【主治】时温初期,斑疹未明发者。

38364 防风解温汤(《医学摘粹》)

【组成】防风三钱 桔梗三钱 桑叶三钱 连翘三钱 杏仁三钱 芍药三钱 丹皮三钱 甘草二钱

【用法】流水三杯,煎至八分,温服。覆衣,饮热粥,取微汗。

【主治】温证,太阳经头项痛,腰脊强,发热作渴者。

【加减】如入阳明经,身热,目痛,鼻干,不卧,胸燥,口渴者,去防风、桑叶、桔梗、杏仁,加葛根,热加石膏,呕加半夏;如入少阳经,胸胁疼痛,耳聋,口苦咽干作渴者,去防风、桑叶、桔梗、杏仁,加柴胡、黄芩、半夏,热加元参;如入太阴经,腹满咽干,发热作渴者,去连翘、桔梗、杏仁,加生地;如入少阴经,口燥舌干,发热作渴者,去连翘、桔梗、杏仁、芍药,加生地、天冬、元参;如入厥阴经,烦满囊缩,发热作渴者,去连翘、桔梗、杏仁,加生地、当归。

38365 防风蔓荆丸(《圣济总录》卷一〇四)

【组成】防风(去叉)二两半 蔓荆实(去皮) 羚羊角(镑) 玄参 山栀子仁各一两半 葳蕤 大麻仁(研) 芍药 朴消(研)各三两 黄连(去须) 枳壳(去瓤,麸炒)各一两 菊花三分 麦门冬(去心,焙)二两

【用法】上为末,炼蜜和丸,如梧桐子大。每服二十丸,稍加至三十丸,食后临卧温浆水送下。

【主治】风热目赤,昏涩磣痛。

38366 防风藁本汤(《痘疹会通》卷四)

【组成】防风 藁本 生地 薄荷 连翘 荆芥 蝉蜕 红花 甘草 牛蒡子 元明粉 紫草

【用法】灯心为引。

【主治】痘疹。

38367 防术牡蛎汤

《医学入门》卷四。为方出《深师方》引赵子高方(见《外台》卷十五),名见《元和纪用经》"牡蛎术散"之异名。见该条。

38368 防芷鼻炎片(《成方制剂》5册)

【组成】苍耳子364克 野菊花145克 鹅不食草218克 白芷109克 防风109克 墨旱莲218克 白芍145克 胆南星70克 甘草73克 蒺藜218克

【用法】制成片剂。口服,一次5片,每日3次,饭后

服用。

【功用】清热消炎,祛风通窍。

【主治】慢性鼻炎引起的喷嚏、鼻塞、头痛,过敏性鼻炎,慢性鼻窦炎。

【宜忌】胃溃疡病者慎用。

38369 防独神术汤(《症因脉治》卷一)

【组成】白术　黄柏　防风　独活

【主治】湿热腰痛,内热烦热,自汗口渴,二便赤涩,酸痛沉重,右关细数者。

38370 防桂术苓散(《辨证录》卷二)

【组成】白术　茯苓　防风各五钱　巴戟天三钱　肉桂一钱　桂枝八分　天花粉　黄耆各二钱

【用法】水煎服。

【功用】理肺肾脾胃之气,兼以散邪。

【主治】风寒湿邪犯于三焦而致痹证,一身上下尽痛,有时而止,痰气不清,欲嗽不能,咽喉气闷,胸膈饱胀,二便艰涩。

38371 防耆分湿汤(《辨证录》卷三)

【组成】黄耆　白术　茯苓各五钱　薏仁五钱　防风　柴胡　天花粉各一钱　桂枝三分　麻黄五分

【用法】水煎服。

【主治】气虚而痰结于经络皮肤,遍身生块而痛。

38372 防病牛黄汤(《普济方》卷三七八)

【组成】牛黄　芍药　杏仁(炒,去皮尖)　蜣螂　蜂房　黄芩　人参　葛根　甘草(炙)　蚱蝉(炙)　芒消　川芎　桂心各一分　大黄三分　当归三分　石膏四分(碎)(一方有生姜三分,无芒消)

【用法】上细切。取豚五脏及卵,以水一斗,煮脏卵得三升,去滓澄清,纳诸药,煮取一升三合,去滓入芒消,烊尽,每服一合,日三夜一,临卧,末牛黄纳汤中。

【主治】少小心惊,又治痫发,众医不复治者。

38373 防盗止汗汤(《辨证录》卷七)

【组成】麦冬五钱　生枣仁一两　熟地一两　山茱萸三钱　黄连五分　人参三钱　丹参三钱　茯神三钱　肉桂五分

【用法】水煎服。一剂汗少止,二剂汗全愈。

【功用】泻心中之热,补肾中之水。

【主治】梦遗之后,身体虚弱,加之行役太劳,或行房太甚,遂至肾阴大亏,心火失济,盗汗淋漓。

38374 防椒苈黄丸

《准绳·类方》卷五。即《金匮》卷中"防己椒目葶苈大黄丸"。见该条。

38375 防椒苈黄汤

《证治宝鉴》卷四。即《金匮》卷中"防己椒目葶苈大黄丸"改为汤剂。见该条。

38376 防葛二陈汤(《症因脉治》卷二)

【组成】防风　干葛　半夏　白茯苓　甘草　广皮

【主治】风气呕吐兼痰者。偶遇风冷,即发呕吐,头额疼痛,面赤面热,脉浮滑。

【加减】风寒,加生姜;风热,加山栀、黄连、竹茹。

38377 防葛平胃散(《症因脉治》卷二)

【组成】防风　葛根　苍术　厚朴　广皮　甘草

【功用】散风清胃。

【主治】风气呕吐之症,偶遇风冷,即发呕吐,头额疼痛,面赤面热,脉浮。

【加减】风寒,加生姜;风热,加山栀、黄连、竹茹。

38378 防葛石膏汤(《伤寒大白》卷一)

【组成】防风　葛根　石膏　知母　广皮　甘草

【功用】和解。

【主治】阳明证口渴消水,表里俱见。

38379 防葛石膏汤

《医级》卷七。为原书同卷"葛根白虎汤"之异名。见该条。

38380 防己加茯苓汤

《赤水玄珠》卷五。为《金匮》卷中"防己茯苓汤"之异名。见该条。

38381 防风加葛根汤(《伤寒大白》卷一)

【组成】防风　干葛　甘草　黄芩　山栀　广皮

【主治】太阳病,项背强几几,反汗出恶风,脉浮缓。

【加减】恶寒身痛者,加羌活、独活;时寒时热,加柴胡;头痛,加川芎;湿胜身重者,加苍术、白芷;汗多者,加白芍药。

38382 防风当归饮子(《宣明论》卷十二)

【异名】防风当归饮(《医学入门》卷七)。

【组成】防风　当归　大黄　柴胡　人参　黄芩　甘草(炙)　芍药各一两　滑石六两

【用法】上㕮。每服三钱至五钱,水一大盏,加生姜三片,同煎至七分,去滓温服。

【功用】❶《宣明论》:宣通气血,调顺饮食。❷《丹溪心法附余》:泻心肝之阳,补脾肾之阴。

【主治】脾肾真阴损虚,肝心风热郁甚,阳胜阴衰,邪气上逆,上实下虚,怯弱不耐;或表热而身热恶寒;或里热而燥热烦渴;或邪热半在表,半在里,进退出入不已,而为寒热往来;或表多则恶寒,里多则发热;或表之阳分正气与邪相助,并甚于里,蓄热极深而外无阳气,里热极甚,阳极似阴而寒战,腹满,烦渴者;或里之阴分正气反助邪气并甚于表,则燥热烦渴而汗出也;或邪热壅塞者;或烦热痛者;或热结极甚,阳气不通而反觉冷痛;或中外热郁烦躁甚,喜凉畏热者;或热极闭寒不得宣通,阳极似阴,中外喜热而反畏寒者;或燥热烦渴者;或湿热极甚而腹满不渴者;或一切风热壅滞,头目昏眩,暗风眼黑,偏正头痛,口干鼻塞,耳鸣耳聋,咽嗌不利;或目赤肿痛,口疮舌痒;或上气痰嗽,心胁郁痞,肠胃燥涩,便溺淋秘;或是皮肤瘙痒,手足麻痹;又或筋脉拘急,肢体倦怠;或浑身肌肉跳动,心松惊悸;口眼㖞斜,语言謇涩;或狂妄昏惑,健忘失志;及或肠胃燥热,怫郁而饥,不欲食,或湿热内余而消谷善饥,然能食而反瘦弱;或误服燥热毒药,及妄食热物过多而耗损脾肾,则风热郁甚而多有如此,不必全见也。

【方论选录】《丹溪心法附余》:大黄泻阳明之湿热从大便出,滑石降三焦之妄火从小便出,黄芩以凉膈,柴胡以解肌,防风以清头目,人参、甘草以补气,当归、芍药以补血,无半味辛香燥热之谬药也。

【备考】方中"防风"原脱,据《袖珍方》补。《杂病源流犀烛》有赤苓,无黄芩。

38383 防风钩藤钩丸(《医钞类编》卷五)

【组成】防风二两 瓜蒌根 黄耆(炙) 羌活 白芍各五分 犀角屑 甘草各二钱半 蛇蜕(炙赤) 钩藤钩 麻黄各一钱

【用法】枣肉为丸,薄荷汤送下。

【主治】头摇便血。

38384 防风羚羊角汤

《医略六书》卷三十。为《济阴纲目》卷十二"防风羊角汤"之异名。见该条。

38385 防风蔓荆子丸(《外台》卷三十二引《近效方》)

【组成】防风 黄连 干地黄各十六分 蔓荆子二十分 甘皮六分 菱蕤十分 甘草八分(炙) 茯神十二分 大黄八分(锦文者)

【用法】上为末,炼蜜为丸,如梧桐子大。饮下二十丸。稍稍加之,以大肠畅为度,尽更合服。

【功用】令眼目明。

【主治】眼中黑花。

38386 防风白术牡蛎汤

《活人书》卷十六。为方出《深师方》引赵子高方(见《外台》卷十五),名见《元和纪用经》"牡蛎术散"之异名。见该条。

38387 防风白术牡蛎散

《校注妇人良方》卷三。为方出《深师方》引赵子高方(见《外台》卷十五),名见《元和纪用经》"牡蛎术散"之异名。见该条。

38388 防风芍药甘草汤(《保婴撮要》卷十七)

【组成】防风 芍药 甘草

【用法】上剉。每服一二钱,水煎服。

【功用】《小儿痘疹方论·附方》:解痘毒。

【主治】小儿痘疮出迟,以身侧出不快,属足少阳经者。

【备考】《医学入门》本方用量:防风、芍药、甘草三药各等分。

38389 防风松肌败毒汤(《医学摘粹》)

【组成】防风三钱 薄荷二钱 蝉蜕二钱(去头足) 杏仁三钱 白芍三钱 丹皮三钱 连翘二钱 桔梗二钱 甘草一钱(生)

【用法】加鲜芦根一两,水煎大半杯,温服。服三四剂,疹回尽,自身凉而安。

【主治】温病斑疹初出者。

【加减】如身热渐退,疹毒渐回,即去防风、薄荷、蝉蜕、杏仁,加生地三钱。

38390 防风荆芥甘草汤(《医学入门》卷六)

【组成】防风 荆芥 甘草各等分

【用法】水煎服。

【主治】太阳病,恶寒身热,气急尿赤,痘出不快。

38391 防风通圣三黄丸(《医林绳墨大全》卷八)

【组成】防风 白芍 滑石 川芎 芒消 大黄 栀子 桔梗 荆芥 石膏 麻黄 连翘 当归 薄荷 甘草 白术

【用法】上为末,泛为丸。嚼化。

【主治】实火蕴热积毒,二便闭塞,风痰上壅,将发喉痹,胸膈不利,脉弦而数。

【加减】若泄,去芒消。

38392 防风黄芩二物汤(《陈素庵妇科补解》卷三)

【组成】防风一两 黄芩三两

【用法】上药煎至一碗,入阿胶五钱,热服。

【主治】妊娠肠风下血。

38393 防风葛根石膏汤(《伤寒大白》卷二)

【组成】防风 干葛 知母 石膏 甘草

【主治】阳明风湿身重。

38394 防饥救生四果丹

《惠直堂方》卷四。为《寿世保元》卷十"防俭饼"之异名。见该条。

38395 防己加茯苓芒消汤

《医醇剩义》卷三。为《金匮》卷中"木防己加茯苓芒消汤"之异名。见该条。

38396 防毒气防瘟疫灵药(《集成良方三百种》卷中)

【组成】明雄黄 鬼箭羽 丹参 赤小豆各二两

【用法】上为极细末,炼蜜为丸,如梧桐子大,朱砂为衣。每服三五丸,空心白水送下。再用茅术二两半,白芷一两半,羌活一两半,细辛四钱,柴胡八钱,吴茱萸一两半,共为末,于香炉内随意焚烧少许,毒气自消。另用黄布作袋,装药末五钱,随身佩带,必要时置于口鼻上。

【功用】避一切毒气、瘟疫。

38397 防己椒目葶苈大黄丸(《金匮》卷中)

【异名】己椒苈黄丸(《金匮》卷中)、椒目丸(《千金》卷十八)、防己丸《圣济总录》卷七十九)。

【组成】防己 椒目 葶苈(熬) 大黄各一两

【用法】上为末,炼蜜为丸,如梧桐子大。先食饮服一丸,每日三次。稍增,口中有津液。

【主治】肠间有水气,腹满,口舌干燥。

【加减】渴者,加芒消半两。

【方论选录】❶《退思集类方歌注》:肺与大肠为表里,肠间水气不行于下,以致肺气䐜郁于上而燥热之甚。用防己疗水气,椒目治腹满,葶苈泻气闭,大黄泻血闭,急决大肠之水以救肺金之䐜郁,不治上而治下,故用丸剂也。❷《中国医学大辞典》:此方以防己、椒目导饮于前,大黄、葶苈推饮于后,前后分消,则腹满减而水饮行,脾气转而津液生矣。

【备考】本方方名,《准绳·类方》引作"防己椒苈丸"、"防椒苈黄丸"。本方改为汤剂,名"防椒苈黄汤"(见《证治宝鉴》)、"防己椒苈汤"(见《中国医学大辞典》)。

38398 防风通圣散加蝎尾方(《金鉴》卷三十九)

【组成】防风通圣散加蝎尾

【主治】破伤风火盛,有阳明证者。

收

38399 收火汤(《辨证录》卷三)

【组成】熟地三两 山茱萸一两 茯苓五钱 肉桂三钱

【用法】水煎,冷服。

【功用】大补肾水,引火归脏。

【主治】少阴肾火上炎咽喉之阴蛾。咽喉肿痛,日轻夜重,喉间亦长成蛾,自觉一线干燥之至,饮水咽之少快,至水入腹,而腹又不安,吐涎如水甚多,将涎投入清水中,即时散化为水,亦有勺水不能下咽者。

38400 收舌散(《石室秘录》卷四)

【组成】黄连三钱　人参三钱　菖蒲一钱　白芍三钱

【用法】先以冰片少许,点之即收;后用本方水煎服,二剂可也。

【主治】阳火盛强,舌吐出不肯收进。

38401 收伤油(《产科发蒙》卷四)

【组成】麻油一合　椰子油二钱　乳香　没药各五分　小麦五钱

【用法】以小麦入麻油中,煮一炊时,候麦变黑色,浮油上,以绢布滤去滓,下火,入余药搅匀,绵浸,瓷器收贮。外敷。

【主治】金疮及分娩擦破阴门者。

38402 收血汤(《石室秘录》卷六)

【组成】熟地二两　生地一两　荆芥一钱　三七根末三钱　当归一两　黄耆一两

【用法】水煎服。

【功用】补血,补气,止血,引经。

【主治】失血之证,有从口鼻出者,有从九窍出者,有从手足毛孔而出者。

38403 收血汤(《医学集成》卷二)

【组成】二地　当归　黄耆各一两　焦术　炮姜　侧柏(炒)　山漆各三分

【主治】鼻衄属虚火,饮热恶冷者。

38404 收肌饮(《洞天奥旨》卷五)

【组成】熟地二两　白术二两　山茱萸一两　人参五钱　当归一两　生甘草三钱　甘菊花三钱　肉桂三钱　天花粉二钱

【用法】水煎服。

【主治】背痈溃烂,洞见肺腑,疮口不收。

【宜忌】节守房事一月。

38405 收汗丹(《石室秘录》卷六)

【组成】人参二两　当归二两　黄耆二两　桑叶三十片　北五味一钱　麦冬五钱

【用法】水煎服。

【主治】产妇产半月,忽然大汗如雨,口渴舌干,发热而躁,口虽渴而不欲饮,舌虽干而苔又滑,其心躁而不至发狂。

【方论选录】参、归、黄耆大补其气血;麦冬、五味清中有涩;佐桑叶止汗。盖此等虚汗,非补不止,而非涩亦不收也。

38406 收汗丹(《辨证录》卷七)

【组成】玄参三钱　生地三钱　荆芥一钱　五味子三分　桑叶十片　白芍五钱　苏子一钱　白芥子一钱

【用法】水煎服。

【功用】滋阴止汗,消痰降气。

【主治】胃气盛,饮食之时,头项至面与颈额之间,大汗淋漓。

38407 收汗丹(《类证治裁》卷二)

【组成】人参　黄耆　麦冬　熟地各一两　枣仁五钱　五味子三钱　当归五钱　甘草一钱

【功用】实卫。

【主治】大汗亡阳,津脱。

38408 收汗汤(《医学集成》卷三)

【组成】黄耆　当归各一两　五味子一钱　桑叶七片

【主治】大汗伤阳。

38409 收汗散(《点点经》卷一)

【组成】陈蒲扇(烧灰)

【用法】加砂糖,开水冲服。

【功用】止汗。

【主治】酒伤肺脏,肺气虚,大汗如雨。

38410 收阳汤(《石室秘录》卷六)

【组成】人参三两　桑叶三十片　麦冬二两　元参一两　青蒿五钱

【用法】水煎服。一剂而汗止,再剂而狂定,不可用三剂。

【主治】产后感阳明之邪发狂。

38411 收阳粉(《御药院方》卷八)

【组成】藁本　麻黄根　白芷各半两　米粉一两半

【用法】上为细末,搅和匀,纱帛包。扑敷汗出、腿痛处。

【主治】一切虚汗、盗汗、自汗及漏风。

38412 收阴散(《郑氏家传女科万金方》卷四)

【异名】收胎散(《女科旨要》卷三)。

【组成】当归　白芍　川芎　熟地　人参　白术　枳壳　升麻　陈皮各三钱　沉香　肉桂(另研)　茱萸　甘草各一钱

【用法】上作四贴。水煎服。

【主治】产后因劳伤过度,兼举重物,致伤脏腑之血,气弱血冷,因而膀胱坠出不收。

【加减】夜睡不安转动,将于脐下四寸半灸七壮。

【备考】《女科旨要》本方用法:加生姜三片,水煎,空心热服。

38413 收束散(《嵩崖尊生》卷十三)

【组成】山药　莲须　益智仁各一钱

【用法】上为末。汤调服。

【主治】小便数而多。

38414 收呆汤

《串雅内编选注》卷一。即《石室秘录》卷三"救呆至神汤"。见该条。

38415 收肛散(《杨氏家藏方》卷二十)

【异名】收肠散(《证治宝鉴》卷八)。

【组成】鳖头一枚(烧灰)

【用法】上为极细末,候肠头出,以药干掺在上,用纸衬手,轻轻操入。

【主治】脱肛。

38416 收肛散(《医方考》卷三)

【异名】收肠散(《证治宝鉴》卷八)。

【组成】熊胆五分　孩儿茶三分　冰片一分

【用法】上为细末。乳调,涂肛上。

【主治】❶《医方考》:热泻脱肛。❷《济阳纲目》:痔疮。

【方论选录】热则肛门涩,涩则便不易出,不易出则令人努责,努责之久,则令脱肛。此与寒脱不同者,此则肛门涩,寒脱则洞泄而不涩也。苦可以胜热,故用熊胆;涩可以固脱,故用儿茶;辛可以拔邪,故用冰片。

38417 收肛散（《外科大成》卷五）

【组成】陈皮三两　枳壳一两

【用法】水二钟,煎一钟服。

【主治】痔漏。

38418 收肛散（《中医外科学讲义》）

【组成】五倍子　浮萍草(炒)三钱　诃子肉(炒)三钱　龙骨三钱　木贼三钱

【用法】干搽或麻油调敷。

【功用】收缩肛肠。

【备考】方中五倍子用量原缺。

38419 收肠丸

《嵩崖尊生》卷十三。为《活人心统》卷三"收肠养血和气丸"之异名。见该条。

38420 收肠散

《证治宝鉴》卷八。为《医方考》卷三"收肛散"之异名。见该条。

38421 收肠散

《证治宝鉴》卷八。为《杨氏家藏方》卷二十"收肛散"之异名。见该条。

38422 收泪散（《医统》卷六十一）

【组成】绿芦甘石一钱　海螵蛸五分　冰片少许

【用法】上为极细末。点大眦角。

【主治】风泪不止。

【方论选录】二药以燥,片脑辛散之。

38423 收泪散（《眼科临症笔记》）

【组成】煅甘石三钱(水飞)　海螵蛸五分　煅龙骨三分　荸荠粉一钱　硼砂五分　蕤仁七分(去油)　梅片三分

【用法】上为细末。点眼。

【主治】迎风热泪症。

38424 收毒散（《万氏家抄方》卷四）

【组成】白芷　木鳖子　草乌　南星　大黄

【用法】上为末。醋调敷。

【主治】痈疽初发。

【备考】红肿,用大黄;白肿,用草乌。

38425 收毒散（《外科启玄》卷十一）

【组成】盐霜梅十个　山皂角一挺(不蛀的)

【用法】上烧灰,研细末。如发热者,米醋调涂四围及开处,厚些即不走开。或姜汁同醋调,或蜜同醋调,或茶卤调涂枯之。

【主治】发背一两头,开发不住,势在危急。

38426 收带丸

《简明医彀》卷七。为《回春》卷六"收带六合丸"之异名。见该条。

38427 收带汤（《辨证录》卷十二）

【组成】白术　杜仲　人参各一两　荆芥二钱

【用法】水煎服。

【功用】大补任督之气。

【主治】妇人产后亡血过多,无血以养任、督,带脉崩堕,水道中出肉线一条,长三四尺,动之则痛欲绝,随溺而随

下,每作痛于腰脐。

38428 收胎散

《女科旨要》卷三。为《郑氏家传女科万金方》卷四"收阴散"之异名。见该条。

38429 收珠散（《伤科补要》卷三）

【组成】血竭二钱　冰片二分　乳香四钱(去油)　没药四钱(去油)

【用法】上为极细末,瓷瓶收贮。点之。

【主治】目受外伤,眼珠落出。

【备考】《外科集腋》有龙骨。《外科集腋》本方用法:上为末,井花水调稠,以银针蘸药点之。或用银针蘸井花水拔去血筋,将收珠散敷之,随用青绢挪上。先用还魂汤,次服明目生血饮。

38430 收脂汤

《辨证录》卷十二。为《傅青主女科》卷下"收膜汤"之异名。见该条。

38431 收脓散（《急救仙方》卷四）

【异名】收脓膏(《秘传外科方》)。

【组成】海金沙　乳香　白及　雄黄等分

【用法】上为末。入疮口。次以乳香膏贴之。

【主治】痔证。

38432 收脓膏

《秘传外科方》。为《急救仙方》卷四"收脓散"之异名。见该条。

38433 收痔丸（《直指》卷二十三）

【组成】透明阿胶(炒酥)　黄连(净)　贯众各半两　盈尺皂角(去弦核,醋炙焦)　猬皮(炙焦)　蜂房(炒焦)　蛇皮(略炒)　皂角刺(略炒)　穿山甲(插入热火灰中令焦)　猪后蹄垂甲(烧,以上各存性)　当归　川芎　槐花各二钱半

【用法】上为末,米醋煮面糊丸,如桐子大。每服七十丸,调气用枳壳散下;消血热用荆芥煎汤下,食前服。

【主治】诸痔。

【备考】本方方名,《普济方》引作"治痔丸"。

38434 收痔散（《疡科捷径》卷中）

【组成】轻粉　冰片　文蛤　荔枝草

【用法】先将文蛤一枚敲小孔,用荔枝草塞满,用纸塞孔,湿纸包煨片时,取出,去纸。研为细末。每一钱加轻粉三分,冰片五厘,冰片田螺水调搽。

【主治】痔疮,焮疼肿痛。

38435 收痔散（《外科传薪集》）

【组成】五倍子

【用法】上为细末。用麻油调敷。

【功用】收痔。

38436 收痒丹（《石室秘录》卷四）

【组成】龙骨一钱　皂角刺一条(烧灰存性)　冰片三分　雄鼠胆一枚

【用法】先将前药为末,后以鼠胆水调匀,而后以人乳再调,如厚糊一般。将此药尽抹入耳孔内,必然痒不可挡。必须人执其两手,痒定而自愈矣。愈后常服六味丸。

【主治】肾肝之火,结于耳中,耳中作痒,以禾刺之,尚不足以安其痒,自欲以刀刺其底,始快然,否则痒极

欲死。

38437 收惊汤(《辨证录》卷四)

【组成】当归　山茱萸各一两　白芍二两　北五味二钱　附子三分

【用法】水煎服。

【主治】因惊而胆堕,失心如痴。

【备考】一剂惊收,二剂再不痴矣,三剂全愈。

38438 收胬散(《疡科遗编》卷下)

【组成】轻粉一钱　乌梅肉三钱(煅)

【用法】上为细末。掺胬肉上,外用膏贴。

【主治】一切痈疽溃后,胬肉凸出。

38439 收胬散

《集验良方》卷一。为原书同卷“黑龙丹”之异名。见该条。

38440 收湿粉(《朱仁康临床经验集》)

【组成】铅粉 310 克　松香末 310 克　枯矾 310 克　五倍子末 150 克

【用法】上为细末,调和。用药末直接掺于皮损上,或用麻油调敷疮面。

【功用】收湿止痒。

【主治】湿疹渗水多时。

38441 收膜汤(《傅青主女科》卷下)

【异名】收脂汤(《辨证录》卷十二)。

【组成】生黄耆一两　人参五钱　白术五钱(土炒)白芍五钱(酒炒焦)　当归三钱(酒洗)　升麻一钱

【用法】水煎服。

【主治】妇人产前劳役过伤,又触动恼怒,以致肝不藏血,血亡过多,产后户内中垂下一物,其形如帕,或有角,或二岐,往往出产门外者,至六七寸许,且有粘席干落一片,如手掌大者。

【宜忌】收垂下之物全赖白芍之功,不可用炭。

【方论选录】或疑产后禁用白芍,恐伐生气之源,何以频用之而奏功也。是未读仲景之书者。嗟乎! 白芍之在产后不可频用者,恐其收敛乎瘀也,而谓伐生气之源,则误矣。况病之在肝者,尤不可以不用,且用之于大补气血之中,在芍药亦忘其为酸收矣,又何能少有作祟者乎? 刭下坠之物,正借酸收之力,助升麻以提升气血,所以奏功之捷也。大补其气与血,而少加升提之品,则肝气旺而易生,肝血旺而易养,肝得生养之力,而垂下之物自收。

38442 收膜散(《伤科补要》卷三)

【组成】乌梅一两(去核)　五倍子五钱　绿矾三钱

【用法】上为末。醋调敷上。

【主治】目受外伤,油膜突出。

38443 收干药捻(《赵炳南临床经验集》)

【组成】银粉散一两　甘石粉一两　雄精一钱

【功用】收敛解毒,生肌长肉。

【主治】阴症及阳症窦道、瘘管,疮口清洁趋于愈合,肉芽组织健康或有轻度水肿者。

【宜忌】阴阳痈疽初期者不宜用,对汞过敏者禁用。

38444 收口掺药

《景岳全书》卷六十四。即《洪氏集验方》卷二引童县尉方“背疽掺药”。见该条。

38445 收口掺药(《种福堂方》卷四)

【组成】龙骨一钱(煅熟)　厚象皮二钱(煅)　熟石膏五钱　儿茶　轻粉　乳香(去油)　没药(去油)　琥珀各五分　白螺蛳壳(煅末)二钱

【用法】上为细末。掺患处。

【功用】长肉收口。

38446 收功后药(《古今医鉴》卷八引徐宪副方)

【组成】人参　当归　生地黄　乳香　没药　官桂木香　麝香(八味用酒浸过)　青皮　陈皮　白芷　良姜麻黄　米壳　甘草各一钱

【用法】上剉。水煎服。出汗,外用川椒、枯矾各一两为末,擦腋下。

【主治】腋气。

【宜忌】终身忌鳝鱼、羊肉。

38447 收阳温粉(《杏苑》卷三)

【组成】白术　藁本　川芎　香白芷各等分

【用法】上为细末。每药末一两加细米粉一两五钱,和匀,用夹生绢袋盛,周身扑之。另以玉屏风散,水煎热服。

【主治】发汗太过,遂漏不止,其人发狂。

38448 收黑虎汤(《辨证录》卷十三)

【组成】玄参一斤　柴胡三钱　生甘草一两

【用法】煎汤十碗为主,倘生于头面,加川芎二两　附子二钱,再煎汁,取三碗,分作三日服完。倘生于身中前后、左右,加当归二两,甘菊花一两,附子三分,亦如前煎服。倘生于手足四肢,加白术二两,附子五分,茯苓一两,亦如前煎服。

【功用】补阴散郁。

【主治】淫欲无度,又加之气恼忧郁,火乘其有隙之处,蕴藏结毒之无名肿毒,未破者或已破者。

【方论选录】玄参最善退浮游之火,得甘草之助,能解其迅速之威,得柴胡之辅,能舒其抑郁之气,且又有各引经之味,引至结毒之处,大为祛除。妙在用至一斤,则力量更大。又妙是补中去散,则解阴毒而不伤阴气,所以奏功更神。

38449 收干生肌膏(《赵炳南临床经验集》)

【组成】收干生肌药粉四两　祛湿药膏(或凡士林)六两

【用法】上药混匀成膏。外敷患处。

【功用】活血止痛,收敛生肌。

【主治】疖、痈破溃后,水火烫伤,女阴溃疡(阴蚀),下肢溃疡(臁疮)等的清洁肉芽疮面。

【宜忌】疮面毒未净者勿用。

38450 收口八宝散(《理瀹》)

【组成】珍珠　牛黄　冰片　象牙　枯矾　铜绿　银朱　轻粉　枯盐　鸡金　金箔

【用法】泔水洗净,敷药。

【主治】心脾热毒之舌肿。

38451 收口生肌散(《仙拈集》卷四)

【组成】象皮(火焙干)三钱　龙骨　乳香　没药　轻粉各一钱　朱砂五分　冰片五厘

【用法】上为极细末。先以茶椒汤洗净,敷药。

【主治】多年顽疮不收口。

38452 收口红宝膏（《医林绳墨大全》卷九）

【组成】松香一两　大麻仁三钱　银朱　乳香　没药（俱枯）各三钱　轻粉一钱

【用法】先将麻仁捣烂，次下松香，再捣成膏，方入众药，捣千余下，瓷罐装。重汤顿化。每用少许，填疮口内外，以黑膏药固之。

【功用】去疗，长肉收口。

【主治】结毒顽疮。

38453 收功万全汤（《寿世保元》卷九）

【组成】黄耆（蜜水炒）二钱五分　人参一钱　白术（去芦，炒）一钱　白茯苓（去皮）一钱　当归身一钱五分　川芎七分　白芍（酒炒）七分　怀熟地黄一钱　官桂三分　白芷三分　陈皮五分　甘草三分　防风五分

【用法】上剉。加生姜一片，水煎，温服。

【主治】痈疽、发背、诸疮毒溃脓后，毒气已尽，气血虚弱，不长肌肉，不合口，脓清欲作余症。

【加减】如渴，加麦门冬、五味子；烦躁，加生地黄，麦门冬；有痰，加姜制半夏；泄泻，加厚朴（姜炒）；小便不利，加泽泻；怔忡不寐，加远志、酸枣仁（炒）；胸膈不宽，加厚朴（姜炒）、楂肉。

38454 收功尽根丸（《外科大成》卷二）

【组成】枯矾　雄黄　文蛤（炒）　乌梅肉（炒）各三钱　冰片一分

【用法】上为末，炼蜜为丸，分五服。每日一服，空心白滚汤送下。

【主治】痔漏。

38455 收功补漏丸（《寿世保元》卷五引徐学韦方）

【组成】白茯苓（去皮）　赤茯苓（去皮）　没药各二两　破故纸四两

【用法】上药俱不犯铁器，于石臼中捣成块，春、秋酒浸三日，夏二日，冬五日，取出，木笼蒸熟，晒干为末，酒糊为丸，如梧桐子大。每服二十丸，缓缓加至五十丸，空心温酒送下。

【主治】痔漏多年不愈。

38456 收功拔毒散（《吉人集验方》）

【组成】黄升药五钱　上血竭一钱　煅石膏三两五钱

【用法】上为极细末。

【功用】拔毒长肉。

38457 收血双解散（《点点经》卷二）

【组成】柴胡二钱　苁蓉（去甲）一钱　山栀　天冬　麦冬　黄芩　胆草　羌活　故纸各一钱半　香附　黄柏各一钱　甘草四分

【用法】葱白三茎、荷叶烧灰为引。

【主治】牙缝流血如泉，不拘身热身凉，及衄血不止。

38458 收汗生阳汤（《石室秘录》卷六）

【组成】人参一两　麦冬一两　北五味三钱　黄耆一两　当归五钱　熟地一两　炒枣仁五钱　甘草一钱

【用法】水煎服。

【主治】亡阳。

38459 收阴养胃煎（《证因方论集要》卷二引黄锦芳方）

【组成】人参　乌梅　麦冬　白芍（炒）　山药　制首乌　伏龙肝　粳米

【主治】痢，阴已受伤，日夜烦躁，口渴唇红，脉细而数。

【方论选录】六阴皆虚，非用纯阴不能以救其逆。人参、麦冬、粳米甘以生津；乌梅酸以止渴；首乌、白芍、山药育阴以除烦躁；伏龙肝去湿，如是则胃阴旺而真元复矣。

38460 收呆至神汤

《串雅内编》卷一。为《石室秘录》卷三"救呆至神汤"之异名。见该条。

38461 收毒外消膏（《直指》卷二十二）

【异名】内消膏（《普济方》卷二八四）。

【组成】黄明牛皮胶（长流水半升溶开）一两　虢丹（再煎，柳枝急搅五六沸）一两

【用法】上药候冷收入瓷合，以鸡羽摊于疮上，留口。如未破，敷，肿自消。

【功用】《普济方》：敛疮。

【主治】痈疽。

38462 收带六合丸（《回春》卷六）

【异名】益气固肠丸（原书同卷）、收带丸（《简明医彀》卷七）。

【组成】白术（米泔浸，焙）　苍术（米泔浸，焙）　白茯苓（去皮）　陈皮（盐水洗，去白）　当归（酒洗）　白芍（酒炒）各二两　熟地黄（酒洗）　半夏（姜制）各一两半　椿根白皮（洗，炒）　牡丹皮　黄柏（酒炒）各一两二钱　防风九钱　甘草（炙）一两　升麻八钱（一方加香附、枳壳）

【用法】上为末，酒糊丸，如梧桐子大。每服百丸，空心米汤下；盐汤亦可。

【功用】和脾胃，燥中宫之湿，提下陷之气，化痰清火。

【主治】赤白带下，肚腹疼痛。

38463 收晕白玉膏

《传信适用方》卷三。为《三因》卷十四"白玉膏"之异名。见该条。

38464 收涩异效散（《眼科锦囊》卷四）

【组成】干姜　枯矾　硼砂各等分

【用法】上为细末，米醋调和，敷大眦。

【主治】热眼风痒殊甚，流泪汪汪不止。

38465 收窬黑龙丹

《外科方外奇方》卷二。为《集验良方》卷一"黑龙丹"之异名。见该条。

38466 收干生肌药粉（《赵炳南临床经验集》）

【组成】乳香面一两　没药面一两　琥珀面二钱　血竭面四钱　儿茶面五钱　水飞甘石面七钱

【用法】薄敷于疮面，或制成药捻用。

【功用】收敛止痛，固皮生肌。

【主治】烫灼伤，女阴溃疡（阴蚀），下腿慢性溃疡（臁疮），疮面脓毒已尽者。

【宜忌】痈疖疮面脓毒未净者慎用。

38467 收肠养血和气丸（《活人心统》卷三）

【异名】收肠丸（《嵩崖尊生》卷十三）。

【组成】白术　当归　白芍各一两　川芎　槐角（炒）　山药各八钱　莲肉一两　人参七钱　龙骨（煅）　五倍（子）　赤石脂各五钱

【用法】米糊为丸，如梧桐子大。每服七十丸，米饮送下。

【主治】肠虚,脱肛日久。

【备考】本方改为汤剂,名"收肠养血和气汤"(见《中国医学大辞典》)。

38468 收肠养血和气汤

《中国医学大辞典》。即《活人心统》卷三"收肠养血和气丸"改为汤剂。见该条。

迅

38469 迅行汤(《辨证录》卷七)

【组成】王不留行 猪苓 茯苓 黄芩各三钱 白术三钱

【用法】水煎服。

【功用】清膀胱之热,迅利其小便。

【主治】受暑湿之毒,膀胱热结而气不化,水谷倾囊而出,一昼夜七八十行,脓血稠粘,大渴引水,百杯不止,小溲短赤。

38470 迅补丸(《鸡峰》卷七)

【组成】舶上硫黄(别研) 阳起石(大火煅一昼夜) 钟乳粉(别研) 矾石(大火煅二昼夜)各一两 川乌头四两

【用法】上为细末,水煮面糊和丸,如梧桐子大,朱砂为衣。每服十丸至十五丸,空心及晚食前温米饮送下。

【主治】脾胃久虚,积寒在内,气羸食少,食饮迟化,腹胀倦息,服药不能取效者。

38471 迅雷散(《经验各种秘方辑要》)

【组成】熟附片十两 淡干姜十两 吴茱萸五两 母丁香二两 上上紫油桂心四两 乌梅二两 细辛二两 贯众三两 太子参四两

【用法】上为细末,用瓷罐收好。每副计重六钱,河水煎,连滓温服;重者三刻后再服一副。外用食盐填脐中,以艾圆火灸十四壮。

【主治】瘪螺痧。上吐下泻,汗出淋漓,手足厥冷,指甲青紫,十指螺瘪,眼珠亦陷,乍烦乍躁,闷扰将死。

如

38472 如玉散(《古今医鉴》卷九引宗橘泉方)

【异名】红玉散(《东医宝鉴·外形篇》卷一)

【组成】白芷 藿香 牙皂(去皮子)各一钱 甘松 三奈 水泽 白丁香(另研)各一钱 天花粉 白茯苓各一钱半 杏仁(去皮,另研) 细辛 密陀僧各一钱 樟脑五分(另研) 白及少许

【用法】上为末。临卧用津唾调,或乳汁调;敷面上,明早温水洗去,其面如玉。

【主治】面上一切酒刺、风刺、黑靥斑子。

38473 如圣丸(《准绳·疡医》卷二引《梅师方》)

【组成】樟脑(另研) 牛黄(另研) 桔梗 甘草(生用)各一钱

【用法】上为细末,炼蜜为丸,每两作二十丸。每服一丸,嚼化。

【主治】风热毒气上攻咽喉,痛痹肿塞妨闷,及肺痈喘嗽唾脓血,胸满振寒,咽干不渴,时出浊沫,气臭腥秽,久久咯脓状如米粥。

38474 如圣丸(《圣惠》卷八十五)

【组成】牛黄二钱(细研) 犀角屑一分 朱砂一分(细研) 雄黄一分 麝香一钱(细研) 人参一分(去芦头) 白茯苓一分 龙齿一分(细研) 钩藤一分 羌活一分 蝉壳二七枚(微炒) 甘草半分(炙微赤,剉)

【用法】上为末,入研了药,同研令匀,以枣肉和丸,如绿豆大。每服三丸,煎犀角汤送下,不拘时候。

【主治】小儿慢惊风。精神昏迷,痰涎逆上,咽喉中作声,有时口噤,发歇搐搦。

38475 如圣丸(《普济方》卷六十引《博济》)

【组成】大黄末一分 蜗牛二七枚 白矾末 陈白梅皮 马勃各一分

【用法】上于五月五日午时,用白梅皮、蜗牛同研,和丸如楝实大。如患者开口不得,即以水磨,用竹管子吹下入喉中,立愈;如轻者,以绵裹含化一丸。

【主治】缠喉风及喉痹。

38476 如圣丸(《圣济总录》卷三十五)

【组成】巴豆三粒(去壳) 黑豆四十九粒 砒霜(研)半两

【用法】上将巴豆、黑豆用米醋浸一宿,去皮膜,入乳钵内顺研一百匝,入砒又逆研一百匝,为丸如小豆大,用丹砂为衣。每服一丸,取嫩桃叶七片,水一盏,煎数沸,倾入盏内,用醋一二滴打匀,通口令病人面向东方吞下。如无桃叶,以桃枝七寸煎汤代之。

【主治】疟疾结成癥瘕。

38477 如圣丸(《圣济总录》卷五十五)

【组成】豉七粒(慢火微炒转色,倾出,搓去皮) 斑蝥一枚(去翅足,微炒)

【用法】上为末,饭为丸,如豌豆大。每服一丸,温酒或热醋汤送下。

【主治】卒暴心痛。

38478 如圣丸(《圣济总录》卷七十二)

【组成】巴豆(去皮心膜,研出油)一两 丁香三钱 乌梅(去核)一两半 干漆(捣碎,炒烟出)一两 滑石一钱

【用法】上为末,然后入巴豆同研匀,用粳米饭同捣烂,丸如粟米大。每服二丸至三丸,随所伤物下。

【主治】积聚癖块,一切所伤,吃食减少,日渐黄瘦。

38479 如圣丸(《圣济总录》卷七十四)

【组成】乌头(端正大者,炮裂,去皮脐) 绿豆各等分

【用法】上为末,新水为丸,如绿豆大,以丹砂为衣。每服五丸,白痢,煎干姜汤送下;赤痢,煎甘草汤送下;赤白痢,煎干姜甘草汤下;水泻,用新汲水下。小儿服一二丸,不拘时候。

【主治】水泻并赤白痢。

38480 如圣丸(《圣济总录》卷七十四)

【组成】干姜(炮) 高良姜 胡椒 蜀椒(去目并闭口,炒出汗)各等分

【用法】上为末,醋煮面糊为丸,如梧桐子大。每服三十丸,早晨空心食前粥饮送下。

【主治】水泻滑肠,气虚久冷。

38481 如圣丸(《圣济总录》卷一三三)

【组成】草乌头(去皮尖,剉,油煎令焦) 枫香脂

（研） 赤小豆 蹲躅花 威灵仙 地龙(去土,用火烧地赤色,将醋浇过,放地龙在上,用碗盖一时许取用) 仙灵脾 蒺藜子(炒去角) 干蝎(去土,炒) 白僵蚕(瓦上炒) 天南星(炮) 防风(去叉)各半两

【用法】上为末,醋煮面糊为丸,如绿豆大。每服十丸至十五丸,空心温酒送下。

【主治】脚膝下注生疮,热肿痛。

38482 如圣丸(《圣济总录》卷一四一)

【组成】枳壳(去瓤,麸炒) 威灵仙(去土) 陈橘皮(去白)各一两 续断(炒) 白矾(飞过) 当归(去芦头,炒) 干姜(炮裂) 附子(炮裂,去皮脐) 生干地黄(焙) 连翘(炒) 槐荚子各半两(炒香为度,取荚内子)

【用法】上为末,炼蜜为丸,如梧桐子大。每服十丸,空心食前用陈粟米饮送下,每日二次。如年深者,加丸数。疼痛甚者,当日见效。此药能疗积年患,二十年以上,只可十服;新患,三二服便止,更不再发。

【主治】五种痔疾。

38483 如圣丸(《小儿药证直诀》卷下)

【组成】胡黄连 白芜荑(去扇,炒) 川黄连各二两 使君子一两(去壳) 麝香(别研)五分 干虾蟆五枚(到,酒熬膏)

【用法】上为末,用膏为丸,如麻子大。每服人参汤送下,二三岁者五七丸,以上者十丸至十五丸,不拘时候。

【主治】❶《小儿药证直诀》:冷热疳泻。❷《张氏医通》:热疳善食腹大。

【方论选录】《小儿药证直诀类证释义》:此方为治疳杀虫之剂。积久必热,故用二连清热,合使君子以加强杀虫之力,芜荑燥湿杀虫,虾蟆为疳积腹膨主药,又佐以芳香开窍之麝香,故疳泻可愈。

38484 如圣丸(《幼幼新书》卷二十九引《庄氏家传》)

【组成】干姜(炮) 槐花(炒)各一两 宣连半两

【用法】上为末,面糊为丸,如绿豆大。每服大人三十丸,小儿七八丸,如常泻,温水下;赤多,米饮下。

【主治】冷热泻痢,腹痛,米谷不消,脓血赤白。

38485 如圣丸(《幼幼新书》卷三十一引《朱氏家传》)

【组成】石燕子二个

【用法】上为细末,米醋调成膏子,涂在肾上。

【主治】小儿外肾肿赤胀痛。

38486 如圣丸(《鸡峰》卷九)

【组成】草乌头 黄连各三分 官桂 干姜 桔梗 茯苓 川椒 茱萸 柴胡 厚朴 干地黄 菖蒲 紫菀 防风 人参 鳖甲 大芎 枳壳 贝母 甘草 甘遂各一两 巴豆一两半(取白霜)

【用法】上为细末,面糊为丸,如梧桐子大。每服五丸,食前米饮下,每日只一服。

【主治】腹内诸积聚,岁久癖块不消,黄瘦宿水,朝暮咳嗽;及积年冷气,脐下绞结冲心,膀胱两胁彻背连腰痛无休息,绕脐似虫咬不可忍;及十种水病,五般痔疾,九种心痛,反胃吐逆,饮食减少;宿食不消,妇人月水不通,五邪八瘕,沉重欲死,恐惧歌笑不定,心神狂乱,形体羸瘦;一切风,遍身顽痹,不知痒痛,或似虫行,手足烦热,夜卧不安;小儿惊疳等。

【临床报道】❶跌打损伤:一人先因马坠,临老痛楚,不能饮食,命在须臾,日服五丸,经旬日取下血如鸡肝一二千片,与脓清水二升许,其病遂愈。❷虚劳:三原主簿妻病十五年羸瘦至甚,日服五丸,旬日取下青虫六十四个,脓血三四升,其病遂愈。❸大风病:一人患大风病,眉毛落尽,遍身生疮,服药百日,取下五色脓并清水各数升,遂得平复。❹食即吐逆:一人食即吐逆,羸病十年,服药半月,取下虾蟆七个,清水一升许,便愈。❺癖块:一人患癖块经年,服药二十日取下肉蛇二条,各长尺余。❻带下:一人久患带下,服药二十日后汗出,取下鸡肝色恶物而病愈。

38487 如圣丸(《鸡峰》卷十七)

【组成】猪悬蹄 穿山甲 猬皮 红样儿各三两

【用法】上到,用藏瓶一个,入药在内,盐泥固济,留眼子一个,用炭火烧令通赤,烟尽为度,为细末,入没药一两,乳香半两,麝香一钱,同再研匀,用黄蜡三两熔化和丸,如粟米大。每服五丸至七丸,甘草末一钱,同温酒调下。

【主治】年深痔疾,恶疮肿痒。

38488 如圣丸(《鸡峰》卷十七)

【组成】杏仁四两(去皮尖并双仁,砂盆研,滤候滓尽)

【用法】上以银石器慢火熬,更用大枣二十九枚同煎,枣熟剥去皮核,再熬候稠,入草蘗末二两 更熬候可丸,即丸如梧桐子大。每服三四十丸,空心食前到散下,日二服。

【主治】痔漏不问久新,有虫无虫。

38489 如圣丸(《卫生总微》卷十二)

【组成】白芜荑(微炒,去皮)二两 黄连(去须) 神曲(炒) 麦蘖(微炒)各一两

【用法】上为细末,猪胆汁煮糊为丸,如黍米大。每服一二十丸,米饮送下。

【主治】小儿五疳羸瘦,面黄腹急,盗汗体热,乳食不消。

38490 如圣丸(《魏氏家藏方》卷七)

【组成】川百药煎(好者)不拘多少

【用法】上为细末,用白汤调陈米糕为丸,如梧桐子大,略用百草霜为衣。如白冷痢,以罂粟壳一枚(炙黄色)煎汤送下;赤痢,甘草汤下,不拘时候。

【主治】赤白痢。

38491 如圣丸(《儒门事亲》卷十五)

【组成】黄柏 黄芩 黄连 防风各半两 白僵蚕一两 全蝎三分 轻粉半钱

【用法】上为细末,羊蹄根汁浸,蒸饼为丸,如梧桐子大。每服二三十丸,嚼羊蹄根汁送下。随病人上下,分食前后。又以羊蹄根涂癣。

【主治】癣疮。

38492 如圣丸(《普济方》卷一六九引《医学切问》)

【组成】陈皮 干姜各三钱 巴豆一钱 甘草一钱 三棱 莪术 芫花各半两(加醋一升煮,耗大半,取焙干)

【用法】上为末,和匀,余醋煮糊为丸,如绿豆大。每服五七丸,淡姜汤送下。

【主治】男子妇人,饮食所伤,结成积块痞痛。

38493 如圣丸

《普济方》卷六十一引《仁存方》。即《圣济总录》卷一

二二"如圣散"改为丸剂。见该条。

38494 如圣丸(《医方类聚》卷二一八引《医林方》)

【组成】马兜铃半两 山栀子一两 红芍药一两 没药二钱 当归半两 定风草半两 防风半两 乳香二钱 五灵脂半两 玄胡索半两 干漆半两(炒令烟出)

【用法】上为细末,酒曲糊为丸,如梧桐子大。每服三十丸,空心服,如腹痛,乳香汤送下;咳嗽,人参、杏仁汤送下。

【主治】妇人心腹痛,气冲上,不省人事,邪风透入小肠,咳嗽,两胁积血成片。

38495 如圣丸(《普济方》卷三十八)

【组成】大蒜(研细) 淡豆豉 地榆各等分

【用法】上为末,大蒜同研令匀,入炼蜜少许,捣令得所为丸,如梧桐子大。每服三十丸,空心煎椿树叶汤送下;若无椿叶,取大眼桐皮(刮去青皮,取白),煎白汤送下。

【主治】肠风脏毒,下血不止,日久羸瘦。

38496 如圣丸(《普济方》卷六十)

【组成】僵蚕 南星 马屁勃各等分

【用法】上为细末,用盐梅生姜汁为丸,如弹子大。嚼化。

【主治】九种咽喉。

38497 如圣丸

《普济方》卷一〇六。即《普济方》卷一〇五引《圣惠》"木香丸"加甘菊、诃黎勒、生姜、干地黄、山芋各二两。见该条。

38498 如圣丸(《普济方》卷二四七)

【组成】地胆三十二个(去头足) 斑蝥五十个(去头翅足) 盐豉七十个 轻粉半钱(为衣)

【用法】上药用枣肉为丸,如绿豆大。每服五十丸,先饮好酒三五盏,后用温酒送下,如重车行五里,小腹微觉痛,取下胞中病如雀脑相似,是病根;妇人产后,脐腹痛,恶物末尽,服七丸,童子小便送下;男子妇人疝气并小腹脐痛,每服一丸,温酒送下,妇人用童子小便下。

【主治】男子五种疝气;妇人产前经血不来,赤白带下,经血不止;产后恶物不行,脐腹撮痛。

【宜忌】忌食杂鱼、湿面及鸡、猪、马、牛等肉。

38499 如圣丸

《普济方》卷三二四。为《圣惠》卷七十一"抵圣丸"之异名。见该条。

38500 如圣丸

《普济方》卷三七四。为原书同卷引《瑞竹堂方》"万金丸"之异名。见该条。

38501 如圣丸(《本草纲目》卷二十引《乾坤秘蕴》)

【组成】草血竭 羊膻草 桔梗 苍术各一两 甘草五钱

【用法】上为末。先以陈醋二碗入锅,下皂矾四两煎熬,良久下药末,再入白面不拘多少,和成一块,为丸如小豆大。每服三五十丸,空腹醋汤送下,每日二次。数日面色复旧。

【主治】脾劳黄疸。

38502 如圣丸(《外科理例·附方》)

【异名】如圣丹(《寿世保元》卷九)。

【组成】全蝎(酒洗) 连翘 天麻 防风各一两半 荆芥 川芎 白芷 当归(酒洗) 黄柏 羌活 桔梗 大黄(煨) 滑石 石膏(煅) 白术 麻黄 苦参 僵蚕(炒) 蝉蜕 芍药 山栀 枳壳 细辛 皂角刺 大风子肉各一两 独活 人参 郁金 芒消 黄连各五钱

【用法】上为细末,用红米糊为丸,如梧桐子大。每服五七十丸,用六安茶煎汤送下,每日三次。半年痊愈。小便尿如靛水黑色,此病久深者,只用此药二料。

【主治】癞风。

【宜忌】如眉毛须发脱落日渐生者,切不可食羊肉、鹅、鸡、猪头、蹄、鲤鱼、生冷,如肯食淡,百日全愈。

【加减】如疮破裂,只用大风壳煎汤洗,春夏滑石、石膏依方用,秋、冬二味减半,过春分、秋分服防风通圣散一帖,空心服,利三四次,以粥补之。

38503 如圣丹(《袖珍》卷四引《圣惠》)

【异名】火龙丹(《普济方》卷三三一引《神效方》)

【组成】枯矾四两 蛇床子二两

【用法】上为末,醋糊为丸,如弹子大,用干胭脂为衣。绵裹放阴中,如热极再换。

【主治】妇人经脉不调,赤白带下。

38504 如圣丹(《卫生总微》卷十二)

【组成】干蟾七个(烧灰) 蝉壳(去土尽)半两 蚺蛇胆一分 大枣一个(去核烧灰,以上先为末) 黄丹一分(研) 定粉一分(研) 麝香一钱(研)

【用法】上为细末,用好醋看干湿拌匀,臼杵一二百下成膏为丸,如黍米大。每服五七粒,米饮送下,量大小加减。又化三二粒,涂调患处。若虫出乃愈。

【主治】❶《卫生总微》:小儿肾疳成匿,肠虚,虫蚀下部肛肠等。❷《普济方》:肠胃俱虚,腹内虫动,侵蚀下部,疳痢湿虫。

38505 如圣丹(《普济方》卷一九七)

【异名】辰砂丹。

【组成】人言 雄黄 黄丹各等分

【用法】上为末。每服一字,早晨空心服。一方用雄黑豆九十八粒,水浸一宿,去皮,同药捣为丸,分作二十六丸,朱砂为衣。每服一丸,发时用新水面东送下。

【主治】疟疾。

【宜忌】忌鸡、猪、鱼、兔等物。

38506 如圣丹

《寿世保元》卷九。为《外科理例·附方》"如圣丸"之异名。见该条。

38507 如圣水(《杨氏家藏方》卷十一)

【组成】干艾叶(烧灰,炒)半钱 黄连(去须,捣细末,炒)半钱

【用法】上药入新瓷器内,用无油沸汤浸,稀稠得所,新水内沉令极冷,入青古老钱一文,浸二时辰。每临睡仰卧,用古老钱蘸药点眼。候口中觉味苦即验。

【主治】眼赤肿痛生疮。

38508 如圣汤

《幼幼新书》卷三十四引《养生必用》。为《伤寒论》"桔梗汤"之异名。见该条。

38509 如圣汤(《普济方》卷六十引《旅舍》)

【异名】如圣麦门冬散（《杨氏家藏方》卷十九），如圣饮子（《癍论萃英》），如圣饮（《治痘全书》卷十四）。

【组成】桔梗一两　甘草（生）一两　牛蒡子（炒）一两　麦门冬半两

【用法】上为细末。沸汤调下，细细服。入竹叶煎，尤妙。

【功用】治痰祛热，利咽喉。

【主治】咽中有疮，咽物不下，及咳嗽咯血，肺痿痰唾气促，并小儿疮疹毒，攻咽喉肿痛。

38510　如圣汤

《小儿药证直诀》卷下。即原书同卷"甘桔汤"加荆芥、防风。见该条。

38511　如圣汤（《百一》卷六引焦济卿方）

【组成】人参　当归各三寸（洗）　滴乳一块（黑豆大）甘草二寸（炙）　乌梅七个　罂粟壳一个（去瓤，蜜炙）　大北枣七个　缩砂仁　大丁香　白豆蔻各二十一个　陈生姜二块（指大，用湿纸裹，煨熟）

【用法】上为末，分作三服。水一盏半，煎至七分，滤去滓服。

【主治】下痢赤白甚重者。

【加减】不用罂粟壳亦可。

38512　如圣汤（《济生》卷七）

【异名】如圣散（《广嗣纪要》卷八）。

【组成】鲤鱼皮　当归（去芦，酒浸）　熟地黄（酒蒸）　阿胶（剉，蛤粉炒成珠）　白芍药　川芎　川续断（酒浸）　甘草（炙）各等分

【用法】上㕮咀。每服四钱，水一盏半，入苎根少许，生姜五片，煎至七分，去滓，空心食前温服。

【功用】顺气安胎。

【主治】妊娠饮食冷热，动风毒物，或因再交，摇动骨节，伤犯胞胎，或服热药太过，血气相搏，致胎动腹痛，多呕，气不调和，或为漏胎。

【备考】本方原名"如圣丸"，与剂型不符，据《普济方》改。

38513　如圣汤（《医方类聚》卷七十五引《施圆端效方》）

【组成】桔梗二两　甘草（炒）　陈皮　半夏（姜制）各一两

【用法】上为粗末。每服三钱，水一盏半，加生姜七片，同煎至五分，去滓，食后温服。

【主治】咽喉噎塞，咳脓血者。

38514　如圣汤（《得效》卷十一）

【组成】白芍药　川升麻各一两　甘草　紫草各五钱干葛一两　木通五钱（去皮节）

【用法】上剉散。每服二钱，水一中盏，加生姜二片，葱白二根，山楂子根三寸同煎，热服。

【主治】❶《得效》：身热如火，头痛，颊赤面红，呵欠、鼻疮，疮疹已出未出时。❷《景岳全书》：痘疹毒盛不起。

【加减】壮热心烦，加人参、赤茯苓、石膏、麦门冬（去心）。

38515　如圣汤（《医方类聚》卷二六五引《经验良方》）

【组成】川升麻　赤芍药　甘草三钱半　紫草半两白术二钱　陈皮一钱半

【用法】上㕮咀。每服三钱，水一盏，煎至六分，温服，不拘时候。

【主治】小儿身热头痛，颊赤面红，呵欠清涕，疮疹已出末出。

38516　如圣汤（《赤水玄珠》卷二十八）

【组成】紫草　升麻　葛根　白芍　甘草　木通　猴梨各等分

【用法】加生姜一片，葱白三茎，水煎，热服。

【主治】痘已出，身热如火。

【加减】心烦，加麦冬、赤茯苓；烦渴，加生脉散；七八九日身如火者，加酒炒黄芩、地骨皮。

38517　如圣汤

《证治宝鉴》卷一。为《赤水玄珠》卷十八"如圣散"之异名。见该条。

38518　如圣汤（《医级》卷七）

【组成】荆芥　防风　桔梗　甘草　连翘

【用法】水煎服。

【主治】时感风寒，头疼身热，及咽痛等症。

38519　如圣饮（《圣济总录》卷三十五）

【组成】甘草（炙）　柴胡（去苗）　常山　乌梅（去核）各半两

【用法】上剉。用银器或沙石铫，当发日绝早，以好酒二升，慢火熬至一盏，滤去滓，放温，作一服饮尽。良久吐涎即愈。如尚觉有寒气未退，候五七日再服。

【主治】疟疾及有孕妇人患者。

38520　如圣饮（《圣济总录》卷四十八）

【组成】麻黄（去根不去节，寸截，沸汤掠去沫，晒干）六两　甘草（炙）一两　桂（去粗皮）半两　杏仁（汤浸，去皮尖双仁）四十九枚

【用法】上剉，如麻豆大。以水五盏，银石器内慢火煎取三盏，澄清放温，每服半盏。服罢去枕仰卧，其喘立止，余药以净瓶盛，外以温汤养之，旋旋服。

【主治】肺气上喘，不以久新。

38521　如圣饮（《易简方》）

【组成】生甘草　桔梗各等分

【用法】水煎服。

【主治】小儿咽喉疼痛。

38522　如圣饮（《百一》卷六）

【异名】如圣散（《奇效良方》卷十三）。

【组成】当归　地榆　缩砂仁　赤石脂　陈皮　石榴皮　诃子肉　甘草　罂粟壳　干姜各等分

【用法】上为粗末。每服三钱，水一盏半，入陈霜梅一个，煎至七分，去滓，赤痢冷服；白痢热服；赤白痢温服。年高、娠妇、小儿皆可服。

【主治】一切痢疾，无问久新，或赤、或白，或赤白相杂，日夜无度。

【宜忌】忌生冷、肥腻物。

38523　如圣饮（《魏氏家藏方》卷七）

【组成】罂粟壳（去顶蒂瓢，蜜炙）四两　橘皮（去白）白艾　当归（去芦）　甘草（炙）各二两　乌梅一两

【用法】上为粗末。每服三钱，水一盏半，加生姜三片，枣子一枚，如赤痢入地榆；白痢入干姜一小块，煎至七分，去

滓,空心温服。

【主治】痢疾。

38524 如圣饮(《痘疹金镜录》卷四)

【组成】甘草一钱 桔梗三钱 麦冬一钱半 牛蒡一钱半 玄参一钱 荆芥一钱 防风七分

【用法】加葱三茎,水煎服。

【主治】痘疹,风热痰嗽,声哑喉痛。

【加减】热甚,加犀角尤妙,或加黄芩。

38525 如圣饮(《鲁府禁方》卷一)

【组成】羌活 防风 柴胡 枳壳 甘草 川芎 人参 白术 白芷 芍药

【用法】加生姜一片,水煎,临服入姜汁、竹沥各二匙,温服。

【主治】伤寒重感寒湿,则成刚柔二痉,头面赤,项强直,手足搐,口噤背张。

【加减】有汗,去枳壳,加桂枝;无汗,去白术,加麻黄;口噤咬牙,加大黄;手足挛搐,加当归。

38526 如圣饮

《治痘全书》卷十四。为《普济方》卷六十引《旅舍》"如圣汤"之异名。见该条。

38527 如圣饮

《明医指掌》卷七。为《赤水玄珠》卷十八"如圣散"之异名。见该条。

38528 如圣饮(《张氏医通》卷十五)

【组成】鼠黏子一钱 甘草五分 荆芥七分 桔梗六分 防风五分 麦门冬一钱 竹叶十片(一方无竹叶,有黑参)

【用法】水煎,不时温服。

【主治】痘出不快,咽喉不利。

38529 如圣饮(《医略六书》卷二十)

【组成】羌活一钱半 秦艽一钱半 川芎一钱 白芍一钱半(酒炒) 当归二钱 白芷一钱 黄芩半钱(酒炒)人参一钱 半夏(制)一钱半 甘草一钱

【用法】水煎,去滓温服。

【主治】刚痉,脉弦细数。

【方论选录】风热伤筋,血脉不能荣养,而约束之权顿失,故搐搦反张,遂成刚痉焉。羌活疏风以利关节,黄芩清热以定搐搦,人参扶元托邪,当归养血荣经,白芷散阳明之邪,川芎行血中之气,白芍敛阴和血,秦艽活血祛风,半夏燥湿痰,甘草缓中州,使中气调和,则血行邪散,而筋得所养,刚痉无不痊矣。此活血祛邪之剂,为刚痉邪盛之专方。

38530 如圣饼(《圣济总录》卷一四三)

【组成】寒食面 铅丹(研) 白矾(烧令汁尽,研) 轻粉(研) 硫黄(研)各等分

【用法】上为末,用倒流水拌和作饼,如钱大。每发时以慢火炙黄熟,一饼分四服,用温熟水嚼下,日午、夜卧时服。

【主治】痔瘘及脏毒下血。

38531 如圣饼(《扁鹊心书·神方》)

【组成】密陀僧五钱 诃子(大者)八个(火煨,去核) 硫黄三钱 轻粉二钱 石燕一对(洗净,烧红,酒淬)

【用法】上为末,面糊为丸,如龙眼大,捏作饼。每用一饼,入灰中略煨,热茶清下。

【主治】大肠冷热不调,下赤白痢,及大人小儿一切积滞。

38532 如圣饼(《保婴撮要》卷十二)

【组成】乳香 没药 木香 血竭 当归各等分 麝香减半

【用法】上为末,用酒糊和饼二个。乘热熨之。

【主治】流注及一切疮疡不能消散,或溃而不敛。

【加减】毒疮,加蟾酥。

38533 如圣散(方出《外台》卷四十,名见《普济方》卷三○八)

【组成】麝香

【用法】上用少许,敷疮上。

【主治】沙虱毒。

38534 如圣散(方出《圣惠》卷六十五,名见《局方》卷八吴直阁增诸家名方)

【组成】水银一分(并胡粉点少许水,研令星尽) 胡粉一两 蛇床子半两(捣为末) 黄连三分(去须,捣为末)

【用法】上件药,都以生麻油和如稀膏。每用药时先以盐浆水洗疮令净,后以药涂之,干即更换。不过三五度愈。

【功用】《局方》(吴直阁增诸家名方):活血脉,润皮肤,散风邪,止瘙痒。

【主治】❶《圣惠》:干疥久不愈,皮肤瘙痒。❷《局方》(吴直阁增诸家名方):肺脏风毒,攻发皮肤,血气凝涩,变生疥疮,瘙痒,搔之皮起作痂,增展侵引,连滞不愈。

38535 如圣散(《圣惠》卷九十三)

【组成】鹿茸半两(去毛,涂酥炙微黄) 黄连三分(去须,微炒) 厚朴半两(去粗皮,涂生姜汁,炙令香熟)

【用法】上为细散。每服半钱,以粥饮调下,日三四服。

【主治】小儿洞泄,下痢不愈,乳食全少。

38536 如圣散(《袖珍》卷一引《圣惠》)

【组成】大川乌二两半(炮) 草乌(炮)一两半 白芷二两半 细辛一两半 防风五钱 全蝎(去毒)半两 天麻(去芦)半两 白术(炮)二钱半 川芎二两半 麻黄半两 苍术(泔浸,炒)二两半(一方有桔梗,无全蝎、麻黄)

【用法】上为细末。每服一钱,温酒调下。如金疮血出,用药贴之,汗出即愈;如诸疮,贴患处;头风,口噙水,鼻内搐之。

【主治】诸风湿并破伤风。

38537 如圣散(《袖珍》卷一引《圣惠》)

【组成】苍术六两 川乌头(炮,去皮)四两 草乌头(炮,去皮)二两半 两头尖(炮,去皮)四两 白术 川芎 白芷各一两半 防风 细辛各二两半 蝎梢(微炒) 雄黄各五钱

【用法】上为末。每服一钱,酒调下,不拘时候。

【功用】止血定疼。

【主治】❶《袖珍》引《圣惠》:破伤风。❷《普济方》:一切金刃伤,及诸般伤损、中风搐倒,牙关紧闭。

【加减】如损骨,加乳香五钱。

【备考】《医方类聚》引《袖珍》有天麻一两,无白术、蝎梢。《普济方》本方用法:金刃箭伤,先以药末一钱重,干贴伤口,后用温酒调一二钱服之。

38538 如圣散（《证类本草》卷二十一引《经验方》）

【组成】露蜂房　甘草各等分

【用法】用麸炒令黄色，去麸为末。水二碗，煎至八分一碗，令温，临卧顿服。明日取下恶物。

【功用】解药毒上攻。

38539 如圣散

《证类本草》卷二十八引《经验方》。为《妇人良方》卷十九引《华陀方》"愈风散"之异名。见该条。

38540 如圣散（《博济》卷三）

【组成】箭竿内蛀末（如有虫子，一处同研，令细）三钱　麝香一钱（研）　腻粉一钱

【用法】上为细末。每用先以绵杖子揾净，然后可三剜耳子深送，以棉塞定，如觉刺扎，即是恶物也，要除去棉，侧耳令流出。肿痛甚者，三服愈。

【主治】水入耳内，脓出疼痛，日夜不止。

38541 如圣散（《博济》卷三）

【异名】车螯散（《圣济总录》卷一四三）。

【组成】车螯（一合）两个　皂角刺四十九个　硇砂　朱砂　乳香各一分（三味同研）

【用法】上药入车螯合内，以蚯蚓泥裹，用炭火六斤煅，火尽为度，取出研为细末。每服一钱，空心温酒调下。

【主治】肠风泻血，日夜不止。

38542 如圣散（《博济》卷四）

【组成】蛇蜕皮二条（各长二尺，用纸烛烧炭，研）　谷精草一两（去根土）　黑附子末二钱（去脐子）　蝉壳（去足）一分　石决明一分　定粉四钱

【用法】上药前三味先为末，次入诸药研为散。每服一字半，羊子肝一具，切破掺末，用麻皮线缠，米泔煮熟熏眼，后与吃。如末能吃食，研汁灌之。

【功用】退翳。

【主治】小儿多时泻痢，眼生翳膜并疳眼。

38543 如圣散（《博济》卷五）

【异名】如神散（《圣济总录》卷一三九）。

【组成】龙骨半两　虎骨半两　黄丹五文（放熨斗内，以火烧令通赤）　朱砂一钱　腻粉一钱　麝香二十文　乳香一块（好者，皂子大）

【用法】上为细末。一切疮，以黄连汤或盐汤拭干，掺在疮上。不得以衣物粘着疮口。

【主治】一切刀斧所伤，并久患恶疮。

38544 如圣散（《传家秘宝》卷中）

【组成】金星石　银星石　禹余石　寒水石　不灰木　半夏　川大黄　蛤粉各等分

【用法】上药生用，为细散。每服一钱，新汲井水调，入龙脑少许服更佳。

【功用】解五毒。

【主治】吐血极者。

38545 如圣散（《传家秘宝》卷下）

【组成】板蓝根二两（肥者，炒令黄色）　甘草一两（炮令黄色）　井泉石一两半　乳石一两半　丁香半两

【用法】上为末。吐泻时粳米饮调下半钱，待哭立效。如惊风用乳石薄荷水调下。

【主治】❶《传家秘宝》：小儿风热，吐泻不定。❷《卫

生总微》：伤热生风，聚泻不定，或时惊悸，睡卧不宁。

38546 如圣散（《证类本草》卷八引《孙尚药方》）

【组成】萆薢（细剉）　贯众（去土）各等分

【用法】上为细末。每服二钱，温酒调下，空心食前服。

【主治】肠风痔漏。

38547 如圣散（《圣济总录》卷六）

【组成】狐心肝三副　乌鸦二只（去嘴爪翅，并腊月者，以上两味用大新藏瓶一枚，斡开口子纳之，瓦盖合留一眼子，外以纸筋泥固济，泥干以火烧令赤，候烟细无香气，去火盖定眼子，候冷取出，以绢帛裹地坑内碗，复出火毒一复时，取出研细）　丹砂（研）　龙脑（研）　麝香（研）各二钱　牛黄（研）半钱　犀角（镑）　琥珀各一字　真珠（麻子大者）五颗（小者十颗）（细研）　金箔　银箔各十片

【用法】上以丹砂以下诸药为极细末，同前药研匀。每服一钱匕，用薄荷自然汁入酒少许调下，空心、日午、临卧各一服。

【主治】急风。

38548 如圣散（《圣济总录》卷十八）

【组成】胡麻二斤（九蒸九晒）　天麻一两　乳香（研）　松脂（研）　款冬花　旋覆花　苍耳　人参　玄参　沙参　苦参　紫参　丹参　松花　白茯苓（去黑皮）各半两　木香　丁香　胡麻子花各一分

【用法】上为散，和匀。每服三钱匕，薄茶调下，日三四服，不拘时候。服药五日，遍身及百骨节疼痛，起止不得，乃见效也。两三日后，却得安。及一月，身体黑瘦，方渐平复。

【主治】恶风。

38549 如圣散（《圣济总录》卷六十八）

【组成】色白瓷碗碟

【用法】上为细末。每服二钱匕，打皂荚子煎汤调下。连服三次立愈。

【主治】吐血不止。

38550 如圣散（《圣济总录》卷六十八）

【组成】枫香脂不拘多少

【用法】上为细散。每服二钱匕，新汲水调下，不拘时候。

【主治】吐血不止。

38551 如圣散（《圣济总录》卷六十九）

【组成】郁李仁（去皮尖）

【用法】上为细末。每服一钱匕，研鹅梨汁调下。

【主治】血汗。

38552 如圣散（《圣济总录》卷七十八）

【组成】臭橘　萆薢各一两

【用法】上药同捣碎，炒令烟出，放冷，为细末。每服二钱至三钱匕，茶清调下。

【主治】后重下脓血。

38553 如圣散（《圣济总录》卷一〇七）

【组成】桂（去粗皮）　郁金各半两　马牙消二两　甘草一分

【用法】上为散。每服一钱匕，临卧新汲水调下。服药毕去枕卧少时，令药行到眼中，觉痛泪出为度。小儿十岁半钱匕，五岁以下一字。

【主治】上焦壅热。一切眼疾。

38554 如圣散(《圣济总录》卷一一〇)

【组成】蛤粉 青葙子 石决明各半两

【用法】上为细散。用牛肝二两 批开掺药三钱匕在内,麻缕扎定,用米泔水煮熟为度,细嚼米饮下,临卧服。觉时便见物。若用鸡、兔肝煮药皆可。

【主治】肝虚雀目,夜不见物。

38555 如圣散(《圣济总录》卷一一六)

【组成】胡粉半两 麝香(研)一字 甜瓜蒂七枚(为宋,入粉内同研)

【用法】上为末,用蟾酥少许,水浸一宿,次日取蟾水,先和胡粉,次同和丸,如绿豆大。每用二丸,水化敷疮上。鼻下赤烂者,涂赤烂处。小儿每用一丸。

【主治】疳虫蚀鼻生疮,及鼻下赤烂。

38556 如圣散(《圣济总录》卷一二二)

【组成】白僵蚕(直者,炒) 天南星(炮)各半两

【用法】上为散。每服一字,以生姜自然汁调下,如咽喉大段不通,即以小竹筒灌之。涎出后,用生姜一片,略炙,含化咽津。

【主治】喉痹。

38557 如圣散(《圣济总录》卷一二二)

【异名】宽咽救生散(《普济方》卷六十一引《仁存方》)、僵蚕散(《普济方》卷六十三)。

【组成】白僵蚕不拘多少(直者,新瓦上炒)

【用法】上为末,用生姜自然汁为丸,如鸡头子大。含化。急者生姜汁调药末一大钱,以竹筒子灌入喉中。

【主治】缠喉风,一切喉痹危急。

【临证举例】喉痹 《普济方》:葛彦恢提举阁中,曾患喉痹,五八主簿,用此治之即安。

【备考】本方改为丸剂,名"如圣丸"、"如神丸"(见《普济方》)。

38558 如圣散(《圣济总录》卷一二三)

【组成】赤芍药一两 防风(去叉)三分 天麻半两

【用法】上为散。每服一钱匕,冷茶调下,不拘时候。

【主治】狗咽,及咽喉紧急。

38559 如圣散(《圣济总录》卷一二四)

【组成】栝楼(用瓤)二枚 杏仁(去皮尖双仁,炒)一两半 甘草(炙)三分 皂荚(炙)一寸(与甘草同末)

【用法】上药先研栝楼、杏仁烂,次以甘草皂荚末,和为饼子,铛中熁令干,重捣为细末。每服一钱匕,腊茶一钱匕,调下黄腊少许,水一盏,同煎七分,热服亦得,未效再服。

【主治】咽物误置喉中不出。

38560 如圣散(《圣济总录》卷一三七)

【组成】风化石灰半两 铅丹二钱 腻粉一钱 石硫黄半钱

【用法】上为细末,用生油调,先以布揩破癣,涂之。未涂药间,煎葱白、甘草汤淋洗,如换时亦依此。

【主治】一切干湿癣。

38561 如圣散(《圣济总录》卷一四一)

【组成】白猬皮二枚(烧) 鸡冠花(炒) 皂荚针(炙)各二两 栝楼一枚(烧) 胡桃十枚(烧) 槐花二两(炒) 不蛀皂荚二挺(酥炙) 黄耆(炙,刴) 枳壳(去瓤,麸炒)各二两 白矾 绿矾各一两半(二味飞过)

【用法】上为散。每服二钱匕,酒调下,或作丸服。

【主治】诸痔。

38562 如圣散(《圣济总录》卷一五二)

【异名】如胜散(《朱氏集验方》卷十)、如神散(《仙拈集》卷三)。

【组成】棕榈一两(烧黑灰) 乌梅一两 干姜一两(并烧过,存伍分性)

【用法】上为散。每服一钱匕,乌梅汤调下,食前服。久患甚者不过三服。

【功用】《医方集解》:止崩漏。

【主治】❶《圣济总录》:经血不止。❷《普济方》:经血不调,兼治血崩。

【方论选录】《医方集解》:此足厥阴药也,涩能止血,故用棕榈;酸能收敛,故用乌梅;温能守中,故用干姜;黑能止血,故并煅用。

38563 如圣散

【方源】《圣济总录》卷一五五。

【组成】人参 白术各一两 干姜(炮) 丁香(炒)各半两 缩砂仁(炒) 檀香(刴) 桔梗(炒)各一两 胡椒(炒)一分 甘草(炙)一两

【用法】上为散。每服二钱匕,盐汤点服。

【主治】妊娠心痛,胸膈不利,不思饮食。

38564 如圣散(《圣济总录》卷一五七)

【组成】生过蚕纸(烧灰)

【用法】上为细散。每服二钱匕,温酒调下,不拘时候。

【主治】妊娠数日不产。

38565 如圣散(《圣济总录》卷一六六)

【组成】地胆草 栝楼根 萵苣子各等分

【用法】上为散。每服二钱匕,温葱酒调下,日三四服。

【功用】下乳。

【主治】产后乳不流行。

38566 如圣散(《圣济总录》卷一七八)

【组成】好枣一枚(去核) 铅丹半钱 硇砂一皂子大 腻粉(抄)一钱

【用法】上为细末,入枣内,用大麦面裹,熁灰火烧香熟为度,去面烂研为粉。每一枚枣分两服,煎槐花汤调下。二服定。

【主治】小儿脏毒,久痢下脓血。

【备考】《普济方》有甘草三分。

38567 如圣散(《圣济总录》卷一八一)

【组成】蛇蜕皮一尺 皂子十四枚 马勃一分

【用法】上药以蛇蜕裹皂子,更用马勃裹蛇皮,入罐子中瓦盖,黄泥裹合晒干,炭火煅,候烟欲断即止,取出油单贴入地中,出火毒一宿,研细,入麝香少许再研。每服半钱匕,葱汤调下,每日三次。

【主治】小儿斑疮入眼,成疱疮。

【宜忌】忌一切发眼物。

38568 如圣散(《中藏经·附录》)

【组成】赤小豆一升 川乌头一两 草乌头一两(炮) 乳香半两 芸薹子一两

【用法】上为细末。每用一钱,入白面一钱,疮肿用水调稀,煮一二沸放温摊纸花上,贴患处;伤折用醋调;骨损用

黄米粥调,依患处大小贴之,上用帛子缠系,或以杉木篾夹,五日一换,六十日当愈。

【功用】消毒,接骨定痛,活养血脉。

【主治】一切无异色疮肿,并闪䐶折伤。

【宜忌】已破者不可用。

38569 如圣散(《幼幼新书》卷三十七引《惠眼观证》)

【组成】细辛 芜荑(无盐者) 剪刀草 藜芦 白矾 硫黄各等分

【用法】上为末。用面油调入猪筒骨髓一条,再研匀和,揩擦疮上。

【主治】小儿疥癣。

38570 如圣散(《幼幼新书》卷二十二引《赵氏家传》)

【组成】大丁香二十一个 密陀僧半两 粉霜一字半 舶上硫黄二钱半 硇砂一钱 白丁香四十个(全者)

【用法】上为末。每服半钱,冷面汤调下,日一服。正午时见效。三岁以上每服半钱;三岁以下每服一字。

【主治】小儿奶癣。发寒热,肌瘦,不思饮食,渐渐黄瘦,欲成疳气。

【备考】本方原名如圣丸,与剂型不符,据《普济方》改。

38571 如圣散(《鸡峰》卷五)

【组成】焰消二钱 青黛一分 郁金 薄荷叶 川芎各二钱 硼砂一字

【用法】上为末。鼻内搐之。

【主治】风毒上攻,头目偏痛。

38572 如圣散(《鸡峰》卷二十四)

【组成】五倍子一个(不破者,于顶上开一窍子,去其瓤,别用芦荟为细末填满,更用生蟾酥五七点滴在内,用好纸面糊封其口,文武火烧存性,放冷) 麝香 雄黄各少许

【用法】上为细末。每用少许,干掺患处,咽津无妨。

【主治】大人小儿走马疳。

38573 如圣散(《卫生总微》卷一)

【组成】铅霜一分(研细) 真牛黄一分(研细) 太阴玄精石一分(研细) 朱砂一分(研细,水飞晒干)

【用法】上为细末,入白龙脑细末半钱相合。每用抄一字至半钱,掺儿口中。

【主治】垂痈。儿自初生,至七日内外,因胎毒上攻,血气不敛,儿口中上腭连喉舌生物,如芦箨盛水之状,或作疱,在悬雍之前,塞其气路不通,令儿危殆。

38574 如圣散(《卫生总微》卷五)

【组成】白附子二钱 僵蚕(炒,去丝嘴)一钱 全蝎二钱(中者,用面炒,去足,留身尾甲) 人参(去芦)二钱 草乌半两(炮,去皮) 牙消二钱 丁香一钱(不见火) 腻粉半钱 天竺黄一钱 天南星(米泔浸一宿,焙干)二钱 龙齿二钱 郁金一钱 脑 麝各少许

【用法】上为细末。十岁以下儿每服半钱,以上者每服一钱,冷薄荷汤调下。如儿惊结,大小便不通,连进二三服,不拘时候。

【主治】小儿急慢惊风,吊眼撮口,搐搦不定,壮热困重。

38575 如圣散(《卫生总微》卷八)

【组成】蛇蜕皮(放灯焰烧)

【用法】先用碗一只在下,才烧焰绝,放在碗内,急用碗一只覆之,不令透气,良久揭开,细研为末。每服一字或半钱,用藿香汤调下。

【主治】疮疹已生,反倒靥内陷,舌缩,啼声不出,腹胀肚急,一切恶证。

38576 如圣散(《卫生总微》卷十六)

【组成】海金沙(炒) 滑石各等分

【用法】上为细末。每服一字或半钱,乳前食煎灯心汤调下。

【主治】小儿小便涩滞,滴沥不得通快。

38577 如圣散(《卫生总微》卷十九)

【组成】绵黄耆一两(剉) 连翘一两 鸽粪半合(烧灰) 川大黄半两(剉,炒) 糯米半两(用斑蝥七个,同炒米黄,去斑蝥) 犀角屑半两

【用法】上为细末。每服一钱,水八分,入酒三四滴,同煎至五分,去滓放温,时时呷。

【主治】小儿项边生核子不消。

38578 如圣散(《洪氏集验方》卷五)

【组成】松脂半两(研细) 轻粉半两

【用法】上药和匀。油调敷之。

【主治】小儿一切头疮。

38579 如圣散(《普济方》卷三〇六引《宣明论》)

【组成】川乌 防风(去芦) 白芷各二两 川芎一两二钱半 草乌头半两 苍术二两(去皮) 细辛(去苗土净)七钱半

【用法】上药俱不见火,生用晒干,研为细末。外敷。又蛇蝎螫狗咬,用口含浆水洗净,用药末贴上,三二次勤敷即愈。诸小虫血伤无口者,唾津调药搽上,勤易,三五次即愈。

【主治】❶《普济方》引《宣明论》:蛇蝎诸虫毒伤,狗咬。❷《普济方》:雷头风,癫干风,遍身麻木;金疮破伤风;肿疖、丹瘤、诸疔、发背、搭手、脑疽、臁疮、汤火、牙疼、杖疮;一切小血伤无口。

38580 如圣散(《杨氏家藏方》卷十三)

【组成】腊月野狸一枚(盘在瓦罐子内) 大枣半升 枳壳半升 甘草四两(寸截) 猪牙皂角二两

【用法】都入在罐子内,上用瓦子盖定,瓦片子上钻小窍子,都用盐泥固济,令干。作一地坑,用十字瓦支定,令罐子不着地,用炭五秤簇烧至黑烟尽,若有青烟出,便去火取出,用湿土罨一宿。上药研令极细。每服二钱,盐汤调下。

【主治】年深日近,肠风下血,或诸般痔漏。

38581 如圣散(《传信适用方》卷二引严仲和方)

【组成】鸡心槟榔半两 大腹子半两 甘草(炙)半两 地榆半两 陈橘皮三钱(去白)

【用法】上为粗末。每半两作一服,水一盏半,紫苏茎旧者一二寸,煎至一盏,空心食前热服,留滓再煎。如痢止,不必多服,屡试皆效。

【主治】痢疾。

38582 如圣散

《普济方》卷六十三引《卫生家宝》。为《圣济总录》卷

一二二"通喉散"之异名。见该条。

38583 如圣散（《普济方》卷九十三引《卫生家宝》）

【组成】蓬莪术（醋煮）半两　天台乌药　白术各一两

【用法】上为末。每服二钱，温葱酒调下，每日三服至五服，不拘时候。服药三日后，用淋渫药逐邪气。

【主治】初中风，瘫痪，不经针灸者。

【宜忌】实人可用。

38584 如圣散（《妇人良方》卷五）

【组成】北柴胡　白茯苓　甘草　熟地黄　人参　当归各一两　鳖甲　胡黄连　沉香　知母各半两　桑寄生　干葛各三分

【用法】上为细末。每服二钱，水一盏，加乌梅一个，大枣二个，麦门冬数粒，煎至八分，不拘时候。

【主治】妇人所禀气血不足，不耐寒暑，易感疾伤，月水不调，久而心虚，状若心劳，四肢易倦，筋骨少力，盗汗易惊，或时不宁，五心烦热，肌肤不长，间作头昏，饮食无味，胸膈不利，或产前、产后受病。

38585 如圣散（《御药院方》卷九）

【异名】备急如圣散（《卫生宝鉴》卷十一）。

【组成】雄黄（细研）　藜芦（厚，去皮和心，并生用）　白矾（飞）　猪牙皂角（去皮，炙黄）各等分

【用法】上为细末。每用一豆大，各鼻内搐之。

【主治】时气缠喉风，渐入咽塞，水谷不下，牙关紧，不省人事。

38586 如圣散

【方源】《医方类聚》卷七十引《施圆端效方》。

【组成】青黛一两　盆消　牙消各七钱　井盐半两　片脑少许

【用法】上为末。鼻内搐少许。

【主治】睛痛不止。

38587 如圣散（《杂类名方》）

【异名】皂针散（《普济方》卷二八四）。

【组成】甘草一两（半生熟）　皂角三钱（烧存性，去皮弦）

【用法】上为细末。每服三钱，热酒调下，不拘时候。

【主治】恶疮，背脑疽，寒痛，吹奶，打扑损伤。

38588 如圣散（《医方类聚》卷七十三引《经验秘方》）

【组成】细辛（去叶土）　鸡肠草　旱莲子　茴香　白矾　诃子（煨，去核）　晚蚕沙　青盐　皂角　茜根　麻糁各一两

【用法】上为粗末，入瓶内，盐泥厚固济，瓶口留一窍，出烟，用炭半秤煅，候青白烟，去火候冷，取药细研如粉。揩牙如常法。

【主治】元脏气虚，风热内攻，牙龈浮肿，疼痛发歇。

38589 如圣散（《医方类聚》卷七十七引《经验秘方》）

【组成】川芎　桔梗　薄荷叶　甘草　盆消各等分

【用法】上为细末。每用一钱，干掺。

【主治】舌肿喉痹。

38590 如圣散（《瑞竹堂方》卷四）

【组成】川江子一粒或二粒

【用法】上研烂，不去油，入朱砂或黄丹、赤土少许，剜开小儿囟门，贴在囟上。如四边起粟米泡，便用温水洗去

药；恐成疮，便用菖蒲水洗，便安。

【主治】小儿口疮，不能吃乳者。

38591 如圣散（《外科精义》卷下）

【组成】蚕沙一升

【用法】上用水二斗，煎至一斗，滤去滓，夜卧避风处淋洗，水冷即拭干，便睡。

【主治】浑身瘙痒，抓之成疮，及瘾疹之类。

38592 如圣散（《卫生宝鉴》卷九）

【组成】顽荆子　苦参　玄参　紫参　厚朴　荆芥　沙参　陈皮　麻黄（去节）各一两　蔓荆子　防风　白芷　威灵仙各二两　桃枝　柳枝各一把

【用法】上为末。每用三钱，入水五升，煎数沸，临卧热洗之。

【主治】大风疾。

【宜忌】忌酒、湿面、五辛之物。

38593 如圣散（《卫生宝鉴》卷九）

【组成】麻黄（烧灰）半两　盆消二钱半　麝香少许　脑子少许

【用法】上为末。搐鼻内。

【主治】眼目偏痛及头风。

38594 如圣散

《普济方》卷三○○引《德生堂方》。为《卫生宝鉴》卷十三"如神散"之异名。见该条。

38595 如圣散（《医方类聚》卷一九○引《修月鲁般经》）

【组成】苍术一斤　白芷半斤　细辛五两　川芎十两　两头尖四两　川乌半斤　天麻二两　全蝎二两（去节）　白术一两　防风半斤（去芦）

【用法】上为细末。凡遇刀伤，药到血止，用软帛系之；如疮久，用口嚼浆水洗净，软帛拭干上药；破伤风，热酒调一钱服，出汗，如无汗，再加半钱，直至汗出为妙；蜘蛛咬伤，用津唾调涂；头风，酒调一盏服，出汗为度；肿疖，水调毛扫；疔疮，新水调涂纸贴，热酒调服；头风遍身，用竹筒吹鼻；杖疮，水调上；牙疼，将炒盐擦牙出涎，勿咽，温水漱；臁疮，口嚼浆水洗，软帛拭干掺药，系之伤，新水调涂；蛇犬咬，诸虫伤，口嚼浆水洗净，贴之；一切疮痍损伤，津液调涂；下疳疮，口嚼浆水洗，贴药。

【主治】诸毒，刀伤，疮久，破伤风，头风，肿疖，疔疮，杖疮，牙疼，臁疮，蛇犬咬，诸虫伤，一切疮痍损伤及下疳疮。

38596 如圣散（《普济方》卷三四二引《医学类证》）

【组成】鲤鱼皮　阿胶（麸炒）　芎䓖　当归（去头尾）　青竹茹　生姜　干地黄各二钱（一方有干姜）

【用法】上㕮咀。用水二盏，煎至一盏，去滓温服。

【主治】胎动腹痛。或缘饮食冷热，动风毒物，或因房室过度，摇动骨节，伤犯胞胎，其候多呕，气调不和。或服热药太过，气血相搏变成漏胎。

38597 如圣散（《普济方》卷二一五引《经验良方》）

【组成】马蔺花　麦门冬　甜葶苈　白茅根　车前子　檀香　连翘各等分（炒）

【用法】上为末。每服四钱，水煎，临热入烧酒少许服。

【主治】沙淋。

【加减】如渴，加黄芩。

【备考】本方方名，《医方类聚》引作"如胜散"，有苦

六画

如

葶苈。

38598 如圣散（《医方类聚》卷二十四引《急救仙方》）

【组成】威灵仙 防风 荆芥 防己 麻黄 杏仁 细辛 川芎 白芷各等分

【用法】上咬咀。加生姜三片，用好酒煎，待发时热服。后用黄荆柴大者以火炙，取两头汗，水调腊酒，吞下金箔镇心丸。

【主治】诸寒风证，不问男女年久者。

【宜忌】忌发风，诸毒食。

38599 如圣散

《仙传外科集验方》。为《杨氏家藏方》卷十一"一字散"之异名。见该条。

38600 如圣散

《普济方》卷六十二。为原书同卷"救生散"之异名。见该条。

38601 如圣散（《普济方》卷二四九）

【组成】牛膝一两（酒浸一宿，焙干） 肉苁蓉一两（酒浸一宿，焙干） 葫芦巴半两 巴戟半两（去心） 南木香半两（不见火，日晒干） 破故纸半两（微炒） 桂心半两（不见火） 干山药半两 荜澄茄半两 川附子一两（炮，去皮脐，切作骰子块） 川乌头半两（炮，去皮尖，切作骰子块） 黑牵牛半两 芫青三十个 川楝子一两（每个作四片，酒煮十沸，焙干）

【用法】上将川楝子、川附子、川乌头，同黑牵牛、芫青，于银器中慢火炒令黄色，火不可紧，去牵牛、芫青，只将附子、乌头、川楝，同前药为细末，酒糊为丸，如梧桐子大。每服五十丸至百丸，空心温酒或盐汤送下。

【主治】小肠疝气，发作无时，疼莫能忍。

【备考】本方方名，据剂型当作"如圣丸"。

38602 如圣散（《普济方》卷二五一）

【组成】石蟹

【用法】熟水磨服之。

【主治】中一切药毒，并虫毒。

38603 如圣散（《普济方》卷二七九）

【组成】蛇床子四两 黄柏 苦参 蓇茹各二两 白矾 狗脊 藜芦 剪草各一两 轻粉 胡粉各半两

【用法】上为细末。清油调搽。

【主治】疥风疮癣。

38604 如圣散（《普济方》卷三〇一）

【组成】石膏 黄芩（去皮心）各一两

【用法】上为细末。干掺疮上。先用佛手散扫，再干掺本药于疮上。

【主治】湿疳、疮癣痒痛，皮烂。

38605 如圣散

《普济方》卷三五六。为原书同卷"如圣膏"之异名。见该条。

38606 如圣散（《普济方》卷三五七）

【组成】黄蜀花三钱（焙干，无花用子，烂研少半） 好当归二钱（焙干）

【用法】上为末。每服二钱，热酒调下；如不饮酒，用汤服。

【功用】催生。

38607 如圣散（《普济方》卷三六三）

【组成】蛇床子一两 轻粉三钱

【用法】上为末。小油调搽。

【主治】小儿头面耳连引甜疮，流水极痒，不住手挝，又痛，久不愈者。

38608 如圣散

《普济方》卷四〇三。为《杨氏家藏方》卷十九"活血散"之异名。见该条。

38609 如圣散（《普济方》卷四〇八）

【组成】生白矾一两 沥青末一两 轻粉二钱半

【用法】上为末。先用葱白、槐枝熬汤，洗疮净，绢帛拭干，掺药上，再用小油调搽三五上，发自然生出。

【主治】小儿秃疮，白痂，痒不可忍。

38610 如圣散（《杂病治例》）

【组成】仙术四两 川芎 防风 白芷各二两 细辛一两 川乌半两 草乌一两 天麻半两 雄黄半两

【用法】上为末。每服一钱，温酒调下。

【主治】风客肢体，如痹疼痛。

38611 如圣散

《奇效良方》卷十三。为《百一》卷六"如圣饮"之异名。见该条。

38612 如圣散

《丹溪心法附余》卷四。为《准绳·类方》卷一引《医学统旨》"追风如圣散"之异名。见该条。

38613 如圣散

《丹溪心法附余》卷十六。为《袖珍》卷一"如神散"之异名。见该条。

38614 如圣散（《活人心统》卷一）

【组成】川草乌二两（用豆腐煮过，取出用） 苍术（切片，用泔水浸二宿，炒）四两 葱汁十三两 黄柏（去皮）四两 生姜四两

【用法】上为末。入生姜、葱汁捣匀作饼，晒干研末。每服五分，温酒调下。

【主治】风气走注，历节麻痹，左瘫右痪，手足疼痛麻木，风痹。

38615 如圣散

《广嗣纪要》卷八。为《济生》卷七"如圣汤"之异名。见该条。

38616 如圣散（《保婴撮要》卷十四）

【组成】五倍子二钱 片脑一钱 黄连五分 芦甘石（煅）三分

【用法】上为末。干敷。

【主治】下疳腐久不愈。

【加减】毒未尽者，加黄连末三分。

38617 如圣散（《银海精微》卷下）

【组成】白芷 川乌 防风各一两 细辛二分半 雄黄二分 草乌（炮过，去皮） 两头尖

【用法】上为末。温酒调下，二日服一次。

【主治】患眼，偏正头痛，属风冷者。

【备考】方中草乌、两头尖用量原缺。

38618 如圣散（《片玉心书》卷五）

【组成】人中白（煅尽烟）一钱 铜绿二分 麝香半分

【用法】上为末。以腊茶浸米泔水洗净血后，搽此药；

内服黄柏丸。

【主治】牙疳,状如狐惑,初作气臭,次则牙齿黑,甚则龈肉烂而出血,或上下唇破鼻穿,牙齿落者,气喘痰潮,饮食减少。

38619 如圣散(《赤水玄珠》卷七引钱氏方)

【组成】桔梗　甘草　阿胶(炒白)

【用法】煎甘、桔取清,纳胶化服。

【主治】肺痈。

38620 如圣散(《赤水玄珠》卷十八)

【异名】如圣饮(《明医指掌》卷七)、如圣汤(《证治宝鉴》卷一)。

【组成】羌活　防风　川芎　白芷　柴胡　芍药　甘草　当归　乌药　半夏　黄芩

【用法】水二钟,加生姜三片,煎之,临用入姜汁、竹沥温服。

【主治】刚柔二痓,头摇口噤,身反张,手足挛搐,头面赤,项强急与瘈疭。

【加减】有汗是柔痓,加白术、桂枝;无汗是刚痓,加麻黄、苍术。口噤咬牙者,如大便实者,入大黄利之。

【方论选录】《医方集解》:此足太阳厥阴药也,羌防芷柴胡甘草,辛甘以发散风邪;用乌药者,治风须顺气也;用归芍者,治风先治血也;用半夏竹沥姜汁者,风必挟痰也;用黄芩者,风必生热也。柔痓加白术、桂枝,有汗欲其无汗;刚痓加苍术、麻黄,无汗欲其有汗;口齿属阳明,阳明实则口噤咬牙而便秘,故加大黄以泄胃热也。

【备考】按:《明医指掌》有人参。

38621 如圣散(《赤水玄珠》卷二十八)

【组成】白术　黄芩　当归　枳壳　黑豆　大腹皮　砂仁　甘草　桑上羊儿藤(即桑寄生)各等分

【用法】水煎服。

【功用】安胎。

【主治】妊娠出痘。

38622 如圣散(《便览》卷四)

【组成】羌活一钱　苍术八分　防风八分　五倍子三钱(焙)　黄柏五钱(炙)

【用法】上药前四味炒赤色,后加黄柏,再炒枯,研为细末。外敷,如湿,干掺;干者,用烛油调敷。

【主治】湿毒,黄水出如脓颗。

38623 如圣散(《回春》卷三)

【组成】人参　常山各三钱　丁香二十四个　甘草二分

【用法】上为细末。用好酒一钟,乌梅一个,煎熟露一宿,临发日五更温服。用糖拌乌梅下药,时时可食之。

【主治】疟久不止者。

38624 如圣散(《鲁府禁方》卷二)

【组成】鹿角(烧灰)一两　茺蔚草(小暑前取,阴干为末)三钱　乳香二钱　没药二钱　当归(炒黑)二钱　麻黄(去节)一钱

【用法】上为细末。每服一二钱,重者三钱,好黄酒调下。有汗避风。

【功用】和血止疼。

【主治】痛风。

38625 如圣散(《鲁府禁方》卷四)

【组成】片脑　白矾各四厘　火消三厘　胆矾二厘半

【用法】上为细末。点眼。

【主治】蝎螫眼病。

38626 如圣散(《准绳·女科》卷四)

【组成】紫苏叶　当归各等分

【用法】上㕮咀。每服三五钱,用长流水煎服;如无流水,以水顺搅动煎服。

【主治】孕妇难产。

【方论选录】《医略六书》:临产血虚气涩,不能润泽胎孕,而兼感风燥,故产育艰难,身疼口燥不安焉。紫苏散血气以疏通关窍,当归养经络以利产滑胎,为散水煎,使血盛气行,则窍道润泽,而产育无不顺,何有身疼口燥之患哉?

38627 如圣散(《治痘全书》卷十四)

【组成】白术　黄芩　枳壳　当归　黑豆　砂仁　甘草　大腹皮　薜荔(即桑上牛儿藤)

【用法】水煎服。

【主治】孕妇出痘。

38628 如圣散(《外科大成》卷二)

【异名】如金散(《惠直堂方》卷三)。

【组成】鸡粪四两(用雌雄鸡二只,饿二日,次早用猪胰子切碎,拌糯米粉一二合,徐徐喂之,六七日接粪四两为度,晒干听用)　雌黄六钱　雄黄六钱　明矾一两　皮消一两　胆矾五钱

【用法】上为末,入倾银罐内,用瓦盖之,火煅青烟为度,取出加乳香、没药各三钱,冰片五分,共为末,瓷罐收封口。用唾津调敷痔上,良久去药,再上药,如此七次,看痔黑色,则不须上药,待七日,其痔自落。略用生肌散,二三日收口。

【主治】诸痔。

38629 如圣散(《医部全录》卷四九〇引《身经通考》)

【组成】使君子肉　胡黄连　黄连(炒)　山楂肉　薄荷　白术(麸炒)　荆芥穗　陈皮各等分　灯心十茎

【用法】水一钟,煎四分,不拘时服。

【主治】小儿痘靥,潮热未除,鼻口内发疳。

38630 如圣散(《痧胀玉衡》卷下)

【异名】竹三(《痧症全书》卷下)、二十七号解象方(《杂病源流犀烛》卷二十一)。

【组成】牛蒡子　苏梗　薄荷　甘菊　金银花　川贝母　连翘　枳壳各一钱　桔梗五分　乌药四分

【用法】水煎,微温加童便冲服。

【主治】痧,咽喉肿痛。

38631 如圣散(《痧症全书》卷下)

【组成】枳壳(面炒)三两　小茴(微炒)三钱　盐砖(铲上烧红)三分

【用法】上为细末。每服二钱,温酒调下;如不止,再服一钱。

【主治】当心而痛,遍身骨节牵疼,或呕吐恶心,不时发作,兼治疝气劳根及痧胀。

38632 如圣散

《胎产秘书》卷下。为《郑氏家传女科万金方》卷三"如圣膏"之异名。见该条。

38633 如圣散(《种痘新书》卷十二)

【组成】紫草　前胡　牛子各一钱　赤芍八分　升麻

木通各六分　干葛五分　甘草三分

【用法】生姜、葱白为引。

【主治】痘已出,身热如火。

【加减】烦躁,加麦冬、炒芩;体弱,加人参。

38634　如圣散(《眼科锦囊》卷四)

【组成】茯苓　桂枝　防风　羌活　香附子各一钱　栀子　甘草各三分　川芎　紫苏　薄荷　升麻　陈皮各七分

【用法】上为末。每服一钱,白汤送下;煎服亦可。

【主治】诸般眼疼痛。

38635　如圣散

《喉科枕秘》卷二。为《回春》卷五“清热如圣散”之异名。见该条。

38636　如圣散(《麻症集成》卷四)

【组成】羌活　黄芩　防风　当归　明麻　麻黄　竹沥　荆芥　甘草　僵蚕

【主治】项强面赤头摇,口噤,角弓反张。

38637　如圣膏(《圣济总录》卷一三〇)

【组成】蔷薇根(剉)　乳香(研)　阿魏(研)各一两　铅丹六两　柳枝三两(剉,长一寸)　清油一斤

【用法】上药先熬油令沸,下柳枝、蔷薇根煎,候黄黑色,以绵滤过,下丹煎搅,候变黑色,次下乳香、阿魏,更搅令匀。一切疮肿,并用故帛上涂贴之;如患赤眼,头痛眼涩,贴太阳两穴;驴伤马坠,妇人血气,并当归酒下三丸,如梧桐子大;癣疮先抓破,取膏涂贴,以愈为度。

【主治】一切恶疮疔毒。赤眼,头痛眼涩。驴伤马坠,妇人血气。癣疮。

38638　如圣膏(《圣济总录》卷一四三)

【组成】芫花根不计多少

【用法】上药洗净阴干,木臼内捣,入水少许绞取汁,于银石器内,慢火煎成膏。将丝线就膏内度过,以线系痔头。初时微痛心躁,候落,以纸捻子膏药纳于窍内。永除根本。未落不得使水。

【主治】痔瘘有头,或如鼠乳。

38639　如圣膏(《鸡峰》卷二十一)

【组成】黄连　赤石脂各一两(研)　羊肪脂二钱(铫消去滓)　硇砂　白矾(研)　熊胆　龙脑　牙消　麝香　乳香(研)各一钱　炉甘石四两(火煅一伏时,捣罗,水飞,用一两细研)　白沙蜜四两(以二重生绢滤之)

【用法】上为极细末,后入羊肪脂,次入蜜和诸药,入白瓷碗盛之,于盆内用冷水浸一宿,去火毒。每次点粟粒大,如眼中有翳膜,每日早、午、晚点三次。

【主治】一切眼疾,诸药疗不愈。

【宜忌】点柱不得用铁。

38640　如圣膏(《卫生总微》卷十八)

【组成】菜油一两　黄蜡半两　沥青一钱　黄丹半钱　羊筒骨内髓一个

【用法】上一处熬成膏,摊于纸上。贴患处,用冷铁一片,于疮口上压定,四面针破,如脓出不快,以纸捻撮之。

【主治】小儿头上生软疖。

【宜忌】熬药不得犯铜、铁器。

38641　如圣膏(《杨氏家藏方》卷二十)

【组成】荞麦梗灰　茄梗灰　桑柴灰　矿灰　炭灰　黑豆梗灰各等分

【用法】上为末,水三碗淋取汁,将淋下汁再淋二次,慢火熬成膏。每用少许,针刺破靥子,敷之。

【功用】出靥子。

38642　如圣膏(《百一》卷十三)

【组成】良姜　吴茱萸　金毛狗脊(去皮)　木鳖子(去壳)　白胶香(别研)　败龟壳(醋蘸炙黄)　牛膝　当归各半两

【用法】上为细末,入面同药末、酒熬成膏子。敷贴,用纸七重封,系定。筋骨自然相连,七日一换。酒面皆不可多用,以面熟为度,熬过恐失药力。

【功用】接骨定痛。

【主治】打扑伤损,筋断骨折。

38643　如圣膏(《百一》卷二十)

【组成】当归　熟地黄　玄参　大黄　香白芷　续断　赤芍药　官桂各二两　蓬术一两　黄丹秋夏用三斤半,春冬用三斤

【用法】上用麻油六斤,将前六味剉碎,留香白芷一块,入锅内以炭火熬白芷焦黄色,滤去诸药不用,候油冷下黄丹,用柳枝不住手搅,再上火熬,色转为度,放冷自成膏。

【主治】诸般恶疮。

38644　如圣膏(《得效》卷十三)

【组成】附子　硫黄

【用法】姜汁调匀。先以布擦洗其疮令损,却以茄蒂蘸药擦。

【主治】白紫癜风。

38645　如圣膏(《普济方》卷八十四引《德生堂方》)

【组成】寒水石　防风　细辛　薄荷　川芎　白芷　独活　黄芩　蓖麻子(去壳,别研)各等分

【用法】上为末。冬用蜜水调,春、夏、秋月用井花水和,涂太阳穴。

【主治】风眼头痛。

38646　如圣膏(《普济方》卷三一四)

【组成】乳香(好者,研)　没药(研)各一两　当归三两　血竭一两　川芎三两　黄丹一两半(别研)　清麻油二斤半　槐枝白皮　水杨树白皮各二十四条(每长一寸)　葱半斤(连根洗,令干)　苦参一分　川楝子肉一分

【用法】上药除没药、乳香别研,余药为末。先将油、葱、槐、杨树皮同煎令黄色,绵滤过,去葱、树皮。再将油入锅内烧沸,入黄丹煎令紫色,入水不散,倾入钵内令温,将前别研药末搅油内,以水杨树枝打令匀和,新汲水顿冷为度,却覆地上三日出火气。如用膏药,临摊贴时不可厚,但频易。

【主治】一切恶疮,痈疽。

38647　如圣膏(《普济方》卷三一四)

【组成】巴豆(取肉)二十七枚　密陀僧半两(别细研)　天南星半两　附子　乳香(别研)　没药　木香　当归　防风　紫藤　白及　白蔹　香白芷　黄芩　黄耆　赤芍药各一分　黄蜡一分(另入)　盐花半钱(炒)　头发一结(净洗,控干)

【用法】上为粗末。用清油一斤,熬令黄色,以绢袋滤

去滓,煎令极沸。春、秋入黄丹七两,夏用八两,冬用六两,慢火煎熬成膏,于铁刀上试令软硬得所,摊得成匾为度。每用摊纸上,贴如常法。

【主治】不问年深日近,发背恶毒,痈疽漏疮,瘰疬。

38648 如圣膏(《普济方》卷三五六)

【异名】如圣散。

【组成】蓖麻子七粒(去壳)

【用法】上细研成膏。涂脚心。

【功用】速下胞衣。

【主治】难产,胞衣不下,及死胎。

38649 如圣膏(《医方类聚》卷一九三引《疮科通玄论》)

【组成】清油半斤 巴豆三钱(去皮) 当归半两 轻粉一钱 黄蜡三两

【用法】上先将清油文武火熬,次下巴豆、当归熬黑焦,又下轻粉、黄蜡熔开,冷定,盒子内盛顿。每用量疮大小搽之。

【主治】风疳,疥癣,或痒或疼,经年不效者,及一切恶疮。

38650 如圣膏(《医学入门》卷八)

【组成】巴豆十六个 蓖麻子四十九个 麝香二钱

【用法】共捣如泥,摊绢帛上。如胎死腹中,贴脐上一时,产下时时揭去;如胞衣不下,贴脚心,胞衣下即洗去。若稍迟肠便出,即以此膏涂顶上即入。

【主治】胎死腹中,胞衣不下。

38651 如圣膏(《郑氏家传女科万金方》卷三)

【异名】如圣散(《胎产秘书》卷下)。

【组成】蓖麻子二两(去壳) 雄黄二钱

【用法】将二味研成膏,涂产母右足底下,才下即洗去。

【主治】难产及死胎不下,或胞衣不下。

38652 如圣膏(《疡医大全》卷三十七)

【组成】车脂荤油不拘多少 磁石

【用法】研如膏,调磁石细末。摊纸上如钱许,贴之,每日换二次。

【主治】针入肉。

38653 如冰散(《杨氏家藏方》卷十二)

【组成】朴消五两(别研) 蛤粉 寒水石各三两 香白芷一两 脑子一钱(别研)

【用法】上为细末。每用新汲水调,稀稠得所,鸡翎涂扫,不令药干。

【主治】风邪热毒,壅滞肌肉,荣卫不宣,蕴积成痈肿;血涩肤腠,如丹之状,风随气行,游无定处,邪毒攻冲,焮焮热痛。

38654 如冰散(《普济方》卷二七八)

【组成】无名异 苦杖 香白芷各等分

【用法】上为细末。用新汲水调,外敷。

【主治】一切肿毒。

38655 如金丸(《准绳·女科》卷三)

【组成】好川黄连一斤(分上中下三等拣开,以生姜三斤,先刮下皮,以皮存一处,将姜捣汁,分浸黄连一宿)

【用法】先用干壁土研细铺锅底,又铺厚绵纸一层,上放黄连,炒燥,再拌姜汁再炒,如此九次,方与姜皮同为细末,滴水为丸。

【主治】泄泻。

38656 如金散(《普济方》卷三九七)

【组成】甘草半两(炙) 乌梅半两 罂粟壳三十个(蜜炙) 陈皮一分 (一方有枳壳,无乌梅)

【用法】上为散。三岁一钱,水半盏,煎至三分,去滓。

【主治】小儿泻痢频并,不食多渴,脓血相杂,腹中疼痛,里急后重,心燥身热。

【宜忌】忌食鱼腥、油腻、肥甜、肉食。

38657 如金散

《痘疹金镜录》卷四。为《闻人氏痘疹论》"紫背荷叶僵蚕散"之异名。见该条。

38658 如金散

《惠直堂方》卷三。为《外科大成》卷二"如圣散"之异名。见该条。

38659 如圣散(《鸡峰》卷二十三)

【组成】香白芷 苓苓香叶 甘草各一两 寒水石三两 草乌头末三钱 石胆 砒霜 铅白霜各一钱 硼砂半钱

【用法】上为细末,密收。每用时先漱净口,用半字轻揾,有涎吐了。

【主治】大人、小儿急慢牙疳,及牙断蚀漏,脓出不止,并骨槽风及牙肿痒闷者。

38660 如胜散(《杨氏家藏方》卷十一)

【组成】白矾(生)二钱半(研) 川乌头(去皮)二钱半(瓦上焙) 黄连(去须)二钱

【用法】上为细末,入白面半钱和匀,取生姜、薄荷汁调作匾子。贴太阳穴。

【主治】暴赤眼,昏涩羞明痒痛。

38661 如胜散

《朱氏集验方》卷十。为《圣济总录》卷一五二"如圣散"之异名。见该条。

38662 如胜散

《医方类聚》卷一三三。即《普济方》卷二一五引《经验良方》"如圣散"。见该条。

38663 如胜膏

《袖珍小儿》卷七。为《得效》卷十二"如圣黑膏"之异名。见该条。

38664 如神丸(《圣济总录》卷七十二)

【组成】乌头(去皮脐) 干漆 干姜 桂(去粗皮)各一两(同为末) 硇砂(别研)半两 巴豆半两(去皮心膜,研为霜)

【用法】上为末,取炊枣肉和成块,用湿纸厚裹,盐泥固济,厚一指许,阴三日,晒干,于地坑子内,以炭三斤簇烧,候火销半取出,看硬软为丸,如小豆大。每服三丸至五丸,木瓜汤送下,不拘时候。

【主治】久积癖气,心胸不和,呕吐痰逆,胁肋胀满疼痛。

38665 如神丸(《圣济总录》卷一二三)

【组成】蜗牛二七枚 白矾(末) 马勃(末) 陈白梅肉 大黄(末)各一分

【用法】上于端午日午时同研为丸,如苦楝子大。每遇患开口不得者,取一丸,以水磨,用竹管子吹下,入喉中即愈;轻可只以绵裹含化一丸。

【主治】喉中忽然结塞不通。

38666 如神丸(《圣济总录》卷一四一)

【组成】乌蛇(酒浸,去皮骨,炙) 大黄(湿纸裹,煨)
防风(去叉)各二两 黄耆(剉) 枳壳(去瓤,麸炒) 刺猬
皮(炙黑焦) 陈橘皮(浸,去白,焙) 土蒺藜(炒,去角)
秦艽(去苗土)各一两半

【用法】上为末,炼蜜为丸,如梧桐子大。每日服三十
丸,空心温酒送下,夜卧更服。当日血止痛定。

【主治】肠风,五痔。

【备考】本方方名,《普济方》引作"乌蛇丸"。

38667 如神丸(《圣济总录》卷一四三)

【组成】樗根皮

【用法】上于腊月内日未出时,取背阴地北引者,不以
多少,用东流水净洗剉碎,于透风处挂令干,杵研为细末,每
称二两入寒食面一两,搅拌令匀,再罗过,新汲水为丸,如梧
桐子大,阴干。每服二十丸,先以水湿药丸令润,后于碟子
内用白面滚过,水煮五七沸倾出,用煮药水放温送下,不拘
时候。如急要使,不待腊月,随时依法采合亦得。

【主治】肠风下血不止,兼治血痢。

【宜忌】服时忌见日色,见即无效。

38668 如神丸(《百一》卷九)

【组成】光明硫黄 消石各一两

【用法】上为极细末,水为丸,如指头大。每服一丸,空
心腊茶嚼下。

【主治】头痛。

【备考】陈州怀医用此药丸如梧桐子大,每服十五丸,
中暑者,冰水服;伤冷者,以艾汤送下。

38669 如神丸(《局方》卷三吴直阁增诸家名方)

【组成】天南星(炮) 羌活 白芷 甘草(炙) 京三
棱(醋浸,炮,捶) 干姜(炮) 附子(炮,去皮脐) 半夏(汤
洗二七遍,姜汁炒令干)各等分

【用法】上为末,醋煮面糊为丸,如梧桐子大。每服二
十丸至三十丸,空心生姜盐汤送下。患泻,二宜汤送下三十
丸;小儿赤痢,甘草、橘皮汤送下三丸至五丸;白痢,干姜汤
送下。

【功用】消癖气,和脾胃,补下元。

【主治】一切冷热气。

38670 如神丸

《普济方》卷四十四。为方出《圣惠》卷四十,名见《普
济方》卷四十四"硫黄丸"之异名。见该条。

38671 如神丸

《普济方》卷六十二。即《圣济总录》卷一二二"如圣
散"改为丸剂。见该条。

38672 如神丸

《普济方》卷二〇八。即《三因》卷十一"止泻如神
丸"。见该条。

38673 如神丸

《证治宝鉴》卷七。即《医方类聚》卷一三三引《经验
良方》"如神散"改为丸剂。见该条。

38674 如神丸(《名家方选》)

【组成】芫花 甘草 大戟各五分 大黄三分

【用法】上为细末,稀糊为丸,如梧桐子大。每服五分

或一钱,空心生姜汤送下。宜随虚实增减,以利水为佳,勿
大泄下。

【主治】脚气肿满,气冲心,气急不可忍者。

38675 如神丸(《名家方选》)

【组成】阿片一钱 黄连 沉香 砂仁 黄柏 甘草
三分

【用法】上为末,小麦糊为丸,如梧桐子大,朱砂为衣。

【主治】痢疾。

38676 如神丸

《家塾方》。为原书"仲吕丸"之异名。见该条。

38677 如神丸(《产科发蒙》卷二)

【组成】阿片一钱 黄柏 黄连 木香 面粉各五
分 沉香 乳香各三分

【用法】上为细末,打米糊为丸,每丸重一分,辰砂
为衣。

【主治】妊娠赤白痢疾及泄泻不止。

38678 如神丸(《眼科锦囊》卷四)

【组成】钢铁二十钱 大黄五十钱 荞麦粉五十钱
没药十五钱

【用法】上药糊为丸,如梧桐子大。每服五十丸,白汤
送下。

【主治】积聚留饮,水肿经闭,及青白黑之内翳初起。

38679 如神丹(《医学正传》卷七)

【组成】巴豆三枚 蓖麻子七枚

【用法】上药各去壳,研,入麝香少许,捏作饼子,贴脐。

【功用】《东医宝鉴·杂病篇》:催生。

【主治】难产。

38680 如神汤(《袖珍》卷一引《圣惠》)

【组成】茆根一握(生用,旋采) 桑白皮各等分

【用法】上咬咀。水二盏,煎至一盏,去滓,食后温服。

【主治】喘。

38681 如神汤

【方源】《医方类聚》卷一〇七引《神巧万全方》。

【组成】厚朴二两(去粗皮,生姜汁炙黄) 高良姜一
两 甘草半两(炙)

【用法】上为散。以新汲水调下二钱;素有冷气者,用
温酒调下。

【主治】霍乱吐泻。

38682 如神汤(《魏氏家藏方》卷七)

【组成】罂粟壳(大者,去顶蒂瓤净,剉,蜜拌湿,炒
干) 当归(去芦) 丁香(不见火) 白术各一两(炒) 乳
香半两(别研)

【用法】上咬咀。病轻者每服三钱,水一盏,煎七分,
去滓,通口服;甚者每服半两,水一盏半,煎至八分,去滓服。
只一二服见效。

【主治】新久泻痢,或赤或白,或水泻。

38683 如神汤

《妇人良方》卷四。为《百一》卷三"三圣散"之异名。
见该条。

38684 如神汤(方出《妇人良方》卷二十,名见《校注妇人良方》
卷二十)

【组成】生料五积散加桃仁。

【功用】逐败血,祛风湿。

【主治】产后腰痛。

【方论选录】《医略六书》:产后败血不化,流注腰间,而风湿袭入经中,故腰部疼痛不止焉。五积散温经调营气,以祛风湿;桃仁泥破瘀润燥结以开痹气也;水煎温服,务使营气调和,则邪自外解,而经脉清肃,何有腰痛之患哉!

【备考】《医略六书》本方用五积散一两,桃仁泥三钱,水煎,去滓温服。

38685 如神汤(《朱氏集验方》卷一)

【组成】金毛狗脊(去毛) 吴茱萸(生用) 山茱萸(生用连核) 木鳖子(去壳)各一两

【用法】上咬咀,分作四剂。每用水五碗,煎数沸,乘热熏后,去滓淋洗。

【主治】一切风寒暑湿痹,诸般脚气。

38686 如神汤(《朱氏集验方》卷四)

【组成】半夏子(神曲不拘多少,与半夏同炒黄色,去半夏留神曲) 丁香

【用法】上用水一盏半,煎至八分,其药自然煎成浓汁不妨,通口服。

【主治】痰证呕吐,连日不效。

38687 如神汤(《医学纲目》卷二十八)

【异名】如神散(《伤科汇纂》卷七)。

【组成】玄胡索 当归 桂心 杜仲各等分

【用法】上为末。每服三钱,温酒调下。甚者不过数服。

【主治】❶《医学纲目》:腰痛。❷《仙拈集》:闪挫腹痛,妇人产后腰痛。

38688 如神汤(《明医指掌》卷九)

【组成】厚朴(姜炒)一钱 半夏(汤泡)六分 枳壳(炒)七分 白芍(酒炒)八分 木香六分 桂心六分 陈皮六分 干姜六分 桔梗八分(去芦) 香附(醋炒)七分 茴香(炒)六分 苍术(米泔浸,晒干,炒)一钱 甘草(炙)五分 人参(去芦)六分 白茯苓六分 川芎䓖七分 当归(酒洗)一钱 白芷八分 木瓜六分 桃仁(去皮尖,炒)六分

【用法】上剉。加生姜三片,水二盏,煎至八分,食前热服。

【主治】产后余血不尽,流入腰、脚、腿、膝疼痛。

38689 如神汤(《惠直堂方》卷二)

【组成】生茅草根一握

【用法】打碎。水二盏,煎至一盏,食后温服。甚者三服止。

【主治】肺热气喘。

38690 如神汤(《霉疠新书》)

【组成】黄芩 黄连 木通 白芷 丁子香 木香 升麻 茯苓 防风 连翘 大黄 枳壳 沉香 乳香 熏陆香 地黄 土茯苓 白鲜皮各等分 甘草少许

【用法】水煎服。

【主治】一切疮毒侵眼,目生翳膜。

【加减】脓出者,加独活;毛发脱者,加皂角子;牙齿痛者,加木瓜、薏苡仁;舌痛者,加蝉蜕、人参、白僵蚕。

38691 如神饮(《女科万金方》)

【组成】常山 草果 甘草 厚朴 陈皮 乌梅一个 生姜三片

【用法】隔夜煎,五更温服。

【主治】疟疾。

【宜忌】忌鸡、鹅、羊、一切腥燥之物。

38692 如神饮(《玉案》卷五)

【组成】蒲黄 艾叶 升麻 黄芩 地榆各八分 归身 柴胡 血见愁 黄连 山栀各一钱 紫荆皮一钱二分

【用法】加灯心三十茎,水煎,空心服。

【主治】血崩,来如涌泉,面黄肌瘦。

38693 如神散(《袖珍》卷四引《圣惠》)

【组成】香附子 赤芍药各等分

【用法】上为末。盐一捻,水二盏,煎至一盏,去滓,食前温服。

【主治】妇人血崩不止,赤白带下。

38694 如神散(《圣济总录》卷七十四)

【组成】附子(炮裂,去皮脐) 白术(捶碎,用浆水煮半日,焙干)各一两 干姜(炮) 甘草(炙,剉)各半两

【用法】上为散。每服一钱匕,空心温米饮调下;如热泻,新水调下。

【主治】洞泄,不拘冷热,注下不止。

38695 如神散(《圣济总录》卷一二八)

【组成】天南星(炮)一枚 草乌头(炒)一两 矾石(煅)半两

【用法】上为散。先用热汤洗,次以生油调散涂纸上,贴之。

【主治】疮久不愈,时常痛痒,皮缩肉消,黄汁脓血不断。

38696 如神散

《圣济总录》卷一三九。为《博济》卷五"如圣散"之异名。见该条。

38697 如神散(《圣济总录》卷一七六)

【组成】独头蒜一颗(研) 楼葱一寸(研) 腻粉半钱 凌霄花(末)一钱

【用法】上为末。调涂胁肋上硬处,用醋面饼子贴盖之,候口内闻蒜气,急用温汤洗去。

【主治】小儿乳癖,攻胁肋紧痛。

38698 如神散(《鸡峰》卷十八)

【组成】独头干姜 草乌头各等分 香白芷少许

【用法】上为细末。先令痛者噙水一口,鼻内搐药一字,不移刻便止。

【主治】夹脑风,及一切头痛不可忍。

38699 如神散(《卫生总微》卷五)

【组成】蜈蚣一条(全者,酒炙黄) 蝎十四个(全者,微炒) 辰砂一钱(水飞)

【用法】上为细末。百日儿一字,荆芥汤调下,渐大,以意加之,不拘时候。

【功用】安神魂,定心气。

【主治】虚风慢惊,发搐瘛疭。

38700 如神散(《三因》卷十)

【组成】苦瓠子(去皮) 苦葫芦子(去皮)各三七个 黄黍米三百粒 安息香二皂子大

【用法】上为末。以一字搐入鼻中,滴出黄水一二升。若过多,则以黍瓤烧灰,麝香末各少许,搐鼻,立止。

【主治】酒毒不散,发黄,久久浸渍,流入清气道中。

38701 如神散(《杨氏家藏方》卷十一)

【组成】肥赤马肉三斤或五斤

【用法】每一斤肉入硇砂二两同拌和,以器物盛之,于有日处顿放,候作成蛆,令自干,研为细末,每蛆末一两,入粉霜半两,同研匀。如用时先以针拨动牙根四畔空虚,次用灯心蘸药少许,点于牙根下。良久其牙自动落。

【功用】取虫牙。

38702 如神散(《普济方》卷二四九引《卫生家宝》)

【组成】蛤粉半两(烧过) 甘草半两 干葛一两

【用法】上为末。酒调二钱,沸汤点服。

【主治】小肠气块,从小肠起至心膈间,痛不可忍,及口吐清水。

38703 如神散

《局方》卷七(续添诸局经验秘方)。为《直指》卷二十一"椒盐散"之异名。见该条。

38704 如神散(《朱氏集验方》卷九引张太医方)

【组成】胆矾(纯绿者,研细如粉)

【用法】上用酸黄醋一呷调咽下,自服不得者灌之。即时吐下稠黏痰涎,便愈。吐不止者,可少以冷水解之。

【主治】咽喉病,深在咽下,针刀不能及者。

38705 如神散(《医方类聚》卷七十七引《济生续方》)

【异名】缩舌膏(《普济方》卷五十九引《仁存方》)。

【组成】梅花片脑不拘多少

【用法】上为细末。以一字掺于舌上,未知,再掺则愈。

【主治】伤寒热毒攻心,舌出过寸。

38706 如神散(《医方类聚》卷七十五引《施圆端效方》)

【组成】白僵蚕(炒) 白矾(生) 藜芦 玄参(去皮弦,炒) 雄黄各二钱 乳香一字

【用法】上为细末。每用一字,分两鼻内搐之,口含水,及舌下搽。嚏出涎,立效。

【主治】咽喉一切急患不得开。

38707 如神散(《卫生宝鉴》卷十三)

【异名】如圣散(《普济方》卷三〇〇引《德生堂方》)。

【组成】川大黄

【用法】上为末。新汲水调,搽冻破疮上。

【主治】冻疮皮肤破烂,痛不可忍。

38708 如神散(《瑞竹堂方》卷二)

【组成】真皂角(去皮弦)八两 海亦儿半两(即合孩儿香茶者) 北枣四两

【用法】先将皂角熬成清汁,滤去滓,将枣及海亦儿入瓷器内,用桑柴文武火熬至七分,去海亦儿,再熬干,取枣藏于瓷器内。每服二三个,多则三四个,细嚼咽下,后饮酒一盏。

【主治】风湿手臂痛,左瘫右痪,风气。

【宜忌】不得多吃。

38709 如神散(《普济方》卷二七七引危氏方)

【组成】陈江茶 箬叶

【用法】以箬叶裹陈江茶烧灰,为细末。用生油、轻粉调敷,若湿者干掺。痛止无痕。

【主治】汤火伤。

【临床报道】烫伤 陈侍制楠,奉道甚谨,冬日澡浴,偶坐凳倒,不敢以手捺地,遂坠身火炉旁有伤,人传此方用之,效。

38710 如神散(《医方类聚》卷八十九引《必用全书》)

【组成】木通二两 黄芩二两 甘草一两

【用法】上㕮咀。每服五钱,水二大盏,煎至一盏,冷服,不拘时候。

【主治】小肠气。

38711 如神散(《医方类聚》卷一三三引《经验良方》)

【组成】阿胶(蛤粉炒)二两 栀子 车前子 黄芩 甘草各三钱半

【用法】上为细末。每服半钱,加至一钱,井花水调下,日三服。

【主治】心脏有热,乘于血分,血渗小肠,尿血。

【备考】本方改为丸剂,名"如神丸"(见《证治宝鉴》)。《金匮翼》本方用法:合犀角地黄汤用之良。

38712 如神散(《医方类聚》卷一四三引《经验良方》)

【组成】香附子 陈皮 神曲 麦蘖 肉豆蔻 苍术 乌药 甘草各半两

【用法】上为细末。每服半钱,煎木瓜饭饮调下。

【功用】调气止泻。

【主治】泄泻,腹痛膨胀。

38713 如神散(《普济方》卷二〇八)

【组成】麻叶(即今人用作布者之麻。五月五日采,阴干。)

【用法】上为细末。每服二钱,空心以冷水半盏调下;若大人病重者,服二钱半。

【主治】白痢。

【宜忌】忌食热物。

38714 如神散(《普济方》卷二一一)

【组成】白芍药 川当归 吴茱萸 黄连(炒赤色)各等分

【用法】上为末。每服二钱,空心食前米饮调下,每日三次。

【主治】肠胃气虚,冷热不调,下痢赤白,状如鱼脑,里急后重。

38715 如神散(《袖珍》卷一)

【异名】如圣散(《丹溪心法附余》卷十六)。

【组成】香白芷 川芎 防风(去芦)各五钱 细辛五钱 雄黄二钱半 草乌(去皮脐)四钱 两头尖(去皮脐)四钱 苍术(米泔浸一宿,去皮)一两

【用法】上为极细末。血不止,干贴;破伤风,牙关紧急,用热酒一盏,调服一钱,又贴破处;风牙虫疼,擦之流涎即愈;狗咬蛇伤,煎盐汤洗净干贴,用热酒调半钱服,如重车行五里,并服三服,如重,服一钱;小儿力减服;多年不效恶疮,煎葱白、盐汤浆水口漱,洗去脓血一二次,拭干贴;一切蜂蝎小虫所伤,唾调于痛处贴之;如妇人产后,败血上冲下注,热酒调服一钱。

【主治】一切金刃所伤,血不止,牙关紧急。

【宜忌】忌腥、荤、面、油腻等物。

38716 如神散(《外科发挥》卷五)

【组成】松香末一两 白矾三钱

【用法】上为末。香油调搽;干搽亦可。

【主治】瘰疬已溃,腐肉不去,疮口不合。

38717 如神散

《治痘全书》卷十三。为《百一》卷三"三圣散"之异名。见该条。

38718 如神散

《女科指掌》卷四。为《朱氏集验方》卷十引《胡氏经效方》"催生神效散"之异名。见该条。

38719 如神散(《灵验良方汇编》卷一)

【组成】何首乌(制)一两 当归三钱 陈皮二钱 煨生姜三钱

【用法】水煎服。

【主治】气血已虚,久疟不止。

【加减】邪未净,加柴胡一钱;力欠者,加人参二钱。

38720 如神散(《医碥》卷七)

【组成】猪苓 泽泻 赤苓 赤芍 青皮 小茴 故纸 川楝 木通 车前 石韦 腹皮 官桂 槟榔 香附 急性子 红花子

【主治】疝气。

38721 如神散(《仙拈集》卷一)

【组成】细辛 白芷 川乌 草乌 川芎 白术 当归各一两 苍术 牛膝 天麻 鳔胶 川山甲 白花蛇(酒浸,微炒)各五钱 朱砂 雄黄各三钱

【用法】上为细末。每服一钱半,夜卧时热黄酒送下。盖暖出微汗,避风寒,三四服即见效,以愈为度。

【主治】半身不遂。

【宜忌】忌发物。

38722 如神散(《仙拈集》卷一)

【组成】粟壳(醋炒)四两 杏仁二两 五味(焙干)一两 枯矾五钱

【用法】上为末。每服二钱,白汤调下。

【主治】诸般咳嗽。

38723 如神散

《仙拈集》卷三。为《圣济总录》卷一五二"如圣散"之异名。见该条。

38724 如神散(《救急选方》卷下)

【组成】松叶 凤仙花茎叶并子各等分

【用法】上烧存性,为末。每服五七分,温酒送下。

【主治】针及竹木刺入肉,并一切骨鲠。

38725 如神散

《伤科汇纂》卷七。为《医学纲目》卷二十八"如神汤"之异名。见该条。

38726 如神膏(《圣济总录》卷一一六)

【组成】蓖麻子(去壳) 杏仁(去皮尖) 印子盐 芎藭 防风(去叉) 松脂各一分 蜡半两 油一升

【用法】先入油于银器中,次将诸药作粗散,入油中,微火上煎成膏,滤去滓,瓷器盛。每用约大小贴之,每日一换。

【主治】鼻塞,不闻香臭。

38727 如神膏(《鸡峰》卷二十二)

【组成】斑蝥三十个 巴豆三十粒。

【用法】上入脂麻或菜油半盏许,和盏坐慢火上,入甘草一寸,同熬黑色,滤去三色药,入黄蜡一块,轻粉半两,凝

冷成膏。涂疮上。

【主治】湿癣、疥疮、风疮久不愈。

38728 如神膏(《惠直堂方》卷二)

【组成】阿魏 朴消 硫黄 甘草 甘遂各一钱 麝香三分 青皮三钱

【用法】上为末,独蒜一个,葱头七个捣烂,入前药末捣匀,摊布上。隔布贴患处。

【主治】痞积。

38729 如雪汤(《圣济总录》卷一二四)

【组成】朴消 黑豆皮(生)一两 木香一两 大黄(生)半两

【用法】上药除朴消外,为粗末。每服五钱匕,水一盏半,煎至一盏,去滓,下朴消一钱,搅令匀,不拘时候温服。以微利为度。

【主治】膈热咽干,风毒攻心,狂闷。

38730 如智丸(《鸡峰》卷十一)

【组成】木香末 硫黄各半两 密陀僧一两 附子半两(炮,去皮,为末,醋煮成膏)

【用法】上前三味为细末,以附子膏为丸,如绿豆大。每服三十丸,茶送下。

【主治】胃弱湿停生虫,心痛而冲聚往来,上下行痛,时休时止,腹中热,燥烦,吐清水,其脉当痉而无常,此属虫痛。

38731 如智丸

《普济方》卷二三九。为《圣济总录》卷九十九"香附丸"之异名。见该条。

38732 如智丸

《普济方》卷二五二。为《圣济总录》卷九十九"密陀僧丸"之异名。见该条。

38733 如智散(《博济》卷一)

【组成】萎蕤 川芎 青皮(去白) 肉桂(去皮) 木鳖子 当归(去须) 羌活 秦艽 柴胡(去苗) 乌梅 黄耆各一两 甘草一两

【用法】上为末。每服一钱,水一盏,入青蒿头子七枚,同煎至七分,去滓温服。若冬月无青蒿,以生姜、大枣代煎之。

【主治】五心虚烦,夜多盗汗,面色黄瘁,四肢少力,多困饶睡,饮食不进。

【加减】如五心发热,甘草减至半两。

38734 如意丸(《传家秘宝》)

【组成】硇砂一两五钱(研) 木香一两 陈丁香一两 附子二两 桂二两 荜澄茄一两 干姜二两 大黄末二两(别研) 巴豆一两(研) 陈橘皮二两 牵牛子一两 香墨(烧) 青橘皮 蓬莪术 京三棱 筒子漆各二两(炒)

【用法】上为末,用醋熬硇砂、巴豆成膏,和前药末为丸,如绿豆大。每服五丸,温水任下。

【功用】消酒食。

【主治】五积气。

38735 如意丸(《圣济总录》卷十)

【组成】草乌头(去皮脐) 五灵脂 茴香子(炒) 青橘皮(去白,焙) 陈橘皮(去白,焙) 木鳖子(去壳) 芸薹子 防风(去叉)各二两(并生用) 巴豆四十九粒(去皮心膜,研出油) 斑蝥八十一个(去头足,炒) 木香一分

【用法】上为末,用宿炊饼末以酽醋煮糊为丸,如豌豆大。每服一丸,酒送下,不拘时候。

【主治】风毒走注,筋骨疼痛。

38736 如意丸(《圣济总录》卷七十二)

【组成】威灵仙(去苗土) 附子(生,去皮脐)各半两(同为末,用好醋半盏浸一宿) 硇砂(细研)一分 巴豆二十一粒(去皮心膜,出油。二味同研,用酒半升、醋半升同煎,与前二味同熬成膏) 蓬莪术(煨,判) 木香各半两 青橘皮(汤浸,去白,炒)一两 大黄(判,炒)三分 陈曲(炒)半两 丁香一分

【用法】上药,将后六味为末,以前四味膏和,更别熬醋少许,研墨汁同为丸,如绿豆大。每服五丸至七丸,生姜汤送下。

【功用】消积化气,温胃思食。

【主治】食后心膈妨闷。

38737 如意丸(《圣济总录》卷七十三)

【组成】硇砂(半皂子大)十二块 巴豆三十六枚(去皮) 大枣十二枚(去核,取六枚,每枚各入巴豆肉三枚,硇砂一块,各用湿纸裹二重,煻火内煨焦,候有烟取出,去纸,于地上以盏子合定一宿,出火毒,其余枣并巴豆、硇砂并生用) 白丁香八十四个(坚实者) 腻粉一钱

【用法】上药,将已去核枣六枚,水煮熟同捣细,纳余药捣膏为丸,如绿豆大。每服五丸,临卧煎生姜汤送下;小儿每服二丸至三丸,煎皂子汤送下。

【功用】导滞气,消癖块。

【主治】虚积。

38738 如意丸(《鸡峰》卷九)

【组成】硇砂一两半 木香 拣丁香 荜澄茄 牵牛子各一两 附子 桂 干姜 大黄 巴豆 陈皮 香墨 青橘皮 蓬莪茂 京三棱 筒子漆各二两

【用法】上为细末。用醋熬硇砂、大黄、巴豆成膏,和前药末为丸,如绿豆大。每服五丸,温水、好茶任下。

【功用】消酒食。

【主治】五积气。

38739 如意丸(《济生》卷四)

【组成】枳壳(去瓤) 槟榔 橘红 半夏(汤炮七次) 蓬术 京三棱 干姜(炮) 黄连(去须)各二两 巴豆三七粒(连壳用)

【用法】上除巴豆外,判如豆大,用好醋合巴豆煮干,去巴豆,余药焙为细末,薄糊为丸,如绿豆大。每服十丸,加至十五丸,食后临卧清茶、姜汤任下。

【主治】中虚积冷,气弱有伤,不能传化,心中坚痞,两胁胀满,心腹疼痛,噫宿腐气;及霍乱吐泻,米谷不消;久痢赤白,脓血相杂,久病黄色羸瘦;及腹中一切食癥之疾。

【宜忌】孕妇不宜服。

38740 如意丸(《直指》卷五)

【组成】沉香 木香 大丁香 荜澄茄 使君子 辣桂 川白姜(炒) 桃仁(炒) 五灵脂(炒) 硇砂(醋浸半日) 雄黄 没药 大戟 牵牛(炒,取末) 巴豆(去油)各一两 荆三棱 蓬莪术 肉豆蔻(炮)各半两

【用法】上为末,水煮面糊为丸,如麻子大。每服二丸,加至三丸止,温酒送下。

【主治】积聚块痛,疝瘕癥癖。

38741 如意丸(《医方类聚》卷一四一引《经验秘方》)

【组成】黑牵牛(头末)八两 官桂三钱 丁香三钱 木香三钱 白豆蔻三钱 缩砂仁三钱 人参三钱 白茯苓一钱 南木香三钱 香附子五钱半(去毛净) 干山药五钱 甘草少许

【功用】消食化气。

【主治】赤白痢,并酒食伤。

38742 如意丸(《丹溪心法》卷三)

【组成】生地黄 熟地黄各二两 天门冬(去心) 麦门冬(去心) 川椒(去目,炒) 胡芦巴(酒炒) 补骨脂(炒) 苁蓉(酒浸) 杜仲(炒去丝) 白茯苓 小茴香(炒) 菟丝子(酒浸) 川楝肉 地龙(酒浸,去土) 石菖蒲 枸杞 远志(去心)各一两 青盐半两(炒) 山栀(去皮)二钱(炒) 川山甲十四片(炙) 甘菊花三钱半

【用法】上为末,用晋枣(煮,去皮核)二两,核桃肉(煮,去皮)二两,各研如泥,余再炼蜜和丸,如梧桐子大。每服七八十丸,白汤温酒任下。

【功用】补损。

38743 如意丸(《普济方》卷一六九)

【组成】黄连 青皮 川乌 枳壳 巴豆十粒(去壳油心膜尽) 干姜 蓬莪术 陈皮各一两

【用法】上为细末,煮薄糊为丸,如绿豆大。常服三五丸,食后夜卧茶清送下。妇人血气,艾醋汤送下;酒积,炒姜酒送下;黄肿,淡姜汤送下;脏腑不快,茶清送下;冷食伤,生姜汤送下;小肠气,炒茴香酒送下;小儿疳,饭汤送下一二丸。

【功用】消积化气。

【主治】妇人血气,酒积,黄肿,脏腑不快,冷食伤,小肠气,小儿疳。

【宜忌】孕妇忌服。

38744 如意丸(《全国中药成药处方集》武汉方)

【异名】如意丹。

【组成】茅苍术五两 飞雄黄六两 麝香五钱 蟾酥一两六钱 大黄十两 天麻六两 飞朱砂六两 甘草四两 公丁香一两 麻黄六两

【用法】除蟾酥、麝香、朱砂外,取上药进行干燥,混合碾细,将蟾酥用酒化开,用液迭成小丸,再以飞朱砂、麝香为衣,每钱不得少于六十粒。每服二十粒至六十粒,温开水送下。对不能服药的急症病,亦可研成细末,吹入鼻内。

【主治】寒热头痛,闷乱呕吐,内热无汗,烦躁便秘。

【宜忌】孕妇慎用。

38745 如意丸(《全国中药成药处方集》南昌方)

【组成】天麻 钩藤 僵蚕各二两 蝉衣一两 麻黄五钱 细辛三钱 桂枝一两 琥珀一两五钱 沙参一两 薄荷六钱 槟榔一两 胡黄连 雄黄(飞)各五钱 川贝母 枳壳 胆南星各一两五钱 广木香 沉香各一两 全蝎三钱 法夏 杏仁各一两五钱 白附子八钱 防风 天竺黄各一两五钱 使君子一两 蟾酥五钱 牵牛子一两 熟大黄二两 冰片一钱六分 西牛黄 芥子各五钱 广陈皮一两五钱 麝香一钱六分 云黄连五钱 朱砂(水飞)十两五钱

【用法】上为极细末,水泛为丸,如芥子大,朱砂为衣。四个月内小儿,每服二粒至五粒;五个月至一岁,每服五粒至七粒;一岁至二岁服十粒;三岁至五岁,每服十五粒;五岁至十岁,每服二十粒,根据病情轻重,每日服一次或三次,温开水化服。幼儿服此药时,宜先检视口腔,如牙龈上发现粟粒形水泡,即以软绸开水洗净,去其恶血,然后服此丸药。

【主治】小儿夜啼,发热惊恐,痰喘气促,及急惊风,手足搐搦,角弓反张。

【宜忌】体弱儿童忌服。

38746 如意丹(《鸡峰》卷十二)

【组成】硫黄 赤茯苓 陈皮 猪苓 白术 泽泻各一两(一方有桂一两)

【用法】上为细末,汤浸蒸饼为丸,如梧桐子大,每服三十丸,空心米饮送下。

【主治】脾湿肿满,小便不利。

38747 如意丹(《医学入门》卷四)

【组成】川乌八钱 槟榔 人参 柴胡 吴茱萸 川椒 白姜 白茯苓 黄连 紫菀 厚朴 肉桂 当归 桔梗 皂角 石菖蒲各五钱 巴豆二钱半

【用法】上为末,炼蜜为丸,如梧桐子大,朱砂为衣。每服三丸,或五丸、七丸,温疫及一切鬼祟,伏尸,传痨,癫狂失心,山岚瘴气,枣汤或白汤送下;风疫及宿患大风,身体顽麻,不知痛痒,眼泪不下,睡卧不安,面如虫行,日久须眉痒脱,唇烂齿焦,偏头痛,紫癜,疮癣,左瘫右痪,鹤膝风疼,一切风疾,荆芥煎汤送下;寒疝及小肠气痛,小茴煎汤,或吴萸煎汤送下;暑疫及五淋,灯心煎汤送下;热甚,大黄煎汤送下;燥疫,生地或麻子仁煎汤送下,或冷水送下;湿疫及水肿,车前子或木通煎汤送下;十种水气,甘遂、大戟煎汤送下;瘿蛊,甘遂煎汤送下;膀胱疝气肿疼,萝卜煎汤送下;五般痔,白矾汤送下;五痢,乳香汤送下;肾脏积,咬齿唾涎,腰疼,盐汤送下;五疰,桃枝煎汤送下;失心中邪,柳枝桃枝汤送下;阴阳二毒,伤风咳嗽,薄荷煎汤送下;五疳八痢,肠风脏毒,陈米煎汤送下;诸般咳嗽,姜汤送下;小儿十二惊风,薄荷煎汤送下;丹瘤、痈疽、瘰疬、疮痍、涎喘、消渴、大小肠闭,或泄或利,酒毒便红,喉痹、重腮,误吞铜铁、金石、药毒,不服水土,温汤送下;痢疾红甚,黄连煎汤送下;妇人血海久冷,带下赤白,难为生育,及诸般血气,艾汤送下。

【主治】温疫及一切鬼祟,伏尸,传痨,癫狂失心,山岚瘴气;风疫及宿患大风,身体顽麻,不知痛痒,眼泪不下,睡卧不安,面如虫行,日久须眉痒脱,唇烂齿焦,偏头痛,紫癜,疮癣,左瘫右痪,鹤膝风疼,一切风疾;寒疫及小肠气痛;暑疫及五淋;热甚,燥疫,湿疫及水肿,十种水气,瘿蛊,膀胱疝气肿疼;五般痔,五痢,肾脏积,咬齿唾涎,腰疼;五疰,失心中邪;阴阳二毒,伤风咳嗽;五疳八痢,肠风脏毒,诸般咳嗽;小儿十二惊风;丹瘤、痈疽、瘰疬、疮痍、涎喘、消渴、大小肠闭,或泄或利,酒毒便红,喉痹、重腮,误吞铜铁、金石、药毒,不服水土;痢疾;妇人血海久冷,带下赤白,难为生育,及诸般血气。

38748 如意丹(《本草纲目》卷三十四引《颐真堂经验方》)

【组成】母丁香三十六粒 滴乳香三钱六分

【用法】上为末,同活兔胆和杵千下,丸作三十六丸。每服一丸,好酒化下。

【主治】妇人产难。

38749 如意丹(《玉案》卷四)

【组成】青礞石(煅) 硼砂 款冬花 薄荷叶各四两 黄芩(酒炒) 玄明粉 桔梗各六钱 大黄(酒蒸九次)五钱

【用法】上为末,乌梅肉捣烂为丸。每服二钱,白滚汤送下。

【主治】嗽久不愈,诸火上升,口苦面赤,顽痰壅塞,气逆口疮。

38750 如意丹(《惠直堂方》卷一)

【组成】苍术(米泔浸一宿,晒)十二两 厚朴(姜汁炒)十二两 甘草(去皮)八两 木通(去皮)八两 莪术(醋炒)六两 陈皮十二两 三棱(去毛)六两 枳壳(去瓤)十两

【用法】上为细末,将三年陈晚米一斗,巴豆四百九十粒同炒至黄色,拣去巴豆,碾米为末,同前药水泛为丸,如梧桐子大。小儿一岁服一分,至十五岁服二钱五分,十六岁以上服三钱,不能服丸者,可研化服。肚腹痛,枳壳汤送下;食伤气滞腹痛,砂仁汤送下;隔食风寒,胸膈饱满,头痛发热,生姜葱头汤送下;心腹时常作痛,或大便不实,嗳气吞酸作胀,水泻及白痢,生姜汤送下;红痢,甘草汤送下;红白痢,甘草生姜汤送下;痞积气块作痛,生姜汤送下;停食,槟榔汤送下;逆气上升噎满,生姜汤送下;气塞痛,陈皮汤送下;其余诸病,俱滚汤送下。

【主治】伤食气滞腹痛,隔食风寒,胸膈饱满,头痛发热,大便不实,或水泻、痢疾,嗳气吞酸噎满,痞积气块作痛等证。

【宜忌】孕妇忌用。

38751 如意丹(《经验奇方》卷上)

【组成】川五倍(焙燥)二两 明雄精 炙山甲各四钱 蜈蚣(焙) 全蝎(焙)各七只 蝉蜕(焙)十四只 真云麝 上梅冰各三分

【用法】上为极细末,和匀再研,以瓷瓶收贮,勿令出气。临用时先将腐脓用柔纸拭净,以破散羊毫笔蘸丹掺患处,金花散盖面,云台膏贴之,每日早、晚各换一次。

【功用】解毒排脓,去腐生肌。

【主治】痈疽大毒恶疮,并刀石破伤溃烂。

【宜忌】忌食发气、煎炒、酒糟等物。

38752 如意丹

《北京市中药成方选集》。为《中国医学大辞典》"灵宝如意丹"之异名。见该条。

38753 如意丹

《全国中药成药处方集》(武汉方)。为原书同页"如意丸"之异名。见该条。

38754 如意汤(《普济方》卷六十九)

【组成】荆芥穗 防风 薄荷叶 白芷 黄柏 黄连 地骨皮 贯众各等分

【用法】上为粗末。水煎,温漱;外洗金疮。

【主治】骨槽风,走马牙疳,及金疮。

38755 如意汤(《玉案》卷五)

【组成】防风 紫苏 当归 枳壳 桃仁各一钱五分 广木香 荆芥 玄明粉 山楂各一钱

【用法】加葱白五根,水煎服。

【主治】风闭结。

38756 如意饮(《一草亭》)

【组成】人参一钱五分　黄耆一钱五分　麦冬(去心)一钱　贝母一钱　归身八分　陈皮五分　川芎五分　黄芩四分　家菊五分　麦芽四分　甘草三分

【用法】水煎服。

【主治】脾土虚弱,两目昏昧,咳嗽头痛。

【临床报道】头痛:一妇人,年四十余,两目昏昧,咳嗽头痛。诊脉皆细弱,脾部尤近弦弱,此脾虚五脏精气皆失所司,不能归明于目矣,邪逢其身之虚,随眼丝入于脑,则脑鸣而痛;心火妄行,侮其所胜,故咳嗽也。上药煎服二剂,前症悉除。

38757 如意油(《全国中药成药处方集》武汉方)

【组成】防己六两　荆芥八两　香附四两　细辛十两　苦杏仁四两　沉香四两　藿香四两　桂枝十两　乳香六两　甘草八两　木香四两　丁香八两　大黄二两　血竭八两　冰片十两　棉油二斤半　樟脑油十斤　薄荷油六斤　檀香油一斤半　丁香油一斤

【用法】先取棉油、樟脑油,合群药浸一星期后,再用蒸汽加温至七十度,经十八小时,冷后过滤去滓,再加薄荷油、檀香油、丁香油混合摇匀,成油十七斤十三两。外用搽涂患处,少量可以内服。

【主治】风湿头痛,关节痛,以及腹痛。

38758 如意酒(《疡医大全》卷七)

【组成】新鲜大如意草一两

【用法】捣烂,滚酒冲入,少倾挤汁,温服,滓敷肿上,缚住。三服愈。如无新鲜者,取叶阴干为末,作丸服亦可。

【功用】解毒,消肿,止痛。

【主治】一切痈疽疮毒。

38759 如意散

《洪氏集验方》卷五。为《元和纪用经》"神效八味散"之异名。见该条。

38760 如意散(《宣明论》卷十五)

【组成】吴茱萸　牛蒡子　荆芥各一分　牡蛎半两　轻粉半钱　信砒二钱

【用法】上为细末。每用一钱,临卧油调,遍身搓摩上一半,如后有痒不止,更用少许涂之股髀之间,闻香悉愈。

【主治】疥癣无时痛痒,愈发有时,不问久新。

38761 如意散(《魏氏家藏方》卷四)

【组成】百合　黄耆(蜜炙)　当归(去芦)　茯神(去木)　人参(去芦)　五味子　甘草(炙)　柏子仁　白茯苓(去皮)各等分

【用法】上为细末。每服三钱,水一盏,生姜三片,乌梅一枚,煎至七分,不拘时候服。

【主治】忧思过度,心血不足,倦乏瘦悴,或夜发寒热。

38762 如意散(《御药院方》卷八)

【组成】干漆(生)　黑狗脊(生)　轻粉(研)　僧耆黄(生,研)各一两

【用法】上为细末。每用药前,先微搔破,以生油调药如稀糊,搽患处,一日二三次。

【主治】疥疮时发痒痛。

38763 如意散

《准绳·女科》卷四。为《妇人良方》卷十七"催生如意散"之异名。见该条。

38764 如意散(《种痘新书》卷九)

【异名】如意膏(《梅氏验方新编》卷五)。

【组成】生南星八钱　生半夏一两　郁金五钱　生大黄一两　姜黄五钱　白芷五钱　苍术五钱

【用法】上为末。先刺去恶血,然后用醋调敷患处四围,留口莫敷,令出毒气。将四围之毒赶聚一团,再用膏药贴之,拔尽脓汁而自愈矣。内服调元固本,排脓解毒之剂。

【主治】痘后余毒,痘疖肿硬。

38765 如意散(《仙拈集》卷四)

【组成】如意草(又名箭头草,阴干。若急用,瓦上焙干,微炒)

【用法】上为末。鸡子清调,涂患处。

【主治】痈疽发背,瘰疬,疔疮,黄白火泡,痒痂皮烂。

38766 如意散(《青囊立效秘方》卷一)

【组成】生军八两　陈皮二两　南星二两　芙蓉叶四两　白芷二两　花粉四两　白及二两　姜黄四两　五倍八两　毛菇二两　甘草一两　血竭二两　小朴四两　枯小粉一斤

【用法】晒脆为末。鸡蛋清、醋皆可调敷。

【主治】一切痈疽红白相兼之症。

38767 如意散(《外科方外奇方》卷一)

【组成】生南星　生大黄　生半夏　朴消

【用法】上为末。姜汁调敷。

【主治】痰毒。

38768 如意膏(《圣济总录》卷一五九)

【组成】蓖麻子三七粒(去壳,研如膏)　丹砂半钱(研细)

【用法】上为末。用油单一片,方圆如盏口大,将药摊之,当脐下少腹间贴之,外以带帛系令固,候产罢,并胞衣下毕速去之,稍缓即脱人气血,此药觉腹痛便宜用之。

【功用】催生。

【主治】产难。

38769 如意膏(《活幼心书》卷下)

【组成】半夏(炮裂)　南星(炮裂)各一两半

【用法】上为末,以生姜汁和匀,捻作小饼如钱样,用慢火炙干;再为末,复取姜汁如前,经二次炙干,仍焙为末,炼蜜为丸,如芡实大。每服一丸至二丸,用姜蜜汤化服,不拘时候;有热者,以薄荷汤化服。

【主治】❶《活幼心书》:小儿痰喘气促,咳嗽连声不已,冷热二证皆可用。❷《幼科折衷》:小儿龟胸,风痰停饮,积聚心胸,唇红面赤,咳嗽喘促,致胸高如覆掌。

【备考】本方方名,据剂型当作"如意丸"。

38770 如意膏(《幼科折衷》卷上)

【组成】半夏　赤茯苓　枳壳　朴消

【用法】用消风化,以生姜打糊为丸,如绿豆大。淡姜汤送下。

【功用】祛风化痰。

【主治】小儿痫呿,风痰潮紧,气促而喘。

38771 如意膏

《梅氏验方新编》卷五。为《种痘新书》卷九"如意散"之异名。见该条。

38772 如圣饮子(《杨氏家藏方》卷八)

【组成】人参(去芦头)一两 款冬花一两 罂粟壳(去瓤)二两(炙) 乌梅一两(捶碎)

【用法】上咬咀。每服五钱,用水二盏,煎至一盏,去滓,食后临卧热服。

【主治】肺气虚寒,咳嗽喘急。

38773 如圣饮子

《痫论萃英》。为《普济方》卷六十引《旅舍》"如圣汤"之异名。见该条。

38774 如圣金锭(《医学入门》卷七)

【组成】硫黄 川芎 腊茶 薄荷 川乌 消石 生地各等分

【用法】上为末,生葱汁和成锭子。每服一锭,先以凉水灌漱,次嚼薄荷五七叶,却用药同嚼烂,以井花水咽下,甚者连进二服,口含之。

【主治】咽喉急闭,腮颔肿痛,乳蛾结喉,木舌重舌。

38775 如圣饼子(《局方》卷三绍兴续添方)

【组成】防风 天麻 半夏(生)各半两 天南星(洗) 干姜 川乌(去皮尖)各一两 川芎 甘草(炙)各二两

【用法】上为细末,汤浸蒸饼为丸,如鸡头子大,捻作饼子晒干。每服五饼,同荆芥三五穗细嚼,茶、酒任下,熟水亦得,不拘时候。

【功用】清头目,消风化痰,暖胃。

【主治】男子妇人气厥,上盛下虚,痰饮风寒伏留阳经,偏正头疼,痛连脑巅,吐逆恶心,目眩耳聋。

38776 如圣饼子(《魏氏家藏方》卷五)

【组成】沉香二钱半 安息香 木香各一钱半(不见火) 丁香(不见火) 藿香叶(去土) 乳香各三钱(别研) 半夏(汤泡七次) 桂心(去粗皮)各二两

【用法】上用天南星一两半,炮紫色为末,半两用生姜自然汁煮糊,别用硫黄三钱(研细)、水银二钱,同前药用南星糊为剂,分作四十九饼。每服半饼,用生姜汁化开,空心白汤送下。

【主治】膈气反胃。

38777 如圣饼子(《内经拾遗》卷二)

【组成】苍术(泔浸)四两 川芎 白芷各二两 草乌一两(姜汁炒)

【用法】上为细末,酒糊为饼,如小围棋子大。每服七饼,用细茶一撮,嚼烂,早晨茶清送下。服后一日不见风。

【主治】头痛、头风因寒者。

38778 如圣饼子

《普济方》卷四十六。为原书同卷"天麻饼"之异名。见该条。

38779 如圣饼子(《普济方》卷二九一)

【组成】雄黄(研)半钱 人言半钱 乳香一钱(研)

【用法】用糯米粥为锭子,如小麦大。疮有眼,如钱眼大,贴在疮口上,未破者灸三五壮,将饼放在灸处,再用白及为膏贴之。至一日余,球子自然下,将饼子依前贴。

【主治】瘰子。

38780 如圣黑膏(《得效》卷十二)

【异名】如胜膏(《袖珍小儿》卷七)。

【组成】豆豉半升 龙胆草 芜荑各一分

【用法】上用湿纸裹,盐泥固济,火煅存性,研为末,以生清油半斤,熬取四两,下药急搅匀得所,瓷盒收贮。外敷。凡人耳轮疮极痒,临睡时敷一遍;治白秃,剃头后外敷。

【主治】头疮久不愈,耳轮疮及白秃。

38781 如圣煎丸(《圣济总录》卷七人卫本)

【异名】金铁如圣煎丸(《普济方》卷九十三)。

【组成】麻黄(去根节,到)四两 桑根白皮半斤(到) 桃心 柳心各四两(到) 黑豆二升 童子小便三升 河水十五升(井水亦得,以上七味,同入银石器内熬三分至一分,去滓,别入后药) 天南星(生用)二两 天雄(去皮脐,生用)二两 干蝎(去土,炒)二两半 天麻二两 天蓼花一两 麝香三分 腻粉一钱 乳香半斤 木鳖子(去壳)一两(以上九味,捣研为末,以生地黄汁入在前药水中,再用文火同熬成膏,以不津器密收) 丹砂一两 云母末一两半 金箔 银箔各十片

【用法】上药将后四味研如粉,用瓷盒盛之,用益母草固济,于地坑子内,用炭五斤,煅令通赤,用湿土盖,候冷取出,如粉红色为度。服时先取清酒三升,膏子一两,煅过丹砂(研)半两,同入银石器中,熬酒至一升,分作五服,先日午温服一服,日晚一服,更后一服。如人行二十里后,取下恶物为候,随病人虚实加减用之,虚者少与,实者稍多。服药后,如汗出不止,煎麻黄根节汤令服,且于密室中将理二十日则安。

【主治】瘫缓风疾。

【备考】本方方名,原书文瑞楼本作"金映如圣煎丸"。据剂型当作"如圣煎"。

38782 如神饼子(《百一》卷九)

【组成】乌鱼骨(去皮,细研) 木贼(去节,为末) 朱砂(水飞)各一钱 南鹏砂四皂子大(细研)

【用法】上同研三千遍,汤溶蜡少许,以柳枝子搅四十九遍,入脑子少许,更多尤妙,于五月五日合丸作饼子。每用一饼子,临卧安于眦内,来早以净水于盏内洗,临卧再用一饼子,可使三次。

【主治】目生翳膜。

38783 如意仙丹(《良朋汇集》卷二)

【组成】真鸦片四钱 沉香 朱砂 木香各二钱 京牛黄二分 麝香一分

【用法】上为细末,用头生人乳合作八十丸,重裹金箔为衣。每服一丸,用梨一个捣烂,白布包绞自然汁,先将丸药用净布包,打碎,再用梨汁研,化服,其痛立止,如久痢不止,西瓜水送下。

【主治】九种心痛,疝气牵引,遍身作痛,大渴饮水,随饮随吐,饮食不进,昼夜不睡,噎膈反胃,久痢不止。

38784 如意金丹

《玉机微义》卷十五引郭氏。为原书同卷"万灵夺命丹"之异名。见该条。

38785 如圣千金散(《普济方》卷三〇三引《卫生家宝》)

【组成】海金沙 生郁金 滑石各半两

【用法】上为末。每服二钱,用砂糖块,新汲水调下,不拘时候。

【主治】金疮出血,痛不可忍。

38786 如圣无比散

《妇人良方》卷一。为《圣惠》卷七十三"绿寒散"之异名。见该条。

38787 如圣针头丸(《袖珍》卷一引《圣惠》)

【组成】木香 巴豆 淡豆豉各等分

【用法】上和匀,为丸如萝卜子大。每服一丸,白痢,干姜汤送下;赤痢,甘草浸水送下;赤白痢,用干姜甘草汤送下。

【主治】痢疾。

38788 如圣围毒膏(《喉科家训》卷一)

【组成】三梅片一钱 川黄柏一钱 生蒲黄一钱 生人中白一钱 生甘草五分 元明粉五分 西月石五分 川黄连一钱五分 薄荷叶一钱五分 净青黛五分 枯白矾四分

【用法】上为细末。以蜜水调如膏,围敷患处,令其渐消,加上玉枢活血更妙;丹毒,以靛青水调敷。

【主治】喉外红肿焮痛,风毒发颐疔腮,温毒疫炎诸毒,兼治丹毒。

38789 如圣青金丸(《博济》卷四)

【异名】青金丸(《圣济总录》卷一七〇)、青金丹、睡惊丸(《普济方》卷三七三引《全婴方》)。

【组成】龙脑一钱 麝香一分 香墨一钱半 腻粉一钱 白面三钱 使君子二个(以白面裹,慢火煨令熟) 金箔 银箔各十片(如无,少用) 青黛二钱

【用法】上为细末,滴井水为丸,如鸡头子大。慢惊风,每服一丸,薄荷水化下。服讫,须臾便睡,睡立愈,后更服二三服。如些须小惊者,及急惊,只服半丸以下;慢惊,取下清涎为效。

【功用】定搐搦,疗疳病,坠痰涎,镇心神。

【主治】小儿体热,忽发吐逆,夜惊啼,荏苒不解,或秘或泄,变成慢惊,或为疳疾。

【备考】本方方名,《幼幼新书》引作"如圣青金丹"。《圣济总录》有芦荟,治慢惊,三岁以上服一丸,以下服半丸。《普济方》本方用法:若吐泻成惊者,先与神宝丹一二服,次用此药,涎下后再与神宝丹;若只吐不泻,便服此药,涎下后再与神宝丹少许。

38790 如圣青金丹

《幼幼新书》卷九。即《博济》卷四"如圣青金丸"。见该条。

38791 如圣青金丹(《卫生总微》卷六)

【组成】青黛半两 瓜蒂一分 朱砂一分(水飞) 轻粉一分 蝉壳(去土)三个 雄黄一分(水飞) 芦荟一分 胡黄连一分 熊胆一分(化开) 麝香少许

【用法】上为细末,用獖猪胆汁为丸,如梧桐子大,瓷盒贮之。诸般惊痫风疾,搐搦上视,温水化一丸,滴鼻中取嚏,更用薄荷水化下一丸;久患泄泻,腹胀肚大,脚细诸疳,米饮化下;疳虫蛔咬,苦楝子汤送下;疳蚀口疮鼻烂,乳汁研涂;疳眼雀目,白羊子肝一片,竹刀擘开,研药作末,掺在肝片内,麻缠,米泔煮熟,空心服。

【主治】小儿一切风痫搐搦,及寒热腹痛,诸虫五疳八利,肚大脚细,泄泻无时,天吊胎惊,暗风痫病,热疳口疮。

【宜忌】乳母常忌鱼、大蒜、鸡、鸭、猪肉。

38792 如圣金刀散(《外科正宗》卷四)

【异名】金刀散(《年氏集验良方》卷一)。

【组成】松香末七两 枯矾 生矾各一两五钱

【用法】上为极细末,罐密收贮。掺伤处,纸盖绢扎;血止三四日后,必燃痛作脓,换掺生肌散,三日三次,其疼即止;以后日用葱汤洗之,换搽玉红膏长肉生肌。避风为要。

【功用】❶《年氏集验良方》:脱腐生新,收敛。❷《伤科补要》:止血燥湿。

【主治】❶《外科正宗》:刀刃所伤,皮破筋断,飞血不止。❷《年氏集验良方》:痈疽发背,诸般溃烂,棒毒金疮。

【临床报道】外伤:《新中医》[2003,35(5):64])用如圣金刀散治疗外伤108例,结果:治愈105例,治愈率97.4%。

38793 如圣柘黄丸(《外科发挥》卷四)

【组成】柘黄一两(为末) 百齿霜(即梳垢)三钱

【用法】面糊为丸,如梧桐子大。每服三五丸,米饮送下。

【主治】肺痈,咳而腥臭,或唾脓瘀,不问脓成与否并效。

【备考】柘黄,乃柘树所生者,其色黄,状如灵芝,江南最多,北方鲜有。

38794 如圣胜金锭(《局方》卷七宝庆新增方)

【组成】硫黄(细研) 川芎 腊茶 薄荷(去枝梗) 川乌(炮) 消石(研) 生地黄各二两

【用法】上为细末,绞生葱自然汁搜和为锭。每服先用新汲水灌漱吐出,次嚼生薄荷五七叶微烂,以药一锭同嚼极烂,以井水咽下,甚者连进三服即愈;重舌腮肿,先服一锭,次以一锭安患处,其病随药便消;治冒暑伏热,不省人事,用生薄荷水调研一锭,灌下即苏;如行路常含一锭,即无伏热之患;口舌生疮,不能合口及食热物,如上法服讫,用水灌漱,嚼薄荷十叶,如泥吐出,再水灌漱,嚼药一锭含口内聚涎裹之,觉涎满方吐出,如此服三锭,便能食酒醋。遇食咸、酸、酢脯、炙煿,喉中生泡,须掐破吐血,方与薄荷数叶,以一锭同嚼,井水吞下;砂淋、热淋,小便出血,同车前草七叶、生姜小块研烂,水调去滓,嚼药一锭,以水送下。此药常常随身备急。小儿只服半锭。

【功用】分阴阳,去风热,化血为涎,化涎为水。

【主治】急喉闭,缠喉风,飞疡,单双乳蛾,结喉,重舌木舌,腮颔肿痛,不能吞水粥。及冒暑伏热,不省人事,砂淋、热淋,小便出血。

【备考】本方方名,《玉机微义》引作"如圣胜金锭子"。

38795 如圣胜金锭(《局方》卷七续添诸局经验秘方)

【组成】朴消四两 川芎一两 硫黄(细研)一两半 贯众二两 薄荷叶 荆芥穗 嫩茶各半两

【用法】上件为末。绞生葱自然汁搜和为锭。每服先用新汲水,灌漱吐出,次嚼生薄荷五七叶微烂,以药一锭,同嚼极烂,以井水咽下,甚者连进三服即愈;重舌腮肿,先服一锭,次以一锭安患处,其病随药便消;治冒暑伏热,不省人事,用生薄荷水调研一锭,灌下即苏;如行路常含一锭,即无

伏热之患;口舌生疮,不能合口并食热物,如上法服讫,用水灌漱,嚼薄荷十叶,如泥吐出,再水灌漱,嚼药一锭,含口内聚涎裹之,觉涎满方吐出,如此服三锭,便能食酒醋。遇食咸酸酢脯、炙煿,喉中生泡,须掐破吐血,方与薄荷数叶,以一锭同嚼,井水吞下;砂淋、热淋,小便出血,同车前草七叶、生姜小块研烂,水调去滓,嚼药一锭,以水送下。此药常常随身备急。小儿只服半锭。

【功用】分阴阳,去风热,化血为涎,化涎为水。

【主治】急喉闭,缠喉风,单双乳蛾,结喉,重舌木舌,腮颌肿痛,不能吞水粥。及冒暑伏热,不省人事,砂淋、热淋,小便出血。

38796 如圣消惊丸(《幼幼新书》卷八引《王氏手集》)

【组成】羚羊角屑 犀角末 麝香各一分 牛胆囊天南星四两 天麻 人参 白茯苓各一两 白僵蚕(炒)全蝎各半两 朱砂一两三钱半 龙脑一钱 (一方加牛黄一分)

【用法】上为细末,炼蜜为丸,一两作八十丸。每服一丸,麝香汤化下。儿小涂乳上,令吮之。

【功用】消磨一切惊痫。

【主治】新生儿在胎中之时,其母宿挟惊、忧、喜、怒,举动惊胎,致儿生后常饶惊悸,眠睡不稳,精神恍惚,摇头上视,温壮多睡,反折啼叫,口眼相引。

38797 如圣黄耆汤(《圣济总录》卷九十)

【组成】黄耆(剉) 乌梅(去核) 知母(焙) 甘草(炙,剉) 款冬花 秦艽(去苗土) 贝母(去心,炒) 半夏(汤洗七遍,焙)各一两 糯米 桑根白皮(剉)各一分 桃仁(去皮尖,麸炒) 鳖甲(去裙襕,醋炙黄)各半两 人参一两半 柴胡(去苗)二两

【用法】上为粗末。每服三钱匕,水一盏半,加生姜三片,桃枝、柳枝、葱白、薤白各少许,同煎至六分,去滓温服,不拘时候。

【主治】虚劳,心肺俱伤,咳唾脓血。

38798 如圣救苦散(《医方类聚》卷一九一引《烟霞圣效》)

【组成】金银花二两 香附子二两(去须) 御米壳二两(去蒂隔) 甘草二两 黑豆黄一两

【用法】上药并生,为细末。每服五七钱,水半碗,煎三五沸,微温服之。

【功用】托里,解诸痛。

【主治】一切恶疮,及赤白泻痢,咳嗽脓血。

【加减】恶疮,量虚实老幼加减,入大黄少许。

38799 如圣救苦散

《杂病治例》。为《普济方》卷九十三引《瑞竹堂方》"如神救苦散"之异名。见该条。

38800 如圣紫草汤

《普济方》卷四○三。为《卫生总微》卷八"紫草如圣汤"之异名。见该条。

38801 如圣黑丸子(《外科理例·附方》)

【组成】白及 当归各四钱 白蔹一两六钱 南星(焙)三钱 百草霜 芍药各一两 牛膝(焙)六钱 川乌(炮)二钱 赤小豆一两六钱 骨碎补(焙)八钱

【用法】上为末,炼蜜为丸,如梧桐子大。每服三十丸,盐汤或酒送下;风疾更煨葱一茎,温酒送下。

【主治】风寒袭于经络,肿痛或不痛;或打扑跌坠,筋骨疼痛,瘀血不散,遂成肿毒;及风湿四肢疼痛,或手足缓弱,行步不前;并妇人血风劳损。

【宜忌】孕妇勿用。

38802 如金解毒汤

《医钞类编》卷六。为《痈疽神秘验方》"如金解毒散"之异名。见该条。

38803 如金解毒散(《痈疽神秘验方》)

【异名】如金解毒汤(《医钞类编》卷六)。

【组成】桔梗一钱 甘草一钱半 黄连(炒) 黄芩(炒) 黄柏(炒) 山栀(炒)各七分

【用法】水二钟,煎至八分,作十余次呷之,不可急服。

【功用】降火解毒。

【主治】肺痈。发热烦渴,脉洪大。

38804 如神千金方(《外科发挥》卷七)

【组成】好信石(色黄明者)三钱(打如豆大) 明白矾一两(为末) 好黄丹(水飞,炒变色)五钱 蝎梢七个(净洗,瓦上焙干,研末) 草乌(紧实光滑者,去皮,生研末)一钱

【用法】上将紫泥灌以炭火煅红,放冷拭净;先下明矾烧令沸,次下信石,入矾内拌匀,文武火煅,候沸,再搅匀;次看罐通红烟起为度,将罐提下,待冷取,研末,方入草乌、黄丹、蝎梢三味,再同研极细,入瓷罐内收贮。如欲敷药,先煎甘草汤,或葱椒煎汤,洗净患处,然后用生麻油调前药,以鹅毛扫药痔上,每日敷药三次。之后,必去黄水如胶汁,而痔头渐消,痔病年远者,不出十日可取尽,日近者,俱化为黄水,连根去净,更搽生好肉药。

【主治】痔漏。

【备考】本方方名,《外科十三方考》引作"枯痔散"。

38805 如神开骨膏(《妇人良方》卷十七引《经验方》)

【组成】乳香不以多少。

【用法】上为极细末。滴水为丸,如鸡头子大。每服一丸,无灰酒吞下。

【功用】催生。

【备考】本方方名,据剂型,当作"如神开骨丸"。

38806 如神开骨膏(《妇人良方》卷十七引《海上方》)

【组成】乳香 朱砂各等分

【用法】上为末。麝香酒调下。

【功用】催生。

【备考】本方方名,据剂型,当作"如神开骨散"。

38807 如神木香丸(《三因》卷十一)

【组成】木香 硇砂(滴淋控干) 蓬术(炮) 胡椒半夏(浆水煮) 干漆(炒大烟尽)各半两 缩砂仁 桂心 青皮各三两 附子(炮,去皮脐) 三棱(醋煮一宿)各一两 白姜(炮)一两

【用法】上为末,炼蜜为丸,如梧桐子大。每服三五十丸,空心生姜橘皮汤送下。

【主治】谷气结聚癥瘕,胸胁闷痛,或吐酸水,食后噫作生熟气,腹胀泄泻及四肢浮肿。

38808 如神木香丸

《得效》卷四。为《局方》卷三(新添诸局经验秘方)"卢氏异方感应丸"之异名。见该条。

38809 如神止泻丸

《局方》卷六(续添诸局经验秘方)。为《三因》卷十一"止泻如神丸"之异名。见该条。

38810 如神化毒汤（《治痘全书》卷十三）

【组成】官桂　白芍　甘草各一钱　青皮　木香　枳壳各七分　山楂　连翘各五分

【主治】痘疮腰腹痛。

38811 如神白虎汤（《伤寒六书》卷三）

【组成】石膏　知母　甘草　人参　山栀　麦门冬　五味子

【用法】水二钟,加大枣一枚,生姜一片,淡竹叶十片,水煎,热服。

【主治】❶《伤寒六书》:伤寒身热,渴而有汗不解,或经汗过而渴不解,脉来微洪。❷《简明医彀》:中暍。

【宜忌】无渴不可服。

【加减】心烦者,加竹茹一团;大渴心烦,背恶寒者,去山栀,加天花粉。

38812 如神白虎汤（《鲁府禁方》卷一）

【组成】石膏　知母　甘草　糯米　人参　麦门冬　五味子　山栀　天花粉

【用法】入生姜一片,水煎,临服入乌梅汁一匙。

【主治】身热,渴而有汗不解,或经汗过,渴不解者,脉来微洪。

【加减】心烦,加竹茹;湿温证,热不退而大便溏者,加苍术。

【宜忌】无渴不可服。

38813 如神宁嗽膏

《寿世保元》卷四。为《古今医鉴》卷七"宁嗽膏"之异名。见该条。

38814 如神托里散（《准绳·疡医》卷一）

【组成】苍耳根　兔耳草根　金银藤　五味子根

【用法】上㕮咀。每服五钱,用生白酒二盏,煎至七分,去滓服。卧盖取微汗,滓再煎。

【功用】发散伤寒。

【主治】发背等疮初起,又治疔疮并一切肿毒及伤寒。

38815 如神定喘汤（《麻疹备要方论》）

【组成】黄芩　川连　栀子仁　桔梗　花粉　赤苓　贝母　牛蒡子　瓜蒌仁　杏仁　麦冬　生石膏

【用法】水煎,冲竹沥一杯服。

【主治】麻疹已出,热实气喘,大便坚结,小便赤涩,热重不退。

38816 如神救苦散（《普济方》卷九十三引《瑞竹堂方》）

【异名】如圣救苦散（《杂病治例》）。

【组成】御米壳一两(去顶,蜜炒)　陈皮五钱(去白)　虎骨(酥炙)　乳香(研)　没药(研)　甘草各二钱半

【用法】上为细末。每服三钱,水一盏半,煎至八分(煎药时,须顺搅),连滓热服,病在上食后服,病在下食前服。

【主治】左瘫右痪,风湿痹,走注疼痛,无问男子妇人,远年近日,并宜服之。

【宜忌】❶《普济方》引《瑞竹堂方》:忌猪、马、驴、鱼、兔等肉。❷《丹溪心法》:非痛不可服。

38817 如神救苦散（《医学正传》卷一）

【组成】御米壳(蜜炒)一钱　陈皮五钱　壁虎(炙黄,

即蝎蜓)　乳香　没药　甘草各二钱五分

【用法】上为末。每服三钱,水煎服。

【主治】瘫痪,手足走痛不止。

【宜忌】非痛勿用。

38818 如神断痫丸（《幼科发挥》卷二）

【组成】黄连五钱　白茯神　石菖蒲各三钱　胆星　珍珠　铁花粉各一钱　朱砂(飞)三钱　甘遂五分

【用法】上为细末,粟米粉煮糊,入猯猪心血三枚同杵匀为丸,如弹子大。每一丸,取猯猪心一枚,切开两片,入药在内,线扎定,水煮熟,分三服,本汤送下。

【主治】急惊风后,急痰停聚,迷其心窍,变成痫疾。或一月一发,或半年一发,或一年一发,发过如常。

38819 如神鳖甲汤（《普济方》卷一九九）

【组成】鳖甲(好醋炙透,去裙襕)　常山　乌梅肉　桂心　柴胡(去苗)　知母各一两　牡蛎半两(炮,烧)

【用法】上为粗末。每服二钱,水二钟,煎至八分,去滓,发前一服,已发一服。

【主治】一切瘴疟。

38820 如童老奴丸（《全国中药成药处方集》哈尔滨方）

【组成】稍花　灯心灰　蛇床子　车前　苁蓉　菟丝子　马蔺花　大茴　韭子　荜澄茄　故纸各二两　川楝　羊藿　枸杞　胡桃肉　茯苓各一两半　母丁香　远志　泽泻　川附各五钱　巴戟二两　蜘蛛七个(酒浸)　柏仁一两半　桑蛸一两半　萸肉一两半

【用法】上为细末,炼蜜为小丸,如梧桐子大。每服二钱,淡盐汤送下,日服二三次。

【功用】补血填精。

【主治】精血衰弱,营养不足,神倦体软,气短心跳,不能支持,风寒湿痹,五劳七伤,阳事不举。

38821 如意大力丸（《良朋汇集》卷五）

【组成】蒺藜(净末)半斤　当归(酒洗)二两　大生地(酒洗)　牛膝　木瓜　杜仲(盐水拌炒,去丝)　枸杞　骨碎补(去毛,盐水拌炒)　熊掌骨(酥炙)各一两　虎胫骨(酥炙)一两二钱　甜瓜子(微炒)一两　乳香(去油)　没药(去油)各五钱　黄柏八钱(盐水炒)　菟丝子(酒浸拌,蒸)　龟板(酥炙)　白茯苓(人乳泡)　知母(盐水炒)　续断(酒洗)　大熟地各一两

【用法】上为细末,炼蜜为丸,每丸三钱重。每服一丸,空心滚白水送下。

【功用】强壮气力,保命护身。

38822 如意金黄散（《外科正宗》卷一）

【异名】金黄散（《嵩崖尊生》卷十二）、神效金黄散（《良朋汇集》卷五）、金黄如意散（《奇方类编》卷下）。

【组成】天花粉(上白)十斤　黄柏(色重者)　大黄　姜黄　白芷各五斤　紫厚朴　陈皮　甘草　苍术　天南星各二斤

【用法】上㕮咀,晒极干燥,用大驴磨连磨三次,方用蜜绢罗厨筛出,瓷器收贮,勿令泄气。凡遇红赤肿痛,发热未成脓者,及夏月火令时,俱用茶汤同蜜调敷;如微热微肿,及大疮已成,欲作脓者,俱用葱汤同蜜调敷;如漫肿无头,皮色不变,湿痰流毒,附骨痈疽,鹤膝风等症,俱用葱酒煎调;如风热恶毒所生疾患,必皮肤亢热,红色光亮,形状游走不定,

俱用蜜水调敷;如天泡、火丹、赤游丹、黄水漆疮、恶血攻注等症,俱用大兰根叶捣汁调敷,加蜜亦可;汤泼火烧,皮肤破烂,麻油调敷。

【功用】《外科十三方考》:清热、解毒、消肿、定痛。

【主治】外科一切痈疡属阳证者,及跌打损伤,虫蛇咬伤。

❶《外科正宗》:痈疽发背,诸般疔肿,跌扑损伤,湿痰流毒,大头时肿,漆疮、火丹,风热天泡,肌肤赤肿,干湿脚气,妇女乳痈,小儿丹毒,凡外科一切顽恶肿毒。❷《金鉴》:小儿玉烂疮,腑热内蒸,湿气外乘,身热皮红,能食米面者。❸《全国中药成药处方集》(沈阳方):蛇虫咬伤,蜂蝎螫毒,癣疥湿癞,皮肤瘙痒,冻疮痒痛。

【临床报道】❶ 静脉炎:《中国民间疗法》[2006,14(1):26]用如意金黄散膏治疗化疗后静脉炎40例,结果:有效35例,无效5例,有效率87.5%。❷ 骨折:《辽宁中医杂志》[2005,32(12):1286]用加味如意金黄散外敷治疗骨折120例,结果:用本方外敷后疼痛消除时间最短2小时,最长72小时,平均24小时。肿胀消退时间最短36小时,最长7天,平均3天。❸ 疖肿:《中医外治杂志》[2003,12(1):43]本方治疗疖肿50例,结果:总有效率为100%。❹ 腮腺炎:《中医外治杂志》[2003,12(6):42]应用如意金黄散外敷治疗腮腺炎60例,结果:治愈率为95%;有效3例,有效率为5%;总有效率为100%。

【现代研究】抑菌作用:《时珍国药研究》[1991,2(1):12]研究表明:金黄散提取药液在10%以上浓度有抑菌作用,300%金黄散液与0.5%5-氟脲嘧啶抑菌作用相同。

【宜忌】《全国中药成药处方集》(南昌方):皮色不红者忌敷,并忌入口。

38823 如意金黄散(《外科方外奇方》卷一)

【组成】天花粉十两　川黄柏五两　姜黄五两　白芷五两　广陈皮二两　甘草二两　苍术二两　南星二两　厚朴二两　石菖蒲二两　川郁金二两　生半夏二两

【用法】上为细末。醋、或蜜、或水、或葱汁水调敷。

【主治】痈疽发背,诸般疔肿,跌打损伤,湿痰流注,大头时肿,漆疮火丹,湿热天泡,肌肤赤肿,干湿脚气,妇女乳痛,小儿丹毒,外科一切顽恶肿毒。

38824 如意定喘丸(《成方制剂》5册)

【组成】蛤蚧150克　蟾酥(制)9克　黄芪500克　地龙500克　麻黄500克　党参500克　苦杏仁800克　白果500克　枳实300克　天冬400克　五味子(酒蒸)500克　麦冬400克　紫菀400克　百部200克　枸杞300克　熟地黄500克　远志200克　葶苈子200克　洋金花200克　石膏200克　甘草(蜜炙)500克

【用法】制成丸剂,每丸相当于原药材0.7克。口服,一次2～4丸,每日3次。

【功用】宣肺定喘,止咳化痰,益气养阴。

【主治】肺气阴两虚所致的支气管哮喘,虚劳久咳,肺气肿、肺心病。

【宜忌】孕妇忌服,忌烟酒辛辣食物。

【备考】本方改为片剂,名"如意定喘片"(见原书)。

38825 如意铁箍散(《青囊秘传》)

【组成】大黄四两　陈皮二两　南星二两　白及二

两　姜黄四两　白芷三两　毛菇二两　厚朴四两　花粉四两　甘草一两　血竭二两　芙蓉叶四两　五倍子(炒)半斤　陈小粉(炒黑)一斤

【用法】上为细末。鸡子清或醋调敷。

【主治】一切痈疽,红白相兼之症。

38826 如意通圣汤

《嵩崖尊生》卷十。为《准绳·类方》卷四引《集验方》"如意通圣散"之异名。见该条。

38827 如意通圣散(《解围元薮》卷三)

【异名】麻黄赤芍汤。

【组成】罂粟壳　丁香　麻黄　赤芍　防风　荆芥　当归　川芎　羌活　独活　白芷　甘草　黄芩　威灵仙　草乌(炒黄色)　桔梗　葛根各二钱五分

【用法】水煎,去滓,乳香、没药末各三分,盖被取汗。趁热冲服。如病在肩背上,冲服白芷末二钱。

【主治】白虎历节,痛风,寒湿,手足不能举,浑身走注,抽掣疼痛。

38828 如意通圣散(《准绳·类方》卷四引《集验方》)

【异名】如意通圣汤(《嵩崖尊生》卷十)。

【组成】当归(去芦)　陈皮(去白)　麻黄(去节)　甘草(炙)　川芎　御米壳(去顶膈)　丁香各等分

【用法】上用慢火炒令黄色。每服五钱,水二盏,煎至一盏,去滓温服。

【主治】行痹,走注疼痛。

【加减】如腰脚走注疼痛,加虎骨、没药、乳香;如心痛,加乳香、良姜;如赤眼,加草龙胆、黄连。

【方论选录】《金匮翼》:麻黄之猛,而得粟壳之涩,则内行经络,不复外发皮毛,故得治痹痛之疾。芎、归所以行血,陈皮、丁香所以行气,气血以行,邪气以去;炙草则和药缓急之用耳。慢火同炒者,欲令气味和合,使不相悖而相就也。

【备考】《嵩崖尊生》有枳壳,无御米壳。

38829 如意通圣散(《医统》卷十一)

【组成】麻黄　防风　川芎各一钱　罂粟壳　当归　丁皮　甘草各五分

【用法】水二盏,煎至八分,去滓,入乳、没少许,再煎一沸,热服出汗。

【主治】风湿注痹走痛。

38830 如意紫沉煎(《鸡峰》卷九)

【组成】沉香　木香　朱砂　硇砂　使君子　荜澄茄　荆三棱　莪术各一分　肉豆蔻　槟榔各一两　母丁香五个　巴豆二十个　黑牵牛粉半两

【用法】上为细末,水煮面糊和丸,如麻子大。每服三二丸,空心温酒送下。

【主治】气虚中寒,脾胃不和,宿谷迟化,饮食多伤,胸膈痞闷,心腹疼痛,噫醋吞酸,呕逆恶心,胁肋胀痛,泄痢里急,久新积聚,疝瘕癖结。

38831 如圣加枳实汤(《云岐子保命集》卷下)

【组成】甘草　桔梗　枳实(炒)各五钱

【用法】上到细。每服五钱,入五味子半钱,水煎服。

【主治】伤寒噫气。

38832 如圣麦门冬散

《杨氏家藏方》卷十九。为《普济方》卷六十引《旅舍》"如圣汤"之异名。见该条。

38833 如圣胜金锭子

《玉机微义》卷二十七。即《局方》卷七(宝庆新增方)"如圣胜金锭"。见该条。

38834 如圣加吴茱萸汤(《云岐子保命集》卷下)

【组成】甘草 桔梗 吴茱萸(炒)各五钱

【用法】上到细。每服五钱,入五味子半钱,水煎服。

【主治】伤寒气逆而甚,无汗、下证。

38835 如妙辰砂化痰丸(《幼科指掌》卷四)

【组成】胆星 天麻各一两 全蝎 僵蚕 白附子各七钱(俱用苏叶包,煨) 滑石 蝉蜕 人参 川乌 玄明粉各五钱 防风 天竺黄 石菖蒲各四钱 桔梗 青黛 枯矾 礞石各三钱 雄黄 硼砂 朱砂 巴霜 轻粉各二钱 冰片 麝香各三钱 水银三钱 硫黄八钱(熔化,入水银同研) 石菖蒲 薄荷 荆芥各一两

【用法】上煎膏为丸,如芡实大,以青黛、朱砂、雄黄、金箔、银箔作五色衣。每服一丸,淡姜汤化下。

【主治】小儿风热,身热恶风鼻塞,身重咳嗽有痰,面赤唇干,微汗尿赤者。

38836 如圣加人参藿香杏仁汤(《云岐子保命集》卷下)

【组成】甘草 桔梗 人参 藿香各五钱 杏仁三个(去皮尖)

【用法】上到细。每服五钱,水煎服。

【主治】伤寒汗下后,喘而噫气。

妇

38837 妇宁丸(《成方制剂》1册)

【组成】阿胶 白芍 白术 沉香 陈皮 川牛膝 川芎 当归 党参 地黄 茯苓 甘草 琥珀 黄芩 木香 砂仁 熟地黄 乌药 香附 益母草 紫苏叶

【用法】制成丸剂,每丸重9克。口服,一次1丸,每日2次。

【功用】养血调经,顺气通郁。

【主治】月经不调,腰腹疼痛,赤白带下,精神倦怠,饮食减少。

38838 妇宁丸(《新药转正》1册)

【组成】益母草 党参 地黄 当归 熟地黄 陈皮 乌药 白芍 川芎 白术(麸炒) 香附(醋制) 茯苓 木香 紫苏叶 阿胶 砂仁 黄芩 琥珀 甘草 沉香 川牛膝

【用法】制成丸剂,每丸重9克。口服,一次1丸,每日2次。

【功用】养血调经,顺气解郁。

【主治】月经不调,腰腹疼痛,赤白带下,精神倦怠,饮食减少。

【宜忌】《成方制剂》:孕妇慎服。

【备考】本方改为颗粒剂,名"妇宁颗粒"(见《成方制剂》30册)。

38839 妇良片(《中国药典》2010版)

【组成】当归75克 熟地黄75克 续断75克 白芍75克 山药75克 白术75克 地榆炭75克 白芷75

克 煅牡蛎75克 海螵蛸75克 阿胶珠75克 血余炭50克

【用法】上制成片剂,片芯重0.3克。口服,一次4～6片,一日3次。

【功用】补血健脾,固经止带。

【主治】血虚脾弱所致月经不调、带下病,症见月经过多、持续不断、崩漏色淡、经后少腹痛、头晕目眩、面色无华、或带多清稀。

【宜忌】带下腥臭、色红暴崩、紫色成块及经前、经期腹痛患者慎服。

38840 妇宝丸(方出《女科万金方》,名见《墨宝斋集验方》卷上)

【异名】四制香附丸(《墨宝斋集验方》)。

【组成】香附不拘斤两(分作四份,一份盐水浸煮,焙干;一份童便浸煮,焙干;一份与山栀四两同炒,去山栀;一份醋浸煮,焙干)

【用法】上为末,醋糊为丸。空心服五六十丸,醋汤或盐汤、米饮、酒皆可送下。

【主治】妇人经候不调。

【宜忌】《墨宝斋集验方》:忌萝卜、豆腐、葱白。

【备考】《墨宝斋集验方》本方用法:蒸饼为丸,如梧桐子大,每服百丸,日进三服。

38841 妇宝丹(《医方集解》)

【异名】妇科妇宝丹(《全国中药成药处方集》沈阳方)。

【组成】艾附暖宫丸加阿胶

【功用】《全国中药成药处方集》(沈阳方):调经养血。

【主治】❶《医方集解》:虚寒,经水不调。❷《全国中药成药处方集》(沈阳方):带下淋浊,腰酸腿痛,四肢倦怠,崩中漏血,气促头眩,手足冰冷,气血两亏。

【备考】《医林纂要》本方用当归四两(酒洗)、生地黄三两(酒润)、白芍药二两(炒)、川芎二两、艾叶二两、香附二两(童便、盐水、酒、醋各浸三日)、阿胶二两。《全国中药成药处方集》(沈阳方)本方用法:上为细末,阿胶化烊,炼蜜为丸,二钱重。每服一丸,白开水送下。

38842 妇康片(《吉林省中成药暂行标准》)

【组成】益母草250克 熟地黄125克 当归100克 川芎75克 酒白芍75克 茯苓75克 炒白术75克 延胡索50克 蜜甘草50克 人参50克 阿胶25克

【用法】将当归、川芎 白术、阿胶共研细粉,过120目筛;将益母草、熟地黄、白芍、茯苓、甘草酌予碎断,煎煮三次,分次过滤,合并滤液,浓缩成膏;将人参、延胡索分别以60%、70%乙醇按渗漉法提取,提取液浓缩成膏;将上述药粉、浓缩膏混合均匀,干燥,粉碎,过100目筛,加入适量的黄糊精,混合均匀,干燥,整粒,应出颗粒510克,公差率±3%,加硬脂酸镁混合均匀,压片,每片重0.5克。口服,每次五片,每日二次。

【功用】补气,养血,调经。

【主治】气血两亏,体虚无力,月经不调,经行腹痛。

38843 妇舒丸(《成方制剂》12册)

【组成】当归40克 川芎40克 党参40克 白术40克 熟地黄40克 香附(盐醋制)40克 白芍40克 黄芩(酒制)10克 茯苓10克 牡丹皮40克 陈皮10克 白薇40克 甘草20克 续断(酒制) 杜仲(盐制)

40 克　菟丝子(盐制)40 克　桑寄生 40 克　砂仁(盐制)10 克　延胡索(醋制)40 克　肉桂 40 克　阿胶 40 克　荆芥(醋制)20 克　艾叶(醋制)20 克

【用法】制成丸剂,每丸重 9 克。口服,水蜜丸一次 6 克;大蜜丸一次 1 丸,每日 2~3 次。

【功用】补气养血,调经止带。

【主治】气血凝滞,子宫寒冷,月经不调,痛经,红崩白带,经期缠绵,小腹下坠,不思饮食。

38844 妇乐颗粒(《中国药典》2010 版)

【组成】忍冬藤 1126 克　大血藤 1126 克　甘草 113 克　大青叶 338 克　蒲公英 338 克　牡丹皮 338 克　赤芍 338 克　川楝子 338 克　醋延胡索 338 克　熟大黄 225 克

【用法】上制成颗粒剂。开水冲服,一次 12 克,一日 2 次。

【功用】清热凉血,化瘀止痛。

【主治】瘀热蕴结,致带下量多色黄,少腹疼痛,慢性盆腔炎见上述证候者。

【宜忌】孕妇慎用。

38845 妇宁胶囊

《成方制剂》7 册。为同书"宁心安神胶囊"之异名。见该条。

38846 妇宁康片(《成方制剂》15 册)

【组成】巴戟天　赤芍　当归　茯苓　狗脊　枸杞子　黄柏　牡丹皮　人参　山茱萸　蛇床子　石菖蒲　熟地黄　菟丝子　五味子　淫羊藿　远志　知母

【用法】制成片剂。口服,一次 4 片,每日 3 次。

【功用】补肾助阳,调整冲任,益气养血,安神解郁。

【主治】妇女更年期综合征及月经不调,阴道干燥,精神抑郁不安等症。

38847 妇宁颗粒

《成方制剂》30 册。即《新药转正》1 册"妇宁丸"改为颗粒剂。见该条。

38848 妇炎康片(《中国药典》2010 版)

【组成】赤芍 60 克　土茯苓 100 克　醋三棱 60 克　炒川楝子 60 克　醋莪术 60 克　醋延胡索 60 克　炒芡实 100 克　当归 100 克　苦参 60 克　醋香附 40 克　黄柏 60 克　丹参 100 克　山药 120 克

【用法】上制成片剂,每片重 0.25 克,或 0.52 克。口服,小片一次 6 片,大片一次 3 片,一日 3 次。

【功用】清热利湿,理气活血,散结消肿。

【主治】湿热下注,毒瘀互阻所致带下病,症见带下量多,色黄,气臭,少腹痛,腰骶痛,口苦咽干,阴道炎、慢性盆腔炎见上述证候者。

【宜忌】孕妇禁用。

38849 妇宝金丹(《成方制剂》20 册)

【组成】当归 40 克　川芎 16 克　白芍 40 克　地黄 16 克　熟地黄 16 克　益母草 16 克　黄芪(蜜炙)16 克　党参 48 克　白术(麸炒)40 克　苍术 12 克　茯苓 16 克　阿胶(蛤粉烫)24 克　何首乌(黑豆酒炙)16 克　桂枝 4 克　益智仁(盐炙)16 克　吴茱萸(甘草炙)20 克　赤石脂(煅醋淬)10 克　杜仲炭 24 克　海螵蛸 16 克　牡蛎(煅)8 克　蛇床子 24 克　枯矾 16 克　椿皮(麸炒)16 克　木瓜 16 克　威灵仙 16 克　秦艽 22 克　羌活 8 克　独活 8 克　白芷 8 克　藁本 20 克　续断 16 克　川牛膝 8 克　柴胡 40 克　延胡索(醋炙)16 克　郁金 16 克　香附(醋炙)32 克　牡丹皮 8 克　豆蔻仁 1.6 克　砂仁 1.6 克　化橘红 8 克　青皮(醋炙)12 克　法半夏 12 克　艾叶炭 16 克　石菖蒲 72 克　远志(去芯,甘草炙)12 克　酸枣仁(炒)16 克　使君子 16 克　胡黄连 8 克　黄连 8 克　黄芩 12 克　莲子(去心)160 克　甘草 8 克

【用法】制成丸剂,每丸重 9 克。口服,一次 6~7 克,大蜜丸一次 1 丸,每日 2 次。

【功用】养血调经,疏郁化滞。

【主治】气虚血寒,肝郁不舒引起的经期不准,经行腹痛,赤白带下,两胁胀痛,倦怠食少。

【宜忌】孕妇忌服。忌气恼忧思、生冷食物。风寒感冒期间忌服。

38850 妇宝颗粒(《中国药典》2010 版)

【组成】地黄　忍冬藤　盐续断　杜仲叶(盐炙)　麦冬　炒川楝子　酒白芍　醋延胡索　甘草　侧柏叶(炒)　莲房炭　大血藤

【用法】上制成颗粒剂。开水冲服,一次 20 克或 10 克,一日 2 次。

【功用】益肾和血,理气止痛。

【主治】肾虚夹瘀所致的腰酸腿软、小腹腹痛、白带、经漏;慢性盆腔炎、附件炎见上述证候者。

38851 妇科金丹(《北京市中药成方选集》)

【组成】当归四十两　杭芍四十两　白术(炒)四十两　柴胡四十两　阿胶(炒珠)二十四两　蛇床子二十四两　吴萸(炙)二十两　椿根皮(炒)十六两　海螵蛸十六两　艾炭十六两　黄芩十二两　益母草十六两　灵仙十六两　藁本二十两　秦艽二十二两　茯苓十六两　牡砺(煅)八两　木瓜十六两　益智仁十六两　香附(炙)三十二两　远志(炙)十二两　黄蓍十六两　甘草八两　补骨脂(炒)十六两　青皮(炒)十二两　黑郁金十六两　法半夏十二两　使君子十六两　白芷八两　羌活八两　九菖蒲二十四两　川牛膝八两　川芎十六两　杜仲炭二十四两　苍术(炒)十二两　川续断十六两　首乌(炙)十六两　桂枝四两　玄胡(炙)十六两　党参(去芦)四十八两　枣仁(炒)十六两　丹皮八两　胡连八两　独活八两　黄连八两　绿七瓜八两　白矾十六两　赤石脂(煅)十两　豆蔻仁一两六钱　砂仁一两六钱　莲子肉一百六十两

【用法】上为极细末。炼蜜为丸,重三钱三分,油纸包裹。每日晚临睡时服一丸,温开水送下。

【功用】调经养血,舒郁止痛,健脾养胃。

【主治】经血不调,经期不准,行经腹痛,两胁胀满,赤白带下。

38852 妇科金丹(《全国中药成药处方集》天津方)

【组成】元胡(醋制)　生黄蓍　人参(去芦)　生阿胶　白薇　生白芍　甘草　茯苓(去皮)　制没药　当归　黄柏　生鹿角(洗净)各四斤　制松香二斤　制乳香一斤　杜仲炭(盐炒)二斤　故纸(盐炒)一斤　益母膏十斤　锁阳一斤　小茴香(盐炒)八两　菟丝子一斤　血余炭八两　艾炭八两　红白鸡冠花二斤(以上用黄酒一百斤,装

入罐,或不生锈的桶内,将罐口封固,隔水蒸煮,至酒尽为度)　生山药　川芎　丹皮　熟地　白芷　白术(麸炒)　藁本　黄芩各四斤　红花一斤　陈皮六斤　砂仁四斤　广木香一斤　续断　青蒿　肉桂(去粗皮)　苏叶各一斤　益母草十五斤　煅赤石脂四斤(以上轧成粗末)

【用法】共和一起,拌匀晒干,研为细粉,炼蜜为丸。每丸三钱重,蜡皮或蜡纸筒封固,每次服一丸,白开水送下。

【功用】调经活血。

【主治】体虚血少,月经不调,经期不准,腰酸背痛,肚腹疼痛,饮食不化,呕逆恶心,自汗盗汗。

【宜忌】孕妇忌服。

38853　妇康宁片(《中国药典》2010 版)

【组成】白芍 196 克　香附 30 克　当归 25 克　三七 20 克　醋艾炭 4 克　麦冬 49 克　党参 30 克　益母草 147 克

【用法】上制成片剂,每片重 0.25 克。口服,一次 8 片,一日 2~3 次;或经前 4~5 天服用。

【功用】养血理气,活血调经。

【主治】血虚气滞所致的月经不调,症见月经周期后错、经水量少、有血块、经期腹痛。

【宜忌】孕妇慎用。

38854　妇人归附丸(《济阴纲目》卷六)

【组成】香附子(大者,砂罐内醋煮极熟,水洗,焙干为末)一斤　当归(大者,去芦梢,用身,酒洗,切片,焙干为末)十两　鹿角(大者,刮去粗皮,镑末二三两,绵纸垫铁锅内,文火炒,为细末)二两

【用法】上药和匀,醋糊为丸,如梧桐子大。每服三钱,早起、临睡各一服,白滚汤送下。一月,经后入房即孕,且无小产、产后诸证。

【功用】种子。

38855　妇女止痛酒(《全国中药成药处方集》重庆方)

【组成】小红花一两　茶香根二两　刮金板五两　香附子二两　小血藤三两　月月红六两　对月草六两　茴香根二两　血当归三两　茜草根三两　女儿茶三两　益母草六两　三月记根三两

【用法】用干酒十斤,泡十日即成。每日三次,每日服一至二两。

【主治】肚痛,腰痛,月经不调。

38856　妇女乌发丹(《文堂集验方》卷三)

【组成】侧柏叶一握　核桃一个　榧子三个

【用法】上药捣烂,用滚水泡。待凉搽发,频年不断。

【功用】乌发,头发至老黑而不秃。

38857　妇女抽筋丸(《吉林省中药成方集》)

【组成】海螺(煅)一百两　线麻炭五两　杜仲(炒)二两　红花二两　川芎二两　牛膝二两　桂枝二两

【用法】上药共轧为细粉,和匀过 80~100 目细罗,损耗率 5~10%,用冷开水泛为小丸,晒干或低温干燥,每两约五百粒。每服一钱,日服二次,温黄酒送服。

【功用】舒筋、活血、止抽。

【主治】妇女抽麻筋,鸡爪风。

【宜忌】孕妇及儿童忌用。

38858　妇女香身丹(《全国中药成药处方集》沈阳方)

【组成】沉香　大黄　藿香　红花　檀香　青木香　甘松各二钱　细辛一钱　槟榔三钱　香附五钱　甘草　白芷　当归各一两　麝香五分　芎䓖八钱　豆蔻五钱　藁本八钱　防风五钱　龙脑三分　公丁香四钱

【用法】上为极细末,炼蜜为丸,一钱重。每服一丸,每日服三次,饭后两小时,白开水送下。

【主治】腋臭狐臊,口臭气秽,白带白浊,恶气熏人。

【宜忌】孕妇勿服。

38859　妇女养血丸(《中药制剂手册》)

【组成】当归五两　香附(醋炙)三两　川芎一两　肉桂二两　木香(煨)一两　熟地黄三两　白芍(酒炒)三两　砂仁一两　山药三两　川贝母二两　阿胶珠一两　茯苓三两　炮姜一两　党参二两　黄耆(炙)二两　续断二两　白术(麸炒)二两　知母二两　甘草一两　地骨皮一两　艾叶炭二两　杜仲炭　柴胡(醋制)一两

【用法】将地骨皮、杜仲炭、艾叶炭、柴胡加清水煮过,过滤取汁,残滓再煎取汁,二次煎汁合并;当归等十八味为细粉,取部分细粉与熟地黄同碾或捣烂,干燥后轧为细粉,再与其他细粉和匀,用煎汁酌加冷开水泛为丸,每干丸十两,用朱砂细粉九钱为衣。每服一钱,日服二至三次,温开水送服。

【功用】益气养血,调经止痛。

【主治】妇女血亏,月经愆期,时来时止,血枯色淡,腹痛腰酸,精神倦怠,日晡潮热,咳嗽自汗。

38860　妇女养血丸(《新药转正》10 册)

【组成】当归 300 克　丹参 300 克　人参 30 克　川芎 210 克　茯苓 84 克　地黄 48 克　陈皮 66 克　肉桂 24 克　红花 207 克　柴胡 180 克　白芍 261 克　香附(醋制)300 克　甘草 66 克　厚朴(姜制)24 克　白术(麸炒)48 克

【用法】制成丸剂。口服,一次 1 丸,每日 2 次,用黄酒或温开水送下。

【功用】补气,养血,调经。

【主治】气虚血亏,受寒引起的经期不佳,经行腹痛,身体虚弱,气短烦倦,午后身热。

【宜忌】孕妇忌服。

38861　妇女养营丸(《中国医学大辞典》)

【组成】熟地黄　二泉胶　香附(制)各八两　全当归　黄耆　杜仲各四两　於术五两　茯苓　白芍药各三两　砂仁　川芎　陈皮　益母膏　艾绒(炒)各二两　甘草(炙)一两

【用法】上为细末,炼蜜为丸,如梧桐子大。每服三四钱,熟汤送下。

【主治】妇女阳虚阴弱,经水不调,带下淋漓,经闭腹痛,饮食少思,面黄发脱,肌体消瘦,久不受胎,及经水不止,一切血证。

38862　妇女调经膏(《全国中药成药处方集》济南方)

【组成】益母草一两　延胡索一两　穿山甲一两　香附二两　南红花一两　巴豆一两五钱　川芎一两　丹皮五钱　柴胡二两　生地三两　干姜一两　苍术一两　吴茱萸一两　透骨草一两　木香五钱　荆芥二两　小茴香二两　蕲艾一两　边桂五钱　薄荷一两　防风二两

【用法】用香油十斤,将药浸入油内,冬七日,夏三日,

熬至药焦,去滓再熬,至滴水成珠;入炒章丹四斤,搅熬成膏。将膏摊于布上,微火化开,贴于丹田穴,大小酌用,临时用姜片擦净。

【主治】经血不调,阴寒肚疼,赤白带下。

38863 妇女紫金丹(《中国医学大辞典》)

【组成】砂仁 枳壳(炒焦) 天台 乌药各一两五钱 广木香 陈皮 延胡索 红豆蔻 蓬莪术 京三棱各一两 槟榔一两三钱

【用法】上为细末,赤米汤泛为丸,如梧桐子大。每服三钱,熟汤送下。

【主治】妇女气郁血凝寒滞,经水不通,或乱经痛经,不能受孕,及肝血气块作痛。

38864 妇女痛经丸(《北京市中成药规范》第二册)

【组成】延胡索 93.75 千克 蒲黄炭 93.75 千克 五灵脂 93.75 千克 丹参 93.75 千克

【用法】丹参煮提两次,时间为 2.5 小时、1.5 小时;五灵脂 31.25 千克,沸腾后立即关气,保持(80℃)左右,温浸二次,时间分别为 2.5 小时、1.5 小时;合并以上药液过滤沉淀,减压浓缩至比重 1.35,温度 50℃的稠膏;延胡索、蒲黄炭、五灵脂各 62.5 千克粉碎为细粉,过一百孔罗,混匀;取原粉及稠膏按比例制丸,低温烘干,包绿色衣,每 50 千克干丸药用滑石粉 15.74 千克、白砂糖 16.6 千克、食品用色素柠檬黄 3 克、靛蓝 0.8 克为衣闯亮,每百粒包衣前干重 12 克。口服,每次五十粒,每日二次,温开水送下。

【功用】调经止痛。

【主治】气血凝滞,小腹胀疼,经期腹痛。

38865 妇女痛经丸(《成方制剂》1 册)

【组成】丹参 蒲黄 五灵脂 延胡索

【用法】制成丸剂,每 10 粒重 1.8 克。口服,一次 50 粒,每日 2 次。

【功用】治血,调经,止痛。

【主治】血凝滞,小腹胀疼,经期腹痛。

【宜忌】孕妇忌服。

38866 妇月康胶囊(《成方制剂》15 册)

【组成】川芎 当归 干姜 甘草 红花 桃仁 徐长卿 益母草

【用法】制成胶囊剂,每粒装 0.6 克。口服,一次 4 粒,每日 2~3 次。

【功用】活血,祛瘀,止痛。

【主治】产后恶露不行,少腹疼痛。也可试用于节育环后引起的阴道流血,月经过多。

【临床报道】药流后阴道出血:《时珍国医国药》[2006,17(8):1527]应用本方治疗药物流产后阴道出血 280 例,对照组 280 例,服用益母草胶囊。结果:治疗组阴道出血量少于月经量者或与月经量相似者为 93.2%,对照组少于月经量或与月经量相似者为 66.8%;治疗组阴道出血时间小于 15 天干净者为 87.9%,对照组为 63.2%,两组比较有显著差异性($P<0.01$)。

38867 妇炎净胶囊(《中国药典》2010 版)

【组成】苦玄参 地胆草 当归 鸡血藤 两面针 横经席 柿叶 菥蓂 五指毛桃

【用法】上制成胶囊剂,每粒装 0.3 克或 0.4 克。口服,

一次 3 大粒或 4 小粒,一日 3 次。

【功用】清热祛湿,调经止带。

【主治】湿热蕴结所致的带下病,月经不调,痛经,慢性盆腔炎、附件炎、子宫内膜炎见上述证候者。

【宜忌】孕妇慎用。

38868 妇宝宁坤丸(《全国中药成药处方集》杭州方)

【组成】吉林人参二钱 大熟地五钱 制香附五钱 紫苏叶二钱五分 大生地五钱 驴皮胶二钱五分 全当归五钱 广橘红五钱 川牛膝二钱 於术五钱 沉香一钱 川芎五钱 台乌药五钱 西砂仁一钱五分 炒黄芩五钱 西琥珀二钱五分 白茯苓五钱 广木香二钱五分 炙甘草一钱五分 东白芍五钱 益母草三两

【用法】各取净粉,用柏子仁一两,煎汤去滓,和炼白蜜为丸,每重三钱,蜡壳封固。每服一丸,开水化服。

【功用】调经种子,养血安胎。

【主治】妇人气血两亏,月经不调,崩漏带下,诸虚百损,久不受孕,一切胎前产后诸病。

38869 妇宝胜金丹(《饲鹤亭集方》)

【组成】人参 白术 茯苓 炙草 当归 白芍 熟地 川芎 白薇 肉桂 藁本 白芷 丹皮 没药 元胡 赤石脂各一两 香附十五两(一次稻叶,二次童便,三次米醋)

【用法】上药蜜丸。每服一丸,温酒化下。

【主治】妇人经水不调,色淡色瘀,行经腹痛,赤白带下,子宫虚冷,久不受孕,癥瘕癖痞,胎前产后一切之患,及半身不遂,中风瘫痪。

38870 妇宝胜金丹(《中国医学大辞典》)

【组成】人参 全当归 白芍药 赤芍药 川芎 白芷各三两 熟地黄九两 茯苓 桂心 牛膝 牡丹皮 藁本各五两 血珀 朱砂(飞)各一两 白薇八两 赤石脂 白石脂 乳香 没药各二两 粉草一两五钱 香附(制)二斤

【用法】先将赤、白石脂醋浸三日,炭火上煅七次,再淬,醋干为度,研细;次将各药用好黄酒浸,春五、夏三、秋七、冬十二日,晒干为末,与石脂和匀,炼蜜为丸,每重三钱,辰砂、金箔为衣。每服一丸。经水不调,或多或少,或前或后,或经前腹痛,或经后淋漓,一切赤白带下,血瘕血瘕,妊娠呕恶,冲逆,腹痛腰酸,胎气不安,饮食少进,砂仁壳汤化下;妊娠带下见红,似欲小产,人参汤化下;妊娠临月阵痛,腰酸下坠,乳香米汤化下;产后偏身发热,不省人事,陈黑鱼头煎汤化下;产后风寒发热,桔梗汤化下;产后停食发热,枳壳、蒺藜煎汤化下;产后儿枕骨痛,山楂肉(炒焦)三钱煎汤化下;产后血晕,血崩,头热心烦,有汗者,人参煎汤,加童便少许化下;产后恶露不尽,腰痛发热,红花汤化下。

【功用】《全国中药成药处方集》(沈阳方):调经活血,止带除浊。

【主治】胎前产后一切杂证。经水不调,或经前腹痛,或经后淋漓,或赤白带下,或血瘕血瘕,妊娠呕恶冲逆,腹痛腰酸,胎气不安,饮食少进,或带下见红,似欲小产,或临月阵痛,腰酸下坠;产后偏身发热,不省人事,或风寒发热,或停食发热,或儿枕痛,或血晕,血崩,头热心烦,有汗,或恶露不尽,腰痛发热。

【宜忌】《全国中药成药处方集》(沈阳方):孕妇忌服。

38871 妇宝胶归丸(《活人方》卷七)

【组成】生地八两　香附八两　芍药六两　山萸肉六两　丹皮四两　杜仲四两　续断四两　茯苓四两　白术四两　黄芩三两　椿皮三两　黑荆芥三两

【用法】上药炼蜜为丸。早空心白滚汤吞服四五钱,临睡服二三钱。

【主治】月事先期而至,红紫不一,甚则或崩或漏,淋漓不净,日久去血过多,气亦虚陷,非淋即带,腥秽绵绵。块结脐腹,痛连腰脊,胸膈痞闷,饮食日减,头目眩晕,肢体疲倦;多产成劳,或气虚半产,营卫虚极,形神羸弱,骨蒸烦热,四肢浮肿,昼则嗜卧,夜反无寐;先天不足,久不怀孕。

38872 妇宝调经汤(《简明医彀》卷七)

【组成】当归二钱　熟地黄　白芍药　川芎各一钱半　香附一钱二分　大腹皮　吴萸　紫金皮　肉苁蓉(洗净)　条芩各一钱　甘草五分

【用法】加生姜、大枣,水煎,经时服。

【主治】经期不准,或前或后,紫淡不同,多少不等。

38873 妇科十味片(《北京市中成药规范》第二册)

【异名】妇科调经片(《湖南省中成药规范》)。

【组成】香附250千克　川芎10千克　当归90千克　玄胡索20千克　生白术14.06千克　甘草6.5千克　红枣50千克　白芍7.5千克　赤芍7.5千克　熟地黄30千克

【用法】将生白术、白芍、赤芍、香附打碎;甘草切碎,熟地黄、红枣破开;生白术、甘草、红枣、白芍、赤芍、熟地、香附20千克煮提3次,时间分别为3小时、2小时、1小时,合并药液,过滤沉淀,减压浓缩至比重1.38~1.40、温度(50℃)的稠膏;香附230千克,当归、川芎,玄胡索粉碎为细粉,过100目筛,混匀。每料用白砂糖20千克,加入适量清水制成糖浆,加入淀粉5千克冲浆或打浆,将碳酸钙粉32.5千克加上述稠膏与糖浆,置搅拌机内搅拌,加入药粉,再加入淀粉糊,搅拌均匀以后过14目筛制粒,用60~70℃干燥,以12目筛整粒,加2%滑石粉,均匀压片,每片重0.3克。口服,每次四片,每日三次。

【功用】补气,益血,调经。

【主治】月经不调,经期腹痛。

38874 妇科千金片(《成方制剂》18册)

【组成】穿心莲　单面针　当归　党参　功劳木　鸡血藤　金樱根　千金拔

【用法】制成片剂。口服,一次6片,每日3次,温开水送下。

【功用】清热除湿,补益气血。

【主治】带下病,湿热下注,气血不足证。盆腔炎、子宫内膜炎、宫颈炎见上述证候者。

【临床报道】❶慢性盆腔炎:《现代中西医结合杂志》[2002,11(3):244]用本方治疗慢性盆腔炎60例,结果:痊愈26例,显效12例,有效12例,无效10例。总有效率83.3%。❷白细胞精子症:《湖南中医杂志》[2000,16(1):43]应用本方治疗白细胞精子症120例,结果:痊愈110例,好转8例,无效2例,总有效率为98.34%。❸滴虫性前列腺炎:《湖南中医杂志》[2000,16(3):56]用本方治疗滴虫性前列腺炎50例,结果:治愈46例,有效3例,无效1例,治愈率为92%。❹非特异性溃疡性结肠炎:《湖南中医杂志》[1999,15(4):40]用本方治疗非特异性溃疡性结肠炎59例,结果:痊愈32例,显效19例,无效8例,总有效率为86.4%。❺男子免疫性不育症:《湖南中医杂志》[2000,16(5):43]用本方治疗男子免疫不育症50例,结果:痊愈12例,有效33例,无效5例,总有效率90.0%。❻子宫内膜异位症:《湖南中医杂志》[2000,16(5):42]用本方治疗子宫内膜异位症100例,结果:临床效果满意,且受孕率显著提高,其治愈率达65.62%。

【现代研究】抗炎、免疫调节作用:《湖南中医杂志》[2000,16(5):58]将本方制成胶囊进行实验研究,结果表明:本方对巴豆油所致小鼠耳肿胀、角叉菜所致大鼠足跖肿胀和大鼠棉球肉芽肿均具有明显的抑制作用,对大鼠子宫炎症亦有良好的抑制作用,均提示有抗炎作用;本方对环磷酸胺所致免疫功能低下小鼠具有促进血清溶血素抗体形成和提高巨噬细胞,提示有免疫调节作用。

38875 妇科五淋丸(《北京市中药成方选集》)

【组成】当归八两　川芎八两　生地八两　白芍五两　木通五两　栀子(炒)四两　茯苓皮四两　石韦(去毛)二两　甘草二两　琥珀二两　海金沙十两　黄连一两

【用法】上药共研细粉,过罗,用冷开水泛为小丸,每十六两用滑石细粉四两为衣闯亮。每服二钱,日服2次,温开水送下。

【功用】清热利水,分解止淋。

【主治】妇女便溺涩滞,小便红赤淋沥浑浊,湿热肿痛。

38876 妇科五淋丸(《全国中药成药处方集》天津方)

【异名】妇科分清丸(《中国药典》2010版)。

【组成】当归　生地各四两　川芎　滑石各三两　木通　甘草　生栀子　生白芍各二两　石韦(去毛)　黄连各一两　海金砂五钱

【用法】上为细粉,凉开水泛小丸。每次三钱,白开水送下。

【功用】清热利水。

【主治】膀胱湿热,淋漓不断,混浊带血,小便不利,尿道刺痛。

【宜忌】孕妇忌服。

【备考】《中国药典》本方用法:先将石韦加水煎煮二次,滤过,余药粉碎成细粉,混匀,用石韦煎液泛为丸。每服9克,每日二次。

38877 妇科止血灵(《成方制剂》5册)

【组成】熟地黄100克　五味子50克　杜仲(炭)50克　续断50克　白芍100克　山药50克　牡蛎(煅)100克　海螵蛸80克　地榆(炒)100克　蒲黄(炭)50克　槲寄生50克

【用法】制成片剂。口服,一次5片,每日3次。

【功用】补肾敛阴,固冲止血。

【主治】妇女功能性子宫出血。

38878 妇科止带片(《成方制剂》1册)

【组成】阿胶　椿皮　茯苓　龟甲　黄柏　山药　五味子

【用法】制成片剂。口服,一次 4~6 片,每日 2~3 次。

【功用】消热燥湿,收敛止带。

【主治】慢性子宫颈炎,子宫内膜炎,阴道黏膜炎等引起的湿热型赤白带症。

38879 妇科毛鸡酒《成方制剂》11 册）

【组成】白芍　白芷　半枫荷　川芎　大枣　当归　党参　干毛鸡　枸杞子　红花　厚朴　黄芪　鸡脚　炮姜　羌活　山药　猪脚筋

【用法】口服,一次 30~50 毫升,每日 1~2 次。

【功用】祛风活向,补气养血。

【主治】产后体弱,手脚麻痹,腰膝疼痛,风寒湿痹。

38880 妇科分清丸

《中国药典》2010 版。为《全国中药成药处方集》(天津方)"妇科五淋丸"之异名。见该条。

38881 妇科乌金丸

《中国医学大辞典》。为原书"乌金丸"之异名。见该条。

38882 妇科乌金丸（《成方制剂》3 册）

【组成】蚕茧　大黄　当归　莪术　黑豆　红花　没药　木香　肉桂　乳香　苏木　桃仁　乌药　五灵脂　香附　延胡索　益母草

【用法】制成丸剂,每丸重 6 克。黄酒或温开水送服,一次 1 丸,每日 2 次。

【功用】活血祛瘀,行气止痛。

【主治】血瘀经闭,腹痛烦躁。

【宜忌】孕妇忌服。

38883 妇科白凤片

《成方制剂》10 册。即《中国医学大辞典》"白凤丸"改为片剂。见该条。

38884 妇科白带丸（《全国中药成药处方集》福州方）

【组成】太子参二两　牡蛎四两　鳖甲四两　瞿麦四两　莲子四两　芡实四两　龙骨二两　豆腐巴五两

【用法】上为细末,和鸡蛋清十只糊为丸。

【主治】妇人赤白带下,经水不调,四肢无力,腰酸,胸闷,头晕眼花,骨蒸内热,饮食减少。

38885 妇科白带片（《成方制剂》11 册）

【组成】白芍　白术　苍术　柴胡　车前子　陈皮　党参　甘草　荆芥　山药

【用法】制成片剂。口服,一次 4~5 片,每日 2 次。

【功用】健脾舒肝,除湿止带。

【主治】脾虚湿盛,白带连绵,腰腿酸痛。

【备考】本方改为膏剂,名"妇科白带膏"(见《成方制剂》)。

38886 妇科白带膏

《成方制剂》1 册。即《成方制剂》11 册"妇科白带片"改为膏剂。见该条。

38887 妇科宁坤丸（《成方制剂》4 册）

【组成】阿胶　白芍　白术　柏子仁　沉香　陈皮　川牛膝　川芎　当归　党参　地黄　茯苓　甘草　琥珀　黄芩　木香　砂仁　熟地黄　乌药　香附　益母草　紫苏叶

【用法】制成丸剂,每丸重 4.1 克。口服,一次 1 丸,每日 2 次。

【功用】调经养血,理气止痛。

【主治】月经不调,崩漏带下,胸脘胀满,腰腹疼痛。

38888 妇科回生丸

《成方制剂》1 册。为《全国中药成药处方集》(天津方)"妇科回生丹"之异名。见该条。

38889 妇科回生丹（《全国中药成药处方集》天津方）

【异名】妇科回生丸(《成方制剂》1 册)。

【组成】大黄一斤　红花　苏木各三两　黑豆　黄酒各一斤　醋三斤(先将大黄轧成小碎块,红花、黑豆、苏木三味用清水熬汁,熬透去滓滤净,用汁煮大黄,待汁浸入,次将醋倒入,用微火徐徐煮之,须用铲不停地搅动,至稠膏形,再将黄酒倒入,微煮后起入盆内)　当归　川芎　熟地　茯苓(去皮)　炒苍术　香附(醋制)　乌药　元胡(醋制)　桃仁(去皮)　炒蒲黄　川牛膝各二两　生白芍　广皮　广木香　三棱(醋制)　五灵脂(醋炒)　地榆炭　羌活　山萸肉(酒制)各五钱　人参(去芦)　青皮(醋炒)各三钱　白术(麸炒)　木瓜各三钱　良姜四钱　制没药　制乳香各一钱　甘草五钱(以上轧成粗末,和煮制之大黄共和一起拌匀,晒干)

【用法】上为细粉,炼蜜为丸,三钱五分重,蜡皮或蜡纸筒封固。每服一丸,白开水送下。

【功用】通经活血,化瘀止痛。

【主治】经闭不通,肚腹疼痛,及产后恶露不净,腹胀头痛。

【宜忌】孕妇及产后下血过多者忌服。

38890 妇科妇宝丹

《全国中药成药处方集》(沈阳方)。为《医方集解》"妇宝丹"之异名。见该条。

38891 妇科补益丸（《全国中药成药处方集》南京方）

【异名】人参玉液金丹。

【组成】人参二两　生地一两二钱　制香附二两六钱　山楂肉八钱四分　黄耆一两三钱　淡黄芩一两五钱　沉香一两六钱　橘红一两六钱　益母草六钱四分　甘草三两二钱　白芍一两六钱　川羌活八钱四分　阿胶二两六钱　当归二两二钱　紫丹参四两二钱　大腹皮八两四钱　杜仲二两六钱　白茯苓六两四钱　怀山药四两二钱　白术八钱四分　菟丝子三两二钱　川芎二两四钱　血余八钱四分　川续断六钱四分　枳壳一两二钱　莲子六两四钱　川厚朴一两五钱　麦冬二两五钱　砂仁二两九钱　广木香八钱四分　苏叶二两五钱　琥珀八钱四分　淡苁蓉一两二钱　蕲艾六钱四分　川贝母二两二钱　沙苑子二两二钱

【用法】上为细末,以大腹皮煎汁和阿胶烊化,加炼蜜为丸,每粒潮重三钱,朱砂为衣,蜡壳封护。每服一粒,开水和服。

【功用】益气养血调经。

【宜忌】孕妇忌服。

38892 妇科养坤丸（《中国药典》2010 版）

【组成】熟地黄 119 克　甘草 80 克　地黄 119 克　川芎(酒)60 克　当归(酒蒸)119 克　延胡索(酒醋制)60 克　酒黄芩 119 克　郁金 60 克　木香 119 克　盐杜仲 80 克　香附(酒醋制)80 克　酒白芍 80 克　蔓荆子(酒蒸)

119 克 砂仁 60 克

【用法】上制成水蜜丸或大蜜丸(每丸重 11.3 克)。口服,水蜜丸一次 7.5 克,大蜜次 1 丸,一日 2 次。

【功用】疏肝理气,养血活血。

【主治】血虚肝郁所致的月经不调,闭经,痛经,经期头痛。

38893 妇科养荣丸(《成方制剂》15 册)

【组成】阿胶 艾叶 白芍 白术 陈皮 川芎 当归 杜仲 茯苓 甘草 黄芪 麦冬 砂仁 熟地黄 香附 益母草

【用法】制成丸剂,每 8 丸相当于 3 克。一次 8 丸,每日 3 次。

【功用】补养气血,疏肝解郁,祛瘀调经。

【主治】气血不足,肝郁不舒,月经不调,头晕目眩。血漏血崩,贫血身弱及不孕症。

38894 妇科调经丸(《全国中药成药处方集》南京方)

【组成】益母草二十两 五灵脂七两 制香附二十一两 香白芷七两 西当归十四两 薄官桂七两 广陈皮十四两 白薇七两 延胡索七两 藁本七两 抚川芎七两 粉甘草七两 炒白芍七两 制没药七两 白茯苓七两 鹿角胶七两 炒白术七两 西党参五两五钱 大熟地七两 西砂仁五两 牡丹皮七两 阿胶七两 淡黄芩七两

【用法】上为细末,以阿胶烊化,加炼白蜜为丸,每钱约做二十粒。每服三钱,一日二次,空腹时开水吞服。

【功用】调经,和血。

【主治】月经不调,腰酸腹痛。

38895 妇科调经片

《湖南省中成药规范》。为《北京市中成药规范》第二册"妇科十味片"之异名。见该条。

38896 妇科通经丸(《中国药典》2010 版)

【组成】巴豆(制)80 克 干漆(炭)160 克 醋香附 200 克 红花 225 克 大黄(醋炙)160 克 沉香 163 克 木香 225 克 醋莪术 163 克 醋三棱 163 克 郁金 163 克 黄芩 163 克 艾叶(炭)75 克 醋鳖甲 163 克 硇砂(醋制)100 克 醋山甲 163 克

【用法】上制成丸剂,每 10 丸重 1 克。每早空腹小米汤或黄酒送服,一次 3 克,一日 1 次。

【功用】破瘀通经,软坚散结。

【主治】气血瘀滞所致的闭经、痛经、癥瘕,症见经水日久不行、小腹疼痛、拒按、腹有癥块、胸闷、喜叹息。

【宜忌】气血虚弱引起的经闭腹痛,便溏及孕妇忌服;服药期间,忌食生冷、辛辣食物及荞麦面等。

38897 妇科得生丸

《成方制剂》9 册。为《北京市中药成方选集》引黄毓息方"妇科得生丹"之异名。见该条。

38898 妇科得生丹(《北京市中药成方选集》引黄毓息方)

【异名】妇科得生丸(《成方制剂》9 册)。

【组成】益母草三百二十两 白芍八十两 当归八十两 羌活三十两 木香三十两 柴胡三十两

【用法】上为细粉,过罗,炼蜜为丸,每丸重三钱。每服一丸,温开水送下。

【功用】调经化瘀,解郁和肝。

【主治】气滞胸满,经血不调,血瘀腹痛,四肢倦怠。

【宜忌】《全国中药成药处方集》(北京、承德方):孕妇忌服。

38899 妇科散瘀丸(《全国中药成药处方集》沈阳方)

【组成】炙黄耆八两 川附子 桃仁各四两 川芎二两 五灵脂四两 小茴 炮姜各三两四钱 郁金二两四钱 没药 当归各四两 沉香二两四钱 白芍二两 藏红花四两 吴萸 姜黄各三两四钱 炙甘草二两六钱

【用法】上为极细末,炼蜜为丸,二钱重。每服一丸,黄酒送下。

【功用】通经化瘀,行血止痛。

【主治】产后恶露不尽,瘀血凝滞,癥瘕胀满,赶前错后,经闭不通,干血劳。

【宜忌】孕妇忌服;血虚无瘀者禁用。

38900 妇科黑豆丸

《全国中药成药处方集》(武汉方)。为《金鉴》卷四十八"回生丹"之异名。见该条。

38901 妇女救苦金丹(《全国中药成药处方集》沈阳方)

【组成】元胡 山药 熟地 黄耆 人参 白芍 甘草 茯苓 当归 鹿角各四两 川断一两六钱 阿胶四两 杜仲一两六钱 茴香八钱 故纸一两六钱 菟丝一两六钱 祁艾八钱 血余八钱 没药四两 乳香四两 红鸡冠花一两六钱 白鸡冠花一两六钱 石脂四两 黄柏四两 益母膏一斤(诸药共置一罐内,兑黄酒十斤,用火煮七天七夜,取出晒干) 川芎 丹皮 白术 白芷 黄芩各四两 红花一两六钱 陈皮六两 砂仁四两 木香一两六钱

【用法】上为极细末,炼蜜为丸,每丸二钱重,蜡皮封固。每服一丸,白开水送下。

【功用】调经养血,平肝理气。

【主治】妇女气虚血弱,经水不调,赤白带下,不思饮食,行经腹痛。

【宜忌】忌食生冷。

38902 妇炎康复胶囊

《新药转正》35 册。即《新药转正》4 册"妇炎康复片"改为胶囊剂。见该条。

38903 妇炎康复颗粒

《新药转正》14 册。即《新药转正》4 册"妇炎康复片"改为颗粒剂。见该条。

38904 妇科花蕊石散(《全国中药成药处方集》福州方)

【组成】花蕊石一斤 土色硫黄四两

【用法】上为末,和匀,用瓦罐一个,入二药,以纸泥封口,晒干,用炭火煅二柱香,次日取出研细。每服一钱,童便和热酒调下。

【主治】产后败血不尽,血迷血晕,胎衣不下,不省人事。

【加减】甚者用二三钱。

38905 妇康宝口服液(《成方制剂》11 册)

【组成】阿胶 艾叶 白芍 川芎 当归 甘草 熟地黄

【用法】制成口服液剂,每支 10 毫升装。口服,一次 10 毫升,每日 2 次。胎动胎漏者加倍或遵医嘱。

【功用】补血调经,止血安胎。

【主治】失血过多,面色萎黄,月经不调,小腹冷痛,胎漏胎动,痔漏下血。

【宜忌】舌淡肢冷或舌红烦渴者忌用。

38906 妇科大黄䗪虫丸

《饲鹤亭集方》。为《金匮》卷上"大黄䗪虫丸"之异名。见该条。

38907 妇科白凤口服液

《成方制剂》14册。即《中国医学大辞典》"白凤丸"改为口服液剂。见该条。

好

38908 好乳汤(《痘疹仁端录》卷九)

【组成】人参一钱　人乳一钟　桔梗一钱　枇杷叶三片

【用法】上药共煎,去滓服。

【功用】养浆。

【主治】痘浆已起。

38909 好槐枝汤(《普济方》卷七十四)

【组成】槐枝(判)二两　秦皮　黄连(去须)　蕤仁(去皮)　马牙消　黄柏(去粗皮)　山栀子各半两　古字钱十四文　淡竹叶一握(细切)　食盐一分

【用法】上为粗末。每用五钱,水二盏,入钱,煎至一盏半,滤去滓,放温洗眼,冷再暖洗。

【主治】赤目昏痛,泪出隐闷。

观

38910 观音丸(《直指》卷十二)

【组成】圆白半夏(生)　乌梅肉　母丁香　川巴豆(不去油)各十枚

【用法】上为末,姜、面糊为丸,如麻子大,上下以厚纸盖贴,有油再易纸。每服五丸,临卧冷水送下。

【主治】暑毒,瘴毒。

【备考】《医碥》有常山,无母丁香。

38911 观音丸(《直指》卷二十)

【组成】血竭　熊胆(研)各二钱　人参　蛇蜕(皂角水洗,新瓦焙)各半两　木贼(去节,童便浸,晒)　苍术(童便浸二宿,晒)　威灵仙　鹰爪黄连(去须)　地骨皮(洗,晒)　蔓荆子　茺蔚子　车前子　川芎　当归　羌活　蝉蜕(洗,晒)　石决明(煅,存半生)各一两　蚕蜕纸二十幅(炒焦)

【用法】上为细末,用羯羊肝一具,去筋膜,慢火煮至半生熟,带血性和药同捣,以粟米粉用肝汁煮,糊为丸,如梧桐子大。每服七八十丸,温米泔送下或石菖蒲煎汤送下,食后常服。

【主治】内外障失明,或欲结青光内障,或赤脉疼痛。

38912 观音针(《跌损妙方》)

【组成】麝香一钱　冰片五分　硫黄二钱

【用法】先将硫黄煅化,再入冰、麝,取起存冷为度。

【主治】久损并核子。

38913 观音针

《良朋汇集》卷三。为原书同卷"九龙针"之异名。见该条。

38914 观音灸(《良朋汇集》卷三)

【组成】硫黄一两　全蝎一钱(水泡一宿)　蟾酥二分　矾红土五分　火消一钱　飞黄丹一钱　潮脑五分

【用法】上为细末,先将硫黄化开,再入诸药,候温又入麝香三分,搅匀,摊在青石上半钱厚。用时只一米粒,先将饭箸寻穴痛处,点上,用粗香头燃着,后用青布一块包中指蘸水揉患处。

【主治】风湿疼痛。

38915 观音灸(《银海指南》卷三)

【组成】麝香　西丁各等分

【用法】上药烊化,嵌铜钱孔内,逢痛处灸之。

【主治】六淫所侵,头脑痛不可忍。

38916 观音茶(《仙拈集》卷三)

【组成】黑脂麻(微炒)　藕粉　山药(微炒)　黏黄米(面炒)　白糖各一斤　莲肉(微炒)八两

【用法】上为末。每日当茶汤,不拘多少,滚水冲服。

【功用】补虚损。

【主治】咳嗽。

38917 观音散

《幼幼新书》(古籍本)卷二十三引《家宝》。即原书(人卫本)"神妙观音散"。见该条。

38918 观音散(《产宝诸方》)

【组成】辰砂(成块者)　乳香　人参　滑石(研)

【用法】上为末。临产每服四钱,鸡子清一个,生姜汁半合,无灰酒一盏,同调热下。

【主治】难产。

38919 观音散(《洪氏集验方》卷五)

【组成】白术一分　人参一分　甘草一分(炙)　干葛(出粉)一分　藿香叶一分　白扁豆三钱(炒)　茯苓三钱　罂粟子三钱(炒)　绵黄耆一分(炙)　木香一分

【用法】上为细末。每服二钱,用生姜、枣子、紫苏煎汤调下,不拘时候,每日三次。

【功用】理脾胃。

【主治】小儿脾胃不和,气弱昏倦多困,不思食。

【临床报道】小儿厌食症:《中医药导报》[2007,13(8):37]观音散治疗小儿厌食症108例临床观察,结果:痊愈90例,显效7例,有效6例,无效5例,总有效率95.4%。

38920 观音散(《杨氏家藏方》卷十八)

【组成】人参(去芦头)　白术　冬瓜子各半两　天南星一两(炮裂,入地坑内去火毒用)

【用法】上吹咀。每服二钱,淡浆水七分,白扁豆五粒捶碎,同煎至三分,去滓,乳食前温服。

【主治】小儿脾胃气弱,呕吐下利,昏困不省。

38921 观音散(《普济方》卷二一〇引《十便良方》)

【组成】木香一块(方一寸)　黄连半两

【用法】上药用水半升同煎干,去黄连,只薄切木香,焙干为末,分三服。第一服橘皮汤下,第二服陈米饮下,第三服甘草汤下。

【主治】大人、小儿痢。

38922 观音散

《活幼口议》卷十四。为原书同卷引东汉王氏方"观音全蝎散"之异名。见该条。

38923 观音散（《得效》卷十一）

【组成】人参 白术(纸裹,煨) 扁豆(炒)各二钱半 白茯苓 冬瓜子仁 酸枣仁(去皮,蚌粉炒) 甘草(炙)各半两 藿香 枳壳(去瓤)各二钱半 紫苏叶少许 木香(不见火) 石莲肉(去心) 嫩黄耆各半两

【用法】上为末。每服一钱,乌梅汤、冬瓜子仁汤或陈米汤调皆可。

【主治】小儿慢惊;或胃气不和,脾困,下泻过多,不思饮食,乳食不化,精神昏慢,四肢困冷。

38924 观音散

《普济方》卷一五八引《经验良方》。为《百一》卷五引《夷坚·己志》第三卷"观音人参胡桃汤"之异名。见该条。

38925 观音散（《普济方》卷三九四）

【组成】人参 白术 白茯苓 陈皮 扁豆 莲肉 藿叶 薏苡仁 丁香 甘草各等分

【用法】上为末。每服一钱,木瓜苏盐汤调下。

【主治】身冷吐乳。

【加减】慢惊、阴痛,加全蝎。

38926 观音散（《普济方》卷三九五）

【组成】扁豆(炒) 白术(煨) 茯苓 人参(炙) 神曲(炒) 麦芽(炒) 香附子各等分

【用法】上为末。空心米饮调下。

【主治】小儿肠虚而胃气上逆,以致吐利。

38927 观音散（《幼科发挥》卷二）

【组成】全蝎(去毒,炒)十个 天麻(煨) 防风 白芷 黄耆 甘草 白茯苓各二钱五分 人参二钱 扁豆(姜汁炒)一钱五分

【用法】上为末。枣汤调下。

【主治】慢惊风。

38928 观音露（《医林绳墨大全》卷九）

【组成】小蛤蟆骨 皮消四两

【用法】小蛤蟆骨独装酒瓶内,入皮消,埋阴处四十九日取出,其药化为水。遇肿毒,着笔蘸水,从外肿密圈至中,即结一红疱,针刺出血立愈。

【主治】诸般恶毒疮疖。

【备考】方中小蛤蟆骨用量原缺。

38929 观音露（《仙拈集》卷四）

【组成】甘草 威灵仙各一斤

【用法】水二担,将药煎五六滚,倾入大缸内,令病人用小凳坐其中,周围用席围定熏浸,待水温再洗,令浑身汗透淋漓,共洗三日,药味尽止。浴后大避风寒。

【主治】大麻风坏烂,并一切风痹疼痛。

38930 观音露（《经验各种秘方辑要》引杨季明方）

【组成】蝌蚪七十个 滴乳香 净没药各二钱(研细末) 蟾酥末二分 寸香一分 芒消七钱

【用法】上药共装入瓶罐内,以黄蜡封口,埋土内七天,其药自化为清水,连瓶收藏。临用时将笔蘸药水涂患处。

【主治】痈疽,发背,对口毒疮。

38931 观音全蝎散（《活幼口议》卷十四引东汉王氏方）

【异名】观音散(《活幼口议》卷十四)、全蝎散(《永乐大典》卷九八一引《如宜方》)、全蝎观音散(《医统》卷八

十九)。

【组成】黄耆一两 人参一分 木香一两 炙草 石莲肉(炒) 扁豆(炒) 白茯苓各一两 白芷 全蝎 防风 羌活各一两 天麻二两

【用法】上为末。每服半钱或一钱,用大枣半个,水一小盏,煎至半盏,不拘时候服。

【功用】清神固气,补虚益脉,开胃止吐,生胃气,截风定痛。

【主治】❶《活幼口议》:小儿因吐而传为慢惊风者。❷《金鉴》:频吐清涎,身体发热,心神烦躁,睡卧不宁。

【备考】《医统》本方用法:上为末,每服二钱,用生姜、大枣汤调服或煎服。

38932 观音全蝎散（《奇效良方》卷六十四）

【组成】全蝎二十一个 天麻(炮) 防风(去芦) 羌活各半钱 川白芷 甘草(炙) 扁豆(姜制) 黄耆(蜜炙)各三钱 砂仁 赤茯苓各五钱

【用法】上为末。每服一钱,用冬瓜仁煎汤,不拘时候调服。

【主治】小儿外感风寒,内伤脾胃,致吐泻不止,遂成慢惊。

38933 观音应梦饮

《冯氏锦囊》卷十二。为《百一》卷五引《夷坚·己志》第三卷"观音人参胡桃汤"之异名。见该条。

38934 观音应梦散

《普济方》卷三十六引《澹寮》。为原书同卷"甘露汤"之异名。见该条。

38935 观音应梦散

《证治要诀类方》卷三。即《百一》卷五引《夷坚·己志》第三卷"观音人参胡桃汤"。见该条。

38936 观音妙济散（《普济方》卷三七五引《典药方》）

【组成】僵蚕(直者,去嘴生用) 全蝎(全用) 轻粉各等分 生朱砂少许

【用法】上为末。每服一钱,用乳汁,男用女乳,女用男乳,或薄荷汤调下。

【主治】小儿急、慢惊风。

【加减】下利三五行,减轻粉,用后药调前药,再服;不利,加轻粉,后加金箔、琥珀、珍珠末各等分,入前药调服。

38937 观音梦授丸

《杂病源流犀烛》卷二十二。为《医说》卷四引《类说》"羊肝丸"之异名。见该条。

38938 观音梦授方

《得效》卷十六。为《医说》卷四引《类说》"羊肝丸"之异名。见该条。

38939 观音救生散（《医方类聚》卷二二九引《琐碎录》）

【组成】桂心不拘多少(不见火)

【用法】上为细末。每服一大钱,痛阵密时,暖童便调下。

【主治】❶《医方类聚》引《琐碎录》:妇人生产不利,或横生倒生,至三四日不生者。❷《本草纲目》:死胎不下。

38940 观音救苦丹

《冯氏锦囊·杂症》目录。即原书卷十九"神效观音救

苦丹"。见该条。

38941 观音救苦丹（《奇方类编》卷下）

【组成】苏叶四两 羌活四两 川芎二两 甘草一两 黄芩(酒炒)二两 防风二两 白芷二两 生地二两 细辛一两 苍术(炒)三两 陈皮二两 葛根四两 香附子(炒)三两

【用法】上为细末,姜汁打糊为丸,如弹子大,每丸重三钱。葱汤送下。

【主治】感冒风寒,头疼身热,口渴目胀,筋骨酸疼,兼治一切风寒瘟疫。

38942 观音救苦丹（《仙拈集》卷四）

【组成】杏霜一两半 干姜(炒) 良姜 白豆蔻 木香 元胡 五灵脂(醋炒)各一两 乳香 没药各五钱 巴霜二钱

【用法】上为末,炼蜜为丸,如梧桐子大,朱砂为衣。每服七丸,男用左手,女用右手,以盐一撮放手心内拌药,砂仁汤送下。

【主治】九种心胃痛。

【宜忌】不可多服。

38943 观音救苦丹（《松峰说疫》卷三）

【组成】火消一两 白矾四两 黄丹二两 朱砂 明雄各五分

【用法】上为细末,勺化开候稍冷,搓成小锭,瓷器收贮听用,毋出气。磨点眼角二三次;治咽喉诸症,含麦大一块化咽;一切肿毒恶疮,蛇蝎伤,津研擦患处。

【主治】阴阳二痧,咽喉诸症,一切肿毒恶疮,蛇蝎伤。

38944 观音救苦丹（《外科十三方考》）

【组成】麝香五分 白矾五分 雄黄(水飞)一钱半 辰砂(水飞)一钱半 乳香(去净油)一钱半 没药(去净油)一钱半 全蝎(炮,炙)三钱 真血竭一钱半 山甲(炙)三钱 蟾酥一钱 僵蚕(炙,去丝)五钱

【用法】上为极细末,收贮备用。每服三分,以红糖、葱白煎汤送下。汗出即愈。

【主治】一切痈疽,发背,疔毒,肿痛初起,红肿高大者。

38945 观音救苦丹（《全国中药成药处方集》吉林方）

【组成】茯苓 木瓜 麦冬 生地 当归各二两 藿香 菖蒲 茅术 半夏 腹皮 白矾 陈皮 防风 黄芩 杏仁各一两 山栀 柴胡 木通 香附 桔梗 泽泻 远志各八钱 砂仁 川芎 油朴 羌活 独活 青黛 川连 雄黄 甘草 黄柏 神曲 枳壳 广木香 青木香 嫩苏梗 广郁金各五钱

【用法】上为细末,炼蜜为丸,一钱四分重,或三分五厘重,均朱砂为衣,瓷坛存贮。每服一钱四分重丸一丸,或三分五厘重丸四丸,鲜姜汤为引。服后取汗。

【功用】解表和中,化湿解毒。

【主治】四时感冒,伤食感冒,头痛体痛,发热畏冷,泛恶呕吐,泄泻。山岚瘴气,霉浊秽气,卒然中人,四肢清冷,呕吐搅闹,神昏吐沫;湿浊中阻,头痛身重,大便溏泄,不欲饮水。

【宜忌】忌食生冷。

38946 观音救苦方（《寿世保元》卷四引马伏方）

【组成】木香四两 黄连二两

【用法】黄连切片煎汁,浸木香,慢火焙干,为末,乌梅肉捣为丸,如梧桐子大。每次空心服六十丸,滚汤送下。

【主治】大便下血。

38947 观音救苦针

《卫生鸿宝》卷一。即《冯氏锦囊·杂症》卷十九"神效观音救苦丹"。见该条。

38948 观音救苦散（《医方类聚》卷一一七引《修月鲁般经》）

【组成】人参 当归 滑石 甘草 粟壳(蜜炙)

【用法】上㕮咀。用乌梅一枚,水二钟,临睡煎服。

【主治】嗽。

38949 观音救苦散（《松峰说疫》卷五）

【组成】川芎 藿香 藜芦各三钱 丹皮(去心) 元胡索 朱砂各二钱 雄黄 白芷 牙皂各四钱

【用法】上为细末,朱、雄另研调入收贮。用时先噙水在口内,次以药吸入两鼻孔,吐水取嚏。

【功用】预防瘟疫。

【主治】伤风、伤寒并疫气所侵,稍觉头昏脑闷,项背拘急。

38950 观音救苦锭（《良朋汇集》卷三）

【异名】盐水锭、北京盐水锭（《外科方外奇方》卷一）。

【组成】火消八两 黄丹 皂矾各一两 雄黄 朱砂各五分

【用法】先将消熔化后投四味,频频为锭。磨擦患处。

【主治】痒疙瘩,口内疮,点火眼,马骨眼。

38951 观音救苦膏（《仙拈集》卷四）

【组成】绿豆粉 黄柏 黄连各一钱

【用法】上为末。用猪胆一个,倾入碗内,调匀敷伤处。

【功用】止痛消瘀。

【主治】杖疮。

38952 观音救苦膏

《验方新编》卷十一。为《仙拈集》卷四"观音救苦神膏"之异名。见该条。

38953 观音救命散（《普济方》卷三九五）

【组成】木香一钱 川连一两

【用法】以水三碗,煮干,去川连,只以木香干焙为末。分三服,或两服,量儿大小与之,加灯草数茎,各长四寸,枣子一枚,乳食前煎汤调下。

【主治】小儿热泻。

38954 观音救急丹（《经验各种秘方辑要》）

【异名】感应救急丹（《全国中药成药处方集》上海方）。

【组成】真朱砂六两 雄精六两 荜茇二钱 大梅片二钱五分 真佛金二百张 当门子二钱五分 明矾一两 月石二两 牙消四两(后下)

【用法】上为末,用瓷瓶每装一分,黄蜡封口。遇有急痧等症,先点两眼角,再取半分入脐内,膏药贴之;如遇重症,再将余丹放舌上,阴阳水送服,小儿减半。

【主治】❶《经验各种秘方辑要》:急痧,阴阳反错,寒热交争,四时不正之气,郁闷成痧,绞肠腹痛,吐泻不止;小儿惊风闭急。❷《全国中药成药处方集》(上海方):伤暑泄泻。

【宜忌】孕妇忌服。

【备考】《全国中药成药处方集》(上海方)无真佛金,

诸药各取净粉,共研极细粉。每次服二分,温开水化服。

38955 观音普济丹（《卫生鸿宝》卷五引汪迈园方）

【异名】乌金丸。

【组成】陈徽墨五钱（顶烟无麝者佳,先置烘箱烘软切开,再和后药研磨） 百草霜五钱（微烘俟干透罗） 东天麻（透明者）四钱 广木香三钱（忌火）（上三味并忌泡水） 飞面三钱（烘干罗净）

【用法】上药各为细末,罗去粗头,再入陈墨,细罗,取长流水为丸,每料分四十九粒,晒干瓷瓶收贮。每服一丸,陈老酒送下。

【功用】固气调血,催生。

【主治】难产,交骨不开,横生倒养,胎衣不下,子肠努出,胎死腹中;产后中风,血晕,血崩,鼻衄,瘀积,腹痛;妇女月经不调。

【宜忌】忌烟、酒。

38956 观音救苦神膏（《仙拈集》卷四）

【异名】观音救苦膏（《验方新编》卷十一）、观音大士救苦神膏（《春脚集》卷四）、大士膏（《外科方外奇方》卷二）。

【组成】大黄 甘遂 蓖麻子各二两 当归一两半 木鳖子 三棱 生地各一两 川乌 黄柏 大戟 巴豆 肉桂 麻黄 皂角 白芷 羌活 枳实各八钱 香附 芫花 天花粉 桃仁 厚朴 杏仁 槟榔 细辛 全蝎 五倍子 川山甲 独活 玄参 防风各七钱 黄连 蛇蜕各五钱 蜈蚣十条

【用法】香油六斤,入药末五日,煎,去滓,再煎至滴水成珠,加密陀僧四两,飞丹二斤四两,熬至不老不嫩收贮,埋地下出火毒三日,随病摊贴;或作丸如豆大,每服七粒,滚水送下。偏正头风,各贴患处或卷条塞鼻;眼科赤肿,将耳上用针刺出血贴上;障膜倒睫,各贴患处;咽喉单双蛾,喉闭,各贴患处,将膏含化;头面虚肿,风火牙疼,贴患处;九种心胃肚腹疼痛,各贴患处,甚者作丸,滚汤送下;中风,箸撬开口,作丸,滚水吞服;疟疾,俱贴脐上,甚者作丸,热酒送下;痢疾,贴胃口,不愈,红痢用龙眼连壳核,七枚,打碎煎汤,送丸服,白痢用荔枝连壳核七枚打碎煎汤送丸服,赤白痢兼用;劳瘵有虫,贴夹脊、尾闾、肚脐,饮甘草汤;咳嗽吐痰,贴前后心;臌胀,贴脐下、丹田,服丸;噎膈,贴胃口,服丸;痰火哮喘,贴前后心,服丸;大小便闭,贴肚脐,服丸;伤寒,葱汤服丸,一汗而愈;六七日不大便者,服丸;妇女赤白带下,贴丹田;难产,胞衣不下,作丸,热酒服;血块癥积,贴癥上,若壮健者作丸服;小儿惊风,作条塞鼻,作丸服;疝症,贴脐;肿毒恶疮,贴患处,服丸;臁疮十年不愈,摊贴,每日洗换,十日全愈;痔漏,内痔,卷条纳入,外痔,贴;便血肠风,梦遗白浊,俱贴脐;吐血鼻血,贴两脚心,俱饮甘草汤。

【主治】偏正头风,眼科赤肿,障膜倒睫,咽喉单双蛾,喉闭,头面虚肿,风火牙疼,九种心胃肚腹疼痛,中风,疟疾,痢疾,劳瘵,咳嗽吐痰,臌胀,噎膈,痰火哮喘,大小便闭,伤寒,六七日不大便,妇人赤白带下,难产,胞衣不下,血块癥积,小儿惊风,疝症,肿毒恶疮,臁疮十年不愈,痔漏,便血肠风,梦遗,白浊,吐血,鼻血。

【宜忌】❶《仙拈集》:咳嗽吐痰,禁吞服。❷《验方新编》:孕妇忌用。

【备考】《验方新编》有草乌、莪术。

38957 观音人参胡桃汤（《百一》卷五引《夷坚·已志》卷三）

【异名】人参胡桃汤（《济生》卷二）、观音散（《普济方》卷一五八引《经验良方》）、参桃汤（《古今医鉴》卷四）、神授汤（《医林绳墨大全》卷二）、参胡汤（《证治汇补》卷五）、观音应梦饮（《冯氏锦囊·杂症》卷十二）。

【组成】新罗人参一寸许 胡桃肉一个（去壳,不剥皮）

【用法】煎汤服。

【功用】《医宗必读》:定嗽止喘。

【主治】肺肾虚衰喘嗽。

❶《百一》引《夷坚·已志》:痰喘。❷《直指》:肺虚发喘,气乏。❸《证治宝鉴》:肾虚而气不归原,冲脉之火上冲清道,气喘。❹《兰台轨范》:老人虚嗽。

【方论选录】❶《百一》引《夷坚·已志》:人参定喘,带皮胡桃敛肺。❷《古方选注》:胡桃可解膈内之痰饮,膈间痰化而嗽止声清;连皮能收肺经耗散之气,连隔能通命门之火。

【临床报道】痰喘:《本草纲目》引《夷坚·已志》:溧阳洪辑幼子病痰喘将危,凡五昼夜不乳食,用此方煎汤一蚬壳,灌之,喘即定。

【备考】本方方名:《永类钤方》引《澹寮》引作"观音梦感参桃汤";《证治要诀类方》引作"观音应梦散"。《永类钤方》引《澹寮》本方用法:切碎,用生姜五片,大枣二枚,食后、临卧水煎服。《证治宝鉴》有白蜜。

38958 观音梦感参桃汤

《永类钤方》卷十三引《澹寮》。即《百一》卷五引《夷坚·已志》卷三"观音人参胡桃汤"。见该条。

38959 观音救苦甘露饮（《霍乱吐泻方论》）

【组成】观音柳一枝（五钱） 滑石 炒谷芽 焦神曲各三两 苍术（泔水浸） 云茯苓各二两 柴胡一两五钱 川厚朴（姜汁炒） 黄芩 枳壳 葛根 苏叶 姜半夏 陈皮（盐水炒） 芍药 楂肉 乌药各一两 香附 木香 甘草各五钱 陈茶叶二斤（安化茶或六安茶之陈者佳）

【用法】上为细末,每次三钱,用阴阳水煎服。

【功用】避邪逐恶,祛风清热,疏滞和中。

【主治】感冒时邪,瘟疫疟疾,伏暑停食,霍乱吐泻,头痛腹胀,口渴心烦,脾胃不调,吞酸嗳腐,一切不服水土。

38960 观音大士救苦神膏

《春脚集》卷四。为《仙拈集》卷四"观音救苦神膏"之异名。见该条。

欢

38961 欢喜散（《卫生总微》卷七）

【异名】清解散（《直指小儿》）、人参清解散（《奇效良方》卷六十四）。

【组成】防风（去芦并叉枝） 人参（去芦） 甘草（炙） 天麻（去芦） 前胡（去芦）各二钱半 细辛（去苗） 柴胡（去芦）各一钱半 白茯苓（去黑皮） 桔梗（去芦）各二钱 枳壳（去瓤,麸炒）二钱半 川芎三钱

【用法】上为细末。每三岁以上抄一钱,水六分,薄荷二叶,同煎三两沸,通口服,不拘时候。

【主治】小儿伤风寒,发热头痛,无汗恶风;或温热鼻塞流清涕,泪出嚏喷。

羽

38962 羽白散(《外科大成》卷四)
　　【组成】白矾(半生半熟)
　　【用法】上为末。黄酒调化,以鹅翎蘸扫患处。
　　【主治】面上吹花癣,并钱癣。
　　【加减】甚者,枯矾末二两,潮脑一钱,为末。醋调敷。

38963 羽泽丸(《魏氏家藏方》卷二引史越王方)
　　【组成】天南星(生)　半夏(生)各等分
　　【用法】上切碎,南星用皂角水,半夏用矾水,各浸七日,取出焙干,别用白僵蚕四两,剉、炒,同为细末,生姜自然汁和为丸,如梧桐子大。每服三五十丸,食后姜汤送下。
　　【主治】风痰及酒后痰饮。

38964 羽泽散(《古今医鉴》卷十六)
　　【组成】生矾末二三钱
　　【用法】生姜自然汁调,灌服。
　　【主治】中风,痰厥,不省人事。

38965 羽泽散
　　【方源】《古今医鉴》卷十六。
　　【组成】枯矾末一匙
　　【用法】临卧滚自汤调下。三四次愈。
　　【主治】齁喘。

38966 羽泽散(《古今医鉴》卷十六)
　　【组成】枯矾一钱　石膏二钱
　　【用法】上为末。白痢,桂皮汤下;红痢,甘草汤下。时气暑泄,老米汤下。
　　【主治】痢疾,时气暑泄。

38967 羽泽散(《古今医鉴》卷十六)
　　【组成】枯矾末
　　【用法】吹耳。
　　【主治】耳聋疼痛或出水。

38968 羽泽散(《古今医鉴》卷十六)
　　【组成】枯矾末
　　【用法】上药用绵裹塞鼻中,数日自消。
　　【主治】肺气盛之瓮鼻塞肉。

38969 羽泽散(《古今医鉴》卷十六)
　　【组成】枯矾　硇砂少许
　　【用法】上为末。吹鼻。
　　【主治】鼻中肉赘,臭不可近,痛不可摇。
　　【备考】方中枯矾用量原缺。

38970 羽泽散(《古今医鉴》卷十六)
　　【组成】生矾二钱　硼砂一钱
　　【用法】上为末。蜜调,敷患处。
　　【主治】口疮。

38971 羽泽散(《古今医鉴》卷十六)
　　【组成】生矾　甘草各等分
　　【用法】上为末。掺口。
　　【主治】口疮。

38972 羽泽散(《古今医鉴》卷十六)
　　【组成】枯矾末三钱
　　【用法】生姜自然汁调如膏,抹纸上,令患人闭目,将药贴眼上。烧一炷香,痛即止,温水洗去。

　　【主治】眼暴发疼痛。

38973 羽泽散(《古今医鉴》卷十六)
　　【组成】生矾　银朱少许
　　【用法】上为末。吹喉。
　　【主治】咽喉肿痛,水浆不下。
　　【备考】方中生矾用量原缺。

38974 羽泽散(《古今医鉴》卷十六)
　　【组成】枯矾　雄黄各等分
　　【用法】上为末。吹喉。
　　【主治】咽喉肿痛,水浆不下。

38975 羽泽散(《古今医鉴》卷十六)
　　【组成】生矾　地肤子
　　【用法】煎水外洗。
　　【主治】满颈生小瘊子。

38976 羽泽散(《古今医鉴》卷十六)
　　【组成】生矾　胡椒各一钱
　　【用法】上为末。每服五分,黄酒调服。
　　【主治】心腹冷痛。

38977 羽泽散(《古今医鉴》卷十六)
　　【组成】矾(半生半枯)
　　【用法】上为末。好酒调服,尽量饮之。发汗,汗后用油针刺患处。
　　【主治】疳疮初愈,便毒复生。

38978 羽泽散(《古今医鉴》卷十六)
　　【组成】生矾末
　　【用法】擦手足心。
　　【主治】杨梅疮初起。

38979 羽泽散(《古今医鉴》卷十六)
　　【组成】生矾
　　【用法】上为末。香油调搽。
　　【主治】汤烫、火烧肿痛。

38980 羽泽散(《古今医鉴》卷十六)
　　【组成】生矾　硝各等分
　　【用法】上为末。酒浆调擦数次。
　　【主治】顽癣。

38981 羽泽散(《古今医鉴》卷十六)
　　【组成】枯矾　血余灰各等分
　　【用法】上为末,青鱼胆拌成饼,阴干,研细,吹鼻中。
　　【主治】脑漏、鼻流脓涕。

38982 羽泽散(《古今医鉴》卷十六)
　　【组成】生矾
　　【用法】上为细末。掺患处。
　　【主治】脚丫烂。

38983 羽泽散(《古今医鉴》卷十六)
　　【组成】枯矾末
　　【用法】敷脐中。
　　【主治】小儿脐中汗出。

38984 羽泽散(《古今医鉴》卷十六)
　　【组成】生矾(装入五倍子内,烧过)
　　【用法】上为末。掺牙。
　　【主治】小儿牙疳。

38985 羽泽散(《古今医鉴》卷十六)

【组成】生矾　茶牙末各等分

【用法】冷水调下。

【主治】中诸毒。

38986 羽泽散(《古今医鉴》卷十六)

【组成】生矾　枯矾各等分

【用法】上为末。水调搽患处。如有血出,或水出,以药掺之。

【主治】蜈蚣咬伤。

38987 羽泽散(《古今医鉴》卷十六)

【组成】生矾末二钱

【用法】温酒调下。

【主治】一切痈疽肿毒。

38988 羽泽散(《古今医鉴》卷十六)

【组成】枯矾末一钱

【用法】百沸汤点服。

【主治】霍乱吐泻,头旋眼晕,手足转筋,四肢逆冷。

38989 羽泽散(《古今医鉴》卷十六)

【组成】枯矾末　陈酽醋

【用法】敷疮四周,好皮上干则换,渐渐收敛则渐渐敷之。

【主治】臁疮。

38990 羽泽散(《古今医鉴》卷十六)

【组成】生矾

【用法】上药入水化开,用皮纸蘸矾水,频搭患处。立消。

【主治】一切肿毒疮疖。

38991 羽泽散(《古今医鉴》卷十六)

【组成】白矾(端午日取者)三钱

【用法】上为末,加葱头(切),拌匀,好酒调服。

【主治】诸肿毒发背,恶疮,疮毒初起者。

38992 羽泽散(《古今医鉴》卷十六)

【组成】枯矾　白僵蚕(炒)各等分

【用法】上为末。吹喉。

【主治】乳蛾。

38993 羽泽散(《回春》卷七)

【组成】枯矾少许

【用法】上为细末。吹入耳中。

【主治】耳中出脓,或痛或疼,或出水。

38994 羽皇散(《痘疹仁端录》卷九)

【组成】鹅不食草(用盐、酒焙干)一两　谷精　白蒺藜各一两　旋覆花　蝉蜕　川芎　龙胆各五钱　决明二两　羊胆三具

【用法】炼蜜为丸。每服五钱,盐汤送下,随饮酒半盏。

【功效】去翳。

【备考】本方方名,据剂型,当作"羽皇丸"。

38995 羽液膏(《外科大成》卷四)

【组成】白矾五两　童便一升　黄酒三合

【用法】上药合煎如稀糊。以棉帛蘸药擦之。

【主治】斑疹,风痒不止。

买

38996 买子木汤(《普济方》卷三一一引《圣惠》)

【组成】买子木　当归(剉,微炒)　桃仁(汤浸,去皮尖

双仁,麸炒微黄)各一两　红雪　赤芍药各一两半　东向桃枝三两(剉)

【用法】上为散。每服四钱,以水一盏,入生姜半分,煎至六分,去滓温服,日三四服。

【主治】伤折,瘀血聚于腹中,不便,结颗块冲心。

孙

38997 孙武散(《种福堂方》卷四)

【组成】荜茇　生半夏　南星　肉桂　乳香　没药　胡椒各一钱　川乌　三七　蟾酥　草乌各二钱　丁香八分　麝香少许　花蕊石二钱半　风茄子三钱

【用法】上为细末,入瓷瓶内。临用敷之。

【功用】令外科动刀针不痛。

38998 孙思邈真人丸(《解围元薮》卷三)

【组成】牙皂　苦参　蒺藜　防风　当归　荆芥穗　蔓荆子　牛蒡子　胡麻各一两　黄柏三两　白花蛇　丢子各四两　麝香二钱

【用法】上为末,黄米饭为丸,如梧桐子大,朱砂为衣。每服四十丸,日服3次,清茶送下。

【主治】风疠。

【宜忌】忌食盐物,只食淡鸭。

38999 孙思邈真人煎(《解围元薮》卷三)

【组成】防风　苦参　薄荷　芍药　黄芩　连翘　山栀　知母　柴胡　大黄　麻黄　天麻　半夏　花粉　甘草　紫苏　香附　白芷　当归　羌活

【用法】上药加细茶一撮,临卧煎服。五六帖退斑;十服效。

【主治】核桃、紫云等风证。

【宜忌】忌见风。

39000 孙真人五汁膏(《灵验良方汇编·续编》)

【组成】蔗汁　梨汁　藕汁　萝卜汁各一碗　姜汁半碗

【用法】上药共煎成膏。加白蜜三两再煎片时,加川贝母一两、薄荷叶三钱,俱研为极细末,拌入膏中,瓷器收藏,勿令出气。服时用白沸汤调下。

【主治】老年痰火。

【加减】火重者,姜汁减半;畏寒者,姜汁增至一碗。

39001 孙真人红枣丹(《理瀹》)

【组成】巴豆霜　杜蟾酥　当门麝　冰片各一钱　山豆根五分　硼砂　老姜粉各二分

【用法】红枣去蒂装药。塞鼻,即闭口目,避风,嚏出浓血后,银花、甘草煎浓汤漱之,治喉蛾,塞蛾一边;喉风,男左女右,周时方可拔出。

【主治】喉风,喉痹,双单乳蛾。

【宜忌】虚火及阴毒证忌用。

39002 孙真人活命神丹(《喉科紫珍集》卷上)

【组成】麝香一钱　月石(净末)三分　冰片一钱　山豆根(净末)五分　蟾酥(不见火,晒干,净末)一钱　老生姜(取汁澄粉)三分　新江子仁(去净油)一钱　大干地龙(去泥)二条

【用法】上为极细末。合匀,瓷瓶收贮,蜡口封固。临时用小红枣一枚,去蒂去核,取核只开近蒂半截,免走药性,

入药黄豆大,将枣开蒂孔一头,塞入鼻中,令病人闭口目。避风少顷,即能得涎嚏或出脓,以银花甘草汤漱之,喉中便觉通快,俟鼻内热时,即将药枣拿去。病甚者,再换药枣一枚。凡左蛾塞左,右蛾塞右,双蛾左右先后塞之,唯喉风喉痹,男左女右塞之。

【主治】喉风,喉痹,双单喉蛾。

【宜忌】阴虚喉痛、虚人、孕妇忌用。

39003 孙真人透骨小灵丹（《摄生众妙方》卷八）

【组成】蟾酥五钱 雄黄一钱 硇砂一钱 轻粉 血竭 辰砂各五分 麝香少许

【用法】上为细末,乳面糊为丸,如黄米大。每服三丸。用葱三枝,开孔入药于内,纸卷慢火烧,热酒送下;小儿诸病,用金、银研,凉水送下。

【主治】诸般痨病,积气疔疮,三十六疗,七十二黄,诸寒。

驯

39004 驯龙汤（《医醇剩义》卷一）

【组成】龙齿二钱 真珠母八钱 羚羊角一钱五分 杭菊二钱 生地六钱 当归二钱 白芍一钱 薄荷一钱 沉香五分 续断二钱 独活一钱 红枣十枚 钩藤钩四钱（后入）

【主治】五心烦扰,自头至腰,时时作颤,坐卧不安。

39005 驯龙驭虎汤（《医醇剩义》卷一）

【组成】龙齿二钱 琥珀一钱 真珠母八钱 生地六钱 玉竹四钱 瓜蒌皮三钱 石斛三钱 柏子霜二钱 白芍一钱五分 薄荷一钱 莲子二十粒（打碎,勿去心） 沉香四分（人乳磨,冲）

【主治】惊悸气促,喉舌作痛。

驰

39006 驰源散（《痘疹传心录》卷十五）

【组成】猪荷草 旱莲草 雪里青 水萍

【用法】上药取汁,再磨山豆根和服。

【主治】咽喉肿痛。

红

39007 红丸

《永乐大典》卷九七八。即《幼幼新书》卷九引《刘氏家传》"软红丸"。见该条。

39008 红丸

《兰台轨范》卷六。即《易简方》"红丸子"。见该条。

39009 红油（《外科全生集》卷四）

【异名】红油膏（《中医皮肤病学简编》）。

【组成】红矾一钱

【用法】敲细如粞,以麻油一两,煎至矾枯烟绝为度,去矾留油。每日以烘油擦患处二三次。

【主治】鹅掌风及一切疯症。

39010 红药

《理瀹》。即《外科发挥》卷六"金钥匙"加枯矾、劈砂。见该条。

39011 红粉

《东医宝鉴·内景篇》卷二。即《得效》卷九"止汗红粉"。见该条。

39012 红粉（《外科大成》卷一）

【组成】水银 白矾 火消各一两一钱 朱砂三钱三分

【用法】以锅煨热取起,入白矾,一沸;见清,入消,一沸;见清,入朱砂,一沸,见定,则取出研末,入锅内,下水银,盖碗,封打如法。下疳,嚼细茶罨三次,次掺之即愈;杨梅痘子,点之即愈;杨梅喉疳,用新笔蘸粉点之即愈;杨梅粉毒,用麻油四两、黄蜡一两融化成膏,离火候温,入红粉一钱搅匀,绵纸摊贴,一日一换。

【主治】一切顽疮,杨梅粉毒,喉疳,下疳,痘子。

【备考】粉霜必以朱砂色为度,如红黄为嫩,上疮必疼,须再封打一香。先用朱砂末、急性子各一钱五分,于锅内炒烟尽,去药拭净,入消、汞,升打如法,为之净锅。用煅石膏、赤石脂各二两为末,盐水调之封口,次以香炉灰盖之更佳。初打出红粉,用绵纸包好,入小南青布袋内,用绿豆水或槐花八两、甘草一两煎汤,悬胎煮一、二百沸,取袋埋黄土内一日夜,去火毒及消、矾之气。

39013 红粉（《外科大成》卷一）

【组成】水银一两 焰消一两（炒干为末,用四钱五分） 白矾一两（煅枯,四钱五分） 朱砂一钱（为末）

【用法】用筛过净香炉灰二三斤,盐卤水四五斤听用。取中样新铁锅一口,以砖架起,安朱砂末于锅中,如莲子大为度;次取消、矾末研匀,盖朱砂上,用等盘轻轻按消、矾如银底样,周围如茶钟口大;次将茶钟盖之,如口外有消、矾即吹去之,将钟揭起,用筷子在消、矾中间轻轻点一小窝,用茶匙挑水银入窝内,仍先覆茶钟盖之;次取前香灰,用盐卤水调,干稀得所,先将手按茶钟勿令动,随将湿灰周围涂过,只留钟底在外,用石压之;次锅下发火,烧三香,二文一武,不时视香灰,如稍有白色,即用棕蘸卤水,于灰上刷之,为浇水三香完,离火过宿,用斧从旁轻轻凿开,取茶钟,用黄纸包好,临时刮用。下疳,嚼细茶罨三次,次掺之即愈;杨梅痘子,点之即愈;杨梅喉疳,用新笔蘸粉点之即愈;杨梅粉毒,用麻油四两、黄蜡一两融化成膏,离火候温,入红粉一钱搅匀,绵纸摊贴,一日一换。

【主治】一切顽疮,杨梅粉毒,喉疳,下疳,痘子。

【备考】粉霜必以朱砂色为度,如红黄为嫩,上疮必疼,须再封打一香。先用朱砂末、急性子各一钱五分,于锅内炒烟尽,去药拭净,入消、汞,升打如法,为之净锅。用煅石膏、赤石脂各二两为末,盐水调之封口,次以香炉灰盖之更佳。初打出红粉,用绵纸包好,入小南青布袋内,用绿豆水或槐花八两、甘草一两煎汤,悬胎煮一二百沸,取袋埋黄土内一日夜,去火毒及消、矾之气。

39014 红粉

年氏《集验良方》卷六。为《医林绳墨大全》卷九"红粉霜"之异名。见该条。

39015 红粉（年氏《集验良方》卷六）

【组成】红粉四钱 乳香二钱（去油） 没药二钱（去油） 儿茶二钱 珍珠一钱（豆腐内煮）

【用法】上为细末。先用酒洗疮,棉花拭净,将药掺上,温水蘸竹纸贴上,一日一洗。

【主治】发背、对口疮不收口。

39016 红袍（《囊秘喉书·医方》卷上）

【异名】铜绿散。

【组成】铜绿五分　腰黄一钱　冰片七厘五毫

【主治】肾经黑色铁皮疳，及牙宣，如牙龈与口唇内皮烂如云片，或龈中出血，或口碎。

39017 红雪（《圣惠》卷二十一）

【组成】川朴消五斤（去滓）　川升麻三两　桑根白皮二两（剉）　犀角屑二两　羚羊角屑二两　朱砂二两（细研）　诃黎勒三十颗　槟榔二十枚　栀子仁三十颗　苏枋木六两

【用法】上剉细，以水一斗半浸三宿，煎取五升，去滓；下朴消，又煎，以柳木篦搅，勿住手，候稍稠，即歇火；入朱砂更搅令匀，入于新瓷盆内，候冷即成。每服含化一枣大，咽津；或为散，每服一钱，温水调下。

【主治】热毒风壅，心神烦躁，头疼目赤。

39018 红雪（《圣惠》卷九十五）

【异名】通中散（原书同卷）、红雪通中散（《局方》卷六）、红雪煎（《圣济总录》卷一一九）。

【组成】川朴消十斤　羚羊角屑三两　川升麻三两　黄芩三两　枳壳二两（麸炒微黄，去瓤）　赤芍药二两　人参二两（去芦头）　淡竹叶二两　甘草二两（生用）　木香二两　槟榔二两　葛根一两半　大青一两半　桑根白皮一两半　蓝叶一两半　木通一两半　栀子一两半　朱砂一两（细研）　苏枋三两（捶碎）　麝香半两（细研）

【用法】上药除朱砂、麝香外，并剉细，以水二斗五升，煎至九升，去滓，更以绵滤过，再以缓火煎令微沸，下朴消，以柳木篦搅，勿住手，候凝，即下朱砂、麝香等末，搅令匀，倾于新瓷盆中，经宿即成，细研。每服一钱二钱，以新汲水调下，临时量老少加减服之。

【功用】解酒毒，消宿食，开三焦，利五脏，爽精神，除毒热，破积滞，去脑闷。

【主治】❶《圣惠》：烦热黄疸，脚气温瘴，眼昏头痛，鼻塞口疮，重舌，喉闭，肠痈。❷《局方》：伤寒狂躁，胃烂发斑。

39019 红雪（《脚气治法总要》卷下）

【异名】神仙红雪（《鸡峰》卷四）。

【组成】升麻三两　大青三两　桑白皮二两　犀角屑一两半　羚羊角一两　诃子三十枚（去核）　槟榔三十枚　苏木六两　山栀子三十个　槐花末一两　淡竹叶四两

【用法】上剉细，以水二斗浸经宿，煎取一斗；下上好朴消十斤，又煎，以柳木篦子搅，于新瓦盆中贮；又经宿，去余煎不尽水即成。

【主治】脚气，气毒，身内外烦热，疮肿狂叫，及诸般石毒，瘴疫时行，一切风热。

39020 红散

《普济方》卷五十五。为原书同卷"红绵散"之异名。见该条。

39021 红膏（《圣惠》卷四十）

【组成】朱砂一两　麝香半两　牛黄半分　雄黄三分

【用法】上为细末，令匀，以面脂和为膏。匀敷面上。经宿粉刺自落。

【主治】面上粉刺。

【宜忌】避风。

39022 红膏

《普济方》卷三一四。为《济生》卷六"红膏药"之异名。见该条。

39023 红膏（《青囊全集》卷下）

【组成】广丹一钱五分　轻粉一钱　蓖麻肉一两　松香（嫩者）一两　巴豆肉五钱　硇砂一钱

【用法】用斧捶千余下，取豆大按孔上，黑膏盖之。

【主治】疔疮。

39024 红丸子（《理伤续断方》）

【组成】牛膝（酒浸一宿）　川乌（炮）　南星（醋煮三次）　细辛（去苗，洗净）　何首乌（用水煮熟）　桔梗（去芦）　山桂（去粗皮）　当归　自然铜（煅，醋淬七次，别研）　白芨　赤芍药　骨碎补（去毛）　没药（别研）　羌活（去芦）　赤小豆（不见火）

【用法】上除研药外，余并打和，炒干为末，酒煮面糊为丸。每服五十丸，随病上下服之。

【功用】补损，坚筋固骨，滋血生力。

【主治】打扑伤损，骨碎筋断，疼痛痹冷，内外俱损，瘀血留滞，外肿内痛，肢节疼倦，应诸伤损，不问年月日久，并宜服之。

【宜忌】孕妇勿服。

39025 红丸子（《圣惠》卷八十五）

【异名】鹤顶丹（《圣济总录》卷一六九）、朱粉丹（《卫生总微》卷五）。

【组成】朱砂半两（细研，水飞）　蝎尾半两（微炒）　腻粉一分　巴豆五枚（去皮心，纸裹压去油）

【用法】上为末，用面糊和为丸，如黍米大。每服二丸，以桃仁汤送下，不拘时候。

【主治】小儿急惊风，壮热吐涎。

【备考】本方方名，《普济方》引作"鹤顶丸"、"桃符丸"。

39026 红丸子（《幼幼新书》卷二十三引《灵苑方》）

【组成】郁李仁一百粒（温水浸，去皮尖）　坯子胭脂一分　麝香半钱（别研）

【用法】上先研郁李仁细烂，次入胭脂、麝香同研，用粳米饭为丸，如麻子大。每服三丸至五丸，一日三服，用薄荷汤送下。

【功用】肥儿。

【主治】小儿五疳。

39027 红丸子（《局方》卷三绍兴续添方）

【组成】荆三棱（浸软，切片）　蓬莪术　青橘皮（去白）各五斤　干姜（炮）　胡椒各三斤

【用法】上为细末，用醋面糊为丸，如梧桐子大，矾红为衣。每服三十丸，食后生姜汤送下。小儿临时加减与服。

【功用】❶《医方大成》：壮脾胃，消宿食，治冷痞，去膨胀。❷《赤水玄珠》：温脾胃，消寒冷积。

【主治】脾胃寒凝气滞，胸闷腹胀，食欲不振，腹有癖块；妇女气滞血瘀，致成癥瘕；小儿食积，面黄体瘦，腹胀食少。❶《局方》：脾积气滞，胸膈满闷，面黄腹胀，四肢无力，酒积不食，干呕不止，背胛连心胸及两乳痛；妇女脾血积气，诸般血藏气块；小儿食积，骨瘦面黄，肚胀气急，不嗜饮食，

渐成脾劳。❷《直指》:食疟,食积,气滞腹胀;谷疸,腹满眩晕,怫郁怔忪;酒疸。❸《得效》:妇女妊娠恶阻;经水不调,腹中癥聚成块,流走作痛,肌肤消瘦,胀满不敢食。❹《医方考》:伤寒冷之物,腹痛成积。

【方论选录】《医方考》:三棱、莪术,攻坚药也,故可以去积;干姜、胡椒,辛热物也,故可以去寒;青皮、陈皮,快气药也,故可以去痛。而必以醋糊为丸者,经曰:酸胜甘,故用之以疗肥甘之滞;必以矾红为衣者,取其咸能软坚,枯能着癖也。

【备考】❶《直指》本方用法:治食疟、食积,以二陈汤或四兽汤送下;治谷疸、酒疸,以二陈汤加缩砂仁煎汤送下。❷《得效》治经水不调,以乌梅浓煎汤,入盐少许服之。❸《医方类聚》引《王氏集验方》有良姜,名"胡椒红丸子";去胡椒,加良姜、阿魏名"阿魏红丸子"。

39028 红丸子(《三因》卷六)

【组成】蓬莪术 京三棱各二两(醋煮一伏时) 胡椒一两 青皮三两(炒香) 阿魏一分(醋化)

【用法】上为末,别研仓米末,用阿魏醋煮米糊为丸,如梧桐子大,炒土朱为衣。治食疟,每服五十至一百丸,以老疟饮下;治霍乱,丸以矾朱为衣,每服一百至二百丸,生姜、甘草煎汤送下。

【主治】❶《三因》:食疟,因饮食饥饱伤及胃气,或诸疟饮食不节而成,病者寒热,善饥而不能食,食已支满,腹急疼痛,病以日作;脾胃虚冷,饮食不节,宿食留饮,聚癖肠胃;或因气不调,冲冒寒湿,忽作霍乱,吐利并,作心腹绞痛,肠胃缠刺,疲苶不胜。❷《玉机微义》:谷疸发黄。

【方论选录】《医方考》:食疟者,食积成疟也。《内经》曰:留者攻之,故用蓬术、三棱、阿魏以攻积;积之为患,气快则行,气滞则止,得热则行,得寒则结,故用青皮之辛以快气,胡椒之温以散结;复用矾红为衣者,假其土性以培脾胃云尔。

39029 红丸子(《易简方》)

【组成】蓬莪术五斤 荆三棱五斤(水浸软,切片) 橘皮五斤(拣净) 青皮五斤 胡椒三斤 干姜三斤(炮) 阿魏三斤 矾红

【用法】上为细末,醋糊为丸,如梧桐子大,矾红为衣。每服六十丸,生姜汤送下。脾寒疟疾,生姜、橘皮汤送下;心腹肠满,紫苏、橘皮汤送下;脾疼作楚,菖蒲汤送下;酒疸、谷疸,大麦煎饮送下;两胁引乳作痛,沉香汤送下;酒积、食积,煨姜汤送下;妇人脾血积气诸疾,醋汤送下;产后状如癫痫,热醋汤送下;妊娠恶阻,二陈汤送下。

【功用】《兰台轨范》:破癥消癖。

【主治】脾积气滞,胃膈满闷,面黄腹胀,四肢无力,酒积不食,或大病之后,谷食难化,及中脘停酸,脾寒疟疾,脾疼作楚,酒疸、谷疸,遍身皆黄,两胁引乳作痛,酒积、食积,时或干呕,妇人脾血积气,诸般血癥气瘕,经血不调,或过时不来,寒热往来;产后败血上攻,迷乱心神,状如癫痫,妊娠恶阻,呕吐,全不纳食,小儿食积,骨瘦面黄,渐成脾劳。

【备考】本方方名,《兰台轨范》引作"红丸"。

39030 红丸子(《医方类聚》卷二五四引《保童秘要》)

【组成】糯米四十九粒 酸石榴三个 底胭脂少许

杏仁七个(去皮尖) 穿山甲一分(炮,冷水浸)

【用法】上为末,用水为丸,如麻子大。每服三丸,金银薄荷汤送下;取惊,诃子汤送下。

【主治】小儿惊痫。

39031 红丸子(《得效》卷十一)

【组成】三棱(煨) 莪术(煨) 芫花 桃仁(去皮,别研) 杏仁(去皮,别研) 朱砂 乌梅(炒) 巴豆

【用法】上为末,醋糊为丸,如小绿豆大,朱砂为衣。空腹米汤送下。

【主治】癖气,血膜包水,僻侧于胁傍,时时作痛,发寒热;疟家中脘多蓄黄水,日久结癖。

【备考】《普济方》本方用量:各等分。

39032 红丸子(《普济方》卷三八四引《鲍氏方》)

【组成】透明天麻 防风 冬瓜子各一两 全蝎 白附子三钱 南星 半夏(炙,剉)共六钱 辰砂 雄黄半钱 麝香少许

【用法】上为末,面糊为丸,如芡实大,辰砂为衣。实证,用青丸子二丸、红丸子一丸;虚证,用青丸子一丸、红丸子二丸;虚甚及泄泻,只用红丸子;平证,用青、红丸子各一丸。

【主治】发热风壅。

【备考】方中全蝎、辰砂用量原缺。

39033 红丸子(《普济方》卷三七八)

【组成】白矾一二枚(出火毒) 半夏一分(炮) 雄黄一钱三分半 朱砂二钱二分半

【用法】上为末,用生姜自然汁煮面糊为丸,如绿豆大,以一半朱砂为衣。每服二十丸。以痰尽为度。

【功用】化痰。

【主治】一切惊痫。

39034 红丸子(《袖珍》卷一)

【组成】巴豆四十九粒(去皮、壳、心、油) 木香四钱(末) 乳香四钱(研) 槐花一钱半 抚丹一两 黄蜡半两

【用法】先将蜡入石器内熔开,滤净,再化,入前药末拌匀,再入丹拌匀,待冷自然成膏,油纸包,为丸,如粟米大。每服三五十丸,白痢,干姜汤送下;赤痢,甘草汤送下;水泻,煨姜饮子送下。

【主治】泻痢。

39035 红丸子(《万氏家抄方》卷五)

【组成】白茯苓 泽泻各一钱 半夏曲二钱 滑石(水飞)一两六钱 大粉草 朱砂各三钱

【用法】上为末,井花水为丸,如豌豆大,朱砂为衣。灯草汤化下。患口疮者,用一丸,同青丸子一丸,芍药、灯心汤化下。

【主治】鹅口疮,口疮。

39036 红丸子

《片玉心书》卷四。为原书同卷"五色丸"组成之一。见该条。

39037 红升丹(《医宗说约》卷六)

【异名】大红升(《疡科遗编》卷上)。

【组成】水银一两 朱砂 雄黄各五钱 皂矾六钱 白矾一两 火消一两

【用法】先将二矾、火消研碎,入大勺内,加火酒一小

杯炖化,一干即起,研细;另将水银、朱、雄研细,待水银不见星,方入消、矾研匀,将羊城罐用纸筋泥搪一指厚,阴干,常轻轻扑之,不致生裂,如有裂,以罐子泥补之,极干再晒,无裂方前药于内。罐内以铁油盏盖定,加铁梁,盏上下用铁襻铁丝系紧,用绵纸捻条蘸蜜,塞罐口缝间,外用熟石膏细末,醋调封固盏上,加炭火二块,使盏热,罐口封固易干也。又用铁钉三根,钉地下,将罐子放钉上,罐底下置大炭火一块,外砌百眼炉,升三炷香,第一炷香,用底上火,如火大则水银先飞上;第二炷香,用大半罐火,以笔蘸水擦盏上;第三炷香,火平罐口,用扇搧之,频频擦盏不可令干,干则水银先飞,预用盐滴卤调罐子泥极湿,将铁丝系笔头在管上,如罐上有绿烟起,即水银走出,急用笔蘸罐子泥固之,上三香完,去火冷定,开罐,方气足,盏上约有丹六七钱,刮下研细,瓷罐盛之。用时,鸡翎蘸丹少许,外扫疮口。

【功用】拔毒,祛腐,生新。

【主治】一切疮疡溃后,疮口坚硬,肉暗紫黑。

【临床报道】❶慢性不愈合伤口及淋巴结结核溃疡:《中华外科杂志》[1957,(12):999]以凡士林纱布条粘满红升丹,填入创口、溃疡内,治疗化脓后久治不愈的创口23例、淋巴结结核溃疡19例,除2例结核性溃疡未继续门诊治疗而疗效不详外,全部治愈。作者体会:红升丹治疗慢性长期不愈的创口及结核性溃疡,确有显效,对不良的肉芽组织有腐蚀作用,可使异物(如线头等)早日脱出,从而促进愈合。❷瘘管:《新中医》[1986,(8):32]用红升丹治疗58例瘘管,其中病位在颈项者15例(瘰疬10例、脓肿术后5例),躯干者26例(乳痈术后7例、阑尾炎术后切口感染11例、臀部脓肿术后5例、肾输尿管术后切口感染3例),四肢17例(慢性骨髓炎12例、脓肿切开5例)。结果,58例全部治愈,其中疗程在一个月者44例,二个月者14例。

【备考】《串雅内编》:升丹为外科要药,不能不用,然总宜陈至五、七年者方可用,且须少用为妙。如系背疽及胸腹诸处之溃大者,更须慎用,往往有疮未愈而升药热毒攻入腹内,以致口干喉破者,人多不知也。

39038 红升丹

《疡科心得集·家用膏丹丸散方》。为《医林绳墨大全》卷九"红粉霜"之异名。见该条。

39039 红玉散

《宣明论》卷十。即原书同卷"益元散"加黄丹。见该条。

39040 红玉散(《局方》卷八淳祐新添方)

【组成】寒水石(炭火烧通赤,候冷细研)二两　黄丹半两

【用法】上为细末。干掺在疮口内,用万金膏贴,每日一上,再上尤妙。

【功用】敛疮口,生肌肉,止疼痛,去恶水。

39041 红玉散

《保婴集》。为方出《阎氏小儿方论》,名见《卫生总微》卷十八"桃红散"之异名。见该条。

39042 红玉散(《鲁府禁方》)

【组成】生白矾九钱　朱砂一钱

【用法】上为细末。每服钱抄一字,温水调下。

【主治】心痛。

39043 红玉散(《鲁府禁方》)

【组成】宫粉二钱　黄丹五分　拔过松香五钱

【用法】上为极细末。干掺患处;如疮结痂,则用香油调敷。

【主治】头面黄水,到处生疮。

39044 红玉散

《东医宝鉴·外形篇》卷一。为《古今医鉴》卷九"如玉散"之异名。见该条。

39045 红玉散(《玉案》卷六)

【组成】轻粉　血竭各三钱　珍珠　甘草　黄连　铅粉各二钱

【用法】上为细末。掺疮口。

【主治】疗疮不收口。

39046 红玉散(《医案·杂医类方》卷八)

【组成】枯矾　黄丹各五分　水龙骨(即船底老油灰)一钱(煅,研)　海螵蛸

【用法】上为细末。以棉梃子搅尽耳内脓水,用药一字,掺灌耳中,每日二次。勿令风入。

【主治】聤耳流脓。

【备考】方中海螵蛸用量原缺。

39047 红玉散(《治疹全书》卷下)

【组成】石膏(煅,研,水飞)一两　黄丹五钱　血竭三钱　轻粉一钱　冰片二分

【用法】上为细末。每用少许敷患处,或以太乙膏贴之。

【功用】生肌收口。

【主治】痘疹后发痈疽疮毒,出脓者。

39048 红玉锭

《中国医学大辞典》。即《玉机微义》卷十五"红玉锭子"。见该条。

39049 红玉膏(《疡医大全》卷七引《济生》)

【组成】乳香(另研)　没药(另研)各二两　蓖麻仁四百粒　木鳖子(去壳)二两四钱　当归四两　血余五钱　儿茶　血竭　白蜡　黄蜡各一钱　嫩杨柳枝一两(打碎)　黄丹(飞)四两　真麻油八两　芸香(白嫩者)一斤四两

【用法】先将麻油同杨柳枝、血余、当归熬数滚,绞去滓;再将油同芸香、蓖麻、木鳖子熬熟,绞去滓;入黄、白蜡,将成膏时入黄丹,离火,下乳、没、儿、竭末,搅匀成膏。外贴。

【主治】痈疽,瘰疬,乳痈。

39050 红玉膏(《万氏家抄方》卷四)

【组成】黄丹(水飞)五钱　轻粉　乳香(炙,去油)　没药(炙,去油)　白蜡各一钱　黄蜡二钱　猪板油(夏三钱,春秋四钱,冬五钱)

【用法】先熬猪板油,去滓,次将二蜡融化,离火即下诸药末,搅匀。随疮口大小,用绵纸作隔纸膏,刺细孔贴上,以帕缚之,三日一换。

【主治】湿毒臁疮。

39051 红玉膏(《何氏济生论》卷八)

【组成】芸香(白者)一斤四两　没药二两(研)　当归

四两　血余五钱　蓖麻仁四百个　乳香二两(研)　木鳖子(去壳)二两四钱　真麻油八两

【用法】上药以真麻油调匀,油纸摊成隔纸,不可钻孔,用浓茶水洗净患处脓液。每膏一张,两边各贴一日,第三日须另换新者。半月可愈。

【主治】痈疽,瘰疬,乳痈。

39052 红玉膏(《良朋汇集》卷三)

【组成】鸡蛋十个　头发五钱　黄蜡五两　黄丹五两

【用法】香油二十两,熬滚入鸡蛋,炸黑枯捞去;入头发,炸令尽;再入黄蜡,化开住火,看锅内四边油定,下飞过黄丹。搅匀成膏,任用摊贴。

【主治】恶疮疔毒,乳花无名,痛不可忍。

39053 红玉膏(年氏《集验良方》卷二)

【组成】葳蕤三两　人参三两　五味子二两　龟版胶二两　当归二两　大生地二两　白茯神二两　川牛膝一两　白莲须五钱　枸杞二两　明丹砂一钱

【用法】用河水十碗,煎至五碗,去滓,再煎至二碗,加川蜜慢火熬成膏,瓷瓶收贮。随便用。

【功用】添精补髓,固气养血,和五脏,利九窍,益身心。

39054 红玉膏(年氏《集验良方》卷六)

【组成】麻油二两五钱　柏油二两五钱　管仲三钱　象皮(切片)五分　血余一大团　朱砂五分　儿茶五分　轻粉　没药(去油)　川椒　樟脑各五分　乳香(去油)三钱五分　血竭一钱五分(朱砂以下共为末)

【用法】前五味药同煎至发枯,去发,再煎至滴水成珠,下炒飞黄丹五钱,再下朱砂以下药末,搅匀,离火候半冷,下黄蜡二钱五分、杭粉一两五钱,如法熬成膏。摊贴患处,一日一换。

【主治】湿烂臁疮,足上恶疮,诸般疮毒风湿,臭气难闻,杨梅结毒,及一切顽疮不收口者。

39055 红玉膏(《金鉴》卷五十九)

【组成】紫草一两　红花一两　当归二两　黄蜡三两

【用法】用香油半斤,先将药炸焦去滓,后下黄蜡令匀,以冷为度。摊贴患处。

【主治】痘后痈毒。

39056 红玉膏

《串雅内编》卷三。为《本草纲目》卷九引《闺阁事宜》"太真红玉膏"之异名。见该条。

39057 红玉膏(《疡医大全》卷七)

【组成】蛇蜕　蜈蚣各一条　头发(洗去油垢)　黄蜡各二两　香油四两

【用法】上药同熬,滤清,用黄丹收膏,再下黄蜡融化。摊贴。

【功用】拔毒去脓。

39058 红玉膏(《良方汇录·外科统治门》)

【组成】阿魏　藤黄各五钱　乳香　没药各一两(用烧红热砖两块,上下夹之,踏净油,取净末各五钱)　蓖麻子肉一两五钱　松香三两五钱(用桑、槐、桃、柳、梅五样树头,扎好入水中,先煎数滚捞去,下松香煎半日,去火,下冷水,团结捞起,晒,研)　血标银朱　血竭各一两

【用法】将蓖麻肉先打烂,渐加松香各药,打千捶成膏,隔水煮烊,摊油银皮纸上,外托绵纸一层,听用。用时将膏

药在热器上分开,贴之,忌火熏。贴前仰卧,贴后俯卧,贴左向右卧,贴右向左卧。

【功用】消坚,呼脓,拔毒。

【主治】一切痈疽、发背、对口、附骨、无名肿毒,无论阴阳,已成未成。

【加减】症重者,每料加真麝香二钱,苏合油四钱,其效更速。

【宜忌】孕妇忌贴。

39059 红玉膏(《梅氏验方新编》卷六)

【组成】黄蜡　白蜡　乳香　没药各五钱　樟冰　血竭　轻粉　象皮各四钱　儿茶二钱　熟猪油四两

【用法】将二蜡融化,去滓,入前药末搅匀。先以葱白汤洗净患处,拭干后敷药,以纸盖之。勿令见风。

【主治】破伤溃烂,久不收口。

39060 红玉膏(《青囊秘传》)

【异名】千捶膏。

【组成】蓖麻子(去壳)　松香(葱汁煮)四两　南星(研)五钱　半夏(研)五钱　乳香(去油)五钱　银朱七八钱　没药(去油)五钱

【用法】上药捣成膏,看老嫩,以蓖麻肉增添。临用隔汤炖,摊贴。

【主治】一切无名肿毒。

39061 红玉膏(《慈禧光绪医方选议》)

【组成】当归一两　红花三钱　赤芍三钱　白及三钱　防风三钱

【用法】用香油一斤,同上药共煎,煎枯去滓;入黄蜡二两,再入银朱一两,乳香五钱。用牙簪挑少许,擦鼻孔内。

【功用】祛腐生肌,定痛化虫,止痒消肿,化疔解毒。

【主治】鼻内干燥而痛,涕中带黑丝,及杨梅顽疮,结毒臁疮,不论大小诸毒。

39062 红末子(《准绳·疡医》卷六)

【组成】独活　何首乌　南星(制)　白芷　羌活　当归　骨碎补　苏木　牛膝　赤芍药　红花　川芎各二两　细辛　川乌(制)　桔梗　降真香　枫香　血竭　乳香　没药各一两

【用法】上为末。酒调下。

【主治】打扑伤损,折骨碎筋,瘀血肿痛,瘫痪顽痹,四肢酸疼,一切痛风。

【加减】骨折欲好之际,加自然铜(制)一两。

39063 红龙散(《幼幼新书》卷八引《谭氏殊圣》)

【组成】龙脑少许　朱砂半钱　龙齿二钱　天南星五钱(先须水浸七日,逐日换水,日满取出,切片,晒干,为末)　铅白霜三钱

【用法】上为极细末。每服一字,葱白、金银煎汤送下。连吃三两服,候惊汗出为妙。

【主治】小儿急慢惊风及四时伤寒,浑身壮热,唇口焦干,两目翻露,手足搐搦。

【宜忌】忌一切毒物。

39064 红龙散(《三因》卷二)

【组成】朱砂(别研)　五灵脂各半两　茯神(去心中木)　草薢各一两　全蝎半两　脑麝各一钱(别研)

【用法】上为末。每服二钱,酒调服。

【功用】开关窍。

【主治】中风。

39065 红龙散(《普济方》卷三六八)

【组成】海金沙半两　朱砂二钱　脑麝各半字　桂府滑石一两半

【用法】上为末。灯心汤调下。

【主治】小儿夹惊伤寒,额赤气粗,睡卧不安,及惊热,小便不通。

39066 红龙散(《普济方》卷三八五)

【组成】牙消一分(瓷盒子内固济,火煅通赤,先掘一地坑子,以甘草水洗令湿,纸衬药入坑子内一宿,取出研末)　朱砂(研)一钱　干蝎七个(微炒)　龙脑半钱

【用法】上为细末。每服半钱或一字,参苓汤调下。惊热者,冷水调下;热甚者,冷水研生地龙汁调下。

【主治】小儿壮热不解,及惊风热。

39067 红白丹(《痘疹仁端录》卷七)

【组成】砒朱　鸡子清(调刷在猪血红纸上,晒干,烧灰)五分　雄黄　朱砂各一钱

【用法】上为末。吹少许。吐涎,勿令咽干。

【主治】小儿痘疹敷凉药不效,烂成深潭者。

39068 红白散(《圣济总录》卷一八一)

【异名】红绵散(《本事》卷五)。

【组成】白矾(熬令汁枯)　染胭脂各等分

【用法】上为细末。先以绵杖子缠去脓,用药半钱匕掺之。三两次即愈。

【主治】小儿耳聋,脓出久不愈者。

39069 红白散

《普济方》卷三六四。为方出《阎氏小儿方论》,名见《卫生总微》卷十八"桃红散"之异名。见该条。

39070 红白散(《回春》卷五)

【组成】宫粉二钱　红碱一钱

【用法】上为极细末。用极辣葱捣汁和匀,烧酒调下。

【主治】心疼。

39071 红白散(《鲁府禁方》卷一)

【组成】辰砂　白矾各等分

【用法】三伏天内装入猪胆内,透风处阴干。每用一块,凉水研调送下。

【主治】中风痰厥,不省人事。

39072 红白散(《伤寒广要》卷八引《寿世仙丹》)

【组成】人中白　玄明粉各一钱　辰砂五钱

【用法】上为末。白沸汤或金银煎汤调下。

【主治】大烦大热,昼夜不退,神思昏迷,口干舌燥,一切热证,并瘟疫时症。

39073 红曲酒(《本草纲目》卷二十五)

【组成】红曲

【用法】浸酒煮,饮。

【主治】腹中及产后瘀血。

39074 红肉膏(《秘传外科方·李防御五痔方》)

【组成】辰砂一分　乳香半分(别研)　白矾一两　黄丹一分　巴豆三个　砒半两(用白矾铺底火煅,七分)

【用法】上为细末,每用二钱,斑蝥三个,香油一两,同煎至斑蝥、巴豆色赤为度,去二味,只用油调药末成膏。视痔大小贴之,一二日一次。换药至六七日,若焦黑则不用涂,未破用催药涂,已破用纸捻子纤药入疮。

【主治】痔疮。

39075 红阳膏(《青囊秘传》)

【组成】麻油四两　黄占二两

【用法】上药烊化,候冷,加银朱三钱搅匀。摊贴。

【功用】呼脓去腐,润肌生肌。

39076 红豆丸(《医方类聚》卷一〇五引《施圆端效方》)

【组成】丁香　胡椒　缩砂各二十一个　红豆十一粒

【用法】上为末,生姜汁为丸,如皂角子大。每服一丸,用大枣一个,去核,填药,面裹,慢火烧熟,空心细嚼,白汤送下,每日三次。

【主治】诸呕逆,膈气翻胃,吐食不止。

39077 红豆丸(《瑞竹堂方》)

【组成】麦蘖(炒)　半夏(汤泡七次)　砂仁(炒)各一两半　硇砂(醋化)　甘草　青皮(去瓤)　陈皮(去白)　郁金　红豆　藿香　棠球　蓬术各一两(煨)　良姜　荜茇各二两　丁香半两(不见火)

【用法】上为细末,水煮面糊为丸,如梧桐子大。每服一百丸,空心米饮或随物送下。病甚者日进三服。

【主治】飧泄。

39078 红豆散

《圣济总录》卷七十四。为《传家秘宝》卷三"玉粉散"之异名。见该条。

39079 红豆散(《兰室秘藏》卷下)

【组成】麻黄根(炒)五钱　苦丁香五分　羌活(炒)　连翘(炒)各三分　红豆十个

【用法】上为细末。搐鼻。

【主治】湿气在头,头重如山。

39080 红豆散(《得效》卷九)

【组成】丁香　木香各三钱　缩砂　红豆　白姜　桂枝　陈皮　青皮　桔梗　胡椒各五钱

【用法】上为末。每服二钱,秋石汤调下。

【主治】身肿皮紧。

39081 红花丸(《普济方》卷三三五)

【组成】红花子一升(为末)

【用法】以好酒一升八合拌匀,晒干,再为末,用蜜和丸,如梧桐子大。空心服四十丸,用酒送下。或为散。每服三钱,空心用温酒调下。

【主治】妇人腹中血气刺痛,月事不通。

39082 红花汤(《伤寒总病论》卷四)

【组成】红花子一合(捶碎)

【用法】用水半升,煎百沸,去滓。分减服之。

【主治】❶《伤寒总病论》:斑痘疮出不快。❷《准绳·幼科》:痘疮作渴。

【备考】《准绳·幼科》本方用红花或子,随意煎汤饮。

39083 红花汤(《永类钤方》卷二十一)

【组成】红花子　紫草茸各半两　蝉蜕一分

【用法】上㕮咀。酒、水一中盏,煎,去滓温服。

【主治】小儿疮痘不出。

39084 红花汤(《医学入门》卷八)

【组成】水芦花　茅香　红花　槐花　白鸡冠花各
等分

【用法】水煎服。

【主治】诸般血病。

【宜忌】忌腥、滑、发气之物。

39085　红花汤(《痧胀玉衡》卷下)

【异名】丝七(《痧症全书》卷下)、二十三号中孚方
(《杂病源流犀烛》卷二十一)。

【组成】红花　蒲黄　青皮各一钱　香附四分　贝母
二分　枳壳六分

【用法】水二钟,煎至七分,微温服。

【主治】痧证因子血痰者。

39086　红花汤

《叶氏女科》卷一。为《胎产秘书·女科秘要》卷三
"红花散"之异名。见该条。

39087　红花汤

《叶氏女科》卷一。为《济阴纲目》卷二"行经红花汤"
之异名。见该条。

39088　红花汤(《成方切用》卷十一)

【组成】升麻　前胡　桔梗　山楂　木通　荆芥　抚
芎　甘草　灯心　红花　蝉蜕

【主治】小儿出痘疹,点如糖粞齐布,热甚口臭。

39089　红花汤(《妇科玉尺》卷一)

【组成】红花　琥珀　白芍　麝香　没药　当归　桂
枝　桃仁　苏木

【主治】经行过期及不月。

39090　红花酊(《赵炳南临床经验集》)

【组成】藏红花一两　75%酒精十两

【用法】红花浸酒内七昼夜,去滓备用。外涂或用纱布
蘸药罨包。

【功用】活血祛瘀,消肿止痛。

【主治】扭伤血肿,大面积灼伤,瘢痕。

39091　红花酊(《中药制剂汇编》)

【组成】红花五钱　当归四钱　赤芍四钱　紫草三钱
60%乙醇500毫升

【用法】将上药泡入乙醇内四至五天。局部按摩擦用。

【功用】活血,凉血,预防褥疮。

39092　红花酒(《医方考》卷六)

【组成】红花一两(炒)

【用法】清酒五爵,沃之温服。

【主治】产妇胞衣不下。

【方论选录】胞衣不下者,气弱而瘀血盈于胞也。故用
清酒壮其气,红花败其瘀。

39093　红花散(方出《圣惠》卷三十六,名见《圣济总录》卷一
一五)

【组成】红花一分　白矾一两(烧灰)

【用法】上为细末。每用少许纳耳中。

【主治】聤耳,累年脓水不绝,臭秽。

39094　红花散(《圣惠》卷三十七)

【组成】红花一两　诃黎勒三枚(兼核生用)　川朴消
五两

【用法】上为粗末。每服三钱,以酒半中盏,水半中盏,

煎至六分,去滓,入赤马通一合,温服,不拘时候。

【主治】吐血。

39095　红花散(《伤寒总病论》卷六)

【组成】红花　荷叶　姜黄各等分

【用法】上为末。加炒生姜,小便调下二钱。

【主治】伤寒产后,血晕欲绝。

39096　红花散(《保命集》卷下)

【组成】干荷叶　牡丹皮　当归　红花　蒲黄(炒)各
等分

【用法】上为细末。每服半两,酒煎和滓温服。如胞衣
不下,另用榆白皮研末煎汤,调服半两。

【主治】妇人产后血晕,胞衣不下,血崩,月事不调,及
远年干血气。

39097　红花散(《朱氏集验方》卷十)

【组成】好红花(细擘)　苏枋木(搥碎)　当归各等分

【用法】上㕮咀。每用一两,以水一升半,先煎花、木,
然后入酒一盏,并当归再煎至半升,空心、食前分两次温服。
二十服效。

【主治】妇人血膈,经脉不通。

39098　红花散

《普济方》卷二十五。即《中藏经·附方》"花红散"。
见该条。

39099　红花散(《银海精微》卷上)

【组成】红花　连翘　当归　生地黄　紫草　大黄
甘草　赤芍药

【用法】加灯心、竹叶,水煎服。外以秦皮汤洗眼。

【功用】《医宗金鉴》:清热散瘀。

【主治】小儿疹痘入眼,初觉眼中赤涩,疼痛泪出,怕日
羞明难开,久发变为白膜。

【备考】《金鉴》本方用量:各五分。

39100　红花散(《胎产新书·女科秘要》卷三)

【异名】红花汤(《叶氏女科》卷一)。

【组成】红花　黄芩　苏木各八分　花粉六分

【用法】水煎,空心服。

【功效】推血下行。

【主治】妇人月经从口鼻出,五心发热,咳嗽气急。

【备考】先服红花散七帖,再服冬花散止嗽下气,不须
五七帖即安。

39101　红花散(《仙拈集》卷三)

【组成】红花一撮

【用法】酒一钟,煎数沸,入童便二盏,乘热灌下。

【主治】产后恶血上冲。

【加减】如去血过多,发晕者,加当归一两,川芎五钱
煎服。

39102　红花散(《妇科玉尺》卷一)

【组成】当归一两　没药　红花　官桂　赤芍　苏木
青皮各二钱半

【主治】妇女血气。

39103　红花散(《名家方选》)

【组成】红花　忍冬各二钱半　黄芩　连翘各二分
槟榔一分半　木通　桔梗各一分　大黄三分

【用法】水煎服。

【功用】杀疳虫,消胎毒。

39104 红花散(《医钞类编》卷二十二)

【组成】头红花一两　真冰片五分　官桂(去粗皮)一钱　明朱砂一钱　白芷三钱　生军五钱　当门麝四分　乳香五钱　儿茶二钱　全当归(晒干,研末)一两　血竭三钱　明雄黄一钱　没药三钱

【用法】上药不见火,生研极细末,用瓷瓶封固收贮。每用三钱,一半用滴珠烧酒调敷伤处,血溢者不须敷;一半用黄酒冲服。如伤口较多者,外敷自宜加倍,伤轻者只须外敷,不用冲服。

【主治】金刃、跌打伤。

39105 红花散(《外科真诠》卷上)

【组成】生耆三钱　当归三钱　红花三钱　生地三钱　荆芥叶一钱五分　贝母一钱　茯苓二钱　黄柏二钱　菊花根三钱

【用法】内服。外用酒蜜捣菊花叶、芙蓉叶敷之。

【主治】足丫发及手丫发。

39106 红花散(《外科真诠》卷下)

【组成】红花一钱　归尾一两　没药二钱　苏木五分　甲珠一片　银花四钱　甘草五分

【主治】腿痈。

39107 红花散(《伤科方书》)

【组成】酒醉土鳖　醋煅古钱　炙乳香　炙没药　苏木节　巴霜各等分

【用法】上为末。一板一厘,水、酒调服。

【主治】刑杖伤。

39108 红花膏(《古今医鉴》卷十三)

【组成】水红花科一捆(熬膏一碗)　麝香三钱　阿魏三钱　血竭三钱　没药五钱　赤芍一两　当归一两

【用法】上为细末,入膏内搅匀,以青布摊。贴患处。

【主治】癣疾。

39109 红吹药(《喉科紫珍集·补遗》)

【组成】熟软石膏五钱　生硬石膏三钱　冰片三分　朱砂二钱

【用法】上为细末。吹喉。

【主治】口疮,咽喉实火。

【备考】本方为原书"三色吹药"之第一方。

39110 红吹散(《朱仁康临床经验集》)

【组成】朱砂2.5克　月石9克　元明粉9克　乌贼骨8克　煅石膏1.5克　西瓜霜3克　冰片1.5克

【用法】以上各药逐次入乳钵内研成细末,装瓶,勿泄气。用吹药管吹入患处。

【功用】祛腐生新,利咽消肿。

【主治】口糜,口疮,舌碎,牙疳,咽喉病。

39111 红灵丹(《齐氏医案》卷六)

【异名】八宝红灵丹(《痧证汇要》卷一)、绛雪(《霍乱论》)、八宝红灵散(《慈禧光绪医方选议》)、红灵散(《中国药典》一部)。

【组成】明雄　朱砂　礞石　火消　月石各六钱　麝香　洋片各二分　佛金四十张

【用法】各制合研极细末,瓷瓶收贮,勿令泄气,轻重量用;或烧酒、冷水为丸,如梧桐子大。治感冒伤风,伤寒伤暑,用温茶送五丸;慢紧痧胀,稍冷茶下;中恶中毒,暴病五绝,将此丹水擦牙,下咽即活,重者三五丸,勿过,过服冷水解;九种心疼,腹痛,哮喘,痰嗽,温茶送下;牙痛,碎一丸放痛处;小儿急惊,五痫诸积,食伤饱胀,霍乱吐泻,用三丸或二丸,放舌尖上,和津嚼之,见麻,冷水吞,寒症用温茶;时症瘟疫,沿门传染,用银簪点大眼角中,男左女右;治一切痈疽疔毒,阴阳疮疖,痰核痰疱,以及蜂螯虫咬,初起未陷,用葱头酒煎加蜜开擦,阳疮加猪胆汁擦,吞下三五丸即消;妇女月经,或前或后,俱用黄酒送下五丸、七丸,取汗立效;佩之在身,不染瘟疫。

【主治】感冒伤风,伤寒伤暑,痧胀,中恶中毒,心疼腹痛,哮喘痰嗽,牙痛,小儿急惊,五痫诸积,食伤饱胀,霍乱吐泻,时症瘟疫,痈疽疔毒疮疖,痰核痰疱,蜂螯虫咬,妇女月经不调。

【宜忌】孕妇忌用。

39112 红灵丹(《中医外科学讲义》)

【组成】雄黄六钱　乳香六钱　煅月石一两　青礞石三钱　没药六钱　三梅三钱　火消六钱　朱砂二两　麝香一钱

【用法】除三梅、麝香外,共研细末,最后加三梅及麝香,瓶装封固不出气,备用。将药粉撒于一切膏药或药膏上,再敷贴于患处。

【功用】活血止痛,消坚化痰。

【主治】一切痈疽未溃者。

39113 红灵药(《青囊秘传》)

【组成】滑石一两　银粉一两　轻粉一两　熟石膏四两

【用法】上为末。外用。

【主治】湿疹。

39114 红灵酒(《中医外科学讲义》)

【组成】生当归二两　红花一两　花椒一两　肉桂二两　樟脑五钱　细辛五钱　干姜一两

【用法】上药用95%酒精二市斤浸七天。用时以棉花球蘸药频擦。脱疽则涂擦患处以上的皮肤,每日二至三次,每次擦20分钟。

【功用】活血,通络,止痛。

【主治】冻疮未溃,脱疽腐烂者。

39115 红灵散(《急救痧证全集》卷下)

【组成】辰砂一两　冰片二钱　明雄黄一两半　麝香二钱　蟾酥三钱

【用法】上为细末,瓷瓶封固。临症茶调服一二分;亦可吹鼻。

【主治】一切痧发,胀痛呕泻。

39116 红灵散

《中国药典》一部。为《齐氏医案》卷六"红灵丹"之异名。见该条。

39117 红灵散(《中国药典》2010版)

【组成】人工麝香71.4克　雄黄142.8克　朱砂238.1克　硼砂142.8克　煅金礞石95.2克　消石(精制)238.1克　冰片71.4克

【用法】制成粉末。口服,一次0.6克,每日1次。

【功用】祛暑,开窍,辟瘟,解毒。

【主治】中暑昏厥,头晕胸闷,恶心呕吐,腹痛泄泻。

【宜忌】孕妇禁用。

39118 红鸡膏(《集成良方三百种》)

【组成】苏木一两 降香一两 当归五钱 川芎三钱 红花二钱 海藻六钱 海带六钱 夏枯草六钱 昆布六钱 连翘二钱 赤芍二钱 三棱五钱 莪术五钱 槟榔五钱 枳壳三钱 木香三钱 瓜蒌一个(全) 山甲二钱 皂刺二钱 银花六钱 元参六钱 香附四钱 橘红六钱 川贝四钱 南星四钱 半夏四钱 陈皮三钱 青皮三钱 桔梗二钱 牡蛎三钱 樟丹一斤半(后下) 香油三斤

【用法】先将香油熬开,用红公鸡一个,洗净,油内炸枯,再入上药炸枯,去净渣,入樟丹成膏;候冷,再加血竭(真)、儿茶、乳香(制)、没药(制)、阿魏各三钱(共研细末)入膏搅极匀,装瓷罐,埋地下,去火毒。摊贴。

【主治】痰核,瘰疬。

39119 红鸡膏(《全国中药成药处方集》济南方)

【组成】降香 全当归各四两 川山甲一两 血竭五钱 乳香 没药各一两 红公鸡一个

【用法】将公鸡去肉用骨,用香油二斤炸五分钟;再将降香、当归、川山甲下油五分钟;再将血竭、乳香、没药下油,共同炸黑取出;再下章丹一斤收膏,每张大的一两,小的五钱。外贴患处。

【主治】筋骨疼痛,麻木不仁,跌打损伤,妇女乳痈。

39120 红英丹(《圣惠》卷五十二)

【组成】雄黄一分(细研) 朱砂一分(细研) 硫黄一分(细研) 天雄一分(生用,去皮脐) 丁香一分 虎头骨一分(生用) 黄丹一分 赤小豆一升 麝香一钱(细研)

【用法】上为末,拌匀,用粟米饭为丸,如小豆大。男左女右,以绯绢系一丸于中指上。

【主治】劳疟。

39121 红枣丸(《外科全生集》卷四)

【组成】大红枣子四两(去皮核)

【用法】先煮红枣三滚,以枣汤洗净僵蚕,晒干为末二两,二味打和为丸。用红枣汤送下。

【主治】疮臁。

39122 红枣丸(《验方新编》卷十一)

【组成】红枣三斤

【用法】以杉木作柴煮之,煮熟剥皮去核,取烧过杉柴灰磨细末,和枣肉捣匀为丸,如弹子大。每日任意食之,不可间断,愈后再服一两月断根。外用虾蟆散。

【主治】杨梅结毒,疮毒满身,或服过轻粉及一切丹石隐药,致成结毒,穿顶穿鼻,溃烂不已,多年不愈者。

【宜忌】忌醋与辣椒,及一切发物半年。

【方论选录】红枣能解丹石之毒,杉木专祛湿热之侵。

39123 红枣散(《验方新编》卷一)

【组成】红枣四两(去核,烧枯) 明雄七钱五分(勿经火) 枯矾 真犀牛黄 牙色梅花冰片 铜绿(煅) 真麝香各一分

【用法】上为细末,收入瓷瓶,勿令出气。用时以红纸卷管吹入喉中,仰卧少时,吐出浓痰以多为妙;若烂喉痧,吹入过夜即安。

【主治】喉风,烂喉痧。

39124 红枣散

《囊秘喉书·医方》。为原书"紫袍"之异名。见该条。

39125 红枣膏(《叶氏女科》卷二)

【组成】大红枣二个 乌梅一个 杏仁(去皮、尖)七粒

【用法】上药同捣为膏服。

【主治】妊娠心痛。

39126 红雨丹(《四圣悬枢》卷一)

【组成】柴胡四钱 黄芩 石膏 甘草 丹皮 生姜 元参 芍药各三钱

【用法】水煎,热服。覆衣,饮热稀粥,取微汗。

【主治】三日少阳温病,胸胁疼痛,耳聋,舌苦,咽干作渴者。

39127 红矾丸(《医学入门》卷七)

【组成】红矾(青矾半斤用纸包定,装入旧蒲鞋头内,又以一只上下合住,缚定,于炭火内煅通红为度,候冷取出即成) 香附各四两 猪苓 泽泻各二两 艾线一两(用醋一碗,罐内煮,取焙为末)

【用法】上药用陈米饭为丸,如梧桐子大,以四物汤料各一两,加木香三钱,研末为衣。每服五十丸,加至八九十丸,酒送下。

【主治】妇人黄肿。

39128 红矾散

《普济方》卷六十七。为原书卷三八一引《卫生家宝》"红铅散"之异名。见该条。

39129 红矾散(《千金珍秘方选》)

【组成】大红枣(去核)五枚 明矾

【用法】将明矾纳入枣内,瓦上煅存性,研末。开水泡,炖热,时时润之。

【主治】烂眼弦,眼癣。

39130 红轮散(《永类钤方》卷二十)

【组成】牙消 寒水石(煅)各二两 麝香半钱 脑子半钱 朱砂二两 甘草一两(炙)

【用法】上为末。周岁儿一字,薄荷汤调下。

【主治】小儿惊热夜啼,涎壅心燥;并治中暑昏冒。

39131 红炉雪(《慈幼新书》卷六)

【组成】滑石(飞) 礞石(煅)各五钱 硼砂二钱 牛黄 朱砂各五分 柿霜三钱 青黛一钱 冰片半分

【用法】上为末。淡姜汤调下。

【主治】痘疮自见点六七日,有痰者。

39132 红炉散(《中医皮肤病学简编》)

【组成】红东丹12克 煅炉甘石12克 血竭12克 象皮12克 松香12克 煅龙骨12克 氧化锌125克

【用法】上为细末,瓶贮。疮口清洁后,以毛笔蘸药涂之。再贴清凉膏。

【主治】下肢溃疡。

39133 红净药(《银海指南》卷三)

【组成】红枣 绿矾 杏仁 胆矾少减 白果肉

【用法】将红枣去核,嵌满绿矾,湿粗纸包裹,火内烧红透为度,勿令焦枯,取出,以杏仁等共打和研匀,阴干。临用时加黄柏、白芷、菊叶泡水同炖,取水洗净。

六画

红

142

(总2872)

【主治】燥热眼癣。

39134 红油膏（《中医外科学讲义》）

【组成】凡士林十两　九一丹一两　东丹钱半

【用法】先将凡士林烊化，然后徐徐将两丹调入，和匀成膏。用时将药膏匀涂纱布上，贴患处。

【功用】防腐生肌。

【主治】溃疡不敛。

39135 红油膏

《中医皮肤病学简编》。为《外科全生集》卷四"红油"之异名。见该条。

39136 红油膏（《朱仁康临床经验集》）

【组成】红信250克　棉子油2500毫升　黄蜡250~500克

【用法】先将红信捣成细粒，与棉子油同放入大铜锅内；置煤球炉或炭火上，熬至红信呈枯黄色，离火待冷，取去药渣，再加温放入黄蜡（冬用250克，夏用500克）融化，离火，调至冷成膏。薄薄涂于患处一层。

【功用】润肤止痒。

【主治】银屑病，手癣，手足皲裂。

【宜忌】大面积银屑病勿用。

【备考】使用时先试涂一小片，观察有无过敏反应，如有反应即停用。

39137 红宝丹

《外科证治全书》卷五。为《仙传外科集验方》"洪宝丹"之异名。见该条。

39138 红柿粥（《济众新编》卷七）

【组成】红柿不拘多少

【用法】下筛取汁，和糯米泔煮粥，和蜜尤好，任食之。或和黏米粉成泥，作粳团饼。

【功用】润心肺，止消渴，疗肺痿，清心热，开胃气，解酒热，安胃热，止口干，止吐血，补元气，补中益气。

39139 红药子（《普济方》卷三一三）

【组成】辰砂　乳香各四钱半（研）　硼砂一钱　明雄黄三钱　砒霜五钱　白矾六钱（火飞枯，研）　麝香三分　虢丹六钱

【用法】上为细末，入净锅内与黄蜡和匀。随疮孔窍大小深浅，临时作条子插入疮孔中，一日一换。约用三五次，令其毒肉净，却以膏药贴之。

【主治】痈疽，发背，毒肿，恶疮。

39140 红药片（《成方制剂》20册）

【组成】三七750克　川芎175克　白芷175克　当归175克　土鳖虫175克　红花175克

【用法】制成片剂，每片重0.25克。口服，一次2片，每日2次。儿童减半。

【功用】活血止痛，去瘀生新。

【主治】跌打损伤，瘀血肿痛，风湿麻木。

【宜忌】孕妇忌服。经期停服。

【现代研究】抗炎、镇痛作用：《中药药理与临床》[2003,19（1）:40]研究表明：本方对蛋清所致的大鼠足肿胀、二甲苯所致的小鼠耳肿胀和耳廓毛细血管通透性增加、对大鼠琼脂肉芽肿的生成均有显著的抑制作用；对热板所致小鼠疼痛和醋酸所致的小鼠扭体均有显著的抑制

作用。

39141 红药膏（《中国皮肤病学简编》）

【组成】生石膏3500克　樟丹1500克　芥子气1毫升　凡士林5000克

【用法】将芥子气缓慢滴入半凝固状态（30℃）的凡士林内，边滴边搅拌，然后加入生石膏及黄丹（均研极细末并过筛）。外用。

【主治】银屑病。

39142 红香粉（《中医皮肤病学简编》）

【组成】红粉5克　冰片4克　薄荷脑37克　香脂100克

【用法】将红粉分为两等分，分别加入冰片及薄荷脑中，研细；把冰片、红粉加入香脂后，再加薄荷脑、红粉，搅匀即成。外用。

【主治】酒渣鼻。

39143 红狮丹（《喉科指掌》卷一）

【组成】鹅不食草三分　北细辛六分　硼砂一钱五分　麝香一分　飞滑石二钱　朱砂一钱　通草一分　鸡内金五分（焙存性）　壁钱五分（炒存性）　青黛一钱　枯矾五分　冰片三分

【用法】上为细末。吹用。亦可吹鼻，作通关之用。

【功用】祛风消痰，清热败毒，消肿。

【主治】喉病，风证初起。

【加减】风痰不重，去细辛、鹅不食草，加青黛。

39144 红胜丹

《疡科捷径》卷上。为《医林绳墨大全》卷九"红粉霜"之异名。见该条。

39145 红桃丹（《外科十三方考》引《一壶天书》）

【组成】新出窑矿子石灰二两　银朱二钱　糯米若干粒

【用法】将石灰放新瓦上煅红，以碱水淬四五次，研细，加银朱一同入碱水调匀，再泡糯米在内。至米胀大如水晶色时，取米点病上，日二三次，至愈为止。

【主治】马刀瘰疬未穿者。

【备考】此方腐蚀性极大，故点用时当极端注意，不可伤及好肉。

39146 红桃丹（《外科十三方考》引《一壶天书》）

【组成】新出窑矿子石灰四两　猫骨一具（煅存性）　白碱半酒杯　银朱三钱

【用法】上为细末，用冷水一碗，将药末投入搅匀，俟静置澄清时，再放糯米若干粒于药上，泡一宵。俟米胀如水晶色时，挑米点于患处。多点数次，其核自散。

【主治】马刀瘰疬未穿者。

【备考】此方腐蚀性极大，故点用时当极端注意，不可伤及好肉。

39147 红桃散（《幼幼新书》卷七引《婴童宝鉴》）

【组成】天南星二个（中心作窝，内入朱砂令满，用淡水调中心，末缝合上，握地作坑，按天南星在坑内，灰盖定，以火烧，色变取出为末）　全蝎半分（末）　白附子（大者）一个　腻粉一钱

【用法】上为末。每服一字，用薄荷金银汤调下。

【主治】小儿体热夜啼，不乳食。

39148 红桃散（《卫生总微》卷十三）

【组成】风化石灰一两(烧赤,细研为末) 朱砂一钱(细研为末,水飞)

【用法】上药都拌匀。用饭饮一大盏,入艾三五叶,煎二三沸,量轻重调一字或半钱与服。宜少用,多则难吃。

【主治】蛔虫心腹痛,发渴有时。

39149 红桃散（《普济方》卷三六八）

【组成】石膏 寒水石各一两 脑 麝各半字

【用法】上为末。灯心汤调下,量大小加减服之。

【主治】小儿夹惊伤寒,头疼壮热,涎潮,惊悸多哭,气粗心烦;及治气壅,膈节不通。

39150 红莲散（《普济方》卷三六八）

【组成】朱砂一钱 麝香一字 脑子少许 南星一两(姜汁浸一夕,煮干;皂角水一盏浸一夕,煮干;荆芥水一盏浸一夕,煮干。再焙)(一方有天麻一钱)

【用法】上为末。三岁儿服一字,薄荷汤调下。

【主治】小儿夹惊,咳嗽气急,体热惊悸。

39151 红铅散（《普济方》卷三八一引《卫生家宝》）

【异名】香矾散(原书同卷)、红矾散(原书卷六十七)

【组成】绿矾不拘多少

【用法】上相矾色鲜明者入甘锅,用炭烧赤倾出,以好酒拌匀,再入锅,如此数遍,令色红,研作细末,入麝香少许。先以温浆水漱净,用指蘸药,有疳处擦之。

【主治】走马牙疳。

39152 红秫散（《普济方》卷二十六引《朱氏集验方》）

【组成】红秫黍根二两 萹蓄一两半 灯草一百根

【用法】上为散。每服五钱,用河水二盏,煎至七分,去滓,空心、食前温服。

【主治】小便不通,上喘。

39153 红倩丹（《普济方》卷三九七）

【组成】赤石脂 干姜 肉豆蔻各一两

【用法】上为细末,白面糊为丸,如黍米大。每服十丸,食前米饮送下。

【主治】赤白痢久下不愈。

39154 红消散（《洞天奥旨》卷五）

【组成】红内消三钱 秦艽二钱 苍耳子三钱 紫花地丁五钱 石韦二钱 天花粉三钱 天门冬三钱 羌活二钱 炙甘草三钱 当归一两

【用法】水煎服。初发者二剂即消。

【主治】肩臑生阳痈。

【宜忌】已溃者忌服。

39155 红消散（《千金珍秘方选》引徐洄溪方）

【组成】炙蜈蚣(去头、足、尾) 血竭 水飞雄黄 乳香(去油) 没药(去油)各等分

【用法】上为极细末,生蜜为丸,如梧桐子大(以糯米粥为丸更妙)。薄荷汤送下一丸,重则三丸。

【主治】喉风,兼治无名肿毒。

39156 红消散（《青囊秘传》）

【组成】樟水一两 银朱三钱

【用法】上为末,和匀收贮。用时以野菊花叶捣汁调搽。

【主治】游风丹毒。

39157 红润膏

《万氏家抄方》卷四。即原书同卷"白玉膏"加血竭一钱。见该条。

39158 红粉丹（《普济方》卷四〇三）

【组成】龙脑(细研)一钱 南星(腊月酿牛胆中,百日内阴干者取末)一两 朱砂(细研,水飞) 坏子染胭脂 天竺黄末各一两

【用法】上研匀,炼蜜为丸,如鸡头子大。每服一丸,人参汤化下。

【主治】小儿腑热,出疮疹不匀。

39159 红粉散（《圣济总录》卷一三二）

【组成】蜜陀僧(煅) 龙骨各半两 胡粉二钱 铅丹一钱(炒紫色)

【用法】上为细末。挹去脓汁,用生油调涂,日三夜一。

【主治】粉铃疮,绕项赤烂多汁。

39160 红粉散（《卫生总微》卷十四）

【组成】朱砂一钱 槟榔一钱 轻粉半钱

【用法】上为末。每服一字或半钱 薄荷煎汤调下。一服利,止后服。

【主治】小儿浑身虚肿,气喘不食。

【宜忌】忌生冷、坚硬之物。

39161 红粉散（《医方类聚》卷二六五引《烟霞圣效》）

【组成】轻粉 干胭脂

【用法】上为细末,无分两,以粉红为度。每用一二锥头,用儿孩乳汁同盛在小蛤蜊内,调匀,灌在耳中,侧卧。三二日一遍,其翳即退。

【主治】斑疹痘疮入眼,忽生翳膜。

39162 红粉散

《类证治裁》卷二。为《得效》卷九"止汗红粉"之异名。见该条。

39163 红粉霜（《医林绳墨大全》卷九）

【异名】红粉(年氏《集验良方》卷六)、小升丹(《疡医大全》卷七)、三仙丹(《疡医大全》卷七)、红升丹(《疡科心得集·家用膏丹丸散方》)、红胜丹(《疡科捷径》卷上)、三仙升(《经验方》卷上)、三仙红升丹(《集成良方三百种》)。

【组成】水银 火消(晒干) 明矾(煅枯为末)各一两

【用法】上药共和研匀一处。用小铁锅一口,烧去油净,将药安入中间,上盖圆瓷碗一个,覆密碗弦,上用大纸捻一条,水微湿,圈围封固,纸捻上再用筛尽香炉灰周围盖密,约有半碗高,再以香匙按紧。锅下架炭火,先文后武,升三炷线香为度,取起冷定,掀开盖碗,碗内药刮下即成。倘烧火时有些微烟气出,急将香匙按紧香灰,碗底须常以水刷之。用时以红粉霜少许掺于应贴膏药上,略烘热贴之,次日即收口。

【功用】❶《医林绳墨大全》:生肌长肉收口。❷《疡医大全》:提脓生肉。

【主治】臁疮,一切疮疡不愈者。

39164 红浆水（《眼科锦囊》卷四）

【组成】干胭脂一钱 铁浆水六钱

【用法】上药都拌匀。

【主治】天行眼。

39165 红娘丸(《魏氏家藏方》卷九)

【组成】红娘子 福矾(枯) 全蝎 真石灰各等分

【用法】先将饼药盛于盏内,火上煎,候微沸即投石灰,次投诸药末即为丸,微干。以绵包丸安患处。

【主治】虫牙。

39166 红雪汤(《圣济总录》卷一六〇)

【组成】红雪三分 赤马通三块 童子小便五合 生地黄汁一合

【用法】先以小便、地黄汁浸马通,绞取汁,再下红雪煎令消,分温二服。

【主治】产后血晕,烦闷,不识人,狂乱。

39167 红雪散(《圣惠》卷六十九)

【组成】红雪一两半 赤芍药半两 茜根半两(剉)桂心一合 生干地黄一两 红兰花三分

【用法】上为粗散。每服四钱,以水一中盏,煎至六分,去滓,食前温服。

【主治】妇女脚气,脏腑气壅,胸膈满闷,脚膝烦疼。

【备考】方中桂心一合,《普济方》作"一两"。

39168 红雪散(《卫济宝书》卷下)

【组成】黄柏 黄连各一两半 黄丹三分(隔纸炒)轻粉二钱

【用法】上为末。外用。

【功用】敛疮口,长肉。

【主治】疮口溃后,烂肉、瘀脓日久不尽。

39169 红雪煎

《圣济总录》卷一一九。为《圣惠》卷九十五"红雪"之异名。见该条。

39170 红眼药(《中医眼科学》)

【组成】朱砂 生月石 制炉甘石 海螵蛸 冰片

【主治】胬肉攀睛。

39171 红铜片(《外科传薪集》)

【组成】硫黄四两 明矾二钱 红砒五分 土朱一钱

【用法】上为细末,将药入锅内熔化,倾出,做成锭子。每用以毛钵用香油磨下,涂疮上。

【主治】油脓窠疮。

39172 红绵丹(《奇效良方》卷六十四)

【组成】蝎梢(炙黄) 辰砂各二钱半 牛黄一钱(另研) 赤足蜈蚣一条(酒浸,炙黄) 天南星(姜汁浸泡)冰片 麝香各二分半 蛇含石(火煅,醋淬)半两

【用法】上为末,米糊为丸,如鸡头子大,金箔为衣。量儿大小,一岁半粒,薄荷汤磨化服,不拘时候。

【主治】小儿急、慢惊风,手足抽掣,目直涎壅,壮热气粗,及胎痫中风。

39173 红绵散(《幼幼新书》卷十四引《灵苑方》)

【组成】麻黄半两 干蝎七个 天麻 甘草各一分(并干焙)

【用法】上为末。每服一钱,红绵一片,掺药于绵上,加生姜一片,大枣半个,同煎至半盏,去绵、姜、枣,冷服。

【功用】解表。

【主治】小儿伤寒壮热。

39174 红绵散(《圣济总录》卷一二一)

【异名】红棉散(《普济方》卷六十九)。

【组成】柳絮一两 麋角(镑,煮过,焙)半两 海蛤(红者)半两 丹砂(研)半两 紫石英(研)半两 龙脑一两 白石英半两 凝水石(研)一两

【用法】上为散。每服半钱匕,揩牙良久漱口,不拘时候。

【主治】牙齿宣露疼痛,并齿浮动。

【备考】《普济方》有麝香、丹参,无麋角、丹砂。

39175 红绵散(《幼幼新书》卷十四引《家宝》)

【组成】麻黄(去节,焙) 全蝎(炒) 甘草(炙) 大黄(湿纸裹,炮令熟,切,焙) 白附子 苏木(炒) 天麻(生)各一钱

【用法】上为末。婴儿一字,二三岁半钱,四五岁一钱,水一药注或半银盏,绵胭脂荳子同煎十数沸,如无绵胭脂,只用绵少许裹药,煎如前法,候绵带红色,去绵与服。

【主治】小儿单伤寒及夹惊伤寒。

39176 红绵散(《幼幼新书》卷十四引丁时发方)

【组成】麻黄半两(去节) 天麻 蝎 甘草(炙) 人参 白术各半钱

【用法】上为末。每服半钱,水六分,加葱白一寸,红绵裹,煎至四分服。

【主治】小儿伤寒咳嗽,头疼壮热,面红尿赤。

39177 红绵散(《幼幼新书》卷九引丁时发方)

【组成】天麻(炮) 麻黄(去节)各一分 全蝎 破故纸各一钱

【用法】上为末。每用半钱,水六分,红绵少许,煎至四分,温服。

【主治】小儿急、慢惊风,痫疾,吐泻不定。

39178 红绵散(《幼幼新书》卷十四引《刘氏家传》)

【组成】全蝎 人参 茯苓 天麻各一分 麻黄(去节)半两 大辰砂一钱

【用法】上为细末。每服一钱,水少许,加薄荷叶同煎十沸,温服。

【功用】镇心。

【主治】小儿夹惊伤寒,吐逆躁闷,热渴,夜啼不睡。

39179 红绵散

《本事》卷五。为《圣济总录》卷一八一"红白散"之异名。见该条。

39180 红绵散(《卫生总微》卷三)

【组成】白僵蚕(去丝嘴)二两(炒) 天麻一两 天南星二两(切薄片,油焙黄) 苏木节二两半(别研)

【用法】上为细末。每服一钱,水一小盏,入绵少许,同煎至五分盏,去滓温服。

【主治】小儿风湿体热,头目不清。

【加减】伤风有表证发热者,加去节麻黄半钱;有里热,心躁烦渴者,加滑石末半钱。

【备考】《三因》有白术。

39181 红绵散(《卫生总微》卷十六)

【组成】朱砂(研,水飞) 郁金 轻粉各一分 马牙消半两 麝香少许

【用法】上为细末。每服半钱,薄荷蜜水调下,不拘时候。

【主治】小儿大小便不通。

39182 红绵散（《卫生总微》卷十八）

【组成】信砒一钱　坯子胭脂三钱　麝香一字

【用法】上为末,以柳絮滚和匀。每用黄米少许,掺入耳中。如绕耳生疮,脓汁不愈者,以此敷疮上,纸片封之。

【主治】小儿聤耳,内生疮,或有脓汁。

39183 红绵散

《百一》卷十。为方出《阎氏小儿方论》,名见《卫生总微》卷十八"桃红散"之异名。见该条。

39184 红绵散（《魏氏家藏方》卷十）

【组成】全蝎(焙,去毒)　天麻(细剉,用好酒浸一宿,焙干)　天南星(炮,大者,取净)各半两　麻黄七钱(去节)　人参(去芦)一分(洗净,焙)　白附子二只(炮)　朱砂五钱(好者,入诸药杵和)

【用法】上为细末。一二岁每服用小半钱,三四岁每服一小钱,水用一灯盏,四岁用水小半盏,用白绵约一皂子大同煎,候绵色转红为度,却去绵不用,只服药汁。如发或惊搐紧,无时与服;如夹惊伤风,一日二服,申时临卧进两服,须臾即愈。

【主治】小儿夹惊伤风,浑身壮热,睡卧多惊,眼目上视,潮搐不定;并治一切惊风。

39185 红绵散（《普济方》卷三七〇引《傅氏治婴》）

【组成】天麻　人参　白附子　苏木　防风　羌活　荆芥　麻黄(去节)　全蝎(炒)　僵蚕　红花　紫草　茯苓　朱砂　麝香　南星　甘草

【用法】上为散。每服一钱,加薄荷,金、银环,用绵子裹定同煎,以绵红为度。

【主治】小儿急惊初作,潮热发搐,手足搐捏,口眼斜,手身反张。

39186 红绵散（《普济方》卷五十五）

【异名】红散。

【组成】枯矾二钱　胭脂半钱　炉甘石(研)二钱　麝香少许

【用法】上为细末。用棉子缠缴耳中,令脓汁尽,别用绵子蘸药入耳;或干吹少许亦可。

【主治】聤耳出脓及黄汁。

39187 红绵散（《普济方》卷三六八）

【组成】天麻　白附子　全蝎(去足)　僵蚕(炒,去丝嘴)　大黄(炮)　麻黄(去节)　甘草(炙)　朱砂　苏木(炒)　南星(炮)各等分(一方无朱砂)

【用法】上为末。每服半钱,红绵少许,水半盏,煎至三分服。

【主治】小儿夹惊伤寒,头疼壮热,心烦气粗,惊悸。

39188 红绵散（《普济方》卷四〇三）

【异名】天麻散(《奇效良方》卷六十五)。

【组成】天麻(炮)　荆芥穗各三钱　甘草(炙)　麻黄(去节)各二分　全蝎七个

【用法】上为末。薄荷三叶,紫草三寸,入酒三五滴,同水煎,热服。如痘未出,再进一服,如二服不出,即非痘证。

【主治】小儿伤风伤寒,麻痘身热,发搐,疑是痘证。

【宜忌】《奇效良方》:有汗者不可服。

39189 红绵散（《袖珍小儿》卷四）

【组成】全蝎五个(去毒)　麻黄(去节)　僵蚕(炒,去嘴)　川芎　白芷　天麻各二钱　甘草一钱　苏木一钱　桔梗二钱(一方有防风、羌活、白附子、蝉退、茯苓、藿香、随加减)

【用法】上剉散。每服二钱,用绵包裹。煎服。

【功用】退热化痰。

【主治】伤风咳嗽,鼻塞流涕;亦治乳嗽。

【加减】有热,加荆芥。

39190 红绵散（《奇效良方》卷六十四）

【组成】人参二钱半　天麻(洗)　僵蚕(炒)　麻黄(去节)　全蝎(去毒)各二钱　甘草(炙)　辰砂一钱半(另研)

【用法】上为末,然后入朱砂和匀,再研极细。每服半钱,用水半盏,煎数沸,入干胭脂少许,再煎一沸,候温服,不拘时候。

【主治】小儿四时感冒寒风,遍身发热,或变蒸诸惊,胎惊、丹毒等热,及急、慢惊风。

39191 红绵散（《婴童百问》卷十）

【组成】全蝎　天麻　苏木　麻黄　荆芥　朱砂　僵蚕　南星　干葛　胭脂各等分

【用法】绵包,加生姜、薄荷,水煎服。

【主治】小儿乳嗽。

【加减】有热,加防风。

39192 红绵散（《丹溪心法附余》卷十二）

【异名】红棉散(《医门八法》卷三)。

【组成】海螵蛸　枯矾各一钱　麝香一字　干胭脂五分

【用法】上为末。用管吹入耳中。

【主治】聤耳有脓及黄水。

39193 红绵散（《古今医鉴》卷十四）

【组成】全蝎　麻黄　紫草　荆芥穗　蝉蜕　天麻　甘草　薄荷各等分

【用法】上剉。水煎,表证明显者调服六一散,痰甚者调服抱龙丸。

【主治】小儿外感风寒,发热惊搐。

39194 红绵散（《种痘新书》卷十二）

【组成】全蝎(炒)　天麻　蝉蜕　薄荷　甘草　紫草　防风　荆芥　羌活　僵蚕

【用法】上为末。白汤调服。

【主治】痘疹感寒发热,惊搐。

39195 红绵散（《外科方外奇方》卷四）

【组成】煅龙骨　枯矾各三钱　海螵蛸　胭脂各一钱(烧灰)　飞丹二钱　冰片三分

【用法】上为细末。先以绵纸搅去脓,后吹之。

【主治】聤耳出脓。

39196 红椒丸（《得效》卷五）

【组成】灵砂一两(细研)　人参　木香各二钱半　大香附子(杵净)　大红椒(去合口并子,焙出汗)各半两

【用法】上为末,糕糊为丸,如麻子大。每服二十丸,空心橘皮汤送下。

【主治】虚劳喘嗽,眩晕。

39197 红椒丸（《普济方》卷一六〇）

【组成】川椒　干姜　款冬花　紫菀各一两　礜石　附子　细辛　皂角各半两

【用法】上为细末,炼蜜为丸,如梧桐子大。每服二十粒,米饮送下。

【主治】肾咳,恶寒。

39198 红棉散

《普济方》卷六十九。为《圣济总录》卷一二一"红绵散"之异名。见该条。

39199 红棉散(《寿世保元》卷六)

【异名】通耳红棉散(《全国中药成药处方集》兰州方)。

【组成】枯白矾五分 干胭脂粉二分半 麝香少许 片脑一分 熟炉甘石五分(一方以蛀竹粉易矾甘石)

【用法】上为末。先以棉杖子搌干脓水,另将鹅翎管子送药入耳底。

【功用】《全国中药成药处方集》:止痒,止痛。

【主治】❶《寿世保元》:聤耳生脓并黄水。❷《全国中药成药处方集》:耳聋,流脓,疼痛,红肿,流黄水。

39200 红棉散

《医门八法》卷三。为《丹溪心法附余》卷十二"红绵散"之异名。见该条。

39201 红棉散(《北京市中药成方选集》)

【组成】枯矾面十六两 棉胭脂二张 冰片五钱

【用法】将胭脂泡水,染枯矾晾干,加冰片和匀,共研细粉,过箩,装瓶重一钱。先以药棉蘸净脓水,再涂患处。

【功用】收湿拔干,消肿解毒。

【主治】耳疮,耳底肿痛,破流脓水,浸淫不已。

39202 红散子(《普济方》卷一〇四引《护命方》)

【组成】半夏(姜汁煮一百沸)四铢 白附子 附子(炮,去皮脐) 细辛 干蝎(用生薄荷三两碎切,同炒令干,去薄荷不用) 藿香 白僵蚕(去丝) 天南星 芎劳 羌活 防风各一分

【用法】上为细末,入轻粉二十个,朱砂、灵砂各三铢,麝香、龙脑各二铢,同研令匀。每服半钱,小儿一匙,薄荷汤调下。

【主治】一切风痰,倒卧昏闷。

39203 红散子(《圣济总录》卷一四〇)

【组成】蔓陀罗子 草乌头尖 麒麟竭 茄子花 蓖麻子(去壳,细研)各半两

【用法】上为细散,以好酒调如膏。于疮口上涂摩之,箭头自出。

【主治】中箭头。

39204 红散子(《幼幼新书》卷十引《刘氏家传》)

【组成】川天南星二两(以面裹炮,面熟为度) 桔梗 大防风 白芷 干蝎(使糯米炒焦为度)各半两 麝香半铢 灵砂一分 脑子一铢 甘草一两(生熟各半)

【用法】上为细末,次入麝香、脑子、灵砂,乳钵内细研,拌匀。每服一钱,食后、临卧金银汤点吃。

【功用】常服压惊。

【主治】小儿壮热发惊,痰壅,脚手心热,烦躁夜啼。天钓风亦可常服。

39205 红散子(《鸡峰》卷二十三)

【组成】蝎一分 防风 桔梗 茯苓 甘草各一两 白芷半两 天南星 麝香一铢 龙脑少许 朱砂一分

【用法】上为细末。每服半钱,食后薄荷汤调下。

【主治】风疾惊搐。

39206 红散子(《三因》卷六)

【组成】黄丹(炒色变)

【用法】上入好建茶,合和二钱匕,病当发日早晨白汤调下;或不入茶,温酒调下。

【主治】诸疟。

39207 红散子(《普济方》卷一六三)

【组成】土朱不拘多少

【用法】上为极细末。米醋调下,时时进一二服。

【主治】哮呴,呀呷有声,睡卧不得。

39208 红散子(《准绳·幼科》卷三)

【组成】茜根半斤

【用法】上为末。每服二钱,温酒调下。

【主治】丹毒及土虺咬伤。

39209 红缎膏(《理瀹》)

【组成】川椒三两 韭子 蛇床子 附子 肉桂各一两 独蒜一斤

【用法】真香油二斤浸药熬,黄丹收膏。再用倭硫黄六钱、母丁香五钱、麝香一钱、独蒜丸如豆大,朱砂为衣;或用硫黄、丁香、胡椒、杏仁、麝、枣肉为丸;或用胡椒、硫黄,黄蜡为丸,每用一丸纳脐眼上,外贴此膏。

【主治】男子精寒,萎弱,白浊,遗精;女子子宫虚冷,赤白带下。亦治寒泻。

39210 红蓝散(《幼幼新书》卷三十三引张涣方)

【组成】红蓝花(洗,焙干) 黄柏(剉)各一两 乌鱼骨 黄芩各半两(上为细末) 雄黄(水磨细研)半两 麝香一分(细研)

【用法】上药都拌匀。以绵缠搵药,塞耳中,日再换。

【主治】小儿聤耳久不愈。

【备考】本方方名,《准绳·幼科》引作"红蓝花散"。

39211 红蓝散(《杨氏家藏方》卷十六)

【组成】川芎 当归(洗,焙) 蒲黄各等分

【用法】上为细末。每服三钱,水一盏,加荷叶心一片,黑豆三十粒,同煎至七分,温服,不拘时候。

【功用】调顺气血。

【主治】产后虚烦渴躁,或乳脉欲行,头昏寒热。

【备考】本方方名,《普济方》引作"红蓝花散"。

39212 红蔻散(《点点经》卷一)

【组成】红蔻 苍术 羌活 陈皮 厚朴 槟榔 枳壳 香附各一钱五分 姜皮 白术 砂仁各一钱 甘草八分 玄明粉 酒军各二钱 乌药一钱

【用法】水煎,蜂蜜半杯兑服。

【主治】酒毒,脐下气胀痛,二便不通。

39213 红蜡丸(《圣济总录》卷七十七)

【组成】丹砂(研令极细) 粉霜 硫黄各一分(三味同研) 巴豆(取不破者去皮,微用油炒,热汤洗去油,拭干)半两

【用法】上研如膏,熔黄蜡一两半和匀,旋为丸,如黍米大。米饮下二三丸;暴注水泻、赤痢,甘草汤送下;白痢,干姜汤送下;赤白痢,甘草干姜汤送下;妇人血气,红花酒送下。

【主治】诸积泻痢,暴气泻,及妇人血气。

39214 红膏药《济生》卷八)

【异名】红膏(《普济方》卷三一四)。

【组成】沥青 白胶香各二两 黄蜡三钱

【用法】上药于铫内煎化,量用麻油三钱许煎,滤于水盆中,揉成剂收之。每用于水内捻作饼子,随疮大小贴之,上敷以纸。

【主治】软痛及恶疮,风湿所搏,浑身疼痛。

【加减】加当归一两于内,煎令黄色,滤去滓,于水盆内取出药揉成剂,再加乳香末二钱,和为乳香膏尤佳;其加青黛者,即名青金膏;其加黄丹者,即名紫金膏。

【备考】方中黄蜡用量原缺,据《医方类聚》补。

39215 红膏药《医方类聚》卷一九四引《经验秘方》)

【组成】沥青四两 黄丹三两 黄蜡半两 小油一两 心红少许

【用法】上先将蜡、沥青、小油同熔开,绵子滤净,入丹、红,用铦子搅匀。

【主治】疮疡。

39216 红膏药《万氏家抄方》卷四)

【组成】松香一斤(用葱、姜汁各一碗煮过,入烛油四两化匀,再入红矾四两搅匀,离火后,再入后药) 川芎 三赖 白芷 黄连 黄柏各五钱 乳香 没药 孩儿茶 血竭 轻粉各一钱半

【用法】上为极细末,入油内搅匀,收用。外贴患处。

【功用】呼脓拔毒。

【主治】诸肿毒疮疖。

39217 红膏药《医学入门》卷八)

【组成】黄蜡一两 香油三钱 黄丹五钱

【用法】先将黄蜡融化,次下香油、黄丹,搅匀,再熬成膏,瓷器收贮。外贴。

【主治】诸疮毒及汤火金疮等伤。

39218 红膏药《准绳·疡医》卷六)

【组成】黄丹(飞炒)二两 乳香 没药 儿茶 血竭 朱砂 樟脑 水银各一钱 麝香 片脑各一分 黄蜡 水牛油 猪油各一两

【用法】上为末,先以蜡融化,次入油和匀,候冷入末搅匀。油纸摊贴,臁疮作隔纸膏贴之。

【主治】杖疮及臁疮。

39219 红膏药《疡医大全》卷七)

【组成】松香五斤(童便内浸三个月,取出晒干。如不能三个月,可将松香熔化,倾入童便内,取出,又熔化,倾入童便内,如此九次,再换水煮过)

【用法】第一次用葱十斤,取汁三碗,入锅内将松香化开,入麻油四两,搅匀,倾入水盆内,以手扯拔取起;第二次用生姜十斤,取汁三碗,入锅内,将松香化开,入麻油二两搅匀,倾入水盆内,以手扯拔取起;第三次用绿豆一升,煮汁三碗,入锅内,将松香化开,入麻油二两搅匀,倾入水盆内,以手扯拔取起;第四次用火酒一斤,入锅内,将松香化开,入麻油二两搅匀,倾入水盆内,以手扯拔取起;第五次用好醋一斤,入锅内,将松香化开,入麻油二两搅匀,倾入水盆内,以手扯拔取起;第六次用苍术、闹羊花、川乌、草乌、光乌、天南星、半夏各二两,水二十碗,煎汁五六沸,入锅内,将松香化

开,入麻油四两搅匀,倾入水盆内,以手扯拔取起;第七次复将松香入净锅内熔化,候各汁收干为度,然后下自煅矾红细末四两,搅匀成膏,入钵封固。摊贴。

【主治】左瘫右痪,筋骨疼痛,漏肩风,跌打损伤。

39220 红膏药《验方新编》卷十一)

【组成】银朱(水飞,晒干)一钱 蓖麻仁二钱 嫩松香五钱 黄丹(水飞,晒干)一钱 轻粉五分

【用法】共捣如泥。治疗疮,以银针将疗疮头挑破,用此药作一小丸,如黄豆大,安膏药上,当中贴之,疗即拔出;或畏疼者,不必挑破,即以此膏摊开,如钱大贴之亦可;凡无名肿毒已破未破,不必挑动,均照拔疗之法用之;铜铁等物入疮入肉,亦用此红药一小丸,加别膏药上贴之自出。瘰疬未破者,用此药一小丸,加别膏药贴在最大之瘰疬上,或贴初起之瘰疬上亦可,贴后痒而微疼,至第三日启去,另换此药丸与膏药贴上,换至数次后,皮自微破,用瘦猪肉煮汤洗之(不用盐),或用金银花煎水洗亦可,再换此药,丸与膏药贴之,每二日一洗一换,贴至数日,瘰疬之根即粘在膏药上(根浅易易出,根深者功缓),出后仍用肉汤洗之,其余邻近未破之瘰疬仍用此药丸与别膏药贴已破之瘰疬原口,照前治之,可以一一后此而出,如未破瘰疬相隔尚远,或有筋膜隔住,即在未破之处贴之,候各瘰疬拔尽,另用生肌膏药贴紧数日,收口而愈。

【功用】拔毒收功。

【主治】疗疮瘰疬及一切无名肿毒,并铜铁竹木瓦石入疮入肉。

【备考】此药初贴稍觉作痛,烦躁,亦属无妨。

39221 红膏药《外科传薪集》)

【组成】蓖麻子(去壳)二斤 老松香一斤 绛丹五钱 麝香二钱

【用法】先将蓖麻子研烂,加松香打和;再加麝香,再打;看老嫩,老者加蓖麻子,嫩者加松香。外用。

【主治】《青囊秘传》:汗毛疮及一切疔肿。

【备考】《青囊秘传》本方用法:隔滚水炖烊,摊小膏药贴之。

39222 红膏药《外科传薪集》)

【异名】外科至宝千捶膏。

【组成】老松香半斤 东丹三钱 银朱一钱

【用法】用蓖麻子去壳,打成胶。外用。

【主治】疮疡。

39223 红膏药《全国中药成药处方集》抚顺方)

【组成】松香一两 潮脑五钱 白芷 大贝各二钱 轻粉 银朱各一钱 蜈蚣四条 冰片五分

【用法】上为细末,放盆内,以火炖成膏。贴患处。

【功用】消肿杀菌防腐。

【主治】疗毒疮疡,结核瘰疬,脚气(脚泡炎),一切外伤化脓痛痒等。

39224 红颜酒《回春》卷四)

【异名】不老汤。

【组成】胡桃仁(泡,去皮)四两 小红枣四两 白蜜四两 酥油二两 杏仁(泡,去皮尖,不用双仁,煮四五沸,晒干)一两

【用法】先以蜜、油溶开入自造好烧酒一金华坛,随将

三药入酒内浸三七日。每早服二三杯。

【功用】补益。

39225 红潮散(《洞天奥旨》卷十五)

【组成】红罗一个　真轻粉三钱　潮脑一钱

【用法】共捣烂。填满疮内,外用布包定,七日开看,疮平而愈。

【主治】湿毒臁疮。

39226 红薯粥(《药粥疗法》引《粥谱》)

【组成】新鲜红薯半斤　粳米二至三两　白糖适量

【用法】将红薯(以红紫皮黄心者为最好)洗净,连皮切成小块,加水与粳米同煮稀粥,待粥将成时,加入白糖适量,再煮二三沸即可。趁热服食。

【功用】健脾养胃,益气通乳。

【主治】维生素 A 缺乏症,夜盲症,大便带血,便秘,湿热黄疸。

【宜忌】糖尿病患者忌食;平素不能吃甜食的胃病患者,不宜多食。

39227 红燕丹(《医宗说约》卷五)

【组成】大石燕一雌一雄(每个重二两者佳,倾入银罐中,上下用炭火煅红,淬入好醋中,如此九次)　明朱砂三钱(另研,水飞)　红曲(洗净)一两

【用法】上为极细末。周岁者每服三分,糖拌,不拘时候。

【功用】消疳化积。

【主治】❶《医宗说约》:小儿疳积丁奚,骨瘦如柴,目闭溺赤,或腹中疼痛,或溺如米泔。❷《一盘珠》:诸疳虫痛。

【临证举例】疳积　予表侄二三岁间患疳积症,头大身瘦,发热,溺如米泔,诸药不效,后闻药气即吐,束手无策,偶遇异人传此方和于糖果粥饭中,与之数服痊愈,后以此济人,无不效矣。

39228 红霞散(《普济方》卷三七五引《全婴方》)

【组成】天浆子(二十个)一钱半　僵蚕半两　全蝎三钱　麝香一字　朱砂一钱

【用法】上为细末。二岁一字,日三服,煎麻黄汤调下。汗出是效。

【主治】小儿急慢惊风,潮作涎盛,进退不定。

39229 红藤煎(《中医外科学讲义》1960 版)

【组成】红藤二钱　地丁草一两　乳香三钱　没药三钱　连翘四钱　大黄一钱半　玄胡二钱　丹皮二钱　甘草一钱　银花四钱

【用法】水煎服。

【功用】通腑清热,行瘀止痛。

【主治】肠痈初起未化脓者。

39230 红千捶膏(《朱仁康临床经验集》)

【组成】嫩松香 500 克　银朱 105 克　蓖麻子肉 300 克　炙乳香　炙没药各 36 克　麝香 2.4 克

【用法】先将蓖麻子肉捣烂,然后加松香、乳香、没药、银朱捣千多次,最后加麝香(研细)再捣匀成硬膏,放陶罐内收藏。用时隔水炖烊,摊厚纸上,贴患处。

【功用】提毒拔脓。

【主治】疔、疮、疖,头未溃者,鳝痈头(穿掘性毛囊炎)。

39231 红内消散(《直指》卷二十二)

【组成】红何首乌半两　远志(水浸,取肉,蘸姜汁焙)　赤茯苓　川芎　北梗　苦参　赤小豆　赤芍药　蔓荆子　威灵仙各三钱　生甘草半两

【用法】上为末。每服二钱,加麦门冬十四粒煎汤调下。

【主治】痈疽内蕴热,外发热者。

39232 红内消散(《咽喉脉证通论》)

【组成】大蜈蚣(去头足,切断,同米炒,以米黑为度)　乳香(去油尽)　血竭(另研)　雄黄　象贝母　穿山甲(炒)　没药(去油尽)　辰砂(水飞净)各等分　麝香(拣去毛皮,干研)少许

【用法】上为细末。每服七分,小儿减半,和煎药同服;酒下亦可。

【主治】咽喉一切诸证,并无名肿毒,已溃未溃,均可使用。

39233 红内消散(《医学入门》卷六)

【组成】红内消　当归　茄片(或茄蒂)　甘草　羌活　黄芩各五钱　麝香五分

【用法】上为末。每服二钱,生地黄煎汤调服。

【主治】丹毒,毒气入里,腹胀欲死。

39234 红内消散(方出《本草纲目》卷十八,名见《医部全录》卷四一六)

【组成】红内消

【用法】上为末。用龟尿调,点背上骨节,久久自安。

【主治】小儿龟背。

39235 红水眼药(《普济方》卷八十二)

【组成】胡椒　荜茇　干姜　回回黑呵子　诃子皮　银朱各五钱　海螵蛸　牡丹皮　丁香各四钱　芦荟　硼砂各一钱

【用法】上为细末。每用少许点眼。

【功用】止泪,去瘀肉。

【主治】息肉淫肤。睑眦息肉,胀起攀丝白睛,隐涩妨闷。

39236 红平安散

《北京市中药成方选集》。为《良朋汇集》卷五"人马平安散"之异名。见该条。

39237 红玉饮子(《普济方》卷二七二)

【组成】干胭脂半两　绿豆粉三钱

【用法】上研匀。新汲水调下。只一服立止。

【主治】疮气呕吐,恶心不止。

39238 红玉铤子(《宣明论》卷十五)

【组成】砒霜一块(皂角子大)　黄丹(煅过)少许　鲁土二钱

【用法】上为细末,糊饼和作剂子。纴牙。

【主治】一切牙疳。

【备考】方中黄丹、鲁土用量原缺,据《普济方》补。

39239 红玉锭子(《玉机微义》卷十五)

【组成】干胭脂　白矾(枯)各三钱　轻粉　砒霜　黄丹　脑子　麝香各少许

【用法】上为极细末,稠糊和锭子用之。

【功用】去歹肉,生肌。

【主治】疮疡。

【备考】本方方名，《中国医学大辞典》引作"红玉锭"。

39240　红芍药散（《医方类聚》卷十引《简要济众方》）

【组成】红芍药一两　川大黄半两　甘草半两　地黄一两（干者）

【用法】上为散。每服二钱，水一中盏，煎至六分，食后临卧温服。

【主治】脾脏热，唇焦口气，引饮不止。

39241　红芍药散（《卫生宝鉴》卷十一）

【组成】紫菀　桔梗　红芍药　苍术各等分

【用法】上为末，羊肝四两，劈开掺药三钱，麻扎定，火内烧令香熟。空心食之。大效后，用白汤下。五服安康。

【主治】心病口疮。

39242　红肉药捻（《赵炳南临床经验集》）

【组成】京红粉五钱　上肉桂面五钱　雄精一钱　煅珍珠一钱

【功用】回阳生肌，活血提脓。

【主治】阴症窦道，瘘管，脓疡，瘰疬，鼠疮，以及附骨阴疽，久溃不敛者。

【宜忌】阳症窦道及对汞剂过敏者禁用。

39243　红血药捻（《赵炳南临床经验集》）

【组成】京红粉五钱　利马锥五钱　轻粉五钱　血竭一钱五分　乳香二钱　蟾酥适量

【功用】解毒化腐，活血定痛。

【主治】阳症或半阴半阳症，疔痈已溃，脓腐未净，引流不畅者。

【宜忌】肉芽新鲜及对汞剂过敏者禁用。

39244　红衣大炮（《串雅补》卷二）

【组成】莪术　槟榔　锅灰　鹤虱各一两　雷丸　使君子肉各一两　广木香五钱　黑白丑头末八两

【用法】上为细末。每服五钱，广木香汤送下。

【主治】远年近日积痞虫瘕。

39245　红豆蔻丸（《圣惠》卷四十三）

【组成】红豆蔻半两（去皮）　荜茇半两　桂心半两　白术半两　当归半两（研，微炒）　人参半两（去芦头）　附子一两（炮裂，去皮脐）　白豆蔻三分（去皮）　干姜半两（炮裂，锉）　陈橘皮三分（汤浸，去白瓤，焙）　川椒（去目及闭口者，微炒去汗）三分

【用法】上为末，炼蜜和捣三二百杵，丸如梧桐子大。每服三十丸，以生姜汤送下，不拘时候。

【主治】腹痛体冷，呕沫，不欲食。

39246　红豆蔻丸（《圣济总录》卷六十七）

【组成】红豆蔻（去皮）　木香　缩砂仁　槟榔（锉）　诃黎勒（炮，用皮）　藿香叶各一两　陈橘皮（去白，炒）二两　胡椒一分　荜澄茄半两　茴香子（炒香）一两半

【用法】上为末，以酒煮面糊为丸，如梧桐子大。每服十丸，空心、食前生姜汤送下。

【主治】一切气，饮食不消。

39247　红豆蔻汤

《圣济总录》卷四十六。为《圣惠》卷五"红豆蔻散"之异名。见该条。

39248　红豆蔻散（《圣惠》卷五）

【异名】红豆蔻汤（《圣济总录》卷四十六）。

【组成】红豆蔻三分（去皮）　白术三分　桂心三分　厚朴二两（去粗皮，涂生姜汁，炙令香熟）　人参一两（去芦头）　陈橘皮一两（汤浸，去白瓤，焙）　诃黎勒三分（煨，用皮）　黄耆三分（锉）　当归三分（锉，微炒）

【用法】上为散。每服三钱，以水一中盏，加生姜半分，大枣三枚，煎至六分，去滓，不拘时候，稍热服。

【主治】脾胃气虚弱，不能饮食，食即妨闷，四肢少力，疼痛。

【宜忌】忌生冷、油腻、湿面。

39249　红豆蔻散（《圣惠》卷五）

【组成】红豆蔻一两（去皮）　木香（半两）　当归三分（锉，微炒）　桂心半两　高良姜一两（锉）　芎䓖三分　诃黎勒半两（煨，用皮）　草豆蔻六枚（去皮）　附子一两（炮裂，去皮脐）　陈橘皮一两（汤浸，去白瓤，焙）　白术半两　神曲三分（微炒令黄）

【用法】上为散。每服三钱，以水一中盏，加大枣三枚，同煎至六分，去滓，不拘时候，稍热服。

【主治】脾脏冷气，攻心腹疼痛，宿食不消，及腹胁胀闷，不思饮食。

39250　红花子汤（《幼幼新书》（古籍本）卷十八引张涣方）

【异名】紫草散（《杨氏家藏方》卷十九）。

【组成】红花子　紫草茸各一两　麻黄（去根节）　升麻各半两

【用法】上为细末。每服半钱，煎薄荷汤，入酒一滴，同调下。

【功用】平调疮疹。

【主治】❶《幼幼新书》：疮疹已出未出。❷《杨氏家藏方》：疮疱已出，色不红润，身热喘急，神志昏困。

39251　红花子汤（《普济方》卷三五〇）

【组成】红花子五合

【用法】上药炒微熟，研碎，以水一升，煎取七合，每用一匙头，徐徐呷之。

【主治】产后中风烦渴。

39252　红阿胶丸（《医方类聚》卷二三四引《王岳产书》）

【组成】红阿胶半两（炙）　木香一分　人参一分　麝香四铢（研入）　菌桂一分（生用）　龙脑二铢（研）　虎骨十铢（酥炙）　海桐皮十铢　麻黄半两　黄耆半两　白鲜皮八铢　附子半两（炮令析，去皮）　茯苓十铢（去皮）　当归八铢　白芷八铢　半夏八铢（姜汁煮，洗去滑）　芎䓖半两　蝉壳二十一个　犀角一分　天南星八铢（酒浸一夕）　白僵蚕一分　羚羊角一分　防风八铢　白花蛇一两（酒浸，酥炙，去骨）　乌蛇一两（酒浸，酥炙，去骨）　蜈蚣二十一个（去首足，麸炒）　桔梗八铢（去头）　干姜四铢（炮）　天麻一分

【用法】上锉细，焙过，捣罗为散，炼蜜合和，却入白内捣一千杵，为丸如弹子大。每服一粒，空心无灰酒研下。产后日常服一粒，保无疾。

【功用】保安五脏，出颜色，强筋力。

【主治】产后十日至百日内，一切风并血虚，及丈夫急中风，并瘫缓风。

39253　红定眼药（《普济方》卷七十七）

六
画

红

150

（总2880）

【组成】珍珠(水飞) 枇杷叶各四钱 李子树胶 可铁刺(无,以红粉代之) 没药各二钱 血竭一钱 咱甫兰一钱 红石扁豆一钱(回回地面红石,如扁豆者) 炼酥铜(入火,醋炒酥)八钱 红珊瑚四钱(水飞过,研细末为用)

【用法】上为细末,鸡子清为锭。以女儿乳汁调匀,磨药汁,无时点之。

【功用】去血丝,定痒。

【主治】目飞血赤脉,赤烂及暴发眼。

39254 红粉纱条(《朱仁康临床经验集》)

【组成】红粉末 25 克 朱砂末 6 克 玉红膏 125 克

【用法】上药熔化,用纱布剪成不同大小的块片,浸药内,经高压消毒后备用。用时直接敷于溃疡面,外用纱布、胶布固定。

【功用】提毒去腐。

【主治】溃疡。

39255 红粉纱条(《赵炳南临床经验集》)

【组成】京红粉一两五钱 利马锥一两 冰片一钱 凡士林半镑

【用法】上为极细末,与凡士林调配成膏,涂于纱布条。敷于患处。

【功用】化腐生肌。

39256 红粉药捻(《赵炳南临床经验集》)

【组成】京红粉

【用法】按需要长度剪成小段,用镊子夹持插入疮口内,于疮口外留约 0.5~1 公分长为度。

【功用】化腐提毒,去瘀杀虫。

39257 红粉霜丹(《灵药秘方》卷下)

【组成】火消 枯矾 硼砂 水银 皂矾(煅)各一两

【用法】上为细末,入罐内,烧酒拌匀,炒至黄色,再入朱砂五钱、雄黄三钱,封口,打火文武三炷香,约有灵药一两,配朱砂一两,乳匀,用绢包好贴体带一月,再入瓶收固。每服五厘,不可多用,车前子煎汤送下。

【主治】大人、小儿一切风痰。

39258 红黑二散(《永类钤方》卷二十二)

【组成】当归 川芎 白芷 陈皮 赤芍药 牡丹皮 茴香 柳桂各一两 嫩松香(蒸过,去毛) 杜当归各四两 生地黄二两(研红末) 草乌(酒、醋炒) 自然铜(酒、醋淬)各一两 苍术 良姜 骨碎补(制)各二两 杜独活四两 柘木炭 松香(加倍,作黑末。二药各作末)

【用法】随病轻重打和,茴香汤或姜、葱、酒调,常合《和剂》石南丸兼服。

【主治】诸损。

39259 红椹咽方(《圣济总录》卷一二四)

【组成】椹子(红者)不拘多少

【用法】上一味,卧时细嚼,先以咽津,后尽咽滓,用新水吞下。如无新者,只欲红,阴干为末用之。

【主治】诸骨鲠在喉不出。

39260 红蓝花汤(《圣济总录》卷一五一)

【异名】红蓝花散(《鸡峰》卷十六)

【组成】红蓝花 木通(剉) 牡丹皮各一两 当归(切,炒) 土瓜根各半两 甘草(炙)一分

【用法】上为粗末。每服三钱匕,水一盏,入葱白一寸,同煎至七分,去滓,空心、食前温服。

【主治】妇人经月不通,小便赤涩,身体疼痛。

39261 红蓝花汤(《圣济总录》卷一六○)

【组成】红蓝花 苏枋木各半两(剉)

【用法】上为粗末。每服三钱匕,水一盏,煎取七分,去滓温服,相次再服。

【主治】产后血下少,运闷呕逆。

39262 红蓝花汤(《圣济总录》卷一六○)

【组成】红蓝花 生干地黄(焙)各一两 诃黎勒皮(煨黄色)五枚

【用法】上为粗末。每服二钱匕,以水酒共一盏,煎至七分,去滓温服,如人行三二里,再服。

【主治】产后血晕,气乘虚上冲,心闷绝。

39263 红蓝花汤(《圣济总录》卷一六○)

【组成】红蓝花二两 紫葛一两 芍药一两

【用法】上为粗朱。每服五钱匕,水一盏半,煎至八分,去滓,再入生地黄汁半合,更煎六七沸,温服,不拘时候。

【主治】产后血晕,心烦闷。

39264 红蓝花汤

《普济方》卷三四八。即《圣惠》卷八十"红蓝花煎"。见该条。

39265 红蓝花饮(《圣济总录》卷六十八)

【组成】红蓝花二两 伏龙肝三两(以水五升五合浸,滤取汁) 犀角(镑)一分 甜竹茹三分 白茅根(剉) 麦门冬(去心,剉)各半两

【用法】上将伏龙肝汁煎诸药,取六合,去滓,食后分三服,每服更入乱发灰一钱匕,和匀服。

【主治】吐血不止。

39266 红蓝花酒(《金匮》卷下)

【组成】红蓝花一两

【用法】以酒一大升,煎减半,顿服一半;未止,再服。

【功用】《金匮玉函经二注》:破血通经。

【主治】❶《金匮》:妇人六十二种风,及腹中血气刺痛。❷《中国医学大辞典》:痃疟。

【方论选录】《金匮要略心典》:妇人经尽产后,风邪最易袭入腹中,与血气相搏而作刺痛。红蓝花苦辛温,活血止痛,得酒尤良,不更用风药者,血行而风自去耳。

39267 红蓝花酒(方出《外台》卷三十四引《近效方》,名见《妇人良方》卷十八)

【组成】红蓝花三两(新者佳)

【用法】以无灰清酒半升,童子小便半大升,煮取一大盏,去滓,候稍冷服之。留滓再以新汲水一大升煮之良久服。

【主治】❶《外台》引《近效方》:产后血晕绝,不识人,烦闷。❷《妇人良方》:产后血晕,言语错乱,恶血不尽,腹绞痛,或胎死腹中。

39268 红蓝花散(《圣惠》卷六)

【组成】红蓝花一两 犀角屑三分,茅根三分(剉) 麦门冬三分(去心) 伏龙肝半斤(以水五大盏浸,滤取汁)

【用法】上为散。每服三钱,以浸伏龙肝水一中盏,加竹茹一分,煎至六分,去滓,不拘时候,温服。

【主治】肺壅热,吐血不止。

39269 红蓝花散(《圣惠》卷十八)

【组成】红蓝花一两 川大黄一两(剉碎,微炒) 诃黎勒皮三分 羚羊角屑三分 黄芩三分 刺蓟三分

【用法】上为粗散。每服五钱,以水一大盏,煎至五分,去滓,下赤马通汁半合,更煎一两沸,不拘时候,温服。

【主治】热病吐血,心胸不利。

39270 红蓝花散(方出《圣惠》卷三十七,名见《普济方》卷一九〇)

【组成】红蓝花二两 伏龙肝一合 甘草半两(生用)

【用法】上为细末。每服二钱,食后煎竹茹汤调下。

【主治】心肺热极,吐血不止。

39271 红蓝花散(《圣惠》卷三十七)

【组成】红蓝花二两 伏龙肝一升(以水二升半浸,滤取汁) 乱发灰一两 甜竹茹三合

【用法】上为散。每服三钱,以伏龙肝水一中盏,煎至六分,去滓,频频温服。

【主治】心热,吐血不止。

39272 红蓝花散(《圣惠》卷六十九)

【组成】红蓝花一两 柴胡一两半(去苗) 羚羊角屑一两 赤芍药一两 桑根白皮二两(剉) 槟榔二两 紫苏茎叶一两 红雪二两 甘草三分(炙微赤,剉)

【用法】上为散。每服四钱,以水一中盏,加生姜半分,煎至六分,去滓,不拘时候温服。

【主治】妇人脚气,心神烦闷。

【备考】方中红雪用量原缺,据《普济方》补。

39273 红蓝花散(《圣惠》卷七十)

【组成】红蓝花一两 柴胡一两半(去苗) 当归一两 生干地黄一两 赤芍药一两 鬼箭羽一两 虎杖一两 大腹皮一两(剉) 麦门冬一两(去心) 土瓜根一两 地骨皮一两 枳壳一两(麸炒微黄,去瓤) 甘草半两(炙微赤,剉)

【用法】上为粗散。每服四钱,以水一中盏,加生姜半分,煎至六分,去滓,不拘时候温服。

【主治】妇人热劳,羸瘦,四肢少力,经脉不通。

【方论选录】《济阴纲目》:方中赤芍、虎杖、土瓜根皆破血通经;腹皮、枳壳宽胸理气;其他不过清心凉血解热而已。

39274 红蓝花散(《圣惠》卷七十八)

【组成】红蓝花一两 甘菊花 当归(剉,微炒) 芎䓖 蓬莪术 赤芍药 鬼箭羽 桂心各半两 牛膝(去苗) 刘寄奴 赤茯苓 桃仁(汤浸,去皮尖双仁,麸炒微黄) 羚羊角屑各三分

【用法】上为粗散。每服四钱,以水一中盏,加生姜半分,煎至六分,去滓,不拘时候温服。

【主治】产后寒热头痛,手足烦疼,恶露不快,心腹刺痛。

39275 红蓝花散(《圣惠》卷七十九)

【组成】红蓝花半两 硇砂一分(细研) 桂心半两 蓬莪子半两 生干地黄半两

【用法】上为细散。每服二钱,空心以热酒调下。相次服至三服,必下恶物。

【主治】产后,血瘕积结为块,腹中疼痛,虚胀。

【备考】愈后,如产妇将息,勿令劳动。

39276 红蓝花散(《圣惠》卷七十九)

【组成】红蓝花一两 蓖麻子一两 栝楼根一两 生

干地黄一两 甘草半两(炙微赤,剉) 菰根一两

【用法】上为散。每服三钱,以水一中盏,加生姜半分,大枣二枚,煎至六分,去滓,不拘时候温服。

【主治】产后烦渴不止。

39277 红蓝花散(《圣惠》卷七十九)

【组成】红蓝花半两 琥珀一两 川大黄一两(剉碎,微炒) 瞿麦半两 当归一两(微炒) 桂心一两 延胡索三分 赤芍药半两 姜黄半两 牛膝半两(去苗) 桃仁三分(汤浸,去皮尖双仁,麸炒微黄) 蓬莪术半两

【用法】上为细散。每服一钱,食前以温酒调下。

【主治】产后月水不通,腹胁刺痛,面色萎黄,时发烦热,不思饮食。

39278 红蓝花散(《圣惠》卷八十)

【组成】红蓝花一两 当归一两(剉,微炒) 蒲黄一两 桂心一两 赤鲤鱼鳞一两(烧灰) 没药一两

【用法】上为细散。每服一钱,不拘时候,以温酒调下。

【主治】产后血晕,心闷,恶血不下。

39279 红蓝花散(《圣惠》卷八十)

【组成】红蓝花一两 当归半两(剉,微炒) 紫葛三分(剉) 赤芍药三分 蒲黄半两 桂心半两

【用法】上为粗散。每服四钱,以水一中盏,煎至五分,去滓,次入童便、生地黄汁各一合,更煎一二沸,不拘时候温服。

【主治】产后血晕,心闷,烦乱不识人。

39280 红蓝花散(方出《圣惠》卷八十,名见《普济方》卷三四八)

【组成】红蓝花三合 荷叶三合

【用法】上为细散。每服一钱,不拘时候,以生姜汁调下。

【主治】产后血晕,烦闷,气喘急,不识人。

39281 红蓝花散(《圣惠》卷八十一)

【组成】红蓝花一分 当归半两(剉,微炒) 琥珀一分 没药半两 桂心三分 蒲黄一分

【用法】上为细散。每服一钱,不拘时候,以热酒调下。

【主治】产后血不散,小腹疼痛。

39282 红蓝花散(《圣济总录》卷一五八)

【组成】红蓝花(微熬过) 男子发(烧灰) 墨(烧通红) 麒麟竭(研) 蒲黄(隔纸炒)各一分

【用法】上为散。每服二钱匕,以童便三四分调服之。

【主治】妊娠堕胎后,血不出,奔头闷绝,不识人。

39283 红蓝花散(《圣济总录》卷一六〇)

【组成】红蓝花 荷叶蒂各等分

【用法】上为散。每服二钱匕,生藕汁调下。

【主治】产后恶血不下,血晕不识人。

39284 红蓝花散

《鸡峰》卷十六。为《圣济总录》卷一五一"红蓝花汤"之异名。见该条。

39285 红蓝花散

《普济方》卷三四七。即《杨氏家藏方》卷十六"红蓝散"。见该条。

39286 红蓝花散

《准绳·幼科》卷九。即《幼幼新书》卷三十三引张涣方"红蓝散"。见该条。

39287 红蓝花煎（《圣惠》卷八十）

【组成】红蓝花半两 麒麟竭半两 硇砂一两（细研） 当归一两（刬,微炒） 赤鲤鱼鳞一两（烧灰） 青蛙一枚（去肠肚,炙令焦） 桂心一两

【用法】上为末。先以醋五升,于石锅中煎令沸,入诸药末,同熬如膏,取出,于瓷合内盛。每服一茶匙,不拘时候,以温酒送下。

【主治】产后腹脏有恶血结滞,疠刺疼痛。

【备考】本方方名,《普济方》引作"红蓝花汤"。

39288 红避瘟散（《全国中药成药处方集》天津方）

【组成】香排草三斤 零陵香 甘松各四两八钱 白芷 公丁香 玫瑰花各十一两二钱 广木香九两六钱 檀香二斤九两六钱 色姜黄四两八钱

【用法】上为细末,兑入麝香三钱六分八厘,冰片二斤四两八钱,薄荷冰二斤四两八钱,甘油四斤九两六钱,朱砂面十一斤零六钱四分,研匀,收贮勿令泄气,装瓶备用。每服一分,白开水送下。

【功用】清暑散风,通窍止痛。

【主治】四时不正,呕吐恶心;夏令受暑,头目眩昏;伤风头痛;晕车晕船。

【宜忌】孕妇忌服。

39289 红卫蛇药片（《成方制剂》14册）

【组成】八角莲 黄药子 雄黄 重楼

【用法】制成片剂。口服,一次6片,每日4次;重症病人可酌加服用量和次数;并可同时除去糖衣后调白酒或75%酒精外搽患处。

【功用】清热解毒,消肿止痛,凉血散瘀。

【主治】蝮蛇、五步蛇、竹叶青蛇、眼镜蛇、银环蛇等毒蛇及毒虫咬伤。

39290 红玉生肌散

《便览》卷四。即原书同卷"生肌散"加龙骨、儿茶各一钱。见该条。

39291 红白痢症丸（《广州市地方药品标准规格汇编》）

【组成】诃子十六两 乌梅肉十六两 茶叶二两四钱 鸦胆子（去油）十六两 木香二两四钱

【用法】茶叶单放,余药共轧为细粉,用方中茶叶煎水泛为小丸。每服六分至一钱,小儿减半,日服二至三次,食前用温开水或白糖水送服。

【功用】清热止痢。

【主治】红白痢疾,腹痛水泻。

【宜忌】忌烟、酒、腥荤、油腻之物。

39292 红白痢疾丸（《全国中药成药处方集》南昌方）

【组成】木香（煨）四两八钱 黄芩二两 甘草四两 白芍三两 黄连（用吴萸十两泡,炒,再去萸）二十两

【用法】上为细末,水泛为丸,如绿豆大。每日服二次,每服一至二钱,温开水送下。

【主治】红白痢疾腹痛,里急后重。

【宜忌】勿食生冷荤腥。

39293 红花升麻散（《普济方》卷四〇三）

【组成】升麻 芍药 干葛 红花 苏木 黄芩 麻黄（去节） 甘草各等分

【用法】上为散。水煎服。

【主治】小儿疹痘、麻子,潮热焦啼,烦渴,寒凝难出者。

39294 红花归尾散

《医统》卷八十四。为《女科万金方》"红花当归饮"之异名。见该条。

39295 红花四物汤（《朱氏集验方》卷十）

【组成】四物汤加红花

【用法】水煎服。

【主治】妇人臂疼,又如瘫痪。

39296 红花四物汤（《不知医必要》卷四）

【组成】熟地（砂仁末拌）三钱 当归（酒炒）二钱 白术（净） 丹参（酒炒） 白芍（酒炒） 香附（酒炒）各一钱五分 红花六分 川芎五分

【主治】经脉气血凝滞而痛胀者。

39297 红花当归丸（《宋氏女科》）

【组成】马鞭草八两 刘寄奴八两（二味共熬膏为丸） 当归三两 赤芍 牛膝（酒拌） 川芎 香附（醋炒） 丹皮（去皮） 甘草各一两五钱 红花 白芷各七钱 官桂六钱 紫葳 苏木各三两 枳壳（炒）一两

【用法】上为末,以前膏入小糯米粉打糊为丸,如梧桐子大。每服八十丸,酒红花煎汁,空心送下。

【主治】妇人血脏虚竭,经候不调,或断不来,积瘀成块,腰腹刺痛,肢体羸瘦。

39298 红花当归汤（《症因脉治》卷一）

【组成】红花 当归 红曲 赤芍药 牡丹皮 青皮 桃仁 郁金 楂肉 泽兰叶 黑山栀

【主治】血积上焦,内伤胸痛。

39299 红花当归汤（《郑氏家传女科万金方》卷五）

【组成】红花 当归 芍药 玄参 茯苓 半夏 陈皮 山楂 厚朴 甘草

【主治】妇人饱闷,手足心热,咽中有痰。

39300 红花当归汤（《叶氏女科》卷一）

【异名】红花当归散（《女科秘要》卷三）。

【组成】红花 当归 牛膝 苏木各一钱 川芎五分 枳壳六分（麸炒） 莪术 赤芍 三棱 芫花各八分

【用法】水煎,临卧服。

【功用】破瘀血。

【主治】经来未尽腹痛。经来一半,余血未尽,腹中作痛,或发热,或不发热,乃气血俱实也。

39301 红花当归饮（《女科万金方》）

【异名】红花当归散（《局方》卷九续添诸局经验秘方）、凌霄花散（《玉机微义》卷四十九）、红花归尾散（《医统》卷八十四）、调经活血汤（《郑氏家传女科万金方》卷一）。

【组成】红花 当归 赤芍 牛膝 紫葳 官桂 甘草 白芷 苏木 寄奴

【用法】水酒各半煎,食后服。

【功用】逐瘀血,通经。

【主治】《局方》（续添诸局经验秘方）:妇人血脏虚竭,或积瘀血,经候不行;或断续不定,时作腹痛,腰胯疼重,攻刺小腹紧硬,及室女月经不通。

【宜忌】《局方》（续添诸局经验秘方）:有孕不可服。

【备考】《局方》（续添诸局经验秘方）本方用:刘寄奴草五两,当归（去芦）、牛膝（酒浸）、甘草（炙）、紫葳、红花、苏

木(一本作莪术)各二两,赤芍药九两,肉桂(去粗皮)、白芷各一两半。各为细末。每服三钱,热酒调下,空心、临卧各一服。若血久不行,浓煎红花酒调下。

39302 红花当归散《女科万金方》)

【组成】柴胡 陈皮各三钱 当归六钱 川芎 赤芍药 熟地各五钱 小茴香 枳壳 三棱 干漆各二钱 玄胡索 厚朴 香附 黄芩 白术 红花各三钱 甘草一钱五分

【用法】上药分作八帖服,更服加味八物汤七八帖。

【主治】妇人三十二三岁,连年生育,败血过多,血虚脾胃弱,盛热,以致经水不匀,或一月、或四十日、或二月,不时肚痛,腹中结块,饮食少进,困倦,潮热往来,恶心烦躁。

【加减】遍身疼,加羌活三钱;泄泻,加肉蔻、粟壳各二钱;咳嗽,加杏仁、五味、桔梗、苏叶各三钱,气急亦然。

【备考】郑氏家传女科万金方》有牛膝、生姜,无干漆。

39303 红花当归散

《局方》卷九(续添诸局经验秘方)。为《女科万金方》"红花当归饮"之异名。见该条。

39304 红花当归散《寿世保元》卷七)

【组成】当归(酒洗)八分 川芎 赤芍药 熟地黄 香附各六分 枳壳五分 玄胡索五分 厚朴(姜炒) 小茴香(酒炒) 柴胡 陈皮 三棱(醋炒)各四分 莪术(醋煨)四分 牛膝(去芦)四分 红花三分 甘草二分

【用法】上到。生姜水煎,空心热服。兼用八物汤。

【主治】妇人三十一二岁,年年生育,败血过多,血虚胃热,以致经水不匀,不时腹中疼痛结块,饮食少进,困倦目眩,潮热往来,五心烦躁。

39305 红花当归散《奇方类编》卷下)

【组成】红花 当归 肉桂 牛膝 赤芍各一两 紫葳 苏木各二两

【用法】上为细末。每服二钱,酒调下。

【主治】妇人月经不至,腰腿疼痛。

39306 红花当归散《叶氏女科》卷一)

【组成】红花二分 当归八分 川芎 赤芍 熟地 黄芩 香附(童便制) 玄胡索 厚朴(姜制)各五分 小茴香 柴胡 陈皮 莪术 三棱 牛膝各四分 甘草三分 姜二片

【用法】水煎,空心服一剂;除去三棱、莪术,再服二三剂;次服八珍汤。

【主治】妇人廿九三十岁,连年生育,气散血虚胃热,或因劳伤,以致经脉不和,或二、三月不行,不时腹痛,结成血块,日倦夜热,饮食不思,此血虚胃热,或由劳伤而致也。

【加减】如恶心、呕吐,加砂仁、良姜各二分;泄泻,加肉豆蔻(煨)、粟壳各四分;遍身痛,加羌活、独活各四分;咳嗽气急,加杏仁(去皮尖)、五味子、桔梗、苏叶各四分。

39307 红花当归散《女科切要》卷一)

【组成】当归 红花 桃仁 玄胡 川芎 小茴 郁金

【用法】水煎服。

【主治】妇人经闭,气血凝滞,腹中结块,腰腿重疼者。

39308 红花当归散

《女科秘要》卷三。为《叶氏女科》卷一"红花当归汤"

之异名。见该条。

39309 红花血竭丸《杨氏家藏方》卷十六)

【组成】没药半两(别研) 当归一两(酒浸一宿,焙干为末) 滴乳香(别研) 血竭(别研) 琥珀(别研)各二钱半

【用法】上药并研匀,以红花二两,酒半升,熬红花色淡,滤去滓,再将红花酒熬成膏,搜和药末,丸如梧桐子大。每服十五丸,空心、食前煎枇杷叶汤送下。

【主治】妇人冲任不和,血海虚冷,经候不通,结成坚块,时作腹痛。

39310 红花苍柏丸(方出《丹溪心法》卷三,名见《医部全录》卷一九三)

【组成】红花 牛膝(俱酒洗) 生地黄 黄柏 苍术 南星 龙胆草 川芎各等分

【主治】妇人足胫肿。

【备考】《医部全录》本方用法:上为末,酒糊为丸服。

39311 红花苏木汤《证治宝鉴》卷十一)

【组成】苏木 红花 桃仁 穿山甲 玄胡索 牡丹皮 红曲 香附 番降香 麦芽 通草 山楂 蒲黄 赤芍

【用法】加酒、醋、韭汁,水煎服。

【主治】因跌扑、负力,或大怒,或饮热,或吐衄血不尽,以致死血留于胁下,胃脘、腹中作疼,痛有常处,一块不移,日轻夜重,喜热恶冷,口干,或口中血腥气,午后微热,脉粗涩或芤者。

39312 红花胜金散《鸡峰》卷十五)

【组成】红花 菊花 枳壳 茯苓 川芎 羌活 羚羊角 当归 款冬花 茂 红芍药 乌蛇 桂

【用法】上为细末。每服二钱,炒小麦酒调下,不拘时候。

【主治】血虚寒热,头目昏眩,手足疼,心腹痛。

39313 红花活血汤《何氏济生论》卷四)

【组成】当归 川芎 桃仁 红花 苏木 乳香 没药

【用法】入韭汁半钟,水煎服。

【主治】胃中死血作痛。

39314 红花桃仁汤《兰室秘藏》卷下)

【组成】黄柏一钱五分 生地黄一钱 泽泻八分 苍术六分 当归梢 汉防己 防风梢 猪苓各五分 麻黄二分 红花半分 桃仁十个

【用法】上到,如麻子大。水三盏,煎至一盏,去滓,稍热,食前服之。

【功用】补北方,泻中央。

【主治】痔漏经年。因而饱食,筋脉横解,肠澼为痔。

【备考】《医学正传》有麻仁,无麻黄。

39315 红花桃仁汤《疮疡经验全书》卷三)

【组成】生地 当归 红花 防风 猪苓各五分 苍术六分 泽泻八分 麻黄二分 黄柏一钱五分 木香二分

【用法】白水煎服。

【功用】补北方,泻中央。

【主治】痔漏如勾肠莲花、菱角翻花、珊瑚盘肠等痔,年久不愈者。

【备考】本方名红花桃仁汤;但方中无桃仁,疑脱。

39316 红花桃仁汤(《症因脉治》卷一)

【组成】大黄 枳壳 厚朴 桃仁 红花 赤芍药 当归尾

【主治】内伤死血停滞胁肋,胁肋作痛,或左或右,或左右皆痛,或左右攻冲,或时痛时止,或常痛不休,脉两关芤涩。

39317 红花桃仁汤(《症因脉治》卷一)

【组成】红花 桃仁 当归尾 赤芍药 泽兰叶 楂肉 丹皮 山栀

【主治】血分素热,又喜辛辣之物,伤其阴血,停积于中,而成内伤死血胃脘痛,日轻夜重,或唧唧作声,得寒则痛,得热暂缓,脉涩结。

39318 红花桃仁汤(《症因脉治》卷一)

【组成】红花 桃仁 赤芍药 当归尾 秦艽 独活

【主治】瘀血停滞,内伤腰痛,日轻夜重,痛定一处,不能转侧,尺脉芤涩。

39319 红花桃仁汤(《症因脉治》卷二)

【组成】红花 桃仁 丹皮 楂肉 赤芍药 泽兰 归尾 红曲

【主治】外感内伤吐血,血紫成块,胸痛;上焦蓄血,血臌腹胀不减,紫筋血缕在上者。

【加减】大便结,加酒煮大黄;血臌胸痛,加郁金,甚加韭汁;血臌胁痛,加青皮,甚加枳壳。

39320 红花桃仁汤(《伤寒大白》卷二)

【组成】红花 桃仁 赤芍药 当归身

【功用】行血活血。

【主治】蓄血。

【加减】加山楂、香附,以散凝结;加山栀,以散热结;加韭汁,以散寒结。

39321 红花桃仁煎(《陈素庵妇科补解》卷一)

【组成】红花 当归 桃仁 香附 延胡索 赤芍 川芎 乳香 丹参 青皮 生地

【功用】行血顺气。

【主治】妇人月水不通,瘀血凝滞。日久不治,则成癥瘕,有热结下焦而经闭者,有寒袭胞门而经闭者,此症必时时作痛,或少腹板急。

【方论选录】是方红花、桃仁、青皮、延胡索、乳香皆行血;而四物养血,改生地、赤芍凉血破血;丹参去旧血生新血,必用香附佐之者,以行三焦也。

39322 红花散瘀汤(《外科正宗》卷三)

【组成】当归尾 皂角针 红花 苏木 僵蚕 连翘 石决明 穿山甲 乳香 贝母各一钱 大黄三钱 牵牛二钱

【用法】水、酒各一碗,煎八分,空心服。行五六次,方吃稀粥补之。

【主治】鱼口便毒。因入房忍精,强固不泄,以致瘀精浊血凝结两胯或小腹之旁,结成肿痛,小水涩滞者。

39323 红花跌打丸(《成方制剂》14册)

【组成】白及 陈皮 赤芍 川乌 大黄 当归尾 莪术 防风 骨碎补 红花 牡丹皮 木香 蒲黄 青皮 三棱 砂仁 田七 威灵仙 乌药 五灵脂 香附 续断 郁金 枳实

【用法】制成丸剂。口服,一次1丸,每日1次;外用,以白酒化开后擦患处。

【功用】活血散瘀,消肿止痛。

【主治】跌打损伤,积瘀肿痛。

【宜忌】孕妇、皮肉破损、流血伤症及其他合并者禁用。

39324 红桃四物汤

《医级》卷七。即《玉机微义》卷三十一引《元戎》"加味四物汤"。见该条。

39325 红铅造化丹(《外科正宗》卷一)

【组成】红铅二钱 人参 茯苓 山药各一两 甘草(炙) 枯矾各五钱 辰砂 寒食面各七钱五分 麝香八分 冰片六分 乳粉二钱(用头生男乳,每盘内用一小钟,晒干,共收用之)

【用法】上各研精细,方为一处共再细研;用白蜜二两,再同头生男乳一大杯,慢火重汤内用瓷碗炖蜜,滴水不散为度;候稍温和入前药,软硬得宜,为丸如龙眼核大,金箔为衣,瓷罐收用,或以蜡固亦妙。每用一丸,好热酒一杯化药,食远服之。用厚绵帛复暖患上,其热如蒸,疮必复起作痛,乃此丹之效也。大率心经之病石菖蒲,肝经之病用远志,脾经之病用生姜,肺经之病麦门冬,肾经之病五味子,各随五经之症,用五引煎汤化服。

【主治】痈疽元气不足,软陷不起发,或已发复被风寒内外所侵,以致疮毒下陷,变为阴塌不痛者,急宜服此;亦可转阴为阳,返出毒气,复肿为吉;诸症呕吐、怔忡、泻痢,屡药不愈,异症并效。

39326 红粉生肌膏(《中医外伤科学》)

【组成】红粉5克(又名红升丹) 朱砂15克 生肌膏80克

【用法】上药均匀调成膏,加消毒纱布制成。外用。

【功用】化腐生肌。除去瘘管管壁瘢痕组织及不良肉芽组织。

【主治】慢性顽固创面久不愈者。

39327 红黄霹雳散(《石室秘录》卷四)

【组成】白术五钱 薏仁九钱 芡实五钱 人参五钱 茵陈三钱 白芥子三钱 半夏三钱 泽泻三钱 附子一钱 黄芩三钱

【用法】水煎服。

【主治】遍身生疙瘩,或内如核块,或外似蘑菇、香蕈、木耳之状者。

39328 红雪通中散

《局方》卷六。为《圣惠》卷九十五"红雪"之异名。见该条。

39329 红雪通中散(《圣济总录》卷五)

【组成】大青(别研)一两 消石五斤(煎药后下) 丹砂(另研)半两 桑根白皮一两 羚羊角(镑)半两 苏枋木二两 栀子仁十五枚 槐花一两 升麻一两半 淡竹叶一握 诃黎勒十五枚(去核) 大腹 槟榔各五枚(剉)

【用法】上药除别研丹砂、大青外,余为粗末,用水一斗浸一宿,煎至五升,去滓,入银石锅,即下消石、丹砂、大青,不住手搅,候减尽水,即成红雪。置瓷器中,三日取出,捣罗为末,却用瓷瓶子盛,不得泄气。每服二钱匕,小儿半钱匕,临卧用温水调下。

【主治】风疾,及一切滞闷不通,亦治伤寒。

39330 红绵龙骨散(《幼科金针》卷下)

【组成】枯矾五分　龙骨五分　麝香五分　红绵灰三分(如无红绵,即用干胭脂灰)

【用法】上为末。先用绵球搅去脓秽,以药吹之。

【主治】耳溃。

39331 红蓝花饮子(《圣惠》卷七十九)

【组成】红蓝花半两　紫葛半两(剉)　赤芍药半两(剉)　生地黄汁三合(后下)　童子小便二合(后下)　蒲黄半两

【用法】以水一大盏,酒半盏,煎至八分,去滓,下地黄汁并小便,更煎三两沸,分温三服,不拘时候。

【主治】产后血气攻心,烦闷,气欲绝,不识人。

39332 红霞鹤顶丹

《青囊秘传》。为《良方汇录》"红霞鹤顶方"之异名。见该条。

39333 红霞鹤顶方(《良方汇录》)

【异名】红霞鹤顶丹(《青囊秘传》)。

【组成】血竭　儿茶　乳香(去油)　没药(去油)　银朱　铅粉各二两

【用法】上为细末。用时将麻油调,摊油纸上,油纸以针刺孔,贴于患处,外加膏药盖之。

【主治】痈疽发背,搭手,对口,肿毒。

39334 红花白芷防风饮(《医学从众录》卷七)

【组成】红花　白芷　防风各五钱　威灵仙三钱

【用法】酒煎服。取汗,三服全愈。

【主治】历节,四肢疼痛。

约

39335 约阴丸(《景岳全书》卷五十一)

【组成】当归　白术(炒)　芍药(酒炒)　生地　茯苓　地榆　黄芩　白石脂(醋煅,淬)　北五味　丹参　川续断各等分

【用法】上为末,炼蜜为丸服。

【功用】《会约》:清热止血。

【主治】❶《景岳全书》:妇人血海有热,经脉先期或过多者;或兼肾火而带浊不止;男、妇大肠血热便红等证。❸《会约》:酒毒,湿热下血。

【加减】火甚者,倍用黄芩;兼肝肾之火甚者,仍加知母、黄柏各等分;大肠血热便红者,加黄连、防风各等分。

【备考】本方改为煎剂,名"约荣煎"(见《会约》)。

39336 约荣煎

《会约》卷十一。即《景岳全书》卷五十一"约阴丸"改为煎剂。见该条。

39337 约营煎(《景岳全书》卷五十一)

【组成】生地　芍药　甘草　续断　地榆　黄芩　槐花　荆芥穗(炒焦)　乌梅二个

【用法】水一钟半,煎七分,食前服。

【主治】血热便血。无论脾胃、小肠、大肠、膀胱等证,皆宜用此。

【加减】如下焦火盛者,可加栀子、黄连、龙胆草之属;如气虚者,可加人参、白术;如气陷者,加升麻、防风。

39338 约营煎(《会约》卷十一)

【组成】苍术　白芍　甘草　续断　地榆　黄芩　槐花　荆芥各一钱　升麻八分　乌梅二个

【主治】湿热下坠,疼痛肛脱。

【加减】如血热而燥者,去苍术,加生地。

39339 约精丸(《直指》卷十)

【组成】白龙骨二两(研细)　新韭子(冬霜后采者)一斤(好酒浸一宿,次日捣细)

【用法】上为末,酒调糯米糊为丸,如梧桐子大。每服三十丸,空心盐汤送下。

【主治】小便中泄精不止。

39340 约精丸(《医方易简》卷九)

【组成】黄连　生地　归身　炙甘草　酸枣仁(去壳净炒,研)　茯神　远志肉　人参　石莲子肉各等分

【用法】上蜜丸,如梧桐子大。每早、晚各服二钱,淡盐汤送下。

【主治】梦遗,诸药不效者。

七 画

弄

39341 弄舌散(《永乐大典》卷九七五引《保生论》)

【组成】蛇皮一分(炙) 牛黄 朱砂各一钱 麝香一字

【用法】上为末。每服一字,薄荷汤调下。

【主治】小儿急惊弄舌。

麦

39342 麦饼(《圣济总录》卷一三一)

【组成】大麦(炒熟)九两 甘草(生用)三两

【用法】上为末,加酥少许和匀,微有酥气,仍以百沸汤拌和作饼剂。方圆大小,如疮肿大,热敷之,以油单并故纸密裹,勿令通风,冷即换之。

【主治】发背。

【宜忌】常须吃黄耆米粥甚妙。

39343 麦天汤(《医学入门》卷七)

【组成】麦门冬一钱二分 天麻一钱 白术 茯苓 半夏 神曲 陈皮各八分

【用法】加生姜,水煎,温服。

【功用】实脾消导。

【主治】风邪羁绊脾胃,身重有痰,恶心欲吐。

39344 麦斗金(《疡疮经验全书》卷五)

【组成】古老钱二十个(背上有字者佳好) 朱砂一钱 自然铜五分 乳香三分 没药三分

【用法】先将古老钱烧红,擂为极细末,以后药为细末和匀。用甜瓜子(炒,去壳,擂细),先服药末一麦斗,良久不见响声,再服甜瓜子一麦斗,酒下催之,不可多服。

【功用】接骨。

【主治】损伤骨折。

【备考】一麦斗,即今之一茶匙。

39345 麦斗金(《外科启玄》卷十二)

【组成】土鳖一个 生半夏一个 巴豆一个(去油) 朱砂(明亮) 滴乳香 没药各二钱

【用法】上为末。每服一字,好热酒送下,觉浑身麻木,即是功。伤在上,食后服;在下,食前服。不过二服即愈。

【功用】接骨。

【主治】跌打损伤。

39346 麦斗散(《回春》卷八)

【组成】土鳖一个(新瓦上焙干) 巴豆一个(去壳) 半夏一个(生用) 乳香半分 没药半分 自然铜(火烧七

次,醋淬七次)用些须

【用法】上为细末。每服一厘,黄酒送下。

【主治】跌伤骨折。

【宜忌】初跌之时整调如旧对住,绵衣盖之,勿令见风,方服药,休移动。不可多服,多则补得高起。

39347 麦石汤(《杏苑》卷五)

【组成】大麦二撮 桂府滑石 石膏各二钱

【用法】上为粗散。水煎,空心服。

【主治】女劳疸,日晡所发热而反恶寒,膀胱急,少腹满,身尽黄,额上黑,足下热,因作黑疸,其腹胀如水状,大便必黑,时溏。

39348 麦冬丸

《济阳纲目》卷二十五。即方出《圣惠》卷五十三,名见《普济方》卷一七九"麦门冬汤"改为丸剂。见该条。

39349 麦冬丸(《金匮翼》卷四)

【组成】麦冬 茯苓 黄芩 石膏 玉竹各八分 人参 龙胆草各六分 升麻四分 枳实五分 生姜 栝楼根各十分 枸杞根

【用法】上为末,炼蜜为丸,如梧桐子大。每服十丸,茅根、粟米汁送下,一日二次。

【功用】除肠胃实热。

【主治】消渴之人,内热小便数,虑有大痈。

【备考】方中枸杞根用量原缺。

39350 麦冬丸(《回生集》卷下)

【组成】杭州麦冬(去心)六斤(熬成膏) 何首乌半斤(黑豆拌,九蒸九晒,为末,人乳浸不计遍数,要晒得一斤重) 大怀熟地四两 红花五钱(酒洗) 当归四两(酒洗) 鹿茸五钱(酥炙)

【用法】上为末,和匀,入麦冬膏内,再加炼蜜少许为丸,如梧桐子大。每服三钱,渐加至五钱,黄酒、滚水任下。

【主治】女子经闭,形容枯槁。

39351 麦冬汤(《伤寒全生集》卷四引《千金》)

【组成】麦冬 甘草 竹叶 粳米 人参 黄耆 当归 柴胡 知母

【用法】加生姜、大枣,水煎服。

【主治】伤寒愈后劳复,虚热不止。

39352 麦冬汤

《外台》卷三十三。即《千金》卷二"麦门冬汤"。见该条。

39353 麦冬汤(《仙拈集》卷二引苏东坡验方)

【组成】人参八分 茯苓 麦冬各一钱

【用法】水煎,温服。

【主治】齿缝出血成条。

39354 麦冬汤（《慎斋遗书》卷七）

【组成】青蒿一小握　葱白(一寸长)七根　蓝叶七片　苦楝根七寸

【用法】上药用童便一升半,煎取一半,去滓,加安息香、苏合香、阿胶各一钱,朱砂、雄黄、雷丸、枯矾、硫黄各五分,槟榔末一钱五分,麝香五分,五更初空心进一服,五更五点进一服。午时前后取出虫,净桶盛,急入油铫内煮,仍倾盖虫罐内,扎口埋之深山。

【主治】心中烦热,惟欲露体,以衣被复之即闷,惊悸心怯,面无颜色,忘前失后,妇人患血风气者,多成此证。乃是心蒸之状。

【备考】本方名"麦冬汤",但方中无麦冬,疑脱。

39355 麦冬汤

《赤水玄珠》卷十六。为《三因》卷十一"麦门冬汤"之异名。见该条。

39356 麦冬汤

《疡科选粹》卷二。为《圣惠》卷六十一"内补散"之异名。见该条。

39357 麦冬汤

《玉案》卷五。为《济生》卷七"麦门冬汤"之异名。见该条。

39358 麦冬汤

《眼科全书》卷四。为《圣济总录》卷一〇五"麦门冬汤"之异名。见该条。

39359 麦冬汤

《何氏济生论》卷三。为《济生》卷三"麦门冬汤"之异名。见该条。

39360 麦冬汤

《嵩崖尊生》卷八。为《圣济总录》卷二十四"麦门冬汤"之异名。见该条。

39361 麦冬汤（《嵩崖尊生》卷十一）

【组成】石膏一钱半　麦冬　茯苓　白芍　栀子　香薷各一钱　白术　扁豆各八分　人参五分　陈皮七分　知母一钱半　甘草三分　莲肉十粒　乌梅一个

【主治】暑天身热,头痛燥渴。

39362 麦冬汤（《嵩崖尊生》卷十二）

【组成】薄荷一两半　麦冬二钱　甘草一钱半　生地六钱　黄连一钱　黄耆　蒲黄　阿胶　人参　木通　柴胡各二钱

【主治】上焦热,咳衄,口甘口苦,神不定,消渴,淋浊。

39363 麦冬汤

《麻科活人》卷四。为《痘疹传心录》卷十五"麦门冬汤"之异名。见该条。

39364 麦冬汤（《盘珠集》卷下）

【组成】麦冬(去心)　人参　茯神　生地　黄芩　犀角　炙甘草　莲子

【主治】子烦。妊娠停痰积饮,气郁不舒,以致呕吐涎沫,剧则胎动。

39365 麦冬汤

《兰台轨范》卷五。为《金匮》卷上"麦门冬汤"之异

名。见该条。

39366 麦冬汤（《杂病源流犀烛》卷十五）

【组成】石膏　知母　白芍　茯苓　山栀　竹茹　麦冬　白术　扁豆　人参　陈皮　乌梅　莲肉　甘草

【主治】暑天身热,头痛,燥渴。

39367 麦冬汤

《疫疹一得》卷下。为《千金》卷十"麦门冬汤"之异名。见该条。

39368 麦冬汤（《麻症集成》卷四）

【组成】麦冬　尖生　当归　赤芍　瓜蒌

【主治】麻疹咬牙,阳陷于阴,发渴饮冷。

39369 麦冬饮

《赤水玄珠》卷九引《济生》。为《保命集》卷下"麦门冬饮子"之异名。见该条。

39370 麦冬饮（《幼科铁镜》卷六）

【组成】麦冬　黄耆　当归　人参　五味子　生地

【主治】小儿吐血久不止。

39371 麦冬散（《陈素庵妇科补解》卷三）

【组成】麦冬　淡竹叶　黄芩　柴胡　知母　芎　白芍　川断　茯苓　术　参　甘草　陈皮　黄连　防风　大枣

【功用】除烦安胎。

【主治】妊娠子烦。

【方论选录】芩、连、知、芍、竹叶皆以清热除烦;参、苓、术、草以保护元气;川断、大枣以固肾安胎。微嫌方中柴胡、黄芩清客热足矣;防风、川芎恐引火邪上行横溢,不可用也。

39372 麦冬散（《疮疡经验全书》卷四）

【组成】黄耆　黄芩　麦冬各一两半　升麻　赤茯苓　赤芍药　玄参　当归　甘草　知母　天花粉各一两　生地三两　(一方有人参、枣肉,无玄参、当归)

【用法】上剉。每服八九钱,水煎服。

【主治】痈疽,体热烦渴不止。

【加减】热甚,加淡竹叶、灯心。

39373 麦冬散（《片玉痘疹》卷三）

【组成】麦冬　干葛　甘草　山楂　黄连(酒炒)　花粉　生地

【用法】竹叶、灯心为引,水煎服。

【主治】痘疮火邪内甚,发热作渴,时时饮水,面赤唇焦,二便如常者。

【加减】气虚有汗,加人参、薄荷。

39374 麦冬散

《诚书》卷十三。为《圣惠》卷八十四"麦门冬散"之异名。见该条。

39375 麦冬散（《何氏济生论》卷七）

【组成】麦冬　子芩　赤苓各一两　茯神　赤芍　陈皮　人参　苦梗　桑寄　甘草　旋覆花各五钱　生地七钱五分

【用法】每服四钱,加生姜一片,水煎,温服。

【主治】妊娠心烦,愦闷虚躁,吐逆,恶闻食气,四肢沉重,百节疼痛,头眩多卧。

39376 麦奴丸（《肘后方》卷二）

【异名】黑奴丸（《外台》卷一引《古今录验》）、水解丸

（《千金》卷九）。

【组成】小麦黑教一两　麻黄二两　大黄二两　黄芩一两　芒消一两　釜底墨一两　灶突墨二两　梁上尘二两

【用法】捣蜜为丸，如弹丸大。用新汲水五合，末一丸，顿服之。若渴，但与水，须臾寒，寒了，汗出便解，日移五丈不觉，更服一丸。

【主治】❶《肘后方》：伤寒五六日，胸中大热，口噤，名为坏病。❷《伤寒总病论》：时行热病，六七日未得汗，脉洪大或数，面目赤，身体大热烦躁，狂语欲走，大渴甚，亦治阳毒、温疟。

【宜忌】《普济方》：此药须是病人大渴倍常，盛渴者乃可与之；不渴者与之，反为祸耳。

【方论选录】《千金方衍义》：麦奴丸方下虽治伤寒而实时气之的方。方中釜底墨、灶突墨、梁上尘皆治温散火毒；麦奴乃湿热间气所钟，取治温毒，为同气之向导；麻黄、黄芩以散在表之热；大黄、芒消以泄在里之毒也。

39377 麦奴汤（《千金翼》卷二十二）

【组成】大麦奴（阴干）　麦门冬（去心）各四两　桂心三两　葱白八茎（勿使叶）　人参一两　甘草（炙）二两

【用法】上㕮咀。以水八升，煮取三升，去滓，分温三服。若无麦奴，以麦三升净淘洗，先煮使熟，去滓，添水满八升，然后纳诸药，煮取三升，分三服。

【主治】桃花石发，即心噤，身壮热，头痛。

39378 麦皮膏（《圣济总录》卷八十四）

【组成】麦皮　熊白各等分

【用法】上相和，以微火炒，更入甲煎口脂少许，调匀如膏。旋旋取摩痛处，即愈。宜先用暖水淋洗后拭干，遂以火灸，觉痛处，令人点药揩摩，直候药气透热，揉纸拭去药，如常盖覆。

【主治】寒凝之月，人多忍冷，血聚不散，脚跟痛，不问左右，但觉隐隐疼痛。

39379 麦地煎

《仙拈集》卷二。为《保命集》卷下"麦门冬饮子"之异名。见该条。

39380 麦曲散（《医级》卷九）

【组成】大麦曲五升　清酒一斗

【用法】煮一炷香，去滓，将此酒分作五服，调桂心散一服，隔宿弗食，日服之。

【功用】下胎。

39381 麦汤饮

《痘疹仁端录》卷十一。为《幼幼新书》卷十五引《家宝》"麦汤散"之异名。见该条。

39382 麦汤散（《幼幼新书》卷十四引《保生信效方》）

【组成】麻黄（去节）　滑石　甘草　杏仁　大黄　北葶苈　地骨皮各等分

【用法】上为细末。每服一钱，减至一字，小麦、薄荷汤下。

【主治】小儿变蒸伏热，伤寒咳嗽喷嚏，体热面赤。

39383 麦汤散（《幼幼新书》卷十四引《刘氏家传》）

【组成】麻黄（去根节，姜汁浸一宿）　知母　石膏（煅）　葶苈（隔纸炒）　地骨皮　杏仁　滑石各等分

【用法】上为末。每服半钱，小麦汤调下。

【主治】小儿伤风伤寒，壮热，咳嗽痰盛。

39384 麦汤散（《幼幼新书》卷十五引《家宝》）

【异名】参汤散（《小儿痘疹方论》）、麦煎散（《医方大成》卷十）、地骨皮散（《普济方》卷四○三）、参黄散（《外科启玄》卷十二）、麦汤饮（《痘疹仁端录》卷十一）。

【组成】地骨皮（炒）　甘草（炙）　滑石各半分　麻黄（去节）　人参　知母　羌活　大黄（湿纸裹，煨令熟）　甜葶苈（隔纸炒）各一分

【用法】上为末。婴儿每服一字或半钱，三五岁一钱，水半盏，加小麦七粒或二七粒煎数沸服。

【功用】《小儿痘疹方论》：发表散邪，疏通内热。

【主治】❶《幼幼新书》引《家宝》：小儿伤寒，咳嗽温壮，水痘。❷《小儿痘疹方论》：小儿水痘，遍身作痛，壮热烦躁，作渴饮冷，大便秘结，小便涩滞，喘嗽。

39385 麦汤散（《幼幼新书》卷十四引《茅先生方》）

【组成】知母　人参　茯苓　杏仁（去白）　肉桂　石膏　滑石　甜葶苈　甘草（炙）　地骨皮各等分　麻黄（去节）加一两

【用法】上为末。每服一钱，麦煎汤调下。

【主治】小儿伤寒夹惊。

39386 麦汤散（《得效》卷十一）

【组成】滑石　石膏　知母　贝母　麻黄　杏仁（炒，别研）　甘草　甜葶苈（隔纸炒）　人参　北地骨皮（去骨）各等分

【用法】上为末。每服一钱，小麦二十粒煎汤下；涎盛气促，桑白皮汤下。

【主治】小儿夹惊夹食伤寒，气急嗽声。

39387 麦汤散（《痘科类编》卷三）

【组成】地骨皮（炒）　炙甘草　滑石各一钱　麻黄（去节）　人参　熟地　知母　甜葶苈　羌活各三分

【用法】上为粗末。水一钟，加小麦七粒，煎半钟，温服。

【主治】小儿水痘。

【宜忌】《慈幼新书》：不宜食姜辣，沐浴冷水。

39388 麦豆汤（《圣济总录》卷一五九）

【组成】小麦　小豆各一合

【用法】以水五盏，煮取二盏，去豆、麦，分二次温服。

【主治】胞衣不出。

39389 麦豆饮（《圣济总录》卷一八八）

【组成】大麦仁　绿豆（水浸，退去皮）各半升

【用法】上药净淘，于星月下各贮一铛中，用水二升，慢火煮熟，次取绿豆过麦仁铛内，同煮令烂，并汁收在瓷瓶内。渴即饮，食后仍吃三二匙麦仁、绿豆尤妙。

【主治】消渴。

39390 麦芽煎（《校注妇人良方》卷二十三，名见《金鉴》卷四十九）

【组成】麦芽二三两（炒熟）

【用法】水煎服。

【主治】妇人血气方盛，乳房作胀，或无儿饮，胀痛，憎寒壮热。

39391 麦花散（《朱氏集验方》卷五）

【组成】大麦面　芫花（醋浸一宿，煮干，炒）各等分

【用法】上为末。每服一钱,食后柳枝煎汤调下。

【主治】肺气胀实,喘急胸满。

39392 麦饭膏

《卫生总微》卷五。即原书同卷"麝香饼子"以麦饭为丸。见该条。

39393 麦灵丹(《金鉴》卷六十二)

【组成】鲜蟾酥二钱　活蜘蛛二十一个(黑色大者佳)　定心草一钱(即两头尖,鼠粪)　飞罗面六两

【用法】上为末,用菊花熬成稀膏,和好捻为麦子形,如麦子大。每服七丸;重、大者九丸;小儿轻证五丸。在上,俱用滚白水送下;在下,用淡黄酒送下。每一料加麦子一合,收瓷罐内。

【主治】痈疽恶毒,无名诸疡及疔疮回里,令人烦闷神昏;或妇人初发乳证;小儿痘疹余毒,或腰腿暴痛。

39394 麦枣汤

《杏苑》卷八。为《金匮》卷下"甘草小麦大枣汤"之异名。见该条。

39395 麦味丸

《全国中药成药处方集》(北京方)。为《医部全录》卷三三一引《体仁汇编》"八味地黄丸"之异名。见该条。

39396 麦昆煎

《嵩崖尊生》(三濮堂本)卷九。即方出《圣惠》卷五十,名见《嵩崖尊生》(锦章书局本)卷九"昆布汤"。见该条。

39397 麦饯散(《外科正宗》卷四)

【异名】麦硫散(《嵩崖尊生》卷六)。

【组成】小麦一升　硫黄四两　白砒一两　烟胶半斤　川椒三两　生枯矾各二两

【用法】小麦炒枯黄色,乘热入钵内,和硫黄、白砒为细末,搅匀,待取起,加烟胶,与川椒、生枯矾共碾细末。临用葱汤洗净,用麻油调搽,油纸盖扎,三日一换。三次愈。

【主治】秃疮,头毛脱落,白斑如癣,疮痂垒垒叠起,痒甚犹若虫行。小儿痘风作痒,叠叠成片,甚则顽麻不知痛。

【宜忌】忌诸发物。

39398 麦参汤(《嵩崖尊生》卷十一)

【组成】人参　生蒲黄　麦冬　当归各五分　甘草三分五厘　生地二钱　黄柏(炒)六分

【用法】每日服三四次。

【主治】一切舌血。

39399 麦面散(《圣惠》卷五十六,名见《普济方》卷二五三)

【组成】小麦面二合

【用法】分为三服,以冷水调下,半日服尽,蛊下即愈。

【主治】中蛊毒吐血。

39400 麦麸散(《普济方》卷三九〇)

【组成】麸皮(炒黄)

【用法】上为末。每服半钱,煎猪脊髓汤调下。

【主治】小儿盗汗不止,日渐消瘦。

39401 麦麸散(《简明医彀》卷四)

【组成】麦麸(炒黄)　防风　白术　牡蛎　黄耆各一钱半

【用法】加大枣,煎服。

【功用】止盗汗。

39402 麦䴴散(《圣济总录》卷一一〇)

【组成】麦䴴(秋、冬以小麦䴴,春、夏以大麦䴴)

【用法】上为细散。以酥和,封瘢痕上。

【主治】面上瘢痕。

39403 麦菟散(《本草纲目》卷十八,名见《仙拈集》卷二)

【组成】菟丝子　麦门冬各等分

【用法】上为末,炼蜜为丸,如梧桐子大。每服七十丸,淡盐汤送下。

【主治】心肾不足,精少血燥,小便赤浊,口干烦热,头晕怔忡。

【备考】本方方名,据剂型,当作"麦菟丸"。

39404 麦黄汤(《直指》卷二十)

【组成】车前子　麦门冬(去心)　生地黄(洗,晒)各等分

【用法】上剉。每服三钱,新水入蜜同煎,食后服。加川芎尤好。

【主治】热眼赤痛。

39405 麦兜散(《准绳·疡医》卷六)

【组成】半两钱(煅,醋淬七次)　自然铜(煅,醋淬七次)　地鳖虫(焙干)各等分

【用法】每服一分,酒调下。

【功用】接骨。

【主治】跌打伤骨。

【宜忌】不可多服,多则骨高起矣。

39406 麦葱汤(《圣济总录》卷一七九)

【组成】小麦一合　葱白二茎(切)

【用法】以水一盏,煎至五分,去滓温服,不拘时候。

【主治】小儿诸淋,闭涩不通。

39407 麦硫散

《嵩崖尊生》卷六。为《外科正宗》卷四"麦饯散"之异名。见该条。

39408 麦煎汤

《圣济总录》卷八十八。为《博济》卷一"煎麦散"之异名。见该条。

39409 麦煎汤

《圣济总录》卷八十九。为《传家秘宝》卷下"麦煎散"之异名。见该条。

39410 麦煎汤

《鸡峰》卷十五。为《普济方》卷三一九引《圣惠》"麦煎散"之异名。见该条。

39411 麦煎汤

《医学正传》卷五引东垣方。为《局方》卷八"牡蛎散"之异名。见该条。

39412 麦煎汤(《幼科金针》卷上)

【组成】黄耆　白术　牡蛎　麻黄节

【用法】加炒浮小麦,煎服。

【主治】小儿自汗。

39413 麦煎饮(《女科万金方》)

【组成】黄耆　白术　甘草　牡蛎　麻黄根　软柴胡　芍药　地骨皮　茯苓　浮麦

【用法】不拘时服。

【主治】产后寒热,盗汗如雨。胎前并男子亦可用。

39414 麦煎散（《普济方》卷三一九引《圣惠》）

【异名】麦煎汤（《鸡峰》卷十五）。

【组成】赤茯苓 当归 干漆（炒令烟尽） 鳖甲（醋炙） 常山 大黄（煨） 北柴胡 白术 生干地黄 石膏各一两 甘草五钱

【用法】上为细末。每服二钱，水一盏，加小麦五十粒，煎至八分，食后、临卧时温服。

【功用】《准绳·女科》：破血积痰。

【主治】❶《普济方》引《圣惠》：少男室女骨蒸，妇人血风攻注四肢，心胸烦壅。❷《苏沈良方》：骨热。黄瘦口臭，肌热盗汗。

【加减】有虚汗，加麻黄根一两。

【方论选录】❶《医方考》：血，阴也，阻而塞之，则积阴为痊，故令四肢攻注；曰风血攻注四肢者，风血内搏，四肢无力，而倦怠浮肿也。鳖甲、干漆，攻坚削积之品也，所以治精血之留结；柴胡、石膏，解肌清热之药也，所以去骨蒸之内热；思则火结于心包，故用常山以开其结，郁则气留于六府，故用大黄以推其陈；当归、生地，生新血也；白术、甘草，致新气也；赤茯苓所以导丙丁之邪；浮小麦所以止骨蒸之汗；而麻黄根之加，乃以其形中闭，为止汗之最也。❷《法律》：此方治肝、肺、脾、胃火盛，灼干荣血，乃致口臭肌热可验。故用润血行瘀之法，以小麦煎之，引入胃中，盖胃之血干，热炽大肠必然枯燥，服此固可无疑，然更加人参助胃真气，庶可多服取效也。

39415 麦煎散（《传家秘宝》卷下）

【组成】鳖甲（九肋者，童便浸，炙黄，去裙襕称一两半，取末）一两 人参一两半 白茯苓 玄参 干葛各一两 干姜（炮） 川乌头（生）各半两 秦艽（去芦头） 柴胡（去芦头）各一两

【用法】上为细末。每服一大钱，用小麦汤七分，煎至五分，和滓温服，一日三五次。

【功用】止嗽定喘，止汗，进饮食。

【主治】虚劳身热，骨节疼痛，烦痹。

39416 麦煎散（《传家秘宝》卷下）

【异名】麦煎汤（《圣济总录》卷八十九）。

【组成】花肋鳖甲（醋炙令黄）一两半 银州柴胡 秦艽一两（去苗） 川乌半两（炮，去皮脐尖） 干漆（炒） 干葛 宣连（净刮去毛）各一两 官桂（去粗皮） 黑附子（炮，去皮脐）各半两 石菖蒲 石斛（金色者） 沉香各一两 木香半两

用法】上细剉如豆。每服一两，用小麦汤一升，同煎至五合，去滓，分二次温服。滓并再煎。小麦汤用小麦五升，水一斗，煎至五升，收取，逐旋煎药。

【主治】劳气，四肢烦疼拘急，劳倦。兼有虚风。

39417 麦煎散（《扁鹊心书·神方》）

【组成】知母 乌梅肉 地骨皮 柴胡各二钱 大麦一撮

【用法】上剉片成一剂。水煎，温服，缓下。

【主治】幼年心络为暑所伤，每至暑时，即畏热，困倦减食。

39418 麦煎散

《三因》卷十。为《博济》卷一"煎麦散"之异名。见该条。

39419 麦煎散（《局方》卷十续添诸局经验秘方）

【组成】知母 地骨皮（拣净） 赤芍药 甘草（炙） 石膏 葶苈子 白茯苓（去皮） 杏仁（去皮尖，麸炒） 人参 滑石各半两 麻黄（不去根节）一两半

【用法】上为细末。每服一钱，麦子煎汤调下。如初生孩儿感冒风冷，鼻塞身热，喷嚏多嚏，每服一字许，并用麦子煎汤下。

【主治】小儿外感风寒，内有蕴热，壮热呕吐，咳嗽气喘，面赤自汗；营卫不调，夜有盗汗，形体消瘦，四肢烦疼者。

❶《局方》（续添诸局经验秘方）：小儿夹惊伤寒，吐逆壮热，表里不解，气粗喘急，面赤自汗，或狂言惊叫，或不语无汗；及瘾疹遍身赤痒，往来潮热，时行麻豆疹子余毒未尽，浑身浮肿，痰涎咳嗽，或变急慢惊风，手足搐搦，眼目上视，及伤风涎喘头疼。❷《医方大成》：荣卫不调，夜多盗汗，四肢烦疼，肌肉消瘦。❸《医方考》：湿热内淫，肺病喘急。

【方论选录】《医方考》：滑石、茯苓，可以泻湿；石膏、知母，可以清热；杏仁、葶苈，可以泻喘；人参、甘草，可以益肺；地骨皮、赤芍药，可以去热于里；麻黄根、浮小麦，可以止汗于表。

39420 麦煎散

《卫生宝鉴》卷五。为《局方》卷八"牡蛎散"之异名。见该条。

39421 麦煎散

《医方大成》卷十。为《幼幼新书》卷十五引《家宝》"麦汤散"之异名。见该条。

39422 麦煎散（《普济方》卷三六八）

【组成】麻黄（去节） 贝母（炒） 知母 大黄（蒸） 羌活 甜葶苈 地骨皮（炒） 石膏（煅） 甘草（炙） 滑石各一分

【用法】上为末。每服一钱，水半盏，加小麦十粒，薄荷一叶，煎至三分服之。

【主治】小儿伤寒咳嗽，大便不通。

39423 麦煎散（《普济方》卷三六八）

【组成】人参（去芦） 白茯苓 苦桔梗（去芦） 杏仁（不去皮）各五钱 白术 柴胡（去芦） 桑白皮（蜜炙） 麻黄（去节）一钱 知母 贝母（去心） 葶苈（炒） 甘草各三钱

【用法】上为末，或㕮咀。发散，生姜、葱白汤下；嗽不止，炼蜜为糕，夜睡嚼服之。

【功用】利肺经，化痰涎，止喘嗽。

【主治】小儿四时伤寒，头痛发热，气喘痰嗽。

【加减】秋、冬，加桂枝、半夏曲五钱；喘促，加马兜铃；里热，加大黄；痰盛，加玉饼子。

39424 麦煎散（《普济方》卷三六八）

【组成】知母 贝母 麻黄（去节） 人参 石膏 甜葶苈 茯苓 地骨皮 杏仁 滑石 柴胡 甘草 桔梗 大黄（蒸） 干葛各等分

【用法】上㕮咀。每服加葱白、薄荷、小麦子二十粒，煎服。

【主治】小儿伤寒咳嗽，气急鼻塞。

39425 麦蘗丸（《圣惠》卷五十九）

【组成】麦蘖二两(炒令微黄) 曲半斤(炒令微黄) 附子一两(炮裂,去皮脐) 桂心一两 乌梅肉一两(微炒) 人参一两(去芦头) 白茯苓一两

【用法】上为末,炼蜜为丸,如梧桐子大。每服三十丸,煮枣粥饮送下,不拘时候。

【主治】❶《圣惠》:痢后不能食,气虚羸瘦。❷《圣济总录》:休息痢。不能食及羸瘦。

39426 麦蘖丸(《圣济总录》卷八十八)

【组成】麦蘖(炒)二两 人参 枳壳(去瓤,麸炒) 白术 厚朴(去粗皮,姜汁炙)各一两半 干姜(炮裂)半两 桂(去粗皮) 陈曲(炒) 甘草(炙,剉) 食茱萸各一两

【用法】上为末,炼蜜为丸,如梧桐子大。每服二十丸,食前酒送下,一日二次。

【功用】温中下气,令人能食。

【主治】虚劳。脾胃虚冷,不能饮食,食即胀满。

39427 麦蘖汤(《圣济总录》卷七十二)

【组成】麦蘖(炒) 陈曲(炒) 厚朴(去粗皮,生姜汁炙) 槟榔(剉) 紫菀(去苗土) 鳖甲(去裙襕,醋炙) 当归(切,焙) 大黄(剉,炒)各半两

【用法】上为粗末。每服五钱匕,水一盏半,煎至七分,去滓温服。空心、午时、临卧各进一服。

【主治】食癥,咽酸吐津,胸膈疼痛,气噎,食饮进退

39428 麦蘖汤(《古今医彻》卷三)

【组成】麦芽一两(炒,研) 川芎 白芍药(酒炒) 熟地 当归各一钱

【用法】水煎服。外用布紧束两乳,以手揉按,乳自消退。

【功用】消乳膨。

39429 麦蘖散(《圣惠》卷十五)

【组成】麦蘖一两(微炒) 前胡一两(去芦头) 甘草半两(炙微赤,剉) 白术一两 槟榔一两 人参一两(去芦头) 厚朴一两(去粗皮,涂生姜汁,炙令香熟)

【用法】上为散。每服五钱,以水一大盏,加生姜半分,煎至五分,去滓,食前温服。

【主治】时气后宿食不消,不思饮食。

39430 麦蘖散(《圣济总录》卷五十六)

【组成】大麦蘖(炒)一两 鹤虱(炒)三分 白槟榔(剉)三分 陈橘皮(去白,焙)半两 糯米(炒熟)一合 牵牛子(一半生,一半炒)二两 楝根(有子,东南根,以石灰汁浸两宿,炙干)二两

【用法】上为细散。每服三钱匕,空心米饮调下,未转更时,呷热姜蜜汤投之。

【主治】诸虫攻心腹疼痛。

39431 麦蘖散(《圣济总录》卷六十二)

【组成】麦蘖四两(炒) 芎劳 白芷茴 香子(炒) 乌药各一两半 莎草根(炒,去毛) 桔梗(炒) 缩砂(去皮) 陈橘皮(汤浸,去白,焙) 红豆 蓬莪荗(炮) 桂(去粗皮) 厚朴(去粗皮,生姜汁炙熟) 人参各一两 白术三两 木香二钱 诃黎勒皮半两 苍术(米泔浸一宿,麸炒)三两

【用法】上为散。每服二钱匕,陈米饮或盐汤调下,不拘时候。

【主治】膈气,宿食不消。

39432 麦蘖散(《鸡峰》卷十二)

【组成】大麦蘖四两 甘草半两

【用法】上为细末。每服二钱,以水一盏,煎至七分,去滓温服,不拘时候。

【主治】脾胃不进饮食。

39433 麦蘖散(《妇人良方》卷二十三)

【组成】大麦芽不拘多少(炒黄)

【用法】上为末。每服三钱,沸汤调下,与粥间服。

【主治】❶《妇人良方》产后五七日不大便。❷《丹溪心法》:产后发热,乳汁不通及膨,无子当消者。

39434 麦蘖散(《普济方》卷二十四)

【组成】大麦蘖一升(炒) 干姜二两

【用法】上为末。每服方寸匕,一日三次。

【主治】饱食讫便卧得病,令人四肢烦重,嘿嘿欲卧。

39435 麦门冬丸(《外台》卷十注文引《经心录》)

【组成】干姜六分 麦门冬十分(去心) 昆布(洗) 海藻(洗)各六分 细辛 海蛤 蜀椒(熬) 桂心各四分

【用法】上为末,炼蜜为丸,如梧桐子大。每服十丸,以饮送下。渐加至二十丸,一日三次。或为散,每服方寸匕,一日三次。

【主治】风虚得冷,辄胸中上气,喉中常如吹管声,咳嗽唾清沫。

【宜忌】忌生葱、生菜。

39436 麦门冬丸(《千金》卷二十一,名见《外台》卷十一)

【组成】麦门冬 茯苓 黄连 石膏 萎蕤各八分 人参 龙胆 黄芩各六分 升麻四分 枳实五分 枸杞子 栝楼根 生姜(屑)各十分 茅根(切)一升 粟米三合

【用法】上为末,炼蜜为丸,如梧桐子大。用茅根、粟米,以水六升,煮取米熟,以其汁送下前药十丸,一日二次。若渴,则与此饮,至足大麻亦得。

【功用】除肠胃热实。

【主治】消渴。

【宜忌】《外台》:忌猪肉、酢物。

【备考】方中枸杞子,《外台》作地骨皮。

39437 麦门冬丸(《千金翼》卷二十二)

【组成】麦门冬五两(去心) 大黄 苦参 萎蕤 栀子(擘) 五加皮 黄芩 生犀屑 芍药 升麻各一两 大青 甘草(炙)各三分

【用法】上为末,炼蜜为丸,如梧桐子大。每服十五丸,食后以蜜水送下,渐加至二十九丸。

【主治】诸石发动,口干寒热,似鬼神病。

39438 麦门冬丸(《外台》卷十一引《近效极要论》)

【组成】麦门冬五两(去心) 干地黄三两 蜀升麻五两 黄芩五两 栝楼七两 苦参八两 人参三两 黄连五两 黄柏五两

【用法】上为末,以牛乳为丸,晒干。每服二十九丸,以饮送下,一日二次。加至五六十丸。

【主治】❶《外台》引《近效极要论》:消渴。❷《圣济总录》:消渴,口舌干燥。

【宜忌】忌芜荑、猪肉、冷水。

39439 麦门冬丸（《圣惠》卷三十八）

【组成】麦门冬一两半（去心，焙） 五加皮半两（剉）犀角屑半两 川大黄三分（剉碎，微炒） 赤芍药二分 黄芩一分 大青半两 甘草半两（生，剉） 苦参三分（剉）

【用法】上为末。炼蜜为丸，如梧桐子大。每服三十丸，煎竹叶汤送下，不拘时候。

【主治】乳石发动，头痛，口舌干焦，寒热发歇似鬼神为病者。

39440 麦门冬丸（《圣惠》卷四十二）

【组成】麦门冬一两半（去心，焙） 昆布三分（洗去咸味） 干姜半两（炮裂，剉） 细辛半两 川椒半两（去目及闭口者，微炒去汗） 海蛤一两（细研） 桂心半两

【用法】上为末。炼蜜为丸，如梧桐子大。每服三十丸，食前以温生姜汤送下。

【主治】上气咳逆，心胸烦闷，小便不利。

【备考】本方原名麦门冬散，与剂型不符，据《普济方》改。

39441 麦门冬丸（《圣惠》卷五十三）

【组成】麦门冬三两（去心，焙） 栝楼根三分 知母三分 黄芩三分 甘草半两（炙微赤，剉） 黄连一两（去须） 铁粉一两半（细研）

【用法】上为末，入铁粉，研令匀，炼蜜为丸，如梧桐子大。每服二十丸，食后以清粥饮送下。

【主治】消渴。口舌干燥，烦热狂乱。

39442 麦门冬丸（《圣惠》卷五十八）

【组成】麦门冬二两（去心，焙） 黄耆一两（剉） 茯神半两 栝楼根一两 子芩一两 人参半两（去芦头） 赤芍药半两 蒲黄一两 甘草半两（炙微赤，剉） 车前子一两 木通一两（剉） 生干地黄一两 滑石二两 石韦一两（去毛） 当归一两（剉，微炒）

【用法】上为末，炼蜜为丸，如梧桐子大。每服三十丸，食前以粥饮送下。

【主治】小便如血色，小腹胀满疼痛。

39443 麦门冬丸（《圣惠》卷七十五）

【组成】麦门冬一两半（去心，焙） 柴胡一两（去苗）枳壳一两（麸炒微黄，去瓤） 刺蓟一两 桑寄生一两 甘草半两（炙微赤，剉）

【用法】上为末，炼蜜为丸，如梧桐子大。每服二十丸，煎淡竹茹汤送下，不拘时候。

【主治】妊娠阻病，头重，不思饮食，四肢痿弱，多卧少起。

39444 麦门冬丸（《圣惠》卷八十八）

【组成】麦门冬一两（去心，焙） 人参半两（去芦头）黄耆半两（剉，微炒） 黄连半两（去须） 青蒿子半两 桑根白皮半两（剉） 柴胡三分（去苗） 地骨皮半两 枳壳半两（麸炒微黄，去瓤）

【用法】上为末，炼蜜为丸，如绿豆大。每服五丸，以熟水研下，不拘时候。

【主治】小儿虽食，不着肌肤，羸瘦骨热，小便赤黄。

39445 麦门冬丸（《幼幼新书》卷三十三引《万全方》）

【组成】麦门冬（去心，焙）一两 龙脑（细研）半分 甘草（炙） 犀角屑 粉霜 朱砂 马牙消（各研） 生干地

黄 子芩各半两 赤茯苓 牛黄（研入）各一分

【用法】上为末，入研了药，都研令匀。每服半钱，以温蜜水调下。

【主治】小儿心肺壅热，脑干无涕，时有烦躁。

39446 麦门冬丸（《圣济总录》卷十三）

【组成】麦门冬（去心，焙） 地骨皮 山芋 山茱萸 蔓荆实（去白皮） 人参 防风（去叉） 沙参 芍药 枳壳（去瓤，麸炒） 升麻 赤茯苓（去黑皮） 甘菊花 玄参 羌活（去芦头）各三两 龙胆半两

【用法】上为末，炼蜜为丸，如梧桐子大。每服二十丸至三十丸，温酒送下。

【主治】热毒风发，起即欲卧，卧即欲起，心神烦闷。

39447 麦门冬丸（《圣济总录》卷十五）

【组成】麦门冬（去心，焙）一两 虎睛一对（微炙）龙齿（研）一两 金箔（研）一百片 银箔（研）一百片 石膏（研） 升麻 枳实（麸炒） 生姜（切，焙） 白茯苓（去黑皮） 人参（剉）各一两 玄参 蒌蕤（炒） 芍药 甘草（炙，剉） 远志（去心）各三分 柏子仁（生用） 薤白（细切，焙干） 牛黄（别研）各半两

【用法】上药除虎睛别研六味外，余捣罗，再与研者同罗为末，炼蜜为丸，如梧桐子大。每服二十丸，煎地骨皮汤送下，日三夜一，不拘时候。

【功用】安魂定志。

【主治】风癫狂乱失心。

39448 麦门冬丸（《圣济总录》卷三十二）

【组成】麦门冬（去心，焙） 泽泻 芜蔚子 枸杞子各一两 细辛（去苗叶）半两 生干地黄（焙） 枳壳（去瓤，麸炒） 石决明（刮净） 黄连（去须）各一两

【用法】上为末，炼蜜为丸，如梧桐子大。每服二十丸，食后米饮送下。

【主治】伤寒热病后，眼暗有翳，及赤涩疼痛。

39449 麦门冬丸（《圣济总录》卷五十八）

【组成】麦门冬（去心，焙）栝楼根 大麻仁（研） 大黄（蒸二度，切，炒） 苦参粉 铁粉各三两 鸡膍胵黄皮（炙）七枚 黄芩（去黑心） 泽泻各一两半 龙齿（研）土瓜根 知母（焙） 石膏（研）各二两 银箔二百片（和龙齿、石膏研入）

【用法】上为末，炼蜜为丸，如梧桐子大。每服二十五丸，食后煎生地黄汤送下，一日二次。

【主治】消渴，饮水过多。

39450 麦门冬丸（《圣济总录》卷五十八）

【组成】麦门冬（去心，焙） 土瓜根（剉） 山茱萸 鹿茸（酒浸，炙，去毛） 牛膝（去苗，剉） 狗脊（碎，剉，去毛） 茯神（去木） 人参各一两 黄连（去须） 菟丝子（酒浸一宿，晒干，别捣为末）各一两半 龙骨（烧） 牡蛎（煅）各三分

【用法】上为末，炼蜜为丸，如梧桐子大。每服二十丸，煮小麦饮送下，加至三十丸。不拘时候。

【主治】消渴。口干喜饮水，小便数，心烦闷，健忘怔忪。

39451 麦门冬丸（《圣济总录》卷五十九）

【组成】麦门冬（去心，焙） 赤茯苓（去黑皮） 黄连

(去须) 黄芩(去黑心) 石膏(煅) 萎蕤 人参 升麻
龙胆 栝楼根 枳壳(去瓤,麸炒) 生姜(切,焙) 枸杞根
皮(洗,切)各一两

【用法】上为末,炼蜜为丸,如梧桐子大。每服三十丸,
粟米饮送下,不拘时候。

【主治】久消渴。

39452 麦门冬丸(《圣济总录》卷一二五)

【组成】麦门冬(去心,焙) 昆布(洗去咸,焙)各三
分 黄耆(焙) 大黄(剉,蒸) 陈橘皮(汤浸,去白,焙)
杏仁(汤浸,去皮尖双仁,炒) 甘草(炙,剉)各一两

【用法】上为末,炼蜜为丸,如弹子大。每服一丸,
含化。

【主治】瘿肿闷。

39453 麦门冬丸(《圣济总录》卷一二八)

【组成】麦门冬(去心,焙)二两 木通(剉) 人参
五味子 黄耆(剉) 羌活(去芦头) 防风(去叉) 生干地
黄(焙) 黄芩(去黑心) 桑上寄生 茯神(去木) 天雄
(炮裂,去皮脐) 升麻 泽兰各半两 枳壳(去瓤,麸炒令
黄) 大黄(剉,微炒)各三分 当归(切,焙)一分

【用法】上为末,炼蜜为丸,如梧桐子大。每服二十丸,
空心温酒送下,渐加至三十丸,以愈为度。先用诸汤药涂敷
拓,后服此。

【主治】乳痈。

39454 麦门冬丸(《圣济总录》卷一五七)

【组成】麦门冬(去心,焙) 芎藭 厚朴(去粗皮,生姜
汁炙透,剉) 枳壳(去瓤,麸炒) 芍药 赤茯苓(去黑皮,
剉)各二两 大黄(剉,炒)半两 槟榔(煨,剉)三枚 诃黎
勒(煨,取皮)五枚

【用法】上为末,炼蜜和涂酥为剂,捣熟为丸,如绿豆
大。每服二十丸,空心酒送下。

【功用】益气滑胎。

【主治】妊娠数日不产。

39455 麦门冬丸(《圣济总录》卷一八六)

【组成】麦门冬(去心,焙)二两半 天门冬(去心,
焙)一两三分 茯神(去木) 杜仲(去粗皮,炙,剉) 柏子
仁 石菖蒲(切,焙) 枸杞子 生干地黄(焙) 百部根(去
皮)各一两 白茯苓(去黑皮) 山芋 人参 肉苁蓉(酒
浸,切,焙) 贝母(去心,炒)各一两半 防风(去叉) 五味
子 丹参各一两一分 远志(去心)半两

【用法】上为细末,炼蜜为丸,如梧桐子大。每服二十
丸,空心米饮送下,食后常含化一丸。

【功用】补心育神,强力益志,兼止肺嗽,及肾脏风冷。

39456 麦门冬丸(《朱氏集验方》卷二)

【组成】麦门冬(去心,烂研成膏) 瓜蒌根 黄连
(去须)

【用法】上为末,入麦门冬内,捣匀为丸。每服三十丸,
早、晚食后煎麦门冬汤送下。

【主治】消渴。

39457 麦门冬丸(《得效》卷十六)

【组成】熟地黄 麦门冬 车前子各等分

【用法】上药旋焙旋研,炼蜜为丸。每服二三十丸,用
酒送下。

【主治】❶《得效》:内障眼。❷《永乐大典》引《经验
普济加减方》:一切病眼翳晕,昏涩痒痛。

39458 麦门冬丸

《普济方》卷十九。为《圣济总录》卷八十六"补心麦
门冬丸"之异名。见该条。

39459 麦门冬丸

《普济方》卷二十六。为《外台》卷十六引《删繁方》
"麦门冬五膈下气丸"之异名。见该条。

39460 麦门冬丸(《普济方》卷六十二)

【组成】麦门冬一两 黄连半两

【用法】上为末,炼蜜为丸,如梧桐子大。每服三十丸,
食前门冬汤送下。

【主治】虚热上攻,脾肺有热,咽喉生疮。

39461 麦门冬丸

《普济方》卷一七六。为《直指》卷十七"川黄连丸"之
异名。见该条。

39462 麦门冬丸

《普济方》卷一七七。为方出《外台》卷十一引《广济
方》,名见《普济方》卷一七七"土瓜丸"之异名。见该条。

39463 麦门冬丸(《普济方》卷二九九)

【组成】五味子 生甘草各一两 麦门冬青苗(四寸
许)四两(焙干)

【用法】上为细末,蜜调涂舌上。或以炼蜜为丸,如鸡
头子大,含化亦得。麦门冬,取根一寸许白者,却将水煮
灌漱。

【主治】口疮。

39464 麦门冬汁(《圣济总录》卷六十九)

【组成】生麦门冬汁 生地黄汁 生藕汁 冷熟水各
一盏 白药一两为末。

【用法】上药和匀。每服二盏,略煎沸温服,不拘时候。

【主治】呕血、吐血及鼻衄血。

39465 麦门冬汤(《金匮》卷上)

【异名】麦冬汤(《兰台轨范》卷五)。

【组成】麦门冬七升 半夏一升 人参二两 甘草二
两 粳米三合 大枣十二枚

【用法】以水一斗二升,煮取六升,温服一升,日三夜二服。

【功用】滋养肺胃,降逆和中。

❶《金匮》:止逆下气。❷《医方集解》:降火利咽。❸《古
方选注》:生津救燥。❹《血证论》:润利肺胃。❺《成方便
读》:养胃除烦,平逆气。

【主治】肺阴不足,咳逆上气,咯痰不爽,或咳吐涎沫,
口干咽燥,手足心热,舌红少苔,脉虚数;胃阴不足、气逆呕
吐,口渴咽干。

❶《金匮》:火逆上气,咽喉不利。❷《三因》:呕逆,
喘急。❸《圣济总录》:肺胃气壅,风热客搏,咽喉烦闷。
❹《法律》:胃中津液干枯,虚火上炎之证。❺《血证论》:燥
痰咳嗽。膈食。及冲气上逆,夹痰血而干肺者。❻《霍乱
论》:霍乱后,余热未清,神倦不饥,无苔而渴,或火升气逆,
干咳无痰。❼《金匮要略本义》:肺痿而有热之痿。

【宜忌】《医方发挥》:肺痿属于虚寒者不能用本方。

【方论选录】❶《法律》:此胃中津液干枯,虚火上炎之
证,治本之良法也。夫用降火之药,而火反升;用寒凉之药,

而热转炽者，徒知与火热相争，未思及必不可得之数，不惟无益，而反害之。凡肺病有胃气则生，无胃气则死。胃气者，肺之母气也。孰知仲景有此妙法，于麦冬、人参、甘草、粳米、大枣大补中气，大生津液，此中增入半夏之温一味，其利咽下气，非半夏之功，实善用半夏之功，擅古今未有之奇矣。❷《千金方衍义》：于竹叶石膏汤中偏除方名二味，而加麦门冬数倍为君，人参、甘草、粳米以滋肺母，使水谷之精皆得以上注于肺，自然沃泽无虞。当知火逆上气，皆是胃中痰气不清，上溢肺隧，占据津液流行之道而然，是以倍用半夏，更用大枣通津涤饮为先，奥义全在乎此。若浊饮不除，津液不致，虽日用润肺生津之剂，乌能建止逆下气之绩哉？俗以半夏性燥不用，殊失立方之旨。❸《金匮要略心典》：火热挟饮致逆，为上气，为咽喉不利，与表寒挟饮上逆者悬殊矣。故以麦冬之寒治火逆，半夏之辛治饮逆，人参、甘草之甘以补益中气。盖从外来者，其气多实，故以攻发为急；从内生者，其气多虚，则以补养为主也。❹《古方选注》：麦门冬汤，从胃生津救燥，治虚火上气之方。用人参、麦门冬、甘草、粳米、大枣大生胃津，救金之母气，以化两经之燥，独复一味半夏之辛温，利咽止逆，通达三焦，则上气下气皆得宁谧，彻土绸缪，诚为扼要之法。❺《血证论》：参、米、甘、枣四味，大建中气，大生津液，胃津上输于肺，肺清而火自平，肺调而气自顺，然未逆未上之火气，此固足以安之，而已逆已上之火气，又不可任其迟留也，故君麦冬以清火，佐半夏以利气，火气降则津液生，津液生而火气自降，又并行而不悖也。用治燥痰咳嗽，最为对症，以其润利肺胃，故亦治膈食。又有冲气上逆，挟痰血而干肺者，皆能治之。

【临床报道】❶咳嗽：《扫叶庄医案》右脉虚大，色夺形瘦，肌燥疮痹，咳嗽经年，曾经失血，是津亏气馁，由精劳内损，但理胃阴，不必治咳。《金匮》麦门冬汤去半夏。❷咳血：《南雅堂医案》咳甚血来，是属动象，阴阳失司，阳乃腾越，阳明络空，随阳气自为升降，拟以柔剂填养胃阴，师《金匮》法，用麦门冬汤加减治之：麦门冬四钱，黄耆二钱（酒炒），人参一钱，生甘草八分，粳米半盏，大枣三枚，水同煎服。❸脑膜炎后遗症：《古方新用》某女，十四岁。患脑膜炎，经西医治愈后，经常口吐涎沫不止，吃东西时尤著，且伴有性情烦躁，易怒，舌淡红，苔薄白，脉平不数。给理中丸、苓桂术甘汤治之，效果不显，故用麦门冬汤治之。方药：麦冬12克，党参9克，半夏9克，炙甘草6克，大枣4枚，粳米9克，水煎，分二次服。服三剂后，初见疗效，口吐涎沫有所减少，在上方逐渐加重半夏、麦门冬之药量，半夏加至24克，麦门冬加至60克，每日一剂，连服20余剂，病愈涎止。

【现代研究】❶抑瘤作用：《中医研究》[2005, 18（8）：9]用麦门冬汤分高、中、低剂量组给 H_{22} 荷瘤模型小鼠灌胃，结果显示，本方在高剂量（含生药 1.67g/mL）时有显著的抑瘤作用（$P<0.01$），各剂量组都能增加脾脏重量，并提高脾指数（$P<0.01$）。❷抗肺纤维化作用：《中医研究》[2009, 22（9）：10]给大鼠每天灌胃麦门冬汤，结果显示：麦门冬汤组平阳霉素所致的肺泡炎、肺组织中 TNF-α 表达均显著低于模型组，肺组织中 IL-10 表达均显著高于模型组（$P<0.05$）；第14天麦门冬汤组肺纤维化程度低于模型对照组，说明本方具有抗肺纤维化的作用。

39466 麦门冬汤（《外台》卷三十六引《小品方》）

【组成】麦门冬（去心）甘草（炙）各四分 枳实（炙）黄芩 人参各三分 龙骨六分

【用法】上切。以水二升，煮取九合，去滓，分温服。

【主治】❶《外台》引《小品方》：少小夏月药大下后，胃中虚热渴。❷《普济方》：小儿夏月伏暑，吐痢过后，胃中虚热，渴唯饮水。

【备考】《幼幼新书》引《婴孺方》有茯苓三分。

39467 麦门冬汤（《千金》卷二）

【组成】麦门冬一升 人参 甘草 黄芩各二两 干地黄三两 阿胶四两 生姜六两 大枣十五枚。

【用法】上㕮咀。以水七升煮，减半，纳清酒二升，并胶煎，取三升。分三服，中间进糜粥。一方用乌雌鸡一只煮水以煎药。

【主治】妊娠六月，卒有所动不安，寒热往来，腹内胀满，身体肿，惊怖，忽有所下，腹痛如欲产，手足烦疼。

【宜忌】《外台》：忌海藻、菘菜、芜荑。

【备考】本方方名，《外台》引作"麦冬汤"；本方用乌雌鸡煎药，名"人参雌鸡汤"（见《圣惠》）。

39468 麦门冬汤

《千金》卷五。为《外台》卷三十六引《小品方》"五味麦门冬汤"之异名。见该条。

39469 麦门冬汤（《千金》卷十）

【异名】麦冬汤（《疫疹一得》卷下）。

【组成】麦门冬一两 京枣二十枚 竹叶（切）一升 甘草二两

【用法】上㕮咀。以水七升，煮粳米一升令熟，去米纳药，煎取三升，分三次服。不能服者，绵滴汤口中。

【主治】❶《千金》：劳复，气欲绝。❷《医学入门》：劳复发热。

【方论选录】《千金方衍义》：劳复气欲绝，胃虚火乘肺也，方用麦冬滋肺，竹叶清心，甘草和中，京枣以培脾气之耗也。

39470 麦门冬汤（《千金》卷十二）

【组成】麦门冬 白术各四两 甘草一两 牡蛎 芍药 阿胶各三两 大枣二十枚

【用法】上㕮咀。以水八升，煮二升，分二次服。

【主治】下血虚极。

【方论选录】《千金方衍义》：下血虚极不用参、耆，而用牡蛎以固下焦之虚脱，并用白术以培中气之内陷，胶、芍养血，麦门冬滋津，甘草、大枣、白术之匡佐耳。

39471 麦门冬汤（《千金翼》卷二十二）

【组成】麦门冬（去心）二两 升麻 葛根各三两 丁香一两半 零陵香 藿香各一两

【用法】上㕮咀。以水七升，煮取二升五合，分三服，一日令尽。

【主治】痈肿始觉，其肿五色，并为发背，痛欲死，肿上加灸不愈，腹内虚闷。

39472 麦门冬汤（《外台》卷六引《广济方》）

【组成】生麦门冬三两（去心）青竹茹三两 茅根五两 甘草一两（炙）生姜五两 人参一两

【用法】上切。以水七升，煮取二升五合，去滓，分三次温服，如人行六七里，进一服。不吐利。

【主治】❶《外台》引《广济方》:烦热,呕逆不下食,食则吐出。❷《圣济总录》:霍乱逆满,烦躁,眠卧不安。

【宜忌】忌海藻,菘菜。

39473 **麦门冬汤**(《外台》卷十一引《广济方》)

【组成】芦根(切)二升 茅根(切)二升 石膏六分(碎) 生姜五两 栝楼五两 小麦二升 生麦门冬二升(去心)

【用法】上切。以水二斗,煮取六升,去滓,每服一升,渴即任意饮,未愈更作。

【主治】消渴。

39474 **麦门冬汤**(《外台》卷三十八,名见《圣济总录》卷一八四)

【组成】生麦门冬(去心) 萎蕤 石膏(碎)各三两 生地黄汁七合 葱白一握(和须) 干葛四两 豉心三合

【用法】上切。以水七升,煮取三升,分三服。

【主治】乳石发,热冲头面,兼口干嗽。

39475 **麦门冬汤**(《外台》卷三十八,名见《圣济总录》卷一八三)

【组成】生麦门冬(去心)八分 生地黄二十四分(碎) 甘草四分(炙) 萎蕤 干姜各六分 茅根十分 香豉五合(以绵裹)

【用法】上切。以水五升,煮取二升,去滓,分服之。空心、日午各一服。

【主治】乳石发动,心闷吐血。

39476 **麦门冬汤**

《外台》卷三十八。为《千金》卷二十四"生麦门冬汤"之异名。见该条。

39477 **麦门冬汤**(《外台》卷三十八,名见《圣济总录》卷一八三)

【组成】麦门冬(去心) 知母 泽泻 甘草(炙)各一两 粳米五合 竹叶(切)一升 小麦二升

【用法】上切。以水一斗半,煮竹叶、小麦,取九升去之,纳诸药,煮取四升,去滓分服,日三夜一。

【主治】乳石发,两鼻生疮热痒,内亦热,兼头痛。

39478 **麦门冬汤**(《外台》卷三十八,名见《圣济总录》卷一〇八)

【组成】甘草(炙) 黄芩 大黄(别浸) 麦门冬(去心) 芒消各二两 栀子三十枚

【用法】上切。以水七升,煮取三升,分服之。

【主治】❶《外台》:石发,腹胀头痛,眼眶疼,先有癖实不消,或饮酒下食内热,或时时心急痛。❷《圣济总录》:诸石毒,眼睛疼,寒热时作。

【备考】《圣济总录》本方用麦门冬(去心,焙)二两,甘草(炙,剉)、黄芩(去黑心)、大黄(剉,炒)、栀子仁各一两。上为粗末,每服五钱匕,水一盏半,煎至八分,去滓,下芒消一钱匕,食后、临卧温服。

39479 **麦门冬汤**(《圣惠》卷五十三,名见《普济方》卷一七八)

【组成】麦门冬半两(去心) 土瓜根一两 小麦一合 黄芩半两

【用法】上剉细和匀。每服半两,以水一大盏,加竹叶二七片,生姜半分,煎至五分,去滓,不拘时候温服。

【主治】消渴烦躁,不得眠卧。

39480 **麦门冬汤**(《圣惠》卷五十三,名见《普济方》卷一七九)

【组成】黄连半两(去须) 麦门冬一两(去心)

【用法】上为散。每服半两,以水一大盏,煎至五分,去滓,食后温服。

【主治】心脾壅热,烦渴口干。

【备考】本方改为丸剂,名"麦冬丸"(见《济阳纲目》)。

39481 **麦门冬汤**(《普济方》卷四十一引《护命》)

【组成】麦门冬(去心,焙) 知母 蒲黄 黄芩(去黑心) 木通(剉) 升麻各一分 大黄(剉,炒)三分

【用法】上为末。每服三钱匕,水一盏,煎至八分,去滓,食后温服。

【主治】小肠实热,脉气盛实,小便下血。

39482 **麦门冬汤**

《活人书》卷十九。为《圣惠》卷七十四"人参散"之异名。见该条。

39483 **麦门冬汤**(《圣济总录》卷二十四)

【异名】千金麦门冬汤(《玉机微义》卷十)、麦冬汤(《嵩崖尊生》卷八)。

【组成】麦门冬(去心,焙) 桑根白皮(炙,剉) 生干地黄各一两 半夏(汤洗七遍,焙干) 紫菀(去苗土) 桔梗(炒) 淡竹茹 麻黄(去根节)各三分 五味子 甘草(炙)各半两

【用法】上为粗末。每服五钱匕,水一盏半,加生姜一分(拍碎),大枣三枚(劈破),同煎至七分,去滓,食后温服。

【主治】❶《圣济总录》:伤寒后伤肺。咳唾有血,胸胁胀满,上气羸瘦。❷《玉机微义》:诸病后火热乘肺,咳嗽有血,胸胁胀满,上气羸瘦,五心烦热,渴而烦闷。

【方论选录】《医钞类编》:麦冬甘微苦寒,清心润肺,泻热除烦,火退金清,痰嗽自止;桑皮甘辛而寒,下气行水,泻肺中火邪,火退气宁,喘满自除;生地泻丙火,清燥金,血热妄行宜凉之;麻黄肺家专药,去荣中寒邪,风中风热;半夏行水润肾,亦能散血,火炎痰升,非此不除;紫菀专治血痰,为血劳圣药;桔梗开提气血,载药上浮,入肺泻药,痰壅喘促,宜辛苦开之;竹叶辛寒,能除上焦风邪,烦热咳逆喘促;五味敛肺,除热宁嗽定喘,火热咳嗽必用之药;甘草入凉剂则泻邪热,火热甚者以此缓之也。

39484 **麦门冬汤**(《圣济总录》卷二十九)

【组成】麦门冬(去心,焙) 赤茯苓(去黑皮)各一两 鳖甲(去裙襕,醋炙)二两 甘草(炙,剉)半两

【用法】上为粗末。每服三钱匕,水一盏,加乌梅一个,小麦五十粒,同煎至七分,去滓温服,不拘时候。

【主治】伤寒坏病,经久不愈,潮热不退,身体沉重,昏愦烦闷。

39485 **麦门冬汤**(《圣济总录》卷三十)

【组成】麦门冬(去心,焙)一两半 萎蕤 吴蓝 甘草(炙,剉) 黄芩(去黑心) 茅根 生干地黄(焙)各一两

【用法】上为粗末。每服五钱匕,水一盏半,加豉一百粒,同煎至八分,去滓,食后温服。

【主治】伤寒头疼,手足烦热,吐血不止。

39486 **麦门冬汤**(《圣济总录》卷三十)

【组成】麦门冬(去心,焙) 大黄(剉,焙) 防己 玄参 葛根 木通 青竹茹 滑石(碎)各半两 甘草(炙,剉)一分 木香一分半

【用法】上为粗末。每服五钱匕,水一盏半,加生姜半分(拍碎),葱白五寸(切),同煎至八分,去滓,食后温服。

【主治】伤寒咽喉壅塞,小便不通,气胀,口舌干燥。

39487 麦门冬汤(《圣济总录》卷三十一)

【组成】麦门冬(去心,焙) 赤茯苓(去黑皮) 人参 白术各一两 桂(去粗皮)半两 陈橘皮(去白,炒)一两 甘草(炙)半两 地骨皮(洗,焙) 黄耆(剉)各一两

【用法】上为粗末。每服五钱匕,水一盏半,煎至八分,去滓温服,一日二次。

【主治】伤寒后不解,或寒或热,四肢瘦弱,饮食不能,胸中烦满虚躁。

39488 麦门冬汤(《圣济总录》卷三十一)

【组成】麦门冬(去心,焙) 茯神(去木) 菊花 人参各一两 甘草(炙)半两

【用法】上为粗末。每服三钱匕,水一盏,煎至半盏,去滓温服。

【主治】伤寒后心虚忪悸。

39489 麦门冬汤(《圣济总录》卷三十六)

【组成】麦门冬(去心)一两半 升麻 知母(剉,焙) 甘草(炙,剉) 鳖甲(醋炙,去裙襕) 柴胡(去苗) 前胡(去芦头) 桃仁(去皮尖双仁,炒研) 枳壳(去瓤,麸炒)各一两 栀子(去皮) 芦根(剉) 乌梅肉(炒)各半两 人参三分

【用法】上为粗末。每服三钱匕,水一盏半,加桃、柳枝各五寸(剉),生姜三片,煎至八分,去滓,入石膏末半钱匕,更煎沸,未发前一二服。

【功用】兼补心气。

【主治】肺疟。

39490 麦门冬汤(《圣济总录》卷三十七)

【组成】麦门冬(去心,焙) 犀角屑 杏仁(汤浸,去皮尖双仁,麸炒微黄) 常山(剉) 甘草(炙微赤,剉)各半两 糯米八十一粒

【用法】上为粗末。以水五盏,煎至三盏,去滓,分为五服,于发时前温服。

【主治】疟病,发热烦躁,体黄,小便不利。

39491 麦门冬汤(《圣济总录》卷三十九)

【组成】麦门冬(去心,焙) 栝楼仁 人参 陈橘皮(汤浸,去白,焙)各半两 厚朴(去粗皮,姜汁炙)一两

【用法】上为粗末。每服三钱匕,水一盏,煎至七分,去滓温服,一日三次。

【主治】霍乱吐利不止,渴甚。

39492 麦门冬汤

《圣济总录》卷三十九。为《圣惠》卷四十七"人参散"之异名。见该条。

39493 麦门冬汤

《圣济总录》卷四十二。为《圣惠》卷三"羚羊角散"之异名。见该条。

39494 麦门冬汤

《圣济总录》卷四十二。为《圣惠》卷三"泻热麦门冬散"之异名。见该条。

39495 麦门冬汤(《圣济总录》卷四十三)

【组成】麦门冬(去心,焙) 石膏 地骨皮各二两 栀子仁 甘草(炙,剉)各半两

【用法】上为粗末。每服三钱匕,水一盏,加小麦五十粒,竹叶七片,煎至七分,去滓,食后、临卧温服。

【主治】心脏实热,烦躁喘急,欲吐不出,头目昏眩。

39496 麦门冬汤(《圣济总录》卷四十三)

【组成】麦门冬(去心,焙)二两 龙齿半两 玄参(洗,切) 栀子仁 茅根各一两 木通二两(剉) 赤芍药一两

【用法】上为粗末。每服三钱匕,水一盏,煎至八分,去滓温服,不拘时候。

【主治】心烦躁,口干舌涩。

39497 麦门冬汤(《圣济总录》卷四十五)

【组成】麦门冬(去心,生用)三两 芍药 黄芩(去黑心)各一两半 栀子仁五枚 石膏(碎)三两 犀角(镑屑)一两

【用法】上为粗末。每服五钱匕,水一盏半,煎至一盏,去滓,加朴消半钱匕,食后温服。

【主治】脾瘅发黄,口甘烦渴。

39498 麦门冬汤(《圣济总录》卷四十七)

【组成】麦门冬(去心,焙) 甘草(炙,剉)各二两 白茯苓(去黑皮) 羌活(去芦头) 旋覆花 玄参 白术 芍药 柴胡(去苗) 人参 升麻 当归(切,焙) 桑根白皮(剉)各一两 胡黄连一分 熟干地黄(焙)一两半 木香半两

【用法】上为粗末。每服三钱匕,水一盏,入甘草一寸,同煎至八分,去滓温服,不拘时候。

【主治】胃热肠寒,善食数饥,少腹胀痛。

39499 麦门冬汤(《圣济总录》卷四十九)

【组成】麦门冬(去心,焙)二两 赤茯苓(去黑皮)一两半 人参 桑根白皮(剉,炒)各一两 陈橘皮(汤浸去白)半两

【用法】上为粗末。每服三钱匕,水一盏,加生姜一枣大(拍碎),煎至六分,去滓温服,一日三次,不拘时候。

【主治】肺热气满。

39500 麦门冬汤(《圣济总录》卷五十)

【组成】麦门冬(去心,焙)二两 桔梗(去芦头)五两 甘草(炙,剉)三分

【用法】上为粗末。每服三钱匕,水一盏,加青蒿心叶十片,同煎至七分,去滓温服。稍轻者,粥饮调下亦得,不拘时候。

【主治】肺痈涕唾涎沫,吐脓如粥。

39501 麦门冬汤

《圣济总录》卷五十四。为《外台》卷六引《删繁方》"麦门冬理中汤"之异名。见该条。

39502 麦门冬汤

《圣济总录》卷五十八。为《圣惠》卷五十三"黄耆散"之异名。见该条。

39503 麦门冬汤(《圣济总录》卷五十八)

【组成】生麦门冬(去心)一两半 栝楼根三两 茅根 竹茹各五两 小麦三合 乌梅(去核)七枚

【用法】上为粗末。每服五钱匕,水一盏半,煎至一盏,去滓温服,不拘时候。

【主治】消渴,舌干引饮。

39504 麦门冬汤(《圣济总录》卷五十八)

【组成】麦门冬(去心,焙) 乌梅(去核取肉,炒)各

二两

【用法】上为粗末。每服三钱匕,水一盏,煎至半盏,去滓,食后温服,一日三次。

【主治】消渴。喉干不可忍,饮水不止,腹满急胀。

39505 麦门冬汤（《圣济总录》卷五十九）

【组成】麦门冬(去心,焙)四两 知母(焙)三两 凝水石一两半 青竹茹(揉如鸡子大)两块(碎,切)

【用法】上为粗末。每服三钱匕,水一盏,煎至七分,去滓温服,不拘时候。

【主治】暴渴,烦躁饮水。

39506 麦门冬汤（《圣济总录》卷五十九）

【组成】麦门冬(去心,焙) 黄连(去须) 冬瓜(干者)各二两

【用法】上为粗末。每服三钱匕,水一盏,煎至七分,去滓温服。

【主治】消渴。日夜饮水不止,饮下小便即利。

39507 麦门冬汤（《圣济总录》卷五十九）

【组成】麦门冬(去心,焙) 白茯苓(去黑皮)各四两 栝楼根 地骨皮各五两 甘草(炙)三两

【用法】上为粗末。每服四钱匕,先以水二盏,加小麦一匙,竹叶二七片,生姜一枣大(切),大枣二枚(劈破),同煎至一盏半,去滓下药末,煎至八分,去滓,食前温服,一日三次。

【主治】渴利。

39508 麦门冬汤（《圣济总录》卷五十九）

【组成】麦门冬(去心,焙) 赤茯苓(去黑皮) 栝楼实(焙) 地骨皮(洗,切)各二两 甘草(炙,锉)三两

【用法】上为粗末。每服三钱匕,水一盏,煎七分,去滓温服,不拘时候。

【主治】消渴后,热毒结成痈疽。

39509 麦门冬汤（《圣济总录》卷六十四）

【组成】麦门冬(去心,焙) 葛根 人参 前胡(去芦头) 犀角(镑)各一两 桔梗半两 芦根二两

【用法】上锉,如麻豆大,拌令匀。每服五钱匕,水一盏半,煎取八分,去滓温服。

【主治】胸间热痰,不思食。

39510 麦门冬汤（《圣济总录》卷七十八）

【组成】麦门冬(去心)一两半 乌梅(碎)七枚

【用法】用水二盏,煎取一盏,去滓,空心、晚食前分二次温服。

【主治】痢兼渴。

39511 麦门冬汤（《圣济总录》卷八十四）

【组成】麦门冬(去心,焙) 甘草(炙)各二两 白茯苓(去黑皮) 栝楼根各三两

【用法】上为粗末。每服五钱匕,加生姜一枣大(拍碎),水一盏半,煎取八分,去滓温服,一日三次。

【主治】服乳石热闷,脚气发动,气逆不下,饮食无味。

39512 麦门冬汤

《圣济总录》卷八十六。为《外台》卷十六引《删繁方》"麦门冬饮"之异名。见该条。

39513 麦门冬汤（《圣济总录》卷八十六）

【组成】麦门冬(去心,焙)三分 赤茯苓(去黑皮)半两 芎藭一分半 郁李仁(去皮,炒令黄,别研)一两半 甘草(炙令赤色)半两

【用法】上为粗末。每服五钱匕,用水一盏半,煎至一盏,去滓,空心、食前分二次温服。

【主治】脾劳。时寒时热,唇口干焦,四肢浮肿。

39514 麦门冬汤（《圣济总录》卷九十）

【组成】麦门冬(去心,焙) 桂(去粗皮) 干姜(炮裂)各半两 甘草(炙,锉) 阿胶(炙令燥) 人参各三分 生干地黄(焙)一两

【用法】上为粗末。每服五钱匕,水一盏半,煎至一盏,去滓,空心温服,日午、夜卧各一服。

【主治】虚劳不足,内伤呕血吐血。

39515 麦门冬汤（《圣济总录》卷九十）

【组成】麦门冬(去心,焙) 前胡(去芦头) 人参 黄耆(锉,炒)各半两

【用法】上为粗末。每服五钱匕,以水一盏半,加生姜半分(拍碎),小麦半合,煎至八分,去滓温服,不拘时候。

【主治】虚劳烦躁,夜不得眠,少气,翕翕微热,口干减食。

39516 麦门冬汤（《圣济总录》卷九十）

【组成】麦门冬(去心,焙)一两半 榆白皮(锉) 苦参 黄连(去须) 地骨皮 黄芩(去黑心) 龙胆各一两

【用法】上为粗末。每服五钱匕,水一盏半,煎至七分,去滓,加地黄汁半合,食后顿服。

【主治】虚劳,热气乘心,忧惧不安,不得眠睡。

39517 麦门冬汤（《圣济总录》卷九十一）

【组成】麦门冬(去心,焙)二两 淡竹叶(洗,切)一握 半夏(汤洗七遍,焙)二两 甘草(炙,锉)一两一分

【用法】上为粗末。每服五钱匕,水一盏半,加生姜一枣大(切碎),大枣二枚(擘破),粳米半合,同煎取一盏,去滓温服。

【主治】虚劳烦热,口干舌燥,欲得饮水。

39518 麦门冬汤（《圣济总录》卷九十三）

【组成】麦门冬(去心,焙) 茯神(去木) 防风(去叉) 地骨皮(去土)各三两 人参 龙齿 远志(去心) 甘草(炙黄) 羚羊角(屑) 石膏各二两 紫石英一两

【用法】上药各锉,如麻豆大。每服三钱匕,以水一盏半,加大枣两枚,煎取半盏,去滓温服。服一剂,未全安再作之,以愈为度。

【主治】心中烦热,唯欲露体,复之即闷烦,惊悸心松,面无颜色,忘前失后,妇人患血风气者,多成此疾,乃心蒸之状。

【备考】曾经吐血者,服尤佳。若畏石药,不用紫石英亦佳。

39519 麦门冬汤

《圣济总录》卷九十三。为《医心方》卷十三引《玄感传尸方》"麦门冬饮"之异名。见该条。

39520 麦门冬汤（《圣济总录》卷九十三）

【组成】麦门冬(去心,焙)二两 黄芩(去黑心) 柴胡(去苗) 升麻 芍药 甘草(炙,锉)各一两

【用法】上为粗末。每服五钱匕,水一盏半,加苦竹叶三片,煎至一盏,去滓,分二次温服,空腹、食后各一服。

【主治】骨蒸疼烦,翕翕发热,骨节酸痛,口干烦渴。

39521 麦门冬汤《圣济总录》卷九十三)

【组成】麦门冬(去心,焙)三两 甘草(炙,剉)二两 半夏(汤洗去滑,炒干)三两

【用法】上为粗末。每服三钱匕,水一盏,加生姜半分(拍碎),大枣三个(去核),竹叶三片,粳米四十九粒,煎至七分,去滓,空腹温服,日午、夜卧再服。

【功用】止渴。

【主治】骨蒸,唇干口燥。

39522 麦门冬汤《圣济总录》卷九十七)

【组成】麦门冬(去心,焙)三分 赤茯苓(去黑皮) 甘草(炙,剉) 黄芩(去黑心) 大黄(剉,炒)各半两 赤芍药一两

【用法】上为粗末。每服五钱匕,水一盏半,加竹叶十片,生姜一枣大(拍破),煎至八分,去滓,食前温服,一日三次。

【主治】虚热痰实,三焦痞结,烦闷壮热,大便不通。

39523 麦门冬汤《圣济总录》卷一〇二)

【组成】生麦门冬(去心) 萎蕤 秦皮(去粗皮) 赤茯苓(去黑皮)各一两半 大黄(生用) 升麻各一两

【用法】上剉,如麻豆大。每服五钱匕,水一盏半,加竹叶十片,煎至八分,去滓,下朴消末一钱匕,更煎令沸,空腹温服。

【主治】肝实热,毒气上熏,目赤痛痒。

39524 麦门冬汤

《圣济总录》(文瑞楼本)卷一〇三。即原书(人卫本)"麦门冬散"。见该条。

39525 麦门冬汤《圣济总录》卷一〇五)

【异名】泻肝散(《得效》卷十六)、麦门冬散(《银海精微》卷下)、玄参泻肝散(《准绳·类方》卷七)、麦冬汤(《眼科全书》卷四)。

【组成】麦门冬(去心,焙) 大黄(剉,炒) 黄芩(去黑心) 桔梗(剉,炒) 玄参各一两 细辛(去苗叶)半两 芒消(研)半两

【用法】上药除芒消外,为粗末。每服五钱匕,水一盏半,煎取七分,去滓,下芒消末少许,食后、临卧温服。

【主治】❶《圣济总录》:血灌瞳人,昏涩疼痛。❷《普济方》引《龙木论》:辘轳转关外障。

39526 麦门冬汤《圣济总录》卷一〇六)

【异名】木通汤(原书卷一一〇)。

【组成】麦门冬(去心,焙) 旋覆花 木通(剉) 黄芩(去黑心) 茯神(去木)各一两 大黄(剉,炒)三分

【用法】上为粗末。每服五钱匕,水一盏半,煎至六分,去滓,投地黄汁一合,更煎三两沸,放温,加芒消半钱匕,食后、临卧服。

【主治】目睛如针刺疼痛,目系急,碜涩疼痛;倒睫拳挛,多生眵泪。

39527 麦门冬汤《圣济总录》卷一一三)

【组成】麦门冬(去心,焙) 旋覆花 木通(剉) 大青各一两半 茯神(去木) 黄连(去须)各一两

【用法】上为粗末。每服五钱匕,水一盏半,煎至七分,去滓,加生地黄汁半合,芒消末半钱匕,更煎三二沸,食后、

临卧温服。

【主治】目内眦成泡,三五日间生脓汁者。

39528 麦门冬汤《圣济总录》卷一一七)

【组成】麦门冬(去心,焙) 栝楼根各一两

【用法】上为粗末。每服三钱匕,水一盏,煎至七分,去滓温服,不拘时候。

【主治】口舌干燥,心热。

39529 麦门冬汤

《圣济总录》卷一二八。为《圣惠》卷六十一"内补散"之异名。见该条。

39530 麦门冬汤《圣济总录》卷一二九)

【组成】麦门冬(去心,焙) 犀角(镑) 萎蕤 茅苋 赤芍药 石膏各一两半 甘草(炙,剉) 红雪各一两

【用法】上为粗末。每服五钱匕,水一盏半,煎至八分,去滓,加竹沥一合,再煎三两沸,温服。

【主治】热气留聚胃脘,内结成痈。

39531 麦门冬汤《圣济总录》卷一三一)

【组成】麦门冬(去心,焙) 黄耆(剉) 芍药 生干地黄各一两 前胡(去芦头) 黄芩(去黑心) 升麻 远志(去心) 栝楼(去皮)各三分 当归半两 小麦一合

【用法】上为粗末。每服五钱匕,水一盏半,加大枣二枚(擘破),生姜一枣大(拍碎),竹叶二七片,同煎至八分,去滓,空心温服,日晚再服。

【主治】发背,乳痈,已服利汤者。

39532 麦门冬汤《圣济总录》卷一三一)

【异名】葛根汤(《普济方》卷二八九)。

【组成】生麦门冬(去心,焙)二两 葛根(剉) 芦根 石膏(碎) 生犀角(镑) 萎蕤 茅苋 芍药 淡竹叶(切) 甘草(炙,剉)各一两

【用法】上为粗末。每服五钱匕,水一盏半,煎至一盏,加消石一钱匕,去滓温服,不拘时候。

【主治】诸痈肿,脏腑壅滞,口干脚冷,寒热头痛,呕逆不下食,烦渴引饮。

39533 麦门冬汤《圣济总录》卷一三三)

【组成】麦门冬(去心,焙)二两 豉(炒)一分 人参三分 桑根白皮(剉)一两半 桂(去粗皮)半两 甘草(炙,剉)一两

【用法】上为粗末。每服五钱匕,用水一盏半,葱白三寸(切),同煎至一盏,去滓,空心服,晚再服。

【主治】体卒生热疮。

39534 麦门冬汤《圣济总录》卷一五〇)

【组成】麦门冬(去心,焙) 白茯苓(去黑皮) 人参 防风(去叉) 芎劳 当归(切,焙) 紫菀(去苗土)各一两 桂(去粗皮) 甘草(炙) 紫石英(研)各半两

【用法】上为粗末。每服三钱匕,水一盏,煎七分,去滓温服,不拘时候。

【主治】妇人心气虚弱,为风邪所乘,惊悸不定。

39535 麦门冬汤《圣济总录》卷一五四)

【组成】麦门冬(去心,焙) 人参各三分 白茯苓(去黑皮) 陈橘皮(汤浸去白,焙)各半两 甘草(炙,剉)一分

【用法】上为粗末。每服三钱匕,以水一盏,加生姜一分(拍破),大枣二枚(擘),同煎至六分,去滓,食前温服。

【主治】妊娠恶阻病。心中愦闷,见食呕吐,恶闻食气,肢节烦疼,身体沉重,多卧黄瘦。

39536 麦门冬汤（《圣济总录》卷一五六）

【组成】麦门冬（去心,焙） 半夏（生姜自然汁浸一宿,切炒） 贝母（炮）各半两 青橘皮（去白,焙） 干姜（炮） 甘草（炙）各一分

【用法】上为粗末。每服三钱匕,加生姜三片,水一盏,慢火煎至七分,去滓,空心、食前通口服。

【功用】止烦渴,定咳嗽。

【主治】妊娠痰逆,不思饮食。

39537 麦门冬汤（《圣济总录》卷一六〇）

【组成】麦门冬（去心,焙）二两 白茯苓（去黑皮）一两半 赤芍药 当归（切,焙） 人参 甘草（炙,剉）各一两

【用法】上为粗末。每服三钱匕,水一盏,煎至七分,去滓温服,不拘时候。

【主治】产后心虚,言语谬误,恍惚不安。

39538 麦门冬汤（《圣济总录》卷一六三）

【组成】麦门冬（去心,焙）二两 甘草（炙,剉） 白茯苓（去黑皮） 人参各一两

【用法】上为粗末。每服三钱匕,水一盏,加生姜三片,大枣一枚,煎至七分,入竹沥半合,再煎数沸,去滓温服。

【主治】产后烦闷,或血气不快。

39539 麦门冬汤（《圣济总录》卷一六三）

【组成】麦门冬（去心,焙）半两 熟干地黄（焙）一两 白茯苓（去黑皮） 甘草（炙,剉）各一两 芍药（剉）一两

【用法】上为粗末。每服三钱匕,水一盏,加生姜五片,大枣一枚（擘破）,煎至七分,去滓温服,不拘时候。

【主治】产后心虚惊悸,恍惚不安。

39540 麦门冬汤（《圣济总录》卷一六六）

【组成】麦门冬（去心,焙） 黄芩（去黑心） 黄耆（剉） 芍药 赤茯苓（去黑皮） 甘草 木通（剉）各二两 桑寄生 防风（去叉） 人参各三两

【用法】上㕮咀,如麻豆大。每服五钱匕,水一盏半,加大枣二枚（擘）,煎取一盏,去滓,入砂糖一枣大,令消,不拘时候温服。

【主治】产后乳结核,及初结作痈。

【备考】乳消减,即服天门冬丸。

39541 麦门冬汤（《圣济总录》卷一六六）

【组成】生麦门冬（去心） 黄耆（剉） 防风（去叉） 桑寄生各一两半 甘草（炙）三分 木通二两半 黄芩（去黑心） 赤芍药各一两半

【用法】上㕮咀,如麻豆大。每服五钱匕,水一盏半,加大枣二枚,煎至八分,去滓,纳乳糖一分,再煎一沸,去滓温服。

【主治】乳肿,初觉有异。

39542 麦门冬汤（《圣济总录》卷一六八）

【组成】麦门冬（去心,焙）三两 栝楼根 知母（焙） 人参 藜芦（去芦头）各一两 龙胆半两 粟米一合

【用法】上为粗末。每用三钱匕,水一盏半,煎至八分,去滓,分三次温服。

【主治】小儿风热壅滞,壮热烦渴时呕。

39543 麦门冬汤

《圣济总录》卷一七〇。为《圣惠》卷八十三"人参散"之异名。见该条。

39544 麦门冬汤

《圣济总录》卷一八一。为《圣惠》卷八十九"麦门冬散"之异名。见该条。

39545 麦门冬汤（《圣济总录》卷一八三）

【组成】麦门冬（去心,焙） 赤茯苓（去黑皮） 生干地黄（焙） 石膏（碎） 升麻 人参 知母（焙） 芎䓖 山栀子仁各三分 小麦半升 黄耆（炙,剉） 甘草（炙） 枳实（麸炒） 芍药各一两 黄芩（去黑心） 前胡（去芦头）各一两半

【用法】上剉,如麻豆大。每服五钱匕,水二盏,加生姜五片,大枣二枚（擘破）,竹叶十片,同煎至一盏,去滓温服,不拘时候。

【主治】乳石发动,痈疽发背热渴。

39546 麦门冬汤（《幼幼新书》卷十五引《医方妙选》）

【组成】麦门冬（去心） 款冬花 人参（去芦头） 紫菀（洗,焙干）各一两 桂心半两 甘草（炙）一分

【用法】上为细末。入杏仁二十粒,麸炒,去皮尖,细研拌匀,每服一钱,水一钟,加生姜三片,煎至五分,去滓,令时时温服之。

【主治】伤寒未除,咳嗽喘急。

39547 麦门冬汤（《卫生总微》卷十四）

【组成】麦门冬（去心）一两 紫菀（去芦）三分 甘草二钱半 桂枝半两

【用法】上为末。每服二钱,水一盏,煎至七分,以绵蘸滴儿口中,昼夜四五遍。仍节乳哺。

【主治】初生儿十日至五十日,卒得謦咳,吐乳呕逆,暴嗽昼夜不息。

39548 麦门冬汤（《三因》卷五）

【组成】麦门冬（去心） 香白芷 半夏（汤洗去滑） 竹叶 甘草（炙） 钟乳粉 桑白皮 紫菀（取茸） 人参各等分

【用法】上剉散。每服四钱,水一盏半,加生姜四片,大枣一枚,煎七分,去滓,食前服。

【主治】肺经受热,上气咳喘,咯血痰壅,嗌干耳聋,泄泻,胸胁满痛,连肩背两臂膊疼,息高。

39549 麦门冬汤（《三因》卷十一）

【异名】麦冬汤（《赤水玄珠》卷十六）。

【组成】麦门冬（去心） 生芦根 竹茹 白术各五两 甘草（炙） 茯苓各二两 橘皮 人参 葳蕤各三两

【用法】上剉散。每服四大钱,水一盏半,加生姜五片,陈米一撮,煎七分,去滓热服。

【主治】上焦伏热,腹满不欲食,食入胃未定,汗出,身背皆热,或食入先吐而后下,名曰漏气。

39550 麦门冬汤（《济生》卷三）

【异名】九君子汤（《医学入门》卷七）、麦冬汤（《何氏济生论》卷三）。

【组成】麦门冬（去心） 橘皮（去白） 半夏（汤泡七次） 白茯苓 白术各一两 人参 甘草（炙）各半两 小

麦半合

【用法】上咬咀。每服四钱,水一盏半,加生姜五片,乌梅少许,煎至八分,去滓温服,不拘时候。

【主治】霍乱已愈,烦热不解,多渴,小便不利。

39551 麦门冬汤（《济生》卷七）

【异名】竹叶汤（《普济方》卷三三八）、麦冬汤（《玉案》卷五）。

【组成】麦冬（去心）　防风　茯苓（去皮）各一两　人参半两

【用法】上咬咀。每服四钱,水一盏半,加生姜五片,淡竹叶十片,煎至八分,去滓温服,不拘时候。

【主治】子烦。

【备考】本方方名,《丹溪心法附余》引作"麦门冬散"。

39552 麦门冬汤（《医方类聚》卷一五〇引《济生》）

【组成】麦门冬（去心）　远志（去心,甘草煮）　人参　黄芩　生地黄（洗）　茯神（去木）　石膏（煅）各一两　甘草（炙）半两

【用法】上咬咀。每服四钱,水一盏半,加生姜五片,煎至八分,去滓温服,不拘时候。

【主治】脉实极,气衰血焦发落,好怒,唇口赤甚,言语不快,色不泽,饮食不为肌肤。

39553 麦门冬汤（《活幼心书》卷下）

【组成】麦门冬（去心）　干葛各三钱　人参（去芦）　赤芍药　升麻　赤茯苓（去皮）甘草各二钱　石膏末五钱

【用法】上咬咀。每服二钱,水一盏,煎七分,不拘时候温服。

【主治】❶《活幼心书》:斑疹热毒,头痛烦闷,狂渴妄语。❷《痘科类编》:麻疹内外热盛,色紫黑者。

【方论选录】《痘科类编释意》:麦门、人参、甘草、干葛生津润烦,升麻清外热,石膏清内热,赤芍、赤茯苓又能利湿热,此清邪热解烦之剂也。

39554 麦门冬汤（《脉因证治》卷上）

【组成】半夏　竹茹　陈皮　茯苓　麦门冬参

【主治】大病后虚烦,则热不解,不得卧。

39555 麦门冬汤

《普济方》卷二三一。为《圣济总录》卷八十六"五补麦门冬汤"之异名。见该条。

39556 麦门冬汤

《普济方》卷三三八。为《圣惠》卷七十四"麦门冬散"之异名。见该条。

39557 麦门冬汤

《普济方》卷三五一。为方出《经效产宝》卷下,名见《千金》卷三（注文）"淡竹茹汤"之异名。见该条。

39558 麦门冬汤（《医学正传》卷二）

【组成】麦门冬（去心）　桑白皮（蜜炒）　生地黄各七分　紫菀茸　桔梗　淡竹叶各五分　五味子　甘草各三分　贝母六分　天门冬七分

【用法】上细切,作一服。加生姜三片,水一盏半,煎至一盏,温服。

【主治】❶《医学正传》:诸病后,火热乘肺,咳唾有血,胸胁胀满,上气喘急,羸瘦,五心烦热,渴而烦闷。❷《会约》:上焦热甚而声喑者。

【方论选录】《证因方论集要》:天冬、麦冬能清肺热,桑皮、紫菀能泻肺火,生地、贝母能润肺燥,五味能收肺气,淡竹叶功专清心,甘、桔除热利膈,火清而闭开矣。

【备考】方中贝母、天门冬用量原缺,据《景岳全书》补。

39559 麦门冬汤（《景岳全书》卷六十三引万氏方）

【组成】麦门冬　葛根（去皮）各一钱　升麻（去须）四分　赤芍药（酒炒）　茯苓各六分　炙甘草四分　石膏（煅）一钱半

【用法】水煎服。

【主治】❶《景岳全书》:表邪内热,咳嗽甚者。❷《麻科活人》:麻疹咳嗽。

39560 麦门冬汤（《扶寿精方》）

【组成】黄芩　黄连

【用法】上药用水二盏,熬熟。外用生麦门冬三两,去心捣烂,取自然汁半盏;将柏叶、茅根各一大把,捣汁拌前药,共服一碗。又将麦门冬、柏叶、茅根滓,与前药滓共用水三碗煎,倾出滓,将瓦罐装此药,时时温服。

【主治】咳嗽。

39561 麦门冬汤（《内科摘要》卷下）

【组成】麦门冬（去心）　防风　白茯苓各二钱　人参一钱

【用法】水煎服。

【主治】火热乘肺,咳唾有血。

39562 麦门冬汤（《痘疹传心录》卷十五）

【异名】麦冬汤（《麻科活人》卷四）。

【组成】当归　芍药　麦门冬　生地黄

【主治】痘疹。便实燥渴,津液不足,血枯不荣。

39563 麦门冬汤（《准绳·幼科》卷五）

【组成】麦门冬　人参　甘菊　赤芍药　赤茯苓　升麻各一钱　甘草五分　石膏三钱

【用法】水煎服。

【主治】小儿斑疹,烦渴吐泻,及痂后余热。

39564 麦门冬汤（《瘴疟指南》卷下）

【组成】麦冬（去心）　人参　白术　陈皮　川芎　半夏　当归　肉桂　乌梅　大附子　甘草　茯苓（去皮）

【用法】上加生姜三片,水煎,温调黑神散服。

【主治】哑瘴。神清目开,大小便如常,惟全不能出声,身热。

【方论选录】哑瘴若神昏直视,不知人事,痰响者属痰;神昏不知人事,不痰响,能饮食,惟不能出声,此邪热涌沸其血,上塞心肺之窍,故不能言也。是方用六君子缓火邪以补脾救元气;门冬解心肺之热;乌梅生津,以收外泄阳气;归、芎以行散上窍之血;血得热则行,故用桂、附之热以行之,且能引上焦之阳下入阴分;再调黑神散以驱逐其血,血散则心肺之窍开,而声音出矣。

39565 麦门冬汤（《寿世保元》卷三）

【组成】人参二钱　白术一钱五分　白茯苓（去皮）三钱　陈皮二钱　半夏（姜炒）二钱　麦门冬三钱（去心）　甘草八分　小茴香八分　乌梅二钱

【用法】上剉。加生姜五片,水煎服。

【主治】霍乱已愈,烦热多渴,小便不利。

39566 麦门冬汤

《明医指掌》卷九。为《三因》卷十七"竹叶汤"之异名。见该条。

39567 麦门冬汤（《简明医彀》卷三）

【组成】麦冬 天门冬 远志 当归 白芍药 生地黄 人参 黄耆 牡丹皮 阿胶 藕节 炙草各一钱

【用法】上作一服。用水二钟,加生姜一片,煎一钟,不拘时服。

【主治】思虑伤心,吐血衄血。

39568 麦门冬汤（《慈幼新书》卷首）

【组成】麦冬 黄芩 茯苓 淡竹叶

【主治】妊娠子烦,心常惊悸。

39569 麦门冬汤

《医方集解》。为《千金》卷二十一"麦门冬饮"之异名。见该条。

39570 麦门冬汤（《医略六书》卷二十八）

【组成】麦冬三钱（去心） 人参一钱半 生地五钱 阿胶三钱（糯粉炒） 条芩一钱半（酒炒） 白芍一钱半（酒炒） 地骨皮三钱 甘草八分 大枣三枚

【用法】水一斗,煮药取三升,纳清酒一升,并胶烊尽,煎取一升,温服。

【主治】怀妊六月,脉大滑疾者。

【加减】脾虚,加白术。

【方论选录】阴阳凝结,胎渐长成,宜清热补阴以培养其母气,麦门冬清心肺以滋津液,人参扶元气以固胎元,生地滋阴壮水以资冲任,阿胶补阴益血以宁胎息,条芩清热安胎,白芍敛阴和血,地骨清肌退热,生草泻火缓中,大枣以益脾元也。肝虚亦用鸡汁煮药,并佐以清酒,而母气无伤,胎元无不日安日长矣。

39571 麦门冬饮（《外台》卷十六引《删繁方》）

【异名】麦门冬汤（《圣济总录》卷八十六）。

【组成】生麦门冬一升（去心） 陈粟米一升 鸡子二七枚（取白） 淡竹叶（切）三升

【用法】先以水一斗八升,煮粟米、竹叶,取九升,去滓澄清,接取七升,冷下鸡子白,搅五百转,去上白沫,下麦门冬,煮取三升,去滓,分三次服。

【主治】心劳。热不止,肉毛焦色无润,口赤干燥,心闷。

39572 麦门冬饮（《千金》卷二十一）

【异名】麦门冬汤（《医方集解》）、麦冬粳米饮（《金鉴》卷六十一）、麦门冬粳米汤（《医林纂要》卷四）。

【组成】麦门冬二十五个 米二十五粒

【用法】以水一升,和煮米熟,去滓,食后送下丸药四丸,一日三次。以喉中干,口粘浪语为候。数日小便大利,佳。

【主治】肺热水肿,或疮疡误灸,火毒入里,浮肿而喘者。❶《千金》:水气肿鼓胀,小便不利。❷《医方考》:肺热失其降下之令,不能通调水道,下输膀胱,渍于高源,淫于皮肤,肢体皆肿,少腹不急,初病便有喘满。❸《金鉴》:痈疽阴疮,法当灸者,或灸太过者,或阳疮不应灸而误灸者,以致火毒入里,令患者头项浮肿,神昏痰涌,吁吁作喘。

【方论选录】《医方考》:方中麦门冬清肺,以开其降下之源;粮米益脾,而培乎金之母气。此治病必求其本也。

【备考】用法中之丸药,用莨菪子一升,殺羊肺一具。

先洗羊肺,汤微瀹之,薄切,晒干作末,以三年大酢渍莨菪子一晬时,出,熬令变色,熟捣如泥,和肺末,炼蜜为丸,如梧桐子大。《医方考》《医方集解》《金鉴》等用本方治上证,均不用此丸。

39573 麦门冬饮（《外台》卷六引《延年秘录》）

【异名】麦门冬人参汤（《圣济总录》卷三十九）、麦门冬散（《普济方》卷二四五）。

【组成】麦门冬二两（去心） 人参一两 橘皮一两 生姜三两 羚羊角一两（屑）

【用法】上切。以水五升,煮取一升五合,去滓,分三次温服。

【主治】❶《外台》引《延年秘录》:风邪热气冲心,心闷短气,吐不下食。❷《圣惠》:脚气,痰壅呕逆,心胸满闷,不下饮食。

39574 麦门冬饮（《医心方》卷十三引《玄感传尸方》）

【异名】麦门冬汤（《圣济总录》卷九十三）、生麦门冬汤（《普济方》卷一七八）。

【组成】麦门冬三升（去心,生者） 地骨白皮三升 小麦一升

【用法】以水一斗三升,先煮小麦取一斗,去麦纳二味,更煮取三升,绞去滓,分三次温服,相去四五里。

【主治】❶《医心方》引《玄感传尸方》:骨蒸肺痿,四肢烦热,不能食,口干。❷《圣惠》:消渴,口舌干燥,骨节烦热。

39575 麦门冬饮（《圣惠》卷三十八,名见《普济方》卷二六一）

【组成】麦门冬一两（去心） 生地黄二两 甘草半两（生用） 茅苊一两 玄参一两 茅根一两 香豉一合 青竹茹一两 生姜半两

【用法】上剉细和匀。每服半两,以水一中盏,煎至六分,去滓温服,如人行五里一服。以愈为度。

【主治】乳石发动,壅热至甚,心闷吐血。

39576 麦门冬饮

《圣济总录》卷二十三。为《圣惠》卷十"土瓜根散"之异名。见该条。

39577 麦门冬饮（《圣济总录》卷三十一）

【组成】麦门冬（去心,焙） 柴胡（去苗） 防风（去叉） 半夏（汤洗去滑,姜汁制） 赤茯苓（去黑皮） 犀角（镑）各半两

【用法】上为粗末。每服五钱匕,水一盏半,加生姜五片,煎至八分,去滓温服。

【主治】伤寒汗后虚烦,心神不宁。

39578 麦门冬饮（《圣济总录》卷三十一）

【组成】麦门冬（去心,焙）一两 龙齿三分 山栀子仁 玄参（坚者）各半两 芍药三分 木通（剉）一两 人参 茅根各三分

【用法】上为粗末。每服五钱匕,水一盏半,加生姜半分（拍碎）,同煎至七分,去滓,下生藕、生地黄汁各一合,搅匀,食后分二次温服。

【主治】伤寒后心忪惊悸,烦热口干。

39579 麦门冬饮（《圣济总录》卷四十九）

【异名】麦门冬饮子（《宣明论》卷一）、门冬饮子（《医学纲目》卷二十一）、生津麦冬汤（《杏苑》卷五）、麦冬饮子（《医略六书》卷二十二）。

【组成】麦门冬(去心)二两　栝楼根　知母(焙)　甘草(炙)　五味子　生干地黄(焙)　人参　葛根　茯神(去木)各一两

【用法】上㕮咀,如麻豆大。每服五钱匕,水二盏,加竹叶数片,煎至一盏,去滓温服,日二夜一。

【主治】❶《圣济总录》:膈消。胸中烦满,津液燥少,短气多消。❷《医略六书》:上消属虚热,脉虚浮数者。

【方论选录】《医略六书》:虚阳内郁,灼烁肺金,不能生肾水以上朝,故消渴不止矣。人参扶元补肺虚,生地壮水滋真阴,花粉清热润燥,知母滋肾退热,五味收肺气之虚耗,茯神安心神之虚烦,干葛升清阳以解郁,竹叶疗膈热以凉心,炙草缓中和胃也。水煎温服,使金水相生,则津液上奉,而肺气自雄,水精四布,何患上消之不瘳哉。此保肺生津之剂,为虚阳内郁上消之专方。

39580 **麦门冬饮**(《圣济总录》卷五十八)

【组成】生麦门冬(去心)三两　甘竹沥三合　小麦二合　知母一两半　芦根二两　生地黄三两

【用法】上剉,如麻豆大。每用半两,水三盏,煎至二盏,去滓,入竹沥少许,分二次,食后服。

【主治】消渴热盛,烦躁恍惚。

39581 **麦门冬饮**(《圣济总录》卷八十六)

【组成】麦门冬(去心,焙)　白茯苓(去黑皮)各二两半　人参二两　远志(去心)一两一分　防风(去叉)　赤芍药各一两半　陈橘皮(汤浸去白,焙)一两

【用法】上剉,如麻豆大。每服五钱匕,水一盏半,煎取八分,去滓温服,一日二次。

【主治】心虚劳损,喜忘不乐。

39582 **麦门冬饮**(《圣济总录》卷九十三)

【组成】麦门冬(去心,焙干)二两　白茯苓(去黑皮)　人参　龙齿　远志(去心,焙)各三两　甘草(炙)一两　防风(去叉)　地骨皮(去土)各三两　羚羊角(镑末)一两

【用法】上剉,如麻豆大。每用五钱匕,以水二盏,加山泽银一分,大枣二枚(擘破),同煎取一盏,去滓,分二次温服。

【主治】心蒸。心中烦躁,手足热疼,欲露其体,惊悸怵惕,咽干虚渴,面色萎黄,失前忘后,妇人血气衰弱,多传此疾。

【加减】若大患烦热渴躁者,加淡竹沥一合煎服,若曾经吐血亦治。

39583 **麦门冬饮**

《圣济总录》卷一四六。为方出《千金》卷二十四,名见《外台》卷三十八"生麦门冬汤"之异名。见该条。

39584 **麦门冬饮**(《圣济总录》卷一五四)

【组成】麦门冬(去心,焙)　人参　白茯苓(去黑皮)　阿胶(炙令燥)各一两　甘草(炙,剉)三分

【用法】上为粗末。每服三钱匕,以水一盏,加生姜一分(拍破),大枣二枚(擘),同煎至六分,去滓,食后温服,一日二次。

【主治】妊娠阻病,胎不安,寒热呕逆气满,不思饮食。

39585 **麦门冬饮**(《圣济总录》卷一五四)

【组成】麦门冬(去心,焙)　人参　甘草(炙,剉)　阿胶(炙燥)　黄芩(去黑心)　熟干地黄(焙)　乌梅(去核,炒)各一两

【用法】上为粗末。每服五钱匕,水一盏半,加生姜三片,大枣二枚(擘),煎至八分,去滓温服,不拘时候。

【主治】妊娠五六月,胎动不安,寒热往来,身体惊战,卒有所下,腹痛如欲产。

39586 **麦门冬饮**(《圣济总录》卷一五六)

【组成】麦门冬(去心,焙)一两　紫菀(去土)　杏仁(去皮尖双仁,炒)　桑根白皮(剉)各半两　桔梗(炒)三分　甘草(炙)一分

【用法】上为粗末。每服三钱匕,加竹茹如鸡子大,水一盏半,煎减半,加蜜少许,打转去滓,温服,一日三次。

【主治】妊娠咳嗽不止。

39587 **麦门冬饮**(《圣济总录》卷一六〇)

【组成】生麦门冬汁二合　生藕汁三合　生姜汁半合　生地黄汁三合　益母草汁三合　白蜜半盏

【用法】上药相和,煎沸放温。每服半盏,如觉性寒,即入清酒三合,温暖服之。

【主治】产后三日外,恶露不多,心烦闷。

39588 **麦门冬饮**(《圣济总录》卷一六八)

【异名】麦门冬散(《普济方》卷三八六)。

【组成】麦门冬(去心,焙)　龙胆各一两　甘草(炙,剉)　黄芩(去黑心)各三分　葛根(剉)一两半

【用法】上为粗末。每服一钱匕,用水七分,煎至四分,去滓温服。

【主治】小儿夏天服药大下后,胃中虚热,渴惟饮水。

39589 **麦门冬饮**(《圣济总录》卷一八三)

【组成】生麦门冬(去心,绞汁)一盏　生地黄(绞汁)一盏　小蓟(切碎,绞汁)一盏　伏龙肝末二两

【用法】上四味,前三味各入少水绞汁相和匀。每服二合,入伏龙肝末二钱匕调下,每日空心一服,日午再服。

【主治】乳石发,卒吐血一二升,口鼻俱出者。

39590 **麦门冬饮**

《重订严氏济生方》。为《保命集》卷下"麦门冬饮子"之异名。见该条。

39591 **麦门冬饮**(《寿亲养老》卷四)

【组成】麦门冬(去心)

【用法】水煎服。

【功用】安魂定魄,止渴肥人。

【主治】心肺虚热,并虚劳客热。

39592 **麦门冬饮**

《普济方》卷四十三。即《博济》卷二"麦门冬散"。见该条。

39593 **麦门冬饮**(《普济方》卷二六〇)

【组成】麦门冬一两(去心)　甜竹叶一大握　生姜半两(切)　小麦四合(淘去土并粃)

【用法】以水三升,煮取一升半,分二次温服。

【主治】服石药后,若觉食不下,兼呕。

39594 **麦门冬饮**(《万氏家抄方》卷二,名见《医统》卷四十四)

【组成】川芎　当归　芍药　生地　麦门冬　知母　黄柏　五味子　桑皮

【用法】水二钟,煎服。

【主治】阴虚咳嗽,午后嗽者。

【备考】❶《医统》本方用量:川芎、当归、芍药、生地、麦冬、知母、黄柏各一钱,五味子十三粒,桑皮八分。❷《法律》加生姜一片、大枣一枚煎服。

39595 麦门冬饮(《医统》卷七十一)

【组成】麦门冬(去心) 木通 赤芍药 葵子 滑石各二两 芒消一两半

【用法】上每服四钱,水一盏,加生姜一片,葱白二茎,煎六分,食前服。

【主治】心热气滞成淋,脐下妨闷。

39596 麦门冬饮(《医统》卷八十五)

【组成】麦门冬二钱 人参一钱 生地黄一钱 茯神一钱 黄芩一钱 甘草四分 犀角屑一钱

【用法】用水一钟半,加莲子五个,煎七分,不拘时候服。

【主治】妊娠子烦。

39597 麦门冬饮(《寿世保元》卷八)

【组成】麦门冬(去心)四分 黄芩三分 甘草五分 人参 玄参各三分 金银花五分

【用法】上到。水煎服。

【主治】痘毒发热,作渴咽痛。

【加减】咽痛,加桔梗五分。

39598 麦门冬饮

《痘疹一贯》卷六。为《兰室秘藏》卷中"麦门冬饮子"之异名。见该条。

39599 麦门冬饮

《风痨臌膈》。为《元戎》卷二十引易老方"门冬饮子"之异名。见该条。

39600 麦门冬散(《千金》卷二)

【组成】麦门冬 石钟乳 通草 理石各等分

【用法】上药治下筛。每服方寸匕,食前酒送下,一日三次。

【主治】❶《千金》:妇人乳无汁。❷《张氏医通》:妇人寒热不均,气道阻逆,乳汁不通。

39601 麦门冬散(《千金翼》卷二十)

【组成】麦门冬(去心) 石膏(研) 柏子仁 甘草(炙)各半两 桂心一分

【用法】上为散。每服方寸匕,酸浆和服,日三夜一。烦满气上胀逆,长服之。

【主治】金疮乳痈,诸肿烦满。

39602 麦门冬散(《圣惠》卷三)

【组成】麦门冬一两(去心) 茯神三分 木通三分(到) 犀角屑三分 川升麻三分 防风三分(去芦头) 甘草三分(炙微赤,到) 独活半两 玄参半两 川朴消一两半 汉防己半两

【用法】上为末。每服三钱,以水一中盏,煎至六分,去滓,入荆沥半合,更煎一二沸,温服,不拘时候。

【主治】肝中风,语涩,烦躁,或四肢拘急。

【宜忌】忌酒、热面、炙煿等。

39603 麦门冬散(《圣惠》卷四)

【组成】麦门冬一两(去心) 白茯苓一两 紫菀三分(去苗土) 甘草一分(炙微赤,到) 赤小豆半两(炒熟) 紫石英一两(研细如粉) 桂心三分 人参二两(去芦头)

【用法】上为粗散。每服三钱,以水一中盏,煎至六分,

去滓,微温渐渐服之。

【主治】心气不足,多汗,心烦喜怒,独语,多梦,不自觉知,咽喉痛,时吐血,舌本强,水浆不通。

39604 麦门冬散(《圣惠》卷四)

【组成】麦门冬一两(去心,焙) 寒水石一两 川升麻半两 犀角屑半两 生干地黄半两 天竺黄半两(细研) 麻黄根半两 甘草一分(炙微赤,到)

【用法】上为细散。每服一钱,以竹叶汤调下,不拘时候。

【主治】心实热,血脉壅滞,口干心躁,常多汗出。

39605 麦门冬散(《圣惠》卷四)

【组成】麦门冬三分(去心) 枳壳半两(麸炒微黄,去瓤) 黄芩三分 大青半两 黄连半两(去须) 川芒消一两 犀角屑半两 升麻半两 小草半两 甘草半两(炙微赤,到)

【用法】上为粗散。每服三钱,以水一中盏,煎至六分,去滓,食后温服。

【主治】心胸烦热,眠卧不安,或大小便不利,口舌生疮。

39606 麦门冬散(《圣惠》卷五)

【组成】麦门冬三两(去心) 赤茯苓一两 半夏一两(汤浸洗七遍去滑) 人参一两(去芦头) 陈橘皮半两(汤浸,去白瓤,焙) 茅根二两(到) 甘草半两(炙微赤,到) 枇杷叶一两(拭去毛,炙微黄) 前胡半两(去芦头)

【用法】上为散。每服三钱,以水一中盏,加生姜半分,煎至六分,去滓温服,不拘时候。

【主治】脾胃壅热,呕哕不下食,纵食,良久即吐。

39607 麦门冬散(《圣惠》卷六)

【组成】麦门冬一两(去心) 柴胡二两(去苗) 杏仁一两(汤浸,去皮尖双仁,麸炒微黄) 石膏三两 麻黄一两(去根节) 赤茯苓三分 紫菀三分(洗,去苗土) 吴蓝三分 甘草半两(炙微赤,到)

【用法】上为粗散。每服三钱,以水一中盏,加生姜半分,竹叶二七片,煎至六分,去滓温服,不拘时候。

【主治】肺脏壅热,喘促心烦,食少。

39608 麦门冬散(《圣惠》卷九)

【组成】麦门冬一两(去心) 子芩三分 葛根一两(到) 前胡一两(去芦头) 知母三分 玄参半两 赤芍药三分 犀角屑半两 槟榔三分 甘草半两(炙微赤,到) 川升麻半两

【用法】上为散。每服四钱,以水一中盏,加生姜半分,煎至六分,去滓温服,不拘时候。

【主治】伤寒五日,口热舌干,头痛,脚胫酸疼,四肢壮热。

39609 麦门冬散(《圣惠》卷十)

【组成】麦门冬三分(去心) 麻黄三分(去根节) 赤茯苓三分 知母三分 犀角屑三分 地骨皮三分 黄芩三分 赤芍药三分 白鲜皮三分 甘草三分(炙微赤,到) 杏仁三分(汤浸,去皮尖双仁,麸炒微黄)

【用法】上为散。每服五钱,以水一大盏,煎至五分,去滓温服,不拘时候。

【主治】伤寒阳痓,身体壮热,项背强直,心膈烦躁,发热恶寒,头面赤色,四肢疼痛。

39610 麦门冬散(《圣惠》卷十)

【组成】麦门冬半两(去心) 人参半两(去芦头) 麻黄一两(去根节) 栀子仁三分 生干地黄半两 赤茯苓半两 甘草一分(炙微赤,剉) 木香一分 黄芩一分

【用法】上为粗散。每服四钱,以水一中盏,加生姜半分,煎至六分,去滓温服,不拘时候。

【主治】伤寒热盛,口干烦躁,不得汗。

39611 麦门冬散(《圣惠》卷十)

【组成】麦门冬(去心) 五味子 人参(去芦头) 葛根(剉) 甘草(炙微赤,剉) 石膏 芎䓖 桑根白皮(剉)各一两

【用法】上为粗散。每服五钱,以水一大盏,煎至五分,去滓温服,不拘时候。

【主治】伤寒下后,上气,烦渴不止。

39612 麦门冬散(《圣惠》卷十)

【组成】麦门冬(去心) 羚羊角屑 防风(去芦头)各一两 赤茯苓三分 决明子一两 赤芍药半两 甘草一两(炙微赤,剉) 蕤仁半两 地骨皮半两

【用法】上为散。每服五钱,以水一大盏,煎至五分,去滓温服,不拘时候。

【主治】伤寒热毒气攻眼昏暗,及有热泪,睑下涩痛,渐渐至重。

39613 麦门冬散(《圣惠》卷十)

【组成】麦门冬半两(去心) 木香二分 川大黄半两(剉碎,微炒) 汉防己半两 葛根半两(剉) 滑石半两 玄参半两 木通半两(剉) 甘草一分(生用)

【用法】上为粗散。每服五钱,以水一大盏,加生姜半分,葱白二茎,煎至五分,去滓温服,不拘时候。

【主治】伤寒热毒在心脾,口舌干燥,咽喉肿痛。

39614 麦门冬散(《圣惠》卷十一)

【组成】麦门冬一两(去心,焙) 子芩三分 葛根一两(剉) 川升麻半两 柴胡一两(去苗) 玄参三分 犀角屑半两 赤芍药一两 甘草三分(炙微赤,剉) 知母一两 马牙消一两

【用法】上为粗散。每服四钱,以水一中盏,煎至六分,去滓温服,不拘时候。

【主治】阳毒伤寒,身体疼痛,头面如火,胸心烦热而渴,小便赤黄,不得睡卧。

39615 麦门冬散(《圣惠》卷十一)

【组成】麦门冬二两(去心,焙) 葛根一两(剉) 麻黄三分(去根节) 黄芩三分 川大黄三分(剉细,微炒) 川朴消三分

【用法】上为细散。每服一钱,用新汲水调下,不拘时候。

【主治】伤寒潮热往来,口干烦躁,头目疼痛。

39616 麦门冬散(《圣惠》卷十一)

【组成】麦门冬一两(去心) 甘草半两(炙微赤,剉) 半夏三分(汤洗七遍去滑) 紫菀三分(洗去苗土) 桑根白皮一两(剉) 木通半两(剉) 五味子半两 桔梗三分(去芦头) 陈橘皮半两(汤浸,去白瓤,焙)

【用法】上为散。每服五钱,用水一大盏,加生姜半分,淡竹茹一分,煎至五分,去滓温服,不拘时候。

【主治】伤寒,心肺气壅,涕唾稠粘,胸胁胀满,上气喘促。

39617 麦门冬散(《圣惠》卷十二)

【组成】麦门冬三分(去心) 茯神一两 黄芩三分 熟干地黄一两 甘草半两(炙微赤,剉) 人参一两(去芦头) 黄耆一两(剉)

【用法】上为散。每服五钱,以水一大盏,加生姜半分,大枣三枚,粳米五十粒,煎至五分,去滓温服,不拘时候。

【主治】伤寒后,体虚烦热,不得睡卧,少思饮食。

39618 麦门冬散(《圣惠》卷十二)

【组成】麦门冬三分(去心) 白术一两 酸枣仁半两 甘草半两(炙微赤,剉) 黄耆三分(剉) 人参二分(去芦头) 白茯苓一两 芎䓖半两 桂心半两 半夏半两(汤洗七遍去滑) 陈橘皮三分(汤浸,去白瓤,焙)

【用法】上为散。每服四钱,以水一中盏,加生姜半分,竹叶二七片,大枣三枚,煎至六分,去滓温服,不拘时候。

【主治】伤寒后,胃气虚乏,不思饮食,四肢少力,心神烦闷,不得睡卧。

39619 麦门冬散(《圣惠》卷十三)

【组成】麦门冬三分(去心) 百合三分 麻黄三分(去根节) 葛根半两(剉) 柴胡一两(去苗) 桔梗半两(去芦头) 木通三分(剉) 甘草半两(炙微赤,剉) 羚羊角屑半两 石膏二两 赤茯苓一两

【用法】上为散。每服五钱,以水一大盏,加生姜半分,煎至五分,去滓温服,不拘时候。

【主治】伤寒坏病,身体沉重无力,昏昏如醉,头痛烦闷。

39620 麦门冬散(《圣惠》卷十四)

【组成】麦门冬一两(去心) 桔梗三分(去芦头) 紫菀三分(洗,去苗土) 五味子三分 麻黄三分(去根节) 续断三分 贝母三分(煨微黄) 桑根白皮三分(剉) 甘草半两(炙微赤,剉)

【用法】上为散。每服四钱,以水一中盏,加生地黄一分,竹茹一鸡子大,煎至六分,去滓温服。

【主治】伤寒后肺痿劳嗽,气喘唾血。

39621 麦门冬散(《圣惠》卷十四)

【组成】麦门冬(去心) 麻黄(去根节) 川大黄(剉碎,微炒) 桔梗(去芦头)各一两 豉三合 甘草半两(炙微赤,剉)

【用法】上为散。每服五钱,以水一大盏,煎至五分,去滓温服,不拘时候。

【主治】伤寒后饮食多,劳复如初,壮热心烦。

39622 麦门冬散(《圣惠》卷十五)

【组成】麦门冬二两(去心) 川升麻 地骨皮 川大黄(剉碎,微炒) 黄芩 前胡(去芦头) 赤茯苓各一两 陈橘皮半两(汤浸,去白瓤,焙) 枳壳半两(麸炒微黄,去瓤)

【用法】上为散。每服五钱,以水一大盏,煎至五分,去滓温服,不拘时候。

【主治】时气七日,有热结在内,虽得汗不解,腹满,烦躁,谵语。

39623 麦门冬散(《圣惠》卷十五)

【组成】麦门冬一两(去心) 川升麻三分 柴胡一两(去苗) 赤芍药三分 石膏二两 苦竹叶三分 甘草三分(炙微赤,剉) 豉二合

【用法】上为散。每服五钱,以水一大盏,加葱白二茎,煎至五分,去滓温服,不拘时候。

【主治】时气热盛,昏如醉,及腹胁痛,百节酸疼,舌裂生疮。

39624 麦门冬散《圣惠》卷十五)

【组成】麦门冬一两(去心) 人参三分(去芦头) 葛根一分(剉) 桔梗三分(去芦头) 前胡三分(去芦头) 半夏三分(汤浸七遍去滑) 贝母一两(煨微黄) 甘草三分(炙微赤,剉)

【用法】上为散。每服五钱,以水一大盏,加生姜半分,煎至五分,去滓温服,不拘时候。

【主治】时气心胸痰呕,虚烦咳嗽,时时气促。

39625 麦门冬散《圣惠》卷十五)

【组成】麦门冬一两(去心) 芦根二两(剉) 人参二两(去芦头) 葛根二两(剉) 陈橘皮一两(汤浸,去白瓤,焙)

【用法】上为散。每服五钱,以水一大盏,煎至五分,去滓温服,不拘时候。

【主治】时气烦热,呕逆不止。

39626 麦门冬散《圣惠》卷十六)

【组成】麦门冬一两(去心) 五味子一两 人参一两(去芦头) 甘草一两(炙微赤,剉) 石膏二两

【用法】上为散。每服三钱,以水一中盏,煎至六分,去滓温服,不拘时候。

【主治】时气壮热烦渴。

39627 麦门冬散《圣惠》卷十六)

【组成】麦门冬(去心) 犀角屑 竹茹 黄芩 石膏 川大黄(剉碎,微炒) 川朴消 甘草(炙微赤,剉)各一两

【用法】上为散。每服五钱,以水一大盏,煎至五分,去滓温服,不拘时候。

【主治】时气余热不退,心膈时发烦躁。

39628 麦门冬散《圣惠》卷十六)

【组成】麦门冬一两半(去心) 栀子仁三分 枳壳三分(麸炒微黄,去瓤) 黄芩三分 川芒消一两 甘草半两(炙微赤,剉)

【用法】上为散。每服五钱,以水一大盏,加竹叶七片,煎至五分,去滓温服,不拘时候。

【主治】时气余热不解,心膈壅闷,四肢烦热。

39629 麦门冬散《圣惠》卷十七)

【组成】麦门冬二两(去心,焙) 赤芍药一两 黄芩一两 石膏三两 栀子仁半两 犀角屑一两 川朴消二两 地骨皮半两 甘草半两(炙微赤,剉)

【用法】上为粗散。每服五钱,以水一大盏,煎至五分,去滓温服,不拘时候。

【主治】热病五日,头痛身疼,皮肉如火,心膈烦躁。

39630 麦门冬散《圣惠》卷十七)

【组成】麦门冬一两(去心,焙) 赤芍药一两 黄连一两(去须) 甘草一两(炙微赤,剉) 知母一两 黄芩一两

猪苓一两(去黑皮) 栝楼一枚

【用法】上为粗散。每服五钱,以水一大盏,加生姜半合,煎至五分,去滓温服,不拘时候。

【主治】热病,因吐下后,有热毒未解,烦渴不止。

39631 麦门冬散《圣惠》卷十七)

【组成】麦门冬一两半(去心,焙) 甘草一两(炙微赤,剉) 地骨皮一两 豉一合 知母一两 土瓜根一两

【用法】上为粗散。每服五钱,以水一大盏,加葱白二茎,生姜半分,煎至五分,温服,不拘时候。

【主治】热病,烦渴不止。

39632 麦门冬散《圣惠》卷十七)

【组成】麦门冬一两(去心) 前胡一两(去芦头) 陈橘皮半两(汤浸,去白瓤,焙) 甘草半两(炙微赤,剉) 生干地黄一两 人参半两(去芦头)

【用法】上为散。每服四钱,以水一中盏,加竹茹半鸡子大,煎至六分,去滓温服,不拘时候。

【主治】热病,壮热恶寒,食则呕逆。

39633 麦门冬散《圣惠》卷十七)

【组成】麦门冬一两半(去心) 柴胡一两(去苗) 芦根一两半(剉) 人参三分(去芦头) 葛根一两(剉)

【用法】上为散。每服四钱,以水一中盏,加竹茹一分,煎至六分,入生地黄汁少半分,更煎一沸,温服,不拘时候。

【主治】热病,烦热呕哕,不欲饮食。

39634 麦门冬散《圣惠》卷十八)

【组成】麦门冬一两半(去心,焙) 葛根三分(剉) 柴胡一两(去苗) 贝母三分(煨微黄) 川升麻半两 百合半两 栀子仁一分 甘草一分(炙微赤,剉)

【用法】上为粗散。每服四钱,用水一中盏,加豉半合,葱白二茎,煎至六分,去滓温服,不拘时候。

【主治】热病壮热,头痛,咳嗽。

39635 麦门冬散《圣惠》卷十八)

【组成】麦门冬一两半(去心,焙) 茵陈一两 栀子仁半两 川升麻半两 黄芩半两 川大黄半两(剉碎,微炒) 大青半两 川芒消一两

【用法】上为粗散。每服四钱,以水一中盏,煎至六分,去滓温服,不拘时候。

【主治】热病面目俱黄,心腹坚满,气急,精神恍惚,语多倒错。

39636 麦门冬散《圣惠》卷二十)

【组成】麦门冬一两半(去心,焙) 紫石英一两(细研) 紫菀一两(洗,去苗土) 白茯苓一两 人参一两(去芦头) 桂心半两 甘草半两(炙微赤,剉)

【用法】上为粗散。每服三钱,以水一中盏,加生姜半分,赤小豆三十粒,煎至六分,去滓温服,不拘时候。

【主治】风惊悸,心气不足,其病苦满,汗出烦闷,喜怒不自觉知,咽喉干痛,时时吐血,五心发热。

39637 麦门冬散《圣惠》卷二十三)

【组成】麦门冬三两(去心,焙) 茯神一两 甘草二两半(炙微赤,剉) 木通二两半(剉) 犀角屑一两 川升麻一两半 川朴消三两 防风一两半(微炒) 独活一两 人参一两(去芦头) 酸枣仁一两(微炒)

【用法】上为粗散。每服五钱,以水一大盏,煎至五分,

去滓,加荆沥半合,煎一二沸,温服,不拘时候。

【主治】风热攻于肝心,语涩烦躁,或四肢拘急。

【宜忌】忌炙、煿、热面

39638 麦门冬散(《圣惠》卷二十七)

【组成】麦门冬一两半(去心,焙) 榆白皮(剉) 苦参(剉) 地骨皮 黄连(去须) 黄芩 龙胆(去芦头) 生干地黄 甘草(炙微赤,剉)各一两

【用法】上为粗散。每服三钱,以水一中盏,煎至五分,去滓温服,不拘时候。

【主治】虚劳,心热烦躁,忧悲少睡。

【宜忌】忌猪肉、芜荑。

39639 麦门冬散(《圣惠》卷二十七,名见《普济方》卷二三三)

【组成】麦门冬(去心) 人参(去芦头) 白茯苓 酸枣仁(微炒) 前胡(去芦头) 甘草(炙微赤,剉) 地骨皮各一两 生干地黄三两

【用法】上为散。每服四钱,以水一中盏,加粟米一百粒,豉五粒,煎至六分,去滓温服,不拘时候。

【主治】虚劳,心烦不得睡卧。

39640 麦门冬散(《圣惠》卷二十七,名见《普济方》卷二三三)

【组成】麦门冬一两半(去心,焙) 前胡一两(去芦头) 人参三分(去芦头) 黄耆一两(剉) 槟榔半两 茯神一两

【用法】上为粗散。每服三钱,以水一中盏,加生姜半分,小麦一百粒,煎至六分,去滓温服,不拘时候。

【主治】虚劳烦热,不得睡卧,少气翕翕,口干失食。

39641 麦门冬散(《圣惠》卷二十九)

【组成】麦门冬一两(去心) 人参三分(去芦头) 白术三分 黄耆一两(剉) 诃黎勒三分 白茯苓一两 陈橘皮三分(汤浸,去白瓤,焙) 甘草半两(炙微赤,剉)

【用法】上为散。每服四钱,以水一中盏,煎至六分,去滓温服,不拘时候。

【主治】虚劳烦热,体瘦无力,不思饮食。

39642 麦门冬散(《圣惠》卷二十九)

【组成】麦门冬一两半(去心,焙) 当归三分 黄芩三分 黄耆一两(剉) 熟干地黄一两 蒲黄半两 人参三分(去芦头) 白芍药三分 阿胶一两(剉碎,炒令黄燥)

【用法】上为粗散。每服三钱,以水一中盏,加淡竹茹一分,煎至六分,去滓,食前温服。

【主治】虚劳小便出血,心神烦热。

39643 麦门冬散(《圣惠》卷三十)

【组成】麦门冬一两(去心) 防风三分(去芦头) 羚羊角屑三分 茯神一两 赤芍药三分 柴胡一两(去苗) 枳壳三分(麸炒微黄,去瓤) 白术一两 黄耆一两(剉) 芎䓖三分 甘草半两(炙微赤,剉) 酸枣仁三分(微炒)

【用法】上为散。每服四钱,以水一中盏,加生姜半分,煎至六分,去滓温服,不拘时候。

【主治】虚劳筋脉拘挛,四肢疼痛,心神烦热,不得睡卧。

39644 麦门冬散(《圣惠》卷三十一)

【组成】麦门冬二两(去心,焙) 甘草半两(炙微赤,剉) 黄耆三分(剉) 赤茯苓二两 射干三分 川升麻三分

【用法】上为散。每服四钱,以水一中盏,加生姜半分,煎至六分,去滓温服,不拘时候。

【主治】骨蒸肺痿,咽中干燥。

39645 麦门冬散(《圣惠》卷三十一)

【组成】麦门冬一两半(去心,焙) 枳壳三分(麸炒微黄,去瓤) 川升麻三分 赤芍药三分 黄芩三分 知母三分 赤茯苓三分 柴胡一两(去苗) 甘草一两(炙微赤,剉) 栀子仁三分 桑根白皮一两(剉) 地骨皮三分

【用法】上为粗散。每服四钱,以水一中盏,加生姜半分,煎至六分,去滓,食后温服。

【主治】骨蒸虚烦,翕翕发热,骨节酸疼。

39646 麦门冬散(《圣惠》卷三十一)

【组成】麦门冬一两半(去心,焙) 黄耆三分(剉) 黄芩一两 栝楼根三分 甘草一两(炙微赤,剉) 地骨皮二两

【用法】上为粗散。每服四钱,以水一中盏,加生姜半分,粳米五十粒,竹叶二七片,煎至六分,去滓温服,不拘时候。

【主治】骨蒸,口舌干燥,欲得饮水。

39647 麦门冬散(《圣惠》卷三十三)

【组成】麦门冬一两半(去心,焙) 川大黄一两(微炒) 黄芩一两 地骨皮一两 玄参 葳蕤各一两 犀角屑半两 甘草半两(炙微赤,剉)

【用法】上为粗散,每服三钱,以水一中盏,煎至六分,去滓,加马牙消半钱,食后温服。

【主治】眼血灌瞳人,昏涩赤痛。

39648 麦门冬散(《圣惠》卷三十八)

【组成】麦门冬二两(去心,焙) 葳蕤一两 石膏二两 葛根一两(剉) 甘草半两(生,剉)

【用法】上为粗散。每服四钱,以水一中盏,加生地黄一分,葱白七寸,或一百粒,煎至六分,去滓温服,不拘时候。

【主治】乳石发热,上冲头面,口舌干燥。

39649 麦门冬散(《圣惠》卷三十八)

【组成】麦门冬一两(去心) 地榆半两(剉) 葳蕤半两 赤芍药(茯苓)一两 余甘子一两 甘草半两(生,剉) 黄芩半两 玄参半两

【用法】上为散。每服四钱,以水一中盏,加生姜半分,小豆五十粒,竹叶二七片,煎至六分,去滓温服,不拘时候。

【主治】乳石发动,四肢烦热,心中闷乱,不下饮食。

39650 麦门冬散(《圣惠》卷三十八,名见《普济方》卷二六一)

【组成】麦门冬三分(去心) 玄参三分 石膏二两 黄芩三分 枳实三分(麸炒微黄) 前胡一两(去芦头) 甘草半两(生,剉) 栝楼根一两 赤芍药二分 栀子仁半两

【用法】上为散。每服四钱,以水一中盏,加生姜半分,煎至六分,去滓温服,不拘时候。

【主治】乳石发动,壅热上攻,心膈不利,头痛烦闷。

39651 麦门冬散(《圣惠》卷三十八)

【组成】麦门冬一两(去心) 子芩半分 白茅根一两(剉) 玄参三分 犀角屑三分 川升麻三分 葛根半两(剉) 柴胡一两(去苗) 茅苊三分 石膏一两 地骨皮二分 甘草半两(生用)

【用法】上为散。每服四钱,以水一中盏,加生姜半分,竹叶二七片,煎至六分,去滓温服,不拘时候。

【主治】乳石发动,壮热头痛,烦渴,背膊拘急,不欲饮食。

39652 麦门冬散(《圣惠》卷三十八)

【组成】麦门冬二分(去心) 赤茯苓一两 车前草三分 川芒消一两 川升麻一两 黄芩三分 葵根三分(剉) 甘草半两(炙微赤,剉) 木通一两(剉)

【用法】上为散。每服四钱,以水一中盏,煎至六分,去滓温服,一日三次。

【主治】乳石发动,小便赤涩,心腹烦闷。

39653 麦门冬散(《圣惠》卷四十二)

【组成】麦门冬一两半(去心) 半夏三分(汤洗七遍去滑) 人参一两半(去芦头) 甘草三分(炙微赤,剉) 前胡一两(去芦头) 五味子一两

【用法】上为散。每服三钱,以水一中盏,加生姜三分,大枣三枚,煎至六分,去滓温服,不拘时候。

【主治】肺热短气,呼吸不利。

39654 麦门冬散(《圣惠》卷四十五)

【组成】麦门冬半两(去心) 赤茯苓半两 木通半两(剉) 川大黄一两(剉碎,微炒) 黄芩半两 川朴消一两 枳壳三分(麸炒微黄,去瓤) 桑根白皮一两(剉) 紫苏茎叶一两

【用法】上为粗散。每服四钱,以水一中盏,加生姜半分,葱白七寸,煎至六分,去滓温服,不拘时候。

【主治】脚气,大小便秘涩,发热烦渴,口干心躁。

39655 麦门冬散(《圣惠》卷四十七,名见《普济方》卷二二〇)

【组成】麦门冬半两(去心) 桑叶一两 生姜半两 粱米半两

【用法】上剉细。以水一大盏,煎至六分,去滓,加蜜半合,更煎三二沸,放令温,时时呷之。

【主治】霍乱吐泻,烦渴心躁。

39656 麦门冬散(《圣惠》卷四十七)

【组成】麦门冬半两(去心) 半夏半两(汤洗七遍去滑) 陈橘皮三分(汤浸,去白瓤,焙) 白茯苓三分 甘草一分(炙微赤,剉) 枇杷叶二分(拭去毛,炙微黄) 人参三分(去芦头)

【用法】上为散。每服三钱,以水一中盏,加生姜半分,大枣三枚,煎至六分,去滓温服,不拘时候。

【主治】反胃。呕哕吐食,烦热。

39657 麦门冬散(《圣惠》五十一)

【组成】麦门冬一两(去心) 枇杷叶三分(拭去毛,炙微黄) 石膏一两 川升麻三分 子芩三分 甘草一分(炙微赤,剉) 赤茯苓三分 枳壳三分(麸炒微黄,去瓤)

【用法】上为散。每服五钱,以水一大盏,加竹叶二七片,生姜半分,煎至五分,去滓,食后良久温服。

【主治】痰热,胸膈壅滞,口干烦渴,不思饮食。

39658 麦门冬散(《圣惠》卷五十三)

【组成】麦门冬二两(去心) 茅根二两(剉) 栝楼根二两 芦根一两(剉) 石膏二两 甘草一两(炙微赤,剉)

【用法】上为粗散。每服四钱,以水一中盏,加小麦一百粒,煎至六分,去滓温服,不拘时候。

【主治】消渴。体热烦闷,头痛,不能食。

39659 麦门冬散(《圣惠》卷五十三,名见《普济方》卷一七六)

【组成】黄丹一两(炒令紫色) 栝楼根一两 麦门冬二两(去心,焙) 甘草二两(炙微赤,剉) 赤茯苓一两

【用法】上为细散,入黄丹研令匀。每服一钱,以温水调下,不拘时候。

【主治】消渴不止。

39660 麦门冬散(《圣惠》卷五十三)

【组成】麦门冬二两(去心) 川升麻一两 黄连一两(去须) 柴胡一两(去苗) 赤茯苓二两 黄芩一两 生干地黄一两 人参半两(去芦头) 栝楼根一两 甘草半两(炙微赤,剉)

【用法】上为散。每服四钱,以水一中盏,加生姜半分,淡竹叶六七片,煎至六分,去滓温服,不拘时候。

【主治】消渴。心躁烦热,不得睡卧。

39661 麦门冬散(《圣惠》卷五十三,名见《普济方》卷一七八)

【组成】麦门冬一两(去心,焙) 栝楼根一两 黄芩三分 牡蛎一两(烧为粉) 黄连一两(去须) 金箔五十片(细研) 银箔五十片(细研)

【用法】上为细散,入研了药令匀。每服一钱,煎淡竹叶汤调下,不拘时候。

【主治】消渴。烦躁,羸瘦乏力,不思饮食。

39662 麦门冬散(《圣惠》卷五十三)

【组成】麦门冬一两(去心) 地骨皮三分 栝楼根三分 人参半两(去芦头) 芦根一两(剉) 黄耆三分(剉) 甘草半两(炙微赤,剉) 黄芩三分 茅根一两(剉) 石膏三两

【用法】上为散。每服五钱,以水一大盏,加生姜半分,竹茹半分,小麦半合,煎至五分,去滓温服,不拘时候。

【主治】消渴。口舌干燥,心神烦热。

39663 麦门冬散(《圣惠》卷五十三)

【组成】麦门冬一两(去心) 栝楼根一两 知母一两 黄耆一两(剉) 甘草半两(炙微赤,剉) 牡蛎一两半(烧为粉)

【用法】上为散。每服四钱,以水一中盏,加生姜半分,煎至六分,去滓温服,不拘时候。

【主治】消渴,日夜饮水,过多不足,口干燥,小便数。

39664 麦门冬散(《圣惠》卷五十三)

【异名】芦根汤(《圣济总录》卷五十九)。

【组成】麦门冬一两(去心) 白茅根二两(剉) 栝楼根一两 黄芩三分 甘草半两(炙微赤,剉) 芦根一两半(剉) 人参二分(去芦头) 地骨皮一两 石膏二两

【用法】上为散。每服五钱,以水一大盏,加生姜半分,小麦半合,淡竹叶二七片,煎至五分,去滓,食后温服。

【主治】暴渴,烦热不退,少得睡眠。

39665 麦门冬散(《圣惠》卷五十八)

【组成】麦门冬一两(去心) 滑石二两 木通一两(剉) 赤芍药一两 葵子一两 川芒消一两半

【用法】上为粗散。每服四钱,以水一中盏,加葱白二茎,生姜半分,煎至六分,去滓,食前温服。

【主治】心热气壅,涩滞成淋,脐下妨胀。

39666 麦门冬散(《圣惠》卷六十一)

【组成】麦门冬一两(去心) 紫葛三分(剉) 木通一

两（剉）　黄耆一两（剉）　川升麻三分　犀角屑三分　甘草半两（炙微赤,剉）

【用法】上为粗散。每服四钱,以水一中盏,煎至六分,去滓温服,不拘时候。

【主治】久痛,脓水出不尽,心中烦闷不已。

39667 麦门冬散（《圣惠》卷六十二）

【组成】麦门冬一两（去心）　当归一两　玄参一两　甘草三分(生,剉)　赤芍药三分　生干地黄一两半　蓝叶三分　地骨皮三分　犀角屑三分

【用法】上为散。每服四钱,以水一中盏,煎至六分,去滓温服,不拘时候。

【主治】热毒气盛,背上发痈肿,渐觉牵痛。

39668 麦门冬散（《圣惠》卷六十二）

【组成】麦门冬一两（去心）　前胡一两（去芦头）　黄芩一两　川升麻一两　远志一两（去心）　黄耆一两（剉）　赤芍药一两　生干地黄一两　栝楼根一两　当归半两

【用法】上为散。每服四钱,以水一中盏,加竹叶二十片,小麦一百粒,煎至六分,去滓温服,不拘时候。

【主治】发背痈盛,作寒热,疼痛不止。

39669 麦门冬散（《圣惠》卷六十二）

【组成】麦门冬一两半（去心）　黄耆一两半（剉）　黄芩一两半（剉）　川升麻一两　知母二两　甘草一两(生,剉)　玄参一两　栝楼根三两　赤芍药一两　当归一两　赤茯苓一两

【用法】上为散。每服四钱,以水一中盏,加生地黄半两,淡竹叶二七片,煎至五分,去滓温服,不拘时候。

【主治】发背及乳痈,赤肿疼痛,体热大渴。

39670 麦门冬散（《圣惠》卷七十）

【组成】麦门冬一两（去心）　羚羊角屑三分　赤芍药二分　桑根白皮三分（剉）　柴胡一两（去苗）　生干地黄半两　赤茯苓一两　甘草半两（炙微赤,剉）　黄耆三分（剉）

【用法】上为粗散。每服四钱,以水一中盏,加生姜半分,煎至六分,去滓温服,不拘时候。

【主治】妇人客热,四肢烦闷疼痛,不下饮食。

39671 麦门冬散（《圣惠》卷七十）

【组成】麦门冬二两（去心）　生干地黄二两　茅苍一两半　犀角屑一两　黄芩一两　川椒一两　白茅根一两半（剉）　蓝叶二两　甘草一两（炙微赤,剉）

【用法】上为粗散。每服四钱,以水一中盏,加香豉一百粒,淡竹茹一分,生姜半分,煎至六分,去滓温服,不拘时候。

【主治】妇人心中壅毒,吐血烦闷。

39672 麦门冬散（《圣惠》卷七十四）

【组成】麦门冬一两（去心）　半夏三分（汤浸七遍去滑）　甘菊花一两　麻黄二两（去根节）　阿胶二分（捣碎,炒令黄燥）　人参二分（去芦头）　当归半两（剉,微炒）　甘草半两（炙微赤,剉）

【用法】上为散。每服三钱,以水一中盏,加生姜半分,煎至六分,去滓温服,不拘时候。

【主治】妊娠三四月,伤寒头痛,壮热吐逆,不思食。

39673 麦门冬散（《圣惠》卷七十四）

【组成】麦门冬一两（去心）　石膏二两　知母一两　茅根一两（剉）　葛根（剉）　玄参　川升麻　甘草（炙微赤,剉）　赤芍药　麻黄（去根节）　川大黄（剉碎,微炒）　子芩　人参（去芦头）　赤茯苓　远志（去心）各半两

【用法】上为粗散。每服四钱,以水一中盏,加淡竹茹一分,生姜半分,煎至六分,去滓温服,不拘时候。

【主治】妊娠五月至十月足,患时气,五六日不得汗,口干多吃冷水,热气上冲,喘急闷乱。

39674 麦门冬散（《圣惠》卷七十四）

【组成】麦门冬一两半（去心）　赤茯苓一两　知母一两　黄耆一两（剉）　白茅根一两（剉）　人参一两（去芦头）　甘草半两（炙微赤,剉）　百合一两

【用法】上为散。每服四钱,以水一中盏,加葱白五寸,煎至六分,去滓温服,不拘时候。

【主治】妊娠烦渴,咳嗽口苦。

39675 麦门冬散（《圣惠》卷七十四）

【组成】麦门冬一两（去心）　柴胡（去苗）　人参（去芦头）　赤芍药　陈橘皮（汤浸,去白瓤,焙）　桑寄生　桔梗（去芦头）　甘草（炙微赤,剉）　旋覆花各半两　赤茯苓一两　子芩一两　生干地黄二两

【用法】上为散。每服四钱,以水一中盏,加生姜半分,煎至六分,去滓温服,不拘时候。

【主治】妊娠心烦,愦闷虚躁,吐逆,恶闻食气,头眩,四肢沉重,百节疼痛,多卧。

【备考】《准绳·女科》有茯神,无柴胡。

39676 麦门冬散（《圣惠》卷七十四）

【异名】升麻汤、麦门冬汤（《普济方》卷三三八）。

【组成】麦门冬（去心）　川升麻　黄芩　人参（去芦头）　栀子仁　柴胡（去苗）　犀角屑　茯神各半两　栝楼根半两　知母　甘草（炙微赤,剉）各一两

【用法】上为散。每服四钱,以水一中盏,煎至六分,去滓温服,不拘时候。

【主治】妊娠壅热,心神烦躁,口干渴逆。

39677 麦门冬散（《圣惠》卷七十五）

【组成】麦门冬一两（去心）　人参三分（去芦头）　陈橘皮一两（汤浸,去白瓤,焙）　赤茯苓三分　甘草半两（炙微赤,剉）　阿胶三分（捣碎,炒令黄燥）

【用法】上为散。每服四钱,以水一中盏,加生姜半分,大枣三枚,煎至六分,去滓温服,不拘时候。

【主治】妊娠阻病,胎不安,寒热呕逆,气满不思饮食。

39678 麦门冬散（《圣惠》卷七十五）

【组成】麦门冬一两（去心）　芎䓖一两　陈橘皮一两（汤浸,去白瓤,焙）　白茯苓一两　当归一两（剉,微炒）

【用法】上为散。每服四钱,以水一中盏,加生姜半分,大枣三枚,煎至六分,去滓稍热服,不拘时候。

【主治】妊娠胎动,腹中疼痛,坐卧烦闷。

39679 麦门冬散（《圣惠》卷七十六）

【组成】麦门冬一两（去心）　知母三分　枳壳三分（麸炒微黄,去瓤）　人参三分（去芦头）　黄芩三分　大腹皮一两（剉）

【用法】上为散。每服四钱,以水一大盏,加葱茎一两,煎至五分,去滓,食前温服。

【主治】妊娠一二个月,恶食,手足烦闷。

39680　麦门冬散(《圣惠》卷七十八)

【组成】麦门冬一两(去心)　赤芍药三分　黄芩三分　栀子仁二分　石膏二两　犀角屑一分　甘草半两(炙微赤,剉)

【用法】上为粗散。每服四钱,以水一中盏,加生姜半分,煎至六分,去滓温服,不拘时候。

【主治】产后伤寒头疼,身体如火,心胸烦躁。

39681　麦门冬散(《圣惠》卷七十九)

【组成】麦门冬一两(去心)　羚羊角屑半两　人参一两半(去芦头)　甘草半两(炙微赤,剉)　蒲黄一两

【用法】上为散。每服三钱,以水一中盏,加竹叶二七片,小麦半合,煎至二分,去滓温服,不拘时候。

【主治】产后因虚生热,致令心神烦闷。

39682　麦门冬散(《圣惠》卷七十九)

【组成】麦门冬三分(去心)　龙骨三分　当归三分(剉,微炒)　黄耆三分(剉)　甘草一分(炙微赤,剉)

【用法】上为散。每服三钱,以水一中盏,加生姜半分,大枣三枚,煎至五分,去滓,食前温服。

【主治】产后小便数,兼烦渴。

39683　麦门冬散(《圣惠》卷八十三)

【组成】麦门冬(去心,焙)　赤茯苓　黄芩　茅根(剉)　甘草(炙微赤,剉)各半两　芦根二分(剉)　犀角屑一分

【用法】上为粗散。每服一钱,以水一小盏,加竹叶七片,煎至五分,去滓温服,不拘时候。

【主治】小儿胃中热,心腹烦闷,不欲乳食。

【备考】方中芦根,原作"茅根",据《普济方》改。

39684　麦门冬散(《圣惠》卷八十三)

【组成】麦门冬(去心,焙)　栀子仁　犀角屑　知母　甘草(炙微赤,剉)　黄芩各半两

【用法】上为粗散。每服一钱,以水一盏,加竹叶七片,煎至五分,去滓温服,不拘时候。

【主治】小儿心肺热壅,闷烦,渴不止。

39685　麦门冬散(《圣惠》卷八十三,名见《普济方》卷三八七)

【组成】麦门冬(去心,焙)　杏仁(汤浸,去皮尖双仁,麸炒微黄)　甘草(炙微赤,剉)　贝母(煨微黄)　款冬花各一分　紫菀半两(洗,去苗土)

【用法】上为散。每服半钱,以乳汁调下,一日三四次。

【主治】小儿咳嗽,声不出。

39686　麦门冬散(《圣惠》卷八十四)

【组成】麦门冬三分(去心)　石膏三分(细研)　甘草半两(炙)

【用法】上为粗散。每服一大钱,以水一小盏,煎至五分,去滓温服,不拘时候。

【主治】小儿伤寒,烦热头痛,呕逆。

39687　麦门冬散(《圣惠》卷八十四)

【异名】麦冬散(《诚书》卷十三)。

【组成】麦门冬半两(去心,焙)　子芩一分　葛根一分(剉)　川升麻半两　前胡半两(去芦)　玄参一分　犀角屑一分　赤芍药一分　柴胡半两(去苗)　甘草半两(炙微赤,剉)

【用法】上为粗散。每服一钱,以水一小盏,加生姜少许,煎至五分,去滓温服,不拘时候。

【主治】小儿伤寒,汗利以后,余热不解,身体疼痛,心神虚烦,不思乳食。

39688　麦门冬散(《圣惠》卷八十四)

【组成】麦门冬一两(去心,焙)　杏仁半两(汤浸,去皮尖双仁,麸炒微黄)　赤芍药半两　川升麻一分　贝母三分(煨微黄)　甘草半两(炙微赤,剉)

【用法】上为粗散。每服一钱,以水一小盏,煎至五分,去滓,加淡竹沥半合,更煎一二沸,温服。

【主治】小儿时气,咳嗽壮热。

39689　麦门冬散(《圣惠》卷八十四)

【组成】麦门冬一两半(去心,焙)　人参半两(去芦头)　葛根半两(剉)　茅根一两(剉)　甘草半两(炙微赤,剉)

【用法】上为粗散。每服一钱,以水一盏,煎至五分,去滓温服,不拘时候。

【主治】小儿时气壮热,心腹烦闷。

39690　麦门冬散(《圣惠》卷八十四)

【组成】麦门冬半两(去心,焙)　甘草一分(炙微赤,剉)　栀子仁五枚　吴蓝一分　大青半两

【用法】上为粗散。每服一钱,以水一小盏,煎至五分,去滓温服,不拘时候。

【主治】小儿时气五六日,体热不止。

39691　麦门冬散(《圣惠》卷八十四)

【组成】麦门冬半两(去心,焙)　厚朴半两(去粗皮,涂生姜汁炙令香熟)　人参半两(去芦头)

【用法】上为粗散。每服一钱,以水一小盏,加生姜少许,大枣一枚,粟米五十粒,煎至四分,去滓放温,渐渐与服。

【主治】小儿呕吐,心胸烦热。

39692　麦门冬散(《圣惠》卷八十四)

【组成】麦门冬半两(去心,焙)　淡竹茹半两　甘草一分(炙微赤,剉)　茅根一分(剉)　人参一分(去芦头)　陈橘皮一两(汤浸,去白瓤,焙)

【用法】上为粗散。每服一钱,以水一小盏,加生姜少许,煎至五分,去滓,稍热频服。

【主治】小儿呕吐不止,心神烦热。

39693　麦门冬散(《圣惠》卷八十四)

【组成】麦门冬一两(去心,焙)　甘草一分(炙微赤,剉)　人参半两(去芦头)　陈橘皮半两(汤浸,去白瓤,焙)　厚朴半两(去粗皮,涂生姜汁炙令香熟)

【用法】上为粗散。三四岁儿,每服一钱,以水一小盏,煎至四分,去滓,稍热频服。

【主治】小儿多哕,心胸烦闷。

39694　麦门冬散(《圣惠》卷八十四)

【组成】麦门冬一两(去心,焙)　厚朴半两(去粗皮,涂生姜汁炙令香熟)　白茯苓一分　人参一分(去芦头)　陈橘皮一分(汤浸,去白瓤,焙)　茅香半两　干木瓜一分

【用法】上为粗散。每服一钱,以水一小盏,加生姜少许,煎至五分,去滓温服,不拘时候。

【主治】小儿霍乱,不下乳食。

39695　麦门冬散(《圣惠》卷八十五)

【组成】麦门冬一两(去心,焙)　钩藤半两　黄芩三

分 赤芍药三分 川升麻三分 茯神三分 川大黄三分（判碎，微炒）

【用法】上为散。每服一钱，以水一小盏，煎至五分，去滓温服。

【主治】小儿体热，呕吐发搐。

39696 麦门冬散（《圣惠》卷八十九）

【异名】麦门冬汤（《圣济总录》卷一八一）。

【组成】麦门冬（去心，焙） 犀角屑 川芒消 防风（去芦头） 甘草（炙微赤，判）各半两 旋覆花一分

【用法】上为粗散。每服一钱，以水一小盏，煎至五分，去滓温服，一日四五次。

【主治】小儿眼胎赤，肿痛，上焦壅热。

39697 麦门冬散（《圣惠》卷九十一）

【组成】麦门冬半两（去心） 芦根半两（判） 葛根半两（判） 犀角屑半两 漏芦半两 甘草半两（炙微赤，判）

【用法】上为粗散。每服一钱，以水一小盏，加竹叶十片，煎至五分，去滓温服。不拘时候。

【主治】小儿身上有赤，烦热。

【备考】《诚书》有瓜蒌根。

39698 麦门冬散（《博济》卷二）

【组成】麦门冬（去心）半两 桔梗 半夏各一分 贝母 升麻各半两 蔓荆子一分 甘草半两 前胡 防风 款冬花 桑白皮各半两 杏仁一分 白术一分 五味子一分（用新者） 赤芍药半两 菊花一分

【用法】上药各洗择令净，焙，杵罗为末。每服二钱，水七分盏，加生姜一片，同煎至三分，去滓温服，食后、夜卧各进一服。

【主治】三焦不利，心肺多壅，痰涎并积，口舌干燥，咽嗌肿疼，肌体黄瘁，气血不调。

【备考】本方方名，《普济方》引作"麦门冬饮"。

39699 麦门冬散（《医方类聚》卷十引《简要济众方》）

【组成】麦门冬二两（去心） 甘草半两（炙） 石膏二两（研） 地骨皮二两 栀子仁半两

【用法】上为散。每服二钱，水一中盏，加小麦五十粒已来，竹叶十片，同煎至七分，去滓，食后、临卧温服。

【主治】心脏实热，烦躁喘急，欲吐不出，头目昏眩。

39700 麦门冬散（《圣济总录》卷八十九）

【组成】麦门冬（去心，焙） 石韦（去毛） 五味子 白茯苓（去黑皮） 菟丝子（酒浸一宿，别捣） 生干地黄（焙）各一两 桂（去粗皮）半两

【用法】上为散。每服二钱匕，空腹温酒调下，日午、夜食后再服。

【主治】虚劳羸瘦，面体少色。

39701 麦门冬散（《圣济总录》人卫本卷一○三）

【组成】麦门冬（去心，焙） 防风（去叉） 玄参 地骨皮 远志（去心） 大黄（判，炒） 车前子 茺蔚子 决明子（炒） 蔓荆实（去白皮） 细辛（去苗叶） 黄芩（去黑心） 黄连（去须） 犀角屑 甘草（炙）各一两

【用法】上为粗末。每服三钱匕，水一盏，煎至七分，去滓，食后温服。

【主治】眼赤痛，生障翳，乍差乍发，多泪羞明，隐涩肿痒，心神烦躁。

【备考】本方方名，原书（文瑞楼本）作"麦门冬汤"。

39702 麦门冬散（《圣济总录》卷一六六）

【组成】麦门冬（去心，焙） 钟乳粉 理石（研） 土瓜根各半两 蛴螬七枚（炙干） 干枣七枚（去核，炒）

【用法】上为散。每服三钱匕，浓煎木通汤调下，不拘时服。

【主治】产后乳无汁。

39703 麦门冬散（《圣济总录》卷一七六）

【组成】麦冬（去心，炮）一两 石膏（生用）半两 甘草一分（炮）

【用法】上为散。每服半钱，煎白茅根、生姜汤调下。

【主治】小儿吐逆。

39704 麦门冬散（《诚书》卷七引钱乙方）

【组成】人参 赤茯苓 麦冬 天冬 熟地 白茅根（去皮） 生地各二钱 甘草（炙）一钱

【用法】水煎服。

【主治】❶《诚书》引钱乙方：胃热口臭，牙根出血。❷《幼科类萃》：小儿客热胃中，齿龈肿痛，或出鲜血。

39705 麦门冬散（《本事》卷十）

【组成】麦门冬（用水浸，去心，焙） 半夏曲（炙） 人参（去芦） 茯苓（去皮）各三钱 甘草（炙）一分

【用法】上为细末。每服二钱，水一盏，加生姜三片，煎五分，去滓温服，一日二三次。

【主治】小儿呕吐，脉数有热。

【方论选录】《本事方释义》：麦门冬气味甘寒微苦，入手太阴少阴；半夏曲气味辛微温，入足阳明；人参气味甘温，入足阳明；茯苓气味甘平淡渗，入足阳明，能引药达下；甘草气味甘平，入足阳明通行十二经络，能缓诸药之性；生姜气味辛温，入手足太阴。凡小儿中虚呕吐，脉数有热，久延惟恐成惊，故以甘寒之药清其热，而以甘温缓中之药护其中，佐以辛温之达表，表里既和，病自灭矣。

39706 麦门冬散（《陈素庵妇科补解》卷五）

【组成】麦冬 竹茹 黄芩 人参 甘草 茯神 当归 熟地 白芍 于术 川芎 知母 银柴胡 黄耆 黑蒲黄

【功用】大补气血，兼除热清火，以安心神。

【主治】产后血虚内热，引动心火，而致心烦者。

【方论选录】是方四君合黄耆以补气，四物合蒲黄以补血。柴、芩以退肌热，麦冬、知母、竹茹以祛里热。血气足，表热、里热必清，则虚烦自愈矣。

39707 麦门冬散（《杨氏家藏方》卷二）

【组成】麦门冬（去心） 桔梗（去芦头） 赤芍药 甘草（炙） 前胡（去芦头） 防风（去芦头） 旋覆花 白蒺藜（炒去刺） 升麻各半两 白术 半夏（汤洗七次，生姜汁制） 杏仁（去皮尖，麸炒） 五味子 菊花 栝楼根 蔓荆子 地骨皮各一分

【用法】上㕮咀。每服二钱，水一盏，加生姜五片，煎至七分，去滓，食后温服。

【主治】肺壅气不升降，中脘有痰，口燥舌干，眼涩多眵，面赤生痤，神思不爽。

39708 麦门冬散

《小儿痘疹》。为原书"人参麦门冬散"之异名。见

该条。

39709 麦门冬散(《直指》卷二十一)

【组成】生地黄 生麦门冬各三钱 生姜一钱 白药 蒲黄各二钱 白蜜一合

【用法】上为细末。以井水二大碗,煎七分,分二次服。

【主治】鼻衄。

39710 麦门冬散

《伤寒活人指掌》卷五。为《活人书》卷二十"八物麦门冬饮"之异名。见该条。

39711 麦门冬散(《医方类聚》卷二四四引《经验良方》)

【组成】麦门冬(去心) 半夏(姜制) 人参 茯苓各二钱 甘草一钱 陈皮一钱

【用法】上咬咀。每服二钱,水一盏,加生姜二片,煎五分,温服。

【主治】小儿呕吐,脉数有热。

39712 麦门冬散(《医方类聚》卷二六五引《经验良方》)

【组成】桔梗(去芦) 牛蒡子各二两(微炒) 麦门冬(去心) 甘草(生用)各半两

【用法】上咬咀。每服二钱,水一小盏,煎三分,去滓放温,时时令呷,或顿灌之,儿小乳母无孕者,亦可服。

【主治】小儿疮疹,毒气上攻,咽嗌不下,口舌生疮,不能吮乳。

39713 麦门冬散

《普济方》卷一八八。即《兰室秘藏》卷中"麦门冬饮子"加牡丹皮。见该条。

39714 麦门冬散(《普济方》卷二一七)

【组成】韭子二升 麦门冬三合 菟丝子三两 车前子 泽泻各六分

【用法】上药治下筛。每服方寸匕,酒调下,日三夜一服。

【主治】小便失禁,及梦失精。

39715 麦门冬散

《普济方》卷二四五。为《外台》卷六引《延年秘录》"麦门冬饮"之异名。见该条。

39716 麦门冬散

《普济方》卷三〇七。为《医方类聚》卷一六七引《吴氏集验方》"白芷散"之异名。见该条。

39717 麦门冬散

《普济方》卷三八六。为《圣济总录》卷一六八"麦门冬饮"之异名。见该条。

39718 麦门冬散

《银海精微》卷下。为《圣济总录》卷一〇五"麦门冬汤"之异名。见该条。

39719 麦门冬散

《丹溪心法附余》卷二十一。即《济生》卷七"麦门冬汤"。见该条。

39720 麦门冬散(《医统》卷四十二)

【组成】麦门冬(去心) 生地黄各一钱 白芍药 蒲黄各二钱

【用法】水二盏,加生姜五片,煎八分,食后温服。

【主治】鼻衄。

39721 麦门冬粥(《圣济总录》卷一九〇)

【异名】门冬粥(《遵生八笺》卷十一)。

【组成】生麦门冬(去心,净洗,切碎,研烂,绞取汁)一合 白粳米(净淘)二合 薏苡仁(拣净,去土)一合 生地黄(肥者)四两(净洗,切碎,研烂,绞汁)三合 生姜汁一合

【用法】以水三盏,先煮煎粳米、薏苡仁二味,令百沸,次下地黄、麦门冬、生姜三汁相和,煎成稀粥,空心温服。如呕逆未定,晚后更煮食之。

【主治】妊娠胃反,呕逆不下食。

39722 麦门冬粥(《长寿药粥谱》引《活人书》)

【组成】麦门冬20~30克(取汤取汁) 粳米100克

【用法】以粳米煮粥,待粥半熟,加入麦门冬汁和冰糖适量,同煮为粥。供点心或早点服食。

【功用】润肺,养胃,清心。

【主治】肺痿肺燥,咳嗽咯血,虚劳烦热,胃阴不足,纳少反胃,以及老人热病津伤。

【宜忌】老人风寒感冒,咳嗽痰多时忌服。

39723 麦门冬煎(《圣惠》卷五)

【组成】麦门冬汁半升 生地黄汁半升 蜜半升 栝楼根二两 地骨皮一两 黄耆一两(剉) 葳蕤一两 知母一两 寒水石二两 犀角屑一两 川升麻一两 甘草半两 石膏二两 淡竹叶一两

【用法】上药将栝楼根等捣筛为散。先以水七升,煎取三升,滤去滓,将麦门冬汁等三味纳锅中,慢火熬如稀饧,以瓷盒盛。每次温服一合,不拘时候。

【主治】脾脏壅实,心胸烦闷,唇口干燥,喝水不止。

39724 麦门冬煎(《圣惠》卷三十一)

【组成】生麦门冬汁 青蒿汁 生地黄汁各三升 童便三升 桃仁二两(大者,汤浸,去皮尖双仁,研) 麝香一钱(细研) 朱砂一两(细研)

【用法】上件药,以三味汁与小便,用慢火同煎,稍稠,即下研了药,更熬令稀稠得所,如膏。每服一茶匙,以清粥饮调下,不拘时候。

【主治】骨蒸劳,身体常热,羸瘦,皮毛干枯。

【宜忌】忌羊血。

39725 麦门冬煎(《圣惠》卷四十六)

【组成】生麦门冬汁四合 生地黄汁一升 酥三合 生姜汁二合 白砂糖三合 白蜜五合 贝母一两(煨微黄) 五味子一两 赤茯苓二两 射干一两半 杏仁二两(汤浸,去皮尖双仁,麸炒微黄,别捣如膏)

【用法】上药先捣罗贝母等四味为末。入麦门冬汁、杏仁膏等于银锅内,都搅令匀,以慢火煎成膏,收于不津器中。每服一茶匙,含化咽津,不拘时候。

【主治】暴热咳嗽,心胸烦闷,口舌干燥,上焦壅滞。

39726 麦门冬煎(《圣惠》卷八十三)

【组成】麦门冬一两(去心) 杏仁三两(汤浸,去皮尖双仁) 生姜汁半两 酥二合 蜜二合

【用法】先以水一大盏,煎麦门冬及杏仁至四分,入砂盆内,研绞取汁,都入银器中,次纳生姜汁等,以慢火熬成膏,收入瓷器中。每服半茶匙,以清粥饮调下,日三服,夜一服。

【主治】小儿咳嗽壮热,胸膈壅滞。

39727 麦门冬煎(《圣惠》卷九十五)

【组成】新麦门冬五斤（去心）

【用法】上捣令熟，绞取汁，入白蜜半斤，于银锅中，以重汤煮，不住手搅，候如饴，即盛不津器中。每服半匙，以温酒调下。

【功用】强阴益精，消谷，调中保神定气，安五脏，令人肥健，美颜色，有子，久服轻身不老不饥。愈瘰疬。

【主治】结气，腹中伤饱，胃络脉绝，羸瘦短气，身重目黄，心下支满，虚劳客热，口干燥渴。

39728 麦门冬煎（《三因》卷十）

【组成】麦门冬（去心） 人参 黄耆各二两 白茯苓 山茱萸 山药 桂心各一两半 黑豆三合（煮去皮，别研）

【用法】上为末，地黄自然汁二碗，牛乳二盏，熬为膏，为丸如梧桐子大。每服五十丸，大麦煮饮送下。

【主治】诸渴。

39729 麦门冬膏（《普济方》卷二六〇）

【组成】生麦门冬（去心） 葳蕤 鼠李皮 石膏（碎） 凝水石 沙参各一两 青葙子 露蜂房各一两 竹沥一大合 牛酥五大两 杏仁油二大合 生地黄汁三合

【用法】上判，纳牛酥、油、沥中，微火煎令鱼眼沸，一炊久膏成。觉有热处，即摩之。

【主治】石气在皮肤重热。

39730 麦门冬膏（《古今医鉴》卷九）

【组成】麦门冬（去心） 橘红（去白）四两

【用法】上用水煎汁，熬成膏，入蜜二两，再熬成，入水中一夜去火毒。每服五匙，滚水化开，食后服。

【主治】面上肺风疮。

39731 麦冬饮子（《证治汇补》卷二）

【组成】麦冬 黄耆 当归 生地 人参 五味子 阿胶

【用法】水煎服。

【主治】肺虚内热血证。

【加减】夹痰，加贝母。

【方论选录】《医略六书》：肺虚热迫，迫动血络，而血不归经，故咳血衄血不止焉。生地滋阴凉血以止血，麦冬润肺清心以降热，黄耆补气摄血，人参扶元固经，阿胶滋阴益血，当归养血归经，合五味敛热安肺而咳血衄血无不止矣。

39732 麦冬饮子

《医略六书》卷二十二。为《圣济总录》卷四十九“麦门冬饮”之异名。见该条。

39733 麦饭石膏

《圣惠》卷六十二。为《医方类聚》卷一七二引《千金月令》“鹿角膏”之异名。见该条。

39734 麦门冬饮子（《外台》卷四引《延年秘录》）

【组成】麦门冬四两（去心） 栝楼三两 竹叶一升 茯苓四两 升麻二两 生芦根一升 甘草一两（炙）

【用法】上切。以水七升，煎取二升五合，绞去滓，分三次温服。服别相去如人行八九里久。服此饮渴即止。

【主治】急黄，服瓜蒂散吐讫，及灸后发渴。

39735 麦门冬饮子（《外台》卷三引《张文仲方》）

【组成】麦门冬（去心） 芦根 人参各二两

【用法】上切。以水六升，煮取二升七合，去滓，分五次

温服，徐徐服。

【主治】天行呕逆。

39736 麦门冬饮子（《外台》卷三十七引薛侍郎方）

【组成】麦门冬一大两（去心） 甜竹叶一大握 生姜半大两（切） 小麦四合（淘去土粃）

【用法】以水三升，煮取一升半，分温二服。

【主治】服石后觉食不下，兼呕。

39737 麦门冬饮子（《圣惠》卷三十七）

【组成】生麦门冬汁五合 生刺蓟汁五合 生地黄汁五合

【用法】上药汁相合，于银锅中略暖过。每服一小盏，调伏龙肝末一钱服之。

【主治】吐血、衄血，至一斗不止。

39738 麦门冬饮子

《宣明论》卷一。为《圣济总录》卷四十九“麦门冬饮”之异名。见该条。

39739 麦门冬饮子（《保命集》卷下）

【异名】门冬饮子（《洁古家珍》）、麦冬饮（《赤水玄珠》卷九引《济生》）、麦门冬饮（《重订严氏济生方》）、麦地煎（《仙拈集》卷二）、二神汤（《疡医大全》卷十二）。

【组成】麦门冬 生地黄各等分

【用法】上判。每服一两，煎服。

【主治】衄血不止。

39740 麦门冬饮子（《兰室秘藏》卷中）

【异名】清肺饮子（《卫生宝鉴》卷十）、门冬饮子（《医略六书》卷二十二）、麦门冬饮（《痘疹一贯》卷六）。

【组成】黄耆一钱 麦门冬 当归身 生地黄 人参各五分 五味子十个

【用法】上为粗末，都作一服。水二盏，煎至一盏，去滓热服，不拘时候。以三棱针于气街出血，立愈。

【主治】吐血久不愈。

【备考】本方方名，《普济方》引作“麦门冬散”，有牡丹皮半钱。

39741 麦门冬饮子

《卫生宝鉴》卷十。为《内外伤辨》卷中“门冬清肺饮”之异名。见该条。

39742 麦冬二陈汤（《医统》卷八十二引《集验》）

【组成】麦门冬 陈皮 半夏 白茯苓 白术 当归身各一钱 黄芩（姜炒）八分 甘草（炙）四分

【用法】上水一盏半，加生姜一片，煎七分，空腹服。

【主治】妇人肺火咳嗽，呕吐痰饮。

39743 麦冬升麻汤（《辨证录》卷十二）

【组成】麦冬四两 升麻二钱

【用法】水煎服。

【主治】难产。血虚胶滞，胎中无血，儿不易转身。

39744 麦冬平肺饮（《外科正宗》卷二）

【异名】麦冬清肺饮（《杂病源流犀烛》卷二）。

【组成】人参 麦门冬 赤芍 槟榔 赤茯苓 陈皮 桔梗各一钱 甘草五分

【用法】水二钟，煎八分，空腹服。

【主治】❶《外科正宗》：肺痈初起，咳嗽气急，胸中隐痛，呕吐脓痰者。❷《杂病源流犀烛》：麻疹后毒归于肺，肺

焦叶举,咳嗽,气喘息高,连声不止,甚至咳血,或呛出饮食。

39745 麦冬甘草汤(《杏苑》卷三)

【组成】麦门冬 甘草各三钱 竹叶十五片

【用法】上剉一帖。加大枣二枚,用水煎熟,食前服。

【主治】外感病愈后劳役,复烦热不退。

39746 麦冬甘露饮(《麻症集成》卷四)

【组成】麦冬 黄芩 元参 花粉 甘草 蒌仁 竹叶

【主治】麻疹肝胃热盛,口渴发疮。

39747 麦冬竹叶汤(《圣济总录》卷九十二)

【异名】麦门冬竹叶汤(《普济方》卷二十八)。

【组成】麦门冬(去心)三两 小麦一合 麻黄(去根节)一两半 甘草(剉)一两 石膏(碎)三分

【用法】上为粗末。每用五钱匕,水一盏半,加生姜一枣大拍碎,大枣二枚(去核),竹叶五片,生地黄半分(剉碎),同煎至一盏,去滓,分二次温服,空腹、夜卧各一。

【主治】气极伤热,气喘唾血,气短不欲食,口燥咽干。

39748 麦冬导赤散(《片玉痘疹》卷六)

【异名】麦门冬导赤汤(《痘疹全书》卷上)。

【组成】木通 麦冬 甘草 栀子仁(酒炒)

【用法】灯心为引,水煎服。

【主治】小儿痘疹发热,心烦啼哭。

39749 麦冬参术散(《准绳·幼科》卷五)

【组成】麦门冬 白术各二钱 陈皮一钱半 人参 甘草各一钱 厚朴七分

【用法】上剉散,分为二服。水煎,不拘时服。

【功用】调胃进食消积。

【主治】痘家胃虚弱不调而不能食者。

39750 麦冬茯苓汤(《辨证录》卷九)

【组成】麦冬三两 茯苓五钱

【用法】水煎服。

【主治】肺气干燥,小便不出,中满作胀,口中甚渴。

39751 麦冬茺蔚饮(《圣济总录》卷一○六)

【组成】麦门冬(去心,焙) 茺蔚子各二两 桔梗(剉,炒) 防风(去叉) 玄参 知母(焙)各一两 黄芩(去黑心) 天门冬(去心,焙)各一两半

【用法】上为粗末。每服五钱匕,水一盏半,煎至八分,去滓,食后、临卧温服。

【主治】风热攻目赤痛,目睛欲凸出者。

【备考】本方方名,《普济方》引作"门冬茺蔚子汤"。

39752 麦冬养荣汤(《重订通俗伤寒论》)

【组成】潞党参 麦冬 归身 生地 生白芍各三钱 白知母二钱 北五味二十粒 青盐陈皮八分 清炙草五分 大红枣三枚

【功用】补心

【主治】伤寒夹吐血,因去血既多,阴液必虚,阳无所附者。

39753 麦冬养荣汤(《血证论》卷八)

【组成】人参三钱 麦冬三钱 五味一钱 当归三钱 白芍三钱 知母二钱 陈皮三钱 黄耆三钱 甘草一钱

【功用】清胃火以宁血。

【主治】唾血,脉细数,证属脾经阴虚,津液枯,血不

宁者。

39754 麦冬黄连汤(《嵩崖尊生》卷六)

【组成】赤茯苓 枣仁 麦冬 黄连 胡麻各一钱 远志五分 枳壳 木通各八分 甘草三分

【用法】宜数服。

【主治】伤寒热甚,舌青黑有刺。

39755 麦冬麻仁汤(《温病条辨》卷二)

【组成】麦冬(连心)五钱 火麻仁四钱 生白芍四钱 何首乌三钱 乌梅肉二钱 知母二钱

【用法】水八杯,煮取三杯,分三次温服。

【主治】疟伤胃阴,不饥不饱,不便,潮热,得食则烦热愈加,津液不复者。

39756 麦冬清肺汤(《麻科活人》卷三)

【组成】麦冬 知母 贝母 黄芩 杏仁 天花粉 枳壳 陈皮 丹皮 楂肉 桔梗

【用法】水煎服。

【主治】麻疹热毒乘肺,咳嗽吐血。

【备考】原书治上证,以本方去楂肉、桔梗,加生地黄。

39757 麦冬清肺饮

《赤水玄珠》卷二十八。为《万氏家抄方》卷下"门冬清肺饮"之异名。见该条。

39758 麦冬清肺饮

《杏苑》卷三。为《内外伤辨》卷中"门冬清肺饮"之异名。见该条。

39759 麦冬清肺饮(《种痘新书》卷十二)

【组成】牛子(炒) 石膏 马兜铃各等分

【用法】糯米为引,水煎服。

【主治】麻疹咳嗽吐血,或呛哽食。

【加减】出血,加栀仁。

39760 麦冬清肺饮

《杂病源流犀烛》卷二。为《外科正宗》卷二"麦冬平肺饮"之异名。见该条。

39761 麦冬粳米饮

《金鉴》卷六十一。为《千金》卷二十一"麦门冬饮"之异名。见该条。

39762 麦冬熟地汤(《辨证录》卷三)

【组成】熟地二两 麦冬一两

【用法】水煎服。

【主治】劳伤虚损肾水而嗽血者。

39763 麦饭石围散

《遵生八笺》卷十八。为《医方类聚》卷一七二引《千金月令》"鹿角膏"之异名。见该条。

39764 麦味地黄丸(《疡科心得集·方汇》补遗)

【组成】麦冬 生地 茯苓 五味子 郁金 白芍 乌药 丹皮 泽泻 黄肉 山药 归身

【用法】上为末,炼蜜为丸。每服五钱。

【主治】肾阴不足,火烁肺金,喘咳劳热,或有鼻衄、鼻渊。

39765 麦味地黄丸

《汤头歌诀白话解》。为《医部全录》卷三三一引《体仁汇编》"八味地黄丸"之异名。见该条。

39766 麦味地黄片

《成方制剂》5册。即《医部全录》卷三三一引《体仁汇编》"八味地黄丸"改为片剂。见该条。

39767 麦味地黄汤

《金鉴》卷四十六。即《医部全录》卷三三一引《体仁汇编》"八味地黄丸"改为汤剂。见该条。

39768 麦味补中汤

《医级》卷八。为《伤寒大白》卷四"生脉补中汤"之异名。见该条。

39769 麦蘖人参丸（《圣济总录》卷三十二）

【组成】大麦蘖（炒黄） 人参 枳壳（去瓤，麸炒） 白术各一两 甘草（炙）半两 木香 干姜（炮裂）各三分

【用法】上为末,炼蜜为丸,如梧桐子大。每服十五丸,加至二十丸,食前温酒送下,一日二次。

【主治】伤寒后胃气虚冷,宿食不消。

39770 麦门冬人参汤

《圣济总录》卷三十九。为《外台》卷六引《延年秘录》"麦门冬饮"之异名。见该条。

39771 麦门冬人参汤（《圣济总录》卷一六三）

【组成】麦门冬（去心,焙） 人参 甘草（炙） 栝楼根 生干地黄（焙） 王瓜根各一两

【用法】上为末。每服三钱匕,水一盏半,煎至一盏半,去滓,食后温服。

【主治】产后虚渴引饮。

39772 麦门冬双丸子

《普济方》卷三九二。为《千金》卷五"真珠丸"之异名。见该条。

39773 麦门冬竹叶汤

《普济方》卷二十八。为《圣济总录》卷九十二"麦冬竹叶汤"之异名。见该条。

39774 麦门冬竹茹汤

《医统》卷二十七。为《济生》卷二"橘皮竹茹汤"之异名。见该条。

39775 麦门冬导赤汤

《痘疹全书》卷上。为《片玉痘疹》卷六"麦冬导赤散"之异名。见该条。

39776 麦门冬茯苓饮（《圣济总录》卷三十二）

【异名】麦门冬茯苓饮子（《医学纲目》卷三十二）。

【组成】麦门冬（去心,焙） 赤茯苓（去黑皮） 知母（焙） 芎藭 酸枣仁（微炒） 陈橘皮（去白,炒） 槟榔（剉） 甘草（炙）各一两

【用法】上为粗末。每服五钱匕,水一盏半,加生姜五片,煎至一盏,去滓温服,一日三次。

【主治】伤寒后烦满,心神恍惚,不得眠卧。

39777 麦门冬理中汤（《外台》卷六引《删繁方》）

【异名】麦门冬汤（《圣济总录》卷五十四）。

【组成】生麦门冬一升 生姜四两 白术五两 甘草二两（炙） 人参三两 茯苓二两 橘皮三两 竹茹一升 生芦根一升 莼心五合 萎蕤三两 稟米一升

【用法】上切。以水一斗五升,煮取三升,分三服。

【主治】上焦热,腹满而不欲食,或食先吐而后下,肘胁挛痛。

【宜忌】忌海藻、菘菜、大醋、桃李、雀肉等。

【方论选录】《千金方衍义》:此方治腹满不欲食,故用术、橘、仓米助胃除满,病在下取诸上也;麦冬、萎蕤、芦根、竹茹为胃热上逆,先吐后下而设。

39778 麦门冬清肺汤

《痘疹全书》卷下。为《万氏家抄方》卷下"门冬清肺饮"之异名。见该条。

39779 麦门冬清肺汤（《痧疹辑要》卷二）

【组成】天门冬 麦门冬（各去心） 知母 贝母 杏仁（去皮尖,炒,研） 款冬花 甘草 桔梗 马兜铃 地骨皮各等分

【用法】上剉片。水一盏,煎七分,去滓温服。

【主治】疹后咳嗽不止。

39780 麦门冬粳米汤

《医林纂要》卷四。为《千金》卷二十一"麦门冬饮"之异名。见该条。

39781 麦门冬茯苓饮子

《医学纲目》卷三十二。为《圣济总录》卷三十二"麦门冬茯苓饮"之异名。见该条。

39782 麦味地黄口服液

《成方制剂》6册。即《医部全录》卷三三一引《体仁汇编》"八味地黄丸"改为口服液剂。见该条。

39783 麦门冬五膈下气丸（《外台》卷十六引《删繁方》）

【异名】含化麦门冬丸（《圣惠》卷五十七）、麦门冬丸（《普济方》卷二十六）、五膈下气丸（《普济方》卷二十七）。

【组成】麦门冬十分（去心） 椒四分（汗） 远志皮 附子（炮） 细辛各六分 甘草十分（炙） 干姜 桂心 人参 百部 白术 黄耆各五分 杏仁四十枚（熬;去皮尖双仁者）

【用法】上为末,以白蜜为丸,如弹子大,将一丸纳牙齿间含,稍稍咽其汁。

【主治】肺劳热,损肺生虫,形如蚕,在肺为病,令人咳逆气喘,或为忧膈、气膈、恚膈、寒膈、热膈,皆劳气所生。

【宜忌】忌猪肉、海藻、菘菜、生葱、桃、李、雀肉。

寿

39784 寿生丹（《诚书》卷八）

【组成】人参 天麻（煨） 防风各五钱 僵蚕（炒） 蝉蜕 全蝎（炒）各三钱 雄黄 胆星各五分 牛黄 甘草（炙） 独角仙（去足头）各一钱 白花蛇肉（酒煮熟）一钱半辰砂 麝各一钱二分半 代赭石（醋煅七次）一钱半

【用法】上为末,蜜为丸,金箔为衣。薄荷汤送下。

【主治】小儿急慢惊风危笃证。

【加减】慢惊,加附子、半夏曲各一钱半。

39785 寿字香（《千金珍秘方选》）

【组成】青蒿子五钱 贡云香一两 红枣皮五钱 广木香五钱 芸茴香一两 广草五钱 上广皮五钱 紫降香八钱 线桃草五钱 川芎五钱 淡水香一钱 净川松五钱 真苍术八钱 广锦纹五钱 当归四钱 北细辛五钱 连翘心五钱 官桂四钱 香白芷四钱

【用法】上为细末,晒干。亦可做线香,焚于室内。

【功用】辟瘟除疫解秽。

39786 **寿星丸**(《永乐大典》卷九七八引《全婴方》)

【组成】蛇含石一分　石燕(并火煅,酒淬三五次)代赭石　朱砂　铁粉　雄黄各一钱　五灵脂　乳香　川乌(去皮,炮)　天浆子二十七个(炒)　乌蛇肉(酒浸,炙,去骨)一钱　蛇皮(炙)　蛇头一个(酒浸,炙)　僵蚕(皂角水浸一夕,焙,微炒)　蝉蜕　天麻　蜂房(炒)　蜈蚣(大赤足者)　全蝎各二钱(新薄荷自然汁浸一宿,焙,微炒)　白附子　南星(姜汁浸一夕,微炒,牛胆拌炒)　羌活　川芎　麝香各一钱　脑子半钱

【用法】上为末,糊丸鸡头子大,金箔为衣。三岁每服一丸,薄荷入酒少许磨,或作散亦得。灌药一服,得睡即效。

【主治】小儿急慢惊风,荏苒经日,诸般痫病,累易医者无效,但是恶候,不问阴阳。

【加减】如吐泻之后,加附子(炮去皮,随轻重入药)。

【备考】方中僵蚕、蝉蜕、天麻、蜂房用量原缺。

39787 **寿星丸**(《局方》卷一淳祐新添方)

【异名】琥珀寿星丸(《卫生宝鉴》卷九)、琥珀丸(《普济方》卷一○一)。

【组成】天南星一斤(先用炭火三十斤,烧一地坑通红,去炭,以酒五升倾坑内,候渗酒尽,下南星在坑内,以盆覆坑,周围用灰拥定,勿令走气,次日取出为末)　朱砂(别研)二两　琥珀(别研)一两

【用法】上为末,生姜汁煮面糊为丸,如梧桐子大。每服三十丸,加至五十丸,食后、临卧煎石菖蒲、人参汤送下。

【主治】心腹因惊,神不守舍,风涎潮作,手足抽掣,事多健忘,举止失常,神情昏塞。

39788 **寿星丸**(《杂病源流犀烛》卷六)

【组成】姜远志　人参　黄耆　白术　甘草　当归　生地　白芍　茯苓　陈皮　肉桂　胆星　琥珀　朱砂　五味子

【用法】猪心血、姜汁糊为丸。导痰汤送下。

【主治】痰迷心窍,言语如痴而多忘。

39789 **寿星散**(《医统》卷九十三)

【组成】大南星

【用法】上为末。如背疮大痛者遍掺于上。即得安卧。不知痛者掺之,至于知痛即可治也。

【主治】恶疮。

39790 **寿星散**(《鲁府禁方》卷一)

【组成】腊月牛胆南星五钱　枯矾二钱　朱砂一钱

【用法】上为末。每服一钱,酒、茶、姜水皆可送下。

【主治】痰厥不省人事。

39791 **寿星锭**(《诚书》卷八)

【组成】防风五钱　人参　白术(麸炒)　茯苓　远志(去心,酒浸,炒)　茯神　川芎　僵蚕　白芷　莲实　甘草(炙)各二钱半　藿香叶一钱　天麻(煨)　附子(蜜汤煮)　桔梗(炒)　南星(制)　羌活　琥珀各一钱半　钩藤五钱　辰砂二钱　全蝎(制)十个　蝉蜕(制)二十四个　麝香一角　金箔二十片　山药三钱

【用法】上为末,炼蜜印锭。薄荷汤磨化下。

【主治】小儿胎惊风,热丹毒。

39792 **寿胎丸**(《衷中参西》上册)

【组成】菟丝子四两(炒熟)　桑寄生二两　川续断二两　真阿胶二两

【用法】上药将前三味轧细,水化阿胶和为丸,每丸一分重(干足)。每服二十丸,开水送下,一日二次。

【主治】滑胎。

【加减】气虚者,加人参二两;大气陷者,加生黄耆三两;食少者,加炒白术二两;凉者,加炒补骨脂二两;热者,加生地二两。

【方论选录】胎在母腹,若果善吸其母之气化,自无下坠之虞。且男女生育,皆赖肾脏作强。菟丝大能补肾,肾旺自能荫胎也;寄生能养血,强筋骨,大能使胎气强壮,故《本经》载其能安胎;续断亦补肾之药;阿胶系驴皮所熬,最善伏藏血脉,滋阴补肾,故《本经》亦载其安胎也。

【现代研究】❶调控细胞因子抗自然流产作用:《中华中医药学刊》[2009,27(7):1447]对反复自然流产模型小鼠,按低、中、高剂量组,给予寿胎丸混悬液灌胃,应用原位杂交法检测孕14天各组蜕膜组织Th1/Th2细胞因子γ-干扰素(IFN-γ)和白介素-10(IL-10)mRNA的表达。结果显示:寿胎丸可能通过降低自然流产小鼠模型IFN-γmRNA表达、升高IL-10mRNA表达,从而调控Th1/Th2型细胞因子的平衡,以达到治疗反复自然流产的目的。《湖南中医药大学学报》[2009,29(1):26]对反复自然流产模型小鼠,按低、中、高剂量组,给予寿胎丸浓缩药液灌胃,应用免疫组化法检测孕14天各组蜕膜组织细胞因子信号转导负调控因子家族成员SOCS1、SOCS3蛋白的表达。结果显示:寿胎丸可能通过提高自然流产小鼠模型SOCS3蛋白表达水平,降低SOCS1蛋白表达,调控Th向Th2分化,以达到治疗反复自然流产的目的。❷促卵泡发育及排卵作用:《湖南中医杂志》[2007,23(3):92]对肾虚不孕模型大鼠,按大、中、小不同剂量给与寿胎丸灌胃,结果显示:模型组卵巢苍白,表面见卵泡,但卵泡数目少,卵泡较小,无黄体;子宫较小,色泽欠红润;寿胎丸组大鼠卵巢色泽鲜红,卵泡数目明显多于模型组,卵泡明显增大,表面见较多黄体;子宫外观粗大发紫,子宫肌层明显增厚,其中以中剂量组最为明显。

39793 **寿脾汤**

《会约》卷十一。为《景岳全书》卷五十一"寿脾煎"之异名。见该条。

39794 **寿脾煎**(《景岳全书》卷五十一)

【异名】摄营煎(原书同卷)、寿脾汤(《会约》卷十一)、参姜寿脾煎(《顾氏医径》卷四)。

【组成】白术二三钱　当归二钱　山药二钱　炙甘草一钱　枣仁一钱半　远志(制)三五分　干姜(炮)一至三钱　莲肉(去心,炒)二十粒　人参随宜一二钱,急者用一两

【用法】水二钟煎服。

【主治】脾虚不能摄血等证,凡忧思郁怒积劳,及误用攻伐等药犯损脾阴,以致中气亏陷,神魂不宁,大便脱血不止,或妇人无火崩淋。

【加减】如血未止,加乌梅二个,凡畏酸者不可用,或加地榆一钱半亦可;滑脱不禁者,加醋炒文蛤一钱;下焦虚滑不禁,加鹿角霜二钱为末搅入药中服之;气虚甚者,加炙黄耆二三钱;气陷而坠者,加炒升麻五七分,或白芷亦可;兼溏泄者,加补骨脂一钱炒用;阳虚畏寒者,加制附子一至三钱;

血去过多,阴虚气馁,心跳不宁者,加熟地七八钱或一二两。

39795 寿星补汁(《成方制剂》14册)

【组成】白芍 白术 当归 党参 茯苓 干姜 甘草 桂枝 麦冬 山药 山楂 熟地黄 制何首乌

【用法】上制成口服液。一次服10毫升,一日2次。

【功用】益气养血,调理脾胃。

【主治】年老衰弱,病后体虚,疲乏无力,食欲减退,肢痛麻木,失眠多梦。

戒

39796 戒止丸(《解围元薮》卷三)

【组成】荆芥 白芷 防风各十二两 苦参一斤 丢子八两 蒺藜 胡麻 牛蒡子各十两 当归 红花 川芎各四两 闹羊花四两(酒蒸晒二次)

【用法】上为末,酒糊为丸,如梧桐子大。每服百丸,早、晚以茶下。腹中响动不安,两三时即定。

【主治】秽烂黑肿,臭恶疬风。

39797 戒烟丸(《外科传薪集》)

【组成】党参二钱 玉竹二钱 粟壳二钱 橘红一钱二分 沉香五分 黄芪(炙)二钱 茯苓二钱 炮姜二钱 杜仲一钱二分 肉桂五分 枣仁一钱二分 制半夏一钱五分 益智仁一钱二分 覆花一钱二分 红枣二两

【用法】上药同煎,用布沥汁,再入烟灰三钱,赤砂糖二两,同煎,加姜汁和在一处,熬五日为丸。此平淡之方,看体质用,烟瘾重者,加烟。

【功用】戒烟。

39798 戒烟丸

《中国医学大辞典》引林文忠公方。即原书"戒烟膏"改为丸剂。见该条。

39799 戒烟方(《温氏经验良方》)

【组成】炒杜仲四两 川贝母二钱 甘草二钱

【用法】文火煎成浓汁,加好红糖半斤收膏。每于瘾来之前,开水冲服一茶匙。照常吸烟,不可间断,日久即能断瘾,戒时毫无痛苦,并与身体有益。

【功用】断烟瘾。

39800 戒烟膏(《中国医学大辞典》引林文忠公方)

【组成】明党参 云茯苓 黄芪(炙) 潞党参 玉竹(炙) 炮姜炭 罂粟壳 杜仲(炒) 橘红 枸杞子各四钱 旋覆花(绢包) 甘草(炙) 法半夏 益智仁各二钱四分 枣仁二钱

【用法】加红枣四钱,赤砂糖二两,清水煎取浓汁,去渣收成膏,称见若干,加清烟膏一成,搅入和匀。烟瘾一钱,膏亦一钱,每日吸烟几次,服膏亦几次,瘾前服,服七日,减去一成,逐次减去,以减尽为度。体丰阳虚者,服此方极佳。

【加减】肚腹下坠者,加沉香二钱。

【备考】本方改为丸剂,名"戒烟丸"(见原书)。

39801 戒鸦片烟瘾方(《种福堂方·附录》)

【组成】潞党参一两 金樱子一两 粟壳四钱 莱菔子一两 韭菜子一两 半夏一两 阳春砂仁五钱 广陈皮五钱 陈酒五斤 倭芙蓉灰五钱

【用法】将各味煎好,滤去渣滓,和入陈酒内再煎一沸,置盖钵中勿令泄气。于瘾至之前先饮一钟,瘾可不至,更将

淡酒一杯冲入其内,每饮一钟,即冲入一钟,药性冀其渐减而烟瘾庶可全消。

【功用】消烟瘾。

进

39802 进灵丹

《中国医学大辞典》。即《准绳·类方》卷七"韩相进灵丹"。见该条。

39803 进食丸

《局方》卷十。为《圣惠》卷八十八"代赭丸"之异名。见该条。

39804 进食丸(《幼幼新书》卷二十二引《王氏手集》)

【组成】丁香一钱 肉豆蔻二个 木香半钱 巴豆九个(去皮,生用) 五灵脂七钱

【用法】上为细末,面糊为丸,如绿豆大。每岁一二丸,食后生姜汤送下,一日二次。

【功用】安和脾胃,消化积滞,止呕哕吐利,除心腹胀满,利胸膈,散满痞。常服消水谷,进乳食。

39805 进食丸(《卫生总微》卷十)

【组成】木香 枳壳(麸炒,去瓤) 当归(去须,洗,焙) 代赭石(火煅,醋淬不计遍数,以易碎为度,别研) 朱砂(研,飞)各半两 巴豆霜一分

【用法】上为末,糊为丸,如黍米大。一岁儿一丸,温水送下,不拘时候。

【主治】小儿伤饱,乳食不消,壮热腹痛胀满,吐呃无度。

39806 进食丸(《普济方》卷二十三引《卫生家宝》)

【组成】肉豆蔻仁一钱 厚朴五钱(去粗皮) 丁香一钱 木香一钱 荜澄茄一钱 良姜五钱(微炒) 五味子一钱 生姜三两(去皮,切作小块子)

【用法】上药五味子以前药味碾为粗末,入切生姜再同拌碾,或杵成膏,取出,入密器内罨一宿,次日取出焙干,碾为细末,煮粟稠粥为丸,如梧桐子大。每服三五十丸,早、晚食前煎生姜、橘皮汤,或米饮送下,一日三次。

【主治】脾胃久虚,饮食减少,肠滑或痢,肢体乏力,精神疲劣。

39807 进食丸(《儒门事亲》卷十二)

【组成】牵牛一两 巴豆三粒(去油心膜)

【用法】上为末,水为丸。每服二三十丸,食后随所伤物送下。

【主治】❶《儒门事亲》:一切酒食所伤,以致心腹满闷,时呕酸水。❷《本草纲目》:胸膈食积。

39808 进食丹(《鸡峰》卷十二)

【组成】木香 丁香 肉豆蔻各一两 黄橘皮 人参 藿香 白术 神曲 麦蘖 茂各三分 槟榔一个 半夏五分

【用法】姜糊为丸,如梧桐子大。每服三十丸,食后用姜汤送下。

【功用】开胃健脾,消化积滞,止恶心呕酸。

39809 进食丹

《瘴疟指南》卷下。为方出《百一》卷六引孟公实方,名见《医统》卷三十六"石莲散"之异名。见该条。

39810 进食汤

《普济方》卷二十五。为《医方大成》卷三引《济生》"进食散"之异名。见该条。

39811 进食散（《苏沈良方》卷四引李潜方）

【异名】理脾散（《普济方》卷二十三引《如宜方》）。

【组成】青皮　陈皮（去瓤）各一分　草豆蔻三个　甘草一分（炙）　诃子（去核，煨）五个　高良姜（薄切，炒）一分　川乌头一个（炮，去皮脐）　肉桂一分（去外皮）

【用法】每服一钱，水一中盏，加生姜二片，煎至七分，空腹时服。

【主治】脾胃虚冷，不思食，及久病人脾虚，全不食者。

【临床报道】脾虚不食：李潜在真州治贾使君女子，已五十余日，病脾多呕，都不进食，医绝无验。潜投此药一服，遂食蒸饼半枚，明日百味皆思。潜云：此药进食极神速。予疑此药太热，潜云不然，用之三十年，无不效者。

【备考】方中草豆蔻，《局方》（淳祐新添方）作"草果肉"。

39812 进食散（《医方大成》卷三引《济生》）

【异名】进食汤（《普济方》卷二十五）。

【组成】半夏曲　肉豆蔻（面裹煨）　草果仁　高良姜（炒）　麦蘖（炒）　附子（炮，去皮尖）　丁香　厚朴（去皮，姜炒）　陈皮（去白）各一两　人参（去芦）　青皮（去白）　甘草（炙）各半两

【用法】上㕮咀。每服四钱，水一盏，加生姜五片，大枣一枚煎，不拘时候温服。

【主治】脾胃虚寒，或为生冷所伤，或七情所扰，胸膈痞塞，不思饮食，痰逆恶心，大便溏泄。

39813 进食散（《朱氏集验方》卷四）

【组成】青皮　陈皮　甘草　肉桂　附子（炮）　草果子　诃子　良姜　白姜各等分

【用法】上㕮咀。加生姜三片，大枣一枚，水一盏半，煎至一盏，空心服，一日三次。

【功用】调脾进食。

【主治】腹胀吐逆。

39814 进食散（《丹溪心法附余》卷二十二）

【组成】白扁豆（微炒）　石莲肉（炒，去心）　人参（焙）各二钱半　茯苓一钱半　神曲二钱半　甘草（炙）　白芷　木香　黄耆各一钱

【用法】上为细末。每服婴孩一字，二三岁半钱，四五岁一钱，水半钟，加生姜一片，大枣半枚，煎十数沸，调末服之。

【功用】进食。

39815 进食散（《治疹全书》卷下）

【组成】神曲（炒）　麦芽（炒）　砂仁　山楂

【用法】上为散服。

【功用】醒脾和胃。

【主治】疹后不食。

39816 进食煎（《鸡峰》卷二十三）

【组成】木香　枳壳　当归　朱砂各四两　麝香　巴豆各一两

【用法】上为细末，煮面糊为丸，如黄米大。每服三五丸，食后以米饮送下。

【主治】小儿伤食腹痛。

39817 进食平胃丸（《博济》卷二）

【组成】厚朴（去粗皮，姜汁涂炙令香）二两半　甘草（炙）一两半　苍术（米泔水浸二日，刮去皮）四两　陈皮（去白）二两半　人参一两　茯苓一两

【用法】上为细末，炼蜜为丸，如梧桐子大。每服十丸，空心盐汤嚼下。

【功用】顺气利膈，进食平胃。

【主治】脾胃气不和，不思饮食。

39818 进食四物汤（《鲁府禁方》卷三）

【组成】白芍（酒炒）一钱　川芎七分　香附一钱　砂仁八分　陈皮八分　枳实（麸炒）七分　槟榔七分　乌药七分　青皮（去瓤）七分　莲肉七分　白豆蔻（去壳）　青木香各五分

【用法】上剉。加生姜三片，水煎，温服。

【主治】脾气不和，胸中饱闷。

39819 进退四物汤（《医方简义》卷五）

【组成】熟地五钱　当归三钱　酒炒白芍一钱五分　川芎一钱

【用法】水煎服。

【功用】调经。

【加减】血热先期者，加丹参、丹皮、益母草各二钱；血寒后期者，加肉桂五分，牛膝、香附各二钱；先腹痛而经至，小腹疠痛者，加青皮（炒）一钱，泽兰、香附、延胡索各二钱，青木香四分，减去熟地一味，倍加川芎一钱；经净而腹痛者，加人参二钱，桂枝五分，香附、延胡各二钱，减熟地一半，加炒白芍一钱五分；带下，加鹿角霜二钱，煅龙骨二钱，左牡蛎四钱，仙居白术二钱，砂仁五分，去熟地、川芎二味；白淫多者，加茯苓、白术，东洋参各一钱五分，进白芍一半，退熟地一半；白淋多者，加琥珀一钱五分，乌贼骨一钱，滑石、淡竹叶各三钱；经水色黄而淡者，加肉桂五分，芫荽子三钱，党参三钱，柴胡（醋炒）八分；心神摇漾，加茯神三钱，远志肉（炒）一钱，琥珀八分，灯草一扎；风虚眩晕者，加煨天麻一钱，姜半夏一钱，倍川芎一钱；如呕者，加姜三片，川连八分，姜半夏一钱五分，淡吴萸八分，减熟地一半；肢逆冷者，加桂枝七分，竹茹一丸半，姜三片。

39820 进退黄连汤（《法律》卷五）

【组成】黄连（姜汁炒）　干姜（炮）　人参（人乳拌蒸）一钱五分　桂枝一钱　半夏（姜制）一钱五分　大枣二枚

【用法】进法用本方七味，俱不制，水二茶盏，煎一半，温服；退法不用桂枝，黄连减半，或加肉桂五分，如上逐味制熟，煎服法同，但空朝服崔氏八味丸三钱，半饥服煎剂耳。

【功用】《成方便读》：握运中枢透达。

【主治】关格。

【方论选录】❶《古方选注》：黄连汤，仲景治胃有邪，胸有热，腹有寒。喻嘉言旁通其旨，加进退之法，以治关格，独超千古，藉其冲和王道之方，从中调治，使胃气自为敷布以渐通于上下。如格则吐逆，则进桂枝和卫通阳，俾阴气由中渐透于上，药以生用而升；如关则不得小便，则退桂枝、减黄连，俾阳气由中渐透于下，药以熟用而降；如关而且格者，阴阳由中而渐透于上下，卫气先通则加意通卫，营气先通则加意通营，不以才通而变法，斯得治关格之旨矣。❷《成方

便读》:喻氏治关格证,上则呕吐不纳,下则二便不通,用此方或进或退,犹握枢而运,使之透达于上下。盖关则不得小便,格则吐逆,如《伤寒论》之胸中有热、胃中有寒之意。故其治格之盛者,当进而从阳,本方俱不用制,水煎温服。如关之盛者,即退而从阴,方中黄连减半,或加肉桂五分,其意以人参、大枣,坐镇中枢,半夏能和胃而通阴阳,于是饮入胃中,听胃气之敷布,或协黄连以除其上热,或偕姜、桂以温其下寒。然此法止可治有邪之关格,若由噎膈反胃,阴枯液涸而成关格者,又非此方可治也。

39821 进退大承气汤(《保命集》卷中)

【组成】大承气汤

【用法】太阴证不能食,当先补而后泻,乃进药法也。先煎厚朴半两,俱依本方加制,水一盏半,煎至一半服之。若三两服后未已,谓有宿食不消,又加枳实二钱同煎服。三两服泄又未已,如稍加食,尚有热毒,又加大黄三钱,推过泄止住药。如泄未止,谓肠胃有久尘垢滑粘,加芒消半合,宿垢去尽则愈矣。阳明证,能食是也,当先泻而后补,谓退药法也。先用大承气汤五钱,水一盏,依前法煎至七分,稍热服。如泄未止,去芒消,后稍热退,减大黄一半两服。如热气虽已,其人心腹满,又减去大黄,枳实厚朴汤又煎三两服。如是腹胀满退,泄亦自愈。后服厚朴汤数服则已。

【主治】大瘕泄,有太阴、阳明二经证者。

【方论选录】泄有虚实寒热,虚则无力粘衣,不便已泄出,谓不能禁固也。实则数至圊而不能便,俗云虚坐努责故也,里急后重,进退大承气汤主之。

远

39822 远邪汤(《辨证录》卷五)

【组成】人参一钱 苍术三钱 茯苓三钱 柴胡一钱 苏叶五分 生甘草一钱 玄参一两 荆芥三钱 黄芩一钱 白菊五钱 天花粉二钱

【用法】水煎服。一剂头痛止,二剂身热解,三剂斑散,狂躁皆安,四剂痊愈。

【功用】补正退邪。

【主治】春温,头痛身热,口渴呼饮,四肢发斑,似狂非狂,似躁非躁,沿门阖室,彼此传染。

39823 远志丸(《外台》卷十七引《备急方》)

【组成】续断二两 薯蓣二两 远志二两(去心) 蛇床子二两 肉苁蓉二两

【用法】上为末,以雀卵为丸,如小豆大。每服七丸至十丸,以酒送下。百日知之。

【主治】男子萎弱。

39824 远志丸(《圣惠》卷三)

【组成】远志三分(去心) 人参一两(去芦头) 苦参三分(剉) 马头骨灰三分 茯神三分 菖蒲半两 朱砂半两(细研,水飞过) 铁粉半两

【用法】上为末,入朱砂等令匀,炼蜜为丸,如梧桐子大。每服十丸,食后煎木通汤送下。

【主治】胆热多睡。

39825 远志丸(《圣惠》卷四)

【组成】远志一两(去心) 麦门冬一两(去心,焙) 赤石脂一两 熟干地黄一两 人参一两(去芦头) 茯神一两

甘草半两(炙微赤,剉) 白术一分 薯蓣一两

【用法】上为末,炼蜜为丸,如梧桐子大。每服三十丸,食后以清粥饮送下。

【主治】心气不足,惊悸多忘。

39826 远志丸(《圣惠》卷四)

【组成】远志三分(去心) 白术三分 龙骨一两 牛黄半两(细研) 紫葳半两 虎睛一对(酒浸,微炙) 人参一两(去芦头) 茯神三分(剉) 防风三分(去芦头) 桂心一两 麦门冬三分(去心,焙) 甘草半两(炙微赤,剉) 熟干地黄一两

【用法】上为末,入牛黄研令匀,炼蜜为丸,如梧桐子大。每服二十丸,以温水送下,不拘时候。

【主治】心脏风虚,多惊悸,喜怒不安。

39827 远志丸(《圣惠》卷二十八)

【组成】远志二两(去心) 茯神一两 石菖蒲一两 黄耆一两(剉) 熟干地黄一两 人参一两(去芦头) 薯蓣一两 麦门冬二两(去心,焙) 龙齿一两(细研) 紫石英一两(细研,水飞过)

【用法】上为末,入研了药令匀,炼蜜为丸,如梧桐子大。每服十五丸,以人参汤送下,不拘时候。

【主治】虚劳惊悸,神气不足,多忘不安。

39828 远志丸(《圣惠》卷七十八)

【组成】远志(去心) 黄耆(剉) 白茯苓 桂心 麦门冬(去心,焙) 人参(去芦头) 当归(剉,微炒) 白术 钟乳粉 独活 柏子仁 阿胶(捣碎,炒令黄燥) 菖蒲 熟干地黄 薯蓣各一两

【用法】上为末,炼蜜为丸,如梧桐子大。每服二十丸,温酒送下,不拘时候。

【主治】产后脏虚不足,心神惊悸,志意不安,腹中急痛,或时恐怖,夜不安卧。

39829 远志丸(《普济方》卷八十引《圣惠》)

【组成】远志(去心) 人参(去芦头) 白茯苓 柏子仁各一两 车前子一两半 决明子二两 细辛半两 茺蔚子二两

【用法】上为末,炼蜜为丸,如梧桐子大。每服二十丸,空心及夜临卧时以粥饮送下。

【主治】眼生钉翳,日月深久。

39830 远志丸(《圣济总录》卷十四)

【组成】远志(去心) 人参 白茯苓(去黑皮) 山芋 凝水石(碎研)各一两

【用法】上为末,用白面糊为丸,如梧桐子大。每服二十丸,人参汤送下。加至三十丸。

【功用】安魂神,化风痰,定心忪。

【主治】昏虚。

39831 远志丸(《圣济总录》卷十九)

【组成】远志(去心) 山芋 肉苁蓉(去皱皮,酒浸,切,焙) 牛膝(去苗,酒浸,切,焙)各一两 石斛(去根) 天雄(炮裂,去皮脐) 巴戟天(去心) 人参 山茱萸 泽泻 菟丝子(酒浸一宿,别捣) 茯神(去木) 覆盆子 续断 生干地黄(焙) 桂(去粗皮) 鹿茸(酒炙,去毛) 甘草(炙,剉) 附子(炮裂,去皮脐) 牡丹皮 白茯苓(去黑皮) 五味子 杜仲(去粗皮,炙,剉)各一分 蛇床子 楮

实(微炒) 黄耆各一两

【用法】上为末,炼蜜为丸,如梧桐子大。每服二十丸,加至三十丸,空心温酒送下。

【功用】补损益气。

【主治】肾脏虚乏,久感寒湿,因而成痹。

39832 远志丸(《圣济总录》卷四十二)

【组成】远志(去心) 人参 山芋 防风(去叉) 玄参各二两半 苦参 铁粉(细研) 乌头(烧灰存性)各三两

【用法】上为末,炼蜜为丸,如梧桐子大。每服二十丸,食后米饮送下,一日二次。渐加至三十丸。

【主治】气昏多睡,昼夜不足。

39833 远志丸(《圣济总录》卷四十三)

【组成】远志(去心)一两半 麦门冬(去心)一两 人参 熟干地黄(焙) 地榆 甘草(炙)各半两

【用法】上为末,炼蜜为丸,如梧桐子大。每服二十丸,食后、临卧煎茯苓汤送下。

【功用】镇心安神。

【主治】精神恍惚,坐卧不宁。

39834 远志丸(《圣济总录》卷八十六)

【组成】远志(去心) 桂(去粗皮) 杜仲(去粗皮,炙) 枳壳(去瓤,麸炒) 白茯苓(去黑皮)各半两

【用法】上药除菟丝子外,为末和匀,炼蜜为丸,如梧桐子大。每服三十丸,空腹温酒送下。

【主治】肾劳虚损,梦寐惊悸,少腹拘急,面色黧黑,小便白浊,腰脊疼痛。

39835 远志丸

《圣济总录》卷一六〇。为《千金》卷三"大远志丸"之异名。见该条。

39836 远志丸(《圣济总录》卷一八六)

【组成】远志(去心) 山芋 柏子仁 巴戟天(去心) 续断 杜仲(去粗皮,炙,剉)各二两 菟丝子(酒浸,焙干,别捣) 荆实 山茱萸 五味子各二两半 肉苁蓉(酒浸,切,焙) 牛膝(酒浸,切,焙)各四两

【用法】上为细末,炼蜜为丸,如梧桐子大。每服三十丸,空心温酒送下。服之月余,气壮精倍。

【功用】补血益气,强力益志。

【主治】真元衰惫,耳焦面黑,精神不爽。

【加减】若体涩,加柏子仁;精冷,加五味子;阳衰,加续断,各一倍。

39837 远志丸(《圣济总录》卷一八六)

【组成】远志(去心)一两 山芋 人参 白茯苓(去黑皮)各半两 金箔 银箔各十片

【用法】上为末,炼蜜为丸,如梧桐子大。每服十丸,茶、酒随意送下。

【功用】强力益志,延年。

39838 远志丸(《鸡峰》卷七)

【组成】远志二两 茯神 石菖蒲 黄耆 熟干地黄 人参各一两

【用法】上为细末,水煮面糊为丸,如梧桐子大。每服十丸,米饮送下,不拘时候。

【主治】虚劳惊悸,神气不宁。

39839 远志丸(《鸡峰》卷十一)

【组成】朱砂 远志 人参 茯苓 茯神 甘草 白石英 紫石英 干山药 龙齿各一两

【用法】上为细末,炼蜜为丸,如梧桐子大。每服三十丸,煎人参汤送下,寅、午、戌时服。

【功用】镇心安神,爽识强记。

【主治】心气不定,恍惚健忘,语言错乱,或即謇涩,惊悸心忪,神思不定。

39840 远志丸(《鸡峰》卷十一)

【组成】远志 菖蒲 龙齿 茯神 黄耆 人参 赤石脂各一两 干地黄二两 麦门冬半两

【用法】上为细末,炼蜜为丸,如梧桐子大。每服二三十丸,米饮送下。

【主治】心中恍惚不宁。

39841 远志丸

《扁鹊心书·神方》。为《古今录验》引道士陈明方(见《外台》卷十五)"定志丸"之异名。见该条。

39842 远志丸(《本事》卷二)

【组成】远志(去心,洗,剉,炒令黄色) 南星 白附子(炮微黄) 白茯苓(去皮) 人参(去芦) 酸枣仁(微炒,去皮,研)各半两 金箔五片 朱砂(水飞)半两(入麝香少许同研)

【用法】上为细末,炼蜜为丸,如梧桐子大,朱砂为衣。每服三十丸,食后、临卧薄荷汤送下。

【主治】因惊语言颠错。

39843 远志丸(《三因》卷十)

【组成】人参 白茯苓 川姜(炮)各半两 牡蛎(煅取粉) 远志(去心,姜汁制炒)各一两

【用法】上为末,用苁蓉一两,酒熬成膏为丸,如梧桐子大。每服五十丸,糯米汤送下。

【主治】心肾虚,烦渴引饮,胸间短气,小便自利,白浊泄遗。

39844 远志丸(《三因》卷十三)

【组成】远志(去心,炒) 山药(炒) 熟地黄 天门冬(去心) 龙齿(水飞)各六两 麦门冬(去心) 五味子 车前子(炒) 白茯苓 茯神(去木) 地骨皮 桂心各五两

【用法】上为末,炼蜜为丸,如梧桐子大。每服三十丸至五十丸,空心温酒、米汤任下。

【主治】心肾气不足,惊悸健忘,梦寐不安,遗精,面少色,足胫酸疼。

39845 远志丸(《杨氏家藏方》卷十)

【组成】远志(去心) 石菖蒲 茯神(去木)各一两 天竺黄 酸枣仁(炒)各半两 朱砂三分(别研) 犀角屑 龙齿(别研)各一分

【用法】上药除别研外并为细末,炼蜜为丸,如梧桐子大。每服三十丸,食后、临卧温熟水送下。

【主治】忧愁思虑过多,苦劳心神,恍惚健忘,睡卧不宁。

39846 远志丸(《魏氏家藏方》卷二)

【组成】酸枣仁(炒,别研) 远志(去心) 白附子(炮) 人参(去芦) 石菖蒲 白茯苓(去皮) 天南星(炮) 龙骨(煅) 麦门冬(去心) 天麻 半夏曲 铁粉各一两 辰砂

半两(别研)

【用法】上为细末,炼蜜为丸,如梧桐子大,朱砂为衣。每服三十丸,温酒或人参汤送下,不拘时候。

【功用】安魂定魄,去风涎,镇惊气。

【主治】心气不宁。

39847 远志丸(《医方大成》卷五引《济生》)

【组成】远志(去心,姜汁淹) 石菖蒲各二两 茯神(去木) 白茯苓(去皮) 人参 龙齿各一两

【用法】上为末,炼蜜为丸,如梧桐子大,辰砂为衣。每服七十丸,食后、临卧热汤送下。

【主治】因事有惊,心神不定,夜梦惊堕,小便白浊。

39848 远志丸(《直指》卷九)

【组成】远志(姜汁淹,取肉焙) 茯神(去木) 黄耆(炙) 熟地黄(洗) 人参各一两 石菖蒲半两 当归三分

【用法】上为末,粟米糊为丸,如梧桐子大。每服二十丸,米饮送下。

【主治】虚劳惊悸,神气不宁。

39849 远志丸(《直指》卷十)

【组成】远志(水浸取肉,姜淹焙干) 山药(炒熟) 地黄(洗,晒) 天门冬(去心) 龙齿(研细)各一两半 白茯苓 茯神(去木) 地骨皮各一两二钱半 辣桂六钱一字

【用法】上为末,炼蜜为丸,如梧桐子大。每服五十丸,食前粳米汤送下。

【主治】心气不足,遗精白浊。

39850 远志丸(《直指》卷二十)

【组成】人参 茯神(去木) 芦荟(研) 琥珀 蔓荆子各半两 川芎 生地黄 熟地黄(洗,焙) 茺蔚子 蝉壳(洗,晒)各一两 车前子 细辛 白蒺藜(炒,去刺) 远志(水浸,去心,晒干,姜汁蘸,焙)各七钱半 全蝎五枚

【用法】上为细末,炼蜜为丸,如梧桐子大。每服五十丸,空心粥饮送下,临睡石菖蒲汤送下。

【功用】清心益肝,明目退翳。

39851 远志丸(《朱氏集验方》卷二)

【组成】远志(去心,用甘草水煮)半斤 茯神(去木) 益智仁各二两

【用法】上为末,酒糊为丸,如梧桐子大。每服五十丸,临卧枣汤送下。

【主治】小便赤浊。

39852 远志丸(《局方》卷五续添诸局经验秘方)

【组成】远志(去心,姜汁炒) 牡蛎(煅,取粉)各二两 白茯苓 人参 干姜(炮) 辰砂(别研)各一两 肉苁蓉(净洗,切片,焙干)四两

【用法】上为细末,炼蜜为丸,如梧桐子大。每服三十丸,空心、食前煎灯心、盐汤送下;温酒亦可。

【功用】补益心肾,聪明耳目,定志安神,滋养气血。

【主治】丈夫、妇人心气不足,肾经虚损,思虑太过,精神恍惚,健忘多惊,睡卧不宁,气血耗败,遗沥泄精,小便白浊,虚汗盗汗,耳或聋鸣。

39853 远志丸(《普济方》卷三十三引《经验良方》)

【组成】白茯苓一两 麦门冬(去心)一两 远志(去心) 石菖蒲各半两 人参(去芦) 益智仁(去皮)各二钱半

【用法】上为末,炼蜜为丸,如梧桐子大。每服三十丸,麦门冬、灯心煎汤送下。

【主治】白浊。

39854 远志丸(《普济方》卷二二三)

【组成】远志 茯苓 细辛 菟丝子 木兰 续断 人参 菖蒲 龙骨 当归 芎䓖 茯神各五分

【用法】上为细末,炼蜜为丸,如梧桐子大。每服七丸至十丸,日二夜一。

【功用】明目益精,长志倍力,久服长生耐老。满三年益智。

39855 远志丸(《医林绳墨大全》卷六)

【组成】远志(去心,姜汁腌) 酸枣仁(炒) 黄耆 石菖蒲各五钱 茯神(去皮木) 茯苓 人参 龙齿各一两 麦门冬 五味子各二钱半

【用法】炼蜜为丸,如梧桐子大,朱砂为衣。每服七十丸,食后、临卧熟水送下。

【主治】梦遗精滑,由心火旺而肾水衰者。

39856 远志丸(《医略六书》卷三十)

【组成】远志一两半 人参一两半 熟地五两 黄耆三两(蜜炙) 当归三两 白术一两半(炒) 阿胶三两(麸炒) 柏子仁三两(炒) 萸肉一两半 麦冬三两(去心)

【用法】上为末,炼蜜为丸。每服三五钱,金箔汤送下。

【主治】产后惊悸,脉浮虚软者。

【方论选录】产后气血两虚,心神失养,而心气虚馁,胆气亦怯,故善惊数悸焉。远志通肾交心,人参扶元壮胆,熟地补真阴以滋心血,黄耆补中气以雄胆气,当归养血脉荣心,白术健脾元生血,阿胶珠补阴益血,柏子仁养心安神,麦冬润肺气以清心,萸肉密肾气以涩精也。蜜丸金箔汤下,使阴平阳秘,则血气内充,而心神得养,胆气亦壮,何有善惊数悸之患哉。

39857 远志丸(《杂病源流犀烛》卷七)

【组成】麦冬 石菖蒲 甘菊 远志各五钱 杞子 熟地各四钱

【用法】炼蜜为丸。空腹临卧服。

【主治】心肾两虚,近视,不能远视者。

【备考】原书治上证,本方加密蒙花。

39858 远志汤(《医心方》卷三引《小品方》)

【异名】远志散(《普济方》卷一〇二)。

【组成】远志三两(去心) 茯苓二两 独活四两 甘草二两 芍药三两 当归二两 桂肉三两 麦门冬三两半(去心) 生姜五两 人参二两 附子一两(炮) 黄耆三两

【用法】以水一斗二升,煮取四升,每服八合,人羸可服五合,日三夜一。

【主治】中风心气不定,惊悸,言语谬误,恍恍惚惚,心中烦闷,耳鸣。

39859 远志汤(《鬼遗》卷三)

【组成】远志(去心) 当归 甘草(炙) 桂心 芎䓖各一两 黄耆 人参 麦门冬(去心)各三两 茯苓二两 干地黄二两 生姜五两 大枣十四枚

【用法】以东流水一斗,煮取三升二合,分四次温服,日三夜一。

【主治】痈疽发背、乳,大去脓后,虚惙少气欲死。

39860 远志汤(《千金》卷三)

【组成】远志 人参 甘草 当归(无当归用芎䓖) 桂心 麦门冬各二两 芍药一两 茯苓五两 生姜六两 大枣二十枚

【用法】上㕮咀。以水一斗,煮取三升,去滓,分三次服,一日三次,羸者分四服。

【主治】产后忽苦,心中惊悸不定,志意不安,言语错误,惚惚愦愦,情不自觉。

【加减】其人心胸中逆气,加半夏三两。

39861 远志汤(《千金》卷十四)

【组成】远志 干姜 铁精 桂心 黄耆 紫石英各三两 防风 当归 人参 茯苓 甘草 芎䓖 茯神 羌活各二两 麦门冬 半夏各四两 五味子二合 大枣十二枚

【用法】上㕮咀。以水一斗三升,煮取三升半,分五服,日三夜一。

【功用】补心。

【主治】心气虚,惊悸喜忘,不进食。

【方论选录】《千金方衍义》:生脉、保元滋降心火,理中、四君固实脾土,心降则心肺安,土实则肾肝固,五脏相率受其益矣。更须用芎、归、桂心以和营血,远志、茯神以利关窍,羌、防以祛风湿,半夏以涤痰涎,紫石英以镇怯,大枣以和脾气,并和诸药性味也。

39862 远志汤(《圣济总录》卷十三)

【组成】远志(去心) 人参 赤茯苓(去黑皮) 犀角(镑) 桔梗(锉,炒) 前胡(去芦头) 防风(去叉) 麦门冬(去心,焙) 黄耆(锉) 大腹皮各半两

【用法】上为粗末。水一盏,加生姜一枣大(拍碎),煎至七分,去滓,每服三钱匕,食后温服,一日三次。

【功用】除目黄,解烦渴。

【主治】风搏阳气,郁为热中。

39863 远志汤

《圣济总录》卷四十二。为《圣惠》卷三"茯神散"之异名。见该条。

39864 远志汤

《圣济总录》卷四十三。为《圣惠》卷四"远志散"之异名。见该条。

39865 远志汤(《圣济总录》卷四十三)

【组成】远志(去心)一两 白茯苓(去黑皮)三分 犀角(镑)一两半 知母半两 芍药一两 黄芩(去黑心) 前胡(去芦头)各三分

【用法】上为粗末。每服三钱匕,水一盏,加生麦门冬汁半合,煎至八分,去滓温服,不拘时候。

【主治】心虚多烦躁,背膊妨闷,面色变赤,言语谬乱。

【备考】《圣济总录》卷八十六组成有人参半两。

39866 远志汤(《圣济总录》卷五十五)

【组成】远志(去心) 菖蒲(细切)各一两

【用法】上为粗末。每服三钱匕,水一盏,煎至七分,去滓温服,不拘时候。

【主治】久心痛。

39867 远志汤(《圣济总录》卷七十)

【组成】远志(去心) 天门冬(去心,焙) 麦门冬(去心,焙) 阿胶(炙燥) 当归(切,焙) 藕节(洗净) 甘草(炙) 大黄(锉,炒) 芎䓖各半两 桂(去粗皮) 没药(研) 麻黄(去节) 桃核仁(汤浸,去皮尖,炒令黄色)各一分 牡丹皮三分 柴胡(去苗)一两

【用法】上为粗末。每服三钱匕,以水一盏,煎至七分,去滓,空心温服。

【主治】大衄不止。

39868 远志汤(《圣济总录》卷一六〇)

【组成】远志(去心) 赤芍药 黄芩(去黑心) 白茯苓(去黑皮) 人参 防风(去叉) 独活(去芦头) 甘草(炙)各一两 熟干地黄(焙)二两

【用法】上为粗末。每服五钱匕,水一盏半,煎至七分,去滓温服,不拘时候。

【主治】产后心虚,风邪所搏,语言妄乱。

39869 远志汤(《圣济总录》卷一六三)

【组成】远志 龙齿 人参 茯神(去木) 桂(去粗皮) 芍药(锉) 黄耆(锉) 麦门冬(去心,焙)各一两半

【用法】上为粗末。每服二钱匕,水一盏,煎七分,去滓温服,不拘时候。

【主治】产后心虚惊悸,梦寐不安。

39870 远志汤(《奇效良方》卷一)

【组成】远志(去心)二钱半 人参(去芦) 石菖蒲 羌活(去芦) 细辛(洗,去苗) 麻黄(去根)各半两 赤芍药 白术各一两

【用法】上为细末。每服二钱,煎小麦汤送下,不拘时候。

【主治】风中于心,多汗恶风,善怒,口不能言,但得偃卧,不可转侧,闷乱冒绝,汗出。

【备考】方中麻黄(去根),《准绳·类方》作"麻黄根"。

39871 远志汤(《赤水玄珠》卷十四)

【组成】远志(去心) 黄耆 当归 麦冬 石斛 酸枣仁(炒)各一钱二分 人参 茯神各七分 甘草五分

【用法】水煎服。

【主治】心虚烦热,夜卧不宁,及病后虚烦。

【加减】烦甚者,加竹叶、知母。

【备考】方中远志炮制:《准绳·类方》用黑豆、甘草同煮,去骨。

39872 远志汤(《古今医彻》卷三)

【组成】远志肉(甘草制) 茯神 白芍药(酒炒) 熟半夏 广皮各一钱 枣仁一钱半 人参二钱 钩藤三钱

【用法】加桂圆肉五枚,生姜一片,水煎服。

【主治】膈噎初起。

【加减】有热,加山栀;寒,加炮姜;气,加木香;燥,加丹参、柏子仁。

【备考】此中焦药也,若在下焦,以八味消息之。原书治膈噎初起有火者用开郁汤,继用本方。

39873 远志汤(《古今医彻》卷四)

【组成】远志肉一钱 枣仁一钱半 茯神一钱 丹参一钱 石菖蒲五分 牛膝一钱半 广皮一钱 杜仲一钱 益母草一钱半

【用法】加桂圆肉五枚,生姜一片,水煎服。

【主治】产后心神恍惚,恶露未尽。

39874 远志饮（《不知医必要》卷三）

【组成】高丽参(去芦,米炒)二钱　淮山(炒)三钱
龙齿(煅)一钱五分　石菖蒲一钱　正茯神(朱砂末拌)一
钱五分　远志(去心)五分

【主治】心肾不足,恍惚不足,梦遗泄精。

39875 远志酒（《三因》卷十四）

【组成】远志不以多少(汤洗去泥,捶,去心)

【用法】上为末,酒一盏,调末三钱,迟顷澄清饮之。
以滓敷病处。有死血阴毒在中则不痛,敷之即痛;有忧怒
等气积而内攻则痛不可忍,敷之即不痛;或蕴热在内,热逼
人,手不可近,敷之即清凉;或气虚血冷,溃而不敛,敷之
即敛。

【主治】一切痈疽发背,疖毒,恶疾浸大。

39876 远志散

《千金》元刻本卷十一。为原书宋刻本"远志煮散"之
异名。见该条。

39877 远志散（《圣惠》卷四）

【组成】远志半两(去心)　菖蒲半两　铁精半两　桂
心三分　黄耆一两(剉)　防风三分(去芦头)　当归三分
(剉,微炒)　人参半两(去芦头)　甘草半两(炙微赤,剉)
熟干地黄三分　芎䓖半两　茯神三分　独活半两　紫石英
一两(细研如粉)　五味子半两　麦门冬三分(去心)　半夏
半两(汤洗七遍去滑)

【用法】上为散。每服三钱,以水一中盏,加入生姜半
分,大枣三枚,煎至六分,去滓,食后温服。

【主治】心气虚,惊悸喜忘,不思饮食。

【备考】《医方类聚》引《神巧万全方》有秦艽,无当归。

39878 远志散（《圣惠》卷四）

【异名】远志汤(《圣济总录》卷四十三)。

【组成】远志一两(去心)　生干地黄一两　枳壳一两
(麸炒微黄,去瓤)　旋覆花半两　甘草三分(炙微赤,剉)
麦门冬一两半(去心)　半夏半两(汤洗七遍去滑)　赤茯苓
三分

【用法】上为粗散。每服三钱,以水一中盏,加生姜半
分,煎至六分,去滓,食后温服。

【主治】心脏实热,惊怖,痰隔不下食。

39879 远志散（《圣惠》卷四）

【组成】远志一两(去心)　人参一两(去芦头)　菖蒲
一两　白茯苓一分　决明子三分　薯蓣三分　桂心半两
熟干地黄二两

【用法】上为细散。每服一钱,食前以温粥饮调下。

【功用】补心定志,益智明目。

39880 远志散（《圣惠》卷十四）

【组成】远志(去心)　人参(去芦头)　龙齿　茯神
紫石英(细研)　赤石脂　当归(剉,微炒)　桂心　甘草(炙
微赤,剉)　白术　白芍药　紫菀(洗去苗土)　防风(去芦
头)各一两　麦门冬一两半(去心,焙)

【用法】上为粗散,入石英相和令匀。每服五钱,以水
一大盏,加大枣三枚,煎至五分,去滓温服,不拘时候。

【主治】伤寒后心虚惊悸,恍惚多忘,或梦惊魇,及诸

不足。

39881 远志散（《圣惠》卷二十）

【组成】远志半两(去心)　龙齿三分　杨上寄生一两
石菖蒲半两　细辛半两　人参三分(去芦头)　防风半两
(去芦头)　茯神三分　生干地黄三分　黄耆三分(剉)　甘
草半两(炙微赤,剉)

【用法】上为粗散。每服三钱,以水一中盏,加生姜半
分,煎至六分,去滓温服,不拘时候。

【主治】风邪所中,眠卧不安,喜怒无常,志意不定。

39882 远志散（《圣惠》卷二十）

【组成】远志一两(去心)　白茯苓一两　独活三分
白芍药三分　当归三分　麦门冬三分(去心)　人参三分
(去芦头)　羚羊角屑三分　黄耆三分(剉)　桂心三分　甘
草半两(炙微赤,剉)

【用法】上为散。每服四钱,以水一中盏,加生姜半分,
煎至六分,去滓温服,不拘时候。

【主治】风惊悸,言语错误,恍恍惚惚,心中烦闷。

39883 远志散（《圣惠》卷二十）

【组成】远志一两(去心)　防风半两(去芦头)　桂心
半两　茯神一两　甘草半两(炙微赤,剉)　独活一两　犀
角屑一两　人参一两(去芦头)　石膏二两　秦艽一两(去
苗)　黄芩三分　麦门冬一两半(去心,焙)

【用法】上为散。每服三钱,以水一中盏,煎至六分,去
滓温服,不拘时候。

【主治】风狂,发即多啼泣,或即歌笑,或自说贤智,或
狂走不避水火。

39884 远志散

《圣惠》卷二十二。为《千金》卷十四引徐嗣伯方"天
雄散"之异名。见该条。

39885 远志散（《圣惠》卷二十六）

【组成】远志一两(去心)　白术一两　肉桂一两半(去
皱皮)　人参一两(去芦头)　鳖甲一两半(涂酥炙令黄,去
裙襕)　天门冬一两(剉,去心,焙)　杜仲一两(去粗皮,微
炙令黄,剉)　川椒一两(去目及闭口者,微炒去汗)　牛膝
一两(去苗)　白茯苓一两　薯蓣一两　山茱萸一两　柏子
仁一两　生干地黄一两　石斛一两(去根,剉)　黄耆一两
(剉)　甘草半两(炙微赤,剉)

【用法】上为细散。每服一钱,空心及晚食前以温酒
调下。

【功用】除寒热,利腰脚,充肌肤,益气力。

【主治】心虚,劳损羸瘦,四肢无力,心神昏闷。

【宜忌】忌鲤鱼、苋菜。

39886 远志散（《圣惠》卷三十七）

【组成】远志半两(去心)　白芍药三分　桂心一分
天门冬半两(去心)　麦门冬半两(去心)　阿胶半两(捣
碎,炒令黄燥)　当归半两　没药一两　藕节半两　甘草半
两(炙微赤,剉)　川大黄半两(剉碎,微炒)　生干地黄一
两　柴胡一两(去苗)　桃仁一分(汤浸,去皮尖双仁,麸炒
微黄)

【用法】上为散。每服三钱,以水一中盏,煎至五分,去
滓温服,不拘时候。

【主治】大衄不止。

39887 远志散(《圣惠》卷六十九)

【组成】远志半两(去心) 茯神一两 独活一两 甘草半两(炙微赤,剉) 白芍药半两 当归半两(剉,微炒) 桂心半两 麦门冬三分(去心) 人参一两(去芦头) 附子半两(炮裂,去皮脐) 黄耆一两(剉) 羚羊角屑一两

【用法】上为散。每服四钱,以水一中盏,加生姜半分,煎至六分,去滓温服,不拘时候。

【主治】妇人血风,心气不足,惊悸,言语谬误,恍恍惚惚,心中烦闷。

39888 远志散(《圣惠》卷六十九)

【组成】远志三分(去心) 白术一分(微炒) 桂心半两 茵芋半两 天雄半两(炮裂,去皮脐) 龙脑半两 菖蒲半两 附子半两(炮裂,去皮脐) 生干地黄半两 细辛半两 甘草半两(炙微赤,剉) 杨柳上寄生一两

【用法】上为细散。每服一钱,空心及食前以温酒调下。

【主治】妇人风邪,悲思愁忧,喜怒无常,梦寐不安,心神恐惧。

39889 远志散(《圣惠》卷七十四)

【组成】远志半两(去心) 麦门冬一两(去心) 薯蓣一两 葛根一两(剉) 甘草半两(炙微赤,剉) 石膏二两 麻黄半两(去根节) 川升麻一两

【用法】上为散。每服四钱,以水一中盏,加生姜半分,煎至六分,去滓温服。不拘时候。

【主治】妊娠时气,五六日未得汗,口干狂语,如见鬼神,吃食不得。

39890 远志散(《圣惠》卷七十八)

【组成】远志一两(去心) 防风一两(去芦头) 甘草半两(炙微赤,剉) 麦门冬(去心) 羚羊角屑 酸枣仁(微炒) 桑寄生 独活 桂心 当归(剉,微炒) 茯神各三分

【用法】上为散。每服三钱,以水一中盏,煎至六分,去滓温服,不拘时候。

【主治】产后中风,心神恍惚,言语错误,烦闷,睡卧不安。

【方论选录】《医略六书》:产后心虚风中,不能营养心包,而遇热伤经,故烦悸,心乱不宁。远志通肾交心,茯神安神定志,独活开泄经气,防风疏散风邪,羚羊清遏热伤经,麦冬润外淫风燥,桂心温经平肝木,枣仁养心宁心神,当归养血荣心,炙草缓中益胃。为散水煎,则心气内充,风湿外解,而经脉清和,何烦悸不退,心乱不宁乎!

39891 远志散

《医方类聚》卷十引《简要济众方》。为《千金》卷十四"开心散"之异名。见该条。

39892 远志散(《圣济总录》卷十四)

【组成】远志(去心) 人参 赤小豆(炒熟) 附子(炮裂,去皮脐) 细辛(去苗叶) 桂(去粗皮) 干姜(炮) 防风(去叉) 龙齿(研) 熟干地黄(切,焙) 菖蒲(九节者,去须节,米泔浸,切,焙干)各二两 黄耆(剉) 白茯苓(去黑皮) 白术各四两

【用法】上药除别研一味外,余捣罗令细,即入研者拌匀,再罗。每服三钱匕,空心、晚食前以温酒调下。

【主治】风惊恐,悲思恍惚,心常惕惕,梦寐不定。

39893 远志散(《圣济总录》卷十五)

【组成】远志(去心) 人参 细辛(去苗叶) 白茯苓(去黑皮) 黄耆(剉) 桂(去粗皮)各一两 熟干地黄(焙) 菖蒲 白术 防风(去叉)各半两

【用法】上为散。每服二钱匕,空心、晚食前以温酒调下。

【主治】风厥,多惊骇,背痛善欠。

39894 远志散(《圣济总录》卷十五)

【组成】远志(去心)不拘多少

【用法】上为细散。每用半字,先含水满口,即搐药入鼻中,仍揉痛处。

【主治】脑风头痛不可忍。

39895 远志散(《圣济总录》卷二十)

【组成】远志(去心) 黄耆(炙,剉)各半两 芍药一两 五味子 黄芩(去黑心)各一分 赤茯苓(去黑皮) 牡荆实(轻炒)各三分 秦艽(去苗土)一两 乌头(炮裂,去皮脐) 天雄(炮裂,去皮脐) 细辛(去苗叶,微炒) 山茱萸 菊花(未开者,炒)各半两 防风(去叉)三分 狗脊(去毛) 桂(去粗皮) 芎藭 芫荑(微炒)各半两 菖蒲(用米泔浸,去茅皮,焙) 萎蕤(去土及须,焙)各三分 白蔹(生用) 山芋 附子(炮裂,去皮脐) 龙胆(去苗土) 厚朴(去粗皮,生姜汁炙,剉)各半两 蜀椒(去目并闭口者,炒出汗) 巴戟天(去心)各一分

【用法】上为散。每服一钱匕,空心温酒调下,渐加至二钱匕,日二夜一。

【主治】周痹不仁。

39896 远志散(《圣济总录》卷一八六)

【组成】远志(去心) 黄连(去须)各二两 白茯苓(去黑皮)二两半 菖蒲(切,焙)三两 人参一两半

【用法】上为散。每服一钱匕,食后温酒调下。

【功用】补心气,强力益志。

【主治】健忘。

39897 远志散(《普济方》卷十六引《卫生家宝》)

【组成】白术 白茯苓 人参各三两 朱砂(别研,水飞过) 川芎 羌活(去芦)各二两 防风一两 当归二两(洗净,晒干) 白芍药一两 熟干地黄二两 宣粉葛一两 远志肉一两(用生姜自然汁煮数十沸,干)

【用法】上药除朱砂外,并为细末,旋入朱砂研令匀,再罗。每服二钱,食后、临卧用灯心、枣汤或温酒调下。

【主治】心气不足。

39898 远志散(《妇人良方》卷八,名见《医统》卷八十三)

【组成】远志二分 干姜(生) 莲花各三分 蛇床子 五味子各四分

【用法】上为细末。先以兔尿涂阴中,次以绵裹一钱纳阴中。热即为效。

【主治】妇人阴冷痒。

39899 远志散(《直指》卷二十一)

【组成】远志(去心,取肉)

【用法】上为细末,以管子擀开口,吹药入喉。策令头低,涎出而愈。

【主治】喉闭。

39900 远志散(《朱氏集验方》卷四)

【组成】五倍子半两　远志(去心)半两

【用法】上为粗末,用纱罗隔过。掺少许于舌上。

【主治】口疮。

39901 远志散(《御药院方》卷八)

【组成】远志(去心)　五味子(焙)　蛇床子各等分

【用法】上为细末。每用药末五钱,水三升,加葱白三寸,同煎三五沸,去滓,热淋渫。

【主治】茎中痛,及囊缩,津液不行。

39902 远志散

《普济方》卷十八。即《千金》卷十四"补心汤"。见该条。

39903 远志散

《普济方》卷一〇二。为《医心方》卷三引《小品方》"远志汤"之异名。见该条。

39904 远志煎(《圣惠》卷八十三)

【组成】远志(去心)　羚羊角屑　茯神　甘草(炙微赤,剉)　龙骨　杏仁(汤浸,去皮尖双仁,麸炒微黄)　紫菀(洗去苗土)　防风(去芦头)各半两　龙胆一分(去芦头)　蚱蝉一分(去翅足)　百合一分　牛黄一分(细研)　麝香一分(细研)　川升麻三分　川大黄一两(剉,微炒)　酥三两　蜜半斤

【用法】上药先研牛黄、麝香为粉,除酥、蜜二味,粗捣。用水三升,入银锅内,煎至半升,以新绵滤去滓,却入锅内,下牛黄、麝香、酥、蜜等,以柳箆不住手搅,慢火熬如稠饧方止,入瓷盒内盛。每服取两豆许大,用温水调下,一日三四次。

【功用】安心神。

【主治】小儿身体壮热,惊悸,心神不宁。

39905 远志煎(《鸡峰》卷十一)

【组成】薯蓣　远志　熟地黄　天门冬　茯神　龙齿　地骨皮　防风　茯苓　麦门冬　人参　桂各三钱　五味子　车前子各五钱

【用法】上为细末,炼蜜为丸,如梧桐子大。每服二十丸,以酒送下。

【功用】安魂魄。

【主治】健忘。

39906 远志煎(《小儿病源》卷三)

【组成】远志(去苗骨,甘草水煮,焙)　茯神(去木)　羚羊角屑　甘草(炙)　芜荑各五钱　蝎梢十枚(去毒)

【用法】上为末,醋糊为丸,如黍米大。一周儿每服一百丸,乳汁或米饮送下。服讫候一时得吃乳食。

【主治】小儿身体壮热,惊悸,心神不宁。

39907 远志膏(《鸡峰》卷二十五)

【组成】远志　干防风各半两

【用法】上为细末,用饴糖半斤,同熬成膏,滤去滓。食后、临卧服弹子大一粒,含化。

【功用】解乌头、天麻、附子毒。

39908 远志膏(《普济方》卷三六七)

【组成】羚羊角　羌活　防风　朱砂　白附　天麻　蝎梢　麝香　牛黄　独活　金箔　茯苓　远志(去心)　僵蚕(炒)　蝉退　人参各等分

【用法】上为末,炼蜜为丸,如皂角子大。煎薄荷汤送下。

【主治】小儿中风失音,腰背项直。

39909 远志膏(《古今医鉴》卷二)

【组成】远志不拘多少

【用法】上用甘草水泡,不去骨,为末,鸡子清调敷天突、咽喉、前心三处。

【主治】中风,舌不能言。

39910 远志膏(《医学心悟》卷六)

【组成】远志肉二三两(去心)

【用法】清酒煮烂,捣为泥。敷患处,用油纸隔布扎定。越一宿,其毒立消,屡试屡验。

【主治】一切痈疽肿毒,初起之时。

39911 远彻膏(《活幼心书》卷下)

【组成】穿山甲(尾足上者佳,烧透)二钱　五灵脂(净者)二钱

【用法】上为细末,次以巴豆二钱(去壳研碎)和前药末,仍用大蒜四钱,去上粗皮三五层,于砂钵内烂杵如泥。作一饼纳脐中,以绢帕系之。外以掌心火上烘热,熨至八九次,闻腹中微响即通。

【主治】大小府秘涩,投诸药无验,不拘老幼。

39912 远疟汤(《辨证录》卷八)

【组成】人参　山茱萸　鳖甲　当归各一两　白术　熟地各二两　山药五钱　附子一钱　柴胡五分　白芥子三钱

【用法】水煎服。

【主治】阳衰之极,四日两头发疟,终年累月不愈,但有热而不寒,虽有汗而不渴,每发于夜。

39913 远桔汤(《诚书》卷十二)

【组成】远志(去心)　石菖蒲　枣仁(炒)　桔梗　荆芥　蝉蜕　贝母　玄参各一钱　甘草三分

【用法】加龙眼,水煎服。

【主治】小儿心肺俱虚,语迟。

39914 远志引子

《金匮翼》卷三。为《济生》卷一"远志饮子"之异名。见该条。

39915 远志饮子(《济生》卷一)

【异名】远志引子(《金匮翼》卷三)。

【组成】远志(去心,甘草煮干)　茯神(去木)　桂心(不见火)　人参　酸枣仁(炒,去壳)　黄耆(去芦)　当归(去芦,酒浸)各一两　甘草(炙)半两

【用法】上㕮咀。每服四钱,水一盏半,加生姜五片,煎至七分,去滓温服,不拘时候。

【主治】心劳虚寒,惊悸恍惚,多忘不安,梦寐惊魇。

39916 远志饮子(《己任编》卷一)

【组成】远志　当归　防风　黄耆　白术　甘草

【主治】风入大肠,传为风痢,脓血并见,但里急后重而腹不痛者。

39917 远志饮子(《己任编》卷七)

【组成】远志　枣仁　茯神　人参　黄耆　当归　麦冬　石斛　甘草

【用法】生姜为引。

【主治】虚烦而无痰饮者。

【加减】若烦甚,加竹叶、知母。

39918 远志煮散(《千金》宋刻本卷十一)

【异名】远志散(原书元刻本)。

【组成】远志 射干 杏仁 大青各一两半 茯神 葛根 甘草 麦门冬各一两 芍药二两三分 桂心三分 石膏二两 知母 升麻各五分

【用法】上为粗散。用水二升五合,煮竹叶一升,取汁煮药一匕半,煎取八合,为一服,一日二次。以绵裹散煮之。

【主治】肝邪热,出言反常,乍宽乍急。

39919 远年大风煎(《解围元薮》卷四)

【组成】升麻 川芎 枳壳 陈皮 天麻各三两 黄连 黄芩 前胡 连翘 地骨皮各四两 麻黄五两 全蝎 薄荷各二两 木香三钱 虿子一斤

【用法】上均作十帖,水煎服。

【主治】大风。

【加减】眼昏,加菊花、黄柏各一两;麻木,加木通、滑石各一两;烂疮,加雄黄、苦参各一两;紫泡,加红花、苏木各一两;身痛,加羌活、防风、苍术各一两;面痒如虫行,加白附子一两。

39920 远志平肝丸(《普济方》卷十六)

【组成】白附子(生用) 石菖蒲(去毛) 远志(去心) 白茯神(去木) 人参 麦门冬(去心) 川芎 山药 半夏曲 铁粉各各半两 辰砂(别研) 北细辛各一钱

【用法】水糊为丸,如梧桐子大。每服四十丸,日午、夜卧用生姜、薄荷汤送下。

【主治】忧愁思虑,痰气潮作,如醉如痴,大便难,小便浊,头目眩晕。

39921 远志茯神丸(《幼幼新书》卷十引《王氏手集》)

【组成】人参 茯神各三两 远志 菖蒲各二两

【用法】上为末,二两加桂二钱半,面糊为丸,如绿豆大。每服十五丸,食后荆芥汤送下,一日二次。

【主治】小儿惊怖大啼,及见异物动神,恍惚不宁,狂妄惊悸,睡眠不稳,多汗心忪,精神暗钝,寒热咽干,手足烦热。

39922 远志葱蜜饼(《古方汇精》卷三)

【组成】生葱一两 黄蜜三钱 大远志肉八钱

【用法】捣烂成饼。重汤蒸热,贴于患处。

【功用】急聚根脚。

【主治】疽患漫肿多日,脚散顶平;乳硬如石。

39923 远晴补肝丸(《惠直堂方》卷二)

【组成】白芍(酒炒) 熟地 当归(酒洗) 天冬 五味子 炙甘草 白术 白茯苓 官桂 车前子(微炒) 白菊花 青葙子 玄参各二两 川芎 羌活(去芦) 防风(去芦) 人参 地骨皮 黄芩(酒炒) 柴胡 细辛 决明子 苦参各一两 黄连(姜汁炒)五钱

【用法】上为末,炼蜜为丸,如梧桐子大。每服三钱,临睡白汤送下。久久服之,永不再发。

【主治】羞明多泪,翳膜侵珠,时歇时作,久病不瘥。

运

39924 运脾饮(《陈素庵妇科补解》卷一)

【组成】香附 半夏 苍术 厚朴 陈皮 甘草 茯苓 草豆蔻 山楂 泽泻 神曲

【主治】脾虚或外感风冷,内伤饮食而致脾气不实,经正行忽病泄泻者。

【加减】风,加防风;寒,加羌活;伤食,加莱菔子(炒)。

【方论选录】脾主中州,主运化水谷。脾虚火衰,则失其健运之常,加以风寒外侵,饮食内伤,而泄泻之症作矣。虽属脾虚,初泻以消,健脾为先务,泻久以虚,补脾为上策,必兼外感、内伤,百无一失。是方香、夏、朴、陈、草蔻温中运脾,苍术力猛,祛风散寒,逐湿发汗,楂、曲消食宽中,苓、泻、甘草利水止泻。

39925 运脾散(《普济方》卷二十二引《十便良方》)

【组成】缩砂 白术 人参 藿香 肉果 丁香 神曲各一两 甘草五钱

【用法】上为细末。以橘皮汤点服,不拘时候。

【功用】通中健胃消食。

39926 运痰丸(《张氏医通》卷十三)

【组成】沉香化痰丸半料 加参 术 茯苓各三两 甘草一两

【主治】脾虚热痰堵塞,膈气不舒。

39927 运痰汤(《辨证录》卷九)

【组成】人参 半夏各三钱 茯苓一两 陈皮三分 益智仁五粒 肉桂一钱

【用法】水煎服。

【主治】胃虚仅能消食,不能消水,肠胃之间沥沥有声,饮水更甚,吐痰如涌。

39928 运气五瘟丹

《伤暑全书》卷下。为《韩氏医通》卷下"五瘟丹"之异名。见该条。

39929 运脾解郁化痰汤(《效验秘方·续集》魏汉民方)

【组成】瓜蒌20克 薤白10克 姜半夏10克 陈皮10克 川芎12克 苍术10克 神曲10克 枳壳6克 莱菔子10克 香附10克 茯苓15克 甘草6克

【用法】水煎服,每日一剂。

【功用】解郁运脾,化痰祛湿。

【主治】病态窦房结综合征,症见心动过缓,心悸怔忡,心痛闷胀,伴有纳呆,泛恶欲吐,苔厚腻等痰湿中阻证。

【方论选录】瓜蒌、薤白宽中通阳;陈皮、半夏化痰燥湿;川芎、苍术、神曲、香附疏肝运脾,解郁散气;枳壳理气消痰,莱菔子下气消痰;茯苓、甘草健脾和中。

攻

39930 攻火汤(《辨证录》卷六)

【组成】大黄三钱 石膏五钱 炒栀子三钱 当归一两 厚朴一钱 甘草一钱 白芍三钱

【用法】水煎服。

【主治】火郁于脏腑,欲出而不得出,满身皮窍如刺之钻,又复疼痛于骨节之内外,以冷水拍之少止。

【方论选录】此方直泻脾胃,又不损脾胃之气,兼舒其肝木之郁,则火尤易消,乃扼要争奇,治火实有秘奥,何必腑腑而清之,脏脏而发之哉。

39931 攻坚散(《山东中医学术经验交流文选》)

【组成】夏枯草 玄参 生牡蛎各30克 昆布15克 姜半夏 海藻各12克 青皮 陈皮各9克 三棱 莪术各6克

【用法】水煎服;或研末,开水送服。

【功用】滋阴清热,化痰散结,行气导滞,破瘀攻坚。

【主治】筛窦囊肿,鼻腔肿瘤,颈淋巴结核,慢性颌下腺炎,甲状腺肿大,甲状腺瘤,乳腺小叶增生,乳腺纤维瘤,乳房异常发育等肿块性疾病。

39932 攻毒丸(《回春》卷四)

【组成】有子蜂房(焙干存性)

【用法】上为末,面糊为丸,如豌豆大。每服二十丸,空心黄酒送下。

【主治】痔漏。

39933 攻毒汤(《痘疹传心录》卷十五)

【组成】鲫鱼(活者,不论大小)一个 丹雄鸡头(去毛)一个 穿山甲三钱(煅) 生姜五片 鲜笋尖头一两

【用法】水煮熟,令儿饮汁时加酒浆少许,儿食鸡冠、笋。

【主治】痘不易起发。

39934 攻毒散(《杨氏家藏方》卷十一)

【组成】干姜不以多少

【用法】上㕮咀。每用二钱,以薄绵裹紧,沸汤泡,乘热洗之。如冷,荡令热,再洗一次。

【主治】风毒上攻,两眼暴赤肿痛,隐涩难开。

39935 攻毒散(《古今医鉴》卷十五)

【组成】油核桃 蝎子

【用法】油核桃去肉,将蝎子于内,火烧存性,研末。黄酒下,出汗。如未愈加蜈蚣,同烧为末,烧酒调下,出汗。

【主治】鱼口疮。

39936 攻积丸

《杂病源流犀烛》卷十四。为《医宗必读》卷七"新制阴阳攻积丸"之异名。见该条。

39937 攻积丸(《理瀹》)

【组成】川乌 吴萸 官桂 干姜各一两 黄连 橘红 槟榔 茯苓 枳实 菖蒲 桔梗 延胡 半夏各八钱 巴仁 皂角各五钱

【用法】熬膏敷贴。

【主治】积聚及老人虚寒便秘。

39938 攻寒汤(《普济方》卷一九九)

【组成】高良姜 桂心各一两 甘草三两

【用法】将姜、桂碎剉,以清油半两煎,不住搅,候焦褐色,取出,旋放冷,三味同为末。空心沸汤入盐点服。

【功用】复阳气,逐寒邪,辟瘴疫。

39939 攻痹汤(《辨证录》卷二)

【组成】车前子三钱 茯苓三钱 薏仁一两 肉桂五分 木通二钱 白术五钱 王不留行一钱

【用法】水煎服。一连数剂而似淋者不淋,似疝者不疝。再服数剂,而痛如失也。

【主治】小肠痹。风寒湿入于小肠之间而成痹,小便艰涩,道涩如淋,而下身生疼,时而升上有如疝气。

39940 攻积饮子(《点点经》卷三)

【组成】桃仁 红花 三棱 莪术 赤芍 丹皮 归尾 香附各一钱半 生地 大蓟 红曲各一钱 甘草三分

【用法】木香为引,水煎服。

【主治】酒毒成瘕,血初凝,肚腹作痛。

39941 攻风败毒散(《眼科全书》卷四)

【组成】藁本 芫花 羌活 防风 川乌 草乌 山乌豆 骨碎补

【用法】水煎,食后服。

【主治】目睛风牵喎斜外障,经年者。

39942 攻邪遏流汤(《洞天奥旨》卷六)

【组成】升麻一钱 当归五钱 黄芩二钱 瓜蒌二钱 金银花一两 炙甘草二钱 连翘三钱 秦艽二钱 苍耳一钱 马蔺根一钱 牛膝一钱 牵牛一钱

【用法】水三碗,煎八分半,空腹服。

【主治】子母流注疮毒。

39943 攻坚汤加味(《效验秘方·续集》班旭升方)

【组成】王不留100克 夏枯草 生牡蛎 苏子各30克 生山药30克 海螵蛸20克 茜草10克 赤丹参18克 当归尾12克 三棱 莪术各6克

【用法】上药用冷水浸泡1小时,煎40~50分钟,取汁约300毫升。日服3次,每日或隔日1剂,30剂为一疗程。

【主治】子宫肌瘤。

【加减】若偏重于脾肾气虚、腰膝酸困、白带增多者,加白术18克,鹿角霜10克;气血两虚、月经淋漓不断、劳累加剧者,加黄芪30克,熟地24克,三七参6克;血瘀胞宫、下腹部刺痛据按者,加炒灵脂、生蒲黄各10克,水蛭6克,小茴、元胡各10克;气滞胞脉,痛无定处者,加香附、川楝子、荔枝核各10克。

39944 攻坚败毒膏(《景岳全书》卷六十四)

【异名】乾坤一悫膏。

【组成】当归 熟地 生地 白芍药 赤芍药 南星 半夏 三棱 蓬术 木鳖 两头尖 川山甲 巴豆仁 肉桂 五灵脂 桃仁 续断 玄参 玄胡索 蓖麻子仁 白芷 羌活 独活 大黄 红花 川乌 草乌 苏木 川芎 防风 杏仁各一两

【用法】用麻油四十两,浸诸药三日,桑柴火煎成丹,收后下细药:乳香(制)、没药(制)各一两,真阿魏一两半,麝香三钱。

【主治】痞块、疮毒、痔漏。

【备考】上方于细药中加芦荟、木香各一两,蟾酥三钱,即名"消痞大成膏"。

39945 攻里消毒饮(《准绳·幼科》卷三)

【组成】栝楼(连皮子,细切)三钱 连翘 牛蒡子(炒,研) 当归 白芍药各一钱 川大黄一钱半 芒消五分 甘草七分

【用法】用水一钟,煎至七分,大温服,未利再服。

【主治】小儿疮疡,肿硬痛深,大便秘涩,脉沉而实,有里证者。

39946 攻补两益汤(《辨证录》卷七)

【组成】榧子十个 白薇三钱 雷丸三钱 神曲三

钱　槟榔二钱　使君子十个　白术一两　人参五钱

【用法】水煎服。一剂腹必大痛，断不可饮以茶水，坚忍半日。如渴，再饮二煎药汁，少顷必将虫秽之物尽下而愈，不必二剂。

【功用】补正以杀虫。

【主治】癥瘕。胃气虚弱，食不能消，偶食坚硬之物，存于胃中，久则变为有形之物，腹中乱动，动时痛不可忍，得食则解，后则渐大，虽有饮食亦痛。

39947 攻积桃仁煎

《医略六书》卷三十一。为《千金》卷四"桃仁煎"之异名。见该条。

39948 攻温固脉煎（《温病坏证》）

【组成】熟地一两　当归一两　洋参三钱　紫草三钱　泽兰三钱　大黄（酒浸）三钱　芒消三钱　白僵蚕（酒炒）三钱　全蝉脱十二个　白蜜　黄酒各一两　黄连　黄芩　栀子各三钱

【用法】煎二三沸，倾出，调蜜酒匀冷服。服后不时饮雪梨汁，调新汲水一钟，滋其化源，使不致燥。

【主治】温病脉浮洪而散，或沉微而涩，属其腑脏久虚，痰火久郁，正不胜邪，水不胜火，危在一二日者。

【加减】痰盛，加枳实、姜黄。

坏

39949 坏涎丸（《圣惠》卷五）

【组成】白矾（烧灰）半两　天竺黄半两　半夏一两（汤浸洗七遍去滑，麸炒微黄）　金箔五十片　朱砂一两（细研，以水飞过）　皂荚子仁半两（微炒）

【用法】上药以半夏及皂荚子仁捣罗为末，与诸药同研令匀，用烂粟米饭为丸，如绿豆大。每服七丸，以生姜汤送下，不拘时候。

【主治】脾脏风壅，咽喉内涎唾如胶，心胸妨闷，语声不利。

39950 坏涎丸（《圣惠》卷八十五）

【组成】雄黄一分（细研）　朱砂一分（细研）　水银一分（以少枣肉研令星尽）　铅霜一分　甘草半分（末）

【用法】上为细末，以糯米饭为丸，如黍米大。每服二丸，以梨汁送下。以涎尽为度。

【主治】小儿急惊风，喉中涎，吐不出，咽不下。

39951 坏涎丸（《博济》卷三）

【组成】硇砂二分　寒水石半两（猛火烧透红，好酒内淬五七遍，取出）　密陀僧一大分　定粉一大分　龙脑一分　水银一大分（将定粉放盏内，与水银同研，渐渐滴，令似乳）　半夏半两（热酒烫一度，姜汁浸一宿）

【用法】上为末，用生姜自然汁煮面糊为丸，如绿豆大，研好朱砂度过。每服一丸至二丸，生姜、龙脑水送下。勿嚼。

【主治】痰涎壅盛，头重心烦，饮食不下。

39952 坏涎丸（《幼幼新书》卷十七引郑愈方）

【组成】半夏二钱（研，以生姜自然汁搜作饼子，用慢火炙黄干）　粉霜　铅白霜　巴豆霜　雄黄　蝎梢各半钱

【用法】上各为末，面糊为丸，如黍米大。每用五丸，灯心汤化破。如涎未下，再投灯心汤即吐。如取涎，连三服即下。

泻，次补。

【主治】小儿咽喉涎鸣如锯，兼伤寒身热面赤。

39953 坏痰丸（《御药院方》卷五）

【组成】皂角（刮去黑皮，酥炙黄色，去子）　枯白矾各半斤

【用法】上为细末，水浸蒸饼为丸，如梧桐子大。每服三四十丸，食后生姜汤送下；或温水送下。

【功用】治风痰，利咽膈，破积滞，散疼痛，止咳嗽。

【备考】本方方名，《普济方》引作"滚痰丸"。

39954 坏证夺命散

《丹溪心法附余》卷一。为《百一》卷七"破证夺命丹"之异名。见该条。

坎

39955 坎中丹（《衷中参西》下册）

【组成】硫黄（纯黄者）一两　赤石脂一两

【用法】上为细末和匀。每服五分，食前服，一日二次。不知则渐渐加多，以服后移时觉微觉温暖为度。

【主治】下焦寒凉泄泻及五更泻。

【加减】治女子血海虚寒不孕者，加炒熟小茴香末二钱。

39956 坎水汤（《辨证录》卷四）

【组成】石膏一两　玄参二两　甘草一钱　天花粉三钱　炒栀子三钱　车前子二钱

【用法】水煎服。

【主治】热极发狂，登高而呼，弃衣而走，气喘发汗如雨。

39957 坎炁丹（《古方选注》卷下）

【组成】坎炁二十四两（男者良）　人乳粉二两四钱　熟地八两（砂仁一两五钱，陈煮酒八两制，久晒者良）　人参二两　枸杞子四两

【用法】上法制，烘燥，入磨为末，用酒酿四两，白蜜四两同炼为丸。每服五钱，清米饮汤送下。

【主治】❶《古方选注》：少阴男人，耳薄鼻尖，毛悴精寒，难以种子。❷《医级》：阴阳两虚，精神气血皆伤，虚危之疾。

39958 坎宫锭（《古方汇精》卷二）

【组成】胡黄连（焙）　芙蓉叶（晒脆或烘）　儿茶　真熊胆（文蛤焙黑）　真西黄各三钱　辰砂（水飞）　川贝母各二钱　梅花冰片　真麝香各五分　真陈京墨一两（夹碎，研）

【用法】上为细末，和匀再乳，用生大黄五钱，滴醋一茶杯，犍猪胆二枚滴汁，三味熬稠膏作锭，阴干。用芙蓉汁和蜜磨敷患处四周。

【主治】一切痈疽漫肿无头，根脚不聚。

39959 坎宫锭

《疡科捷径》卷下。为《金鉴》卷六十二"坎宫锭子"之异名。见该条。

39960 坎离丸（《魏氏家藏方》卷六）

【组成】酸枣仁（炒）　菟丝子（淘净，酒浸，研成饼）　柏子仁（炒，别研）　五味子（去枝）　薏苡仁（炒）　覆盆子　人参（去芦）　枸杞子　鹿茸（燎去毛，剉成片，酒浸，炙）　牛膝（去芦，酒浸）　肉苁蓉（酒浸）　当归（去芦，酒

浸）杜仲(姜制,炒去丝) 远志(去心) 地黄(洗) 茯神(去木)各一两 沉香(不见火) 附子(炮,去皮脐) 龙骨(煅)各半两 朱砂三钱(别研) 麝香一钱(别研)

【用法】上为细末,炼蜜为丸,如梧桐子大。每服五十丸,空心温酒或人参汤送下。

【功用】平补五脏,升降心肾。

【主治】小便白浊,腰腿无力,心神不宁,下焦虚寒,阴冷遗沥。

39961 坎离丸(《瑞竹堂方》卷一)

【组成】苍术八两(剉如豆大,泔浸三日,或焙或晒干,分作四处。一份用真乌豆一两,去皮脐,切作片子;又用川楝子净肉一两,同苍术炒焦黄色为度。一份用川椒去目一两,又用陈皮一两,破故纸一两,酒浸一宿,炒令干,次下苍术,川椒同炒黄。一份用茴香净一两,青盐一两半,食盐炒半两,先下苍术炒熟,次下茴香等同炒黄色。一份用醇酿酒,醋各一碗,浸苍术,令自干,炒燥,入后药) 麦门冬(去心,焙干)三两 天门冬(去心,焙)三钱 茯神(去皮木,炒)三分 远志(去心,焙)二钱 沉香一两 鹿茸(燎去毛,酥炙) 胡芦巴(酒浸,炒) 川巴戟各五钱(去心,酒浸,炒) 当归半两(酒浸,焙) 人参(去芦) 枸杞子 雀脑川芎 陈皮(去瓤)各半两

【用法】上为细末,好酒煮神曲二两,打糊为丸,如梧桐子大。每服四五十丸,空心服。如补心,枣汤送下;补肾,温酒、盐汤送下。

【主治】心、脾、肾三经不足。

39962 坎离丸

《普济方》卷三十三引《仁存方》。为《医方类聚》卷一五二引《澹寮》"坎离丹"之异名。见该条。

39963 坎离丸(《普济方》卷四十二)

【组成】知母一两 黄柏 黄连各等分

【用法】上为末,水为丸,如梧桐子大。每服五十丸,食前温水送下。

【功用】滋肾水,益元气,补下元不足,去膀胱积热。

39964 坎离丸(《普济方》卷二二六)

【组成】黄柏(酒炒) 知母(酒炒)各等分

【用法】上为细末,滴水为丸,如梧桐子大。每服一百丸至一百五十丸。

【功用】补益。

【主治】性热虚羸。

39965 坎离丸(《摄生众妙方》卷二)

【异名】滋降降火丸(《便览》卷三)。

【组成】全当归(用好酒浸洗二日,晒干,剉碎) 白芍(温水洗,剉碎,用好酒浸一日,晒干,炒赤) 川芎(大者,小者不用,清水洗净,剉碎)各四两 厚黄柏(去皮)八两(二两酒浸,二两盐水浸,二两人乳浸,二两蜜浸,俱晒干,炒赤) 知母(去毛,四制与黄柏同) 熟地黄八两(淮庆者佳,四两用砂仁,四两用白茯苓同入绢袋,用好酒二壶煮干,去砂仁、茯苓二味,只用地黄)

【用法】上药和匀,平铺三四分厚,夜露日晒三日三夜,以收天地之精,日月之华,为细末;用正冬蜜一斤八两,加水半碗,共炼至滴水成珠;再加水一碗,煎滚,和前药为丸,如梧桐子大。每服八九十丸,空心盐汤送下;冬月温酒送下。

【功用】生精益血,升水降火。

【主治】❶《摄生众妙方》:虚损。❷《证治宝鉴》:阴虚咳嗽。

39966 坎离丸(《医学入门》卷七)

【组成】黄柏 知母各等分(用童便九蒸九晒九露)

【用法】上为末,以地黄煎膏为丸;脾弱者山药糊丸服。

【主治】阴火遗精,盗汗,潮热,咳嗽。

39967 坎离丸(《本草纲目》卷十二引《积善堂方》)

【组成】苍术(刮净)一斤(分作四份,一份用川椒一两炒,一份用破故纸一两炒,一份用五味子一两炒,一份用川芎劳一两炒,只取术研过) 川柏皮四斤(分作四份,一斤用酥炙,一斤用人乳汁炙,一斤用童便炙,一斤用米泔炙,各十二次)

【用法】上为末和匀,炼蜜为丸,如梧桐子大。每服三十丸,早用酒、午用茶、晚用白汤送下。

【功用】滋阴降火,开胃进食,强筋骨,去湿热。

39968 坎离丸(《本草纲目》卷三十五引《孙氏集效方》)

【组成】黄柏(去皮,切)二斤 熟糯米一升(童便浸之,九浸九晒,蒸过,晒,研为末)

【用法】酒煮面糊为丸,如梧桐子大。每服一百丸,温酒送下。

【主治】虚劳百损,小便淋漓,遗精白浊。

39969 坎离丸(《墨宝斋集验方》卷上)

【组成】天门冬四两(去心) 黄柏三两(童便浸) 当归四两(酒浸) 牛膝三两(酒洗,去芦) 麦门冬四两(去心) 知母三两(盐酒炒) 白芍三两(酒浸) 山药二两 菟丝子四两(酒浸) 川芎三两 生地三两 熟地五两 枸杞子四两(酒浸) 茯神五两(去皮心) 杜仲三两(去皮,酒炒去丝)

【用法】上为末,炼蜜为丸,如梧桐子大。每服五六十丸,盐汤送下。

【功用】补心神,固肾精,坚筋骨,润肌肤,泽容颜,乌须发,久服续嗣延年。

39970 坎离丸(《寿世保元》卷四)

【组成】龙骨(火煅)五钱 远志(甘草水泡,去骨)一两 白茯神(去皮末)一两 石菖蒲(去毛)五钱 龟甲(炙酥)五钱 酸枣仁(炒)一两 当归身(酒洗)一两 人参五钱 麦门冬(水洗,去心用)一两 天门冬(水净,去心)一两 生地黄(酒洗)二两 熟地黄(酒蒸)二两 山茱萸(酒蒸,去核)一两 川黄柏(去皮,酒炒)一两 五味子一两 柏子仁一两 山药一两 甘枸杞子一两 知母(去毛,酒炒)一两

【用法】上药石臼内捣成饼,晒干,为细末,炼蜜滴水成珠,每用蜜一斤,加水一碗,调和前药为丸,如梧桐子大。每服三钱,清晨空心盐汤送下,或酒亦可。

【功用】补髓添精,调荣养卫,聪耳明目,定神安志,滋阴降火。

【主治】思虑过度,心血耗散,房欲失节,肾水枯瘁,肾水一虚,心火即炽,酿成劳瘵,精神昏倦,健忘者。

【宜忌】忌房欲三月。

39971 坎离丸

《明医指掌》卷二。为《兰室秘藏》卷下"通关丸"之异

名。见该条。

39972 坎离丸（《何氏济生论》卷五）

【组成】知母　黄柏　菊花　熟地　白芍　川芎　枸杞　当归

【用法】炼蜜为丸，如梧桐子大。空心盐汤送下。

【功用】生津液，升水降火，明目清心。

【主治】火症。

39973 坎离丸（《良朋汇集》卷二）

【组成】黑豆不拘多少（炒熟，研末）　红枣量用（煮熟，去皮核）

【用法】共捣泥为丸，如梧桐子大。每服二钱或三钱，盐汤送下或酒送下。

【主治】虚劳。

39974 坎离丸（《活人方》卷七）

【组成】熟地四两　山萸肉（连核）六两　山药四两　牡丹皮四两　茯苓三两　芡实三两　莲须三两　知母三两　黄柏三两　远志肉二两　龙骨二两　牡蛎粉二两

【用法】金樱子熬膏为丸。每服二三钱，空心吞服，参汤或百滚汤送下。

【功用】能使心肾交而水火济，固气塞精。

【主治】心火亢而肾水竭，则虚烦不足，腰膝酸疼，或鬼交淫梦，遗精滑泄。或虚火妄动，淋浊梗塞，甚至肌销骨痿，形神困乏，五心烦热，骨蒸盗汗，痰嗽咳血，遂成劳瘵。

39975 坎离丸（《异授眼科》）

【组成】白术（土炒）　细辛　川芎　草决明（炒）　羌活　当归　五味　防风　官桂　菊花　元参　白茯苓　地骨皮　青葙子　车前子（炒）　甘草　人参　苦参　黄芩各等分

【用法】上为末，炼蜜为丸。每服四十丸，米汤送下。

【主治】目有眵泪如脓，赤肿而昏，证属心肾两虚，龙虎交困。

39976 坎离丸

《类证治裁》卷三。为《回春》卷四"坎离既济丸"之异名。见该条。

39977 坎离丸（《北京市中药成方选集》）

【组成】生地九十两　丹皮二十五两　山药九十两　山萸肉（炙）十四两五钱　茯苓二十五两　知母八十两　泽泻九十两　黄柏八十两　杜仲炭九十两

【用法】上为细粉，过罗，炼蜜为丸，重三钱。每服一丸，温开水送下，一日二次。

【功用】滋阴降火，补肾益气。

【主治】肾气亏损，虚火上炎，心血不足，夜不安眠。

39978 坎离丹（《魏氏家藏方》卷六）

【组成】伏火灵砂（细研）　阳起石（酒煮）　磁石（火煅，醋淬七次）　钟乳粉各一两半　龙齿一两（黑豆蒸一日，去豆）

【用法】上为细末，粽角为丸，如绿豆大。每服十粒至二十粒，空心枣汤送下。

【功用】既济水火，补养心肾。

39979 坎离丹（《医方类聚》卷一五二引《澹寮》）

【异名】坎离丸（《普济方》卷三十三引《仁存方》）。

【组成】辰砂一两（细研）　酸枣仁一两（净，酒浸，去壳，细研）　附子一枚（端正者，炮，去皮脐）　乳香半两（细研）

【用法】研附子为末，入辰、酸、乳三件和匀，炼蜜为丸，如鸡头子大。每服一粒，空心温酒吞下。须是腊日合，瓷器收。

【功用】既济水火，滋补心肾。

【主治】白浊，梦遗。

39980 坎离丹（《解围元薮》卷四）

【组成】明雄黄一两　明矾二两

【用法】上为末。每服五分，热酒下。如难服，用黄米糊为丸，如梧桐子大。服三七日全愈，永无毒发。

【主治】麻风。

39981 坎离汤（《朱氏集验方》卷五）

【组成】荜澄茄　石菖蒲各半钱　白术　茯苓　木香各一钱　甘草　半夏（泡七次）　紫苏子各二钱

【用法】水一盏半，煎服。

【功用】定喘。

【主治】❶《朱氏集验方》：喘证。❷《准绳·幼科》：虚喘昼轻夜重，食减神昏。

39982 坎离砂（《北京市中药成方选集》）

【组成】乳香二钱　没药二钱　麻黄二钱　马钱子二钱　肉桂二钱　丁香二钱　川乌二钱　草乌二钱　小茴香二钱

【用法】上为细末，过罗。用铁砂一百六十两入铁锅内煅红为度，取出用米醋四十两淬之。容量干后，兑入细粉和匀，袋装重八两。用时先将一袋药末倒在碗内，以米醋一羹匙（约五钱），将药拌匀，装袋内，用棉被盖二小时，药热后敷于患处。

【功用】散寒止痛。

【主治】风寒腰腿疼痛，阴寒腹痛，男子肾寒，妇女血寒。

39983 坎离砂

《中药制剂手册》。为原书"坎粒砂"之异名。见该条。

39984 坎离膏（《解围元薮》卷四）

【组成】血竭三钱　冰片一钱　轻粉　水银各二钱　大风子肉一两　白占五钱

【用法】共研至不见星，加熬熟香油调，加麝香一分、冰片二分，以甘草汤洗净后搽之。

【主治】大风乖疠，久烂无皮。

【加减】如治鹤膝风，再加闹羊花根二两、川山甲末六钱。

39985 坎离膏（《回春》卷四）

【组成】黄柏　知母各四两　生地黄　熟地黄　天门冬（去心）　麦门冬（去心）各二两　杏仁（去皮）七钱　胡桃仁（去皮尖，净仁）四两　蜂蜜四两

【用法】先将黄柏、知母，放入童便二碗，侧柏叶一把，煎至四碗，去滓；又将天、麦门冬，生、熟地黄入汁内，添水二碗，煎汁去滓；再捣烂如泥。另用水一二碗熬熟，绞汁入前汁，将杏仁、桃仁，用水擂烂，再滤，勿留渣，同蜜入前汁内，用文武火熬成膏。瓷罐收贮封固，入水内去火毒。每服三五匙，侧柏叶煎汤调，空心服。忌铜、铁器。

【主治】劳瘵发热，阴虚火动，咳嗽吐血，唾血，咯血、咳

血、衄血,心慌喘急,盗汗。

39986 坎粒砂(《中药制剂手册》)

【异名】坎离砂。

【组成】防风八两 透骨草八两 川芎八两 当归六两 生铁屑一千六百两 米醋九十六两

【用法】生铁屑、米醋单放。将防风等四味碎断,置锅内,用方中米醋加适量清水,煎煮二次,每次约二小时,取出煎液,去滓。将二次煎出液合并过滤,浓缩,待用。将生铁屑筛选均匀,置锅内用武火烧煅,以红透为度。趁热倾入药汁,用铁铲不停搅拌至药液吸尽为度。待自然冷却后装入袋中。每用一袋,置大碗内,用米醋二羹匙(约重五钱)迅速拌匀,装入布袋内,等药物发热后,熨敷患处,避风。

【功用】散寒止痛。

【主治】由感受风寒引起的四肢麻木,腰腿作痛,筋骨疼痛及小肠疝气,阴寒腹痛。

39987 坎宫锭子(《金鉴》卷六十二)

【异名】坎宫锭(《疡科捷径》卷下)。

【组成】京墨一两 胡黄连二钱 熊胆三钱 麝香五分 儿茶二钱 冰片七分 牛黄二分

【用法】上为末,用猪胆汁为君,加生姜汁、大黄水浸取汁、酽醋各少许,和药成锭。用凉水磨浓,以笔蘸涂之。

【主治】热毒肿痛,焮赤诸疮,痔疮。

39988 坎气潜龙汤(《重订通俗伤寒论》)

【组成】净坎气一条(切寸) 青龙齿三钱 珍珠母六钱(杵) 生白芍三钱 大生地四钱 左牡蛎六钱(杵) 磁朱丸四钱(包煎) 东白薇三钱

【用法】先用大熟地八钱切丝,用开水泡,取清汁,代水煎药。

【功用】滋阴潜阳。

【主治】热病。肾经阴虚,则阳无所附而上越,任阴不足,则冲气失纳而上冲,舌绛心悸,自汗虚烦,手足躁扰,时时欲厥,右脉浮大,左脉细数。

【方论选录】何秀山:方中坎气、二地为君,坎气即初生儿脐带,一名命蒂,以其前通神阙,后通命门,最得先天之祖气;二地质重味厚,填精益髓,滋养后天之真阴,庶几阴平阳秘,龙雷之火,不致上升。况又臣以龙、牡、珠母滋潜龙雷,佐以磁、朱交济心肾,阳得所附,火安其位矣。妙在使以芍、薇,一为敛肝和阴所必要,一为纳冲滋任之要药,君佐合度,臣使咸宜,此为补肾滋任,镇肝纳冲之良方。

39989 坎宫回生丹(《白喉全生集》)

【组成】真血竭一钱 细辛一分 真雄精二钱 牙皂二分 大梅片四分 硼砂一钱 真麝香六分 郁金一钱 生附片一钱(蜜炙极焦枯)

【用法】除梅片、麝外,共为极细末,合片、麝再乳精细,瓷瓶收贮,蜡封固瓶口,勿使泄气。临时每次以三厘,以掺艮宫除害丹一厘,用铜风鼓吹入白处。含噙片时,使毒气随风涎吐出,便立刻回生。

【主治】寒证白喉及乳蛾、喉风。

39990 坎离互根汤(《衷中参西》下册)

【组成】生石膏三两(细末) 玄参一两 生淮山药八钱 甘草三钱 野台参四钱 鲜白茅根六两(洗净,切碎) 生鸡子黄三枚

【用法】先将茅根煎三四沸,去滓,纳余五味,煎汤三钟,分三次温服。每服一次调入鸡子黄一枚。

【主治】伤寒,或其肾经素有蕴热,因有伏气之热激发之,则其热益甚,以致心肾皆热,其壮热充实于上下。

【方论选录】方中石膏、人参并用,不但能解少阴之实热,并能于邪热炽盛之时立复真阴,辅以茅根更能助肾气上升与心火相济也。至于玄参,性凉多液,其质轻松,原善清浮游之热,而心之烦躁可除,其色黑入肾,又能协同鸡子黄以滋肾补阴,俾少阴之气化壮旺,自能逐邪外出也。

39991 坎离交济丹(《虚损启微》卷下)

【组成】熟地五两(捣) 生地三两 茯神一两半 远志八钱 阿胶二两(炒珠) 鸡子黄六个 炙甘草一两 莲肉四两

【用法】先将地黄杵烂,加炼蜜为丸,如梧桐子大。每服三钱,空心、食前滚白汤送下。

【主治】虚劳心肾不交。

【加减】如见微火者,加麦冬三两或元参二两;无寒热者,加菟丝子二两,人参二两;如心气浮散不入于精者,加五味子一两,茯苓一两。

39992 坎离两补汤(《辨证录》卷九)

【组成】人参五钱 熟地一两 菟丝子三钱 生地五钱 麦冬五钱 丹皮二钱 炒枣仁三钱 北五味子一钱 茯苓二钱 桑叶十四片 山药五钱 白术三钱

【用法】水煎服。连服数十剂而愈。

【功用】补心气,滋肾水。

【主治】思虑过度,怔忡善忘,口淡舌燥,多汗,四肢疲软,发热,小便白而浊,脉虚大而数。

39993 坎离既济丸(《回春》卷四)

【异名】坎离丸(《类证治裁》卷三)。

【组成】当归(酒洗)六两 南川芎一两 白芍(酒炒)三两 熟地黄(酒蒸) 生地黄(酒洗) 天门冬(去心) 麦门冬(去心)各四两 五味子三两 山药二两 山茱萸(酒蒸,去核)四两 牛膝(去芦,酒洗)四两 黄柏(去粗皮)九两(酒炒三两,蜜水炒三两,盐水炒三两) 知母(去毛)四两(酒浸二两,盐水浸二两) 龟版(去边,酥炙脆,微黄色)三两

【用法】上为末,炼蜜为丸,如梧桐子大。每服五六十丸,空心盐汤送下。

【主治】阴虚火动,劳瘵之疾。

【宜忌】忌铁器。

39994 坎离既济丸(《鲁府禁方》卷二)

【组成】熟地黄(酒蒸,姜汁浸,焙)四两 生地黄(酒浸) 天门冬(去心) 麦门冬(去心) 山茱萸(酒蒸,去核) 山药 甘枸杞 肉苁蓉(酒洗,蒸) 黄柏(去皮,酒炒) 知母(酒炒) 当归(酒洗) 白芍药(酒炒)各二两 白茯苓(去皮) 牡丹皮各一两半 泽泻 五味子 拣参 远志(甘草水泡,去心)各一两

【用法】上为细末,炼蜜为丸,如梧桐子大。每服一百丸,空心盐汤、黄酒任下。

【功用】补心血,滋肾水。

【主治】虚劳。

【加减】凡人年过四十以后气血渐衰,可加斑龙胶四两,酒化开丸服。

【宜忌】忌铁器,忌三白。

39995 坎离既济丸(《症因脉治》卷三)

【组成】熟地四两 当归三两 白芍药三两 牡丹皮三两 知母二两 天门冬四两 黄柏二两 麦门冬四两

【用法】上为细末,玄武胶、鹿角胶等分为丸服。

【主治】肾热痿软,腰骨不举,尻以代踵,脊以代头,足不任地,骨痿不能起床,尺脉大而虚者。

39996 坎离既济丸(《饲鹤亭集方》)

【组成】人参 生地 熟地 天冬 麦冬 黄肉 白芍各四两 知母 川柏 肉桂 苁蓉 枸杞子 五味子 山药 茯苓 茯神 丹皮 泽泻 枣仁 远志各三两

【用法】炼蜜为丸。每服三钱,空心淡盐汤送下。

【功用】常服养精神,和血脉,宁神益肾。

【主治】五劳七伤,心肾不交,虚火上炎,口燥舌干,骨蒸发热,五心烦躁,虚痰咳嗽,自汗盗汗,夜梦遗精,五淋白浊。

39997 坎离既济丹(《杂病源流犀烛》卷八)

【组成】肉苁蓉 生地 麦冬 山萸 杞子 五味 川柏 归身 白芍 天冬 熟地 远志 茯苓 茯神 丹皮 枣仁 人参 泽泻

【用法】炼蜜为丸服。

【主治】热痿。口干咽痛,舌疮,涕唾稠粘,手足心热,大便燥,小便赤,咽疮失音,或尪羸,阳不举,脉细无根,脉数不伦。

39998 坎离既济丹(《古方汇精》卷一)

【组成】川连二两 肉桂一两 炙甘草五钱

【用法】各为净末,炼蜜为丸。每晚服三钱,酒送下。

【主治】心肾不交,彻夜无寐,骨蒸汗泄,阴阳两亏诸证。

39999 坎离既济汤(《医家四要》卷二)

【组成】黄柏 知母 生地

【功用】泻命门火。

【主治】阳事易举,精浊不止。或壮年久旷而精溢出者。

均

40000 均药(《喉科紫珍集》卷上)

【组成】栀子(炒)七钱 薄荷叶 连翘 赤小豆各一两 升麻五钱 鸡内金(炙黄)一钱五分

【用法】上为细末。吹患处。

【主治】咽喉诸症,下刀针后,不消不溃坚硬者。

40001 均气丸(《圣济总录》卷四十六)

【组成】牡丹皮 当归(切,焙) 木香 京三棱(炮,捶碎)各一分 半夏半两(别捣末,生姜自然汁和为饼,焙干,同杵) 青橘皮(汤浸去白,焙) 枳实(去瓤,麸炒)各半两 槟榔(剉)一两

【用法】上为末,炼蜜为丸,如梧桐子大。每服十五丸,空心、食前生姜盐汤送下。

【主治】脾胃不和,心胸满闷,不能饮食,痰逆吞酸,少力,头目昏眩。

40002 均气丸(《圣济总录》卷五十四)

【组成】茴香子(炒) 木香 桂(去粗皮) 桃仁(汤浸,去皮尖,炒) 京三棱(炮) 青橘皮(去白) 莱菔子(炒) 槟榔(剉) 沉香各半斤 厚朴(去粗皮,姜汁炙)一斤

【用法】上为末,酒煮面糊为丸,如梧桐子大。每服五十丸,温熟水送下。不拘时候。

【功用】常服健脾暖胃,调中进食,消饮匀气。

【主治】脾胃气弱,不思饮食,呕逆吞酸,腹内虚鸣,下利胀满,饮食迟化,气道痞涩,升降不匀,水饮停滞,胸下偏痛,寒气加之,结聚成形,动气癖结,痼冷陈痰,久而不去者。

40003 均气丸(《圣济总录》卷六十七)

【组成】木香 胡椒 干姜(炮) 乌头(炮裂,去皮脐) 茴香子(炒) 荜澄茄 青橘皮(汤浸,去白,焙) 陈橘皮(汤浸,去白,焙) 蓬莪术(煨,剉) 桂(去粗皮)各二两 牵牛半斤(拣净,炒,捣罗取末四两,余者不用)

【用法】上为末,生姜自然汁煮面糊为丸,如梧桐子大。每服十五丸至二十丸,炒生姜盐汤送下,不拘时候。

【主治】一切虚冷气,腹胁胀满,胸膈滞闷,呕吐酸水,不思饮食,脏腑滑泄,脐腹疼痛。

40004 均气汤(《圣济总录》卷二十一)

【组成】白术(米泔浸,细剉,焙干,微炒) 天台乌药(细剉,微炒)各二两 人参 青橘皮(去白,炒) 甘草(炙,剉) 白芷各一两 白茯苓(去黑皮)半两

【用法】上为粗末。每服三钱七,水一盏,加生姜三片,大枣二枚,同煎至七分,去滓温服。

【主治】伤寒表里未解,荣卫气逆,手足厥冷,上喘阴证;霍乱吐泻,非时腹胀;年高荣卫虚弱,脏腑不和,膀胱紧急,腰腿痹痛;妇人产后劳冷。

【加减】如吐逆,加藿香少许。

40005 均气散(《御药院方》卷三)

【组成】木香 桔梗(剉,炒) 广茂 木通各半两 枳壳(麸炒,去瓤) 青皮(去白)各一钱半 京三棱(炮,剉) 甘草(炙)各一两

【用法】上为细末。每服三钱,水一盏,加生姜三片,同煎至七分,去滓,食前温服。

【主治】三焦涩滞,气不通宣。

40006 均气散(《御药院方》卷十一)

【组成】桑白皮二两 陈皮(去白)一两半 桔梗 甘草(炙) 赤茯苓各一两 藿香叶半两 木通四两

【用法】上为粗末。每服二钱,水一小盏,加生姜一二片,煎至五分,去滓,食前温服。

【主治】小儿脾肺气逆,喘嗽面浮,胸膈痞闷,小便不利。

【备考】本方方名,《医方大成》引作"匀气散"。

40007 均气八仙汤(《寿世保元》卷三)

【组成】麻黄二钱 杏仁二钱 石膏三钱 桔梗一钱 片茶二钱 贝母一钱(用北细辛三分煎汤,拌抄三次,为末) 生甘草一钱 知母二钱

【用法】上剉一剂。水煎,温服。

【主治】哮喘气急而不息者。

杜

40008 杜仲丸(《普济方》卷三四二引《肘后方》)

【组成】杜仲不计多少

【用法】去粗皮,细剉,瓦上焙干,捣罗为末,煮枣肉为丸,如弹子大。每服一丸,烂嚼,以糯米汤送下。

【主治】妇人胞胎不安,并产后诸疾。

【方论选录】《济阴纲目》:胎系于肾,故用杜仲补肾。

40009 杜仲丸(《千金》卷十九)

【组成】杜仲二两 石斛二分 干地黄 干姜各三分

【用法】上为末,炼蜜为丸,如梧桐子大。每服二十丸,酒送下,一日二次。

【功用】补肾

【主治】肾虚腰痛。

【方论选录】《千金方衍义》:干姜行地黄之滞,则补而不壅;石斛助杜仲之强,则健而益壮。

40010 杜仲丸(《圣惠》卷七)

【组成】杜仲二两(去粗皮,炙微黄,剉) 续断一两 丹参半两(去芦头) 萆薢三两(剉) 芎䓖半两 虎胫骨一两(涂酥炙令黄) 桂心半两 附子一两(炮裂,去皮脐) 牛膝三分(去苗) 赤芍药三分 海桐皮三分 干蝎三分(微炒)

【用法】上为末,炼蜜为丸,如梧桐子大。每服三十丸,每日空心及晚食前以温酒送下。

【主治】肾脏风毒流注,腰脚疼痛。

40011 杜仲丸(《圣惠》卷三十)

【组成】杜仲一两半(去粗皮,炙微黄,剉) 远志三分(去心) 熟干地黄一两 桂心一两 白茯苓一两 枳壳一两(麸炒微黄,去瓤) 牛膝一两半(去苗) 菟丝子二两(酒浸三日,晒干,别捣为末) 羌活一两

【用法】上为末,炼蜜为丸,如梧桐子大。每服三十丸,食前以温酒送下。

【主治】虚劳损腰脚疼痛,少力。

40012 杜仲丸(《圣惠》卷四十四)

【组成】杜仲一两(去粗皮,炙微黄,剉) 干姜半两(炮裂,剉) 萆薢一两(剉) 羌活三分 天雄三分(炮裂,去皮脐) 川椒三分(去目及闭口者,微炒去汗) 桂心三分 芎䓖半两 防风半两(去芦头) 秦艽半两(去苗) 川乌头三分(炮裂,去皮脐) 细辛三分 五加皮三分 石斛三分(去根,剉) 续断二两 当归三分(剉,微炒) 五味子三合 槟榔三分

【用法】上为末,炼蜜为丸,如梧桐子大。每服三十丸,空心以温酒送下,晚食前再服。

【主治】肾经虚损,风冷乘之,五种腰痛。

40013 杜仲丸(《圣惠》卷四十四)

【组成】杜仲一两(去粗皮,炙微黄,剉) 萆薢一两(剉) 细辛一两 丹参一两 鹿角胶一两(捣碎,炒令黄) 当归一两(剉,微炒) 羌活一两 桂心一两 槟榔一两 郁李仁二两(汤浸去皮,微炒) 酸枣仁一两半(微炒) 大麻仁二两

【用法】上为末,炼蜜为丸,如梧桐子大。每服三十丸,空心以温酒送下,晚食前再服。

【主治】风虚气滞腰痛,强直不能俯仰。

40014 杜仲丸(《圣济总录》卷五)

【组成】杜仲(去粗皮,剉,炒)三分 牛膝(去苗,酒浸,切,焙)一两 萆薢(微炒)一两半 酸枣仁(炒)一两

当归(切,焙)三分 防风(去叉)一两 丹参(微炙)三分 赤芍药三分 桂(去粗皮)半两 肉苁蓉(酒浸,切,焙)一两一分 石斛(去根,剉)三分 附子(炮裂,去皮脐)半两 郁李仁(汤浸去皮尖,炒)三分 槟榔(煨)一两

【用法】上为末,炼蜜为丸,如梧桐子大。每服三十丸,空腹用温酒送下。

【主治】肾中风,腰脚不随,骨节酸痛,筋脉拘急,行履艰难,两胁牵痛。

40015 杜仲丸(《圣济总录》卷三十三)

【组成】杜仲(去粗皮,炙,剉)一两 干漆(炒令烟出)一两半 牛膝(去苗,酒浸,切,焙)一两 巴戟天(去心)一两半 桂(去粗皮)一两 五加皮(剉)一两 狗脊(去毛)一两 山茱萸一两 防风(去叉)半两 附子(炮裂,去皮脐)一两 独活(去芦头)一两 山芋一两

【用法】上为末,炼蜜为丸,如梧桐子大。每服二十丸,空心温酒送下。

【功用】兼补益元脏。

【主治】伤寒后,风伤腰胯冷疼。

40016 杜仲丸

《圣济总录》卷八十五。即《圣惠》卷四十四"杜仲散"改为丸剂。见该条。

40017 杜仲丸(《圣济总录》卷九十二)

【组成】杜仲(去粗皮,炙,剉) 肉苁蓉(酒浸去皱皮,切,焙) 巴戟天(去心) 楮实 五味子 茴香子(炒) 远志(去心) 山茱萸 白茯苓(去黑皮)各一两 山芋 牛膝(酒浸,切,焙)各三分

【用法】上为末,炼蜜为丸,如梧桐子大。每服十五丸,加至三十丸,空心温酒送下。

【主治】虚劳,下焦伤惫,目昏耳聋,腰膝冷痛,小便滑数,日渐瘦悴。

40018 杜仲丸(《圣济总录》卷一五七)

【组成】杜仲(去粗皮,炙,剉) 防风(去叉) 附子(炮裂,去皮脐) 石菖蒲 桔梗(炒) 秦艽(去苗土) 细辛(去苗叶) 厚朴(去粗皮,生姜汁炙) 桂(去粗皮) 半夏(汤洗二七遍,焙)各三分 熟干地黄(焙) 沙参 蜀椒(去目并闭口者,炒出汗) 干姜(炮)各半两

【用法】上为末,炼蜜为丸,如梧桐子大。每服十五丸,渐加至二十丸,空心温酒送下。

【主治】子宫久冷,妊娠数堕胎。

40019 杜仲丸(《圣济总录》卷一八六)

【异名】青娥丸(《直指》卷十八)、青蛾丸(《普济方》卷一五四)、肾气丸(《仙拈集》卷二)。

【组成】杜仲(去粗皮,炙,为末) 补骨脂(炒香熟,为末) 胡桃仁(汤浸去皮,研)各一两

【用法】上为末,炼蜜为丸,如梧桐子大。每服三十丸,空心温酒送下。

【功用】❶《圣济总录》:补下元,乌髭鬓,壮脚膝,进饮食,悦颜色。❷《直指》:益精助阳,乌须,壮脚。

【主治】❶《圣济总录》:腰疼。❷《医略六书》:肾虚衰,不能上荣肝木,而肝乏生生之源,精血无以内荣二海,腰痛牵引于胁,脉虚者。

【方论选录】《医略六书》:肾虚衰,不能上荣肝木,而肝

乏生生之源,精血无以内荣二海,故腰痛牵引于胁焉。核桃肉补肾养肝,以滋血海之不足;补骨脂补火荣木,以资精海之空虚;厚杜仲补肾强腰。兼培肝络也。丸以青盐之补肾,下以食盐之坚肾,使肾脏紧固,则真火发育,而肝得养生之令,精血内荣,宁有腰痛连胁之患乎? 此补肾养肝之剂,为腰痛连胁之专方。

40020 杜仲丸(《杨氏家藏方》卷十六)

【组成】五加皮 萆薢 山茱萸各三两 杜仲四两(炒去丝) 阿胶(蛤粉炒成珠子) 金毛狗脊(炙去毛) 防风(去芦头) 川芎 细辛 鹿角屑各二两 当归(洗,焙) 生干地黄各一两

【用法】上为细末,蜜糊为丸,如梧桐子大。每服三十丸,空心、食前温酒送下,或煎艾汤送下。

【主治】冲任脉虚,血海虚弱,寒湿邪气客搏胞络,妊娠腰痛,小腹牵连,行步力弱,难于俯仰,小便白浊,昼夜频行。

40021 杜仲丸(《普济方》卷一一六引《卫生家宝》)

【组成】杜仲(去粗皮,称用,麦麸炒黄色,去麦麸不用) 牛膝(酒浸一宿,晒干) 菟丝子(酒浸一宿控出,趁湿润研破,晒干) 续断(酒浸一宿,晒干) 木瓜(切碎,晒干称) 萆薢(炒黄色为度)各二两半 金毛狗脊五两半(出毛净称,用好米醋于砂铫内煮,切片子,焙干)

【用法】上为细末,用好醋煮糊为丸,如梧桐子大。每服三十丸至五十丸,空心温酒送下,一日三次。

【主治】风疾及腰肾风虚脚气。

【宜忌】忌鸡肉。

40022 杜仲丸(《济生》卷七)

【异名】千金保孕丸(《医统》卷八十五)、杜续丸(《医学入门》卷八)、保孕丸(《医钞类编》卷十七)、续杜丸(《产孕集》卷上)。

【组成】杜仲(去皮,剉,姜汁浸,炒去丝) 川续断(酒浸)各一两

【用法】上为细末,枣肉煮烂为丸,如梧桐子大。每服七十丸,空心米饮送下,一日二次。

【功用】养胎。

【主治】❶《济生》:妊娠三两月,胎动不安。❷《校注妇人良方》:妊娠腰背痛。

40023 杜仲丸(《瑞竹堂方》卷一)

【组成】莲肉(去心)四两 龙骨七钱半(新瓦上煅,另研细) 益智仁 破故纸(炒香) 茴香各一两(微炒) 牛膝(去苗)一两(酒浸) 白茯神(去木)一两 杜仲(去皮,剉碎,酒浸,炒断丝)一两 菟丝子四两 桃仁(汤泡,去皮尖净,炒)一两

【用法】上为细末,用山药四两炙为末,酒糊为丸,如梧桐子大。每服五十丸,枣汤送下,空心食前服。

【功用】❶《瑞竹堂方》:补心肾,益气血,暖元脏,缩小便。❷《普济方》:壮力。

【加减】如欲暖水脏,减去莲肉、龙骨、白茯神,加好醋、酒,兼糟四两,连须葱白四两,苍术四两(米泔水浸一夕,切片),合连须葱白,酒糟捣,淹一宿成饼,晒干,炒令熟,入前药同研。

40024 杜仲丸(《普济方》卷三四三)

【组成】杜仲(去粗皮,炙,剉) 防风(去叉) 附子(炮

裂,去皮脐) 石菖蒲 桔梗(炒) 秦艽(去苗土) 细辛 肉桂(去粗皮) 厚朴(去粗皮,生姜汁炒) 半夏(汤浸二七次,焙)各三钱 沙参 熟地黄(焙) 蜀椒(去目并闭口者,炒出汗) 干姜(炮)各半两

【用法】上为末,炼蜜为丸,如梧桐子大。每服十五丸,渐加至二十丸,空心温酒送下。一月见效。

【主治】子宫久冷,妊娠数堕胎。

40025 杜仲丸(《医学入门》卷七)

【组成】杜仲 龟版 黄柏 知母 枸杞子 五味子 当归 芍药 黄耆 故纸各一两

【用法】上为末,炼蜜同猪脊髓为丸,如梧桐子大。每服八十丸,空心盐汤送下。

【主治】肾虚腰痛,动止软弱,脉大虚,疼不已。

40026 杜仲汤(《圣济总录》卷三十一)

【组成】杜仲(去粗皮,炙,剉)二两 牡蛎(烧) 麻黄根各一两半 黄耆(剉) 白术(剉) 肉苁蓉(切,焙) 白茯苓(去黑皮,剉) 芍药各一两 甘草(炙,剉)半两 人参三分

【用法】上为粗末。每服五钱匕,水一盏半,煎至八分,去滓温服,不拘时候。

【主治】伤寒后虚羸,夜多盗汗。

40027 杜仲汤(《圣济总录》卷四十)

【组成】杜仲(去皮,剉,炒)一两一分 桂(去粗皮)一两 甘草(炙,剉)一分

【用法】上为粗末。每服三钱匕,加生姜三片,水一盏,煎至六分,去滓温服。

【主治】霍乱转筋。

40028 杜仲汤(《圣济总录》卷八十一)

【组成】杜仲(去粗皮,微炙,为细末)三两 生地黄汁三合

【用法】上药先将杜仲末以水二盏,煎至一盏,去滓,入地黄汁三合,酒二合,再煎三五沸,温服,空腹、近晚各一服。

【主治】脚气缓弱肿疼。

40029 杜仲汤(《圣济总录》卷八十五)

【组成】杜仲(去粗皮,酒浸,剉,炒) 桂(去粗皮) 羌活(去芦头) 椒(去目并闭口者,炒出汗) 秦艽(去苗土) 石斛(去根) 栝楼根 续断 五加皮(剉,焙) 牡丹皮 芍药 当归(剉,焙)各一两

【用法】上为粗末。每服三钱匕,水一盏,酒少许,同煎七分,去滓温服,不拘时候。

【主治】劳动伤腰卒痛。

40030 杜仲汤(《圣济总录》卷八十六)

【组成】杜仲(去粗皮,涂酥炙)一两一分 萆薢 桂(去粗皮)各一分 白术一两一分 甘草(炙)三分 附子(炮裂,去皮脐)三分

【用法】上剉,如麻豆大。每服五钱匕,用水一盏半,大枣三枚(擘破),生姜一分(拍碎),煎至一盏,去滓温服,一日二次。

【功用】《普济方》:温中下气。

【主治】肺劳虚寒,腰背苦痛,难以俯仰,短气,唾如脓胶。

40031 杜仲汤(《圣济总录》卷一五五)

七
画

杜

【组成】杜仲(去粗皮,剉,炒)二两　人参一两　阿胶(炙令燥)一两　芎䓖一两　当归(微炙)二两　艾叶一把(焙)

【用法】上为粗末。每服三钱匕,酒一盏,加大枣三枚(擘),同煎至七分,去滓温服,相次三服,腹中当暖即血止。

【主治】妊娠卒然下血不定,令胎不安,小腹疼痛。

40032 杜仲汤(《伤科补要》卷四)

【组成】肉桂　乌药　杜仲　生地　赤芍　丹皮　归尾　胡索　桃仁　川断各一钱

【用法】加童便、酒,煎服。

【主治】腰脊伤痛。

40033 杜仲汤(《不知医必要》卷二)

【组成】川杜仲(盐水炒去丝)一两

【用法】水、酒各半煎服。

【主治】肾虚腰痛脚软。

40034 杜仲饮(《圣济总录》卷八)

【组成】杜仲(去粗皮,炙,剉)一两半　芎䓖一两　附子(炮裂,去皮脐)半两

【用法】上剉,如麻豆大。每服五钱匕,水二盏,加生姜一枣大(拍碎),煎至一盏,去滓,空心温服,如人行五里再服,汗出慎外风。

【主治】中风筋脉挛急,腰膝无力。

40035 杜仲酒(《隐居效方》,见《肘后方》卷四,名见《三因》卷十三)

【组成】杜仲一斤

【用法】上切。以酒三斗,渍十日,每服三合。

【功用】《三因》:补肾虚。

【主治】❶《千金》:腰背痛。❷《三因》:风冷伤肾,腰痛不能屈伸。

【备考】《三因》本方用法:一方为末,温酒调一钱,空心服。

40036 杜仲酒(《外台》卷十七引《集验方》)

【组成】杜仲半斤　丹参半斤　芎䓖五两　桂心四两　细辛二两

【用法】上切,以酒一斗浸五宿。随多少饮之。

【主治】卒然腰痛。

【宜忌】忌生葱、生菜。

【备考】《经心录》无桂心。改为散剂,名"杜仲散"(见《圣惠》卷四十四)。

40037 杜仲酒(《外台》卷十七引《经心录》)

【组成】杜仲半斤　丹参半斤　芎䓖五两

【用法】上切,以酒一斗渍五宿。随性少少饮之。

【主治】卒腰痛。

40038 杜仲酒(《千金》卷八)

【组成】杜仲八两　石南二两　羌活四两　大附子五枚

【用法】上㕮咀,以酒一斗,渍三宿。每服二合,一日二次。

【主治】风虚腰脚疼痛不遂。

【宜忌】偏宜冷病妇人服。

40039 杜仲酒(《千金》卷十九)

【组成】杜仲　干姜各四两(一云干地黄)　草薢　羌活　天雄　蜀椒　桂心　芎䓖　防风　秦艽　乌头　细辛各三两　五加皮　石斛各五两　续断　栝楼根　地骨皮　桔梗　甘草各一两

【用法】上㕮咀,以酒四斗渍四宿。初服五合,加至七八合下,一日二次。

【主治】肾脉逆小于寸口,膀胱虚寒,腰痛,胸中动。

【方论选录】《千金方衍义》:腰痛大端有五,总由肾脏阳衰,不能御风寒湿气之痹着,皆从不意得之,致于坠堕伤损,地湿所伤,又为不慎所致,但须辛温调畅血气,则五者俱可通治。如杜仲、续断、桂、姜、乌、雄、椒、辛之属,可以助阳,可以通痹,可和损伤,可逐地湿。然辛烈浸渍,未免热毒伤胃,所以方中复用石斛、桔梗、栝楼根、地骨皮、甘草之属,既可解辛热药性,并可散标热旺气也。其余诸味,又为祛风逐湿,调和血气之佐使,不用汤液,而用酒醴者,专取流行经脉也。

40040 杜仲酒(《医心方》卷六引《千金》)

【组成】桑寄生　杜仲　鹿茸　桂心各等分

【用法】上为末。每服方寸匕,一日三次。

【主治】五种腰痛。

【备考】《千金》治肾脉逆,小于寸口,膀胱虚寒,腰痛,胸中动之杜仲酒之又方,用桑寄生、牡丹皮、鹿茸、桂心各等分,治下筛,酒服方寸匕,日三。

40041 杜仲酒(《千金翼》卷十六)

【组成】杜仲八两(炙)　干地黄四两　当归　乌头(去皮)　芎䓖各二两

【用法】上切,以酒一斗二升渍。每服二合,一日二次。

【主治】腕伤腰痛。

40042 杜仲酒(《千金翼》卷十六)

【异名】杜仲浸酒(《圣惠》卷二十五)。

【组成】杜仲(炙)　蛇床各八两　当归　芎䓖　干姜　附子(去皮)　秦艽　石斛　桂心各三两　蜀椒(去目及闭口者,汗)　细辛　茵芋　天雄(去皮)各二两　独活　防风各五两(一方加紫石英五两)

【用法】上切,以酒三斗渍五宿。每服三合,一日三次。

【主治】风劳虚冷,腰脚疼屈弱。

40043 杜仲酒(《圣济总录》卷三十三)

【组成】杜仲(去粗皮,炙,剉)二两　独活(去芦头)半两　附子(炮裂,去皮脐)一两　仙灵脾三分　牛膝(去苗)一两

【用法】上剉细,用生绢袋盛,以酒五升浸,密封头,经七日后开。每日取二三合温服,一日三次。未愈再浸服。

【主治】伤寒后体虚,元脏挟风冷,腰膝疼痛,行履不得。

40044 杜仲酒(《圣济总录》卷五十一)

【组成】杜仲(去粗皮,炙)　干姜(炮)　熟干地黄(焙)　草薢　羌活(去芦头)　天雄(炮裂,去皮脐)　蜀椒(去目及闭口者,炒出汗)　桂(去粗皮)　芎䓖　秦艽(去苗土)　乌头(炮裂,去皮脐)　细辛(去苗叶)各三两　五加皮　石斛(去根)各五两　续断　栝楼根　地骨皮(去土)　桔梗(炒)　甘草(炙)　防风(去叉)各一两

【用法】上㕮咀,如麻豆大,用酒二斗,浸四宿。每服一

盏,不拘时饮,常令酒力相续为效。

【主治】肾着,腰中疼痹,沉重,兼治五种腰痛。

40045 杜仲酒(《圣济总录》卷八十五)

【组成】杜仲(去粗皮,切,炒) 干姜(炮) 草薢 羌活(去芦头) 天雄(炮裂,去皮脐) 蜀椒(去目及闭口者,炒出汗) 桂(去粗皮) 芎䓖 防风(去叉) 秦艽(去苗土) 甘草(炙)各一两 细辛(去苗叶) 五加皮 石斛(去根) 续断 地骨皮(洗)各三分 桔梗一两半

【用法】上各剉细,用酒一斗,瓷瓶内浸,密封,以重汤煮二时辰,取出候冷开封。每次温服一盏,不拘时候,常令如醉。

【主治】肾虚冷或感寒湿,腰脚冷痹,或为疼痛。

40046 杜仲酒

《普济方》卷三五一。为《圣惠》卷七十九"杜仲浸酒"之异名。见该条。

40047 杜仲散(《肘后方》卷二,名见《医方类聚》卷五十四引《神巧万全方》)

【组成】杜仲 牡蛎各等分

【用法】每服五匕,暮卧水调下,不止更作。

【主治】病后体虚多汗。

❶《肘后方》:大病愈后,多虚汗及眼中流汗。❷《圣惠》:伤寒湿温,汗出遍体如水。❸《圣济总录》:伤寒后未平复合,阴阳相易,力劣汗出,及鼻衄头疼。

40048 杜仲散(《千金》卷二十)

【组成】杜仲 蛇床子 五味子 干地黄各六分 木防己五分 菟丝子十分 苁蓉八分 巴戟天七分 远志八分

【用法】上药治下筛。每服方寸匕,食前用酒送下,一日三次。长服不绝佳。

【功用】益气补虚。

【主治】男子羸瘦,短气,五脏痿损,腰痛不能房室。

40049 杜仲散(《圣惠》卷七)

【组成】杜仲一两(去粗皮,炙微黄,剉) 附子一两(炮裂,去皮脐) 石斛三分(去根,剉) 槟榔三分 当归三分(剉,微炒) 牛膝三分(去苗) 桂心三分 丹参三分(去芦头) 木香三分 青橘皮三分(汤浸,去白瓤,焙) 白茯苓三分 茴香子三分

【用法】上为粗散。每服三钱,以水一中盏,加生姜半分,同煎至六分,去滓,食前温服。

【主治】膀胱虚,冷气攻注,腰胯疼痛。

40050 杜仲散(《圣惠》卷十四)

【组成】杜仲一两(去粗皮,炙微黄,剉) 牡蛎一两半(烧为粉) 麻黄根一两半 白术三分 白茯苓三分 黄耆一两(剉) 白芍药一两 甘草半两(炙微赤,剉) 人参三分(去芦头) 肉苁蓉一两(酒浸一宿,刮去皴皮,炙干)

【用法】上为散。每服五钱,以水一大盏,煎至五分,去滓,不拘时候温服。

【主治】伤寒后虚羸,夜多盗汗,口干心躁。

40051 杜仲散(《圣惠》卷二十六)

【组成】杜仲一两(去粗皮,炙令微黄,剉) 丹参半两 生干地黄一两 甘草一分(炙微赤,剉) 当归一两

赤茯苓半两 芎䓖半两 续断半两 五加皮半两 羚羊角屑一分 牛膝半两(去苗) 桂心半两 枳壳半两(麸炒微黄,去瓤)

【用法】上为散。每服四钱,以水一中盏,加淡竹茹一分,生姜半分,煎至六分,去滓,食前温服。

【主治】肾劳,腰脊疼痛,不可俯仰屈伸。

40052 杜仲散(《圣惠》卷二十九)

【组成】杜仲一两半(去粗皮,微炙,剉) 蛇床子三分 五味子半两 熟干地黄一两 桂心三分 巴戟一两 菟丝子一两半(酒浸三宿,晒干,别捣为末) 牛膝一两(去苗) 肉苁蓉二两(酒浸一宿,刮去皴皮,炙干) 鹿茸一两(去皮,涂酥炙微黄) 车前子一两 石龙芮二两

【用法】上为散。每服二钱,食前以温酒调下。

【主治】虚劳羸瘦,五脏气乏,腰脚痛不能行,阴痿,小便余沥。

40053 杜仲散

《圣惠》卷四十四。即《外台》卷十七引《集验方》"杜仲酒"改为散剂。见该条。

40054 杜仲散(《圣惠》卷四十四)

【组成】杜仲一两(去粗皮,炙微黄,剉) 枳壳一两(麸炒微黄,去瓤) 马芹子一两(微炒) 草薢一两(剉) 续断一两 橘子仁一两 牛膝一两(去苗) 牵牛子一两(微炒)

【用法】上为细散。每服二钱,食前以温酒调下。

【主治】臀腰连膝疼痛。

【备考】本方改为丸剂,名"杜仲丸"(见《圣济总录》)。

40055 杜仲散(《圣惠》卷七十五)

【组成】杜仲一两(去粗皮,炙微黄,剉) 五加皮一两 当归一两(剉,微炒) 赤芍药一两 芎䓖一两 人参一两(去芦头) 草薢一两(剉)

【用法】上为粗散。每服四钱,以水一中盏,煎至六分,去滓温服,不拘时候。

【主治】妊娠或有所触,胎动不安,以致腰痛,及脐腹内痛。

40056 杜仲散(《圣惠》卷七十九)

【组成】杜仲一两(去粗皮,炙微黄,剉) 熟干地黄一两 桂心半两 附子一两(炮裂,去皮脐) 五味子三分 续断半两 芎䓖三分 石斛一两(去根,剉) 当归三分(剉,微炒) 草薢一两(剉) 牛膝半两(去苗) 木香一两

【用法】上为散。每服四钱,以水一中盏,加生姜半分,大枣三枚,煎至六分,去滓,食前温服。

【主治】产后伤虚,腰间疼痛,四肢少力,不能饮食。

40057 杜仲散(《圣济总录》卷十三)

【组成】杜仲(去粗皮,炙,剉)二两 黄耆(剉) 牡蛎(煅赤)各三两 麻黄根五两

【用法】上为细散。每服二钱匕,食后煎败扇汤调下,一日二次。

【主治】风虚多汗,夜卧尤甚。

40058 杜仲散(《陈素庵妇科补解》卷五)

【组成】杜仲 防风 川芎 川断 独活 甘草 归尾 小茴香 陈皮 生地 白芍 泽兰 延胡索

【主治】产后气血虚而外邪乘之,腰痛不能屈伸者。

40059 杜仲散（《百一》卷十一）

【组成】杜仲一两(去皮,杵令烂,以好酒浸一宿,焙干)　肉桂　牡丹皮各半两

【用法】上为细末。每服二钱,温酒调下。

【主治】肾气虚弱,荣伤过度,有所亏损,腰痛连小腹疼痛,俯仰惙惙短气。

40060 杜仲散

《普济方》卷二三一。即《圣惠》卷三十"益气补虚杜仲散"。见该条。

40061 杜仲散（《产科发蒙》卷二）

【组成】杜仲四钱　阿胶(炙)　防风　狗脊　川芎　芍药　细辛　五加皮　萆薢各三钱　杏仁(炒)一钱

【用法】每服五钱,以水二合,煎取一合,去滓温服。

【主治】妊娠腰疼,痛不可忍,或连胯痛。

40062 杜仲散（《伤科方书》）

【组成】肉桂一钱　乌药一钱　杜仲一钱二分　赤芍一钱　当归一钱　丹皮一钱　桃仁一钱　续断一钱　玄延索一钱

【用法】童便煎服。

【主治】中部腰痛伤。

40063 杜劳方（《潜斋医话》）

【组成】枇杷叶五十六片(刷去毛,鲜者尤良)　红莲子四两(不去心皮)　梨二枚(大而味甘者良,去心皮,切片)　大枣八两(同煮熟后去皮)　炼白蜜一两

【用法】先将枇杷叶放砂锅内,甜水煎极透,去滓,以绢沥取清汁,后将果蜜同拌,入锅铺平,以枇杷叶汁淹之,不咳者但以甜水淹之,盖好煮半炷香,翻转再煮半炷香,收瓷罐内,每日随意温热连汁食之,冬月可多制,夏须逐日制小料也。轻者二三料全愈,重者四五料除根,若先天不足之人,不论男女,未病先服,渐可强壮,常服更妙。以其性味中和,久任亦无偏胜之弊。

【主治】骨蒸劳热,羸弱神疲,腰脊酸疼,四肢痿软,遗精吐血,咳逆嗽痰,一切阴虚火动之症。

【加减】咳甚者,多加枇杷叶,不咳勿用;咳嗽多痰,加真川贝母一两,研极细,起锅时加入,滚一二沸即收;吐血,加藕节捣汁同煮;便燥,多加炼白蜜,溏泻勿用。

40064 杜松散（《续名家方选》）

【组成】杜松子二钱　桂枝　枳壳　茴香各一钱　甘草三分

【用法】上判。水煎服。

【主治】一切疝气拘挛者。

40065 杜若丸（《千金》卷二十）

【组成】杜若　藿香　白术　橘皮　干姜　木香　人参　厚朴　瞿麦　桂心　薄荷　女萎　茴香　吴茱萸　鸡舌香各等分

【用法】上为末,以蜜为丸,如梧桐子大。每服二十丸,以酒送下。

【主治】霍乱。

【方论选录】《千金方衍义》:首取杜若温中下气,以下汇取辛香正气,健脾利水之品,为丸以为远行预防之方,一切水土不安,伤中呕逆,咸宜用之,不特专主霍乱也。

40066 杜若散（《圣惠》卷二十二）

【组成】杜若一两　防风一两(去芦头)　赤茯苓一两　山茱萸一两　蔓荆子三分　茵芋三分　天雄三分(炮裂,去皮脐)　飞廉三分　石膏一两　藁本半两　甘草半两(炙微赤,判)　芎䓖半两

【用法】上为粗散。每服三钱,以水一中盏,加生姜半分,煎至六分,去滓温服,不拘时候。

【主治】头风目眩,心胸痰壅,不下饮食,及四肢不利。

40067 杜痔丸（《外科全生集》卷四）

【组成】地骨皮　生地各三两　黄芩　丹皮各一两半　槐花　焦苍术各一两　焦黄柏　甘草各五钱

【用法】上为细末,白蜜为丸。每服五钱,早、晚白汤送下。

【主治】外痔。

40068 杜续丸

《医学入门》卷八。为《济生》卷七"杜仲丸"之异名。见该条。

40069 杜隙汤（《石室秘录》卷四）

【组成】人参七钱　当归七钱　穿山甲一片(火炒,为末)

【用法】先用米醋三升煮滚热,以两足浸之,即止血,后用本方。煎参归汤,以穿山甲末调之而饮,即不再发。

【主治】酒色不禁,恣意纵欲,足上忽有孔,标血如一线者。

40070 杜蘅丸（《圣惠》卷七十）

【组成】杜蘅一两　防风一两(去芦头)　白茯苓一两　附子一两(炮裂,去皮脐)　白薇二分　牛膝二分(去苗)　半夏二分(汤洗七遍去滑,微炒)　沙参三分(去芦头)　秦艽三分(去苗)　川椒三分(去目及闭口者,微炒出汗)　桂心三分　菖蒲三分　藁本三分　细辛一两　蛇床子三分

【用法】上为末,炼蜜为丸,如梧桐子大。每服三十丸,空心及晚食前以温酒送下。有子即住服。

【主治】妇人腹脏久积风冷,血气凝涩,不能宣通,故令无子。

40071 杜蘅丸（《圣济总录》卷一五三）

【组成】杜蘅(三月三日采根,洗,晒干,判)　半夏(汤洗二十遍,碎用,生姜炒)　白薇　桔梗(判,炒)　附子(炮裂,去皮脐)　牛膝(切,酒浸经宿)各一两　石菖蒲　蜀椒(去合口并目,炒出汗)　细辛(去苗叶)　厚朴(去粗皮,生姜汁炙)　沙参(去芦头)　防风(去叉)　干姜(炮,判)　桂(去粗皮)各半两

【用法】上为末,炼蜜为丸,如梧桐子大。每服二十丸,渐加三十丸,早晨、日午温酒送下。

【主治】妇人久无子,断绪。

40072 杜蘅汤（《肘后方》卷四,名见《千金》卷十八）

【组成】杜蘅三两　松萝三两　瓜蒂三十枚

【用法】上药以酒一升二合,渍再宿,去滓,每次温服五合。

【主治】胸中多痰,头痛不欲食,及饮酒则瘀阻痰。

【方论选录】《千金方衍义》:杜蘅下气消痰,以其气浊,故用以助瓜蒂、松萝之涌吐。

40073 杜蘅散（《肘后方》卷一,名见《圣惠》卷五十六）

【组成】杜蘅一两　哯一两　人参半两许　弧子二七枚　松萝六铢　赤小豆二七枚

【用法】上为散。平旦温服方寸匕。晚当吐百种物,若不尽,后更服之。

【主治】❶《肘后方》:尸注鬼注。❷《圣惠》:尸注,及恶气中人,令人心胸满闷,神思昏迷。

40074 杜蘅散(《圣惠》卷六十八)

【组成】杜蘅二两半 蛇衔二两 地榆二两(剉) 生干地黄二两半 干姜半两(炮裂,剉) 川椒半两(去目及闭口者,炒令汗出) 桂心半两 当归一两半(剉,微炒) 芎䓖一两半 人参一两(去芦头) 肉苁蓉一两半(酒浸二宿,去皱皮,炙令干) 甘草一两(炙微赤,剉) 赤芍药一两半 附子一两(炮裂,去皮脐)

【用法】上为细散。每服二钱,以温酒调下,不拘时候。

【功用】续筋骨。

【主治】金疮,筋骨断。

40075 杜蘅膏

《圣济总录》卷一〇一。为《千金》卷十三"松脂膏"之异名。见该条。

40076 杜牛膝丸(《医略六书》卷三十)

【组成】杜牛膝三两 甜肉桂一两半 瞿麦穗三两 当归尾三两 白通草一两半 冬葵子三两 飞滑石三两

【用法】上为末,蜜为丸。每服三钱,童便煎,去滓温服。

【主治】产后胞阻溺闭,脉沉者。

【方论选录】产后胞满气壅,阻塞膀胱窍道,故不能化气,而小便不通,胀急,危迫莫甚,牛膝去瘀血以利便,桂心暖瘀血以通闭,瞿麦穗降气通小便,当归尾破血下瘀结,通草利小便,滑石通利膀胱,冬葵子滑利窍道以下出胞衣也,蜜丸以润之,童便以降之,使气化溺通则胞门无阻而胞衣自出,何患胀急不退,危迫不安乎。

40077 杜牛膝散

《得效》卷十五。为《杨氏家藏方》卷十六"桃仁散"之异名。见该条。

40078 杜仲药酒(《成方制剂》13册)

【组成】白芍 白术 川牛膝 当归 党参 杜仲 茯苓 狗脊 骨碎补 桂枝 鸡血藤 金樱子 女贞子 熟地黄 菟丝子 五加皮 淫羊藿

【用法】上制成药酒。口服,一次15~30毫升,一日2次。

【功用】温补肝肾,补益气血,强壮筋骨,祛风除湿。

【主治】肝肾不足,筋骨痿弱,风寒湿痹,阳痿早泄。

40079 杜仲浸酒

《圣惠》卷二十五。为《千金翼》卷十六"杜仲酒"之异名。见该条。

40080 杜仲浸酒(《圣惠》卷七十九)

【异名】杜仲酒(《普济方》卷三五一)。

【组成】杜仲二两(去粗皮,炙微黄,剉) 桂心一两 丹参一两 当归一两 菴䕡子一两 芎䓖一两 牛膝一两 桑寄生一两 附子一两(炮裂;去皮脐) 熟干地黄一两 川椒半两(去目及闭口者,微炒)

【用法】上剉细,以生绢袋盛,用好酒一斗,瓷瓶中浸,经七日,密封后开取,每日空心及午食前温饮一盏。

【主治】产后脏虚,腰间疼痛,肢节不利。

40081 杜记独角膏(《成方制剂》18册)

【组成】巴豆霜 白芷 蓖麻子 槟榔 穿山甲 大黄 当归 独活 独角莲 莪术 防风 甘遂 红大戟 厚朴 黄柏 黄连 麻黄 密陀僧 木瓜 蕲蛇 羌活 全蝎 肉桂 三棱 生草乌 生川乌 生地黄 桃仁 天花粉 蜈蚣 五倍子 细辛 香附 杏仁 玄参 芫花 枳实 猪牙皂

【用法】上制成膏剂,用时加温软化,摊于布上,贴于患处。

【功用】解毒,消肿止痛,托脓生肌,敛疮。

【主治】痈疽肿毒,疮疡不敛,瘰疬痰核。

40082 杜仲木香散(《奇效良方》卷二十七,名见《医统》卷五十八)

【组成】杜仲(炒去丝) 木香各四两 官桂一两

【用法】上为细末。每服二钱,空心温酒送下。

【功用】活血化气。

【主治】腰痛。

40083 杜仲壮骨丸(《成方制剂》18册)

【组成】白术 豹骨 川芎 大血藤 当归 独活 杜仲 防风 附片 狗骨胶 黄芪 金铁锁 木瓜 秦艽 人参 三七 桑枝 石楠藤 威灵仙 乌梢蛇 细辛 续断 寻骨风 淫羊藿

【用法】用酒或温开水送服,成人一次服8~12粒,12岁至13岁服6~8粒,8岁至10岁服4~6粒,一日3次。

【功用】益气健脾,养肝壮腰,活血通络,强健筋骨,祛风除湿。

【主治】风湿痹痛,筋骨无力,屈伸不利,步履艰难,腰膝疼痛,畏寒喜温等症。

【备考】本方去豹骨,改为胶囊剂,名"杜仲壮骨胶囊"(见原书12册)。

40084 杜仲独活汤(《外台》卷十七引《古今录验》)

【组成】独活四两 生姜六分 麻黄二两 桂心三两 芍药三两 甘草三两(炙) 葛根三两 栝楼子二两 防风二两 杜仲四两 附子一两(炮) 杏仁二两(去尖皮,碎) 干地黄二两

【用法】上切。以水八升,清酒二升,煮取三升,分三次服。

【主治】腰痛。

【宜忌】忌生葱、菘菜、海藻、猪肉、冷水。

40085 杜煎鹿角胶(《饲鹤亭集方》)

【组成】鹿角五十两 黄精 熟地各八两 杞子 樱子 天冬各四两 麦冬 牛膝 楮实 菟丝子 桂圆肉各二两

【用法】煎胶。

【主治】四肢酸痛,头晕眼花,崩带遗精,一切元阳虚损劳伤。

40086 杜仲壮骨胶囊

《成方制剂》12册,即原书18册"杜仲壮骨丸"去豹骨,改为胶囊剂。

40087 杜仲补天素丸(《成方制剂》12册)

【组成】杜仲(盐水炒)31.25克 菟丝子(制)31.25克 肉苁蓉31.25克 远志(制)31.25克 当归(酒制)31.25克 莲子31.25克 泽泻31.25克 牡丹皮31.25克 白芍31.25克 淫羊藿28.125克 黄芪62.5克 熟地黄62.5

克　山药 62.5 克　茯苓 62.5 克　白术 62.5 克　陈皮 15.625 克　砂仁 15.625 克　女贞子 14.06 克　金樱子 14.06 克　山茱萸 3.125 克　巴戟天 3.125 克　柏子仁 3.125 克　党参 62.5 克　枸杞子 62.5 克　甘草 31.25 克

【用法】上制成丸剂。口服，一次 10 粒，一日 3 次。

【功用】温肾养心，壮腰安神。

【主治】腰脊酸软，夜多小便，神经衰弱等症。

40088 杜仲补腰合剂（《成方制剂》15 册）

【组成】补骨脂　当归　党参　杜仲　枸杞子　牛膝　熟地黄　菟丝子　香菇　猪腰子

【用法】上制成口服液，一次服 30~40 毫升，一日 2 次。

【功用】补肝肾，益气血，强腰膝。

【主治】腰腿疼痛，疲劳无力，精神不振，小便频数。

40089 杜仲威灵仙散（《千家妙方》引唐德裕方）

【组成】杜仲 20 克　威灵仙 15 克

【用法】分别研粉后混合拌匀，再取猪腰子 1~2 个，破开，洗去血液，再放入药粉，摊匀后合紧，共放入碗内，加水少许，用锅子置火上久蒸。吃其猪腰子，饮其汤，每日一剂。

【功用】补肾强骨，除湿止痛。

【主治】肾气亏损，腰肌劳损，腰痛。

【宜忌】孕妇忌用。

40090 杜翰林枳实丸（《御药院方》卷三）

【组成】枳实（麸炒）　赤茯苓　人参　槟榔各一两　白术半两　黑牵牛八两　（一方加木香半两）

【用法】上为细末，稀面糊为丸，如梧桐子大。每服十五丸至二十丸，食后以橘皮汤送下，渐加，如要不动时，临卧熟水下五丸至十丸。

【主治】老人及虚家风气痰实，腹胁有妨，诸饮癖积。

杖

40091 杖丹（《普济方》卷三〇五）

【组成】大黄　黄连　黄芩　栀子　白芷　芒消　南星各等分

【用法】上先将油布用皂荚汤煎去油，水洗净，却用药剉碎，布汁中煮二三次，阴干，入白及末掺，煮依旧，捞起阴干。若敷时，用水浸湿，贴于杖疮上。

【主治】杖疮。

40092 杖丹（《广笔记》卷三）

【组成】松香四两　葱一握

【用法】将松香熔化，又将葱捣入松香内，搅匀，摊一膏药，贴患处，外以绵帛掩上扎定。五六日愈。

【主治】打击伤。

40093 杖丹膏（《景岳全书》卷五十一）

【组成】猪板油半斤　黄占二两　轻粉三钱　水银三钱　冰片三分

【用法】先将水银、轻粉同研细，俟猪油熬熟，去滓，先下黄占熔化，后入末药搅匀收贮，以水浸二三时令出火毒。用竹纸摊贴，觉热即换，轻者即愈，重者不过旬日。

【主治】杖疮。

40094 杖伤丸（《广笔记》卷三）

【组成】乳香　没药　血竭　孩儿茶　自然铜（煅）川木鳖　人中白　孩儿胎（如无，以狗胎代之，倍加）地龙　土木鳖　无名异

【用法】上为细末，炼蜜为丸，如梧桐子大。杖过，每服百丸，酒送下。

【主治】杖伤。

40095 杖疮丹（《医学纲目》卷二十）

【组成】刘寄奴末六钱　马鞭草末四钱

【用法】蜜调敷。如湿者干掺。

【主治】杖疮。

40096 杖疮膏（《本草纲目》卷八引《孙天仁集效方》，名见《古今医鉴》卷十六）

【组成】密陀僧　香油

【用法】将上药入粗碗内磨化，油纸摊膏，反覆贴之。

【主治】❶《本草纲目》引《孙天仁集效方》：血风臁疮。❷《古今医鉴》：杖疮、顽疮。

【备考】《古今医鉴》本方用法：上为末，同入锅内，文武火熬，用柳条数根，一顺勤搅，不要住手，待熬成黑色滴水成珠。油纸摊贴患处，当时疼止。如流脓水，自然生肉，如有疔甲，贴药即止。

40097 杖疮膏（《仙拈集》卷四）

【组成】当归二两　黄蜡　白蜡各一钱　香油四两

【用法】将当归入油煎枯去滓，入二蜡熔化成膏。贴患处。

【主治】杖疮。

40098 杖丹膏药（《医学正传》卷六引《外录验方》）

【组成】甘草　肉桂　蛇蜕　蝉蜕　露蜂房　连翘　白芷　白及　白蔹　白术　苍术　人参　玄参　苦参　芍药　南星　升麻　厚朴　栀子　百合　金银花　天花粉　川归　川芎　穿山甲（煨胖，另研）羌活　独活　黄连　黄芩　黄柏　大黄　生地黄　红花　苏木　柴胡　鳖甲（酥炙，为末）青木香　何首乌　防风　荆芥穗　藿香　云母石　花蕊石各一两　乱发（壮年无病男子者）一块　干蟾（即风鸡）一只　凤凰胎（即壳中不转头鸡黄也，阴干用）一只　桃柳桑枝各五茎

【用法】上各切细，用香油六斤，浸药三五日，入锅内熬黑色，去滓，入黄丹三斤，别用槐柳枝不住手搅，膏成候温，入乳香、没药、龙骨、轻粉、血竭各一两，麝香二钱，搅匀，瓷器收贮。临期看疮大小摊贴。受杖责后，如死血壅肿，宜先刺出恶血，然后以此膏贴之，三四日平复。或早失调理成痛者，贴之即散。

【主治】杖疮及诸般痈疽疮疖，已溃未溃。

40099 杖疮膏药（《外科启玄》卷十二）

【组成】葱汁一碗　姜汁一碗　密陀僧（水研飞净）四两　香油八两　乳香　没药　儿茶　血竭各五钱　麝香少许

【用法】先将油入熬锅内，次入二汁，待熬黑色，滴水成珠，少定下细药，冷定去火性。用油纸摊贴患处。

【功用】止痛生肌。

【主治】杖疮顽疮。

40100 杖疮珍珠散（《疡医大全》卷三十七）

【组成】珍珠（入豆腐内煮至豆腐起蜂窝时取出，研之）　乳香（去油）　海螵蛸（水飞）　琥珀　象皮（炒黄）　没药（去油）　龙骨（火煅红）　儿茶　轻粉各一钱　爪儿竭

二钱

【用法】上为细末,瓷瓶密贮,毋泄其味。敷患处。

【功用】止血生肌敛口。

【主治】杖疮,兼治一切刀伤斧砍,肿毒久不收口。

40101 杖疮白蜡膏药(《外科启玄》卷十二)

【异名】白蜡膏(《洞天奥旨》卷十五)。

【组成】真白蜡一两　猪骨髓五个　潮脑三钱

【用法】共入铫内熬成膏。用甘草煮油纸摊贴患处。

【主治】杖疮。

杉

40102 杉木汤(《救三死方》引郑洵美方,见《证类本草》卷十四引《本草图经》)

【异名】杉节汤(《圣济总录》卷八十三)、杉木节汤(《得效》卷九)、杉木饮(《医学六要·治法汇》卷五)、杉木节饮(《医学正传》卷四)。

【组成】杉木节一大升　橘叶(切)一大升(无叶,可以皮代之)　大腹槟榔(合子碎之)　七枚　童便三大升

【用法】共煮,取一大升半,分两服。若一服得快利,即停后服。

【主治】干脚气,霍乱,喘闷欲绝。

❶《救三死方》引郑洵美方:脚气痞绝,胁有块大如石,欲死不知人。❷《圣济总录》:干脚气头痛,腰脚酸疼,心躁渴闷,汗出气喘。❸《杂病源流犀烛》:兼治霍乱,上气闷绝者。

【方论选录】《医方考》:是方也,杉木质重而气芳,质重则能达下,气芳则能疏壅;橘叶味苦而厚,过于青皮,槟榔质实而重,等于铁石,味厚则泄,质重则降,故能令邪气大下;童便,咸寒物也,咸则能引邪气以走浊阴,寒则能平热气使不上逆。《经》曰:道之远者,制大其服,故其量数五升云。

【临床报道】脚气:元和十二年,柳子厚得脚气,夜半痞绝,胁有块,大如石,且死,因大寒不知人三日,家人号哭。荥阳郑洵美传杉木汤,服半食顷,大下。三下,气通块散。

40103 杉木饮

《医学六要·治法汇》卷五。为《救三死方》引郑洵美方(见《证类本草》卷十四引《本草图经》)"杉木汤"之异名。见该条。

40104 杉木煎(《仙拈集》卷四)

【组成】杉木(劈碎)

【用法】煎汤洗。

【主治】漆疮。

40105 杉节汤

《圣济总录》卷八十三。为《救三死方》引郑洵美方(见《证类本草》卷十四引《本草图经》)"杉木汤"之异名。见该条。

40106 杉节汤(《直指》卷四)

【组成】青皮　陈皮　天台乌药　鸡心槟榔　宣木瓜　干杉木节　半夏(制)　枳壳(制)　缩砂仁　赤茯苓各半两　丁香　茴香(微炒)　大腹皮　紫苏子(微炒)　罗卜子(微炒)　北梗　甘草(炙)各一分

【用法】上剉。每服三钱,加生姜五片,水煎服。

【主治】脚气攻心,痛闷胀满,不食。

40107 杉节散(《圣济总录》卷一五三)

【组成】杉木节(烧灰存性)　楮皮纸(烧灰)各等分

【用法】上为细末。每服二钱匕,米饮调下。

【主治】血伤兼带下不止。

40108 杉叶汤(《外台》卷二十二引《备急方》)

【组成】杉叶三两　芎藭　细辛各二两

【用法】上切。以酒四升,煮取二升半。稍稍含之,取愈,勿咽之。

【主治】风齿肿。

40109 杉木节汤(《圣济总录》卷八十四)

【组成】杉木节半斤(剉)　柳蠹蚛末半升　蒴藋枝五两(剉)

【用法】上药,纳釜中,以水二斗,煎至一斗,入盐四两,浆水一斗,更煎三五沸后,用净瓦瓷子一口可容五升者,以板子横着瓷底,将煎得汁至滓,乘热倾入瓷中,候冷暖得所,入脚踏瓷中板,频频以汤从骭面淋之,其汤只可离脚面三四寸,不可过脚踝。仍于密室中避风,以得汗甚为度。汤冷即纳釜中入滓,更煎三五沸后去滓,一依前法蘸脚。

【主治】脚气。

40110 杉木节汤(《普济方》卷二四二)

【组成】杉木节一两(剉)　茴香子三分(微炒)　瞿麦三钱　赤茯苓一两　木香半两　槟榔二两　木通二分(剉)　紫苏茎叶一两　猪苓三分(去黑皮)

【用法】上为散。每服四钱,水一盏半,加生姜二片,葱白二七茎,煎至六分,去滓,食前温服,不拘时候。

【主治】干脚气,大小肠气滞,心腹烦闷,脚膝疼痛,不欲饮食。

40111 杉木节汤

《得效》卷九。为《救三死方》引郑洵美方(见《证类本草》卷十四引《本草图经》)"杉木汤"之异名。见该条。

40112 杉木节饮

《医学正传》卷四。为《救三死方》引郑洵美方(见《证类本草》卷十四引《本草图经》)"杉木汤"之异名。见该条。

40113 杉木节散(《圣惠》卷六十七)

【组成】杉木节七片(剉细)　苏枋木五两(剉细,以水一斗煎取一升,去滓)　醋五合(入于苏枋木汁内)

【用法】上将杉木于一砂盆内,以慢火炒,旋旋滴苏枋木醋汁相和,炒令汁尽,停冷,为细末。每服二钱,以童便调下,一日三次。化下恶血为效。

【主治】从高坠损,心胸恶血不散。

40114 杉木乌金膏(《青囊秘传》)

【组成】杉木炭不拘多少

【用法】上为细末。用香油调摊纸上,贴患处。

【主治】脱壳囊痈,烂肉已脱,新肉将生。

40115 杉节木香汤(《普济方》卷二四二)

【组成】杉木节一两　木香一两　乌药一两　青橘皮三分(汤浸去瓤)　沉香三分　茴香子一两(微炒)　槟榔一两　紫苏一两(用子微炒亦可)

【用法】上为散。每用生姜半两,黑豆半合,炒令豆熟为度,入童便一中盏,煎至七分,去滓,稍热调下药末二钱,不拘时候。

【主治】湿脚气,攻心痛闷。

极

40116 极效膏（《疡医大全》卷七）

【组成】川乌 草乌 玄参 大黄 生地 杏仁 当归 赤芍 金银花 白芷各一两一钱

【用法】麻油一斤四两浸药,慢火熬,加桃枝、柳枝、槐枝、桑枝、榆枝各十寸,熬枯去滓,复熬至滴水成珠为度。再加银朱一两,铜绿八钱,水粉四两,入油搅匀熬黑,再加黄蜡、白蜡各一两,化匀,再加松香收膏,老嫩得宜,入水扯,拔出火毒,摊贴患处。

【主治】痈疽。

40117 极熟豉酒（《圣惠》卷四十五）

【组成】香豉三升

【用法】上以酒一斗,渍三宿后,每日随性暖饮之。

【功用】利腰脚,除湿痹。

【主治】瘴毒脚气,心神烦闷。

40118 极验黄龙散（《产宝诸方》）

【组成】地龙(钱子者,洗去土,新瓦上焙令微黄) 陈皮 蒲黄各等分

【用法】上各为末。如经日不产,各揪一钱,新井水调下便产;若两三日艰难者,只一服即分娩,母子全安。

【功用】催生。

40119 极验溶胶汤（《外科启玄》卷十一）

【组成】川山甲四片(如疮在背,即用背上甲;在手,用前足上甲五分;如在足,用后腿上甲五分。酥炙,为细末) 透明真牛皮胶四两(瓦上焙成珠,为末,先成大豆子块,不然,锅内炒亦可)

【用法】用好无灰酒调匀,煎数沸服之,以醉为度。不能饮酒者少用一盏,加水一钟煎之亦可。

【主治】痈疽恶毒。

杞

40120 杞元膏（《济众新编》卷五）

【组成】龙眼肉 枸杞子各一斤 黑豆一升

【用法】黑豆,用水三斗,文武火浓煎取汁一斗三升,入药再煎至七升余,去滓,入炼蜜一升,熬成膏至四升半,即滴水成珠矣,瓷器盛。白沸汤或淡姜茶化下。

【主治】阴虚火动发渴。

40121 杞头汤（《解围元薮》卷四）

【组成】枸杞头二三斤

【用法】煎浓汤熏洗。二三次愈。内服败毒散三四帖。

【主治】疠初起。

40122 杞苓丸（《医方大成》卷七引曾帅干方）

【组成】白茯苓八两(去皮) 真枸杞四两(酒浸蒸) 当归二两(酒洗) 青盐一两(别研) 菟丝子二两(酒浸蒸)

【用法】上为细末,炼蜜为丸,如梧桐子大。每服七十丸,食前汤送下。

【主治】男子肾脏虚耗,水不上升,眼目昏暗,远视不明,渐成内障。

40123 杞实粥（《眼科秘诀》卷二）

【组成】芡实七钱(选净硬皮,滚水淘泡四五次,又极滚水泡透听用) 枸杞子三钱(选肥大赤色者,只用水淘一次,

滚水泡透听用) 粳米(晚熟者)大半茶钟(滚水淘洗四五次听用)

【用法】上三味,今日如法制完,明日五更用砂锅一口,先将水烧滚,下芡实煮四五沸;次下枸杞子煮三四沸;又下大米,共煮至浓烂香甜。煮粥的水多加,勿添冷水。空腹食之,以养胃气。四十日皮肤润泽,一百日步履壮健,一年筋骨牢固。或为细末,滚水服亦可。

【功用】聪耳明目,延年益寿。

40124 杞圆膏（《摄生秘剖》卷四）

【组成】枸杞子(去蒂)五斤 圆眼肉五斤

【用法】上药用新汲长流水五十斤,以砂锅桑柴火慢慢熬之,渐渐加水,煮至杞圆无味方去滓,再慢火熬成膏,取起,瓷罐收贮。不拘时候频服二三匙。

【主治】血不足。

【方论选录】心主血,脾统血,肝藏血,思虑勤劳则血受伤因而不足,血不足则虚火炽而煎燥,肾水日见衰竭矣。兹取圆眼肉甘温濡润之品,甘温可以补脾,濡润可以养心;枸杞子味厚气平之品,味厚可以滋阴,气平可以益阳,此太极之妙,阴生于阳也。阴阳和,水火济,心肾时交,则阴血自生而常足矣。

40125 杞菊丸（《御药院方》卷十）

【组成】甘菊花(拣净) 枸杞各二两 川芎 薄荷叶各一两 苍术六两(米泔浸三日,一日一换水,去皮晒干)

【用法】上为细末,炼蜜为丸,如弹子大。每服一丸,食后细嚼,茶清下,一日二次。

【主治】内外障,眼有翳晕,或无翳,视物不明。

40126 杞菊丸（《集验良方》卷四）

【组成】甘菊花一斤(味不苦者,酒浸) 枸杞一斤(酒浸,焙)

【用法】炼蜜为丸。每服四五钱。服之久久有效。

【功用】终身无目疾,兼不中风不生疔毒。

40127 杞菊散（《仙拈集》卷二）

【组成】枸杞子三钱 菊花一钱

【用法】每早水煎服。

【功用】久服青盲可以复明。

40128 杞黄汤

《医方类聚》卷一九八引《神隐》。为《寿亲养老》卷三"三妙汤"之异名。见该条。

40129 杞蓉片（《成方制剂》13册）

【组成】枸杞子 金樱子 女贞子 肉苁蓉 蛇床子 锁阳 菟丝子 五味子 淫羊藿

【用法】上制成片剂。口服,一次4~6片,一日3次。

【功用】补肾固精,益智安神。

【主治】肾亏遗精,阳痿早泄,失眠健忘。

40130 杞菊六味丸（《麻疹全书》）

【异名】杞菊地黄丸(《医级》卷八)。

【组成】熟地八两 丹皮三两 白菊三两 茯苓三两 黄肉四两 杞子三两 淮药四两 泽泻三两

【用法】上药各为末,炼蜜为丸服。

【功用】❶《麻疹全书》:清肝肺,明耳目。❷《医家四要》:补肾水以涵肝木。

【主治】❶《医级》:肝肾不足,目生花歧视,或干涩眼

痛。❷《医家四要》:肝血虚,目耗散而不明。

【临床报道】❶ 注意缺陷多动障碍(ADHD):《山东中医药杂志》[2007,26(7):445]用杞菊地黄丸内服,治疗儿童 ADHD,并设西药利他林组(各 60 例)作对照。结果:治疗后两组 Conners 量表行为、学习、多动因子及多动指数评分均低于治疗前($P<0.01$),韦氏儿童智力测验 c 因子评分均较治疗前均有明显升高($P<0.01$),治疗后 12 个月随访中药组上述因子评分仍维持显效($P<0.01$),而西药组上述因子评分与治疗前没有显著性差异($P>0.05$),说明杞菊地黄丸与利他林治疗 ADHD 近期疗效相当,远期疗效优于利他林,且不良反应少。❷ 慢性病毒性肝炎:《山东中医学院学报》[1993,17(4):42]用本方治疗慢性病毒性肝炎 32 例,与云芝肝泰冲剂合益肝灵片治疗 10 例慢性病毒性肝炎作对照,结果治疗组获显效 23 例,好转 7 例,无效 2 例,总有效率为 93.8%;对照组获显效 1 例,好转 5 例,无效 4 例,总有效率 60%。治疗组疗效明显高于对照组。

【备考】本方改为汤剂,名"杞菊六味汤"(见《医家四要》)。改为片剂,名"杞菊地黄片";改为胶囊剂,名"杞菊地黄胶囊"(见《中国药典》2010 版)。改为口服液剂,名"杞菊地黄口服液"(见《成方制剂》11 册)。

40131 杞菊六味汤

《医家四要》卷二。即《麻疹全书》"杞菊六味丸"改为汤剂。见该条。

40132 杞菊地黄丸

《医级》卷八。为《麻疹全书》"杞菊六味丸"之异名。见该条。

40133 杞菊地黄片

《中国药典》2010 版。即《麻疹全书》"杞菊六味丸"改为片剂。见该条。

40134 杞菊地黄胶囊

《中国药典》2010 版。即《麻疹全书》"杞菊六味丸"改为胶囊剂。见该条。

40135 杞菊地黄口服液

《成方制剂》11 册。即《麻疹全书》"杞菊六味丸"改为口服液剂。见该条。

杨

40136 杨皮汤(《脚气治法总要》卷下)

【组成】白杨皮 莽草 羌活 独活 杜仲(剉,去皮) 防风 蒺藜 夏枯草 荆芥穗 地椒 威灵仙 白矾各一两

【用法】上为粗末。每用半两,水五升,煎至四升,乘热淋煤两足。

【功用】消肿毒。

【主治】脚气挛疼缓弱。

40137 杨花散(《伤科补要》卷四)

【组成】南星二钱 草乌一钱(姜汁炒) 闹杨花三钱 半夏二钱

【用法】上为末,黄麻根、萆麻子根、芋芀叶三味打汁拌南星四味,晒干,再研极细末听用。割开肉上敷之。

【功用】割开肉上敷之麻木。

40138 杨枝汤(《杂病源流犀烛》卷十四)

【组成】白杨木东枝(去粗皮,避风剉细)五升(炒黄)

【用法】上以酒五升淋讫,用绢袋盛泽,还酒中,密封再宿。每服一合,一日二次。

【主治】腹满癖坚如石,积年不损。

40139 杨树酒(《医心方》卷十六引《玉箱方》)

【组成】杨树根三十斤(河边水所注者洗,剉细)

【用法】以水一石,煮取五斗,用米三斗,面三斤酿之。酒成,服一升。

【主治】瘤瘿。

40140 杨梅散(《续本事》卷二,名见《普济方》卷四十四)

【组成】杨梅青 消石 地龙各等分

【用法】上为细末。搐鼻。立效。

【功用】定头痛。

40141 杨梅散(《普济方》卷四十六引《海上方》)

【组成】杨梅

【用法】上为末。每服二钱,食后、薄荷茶清调下。

【主治】头风。

40142 杨梅散(《接骨图说》)

【组成】黄柏 杨梅皮 胡椒

【用法】上为细末。火酒和匀为泥,搽涂患处。

【主治】打扑肿硬痛。

40143 杨梅煎(《医方大成》卷八)

【组成】熟杨梅

【用法】上药于瓦器内腌一宿即炼,用绢袋搦出汁,慢火熬成膏,瓦罐贮。每用入蜜少许,沸汤点服。

【功用】驻颜容。

40144 杨梅疮酒(《良方汇录》)

【组成】无灰酒一大钟 小磨麻油一茶杯

【用法】上搅和。每日清晨隔汤燉热服之。七日即效。

【主治】杨梅疮。

40145 杨上寄生散(《圣惠》卷四)

【组成】杨上寄生 菖蒲 细辛 附子(炮裂,去皮脐) 干姜(炮裂,剉) 天雄(炮裂,去皮脐) 桂心 萆草(炙) 白术 远志 甘草(炙微赤,剉)各一两

【用法】上为散。每服三钱,以水一中盏,煎至六分,去滓,不拘时候服。

【主治】心脏风邪,神思恍惚,悲愁忧虑,喜怒失常。

40146 杨上寄生散(《圣惠》卷二十)

【组成】杨上寄生一两 白术一两 桂心半两 茵芋半两 防风半两(去芦头) 柏子仁半两 石菖蒲半两 细辛半两 附子半两(炮裂,去皮脐) 干姜半两(炮裂,剉) 羌活半两 甘草半两(炙微赤,剉)

【用法】上为粗散。每服三钱,以水一中盏,煎至六分,去滓,不拘时候稍热服。

【主治】风邪所攻,志意不乐,身体拘急。

40147 杨木汁涂方(《圣济总录》卷一一七)

【组成】杨木嫩枝

【用法】上药放铁上烧取汁涂之。一日三五次。

【功用】口吻疮。

40148 杨氏养心汤(《效验秘方·续集》杨百弗方)

【组成】炙甘草 15 克 丹参 15 克 麦冬 15 克 阿胶 10 克 党参 10 克 茯神 10 克 枸杞 10 克 女贞子 10

克　旱莲草 10 克　五味子 6 克

【用法】每日一剂,水煎二次,早晚分服。

【功用】滋阴安神,两调心肾。

【主治】心阴虚所致的心悸(心律不齐),胸闷,气短,脉结代等证。

【方论选录】炙甘草、麦冬、党参、五味、阿胶等甘润之品滋阴养血,益气养阴,茯神补脾宁神;枸杞、女贞子、旱莲草滋养肝肾,兼清虚热;丹参活血化瘀。诸药合用,补心阴,养肝肾,益心气,通心脉,使心悸得愈。

40149 杨梅一剂散(《外科大成》卷四)

【组成】麻黄一两　大黄七钱　威灵仙八钱　金银花羌活　白芷　蝉蜕　皂角刺　川山甲各五钱　防风三钱

【用法】共一剂。用山羊肉斤许,河水煮熟;取清汤二碗,黄酒一碗,将药煎至一碗。令患者空心,先将热羊肉同酒淡食之令饱,随后服药。盖卧出汗,避风。

【主治】杨梅疮,元气壮者。

40150 杨梅七帖散(《村居救急方》卷六)

【组成】细叶野艾根二两(无则用金银花)　土茯苓四两(忌铁器,打碎)　生猪油一两　直僵蚕七条(研)　蝉蜕(翅足全,洗净)七枚　肥皂核肉七粒　皂荚子七粒(打碎)

【用法】上作一剂。用水六茶杯,煎三杯服,午前四杯,煎二杯服;临卧二杯,煎一杯服;每日一帖,连服七日。未发者暗消;已发者收敛,永无后患,毒深者用十四帖。

【主治】梅疮。

40151 杨梅疮丸药(《准绳·疡医》卷五)

【组成】白花蛇四寸(酥炙)　露蜂房一枚(煅)　全蝎四枚(酒浸,蜜炙,去足螯)　蜈蚣二条(煅)　龟版一两(酥炙)　雄黄　飞丹各一钱　槐花米　雨前细茶各五钱　孩儿茶　辰砂(为衣)各五分　麝香三分(同砂为衣)

【用法】上用黄米饭为丸,用好酒送下,一日二三次。七日后疮即光矣。(当加桦皮灰)。

【主治】梅疮。

40152 杨梅疮药酒(《医林绳墨大全》卷九)

【组成】大虾蟆一个　大黄五钱　穿山甲二钱(用瓦炙干)　金银花二钱　白芷二钱　甘草一钱

【用法】上用酒瓶将各药入内,取火酒灌满,扎紧瓶口,豆面封固,重汤煮三香取出,入土三四日,不拘时服。

【主治】杨梅疮。

40153 杨梅疮冲喉药丸(《喉舌备要》)

【组成】生地二两　熟地三两　元参二两　麦冬(去心)一两　白芍八钱　知母一两　钗斛一两　土茯苓二两　连翘一两　牛子一两　银花一两　丹皮八钱　泽泻八钱　女贞子一两半　沙参二两　山豆根六钱　生甘草六钱

【用法】上药晒干,为细末,炼蜜为丸。每服四五钱,早、晚空心开水送下。

【主治】杨梅疮冲喉。

却

40154 却风散(《活幼口议》卷十三)

【组成】天南星四个(炮,去皮,为末)　巴豆四个(出油如霜)　大半夏十个(用甘草水煮熟,切,焙为细末)　白僵蚕(去丝炒)　全蝎(炒)二钱(去尾)

【用法】上药都拌匀。每服一字许,煎金银薄荷汤调下。

【主治】婴孩小儿急惊风,方作搐搦,热盛涎潮。

40155 却忿散(《辨证录》卷九)

【组成】柴胡　半夏　甘草　薄荷　黄芩　神曲各一钱　当归　茯苓各三钱　白芍四钱　炒栀子二钱

【用法】水煎服。

【主治】动多气恼,大声骂詈,觉饮食坐卧居处晋接,无非可怒之场,身热胸满,两胁作胀。

40156 却金丹(《辨证录》卷四)

【组成】附子三分　陈皮一钱　白术三钱　当归五钱　丹砂一钱　铁粉一钱　茯神三钱　远志一钱　半夏一钱　人参三钱　薄荷一钱　天花粉二钱　南星一钱

【用法】上药各为细末,炼蜜为丸,如弹子大。姜汤送下。一丸而惊气即收矣,连服三丸而癫痫自愈,不必尽服。

【主治】因惊恐而失心如痴。

40157 却毒汤(《回春》卷四)

【组成】五倍子　花椒　防风　侧柏叶　枳壳　葱白苍术各三钱　瓦松　马齿苋　甘草各五钱　皮消一两

【用法】水五碗,煎至三碗。先熏后洗,一日三次。

【主治】❶《回春》:痔漏。❷《金鉴》:痔疮未破已破及成漏者。

40158 却毒散(《圣济总录》卷三十七)

【组成】麻黄(去根节)　蜀椒(去目并合口,炒出汗)乌头(炮裂,去皮脐)　白术各半两　防风(去叉)一两　桔梗(炒)　桂(去粗皮)各半两　干姜(炮)一分

【用法】上为散。每服一钱匕,温酒调下。每日食前常服。

【主治】山岚瘴气。

40159 却蛔散(《幼幼新书》卷二十六引《殊圣》)

【组成】苦楝皮(有子者良,阴干,内赤色者不用)　鹤虱　密陀僧各二分　白槟榔一个(炮,乘热杵)

【用法】上为细末。每服一钱,米饮下。三服虫出。

【主治】疳蛔。

40160 却暑丹(《幼幼集成》卷二)

【组成】漂白术　白茯苓　洁猪苓　宣泽泻各五钱青化桂二钱　片黄芩五钱　正川连三钱　镜辰砂二钱　炙甘草五钱

【用法】上为细末,炼蜜为丸,如芡实大。每服二三丸,麦冬汤化下。或十中取一,煎服亦可。

【主治】小儿伤暑,误用风药,致心神昏闷,烦躁不安,甚则搐搦。

40161 却暑丹(《何氏济生论》卷八)

【组成】泽泻八钱　赤苓五钱　白术(土炒)　炙草五钱　黄芩(炒)　猪苓(面糊浆,晒,净末)五钱　朱砂四钱　滑石五钱

【用法】炼蜜为丸,如芡实大,金箔为衣。每服一丸,灯心竹叶汤送下。

【主治】小儿夏月中暑,发热惊悸,睡卧不宁,心神恍惚,烦躁作渴,呕吐泄青,小便赤,面赤唇红。

40162 却暑丹(《麻疹备要方论》)

【组成】黄芩　甘草各五钱　朱砂二钱

【用法】上为末,炼蜜为丸。麦冬汤送下。

【主治】中暍。

40163 却暑汤(《育婴秘诀》卷二)

【组成】五苓散一两加黄连末 甘草末各二钱五分 朱砂(水飞)一钱半

【用法】上药都拌匀,炼蜜为丸,如芡实大。每服一丸,麦门冬煎汤送下。

【功用】清暑,凉心,下痰,安神。

【主治】小儿中暑发搐。

40164 却暑饮(《普济方》卷二〇一引《如宜方》)

【组成】良姜 藿香 槟榔 木瓜 紫苏 赤茯苓各二两

【用法】加生姜、大枣,水煎服。

【主治】暑月伤生冷,吐下,脚转筋。

40165 却暑散(《三因》卷五)

【异名】冰黄散(《局方》卷二吴直阁增诸家名方)。

【组成】赤茯苓 甘草(生)各四两 寒食面 生姜各一斤(搜面令匀)

【用法】上为末。每服二钱,新汲水调下,或汤点服,不拘时候。

【主治】冒暑伏热,头目眩晕,呕吐泄利,烦渴,背寒,面垢。

40166 却痛散(《杨氏家藏方》卷五)

【组成】五灵脂(去砂石) 蒲黄(炒赤色)各一两半 当归(洗,焙) 肉桂(去粗皮) 石菖蒲 木香 胡椒各一两 川乌头(炮,去皮脐)三两

【用法】上为末。每服二钱,加醋一盏,盐半盏,同煎至五分,不拘时候热服。

【主治】冷气攻心,痛不可忍。

40167 却痛散(《杨氏家藏方》卷十二)

【组成】雌雄蜈蚣一对(酥炙) 乌贼鱼骨(大者)二斤(去皮生用) 甘草三寸(生用) 脑子一钱(别研) 麝香一钱(别研)

【用法】上药前三味为细末,入脑、麝研匀,先煎甘草汤,放温洗疮了,后用药干掺;或用油调敷亦得。

【主治】发背及一切恶疮。

40168 却痛散(《重订严氏济生方》)

【组成】高良姜一两(剉如骰子,火煨) 巴豆五个(去壳)

【用法】上和,炒令转色,去巴豆不用,研为细末。每服二钱,不拘时候热酒调下。

【主治】心痛不可忍。

40169 却老苁蓉丸(《圣济总录》卷一八六)

【组成】肉苁蓉(酒浸,切,焙)二两 山芋 五味子(炒)各一两一分 菟丝子(酒浸三日,焙干,别取末) 赤石脂(研) 白茯苓(去黑皮) 泽泻 熟干地黄(焙) 山茱萸(焙) 巴戟天(去心) 覆盆子(去梗) 石斛(去根)各一两

【用法】上为细末,酒煮面糊,入蜜少许为丸,如梧桐子大。每服二十丸至三十丸,空心食前温酒送下;粟米饮亦得。

【功用】补真脏气,调顺阴阳,和胃气,进饮食。

【主治】肾脏虚损,丹田风冷。

40170 却邪补气散(《痘疹会通》卷三)

【组成】白芷 防风 桔梗 山楂 肉桂 川芎 人参 黄芪 甘草 慈菇

【主治】痘疮贯脓三日在肺经。

40171 却狂至神丹(《集成良方三百种》)

【组成】人参一两 白术一两 半夏三钱 天南星三钱 附子一钱

【用法】水煎服。

【主治】气虚类中风。

40172 却病延寿丹(《医便》卷四)

【异名】却病延寿汤(《医学入门》卷七)。

【组成】人参一钱 白术一钱 牛膝一钱 白芍药一钱 白茯苓一钱 陈皮一钱 山楂肉(去核)一钱 当归五分 小甘草五分

【用法】加生姜二片,水煎,空心服。服至小水长,止药;如短少又服。或用面糊为丸,如梧桐子大。每服七八十丸,空心、食远清米汤送下。

【主治】年高老人,小水短少。

【加减】春,加川芎七分;夏、秋加黄芩、麦门冬各一钱;冬,加干姜二分,倍当归。

40173 却病延寿汤

《医学入门》卷七。为《医便》卷四"却病延寿丹"之异名。见该条。

40174 却暑清健汤

《医部全录》卷二三二。为原书同卷引《必用方》"参薷饮"之异名。见该条。

40175 却老乌须健阳丹(《医部全录》卷三三一引《体仁汇编》)

【组成】赤茯苓(牛乳拌) 白茯苓(人乳拌,各浸一宿,晒干) 白首乌(竹刀去皮,打碎) 赤首乌(制同上)各一斤 牛膝(同何首乌用黑豆五升砂锅内蒸三次) 枸杞(酒浸洗,晒干) 当归(酒浸一宿) 茯神 菟丝子各半斤(酒浸三日,晒干) 破故纸五两(炒黄)

【用法】上药各不犯铁器,为末,炼蜜为丸如弹子大。日进三丸:早一丸,空心酒送下;午后一丸,姜汤送下;临睡一丸,盐汤送下。初服三日,小便杂色,是去五脏杂病;二七日唇红,口生津液,再不夜起;四七日身体轻健,两乳红润;至一月后,鼻头辛酸,诸风百病皆出;四十九日,目视光明,两手火热,精通,白发反黑,齿落更生,阳事强健,丹田如火,行走如飞,气力倍加。

【功用】颐养补益。

40176 却老乌须健阳丹(《医学入门》卷七)

【组成】赤白何首乌各一斤 牛膝半斤(用黑豆汁蒸三次) 赤茯苓(用牛乳五升,以文武火煮干) 白茯苓(用人乳汁五升以文武火煮干)各一斤 菟丝子 故纸各半斤

【用法】上为末,忌铁,炼蜜为丸,如弹子大。每服一丸,一日二次。

【主治】六八以后,须发焦槁,阳虚者。

劫

40177 劫风酒(《万氏家抄方》卷四)

【组成】防风 秦艽 川草薢 当归 晚蚕沙 虎胫骨(酥炙)各二两 人参一两 枸杞 豨莶草各六两 苍耳子四两 茄根八两 松节 海风藤 桑寄生 鳖甲 川

牛膝　苍术　陈皮　明天麻　羌活　杜仲(姜炒去丝)　生地　川芎　白芍　木瓜　五加皮　南星(姜制)　贝母　半夏(姜制)　薄桂　甘草节　木香各一两

【用法】上剉碎,绢袋装。用老酒一大坛约四十斤,入药蒸一炷香,取起,过百日服。

【主治】诸风缓纵,手足挛急,行步艰难,一切风证。

40178　劫风膏(《准绳·幼科》卷一)

【组成】威灵仙(去芦)一两半(剉细,焙,研为末)

【用法】上用皂荚三两去皮弦,捶损,挪温水一碗绢滤过,慢火熬若稀糊,入醇醋半两,再熬三五沸,去火候冷,用前药末停分乳钵内杵匀,为丸如芡实大。先用盐梅肉擦牙根,次以此膏一丸或二丸,温白汤浓调,抹入左右牙关内即开,续进别药。熬时得瓦器为上,银器尤佳。及解风痰壅盛,淡姜汤调化,不拘时候少含咽;咽喉肿痛,温茶清或薄荷汤调下。

【主治】小儿急慢惊搐,脐风撮口,牙关紧闭,痰涎壅盛,咽喉肿痛。

40179　劫劳汤

《景岳全书》卷六十一。为《云岐子保命集》卷下"劫劳散"之异名。见该条。

40180　劫劳散(《局方》卷二吴直阁增诸家名方)

【组成】地骨皮二两半　前胡(去芦)　荆芥各二两七钱　香附子(炒去毛)　苍术(浸,去皮,焙)　甘草(燶)各三两六钱　麻黄(去根节)　白芷各四钱半　川芎二两二钱半　桔梗(去芦)七两二钱　当归七两三钱半　肉桂(去粗皮)一两三钱半　石膏九钱　陈皮(去白)一两三钱　天仙藤二两半

【用法】上为细末。每服二钱,水一盏,乌梅半个,入盐同煎服。如要出汗,加葱白、姜钱煎,连进三服。常服温盐酒调,热盐汤点亦得。

【主治】五劳七伤,四时伤寒,山岚瘴疟,时行疫疠,心神烦躁,口苦舌干,憎寒壮热,头疼鼻塞,腰脚酸倦,背脊强急,浑身疼痛。

40181　劫劳散(《云岐子保命集》卷下)

【异名】劫劳汤(《景岳全书》卷六十一)。

【组成】白芍药六两　黄耆　甘草　人参　当归　半夏(洗)　白茯苓　熟地黄　五味子　阿胶(炒)各二两

【用法】上㕮咀。每服三大钱,水一盏半,生姜十二片,大枣三个,煎至九分。温服,每日三次。

【主治】肺痿。心肾俱虚,劳嗽,唾中有红丝,发热,盗汗。

40182　劫劳散(《证治要诀类方》卷三)

【组成】人参　黄耆　甘草　当归　芍药　地黄　阿胶　紫菀各等分(又方有五味子)

【用法】加生姜、大枣,水煎服。

【主治】曾因提重伤筋,以致臂痛。

40183　劫劳散(《证治汇补》卷五)

【组成】白芍　茯苓　当归　贝母　黄耆各一钱　甘草五分　熟地二钱　枣仁一钱半　阿胶(蛤粉炒)一钱二分

【用法】合生脉散同煎服。

【主治】心肾俱虚,发咳二三声,无痰,遇夜即热,热已即冷,时有盗汗,四肢倦怠,体瘦食少,夜卧恍惚,或有血丝者。

40184　劫营饮(《喉科种福》卷三)

【组成】白芷一钱　当归一钱　赤芍八分　羌活二钱　川芎一钱　陈皮一钱　法夏一钱　独活二钱　苍术三钱　茯苓一钱　厚朴一钱　防风八分　枳壳一钱　桔梗一钱　甘草一钱　生姜三片　苏叶七皮　葱白三茎

【用法】先服本方,继以熏药,然后服夹攻饮,如此再熏,改投再攻饮。俟其痒止秽净,烂处之紫红者成淡红色,乃以仙遗粮单服一月。

【主治】杨梅毒喉,痒而且痛,饮食妨碍,其状如石榴去皮,颗颗分明有界而成板,生于喉咽之内,其色淡红而通亮,无涎丝,无垢腻,日久糜烂。

【禁忌】禁食发物茶饮。

40185　劫痰方(《续本事》卷五,名见《赤水玄珠》卷七)

【组成】青黛三钱　辰砂一分　雌黄　雄黄　明矾　信石各一钱(并生用)

【用法】上为末,淡豆豉一百粒,汤浸去壳,研为膏,入药末为丸,如梧桐子大。临卧冷茶吞一丸。

【主治】❶《续本事》:劳嗽。❷《赤水玄珠》:哮喘痰涌。

40186　劫嗽丸(《医方考》卷二)

【组成】诃子仁　百药煎　荆芥穗各等分

【用法】上为末,炼蜜为丸。噙化。

【主治】久咳失气。

【宜忌】新咳者不宜用。

【方论选录】《内经》曰:"薄之劫之"。薄者,雷风相薄之薄,药病摩荡之名也;劫者,曹沫劫盟之劫,取之不以正也。久咳失气,不用补剂,而用诃子、药煎之涩,肺有火邪,不用润剂,而用荆芥穗之辛,故曰劫也。

40187　劫嗽方(《证治汇补》卷五)

【组成】诃子　五味子　风化消　五倍子各等分　甘草减半

【用法】水煎服。稳卧。

【主治】肺气耗散,久咳失音。

40188　劫瘴消毒散(《准绳·疡医》卷二)

【组成】百丈光(即天瓠,又名土人参)　苦花子　金脑香(即社茶,根、梗、叶俱可用)　大小青　紫金藤　生蓝叶　水圹根　乌苞根　嫩柏根　青王义　山乌豆　鸡屎子　晚祥西　狸咬柴　土木香　臭木待(根)

【用法】加薄荷,水煎服。先服加减通圣散通利大便,次服此方。

【主治】瘴气肿痛发热者,及因剥割瘴死牛马猪羊而中其毒者,或因食瘴死之肉而中其毒者。

【加减】肿势甚,加水金凤、水苦荬;手足拘挛,加钩藤根、梭婆子根;发热,加吉面消、毛蕨根;小便不通,加木通、栀子。

豆

40189　豆酒(《肘后方》卷三,名见《外台》卷二十引《范汪方》)

【异名】大豆汤(《医心方》卷十引《小品方》)、大豆煎(《千金》卷二十一)。

【组成】大豆一升

【用法】以水五升,煮取二升,去豆,纳酒八升,更煮九升,分三四服。

【主治】风气水肿,及妇人新产受风,短气咳嗽。

❶《肘后方》:卒身面肿满。❷《外台》引《范汪方》:风虚,水气肿。❸《千金》:男子女人新久肿,得暴恶风入腹,妇人新产上圊,风入脏,腹中如马鞭者,嘘吸短气,咳嗽。

【宜忌】肿愈后渴,慎不可多饮。

40190 豆甘汤(《治疫全书》卷三)

【组成】黑豆二合(炒令香熟) 甘草二寸(炙黄)

【用法】水二盏,煎汁,时时呷之。

【主治】因素伤湿热,毒气郁结,上攻巅顶所致之大头瘟。其症憎寒壮热,项强体重,头面浮肿,目不能开,咽喉闭塞,舌干口燥,气促息喘,二便艰涩。

40191 豆叶饮(《千金》卷二十一,名见《普济方》卷二一五)

【组成】大豆叶一把

【用法】以水四升,煮取二升,顿服之。

【主治】血淋。

40192 豆皮饮

《直指小儿》卷五。为《活人书》卷二十一"通圣散"之异名。见该条。

40193 豆灰散(《种痘新书》卷十二)

【组成】黄豆

【用法】烧灰为末,掺之。

【主治】痘疮溃烂。

【备考】豆风癣,以豆壳煎水洗即愈。

40194 豆竹汤(《证类本草》卷二十五引孟诜方,名见《圣济总录》卷三十二)

【组成】生大豆一升 青竹算子四十九枚(长四寸,阔一分)

【用法】和水煮熟。日夜二服。

【主治】❶《证类本草》引孟诜方:卒失音。❷《圣济总录》:伤寒失音不语。

40195 豆麦饮(《千金》卷三,名见《产孕集》卷下)

【组成】大豆一升(微熬) 小麦一升 吴茱萸半升 蒲黄一升

【用法】以水九升,煮取三升,去滓,分三服。亦可以水五升,酒一斗,煮取四升,分四服。

【主治】❶《千金》:产后赤白下痢,久不断,身面悉肿。❷产孕集:产后泄痢,多因脾虚感寒,杂下五色,或赤白脓血。日十数行,腹痛困顿,久不已者。

40196 豆麦粥(《寿世青编》卷下)

【组成】绿豆 糯米 小麦各一升

【用法】上炒熟为末。每用末一升,滚水调服。

【主治】饮食不住口,仍易饥饿,近似中消。

40197 豆花散(《得效》卷十五)

【组成】白扁豆花(焙干,紫者不用)

【用法】上为末。炒米煮饮,入烧盐少许,空心数服。

【主治】妇女白崩不止。

40198 豆花羹(《医统》卷八十七)

【组成】小豆花

【用法】上药入豉汁煮,以五味和作羹食。

【主治】寒热泄痢;病酒头痛。

40199 豆苏汤(《直指》卷二十六)

【组成】黑豆三合 紫苏茎叶二条 乌梅二个

【用法】用水一大碗同煎,临熟入姜汁三大匙。食后旋服。

【主治】上焦有热,咯吐瘀血,烦闷燥渴。

40200 豆连散(《圣济总录》卷一三三)

【组成】赤小豆 黄连(去须)各等分

【用法】上为散。先用温盐浆水洗令净,次将药散用猪胆汁调涂之,每日三换。

【主治】下注疮。

40201 豆角膏(《普济方》卷三六八)

【组成】赤豆 皂角(炙过)各等分

【用法】上为末,以葱油调。贴颊。

【主治】伤寒鼻塞。

40202 豆附丸(《医方大成》引《幼幼方》,见《医方类聚》卷二四四)

【组成】肉豆蔻一分 附子一分(炮)

【用法】上为末,面糊为丸,如粟米大。饭饮送下。

【主治】小儿搐搦,吐泻。

40203 豆附丸

《局方》(吴直阁增诸家名方)卷六。为《三因》卷十一"桂香丸"之异名。见该条。

40204 豆附丸(《济生》卷四)

【组成】肉豆蔻(面裹煨) 附子(炮,去皮脐) 良姜(剉,炒) 诃子(面裹煨) 干姜(炮) 赤石脂(火煅) 阳起石(火煅) 龙骨(生用) 白矾(枯)各二两 白茯苓(去皮) 桂心(不见火) 细辛(洗)各一两

【用法】上为细末,酒煮面糊为丸,如梧桐子大。每服七十丸,空心、食前米饮送下。

【主治】久虚下寒,泄泻不止,肠滑不禁,日夜无度,全不进食;一切虚寒泄泻困乏。

【备考】本方白矾以上药物用量原缺"各"字,据《医方大成》补。

40205 豆附散(《朱氏集验方》卷六)

【组成】大肉豆蔻三个(面裹煨) 附子八钱(重者三个,炮,去皮)

【用法】上㕮咀,分作三服。水一盏半,加生姜五片,煎八分,去滓,空心温服。

【主治】脾弱,泄泻不止。

40206 豆青膏(《赵炳南临床经验集》)

【组成】白降丹一钱 巴豆油一钱半 青黛面适量 羊毛脂一两 凡士林四两

【用法】搅匀成膏。外用薄敷。

【功用】软坚,润肤,止痒。

【主治】慢性肥厚性皮肤病,牛皮癣静止期,神经性皮炎,皮肤淀粉样变(松皮癣)等。

【宜忌】对汞过敏者及急性皮肤病不宜用。

40207 豆坯散(《直指》卷二十四)

【组成】绿豆粉 虾蟆灰各一分 胭脂半分

【用法】上为细末。干掺。

【主治】阴蚀疮。

40208 豆乳散(《奇效良方》卷六十五)

【组成】肉豆蔻一枚　乳香一豆大

【用法】上为细末。米饮调下。

【主治】小儿疮疹病中,偶滑泄不止,甚者。

40209 豆油汁(《奇方类编》卷下,名见《仙拈集》卷四)

【组成】绿豆

【用法】将绿豆捶碎,以纸蒙碗口,针刺多孔,以碎豆铺纸上,炭一块烧豆,豆灼尽,纸将焦,去豆揭纸,碗中有汁。用以涂患处,三五次即愈。

【主治】癣生脸上如钱,抓之有白屑者。

40210 豆卷散(《小儿药证直诀》卷下)

【异名】大黄豆卷散(《幼科发挥》卷三)。

【组成】大豆黄卷(水浸黑豆生芽,晒干)　板蓝根　贯众　甘草(炙)各一两

【用法】上为细末。每服半钱至一钱,水煎去滓服;甚者三钱,浆水内入油数点煎服,不拘时候。

【主治】小儿慢惊,用性太温及热药治之,惊未退而别生热症者;或病愈而致热症者;或反为急惊者;又治吐虫。

40211 豆参散(《医学纲目》卷四)

【组成】赤小豆　苦参

【用法】上为末,酸浆水调服,用鹅翎探之。

【功用】吐痰轻剂。

40212 豆姜汤(《圣惠》卷四十七,名见《圣济总录》卷四十)

【组成】黑豆一合(拣择紧者,拭令净)　生姜半两

【用法】以浆水一大盏,煎至六分,去滓,分温三服。

【主治】❶《圣惠》:霍乱吐利,心烦壮热。❷《圣济总录》:霍乱后,烦躁卧不安。

40213 豆桂丸(《圣济总录》卷三十五)

【组成】巴豆(去皮,生研)　桂(去粗皮)　淀花(研)　阿魏(醋化,面调作饼,炙)　安息香(入胡桃仁研)各一分

【用法】上六味,除研药外,捣罗为末,再研匀,用面糊丸,如梧桐子大。每用绵裹一丸,香烟上度七遍,安耳内,男左女右,又带之。

【主治】劳疟。

40214 豆根汤(《万氏家抄方》卷六)

【组成】麦门冬(去心)　山豆根　桔梗　知母　天花粉　元参　荆芥　射干　连翘　牛蒡子　薄荷

【用法】水煎服。

【主治】瘄后余毒未尽,咳嗽口破。

40215 豆根散(《洞天奥旨》卷十六)

【组成】山豆根

【用法】上为末。以腊月猪脂调涂之。

【主治】癣疮。

40216 豆真丸(《普济方》卷二五二)

【组成】女青二两半　兰草　白百合　丹砂(研)各一两　犀角(镑)　马先蒿　皂角(酥炙,去皮子)　茼茹各半两　巴豆十粒(去皮心,炒,压去油)

【用法】上除别研外,捣罗为末,炼蜜为丸,如绿豆大。每服十丸,夜半冷水送下。

【主治】中蛊不深,久之变为鬼疟,或中气结邪,或胸藏痰癖,或口中血出,或中恶,或惊魔,或邪入在里,或产妇胎衣不下,或生马刀肿痛,处女经水不调。

40217 豆粉丸(《袖珍》卷二引《圣惠》)

【组成】川芎　细辛　甘草　白芷　豆粉各二钱半　薄荷　石膏各五钱　朴消

【用法】上为末,蜜和丸,如弹子大,石膏末为衣。每服一丸,细嚼茶清送下。

【主治】风热头痛。

【备考】方中朴消用量原缺。

40218 豆粉散(《圣济总录》卷一三三)

【组成】绿豆粉

【用法】将上药于石器内炒黄,湿地上出火毒,研细。先以温水洗疮,干敷。甚者再敷即愈。

【主治】下注脚膝生疮,不可垂脚,肿痛。

40219 豆粉膏(《朱氏集验方》卷十二)

【组成】绿豆粉(炒赤,放下出火毒)

【用法】上用井水调敷四围。

【主治】❶《朱氏集验方》:发背。❷《济阳纲目》:打仆伤折手足。

【备考】《济阳纲目》本方用法:将绿豆粉于新铁锅内炒令紫色,用新汲井水调稀,厚敷损处,以纸将杉木片缚定。

40220 豆豉丸(《卫生总微》卷十五)

【组成】湿豉

【用法】作丸,如鸡子大。以丸摩儿腮上、及手足心六七遍,又摩心腹脐上。

【主治】中恶邪气,身发寒热。

40221 豆豉汤(《普济方》卷三〇六)

【组成】好豆豉一碗

【用法】用清油半盏,拌豉捣烂。厚敷痛上并痒处。经一时久,豉气透骨,则引出虫毛,纷纷可见,取下豉,埋在土中;煎香白芷汤洗痛处;如肉已烂,则用海螵蛸为末敷之之愈。

【主治】春夏月树木墙间,有一等杂色毛虫极毒,凡人触着者,则放小毛入手上,自皮至肉,自肉入骨,其初则皮肉微痒,以渐生痛,经十数日,痒在外而痛在内,用手抓搔,或痛或痒,必致骨肉皆烂,有性命之忧,此名中射,诸药不能治之者。

40222 豆豉汤

《普济方》卷三八四。为《圣济总录》卷六十一"豉栀汤"之异名。见该条。

40223 豆豉饮(《肘后》卷三,名见《采艾编翼》卷二)

【组成】豉三升

【用法】上药用水九升,煮取三升。分为三服,日二作之;亦可酒渍煮饮之。

【主治】中缓风,四肢不收者。

40224 豆豉饼

《外科发挥》卷三。为《圣济总录》卷一三一"豉饼灸方"之异名。见该条。

40225 豆豉酒

《圣济总录》卷一八四。为《千金翼》卷二十二"酒豉方"之异名。见该条。

40226 豆豉散(《圣济总录》卷一一七)

【组成】豆豉四两(炒)

【用法】上为散。每用绵裹一钱匕含之,每日五七次。

【主治】口疮。

40227 豆豉膏(《幼幼新书》卷五引《惠眼观证》)

【异名】葱涎膏。

【组成】黑豆一杓 田螺十九个 葱一大把

【用法】捣烂,芭蕉汁调。贴脐下。

【主治】初生儿不小便,中脐风,撮口,肚膨胀,脐肾肿。

40228 豆豉膏(《幼幼新书》卷五引茅先生方)

【异名】二豆汤(《医统》卷八十八)、二豆散(《赤水玄珠》卷二十五)。

【组成】豆豉 天南星 白敛 赤小豆各半两

【用法】上为末,每服二大钱,用芭蕉自然汁调。涂脐四边,每日一次。

【主治】❶《幼幼新书》:小儿脐风。❷《医统》:小儿脐突。

40229 豆豉膏(《鸡峰》卷二十二)

【组成】豆豉不以多少

【用法】上为细末,油调,涂疮上。

【主治】灸疮,火爅及臭气所伤,肿痛者。

40230 豆淋酒

《证类本草》卷二十五引《产书》。为方出《肘后方》卷三,名见《普济方》卷九十二"大豆酒"之异名。见该条。

40231 豆淋酒(《鸡峰》卷十六)

【异名】紫汤。

【组成】羌活一两 黑豆半升(炒热)

【用法】以酒一升,先煮羌活五六沸,去羌活,乘热沃在所炒豆上,煎三五沸,倾入瓷器中,以纸盖,却去豆,温饮半盏。风势大者,随证下诸风药尤佳;如口噤弹曳,服阿胶丸;些小风,则服龙砂丹。

【主治】产后诸风。

40232 豆淋酒

《普济方》卷三〇三。为原书卷二七二引《肘后方》"大豆饮"之异名。见该条。

40233 豆椒散

《普济方》二〇一。为《三因》卷十一"胡椒汤"之异名。见该条。

40234 豆蛤散(《青囊立效秘方》卷二)

【组成】黄柏末一两 枯矾二钱 铜绿二钱 烟膏三钱 金陀僧三钱 蛤粉八钱 青黛三钱 生石膏一两 黄豆炭五钱

【用法】上为细末。头面部用白蜜或米醋和敷,腿足用老桐油调敷。

【主治】大人、小儿头面破烂流水,黄水疮水至处即烂,或结厚厴;并治腿足血风疮。

40235 豆蒸丸(《圣济总录》卷十八)

【组成】原蚕蛾二十八枚(全者,炒) 羊厣二十八枚(劈开,炙干) 猪厣二十八枚(如前炙) 安息香 犀角屑 没药(研) 人参 甘草(炙,剉) 何首乌 大黄(剉,炒) 远志(去心)各一两 角蒿 蒲公草 苍耳 地锦 益母草 土马骏 杞子各一两半(角蒿以下七味治净,用黑豆盖覆,甑中蒸令黑豆软熟,不用黑豆,将药晒干)

【用法】上为末,入鸭梨汁,并炼蜜同和为丸,如樱桃大。每服一丸,米饮嚼下,不拘时候。

【主治】恶风。

40236 豆酱散(《外台》卷三十三引《古今录验》)

【组成】豆酱二升

【用法】上药漉去汁,熬令燥为末。每服方寸匕,酒调下,一日五六次。

【主治】妊娠下血。

40237 豆蔻丸(《史载之方》卷下)

【组成】草豆蔻一枚(剥开皮,入乳香一块在内,复用和白面裹,慢火烧令熟,去面及豆蔻皮不用)

【用法】上为细末,以粟米饮为丸,如麻子大。每服五七丸,米饮送下,不拘时候。

【主治】小儿脏寒,泄泻不止。

40238 豆蔻丸(《圣济总录》卷十七)

【异名】大豆蔻丸(《宣明论》卷二)。

【组成】肉豆蔻(去壳)半两 羌活(去芦头) 防风(去叉) 桔梗(去芦头,炒)各一分 陈橘皮(汤浸,去白,焙) 独活(去芦头) 薏苡仁 人参 草豆蔻(去皮) 芎劳各半两 甘草(炙) 木香各一分

【用法】上为细末,炼蜜为丸,如梧桐子大。每服三十至四十丸,米饮送下,日三夜一。

【主治】胃风,颈项多汗恶风,饮食不下,膈塞不通,腹善满,失衣则膜胀,食寒则泄,形瘦而腹大。

40239 豆蔻丸

《圣济总录》(文瑞楼本)卷四十四。即原书(人卫本)"草豆蔻丸"。见该条。

40240 豆蔻丸(《圣济总录》卷四十五)

【组成】白豆蔻(去皮)一两半 枳壳(去瓤,麸炒)半斤 陈橘皮(汤浸,去白,切,炒) 诃黎勒(煨,去核) 桂(去粗皮) 当归(切,焙)各一两

【用法】上为末,用浆水煮枣,去皮烂研为丸,如梧桐子大。每服二十至三十丸,生姜汤送下,不拘时候。

【主治】谷劳体重,食已好卧。

40241 豆蔻丸(《圣济总录》卷五十一)

【组成】肉豆蔻(去皮,炮) 附子(炮裂,去皮脐) 蓬莪术(炮) 天麻(酒浸,炙)各一两 木香 槟榔(剉) 干蝎(去土,炒)各半两 硇砂(别研)一分

【用法】上为细末,入研了药拌匀,酒煮面糊为丸,如梧桐子大。每服二十丸,温酒送下。

【主治】肾脏虚损,久积风冷,脐腹胀满,疼痛不止。

40242 豆蔻丸(《圣济总录》卷六十二)

【组成】肉豆蔻仁 京三棱(炮) 蓬莪术(炮) 青橘皮(汤浸,去白,焙) 陈橘皮(汤浸,去白,焙) 桂(去粗皮)各一两 槟榔(剉) 木香各半两 牵牛子(四两,半生半熟,取末)二两

【用法】上为末,以枣肉为丸,如梧桐子大。每服二十丸,食后生姜汤送下。

【主治】五膈气痞闷,腹胁胀满。

40243 豆蔻丸(《圣济总录》卷六十七)

【组成】肉豆蔻(大者,去壳)二枚 桂(去粗皮) 青橘皮(汤浸,去白,焙) 附子(炮裂,去皮脐)各半两 半夏(汤洗七遍,麸炒黄色) 干姜(炮)各一两

【用法】上为细末,生姜自然汁煮面糊,如梧桐子大。每服十丸,空心、食前生姜汤送下。

【功用】开胃进食。

【主治】气逆上冲,吐逆不止,冷痰壅滞。

40244 豆蔻丸(《圣济总录》卷七十五)

【组成】肉豆蔻(面裹煨熟,为末) 草豆蔻(面裹煨熟,为末) 缩砂仁 母丁香各一两 木香 沉香(剉)墨(烧红为末)各半两 地榆二两 枇杷叶(去毛,炙)一两

【用法】上为末,烧粟米饭为丸,如樱桃大。每服二丸,食前米饮化下。

【主治】白滞痢,腹脏撮痛。

40245 豆蔻丸(《圣济总录》卷一五六)

【组成】草豆蔻(去皮) 白术各一两 人参一两半陈橘皮(去白,焙)一两 半夏半两(入生姜半两,捣烂,焙)

【用法】上为末,用枣肉为丸,如梧桐子大。每服二十丸,生姜汤送下,不拘时候。

【功用】和调胃气。

【主治】妊娠呕逆,不下食。

40246 豆蔻丸(《圣济总录》卷一七三)

【组成】肉豆蔻(去壳)一枚 木香半两 丹砂(研)人参 诃黎勒(煨,去核) 麝香(研)各一分

【用法】上为末,用饭为丸,如麻子大。每服二丸,空心米饮送下,一日二次。

【主治】❶《圣济总录》:小儿疳痢及吐。❷《普济方》:不吃乳食,四肢瘦弱。

40247 豆蔻丸(《圣济总录》卷一七九)

【组成】草豆蔻三枚(去皮) 乌头三枚(剉,盐水浸少时,炒) 益智(去皮) 青橘皮(汤浸,去白,焙)各一分

【用法】上为末,生姜汁煮面糊为丸,如绿豆大。每服七丸,煎木瓜汤或生姜汤送下,乳食前服。

【主治】小儿洞泄不止。

40248 豆蔻丸(《圣济总录》卷一八七)

【组成】肉豆蔻(去壳,炮) 槟榔(剉) 桂(去粗皮)青橘皮(去白,焙) 半夏(姜汁制) 附子(炮裂,去皮脐)干姜(炮)各一两 白术二两 京三棱(煨,剉)一两半

【用法】上为末,醋煮面糊为丸,如梧桐子大。每服二十丸至三十丸,空心盐汤或温酒送下。

【功用】补虚进食,正脾元。

40249 豆蔻丸(《鸡峰》卷十四)

【组成】肉豆蔻 丁香各半两 良姜一两 藿香叶一分

【用法】上为细末,用枣肉为丸,如梧桐子大。每服二十丸至三十丸,温生姜、米饮送下。

【主治】霍乱吐泻不定,烦渴躁热。

40250 豆蔻丸(《卫生总微》卷十)

【组成】肉豆蔻(面裹煨)一两 木香 青皮(去瓤,炒黄)半两 黑牵牛一分(微炒)

【用法】上为细末,滴水为丸,如黍米大。每服十丸,乳食前生姜米饮送下。

【主治】泄泻,米谷不化。

【备考】方中木香用量原缺。

40251 豆蔻丸

《卫生总微》卷十。为《圣济总录》卷一七九"木香豆蔻丸"之异名。见该条。

40252 豆蔻丸(《杨氏家藏方》卷十八)

【组成】肉豆蔻(面裹煨香) 草豆蔻(去壳)各一两草乌头三枚(烧灰留性)

【用法】上为细末,煮面糊为丸,如黍米大。每服十丸,乳食前煎萝卜汤送下。

【主治】小儿风冷搏于肠胃,飧泄不止,不思乳食。

40253 豆蔻丸(《妇人良方》卷八)

【组成】肉豆蔻(面裹煨香)不以多少

【用法】上为细末,入陈米白饮捣,为丸如绿豆大。空心煮粟米饮吞下百丸。

【主治】脏寒,泄泻不止,服诸药无效。

40254 豆蔻丸(《医方类聚》卷二四五引《施圆端效方》)

【组成】肉豆蔻 丁香 木香 胡粉各一钱 川乌(炮,去皮)二钱半

【用法】上为细末,水糊为丸,如黍米大。每服二三十丸,食前木瓜汤送下,日进二服,渴即冷下。

【主治】小儿吐泻不止。

40255 豆蔻丸(《活幼心书》卷下)

【组成】肉豆蔻 南木香 缩砂仁各三钱 白龙骨诃子肉各五钱 赤石脂 枯白矾各七钱半

【用法】上除木香不过火,余六味剉,焙,仍同木香为末,稠煮面糊为丸,如麻仁大。每服三十丸至五十丸,空心温米清汤送下,或不拘时候。小儿小者,丸粟谷大,下法同前。

【主治】患痘疮,脾虚作泻。

【备考】本方改为饼剂,名"豆蔻饼"(见《医统》)。

40256 豆蔻丸(《普济方》卷二○二引《仁存方》)

【组成】肉豆蔻(炮) 丁香 陈皮各半两 良姜 藿香各一两

【用法】上为末,枣肉为丸,如梧桐子大。每服二十丸,加至三十丸,姜汁、米饮送下。

【主治】吐痢不定,心烦燥渴。

40257 豆蔻丸

《普济方》卷五十八。即《圣济总录》卷一一八"豆蔻散"改为丸剂。见该条。

40258 豆蔻丸

《普济方》卷一八三。即《圣济总录》卷六十七"健脾豆蔻丸"。见该条。

40259 豆蔻丸(《普济方》卷二一一)

【组成】木香 赤石脂 干姜 砂仁 厚朴 肉豆蔻各等分

【用法】上为末,醋糊为丸,如梧桐子大。每服六十丸,空心米汤送下。

【主治】脾胃虚弱,脏腑频滑,下痢赤白。

40260 豆蔻丸(《普济方》卷四○三)

【组成】肉豆蔻五钱 木香 缩砂三钱 白术 诃子一钱

【用法】上为末,米糊为丸,汤饮送下,量与。

【主治】小儿痘疮。

40261 豆蔻丸(《症因脉治》卷一)

【组成】草豆蔻 吴茱萸 益智仁 青皮 姜黄 麦芽 神曲 半夏 甘草

【主治】内伤积冷,胃脘作痛。

40262 豆蔻丸(《许氏幼科七种·痘诀余义》)

【组成】木香(面裹煨)五钱 诃子(面裹煨)五钱 白豆蔻(面裹煨,压去油)一钱五分 白术(土炒)三钱 赤石脂(火煅,醋淬)二钱五分 炙甘草二钱五分

【用法】上为细末,粥汤杵为丸,如绿豆大。用时米水浸软与食,周岁儿十粒,二岁二十粒;研碎冲服亦可。

【主治】小儿痘疹,里虚泄泻者。

40263 豆蔻丸(《治疹全书》卷下)

【组成】木香六两(不见火) 枯矾一两 黄连六两(用茱萸制) 豆蔻三两(面裹煨熟)

【用法】醋糊为丸,如梧桐子大。米汤送下,量人大小多寡。

【主治】疹后久泻痢重者。

40264 豆蔻汤(方出《圣惠》卷三十九,名见《圣济总录》卷一四六)

【组成】草豆蔻三分(去壳) 丁香半两 小豆半两 人参半两(去芦头) 木香半两 高良姜半两(剉) 槟榔半两 陈橘皮半两(汤浸,去白瓤,焙)

【用法】上为散。每服三钱,以水一大盏,入生姜半分,煎至六分,去滓温服,不拘时候。

【主治】饮酒大醉,心闷腹胀,吐逆喘急。

40265 豆蔻汤(《博济》卷二)

【异名】草豆蔻散(《局方》卷三)、豆蔻散(《圣济总录》卷四十六)。

【组成】草豆蔻肉八两 生姜(和皮切作片子)一片 甘草四两(剉碎)

【用法】上三味匀和,入银器内,用水过药三指许,慢火熬令水尽,取出焙干,杵为末。每服一钱,点之。夏月煎之,作冷汤服亦妙。

【功用】《局方》:调中止逆,除冷气,消饮食。

【主治】❶《博济》:脾胃虚弱,不思饮食,呕吐满闷,胸膈不利,心腹痛。❷《局方》:脾胃不调,胸膈满闷,饮食不化,呕逆恶心,或霍乱呕吐,心腹刺痛,肠鸣泄利,水谷不分。

40266 豆蔻汤(《局方》卷十)

【组成】丁香枝杖七斤 甘草(炒)十一斤 白面(炒)六斤 肉豆蔻仁(面裹煨)八斤

【用法】上炒盐十三斤同为末。每服一钱,食前沸汤点服。

【主治】一切冷气,心腹胀满,胸膈痞滞,哕逆呕吐,泄泻虚滑,水谷不消,困倦少力,不思饮食。

40267 豆蔻汤(《圣济总录》卷二十五)

【组成】草豆蔻(去皮) 陈橘皮(汤浸,去白,焙)各一两 枳壳(去瓤,麸炒)半两 半夏(汤洗七遍,炒)三分 干姜(炮) 甘草(炙,剉) 人参各三分

【用法】上为粗末。每服五钱匕,水一盏半,加生姜半分(拍碎)、大枣三枚(劈破),同煎至七分,去滓温服。

【主治】伤寒发汗后,胃气不和,心下结痞,噫气食臭,胁下气满,虚鸣下利。

40268 豆蔻汤

《圣济总录》(文瑞楼本)卷二十六。即原书(人卫本)"肉豆蔻汤"。见该条。

40269 豆蔻汤(《圣济总录》卷三十九)

【组成】草豆蔻仁半两 人参一两 甘草(炙)三分

【用法】上为粗末。每服五钱匕,水一盏半,加生姜一枣大(拍碎),煎至一盏,去滓温服。

【主治】霍乱逆满,不下食,或腹中气妨闷。

40270 豆蔻汤

《圣济总录》(文瑞楼本)卷四十四。即原书(人卫本)"草豆蔻汤"。见该条。

40271 豆蔻汤(《圣济总录》卷四十五)

【组成】草豆蔻(薄面裹烧香熟并面用)二两 桂(去粗皮) 陈橘皮(汤去白,焙)四两 高良姜四两 甘草(炙)四两 陈粟米(炒焦,研末)八两

【用法】上为末,入粟米末拌匀,再罗过。每服三钱匕,淘米清泔一盏半,生姜三片,大枣五枚(劈破),同煎至八分,去滓,空心、食前热服。

【主治】脾胃虚冷,水谷不化,腹内疼刺撮痛,脏腑不调,及因冷物伤脾,吐泻不止。

【备考】方中桂用量原缺。

40272 豆蔻汤(《圣济总录》卷四十七)

【组成】草豆蔻(去皮)一两半 桂(去粗皮) 生姜(去皮,切) 附子(炮裂,去脐皮)各三分 甘草(炙,剉) 丁香各半两

【用法】上细剉。每服五钱匕,水一盏半,大枣一枚(劈破),同煎至八分,去滓温服。

【主治】胃虚冷呕逆。

40273 豆蔻汤(《圣济总录》卷四十七)

【组成】草豆蔻(去皮) 木香 甘草(炙,剉) 干姜(炮) 高良姜 陈橘皮(汤浸,去白) 缩砂(去皮) 益智(去皮)各等分

【用法】上为粗末。每服三钱匕,水一盏,加生姜三片,同煎八分,去滓温服,不拘时候。

【主治】脾胃俱虚,哕逆上气。

40274 豆蔻汤(《圣济总录》卷五十五)

【组成】草豆蔻仁半两 甘草(炙,剉)三分

【用法】上细剉,如麻豆大。每服五钱匕,水一盏半,煎至八分,去滓缓缓呷。

【主治】心疼不食,两胁刺痛、壅闷。

40275 豆蔻汤(《圣济总录》卷五十六)

【组成】肉豆蔻(去壳,炮)四枚 赤茯苓(去黑皮)一两半 当归(切,焙)一两 陈橘皮(汤浸,去白,焙) 厚朴(去粗皮,生姜汁炙)各一两半 荜拨 桂(去粗皮)各半两 芍药一两 白术一两半 槟榔(微煨,剉) 诃黎勒(煨,去核)各半两 桔梗(剉,炒)一两

【用法】上为粗末。每服五钱匕,水一盏半,加生姜一枣大(切),大枣二枚(劈破),同煮至八分,去滓,空心、日午、夜卧温服。

【主治】冷气心痛,胁下鸣转,食不能消。

40276 豆蔻汤(《圣济总录》卷六十一)

【组成】白豆蔻(去皮) 桂(去粗皮) 木香 人参各半两 陈曲 京三棱(煨,剉)各一两 陈橘皮(汤浸,去瓤,焙) 大麦芽(炒)各三分 干姜(炮) 甘草(炙,剉)各一分

【用法】上为粗末,每服三钱匕,水一盏,加生姜三片,

盐少许,煎至七分,去滓,食前温服。

【主治】胸痹,心下坚痞。

40277 豆蔻汤

《圣济总录》卷六十三。为《博济》卷二"豆蔻散"之异名。见该条。

40278 豆蔻汤

《圣济总录》卷六十四。为《圣惠》卷五十一"半夏散"之异名。见该条。

40279 豆蔻汤（《圣济总录》卷七十一）

【组成】肉豆蔻(去壳) 赤茯苓(去黑皮) 高良姜 附子(炮裂,去皮脐) 草豆蔻(去皮) 藿香 陈橘皮(汤浸,去白,焙)各一分 人参一两 桂(去粗皮)半两 槟榔一枚

【用法】上剉,如麻豆大。每服二钱匕,水一盏半,加大枣五枚(劈),生姜一分(切碎),煎至八分,去滓热服。

【主治】脾积痞气,攻注腰背痛。

40280 豆蔻汤（《圣济总录》卷七十四）

【组成】肉豆蔻七枚(去壳) 乌头 白术各一两

【用法】上三味,用油四两,先煎后二味,候白术黄色,乌头外裂里黄,取出乌头,去皮脐,入肉豆蔻,三味剉如麻豆大。每服三钱匕,水一盏,煎至七分,去滓、空心、食前稍热服。

【主治】洞泻不止。

40281 豆蔻汤（《圣济总录》七十五)

【组成】肉豆蔻(去壳) 甘草(炙,剉)各半两 厚朴(去粗皮,涂生姜汁炙紫色)一两半 干姜(炮)半两

【用法】上为粗末,每服三钱匕,水一盏,煎至七分,去滓,空心温服,日午再服。

【主治】白滞痢,心腹胀满,不下食。

40282 豆蔻汤（《圣济总录》卷八十八)

【组成】白豆蔻(去皮)一两 丁香半两 白术(剉,炒)一两 厚朴(去粗皮,生姜汁炙)二两 人参一两 干姜(炮裂)半两 甘草(炙)半两 陈橘皮(汤浸,去白,焙)一两 槟榔(剉)二枚

【用法】上为粗末。每服三钱匕,水一盏,加生姜三片,大枣二枚(劈破),同煎至七分,去滓温服,不拘时候。

【主治】虚劳不思饮食,中满痞塞,大肠或秘或泄。

40283 豆蔻汤（《御药院方》卷四)

【组成】草豆蔻仁七钱(炒) 杜茴香(炒) 大盐(炒) 干生姜 甘草(炒)各一两

【用法】上为细末。每服一钱,沸汤点服,不拘时候。

【功用】温中和气,进美饮食。

【主治】胸膈痞满,呕哕恶心,腹胁刺痛,短气噎闷,噫气吞酸,不思饮食,一切气痰。

40284 豆蔻汤（《普济方》卷三三八)

【组成】肉豆蔻仁(煨) 附子(去皮脐,切,盐汤浸,焙干燥) 缩砂仁(炒,去皮)各半两 木香一分 白术 芎藭各一两

【用法】上剉,如麻豆大。每服二钱,水一盏,加生姜三片,煎至七分,去滓温服,不拘时候。

【主治】妊娠心痛,时多痰逆,食饮无味,腹胁胀满。

40285 豆蔻汤（《医方类聚》卷一〇二引《御医撮要》)

【组成】甘草二两(细剉,分作三等,炒黄) 干姜二两(剉,分作三等,炒黄) 桂心一两半(生用) 白豆蔻一升(炒黄,去皮,秤五两)

【用法】上为末,用盐七两,纸裹之令实,大火内烧通红,平称四两,乳钵内细研,将前件药都相和,并盐令匀。每服六钱,用百沸汤点服,不拘时候。

【功用】开胃进食。

40286 豆蔻饮（《圣济总录》卷五十二)

【组成】肉豆蔻(去壳) 葫芦巴 茴香子(炒) 丁香各一两 沉香三分

【用法】上为粗末。每服三钱匕,水一盏,入盐少许,煎至七分,空心食前,去滓温服。

【主治】肾脏虚冷,腹胁胀满。

40287 豆蔻饮（《得效》卷五)

【组成】陈米一两 肉豆蔻(面裹煨) 五味子 赤石脂(研)各半两

【用法】上为末,每服二钱,粟米汤饮调下,日进三服。

【主治】滑泄。

40288 豆蔻顶（《串雅补》卷一)

【组成】豆蔻一两 红信三钱(用豆腐一大方块,中挖一池,放信于池内,以原豆腐盖好,煮一炷香,去腐用信) 朱砂三钱 陀僧五钱

【用法】上为末,神曲糊为丸,如卜子大。每服五六丸,白汤送下。或鳖甲饮、清脾饮补之,若虚冷者,以龙眼汤补之,小儿减半。

【功用】吐痰毒,并吐清水。

【主治】疟疾。

【宜忌】此方与痰毒顶不可并用,两方相反,慎之。

40289 豆蔻面

《圣济总录》卷一八九。为原书同卷"豆蔻拨刀"之异名。见该条。

40290 豆蔻饼（《妇人良方》卷八引徐明仲方)

【组成】罂粟壳(制)一两 白芍药 黄耆各三钱 陈皮 青皮 木香 诃子 肉豆蔻 人参各一钱半 羌活 当归各一钱

【用法】上为末,炼蜜为丸,如弹子大。每服二丸,水一小盏,煎至七分,温服。

【主治】赤白痢,脐腹刺痛,久而不愈,大治冷痢。

40291 豆蔻饼

《医统》卷九十一。即《活幼心书》卷下"豆蔻丸"改为饼剂。见该条。

40292 豆蔻散（《证类本草》卷二十三引《千金》,名见《仙拈集》卷一)

【组成】草豆蔻一两(去皮)

【用法】上为末。每服五分,以木瓜、生姜汤调下。

【主治】心腹胀满短气。

40293 豆蔻散（《证类本草》卷九引《海药本草》,名见《仙拈集》卷一)

【组成】肉豆蔻

【用法】上为末,生姜汤调服。

【主治】霍乱。

【备考】《仙拈集》本方用肉豆蔻、生姜各三钱,水煎服。

40294 豆蔻散（《博济》卷一）

【组成】肉豆蔻二枚　麻黄（去根）一分　木香一分　蜱蟟五个（糯米炒令黄，去末）　吴茱萸一铢　白术一分　干姜二铢（炮）　大黄八铢（湿纸裹煨）　诃黎勒二枚（炮）　茯苓（去皮）八铢　甘草一分（炙）　附子八铢（炮，去皮）　青橘皮二七片　桂心三铢　槟榔二枚　当归一分

【用法】上为细末。每服三钱，加大枣三枚，水一盏，煎至七分，食后热服，盖覆。若胸腹内痛，空心服。如稍溏利无妨。

【主治】两感伤寒结胸，壮热恶寒，饮食不下，大小肠秘塞，阴毒昏沉，脐下水结撮痛，四肢逆冷，心躁，不省人事，食癥结聚，心下逆满，坐卧不得。

40295 豆蔻散（《博济》卷二）

【异名】豆蔻汤（《圣济总录》卷六十三）。

【组成】肉豆蔻三个　官桂一分（去皮）　川芎一分　香附子二十一个（炮过）　零陵香一分　陈皮（去白）一两　甘草三分（炮）

【用法】上为散。每服一钱，水一盏，加生姜、大枣，同煎六分服，不拘时候。

【功用】和一切气。

【主治】《圣济总录》：脾胃虚寒，痰饮停滞，呕吐不止。

40296 豆蔻散（《普济方》卷一四一引《博济》）

【组成】肉豆蔻二枚　麻黄（去根节）一分　木香一分　吴白术一分　吴茱萸一铢　附子八铢（炮，去皮）　干姜二铢（炮）　桂心三铢　蜱蟟五个（矾朱砂炒令黄，去其砂）　诃黎勒二枚（炮）　槟榔二枚　青橘皮二十片　茯苓（去皮）八铢　川乌（生，去皮脐）　良姜（判）　天麻（去苗）　葛根　乳香（另研）　小椒（去子并闭口者）　当归各一两（去苗）

【用法】上为粗末，入乳香。匀抄十钱，痛甚者，加至十五钱，同细盐一处炒令极热，用熟绢袋内贮药，熨烙痛处，不拘早、晚，频用为效。如药冷，即再炒一次，用毕，其炒药不用。

【主治】两感伤寒，结胸，壮热恶寒，饮食不下，大小肠秘塞，阴毒昏沉，下水结胸撮痛。四肢逆冷，心烦，不省人事，食后结聚，心下逆满，坐卧不得。

40297 豆蔻散（《养老奉亲》）

【组成】草豆蔻四两（以姜四两炒，香黄为度，和姜用）　大麦蘖子十两（炒黄）　神曲四两（炒黄）　杏仁四两（去尖，炒熟）　甘草四两（炙）　干姜二两（炮制）

【用法】上为末。每服一钱，如茶点之，不拘时候服。

【主治】老人夏多冷气发动，胸膈气滞噎塞，脾胃不和，不思饮食。

40298 豆蔻散（《圣济总录》卷四十六）

【组成】草豆蔻（面裹煨熟，去皮取肉）　茴香子（炒）各一两　木香半两　陈曲（微炒）　麦芽（炒）各二两　厚朴（去粗皮，生姜汁炙）　干姜（炮）　陈橘皮（汤浸，去白，焙）各一两

【用法】上为散。每服二钱匕，先嚼煨生姜少许，沸汤调下，食前服。

【主治】脾气虚弱，腹内膨胀，不思饮食。

40299 豆蔻散

《圣济总录》卷四十六。为《博济》卷二"豆蔻汤"之异名。见该条。

40300 豆蔻散（《圣济总录》卷六十二）

【组成】肉豆蔻（去皮）三个　木香　厚朴（去粗皮，姜汁炙）　人参　赤茯苓（去黑皮）　桂（去粗皮）各半两　甘草（炙，判）　青橘皮（汤浸，去白，焙）各一两　诃黎勒三枚（炮，去核）　槟榔二枚（判）

【用法】上为散。每服二钱匕，如茶点服；若入姜、枣同煎亦佳。

【功用】治气补劳，通血脉，益脾胃。

【主治】五种膈气。

40301 豆蔻散（《圣济总录》卷七十四）

【组成】肉豆蔻（去壳，炮）五枚　甘草（炙，判）一两　厚朴（去粗皮，生姜汁炙）一两半

【用法】上为散。每服二钱匕，米饮或汤调下，食前温服。

【主治】❶《圣济总录》：脾胃伤湿，濡泻不止。❷《普济方》：水谷痢久不止，腹胁妨闷，不思饮食。

40302 豆蔻散（《圣济总录》卷七十四）

【组成】草豆蔻（去皮）　干姜　甘草　高良姜　陈橘皮（汤浸，去白）各等分

【用法】上判细，都作一处，用胡饼剂裹，煻灰内炮令黄熟，取出药去面，捣罗为散。每服二钱匕，食前陈米饮调下。

【功用】温脾止腹痛，进食。

【主治】飧泄水谷不分。

【备考】本方原名豆蔻汤，据原书（文瑞楼本）改。

40303 豆蔻散

《圣济总录》卷七十六。为《普济方》卷二一一引《圣惠》"肉豆蔻散"之异名。见该条。

40304 豆蔻散（《圣济总录》卷一一八）

【组成】肉豆蔻（去壳）　红豆蔻（去皮）　草豆蔻（去皮）　白豆蔻（去皮）各半两　细辛（去苗叶）一分　丁香半两　桂（去粗皮）一两　甘草（炙，判）　人参　赤茯苓（去黑皮）各半两

【用法】上为散。每服一钱匕，熟水调下，一日三次，不拘时候。

【主治】口臭。

【备考】将本方改为丸剂，名"豆蔻丸"（见《普济方》卷五十八）。

40305 豆蔻散（《圣济总录》卷一七五）

【组成】肉豆蔻（去壳）一枚　青橘皮（汤去白，焙）半分　木香一分　陈粟米一合

【用法】上四味，将陈粟米同巴豆三七枚炒，巴豆每枚刺作窍子，候色焦，去巴豆不用，将粟米并余药为细散。每服半钱匕，生姜汤送下。

【主治】小儿胃虚腹胀。

40306 豆蔻散（《圣济总录》卷一七八）

【组成】肉豆蔻（去壳）一枚　缩砂（去皮）七枚　诃黎勒（去核）三枚　铅丹（炒）　胡粉（炒）　龙骨各二钱　白矾一分　天仙子一分（与白矾和令匀，入在橡斗子内合定，用麻线缠定，炭火内烧黑存性，细研）

【用法】上为散，再研令匀。每服半钱匕，米饮调下，乳食前服。

【主治】小儿肠胃虚弱,清浊不分,痢下青白,或如凝脂,陈寒痼冷,或下黑瘀。

40307 豆蔻散(《小儿药证直诀》卷下)

【组成】豆蔻 丁香各半分 舶上硫黄一分 桂府白滑石三分

【用法】上为细末。每服一字至半钱,米饮送下,不拘时候。

【主治】小儿吐泻,烦渴,腹胀,小便少。

40308 豆蔻散(《幼幼新书》卷二十七引《吉氏家传》)

【组成】肉豆蔻(面裹,炮赤热,去面) 草果子(炮,去皮)各一个 缩砂(去皮) 甘草(炙) 肉桂(不见火)各一钱 陈皮(去白)半钱

【用法】上为末。每服半钱,陈米饮调下。

【主治】小儿吐奶。

40309 豆蔻散(《幼幼新书》卷二十六)

【组成】肉豆蔻二个 胡黄连一钱 使君子四个 青黛 楝根 芜荑各半两 夜明砂一钱半 麝少许(一方厚朴、甘草各半两)

【用法】上为末。每服一钱或半钱,蜜水或粥饮调下。

【主治】疳积或冷利,腹大脚小,身热面黄或惊积。

40310 豆蔻散(《鸡峰》卷十二)

【组成】草豆蔻(醋和面裹煨熟,去面和皮用) 肉豆蔻仁 陈皮各一两 陈粟米(以生姜汁浸一宿,焙干,取末)三两 甘草 干姜各半两

【用法】上为细末。每服二钱,水一盏,煎至七分,去滓温服,不拘时候。

【功用】和养脾胃,消进饮食。

40311 豆蔻散(《鸡峰》卷十二)

【组成】肉豆蔻 厚朴 陈橘皮 良姜 干姜各半两(别以白面半两同炒诸药令黄,研)

【用法】上为细末。每服一钱半,空心,入稀姜粥调下。

【主治】脾胃虚弱,久积冷气,大肠滑泄,腹内作声,肌体羸瘦,困至甚者。

40312 豆蔻散(《百一》卷六)

【组成】陈粟米一两 肉豆蔻(面裹煨) 五味子 赤石脂(研)各半两

【用法】上为细末。每服二钱,粟米汤饮调下,日进三服。

【主治】滑泄。

40313 豆蔻散(《魏氏家藏方》卷七)

【组成】肉豆蔻一两(面裹煨) 罂粟壳(去顶蒂瓤,蜜炒) 木香一钱(不见火) 白术(炒) 人参(去芦) 黄耆(蜜炙) 甘草(炙) 白茯苓(去皮)各二两

【用法】上㕮咀。每服三钱,水一盏半,加枣子三枚,生姜五片,乌梅二枚,煎至六分,去滓,不拘时候服。

【主治】赤白痢。

40314 豆蔻散(《魏氏家藏方》卷七)

【组成】肉豆蔻一两二钱半(面裹煨香) 罂粟壳(去顶蒂瓤,蜜炒) 橘红 香附子(去毛)各四两 甘草二两(炙) 川姜一两(炮洗)

【用法】上为细末。每服三五钱,用陈米饮调下,不拘时候服。

【主治】久年新近泄泻,赤白下痢。

40315 豆蔻散(《魏氏家藏方》卷七)

【组成】肉豆蔻(面裹煨) 罂粟壳(去顶蒂瓤,蜜炙) 石榴皮 黄连各等分

【用法】上为细末。每服三钱,食前米饮调下。

【主治】泻痢腹痛,里急后重,粪赤。

40316 豆蔻散(《朱氏集验方》卷十一)

【组成】肉豆蔻一个(面煨) 青皮 陈皮 木香 白术 甘草各一钱 草果一个

【用法】上为末。米饮送下。

【功用】止泻。

【备考】方中青皮、陈皮、木香、白术用量原缺,据《普济方》补。

40317 豆蔻散(《朱氏集验方》卷十五)

【组成】陈皮 甘草 诃子 使君子 半夏 没石子各半两 厚朴(制)七钱 木香 肉豆蔻各二钱半

【用法】上㕮咀。每服三钱加生姜三片,大枣一枚,水一盏,煎七分,不拘时候服。

【主治】腹痛呕虫。

【备考】本方原名豆蔻丸,与剂型不符,据《普济方》改。

40318 豆蔻散(《卫生宝鉴》)

【组成】肉豆蔻(去皮)五个 木香 人参 厚朴(姜制) 赤茯苓(去皮) 桂各半两 炙甘草半两 槟榔五钱 诃黎勒皮半两 青皮(去白)半两 陈皮(去白)半两 郁李仁(汤浸,去皮,麸炒黄)半两 半夏(汤洗了,同生姜捣如泥堆,新瓦上文武火焙黄)半两

【用法】上为极细末。每服二钱匕,入盐少许,如茶点服;若入生姜、大枣同煎服亦佳,不拘时候。

【功用】治气补劳,通血脉,益脾胃,去痰实。

【主治】五种膈气。

40319 豆蔻散(《活幼口议》卷十八)

【组成】肉豆蔻一个(煨) 胡粉(炒)二钱 龙骨(生)一钱 白矾(枯)一钱

【用法】上为末。每服一钱,温饭饮调服,不拘时候。

【主治】婴孩小儿胃虚弱,糟粕不聚,泻痢不止,或赤或白,冷热不调,日夜频并,愈而又发。

【宜忌】忌荤腥之物,咸腌之属。

【方论选论】胡粉性滞,用之以滞其肠,令不虚滑;豆蔻温脏之药,安和肠胃;龙骨、白矾涩肠止痢,大肠虚滑下痢,日夜无度者,用之随愈。

40320 豆蔻散(《活幼口议》卷十九)

【组成】肉豆蔻一个(煨) 木香 丁香 白术 白茯 甘草(炙)各一钱 藿香叶一钱

【用法】上为末。每服一钱半,煎藿香、枣子汤调下;生姜汤亦可。

【主治】婴孩小儿脾寒虚吐,饮食之间便作呕逆。

40321 豆蔻散(《得效》卷六)

【组成】大肉豆蔻一枚(剜小孔子,入乳香三小块在内,以面裹煨,面熟为度,去面)

【用法】上为末。每服一钱,米饮调下。

【主治】❶《得效》:脾虚肠鸣,久痢不止。❷《普济方》:腹痛洞泻,肠鸣,胃虚冷,乳食不化。

40322 豆蔻散

《普济方》卷二○六。即《圣济总录》卷四十七"草豆蔻散"。见该条。

40323 豆蔻散(《普济方》卷三○六)

【组成】肉豆蔻二个 自然铜二钱(烧酥) 槟榔一个 板蓝根三分 蚍桑子二钱 甘草三钱 乌梅四个 川乌头一个(烧) 金毛狗脊一个(去毛) 红花二钱 红芍药三分 茅香三分 甘柿蒂一十四个 川楝子四个 香附子二十一个 苦丁香七个 官桂一分半(去皮) 乳香二分

【用法】上为细末。每服二分,温酒一盏调下;如生气,食后服;热气,食前服。

【主治】驴涎马气,骆驼、骡子、兔子、狗子、蛇伤。

【备考】如要验中毒,吃大麦面拌羹,吐逆者是,不吐非也。如吃大麦面羹一二碗,令病人极吐,后下诸药大效。

40324 豆蔻散(《外科启玄》卷十二)

【组成】肉果(煨) 龙骨(煅) 木香 砂仁各五钱 山楂 五倍子 赤石脂 藿香 白术各三钱 人参一钱 一方有枯矾二钱

【用法】上为末。每服一钱或五分,看儿大小,吐用姜汤,泻用米汤调下。

【主治】脾虚呕吐及泄泻不止。

40325 豆蔻散

《仙拈集》卷一。为方出《政类本草》卷三引《千金》,名见《朱氏集验方》卷二十三"草豆蔻汤"之异名。见该条。

40326 豆蔻粥(《圣济总录》卷一八八)

【组成】肉豆蔻一枚(去壳,别作末) 粳米(净洗)二合

【用法】上二味,先将粳米如常煮作稀粥,熟后下肉豆蔻末,搅匀顿服。

【主治】伤寒后,脾胃虚冷,呕逆不下食。

40327 豆牛子散(《圣惠》卷六十六)

【组成】豆牛子(豆叶上生者)二七枚(以糯米同炒令米黄) 麝香半钱(细研)

【用法】上药同研如面。别取枳壳末三钱,用水一盏,煎至四分,去滓,调下散子半钱,五更时服。良久觉腹痛,但只以枳壳末细细呷之,即自止。有恶物从小肠出为效。

【主治】瘰疬头多,经久不愈,脓血不止,疼痛。

40328 豆皮饮子

《三因》卷十六。为《活人书》卷二十一"通圣散"之异名。见该条。

40329 豆青软膏(《中医皮肤病学简编》)

【组成】巴豆油4毫升 白降丹3克 青黛10克

【用法】上药加凡士林100克,调匀。外用。

【主治】银屑病。

40330 豆淋紫酒

《卫生家宝产科备要》卷七。为方出《肘后方》卷三,名见《普济方》卷九十二"大豆酒"之异名。见该条。

40331 豆蔻子汤(《外台》卷六引《广济方》)

【组成】豆蔻子七枚(碎) 生姜五两 人参一两 甘草一两(炙)

【用法】以水四升,煮取一升五合,去滓,分二次温服。

【主治】呕逆不下食,腹中气逆。

【宜忌】忌海藻、菘菜。

40332 豆蔻拨刀(《圣济总录》卷一八九)

【异名】豆蔻面。

【组成】草豆蔻仁二枚(煨) 高良姜(细剉)半两 生姜汁二合 羊肉(炒臛)四两 面四两

【用法】以水一升,先煎豆蔻、高良姜至二合,去滓,并生姜汁和面作拨刀。煮熟,以羊肉臛调和,空腹食。

【主治】脾胃气弱,食即呕逆。

40333 豆蔻煮散(《杨氏家藏方》卷六)

【组成】草豆蔻仁 白术 白茯苓(去皮)各一两 高良姜二两(炒) 白豆蔻仁 人参(去芦头) 甘草(炙)各半两 丁香 陈橘皮(去白) 木香各一分

【用法】上为粗末。每服四钱,水一盏半,加乌梅一枚,煎至一盏,去滓,空心、食前温服。

【功用】健脾和胃。

【主治】呕逆恶心,不思饮食。

40334 豆蔻煮散(《普济方》卷二十五)

【组成】人参 黄耆(剉)各一两 干木瓜(剉,焙) 诃黎勒皮各三分 肉豆蔻(煨,去壳)一枚 白术 高良姜 陈橘皮(汤浸,去白,焙) 木香 甘草(炙,剉)各半分(两) 白茯苓(去黑皮)一两半

【用法】上为散。每服三钱匕,水一盏,煎至七分,去滓,空腹温服,一日二次。

【主治】脾胃虚冷,呕逆不思饮食,脐腹疼痛,大便滑泄。

40335 豆卷腹皮汤(《引经证医》卷四)

【组成】大豆黄卷 枳实 白术 茯苓 白蔻仁 厚朴 姜渣 大腹皮 橘皮白 木香

【用法】水煎服。

【主治】脾虚湿着,腹膨足肿,纳谷大减,脉来沉弦带涩者。

40336 豆淋发表汤(《点点经》卷三)

【组成】全归 白术 苏叶 蒲黄 干姜各一钱 川芎 川羌 茯苓 丹皮 陈皮 熟地各一钱五分 薄荷八分 甘草三分

【用法】黑豆(炒焦)一把,水煎煮浓为引;如产后,用益母草、生姜为引。

【主治】妇人五劳七伤。

【加减】治五劳、龟痕,去干姜。

40337 豆淋独活酒

《医方类聚》卷二三八引《经验良方》。为《千金》卷三"独活紫汤"之异名。见该条。

40338 豆蔻八味散

《普济方》卷二一二。为《外台》卷二十五引许仁则方"豆蔻子八味散"之异名。见该条。

40339 豆蔻木香丸(《御药院方》卷四)

【组成】商枳壳一两半(麸炒去瓤) 益智 玄胡 雷丸 荆三棱(炮赤,捶碎) 蓬莪术(炮熟,捶碎)各一两 白豆蔻仁半两 缩砂仁七钱半 青皮一两(去白) 当归七钱半(去芦头) 木香 胡椒各半两 白术 陈皮(去白)各一两 牵牛(八两微炒,取头末)二两四钱 半夏一两(汤洗七遍,生姜汁制)

【用法】上为细末,生姜汁面糊为丸,如梧桐子大。每

服三四十丸,食后生姜汤送下;如觉内伤,可用七八十丸。服之一月后,但觉身轻为验。

【功用】宣通一切滞气,消化宿食痰饮,清利头目,消磨积蕴痃癖。

【主治】滞气痰饮,宿食积蕴,胸腹痃癖,头目不清,形体瘦弱,不禁宣泻者。

40340 豆蔻木香丸

《普济方》卷三九六。为《小儿药证直诀》卷下"豆蔻香连丸"之异名。见该条。

40341 豆蔻分气饮(《三因》卷十一)

【组成】藿香叶　草豆蔻仁　青皮各四两　甘草(炙)丁香各半两　肉豆蔻(炮)十两　乌梅五十个(去仁)

【用法】上刬散。每服四钱,水二盏,糯米一撮,煎七分,去滓,空腹服。

【主治】脏腑虚寒,泄泻瘦极,及妇人产后洞泄危笃者。

【备考】本方方名,《普济方》引作"豆蔻分气散"。

40342 豆蔻分气散

《普济方》卷二〇八,即《三因》卷十一"豆蔻分气饮"。见该条。

40343 豆蔻平胃散(《医学入门》卷七)

【组成】苍术　陈皮　厚朴　甘草　白豆蔻　人参　茯苓各等分

【用法】加生姜,水煎,温服。

【主治】胃寒而饮不消者。

40344 豆蔻四神丹(《鸡峰》卷十三)

【组成】龙骨　豆蔻　硫黄　附子　干姜　桂各一两

【用法】上为细末,水煮面糊为丸,如梧桐子大。每服三十丸,空心米饮送下。

【主治】虚冷。

40345 豆蔻白术丸(《鸡峰》卷十四)

【组成】白术二两　附子　肉豆蔻各一两

【用法】上为细末,蒸枣肉为丸,如梧桐子大。每服三十丸,食前米饮送下。

【主治】洞泄,形瘦腹大膜胀,食毕即下者。

40346 豆蔻附子散(《圣济总录》卷七十四)

【组成】肉豆蔻仁(面裹炮熟)　附子(去皮脐,刬,盐炒)　缩砂(去皮)各半两　木香半分

【用法】上为细散。每服一钱匕,食前米饮调下。

【主治】脾胃久寒,大肠虚滑洞泄。

40347 豆蔻苓砂汤(《四圣心源》卷十)

【组成】白蔻一钱(生研)　杏仁二钱　甘草一钱　砂仁一钱(炒,研)　芍药二钱　丹皮三钱　茯苓三钱　橘皮一钱

【用法】煎大半杯,温服。

【功用】开郁降浊,清胆火,行肝血。

【主治】中气郁阻,胃土不降,胎孕初结,恶心呕吐,昏晕燥渴。

【加减】内热,加清凉之味;内寒,加温暖之品,酌其脏腑阴阳而调之。

40348 豆蔻固肠丸(《御药院方》卷七)

【组成】木香　赤石脂　干姜　缩砂　厚朴(生姜制)肉豆蔻(面裹煨,去面)各一两

【用法】上为细末,面糊为丸,如梧桐子大。每服六十丸,食前米饮送下。

【主治】脾胃虚弱,脏腑频滑,不思饮食,肠鸣腹痛。

40349 豆蔻香连丸(《小儿药证直诀》卷下)

【异名】豆蔻木香丸(《普济方》卷三九六)。

【组成】黄连(炒)三分　肉豆蔻　南木香各一分

【用法】上为细末,粟米饭为丸,如米粒大。每服十至二三十丸,食前米饮汤送下,日夜各四五服。

【主治】泄泻,不拘寒热赤白,阴阳不调,腹痛,肠鸣切痛。

【方论选录】《小儿药证直诀类证释义》:此方用黄连苦降以清热,木香芳烈以行滞,肉豆蔻温涩以止泻。寒热并投,通涩兼施,故能统治一切泄利,尤适宜于里热气滞而兼久利滑脱之证。若湿热瘀积而见里急后重之滞下,应通而不应涩,此方肉果温涩,不宜早投。

40350 豆蔻香连丸

《局方》卷十(吴直阁增诸家名方)。为《圣惠》卷九十三"香连丸"之异名。见该条。

40351 豆蔻理中丸(《丹溪心法附余》卷二十一)

【组成】人参一两　白术二两　干姜　甘草(炙)各五分　肉豆蔻七钱(面裹煨)

【用法】上为细末,炼蜜为丸,如梧桐子大。每服四五十丸,空心米汤送下;酒煮面糊为丸亦可。

【主治】产后元气虚弱,脐腹疼痛,泄泻不止;又治男子脾胃虚弱,久泄不止。

40352 豆蔻橘红散(《杨氏家藏方》卷六)

【组成】丁香一两　木香一两　白豆蔻仁　人参(去芦头)　白术　厚朴(生姜汁制)　神曲(炒)　干姜(炮)　半夏曲(炒)　陈橘皮(去白)　甘草(炙)　藿香叶(去土)各半两

【用法】上为细末。每服三钱,水三盏,加生姜三片,大枣一枚,同煎至七分,空心、食前温服。

【功用】温脾养胃,消谷嗜食,升降阴阳,调和正气,大进饮食。

【主治】《杏苑》:脾胃虚寒,易饱恶心。

40353 豆蔻燥肠丸(《卫生宝鉴》卷十六)

【组成】附子(炮,去皮)　赤石脂各一两　舶上硫黄　良姜(切,炒)　肉豆蔻　干姜各半两(炮)

【用法】上为末,醋糊为丸,如梧桐子大。每服三十丸,食前米汤送下。

【主治】沉寒痼冷泄痢,腹痛后重。

【宜忌】忌生冷硬物,及油腻物。

40354 豆蔻藿香汤(《医方类聚》卷八十九引《施圆端效方》)

【组成】藿香叶　桂花　甘松各一分　陈皮(去白)干姜(炮)各五两　川芎　白芷　白术各二两　益智　肉豆蔻　缩砂仁　人参各一两　红豆　茯苓(去皮)　官桂　五灵脂　枇杷叶　芍药各一两半　苍术(净炒)半斤　甘草(炒)五两半　桔梗二两半　当归三两(焙)　木香半两　厚朴(姜制)四两半

【用法】上为细末。每服二钱,浓煎生姜枣汤调下,食前,日进二服;或姜、枣同煎,和滓服亦妙。

【主治】脾胃诸虚百损,气血劳伤,阳气久衰,下寒阴

汗,中脘停痰,心腹痞闷,疼痛呕哕,减食困倦,泄泻肠滑,因病虚损,正气不复,妇人月信不匀,产后产前诸病,一切阴盛阳虚之证。

40355 豆蔻子八味散(《外台》卷二十五引许仁则方)

【异名】豆蔻八味散(《普济方》卷二一二)。

【组成】豆蔻子 丁香各三两 细辛 附子(炮) 干姜各四两 人参 黄耆各五两 赤石脂六两

【用法】上为散。以饮下之,初服一方寸匕,稍稍加至二三匕,每日二次。

【主治】肠澼痢候,食稀或稠,便但似脓,每便极滑,痢有长期。

40356 豆蔻草果饮子(《活幼口议》卷二十)

【组成】肉豆蔻一个(煨) 草果 槟榔各一个 绵黄耆(捶,蜜炙) 白茯苓 白芍药 白术 甘草 陈皮各一钱 半夏曲一钱

【用法】上㕮咀。每服二钱匕,生姜三小片,乌梅半个,枣子一个,用藤纸包裹蘸湿,煨令香熟,去纸,用水小小盏,煎至半去滓,适口,食前、空心服。两滓并煎,兼与小沉香煎丸服之。

【主治】小儿痞气未解,重复取利,致之虚乏,腹肚疼痛,不思饮食,面目虚浮,强食呕吐。

40357 豆淋酒煎附子丸(《圣惠》卷三)

【异名】石南丸(《圣济总录》卷四十二)。

【组成】黑豆一升(炒令熟,入酒五升煎二三十沸,滤去滓,煎令稠) 附(侧)子二分(炮裂,去皮脐) 石南半两 牛膝半两(去苗) 防风半两(去芦头) 石斛半两(去根,剉) 肉桂半两(去皱皮) 萆薢三两(剉) 麻黄半两(去根节) 羌活半两 海桐皮半两(剉) 赤茯苓半两 茵芋半两 独活半两 天麻半两 当归半两(剉,微炒) 乌蛇一两(酒浸去皮骨,炙令微黄)

【用法】上为细散,以黑豆煎,和捣为丸,如梧桐子大。每服三十丸,食前温酒送下。

【主治】肝脏风毒,流注脚膝,筋脉疼痛,四肢缓弱无力。

【宜忌】忌猪肉、毒鱼等。

丽

40358 丽泽通气汤(《兰室秘藏》卷上)

【异名】丽泽通气散(《医学六要》卷八)。

【组成】黄耆四钱 苍术 羌活 独活 防风 升麻 葛根各三钱 炙甘草二钱 麻黄(不去节,冬月加) 川椒 白芷各一钱

【用法】上㕮咀。每服五钱,加生姜三片,大枣二枚,葱白三寸,同煎至一盏,去滓,食远温服。

【主治】鼻不闻香臭。

【宜忌】忌一切冷物,及风寒凉处坐卧行立。

40359 丽泽通气散

《医学六要》卷八。为《兰室秘藏》卷上"丽泽通气汤"之异名。见该条。

40360 丽泽通气散(《幼幼集成》卷四)

【组成】川羌活 川独活 漂白术 北防风 绿升麻 荆芥穗 粉干葛 香白芷 正川芎 淮木通各一钱 净麻黄 北细辛 炙甘草各五分

【用法】加生姜三片,大枣三枚,水煎,食后服。

【主治】小儿鼻塞、鼻涕、鼻痈。

克

40361 克坚酒(《外科证治全书》卷四)

【组成】水红花三钱(净末)

【用法】上用火酒二斤浸之,时时呷服;或用水红花子熬膏,每日取二钱酒化下。外用消痞膏贴之。

【主治】痞气,脾之积也,患居中脘,乃脾虚血瘀气滞所致。

40362 克坚膏(《回春》卷七)

【组成】木鳖子 川山甲 川乌 甘遂 甘草 当归各八钱

【用法】先用真香油一斤入锅内,将前药熬成灰,滤去滓,再慢火熬,滴水不散,方下黄丹八两,熬滴水成珠;再用芦荟、阿魏、硼砂、皮消、水红花子各五钱,硇砂三钱,麝香一钱,为细末,入内搅匀不熬,摊为膏药。贴时先用皮消水洗皮肤,以膏贴癖。二三日后,觉肚内疾作疼。四五日发痒,粪后有脓血之物是其验也。

【主治】小儿癖块,发热羸瘦。

40363 克应丸(《医统》卷八十四)

【组成】熟地黄 赤芍药各二两 当归二两半 赤石脂(煅) 龙骨 牡蛎(煅,以酒淬) 茯苓 牡丹皮 川芎 艾叶(制,研)各一两

【用法】上为末,醋糊为丸,如梧桐子大。每服五十丸,空心白汤送下。

【主治】妇人赤白带下。

40364 克效汤(《圣济总录》卷七十)

【组成】甘草(炙,剉) 桑耳(焙)各三分 枳壳(去瓤,麸炒) 大黄(剉,炒)半两 麦门冬(去心,焙) 槐实(炒)各一两半 白芷 鸡苏叶 百合 黄耆(剉) 白前 连翘 槟榔(剉)各一两 姜黄二两

【用法】上为粗末。每服五钱匕,水一盏半,加生姜三片,同煎至八分,去滓温服。

【主治】鼻衄。

40365 克效汤(《奇效良方》卷六十四)

【组成】地骨皮一两 柴胡 防风 黄芩 甘草(炙) 葛根各七钱半

【用法】上剉碎。每服二钱,用水六分,煎至三分,不拘时服。

【主治】潮热往来,久而不解,烦渴昏倦,肌瘦减食。

40366 克效散(《卫生总微》卷三)

【组成】龙脑薄荷叶二两(薄荷之一种) 白僵蚕(去丝嘴)半两(微炒) 玄胡索(去皮)半两

【用法】上为末。每服半钱,或一钱,蜜汤调下,不拘时候。

【主治】小儿温壮风热,睡卧不稳,咳嗽喘急。

40367 克效散(《杨氏家藏方》卷五)

【组成】芫花 狼毒各一两(同用米醋一升半,入银石器内,熬干为度)

【用法】上为细末。每服半钱,葱酒调下,不拘时候。

【主治】九种心痛。

【宜忌】忌甘草三日。

40368 克效散（《杨氏家藏方》卷十九）

【组成】地骨皮二两　防风(去芦头)一两半　人参(去芦头)　黄芩　甘草(炙)　葛根各半两

【用法】上㕮咀。每服二钱,水半盏,煎至三分,去滓温服,不拘时候。

【主治】小儿潮热往来,久而不解,烦渴昏倦,肌瘦减食。

40369 克效散（《朱氏集验方》卷十）

【组成】五倍子

【用法】上为末。酒调下。

【主治】胎漏。

40370 克效散（《卫生宝鉴》卷十三）

【组成】官桂　硇砂各半钱　赤小豆四十九粒　粳米四十九粒　斑蝥四十九个(不去翅足)

【用法】上研为末。初服一字,次服二字,次服三字,次服四字,煎樟柳根汤空心调服。小便淋沥为效。如恶心呕吐黄水,无妨。

【主治】痃子疮。

40371 克银丸（《成方制剂》6册）

【组成】白鲜皮　北豆根　拳参　土茯苓

【用法】上制成丸剂。口服,浓缩大蜜丸一次 2 丸;浓缩水蜜丸一次 10 克(100 粒),一日 2 次。

【功用】清热解毒,祛风止痒。

【主治】血热风燥型银屑病,症见皮损基底红,便秘,尿黄。

40372 克痞丸（《袖珍》卷一引秘方）

【组成】丁香　藿香　官桂　茯苓(去皮)　甘草　小茴香各五钱　干姜一两半　桔梗二钱半

【用法】上为末,用面糊为丸,如梧桐子大。每服七八十丸,生姜汤送下。

【主治】脾胃虚寒,痰饮不化,胸膈疼闷,呕逆喘嗽,体倦头痛。

40373 克痛酊（《成方制剂》15册）

【组成】薄荷脑　豆豉姜　莪术　高良姜　广藿香　黑老虎根　花椒　黄芩　鸡骨香　降香　九里香　两面针　三棱　石菖蒲　双眼龙　细辛　香附　香加皮　樟脑　栀子

【用法】上制成酊剂外用,涂擦于患处。

【功用】祛风去湿,活血止痛。

【主治】肚痛,跌打肿痛,风湿骨痛。

40374 克泻胶囊（《新药转正》42册）

【组成】番石榴叶　茯苓　山楂(炒)　麦芽(炒)　六神曲(炒)　黄连　白芍　泽泻

【用法】上制成胶囊剂。口服,一次 6 粒,一日 3 次。6个月至 1 岁以内小儿,一次 1 粒;1岁至 2 岁,一次 2 粒;3岁至 4 岁,一次 3 粒;5岁以上,一次 4 粒,一日 3 次。5 天为一疗程。

【功用】清热利湿,消食止泻。

【主治】湿热或兼食滞所致的泄泻,症见:泻下急迫或泻而不爽,肛门灼热,泻下粪便呈稀水状或黏腻,或臭如败卵并夹有不化之物,脘腹痞满,嗳腐吞酸,呕吐等。

40375 克咳胶囊（《成方制剂》17册）

【组成】甘草　桔梗　苦杏仁　莱菔子　麻黄　石膏　罂粟壳

【用法】上制成胶囊剂。口服,一次 3 粒,一日 2 次。

【功用】止咳,定喘,祛痰。

【主治】咳嗽,喘急气短。

40376 克效饼子（《局方》卷八）

【组成】甘草(爁)　绿豆末　荷叶(爁)各五两　定粉(研)　龙脑(研)　麝香(研)各半两　金箔二十五片(为衣)　信砒(醋煮)二两半　朱砂(研飞)一两一分

【用法】上为末,炼蜜搜和,每两作二十丸,捏扁,以金箔为衣。每服一饼子,以新汲水磨化,日发者,未发前服之;间日者,不发夜服;隔数日发者,前一日夜服;连日者,凌晨服。

【主治】一切疟病。发作有时,先觉伸欠,乃作寒栗,鼓振颔颊,中外皆寒,腰脊俱痛,寒战既已,内外皆热,头痛如破,渴欲饮冷。或痰积胸中,烦满欲呕;或先热后寒,或先寒后热;或寒多热少,或热多寒少,或寒热相半;或但热不寒,或但寒不热。或一日一发,或隔日一发,或一发后六七日再发者。

40377 克效饼子（《卫生宝鉴》卷十五）

【组成】甘遂(麸炒黄)　荞面各一两　黑牵牛(净,四两,半生半熟,取末头)二两半

【用法】上为末。每服三钱,夜卧滴水和成饼,慢火烧黄色取出。气实者作一服,烂嚼后,煎半生半熟,葱白酒送下;气虚人作二服,先吃一多半,至明取动,再嚼一少半,亦用半生半熟,葱白酒送下,微取一行。

【主治】腰痛及腿膝。

【宜忌】妇人有胎不可服之。

40378 克伤痛搽剂（《新药转正》11册）

【组成】当归　川芎　红花　丁香　生姜　樟脑　松节油

【用法】上制成搽剂外用,涂擦患处并按摩至局部发热,一日 2~3 次。

【功用】活血化瘀,消肿止痛。

【主治】急性软组织扭挫伤。

【备考】本方改为气雾剂,名“克伤痛气雾剂”(见原书39册)。

40379 克明亮眼药（《全国中药成药处方集》济南方）

【组成】牛黄一钱五分　珊瑚　玛瑙各二钱五分　蕤仁霜五钱　熊胆三钱　冰片五两　珍珠五钱　海螵蛸三钱五分　麝香一钱五分　黄连一两五钱　甘石粉五钱

【用法】共研极细面。用点眼器,沾冷开水,沾药少许点眼内,闭目休息,每日点二三次。

【主治】眼目赤肿,红丝壅结。

40380 克效圣饼子（《御药院方》卷三）

【组成】安息香(研)　南乳香(研)　丁香　木香　川姜(炮裂)　石三棱(剉)各半两　高良姜　荆三棱(炮,剉)　蓬莪术(炮,剉)　粉霜(研)各一两　干漆一两(杵碎,炒令烟尽)　硇砂半两(水飞)

【用法】上件药,除研药外,为细末,和匀,用石脑油温就和丸,如绿豆大,捻作饼子。每服五至七饼,食后温熟水送下。

【主治】积痰停饮,留滞不散,胃中噎闷,胁肋刺痛,噫醋吞酸,不嗜饮食,及宿有沉积攻冲,膈脘痞闷。

【备考】本方方名,《普济方》引作“克效神圣饼子”。

40381 克效圣饼子(《卫生宝鉴》卷十九)

【组成】陈皮(去白)十两 巴豆一百个(去壳切,同陈皮炒黄色,去巴豆) 香附子(炒,去毛) 广术(炮) 京三棱(炮)各半两

【用法】上为末,糊丸如绿豆大,捻作饼子。每服三十饼,温水送下。

【主治】癖积。

40382 克银癣软膏(《中医皮肤病学简编》)

【组成】红粉5克 秦皮乙醇流浸膏15克 川槿皮乙醇流浸膏10克 补骨脂乙醇流浸膏10克 加亲水性软膏基质60克

【用法】调膏外用。

【主治】银屑病。

40383 克痢痧胶囊

《成方制剂》16册。即原书15册"克痢痧微丸"改为胶囊剂。见该条。

40384 克痢痧微丸(《成方制剂》15册)

【组成】白矾 白芷 荜茇 冰片 苍术 丁香 鹅不食草 石菖蒲 细辛 硝石 雄黄 猪牙皂

【用法】上制成微丸剂,口服,一次0.6克,一日3次;儿童酌减。

【功用】解毒辟秽,理气止泻。

【主治】泄泻,痢疾和痧气(中暑)等。

【备考】本方改为胶囊剂,名"克痢痧胶囊"(见原书16册)。

40385 克伤痛气雾剂

《新药转正》39册。即原书11册"克伤痛搽剂"改为气雾剂。见该条。

40386 克效神圣饼子

《普济方》卷一六四。即《御药院方》卷三"克效圣饼子"。见该条。

40387 克痹骨泰胶囊(《转正标准》28册)

【组成】石见穿 白花蛇舌草 延胡索 没药(制)血竭 土鳖虫 巴戟天

【用法】上制成胶囊剂。口服,一次4粒,一日2次,早晚饭后用温开水送服。

【功用】清热化湿,祛风通络,活血止痛。

【主治】风湿热痹,瘀血痹痛;类风湿性关节炎。

40388 克效交泰圣饼子(《普济方》卷一四一引《卫生家宝》)

【组成】巴豆十四粒 黄连七分(连皮用)(一方加大黄末一钱)

【用法】上为末。用津唾和成膏,填入脐下,以艾炷灸其上。腹中有声,其病去矣,不拘壮数,病去为度。才灸了,便以温汤浸手帕拭之,恐生疮。

【主治】伤寒结胸,脉浮不可下,下之必死。

汞

40389 汞升膏(《外科大成》卷二)

【组成】银朱

【用法】上为末,烧酒调敷;如肿毒,用生桐油调敷。

【主治】附骨疽痛。

40390 汞硫散(《类证治裁》卷三)

【组成】硫黄 水银

【用法】同研细如煤色,用陈酒、姜汁调服,次日大便出黑物即不吐。

【功用】止吐。

【主治】《医学集成》:呕吐,百药不效者。

【备考】《医学集成》本方用水银一钱,硫黄二钱,为末,姜汁开水调下。

40391 汞蛭油(《圣济总录》卷一○一)

【组成】汞一两 干水蛭七枚(为末)

【用法】上二味,以银三两作一小合,盛汞与水蛭,以蚯蚓土和泥固济,约半指厚,深埋在马粪中,四十九日取出,化为黑油,用鱼胞作指袋,时蘸少许拈髭上,其油自然倒行至髭根,变黑。

【功用】荣养髭发。

芙

40392 芙蓉丸(《古今医鉴》卷十)

【组成】哑芙蓉 乳香 没药 孩儿茶 鹿茸(去毛,酒蒸) 官桂 玄胡索(酒浸,微炒) 乌药(炙) 陈皮 五加皮 粉草(炙)各等分

【用法】上为末,面糊为丸。每服二钱,酒煎葛根汤送下。临卧出微汗。

【主治】脚腿疼痛。

40393 芙蓉丹(《普济方》卷二二四引《济生》)

【组成】附子一两(炮) 朱砂半两

【用法】上为末,煮糊为丸。每服五十丸。空心盐汤送下。

【主治】心肾不足,气不升降,用心过度,惊悸多忘。

40394 芙蓉酒(《秘传大麻风方》)

【组成】金银花 蜈蚣 荆芥 灵仙 首乌 石膏 甘菊 蒺藜 芙蓉叶 胡麻 苦参 天麻 连翘 杜仲 黄柏 川芎 大力子 当归 防风 羌活 独活 白术 人参 甘草 苍耳子 黄耆 细辛各一两

【用法】用袋盛之,入香蛇酒内,煮三炷香时为度,出火毒。过半月,随意尽醉方好。

【主治】截指风,筋骨先烂,后损十指,先起指肿,甲下出水,不过一年,逐节脱落。

40395 芙蓉散(《医学入门》卷七)

【组成】芙蓉叶(有花带花,有子带子)一朵

【用法】捣泥烂,将井水滤去滓服。

【主治】❶《医学入门》:男无室,女无夫,思欲动火,以致胃脘诸痛。❷《东医宝鉴·杂病篇》:胃痛,自汗,颊赤,脉乱。

40396 芙蓉散(《普济良方》卷二)

【异名】芙蓉膏(《医门八法》卷三)。

【组成】秋芙蓉叶

【用法】或生研,或干研,加蜂蜜调涂(无蜜则粘紧难揭),周围留疮头不涂,干则频换,更取汁和酒随量饮。

【功用】初起者即消,已成者易溃,已穿者易敛。

【主治】一切痈疽疔疮。

【宜忌】《医门八法》:阴疮不宜用。

【加减】加赤小豆末一钱,效更速。

【备考】《医门八法》本方用法:上为细末,炼蜜、醋各

少许,调药末,摊纸上,敷患处,如脓已将成,摊膏时须中留一孔,以出毒气。

40397 芙蓉散(《成方制剂》8 册)

【组成】白及　草乌　川乌　大黄　芙蓉叶　相思子

【用法】上制成粉末,外用,取药粉适量,食醋调敷患处。

【功用】解毒,消肿,止痛。

【主治】疮疖,疔疮,热毒。

40398 芙蓉膏(《宣明论》卷十五)

【组成】料炭灰　桑柴灰　荞麦秸灰各半升　上灰用热汤淋取二升,熬至五分,又用:独角仙一个(不用角)　红娘子半钱(不去翅足)　糯米四十九粒　石灰一两(风化者)

【用法】上为末,将前项灰汁调如面糊相似,在瓷盒子内于土底埋五七日,取出使用。取瘢痕黡内刺破,用细竹签子点之放药,用湿纸揩药,再点至三上,见瘢痕时,冷水淋洗。

【主治】大小诸黡子遍满头面或身体者。

【宜忌】忌姜、醋、鱼、马肉。

40399 芙蓉膏(《回春》卷八)

【组成】芙蓉叶(或皮或根亦可)　黄荆子各等分

【用法】入石臼内捣极烂,用鸡子清调。搽于疮上,留顶。

【主治】❶《回春》:痈疽发背诸毒。❷《寿世保元》:痈疽发背,肿痛如锥刺,不可忍者。

40400 芙蓉膏(《准绳·疡医》卷三)

【组成】山布瓜根　芙蓉叶　紫荆皮　凌霄根皮　天南星　天布瓜　鸡屎根(取皮)　背子蜈蚣

【用法】上砍烂,入些醋。加温涂敷患处。

【主治】手、臂、腕、膊、肘、掌等处肿毒,赤肿疼痛。

40401 芙蓉膏(《准绳·疡医》卷六)

【组成】紫荆皮　南星各一两　芙蓉叶二两　独活　白芷　赤芍药各五钱

【用法】上为末,生姜汁、茶清调。加温贴敷。

【主治】打扑伤损,肿痛紫黑,色久不退者。

【加减】伤损紫黑色久不退者,加肉桂五钱。

40402 芙蓉膏(《嵩崖尊生》卷十)

【组成】蓖麻子一两　冰片三分

【用法】共捣为膏。㖞在左,以此涂右;在右,以此涂左。

【主治】中风口眼㖞斜。

【加减】寒月,加干姜、附子各一钱。

40403 芙蓉膏(《医学心悟》卷六)

【异名】芙蓉菊花膏(《疡医大全》卷八)。

【组成】赤小豆四两　芙蓉叶四两　香附四两　菊花叶四两　白及四两

【用法】上为细末,每末一两,加麝香一分,米醋调。涂住根脚。鸡子清调亦可。

【主治】发背,肿势蔓延。

40404 芙蓉膏

《仙拈集》卷四。为《本草纲目》卷三十六引《鸿飞集》"清凉膏"之异名。见该条。

40405 芙蓉膏(《疡医大全》卷八)

【组成】芙蓉叶(秋采)六钱　榆面二两　生大黄五钱　皮消一两

【用法】上为细末,葱汁、童便调。敷患处,留顶。

【功用】收根束毒,初起敷之可消。

【主治】阳疮红嫩。

40406 芙蓉膏

《医门八法》卷三。为《普济良方》卷二"芙蓉散"之异名。见该条。

40407 芙蓉膏(《中西医结合治疗急腹症》)

【组成】芙蓉叶　大黄　泽兰叶　黄柏各八两　黄芩　黄连各六两　冰片二钱

【用法】上为细末,按七份凡士林三份药的比例调成膏。外敷。

【功用】清热解毒消肿。

【主治】❶《中西医结合治疗急腹症》:急腹症手术后并发腮腺炎,软组织感染初期,有红肿热痛而脓未形成者。❷《赵炳南临床经验集》:丹毒、蜂窝织炎、疖、痈、乳腺炎初起。

40408 芙蓉膏(《中医皮肤病学简编》)

【组成】木芙蓉(叶、花)

【用法】晒干,为末,加凡士林调成 1:4 软膏。外敷。

【主治】外科感染。

40409 芙蓉膏(《中西医结合皮肤病学》)

【组成】芙蓉叶　大黄　番泻叶　黄连　黄柏各 10 克　冰片 3 克

【功用】凉血清热,消肿止痛。

【主治】丹毒、蜂窝组织炎、疖痈初起及结节红斑。

40410 芙蕖散(《杨氏家藏方》卷十六)

【组成】隔年干莲蓬不以多少(烧灰)

【用法】上为细末。每服二钱,食前用温酒或米饮调下。

【主治】血崩不止。

40411 芙蓉软膏(《中医皮肤病学简编》)

【组成】芙蓉叶 30 克　泽兰叶 30 克　黄芩 30 克　大黄 30 克　黄连 30 克　黄柏 30 克

【用法】上为细末,香油调。敷患处。

【主治】淋巴腺结核。

40412 芙蓉敷方(《圣济总录》卷一三二)

【组成】芙蓉叶不拘多少

【用法】上药捣烂,敷患处,以帛系定,日一换。

【主治】腮颔肿痛,或破成疮。

40413 芙蓉内托散(《外科大成》卷二)

【组成】芙蓉花二钱　人参　当归　川芎　白芷　穿山甲　杏仁　连翘　木鳖子各一钱

【用法】加生姜三片,酒、水各一钟煎,空腹服。

【主治】便毒已成,元气弱者。

40414 芙蓉外敷法

《医方集解》。为《本草纲目》卷三十六引《鸿飞集》"清凉膏"之异名。见该条。

40415 芙蓉海马丹(《医级》卷九)

【组成】熟地三两(煮,捣)　山药(炒)　枸杞(炒)各一两半　萸肉(炒)二两　茴香(炒)　巴戟(酒炒)　苁蓉(洗,蒸)　淫羊藿(焙)　茯神(人乳拌,蒸)　续断(酒炒)　杜仲(盐水炒)　故纸(炒)各一两　胡桃肉二两　桂心(研)五钱　海马一对(切,焙)　阿芙蓉三钱(须去泥,清膏)　蛤蚧

一对(去头足,清水浸五宿,逐日换水,拭去浮鳞,炙黄)

【用法】上为末,先将熟地、苁蓉、胡桃三味捣膏令匀,然后用鹿胶八两溶化,入诸末,捣为丸,如梧桐子大。每日早、晚各服三钱,用开水送下。

【主治】阳萎精衰,不能生育,或精滑不摄,不能交接。

【宜忌】服药静养,不妄作强劳,待时交接,再迟速得宜。妇有病者,宜先调理之。

40416 芙蓉菊花膏

《疡医大全》卷八。为《医学心悟》卷六"芙蓉膏"之异名。见该条。

40417 芙蓉截流丸(《喉科心法》卷下)

【组成】清膏烟三钱　陈米饮三两

【用法】上药共捣如泥,匀搓六十丸,晒干听用。每服一丸,用饭蒸荷叶煎汤送下;气痛,用广郁金煎汤送下。

【主治】腹中水泻,并各种气痛腹泻。

【宜忌】勿饮浓茶。

40418 芙朴感冒胶囊(《成方制剂》15 册)

【组成】陈皮　厚朴　木芙蓉叶　牛蒡子

【用法】上制成胶囊剂。口服,一次 2~4 粒,一日 2 次。

【功用】清热解毒,宣肺利咽,理气宽中。

【主治】风热或风热挟湿感冒出现的高热头痛、咽痛、肢体酸痛、鼻塞、胃纳减退等症。

【备考】本方改为颗粒剂,名"芙朴感冒颗粒"(见原书 18 册)。

40419 芙蓉感冒颗粒

《成方制剂》18 册。即原书 15 册"芙朴感冒胶囊"改为颗粒剂。见该条。

芫

40420 芫花丸(《外台》卷八引《范汪方》)

【组成】芫花一两(熬)　大黄　甘遂　黄连　麻黄(去节)　杏仁(去尖皮)　甘草(炙)　附子(炮)各一两　巴豆五十个(去皮心)

【用法】上为末,杏仁、巴豆别捣如膏,合和以蜜为丸,如小豆大。食前一丸,一日二次。不知稍增,以知为度。

【主治】留饮宿食。

【宜忌】忌海藻、菘菜、猪肉、冷水、芦笋等。

40421 芫花丸(《外台》卷七引《深师方》)

【异名】破积丸。

【组成】芫花一分　蜀椒一分(汗)　大黄六分　细辛六分　桔梗五分　乌头四分(炮)　茱萸　芍药　茯苓各三分　龙胆二分　半夏一分(洗)

【用法】上为末,炼蜜为丸,如梧桐子大。每服五丸,以饮送下,一日三次。当下如泥,病愈。

【主治】寒疝久积聚,周走动摇,大者如鳖,小者如杯,乍来乍去,在于胃管,大肠胀满不通,风寒则肠鸣,心下寒气上抢,胸胁支满。

【宜忌】忌猪羊肉、饧、酢物、生菜等。

40422 芫花丸(《外台》卷七引《古今录验》)

【异名】消化丸。

【组成】芫花一两(熬)　大黄　葶苈子(熬)　甘遂　黄芩各二两　巴豆四十枚(去心皮,熬,别研)　消石一两

(一方无消石)

【用法】上为末,炼蜜为丸,如梧桐子大。每服二丸,食前服,一日二次。

【主治】腹胀心满,肠胃结食不消化,呕逆头痛,手足烦疼。

【宜忌】忌野猪肉、芦笋等。

40423 芫花丸(《千金》卷五)

【组成】芫花一两　大黄　雄黄各二两半　黄芩一两

【用法】上为末,炼蜜为丸,如粟米大。三岁儿至一岁以下,每服一丸,纳入喉中,令母与乳。若长服消病者,当以意消息与服之,与乳哺相避。

【主治】小儿心下痞,痰癖结聚,腹大胀满,身体壮热,不欲哺乳。

40424 芫花丸(《圣惠》卷二十八)

【组成】芫花二两(醋拌,炒令干)　蓬莪术二两　神曲一两(炒令黄)　麦蘖一两(炒微黄)　京三棱二两　鳖甲二两(涂醋,炙微黄焦,去裙襕)　白术一两　萆薢一两(剉)　麝香一分

【用法】上为末,醋煮面糊为丸,如梧桐子大。每服十丸,空心及晚食前以温酒送下。

【主治】虚劳癥瘕久不愈,脐肋有块,形如杯,或如鸡子,透隐皮肤,或经年不消,或疼痛如刺,或坚硬如石。

【宜忌】忌苋菜、生冷。

40425 芫花丸(《圣惠》卷四十三)

【组成】芫花半两(醋拌,炒令干)　川大黄一两(剉碎,微炒)　甜葶苈半两(隔纸炒令紫色)　甘遂半两(煨令微黄)　黄芩一两　白术一两

【用法】上为末,炼蜜为丸,如梧桐子大。每服五丸,空心及晚食前以温水送下。

【主治】心腹鼓胀,肠胃秘结,喘促,不欲饮食。

40426 芫花丸(《圣惠》卷四十八)

【组成】芫花一两(醋拌,炒令干)　川乌头一两(炮裂,去皮脐)　附子一两(炮裂,去皮脐)　青橘皮一两(汤浸,去白瓤,焙)　干姜半两(炮裂,剉)　巴豆三七个(去皮心,研如膏,纸裹压去油)

【用法】上为末,入巴豆膏,都研令匀,以醋煮面糊为丸,如绿豆大。每服三丸,食前以温酒送下。

【主治】七疝,脐腹坚硬,时有疼痛。

40427 芫花丸(《圣惠》卷四十八)

【组成】芫花一两(醋拌,炒令干)　椒目一两　半夏半两(汤洗七遍去滑)　川大黄一两(剉碎,微炒)　细辛一两　桔梗半两(去芦头)　川乌头一两(炮裂,去皮脐)　赤芍药一两　赤茯苓一两　桂心一两　吴茱萸半两(汤浸七遍,焙干,微炒)　木香一两

【用法】上为末,炼蜜为丸,如梧桐子大。每服七丸,以温酒送下,一日三次。当下如泥,其病即愈。

【主治】寒疝积聚动摇,大者如鳖,小者如杯,乍来乍去,在于胃管,大肠不通,风寒则腹鸣,心下寒气上抢,胸胁支满。

40428 芫花丸(《圣惠》卷四十九)

【组成】芫花半两(醋拌,炒干)　硼砂一两(醋化令消尽)　干姜半两(炮裂,剉)　京三棱半两(剉碎,醋浸三宿,

焙干)

【用法】上为末,用硼砂醋熬成膏,以蒸饼少许同和为丸,如绿豆大。每服十丸,食前以生姜、橘皮汤送下。

【主治】痃癖气疼痛。

40429 芫花丸《圣惠》卷五十)

【组成】芫花一两(醋拌,炒令干) 巴豆半两(去皮心,研,纸裹压去油) 桂心一两 杏仁一两(汤浸,去皮尖双仁,麸炒微黄) 桔梗一两(去芦头)

【用法】上为末,炼蜜为丸,如小豆大。每服二丸,食前以温酒送下。

【主治】膈气,痰结痞塞,心胸壅闷。

40430 芫花丸《圣惠》卷五十一)

【组成】芫花一两(醋拌,炒令干) 甘遂一两(煨微黄) 黄连二两(去须) 麻黄(去根节) 杏仁二两(汤浸,去皮尖双仁,研如膏) 附子一两(炮裂,去皮脐) 巴豆十个(去皮心,研,纸裹压去油)

【用法】上为末,与巴豆、杏仁膏同研令匀,炼蜜为丸,如小豆大。每服二十丸,食前以粥饮送下。

【主治】留饮宿食不化。

40431 芫花丸《圣惠》卷五十一)

【组成】芫花半两(醋拌,炒令干) 甘遂半两(煨微黄) 甜葶苈一两(隔纸炒令紫色) 川大黄一两(剉碎,微炒) 枳壳一两(麸炒微黄,去瓤) 大戟半两(剉碎,微炒) 郁李仁一两(酒浸,去皮尖,微炒) 海藻一两(洗去咸味) 桂心一两 杏仁一两(汤浸,去皮尖双仁,剉,研如膏) 巴豆三十枚(去皮心,研,纸裹压去油,细研)

【用法】上为末,入巴豆、杏仁同研令匀,炼蜜为丸,如梧桐子大。每服三丸,空心以粥饮送下。

【主治】痰冷癖饮,腹中结聚成块;亦疗大腹水肿。

40432 芫花丸《圣惠》卷六十九)

【组成】芫花一两 大戟一两 甘遂一两 川大黄一两 青橘皮一两半(汤浸,去白瓤)

【用法】上剉细,以米醋一中盏,旋酒药于铫子内,慢火炒令醋尽,为细末,以面糊为丸,如梧桐子大。每服七丸,食前以温酒送下。

【主治】妇人血分,四肢浮肿,心腹气滞,不思饮食。

40433 芫花丸《圣惠》卷七十一)

【组成】芫花一两 大戟一两 甘遂一两 木香半两(别捣罗,为末) 巴豆一两(去皮心,纸裹压去油,研)

【用法】上药先以芫花等四味捣碎,用米醋一大盏,煮令干,为细末,研入巴豆,以醋煮面糊为丸,如绿豆大。每服二丸,空心以生姜汤送下。

【主治】妇人癥痞,心腹胀硬疼痛。

40434 芫花丸《圣惠》卷七十一)

【组成】芫花半两(醋拌,炒令干) 朱砂三分(细研) 硇砂一两(不夹石者,细研) 川大黄半两(剉碎,微炒,捣末) 麝香一钱 桃仁半两(汤浸,去皮尖双仁,麸炒微黄)

【用法】上为末,用醋煮面糊为丸,如小豆大。每服十丸,空心以温酒送下。

【主治】妇人积年血癥块不消,时有疼痛。

40435 芫花丸《圣惠》卷七十一)

【组成】芫花一两(醋拌,炒令干) 川乌头半两(炮裂,

去皮脐) 防葵一分 硇砂半两(细研) 巴豆二十个(去皮心,纸裹压去油) 麝香一钱(细研)

【用法】上为末,同研令匀,头醋煎为膏,为丸如梧桐子大。每服三丸,以当归酒送下。

【主治】妇人宿食不消,结成癥块,兼血气疼痛。

40436 芫花丸《圣惠》卷七十一)

【组成】芫花一两(醋拌,炒令干) 硇砂一分 香墨一分 釜底墨一分 当归三分(剉,微炒) 桂心一两

【用法】上为末,煎醋浸蒸饼为丸,如梧桐子大。每服十丸,以热酒送下。

【主治】妇人血气攻小腹疼痛,及恶血积聚不散。

40437 芫花丸《圣惠》卷七十二)

【组成】芫花半两(醋拌,炒令干) 青橘皮半两(汤浸,去白瓤,焙) 川大黄三分(剉,微炒)

【用法】上为末,炼蜜为丸,如梧桐子大。每服十丸,食前以生姜汤送下。

【主治】妇人大便秘涩。

40438 芫花丸《圣惠》卷七十九)

【组成】芫花一两(醋拌,炒干) 川乌头一两(炮裂,去皮脐) 干姜一两(炮裂,剉) 木香一两 蓬莪术一两 刘寄奴半两 桂心一两 当归一两(剉,微炒) 没药一两

【用法】上为末,先以米醋五升,于银锅中煎如稀饧,后下药末,为丸如绿豆大。每服十丸,空心以温酒送下。

【主治】产后腹中有块,疼痛不可忍。

40439 芫花丸《圣惠》卷七十九)

【组成】芫花一两半(醋拌,炒令干,为末) 巴豆一分(去皮心,研,纸裹压去油) 硇砂三分(细研)

【用法】上为末,以醋煮面糊为丸,如绿豆大。每服二丸,以醋汤送下;治败血冲心,每服五丸,煎童便送下。

【主治】产后积聚癥块,腹胁疼痛,兼治败血冲心。

40440 芫花丸《圣惠》卷七十九)

【组成】芫花半两(醋拌,令干) 滑石一两 川大黄一两(剉,微炒)

【用法】上为末,炼蜜为丸,如梧桐子大。每服二十丸,以葱汤送下,如人行五七里再服。

【主治】产后大小便秘涩,坐卧不安。

40441 芫花丸《圣惠》卷八十)

【组成】芫花 香墨 釜下墨 当归(剉,微炒) 姜黄 威灵仙各一两 砒黄半两

【用法】上为末,生姜汁一盏,醋一盏,同熬药末为膏,入神曲末半两为丸,如绿豆大。每服十丸,煎当归酒送下,不拘时候。

【主治】产后恶血冲心,眼前黑暗,或生寒热,或时狂语,或腹内疼痛不可忍。

40442 芫花丸《圣惠》卷八十)

【组成】芫花二两(剉,捣末) 当归一两(剉,微炒) 硇砂一两(细研) 蓬莪术三分 桂心半两 川大黄一两(剉,微炒)

【用法】上为末,以醋一升,熬芫花成膏,入诸药末为丸,如梧桐子大。每服七丸,以醋汤送下,不拘时候。

【主治】产后心腹有积冷,恶血凝滞,致攻心腹,疗刺痛

不可忍。

40443 芫花丸（《圣惠》卷八十八）

【组成】芫花半两（醋拌，炒令干） 雄黄一分（细研） 川大黄半两（剉碎，微炒） 鳖甲半两（涂醋，炙令黄，去裙襴） 京三棱一分（微煨，剉） 桃仁半两（汤浸，去皮尖双仁，炒微黄）

【用法】上为末，炼蜜为丸，如粟米大。三岁儿，每服三丸，空心以生姜汤送下。

【主治】小儿癖气坚硬，瘦瘁不欲饮食。

40444 芫花丸（《圣济总录》卷九十四）

【组成】芫花（醋炒焦） 木通（剉） 青橘皮（去白，切） 胡椒 大黄（煨，剉） 桂（去粗皮）各半两 楝实四个（剉，炒） 茴香子（炒）三分

【用法】上为末，酒煮面糊为丸，如小豆大，丹砂末为衣。每服十丸至十五丸，空心、食前生姜、热酒送下。

【主治】小肠气攻小腹疼痛。

40445 芫花丸（《本事》卷三）

【组成】芫花（醋制干）一两 干漆（炒令烟尽） 狼牙根 桔梗（炒黄） 藜芦（炒） 槟榔各半两 巴豆十个（炒微黑黄）

【用法】上为细末，醋糊为丸，如赤豆大。每服二三丸，加至五七丸，食前姜汤送下。

【功用】常服化痰，消坚，杀虫。

【主治】积聚停饮，痰水生虫，久则成反胃，及变为胃痛。

【宜忌】禁酒即易治，不禁无益也。

【方论选录】《本事方释义》：芫花气味咸辛温，入手、足太阳，善能行水；干漆气味辛温，入足厥阴，降而行血；狼牙根气味苦辛寒，入足少阳、厥阴，善能杀虫；桔梗气味苦辛平，入手太阴，为诸药之舟楫；藜芦气味辛温，入手阳明，能行积滞；槟榔气味辛温，入足太阴、太阳，能下气消积；巴豆气味辛热，有毒，入手足阳明、足太阴，此积聚痰饮，久而不去，甚至生虫、反胃，胃变为痛，非有毒、行血下气、攻坚消积之药不能扫除沉痼也。

【备考】方中干漆，《准绳·类方》作牛膝。

40446 芫花丸（《得效》卷九）

【组成】大巴豆二七粒（去壳） 葶苈子 大黄 桂枝 芫花 杏仁各等分

【用法】上为末，米糊为丸。每服五十丸，空心温酒吞下。五更早吃，下水大效。

【功用】消水肿。

【主治】肿满。

40447 芫花丸

《普济方》卷一七四。即《圣惠》卷四十九"硼砂丸"，方中硼砂引作"硇砂"。见该条。

40448 芫花丸（《奇效良方》卷四十）

【组成】芫花（醋浸，瓦炒七次） 牵牛（半生半炒）各七分

【用法】上为细末，醋煮面糊为丸，如梧桐子大。每服三十丸，相虚实，五更初用茶清咽下。天明其水即下。

【主治】女人脾元虚惫，水气肿满。

【宜忌】忌生盐、油酱、玻面、醋、羊、鹅等毒食生冷。只可食精肉，如欲食盐，炒盐食之，以少为贵，不食尤好。服药

之时须忌甘草。

40449 芫花丸

《医学入门》卷七。为《直指》卷十二"消癖丸"之异名。见该条。

40450 芫花方（《普济方》卷二四九）

【组成】芫花（醋炒焦） 木通（剉） 青橘皮（去白，切） 胡椒 大黄（煨，剉） 辣桂（去粗皮）各半两

【用法】上为末，酒煮面糊为丸，如小豆大，丹砂末为衣。每服十丸至十五丸，空心、食前生姜、热酒送下。

【主治】小肠气，小腹疼痛。

40451 芫花汤（《外台》卷七引《范汪方》）

【组成】芫花十分 大黄十分

【用法】上药治下筛。取四方寸匕，着二升半苦酒中合煎，得一升二合，顿服尽。须臾当吐，吐便愈。老小从少起。

【主治】卒心痛连背，背痛彻心，心腹并懊痛，绞急欲死者。

【宜忌】此疗强实人良；若虚冷心痛，恐未必可服。

40452 芫花汤（《圣济总录》卷七十九）

【组成】芫花（炒黄色） 大黄（剉碎，醋炒） 甘遂（微炒） 甘草（炙，剉） 大戟（去皮，微炒）各一两

【用法】上为粗末。每服三钱匕，水二盏，加大枣二个（擘破），同煎至九分，下芒消半钱匕，更煎一沸，去滓温服，以利为度。

【主治】水肿及腹满澼饮。

40453 芫花线（《景岳全书》卷六十四）

【组成】芫花一握

【用法】上洗净，入木臼捣烂，加水绞汁，于石器中慢火煎成膏，将丝线于膏内度过，晾干。以线系痔，当微痛，候痔干落，以纸捻蘸膏，纳窍内去根。一方只捣汁，浸线一夜用，不得使水。

【主治】痔漏瘤核。

40454 芫花线（《疡科捷径》卷中）

【组成】芫花五钱 壁钱二钱

【用法】用白扣线同上药用水一碗煮至汤干为度，取线阴干。临用，用线一根，双扣系于患处。

【主治】痔、瘿、瘤。

40455 芫花线（《外科十三方考》）

【组成】芫花 皂矾 地胡椒

【用法】上将丝线加入同煎，水干之后，将线取出，阴干。先命患者屈足侧卧于手术床上，使肛门部充分显露，用消毒药水洗净肛门周围，拭干。以球头银丝由瘘管外口轻轻探入管道，使由瘘管内口穿出，待银丝经瘘管内口进入直肠中，即将挂子进入肛门，套住银丝，向外拉出肛门。将药线一端结于银丝顶端球部，然后将银丝慢慢由原进入之外口拉出，此时药线即由连结之一端拉出外口，而留其另一端于肛门之外。将药线与银丝连接处剪断，如鞋匠穿线法，将外端近管口之线松动，使二股成为一孔，然后将内端线头引入孔中，再将药线慢慢由内端肛门引出，如此成为双线矣。再将线之两端打一单结，使线紧贴管口，再留药线约5~6厘米长，最后在线的两顶端合并拢来，打成死结，外敷消炎膏，以胶布固定。

【主治】痔瘘。

40456 芫花线《外科十三方考》

【组成】芫花根　大戟根　金顶玉梅花　五爪龙　鸽粪

【用法】上药共入水内，煮汁去滓，将白丝线入汁内煮一二沸，取出风干。先命患者屈足侧卧于手术床上，使肛门部充分显露，用消毒药水洗净肛门周围，拭干。以球头银丝由瘘管外口轻轻探入管道，使由瘘管内口穿出。待银丝经瘘管内口进入直肠时，即将挂子进入肛门，套住银丝，向外拉出肛门。将药线一端结于银丝顶端球部，然后将银丝慢慢由原进入之外口拉出，此时药线即由连结之一端拉出外口，而留其另一端于肛门之外。将药线与银丝连接处剪断，如鞋匠穿线法，将外端近管口之线松动，使二股成为一孔，然后将内端线头引入孔中，再将药线慢慢由内端肛门引出，如此成为双线矣。再将线之两端打一单结，使线紧贴管口，再留药线5~6厘米长，最后在线的两端合并拢来，打成死结。外敷消炎膏，以胶布固定。

【主治】痔瘘。

40457 芫花散《外台》卷二十六引《范汪方》

【组成】芫花　狼牙　雷丸　桃仁（去皮尖）

【用法】上为散。宿勿食，每服方寸匕，平旦以饮送下。

【功用】下虫。

【主治】蛲虫。

40458 芫花散《千金》卷十二

【异名】登仙酒、三建散。

【组成】芫花　桔梗　紫菀　大戟　乌头　附子　天雄　白术　莞花　狼毒　五加皮　莽草　王不留行　栝楼根　栾荆　蹲踘　麻黄　白芷　荆芥　茵芋各十分　石斛　车前子　人参　石长生　石南各七分　草薢　牛膝　蛇床子　菟丝子　狗脊　苁蓉　秦艽各四分　藜芦五分　薯蓣　细辛　当归　薏苡仁　干地黄　芎䓖　杜仲　厚朴　黄耆　干姜　芍药　山茱萸　桂心　吴茱萸　黄芩　防己　五味子　柏子仁　远志　蜀椒　独活　牡丹　橘皮　通草　柴胡　藁本　菖蒲　茯苓　续断　巴戟天　食茱萸各二分

【用法】上药不治不择，不炙不熬，但振去尘土，为粗散。每用药散三两，加糯米三升，细曲末二升，真酒五升，先以三大斗水，煮米作粥极熟，冬月扬去火气，春月稍凉，夏月扬绝大冷，秋稍温；次下曲末，搦使和柔相得；重下药末，搦使突突然好熟；乃下真酒，重搦使散，盛不津器中，以一净杖搅散，经宿即饮，直以布盖，不须密封。凡服药，旦空心服之，以知为度，微觉发动，流入四肢，头面习习然为定，勿更加。服散者，为细末。每服一方寸匕，和水酒浆饮，无在稍增，以知为度。服丸者，为细末，蜂蜜为丸，如梧桐子大。每服七丸。然作酒服，佳于丸、散，美而易服，流行迅疾。如法服之，常常内消；非理妄加，必大吐利。若欲得补，不令吐泻，但取内消，甚大补益，兼逐诸疳。若有患人抱病多时，积阴宿食大块，久气癥瘕积聚，一切痼结者，即须一两度增，令使吐下，泄去恶物尽后。少服内消，便为补益。病在膈上，久冷痰阴积聚，癥瘕疝瘕，宿食坚块，咳逆上气等一切痼结重病，终日吐唾，逆气上冲胸喉，此皆胃口积冷所致，三焦肠间宿冷以成诸疾，如此例便当吐却此等恶物，轻者一度下，转药令吐却；若重者三五度下之令尽。其吐状，初吐冷气

沫，次吐酢水，须臾吐黄汁大浓，甚苦似牛涎，病若更多者，当吐出紫痰似紫草汁。若有痄者吐，血陈久黑，血新者鲜血。下此吐药，当吐时大闷，须臾自定，即不虚惙，得冷饮食已。欲服取吐者，当以春三月服之，春宜吐故也。凡膈上冷，少腹满，肠鸣，膀胱有气冷，利多者，须加利药于此酒内服之，便去恶物。利法，出泔淀如清水，如黄汁，如青泥。轻者一两度下利药，得利以尽病源；重者五度下利药，令使频得大利，以尽病根。利法，旦起服药，比至晡时可得两三行即断后服。凡长病人，瘦弱虚损，老人贵人，此等人但令少服，积日渐渐加，令令内消愈，除久病不加吐利也。药若伤多，吐利困极不止者，服方寸匕生大豆末，水服之即定；及蓝叶、乌豆叶嚼以咽之，登时即定。此据大困时用之，小小时不须。治一切风病：历节风，二十两和酒五斗；贼风、热风、大风，上同；偏风、痹痼风、痈缓风，十二两和酒三斗。此七种并带热，须加灸药押，使常数便利。贼风挛痉，八两和酒二斗。湿风周痹，八两和酒二斗。腰脚挛痛，十二两和酒三斗。筋节拘急，八两和酒二斗。重病后汗不流，初觉三服，一服一盏；年久服一升。食热食如铧刀刺者，八两和酒二斗。口喎面戾，一眼不合者，初得四两和酒一斗；年久十二两和酒三斗。头面风似虫行，又似毛发在面上者，八两和酒二斗。起即头旋，良久始定者，四两和酒一斗。心闷呕逆项强者，风在心脏，欲风欲雨，便即先发者，八两和酒二斗。因疮得风，口强脊脉急者，五服即定，一服一盏。治一切冷病积冷阴瘦者，四两和酒一斗；强者六两和酒一斗半。痰饮疝瘕，六两和酒一斗半。宿食呕吐，四两和酒一斗。癥瘕肠鸣，噫，八两和酒二斗。癫痔块坚，冷嗽上气，二十四两和酒五斗。奔豚冷气，六两和酒一斗半。噎，六两和酒一斗半。久痄，八两和酒二斗。冷痢，六两和酒一斗半。久劳，八两和酒二斗。卒中恶注忤，心腹胀，气急欲死者，三服定，一服一盏。大吐出鲜血，瘴气，三服定，一服一盏。蛊毒，五服定，一服一盏。温疟，五服定，一服一盏。痎疟，五服永愈，一服一盏。治妇人诸风诸疾等，并依前件。带下，十二两和酒三斗。崩中，六两和酒一斗半。月闭不通，六两和酒一斗半。冷病不产，六两和酒一斗半。断绪不产，八两和酒二斗。月水前后不调，乍多乍少，亦令人绝产，四两和酒一斗。产后风冷不产，六两和酒二斗；若重者，八两和酒二斗；甚者，十六两和酒三斗；大重者，子宫下垂，十六两和酒四斗。

【功用】少服内消，便为补益，兼逐诸疳；加增服之，令使吐下，泄去恶物，以尽病源。凡在世人有虚损阳衰，消瘦骨立，服之非常补益，旬月之间肌肤充悦，颜色光泽，髓溢精满，少壮一等。凡众病万病皆除之。

【主治】一切风冷痰饮，积阴宿食，癥癖痎疟，风病历节，虚损阳衰，消瘦骨立，噎膈冷痢，癫痔疝瘕，奔豚冷气，中恶注忤，瘴气蛊毒，以及妇人带下崩中，月水前后不调，乍多乍少，月闭不通，冷病不产，子宫下垂诸病。

【宜忌】服此药者，丸及散等并得，唯不得作汤。凡服药，慎勿早食，早食触药，必当大吐，令人咽痛，三两日后始愈。平旦服药，至午时待药势定，宜先食冷饭薤，饮冷浆水，午后药势好定，任食热食无忌。凡是猪、鸡、五辛、生冷、酢滑任意食之弥佳，唯不得食诸豆，皆杀药。

【方论选录】《千金方衍义》：崇古立方，有一方专主一病者，有一方兼主数病者，此方统主万病。而《千金》隶之

胆腑门者,以所主诸证风木受病居多,所用诸药祛垢涤痰最猛。胆为清净之腑,平时委积,固疾得此,一旦豁然。他如玉壶、备急、太乙、神精、紫葛等方,同列胆腑,无非迅扫陈积,复归清净之意。而此首主疗风方中,乌头、附子、天雄破散坚积;干姜、细辛、蜀椒、蛇床、吴萸、食萸开通湿痹;麻黄、栾荆、踯躅、狼毒、莽草、茵芋、石南、石长生搜逐疬风;芫花、荛花、藜芦、大戟、防己、王不留行攻利毒水;狗脊、萆薢、续断、秦艽、石斛、五加、柏仁、薏苡坚强筋骨;独活、藁本、白芷、荆芥、柴胡、黄芩、菖蒲、桔梗、栝楼根解散风热;桂心、牡丹、当归、芍药、芎䓖、地黄、牛膝、紫菀流行血脉;巴戟、远志、苁蓉、菟丝、薯蓣、山萸、杜仲、五味滋培肾精;白术、厚朴、橘皮、茯苓、车前、通草健运脾气;人参、黄耆鼓舞诸味。其乌、附、天雄、椒、萸、姜、桂之类过烈,则以芎、归、芍、地等味滋之;踯躅、狼毒、茵芋、莽草之类过劣,则以黄芩、桔梗、石斛、柏子仁等味化之;芫花、荛花、大戟、防己之类过利,则以白术、茯苓、薯蓣、薏苡等味濡之;麻黄、独活之类过散,则以黄耆、五味等味收之;蛇床、石南、巴戟、苁蓉之类过补,则以车前、通草等味泄之。诸药之性味杂陈,非藉藜芦、细辛、芍药不能激发。人参使之克应,孰谓相反,不宜并用哉;若以人参为补益之用,殊非立方之意矣。方以芫花立名,性专利水通痹,能杀疬风虫毒。方中乌、附、天雄并用,故名三建散。以之酿酒,能主疬风;言得恶疾,即当弃家修道,往往疾愈成仙,故又名登仙酒云。

40459 芫花散(《圣惠》卷十四)

【组成】芫花二两 吴茱萸二两 醋糟八两

【用法】上药相和令匀。于铫子内,炒令热,以青布裹,于痛处熨之。如稍干,以醋拌令润,再炒熨之,以痛止之度。

【主治】伤寒后,毒气攻注,腰脚疼痛。

40460 芫花散(《圣惠》卷四十二)

【组成】芫花半两(醋拌,炒令干) 桂心三分 干姜半两(炮裂,剉) 陈橘皮三分(汤浸,去白瓤,焙) 细辛半两 前胡三分(去芦头) 赤茯苓一两 诃黎勒皮三分

【用法】上为散。每服三钱,以水一中盏,加生姜半分,煎至六分,去滓温服,一日三四次。

【主治】上气咳逆,支满喘嗽,气结胸中,心烦不利。

40461 芫花散(《圣惠》卷五十四)

【组成】芫花一分(醋拌,炒令干) 泽泻一分 郁李仁一分(汤浸,去皮,微炒) 牵牛子一分(微炒) 甜葶苈一分(隔纸炒令紫色) 滑石三分 汉防己一分 海蛤半两(细研) 甘遂半两(煨令微黄) 瞿麦半两 槟榔半两 大戟三分(剉碎,微炒)

【用法】上为细散。每服一钱,空心以橘皮汤调下。当先泻碧绿水,后下如烂羊脂即愈。如未愈,隔日再服之。

【主治】十种水气,证候极恶。

40462 芫花散(《圣惠》卷五十七)

【组成】芫花三分(醋拌,炒令干) 狼牙三分 雷丸三分 桃仁三分(汤浸,去皮尖双仁,生用) 白芜荑三分

【用法】上为细散。每服一钱,隔宿勿食,平旦以粥饮调下。

【主治】蛲虫。

40463 芫花散(《圣惠》卷六十九)

【组成】芫花三两 独活二两 蔓荆子三两 防风二

两(去芦头) 吴茱萸一两半 蛇床子二两 柳蛀屑二升 荆芥三两 鬼箭羽三两

【用法】上为散。以醋拌炒令热,分为两处,布裹更番熨之。

【主治】妇人血风,走注疼痛。

40464 芫花散(《圣惠》卷七十一)

【组成】芫花一两(醋拌,炒令干) 川乌头一分(炮裂,去皮脐) 鬼箭羽一分 虻虫一分(炒令微黄,去翅足) 水蛭一分(炒令微黄) 桃仁一分(汤浸,去皮尖双仁,麸炒微黄)

【用法】上为细散。每服半钱,食前以热酒调下。

【主治】妇人腹中宿有瘀血,结聚不散疼痛。

40465 芫花散(《圣惠》卷七十二)

【组成】芫花三分(醋拌,炒令干) 硇砂一分 没药一分 当归一分(剉,微炒) 延胡索二分 红蓝花子一分 水蛭二十一个(微炒)

【用法】上为细散。每服一钱,空心以豆淋薄荷酒调下,夜深心腹空时再一服。

【主治】妇人血气滞,致经脉不通,渐渐羸瘦,日久成痨。

40466 芫花散(《圣惠》卷七十二)

【组成】芫花一两(醋拌,炒令黄) 牡丹一两半 鳖甲一两(涂醋炙令黄,去裙襕) 没药三分 干漆三分(捣碎,炒令烟出) 当归半两(剉,微炒) 木香半两 川大黄一两(剉碎,微炒) 芎䓖半两 青橘皮半两(汤浸,去白瓤,焙) 干姜半两(炮裂,剉) 赤芍药半两 桂心半两

【用法】上为细散。每服一钱,食前以热酒调下。

【主治】妇人月水不通,血气积聚,脐腹妨痛,不能饮食。

40467 芫花散(《圣惠》卷七十二,名见《普济方》卷三三四)

【组成】芫花一分(醋拌,炒令干) 当归半两(剉,微炒) 木香半两

【用法】上为细散。每服一钱,以热酒调下,不拘时候。

【主治】妇人血海风冷,月水每来,攻刺脐腹疼痛,面色萎黄,四肢无力。

40468 芫花散(《圣惠》卷八十)

【组成】芫花一两(醋拌,炒令干) 当归一两半(剉,微炒) 姜黄一两 肉桂三分(去皱皮) 蓬莪术一两 凌霄花半两(醋拌,微炒)

【用法】上为细散。每服一钱,以热酒调下,不拘时候。

【主治】产后恶露不下,或时心腹疼痛不可忍。

40469 芫花散(《圣惠》卷八十一)

【组成】芫花一两(醋拌,炒令干) 硇砂半两(细研) 当归半两(剉,微炒) 硫黄一分(细研) 没药一两

【用法】上为细散。每服一钱,以热酒调下,不拘时候。

【主治】产后心腹疼痛不可忍。

40470 芫花散(《圣济总录》卷三十三)

【组成】芫花二两 吴茱萸一两半 芸薹子一两

【用法】上为散。每用散半匙,以黄米糟一两,入酒煮如糊,摊于蜡纸上,贴痛处。

【主治】伤寒后风虚气滞,攻腰胯疼痛,坐卧艰难。

40471 芫花散(《圣济总录》卷六十七)

【组成】芫花一两(醋炒) 肉豆蔻(去壳,剉) 槟榔

(剉)各一个

【用法】上为细散。每服一钱匕,煨葱白一寸,温酒调下。

【主治】上气呕吐不止。

40472 芫花散(《百一》卷五,名见《普济方》卷一六三)

【组成】芫花(不以多少,米醋浸一宿,去醋,炒令焦黑,为细末) 大麦面各等分

【用法】上和令极匀,以浓煎柳枝酒调下。

【主治】❶《百一》:实喘。❷《普济方》:肺气胀,喘急,心胸满者。

【宜忌】气虚而喘者不可服。

【备考】方中大麦面,《普济方》作"大麦曲"。

40473 芫花散(《魏氏家藏方》卷九)

【组成】芫花

【用法】上为末。擦痛处令热。立效。

【主治】牙痛,诸药不效者。

40474 芫花散(《得效》卷十七)

【组成】陈芫花一握 甘草节五钱

【用法】上剉细,各煎。先用芫花汤嗽,唾去;次用甘草水嗽,少时效。

【主治】牙疼。

40475 芫花散(《医统》卷六十四引《医方选要》)

【组成】芫花 细辛 川椒 蕲艾 小麦 细茶各等分

【用法】上咬咀。水一钟,煎七分,温漱口三四次。吐涎出即愈。

【主治】风虫诸牙痛。

40476 芫花散(《古今医鉴》卷十一)

【组成】芫花根三两(炒黄色)

【用法】上为末。每服一钱,桃仁煎汤调下,当下恶物。

【主治】妇人虚羸,有鬼胎、癥块,经候不通。

40477 芫花散(《古今医鉴》卷十三)

【组成】芫花根

【用法】上为末。每用一二分,三岁儿用三分,以鸡子一个,去顶,入末搅匀,纸糊顶口,外用湿纸裹,煻灰火煨熟,嚼吃。

【主治】小儿疟疾。

40478 芫花散(《妇科玉尺》卷二)

【组成】芫花(醋炒) 吴萸 秦芫 白僵蚕 柴胡 川乌 巴戟

【用法】上为末。酒送下。

【主治】妊娠非娠,是得鬼胎,形如抱瓮者。

40479 芫花煎(《外台》卷九引《深师方》)

【组成】芫花二两 干姜二两 白蜜二升

【用法】芫花、干姜为末,纳蜜中,搅令相和,微火煎,令如糜。每服如枣核大一个,日三夜一服,欲痢者多服。

【主治】❶《外台》引《深师方》:冷饮咳。❷《千金》:新久嗽。

40480 芫花膏(《圣惠》卷六十五,名见《普济方》卷二八〇)

【组成】猪脂五两 芫花一两

【用法】上药于锅中煎五七沸,去滓,日用涂之。

【主治】❶《圣惠》:湿疥久不愈。❷《普济方》:疮疥。

40481 芫根丸

《圣济总录》卷六十六。为《圣惠》卷四十六"芫花根丸"之异名。见该条。

40482 芫荽酒(《冯氏锦囊·痘疹》卷十四)

【组成】芫荽四两

【用法】上细切。以好酒二钟,先煎数沸,入芫荽,再煎少时,用物合定,不令泄气。候温喂,从项至足,勿喷头面,使香气袭运,自然出快。

【主治】❶《冯氏锦囊·痘疹》:痘出不快。❷《良朋汇集》:白带。

40483 芫菁丸(《千金》卷二十三,名见《圣济总录》卷一二七)

【组成】斑蝥四十个 豉四十九个 芫青二十个 地胆十个 蜈蚣一寸半 犀角枣核大 牛黄枣核大 生大豆黄十个

【用法】上为末,炼蜜为丸,如梧桐子大。每服二丸,饮送下,须臾多作酸浆粥,冷饮之。病从小便出尿盆中,看之如有虫形状,又似胶汁,此病出也。隔一日一服,小弱者,隔三、四日,候无虫出,疮渐愈。

【主治】❶《千金》:一切漏。❷《外台》引《崔氏方》:九种瘘。

【宜忌】:特忌油腻。一切器物皆须灰洗,乃作食。

40484 芫菁丸(《圣惠》卷六十六)

【组成】芫菁二十个(去头足翅,糯米拌,炒令黄) 地胆十个(去头足翅,糯米拌,炒令黄色) 斑蝥十个(去头足翅,糯米拌,炒令黄色) 生犀角屑如枣大 黑豆黄五十粒(炒热) 牛黄半枣大(细研) 蜈蚣一条(大者,去足,炙令焦黄)

【用法】上药前六味为末,入牛黄研令匀,炼蜜为丸,如梧桐子大。初服药,隔夜少食,每服二丸,空心以温水送下。须臾可煮醋浆水薄粥,稍稍饮之。至日西甚虚闷,可煮蔓菁菜羹食之。如壮人,隔日一服;人弱,隔两三日一服。服药后,疮愈虫尽为度。若愈,仍将息一月。药欲尽,须预合,勿使断绝药气。

【主治】狼瘘。

40485 芫菁丸(《圣惠》卷七十二)

【组成】芫菁一分(细研,微炒) 牛膝半两(去苗) 硇砂一分 藕节半两 桂心半两 水银一分(以小枣肉研令星尽)

【用法】上为末,研入水银令匀,用醋煮面糊为丸,如绿豆大。每服五丸,空心以温酒送下。

【主治】妇人月水不通,小腹宿血积滞。

【加减】如小腹涩痛,即用滑石、栀子等分,煎汤投之。

40486 芫菁酒(《千金翼》卷十六)

【组成】芫菁 巴豆(去皮心,熬) 斑蝥(去翅足,熬)各三十个 附子(去皮) 蹲蹋 细辛 乌头(去皮) 干姜 桂心 蜀椒(去目闭口者,汗) 天雄(去皮) 黄芩各一两

【用法】上切,以酒一斗渍十日。每服半合,一日二次,因苦烦闷,饮一升水解之,以知为度。服酒当从少起,药发当吐清汁一二升。

【主治】百病风邪狂走,少腹肿,癥痕,霍乱中恶,飞尸遁注,暴癥伤寒,中风湿冷,头痛身重诸病,寒热风虚及头风。

40487 芜菁散（《圣惠》卷六十六）

【组成】芜菁四十个（去头足翅，糯米拌，炒令米黄，去米）海藻二两（洗去咸味）地胆二十个（去头足翅，以糯米拌，炒令米黄，去米）昆布二两（洗去咸味）雄黄一两（细研）狸骨一两（炙令黄色）牡蛎一两（烧灰）木香半两

【用法】上为细散。每服七钱，空心及夜卧时以温酒调下。病当从小便出，如烂筋相似。

【主治】蛴螬瘘，久不愈者。

【宜忌】《普济方》：忌生冷面食、猪肉陈臭等物。

40488 芜菁散（《圣济总录》卷一二七）

【组成】芜菁 斑蝥 葛上亭长（三味并去足翅，糯米炒）各十个 桂（去粗皮）一两

【用法】上为散。每服半钱匕，空心温酒调下，日晚再服。更宜灸阳明络脉，在肩前甲头二寸陷中，有青脉是。正向上卧，交两臂勿令开，乃夹取之，灸随年壮即愈。

【主治】诸瘘肿。

40489 芫花饼子（《鸡峰》卷十七）

【组成】芫花 桑白皮 陈橘皮 吴茱萸各一两 马兜铃二两 白牵牛半两

【用法】上为末，以寒食面三两，以水一处和匀，樱桃大，捻作饼子。每服一饼子，煻灰火中炮熟，细嚼，马兜铃汤下。

【主治】喘嗽上气。

40490 芫花根丸（《圣惠》卷四十六）

【异名】芫根丸（《圣济总录》卷六十六）。

【组成】芫花根皮三分（去土）贝母一两（煨微黄）款冬花三分 百部根一两 杏仁三分（汤浸，去尖双仁，麸炒）五味子三分 蜈蚣半条（微炙）桑根白皮一两（剉）麻黄一两（去根节）皂荚半两（去黑皮，涂酥炙微黄焦，去子）紫菀一两（去苗土）

【用法】上为末，炼蜜为丸，如梧桐子大。每服十丸，煎枣汤送下，一日三四次。

【主治】积年咳嗽，喉中声哑。

40491 芫花根散（《圣惠》卷七十二）

【组成】芫花根一两（黄泥裹，烧令赤，将出盆，合少时，去泥）桂心半两 黄柏半两（剉）干漆一两（捣碎，炒令烟出）桃仁一两（汤浸，去皮尖双仁，麸炒微黄）

【用法】上为细散。每服二钱，食前以生姜汤调下。

【主治】妇人月水不通，渐为癥块。

40492 芫花根膏（《圣惠》卷六十四）

【组成】芫花根二两 猪牙皂荚五梃 白矾三两（烧令汁尽，细研）黑豆三合

【用法】上用醋一斗，先浸芫花根及皂荚、黑豆三日，于釜中以火煎至二升，去滓后却入铛中，煎至一升，入白矾末，搅令匀，去火成膏。摊于帛上贴，一日二易之。

【主治】鱼脐疔疮，久疗不愈。

40493 芫花粗散（《圣济总录》卷一四五）

【组成】芫花 原蚕沙各三两 生地黄二斤 生姜四两 蜀椒（去目及闭口）当归各一两 牛膝 桑根白皮 艾叶 白芷各二两

【用法】上剉细粗捣。以醋拌炒热，用青布裹熨之。

【主治】伤折瘀血不散。

40494 芫花煎丸（《圣惠》卷四十八）

【组成】芫花一两半（醋拌，炒令干，为末）硼砂一两（不夹石者，细研，用米醋三升，同芫花末熬成膏）京三棱一两（剉，微炒）鳖甲一两半（涂醋炙令黄，去裙襕）青橘皮一两（汤浸，去白瓤，焙）

【用法】上为细末，入芫花、硼砂膏中，以少许蒸饼和溶为丸，如梧桐子大。每服十丸，食前以生姜汤送下。

【主治】息贲气，结块在右胁下疼痛。

40495 芫花煎丸（《圣惠》卷七十二）

【组成】芫花一两（醋拌，炒干，别杵为末）硇砂半两（细研）牛膝半两（去苗）当归半两（剉，微炒）赤芍药半两 青橘皮半两（汤浸，去白瓤，焙）虻虫一分（炒微黄，去翅足）木香三分 水蛭一分（炒微黄）川大黄三分（剉，微炒）桂心半两 琥珀半两

【用法】上为末，以醋一升，熬芫花末成膏，入药末为丸，如梧桐子大。每服七丸，食前以温酒送下。

【主治】妇人月水不通，血气留滞于脐腹，或加妨闷，时有疼痛。

40496 芫花煎丸（《圣惠》卷七十九）

【组成】芫花一两（为末，以好醋三升，熬如膏）木香半两 附子一两（炮裂，去皮脐）琥珀半两 桃仁一两（汤浸，去皮尖双仁，麸炒微黄）当归一两（剉，微炒）硇砂一两（细研）干漆一两（捣碎，炒令烟出）京三棱一两（微煨，剉，微炒）

【用法】上为末，入前芫花膏内相和，更入蜂蜜少许，熬令相得，为丸如梧桐子大。每服五丸，空心以醋汤送下。

【主治】产后虚冷，余血不尽，结成血瘕，腹胁疼痛；兼治恶血冲心。

40497 芫花莪术丸（《观聚方要补》卷四引《虚实辨疑示儿仙方》）

【组成】芫花 半夏 南星 莪术各一两

【用法】上剉碎相合，以苦油竹一截留节，以药置竹内，用好醋一碗，入竹内，浸湿纸梓塞，却入文武火中，煨一日夜，不可着猛火，待醋干，取出药，焙干为末，糊为丸，如梧桐子大。每服十丸，空心热水送下。

【主治】脾痞胁痛。

【备考】原书治上证，并用建脾散。

40498 芫根白皮丸（《圣济总录》卷六十五）

【组成】芫花根白皮（剉碎，炒干）半夏（汤洗五遍，炒干）射干 百部 五味子（拣净）各一两一分 干姜（炮裂）紫菀（去苗土）款冬花（去萼）白茯苓（去黑皮）皂荚（酥炙，去皮子）细辛（去苗叶）贝母（去心，微炒）各一两

【用法】上为末，炼蜜为丸，如梧桐子大。每服三丸，空腹以粥饮送下，渐加至五丸，以知为度。如泻多，用防风甘草汤解之。

【主治】久患呷嗽，喉中作声。

芫

40499 芫荑丸（《圣惠》卷五十九）

【组成】芫荑二两（微炒）黄连一两（去须，微炒）蚺蛇胆半两

【用法】上为末,炼蜜为丸,如梧桐子大。每服三十丸,以杏仁汤送下,一日二次。

【主治】久痢不愈,有虫,兼下部脱肛。

40500 芜荑丸(《圣惠》卷九十三)

【组成】芜荑半两　羊子肝一个

【用法】上药先以子肝切作片子,以芜荑末掺在肝内,线缠之,用米泔煮令熟,捣烂糯米饭为丸,如麻子大。每服五丸,以粥饮送下,早晨、晚后各服一次。

【主治】小儿疳痢久不愈。

40501 芜荑丸(《圣济总录》卷七十一)

【组成】芜荑四两　陈橘皮(汤浸,去白,焙干)四两(为末,米醋一升,煎如糊)　附子(炮裂,去皮脐)二两　莎草根(去毛)三两　木香　白术各一两

【用法】上药除橘皮外,为末,入橘皮煎,搜和,更入炼蜜为丸,如梧桐子大。每服三十丸,空心、日午以陈米饮送下。

【主治】脾积痃气,微有滑泄,不思饮食。

40502 芜荑丸(《圣济总录》卷七十四)

【组成】芜荑(炒)　黄连(去须,炒)　吴茱萸(汤洗,焙干,炒)各三两　干姜(炮)一两　枳壳(去瓤,麸炒)半两　缩砂蜜二两

【用法】上为末,煮浆水饮为丸,如梧桐子大。每服二十丸,温米饮送下。

【主治】水泻。

40503 芜荑丸(《圣济总录》卷七十八)

【组成】芜荑仁(微炒)　吴茱萸(汤洗,焙,炒)　干姜(炮)各半两　枳壳(去瓤,麸炒)　黄连(去须,炒)各三分

【用法】上为末,煮浆水饭为丸,如梧桐子大。每服二十丸,空腹、日午米饮送下。

【主治】湿䘌痢不止。

40504 芜荑丸(《圣济总录》卷九十七)

【组成】芜荑仁一两

【用法】上研细,用纸裹压去油,再研为末,用雄猪胆为丸,如梧桐子大。每服九丸,甘草汤送下,一日五六次。连服三日,可断根本。

【主治】下血。

40505 芜荑丸(《圣济总录》卷九十九)

【组成】白芜荑(微炒)一两

【用法】上为末,用砂糖为丸,如梧桐子大。每服十丸,米饮送下,不拘时候。

【主治】诸虫发动,咬心痛。

40506 芜荑丸(《圣济总录》卷一八七)

【组成】芜荑(炒)六两　乌梅肉(炒)二两　黄连(去须)半两　厚朴(去粗皮,生姜汁炙)五两　补骨脂(炒)　肉苁蓉(酒浸,切,焙)　巴戟天(去心)　附子(炮裂,去皮脐)　鹿茸(去毛,酥炙)　陈橘皮(去白,切,焙)各四两

【用法】上为末,粟米粥为丸,如梧桐子大。每服三十丸,空心、日午温米饮送下。

【主治】脾肾虚冷,不思饮食。

40507 芜荑丸(《幼幼新书》卷二十五引《吴氏家传》)

【组成】芜荑(净肉)　京三棱　白术　槟榔　川楝子　木香各一分　熊胆　芦荟　硇砂(飞)各一钱　黄连一两

【用法】除芜荑、熊胆、硇砂、芦荟外,余剉、焙、爍,为末,同雄猪胆汁为丸,如绿豆大。每服一二十丸,饭饮送下,一日三次。

【功用】长肌,杀虫,肥儿。

【主治】小儿五疳黄瘦,肚急。

40508 芜荑丸(《杨氏家藏方》卷十八)

【组成】黄连(去须,微炒)　黄柏(去粗皮)　甘草(微炒)　青橘皮(去白)　龙胆草(去芦头)各半两　干蟾一个(酥炙)　胡黄连　白芜荑仁(炒)各一分　使君子十四个(炮,去壳)　青黛一钱　麝香半钱(别研)

【用法】上为细末,研匀,用猯猪胆汁和得所,分药入猪胆内,各令七分满,以线系定,于银、石器中用浆水煮五七沸,当风挂一宿后剥去猪胆不用,只取药,再和令匀为丸,如黍米大。每服二十丸,温米饮送下,不拘时候。

【主治】小儿五疳骨热,面黄肌瘦,饮食虽多,不长肌肤,牙齿宣露,或有盗汗,疳疮湿痒,小便白浊。

40509 芜荑丸(《医方类聚》卷一九〇引《修月鲁般经》)

【组成】鹤虱二两(炒)　黄连五钱(炒)　雷丸　莱菔子(炒)　香附子(炒)　神曲　麦蘖　芜荑(炒)　使君子(炒)　芦荟(炒)各一两

【用法】上为末,猪胆汁打糊为丸,如黍米大。每服三十丸,饮送下。

【功用】消疳克食。

40510 芜荑丸(《银海精微》卷上)

【组成】芜荑　黄连　神曲　麦芽(炒)各等分

【用法】上为末,面糊为丸,如绿豆大。每服十丸至十五丸,米汤送下。

【主治】小儿五疳。

40511 芜荑丸

《医级》卷八。即《医方类聚》卷九十三引《济生》"芜荑散"改为丸剂。见该条。

40512 芜荑丸(《眼科菁华》卷下)

【组成】胡黄连(炒)　芦荟　龙胆草各一两　川芎　芜荑各六钱　当归身　白芍药各一两半　木香八钱　炙甘草五钱

【用法】上为细末,炼蜜为丸,每药一两,匀作十丸。用开水送下。

【主治】三焦及肝胆二经积染风热,以致目生翳膜,耳生疮疖,虚火内烧,肌体羸瘦,发热作渴,饮食少进,肚腹不调,皮干腹膨,口内有疮,牙龈烂,牙齿蚀落,腮颊烂,下部生疮等病。

40513 芜荑丹(《准绳·幼科》卷九引张涣方)

【组成】白芜荑(微炒)　鳖甲(涂酥炙黄,去裙襕)　蜗牛皮(炙令焦黄)　磁石(烧,醋蘸七遍,细研,水飞)各一两　蚺蛇胆　黄连(去须,微炒)各半两

【用法】上为末,用软饭为丸,如黍米大。每服十丸,乳食前粥饮送下。

【主治】小儿久痢频并,大肠虚冷,肛门脱出。

40514 芜荑汤(《圣济总录》卷五十六)

【组成】芜荑　陈橘皮(汤浸,去白,焙)各一分

【用法】上为粗末。用水二盏,煎取一盏,去滓,入炒盐

一字,顿服。未愈再作服。

【主治】冷气心痛。

40515 芜荑汤(《类证治裁》卷三)

【组成】芜荑(炒)不拘分两

【用法】煎水代茶。

【主治】鳖瘕。

40516 芜荑酒(《疮疡经验全书》卷七)

【组成】生地 独活 丹参 白附 甘遂二两 赤脂二两半 干姜 芜荑 麦冬 芫花 苏子一两 柏子仁 苁蓉 茯神 金牙 薯蓣 白术 蔓荆子 杜仲 石楠 白芷 人参 乌头 山茱萸 狼毒 川椒 防风 细辛 牛膝 寒水石 麻黄 当归 柴胡 乌药 牡蛎 枸杞子 桔梗 狗脊 天雄 石斛 桂心

【用法】上药以酒二斗浸,夏三日,春、秋六日,冬九日,合用。

【主治】久患枯挛,三十年癫,着床,及诸恶风,眉毛脱落。

【备考】方中除甘遂、赤脂、苏子外,用量原缺。

40517 芜荑散(《普济方》卷三三九引《肘后方》)

【组成】石州芜荑仁二两(面炒令黄色)

【用法】上为末。每服二钱,米饮调下,不拘时候。下即愈。

【主治】脾胃有虫,食即痛,面黄无色,疼痛无时。

40518 芜荑散(《外台》卷二十六引《备急》)

【组成】狼牙三分(炙) 芜荑二分

【用法】上为末。酒和服之。先食脯,后顿服尽。

【主治】寸白虫。

40519 芜荑散(《圣惠》卷五十七)

【组成】芜荑仁半两 狼牙半两 槟榔三分 石榴根皮三分

【用法】上为细散。每服二钱,空心以暖酒调下。

【主治】九虫。

40520 芜荑散(《圣惠》卷五十七,名见《普济方》卷三〇八)

【组成】白芜荑一分 皂荚半挺 青盐半分

【用法】上为末,炼蜜为丸,如皂荚子大。每有伤着处,用蜜调一丸,敷在疮上。

【主治】蜘蛛咬,遍身成疮。

40521 芜荑散(《圣惠》卷六十四)

【组成】芜荑一两(微炒) 藜芦一两(去芦头) 熏黄半两 青矾半两 雄黄半两(细研) 苦参三分(剉) 附子三分(炮裂,去皮脐)

【用法】上为末。先以温水洗疮去痂,干拭,以生油调涂之。

【主治】冷疮久不愈。

40522 芜荑散(《圣惠》卷九十三)

【组成】芜荑一分(微炒) 子芩半两 黄柏半两(微炙,剉) 阿胶一分(捣碎,炒令黄燥) 赤芍药半两 厚朴半两(去粗皮,涂生姜汁炙令香熟) 人参半两(去芦头) 地榆三分(微炙,剉) 当归三分(剉,微炒)

【用法】上为粗散。每服一钱,以水一中盏,入银一两,薤白一茎,生姜半枣大,豉五十粒,煎至五分,去滓,不拘时候温服。

【主治】小儿久痢,羸瘦,春夏至秋不愈。

【备考】方中子芩,《普济方》作"猪苓"。

40523 芜荑散(《证类本草》卷十二引《杜壬方》,名见《小儿药证直诀》卷下)

【组成】干漆(捣,炒烟尽) 白芜荑各等分

【用法】上为细末。每服一字至一钱,米饮调下。

【主治】❶《证类本草》引《杜壬方》:小儿胃寒虫上诸证,危恶与痫相似。❷《小儿药证直诀》:胃寒虫痛。

40524 芜荑散(《鸡峰》卷二十二)

【组成】雄黄半两 白芜荑一分 吴茱萸 白矾少许

【用法】以白矾水调前药末,涂在疮上。

【主治】疮。

40525 芜荑散(《鸡峰》卷二十四)

【组成】锡沙(作铜泥者,无即以黄丹代,油和)如梧桐子大 芜荑 槟榔各等分

【用法】上为末,煎石榴根汁半升,调药末三钱,下药丸三粒,中夜服。旦日下虫化为水,永断根本。

【主治】寸白虫。

40526 芜荑散(《续本事》卷十,名见《东医宝鉴·杂病篇》卷八)

【组成】白芜荑一两 槟榔 吴茱萸各半两 硫黄二钱(别研)

【用法】上为末。麻油调,抓破揩。

【主治】疥癣,不以新久。

40527 芜荑散(《医方类聚》卷九十三引《济生》)

【组成】干漆(捶碎,炒火烟尽)一两 雷丸 芜荑各半两

【用法】上为细末。每服三钱,温水七分盏调和服,不拘时候。甚者不过三服。小儿每服半钱重。

【主治】大人、小儿蛔咬心痛,大痛不可忍,或吐青黄绿水涎沫,或吐虫出,发有休止。

【备考】本方改为丸剂,名"芜荑丸"(见《医级》)。

40528 芜荑散(《直指》卷二十五)

【组成】鸡心槟榔三钱 芜荑二钱 木香一钱

【用法】上为末,为一服。当晚先煎酸石榴根汤,至五更,吃炙肉一片,嚼细,引虫上至喉,以石榴根汤暖温调药服。虫自软而下。

【主治】❶《直指》:诸虫。❷《幼科指掌》:腹中虫作痛,口吐涎者。

40529 芜荑散(《普济方》卷二十五引《仁存方》)

【组成】芜荑 剪草 蛇床 黄连 硫黄 雄黄 五倍子 海桐皮 轻粉各等分

【用法】上为末。麻油调敷。

【主治】三十六种恶疮。

40530 芜荑散

《普济方》卷二三八。为《圣济总录》卷一〇〇"白芜荑散"之异名。见该条。

40531 芜荑散(《普济方》卷二七二)

【组成】芜荑 藜芦各一两 姜黄 青矾 雄黄各一分 苦参 沙参各三分 附子一个

【用法】上为末。先以蓝汁洗疮去痂,拭干敷上药。小儿一炒久剥去之,大人半日才剥。再敷不过三四次愈。

【主治】疮久不愈。

40532 芜菁散(《医心方》卷五引葛氏方)

【组成】芜菁子小二升(以水一大斗,煮取令尽汁出,晒干,熬散) 练胡麻小三升(熬为散)

【用法】上药冶合。以饮或酒服之。

【主治】目茫茫无所见。

40533 芜蒌粥(《遵生八笺》卷十一)

【组成】赤豆 米

【用法】用砂罐先煮赤豆烂熟,候煮米粥少沸,倾赤豆同粥再煮。食之。

【功用】《药粥疗法》:利小便,通乳汁。

【主治】《药粥疗法》:水肿病,包括急慢性肾炎,肝硬化腹水,脚气浮肿,小便不利,以及产妇乳汁不通。

40534 芜槟丸(《本事》卷七,名见《本事方释义》卷七)

【组成】白芜荑 槟榔各一两

【用法】上为细末,蒸饼为丸,如梧桐子大。每服十五丸至二十丸,空心温汤送下。

【功用】制诸虫。

【方论选录】《本事方释义》:白芜荑气味辛平,入手足阳明、足太阴,能消和杀虫;槟榔气味辛温,入足太阴、阳明,能消积下气。此虫积为患,致腹痛不能纳食。唯恐药性之行太疾,故以蒸饼和丸,使其缓缓而行,则停滞虫积可以扫除矣。

40535 芜荑仁散(《圣惠》卷九十二)

【组成】芜荑仁三分 狼牙草半两 白蔹一分

【用法】上为细散。每服半钱,空腹以温酒调下。

【主治】小儿蛔虫动作,多吐清水。

40536 芜荑煎丸(《圣惠》卷二十六)

【组成】芜荑仁二两(捣罗为末,酸米醋二升煎为膏) 人参三分(去芦头) 木香半两 陈橘皮一两(汤浸,去白瓤,焙) 丁香半两 乳香半两(细研) 肉苁蓉半两(去壳) 附子三分(炮裂,去皮脐) 缩砂三分(去皮) 香附子三分 枳实三分(麸炒微黄) 白术三分 厚朴三分(去粗皮,涂生姜汁炙令香熟) 肉桂三分(去皱皮) 荜茇三分 辛荑三分

【用法】上为末,入芜荑煎和令匀,更入炼蜜为丸,如梧桐子大。每服二十丸,渐加至三十丸,空心及晚食前以粥饮送下。

【主治】脾劳,饮食不节,口苦舌涩,多吐清水,四肢黄瘦,虽食不成肌肤,大肠时时滑泄。

40537 芜菁子散

《普济方》卷八十一引《龙木论》。为《千金》卷六"补肝芜菁子散"之异名。见该条。

40538 芜菁子散(《普济方》卷七十三)

【组成】芜菁子

【用法】用大醋煮令熟,晒干,为散。每服方寸匕,用井花水送下,一日三次。尽一斗,能夜视有所见。

【主治】赤眼痛。

40539 芜菁子粥(《圣济总录》卷一九〇)

【组成】芜菁子一合 米三合

【用法】将芜菁子研九遍,以水调,滤取汁,和米煮作粥。空心食之。

【主治】眼昏暗。

40540 芜荑消疳汤(《金鉴》卷四十三)

【组成】雄黄 芜荑 生大黄 芦荟 川黄连 胡黄连 黄芩

【用法】用累攻法:今日攻之,明日又攻之,以肿硬消,黑色变,臭气止为度;若不能食,或隔一日,或隔二三日攻之。攻之后渐能食,不必忌口,任其所食。虽大便溏,仍量其轻重攻之。

【主治】❶《金鉴》:牙疳。❷《医碥》:牙槽风溃后肿硬不消,出臭血而不出脓,臭秽难近。

40541 芜荑黄连丸(《圣济总录》卷七十八)

【组成】芜荑仁(微炒)半两 黄连(去须,炒)一两

【用法】上为末,炼蜜为丸,如梧桐子大。每服五丸,加至七丸,空心食前暖米饮送下。

【主治】湿蟨痢不止。

苇

40542 苇叶汤(《外台》卷十注文引《伤寒论》,名见《圣济总录》卷五十)

【组成】苇叶(细切)二升 桃仁五十个(去皮尖双仁,炒,研) 瓜子 薏苡仁各半升

【用法】以水一斗,先煮苇叶得五升,去滓,纳诸药,煮取二升,再去滓,分三次温服。

【主治】❶《圣济总录》:肺痈,恶寒,口干,胸中隐隐作痛,咳而胸满,时出腥唾,久则吐脓如米粥,脉数而实。❷《东医宝鉴·杂病篇》:肺痈,心胸甲错,咳喘,烦热。

40543 苇茎汤(《外台》卷十引《古今录验》)

【异名】千金苇茎汤(《金匮》卷上附方)。

【组成】剉苇一升 薏苡仁半升 桃仁五十个(去皮尖两仁者) 瓜瓣半升

【用法】上咬咀。以水一斗,先煮苇令得五升,去滓,悉纳诸药,煮取二升,分二次服。

【功用】❶《成方便读》:散结通瘀,化痰除热。❷《医方发挥》:清肺化痰,逐瘀排脓。

【主治】肺痈,咳吐腥臭黄痰脓血,胸中隐隐作痛,皮肤甲错,舌红苔黄腻,脉数实。现用于肺脓疡、化脓性气管炎、肺炎等。

❶《外台》引《古今录验》:肺痈,吐如脓。❷《千金》:肺痈,咳有微热,烦满,胸心甲错,咳唾脓血,胸中隐隐隐痛,或口干喘满,时时振寒发热,舌上苔滑,其脉数实。❸《圣惠》:肺痈,咳,其声破嘎,胸前皮错。

【宜忌】《医方发挥》:本方药物多为滑利之品,并有活血去瘀作用,故孕妇慎用。

【方论选录】❶《成方便读》:痈者,壅也,犹土地之壅而不通也。是以肺痈之证,皆由痰血火邪,互结肺中,久而成脓所致。桃仁、甜瓜子皆润燥之品,一则行其瘀,一则化其浊;苇茎退热而清上,苡仁除湿而下行。方虽平淡,其散结通瘀、化痰除热之力实无所遗。以病在上焦,不欲以重浊之药重伤其下也。❷《金匮要略论注》:此治肺痈之阳剂也。盖咳而有微热,是在阳分也;烦满,则挟湿矣;至胸中甲错,是内之形体为病,故甲错独见于胸中,乃胸上之气血两病也。故以苇茎之轻浮而甘寒者,解阳分之气热;桃仁泻血分之结热;薏苡下肺中之湿;瓜瓣清结热而吐其败浊,所谓在

上者越之耳。

【临床报道】❶ 化脓性支气管炎:《上海中医药杂志》(1959;2:15)用苇茎汤治疗化脓性支气管炎 3 例,均获显著疗效。一患者为双侧慢性化脓性支气管炎,发热不规则,咳吐脓痰,每日 100~400 毫升,经用抗菌素治疗虽见改善,但停药即复发。用苇茎汤治疗后,一周内热退,咳嗽显减,脓痰减少。观察一月,未见复发。❷ 病毒性肺炎:《安医学报》((1959;4:371)用千金苇茎汤治疗 24 例病毒性肺炎,且均为病变较广泛者。服用苇茎汤后,咳嗽,咯痰显著减轻。7 例发热者,4 例于 1 日内退至正常,平均 2~7 退热。24 例中 20 例病变完全吸收,3 例部分吸收,1 例无改变。肺炎好转率为 95.8%。有效病例中,肺炎吸收时间 4~30 日不等,平均 11.6 日,1 周内吸收者占 45%。❸ 大叶性肺炎:《浙江中医杂志》(1964;10:16)以千金苇茎汤为主方随症加减,治疗大叶性肺炎 45 例,结果全部治愈。半数病例服药后在 48 小时内逐渐退热,体温降至正常。咳嗽、咯痰、胸痛等症一般在 4~6 日后减轻或消失。平均住院日数为 8.05 日。❹ 肺脓疡:《中药通报》(1958;12:427)根据中医治疗肺痈的方法,治疗肺脓疡 15 例,方用千金苇茎汤加重苇茎和冬瓜子的剂量。结果,14 例治愈。15 例中,部分病人曾用抗菌素和磺胺类药物医治无效,始改用中药;部分病人因手术治疗有困难,或本人不愿动手术,而改用中药者。❺ 眼科疾病:《浙江中医杂志》(1964;3:15)苇茎汤在眼科上的适应范围很广,凡因火邪上逆而引起之眼疾均可适用,如天行赤眼、金疡玉粒、白珠俱青、花翳白陷等。诸证皆以外障为眼部主要症状,舌赤少苔,或苔黄而燥,脉滑数或洪大有力,及面红鼻干,口燥喜饮,咳嗽声嗄少痰等。根据不同兼症,佐用其他药物,如口渴烦热加知母、花粉;大便不畅加杏仁、麻仁;便秘加郁李仁,或加大黄、芒消;干咳或吐痰加杏仁、贝母;咳嗽声嗄,且壮热加桑叶、枇杷叶;眼病而兼鼻衄加荷蒂。

【备考】方中到苇,《千金》作苇茎,《古方选注》作苇根。方中瓜瓣,《圣惠》作甜瓜子,《古方选注》作丝瓜瓣,《温热经纬》作冬瓜子。

40544 苇茎汤(《镐京直指》)

【组成】桃仁二钱　葶苈三钱　参三七一钱　茜草根三钱　杏仁二钱　川贝一钱五分　广郁金二钱　鲜水芦根一两(先煎汤代水)

【主治】小儿联珠咳嗽,呛则频频不息,呕吐白痰,或鼻衄痰红。

40545 苇茎排脓汤(《医方新解》)

【组成】苇茎 30 克　桃仁 12 克　冬瓜仁 24 克　桔梗 12 克　甘草 9 克　鱼腥草 60 克　柴胡 24 克　银花 18 克

【功用】清泄肺热,解毒排脓。

【主治】❶《医方新解》:肺脓疡、化脓性肺炎、大叶性肺炎、小儿肺炎、急性支气管炎、慢性支气管炎,或支气管扩张伴感染等病。❷《古今名方》:肺痈。咳嗽吐痰,发热,胸痛或闷,舌苔黄,脉弦数或虚数,及天行赤眼,金疡玉粒,白珠俱青,花翳白陷等。

芸

40546 芸香丸(《养老奉亲》)

【组成】鹿角一两(烧令红,候冷研)　芸薹子半两(微炒)

【用法】上为末,醋煮面糊为丸,如梧桐子大。每服十丸,空心、食前饭饮送下;温酒送下亦得。

【主治】风血留滞,下成肠风、痔疾。

40547 芸薹饮(《圣济总录》卷六十一)

【组成】芸薹子　莴苣子各一两

【用法】上药同研如泥,入新汲水一盏,搅和后以生绢滤取汁。顿服之。

【主治】病人手足拘急,眠卧艰难。

40548 芸薹散(《圣惠》卷六十一)

【组成】芸薹一两　黄耆一两(剉)　川大黄一两(生用)　羊桃根三分(剉)　消石三分　半夏三分　白蔹一分　莽草三分　丁香半两　木香半两　没药半两　白芷半两　赤芍药半两

【用法】上为散。有患处,以醋旋调,稀稠得所,涂故布,或疏绢上,一日三贴之。以肿退为度。

【主治】痈肿,一切风毒热肿,发背、乳痈等疾。

40549 芸薹散(《幼幼新书》卷十引《茅先生方》)

【组成】芸薹子(炒)　蓬莪术(炮)　茴香(炒)　青橘皮(去白)　甘草(炙)各一两　木香一分

【用法】上为末。每服半钱至一钱,盐、热酒调下。

【主治】小儿腹结癖,成块来去,或卵大,常叫疼,脐下痛。

40550 芸薹散(《本事》卷六)

【组成】荆芥　藕节各二两(阴干)　净芸薹子　川芒消　马齿苋(阴干)各一两

【用法】上为细末。用苏枋木半两,酒一大盏,煎至七分,调下二钱服,不拘时候。

【主治】从高坠下坠损,恶血在骨节间疼痛。

【方论选录】《本事方释义》:荆芥气味辛温,入足厥阴;藕节气味甘平涩,入足太阴,能消瘀血,解热毒;芸薹子气味辛温,入足厥阴,性能行走消瘀;川芒消气味苦平咸寒,入足厥阴,能升能降,能行血破瘀;马齿苋气味酸寒,入足厥阴,能散血消肿;苏枋木气味甘咸辛平,入足厥阴,能和血通瘀;再加酒煎,总欲行其血也。从高坠下,跌扑损伤,气血凝滞,以群剂消瘀行血之药,再佐以酒以升降,鲜有不效验者矣。

40551 芸薹散(《妇人良方》卷二十引《杨氏产乳》)

【组成】芸薹子(隔纸炒)　当归　桂心　赤芍药各等分

【用法】上为细末。每服二平钱,温酒调下。赶下恶物,产后三日不可无此。

【主治】❶《妇人良方》:产后恶露不下,血结不散,冲心刺痛,并产后心腹诸疾。❷《普济方》:妇人产后血晕及九窍内出血,烦渴不止,欲死者。

40552 芸薹散(《卫生宝鉴》卷十八)

【组成】官桂　没药　芸薹子　良姜各等分

【用法】上为末。每服二钱,乳香酒调下,热服,不拘时候。

【主治】妇人、室女血气刺痛,不可忍者。

40553 芸薹散(《得效》卷十四)

【组成】芸薹子　生地黄各等分

【用法】上为末。加生姜七片,酒、水各半盏,童便少许,煎五分服。

【主治】产后血气冲心,不记人事。

40554　芸薹散(《医方类聚》卷二一八引《经验良方》)

【组成】芸薹子　红花　五灵脂　延胡索各半两　三棱　莪术各一两

【用法】上为末。每服二钱,热酒调下。

【主治】妇人血气疼痛不可忍。

40555　芸薹散(《普济方》卷一五五)

【组成】甘遂(炒黄色)　木鳖子(去壳)　芸薹子(炒)各半两

【用法】上为细末。每服二钱,热酒调下,不拘时候。

【主治】风湿毒气攻注腰脚及遍身疼痛。

【宜忌】忌甘草一日,虚人、老人不宜服。

40556　芸薹散

《普济方》卷三五五。为《圣济总录》卷一六五"芸薹食方"之异名,见该条。

40557　芸薹膏(《圣济总录》卷一三六)

【组成】芸薹子一升

【用法】上以米醋二升,略煎三五沸,漉出烂研,渐入醋调,绢绞取汁,又取桂二寸捣末,杏仁四十九个生用,汤退去皮尖双仁,亦烂研,生姜三两,捣汁相和,然后取天灵盖两片,各如掌大,洗去土,烧灰,捣罗如粉,与诸药和匀,以火养成膏。旋取贴于风肿上,不过三两次,其肿自消。

【主治】卒风肿。

40558　芸薹子丸(《圣济总录》卷二十四)

【组成】芸薹子一两(微炒)　葶苈(微炒)　杏仁(汤浸,去皮尖双仁,炒令黄,研细)各一两半　紫菀(去土)　马兜铃　皂荚(酥炙令黄,去皮子)　甘草(炙令微赤)各半两　白前　防己　人参各三分

【用法】上为末,入杏仁同研令匀,炼蜜为丸,如梧桐子大。每服二十丸,食前以童便煎乌梅汤送下,一日二次。

【主治】伤寒后喘咳不得卧,卧则气壅,心胸满闷。

40559　芸薹子散(《圣惠》卷六十四)

【组成】芸薹子三两　桑叶一两　龙葵一两　牛李子半两

【用法】上为末。以浆水调,涂肿处,干即易之。

【主治】毒肿不消,时有疼痛。

40560　芸薹子散(《圣惠》卷六十七)

【组成】芸薹子一分　川大黄半两(剉碎,微炒)　没药一分　蒲黄一分　水蛭七个(炒令微黄)　腻粉一分　生地黄汁四合　生姜汁一合　酒二合

【用法】上药除汁药外,为细散,研入腻粉令匀。先将地黄、生姜等汁及酒同煎两三沸,调散药二钱,空心服之。

【主治】压榨伤损筋骨,或坠堕内损,瘀血攻令心腹胀满闷乱,下恶血。

40561　芸薹子散(《圣济总录》卷十)

【组成】芸薹子　天南星　草乌头(并生用)各一两

【用法】上为散。每用五钱匕,量入生面,以酽醋、生姜汁、生油各少许,调成膏,摊纸上,厚一分,贴痛处。

【主治】风毒走注,疼痛如虎啮。

40562　芸薹子散(《永乐大典》卷一三八七七引《风科集验》)

【组成】芸薹子　白芥子各二两　陈皮(去白)一两

【用法】上为细末。酽醋调成膏,敷贴患处数次,觉热便去其药,疼痛即止。

【主治】诸寒痹,骨节酸痛。

40563　芸薹子散(《普济方》卷三五一)

【组成】芸薹(微炒)　当归(剉,微炒)各一两

【用法】上为细散。每服一钱,以热酒调下,不拘时候。

【主治】产后血气冲心痛。

40564　芸薹食方(《圣济总录》卷一六五)

【异名】芸薹散(《普济方》卷三五五)。

【组成】芸薹不拘多少(净洗)

【用法】上烂煮。饱食佳。

【主治】产后下痢久不止。

40565　芸薹涂方(《圣济总录》卷一八二)

【组成】芸薹叶

【用法】上烂捣。和汁涂敷之。以愈为度。

【主治】小儿火丹,热如火绕腰。

40566　芸薹菜方(《外科大成》卷四)

【组成】芸薹菜子一两　黄酒一钟

【用法】上和研,滤去滓,煎四五沸,温服之。

【主治】丹毒。

40567　芸薹熨方(《千金》卷二十二,名见《圣济总录》卷一二九)

【组成】芸薹

【用法】上熟捣,湿布袋盛之,埋热灰中,更互熨之,即快得安,不过再三即愈。冬用干者。

【主治】瘭疽似痈而小有异,今日去脓了,明日还满,脓如小豆汁者。

【备考】本方方名,《普济方》引作"芸薹熨散"。

40568　芸薹熨散

《普济方》卷二八七。即方出《千金》卷二十二,名见《圣济总录》卷一二九"芸薹熨方"。见该条。

芰

40569　芰实花散(《圣济总录》卷一二一)

【组成】芰实花(阴干)　糯米花(阴干)　黑子花(阴干)各五两　乌菱三七个　麝香三分　胡桃三七个(取油入内)　不蚛皂荚(剉)寸段两挺

【用法】上药除麝香外,为细末,用糯米饭搜为团,以炭火烧令通赤,候冷入麝香三分,都研令细。每日早晨及夜临卧,先以浆水漱口后揩齿。

【功用】髭鬓变白为黑。

苿

40570　苿苡汤(《名家方选》)

【组成】车前子二钱　细辛　黄连　黄芩　大黄　甘草各六分　茯苓三分

【用法】水煎,顿服。

【主治】上冲眼中有血,或生翳,或失明者。

40571　苿苡汤(《产科发蒙》卷二)

【组成】车前子　麦门冬　当归　川芎　木通　滑石

各五分 细辛 甘草各三分

【用法】用灯心一弹,水煎服。

【主治】子淋,小便短涩。

40572 茉苣散

《医方类聚》卷二二八引《胎产救急方》。为《妇人良方》卷十六"易产滑胎方"之异名。见该条。

苣

40573 苣子膏(《伤科汇纂》卷七引张日新方)

【组成】莴苣菜子 桑白皮 榆白皮各四两

【用法】上各焙,为末,用香油四两熬滚,先入苣子末,次桑,次榆,熬至老嫩合适。摊贴患处。候一炷香长时,即揭去药,则复原矣。

【功用】接骨。

40574 苣胜丹(《幼幼新书》卷六引张涣方)

【组成】苣胜一合(别研) 当归(洗,焙干) 生干地黄 芍药各一两(以上为细末) 胡粉半两(细研)

【用法】上药同研匀,炼蜜为丸,如黍米大。每服十丸,煎黑豆汤送下;兼化涂搽头上无妨。

【主治】小儿禀受气血不足,不能荣于发,故头发不生。

40575 苣根散(《鸡峰》卷二十四)

【组成】莴苣根 韭根各七个 蒜一瓣 黄丹一两 麝香一钱

【用法】上先将三根并蒜烂研,次入黄丹、麝香,再研极烂,坩合盛之,勿令透气,每于端午日绝早合之。每有害疳孩儿,用线围脚,男左女右,自后跟至大踇趾尖为定,却把线双缋定自第一,推至线尽处,用纸花摊药贴之,如药干旋入新蒜研药,用之敷定,更须调寒食面作纸花子覆定药,免走动也。闻儿口中作香,取皂帛包头上,有疳虫万千出,细如碎发,出见帛上,乃是验也。食生米者,则泻出虫儿也。

【主治】小儿一切疳疾。

芷

40576 芷贝散(《医学入门》卷八)

【组成】白芷 贝母各等分

【用法】上为末。每服一钱,酒调频服。若无乳行者,加漏芦煎酒调服。外用起酵生面,如蜂窝发过,上有青色无妨,焙干为末,井水调敷,如干,以水时润之;甚者加白芷、贝母、乳香、没药少许。

【功用】《慈禧光绪医方选议》:祛风消肿,清热散结。

【主治】❶《医学入门》:孕妇及产后乳结核。❷《杂病源流犀烛》:一切乳症。

【方论录】《慈禧光绪医方选议》:方中白芷辛温,能表散风寒,散肿通窍;贝母除化痰止咳外,尚可清热散结,用黄酒调服,在于酒有活血通络之作用。

40577 芷归散(《仙拈集》卷二引《经验方》)

【组成】白芷 当归各五钱

【用法】上为末。每服二钱,米饮送下。

【主治】溺血。

40578 芷芎散

《得效》卷十。为《直指》卷二十一"芎芷散"之异名。见该条。

见该条。

40579 芷芎散(《普济方》卷四十六)

【组成】白芷 川芎各等分

【用法】上为末。每服二钱,茶清调下。

【主治】头风。

40580 芷芩散(《杂病源流犀烛》卷二十二)

【组成】白芷 酒黄芩各等分

【用法】上为末。每服二钱,茶清送下。

【主治】风热挟痰而致眉棱骨痛。

40581 芷辛散

《古方选注》卷下。为《济生》卷五"苍耳散"之异名。见该条。

40582 芷薁散

《医学入门》卷七。为《济生》卷五"苍耳散"之异名。见该条。

40583 芷砂散(《医学入门》卷七)

【组成】白芷一两 朱砂五钱

【用法】上为末。每服一钱,茯神、麦门冬煎汤送下。

【主治】惊恐自汗,倦怠困弱。

40584 芷梅汤(《医学纲目》卷二十一)

【组成】乌梅肉 甘草各三分 百药煎一两 白芷半两 白檀三钱

【用法】上为细末。汤点服。

【主治】上消,渴而多饮。

40585 芷弹丸

《直指》卷十一。为《百一》卷九引杨吉老方"都梁丸"之异名。见该条。

40586 芷桂川芎汤(《辨证录》卷二)

【组成】川芎一两 白芷三钱 桂枝三分

【用法】水煎服。

【功用】止痛。

【主治】头痛如破,走来走去,无一定之位。此饮酒之后,当风而卧,风邪乘酒气之出入而中。

40587 芷葛二妙丸(《症因脉治》卷一)

【组成】苍术 黄柏 白芷 葛根 秦艽 独活

【主治】湿热腰痛,内热烦热,自汗口渴,二便赤涩,酸痛沉重,右关脉沉数者。

【加减】热甚,加栀、连。

苋

40588 苋枣散(《急救经验良方》)

【组成】白苋菜梗三钱(煅炭) 儿茶二钱 红枣炭一钱五分(每枣一枚剥开,夹黄豆大雄黄一块煅炭) 硼砂二钱 人中白一钱 冰片二分

【用法】上为极细末,用瓶封固收存,勿令走气。每遇牙根烂腐,血肉自落,时时擦之,候满口涎水,用清水漱去。

【主治】牙疳。轻,牙根疼痛;重,连牙皆落。

40589 苋茶散(《洞天奥旨》卷五)

【组成】苋菜(阴干,烧灰)三钱 铜青二钱 枯矾二钱 轻粉一钱 雄黄一钱 鸡内金二钱 麝香二分 孩儿茶二钱

【用法】上为细末。麻油调搽,明日再用甘草煎汤洗

净,再烙,以平为度。后用生肌散。先用烙铁艾火内燃烧通红,烫患处五六次,烫毕随药搽之,不再生,除根。

【主治】唇茧。

40590 苋萝散（《洞天奥旨》卷十六）

【组成】马齿苋一把　萝种一枝

【用法】上为末。掺患处。立愈。诸疮出水,敷之亦妙。

【主治】坐板疮,诸疮出水。

40591 苋菜汤（《疡科选粹》卷五）

【组成】马齿苋　螺蛳

【用法】先用马齿苋煎汤洗,次用螺蛳活捣,敷疮,纸封口;空心,以盐汤调下枳壳末一二钱。

【主治】痔疮。

40592 苋菜根敷方（《圣济总录》卷一八二）

【组成】苋菜根

【用法】捣碎敷之。

【主治】小儿阴㿉。

40593 苋甲二仙种子膏（《良方集腋》卷上）

【组成】活甲鱼一个重二斤四两准　好黄丹二斤　红苋菜二斤四两(连根带叶,晒干、切)　真麻油五斤　新鲜桃、柳、桑、榆、槐条各十寸(切碎)

【用法】先将油入锅内,次入活甲鱼并苋菜、桃柳等条,用文武火将甲鱼等熬焦,去滓净油,再入黄丹,熬成膏,即倾入凉水内,浸三昼夜,再熔再倾,如此五次。用时摊布上,贴两腰左右穴并肚脐,贴至一月即可见效。百日即可种子。

【主治】肾冷精寒,遗精白浊,一切下部虚损艰于得子以及妇女经水不调,赤白带下。

花

40594 花丁散（《准绳·疡医》卷二,名见《洞天奥旨》卷十五）

【组成】紫花地丁　蝉蜕　贯众各一两　丁香　乳香各二钱

【用法】上为细末。每服二钱,空心温酒下。

【主治】疔疮毒气入腹,昏闷不食。

40595 花火膏（《小儿药证直诀》卷下）

【异名】灯花散（《三因》卷十八）、花心散（《普济方》卷三六一）、灯心散（《东医宝鉴·杂病篇》卷十一）。

【组成】灯花一颗

【用法】上药涂乳上,令儿吮之。

【主治】❶《小儿药证直诀》:夜啼。❷《三因》:热证心躁夜啼。

40596 花火膏

《婴童百问》卷三。为《百一》卷十九“灯花膏”之异名。见该条。

40597 花心散

《普济方》卷三六一。为《小儿药证直诀》卷下“花火膏”之异名。见该条。

40598 花龙丸（《解围元薮》卷三）

【异名】混元丹。

【组成】苍术四两　黄柏(酒浸,炒)　灵壳(酥炙)　牛膝　当归　蓖麻　防己　茄根皮各一两

【用法】上为末,酒糊为丸,如梧桐子大。每服一百丸,姜盐汤送下。

【主治】风湿,腰背以下腿股瘫痪,寸步不能,日夜抽掣,伏床不起。

40599 花龙丸（《类证治裁》卷五）

【组成】苍术　黄柏　龟壳(酥炙)　牛膝　当归　萆薢　防己　茄根皮各一两

【用法】酒糊为丸。每服一百丸。

【功用】除湿。

【主治】疠风。

40600 花叶丸（《嵩崖尊生》卷八）

【组成】枇杷叶　款冬花　紫菀　杏仁　鹿茸　桑白　木通(少加)　大黄

【用法】上为末,炼蜜为丸。含化。

【主治】酒色、饥饱劳吐血。

40601 花叶散（《普济方》卷二九二引《仁存方》）

【组成】黄蜀葵十五朵(去蒂)　桑叶二十五片

【用法】上窨干为末,入乳香半分,研匀。每用少许,疮干,用麻油调涂,疮湿干掺。

【主治】瘰疬,漏疮,恶疮,妇人乳痈,无论痛与不痛,多年不愈者。

40602 花叶膏（《绛囊撮要》）

【组成】鲜侧柏叶　瓦花

【用法】共打烂,加大黄末和匀,醋调敷。

【主治】火丹。

40603 花光散（《圣济总录》卷一四六）

【组成】玳瑁屑二两半　蓝实(炒)一两半　安息香(别研)　丹砂(别研)　琥珀各一两　牛黄(别研)　人参　麝香(别研)　贯众各半两

【用法】上药除别研外,为细末,拌匀。每服一钱匕,早、晚食后温酒调下。小儿半钱匕,一日二次。

【主治】服药过剂,反伤正气,致入邪干心,或三虫变蛊,或乘虚中恶,或变为五淋,或致子为惊痫,或筋挛脉结,或产妇血运,或胸停客热。

40604 花曲散（《赤水玄珠》卷十二）

【组成】红花(炒)　神曲(炒)

【用法】上为末。酒调下。

【主治】臂痛。

40605 花红片（《中国药典》2010 版）

【组成】一点红　白花蛇舌草　鸡血藤　桃金娘根　白背叶根　地桃花　菥蓂

【用法】上制成片剂,每片重 0.28~0.29 克。口服,一次4~5 片,一日 3 次。

【功用】清热解毒,燥湿止带,祛瘀止痛。

【主治】湿热瘀滞所致带下病、月经不调,症见带下量多、色黄质稠、小腹隐痛、腰骶酸痛、经行腹痛;慢性盆腔炎、附件炎、子宫内膜炎见上述证候者。

【备考】本方改为颗粒剂,名“花红颗粒”(见原书)。

40606 花红散（《中藏经·附录》）

【组成】龙骨(雪白,真者)一两　乳香半皂子大　粉霜半钱　光粉二钱　轻粉(用小平钱炒)半钱　麝香少许　脑子少许　黄丹(逐旋入,看颜色粉红即止)

【用法】上药合和。如患疮,先用温浆水洗净,次用好油涂疮口子上,方可将药掺在疮上。用膏药贴,一日三四次

易之。

【主治】恶疮。

【临床报道】漏疮:赵允蹈患一漏疮,以药用纸拈填疮中,上以膏药贴之,日生肉。旧不痛,遂渐觉痛,有血,是好肉生也。

【备考】本方方名,《普济方》引作"红花散"。

40607 花鸠丸(《圣济总录》卷一一二)

【组成】花鸠一只(去毛肠嘴足,炙熟) 羊肝一具(切,炒) 细辛(去苗叶) 防风(去叉) 桂(去粗皮) 黄连(去须) 牡蛎(熬) 甘菊花 蒺藜子(炒去角)各五两 白茯苓(去黑心) 瞿麦穗各四两 羌活(去芦头)三两 蔓荆子二升(蒸三次) 薏仁半斤 决明子二合

【用法】上为末,炼蜜为丸,如梧桐子大。每服二十丸至三十丸,空心、日午、临卧茶、酒任下。半月见效。

【主治】内障青盲翳晕,及时暂昏暗,一切眼疾。

40608 花草汤(《惠直堂方》)

【组成】生甘五钱 金银花三两 当归一两 玄参五钱 花粉二钱 白矾一钱 附子一片

【用法】水煎服。初起一服即消,肿起者二服即消。

【主治】痈疽初起。

40609 花草膏(《直指》卷二十)

【组成】羖羊胆一枚(饭上蒸熟)

【用法】上药以冬蜜研和,入朱砂末少许,频研成膏。食后、临卧匙抄少许含咽,亦可点目。

【主治】❶《直指》:患眼肿痛涩痒,昏泪羞明。❷《医学入门》:火眼烂弦,风眼痛痒羞明,及眼胞皮肉有似胶凝,肿如桃李,时出热泪。

40610 花香散(《普济方》卷三二一)

【组成】罂粟壳(制) 陈皮(去白) 粉草各一两 厚朴半两 青皮 白姜各一分

【用法】上为细末。每服二钱,赤痢,甘草汤调;白痢,陈米饮调;赤白相杂,紫苏汤调;冷泻,陈米饮调;热泻,新井水调;俱空心服。

【功用】正脾去积,和气暖中。

【主治】妇人、男子、小儿阴阳不和,冷热相搏,积而成痢,或赤或白,赤白相杂,日夜无度,里急后重,脐腹疼痛,甚不可忍;水泻肠鸣,腹痛,或热毒中伤,或寒气久积。

40611 花粉散(《嵩崖尊生》卷六)

【组成】花粉 胡连 黄芩各八分 僵蚕 鲜皮各五分 大黄五分 牛黄 滑石各二分五厘

【用法】上为末。每服二钱,竹叶汤下。

【主治】风热口干舌裂。

40612 花粉散(《不知医必要》卷二)

【组成】生地 麦冬(去心) 干葛 花粉各二钱 北味六分 甘草七分 粳米百粒

【用法】水煎服。

【主治】上消。

40613 花粉散(《人己良方》)

【组成】真天花粉

【用法】每服一钱,朝,午滚汤送下。童痨与地黄丸相兼服之更妙。

【主治】小儿热咳吐脓痰,痰中带血或咳伤之后全是血出,潮热身热,日久成童痨。

40614 花粉煎(《松峰说疫》卷二)

【组成】花粉

【用法】煮浓汁饮。先以竹沥和水,入银同煮,取水冷饮,然后服此。

【主治】瘟疫烦渴。

40615 花蛇丸(《普济方》卷三六七)

【组成】僵蚕(炒) 白附子 南星 朱砂 全蝎 花蛇肉(酒浸,炙十次,去骨)各等分

【用法】上为末,烂饭为丸,如粟米大。麝香汤送下。

【主治】中风项强天钓,惊风痫疾。

40616 花蛇酒(《本草纲目》卷二十五)

【异名】一品花蛇酒(《增补内经拾遗》卷三)。

【组成】白花蛇肉一条

【用法】白花蛇袋盛,同曲置于缸底,糯饭盖之。三七日,取酒饮。

【主治】诸风,顽痹瘫缓,挛急疼痛,恶疮疥癞。

40617 花蛇散

《证治要诀类方》卷三。为《圣济总录》卷一二六"蛇犀散"之异名。见该条。

40618 花椒油(《赵炳南临床经验集》)

【组成】红点花椒三钱 芝麻油一斤

【用法】将油放于铜锅内,数开后离火,将花椒放入锅内,待油凉后,将花椒取出,贮瓶备用。涂敷患处。

【功用】解毒,润肤,清洁消毒疮面。

【主治】急性湿疹。

40619 花蛛散(《疡科选粹》卷五引《良方》)

【组成】蜘蛛不拘多少(煅存性,为末) 冰片 轻粉 熊胆 枯矾

【用法】上为末。猪胆调涂痔上。渐消。先宜熏洗。

【主治】内外痔。

40620 花锦散(《青囊秘诀》卷上)

【组成】锦地罗八两 金银花八钱 当归二钱 天花粉五钱 甘草五钱

【用法】水煎服。一剂效,再续服。

【主治】无名肿毒。

40621 花蕊散

《杂病源流犀烛》卷十七。为《修月鲁般经后录》引《劳证十药神书》(见《医方类聚》卷一五〇)"花蕊石散"之异名。见该条。

40622 花鞭膏(《仙拈集》卷三)

【组成】水红花 马鞭草(各洗净)各一斤(熬膏) 当归 生地 白芍 玄胡 灵脂各二两 乌药 木香 红花 没药各一两

【用法】上为末,和膏内,如膏少,加米糊为丸。每服八十丸,空心酒下。

【主治】妇女月经闭结,腹胁胀痛欲死者。

40623 花露膏(《医林纂要》卷九)

【组成】蝉蜕(炙干,细研为末) 白蜜(生用)

【用法】和匀涂疮上。

【主治】痘痂痒甚,搔抓成疮,而痂不落者。

40624 花叶洗剂(《中医皮肤病学简编》)

【组成】野菊花 1500 克　千里光 1000 克　土荆芥 500克　食盐 30 克

【用法】水加至药面,煎出 1/2~1/3 药液,用作湿敷。

【主治】湿润糜烂性皮肤病。

40625 花苁蓉丸(《外台》卷十一引《古今录验》)

【组成】花苁蓉八分　泽泻四分　五味子四分　紫巴戟天四分(去心)　地骨皮四分　磁石六分(研,水淘去赤汁,干之研入)　人参六分　赤石脂六分(研入)　韭子五分(熬)　龙骨五分(研入)　甘草五分(炙)　牡丹皮五分　干地黄十分　禹余粮三分(研入)　桑螵蛸三十枚(炙)　栝楼四分

【用法】上药治下筛,炼蜜为丸,如梧桐子大。每服二十丸,空腹以牛乳送下,一日二次。

【主治】消渴服铅丹丸得小便咸苦如常,后恐虚羸者。

【宜忌】忌房劳、酢、海藻、菘菜、胡荽、芜荑。

40626 花乳石散(《圣济总录》卷一四一)

【组成】花乳石一两(煅、研)　乳香(去石,研)　夜明沙(研)　胆矾(研)　地龙(去土,为细末)各等分

【用法】上为末。每用时,先以甘草汤洗拭令净,以药干敷,令痔消释。

【主治】五痔。

40627 花乳石散(《普济方》卷七十八引《卫生家宝》)

【组成】花乳石一两(细研,水澄为粉,焙干)　防风一两(去芦头)　川芎一两　甘菊一两　甘草半两(炙)　牛蒡子半两(拣去灰土称,炒)　白附子一两

【用法】上为细末。每服二大钱,腊茶调下,不拘时候。

【主治】多年内外障。

40628 花胭脂丸(《圣惠》卷八十九)

【组成】花胭脂　白龙骨　白矾灰　白石脂各半两

【用法】上为末,枣瓤为丸,如枣核大。以绵裹一丸入耳中,一日换三次。

【主治】小儿聤耳,恒出脓水,久不止者。

【备考】本方原名"花胭脂散",与剂型不符,据《幼幼新书》改。

40629 花桑枝煎(《圣惠》卷二十五)

【组成】花桑枝一斤(剉)　海桐皮半斤　仙灵脾半斤　五加皮半斤　牛蒡根半斤(上五味细剉,以水三斗,煮至一斗,滤去滓,却入锅中,慢火熬至五升)　附子(去皮脐)　牛膝(去苗)　天麻　羌活　桂心　萆薢(剉)　羚羊角屑　虎胫骨(涂酥炙令黄)　酸枣仁　当归　木香　乳香　槟榔各一两

【用法】上为末;于前煎中,别入好酒二升,白蜜五合,同入银锅中,熬至三升,然后下诸药末,以柳木篦搅令匀,看稀稠得所,即以瓷器盛。每服一茶匙,空心及晚食前以温酒调下。

【主治】一切风。

40630 花蕊石丸(《麻科活人》卷四)

【组成】地骨皮　百部　百合　天冬　麦冬各五钱　薏苡仁　花蕊石各一两　寒水石　胡黄连各三钱　真熊胆三钱

【用法】上为末,绿豆粉为丸。白汤送下。

【主治】麻后余毒未清,留滞肺经,致吐痰如黄脓者,乃成肺痈之候,以桑连汤、百部汤治之不愈者。

40631 花蕊石丹

《救伤秘旨》。为《普济方》卷三四八引《产经》"花蕊石散"之异名。见该条。

40632 花蕊石散(《普济方》卷三四八引《产经》)

【异名】花蕊石丹(《救伤秘旨》)。

【组成】花蕊一斤　土赤硫黄四两

【用法】上相拌匀,先用纸和胶泥,固瓦罐子一个内,可容药,候泥干入药在内,泥密封口,纳焙笼内,焙令透热,便安在四方砖上,书八卦五行,用炭一秤,笼迭周匝,自己、午时从下生火,令渐渐上彻,有坠下火,放火上,直至经宿,火冷定,取出研细,以绢罗至细,瓷盒内盛,依法用。人可时时收蓄,以防急难。妇人产后胎衣不下至死者,但心头热,急以童子小便一盏,取下恶物如猪肝,终身无血风、无气痰。膈上有血,化为黄水,即吐出,或小便中出也。凡金疮体出血者,急以掺之,其血化为黄水;入脏腑,热煎童便入酒服,产后败血诸证,并用童便调下。

【主治】产后瘀血内攻,恶血冲心,致血迷血晕,或猫狗咬伤,金疮跌扑,瘀积壅聚,胸膈作痛。

❶《普济方》引《产经》:产后风欲绝,败血不尽,血迷血晕,恶血奔心,胎死于腹中,胎衣不下,至死者,但心头热。金疮。❷《局方》:一切金刃箭镞伤中及打扑伤损,猫狗咬伤,或至死者,或内损血入脏腑。❸《成方便读》:阳虚血凝,瘀积壅聚,胸膈作痛。

【方论选录】《成方便读》:花蕊石散为破血之峻剂,功专化血为水。花蕊石化其既瘀之血,硫黄补下焦之火,以祛阴邪,童便有降下之功,且以制二石之悍性耳。

【临床报道】胎衣不下:有一妇人,产后胞衣不下,血胀迷闷欲死,伊亲以赵大观真花蕊石散,用一帖,用童便调灌药下即醒,衣与恶物即下,无恙。

40633 花蕊石散(《圣济总录》卷一三〇)

【组成】花蕊石(火煅)　黄蜀葵花　龙骨(去土,研)　乌贼鱼骨(去甲)　栀子仁　草龙胆(去土)　郁金(剉)　胡粉　大黄(剉)各一两

【用法】上为散。量多少,以津唾调成稀膏。敷之,频以唾润,一日一换。

【功用】内消。

【主治】痈疽始发,未变脓。

40634 花蕊石散(《普济方》卷二七五引《卫生家宝》)

【组成】花蕊石一两半(煅过)　黄柏皮半两　黄连一两

【用法】上为末。入轻粉和匀。先用温盐水洗疮令净,以帛拭干,即以津调药涂疮上。

【主治】无名恶疮穿溃,经久不愈,及痈疽溃烂,脓不干。

40635 花蕊石散(《修月鲁般经后录》引《劳证十药神书》,见《医方类聚》卷一五〇)

【异名】花蕊散(《杂病源流犀烛》卷十七)。

【组成】花蕊石(煅过,研如粉)

【用法】每服三钱,极甚者五钱,用童便一盏煎温调,食后服。如男子病,则和酒一半;女人病,则和醋一半,一处调药。立止,其瘀血化为黄水。服此药后,患人必疏解其体,

以独参汤补之。

【主治】劳证五脏崩损,涌吐血出,成升斗者。

【方论选录】《血证论》:此药独得一气之偏,神于化血。他药行血,皆能伤气,此独能使血自化,而气不伤,真去瘀妙品。

40636 花蕊石散(《外科正宗》卷四)

【组成】乳香 没药 羌活 紫苏 细辛 草乌 蛇含石(便煅三次) 厚朴 白芷 降香 当归 苏木 檀香 龙骨 南星 轻粉各二钱 麝香三分 花蕊石(童便煅七次)五钱

【用法】上为极细末,罐收听用。葱汤洗净,用此掺之,软绵纸盖扎,一日一换。此药一时未备,可用多骨疽门生肌散代之暂用,亦可取效危急也。

【主治】❶《外科正宗》:跌扑伤损及金疮、刀、箭、兵刃所伤,断筋损骨,疼痛不止,新肉不生者。❷《卫生鸿宝》:金刃伤,肚破肠出者。

40637 花蕊石散(《仙拈集》卷四)

【组成】花蕊石(火煅,入童便淬七次) 草乌 南星 白芷 羌活 乳香 没药 轻粉 龙骨

【用法】上为细末,瓷罐收贮听用。

【主治】金疮。

40638 花蕊石散(《续名家方选》)

【组成】花蕊石(煅)三钱 辰砂 黄连 甘草各八分 龙脑三分

【用法】上为末,白汤送下。

【主治】衄血、吐血及打扑出血,血气逆上甚者。

40639 花柳九龙丹

《全国中药成药处方集》(福州方)。为《外科正宗》卷三"九龙丹"之异名。见该条。

40640 花柳败毒丸(《全国中药成药处方集》沈阳方)

【组成】朴消二两 桃仁 赤芍 全蝎 浙贝母 血竭各一两 金银花四两 野大黄四两 茯苓五钱 炮山甲五钱 车前子五钱 蜈蚣三十条(去头足)

【用法】上为极细末,炼蜜为丸,二钱重。每服一丸,白开水送下,再服白水一钟,以助药力。

【功用】清血败毒。

【主治】梅毒落后,大便下血;梅毒升天,咽喉肿烂、鼻烂,发脱,身发梅痘、梅疹及鱼口、便毒。

【宜忌】忌一切发物、油腻。

40641 花柳解毒丸(《全国中药成药处方集》沈阳方)

【组成】金银花 白鲜皮 土茯苓 薏苡仁 防风各五钱 木通三钱 木瓜三钱 皂角二钱 归尾五钱 红花三钱 大黄三钱

【用法】上为极细末,炼蜜为丸,一钱五分重。每服一丸,饭后一小时白开水送下,一日三次。

【功用】清血解毒,消肿止痛。

【主治】杨梅结毒,初期肿痛,便溺淋涩,筋骨疼痛。

【宜忌】忌辛辣,刺激发物。

40642 花蛇全蝎散(《普济方》卷八十六)

【组成】全蝎二钱半 细辛 藁本 羌活 川芎 防风各五钱 白花蛇二钱(炙)

【用法】上为细末。每服一钱,食后、临卧茶清调下。

【主治】夹脑头风,一切眼疾。

40643 花蛇续命汤(《医学启源》卷中)

【组成】白花蛇(酒浸,去皮骨,焙干) 全蝎(炒) 独活(去土) 天麻 附子 人参 防风 肉桂 白术 藁本 白附子(炮) 赤箭 川芎 细辛(去叶) 甘草(炙) 白僵蚕(去丝,灰炒) 半夏(汤浸,切) 白茯苓(去皮) 麻黄(去节,水煮三沸,去沫,细切)各一两

【用法】上为粗末。每服五钱,水一盏,加生姜五片,煎至七分,去滓稍热服,不拘时候。

【主治】卒中风,牙关紧急,精神昏愦,口眼㖞斜,不知人事,痰涎不利,喉中作声。

40644 花斑癣特灵(《中医皮肤病学简编》)

【组成】雌黄(雄黄代亦可)9克 石硫黄9克 煅明矾4克 密陀僧6~15克 红砒石2克 轻粉3克 蛇床子6克 海浮石4克

【用法】上为细末,分五至七次外用。用时药末以煤油调匀,以鸭毛沾药液外涂,患部先热敷,次用老生姜搓皮肤呈红色,自觉有热感,使毛孔开窍后,依上法涂药,六小时后用热水洗掉。

【主治】花斑癣。

【宜忌】忌用生水,禁入口内。

40645 花藤薜荔汤(《洞天奥旨》卷十四)

【组成】薜荔二两 金银花三两 生黄耆一两 生甘草二钱

【用法】水数碗,煎一碗服,滓再煎服。一剂即消。

【主治】发背,诸疮痈初起。

芹

40646 芹菜粥(《长寿药粥谱》)

【组成】芹菜(连根)120克(洗净,切碎) 粳米半斤

【用法】同煮粥,早晚餐温热服食。

【功用】清肝热,降血压。

【主治】高血压病,肝火头痛,眩晕目赤。

芥

40647 芥子丸(《千金》卷十七,名见《圣济总录》卷六十七)

【组成】芥子二升

【用法】上为末,炼蜜为丸,如梧桐子大。每服七丸,寅时井花水送下,一日二次。亦可作散,空腹服之,及可酒浸服。

【主治】上气呕吐,脐腹绞痛。

40648 芥子酒(《圣济总录》卷三十二)

【组成】白芥子五合(研碎)

【用法】上药同酒煮令半熟,带热包裹,熨项颈周遭,冷则易之。

【主治】伤寒后,肺中风冷,失音不语。

40649 芥子散(《普济方》卷三三三引《仁存方》)

【组成】芥子二两

【用法】上为末。每服二三钱,食前热酒调下。

【主治】妇人经脉不行至一年者,脐腹痛,腰腿沉重,寒热往来。

40650 芥子散(《方症会要》卷一)

【组成】白芥子五钱　橘红　胆星　香附各二钱五分　枯芩　青黛　麻黄各二钱　杏仁三钱　苏梗　桑皮　贝母各一钱五分　萝卜子三钱五分

【用法】朱砂为衣。

【主治】小儿咳嗽。

40651　芥子膏（《圣济总录》卷八十四）

【组成】白芥子　芸薹子　蓖麻子　木鳖子（去壳）白胶香各一两　胡桃五个（去壳）

【用法】上药一处捣成膏。每用皂子大，摩疼处。

【主治】风湿脚气，肿疼无力。

40652　芥子膏（《普济方》卷九十二）

【组成】芥菜子。

【用法】上为末，鸡子白调敷。

【主治】中风，卒不得语；风毒走注疼痛，及白虎历节风。

40653　芥子膏（《普济方》卷四○四）

【组成】白芥子

【用法】上为末，水调，敷足心。热毒归下。

【功用】令疮痘不入眼。

【主治】痘疮。

40654　芥子薄（《千金》卷十七）

【组成】白芥子一升

【用法】蒸熟，捣，以黄丹二两搅之，分作两份，疏布袋盛之，更蒸使熟，以薄痛上，当更迭蒸袋，常使热薄之，如此三五度即定。

【主治】暴风毒肿流入四肢头面。

40655　芥朱丸（《解围元薮》卷四）

【组成】青萍　荆芥　苦参　土朱　白花蛇各四两

【用法】上为末，皂荚熬膏为丸，如梧桐子大。每服六十丸，茶送下。毒从毛孔中出。

【主治】大风紫黑癜烂。

40656　芥饮子（《医方类聚》卷八十五引《吴氏集验方》）

【组成】刺芥（连根，洗净）

【用法】捣汁，每服半盏。

【主治】吐血。

40657　芥草膏（《普济方》卷一八五）

【组成】芥草（用叶）　当归　白芷　防己　蜀椒（出汗，去目合口者）各三两　吴茱萸（汤洗，焙干，炒）　丹参　芎䓖　商陆根（切）各四两　沉香　木香　零棱草　鸡舌香　犀角屑各三两　附子（去皮，干炒）

【用法】上剉，以新绵裹，入净器，苦酒三升，浸经一宿，取下用酥二斤，同入锅内，以文武火煎，上三下三，使变色，稀稠得所，滤去滓，裹搅匀，倾瓷瓶中，蜜封头。每有患，旋以手摩敷之，指令入皮肉。

【主治】风痹不仁，风毒。

40658　芥菜卤（方出《广笔记》卷三，名见《仙拈集》卷四）

【组成】百年芥菜卤（久窖地中者）

【用法】每服数匙。

【主治】❶《广笔记》：肺痈。❷《仙拈集》：肺痿。

40659　芥子涂方（《千金》卷二十五，名见《圣济总录》卷一四九）

【组成】芥子

【用法】捣令熟，苦酒和，厚涂疮上。半日痛便止。

【主治】射工中人，已有疮者。

40660　芥子竹沥汤（《重订通俗伤寒论》）

【组成】淡竹沥三瓢　黄荆沥二瓢　生姜汁四滴　陈绍酒二小匙　白芥子八分

【用法】用白芥子煎取清汤，重燉三汁，陈绍酒和服，日二次，夜一次，以此汤送服大活络丹。

【主治】痰注，湿痰挟瘀挟血流注经络，日久见手足牵引，四肢麻木，骨节串疼，或肿而痛者。

苁

40661　苁沉丸

《医学入门》卷七。为《济生》卷四"润肠丸"之异名。见该条。

40662　苁蓉丸（《外台》卷十七引《备急方》）

【组成】钟乳粉三分　萆薢三分　苁蓉三分　干地黄六分　薏苡仁三分　菟丝子四分

【用法】上药治下筛，以鸡子黄枣膏为丸，如梧桐子大。每服十丸，渐至二十丸，酒送下，一日二次。

【功用】益精气，男子服之外充，妇人服之内补。

【主治】痿弱。

【宜忌】忌芜荑。

40663　苁蓉丸（《简易方》引《孟氏诜诜方》，见《医方类聚》卷一四九）

【组成】熟地黄（净洗，酒浸，蒸二次，焙干）二两　菟丝子（淘去沙土，蒸二次，研烂，焙）　川当归（洗，焙）各一两半　穿心紫巴戟　肉苁蓉（洗，切，焙）　北五味　人参（去芦）　嫩鹿茸（酥炙）　坚白茯苓　龙齿　嫩黄耆（蜜炙）　石莲肉各一两

【用法】上为细末，炼蜜为丸，如梧桐子大。每服五十丸，温酒、米饮任下。

【功用】和阳助阴。

【主治】丈夫禀受气血有偏胜者，气胜血则阳盛阴微，精气易流。

40664　苁蓉丸（《圣惠》卷三十六）

【组成】肉苁蓉二两（汤浸一宿，刮去皱皮，炙干）　山茱萸二分　石斛三分（去根，剉）　磁石二两（烧，醋淬七遍，捣碎，细研，水飞过）　石龙芮三分　杜仲三分（去粗皮，炙微黄，剉）　附子三分（炮裂，去皮脐）　菟丝子三分（酒浸三日，晒干，别捣为末）　巴戟三分　鹿茸一两（去毛，涂酥炙微黄）　熟干地黄一两　菖蒲三分　天麻三分　干蝎三分（微炒）

【用法】上为末，炼蜜为丸，如梧桐子大。每服三十丸，空心酒送下。

【主治】风虚耳聋，由肾脏不足，风邪入于经络，致四肢羸瘦，腰背强直，耳无所闻。

40665　苁蓉丸

《圣惠》卷九十八，为原书同卷"肉苁蓉丸"之异名。见该条。

40666　苁蓉丸（《全生指迷方》卷四引《指南方》）

【组成】菟丝子（拣净，酒浸一宿，乘润捣烂，再焙）　肉苁蓉（洗，切，焙）　鹿茸（去毛，切片，酥炙）　干地黄各等分

【用法】上为细末,煮糊为丸,如梧桐子大。每服三十丸,空心米饮送下。

【主治】小便纯血,血下则凝,亦无痛处,惙惙短气,由阳气不固,阴无所守,五液注下,其脉散失欲绝,而身冷者。

【加减】虚劳溺血,加桑螵蛸半两,炙焦,酒糊为丸,盐汤下。

40667 苁蓉丸(《普济方》卷一七八引《指南方》)

【组成】苁蓉 五味子 山茱萸各等分

【用法】上为细末,炼蜜为丸,如梧桐子大。每服三十丸,用盐酒饮送下。

【主治】消渴。

40668 苁蓉丸(《普济方》卷二一五引《指南方》)

【组成】肉苁蓉 菟丝子 桑螵蛸各半两 干地黄 鹿茸各一两

【用法】上为细末,酒糊为丸,如梧桐子大。每服三十丸,盐汤送下。

【主治】虚损溺血。

40669 苁蓉丸(《圣济总录》卷七)

【组成】肉苁蓉(酒浸,切,焙) 牛膝(去苗,酒浸,切,焙) 菟丝子(酒浸,别捣)各一两

【用法】上为末,用白面二两,附子(生,去皮脐,为末)一两,共用酒煮糊为丸,如梧桐子大。每服二十丸,食前温酒送下。

【主治】柔风,举体无力,四肢缓弱,不能行立。

40670 苁蓉丸(《圣济总录》卷十)

【异名】骗马丹。

【组成】肉苁蓉(酒浸,切,焙) 狗脊(去毛) 草薢 葫芦巴(炒) 白豆蔻(去皮) 乌头(炮裂,去皮脐) 防风(去叉) 牛膝(去苗,酒浸,切,焙)各等分

【用法】上为末,酒煮面糊为丸,如梧桐子大。每服二十丸至三十丸,茶、酒任下。

【主治】风气攻注,腰膝疼痛。

40671 苁蓉丸(《圣济总录》卷二十)

【组成】肉苁蓉(去皴皮,酒浸,切,焙) 天雄(炮裂,去皮脐) 石斛(剉) 当归(切,焙) 桂(去粗皮)各一两 蜀椒(去目及闭口,炒出汗) 牛膝(剉,酒浸,焙) 陈橘皮(汤浸,去白) 干姜(炮裂)各一两半

【用法】上为末,炼蜜为丸,如梧桐子大。每服三十丸,空腹、食前温酒送下,一日三次。

【主治】阳虚阴盛,痹气,身寒如从水中出。

40672 苁蓉丸(《圣济总录》卷三十六)

【组成】肉苁蓉(酒浸,切,焙)半两 乌梅肉(炒)半两 桃仁(汤浸,去皮尖,炒,研)三分 常山(剉)三分 豉(炒)三分 升麻半两 桂(去粗皮)半两 甘草(炙)半两

【用法】上为末,炼蜜为丸,如梧桐子大。每服二十丸,未发日空腹温酒送下,米饮亦得;至发时,更服二十丸。

【主治】肾疟。

40673 苁蓉丸(《圣济总录》卷五十一)

【组成】肉苁蓉(酒浸,去皴皮,切,焙) 木香 羌活(去芦头) 芎劳 桂(去皮) 青橘皮(汤浸,去白,焙) 白茯苓(去黑皮) 当归(切,焙) 黄耆(剉) 防风(去叉) 白术各半两 五味子 香子(微炒) 膃肭脐(酒浸,

炙,切)各三分 槟榔(剉) 人参 附子(炮裂,去皮脐)各一两

【用法】上为末,炼蜜为丸,如梧桐子大。每服二十丸,空心温酒送下。

【主治】肾脏虚冷劳瘦。

40674 苁蓉丸(《圣济总录》卷五十八)

【组成】肉苁蓉(酒浸,切,焙) 黄耆(剉) 牛膝(去苗,酒浸,切,焙) 车前子 草薢 白茯苓(去黑皮) 地骨皮 黄连(去须) 槟榔(煨)各一两半 山芋 菟丝子(酒浸,别捣) 蒺藜子(炒,去角) 人参 白芍药各一两一分 泽泻 桑螵蛸(炒)各一两 枳壳(去瓤,麸炒)三分 生干地黄(焙)二两

【用法】上为末,炼蜜为丸,如梧桐子大。每服三十丸,空心粟米饮送下。

【主治】消渴后,气乏体羸,腿胫细瘦。

40675 苁蓉丸(《圣济总录》卷八十一)

【异名】木瓜丸(《传信适用方》卷上)、肉苁蓉丸(《金匮翼》卷六)。

【组成】肉苁蓉(酒浸,切,焙) 牛膝(酒浸,切,焙) 天麻 何首乌(米泔浸一宿,竹刀刮去皮) 黄耆(剉) 木瓜(去皮,作片)各十两(六味以好酒五升浸,候药泣酒干,取出与后三味同焙) 狗脊(去毛,剉) 续断(剉) 草薢(剉)各二两

【用法】上为末,用木瓜三枚,去皮,剜作瓮子,入青盐一两在内,闭口,饭上蒸令烂熟,捣成膏,入上件药末,和为丸。如木瓜膏少,即入酒糊为丸,如梧桐子大。每服三十丸,盐汤或酒任下,不拘时候。

【主治】风湿脚气,客搏筋脉,痹挛不仁。

40676 苁蓉丸(《圣济总录》卷八十六)

【组成】肉苁蓉(酒浸,切,焙) 葫芦巴 干姜(炮) 牛膝(酒浸,切,焙)各一两 茴香子(炒) 木香各一分

【用法】上为末,醋煮面糊为丸,如梧桐子大。每服二十丸,食前温酒送下。

【主治】肾劳气虚,筋骨羸弱,腹中急痛。

40677 苁蓉丸

《圣济总录》卷八十九。为《千金》卷十九"无比薯蓣丸"之异名。见该条。

40678 苁蓉丸(《圣济总录》卷九十一)

【组成】肉苁蓉(酒浸一宿,切作片子,焙干)二两 磁石三两(烧醋淬七遍,研) 鹿茸(酥炙,去毛) 桂(去粗皮) 熟干地黄(焙) 巴戟天(去心)各一两 附子(炮裂,去皮脐) 远志(去心) 地骨皮各半两 黄耆(剉)一两 牛膝(酒浸一宿,切,焙)二两 五味子(炒) 白茯苓(去黑皮)各一两 晚蚕蛾(炒)半两

【用法】上药除磁石外,为细末,同研匀,炼蜜为丸,如梧桐子大。每服二十丸,空心食前温酒送下。

【主治】虚劳肾气不足,腹内拘急,目暗耳鸣,四肢困倦,行步乏力,脚如石沉,肌瘦羸弱,面色萎黄,脐下紧痛,心忪盗汗,小便滑数。

40679 苁蓉丸(《圣济总录》卷九十二)

【组成】肉苁蓉(酒浸,切,焙) 菟丝子(酒浸,别捣) 牛膝(酒浸,切,焙) 白术 细辛(去苗叶) 何首乌(去黑皮,

炒） 续断 枸杞子 山芋 菖蒲 车前子 巴戟天(去心) 菊花 补骨脂(炒) 远志(去心) 地骨皮 覆盆子 熟干地黄(焙)各等分

【用法】上为末,炼蜜为丸,如梧桐子大。每服三十丸,空心食前温酒送下。

【功用】壮筋骨。

【主治】肝经风虚,筋极急痛。

40680 苁蓉丸(《圣济总录》卷九十五)

【组成】肉苁蓉(净刷,去皴皮,酒浸二宿,薄切,焙干)二两半 黄耆(细剉)三两 桂(去粗皮)二两 杜仲(去粗皮)二两半(炙紫色,横剉) 牛膝(去苗,酒浸,切,焙)二两 山茱萸二两 韭子(水淘去浮者,焙干,炒)三两

【用法】上为细末,炼蜜和剂,更白内涂酥,杵令匀熟,为丸如梧桐子大。每服三十丸,空腹黄耆汤送下,至晚再服。

【主治】肾脏虚冷,腰膝无力,小便不禁,或溺白色。

40681 苁蓉丸(《圣济总录》卷一○二)

【异名】补肾还睛丸(《圣济总录》卷一一二)。

【组成】肉苁蓉(洗净,切,焙) 山芋 续断 人参 独活(去芦头) 牛膝(酒浸,切,焙) 山茱萸 陈曲(炒黄) 杜仲(去皴皮,涂酥炙) 巴戟天(去心) 菟丝子(酒浸一宿,焙干,别捣)各一两 熟干地黄(焙) 桑寄生(炒)各二两

【用法】上为末,炼蜜为丸,如梧桐子大。每服二十丸,加至三十丸,空心盐酒送下。

【功用】补肾。

【主治】肝肾气虚,眼目昏暗,视物不明;眼青盲,并无赤痛,但不见物。

40682 苁蓉丸(《圣济总录》卷一一六)

【组成】肉苁蓉(酒浸一宿,切,焙) 石钟乳(研成粉) 五味子 菟丝子(酒浸,别捣) 蛇床子(炒) 山芋各一两 泽泻 石斛(去根) 甘菊花 细辛(去苗叶) 续断 鹿茸(去毛,酒浸,炙) 防风(去叉) 秦艽(去苗土) 黄耆(剉) 干姜(炮) 柏子仁(别研)各三分

【用法】上药除别研外,为末,同和匀,炼蜜为丸,如梧桐子大。每服二十丸,空心温酒送下,一日二次。不饮酒,枣汤送下。服药三日后,灸百会三七壮,即贴如神膏。

【主治】头眩鼻塞,不知香臭。

40683 苁蓉丸(《圣济总录》卷一八五)

【组成】肉苁蓉(酒浸,去皴皮,切,焙) 牛膝(酒浸,切,焙) 熟干地黄(焙) 麦门冬(去心,焙) 山茱萸 枳壳(去瓤,麸炒) 五味子各三两 远志(去心)一两 石斛(去根) 人参各二两

【用法】上为细末,炼蜜为丸,如梧桐子大。每服三十丸,空心食前温酒送下,一日二次。

【主治】丈夫虚羸,精髓衰急,不能饮食。

40684 苁蓉丸(《圣济总录》卷一八五)

【组成】肉苁蓉(酒浸,切,焙)二两 天雄(炮裂,去皮脐)一两 白马茎(酥炙)二两 蚕蛾(微炒)一两 雀卵四十九枚 菟丝子(酒浸三日,焙干)一两

【用法】上将五味为末,以雀卵并炼蜜为丸,如梧桐子大。每服十丸,空心温酒或米饮送下。

【功用】补元脏,益精气,利腰脚。

40685 苁蓉丸(《圣济总录》卷一八六)

【组成】乌头一斤(炮裂,去皮脐)

【用法】入米泔浸七日,逐日一换水,七日了,便别捣生黑豆末一斗,后以水两石煮乌头,切作片子如钱大,渐渐添豆末入水,自平明煮到黄昏了,取出豆末,只将乌头片于长流水浸半月,出热毒,日满阴干,入青盐三两同捣末;别用苁蓉半斤,酒浸二日了,入饭甑蒸三度,每度添酒满再蒸,候蒸得如泥软,便入沙盆内研如泥;牛膝半斤,酒浸三日了蒸,蒸一日了便焙干,都捣末,并生乌头、青盐等,入在苁蓉膏内和匀为丸,如两皂子大。每服一丸,温酒嚼下,一日二次。

【功用】补元脏,除诸风,益脾实肾。

【主治】肾虚。

40686 苁蓉丸

《普济方》卷二二○引《圣济总录》。为《圣惠》卷九十八"肉苁蓉丸"之异名。见该条。

40687 苁蓉丸

《鸡峰》卷十九。为《圣惠》卷五十三"肉苁蓉丸"之异名。见该条。

40688 苁蓉丸(《洪氏集验方》卷四)

【组成】苁蓉二两(酒浸一宿,焙干) 巴戟 枸杞子 菊花 川楝子各一两

【用法】上为末,炼蜜为丸,如梧桐子大。每服三十丸,空心、食前、临卧温酒或盐汤送下。

【功用】暖水脏,明目。

40689 苁蓉丸(《卫生总微》卷十五)

【组成】肉苁蓉一两(酒浸一宿,刮去外皮,炙干) 鳖甲一两(酥炙,去裙襕) 绵黄耆半两 何首乌半两

【用法】上为细末,炼蜜为丸,如黍米大。每服十丸,食前米饮送下。

【主治】血少喜汗。

40690 苁蓉丸(《三因》卷十)

【组成】苁蓉(酒浸) 磁石(煅碎) 熟地黄 山茱萸 桂心 山药(炒) 牛膝(酒浸) 茯苓 黄耆(盐汤浸) 泽泻 鹿茸(去毛,切,醋炙) 远志(去心,炒) 石斛 覆盆子 五味子 草薢 破故纸(炒) 巴戟(酒浸) 龙骨 菟丝子(酒浸) 杜仲(去皮,剉,姜汁制,炒丝断)各半两 附子(炮,去脐)一个重六钱

【用法】上为末,炼蜜为丸,如梧桐子大。每服五十丸,空腹米饮送下。服真珠丸后次服本丸。

【功用】补心肾。

【主治】消渴,心虚烦闷,或外伤暑热,内积愁烦,酣饮过多,口干舌燥,引饮无度,小便或利或不利。

40691 苁蓉丸(《御药院方》卷六)

【组成】苁蓉(酒浸,焙干)二两 楮实子 枸杞子 地肤子 金毛狗脊(去毛) 五味子 覆盆子 菟丝子 干山药 补骨脂(微炒) 远志(去心) 石菖蒲 草薢 杜仲(去粗皮,剉,炒) 熟干地黄 石斛(去根) 白茯苓(去皮) 牛膝(酒浸,焙) 泽泻 柏子仁(微炒,别研)各一两 山茱萸(酒浸,取肉)一两

【用法】上为细末,酒面糊为丸,如梧桐子大。每服六七十丸,食前温酒送下,一日一二次。

【功用】壮元气,养精神。

40692 苁蓉丸(《济生》卷五)

【组成】肉苁蓉(酒浸,切片,焙) 山茱萸(去核) 石龙芮 石菖蒲 菟丝子(淘净,酒浸,蒸,焙) 川羌活(去芦) 鹿茸(燎去毛,切片,酒浸,蒸) 磁石(火炼、醋淬七次,水飞) 石斛(去根) 附子(炮,去皮脐)各一两 全蝎(去毒)二七个 麝香一字(旋入)

【用法】上为细末,炼蜜为丸,如梧桐子大。每服七十丸,加至一百丸,空心盐酒、盐汤任下。

【主治】肾虚耳聋,或风邪入于经络,耳内虚鸣。

40693 苁蓉丸(《养老奉亲》)

【组成】苁蓉四两 巴戟二两 菊花二两 枸杞子二两

【用法】上为末,炼蜜为丸,如梧桐子大。每服二十丸,盐汤送下。

【功用】平补下元,明目。

【宜忌】老人夏月宜服。

40694 苁蓉丸(《得效》卷十二)

【组成】当归(去尾) 生干地黄 肉苁蓉(酒洗,炙) 杨芍药各一两 胡粉五钱

【用法】上为末,炼蜜为丸,如黍米大。每服十丸,煎黑豆汤送下;兼磨化涂抹头上。

【主治】禀受血气不足,不能荣于发。

40695 苁蓉丸(《普济方》卷二一九)

【组成】苁蓉(酒浸一宿,刮去粗皮,炙干) 菟丝子(酒浸一宿,晒干,另捣罗为末) 天雄(炮,去皮脐) 麋角屑(酥拌,微炒) 枸杞子(微炒)各二两 石斛(去根) 远志(去心) 续断 干姜(炮制,剉)各一两 干熟地黄二两

【用法】上为末,炼蜜为丸,如梧桐子大。每服三十丸,空心及晚食前以温酒或炒盐汤送下。

【功用】补益精血。

【主治】虚损。

40696 苁蓉丸(《普济方》卷二二〇)

【组成】苁蓉(酒浸一宿,切,焙) 附子(炮裂,去皮脐) 牛膝(去苗,酒浸一宿,切,焙) 鹿茸(酥炙,去毛)半两 菟丝子(酒浸二宿,另捣末)各一两

【用法】上为细末,酒煮面糊为丸,如梧桐子大。每服三十丸,盐汤或白汤送下。

【功用】补壮筋骨。

40697 苁蓉丸(《普济方》卷三一九)

【组成】苁蓉(酒浸) 熟地黄 白茯苓 菟丝子(制) 附子(炮) 当归(炒) 白石英(研) 五味子各一两 禹余粮(制,研)一两 人参半两 乌贼鱼骨(去甲)一两

【用法】上为末,炼蜜为丸,如梧桐子大。每服三十丸,酒送下,米汤亦可,空心、日中、临卧各一次。

【主治】妇人胸胁支满,闻腥臊气吐血,目眩不能饮食,泄血不已,日久血枯。

40698 苁蓉丸

《医方类聚》卷一四四。即《千金》卷十九"苁蓉补虚益气方"。见该条。

40699 苁蓉丸

《证治宝鉴》卷四。为《奇效良方》卷三十五"肉苁蓉丸"之异名。见该条。

40700 苁蓉丸(《医略六书》卷二十五)

【组成】肉苁蓉八两 贡沉香一两半

【用法】上为末,炼蜜为丸。每服三钱,米饮送下。

【功用】温肾降逆。

【主治】虚寒闭结,脉涩者。

【方论选录】肾脏虚寒,血燥气逆,不能藏精化液,而传送失职,故大便秘结不通焉。苁蓉温润滋精血以培肾命;沉香温降疏逆气以养丹田;蜜丸饮下,俾肾暖阳回,则虚寒自散,而逆气通调,肠胃润泽,焉有大便秘结之患乎。此温肾降逆之剂,为肾命虚寒秘结之专方。

40701 苁蓉丸(《何氏济生论》卷五)

【组成】肉苁蓉 熟地 山药 石斛 牛膝 官桂 槟榔各五钱 附子 黄耆一两 黄连七钱五分 细辛 甘草二钱五分

【用法】炼蜜为丸,如梧桐子大。每服二十丸,盐汤送下。

【主治】冷淋。

40702 苁蓉丹(《幼幼新书》卷二十引张涣方)

【异名】鳖甲丸(《普济方》卷三九〇)。

【组成】肉苁蓉(酒浸一宿,刮去皱皮,令干) 鳖甲(涂醋炙黄,或去裙襴)各一两 绵黄耆(剉) 何首乌 当归各半两

【用法】上为细末,炼蜜为丸,如黍米大。每服十丸,食前温米饮送下。

【主治】血少肌瘦,盗汗。

40703 苁蓉汤(《圣济总录》卷五十三)

【组成】肉苁蓉(酒浸,切,焙) 菟丝子(酒浸一宿,焙干,别捣) 人参 黄耆(剉) 木香 附子(炮裂,去皮脐) 补骨脂(炒)各一分

【用法】上咬咀,如麻豆大。每服三钱匕,水一盏,煎至七分,去滓,食前温服。

【主治】骨髓虚冷酸疼。

40704 苁蓉汤(《圣济总录》卷九十一)

【组成】肉苁蓉(酒洗,去皱皮,焙) 白茯苓(去粗皮)各二两 五味子 牛膝(去苗,剉,焙令干) 五加皮(剉) 地骨皮 防风(去叉) 黄耆(细剉) 泽泻 桂(去粗皮)各一两 磁石(烧通赤,醋淬五遍)三两

【用法】上为粗末。每五钱匕,用水一盏半,入羊肾一分细切,煎至一盏,去滓,空腹分温二服,如人行四五里再服。

【主治】脱营,虚劳耗竭,形体日减,气虚时惊。

40705 苁蓉汤(《医醇賸义》卷二)

【组成】肉苁蓉三钱(漂淡) 枸杞三钱 菟丝子四钱 当归二钱 杜仲三钱 料豆三钱 茯苓二钱 牛膝二钱 甘草四分 红枣十个 生姜二片

【主治】肾受燥凉,腰痛足弱,溲便短涩。

40706 苁蓉饮(《证治宝鉴》卷七)

【组成】苁蓉 当归 地黄 桃仁 陈皮 麻仁 郁李仁 柏子仁

【用法】兼服紫苏粥。

【主治】肾阴不足,两尺脉弱,大便秘。

40707 苁蓉散（《千金》卷十四,名见《准绳·类方》卷五）

【组成】肉苁蓉 续断各一分 远志 菖蒲 茯苓各三分

【用法】上药治下筛。每服方寸匕,酒下,一日三次。至老不忘。

【主治】好忘。

40708 苁蓉散（方出《千金》卷十九,名见《普济方》卷二二七）

【组成】苁蓉 续断 天雄 阳起石 白龙骨各七分 五味子 蛇床子 干地黄 牡蛎 桑寄生 天门冬 白石英各二两 车前子 地肤子 韭子 菟丝子各五合 地骨皮八分

【用法】上药治下筛。每服方寸匕,酒下,一日三次。

【主治】五劳六极七伤虚损。

40709 苁蓉散（《千金》卷二十）

【组成】肉苁蓉一斤 生地黄三十斤(取汁) 慎火草二升(切) 楮子二升 干漆二升 甘草一斤 远志 五味子各一斤

【用法】上药以地黄汁浸一宿,出晒干,复渍,令汁尽,为散。每服方寸匕,空腹酒下,一日三次。

【功用】轻身,益气强骨,补髓不足,使阴气强盛。

40710 苁蓉散

《千金》元刻本卷二十。为原书宋刻本"苁蓉补虚益阳方"之异名。

40711 苁蓉散（《圣济总录》卷一○五）

【组成】肉苁蓉(酒浸,切,焙)一两 滑石一分 黄连(去须)三分 井泉石一两 土马鬃一两(俗呼墙上青衣) 豉(炒)半两

【用法】上为散。每服二钱匕,以猪肝半两,烂研相和,冷水调下,临卧再服。

【主治】目赤飞血。

40712 苁蓉散（《圣济总录》卷一○九）

【组成】肉苁蓉(汤浸,去皱皮,焙)一两 巴戟天(去心) 槟榔(煨,剉) 草薢 麦门冬(去心,焙) 犀角(镑) 羚羊角(镑) 陟厘(炒)各半两 黄芩(去黑心) 芜蔚子 枸杞子 人参 玄参 木香 菟丝子(酒浸一宿) 槐子 决明子(微炒) 丹参各三分

【用法】上为散。每服二钱匕,空心温酒调下,临卧又用栀子汤调下二钱匕。

【主治】肾脏虚风上攻,头旋脑痛眼生翳,或有黄黑花,起如飞蝇,及腰胯酸疼,脚膝冷痹。

40713 苁蓉散

《魏氏家藏方》卷四。为《圣惠》卷二十八"肉苁蓉散"之异名。见该条。

40714 苁蓉散（《得效》卷九）

【组成】木香五钱 肉豆蔻(煨) 肉苁蓉(酒洗,炙)各一两

【用法】上为末。每服一大钱,米饮调下。

【功用】补益。

【主治】肿满。

【宜忌】忌生冷、油、面。

40715 苁蓉散

《普济方》卷三○三。为《鬼遗》卷二"内补苁蓉散"之

异名。见该条。

40716 苁蓉散

《医方类聚》卷一四五。即《千金》卷二十"苁蓉补虚益阳方"。见该条。

40717 苁蓉散（《医学入门》卷八）

【组成】肉苁蓉 白术 巴戟 麦门冬 茯苓 甘草 牛膝 五味子 杜仲各八钱 车前子 干姜各五钱 生地半斤

【用法】上为末。每服二钱,食前酒调下,一日三次。

【主治】肾气虚寒阴痿,腰脊痛,身重胫弱,言音混浊,阳气顿绝。

40718 苁蓉粥（《史载之方》卷上）

【组成】肉苁蓉一分 米一搊

【用法】先洗苁蓉令净,切令极细,同米用水二碗以上,煮作稀粥,既熟,入少许葱,并薄入盐、酱调和,空心投三四盏。

【主治】元气虚弱,肾水空虚,胃无津液,大府涩迟,六脉微而虚。

40719 苁蓉粥（《圣济总录》卷一八八）

【组成】白羊肉四两(切) 肉苁蓉(水洗,切)一两 粳米三合 鹿角胶(炒燥)三分 葱白(切)七茎 鸡子二枚

【用法】以五味汁中煮粥,临熟下胶、鸡子。空腹食之。

【主治】久积虚冷,阳气衰乏。

40720 苁蓉膏（《圣济总录》卷一三一）

【组成】肉苁蓉(去皱皮) 半夏(生,剉) 熟干地黄各一两 当归 蜀椒(去目并闭口者,炒出汗) 细辛(去苗叶) 乌喙(去皮) 蛇衔草 白芷 甘草 桂(去粗皮)各半两 薤白七茎 猪脂二斤

【用法】上药除猪脂外,剉碎,以醋半升,拌药一宿,先熬脂令沸,次下诸药,煎候白芷赤黑色,漉出绵滤,瓷合盛。取涂疮上,一日三次。

【功用】暖肌干疮。

【主治】发背痈疽已溃,不生肌。

40721 苁蓉羹（《圣济总录》卷一八八）

【组成】肉苁蓉(温水洗去土,细切)一两 白羊肾一对(去脂膜,切) 葱白七茎(擘) 羊肺二两(切)

【用法】入五味汁作羹。空腹食之。

【主治】丈夫久积虚损,阳气衰,腰脚疼痛无力。

40722 苁蓉大补丸

《局方》卷五(续添诸局经验秘方)。为《三因》卷十三"大补丸"之异名。见该条。

40723 苁蓉牛膝丸（《圣济总录》卷九十六）

【组成】肉苁蓉(酒浸一宿,切,焙) 牛膝(酒浸一宿,切,焙) 补骨脂(酒浸一宿,炒) 巴戟天(去心) 羌活(去芦头) 附子(炮裂,去皮脐) 蜀椒(去目并闭口,炒出汗)各一两

【用法】上为末,用獖猪肾一只,去筋膜,细切,研烂,取浸牛膝酒,同面煮糊为丸,如梧桐子大。每服三十丸,空心、临睡温酒送下。

【功用】补益下元,壮强真气。

【主治】膀胱虚冷,小便频数。

40724 苁蓉牛膝丸(方出《传信适用方》卷二,名见《普济方》卷二四○)

【组成】肉苁蓉(好酒焙干,净洗) 川牛膝(去苗,洗,焙干) 天麻(明白者,洗,焙干) 木瓜(干者。各剉碎,用酒三升,入瓶内密缠,春五日,取出急用沸汤滤过,焙,为末) 枸杞子(拣,净洗) 黄耆(洗,涂蜜炙) 真虎骨(酒浸,炙黄) 青盐(别研)各二两

【用法】上药都拌匀,将前项浸药酒,入面糊为丸,如梧桐子大,焙干。每服三五十丸,空心、食前温酒白汤送下。

【主治】脚气。

40725 苁蓉牛膝汤(《三因》卷五)

【组成】肉苁蓉(酒浸) 牛膝(酒浸) 木瓜干 白芍药 熟地黄 当归 甘草(炙)各等分

【用法】上剉。每服四钱,水一盏半,加生姜三片,乌梅半个,煎七分,去滓,食前服。筋痿脚弱,镑鹿角屑同煎。

【主治】肝虚为燥热所伤,肢胁并小腹痛,肠鸣,溏泄,或发热,遍体疮疡,咳嗽,肢满,鼻衄。

40726 苁蓉四倍丸(《圣济总录》卷一八五)

【组成】苁蓉(酒浸一宿,去粗皮,切,焙)二两 牛膝(酒浸一宿,焙)四两 菊花六两 枸杞子八两

【用法】上为末,炼蜜为丸,如梧桐子大。每服三十丸,空心温酒送下。

【功用】补益。

40727 苁蓉羊肉粥(方出《证类本草》卷七引《药性论》,名见《药粥疗法》)

【组成】肉苁蓉四两(水煮令烂,薄切,细研) 精羊肉(分为四度)

【用法】上药以米煮粥,入五味。空心服之。

【功用】《药粥疗法》:补肾助阳,健脾养胃,润肠通便。

【主治】❶《证类本草》引《药性论》:精败面黑,劳伤。❷《药粥疗法》:肾阳虚衰所致的阳萎、遗精、早泄,女子不孕,腰膝冷痛,小便频数,夜间多尿,遗尿,以及平素体质羸弱,劳倦内伤,恶寒怕冷,四肢欠温,脾胃虚寒,脘腹隐痛,老人阳虚便秘。

【宜忌】《药粥疗法》:苁蓉羊肉粥属温热性药粥方,适用于冬季服食,以5至7天为一疗程,夏季不宜服食。凡大便溏薄,性机能亢进的人,也不宜选用。

40728 苁蓉羊肾粥(《圣济总录》卷一八八)

【组成】肉苁蓉(酒洗去土)一两半 羊肾一具(去脂膜,细切) 羚羊角(屑)二两 磁石(烧赤,醋淬,捣末) 薏苡仁各三两

【用法】上药除羊肾、磁石、薏苡仁外,剉细,分为三服。每服用水三升半,煎至二升,去滓,下磁石、薏苡仁各一两,羊肾一具,煮粥,空心任意食之。

【主治】肾劳风虚,面色黄黑,鬓发干焦。

40729 苁蓉杏仁汤(《四圣心源》)

【组成】甘草二钱 杏仁二钱 白蜜一两 肉苁蓉三钱

【用法】煎大半杯,入白蜜温服。

【主治】津亏木燥,大便艰难。

40730 苁蓉补肾丸(《成方制剂》3册)

【组成】白术 茯苓 何首乌 莲须 肉苁蓉 熟地黄 酸枣仁 锁阳 菟丝子 羊鞭 淫羊藿 狗脊髓

【用法】上制成丸剂。口服,一次9克,一日2次。

【功用】补肾壮阳。

【主治】肾虚腰痛,阳痿遗精。

40731 苁蓉茸附丸(《洪氏集验方》卷三引督府王翰林方)

【组成】鹿茸一两(先用草烧去毛,切作片子,用酥炙令香熟为度) 苁蓉四两(酒浸一宿,切作片子,焙干) 菟丝子六两(酒浸二宿,炒令半干,捣作饼子,焙) 牛膝二两(酒浸一宿,切,焙) 熟干地黄二两(炒,焙) 真乌药一两 川五味子一两 附子一两(炮,去皮脐) 白术一两 天麻一两 补骨脂一两(炒) 葫芦巴一两(炒) 茴香一两(炒) 干淡木瓜一两 沉香一分 木香一钱(面煨) 丁香二钱(不见火)

【用法】上为细末,酒糊为丸,如梧桐子大。每服三五十丸,空心、临卧以米饮、温酒、盐汤任下。

【功用】平补真元,益养脾肾,固精壮气,暖胃思食。

40732 苁蓉独活散(《圣济总录》卷五十一)

【组成】肉苁蓉(酒浸,去皴皮,切,焙)二两 独活(去芦头) 附子(炮裂,去皮脐) 蜀椒(去目及闭口者,炒出汗)各一两半 泽泻 黄耆(细剉)各二两 五味子 蒺藜(炒去角) 防风(去叉) 杏仁(汤浸,去皮尖双仁,炒黄) 木香 干姜(炮) 牡蛎(熬) 赤石脂 黄芩(去黑心) 甘草(炙,剉) 桂(去粗皮) 桃仁(汤浸,去皮尖双仁,炒黄) 细辛(去苗叶) 续断各一两

【用法】上为细散。每服三钱匕,空心酒调下,一日二次。

【主治】肾脏虚冷,腰胯膀胱间忽冷如人吹,及手足膝盖冷如水,或茎中痛,小便无节。

40733 苁蓉润肠丸

《医学纲目》卷二十三。为《济生》卷五"润肠丸"之异名。见该条。

40734 苁蓉琐阳粥(《赤水玄珠》卷十五)

【组成】肉苁蓉 琐阳

【用法】煮粥服。

【主治】老人阴血不足,大便燥结。

40735 苁蓉菟丝丸(《济阴纲目》卷三)

【异名】苁蓉菟丝子丸(《医学正印》卷下)。

【组成】肉苁蓉(酒浸) 菟丝子(酒蒸) 覆盆子 蛇床子各一两二钱 当归(酒洗) 白芍药(炒) 川芎各一两 牡蛎(火煅) 乌贼骨各八钱 五味子 防风各六钱 黄芩五钱 艾叶三钱

【用法】上为末,炼蜜为丸,如梧桐子大。每服三四十丸,盐汤送下,早、晚各进一服。

【功用】助阴生子。

【主治】赤白带下。

40736 苁蓉木瓜煎丸(《圣济总录》卷一八七)

【组成】肉苁蓉一斤(以酒浸,净刮去皴皮及沙石尽,细切,焙干,捣罗为末,称) 牛膝八两(去苗,酒浸,剉,焙干,捣罗为末,称) 菟丝子(尝甜滑者,以水淘去浮者)四两半(酒浸三五日,以软烂为度,沙盆内研如泥) 木瓜四枚(如无花木瓜,只用小黄熟木瓜十枚,并削去皮子,别以酒煮烂

为度,入沙盆研如泥,又用法酒一斗五升匀调,同煎四味,入银器内重汤慢火熬成膏,不住手搅,勿令焦,仍相度后药末多少,或硬,更入炼熟好蜜,亦须带软,搜所贵滋润易为丸也) 附子六枚(炮裂,去皮脐,剉,以青盐末三两拌和匀,炒令黄色同用) 麋角(剉末)五两(用酥拌和,炒黄色) 椒红四两 肉豆蔻仁二两 补骨脂三两(拣净,称,炒香) 楮实(红实熟成者)三两半(淘去浮者,焙干,称) 巴戟天(去心,炒黄)三两 木香二两 鹿茸(去毛,酥炙三两) 桂(去粗皮)三两 蛇床子(拣择净)二两 槟榔二两(剉) 干姜(炮裂)三两

【用法】上十三味为细末,将前膏和成剂,再入臼内捣三二千下,入真酥少许为丸,如梧桐子大。每服三十丸,渐加至五十丸,空心温酒送下,盐汤亦得,晚食前再服。

【功用】延年轻身,爽神益气,补壮筋骨。

【主治】肝肾气虚,耳目不聪明,及一切冷气,腹胁疼痛。

40737 苁蓉菟丝子丸

《医学正印》卷下。为《济阴纲目》卷三"苁蓉菟丝丸"之异名。见该条。

40738 苁蓉补虚益气方(《千金》卷十九)

【组成】苁蓉 薯蓣各五分 远志四分 蛇床子 菟丝子各六分 五味子 山茱萸各七分 天雄八分 巴戟天十分

【用法】上为末,炼蜜为丸,如梧桐子大。每服二十丸,加至二十五丸,酒送下,一日二次。

【主治】五脏虚劳损伤,阴痿,阴下湿痒,或生疮,茎中痛,小便余沥,四肢虚极,阳气绝,阳脉伤。

【备考】本方方名,《医方类聚》作"苁蓉丸"。

40739 苁蓉补虚益阳方(《千金》宋刻本卷二十)

【异名】苁蓉散(原书元刻本)益阳丹(《普济方》卷二一九)。

【组成】苁蓉 续断各八分 蛇床子九分 天雄 五味子 薯蓣各七分 远志六分 干地黄 巴戟天各五分

【用法】上药治下筛。每服方寸匕,酒下,一日三次。

【主治】阳气不足,阴囊湿痒,尿有余沥,漏泄虚损,云为不起。

【备考】本方方名,《医方类聚》引作"苁蓉散"。

40740 苁蓉通便口服液(《新药转正》12册)

【组成】肉苁蓉 何首乌 枳实(麸炒) 蜂蜜。

【用法】制成口服液。口服,一次1~2支(10~20毫升),一日1次,睡前或清晨服用。

【功用】滋阴补肾,润肠通便。

【主治】中老年人、病后产后等虚性便秘及习惯性便秘。

【宜忌】孕妇慎用。本品久贮后,可能会出现少量振摇即散的沉淀,可摇匀后服用,不影响疗效。

芩

40741 芩心丸(《瑞竹堂方》卷十四)

【组成】黄芩心(枝条者)二两(用米醋浸七日,炙干,又浸又炙,如此七次)

【用法】上为细末,醋糊为丸,如梧桐子大。每服七十丸,空心温酒送下,一日二次。

【主治】妇人四十九岁以后,天癸当住,每月却行或过多不止。

40742 芩术汤(《丹溪心法》卷五,名见《医学入门》卷八)

【异名】安胎饮(《大生要旨》卷二)。

【组成】条芩一二两

【用法】上为末。每服一钱或半钱,白术五七钱浓煎汤调下。

【功用】❶《丹溪心法》:安胎。❷《医学入门》:清热安胎。

【主治】《医学入门》:妊娠四五月,常堕不安,为热甚故。

【备考】《医学入门》本方用子芩一两,白术五钱,水煎服。

40743 芩术汤(《证治汇补》)

【组成】白术一两 黄芩七钱 甘草三钱

【用法】每服三钱,水煎服。

【主治】痢疾。

40744 芩术汤(《叶氏女科》卷二)

【组成】子芩三钱 白术(蜜炙)一钱五分 阿胶(炒珠)一钱

【用法】水煎服。

【主治】胎气上逼。

【加减】风邪,加干姜、豆豉各一钱;寒,加葱白三茎;热,加天花粉一钱;寒热,加柴胡一钱;项强,加葱白三茎;温热腹痛,加白芍一钱;腹胀,加厚朴(姜制)一钱;下血,加熟艾、地榆各一钱;腰痛,加杜仲(盐水炒);惊悸,加黄连一钱;烦渴,加麦冬(去心)一钱 乌梅一个;思虑太过,加茯神一钱;痰呕,加旋覆花、川贝母(去心)各一钱,或酌用半夏曲一钱;劳役,加黄耆一钱;气喘,去白术,加香附(制)一钱;便燥,加麻仁一钱;素惯难产,加枳壳(麸炒)、苏叶各一钱;素惯堕胎,加杜仲(盐水炒)一钱;若素血虚,加当归、川芎各二钱。

40745 芩术汤

《产孕集》卷上。即方出《千金》卷二,名见《张氏医通》卷十五"芩术芍药汤"。见该条。

40746 芩术散(《胤产方》)

【组成】小条黄芩(酒浸,炒)一两 白术(去芦,陈壁土炒,去土)一两 砂仁(炒)三钱

【用法】上为细末。每服二三匙,米汤调下,一日二次。

【功用】安胎。

40747 芩半丸(《医学入门》卷七)

【组成】黄芩 半夏各一两

【用法】上为末,姜汁糊为丸,如梧桐子大。每服七十丸,姜汤送下。

【主治】热嗽生痰。

40748 芩芍汤(《叶氏女科》卷二)

【组成】黄芩 白芍 白术(蜜炙)各一钱 肉桂五分

【用法】水煎,食前温服。

【主治】❶《叶氏女科》:妊娠腹痛,热痛脉数。❷《妇科玉尺》:胎动因热者。

40749 芩芍汤（《痢疾纂要》卷九）

【组成】黄芩　白芍各二钱　甘草一钱

【用法】水煎,温服。

【主治】热痢。

【加减】腹痛甚者,加肉桂;脓血稠黏者,加当归、黄连各五六分。

40750 芩芷散（《明医指掌》卷六）

【组成】黄芩(酒炒)一两　白芷一两

【用法】上为末。每服二钱,茶清调下。

【主治】风热上盛,眉眶疼痛,目不能视物者。

40751 芩连片（《成方制剂》3册）

【组成】黄芩 250克　连翘 250克　黄连 100克　黄柏 400克　赤芍 250克　甘草 100克

【用法】上制成片剂,每片重 0.55克。口服,一次 4片,一日 2~3次。

【功用】清热解毒,消肿止痛。

【主治】脏腑蕴热,头痛目赤,口鼻生疮,热痢腹痛,湿热带下,疮疖肿痛。

【备考】本方改为胶囊剂,名"芩连胶囊"(见《新药转正》29册);改为颗粒剂,名"芩连颗粒"(见《新药转正》40册)。

40752 芩连汤（《种痘新书》卷九）

【组成】芩　连(俱酒制)　当归　川芎　甘草　木香　赤芍

【用法】先服调胃承气汤,次服本方。

【主治】痘后积热,肠鸣腹痛,里急后重。

【加减】多下,加升麻。

40753 芩连汤（《不知医必要》卷三）

【组成】当归二钱　黄连六分　黄芩一钱五分　生白芍三钱　槟榔　木香各一钱　炙草五分

【主治】实热人痢疾。

【加减】腹中胀满而痛,手按更痛者,加生大黄二钱,厚朴一钱。

40754 芩连散（《幼科直言》卷四）

【组成】黄连　黄芩　红花　木香　当归　生地黄　泽泻　山楂肉　陈皮　甘草

【用法】水煎服。兼服香连丸并六一散。

【主治】痢疾,暑伤血分,下纯血者。

40755 芩连胶囊

《新药转正》29册。即《成方制剂》3册"芩连片"改为胶囊剂。见该条。

40756 芩连颗粒

《新药转正》40册。即《成方制剂》3册"芩连片"改为颗粒剂。见该条。

40757 芩术四物汤（《金鉴》卷四十四）

【组成】四物汤加黄芩　白术

【主治】❶《金鉴》:经水先期,血多因热者。❷《医林纂要》:肝木乘土,热而挟湿,经血过多。

40758 芩术芍药汤（《千金》卷二,名见《张氏医通》卷十五）

【组成】白术六两　芍药四两　黄芩三两

【用法】上㕮咀。以水六升,煮取三升,分三服,半日令药尽。微下水,令易生,月饮一剂为善。

【主治】妊娠,腹中满痛入心,不得饮食。

【备考】本方方名,《产孕集》引作"芩术汤"。

40759 芩术芍葵丸（《医学入门》卷八）

【组成】白术二两　黄芩五钱　红白葵花二钱半　白芍七钱半

【用法】上为末,蒸饼为丸。煎四物汤送下。

【主治】结痰白带。

40760 芩术安胎饮（《胎产心法》卷上）

【组成】白术(米泔水浸一宿,去芦,切片,晒干,黄土炒香。如脾脉虚弱细软,缓大无力,外证饮食少进,恶心、呕吐、泄泻,用一钱五分或二钱,若气体强壮,或气郁壅滞,胸腹膨闷胀满作痛,或素有奔豚积聚上攻者,忌用)　条芩(如脉洪盛有力,素多内热,用一钱五分或二钱,如气体虚寒,脾肺脉弱,呕哕泄泻者,忌用)　当归身(酒洗)一钱五分或二钱(如嗽,有痰喘呕哕泄泻者,忌用;如只有泄泻而无别证,以黄土炒用)　带壳砂仁(微炒)五分或七分(内热者,三四分)　生知母一钱(素多内热者,或用一钱五分或二钱;如气体虚寒,呕哕泄泻者,忌用)　炙甘草三分或四分

【用法】水煎,食远服。

【功用】安胎。

【主治】胎动不安。

【加减】如脉弱虚细,或缓大无力,饮食减少,口不知味,溏薄泄泻者,加人参一钱或一钱五分,炒白术一钱或一钱二分,或二钱,白茯苓一钱,广皮七八分,炒条芩一钱,去知母;如血虚内热,肝肾脉洪数无力,腰疼,腿膝酸软无力者,加熟地三五钱或七八钱,生地二三钱,酒洗芍药一钱或一钱五分,炒杜仲,酒洗当归一钱或一钱五分,炒续断一钱;如肝肾脉虚细濡弱,腰疼,腿膝麻木冷痛,加熟地三五钱或七八钱,川芎八分,制续断肉一钱,盐水炒杜仲一钱五分,酒洗归身一钱五分或二钱,去知母;如胸腹胀闷,加麸炒枳壳七分,制大腹皮八分,醋制香附米七分;如素多郁怒,加苏梗八分或一钱,醋制香附米八分或一钱,小柴胡七八分,酒洗抚芎七分;如呕哕,加藿香八分或一钱,竹茹六七分,制透半夏八分,陈皮八分,带壳砂仁四五分,煨姜三片,去知母;胃寒呕哕,去条芩、知母、竹茹,加制去黄水吴茱萸三分;如虚烦,加去心麦冬一钱,竹茹七分;咳嗽,加去心麦冬一钱,蜜炙桑白皮八分或一钱,去皮尖杏仁八分,前胡一钱,麸炒枳壳八分;如小便淋沥不通,加车前子一钱,赤苓一钱,木通七分,甚者,加滑石一钱五分或二钱;如胎动下血,倍加生知母,纹银一小锭,忌铁器。

40761 芩术枳壳汤（《广嗣纪要》卷九）

【组成】条芩一钱半　白术　枳壳(炒)各一钱　生甘草五分　淡竹叶十二片

【用法】水煎,空心服。

【主治】妊娠九月,胎肥作热,烦闷不安。

40762 芩术樗皮丸（《医学入门》卷八）

【组成】黄芩　白术各三钱　樗皮　白芍　山茱萸各二钱半　白芷　黄连各二钱　黄柏一钱半

【用法】上为末,酒糊为丸。温酒送下。

【主治】孕妇白带。

40763 芩芍调中汤(《医学传灯》卷下)

【组成】枳壳　厚朴　山楂　黄芩　白芍　丹参　桔梗　槟榔　泽泻

【主治】痢疾。外无头疼身痛,内无里急后重。

【加减】热盛,加酒炒黄连。

40764 芩芍解毒汤(《医方简义》卷二)

【组成】黄芩(酒炒)二钱　白芍二钱　川连八分　焦栀子三钱　炒川柏一钱五分　银花三钱　生甘草八分　生姜二片

【主治】温热初起之症。

40765 芩连二母丸(《外科正宗》卷二)

【组成】黄连　黄芩　知母　贝母　川芎　当归　白芍　生地　熟地　蒲黄　羚羊角　地骨皮各等分　甘草减半

【用法】上为末,侧柏叶煎汤,打寒食面为丸,如梧桐子大。每服七十丸,灯心汤送下或作煎剂服之。

【主治】心火妄动,逼血沸腾,外受寒凉,结为血瘤,其患微紫微红,软硬间杂,皮肤隐隐缠如红丝,皮肤血流禁之不住者。

40766 芩连二陈汤(《扶寿精方》)

【组成】橘红　白茯苓　软石膏各二钱　片芩(酒炒)　白术　黄连(酒炒)　防风各五分　川芎　天花粉各一钱　薄荷八分　半夏(制)七分　羌活五分　甘草(炙)三分

【用法】上剉,水一钟半,加生姜三片,煎八分,食远温服。

【主治】痰饮。

40767 芩连二陈汤(《医学入门》卷八)

【组成】二陈汤加黄芩　黄连

【功用】化痰降火。

【主治】《证治宝鉴》:呕吐哕,胃热挟痰。

40768 芩连二陈汤(《便览》卷二)

【组成】二陈汤加砂仁　栀子　黄芩　黄连(俱姜制炒)

【用法】水一钟半,加生姜五片,煎服。

【主治】胃口有热,膈上有痰,时作呕哕。

40769 芩连二陈汤(《外科正宗》卷二)

【组成】黄芩　黄连　陈皮　茯苓　半夏　甘草　桔梗　连翘　牛蒡子　花粉各一钱　木香三分　夏枯草二钱

【用法】加生姜三片,水二钟,煎八分,食后服;滓再煎,临睡服。

【主治】马刀。痰疬生于少阳部分,项侧结核,外皮漫肿,色红微热,或至缺盆高骨上下发肿,形长坚硬作痛。

40770 芩连二陈汤(《嵩崖尊生》卷九)

【组成】二陈汤加姜芩　姜连　枳实　神曲　麦芽

【主治】伤食内热或伤热物。

40771 芩连二陈汤(《重订通俗伤寒论》)

【组成】青子芩二钱　仙半夏一钱半　淡竹茹二钱　赤苓三钱　川连八分　新会皮一钱半　小枳实一钱半　碧玉散三钱(包煎)　生姜汁二滴　淡竹沥二瓢(和匀同冲)

【功用】清肝和胃,蠲痰泄饮。

【方论选录】肝阳犯胃,症多火动痰升,或吐黏涎,或呕酸汁,或吐苦水,或饥不欲食,食则胃满不舒,甚则胁痛,或嘈杂心烦,故以芩、连、橘、半苦降辛通,调和肝胃为君;臣以竹茹、枳实通络降气;佐以赤苓、碧玉,使胃中之浊饮从小便而泄;使以姜、沥二汁,辛润涤痰,以复其条畅之性。此为清肝和胃,蠲痰泄饮之良方。

40772 芩连上清丸(《北京市中药成方选集》)

【组成】大黄一九二两　黄芩一六〇两　白芷九十六两　连翘九十六两　菊花九十六两　桔梗三十二两　栀子(炒)三十二两　防风三十二两　川芎十六两　薄荷十六两　荆芥十六两　黄柏六十四两

【用法】上为细末,过罗,用冷开水泛为小丸,每十六两用青黛二两为衣闯亮,袋装重六钱。每服二钱,温开水送下,一日二次。

【功用】清热散风,通便。

【主治】肺胃火盛,口舌生疮,眼目赤肿,牙齿疼痛,耳鸣作痒,大便秘结,小便赤涩。

40773 芩连上清饮(《医学探骊集》卷四)

【组成】酒黄芩五钱　苏薄荷三钱　白芷三钱　细辛一钱　滑石五钱　酒黄连三钱　荆芥穗三钱　木通三钱　甘草二钱

【用法】水煎,温服。

【主治】偏正头痛之非外感而由烟火中之炭气而病但畏针者。

【加减】如再疼痛,将原方加麻黄三钱。

【方论选录】此方黄芩、黄连酒炙,使之上行头顶,又有薄荷、芥穗、细辛佐之,用白芷以香散之,滑石、木通清其内热,甘草调和其中。服一二剂,其炭气可散而自解矣。

40774 芩连化毒汤(《片玉痘疹》卷十三)

【组成】黄连　黄芩　红花　石膏　大力子　卷豆　贯众　玄参　甘草　桔梗　栀子仁

【用法】水煎服。

【主治】疹既出,延绵不收者。

40775 芩连平胃汤(《金鉴》卷六十三)

【组成】黄芩一钱五分　黄连一钱　厚朴(姜炒)一钱　苍术(炒)二钱　甘草(生)五分　陈皮一钱

【用法】水二钟,加生姜一片,煎八分,食后服。外搽碧玉散。

【主治】燕窝疮。在下颏生,如攒粟豆,痒热疼,形类黄水疮破烂。

40776 芩连平胃散(《外科证治全书》卷三)

【组成】黄连三钱　陈皮三钱　苍术一两(炒)　生甘草三钱　茯苓一两　厚朴三钱

【用法】上为细末。每服三钱,白滚汤调下。外撒三妙散。

【主治】肠胃积湿,脐中不痛不肿甚痒,时流黄水,或浸淫成片。

【宜忌】忌酒、面、生冷、果菜。

【加减】无热,当去黄连,加防风三五钱。

【备考】本方名芩连平胃散,但方中无黄芩,疑脱。

40777 芩连四苓散(《医学六要·治法汇》卷三)

【组成】条芩　黄连　泽泻　赤茯　苍术　陈皮　白术

【用法】加灯心三十根,煎八分,空心服。

【主治】火泻。

【加减】腹胀,加木通、厚朴。

40778 芩连四物汤

《医统》卷八十八。为方出《保命集》卷下,名见《万氏女科》卷一"四物加芩连汤"之异名。见该条。

40779 芩连四物汤 (《嵩崖尊生》卷七)

【组成】当归二钱二分 川芎八分 白芍二钱 生地一钱半 黄连六分 黄芩一钱 麦冬一钱五分

【主治】血虚火多,咳嗽声嘶。

40780 芩连四物汤 (《会约》卷十四)

【组成】当归 白芍 生地各一钱半 川芎八分 黄芩二钱 黄连一钱 升麻五七分 丹皮一钱半

【用法】水煎,加童便服。

【主治】赤带,脉洪数而实者。

40781 芩连四物汤

《救急选方》卷上。即《医方考》卷六"四物汤加芩连姜夏方"。见该条。

40782 芩连四物汤 (《竹林女科》卷一)

【组成】熟地黄 当归 赤芍 川芎各一钱 黄芩 黄连(姜制)各五分

【用法】生姜为引。

【主治】经闭,形瘦多热多郁,血少气虚。

40783 芩连四物汤 (《竹林女科》卷一)

【组成】熟地黄 当归 白芍 川芎 柴胡 黄芩(酒炒) 黄连(酒炒) 香附(童便制)各等分

【用法】水煎,空心服。

【主治】经闭不通,性急多怒而妒,气血俱热,必有郁症。

40784 芩连四物汤 (《顾氏医径》卷四)

【组成】当归 白芍 知母 生地 条芩 黄连 川芎 黄柏

【主治】经不调,因血虚肝旺,木火妄动。

40785 芩连四物汤 (《顾氏医径》卷四)

【组成】黄芩 黄连 生地 白芍 归身 川芎 生甘草

【主治】受孕后每至三月而半产者,由于心液不足以养胎,致君火燔炽,相火交煽,火盛气逆,胎动不安。

40786 芩连半夏汤 (《东医宝鉴·杂病篇》卷十引《永类钤方》)

【组成】黄芩一钱二分半 白术 半夏各一钱 赤茯苓七分半 黄连 陈皮 当归 栀子 枳壳 香附 人参 苍术 缩砂 甘草各五分

【用法】上剉。加生姜七片,水煎服。

【主治】恶阻,病胸背满痛。

40787 芩连芍药汤 (方出《明医杂著》卷二,名见《医统》卷三十六)

【组成】黄芩(炒) 黄连(炒)各五分 白芍药(炒)二钱 枳壳(炒) 木香各五分 槟榔一钱 甘草(炙)三分

【用法】加生姜,水煎服。

【功用】泻肠胃之湿热,开郁结之气,消化积滞,通因通用。

【主治】痢疾。

【加减】腹痛,加当归一钱五分,砂仁各一钱,再加木香、芍药各五分;后重,加滑石(炒)五分,枳壳、槟榔、芍药、条芩各五分;白痢,加白术、白茯苓、滑石(炒)、陈皮各一钱,初欲下之,再加大黄五钱;红痢,加川芎、当归、桃仁各一钱五分,初欲下之,再加大黄五钱;红白相杂,加川芎、当归、桃仁各一钱五分以理血,滑石、苍术、陈皮各一钱五分以理气;食积,加山楂、枳实以消导;白痢久,胃弱气虚,或下后未愈,去槟榔、枳壳,减芩、连、芍药各七分,加白术一钱五分,黄耆、陈皮、茯苓各一钱,缩砂、干姜(炙)各五分;红痢久,胃弱血虚,或下后未愈,减黄芩、黄连各五分,加当归、川芎、熟地、阿胶、木香、陈皮各一钱,白术一钱五分;赤黑相杂,此湿胜也,及小便赤涩短少,加木通、泽泻、茯苓各一钱,山栀仁(炒)五分,以分利之。血痢,加当归、川芎、生地黄、桃仁、槐花(炒)各一钱,久不愈,减芩、连各七分,去槟榔、枳壳,再加阿胶珠、侧柏叶、白术各一钱五分,干姜(炒黑)、陈皮各一钱;痢已久,而后重不去,此大肠坠下,去槟榔、枳壳,用条芩,加升麻一钱以升提之;呕吐食不得下,加软石膏一钱五分,陈皮一钱,山栀仁(炒)五分,生姜六分,缓呷之,以泻胃口之热;得痢而误服温热止涩之药,则虽稍久,亦宜用前法以下之,下后方调之。

【备考】《医统》本方用黄芩(炒)、黄连(炒)各一钱,白芍药一钱半,枳壳二钱,木香、槟榔各一钱,甘草五分;水一盏半,加灯心、大枣,煎八分,食前服。

40788 芩连芍药汤

《东医宝鉴·内景篇》卷四引《必用》。为原书同卷"宁胃散"之异名。见该条。

40789 芩连芍药汤 (《陈氏幼科秘诀》)

【组成】芍药 茯苓 陈皮 厚朴 甘草 黄连 黄芩 枳壳 槟榔 山楂 木通

【用法】水煎服。

【主治】痢疾。

【加减】有血,加当归或生地;血紫,加桃仁、归梢;腹痛,加砂仁,甚则少加木香,血痢不宜;噤口,加莲肉或乌梅;后重甚,加升麻、柴胡,痢久亦加,恐元气下陷也;痢下青汁者,风毒也,加防风或干葛;腹痛甚,加乳香、没药,亦治瘀血;痢久,加地榆、蒲黄;腹痛,肺经之气郁于大肠,加苦参、桔梗;痢如豆汁,湿甚也,加防风、九制苍术亦可,滑石亦可,能利湿,小便少亦加之;积,尽用白术调理气分;发哕,用柿蒂、枇杷叶(去毛,炙)、丁香;久而虚者,加河子、肉蔻;力倦气少恶食,此挟虚也,宜当归(身尾)、白术、陈皮,虚极加人参补虚,虚回而痢自止;小儿七八岁,下纯血,勿以食积治,前方加当归或生地、地榆、蒲黄(醋炒)、荆芥、乌梅等敛血,血紫先用归尾、桃仁行之;气血俱虚神弱,人参、白术、当归、白药、茯神、黄连服之,并大黑丸及木香饼间服。

40790 芩连导痰方 (《杏苑》卷三)

【组成】枳实(麸炒) 南星各一钱 橘红(去白) 半夏各二钱 白茯苓一钱五分 甘草(蜜炙)三分 黄芩一钱 黄连六分

【用法】上剉。加生姜七片,水煎,加竹沥、生姜汁,食远温服。

【主治】狂言乱语,精神恍惚,痰涎壅盛。

【宜忌】忌葱、蒜、薤、韭生痰之物。

40791 芩连导痰汤《郑氏家传女科万金方》卷一)

【组成】半夏 橘红 白茯苓 甘草 乌梅 生姜 枳实 南星 黄芩 黄连

【用法】水煎服。

【主治】妇人痰闭子宫,月水准信,不受胎,中脘不爽,痰热,痰嗽饱闷。

40792 芩连红曲汤《叶氏女科》卷二)

【组成】黄芩 黄连(姜汁炒) 白芍 甘草(炙) 橘红 红曲 枳壳(麸炒) 建莲(去皮心)各一钱 升麻(炒)二分

【用法】水煎服。

【主治】子痫。

40793 芩连芷柏丸《女科秘要》卷四)

【组成】苍术 条芩各一两 黄连 黄柏各五钱 白芍 白芷 椿白皮 山茱萸各四钱

【用法】上为末,酒为丸。开水送下。

【主治】孕妇白带。

40794 芩连败毒散《准绳·疡医》卷五)

【组成】防风 荆芥 黄连 黄芩 连翘 羌活 独活 柴胡 前胡 川芎 桔梗 蓝叶 玄参 牛蒡子 升麻 赤芍药 金银花 白芷 甘草 干葛 青木香

【用法】加生姜、薄荷,水煎服。

【主治】时毒肿痛,发热,左脉浮数者。

【加减】发热无汗,加麻黄。

40795 芩连败毒散《医学传灯》卷上)

【组成】羌活 独活 柴胡 前胡 川芎 枳壳 桔梗 黄芩 连翘 甘草

【主治】瘾疹,身发寒,脉来洪数,状类伤寒。

40796 芩连枳梗汤《医学入门》卷六)

【组成】枳壳 桔梗各五分 半夏 黄芩 瓜蒌仁 黄连各三分 生姜 麦门冬

【用法】水煎服。利去黄涎即安。

【主治】痞结因热聚腹,不得宣通,上攻胸胁,按之则痛,时发壮热。

【加减】热甚,加大黄少许。

【备考】方中生姜、麦门冬用量原缺。

40797 芩连栀子饮《片玉痘疹》卷十二)

【组成】黄芩 黄连 栀子 桔梗 甘草 生地 柴胡 川芎 赤芍 升麻

【用法】水煎,茅根汁一钟,入内同服。

【主治】痘疮收靥之后痢作,大热不止,鼻中血出不止。

40798 芩连消毒汤《伤寒六书》卷三)

【组成】黄芩 柴胡各一钱 桔梗 川芎 防风 羌活 枳壳各八分 甘草三分 连翘 射干 白芷 黄连各七分 荆芥

【用法】水二钟,加生姜三片,煎至一钟,加鼠黏子一撮,再煎一沸,入竹沥、姜汁调服。先服加大黄,利一二次后去大黄,加人参、当归。

【主治】天行大头病,发热恶寒,头项肿痛,脉来洪,喉痹痰热。

【备考】方中荆芥用量原缺。

40799 芩连消毒饮《统》卷十四)

【组成】柴胡 甘草 桔梗 川芎 黄芩 荆芥 黄连 防风 羌活 枳壳 连翘 射干 白芷

【用法】水二盏,加生姜三片,煎服。先用大黄煎利二三次。

【主治】天行时疫,大头病,发热恶寒,颈项肿,脉洪,痰痹。

【加减】有痰者,加竹沥、姜汁调服。

40800 芩连消毒饮《准绳·疡医》卷五)

【组成】防风 荆芥 连翘 柴胡 黄芩 川芎 羌活 桔梗 蓝叶 射干 白芷 牛蒡子 黄连 甘草 青木香 金银花

【用法】加薄荷,水煎服。

【主治】时毒,发热恶寒,头项肿痛,脉洪数。

40801 芩连消毒饮《效验秘方》顾伯华方)

【组成】黄芩10克 黄连6克 生山栀10克 制川军9克 野菊花10克 半枝莲10克 银花12克 赤芍9克 连翘15克 紫花地丁15克 生甘草6克

【用法】水煎服,日一剂。

【功用】清热凉血,解毒护心。

【主治】颜面疔疮,手足疔疮,红丝疔。

【方论选录】芩连为君,直折上焦心火;银花合野菊花为治疔之对药,连翘清上焦诸热,解毒疗疮;紫花地丁入心肝二经,凉血解毒,清热消肿,合半枝莲清热疗毒,力专功宏。

40802 芩连清心丸《杂病源流犀烛》卷七)

【组成】黄芩 黄连 麦门冬 天花粉 茯神 丹参 牛黄 菖蒲 远志

【主治】心热癫狂。

【备考】本方改为汤剂,名"芩连清心汤"(见《类证治裁》)。

40803 芩连清心汤

《类证治裁》卷四。即《杂病源流犀烛》卷七"芩连清心丸"改为汤剂。见该条。

40804 芩连解毒汤《中医皮肤病学简编》)

【组成】黄连6克 黄芩9克 丹皮9克 赤芍9克 银花15克 连翘9克 山栀6克 甘草3克

【用法】水煎服。

【主治】疖。

40805 芩柏樗皮丸《医学入门》卷八)

【组成】黄芩 黄柏 樗皮 滑石 川芎 海石 青黛 当归 芍药各等分

【用法】醋糊为丸服。

【主治】瘦人带下多热。

40806 芩栀平胃汤《外科证治全书》卷一)

【组成】苍术二钱(炒) 甘草五分 厚朴一钱二分 陈皮一钱二分 黄芩一钱五分 山栀仁一钱五分

【用法】水二钟,煎八分,食远服。外搽碧玉散。

【主治】燕窝疮生于下颏,初如粟如豆,色红,热微痒痛,破津黄水,颇类黄水疮,但疙瘩如攒耳,系脾胃湿热。

40807 芩荷引竭煎(《引经证医》卷四)

【组成】子芩　当归尾　山楂子　莱菔子　枳实　荷叶蒂　苏子　沉香曲　槟榔

【主治】痢疾。

40808 芩麻地冬汤(《辨证录》卷九)

【组成】麦冬二两　黄芩　天门冬各三钱　升麻　甘草各一钱　生地五钱

【用法】水煎服。

【主治】肺经火旺,移热大肠,大便闭塞不通,咳嗽不宁,口吐白沫,咽喉干燥,两脚冰冷。

40809 芩芷鼻炎糖浆(《中国药典》2010版)

【组成】黄芩156克　白芷156克　麻黄72克　苍耳子156克　辛夷156克　鹅不食草156克　薄荷73克

【用法】上制成液剂。口服,一次20毫升,一日3次。

【功用】清热解毒,消肿通窍。

【主治】急性鼻炎。

40810 芩暴红止咳片(《成方制剂》11册)

【组成】满山红1050克　暴马子皮1050克　黄芩500克

【用法】上制成片剂,每片重0.4克。口服。一次3～4片,一日3次。

【功用】清热化痰,止咳平喘。

【主治】痰热壅肺所致的咳嗽、痰多;急性支气管炎及慢性支气管炎急性发作见上述证候者。

【备考】本方改为颗粒剂,名"芩暴红止咳颗粒"(见原书)。改为口服液剂,名"芩暴红止咳口服液"(见《新药转正》14册)。改为胶囊剂,名"芩暴红止咳胶囊"(见《新药转正》32册)。改为糖浆剂,名"芩暴红止咳糖浆"(见《新药转正》37册)。

40811 芩连四物加味汤(《效验秘方·续集》祝谌予方)

【组成】黄芩10克　黄连6克　当归10克　川芎10克　赤芍10克　地黄10克　女贞子10克　旱莲草10克　桑叶10克　菊花10克

【用法】每日一剂,水煎二次,取汁300毫升,分二次温服。

【功用】补肾养血,滋阴清热,协调阴阳。

【主治】更年期综合征,神经衰弱等病之肝肾不足,阴阳失调证。

【方论选录】女贞子、旱莲草,滋补肝肾,协调阴阳;桑叶、菊花,平肝潜阳,清热除烦。全方配伍具有补肾养血、滋阴清热、协调阴阳的功用。

40812 芩连半夏竹茹汤(《中医妇科治疗学》)

【组成】黄芩二钱　黄连一钱　法夏二钱　竹茹三钱　胆草一钱　枳壳二钱　旋覆花一钱半

【用法】水煎,温服。

【主治】恶阻,痰滞偏热,口干而苦,烦热惯闷,夜寐不安,大便干燥,小溲黄赤,舌苔黄腻,脉象滑数。

【加减】气滞胸胀,时欲嗳气,加木香二钱。

40813 芩连橘半枳术丸(《活人方》卷二)

【组成】黄芩二两　黄连一两　神曲二两　麦芽粉二两　半夏二两　橘红二两　陈皮四两　枳实四两　白术八两

【用法】水叠丸。每服一二钱,午前后姜汤送下。

【功用】疏肝健脾,营运水谷,清火清痰,杜郁。

【主治】肝脾之气不和,气郁化火,火郁生痰,三者结滞于胸膈而不开,渐至痞满倒饱,嘈杂嗳气,吞酸,泄泻。

40814 芩暴红止咳胶囊

《新药转正》32册。即《成方制剂》11册"芩暴红止咳片"改为胶囊剂。见该条。

40815 芩暴红止咳颗粒

《成方制剂》11册。即原书同册"芩暴红止咳片"改为颗粒剂。见该条。

40816 芩暴红止咳糖浆

《新药转正》37册。即《成方制剂》11册"芩暴红止咳片"改为糖浆剂。见该条。

40817 芩暴红止咳口服液

《新药转正》14册。即《成方制剂》11册"芩暴红止咳片"改为口服液,见该条。

芬

40818 芬芳清解汤(《临证指南医案》卷五,名见《证因方论集要》卷三)

【组成】犀角　连翘　生地　玄参　石菖蒲　郁金　银花　金汁

【功用】清血络以防结闭,解毒以驱其秽。

【主治】上受秽邪,逆走膻中,神躁暮昏。

【方论选录】《证因方论集要》:邪犯膻中,神识不清,犀角、生地凉心血以去热;菖蒲、郁金通心气以除秽;连翘、玄参以清血络;银花、金汁以解毒邪。

苍

40819 苍己散(《理瀹》)

【异名】湿热散。

【组成】厚朴　姜黄各一两　苍术　防己各二两　黄芩　半夏(生)　黄柏　防风　白芷　南星　独活　陈皮　花粉　川芎　赤芍　甘遂　大戟　大黄　商陆　木通　黑丑(头末)　苦葶苈　枳实　消各一两　马前子　蓖麻仁　白芥子　花椒　枯矾　轻粉　雄黄　青黛　铜绿　干地龙　蛇蜕　皂角各五钱　陀僧二两　滑石　寒水石　松香(去油)　铅粉(炒)各四两

【用法】上为散。用此散一两加黄丹、黄蜡各一两,生石膏八两,生桐油调涂。湿热病掺行水膏贴,治烂腿不必贴膏。

【主治】湿热病及烂腿。

40820 苍六散

《摄生众妙方》卷七。为《本草纲目》卷十二引《积善堂方》"六制苍术散"之异名。见该条。

40821 苍玉膏(《霉疮新书》)

【组成】黄蜡　牛脂　野猪脂　椰子油　铜绿各二十钱　麻油一合

【用法】先以麻油入净锅内,慢火熬至六分,下黄蜡,将柳木篦搅片时,更挑少许,滴入水中,试软硬得中,乃住火,顷之,用细旧绢滤净,却上火,看似溶化之象,而入三种油脂,搅和,乃下锅来犹搅,候温冷交,以白垩徐徐投入膏内,不住手搅之,下铜绿,看渐渐膏凝,纳贮瓷器,听用。

【功用】吮脓,去毒。

【主治】诸肿疡。

40822 苍术丸

《圣济总录》卷四十一。为《普济方》卷十四引《护命》"香术丸"之异名。见该条。

40823 苍术丸（《圣济总录》卷七十七）

【组成】苍术　黄连(去须)　当归(焙)　诃黎勒皮(炒)　厚朴(去粗皮,生姜汁炙)　干姜(炮)各一两半　吴茱萸(汤洗,炒干,称)一两　艾叶(炒)三分　附子(炮裂,去皮脐)　龙骨各二两

【用法】上为末,米饮为丸,如梧桐子大。每服三十丸,食前生姜汤送下,一日二次。

【主治】气痢,瘦弱,诸药不效者。

40824 苍术丸（《圣济总录》卷九十三）

【组成】苍术　诃黎勒皮各一两半　陈橘皮(汤浸,去白,焙)　木香　芍药　青橘皮(汤浸,去白,焙)　白龙骨　生姜(切,焙)各一两

【用法】上为末,炼蜜为丸,如梧桐子大。每服三十丸,食前人参汤送下,一日二次。

【主治】骨蒸,腹中疹癖妨痛,兼下痢,日夜数十行。

40825 苍术丸（《圣济总录》卷一一二）

【组成】苍术(米泔浸)　知母　黄芩(去黑心)　玄参　甘草　人参　细辛(去苗叶)　芎䓖　白茯苓(去黑皮)　木香　贝母(去心)　石决明(刮、洗净)　茺蔚子各一两

【用法】上剉细,焙过,为末,炼蜜为丸,如梧桐子大。每服三十丸,食后温水送下,临卧再服。

【主治】青盲眼,瞳子分明,亦无翳膜,不痛不痒,内障不见物。

40826 苍术丸（《朱氏集验方》卷八引《鸡峰》）

【组成】苍术不拘多少(米泔水浸三日,逐日换水,候满日取出,刮去皮,切片,晒干,慢火炒令黄色,细捣末)

【用法】每一斤末,用蒸过茯苓半斤,炼蜜为丸,如梧桐子大。每服十五丸,空心或临卧温熟水送下。别用苍术末六两,甘草末一两,拌和匀,作汤点之,下苍术丸妙。

【功用】乌髭须,驻颜色,壮筋骨,明耳目,除风气,润肌肤,久服令人轻健。

【宜忌】忌桃、李、雀、蛤及三白。

40827 苍术丸（《本事》卷三）

【异名】神术丸（《直指》卷七）。

【组成】苍术一斤(去皮,切)

【用法】上为末,用生油麻半两,水二盏,研滤取汁,大枣十五个(烂煮,去皮核),研以麻汁,匀研成稀膏,搜和入白熟杵,丸如梧桐子大,干之。每日五十丸,空腹用盐汤送下,增至一百丸、二百丸。初服时必膈微燥,且以茅术制之,觉燥甚,进山楂散一服,久之不燥矣。

【主治】膈中停饮。

40828 苍术丸（《续本事》卷一,名见《普济方》卷二二五）

【组成】苍术(切,焙)　吴茱萸(汤浸洗)　破故纸　胡芦巴各一两　川姜　草乌各半两(并炮)　山药二两

【用法】上药各精细炮治如法,同为末,醋糊为丸,如梧

桐子大。每服十五丸,空心温酒、盐汤任下,妇人艾醋汤送下,一日二次。

【功用】活血驻颜,减小便,除盗汗。丈夫四十岁以上者可常服,耳目永不昏聋,髭发不白。

【主治】男子、妇人一切虚冷之疾,妇人久不生产,似带疾,而非其时有遗沥者。

【备考】《普济方》有川楝子、茴香各一两,川乌半两。

40829 苍术丸（《妇人良方》卷四）

【组成】乳香　没药各二钱(别研)　川牛膝　青盐各半两(研)　熟艾四钱　川乌三钱　全蝎一钱(炒)

【用法】上除研药,为细末,入研药令匀。以木瓜一个,大者,切一头留作盖,去瓤,入上件药于木瓜内,将盖签定,安木瓜于黑豆中蒸令极烂,取出去皮,连药研成膏;却入生苍术末拌匀得所,丸如梧桐子大。每服五十丸,空心木瓜汤送下,或温盐酒亦得,一日三次。

【主治】干湿脚气,筋脉拘挛,疼痛不能行履。

【宜忌】忌血与蒜。

【临床报道】脚气:乙巳年,罗安人病,发热自汗,心烦,身体骨立,足痛拘挛,不能屈伸,饮食不进,虽老医亦不能疗,召仆治之,六脉弦弱。仆曰:虽脉似劳,实非劳也。似脚气,而非正脚气。但当调脾生血,其热必退;然后攻足,则可望安。遍寻诸方,皆无对证之药,遂处四白散子与服,不半剂,热退能食。又处苍术丸继之,筋脉伸、足能行而愈。

40830 苍术丸（《朱氏集验方》卷九）

【组成】苍术半斤

【用法】上切,黑豆一小升,用水二碗,煮干,焙,研为末,面糊为丸。每服三十丸,空心盐汤送下。

【主治】内障。

40831 苍术丸（《瑞竹堂方》卷二）

【组成】苍术一斤(用泔浸,去皮,切作片,用生葱白一斤切碎,加盐二两同炒,苍术黄色为度,去葱不用)　川椒(微炒)　白茯苓(去皮)　小茴香(微炒)各四两

【用法】上为细末,酒糊为丸,如梧桐子大。每服五七十丸,空心温酒送下。

【功用】明目,暖水脏,补益。

【主治】腰腿疼痛,小肠疝气。

40832 苍术丸（《普济方》卷一五六引《经验良方》）

【组成】苍术一斤(四两酒浸,四两米泔浸,四两醋浸,四两青盐水浸,冬五日,夏三日,如数分作四份,用椒一两炒一份,破故纸一两炒一份,用黑牵牛一两炒一份,用茴香一两炒一份)

【用法】上炒讫,除去拌药,只留苍术,为末,醋面糊为丸,空心温酒或盐汤、热水任下。年五十以上,加沉香一两,楠木香二两,巴戟二两(酒浸二宿,去心)。

【功用】养肾水,顺气疏风。

【主治】腰脚湿痛。

40833 苍术丸（《医学纲目》卷二十二）

【组成】苍术(炒)　橘红各等分(为末)

【用法】上药生姜汁打炒神曲糊为丸,如梧桐子大。每服七十丸,米饮送下。

【主治】失饥伤饱,肚痛不食。

40834 苍术丸(《普济方》卷二一八)

【组成】苍术(好者)六两(去皮,酒浸二两,醋浸二两,泔浸二两) 干熟地黄一两 莲子肉半两(酒浸软,装在猪肚内) 五味子 枸杞子 破故纸各一两 羊白肠一条(将破故纸装在肠内,俱用焙干,一处碾为细末)

【用法】上为末,酒糊为丸,如梧桐子大。每服四五十丸,葱温酒送下。

【功用】补精益气。

40835 苍术丸(《普济方》卷二七九)

【组成】苍术(米泔浸,去皮) 何首乌半斤

【用法】上为细末,酒糊为丸,如梧桐子大。每服六七十丸,空心酒送下。

【主治】疥癣。

40836 苍术丸(《摄生众妙方》卷五)

【组成】茅山苍术一斤(米泔水浸一宿,晒干) 雪白茯苓六两(去筋膜)

【用法】上为末,东流水煮神曲作糊为丸,如绿豆大。每服七八九十丸,清晨滚汤送下。

【功用】健脾去湿,保长生。

40837 苍术丸(《医便》卷一)

【异名】铅汞丸、秋石丸(《医便》卷一)、经验苍术丸(《遵生八笺》卷十七)。

【组成】苍术(茅山者佳,用一斤半,糯米泔浸一日半,捞起刮去粗皮,见白,晒干,又用童便浸一日半,捞起,清水洗净,晒干,又用煮酒浸一日半,捞起,晒干,仍用糯米泔澄清,煮苍术,以烂为度。然后于陈米蒸饭盖之,用一层饭、一层术,上以荷叶盖饭,不泄谷气为妙,去饭、叶干,为末)四两 黄柏(八两刮去粗皮,剉碎,用无灰好酒浸三日夜。翻覆浸透,晒干,用蜜拌黄柏于砂锅内,着水半锅,以柳条扎棱起,水面上铺荷叶,摊黄柏于叶蒸之,以蜜浸进为度,取出晒干,如此拌蒸三次后,用纸铺锅底,隔纸炒,茶褐色为度,为细末)六两 知母(剉碎,用好酒浸三日,晒干,隔纸炒,焙,为末)六两 枳实四两(剉碎,与麸皮同炒,茶褐色为度,去麸不用,为细末) 白术(砂锅内隔纸以麸皮拌,炒,须不住手搅,以闻药味香,无面气为度,去麸不用,为细末)四两 当归(用酒洗净,再用好酒浸一日半,晒干,为细末)五两 熟地黄(用好酒洗净,再用酒浸,晒干,为细末)五两 干山药(末)四两 白茯苓(刮去粗皮,剉碎,晒干,麸皮拌于锅内,隔纸炒,以茶褐色为度,去麸,为细末)三两 防风(去芦,剉碎,隔纸炒干,为末)三两 灵砂(以水银飞二次,为末)五钱 真铅(用年少妇人乳三碗,将面量入乳中,打糊丸药) 真汞(童便煎)四两

【用法】将前药各另为极细末,总合拌匀,仍用重罗罗过,以前乳糊为丸,如梧桐子大,晒干收入瓷瓶内盛放。每服五六十丸或七八十丸,清晨盐汤送下,临卧远志汤送下。

【主治】气血不足,诸虚百损,遍身痰凝气滞,风湿麻痹,眼目昏花,腰疼头晕,手足欠顺,行履艰辛,遗泄真精,便浊不利,及妇人胎前产后,赤白淋涩。

【方论选录】此药清而不寒,温而不燥。苍术性燥而辛烈,去内外之湿热,引经药也,行于表里,制之膏者,所以

变其质,犹伊尹放太甲于桐,俾为善,以成济世之功也。黄柏其性虽寒,非芩、连之苦,此能通肾气而泻膀胱之火,火动则水不宁,用此者所以泻火而宁肾水也。知母其性润而不寒,虚弱之人火易动而水常涸,所以用此味专补肾水,盖为能制火之故也。虚弱之人,火最易动,津液受火而为痰,或膏粱味厚而为痰,盖半夏化痰,其性燥烈,服之反渴,渴增则贪饮,愈饮愈湿,受火邪而痰愈结也;贝母去四种痰,然能表而不能里;南星虽去痰,然能上而不能下,因于风者可用。唯枳实之功不可胜计;白术大能补脾,虚弱之人胃火必胜,而食易消,愈消而愈食,则脾岂有不损乎?脾损则食不能克化,而用消导之剂则反伤脾胃,脾胃受伤,是无本矣,岂能安乎?然必用此以补脾,犹修武备而御寇也。当归性温,治四等血病,流者能止,凝者能行,虚者能补,乱者能和,虚弱之人火旺水衰,血必受伤,或流或止,或凝或行,故必用以和之。虚弱之人,诸血最虚,皆由心之耗而肝之枯也,是以四肢懈怠,足不能履,手不能持,耳不能听,目不能视,肠不能通而多结也,故必用熟地黄以补一身之血。干山药性温平,主益中补虚,除寒热邪气,益气力,长肌肉,治头风,止腰疼,宁心肺,润皮毛,治泄精健忘。白茯苓去湿利小便,润胃气,伐肾邪,泻痰火,久服安魂养神,延年益寿而无消渴之患。虚弱之人血损少,则腠理不密而风邪易入,必用此所以驱邪之物。防风之性威而不猛也。虚弱之人心虚血少,必多惊悸而梦寐不安,故用灵砂以镇之。真汞性咸能入肾,而用童便煎煮,盖因元气之未洩而纯阳之未丧,煅炼而成亦真元气也;虚弱之人,精神必损,故必用此药以补之。

40838 苍术丸(《医学入门》卷七)

【组成】苍术一斤(用童便、酒各浸半斤,过一宿,晒干,为末) 白茯苓六两

【用法】神曲糊为丸,如绿豆大。每服七十丸。

【功用】健脾燥湿,壮筋明目。

40839 苍术丸(《赤水玄珠》卷二十六)

【组成】苍术(米泔浸一日,为末)

【用法】蒸饼糊为丸,如梧桐子大。每服五十丸,米饮送下,一日三次。

【主治】胃中有虫,吃生米。

40840 苍术丸(《景岳全书》卷五十一)

【组成】云苓四两 白芍药(炒黄)四两 炙甘草一两 川椒(去闭口者,炒出汗) 小茴香(炒)各一两 厚朴三两(姜汁炒) 真茅山苍术八两(米泔浸一宿,切,炒,如无即以好白术代之) 破故纸(酒浸二日,晒干炒香)四两

【用法】上为末,糯米糊为丸,如梧桐子大。每服七八十丸,食远清汤送下。

【主治】寒湿在脾,泄泻久不能愈者。

40841 苍术丸(《济阳纲目》卷四)

【组成】苍术一斤

【用法】米泔水浸,竹刀刮去皮,晒干为片,用童便、酒各浸半斤,过一宿,晒干为末。每服一钱,空心盐汤或酒调下。

【功用】健脾燥湿,壮筋骨,明目。

【主治】风湿。

【备考】本方方名,据剂型,当作"苍术散"。

40842 苍术丸

《金匮翼》卷八。为《直指》卷十"苍术难名丹"之异名。见该条。

40843 苍术丸(《杂病源流犀烛》卷十八)

【组成】制苍术二斤　神曲一斤

【用法】炼蜜为丸。每服三十丸,米汤送下,一日三次。

【主治】腹中虚冷不能食,食辄不消,羸弱生病者。

【加减】大冷,加干姜三两;腹痛,加当归三两;羸瘦加炙甘草二两。

40844 苍术汤(《卫生总微》卷十)

【组成】人参(去芦)　芦荟各半两　扁豆藤二两　苍术一撮

【用法】上为细末。每服二钱,水七分,煎至五分,去滓温服,不拘时候。

【主治】小儿霍乱吐泻。

40845 苍术汤(《卫生总微》卷十)

【组成】人参一两　木瓜一个　苍术一撮

【用法】上咬咀。每服二钱,水七分,煎至五分,去滓温服,不拘时候。

【主治】小儿霍乱吐泻。

40846 苍术汤(《保命集》卷中)

【组成】苍术四两　草乌头一钱　杏仁三十个

【用法】上为粗末,都作一服,水三升,煎至一半,均作三服,一日服尽,迎发而服。

【主治】秋深久疟,疟气入腹,胃中无物,又无痰癖,腹高而食少。

40847 苍术汤(《保命集》卷中)

【组成】苍术二两　防风一两

【用法】上剉细,用水一碗,煎至一大盏,绞清汁,送下桃花丸八十粒。

【主治】泻痢久不止,脏腑虚滑,谷不化。

40848 苍术汤(《兰室秘藏》卷中)

【组成】防风　黄柏各一钱　柴胡二钱　苍术三钱

【用法】用水二大盏,煎至一盏,去滓,空心服。

【主治】湿热腰腿疼痛。

40849 苍术汤(《丹溪治法心要》卷三)

【组成】苍术　黄柏　柴胡　防风　附子　杜仲　川芎　肉桂

【用法】作汤服。

【主治】湿热腰腿疼痛,两胁搐急,露卧湿地,不能转侧。

【加减】若寒食气客,身体沉重,肿痛,面色萎黄,加麻黄。

40850 苍术汤(《慈幼新书》卷九)

【组成】苍术　柴胡　黄芩　半夏　青皮　草果　槟榔　川芎　生姜　葱白

【用法】疟发三四度后,用水、酒各半煎,温服。取汗。

【主治】疟疾。

40851 苍术汤(《审视瑶函》卷三)

【组成】苍术(制)　白芍　枳壳　白茯苓　白芷　广陈皮　川芎　炙半夏　升麻　炙甘草各等分

【用法】上剉。加生姜三片,白水二钟,煎至八分,食后服。

【主治】太阴经头风头痛,腹满不食,并腹痛。

40852 苍术汤(《外科大成》卷四)

【组成】南苍术片一斤

【用法】水一锅,煎至八分,去滓,取汁浸洗,久之,次取滓置炭火于斗内,加术于火上焚之,以手架斗上熏之,上以绵帛盖之,勿令泄气。

【主治】脓窠疥。

40853 苍术汤(《疝气证治论》)

【组成】苍术八分　藁本五分

【用法】水煎,温服。

【主治】诸疝心痛,时痛时止,久不已。

40854 苍术汤(《古今医彻》卷二)

【组成】苍术一钱(泔制)　葛根一钱　山栀一钱(炒黑)　茯苓一钱　泽泻一钱　广皮一钱　山楂二钱

【用法】加灯心一握,生姜一片,水煎服。

【主治】湿气郁热,睾丸肿痛。

40855 苍术汤(《异授眼科》)

【组成】苍术(米泔浸,炒)一钱二分　藁本一钱　白芷一钱　羌活一钱　川芎一钱　甘草一钱

【用法】加葱、生姜,水煎服。

【主治】脾虚视物不真。

40856 苍术饮(《圣济总录》卷七十九)

【组成】苍术(米泔浸,切,晒干)　杏仁(去皮尖双仁,炒)　赤茯苓(去黑皮)　桑根白皮各一两半　商陆根二两半　连皮大腹四枚　嫩楮枝(切)三合

【用法】上咬咀,如麻豆大。每服五钱匕,水一盏半,煎至一盏,去滓,食前温服,一日三次。

【主治】风水头重面肿。

40857 苍术酒(《寿世青编》卷下)

【组成】苍术三十斤(洗净,打碎,以东流水三石浸二十日)

【用法】去滓,以汁浸曲,如家造酒法。酒熟任饮,不拘时候。

【主治】诸般风湿疮疡,脚气下重。

【宜忌】忌桃、李。

40858 苍术散(《医方类聚》卷六十七引《神巧万全方》)

【组成】苍术四两(肥实者,于银石器内以河水煮一日,煮时入皂角一寸许,煮了不用皂角,取苍术以铜刀子刮去黑皮,切过晒干,取三两)　甘菊花　京芎各一两半　荆芥穗　木贼　旋覆花　草决明(温水洗三遍,晒干)　蒺藜子各一两　甘草(炙)　细辛各三分

【用法】上为末,用不津器内盛。每服一钱,入真腊茶半钱,同点服。

【主治】眼病。

40859 苍术散(《活人书》卷十七)

【组成】麻黄一两(汤洗过,焙干称)　苍术半两(米泔浸,去皮,切)　石膏一两(煅)　桔梗半两　甘草半两(炙)　山茵陈半两(去梗)

【用法】上为细末。每服二钱,水一盏,煎至八分,数服出汗。

【主治】伤寒一二日,头疼,发热憎寒,身体疼痛。

40860 苍术散(《圣济总录》卷一○三)

【组成】苍术一两　蝉蜕　木贼(剉)　黄芩(去黑心)各半两

【用法】上为散。每服一钱匕,食前新汲水调下。服后仰卧少时。

【主治】目赤痛。

40861 苍术散(《圣济总录》卷一○八)

【组成】苍术(米泔浸一宿,切,焙)四两　木贼(童便浸一宿,净洗,剉,焙)二两　甘草(炙)一两半　旋覆花　蝉蜕(去土)各一两

【用法】上为散。每服一钱匕,食后麦门冬熟水调下。

【主治】风毒客搏,目生翳晕,黑白睛昏浊不明。

40862 苍术散(《朱氏集验方》卷二)

【组成】苍术半斤(炒)　麻黄一两半(去节)　杏仁二两(去皮尖,炒)　甘草二两(炒)

【用法】上为细末。每服二钱,沸汤调下,不拘时候。

【主治】四时伤寒、疫疾。

40863 苍术散(《朱氏集验方》卷九)

【组成】苍术一两　槐花　藁本　蛇蜕　防风　枸杞　白蒺藜各三钱　黄芩　川芎各半两　木贼　甘草　白菊花各二钱　蝉蜕四钱　乳香　没药各半钱　硬石膏(煅)半两　干葛一两

【用法】上为细末。用白水煎,食后服。加谷精草三钱半尤妙。

【主治】❶《朱氏集验方》:斑疮入眼。❷《银海精微》:小儿痘疮入眼,生翳膜,羞明怕日。

40864 苍术散(《瑞竹堂方》卷二)

【组成】苍术一斤(用粟米泔浸过,用竹刀刮去皮,半斤童便浸,半斤无灰好酒浸,春五日,夏三日,秋七日,冬十日,取出苍术)

【用法】于净地上撅一坑,以炭火煅红,去炭,将浸苍术酒、小便倾于坑内,却放苍术于坑内,用瓦器盖覆,用泥固封,经一宿,取出苍术,为细末。每服二钱,空心盐汤或酒调下。

【功用】除湿,壮筋骨,明目,健步。

40865 苍术散(《得效》卷九)

【异名】二神汤(《医统》卷五十九引《医林集要》)、二炒苍柏散(《医学入门》卷七)、苍柏散(《疡科选粹》卷五)、二妙苍柏散(《杂病源流犀烛》卷二十九)。

【组成】苍术(米泔浸一日夜,盐炒)　黄柏(去粗皮,酒浸一日夜,炙焦)各四两

【用法】上剉散。每服四钱,水一盏,煎七分,温服,一日三四次。

【主治】一切风寒湿热,令足膝痛,或赤肿,脚骨间作热痛,虽一点,能令步履艰苦,及腰膝臀髀大骨疼痛,令人痿躄,一切脚气。

40866 苍术散(《得效》卷十八)

【组成】紫金皮　苍术　猪牙皂角(盐醋炒)　鸡脚风叶　骨碎补各等分

【用法】上为末。酒调敷肿处。

【主治】打扑损伤,皮不破,浮肿者。

40867 苍术散(《普济方》卷一三○)

【组成】苍术(去粗皮,米泔浸一宿)一两　甘草一两半(炙)　香附子三两半(炙,炒)

【用法】上为末。每服二钱,以水一中盏,加葱白三寸,淡豆豉三十粒,同煎至七分,热服,不拘时候。连服三服,汗出即愈。

【功用】逼毒气。

【主治】伤寒一日二日以前。

40868 苍术散(方出《保婴撮要》卷四,名见《医部全录》卷四一三)

【组成】苍术四两(米泔浸,切片,焙)

【用法】上为末。猪肝二两,劈开掺药在内,用麻系定,粟米一合,水一碗,砂锅内煮熟,熏眼。每服三钱,临卧温服。

【主治】雀目。

40869 苍术散(《银海精微》卷上)

【组成】苍术　木贼　香附米　夏枯草　蝉蜕　甘草　蒺藜　白芷　防风　蔓荆子　川芎　僵蚕各等分

【用法】上为末。每服二三钱,茶清下,酒亦可。

【主治】风湿伤肝,湿泪昏花。

40870 苍术散(方出《古今医鉴》卷九,名见《东医宝鉴·外形篇》卷一)

【组成】木贼　苍术　白蒺藜　防风　羌活　川芎　甘草各等分

【用法】上为末。每服二钱,食后温米泔调下。

【主治】肝风实热,眼出冷泪不止。

40871 苍术散(《明医指掌》卷七)

【组成】苍术四两(泔浸)　黄柏四两(酒炒)　虎胫骨(酥炙)二两　防风一两

【用法】上为末。每服二钱,白汤调下。

【主治】湿热成痹。

40872 苍术散

《景岳全书》卷五十四引《经验方》。为《本草纲目》卷十二引《积善堂方》"六制苍术散"之异名。见该条。

40873 苍术散(《眼科全书》卷六)

【组成】苍术　僵蚕　蝉蜕　川芎　防风　荆芥　蔓荆子　白芷　夏枯草　甘草

【用法】上为细末。清茶调下。

【主治】风目。

40874 苍术散(《医林纂要》卷六)

【组成】苍术一斤(泔水浸过,九蒸九晒,为末)　橘皮四两(留白)

【用法】上为末。姜汤调服。

【主治】寒痰积湿,痰饮腹痛。

40875 苍术散(《外科真诠》卷下)

【组成】苍术一两　点红川椒三钱

【用法】煎水冲洗。

【主治】杨梅结毒。

40876 苍术膏(《活人心统》)

【组成】鲜白苍术二十斤(浸,去粗皮,洗净,晒干,剉碎,用米泔浸一宿,洗净)

【用法】用溪水一担,大锅入药,以慢火煎半干,去滓,

再入石楠叶三片,用靴刷刷出红衣,用楮实子一斤,川当归半斤,甘草四两,切,研,同熬黄色,用麻布滤去滓,再煎如稀粥,方入好白蜜三斤,同煎成膏。每服三五钱,用好酒空心、食远调下。不饮酒,用米汤;有肿气,用白汤;呕吐,用姜汤。

【主治】脾经湿气,少食,湿肿,四肢无力,伤食,酒色过度,劳逸有伤,骨热。

40877 苍术膏(《摄生众妙方》卷二)

【组成】苍术十斤(米泔浸一宿,削去皮,碓舂如泥,大锅内文武火煮水二桶,约有十余碗,取出冷定,绢滤去滓,入瓷罐内,加众药) 人参 生地黄 熟地黄 黄柏 远志各四两 杜仲(炒) 川芎 核桃肉 川椒 破故纸各四两 碎青盐二两 碎朱砂一两 当归四两 旱莲草(取汁)二碗 蜂蜜二斤 姜汁四两

【用法】上药共入前苍术膏,瓷罐内封固,大锅水煮,香二炷为度,取出埋地七日。每服一盏,空心酒一盏或白汤服下。

【功用】存精固气,补丹田,减相火,发白返黑,齿落更生,颜面如童。

【主治】男子精冷绝阳,妇人胎冷不孕。

40878 苍术膏(《医学入门》卷七)

【组成】苍术二十斤(切细)

【用法】入砂锅内煮,每一次只煮四两半斤,用水量锅大小,煮极浓去滓,又加苍术凑水煮之,不但煎成一锅,方才加水,虽初煎一锅之时,如水悭一寸,即加一寸,末后一锅尽其苍术矣,却不加水,用绢滤过,再熬成膏,或加蜜四斤。每空心服之。初服或作热,或泻痰,或作饱,或善饥。

【功用】❶《医学入门》:久服轻身健骨。❷《赵炳南临床经验集》:健脾燥湿和中。

【主治】❶《医学入门》:伤食少食,湿肿,四肢无力,酒色过度,劳逸有伤,骨热痰火。❷《外科大成》:脓湿疥。

40879 苍术膏(《本草纲目》卷十二引《卫生杂兴》)

【组成】苍术(新者,刮去皮,薄切)

【用法】米泔水浸二日,一日一换,取出,以井花水浸过二寸,春、秋五日,夏三日,冬七日,漉出,以生绢袋盛之,放在一半原水中,揉洗津液出,扭干;将滓又捣烂,袋盛于一半原水中,揉至汁尽为度;将汁入大砂锅中,慢火熬成膏。每一斤,入白蜜四两,熬二炷香。每膏一斤,入水澄白茯苓末半斤,搅匀瓶收。每服三匙,以温酒送下,清早、临卧各一服。

【功用】除风湿,健脾胃,变白驻颜,补虚损。

【宜忌】忌醋及酸物、桃、李、雀、蛤、菘菜、青鱼。

40880 苍术膏(《仙拈集》卷一引《医通》)

【组成】苍术

【用法】四物汤精熬成膏。每空心服一二匙。

【主治】瘫痪。

40881 苍术膏(《朱仁康临床经验集》)

【组成】苍术1千克 当归90克 白鲜皮60克

【用法】上药加水连熬三次,取汁,慢火煎成浓膏,加蜂蜜250克,调成膏。每服一匙,开水冲化下,一日二次。

【功用】养血润燥。

【主治】毛发红糠疹,毛孔性苔癣,掌跖角化,鱼鳞癣。

40882 苍龙丸

《普济方》卷二一九引崔磨方。为原书同卷"老龙丸"之异名。见该条。

40883 苍龙丸(《疡医大全》卷七)

【组成】苍龙三百条 朱砂 明矾 明雄各三钱 蟾酥(酒化) 硼砂各一钱

【用法】上为细末,面糊为丸,如梧桐子大。每服七丸、九丸、十一丸,酒、水任下。取汗自消。

【主治】诸般大毒。

40884 苍龙丸(《千金珍秘方选》)

【组成】苍耳草虫(立秋后捉)一两 土贝母四两 轻粉二钱二分五厘 血竭三钱 射干四分五厘 冰片三分 雄黄二钱二分五厘 蟾酥四钱(人乳化)

【用法】上为细末,为丸如梧桐子大,辰砂为衣,阴干。每服一丸,强壮者两丸,陈酒送下,再以酒尽量饮之。取汗为度。

【主治】疔肿。

40885 苍地丸(《医学入门》卷七)

【组成】苍术 陈皮各三两 黄柏 黄连各一两五钱 连翘 黄芩各一两

【用法】上为末,生地六两捣膏为丸,如梧桐子大。每服五七十丸,白汤送下。

【主治】热毒下血。

40886 苍芍丸(《医学入门》卷七)

【组成】芍药一两二钱半 香附一两 苍术五钱 片芩二钱 甘草一钱半

【用法】上为末,炊饼为丸服。

【主治】大病后阴虚,气郁夜热。

40887 苍耳丸(《圣惠》卷二十四)

【组成】苍耳叶不拘多少(阴干)

【用法】上为末,用五两,取粟米二合,煮作粥,即研粥如膏。即用莨菪子,淘去浮者,炒令黄黑色,捣细罗为末,用一两,都相和令匀,为丸如绿豆大。每服二十丸,空心温酒送下,晚食前再服。

【主治】疬疡风。

40888 苍耳丸(《圣惠》卷六十九)

【异名】苍耳子丸(《普济方》卷三一七)。

【组成】苍耳子二两 苦参二两 白蒺藜二两(微炒去刺) 蝉壳一两(微炒)

【用法】上为细末,炼蜜为丸,如梧桐子大。每服二十丸,温酒送下,不拘时候。

【主治】妇人风瘙,皮肤生隐疹,痒痛,或有细疮。

40889 苍耳丸(《朱氏集验方》卷二)

【组成】苍耳草子、根、茎皆可用

【用法】上剉,焙干,为末,酒煮面糊为丸。不拘时候服。

【主治】久疟不愈。

40890 苍耳丸

《丹溪心法附余》卷四。即《千金》卷八"苍耳散"改为丸剂。见该条。

40891 苍耳丸

《医便》卷三。即《济生》卷五"苍耳散"改为丸剂。见该条。

40892 苍耳丹（《摄生众妙方》卷三）

【组成】苍耳草（去根）不拘多少

【用法】水洗净，少干，不犯铁器，截断，捣，取自然汁，去荄滓，夏布漉过，桑柴慢火熬成膏，膏将成如稠粥时，约膏一斤，入蜂蜜四两，木瓜末二两，和匀，又入自然姜汁二两同和，取起，以新瓷罐盛之。每服二三茶匙，食前白汤或酒下，一日二三次，以甜物压之，汤漱口，旧疾可愈。姜汁熬久则苦，难服，或随宜作丸，吞之。

【主治】手足风湿疼痛。

40893 苍耳汤（《普济方》卷六十六引《肘后方》）

【组成】苍耳子一合（根亦佳）

【用法】上咬咀。以水二盏，煎余沸，入盐少许，去滓，热漱冷吐。

【主治】牙齿疼。

40894 苍耳汤（《圣惠》卷四十五，名见《圣济总录》卷八十四）

【组成】苍耳子半斤（捣，研） 赤小豆升 盐一两

【用法】以水三斗同煮，以豆烂为度，去滓，看冷暖于避风处淋蘸。

【主治】脚气肿满。

40895 苍耳汤

《赤水玄珠》卷十二。为方出《证类本草》卷八引《食医心镜》名见《圣济总录》卷二十"苍耳饮"之异名。见该条。

40896 苍耳饮（《证类本草》卷八引《食医心镜》，名见《圣济总录》卷二十）

【异名】苍耳散（《得效》卷三）、苍耳汤（《赤水玄珠》卷十二）。

【组成】苍耳三两

【用法】上为末，水一升半，煎取七合，去滓呷。

【主治】风寒湿痹，四肢拘挛。

40897 苍耳鱼（《疡科选粹》卷六）

【异名】苍耳膏（《卫生鸿宝》卷二）。

【组成】苍耳草

【用法】于五月五日或六月六日寅时，和露采取，捣汁熬膏，作锭子，取一斤半重鲤鱼一尾，剖开，不去肠鳔，入膏一锭，以线缝之，用酒二碗，慢火煮干。令人吃鱼尽。不过四五尾即愈。

【主治】疠风。

【宜忌】忌盐百日。

40898 苍耳茶（《养老奉亲》）

【组成】苍耳子二升（熟杵，为末）

【用法】水煎服，代茶。

【主治】老人风冷痹，筋脉缓急。

【备考】常服极治风热，明目。

40899 苍耳酒（《外台》卷十九引《苏恭方》）

【组成】苍耳子

【用法】六月以后收取，晒干，至九月到一大斛，水三斛，煮取四斗，渍二大斗曲三度，总以米一大斛，渍三日，如凡酿法将息酘之，酒熟。每服五合，一日二三次。

【功用】去皮节头足诸热风，补虚，延龄轻身，肤坚实光

悦，腰脚甚便。

【主治】身诸风，骨髓中风若愈，或发疮，疮愈后，皮痛。

【宜忌】忌鲤鱼、芜荑。

【加减】若虚热羸瘦弱人，无问男女，加生地黄、牛膝根（剉）三升，丹参二升，天门冬二升，松叶五升，枸杞根五升，杏仁一升（去皮尖），荆根若子二升，水三石，别煮牛膝、丹参、松叶等，取六斗，并苍耳汁总一石，渍五斗曲，用米二石五斗，分四度酘。杏仁末着第一酘饭中下；生地黄捣如泥，着第二酘饭中下；天门冬蒸熟，剥去皮，捣如泥，着第三酘饭中下；又大麻子一大斗，捣碎，着第四酘饭中下。头风者，得甘菊花一升，渍第五酘糟中下，搅之调酒熟，大小同服并得。如或少三两物亦得，不必俱备。将渍石斛等药酒弥佳。

40900 苍耳酒（《外台》卷三十一引《崔氏方》）

【组成】苍耳（和茎叶花实取到一石，八月收） 牛膝根一升 松叶二斗 商陆根二升（白色者） 鼠黏根一斗

【用法】上剉讫量之，以水二石五斗，煮取六斗汁，如釜小可分煮之，即分三斗汁，将浸曲一斗二升，高量其曲，加于常法五分，为药力费曲故也。余三斗汁，留将拌馈料，糯米一石二斗，分作五酘，净淘干漉，以上并大斗。第一酘一日炊四斗米，取药汁九升拌酘熟，细切生地黄三斗，和米下之；第二酘三日炊三斗米，取药汁七升拌，酘熟，与杏仁一斗（去皮尖）碎和捣如泥下之；第三酘五日炊二斗米，取药汁六升半拌，酘熟，取木麻子一斗，捣碎和下之；第四酘七日炊二斗米，取药汁四升半拌，酘熟，取胡麻一斗，捣碎和下之；第五酘九日炊一斗米，取药汁三升拌，酘下之。上以前五酘法，须米消尽，即炊酘之，未必要须隔日，其酒如米少味薄，更炊一二斗米下之，使味足，然后去糟取清，依常法饮半升，不能者，可量性多少，常使有酒气逼，夜饮最是所宜，此酒纵非风疾饮之。

【功用】补养，益精神，令人充健。

【主治】大风恶疾，及一切诸风，乃至骨髓中毒风。

40901 苍耳酒（《圣济总录》卷一一四）

【组成】苍耳（净拣） 防风（去叉） 恶实（炒）各三两 独活（去芦头） 木通各二两 生地黄（洗）三两 人参二两 薏苡仁二两 黄耆三两 桂（去粗皮）一两半 白茯苓（去黑皮）二两半

【用法】上剉细，以酒一斗，浸七日。空心饮之，初一盏，一日二次。量性加至二三盏。

【主治】肾间风热，骨疼耳聋，及肾中实邪。

40902 苍耳酒（《慎斋遗书》卷七）

【组成】苍耳子（蒸） 晚蚕沙（炒） 五加皮（蒸） 大茄根（蒸）各四两 归身 虎骨（炙） 羌活 枸杞子 荆芥 油松节 杜仲（姜汁炒） 牛膝 草薢 防风 秦艽各二两 白术 黄柏 苍术各一两 木香五钱

【用法】用酒二坛，小袋盛药，浸七日服。

【主治】紫白癜风。

40903 苍耳酒（《仙拈集》卷四）

【组成】苍耳子（微炒）五钱

【用法】上为末，黄酒冲服；并用鸡清调涂患处。疗根拔出。

【主治】疔疮恶毒。

40904 苍耳散《《千金》卷八》

【组成】苍耳叶

【用法】当以五月五日午时,干地刈取苍耳叶,洗、晒燥,捣下筛。每服一方寸匕,酒若浆下,一日三次。若吐逆,可蜜和为丸,每服十丸,准前计一方寸匕数也。风轻易治者日二服,若身体有风处,皆作粟肌出,或如麻豆粒,此为风毒出也,可以铍针刺溃去之,皆黄汁出尽乃止。五月五日多取阴干之,着大甕中,稍取用之。若欲看病省疾者,便服之,令人无所畏;若时气不和,举家服之;若病胃胀满,心闷发热即服之,七月七,九月九皆可採用。

【功用】❶《千金》:辟恶,杀三虫,进食。❷《医方类聚》引《王氏集验方》:令人省睡,除诸毒螫,杀疳湿䘌,久服益气,耳目聪明,轻健、强志,去狂狗毒。

【主治】中风半身不遂,口眼喎斜,风疮瘾疹,紫白癜风,风湿痹痛。

❶《千金》:诸风。❷《医方类聚》引《王氏集验方》:大风癞、痫、头风湿痹,毒在骨髓。❸《普济方》:半身不遂,口眼喎斜,肢体麻痹。❹《丹溪心法附余》:诸风疮瘾疹,白紫癜风。

【宜忌】《医方类聚》引《王氏集验方》:忌猪肉、米泔。

【备考】本方改为丸剂,名"苍耳丸"(见《丹溪心法附余》)。

40905 苍耳散《《圣惠》卷六十九,名见《普济方》卷一〇八引《仁存方》》

【组成】苍耳花　苍耳叶各等分

【用法】上为细末。每服二钱,以豆淋酒调下。

【主治】妇人风瘙,隐疹,身痒不止。

40906 苍耳散《《圣济总录》卷三十三》

【组成】苍耳(重午日采,晒干)三两

【用法】上为散。每服二钱匕,空心井花水调下。

【功用】辟瘴疠瘟疫时气。

40907 苍耳散《《圣济总录》卷一三六》

【组成】苍耳子二七粒　露蜂房一两　曲头棘刺二七枚　绯帛方五寸　乱发一团如鸡子大　青蒿二七茎　丹砂一分(研,别入)

【用法】上药将六味剉碎,于熨斗内烧灰,细研为散,入丹砂末和匀。每服二钱匕,空心温酒调下,日晚再服。

【主治】疔肿涂敷诸药后,如犯触者。

40908 苍耳散《《普济方》卷一五一引《圣济总录》》

【组成】珍珠(研)一分　桂(去粗皮)一分　鸡子二枚(去壳,炒令黑色,研)　苍耳(晒干)三两

【用法】上为散。每服二钱,空心用井花水调下。

【功用】辟瘟疫疠。

40909 苍耳散

《三因》卷十五。为方出《千金》卷二十二,名见《圣济总录》卷一三六"苍耳膏"之异名。见该条。

40910 苍耳散《《济生》卷五》

【异名】芷黄散(《医学入门》卷七)、芷辛散(《古方选注》卷下)、辛夷散(《仙拈集》卷二)、苍耳草散(《便览》卷一)、苍耳子散(《良方集腋》卷上)。

【组成】辛夷仁半两　苍耳子二钱半　香白芷一两　薄荷叶半钱

【用法】上晒干,为细末。每服二钱,食后用葱、茶清调下。

【主治】鼻渊,鼻流浊涕不止。

【方论选录】《医方集解》:此手太阴、足阳明药也。凡头面之疾,皆由清阳不升,浊阴逆上所致。白芷主手足阳明,上行头面,通窍表汗,除湿散风;辛夷通九窍,散风热,能助胃中清阳上行头脑;苍耳疏风散湿,上通脑顶,外达皮肤;薄荷泄肺疏肝,清利头目;葱白升阳通气;茶清苦寒下行,使清升浊降,风热散而脑液自固矣。

【备考】本方改为丸剂,名"苍耳丸"(见《医便》卷三)。

40911 苍耳散

《得效》卷三。为方出《证类本草》卷八引《食医心镜》,名见《圣济总录》卷二十"苍耳饮"之异名。见该条。

40912 苍耳散《《普济方》卷三〇七》

【组成】白矾二两(研)　大麻黄五两(剉)　苍耳茎叶五两(剉)

【用法】用水一斗,煮至六升,去滓,下白矾末,温浸之。

【主治】蛇螫人,窍出血。

40913 苍耳散

《校注妇人良方》卷四。为方出《证类本草》卷八引《斗门方》,名见《医方类聚》卷二一三引《瑞竹堂方》"斗门散"之异名。见该条。

40914 苍耳散《《古今医鉴》卷十五》

【组成】苍耳子　金银花　皂角刺　防风　荆芥　连翘各一钱　蛇床子　天麻　前胡各五分　土茯苓　牙皂　甘草各三钱

【用法】上剉。加生姜一片,川椒一撮,水煎服,不拘时候。

【主治】杨梅疮,已服轻粉,愈后发鹅掌风,手发癣,或手掌上皮退一层,又一层,生生不绝者。

40915 苍耳散《《赤水玄珠》卷二十九》

【组成】苍耳根三两五钱　乌梅五个　带须葱三根

【用法】用酒二钟,煎至一钟,热服。出汗后不散,然后用胜金散。

【主治】疔疮。

40916 苍耳散《《证治宝鉴》卷十》

【组成】苍耳　薄荷　白芷　细辛　南星　半夏　酒芩　荆芥

【主治】鼻渊,鼻流清涕而臭。

40917 苍耳散《《证治宝鉴》卷十二》

【组成】苍耳　威灵　羌　独　通　当归　白芷　半夏　防风　苡仁　栀子　苍　苓　泽

【主治】手足麻痹,臂痛不举。

40918 苍耳粥

《养老奉亲》。为《圣惠》卷九十七"苍耳子粥"之异名。见该条。

40919 苍耳膏(方出《千金》卷二十二,名见《圣济总录》卷一三六)

【异名】苍耳散(《三因》卷十五)。

【组成】苍耳根茎叶不拘多少

【用法】上药烧灰,研细,以醋泔淀调如糊。涂敷,干即再涂。以愈为度。

【主治】一切疔肿。

40920 苍耳膏（《圣惠》卷六十四）

【组成】苍耳子二合 荆芥子二合 葵子二合 黄蜡半两 木香一两 白猫粪一两 石长生一两 当归一两 黄芩一两 藁本一两 玄参二两 丁香一两 干马齿一两 雄黄一两(细研) 虾蟆灰一两 乳香一两(细研)

【用法】上剉细,以猪脂三斤,煎三二十沸,滤去滓,次下乳香、蜡,又煎三二沸,候冷,入雄黄、虾蟆灰,搅令匀,以瓷器盛,密封。每使涂于故帛上贴,一日三次。

【功用】生肌拔毒。

【主治】疔疮。

40921 苍耳膏（《万氏家抄方》卷一）

【组成】当归 川芎 芍药 熟地 防风各一两 白术二两 羌活五钱 苍术五斤(米泔浸三日,去外粗皮,铰片,同苍耳草捣碎,用水煎取浓汁,去滓熬膏,后入蜜一斤,再滚数沸,收瓷器内)

【用法】上为末,用上膏为丸,如梧桐子大。每服五十丸,空心温酒送下。

【功用】舒筋活血。

【主治】寒湿风症。

【加减】如下部病重,加牛膝、木瓜各一两。

40922 苍耳膏（《外科大成》卷四）

【组成】苍耳(鲜者,连根带叶)五七十斤

【用法】洗净,切碎,入大锅内,煮烂取汁,绢滤过,再熬成膏,瓷罐盛之。用时以桑木匙挑一匙于口内嚼之,然后用黄酒送下。服后于有风处,出小疮如豆粒,此风毒出也。刺破,出汁尽自愈。

【主治】❶《外科大成》:诸风,风湿,四肢拘挛,一切疮疹。❷《金鉴》:白驳风。

【宜忌】《金鉴》:忌猪肉。

40923 苍耳膏

《卫生鸿宝》卷二。为《疡科选粹》卷六"苍耳鱼"之异名。见该条。

40924 苍耳羹（《圣济总录》卷一九〇）

【组成】苍耳苗叶一斤(绞取汁) 白术五合

【用法】先用清致汁二升煎令沸,次下米、苍耳汁、葱、椒、盐等,煮熟作羹,空心食之。

【主治】五痔下血。

40925 苍耳羹

《医统》卷八十七。为《养老奉亲》"苍耳叶羹"之异名。见该条。

40926 苍防汤

《医学入门》卷七。为《保命集》卷中"苍术防风汤"之异名。见该条。

40927 苍防汤（《伤寒大白》卷一）

【组成】苍术 防风 白芷 川芎

【功用】燥湿散风。

【主治】项强,风湿居多。

【加减】兼热者,加石膏、黄芩;兼太阳表症,加羌活;少阳寒热,加柴胡。

40928 苍芩丸（《医学入门》卷七）

【组成】苍术五钱 片芩三钱 甘草一钱半

【用法】上为末,汤浸炊饼为丸服。

【主治】湿热发热。

40929 苍连丸（《医学入门》卷七）

【组成】苍术二两 香附二两半 片芩(炒) 黄连(炒)各五钱

【用法】上为末,瓜蒌瓤为丸服。

【主治】湿痰发热。

40930 苍连丸（《古今医鉴》卷五）

【组成】苍术(米泔浸,炒)一两 陈皮一两 半夏一两(姜汁炒) 黄连一两半(夏月倍用) 白茯苓一两 吴茱萸(炒)一两(冬月倍用)

【用法】上为末,蒸饼为丸,如绿豆大。每服三十丸,食后服。

【主治】郁积吐酸。

40931 苍连汤（《回春》卷三）

【组成】苍术(米泔制) 黄连(姜汁炒) 陈皮 半夏(姜汁炒) 茯苓(去皮) 神曲(炒)各一钱 吴茱萸(炒) 砂仁各五分 甘草三分

【用法】上剉,加生姜三片,水煎,温服。

【主治】吐酸。

40932 苍龟丸（《医学入门》卷七）

【组成】苍术 龟版 白芍各二两半 黄柏五钱(一方加黄芩五钱)

【用法】上为末,粥为丸。四物汤加陈皮、甘草煎汤送下。

【主治】❶《医学入门》:痢后脚弱渐小。❷《医钞类编》:痢后风,痢后脚弱渐不能行步。

40933 苍附丸

《万氏女科》卷一。为《丹溪心法》卷二"苍莎丸"之异名。见该条。

40934 苍附汤（《简明医彀》卷三）

【组成】苍术 香附(俱盐水炒) 黄柏(酒炒)各一钱 青皮 玄胡索 益智 桃仁(研)各七分 茴香(炒) 附子(盐水炒) 甘草三分(或加破故纸、葫芦巴)

【用法】水煎服。或为末,汤下。

【主治】诸疝痛。

40935 苍柏饮（《中医皮肤病学简编》）

【组成】苍术皮6克 黄柏6克 蒲公英15克 茵陈15克 山栀9克 苦参片12克 茯苓皮12皮 地肤子12克 生甘草3克

【用法】水煎服。

【主治】皮肤瘙痒证。

40936 苍柏散

《疡科选粹》卷五。为《得效》卷九"苍术散"之异名。见该条。

40937 苍柏散（《金鉴》卷四十三）

【组成】苍术 黄柏 牛膝 杜仲 防己 木瓜 川芎

【主治】腰痛,湿热注足。

40938 苍栀丸（《医学入门》卷七）

【组成】苍术 香附各五钱 山栀一两 半夏 川芎 白芷各二钱

【用法】上为末,神曲糊为丸服。

【主治】手心发热。

40939 苍荆散

《医学入门》卷八。为《百一》卷七“冲和散”之异名。见该条。

40940 苍莎丸(《丹溪心法》卷二)

【异名】苍附丸(《万氏女科》卷一)、苍莎导痰丸(《医钞类编》卷十六)。

【组成】苍术　香附各四两　黄芩二两

【用法】上为末,蒸饼为丸,如梧桐子大。每服五十丸,食后姜汤送下。

【功用】调中散邪。

【主治】《万氏女科》:妇人性躁多怒,而过期经行者。

40941 苍莎丸(《医统》卷二十六)

【组成】苍术　香附子各四两　黄芩一两　木香五钱

【用法】上为末,蒸饼为丸。姜汤送下。

【主治】气郁。

40942 苍戟丸(《风劳膨膈四大证治》)

【组成】大戟二两　苍术二两　沉香五钱

【用法】陈米糊为丸。每服二钱,酒送下。一法用陈大麦卡复煎,为末。每服二钱,酒下。

【功用】行水燥脾。

【主治】水肿。

40943 苍榆汤(《医学入门》卷七)

【组成】苍术二钱　卷柏　芍药各一钱半　地榆　阿胶各一钱

【用法】水煎服。

【主治】泄痢脱肛。

40944 苍蝇散(《银海精微》卷上)

【组成】苍蝇翅草及花

【用法】上为细末。用白水煮猪肝,露一宿,空心煎服。

【主治】肝受虚邪热所伤,经络凝滞,阴阳不和,荣卫不通。大人、小儿雀目,至申酉时不见物。

40945 苍橘汤(《东医宝鉴·杂病篇》卷三引《入门》)

【组成】苍术二钱　陈皮一钱半　赤芍药　赤茯苓各一钱　黄柏　威灵仙　羌活　甘草各五分

【用法】上剉一剂。水煎服。

【主治】酒湿。

40946 苍霖丹(《四圣悬枢》卷一)

【组成】浮萍三钱　生地四钱　芍药三钱　当归三钱　丹皮三钱　甘草三钱(生)　生姜三钱

【用法】流水煎大半杯,热服。覆衣。

【主治】六日厥阴温病,烦满囊缩,发热作渴。

40947 苍耳子丸

《普济方》卷三一七。为《圣惠》卷六十九“苍耳丸”之异名。见该条。

40948 苍耳子汤(《圣惠》卷二十三)

【组成】苍耳子五升(捣碎)　羊桃根三升(剉)　蒴藋五升(剉)　赤小豆二升　盐一斤

【用法】上为末,以水一硕,煮取七斗,去滓,渍所患处。

【主治】腲腿风,皮肤虚满,四肢缓弱。

【宜忌】适寒温,避风处。

40949 苍耳子散

《良方集腋》卷上。为《济生》卷五“苍耳散”之异名。见该条。

40950 苍耳子粥(《圣惠》卷九十七)

【异名】苍耳粥(《养老奉亲》)。

【组成】苍耳子半分　粳米半两

【用法】捣苍耳子烂,以水二升,绞滤取汁,和粳米煮粥食之;或作散煎服亦佳。

【主治】❶《圣惠》:目暗耳鸣。❷《养老奉亲》:老人痔常下血,身体壮热,不多食者。

40951 苍耳叶羹(《医方类聚》卷一八四引《食医心鉴》)

【组成】苍耳叶一斤(嫩者)　米二合

【用法】上切细,于豉汁中和米煮作羹,着盐椒、葱白,空心食之。

【主治】五痔下血。

40952 苍耳叶羹(《圣惠》卷九十六)

【组成】苍耳嫩苗叶一斤　酥一两

【用法】先煮苍耳三五沸,漉出;用豉一合,水二大盏半,煎豉取汁一盏半,入苍耳及五味,调和作羹,入酥食之。

【主治】中风,头痛湿痹,四肢拘挛痛。

40953 苍耳叶羹(《养老奉亲》)

【异名】苍耳羹(《医统》卷八十七)。

【组成】苍耳叶五两(切好嫩者)　豉心二合(别煎)

【用法】和煮作羹,下五味,椒葱调和,空心食之尤佳。

【主治】老人中风,四肢不仁,筋骨顽强。

40954 苍耳草散

《便览》卷一。为《济生》卷五“苍耳散”之异名。见该条。

40955 苍耳草膏(《中国麻风病学》)

【组成】鲜苍耳草五斤

【用法】将苍耳草去根须切断,约二寸长,晒干后,放大锅内,水十五斤,由早晨七时,熬至午后,将汁滤净,再将汁熬至晚七时,成为膏后,不加糖质。每服一小匙至二小匙,开水冲下,患在上部,三餐后服;患在下部,三餐前服。

【功用】《中医外伤科学》:杀虫祛风。

【主治】❶《中国麻风病学》:麻风及一切风湿之病。❷《中医外伤科学》:麻风,不论初起病重,眉毛脱落,皮肤紫斑,麻木,肌肉痛痹。

40956 苍矾洗剂(《中医皮肤病学简编》)

【组成】苍耳子31克　明矾15克　苦参15克　蛇床子15克　黄柏15克

【用法】水煎洗。

【主治】足癣。

40957 苍金砂散(《千金》卷二十二,名见《普济方》卷二七三引《济生》)

【组成】芜菁根　铁生衣各等分

【用法】上为末,以大针刺作孔,复削芜菁根如针大,前铁生衣涂上刺孔中,又涂所捣者封上,仍以方寸匕绯帛涂贴之。有脓出即易,须臾拔根出。

【主治】疔疮。

【宜忌】忌油腻、生冷。

40958 苍金砂散《杂类名方》卷二十

【组成】道人头(微炒存性)一两 硇砂三钱半 雄黄三钱 蟾酥不以多少

【用法】将疮四围刺破,以小油调药末,置于疮内,绯帛封之。数日疔自出。如疮入腹呕逆者,煎道人头浓汁饮之。

【主治】疔疮。

40959 苍牛防己汤《效验秘方》方药中方

【组成】苍术 白术各30克 川怀牛膝各30克 防己 大腹皮各30克

【用法】上方先用冷水浸泡2小时,首煎50分钟,二煎30分钟,煎成后两煎混匀总量以250~300毫升为宜。一般分二次,饭后两小时服用。如腹胀甚不能多进饮食,药后腹满加重者,可少量多次分服,分四五次分服亦可,但须在一日内服完一剂。

【功用】健脾、活血、行水。

【主治】水臌(肝硬化腹水)。

【方论选录】苍术、白术补脾燥湿治其本;以川、怀牛膝益血活血,缓肝疏肝以利补脾;以防己、大腹皮行水利尿以治其标。诸药合用,共奏健脾活血利水之效。

40960 苍乌参苓散《辨证录》卷二

【组成】人参 草乌各一钱 茯苓 苍术各三钱 巴戟天一两

【用法】水煎服。

【主治】气虚而微感寒湿之邪,邪冲心包,一时心痛,倏痛倏已,一日而十数遍者,饮食无碍,昼夜不安。

40961 苍乌暖心丹《辨证录》卷二

【组成】白术一两 白芍二钱 茯苓五钱 苍术三钱 川乌一钱 肉桂 甘草各五分

【用法】水煎服。下喉即止痛。

【主治】寒热同乘于心胃之间,两相攻战,势均力敌,胃疼。

40962 苍玉潜龙汤《医醇剩义》卷二

【组成】生地四钱 龟版六钱 石膏三钱 龙齿三钱 石斛三钱 花粉二钱 丹皮一钱五分 羚羊角一钱五分 沙参四钱 白芍一钱五分 藕节三两 茅根五钱

【用法】同煎汤,代水饮。

【主治】阴虚阳亢,龙雷之火冲激胃经,齿缝出血,牙并不宣,多则血流盈盏,昼夜十余次,面红目赤,烦扰不安。

40963 苍玉潜龙汤《内科概要》

【组成】生地 龟版 石膏 石斛 花粉 丹皮 知母

【主治】胃火炽盛,血热上壅,鼻血,连及齿牙而出血者,脉洪大,甚则面红目赤,烦扰不安。

40964 苍术二陈汤《医林绳墨大全》卷九

【组成】二陈汤加苍术。

【用法】水煎服。

【功用】除湿郁。

【主治】经阻因于湿热者。

40965 苍术二陈汤《杂病源流犀烛》卷九

【组成】苍术 白术 茯苓 陈皮 甘草 半夏

【主治】湿痰流注,尿浊。

40966 苍术三黄散《疡科全书》

【组成】苍术 黄芩 黄柏 大黄 生南星各五钱 猪脂粉少许(用猪前蹄骨火煅存性,研粉)

【用法】上为末。烧酒调敷。

【主治】一切湿毒,已破口者。

40967 苍术木瓜丸《圣济总录》卷一九八

【组成】苍术一斤(米泔浸五宿,切,焙干,为末) 木瓜一枚(瓷碟盛,饭甑内蒸烂,去皮核)

【用法】取木瓜研如糊,拌苍术末,为丸如梧桐子大,焙干,用黄蜡不拘多少于铫内熔,将药于蜡内拌匀,取出筛子内,纸衬滚过。每服三十丸,空心盐、酒任下。

【功用】却老驻颜。

40968 苍术五苓散

《银海指南》卷三。为《医方集解》"苍桂五苓散"之异名。见该条。

40969 苍术止泪散《银海精微》卷上

【组成】木贼 香附子 白芷 石膏 菊花 荆芥 白蒺藜 薄荷 当归 白芍药 川芎 蝉蜕 夏枯草

【用法】上为末。每服三钱,食后茶清下;冬日,酒下。

【主治】迎风泪出。

40970 苍术升麻汤《杂病源流犀烛》卷二十

【组成】苍术一钱半 半夏一钱 厚朴 陈皮 枳实 桔梗 川芎 升麻 柴胡 木通各七分 黄连 黄芩 木香 甘草各五分 生姜三片

【主治】瘴疫。岭南春秋时月,山岚雾瘴之毒中于人,发为寒热温疟者。

40971 苍术反魂香《说疫全书·疫疹二症合编》卷二

【异名】苍降反魂香《泻疫新论》卷下。

【组成】苍术 降真香各等分

【用法】上为末,揉入艾叶内,绵纸卷筒。烧之。

【功用】除秽,祛疫。

40972 苍术石膏汤《保命集》卷中

【组成】苍术半两 石膏五钱 知母(剉)一钱半 甘草一钱

【用法】上药同和匀,都作一服,水两盏,煎至一盏,温服。

【主治】湿温,身多微凉,微微自汗,四肢沉重。

【方论选录】《古方选注》:苍术、石膏刚剂燥之,又得石膏、知母辛咸降之,以甘草佐苍术,知母佐石膏,刚柔相配,不伤脏腑之正气,可谓详审精密矣。虽与白虎汤相似,其义各有微妙。

40973 苍术四苓散《伤寒大白》卷四

【组成】四苓散加苍术 防风

【主治】下利,小便不利。

【方论选录】此方表有风湿,里有湿热,故以苍、防散在表之风湿,以四苓利在里之湿热。

40974 苍术白芷汤《症因脉治》卷一

【组成】苍术 白芷 防风 干葛 升麻 干姜 甘草 独活

【主治】阳明寒湿腰痛。

40975 苍术白虎汤

《宣明论》卷六。为《活人书》卷十八"白虎加苍术汤"之异名。见该条。

40976 苍术白虎汤（《保命歌括》卷三）

【组成】人参白虎汤加苍术一钱

【用法】水煎服。

【主治】平生素虚及老人伤暑壮热、汗多不止。

40977 苍术半夏丸（《医统》卷六十引《医学集成》）

【组成】苍术 半夏 南星 黄柏（炒） 山楂 白芷 神曲 昆布 滑石 吴茱萸各等分

【用法】上为末,酒糊为丸,如梧桐子大。每服七十丸,空心盐汤送下。

【主治】湿热疝痛。

40978 苍术半夏丸（《嵩崖尊生》卷六）

【组成】苍术 半夏 酒芩 川芎 细辛

【用法】水煎服。

【主治】偏头风。

40979 苍术地榆汤（《保命集》卷中）

【组成】苍术二两 地榆一两

【用法】上剉。每服一两,水煎服。

【主治】❶《保命集》:泻利,先血后便者。❷《法律》:脾经受湿,下血痢。

【加减】如心下痞,加枳实一钱;如小便不利,加茯苓一二钱。腹痛渐已,泻下微少,宜诃子散止之。

【方论选录】❶《医林纂要》:苍术燥湿开郁,地榆酸寒色紫,以专去下焦大肠血分之热,泻肝敛气,用其酸以收,以断下也。❷《医方集解》:此足太阴阳明药也,苍术燥湿强脾,升阳而开郁;地榆清热凉血,酸收能断下,为治血痢肠风之平剂。❸《医方论》:一燥湿,一凉血,亦治下利之正法。然止此二味,尚未足以扶土和荣也。

40980 苍术芍药汤（《保命集》卷中）

【组成】苍术二两 芍药一两 黄芩半两

【用法】上剉。每服一两,加淡味桂半钱,水一盏半,煎至一盏,温服。

【主治】❶《保命集》:太阴脾经受湿,水泄注下,体微重微满,困弱无力,不欲饮食,暴泄无数,水谷不化,腹痛甚者。❷《活法机要》:痢疾痛甚者。

40981 苍术导痰丸（《一盘珠》卷六）

【组成】苍术二两 香附（四制）二两 陈皮 白茯苓各一两半 枳壳 半夏 南星 炙草各一两

【用法】加姜汁、醋煮面糊为丸服。

【主治】肥盛妇人,禀赋厚,恣于酒食,躯脂溢满,闭塞子宫,经水不调,不能成胎。

40982 苍术防己丸

《明医指掌》卷六。为方出《丹溪心法》卷三,名见《景岳全书》卷五十七"苍术黄柏丸"之异名。见该条。

40983 苍术防风汤（《保命集》卷中）

【异名】苍防汤（《医学入门》卷七）、苍防二妙汤（《症因脉治》卷三）。

【组成】苍术 防风各二两

【用法】上剉。每服一两,水一盏半,煎至一盏,温服。

【主治】❶《保命集》:泻痢脉弦,头微痛者。❷《症因脉治》:风湿攻走,痹痛。

【方论选录】《伤寒大白》:风湿疫邪,散表为捷,防风胜湿,苍术燥湿。

40984 苍术防风汤（《保命集》卷中）

【组成】苍术（去皮）四两 麻黄（去根节）四两 防风（去芦头）五钱

【用法】上为粗末。每服一两,加生姜七片,水二盏,煎至一盏,去滓温服。

【主治】飧泄,水谷不化,不饮水,谷完出。

40985 苍术防风汤（《医学正传》卷二引《机要》）

【组成】苍术二钱 防风一钱 白术四钱 麻黄一钱

【用法】上切细,作一服。加生姜五片,水二盏,煎至一盏,食前服。

【主治】泄泻,脉弦头痛。

40986 苍术防风汤（《明医指掌》卷四）

【组成】苍术三钱（泔制） 防风一钱五分 黄连 木香各五分 厚朴 陈皮 枳壳各一钱 甘草四分

【用法】加生姜七片,水煎服。

【主治】痢疾。

【加减】头痛、身疼、发热,加川芎、羌活、柴胡、黄芩各一钱;腹痛,加当归、炒芍药、砂仁各一钱;里急后重,加槟榔一钱。

40987 苍术芩连汤（《张氏医通》卷十五）

【组成】苍术（泔制,炒黄）一钱半 黄芩（酒炒） 黄连（姜汁炒） 木香 枳实 半夏（姜制） 柴胡 升麻 川芎 厚朴（姜制） 桔梗 木通各一钱 甘草（炙）七分 生姜三片

【用法】水煎,温服。

【主治】瘴疠湿热。

40988 苍术羌活汤

《普济方》卷二四〇。为《兰室秘藏》卷中"羌活苍术汤"之异名。见该条。

40989 苍术羌活汤（《张氏医通》卷十五）

【组成】苍术（制） 黄芩 枳实 半夏 柴胡 川芎 羌活 陈皮各等分 甘草减半 生姜三片

【用法】水煎,温服。

【主治】瘴疠,腹满寒热。

40990 苍术灵仙散（《杏苑》卷六）

【组成】苍术二钱五分 半夏 南星 白术 黄芩（酒炒） 香附子各一钱 陈皮 茯苓各五分 甘草三分 威灵仙一钱五分

【用法】上㕮咀。加生姜三片,水煎熟,食后温服。

【主治】臂痛因痰湿而作者。

40991 苍术附子汤（《丹溪心法》卷四,名见《医统》卷六十）

【组成】苍术（盐炒） 香附（盐炒） 黄柏（酒炒） 青皮 玄胡索 益智 桃仁 茴香（炒） 附子（盐炒） 甘草

【用法】上为末,水煎服。

【主治】疝作痛。

【备考】《医统》本方用苍术（盐水炒）、香附子（盐水炒）、黄柏（酒炒）各一钱,青皮、玄胡索、益智、桃仁各七分,茴香（炒）、附子（盐炒）、甘草各五分。

40992 苍术败毒散《伤寒大白》卷二)

【组成】熟苍术　羌活　独活　柴胡　前胡　防风　荆芥　枳壳　广皮　甘草

【功用】辛温散表。

【主治】湿毒外袭皮毛,内侵血分,令人身发寒热,大便下血,腹反不痛。

40993 苍术泽泻丸《洁古家珍》)

【组成】苍术(去皮)四两　泽泻　枳实　秦艽各二两　地榆一两　皂角子一两(炮存性)

【用法】上为细末,烧饭为丸,如梧桐子大,每服三十丸,食后温水送下。

【主治】❶《洁古家珍》:痔疾。❷《普济方》引《拔粹方》:五虫。

40994 苍术复煎散《兰室秘藏》卷中)

【组成】红花一分　黄柏三分　柴胡　藁本　泽泻　白术　升麻各五分　羌活一钱　苍术四两

【用法】上㕮咀。水二碗,先煎苍术汤二大盏,复煎前项药至一大盏。稍热空心服。取微汗为效。

【主治】❶《兰室秘藏》:寒湿相合,脑右痛,恶寒。项筋脊骨强,肩背胛眼痛,膝膑痛,无力,行步沉重。❷《东医宝鉴·杂病篇》:风湿热痛。

【宜忌】忌酒、湿面。

40995 苍术香附丸《妇科玉尺》卷一)

【组成】苍术　三棱　神曲　姜厚朴　生地　莪术　当归　香附各二两　明矾半斤(麸炒黑)

【主治】经壅,身体发虚,四肢无力,潮热骨痛,内有气块。

40996 苍术胜湿汤《医林纂要》卷六)

【组成】苍术五钱　羌活三钱　防风三钱　防己三钱　木瓜三钱　怀牛膝三钱　肉桂一钱　茯苓二钱　甘草梢一钱

【用法】水一大碗,煎至半碗,入好酒半碗,煎数沸,热服。

【主治】寒湿脚痹,及脚气之挟寒由冒雨忍湿而得之者。

【宜忌】其人少壮,气血强盛者宜;若虚弱衰老者,则非可用也。

【方论选录】当归拈痛汤治湿着之挟热者。此以治湿着之挟寒者,故用苍术之辛烈以君之,而羌活、防风佐之,本能行经燥湿,活骨舒筋,非风以胜湿之说;防己以逐经而行之,木瓜以收而消之,肉桂及酒,所以胜寒而活其血;牛膝、草梢,使一于下行而无坚不破矣。然则此之攻之,不太猛乎?曰羌活、防风性能上升,而术、草、桂、苓则未尝非补正也;此用苍术为君,则异于防己饮之平用二术,古人饵术皆以为补养,实补脾君药也。

【临床报道】寒湿脚痹:予族中有以养池鱼为业者,尝负篮捞采萍及蘊藻以供鱼食,篮着髀股间衣裤皆湿,日久冷湿深积,致左腿痹痛,不能行动,皮肤肿硬有如死肌,医者以治风躅痹诸方治之罔效,且更时作寒热。予诊其脉沉迟而涩,因制此方与之,且嘱之曰:服此覆被取汗,当作大痛,宜耐痛无害也,痛定则愈矣。其人服之,果壮热大痛,几不可忍,然其痛自髀走股,自股走膝,自膝下胫下足跗,其痛渐

轻,至足大趾痛止汗收,焕然起立,行走如常矣。后稍加减以治寒湿脚气,亦每即效。

40997 苍术除湿汤《症因脉治》卷一)

【组成】苍术　白术　厚朴　白茯苓　陈皮　甘草　半夏曲

【主治】外感头痛,邪在太阴经。

【加减】有风,加防风;有寒,加生姜;有暑,加黄芩;有湿,有川芎、白芷;有燥,加知母、石膏。

40998 苍术除湿汤《古今医彻》卷二)

【组成】茅山苍术一钱(泔制)　黄柏七分(酒炒)　生地一钱　宣木瓜一钱　米仁二钱　牛膝一钱　当归一钱　独活七分　广皮八分　茯苓一钱　灯心一握　生姜一片

【用法】水煎服。饮酒人,加葛根、泽泻各一钱,或加汉防己。

【主治】脚气。

40999 苍术柴胡汤《张氏医通》卷十五)

【组成】柴胡一钱半　知母　苍术(泔制,炒黄)　黄芩(酒炒)　葛根　陈皮　半夏　川芎各一钱　甘草(炙)七分　生姜三片　乌梅肉一个

【用法】水煎,清晨服。

【主治】瘴疟。

41000 苍术难名丹《直指》卷十)

【异名】茯苓苍术难名丹(《得效》卷七)、苍术丸(《金匮翼》卷八)。

【组成】苍术(杵,去粗皮)一斤(米泔水浸一日夜,焙干)　舶上茴香(炒)　川楝子(蒸,去皮取肉,焙干)各三两　川乌(炮,去皮脐)　故纸(炒)　白茯苓　龙骨(别研)各二两

【用法】上为末,酒面糊为丸,如梧桐子大,朱砂为衣。每服五十丸,空心缩砂煎汤送下;或粳米汤送下。

【主治】元阳气衰,脾精不禁,漏浊淋沥,腰疼力疲。

41001 苍术黄连汤《痘科类编》卷三)

【组成】苍术(童便炒)　黄连(酒炒)　防风　升麻各等分　甘草(生)减半

【用法】上为细末。每服一钱,蜜水调下。

【主治】痘后两目不开,两胞高肿而不流泪者。

41002 苍术黄柏丸《丹溪心法》卷三,名见《景岳全书》卷五十七)

【异名】苍术防己丸(《明医指掌》卷六)。

【组成】苍术　黄柏　防己　南星　川芎　白芷　犀角　槟榔各等分

【用法】上为末,酒糊为丸服。

【主治】脚气,湿热食积,痰流注。

【加减】血虚,加牛膝、龟板;肥人加痰药。

41003 苍术黄柏丸《医统》卷三十六引丹溪方)

【组成】苍术　龟版(酒炙)　白芍药各等分　黄柏(酒炒)半两

【用法】上为末,粥为丸,如梧桐子大。每服五十丸,食前以四物、陈皮、甘草汤下。

【主治】痢后脚弱渐细者。

41004 苍术猪肝散《异授眼科》)

【组成】苍术(米泔浸,炒)八两　谷精草一两

【用法】上为末,用猪肝一具煮烂,同前药为末。食后米饮下,或酒下。

【主治】雀盲,临卧不见物。

41005 苍术黑豆饮《广笔记》,名见《医学从众录》卷七)

【组成】真茅山苍术十斤(洗净,先以米泔浸三宿,用蜜酒浸一宿,去皮) 黑豆

【用法】用黑豆一层,拌苍术一层,蒸二次,再用蜜酒蒸一次,用河水,砂锅内熬浓汁,去滓,隔汤煮滴水成珠为度,每膏一斤,和炼蜜一斤。白汤调服。

【主治】痹证。

41006 苍术薏苡汤《简明医彀》卷三)

【组成】苍术(制)二钱 薏苡仁(炒) 当归 芍药桂心 麻黄各一钱 甘草五分

【用法】加生姜五片,水煎服。

【主治】手足流注作痛,麻木不仁,难以屈伸。

【加减】有汗,去麻黄;热,去桂心。

41007 苍白二陈汤

《证治汇补》卷八。为《医统》卷二十四"二术二陈汤"之异名。见该条。

41008 苍白甘草汤《辨证录》卷二)

【组成】苍术五钱 白芍一两 甘草一钱

【用法】水煎服。二剂愈。

【主治】气痛,腹痛至急,两胁亦觉胀满,口苦作呕,吞酸泄泻,而又不可得。

41009 苍半苓陈汤《杂病源流犀烛》卷十六)

【组成】苍术 半夏 茯苓 陈皮

【主治】停饮,时吐酸水,非关食滞者。

41010 苍朴二陈汤

《症因脉治》卷二。为原书同卷"二陈平胃散"之异名。见该条。

41011 苍朴二陈汤《医林绳墨大全》卷一)

【组成】苍术 厚朴 陈皮 半夏 甘草 白茯 姜三片

【用法】水煎服。

【主治】风温、湿温、温疟、温疫,俱是有汗之症,欲解表,不宜大汗者。

41012 苍芎千里饮《朱氏集验方》卷一)

【组成】苍术(薄切,米泔水浸) 干木瓜 白芍药 川芎 人参 枳壳(去瓤) 白茯苓 甘草(炙) 大黄 陈皮(去白) 半夏(泡七次) 桔梗(炒) 前胡 干葛 紫苏 木香各等分

【用法】上㕮咀。每服五钱,水一碗半,加生姜七片,煎至一碗,去滓,食前温服。如服此药,先用大蒜三头,剥去皮,洗净擂细,捻作饼子,贴所患脚心,外用绢帛敷之,觉脚心微有蒜气,便温前药顿服。

【主治】久近脚气。

【备考】本方方名,《普济方》引作"苍芎千里散"。

41013 苍芎千里散

《普济方》卷二四〇。即《朱氏集验方》卷一"苍芎千里饮"。见该条。

41014 苍耳子软膏《中医皮肤病学简编》)

【组成】苍耳子(炒黄,研细末)60 克 猪脂 120 克

【用法】配成软膏,外用。

【主治】臁疮。

41015 苍耳子洗剂《中医皮肤病学简编》)

【组成】苍耳子茎叶 250 至 500 克

【用法】水煎洗。

【主治】癣、疥。

41016 苍耳银梅汤《效验秘方·续集》刘弼臣方)

【组成】苍耳子 10 克 辛夷 10 克 金银花 10 克 乌梅 10 克 玄参 10 克 板蓝根 10 克 牛蒡子 10 克 桔梗 5 克 五味子 10 克 葱根 3 个 绿茶 1 撮

【用法】每日一剂,水煎 2 次。分早晚 2 次分服。

【功用】疏风宣窍,敛肺定喘。

【主治】小儿支气管哮喘发作期。

【方论选录】苍耳子、辛夷散风解表,宣肺通窍;牛蒡子、桔梗宣肺利咽,解表宣窍;金银花、板蓝根清热解毒,疏风清肺;乌梅、玄参、五味子润肺敛肺,助宣肺的药物解痉平喘;配伍葱根通阳化气,兼能解表,绿茶祛湿利尿,与葱根相伍,能助痰饮清除。

41017 苍曲樗皮丸《济阴纲目》卷三)

【组成】椿根皮二两 芍药一两半 苍术 神曲(炒) 麦皮曲(炒) 黄柏(炒)各一两 滑石 枳壳各半两

【用法】上为末,粥为丸,如梧桐子大。每服五十丸,空心米饮送下。

【主治】带下。

41018 苍防二妙汤

《症因脉治》卷三。为《保命集》卷中"苍术防风汤"之异名。见该条。

41019 苍防干葛汤《伤寒大白》卷四)

【组成】苍术 防风 干葛 白芷 厚朴 甘草

【主治】下利,风湿伤阳明,额痛目痛,手足拘痛,身热多汗,六脉长大。

41020 苍防五皮饮《症因脉治》卷三)

【组成】生姜皮 茯苓皮 桑白皮 五加皮 大腹皮 防风 苍术

【主治】风湿痿软,皮肤不仁,脉浮缓者。

41021 苍防柴胡汤《伤寒大白》卷四)

【组成】苍术 柴胡 黄芩 半夏 广皮 甘草防风

【主治】风湿伤于少阳,寒热往来,呕而口苦,下利。

【加减】若见太阳表症,加羌活;见阳明表症,加干葛。

41022 苍陈紫苏饮《医统》卷六十引《集成》)

【组成】苍术 陈皮 紫苏叶 川楝子各二钱 葱白五根 甘草五分

【用法】水一盏半,加生姜五片,煎八分,空心温服。

【主治】小肠气,肾核作痛。

41023 苍附五苓散《金鉴》卷三十八)

【组成】五苓散加附子 苍术

【主治】水停内寒。

41024 苍附六君汤《竹林女科》卷一)

【组成】人参 白术 茯苓 甘草(炙) 半夏 陈皮 苍术(米泔浸) 香附(童便制) 条芩(酒炒) 川芎 当归 枳壳(麸炒)

【用法】水煎,食前服。

【主治】形盛多痰,气虚,至数月而经始行。

41025 苍附导痰丸(《广嗣纪要》卷四)

【组成】苍术(制)二两 香附(童便浸)二两 陈皮(去白)一两半 南星(炮,另制) 枳壳(麸炒) 半夏各一两 川芎一两 滑石(飞)四两 白茯一两半 神曲(炒)一两

【用法】上为末,姜汁浸蒸饼为丸,如梧桐子大。淡姜汤送下。

【主治】肥盛女人无子者。

41026 苍附导痰丸(《叶氏女科》卷一)

【组成】苍术 香附 枳壳各二两 陈皮 茯苓各一两五钱 胆星 甘草各一两

【用法】上为末,姜汁和神曲为丸。淡姜汤送下。数月行经宜服苍附六君汤,兼服本方;肥人白带,多痰,宜兼服柴术六君汤,兼服本方。

【主治】形盛多痰,气虚,至数月而经始行;形肥痰盛经闭;肥人气虚生痰多下白带。

41027 苍松烘疗条(《中医皮肤病学简编》)

【组成】苍术 12克 松香 31克 枫子仁 62克 蛤壳粉 31克 白鲜皮 31克 黄柏 31克 鹤虱 15克 防风 15克 苦参 15克 硫黄 31克 红砒 3克

【用法】上为细末,取 10克和艾绒 90克,混卷如艾灸条状。燃烟烘疗。

【主治】慢性湿疹。

41028 苍苓白虎汤(《时病论》卷六)

【组成】苍术 茯苓 石膏 知母 生甘草

【用法】加粳米,水煎服。

【主治】湿温身重,胸满头疼,妄言多汗,两胫逆冷。

【备考】原书云,三仁汤治湿温之轻者,苍苓白虎汤治湿温之重者,当别见证而分治之。

41029 苍降反魂香

《泻疫新论》卷下。为《说疫全书·疫痧二症合编》卷二"苍术反魂香"之异名。见该条。

41030 苍柏二妙丸

《症因脉治》卷三。为《医学纲目》卷二十引丹溪方"二妙丸"之异名。见该条。

41031 苍柏辛芎散(《丹溪心法》卷五,名见《医学入门》卷八)

【组成】南星 滑石 半夏 苍术 柏皮(炒) 川芎 辛夷 牡蛎粉(炒) 酒芩

【用法】上咬咀。水煎,去滓,食前服。

【主治】妇人上有头风鼻涕,下有白带。

41032 苍柏樗皮丸(《医学入门》卷八)

【组成】黄柏 樗皮 海石 半夏 南星 川芎 香附 苍术 干姜各等分

【用法】上为末,醋糊为丸,如梧桐子大。每服五六十丸,白汤送下。

【主治】肥人湿痰所致白带。

【加减】如暑月,去干姜,加滑石。

41033 苍独肾着汤(《症因脉治》卷一)

【组成】白术 白茯苓 干葛 苍术 独活 防风

【主治】太阴经风湿腰痛,腰以下如横木居其中者。

41034 苍桂五苓散(《医方集解》)

【异名】二术五苓散(《成方切用》卷七)、苍术五苓散(《银海指南》卷三)。

【组成】五苓散加苍术。

【主治】❶《医方集成》:寒湿。❷《金鉴》:肠痹。

41035 苍莎导痰丸(《万氏女科》卷一)

【组成】苍术 香附各二两 陈皮 白茯苓各一两五钱 枳壳 半夏 南星 炙草各一两

【用法】生姜自然汁浸饼为丸。淡姜汤送下。

【主治】❶《万氏女科》:多痰兼气血虚弱,数月而经一行者。❷《会约》:湿痰白带。

41036 苍莎导痰丸

《医钞类编》卷十六。为《丹溪心法》卷二"苍莎丸"之异名。见该条。

41037 苍苓止泻口服液(《新药转正》39册)

【组成】苍术 茯苓 金银花 柴胡 葛根 黄芩 马鞭草 金樱子 青木香 槟榔 甘草

【用法】上制成口服液,饭后口服。6个月以下,一次 5毫升;6个月~1岁,一次 5~8毫升;1~4岁,一次 8~10毫升;4岁以上,一次 10~20毫升,一日 3次。

【功用】除湿清热,运脾止泻。

【主治】湿热所致的小儿泄泻,症见:水样或蛋花样粪便,或挟有黏液,无热或发热,腹胀,舌红,苔黄等,以及小儿轮状病毒性肠炎见于以上症状者。

41038 苍梧道士陈元膏(《肘后方》卷八)

【异名】陈元膏(《外台》卷三十一引《崔氏方》)。

【组成】当归 天雄 乌头各三两 细辛 川芎 朱砂各二两 干姜 附子 雄黄各二两半 桂心 白芷各一两 松脂八两 生地黄二斤(绞取汁)

【用法】上药别捣雄黄、朱砂为末,余哎咀,以酽苦酒三升,合地黄渍药一宿,取猪脂八斤,微火煎十五沸,白芷黄为度,绞去滓,纳雄黄朱砂末,搅令稠和,密器贮之。腹内病,皆对火摩病上,一日两三次,从十日乃至二十日,取病出愈止;四肢肥肉、风瘴亦可酒温服如杏子大一枚。

【主治】❶《肘后方》:心腹积聚,四肢痹躄,举体风残。❷《外台》引《崔氏方》:胸肋背痛,肋下积聚如杯,脐旁气如手,腹切痛,时引背痛,月经内塞,无子数年,风瘴肿起累累如大豆,脚膝冷痛,头项痛,寒热瘰疬,面目黧黑消瘦,内外诸风及腹中积聚。

【备考】原书云:有人若胸肋背痛,服之七日,所下状如鸡子汁者三升,即愈。又有人若胁下积聚如杯,摩药十五日即愈。又有人若脐旁气如手,药摩之,去瓜中黄瓤者升许,即愈。有人患腹切痛,时引背痛数年,以膏摩之,下如虫者三十枚即愈。又有妇人若月经内塞,无子数年,膏摩少腹,并服如杏子一枚,十日下崩血二升,即愈,其年便有子。又疗风瘴肿起累累如大豆,以膏摩之,五日即愈。老少患脚膝冷痛,摩之五日便愈。又有人若头项痛、寒热瘰疬,摩头及病上,即愈。又有人患面目黧黑消瘦,是心腹中病,服药下如酒糟者一升余,即愈。内外诸风及腹中积聚,可服之,病无不愈。所疗人无数,不可悉记。

41039 苍梧道士陈元膏(《千金》卷七)

【异名】陈元膏(《鸡峰》卷四)。

【组成】当归 细辛各一两 桂心五寸 天雄三十枚 生地黄三斤 白芷一两半 川芎一两 丹砂二两 干姜十累 乌头三两 松脂八两 猪肪十斤

【用法】上㕮咀。以地黄汁渍药一宿,煎猪肪去滓,纳药煎十五沸去滓,纳丹砂末熟搅。用火炙手摩病上,日千遍愈。

【主治】一切风湿骨肉疼痹。

【备考】《胡洽方》有人参、防风各三十两,附子三十枚,雄黄二两。

芡

41040 芡术汤(《辨证录》卷五)

【组成】白术 芡实各二两 茯苓一两 肉桂一钱 车前子五钱

【用法】水煎服。二剂轻,四剂又轻,十剂愈。

【主治】上身先肿,因而下身亦肿,久之一身尽肿,气喘嗽不得卧,小腹如光亮之色。

41041 芡实丸(《济生》卷一)

【组成】芡实(蒸,去壳) 莲花须各二两 茯神(去木) 山茱萸(取肉) 龙骨 五味子 枸杞子 熟地黄(酒蒸,焙) 韭子(炒) 肉苁蓉(酒浸) 川牛膝(去芦,酒浸,焙) 紫石英(煅七次)各一两

【用法】上为细末,酒煮山药糊为丸,如梧桐子大。每服七十丸,空心盐酒、盐汤任下。

【主治】思虑伤心,疲劳伤肾,心肾不交,精元不固,面少颜色,惊悸健忘,梦寐不安,小便赤涩,遗精白浊,足胫酸疼,耳聋目昏,口干脚弱。

41042 芡实丸(《活人心统》卷下)

【组成】鸡头肉五百个 莲花须一两 山萸肉一两 白蒺藜五两 五花龙骨五钱 覆盆子二两

【用法】上为末,炼蜜为丸,如梧桐子大。每服六十丸,莲子去心,煎汤送下。

【主治】梦泄及阳痿未交先泄者。

41043 芡实丸(《国医宗旨》卷三)

【组成】芡实(蒸,去皮) 莲花须各二两 茯神(去木) 山茱萸肉 北五味子 甘州枸杞 熟地黄(酒蒸) 韭子(炒) 肉苁蓉(酒浸) 川牛膝(去芦,酒浸)

【用法】上为末,酒煮山药糊为丸,每服七十丸,空心盐汤送下。

【主治】梦遗。

41044 芡实散(《圣济总录》卷一九八引河上公方)

【组成】干鸡头实(去皮) 忍冬茎叶(拣无虫污、新肥者) 干藕各一斤

【用法】上药于甑内炊熟,晒干,为细散。每服一钱匕,食后新汲水调下。

【功用】益寿延年。

41045 芡实散(《圣济总录》卷一二○)

【组成】鸡头实(干者) 桑条(剉) 槐枝(剉) 盐猪牙皂荚(剉)各一升 生干地黄(焙) 地骨皮各一斤

【用法】上药盛于新瓦罐中,以碗盖口,纸筋、盐泥固济令密,晒干,炭火烧通赤,候冷取出,捣罗为末,旋入麝香少许。早晨、日午、临卧揩齿,温水漱。

【主治】风疳宣露,出血不止,脱落口臭。

41046 芡实粥

《遵生八笺》卷十一。为《圣惠》卷九十七"鸡头实粥"之异名。见该条。

41047 芡实粥(《简明医彀》卷七)

【组成】芡实一升(净) 白粱米三合 莲肉(泡,去皮心) 薏苡仁(鲜) 山药末各一合

【用法】上为末,和白糖四两研匀。每早调数盏服,以代早粥。

【功用】健脾土,生万物,精气神皆盛,多子,老服愈健。

41048 芡莲丹(《辨证录》卷四)

【组成】人参 茯苓 玄参 熟地 生地 莲子心 山药 芡实各三钱 甘草一钱

【用法】水煎服。四剂安。

【主治】心肾不交,昼夜不能寐,心甚躁烦。

41049 芡实粉粥

《长寿药粥谱》。为《圣惠》卷九十七"鸡头实粥"之异名。见该条。

41050 芡实杞子汤(《不知医必要》卷三)

【组成】熟地三钱 淮山(炒)二钱 杞子 石莲仁(去心,杵) 芡实(杵)各一钱五分 莲须 牡蛎(煅)各一钱 白茯苓一钱五分 茯神一钱

【用法】水煎好,另以椿根、扁蓄煎汁入药,再煎服。

【主治】精浊。

【加减】如热,加黄连六分;寒,加益智仁一钱五分;滞,加乌药一钱五分。

41051 芡实茯苓牛角散(《医学从众录》卷八)

【组成】芡实粉二两 白茯苓二两 赤石脂一两(煅) 牡蛎一两(醋煅) 禹余粮一两(煅) 牛角腮一两(炙黄)

【用法】上为末,好米醋一杯拌前药,晒干,再研末,打糊为丸。每服三钱。

【主治】女子带下虚脱证。

【备考】本方方名,据剂型,当作"芡实茯苓牛角丸"。

芳

41052 芳香饮(《温证指归》卷三)

【组成】玄参一两 白茯苓五钱 石膏五钱 蝉蜕(全)十二个 白僵蚕(炒)三钱 荆芥三钱 天花粉三钱 神曲(炒)三钱 苦参三钱 黄芩二钱 陈皮一钱 甘草一钱

【用法】水煎,去滓,入蜜、酒,冷服。

【主治】温病多头痛、身痛、心痛、胁痛,呕吐黄痰,口流浊水,涎如红汁,腹如圆箕,手足搐搦,身发斑疹,头痛,舌烂,咽喉痹塞,气血损伤。

41053 芳香散(《杨氏家藏方》卷十六)

【组成】香白芷一两半 龙骨一两 荆芥叶半两

【用法】上为细末。每服二钱,食前温酒调下;米饮汤调亦得。

【主治】崩漏不止。

41054 芳香化湿汤(《朱仁康临床经验集》)

【组成】藿香9克 佩兰9克 苍术9克 陈皮9克

茯苓9克　泽泻9克　白鲜皮9克　地肤子9克

【功用】芳香化浊,健脾理湿。

【主治】亚急性湿疹,钱币形湿疹,慢性湿疹之胃纳不馨、消化不良、大便溏薄者。

【方论选录】藿香、佩兰芳香化浊,理气和中;苍术、陈皮健脾燥湿;茯苓、泽泻利水渗湿;白鲜皮、地肤子除湿止痒。

苎

41055 苎根汤(《外台》卷三十三引《小品方》)

【组成】苎根　干地黄各二两　当归　芍药　阿胶(炙)　甘草(炙)各一两

【用法】上切。以水六升,煮取二升,去滓,入胶烊,分三服。

【主治】劳损动胎,腹痛去血,胎动向下。

【宜忌】忌海藻、菘菜、芜荑。

41056 苎根汤(《三因》卷十七)

【异名】苎麻汤(《普济方》卷三四二)。

【组成】野苎根二两(剉,炒)　金　银各一两

【用法】水、酒各一盏,煎至一盏,去滓,分二服,不拘时候。

【主治】胎无故下血,腹痛不可忍,或下黄汁如漆、如小豆汁者。

【备考】方中金、银,《普济方》作"金银花"。

41057 苎根饮(方出《圣惠》卷七十五,名见《圣济总录》卷一五四)

【异名】银苎酒(《妇人良方》卷十二)。

【组成】苎根二两(剉)　银五两

【用法】以清酒一中盏,水一大盏,煎至一大盏,去滓,分温二服,不拘时候。

【主治】妊娠胎动欲堕,腹痛不可忍。

41058 苎根散(《圣济总录》卷五十四)

【组成】苎根(剉)二两　松脂三分　槐花(炒)半两

【用法】上为散。每服二钱匕,稍增至三钱匕,以知为度,早、晚食前温糯米饮调下。

【主治】中焦蓄积瘅热,食已如饥。

41059 苎根散(《圣济总录》卷六十八)

【组成】苎根　人参　白垩　蛤粉各一分

【用法】上为散。每服一钱匕,糯米饮调下,不拘时候。

【主治】吐血不止。

41060 苎根散(《普济方》卷四十三)

【组成】苎根(细剉)二两　白芍药三分　地榆　甘草各一两　槐花(剉)半两

【用法】上为散。每服三钱。每早起、晚食前用温酒调下。

【主治】中焦蓄积瘅热,食已如饥。

41061 苎麻汤

《普济方》卷三四二。为《三因》卷十七"苎根汤"之异名。见该条。

41062 苎麻酒(《疫喉浅论》卷下)

【组成】苎麻不拘多少

【用法】用木瓜酒兑水煎熟,头面遍身频频扑之,以痧出为度。

【主治】疫痧初见。

41063 苎麻散(《圣济总录》卷一五四)

【组成】苎麻根一握(剉)　诃黎勒(煨,去核)　山芋　茯神(去木)各一两　人参二两

【用法】上为散。每服二钱匕,以米饮调下,不拘时候。

【主治】妊娠惊胎。

41064 苎麻粥(《圣济总录》卷一九〇)

【组成】生苎麻根一两(净洗,煮取汁二合)　白糯米二合　大麦面一合　陈橘皮(浸,去白,炒)半两(末)

【用法】以水煮似常式粥,稀稠得所,熟后方入盐花少许,平分作二服。空腹热食之。

【主治】妊娠胎不安,腹中疼痛。

【宜忌】宜常食。

41065 苎根饮子(《圣惠》卷七十六)

【组成】生苎根二两　甘草一两(炙微赤,剉)　黄芩一两　白芍药一两　阿胶二两(捣碎,炒令黄燥)　当归一两(剉,微炒)

【用法】上剉细,和匀。每服半两,以水一大盏,加大枣三个,煎至五分,去滓,食前温服。

【主治】妊娠二三月胎动。

41066 苎麻根汤(《圣济总录》卷一八二)

【组成】苎麻根(剉)三两　小豆二合

【用法】用水七升,煎至四升,去滓,温洗丹上,冷即再暖,一日三五次。

【主治】小儿发丹。

41067 苎麻根饮(《圣济总录》卷一五九)

【组成】干苎麻根(新者,刮削净,剉碎)　陈橘皮(汤浸,去白,焙)　甘草(炙)　生干地黄(焙)　乌梅(去核,取肉)　人参各二两

【用法】上为粗末。每服二钱匕,以水一盏,加生姜二片,同煎至七分,去滓温服,日、夜各一次。入月宜常服。

【主治】难产。

芦

41068 芦筒

《杏苑》卷五。为《宣明论》卷九"焚香透膈散"之异名。见该条。

41069 芦巴丸(《医级》卷八)

【组成】芦巴一斤　川乌(泡,去皮)　巴戟各六两　川楝十八两　茴香二十两　吴茱萸十两(汤浸七次,炒)

【用法】炒磨为末,酒糊为丸,如梧桐子大。每服十五丸,空心酒送下。

【主治】小肠气,盘肠气,奔豚疝气,偏坠阴肿,小腹有形如卵,上下来去,痛不可忍。或流结攻刺,吐呕。

41070 芦甘丹(《疡科纲要》卷下)

【组成】上炉甘石(最细腻者,煅,黄连汤淬三四次,拣净,研细,水飞漂)二两　上血竭五钱　海螵蛸(去背)五钱　真轻粉四钱　乌芋粉二两　漂牡蛎粉一两

【用法】上药各为极细末,和匀密贮。不能用三仙丹者,用此方。

【功用】拔毒止痛

【主治】下疳。

41071 芦叶汤(方出《圣惠》卷四十七,名见《普济方》卷二〇二)

【组成】芦叶一两(剉) 糯米半两

【用法】以水一大盏,入竹茹一分,煎至六分,后入蜜半合,生姜汁半合,煎三二沸,去滓放温,时时呷之。

【主治】霍乱吐泻,烦渴心躁。

41072 芦吸散(《玉案》卷四)

【组成】肉桂 明雄黄 鹅管石 款冬花 粉甘草各等分

【用法】上为极细末。以芦管挑药,轻轻含之,吸入喉内,徐徐以清茶过口。

【主治】寒痰凝结肺经,喘嗽气急,午后发寒。

41073 芦吸散(《医学启蒙》卷四)

【组成】款冬花 佛耳草 甘草 桂心 鹅管石各等分

【用法】上为极细末。吹少许入咽,嗽止。

【主治】肺受风寒,久嗽不愈。

41074 芦吸散(《张氏医通》卷十三)

【组成】款冬花 川贝母(去心) 肉桂 甘草(炙)各三钱 鹅管石五钱(煅)

【用法】上为极细末。以芦管吸少许,嚼化咽之,一日五七次。

【主治】冷哮寒嗽,喘促痰清。

【宜忌】肺热者禁用。

【方论选录】此即《宣明论》焚香透膈散之变法,彼用雄黄、佛耳,此用桂心、贝母、甘草;彼取无形之气,以散肺中之伏寒,此用有形之散,以搜肺络之伏饮。药虽相类,而用法悬殊,总取钟乳、款冬之温肺利窍也。

41075 芦虫汤(《卫生总微》卷十)

【组成】芦中虫二枚

【用法】煮汁饮之。

【主治】饮乳呃吐不入腹。

41076 芦参汤(《圣济总录》卷二十六)

【组成】芦根(剉)二两 人参 麦门冬(去心,焙) 赤茯苓(去黑皮)各一两 枇杷叶(拭去毛,炙)一分

【用法】上为粗末。每服五钱匕,水一盏半,加薤白三寸,煎至一盏,去滓温服,一日三次。

【主治】伤寒后霍乱,心烦干呕。

41077 芦荟丸(《幼幼新书》卷二十七引《玉诀》)

【组成】芦荟 安息香 胡黄连 枳壳(麸炒)各一钱 使君子三七个(炒) 芜荑一分 淀粉一钱半 麝香少许

【用法】上为末,獖猪胆糊为丸,如梧桐子大。每服五七丸,米饮送下。

【主治】❶《幼幼新书》引《玉诀》:霍乱后干哕不常。
❷《准绳·幼科》:小儿蛔疳。

41078 芦荟丸(《圣惠》卷八十六)

【组成】芦荟半两(细研) 朱砂半两(细研,水飞过) 麝香半分(细研) 龙脑半两(细研) 胡黄连半两 牛黄(细研) 蝉壳(微炒) 蜗牛壳(微炒) 夜明砂(微炒) 蜣蜋(微炒,去翅足) 熊胆(研入) 蚺蛇胆 倒钩棘针 瓜

蒂各一分 蟾酥一钱(研入)

【用法】上为末,炼蜜为丸,如绿豆大。每用一丸,以奶汁研,点入鼻中后,以桃柳汤洗儿,以青衣盖裹,候有虫子自出,即服三丸,以粥饮送下,一日三次。三岁以上,加丸服之。

【主治】小儿五疳,面黄发枯,头热盗汗,卧则合面,饥即食土,疳虫蚀于口鼻,泻痢日夜无恒,肌体羸瘦无力。

41079 芦荟丸(《圣惠》卷八十六)

【组成】芦荟半两(细研) 麝香一分(细研) 胡黄连一分 丁香半两 木香一分 牛黄一分(细研) 龙脑一钱(细研) 熊胆半钱(细研) 狗胆一枚 牛蒡子一分 猪胆一枚 鸡胆十枚 蟾头一枚(涂酥,炙微焦) 猬皮七枚

【用法】上为末,用猪胆汁为丸,如麻子大。每服一丸,以冷水送下。二岁以上,加丸数服之。

【主治】小儿一切疳,头发成穗,面目萎黄,鼻痒口干,爱食泥土,心腹虚胀,肚有青筋,四肢壮热。

41080 芦荟丸(《圣惠》卷八十六)

【组成】芦荟(细研) 天竹黄(细研) 胡黄连 蚺蛇胆(研入) 蛇蜕皮灰 使君子 天麻 丁香 黄连(去须) 青黛(细研) 木香 朱砂(细研)各一分 牛黄一钱(细研) 白龙脑一钱(细研) 蝉壳半分(微炒) 麝香半分(细研)

【用法】上为末,入研了药令匀,炼蜜为丸,如绿豆大。每服三丸,空心及近晚以粥饮送下。

【功用】解风热,杀疳。

【主治】风疳,小儿肝肺风热,心脾壅滞,体瘦壮热。

41081 芦荟丸(《圣惠》卷八十六)

【组成】芦荟(细研) 天麻 胡黄连各半两 麝香(细研) 铁粉(细研) 水银 干蝎(微炒) 熊胆(细研) 雄黄(细研) 朱砂(细研)各一分

【用法】上为末,以枣肉研水银星尽,为丸如绿豆大。每服三丸,以温水送下。

【主治】小儿风疳,肌体多热,烦渴心躁,夜不得眠卧。

41082 芦荟丸(《圣惠》卷八十六)

【组成】芦荟半两(细研) 龙齿一分(细研) 麝香(细研) 黄连(去须) 熊胆(细研) 蛇蜕皮灰 蜣蜋(去翅足,炙微黄) 蝉壳(微炒) 蜗牛(炒令微黄) 地龙(微炒) 田父(炙令微黄)各一分

【用法】上为末,炼蜜为丸,如绿豆大。每服五丸,以粥饮送下。

【主治】小儿惊疳久不愈。

41083 芦荟丸(《圣惠》卷八十六)

【组成】芦荟(细研) 牛黄(细研) 青黛(细研) 蝉壳(微炒) 熊胆(细研) 人参(去芦头) 黄连(去须) 雄黄(细研) 麝香(细研) 蜣蜋(去翅足,微炒)各一分 虾蟆一枚(涂酥,炙微黄) 诃黎勒皮三分

【用法】上为末,软饭为丸,如绿豆大。每一岁服三丸,以暖水送下。

【功用】常服令儿悦泽无病。

【主治】小儿气疳,毛发干竖,口无津液,或时下痢,多渴,不欲乳食。

41084 芦荟丸（《圣惠》卷八十七）

【组成】芦荟一分(细研) 雄黄一分(细研) 麝香一钱(细研) 没石子一分 蛇蜕皮灰一分 黄连半两(去须) 蝉壳一分(微炒,去足) 蟾酥一钱(研入) 丁香一分 熊胆一分(研入)

【用法】上为末,炼蜜为丸,如黄米粒大。每服三丸,以粥饮送下,一日三次。别研一丸,吹入鼻中。

【主治】小儿内疳,四肢羸瘦,腹胀鼻痒,皮肤干燥,下痢不恒。

41085 芦荟丸（《圣惠》卷八十七）

【组成】芦荟半两(细研) 胡黄连半两 虾蟆一枚(涂酥,炙令焦黄) 熊胆半两(研入) 贯众半两 地龙半两(微炒) 青黛半两(细研) 黄连半两(去须) 朱砂半两(细研) 蝉壳半两(微炒,去足) 雷丸半两 麝香半两(细研)

【用法】上为末,用蜗牛肉研和为丸,如麻子大。每服五丸,以粥饮送下,一日三次。

【主治】小儿脊疳,腹内有虫,上攻背脊,脊骨渐高,肌体羸瘦。

41086 芦荟丸（《圣惠》卷八十七）

【组成】芦荟一分(细研) 田父一枚(烧烟似绝便住) 青黛半两(细研) 腻粉一钱 牛黄一分(细研) 粉霜一钱 硫黄一钱(细研) 蝉壳一分 蛇蜕皮一条(烧灰) 麝香一钱(细研) 巴豆十枚(去皮心,研,纸裹压去油)

【用法】上为末,以粳米饭为丸,如绿豆大。每服二丸,以温水送下。良久,煎桃柳水浴儿,后以青衣盖遍身。当有虫出,白黄色者可治,青黑者难治。

【主治】小儿五疳,四肢干瘦,腹胀气粗,频揉鼻眼。

41087 芦荟丸（《圣惠》卷九十三）

【组成】芦荟一两 粉霜一分

【用法】上为末,以水煎黄连汁至浓为丸,如绿豆大。每服五丸,食前以粥饮送下。

【主治】小儿疳痢久不愈,肚大有青脉,四肢渐瘦。

41088 芦荟丸（《普济方》卷三七九引《圣惠》）

【组成】芦荟(研) 宣连(去须,为末) 水银 瓜蒂(为末) 陈皮 蜗牛 麝香当门子(另研) 龙脑(另研) 朱砂(另研,同水银再研不见星) 犀角(为末) 蟾酥(剪,研,同草药一处为末) 蝉蜕(去土)各等分

【用法】上为末,为丸如黍米大。每服三岁以上三五丸,五岁五六丸,脑疳即鼻疳,黄连汤送下;肺疳即气喘促,陈皮汤送下;食疳即吐泻,生姜汤送下;脾疳即羸瘦,枣汤送下;气疳即吐胀,青皮汤送下;筋疳即泻血,盐汤送下;肝疳即目涩,甘草汤送下;骨疳即爱卧冷地及吃泥土,茶清送下。

【主治】小儿八般疳疾。

41089 芦荟丸（《局方》卷十）

【组成】大皂角 干虾蟆(各等分,同烧存性,为末)一两 青黛(研)一分 芦荟(研) 朱砂(研,飞) 麝香(研)各一钱

【用法】上合研匀,用汤浸蒸饼为丸,如麻子大。三岁儿,每服二十丸,温米饮送下,不拘时候。

【功用】常服长肌退黄,杀疳虫,进乳食。

【主治】❶《局方》:小儿疳气羸瘦,面色萎黄,腹胁胀满,头发作穗,揉鼻咬甲,好吃泥土,利色无定,寒热往来,目涩口臭,齿龈烂黑。❷《张氏医通》:肝疳,口舌生疮,牙龈腐烂,遍体生疮,及妇人热结经闭作块,上冲梗痛。

41090 芦荟丸（《丹溪心法附余》卷二十二引《局方》）

【组成】芦荟半两 使君子(焙) 三棱(生) 石榴皮(焙) 草龙胆(生)各五分 苦楝根(焙)少许

【用法】上为细末,面糊为丸,如萝卜子大。每服五丸,米饮送下;疳热,麦门冬汤送下。

【功用】杀虫。

【主治】疳。

41091 芦荟丸（《圣济总录》卷一一一）

【组成】芦荟半两(研) 鲤鱼胆七枚(取汁) 熊胆(研)一分 牛胆(干者半两,湿者汁一合) 石决明(刮削净)一两 麝香(研)半分 车前子一两

【用法】上药除胆外,为细末,后入胆汁同和匀,炼蜜为丸,如梧桐子大。每服二十丸,渐加至三十丸,食后米饮送下。

【主治】眼热赤痛,及生肤翳。

41092 芦荟丸（《圣济总录》卷一一二）

【组成】芦荟 人参各半两 柏子仁(捣,研)一两 羚羊角(镑)二两 细辛(去苗叶)一两 甘草(炙,剉) 牛胆(干者,别研入)各一分

【用法】上药除胆外,为末,入研胆再和匀,炼蜜为丸,如梧桐子大。针后,每服二十丸,空心茶清送下。

【主治】内障,黑水凝结青白色成翳。

41093 芦荟丸（《圣济总录》卷一五三）

【组成】芦荟半两 赤石脂 椶皮(生姜汁炙) 地榆(剉)各一两 牛角䚡(炙)三分 禹余粮(醋淬) 阿胶(炙燥)各一两半 侧柏一两一分

【用法】上为末,研匀,炼蜜为丸,如梧桐子大。每服二十丸,陈米饮送下。

【主治】伤中,赤白带下。

41094 芦荟丸（《圣济总录》卷一七二）

【组成】芦荟(研) 黄连(去须) 使君子(去壳) 雷丸 鹤虱 藿香叶 细辛(去苗叶) 蓬莪术(煨) 蝎梢(炒) 青橘皮(汤浸,去白,焙) 陈橘皮(汤浸,去白,焙) 蟾酥各半两(十三味同为末,分一半入猪胆煮熟,留末一半) 龙脑 丹砂 牛黄 麝香(四味同研)各一分 肉豆蔻(去壳,煨) 水银一分

【用法】上药先将前十二味为末,一半入猪胆内,每枚胆内入巴豆仁二枚,以粟米饮煮熟,去巴豆不用,次入前一半末,并龙脑等六味同研为丸,如黍米大。每服十丸至十五丸,空心米饮送下。

【主治】小儿惊疳。

41095 芦荟丸（《圣济总录》卷一七二）

【组成】芦荟(研) 蓬砂(研) 麝香(研) 马牙消(研) 人参 熊胆(研) 甘草(炙,捣为末)各半两

【用法】上为末,炼蜜为丸,如绿豆大。每服五丸或七丸,薄荷汤化下。

【主治】小儿疳渴,肌肤消瘦,乳食不进。

41096 芦荟丸（《圣济总录》卷一七三）

【组成】芦荟(研) 芜荑(炒) 木香 鹤虱(炒)各

半两

【用法】上为末,水浸炊饼为丸,如黄米大。每服十丸,米饮送下。

【功用】杀虫。

【主治】小儿疳。

41097 芦荟丸(《圣济总录》卷一七三)

【组成】芦荟(研) 钩藤(别捣末)各一两 雄黄 青黛各半两(研) 蟾酥(研) 熊胆(研) 麝香(研)各一分

【用法】上为末,入猪胆汁为丸,如绿豆大。每服三丸至五丸,二岁以下二丸,空心、临卧煎荆芥汤送下。

【主治】小儿疳气。

41098 芦荟丸(《幼幼新书》卷二十二引《吉氏家传》)

【组成】芦荟一钱(先乳钵内研) 使君子(不去皮壳) 芜荑半钱(去皮取仁) 槟榔一个 胡黄连 沉香 木香各一钱 麝香少许 龙胆草 朱砂各半钱 夜明砂二钱(绢袋洗去土)

【用法】上焙干为末,用醋胆为丸,如黍米大。每服十丸,米饮送下。

【主治】惊疳积滞,或渴,或泻,或热。

41099 芦荟丸(《幼幼新书》卷二十四引《吉氏家传》)

【组成】芦荟 朱砂各一钱 芜荑 胡黄连各二钱 熊胆半钱 巴豆(去尽油)二七粒 蟾一个 麝香少许

【用法】上为末,用醋酒化芦荟糊为丸,如绿豆大。每服五丸,饭饮送下。

【主治】一切疳。

41100 芦荟丸(《幼幼新书》卷二十六引《吉氏家传》)

【组成】芦荟 丁香 使君子肉(炒) 胡黄连 朱砂 肉豆蔻 安息香 熊胆各一分 轻粉半钱 麝香少许

【用法】上为末,猪胆汁煮糊为丸,如此大。每服五丸或七丸,熟水送下。

【主治】小儿疳劳羸瘦,骨热盗汗。

41101 芦荟丸(《幼幼新书》卷二十六引《吉氏家传》)

【组成】丁香 肉豆蔻(去皮) 木香各半两

【用法】面裹,慢火煨熟,入芦荟一两,使君子半两,为末,稀糊为丸,如黍米大。每服一二十丸,米饮送下。

【主治】疳泻,不食腹胀。

41102 芦荟丸

《幼幼新书》卷二十三引《家宝》。为《圣济总录》卷一七三"黄连猪胆丸"之异名。见该条。

41103 芦荟丸(《幼幼新书》卷二十三引丁左藏方)

【组成】青黛 胡黄连 麝香 芦荟 雷丸 贯众 牛黄(生用) 鹤虱各半两 地龙 蛇蜕(烧灰)各一分

【用法】上为细末,蒸饼心为丸,如芥菜子大。三岁服五丸,空心米饮送下。

【主治】小儿五疳。

41104 芦荟丸(《幼幼新书》卷二十三引《庄氏家传》)

【组成】芦荟 宣连 胡黄连各等分(同入汤浸,慢火煎令味浓)

【用法】上揉宿蒸饼为丸,如绿豆大。空心米饮送下。随小儿大小加减丸数,若能只服浓药汁尤妙。

【主治】五疳。

41105 芦荟丸(《幼幼新书》卷二十三引《庄氏家传》)

【组成】芦荟一钱(别研,称,或只以皂角水磨) 草龙胆一两(净洗,到,焙干,称)

【用法】上为末,用不蛀皂角三梃,以水二升捼汁,用生绢滤去滓,入银器内慢火熬成膏,入前二味药调和为丸,如绿豆大。每服三丸至五丸,薄荷汤送下。

【功用】顺肝气,进饮食。

【主治】小儿风疳。

41106 芦荟丸(《幼幼新书》卷二十四引《庄氏家传》)

【组成】芦荟(研) 芜荑各半分 干蟾(用头并脊背) 木香 宣连 干蜗牛 辰砂(研)各一分 熊胆(真者,研)一钱 丁香二钱(新者) 麝香一字(研) 使君子(取仁)一分

【用法】上为细末,面糊为丸,如麻子大。每服二十丸,加至三十丸,米饮送下,一日三二次。

【主治】小儿诸疳,头面微肿,腹内作痛,色黄肚胀,不思饮食,多嗽不止。

41107 芦荟丸(方出《幼幼新书》卷二十四引《庄氏家传》,名见《医部全录》卷四四四)

【组成】芦荟半两(研) 轻粉 青黛 香墨 飞罗面各一钱 使君子一个 蜗牛五个(和肉炒焦,细研) 麝香半钱

【用法】上为细末,滴水为丸,如芥子大。每服一丸至二丸,生地黄汁化下;薄荷汤亦得。

【主治】五疳,八痢,心脏热。

41108 芦荟丸(《幼幼新书》卷二十四引《左氏家传》)

【组成】芦荟 胡黄连 牛黄 天竺黄 草龙胆 茯苓各半两 脑 麝 人参 川大黄 雄黄各一分 生犀(屑)二分

【用法】上为末,炼蜜为丸,如绿豆大。每服三丸,薄荷汤送下,温酒亦得,化下亦无妨。

【主治】小儿惊风五疳。

41109 芦荟丸(《幼幼新书》卷二十四引《庄氏家传》)

【组成】芦荟 大虾蟆一个(用酥涂,炙令黄) 青黛 鹤虱 黄连各等分

【用法】上为末,猪胆为丸,如麻子大。每服五丸,三岁以上十丸,米饮送下。

【主治】小儿疳。

【加减】风疳加羌活。

41110 芦荟丸(《幼幼新书》卷二十四引《庄氏家传》)

【组成】芦荟一两 使君子(用仁) 青黛各半两 胡黄连一两半

【用法】上为细末,入麝香一钱,研匀,獖猪胆为丸,如黄米大。每服一二十丸,温熟水送下。

【主治】小儿疳及惊热。

41111 芦荟丸(《幼幼新书》卷二十四引《刘氏家传》)

【组成】芦荟(研) 黄连(去毛) 白术 使君子(肉) 芜荑仁(不见火)各一分 巴豆半两(连壳银器内煅存性,取一分)

【用法】上为末,研饭为丸,如粟米大。每服五丸或七丸,饭汤送下。

【主治】小儿疳。

41112 芦荟丸(《幼幼新书》卷二十三引丁时发方)

【组成】芦荟 黄柏 大黄各一钱 朱砂半钱 巴豆一粒(去油)

【用法】上为末,用獖猪胆汁调,于饭上蒸少时,入麝香少许为丸,如梧桐子大。每服三五丸,熟水送下。

【主治】急疳。

41113 芦荟丸(《幼幼新书》卷二十四引茅先生方)

【组成】黄连 木香 槟榔 丁香各半两 腻粉一钱 芜荑(去皮)一分 青黛(过罗)三钱(一钱半入药,一钱半为衣) 麝香少许

【用法】上为末,用猪胆五个,川巴豆二十粒,用猪胆盏,盛于饭面上蒸三五次取出,只用猪胆油,不用巴豆,将油拌前药为丸,如黍米大。每服十丸、十四丸,用葱饭煎饮送下。

【主治】小儿疳疾。

【备考】本方名"芦荟丸"但方中无芦荟,疑脱。

41114 芦荟丸(《幼幼新书》卷二十四引《赵氏家传》)

【组成】芦荟(剉,研)一分 白芜荑(焙) 川芎(炒)各半两 使君子(面裹,炮)一两

【用法】上为细末,入芦荟于乳钵内同研极细,以羊胆三个取汁,和蒸饼为丸,如麻子大。每服五七丸,米饮送下。

【主治】小儿十五种疳。

41115 芦荟丸(《幼幼新书》卷二十五引《张氏家传》)

【组成】芦荟一两 胡黄连半两 宣黄连二两 麝香一字(令研入)

【用法】上为末,用猪胆数个拌,盛尽前药末,麻系口了,放净碟内于蒸饼甑内炊,候蒸饼熟取出研烂,饭为丸,如麻子大。每服一岁二丸,二岁七丸,三岁十五丸,以温米饮送下。

【主治】小儿疳瘦萎黄,肌体壮热,揉鼻吃土。

41116 芦荟丸(《幼幼新书》卷二十五引《王氏手集》)

【组成】芦荟半分(研) 芜荑仁 使君子(去壳,称) 肥黄连(去须,称) 胡黄连 青橘(去白) 草龙胆各一分 槟榔 没石子各二个

【用法】上为细末,獖猪胆汁煮面糊为丸,如豌豆大。每服七粒或十粒,量岁数加减,温服。

【主治】小儿积疳,腹胀羸瘦,面黄烦渴。

41117 芦荟丸(《幼幼新书》卷二十五引《王氏手集》)

【组成】芦荟 木香 宣连(去须) 诃子皮各一分 没石子二个 使君子七个 麝香半钱

【用法】上为细末,粟米饭为丸,如黄米粒大。每服十丸至十五丸,一日三次。如入青黛少许不妨。

【功用】进奶食。

【主治】小儿疳瘦,滑泄吐逆,渴。

41118 芦荟丸(《幼幼新书》卷二十六引王氏方)

【组成】芦荟 胡黄连各一分 黄柏二两 黄连 青皮各一两 青黛半钱 巴豆四十九粒

【用法】同炒赤,去巴豆,为末,蒸猪胆汁为丸,如绿豆大。量与,饮送下。

【功用】长肌。

【主治】疳积。

41119 芦荟丸(《幼幼新书》卷三十一引郑愈方)

【组成】芦荟二钱 轻粉五合 硫黄(末)一钱 密陀僧一两(金色者) 丁香三钱半

【用法】用水一碗,同于银石器内煮干为度,只取密陀僧碾为末。如恶瘦,先用炙肉少许,后用药一字或二字,使饭饮汤送下。如下黑粪,是虫下也。

【主治】小儿诸般虫。

【备考】本方方名,据剂型,当作"芦荟散"。

41120 芦荟丸(《续本事》卷十)

【组成】芦荟 荆芥 黑牵牛

【用法】上为细末,面糊为丸,如大粟米大。儿十岁以下每服一丸,或二丸亦不妨,自加减与之。

【主治】小儿疳积。

41121 芦荟丸(《卫生总微》卷十二)

【组成】芦荟 木香 胡黄连各一分 干蟾一个(酒浸,炙焦) 槟榔二钱(炮) 青黛二钱 青皮(去瓤,称一分,切碎,去皮,入巴豆十粒,炒令焦,去巴豆,只用青皮) 使君子仁三十个 芜荑一钱(用仁) 麝香一字

【用法】上为细末,用猪胆汁为丸如黍米大。每服十丸,米饮送下,不拘时候。

【主治】五疳羸瘦,虫咬腹痛,肚大青筋。一切疳疾。

41122 芦荟丸(《卫生总微》卷十二)

【组成】芦荟 槟榔 芜荑(炒,取仁) 胡黄连 川苦楝(和核剉片,面炒) 使君子仁 雷丸(浸,刮去黑皮)各一分 橘皮半两(洗净) 巴豆四十九个(去皮膜,同橘皮炒至巴豆焦色,只留二个半,余者巴豆不用,全用橘皮)

【用法】上为细末,獖猪胆汁煮糊为丸,如麻子大,朱砂、麝香细末为衣。每服十丸、十五丸,如头面浮肿,木瓜汤送下;若泻而发渴,陈米饮送下。

【主治】小儿诸疳。

41123 芦荟丸(《卫生总微》卷十二)

【组成】芦荟 黄连(去须) 川楝子(和核剉) 芜荑(去扇)各三分 天竺黄一钱半 麝香少许(研)

【用法】上为细末,以猪胆汁和饭研烂和剂,于甑上蒸两次,为丸如绿豆大,以朱砂为衣。每服五七丸至十丸,熟水送下,不拘时候。

【主治】小儿诸疳。

41124 芦荟丸(《普济方》卷三七九引《全婴方》)

【组成】芦荟 木香 槟榔 黄连一两 芜荑(去皮) 陈皮各半两 青皮 蚵蚾(酒浸,炙黄,去骨)一两 巴豆二七粒(用上四味炒黄,去巴豆)

【用法】上为末,猪胆糊为丸,如小豆大。三岁每服三十丸,米饮送下。

【主治】小儿疳气,腹急,骨热。

【备考】主治中"骨热"原脱,据《玉机微义》补。

41125 芦荟丸(《杨氏家藏方》卷十八)

【组成】使君子仁 肉豆蔻(面裹,煨香)各二两 胡黄连一两 芦荟一两半(研) 丁香半两 麝香三钱(别研)

【用法】上为细末,煮面糊为丸,如黍米大。每服二十丸至三十丸,温米饮送下,不拘时候。

【功用】常服充肌,杀虫,进食。

【主治】小儿五疳,黄瘦,发立皮干,饮食不消,脏腑滑泄。

41126 芦荟丸(《伤寒标本》卷下)

【组成】芦荟　麦芽　胡黄连各一两　黄连五钱　芜荑　肉豆蔻　木香　龙胆草各四钱　川楝子五十个(取肉)　三棱　蓬术各六钱　槟榔八钱　使君子六十个　陈皮　青皮各八钱　麝香一钱　神曲一两半　干虾蟆

【用法】上为细末,薄荷、猪胆汁为丸,如粟米大。每服一钱,空心米汤送下。

【主治】小儿痞疾疳劳,肚大腹胀,面黄肌瘦,脾胃不和,惊积食积。

【备考】方中干虾蟆用量原缺。

41127 芦荟丸(《医部全录》卷二七四引河间方)

【组成】芦荟　银柴胡　胡黄连　川黄连　牛蒡子　玄参　桔梗　山栀仁　生石膏　薄荷叶　羚羊角各五分　甘草　升麻各三分

【用法】上为细末,糊为丸,如梧桐子大。每食后白汤送下。

【主治】牙龈出血,及腐烂黑臭者。

41128 芦荟丸(《百一》卷十九)

【组成】龙胆草(去芦)　黄连各半两　雷丸一分(生用)

【用法】上为细末,面糊为丸,如黍米大。每服三四十丸,米饮送下。

【主治】小儿五疳,烦热,烦躁,烦渴,泄泻,腹急胀满,面黄羸瘦,一切虫痛。

【备考】本方名芦荟丸,但方中无芦荟,疑脱。

41129 芦荟丸(《医方大成》引汤氏方(见《医方类聚》卷二五五))

【异名】胆连丸(《普济方》卷三八〇引《傅氏活婴方》)。

【组成】龙胆草　黄连(去须)　芜荑各一两(去皮,先炒黄色,次入前药,一处炒赤色)

【用法】上为末,别入芦荟末一分,和匀,饭饮为丸,如黍米大。随大小加减,空心米汤送下。

【主治】❶《医方大成》引汤氏方:脾胃积热,遂成疳疾。❷《准绳·幼科》:小儿疳积,其状渐黄瘦,拍背如鼓鸣,脊骨如锯,乃积而生热成疳也。

41130 芦荟丸(《医方类聚》卷二五四引《保童秘要》)

【组成】芦荟　天竺黄　牛黄　麝香　胡黄连各一钱　熊胆　龙脑各半钱　蟾酥半字

【用法】上为细末,胡黄连别捣罗,用水二茶脚许,煎成膏后,方入诸药末,研匀为丸,如黄米大。每服五丸至七丸,葱白煎汤送下。

【主治】疳。

41131 芦荟丸(《活幼心书》卷下)

【组成】南木香　丁香各二钱半　诃子(去核,取肉)　肉豆蔻各半两　使君子肉　芦荟各四钱　枣肉一两(薄切,用屋瓦盛,慢火焙干)

【用法】上除使君子肉薄切,于乳钵内,极细杵,仍将前南木香等四味,湿面裹,煨至香熟取出,地上候冷,去面刬,焙,同枣肉、芦荟为细末,再入乳钵,同使君子肉杵匀,炼蜜为丸,如麻子大。每服三十丸至五十丸,温米汤空心送下;儿小米汤化下。

【功用】养胃壮气,止痢除虫,长肌健力。

【主治】五疳八痢,脏腑虚弱,身体瘦悴,头发焦疏,腹胀青筋,小便白浊,喝水无度,洞泄不时,谷食难化,遍身疮疥,神色干燥。

41132 芦荟丸(《卫生宝鉴》卷十九)

【组成】芦荟　蟾酥　麝香　朱砂　黄连　槟榔　鹤虱　使君子　肉豆蔻各等分

【用法】上为末,糊为丸,如绿豆大。每服三十丸,空心、食前温水送下。

【主治】小儿脾疳瘦弱,面色萎黄。

41133 芦荟丸(《普济方》卷三八〇引《傅氏活婴方》)

【组成】芦荟二钱　胡黄连二钱　夜明砂(炒)二钱　神曲二钱　芜荑(炒)一钱　使君子五个　青皮二钱　紫苏叶一钱　青黛　巴豆二七粒(去油)　麦芽(炒)一钱　香附子二钱

【用法】上为末,烂饭为丸,如麻子大。每服二十丸,饮汤送下。

【主治】婴孩诸疳。

41134 芦荟丸(《医方类聚》卷一九〇引《修月鲁般经后录》)

【组成】大黄四两(醋一升,于砂器内,以桑柴文武火熬成膏,候冷,和后药为丸)　芦荟少许　干蟾一钱(酥炙存性)　麝香半钱　轻粉少许

【用法】上为丸,如黍米大。每服五七丸,饮送下,一日二次。

【主治】疳积癖证。

41135 芦荟丸

《普济方》卷七十九。为《圣惠》卷三十三"还睛明目芦荟丸"之异名。见该条。

41136 芦荟丸(《普济方》卷三八二)

【组成】芦荟一分　龙胆一分(去芦头)　青黛半两(细研)　胡黄连一分　牛黄一分(细研)　麝香一钱(细研)

【用法】上为末,以蒸饼为丸,如黄米大。每服五丸,以粥饮送下。

【主治】小儿干疳,面色微黄,肌体羸瘦。

41137 芦荟丸(《普济方》卷三九一)

【组成】木香　肉果　丁香各五钱(三味面裹烧)　芦荟一两　使君子　诃子各五钱

【用法】上为细末,煮枣肉为丸,如绿豆大。每服二十丸,空心白汤送下,一日二次。

【主治】小儿脾癖。

41138 芦荟丸(《普济方》卷三九八)

【组成】青皮一两(去瓤)　陈皮一两(去白,炙)　胡黄连一两半　石三棱半两　使君子一两　槟榔一两　熊胆半两　木香半两　蓬术一两　神曲一两(炒)　麦糵一两　芦荟半两　南星半两　芜荑一钱半　雷丸三钱(炒)

【用法】上为末,面糊为丸,如麻子大。每服三十丸,食前米汤送下。

【功用】常服长肌退黄,杀疳虫,进饮食,消积滞。

【主治】小儿五疳八痢,腹内积滞,坚硬如石,肚大筋青,面黄羸瘦,寒热往来,目涩口臭,牙龈烂黑出血。

41139 芦荟丸

《外科理例·附方》。为《明医杂著》卷六"九味芦荟丸"之异名。见该条。

41140 芦荟丸(《幼科类萃》卷六)

【组成】芦荟　芜荑　木香　青黛　干槟榔　川黄连(净)各一分　蝉壳二十一枚　胡黄连半两　麝香少许

【用法】上为末,猪胆三枚,取汁浸糕为丸,如麻子大。每服二十丸,米饮送下。

【主治】❶《幼科集萃》:疳热。❷《诚书》:食肉太早,生虫发热,脾泄。

41141 芦荟丸(《校注妇人良方》卷七)

【组成】芦荟　胡黄连　黄连(炒焦)　木香　白芜荑(炒)　青皮各五钱　当归　茯苓　陈皮各一两半　甘草(炙)七钱

【用法】上为末,米糊为丸,如梧桐子大。每服七八十丸,米汤送下。

【主治】疳癖,肌肉消瘦,发热潮热,饮食少思,口干作渴,或肝疳食积,口鼻生疮,牙龈蚀烂。

41142 芦荟丸(《校注妇人良方》卷二十四)

【组成】芦荟五钱　胡黄连　当归　芍药(炒)　龙胆草(酒浸,炒焦)　川芎　芜荑各一两　木香　甘草(炒)各三钱

【用法】上为末,用米糊为丸,如麻子大。每服五十丸,滚汤送下。

【主治】肝气不和,克侮脾胃而患诸证,或三焦肝胆经风热,目生云翳,或疳热瘰疬,耳内生疮,寒热作痛,肌体消瘦,发热作渴,饮食少思,肚腹不调,或牙龈蚀落,颊腮腐烂,下部生疮。

41143 芦荟丸(《医学入门》卷六)

【组成】胡黄连　雷丸　芦荟　芜荑　木香　青黛　鹤虱　黄连各一两　蝉退二十个　麝香一钱

【用法】上为末,猪胆汁浸糕为丸,如麻子大。每服二十丸,米饮送下。

【功用】消疳杀虫,和胃止泻。

【主治】诸疳。

【备考】本方方名,《东医宝鉴·杂病篇》引作"十味芦荟丸"。

41144 芦荟丸(《鲁府禁方》卷三)

【组成】胡黄连(乳浸)　山楂肉各五钱　鹤虱　芜荑　芦荟(乳浸)　川楝子肉　陈皮　白术　三棱(醋炒)　莪术(醋炒)各三钱　使君子肉十个　尖槟榔二钱　虾蟆头一个(乳浸,炙干)　阿魏八钱(醋煎化)

【用法】上为末,加飞罗面,入阿魏,糊为丸,如绿豆大。每服三十二丸。

【主治】小儿疳积,食积,面黄,或青或白,小便如泔,大便溏泄,腹有青筋,肚大如鼓,足瘦如柴,不时发热。

【宜忌】百日内忌腥荤猪肉。

41145 芦荟丸(《痘疹传心录》卷十五)

【组成】芦荟　人参　白术　茯苓　山药　木香　陈皮　青皮　麦芽　神曲　当归各三钱　槟榔二个　麝香少许

【用法】上为末,猪胆打面糊为丸,如麻子大,或炼蜜为丸,如龙眼大。清米汤化下。

【主治】疳。

41146 芦荟丸(《准绳·幼科》卷八)

【组成】芦荟　熊胆　朱砂各二钱半　青黛七钱半　诃黎勒(煨,取肉)三钱　麝香一钱

【用法】上为末,糯米饭为丸,如麻子大。每服五七丸,空心用砂糖水送下。

【主治】小儿惊热疳,不思食。

41147 芦荟丸(《准绳·幼科》卷八)

【组成】芦荟　木香　红芍药　没石子各半两　使君子(去壳)　胡黄连各二钱半　肉豆蔻二钱　人参一钱

【用法】上为细末,入麝香半钱,别研令细,与药拌匀,蜜水打面糊为丸。每服十五丸,空心、食前米饮送下。

【主治】小儿诸疳,赢瘦不生肌肉。

41148 芦荟丸(《医宗说约》卷五)

【异名】五疳保童丸。

【组成】肥儿丸加芦荟　胡黄连　银柴胡

【用法】上为极细末,炼白蜜为丸,如龙眼大。空心清米汤化下。

【主治】疳积,夜间发热,骨瘦如柴。

41149 芦荟丸(《外科集腋》卷四)

【组成】当归　胡连　川芎　芜荑　白芍各一两　龙胆草(酒炒)七钱　芦荟五钱　木香　甘草各三钱

【用法】上为末,粥饮为丸。每服一钱,白汤送下,虚者归脾汤送下。与黄连解毒汤合用。

【主治】下疳,由涂搽春药,精阻火郁,致痒痛坚硬,紫胀腐烂,不时举发者。

41150 芦荟丸(《原瘄要论》)

【异名】芦荟黄连丸(《麻疹备要方论》)。

【组成】人中白　芦荟　使君子肉　龙胆草　黄连　五灵脂各等分

【用法】上为细末,浸蒸饼为丸。白滚汤送下。

【主治】瘄毒入胃,久而不散,致成牙根黑烂出血,为走马疳;传与二颊,浮肿,久而穿颊破腮,缺唇崩鼻,为崩砂狐惑等危证。

41151 芦荟丸(《眼科锦囊》卷四)

【组成】黑丑　芦荟各一钱

【用法】上为末,以丁香油三十滴,调匀为丸服。

【主治】眼目昏暗无所睹,及瞳子散大。

41152 芦荟丸(《外科真诠》卷下)

【组成】芦荟　胡连　川连　芜荑　青皮　雷丸　鹤虱一两　木香三钱　元寸五分

【用法】上为末,糊为丸。每服一钱。

【主治】❶《外科真诠》:大麻风。❷《全国中药成药处方集》(武汉方):小儿疳积,虫积,肚腹胀满发热,口鼻生疮,牙龈蚀烂。

41153 芦荟丸(《医学集成》卷三)

【组成】芦荟　当归　白芍　川芎　胡连　芜荑　木香　甘草

【用法】上为末,糊为丸。每服一钱半,开水送下。外用桃叶、白果捣烂,绵裹,纳阴中,一日三换。

【主治】阴痒生虫。

41154 芦荟丸(《全国中药成药处方集》禹县方)

【组成】芦荟二两　砂仁二两　神曲　胡黄连　大黄二两　山楂　槟榔　麦芽各二两　橘皮五钱　炙甘草五钱　使君子三两

【用法】上为细末,水为丸。每服五分至一钱,温开水送下。

【功用】消疳杀虫。

【主治】五疳诸积,面黄肌瘦,肚大青筋,寒热往来,口鼻生疮,好食泥土。

41155 芦荟散(《圣惠》卷三十六)

【组成】芦荟二分 土盐绿三分 胡粉三分 珍珠末半两 蜗牛壳半两(炒令黄色) 波斯盐绿半两 青黛半两 黄连半两(去须) 麝香一钱(细研)

【用法】上为细散,都研令匀,先用甘草汤漱口洗疮,以帛拭干,然后掺药于上。或以蜜为丸,如鸡头子大,含之,亦得,有涎吐之。

【主治】口舌上疮久不愈。

41156 芦荟散(《圣惠》卷六十五)

【组成】芦荟半两 甘草半两

【用法】上为末。先用浆水洗癣上讫,用帛裹干,便以药敷之。三五日愈。

【主治】湿癣,搔之有黄汁者。

41157 芦荟散(《圣惠》卷八十七)

【组成】芦荟半两(细研) 土绿半两 珍珠末一两 胡粉半两(研入) 蜗牛壳一两半(炒令黄) 黄芩一两半 麝香一分(细研) 石盐一两 青黛一两(细研)

【用法】上为细散。先用甘草汤洗,及漱口了,将此散绵裹,贴于齿上,及散药亦得。如有涎,旋吐勿咽之。

【主治】小儿口齿疳,鼻舌生疮。

41158 芦荟散(《圣惠》卷八十七)

【组成】芦荟一分 黄柏末一分 青黛半分 雄黄半分

【用法】上为细散。以少许敷疮上,一日三次。

【主治】小儿鼻疳,虫蚀鼻,痒痛不止。

41159 芦荟散(《圣惠》卷九十三)

【组成】芦荟半两 定粉半两 黄丹三分(微炒) 夜明砂三分(微炒)

【用法】上为细散。每服半钱,以粥饮调下,一日三次。

【主治】小儿疳痢不止。

41160 芦荟散(《圣济总录》卷十六)

【组成】芦荟 防风(去叉)各半两 白附子(炮) 白术 天麻 白芷各一两 丹砂(研) 龙脑(研)各半分

【用法】上为细散。每服半钱匕,食后葱白、薄荷茶调下。

【主治】风头痛。

41161 芦荟散(《圣济总录》卷一一八)

【组成】芦荟(研)半两 丹砂(研)一分 丁香一分 麝香半分 牛黄(研)半分 蟾酥半两 角蒿灰(研)半两 瓜蒂二十枚 羊蹄花半两 干蜗牛(研)三枚 熊胆(研)一钱 细辛(去苗叶)一分 马牙消(研)三分 白矾灰(研)半分

【用法】上为散。先以头发裹指,于温水内蘸揩之,软帛裹却脓水,取少许药末掺疮上。或轻,可即去蟾酥、芦荟,看病大小,以意加减用之。

【主治】口舌生疮。

41162 芦荟散(《圣济总录》卷一七〇)

【组成】芦荟(研) 龙骨 雄黄(研) 麝香(研)各半分 胡黄连 青黛(研) 木香 丁香 牛黄(研) 天竺黄 熊胆(研) 干蝎(炒) 腻粉(研) 丹砂(研) 犀角(镑) 附子(炮裂,去皮脐) 人参 沉香各一分

【用法】上为散。每服半钱匕,薄荷汤调下。

【主治】小儿慢惊风,胸膈痰涎,咽喉壅塞,身体壮热,筋脉拘急,时或发渴。

41163 芦荟散(《圣济总录》卷一七二)

【组成】芦荟半分(研) 麝香(烧) 青矾(烧、研) 白矾(烧、研)各一分 虾蟆(灰)半两

【用法】上为散。先以绵拭龈上恶血出,即贴药半钱匕,一日三次。

【主治】漏疳蚀唇鼻,牙齿臭烂。

41164 芦荟散(《圣济总录》卷一七二)

【组成】芦荟(研) 人中白(研) 虾蟆(炙黄)各半两 麝香(研)一分

【用法】上为散,再合研令细。每服一字至半钱匕,熟水调下,一日二次,不拘时候。后当下恶物。

【主治】小儿无辜疳气,寒热积滞不化,心腹胀痛。

41165 芦荟散(《幼幼新书》卷二十五引《聚宝方》)

【组成】芦荟 蟾酥(真者) 大麻仁 腻粉 麝香 铜青各一钱 石胆(烧灰)一字

【用法】上为末,先以谷草、蔺草二味,盐浆水煎汁洗,揾干,用药少许遍涂疮上。若小可疮痍,只用散子入乳汁或浆水调涂之。

【主治】小儿走马疳。

41166 芦荟散(《卫生总微》卷二十)

【组成】芦荟

【用法】上为末。吹鼻中;鼻下有疮即敷。

【主治】疳蚀其鼻生疮,及鼻下赤烂。

41167 芦荟散(《直指小儿》卷一)

【组成】全蝎五个(焙) 巴霜一字 轻粉半钱 芦荟 南星(炮) 朱砂各一钱 川郁金一分(皂角水煮,焙干) 脑 麝香各一字

【用法】上为末。每服一字,煎金银、薄荷汤调下。

【主治】惊风,痰盛发搐。

41168 芦荟散(《普济方》卷三八三)

【组成】芦荟半两(细研) 胡黄连半两 雄黄一分(细研) 熊胆半两(研入) 朱砂半两 麝香半两(细研) 干蟾一枚(涂酥炙焦黄) 代赭一分

【用法】上为细散。先用桃柳汤浴儿,后以粥饮调下半匙,然后着青衣覆。其虫子自出。

【主治】小儿五疳,烦热干瘦,不欲乳食。

41169 芦荟散(《回春》卷五)

【组成】黄柏五钱 人言五分(用红枣破去核,每枣纳人言一分,烧存性) 芦荟一钱

【用法】上为末。先将米泔漱净疳毒,却掺上此药。即愈。

【主治】走马牙疳。

41170 芦姜汤(《辨证录》卷十)

【组成】神曲三钱 半夏二钱 茯苓三钱 芦根汁一碗 生姜汁一合

【用法】水煎服。一剂即安。

【主治】爱食河豚,以致血毒中人,舌麻心闷,重者腹胀而气难舒,口开而声不出。

41171 芦根汤(方出《金匮玉函经·附遗》,名见《赤水玄珠》卷四)

【组成】芦根五两(剉)

【用法】以水三大盏,煮取二盏,去滓温服,不拘时候。

【主治】五噎吐逆,心膈气滞,烦闷,不下食。

41172 芦根汤(方出《千金》卷二,名见《活人书》卷十九)

【组成】生芦根一升　知母四两　青竹茹三两　粳米五合

【用法】上㕮咀。以水五升,煮取二升半,稍稍饮之。尽更作,愈止。

【主治】妊娠头痛壮热,心烦呕吐,不下食。

41173 芦根汤(方出《本草纲目》卷十五引《千金》,名见《霍乱燃犀说》卷下)

【组成】芦根三钱　麦门冬一钱

【用法】水煎服。

【主治】霍乱烦闷。

41174 芦根汤(《千金翼》卷二十二)

【组成】芦根　地榆　五加皮各一两

【用法】上㕮咀。以水三升,煮取一升,去滓服。一服即愈。

【主治】乳石发动,服葱豉汤加当归未除者。

【宜忌】此汤力快,小可者不须服之。

41175 芦根汤(《外台》卷六引《救急方》)

【组成】生芦根(切)一升　生姜一斤　橘皮五两

【用法】上切。以水八升,煮取二升,分二服,服别相去,以意消息之。

【主治】霍乱腹痛吐痢。

41176 芦根汤(《幼幼新书》卷十五引《婴孺》)

【组成】生芦根(切)五合　知母十二分　淡竹青皮五分

【用法】用水三升,煮一升,为三服。一岁儿方,大小增减用。更用冬瓜汁一升,却减水一升煮妙。

【主治】小儿伤寒壮热、呕吐。

41177 芦根汤(《圣惠》卷三十八)

【组成】芦根一两　葛根一两　麦门冬一两(去心)　甘草半两(生用)　人参一两(去芦头)

【用法】上剉细。每服半两,以水一大盏,加竹茹一分,生姜半分,煎至七分,去滓温服,不拘时候。

【主治】乳石发动,心膈壅热,烦闷渴逆,不下饮食。

41178 芦根汤(《普济方》卷二三六引《指南方》)

【组成】芦根　麦门冬　赤茯苓　橘皮各半两　地骨皮二两

【用法】上为粗末。每服五钱,水二盏,加生姜五片,煎一盏,去滓服。

【主治】骨热发热。

41179 芦根汤(《伤寒总病论》卷三)

【组成】芦根半升　生姜二两　橘皮　枇杷叶各一把

【用法】上㕮咀。水三升,煮一升半,每服一盏,去滓温饮。

【主治】天行愈后,劳复发热,呕吐,食不下。

【加减】心烦躁,加石膏二两,加水一升,煮二升。

41180 芦根汤(《伤寒总病论》卷五)

【组成】生芦根　生茅根　赤茯苓　子芩　麦门冬　甘草　生姜各一分　小麦　糯米各二百粒

【用法】上剉细。水一升二合,煎六合,去滓,分三服。立效。

【主治】小儿伤寒后,胃中有热,烦闷不食,致日晚潮热颊赤,躁乱呕吐。

41181 芦根汤(《圣济总录》卷二十三)

【组成】芦根一两　知母(焙)　栝楼根　柴胡(去苗)　黄芩(去黑心)　甘草(炙,剉)各一两半

【用法】上为粗末。每服二钱匕,水一盏,加生姜三片,煎至七分,去滓温服,不拘时候。

【主治】阳毒,伤寒五六日以上,但胸中烦热,干呕躁闷。

41182 芦根汤(《圣济总录》卷二十五)

【组成】芦根(剉)二两　人参一两半　赤茯苓(去黑皮)一两　淡竹茹一两　甘草(炙,剉)半两

【用法】上为粗末。每服五钱匕,水一盏半,加小麦半匙,生姜半分,同煎至一盏,去滓温服,一日二次。

【主治】伤寒心脾虚热,干呕烦渴,不下食。

41183 芦根汤(《圣济总录》卷三十四)

【组成】芦根(剉)一两　麦门冬(去心,焙)　升麻　葛根(剉)各三分　山栀子(去皮)半两　石膏一两

【用法】上为粗末。每服五钱匕,水一盏半,加竹叶十片,煎取一盏,去滓温服。未发前连三服。

【主治】温疟,初壮热,后寒战,骨节酸痛,口干烦渴。足少阳疟,热多汗出。

41184 芦根汤(《圣济总录》卷四十)

【组成】芦根三两　人参一两半　薤白(洗,切)七茎　枇杷叶(拭去毛)一两

【用法】上剉,如麻豆。每服五钱匕,水一盏半,煎至一盏,空心去滓温服。

【主治】霍乱,心烦干呕。

41185 芦根汤(《圣济总录》卷五十八)

【组成】芦根一斤　黄耆(剉)　栝楼根　牡蛎(煅)各二两　知母三两　生麦门冬(去心)六两

【用法】上㕮咀。每服三钱匕,水一盏,煎取七分,去滓,食后乘渴细服。

【主治】消渴,心脾中热,烦躁不止,下焦虚冷,小便多,羸瘦。

41186 芦根汤

《圣济总录》卷五十九。为《圣惠》卷五十三"麦门冬散"之异名。见该条。

41187 芦根汤

《圣济总录》卷六十。为《圣惠》卷五"泄热芦根散"之异名。见该条。

41188 芦根汤(《圣济总录》卷八十一)

【组成】生芦根(剉)一两半　赤茯苓(去黑皮,细剉)　葛根(剉)　知母(焙干)　麦门冬(去心,焙)　淡竹叶(炙)各三分　甘草(炙)半两(剉)

【用法】上为粗末。每服五钱匕,用水一盏半,煎至八分,去滓,食后温服,近晚再服。

【主治】风毒脚气,昏烦壮热,头痛,呕吐口干。

41189 芦根汤

《圣济总录》卷九十三。为《外台》卷十三引苏游方"芦根饮子"之异名。见该条。

41190 芦根汤(《圣济总录》卷一○二)

【异名】芦根饮子(《秘传眼科龙木论》卷五)。

【组成】芦根(剉) 黄耆(剉) 大黄(剉,炒) 黄芩(去黑皮) 防风(去叉)各一两 玄参一两半 芒消(汤成下)

【用法】上药除芒消外,为粗末。每服二钱匕,水一盏,煎至六分,去滓,投芒消半钱匕,放温食后服,临卧再服。

【主治】❶《圣济总录》:胎风,眼目赤烂。❷《秘传眼科龙木论》:暴赤眼后,急生翳外障。

41191 芦根汤(《圣济总录》卷一○五)

【组成】芦根(剉) 木通(剉)各一两半 栀子仁 桔梗 黄芩(去黑心) 甘草(炙)各一两

【用法】上为粗末。每服五钱匕,水二盏,煎至一盏,去滓,入地黄汁少许,再煎汤温服,不拘时候。

【主治】脾肺热,目眦痒,生瘀肉翳晕。

41192 芦根汤(《圣济总录》卷一○六)

【组成】芦根五两 甘草(炙)一两 粟米三合 甜竹茹(鸡子大)

【用法】上剉如麻豆大。每用五钱匕,水二盏,煎取一盏,去滓,食后温服,一日三次。

【主治】目暴肿。

41193 芦根汤(《圣济总录》卷一○六)

【组成】芦根(剉) 木通(剉)各一两半 栀子仁 桔梗(剉,炒) 黄芩(去黑心) 甘草(炙,剉)各一两

【用法】上为粗末。每服五钱匕,水一盏半,煎至七分,去滓,入地黄汁半合,芒消半钱匕,放温食后服。

【主治】脾肺热,目赤痒,小眦赤磣涩痛。

41194 芦根汤(《幼幼新书》卷十五引张涣方)

【组成】芦根一两 茵陈 山栀子 黄芩 甘草(炙)各半两

【用法】上为细末。每服一钱,以水八分,加薄荷三叶,煎五分,去滓温服。

【主治】黄病,伤寒时气,热入于胃,与谷气相搏,蒸发肌肉,使面目皮肤悉黄。

41195 芦根汤(《鸡峰》卷十三)

【组成】芦根 麦门冬 赤茯苓 芍药各一两 地骨皮二两

【用法】上为粗末。每服五钱,水二盏,煎至一盏,去滓,食后温服。

【主治】骨蒸,邪热加阴,蓄留骨髓,阴虚水少,脂液干枯,热蒸骨软而凸,其脉沉细。

41196 芦根汤(《医学入门》卷四)

【组成】芦根二钱 麦门冬一钱半 人参 干葛 知母各一钱 竹茹一弹丸

【用法】葱白煎服。

【主治】孕妇时病,五六日不得汗,口渴,狂言,呕逆。

41197 芦根汤(《济阴纲目》卷八)

【组成】生芦根七分 橘红四分 生姜六分 槟榔二分 枇杷叶三分

【用法】上切。以水二盏,煎七分,空心热服。

【主治】妊娠呕吐不食,兼吐痰水。

41198 芦根汤(《女科指掌》卷三)

【组成】生芦根 橘皮 生姜 大腹皮 枇杷叶

【用法】水煎服。

【主治】妊娠恶阻,气血成胎二月间,胃实中焦壅塞,移浊攻于胃,水谷不下。

41199 芦根汤(《医略六书》卷二十八)

【组成】芦根汁一杯 槟榔一钱 橘红一钱 生姜二片 水梨汁一杯 枇杷叶二钱(刷净毛)

【用法】先煎四味,去滓,冲二汁顿服。

【主治】妊娠恶阻,气逆,脉滞沉数者。

【方论选录】胎热气逆,胃火上冲,故呕吐涎水,是恶阻因于气逆火亢焉。芦根汁清胃火之升,尖槟榔降胃气之逆,橘红利痰气,生姜散涎水,枇杷叶清肺以平肝安胃,水梨汁清火以滋阴降逆也,水煎冲服,务使火降气平,则胃汁下润,而胎得所荫,何呕吐涎水之不已哉?

41200 芦根汤(《妇科玉尺》卷二)

【组成】麦冬 竹茹各三两 前胡二两 橘红(去白) 芦根各一两

【用法】水煎,分二次服。

【主治】妊娠恶食,心中烦愦,热闷呕吐。

【加减】身热,四肢烦热,加地骨皮一两。

41201 芦根汤

《女科秘旨》卷四。为《盘珠集》卷下"芦根清胃饮"之异名。见该条。

41202 芦根饮(《医心方》卷十四引《集验方》)

【异名】芦根饮子(《千金》卷十)。

【组成】生芦根(切)一升 青竹茹一升 粳米三合 生姜二两(切)

【用法】以水七升,煮取二升,随便饮。不愈重作。

【主治】伤寒后干呕不食。

【方论选录】《医方集解》:此足太阴、阳明药也。芦根甘寒,降伏火,利小水;竹茹甘寒,除胃热,清燥金;生姜辛温,祛寒饮,散逆气,二者皆能和胃,胃和则呕止;加粳米者,亦借以调中州也。

41203 芦根饮(方出《经效产宝》卷中,名见《圣济总录》卷一六三)

【异名】芦根散(《普济方》卷三五三)。

【组成】芦根(切)一升 栝楼三两 人参 甘草 茯苓各三两 生麦门冬四两

【用法】水九升,煎取三升,顿服。

【主治】产后大渴不止。

41204 芦根饮(《圣济总录》卷二十五)

【组成】芦根(剉)半两 冬瓜皮半两(切,焙)

【用法】上为粗末。用水二盏,煎至一盏半,去滓,分二次温服。不拘时候。

【主治】伤寒热病干呕。

41205 芦根饮(《圣济总录》卷三十九)

【组成】芦根(剉,焙)一两一分 人参 水萍(紫者,焙干) 枇杷叶(拭去毛)各一分

【用法】上为粗末。每服五钱匕,入薤白四寸(拍破),

水一盏半,煎至八分,去滓温服,一日三次。

【主治】霍乱心烦。

41206 芦根饮(《圣济总录》卷一六二)

【组成】芦根二两(洗,剉) 人参 枇杷叶(炙,拭去毛)各一两

【用法】上为粗末。每服五钱匕,水一盏半,煎至八分,去滓温服,不拘时候。

【主治】产后霍乱,吐利心腹痛。

41207 芦根饮(《圣济总录》卷一六八)

【组成】芦根(剉) 麦门冬(去心,焙) 人参各半两 知母(焙)一两 粟米一合

【用法】上为粗末。每服二钱匕,水一盏,加生姜少许(擘破),同煎至五分,去滓,分三次温服。

【主治】小儿壮热,兼呕渴不止。

41208 芦根饮(《通俗内科学》)

【组成】芦根 麦冬 地骨皮 生姜各一钱 栀皮 茯苓各五分

【用法】水二钟,煮八分,温服。

【主治】肺痿。

41209 芦根散(《圣惠》卷五)

【组成】芦根一两(剉) 人参一两(去芦头) 甘草半两(炙微赤,剉) 麦门冬一两(去心) 茯神一两

【用法】上为散。每服三钱,以水一中盏,加生姜半分,煎至六分,去滓,入生地黄汁半合,更煎一两沸,温服,不拘时候。

【主治】脾胃壅热,呕哕不能下食,心神烦乱。

41210 芦根散(《圣惠》卷十五)

【组成】芦根二两(剉) 麦门冬一两(去心) 黄芩一两 甘草半两(炙微赤,剉) 栝楼根一两

【用法】上为散。每服三钱,以水一中盏,加竹茹一分,煎至五分,去滓温服,不拘时候。

【主治】时气口干。

41211 芦根散(《圣惠》卷十五)

【组成】芦根一握(剉) 前胡半两(去芦头) 甘草半两(炙微赤,剉) 人参二两(去芦头) 桔梗一两(去芦头) 枇杷叶半两(拭去毛,炙微黄)

【用法】上为散。每服五钱,以水一大盏,加竹叶二七片,煎至五分,去滓温服,不拘时候。

【主治】时气,心胸妨闷,呕逆,不下食。

41212 芦根散(《圣惠》卷十八)

【组成】芦根二两(剉) 地骨皮一两 茅根一两(剉) 甘草三分(炙微赤,剉) 葛根一两(剉) 麦门冬一两半(去心,焙) 黄芩一两 川升麻一两

【用法】上为粗散。每服四钱,以水一中盏,加竹茹一分,煎至六分,去滓温服,不拘时候。

【主治】热病口干,烦热。

41213 芦根散(《圣惠》卷三十一)

【组成】芦根二两(剉) 赤茯苓二两 陈橘皮三分(汤浸,去白瓤,焙) 麦门冬一两(去心) 子芩三分 地骨皮一两 甘草半两(炙微赤,剉) 桑根白皮三分(剉)

【用法】上为散。每服四钱,以水一中盏,加生姜半分,煎至六分,去滓温服,不拘时候。

【主治】骨蒸肺痿,手足烦热,多渴,或不能食。

41214 芦根散(《圣惠》卷三十一)

【组成】芦根二两(剉) 赤茯苓一两 知母一两 麦门冬一两半(去心,焙) 黄芩三分 地骨皮一两 甘草三分(炙微赤,剉) 人参一两(去芦头) 栝楼根一两

【用法】上为粗散。每服四钱,以水一中盏,加生姜半分,煎至六分,去滓,食后温服。

【主治】骨蒸,手足烦热,多渴,不能饮食。

41215 芦根散(《圣惠》卷四十七)

【组成】芦根一两半(剉) 人参一两(去芦头) 陈橘皮一两(汤浸,去白瓤,焙) 枇杷叶半两(拭去毛,炙微黄) 麦门冬半两(去心) 木瓜二两

【用法】上为散。每服三钱,以水一中盏,加生姜半分,煎至六分,去滓,频频温服。

【主治】霍乱,心烦干呕。

41216 芦根散(《圣惠》卷五十)

【组成】芦根一两(剉) 木通半两(剉) 射干三分 半夏三分(汤洗七遍去滑) 赤茯苓半两 人参一两(去芦头) 甘草半两(炙微赤,剉) 枳壳一分(麸炒微黄,去瓤)

【用法】上为散。每服三钱,以水一中盏,加生姜半分,煎至六分,去滓温服,不拘时候。

【主治】噎不下食,心胸烦闷,不得眠卧。

41217 芦根散(《圣惠》卷五十三)

【组成】芦根一两(剉) 赤茯苓一两 麦门冬一两(去心) 人参半两(去芦头) 黄芩三分 桑根白皮三分(剉) 甘草半两(炙微赤,剉)

【用法】上为散。每服四钱,以水一中盏,加生姜半分,淡竹叶二七片,煎至六分,去滓温服。

【主治】消渴烦躁,体热不能食。

41218 芦根散(《圣惠》卷五十三)

【组成】芦根一两半(剉) 人参半两(去芦头) 百合三分 麦门冬一两(去心) 桑根白皮三分(剉) 黄耆三分(剉) 赤茯苓二分 黄芩三分 葛根三分(剉) 甘草三分(炙微赤,剉)

【用法】上为散。每服四钱,以水一中盏,加生姜半分,淡竹叶二十片,煎至六分,去滓温服,不拘时候。

【主治】暴渴饮水多,或干呕。

41219 芦根散(《圣惠》卷六十二)

【组成】芦根一两(剉) 连翘一两 玄参一两 射干一两 川升麻一两 栀子仁一两 赤芍药一两 羚羊角屑一两 寒水石二两 甘草三分(生,剉) 生干地黄二两

【用法】上为散。每服四钱,以水一中盏,煎至六分,去滓温服,不拘时候。

【主治】一切痈疽,身体烦躁,热渴疼痛。

41220 芦根散(《圣惠》卷六十八)

【组成】芦根一两(剉) 蓝叶一两 不灰木二两(以牛粪烧) 紫檀半两

【用法】上为细散。每服一钱,以蓝汁调下,粥饮调服亦得,不拘时候。

【主治】卒中毒箭。

41221 芦根散(《圣惠》卷七十四)

【组成】芦根一两(剉) 前胡一两(去芦头) 陈橘皮

一两(汤浸,去白瓤,焙) 甘草半两(炙微赤,锉) 赤茯苓一两 半夏二两(汤浸七遍去滑)

【用法】上为散。每服三钱,以水一中盏,加生姜半分,大枣三个,煎至六分,去滓温服,不拘时候。

【主治】妊娠七八月,伤寒烦热,心胸妨闷,咳嗽呕逆,不下饮食。

41222 芦根散(《圣惠》卷七十五)

【组成】芦根一两半(锉) 甘草半两(炙微赤,锉) 人参一两(去芦头) 麦门冬一两半(去心) 陈橘皮一两(汤浸,去白瓤,焙)

【用法】上为散。每服三钱,以水一中盏,加生姜半分,淡竹叶二七片,小麦一百粒,煎至六分,去滓温服,不拘时候。

【主治】妊娠呕逆,烦闷不下食。

41223 芦根散(《圣惠》卷八十三)

【组成】芦根(锉) 茅根(锉) 赤茯苓 黄芩 麦门冬(去心,焙) 甘草(炙微赤,锉)各半两

【用法】上为粗散。每服一钱,以水一小盏,加小麦五十粒,糯米五十粒,生姜少许,煎至五分,去滓温服。

【主治】小儿胃中热,烦闷不食。

41224 芦根散(《圣惠》卷八十三)

【组成】芦根(锉) 人参(去芦头) 黄耆(锉) 知母 麦门冬(去心,焙) 甘草(炙微赤,锉)各半两

【用法】上为粗散。每服一钱,以水一小盏,加竹叶七片,粟米一百粒,煎至五分,去滓温服,不拘时候。

【主治】小儿壮热,渴不止。

41225 芦根散(《圣惠》卷八十四)

【组成】生芦根一两 竹茹半两 人参一两(去芦头)

【用法】上锉细,和匀。每服半分,以水一小盏,煎至五分,去滓温服,不拘时候。

【主治】小儿时气,呕吐不止。

41226 芦根散

《普济方》卷三五三。为方出《经效产宝》卷中,名见《圣济总录》卷一六三"芦根饮"之异名。见该条。

41227 芦根粥(《圣惠》卷九十七)

【组成】生芦根二两(锉) 粟米一合

【用法】以水二大盏,煎至一盏,去滓,投米煮粥,加生姜、蜜少许食之。

【主治】小儿呕吐心烦,热渴。

41228 芦筒散(《宣明论》卷九)

【组成】冬花 井泉石 鹅管石 钟乳石 官桂 甘草 白矾 佛耳草各等分

【用法】上为末。每服一钱,竹筒子吸吃,一日三次。立效。

【主治】男子妇人,一切嗽喘急。

41229 芦筒散(《普济方》卷三八七引《全婴方》)

【组成】款冬花 官桂(去皮) 鹅管石 井泉石 甘草(炙) 白矾

【用法】上为末。三岁一字,藕汁调下,杏仁汤亦得。十岁以上,芦筒内吸之。

【主治】小儿久新咳嗽,气急有痰,或咯血。

41230 芦筒散(《御药院方》卷五)

【组成】钟乳石半钱 白矾(枯)二钱 人参(去芦头)

佛耳草各三钱 甘草(炙) 官桂(去粗皮)各二钱

【用法】上为细末。每服半钱,夜卧抄在手内,竹筒子吸咽后,用茶清送下,频用。

【主治】年深日近咳嗽。

41231 芦甘石散(《青囊秘传》)

【组成】上甘石一钱 黄连一钱(煎汁)

【用法】先将甘石煅透,研细,入黄连水收干。用猪油调甘石末,敷之。立愈。原方每甘石一钱,加珠粉一分更妙。

【主治】下疳。

41232 芦矾洗剂(《中医皮肤病学简编》)

【组成】芦荟9克 明矾9克 黄柏31克 苦参31克 蛇床子31克 荆芥15克 防风15克

【用法】水煎,熏洗。

【功用】杀虫止痒。

【主治】赤肿性皮肤病。

41233 芦根饮子

《千金》卷十。为《医心方》卷十四引《集验方》"芦根饮"之异名。见该条。

41234 芦根饮子(《外台》卷十三引苏游方)

【异名】芦根汤(《圣济总录》卷九十三)。

【组成】芦根(切) 麦门冬(去心) 地骨白皮各十两 生姜十两(合皮切) 橘皮 茯苓各五两

【用法】上切。以水二斗,煮取八升,绞去滓,分五次温服,服别相去八九里,昼三次,夜二次。覆取汗,未愈更作。

【主治】骨蒸肺痿,烦躁不能食。

【加减】若兼服,其人或胸中寒,或直恶寒,及虚胀并痛者,加吴茱萸八两。

【宜忌】忌酢物。

41235 芦根饮子(《圣惠》卷五)

【组成】芦根二两(锉) 麦门冬三两(去心) 人参一两(去芦头) 黄耆一两 陈橘皮一两(汤浸,去白瓤,焙) 淡竹茹一两

【用法】上锉细,和匀。每服一两,以水一中盏半,加生姜半两,煎至一盏,去滓,加蜜一茶匙,生地黄汁半合,更煎一两沸,分二次温服,不拘时候。

【主治】脾胃积热,胸膈烦壅,呕哕不下食。

41236 芦根饮子(《圣惠》卷十一)

【组成】芦根三两 竹茹三两 陈橘皮三两(汤浸,去白瓤,焙)

【用法】上锉细,拌令匀。每服半两,以水一大盏,加粳米五十粒,生姜半分,煎至五分,去滓温服。

【主治】伤寒干呕,不下食。

41237 芦根饮子(《圣惠》卷十六)

【组成】芦根二两 竹茹二两 人参二两(去芦头) 陈橘皮一两(汤浸,去白瓤,焙) 生姜一两 石膏四两(细研)

【用法】上锉,和匀。每服半两,以水一大盏,煎至五分,去滓温服,不拘时候。

【主治】时气病,愈后劳复,发热呕吐,不下食。

41238 芦根饮子(《圣惠》卷七十四)

【组成】芦根三两 人参二两(去芦头) 藿香三分

枇杷叶十片(拭去毛,炙微黄) 甘草半两(炙微赤,剉)

【用法】上剉细,和匀。每服一分,以水一中盏,加薤白七寸,生姜半分,煎至六分,去滓,稍热服,不拘时候。

【主治】妊娠霍乱吐泻,心烦。

41239 芦根饮子(《养老奉亲》)

【组成】芦根(切)一升(水一斗,煎取七升半) 青粱米五合

【用法】上药以煎煮饮,空心食之。渐进为度。

【主治】老人消渴消中,饮水不足,五脏干枯。

【宜忌】忌咸食、炙肉、熟面。

41240 芦根饮子

《秘传眼科龙木论》卷五。为《圣济总录》卷一〇二"芦根汤"之异名。见该条。

41241 芦根饮子(《准绳·幼科》卷八)

【组成】生芦根(切)五合 淡竹青皮 人参各八分 桔梗五分 知母十分 粟米三合

【用法】以水五升,煮取一升半,量儿大小,与之服。

【主治】小儿壮热,渴兼吐不止。

41242 芦连消疳丸(《回春》卷七)

【组成】芦荟 胡黄连 宣黄连(酒炒)各五钱 白术(米泔浸,焙) 白茯苓(去皮) 当归(全身,用酒洗)各一两 白芍(酒炒)八钱 人参 神曲(炒)各六钱 使君子(去壳,晒干) 山楂肉各七钱 芜荑(炒) 槟榔各五钱 大甘草节(去粗皮)四两

【用法】上为细末,汤泡蒸饼,打糊为丸,如绿豆大。每服五六十丸,临晚米汤送下;或炼蜜为丸,如龙眼大。每晚嚼化一丸,或米汤送下,或酒亦可。

【功用】壮脾胃,消饮食,消肝火,磨积块。

【主治】小儿生疳,痞块发热,肚胀。

41243 芦柏地黄丸(《疡医大全》卷三十八)

【组成】熟地八两 丹皮 白茯苓各三钱 山萸肉怀山药各四两 泽泻三两 黄柏一两 芦荟五钱

【用法】炼蜜为丸。每服三钱,白汤送下。

【主治】八角虱,又名阴虱疮,瘙痒难忍,抓破色红,中含紫点。

41244 芦荟肥儿丸(《痘疹金镜录》卷上)

【组成】胡黄连 芦荟 麦芽 芜荑仁各三钱 使君子 木香 宣黄连 槟榔 神曲 肉果(煨去油)各五钱 白术 茯苓各三两 秦艽 地骨皮 龙胆草各一钱

【用法】上为末,糊为丸服。

【主治】疳积。

【加减】羸弱者,加人参五钱。

41245 芦荟肥儿丸(《赤水玄珠》卷二十八)

【组成】芦荟 龙胆草 木香 蚵蚾 人参 麦芽(炒) 使君子肉各二钱 槟榔 黄连(酒炒) 白芜荑各三钱 胡黄连五钱

【用法】上为末,猪胆汁糊为丸,如黍米大。每服五六十丸,米饮送下。

【主治】❶《赤水玄珠》:麻后发热,日夜不退,肌肉消瘦,骨蒸劳瘵。❷《景岳全书》:疳热。

41246 芦荟肥儿丸(《金鉴》卷五十二)

【组成】五谷虫(炒)二两 芦荟(生) 胡黄连(炒)

川黄连(姜炒)各一两 银柴胡(炒)一两二钱 扁豆(炒)山药(炒)各二两 南山楂二两半 虾蟆(煅)四个 肉豆蔻(煨)七钱 槟榔五钱 使君子(炒)二两半 神曲(炒)二两 麦芽(炒)一两六钱 鹤虱(炒)八钱 芜荑(炒)一两 朱砂(飞)二钱 麝香二钱

【用法】上为细末,醋糊为丸,如黍米大。每服一钱,米饮送下。

【主治】肝疳,面目爪甲皆青,眼生眵泪,隐涩难睁,摇头揉目,合面睡卧,耳疮流脓水,腹大青筋,身体羸瘦,燥湿烦急,粪青如苔。

41247 芦荟肥儿丸

《专治麻痧初编》卷三。为《活幼心法》卷末引《痘疹折衷》"肥儿丸"之异名。见该条。

41248 芦荟肥儿丸(《成方便读》卷四)

【组成】苍术 白术 胡黄连 陈皮 厚朴 麦芽(乳炒) 谷芽 使君子肉各二两 砂仁 三棱 甘草 芦荟 莪术 枳壳 槟榔各一两 神曲 银柴胡 茯苓 山楂川连各一两五钱 木香四两 干蟾五只

【用法】薄荷叶煎水为丸服。

【主治】小儿骨蒸发热,面黄肌瘦,肚腹膨胀,积聚作痛,五疳目翳。

【方论选录】方中以木香为君,砂仁、陈皮、厚朴、枳壳、槟榔,均佐之以行气者也。苍术燥其湿,黄连清其热,银柴胡、胡黄连为治疳热之方,使君子乃杀疳虫之剂,三棱、莪术之峻攻,楂、曲、二芽之消导,干蟾、茯苓之导水,芦荟之润下,皆所以开下行之路也。然治病之法,去邪必当顾正,否则恐邪去而正亦伤,故以白术、甘草固脾之元气,用薄荷叶煎水泛丸者,取辛香之气,清上透表,快膈宣中,使各病随药力以施行之意。

41249 芦荟消疳饮(《外科正宗》卷四)

【组成】芦荟 银柴胡 胡黄连 川黄连 牛蒡子 玄参 桔梗 山栀 石膏 薄荷 羚羊角各五分 甘草升麻各三分

【用法】水二钟,加淡竹叶十片,煎六分,食后服。

【主治】小儿走马牙疳,身热气粗,牙龈腐烂,气味作臭,以及穿腮破唇。

41250 芦荟消疳饮

《喉证指南》卷四。为《外科大成》卷三"芦荟消疳散"之异名。见该条。

41251 芦荟消疳散(《外科大成》卷三)

【异名】芦荟消疳饮(《喉证指南》卷四)。

【组成】芦荟 胡黄连 石膏 羚羊角 栀子 牛蒡子 银柴胡 桔梗 大黄 黑参各五分 薄荷四分 甘草三分

【用法】水二钟,加淡竹叶十片,煎六分,食远服。

【主治】走马牙疳,牙根作烂,随变黑腐,臭秽难闻。

41252 芦荟黄连丸

《麻疹备要方论》。为《原痘要论》"芦荟丸"之异名。见该条。

41253 芦根白酒汤(《医学实在易》卷七)

【组成】新鲜芦根一把

【用法】白酒浆煎服。

【主治】白浊。

41254 芦根清胃饮（《盘珠集》卷下）

【异名】芦根汤（《女科秘旨》卷四）。

【组成】芦根 葛根 人参 麦冬（去心） 知母 竹茹 栀子 葱白

【主治】热病而呕,不食而烦。

【备考】《女科秘旨》:本方用芦根、葛根各一钱五分,人参、麦冬、知母各一钱,竹茹一丸,栀子一钱,葱白三寸。

41255 芦橘姜槟汤（《产科发蒙》卷一）

【组成】生芦根一两 橘红七钱 生姜一两 槟榔子三钱

【用法】上作三次,水煎服。或加半夏。

【主治】妊娠呕吐痰水,不食。

芭

41256 芭蕉散（《幼幼新书》卷三十七引《惠眼观证》）

【组成】寒水石（煅过） 蚌粉各等分

【用法】上为末。用芭蕉汁调涂,鹅翎扫之。

【主治】丹毒热疮。

41257 芭蕉散（方出《百一》卷十三,名见《普济方》卷三一〇）

【组成】糯米粥 芭蕉根

【用法】用糯米粥摊布帛上,以芭蕉根捣,放粥上,乘热裹患处。虽时下甚痛,痛即便无事。

【主治】折伤。

41258 芭蕉散（《疡医大全》卷二十一引孙钦武方）

【组成】芭蕉根（切片,焙干）

【用法】上为末。将猪胰子煮烂,蘸药末食之。二三次即愈。

【主治】肠痈。

41259 芭蕉涂方（《圣济总录》卷一八二）

【组成】芭蕉叶根

【用法】捣汁涂之。以愈为度。

【主治】小儿火丹,走皮中,发赤如火烧状,须臾熛浆起。

苏

41260 苏粥

《养老奉亲》。为《医方类聚》卷一三三引《食医心鉴》"苏浆水粥"之异名。见该条。

41261 苏煎（《养老奉亲》）

【组成】土苏四两 鹿髓三合 生地黄汁一升

【用法】上相和,微火煎之,如饧即止。空心及食后常含半匙,细咽汁。三两日即愈。

【主治】老人上喘,咳嗽气急,面目浮肿,坐卧不得。

41262 苏膏（《医心方》卷二十三引《子母秘录》）

【组成】好苏一斤 秋葵子一升 滑石 瞿麦各一两 好蜜半升 大豆黄卷皮二两

【用法】先用清酒一升,细研葵子,纳苏中相和,微火煎,可取强半升为度。初服半匙,渐加至一匙,令多恐呕逆。

【主治】难产,或经三日五日,不得平安,或横或竖,或一手出,或一脚出,百计千方,终不平安。

【宜忌】忌生冷。

41263 苏子汤（《外台》卷九引《深师方》）

【组成】苏子一升 干姜三两 半夏四两（洗） 桂心 人参各一两 橘皮 茯苓各三两 甘草一两（炙）

【用法】上切。以水八升,煮取二升半,分为三服。

【主治】咳嗽,气上迫满,或气不通,烦闷喘呕。

【宜忌】忌海藻、菘菜、羊肉、饧、生葱、酢等物。

【加减】若虚热,去干姜,用生姜六两,加黄芩二两。

41264 苏子汤（《外台》卷十引《深师方》）

【组成】苏子一升 大枣三十个 半夏三两（洗） 橘皮 生姜 桂心各一两 蜀椒二分（汗）

【用法】上切。以水七升,煮取二升,分三服。

【主治】上气抢心胸,奄奄不得息,腹中胀满,食辄吐。

【宜忌】忌羊肉、饧、生葱。

41265 苏子汤（《外台》卷十引《古今录验》）

【组成】苏子一升 五味子五合 麻黄（去节） 细辛 紫菀 黄芩 甘草（炙）各二两 人参 桂心 当归各一两 半夏三两（洗） 生姜五两

【用法】上切。以水九升,煮取三升,分二服。

【主治】上气兼咳。

【宜忌】忌海藻、菘菜、羊肉、饧、生葱、生菜。

41266 苏子汤（《简明医彀》卷三）

【组成】紫苏子一两 大腹皮 草果 半夏 厚朴 木香 陈皮 木通 白术 枳实 人参 甘草各五钱

【用法】每服五钱,水一盏半,加生姜三片,大枣一个,煎七分服。

【主治】忧思过度,致伤心脾,腹胀喘促,呕逆肠鸣,二便不利。

41267 苏子汤（《验方新编》卷一引林屋山人方）

【组成】苏子 前胡 赤芍各二钱 桔梗 甘草各一钱 玄参 连翘 浙贝各一钱五分

【用法】水煎服。

【主治】风火锁喉、缠喉、乳蛾。

41268 苏子汤（《不知医必要》卷一）

【组成】陈皮 茯苓 前胡 半夏（制）各一钱五分 苏子七分 杏仁（杵）二钱 甘草六分

【用法】加生姜三片,水煎服。

【主治】外感咳嗽。

【加减】如头痛鼻塞,加川芎一钱五分;痰不易出,加当归二钱,老年人尤宜,惟大便滑者忌用;痰结而黄,平人加黄芩一钱五分,虚寒人,则加姜汁炒贝母。

41269 苏子酒

《医学入门》卷三。为《圣惠》卷九十五"紫苏子酒"之异名。见该条。

41270 苏子散（《普济方》卷二四四引《卫生家宝方》）

【组成】槟榔 子苏 紫苏子 大黄 厚朴各等分（生用）

【用法】上为散。每服四钱,水一盏半,煎至七分,温服。以利为度,未利再服。

【主治】脚气肿疼。

【备考】方中"子苏"疑讹。

41271 苏子粥（方出《证类本草》卷二十八引《药性论》,名见《医统》卷八十七）

【组成】苏子

【用法】上研汁,煮粥。

【功用】养胃、下气、润肠。

❶《证类本草》引《药性论》:长服令人肥白身香。❷《寿世青编》:下气利膈。❸《长寿药粥谱》:止咳平喘,养胃润肠。

【主治】❶《医统》:老人上气喘逆,脚气不能履。❷《长寿药粥谱》:咳嗽多痰,胸闷气喘,以及老人大便干结难解等症。

【宜忌】《长寿药粥谱》:大便稀薄的老人忌服。

【备考】《医统》:本方用紫苏子一两、粳白米四合。煮作粥,临熟时下苏子汁调之,空心服。

41272 苏子粥(《外台》卷七引《广济方》)

【组成】苏子不拘多少(研)

【用法】作粥食,著葱、豉、姜并得。无所忌。

【主治】腹内冷气。

41273 苏子煎(《外台》卷十引《深师方》)

【组成】苏子二升 生姜(汁)二升 白蜜二升 生地黄(汁)二升 杏仁二升

【用法】上捣苏子,以地黄、姜汁浇之,绢绞取汁,更捣,以汁浇复绞,如此六七过,令味尽,去滓,熬杏仁令黄黑,捣令如脂,又以向汁浇之,绢绞取汁,往来六七过,令味尽,去滓,纳蜜和,置铜器中,于重汤中煎之,令如饴,煎成。每服方寸匕,日三次,夜一次。

【主治】上气咳嗽。

【宜忌】忌芜荑。

【方论选录】《千金方衍义》:咳嗽日久而客邪未除,蕴化为热,故用姜汁散邪,地黄滋热,且制入苏子顺气味中,更以杏仁熬黑,如大陷胸丸中法,专涤胸中宿垢,纳蜜熬煎,如饴,缓行搜逐而无骤伤中气之患。

41274 苏子膏(《外台》卷二十三引《深师方》)

【组成】腊月猪脂一升 苏子 桂心 大黄 当归 干姜 橘皮 蜀椒(汗)各三分

【用法】上切。以水六升,煮取二升,去滓,纳猪脂消尽服。

【主治】气瘿。

【宜忌】忌生葱。

41275 苏木汤(《妇人良方》卷十四引《广济方》)

【组成】赤芍药 橘红 黄芩 黄连 甘草 苏木等分

【用法】上㕮咀。每服五钱,水一盏,煎至六分,去滓温服。汗出愈。

【主治】妊娠伤寒,或中时行,洒淅作寒,振慄而悸,或加哕者。

【加减】若胎不安,兼服阿胶汤。

41276 苏木汤(《妇科玉尺》卷四)

【组成】苏木 人参 麦冬

【主治】产后气喘。

41277 苏木酒(《圣济总录》卷一三九)

【组成】苏木(椎令烂碎)二两

【用法】用酒二升,煎取一升,分三服,空心、午时、夜卧各一次。

【主治】被打伤损,因疮中风。

41278 苏木散(《痧胀玉衡》卷下)

【异名】竹五(《痧症全书》卷下)、二十九号升象方(《杂病源流犀烛》卷二十一)。

【组成】苏木二两 白蒺藜(捣去刺) 红花 玄胡索 桃仁(去皮尖)各一两 独活三钱 五灵脂七钱 降香 姜黄 赤芍药各六钱 大黄五钱 乌药 山棱 蓬术 陈皮 青皮 皂角刺 香附(酒炒)各四钱

【用法】上为细末。每服二钱,温酒下。

【主治】痧毒血瘀成块,坚硬突起不移者。

41279 苏厄汤(《寿世保元》卷八)

【组成】桔梗二钱 山豆根一钱 牛蒡子一钱 荆芥穗八分 玄参八分 升麻三分 防风八分 生甘草一钱 竹叶五片

【用法】水煎频服,外用硼砂一味,噙化咽下。

【功用】降痰消肿。

【主治】小儿喉痹。

41280 苏气汤(《辨证录》卷五)

【组成】人参一两 陈皮一钱 枳壳三分 菖蒲五分

【用法】水煎服。一剂轻,二剂更轻,连服数剂痊愈。

【主治】气虚之极之厥证。忽然之间,如人将冷水浇背,陡然一惊,手足厥冷,遂不知人,已而发热,则渐渐苏醒,一日三四次如此,脉必微而无力,而舌必滑润也。

【方论选录】此方重用人参以补气,益之陈皮、枳壳宽中消痰,则人参苏气更为有神;益之菖蒲者,引三味直入心中,则气不能散于心外也。

41281 苏气汤(《辨证录》卷十三)

【组成】乳香末一钱 没药末一钱 苏叶三钱 荆芥三钱 当归五钱 丹皮三钱 大黄一钱 桃仁十四粒 羊蹄躅五分 山羊血末五分 白芍五钱

【用法】水煎服。一剂而气苏,再剂而血活,三剂痊愈。

【功用】苏气活血。

【主治】人从高而下堕于平地,气为血壅,昏死不苏。

【方论选录】此方苏气活血兼用之,故奏功神速。方中妙在用羊蹄躅与苏叶、荆芥,因其气乱而乱之,则血易活而气易苏矣。

41282 苏风汤(《诚书》卷七)

【组成】紫苏 枳壳 小柴胡 陈皮 甘草 葛根 天花粉 麦冬 贝母 桔梗

【用法】加生姜,水煎服。

【主治】鼻塞,鼽。鼻渊。

41283 苏方散

《准绳·疡医》卷四。为《医学正传》卷六引《疮疡集》"苏方木散"之异名。见该条。

41284 苏心汤(《辨证录》卷四)

【组成】白芍 当归各三两 人参 茯苓各一两 半夏 炒栀子 柴胡各三钱 附子三分 生枣仁五钱 吴茱萸 黄连各五分

【用法】水十碗,煎一碗灌之。听其自醒,醒来病如失。

【主治】人有呆病,终日闭户独居,口中喃喃,多不可解,将自己衣服用针线密缝,与之饮食,时用时不用,尝数日不食,而不呼饥,见炭最喜食之。

41285 苏叶汤(《不知医必要》卷一)

【组成】苏叶　防风　川芎各一钱五分　陈皮一钱　甘草六分

【用法】加生姜二片,水煎服。

【主治】伤风发热。

41286　苏叶饮《医家心法》

【组成】苏叶　前胡各一钱　干葛一钱半　半夏　黄芩　薄荷各八分　甘草三分

【主治】伤风发热。

【加减】如咳者,合泻白散各一钱半。

41287　苏发散《仁端录》卷十一

【组成】苏叶　陈皮　半夏　苍术　厚朴　甘草　茯苓　羌活　枳壳　神曲

【主治】内伤外感兼咳嗽呕吐者。

【备考】原书以本方治上证加生姜。

41288　苏发散《疡医大全》卷三十三

【组成】苏叶　陈皮各一钱　苍术　甘草各七分　厚朴　枳壳各三分

【用法】加葱为引,水煎服。

【主治】小儿感冒;伤寒伤风,咳嗽流涕。

41289　苏合丸

《赤水玄珠》卷四。为《外台》卷十三引《广济方》"吃力伽丸"之异名。见该条。

41290　苏合丸《洗冤录》卷四

【组成】犀角尖　丁香　香附　安息香　明天麻　沉香　白术　檀香　木香　荜茇　朱砂　诃子肉　白豆蔻　麝香　苏合油　台乌各二两　大片脑　乳香各二两或一两　黄蜡三十斤　白蜜六斤或五斤　金箔一百片

【用法】上药各取净末,炼蜜为丸,金箔为衣。用蜡作丸裹之。或不用蜜丸,别以糯米糊捣和印成香佩亦妙。每服一丸,含化。

【功用】辟恶。

41291　苏合丸

《伤科补要》卷三。为《张氏医通》卷十三"苏合香丸"之异名。见该条。

41292　苏合丸《成方制剂》11册

【组成】安息香　八角茴香　白术　荜茇　冰片　丁香　诃子　木香　乳香　苏合香　檀香　香附　朱砂

【用法】上制成小蜜丸或大蜜丸,大蜜丸每丸重3克。小蜜丸每服3克,大蜜丸每服1丸,一日2次。

【功用】祛风镇痛,通窍除痰。

【主治】脑卒中痰厥,昏迷不省,小儿受惊吐乳,风痰腹痛吐泻。

【宜忌】孕妇禁服。

41293　苏合煎《外台》卷三十二引《古今录验》

【组成】苏合香　麝香　白附子(炮)　女菀　蜀水花各二两　青木香三两　鸡舌香　鸬鹚屎各一两

【用法】上先取糯米二升淅硬,炊一斗,生用一斗,合醇酢,用水一斛五斗,稍稍澄取汁煮合得一斛,煮并令沸,以绵裹诸药,纳着沸浆中煎得三升,药熟以澡豆洗肝处令燥,以药敷肝上,一日二次。欲敷药,常以酢浆水洗面后涂药,涂药至三四合,肝处当小急痛,肝处微微剥去便白,以浆三洗,三敷玉屑膏讫,白粉粉之,若急痛勿怪,痒勿搔,但以白粉粉上

面,按抑痒处满百日,可用脂胡粉取愈。

【主治】面皯黯。

41294　苏合膏《外科证治全书》卷三

【组成】苏合油　槐花各一两(研粉)　猩胆末　冰片末各五钱

【用法】上研和,入洞天嫩膏一两五钱和匀,固贮,勿令泄气。临用取涂患处,每日二次,至愈乃止。内服杜痔丸。

【主治】外痔。

41295　苏危散《寿世保元》卷五

【组成】苦瓜蒂五钱　川芎(炒)　草乌(炒)　香白芷　牙皂(炒)　细辛各三钱　胡椒一钱　麝香少许

【用法】上为细末,用小竹筒将药少许吹入肛内即通。

【主治】大小便不通垂危者。

41296　苏汤煎《百一》卷二引宁安道方

【组成】肉豆蔻　丁香　木香　硇砂各一分　京三棱　莪术各一两(烧存性)

【用法】上为细末,将乌梅肉为丸,如麻子大。每服十四粒,空心、食前热紫汤送下。

【主治】脾元一切虚中积滞,膈中不快,酒食不消,饮食或怡或不怡。

【备考】本方方名,据剂型,当作"苏汤丸"。

41297　苏杏汤《镐京直指》

【组成】苏叶一钱半　荆芥二钱　仙半夏二钱　杏仁二钱　防风一钱半　广郁金二钱　橘红一钱　前胡一钱五　桔梗一钱

【主治】风寒咳嗽,鼻流清涕,头疼发热恶寒,邪感于肺。

41298　苏杏粥《济众新编》卷七

【组成】苏子(水沉去浮者,净洗,炒)　真荏子(有热则生用,有寒则炒用)　杏仁(泡,去皮尖,水沉去毒)各等分

【用法】以水细磨下筛,取汁煮,入米泔心成粥,和蜜用。

【功用】调中下气,利大小便,润心肺,消痰气,益五脏,宁肺气,行风气,滑肠胃,通血脉,润肌肤。

【主治】上气咳逆,咳嗽喘急,霍乱反胃。

41299　苏羌饮《松峰说疫》卷二

【组成】紫苏三钱　羌活二钱　防风一钱　陈皮一钱　淡豉二钱　葱白数段

【用法】水煎服,不应再服。初觉,速服必愈,迟则生变。

【主治】四时寒疫,头痛身痛,身热脊强,恶寒拘急,无汗,或则往来寒热,气壅痰喘,咳嗽胸痛,鼻塞声重,涕唾稠黏,咽痛齿痛。

【加减】如兼阳明症者,加白芷一钱;兼食积者,加炒麦芽、神曲各一钱;肉积者,加山楂一钱;风痰气壅,涕唾稠黏,加前胡一二钱;咳嗽喘急,加杏仁一钱(泡,去皮尖,研);心腹膨胀,加姜炒厚朴一钱;胸臆闷塞,加炒枳壳五六分;呕逆恶心,酌加藿香、制半夏、生姜一钱;年高者、虚怯者,加人参一钱;阴虚血虚者,加熟地三钱,当归一钱;脾虚者、中气不足者,加参、术各一钱。

【方论选录】此足太阳药也。紫苏温中达表,解散风寒;羌活直入本经,治太阳诸症;淡豉解肌发汗,兼治疫瘴;

防风能防御外风，随所引而至；陈皮利气而寒郁易解；姜可驱邪，葱能发汗，辅佐诸药，以成厥功。四时风寒，皆能治疗，甚毋以药味平浅而忽之，惟不治瘟疫。

【备考】本方组成，据原书方论当有生姜。

41300 苏陈散（《种痘新书》卷十二）

【组成】苏叶 陈皮 半夏 苍术 厚朴(姜汁炒) 炙草 茯苓 羌活 桔梗 神曲 山楂各等分

【用法】上为末。生姜同煎服。

【主治】伤寒、伤食呕吐。

【加减】小便不利，加木通、车前。

41301 苏青丸（《得效》卷十三）

【异名】苏青丹(《丹溪心法附余》卷一)。

【组成】苏合香丸 青州白丸子

【用法】打和，姜、苏汤化下。

【功用】和气宇，散风痰。

【主治】❶《得效》：中风。❷《丹溪心法附余》：风痰壅盛，手足瘫痪，小儿惊风。

【备考】《丹溪心法附余》本方用苏合香丸末一两，青州白丸子末三两，用姜汁面糊为丸，如梧桐子大。每服三四十丸，淡姜汤送下。《保婴撮要》本方用苏合香丸一分，青州白丸子二分。

41302 苏青丸（《保命歌括》卷二十九）

【组成】真苏合香丸 真青州白丸子各三十丸 全蝎一枚(炙，为末)

【用法】上为末。每服一钱，用紫苏、橘皮煎汤，入姜汁少许调服。

【主治】因气因痰成眩运者。

41303 苏青丹

《丹溪心法附余》卷一。为《得效》卷十三"苏青丸"之异名。见该条。

41304 苏枋饮（《圣济总录》卷一六○）

【组成】苏枋木(末)二两 荷叶(炙)一枚 芍药一两半 桂(去粗皮)一两 鳖甲(去裙襕，醋炙)一两半

【用法】上剉，如麻豆大。以水五盏，藕汁一合，同煎取二盏，去滓，入红雪一两，分两次粥食前温服，如人行三五里再服。

【主治】产后血运腹痛，气喘急欲死。

41305 苏乳汤（《鸡峰》卷二十五）

【组成】紫苏叶一两 乳糖四两 甘草三钱 盐二两 乌梅二两 生姜一两

【用法】上将乌梅、甘草、紫苏为末，先以姜丝拌，次入糖，用垍器收点之，水亦可。

【功用】解渴生津液。

41306 苏荏粥（《济众新编》卷七）

【组成】苏子(水沉去浮者，净洗，干炒) 真荏子各等分

【用法】同捣烂，和水滤汁，粳米末少许同煮作粥。调姜汁、清蜜食之。

【主治】老人大便干燥，或咳嗽气虚，风秘血秘，便甚艰涩。

【加减】咳嗽喘急，加杏仁。

41307 苏骨丹（《解围元数》卷四）

【组成】汉防己三两 风藤四两 甘草二两 松香一斤(酒煮一日，倾水抽扯五七次，白净细腻，俟冷取出)

【用法】共为末，米糊为丸，如梧桐子大。每服七十丸，白汤送下。

【主治】麻风。

41308 苏香丸（《盘珠集》卷下）

【组成】当归 炒白芍 砂仁 炙甘草 黄芩(炒) 苏梗 木香

【主治】忍尿饱食，房劳气逆而水不能化，以致转胞。

41309 苏香汤（《卫生总微》卷十四）

【组成】紫苏叶(去土) 木香 人参(去芦) 五味子(去枝梗) 甘草 陈皮各半两

【用法】上为细末。每服半钱，生姜自然汁少许，荆芥汤调下，不拘时候。

【功用】消痰滞。

【主治】小儿肺壅咳嗽。

41310 苏香散（《幼幼新书》卷十六引《王氏手集》）

【组成】紫苏 半夏(汤洗) 知母 贝母 人参 款冬花 五味子 桑白皮各半两 厚朴(炙，炒) 甘草(炙)各二钱

【用法】上为细末。每服一钱，米饮调下，不拘时候。

【主治】小儿咳嗽。

41311 苏前汤（《外科全生集》卷四）

【组成】苏子 前胡 赤芍各二钱 甘草 桔梗各一钱 玄参 连翘 浙贝母各一钱半

【用法】水煎服。

【主治】缠喉风，并一切喉症。

41312 苏桂丸（《圣济总录》卷三十九）

【组成】紫苏叶 桂(去粗皮) 陈橘皮(汤浸，去白) 人参 白术各一两 甘草(炙)半两 高良姜三分

【用法】上为细末，炼蜜为丸，如梧桐子大。每服二十丸至三十丸，温酒送下；米饮亦得。如缓急无汤酒，细嚼药咽津。

【主治】霍乱逆满，胸膈气痞，咽塞妨闷，饮食不消，腹胁虚胀，肠鸣刺痛。

41313 苏桔汤（《慈幼新书》卷四）

【组成】紫苏 桔梗 前胡 甘草 升麻 葛根 连翘 赤芍 当归 葱白 生姜

【主治】小儿痘疮，无论证与不痘，但见小儿身热，呵欠烦闷，睡中微惊，嚏喷眼涩，鼻气出粗，手足酸软。

【加减】身热壮盛，肚腹膨胀而喘满，加麻黄；烦满，加花粉、麦冬，调满天秋(备用方)；搐惊时发，加木通、生地；喉痛，加大力子、玄参、荆芥；咳嗽，加杏仁、桑皮；呕吐甚，加陈皮、黄连、猪苓、泽泻；泄泻，加猪苓、泽泻；失血干呕，加犀角、芩、连；便血，加桃仁、黄连；溺血，加犀角、栀子；溺短涩，加木通、车前、腹皮；便秘结，加枳壳、当归；喘满秘结，壮热烦躁，面目浮肿，唇燥舌苔，甚则身恶寒，四肢逆冷，加千里马(备用方)；谵语狂乱，加石膏、知母，调满天秋；伤食腹痛呕酸，加山楂、厚朴、神曲、麦芽；腰痛，加羌活、防风；妇人行经，加生地、川芎；不期而行，加熟地、热见愁(备用方)；经行暴哑，加人参、麦冬、生地；经行适断，有谵妄等症，加羌活、柴胡，下热见愁；便秘，加千里马。

41314 苏桔汤（《辨证录》卷九）

【组成】苏叶 桔梗 甘草各一钱 生地三钱 沙参 白芍各五钱 黄芩 天花粉各二钱 当归三钱 玄参一两

【用法】水煎服。

【主治】人有日坐于围炉烈火之边,肺金受火之伤,以致汗出不止,久则元气大虚,口渴引饮,发热。

41315 苏桔汤（《胎产心法》卷上）

【组成】天冬六分(去心) 桔梗一钱五分 紫苏 黄芩 贝母(去心)各八分 杏仁十粒(去皮尖) 陈皮 知母 甘草各四分

【用法】水煎服。

【主治】孕妇风寒咳嗽。

【加减】火动作喘,桔梗宜减。

41316 苏荷汤（《验方新编》卷十五）

【组成】紫苏 南薄荷 青蒿各一两 条参 连翘各八钱 槐花 玄参各七钱 柴胡六钱 川芎二钱 生黄耆五钱

【用法】水煎服。服药之后,病渐减者,即是对症,久服自愈。

【主治】中疳蛊、中蛇蛊、中肿蛊、中癫蛊。

【宜忌】戒鸡、鸭、鱼、虾、蚌、蛤。

【加减】蛇蛊,加白芷一两、三七二钱;大便秘结者,加茨菇菜一两更妙。

【方论选录】方中条参清肺火,消肿胀;连翘泻心火,败毒;紫苏入肺、心、脾,杀蛇发表;薄荷入肝杀蛊;槐花清肝火解毒;生黄耆败毒发表,玄参清肾火解毒,川芎发表,青蒿杀蛊解毒。凡中蛊治方大要,不外杀蛇解毒,发毒散毒之品。

41317 苏积散（《得效》卷九）

【组成】香苏散 五积散

【用法】上合和。每四钱加槟榔一个切片、木瓜二片、生姜三片,葱白二根,水二盏煎,不拘时候热服。

【主治】脚气,因风寒暑湿之气相感阴经而成,其病寒热或头痛,忽然脚弱,有筋一条自脚胫骨至臀及腰面起作痛。

【加减】未效,加金铃子、木香。

41318 苏梗饮（《简明医彀》卷七）

【组成】苏梗五钱 山楂 芍药各二钱 茯苓一钱二分 黄连(盐酒炒) 木瓜各一钱半 橘红一钱

【用法】水煎,徐徐热服。

【主治】妊娠血热气逆,呕哕异常,汤药难进。

【加减】未止,去苏梗、山楂、芍药、茯苓、黄连,加麦冬、人参、竹茹各一钱,枇杷叶三片,真藿香五分,即安。

41319 苏麻丸

《中国医学大辞典》。即《本事》卷十"麻子苏子粥"改作丸剂。见该条。

41320 苏麻粥

《寿亲养老》卷四。为《本事》卷十"麻子苏子粥"之异名。见该条。

41321 苏葛汤（《医学入门》卷四）

【组成】紫苏 香附 陈皮 甘草 干葛 赤芍 升麻各等分

【用法】加生姜、葱,水煎,热服。

【主治】风寒两感,及时行温疫,头疼寒热无汗。

41322 苏葛汤（《古今医鉴》卷十四）

【组成】紫苏二钱 葛根二钱 甘草二钱 白芍药一钱半 陈皮五分 砂仁五分

【用法】上剉。加葱白、生姜,水煎服。

【主治】麻疹初热未见点。

41323 苏葛汤（《济阴纲目》卷十一）

【组成】苏木 紫葛各十二分 芍药 当归各八分 桂心 蒲黄各六分 生地黄汁三合

【用法】上㕮咀。以水二升,煎七合,下蒲黄,分两服。

【主治】产后恶露不下,血气壅痛,胁胀痛,不下食。

41324 苏葛汤（《景岳全书》卷六十三）

【组成】苏叶二钱 葛根二钱 甘草一钱 白芍药一钱半

【用法】加连须葱白三根,生姜三片,水一钟半,煎七分,热服。

【主治】痘疹初热未见点。

41325 苏葛汤（《麻科活人》卷二）

【组成】苏叶 粉葛 木通 玄参 黄连(微炒用) 连翘 防风 黄芩 柴胡 赤芍 甘草

【用法】加葱三根为引,水煎,热服。

【主治】麻疹初热未明证候。

【加减】无汗,加蜜酒炒麻黄;发热太甚者,加牛蒡子(炒)五分;发热太甚不止,加鲜骨皮、生地黄;如热不太甚者,黄连、黄芩俱去之,加枳壳、荆芥穗。

41326 苏葛汤（《杂病源流犀烛》卷二）

【组成】紫苏 葛根 甘草 赤芍 陈皮 砂仁 前胡 枳壳 生姜 葱白

【主治】麻疹初起,末出两三日前,即憎寒壮热,鼻流清涕,身体疼痛,呕吐泄泻,咳嗽气急,腮红眼赤,干呕恶心,目泪嚏喷。

41327 苏葛汤（《麻症集成》卷四）

【组成】前胡 干葛 紫苏 赤芍 枳壳 防风 力子 连翘 蝉蜕 甘草

【用法】加生姜、葱白,水煎服。

【主治】风寒感触,浑身胀痛,烦扰不宁,而麻疹不得出。

41328 苏葛饮（《医略六书》卷三十）

【组成】苏木一钱半 紫葛一钱半 白芍一钱半(酒炒) 当归三钱 蒲黄三钱 桂心一钱半 生地汁一合

【用法】水煎,去滓,生地汁冲服。

【主治】产后两胁痛胀,脉涩大浮者。

【方论选录】产后素多郁怒,抑遏清阳,而肝血已虚,瘀血乘虚留结,故两胁疼痛,胀满不止也。苏木疏肝胆以破血,紫葛行血分以升阳,当归养肝血之虚,蒲黄破瘀血之滞,桂心通阳平肝,白芍敛阴和血,生地汁壮水以滋荣肝木也。水煎冲服,务使水润木荣,则瘀血自化而新血复,清阳无不升,何患其胁胀疼痛之不去耶。

41329 苏葶丸

《金鉴》卷五十三。为原书卷三十"苏葶定喘丸"之异名。见该条。

41330 苏脾散（《普济方》卷二十三引《卫生家宝》）

【组成】良姜三钱　缩砂一两(去壳)　陈皮八钱(去白)　白术五钱　甘草一两　草果五钱(去壳)　京三棱半两　苍术半两

【用法】上为细末。每服二钱,入盐点下;如加生姜、大枣煎亦佳。

【主治】脾胃虚弱,冷食所伤,胸膈不快。

41331 苏痧药(《全国中药成药处方集》大同方)

【组成】朱砂一两　明雄黄一两　零陵香五钱　麻黄一两半　公丁香二钱　茅苍术一两半　细辛二钱　猪牙皂五钱　藿香二钱　冰片一钱　薄荷三钱　蟾酥一钱一分　麝香少许

【用法】上为细末,水泛为丸,如高粱米粒大,朱砂为衣。每服七丸至十五丸。

【主治】头晕目眩,瘟疫流行,肚痛吐泻。

41332 苏感丸(《玉机微义》卷五引《局方》)

【组成】苏合香丸　感应丸

【用法】二药和匀为丸,如粟米大。每服五丸,空心淡姜汤送下。

【主治】脏腑有积下利。

41333 苏感丸(《直指》卷十五)

【组成】苏合香丸四分　感应丸六分

【用法】研和为丸。紫苏、橘皮煎汤送下,或枳壳散送下。

【主治】气秘不大便。

41334 苏感丸(《得效》卷十二)

【组成】苏合香丸　感应丸各等分

【用法】和为丸,如粟米大。每服三十丸,紫苏汤送下。立效。

【主治】小儿积滞,气积腹痛啼叫,利如蟹涎,因触忤其气,荣卫不和,淹涎日久得之。

41335 苏解丸(《种痘新书》卷三)

【组成】防风(去芦)　荆芥　桔梗　陈皮(用黄)　川芎各四钱　蝉蜕三钱　前胡　干葛　升麻各五钱　黄芩(炒)　紫草(紫草茸更佳)　木通各六钱　牛蒡子(炒)　连翘(去心)各七钱　楂肉八钱　人中黄四钱　苏叶　白芷各五钱　羌活四钱　天麻　花粉各四钱

【用法】上为细末,米糊为丸,如龙眼核大,用青黛为衣。量儿大小与之。

【功用】驱风祛寒,升提发表,消痰化毒,退热行滞。开腠理,达痘毒。

【主治】痘疹发热一二日。伤寒潮热。

【宜忌】痘出后莫用。

【加减】无汗,加葱白为引;胃弱,加生姜为引;烦闷,以灯心汤为引;有惊,兼定心丸;怯弱者,兼千金丸;痘后潮热,或余毒,或冒风,宜兼千金丸。

41336 苏解丸

《全国中药成药处方集》(吉林方)。即《赤水玄珠》卷二十八"苏解散"改为丸剂。见该条。

41337 苏解饮

《痘科类编》卷三。为《痘疹传心录》卷十九"苏解散"之异名。见该条。

41338 苏解散(《赤水玄珠》卷二十八)

【异名】疏解散(《医部全录》卷四九三)。

【组成】紫苏　葛根　防风　荆芥　白芷　蝉蜕　紫草　升麻　牛子　木通　甘草各等分

【用法】加灯心、葱白各七根,水煎,热服。

【功用】《全国中药成药处方集》(吉林):解表、透汗、退热、发痘疹。

【主治】❶《赤水玄珠》:痘初壮热,头疼,腰疼,腹疼作胀,一切热毒甚者。❷《全国中药成药处方集》(吉林方):感冒寒凉,发热畏冷,头痛体痛,泛恶干呕。

【宜忌】孕妇忌服。忌食鱼。

【备考】本方改为丸剂,名"苏解丸"(见《全国中药成药处方集》吉林方)。

41339 苏解散(《痘疹传心录》卷十九)

【异名】苏解饮(《痘科类编》卷三)。

【组成】防风七分　荆芥七分　蝉蜕十二只(去头足,如有闰十三只)　桔梗六分　小川芎七分　前胡一钱　干葛八分　升麻五分　紫苏草茸五分(研末)　木通七分　紫苏五分　连翘五分(去心)　牛蒡五分(拣净,炒香,研碎)　白芷七分　羌活五分　山楂肉八分　甘草二分(生,去皮)

【用法】加生姜三片,水煎,热服。

【功用】《痘科类编》:解表疏利。

【主治】❶《痘疹传心录》:痘疹。❷《痘疹活幼至宝》:痘疹内毒本盛,外为风邪所束,郁滞不得出,而惊搐狂躁者。

41340 苏解散(《种痘新书》卷四)

【组成】防风　荆芥　桔梗　川芎各四分　前胡七分　升麻　紫苏　紫草　木通各五分　牛蒡　连翘各七分　虫蜕　白芷各四分

【主治】痘为风邪所束,痘毒郁而不宣,而发搐者,声重鼻塞,或流清涕,脉浮而数。

41341 苏解散(《金鉴》卷五十六)

【组成】川芎　前胡　牛蒡子(炒)　南山楂　木通　生甘草　羌活　苏叶　升麻　葛根　桔梗　荆芥　防风

【用法】加芫荽为引,水煎服。

【主治】痘发热三朝,应见点而不见点,为表邪风寒外郁不出。

41342 苏解散(《痘疹会通》卷四)

【组成】紫苏　青皮　前胡　半夏(制)　云茯苓　枳壳　橘红　甘草　干葛根　桔梗　炒牛蒡子　木香　羌活　麻仁

【主治】痘疹初发热,未见痘疑似之间。

41343 苏槟散

《中国医学大辞典》。为《外科正宗》卷三"槟苏散"之异名。见该条。

41344 苏蜜煎(《医心方》卷十三引《煎药方》)

【组成】苏一升　蜜一升　地黄(煎)一升　甘葛(煎)一升　大枣一百个　茯苓　人参　薯蓣各三两

【用法】先蜜,入合搅烊后,甘葛煎入,烊枣膏以绢绞入,然后茯苓、人参、薯蓣等散入,合后入地黄煎,微火煎,不止手搅冷之。

【功用】内补。

【主治】诸渴。

41345 苏蜜煎(《医心方》卷十三引《煎药方》)

【组成】苏小一升 蜜小一升(煎,去滓沫;如无,用甘葛煎) 甘葛煎大三升 地黄煎大二合五勺 麦门冬煎大二合五勺 生姜大五升(春绞,煎得大五合) 大枣一百五十个(取肉) 练胡麻大三合(熬,春) 干薯蓣小三两(春,筛) 茯苓小二两(春,筛)

【用法】先以苏入生姜煎,煎之令相得,次入蜜,次以甘葛煎和大枣,练胡麻绞去滓入,次入干薯蓣、茯苓,次入麦门冬煎、地黄煎,皆入诸药,微火上煎,不离手搅令和调,冷之,为丸如枣大。每服二丸,一日三次;或丸如鸡子大,每服一丸,一日三次,俱以酒送下。

【功用】内补。

【主治】诸渴。

41346 苏蜜煎(《养老奉亲》)

【组成】土苏二两 白蜜五合 生姜汁五合

【用法】上相和,微火煎之令沸,空心服半匙,细细下汁尤效。

【主治】老人噎病,气塞食不通,吐逆。

41347 苏橘丸

《普济方》卷二十三。为《魏氏家藏方》卷五"苏橘大丸"之异名。见该条。

41348 苏橘汤(《圣济总录》卷二十五)

【组成】紫苏茎(剉)一两 陈橘皮(汤浸,去白,焙) 赤茯苓(去黑皮)一两半 大腹皮(剉) 旋覆花各一两 半夏(汤浸七次,焙)半两

【用法】上咬咀,如麻豆大。每服五钱匕,水一盏半,加生姜一分(拍碎)、大枣二个(擘破),同煎七分,去滓温服。

【主治】伤寒胸中痞满,心腹气滞,不思饮食。

41349 苏橘饮(《赤水玄珠》卷五)

【组成】陈紫苏十四叶 全陈皮二片 砂仁六枚 甘草六寸 生姜十片 大枣五个

【用法】水煎服。

【主治】气壅发虚浮肿。

41350 苏醒汤(《症因脉治》卷二)

【组成】当归 川芎 荆芥 紫苏

【主治】产后血虚风热,身热昏沉。

41351 苏木饮子(《鸡峰》卷十六)

【组成】苏木(剉) 当归 赤芍药 桂 陈皮各一两 香附子 甘草各一分

【用法】上为粗末。每服二钱,水、小便各半盏,煎至六分,去滓温服,不拘时候。

【主治】产后血运迷闷,面色青黑,或恶物冲心,痛不可忍,时发寒热,呕逆,不思饮食。

41352 苏木煎丸(《圣济总录》卷十八)

【组成】苏枋木三两(椎碎,以法酒一斗煎至一碗,去滓) 附子一枚(炮裂,去皮脐) 乌头一枚(炮裂,去皮脐) 天麻(酒浸,焙)一两 草乌头半两(用盐水浸) 干蝎(去土,酒浸)一分 乳香(研) 没药(研)各半两 雄黄(水飞过)半两

【用法】上除苏枋木外,为末,将苏枋木酒和药末为丸,如黑豆大。每服五丸至七丸,用淡豉汤送下,衣服盖出汗。妇人用红花酒送下。

【功用】退皮,去爪甲,换骨。

【主治】大风眉须堕落。

41353 苏木煎丸(《普济方》卷九十五引《经验方》)

【组成】羌活 独活 川芎各一两 附子二两(醋酒浸一宿,炮裂,去皮脐) 雄黄二钱(研入)

【用法】别用好大苏木一两,剉,捣碎,以米醋、法酒各一升,银石器中慢火熬至半升以来,滤去滓,和上药末为丸,如小豆大。每服七丸,加至十丸、十五丸,煎开化了,萝卜根汤送下。

【主治】中风手足弹曳,或麻痹不仁。

41354 苏方木散(《医学正传》卷六引《疮疡集》)

【异名】苏方散(《准绳·疡医》卷四)。

【组成】木鳖子(去壳) 当归尾(酒浸) 芍药 白芷 粉甘草 川芎 射干 忍冬藤(即金银花) 大黄(剉碎,酒浸湿纸包裹) 川山甲(糠火煨炒黄脆) 没药(另研) 苏方木各六钱

【用法】上切细,作一服。水煎,食前服。

【主治】便毒。

41355 苏合香丸(《圣惠》卷七十)

【组成】苏合香三分 琥珀三分(细研) 麒麟竭三分 牡丹三分 生干地黄一两 紫石英一两(细研,水飞过) 细辛半两 柴胡一两(去苗) 鳖甲一两(涂醋,炙微黄,去裙襕) 续断三分 芎藭三分 麦门冬一两半(去心,焙) 当归三分(剉碎,微炒) 延胡索半两 藕节三分 蒲黄半两 木香半两 桂心半两 藁本半两 桃仁三分(汤浸,去皮尖双仁,麸炒微黄) 槟榔半两

【用法】上为末,炼蜜为丸,如梧桐子大。每服三十丸,空心及晚食前以桃仁汤送下。

【主治】妇人血风劳气,四肢羸弱,不能饮食,心腹时痛,经络滞涩。

41356 苏合香丸

《苏沈良方》卷五。为《外台》卷十三引《广济方》"吃力迦丸"之异名。见该条。

41357 苏合香丸(《圣济总录》卷七十九)

【组成】苏合香 水银(水煮一复时,后入) 白芨(为末)各一两

【用法】上为末,炼蜜为丸,如小豆大。每服十丸,米饮送下,一日三次。

【功用】利小便。

【主治】大腹水肿。

41358 苏合香丸(《普济方》卷三六一)

【组成】白术 沉香 香附子 诃子(炮,去核) 木香 檀香 毕澄茄 丁香 犀角各一两 麝香半两 苏合香(酒炙,熬成膏) 乳香各一两 朱砂一两 脑子半两 安息香(酒熬成膏) 人参各一两

【用法】上为末,同苏合香、安息香膏、八味和炼蜜为丸,如鸡头子大。半岁分作七服,人参汤化下,饥服。

【功用】常服少许,辟邪气瘟疾,除痫霍乱。

【主治】小儿心腹刺痛,啼哭不住,或中邪气,或冲客忤,或惊气入腹,或夜啼钓痛,面色不定。

41359 苏合香丸(《证治宝鉴》卷一)

【组成】苏合香 木香 犀角 白术 丁香 沉香 安息香 香附 麝香 熏陆香

293

(总3023)

【用法】炼蜜为丸,朱砂为衣。姜汁、竹沥煎送下;治癫狂,以童便调下。

【主治】中风不省人事,癫狂。

41360 苏合香丸(《张氏医通》卷十三)

【异名】苏合丸(《伤科补要》卷三)。

【组成】苏合香(另研,白色者佳) 安息香(无灰酒熬,飞去砂土)各二两 熏陆香(另研) 龙脑(另研) 丁香 麝香(别研,勿经火)各一两 青木香 白术 沉香(另研极细) 香附(炒) 乌犀角(镑屑,另研极细)

【用法】上为末,逐一配匀,炼蜜为丸,分作五十丸,另以朱砂一两水飞为衣,蜡护。每服一丸,临用剖开,井花水、生姜汤、温酒化下。

【功用】《伤科补要》:通关辟邪解毒。

【主治】❶《张氏医通》:传尸殗殜,心腹卒痛,僵仆不省,一切气闭属寒证。❷《伤科补要》:一切恶毒之气中人,关窍不通者。

【方论选录】《古方选注》:苏合香能通十二经络、三百六十五窍,故君之以名其方,与安息香相须,能内通脏腑。龙脑辛散轻浮,走窜经络,与麝香相须,能内入骨髓。犀角入心,沉香入肾,木香入脾,香附入肝,熏陆香入肺,复以丁香入胃者,以胃亦一脏也。用白术健脾者,欲令诸香留顿于脾,使脾转输于各脏。诸脏皆用辛香阳药以通之,独心经用朱砂寒以通之者,以心为火脏,不受辛热散气之品,当反佐之,以治其寒闭关窍,乃寒因寒用也。

41361 苏合香丸(《活人方》卷四)

【组成】香附四两 白术二两 广藿香二两 沉香一两 乳香一两 白蔻仁一两 丁香一两 檀香一两 诃子肉一两 荜茇一两 木香一两 广陈皮一两 苏合油一两 朱砂一两 麝香二钱

【用法】炼蜜为丸,如龙眼核大,蜡丸封固。每服一丸,生姜汤化下,不拘时候。

【主治】外感风寒暑热,山岚瘴气,尸浸鬼疰客邪,内伤生冷瓜果难消之物,寒凝湿热郁痰积滞之气,以致心腹绞痛,呕吐泄泻,干湿霍乱。

41362 苏合香丸(《寿世新编》卷上)

【组成】犀角三两(剉末) 冰片一两(另研) 檀香二两(剉末) 木香二两 安息香二两(酒浸) 沉香二两(剉末) 苏合香一两 朱砂一两(另研) 白术二两 荜茇二两 诃子肉二两 乳香一两 丁香二两 香附二两 明天麻二两 金箔一百张(为衣用) 麝香一两(另研)

【用法】上药各味剉成粗片,研为细末,入冰、麝、安息、苏合油,同药拌匀,炼蜜为丸,一钱重,用蜡包裹。

【主治】一切气痛气逆,中气不和,妇人暖气,或暴卒鬼魅恶气等症。

41363 苏合香丸(《重订通俗伤寒论》)

【组成】苏合香 安息香 广木香各二两 犀角 当门子 梅冰 生香附 明乳香 上沉香 公丁香 冬术各一两

【用法】上为极细末,炼蜜为丸,作二百丸,辰砂为衣,蜡匮。临用去蜡壳,薄荷、灯心汤磨汁服。

【功用】芳香辛散,开闭逐秽,活血通气。

【主治】伤寒兼痧,猝中阴性恶毒者。

41364 苏合香酒(《寿亲养老》卷四)

【组成】苏合香丸(有脑子者,炙去脑子)

【用法】用十分好醇酒(旧酒尤佳),每夜将五丸浸一宿。次早温服一杯。

【功用】除百病,辟四时寒邪不正之气。

41365 苏枋木散(《圣惠》卷八十)

【组成】苏枋木一两 当归三分(剉,微炒) 桂心三分 赤芍药半两 鬼箭羽半两 羚羊角屑一两 蒲黄三分 牛膝一两(去苗) 刘寄奴三分

【用法】上为粗散。每服三钱,以水一中盏,加生姜半分,煎至六分,去滓温服,不拘时候。

【主治】产后恶露不尽,腹内疼痛,心神烦闷,不思饮食。

41366 苏枋木煎(《圣惠》卷七十二)

【组成】苏枋木二两(剉) 硇砂半两(研) 川大黄(末)一两

【用法】先以水三大盏,煎苏木至一盏半,去滓,入硇砂、大黄末,同熬成膏。每服半大匙,空心以温酒调下。

【主治】妇人月水不通,烦热疼痛。

41367 苏矾洗剂(《中医皮肤病学简编》)

【组成】苏花15克 甘草6克 明矾6克 黄柏9克 茶叶15克

【用法】将上药用开水冲后,洗涤。

【主治】急性湿疹。

41368 苏浆水粥(《医方类聚》卷一三三引《食医心鉴》)

【异名】酥浆水粥(《圣惠》卷九十六)、苏粥(《养老奉亲》)。

【组成】土苏一两 米三合 浆水三升

【用法】以浆水煮作粥,下苏,适寒温食之。

【主治】五淋小便不通,闭妨。

41369 苏煎饼子(《养老奉亲》)

【组成】土苏二两 白面六两(以生姜汁五合调之)

【用法】如常法作之。空心常食。

【功用】润脏腑,和中。

【主治】老人噎,冷气壅塞,虚弱,食不下。

41370 苏橘大丸(《魏氏家藏方》卷五)

【异名】苏橘丸(《普济方》卷二十三)。

【组成】紫苏叶 陈皮(去瓤) 干生姜 人参(去芦)各一两半 白茯苓(去皮) 缩砂仁各一两 甘草半两(炒)(一方有白豆仁半两)

【用法】上为细末,炼蜜为丸,如弹子大。每服一丸,早晨温汤嚼下。

【主治】夏月多食生冷,湿气在内。

41371 苏子六安散(《医门八法》卷二)

【组成】陈皮二钱 法夏二钱(研) 茯苓二钱 甘草一钱 苏子二钱(炒,研) 杏仁泥二钱 白芥子二钱(炒,研)

【用法】加生姜三片为引。

【主治】喘促因寒者。

41372 苏子瓜蒌汤(《古今医彻》卷二)

【组成】苏子(研) 桑白皮(蜜炒) 川贝母(去心,研) 瓜蒌霜各一钱 杜仲一钱(盐水炒) 茯苓一钱 广皮一钱 前胡一钱 桔梗一钱 甘草三分(炙)

【用法】加生姜一片,水煎服。

【主治】痰火发喘。

【加减】热甚,加黄芩。

41373 苏子竹茹汤(《杂病源流犀烛》卷六)

【组成】苏子 竹茹 橘皮 桔梗 甘草

【主治】喘气不寐。

41374 苏子杏子汤(《症因脉治》卷三)

【组成】苏子 杏仁 半夏 瓜蒌仁 枳壳 桔梗

【主治】痰壅肺窍不得卧。

41375 苏子杏仁汤(《症因脉治》卷二)

【组成】苏子 杏仁 桔梗 枳壳 防风 半夏 栝楼霜

【主治】伤风痰结肺管,咳嗽不止。

41376 苏子杏仁汤(《不知医必要》卷一)

【组成】苏子六分 陈皮 半夏(制) 桑白皮(蜜炙)各一钱五分 桔梗一钱 杏仁(杵)二钱 炙草五分

【用法】加生姜二片,水煎服。加萝卜子一钱更验。

【主治】上气喘急不得卧。

41377 苏子利喉汤(《外科证治全书》卷二)

【组成】苏子 前胡 赤芍各二钱 甘草 桔梗各一钱 玄参 连翘 浙贝各一钱五分

【用法】水煎,温服。宜先服苏子利喉汤一剂,接后服黄连清喉饮,外吹珍珠散即愈。

【主治】喉痛,喉间红肿疼痛,无别形状。

41378 苏子定喘丸(《活人心统》卷一)

【组成】苏子一两(炒) 杏仁(去皮尖,炒)一两 枯矾五分 半夏一两 枳壳七分(炒) 桑白皮一两 甘草二分

【用法】上为末,粥为丸,如梧桐子大。每服五十丸,淡姜汤或紫苏汤送下。

【主治】咳喘。

41379 苏子降气丸

《全国中药成药处方集》(南京方)。为《准绳·类方》卷二"苏子降气汤"改为丸剂。见该条。

41380 苏子降气汤

《局方》卷三(宝庆新增方)。为《千金》卷七"紫苏子汤"之异名。见该条。

41381 苏子降气汤(《疮疡经验全书》卷一)

【组成】苏子 前胡 厚朴 甘草 陈皮 半夏 黄耆 人参 五加皮 干姜 肉桂 桔梗 当归 羌活 麦冬 连翘

【主治】缠喉风,热毒积于脾家,病人愈后口中实,腹中绞痛者。

41382 苏子降气汤(《疮疡经验全书》卷一)

【组成】前胡 苏子(真者) 半夏(姜汁拌晒) 陈皮 厚朴 甘草 桔梗 黄芩 防风 枳壳各一钱 肉桂二分

【用法】加生姜三片,水煎服。

【主治】弄舌喉风。

41383 苏子降气汤(《便览》卷二)

【组成】苏子一钱五分 厚朴 陈皮 半夏 官桂 前胡各一钱 甘草五分

【用法】水一钟半,加生姜三片煎服。

【主治】虚阳上攻,气不升降,上盛下虚,痰涎壅盛。

41384 苏子降气汤(《准绳·类方》卷二)

【组成】紫苏子(炒) 半夏(汤泡)各二钱半 前胡(去芦) 甘草(炙) 厚朴(去皮,姜制炒) 陈皮(去白)各一钱 川当归(去芦)一钱半 沉香七分

【用法】水二钟,加生姜三片,煎至一钟,不拘时候服。

【主治】上盛下虚,气滞痰壅,咳嗽,喘急,头痛,胃脘痛。

❶《准绳·类方》:虚阳上攻,气不升降,上盛下虚,痰涎壅盛,胸膈噎塞,并久年肺气。❷《症因脉治》:内伤胃脘痛,气滞而痛者,脉沉。❸《嵩崖尊生》:怒气头痛。❹《杂病源流犀烛》:气嗽,七气积伤成咳,上气喘急,痰涎凝结,或如败絮,或如梅核,其脉浮洪滑数。气厥,暴怒伤阴,四肢冰冷,卒然而仆,口出冷气,其脉必浮。气秘。气滞痢。❺《医醇剩义》:呕血。❻《医学金针》:吐泻。

【加减】虚冷人加桂五分,黄耆一钱。

【方论选录】《血证论》:气即水也,水凝则为痰,水泛则为饮,痰饮留滞,则气阻而为喘咳。苏子、生姜、半夏、前胡、陈皮宣除痰饮,痰饮去而气自顺矣。然气以血为家,喘则流荡而忘返,故用当归以补血;喘则气急,故用甘草以缓其急;出气者肺也,纳气者肾也,故用沉香之纳气入肾,或肉桂之引火归元为引导。

【备考】本方改为丸剂,名"苏子降气丸"(见《全国中药成药处方集》南京方)。

41385 苏子降气汤(《简明医彀》卷四)

【组成】真苏子三钱 陈皮 厚朴 前胡各二钱 肉桂 半夏(制) 当归 南星各一钱 甘草五分

【用法】加生姜三片,大枣一个,水煎服。

【主治】虚阳上攻,气不升降,上盛下虚,痰壅喘嗽。

【加减】寒喘,去前、半、当、星,加干姜一钱,加姜煎,调砂仁一钱,磨沉、木香各三分。

41386 苏子降气汤(《何氏济生论》卷二)

【组成】川芎(去头) 甘草(炙) 前胡(去芦) 厚朴(姜制) 肉桂各五分 苏子(研) 半夏一钱 陈皮七分

【用法】加生姜三片,大枣一个,水煎不拘时候服。

【主治】逆气,气不升降,痰涎壅塞,气满气痛等证。

41387 苏子降气汤(《白喉全生集》)

【组成】当归 前胡 法夏(姜汁炒,捣碎)各二钱 茯苓 僵蚕各三钱 陈皮 水竹茹 厚朴(姜汁炒) 苏子 粉草各一钱 蝉蜕九只(去头翅足) 肉桂五分(去皮,蒸兑) 生姜三片

【用法】水煎服。

【主治】白喉寒热错杂,脉见下虚上实。

41388 苏子降气饮

《杏苑》卷三。为《千金》卷七"紫苏子汤"之异名。见该条。

41389 苏子降喘汤(《证治汇补》卷五)

【组成】苏子(炒,捣碎) 杏仁 桑皮 前胡 橘皮 半夏 桔梗各一钱 甘草四分

【用法】水煎服。

【主治】喘病。

41390 苏子宽中汤(《何氏济生论》卷五)

【组成】白茯苓　香附　苏子　白芍　车前　苍术　莱菔子　泽泻　制半夏　枳实　白术　木通

【用法】加生姜、灯心为引,水煎,食前服。

【主治】饮食积聚,腹痛不消,小便不利。

41391 苏子麻仁粥

《医统》卷六十九引《济生》。为《本事》卷十"麻子苏子粥"之异名。见该条。

41392 苏风止痛汤(《叶氏女科》卷一)

【组成】天麻　僵蚕(炒)　紫金皮　乌药(炒)　牛膝　独活　川芎　当归　乳香(去油)　南藤　补骨脂(炒)　生姜三片　葱白二茎

【用法】酒煎,空心服。

【功用】行血行气。

【主治】下元虚冷,更兼风邪,经来如鱼脑髓,双脚疼痛,不能举动。

41393 苏风胜湿汤(《保命歌括》卷四)

【组成】独活　羌活　防风　川芎　苍术　蔓荆子各等分

【用法】加生姜三片,水煎服。

【主治】风湿相攻,头项强痛,身体屈硬,麻痹不仁。

【加减】有热,加酒炒黄芩;身痹无汗,加麻黄、荆芥。

41394 苏叶破结汤(《辨证录》卷四)

【组成】白芍　茯苓各五钱　半夏二钱　苏叶三钱　甘草一钱　枳壳五分

【用法】水煎服。一剂气通痰清矣,二剂痊愈。

【主治】内伤外感兼而成喘,七情气郁,结滞痰涎,或如破絮,或如梅核,咯之不出,咽之不下,痞满壅盛,上气喘急。

41395 苏叶黄连汤(方出《温热经纬》卷四,名见《中医妇科学》)

【组成】川连三四分　苏叶二三分

【用法】水煎服,呷下即止。

【主治】❶《温热经纬》:湿热证,肺胃不和,胃热移肺,肺不受邪,呕恶不止,昼夜不愈,欲死者。❷《中医妇科学》:妊娠恶阻。

【方论选录】《温热经纬》:胃热不和,最易致呕,盖胃热移肺,肺不受邪,还归于胃,必用川连以清湿热,苏叶以通肺胃。投之立愈者,以肺胃之气非苏叶不能通也。分数轻者,以轻剂恰治上焦病耳。

41396 苏叶解斑汤(《辨证录》卷十)

【组成】苏叶三钱　生地三钱　麦冬五钱　甘草一钱　桔梗二钱　升麻一钱　贝母二钱　当归五钱

【用法】水煎服。二剂愈。

【主治】肺火之郁,满身发斑,非大块之红赤,不过细小之斑,密密排列,斑上皮肤时而作痒,时而作痛。

41397 苏红洗肝散(《眼科菁华》卷上)

【组成】生地　芍药　当归　川芎　羌活　薄荷　防风　紫苏　红花　蒺藜　蝉衣　甘草　菊花

【用法】上为粗末。每服一两,水煎服。

【主治】肝虚火旺,火烁血络,膏液蒸伤,目珠生细条如丝,或细颗如星,四散而生,初小后大,长大牵连混合,凝脂四起,风轮变成白膏样。

41398 苏杏二陈汤(《医学传灯》卷上)

【组成】陈皮　半夏　白茯苓　甘草　枳壳　桔梗

紫苏　杏仁　金沸草　桑皮

【用法】水煎服。

【功用】顺气化痰。

【主治】伤风咳嗽,痰伏于肺胃之间,胶粘固结。

【加减】胸不宽,加厚朴。

41399 苏沉破结汤(《古今医鉴》卷六引车少参方)

【组成】紫苏　薄荷　枳实　麦门冬　当归　川芎　大黄　木通　甘遂　白僵蚕　白豆蔻　木香　沉香减半(以上三味另为末)　牙皂　生姜　细茶各一钱

【用法】上作二服。水煎,五更早服。

【主治】水肿。

41400 苏羌达表汤(《重订通俗伤寒论》)

【组成】苏叶一钱半至三钱　防风一钱至一钱半　光杏仁二钱至三钱　羌活一钱至一钱半　白芷一钱至一钱半　广橘红八分至一钱(极重一钱半)　鲜生姜八分至一钱　浙苓皮二钱至三钱

【功用】辛温发汗。

【主治】伤寒挟湿。

【加减】如风重于寒者,通称伤风,咳嗽痰多,去羌活、生姜,加仙半夏三钱,前胡二钱,苦桔梗一钱半。

【方论选录】浙绍卑湿,凡伤寒恒多挟湿,故予于辛温中佐以淡渗者,防其停湿也;湖南高燥,凡伤寒最易化燥,仲景于辛温中佐以甘润者,防其化燥也,辛温发汗法虽同,而佐使之法则异。方以苏叶为君,专为辛散经络之风寒而设;臣以羌活辛散筋骨之风寒,防风、白芷辛散肌肉之风寒;佐以杏、橘轻苦微辛,引领筋骨肌肉之风寒,俾其从皮毛而出;使以姜、苓辛淡发散为阳,深恐其发汗不彻,停水为患也。立法周到,故列为发汗之首剂。

41401 苏陈九宝汤(《扶寿精方》)

【组成】紫苏叶五钱　陈皮四钱　桔梗三钱　川芎三钱　白芷三钱　杏仁三钱(去皮尖)　麦门冬三钱　麻黄五钱　茯苓二钱

【用法】加生姜五片,葱七根,水煎,温服。发遍身大汗即止。

【主治】伤风咳嗽。

41402 苏砂平胃散(《伏阴论》卷上)

【组成】茅山苍术二钱　厚朴一钱(姜汁炒)　陈橘红一钱　甘草一钱　紫苏叶一钱　砂仁一钱

【用法】上为粗末,加生姜一钱,大枣三个,水三杯煎,分三服。不愈再照前煎服。

【功用】温中通阳。

【主治】伏阴病,胸中不乐,头微眩,四末微麻,小便不通,下利清水,唱唱欲呕者。

【加减】呕吐清水,加桂枝一钱;水浆不得受,加干姜八分;转筋疼痛,加川牛膝二钱、艾绒一钱;下利白水,倍紫苏,加红豆蔻一钱;下利黄水,倍苍术;下利黑水或纯清水,倍砂仁;如服药不受,再加童便一杯,冲入药内,随呕随服,不分剂次,总以不呕为度。

【方论选录】平胃散一方原为满闷呕泄设,盖以阴气不积胸中不得满闷,寒不侵胃不呕,湿不困脾不泄,故方中有苍术、厚朴、橘红、生姜之辛温,以消阴邪;甘草、大枣之甘平,以益脾胃,合为辛甘通阳之剂,使阳复则阴消,而满闷自除,呕泄自止。兹寒湿伏邪发端于膜原,而为胸中不乐,头微眩,四末微麻,小便不通,下利清水,喡喡欲呕,较之满闷呕泄,虽异派而同源,故就原方加紫苏、砂仁以通肺肾之阳,并助诸药力,温中行气,俾肺脾肾三经之阳气来复,而壅踞膜原之阴邪可立消矣。

41403 苏桂姜辛汤《四圣悬枢》卷二)

【组成】苏叶三钱　桂枝三钱　甘草二钱　半夏三钱(炮)　芍药三钱　细辛一钱　干姜二钱　五味子一钱

【用法】流水煎大半杯,热服。覆衣取汗。

【功用】外发表邪,内驱寒水。

【主治】太阳经病阳虚之人,水气停瘀,或原无积水而渴燥,饮冷蓄而不消,水气阻格肺胃,上逆则眩晕而呕咳,肝脾下陷则淋湿而泄利,外寒未解而里水又动,久而火败土崩则入三阴之脏。

【加减】若下利,加赤石脂一钱;若渴者,去半夏,加瓜蒌根三钱;若小便不利,加茯苓三钱;若喘者,加杏仁三钱;若噫者,加附子三钱。

41404 苏荷生地汤《验方新编》卷十五)

【异名】苏荷生地黄汤(《中国医学大辞典》)。

【组成】紫苏　南薄荷　青蒿各一两　生地　条参　连翘各八钱　槐花七钱　柴胡六钱　川芎二钱　生黄耆五钱

【用法】酒、水煨服。

【主治】中蛇蛊、中疳蛊、中肿蛊、中癫蛊。

【加减】大便结秘者,重加槐花、黄柏、黄芩、茨菇菜等味;小便赤者,加玄参、栀子、茯苓;肝火盛者,加生白芍;头痛,加白芷;蛇蛊,加白芷一两,三七二钱;带热咳嗽或咳血者,紫苏、薄荷减半,加百合、麦冬、生芍各一两;或时而伤风带寒嗽者,去条参、连翘、槐花、青蒿、生地,加干姜、当归、半夏、陈皮、白芷;或人弱带痢者,去条参、连翘、槐花、青蒿、柴胡、生耆、生地,加百合、白芍、茯苓、麦冬、砂仁、白术、干姜。或兼有别病,则兼治之,而紫苏、薄荷则断不可去也。又口舌热烂,实火炎上,则去紫苏、薄荷,重加槐花、黄柏、黄芩、茯苓、白芍、玄参、泽泻、天冬、石膏等味。

41405 苏葛二陈汤《会约》卷十)

【组成】陈皮　甘草各一钱　半夏　茯苓各一钱半　黄连(姜水炒)　栀子(炒)各八分　苏叶六分　干葛二钱

【用法】水煎,热服。

【主治】酒伤作呕,面赤口渴,烦躁恶心,连日不宁。

41406 苏葶定喘丸《金鉴》卷三十)

【异名】苏葶丸(原书卷五十三)。

【组成】苦葶苈子(研泥)　南苏子(研泥)各等分

【用法】合均,用枣肉为小丸,阴干,瓷罐盛之,恐渗去油性,减去药力。每服三钱,于夜三更时白汤送下,以利四五次为度,利多则减服之,利少则加服之。次日身软,则隔一日,或隔二日服之。形气弱者,先减半服之,俟可渐加。

【功用】泻饮降逆。

【主治】饮停上焦攻肺,喘满不得卧,面身水肿,小便不利者。

【宜忌】戒一切咸物。

41407 苏葶滚痰丸《金鉴》卷五十三)

【组成】苏子(炒)一两　苦葶苈(微炒)一两　大黄(酒蒸一次)四两　沉香五钱　黄芩四两　青礞石(火煅如金为度)五钱

【用法】上为末,水为丸。量儿虚实服之,生姜汤送下。

【主治】小儿食积咳嗽,便秘者;小儿痰饮喘急,其音如潮响,声如拽锯者;小儿燥痰,痰多燥黏,气逆喘咳,夜卧不宁,面赤口干,小便黄赤。

41408 苏叶橘甘桔汤《四圣心源》卷五)

【组成】苏叶三钱　甘草二钱　桔梗三钱　杏仁三钱　茯苓三钱　贝母三钱　橘皮三钱　生姜三钱

【用法】水煎大半杯,温服。

【主治】肺痛。

【加减】胃逆胸满,重加半夏。

41409 苏南山肚痛丸《成方制剂》6册)

【组成】白芍440克　川楝子220克　陈皮220克　木香110克　香附(制)220克　血竭54克　甘草330克　丹参220克　郁金220克　乳香(炒)110克　没药(炒)110克

【用法】上制成丸剂,每瓶装1.8克。口服,每服1瓶,日1~3次。

【功用】行气止痛。

【主治】肚痛,食滞腹痛,胃气痛,月经痛,小肠疝气痛,胁痛。

41410 苏荷生地黄汤

《中国医学大辞典》。为《验方新编》卷十五"苏荷生地汤"之异名。见该条。

41411 苏子导痰降气汤《东医宝鉴》卷五引《必用》)

【组成】苏子二钱　半夏　当归各一钱半　南星　陈皮各一钱　前胡　厚朴　枳实　赤茯苓各七分　甘草五分

【用法】上剉。加生姜三片,大枣二个,水煎服。

【主治】❶《东医宝鉴·杂病篇》引《必用》:痰喘上气。❷《便览》:寒痰气结,痞闷不通。

苈

41412 苈仁丸《慈幼新书》卷二)

【组成】秦艽　当归　苈仁　枣仁　防风　羌活各等分

【用法】炼蜜为丸,如芡实大。每服一丸,荆芥汤研化,入麝一厘服。

【主治】小儿行迟,禀受肝气怯弱,致两足挛缩,两手伸展无力。

41413 苈仁汤《慈幼新书》卷二)

【组成】熟地　麦冬　苈仁　山萸　桑皮　贝母　生地　甘草

【用法】更入肉桂数分。服二剂,不再发。

【主治】喉癣。风火郁滞喉间,蒸湿生虫,或疼或痒,干燥枯涸,甚至面红耳热而不可忍。

41414 苈仁汤

《嵩崖尊生》卷七。为《外科正宗》卷三"薏苡仁汤"之异名。见该条。

41415 苈仁汤

《杂病源流犀烛》卷二十三。为《医方类聚》卷七十七引《济生》"薏苡仁汤"之异名。见该条。

41416 苈仁汤

《类证治裁》卷五。为《杂病源流犀烛》卷十三"苡仁散"之异名。见该条。

41417 苡仁酒

《赤水玄珠》卷十一。即《活人书》卷十八"薏苡仁酒"。见该条。

41418 苡仁散（《杂病源流犀烛》卷十三）

【异名】苡仁汤（《类证治裁》卷五）。

【组成】苡仁 川芎 当归 干姜 肉桂 川乌 羌活 独活 麻黄 防风 白术 甘草

【主治】❶《杂病源流犀烛》：痹证，有湿伤肾，肾不生肝，肝风挟湿，走注四肢肩髃者。❷《类证治裁》：寒湿痹痛。

41419 苡仁煎（《中医皮肤病学简编》）

【组成】生苡仁9克 陈皮9克 猪苓9克 半夏4克

【用法】水煎，代茶饮。

【主治】冻疮。

41420 苡仁赤小豆汤（《外科集腋》卷二）

【组成】苡仁 赤小豆 防风 甘草

【主治】脾胃感受风邪，内虚不能收摄之唇润动。

劳

41421 劳伤丸（《伤科方书》）

【组成】生地 熟地 加皮 当归 丹皮 黄芩 杜仲 黄耆 麦冬 天冬 远志 川牛膝 补骨脂 柏子仁 白茯苓各等分

【用法】上为细末，白蜜为丸。白汤送下。

【主治】跌打劳伤。

41422 劳淋汤（《衷中参西》上册）

【组成】生山药一两 生芡实三钱 知母三钱 真阿胶（不用炒）三钱 生杭芍三钱

【主治】劳淋。

【方论选录】劳淋之证，因劳而成。其人或劳力过度，或劳心过度，或房劳过度，皆能暗生内热，耗散真阴。阴亏热炽，熏蒸膀胱，久而成淋，小便不能少忍，便后淋漓欲便，常常作疼。故用滋补真阴之药为主，而少以补气之药佐之，又少加利小便之药作向导。

41423 劳痛饮（《仙拈集》卷二）

【组成】黄耆五钱 杜仲 故纸各一钱 核桃肉八个 红花五分

【用法】酒煎服。

【主治】劳伤腰痛。

41424 劳嗽丹（《脉因证治》卷上）

【组成】四物汤加竹沥 姜汁

【主治】劳嗽。

41425 劳伤末药（《千金珍秘方选》）

【组成】当归 血竭各一钱五分 骨碎补三钱 参三七 炙乳没各一钱 寸子八厘 自然铜 木香 降香 丁香 川芎 红花各八分 土木鳖二钱五分 苏木三分

【用法】上为细末。每服一钱，陈酒调下。

【主治】劳伤。

41426 劳伤药酒（《伤科方书》）

【组成】红花二钱 黄芩五钱 乌药五钱 白茯五钱 生地五钱 当归六钱 加皮五钱 骨脂三钱 杜仲五钱 牛膝五钱 枳壳三钱 桃仁四钱 远志五钱 续断三钱 麦冬五钱 秦艽五钱 丹皮五钱 枸节五钱 桂枝三钱 香附三钱 泽泻五钱 胡索五钱 虎骨八钱 枸杞子六钱 白胡根三两 胡桃肉四两 大枣头三两

【用法】上药共置入好酒中，随饮。

【主治】跌打劳伤。

【加减】女人加益母草、油发灰、阿胶各四钱。

41427 劳伤药酒（《全国中药成药处方集》重庆方）

【组成】大小血藤各四两 红白牛膝各三两 舒筋草四两 刺五加五两 白花草一两 白龙须四两 木通根三两 接骨丹根五两 随手香三两 老鹳草四两 碎补三两 红毛七三两 松节三两 见血飞三两 金腰带三两 红泽兰四两 猪毛七四两 伸筋草四两 破骨风四两 黄龙须四两 八爪龙一两 地胡椒五两 红酸浆草四两 筋骨草五两 乌骨鸡三两 石兰藤四两 还魂草四两

【用法】用干酒十五斤泡十日后即成。成年病重者每服二两，轻者一两，一日三次。

【主治】跌打损伤腰部痛。

41428 劳心吐血散（《吉人集验方》）

【组成】糯米五钱 莲子心七枚

【用法】上为末。陈酒调服立愈。

【主治】劳心吐血。

41429 劳感调荣养胃膏（《理瀹》）

【组成】党参 黄耆 生地 当归 川芎 柴胡 陈皮 羌活 白术 防风各等分 细辛 甘草减十分之三

【用法】加生姜、葱白、大枣，麻油熬，黄丹收。贴胸口。

【主治】劳力感冒，内伤气血，外感风寒，头痛，身热，恶寒，自汗，沉困无力。

【加减】元气不足，中气下陷者，加升麻；热甚，加黄芩。

走

41430 走马丹（《圣惠》卷二十五）

【组成】朱砂一两 雄黄一两 硫黄一两 水银一两

上为极细末，墨染纸裹，用线系定。取巴豆一斤，和皮都捣粘烂，以瓷盒纳巴豆一半铺底，入前四味药在巴豆中心，上又以巴豆盖之；如法固济，候干，入炉中，用半秤火煅，候火尽取出，并巴豆灰与四味药同研极细，更入后药。

木香一分 天麻一分 犀角屑一分 白附子一分（炮裂） 天南星一分（炮裂） 丁香一分 肉桂一分（去粗皮） 麝香一分（细研） 龙脑一分（细研） 白花蛇三分（酒浸，去皮骨，炙微黄） 白僵蚕一分（微炒） 干蝎一分（微炒） 附子一分（炮裂，去皮脐） 藿香一分

【用法】上为末。与前药同研令匀，用汤浸蒸饼为丸，如梧桐子大。每服十丸，空心温酒送下。当取下如鱼油恶物一二碗，便是风之根本。

【主治】一切风。

【宜忌】忌动风物。

41431 走马丹（《普济方》卷二七四）

【组成】朱砂 轻粉 粉霜 金脚信 雄黄 蟾酥 百草霜

【主治】一切疔肿。

41432 走马丹（《本草纲目》卷九引《普济方》）

【组成】银朱

【用法】水为丸。每服一丸,温酒送下。

【主治】鱼脐疗疮,四面赤,中央黑。

41433 走马汤

《千金》卷十三。为《外台》卷七引张仲景方"飞尸走马汤"之异名。见该条。

41434 走马散（《幼幼新书》卷十四引《仙人水鉴》）

【组成】大黄一两(水醋煮) 干地龙一粒 马牙消一分

【用法】上为末,阴干再研。姜汁调灌,量之。

【主治】小儿三岁以下,忽患伤寒阴阳二毒。

41435 走马散（《圣惠》卷七）

【组成】草乌头半两(烧灰) 桂心半两 硫黄半分(细研)

【用法】上为细散。每服一钱,以水一中盏,加生姜半分,煎至六分,和滓稍热频服,不拘时候。盖出汗愈。

【主治】伤寒二日,头痛壮热。

41436 走马散

《圣惠》卷四十八。为《外台》卷七引张仲景方"飞尸走马汤"之异名。见该条。

41437 走马散（《圣惠》卷六十九）

【组成】天麻半两 附子半两(炮裂,去皮脐) 桂心一分 石膏一分(细研如面) 麻黄一分(去根节) 干蝎梢一分 川乌头一分(炮裂,去皮脐) 天南星一分(炮裂) 麝香半分(研入)

【用法】上为细散,入研了药令匀。每服一字,以豆淋酒调下,拗开口灌之,不拘时候。

【主治】妇人中风口噤,四肢强直。

41438 走马散（《圣惠》卷七十七）

【组成】嫩马齿苋 嫩人苋各半两(并五月五日采;晒干)

【用法】上为细末。每服一钱,以井花水调下。

【主治】难产觉甚,不觉平安。

41439 走马散（《医方大成》卷八引《经验方》）

【组成】柏叶(生) 荷叶(生) 皂角(生) 骨碎补(去毛)各等分。

【用法】上为末。先将折伤处揣定,令入原位,以姜汁调药如糊,摊纸上贴骨断处,用杉木片夹定,以绳缚之,莫令转动,三五日后开看,以温葱汤洗之,再贴药,复夹七日。

【功用】接骨。

【主治】折伤。

【加减】如痛甚,再加没药。

41440 走马散（《圣济总录》卷六）

【组成】天麻 天南星(炮) 半夏(汤洗七遍,与生姜半两同捣,焙干) 白附子(炮) 附子(炮裂,去皮脐)各半两 丹砂(研) 雄黄(研) 牛黄(研) 麝香(研) 犀角(镑)各一分 腻粉(研)三分

【用法】上为末。入五味研者和匀。每服半钱匕,豆淋酒调下。汗出取愈,未汗再服一字,良久用热生姜稀饭投。要丸即用新炊饼为丸,如麻粒大。每服三丸至五丸,吐逆用生姜汤送下,出汗用生姜酒送下,热粥饮投之。

【主治】破伤中风,牙关紧急,口面㖞斜,身体或硬或软,小儿惊风。

41441 走马散（《普济方》卷三四六引《海上方》）

【组成】当归一两 红花二钱半 苏木二钱半 没药二钱半 官桂(去皮)二钱半

【用法】上为末。每服三钱,好酒一大盏,煎三五沸,食前和滓温服。

【主治】产后恶露不散,脐下疼,若刀搅几死者。

41442 走马散（《医方类聚》卷二一八引《医林方》）

【组成】当归一两 没药 红花 官桂 芍药 苏木 青皮(汤浸,去皮)各二钱半

【用法】上为细末。每服三钱,酒一中盏同煎,和滓温服,未止再服。

【主治】妇人血气,发来似刀搅,肠胃刺痛,及血气冲心痛死。

41443 走马散（《玉机微义》卷十五）

【组成】大黄三两 黄柏 当归 白及 赤小豆 黄芩各二两 荆芥穗 半夏各一两半 白芷 白蔹 南星各一两 檀香 雄黄各三钱 乳香七钱 没药五钱 红花一两

【用法】上为细末,以水调敷。如疮色黯,姜汁调;疮未成脓者,好米醋调敷。

【主治】一切恶疮诸肿。

41444 走马散（《普济方》卷二三六引《鲍氏方》）

【组成】秦艽(洗) 鳖甲(酥炙) 当归 知母 黄连 青蒿子 藁本 茯苓 柴胡各一两

【用法】上为末。以桃、柳枝、葱白各一握,酒、水、童便各一盏,乌梅、生姜、大枣各七个,煎去滓,每服药末二钱,饮子半盏,早、晚空心服。

【主治】骨蒸劳气。

41445 走马散（《奇效良方》卷六十）

【组成】栀子(去仁留壳,填入下药) 明矾 柳叶(火烧成灰)各等分

【用法】上为细末。不拘多少,吹入口中。

【主治】口内疳疮。

41446 走马散（《治疹全书》卷下）

【组成】白盐梅(烧存性) 白明矾(煅)各三钱 人中白五钱

【用法】上为末。先将细茶煎浓汁,用发帚蘸汁,刷去腐肉,洗见鲜血,将药敷上,令吐毒涎,一日三次;烂至喉中者,用芦管吹入。虽遍口烂破者,敷之皆愈。惟山根发红点者不治。肉已腐者,剪去敷药;牙欲落者,摇去敷药。

【主治】牙疳腐烂至喉中,及牙落穿腮者。

【宜忌】忌油腻厚味、鸡、鹅、鱼腥、辛辣、一切发毒等物。

41447 走马膏（《圣惠》卷九十）

【组成】坐拏一两 黄柏一两(剉) 甘草半两(炙,剉) 木鳖子仁半两 白狗粪半两 绿豆一两 石榴皮一两

【用法】上为末。取牛蒡根捣取自然汁,调药末,涂于疮疖上,一日换三次。如已破,即不用贴此药。

【主治】小儿诸般恶疮,及软疖未穴作脓,攻刺疼痛不可忍。

41448 走马膏（《圣济总录》卷一三○）

【组成】皂荚(猪牙者)十梃(去皮,捶碎) 芫花五两

生姜五两(取自然汁) 生地黄一斤(取自然汁)

【用法】上药先以米醋一斗,入诸药,煎至三升,绞去滓再煎,以柳篦搅,候稀稠得所如膏,以瓷盒盛,埋地内五日,取出。以故帛上涂贴,一日二次,以愈为度。

【主治】诸疮,一切打损肿毒。

41449 走马膏(《医方类聚》卷一九三引《御医撮要》)

【组成】黄丹四两 巴豆半两 杏仁半两(捶碎) 乳香一分(炒) 桃枝 柳枝各四十九枚(如箸大长一握) 当归半两 麻油十两

【用法】上药先入油于铫内,次下巴豆、当归、杏仁、桃柳枝,慢火煎,以柳木篦搅,至滴水中成珠不散则止,去滓,入黄丹,慢火煎至紫黑色,出冷处入乳香,不住手搅至软硬。每于绢上摊之,敷患处。

【功用】生肌肉,理一切伤折筋骨疼痛。

【主治】诸般恶疮、灸疮上疼痛。

41450 走马箭(《圣惠》卷九十二)

【组成】羊胆一枚 蜜一合 盐花半两

【用法】上药同煎如饧,捻如箸粗,可长一寸。纳下部中。须臾即通。

【主治】小儿大便不通,连腰满闷,气急困重。

41451 走黄丹(《疡科选粹》卷三)

【组成】牡蛎 大黄 山栀 金银花 木通 连翘 牛蒡子 乳香 没药 栝楼 地骨皮 皂角刺各等分

【用法】每服五钱。气壮者加朴消,用水、酒各半煎,一服而定。

【主治】疗疮走黄打滚,死在须臾。

41452 走马散子(《医方类聚》卷二二八引《王岳产书》)

【组成】马齿苋(嫩者) 常食苋各等分

【用法】上以重午日采,晒干,为散。候腹痛作阵来,服二钱匕,以井花水一盏调下,新汲水亦得,立产。

【功用】催产。

41453 走马寸金丸(《传信适用方》卷三)

【组成】玄胡索 川当归(剉) 舶上茴香 川楝子各一两 干全蝎三个(并炒令紫色) 南木香五钱(不炒)

【用法】上为细末。米醋糊为丸,如梧桐子大,每服二三十丸,空心盐酒送下。久患,服一月可去根。

【主治】男子下元虚冷,真气怯弱,肝肾客寒,小肠气痛,牵引胁肋,绕脐疼痛不可忍者,手足厥冷,多出冷汗,不能伸屈,面色青黄,时发时止。

41454 走马牙疳散(《良朋汇集》卷四)

【组成】五倍子大者一个(装入茶叶末,在内外用纸封好,放灰火内煨,黄色为度)

【用法】上为细末。先用米泔水洗漱,后上药。

【主治】小儿牙疳。

41455 走马夺命散(《永乐大典》卷九七八引《张氏家传》)

【组成】白附子 黑附子 天南星 半夏

【用法】上为末,并生使。大人每服半钱,小儿半字,葱茶调下。

【主治】小儿急慢惊风及破伤风,大人中风不语。

41456 走马回疔丹(《医宗说约》卷六)

【组成】蟾酥(酒化) 硇砂 轻粉 白丁香各一钱 金顶砒五分 蜈蚣一条(炙) 雄黄 朱砂各二钱 乳香六

分 麝香五分

【用法】上为细末。糊成麦干大,插疮内,初起针破,用此一粒插入孔内,膏盖之。次后退出脓血疔根。

【主治】疔疮初起。

41457 走马茴香丸(《鸡峰》卷七)

【组成】附子 桂 葫芦巴 马蔺花 青橘皮 川楝子 干姜 茴香 破故纸 巴戟各一两

【用法】上为细末,酒煮面糊为丸,如梧桐子大。每服二十丸,空心温酒送下。

【主治】❶《鸡峰》:肾虚挟寒,小肠气痛。❷《普济方》:疝气。

41458 走马赴筵丹(《普济方》卷二七三)

【组成】没药 乳香 硼砂 硇砂 雄黄 轻粉各三钱 片脑一分 麝香少许

【用法】上为细末,蟾酥汁为丸,如黄米大。每服一丸,用酒送下。

【主治】疔疮。

41459 走马赴筵丹(《普济方》卷二七三)

【组成】金信 雄黄 巴豆 轻粉 朱砂 百草霜各二钱 片脑少许 麝香少许

【用法】上为细末,蟾酥为丸,如芥子大,每服一二丸,入消毒丸三四丸,冷水送下。六月中伏修合。

【主治】疔疮。

41460 走马催生丹(《普济方》卷三五六)

【组成】光明辰砂一两(研) 麝香(研)一钱 桃柳嫩苗各七茎(如无取皮,须是向东方者,苗向东方,炒) 雄蛇蜕一条(首尾全者,树上蜕者,是雄,不然只取中间五寸,烧烟欲尽,急速取出,用瓷器盆盖于地上,周围用湿土围之,良久取出,为末)

【用法】辰砂、麝香研极细,以桃柳嫩苗与上二味同研细,却入蛇蜕灰,又研匀,糯米饭为丸,如胡椒大,朱砂为衣,晒干。难产者,每服一丸,淡醋汤送下。不久产下,便于儿手内取丸药,男左女右,手中把出。

【主治】难产危急,横生逆产,子死腹中,胎衣不下。

41461 走哺人参汤(《医宗必读》卷十)

【组成】人参 黄芩 知母 葳蕤各三钱 芦根 竹茹 白术 栀子仁 陈皮各半两 石膏(煅)一两

【用法】每服四钱,水一钟半,煎七分服。

【主治】大小便不通,下焦实热。

41462 走马牙疳洗药(《疡医大全》卷十六)

【组成】黑山栀 连翘 金银花(净) 黄芩 白芷梢 黄柏 玄参各五钱 生石膏三钱 胡黄连 桑白皮 桔梗 射干 银柴胡各一钱二分 当归尾 牡丹皮 茜草 赤芍各一钱二分 灯心二十根

【用法】煎汤频洗。

【主治】走马牙疳。

41463 走马牙疳敷药方(《医方考》卷六)

【组成】黄连一两 雄黄一钱 胆矾三分 冰片五厘

【用法】上为末。掺之。

【主治】牙疳蚀。

【方论选录】黄连之苦,能坚厚肌肉;雄、矾之悍,能杀蚀虫;冰片之辛,能利肌腠。

41464 走马贴胁乳香膏（《圣惠》卷六十七）

【组成】乳香一分　蛇床子一两　皂荚一两（炙，去皮子）　桂心一两半　附子一两（生用）　芥菜子三合　赤小豆三合

【用法】上为末，用生姜汁一中盏，调如膏。看伤损处大小，摊于油单上，封裹，候干即易之。

【主治】伤折，筋骨疼痛不止。

赤

41465 赤丸（《金匮》卷上）

【组成】茯苓四两　半夏四两（洗，一方用桂）　乌头二两（炮）　细辛一两

【用法】上为末，纳真朱为色，炼蜜为丸，如麻子大。每服三丸，先食酒饮送下，日二次，夜一次。不知稍增之，以知为度。

【主治】寒气厥逆。

【方论选录】❶《张氏医通》：此方乌头与半夏同剂，用相反以攻坚积沉寒，非妙达先圣之理，不能领略其奥，与胡洽治膈上积用十枣汤加甘草、大戟同一妙义。而《普济方》仅用乌头、半夏二味，易白凤仙子、杏仁，黄丹为衣，服七丸至谷道见血而止。其瞑眩之性可知。盖药之相反相恶，不过两毒相激，原非立能伤人，后世以为相反之味，必不可用，陋哉。❷《金匮方歌括》元犀按：寒气而至厥逆，阴邪盛也。方中乌头、细辛以温散独盛之寒；茯苓、半夏以降泄其逆上之气，人所共知也；而以朱砂为色，其玄妙不可明言，盖以此品具天地纯阳之正色，阳能胜阴，正能胜邪，且以镇寒气之浮，而保护心主，心主之令行，则逆者亦感化而效顺矣。

41466 赤丸（《千金》卷十六）

【组成】茯苓　桂心各四两　细辛一两　乌头　附子各二两　射罔如大枣一枚

【用法】上为末，纳真朱为色，炼蜜为丸，如麻子大。每服一丸，空腹酒送下，日二次，夜一次。不知，加至二丸，以知为度。

【主治】寒气厥逆。

【方论选录】《千金方衍义》：《金匮》赤丸方只四味，妙在乌头、半夏之反激并用。《千金》乃裁汰半夏，改用桂、附、射罔，虽悍烈过于半夏，然不若反激之力最胜。真朱力能交济坎离，收摄虚火，或云是缘矾煅造，平治土脏，有温散之专功，无伤中之巨测。

41467 赤丸（《外台》卷十三引《崔氏方》）

【组成】雄黄二两（研）　马目毒公（鬼臼也）　丹砂（研）　莽草（炙）　藜芦（熬）各二两　巴豆八十枚（去心皮，熬）　皂荚一两（去皮子，炙）　真珠一两（研）

【用法】上为末，炼蜜为丸，如小豆大。每服二丸，吐下恶虫数十枚。

【主治】久疰，室家相传，乃至灭族。

【宜忌】忌野猪肉、芦笋、生血物。

41468 赤汤（《外台》卷三十五引《古今录验》）

【异名】芍药汤（《圣济总录》卷一七一）。

【组成】大黄五两　当归　芍药　黄芩　栝楼　甘草（炙）　桂心　人参　赤石脂　牡蛎（熬）　紫石英　麻黄（去节）各二两

【用法】上药治下筛，盛以韦囊。八岁儿以干枣五个，用水八合煮枣，取五合，二指撮药入汤中煮取三沸，去滓，与儿服之。取利，微汗自除。十岁用枣十个，三指撮药，水一升，煮三沸服之。

【主治】二十五种痫，吐痢，寒热百病，不乳哺。

41469 赤散（《千金》卷九引华佗方）

【组成】丹砂十二铢　蜀椒　蜀漆　干姜　细辛　黄芩　防己　桂心　茯苓　人参　沙参　桔梗　女萎　乌头各十八铢　雄黄二十四铢　吴茱萸三十铢　麻黄　代赭各二两半

【用法】上药治下筛。每服方寸匕，酒下，一日三次；耐药者二匕。夏令汗出。欲治疟，先发一时所，服药二匕半，以意消息之。细辛、姜、桂、丹砂、雄黄不熬，余皆熬之。

【主治】伤寒头痛身热，腰背强引颈，及风口噤疟不绝，妇人产后中风寒，经气腹大。

41470 赤散（《肘后方》卷二）

【组成】牡丹五分　皂荚五分（炙之）　细辛　干姜　附子各三分　肉桂二分　珍珠四分　踯躅四分

【用法】上为散。初觉头强邑邑，便以少许纳鼻中，吸之取吐；每服方寸匕，温酒下，复眠得汗，即愈。晨夜行，及视病，亦宜少许，以纳鼻、粉身佳。牛马疫，以一匕着舌下，溺灌，一日三四次，甚佳也。

【主治】瘴气、疫疠、温毒。

41471 赤散（《千金》卷三）

【组成】赤石脂三两　桂心一两　代赭三两

【用法】上药治下筛。每服方寸匕，酒下，一日三次。

【主治】产后下痢。

【方论选录】《千金方衍义》：石脂疗腹痛、下痢赤白，代赭治腹中毒邪、女子赤沃漏下，皆《本经》主治，以其味涩司收，故用桂心之辛而散其滞也。

41472 赤散（《千金》卷九）

【异名】藜芦散（《伤寒总病论》卷四）。

【组成】藜芦　踯躅花各一两　附子　桂心　真朱各六铢　细辛　干姜各十八铢　牡丹皮　皂荚各一两六铢

【用法】上为末。纳朱砂合治之，分一方寸匕，置绛囊中带之，男左女右，着臂自随。觉有病之时便以粟米大，纳着鼻中，又服一钱匕，酒下。覆取汗，一日三次，当取一过汗耳。

【功用】辟温疫气。

【主治】伤寒热病。

41473 赤散（《千金》卷九）

【组成】干姜　防风　沙参　细辛　白术　人参　蜀椒　茯苓　麻黄　黄芩　代赭　桔梗　吴茱萸各一两　附子二两

【用法】上药治下筛。每服一钱匕，食前酒下，一日三次。

【主治】伤寒头痛，项强身热，腰脊痛，往来有时。

41474 赤膏（《鬼遗》卷五）

【组成】冶葛皮一两　白芷一两　蜀椒二升（去目、汗、闭口）　大黄　芎劳各二两　巴豆三升（去皮心）　附子十二枚　丹参一斤　猪脂六升

【用法】上㕮咀。以苦酒渍一宿，合微火煎三上下，白芷黄即膏成，绞去滓用。伤寒衄鼻，每服如枣核大一枚，温

酒下;贼风,痛痹肿,身体恶气,久温痹,骨节疼痛,向火摩之;痈疥诸恶疮,以帛薄之;鼠瘘、疽、痔下血,身体隐疹,痒搔成疮,汁出,马鞍牛领,以药敷之即愈;腰背手足流肿,拘急屈伸不快,以膏敷之,一日三次;妇人产乳中风及难产,服如枣核大,并以膏摩腹,立生;如鱼鲠,一日服五次愈;如耳聋,以膏如小豆大,着耳中;患息肉,以膏纳鼻中,愈;眼、齿痛,以膏如粢注眦中;白肤翳挡瞳子视,以膏如粟注眦,愈。

【主治】伤寒衄鼻;贼风,痛痹肿,身体恶气,久温痹,骨节疼痛;痈疥诸恶疮;鼠瘘、疽、痔下血,身体隐疹,痒搔成疮,汗出,马鞍牛领;腰背手足流肿,拘急屈伸不快;妇人产乳中风及难产;鱼哽,耳聋,息肉,眼齿痛,白肤翳。

41475 赤膏(《千金》卷六)

【异名】丹参膏(《圣济总录》卷一一四)。

【组成】桂心 大黄 白术 细辛 川芎各一两 干姜二两 丹参五两 蜀椒一升 巴豆十枚 大附子二枚

【用法】上㕮咀。以苦酒二升,浸一宿,纳成煎猪肪三斤,火上煎,三上三下,药成,去滓,可服可摩。耳聋者,绵裹纳耳中;齿冷痛则着齿间;诸痛皆愈;若腹中有病,服如枣许大,酒调下。咽喉痛,取枣核大吞之。

【主治】耳聋,齿痛。

【方论选录】《千金方衍义》:耳聋多缘痰湿闭遏,齿痛良由寒菀热邪,故用桂、附、椒、姜以破少阴之结,芎劳、细辛以散脑户之邪,白术、丹参逐湿和营,大黄、巴豆一开热结,一破寒结,苦酒、猪脂,与前陈醋、鸡膏同意,但鸡走肝而猪达肾,稍有不同,其润窍之用则一。可服可摩,可治久聋,可治齿痛,盖耳与齿总皆属肾也。

41476 赤膏(《千金翼》卷十六)

【组成】生地黄汁二升 生乌麻脂二两 薰陆香末 丁香末各二钱匕 黄丹四钱 蜡(如鸡子黄大)二枚

【用法】先极微火煎地黄汁、乌麻脂三分减一,乃下丁香、薰陆香,煎三十沸,乃下黄丹,次下蜡煎之使消,以匙搅数千回,下之停凝用之。涂上。一宿即愈。

【功用】生肌肉。

【主治】一切火疮、灸疮、金疮、木石伤损,不可愈者。

41477 赤膏(《外台》卷三十二引《备急方》)

【组成】光明砂四分(研) 麝香二分 牛黄半分 水银四分(以面脂和研) 雄黄三分

【用法】上为细末。以面脂一升,纳药中,和搅令极稠。如敷面脂法,香浆水洗,敷药,避风经宿,粉滓落如蔓菁子状。

【主治】妇人面上粉滓。

41478 赤膏

《卫生至微》卷三。为《千金》卷五"丹参赤膏"之异名。见该条。

41479 赤丸子(《圣惠》卷四十九)

【组成】巴豆半两(去皮,用冷水内浸一宿,取出,去心膜,于纸上阴干后,溲面作饼子,摊巴豆在内如作夹子,厚着面,勿令薄,于热油内煮,直候黄色,滤出,去面,取巴豆于乳钵内,一向手研,以细为度) 槟榔 肉豆蔻(去壳) 木香(细研) 桂心 干姜(炮裂,剉) 青橘皮(汤浸,去白瓤,焙)各半两 朱砂半两(细研)

【用法】上为末。入巴豆,更研令匀,以醋煮面糊为丸,如麻子大,以朱砂末内滚过,晒干。每服三丸,以橘皮汤送下。

【功用】化气消食。

41480 赤丸子(《魏氏家藏方》卷七)

【组成】天雄一对(慢火煨,取出洗净,切作骰子块,姜汁制,银桃内炒黄色) 川乌头(制法同前) 附子各三枚(重一两者,依前法制度) 干姜四两(切片,炒)

【用法】上为细末,入钟乳粉一两,神曲打糊为丸,如梧桐子大,用生朱砂为衣,阴干却晒。每服五十丸,空心、食前温酒送下。

【主治】脾湿虚寒。

41481 赤云丹(《外科方外奇方》卷二)

【组成】轻白炉甘石一两 黄连汁(煅淬七次) 大梅片三钱 水飞辰砂八钱

【功用】生肌收口。

41482 赤玉散(《奇方类编》卷上)

【组成】冰片二分 硼砂五分 朱砂三分 儿茶一钱 赤石脂七分 寒水石二钱 珍珠三分 煅龙骨一钱 枯矾三分

【用法】上为末。入瓷器收贮,将竹管吹少许于痛处,一日二次。

【主治】咽喉肿痛,双单乳蛾。

41483 赤玉膏(《玉案》卷六)

【组成】血竭 黄丹 血余(煅灰) 寒水石(煅过)各一两 珍珠一钱五分 黄蜡六两 猪脂一两

【用法】上为极细末,先以黄蜡、猪脂溶化,再入前末搅匀。摊贴疮上。

【主治】内外臁疮。

41484 赤术丸(《三因》卷十五)

【组成】赤术一斤(米泔浸三宿,取出洗净,晒干,再以大麻腐汁浸术,上余二寸许,入川椒二十一粒,葱白七根煮黑油出,洗净,焙干,称) 破故纸(炒) 川楝(剉,炒) 茯苓 舶上茴香(炒) 杜茴香 白芷 桃仁(去皮尖,炒)各半斤

【用法】上为末。炼蜜为丸,如梧桐子大。每服五十丸,温酒、盐汤任下。

【主治】附骨疽,脓出淋漓,久久不愈,已破未破。

41485 赤龙丸(《元和纪用经》)

【组成】赤芍 地龙(去土,微炒) 当归 防风 五加皮各一两 麝香二钱半 乳香 没药各一分

【用法】上为末,酒煮稀面糊为丸,如梧桐子大。每服十五或二十丸,温酒送下。

【主治】风毒走注疼痛。

【加减】有热,加大黄半两;有寒,加川乌头(炮,去皮脐)半两;患人体壮腠理实,加去节麻黄一两。

41486 赤龙丸(《经验秘方》引江大丞方(见《医方类聚》卷二十三)

【组成】荆芥 草乌 破故纸(炒)各二两半 羌活 白芷 乌豆 川牛膝各一两 黑牵牛(炒) 茴香(炒) 紫金皮 川草薢各半两 川芎七钱半 木瓜三钱 独活一两半

【用法】上为细末,酒糊为丸,如梧桐子大,土朱为衣。每服二十丸,诸般风瘫痪,黑豆汤送下;偏正头风,川芎茶送

下;风眼牙痛,薄荷汤送下;气滞腰痛,茴香汤送下;腿脚肿痛,木瓜酒送下;风湿脚气,木瓜酒送下;走注风,防风酒送下;鸡爪风,麝香酒送下;皮肤燥痒,火麻子研酒送下;风疮下疰,赤豆酒送下;破伤风,乳香酒送下;瘰疬,荆芥茶送下;胎前、产后诸风,当归酒送下;痈疽肿痛,生姜酒送下;气血凝滞,生地黄研酒送下;肾经湿痒,飞过盐沸酒送下;筋骨拘挛,松节酒送下;肠风痔漏,槐花酒送下;风痰喘嗽,生姜半夏汤送下;口眼㖞斜,木香、前胡酒送下;诸痫,朱砂、麝香酒送下;小儿惊风,朱砂、薄荷酒送下。

【主治】诸般风瘫,偏正头风,风眼牙痛,气滞腰痛,腿脚肿痛,风湿脚气,走注风,鸡爪风,皮肤燥痒,风疮下疰,破伤风,瘰疬,胎前产后诸风,痈疽肿痛,气血凝滞,肾经湿痒,筋骨拘挛,肠风痔漏,风痰喘嗽,口眼㖞斜,诸痫,小儿惊风。

41487 赤龙丸

《解围元薮》卷三。为原书同卷"一粒金丹"之异名。见该条。

41488 赤龙丹(《幼幼新书》卷二十九引郑愈方)

【组成】大宣连(巴豆炒焦香) 吴茱萸(炒)各一两

【用法】上为末,醋面糊为丸,如绿豆大,黄丹为衣。每服一丸,赤痢,甘草汤送下,白痢,白姜汤送下,水泻痢,陈米饮送下。

【主治】冷热痢。

41489 赤龙丹(《永乐大典》卷九七八引《赵氏家传》)

【组成】牛黄 龙胆各一钱 犀角(末) 腊茶 大黄(绵文者,切作片子,湿纸煨熟,焙干) 五灵脂(水飞,研细,焙干)各半两 麝香一钱半 朱砂一两(细研,一半入药,一半为衣)

【用法】上为末,滴水为丸,如梧桐子大。每服一丸,磨刀水化下。

【主治】小儿急慢惊风。

41490 赤龙丹(《女科百问》卷上)

【组成】禹余粮(煅) 乌贼骨 鹿茸(酒炙) 龙骨 干姜 当归 石燕子(煅) 阿胶(炒)各等分

【用法】上为末,酒醋糊为丸,如梧桐子大。每服五十丸。温酒送下,艾醋汤亦得。

【主治】崩漏不止,余血作痛。

41491 赤龙散(《元和纪用经》)

【组成】赤芍药 地龙(去土,微炒) 当归 防风 五加皮各一两 麝香二钱半

【用法】上为末,入麝香研极细。每服方寸匕,温酒调下,一日三四次,不拘时候。

【主治】风毒走注疼痛。

41492 赤龙散(《杨氏家藏方》卷二)

【组成】赤土二两半 防风(去芦头) 赤芍药 地骨皮 何首乌 当归(洗,焙) 山栀子仁各二两 甘草一两(炙)

【用法】上为细末。每服二钱,食后温酒调下,茶清亦得。

【功用】凉血消风。

【主治】鼻生渣疱。

41493 赤龙散(《儒门事亲》卷十五)

【组成】野葡萄根(红者,去粗皮)

【用法】上为末。新水调涂肿上,频扫新水。

【功用】消散肿毒。

41494 赤龙散(方出《儒门事亲》卷十五,名见《普济方》卷五十六)

【组成】赤龙爪 苦丁香各三十个 苦葫芦子不拘多少 麝香少许

【用法】上为末。用纸撚子点药末用之。

【主治】鼻中肉蝼蛄。

41495 赤龙散(《医方类聚》卷七十九引《经验良方》)

【组成】龙脑半钱(研) 瓜蒂十四枚 黄连三大茎 赤小豆三十粒

【用法】上为细末。临卧以绿豆许,吹入鼻中。水出愈。

【主治】鼻齆。

41496 赤龙散(《杏苑》卷六)

【组成】伏龙肝(即灶心内土)不拘多少

【用法】用鸡子清调敷患处。

【功用】解热。

【主治】小儿赤毒、火毒走注。

41497 赤白丸(《回春》卷八)

【组成】白矾三两 朱砂九钱

【用法】上为细末。酒糊为丸,如绿豆大。每服二十丸,清茶送下,一日三次。药尽即消。

【主治】瘰疬未破。

41498 赤白饮(《仙拈集》卷三)

【组成】香附(醋炒)四两 臭椿根皮(盐水炒) 砂仁各二两 朱砂二钱 棉花仁五钱

【用法】上为末,炼蜜为丸。每服三钱,豆腐浆送下。

【主治】红淋白带。

41499 赤白散(《仙拈集》卷四)

【组成】白附 硫黄各等分

【用法】上为末。姜汁调稀,茄蒂蘸擦。

【主治】赤白汗斑。

41500 赤白煎(方出《仙拈集》卷三引《碎金》,名见《经验广集》卷三)

【组成】白术五钱 茯苓二钱 车前子一钱 鸡冠花二钱(赤用赤,白用白)

【用法】水煎服。

【主治】赤白带下。

41501 赤头散(《异授眼科》)

【组成】南星二两 赤小豆三两

【用法】上为末。净水调敷眼眶,并太阳二穴;如干,以水润之。服蚕纸丸,芍药汤。

【主治】血邪攻冲,肝脏不足,为风热相争,左右来往,左右目互相赤红。

41502 赤芍汤(《女科万金方》卷五)

【组成】赤芍 当归 木香 甘草 肉果 槟榔 黄芩 黄连 大黄

【用法】水煎服。

【主治】赤白痢。

41503 赤芝散(《卫生总微》卷二)

【组成】旋覆花 赤箭(天麻苗) 防风(去芦头)各等分

【用法】上为细末。先洗癣净,搵干,以好油调涂之。后服乌犀丸。

【主治】小儿眉毛眼睫因癣退不生,名乳颓癣。

41504 赤衣散(《重订通俗伤寒论》)

【组成】室女月经布(近阴处)一方块

【用法】烧灰,调药服下。虚弱脉微者,人参三白汤调赤衣散服之;少腹里急,脉沉逆冷,当归四逆加附子、吴萸送赤衣散。

【主治】女劳复并阴阳易。

41505 赤豆方(《养老奉亲》)

【组成】赤小豆三升(淘净) 樟柳根(好者,切)一升

【用法】上和豆煮烂熟,空心常食豆,渴即饮汁,勿别杂食。服三二服,立效。

【主治】老人水气胀闷,手足浮肿,气急烦满。

41506 赤豆散(《直指》卷二十四)

【组成】赤小豆 吴茱萸 赤色白胶 厚黄柏 黄连 贝母 硫黄 糯米(焙)各一分 虢丹(煅)半分

【用法】上为末。麻油、轻粉调末,槐枝煎汤先洗后抹。

【主治】无名疮。

41507 赤豆散(《普济方》卷四〇六)

【组成】赤豆(研)一分 伏龙肝(研)一分

【用法】上为散。每用一分,以鸡子白调涂患处。

【主治】天灶火丹,小儿丹发于两膀里尻间,正赤,流至阴处。

41508 赤豆散(《古今医鉴》卷九)

【组成】赤小豆

【用法】上为细末。醋调敷肿处。恐毒气入喉,难治。

【主治】喉痹,喉肿。

41509 赤豆散(《仙拈集》卷三)

【组成】赤小豆

【用法】上为末。鸡子白调涂之。

【主治】热毒腮颊肿痛。

41510 赤豆散(《外科证治全书》卷四)

【组成】赤小豆

【用法】上为散。葱汁调敷。

【主治】痛风。四肢上或身上一处肿痛或移动他处,色红参差成块肿起,按之滚热便是。

41511 赤豆散(《内外科百病验方大全》)

【组成】真赤小豆四十九粒

【用法】上为末。加野芒麻根和鸡蛋白调敷,一日一换。

【功效】未成即消,已成即破。

【主治】一切疮毒。

41512 赤苍饮(《准绳·幼科》卷七)

【异名】赤苍散(《中国医学大辞典》)

【组成】赤茯苓(去皮) 苍术(去粗皮,米泔水浸一宿,滤干,剉片,炒微黄)各一两半 枳壳(制)一两 藿香(和根) 半夏(汤煮透,剉,焙干) 净香附 紫苏叶(和梗) 厚朴(去粗皮,姜汁炙香熟) 陈皮(去白)各七钱半 甘草(炙)一两二钱

【用法】上剉。每服二钱,水一盏,加生姜二片,煎七分,不拘时候温服。

【主治】脾胃因虚受湿,面貌浮黄或遍身作肿,饮食减少,气不升降,小便赤色,肚膨胀,咳嗽有痰及肿。

41513 赤苍散

《中国医学大辞典》。为《准绳·幼科》卷七"赤苍饮"之异名。见该条。

41514 赤苏汤(方出《肘后方》卷三,名见《普济方》卷一三八)

【组成】赤苏一把

【用法】水三升,煮取一升,去滓,稍稍饮之。

【主治】伤寒病呃不止。

41515 赤灵丸(《圣济总录》一七二)

【组成】丹砂(研,水飞过) 人参(为末)各一两 酸枣仁(研)二两 乳香(研)半两 白面二钱

【用法】上为末,用生蜜和膏,入新竹筒内,以油纸封扎定,坐饭甑上炊,候饭熟为度,分作三十丸。每一丸分四服,薄荷汤化下。

【主治】小儿天钓痫病,急慢诸风。

41516 赤灵丹(《外科传薪集》)

【组成】上血竭一钱 月石一两

【用法】上为末。敷之。

【主治】疔毒,腐毒不透。

41517 赤苓汤(《金匮翼》卷六)

【组成】赤茯苓 防己 桑白皮 陈皮一两半 旋覆五钱 杏仁 麻黄(去根节) 白术 紫苏一两

【用法】水煮黑豆汁一钟半,煎药五钱,生姜半分服。

【主治】脚气肿满。

41518 赤苓汤(《竹林女科》卷二)

【组成】厚朴(姜制) 陈皮(去白)各八分 苍术(米泔浸,炒)一钱 炙甘草五分 赤茯苓 桑白皮各一钱半

【用法】加生姜三片,水煎服。

【主治】子气。妊娠三月之后,两足浮肿,甚则自脚面肿至腿膝,饮食不甘,小便流利者,属湿气为病。

41519 赤苓散

《千金翼》卷十八。为《外台》卷四引《深师方》"赤小豆茯苓汤"之异名。见该条。

41520 赤苓散(《嵩崖尊生》卷十三)

【组成】桑白皮 赤苓 柴胡各一钱 生地一钱半 炙草五分 射干 枳壳 贝母 前胡 赤芍 天冬 百合 槟榔各七分

【用法】加生姜,水煎服。

【主治】脚气,咽不利。

41521 赤虎丸(《幼幼新书》卷二十六引《婴童宝鉴》)

【组成】朱砂 胡黄连 宣连 芦荟 腻粉各一钱 肉豆蔻(炮)一个 巴豆二十一粒(麸炒黑) 硫黄二钱 麝香少许

【用法】上为末,粟米糊为丸,如萝卜子大。每服一岁一丸,甘草汤化下。

【主治】诸般疳泻。

41522 赤虎丸(《杨氏家藏方》卷四)

【组成】天南星(大者) 赤小豆各等分(并生用)

【用法】上为细末,面糊为丸,如梧桐子大。每服三十丸,食前淡生姜汤送下。

【主治】风湿攻注,脚踝肿痛,或筋脉牵急疼痛。

41523 赤金丸(《杨氏家藏方》卷一)

【组成】半两钱四十九枚(铁线穿,火煅通红取出,酽醋内淬过,煅,再淬五、七、十遍,候苏为末) 硫黄一两(研细,与上药相间同入砂盒子内,以赤石脂和如泥,固济令干,复用火煅,候冷取出,细研入下项药) 附子一两(炮,去皮脐) 乳香一两半(别研) 川乌头一两(炮,去皮脐尖) 没药半两(别研) 白胶香一两(别研) 地龙(去土,炒)一两

【用法】上为细末,醋煮面糊为丸,如梧桐子大。每服五七丸,加至十丸,空心温酒送下。

【主治】卒暴中风,左瘫右痪,筋脉拘挛,不能行步。

41524 赤金丹(《仙拈集》卷四)

【组成】苍术二两 雄黄 木香各一两 炙草 朱砂 血竭 乳香 没药 沉香各五钱 麝香 冰片各一钱 大金箔三十张(为衣)

【用法】上为末,炼蜜为丸,如绿豆大,外用金箔为衣,阴干,瓷器收贮,置高燥处,恐致霉湿。大人空心服五丸,小儿三丸。服后盖暖睡一时。伤寒感冒,葱白汤送下;胸膈膨胀,陈皮汤送下;乳蛾,井花水送下;肿毒,升麻大黄汤送下;小便不通,竹叶汤送下;大便不通,火麻仁、大黄汤送下;疟疾,杏仁汤送下;赤痢,甘草汤送下;白痢、泄泻,姜汤送下;赤白痢,乌梅汤送下;头痛,川芎汤送下;霍乱,藿香汤送下;惊风,薄荷汤送下;胃气痛,艾醋汤送下;经水不调,丹参汤送下;小儿不能服药,研碎抹乳上食少半丸。

【主治】伤寒感冒,胸膈膨胀,乳蛾,肿毒,大小便不通,疟疾,泄泻,赤白痢,头痛,霍乱,小儿惊风,胃气痛,妇女经水不调。

【宜忌】忌生冷荤腥。

41525 赤金豆(《景岳全书》卷五十一)

【异名】八仙丹。

【组成】巴霜(去皮膜,略去油)一钱半 生附子(切,略炒燥)二钱 皂角(炒微焦)二钱 轻粉一钱 丁香 木香 天竺黄各三钱 朱砂二钱(为衣)

【用法】上为末,醋浸蒸饼为丸,如萝卜子大,朱砂为衣。欲渐去者,每服五七丸;欲骤行者,每服一二十丸,用滚水或煎药,或姜、醋、茶、蜜、茴香、使君煎汤为引送下;若利多不止,可饮冷水一二口即止,盖此药得热则行,得冷则止也;如治气湿实滞膨胀,先用红枣煮熟取肉一钱许,随用七八丸,甚者一二十丸,同枣肉研烂,以热烧酒加白糖少许送下;如治虫痛,亦用枣肉加服,只用清汤送下。

【主治】诸积不行,凡血凝气滞,疼痛肿胀,虫积,结聚癥坚。

【方论选录】❶《景岳全书》:此丸去病捷速,较之消、黄、棱、莪之类过伤脏器者,大为胜之。❷《医略六书》:寒凝坚积,藏结于中,故痛急肿胀,厥逆不已。生附略炒,补火之功用稍峻;巴豆炼霜,荡涤之勇猛可除;丁香温中散滞;木香调气宽中;轻粉劫涎透经络;皂角豁痰通窍门;朱砂镇心养液,竺黄凉心宁神,二物并能保护心主,使悍烈之药勿上僭。盖火旺土温则寒邪外散,而坚积自消,癥结无不化,疼胀亦无不退矣。此扶阳涤结之剂,为癥坚疼急肿胀之专方。

41526 赤金散(《张氏医通》卷十五)

【组成】红铜落(打红铜器落下者,滚水淘净,铜勺中灼赤,米醋煅七次)三钱 川五倍(如菱角者佳,碎如豆粒,去末,无油锅内炒,先赤烟起,次黑烟起,即软如泥,若不透则不黑,又不可太过则颜色绿。第一要火候得宜,将湿青布一方包,压地下成块)一两 何首乌(干者,碎为粗末,炒黑存性,忌犯铁器) 枯矾三钱 没石子(碎如米粒,醋拌,炒黑存性)

【用法】上为极细末,入飞面三钱和匀,每用二三钱,量须多少,临用每钱入食盐一厘,浓煎茶浆,调如稀糊,隔水燉发,候气如枣,光如漆,再调匀,先将肥皂洗净须上油腻,拭干,乘热将刷子脚搽上,稍冷则不黑,以指捏须,细细碾匀搽完,以纸掩之,晨起以温水洗净,须连用二三夜,即黑亮如漆,过半月后,须根渐白,只用少许,如法调搽根上,黑处不必染。

【功用】染须黑润不燥,久不伤须。

41527 赤金锭(《仙拈集》卷三)

【组成】防风 薄荷 雄黄 天竺黄各六钱 天麻 全蝎 白附 钩藤 乳香 朱砂各五钱 胆星一两二钱 琥珀一钱 麝香 冰片各一钱五分

【用法】上为极细末。神曲一两打糊成锭,金箔为衣。每用一锭或半锭,淡姜汤磨服。

【主治】小儿急慢惊风。

41528 赤金锭(《仙拈集》卷四)

【组成】麻黄四钱五分 紫苏七钱五分 山茨菇 五倍子 香附子各二两五钱 苍术 半夏 木香 山豆根各一两五钱 丹参 鬼箭羽各六钱 辰砂一两 千金子 红芽大戟 雌黄 细辛 川乌 滑石各一两二钱 麝香三钱

【用法】依法炮制,净末称准,以糯米粉糊和之,石臼杵千下,用范子印成锭角,重一钱,作三次用之,阴干,万勿火烘。天行时疫以绛囊盛之,悬之当胸,则不传染。瘟疫、伤寒、狂言乱语、霍乱、绞肠痧、腹痛、饮食中毒、小儿急慢惊风,俱薄荷汤磨服;中风、中气、口眼㖞斜、牙关紧急、筋脉拘挛、妇人月水不调、腹中结块、男妇头晕,俱温酒磨服;传尸劳瘵、自缢、落水、中恶,俱冷水磨服;赤痢,凉水下;白痢,姜汤下;汤火伤、蛇、蜈、蝎咬伤,俱用酒磨服,水磨涂患处。

【功用】解百毒,治百病。

【主治】天行时疫,瘟疫,伤寒,狂言乱语,霍乱,绞肠痧,腹痛,食物中毒,小儿急慢惊风,中风,中气,口眼㖞斜,牙关紧急,筋脉拘急,妇人月水不调,腹中结块,男妇头晕,传尸劳瘵,自缢,落水,中恶,赤痢,白痢,汤火伤,蛇、蜈、蝎咬伤。

【宜忌】肿毒恶疮已溃者不宜服。

41529 赤金锭(《慈禧光绪医方选义》引《良方集成》)

【组成】火消八两 章丹一两 黑矾一两 朱砂五分 银朱五分

【用法】将药用铁锅炼化成水,滴石板上,候冷成片。外用。

【功用】消痈解毒。去腐生新,拔毒生肌。

【主治】疮疡肿毒。

【方论选录】章丹即铅丹,辛微寒有毒,外用去腐生新,施于疮疡肿毒,有拔毒生肌之效,银朱又名心红,是硫黄同汞升炼而成,功用大抵与轻粉同,本方由于药呈红色,治疮疡等症又有效验,崇贵此方即以赤金为名。

41530 **赤金箍**(《仙拈集》卷四)

【组成】五倍(炒黑)二两　陈小粉(炒黑)四两　人中白一两五钱

【用法】上为末。鸡清调搽四周;如干,以水湿之。肿甚者,围二次即消。

【主治】肿毒恶疮。

41531 **赤金膏**(《仙拈集》卷二)

【组成】海螵蛸(河水煮七次,内外极淡)　白硼砂各二钱　炉甘石(煅红,淬童便内七次)三钱　冰片一钱　龙胆草二两(水洗净,入磁壶内,水五钟,煎至二钟,滤过,再熬成膏)

【用法】以胆草膏和前药研匀如线香样,外以宫粉为衣,贮于鹅羽管内。用时以骨簪蘸药点之。

【主治】一切暴发障翳。

41532 **赤参汤**(《中医皮肤病学简编》)

【组成】当归15克　蝉蜕15克　赤芍9克　苍术9克　乌蛇6克　防风9克　红花9克　黄柏9克　丹参31克　公英15克　地丁15克　金钱草31克　甘草6克

【用法】水煎,内服。

【主治】银屑病。

41533 **赤荆汤**(《外科全生集》卷四)

【组成】川连　甘草各一钱　苏梗　牛蒡　玄参　赤芍　荆芥　连翘　黄芩　花粉　射干　防风各一钱五分

【用法】水煎服。

【主治】缠喉风,并一切喉证。

41534 **赤荆散**(《魏氏家藏方》卷九)

【组成】赤土　荆芥

【用法】上为细末。揩齿上,以荆芥汤漱之。

【主治】牙宣。

41535 **赤脂丹**(《卫生总微》卷十一)

【组成】赤石脂　干姜(炮)　肉豆蔻各一两(面裹煨香,去面用)

【用法】上为细末,面糊为丸,如黍米大。每服十丸,米饮送下。

【主治】赤白滞利,日久不愈。

41536 **赤粉丹**(《普济方》卷二一一引《指南方》)

【组成】巴豆霜　硼砂　朱砂各一两　砒半两

【用法】上为细末,熔黄蜡聚成块子。每服一丸如麻子大,临卧冷面汤送下。如人觉有伤,大便异于常,作脓状,脐腹疼痛,即便服之,更无所害。

【主治】痢脓赤白。

41537 **赤淋丸**(《妇科玉尺》卷五)

【组成】茯苓　生地　知母　黄柏　续断　杜仲　丹参　甘草　白芍

【主治】赤淋。

41538 **赤葛散**(《活幼心书》卷下)

【组成】赤葛二两　甘草三钱

【用法】上㕮咀。每服二钱,无灰酒一盏,煎七分,温服。不饮酒者只用水一盏,入酒一大匙,同煎服,不拘时候。

【主治】血热与风热相搏,遍身丹毒,燥痒日久不消。

41539 **赤葛膏**(《准绳·疡医》卷三)

【组成】赤葛根皮　山布瓜根　山苏木　山樟根皮　紫金皮　赤牛膝　赤芍根　赤毛桃根

【用法】上用皮,砍烂,糟炒。敷涂患处。

【主治】病藕节及臂臑腕掌等处结毒。

41540 **赤葵汤**(《普济方》卷二一四)

【组成】赤茯苓　冬葵子　石韦　川泽泻　大白术各等分

【用法】上为细末。每服三钱,水一盏,煎七分,温服。

【主治】小便微痛渐难,欲出不出,痛不可忍者。

41541 **赤葵散**(方出《医心方》卷二十五引《拯要方》,名见《圣济总录》卷一八〇)

【组成】赤葵茎(炙)

【用法】上为散。蜜和,含之。

【主治】小儿口疮。

【备考】《圣济总录》本方用赤葵茎(焙)半两,为散。每用一字,蜜调涂之。

41542 **赤痢煎**(《仙拈集》卷三)

【组成】白芍三钱　条芩一钱半　地榆　白术各八分　甘草三钱

【用法】水煎服。三帖立愈。

【主治】妊娠赤痢。

41543 **赤箭丸**(《圣惠》卷三)

【组成】赤箭半两　天雄半两(炮裂,去皮脐)　犀角屑半两　天南星半两(炮裂)　白花蛇半两(酥拌,微炒)　独活半两　防风半两(去芦头)　芎䓖半两　白附子半两(炮裂)　川升麻半两　白术半两　白僵蚕半两(微炒)　桑螵蛸半两(微炒)　当归半两(剉,微炒)　细辛半两　酸枣仁半两(微炒)　草薢半两　牛黄一分(研)　朱砂一分(研)　麝香一分(研)　龙脑一分(研)

【用法】上为末。研入生姜、牛黄等令匀,炼蜜为丸,如梧桐子大。每服三十丸,以豆淋酒送下,不拘时候。

【主治】肝脏中风,攻手足缓弱无力,口眼㖞斜,精神不定,行步艰难。

【宜忌】忌湿面、猪肉、羊血、毒鱼。

41544 **赤箭丸**(《圣惠》卷二十二)

【组成】赤箭三分　雄雀粪半两　天南星三分(炮裂)　阿胶三分(捣碎,炒令黄燥)　干蝎三分(微炒)　腻粉半分　麝香二钱(细研)　半夏三分(汤洗七遍去滑)

【用法】上为末,炼蜜为丸,如绿豆大。每服七丸,以温生姜酒研下,不拘时候。

【主治】急风。涎在胸膈,闷乱不已。

41545 **赤箭丸**(《圣惠》卷二十二)

【组成】赤箭二两　天雄一两(去皮脐)　丹参一两　川乌头一两(去皮脐)　天南星一两　独活一两　防风一两(去芦头)　五加皮一两　桂心一两　白花蛇肉一两　芎䓖一两　白附子一两　牛膝一两(去苗)　仙灵脾一两　白僵蚕一两　桑螵蛸一两　槟榔一两　细辛一两　酸枣仁一两　干蝎一两　野狐肝一两　蒺藜一两　草薢一两(剉)　麻黄一两半(去根节)　牛黄半两(细研)　朱砂一两(细研,水飞过)　麝香半两(细研)　龙脑一分(细研)

【用法】上为末,并生用,炼蜜为丸,如梧桐子大。每服二十丸,食前以温酒送下。

【主治】风邪所攻,肌肤虚弱,手足弹曳,筋脉不利。

【宜忌】忌生冷、油腻、毒滑、鱼肉、羊血。

41546 赤箭丸（《圣惠》卷二十三）

【组成】赤箭一两　茯神一两　五加皮一两　鹿茸二两（去毛，涂酥，炙令黄）　防风一两（去芦头）　牛膝一两半（去苗）　桂心一两　独活一两　蛇床子一两　菟丝子三两（酒浸三日，晒干，别捣为末）　酸枣仁一两（微炒）　山茱萸一两　巴戟一两　附子二两（炮裂，去皮脐）　仙灵脾一两　萆薢一两（剉）　石斛二两（去根）　熟干地黄一两

【用法】上为末，炼蜜为丸，如梧桐子大。每服三十丸，食前以温酒送下。

【主治】肝肾久虚，外中风毒，半身不遂，肢节挛急，腰间酸痛，渐觉羸瘦。

41547 赤箭丸（《圣惠》卷二十三）

【组成】赤箭二两　赤茯苓半两　芎藭半两　防风半两（去芦头）　白附子半两（炮裂）　桂心半两　羚羊角屑三分　白术三分　羌活半两　汉防己半两　附子半两（炮裂，去皮脐）　当归半两　五加皮半两　牛膝半两（去苗）　杜仲一两（去粗皮，炙微黄，剉）　石斛半两（去根节）　麻黄半两（去根节）　海桐皮一两半　木香半两　枳壳半两（麸炒微黄，去瓤）

【用法】上为末，炼蜜为丸，如梧桐子大。每服二十丸，食前以豆淋酒送下。

【主治】腲退风。脏腑虚弱，风湿所攻，致腰脚缓弱，肌肉虚满，肢节疼痛。

41548 赤箭丸（《圣惠》卷二十四）

【组成】赤箭五两　赤柽五两　茵芋五两　地骨皮五两　乌蛇五两　白杨皮一两（去皱皮）

上药剉细。以水五升于釜内煮至一升，滤去滓，澄清，再煎成膏。

防风五两（去芦头）　天麻五两　青蒿（末）五两

【用法】上为末，以煎成膏为丸，如梧桐子大。每服十丸，食前以荆芥汤送下。

【主治】大风疾。

41549 赤箭丸（《圣惠》卷六十八）

【组成】赤箭一两　桂心三分　防风三分（去芦头）　巴豆三分（去皮心，研，纸裹压去油）　吴茱萸半两（汤浸七遍，焙干，微炒）　天南星三分（炮裂）　白附子半两（炮裂）　朱砂一两（细研，水飞过）　干姜一分（炮裂，剉）　附子三分（炮裂，去皮脐）　干蝎半两（生用）

【用法】上为末，用酽醋三升，熬成膏，可丸即丸，如梧桐子大。每服三丸，以热葱酒送下，不拘时候。服后汗出为效。

【主治】金疮中风痉，口噤不语。

41550 赤箭丸（《圣惠》卷六十九）

【组成】赤箭半两　天南星半两（炮裂）　白附子半两（炮裂）　干蝎半两（微炒）　白僵蚕半两（微炒）　芎藭半两　腻粉一钱　没药半两　地龙半两（微炒）

【用法】上为末，以糯米饭为丸，如绿豆大。每服五丸，温酒送下，不拘时候。

【主治】妇人血风走疰，疼痛不定。

41551 赤箭丸（《圣惠》卷七十四）

【组成】赤箭一两　萆薢一两　防风三分（去芦头）　芎藭三分　麻黄一两（去根节）　独活一两　当归三分（剉，微炒）　薏苡仁三分　阿胶三分（捣碎，炒令黄燥）　五加皮三分　羚羊角屑一两　鼠黏一两　秦艽三分（去苗）　汉防己三分　柏子仁三分　酸枣仁三分（微炒）　丹参三分　熟干地黄一两

【用法】上为细散，炼蜜为丸，如梧桐子大。每服二十丸，食前以豆淋酒送下。

【主治】妊娠中风，手足不遂，筋脉缓急，言语謇涩，皮肤不仁。

41552 赤箭丸（《圣惠》卷八十三）

【组成】赤箭半两　牛黄半两（细研）　麝香半分（细研）　白僵蚕半两（微炒）　白附子半两（炮裂）　羌活半两　桂心半两　白花蛇二两（酒浸，去皮骨，炙令微黄）

【用法】上为末，炼蜜为丸，如麻子大。每服五丸，以荆芥、薄荷汤送下，一日三四次。

【主治】小儿中风，半身不遂，肢节拘急，不能转动。

41553 赤箭丸（《圣济总录》卷八）

【组成】赤箭　独活（去芦头）各一两　麻黄（去节）半两　乌头（炮裂，去皮脐）二两　芎藭三分　干蝎（去土，炒）　当归（切，焙）各半两

【用法】上为末，炼蜜为丸，如梧桐子大。每服三十丸，薄荷酒送下，不拘时候。

【主治】中风，手足不遂，肢体痛麻，骨节疼痛。

41554 赤箭丸（《圣济总录》卷十九）

【组成】赤箭　羌活（去芦头）　细辛（去苗叶）　桂（去粗皮）　当归（剉，炒）　甘菊花　防风（去叉）　天雄（炮裂，去皮脐）　麻黄（去根节）　蔓荆实　白术　杏仁（汤浸，去皮尖双仁，炒，研）　萆薢（剉）　茯神（去木）　山茱萸　羚羊角（镑）　芎藭　犀角（镑）　五加皮（剉）　五味子　阿胶（炙令燥）　人参　枫香脂（研）　天南星（炮）　白附子（炮）各半两　龙脑（研）　麝香（研）　牛黄（研）各一钱

【用法】上二十三味为极细末，与研者五味拌匀，炼蜜为丸，如梧桐子大。每服十五丸，荆芥汤送下，不拘时候。

【主治】肺感外邪，皮肤痛痹，项强背痛，四肢缓弱，冒昧昏塞，心胸短气。

41555 赤箭丸（《圣济总录》卷一五〇）

【组成】赤箭　山茱萸　枳壳（去瓤，麸炒）　防风（去叉）　甘菊花　沙参　白茯苓（去黑皮）　肉苁蓉（去皱皮，酒浸，切，焙）　白芍药　熟干地黄（焙）　鳖甲（醋炙，去裙襕）各一两半　大麻仁五两

【用法】上为末，炼蜜为丸，如梧桐子大。每服三十丸，米饮送下，不拘时候。

【主治】妇人血风劳气，恍惚烦闷，饮食减少，日渐羸瘦。

41556 赤箭丸（《医略六书》卷二十八）

【组成】赤箭二两　防风一两　当归二两　川芎一两　阿胶二两（粳米炒）　熟地四两　防己一两　米仁四两（炒）　丹参二两　秦艽一两半

【用法】上为散，炼蜜为丸。每服三五钱，黑豆淋酒送下。

【主治】孕妇顽痹，脉浮者。

【方论选录】妊娠血亏风中，营气不能统运于肌肤，故

顽痹不仁,不知痛痒焉。赤箭祛风解毒,防风燥湿疏风,当归养血以荣筋脉,川芎活血以行血气,阿胶补阴益血,丹参祛宿生新,熟地补营阴以滋血,米仁渗湿热以舒筋脉,防己泻血分湿热,秦艽活营血祛风。炼蜜丸之以润其燥,豆淋酒下以荣其肤,使营血内充,则风毒外解,而经气清和,营血灌注,何有顽痹不仁之患,胎孕无不日长矣。

41557 赤箭汤(《元和纪用经》)

【组成】赤箭 麻黄(去根节) 黑附子(炮) 人参 前胡 防风(无叉枝者) 羌活 白术各二两 当归三两

【用法】上为末,如麦豆状。每服半两,水三升,宿浸,密封于器,旦起文武火煎,三分减一,加生姜一分,煎五六沸,去滓,入酒半合,同煎三上下,分二服,一日三次,不拘时候。

【主治】偏风,手足不随,瘫痹疼痛,心神昏冒。

41558 赤箭汤(《卫生总微》卷六)

【组成】赤箭一两 僵蚕(去丝嘴,微炒)半两 白附子半两 独活(去芦)半两 麻黄(去根节) 白花蛇(酒浸,去皮骨)各半两 杏仁三十个(麸炒,去皮尖,研,后入)

【用法】上为末。每服一钱,水八分煎,入石榴皮少许,煎五分,温服,不拘时候。

【主治】中风,半身不遂。

41559 赤箭散(《圣惠》卷二十一)

【组成】赤箭一两 蝉壳半两(微炒) 干蝎半两(微炒) 天南星一两(炮裂) 当归一两 白僵蚕一两(微炒) 芎䓖一两 白附子一两(炮裂) 麻黄(去根节) 羌活一两 桂心一两 川乌头一两(炮裂,去皮脐) 朱砂三分(细研) 麝香一分(细研) 腻粉三钱

【用法】上为细散,入后朱砂等三味,都研令匀。每服一钱,以温酒调下,不拘时候。

【主治】❶《圣惠》:中破伤风,身体反强,牙关拘急,眼目翻张。❷《传家秘宝》:风虚瘫痪,手足不随。

41560 赤箭散(《圣惠》卷二十二)

【组成】赤箭三分 前胡一两(去芦头) 白蒺藜半两(微炒,去刺) 黄耆半两(剉) 枳壳三分(麸炒微黄,去瓤) 防风一两(去芦头) 羚羊角屑半两 甘菊花半两 甘草一分(炙微赤,剉)

【用法】上为粗散。每服四钱,以水一中盏,煎至六分,去滓温服,不拘时候。

【主治】头面风,皮肤瘙痒,头目昏疼,上焦烦壅。

41561 赤箭散(《圣惠》卷二十五)

【组成】赤箭一两 乌蛇肉二两(酒浸,炙微黄) 犀角屑一两 藿香一两 槟榔一两 麻黄一两(去根节) 干蝎(微炒) 晚蚕蛾(微炒) 蚕蚁(微炒) 麝香(细研) 龙脑(细研) 朱砂(细研) 牛黄(细研) 芎䓖 防风(去芦头) 白术 人参(去芦头) 茯神 当归 木香 牛膝(去苗) 蔓荆子 白僵蚕(微炒) 细辛 蝉壳 附子(炮裂,去皮脐) 干姜(炮裂,剉) 天南星(生用) 桑螵蛸(微炒) 白附子(生用)各半两

【用法】上为细散,入研药,更研令匀。每服一钱,以薄荷酒调下。

【主治】一切风。

【宜忌】忌生冷、油腻、猪、鸡肉。

41562 赤箭散(《圣惠》卷七十八)

【组成】赤箭一两 防风一两(去芦头) 羌活一两 酸枣仁一两(微炒) 桂心半两 赤芍药三分 附子一两(炮裂,去皮脐) 秦艽半两(去苗) 海桐皮三分(剉) 萆薢三分(剉) 牛膝一两(去苗) 薏苡仁一两

【用法】上为粗散。每服四钱,以水一中盏,煎至六分,去滓温服,不拘时候。

【主治】产后中风,四肢筋脉挛急,腰背强直。

41563 赤箭散(《圣济总录》卷六)

【组成】赤箭半两 黄松节(剉)一两 牛膝(去苗,酒浸一宿,焙干) 补骨脂(炒) 骨碎补 芍药 细辛(去苗叶) 藿香叶 自然铜(烧醋淬七遍) 没药(研) 地龙(去土) 木鳖子(去壳) 白花蛇(酒浸一宿,去皮骨,焙干) 虎骨(涂酥炙)各半两 乌头(炮裂,去皮脐)一分 羌活(去芦头)一两 桂(去粗皮)半两

【用法】上为细散。每服二钱匕,温酒调下,不拘时候。

【主治】中风,口㖞僻,言语不正,目不能平视。

41564 赤箭散(《圣济总录》卷六十一)

【组成】赤箭一两 天竺黄半两 牛黄一分 铅白霜一钱

【用法】上为散。每服一钱匕,食后煎金银汤调下。

【主治】人黄,面青掩口,恶闻人声,或似癫狂。

【备考】人黄,急宜灸烙,先烙承浆穴,次烙第三椎,次烙下脘,次烙期门,不愈,灸肺俞心俞百壮。若脉息动止,常共鬼语,此不堪治。若无此证,宜服赤箭散。

41565 赤糊饼(《圣惠》卷九十六)

【组成】赤糊饼三枚(市买者) 胡荽五两(洗,择,入少醋拌)

【用法】以糊饼夹胡荽,空腹食之。不用别吃物,一二服血止。

【主治】五痔及泻血。

41566 赤霜散(《外科全生集》卷四)

【异名】枣信丹、金枣丹(《全国中药成药处方集》南京方)。

【组成】红枣一枚(去核) 红砒(如黄豆大)一粒

【用法】红枣去核,入红砒扎好,放瓦上炭炙,烟尽为度,闷熄冷透,研细,加入冰片一分,再研。吹之。久烂之孔,生肌亦速。

【主治】走马牙疳,延肿穿腮,不堪危险。

【宜忌】《全国中药成药处方集》:不可咽下。

41567 赤霞散(《青囊秘传》)

【组成】煅石膏一两 松香一两 黄丹二两

【用法】上为细末。用麻油调搽。

【主治】小儿秃疮。

41568 赤䕡丸(《外台》卷二十八注文引《范汪方》)

【组成】芫花一升 巴豆一百粒(去心皮,炒) 赤䕡方圆一寸

【用法】上为末,炼蜜为丸,如胡豆大。每服一丸。如下痢不止,以清粥汁止之,不下,小增之,欲令阴除,不令大下。

【主治】五蛊下利,去膏血。

【宜忌】忌芦笋、狗肉。

41569 赤麟丹

《经验方》卷下。为《玉钥》卷上"严氏赤麟散"之异名。见该条。

41570 赤麟散

《喉证指南》卷四。为《玉钥》卷上"严氏赤麟散"之异名。见该条。

41571 赤小豆丸（方出《千金》卷九，名见《外台》卷四）

【组成】赤小豆　鬼箭羽　鬼臼　丹砂　雄黄各二两

【用法】上为末，炼蜜为丸，如小豆大。每服一丸。

【功用】断瘟疫。

【主治】瘟疫转相染着，乃至灭门延及外人，无收视者。

41572 赤小豆丸（方出《圣惠》卷五十二，名见《圣济总录》卷三十七）

【组成】鬼臼半两　赤小豆三分　鬼箭羽半两　朱砂半两（细研）　雄黄半两（细研）　阿魏半两（别研）

【用法】上为末，用酒、阿魏和膏为丸，如梧桐子大。每用一丸，以绯绢系中指上，男左女右，嗅之。如未愈，即以井花水服一丸，即愈。

【主治】山岚瘴疟。

41573 赤小豆丸

《普济方》卷一五一。即《圣惠》卷十六"鬼箭羽丸"。见该条。

41574 赤小豆丸（《鸡峰》卷十三）

【组成】赤小豆　好硫黄各一两　附子半两（生）

【用法】上为细末，水糊为丸，如梧桐子大。每服二十丸，空心醋汤送下。

【主治】腹胀。

41575 赤小豆丸（《朱氏集验方》卷一）

【组成】赤小豆（半生，半炒）　香附（半生用，半酒炒）　晚蚕沙（半生，半炒）　草乌（半生，半麻油炒）各等分

【用法】加陈仓米三分之一，半生半炒，为末，酒糊为丸，如梧桐子大。每服十丸，空心茶、酒任下。

【主治】风脚气。

41576 赤小豆汤（方出《证类本草》卷二十五引《本草图经》，名见《方剂辞典》）

【组成】赤小豆五合　大蒜一头　生姜一分　商陆根一条

【用法】赤小豆、大蒜、生姜并碎破，商陆根切，同水煮，豆烂汤成，适寒温，去大蒜等，细嚼豆，空腹食之，旋旋啜汁令尽。肿立消便止。

【主治】水气脚气。

41577 赤小豆汤（《圣济总录》卷三十三）

【组成】赤小豆半合　桑根白皮半两　紫苏茎叶一两　槟榔半两

【用法】上剉三味，如麻豆大，同小豆用水五盏，加生姜一分（拍碎），煎至二盏半，去滓，分二次食前温服。

【主治】伤寒后脚膝肿满气急，大便秘涩。

41578 赤小豆汤（《圣济总录》卷八十）

【组成】赤小豆（微炒）一斤　桑白皮（炙，剉）一两　泽漆茎叶（切，炒）三分

【用法】上药将二味绵裹，用水九升，与小豆三味煮令熟，去绵裹者药，只留小豆，饥则食小豆，渴则饮汁，以利为度。

【主治】水肿遍身，小便涩，胀满。

41579 赤小豆汤（《圣济总录》卷八十三）

【组成】赤小豆半升　桑根白皮（炙，剉）二两　紫苏茎叶一握（剉，焙）

【用法】上药除小豆外为末。每服先以豆一合，用水五盏，煮熟去豆取汁二盏半，入药末四钱匕，生姜一分（拍碎），煎至一盏半，空心温服，然后择取豆任意食，一日二次。

【主治】脚气气急，大小便涩，通身肿，两脚气胀，变成水者。

41580 赤小豆汤（《医方类聚》卷一二八引《济生》）

【组成】赤小豆（炒）　当归（去芦，炒）　商陆　泽泻　连翘仁　赤芍药　汉防己　木猪苓（去皮）　桑白皮（炙）　泽漆各半两

【用法】上㕮咀。每服四钱，水一盏半，加生姜五片，煎至八分，去滓温服，不拘时候。

【主治】年少血气俱热，遂生疥疮，变为肿满，或烦或渴，小便不利。

【加减】热甚者，加犀角二钱半。

41581 赤小豆汤

《得效》卷十四。为《三因》卷十七"商陆赤小豆汤"之异名。见该条。

41582 赤小豆汤

《嵩崖尊生》卷八。为《金匮》卷上"赤小豆当归散"之异名。见该条。

41583 赤小豆汤（《名家方选》）

【组成】赤小豆一合　商陆三钱　木通　桂枝各七分五厘　茯苓一钱五分

【用法】以水三合，煮取二合服。

【主治】毒气内攻，水肿气急。

41584 赤小豆汤（《奇正方》）

【组成】赤小豆五钱　商陆二钱　大黄六分　麻黄八分　连翘四分　木通六分　猪苓六分　反鼻三分　鸡舌二分

【用法】以水三合，先煮赤小豆，减一合，去滓，纳诸药，煮取一合服。

【主治】诸毒内攻肿满者。

【方论选录】赤小豆、商陆、木通皆利水之药，佐之以麻黄，鸡舌、反鼻者，强通窍之力也，其以大黄者，厚通利之势也，此方之所发动运输陷结之毒以奏神效也。不知者乃曰此方且发且利且泻，一剂三得之良剂者，妄也。盖此证毒内攻而结水气，水气浸毒，毒淫水气，于是乎毒与水混合皆毒，岂有以此一方除之于三途之理哉。

41585 赤小豆汤（《观聚方要补》卷二）

【组成】赤小豆　商陆各一钱　连翘　腹蛇脯　桂枝各五分

【用法】水煎服。

【主治】生疮，用干疮药太早，致遍身肿。

【加减】便秘，加大黄。

41586 赤小豆饭（方出《本草纲目》卷二十四引《梅师方》，名见《增补内经拾遗》卷三）

【组成】赤小豆一升

【用法】以东行花桑枝,烧灰一升,淋汁,煮饭食之。

【功用】《增补内经拾遗》:健脾胃,消水肿。

【主治】水气肿胀。

41587 赤小豆饮(《圣济总录》卷一四〇)

【组成】赤小豆半斤

【用法】以水五升,煮令烂熟,绞取汁。每服一盏,空腹、日午、夜卧各一次。

【主治】箭头入肉不出。

41588 赤小豆散(方出《肘后方》卷四,名见《普济方》卷一九五)

【组成】小豆 秫米 鸡矢白各二分

【用法】上为末,分三服,黄汗当出。

【主治】黄疸,面目黄。

41589 赤小豆散

《医心方》卷十二引《小品方》。为《金匮》卷上"赤小豆当归散"之异名。见该条。

41590 赤小豆散(《千金》卷二)

【组成】赤小豆三七枚(烧)

【用法】上为末。以冷水和,顿服之。

【主治】产后烦闷,不能食,虚满。

41591 赤小豆散(《普济方》卷三〇八引《千金》)

【组成】槐白皮半斤(切) 苦酒二升 赤小豆

【用法】槐白皮以苦酒渍半日,刮去疮处以洗,一日五六次,末赤小豆以苦酒和,敷之,燥复易,小儿以水和。

【主治】诸恶疮。

【备考】方中赤小豆用量原缺。

41592 赤小豆散(《圣惠》卷五十五)

【组成】赤小豆一两 丁香一分 黍米一分 瓜蒂半分 薰陆香一钱 青布五寸(烧灰) 麝香一钱(细研)

【用法】上为细散,都研令匀。每服一钱,以清粥饮调下,不拘时候。若用少许吹鼻中,当下黄水即效。

【主治】急黄身如金色。

41593 赤小豆散(方出《圣惠》卷五十五,名见《圣济总录》卷六十)

【组成】赤小豆二七粒 丁香二七粒 麝香一钱(细研) 瓜蒂二七枚 青布灰三钱

【用法】上为细散。每服一钱,以温水调下,一日四五次。若取少许吹鼻中,即出黄水,为效。

【主治】阴黄。

41594 赤小豆散

《圣惠》卷五十五。为《外台》卷四引《深师方》"赤小豆茯苓汤"之异名。见该条。

41595 赤小豆散(《圣惠》卷六十)

【组成】赤小豆一两(炒熟) 黄耆一两(剉) 白蔹半两 赤芍药半两 生干地黄一两 桂心半两 黄芩三分 当归三分(剉,微炒)

【用法】上为细散。每服二钱,食前以槐子仁汤送下。

【主治】酒痔,大肠中久积热毒,下血疼痛。

41596 赤小豆散(《圣惠》卷六十四)

【组成】赤小豆三合 糯米三合 松脂半两 黄柏半两(微炙,剉) 白矾灰半两 莨菪子三合 黄丹半两(微炒) 密陀僧半两(细研)

【用法】上为末。用生油调涂,一日三二次。

【主治】热毒疮肿痛。

41597 赤小豆散(《圣惠》卷六十五)

【组成】赤小豆(炒熟) 糯米(微炒) 吴茱萸(炒熟) 黄连(去须) 黄柏(剉) 干姜 蛇床子各半两

【用法】上为细散。以生油和如面脂,每用时,先煎槐枝汤洗疮令净,然后涂药,一日二次。

【主治】恶疮人不识,多年不愈者。

41598 赤小豆散(《圣惠》卷六十六)

【组成】赤小豆一合(炒熟) 白蔹一两 露蜂房一两(烧灰) 蛇皮二尺(烧灰)

【用法】上为细散。每服一钱,食前以温酒调下。

【主治】鼠瘘及出脓水,项强头疼,四肢寒热;蚍蜉瘘;小儿一切瘘。

41599 赤小豆散(《圣惠》卷六十六)

【组成】赤小豆一两(炒熟) 白蔹一两 牡蛎一两(烧灰)

【用法】上为细散。每服一钱,以温酒调下,一日三次。

【主治】蜂瘘。

【备考】本方方名,《普济方》引作"索豆散"。

41600 赤小豆散(《圣惠》卷六十六)

【异名】内消赤小豆散(《圣济总录》卷一二六)。

【组成】赤小豆一分 黄药一分 消石一分(细研) 川大黄一分 木鳖子三枚(去头) 猪牙皂荚五梃(涂酥炙黄)

【用法】上为细散。以不语津调涂,干即易之。

【主治】❶《圣惠》:风瘘结肿,常出恶脓水。❷《圣济总录》:热毒、风毒、气毒瘰疬。

41601 赤小豆散(《圣惠》卷九十)

【组成】赤小豆半两 猪牙皂荚半两 消石半两 黄柏半两 川大黄一两(剉碎,微炒) 木鳖子半两

【用法】上为细散。用鸡子清调涂,一日三四次。

【主治】小儿热毒风毒,生恶核。

41602 赤小豆散(《圣济总录》卷一三六)

【组成】赤小豆三合(炒干,纳醋中,如此七遍) 人参 甘草(炙令赤色,剉) 瞿麦穗 白蔹 当归(切,焙) 黄芩(去黑心) 猪苓(去黑皮) 防风(去叉)各半两 黄耆(剉) 薏苡仁 升麻各三分

【用法】上为细散。每服三钱匕,空心以粥饮下,日二次,夜一次。

【主治】干湿疥。

41603 赤小豆散

《圣济总录》卷一四一。为《外台》卷二十六引《古今录验》"白蔹散"之异名。见该条。

41604 赤小豆散(《普济方》卷一九二)

【组成】赤小豆一升 桑根白皮三两(剉) 白术三两 生姜三两(切) 鲤鱼二斤(去鳞肠肚) 陈橘皮三两(汤浸去瓤)

【用法】上剉细。水一斗,都煮令熟,出鱼,量力食之,兼食小豆,勿着盐,便以任性食之。

【主治】风水,腹脐俱肿,腰不得转动。

41605 赤小豆散(《疡医大全》卷八)

【组成】赤小豆一斗（略焙）

【用法】上为细末。用黄蜜调敷,或葱汁、好醋、酒、菊花根叶捣汁,靛汁俱可调敷,中留一孔透气。

【功用】初起即消,已成立溃。

【主治】一切无名大毒。

41606 赤小豆散（《古方汇精》卷二）

【组成】远志八钱　首乌皮一两　赤小豆一两五钱　红花八分　荆芥三钱

【用法】上为细末。每药末一两,加真麝香四分,葱酒汁调敷。

【主治】痈疽初起。

41607 赤小豆粥（《朱氏集验方》卷四）

【组成】赤小豆（炒,倍加）　樟柳头（细切片）　黄丫鱼（生,细切）　猪腰一对（生,细切）　烧盐少许

【用法】先将赤小豆煮,滤去汁不用,将豆、樟柳头、大白陈米煮粥,若得大樟蕈尤妙,无亦可,候粥七分熟,却入黄丫鱼与獭猪腰同煮,觉鱼与猪腰皆熟,方入烧盐吃之。不过半月立愈,病轻者其效尤速。

【主治】水肿。

41608 赤小豆粥（《本草纲目》卷二十五）

【组成】赤小豆　粳米

【用法】煮粥服。

【功用】利小便,消水肿脚气,辟邪疠。

41609 赤小豆煎（《圣济总录》卷八十四）

【组成】赤小豆二升半　杏仁（汤浸,去皮尖双仁,炒）　桑根白皮（剉）各一两　生姜（切）一两半

【用法】上为粗末。以水三升,煎至一升半,去滓,更入吴茱萸末半分,蜀椒末半分,再煎一二沸,令如膏,密器收。每服一匙头许,空心以酒调下。

【主治】脚气。

41610 赤小豆煎（《奇正方》）

【组成】芫花　大戟各八分　桑白皮一钱　葶苈子一钱二分　商陆二十钱　生姜五钱　赤小豆一合

【用法】以水八合,先煮六物,取四合三勺,去滓,纳赤小豆更煮令熟,一日一夜吃尽。

【主治】脚气疝胀,产后肿满,水肿胀满,不论虚实。

【临床报道】水肿胀满:一男子患肿满,命悬旦夕,诸医袖手,遂作此方与之,十有余日,病脱然复故尔。后活几十人,皆用此方。

41611 赤小豆羹（方出《圣惠》卷九十六,名见《普济方》卷二五九）

【组成】赤小豆五合　桑根白皮三两（剉）　白术二两　鲤鱼一头（三斤者,净洗如常）

【用法】以水一斗,都一处煮,候鱼熟,取出鱼,尽意食之;其豆亦宜吃,勿着盐味;其汁入葱白、生姜、橘皮,入少醋,调和作羹食之。

【主治】水气腹大脐肿,腰痛,不可转动。

41612 赤马通汁（《圣惠》卷三十七）

【组成】赤马通七块（以水一盏绞汁）　阿胶三分（捣碎,炒令黄燥）

【用法】以马通汁调阿胶,令稀稠得所,少少滴入鼻中,须臾即止。

【主治】鼻衄久不止,身面俱黄。

41613 赤马通散（《圣惠》卷八十）

【异名】返魂散。

【组成】赤马通四两（五月五日收瓷瓶中,烧令通赤）　麒麟竭一两　没药一两　延胡索二两　当归一两（剉,微炒）

【用法】上为散。每服三钱,以童便半中盏,水、酒各半中盏,煎三五沸,和滓,分二次温服,不拘时候。

【主治】产后血晕,才觉恶心,头旋多涕唾,身如在船车上。

41614 赤马通散（《圣惠》卷八十）

【组成】赤马通五枚（焙干）　生地黄二两（切,炒干）

【用法】上为细散。每服三钱,以童便暖过,调下,闷绝者灌之,不拘时候。

【主治】产后血晕,迷闷不醒,面色青黑,腹内胀满,气息欲绝。

41615 赤马蹄散（《圣惠》卷六十九）

【组成】赤马蹄屑三分（炒令黄焦）　白僵蚕三分（微炒）　羚羊角屑三分　麝香一钱（细研）

【用法】上为细散,入麝香,同研令匀,每服一钱,以温酒调下,不拘时候。

【主治】妇人血风,心神烦闷。

41616 赤火金针

《回春》卷五。为原书同卷"六圣散"之异名。见该条。

41617 赤水玄珠（《饲鹤亭集方》）

【异名】天雨菽。

【组成】大生地　野白术　厚朴　青皮　杜仲　破故纸　巴戟　陈皮　茯苓　苁蓉　小茴香　川椒　戎盐各一两

【用法】用新汲水同入砂铫熬浓汁,滤去滓,以拣净黑大豆二升拌匀,慢火细煮,收干药汁为度,凉干,瓷器密收。男服二十一粒,女服二十粒,每晨空服,淡盐汤送下,不可间断。

【功用】补益男女,种子,延龄。

41618 赤石脂丸（《金匮》卷上）

【异名】乌头赤石脂丸（原书同卷）、乌头丸（《千金》卷十三）。

【组成】蜀椒一两（一法二分）　乌头一分（炮）　附子半两（炮。一法一分）　干姜一两（一法一分）　赤石脂一两（一法二分）

【用法】上为末,炼蜜为丸,如梧桐子大,每食前服一丸,一日三次。不知稍加服。

【主治】心痛彻背,背痛彻心。

【方论选录】❶《金鉴》:李彣曰,心痛在内而彻背,则内而达于外矣;背痛在外而彻心,则外而入于内矣。故既有附子之温,而复用乌头之迅,佐干姜行阳,大散其寒,佐蜀椒下气,大开其郁,恐过于大散大开,故复佐赤石脂入心,以固涩而收阳气也。❷《医钞类编》:蜀椒、乌头一派辛辣以温散其阴邪,然恐胸背既乱之气难安,而即于温药队中取用干姜之泥,赤石脂之涩,以填塞所横冲之新隧,俾胸之气自行于胸,背之气自行于背,各不相犯,其患乃除,此炼石补天之精义也。

41619 赤石脂丸（《千金》卷三）

【组成】赤石脂三两 当归 白术 黄连 干姜 秦皮 甘草各二两 蜀椒 附子各一两

【用法】上为末,炼蜜为丸,如梧桐子大。每服二十丸,酒送下,一日三次。

【主治】产后虚冷下痢。

【宜忌】《妇人良方》:忌猪肉、冷水、海藻、菘菜。

41620 赤石脂丸（方出《千金》卷四,名见《女科指掌》卷一）

【组成】半夏 赤石脂各一两六铢 蜀椒 干姜 吴茱萸 当归 桂心 丹参 白蔹 防风各一两 藋芦半两

【用法】上为末,炼蜜为丸。每服十丸,空心酒送下,一日三次。不知,稍加丸数,以知为度。

【主治】女人腹中十二疾:经水不时,经如清水,经水不通,不周时,生不乳,绝无子,阴阳减少,腹苦痛如刺,阴中冷,子门相引痛,经来冻如葵汁,腰急痛。凡此十二病得之时,因与夫卧起,月经不去;或卧湿冷地,及以冷水浴,当时取快而后生百疾;或疮痍未愈,便合阴阳,及起早作劳,衣单席薄,寒从下入。

41621 赤石脂丸（《千金》卷十九）

【组成】赤石脂 山茱萸各七分 防风 远志 栝楼根 牛膝 杜仲 薯蓣各四分 蛇床仁六分 柏子仁 续断 天雄 菖蒲各五分 石韦二分 肉苁蓉二两

【用法】上为末,蜜枣膏为丸,如梧桐子大。每空腹服五丸,一日三次。十日知。加菟丝子四分佳。

【功用】久服不老。

【主治】五劳七伤,每事不如意,男子诸疾。

41622 赤石脂丸（《圣惠》卷二十八）

【组成】赤石脂一两 石斛一两(去根,剉) 肉桂一两(去皱皮) 钟乳粉一两 肉豆蔻一两(去壳) 干姜一两(炮裂,剉) 附子一两(炮裂,去皮脐) 当归一两 白龙骨一两 人参一两(去芦头) 川椒一两(去目及闭口者,微炒去汗) 白茯苓一两 诃黎勒一两(煨,去皮)

【用法】上为末,以神曲酒煮,为丸如梧桐子大。每服三十丸,以粥饮送下,不拘时候。

【主治】虚劳泄痢,肠胃虚冷,饮食不消,腹内雷鸣,疼痛。

41623 赤石脂丸（《圣惠》卷四十七）

【组成】赤石脂(好腻无沙者)

【用法】上为末,炼蜜为丸,如梧桐子大。每日十丸,加至二十丸,空腹、以生姜汤送下。一法,水飞为丸,如绿豆大,令干,以布揩令光净,空腹津吞十丸,仍先以巴豆一枚去皮,勿令破,津吞之后服药。

【主治】反胃病。

41624 赤石脂丸（《圣惠》卷五十九）

【组成】赤石脂一两 桂心一两 白矾二两(烧令汁尽) 干姜一两(炮裂,剉) 附子一两(炮裂,去皮脐)

【用法】上为末,炼蜜为丸,如梧桐子大。每服三十丸,以粥饮送下,不拘时候。

【主治】水谷痢,积久不愈,下肠垢。

41625 赤石脂丸（《圣惠》卷五十九）

【组成】赤石脂三两 龙骨二两 艾叶一两(微炒) 附子一两(炮裂,去皮脐) 肉豆蔻一两(去壳) 缩砂一两(去皮) 高良姜一两(剉) 干姜一两(炮裂,剉) 吴茱萸半两(汤浸七遍,焙干,微炒) 厚朴一两(去粗皮,涂生姜汁炙令香熟)

【用法】上为末,以醋煮面糊为丸,如梧桐子大。每服三十丸,以粥饮送下,不拘时候。

【主治】水泻,心腹疼痛,四肢逆冷,不纳饮食。

41626 赤石脂丸

《活人书》卷十八。为方出《肘后方》卷二,名见《外台》卷二引崔氏方"黄连丸"之异名。见该条。

41627 赤石脂丸（《圣济总录》卷四十三）

【组成】赤石脂一两半 干姜(炮)二两 乌头(炮裂,去皮尖)三分 人参一两 细辛(去苗叶)一两 桂(去粗皮)三分 蜀椒(去目并闭口,炒出汗)半两

【用法】上为粗末,炼蜜为丸,如梧桐子大。每服五丸,食前米饮送下,一日二次。未效渐加丸数,以知为度。

【主治】心中寒,心背彻痛。

41628 赤石脂丸（《圣济总录》卷五十七）

【组成】赤石脂 干姜(炮裂) 附子(炮裂,去皮脐) 乌头(炮裂,去皮脐) 人参 桂(去粗皮) 细辛(去苗叶)各一两 真珠(研细)半两

【用法】上为细末,炼蜜为丸,如小豆大。每服七丸,加至十丸,米饮送下,一日二次。

【主治】积冷在心腹,腹痛短气,胸背痛,胁下有冷气,不能食,如锥刀刺或如虫食,针灸不愈,状如鬼神往来。

41629 赤石脂丸（《圣济总录》卷七十五）

【组成】赤石脂 艾叶(炒)各一两 干姜(炮)三两 蜀椒(去目并闭口者,炒去汗)三百粒 乌梅肉(炒)五两

【用法】上为末,炼蜜为丸,如梧桐子大。每服二十丸,空心、食前米饮送下,一日三次。

【主治】远年冷痢,食物不化,或青或黄,四肢沉重,起即目眩,两足逆冷,时苦转筋。

41630 赤石脂丸（《圣济总录》卷七十六）

【组成】赤石脂 龙骨 白矾灰各二两 胡粉(研)一两 密陀僧(研)半两 阿胶(炙令燥) 乌贼鱼骨各一两

【用法】上为末,令匀,粟米饭为丸,如梧桐子大。每服二十九丸至三十丸,食前温米饮送下。

【主治】气虚冷热不调,脐腹疼痛,下痢脓血,日夜频滑,四肢少力,里急后重,不进饮食。

41631 赤石脂丸（《圣济总录》卷七十六）

【组成】赤石脂 桑根白皮(剉) 桔梗(炒) 诃黎勒皮(煨) 天雄(炮裂,去皮脐) 龙骨各一两半 白芷 黄连(去须) 地榆 当归(切,焙) 桂(去粗皮) 厚朴(去粗皮,涂生姜汁炙) 木香各一两 黄芩(去黑心) 干姜(炮裂)各半两 肉豆蔻一枚(去壳)

【用法】上为末,面糊为丸,如梧桐子大。每服三十丸,米饮送下。

【主治】赤白痢。

41632 赤石脂丸（《圣济总录》卷一四二）

【组成】赤石脂 白矾(烧令汁尽) 龙骨各一两半 杏仁(汤浸,去皮尖双仁,炒,研)一百枚

【用法】上为末,炼蜜为丸,如梧桐子大。每服二十丸,空心枣汤送下,一日二次。以愈为度。

【主治】血痔,下血至多。

41633 赤石脂丸（《圣济总录》卷一六四）

【组成】赤石脂 人参各一两 干姜（炮）半两 龙骨三分

【用法】上为末，面糊为丸，如梧桐子大。每服三十丸，食前米饮送下。

【主治】产后久泻不止。

41634 赤石脂丸（《圣济总录》卷一七八）

【组成】赤石脂 白矾（烧令汁尽） 诃黎勒皮 白术 黄耆（剉） 厚朴（去粗皮，生姜汁炙，剉） 醋石榴皮 干木瓜（焙）各半两 肉豆蔻（去壳）一枚 干姜（炮）一分

【用法】上为末，炼蜜为丸，如麻子大。每服五丸，空心、午后温米饮送下。

【主治】小儿赤白痢，腹肚疞痛，不思饮食，羸瘦。

41635 赤石脂丸（《圣济总录》卷一七九）

【组成】赤石脂（细研）二钱 肉豆蔻（烧存性）一枚 橡实五枚 莨菪子（淘去浮者，满五橡实中）

【用法】将橡实并莨菪子一处，炒令黑色，与赤石脂、豆蔻同为末，入蟾酥少许，用面糊为丸，如黄米大。每服五丸，米饮送下。虫痛，煎苦楝根汤下。小儿泄泻频服良。

【主治】小儿胃虚虫动。

41636 赤石脂丸（《卫生总微》卷十）

【组成】赤石脂 干姜（炮）各等分

【用法】上为末，糊为丸，如麻子大。每服一二十丸，空心米饮送下。

【主治】泄泻虚滑无度。

41637 赤石脂丸（《魏氏家藏方》卷六）

【组成】川当归二两半（去芦，酒浸） 赤石脂（一色不杂者）一两半 白茯苓（去皮） 熟干地黄（自蒸者，铺中者再蒸） 鹿角胶（剉碎，炒成珠） 吴茱萸（汤泡七次，炒）各一两 宣州大木瓜一个（重半斤以上者，开一盖子，去瓤，用艾叶填满，将盖子盖定，用小竹针扎定，饭甑内蒸熟，取艾，同前药焙干；木瓜去皮，研成膏子）

【用法】上为细末，木瓜膏子为丸，如梧桐子大。每服五十丸，空心米饮送下。

【主治】男子、妇人大病之后，伤损营卫，或发汗吐泻太过，或失血过多，精气亏损，心神恍惚，不得眠睡，饮食全减，肌体瘦弱，怠惰倦乏，嗜卧无力，四肢酸痛。

41638 赤石脂汤（《外台》卷二引《肘后方》）

【组成】赤石脂二两（碎） 干姜二两（切） 附子一两（炮破）

【用法】以水五升，煮取三升，去滓，温分三服。

【主治】伤寒若下脓血者。

【宜忌】忌猪肉

【加减】后脐下痛者，加当归一两，芍药二两，用水六升煮。

41639 赤石脂汤（《普济方》卷一四三引《肘后方》）

【组成】赤石脂一两 干姜（炮） 附子（炮裂，去皮脐） 当归（切，焙）各半两 芍药一两 （一方无附子）

【用法】上剉，如麻豆大。每服五钱，以水一盏半，煎至一盏，去滓，食前温服。

【主治】伤寒下痢脓血，腹痛不止。

41640 赤石脂汤（《鬼遗》卷四）

【组成】赤石脂 人参 甘草（炙） 干姜各二两 龙骨一两（碎） 附子大者一枚（炮）

【用法】上切。以水八升，煮取二升半，去滓，分温三服，如人行十里，进一服。

【主治】痈疽冷下。

41641 赤石脂汤（《外台》卷二十五引《删繁方》）

【组成】赤石脂八两 乌梅二十枚（去核） 栀子十四枚 白术 蜀椒（汗） 升麻各三两 干姜二两 粟米一升

【用法】上切。以水一斗二升煮米熟，去滓，取七升，下诸药，煮取五合服之。

【主治】下焦热或下痢脓血。

【宜忌】《普济方》:忌桃、李、雀肉。

41642 赤石脂汤（《千金》卷二十）

【组成】赤石脂八两 乌梅二十枚 栀子十四枚 白术 升麻各三两 廪米一升 干姜二两

【用法】上㕮咀。以水一斗，煮米取熟，去米下药，煮取二升半，分为三服。

【主治】❶《千金》:下焦热或下痢脓血，烦闷恍惚。❷《普济方》:霍乱，下焦热结，或痢下脓血烦痛。

【方论选录】《千金方衍义》:热传少阴例中，下痢便脓血，及腹痛小便不利，用桃花汤。此以烦闷恍惚，故加乌梅下气除烦满，栀子除胃中热气，白术除热消食，升麻引清气上升，以佐石脂固脱、干姜导热、粳米安胃。

41643 赤石脂汤（方出《圣惠》卷五十九，名见《普济方》卷二一一）

【组成】赤石脂一分 干姜一分（炮裂，剉） 白龙骨半两

【用法】上为细散。每服二钱，食前以粥饮调下。

【主治】久痢，食不消化，脐腹疼痛。

41644 赤石脂汤（《圣济总录》卷七十六）

【组成】赤石脂 白芷 天雄（炮裂，去皮脐） 龙骨 当归（切，焙）各一两半 肉豆蔻（去壳） 黄连（去须） 厚朴（去粗皮，生姜汁炙，剉） 地榆 白术 桂（去粗皮） 诃梨勒（煨，取皮） 木香各一两 吴茱萸（汤洗，焙干炒） 黄芩（去黑心）各半两

【用法】上剉，如麻豆大。每服五钱匕，水一盏半，加生姜五片，煎至八分，去滓，空心、食前温服。

【主治】脓血痢，后重里急，日夜频并。

41645 赤石脂汤（《圣济总录》卷一六五）

【组成】赤石脂 黄连（去须） 地榆各三分 甘草（炙）一分半 厚朴（去粗皮，生姜汁炙，剉）二分半 干姜（炮裂）一分半 当归（切，焙）半两

【用法】上为粗末。每服三钱匕，水一盏，加薤白三寸（切），同煎七分，去滓，食前温服。

【主治】产后血痢，赤白兼下血。

41646 赤石脂汤（《圣济总录》卷一七八）

【组成】赤石脂一两 黄连（去须） 石膏（碎） 甘草（炙） 龙骨 知母（焙） 前胡（去芦头） 赤茯苓（去黑皮） 桂（去粗皮） 芍药各一分

【用法】上为粗末。一二岁儿每服半钱匕，加大枣一个（擘破），水七分，煎至四分，去滓，分二次温服，空心、午后各一次。

【主治】小儿卒下热痢。

41647 赤石脂面（《圣济总录》卷一八九）

【组成】赤石脂（细研） 云母粉各半两 面五两

【用法】上药以水拌和,切作条子,熟煮,分二服食之,着盐、醋、椒、葱亦得。

【主治】冷痢不止。

41648 赤石脂散(《千金翼》卷十九)

【组成】赤石脂三斤

【用法】上为散。每服方寸匕,稍稍渐加至三匕,酒、饮并可下之,一日三次。服尽三斤,则终身不吐水,又不下利。

【功用】补五脏,令肥健。

【主治】胃气羸,不能消于食饮,食饮入胃,皆变成冷水,反吐不停者。

41649 赤石脂散(《圣惠》卷十三)

【组成】赤石脂半两 干姜一分(炮裂,剉) 厚朴半两(去粗皮,涂生姜汁,炙令香熟) 诃梨勒皮半两(煨微黄)

【用法】上为细散。每服二钱,粥饮调下,不拘时候。

【主治】伤寒腹痛,下痢脓血,日夜不歇。

41650 赤石脂散(《圣惠》卷五十九)

【组成】赤石脂一两 龙骨一两 阿胶一两(捣碎,炒令黄燥) 地榆一两 当归一两(剉,微炒) 厚朴一两半(去粗皮,涂生姜汁,炙令香熟) 诃梨勒一两(煨,用皮) 干姜一两(炮裂,剉) 黄连一两(去须,微炒)

【用法】上为细散。每服二钱,以粥饮调下,不拘时候。

【主治】赤白痢,日夜不绝。

41651 赤石脂散(《圣惠》卷五十九)

【组成】赤石脂一两 当归半两(剉,微炒) 蓬莪茂半两 龙骨一两 肉豆蔻半两(去壳) 白石脂一两 黄连半两(去须,微炒) 白芍药半两 厚朴半两(去粗皮,涂生姜汁,炙令香熟)

【用法】上为细散。每服二钱,食前以粥饮调下。

【主治】大肠风冷,久痢不愈,脱肛。

41652 赤石脂散(《圣惠》卷六十五)

【组成】赤石脂半两(细研) 黄柏半两(末) 白面二两 蜡面茶半两(末) 龙脑半分(细研)

【用法】上为细散。每使用时绵扑之。

【功用】止痛生肌。

【主治】痱子磨破成疮。

41653 赤石脂散(《圣惠》卷七十三)

【组成】赤石脂一两 艾叶三分(微炒) 干姜三分(炮裂,剉) 慎火草一两 当归一两(剉,微炒) 鹿茸一两(去毛,涂酥炙令微黄) 龙骨一两 阿胶一两(捣碎,炒令黄燥)

【用法】上为细散。每服二钱,食前以温酒调下。

【主治】妇人漏下不止,腹内冷痛。

41654 赤石脂散(《圣惠》卷七十四)

【组成】赤石脂一两 干姜半两(炮裂,剉) 阿胶一两(捣碎,炒令黄燥) 白术一两 艾叶一两(炒令微黄) 龙骨半两 陈橘皮一两(汤浸,去白瓤,焙) 诃梨勒一两(煨,用皮) 甘草一分(炙微赤,剉)

【用法】上为细散。每服二钱,以粥饮调下,不拘时候。

【主治】妊娠腹痛,下痢赤白,日夜不止。

41655 赤石脂散(《圣惠》卷七十六)

【组成】赤石脂半两 白术半两 当归半两(剉,微炒) 地龙一分(微炒) 干姜半两(炮裂,剉) 钟乳粉一两 芦

根半两(剉) 艾叶二两(微炒) 芎䓖一两 桑寄生半两 鹿茸一两(去毛,涂酥炙微黄) 熟干地黄一两 厚朴一两(去粗皮,涂生姜汁,炙令香熟)

【用法】上为散。每服三钱,以水、酒各半中盏,煎至六分,去滓温服,不拘时候。

【主治】妊娠八九月,胎动,时有所下,腹内疞刺疼痛,头面壮热,口干,手足逆冷,急气上冲,妨闷。

41656 赤石脂散(《圣惠》卷七十九)

【组成】赤石脂一两 龙骨一两 黄连一两(去须,微炒) 当归三分(剉,微炒) 干姜半两(炮裂,剉) 艾叶半两(微炒) 阿胶半两(捣碎,炒令黄燥) 黄耆半两(剉) 黄柏半两(微炙,剉)

【用法】上为细散。每服三钱,以粥饮调下,一日三四次。

【主治】产后脓血痢,腹中疼痛不可忍。

41657 赤石脂散(《圣惠》卷九十二)

【组成】赤石脂一分 伏龙肝一分

【用法】上为细散。每以半钱敷肠头,一日三次。

【主治】小儿因痢后努气下,脱肛,推出肛门不入。

41658 赤石脂散(《医方类聚》卷五十三引《神巧万全方》)

【组成】赤石脂二两 禹余粮二两(醋焠)

【用法】上为末。每服三钱,粥饮下。

【主治】伤寒服汤药,下利不止,心下痞硬,服泻心汤已,复以他药下之,利不止,此利在下焦。

41659 赤石脂散(《局方》卷六)

【组成】赤石脂(煅) 甘草(炙)各五两 缩砂仁二十两 肉豆蔻(面裹煨熟)四十两

【用法】上为末。每服二钱,食前、空心温粟米饮调下。

【主治】肠胃虚弱,水谷不化,泄泻注下,腹中雷鸣,及冷热不调,下痢赤白,肠滑腹痛,遍数频多,胁肋虚满,胸膈痞闷,肢体困倦,饮食减少。

41660 赤石脂散(《圣济总录》卷七十五)

【组成】赤石脂一两 干姜(炮)三分

【用法】上为散。每服二钱匕,空心米饮调下,日晚再服。

【主治】❶《圣济总录》:白脓痢。❷《卫生总微》:泄泻虚滑无度。

41661 赤石脂散(《圣济总录》卷七十七)

【组成】赤石脂三分 干姜(炮)三分 龙骨三分 黄连(去须)一两 厚朴(去粗皮,生姜汁炙)一两 无食子二枚(炒令烟出) 白茯苓(去黑皮)三分 当归(切,焙)三分

【用法】上为散。每服三钱匕,空心米饮调下,日晚再服。

【主治】气痢久不止,气力困弱。

41662 赤石脂散(《圣济总录》卷一五二)

【组成】赤石脂(煅赤) 侧柏(微炙) 乌贼鱼骨(去甲,烧灰)各一两

【用法】上为散。每服二钱匕,温米饮调下,一日二次。

【主治】妇人漏下,淋沥不止。

41663 赤石脂散(《圣济总录》卷一七八)

【组成】赤石脂(研) 龙骨(研) 地榆 黄连(去须)各一两 厚朴(去粗皮,生姜汁涂炙二遍) 人参各三分 当归(剉,焙) 干姜(炮裂)各半两

【用法】上为散。每服半钱匕,用米饮调下,一日二次。如要丸,炼蜜为丸,如麻子大。每服五丸至七丸,乳汁送下,

空心、午后各一次。

【主治】小儿下痢脓血,肠鸣腹痛。

41664 赤石脂散(《卫生总微》卷十二)

【组成】赤石脂 川芎各等分

【用法】上为细末。量大小多寡,乳食前米饮调下。

【主治】疳泻不止。

41665 赤石脂散(《魏氏家藏方》卷七)

【组成】赤石脂(煅) 肉豆蔻(面裹煨)各四两 缩砂仁一两

【用法】上为细末。每服二钱,空心米饮调下。

【主治】泄痢。

41666 赤石脂散(《医方大成》卷八)

【组成】赤石脂 寒水石 大黄各等分

【用法】上为末。以新汲水调涂伤处。

【主治】汤火所伤,赤烂热痛。

41667 赤石脂散(《济阳纲目》卷八十六)

【组成】赤石脂

【用法】上为细末。敷之。

【主治】诸般打扑伤损,皮破血出,痛不可忍。

41668 赤石馎饦

《医学入门》卷三。为《养老奉亲》"赤石脂馎饦"之异名。见该条。

41669 赤龙皮汤(《肘后方》卷五)

【组成】槲树皮(切)三升

【用法】以水一斗,煮取五升,春夏冷用,秋冬温用。先洗后敷膏。

【主治】乳疮及诸败烂疮。

41670 赤龙皮散(《圣惠》卷七十九)

【组成】赤鲤鱼皮一两 乱发一两 棕榈皮一两(剉)

【用法】上药同于铫子内,用麻秸火匀炒,令烟尽候冷,入麝香半分,都研匀细。每食前服一钱,以醋一合,水二合,煎一二沸,调下。

【主治】产后崩中,有恶物或渴者。

41671 赤龙皮散(《圣惠》卷七十九)

【组成】赤鲤鱼皮四两(烧灰) 虻虫一分(微炒令黄,去翅足) 水蛭一分(微煨令黄) 蒲黄半两 琥珀半两 乱发灰半两 麝香一钱(细研)

【用法】上为细末。每服一钱,食前以热酒调下。

【主治】产后滞血在脏,致月水不通。

41672 赤龙鳞散(《圣惠》卷七十二)

【组成】赤鲤鱼鳞二两(烧灰) 黑豆二合(醋拌,烧令焦) 羚羊角三两(炒令燥) 乱发灰一两 藕节一两 水蛭一分(炒微黄) 桂心一两 木香一两 虻虫一分(微炒黄,去翅足) 当归一两(剉,微炒) 白僵蚕三分(微炒) 赤芍药一两 麝香一分(细研)

【用法】上为细末,入麝香研令匀。每服一钱,食前以热酒调下。

【主治】妇人月水不利,攻脐腹疼痛,头目昏闷。

41673 赤龙鳞散(《圣惠》卷八十)

【组成】赤鲤鱼鳞四两(烧灰) 虻虫半两(去翅足,微炒) 水蛭半两(微炒令黄色) 蒲黄半两 乱发四两(烧灰)

【用法】上为末。每服半钱,以温酒调下,若口急,入干

狗胆少许,研入,酒与药相和服之,一日三五次。以愈为度。

【主治】产后血运,心闷,下恶血。

41674 赤龙鳞散(《圣惠》卷八十)

【组成】赤鲤鱼鳞二两(烧灰) 虻虫半两(炒微黄,去翅足) 狗胆半两(干者) 蒲黄半两 乱发二两(烧灰) 麝香二钱(细研)

【用法】上为细散。每服一钱,煎生姜童便、调下,不拘时候。

【主治】产后恶血冲心。

41675 赤龙鳞散(《圣惠》卷八十)

【组成】赤鲤鳞三两(烧为灰) 乱发三两(烧灰) 水蛭半两(微炒) 虻虫半两(微炒,去翅足) 桂心三分 川大黄一两(剉,微炒)

【用法】上为细散。每服一钱,以温酒调下,不拘时候。

【主治】产后恶露不下,腹内坚痛不可忍。

41676 赤龙鳞散(《圣惠》卷八十)

【组成】赤鲤鱼鳞一两(烧灰) 乱发二两(烧灰) 棕榈皮二两(烧灰) 当归二两(末) 麝香一钱 赤芍药一两(末)

【用法】上为散,令匀。每服二钱,于食前以热酒调下。

【主治】产后恶露不尽,腹痛不可忍。

【备考】本方方名,《普济方》引作"姜黄散"。

41677 赤地利丸(《圣济总录》卷七十六)

【组成】赤地利 阿胶(炙令燥) 赤石脂各二两 当归(切,焙) 干姜(炮)各一两半 地榆(炙,剉) 茜根各一两 木香半两 黄连(去须,炒)三两

【用法】上为末,以米醋二升,入药末一两,同煎成膏,为丸如梧桐子大。每服二十丸,食前温米饮送下。

【主治】一切赤白冷热下痢,腹内疼痛。

41678 赤地利汤(《中国接骨图说》)

【组成】赤地利

【用法】水煎服。一方烧存性,糯米粉中停,温酒送下。

【主治】打扑伤。

41679 赤地利散(《中国接骨图说》)

【组成】赤地利 黄柏 石灰

【用法】上为细末。酽醋和匀,鸡翎扫涂。

【主治】打扑伤损,青紫肿硬,数日不减者。

41680 赤芍药丸(《圣惠》卷四十三)

【组成】赤芍药一两 当归一两(剉,微炒) 白术一两 鳖甲一两(涂醋,炙令黄,去裙襕) 诃黎勒一两半(煨,用皮) 干姜三分(炮裂,剉) 人参三分(去芦头) 肉豆蔻半两(去瓤) 雄雀粪半两(微炒) 郁李仁一两半(汤浸,去皮,微炒)

【用法】上为末,炼蜜为丸,如梧桐子大。每服二十丸,以温酒送下,不拘时候。

【主治】心腹痛胀满,脐下有积聚,不欲饮食。

41681 赤芍药丸(《圣惠》卷四十八)

【组成】赤芍药一两 桔梗一两(去芦头) 细辛一两 桂心一两 木香一两 干姜一两(炮裂,剉) 槟榔一两 附子一两(炮裂,去皮脐) 川椒一两(去目及闭口者,微炒去汗)

【用法】上为末,炼蜜为丸,如梧桐子大。每服三十丸,

以热酒送下,一日四五次。

【主治】心疝,心腹疠刺疼痛,胁下满胀。

41682 赤芍药丸(《圣惠》卷五十五)

【组成】赤芍药一两 吴茱萸半两(汤浸七遍,焙干,微炒) 朱砂半两(细研) 川乌头半两(炮裂,去皮脐) 干姜半两(炮裂,剉) 川椒半两(去目及闭口者,微炒去汗) 桂心一两

【用法】上为末,入朱砂研令匀,炼蜜为丸,如梧桐子大。每服十丸,暖酒送下,不拘时候。

【主治】诸尸鬼疰,中恶心痛。

41683 赤芍药丸(《圣惠》卷五十八)

【组成】赤芍药半两 桂心半两 羌活半两 川大黄一两(剉碎,微炒) 郁李仁一两(汤浸,去皮,微炒) 川芒消一两 槟榔一两 大麻仁二两

【用法】上为末,炼蜜为丸,如梧桐子大。每服三十丸,空腹以温水送下,晚再服。

【主治】大小便难,脐腹妨闷。

41684 赤芍药丸(《圣惠》卷八十四)

【组成】赤芍药三分 桂心一分 柴胡半两(去苗) 鳖甲一两(涂醋,炙令黄,去裙襕) 川大黄三分(剉碎,微炒) 赤茯苓半两

【用法】上为末,炼蜜为丸,如梧桐子大。二岁以上服三丸,粥饮化下;四岁以上至七岁服七丸,以粥饮送下,一日三次。

【主治】小儿冷热不调,不思饮食,食即不消。

41685 赤芍药丸(《圣惠》卷八十八)

【组成】赤芍药半两 柴胡半两(去苗) 川大黄三分(剉碎,微炒) 桂心一分 赤茯苓半两 诃黎勒皮半两 木香一分 槟榔半两 鳖甲三分(涂醋炙令黄,去裙襕)

【用法】上为末,炼蜜为丸,如绿豆大。每服五丸,以粥饮送下,一日三四次。

【主治】小儿伤饱,心胸妨闷,胁下或痛。

41686 赤芍药丸(《圣惠》卷八十八)

【异名】芍药丸(《圣济总录》卷一七五)。

【组成】赤芍药三分 川大黄三分(剉碎,微炒) 桂心半两 赤茯苓半两 柴胡半两(去苗) 鳖甲三分(涂醋炙令黄,去裙襕)

【用法】上为末,炼蜜为丸,如麻子大。每服五丸,煎蜜汤送下,一日三次。

【主治】❶《圣惠》:小儿丁奚,虽食不生肌肉,腹大,食不消化。❷《圣济总录》:小儿寒热久不解,仍不能食饮,苦食不消,哺露坚癖腹大,下痢不止。

41687 赤芍药丸(《圣济总录》卷八十六)

【组成】赤芍药一两半 苦参三两 黄芩(去黑心) 山栀仁 车前子(微炒) 瞿麦穗各一两 冬葵子(炒令香)一两半 大黄(炒)一两半

【用法】上为末,炼蜜为丸,如梧桐子大。每服三十丸,食后温水送下,夜卧再服。

【主治】心脏劳热,久积毒气,小肠气癃结,少腹急,小便淋沥,白浊疼痛。

41688 赤芍药丸(《圣济总录》卷一五一)

【组成】赤芍药 大黄(剉,炒) 吴茱萸(汤洗,焙,炒)

干姜(炮) 厚朴(去粗皮,生姜汁炙,剉) 细辛(去苗叶) 牡丹(去心)各一两半 芎䓖 当归(炒,切)各二两 桃仁(汤浸,去皮尖双仁,炒)二两半 附子(炮裂,去皮脐)一两

【用法】上为末,炼蜜和涂酥为丸,如梧桐子大。每服二十丸,渐加至三十丸,久冷劳可服至四十丸,空心酒送下。觉暖即减丸数。

【主治】妇人月水不调,或多或少,脐下块结,痛如锥刺,不治即成劳疾。

41689 赤芍药丸(《圣济总录》卷一五一)

【组成】赤芍药 熟干地黄(焙) 紫苏子(微炒)各二两 贝母(去心) 桑寄生 人参 鳖甲(去裙襕,醋炙) 当归(切,焙) 芎䓖各一两半 苦参 诃梨勒(煨,去核) 桂(去粗皮)各一两

【用法】上为末,炼蜜为丸,如梧桐子大。每服二十丸,空腹酒送下。

【主治】室女禀受怯弱,月水不调,或来或止,身体疼痛,时有寒热。

41690 赤芍药丸(《圣济总录》卷一六六)

【组成】赤芍药一两一分 桂(去粗皮)一两 瞿麦(取穗)三分 大黄(剉,炒)一两半 槟榔(剉) 当归(切,炒) 羌活(去芦头)各二两

【用法】上为末,炼蜜为丸,如梧桐子大。每服二十丸,米饮送下,以利为度。

【主治】产后风气壅结,大小便不通。

41691 赤芍药丸(《鸡峰》卷十五)

【组成】赤芍药 艾叶 附子 干姜各半两 陈皮 当归各一两 川芎 甘草 吴茱萸各三分

【用法】上为细末,炼蜜为丸,如梧桐子大。每服十丸,温酒或醋汤送下。

【主治】血虚腹胁疠痛。

41692 赤芍药丸(《普济方》卷三〇九)

【组成】芍药一两(用赤的) 好乳香半钱 接骨木半两 川当归一两 川芎 自然铜各一两

【用法】上为末,用黄蜡四两溶,入前药末,搅令匀,候温软,众手丸,如龙眼大。每服一丸,以好无灰酒一盏浸开服之,痛绝便止。若大伤碎折,先整骨后用接骨方贴了,然后服此药。

【主治】打伤筋骨,或内剉,或伤损折,疼痛不可忍。

【备考】用法中接骨方用川乌、草乌各一两,为末,用姜汁调作卷子,贴损处,又将绵缚定。

41693 赤芍药方(《圣惠》卷七十九)

【组成】赤芍药三分 玄胡索半两 桂心半两 芎䓖半两 当归半两(剉,微炒) 牡丹半两 枳壳半两(麸炒微黄,去瓤) 牛膝二两(去苗) 川大黄一两(剉,微炒) 桃仁半两(汤浸,去皮尖双仁,麸炒微黄)

【用法】上为散。每服四钱,以水二大盏,加生姜半分,煎至五分,次入酒二合,更煎三二沸,去滓,食前温服。

【主治】产后血气壅滞,攻刺,腰间疼痛。

41694 赤芍药汤(《圣济总录》卷四十五)

【组成】赤芍药 生干地黄(焙)各一两 大黄(剉,炒) 甘草(炙)各半两

【用法】上为粗末。每服二钱匕,水一盏,煎至七分,去

淬,食后温服。

【主治】脾瘅脏热,唇焦口气,引饮不止。

41695 赤芍药汤(《圣济总录》卷五十六)

【组成】赤芍药(剉,炒)二两 桔梗(炒)一两半 杏仁(汤浸,去皮尖双仁,炒)二两

【用法】上为粗散。每服三钱匕,水一盏,煎至七分,去淬温服。

【主治】中恶心痛。

41696 赤芍药汤(《圣济总录》卷一五一)

【组成】赤芍药 牡丹皮 丹参 生干地黄(炒)各二两 牛膝(酒浸,切,焙) 土瓜根 当归(切,焙) 桂(去粗皮) 黄芩(去黑心)各一两半 桃仁(汤浸,去皮尖双仁,麸炒)四十枚

【用法】上为粗散。每服三钱匕,水一盏,加生姜五片,煎至六分,去淬,下朴消半钱匕,温服,一日三次。

【主治】妇人月候不调,或多或少,或先或后,腰脚疼痛,手心烦热,不思饮食。

41697 赤芍药汤(《圣济总录》卷一五一)

【组成】赤芍药 黄耆(剉) 熟干地黄(焙) 防风 五味子各一两半 桔梗(炒) 白茯苓(去黑皮) 羚羊角(镑)各一两

【用法】上为粗散。每服三钱匕,水一盏,煎至七分,去淬,空腹温服,一日二次。

【主治】妇人月水不调,胸膈气闷,脐腹疼痛,头眩心烦。

41698 赤芍药汤(《圣济总录》卷一五六)

【组成】赤芍药一两 槟榔一枚(面裹煨熟,去面)

【用法】上为粗散。每服三钱匕,水一盏,煎至七分,去淬,空心温服。

【主治】妊娠子淋,小便涩少,疼痛烦闷。

41699 赤芍药汤(《济生》卷二)

【组成】赤芍药二两 半夏(汤泡七次)一两半 橘红一两

【用法】上㕮咀。每服四钱,水一盏半,加生姜七片,煎至八分,去淬温服,不拘时候。

【主治】血呕。瘀血蓄胃,心下满,食入即呕血。

41700 赤芍药汤

《明医指掌》卷八。为《活法机要》"赤芍药散"之异名。见该条。

41701 赤芍药散(《圣惠》卷六)

【组成】赤芍药三分 赤茯苓一两 桔梗三分(去芦头) 贝母一两(煨令微黄) 甘草半两(炙微赤,剉) 款冬花半两 獭肝半两(微炙) 紫菀半两(洗去苗土)

【用法】上为粗散。每服四钱,以水一中盏,煎至六分,去淬温服,不拘时候。

【主治】肺痿,咳唾如稠胶,日夜计升以上,坐卧不安,胁肋疼痛。

41702 赤芍药散(《圣惠》卷十二)

【组成】赤芍药 桔梗(去芦头) 陈橘皮(汤浸,去白瓤,焙) 桑根白皮(剉) 赤茯苓各二分 肉桂半两(去皱皮) 桃仁三分(汤浸,去皮尖双仁,麸炒微黄) 细辛半两

【用法】上为散。每服四钱,以水一中盏,加生姜半分,煎至六分,去淬温服,不拘时候。

【主治】伤寒,咳嗽引心腹痛。

41703 赤芍药散(《圣惠》卷十二)

【组成】赤芍药 诃黎勒(煨,用皮) 当归(剉,微炒) 肉豆蔻(去壳) 人参(去芦头) 郁李仁(汤浸,去皮尖,微炒) 桂心各三分 陈橘皮二两(汤浸,去白瓤,焙) 槟榔一两

【用法】上为散。每服三钱,以水一中盏,加生姜半分,大枣三个,煎至六分,去淬温服,不拘时候。

【主治】伤寒脾胃气滞,心腹胀满,痛不欲饮食。

41704 赤芍药散(《圣惠》卷十三)

【组成】赤芍药三分 诃黎勒皮三分 白术半两 鳖甲三分(涂醋炙令黄,去裙襕) 桂心半两 枳壳半两(麸炒微黄,去瓤) 人参三分(去芦头) 黄芩三分 当归半两(剉,微炒) 木香三分 郁李仁三分(汤浸,去皮尖,微炒) 杏仁一两(汤浸,去皮尖双仁,麸炒微黄)

【用法】上为散。每服五钱,以水一中盏,加生姜半分,煎至六分,去淬温服,不拘时候。

【主治】伤寒结胸,心下结硬,烦闷腹胀。

【备考】本方方名,《普济方》引作"芍药散"。

41705 赤芍药散(《圣惠》卷十三)

【组成】赤芍药一两 枳实三分(麸炒微黄) 半夏(汤洗七遍去滑) 黄芩半两 前胡一两(去芦头) 甘草半两(炙微赤,剉)

【用法】上为散。每服五钱,以水一大盏,加生姜半分,大枣三个,煎至五分,去淬温服,不拘时候。

【主治】伤寒不经发汗,后成狐惑,默默欲睡,坐起不安,咽中干,心腹满,身体痛,内外似有热,烦呕不止。

41706 赤芍药散(《圣惠》卷十三)

【组成】赤芍药 当归(剉,微炒) 黄芩 黄连(去须,微炒)各三分 伏龙肝一两

【用法】上为散。每服四钱,以水一中盏,煎至五分,去淬温服,不拘时候。

【主治】伤寒下痢,腹痛不可忍。

41707 赤芍药散(《圣惠》卷十六)

【组成】赤芍药 知母 黄芩 玄参 麦门冬(去心) 柴胡(去苗) 甘草(炙微赤,剉)各三分 石膏二两

【用法】上为散。每服四钱,以水一中盏,加生姜半分,竹叶三七片,煎至六分,去淬温服,不拘时候。

【主治】时气数日不解,心烦渴,小腹胀急,脐下闷痛。

41708 赤芍药散(《圣惠》卷十七)

【组成】赤芍药三分 前胡半两(去芦头) 人参三分(去芦头) 桂心半两 犀角屑三分 陈橘皮三分(汤浸,去白瓤,焙) 赤茯苓三分 芦根半两 大腹皮半两

【用法】上为散。每服三钱,以水一大盏,煎至五分,去淬温服,不拘时候。

【主治】热病,往来寒热,胸胁满闷,哕逆。

41709 赤芍药散(《圣惠》卷十七)

【组成】赤芍药半两 柴胡半两(去苗) 桔梗半两(去芦头) 木通三分(剉) 赤茯苓半两 鳖甲半两(涂醋炙令黄,去裙襕) 郁李仁半两(汤浸,去皮尖,微炒)

【用法】上为散。每服四钱,以水一中盏,煎至六分,去淬温服,不拘时候。

【主治】热病,心腹胀满,或时疼痛,饮食全微。

41710 赤芍药散(《圣惠》卷二十)

【组成】赤芍药一两 川乌头二两(炮裂,去皮脐) 桂心一两 甘草一两(炙微赤,剉) 防风一两(去芦头) 芎䓖一两

【用法】上为粗散。每服三钱,以水一中盏,加生姜半分,大枣二个,煎至六分,去滓稍热服,不拘时候。

【主治】风入腹,攻五脏,拘急不得转侧,阴缩,手足厥冷,腹中疞痛。

41711 赤芍药散(《圣惠》卷二十二)

【组成】赤芍药一两 羌活一两 仙灵脾一两半 虎头骨二两(涂酥炙令黄) 天雄一两(炮裂,去皮脐) 芎䓖一两 桂心一两

【用法】上为细散。每服二钱,以薤白汤调下,不拘时候。

【主治】白虎风,筋骨疼痛,至夜加甚,四肢懒惰。

41712 赤芍药散(《圣惠》卷二十三)

【组成】赤芍药二两 附子一两(炮裂,去皮脐) 桂心三两 芎䓖一两 当归二两 汉防己一两 草薢一两(剉) 桃仁半两(汤浸,去皮尖双仁,麸炒微黄) 海桐皮二两

【用法】上为散。每服五钱,以水一大盏,加生姜半分,煎至五分,去滓,食前温服。

【主治】历节风,骨节疼痛,四肢微肿,行立无力。

41713 赤芍药散(《圣惠》卷二十九)

【组成】赤芍药三分 柴胡一两(去苗) 茯苓一两 大麻仁一合 木通半两(剉) 槟榔三枚

【用法】上为粗散。每服四钱,以水一中盏,加生姜半分,豆豉五十粒,葱白五寸,煎至六分,去滓,食前温服。

【主治】虚劳下焦有热,小便不利,骨节疼痛,肌肉急,腹内痞满。

41714 赤芍药散(《圣惠》卷三十三)

【组成】赤芍药一两 茺蔚子一两 防风(去芦头) 芎䓖 藁本 桂心 黄耆(剉) 枳壳(麸炒微黄,去瓤) 白芷各三分

【用法】上为粗散。每服三钱,以水一中盏,煎至六分,去滓温服,不拘时候。

【主治】眼撞打着疼痛。

41715 赤芍药散(《圣惠》卷五十九)

【组成】赤芍药二两 黄柏二两(以蜜拌合涂,炙令尽,剉)

【用法】上为散。每服三钱,以淡浆水一中盏,煎至五分,去滓稍热服,不拘时候。

【主治】赤痢多,腹痛不可忍。

41716 赤芍药散(《圣惠》卷六十七)

【组成】赤芍药一两 买子木三分 夜合花一分 当归三分(剉碎,微炒) 骨碎补三分 芎䓖一两 桂心一两 质汗一两

【用法】上为细散。每服二钱,以温酒调下,不拘时候。

【主治】坠落车马伤折,内损疼痛。

41717 赤芍药散(《圣惠》卷六十九)

【组成】赤芍药一两 桃仁一两(汤浸,去皮尖双仁,麸炒微黄) 枳壳一两(麸炒微黄,去瓤) 百合一两 当归一两(剉,微炒) 赤茯苓一两 牵牛子一两(微炒) 槟榔一两

【用法】上为散。每服四钱,以水一中盏,加生姜半分,同煎至六分,去滓,空心温服。逐日以利为效,未利再服。

【主治】妇人血分,经络不通,头面浮肿,腹胁妨闷,四肢烦疼。

41718 赤芍药散(《圣惠》卷七十二)

【组成】赤芍药三分 柴胡一两(去苗) 莪蒿子半两 土瓜根半两 牛膝三分(去苗) 枳壳半两(麸炒微黄,去瓤) 牡丹半两 桂心半两 桃仁三分(汤浸,去皮尖双仁,麸炒微黄) 川大黄一两(剉碎,微炒) 川朴消三分

【用法】上为散。每服三钱,以水一中盏,加生姜半分,煎至六分,去滓,食前温服。

【主治】妇人月水不通,心腹胀满,腰间疼痛。

41719 赤芍药散(《圣惠》卷七十四)

【组成】赤芍药一两 当归半两(剉,微炒) 白术一两 前胡一两(去芦头) 赤茯苓一两 枳壳一两(麸炒微黄,去瓤) 人参三分(去芦头) 厚朴半两(去粗皮,涂生姜汁炙令香熟) 甘草半两(炙微赤,剉)

【用法】上为散。每服四钱,以水一中盏,加生姜半分,葱白五寸,煎至六分,去滓温服,不拘时候。

【主治】妊娠八月伤寒,头痛壮热,小便赤黄,心腹气胀,不思饮食。

41720 赤芍药散(《圣惠》卷七十八)

【组成】赤芍药 人参(去芦头) 防风(去芦头) 当归(剉,微炒) 生干地黄 红兰花 藕节各一两 羚羊角屑三分 芎䓖三分

【用法】上为粗散。每服四钱,以水一中盏,加生姜半分,黑豆五十粒,煎至六分,去滓温服,不拘时候。

【主治】产后血气不散,乍寒乍热,骨节烦痛,唇口干焦,心胸闷乱。

41721 赤芍药散(《圣惠》卷八十二)

【组成】赤芍药一分 桂心二分 白术一分 甘草一分(炙微赤,剉) 川大黄一分(剉,炒微赤)

【用法】上为细散。每服一钱,以水一小盏,煎至五分,温服。

【主治】小儿初生及一年内,儿多惊啼不休,或不得眠卧,时时肚胀。

41722 赤芍药散(《圣惠》卷八十四)

【组成】赤芍药一分 知母一分 子芩一分 人参一分(去芦头) 枳壳一分(麸炒微黄,去瓤) 甘草一分(炙微赤,剉) 石膏三分 川升麻一分 柴胡半两(去苗)

【用法】上为粗散。每服一钱,以水一小盏,加青竹叶七片,煎至五分,去滓温服,不拘时候。

【主治】小儿伤寒挟实,壮热,憎寒头痛。

41723 赤芍药散(《圣惠》卷八十四)

【组成】赤芍药半两 寒水石半两 黄芩半两 当归半两(剉,微炒) 甘草半两(炙微赤,剉) 桂心一两

【用法】上为粗散。每服一钱,以水一小盏,加生地黄半分,煎至五分,去滓温服,不拘时候。

【主治】小儿寒热往来,啼呼腹痛。

41724 赤芍药散（《圣惠》卷九十一）

【异名】白蔹散（《医部全录》卷四五六）。

【组成】赤芍药三分 甘草三分 白蔹三分 黄芩半两 黄连半两（去须） 黄柏半两（微炙）

【用法】上为细散。以蜜水调涂，一日三二次。

【主治】小儿王烂疮，一身尽有如麻子，有脓汁，乍痛乍痒，或时壮热。

41725 赤芍药散（《圣惠》卷九十二）

【异名】瞿麦汤（《圣济总录》卷一七九）。

【组成】赤芍药 瞿麦 陈橘皮（汤浸，去白瓤，焙） 牵牛子（微炒） 木通（剉） 冬葵子各一分

【用法】上为粗散。每服一钱，以水一小盏，加葱白一茎，煎至五分，去滓，不拘时候服。

【主治】小儿小便不通，心闷。

41726 赤芍药散（《博济》卷四）

【组成】牡丹皮 白茯苓 赤芍药 吴白芷 甘草各一两 柴胡三两（去芦）

【用法】上㕮咀。每服二钱，水一钟，加生姜三片，大枣一个，煎至七分，食后温服。

【主治】妇人气血不和，心胸烦闷，不思饮食，四肢少力，头目昏眩，身体疼痛。

41727 赤芍药散（《圣济总录》卷六十八）

【组成】赤芍药 当归（切，焙） 附子（炮裂，去皮脐） 黄芩（去黑心） 白术 甘草（炙，剉）各一两 阿胶（炙燥）二两 生干地黄（焙干）四两

【用法】上为散。每服三钱匕，空腹温酒调下，一日三次。

【主治】吐血，唾血。

41728 赤芍药散（《鸡峰》卷十七）

【组成】赤芍药二两 蓬莪茂 当归 芎劳 黄橘皮各一两 干姜半两

【用法】上为细末。每服二钱，温酒调下。或不饮酒，以水一盏，同煎至七分，温服，不拘时候。

【主治】儿枕痛。

41729 赤芍药散（《卫生总微》卷七）

【组成】赤芍药（以沸汤浸七遍，每遍以瓦盆盖少时，数足取出，炒燥）

【用法】上为末。每服一钱，加豆豉三两，生姜一片，水七分，煎至五分，放温服，不拘时候。

【主治】伤寒阳证咳逆。

41730 赤芍药散（《活法机要》）

【异名】赤芍药汤（《明医指掌》卷八）。

【组成】金银花 赤芍药各半两 大黄七钱半 瓜蒌大者一枚 当归 枳实各三钱 甘草三钱

【用法】上为粗末。水、酒各半煎服。

【主治】一切疔疮痈疽，初觉憎寒疼痛。

41731 赤芍药散（《普济方》卷二一一）

【组成】赤芍药 香附子 地榆各等分

【用法】上为细末。赤痢，用赤芍药末一钱，香附子末半钱，地榆末一钱，蜜一匙，水一盏，煎五七沸，空心温服；白痢者，香附子一钱，芍药半钱，地榆一钱，蜜一匙，水一盏，煎七分，空心温服，一日二次，小儿加减与之。

【主治】赤白痢。

41732 赤芍药散（《普济方》卷三五一）

【组成】赤芍药三分 玄胡索 桂心 芎劳 当归（剉，微炒） 牡丹 桃仁（汤浸，去皮尖双仁，麸炒）各半两 牛膝（去苗） 川大黄（剉，微炒）各二两 枳壳（麸炒微黄，去瓤）半两

【用法】上为散。每服四钱，以水一中盏，加生姜半分，煎至五分，次入酒二合，煎三二沸，去滓，食前温服。

【主治】产后气血壅滞，攻刺腰间疼痛。

41733 赤芍药散（《袖珍小儿》卷二）

【组成】生地黄 黄芩 川芎 当归 木通 甘草 芍药各等分

【用法】上为散。每服二钱，加淡竹叶同煎服。

【主治】胎热发疮，小便不利。

41734 赤芍药散（《校注妇人良方》卷六）

【组成】赤芍药（酒炒） 白茯苓各一钱 甘草（炙） 柴胡各五分

【用法】加生姜、大枣，水煎服。

【主治】血风，烦闷不食，体倦头眩，身体疼痛。

41735 赤芍药膏（《普济方》卷三一三）

【组成】赤芍药五钱 蓖麻子六十枚 猪麻子 巴豆六十枚 当归五钱 垂柳枝七条（长三寸） 黄丹四两 香油八两（冬月增油，夏用油六两）

【用法】以香油煎各药，文武火三上三下，滤去滓，方入黄丹，用柳枝不住手搅，滴水中试之不散为度。摊贴患处。

【主治】发背，诸般恶疮，臁疮。

41736 赤虎子丹

《杨氏家藏方》卷一。为原书同卷"起废丹"之异名。见该条。

41737 赤茯苓丸（方出《外台》卷十八引《近效方》，名见《普济方》卷二四四）

【组成】赤茯苓十二分 汉防己八两 芍药十分 槟榔仁十二分 甘草八分（炙） 郁李仁十分 枳实八分（炙）（春着大黄十四分，冬着牛膝十二分）

【用法】上药治下筛，炼蜜为丸，如梧桐子大。每服十五丸，空腹清酒送下，一日二次。渐加至二十丸，以微通泄为度，利多减丸。其药皆须州土上好者，恶药服无益。

【主治】脚气上冲心，狂乱闷者。

【宜忌】忌海藻、菘菜、酢物、生冷油腻、杂肉、热面、新炊饭，及陈臭难消之物。

【加减】冬则去大黄，加牛膝；若体中虚弱，去大黄，加牛膝服亦得。

41738 赤茯苓丸（《圣惠》卷七）

【组成】赤茯苓一两 甜瓜子三分（微炒） 人参三分（去芦头） 桂心一两 旋覆花三分 半夏一两（汤洗七遍去滑） 槟榔三分 枳壳半两（麸炒微黄，去瓤） 草豆蔻半两（去皮） 前胡三分（去芦头） 附子三分（炮裂，去皮脐） 厚朴三分（去粗皮，涂生姜汁，炙令香熟）

【用法】上为细末，以生姜汁煮面糊为丸，如梧桐子大。每服二十丸，食前姜、枣汤送下。

【主治】肾脏虚损，上焦痰滞，多唾稠浊，腹胁胀满，吃食微少。

319

(总3049)

41739 **赤茯苓丸**(《圣惠》卷十三)

【组成】赤茯苓三分　鳖甲三分(涂醋,炙令黄,去裙襕)　牛膝三分(去苗)　枳壳三分(麸炒微黄,去瓤)　五味子三分　五加皮三分　桔梗三分(去芦头)　柴胡三分(去苗)　赤芍药三分　桂心三分　川大黄三分(剉碎,微炒)

【用法】上为末,炼蜜为丸,如梧桐子大。每服三十丸,以温生姜汤送下,不拘时候。

【主治】伤寒心中坚硬,两胁胀满,欲成结胸。

41740 **赤茯苓丸**(《圣惠》卷四十六)

【组成】赤茯苓三两　旋覆花半两　桔梗三分(去芦头)　桑根白皮一两(剉)　杏仁一两(汤浸,去皮尖双仁,麸炒微黄,研如膏)　百合(半两)　熟干地黄二两　甘草半两(炙微赤,剉)　郁李仁三分(汤浸,去皮,微炒)

【用法】上为末,炼蜜为丸,如梧桐子大。每服二十丸,煎枣汤送下,不拘时候。

【主治】喉中作呀呷声,痰黏咳嗽,胸膈短气,胁肋坚胀。

41741 **赤茯苓丸**(《圣惠》卷五十)

【组成】赤茯苓一两　陈橘皮三两(汤浸,去白瓤,炒)　大麦蘗一两(炒微黄)　桂心二两　干姜一两(炮裂,剉)　人参一两(去芦头)　神曲二两(炒微黄)　木香一两　诃黎勒皮二两　甘草半两(炙微赤,剉)

【用法】上为末,炼蜜为丸,如梧桐子大。每服三十丸,以生姜汤送下,不拘时候。

【主治】五膈气滞,宿食不消,呕吐酸水,腹胀不能下食。

41742 **赤茯苓丸**(《圣惠》卷五十)

【组成】赤茯苓一两　桂心一两　干姜三分(炮裂,剉)　甘草半两(炙微赤,剉)　枳壳一两(麸炒微黄,去瓤)　羚羊角屑一两　诃黎勒皮二两半　陈橘皮一两(汤浸,去白瓤,焙)　槟榔一两

【用法】上为末,炼蜜为丸,如弹子大。常含一丸,咽津,不拘时候。如患甚,即将一丸,以煎汤研破服亦得。

【主治】气膈,咽喉噎塞,心腹痞满,不下饮食,胸背俱闷。

41743 **赤茯苓丸**(方出《圣惠》卷五十五,名见《普济方》卷一九六)

【组成】赤茯苓一两　茵陈一两　枳实一两(麸炒微黄)　甘草三分(炙微赤,剉)　杏仁三分(汤浸,去皮尖双仁,麸炒微黄)　白术一两　半夏三分(汤洗七遍去滑)　前胡一两(去芦头)　川大黄一两(剉碎,微炒)　当归三分

【用法】上为末,炼蜜为丸,如梧桐子大。每服三十丸,以粥饮送下。

【主治】酒疸,心下坚而小便赤涩。

41744 **赤茯苓丸**(《圣惠》卷八十四)

【组成】赤茯苓三分　当归一分(剉,微炒)　芎劳一分　川大黄三分(剉碎,微炒)　鳖甲三分(涂醋炙令黄,去裙襕)

【用法】上为末,炼蜜为丸,如绿豆大。每服五丸,以粥饮送下,一日三次。

【主治】小儿冷热不调,肠胃滞结,壮热作时,两肋刺痛。

41745 **赤茯苓丸**(《医方类聚》卷一一七引《神巧万全方》)

【组成】赤茯苓　旋覆花　汉防己　甜葶苈(隔纸炒令紫色)　桂心　前胡　槟榔各一两　枳壳(去白,炒令黄)半两

【用法】上为末,炼蜜为丸,如梧桐子大。每服二十丸,食前以桑根皮汤送下。

【主治】支饮,心胸壅滞,喘息短气,皮肤如肿。

41746 **赤茯苓丸**(《圣济总录》卷二十)

【组成】赤茯苓(去黑皮)　白术　桂(去粗皮)各二两　木香　诃黎勒(煨,去核)　陈橘皮(汤浸,去白,焙)　厚朴(去粗皮,生姜汁炙)各一两

【用法】上为末,炼蜜为丸,如梧桐子大。每服三十丸,空心、食前米饮送下,一日二次。

【主治】肠痹。腹满喘争,小便不利,大便飧泄。

41747 **赤茯苓丸**(《圣济总录》卷五十八)

【组成】赤茯苓(去黑皮)　桑根白皮(剉)　防己　麦门冬(去心,焙)各一两半　木香　郁李仁(汤浸,去皮,焙干)各一两(研)

【用法】上药前五味为细末,与郁李仁研匀,炼蜜和为剂,更于铁臼内酥杵令匀熟,为丸如梧桐子大。每服三十丸,空腹煎木通、枣汤送下,至晚再服。渐加至五十丸。

【主治】久患消渴,小便数,服止小便药多,渴犹不止,小便复涩,两肋连脐胱胀满闷急,心胸烦热。

41748 **赤茯苓丸**(《圣济总录》卷一五三)

【组成】赤茯苓(去黑皮)一两　猪苓(去黑皮)一两半　泽泻一两　小海蛤一两半　陈橘皮(汤浸,去白,焙)　桂(去粗皮)各三分　防己　泽漆(微炒)各一两　木通(炙,剉)一分　赤芍药一两

【用法】上为末,炼蜜为丸,如梧桐子大。每服二十丸,煎桑白皮汤送下,一日三次。

【主治】妇人水气在皮肤浮肿,经水不通。

41749 **赤茯苓丸**(《御药院方》卷三)

【组成】赤茯苓(去皮)　槟榔　枳壳(麸炒,去瓤)　白术　半夏曲各等分

【用法】上为细末,生姜汁面糊为丸,如梧桐子大。每服五十丸,食后温生姜汤送下;或风眩头痛,则食后荆芥汤下。

【主治】痰饮气痞,风眩头痛。

41750 **赤茯苓丸**(《医学发明》卷六)

【组成】葶苈四两　防己二两　赤茯苓一两　木香半两

【用法】上为细末,枣肉为丸,如梧桐子大。每服三十丸,食前煎桑白皮汤送下。

【主治】脾湿太过,四肢肿满,腹胀喘逆,气不宣通,小便赤涩。

41751 **赤茯苓丸**(《医统》卷八十七)

【组成】人参　白术　白扁豆(去皮,蒸)各十两　赤茯苓二两(切棋子大,白沙蜜浸透,蒸过令干,称一两半)　防己　木猪苓(去皮)各三钱　干葛三钱半

【用法】上㕮咀。每服三钱,水一盏,磨沉香少许同煎,食前、临卧服。

【主治】小便赤浊。

41752 赤茯苓汤（《圣惠》卷九）

【异名】茯苓汤（《普济方》卷一三一）。

【组成】赤茯苓二两　柴胡二两（去苗）　黄芩一两　龙骨二两　川大黄三两（剉碎,微炒）　人参一两（去芦头）　牡蛎一两（焙为粉）　桂心一两　陈橘皮一两（汤浸,去白瓤,焙）　半夏一两（汤浸七遍去滑）　甘草一两（炙微赤,剉）

【用法】上为粗散。每服四钱,以水一大盏,加生姜半分,大枣三个,煎至六分,去滓温服,不拘时候。

【主治】伤寒九日,下之后,胸膈烦满,小便不利,谵语,一身不可转。

41753 赤茯苓汤

《活人书》卷十八。为《圣惠》卷十一"茯苓散"之异名。见该条。

41754 赤茯苓汤（方出《圣惠》卷四十二,名见《普济方》卷一八七）

【组成】赤茯苓一两　甘草半两（炙微赤,剉）　陈橘皮三分（汤浸,去白瓤,焙）　杏仁三分（汤浸,去皮尖双仁,麸炒微黄）

【用法】上为散。每服五钱,以水一大盏,加生姜半分,煎至五分,去滓稍热服,不拘时候。

【主治】胸痹壅闷,闭塞短气。

41755 赤茯苓汤（方出《圣惠》卷五十三,名见《普济方》卷一七九）

【组成】赤茯苓半两　人参半两（去芦头）　赤芍药半两　白术三分　前胡三分（去芦头）　枳壳半两（麸炒微黄,去瓤）　槟榔三分　厚朴三分（去粗皮,涂生姜汁,炙令香熟）　桂心三分　甘草半两（炙微赤,剉）

【用法】上为粗散。每服四钱,水一中盏,加生姜半分,大枣三个,煎至六分,去滓,食前温服。

【主治】消渴,饮水太过,胃气不和,腹胀,不思饮食。

41756 赤茯苓汤（《圣济总录》卷十九）

【组成】赤茯苓（去黑皮）　人参　半夏（汤浸洗七遍去滑,焙）　柴胡（去苗）　前胡（去芦头）　桂（去粗皮）　桃仁（汤浸,去皮尖双仁,炒）各三分　甘草（微炙）一分

【用法】上为粗散。每服三钱匕,水一盏,加生姜五片,大枣二个（擘破）,同煎至七分,去滓热服,不拘时候。

【主治】心痹,胸中窒塞,心中微痛,烦闷不能食。

41757 赤茯苓汤（《圣济总录》卷二十五）

【组成】赤茯苓（去黑皮）二两　陈橘皮（汤浸,去白,焙）二两　半夏（汤浸七遍,切,焙）二两　枳壳（麸炒去瓤）半两　人参一两　白术三分

【用法】上为粗散。每服五钱匕,水一盏半,加生姜半分（拍碎）同煎,取八分,去滓温服,不拘时候。

【主治】伤寒饮水过多,心下悸动不定。

41758 赤茯苓汤

《圣济总录》卷三十八。为《圣惠》卷四十七"藿香散"之异名。见该条。

41759 赤茯苓汤（《圣济总录》卷四十一）

【组成】赤茯苓（去黑皮）　人参各二两　桔梗（去芦头,炒）　陈橘皮（汤浸,去白,焙）各一两　麦门冬（去心,焙）　芍药　槟榔各半两

【用法】上为粗散。每服五钱匕,水一盏半,加生姜三片,煎至八分,去滓温服,不拘时候。

【主治】暴怒气逆,胸中不便,甚则呕血。

【方论选录】《古方选注》:用赤茯苓、橘红、生姜利肺经血分之郁;用麦冬、桔梗清肺经气分之郁;人参固肺经之正气,使之下续真阴;白芍约肝经厥逆之气;使以槟榔,导引至高之气下行;元素曰:槟榔之性下行,如铁石之沉重,能坠诸药至于下极,方义清肺之郁而坠其逆,其厥自平。

41760 赤茯苓汤

《圣济总录》卷四十三。为《圣惠》卷四"赤茯苓散"之异名。见该条。

41761 赤茯苓汤（《圣济总录》卷五十七）

【组成】赤茯苓（去黑皮）一两半　大腹（剉）半两　高良姜一两　吴茱萸（汤洗七遍,焙干,炒）三分　诃黎勒（煨,去核）　陈橘皮（汤浸,去白,焙）各一两半

【用法】上为粗散。每服三钱匕,水一盏,煎至七分,去滓空腹服,日晚再服。

【主治】息积,胁下气逆,满闷妨胀。

41762 赤茯苓汤

《圣济总录》卷五十九。为《圣惠》卷五十三"赤茯苓散"之异名。见该条。

41763 赤茯苓汤（《圣济总录》卷六十一）

【组成】赤茯苓（去黑皮）一两　细辛（去苗叶）一两　橘皮（汤浸,去白,焙）三分　枳壳（去瓤,麸炒）一两　栝楼实（去皮）一枚　桂（去粗皮）三分

【用法】上为粗散。每服三钱匕,水一盏半,加生姜一分（拍破）,同煎至七分,去滓空心服,如人行五六里再服。

【主治】胸痹连心气闷,喉中塞满。

41764 赤茯苓汤（《圣济总录》卷六十三）

【组成】赤茯苓（去黑皮）　柴胡（去苗）　枳壳（去瓤,麸炒）　白术　槟榔（剉）各一两　人参　旋覆花各半两　杏仁（汤浸,去皮尖双仁,麸炒）　半夏（汤浸七遍去滑）各三分

【用法】上为粗散。每服五钱匕,以水一盏半,加生姜半分（拍碎）,煎之一盏,去滓温服,不拘时候。

【主治】膈间留饮,呕逆头眩,短气多渴。

41765 赤茯苓汤（《圣济总录》卷六十六）

【组成】赤茯苓（去黑皮）　大腹子（剉）　五味子　桑根白皮（剉）　紫苏茎叶（剉）　人参　陈橘皮（汤浸,去白,焙）各一两　甘草（炙,剉）半两

【用法】上为粗散。每服四钱匕,水一盏半,加生姜三片,大枣二个,同煎至八分,去滓温服,不拘时候。

【功用】消肿满,进饮食。

【主治】喘嗽。

41766 赤茯苓汤（《圣济总录》卷六十七）

【组成】赤茯苓（去黑皮）　人参　前胡（去芦头）　桂（去粗皮）各三分　半夏（汤洗七遍去滑,焙）　柴胡（去苗）各半两　甘草（炙,剉）一分

【用法】上为粗散。每服三钱匕,水一盏,加大枣二个（擘破）,生姜五片,煎取七分,去滓,食后温服。

【主治】胸胁短气,妨闷不下食。

41767 **赤茯苓汤**(《圣济总录》卷六十七)

【异名】羚羊角汤(《宣明论》卷二)。

【组成】赤茯苓(去黑皮)一两　人参　羚羊角(镑)各二两　远志(去心)　大黄(剉,炒)各半两　甘草(炙,剉)一分

【用法】上为粗散。每服五钱匕,水一盏半,煎至八分,去滓温服,不拘时候。

【主治】阳气厥逆,多怒而狂,颈脉复动。

41768 **赤茯苓汤**(《圣济总录》卷八十二)

【组成】赤茯苓(去黑皮)一两半　石膏一两　犀角屑一两　升麻　麦门冬(去心,焙)　木香各一两半

【用法】上㕮咀,如麻豆大。每服四钱匕,水一盏,加竹沥半小盏,同煎至八分,去滓温服。

【主治】脚气冲心,烦闷膝痛。

41769 **赤茯苓汤**(《圣济总录》卷八十六)

【组成】赤茯苓(去黑皮)一两半　桔梗(炒)　陈橘皮(汤浸,去白,焙)各一两　白术半两　鳖甲(去裙襕,醋炙)二两　桂(去粗皮)三分

【用法】上为粗散。每服三钱匕,水一盏,加生姜三片,同煎至七分,去滓,食前温服。

【主治】肝劳虚寒,胁肋胀满,气闷目昏,不思饮食。

41770 **赤茯苓汤**(《圣济总录》卷九十一)

【组成】赤茯苓(去黑皮)　防己　槟榔(煨,剉)　甜葶苈(隔纸炒令紫色)　桑根白皮(剉)　木通(剉)　陈橘皮(汤浸,去白,焙干)　郁李仁(汤浸,去皮,炒)各一两

【用法】上为粗散。每服三钱匕,水一盏半,煎至七分,去滓,食前温服。以大小便利为度。

【主治】虚劳,遍身浮肿,心腹气胀,大小便涩。

41771 **赤茯苓汤**(《圣济总录》卷一二四)

【组成】赤茯苓(去黑皮)　木通(剉)各一两　升麻　羚羊角(镑)　前胡(去芦头)各三分　马蔺根(剉)　桑根白皮(剉)各一两　大黄(剉,炒)一两

【用法】上为粗散。每服五钱匕,以水二盏,煎至一盏,去滓,入芒消一钱匕,食后分温二服,晚再服。

【主治】喉痹肿塞不通。

41772 **赤茯苓汤**(《圣济总录》卷一五六)

【组成】赤茯苓(去黑皮)　前胡(去芦头)　白术　紫苏各一两　半夏(汤洗七遍)　大腹皮(剉)　人参　麦门冬(去心,焙)各半两

【用法】上为粗散。每服四钱匕,水一盏半,加生姜半分,煎取八分,去滓温服,不拘时候。

【主治】妊娠痰饮不除,胸胁支满,呕逆不思饮食。

41773 **赤茯苓汤**

《圣济总录》卷一五七。为《圣惠》卷七十五"赤茯苓散"之异名。见该条。

41774 **赤茯苓汤**(《圣济总录》卷一六九)

【组成】赤茯苓(去黑皮)　凝水石(研)各一分　龙齿(研)半两　石膏(碎)一两　麦门冬(去心,焙)　升麻各三分

【用法】上为粗散。一二岁儿,每服半钱匕,水三分,竹沥三分,同煎至三分,去滓温服,早晨、晚后各一次。

【主治】小儿惊热,神气不安,手足瘛缩。

41775 **赤茯苓汤**(《全生指迷方》卷二)

【组成】赤茯苓四两　甘草(生)一两　木香半两

【用法】上为散。每服五钱,水二盏,煎至一盏,去滓温服。

【主治】口干,溺赤,腹满心痛。由热留于手少阴之经,其气厥也。

41776 **赤茯苓汤**(《伤寒标本》卷下)

【组成】陈皮　甘草各一两　人参二两　半夏　白术　川芎　赤茯苓各半两

【用法】每用五钱,加生姜五片,水煎服。

【主治】汗下后,胸膈满闷。

41777 **赤茯苓汤**(《济生》卷四)

【组成】木通(去节)　赤茯苓(去皮)　槟榔　生地黄(洗)　黄芩　赤芍药　甘草(炙)　麦门冬(去心)各等分

【用法】上㕮咀。每服四钱,水一盏半,加生姜五片,煎八分,去滓温服,不拘时候。

【主治】小肠实热,面赤多汗,小便不通。

41778 **赤茯苓汤**(《朱氏集验方》卷五)

【组成】赤茯苓(去皮)　半夏(炮)　茯神(去木)　陈皮　麦子各一两　沉香　甘草　槟榔各半两

【用法】上㕮咀。每服三钱,水一盏,加生姜五片,煎七分,空心服。

【主治】停饮于胃,怔忡不已。

41779 **赤茯苓汤**(《玉机微义》卷九)

【组成】赤茯苓　猪苓　葵子　枳实　瞿麦　木通　黄芩　车前子　滑石　甘草各等分

【用法】上㕮咀。加生姜,水煎,食前服。

【主治】膀胱实热,腹胀,小便不通,口苦舌干,咽肿不利。

41780 **赤茯苓汤**

《奇效良方》卷六十五。为《圣惠》卷八十四"赤茯苓散"之异名。见该条。

41781 **赤茯苓汤**(《医学金针》卷三)

【组成】赤茯苓　桂心　陈皮(炒)　大腹皮各五钱　甘草一分　高良姜一两　吴茱萸三分

【用法】每用三钱,水煎服。

【主治】息积,胁下气逆,满闷。

41782 **赤茯苓饮**(《圣济总录》卷一六三)

【组成】赤茯苓(去黑皮)　甜葶苈(纸上炒)　桑根白皮(剉)　当归(切,焙)　枳壳(去瓤,麸炒)　细辛(去苗叶)　郁李仁(去皮尖,研如膏)　桂(去粗皮)各一两

【用法】上为粗散。每服二钱匕,水一盏,煎至七分,去滓温服,不拘时候。

【主治】产后上气喘急。

41783 **赤茯苓散**(《圣惠》卷三)

【组成】赤茯苓一两　黄耆一两(剉)　子芩三分　酸枣仁半两(微炒)　防风半两(去芦头)　羚羊角屑一两　葳蕤三分　麻黄一两(去根节)　芎䓖三分　独活半两　枳壳三分(麸炒微黄,去瓤)　甘草半两(炙微赤,剉)

【用法】上为散。每服三钱,以水一中盏,加淡竹叶三七片,同煎至五分,去滓,入荆沥半合,更煎一二沸,温服,不拘时候。

【主治】肝脏中风,气壅语涩,四肢拘急。

【宜忌】忌鸡、猪、炙煿。

41784 赤茯苓散《圣惠》卷四）

【组成】赤茯苓一两 麦门冬一两（去心） 木通三分（剉） 川升麻三分 葳蕤三分 甘草半两（炙微赤,剉） 紫菀三分（去苗土） 川大黄三分（剉碎,微炒） 子芩一两

【用法】上为细散。每服三钱,以水一中盏,加淡竹茹一分,煎至六分,去滓,食前温服。

【主治】心气实热,烦闷不安。

41785 赤茯苓散《圣惠》卷四）

【异名】赤茯苓汤（《圣济总录》卷四十三）。

【组成】赤茯苓 麦门冬（去心） 赤芍药 槟榔 生干地黄 木通（剉） 黄芩各三分 甘草二分（炙微赤,剉）

【用法】上为散。每服四钱,以水一中盏,煎至六分,去滓温服,不拘时候。

【主治】小肠实热,头面赤,汗多出,小腹不利。

41786 赤茯苓散《圣惠》卷五）

【组成】赤茯苓三分 犀角屑三分 羌活三分 麦门冬三分（去心） 蔓荆子三分 石膏三两 甘菊花三分 人参三分（去芦头） 黄耆三分（剉） 防风三分（去芦头） 羚羊角屑二分 远志二分（去心） 前胡三分（去芦头） 枳壳三分（麸炒微黄,去瓤） 甘草半两（炙微赤,剉）

【用法】上为散。每服四钱,以水一中盏,加生姜半分,煎至六分,去滓温服,不拘时候。

【主治】脾脏中风语涩,四肢难举,智意不安,心膈烦热,头目昏闷。

41787 赤茯苓散《圣惠》卷五）

【组成】赤茯苓三分 旋覆花三分 枳壳一两（麸炒微黄,去瓤） 细辛三分 甘草半两（炙微赤,剉） 蔓荆子三分 桔梗三分（去芦头） 羚羊角屑三分 白蒺藜三分（微炒）去刺）

【用法】上为散。每服三钱,以水一中盏,加生姜半分,煎至六分,去滓温服,不拘时候。

【主治】脾脏风壅,胸膈痰滞,多吐稠涎,不能下食。

41788 赤茯苓散《圣惠》卷五）

【组成】赤茯苓三分 白术三分 桔梗三分（去芦头） 槟榔半两 吴茱萸一分（汤浸七遍,焙干,微炒） 木香半两 沉香半两 当归半两（剉,微炒） 枳实一分（麸炒微黄）

【用法】上为散。每服三钱,以水一中盏,加生姜半分,大枣三个,煎至六分,去滓,食前稍热服。

【主治】脾脏冷气,胸膈不利,腹内虚鸣,少思饮食。

41789 赤茯苓散《圣惠》卷六）

【组成】赤茯苓一两 汉防己一两 川大黄一两半（剉碎,微炒） 槟榔三分 柴胡一两（去苗） 紫苏茎叶一分 甜葶苈三分（隔纸炒令黄色） 桑根白皮一两（剉） 陈橘皮一两（汤浸,去白瓤,焙）

【用法】上为散。每服四钱,以水一中盏,煎至六分,去滓,食前温服。

【主治】肺气攻注,遍身虚肿,按之没指,心气滞,大小便涩,状如水气。

41790 赤茯苓散《圣惠》卷六）

【组成】赤茯苓一两 石膏一两 杏仁三分（汤浸,去皮尖双仁,麸炒微黄） 旋覆花半两 半夏半两（汤浸七遍去滑） 桑根白皮一两（剉） 紫菀一两（洗去苗土） 麻黄一两（去根节） 甘草半两（炙微赤,剉）

【用法】上为散。每服三钱,以水一中盏,加生姜半分,竹叶三七片,煎至六分,去滓温服,不拘时候。

【主治】肺脏壅热,喘逆胸满,仰息不食。

41791 赤茯苓散《圣惠》卷六）

【组成】赤茯苓一两 川大黄一两半 犀角屑三分 枳实三分（麸炒微黄） 麦门冬一两（去心） 杏仁半两（汤浸,去皮尖双仁,麸炒微黄） 石膏一两 丹参半两 槟榔一两

【用法】上为散。每服三钱,以水一中盏,煎至六分,去滓,食前温服。

【主治】大肠实热,头痛目眩,惊狂,喉痹,胸胁满闷,手足烦痛。

41792 赤茯苓散《圣惠》卷七）

【组成】赤茯苓一两 子芩三分 桑螵蛸三分（微炒） 汉防己一分 羚羊角屑三分 射干半两 川升麻三分 川大黄三分（剉碎,微炒） 瞿麦一两 大青二分 木通三分（剉）

【用法】上为粗散。每服三钱,以水一中盏,煎至六分,去滓温服,不拘时候。

【主治】膀胱实热,腹胀,小便不通,口舌干燥,咽肿不利。

41793 赤茯苓散《圣惠》卷九）

【组成】赤茯苓一两 赤芍药半两 白术半两 附子半两（炮裂,去皮脐） 干姜半两（炮裂,剉）

【用法】上为散。每服三钱,以水一中盏,加生姜半分,煎至五分,去滓温服,不拘时候。

【主治】伤寒病三日,腹痛,小便不利而呕者,属少阴病证。

41794 赤茯苓散《圣惠》卷十）

【组成】赤茯苓一两半 牡蛎一两（烧为粉） 龙骨一两半 黄芩一两

【用法】上为散。先以水二大盏,加羊心一枚,煮令熟,去羊心,次入药五钱,生姜半分,同煎至七分,去滓,分二次温服,不拘时候。

【主治】伤寒,心脏虚热,谵语恍惚不定。

41795 赤茯苓散《圣惠》卷十一）

【组成】赤茯苓 陈橘皮（汤浸,去白瓤,焙） 人参（去芦头） 白术 五味子 木香 桔梗（去芦头） 厚朴（去粗皮,涂生姜汁炙令香熟）各一两

【用法】上为细散。每服二钱,以水一中盏,加生姜半分,煎至五分,去生姜,和滓温服,不拘时候。

【主治】伤寒食毒,腹胀虚鸣,不能食。

41796 赤茯苓散《圣惠》卷十一）

【组成】赤茯苓一两 麻黄一两半（去根节） 赤芍药一两 半夏一两（汤浸洗七遍去滑） 细辛三分 桂心三分 五味子一两 诃黎勒子一两 桑根白皮一两半（剉）

【用法】上为散。每服五钱,用水一大盏,加生姜半分,

煎至五分,去滓温服,不拘时候。

【主治】伤寒,胸胁虚胀,上气咽燥,脉浮者,心下有水气。

【备考】方中诃黎勒子,《普济方》作"诃黎勒皮"。

41797 赤茯苓散(《圣惠》卷十二)

【组成】赤茯苓三分 紫苏茎叶三分 桔梗三分(去芦头) 半夏半两(汤浸七遍去滑) 槟榔三分 麦门冬三分(去心) 前胡三分(去芦头) 陈橘皮半两(汤浸,去白瓤,焙) 甘草半两(炙微赤,剉) 桑根白皮半两(剉)

【用法】上为散。每服四钱,以水一中盏,加生姜半分,煎至六分,去滓温服,不拘时候。

【主治】伤寒咳嗽,心膈壅闷,肩背烦疼,四肢少力。

41798 赤茯苓散(《圣惠》卷十二)

【组成】赤茯苓一两 枳壳一两(麸炒微黄,去瓤) 白术一两 泽泻三分 甘草一分(炙微赤,剉) 陈橘皮一两(汤浸,去白瓤,焙) 桔梗一分(去芦头) 杏仁三分(汤浸,去皮尖双仁,麸炒微黄) 人参三分(去芦头)

【用法】上为散。每服三钱,以水一中盏,加生姜半分,煎至六分,去滓稍热服,不拘时候。

【主治】伤寒,心腹痞满,两胁不急,不能饮食。

41799 赤茯苓散(《圣惠》卷十二)

【组成】赤茯苓一两(去芦头) 桔梗一两(去芦头) 陈橘皮一两(汤浸,去白瓤,焙) 人参半两(去芦头) 高良姜一两(剉) 槟榔三分

【用法】上为散。每服三钱,以水一中盏,加大枣三个,煎至六分,去滓稍热服,不拘时候。

【主治】伤寒卒心腹痛,胀满不下饮食。

41800 赤茯苓散(《圣惠》卷十三)

【组成】赤茯苓三分 麦门冬三分(去心) 百合一两 知母一两 柴胡一两(去苗) 甘草半两(炙微赤,剉)

【用法】上为散。每服四钱,以水一中盏,煎至六分,去滓温服,不拘时候。

【主治】伤寒百合证,头不痛,但觉头眩,渐渐恶寒。

41801 赤茯苓散(《圣惠》卷十三)

【组成】赤茯苓 赤芍药 木通(剉) 黄芩 川芒消 瞿麦各一两

【用法】上为粗散。每服四钱,以水一中盏,加生姜半分,煎至六分,去滓温服,不拘时候。以得利为度。

【主治】伤寒小便不通,脐腹妨闷,心神烦躁。

41802 赤茯苓散(《圣惠》卷十四)

【组成】赤茯苓一两 赤芍药一两 枳壳三分(麸炒微黄,去瓤) 大腹子三分 桑根白皮一两半(剉) 紫苏茎叶三分 百合三分 川大黄三分(剉碎,微炒) 甘草半两(炙微赤,剉) 郁李仁三分(汤浸,去皮尖,微炒) 羚羊角屑三分 汉防己三分

【用法】上为散。每服五钱,以水一大盏,加生姜半分,煎至五分,去滓温服,不拘时候。

【主治】伤寒后脚气上攻,烦满,及脚膝疼肿。

41803 赤茯苓散(《圣惠》卷十五)

【组成】赤茯苓 栝楼根 麦门冬(去心) 生干地黄各一两 知母半两

【用法】上为散。每服五钱,以水一大盏,加小麦五十粒,淡竹叶二七片,煎至五分,去滓温服,不拘时候。

【主治】时气胃热口干,烦躁,渴不止。

41804 赤茯苓散(《圣惠》卷十五)

【组成】赤茯苓三分 赤芍药三分 枳壳半两(麸炒微黄,去瓤) 大腹皮半两(剉) 百合一两 紫苏茎叶三分 甘草半两(炙微赤,剉) 郁李仁一两(汤浸,去皮尖,微炒)

【用法】上为散。每服四钱,以水一中盏,煎至六分,去滓温服,不拘时候。

【主治】时气,气壅上冲,心腹痞满,坐卧不安。

41805 赤茯苓散(《圣惠》卷十六)

【组成】赤茯苓二两 甘草(炙微赤,剉) 泽泻 桂心 葛根(剉)各一两 石膏二两

【用法】上为散。每服五钱,以水一大盏,煎至五分,去滓温服,不拘时候。

【主治】时气头痛,虽自时时有汗,烦渴不止。

41806 赤茯苓散(《圣惠》卷十六)

【组成】赤茯苓半两 前胡三分(去芦头) 白鲜皮一两 瞿麦一两 子芩半两 栀子仁半两 滑石二两 川升麻三分 木通一两半(剉)

【用法】上为散。每服三钱,水一中盏,煎至六分,去滓温服,不拘时候。

【主治】时气,有时寒热,四肢沉重,口不知味,胸中哕塞,小便不通。

41807 赤茯苓散(《圣惠》卷十八)

【组成】赤茯苓一两 赤芍药一两 葵子一两 瞿麦一两 木通一两(剉) 川芒消一两

【用法】上为粗散。每服四钱,以水一中盏,加葱白二茎,煎至六分,去滓温服,不拘时候。

【主治】热病,小便不通,心神烦躁,小腹满闷。

41808 赤茯苓散(《圣惠》卷二十二)

【组成】赤茯苓三分 防风三分(去芦头) 甘菊花三分 天雄半两(炮裂,去皮脐) 麻黄半两(去根节) 细辛半两 芎䓖半两 杜若三分 前胡三分(去芦头) 白术三分 杏仁半两(汤浸,去皮尖双仁,麸炒微黄) 甘草半两(炙微赤,剉)

【用法】上为粗散。每服三钱,以水一中盏,加生姜半分,煎至六分,去滓温服,不拘时候。

【主治】头风,目眩晕闷,起即欲倒,不下饮食。

41809 赤茯苓散(《圣惠》卷二十八)

【组成】赤茯苓一两 紫菀三两(洗去苗土) 白术半两 吴茱萸一分(汤浸七遍,焙干,微炒) 郁李仁三分(汤浸,去皮尖,微炒) 当归半两 人参半两(去芦头) 鳖甲三分(涂醋炙微黄,去裙襕) 桂心半两 槟榔半两

【用法】上为粗散。每服三钱,以水一中盏,加生姜半分,煎至五分,去滓,食前温服。

【主治】虚劳积聚,心胸壅闷,喘急气促,不能饮食,四肢瘦弱。

【宜忌】忌苋菜、湿面、生冷。

41810 赤茯苓散(《圣惠》卷二十八)

【组成】赤茯苓一两 陈橘皮三分(汤浸,去白瓤,焙) 人参三分(去芦头) 丁香半两 半夏半两(汤洗七遍去

七画

赤

324

(总3054)

滑）　黄耆三分（剉）　白术三分　五味子半两　枳实半两（麸炒微黄）　甘草一分（炙微赤，剉）　诃黎勒皮三分　桂心半两

【用法】上为散。每服三钱，以水一中盏，加生姜半分，大枣三个，煎至六分，去滓稍热服，不拘时候。

【主治】虚劳胸膈气满，呕逆，不纳饮食。

41811　赤茯苓散（《圣惠》卷二十九）

【组成】赤茯苓三分　芎䓖半两　桔梗半两（去芦头）　五味子半两　木香半两　当归三分　柴胡一两（去苗）　鳖甲半两（涂醋炙令黄，去裙襕）　桂心三分　枳壳半两（麸炒微黄，去瓤）　白术一两　赤芍药一两

【用法】上为散。每服三钱，以水一中盏，加生姜半分，煎至六分，去滓温服，不拘时候。

【主治】虚劳，身体背膊疼痛，心膈妨闷，不欲饮食，食则腹胀，坐卧不安，口苦头痛，手足无力。

【宜忌】忌苋菜。

41812　赤茯苓散（《圣惠》卷二十九）

【组成】赤茯苓一两　猪苓一两（去黑皮）　当归一两　枳壳三分（麸炒微黄，去瓤）　羚羊角屑一两　大麻仁一两　木香半两　甘草半两（炙微赤，剉）　赤芍药一两

【用法】上为散。每服三钱，以水一中盏，煎至六分，去滓，食前温服。

【主治】虚劳小便不利，气攻腹内，妨痛。

41813　赤茯苓散（《圣惠》卷三十）

【组成】赤茯苓二两　诃黎勒皮二两　木香半两　当归一两　吴茱萸半两（汤浸七遍，焙干，微炒）　槟榔一两　川大黄一两（剉碎，微炒）

【用法】上为粗散。每服三钱，以水一中盏，加生姜半分，煎至六分，去滓稍热服，不拘时候。

【主治】虚劳上气，胸中逆满，不下饮食。

41814　赤茯苓散（《圣惠》卷三十一）

【组成】赤茯苓二两　甘草二两（炙微赤，剉）　紫菀一两（去苗土）　白前三分　前胡一两（去芦头）　旋覆花半两

【用法】上为粗散。每服四钱，以水一中盏，加生姜半分，煎至六分，去滓温服，不拘时候。

【主治】骨蒸肺痿，心胸满闷，咳嗽涎唾，不欲饮食。

41815　赤茯苓散（《圣惠》卷三十一）

【组成】赤茯苓一两　柴胡一两半（去苗）　地骨皮三分　鳖甲一两半（涂醋炙微黄，去裙襕）　桑根白皮一两（剉）　枳壳一两（麸炒微黄，去瓤）　川大黄一两（剉碎，微炒）　芎䓖半两　川朴消一两

【用法】上为粗散。每服四钱，以水一中盏，加生姜半分，煎至六分，去滓温服，不拘时候。

【主治】骨蒸烦热，四肢疼痛，背膊壅闷。

41816　赤茯苓散（《圣惠》卷三十八）

【组成】赤茯苓一两　泽泻一两　柴胡一两（去苗）　川大黄一两半（剉碎，微炒）　汉防己一两　猪苓一两（去黑皮）　麦门冬一两（去心）　桑根白皮一两（剉）　犀角屑一两　紫苏茎叶一两　槟榔一两半　子芩一两　木通一两（剉）

【用法】上为散。每服四钱，以水一中盏，加生姜半分，葱白七寸，煎至六分，去滓温服，不拘时候。

【主治】乳石发动，心神烦躁闷乱，身体面目浮肿，喘促坐卧不得。

41817　赤茯苓散（《圣惠》卷四十二）

【组成】赤茯苓一两　桂心半两　紫苏茎叶三分　陈橘皮三分（汤浸，去白瓤，焙）　杏仁三分（汤浸，去皮尖双仁，麸炒微黄）　诃黎勒皮三分　枳壳半两（麸炒微黄，去瓤）　细辛半两　厚朴三分（去粗皮，涂生姜汁炙令香熟）　郁李仁三分（汤浸，去皮，微炒）　人参三分（去芦头）　紫菀三分（洗去苗土）　半夏半两（汤洗七遍去滑）　甘草半两（炙微赤，剉）

【用法】上为散。每服五钱，以水一大盏，加生姜半分，大枣三个，煎至五分，去滓温服，不拘时候。

【主治】久上气，心膈不利，吃食全微，咳嗽不止。

41818　赤茯苓散（《圣惠》卷四十二）

【组成】赤茯苓一两　陈橘皮三分（汤浸，去白瓤，焙）　诃黎勒皮三分　麦门冬半两（去心）　白术一两　甘草一分（炙微赤，剉）　半夏半两（汤洗七遍去滑）　杏仁一两（汤浸，去皮尖双仁，麸炒微黄）

【用法】上为散。每服五钱，以水一大盏，加生姜半分，煎至五分，去滓温服，不拘时候。

【主治】上气呕吐，胸胁满闷，不思饮食，心神虚烦。

41819　赤茯苓散（《圣惠》卷四十二）

【组成】赤茯苓一两　杏仁一两（汤浸，去皮尖双仁，麸炒微黄）　人参三分（去芦头）　陈橘皮三分（汤浸）　紫苏茎叶三分　桂心半两　白术三分　槟榔一两　枇杷叶一两（拭去毛，炙微黄）

【用法】上为散。每服五钱，以水一大盏，加生姜半分，煎至五分，去滓温服，不拘时候。

【主治】上气腹胀满，不下食。

41820　赤茯苓散（《圣惠》卷四十五）

【组成】赤茯苓三分　桑根白皮三分（剉）　紫苏茎叶三分　汉防己半两　羚羊角屑半两　郁李仁一两（汤浸，去皮，微炒）　槟榔一两　木香半两　红雪二两

【用法】上为粗散。每服四钱，以水一中盏，加生姜半分，煎至六分，去滓温服，不拘时候。

【主治】脚气，肿满入小腹，相引两胁，妨闷，膀胱里急，停积宿水，不得宣通，时复心昏如醉。

【备考】本方方名，《普济方》引作“茯苓散”。

41821　赤茯苓散（方出《圣惠》卷四十五，名见《普济方》卷二四六）

【组成】赤茯苓一两　川升麻一两　甘草三分（炙微赤，剉）　知母一两　犀角屑三分　木香三分　前胡三分（去芦头）　石膏一两半　旋覆花半两　麦门冬一两（去心）　紫苏茎叶一两　槟榔一两

【用法】上为粗散。每服四钱，以水一中盏，加姜汁半分，煎六分，去滓温服，不拘时候。

【主治】瘴毒脚气，胸膈气不通，乍寒乍热，头痛心烦，不下饮食。

41822　赤茯苓散（《圣惠》卷四十六）

【组成】赤茯苓一两　贝母一两（煨微黄）　陈橘皮一两（汤浸，去白瓤，焙）　紫苏茎叶一两　杏仁二两（汤浸，去皮尖双仁，麸炒微黄）　人参一两（去芦头）

【用法】上为散。每服三钱,水一中盏,加生姜半分,大枣三个,煎至六分,去滓温服,不拘时候。

【主治】咳嗽忽不顺,呕吐不下食。

41823 赤茯苓散(《圣惠》卷四十八)

【异名】七气汤(《普济方》卷一七一)。

【组成】赤茯苓二两半 大腹皮半两(剉) 槟榔半两 桂心一两 吴茱萸半两(汤浸七遍,焙干,微炒) 高良姜半两(剉) 诃黎勒皮一两 牵牛子一两(微炒)

【用法】上为散。每服三钱,水一中盏,煎至六分,去滓稍热服,不拘时候。

【主治】奔豚气,从小腹起,上至心下,妨胀壅闷,胸中短气,坐卧不安。

41824 赤茯苓散(《圣惠》卷五十)

【组成】赤茯苓一两半 桑根白皮一两半(剉) 枳实一两(麸炒微黄) 陈橘皮一两(汤浸,去白瓤,焙) 人参一两(去芦头) 木香三分 甘草三分(炙微赤,剉) 射干三分 大腹皮一两(剉)

【用法】上为散。每服三钱,以水一中盏,加生姜半分,煎至六分,去滓稍热服,不拘时候。

【主治】膈气,咽喉噎塞,心胸满闷,不下饮食。

41825 赤茯苓散(《圣惠》卷五十)

【组成】赤茯苓一两 半夏半两(汤洗七遍去滑) 桂心三两 大腹皮一两(剉) 枳壳一两(麸炒微黄,去瓤) 陈橘皮一两(汤浸,去白瓤,焙) 白术半两 木通三分(剉) 旋覆花半两 前胡一两(去芦头) 槟榔一两 诃黎勒皮二两

【用法】上为散。每服三钱,以水一中盏,加生姜半分,煎至六分,去滓稍热服,不拘时候。

【主治】膈气,痰结气滞,不思饮食,肩背壅闷,四肢烦疼。

41826 赤茯苓散(《圣惠》卷五十)

【组成】赤茯苓一两 桂心一两 人参一两(去芦头) 陈橘皮二两(汤浸,去白瓤,焙) 白术一两 蓬莪术一两 大黄一两(剉碎,微炒) 吴茱萸半两(汤浸七遍,焙干,微炒) 厚朴二两(去粗皮,涂生姜汁炙令香熟)

【用法】上为粗散。每服三钱,以水一中盏,加生姜五分,煎至六分,去滓稍热服,不拘时候。

【主治】膈气壅滞攻心,胸中连肩背痛,日夜不止。

41827 赤茯苓散(方出《圣惠》卷五十,名见《普济方》卷二〇五)

【组成】赤茯苓一两 桂心半两 桑根白皮一两

【用法】上为粗散。每服三钱,以水一中盏,加粟米一茶匙,煎至六分,去滓温服,不拘时候。

【主治】气噎,心膈壅塞,不能下食。

41828 赤茯苓散(《圣惠》卷五十一)

【组成】赤茯苓一两 柴胡一两(去苗) 枳壳一两(麸炒微黄,去瓤) 白术一两 人参半两(去芦头) 旋覆花半两 半夏三分(汤浸七遍去滑) 杏仁三分(汤浸,去皮尖双仁,麸炒微黄) 槟榔一两

【用法】上为粗散。每服五钱,以水一大盏,加生姜半分,煎至五分,去滓温服,不拘时候。

【主治】痰饮干呕,食不消化,及脾胃气膈。

41829 赤茯苓散(《圣惠》卷五十一)

【组成】赤茯苓一两 白术一两 陈橘皮一两(汤浸,去白瓤,焙) 当归一两(剉,微炒) 半夏一两(汤洗七遍去滑) 桂心一两 附子一两(炮裂,去皮脐)

【用法】上为粗散。每服五钱,以水一大盏,加生姜半分,煎至五分,去滓温服,不拘时候。

【主治】痰癖,胸中脐下强满呕逆,不思饮食。

41830 赤茯苓散(《圣惠》卷五十三)

【组成】赤茯苓一两 栝楼根一两 黄芩一两 麦门冬一两(去心) 生干地黄一两 知母一两

【用法】上为散。每服五钱,以水一大盏,加生姜半分,小麦半合,淡竹叶二七片,煎至五分,去滓温服,不拘时候。

【主治】脾胃中热,引饮水浆,烦渴不止。

41831 赤茯苓散(《圣惠》卷五十三)

【组成】赤茯苓一两 诃黎勒皮三分 龙脑一钱(细研) 人参三分(去芦头)

【用法】上为细散,加龙脑,研令匀。每服一钱,以粥饮调下,不拘时候。

【主治】胸膈气壅滞,暴渴不止。

41832 赤茯苓散(《圣惠》卷五十三)

【异名】赤茯苓汤(《圣济总录》卷五十九)。

【组成】赤茯苓一两 紫苏子一两 白术一两 前胡一两(去芦头) 人参一两(去芦头) 陈橘皮三分(汤浸,去白瓤,焙) 桂心三分 木香三分 槟榔三分 甘草半两(炙微赤,剉)

【用法】上为散。每服三钱,以水一中盏,加生姜半分,大枣三个,煎至六分,去滓温服,不拘时候。

【主治】消渴后,头面脚膝浮肿,胃虚不能下食,心胸不利,或时吐逆。

41833 赤茯苓散(方出《圣惠》卷五十四,名见《普济方》卷一九三)

【组成】赤茯苓一两 汉防己一两 川大黄二两(剉碎,微炒) 槟榔一两 甜葶苈一两(隔纸炒令紫色) 桑根白皮一两(剉) 木通一两(剉) 陈橘皮一两(汤浸,去白瓤,焙) 郁李仁一两(汤浸,去皮,微炒)

【用法】上为粗散。每服五钱,以水一大盏,煎至五分,去滓,食前温服。以大小便通利为效。

【主治】水气遍身浮肿,按之没指,心腹气胀,大小便涩。

41834 赤茯苓散(《圣惠》卷五十四)

【组成】赤茯苓二两 桂心一两 川大黄二两(剉碎,微炒) 甘草一两(炙微赤,剉) 大腹皮一两半(剉) 枳壳一两半(麸炒微黄,去瓤) 桑根白皮一两(剉) 细辛一两 前胡一两(去芦头)

【用法】上为粗散。每服五钱,以水一大盏,煎至五分,去滓温服,一日三四次。

【主治】大腹水肿,大便涩,气满闷。

41835 赤茯苓散(《圣惠》卷五十四)

【组成】赤茯苓一两 枳壳一两(麸炒微黄,去瓤) 陈橘皮半两(汤浸,去白瓤,焙) 牵牛子二两(微炒) 甘草半两(炙微赤,剉)

【用法】上为粗散。每服五钱,以水一大盏,煎至五分,去滓温服,一日三四次。

【主治】头面身体卒浮肿。

41836 赤茯苓散《圣惠》卷五十六)

【组成】赤茯苓三分　当归半两(剉,微炒)　赤芍药半两　鬼箭羽三分　桂心三分　生干地黄半两　川升麻三分　木香半两　芎䓖半两　桃仁三分(汤浸,去皮尖双仁,麸炒微黄)

【用法】上为粗散。每服三钱,以水一中盏,煎至五分,去滓温服。

【主治】❶《圣惠》:尸疰。发作无时,心胸痛,喘息急。❷《普济方》:尸疰,喘急,气上冲,傍攻两胁。

41837 赤茯苓散《圣惠》卷五十八)

【异名】茯苓汤(《圣济总录》卷九十八)。

【组成】赤茯苓一两　滑石二两　石韦一两(去毛)　瞿麦一两　蒲黄一两　葵子一两　榆白皮一两(剉)

【用法】上为粗散。每服四钱,以水一中盏,煎至六分,去滓,食前温服。

【主治】小便卒淋,水道中涩痛。

41838 赤茯苓散《圣惠》卷六十九)

【组成】赤茯苓一两　芎䓖一两　当归一两(剉,微炒)　桂心一两　细辛一两　栀子仁一两　独活一两　干姜三分(炮裂,剉)　甘草一两(炙微赤,剉)　石膏二两　羚羊角屑一两　麻黄一两(去根节)

【用法】上为粗散。每服四钱,以水一中盏,煎至六分,去滓温服,不拘时候。

【主治】妇人中风,身如角弓反张,心胸壅闷,言语謇涩。

41839 赤茯苓散《圣惠》卷六十九)

【组成】赤茯苓一两　蔓荆子半两　细辛半两　人参三分(去芦头)　白术半两　前胡一两(去芦头)　枇杷叶二分(拭去毛,炙微黄)　芎䓖三分　半夏半两(汤洗七遍去滑)　防风半两(去芦头)　陈橘皮半两(汤浸,去白瓤,焙)　甘草半两(炙微赤,剉)

【用法】上为散。每服三钱,以水一中盏,加生姜半分,煎至六分,去滓温服,不拘时候。

【主治】妇人风痰,心胸不利,头目昏重,时欲呕吐,不下饮食。

41840 赤茯苓散《圣惠》卷六十九)

【组成】赤茯苓一两　汉防己一两　桑根白皮半两(剉)　枳壳三分(麸炒微黄,去瓤)　槟榔一两　木通一两(剉)　川大黄一两(剉碎,微炒)　紫苏茎叶一两　甘草半两(炙微赤,剉)

【用法】上为粗散。每服四钱,以水一中盏,加生姜半分,葱白七寸,煎至六分,去滓温服,不拘时候。

【主治】妇人水气,身体浮肿,喘息微促,小便不利。

41841 赤茯苓散《圣惠》卷六十九)

【组成】赤茯苓一两　汉防己一两　桑根白皮半两(剉)　猪苓一两(去黑皮)　泽漆一两　木通一两(剉)　槟榔一两

【用法】上为粗散。每服四钱,以水一中盏,加生姜半分,煎至六分,去滓,食前温服,以利为效。

【主治】妇人水气,身体浮肿,喘息微促,小便不利。

41842 赤茯苓散《圣惠》卷六十九)

【组成】赤茯苓三分　川大黄二两(剉碎,微炒)　鳖甲一两(涂醋炙令黄)　赤芍药三分　桂心半两　槟榔一两　桑根白皮三分(剉)　枳壳半两(麸炒微黄,去瓤)　郁李仁一两半(汤浸去皮,微炒)　牵牛子三分(微炒)

【用法】上为散。每服四钱,以水一中盏,加生姜半分,同煎至六分,去滓,食前温服。

【主治】妇人血分,腹胁鼓胀,四肢浮肿,肩背壅闷。

41843 赤茯苓散《圣惠》卷六十九)

【组成】赤茯苓一两　木通一两(剉)　紫苏茎叶一两　牛膝一两(去苗)　木香半两　防葵半两　槟榔一两　桂心半两　鳖甲一两(涂醋炙令黄,去裙襕)　赤芍药半两　川大黄二两(剉碎,微炒)

【用法】上为粗散。每服四钱,以水一中盏,加生姜半分,煎至六分,去滓,食前温服。以利为度。

【主治】妇人脚气肿满,腹内妨闷,月水不通,四肢疼痛。

【备考】方中防葵,《普济方》作"防己"。

41844 赤茯苓散《圣惠》卷七十)

【组成】赤茯苓　防风(去芦头)　人参(去芦头)　当归(剉碎,微炒)　白芷　白术　枳壳(麸炒微黄,去瓤)　木香　赤芍药　细辛　羌活　芎䓖　生干地黄各一两　羚羊角屑半两　桂心三分　半夏三分(汤洗七遍去滑)　甘菊花半两

【用法】上为散。每服四钱,以水一中盏,加生姜半分,煎至六分,去滓,食前温服。

【主治】妇人血风劳气,心胸壅滞,积痰不散,时攻头目旋眩,呕吐烦热,四肢拘急疼痛。

41845 赤茯苓散《圣惠》卷七十)

【组成】赤茯苓一两　鳖甲二两(涂醋炙令黄,去裙襕)　柴胡一两(去苗)　麦门冬一两(去心)　人参三分(去芦头)　桃仁三分(汤浸,去皮尖双仁,麸炒微黄)　木香三分　白术三分　桂心半两　川大黄一两(剉碎,微炒)　瞿麦三分　赤芍药三分　当归三分　半夏三分(汤洗七遍去滑)　甘草半两(炙微赤,剉)

【用法】上为粗散。每服四钱,以水一中盏,加生姜半分,煎至六分,去滓温服,不拘时候。

【主治】妇人骨蒸及劳血等疾,面色黄瘦,四肢无力,烦疼,痰壅涕唾稠黏,不思饮食。

41846 赤茯苓散《圣惠》卷七十二)

【组成】赤茯苓　葵根　桂心　石韦(去毛)　赤芍药　琥珀　木通(剉)各一两　青橘皮三分(汤浸,去白瓤,焙)

【用法】上为散。每服三钱,以水一中盏,加生姜半分,葱白二茎,煎至六分,去滓,食前温服。

【主治】妇人气淋,冷淋,小便涩。

41847 赤茯苓散《圣惠》卷七十四)

【组成】赤茯苓　白术　麦门冬(去心)　人参(去芦头)　黄耆(剉)各一两　半夏半两(汤浸七遍去滑)

【用法】上为散。每服三钱,以水一中盏,加生姜半分,大枣三个,煎至六分,去滓温服,不拘时候。

【主治】妊娠十月,伤寒烦热,吐逆,不欲饮食。

41848 赤茯苓散（《圣惠》卷七十四）

【组成】赤茯苓一两　前胡一两（去芦头）　半夏半两（汤浸七遍去滑）　白术一两　麦门冬半两（去心）　紫苏叶一两　大腹皮半两（剉）　人参一两（去芦头）

【用法】上为散。每服四钱，以水一中盏，加生姜半分，煎至六分，去滓温服，不拘时候。

【主治】妊娠心胸支满，痰逆，不思饮食。

41849 赤茯苓散（《圣惠》卷七十四）

【组成】赤茯苓　桑寄生　知母　百合　麦门冬（去心）　川升麻　人参（去芦头）　柴胡（去苗）各一两　甘草半两（炙微赤，剉）

【用法】上为散。每服四钱，以水一中盏，加甜竹茹一分，生姜半分，薤白七寸，煎至六分，去滓温服，不拘时候。

【主治】妊娠心烦，头项疼痛，不思饮食，手足多热。

41850 赤茯苓散（《圣惠》卷七十四）

【组成】赤茯苓一两　紫苏叶半两　黄耆二两（剉）　人参半两（去芦头）　陈橘皮半两（汤浸，去白瓤，焙）　柴胡一两（去苗）　大腹皮半两（剉）　前胡三分（去芦头）　甘草半两（炙微赤，剉）

【用法】上为散。每服四钱，以水一中盏，煎至六分，去滓温服，不拘时候。

【主治】妊娠心膈气壅滞，烦躁，口干食少。

41851 赤茯苓散（《圣惠》卷七十五）

【组成】赤茯苓一两半　前胡一两（去芦头）　半夏一两（汤洗七遍去滑）　白术一两　麦门冬一两半（去心）　大腹皮一两（剉）　槟榔一两　紫苏茎叶一两

【用法】上为散。每服三钱，以水一中盏，加生姜半分，煎至六分，去滓温服，不拘时候。

【主治】妊娠腹胁胀满，心胸痰逆，见食即吐，渐加羸瘦。

41852 赤茯苓散（《圣惠》卷七十五）

【异名】赤茯苓汤（《圣济总录》卷一五七）。

【组成】赤茯苓一两　白术半两　黄芩三分　旋覆花半两　杏仁三分（汤浸，去皮尖双仁，麸炒微黄）　木通三分（剉）

【用法】上为粗散。每服四钱，以水一中盏，加生姜半分，煎至六分，去滓，食前温服。

【主治】妊娠身体浮肿，心腹急满，小便涩滞。

41853 赤茯苓散（《圣惠》卷七十六）

【组成】赤茯苓一两　桑寄生一两　人参半两（去芦头）　蔓荆子一两　防风三分（去芦头）　刺蓟三分

【用法】上为散。每服四钱，以水一中盏，煎至六分，去滓，食前温服。

【主治】妊娠四五月，头重耳鸣，时时腹痛。

41854 赤茯苓散（《圣惠》卷八十三）

【组成】赤茯苓　龙齿　黄芩　甘草（炙微赤，剉）　钩藤　玄参　石膏各半两　川升麻三分　麦门冬一两（去心，焙）

【用法】上为粗散。每服一钱，以水一小盏，加竹叶七片，煎至五分，去滓服。

【主治】小儿心热多惊，睡中狂语，烦闷。

41855 赤茯苓散（《圣惠》卷八十三）

【组成】赤茯苓　木通（剉）　人参（去芦头）　甘草（炙微赤，剉）　枳实（麸炒微黄）　当归（剉，微炒）各一分　川大黄半两（剉，微炒）

【用法】上为粗散。每服一钱，以水一小盏，煎至五分，去滓温服，不拘时候。

【主治】小儿心胸气壅，胀满虚热，不能乳食，大小肠气滞。

41856 赤茯苓散（《圣惠》卷八十四）

【异名】赤茯苓汤（《奇效良方》卷六十五）。

【组成】赤茯苓半两　甘草半两（炙微赤，剉）　栀子仁一分　大青半两　川升麻半两　枳壳半两（麸炒微黄，去瓤）

【用法】上为粗散。每服一钱，以水一小盏，加苦竹叶一七片，豉三十粒，煎至五分，去滓，分为三服，一日三四次。

【主治】小儿疹痘疮出后，咳嗽胁痛，吃食不下。

【方论选录】《奇效良方》：胁痛者，由病后毒气混乱，阻于升降，左右为阴阳之道路，气之所行处，今气滞为胁痛。以枳壳宽胸下气，令气顺胁不痛也；大青、栀子去蕴热；升麻解毒；赤茯苓导心火，利小肠，使火不伤于肺，则不咳耳。

41857 赤茯苓散（《圣惠》卷八十四）

【组成】赤茯苓半两　甘草一分（炙微赤，剉）　陈橘皮一分（汤浸，去白瓤，焙）　川朴消半两　旋覆花一分

【用法】上为粗散。每服二钱，以水一小盏，加生姜如莲子大，煎至五分，去滓服。

【主治】小儿痰实壅闷，时复呕吐，不欲乳食。

41858 赤茯苓散（《圣惠》卷八十八）

【组成】赤茯苓半两　桑根白皮半两（剉）　川升麻一分　甜葶苈一分（隔纸炒令紫色）　杏仁一分（汤浸，去皮尖双仁，麸炒微黄）　桔梗一分（去芦头）　贝母半两（煨令微黄）

【用法】上为粗散。每服一钱，以水一小盏，煎至五分，去滓温服，一日三四次。

【主治】小儿水气肿满，喘咳不止。

41859 赤茯苓散（《普济方》卷二八五引《圣惠》）

【组成】赤茯苓一两　甜瓜子二两　川大黄二两（剉碎，微炒）　川芒消半两　桃仁一两（浸，去皮尖双仁，麸炒微黄）　牡丹一两半

【用法】上为粗散。每服四钱，水一中盏，煎至六分，去滓温服，一日三四次。

【主治】肠痈，小腹牢强，按之痛，小便不利，时有汗出，恶寒脉迟，未成脓。

41860 赤茯苓散（《圣济总录》卷一八四）

【组成】赤茯苓（去黑皮）　牵牛子（炒）各一两半　枳壳（去瓤，麸炒）　陈橘皮（去白，炒）　甘草（炙）各三分

【用法】上为散。每服二钱匕，如茶点服，不拘时候。

【主治】服石人水气内积，面肿。

41861 赤茯苓散

《圣济总录》卷一八四。为《圣惠》卷三十八"葵子散"之异名。见该条。

41862 赤茯苓散（《鸡峰》卷十八）

【组成】赤茯苓　细辛　半夏　藁本各三分　蔓荆子　旋覆花　防风　芎䓖　枳壳　甘草各一两　人参　前胡

羌活各一两半　天麻二两　菊花半两

【用法】上为细末。每服二钱,水一盏,加生姜三片,煎至六分,去滓温服,不拘时候。

【主治】风虚痰饮,头痛恶心。

41863　赤茯苓散《杨氏家藏方》卷十六)

【组成】赤茯苓(去皮)　半夏(汤洗七遍)　陈橘皮(去白)　桔梗(去芦头)　熟干地黄(洗,焙)各一两　白术　川芎　人参(去芦头)　赤芍药各三分　旋覆花　甘草(炙)各半两

【用法】上㕮咀。每服三钱,水一盏半,加生姜三片,煎至一盏,去滓温服,不拘时候。

【主治】妊娠恶阻,心胸烦闷,头晕恶心,四肢昏倦,呕吐痰水,恶闻食气。

41864　赤茯苓散《传信适用方》卷一)

【组成】赤茯苓(去黑皮)三分　当归(去苗,洗,切,焙干)三分　木香半两　桂心(去粗皮,不见火)三分　白术一两　枳壳(麸炒,去瓤)半两　赤芍药一两　柴胡(去苗,洗)半两　黄耆半两(炙)　鳖甲(醋炙,去裙)三分　五味子(拣净)半两　桔梗(剉,炒)半两　芎䓖半两　橘红半两　甘草半两(炒)

【用法】上为粗散。每服四钱,水一盏半,加生姜五片,煎至八分,去滓,通口服,不拘时候。

【主治】阴阳俱虚,经络凝涩,气血不和,身体疼痛,背膊劳倦,手足无力。

41865　赤茯苓散《卫生宝鉴》卷十八)

【组成】赤茯苓(去皮)　葵子各等分

【用法】上为末。每服二钱,新汲水调下,不拘时候。

【主治】妊娠小便不利,及水肿,洒洒恶寒,动作筋痛。

41866　赤茯苓散《普济方》卷三十三引《医方大成》)

【组成】人参　白术　赤茯苓　香薷　泽泻　猪苓　莲肉　麦门冬(去心)各等分

【用法】上为散。每服四钱,水一盏煎服。

【主治】心经伏暑,小便赤浊。

41867　赤茯苓散《普济方》卷一九三引《经验良方》)

【组成】赤茯苓　桑白皮　贝母各一钱　升麻　甘草　桔梗(微炒)　杏仁　甜葶苈(炒)各半钱

【用法】上㕮咀。每服三钱,水一盏,煎六分服,小儿作三服。

【主治】大人、小儿水气肿满,喘咳不止。

41868　赤茯苓散《治痘全书》卷十四)

【组成】苦竹叶　淡豆豉　赤茯苓　大青　升麻　桔梗　栀子仁　甘草

【用法】为散服。

【主治】咳嗽喘急。

41869　赤茯苓煎《圣惠》卷五十三)

【组成】赤茯苓五两(为末)　白蜜半斤　淡竹叶一小盏　生地黄汁一中盏

【用法】上药都搅匀,以慢火煎成膏。每服一茶匙,以清粥饮调下,不拘时候。

【主治】消渴,心神烦乱,唇口焦干,咽喉不利。

41870　赤茯神散《医略六书》卷三十)

【组成】茯神二两(去木)　人参一两半　黄耆三两(酒炒)　琥珀三两　生地五两　赤芍一两半(醋炒)　桂心一两半　龙齿二两(煅)　辰砂一两半

【用法】上为散。每服三钱,水煎,去滓温服。

【主治】心神恍惚,脉软涩数者。

【方论选录】产后气阴两亏,不能化血,而血滞心包,故心神失措,恍惚不定。赤茯神利血分以安神,生地黄壮肾水以定志,人参扶元补气,黄耆益营补中,琥珀安神散瘀,赤芍泻滞化血,桂心温营血以扶阳,龙齿安魂魄以宁神,辰砂镇心以安神明。为散,水煎,使气阴并旺,则滞血自化,而心包肃清,神明焕发,何恍惚之不愈哉。

41871　赤蜈蚣散《杂病源流犀烛》卷十四)

【组成】赤脚蜈蚣一条(炙)

【用法】上为散。酒服。

【主治】蛇瘕。误食菜中蛇精,或食蛇肉,致成蛇瘕,腹内常饥,食物即吐。

41872　赤小豆贴方《外台》卷二十四注文引《范汪方》)

【组成】赤小豆五合

【用法】入苦酒中熬之毕,为散,以苦酒和之,涂拭纸上。贴肿,从发肿两头以下。

【主治】石痈之和平体质者。

41873　赤马通饮子《圣惠》卷八十)

【组成】赤马通三枚　酒一小盏　童便一中盏

【用法】上药都和,绞取汁,煎一二沸,分三次温服。

【主治】产后血晕,上攻,心腹胀满。

41874　赤马通饮子《圣惠》卷八十)

【组成】赤马通三枚　童便一中盏　生地黄汁一小盏　红雪一两

【用法】以小便、地黄汁浸马通,绞取汁,下红雪搅令消,煎一二沸,分二次温服。

【主治】产后血运,烦闷不识人,狂乱。

41875　赤井龙王汤《产科发蒙》卷六)

【组成】当归　川芎　芍药　黄耆　良姜　萍蓬根　木香　黄芩　黄连　人参　大黄　肉桂　桂心　甘草

【用法】上剉,土器中炒。每服二钱,沸汤渍绞用,滓再煎服。

【主治】产前后诸疾,及打扑折伤,金疮,腹痛食伤,淋疾癫狂,黄胖病,痈疽,诸恶疮,类中风,痘疮后诸症;酒毒,郁冒。

【加减】有热,加柴胡;金疮筋断,加槟榔、丁子;打扑,倍萍蓬根。

41876　赤车使者酒《圣济总录》卷九)

【组成】赤车使者　当归(切,焙)　白茯苓(去黑皮)各半两　防风(去叉)　独活(去芦头)　细辛(去苗叶)　人参各一两　附子(炮裂,去皮脐)十五枚

【用法】上剉,如麻豆大。用水一斗,黍米一斗,曲一斤五两,造酒,入三斗罌中密封,以油袋盛罌,勿令水入,沉井底三宿,药成即置高燥处,停二日。平旦服半盏,一日三次,渐增之。

【主治】中风湿偏枯,纵缓不随,五劳七伤,寒冷百病。

41877　赤石脂餺飥《养老奉亲》)

【异名】赤石餺飥(《医学入门》卷三)。

【组成】赤石脂五两(碎筛如面)　白面七两

【用法】上以赤石脂末和面,搜作之,煮熟,下葱、酱、五味臛头,空心食之。三四日皆愈。

【主治】老人肠胃冷气,痢下不止。

41878 赤白二疹丸(《外台》卷三十引《延年秘录》)

【组成】白术一斤　蔓荆子四分　防风四分　附子二分(炮)　桂心二分

【用法】上药治下筛,炼蜜为丸,如梧桐子大。每服十丸,稍加至十五丸,酒送下,每日二次;若能作散,服一钱匕。

【主治】风疹。

【方论选录】凡风皆由旧来有风气,所以方中不得不用桂心、附子。白术既用一斤,附子只有二分,复有防风,其防风即能断附子毒,所以一物毒亦无所至。

【宜忌】《普济方》:禁食桃李、雀肉、青鱼鲊、猪肉、冷水、生葱。

41879 赤芍地黄丸

《医学入门》卷八。为《本事》卷十"地黄丸"之异名。见该条。

41880 赤芍连翘散(《医醇剩义》卷一)

【组成】赤芍一钱五分　连翘二钱　葛根二钱　花粉三钱　豆豉三钱　防风一钱　薄荷一钱　独活一钱　甘草四分　经霜桑叶二十张

【主治】刚痉。风热盛,热伤营血,筋脉暴缩,风入经络,肢节拘挛,头痛项强,手足搐搦,甚则角弓反张,发热无汗。

41881 赤豆当归汤

《中国医学大辞典》。为《金匮》卷上"赤小豆当归散"之异名。见该条。

41882 赤豆当归散

《玉机微义》卷十七。即《金匮》卷上"赤小豆当归散"。见该条。

41883 赤豆苡仁汤

《疡医大全》卷二十一。为《外科大成》卷四"赤豆薏苡仁汤"之异名。见该条。

41884 赤豆薏苡汤

《血证论》卷八。为《外科大成》卷四"赤豆薏苡仁汤"之异名。见该条。

41885 赤小豆当归散(《金匮》卷上)

【异名】赤小豆散(《医心方》卷十二引《小品方》)、当归赤小豆散(《三因》卷九)、赤小豆汤(《嵩崖尊生》卷八)、赤豆当归汤(《中国医学大辞典》)。

【组成】赤小豆三升(浸令芽出,晒干)　当归三两

【用法】上为散。每服方寸匕,浆水下,一日三次。

【功用】《金匮要略心典》:排脓血,除湿热。

【主治】伤寒狐惑;下血,先血后便;肠痈便脓。

❶《金匮》:伤寒狐惑,脉数,无热微烦,默默但欲卧,汗出,初得之三四日,目赤如鸠眼,七八日目四眦黄黑,能食,脓已成;下血,先血后便,此近血也。❷《张氏医通》:小肠热毒,流于大肠,先便后血,及狐惑蓄血,肠痈便脓。

【方论选录】❶《金匮玉函经二注》:凡脉数则发热而烦。此热在血,不在荣卫,故不发热,但微烦尔。汗出者,以血病不与卫和,血病则恶烦,故欲默,卫不和则阳陷,故欲卧;腠理因开而津液泄也。三四日目赤如鸠眼者,热血循脉

炎上,注见于目也;七八日目四眦黑者,其血凝蓄,则色变成黑也。若能食脓已成者,湿热之邪散漫,则毒血流,伤其中和之气不清,故不能食;若能食,可知毒血已结成脓,胃气无扰,故能食也。用赤豆、当归治者,其赤小豆能消热毒,散恶血,除烦排脓,补血脉,用之为君;当归补血、生新去陈为佐,浆水味酸,解热疗烦,入血为辅使也。❷《沈注金匮要略》:用赤小豆去湿清热,而解毒排脓;当归活血养正,以驱血中之风;浆水属阴,引归、豆入阴,驱邪为使。斯治风湿流于肠胃而设,非狐惑之方也。❸《千金方衍义》:方以赤小豆清热利水,且浸令芽出,以发越蕴积之毒,佐当归司经血之权,使不致于散漫也。至于先便后血亦主,此方以清小肠流入大肠热毒之源,见证虽异,而主治则同也。

【现代研究】赤小豆当归散治疗近血《中国肛肠病杂志》(1987;7:43)用赤小豆当归散治疗因内痔、肛裂、息肉而便后出血32例,有效率为96%。

【备考】本方方名,《玉机微义》引作"赤豆当归散"。方中当归用量原缺,据《千金》补。

41886 赤小豆茯苓汤(《外台》卷四引《深师方》)

【异名】赤苓散(《千金翼》卷十八)、赤小豆散(《圣惠》卷五十五)。

【组成】赤小豆三十枚　茯苓六铢　瓜蒂四铢　雄黄二铢　甘草半两(炙)　女萎四铢

【用法】上切。以水三升,煮小豆、茯苓,取八合汁,捣后四药为散。每服半钱匕,取前汁调下,适寒温服之。须臾当吐,吐则愈。

【主治】黑疸,身体及大便正黑。久黄疸。

【宜忌】忌大醋、海藻、菘菜。

41887 赤小豆涂敷方(《圣济总录》卷一三八)

【组成】赤小豆

【用法】上为末。以鸡子白调如糊,涂丹上,干即易。

【主治】丹毒手掌大,身体赤发,痛痒微肿。

41888 赤豆薏苡仁汤(《外科大成》卷四)

【异名】赤豆苡仁汤(《疡医大全》卷二十一)、赤豆薏苡汤(《血证论》卷八)。

【组成】赤小豆　薏苡仁(炒)　防己　甘草各等分

【用法】水二钟,煎八分,食远服。

【功用】排脓。

【主治】❶《外科大成》:胃痈,脉洪数者,脓已成也。❷《疡科捷径》:大小肠痈,湿热气滞瘀凝所致者。

【方论选录】《血证论》:脓者,血化为水也,故排脓之法,不外乎破血利水。赤豆芽入血分,以疏利之,助其腐化,苡仁、防己即从水分排逐其脓,甘草调和诸药,使得各奏其效。

41889 赤石脂禹余粮汤(《伤寒论》)

【异名】余粮汤(《杂病源流犀烛》卷一)

【组成】赤石脂一斤(碎)　太乙禹余粮一斤(碎)

【用法】以水六升,煮取二升,去滓,分三次温服。

【功用】《普济方》引《直指》:固其下焦。

【主治】❶《伤寒论》:伤寒,服汤药,下利不止,心下痞鞕。服泻心汤已,复以他药下之,利不止。医以理中与之,利益甚,此利在下焦。❷《证治准绳·类方》:大肠腑发咳,咳而遗矢。

【方论选录】❶《医方考》:下之利不止者,下之虚其里

邪热乘其虚,故利;虚而不能禁固,故不止;更无中焦之证,故曰病在下焦。涩可固脱,故用赤石脂;重可以镇固,故用禹余粮。然惟病在下焦可以用之。❷《寓意草》:禹余粮甘平,消瘀硬,而镇定其脏腑;赤石脂甘温,固肠虚而收其滑脱也。❸《伤寒来苏集》:利在下焦,水气为患也。唯土能制水,石者,土之刚也。石脂、禹粮,皆土之精气所结;石脂色赤,入丙,助火以生土;余粮色黄,入戊,实胃而涩肠,虽理下焦,实中宫之剂也,且二味皆甘,甘先入脾,能坚固堤防而平水气之亢,故功胜于甘、术耳。

41890 赤石脂禹余粮汤

《妇科切要》卷二。为《圣惠》卷七十三"禹余粮散"之异名。见该条。

41891 赤眼神效八宝丹(《异授眼科》)

【组成】当归一两 防风一两 川连一两 朴消二两 杏仁(去皮尖)二十粒 铜青二钱 白矾五钱 郁李仁(去皮)四十九粒

【用法】上药以生绢包之,如梅子大,放碗内,倾水泡一时,再隔水炖热,熏洗,一日五次。

【主治】目有障膜,形如垂帘。

41892 赤脚大仙种子丸(《饲鹤亭集方》)

【组成】全当归(酒洗) 肉苁蓉(酒洗 连蕊须) 绵杜仲 菟丝子(酒浸) 淫羊藿(酥炙) 潼蒺藜(盐水、童便、人乳分制) 云茯苓(人乳蒸) 破故纸(盐水炒) 怀牛膝(盐水炒)各八两 甘枸杞(青盐水炒)四两 瑶桂心(不见火)二两 线鱼鳔(牡蛎粉拌炒)二斤 大天雄(每重一两四五钱者,面裹煨)二枚

【用法】如法炮制,每药一斤,用炼蜜十二两,开水四两为丸,如梧桐子大。每晨服百丸,淡盐汤送下,晚服百丸,陈酒送下,男妇不妨同服。附、桂二味,年逾五旬,方可用也。

【功用】补虚损,种子。

41893 赤脚道人龙骨丸(《奇效良方》卷三十四)

【组成】龙骨 牡蛎各半两

【用法】上为末。入鲫鱼腹内,湿纸裹,入火内炮熟,取出去纸,将药同鱼肉搜为丸,如梧桐子大。每服三十丸,空心米饮送下。鲫鱼不拘大小,只着尽上件药为度。更加茯苓、远志各半两尤佳。

【主治】白浊。

41894 赤霆救疫夺命丹(《经验各种秘方辑要》)

【组成】真水安息香(即龙涎香)六分 廉珠粉一分 西牛黄一分 当门子五分 梅花冰片五分 净硼砂二钱 明雄黄二钱(用马牙火消一钱二分,用熔银罐同煅炼,和凝成丹) 飞净辰砂二钱 明矾二钱(生用) 真血珀一钱 生玳瑁屑二钱 猪牙皂角末一钱 川郁金二钱 赤金箔九张 公丁香 广木香 乌沉香 白檀香各一钱

【用法】勿见火。此丹药贵重,瓷器珍藏,慎勿泄气。急将此丹少许,至多不过一分,浮于冷茶水面,从容灌入。自然追邪外出,俾得醒回,厥转寒去,脉起,以便延医诊治。

【主治】猝暴中恶,闷痧臭毒,霍乱吐泻,脉厥脉伏,转筋入腹,绞肠钓脚,魄汗淋漓,气闭形脱,甚至舌冷囊缩,妇人乳头缩,手指螺瘪,以及小儿惊风、癫痫、邪祟痰塞、痉厥,老年中风、中暍,山岚瘴疠,诸暴危笃急证,呼唤不醒,手足鼻舌已冷,牙关紧闭。

【宜忌】孕妇忌服。

孝

41895 孝感丸(《一草亭》)

【组成】夜明砂(洗净) 当归(酒洗) 木贼(去节) 蝉蜕(去足)各一两

【用法】上为末,用黑羊肝四两,水煮烂,捣如泥,入药拌和,捣为丸,如梧桐子大,每服五十丸,食后滚水送下。

【主治】内障。

杏

41896 杏丹(《普济方》卷三十八引《十便良方》)

【组成】杏仁四十九粒(去皮尖双仁) 蜡一两

【用法】上药入白中熟杵,自然汁可为丸。每服二三十丸,空心米饮送下。

【主治】脏毒下血。

【宜忌】忌鱼腥。

41897 杏子丹(《千金翼》卷十二)

【组成】上粳米三斗(净淘沙,炊作饭,干晒,砣纱筛下之) 杏仁三斗(去尖皮两仁者,晒干,捣,以水五升研之,绞取汁,味尽止)

【用法】上药先煮杏仁汁,令如稀面糊,置铜器中,纳粳米粉如稀粥,以糖火煎,自旦至夕,搅勿停手,候其中水气尽则出之,阴干纸贮。欲用以暖汤二升,纳药如鸡子大,置于汤中,停一炊久,任意取足服之。

【功用】养性。

41898 杏子汤(《圣济总录》卷四十九)

【异名】杏仁汤(《普济方》卷二十七)。

【组成】杏仁(去皮尖双仁,炒) 升麻各一分 桔梗(剉,炒) 紫苏茎叶三分 马兜铃一钱半 五味子(炒) 麻黄(去根节) 芍药各半两

【用法】上剉细。每服五钱匕,水二盏,煎至一盏,去滓温服,一日二次。

【主治】肺痿,四肢烦热,涕唾稠黏。

41899 杏子汤

《全生指迷方》卷四。为《普济方》卷一六〇引《指南方》"杏仁汤"之异名。见该条。

41900 杏子汤(《三因》卷四)

【组成】杏仁(去皮尖) 半夏(汤洗,去滑) 五味子各二钱半 芍药 桂心 细辛 干姜(炮) 大黄(蒸) 甘草(炙)各三钱 茯苓四钱

【用法】上㕮咀。每服四钱,水一盏半,煎至七分,去滓,食前服。

【主治】阳明伤风,能食,口苦咽干,腹满微喘,发热恶风自汗,嗜卧身重,小便难,潮热而哕,脉浮弦长而数。

41901 杏子汤(《易简方》)

【异名】杏仁汤(《医统》卷四十四)。

【组成】人参 半夏 茯苓 细辛 干姜 芍药 甘草 官桂 五味子各等分 杏仁(去皮尖,剉)五枚

【用法】上㕮咀。每服四钱,水一盏半,加生姜三片,煎至六分,去滓,食前服。

【主治】咳嗽,不问外感风寒,内伤生冷,及虚劳咯血,

痰饮停积。

【宜忌】❶《局方》(续添诸局经验方):有汗人不宜服。❷《得效》:此药最宜冷嗽,热嗽非所宜。

【加减】若感冒,加麻黄等分;若脾胃素实者,加罂粟壳(去筋膜,剉碎,以醋淹,炒)等分,每贴加乌梅一枚煎服,若呕逆恶心者不可加此。

41902 杏子汤《医略六书》卷二十)

【组成】杏子三钱(去皮) 麻黄一钱半 炙草八分

【用法】水煎,去滓温服。

【主治】风水浮肿,气喘脉浮者。

【方论选录】风伤皮腠,水积络中,而肺气不清,不能通调水道,故浮肿气喘焉。杏子降气以疏络脉,麻黄开表以通皮腠,炙草缓中益胃气也。水煎温服,使风水分消,则肺气清肃而经络宣通,安有浮肿不退,气喘不平乎?此疏风降气之剂,为风水肿喘之专方。

41903 杏子汤(《类证治裁》卷二)

【组成】麻黄 桂枝 杏仁 芍药 生姜 天冬

【主治】气逆而喘。

41904 杏子散(《全生指迷方》卷四)

【组成】杏仁(去皮尖,麸炒黄色,研成膏) 麻黄(为末)各等分

【用法】上为末。每服二钱匕,煎橘皮汤调下。

【主治】咳嗽气逆,倚息喘急,鼻张,其人不得仰,咽中作水鸡声,时发时止。

41905 杏子膏(《圣济总录》卷一〇九)

【组成】初生杏子仁一升 古五铢钱七文

【用法】入瓶盛密封,埋门根下,经一百日,化为水。每夕点两眦头。

【主治】眼中赤脉痒痛,时见黑花。

41906 杏仁丸(《医心方》卷九引《承祖方》)

【组成】杏仁一升(熬) 干姜二两 细辛二两 紫菀二两 桂心二两

【用法】上药治下筛,杏仁别研如脂,炼蜜为丸,如枣核大。每服一丸,一日三次。

【主治】上气咳嗽。

41907 杏仁丸(《千金》卷五)

【组成】杏仁三升 蜜一升

【用法】熟捣如膏,蜜为三份,以一份纳杏仁捣,令强,更纳一份捣之如膏,又纳一份捣熟止,先食已含咽之,多少自在,一日三次,每服不得过半方寸匕,则利。

【主治】大人小儿咳逆上气。

【方论选录】《千金方衍义》:杏仁为辛散肺气之峻药,生用则治伤寒喘逆,熬黑则治结胸痰垢,其耗气之性可知此。与蜜三份和捣,借其甘温润泽以降肺逆,可为曲尽制度之妙。然服不过半方寸匕则利,使肺气从大肠降泄,无复咳逆上气之患矣。

【备考】本方方名,据剂型当作"杏仁膏"。

41908 杏仁丸(方出《千金》卷六,名见《圣惠》卷三十六)

【异名】口疮煎(《普济方》卷六十二)、甘连散(《普济方》卷二九九)。

【组成】杏仁二十枚 甘草一寸 黄连六铢

【用法】上为末,合和,绵裹,如杏仁大。含之,勿咽,日三次,夜一次。

【主治】❶《千金》:口中疮烂,痛不得食。❷《普济方》:咽喉及舌生疮烂。

41909 杏仁丸(方出《千金》卷六,名见《圣济总录》卷一二三)

【组成】桂心六铢 杏仁十八铢

【用法】上为末,炼蜜为丸,如杏仁大。含之,细细咽汁,日夜勿绝。

【主治】❶《千金》:哑塞咳嗽。❷《普济方》:咽喉痒痛,失音不语。

41910 杏仁丸(方出《千金》卷十七,名见《圣济总录》卷十九)

【组成】杏仁 茯苓 防葵各八分 吴茱萸 橘皮 桂心 防风 泽泻各五分 白术 射干 芍药 苏子 桔梗 枳实各六分

【用法】上为末,炼蜜为丸,如梧桐子大。每服十丸,加至三十丸,酒送下,一日二次。

【主治】❶《千金》:上气,两胁满急,风冷。❷《普济方》:肺痹,复感风邪,胸膈胁满急。

41911 杏仁丸(《颅囟经》卷下)

【组成】杏仁(去皮尖) 腻粉各一分

【用法】上为末,唾为丸。每服二丸,空心米饮、茶任下。

【主治】❶《圣惠》:口舌疮。❷《幼幼新书》:蛔渴。

41912 杏仁丸(《医心方》卷五引《效验方》)

【组成】杏仁十分 桂二分

【用法】上为丸,如鼠屎大。绵裹塞耳中,一日三次。

【主治】耳聋。

41913 杏仁丸(《圣惠》卷二十四)

【组成】杏仁一两半(汤浸,去皮尖双仁,麸炒微黄) 雷丸一两 贯众一两 木香一两 鸡头实一两(去壳) 羌活一两半 附子一两半(炮裂,去皮脐) 桂心一两 栀子仁一两 石斛一两(去根,剉) 羚羊角屑一两 白术一两半 诃黎勒皮一两半 安息香一两

【用法】上为末,炼蜜为丸,如梧桐子大。每服二十丸,食前以温酒送下。

【主治】大风。疾初觉,未生疮,肿头面,皮肤顽黑瘙痒。

41914 杏仁丸(《圣惠》卷三十一)

【组成】杏仁五升(肥好者,以童便,于瓦瓶中浸二七日,和瓶于日中,每日换小便,日满以新汲水淘洗,去皮尖,便以微火焙干,别以小便一斗,于银锅内缓火煎,候杏仁随手破,即于久经用砂盆内,柳木捶研令如膏,更以细布捩过,入真酥一两,薄荷汁二大合,和令匀,即入后药) 青蒿子二两 柴胡(去苗) 鳖甲(涂醋炙令黄,去裙襕) 乌梅肉(微炒) 地骨皮 赤茯苓各一两半 知母 虎头骨(涂醋炙令赤) 生干地黄 肉苁蓉(酒浸一宿,剉去皱皮,炙令干) 人参(去芦头)各一两 枳壳(麸炒微黄,去瓤) 当归各三分 白术 木香 牡蛎各半两 白槟榔二两 朱砂一分(细研) 豉心一合

【用法】上为末,以杏仁煎和,捣为丸,如梧桐子大。每日服十五丸,渐加至三十丸,空腹以温酒送下,服后觉似热即减,热定还添,以意斟酌;服经一月,诸候皆退,能食,夜卧安畅,面有色,即是药力已行,当劝服勿息。

【主治】传尸。夜梦鬼交遗精,心腹冷癖,小腹与阴中

相引痛,饮食不下,日渐为瘦。

【宜忌】忌人苋、冷水、白粥、生血、雀肉、桃李。

41915 杏仁丸(《圣惠》卷三十六)

【组成】杏仁四枚(汤浸,去皮尖双仁,烂研) 腻粉半钱

【用法】上为丸,如皂荚子大,绵裹。每服一丸,含咽津。

【主治】口舌疮。

41916 杏仁丸(《圣惠》卷三十六)

【组成】杏仁一两(汤浸,去皮尖双仁,生研) 腻粉一分 浮萍草末一分

【用法】上为细末,为丸如樱桃大。每取一丸,绵裹,含咽津。

【主治】口舌生疮。

41917 杏仁丸(方出《圣惠》卷三十六,名见《普济方》卷二九九)

【组成】杏仁半两(汤浸,去皮尖双仁,生用) 腻粉一钱 石胆一分(细研)

【用法】用蟾酥一钱,以汤浸润,为丸如绿豆大。每净漱口了,含一丸,吐出涎,即愈。

【主治】口疮久不愈及口舌肿痛。

41918 杏仁丸(《圣惠》卷四十六)

【组成】杏仁三两(汤浸,去皮尖双仁,麸炒微黄,别研如膏) 桂心一两 马兜铃一两 枳壳一两(麸炒微黄) 甜葶苈一两(隔纸炒令紫色) 瞿麦穗一两 木通一两(剉) 大腹皮一两(剉)

【用法】上为末,以杏仁膏入少炼蜜为丸,如梧桐子大。每服三十丸,煎枣汤送下,不拘时候。

【主治】咳嗽喘急,腹胁坚胀,小便不利。

41919 杏仁丸(《博济》卷二)

【组成】马兜铃 杏仁(去皮尖) 蝉蜕各半两(为末) 砒霜一分

【用法】上为细末,煮大枣二十个,去皮核,和药末为丸,如梧桐子大。每服二丸,空心薄荷汤送下。

【主治】肺气喘急者。由肺乘于风邪则肺胀,胀则肺不利,经络涩,气道不宣则上气逆喘或息鸣。

41920 杏仁丸(《圣济总录》卷三十六)

【组成】杏仁四十枚(汤浸,去皮尖双仁,炒黄) 常山三分 丹砂(别研)半两 甘草(生,剉)一分

【用法】上为细末,炼蜜为丸,如绿豆大。每服十丸,未发前米饮送下,日再服。

【主治】肺疟。

41921 杏仁丸(《圣济总录》卷四十三)

【组成】杏仁一斗(汤浸,去皮尖双仁,用童便三斗,煮一日,以好酒二升淘洗,然后烂研如膏,再以清酒三斗,并地黄汁三升,和杏仁膏银石器内,重汤煮一复时,稀稠如膏为度,盛瓶器,密封口) 远志一两(去心,焙干,称) 茯苓(去粗皮) 菖蒲各二两 麦门冬(去心) 黄连各一两

【用法】上药除杏膏外,为末,入前膏为丸,如梧桐子大。每服三十丸,人参汤送下。

【主治】心虚神气不宁,举动多惊,睡卧不安。

41922 杏仁丸(《圣济总录》卷五十)

【组成】杏仁(去皮尖双仁,麸炒,研入) 甜葶苈(隔纸炒) 皂荚(刮去黑皮,蜜炙)各一两

【用法】上为末,炼蜜为丸,如梧桐子大。每服十九至二十丸,食后、临卧生姜蜜汤送下。

【主治】肺痈喘急。

41923 杏仁丸(《圣济总录》卷六十五)

【组成】杏仁一升(去皮尖双仁,炒黄) 生姜一斤(去皮,切片,晒干) 陈橘皮(汤浸,去白,焙)五两

【用法】上为末,炼蜜为丸,如梧桐子大。每服二十丸至三十丸,温酒送下,不拘时候。

【主治】冷嗽。呼吸气寒,呕吐冷沫,胸中急痛。

41924 杏仁丸(《圣济总录》卷六十五)

【组成】杏仁(汤浸,去皮尖双仁,炒干研如脂)一两 马牙消(熬,研细)半两 甘草(炙,剉)一两 大黄(蒸过,剉碎,炒干)半两

【用法】上药先捣甘草、大黄为末,与杏仁、马牙消同研令匀,炼蜜为丸,如梧桐子大。每服十五丸,空腹温水送下,一日二次。

【主治】呷嗽,喉中作声。

41925 杏仁丸(《圣济总录》卷六十六)

【组成】杏仁(去双仁皮尖,炒,研)三两 麦门冬(去心,焙) 百合 贝母(去心) 知母(焙) 甘草(炙,剉)各一两 白茯苓(去黑皮)一两半 干姜(炮) 桂(去粗皮)各半两

【用法】上为末,炼蜜为丸,如弹子大。每含化一丸,咽津。

【主治】咳嗽喘促。

41926 杏仁丸(《圣济总录》卷七十四)

【组成】杏仁(汤浸,去双仁皮尖)七粒 砒霜末 铛墨 巴豆霜各一钱

【用法】上为末,枣肉为丸,如粟米大。每服一丸,临卧新汲水送下。

【主治】水泻。

41927 杏仁丸(《圣济总录》卷七十九)

【组成】杏仁(汤浸,去皮尖双仁,炒) 苦瓠(取膜,微炒)各一两

【用法】上为末,煮面糊为丸,如小豆大。每服十丸,米饮送下,一日三次。水出为度。

【主治】石水。四肢瘦,腹肿。

41928 杏仁丸

《圣济总录》卷九十三。为原书同卷"青蒿丸"之异名。见该条。

41929 杏仁丸(《圣济总录》卷一〇〇)

【组成】杏仁(去皮尖双仁,炒,研) 乱发灰各一分

【用法】上为末,为丸如小豆大。每服五丸,猪膏酒调下。

【主治】尸疰。

41930 杏仁丸(《圣济总录》卷一一七)

【组成】杏仁(汤浸,去皮尖双仁)十粒 蛇床子(烧灰) 白芷(烧灰) 腻粉各一分

【用法】上药研杏仁如膏,和三味为丸,如鸡头子大。每细嚼五丸,不得咽津。吐涎出,立效。

【主治】口疮。

41931 杏仁丸(《圣济总录》卷一二四)

【异名】杏仁煎丸(《准绳·类方》卷八)。

【组成】杏仁(汤浸,去皮尖双仁,炒)半两 桂(去粗皮) 人参 枇杷叶(拭去毛,炙)各一两

【用法】上为末,炼蜜为丸,如樱桃大。每服一丸,含化咽津。以愈为度。

【主治】咽喉食即噎塞,如有物不下。

41932 杏仁丸(《圣济总录》卷一二五)

【组成】杏仁(去皮尖双仁,炒令黄) 连翘各一两半 海藻(洗去咸,焙)一两一分 昆布(洗去咸,焙) 木香各二两 蔓荆实(揉去皮) 羊靥(炙)各一两 诃黎勒(煨,去核)二两半 槟榔(剉) 陈橘皮(去白,焙)各半两

【用法】上为末,炼蜜为丸,如梧桐子大。每服三十丸,空心米饮送下,仍常含化一丸。

【主治】气结颈项,蓄聚不散成瘿。

41933 杏仁丸(《鸡峰》卷十四)

【组成】杏仁 巴豆(去油)各等分

【用法】上为末,面糊为丸,如麻子大。每服一丸,米饮送下,不拘时候。

【主治】泻兼吐。

41934 杏仁丸(《鸡峰》卷二十五)

【组成】杏仁二个(生用) 皂矾半钱(火烧红) 砒霜一钱半(生用) 南粉半钱 朱砂一钱

【用法】上为末,以汤浸蒸饼为丸,如粟米大。每服一丸,水一盏,同菠薐或莴苣同煎,以水浓为度,临卧温服。翌日取下虫。如觉心头闷乱,即以宿蒸饼压之。

【主治】寸白虫。

【宜忌】忌热物。

41935 杏仁丸(《宣明论》卷十)

【异名】二胜丹(《医方类聚》卷一四一引《医林方》)。

【组成】杏仁 巴豆(去皮)各四十九个

【用法】上药同烧存性,研细如泥,用蜡熔和旋丸,如梧桐子大。每服一二丸,煎大黄汤送下,间一日一次。

【主治】一切赤白泻痢,腹痛,里急后重者。

41936 杏仁丸(《普济方》卷一九三)

【组成】杏仁十枚(去皮尖,熬) 苏子五分 白前六分 昆布八分(洗去咸) 李根白皮五分 橘皮六分 五味子六分 大麻仁五分(熬) 茯苓八分 生姜八分(切,晒燥)

【用法】上为末,炼蜜为丸,如梧桐子大。每服二十丸,稍稍加至三十丸,粥清送下,一日二次。

【主治】水气身肿胀满。

41937 杏仁丸

《普济方》卷三九五。即《局方》卷二"大顺散"改为丸剂。见该条。

41938 杏仁丸

《景岳全书》卷五十四。为《济生》卷二"杏仁煎"之异名。见该条。

41939 杏仁丸(《仙拈集》卷二)

【组成】杏仁一升(泡,去皮尖) 酥油一两

【用法】炼蜜为丸,如梧桐子大。每服十五丸,米汤送下。

【主治】失音。

41940 杏仁汤(《千金》卷二)

【组成】杏仁 甘草各二两 麦门冬 吴茱萸各一升 钟乳 干姜各二两 五味子五合 紫菀一两 粳米五合

【用法】上咬咀。以水八升,煮取三升半,分四服,日三次,夜一次,中间进食,七日服一剂。一方用白鸡一只,煮汁煎药。

【主治】曾伤七月胎者。

【外台】:忌海藻、菘菜。

41941 杏仁汤(《千金》卷三)

【组成】杏仁 橘皮 白前 人参各三两 桂心四两 苏叶一升 半夏一升 生姜十两 麦门冬一两

【用法】上咬咀。以水一斗二升,煮取三升半,去滓,分五服。

【主治】产后虚气。

【方论选录】《千金方衍义》:产后浮肿喘乏,总属气虚风袭之故,故效《金匮》大半夏汤之法,参以苏、杏、白前疏风利气之品,又以桂、半性燥,以门冬济之,与大橘皮汤用蜜不殊,苏、杏耗气,以人参固之,较大橘皮汤用意稍别。

41942 杏仁汤(《千金》卷四)

【异名】杏仁散(《圣惠》卷七十二)。

【组成】杏仁二两 桃仁一两 大黄三两 水蛭 虻虫各三十枚

【用法】上咬咀。以水六升,煮取二升,分三服。一服当有物随大小便有所下,下多者止之,少者勿止,尽三服。

【主治】月经不调,或一月再来,或二月、三月一来,或月前,或月后,闭塞不通。

【方论选录】《千金方衍义》:此方专主干血内滞,过期不通,故以抵当汤加入杏仁散气之味,以驾驭破血诸药,不言抵当者,专归功于杏仁也。

41943 杏仁汤(《千金》卷十八)

【组成】杏子五十枚 苦酒二升 盐一合

【用法】上药和,煮取五合,顿服之,小儿以意量服。

【主治】❶《千金》:噎。❷《普济方》:少小夏月伏暑吐痢过后,胃中虚热,渴唯饮水。

【方论选录】《千金方衍义》:杏仁上散肺气,下走大肠,借酸、咸以收上逆之气。

41944 杏仁汤(方出《证类本草》卷二十三引《千金》,名见《普济方》卷一五七)

【组成】杏仁半斤(去皮尖双仁)

【用法】瓶盛童便二斗,入杏仁浸七日,滤出,去小便,以暖水淘过,于砂盆内研成泥,别入瓷瓶中,以小便三升,煎之如膏。量其轻重,每服一钱匕,食前熟水下。室女服之更妙。

【主治】咳嗽,旦夕加重,憎寒壮热,少喜多嗔,忽进退,面色不润,积渐少食,肺脉弦紧浮者。

41945 杏仁汤(《外台》卷三十六引《备急》)

【组成】麻黄八分(去节) 杏仁四十枚(去尖)

【用法】上切。以水一升,煮取七合,去滓分服。

【主治】咳嗽上气。

【宜忌】百日小儿患热气急不得服;小便赤黄,服之甚良。

41946 杏仁汤(《普济方》卷一六〇引《指南方》)

【异名】杏子汤(《全生指迷方》卷四)。

【组成】杏仁(炮,去皮尖) 干姜 细辛 甘草 五味

子各一两 桂半两

【用法】上为末。每服三钱,水一盏,枣子一个,煎至七分,去滓,食后服。

【主治】肺寒咳嗽,恶寒脉紧。

【加减】痰多,加半夏半两。

41947 杏仁汤《活人书》卷十七

【组成】桂心二两 麻黄一两(去节,汤泡,焙,称用) 芍药一两 天门冬一两(去心) 杏仁二十五枚(去皮尖双仁,炒)

【用法】上剉,如麻豆大。每服五钱匕,加生姜四片,水一盏半,煎至八分,去滓温服。

【主治】风湿,身体疼痛,恶风微肿。

41948 杏仁汤

《圣济总录》卷二十四。为《传家秘宝》卷三"杏仁散"之异名。见该条。

41949 杏仁汤《圣济总录》卷二十四

【组成】杏仁(汤浸,去皮尖双仁,炒) 麻黄(去根节,汤煮,掠去沫,焙) 贝母(去心) 射干 紫苏叶 柴胡(去苗) 紫菀(去苗土) 桔梗(炒)各一分 羌活(去芦头)半两 防风(去叉)一分

【用法】上为粗末。每服三钱匕,水一盏半,加生姜两片,同煎至八分,去滓,食后、临卧热服。

【主治】伤寒壮热,头及身痛,胸膈不利,咳嗽多痰。

41950 杏仁汤《圣济总录》卷四十九

【组成】杏仁(汤浸,去皮尖双仁,炒)四两 石膏(碎)八两 淡竹叶(切) 陈橘皮(汤浸,去白,焙) 干蓝叶各一两 柴胡(去苗) 麻黄(去根节,汤煮,掠去沫)各三两

【用法】上㕮咀,如麻豆大。每服五钱匕,水一盏半,煎至八分,去滓温服。

【主治】肺热上气,息贲。

41951 杏仁汤

《圣济总录》卷五十。为《圣惠》卷六"杏仁散"之异名。见该条。

41952 杏仁汤《圣济总录》卷六十六

【组成】杏仁(去皮尖双仁,炒黄) 桑根白皮(炙,剉) 柴胡(去苗)各三分 甘草(炙,剉) 麻黄(去根节) 桔梗(去芦头,炒) 款冬花(去梗) 紫菀(去苗土) 半夏(汤洗去滑,生姜汁制,焙) 茜根(剉) 黄连(去须)各半两

【用法】上为粗末。每服五钱匕,水一盏半,加生姜三片,煎至八分,去滓温服。

【主治】肺气壅热,咳嗽上气,或吐脓血。

41953 杏仁汤《圣济总录》卷一〇四

【组成】杏仁十四枚(去皮) 黄连(去须)七枚 腻粉二钱 砂糖一钱

【用法】于晨朝睡觉未语时,口内将杏仁与黄连同嚼烂,并余药,尽入生绢内,线系,以沸汤浸洗之;冷,重汤再暖,遇夜露之,每用可洗五次。

【主治】暴赤眼,涩痛肿痒。

41954 杏仁汤《圣济总录》卷一七五

【组成】杏仁(生,去皮尖双仁) 知母(焙) 贝母(去心) 款冬花 仙灵脾 麻黄(去根节) 甘草(炙) 人参

赤茯苓(去黑皮) 玄参各等分

【用法】上为粗末。每服一钱匕,水七分,煎四分,去滓温服。如伤寒嗽,入葱白、盐、豉煎,更量儿大小加减。

【功用】解寒壅。

【主治】小儿一切咳嗽。

41955 杏仁汤《圣济总录》卷一七五

【组成】杏仁(去皮尖双仁,炒)四十九枚 皂荚(去皮,酥炙)一梃 甘草(生用) 蛤粉各一两 恶实(炒)半分 紫菀(去苗土)一分

【用法】上为粗末。每服半钱匕,水半盏,入齑汁少许,煎三五沸,去滓温服。

【主治】小儿咳嗽汗出。

41956 杏仁汤《普济方》卷七十四引《选奇方》

【组成】黄连 杏仁各等分

【用法】同研匀,以水调,滤取汁,入轻粉和匀,点之;汤调,顿冷洗,皆可用。

【主治】暴赤眼。

41957 杏仁汤《朱氏集验方》卷五

【组成】阿胶(蚌粉炒) 罂粟壳(蜜炙) 白矾(飞过) 杏仁(去皮尖)各等分

【用法】上为粗末。每用三大钱,水一盏,加生姜三片,大枣一个,葱白三寸,煎六分,临卧时,卧少倾,唤醒,始服此药。

【主治】积年嗽。

41958 杏仁汤

《普济方》卷二十七。为《圣济总录》卷四十九"杏子汤"之异名。见该条。

41959 杏仁汤

《医统》卷四十四。为《易简方》"杏子汤"之异名。见该条。

41960 杏仁汤《温病条辨》卷一

【组成】杏仁三钱 黄芩一钱五分 连翘一钱五分 滑石三钱 桑叶一钱五分 茯苓三钱 白蔻皮八分 梨皮二钱

【用法】水三杯,煮取二杯,一日服二次。

【主治】肺疟,舌白渴饮,咳嗽频仍,寒从背起,伏暑所致。

【方论选录】《成方便读》:此为伏暑留于肺络而发也,故以一派轻宣肺气,清肃上焦之品,治之自愈。白蔻宣肺滞;杏仁降肺气,使肺金复其清肃之令;桑叶轻扬入络,散之于外;黄芩苦寒清金,降之于里;连翘散上焦之血凝气聚;梨皮利肺部之热蕴邪留;滑石、茯苓皆入肺引邪下导耳。

41961 杏仁汤《伤科方书》

【组成】甘草三钱 归尾一钱 生军三钱 杏仁(去皮)三钱 桃仁(去皮)三钱

【用法】童便煎服。

【主治】中部受伤肚痛者。

41962 杏仁汤《伤科方书》

【组成】肉桂 麻黄 桑皮 杏仁 桔梗 细茶 甘草各等分

【用法】加灯心,水煎服。

【主治】损伤。

41963 杏仁汤（《温氏经验良方》）

【组成】杏仁一钱（去皮尖） 甘草一钱 紫菀五分 寸冬一钱 糯米半杯

【用法】用白鸡煮汤，下米、药，煮为粥，可常食。约服十日，可保无虞。

【主治】妊娠曾伤七月胎者。

41964 杏仁饮（《养老奉亲》）

【组成】杏仁二两（去皮尖，细研，水浸） 粳米四合（淘）

【用法】以杏仁汁相和，煮作饮，空心服，一日一次。

【主治】老人五痔，泄血不绝，四肢衰弱，不能食。

41965 杏仁饮（《圣济总录》卷七）

【组成】杏仁三十枚（去皮尖双仁，炒） 芎䓖 石膏（碎） 桂（去粗皮） 当归（焙） 麻黄（去根节） 干姜（炮） 黄芩（去黑心） 甘草（炙）各一两

【用法】上为粗末。每服五钱匕，水一盏半，煎至八分，去滓，空心温服，一日二次。

【主治】中贼风，肢体不收，不知痛处，卒语不得，手足拘急，腰痛引项，目眩欲倒，卧即反张，脊不着席，脉动不安，恍惚恐惧，上气呕逆。

41966 杏仁饮（《圣济总录》卷八）

【组成】杏仁（汤浸，去皮尖双仁，炒）半两 附子（炮裂，去皮脐）三分 蜀椒（去目并闭口者，炒出汗）一分

【用法】上剉，如麻豆大。每用五钱匕，以水二盏，煎取一盏，去滓，分二次，空心温服，相去如人行五里再一服。以衣被盖之，取汗通身愈，或只在夜并服亦佳。

【主治】中风四肢挛急，屈伸俯仰甚难。

41967 杏仁饮（《圣济总录》卷一六三）

【组成】杏仁（去皮尖双仁，炒） 紫苏茎叶（剉） 麻黄（去根节） 麦门冬（去心，焙） 五味子（炒） 桑根白皮（剉，炒） 甘草（炙，剉） 陈橘皮（汤浸，去白，焙）各一两

【用法】上为粗末。每服三钱匕，水一盏，煎至七分，去滓温服，不拘时候。

【主治】产后上气喘急。

41968 杏仁饮（《普济方》卷一六三）

【组成】马兜铃一两 杏仁一两（去皮尖，炒）

【用法】上为末。每服三钱，水一盏，煎至七分，去滓，食后服之。

【主治】喘。

41969 杏仁馅（《医方类聚》卷七十七引《吴氏集验方》）

【组成】杏仁（汤泡，去皮尖）三五枚

【用法】嚼细，却用轻粉少许，和嚼，移刻，以温汤漱。

【主治】口疮。

41970 杏仁酒（《圣济总录》卷一三九）

【组成】杏仁（碎研，生用不去皮尖）三斤

【用法】上药蒸令一馈久，为细末，入酒三升，绞取汁。每服五合，日二次，夜一次。汗出慎外风，即愈。兼将杏仁酒汁摩疮上。

【主治】金疮中风，角弓反张。

41971 杏仁粉（《北京市中药成方选集》）

【组成】白米八百两 甜杏仁（去皮）四百八十两

【用法】先将白米轧面，蒸熟，再轧面，将去皮杏仁串入，再加白糖六百四十两，混合均匀，每包重一两六钱，纸袋封用。每袋分两次，热开水冲服。

【功用】和胃健脾，止嗽化痰。

【主治】脾胃不和，饮食无味，胸膈堵闷，咳嗽痰盛。

41972 杏仁酥（《圣惠》卷九十四）

【组成】家杏仁一硕（拣完者，汤浸，去皮尖双仁）

【用法】捣令烂，用好酒二硕，研滤，取汁一硕五斗，入蜜一斗五升，纳两硕瓮中，搅令匀，密封泥固，勿令泄气，三十日看之，酒上酥出掠取，纳瓷器中贮之，取其酒滓，团如梨大，置空屋中，作格安之，候成饴脯状，每日服一枚，以前酒下，其酒亦任性饮之。

【主治】万病，及诸风湿劳冷。

41973 杏仁散（方出《外台》卷三十四引《肘后方》，名见《圣惠》卷七十三）

【组成】杏仁（烧末） 雄黄 矾石（烧）各二分 麝香半分

【用法】上药和。敷之，一日三次。

【主治】女子阴中疮。

41974 杏仁散（《圣惠》卷六）

【异名】杏仁汤（《圣济总录》卷五十）。

【组成】杏仁一两（汤浸，去皮尖双仁，麸炒微黄） 赤芍药三分 黄芩三分 细辛二分 五味子三分 川大黄一两半（剉碎，微炒） 石膏二两 麦门冬三分（去心） 甘草一两（炙微赤，剉）

【用法】上为散。每服三钱，以水一中盏，煎至三分，去滓，食前温服。

【主治】大肠实热，上气喘咳，心神烦闷。

41975 杏仁散（《圣惠》卷十七）

【组成】杏仁一两（汤浸，去皮尖双仁，麸炒微黄） 前胡一两（去芦头） 甘草一两（炙微赤，剉） 木通半两（剉） 桑根白皮一两（剉） 麦门冬一两（去心）

【用法】上为散。每服五钱，以水一大盏，煎至五分，去滓温服，不拘时候。

【主治】热病，胸膈烦闷，喘息奔急。

41976 杏仁散（《圣惠》卷十八）

【组成】杏仁一两（汤浸，去皮尖双仁） 枳壳半两（麸炒微黄，去瓤） 大腹皮半两（剉） 天门冬一两（去心） 款冬花半两 川大黄一两（剉碎，微炒） 桑根白皮三分（剉） 甘草三分（炙微赤，剉） 黄芩一两 麻黄三分（去根节）

【用法】上为散。每服五钱，以水一大盏，入灯心一束，煎至五分，去滓温服，不拘时候。

【主治】热病八九日，胸满喘促，咳嗽，坐卧不安。

41977 杏仁散（《圣惠》卷二十）

【组成】杏仁一两（汤浸，去皮尖双仁，麸炒微黄） 麻黄一两（去根节） 芎䓖一两 独活三分 当归三分（剉，微炒） 附子一两（炮裂，去皮脐） 桂心半两 秦艽一两（去苗） 干姜半两（炮裂，剉）

【用法】上为粗散。每服四钱，以水一中盏，煎至六分，去滓温服，不拘时候。

【主治】卒中风，言语謇涩，肢体不仁。

41978 杏仁散（方出《圣惠》卷三十五，名见《圣济总录》卷一二三）

【组成】桂心三两　杏仁二两(汤浸,去皮尖双仁,麸炒微黄)　芫荑仁一两

【用法】上为末。以绵裹,如杏仁大,含咽津,消尽更服。

【主治】尸咽。喉内痛,欲失声者。

41979 杏仁散(《圣惠》卷三十六)

【组成】杏仁一两(汤浸,去皮尖双仁,麸炒微黄)　麦门冬一两(去心)　赤茯苓一两　黄连一两(去根)　栀子仁一两　黄芩一两　地骨皮一两　犀角屑三分　甘草半两(炙微赤,剉)　蔷薇根一两　川大黄一两(剉碎,微炒)

【用法】上为散。每服三钱,以水一中盏,加淡竹叶十四片,煎至六分,去滓,食后温服。

【主治】心胃中客热,唇口干燥,或生疮。

41980 杏仁散(《圣惠》卷三十六)

【组成】杏仁一分(汤浸,去皮尖双仁)　铅霜半分　麝香少许

【用法】上药先研杏仁令细,次入铅霜、麝香,研令匀。用少许敷疮上。

【主治】口吻生疮。

41981 杏仁散(《圣惠》卷三十七)

【组成】杏仁(汤浸,去皮尖双仁,麸炒微黄)　赤茯苓　黄连(去须)　栀子仁　黄芩　川大黄(剉碎,微炒)各一两　桂心半两　栝楼根三分

【用法】上为散。每服三钱,以水一中盏,煎至六分,去滓温服,不拘时候。

【主治】心肺客热吐血,唇口干燥。

41982 杏仁散(《圣惠》卷四十二)

【组成】杏仁一两(汤浸,去皮尖双仁,麸炒微黄)　甘草半两(炙微赤,剉)　紫苏子一两(微炒)　麻黄一两(去根节)　天门冬一两(去心)　陈橘皮三分(汤浸,去白瓤,焙)　五味子三分

【用法】上为散。每服三钱,以水一大盏,加生姜半分,大枣三个,煎至五分,去滓温服,不拘时候。

【主治】上气喘急,不得睡卧。

41983 杏仁散(《圣惠》卷四十二)

【组成】杏仁三分(汤浸,去皮尖双仁,麸炒微黄)　桂心三分　厚朴三分(去粗皮,涂生姜汁,炙令香熟)　人参半两(去芦头)　陈橘皮半两(汤浸,去白瓤,焙)　甘草半两(炙微黄,剉)　麻黄三分(去根节)　赤茯苓半两　胡麻半两　白前三分　半夏半两(汤洗七遍去滑)

【用法】上为散。每服用鲤鱼肉五两,生姜半两,切碎,先以水二大盏,煮至一盏,去滓,下散五钱,煎至五分,去滓温服,不拘时候。

【主治】上气喘急,胸中满闷,咽喉不利。

41984 杏仁散(《圣惠》卷四十二)

【组成】杏仁一两(汤浸,去皮尖双仁,麸炒微黄)　麻黄一两(去根节)　柴胡一两(去苗)　木香半两　半夏三分(汤浸洗七遍去滑)　人参三分(去芦头)　五味子一两　大腹皮三分(剉)　枳壳半两(麸炒微黄,去瓤)　甜葶苈一两(隔纸炒令紫色)　陈橘皮三分(汤浸,去白瓤,焙)

【用法】上为散。每服五钱,以水一大盏,加生姜半分,大枣三个,煎至五分,去滓温服,不拘时候。

【主治】久上气,胸中痰滞,妨闷,不能饮食。

41985 杏仁散(方出《圣惠》卷四十二,名见《普济方》卷一八三)

【组成】杏仁半两(汤浸,去皮尖双仁,麸炒微黄)　赤茯苓一两　木香一两　鳖甲一两(涂醋炙令黄,去裙襕)

【用法】上为散。每服五钱,以水一中盏,加生姜半分,灯心一大束,煎至六分,去滓温服,不拘时候。

【主治】上气喘急,不得睡卧,腹胁有积气。

41986 杏仁散(方出《圣惠》卷四十二,名见《普济方》卷一八七)

【组成】杏仁一两(汤浸,去皮尖双仁,麸炒微黄)　赤茯苓一两　槟榔一两　青橘皮一两(汤浸,去白瓤,焙)　甘草半两(炙微赤,剉)

【用法】上为散。每服三钱,以水一中盏,加生姜半分,煎至六分,去滓温服,不拘时候。

【主治】胸痹短气,心中烦闷。

41987 杏仁散(《圣惠》卷四十六)

【组成】杏仁一两(汤浸,去皮尖双仁,麸炒微黄)　五味子二两　甘草半两(炙微赤,剉)　麻黄一两(去根节)　陈橘皮三分(汤浸,去白瓤,焙)　款冬花三分　紫菀三分(去苗土)　厚朴三分(去粗皮,涂生姜汁,炙令香熟)　干姜三分(炮裂,剉)　桂心三分

【用法】上为散。每服五钱,以水一大盏,加大枣三个,煎至五分,去滓温服,不拘时候。

【主治】咳嗽上气,肺寒,鼻中不利。

41988 杏仁散(《圣惠》卷五十四)

【组成】杏仁一两(汤浸,去皮尖双仁,麸炒微黄)　白茅根一两半(剉)　赤茯苓一两　陈橘皮一两(汤浸,去白瓤,焙)　桑根白皮二两(剉)　郁李仁二两(汤浸,去皮,微炒)　泽漆叶一两　川芒消一两　木通一两(剉)

【用法】上为粗散。每服四钱,以水一中盏,加生姜半分,煎至五分,去滓,空心温服。如人行十里,当下黄水一二升为效。

【主治】水气肿盛,咳逆上气,小便赤涩。

41989 杏仁散

《圣惠》卷七十二。为《千金》卷四"杏仁汤"之异名。见该条。

41990 杏仁散(《圣惠》卷七十四)

【组成】杏仁二分(汤浸,去皮尖双仁,麸炒微黄)　甘草半两(炙微赤,剉)　干姜半两(炮裂,剉)　麦门冬一两(去心,焙)　五味子二分　紫菀半两(洗去苗土)　钟乳粉半分

【用法】上为粗散。每服三钱,以水一中盏,加大枣三个,煎至六分,去滓温服,不拘时候。

【主治】妊娠六月,伤寒,头痛壮热,咳嗽气急。

41991 杏仁散(《圣惠》卷八十四)

【组成】杏仁半两(汤浸,去皮尖双仁,麸炒微黄)　贝母半两(煨微黄)　川升麻半两　甘草半两(炙微赤,剉)　麻黄半两(去根节)

【用法】上为粗散。每服一钱,以水一小盏,加生姜少许,煎至五分,去滓温服。不拘时候。

【主治】小儿伤寒,咳嗽不愈。

41992 杏仁散(《传家秘宝》卷三)

【异名】杏仁汤(《圣济总录》卷二十四)。

【组成】杏仁(去尖皮,炒) 紫菀(去芦头) 黄芩 当归 甘草(炙) 麻黄(去节) 桂心 陈橘皮各半两 青木香一分 大黄一两半(炒)

【用法】上为散。大人服二钱,水一盏,煎至七分,温服;小儿一钱,煎服。

【主治】大人、小儿中冷热及伤寒,肺壅暴嗽或上气,喉咽气逆,或恶寒,鼻中清水出者。

41993 杏仁散(《圣济总录》卷五十)

【组成】杏仁 葶苈(隔纸炒) 马兜铃 柴胡(去苗) 麻黄(去根节,煎,去沫) 射干 贝母(去心)各一分 皂荚半两(烧存性) 甘草(炙)一钱半

【用法】上为末。每服二钱匕,食后以绵裹,含化,咽津。

【主治】肺脏积壅,气滞不通,面目浮肿,两鼻生疮。

41994 杏仁散(《圣济总录》卷六十五)

【组成】杏仁一两(用桑根白皮二两细切,河水一碗,同煮一复时,只用杏仁) 款冬花(去梗) 马兜铃各一两 甘草(炙,剉) 阿胶(炙令燥) 防风(去叉)各半两

【用法】上药除杏仁、阿胶别研外,为散,拌匀,重为极细末。每服二钱匕,食后糯米饮调下。

【主治】热嗽。

41995 杏仁散(《圣济总录》卷九十五)

【组成】杏仁(去皮尖双仁)二七枚(炒黄)

【用法】上为细末。米饮调下。

【主治】卒不得小便。

41996 杏仁散(《幼幼新书》卷十六引《惠眼观证》)

【组成】杏仁 巴豆 半夏 皂荚 铜青各等分

【用法】入甘锅子内,以盐泥固济,火煅之,勿令走去药气,候冷,取出为末。每服半钱或一字,生姜、蜜、熟水调下。

【主治】小儿咳嗽,凡伤寒涎盛发嗽。

41997 杏仁散(《幼幼新书》卷二十四引洪州张道人方)

【组成】杏仁二七个 甘草 款冬花各二钱 麝香 胡黄连各一钱 半夏(汤洗七次)半两

【用法】上为末。每服一字,大枣汤调下,一日二次。

【主治】肺疳。小儿多是吃着热味食及病奶,损伤心肺,便生喘嗽,愚医不辨冷热,以药攻之,变成黄肿,渐觉昏沉。

41998 杏仁散(方出《百一》卷五引葛邦美方,名见《普济方》卷一五九)

【组成】杏仁(去皮尖) 半夏(汤泡) 天南星(生)甘草(生)各等分

【用法】上为粗末。每服四钱,水一盏半,加大枣二个(擘开),生姜七片,煎至七分,食后服。

【主治】多年嗽。

41999 杏仁散(《济生》卷五)

【异名】杏仁膏(《灵验良方汇编》卷一)。

【组成】杏仁一钱(炒令焦)

【用法】上为末。葱涎搜和,捏如枣核大,绵裹,塞耳中。

【主治】耳卒痛或有水出。

42000 杏仁散

《普济方》卷一八三。为《外台》卷十引《古今录验》"已试鲤鱼汤"之异名。见该条。

42001 杏仁散(《疡科选粹》卷五)

【组成】杏仁(去皮,研细) 白面各等分

【用法】和匀。用新汲水调和如膏,敷伤处。

【主治】破伤风。

42002 杏仁散

《外科全生集》卷四。为原书同卷"金霜散"之异名。见该条。

42003 杏仁粥(方出《证类本草》卷二十三引《食医心鉴》,名见《医方类聚》卷一八四)

【组成】杏仁一两(去皮尖)

【用法】熬研,和米煮粥极熟。每空心吃二合。

【主治】气喘促,浮肿,小便涩;五痔下血不止。

42004 杏仁粥(《圣惠》卷九十六)

【组成】杏仁二十一枚(汤浸,去皮尖双仁,研,以三合黄牛乳投,绞取汁) 大枣七枚(去核) 粳米二合 桑根白皮一两(剉) 生姜一分(切)

【用法】以水三大盏,先煎桑根白皮、大枣、生姜等,取汁二盏,将米煮粥,候临熟,入杏仁汁,更煮五七沸,粥成,食之,不拘时候。

【主治】肺气虚羸,喘息促急,咳嗽。

42005 杏仁粥(《圣惠》卷九十七)

【组成】杏仁半两(汤浸,去皮尖双仁,水研取汁) 生地黄三两(研取汁) 生姜一分(研取汁) 蜜半匙 粳米三合 酥半两

【用法】先将米煮作粥,次入杏仁等汁及蜜,更煮令熟,食之,不拘时候。

【主治】骨蒸烦热,咳嗽。

42006 杏仁粥(《圣济总录》卷一八八)

【组成】杏仁一两(汤浸,去皮尖双仁,细研后,入黄牛乳三合,搅和,滤取汁) 大枣(去核)七枚 桑根白皮(剉) 人参各一两 生姜(切片)半两 粳米(净洗)三合

【用法】先用水三升,煎人参、大枣、生姜、桑白皮至二升,去滓澄清,下米煮粥,欲熟即下杏仁汁,搅令匀,空心任意食之。

【主治】伤寒吐下发汗后,虚羸,喘急咳嗽,不思饮食。

42007 杏仁粥(《寿亲养老》卷四)

【组成】杏仁二两(去皮尖,研) 猪肺一具(去管,和研,令烂如糊)

【用法】用瓦瓶煮粥令熟,却将瓷碗放火上炙令热,以猪肺糊在碗内,便泻粥盖之,更以热汤抵令热后服之。

【功用】补肺气。

42008 杏仁煎(《医心方》卷二十引秦承祖方)

【组成】杏仁三十枚 白蜜六合 紫菀一两 干姜一两 牛脂一升

【用法】上药治下筛,和以蜜,微火煎令可丸,为丸如梧桐子大。每服一丸,一日三次。老小甚佳。

【主治】咳嗽,胆呕,胸中冷,不得服热药。

42009 杏仁煎(《外台》卷九引《深师方》)

【组成】杏仁四两(去尖皮,末) 猪膏二斤 白蜜二

升　生姜汁三升

【用法】上药着铜器中,于微火上先煎姜汁,次纳蜜膏,令如饧,置器着地,乃纳杏仁末,复令得一沸,煎成。服如枣大一丸,含之,一日三次。不知,稍稍增之。

【主治】诸咳,心中逆气,气欲绝。

42010 杏仁煎（《外台》卷十引《深师方》）

【异名】杏仁煎丸（《圣济总录》卷一七六）。

【组成】杏仁五两　五味子三合　甘草四两（炙）　麻黄一斤（去节）　款冬花三合　紫菀　干姜各三两　桂心四两

【用法】上切,以水一斗,煮麻黄减二升,掠去沫,乃纳诸药,煮取四升,绞去滓,又纳胶饴半斤,白蜜一斤,合纳汁中,搅令相得,汤中煎如饴成。食前服如半枣大,一日三次。不知稍加之。

【主治】咳上气,中寒冷,鼻中不利。

【宜忌】忌海藻、菘菜、生葱。

【方论选录】《千金方衍义》:肺气通于鼻,肺为客邪所遏,以故鼻息不通,喘嗽痰清,非麻黄汤不能开发肺气,加干姜以温肾气,款冬、紫菀以温肺经,五味以收麻、杏之散耳。

42011 杏仁煎（《外台》卷九引《古今录验》）

【异名】杏仁桑皮汤（《杂病源流犀烛》卷二十四）。

【组成】杏仁一升（去皮尖两仁,熬）　通草四两　紫菀　五味子各三两　贝母四两　桑白皮五两　蜜一升　砂糖一升　生姜（汁）一升

【用法】上切,以水九升,煮五味,取三升,去滓,纳杏仁脂、姜汁、蜜、糖和搅,微火上煎取四升,初服三合,日二次,夜一次,稍稍加之。

【主治】忽暴咳,失声语不出。

【宜忌】忌蒜、面、炙肉。

42012 杏仁煎（《外台》卷十引《古今录验》）

【组成】杏仁一升　石斛　干姜各四两　桂心　甘草（炙）　麻黄（去节）各五两　五味子　款冬花　紫菀各三两

【用法】上药捣八味下筛,以水一斗,先煮麻黄取八升,去滓,纳药末,入胶饴半斤,蜜一升,搅令相得。食前服如枣大一枚,一日三次。

【主治】咳逆上气。

【宜忌】忌生葱、海藻、菘菜。

42013 杏仁煎（《外台》卷九引《延年秘录》）

【组成】好杏仁一升（去皮尖两仁,酥熬）　糖一合　蜜五合　酥一合　生姜汁一合　贝母八合（别筛末）　苏子汁一升（以七小合苏子研,水合,滤取汁）

【用法】上药先捣杏仁如泥,纳后六味药,合煎如稠糖。取如枣大,含咽之,一日三次,但嗽发,细细含之。

【主治】❶《外台》引《延年》:气嗽。❷《金匮翼》:燥咳。

【宜忌】忌猪肉。

42014 杏仁煎（《外台》卷九引《延年秘录》）

【组成】杏仁五合（去皮尖,捣研）　生姜汁二合　酥一合　蜜三合

【用法】以水三升,研杏仁取汁,纳铜铛中,煎搅可减半,纳姜汁煎如稀糖,纳酥、蜜煎令如稠糖。每服一匙,日三

次,夜一次,稍加至两匙。

【主治】气嗽。

【宜忌】忌猪肉。

42015 杏仁煎（《外台》卷九引《延年秘录》）

【组成】杏仁一升（去皮尖两仁者,研,滤取汁）　酥三合　白蜜三合

【用法】以水三升,研滤杏仁,令味尽,纳铜铛中,煎可减半,纳酥蜜煎二十沸,纳贝母末四分,紫菀末三分,甘草炙末一分,更煎搅和稀糖。每服一匙,日三次,夜一次。以咳嗽止为度。

【主治】❶《外台》引《延年秘录》:气嗽。❷《圣惠》:小儿咳嗽,声不出。

【宜忌】忌蒜、猪肉。

42016 杏仁煎（《圣惠》卷二十）

【组成】杏仁二两（汤浸,去皮尖双仁,研如膏）　紫菀一两（洗去苗土）　五味子一两　贝母一两（煨令微黄）　细辛一两　桂心二两

【用法】上为细散,以水一大盏,加生姜汁一合,饴糖二两,蜜二合,下杏仁膏,慢火熬成煎。每服一茶匙,以热酒调下,不拘时候。

【主治】风冷失声,语音不出。

42017 杏仁煎（《圣惠》卷三十二）

【异名】杏仁膏（《圣济总录》卷一〇四）。

【组成】杏仁半两（汤浸,去皮,研如膏）　黄连半两（去须,捣罗为末）　腻粉一钱　白蜜半合　古字钱五文　消梨汁三合

【用法】上药相和,于铜器中,以慢火煎令沸,可减至一半,以绵滤令净,却入器中,渐渐火逼如膏,瓷器中盛,每以铜箸头,取如半小豆大,点目中。

【主治】❶《圣惠》:眼暴赤。❷《普济方》:眼赤暴痛,眼风泪。

42018 杏仁煎（《圣惠》卷四十六）

【组成】杏仁五两（汤浸,去皮尖双仁,麸炒微黄）　五味子二两（捣罗为末）　白蜜五合　酥二合　生姜汁一合　贝母二两（煨微黄,为末）　紫苏子三两（以水五合,研滤取汁）

【用法】上药先研杏仁如膏,都与诸药合煎令稠。每服一茶匙,含化咽之,不拘时候。

【主治】气嗽,心胸不利,喘息短气。

42019 杏仁煎（《圣惠》卷八十三）

【组成】杏仁一两（汤浸,去皮尖双仁,麸炒微黄）　寒食饧一两　蜜一合　酥一合　生地黄汁一大盏　贝母半两（煨微黄）　天门冬一两（去心）

【用法】上药先捣研杏仁如膏,次用地黄汁,煎贝母及天门冬至五分,便研绞取汁,入杏仁膏等,同熬如稀饧。每服半钱,温水调下。

【主治】小儿咳嗽,心烦喘粗。

42020 杏仁煎（《圣济总录》卷三十二）

【组成】杏仁（汤浸,去皮尖双仁,研）二两　木通（剉）　贝母（去心）　紫菀（去苗土）　五味子　桑根白皮（切）　百合各一两　生姜汁半两　砂糖四两　蜜四两

【用法】上药除杏仁、姜汁、糖、蜜外,细剉,用水五盏,

煎至三盏,去滓,下杏仁膏、姜汁、糖、蜜等相和,微火再煎如稀饧,以净器盛。每服半匙,水一盏煎开,温服,不拘时候。

【主治】伤寒后忽暴嗽失音,语不出。

42021 杏仁煎(《圣济总录》卷四十九)

【组成】杏仁(去皮尖双仁,炒黄,研) 阿胶(炙燥)各半两 栝楼二两(剉) 人参一两 贝母(去心,焙) 丹砂(研)各一分

【用法】上为末,入瓷器中,同白饧三两熬成煎。每服皂子大,食后、夜卧时含化。

【主治】肺痿久嗽。

42022 杏仁煎(《圣济总录》卷六十五)

【组成】杏仁(汤浸,去皮尖双仁,炒) 麻黄(不去根节) 大黄(剉,炒) 柴胡(去苗) 甘草(炙,剉) 桂(去粗皮)各二两

【用法】上为细末,先用水一斗,煎药末,水尽后,旋再添五升,煎令得所,以生绢滤去滓,再熬成煎,瓷器中盛。每服一皂子大,临卧含化,咽津。

【主治】咳嗽,不拘日月远近。

42023 杏仁煎(《圣济总录》卷六十六)

【组成】杏仁(去皮尖双仁,炒)一升(研) 紫菀(去苗土) 五味子 贝母(去心)各一两 生姜汁 饴糖各一升 木通四两 桑根白皮五两

【用法】上药先将五味咬咀,分作三剂,每剂以水四盏,煎取一盏半,去滓,入研杏仁、姜汁、饴糖各三分之一,更煎成煎。每服一匙,含化。

【主治】咳嗽失声,语不出。

42024 杏仁煎(《圣济总录》卷八十二)

【组成】杏仁(汤浸,去皮尖双仁)一两(炒) 百合(细劈,洗令净,一分入水二升,同研) 甘草(生) 麻黄(不去节) 射干各半两

【用法】上药除百合外,剉细,入在百合汁中,煎取一升,去滓,贮在净器中。每日一合,不限早晚。此药不得久停,惟宜旋合。

【主治】脚气乘肺,上气喘促。

42025 杏仁煎(《圣济总录》卷一一七)

【组成】杏仁(去皮尖双仁,研)二七粒 胡粉(研) 铅丹(研)各一分

【用法】上药用蜜五合调和,用竹筒盛,蒸一炊久,旋含之。吐津不得咽。

【主治】口疮。

42026 杏仁煎(《圣济总录》卷一一七)

【组成】杏仁(去皮尖双仁,研)半两 生姜汁一合 甘草(炙,剉为末)半两 枣(去核)三十个 蜜五合

【用法】上药先下姜汁与蜜,煎令烊,后入诸药,煎赤色如饧,每服如枣核大一丸,含化。

【主治】口热,舌焦干。

42027 杏仁煎(《圣济总录》卷一二四)

【组成】杏仁(汤浸,去皮尖双仁,炒黄) 桑根白皮(剉,炒) 贝母(去心)各一两半 生姜汁一合半 地黄汁二合半 酥半两 大枣六十个(去核) 紫菀(去苗)三分 甘草(炙) 桔梗(炒) 五味子(炒) 赤茯苓(去黑皮) 地骨皮各一两 人参三分

【用法】上药先研杏仁,以水五升滤取汁,将草药细剉,同煎至二升,以绵滤去滓,续下酥及地黄汁,慢火煎成膏。食后含一匙头,细细咽津。

【主治】肺胃壅滞,咽喉中如有物妨闷。

42028 杏仁煎(《济生》卷二)

【异名】杏仁煎丸(《瑞竹堂方·补遗》)、杏仁丸(《景岳全书》卷五十四)、杏仁膏(《灵验良方汇编》卷一)。

【组成】杏仁(去皮尖) 胡桃肉各等分。

【用法】研为膏,炼蜜为丸,如弹子大。每服一丸或二丸,食后及临卧细嚼,用姜汤咽下。

【主治】久患肺喘,咳嗽不已,睡卧不得。

42029 杏仁煎(《直指》卷八)

【组成】杏仁(水浸,去皮,研膏) 冬蜜 砂糖 姜汁各一盏 桑白皮(去赤,炒) 木通 贝母(去心)各一两半 北五味子 紫菀茸各一两 石菖蒲半两 款冬花蕊

【用法】上药后六味剉,以水五升煎半,去滓,入杏、姜、糖、蜜,夹和,微火煎,取一升半。每服三合,两日夜服之。

【主治】咳嗽暴重,声音不出。

【备考】方中"款冬花蕊",日本精抄本及《医方类聚》卷一一二引《直指方》均无。

42030 杏仁煎(《赤水玄珠》卷七)

【组成】杏仁(去皮尖)一两

【用法】用童便浸,一日一换,夏月一日三换,浸半月,取出洗净,焙干,研令极细。每服一枣大,用薄荷一叶,白蜜少许,水一盏煎,食后服。甚不过二剂。

【主治】哮嗽寒热,嗔多喜少,面色不润,食少,脉弦紧。

42031 杏仁煎(《慈幼新书》卷二)

【组成】川大黄 天冬 杏仁 百合 木通各一钱二分 桑皮 葶苈子各五分 石膏八分

【用法】临卧时服。

【主治】乳母多用五辛、酒、面无度,或夏月热乳所致小儿龟胸,胸高脐满,其状如龟。

42032 杏仁膏(《千金》卷十三)

【组成】杏仁一升(捣研)

【用法】以水一斗,滤取汁,令尽,以铜器熸火上,从旦煮至日入,当熟如脂膏,下之。每服一方寸匕,空腹酒下,一日三次。不饮酒者,以饮服之。

【主治】❶《千金》:上气头面风,头痛,胸中气满,奔豚气上下往来,心下烦热,产妇金疮百病。❷《普济方》引《圣惠》:亦治眼眴鼻塞,眼暗冷泪。

42033 杏仁膏(方出《证类本草》卷二十三引《食疗本草》,名见《普济方》卷五十一)

【组成】杏仁(取仁去皮) 鸡子白

【用法】上药捣,和鸡子白,夜卧涂面,明旦以暖清酒洗之。

【主治】❶《食疗本草》:面奸。❷《普济方》:面黑皱皮皱,黡黑、奸黯、鼾疱、粉刺、疵痣,黄黑不白光净。

42034 杏仁膏(《圣惠》卷三十二)

【组成】杏仁三分(汤浸,去皮尖双仁) 秦皮半两 细辛半两 白芷半两 黄柏三分(剉) 当归半两

【用法】上为散,先于银器中,熔猪脂五两,酥三两,入药,煎令药色赤,以绵滤过,更煎,时时取药于冷处滴如稠膏,即离火,更研入乳香半两,腻粉半两,急用槐木杖觉令

匀,入瓷盒内盛。三日后,取药,涂于赤处,不拘时候。

【主治】眼胎赤肿。

42035 杏仁膏(方出《圣惠》卷三十二,名见《普济方》卷七十一)

【组成】杏仁一合(汤浸,去皮尖双仁) 盐绿一分(细研) 印成盐一分(细研)

【用法】上药取杏仁先捣如膏,用瓷器纳盛,次入盐绿,并印盐相和,密封。至二七日后,每夜卧时,取少许点眼四眦上,一日三二次。

【主治】远年风赤眼,肿涩痛。

42036 杏仁膏(《圣惠》卷三十二)

【组成】杏仁四十九枚(汤浸,去皮尖,细研,以绢袋盛,饭甑中蒸,乘热绞取脂) 铜青一大豆许 胡粉一大豆许 干姜末一大豆许 青盐一大豆许

【用法】上为末,以杏仁脂调如膏,贮瓷盒中。每以铜箸,取如麻子大,点目眦中,一日二三次。

【主治】眼风泪。

42037 杏仁膏(方出《圣惠》卷三十六,名见《济生》卷五)

【组成】川升麻半两 甘草半两(炙微赤,剉) 黑豆五十枚(炒熟) 杏仁半两(汤浸,去皮尖双仁,麸炒微黄)

【用法】上为末,入白蜜五合,生地黄汁五合,以慢火煎成膏。丸如鸡头子大,常含一丸,咽津。

【主治】❶《圣惠》:口舌热,干燥。❷《济生》:舌上生苔,语言不真。

42038 杏仁膏(方出《圣惠》卷三十六,名见《普济方》卷五十四)

【组成】杏仁半两(汤浸,去皮尖双仁,炒令黑色)

【用法】上捣如膏。绵裹枣核大,塞耳中。

【主治】聤耳疼痛,兼有水出。

42039 杏仁膏(方出《圣惠》卷三十六,名见《圣济总录》卷一一五)

【组成】杏仁半两(汤浸,去皮,微炒)

【用法】上捣如膏。拈如枣核大,乱发缠裹,塞于耳内,一日换二次。

【主治】耳卒肿。

42040 杏仁膏(方出《圣惠》卷四十六,名见《普济方》卷一五八引《十便良方》)

【组成】杏仁一两(汤浸,去皮尖双仁,麸炒微黄,研如膏) 甘草一分(炙微赤,剉) 桂心半两

【用法】上为末,与杏仁同研令匀,炼蜜为丸,如羊枣大。以绵裹一丸,含化,咽津,不拘时候。以愈为度。

【主治】肺寒卒咳嗽。

42041 杏仁膏(方出《圣惠》卷四十六,名见《普济方》卷一六二)

【组成】酥三两 杏仁二两(汤浸,去皮尖双仁,麸炒微黄,研如膏) 阿胶二两(捣碎,炒令黄燥,为末) 生姜汁一合 白蜜五合 紫苏子二两(微炒,研如膏)

【用法】上药相和,于银锅内,以慢火熬成膏。每服一匙,以温粥饮调下,一日四五次。

【主治】咳嗽喘急,喉中似有物,唾脓血不止。

42042 杏仁膏(《圣惠》卷七十三)

【组成】杏仁五两(汤浸,去皮,研) 白芷一两 芎劳

一两 生干地黄一两 猪脂三两 羊髓三两

【用法】上剉细,以猪脂、羊髓拌令匀,入铛中,慢火煎,候白芷色黄,绞去滓,膏成,用瓷盒贮之。每取如枣大,绵裹纳阴中,频频换之。

【主治】妇人阴疮。

42043 杏仁膏(《圣惠》卷八十九)

【异名】点眼杏仁膏(《圣济总录》卷一〇五)。

【组成】杏仁一两(汤浸,去皮尖,研如膏) 腻粉一分 盐绿一分(细研) 黄连末一分

【用法】上为末,以真酥调如膏,摊于铜碗内,掘小坑子,纳熟艾如鸡子大,烧艾烟出,便覆铜碗于上熏之,勿令泄气,候烟尽为度,更重研令匀。每取少许,以绵裹,用人乳汁浸一宿。点之,一日三四次。

【主治】小儿眼,经年胎赤,兼有翳膜。

42044 杏仁膏(《圣济总录》卷一〇一)

【组成】杏仁(汤浸,去皮尖双仁)一两半 雄黄一两 瓜子一两 白芷一两 零陵香半两 白蜡三两

【用法】上药除白蜡外,并入乳钵中,研令细,加油半升,并药纳锅中,以文火煎之,候稠凝,即入白蜡,又煎,搅匀,纳瓷盒中。每日先涂药,后敷粉。

【功用】令面光白润泽。

【主治】面䵟黯。

42045 杏仁膏(《圣济总录》卷一〇一)

【组成】杏仁(汤浸,去皮尖,研)半两 硫黄(研)一分 密陀僧(研)半两 硇砂(研)一钱 白鹅脂(炼成油)二两

【用法】上药除鹅脂外,再同研如粉,入鹅脂油,更研令匀,倾入瓷盒子,坐煻灰火中养之,搅令稀稠得所成膏。每临卧,以纸拭疱令干,涂之。

【主治】面皯疱。

42046 杏仁膏

《圣济总录》卷一〇四。为《圣惠》卷三十二"杏仁煎"之异名。见该条。

42047 杏仁膏(《圣济总录》卷一一一)

【组成】杏仁三升(汤浸,去皮尖双仁)

【用法】每一升以面裹,于煻灰火中炮熟,去面,研杏仁压取油,又取铜绿一钱,与杏油同和。以铜箸点眼。

【主治】眼疾翳膜遮障,但瞳子不破者。

42048 杏仁膏

《圣济总录》卷一一六。为方出《千金》卷五,名见《圣惠》卷三十七"涂囟膏"之异名。见该条。

42049 杏仁膏(《圣济总录》卷一一六)

【组成】杏仁(去皮尖)不拘多少

【用法】研如膏。以乳汁和,涂疮上。

【主治】鼻中疳疮。

42050 杏仁膏(《圣济总录》卷一三四)

【组成】杏仁四十粒(汤浸,去皮尖双仁) 黄连(去须,为末) 藜芦(去芦头,为末)各一两 水银一分 猪脂十两 巴豆四十粒(去皮心,研)

【用法】上药先熬猪脂令沸,下诸药,以柳篦搅,下水银令匀,以瓷盒盛。先用盐汤洗疮去痂,取涂摩疮上,一日三五次。以愈为度。

341

【主治】瘑疮久不愈。

42051 杏仁膏(《圣济总录》卷一三六)

【组成】杏仁(生用)五合

【用法】烧令烟出,置灭细研,取驼脂二两,熬滤去筋膜,和匀成膏。敷肿上,点烛遥炙。

【主治】风肿。

42052 杏仁膏(《圣济总录》卷一四四)

【组成】杏仁(汤浸,去皮尖双仁,炒)三两

【用法】细研如膏。涂肿处,外以帛敷之,频易。

【主治】伤折风肿。

42053 杏仁膏(《鸡峰》卷十七)

【组成】杏仁二两 紫菀 款冬花 茯苓各半两

【用法】研杏仁为膏,将余为末,后合研匀,炼蜜为丸,如梧桐子大。每服五七丸,食后米饮送下。

【主治】枯瘦,咳逆上气,喉中百病,心下烦,不得咽者。

42054 杏仁膏(《普济方》卷一五九引《卫生家宝》)

【组成】獭猪胰一个(研) 杏仁半两(去皮尖) 蕤仁半两(去壳) 贝母半两(为末)

【用法】上烂研细,用新瓷瓶盛,以黄蜡一分盖面上,于甑上蒸令熟。不拘时服。

【主治】久嗽不止,肺气满急。

42055 杏仁膏(《普济方》卷一九七引《十便良方》)

【组成】硫黄(细研) 蜗牛壳(自死干枯小者为上,净去泥土) 杏仁(去皮,炒,研如膏) 木香 米粉各等分

【用法】上为末,入杏仁、米粉、硫黄都研令匀,以胆汁面脂调如稀膏。每夜欲卧时,以淡浆水净洗面,拭干,以药涂所患处,平明以温水洗之,湿癣以米泔洗,药上三五次愈。

【主治】面上风疮。

42056 杏仁膏(《直指小儿》卷四)

【组成】杏仁一两半(去皮,焙) 茯苓一两 紫菀茸皂角(去皮核,蜜炙黄)各半两

【用法】上为末,每用半钱,生蜜调,入薄荷汤泡开服。

【主治】小儿久患咳嗽。

42057 杏仁膏

《普济方》卷五十三。即《圣济总录》卷一一四"塞耳杏仁膏"。见该条。

42058 杏仁膏

《普济方》卷八十四。即《圣济总录》卷一○九"点眼杏仁膏"。见该条。

42059 杏仁膏

《普济方》卷八十四。为《圣惠》卷三十二"点眼杏仁膏"之异名。见该条。

42060 杏仁膏(《普济方》卷九十一)

【组成】杏仁

【用法】研膏。敷之。

【主治】卒中风,头面皆肿。

42061 杏仁膏(《普济方》卷三○○)

【组成】杏仁(细嚼)

【用法】用猪膏调,敷唇上破处。

【主治】唇破裂,口疮。

42062 杏仁膏(《普济方》卷三○六)

【组成】杏仁

【用法】凡被狂犬咬人,即急嗍去血,急吐之,勿错咽之。然后捣杏仁和大虫牙捻作饼子,贴疮上。顿灸二七壮,从此以后,每日灸一二壮,贴杏仁饼子灸之,须要满百日乃止。百日内必莫使疮愈。如无大虫牙,可单用杏仁亦可。

【主治】狂犬咬人。

【宜忌】忌酒。

42063 杏仁膏(《普济方》卷三○八)

【组成】杏仁

【用法】烂嚼杏仁敷之,或以人尿汁敷。

【主治】蜈蚣伤。

42064 杏仁膏(《普济方》卷三二六)

【组成】羊脂一斤 当归 杏仁(去皮尖,研) 白芷芎藭各一两

【用法】上切细,羊脂和,置甑中蒸之,药成。取如大豆一枚,绵裹纳阴中,一日换一次。

【主治】妇人阴中痛,生疮。

42065 杏仁膏(《医统》卷八十三)

【组成】杏仁(烧存性) 麝香少许

【用法】上为末,用旧帛裹之,缚定,火上炙热。纳阴中。

【主治】妇人阴痒不可忍。

42066 杏仁膏(《外科大成》卷四)

【组成】杏仁(去皮,研) 飞罗面各等分

【用法】新汲水调敷。

【主治】破伤风发热红肿者。

42067 杏仁膏(《嵩崖尊生》卷六)

【组成】杏仁一个(去皮尖)

【用法】研细,滴热乳二三滴,浸片刻,绞去滓。点眼角内,数次效。

【主治】翳膜。

42068 杏仁膏

《灵验良方汇编》卷一。为《济生》卷五"杏仁散"之异名。见该条。

42069 杏仁膏

《灵验良方汇编》卷一。为《济生》卷二"杏仁煎"之异名。见该条。

42070 杏仁膏(《杂病源流犀烛》卷一)

【组成】杏仁三两 姜汁 砂糖 白蜜各一两五钱桑皮 木通各一两二钱五 紫菀 五味各一两

【用法】将后四味先熬三炷香,去滓,入前四味,炼成膏。含化。

【主治】咳嗽失音。

42071 杏仁霜(《外科真诠》卷下)

【组成】杏仁霜三钱 明雄黄三钱 扫盆粉二钱

【用法】上为末,用猪胆汁调刷。

【主治】癫疯。

42072 杏仁霜(《丸丹膏散集成》)

【组成】杏仁

【用法】去油,研末。

【功用】利胸膈,健脾胃,除肺火,壮声音。

【主治】欲利气而无须滑泄者。

42073 杏仁露(《中药成方配本》)

【组成】苦杏仁六两 苏叶一两五钱 桑叶一两五钱 前胡一两 桔梗四钱 紫菀一两 象贝一两 薄荷三钱 百部一两 甘草五钱

【用法】用蒸气蒸馏法,每料吊成露四斤。每服二两,隔水炖温服,一日二次。小儿减半。

【功用】疏风化痰。

【主治】感冒风邪,咳嗽痰多。

42074 杏甘汤

《医学纲目》卷三十七。为《幼幼新书》卷十八引《疹痘论》"麻黄汤"之异名。见该条。

42075 杏叶煎(《圣惠》卷二十四)

【组成】杏叶(切)五升 菵蘼根(切)一斤(升)

【用法】以水一斗半,煮取二升,去滓。用绵浸药汁揩拭所患处,一日三两次。

【主治】风隐疹,顽痒。

42076 杏灰散(《医级》卷九)

【组成】苦杏(烧灰)

【用法】麻油调搽。

【主治】阴疮。

42077 杏豆散(《普济方》卷三〇六)

【组成】杏仁(切,去皮尖) 豆豉各一两 韭根一握(净洗)

【用法】上为饼。可疮大小,厚一二分。贴咬处,大作艾炷,以灸饼上,热即愈。

【主治】狂犬咬。

42078 杏苏汤

《得效》卷五。为《医方类聚》卷一一七引《济生》"橘苏散"之异名。见该条。

42079 杏苏饮(《直指》卷八)

【组成】紫苏叶二两 五味子 大腹皮 乌梅肉 杏仁(去皮尖)各一两半 陈皮 北梗 麻黄(去节) 桑白皮(炒) 阿胶(炒)各三分 紫菀 甘草(炒)各一两

【用法】上㕮咀。每服三钱,加生姜五片,水煎服。

【主治】上气喘嗽,浮肿。

42080 杏苏饮(《幼科证治大全》)

【组成】杏仁 苏子 陈皮 赤茯苓 桑白皮 大腹皮 半夏 甘草(炙)各一钱

【用法】加生姜,水煎服。

【主治】婴儿痰气,咳嗽不止。

42081 杏苏饮(《金鉴》卷五十三)

【组成】杏仁(炒,去皮尖) 紫苏 前胡 桔梗 枳壳(麸炒) 桑皮(炒) 黄芩 甘草(生) 麦冬(去心) 浙贝母(去心) 橘红

【用法】生姜为引,水煎服。

【主治】小儿伤风,发热憎寒,头疼有汗,嚏涕鼻塞声重,不时咳嗽,脉浮缓者。

42082 杏苏饮(《金鉴》卷五十八)

【异名】杏苏散(《医钞类编》卷十九)。

【组成】苏叶 枳壳(麸炒) 桔梗 葛根 前胡 陈皮 甘草(生) 半夏(姜炒) 杏仁(炒,去皮尖) 茯苓

【用法】生姜为引,水煎服。

【主治】风寒客肺作喘。

42083 杏苏散(《温病条辨》卷一)

【组成】苏叶 半夏 茯苓 前胡 苦桔梗 枳壳 甘草 生姜 大枣(去核) 橘皮 杏仁

【主治】燥伤本脏,头微痛,恶寒,咳嗽稀痰,鼻塞嗌塞,脉弦无汗。

【加减】无汗,脉弦甚或紧,加羌活;微透汗,汗后咳不止,去苏叶、羌活,加苏梗;兼泄泻腹满者,加苍术、厚朴;头痛兼眉棱骨痛者,加白芷;热甚,加黄芩,泄泻腹满者不用。

【方论选录】此苦温甘辛法也。外感燥凉,故以苏叶、前胡辛温之轻者达表;无汗脉紧,故加羌活辛温之重者,微发其汗;甘、桔从上开,枳、杏、前、芩从下降,则嗌塞鼻塞宣通而咳可止。橘、半、茯苓逐饮而补肺胃之阳,以白芷易原方之白术者,白术中焦脾药也,白芷肺胃本经之药也,且能温肌肉而达皮毛,姜、枣为调和荣卫之用,若表凉退而里邪未除,咳不止者,则去走表之苏叶,加降里之苏梗,泄泻腹满,金气大实之里证也,故去黄芩之苦寒,加术、朴之苦辛温也。

【临床报道】支气管炎:《云南中医中药杂志》[2005,26(2):31]用杏苏散原方并结合随证加味,治疗急、慢性支气管炎106例,其中急性支气管炎72例,慢性支气管炎34例。结果,急性支气管炎组:治愈58例;有效10例;无效4例,总有效率94.3%。慢性支气管炎组:治愈24例;好转6例;无效4例,总有效率88.3%。

【现代研究】对小鼠肺与肠道功能的影响:《中药药理与临床》[2006,22(3):20]观察杏苏散对凉燥小鼠气管纤毛运动(CM)、呼吸道液黏多糖(RS)、肠液黏多糖(IS)、血清IgG(IgG-S)与呼吸道液IgG(IgG-R)的影响,将小鼠随机分为常温常湿组(A组)、凉燥对照组(B组)和凉燥治疗组(C组)。结果:B组CM加快,RS、IS、IgG-S、IgG-R明显低于A组;C组CM减慢,RS与IS显著高于B组($P<0.05$)。

【备考】本方改为口服液剂,名"杏苏合剂"(见《成方制剂》14册)。

42084 杏苏散(《吴鞠通医案》)

【组成】杏仁二钱 羌活一钱 生姜三片 苏叶三钱 桔梗三钱 大枣(去核)二枚 防风二钱 甘草一钱五分

【用法】煮二茶杯,先服一杯。覆被令微汗,不可使汗淋漓,得汗止后服,不汗再服第二杯,又不汗再作服,以得汗为度。

【主治】头痛,脉浮弦不甚紧,无汗。

【宜忌】汗后避风,只啜粥,须忌荤。

42085 杏苏散

《医钞类编》卷十九。为《金鉴》卷五十八"杏苏饮"之异名。见该条。

42086 杏苏煎(《笔花医镜》卷三)

【组成】杏仁二钱 苏梗 前胡 赤芍 荆芥各一钱 陈皮八分 桔梗 甘草各五分

【主治】小儿风寒初起,咳嗽。

【加减】痰薄者,加半夏、生姜;痰浓者,加川贝、花粉、瓜蒌仁。

42087 杏连汤

《普济方》卷八十六。为《朱氏集验方》卷九引何清之方"黄连汤"之异名。见该条。

42088 杏连散(《济生》卷五)

【组成】黄连(去须)一钱(捶碎) 杏仁七粒(捶碎)

【用法】用水半盏,二药浸之,饭上蒸一时久,澄清放温,洗了,用纸盖覆,安顿汤瓶上,频频洗之。

【主治】风热上攻,目羞明涩痛。

42089 杏医丸

《普济方》卷三八七。为《局方》卷十"辰砂半夏丸"之异名。见该条。

42090 杏辛散(《普济方》卷六十九引《海上方》)

【组成】杏仁十个(去油) 细辛(焙干)十匙 雄黄(别研)十匙

【用法】上为末。男左女右,搐鼻中。

【主治】风肿。

42091 杏灵丸(《杨氏家藏方》卷十九)

【组成】朱砂二钱(别研) 半夏半两(汤洗去滑) 五灵脂一两(微炒,二味取末) 甜葶苈半两(隔纸炒) 杏仁半两(汤浸,去皮尖,蛤粉炒)

【用法】葶苈、杏仁各杵成膏,同研令匀,生姜自然汁煮面糊为丸,如黍米大。每服十丸,温生姜汤送下,不拘时候。

【主治】小儿咳嗽涎盛,上气喘急,神志昏愦。

42092 杏枝酒(《圣惠》卷六十七)

【组成】东引杏枝不拘多少

【用法】上剉细。每服半两,以酒一大盏,煎至五分,去滓,食前温服。

【主治】❶《圣惠》:坠马。❷《普济方》:坠伤及坠马,损疼,血在内烦闷。

42093 杏矾汤(《中医皮肤病学简编》)

【组成】杏仁15克 白矾15克 蛇床子10克 五倍子10克 黄连10克

【用法】水煎,熏洗。

【主治】阴部瘙痒。

42094 杏金丹

《证类本草》卷二十三引《左慈秘诀》。为《千金》卷十二"夏姬杏仁方"之异名。见该条。

42095 杏参汤

《普济方》卷一六三。即《局方》卷四(续添诸局经验秘方)"杏参散"。见该条。

42096 杏参饮

《济生》(四库本)卷二。即原书(人卫本)"杏参散"。见该条。

42097 杏参饮

《医学纲目》卷二十六。即《本事》卷六"杏酥散"。见该条。

42098 杏参散(《局方》卷四续添诸局经验秘方)

【组成】桃仁(去皮尖,麸炒) 人参(去芦) 杏仁(去皮尖,麸炒) 桑白皮(蜜炒微赤,再泔浸一宿,焙)各等分

【用法】上为细末。每服二钱,水一盏半,加生姜三片,大枣一个,煎至七分,温服,不拘时候。

【功用】除痰下气。

【主治】胸胁胀满,上气喘急,倚息不得睡卧,神思昏愦。

【备考】本方方名,《普济方》引作"杏参汤"。

42099 杏参散(《济生》卷二人卫本)

【组成】人参 桑白皮 橘红 大腹皮 槟榔 白术

诃子(面裹煨,取肉) 半夏(汤泡七次) 桂心(不见火) 杏仁(去皮尖,炒) 紫菀(洗) 甘草(炙)各等分

【用法】上咬咀。每服四钱,水一盏半,加生姜五片,紫苏叶七叶,煎至七分,去滓温服,不拘时候。

【主治】坠堕惊恐,渡水跌扑,疲极筋力,喘急不安。

【备考】本方方名,原书(四库本)作"杏参饮"。

42100 杏参散(《普济方》卷一六三引《仁存方》)

【组成】桃仁 杏仁(并去皮尖,炒) 人参 知母 贝母 桑白皮(米泔浸,蜜炙三度)各等分

【用法】上为末。每服二钱,水一盏,加生姜三片,大枣一个,煎七分,食后服。

【主治】喘。

42101 杏参膏(《普济方》卷一五九)

【组成】人参 杏仁(去皮尖) 胡桃(去皮) 柿霜(去皮)各一两

【用法】将杏仁、胡桃擂细,入熟蜜,用人参、柿霜为丸,如弹子大。每服一丸,细嚼,姜汤送下。

【主治】咳嗽久而不已者。

42102 杏骨膏(方出《圣惠》卷八十二,名见《普济方》卷三六〇)

【组成】杏仁半两(汤浸,去皮) 猪牙颊骨中髓半两

【用法】先研杏仁如膏,入髓和令匀,以涂脐中。

【主治】小儿脐肿汁出,久不愈。

42103 杏姜酒(《仙拈集》卷二)

【组成】姜汁 杏仁汁

【用法】煎成膏。酒调下。

【主治】一切胸膈结实。

42104 杏桃散(方出《圣惠》卷五十七,名见《普济方》卷三〇六)

【组成】杏仁半两(汤浸,去皮尖双仁,生用) 桃白皮一两(剉)

【用法】以水一大盏半,煎至八分,去滓,分二次温服,良久再服。当吐狗毒,即愈。

【主治】狗咬人,伤处毒痛,心闷。

42105 杏桃粥(《济众新编》卷七)

【组成】杏仁(泡,去皮尖,水沉去毒) 胡桃肉(去皮)各等分

【用法】上药捣磨作屑,和水下筛,取汁煮,入粳米粉少许,作粥。调清蜜,任食之。

【功用】通经脉,润血脉,令肥健,止咳嗽,聪耳目。

【宜忌】入夏后禁用。

42106 杏胶饮(方出《续本事》卷五,名见《东医宝鉴·杂病篇》卷五)

【组成】黄明胶二两(剉,炙) 马兜铃 甘草(炙) 半夏(姜汁浸三日) 杏仁(去皮尖)各一两 人参半两

【用法】上为末。每服一大钱,水一盏,随病有汤使,煎至七分,临睡、食后服。汤使于后。心嗽,面赤或汗流,加干葛同煎;肝嗽,眼中泪出,加乌梅一个,糯米三四粒同煎;脾嗽,不思饮食,或一二时恶心,加生姜三片同煎;胃嗽,吐逆酸水,加蚌粉同煎;胆嗽,令人临睡用药半钱,茶清调下;肺嗽,上喘气急,加桑白皮同煎;膈嗽,咳出痰如圆块,生姜自然汁调药咽下;劳嗽,入秦艽末同煎;冷嗽,天晓嗽甚,加葱白三寸同煎;血嗽,连顿不住,加当归末、枣子同煎;暴嗽,涕唾稠,加乌梅、生姜同煎;产嗽,背甲疼痛,加甘草三寸同煎;

气嗽,肚痛胀满,加青皮(去白)同煎;热嗽夜甚,加蜜一匕,葱白同煎;哮嗽,声如拽锯,加半夏二个同煎;肾嗽,时复三二声,加黄耆、白饴糖煎。

【主治】十六般哮嗽。

42107 杏粉膏(《三因》卷十六)

【组成】杏仁十粒(去皮尖) 轻粉一字

【用法】将杏仁为细末,调匀。临卧敷疮上。少顷吐之,勿咽。

【主治】口疮,以凉药敷之不愈者。

42108 杏黄散(《洞天奥旨》卷十五)

【组成】硫黄五钱 杏仁(去皮及双仁者,研烂)二钱 轻粉一钱

【用法】上为末,临卧时用萝卜汁调敷赤处,七日愈。贴粉疵一夜,次早洗去,一日即愈。

【主治】赤鼻酒皶,粉疵。

42109 杏黄膏(方出《百一》卷十七,名见《普济方》卷三〇六)

【组成】杏核七七个 真雄黄末

【用法】将杏核磨开一窍,去仁,填真雄黄末其中,次以腊封之,共置一瓦盒内,盒口更须固济。窖于向北静处檐下,七七日取出,要用则旋开一核,以津液调雄黄敷咬处。当不移时,毒气尽做黄水消去,此药重午日合。

【主治】蛇虫所伤。

42110 杏酥散(《本事》卷六)

【组成】杏仁(去皮尖) 款冬花 前胡 半夏(汤浸七次,薄切,焙) 五味子(拣) 麻黄(去根节) 柴胡(去苗,洗) 桑白皮(蜜炙黄) 人参(去芦) 桔梗(炒)各等分

【用法】上为细末。每服三钱,水一盏半,加生姜五片,同煎七分,通口服。

【主治】咳嗽。

【方论选录】《本事方释义》:杏仁气味苦辛微温,入手太阴;款冬花气味辛甘温,入手太阴;前胡气味苦辛微寒,入手足太阴、阳明,其功长于下气;半夏气味苦辛温,入足阳明,能除痰降逆;五味子气味酸苦微温,入足少阴;麻黄气味辛温发散,入手太阴、足太阳;柴胡气味辛甘微温,入足少阳;桑白皮气味苦辛平,入手太阴;人参气味甘温,入足阳明;桔梗气味苦辛平,入手太阴,为诸药之舟楫;再以生姜之辛温达表。此方主治咳嗽久不止者,肺为娇脏,冷热皆能致病,故辛温辛凉之药,必佐以甘温护中,培土生金之意也。

【备考】本方方名,《医学纲目》引作"杏参饮"。

42111 杏酥膏(《疮疡经验全书》卷一)

【组成】甘草三钱 朱砂二钱 桔梗二钱 硼砂一钱 麝香少许 白芍二钱 杏仁三钱(去皮尖)

【用法】上为末,炼蜜为丸。嚼化。

【主治】弄舌喉风。

42112 杏酥膏(《金鉴》卷四十一)

【组成】杏仁霜 奶酥油 炼白蜜

【用法】溶化,合膏服。

【主治】肺痿干嗽,不虚而燥。

42113 杏酪汤(《医方类聚》卷一九八引《吴氏经验方》)

【组成】杏仁一斤(去皮尖) 阿胶四两

【用法】将杏仁于新砂盆内带水研如泥,下水二大碗,入银石器内,文武火煎,约近八九分,入阿胶化开,以白沙蜜同煎,先用汤点,如不甜,加蜜,瓷盒收。

【主治】咳嗽。

42114 杏酪粥(《圣惠》卷九十六)

【组成】煎成浓杏酪一升 黄牛乳一升 大麦仁三合(折令细滑)

【用法】上药依常法煮粥食之。入白饧砂糖和之,更大美。

【主治】❶《圣惠》:三消,心热气逆,不下食。❷《圣济总录》:发背,心肺积风热。

【备考】《圣济总录》本方用法:先用水煮麦仁并杏酪,候熟即下牛乳搅令匀,空心食之,每日一次。

42115 杏蜜汤(《杨氏家藏方》卷二十)

【组成】半夏三两(汤洗净,再用汤一碗,入白矾末一钱,同半夏浸一宿,焙干) 杏仁六两(汤浸,去皮尖,炒令黄) 甘草四两(炙) 白矾六两(炒) 诃子八两(煨,去核) 生姜一斤四两(煨,去皮,切作片子,焙干)

【用法】上为细末,加盐和匀。每用二钱,加蜜半匙,沸汤点下。

【功用】开胃思食,醒酒快膈。

【主治】停饮咳嗽。

42116 杏蜜煎(《圣济总录》卷一七六)

【组成】杏仁(去尖皮双仁,生研如膏) 蜜各二两

【用法】上药和匀,于银石锅内,慢火熬成煎,旋丸如绿豆大。一二岁儿,每服一丸,温水化下。

【主治】小儿咳逆上气。

【备考】本方方名,据剂型,当作"杏蜜丸"。

42117 杏蜜膏(《圣济总录》卷六十八)

【组成】猪胰一具(用瓷器煮烂,冷水浸,去膜) 杏仁(去皮尖双仁,炒) 蜜(熬熟)各二两

【用法】上为末,饭上蒸,加木香、附子末各二钱,和匀成膏。每服半匙,酒一盏调下,一日三次。

【主治】吐血。

42118 杏霜丸(《魏氏家藏方》卷七)

【组成】杏仁三个(去皮尖) 百草霜一钱 巴豆六粒(三棱者,去皮,取油尽为度)

【用法】上为细末,用粳米饭为丸,如芥子大。每服二丸,赤痢,甘草汤送下;白痢,煎艾汤送下;水泻,新汲井花水送下。

【主治】泻痢。

【宜忌】忌生冷、油腻、湿面、菜、热物。

42119 杏霜丸(《婴童百问》卷九)

【组成】杏仁三两(去皮尖,麸炒) 巴豆一两(去壳、油,炒焦,却入杏仁同炒) 黄蜡二两(酒煮,绵滤) 百草霜(为末)二两(用油六钱,炒匀)

【用法】将杏仁、巴豆为极细末,却入百草霜令匀,熔蜡为丸,如绿豆大。赤痢,甘草汤送下;白痢,生姜汤送下,先进三四服,腹胀者十余服。

【主治】小儿食积作泻并痢症。

42120 杏霜丹(《洞天奥旨》卷十五)

【组成】杏仁(去皮尖,纸压去油,取霜)五钱 轻粉五分 黄柏(炒末)一钱

【用法】将猪脊髓捶和匀。先将黄柏数钱煎水,洗疮口干净,然后将药敷上,外以绢包之。三四日疮即愈。

【主治】臁疮,经年累月不愈者。

42121 杏霜汤(《局方》卷十)

【组成】粟米(炒)一斗六升 甘草(炒)十斤半 盐(炒)十六斤 杏仁(去皮尖,麸炒,别研)十斤

【用法】上为末。每服一钱,沸汤点下,不拘时候。

【功用】调肺气,利胸膈,常服悦泽颜色,光润皮肤。

【主治】❶《局方》:咳嗽痰逆。❷《医方类聚》引《御医撮要》:肺感寒邪,胸膈不利,咽喉肿痛。

42122 杏霜汤(《圣济总录》卷六十六)

【组成】杏仁(汤浸,去皮尖双仁,炒) 甘草(生,剉) 桑根白皮(剉) 甜葶苈(隔纸炒香)各一两 麻黄(不去节)五两

【用法】上为粗末。每服三钱匕,水一盏,加生姜一枣大(拍碎),同煎至六分,去滓温服。

【主治】肺气喘嗽,面目浮肿。

42123 杏仁饧粥(方出《圣惠》卷九十六,名见《普济方》卷二五八)

【组成】稀饧三合 杏仁二两(汤浸,去皮尖双仁,熬研成膏)

【用法】上相和得所。每取一匙,搅粥半盏食之,不拘时候。

【主治】伤中筋脉,急上气,咳嗽。

42124 杏仁饮子(《千金》卷十八)

【组成】杏仁四十枚 柴胡四两 紫苏子一升 橘皮一两

【用法】上㕮咀。以水一斗,煮取三升,分三服。常作饮服。

【主治】暴热嗽。

【方论选录】《千金方衍义》:嗽起于暴,是实非虚,杏仁、苏子、橘皮皆泄肺之品,柴胡散寒热之邪。

42125 杏仁饼子(《圣济总录》卷一一七)

【组成】杏仁(汤浸,去皮尖双仁)十四枚(别研细) 腻粉一钱

【用法】上药和研匀如膏,为饼如钱眼大,铅丹为衣。先用盐汤嗽口,含一饼。涎出即吐。

【主治】口糜生热疮。

42126 杏仁涂膏(方出《千金》卷二十三,名见《普济方》卷二九三)

【组成】死蛇 杏仁

【用法】用死蛇去皮肉,取骨为末,和封疮上,生油调,方得大痛。杏仁研膏摩之。

【主治】一切瘘。

42127 杏仁酝酒(《圣济总录》卷十一)

【组成】杏仁(汤浸,去皮尖双仁)三斗 糯米一石(簸去糠) 麦曲二十斤(焙令干,捣为末)

【用法】先取杏仁三斗捣,更入砂盆内烂研,渐入水八斗,旋研绞绽,取冷令尽去滓。煎取四斗尝之,若香滑则熟。倾入不津瓮中,如法盖覆,作三料酝酒。第一酝:取糯米六斗,炊作饭,用曲末十二斤拌和;又取杏仁四升烂研,渐以水一斗六升,煎取八升,寒温适宜,投入前药瓮中酝之,令米糜溃。第二酝:取糯米二斗炊饭,用曲末四斤拌和;又取杏仁三升研烂,渐以水一斗一升,煎取六升,寒温适宜,投入前药瓮中。第三酝:用米、曲、杏仁水汁,一切依第二酝法。上三酝即毕,用蜡纸密封,莫令气泄,于静处安,候香熟。每服五合,不拘时相续饮之。常令半醺,无至醉吐为妙。

【主治】风腲腿,四肢不收,失音不语。

42128 杏仁煮散(《圣济总录》卷一二一)

【组成】杏仁(汤浸,去皮尖双仁) 细辛(去苗叶) 地骨皮各半两 胡椒一分

【用法】上为散。量牙齿患处长短,作绢袋子,盛药逢合,用浆水二盏,煎三五沸,取药袋子,乘热咬之,冷即易去。

【主治】牙齿根挺出,动摇疼痛。

42129 杏仁煎丸

《圣济总录》卷一七五。为《幼幼新书》卷十六引《灵苑方》"金杏煎丸"之异名。见该条。

42130 杏仁煎丸

《圣济总录》卷一七六。为《外台》卷十引《深师方》"杏仁煎"之异名。见该条。

42131 杏仁煎丸

《瑞竹堂方·补遗》。为《济生》卷二"杏仁煎"之异名。见该条。

42132 杏仁煎丸

《准绳·类方》。为《圣济总录》卷一二四"杏仁丸"之异名。见该条。

42133 杏苏合剂

《成方制剂》14册。即《温病条辨》卷一"杏苏散"改为口服液剂。见该条。

42134 杏苏饮子(《杨氏家藏方》卷八)

【组成】紫苏叶四两半 五味子(去梗) 大腹皮 乌梅肉各三两 杏仁二两四钱(去皮尖) 陈橘皮(去白)一两八钱 覆盆子一两八钱 桑白皮一两半 麻黄(去根节)一两半

【用法】上㕮咀。每服三钱,水一盏,加生姜三片,黑豆三七粒,同煎至七分,去滓,食后、临卧热服。

【主治】咳嗽声重,胸满气喘,面目虚浮,鼻塞清涕,肢节烦疼,及脚气发动,脚肿脚弱,疼痛寒热。

42135 杏核眼药(《全国中药成药处方集》西安方)

【组成】甘石 黄丹各一两 硼砂 海螵蛸各二钱 青盐八分 没药二钱 麝香一分 乳香二分 梅片三分

【用法】上为极细末,生蜂蜜作成膏,涂于眼内,一天二三次。

【功用】止痛,消炎,消毒。

【主治】结膜炎,红肿痛痒。

42136 杏仁石膏汤(《温病条辨》卷二)

【组成】杏仁五钱 石膏八钱 半夏五钱 山栀三钱 黄柏三钱 枳实汁(每次三茶匙冲) 姜汁(每次三茶匙冲)

【用法】水八杯,煮取三杯,分三次服。

【主治】黄疸脉沉,中痞恶心,便结溺赤,病属三焦里证。

【方论选录】杏仁、石膏开上焦,姜、半开中焦,枳实则由中驱下矣,山栀通行三焦,黄柏直清下焦。凡通宣三焦之方,皆扼重上焦,以上焦为病之始入,且为气化之先,虽统宣三焦之方,而汤则名杏仁石膏也。

42137 杏仁龙脑膏(《圣济总录》卷一〇六)

【组成】杏仁(去皮尖双仁)七粒 龙脑二钱(研) 朴消(炼成)一钱 獖猪胆(阴干)一枚许

【用法】上药先研杏仁如膏,次下三味,为极细末,以瓷盒收,密覆,勿见风。每用铜箸,取点眦中,泪出则愈。

【主治】眼中生蟹目及胬肉。

42138 杏仁半夏丸(《圣济总录》卷八十)

【组成】杏仁(汤浸,去皮尖双仁,麸炒) 半夏(汤洗七遍去滑)各一两 椒目半两 贝母(去心,炒) 防己各一两 苦葶苈二两(隔纸微炒)

【用法】上为末,炼蜜为丸,如梧桐子大。每服二十丸,食后、临卧煎桑根白皮汤送下。

【主治】水气肿满,咳嗽喘急,痰涎不利,眠睡不安。

42139 杏仁半夏汤(《宣明论》卷九)

【组成】杏仁(去皮) 半夏 桔梗 陈皮(去白) 茯苓(去皮) 汉防己 白矾 桑白皮各三钱 薄荷一钱 甘草二钱 猪牙皂角一钱

【用法】上为末,作三服,水二盏,加生姜三片,煎至六分,去滓,食后温服。

【主治】肺痿,涎喘不定,咳嗽不已,及甚者,往来寒暑。

【备考】方中半夏原脱,据《奇效良方》补。

42140 杏仁细辛膏(方出《直指》卷二十一,名见《医统》卷六十二)

【组成】杏仁(水浸,去皮,焙) 细辛 白芷各一钱 全蝎两个(焙)

【用法】上为末,麻油调敷。

【主治】鼻痛。

42141 杏仁茯苓丸(《鸡峰》卷九)

【组成】茯苓 茵陈 干姜各一两 半夏 杏仁各三分 商陆半两 甘遂一分 枳实五分 蜀椒二合 白术五分

【用法】上为细辛,炼蜜为丸,如蝉豆大。每服三丸,枣汤送下。患黄疸常须服此。若渴欲饮水,即服五苓散。

【主治】酒疸,心下纵横结坚,小便赤色。

42142 杏仁顺气丸(《鸡峰》卷二十)

【组成】甜葶苈三两 杏仁二两 神曲一两 半夏 槟榔各二两 牵牛四两 皂荚五梃

【用法】上药除葶苈、杏仁外,同为细末,后入上二味,再研匀,调浸皂荚酒,面糊为丸,如梧桐子大。每服二三十丸,温生姜汤送下。

【功用】宽中顺气,破坚去积,逐痰水,行结气,消除腹胀,通利痞。

【主治】肺气壅滞,喘闷不快,胃中停饮,腹胀鼓痛,或呕逆痰涎,呼吸短气,或肋下牢满,骨间刺痛,又治咳逆肿满,背脊拘急,大便秘滞,便水赤涩。

42143 杏仁桑皮汤

《杂病源流犀烛》卷二十四。为《外台》卷九引《古今录验》"杏仁煎"之异名。见该条。

42144 杏仁麻黄汤(《圣济总录》卷四十九)

【组成】杏仁(汤浸,去皮尖双仁,炒)一两 麻黄(去根节,先煮,掠去沫)半两 甘草(炙,到) 五味子(炒)各一两

【用法】上为粗末。每服三钱匕,水一盏,加生姜一枣大(拍碎),煎至七分,去滓温服。

【主治】肺冷多涕。

42145 杏仁清肺汤

《麻科活人》。为《张氏医通》卷十六"清肺汤"之异名。见该条。

42146 杏仁紫菀丸(方出《外台》卷十引《崔氏方》,名见《鸡峰》卷十一)

【组成】葶苈子二十分(熬) 贝母六分 杏仁十二分(炮) 紫菀六分 茯苓 五味子各六分 人参 桑白皮各八两

【用法】上药治下筛,炼蜜为丸,如梧桐子大。每服十丸,渐渐加至二三十丸,煮枣汁送下,一日二次,甚者夜一次。

【主治】肺热而咳,上气喘急,不得坐卧,身面肿,不下食,腥气盛者。

【宜忌】忌酢物。

42147 杏仁紫菀丸(方出《外台》卷十引《崔氏方》,名见《鸡峰》卷十一)

【组成】葶苈子二十分(熬) 杏仁十二分 茯苓六分 牵牛子八分(熬)

【用法】上药治下筛,炼蜜为丸,如梧桐子大。每服八丸,渐渐加至二十丸,煮枣汁送下,日二次,夜一次。

【主治】肺热而咳,上气喘急,不得坐卧,身面肿,不下食,小便不利者。

【宜忌】忌醋物。

【备考】据本方方名,组成中应有"紫菀",原文疑脱。

42148 杏仁滑石汤(《温病条辨》卷二)

【组成】杏仁三钱 滑石三钱 黄芩二钱 橘红一钱五分 黄连一钱 郁金二钱 通草一钱 厚朴二钱 半夏三钱

【用法】水八杯,煮取三杯,分三次服。

【主治】暑温伏暑,三焦均受,舌灰白,胸痞闷,潮热,呕恶,烦渴,自利,汗出溺短者。

【方论选录】热处湿中,湿蕴生热,湿热交混,非偏寒偏热可治,故以杏仁、滑石、通草先宣肺气,由肺而达膀胱以利湿;厚朴苦温而泻湿满;芩、连清里而止湿热之利;郁金芳香走窍而开闭结;橘、半强胃而宣湿化痰,以止呕恶,俾三焦湿处之邪,各得分解矣。

42149 杏仁雌鸡汤(《圣惠》卷七十六)

【组成】杏仁一两(汤浸,去皮尖双仁,麸炒微黄) 钟乳粉一两 甘草一两(炙微赤,到) 吴茱萸一两(汤浸七遍,焙干微炒) 干姜一两(炮裂,到) 麦门冬一两(去心) 五味子一两 粳米一合 紫菀一两(洗去苗土)

【用法】上为细末,先取黄雌鸡一只,理如食法,以水一斗,煮鸡取汁五升,去鸡纳药,煎取三升,次入酒二升,煎至四升。每服一小盏,食前温服。

【主治】妊娠曾伤七月胎。

42150 杏仁薏苡汤

《伤寒总病论》卷三。为《金匮》卷上"麻黄杏仁薏苡甘草汤"之异名。见该条。

42151 杏仁薏苡汤(《温病条辨》卷二)

【组成】杏仁三钱 薏苡仁三钱 桂枝五分 生姜七分 厚朴一钱 半夏一钱五分 防己一钱五分 白蒺藜

二钱

【用法】水五杯,煮三杯,滓再煮一杯,分三次温服。

【主治】风暑寒湿,杂感混淆,气不主宣,咳嗽头胀,不饥,舌白,肢体若废。

42152 杏术续命汤《医方类聚》卷九十八引《施圆端效方》

【组成】附子(炮,去皮脐) 防己 川芎 白术 人参各一两 防风 芍药 麻黄(去节) 甘草(炙) 桂 黄芩各半两

【用法】上为粗末。每服五钱,水一盏半,加生姜五片,同煎至七分,去滓温服,日三次,夜一次,不拘时候。病人坐卧热坑暖处,衣被厚覆腰脚,长令漐漐汗出,病去。

【主治】风寒湿气合为脚痹,大痛,着床不能转侧,或肿或细,痛重筋挛。

【加减】冬减黄芩,夏减桂、附一半。

42153 杏朴芩连汤《温热经解》

【组成】杏泥三钱 川朴一钱 酒芩八分 川连一钱 陈皮一钱 苏子八分(炒) 川贝二钱 甘草一钱

【主治】咳喘。

42154 杏朴芩连汤《温热经解》

【组成】杏泥三钱 川贝三钱 川朴一钱 栝楼一钱半 黄芩一钱 梨汁一杯 川连一钱 冰糖二钱

【主治】夏咳嗽,火气炎上,人气外泄。

42155 杏苏二陈丸《全国中药成药处方集》南京方

【组成】苦杏仁一两(去皮尖) 姜半夏二两 陈皮白茯苓各一两 炙甘草五钱 苏子 苏梗各一两

【用法】上为细末,沸水为丸,每钱约八十丸。每服三钱,开水送下,一日一次。

【主治】感冒,咳嗽痰多。

【宜忌】孕妇忌服。

42156 杏苏二陈丸《成方制剂》5册

【组成】杏仁100克 紫苏叶300克 陈皮300克前胡200克 桔梗200克 茯苓200克 半夏(姜制)300克 甘草(炙)100克

【用法】上用水泛丸。每服6~9克,日1~2次。

【功用】疏风解表,化痰止咳,理气舒郁。

【主治】风寒感冒,鼻塞头痛及外感风寒引起的咳嗽。

42157 杏仁五味子汤

方出《明医杂著》卷二,名见《东医宝鉴·杂病篇》卷五。为原书同卷"清金饮"之异名。见该条。

42158 杏仁止咳糖浆《上海市药品标准》

【组成】杏仁水 百部流浸膏 陈皮流浸膏 远志流浸膏 桔梗流浸膏 甘草流浸膏 砂糖

【用法】上为糖浆剂。每服15克,一日3次。

【功用】止咳化痰。

【主治】支气管炎,咳嗽痰多。

42159 杏仁萝卜子丸(方出《丹溪心法》卷二,名见《景岳全书》卷五十四)

【异名】萝卜子丸(《不知医必要》卷一)。

【组成】杏仁(去皮尖) 萝卜子各半两

【用法】上为末,粥为丸服。

【主治】气壅痰盛咳嗽。

【备考】《景岳全书》本方用法:上为末,粥为丸,如梧

桐子大。每服五十丸,白汤送下。

42160 杏苏止咳糖浆《成方制剂》8册

【组成】陈皮 甘草 桔梗 苦杏仁 前胡 紫苏叶

【用法】上制成糖浆剂。口服一次10~15毫升,一日3次。

【功用】宣肺气,散风寒,镇咳祛痰。

【主治】风寒感冒,咳嗽气逆。

【备考】本方改为口服液剂,名"杏苏止咳口服液"(见原书37册)。

42161 杏仁石膏防己汤《温热经解》

【组成】杏仁二钱 石膏三钱 木防己一钱 茯苓三钱

【主治】热食咳者。

42162 杏仁龙胆草泡散《原机启微》卷下

【组成】龙胆草 当归尾 黄连 滑石(另研取末)杏仁(去皮尖) 赤芍药各一钱

【用法】以白沸汤泡,蘸洗,冷热任意,不拘时候。

【主治】风上攻,眵瞇赤痒。

【方论选录】本方以龙胆草、黄连苦寒去热毒为君;当归尾行血、杏仁润燥为佐;滑石甘寒泄气,赤芍药苦酸除痒为使。惟风痒者可用。

42163 杏苏止咳口服液

《成方制剂》37册。即原书8册"杏苏止咳糖浆"改为口服液剂。见该条。

李

42164 李仁丸《济阳纲目》卷三十八

【组成】葶苈(隔纸炒) 杏仁(去皮尖) 防己 郁李仁(炒) 真苏子 陈皮 赤茯苓各五钱

【用法】上为末,炼蜜为丸,如梧桐子大。每服四十丸,食后紫苏汤送下。

【主治】水气乘肺,动痰作喘,身体微肿。

42165 李叶汤《千金》卷五

【组成】李叶不拘多少

【用法】上咬咀,以水煮,去滓,浴儿。

【主治】少小身热。

【备考】本方方名,《普济方》引作"李叶浴汤"。

42166 李根汤《千金》卷五

【组成】李根 桂心 芒消各十八铢 甘草 麦门冬各一两

【用法】上咬咀。以水三升,煮取一升,分五服。

【主治】小儿暴有热,得之二三日。

【方论选录】《千金方衍义》:李根咸寒降火,芒消苦寒荡热,麦冬、甘草甘平滋津,桂心辛温破结,热因热用,从治之法也。

【备考】《普济方》引《幼幼新书》本方有葱,无桂心。

42167 李根汤《伤寒总病论》卷二

【组成】半夏半两 桂枝 当归 芍药 黄芩 甘草 人参各一分 茯苓三分

【用法】上为粗末。每服五钱,水两盏,加生姜三片,甘李根白皮一团,如鸡子黄大,煎八分,通口服,一日三五次。

【主治】动气在上,不可发汗,发汗则气上冲,正在心端。

42168 李根汤《活人书》卷十六

【异名】八味李根汤(《医学入门》卷四)、甘李根汤(《东医宝鉴·杂病篇》卷二)。

【组成】半夏(汤洗)半两 当归一分 芍药一分 茯苓一分 桂枝一两 黄芩一分 甘草(炙)一分 甘李根白皮二合

【用法】上剉,如麻豆大。每服五钱匕,加生姜四片,水一盏半,煎至八分,去滓温服。

【主治】伤寒气上冲,正在心端。

42169 李根散

《外台》卷二十四。即《千金》卷二十二"李根皮散"。见该条。

42170 李梅汤(方出《圣惠》卷八十二,名见《普济方》卷三六〇)

【组成】桃根一把 梅根一把 李根一把 细辛一两 蛇床子一两

【用法】上剉。以水二斗,煎至一斗,澄滤,候冷暖得所,浴儿佳。

【功用】避瘟恶气,疗百病,去皮肤沙粟。

42171 李叶浴汤

《普济方》卷三八四。即《千金》卷五"李叶汤"。见该条。

42172 李根皮汤(《圣济总录》卷七十一)

【组成】李根白皮(剉,焙)八两 半夏(汤洗七遍,焙)七两 干姜(炮) 桂(去粗皮)各四两 赤茯苓(去黑皮)三两 人参 甘草(炙)各二两 附子(炮裂,去皮脐)一两

【用法】上㕮咀,如麻豆大。每服五钱匕,水一盏半,煎至八分,去滓温服。

【主治】奔豚气冲心,吸吸短气,发作有时。

42173 李根皮散(《千金》卷二十二)

【组成】李根皮一升 通草 白蔹 桔梗 厚朴 黄芩 附子各一两 甘草 当归各二两 葛根三两 半夏五两 桂心 芍药各四两 芎䓖六两 栝楼根五两

【用法】上药治下筛。每服方寸匕,酒下,一日三次。疮大困者,夜再服之。

【主治】痈疽发背,及小小瘰疬。

【宜忌】《外台》:忌羊肉、饧、海藻、菘菜、猪肉、冷水、生葱。

【方论选录】《千金方衍义》:甘李根皮苦咸降逆;栝楼、葛根清胃解毒;通草、白蔹散结利窍;厚朴、半夏破气涤痰;桂心、附子化坚排脓;芎、归、芍药和营止痛;甘、桔、黄芩清热利气,疡溃本虚而脓未透者为宜。

【备考】本方方名,《外台》引作"李根散"。

42174 李子豫赤丸

《古今录验》引《胡录》,见《外台》卷十三。为原书同卷"八毒赤丸"之异名。见该条。

42175 李氏败毒散(《赤水玄珠》卷二十八)

【组成】人参败毒散加升麻 荆芥 牛蒡子 蝉蜕 山楂 地骨皮 薄荷 紫苏 紫草 去独活 柴胡 茯苓 人参

【用法】加生姜一片,水煎,临服加葱白汁五茶匙和服。

【主治】痘疹初热壮盛。

【加减】热甚,加柴胡、黄芩;泻,加猪苓、泽泻;夏加香薷,冬加麻黄。

【备考】《寿世保元》:有干葛、无紫草。

42176 李冢宰药酒(《扶寿精方》)

【组成】桃仁 杏仁(俱去皮尖)各一斤 脂麻(去皮,炒熟)一升 苍术(去皮)四两 白茯苓 艾(揉去筋) 薄荷 小茴香各三钱 好铜钱五文 荆芥一两

【用法】上为细末,炼蜜和作一块,高烧酒一大坛,入药煮一时,将药煮散,厚纸封,埋土中七日。取出,空心饮二三杯。

【功用】明目养血,除膈气,去风湿,驻颜益寿。

【主治】虚损咳嗽。

42177 李八伯杏金丹(《圣济总录》卷一九八)

【组成】肥实杏仁五斗

【用法】以布袋盛,用井花水同浸三日,次入甑中,以帛覆之,上布黄沙五寸,炊一日,去沙取出,又于粟中炊一日,又于小麦中炊一日,又于大麦中炊一日,压取油五升,澄清,用银瓶一只,打如水瓶样,入油在内,不得满,又以银元叶,可瓶口大小盖定,销银汁灌固口缝,入于大釜中,煮七复时,常拨动看油结,打开取药入器中,火消成汁,倾出放冷,其色如金,后入白中,捣之为丸,如黄米大。每服二十丸,空心、日暮酒送下;或用津液送下。

【功用】久服保气延年,变白,除万病。

42178 李氏天仙藤散(《冯氏锦囊·杂症》卷十七)

【组成】天仙藤(洗,略炒) 香附子(炒) 陈皮 甘草 乌药各等分

【用法】上为末。每服三钱,加生姜三片,紫苏三叶,木瓜三片,同煎,空心、食前服,一日三次。肿消止药。

【主治】子气。妊娠三月之后,两足渐肿,行步艰难,饮食不美,状似水气。

42179 李卿换白发方(《济阳纲目》卷一〇八)

【组成】老生姜皮一大升

【用法】刮老生姜皮于铛内,以文武火煎之,不得令过沸,其铛惟得多油腻者尤佳,不须洗刮,便以姜皮置铛中,密封固济,勿令通气,令一精细人守之,地色未分时便须煎之,缓缓不得令火急,如其人稍疲,即换人看火,一伏时即成。置于瓷钵中,研极细,使时以小箸脚蘸取如麻子大,先于白发下点药讫,然后拔之,再点,以手指捻之,令入肉,第四日当有黑者生。

【主治】白发。

42180 李氏五香连翘散

《医方类聚》卷一七五引《澹寮》。为《集验背疽方》"五香连翘汤"之异名。见该条。

42181 李氏家传快气汤(《普济方》卷三三七引《产经》)

【组成】枳壳五两 缩砂 香附子 甘草各二两

【用法】上各净称,同炒,为末,汤调服。

【功用】宽中快气,抑阳辅阴,入月滑胎易产。

【主治】妊娠恶阻。

严

42182 严蜜汤(《千金翼》卷八)

【组成】吴茱萸 大黄 当归 干姜 虻虫(去翅足,熬) 水蛭(熬) 干地黄 芎䓖各二两 栀子仁十四枚 桃仁(去皮尖)一升(熬) 芍药三两 细辛 甘草(炙)各一两 桂心一两 牛膝三两 麻仁半斤

【用法】上㕮咀。以水九升,煮取二升半,分三服,一日

三服,服相去一炊顷。

【功用】通血止痛。

【主治】月水不通,心腹绞痛欲死。

42183 严氏赤麟散(《玉钥》卷上)

【异名】赤麟散(《喉证指南》卷四),赤麟丹(《经验方》卷下)。

【组成】真血竭五钱 巴豆七粒(去壳) 明矾一两

【用法】上药打碎,同入新砂锅,炼至矾枯为度。每两加大梅片三分、硼砂三钱,共为极细末收固。用时以冷茶漱口,吹患处。

【主治】一切喉痹、缠喉、双单蛾,咽喉恶证。

【宜忌】喉癣、咽疮虚证勿用。

巫

42184 巫云散

《医方大成》卷八。即《御药院方》卷九"旋筛巫云膏"。见该条。

两

42185 两元散(《青囊立效秘方》卷一)

【组成】煅蛤粉二钱 青黛一钱五分 乌贼骨二钱 煅蚌壳二钱 儿茶一钱五分

【用法】乳至无声。

【主治】阴囊不问已烂未烂,甚至脱壳见肾子,下疳破烂流脓。

42186 两天丸

《全国中药成药处方集》(哈尔滨方)。为原书同卷"并补两天丸"之异名。见该条。

42187 两止汤(《辨证录》卷三)

【组成】熟地三两 山茱萸一两 麦冬一两 北五味五钱 白术五钱

【用法】水煎服。一剂即止血不流,四剂除根。

【主治】脐中流血者。

【方论选录】熟地、山茱以补肾水,麦冬、五味以益肺气,多用五味子,不特生水,而又取其酸而敛之也。加白术以利腰脐,腰脐利则水火流通,自然大小肠各取给于肾水,而无相争之乱。水足而火息,血不止而自止也。

42188 两归汤(《辨证录》卷三)

【组成】麦冬一两 黄连二钱 生枣仁五钱 熟地一两 丹参三钱 茯神三钱

【用法】水煎服。二剂而鸣止,四剂不再发。

【主治】耳鸣。人有平居无事,忽然耳闻风雨之声,或如鼓角之响。

【方论选录】此方凉心之剂也。心既清凉,则肾不畏心热,而乐与来归,原不必两相引而始合也。况方中全是益心滋肾之品,不特心无过燥之虞,而且肾有滋润之乐,自不啻如夫妇同心,有鱼水之欢,而无乖离之戚也,又何至喧阗于一室哉?

42189 两仪汤(《玉钥续编》)

【组成】人参 大熟地

【用法】长流水煎服,或加麦冬亦可。

【主治】咽喉白腐,打呛,音哑,气喘。

42190 两仪膏(《景岳全书》卷五十一)

【组成】人参半斤或四两 大熟地一斤

【用法】上药,用好甜水或长流水十五碗,浸一宿,以桑柴文武火煎取浓汁。若味有未尽,再用水数碗,煎滓取汁,并熬稍浓,乃入瓷罐重汤熬成膏,入真白蜜四两或半斤,收之。每以白汤点服。

【功用】❶《景岳全书》:调元。❷《杂病源流犀烛》:扶虚。

【主治】精气大亏,诸药不应,或以克伐太过,耗损真阴,虚在阴分而精不化气者,或未至大病而素觉阴虚者。

【加减】若劳损咳嗽多痰,加贝母四两。

42191 两生汤(《辨证录》卷五)

【组成】肉桂二钱 附子一钱 熟地二两 山茱萸一两

【用法】水煎服。一剂而吐减半,再剂而吐更减,连服四剂则吐止矣,服十剂而全愈也。

【主治】朝食暮吐,或暮食朝吐,或食之一日至三日而尽情吐出者。

【方论选录】此方水火两旺。脾胃得火气而无寒冷之虞,得水气而无干涩之苦,自然上可润肺而不阻于咽喉,下可温脐而不结于肠腹矣。

42192 两宁汤(《辨证录》卷八)

【组成】熟地二两 麦冬二两 黄连一钱 肉桂三分 山药一两 芡实一两

【用法】水煎服。

【主治】素常纵欲,劳心思虑,心肾不交,梦遗不止,口渴引水,多饮又复不爽,卧不安枕,易惊易惧,舌上生疮,脚心冰冷,腰酸若空,脚颤难立,骨蒸潮热,神昏魂越。

42193 两地丹(《石室秘录》卷一)

【组成】生地一两 地榆三钱

【主治】便血与溺血。

【方论选录】盖大小便虽各有经络,而其源同,因膀胱之热而来也。生地清膀胱之火,地榆亦能清膀胱,一方而两用之,分之中又有合也。

42194 两地汤(《傅青主女科》卷上)

【组成】大生地一两(酒炒) 玄参一两 白芍药五钱(酒炒) 麦冬肉五钱 地骨皮三钱 阿胶三钱

【用法】水煎服。四剂而经调。

【主治】先期经来只一二点者。

【方论选录】此方之用地骨、生地,能清骨中之热。骨中之热,由于肾经之热,清其骨髓,则肾气自清,而又不损伤胃气,此治之巧也。况所用诸药,又纯是补水之味,水盛而火自平理也。

42195 两地汤(《辨证录》卷三)

【组成】熟地 生地 玄参各一两 肉桂三分 黄连 天花粉各三钱

【用法】水煎服。下喉即愈,不必二剂。

【主治】喉痹。喉忽肿大而作痛,吐痰如涌,口渴求水,下喉少快,已而又热,呼水,咽喉长成双蛾,既大且赤,其形宛如鸡冠。

42196 两收丹

《辨证录》卷十二。为《傅青主女科》卷下"两收汤"之异名。见该条。

42197 两收汤（《傅青主女科》卷下）

【异名】两收丹（《辨证录》卷十二）。

【组成】人参一两　白术二两（土炒）　川芎三钱（酒洗）　九蒸熟地二两　山药一两（炒）　山萸四钱（蒸）　芡实五钱（炒）　扁豆五钱（炒）　巴戟三钱（盐水浸）　杜仲五钱（炒黑）　白果十枚（捣碎）

【用法】水煎服。服一剂而收半，二剂而全收矣。

【主治】妇人产后亡血过多，无血以养任督，而带脉崩坠，力难升举，水道中出肉线一条，长二三尺，动之则疼痛欲绝。

【方论选录】此方补任督而仍补腰脐者，盖以任督连于腰脐也。补任督而不补腰脐，则任督无助，而带脉何以升举？惟两补之，则任督得腰脐之助，带脉亦得任督之力收矣。

42198 两利汤（《辨证录》卷二）

【组成】白术五钱　茯苓五钱　薏仁一两　人参一钱　甘草五分　白芍一两　当归一钱　肉桂三分　防风五分　半夏一钱

【用法】水煎服。连服四剂而疼痛止，再服十剂而麻痹愈，再服十剂而屈伸尽利矣。

【主治】卒中之后，手足流注疼痛，久之则麻痹不仁，难以屈伸。

【方论选录】方中补多于攻，用防风以散风，而不用泽泻、猪苓以利水，盖因虚而成风湿，既祛其风，何可复泻其水。况方中白术、薏仁未尝非利水之药也。于补水之中而行其利水之法，则水易流，而无阻滞之虞。水湿既去，而风难独留，故少用防风以表邪，而孤子之风邪，无水既于作浪，不必多用风药，而风无不除也。

42199 两间汤（《洞天奥旨》卷十五）

【组成】薏仁二两　生甘草一两　当归二两　锦地罗一两　紫花地丁五钱　槐米三钱　天花粉三钱

【用法】水煎服。一剂足可伸，二剂全愈。

【主治】大肠痈。

42200 两炒丸（《御药院方》卷六）

【组成】半夏六两（切作片子）　龙骨六两（碾为末）　木猪苓六两（切作厚片子）

【用法】上药，先用生姜一斤，切作片子，换热水洗半夏七遍，去生姜不用，只将半夏一味同木猪苓一处拌匀，炒半夏微干，碾破半夏为末，用无灰酒打面糊为丸，如梧桐子大，于银器中，用木炭五斤炒药丸子，不犯铜铁，用新瓷罐子一个，只用龙骨养药丸子，择去木猪苓不用。每日空心服五十丸。觉手足暖住。

【功用】补下元，养精，令人少病。

42201 两泻汤（《辨证录》卷三）

【组成】白芍一两　丹皮一两　地骨皮一两　炒黑栀子三钱　玄参一两

【用法】水煎服。连服二剂，而黑血变为红色矣。再服二剂而咳嗽除，血自止。

【主治】肾经实火，挟心包相火上冲，吐黑血，虽不至于倾盆，而痰嗽必甚，口渴思饮。

【方论选录】此方虽泻肝木，其实是两泻心包与肾经也。火得水而解，血得寒而化，此黑血之所以易变，而吐血之所以易止也。

42202 两治汤（《辨证录》卷九）

【组成】白芍五钱　当归三钱　麦冬五钱　人参一钱　甘草一钱　桔梗二钱　苏叶八分　天花粉一钱

【用法】水煎服。

【功用】益肝肺，补气血，消痰火。

【主治】人有终日高谈，连宵聚语，气血内伤，口干舌渴，精神倦怠，因而感冒风寒，头痛鼻塞，气急作喘。

42203 两治汤（《辨证录》卷九）

【组成】生地　人参各三钱　白术五钱　茯苓三钱　甘草　半夏　川芎　柴胡各一钱　黄耆一两　当归五钱

【用法】水煎服。

【主治】筋酸背痛，足重腹饥，以至感冒风邪，遍身皆痛，身发寒热。

42204 两治汤

《洞天奥旨》卷七。为《辨证录》卷十三"两治散"之异名。见该条。

42205 两治散（《辨证录》卷十三）

【异名】两治汤（《洞天奥旨》卷七）。

【组成】白术一两　杜仲一两　当归一两　金银花三两　防己一钱　豨莶草三钱

【用法】水煎服。一剂而痛轻，二剂而痛止，三剂全愈。

【主治】腰眼之间，忽长疽毒，疼痛呼号。

【方论选录】此方用白术、杜仲以利其腰脐，气通而毒自难结也，又得金银花、当归之类补中有散，而防己、豨莶直入肾宫，以祛其湿热之毒。阴阳无偏胜之虞，邪正有解分之妙，自然一二剂成功，非漫然侥幸也。

42206 两宜汤（《辨证录》卷四）

【组成】人参二钱　茯苓　白术各五钱　甘草　泽泻　黄连各一钱　肉桂三分　陈皮五分　天花粉二钱　柴胡三分

【用法】水煎服。二剂愈。

【主治】口渴饮水忽然呃逆者。

42207 两宜汤（《辨证录》卷七）

【组成】茯苓五钱　白术一两　薏仁五钱　柴胡五分　龙胆草一钱　茵陈一钱　郁李仁五分

【用法】水煎服。二剂轻，四剂又轻，十剂全愈。

【主治】心惊胆战，面目俱黄，小水不利，皮肤瘦削。

【方论选录】此方利湿无非利胆之气，利胆无非健脾之气也。脾土健，土能克水，则狂澜可障，自然水归膀胱尽从小便而出矣。

42208 两宜散（《喉舌备要》）

【组成】荆芥　独活　赤芍　白芷　菖蒲各等分

【用法】上为末，用黄酒调敷患处。若疮面上有血泡，不可用菖蒲，恐破疮皮，宜先用四味敷之，后用菖蒲末敷于面上，覆过四围，而以薄纸隔截之；凡敷末药，须温热方能令药气透入，若干再换湿者敷之；如四围黑晕不退，疮口俱无色者，其人必服凉药太过，不可骤用黄龙散，恐黄龙散药力过峻，敷上更加苦痛，以其肌肉未死故也。可于本方内加肉桂、当归以换起死血，血一浮面即除去二味，只用本方治之；若痛不止，可取酒泡乳香、没药，以瓦器盛放火上，俟熔化，乘热倾入药内，调匀涂之，痛立止。若疮口有突肉箭起，宜以本方加南星、用姜汁和酒调涂而落，此因胃着风故也，或有近热之证,可合洪宝丹,以葱汁清茶同调敷;若遇阴寒之证,可合黄龙散调好酒敷之。

【主治】喉症半阴半阳,冷热不明者。

42209 两祛丹(《辨证录》卷七)

【组成】白术一两 人参三钱 何首乌(生用)三钱 鳖甲末三钱 地栗粉三钱 神曲二钱 茯苓二钱 当归三钱 半夏一钱 贝母一钱

【用法】水煎服。二剂轻,四剂又轻,十剂痞块全消。

【主治】饱食即睡于风露之间,风露之邪裹痰于胃中,睡未觉腹中饱闷不舒,后遂成痞。

【方论选录】此方脾胃双治之法也。脾胃俱病阴,奈何置阳不问乎?不知阳邪入于阴分,已全乎为阴矣,全乎为阴,是忘其为阳也,故治阴而不必治阳。然方中虽是治阴,未常非治阳之药,所以能入于阴之中,又能出乎阴之外,而阴邪阳邪两有以消之也。

42210 两消丹(《辨证录》卷一)

【组成】柴胡二钱 丹皮五钱 鳖甲三钱 山楂肉一钱 枳壳五分 炒栀子二钱 甘草一钱 白芍五钱 当归三钱 桃仁十粒

【用法】水煎服。一剂而痛轻,二剂谵语止,腹亦安然,杳无寒热之苦矣。

【主治】冬月妇人伤寒,发热至六七日,昼则了了,夜则谵语,如见鬼状,按其腹则大痛欲死。

【方论选录】此方既和其表里,而血室之热自解,妙在用鳖甲进攻于血块之中,以消其宿食,所谓直捣中坚,疟母何所存立作祟乎。

42211 两援汤(《辨证录》卷八)

【组成】熟地二两 当归 人参 白术各一两 肉桂二钱

【用法】水煎服。

【主治】阴脱。大便之时,一时昏晕而脱者,两目上视,手足冰冷,牙关不利,不能语言。

42212 两舒散(《石室秘录》卷一)

【组成】白芍五钱 柴胡一钱 茯苓三钱 陈皮五分 甘草五分 车前子一钱 六曲五分

【用法】水煎服。

【主治】肝郁克脾,吞酸,泄泻。

【方论选录】此方之奇,绝在白芍之妙,盖白芍乃肝经之药,最善舒木气之郁,木郁一舒,上不克胃,而下不克脾;方中又有茯苓、车前子,以分消水湿之气,水尽从小便出,何有余水以吞酸,剩汁以泄泻;况又有半夏、六曲之消痰化粕哉?此一治而有分治之功。

42213 两富汤(《玉钥续编》)

【组成】大熟地一两 大麦冬一两

【用法】取长流水与井水各半煎浓,徐徐服之。

【功用】金水相生。

【主治】白腐音哑。

42214 两解汤(《医学入门》卷八)

【组成】辣桂 大黄 白芍 泽泻 牵牛 桃仁各一钱 干姜五分 甘草两分半

【用法】水煎,温服。

【功用】便毒两解,败瘀立消。

【主治】便毒。内蕴热气,外挟寒邪,精血交错,肿结疼痛。

42215 两静汤(《辨证录》卷四)

【组成】人参一两 生枣仁二两 菖蒲一钱 白芥子三钱 丹砂三钱 巴戟天一两

【用法】水煎服。连服四剂,惊者不惊,而悸者亦不悸也。

【主治】惊悸。

【方论选录】此方多用生枣仁以安其心,用人参、巴戟天以通心肾,心肾两交,则心气通于肾,而夜能安,肾气通于心,而日亦安也。心肾交而昼夜安,即可久之道也。

42216 两面龟散(《准绳·疡医》卷五)

【组成】两面龟 鸡屎子 鸡踞根 诈死子 真珠美 山鸟豆 紫金皮 脱壳藤 鱼桐根 山淡豉 连叉大青 沿地鸡踞 (又方加臭木待根、山芙蓉根、山苎根、川山蜈蚣)

【用法】水煎,入酒和服。

【主治】一切肿疡焮赤,无名肿毒疼痛者。

【加减】发热,加水圹根、吉面消;骨里痛,加紫金藤、马蹄金、铁马鞭。

42217 两顺煮散(《圣济总录》卷四十七)

【组成】高良姜 木香各等分

【用法】上各为末。每服高良姜末一钱,木香末半钱,水一盏,同煎至七分,放温,和滓徐呷服,不拘时候。

【主治】脾胃俱虚,胀满哕逆。

【宜忌】勿用铁器煎。

42218 两石两子汤(《效验秘方·续集》耿鉴庭方)

【组成】西月石1克 海浮石10克 安南子10克 诃子10克 桔梗6克 炙枇杷叶12克 甘草6克

【用法】水煎服,每日1剂,早晚分服,徐徐咽下。

【功用】清咽化痰。

【主治】慢性喉炎,声音嘶哑。

【加减】若因多语伤而得者,可加玉竹、沙参以养肺气;若呛咳,加甜杏仁、蚕蚀后之桑叶络;若脘闷而痛,加木蝴蝶;若肺阴虚者,加天冬;若肾气不充,而有出血者,加血余炭;若臂肉不除,加山豆根、山慈菇。

【方论选录】此方以西月石(即硼砂)为主,除疾去臂,但仅能用1克,万不能多用。海浮石、安南子(即胖大海)为辅,协助主药清肺、清音、祛疾。诃子肉、桔梗为佐,前者敛肺清音,后者清咽喉祛痰。枇杷叶、甘草为使,润肺、和中化痰,合之可总收清化痰热之效。痰热既去,则声音可清,息结可除。其妙在于安南子、诃子并用,一滑一涩,一开一合,尚可在用量方面,有所改变。如便秘,即多用安南子,少用诃子;如便溏,则多用诃子,少用安南子。

42219 两枳二陈汤(《古今医鉴》卷八)

【组成】陈皮 半夏各二钱 白茯苓一钱半 南星 枳壳 枳实 甘草各一钱

【用法】上剉一剂,水煎服。用鹅毛于病人咽喉探吐之,如病虚弱,不可用也。

【主治】关格,上焦痰壅,两手脉盛。

42220 两益止遗汤(《辨证录》卷八)

【组成】人参一两 熟地二两 山药一两 芡实一两 白术一两 生枣仁一两 黄连五分 肉桂五分

【用法】水煎服。二剂遗即止,服二月诸症全愈。

【主治】素常纵欲,又加劳心思虑终宵,仍然交合,以致梦遗不止。其症口渴引水,多饮又复不爽,卧不安枕,易惊易惧,舌上生疮,脚心冰冷,腰酸若空,脚颤难立,骨蒸潮热,神昏魂越。

【方论选录】此方乃心肾交合之圣剂,心肾交则二火自平,正不必单止其遗也,况止遗必用涩药,内火煽动,愈涩而火愈起矣。

42221 两感夺命汤(《怡堂散记》)

【组成】麻黄 桂枝 杏仁 附子 细辛 甘草

【用法】水煎服。

【主治】两感伤寒。

【加减】二日,加葛根、黄连;泄,加干姜、白术、茯苓;谵言,加石膏;三日,加柴胡、黄芩;囊缩而厥,加吴萸。

42222 两感羌活汤(《杏苑》卷三)

【组成】羌活 独活 防己 防风 黄芩 川芎 苍术 白术各一钱 甘草四分 黄连六分 细辛五分 知母 生地黄各一钱五分

【用法】上㕮咀。水煎熟,不拘时候服。

【主治】内外两感,脏腑俱病。

束

42223 束气汤(《通俗内科学》)

【组成】白芍一钱 黄耆一钱二分 党参 破故纸各七分 升麻 益智仁各五分 五味子三分 官桂二分

【用法】水煎服。

【主治】遗尿。

42224 束毒丹(《青囊秘传》)

【组成】芙蓉梗 地丁草 花粉各一斤 苍耳草十二两 陈皮八两

【用法】上炒,为细末。敷之。

【主治】一切痈疽溃后,毒将尽,肿未全消。

42225 束毒围(《鸡鸣录》)

【组成】玉精炭(即蜒蚰,煅存性) 生大黄各四两 五倍子 白及各三两 生半夏 白蔹各二两 百草霜 矾红 生南星 陈小粉(炒) 草乌各一两 熊胆一钱

【用法】上为末,以广胶化烊,鲜芙蓉叶绞汁,醋量和捣成锭丸。热毒痈疡,发于阳分,盘硬疼痛色赤者,醋磨浓涂四围,使其不大,最为要旨。

【主治】肿毒初起,热毒痈疡,发于阳分,盘硬疼痛色赤者。

42226 束带汤(《石室秘录》卷四)

【组成】黑豆三合 白果十个 红枣二十个 薏仁四钱 熟地一两 山茱萸四钱 茯苓三钱 泽泻二钱 丹皮二钱 山药四钱

【用法】先用黑豆煎汤二碗,用一碗,入诸药,加水二碗,水煎服。一剂止,二剂能除白带。

【主治】产前白带,妇人之诸带。

42227 束带汤(《辨证录》卷十一)

【组成】鸡冠花一两(鲜鸡冠花三两) 白术一两

【用法】水煎服。二剂即愈。

【主治】白带,妇人终年累月下流白物,如涕如唾,不能禁止,甚则臭秽。

42228 束带饮(《产科发蒙·附录》)

【组成】续断 炙艾 红花 地榆 川芎 地黄 芍药 当归

【用法】每服四钱,以水一盏半,煎取八分服。

【主治】赤白带下,及产后恶露尽后,清血不止者。

42229 束胎丸(《保命集》卷下)

【组成】白术 枳壳(去瓤,炒)各等分

【组成】上为末,烧饭为丸,如梧桐子大。入月一日,食前服三五十丸,温热水下,胎瘦易生也,服至产则已。

【功用】胎瘦易生。

42230 束胎丸(《丹溪心法》卷五)

【异名】八月束胎丸(《女科指掌》卷四)。

【组成】炒黄芩夏一两,春、秋七钱半,冬半两 白术一两(不见火) 茯苓七钱半(不见火) 陈皮三两(忌火)

【用法】上为末,粥为丸服。

【功用】❶《丹溪心法》:妊娠八月束胎。❷《摄生众妙方》:扶助母气,紧束儿胎。

【主治】《摄生众妙方》:妊娠七八个月,恐胎气展大难产。

【方论选录】《医方考》:凡患产难者,多由内热灼其胞液,以致临产之际,干涩而难;或脾气怯弱,不能运化精微,而令胞液不足,亦产难之道也。故用白术、茯苓益其脾土而培万物之母;用黄芩清其胎热,泻火而存胞液;用陈皮者,取其辛利,能流动中气,化其肥甘,使胎气不滞,儿身勿肥耳。此束胎之义也。

【备考】本方方名,《准绳·女科》引作"缩胎丸"。《玉机微义》本方用法:上为末,粥为丸,如梧桐子大。每服三四十丸,空心、白汤送下。

42231 束胎丸(《医方类聚》卷二二七引《新效方》)

【异名】缩胎丸(《准绳·女科》卷四)。

【组成】黄芩 白术各一两 枳壳 滑石各七钱半

【用法】上为末,粥为丸,如梧桐子大。每服五七十丸,温水送下。

【功用】妊娠九月束胎。

【加减】禀气怯弱之人,黄芩减半;若临月十日前,小水多时,减去滑石。

【宜忌】孕妇宜热药,不宜凉药,元气亏损者勿服。

42232 束胎丸(《医略六书》卷二十八)

【组成】生地六两 枳壳一两(炒) 木香一两

【用法】上为末,炼蜜为丸。每服二三钱,米饮送下。

【主治】孕妇心痛闷绝,脉沉微数者。

【方论选录】胎气内壅,营阴受伤,而上犯心包,故心痛闷绝,昏不知人焉。生地滋阴壮水,以上荣心包;木香开胃醒脾,以下安胎气;更佐枳壳,泻滞化气,以除闷绝也;炼蜜丸,米饮下,使营阴内充,则胎得所养,而气不上逆,焉有心痛闷绝,昏不知人之患。

42233 束胎丸(《古今医彻》卷四)

【组成】白术 条芩 广皮各等分

【用法】上为末,水为丸。虚者人参汤送下,多怒者砂仁汤送下。

【主治】妊娠四五月,饮食渐入,母气日衰,母气既衰,则不能约束于胎而胎气寝大。

353

【方论选录】白术健母之气,条芩益子之阴,加以陈皮利其气,而胎始得安。

42234 束胎饮

《丹溪治法心要》卷七。为《丹溪心法》卷五"达生散"之异名。见该条。

42235 束胎饮

《万氏女科》卷二。为《广嗣纪要》卷九引李东垣方"和气饮"之异名。见该条。

42236 束胎饮(《医学正印》卷下)

【组成】香附 白术 白芍药 当归 人参各一钱 陈皮 苏叶 甘草各五分

【用法】水煎服。

【功用】妊娠八九个月养胎,扶正气,散滞气。

42237 束胎饮(《大生要旨》

【组成】白术(炒)二两 茯神七钱半 陈皮一两 黄芩一两

【用法】水煎服。妊娠七八月服此。

【功用】敛束胎气,易产。

【主治】因肥甘凝滞,以致胎儿肥大;或因胎中有火,热盛而胎液干涩,而致难产者。

42238 束胎散

《丹溪心法》卷五。为原书同卷"达生散"之异名。见该条。

42239 束胎散(《简明医彀》卷七)

【组成】香附二两 枳壳三两 甘草(炙)一两半

【用法】上为末。每服二钱,空心白汤送下。

【功用】顺气,滑胎易产。

42240 束胎散(《仙拈集》卷三)

【组成】益母草 当归各二钱 川芎 茯苓各一钱五分 枳壳 陈皮各五分

【用法】妊娠八九个月,间日一服,交十个月加秋葵子四十九粒,生芝麻半合,水、酒煎服。

【功用】束胎。

42241 束胎散(《文堂集验方》卷三)

【组成】归身 菟丝子(酒炒)各一钱半 川芎 白芍(酒炒) 川贝母(去心)各一钱 炙黄耆 荆芥穗各八分 厚朴(姜汁炒) 蕲艾(醋炒)各七分 羌活 甘草(炙)各六分 枳壳(麸拌炒)六分

【用法】加生姜三片,水煎服,一月两剂。此方体肥安逸者常之,安胎易产,产后可保无病。

【主治】受孕五六月后,一切胎气不安者。

【宜忌】若瘦弱淡薄者不宜多服。

42242 束睛丹(《辨证录》卷三)

【组成】熟地 白芍 麦冬各一两 人参五钱 炒栀子 川芎各三钱 北五味一钱

【用法】水煎服。十剂全愈。

【主治】气血两虚,目痛,二瞳子大于黄精;视物无准,以小为大。

42243 束毒金箍散(《外科正宗》卷二)

【组成】郁金(蝉肚者) 白及 白蔹 白芷 大黄各四两 黄柏二两 轻粉五钱 绿豆粉一两

【用法】上为细末,酸米浆调箍四边。夏热甚者,蜜水调。

【主治】疔疮针刺之后,余毒走散作肿。

42244 束胎和气饮

《广嗣纪要》卷九。为原书同卷引李东垣方"和气饮"之异名。见该条。

42245 束胎调气饮子(《宋氏女科》)

【组成】条芩 茯苓 苏梗 白术 陈皮 枳壳 甘草

【用法】七日一服。

【主治】怀孕八月,觉腹大,妊妇气喘,不问有无外感者。

更

42246 更生丸(《外台》卷十七引《素女经》)

【异名】白茯苓丸(《圣惠》卷二十六)。

【组成】茯苓四分(若不消食,三分加一) 菖蒲四分(若耳聋,三分加一) 山茱萸四分(若身痒,三分加一) 栝楼根四分(若热渴,三分加一) 菟丝子四分(若痿泄,二分加一) 牛膝四分(若机关不利,加一倍) 赤石脂四分(若内伤,三分加一) 干地黄七分(若烦热,三分加一) 细辛四分(若目茫茫,三分加一) 防风四分(若风邪,三分加一) 薯蓣四分(若阴湿痒,三分加一) 续断四分(若有痔,加一倍) 蛇床子四分(若少气,三分加一) 柏实四分(若少力,加一倍) 巴戟天四分(若痿弱,三分加一) 天雄四分(炮,若有风,三分加一) 远志皮四分(惊恐不安,三分加一) 石斛四分(若体疼,加一倍) 杜仲四分(若绝阳腰痛,三分加一) 苁蓉四分(若冷痿,加一倍)

【用法】上为末,炼蜜为丸,如梧桐子大。每服三丸,食前,一日三次。不知渐增,以知为度。亦可散服,以清粥饮服方寸匕,七日知,十日愈,三十日余气平,长服老而更少。

【主治】男子五劳七伤,阴衰消小,囊小生疮,腰背疼痛,不得俯仰,两膝膑冷,时时热痒,或时浮肿,难以行步,目风泪出,远视茫茫,咳逆上气,身体痿黄,绕脐弦急,痛及膀胱,小便尿血,茎痛损伤,时有遗沥,汗衣赤黄,或梦惊恐,口干舌强,渴欲饮水,得食老不常,或气力不足,时时气逆,坐犯七忌,以成劳伤。

42247 更生散(《千金翼》卷二十二)

【组成】钟乳 白石英 海蛤(各研) 赤石脂 防风 栝楼各二两半 干姜 白术各一两半 桔梗 细辛各五分 人参 附子(炮,去皮) 桂心各三分

【用法】上药皆须新好州土者,捣筛为散,囊盛四两为八薄,温酒和服一薄,须曳起行,随力所往,还欲坐卧,随意着衣乃卧,适体中所便,食时乃冷,不得热食,只得大冷。服药后二十日复饮热食及房室,可渐随意,唯服药时不得耳。若头面中惯惯者,散发,风中梳百余遍,一日三饮五合酒讫,日下晡渴,便饮酒啖脯饭,常令体中嘿嘿有酒势;手足烦热,可冷水洗之。

【主治】男子、女人宿寒虚羸,胸胁逆满,手足烦热,四肢不仁,食饮损少,身体疾病,乍寒乍热,极者着床四五十年,服众药不愈。

【宜忌】❶《千金翼》:忌食猪肉、羹臛、汤面,不得房室。

❷《外台》:忌猪肉、冷水,生菜、生葱、桃、李、雀肉。

【加减】加硫黄,名"邵靳散"。

【备考】方中白石脂,《外台》作"白石英"。

42248 更生散(《圣惠》卷三十八)

【组成】炼成钟乳三两 白石英二两(细研,水飞过) 海蛤二两(细研) 赤石脂一两(细研) 羌活二两 栝楼根二两 白术一两 石斛一两(去根,剉) 干姜一两(炮裂,剉) 细辛三分 桂心三分 牛膝三分(去苗) 人参三分(去芦头) 附子三分(炮裂,去皮脐) 防风一两(去芦头)

【用法】上为细散,入研了药和匀,每服二钱,空心及晚食前以温酒调下。饮酒常令醺醺,及行百余步,以展药势。

【主治】男子、妇人宿寒虚羸,胸胁逆满,手足不仁,饮食全少,身体多病,乍寒乍热,极者着床,众药不愈。

42249 更生散(《杨氏家藏方》卷二)

【组成】白附子二两(炮) 天南星二两(同白附子碾碎,用新水浸三日,每日换水,日足取出,焙干) 羌活二两(去芦头) 川芎二两 白僵蚕一两(炒,去丝嘴) 雄黄三钱(别研,水飞) 朱砂三钱(别研,水飞) 生脑子半钱(别研) 麝香一钱(别研)

【用法】上为细末。每服二钱,食后温酒调下;茶调亦得。

【主治】风壅上攻,头疼目昏,项背拘急。

42250 更生散(《古今医鉴》卷十二)

【组成】人参一两 当归一两 川芎五钱 荆芥穗三钱 干姜(炒黑)三钱 熟地(姜汁炒)一两

【用法】上剉。水煎,空心服。如血大下不止,用龙骨(火煅),赤石脂(火煅)各等分为末,每服二钱,用前药调服,外以五倍子末津调,纳脐中即止。

【主治】产后去血过多,或不止,或眩晕眼暗,口噤,发热憎寒。

42251 更年宁(《成方制剂》6册)

【组成】白芍 白术 薄荷 柴胡 陈皮 川芎 丹参 当归 党参 法半夏 茯苓 干姜 黄芩 墨旱莲 牡丹皮 女贞子 人参 石菖蒲 王不留行 香附 玄参 郁金

【用法】上制成水蜜丸或大蜜丸,大蜜丸每丸重6克。口服,水蜜丸每服4~6克,大蜜丸每服1~2丸,一日2~3次。

【功用】疏肝解郁,益气养血,健脾安神。

【主治】更年期引起的心悸气短,烦躁易怒,眩晕失眠,阵热汗出,胸乳胀痛,月经紊乱。

42252 更衣丸(方出《广笔记》卷一,名见《古今名医方论》卷四)

【异名】朱砂芦荟丸(《证治汇补》卷一)。

【组成】朱砂(研如飞面)五钱 真芦荟(研细)七钱

【用法】滴好酒少许为丸。每服一钱二分,好酒送下,朝服暮通,暮服朝通,须天晴时修合为妙。

【主治】大便不通。

【方论选录】《古今名医方论》:柯韵伯曰:胃为后天之本,不可不固病,太过亦病。然太过复有阳盛、阴虚之别焉。两阳合明而胃家实,仲景制三承气下之;水火不交而津液亡,前贤又制更衣丸以润之。古人入厕必更衣,故以此丸立名。用药之义,以重坠下达而奏功。朱砂色赤属火,体象金,味甘归土,性寒类水,为丹祖汞母,能输坎以填离,生水

以济火,是肾家之心药也;配以芦荟,黑色通肾,苦味入心,滋润之质可转濡胃燥,大寒之性能下开胃关,此阴中之阴,洵为肾家主剂矣。合以为丸,有水火既济之理,水土合和之义,两者相须,得效甚宏,奏功甚捷,真匪夷所思者。

【备考】本方改为片剂,名"更衣片"(见《成方制剂》2册)。本方改为胶囊剂,名"更衣胶囊"(见《成方制剂》4册)。

42253 更衣丸(《成方便读》卷一)

【组成】真上好芦荟二两 麦冬一两(捣罗) 朱砂一两(为衣)

【用法】上为丸,朱砂为衣服。

【主治】燥火有余,津枯便闭之证。

【方论选录】芦荟,木之脂也,味苦性寒,阳明、厥阴药也,专能泄热降火,润燥通肠,而以麦冬之寒滑多脂者助之,其便有不立通者乎?用朱砂为衣者,镇其浮游之火,而复其离内之阴耳。

42254 更衣片

《成方制剂》2册。即方出《广笔记》卷一,名见《古今名医方论》卷四"更衣丸"改为片剂。见该条。

42255 更苏膏(《中藏经》卷下)

【组成】南星一个 半夏七个 巴豆五个(去壳) 麝香半钱

【用法】上为细末,取腊月猪脂为膏。令如不痛疮,先以针刺破,候忍痛处,使以儿乳汁同调贴之。

【主治】一切不测恶疮欲垂。

42256 更年乐片(《成方制剂》15册)

【组成】白芍 补骨脂 车前子 当归 甘草 核桃仁 黄柏 金樱子 鹿茸 牡蛎 牛膝 人参 桑椹 首乌 首乌藤 熟地黄 续断 淫羊藿 知母

【用法】上制为片剂。每服4片,一日3次。

【功用】养心养肾,调补冲任。

【主治】更年期出现的夜寐不安,心悸,耳鸣,多疑善感,烘热汗出,烦躁易怒,腰背酸痛等症。

42257 更年安片(《中国药典》1995版)

【组成】磁石 地黄 茯苓 浮小麦 钩藤 麦冬 牡丹皮 首乌藤 熟地黄 五味子 仙茅 玄参 泽泻 珍珠母 制何首乌

【用法】上制为片剂。每服6片,一日2~3次。

【功用】滋阴清热,除烦安神。

【主治】更年期出现的潮热汗出,眩晕,耳鸣,失眠,烦躁不安,血压不稳等症。

【备考】本方改为胶囊剂,名"更年安胶囊"(见《成方制剂》14册)。

42258 更年康汤(《效验秘方》梁剑波方)

【组成】玄参10克 丹参10克 党参10克 天冬5克 麦冬5克 生地12克 熟地12克 柏子仁10克 酸枣仁10克 远志5克 当归3克 茯苓10克 浮小麦10克 白芍10克 元胡6克 龙骨15克 牡蛎15克 五味子5克 桔梗5克

【用法】水煎服。每日1剂,分早晚温服。16剂为一疗程。

【功用】养心,益阴,安神,镇潜。

【主治】妇女更年期综合征。头晕头痛,焦虑忧郁,失眠多梦,精神疲乏,心悸怔忡,健忘,多汗,食欲减退,腹胁腰腿诸痛,舌红苔少,脉弦细。

【加减】自汗不已,加麻黄根;面部潮红,加丹皮、地骨皮;带下过多,加海螵蛸;头晕,加天麻。

【方论选录】妇女绝经期前后,肾气渐衰,天癸已竭,冲任失调,血不养心藏神,故出现一系列更年期综合征症状。本方从天王补心丹化裁而来,选用了大队的养阴安神药物,其中,用生地、玄参壮水制火;丹参、当归、熟地补血养心;党参、茯苓以益心气;远志、柏子仁以养心神;天冬、麦冬以增阴液;枣仁、五味子之酸,用以敛心气之耗散;白芍、元胡、龙骨、牡蛎则用以镇摄心神定悸;桔梗载药上行,以之为使。

42259 更衣胶囊

《成方制剂》4册。即方出《广笔记》卷一,名见《古今名医方论》卷四"更衣丸"改为胶囊剂。见该条。

42260 更年安胶囊

《成方制剂》14册。即《中国药典》1995版"更年安片"改为胶囊剂。见该条。

42261 更衣大黄丸(《幼幼新书》卷三十引《婴孺方》)

【组成】大黄七分 葶苈四分(炒) 牛黄三分 人参 厚朴(炙) 芫花(炒)各二分 桂心 黄芩各一分

【用法】上为末,炼蜜为丸,如小豆大。每服三丸,饮送下。不知加之。

【主治】小儿腹大鸣,及内热坚不得大便。

42262 更生十七物紫参丸(《外台》卷二十八引《范汪方》)

【异名】紫参丸(《圣惠》卷五十六)。

【组成】紫参 人参 半夏(洗) 藜芦 代赭 桔梗 白薇 肉苁蓉各三分 石膏一分 大黄一分 牡蛎一分(熬) 丹参一分 虾蟆(灰) 乌头(炮)四分 狼毒一分 附子(炮)五分 巴豆七十枚(去心皮熬)(一方无虾蟆,有干姜四分)

【用法】上为末,炼蜜为丸,如小豆大。每服一丸,饮送下,一日三次,老小以意减之。蜂虿所螫,以涂其上。

【主治】蛊注百病,癥瘕积聚,酸削骨肉,大小便不利,卒忤遇恶风,臌胀腹满,淋水转相注。蜂虿所螫。

【宜忌】忌羊肉、冷水。

还

42263 还元丸(《圣济总录》卷一八五)

【组成】木香 干莲子(去心)各二两 沉香(末) 天雄(长大者,汤浸一食久,新水又浸两食久,去皮脐,候干,文武火炮裂,地坑子内碗合一复时)各二两 龙骨(为末,研千遍,用粗甘草半两,煎水一升,飞过,更研)二两

【用法】上为末,煮熟鸡卵黄为丸,如梧桐子大。每服三十丸,空心新水或温酒送下。

【功用】固精,补元气,悦颜色,实丹田。

【备考】本方方名,《普济方》引作"还元丹"。

42264 还元丹(《圣惠》卷九十五)

【组成】砒霜五两 消石半两 白矾五两 硫黄二两

【用法】上药各为细末,先固济瓷瓶子一所,候泥干,掘地坑子深一尺,内入灰,坐瓶在其间,先下硫黄平摊,次安消石、砒霜、白矾,别取罗了石灰,填满瓶子令实,以物盖瓶口,便聚炭约二十斤,上安熟火三五两,渐渐烧令通赤,住火自消,候冷取出,以绢裹悬在井中一宿,出火毒,细研,以水浸蒸饼为丸,如粟米大。每服二丸,空心以温酒送下。

【功用】补益下元。

【主治】虚冷气。

42265 还元丹

《得效》卷八。为原书同卷"元阳秋石丹"之异名。见该条。

42266 还元丹

《普济方》卷二一七。即《圣济总录》卷一八五"还元丸"。见该条。

42267 还元丹(《臞仙活人心方》卷下)

【组成】黄犍牛肉不拘多少(去筋膜,切作棋子大片,用河水洗数遍令血味尽,仍浸一宿,次日再洗一二遍,水清为度。用无灰好酒入瓷器坛内,重泥封固,用桑柴文武火煮一昼夜,取出焙干为末,其至如黄沙为佳,焦黑无用。每用末半斤,入后药一斤为则) 山药四两(重用葱、盐炒,去葱、盐,为末) 白茯苓四两(用坚实者,为末) 莲肉四两(去心,葱、盐炒) 小茴香四两(去枝梗,微炒香,末)

【用法】上为末,用红枣二十个,蒸烂,皮肉相离捞起,剥去皮核,研为膏,加好酒入药和匀为丸(切勿用面糊、米饮之类),如梧桐子大,晒干透心。每服五十丸,空心温酒送下,初服每日三次,服久后每日一次。

【功用】安五脏,消百病,能令瘦者肥,补虚损,实精髓,固元气。

【备考】本方方名,《医方类聚》引作"补养还元丹"。

42268 还元丹(《扶寿精方》)

【异名】不老丹(《医部全录》卷三三一引《体仁汇编》)、延年益寿不老丹(《摄生众妙方》卷二)、延年益嗣丹(《摄生众妙方》卷十一)、延寿不老丹(《医学入门》卷七)、延年益寿丹(《饲鹤亭集方》)。

【组成】何首乌一斤(鲜者,只用竹刀刮去皮;干者,米泔水浸软刮皮。四制,忌铁,砂锅或瓦器盛酒,生芝麻蒸一次,晒干;羊肉一斤蒸一次,晒干;酒拌蒸一次,晒干;黑豆蒸一次,晒干。一方黑羊肉一斤、黑豆三合,量用水,上加竹炊箅置药,盖蒸熟透,晒干) 生地黄 熟地黄各三两(酒浸,焙干,各取末一两) 天门冬 麦门冬各四两(米泔水浸,去心,各取末一两) 人参一两(取末五钱) 白茯苓(去皮)三两(打成块,酒浸,晒干) 地骨皮三两(童便浸,晒干,各取末一两,忌铁)

【用法】上取首生男孩乳汁六两,白蜜十两,炼同一器中,合前末为膏,瓷器贮,勿泄气。每服一二匙,沸汤温漱,不拘时候。如首生乳难得,但凡人乳皆可。

【功用】❶《扶寿精方》:千益百补。❷《医部全录》引《体仁汇编》:延年益寿。

【主治】诸虚。

【宜忌】《景岳全书》:此方为阴虚血热者宜之,诸阳虚者不可用。

42269 还元丹(《医统》卷八十五)

【组成】紫河车一具(即产妇胞衣,用米泔洗涤污浊,以新瓦二片合定,上下用文武火炕干,为末听用。妇性嫌恶,勿与知之,密将药于别室中修合,与服亦不要言,致生疑

惑）人参（上拣）一两半 黄耆（蜜炙） 当归（酒洗）各一两 白术（土炒） 芍药 川芎 熟地黄 白茯苓 牡丹皮各八钱 肉桂 炙甘草各五钱

【用法】上将熟地黄另捣外，余药为细末，和捣为丸，如梧桐子大；不成，加老米烂饭捣之。每服六七十丸，酒或汤任下。未产之先备制各药，为末，候产后便合为妙。

【功用】补气补血，还元返本。

【主治】产后大虚，及一切虚劳。

42270 还元丹（《医便》卷一）

【组成】山药（姜汁炒） 白茯苓（去皮） 小茴香 薏苡仁（炒） 莲肉（去皮心） 砂仁（炒） 神曲半斤 粉草半斤（二味共炒一时，不可焦）

【用法】上为末，用黄牛胎犊一条，一斤以下者佳，熬膏，入糯米粉四两，和成硬糊样，为丸如弹子大。每服大人二丸，小儿一丸，饥时饮汤嚼下。

【功用】养脾补肾。

【主治】脾泄、肾泄。

【宜忌】老人尤宜常服。

【备考】方中除神曲、粉草外，余药用量原缺。

42271 还元丹（《医学入门》卷七）

【组成】人乳粉 秋石丹 茯神 人参各四两

【用法】上为末，用好酒化鹿角胶二两作糊为丸，如梧桐子大。每服三十丸，空心温酒或盐汤送下。

【功用】补精神气血，视听言动不衰。

42272 还元丹（《理虚元鉴》卷下）

【组成】远志 杜仲 牛膝 补骨脂 山药 茯神锁阳 五味 杞子 山萸肉 熟地 菖蒲

【用法】炼蜜为丸。淡盐汤送下。

【主治】虚劳，阳虚。

42273 还元丹（《全国中药成药处方集》沈阳方）

【组成】益母草八两 泽兰二两 茯苓四两 香附六两 当归 熟地各四两 白芍 川芎各三两

【用法】上为极细末，炼蜜为丸，二钱重。每服一丸，黄酒或姜汤送下。

【功用】补血行瘀。

【主治】产后亡血过多，头目眩晕，自汗心跳，或恶露不净，腹疼发烧，四肢倦怠。

42274 还元水（《医方集解》）

【组成】童便

【用法】取十一二岁无病童子，不茹荤辛，清彻如水者，去头尾。热饮，冬则用汤温之，或加藕汁、阿胶和服。

【主治】咳血、吐血，及产后血运，阴虚久嗽，火蒸如燎。

【加减】有痰，加姜汁。

【方论选录】此手太阴、足少阴药也。童便咸寒，降火滋阴，润肺散瘀，故治血证、火嗽、血运如神。

42275 还元酒（《寿世保元》卷四）

【组成】貒猪腰一对

【用法】用童便二盏、无灰酒一盏，以新瓦瓮贮之，密封，慢火煮熟。至终夜五更初，温热，饮酒，食腰子。病笃一月效。平日瘦怯者，亦可服。

【主治】男子劳伤而得瘵疾，渐见疲瘦，并传尸劳瘵。

【加减】如吐血，加绣针草根二两最效。

42276 还元煎（《产科发蒙》卷二引固定方）

【组成】艾叶 阿胶各上 白术 人参 炒黑干姜各中 炙甘草下

【用法】水一盏半，煎七分，去滓，入童便半盏，再温，顿服。

【功用】返元气。

【主治】小产后，元气困弱危极者。

42277 还少丸

《杨氏家藏方》卷九。为《洪氏集验方》卷一引陈晦叔方"西川罗赤脚仙还少丹"之异名。见该条。

42278 还少丹（《直指》卷九）

【组成】山药（炮） 牛膝（酒浸，焙） 白茯苓 山茱萸 舶上茴香（炒）各一两半 续断 菟丝子（洗，酒浸，烂研，焙） 杜仲（去粗皮，姜汁涂炙，截，炒） 巴戟（去心） 苁蓉（酒浸，焙） 北五味子 枳实 远志（姜汁腌，取肉，焙） 熟地黄各一两

【用法】上为末，炼蜜为丸，如梧桐子大。每服三十丸，盐汤送下。

【功用】补虚劳，益心肾，生精血。

【主治】心虚肾冷，漏精白浊，梦遗。

42279 还少丹

《卫生宝鉴》卷六。为《洪氏集验方》卷一引陈敷文方"西川罗赤脚仙还少丹"之异名。见该条。

42280 还少丹（《本草纲目》卷二十七引《瑞竹堂方》）

【组成】蒲公英一斤（一名耩耨草，又名蒲公罂，生平泽中，三四月甚有之，秋后亦有放花者，连根带叶取一斤洗净，勿令见天日，晾干，入斗子） 解盐一两 香附子五钱

【用法】后二味为细末，入蒲公草内淹一宿，分为二十团，用皮纸三四层裹扎定，用六一泥（即蚯蚓粪）如法固济，入灶内焙干，乃以武火煅通红为度，冷定取出，去泥为末。早、晚擦牙漱之。吐、咽任便，久久方效。

【功用】固齿牙，壮筋骨，生肾水。

42281 还少丹（《扶寿精方》）

【组成】何首乌半斤（黑豆一碗，水三碗同煮，去豆） 牛膝（酒浸，炒） 生地黄（酒浸，九蒸九晒） 肉苁蓉（酒浸，刮去浮甲心膜，酒拌蒸，酥炙）各六两 黄柏（去皮，炒褐色，先用酒浸） 补骨脂（酒浸一宿，东流水洗，蒸半日） 车前子（微炒） 柏子仁（微炒） 麦门冬（水润，去心，微炒）各四两 天门冬（去心，酒拌蒸）二两

【用法】上为细末，用煮熟红枣去皮核，同炼蜜共为丸，如梧桐子大。每服五十丸，空心、午前酒送下。至百日，逢火日摘去白发，生出黑发。

【功用】发白返黑，益精补髓，壮元阳，却病延年。

【宜忌】忌莱菔、猪血、羊肉。

42282 还少丹（《摄生众妙方》卷二）

【组成】莲花蕊 生地黄 熟地黄（怀庆者佳） 五加皮（海州者佳） 槐角子各三两 没实子六个（三阴三阳，有孔阴，无孔阳）

【用法】上药木杵、石臼捣碎，将绢缝袋一个，长八寸宽六寸装药，用无灰好酒十斤，入不津瓷坛同浸，春、冬一月，夏十日，秋二十日，满日取药晒干，仍用木杵、石臼捣为

细末,炼蜜为饼,又以薄荷为末,一层饼放一层末。每饭后取数饼嚼化,其酒任意饮之,以醉为度,酒须连日饮尽,若久收恐味变也。酒药尽而须发黑矣,若欠黑,再照前制作二三料可矣,多不过四料。若饼子难嚼化,可作丸子,以酒咽之。

【功用】养血消痰,乌须黑发。

42283 还少丹(《济阳纲目》卷六十四)

【组成】何首乌(黑豆蒸)半斤 牛膝 生地黄(酒蒸) 肉苁蓉(酒蒸)各六两 黄柏(酒浸,炒褐色) 补骨脂(酒浸,水蒸) 车前子(微炒) 柏子仁(微炒) 干山药(微炒)各三两五钱 秦当归二两五钱(酒洗) 菟丝子(水淘,去砂,酒煮,捣成饼,晒干)二两 人参 五味子各一两

【用法】上俱勿犯铁器,为细末,炼蜜为丸,如梧桐子大。每服六十丸,空心盐汤、白汤、酒任下。

【功用】益精补髓,壮元阳,却病延年,发白返黑。

【主治】虚损。

42284 还少丹

《一草亭》。为《万氏家抄方》卷四"打老儿丸"之异名。见该条。

42285 还少丹(《外科大成》卷二)

【组成】熟地黄 山药(微炒) 山茱萸 白茯苓 枸杞 巴戟天(酒浸) 牛膝(酒浸) 五味子 肉苁蓉(酒浸,去鳞,焙干,酥炙) 杜仲(酒、姜拌炒) 远志(甘草水浸汤下) 楮实子(酒浸) 石菖蒲(去毛,忌铁) 小茴香(盐、酒炒) 续断(酒浸) 菟丝子(酒蒸)各等分

【用法】上为末,煮红枣肉加蜜为丸,如梧桐子大。每服五六十丸,黄酒、盐汤任下,空心、食前各一次。

【功用】补肝肾,进饮食。

【主治】鹤膝风。

42286 还少丹(《叶氏女科》卷四)

【组成】熟地黄四两 山药 山茱萸 杜仲(姜汁制) 枸杞子各二两 牛膝(酒浸) 远志(姜汁浸炒) 肉苁蓉(酒浸) 北五味 川续断 楮实子 舶茴香 菟丝子(制) 巴戟肉各一两

【用法】上为末,炼蜜为丸。每服五十丸,空心淡盐汤送下。

【主治】❶《叶氏女科》:男子虚寒艰嗣。脾肾虚寒,饮食少思,发热盗汗,遗精白浊,真气亏损,肌体瘦弱。❷《会约》:脾肾不足而足痿者,及一切亏损体弱之证。

42287 还少丹(《效验秘方》朱明达方)

【组成】熟地 制首乌 山药 枸杞各200克 巴戟天 肉苁蓉 楮实子 仙灵脾 杜仲 补骨脂 续断 牛膝 茯苓 莲肉 芡实 山茱萸 五味子各150克 远志 菖蒲 小茴香各100克 蛤蚧4对 糯米500克

【用法】将蛤蚧去头足及鳞,切成方块用酒洗润放入锅内,对酒吸尽,烘干出锅,糯米浸1宿后沥干炒熟,其余各药幸均烘干后与蛤蚧、糯米共研细粉装瓶备用。

【功用】调补肾中阴阳气血。

【主治】男性不育症。

【方论选录】方中巴戟天、肉苁蓉、楮实子、仙灵脾、杜仲、补骨脂、蛤蚧、小茴香温肾壮阳;熟地、枸杞子、制首乌滋肾填精;续断、牛膝通行血脉且强腰膝;糯米、山药、茯苓、芡实、莲肉助生化之源以养先天;莲肉、芡实配山茱萸、五味子能固肾涩精;莲肉配远志、菖蒲能交通心肾以安神。诸药合用,共奏调补肾中阴阳气血之功。

【备考】原书用法缺服药药量与日服次数。

42288 还光丸(《普济方》卷八十六引《海上方》)

【组成】白芷

【用法】上切,炒黄色,为末,炼蜜为丸,如龙眼大,朱砂为衣。每服一丸,食后清茶送下,或荆芥茶尤妙。

【主治】一切眼疾。

42289 还光饮(《辨证录》卷三)

【组成】熟地一两 山茱萸四钱 枸杞 甘菊 同州蒺藜 玄参 麦冬各三钱 葳蕤五钱 肉桂三分

【用法】水煎服。十剂痊愈。

【功用】大补肝肾。

【主治】人有患时眼之后,其目不痛,而色淡红,然羞明恶日,与目痛时无异。此乃内伤之目,又加不慎色欲。

42290 还光散(《朱氏集验方》卷九)

【组成】菊花(炒) 羌活 防风 蝉蜕(去足翅) 蒺藜(炒) 川芎 当归 甘草(炙)各等分

【用法】上为细末。食后茶调下。

【主治】暴生赤白翳膜。

42291 还肌散(《卫生总微》卷十)

【组成】肉豆蔻一个 诃子三个(去核) 没石子一个(三味各用大麦面裹,慢火煨黄熟,勿令烟出)

【用法】上为细末。每服半钱,米饮调下,如人行五里久,再一服。须用陈米饮下。

【主治】小儿泄泻、聚泻、疳泻等肌肤瘦弱,乳食不进。

42292 还肌散(《卫生总微》卷十二)

【组成】肉豆蔻一个 诃子二个(去核) 没石子一个(三味各用大麦面裹,慢火煨焦黄香透,勿令有烟出) 木香半皂子大

【用法】上为细末。每服半钱,米饮调下,如人行五里久,更进一服。仍须用陈米饮调服。

【主治】小儿疳泻,及洞泻谷不化。

42293 还肌煎(《圣济总录》卷十八)

【组成】杜落崖一秤(亦名克颇草)

【用法】上和根茎叶细判,置锅内,旋入无灰酒五斗,煮令稠,滤去滓,再熬成膏,入新瓷器盛。更取桑东南根汁,别收之。有患者,与前膏各一匙许,以无灰热酒调下。厚衣被盖出汗,仍于密室内服药,至醉醒后,以温桑枝水洗其坏肉,着锦衣,勿令当风。

【主治】大风耳穴鼻梁倒坏。

42294 还阳丹(《医方类聚》卷一五三引《烟霞圣效方》)

【组成】川楝子 巴戟 葫芦巴 破故纸各一两 肉苁蓉二两(酒浸,焙干) 苍术一斤(泔浸三宿,去黑皮,细切,饭内煎七遍,取出用) 巴豆一两(去皮,同苍术炒紫色,去巴不用)

【用法】上为细末,熬酒膏子为丸,如梧桐子大。每服二三丸,空心温酒送下,日进加。

【功用】补益。

42295 还阳汤(《圣济总录》卷二十七)

七画

还

【组成】不灰木一两　延胡索半两　太阴玄精石一分

【用法】上为粗末。每服二钱匕,水一盏,加葱白一寸,同煎至六分,去滓温服,不拘时候。

【主治】伤寒阴毒,四肢厥冷,时有汗。

42296 还阳汤(《眼科临症笔记》)

【组成】川椒三钱　桂子七个　艾叶七个

【用法】煎水熏。

【主治】迎风冷泪症,两目不疼不红,或微红,自觉羞明怕风,迎风冷泪不止,但在室内却如无病。

42297 还阳散(《本事》卷九)

【组成】硫黄

【用法】上为末。新汲水调下二钱,良久,或寒一起,或热一起,更看紧慢再服,汗出愈。

【主治】伤寒阴毒,面色青,四肢逆冷,心躁腹痛。

【方论选录】《本事方释义》:硫黄气味辛大热,入命门,新汲水调下,欲药性之速也。此阴毒为病,面色青,四肢逆冷,心躁腹痛,非大辛大热之药不能挽回阳气于无何有之乡也。

42298 还肾汤(《辨证录》卷六)

【组成】熟地三两　甘草一钱　肉桂五分　牛膝五钱

【用法】水煎服。

【主治】中暑热之气,徒泻其暑热,暑散而肾火不能下归,两足冰冷,上身火热,烦躁不安,饮水即吐。

42299 还明丸(《普济方》卷三六四引《全婴方》)

【组成】夜明砂　井泉石　谷精草　蛤粉各等分

【用法】上为末,煎黄蜡炼丸,如鸡头子大。三岁一丸,猪肝一片切开,放药在内,麻扎定,沙瓶内煮熟,先熏眼,后食之。

【主治】小儿疳眼,白睛遮睛,并雀目。

42300 还明丸

《医方类聚》卷七十引《简奇方》。为原书同卷引《经验秘方》"还睛丸"之异名。见该条。

42301 还明散(《圣济总录》卷一〇八)

【组成】蚰粟子一九六枚(并皮用)　甘草(炙,剉)　水蛭(拣细者,炒)各二两　虻虫一二〇枚(去翅足)　白芷　乌梅(去核)各五两

【用法】上为细散。每服一钱匕,食后热酒调下,续更饮酒半盏压之,一日三次。

【主治】眼生翳晕,昏暗隐涩,瘀肉疼痛。

42302 还明散

《永乐大典》卷一一一四一二引《卫生家宝》。为《证类本草》卷十一引《简要济众方》"补肝散"之异名。见该条。

42303 还明散

《普济方》卷三六三。为《卫生总微》卷十八"复明散"之异名。见该条。

42304 还明散(《冯氏锦囊·杂症》卷六)

【组成】草决明(炒)二钱　白蒺藜(炒,去刺)四钱　防风二钱

【用法】上为细末。用猪肝一块,竹刀薄剖,入末药在内,饭上蒸熟,去药食之。

【主治】小儿目病。

42305 还春膏

《普济方》卷四十九。为《百一》卷二十"乌髭药方"之异名。见该条。

42306 还春膏

《普济方》卷四十九。为《圣济总录》卷一〇一"胡桃膏"之异名。见该条。

42307 还津丸(《种福堂方》卷二)

【组成】霜梅　乌梅各二十五个(俱去核)　苏薄荷末一两　冰片一分五厘　硼砂一钱五分

【用法】上为极细末,为丸。每含一丸,津液立至。

【功用】生津止渴。

【主治】消渴。

42308 还神汤(《揣摩有得集》)

【组成】生耆五钱　潞参五钱　熟地炭五分　姜炭五分　茯神一钱半　归身五钱

【用法】童便、水、黄酒煎服。

【主治】妇女一切生产血晕,不省人事,乃气血虚极。

42309 还神散(《痘疹仁端录》卷十四)

【组成】人参　麦冬各二钱　附子一片　黄耆二钱　甘草一钱

【用法】上为末。每服一钱,防风汤下。

【主治】痘疹内虚寒,外灰白陷伏者。

42310 还素汤(《内科概要》)

【组成】荆芥　菊花　蝉衣　桑叶　青葙子　谷精珠　薄荷　夏枯草

【主治】目赤,恶风流泪羞明,不能开视,甚且作痛,脉浮数。

42311 还真散(《史载之方》卷下)

【组成】诃子五个(用面裹,火煨热,不要生,不要焦,得所去面不使,就热咬诃子破,去核不用,只使皮,焙干)

【用法】上为细末。每服二钱,以米汤一盏半,同药炼取一盏吃,若吐出一两口涎便住。如此吃经数盏,大腑渐安,出后减少,便修合舶上硫黄丸吃。

【主治】毒痢初得时,先发寒热,吃通神散寒热已退,赤痢已消者。

42312 还原蛋(《外科学讲义》)

【组成】鸡蛋(白煮)　真象牙(末)

【用法】以蛋蘸象牙末空心食之,每日二个,分二次食之。

【主治】多年痔漏。

42313 还童丹(《普济方》卷二二四引《德生堂方》)

【异名】保灵丹、延寿丹、阴阳丹。

【组成】沉香　白茯苓　木通　熟地黄　晚蚕蛾　桑螵蛸　巴戟(酒浸,去心)　安息香(研)　益智仁　牛膝(酒浸)　胡芦巴(酒浸)各一两　木香一两半　红花　没药(研)　莲心　莲肉(净)　细墨(烧烟)　五色龙骨(煅)　朱砂各五钱　菟丝子(酒浸)七钱半　苁蓉一两二钱(酒浸)　破故纸七钱(酒浸)　青盐三钱　麝香一钱　海马一对(微酥炙炒)　母丁香七钱

【用法】上为细末,酒糊为丸。每服三十丸,加至五十丸,空心酒送下。此药不湿不燥,老少可服,大通气血,驻颜生精,服之七日见效。夏月茶清下妙,干物压之。

【功用】壮气血筋力,助脾胃,进饮食,益颜色,添精髓,

固元阳。

42314 还童丹(《摄生众妙方》卷二)

【组成】熟地黄(酒拌蒸,临时杵成膏,忌铁)五两　牛膝(去芦,酒洗)四两　黄耆(破开,蜜水拌透炙)四两　五味子(去核)二两　覆盆子四两　地骨皮(去骨)　白茯苓(去皮)　白蒺藜(另杵,净,炒)　桃仁(去皮尖)各四两　胡桃仁(温水浸,去皮)五两　菟丝子五两(先用水洗净,次用好酒拌,浸透半湿时杵成饼,焙干,为末)

【用法】上除胡桃仁、桃仁、熟地黄捣成膏,余药同为细末,和入前药,再入炼蜜为丸,如梧桐子大。每服五七十丸,晨、晚好酒送下,或间用盐汤送下。

【功用】固精壮阳。

【主治】肾水不足,髭须苍白,眼目昏花,腰腿疼痛。

【宜忌】忌葱、蒜、萝卜。

【加减】若五十以前人服,可减胡桃仁二两,恐其太滑;大便燥,不必减也。

42315 还童汤(《圣济总录》卷一八五)

【组成】藿香叶　吴茱萸(汤洗,焙干,炒)　桂(去粗皮)　干姜(炮)　肉苁蓉(去皱皮)各半两　白附子　蝉蜕　天南星　菟丝子(酒浸一宿,别捣,为末)　莎草根各一分　零陵香三分

【用法】上为粗末。每用五钱匕,水半碗,煎三五沸,热洗,以软帛干裹,避风。

【功用】补壮元阳。

42316 还童酒(《回生集》卷上)

【组成】熟地三两　生地四两　全当归四两　川草薢二两　羌活一两　独活一两　淮牛膝二两　秦艽二两　苍术二两　块广皮二两　川断二两　麦冬三两　枸杞二两　川桂皮五钱　小茴香一两　乌药一两　丹皮二两　宣木瓜二两　五加皮四两

【用法】上绢袋盛贮,用陈酒五十斤,好烧酒亦可,汤煮三炷香,埋土中七日。早、晚饮三五杯。

【功用】久饮能添精补髓,强壮筋骨,驱风活经络,大补气血。

【加减】如加蕲蛇、虎骨更妙。

42317 还童散(《御药院方》卷八)

【组成】丁香　麝香叶　官桂(去粗皮)　露蜂房(烧烟尽)　川椒(去目,微炒)　牡蛎(烧)　吴茱萸(炒)　零陵香　木鳖子(去皮)　马蔺花　韶脑(别研)　白矾灰各一两　紫稍花　蛇床子各二两

【用法】上为粗末。每用药三匙,水一碗半,煎至一碗,滤去滓,乘热熏,俟汤通手时,自少腹以下淋浴,临睡用。

【功用】外固,壮阳气。

42318 还童散(《奇方类编》卷上)

【组成】密蒙花一斤(蜜水拌蒸三次)　木贼四两(去节,微炒)　川芎八两(蜜水拌蒸)　白蒺藜四两(焙黄,去刺)　石决明四两(火焙,为末,九孔者更妙)

【用法】上为细末。每服二钱,清茶下。

【主治】眼目昏暗,翳膜遮睛。

42319 还魂丸(《外台》卷一引《古今录验》)

【组成】巴豆(去心皮,熬)　甘草(炙)　朱砂　芍药各二两　麦门冬二两(去心)

【用法】上为末,炼蜜为丸,如梧桐子大。每服二丸,葱、枣汤送下;小儿二岁以上,每服麻子大二丸,一日二次。

【主治】伤寒四五日,及数年诸癖,结坚心下,饮食不消,目眩,四肢疼,咽喉不利,壮热,脾胃逆满,肠鸣,两胁里急;飞尸鬼注邪气,或为惊恐伤瘦,背痛,手足不仁,口苦舌燥;天行发作有时,风温不能久住,吐恶水。

【宜忌】忌海藻、菘菜、野猪肉、芦笋、生血物。

42320 还魂丸(《圣济总录》卷一三一)

【组成】腻粉　水银　硫黄各一分(同研)　巴豆仁四十粒

【用法】上将巴豆单复排铫底,以三物按上巴豆令平,以瓷盏盖之,四面湿纸搭合,勿令气泄,炭火四向缓烧之,时于水中蘸铫底,少顷又烧又蘸,其盏上底内,滴水一点如大豆,干则复滴,以三滴干为度,候冷研,陈米饭为丸,作二十三丸。每服一丸,熟水送下。疏下恶物,以白粥补之。此药一丸治一人,曾无失者,才取下即时不痛,其疮亦干。

【主治】发背痈疽,一切脓肿。

42321 还魂丹(《幼幼新书》卷十三引郑愈方)

【组成】麝香一字　蝎梢三七个　朱砂二钱(别研)　天南星一个(去心)

【用法】上各细研后,却入乳钵内再研,同重罗面少许,滴水为丸,如绿豆大。每遇小儿有此病状,口噤不开,急令水研化一丸,滴入口中令活;后却以金银薄荷汤灌下二三丸,如定后,方将别药调理。

【主治】小儿中风,牙关紧,口噤不开。

42322 还魂丹(《证治要诀类方》卷四)

【组成】麻黄三两　桂枝二钱　杏仁十二粒

【用法】上作一服。水煎,灌下即醒。

【主治】中恶已死。

42323 还魂丹(《医部全录》卷二九四)

【组成】朱砂　雄黄(并水飞)　生玳瑁(屑)　麝香(另研)　白芥子各二钱半

【用法】上为细末,于瓷器中熔安息香为丸,如绿豆大。冲恶不语,每服五丸,用童便化下;小儿热风,只服一丸。

【主治】尸厥不语。

42324 还魂丹(《串雅外编》卷二)

【组成】蜈蚣二寸　麝香一分　白芷　天麻各四两　黄花子二钱

【用法】上为末。吹鼻。即苏。

【主治】小儿急、慢惊风。

42325 还魂汤(《金匮》卷下)

【异名】追魂汤(《三因》卷七)。

【组成】麻黄三两(去节)　杏仁(去皮尖)七十个　甘草一两(炙)

【用法】以水八升,煮取三升,去滓,分令咽之。

【主治】❶《金匮》:卒死、客忤死,诸感忤。❷《三因》:卒厥暴死,及客忤、鬼击、飞尸,奄忽气绝,不觉口噤。

42326 还魂汤(《千金》卷二十五)

【异名】还魂散(《圣惠》卷五十六)、追魂汤(《普济方》卷二三七引范氏方)。

【组成】麻黄三两　桂心二两　甘草一两　杏仁七十粒

【用法】上㕮咀。以水八升,煮取三升,分三服。口噤不开,去齿下汤,汤入口不下者,分病人发左右捉踏肩引之药下,复增,取尽一升,须臾乃苏。

【主治】卒感忤,鬼击飞尸,诸奄忽气绝,无复觉,或已死咬口,口噤不开。

【方论选录】《千金方衍义》:此即《伤寒论》"太阳例"中麻黄汤,以桂心易桂枝入肝以招其魂;麻黄入肺以通其魄;杏仁入络以降其逆;甘草入腑以缓其暴,暴逆散而魂魄安矣。

42327 还魂汤(《鸡峰》卷二十)

【组成】荜茇　麦蘖　黄橘皮　人参　桔梗　柴胡　草豆蔻　木香　良姜　半夏饼子各等分

【用法】上为细末。每服二钱,水一盏,煎至六分,去滓温服,不拘时候。

【主治】气不顺,吐逆不定,不思饮食,面黑眼黄,日渐瘦恶,传为疟疾。

42328 还魂汤(《医统》卷三十九)

【组成】当归(酒洗)　川芎　肉桂　干姜(炮)　赤芍药　甘草　黑豆(炒,去壳)　紫苏各等分

【用法】用水一盏半,煎服。或为细末,每服二钱,酒调灌下。

【主治】血逆卒厥,并产后血厥昏晕,目闭口噤。

42329 还魂汤

《观聚方要补》卷八引《外科纂要》。为原书同卷引《皆效方》"化毒为水内托散"之异名。见该条。

42330 还魂汤(《治疹全书》卷上)

【组成】麻黄(去根节)一两五钱　杏仁(去皮尖,研)七八粒　甘草(炙)五钱　独活一两　陈皮一两　厚朴一两　前胡一两　苏叶八分　枳壳一两

【用法】上药大人作三帖,中人作六帖,小人作九帖。水煎,去滓温服。取汗。

【主治】初得痘疹,病起即便手足厥冷,不省人事,痰喘气急,身体无汗。

42331 还魂散

《圣惠》卷五十六。为《千金》卷二十五"还魂汤"之异名。见该条。

42332 还魂散

《古今医鉴》卷十五。为《观聚方要补》卷八引《皆效方》"化毒为水内托散"之异名。见该条。

42333 还睛丸(《圣惠》卷三十)

【组成】菟丝子一两(酒浸三日,晒干,别捣为末)　真珠三分(细研)　远志半两(去心)　防风半两(去芦头)　蔓荆子半两　车前子半两　石斛一两(去根,剉)　白茯苓一两　玄参半两　人参半两(去芦头)　木香半两　决明子半两　地肤子半两　薏仁半两(汤浸,去赤皮)　芎䓖半两　羌活半两　羚羊角屑半两　熟干地黄一两　枸杞子半两　牛膝一两(去苗)　薯蓣半两　甘菊花半两　黄耆半两(剉)　地骨皮半两　覆盆子三分　兔肝二两(炙微黄)

【用法】上为末,炼蜜为丸,如梧桐子大。每服二十丸,食前以温酒送下;清粥饮送下亦得。

【主治】虚劳目暗。

【宜忌】忌热面、荤辛、生冷。

42334 还睛丸(《圣惠》卷三十三)

【组成】槐子一两(微炒)　人参一两(去芦头)　细辛一两　石决明二两(捣细,研,水飞过)　白茯苓一两　防风一两(去芦头)　覆盆子二两　甘菊花一两　柏子仁一两　芎䓖一两　芜蔚子二两

【用法】上为末,炼蜜为丸,如梧桐子大。每服二十丸,空心及晚食前以温水送下。

【主治】高风雀目,渐成内障。

42335 还睛丸(《圣济总录》卷一〇二)

【组成】芜蔚子　防风　人参　细辛　决明子　车前子　芎䓖各一两

【用法】上为末,炼蜜为丸,如梧桐子大。每服十丸,空心茶送下。

【主治】❶《圣济总录》:肝脏虚,血弱不能上助目力,视物昏暗。❷《秘传眼科龙木论》:绿风内障,为肝肺受劳。初患之时,头旋额角偏痛,连眼睑骨及鼻颊骨痛,眼内痛涩见花,或因呕吐恶心,或因呕逆后,便令一眼先患,然后相牵俱损,目前花生,或红或黑。

42336 还睛丸(《圣济总录》卷一〇二)

【组成】恶实(炒)半升　蜀椒(去目及闭口者)一两半　青盐半两　酸石榴二个(去皮,上四味用好酒一升,于银石器内慢火煎酒干,取出)　附子(炮裂,去皮脐)一枚　木贼半两

【用法】上以木臼内捣罗为末,醋煮面糊为丸,如梧桐子大。每服十五丸至二十丸,空心、食后盐汤送下。

【主治】肝虚眼目昏暗,及一切眼病。

42337 还睛丸(《圣济总录》卷一一〇)

【组成】人参　细辛(去苗叶)　白茯苓(去黑皮)　木香　知母(焙)　芎䓖各一两　石决明　芜蔚子各二两

【用法】上为细末,炼蜜为丸,如梧桐子大。每服十丸,空心茶清送下。

【主治】雀目。高风雀目,渐成内障。

42338 还睛丸(《圣济总录》卷一一二)

【组成】车前子　防风(去叉)　芜蔚子　知母(焙)各二两　人参　桔梗(炒)　黄芩(去黑心)各一两　五味子　细辛(去苗叶)各一两半　生干地黄(焙)　玄参各半两

【用法】上为末,炼蜜为丸,如梧桐子大。每服十丸至十五丸,空心茶清送下。

【主治】内障冰翳,如水冻坚结睛上,拨之不下,针后及横关翳。

42339 还睛丸(《魏氏家藏方》卷九)

【组成】川芎　荆芥　防风(去芦)　白茯苓(去皮)　青葙子(淘去土)　白术(炒)　菟丝子(淘去土,酒浸三宿,研成饼)　蔓荆子(去土)　羌活(去芦)　覆盆子(去萼)各等分

【用法】上为细末,炼蜜为丸,如梧桐子大。每服三十丸,食后麦门冬汤送下。

【主治】目疾。

42340 还睛丸(《直指》卷二十)

【组成】蝉蜕(洗,晒)　苍术(童尿换浸二宿,焙)　熟

地黄(洗,焙)　川芎　白蒺藜(炒,杵去刺)各一两　茺蔚子　羌活　防风　木贼(去节,童尿浸一宿,晒)　甘菊　荆芥　蔓荆子　杏仁(浸,去皮,焙)　菟丝子(研,酒浸)　石决明(煅存半生)　蛇皮(酒浸,洗净,焙)各半两

【用法】上为细末,炼蜜为丸,如弹子大。每服一丸,食后细嚼,茶送下。

【主治】眼目昏翳。

42341 还睛丸(《局方》卷七续添诸局经验秘方)

【异名】明目还睛丸(《全国中药成药处方集》杭州方)。

【组成】白术(生用)　菟丝子(酒浸,别研)　青葙子(去土)　防风(去芦)　甘草(炙)　羌活(去苗)　白蒺藜(炒,去尖)　密蒙花　木贼(去节)各等分

【用法】上为细末,炼蜜为丸,如弹子大。每服一丸,空心、食前细嚼,白汤送下,一日三次。

【主治】男子、女人风毒上攻,眼目赤肿,怕日羞明,多饶眵泪,隐涩难开,眶痒赤痛,睑眦红烂,瘀肉侵睛;或患暴赤眼,睛疼不可忍者;偏正头痛,一切头风,头目眩运。

42342 还睛丸(《医方类聚》卷七十引《经验秘方》)

【异名】还明丸(原书同卷引《简奇方》)。

【组成】柏叶　白脂麻　椒目　邓菊花　荆芥穗各等分

【用法】上为细末,炼蜜为丸,如弹子大。每服一丸,食后茶清送下;清米泔汤亦可。

【主治】目疾。

42343 还睛丸(《医方类聚》卷七十引《经验秘方》)

【组成】枸杞子(洗净,炒)　甘菊花各二两　川芎一两　薄荷叶一两　苍术六两(米泔浸,夏秋三日,冬浸五日,去皮,切作片,晒干,微炒)

【用法】上为细末,炼蜜为丸,每两作十丸。每服一丸,食后细嚼,温茶清送下。

【主治】内外障眼,眼有肾晕,或无肾晕,视物不明。

42344 还睛丸(《秘传眼科龙木论》卷一)

【组成】人参　黑参　石决明　车前子　五味子　黄芩各一两　防风　细辛　干地黄各二两

【用法】上为末,炼蜜为丸,如梧桐子大。每服十五丸,空心茶送下。

【主治】横翳内障,因五脏虚劳,风毒冲上,脑脂流下,令眼失明。

【备考】宜先用金针拨之。

42345 还睛丸(《秘传眼科龙木论》卷四)

【组成】远志　茺蔚子　防风　人参　干山药　五味子　茯苓　细辛各一两　车前子一两半

【用法】上为末,炼蜜为丸,如梧桐子大。每服十丸,空心茶送下。

【主治】突起眼高外障,初患之时,皆因疼痛发歇作时,盖是五脏毒风所致,令眼突出。

42346 还睛丸(《急救仙方》卷三)

【组成】蒺藜　木贼　威灵仙　蝉蜕　甘菊花　石决明　草决明　川芎　羌活　青葙子　密蒙花　楮实子各等分

【用法】上为细末,炼蜜为丸,如梧桐子大。每服五十丸,食后茶、酒任下。

【主治】目疾。

42347 还睛丸(《医方类聚》卷七十引《烟霞圣效方》)

【组成】苍术(去粗皮,生用)　木贼(去节)　小椒(去子)　竹叶(拣净)　甘菊花(拣净)　鼠黏子各二两

【用法】上为细末,熟枣肉为丸,如梧桐子大。每服二十丸至三十丸,食后用绿豆汤送下,一日二次。服百日见效。

【功用】久服退翳膜,除昏暗。

【宜忌】忌醋、湿面、酸、碱发眼之物。

42348 还睛丸(《普济方》卷七十五)

【组成】白术(生用)　菟丝子(酒浸,另研)　防风(去芦)　羌活(去苗)　白蒺藜(炒,去尖)　密蒙花　木贼　青葙子(去土)　蝉蜕(退头足翅)各等分

【用法】上为细末,炼蜜为丸,如弹子大。每服一丸,空心、食前嚼白沸汤吞下,每日三次。

【主治】风上攻眼目赤瞳,怕日羞明,多泪隐涩,瘀肉侵睛,或痛,渐生翳膜。

42349 还睛丸(《本草纲目》卷十四引《普济方》)

【组成】白芷　雄黄

【用法】上为末,炼蜜为丸,如龙眼大,朱砂为衣。每服一丸,食后茶送下,每日二次。

【主治】一切眼疾。

42350 还睛丸(《古今医鉴》卷九)

【组成】拣人参一两半　天门冬(泡,去心)三两　麦门冬(泡,去心)三两　生地黄(酒洗)三两　熟地黄一两(酒蒸)　当归(酒洗)一两　川芎七钱　白茯苓(去皮)一两　山药一两(蒸)　菟丝子(酒饮烂捣饼,焙干)一两　甘枸杞一两半　肉苁蓉(酒浸)一两半　川牛膝(去芦)一两半　川杜仲(酒炒)一两半　石斛一两半　五味子七钱　川黄连七钱　川黄柏一两(酒炒)　知母二两(酒炒)　杏仁(泡,去皮)一两半　枳壳(面炒)一两　防风八钱(去芦)　菊花(酒洗)一两　青葙子一两　草决明一两　白蒺藜(炒)一两　羚羊角一两(镑)　乌犀角八钱　甘草七钱(炙)

【用法】上为细末,炼蜜为丸,如梧桐子大。每服三五十丸,空心盐汤送下。

【功用】❶《古今医鉴》:降火升水,夜能读细字。❷《全国中药成药处方集》(沈阳方):养血安神,搜风明目。

【主治】远年近日一切目疾,内外翳障,攀睛弩肉,烂眩风眼,及老年虚弱,目昏多眵,迎风冷泪,视物昏花,久成内障。

42351 还睛丸(《准绳·类方》卷七)

【组成】川芎　白蒺藜　白术　木贼　羌活　菟丝子　熟地黄　甘草各等分

【用法】上为细末,炼蜜为丸,如弹子大。空心熟汤嚼下。

【主治】旋螺尖起。

42352 还睛丸(《准绳·类方》卷七)

【组成】川乌　地黄　白术　茯苓　石决明　杏仁　川芎　菟丝子各三两　当归　防风　荆芥　蔓荆子各半两

【用法】上为末,猪胆汁为丸,如梧桐子大。每服三十丸,麦门冬汤送下。

【主治】眼状青色,大小眦头涩痛,频频下泪,口苦少饮

食;兼治黑花翳。

42353 还睛丸(《眼科全书》卷三)

【组成】菟丝子(酒洗) 川芎 木贼 蒺藜(炒,去刺) 白芍 熟地 甘草 羌活 青葙子 密蒙花 当归 枸杞子 肉苁蓉

【用法】上为细末,炼蜜为丸,如梧桐子大。每服三十丸,食后白汤送下。

【主治】涩翳内障。

42354 还睛丸(《眼科阐微》卷三)

【组成】草决明 当归 菊花各一两 木贼 蝉蜕各二钱 川芎三钱 青葙子(炒) 防风 山栀 白蒺藜(炒) 白芍 粉草各五钱

【用法】上为细末,炼蜜为丸,如梧桐子大。每服三十丸,麦冬汤送下。先用通血散,次服经效散,然后服本方。

【主治】目因物撞,瘀血蓄内,致生翳障,疼痛昏花。

42355 还睛丸(《奇方类编》卷上)

【组成】川芎 白蒺藜 密蒙花 菟丝子 白术(土炒) 木贼 羌活 熟地 甘草各等分

【用法】炼蜜为丸,如梧桐子大。空心酒送下。

【主治】男女风热上攻,眼目肿痛,怕日羞明,隐涩难开,瘀肉侵睛,或患暴肿疼不可忍。

42356 还睛丸(《全国中药成药处方集》吉林方)

【组成】当归二两六钱七分 薄荷 枸杞 生地 决明 蒺藜 木贼 菊花各一两三钱四分 夜明砂一两 故纸 黄柏 蒙花各一两 蝉蜕 黄芩 苏梗 知母 荆芥 茯苓 青葙 沙参各六钱七分 蛇蜕 黄连 琥珀各三钱四分

【用法】上为细末,炼蜜为小丸,用瓷坛存贮。每服二钱,用清茶水送下。

【功用】清风火,去云翳。

【主治】眼赤目肿,翳痒赤痛,暴发火眼等症。

【宜忌】忌食发物。

42357 还睛丹(《扁鹊心书·神方》)

【组成】磁石(活者,火煅,醋淬七次) 硫黄 雄黄 雌黄各二两(共为粗末,入罐打三炷香,冷定取出研细,配后药) 钟乳粉 附子 台椒(炒出汗)各二两

【用法】上为末,醋糊为丸,如梧桐子大。每服二十丸,空心米饮送下,一日二次。半月觉热攻眼勿惧,乃肾气潮眼,阳光复生也。热时用二手搓热揉一番,光明一番,六十日后眼明,药尽再服一料。

【主治】脾肾虚衰,精血不生,致双目成内障。

42358 还睛丹(《御药院方》卷十)

【组成】苁蓉(酒浸一伏时,切,焙干) 威灵仙(拣去土) 青葙子(拣净去土) 巴戟(去心) 蝉壳(去土) 甘菊花(拣净) 密蒙花 旋覆花 防风(去芦头并叉) 枸杞子 天麻(酒浸一宿,焙干) 地骨皮各二两 蛇蜕皮一两半(酒浸一宿,炒黄) 香白芷一两半 桑花 麻子(水淘去浮者,炒香)各一两

【用法】上为细末,炼蜜为丸,如豌豆大。每服五十丸,空心、食前温酒、白汤、粥饮任下。

【主治】肾虚眼见黑花飞蝇,见花或黑或白或红,久不已,将变内障。

【备考】《普济方》引本方有营实一两。

42359 还睛丹(《普济方》卷八十五引《经验良方》)

【组成】羌活 白芷 干菜子 细辛 苍术 川芎 火麻子 防风 藁本 当归 栀子仁 黄连 桔梗 甘草 菊花 薄荷 连翘 石膏 密蒙花 川椒 枸杞 天麻 荆芥穗 乌药 木贼 黄芩各一两半

【用法】上为末,炼蜜为丸,如弹子大。每服二丸,嚼细,食后温酒化下。

【主治】远年近日,久患双目不见光明,内外气障,拳毛倒睫,一切眼疾。

42360 还睛汤(《圣济总录》卷一〇四)

【组成】山栀子仁 黄连(去须) 黄柏(去粗皮)各一两 细辛(去苗叶) 龙胆 杜仲(去粗皮,炙,剉)各二两 秦皮(去粗皮)四两 甘草(炙)半两

【用法】上为粗末。每服五钱匕,水三盏,加竹叶七片、灯心二十茎,煎一二十沸,澄去滓,早晨、临夜卧热洗,洗了避风,一日三两次,冷则再暖洗,每剂可用两日。

【主治】风赤暴赤眼,浮翳眯目,胎赤眦烂,涩痒肿疼。

42361 还睛汤(《圣济总录》卷一一一)

【组成】甘菊花 蔓青子 蒺藜子(炒,去角) 谷精草 牡蛎(烧) 芎䓖 仙灵脾 生地黄各半两 蛇蜕五条 羌活(去芦头) 防风(去叉) 桑叶 蝉蜕(洗) 地骨皮(洗)各一两

【用法】上为粗末。每服二钱匕,水一盏,加竹叶二片、荆芥两穗,煎至七分,去滓,食后、临卧温服。

【功用】退翳膜,去风毒。

【主治】内外障眼。

42362 还睛汤

《圣济总录》卷一一二。为原书卷一〇五"人参汤"之异名。见该条。

42363 还睛汤(《伤科补要》卷三)

【组成】人参 云苓 枸杞 肉苁蓉 天冬 麦冬 生地 熟地黄

【用法】河水煎服。

【功用】固本还光。

【主治】目伤睛暗者。

【备考】睛明骨伤,眼珠挂落者,先将收珠散,用银针蘸井花水,将药点眼珠上,及点金筋上,用旧绢温汤挪上,服本方二三剂,又服明地黄汤调理可愈。

42364 还睛散(《医方类聚》卷六十五引《龙树菩萨眼论》)

【组成】人参四分 细辛 决明子 车前子 防风 芎䓖 丹参 升麻 覆盆子 地肤子 黄连 远志 桂心 槐子 芜蔚子 蒺藜子 厚朴 白芷 蜀漆 茯苓 麦门冬(去心) 柏子仁(去外皮) 通草 麻黄(去节) 黄芩 附子 五味子 蒺蓂子(去根) 枸杞子 禹余粮各四分

【用法】上为散。每服二钱,渐加至三钱,食后饮调下。

【主治】青盲障翳积热,但瞳人未破。

42365 还睛散(《圣惠》卷三十三)

【组成】车前子 人参(去芦头) 细辛 桔梗(去芦头) 防风(去芦头)各一两 芜蔚子二两 芎䓖一两 甘菊花一两 熟干地黄二两

【用法】上为粗散。每服三钱,以水一中盏,煎至六分,去滓温服,不拘时候。

【主治】风内障,惊振。

42366 还睛散（《圣济总录》卷一〇九）

【组成】独活(去芦头) 麻黄(去根节) 白茯苓(去黑皮) 厚朴(去粗皮,生姜汁炙) 五味子 蒺藜子(炒,去角) 槐子 枸杞子 蕲蕑子 麦门冬(去心,焙) 人参 细辛(去苗叶) 白芷 决明子 车前子 芜蔚子 覆盆子 地肤子 丹参 芎䓖 防风(去叉) 黄芩(去黑心) 升麻 黄连(去须)各一两一分 远志(去心) 木通(剉) 柏子仁各二两

【用法】上为散。每服方寸匕,食后以米饮调服,一日二次。

【主治】眼见黑花昏暗。或因饮热酒食五辛,致黑风入眼,或因重病后昏暗,或因赤眼不见物,或因虚损视物不明,但瞳子不破者。

42367 还睛散（《幼幼新书》古籍本卷三十三引《张氏家传》）

【组成】蔓菁子半升(煮、蒸、炒各一次) 蓖麻子 旋覆花 菊花各八铢 羌活 防风 甘草(炙) 沙苑蒺藜(炒) 青葙子(炒) 鼠黏子(炒)各四铢 谷精草 石决明 蝉壳 地骨皮 木通草 牡蛎 乌鱼骨 淡竹叶 木贼 草龙胆 细辛 密蒙花各十六铢 白花蛇半两 苍术三十二铢(米泔浸,去粗皮)

【用法】上为末,除蔓菁子单捣细,拌和为散。每服二钱匕,丈夫生椒汤或茶汤下;妇人并小儿雀目米泔调下,食后服。

【主治】风气、银花攀睛,努丝瘀肉,翳膜侵睛,小儿雀目。

【宜忌】忌瓜、鱼、酱、酒。

【加减】肾脏风攻眼,加桃仁(炒)四两。

【备考】本方方名,原书作“治眼还睛散”。

42368 还睛散（《普济方》卷七十八引《卫生家宝》）

【组成】川芎一两 龙胆草一两(去芦头) 楮桃儿一两(青者) 木贼一两 仙灵脾一两半 甘草三分 淡竹叶半两

【用法】上为细末。每服二钱,用新汲水调下,一日三次,不拘时候。

【主治】青盲,内外障眼,忽然不见物者。

42369 还睛散

《普济方》卷七十九引《济生》。为《圣济总录》卷一〇五“人参汤”之异名。见该条。

42370 还睛散（《卫生宝鉴》卷十）

【组成】龙胆草 川芎 草决明 石决明 楮实 荆芥穗 野菊花 甘草(炙) 野麻子 白茯苓 川椒(炒,去目) 仙灵脾 白蒺藜 木贼 茵陈蒿各半两

【用法】上为末。每服二钱,食后茶清调下,一日三次。

【主治】眼翳膜,昏涩泪出,瘀肉攀睛。

【宜忌】忌杂鱼、肉及荞面热物。

42371 还睛散（《秘传眼科龙木论》卷一）

【组成】桔梗 五味子 芜蔚子 黑参 黄芩各一两 防风 知母各二两 车前子 细茶各二两半

【用法】上为末。每服一钱,以水一盏。煎至五分,去

滓,食后温服。金针针之,然后服本方。

【主治】涩翳内障,初患之时,朦胧如轻烟薄雾,渐渐失明,不睹人物,犹辨三光。翳如凝脂色,瞳人端正。

42372 还睛散（《秘传眼科龙木论》卷一）

【组成】人参 茯苓 车前子 黑参 防风 芜蔚子 知母各二两 黄芩一两半(去皮)

【用法】上为末。每服一钱,以水一盏,煎至五分,去滓温服。此状宜令针治诸穴脉,然后宜服本方。

【主治】枣花翳内障,初患之时,微有头旋眼涩,渐渐昏暗,时时痒痛,脑热有花,黄黑不定。

42373 还睛散（《秘传眼科龙木论》卷二）

【组成】人参 车前子 桔梗各一两 芜蔚子 芎䓖各一两 防风 细辛各一两半

【用法】上为末,每服一钱,以水一盏,煎至五分,去滓,食前温服。不宜针拨,更一只牵损之眼,却待翳成,依法针之立效,然后服本方即愈。

【主治】惊振内障。初患之时,忽因五脏虚劳受疾,亦由肝气不足,热毒冲入脑中,或因打筑,脑中恶血流下,渐入眼内,后经二三年间变成白翳,一如内障形状。

42374 还睛散（《秘传眼科龙木论》卷二）

【组成】人参 车前子 地骨皮 茯苓 细辛 防风 芎䓖 羌活各等分

【用法】上为末,以水一盏,散一钱,煎至五分,去滓,食后温服。

【主治】青风内障,初患之时,微有痛涩,头旋脑痛,或眼先见有花无花,瞳人不开不大,渐渐昏暗,或因劳倦,渐加昏重,皆因五脏虚劳所作。

【宜忌】初患之时,或因劳倦,渐加昏重,宜令将息,便须服药,恐久结为内障,不宜针拨。

42375 还睛散（《秘传眼科龙木论》卷五）

【组成】防风 车前子 黑参 石决明 五味子 细辛各一两 知母五钱

【用法】上为末。每服一钱,食后米汤调下。切宜镰洗出瘀血,火针针阳白、太阳二穴,后服本方。

【主治】眼痒极难忍外障,初患之时,忽然痒极难忍,此乃肝脏有风,胆家壅热冲上所使。

42376 还睛散（《普济方》卷七十五）

【组成】龙胆草 红芍药 当归各等分

【用法】上为细末。每服一钱,以水一碗,煎至七分,临卧温服。

【主治】风热攻眼,血贯瞳人。

42377 还睛散

《医学入门》卷八。为《得效》卷十六“八味还睛散”之异名。见该条。

42378 还睛散（《审视瑶函》卷三）

【组成】龙胆草(酒洗,炒) 川芎 甘草 草决明 川花椒(去目,炒) 菊花 木贼 石决明(煅) 野麻子 荆芥 茯苓 楮实子 白蒺藜(杵,去刺)各等分

【用法】上为细末。每服二钱,食后茶清调下,一日三次。

【主治】眼生翳膜,昏涩泪出,瘀血胬肉攀睛。

【宜忌】忌一切鸡鱼厚味及荞麦面。

42379 还睛散《良朋汇集》卷五）

【组成】蒺藜五两　石决　防风　栀子各三两　木贼五两　青葙一两　蝉蜕五钱　粉草三钱

【用法】上为末。茴香水调服。

【主治】骨翳，枣花白翳黄心，痛如针刺，绿玉翳，小儿麻。

42380 还睛散《杂病源流犀烛》卷二十二）

【组成】人参　茺蔚子　知母　桔梗　熟地　车前子　黄芩　细辛　玄参　五味子

【主治】肝肺风热，眼生偃月翳、枣花翳、黄心翳。

42381 还睛膏《普济方》卷八十五引《海上方》）

【组成】炉甘石（用桑柴火烧通红，童便三升蘸七次，研为细末，另取黄连末调，水飞，同炉甘石末焙干）六两　黄连（去须，出拣净，研为末，用童便熬沸。此须临时称用，不预计炉甘石黄连数内）三两　鹰条一两（洗净，如无，以白丁香代之）　当归（生用，洗，干）一钱　乌鱼骨　麝香　轻粉　乳香　硇砂各一钱　黄丹（水澄，焙干）二两　片脑少许

【用法】用蜜六两，以砂锅化开，煮葱白三根焦色，去滓，绵子滤净称之。后将净蜜倾入砂锅内，文武火熬之，槐枝搅匀，先下炉甘石，搅匀熬动，再下黄丹又搅匀，三次下黄连、当归，四下鹰条，五次下硇砂、乳香，六次下乌鱼骨，七次下轻粉、麝香，熬成紫色，方下片脑，以不粘手为度，为丸如龙眼大，如弱人只须麦粒大。每药一丸，温水一呷，化开点洗，或作锭子点眼。上煎黄连汁浸一宿，滤去黄连澄清，却于铫子内，炒炉甘石末子，将黄连汁渗干为度，如多合分两，轻者随增。

【主治】眼疾。

42382 还睛膏《普济方》卷八十五引《海上方》）

【组成】白蒺藜（炒，去刺）　青葙子　白术各半两　菟丝子　木贼（去节）各一两　北五味子　羌活各三钱半　防风二钱半

【用法】上为细末，炼蜜为丸，如龙眼大。每服三丸，食后细嚼，白汤送下。

【主治】眼疾。

【备考】本方方名，据剂型，当作"还睛丸"。

42383 还睛膏

《普济方》卷七十八。即《圣济总录》卷一一一"点眼还睛膏"。见该条。

42384 还睛膏《医统》卷六十一）

【组成】坏子十两　真丹四两　乳香　没药　血竭　熊胆　海螵蛸　黄连粉　轻粉　当归　硼砂各二钱　白丁香一钱　青盐三钱　铜绿半两　硇砂　麝香各一钱

【用法】上俱如法制，各为极细末，和匀，次将白蜜半斤炼，滤过，滴水不散为度，方下丹熬紫色，再下余药调成膏，作锭。井花水点眼。

【主治】眼疾。

42385 还源汤《辨证录》卷三）

【组成】熟地一两　山茱萸五钱　炒黑荆芥三钱　地骨皮五钱　麦冬三钱　天门冬二钱　甘草　贝母各三分　桔梗五分

【用法】水煎服。三十剂愈。

【主治】肾中之火冲入咽喉，而火不得下归于命门，火沸为痰而上升，而心火又欺肺金之弱，复来相刑，是水之中，兼有火之气，致痰中吐血如血丝，日间则少，夜间则多，咳嗽不已，多不能眠。

42386 还精丹

《普济方》卷二二三引《卫生家宝》。为原书同卷"何仙姑庆世丹"之异名。见该条。

42387 还精散

《普济方》卷七十一引《龙木论》。为《证类本草》卷十一引《简要济众方》"补肝散"之异名。见该条。

42388 还少胶囊

《成方制剂》17册。即《洪氏集验方》卷一"西川罗赤脚仙还少丹"改为胶囊剂。见该条。

42389 还元明目汤《眼科临症笔记》）

【组成】大熟地八钱　生地三钱　萸肉三钱　远志三钱　枣仁三钱（炒）　黄耆五钱　菟丝子四钱　川芎二钱　蔓荆子三钱　蒺藜三钱（炒）　知母三钱　甘草一钱　生磁石二钱

【用法】水煎服。

【主治】云雾移睛症，两眼黑白稍分，不疼不红，惟瞳孔微大，常见黑花浮游移荡。

【临床报道】云雾移睛症：晁某之母，五十三岁，素性暴躁，因怒气伤肝，肝火上冲于脑，自觉头摇目眩，视如黑花乱动，屡治不愈，后又令余治疗。按其脉，六脉虚数，惟少阴为甚，是知心血耗散，肾水不足，而邪火挟虚上升，搅乱于脑，以致视力不稳，满目如蝇飞、旗展之状。处方：针刺上星、承泣；内服还元明目汤十余剂，黑花减少，而昏花如故。又以益智安神汤隔日晚服，半年余移睛之弊而愈。

42390 还元秋石丸

《医学入门》卷七。为《万氏家抄方》卷四"还元秋石乳酥丸"之异名。见该条。

42391 还元复气丹《治疹全书》卷上）

【组成】升麻　紫草　麻黄　糯米　红花子

【用法】上为细末。每服随人大小用葱白汤送下。取微汗甚效。

【主治】疹不出，或痘不出，或将出被风寒所阻。

42392 还元保真汤《外科正宗》卷三）

【组成】当归　川芎　白芍　熟地　白术　茯苓　人参　黄耆各一钱　牡丹皮　枸杞子各八分　甘草（炙）　熟附子各五分　肉桂　泽泻各三分

【用法】水二钟，加煨姜三片，大枣二个，煎八分，食前服。

【主治】悬痈已溃，疮口开张，脓水淋漓，不能收敛者。

42393 还少乳乌丸《摄生众妙方》卷二）

【组成】何首乌（先用柳甑砂锅，黑豆、红枣相间蒸熟，晒干如半斤，用人乳浸过，晒干，再浸，再晒，一斤制成约有半斤方可入药用）二两　枸杞子一两　牛膝一两（酒浸）　茯苓一两　黄精一两　甘桑椹　天门冬一两（去心）　麦门冬一两（去心）　生地黄四两（酒浸，晒干）　熟地黄一两（酒浸）

【用法】上各味俱不犯铁器，共为细末，炼蜜为丸，如梧桐子大。每服一百丸，温水或盐汤送下，一日三次。

【功用】补养。

【备考】方中甘桑椹用量原缺。

42394 还阴救苦汤

《原机启微》卷下。为《兰室秘藏》卷上"救苦汤"之异名。见该条。

42395 还阴解毒汤（《审视瑶函》卷六）

【组成】川芎 当归（酒洗） 生地黄 金银花（去叶） 连翘 黄芩（酒炒） 土茯苓 细甘草减半 黄连（酒炒） 苦参 麦门冬（去心） 白芍药（酒洗） 玄参各等分

【用法】上剉剂。白水二钟，煎至八分，去滓温服。

【主治】梅疮余毒未清，移害于肝肾，以致蒸灼，神水窄小，兼赤丝，黑白混浊不清，看物昏昧不明。

42396 还命千金丸（《外台》卷十三引《古今录验》）

【组成】雄黄（研） 鬼臼 徐长卿 礜石（泥裹烧半日） 瓜丁 雌黄（研） 干姜各四分 野葛七分（炙） 斑蝥二十枚（去足翅，熬） 蜀椒四分（去目汗） 地胆十五枚（去翅，熬） 射肉二分 丹参四分

【用法】上为末，炼蜜为丸，如小豆大。先食服一丸，每日三次。不知渐增，以知为度。若百毒所螫、牛触践、马所蹋啮，痈肿瘰疬，以一丸于掌中，唾和涂痛上，立愈。正月旦，以椒酒率家中大小各服一丸，终岁无病。

【主治】心腹积聚坚结，胸胁逆满咳吐，宿食不消，中风鬼疰入腹，面目青黑不知人。

42397 还命保生丹

《圣惠》卷八十六。为原书同卷"青金丹"之异名。见该条。

42398 还神至圣汤（《辨证录》卷四）

【组成】人参一两 白术二两 茯神 生枣仁各五钱 广木香 天南星 荆芥各三钱 甘草 良姜 附子 枳壳各一钱 菖蒲五分

【用法】水煎灌之，听其自卧，醒来前症如失。

【主治】呆病。终日不言不语，不饮不食，忽笑忽歌，忽愁忽哭，与之美馔则不受，与之粪秽则无辞，与之衣不服，与之草木之叶则反喜，其起于肝气之郁，终于胃气之衰。

42399 还真二七丹（《医统》卷八十四）

【组成】何首乌（忌铁器） 黑椹子 生地黄 旱莲草（以上四味俱用鲜者，以石臼内捣）各取汁半斤 鹿角胶 生姜汁 白蜜各半斤 黄精（九蒸九晒） 人参 白茯苓 小茴香 枸杞子 鹿角霜各四两 秦椒一两（共为末）

【用法】上除蜜另炼外，以诸汁熬，将成膏方入蜜搅匀，然后下人参等六味末药，又和匀，以新瓷瓶收贮。随时以温热酒调下二三匙，夏月以白汤调。

【功用】壮颜容，健筋骨，添精补髓，乌须黑发。

42400 还原再造丹（《疡科遗编》卷下）

【组成】首material男胎紫河车一具（先用竹刀刮去血，新汲水洗净，炙干，再用甘草八两，人参五钱煎水三碗，慢火煎至一碗，将河车放瓷器内收干，即将瓷器封好，外用黄泥固济，入炭火煅红，冷定，取出如乌金纸色收贮。每用一钱） 朱砂四钱 珍珠二钱 大冰片一分 真琥珀二钱 滴乳石三分（煅）

【用法】上药各为细末，再研匀，老米饭为丸，如绿豆

大。每服三分，用土茯苓四两煎汤送下。服至一月，鼻长如旧矣，但必须先刻成一端正细木鼻子式，外以黄蜡熔化，浇木鼻上，俟烘干，即将蜡鼻取起用火烘微烊，即粘在土星处，待一月药完，鼻自生矣。如阳物烂去，亦如此。

【主治】杨梅结毒恶疮，烂去鼻准，并烂脱阳物。

42401 还原固精丸（《成方制剂》11册）

【组成】茯苓 黄柏 金樱子 莲须 龙骨 牡丹皮 牡蛎 芡实 山药 山茱萸 熟地黄 锁阳 远志 知母

【用法】上制为水丸。每服6克，一日3次。

【功用】滋阴，补肾，涩精。

【主治】肾阴虚损，梦遗滑精，妇女带下等症。

42402 还睛补肝丸（《圣济总录》卷一〇二）

【组成】白术 细辛（去苗叶） 当归（切，焙） 决明子（微炒） 芎䓖 白茯苓（去黑皮） 羌活（去芦头） 五味子 人参 菊花 防风（去叉） 地骨皮 苦参 玄参 甘草（炙，剉） 车前子（微炒） 桂（去粗皮） 黄芩（去黑心） 青葙子各等分

【用法】上为末，炼蜜为丸，如梧桐子大。每服三十丸，加至四十丸，米饮送下，不拘时候。

【主治】肝虚两目昏暗，冲风泪下。

42403 还睛补肝丸（《惠直堂方》卷二）

【组成】白芍（酒炒） 熟地 当归（酒洗） 天冬 五味子 炙甘草 白术 白茯苓 官桂 车前子（微炒） 白菊花 青葙子 玄参各二两 川芎 羌活（去芦） 防风（去芦） 人参 骨皮 黄芩（酒炒） 柴胡 细辛 决明子 苦参各一两 黄连（姜汁炒）五钱

【用法】上为末，炼蜜为丸，如梧桐子大。每服三钱，临睡白汤送下。久久服之，永不再发。

【主治】眼目羞明多泪，翳膜侵睛，时歇时作，久病不愈。

42404 还睛补肾丸（《银海精微》卷上）

【组成】人参 白术 茯苓 蒺藜 羌活 木贼 菊花 防风 甘草 川芎 山药 肉苁蓉 密蒙花 青葙子 牛膝 菟丝子各一两

【用法】上为末，炼蜜为丸，或煎服亦妙。

【主治】肾虚目暗生花，不能久视；肾虚内障，两目黄昏不见。

42405 还睛神明酒（《苏沈良方》卷七）

【组成】黄连五两 石决明 草决明 生姜 石膏 蕤仁 黄消石 山茱萸 当归 黄芩 沙参 车前子 淡竹叶 朴消 甘草 芍药 柏子仁 川乌头 泽泻 桂心 茺子 地肤子 桃仁（去皮尖双仁者） 防风 辛夷 人参 川芎 白芷 细辛 瞿麦各三两 龙脑三钱 丁香半两 珠子（生）二十五颗 秦皮三两

【用法】上㕮咀，绢囊盛，用好酒五斗，瓮中浸之，春、秋十四日，夏七日，冬二十一日。食后服半合。勿使醉吐，稍稍增之。百日后，目明如旧。

【主治】目盲，瞳子俱损，翳如云，赤白肤肉如乳头。

【宜忌】忌热面、鲊、葵、秽臭五辛、鸡、鱼、猪、马、驴肉、生冷粘滑、入房、恚怒、大忧愁、大劳、大寒热悉慎之。

【临床报道】失明：晋大夫于公失明经十二余年，不辨明夜，二目俱损，无瞳子，时年七十，服此酒一百日，万病除，

两目明,见物益明。

42406 还睛退云散(《全国中药成药处方集》大同方)

【组成】人参 杏仁 肉苁蓉 杜仲 牛膝 石斛 枸杞 菊花 菟丝子 当归 熟地 黄柏 青葙子 枳壳 白茯苓 蒺藜(炒) 草决明 山药各五钱 犀角 防风 羚羊角各四钱 天门冬 麦门冬各一两五钱 川芎 黄连 五味子 炙甘草各三钱五分 知母一两

【用法】上为细末。每服二钱,白水送下。

【主治】眼内障,外障赤肿。

42407 还睛菩萨水(《普济方》卷八十三)

【组成】草龙胆一钱 槐角(洗,切碎)一钱 雪水少许 生珍珠二十七粒(别研,为细末) 白沙蜜少许 竹上露水少许(须用天水,时以瓷器内服)

【用法】上以新瓷盒盛,甑上蒸两次,研令极烂,以新绵重滤过,入别瓷盒内,再以雪水隔盒子窨一夜,又将脑子少许,乳钵内先研为细末,却入前蒸雪水药,再研匀。每日日中时用新笔抄如米粒大,以新汲水蘸湿,点入眼中,闭眼,俟药行泪出方醒,连使两次。

【主治】青盲。

42408 还睛紫金丹(《兰室秘藏》卷上)

【组成】白沙蜜二十两 甘石十两(烧七遍,碎,连水浸拌之) 黄丹六两(水飞) 拣连三两(小便浸,碎为末) 南乳香 当归各三钱 乌鱼骨二钱 硇砂(小盏内放于瓶口上熏干) 麝香各一钱 白丁香(直者)五分 轻粉一字

【用法】上将白沙蜜于沙石器内,慢火去沫,下甘石,次下丹,以柳枝搅,次下余药,以粘手为度,为丸如鸡头大。每用一丸,温水化开洗。

【主治】目眶岁久赤烂。眼生倒睫拳毛,两目紧盖,内伏火热而攻阴气。

【备考】治目眶岁久赤烂,当以三棱针刺目眶外,以泻湿热;如眼生倒睫拳毛,法当去其热内火邪,眼皮缓则毛立出,翳膜亦退,用手法攀出,内睑向外,以针刺之出血。

42409 还精地黄丸(《眼科秘书》卷下)

【组成】大生地(酒浸,炒) 山萸肉各三两(酒炒) 白茯苓(乳制) 甘枸杞(酒炒) 知母(蜜炒) 白菊花(去梗) 青盐 黄柏(制) 桑白皮(蜜制) 牡蛎(煅) 蒙花(去梗) 石膏(煅)各二两 川黄连(酒炒) 大麦冬(去心) 山药(炒) 黄芩(酒炒) 丹皮(酒浸) 泽泻 青葙子 大川芎 桔梗各一两 木贼(去节) 蔓荆子(去膜,炒) 草决明 薄荷(酒炒) 石决明(煅) 防风各五钱 归尾 荆芥穗各五分 健猪肝十两(用竹刀切小头大,火焙,去血) 党参五钱

【用法】上为细末,炼蜜为丸,如梧桐子大。每服二钱,空心淡盐汤送下,临卧白水送下。

【主治】肾水虚,见瞳子之翳下陷虚薄。

42410 还精煎口服液(《成方制剂》18册)

【组成】白术 车前子 地骨皮 地黄 何首乌 菊花 牛膝 女贞子 桑椹子 沙苑子 石菖蒲 熟地黄 锁阳 菟丝子 细辛 续断 远志 钟乳石

【用法】上制为口服液剂。每服10毫升,一日2~3次。

【功用】补肾填精,扶正祛邪,阴阳两补,益元强壮。

【主治】肾虚所致头晕,心悸,腰酸肢软,以及中老年原发性高血压。

42411 还元秋石乳酥丸(《万氏家抄方》卷四)

【异名】还元秋石丸(《医学入门》卷七)。

【组成】秋石半斤(只同乳粉等分,收秋露数晚,复晒干听用) 乳粉四两(晒制之法,乳汁若干,即下铜锅内煎熬成膏,用大瓷盘取起,盛于日下晒之,以水浸于盘下易干) 白茯苓一斤(为末,以水淘去浮面心梗) 天门冬(洗净,去心,晒干) 人参(去芦) 熟地(酒浸洗,烘干) 生地(酒浸洗,烘干) 麦门冬(洗净,去心,晒干) 甘州枸杞(净)各四两

【用法】上为末,炼蜜为丸,如梧桐子大。每服三十丸,白滚汤或醇酒送下。

【功用】安五脏,消百病,令瘦者肥,补虚损,实精髓,固元气。

42412 还睛明目芦荟丸(《圣惠》卷三十三)

【异名】芦荟丸(《普济方》卷七十九)。

【组成】芦荟半两 人参半两(去芦头) 柏子仁一两 羚羊角屑二两 细辛一两 茺蔚子一两 车前子一两 青葙子一两 干牛胆半两(细研)

【用法】上为末,入牛胆,研令匀,炼蜜为丸,如梧桐子大。每服三十丸,空心盐汤送下。

【主治】眼内障针开后。

辰

42413 辰半丸

《国医宗旨》卷二。为《袖珍》卷一"辰砂半夏丸"之异名。见该条。

42414 辰砂丸(《博济》卷三)

【异名】辰砂化痰丸(《局方》卷四)。

【组成】辰砂半两 天南星半两 白矾半两 半夏三两(姜汁捣,作饼,炙令黄)

【用法】上为末,用生姜自然汁合和为丸,如绿豆大。每服十丸,食后以姜汤送下。

【功用】《局方》:治风化痰,安神定志,利咽膈,清头目,止咳嗽,除烦闷。

【主治】上膈风壅有痰,结实如梅核及稠浊者。

42415 辰砂丸(《博济》卷四)

【组成】辰砂一两 定粉半钱 粉霜一钱半 腻粉一钱 麝香少许 白丁香半字

【用法】上为细末,用粟米饭为丸,如绿豆大,捻作饼子,慢火内微炮令紫色。每服一丸,用粟米饭饮化下,微利为度。

【主治】小儿壮热,惊,积在内壅并痰涎,及奶癖取虚,中积转惊。

【备考】方中白丁香,《普济方》作"乳香"。

42416 辰砂丸(《普济方》卷十八引《指南方》)

【组成】辰砂一两

【用法】上以琉璃器盛,露四十九夜,细研,入牛黄一分,蜡汁为丸,如豌豆大。每服一丸,空心新水送下。

【主治】忧思过甚之狂妄,语言不避亲疏。

42417 辰砂丸(《苏沈良方》卷十)

【组成】辰砂 粉霜 腻粉各一分 生龙脑一钱

【用法】上为末,软糯米饭为丸,如绿豆大。一岁一丸,

大人七丸,甘草汤送下。

【主治】小儿惊热,多涎痰,疟,久痢,吐乳,午后发热,惊痫。

42418 **辰砂丸**(《局方》卷一)

【组成】硼砂(研) 牛黄(研)各一钱 白附子(炮) 白僵蚕(去丝嘴,爁) 天南星(炮裂,研) 蝎梢(爁)各一分 辰砂(研)半两 半夏(汤洗七遍)一两

【用法】上为细末,同研令匀,水煮面糊为丸,如梧桐子大。每服二十丸,用生姜、荆芥汤送下,不拘时候。

【主治】诸风痰盛,头痛恶心,精神昏愦,目眩心忪,呕吐痰涎,胸膈烦闷。

42419 **辰砂丸**(《圣济总录》卷一四八)

【组成】辰砂 雄黄(研,水飞) 赤足蜈蚣 续随子各一两 麝香一分

【用法】上为末,粟米糊为丸,如绿豆大。每服一丸,冷水送下。良久身上毛旋起处,即是毒所伤,却用水调一丸,于毛旋起处绕围四畔磨涂,其虱自爆出。

【主治】百虫啮,沙虱、蛇、蝎、蛊毒。

42420 **辰砂丸**(《小儿药证直诀》卷下)

【异名】辰砂丹(《普济方》卷三七四)。

【组成】辰砂(别研) 水银砂子各一分 天麻 牛黄各五分 脑 麝(别研)各五分 生犀末 白僵蚕(酒炒) 蝉壳(去足) 干蝎(去毒,炒) 麻黄(去节) 天南星(汤浸七次,焙,切)各一分

【用法】上为末,再研匀,炼蜜为丸,如绿豆大,朱砂为衣。每服一二丸,或五七丸,食后薄荷汤送下。

【主治】小儿惊风,涎盛潮作,及胃热吐逆不止。

42421 **辰砂丸**(《鸡峰》卷十八)

【组成】辰砂 白矾各半两 半夏三两 人参 天南星各一两

【用法】上为细末,生姜自然汁煮面糊为丸,如绿豆大。每服十五丸,食前、临卧生姜汤送下。

【功用】坠风痰,进饮食。

【主治】痰饮。

42422 **辰砂丸**(《洪氏集验方》卷五)

【组成】辰砂半两(研,一半为衣,一半入药) 白矾(枯)半两 天南星(去皮脐,切片,再用雪水煮,焙干)一两 大半夏(汤浸七次,用生姜自然汁作饼子,炙)一两半 白附子(去皮,炮)半两

【用法】上为细末,用糯米粉煮糊为丸,如小绿豆大。每服二十丸,用腊茶、薄荷汤送下。

【功用】安惊化痰。

【主治】咳嗽。

42423 **辰砂丸**(《宣明论》卷十三)

【组成】信砒 甘草各一钱 朱砂二钱 大豆四十九粒

【用法】上为末,滴水为丸。匀分作四十九服,发日早晨日欲出,煎桃心汤送下。

【主治】脾胃虚疟,有邪热毒者。

【宜忌】忌热物。

42424 **辰砂丸**(《普济方》卷三七一引《全婴方》)

【组成】蝎尾二十一个 牛黄 麝香各半两 附子二个(尖) 雄黄少许 朱砂一钱 巴豆七个(好者,灯上烧令黄焦,去皮用肉)

【用法】上为末,寒食日蒸饼为丸,如小豆大,须是端午日合。一岁一丸,荆芥汤送下。衣被盖少时,汗出。如天钓搐搦,开口不得者,便用蒜入盐同捣,涂药一丸在儿后心上,以前蒜作饼盖之,以帛系定,更后服一丸,化破入麝香少许,以前汤送下。觉口内蒜气,浑身汗出者大效。

【主治】小儿慢惊风搐搦及天钓痫病。

42425 **辰砂丸**(《普济方》卷三七四引《保生集》)

【组成】人参一两 茯苓半两 防风半两 山药 甘草半两 黄耆三钱 牙消三钱 麝香三钱 朱砂一两

【用法】上为末,炼蜜为丸。每服一丸,薄荷汤化下。

【主治】惊证呕逆,乳食不下,夜卧不宁。

【备考】方中山药用量原缺。

42426 **辰砂丸**(方出《百一》卷十一引窦藏叟方,名见《得效》卷二)

【组成】辰砂(有墙壁光明者) 阿魏(真者)各一两

【用法】上为末,稀糊为丸,如皂子大。每服一丸,空心浓煎人参汤送下。

【功用】截疟。

【主治】痎疟。

【临床报道】疟《百一》:夔州潭逵病疟半年,前人方术用之略尽,皆不能效,邂逅故人窦藏叟先生口授此方,遂愈。

42427 **辰砂丸**(《医方类聚》卷二十二引《澹寮》)

【组成】好辰砂半两 好雄黄三钱

【用法】上各为极细末,再同一处研,用乌鸡心内血为丸,如梧桐子大。每服十丸,以煮豮猪心汤送下,如不省人事,则灌下。仍灸百会穴九壮。

【主治】暗风,年深日近,发搐不省人事。

42428 **辰砂丸**(《扶寿精方》)

【组成】辰砂一钱(另研) 巴豆(以纸去油,如霜)一钱 牛胆南星(炮,细末)一钱

【用法】面糊为丸,如黍米大。每服三五丸,量儿大小虚实加减,薄荷汤送下。

【主治】小儿惊积、食积及急慢惊风。

42429 **辰砂丸**(方出《准绳·幼科》卷二,名见《医部全录》卷四三一)

【组成】全蝎四十九个(微炒黄) 辰砂半两(研极细,和匀)

【用法】取蚯蚓十条,洗净,入小瓶内,以温火煅蚯蚓化为水,为丸如胡椒大。每服三丸,用顺流水化下。

【主治】小儿急慢惊风。

42430 **辰砂丸**(《病机沙篆》卷六)

【组成】辰砂 白矾 郁金

【用法】上为末,炼蜜为丸。每服十丸,薄荷汤送下。

【功用】补魄之三阴。

【主治】狂症。

【方论选录】喜乐无极则伤魄,魄伤则狂,当以恐胜之,以凉药补魄之阴。

42431 **辰砂丹**(《幼幼新书》卷八引《王氏手集》)

【组成】朱砂 天麻 南星(炮) 僵蚕 白芷各一钱 牛黄 脑 麝各少许

【用法】上为末,粳米饭糊为丸,如梧桐子大。每服一丸,金银薄荷汤送下。

【主治】小儿惊风,夜啼,搐搦潮发。

42432 辰砂丹(《儒门事亲》卷十二)

【组成】信一钱　雄黑豆六十个或二两

【用法】上为细末,朱砂为衣,端午日合。每服一丸,无根水送下。

【主治】疟。

42433 辰砂丹(《施圆端效方》引大名杨二方,见《医方类聚》卷一二三)

【组成】明雄黄半两　明砒五钱(同研极细)　绿豆粉一两　黑豆面一两　朱砂二钱(留一半为衣)

【用法】上为细末,滴水为丸,如绿豆大,朱砂为衣。每服一丸,未发前新水送下,小儿黄米大。

【主治】大人小儿诸种疟病。

【宜忌】忌热食一时辰;忌荤酒、果、硬物;凡治疟病,但热不寒者,勿服。

42434 辰砂丹(《施圆端效方》引阴阳樊元真方,见《医方类聚》卷一四一)

【组成】朱辰砂　明信砒　粉霜各半两

【用法】上为极细末,熔蜡七钱,油七点为剂,油纸裹,旋丸如小豆大,小儿如绿豆大。每服一丸,食前甘草水冷下。

【主治】冷热不调,赤白毒痢,久不愈者。

42435 辰砂丹(《卫生宝鉴》卷十六)

【组成】朱砂(一半入药,一半为衣)　信砒　雄黄各五钱

【用法】上为末,加白面六钱,同研匀,滴水为丸,如梧桐子大,朱砂为衣。每服一丸,星宿全时用无根水送下。

【主治】疟疾。

【宜忌】忌湿面热物。

【临床报道】疟痢:征南副帅大弐木儿,己未奉勅立息州,其地卑湿,军多病疟痢,予合辰砂丹、白术安胃散,多瘥效。

42436 辰砂丹(《普济方》卷一〇〇引《卫生宝鉴》)

【组成】雄猪心一个

【用法】将猪心破作两片,去心内血,用好辰砂塞满为度,以布线缝合,外合灯心包裹,以麻线纵横缠定,以溏砂罐一个,入井水一半,河水一半,令十分满,用文武火煮一复时,出去猪心,将朱砂细枣肉为丸,如绿豆大。入茯苓二两半(焙干),甘草半两(炒令赤色,为细末)。每用一大钱,沸汤点咽,一日二次。

【主治】心经热痫邪。

42437 辰砂丹

《普济方》卷一九七。为原书同卷"如圣丹"之异名。见该条。

42438 辰砂丹(《普济方》卷二四三)

【组成】辰砂一钱　生麝半钱　蝎梢一钱(去尾尖)　乳香半钱

【用法】上用皱皮草乌(去皮尖)三钱,合为末,一半入药,一半米醋煮熟取起,为丸如绿豆大。每服五十丸,空心温酒送下。

【主治】足掌疼。

【备考】方中乳香,《奇效良方》作"沉香"。

42439 辰砂丹

《普济方》卷三七四。为《小儿药证直诀》卷下"辰砂丸"之异名。见该条。

42440 辰砂汤(《丹溪心法附余》卷二十二)

【组成】白芍药　人参　甘草(炙)各一钱　茯苓一钱半　朱砂五分　石莲肉五钱

【用法】上为末,次入朱砂研匀。每服五分,薄荷汤调下。

【功用】退虚热,和胃进饮食。

【主治】心惊邪热。

42441 辰砂饼(《痘疹传心录》卷十七)

【组成】蛤蟆胆不拘多少

【用法】用辰砂和为一块。用刀刮下半分或一分,薄荷汤化下。

【主治】小儿惊风。

42442 辰砂散(《苏沈良方》卷二)

【异名】朱砂酸枣仁乳香散(《医方考》)、灵苑辰砂散(《准绳·类方》卷五)、灵苑丹(《类证治裁》卷四)。

【组成】辰砂一两(须光明有墙壁者)　酸枣仁(微炒)　乳香(光莹者)各半两

【用法】量所患人饮酒几何,先令恣饮沉醉,但勿令至吐,静室中服药讫,便安置床令睡,以前药都为一服,温酒一盏调之,顿服令尽;如素饮酒少人,但随量取醉;病浅人一两日,深者三五日,睡不觉,令家人潜伺之,觉即神魂定矣;慎不可惊触使觉,及他物惊动,一为惊寤,更不可治。

【功用】《医方论》:化痰定惊。

【主治】风邪诸痫,狂言妄走,精神恍惚,思虑迷乱,乍歌乍哭,饮食失常,疾发仆地,吐沫戴目,魂魄不守,医禁无验。

【方论选录】《医方集解》:此手少阴药也,辰砂镇心泻火,乳香入心散瘀血,枣仁补肝胆而宁心。

【临床报道】心病:上枢正肃吴公,少时病心,服一剂,三日方寤,遂愈。

42443 辰砂散(《幼幼新书》卷九引《吉氏家传》)

【组成】蛇黄一个(火内煅,醋淬,用一钱为末)　白鸡粪　鼠屎　白丁香各一钱(烧为末)

【用法】上都入乳钵内为散。每服半钱,麝香汤调下,三岁以上,麝香酒调下。不过三次,涎必下,若涎不下,难治。

【主治】小儿慢惊风,喉内有涎。

42444 辰砂散(《幼幼新书》卷十引《聚宝方》)

【组成】硇砂半分　红芍药　铅白霜各一分半　琥珀(研)　珍珠(不钻者,为末)各一分

【用法】上为末。每服一字,金银薄荷汤调下。

【主治】小儿伤冷,聚积惊风,日久变成内钓,时人不识,呼为祟。

【备考】方中硇砂,据方名当作"辰砂"。

42445 辰砂散(《卫生总微》卷五引《保生》)

【异名】附子散(《卫生总微》卷五)。

【组成】大附子一枚(重九钱,上者,生用,去皮脐)　天

南星二钱(生用) 半夏(沸汤洗七次)二钱 白附子一钱半 朱砂二钱(研,水飞) 麝香一钱(研)

【用法】上为末。每服一字,薄荷汤调下,不拘时候。

【主治】小儿慢惊风,身冷,瘛疭昏困。

42446 辰砂散(《普济方》卷三八四)

【组成】朱砂 郁金 全蝎 雄黄 僵蚕 白附子 甘草各一两 脑子 麝香各一钱

【用法】上为末。三岁服一字,薄荷汤调下。

【主治】小儿惊热发搐,卧睡不安。

42447 辰砂散(《活人心统》卷一)

【组成】滑石一两 寒水石一两 甘草一两 辰砂五分

【用法】上为末。每服二钱,井花水或童便调下。

【主治】伤寒内热不解,心烦恍惚,小便赤色,烦渴。

42448 辰砂散(《痘疹世医心法》卷二十三)

【组成】好辰砂一钱 丝瓜近蒂三寸(连子烧灰存性)

【用法】上为末。好蜜水调服。

【功用】发痘、预解痘毒。

【主治】《准绳·幼科》:小儿痘疹初发热二三日,间有惊搐者。

42449 辰砂膏(《博济》卷三)

【组成】白龙脑 乌鱼骨(研极细,飞过用) 川消 真麝香 牛黄 牙消 井盐 石胆各少许(惟石胆多于众药) 朱砂(明莹者)少许 腻粉一大两

【用法】上为细末,加白砂蜜,和令得所。以铜箸点之为妙。

【主治】眼疾。

42450 辰砂膏(《幼幼新书》卷九引张涣方)

【组成】大附子一个(重六七钱以上者,炮,去皮脐,当顶刻一孔,入粉霜、硇砂霜各半钱孔窍中,却用取下附子末填满窍子,用木炭火烧存性) 天南星半两(炮裂) 蝎梢 羌活各一分 朱砂(飞)半两

【用法】上为细末,炼蜜成膏,如鸡头子大。每服一粒至二粒,点麝香、薄荷汤入酒三二点同送下。

【主治】小儿慢惊潮搐,昏困甚者。

42451 辰砂膏(《幼幼新书》卷十引《谭氏殊圣》)

【异名】保命丸(《普济方》卷三十四)。

【组成】辰砂(光明有墙壁者,研极细)一两 酸枣仁(微炒,为末) 乳香(光莹者,细研)各半两

【用法】上同研成膏。每服两大豆许,煎人参汤送化下,不拘时候。

【主治】小儿惊风,手足动摇,精神不爽,一切惊邪,狂叫不宁。

42452 辰砂膏(《幼幼新书》卷八引《孔氏家传》)

【组成】天南星(炮熟) 辰砂(研)各一分 蝎梢 僵蚕(炒,研) 乳香(研)各一钱 麝香(研)半钱

【用法】上为末,炼蜜少许,和剂蜜不欲多。每服量多少,乳后煎金银汤或熟水化下。

【功用】压惊化涎,理嗽利膈,退风热。

【主治】小儿惊热。

42453 辰砂膏(《直指小儿》卷一)

【组成】辰砂三钱 硼砂 马牙消各一钱半 玄明粉二钱 全蝎 真珠末各一钱 麝一字

【用法】上为末,和毕,用好单包起,自然成膏。每服一豆粒许,治诸惊,金银薄荷汤送下;潮热,甘草汤送下;月内用乳汁调,敷乳头上令咂下。

【功用】❶《直指小儿》:疏利惊积。❷《幼科发挥》:下痰。

【主治】噤风、撮口、脐风服控痰散、益脾散之后。

42454 辰砂膏(《直指小儿》卷二)

【组成】黑附子一枚(八钱重者,去皮脐,顶上刻一孔,入辰砂末一钱,重用附子末塞之,以炭火三斤烧存性为度) 南星(炮)半两 白附子(炮) 川五灵脂 蝎梢各一分

【用法】上为末,炼蜜为丸,如梧桐子大。每服一丸,生姜汁泡汤送下。

【主治】慢脾冷痰壅滞,手足冷而微搐。

【备考】本方方名,据剂型当作"辰砂丸"。

42455 辰砂膏(《普济方》卷三七四引《仁存方》)

【组成】南星一两(同半夏用白矾水浸二十一日,换晒干,又换浸,焙干) 半夏一两 全蝎十二个(炒) 天麻半两 朱砂二钱

【用法】上为末,炼蜜为丸,如龙眼大。每服一丸,薄荷汤化下。

【主治】小儿惊风痰搐,伤风咳嗽。

42456 辰砂膏(《袖珍》卷三)

【组成】瓜蒂三钱(末) 密陀僧(研)二钱 朱砂半钱 片脑少许

【用法】上为末。干,津调贴;湿,干贴。

【主治】痔漏。

42457 辰砂膏(《幼科发挥》卷二)

【组成】朱砂(飞)一钱 牙消二钱五分 雄黄(飞)二钱五分 麝二字 金箔十五片 银箔十五片 白附子三钱 枳壳(炒)三钱 川芎四钱 白茯苓四钱 人参二钱 黄连二钱 远志二钱

【用法】除前六味另碾,后七味共为末,和匀,炼蜜为丸,如芡实大。每服一丸,麦门冬煎汤化下。

【功用】通心气。

【主治】惊风,精神溃乱,魂魄飞扬,气逆痰聚。

42458 辰砂膏

《杂病源流犀烛》卷二十八。为《袖珍》卷三"辰砂锭子"之异名。见该条。

42459 辰香散(《观聚方》卷三引蓝溪公定方)

【组成】香附子十钱 辰砂三钱

【用法】上为末。白汤搅服。

【主治】气滞上逆,寒热头痛。

42460 辰胶散(《幼幼新书》引《王氏手集》,见《永乐大典》卷一○三三)

【组成】阿胶(炒) 蛤粉各等分 辰砂少许

【用法】上为末,和粉红色。三岁一钱,藕汁和蜜调下。

【主治】小儿吐血。

42461 辰砂饼子(《王氏手集》引宋羲叔方,见《幼幼新书》卷八)

【组成】朱砂一分(留少许为衣) 胆星(腊月用牛胆一枚,天南星末填满,于风中悬干) 天麻 甘草(炙) 白附子各半两 蝎梢二十一个 梅花脑子一字

【用法】上为末,稀面糊为丸,如梧桐子大,捻作饼子,朱砂为衣。每服一丸至两丸,薄荷汤化下。

【主治】小儿惊风,潮热涎盛,咳嗽吐逆,躁闷烦渴,疮疹不快,心胸不利,睡卧不安,惊怖大啼,虚风目涩,四肢不收。

42462 辰砂锭子(《袖珍》卷三)

【异名】辰砂膏(《杂病源流犀烛》卷二十八)。

【组成】人言一钱 白矾二钱 密陀僧 辰砂各五分

【用法】先研人言细铺锅底,次用矾铺人言上,枯烟尽为度,次将陀僧、辰砂研细,白糕和作尖锭,如小麦大。每用一粒,顽漏纳疮口上,去败肉尽,后贴生肌。

【主治】痔漏等疮。

42463 辰朱虎睛丸(《永乐大典》卷九八一引《灵苑方》)

【组成】辰锦朱砂 白茯苓 黄芩 山栀子仁 人参各一两 虎睛一对(用仁) 牛黄 脑 麝 犀角屑各一分 钩藤 大黄(用湿纸裹煨)各四两

【用法】上为细末,炼蜜为丸,如鸡头子大。每服一至二丸,用金银汤送下,人参汤亦得。

【功用】压惊悸,镇心脏。

【主治】小儿惊痫。

42464 辰砂一粒丹(《医学入门》卷八)

【组成】附子 郁金 橘红各等分

【用法】上为末,醋糊为丸,如枣核大,辰砂为衣。每服一丸,男,酒送下;女,醋汤送下。

【主治】气郁心疼,及小肠膀胱疝气,痛不可止。

42465 辰砂二宝丹(《青囊秘传》)

【组成】飞辰砂 飞滑石各二钱五分

【用法】上为细末,分十二服。每服用土茯苓一斤和煎服之。

【主治】男妇杨梅结毒,或在头脑,咽喉鼻腐。

42466 辰砂七宝散(《婴童百问》卷四)

【组成】麻黄(去节) 白术 当归 大黄 赤芍药 荆芥 前胡 生地黄 甘草各半两

【用法】上为末。伤风用生姜薄荷煎;急惊加辰砂薄荷调下。

【主治】小儿壮热,伤风壅热,夹惊伤寒;疹痘热。

42467 辰砂七珍散(《张氏医通》卷十五)

【组成】人参 菖蒲各一两 川芎七钱半 细辛二钱半 防风四钱 甘草(炙,一作生地)三钱半 辰砂(水飞)三钱

【用法】上为末。每服三钱,薄荷汤调下。

【主治】产后血虚不语。

【加减】肥人,加半夏、茯神、僵蚕;瘦人,加当归、蝎尾、钩藤。

42468 辰砂大红丸(《宣明论》卷十一)

【组成】朱砂一两(一半入药,一半为衣) 附子(炮) 没药半两 海马半钱 乳香 苁蓉 肉桂 玄胡 姜黄 硇砂半两 斑蝥一分 生地黄一两

【用法】上为末,酒煮面糊为丸,如酸枣大。每服一丸,煎当归酒放温送下;经水不行,煎红花酒送下。

【主治】产后寒热运闷,血气块硬疼痛不止。

【备考】方中附子、乳香、苁蓉、肉桂、玄胡、姜黄用量

原缺。

42469 辰砂天麻丸(《局方》卷一)

【组成】川芎二两半 麝香(研) 白芷各一两一分 辰砂(研,飞,一半入药,一半为衣) 白附子(炮)各五两 天麻(去苗)十两 天南星(蘸汁浸,切,焙干)二十两

【用法】上为细末,面糊为丸,如梧桐子大。每服二十丸,温荆芥汤送下,不拘时候。

【功用】除风化痰,清神思,利头目。

【主治】诸风痰盛,头痛目眩,眩晕欲倒,呕哕恶心,恍惚健忘,神思昏愦,肢体疼倦,颈项拘急,头面肿痒,手足麻痹。

【备考】方中川芎,《普济方》作"川乌"。

42470 辰砂天麻丸(《圣济总录》卷五)

【组成】丹砂半两 天麻一两 半夏(汤煮软,焙干) 天南星各半两 蝎梢一分(炒) 白附子半两 白僵蚕半两(炒) 牛黄半两(研入) 硼砂一分(研入) 麝香一分(研入)

【用法】上为末,水煮面糊为丸,如梧桐子大。每服三十丸,荆芥汤送下,不拘时候。

【功用】镇养心神,擒截诸风,和流荣卫,滋润筋骨,开通关膈,肥密表腠。

【主治】心中风。

42471 辰砂五苓散(《局方》卷二宝庆新增方)

【异名】苓砂散(《卫生总微》卷七)。

【组成】辰砂(研) 白术(去芦) 木猪苓(去黑皮) 泽泻(洗,剉) 赤茯苓(去皮)各十二两 肉桂(去粗皮)八两

【用法】上为细末。每服二钱,沸汤点下,不拘时候。如中暑发渴,小便赤涩,用新汲水调下;小儿五心烦热,焦躁多哭,咬牙上窜,欲为惊状,每服半钱,温熟水调下。

【功用】《永类钤方》:清导小便。

【主治】❶《局方》:伤寒表里未解,头痛发热,心胸郁闷,唇口干焦,神思昏沉,狂言谵语,如见鬼神,及瘴疟烦闷未省者;中暑发渴,小便赤涩,五心烦热,焦躁多哭,咬牙上窜,欲为惊状。❷《永类钤方》:小儿邪热在心之夜啼证。

【备考】本方方名,《永类钤方》引作"朱砂五苓散"。

42472 辰砂五苓散(《种痘新书》卷十一)

【组成】辰砂(另乳) 白术 茯苓 猪苓 泽泻 肉桂 炒芩 黄连(炒)

【用法】上为细末。灯心汤下。

【功用】退心经火邪,利小便。

【主治】麻退之后,余热未尽,热乘于心,日夜烦躁,狂言妄语,人事不清。

42473 辰砂五苓散(《种痘新书》卷十二)

【组成】五苓散加辰砂 滑石 木通

【用法】灯心汤为引。

【功用】分阴阳,利水道。

【主治】热泻烦谵。

42474 辰砂五香丸(《纲目拾遗》卷七引《张氏秘效方》)

【组成】血竭 乳香 没药 辰砂各一钱五分 元胡一钱 化州橘红一钱

【用法】上为末。每服三分,酒送下。

【主治】翻胃、噎膈、呕吐。

42475 辰砂化痰丸

《局方》卷四。为《博济》卷三"辰砂丸"之异名。见该条。

42476 辰砂化痰丸（《丹溪心法》卷二）

【组成】芫花（好醋拌匀，过一宿，瓦器不住手搅炒。令黑不要焦）半两　甘遂（湿面裹，长流水浸半日，再水洗，晒干；又云：水浸冬七，春、秋五日；或水煮亦可）　大戟（长流水煮一时，再水洗，晒干）各三钱四分　大黄（湿纸裹，煨勿焦，切，焙干，再酒润炒熟）一两半　黄柏三两（焙，炒）

【用法】上为末。粥为丸，如麻子大，朱砂为衣。每服二三十丸，临卧津液送下，或白汤一口送下。欲利，则空心服。

【功用】取膈上湿痰热积。

【主治】喘。

42477 辰砂六一散（《医统》卷九十一）

【异名】加味六一散（《东医宝鉴·杂病篇》卷十一）。

【组成】滑石（白腻者，研细，水飞，晒干）三两　粉草（头末，细研）三钱　辰砂（研细，水飞）三钱　冰片三分（同炒和匀）

【用法】上为散。每服二三岁者一钱，十岁者二钱，春、秋用灯心汤调下，夏用新汲水调下。

【主治】痘疮热毒太盛，狂言引饮，红紫黑陷。

42478 辰砂六一散（《准绳·幼科》卷四）

【组成】桂府滑石（水飞过）六两（净）　大甘草（去皮，为末）一两　制辰砂三钱

【用法】上为细末。用防风、荆芥、薄荷、天麻煎汤，候冷调下。

【主治】小儿狂言，发搐，惊闷。

42479 辰砂六一散

《张氏医通》卷十六。为《奇效良方》卷五"辰砂益原散"之异名。见该条。

42480 辰砂白芷散（《伤寒全生集》卷二）

【组成】白芷一两　辰砂五钱

【用法】上为末。每服二钱，茯苓、麦门冬汤调下。

【主治】伤寒盗汗，阴虚火动。

42481 辰砂宁心散（《魏氏家藏方》卷二）

【组成】人参（去芦）　白茯苓（去皮）各一两半　木香（不见火）　白术（炒）　藿香叶（洗去土）　肉豆蔻（面裹煨）　酸枣仁（别研）　龙齿（别研）　白附子（炮）　远志（去心）　甘草（炙）　牡蛎粉各一两　辰砂（别研）　肉桂（去粗皮，不见火）各半两

【用法】上为细末。每服二钱，水一盏，加生姜三片，大枣一个，煎七分，空心、食前、临卧温服。

【主治】心疾。男子妇人心血久虚，阴阳不和，忧愁思虑，睡卧不安，精神恍惚，五心烦热，骨节酸疼，面如火燔，头目昏眩，耳内蝉鸣，虚气独行，中满气隘，口无津液，状若饮酒。

42482 辰砂宁志丸（《回春》卷四）

【组成】辰砂二两（用无灰酒三升煮，酒将尽留二盏用之）　远志（去心）　石菖蒲（去毛）　酸枣仁（炒）　乳香（炙）　当归身（酒洗）各七钱　人参五分　白茯神（去皮木）

七钱　白茯苓（去皮）七钱

【用法】上为细末，用猪心一个研如泥，入前药末，并煮辰砂酒搅匀为丸，如绿豆大。每服六七十丸，临卧以大枣汤送下。

【主治】劳神过度，致伤心血，惊悸怔忡，梦寐不宁，若有人来捕捉，渐成心疾，甚至癫狂者。

42483 辰砂半夏丸（方出《圣惠》卷八十三，名见《幼幼新书》卷十六）

【组成】半夏一分（汤浸七遍去滑）　朱砂半两（细研，水飞过）　甜葶苈一分（隔纸炒令紫色）　五灵脂半分　杏仁一分（汤浸，去皮尖双仁，麸炒微黄）

【用法】上为末，生姜自然汁煮面糊为丸，如绿豆大。每服三丸，煎麻黄汤送下，一日三次。

【主治】小儿心胸痰壅，咳嗽，咽喉不利，作呀呷声。

42484 辰砂半夏丸（《局方》卷十）

【异名】半夏丸（《圣济总录》卷一七五）、杏医丸（《普济方》卷三八七）。

【组成】五灵脂（微炒，用酒研飞，去砂土）　朱砂（研，飞）各一两　葶苈（水淘净，晒干，别杵成膏）　杏仁（汤浸，去皮尖及双仁，麸炒，别杵成膏）　半夏（汤浸七次去滑，焙干）各半两

【用法】上为末，入研药匀，以生姜汁煮面糊为丸，如小麻子大。每服五丸至七丸，食后淡生姜汤送下。

【主治】小儿肺壅痰实，咳嗽喘急，胸膈痞满，心忪烦闷，痰涎不利，呀呷有声。

42485 辰砂半夏丸（《卫生总微》卷十四）

【组成】栝楼根（蜜炙）　天南星（汤洗）　半夏（汤洗七次）　干姜（炮）各半两

【用法】上为末，生姜自然汁为丸，如麻子大，朱砂为衣。每服十丸，生姜汤送下，不拘时候。

【主治】寒痰咳嗽。

42486 辰砂半夏丸（《袖珍》卷一）

【异名】辰半丸（《国医宗旨》卷二）。

【组成】大半夏一斤

【用法】上药汤泡七次，晒干为细末，用生绢袋盛贮于瓷盆内，用净水洗，去粗滓，将洗出半夏末就于盆内日晒夜露，每日换新水，七日七夜了，澄去水，将半夏粉晒干，将半夏粉一两，入飞过细朱砂末一钱，用生姜汁糊为丸，如梧桐子大。每服七十丸，食后用淡生姜汤送下。

【主治】痰饮咳嗽。

42487 辰砂夺命丹（《儒门事亲》卷十五）

【组成】凤凰台　川乌头（生）各二钱　麝香少许　朱砂少许

【用法】上为细末，枣肉和为丸，如弹子大，朱砂为衣。量病人虚实加减用之，小儿半丸，鳔酒送下。以吐为度，不止，以葱白汤解之。

【主治】破伤风邪。

42488 辰砂夺命丹（《痘疹仁端录》卷十四）

【组成】辰砂（研细，用升麻、黄紫草、连翘煮汁，滤净，用汁煮砂一昼夜，收干听用）二钱　麻黄（不去根节，酒、蜜拌炒焦色）八分　蝉蜕（洗净）五分　紫草（酒炒）五分　红花子五分　山甲（酒浸，炒黑）五分　蟾酥（酒

化)二分

【用法】酒杵为丸,分作十粒。周岁半丸,二岁一丸,热酒化服。盖暖出汗,痘即随出。

【主治】痘疮血热毒拥不出。

42489 辰砂全蝎散(《医统》卷八十八)

【组成】辰砂(飞)半钱 全蝎(去毒,炙)二十枚 硼砂 龙脑 麝香各一字

【用法】上为极细末。用乳母唾调,涂口唇里及牙齿上,或用猪乳少许调入口内。

【主治】小儿初生口噤。

42490 辰砂安神丸(《盘珠集》卷下)

【组成】生地 当归 柏子仁(炒去油) 枣仁(去壳,炒) 茯神(去皮木) 竹茹 砂仁

【主治】胎前伤寒,心惊发热。

42491 辰砂安惊丸(《洪氏集验方》卷五引张采助方)

【组成】天麻一分 川芎二钱 防风半两(洗,去芦头) 甘草一两(炙) 白附子一分 人参半两(洗) 茯神半两 朱砂二钱(一半入药,一半为衣)

【用法】上为细末,炼蜜为丸,如鸡头大。每服一丸至两丸,用薄荷、荆芥煎汤化下。

【功用】镇心。

【主治】风热涎盛,身体拘急,睡中不稳。

42492 辰砂导赤汤

《片玉痘疹》卷六。为《万氏家抄方》卷六"辰砂导赤散"之异名。见该条。

42493 辰砂导赤散(《万氏家抄方》卷六)

【异名】辰砂导赤汤(《片玉痘疹》卷六)。

【组成】茯神 人参 黄连(炒) 栀子仁(炒) 麦门冬(去心) 木通 石菖蒲 灯心 辰砂(另研) 牛黄(另研)

【用法】水煎,入竹沥,调辰砂、牛黄服。

【主治】痘,毒气内攻,神思不清,发热谵语,如见鬼神,或梦中喃喃,或狂走、寻衣摸床者。

【备考】《片玉痘疹》有白术,无茯神。

42494 辰砂导赤散(《片玉痘疹》卷三)

【组成】生地 木通 甘草 辰砂 滑石 黄连

【用法】加水竹叶、灯心为引,水煎服。

【主治】痘疮,心肝二经之火盛,发热,发惊者。

【备考】服此药,惊不退者,用泻青散。

42495 辰砂远志丸(《本事》卷二)

【组成】石菖蒲(去须,洗) 远志(去心,洗,剉,炒令黄色) 人参(去芦) 茯神(去木) 川芎 山芋 铁粉 麦门冬(水泡,去心) 天麻 半夏曲 南星(剉骰子大,麸炒黄) 白附子(生)各一两 细辛(去叶) 辰砂(水飞)各半两

【用法】上为细末,生姜五两取汁,入水煮糊为丸,如绿豆大,别以朱砂为衣,干之。每服三五十丸,夜卧生姜汤送下;小儿减丸服。

【功用】❶《本事》:安神镇心,消风痰,止头眩。❷《御药院方》:补肾益志。

【主治】❶《本事》:惊悸。❷《校注妇人良方》:产后中风惊狂,起卧不安,或痰涎上涌。

【方论选录】《本事方释义》:石菖蒲气味辛温,入手少阴、足厥阴;远志气味辛微温,入心肾;人参气味甘温,入脾胃;茯神气味甘平,入心;川芎气味辛温,入肝胆;山芋气味辛平,入足阳明;铁粉气味咸平,入足厥阴,能安神强志;麦冬气味甘凉、微苦,入手太阴、少阴;天麻气味辛平,入足阳明、厥阴;半夏曲气味辛微温,入胃;天南星气味辛温,入手足太阴;白附子气味辛甘温,入胃;细辛气味辛温,入肾;辰砂气味苦温,入心。因惊悸致病,故必镇心安神,兼以扶持正气,以姜为引,虽有微毒之味,只能搜病,并不有伤正气也。

42496 辰砂利痰丸(《御药院方》卷五)

【组成】神曲(炒黄) 麦蘖各半斤 陈皮四两(去白) 白矾(飞过) 皂角(炙黄色,去皮子,酥炙) 天南星(炮) 半夏(汤洗七次) 香白芷(共半夏用好酒一斤半煮,令惩炀用,晒干)各三两半

【用法】上为末,生姜汁、面糊为丸,如梧桐子大,朱砂一两为衣。每服六七十丸,煎生姜汤送下,不拘时候,茶清亦得。

【功用】化痰止嗽,消克饮食。

【主治】痰涎留滞,停留不散,心腹痞闷,饮食迟化,或时咳嗽,咽膈不利。

42497 辰砂利膈丸(《御药院方》卷五)

【组成】天南星(炮) 白茯苓 干生姜 生犀各二两 半夏半斤 白矾三两(一半生,一半枯) 干山药三两 皂角一斤(去皮子弦,水三斤,熬膏子)

【用法】上为细末,以皂角膏子为丸,如梧桐子大,朱砂为衣。每服六十丸至七十丸,食后生姜汤送下。

【主治】胸膈痞满,痰饮气滞,上焦窒塞,肺气不利,咳嗽喘满,呕吐痰涎,咽嗌不利,风热相搏,头目昏痛,精神困倦。

42498 辰砂羌活丸

《摄生众妙方》卷三。为《医学启源》卷中"灵砂丹"之异名。见该条。

42499 辰砂妙圣丸(《普济方》卷三七四)

【组成】麝香 川芎 羌活 天麻 当归 胆酿南星 半夏(汤洗七次,煮一伏时)各半钱 蝎梢 僵蚕 辰砂一钱半(一半入药,一半为衣)

【用法】上为末,拌匀,糯米清糊为丸,如鸡头子大。每服一丸,荆芥汤化下;如噤口,用药擦牙上。

【主治】小儿惊风生涎,时作搐搦,壮热惊擘,夜卧不安,牙关紧急。

42500 辰砂妙香散

《直指》卷十六。为《局方》卷五(绍兴续添方)"妙香散"之异名。见该条。

42501 辰砂抱龙丸(《万氏家抄方》卷五)

【组成】天竺黄 橘红 茯神(去皮木) 明天麻各一两 胆星二两 甘草 雄黄 防风各五钱 麝香一钱半 辰砂五钱(水飞) 枳壳(炒)五钱

【用法】上为细末,山药糊为丸,如芡实大。灯心、薄荷汤送下;伤风痰盛,紫苏姜汤送下。

【主治】小儿伤风咳嗽,痰喘烦渴,鼻流清涕,惊悸风热。

42502 辰砂抱龙丸(《痘疹金镜录》卷一)

【组成】天竺黄四钱(需要嫩白者) 牛胆星一两 朱砂四钱(一半为衣) 天麻五钱 雄黄(秋冬三钱,春减半,夏二钱) 麝香三分(痘疹中不用) 防风三钱 甘草三钱

【用法】上为细末,炼蜜为丸,如芡实大,雪水糊丸尤佳,姜汤或薄荷汤磨服。

【功用】利惊疏风,豁痰清热。

【主治】伤寒伤风,咳嗽生痰,喘急,昏沉,发热,鼻流清涕,或吐泻,风暑十种热症,睡中惊掣,痧疹斑疮;胎风、胎惊、胎热;急慢惊风,慢脾风。

【加减】痘疹时行,加天花粉四钱。

42503 辰砂抱龙丸(《医方歌括》)

【组成】金箔 麝香 雄黄 胆星 天竺黄 辰砂

【主治】惊风入心。

42504 辰砂乳香丸(《普济方》卷三七五)

【异名】镇惊安神丸。

【组成】半夏(泡) 乳香 朱砂(各研)各等分

【用法】上药各为细末,面糊为丸。每服十丸,乳食后温薄荷汤送下。

【主治】小儿惊痫胎风,壮热瘛疭,弄舌摇头,眠睡不稳,目睛上视,口眼牵引,痰实咳嗽,咬齿谵语。

42505 辰砂金箔散(《局方》卷十)

【组成】辰砂(研飞)七十两 人参(去芦) 茯苓(去皮) 牙消(枯)各三十两 桔梗五十两 蛤粉(研飞)八十两 甘草(炒)二十五两 金箔二百片(入药) 生脑子(研)二两

【用法】大人、小儿咽喉肿痛,口舌生疮,每用少许,掺在患处,咽津;大人膈热,每服一钱,食后、临卧新水调下。

【主治】小儿心膈邪热,神志不宁,惊惕烦渴,恍惚忪悸,睡卧不安,谵语狂忘,齿龈生疮,咽喉肿痛,口舌生疮,及痰实咳嗽,咽膈不利。

42506 辰砂定痛散(《外科大成》卷三)

【组成】软石膏(煅)一两 胡黄连(末)二分 辰砂(末)五分 冰片二分

【用法】上为末,收罐内。如口内则掺之,喉内则吹之,每日五七次,咽之。

【主治】❶《外科大成》:口舌生疮,咽喉肿痛;❷《金鉴》:鼻疮。

42507 辰砂茯苓丸(《证治宝鉴》卷二)

【组成】茯苓 石菖蒲(竹沥拌晒三次) 白附子(黑狗胆拌晒三次) 辰砂各五钱

【用法】上为细末,猪心血为丸,如绿豆大,辰砂为衣。初服三钱,次服四钱,淡姜汤送下。

【主治】七情太过而癫者。

42508 辰砂茯神膏(《局方》卷十续添诸局经验秘方)

【组成】酸枣仁(净,去壳) 代赭石(烧,醋淬,研) 乳香(炙,别研)各一两 茯神(去木)一两半 朱砂(研,飞)半两 麝香(研)一钱

【用法】上为细末,炼蜜为丸,如鸡头子大。每服一丸,用金银薄荷汤送下。

【功用】常服镇心、安神、定志。

【主治】小儿急慢惊风,潮涎搐搦,手足抽掣,心膈烦躁,及惊啼,睡不宁贴,腹中疼痛。

42509 辰砂保命丹(《袖珍》卷四)

【组成】麝香一钱 南星(炒) 白附子(炮) 朱砂各五钱 蛇含石四两(煅七次,用米醋淬后用瓦焙干)

【用法】上为末,用重午粽尖为锭,用金箔为衣。若急惊,薄荷汤送下;慢惊、风惊,荆芥汤化下;热惊,薄荷汤化下。

【主治】急慢惊风。

42510 辰砂胆星膏(《奇效良方》卷六十四)

【组成】辰砂一钱 牛胆星一两 琥珀 青礞石末各一钱 天竺黄一钱 甘草五分 麝香少许

【用法】上为细末,炼蜜为丸,如芡实大。每服半丸,用生姜汤化下,不拘时候。

【主治】小儿痰热,气热,气急喘嗽,惊悸不安。

42511 辰砂祛痰丸(《袖珍》卷一引《圣惠》)

【组成】朱砂一两(水飞,一半入药,一半为衣) 半夏四两 生姜四两(与半夏制作饼,阴干) 槐角(炒) 陈皮(去白) 白矾(生) 荆芥各一两

【用法】上为末,姜汁打糊为丸,如梧桐子大。每服五十丸,食后生姜、皂角子汤送下。

【主治】酒食过多,酸咸作成痰饮,聚于胸中,凝则呕逆恶心;流则一臂痛,头目昏眩,腰脚疼痛;深则左瘫右痪,浅则蹶然倒地。

【宜忌】忌动风、动气物、湿面、猪肉、油腻。

42512 辰砂既济丹(《扶寿精方》)

【组成】人参 当归(酒洗) 黄耆(盐水洗,炒) 白山药 牡蛎(酒浸一宿,煅) 锁阳 甘枸杞(蜜拌) 熟地黄(酒洗)四两 知母(去毛,酒洗,略炒) 败龟版(酒浸一宿,酥炙)各二两 牛膝(酒洗)一两半 破故纸一两二钱 黄柏(酒炒)六钱

【用法】上为末,用白术八两,水八碗,煎至一半,取滓再益水煎,漉净,合煎至二碗成膏为丸,如梧桐子大,辰砂研细为衣。每服七十丸,空心淡盐汤或酒送下,干物压之。

【功用】《回春》:大补元气,涩精固阳。

【主治】❶《扶寿精方》:梦遗。❷《回春》:元阳虚惫,精气不固,夜梦遗精。

【备考】方中人参、当归、黄耆、白山药、牡蛎、锁阳、甘枸杞用量原缺。

42513 辰砂破涎丸(《杨氏家藏方》卷十九)

【组成】辰砂二钱(研) 真珠末二钱 半夏末二两(汤洗去滑) 人参(去芦头)二钱 青橘皮(去白)一两 天南星半两(泡)

【用法】上为细末,生姜自然汁煮面糊为丸,如黍米大,别用朱砂为衣。每服三十丸,乳食后、临卧温生姜汤送下。

【主治】小儿痰涎停积,结聚不散,咽膈不利,呀呷有声,咳嗽气粗,胃膈痞闷,一切风涎。

42514 辰砂秘真丹(《魏氏家藏方》卷二)

【组成】辰砂半两(研细,水飞过) 代赭石(煅,醋淬七次,别研) 新罗参(去芦) 茯神(去木)各一两 赤石脂(煅,别研) 莲子心各半两

【用法】上为细末,用糯米粽为丸,如梧桐子大。每服二十丸,煎人参汤送下,空心常服。

【功用】《杂病广要》:补心调肝。

【主治】心气不足。

42515 辰砂益元散

《丹溪心法附余》卷二十二。为《奇效良方》卷五"辰砂益原散"之异名。见该条。

42516 辰砂益原散（《种痘新书》卷十一）

【组成】滑石（飞过）六两　甘草一两　辰砂五钱　木通五钱　车前五钱　黄连二钱

【用法】另将辰砂乳成灰尘,再与诸药末合研匀。灯心汤送下。

【主治】麻退之后,余热未尽,热乘于心,日夜烦躁,狂言妄语,人事不清者。

42517 辰砂益原散（《奇效良方》卷五）

【异名】辰砂益元散（《丹溪心法附余》卷二十二）、朱砂益元散（《景岳全书》卷五十九）、益元散（《医方集解》）、辰砂六一散（《张氏医通》卷十六）、天水散（《金鉴》卷二十八）、益元凉肌散（《痘疹会通》卷五）。

【组成】辰砂三钱　滑石六两　甘草一两

【用法】上为细末。每服三钱,白汤送下,不拘时候。

【功用】镇心安神,清热利湿,催生下乳。

❶《医学传灯》:利湿解热。❷《金鉴》:催生下乳。❸《成方切用》:镇心神而泻丙丁之邪热。

【主治】中暑、伤寒热不退,烦渴引饮,小便涩痛而黄,心神恍惚,谵语惊悸;积聚水蓄,里急后重,暴注下迫。

❶《奇效良方》:伏暑烦渴引饮,小便不利,心神恍惚。❷《医方考》:痘疹三四日,里热,小便黄赤,神气不清者。❸《东医宝鉴·杂病篇》:伤寒热不退,狂言谵语。❹《济阳纲目》:暑乘肺咳则口燥心烦,声嘶吐沫。❺《张氏医通》:暑月惊悸多汗,小便涩痛。❻《医学传灯》:疰夏。❼《金鉴》:积聚水蓄,里急后重,暴注下迫者。

【宜忌】《麻科活人》:老人、虚人及病后伤津而小便不利者,不宜用。

【方论选录】❶《医方考》:滑石清利六腑,甘草解热调中,辰砂安神去怯。❷《医学传灯》:六一散有辰砂,能引甘、滑之凉,先入心经,使热与湿俱解,无朱砂者,但能利湿,不能解热,以其无向导之兵也。

42518 辰砂滑石丸（《脉因症治》卷上）

【组成】辰砂　龙脑　薄荷　六一散

【主治】表里热。

42519 辰砂聚宝丹（《女科百问》卷上）

【组成】铁粉三钱半　牡蛎三钱半　辰砂半两　瓜蒌根半两　黄连二钱半　金银箔各五十片（为衣）　知母三钱半　新罗参半两　白扁豆（汤浸,去皮取末）半两

【用法】瓜蒌根末等五味同前药末,用生瓜蒌根去皮取汁一盏,白沙蜜一小盏,同银器中炼七八沸,候冷和药为丸,如梧桐子大。每服三十丸,食后煎麦门冬汤放冷送下,一日三次。

【主治】心肺积蕴虚热,口苦舌干,面赤,大便渗泄,肌肉瘦瘁,四肢少力,精神恍惚,以及消渴、消中、消肾、三焦留热。

42520 辰砂蝎梢膏（《百一》卷十九）

【组成】辰砂（研）　青黛（研）　天竺黄（研）各一钱　全蝎五枚　天麻一分　麝香（研）一字　龙脑半钱（研）　白附子一钱半（生用）　金箔二十片

【用法】上为末,以生姜、蜜和成膏。每服一皂子或两皂子大,量儿大小加减,用生姜或薄荷汤研化下。

【主治】小儿急慢惊风。

42521 辰砂僵蚕散（《丹溪心法附余》卷二十二）

【组成】辰砂　僵蚕（直者,去丝嘴,炒）一钱　蛇蜕皮一钱（炒）　麝香半分（别研）

【用法】上为细末。用蜜少许调敷唇口。

【主治】小儿脐风撮口。

【备考】方中辰砂用量原缺。

42522 辰砂僵蚕散（《诚书》卷六）

【组成】辰砂（水飞）五分　僵蚕（炒）一钱　天竺黄五分　珍珠三分　麝香三分

【用法】上为末。炼蜜调涂口,俟自嘬下。

【主治】小儿撮口、脐风锁肚。

42523 辰砂一粒金丹（《奇效良方》卷二十六）

【组成】附子（炮）　郁金　干姜各等分

【用法】上为细末,醋煮糊为丸,如梧桐子大,朱砂为衣。每服三十丸,男子温酒送下,妇人醋汤送下,食远服。

【主治】一切厥,心小肠膀胱痛不可忍者。

42524 辰砂石菖蒲散（《陈素庵妇科补解》卷五）

【组成】石菖蒲五分　当归一钱五分　生地（炒）二钱　茯神一钱　远志一钱　白芍（酒炒）一钱　枣仁（炒）一钱　丹参二钱　蒲黄（黑）一钱　熟地二钱　川芎一钱　辰砂一分　姜汁　竹沥　龙眼肉

【功用】补血安神。

【主治】产后血虚发狂,心神失守。

【备考】方中姜汁、竹沥、龙眼肉用量原缺。

尪

42525 尪痹片（《中国药典》2010版）

【组成】地黄　熟地黄　续断　附片（黑顺片）　独活　骨碎补　桂枝　淫羊藿　防风　威灵仙　皂角刺　羊骨　白芍　狗脊（制）　知母　伸筋草　红花

【用法】上制成片剂。口服,糖衣片（片芯重0.25克）一次7~8片,薄膜衣片（重0.51克）一次4片,一日3次。

【功用】补肝肾,强筋骨,祛风湿,通经络。

【主治】肝肾不足,风湿阻络所致的尪痹,症见肌肉、关节疼痛,局部肿大,僵硬畸形,屈伸不利,腰膝酸软,畏寒乏力;类风湿性关节炎见上述证候者。

【宜忌】孕妇禁用;忌食生冷食物。

【备考】本方改为颗粒剂,名"尪痹颗粒"（见同书）

42526 尪痹颗粒

《中国药典》2010版。为同书"尪痹片"改为颗粒剂。见该条。

豕

42527 豕膏丸（方出《千金》卷十七注文引姚氏方,名见《金匮翼》卷七）

【组成】乱发灰　杏仁各等分

【用法】上研如脂,以猪膏为丸,如梧桐子大。每服三丸,酒送下,一日三次。

【主治】❶《千金》:卒得尸疰毒痛往来。❷《金匮翼》:燥咳。肝燥碍肺,咳而无痰,胁痛潮热,女子月事不来。

来

42528 来苏丸

《御药院方》卷十。为《济生》卷八"狗宝丸"之异名。见该条。

42529 来苏丸

《丹溪心法附余》卷十六。为《杂类名方》"夺命丹"之异名。见该条。

42530 来苏丹(《圣惠》卷十一)

【异名】正阳丸(《圣济总录》卷二十三)、正阳丹(《圣济总录》卷二十七)。

【组成】硫黄 消石 太阴玄精石各一两

【用法】上为细末,于瓷瓶中盛,以瓦子盖瓶口,用黄泥固济,阴干,以炭火半斤,养令火尽,即出之,更研如粉,用汤浸蒸饼为丸,如梧桐子大。每服三丸至五丸,热酒送下,不拘时候,衣盖取汗。

【主治】❶《圣惠》:阴毒伤寒。❷《圣济总录》:伤寒手足厥冷,脉沉细。

42531 来苏丹(《圣济总录》卷二十七)

【组成】太阴玄精石 硫黄 消石 白矾 水银各一分

【用法】上药同研令水银不见星,入瓷盒子内,烧通赤,粟米饭为丸,如小豆大。每服三丸,温水送下。

【主治】阴毒伤寒,面青手足冷,身如被击。

42532 来苏丹(《本事》卷九)

【组成】雄黄 雌黄 砒霜各等分

【用法】上为粗末,入瓷罐内盛,勿令满,上以新瓷盏盖头,赤石脂水调泥合缝,候透干,以炭火簇罐子,盏内盛清水半盏,水耗再添水,自早至晚后住火,经宿取出,药在盏底结成,取下药研细,枣肉或蒸饼为丸,如麻子大。每服三丸,加至五丸,温汤送下,不拘时候。

【功用】定喘。

【主治】久嗽。

【宜忌】忌热物少时。

42533 来苏丹

《袖珍》卷三。为《杂类名方》"夺命丹"之异名。见该条。

42534 来苏丹

《赤水玄珠》卷二十九。为《济生》卷八"狗宝丸"之异名。见该条。

42535 来苏汤(《医醇剩义》卷二)

【组成】天冬二钱 麦冬二钱 生地三钱 熟地三钱 南沙参三钱 北沙参三钱 白芍一钱 赤芍一钱 沙苑三钱 贝母二钱 磁石四钱 杜仲三钱 茜草根二钱 牛膝二钱 杏仁三钱 莲子十粒(去心)

【用法】水煎服。

【主治】肾劳者,真阴久亏,或房室太过,水竭于下,火炎于上,身热腰疼,咽干口燥,甚则咳嗽吐血。

42536 来苏饮(《女科万金方》)

【组成】木香 神曲 陈皮 白芍 阿胶 黄耆煨姜

【用法】加糯米一撮,水煎服,连进妙。

【主治】妊娠欲产未产,由气逆也。

42537 来苏散(《局方》卷二续添诸局经验秘方)

【组成】柴胡(去芦) 甘草(炙) 干姜各二两 肉桂(去粗皮,不见火) 桔梗 防风 荆芥穗 五加皮各一两 芍药半两 麻黄(去节) 陈皮(去白)各一两半 黄耆(蜜水浸一宿,炙)一分

【用法】上为细末。每服二钱,水一盏,加生姜三片,同煎八分,不拘时候热服。

【功用】常服和顺三焦,辟瘴气,进饮食。

【主治】四时瘟疫、伤寒,身体壮热,头痛憎寒,项脊拘急,浑身疼痛,烦渴闷乱,大小便涩,嗜卧少力,全不思饮食;及诸气疾,五劳七伤,山岚瘴疟,寒热往来。

42538 来苏散(《普济方》卷二二八引《卫生家宝》)

【组成】甘草(捣,焙,去滓) 肉桂(去皮,不近火) 桔梗(净,焙干) 防风(净洗,焙) 五加皮(净洗,焙) 赤芍药(净洗,焙) 荆芥穗(别轻焙) 柴胡(去苗,净洗,焙) 干葛(焙,捣筛粉,去皮) 白茯苓各一两 麻黄一两半(去节) 陈橘皮一两半(去白,焙)

【用法】上须州土新好者,焙干,捣罗为末。每服二钱,加生姜三片,乌梅、大枣各一个,水一大盏,煎至七分,去滓热服,一日三次。解劳倦,及不染山岚瘴气。时行伤寒,如伤寒壮热头痛,连进二三服,稍轻调理,每日三服,并不拘时候。

【主治】男女五劳七伤,憎寒壮热,骨节酸痛,口舌干苦,四体骨蒸,伤寒头疼,背膊劳倦,膈胃烦壅,多睡昏沉,或时咳嗽,面无颜色,小便黄赤,妇人血风劳。

42539 来苏散(《魏氏家藏方》卷一)

【组成】苍术八钱(米泔浸一宿,去皮炒) 香附子四钱(去毛) 甘草一钱(炙) 陈皮(去白) 紫苏叶各二钱

【用法】上为细末。每服二钱,水一盏半,加生姜三片,煎至一盏,如微觉伤风感冷及头晕等,用腊茶汤调下,不拘时候。

【主治】伤风及阴阳二毒伤寒。

42540 来苏散(《医方类聚》卷二二九引《济生》)

【组成】木香(不见火) 神曲(剉,炒) 陈皮(去白) 麦蘖(炒) 黄耆(去芦) 生姜(切,炒黑) 阿胶(剉,蛤粉炒) 白芍药各一钱 糯米一合半 苎根(洗净)三钱 甘草(炙)三钱

【用法】上呚咀。每服四钱,水一盏,煎至八分,去滓,斡开口灌,连接煎,再灌,知人事。

【主治】妇人欲产忽然气血晕闷,不省人事,因用力太过,脉理微微,精神困倦,心胸痞闷,眼晕口噤,面青发直。

42541 来苏散(《普济方》卷一四一引《广南济生方》)

【组成】香附子一斤(炒) 陈橘皮半斤(去白) 紫苏叶一斤(去梗) 苍术一斤(炒) 甘草五两(炙)

【用法】上为粗末。每服二钱,水一盏,煎至七分,去滓温服,不拘时候,一日二次。

【主治】四时伤寒,不问阴阳二证,表里不分。

42542 来苏散(《医略六书》卷二十九)

【组成】黄耆三两(酒炒) 阿胶三两(粉炒) 白芍一两半(酒炒) 神曲二两(炒炭) 炙草一两 麦芽二两(炒

炭）　木香一两　糯米一合　生姜三片

【用法】上为散。每服四钱，水煎，去滓温服。

【主治】临产胃虚挟滞，困乏，脉软涩者。

【方论选录】临产坐草过劳，胃虚元气困乏，挟食滞而胸腹疼痛，无力送胎以分娩焉，黄耆补胃气之困乏，阿胶补阴血之虚衰，白芍敛阴和血脉，木香调气醒脾胃，神曲以消其食，麦芽以化其滞，糯米养脾益胃，炙草益胃缓中，稍佐生姜以温胃气也。为散水煎，使食滞消化，则胃气完复，而胸腹融和，安有疼痛之患？气力自然涌出，临产应无不顺之虞矣。

42543　来苏散（《一见知医》卷一）

【组成】白芍　白术　阿胶　陈皮　苎麻根　糯米　黄耆　甘草　姜　枣仁

【用法】水煎服。

【主治】产后气衰，用力过猛，眩晕口噤，不知人。

42544　来苏膏（《医方类聚》卷一一九引《瑞竹堂方》）

【组成】皂角一斤（用好肥者，无虫蛀，去皮弦，切碎）

【用法】上药用酸浆水一大碗浸，春、秋三四日，冬七日，夏一二日，揉取净浆水，浸透皂角，汁入银器或沙锅，以文武慢火熬，用新柳条、槐枝搅熬似膏药，取出，摊于夹纸上，阴干收顿。如遇病人，取手掌大一片，用温浆水化在盏内，用竹筒儿盛药水，将病人扶坐定，头微抬起，将药吹入左右鼻孔内；良久扶起，涎出为验。欲要涎止，将温盐汤令病人服一二口便止。

【主治】远年日近风痫心恙，风狂中风，涎沫潮闭，牙关不开，破伤风搐。

【宜忌】忌食鸡、鱼，生硬、湿面。

42545　来复丸

《饲鹤亭集方》。为《幼幼新书》卷九引《养生必用》"至圣来复丹"之异名。见该条。

42546　来复丹（《扁鹊心书·神方》）

【组成】陈皮（去白）　青皮　大川附（制）　五灵脂各六两　消石　硫黄各三两

【用法】上为末，蒸饼为丸，如梧桐子大。每服五十丸，白汤送下。

【主治】饮食伤脾，心腹作痛，胸膈饱闷，四肢厥冷，又治伤寒阴证，女人血气刺痛，或攻心腹，或儿枕作痛，及诸郁结之气。

42547　来复丹

《局方》卷五（吴直阁增诸家名方引）铁瓮城八角杜先生方。为《幼幼新书》卷九引《养生必用》"至圣来复丹"之异名。见该条。

42548　来复丹（《普济方》卷二〇九引《德生堂方》）

【组成】硫黄（用甘草熬水、酒润，细研）　消石（细研，用厚朴、水、酒润）各半两

【用法】上和匀一处，同淹少时，用砂铫于文武火上，炒令交构氤氲相结，取出埋土中去毒气，却碾为末，用糯米糊为丸，如黄豆大。每服三五十丸，空心浓米汤送下。

【功用】配类二气，均调阴阳，夺天地冲和之气，乃水火既济之功，补损扶虚，善理荣卫，养气肾。

【主治】上实下虚，气闷痰心，腹疼冷，脏腑虚滑，不拘男女老幼，危急但有胃气。

42549　来复丹

《普济方》卷三九五。为原书同卷"降灵丹"之异名。见该条。

42550　来复汤（《辨证录》卷九）

【组成】人参　茯苓　白术　天花粉各三钱　远志　甘草各一钱　黄连三分　麦冬一两　陈皮三分　苏叶一钱五分

【用法】水煎服。

【功用】补肺气，兼补胃土，于胃中散邪。

【主治】昼夜诵读不辍，眠思梦想，劳瘁不自知，饥饿不自觉，内伤于肺，遂至感入风邪，咳嗽身热。

42551　来复汤（《衷中参西》上册）

【组成】萸肉（去净核）二两　生龙骨（捣细）一两　生牡蛎（捣细）一两　生杭芍六钱　野台参四钱　甘草（蜜炙）二钱

【主治】寒温外感诸证，大病愈后不能自复，寒热往来，虚汗淋漓；或但热不寒，汗出而热解，须臾又热又汗，目睛上窜，势危欲脱，或喘逆，或怔忡，或气虚不足以息。

【临床报道】❶痰喘：赵叟，年六十三岁，于仲冬得寒证，痰喘甚剧。其脉浮而弱，不任循按，问其平素，言有劳病，冬日恒发喘嗽。再三筹思，强治以小青龙汤去麻黄，加杏仁、生石膏，为其脉弱，俾预购补药数种备用。服药后，喘息稍愈，再诊其脉微弱益甚，遂急用净萸肉一两，生龙骨、生牡蛎各六钱，野台参四钱，生杭芍三钱为方，皆所素购也。煎汤甫成，此时病人呼吸俱微，自觉气息不续，急将药饮下，气息遂得接续。❷元气暴脱：李某某，年五旬，骤然眩晕不起，周身颤动，头上汗出，言语错乱，自言心怔忡不能支持，其脉上盛下虚，急投以净萸肉一两半，生龙骨、生牡蛎、野台参、生赭石各五钱，一剂即愈。继将萸肉改用一两，加生山药八钱，连服数剂，脉亦复常。

42552　来泉散（《回生集》卷上）

【组成】雄黄一钱　鸡内金三个（焙脆存性）　生白矾一钱

【用法】上为细末，入瓶收贮听用。令患者先用凉水漱口，将药用竹管吹至喉中，即吐涎水碗许，其痛立止。

【主治】乳蛾。

42553　来痛饮

《仙拈集》卷三。为《古今医鉴》卷十一"四味调经止痛散"之异名。见该条。

扶

42554　扶元汤（《玉案》卷五）

【组成】人参　白术各二钱　石斛　白茯苓各一钱五分　肉桂一钱　升麻一钱　山茱萸　黄连各一钱二分

【用法】加大枣二个，水煎，食前服。

【主治】脾胃久虚，泄泻不止，神思倦怠，饮食少进，四肢酸软。

42555　扶元散（《金鉴》卷五十五）

【组成】人参　白术（土炒）　茯苓　熟地黄　茯神　黄耆（蜜炙）　山药（炒）　炙甘草　当归　白芍药　川芎　石菖蒲

【用法】加生姜、大枣为引,水煎服。

【主治】小儿五软。

【备考】五软,治宜补气为主,先以补肾地黄丸补其先天精气;再以扶元散补其后天羸弱,渐次调理,而五软自强矣。

42556 扶中丸《古方汇精》卷一

【组成】茯苓六两 洋参 大麦芒各四两 苡仁三两 制附子一两 萝卜子 大黄各八钱 甘草三钱 白术 雷丸 肉桂各五钱

【用法】各取净末和匀。每服五钱,加生姜一片,同煎服。

【主治】经年膨胀。

【备考】本方方名,据剂型,当作"扶中汤"。

42557 扶中汤《衷中参西》上册

【组成】於术(炒)一两 生山药一两 龙眼肉一两

【主治】泄泻久不止,气血俱虚,身体羸弱,将成劳瘵之候。

【加减】小便不利者,加椒目(炒、捣)三钱。

【临床报道】久泻不止:一妇人,年四十许,初因心中发热,气分不舒,医者投以清火理气之剂,遂泄泻不止。更延他医,投以温补之剂,初服稍轻,久服则泻仍不止,一日夜四五次,迁延半年,以为无药可治。后愚为诊视,脉虽濡弱,而无弦数之象,知犹可治。但泻久身弱,虚汗淋漓,心中怔忡,饮食减少。踌躇久之,为拟此方,补脾兼补心肾。数剂泻止,而汗则加多,遂于方中加龙骨、牡蛎(皆不用煅)各六钱,两剂汗止,又变为漫肿。盖从前泻时,小便短少,泻止后,小便仍少,水气下无出路,故蒸为汗,汗止又为漫肿也。斯非分利小便,使水下有出路不可。特其平素常觉腰际凉甚,利小便之药,凉者断不可用。遂用此方加椒目三钱,连服十剂痊愈。

42558 扶老丸《传家秘宝》卷中

【组成】安息香(通明者)半两 破故纸一两半 荜茇子半两(炒烟用黑黄色) 苍术一两(盐水浸两伏时,去黑皮,焙干) 威灵仙一两(拣紫色条子者,洗净尖泥,焙) 人参半两(去芦头) 五味子半两

【用法】上为细末,酒炼安息成膏入在内,更少许酒面糊为丸。初服十丸,渐加至二十丸,食前、临卧服,一日二次。

【功用】温润脏腑,通和血脉,补肾气,进饮食。

42559 扶老丸《辨证录》卷四

【组成】人参三两 白术三两 茯神二两 黄耆三两 当归三两 熟地半斤 山茱萸四两 玄参三两 菖蒲五钱 柏子仁三两 生枣仁四两 麦冬三两 龙齿三钱 白芥子一两

【用法】上药各为细末,炼蜜为丸,丹砂为衣。每晚服三钱,白滚水送下。老年之人,服生慧汤之后,以本方继之,始获永远之效也。

【主治】老年健忘。

【方论选录】此方老少俱可服,而老年人尤宜,盖补肾之味多于补心,精足而心之液生,液生而心之窍启,窍启而心之神清,何至昏昧而善忘哉。

42560 扶血丸《普济方》卷三六引《仁存方》) .

【组成】紫石英 海螵蛸半两 熟艾(醋炙)一两 卷柏一两 覆盆子四两 阿胶(炒) 包金土各一两 柏子仁二两二钱 阳起石半两 熟地黄一两半 牡蛎二两(煅) 磁石二两(煅)

【用法】上为细末,以糯米粥为丸,如梧桐子大。每服三四十丸,食前酒送下。

【主治】妇人无子。

【备考】方中紫石英剂量原缺。

42561 扶危散(方出《医学入门》卷八,名见《东医宝鉴·杂病篇》卷九)

【组成】防风五钱 牵牛 大黄各三钱 斑蝥一钱 麝香三分 雄黄二钱半

【用法】上为末。每服三钱,遇伤时滚水调下。利下恶物,从小便而出。

【主治】疯犬咬。

42562 扶危散《古今医鉴》卷十六引周景阳方)

【组成】斑蝥(七日内用七个,七日外每日加一个,百日百个,去头翅足令净,糯米同炒赤) 雄黄一钱 滑石一两 麝香一分(小儿不用亦可)

【用法】上为末。能饮酒者,酒调服;不饮酒者,米饮下。或从大小便出,或吐出毒即愈。以伤处去三寸,灸之三壮,永不再发。

【主治】癫狗咬。

42563 扶危散《疡科选粹》卷七

【组成】儿胎发(炒) 新香附 野菊花

【用法】上药各为细末。酒调尽醉而愈。

【主治】疯狗咬。

42564 扶阳汤《温病条辨》卷三

【组成】鹿茸(生剉末,先用黄酒煎透)五钱 熟附子三钱 人参二钱 粗桂枝三钱 当归二钱 蜀漆(炒黑)三钱

【用法】水八杯,加入鹿茸酒,煎成三小杯,每日三服。

【主治】少阴三疟,久而不愈,形寒嗜卧,舌淡脉微,发时不渴,气血两虚。

【方论选录】❶《温病条辨》:辛甘温阳法,以鹿茸为君,峻补督脉,一者八脉丽于肝肾,少阴虚,则八脉亦虚,一者督脉总督诸阳,为卫气之根本;人参、附子、桂枝随鹿茸而峻补太阳,以实卫气;当归随鹿茸以补血中之气,通阴中之阳;单以蜀漆一味,急提难出之疟邪,随诸阳药努力奋争,从卫而出。阴脏阴证,故汤以扶阳为名。❷《成方便读》:此方为肾脏真阳不足,邪伏至深,非轻浅药饵所能疗治者而设。鹿茸大补肾脏之阳,能通督脉,督脉总督诸阳,为卫气之根本,使周身阳气充满流行,而后人参、当归大补气血,助以附子之温,随鹿茸同归于肾,正气内充,伏邪自溃;蜀漆提其蕴结之邪,升之于上;桂枝解其游络之邪,疏之于表耳。

【临床报道】少阴三疟《吴鞠通医案》:萧某,33岁,少阴三疟,久而不愈,六脉弦紧,形寒嗜卧,发时口不知味,不渴,肾气上泛,面目黧黑,与扶阳汤法。毛鹿茸三钱(生剉末,先用酒煎)、桂枝三钱、当归三钱、熟附子二钱、人参一钱、蜀漆二钱,煮三杯,分三次服。四帖。

42565 扶阳饮《产科发蒙》卷三

【组成】当归 川芎 桂枝 干姜(炒黑) 附子(熟)

人参各一钱半

【用法】以水二合,煎取一合,温服。

【主治】产后血晕,恶露下多而晕,病人低头,昏闷烦乱,而心下不硬满。

42566 扶金汤(《外台》卷十四引《古今录验》)

【组成】葛根三两 独活二两 附子一两(炮四破) 石膏二两(碎,绵裹)

【用法】上切。以水八升,煮取三升,每服九合,昼二次,夜一次。

【主治】中风发三秋,脉浮大而洪长。

【宜忌】忌猪肉、冷水等物。

42567 扶经汤(《竹林女科》卷一)

【组成】当归 香附(四制) 鹿茸(酥炙,热则不用) 熟地 白术(蜜炙) 山茱萸(去核) 小茴各五分 生甘草三分 生姜三片

【用法】水煎,空心服。

【主治】妇人经脉不调,赤白带下,或如梅汁,或成片块,或二三月不行,潮热咳嗽,饮食不思,四肢困倦,若日久不治,则成骨蒸痨瘵。

【加减】如盗汗,加枣仁、黄耆(蜜炙)各五分;咳嗽,加杏仁(去皮尖)、五味子各五分;潮热,加黄芩(酒炒)、柴胡各七分。

42568 扶倾汤(《辨证录》卷二)

【组成】人参 当归 茯苓各五钱 半夏二钱 附子 破故纸各一钱 黄耆 麦冬各一两 砂仁三粒 白术五钱

【用法】水煎服。

【主治】痰湿结而不散,猝倒,肉跳心惊,口不能言,手不能动,足不能行,痰声如鼾,惟双目能动者。

42569 扶弱汤(《辨证录》卷八)

【组成】熟地一两 石斛 麦冬各五钱 北五味子一钱 巴戟天 菟丝子各三钱 山茱萸五钱

【用法】水煎服。

【主治】入房纵欲,不知葆涩,以致损精而成痨症,形体瘦削,面色萎黄,两足无力,膝细腿摇,皮聚毛落,不能任劳,难起床席,盗汗淋漓。

42570 扶桑丸

《医方集解》。为《寿世保元》卷四引胡僧方"扶桑至宝丹"之异名。见该条。

42571 扶桑煎

《惠直堂方》卷二。为《外台》卷十四引张文仲方"桑枝煎"之异名。见该条。

42572 扶脾丸(《兰室秘藏》卷上)

【组成】干生姜 肉桂各五分 干姜 藿香 红豆各一钱 白术 茯苓 橘皮 半夏 诃子皮 炙甘草 乌梅肉各二钱 大麦蘖(炒) 神曲(炒)各四钱

【用法】上为细末,荷叶裹,烧饭为丸,如梧桐子大。每服五十丸,食前白汤送下。

【主治】❶《兰室秘藏》:脾胃虚寒,腹中痛,溏泻无度,饮食不化。❷《全国中药成药处方集》(沈阳方):胃脘胀痛,肠寒泄泻,消化不良,气逆打嗝,呕吐吞酸,面黄肌瘦,午后潮热,倦怠少食,精神衰弱。

42573 扶脾饮(《点点经》卷二)

【组成】茯苓二钱 白芍 陈皮 扁豆子 苍术 吴萸 熟地各一钱 川芎 当归 白术各一钱半 甘草三分

【用法】加生姜、大枣为引。

【主治】酒食伤脾,饮水不纳,贪睡不醒。

42574 扶脾散(《寿世保元》卷三)

【组成】莲肉(去心,不去皮)一两半 陈皮一两 白茯苓一两 白术(东壁土炒)二两 麦芽(炒)五钱

【用法】上为细末。每服二钱,白砂糖二钱,白滚水送下。

【功用】补脾助元气,令人能食止渴。

【主治】脾泄,气弱易饱,常便稀溏者。

42575 扶羸方(方出《外台》卷三十三引《小品方》,名见《医统》卷八十五)

【组成】甘草(炙) 干姜 人参 芎劳 生姜 桂心 蟹爪 黄芩各一两

【用法】上切。以水七升,煮取二升,分三服。

【功用】下胎。

【主治】虚弱人欲去胎。

【备考】《医统》有桃仁,无生姜。

42576 扶土抑木煎(《重订通俗伤寒论》)

【组成】炒白芍六钱 炒白术三钱 煨防风一钱半 新会皮一钱 炒黄芩二钱 煨葛根一钱

【功用】扶土抑木。

【主治】挟泻伤寒。

【加减】肝邪侮脾,腹鸣痛泻,加豆豉、焦栀之类。

42577 扶元和中膏(《慈禧光绪医方选议》)

【组成】党参一两五钱 於术一两(炒) 茯苓一两(研) 砂仁四钱(研) 归身一两(土炒) 杜仲一两(炒) 香附六钱(制) 生黄耆一两 谷芽一两(炒) 鸡内金一两(焙) 半夏八钱(姜炙) 佩兰草六钱 生姜六钱 红枣二十个(肉)

【用法】共以水熬透,去滓,再熬浓,兑冰糖二两为膏。每服三钱,白水送下。

【主治】久病脾虚食少,胸闷干哕,倒饱嘈杂,食物不消。

42578 扶元活血汤(《种痘新书》卷七)

【组成】人参 黄耆 白芍 茯苓 红花 元支 白术 白芷 虫蜕 牛子 慈菇 川甲

【主治】痘疮毒盛血热,而血不能化毒,发为紫黑泡。

42579 扶元宣解汤(《种痘新书》卷四)

【组成】生耆 当归各一钱 升麻 柴胡各八分 川芎 桔梗 陈皮各四分 牛蒡 山楂各七分 甘草三分 木通五分 防风五分

【主治】痘疮外感风寒,憎寒壮热,而体性怯弱者。

【加减】如头痛,加薄荷、藁本、白芷;如咳嗽,加半夏、炒芩;如腹痛,加厚朴、香附、木香。

42580 扶元祛风汤(《种痘新书》卷四)

【组成】人参 白术 茯苓 甘草 当归 川芎 羌活 防风 天麻 虫蜕 全蝎 僵蚕 木香 钩藤

【用法】加生姜为引。

【主治】痘疮虚弱者。

42581 扶元逐疫汤《证因方论集要》卷三）

【组成】黄耆(炙) 升麻(蜜水炒) 白术(土炒) 柴胡(蜜水炒) 陈皮(炒) 玉竹 沙参 甘草(炙) 当归

【用法】加生姜、大枣,水煎服。

【功用】扶正托邪。

【主治】疫证。

【方论选录】法东垣邪之所凑其气必虚之旨,于补中益气,复以玉竹、沙参以救胃津,所谓治病必求其本也。

42582 扶元益阴膏《慈禧光绪医方选议》）

【组成】党参一两 於白术一两(炒) 茯苓一两(研) 白芍八钱(酒炒) 归身一两(土炒) 地骨皮一两 丹皮六钱(去心) 砂仁四钱(研) 银柴三钱 苏薄荷二钱 鹿角胶五钱(溶化) 香附六钱(制,研)

【用法】共以水熬透,去滓,再熬浓,加鹿角胶溶化,兑炼蜜为膏。每服三钱,白水冲下。

【功用】益气健脾,温补肾阳。

【方论选录】益阴,则是凉血滋阴、调补肝肾。以异功健脾益气,逍遥理脾调肝,加以鹿角胶温补肾阳,地骨皮滋肾凉血,丹皮清热凉血,易柴胡为银柴胡者,推测应有阴虚发热之症状。本方配伍稳妥,通补并行,可长服。

42583 扶气止血汤《中医妇科治疗学》）

【组成】泡参四钱 白术二钱 熟地 续断 焦艾各三钱 桑寄生五钱 黄耆三钱

【用法】水煎,温服。

【功用】补气固胎。

【主治】妊娠气虚胎漏,时而下血,其量较多,精神疲倦,心累气短,饮食无味,腰胀腹不痛,舌淡红苔薄,脉滑而缓。

42584 扶气止啼汤《傅青主女科》卷下）

【组成】人参一两 黄耆一两(生用) 麦冬一两(去心) 当归五钱(酒洗) 橘红五分 甘草一钱 花粉一钱

【用法】水煎服。一剂而啼即止,二剂不再啼。

【功用】补气。

【主治】妊娠气虚子鸣,怀胎至七八个月,忽然儿啼腹中,腰间隐隐作痛。

【方论选录】此方用人参、黄耆、麦冬以补肺气,使肺气旺,则胞胎之气亦旺;胞胎之气旺,则胞中之子气有不随母之气以为呼吸者,未之有也。

42585 扶正托毒汤《效验秘方·续集》房芝萱方）

【组成】骨碎补17克 生耆20克 党参20克 枸杞子20克 当归10克 赤芍10克 菟丝子20克 肉桂10克 桂枝12克 五加皮17克 川断17克 芡实12克 茯苓12克 猪苓10克 泽泻10克 红花10克 甘草3克

【用法】清水适量浸泡药物30分钟后,文火煎煮。沸后40分钟即可,二煎共服汁300毫升。每日一剂,早晚分服。

【功用】补肾健脾,益气养血,温经散寒。

【主治】化脓性骨髓炎。面黄肌瘦,腰膝酸软,患肢较对侧粗大,或有畸形,漏管长期不愈不敛,外溢脓汁,舌苔白,舌质淡,脉沉细。

【加减】寒盛者加附子、干姜;湿盛者加土茯苓、防己、木瓜;肾虚明显者加巴戟天、山萸、杜仲、桑寄生;血虚明显者加熟地、阿胶。

【方论选录】化脓性骨髓炎是化脓性细菌入骨内引起骨组织的感染,属于"附骨疽"的范围。常因肾经亏虚为本,毒热未消,跌打损伤,风寒湿邪为标,以致肾虚血亏,寒湿凝滞,伤筋蚀骨。治宜补肾健脾,益气养血,温经散寒。方中骨碎补、枸杞子、菟丝子、川断补肾;肉桂、五加皮温经散寒;茯苓、猪苓、芡实、泽泻健脾利湿;生耆、党参、当归益气养血;红花、赤芍活血;桂枝引经;甘草调和诸药。

42586 扶正驱邪散《外科医镜》）

【组成】白术二钱 当归二钱 人参一钱 香附(炒)一钱 乌药一钱 木瓜一钱 茯苓一钱 陈皮五分 紫苏五分 甘草五分(炙) 生姜三片

【用法】水煎服。

【主治】孕妇足肿。

42587 扶正养阴丸《成方制剂》5册）

【组成】阿胶42克 地黄42克 熟地黄42克 天冬42克 麦冬42克 北沙参42克 川贝母42克 桑叶84克 菊花84克 百部42克 山药42克 茯苓21克 三七21克

【用法】上制成大蜜丸剂。每丸重7.5克。每服1丸,日二次。

【功用】扶正养阴。

【主治】虚损劳伤,潮热咳嗽。

【备考】本方改为片剂,名"扶正养阴片"(见《成方制剂》)。

42588 扶正养阴片

《成方制剂》7册。即《成方制剂》5册"扶正养阴丸"改为片剂。见该条。

42589 扶正祛邪汤《效验秘方》汤承祖方）

【组成】党参20克 黄芪20克 苍术12克 广木香10克 肉豆蔻10克 制附子10克 骨碎补12克 荜茇10克 败酱草20克 白花蛇舌草20克

【用法】水煎服。每日1剂,日二次。

【功用】益气健脾,温肾清肠。

【主治】慢性结肠炎,久泻虚实夹杂者。

【加减】湿重者去败酱草、白花蛇舌草,加川朴10克、槟榔10克;肾阳不振者加仙茅12克;纳谷不香加炒谷芽30克;血便者加仙鹤草20克。

【方论选录】方中党参补中益气,善理脾胃诸疾;黄芪补气升阳,为扶正之佳品;苍术燥湿健脾,且有强壮之效;木香行气止痛,为肠胃气滞之要药,功专温里止泻;肉豆蔻性涩,以温中涩肠为主效,用于久泻;制附子功能温中止痛,性纯属阳,走而不守,内则温中焦暖下元;骨碎补温肾阳;荜茇温中止痛,且能温肾;败酱草活血散瘀、解毒,为消炎排脓之要药;白花蛇舌草为清肠之品。诸药合奏益气、健脾、温肾、清肠之功,以达扶正祛邪之效。

42590 扶正消毒饮《中西医结合皮肤病学》）

【组成】黄耆15克 当归9克 野菊花9克 银花15克 蒲公英15克 紫花地丁15克 连翘15克

【功用】养血益气,清热解毒。

【主治】慢性疖肿、慢性毛囊炎、囊肿性痤疮、穿凿性脓肿性毛囊周围炎、脓疱性酒渣痤疮等属正虚毒热证者。

【方论选录】消毒饮之药加补气升提之黄芪,养血调血之当归,以扶正气,助清热解毒药之作用。

42591 扶正理湿汤(《效验秘方·续集》张作舟方)

【组成】沙参15克　生地15克　麦冬10克　白芍12克　茯苓10克　泽泻10克　车前子10克　党参10克　黄芪15克　陈皮10克　甘草5克　青蒿15克

【用法】水煎服。每日1剂,日二次。

【功用】益气养阴,清利湿热。

【主治】正气不足,气阴两虚,复感湿热之邪或湿热久蕴,耗气伤阴者。皮疹色淡或暗,水疱多不饱满,糜烂渗出经久不愈,或皮损肥厚干燥,抓后少量渗液。舌质红苔少或苔黄腻,脉细数。常见于天疱疮、白塞氏病、慢性湿疹、异位性皮炎等病。

【方论选录】方中沙参、生地、麦冬、白芍滋阴不恋邪,茯苓、泽泻、车前子利湿不伤阴,党参、黄芪、陈皮、甘草健脾益气,祛邪外出,青蒿清虚热而透邪外出。本方益气养阴,清利湿热,专治本虚标实之证。

42592 扶正散邪汤(《傅青主男科》卷上)

【组成】人参　半夏　甘草各一钱　白术　茯苓　柴胡各三钱

【用法】水煎服。

【主治】正气虚而邪气入,头痛发热,右寸脉大于左寸者。

42593 扶正辟邪丹(《卒中厥证辑要》)

【组成】人参一两　当归一两　白芥子三钱　茯苓五钱　白术二两　菖蒲一钱　皂角刺五分　半夏三钱　丹参五钱　附子一钱　山羊血五分

【用法】水煎服。

【主治】中邪而阳气衰微。

42594 扶老理中汤

《医心方》卷十一。即《外台》卷六引《小品方》"扶老理中散"。见该条。

42595 扶老理中散(《外台》卷六引《小品方》)

【异名】理中汤(《圣济总录》卷三十八)。

【组成】人参五两　干姜六两　白术五两　麦门冬三两(去心)　附子三两(炮)　茯苓三两　甘草五两(炙)

【用法】上为散。临病煮取三合,白汤饮和方寸匕,一服不效又服。作丸长服亦得,炼蜜为丸,如梧桐子大,每服二十丸,酒送下。

【主治】羸老冷气恶心,食饮不化,腹虚满,拘急短气,及霍乱呕逆,四肢厥冷,心烦气闷流汗。

【宜忌】忌海藻、菘菜、猪肉、桃、李、雀肉、大醋。

【备考】本方方名,《医心方》引作"扶老理中汤"。

42596 扶老强中丸(《百一》卷二)

【组成】吴茱萸(拣净,炒)四两　干姜(炮)各四两　大麦蘖(炒)十两　神曲(剉,炒)二十两　(一方有陈皮青皮各二两)

【用法】上为细末,炼蜜为丸,如梧桐子大。每服四五十丸,米饮送下,熟水亦得,不拘时候。常服只用面糊为丸。

【功用】久服温暖五脏,大建脾胃,充实肌体,养真气,通和血脉,能逐宿食,除痰饮,散积滞,消胀满,破癥结,化水谷,补中壮气,令人喜食。

42597 扶阳反本汤(《点点经》卷三)

【组成】麻黄　秦艽　陈皮　槟榔　厚朴各一钱半　白术　姜炭　桂枝　川羌　苏叶　桂心各一钱　甘草三分

【用法】加生姜、大枣为引。

【主治】周身寒冷,大汗不休,六脉迟细沉滑,并呕不止,胸膈胀闷,吐酸。

42598 扶阳归化汤(《谦斋医学讲稿》)

【组成】党参　茯苓　白术　厚朴　木香　砂仁　附子　当归　青陈皮　白蒺藜　木瓜　牛膝　车前　生姜

【主治】木旺土败,鼓胀,腹起青筋。

42599 扶阳助胃汤(《卫生宝鉴》卷十三)

【异名】扶阳益胃汤(《金匮翼》卷六)。

【组成】干姜(炮)一钱半　拣参　草豆蔻仁　甘草(炙)　官桂　白芍药各一钱　陈皮　白术　吴茱萸各五分　黑附子(炮,去皮)二钱　益智仁五分

【用法】上㕮咀,作一服。水三盏,加生姜三片,大枣两个,煎至一盏,去滓,食前温服。

【主治】客寒犯胃,胃脘当心而痛。

【方论选录】❶《卫生宝鉴》:《内经》曰,寒淫于内,治以辛热,佐以苦温。附子、干姜大辛热,温中散寒,故以为君;草豆蔻仁、益智仁辛甘大热,治客寒犯胃为佐;脾不足者以甘补之,炙甘草甘温,白术、橘皮苦温,补脾养气;水挟木势,亦来侮土,故作急痛,桂辛热以退寒水,芍药味酸以泻木克土,吴茱萸苦热,泄厥气上逆于胸中,以为使也。❷《医方考》:附子、干姜、官桂、吴茱萸、草豆蔻、益智仁,辛热之品也,用之所以扶阳,邪之所凑,其气必虚,故用人参、白术、甘草甘温之品以助胃;用芍药者,取其味酸,能泻土中之木;用陈皮者,取其辛香,能利腹中之气。

【临床报道】胃脘痛:两浙江淮都漕运使崔君长男云卿,年二十有五,体本丰肥,奉养膏粱,时有热证。友人劝食寒凉物,及服寒凉药,于至元庚辰秋,病疟久不除,医以砒霜等物治之,新汲水送下,禁食热物,疟病不除,反添吐泻,脾胃复伤,中气愈虚,腹痛肠鸣,时复胃脘当心而痛,不任其苦。屡易医药,未尝有效,至冬还家,百般治疗而不愈,延至四月间,因劳役烦恼过度,前证大作,请予治之,具说其由。诊得脉弦细而微,手足稍冷,面色青黄而不泽,情思不乐,恶人烦冗,饮食减少,微饱则心下痞闷,呕吐酸水,发作疼痛,冷汗时出,气促闷乱不安,须人额相抵而坐,少时易之。予思《内经》云,中气不足,溲便为之变,肠为之苦鸣。下气不足,则为痿厥心冤。又曰,寒气客于肠胃之间,则卒然而痛,得炅则已。炅者,热也,非甘辛大热之剂,则不能愈,遂制此方。三服大势皆去,痛减过半。至秋先灸中脘三七壮,以助胃气;次灸气海百余壮,生发元气,滋荣百脉。以还少丹服之,则喜饮食,添肌肉,润皮肤。明年春,灸三里二七壮,乃胃之合穴也,亦助胃气,又引气下行。春以芳香助脾,复以育气汤加白檀香平治之。戒以惩忿窒欲,慎言语,节饮食,一年而平复。

42600 扶阳济阴汤(《点点经》卷三)

【组成】桂心　姜炭　陈皮　槟榔　桔梗　玄参　黄芩　黄连　当归　腹皮　大黄　芒消

【用法】加柿蒂三个为引。

【主治】发喘,痰火夹寒,面白身热,四肢逆冷,大渴不休,大便癃闭,邪热在里,宜攻之症。

42601 扶阳益火膏

《理瀹》。为原书"离济膏"之异名。见该条。

42602 扶阳益胃汤

《金匮翼》卷六。为《卫生宝鉴》卷十三"扶阳助胃汤"之异名。见该条。

42603 扶劳四物汤（《鲁府禁方》卷三）

【组成】当归(酒洗) 川芎 白芍(酒炒) 熟地黄 黄耆(蜜炙) 麦门冬(去心)各一钱 柴胡 地骨皮 秦艽 丹参 天花粉各七分 陈皮 香附 砂仁 枳壳(麸炒) 前胡各七分

【用法】上剉。水煎服。

【主治】妇人血虚成劳,遍身骨节酸痛,五心烦热,盗汗,不进饮食。

42604 扶抑归化汤(《医醇剩义》卷四)

【组成】党参三钱 茯苓三钱 白术一钱五分 当归二钱 附子八分 木瓜一钱(酒炒) 青皮一钱 蒺藜三钱 广皮一钱 厚朴一钱 木香五分 砂仁一钱 牛膝二钱 生姜三大片

【功用】扶土抑木,兼化阴邪。

【主治】鼓胀,肝邪炽盛,而脾土败坏,腹胀,身皆大,与肤胀等,色苍黄,腹起青筋。

42605 扶命生火丹(《辨证录》卷九)

【组成】人参六两 巴戟天一斤 山茱萸一斤 熟地二斤 附子二个 肉桂六两 黄耆二斤 鹿茸二个 龙骨(醋焠)一两 生枣仁三两 白术一斤 北五味四两 肉苁蓉八两 杜仲六两

【用法】上药各为细末,炼蜜为丸。每日早、晚各服三钱。服三月,自然坚而且久。

【功用】补命门之火。

【主治】阴痿。人有天分最薄,无风而寒,未秋而冷,遇严冬冰雪,虽披重裘,其身不温,一遇交感,数合之后,即望门而流,此命门之火太微也。

【方论选录】此方填精者,补水以补火也。何加入气分之药?不知气旺而精始生,使但补火而不补气,则无根之火,止能博旦夕之欢,不能邀久长之乐。惟气旺则精更旺,精旺则火既有根,自能生生于不已。况气乃无形之象,以无形之气补无形之火,则更为相宜,所以精又易生,火亦易长耳。

42606 扶命培土汤(《效验秘方·续集》萧佐桃方)

【组成】上桂肉3克 熟附子5克 西党参15克 北黄芪15克 淮山药15克 淫羊藿15克 巴戟天10克 枸杞子12克 菟丝子12克 淡大云10克 蒸黄精15克 制锁阳10克

【用法】水煎服。每日1剂,日二次。一般疗程在3个月左右,血小板升至正常水平后,仍需继续服用一个月以巩固疗效。

【功用】助阳养阴,补髓生血。

【主治】血小板减少性紫癜属肾阳虚或气虚者。

【加减】阴虚火旺者酌用滋阴清热之品,如麦冬、生地、玄参、焦栀、茜草、茅根;大便溏泻去淡大云;急性期加用水

牛角腮。

【方论选录】锁阳为君,补阴益阳,生精养血,而药性温润平和,宜于久服;辅以补肾要药巴戟天,疗五伤、益精血;淡大云、枸杞、菟丝子补肝肾,强筋骨,添精益髓,淫羊藿益精气,强肝肾,且擅补命门之火;佐参、芪、黄精、淮山补中益气,温运脾胃,以充后天之本;使用肉桂、附片协和诸药,暖脾胃,既补下焦阳虚,肝肾两衰,又治中焦虚惫,运化无力。综合全方,具有补肝肾,益脾胃,助阳益阴,补髓生血的功用。故对肝肾两亏,骨髓生血功能障碍,后天不足,脾失统血,溢于络外之诸衄,有生血止衄之效。

42607 扶衰仙凤酒(《回春》卷四)

【组成】肥线鸡一只(将绳吊死,退去毛屎不用)

【用法】将鸡切四大块,再切入生姜四两、胶枣半斤,用好酒五六壶,共三味装入一大坛内,将泥封固坛口,重汤煮一日,凉水拔出火毒。每服以空心将鸡酒连姜、枣随意食之。

【主治】诸虚百损,五劳七伤,瘦怯无力,及妇人赤白带下。

42608 扶桑至宝丹(《寿世保元》卷四引胡僧方)

【异名】扶桑丸(《医方集解》),桑麻丸《医级》卷八)。

【组成】嫩桑叶(采数十斤,择家园中嫩而存树者,长流水洗,摘去蒂,晒干) 巨胜子

【用法】炼蜜为丸,如梧桐子大。每服百丸,白开水送下,每日二次。三月之后,体生轻软;此为药力所行,慎勿惊畏,旋则遍体光洁如凝脂然,服至半年之后,精力转生,诸病不作,久服不已,自登上寿。

【功用】❶《寿世保元》引胡僧方:步健眼明,须白返黑。消痰生津,补髓添精。❷《医方集解》:除风湿,润五脏。

【主治】《全国中药成药处方集》(南京方):眼目昏花,咳久不愈,肢麻便燥。

【方论选录】《医方集解》:此足少阴、手足阳明药也。桑乃箕星之精,其木利关节、养津液,其叶甘寒,入手足阳明,凉血燥湿而除风;巨胜甘平色黑,益肾补肝,润脏脏,填精髓。夫风湿去,则筋骨强;精髓充,则容颜泽,却病乌髭,不亦宜乎?

【备考】《医方集解》本方用嫩桑叶(晒干)一斤,巨胜子四两,白蜜一斤。

42609 扶桑浴目方(《医林纂要》卷十)

【组成】桑叶(干者为佳)不拘多少

【用法】煎汤,时时温洗之。

【功用】祛风清火,去湿明目。

【主治】凡眼目赤肿不甚,而眼眶赤烂多泪者。

42610 扶桑清肺丹(《辨证录》卷十三)

【异名】扶桑清肺散(《青囊秘诀》卷上)。

【组成】桑叶五钱 紫菀二钱 犀角屑五分 生甘草二钱 款冬花一钱 百合三钱 杏仁七粒 阿胶三钱 贝母三钱 金银花一两 熟地一两 人参三钱

【用法】水煎,将犀角磨末冲服。数剂奏功。

【功用】化毒之中益之养肺,降火之内济之补肾。

【主治】肺痈,咽干舌燥,吐痰唾血,喘急,膈痛不得安卧。

【方论选录】此方肺肾同治,全不降火,盖五脏之火,因饮食而旺,乃虚火而非实火也。故补其水而金气坚,补其水而虚火息。况补中带散,则补非呆补,而火毒又容易辞也。

42611 扶桑清肺散

《青囊秘诀》卷上。为《辨证录》卷十三"扶桑清肺丹"之异名。见该条。

42612 扶脾生脉散(《医学入门》卷七)

【异名】黄耆补血汤。

【组成】人参 当归 白芍各一钱 紫菀 黄耆各二钱 麦门冬 五味 甘草各五分

【用法】水煎,食后温服。

【主治】衄血,吐血不止,脾胃虚弱,气喘,精神短少。

42613 扶脾逐水丸(《玉案》卷五)

【组成】白茯苓 云白术 山药 苦葶苈 花椒目 巴戟各五钱 黄连 黑丑各八钱 北五味二钱 海金沙 泽泻各一两

【用法】上为末,荷叶煎汤为丸。每服三钱,空心白滚汤送下。

【主治】通身水肿,气往上逆,小便竟无,日不能食,夜不能卧。

42614 扶脾消肿汤(《鲁府禁方》卷二)

【组成】人参 白术(去芦) 茯苓 猪苓 泽泻 木通 滑石 木香 麦门冬(去心) 黄芩 大腹皮 桑白皮 茯苓皮 陈皮 生姜皮 灯草 甘草

【用法】水煎服。

【主治】水肿。

42615 扶脾调肝汤(《中医妇科治疗学》)

【组成】泡参五钱 白术 炒白芍各三钱 阿胶珠二钱 茯神三钱 软柴胡二钱 甘草一钱

【用法】水煎,食远温服。

【功用】扶气养血舒郁。

【主治】产后血崩,头晕目眩,精神抑郁,嗳气太息,心烦善怒,胸闷,两胁胀痛,血色淡红,食欲减退,大便不调或溏薄不畅,舌苔薄白,脉弦,重按无力。

【加减】血量过多,甚至兼有血块者,加乌鲗骨一两,茜草根、蒲黄炭各二钱。

42616 扶脾舒肝汤(《中医妇科治疗学》)

【组成】泡参五钱 白术 茯苓各三钱 柴胡二钱 白芍(土炒) 炒蒲黄各三钱 血余炭二钱 焦艾三钱

【用法】水煎服。

【功用】培土抑木,止血。

【主治】郁怒伤肝,暴崩下血,或淋漓不止,色紫兼有血块,少腹胀痛,连及胸胁,性急易怒,时欲叹息,气短神疲,食少消化不良,舌苔黄,脉弦涩。

42617 扶嬴黑白丹(《普济方》卷二六五引《家藏经验方》)

【组成】黑丹:麋茸(去床骨皮毛,酒浸一宿,酥炙令黄) 鹿茸(事治如麋茸之法)各等分

白丹:钟乳粉

【用法】黑丹:共为细末,酒糊为丸,如梧桐子大。

白丹:糯米糊为丸。

上用此二丹,杂之而服。如觉血少,即多用黑丹。每服三十丸,空心、食前温酒或米饮送下。

【主治】年老气血衰耗,精血少不能荣卫经络,精神枯悴,行步战掉,筋脉缓纵,目视茫茫。

【备考】《寿亲养老》:如觉气不足,即多用白丹。

42618 扶桑延年至宝丹(《集验良方》卷二)

【组成】巨胜子一斤 枸杞子一斤 何首乌一斤 冬青八两 破故纸八两 山萸肉一斤 巴戟四两 桑叶十斤 柏子仁一斤 蛇床子一斤 川椒半斤

【用法】上为极细末,同金樱子膏十五斤,白蜜二十斤,同炼至滴水成珠,和群药为丸,如梧桐子大。每日清晨淡盐汤送服三钱,晚上临睡时再服三钱。

【功用】养心血,健脾胃,理气和中,宽胸益志,添精补髓,明目乌须,壮阳固齿,通五脏,杀九虫,益元神,却百病,延年益寿,种子。

抚

42619 抚芎汤(《济生》卷三)

【组成】抚芎 白术 橘红各一两 甘草(炙)半两

【用法】上㕮咀。每服四钱,水一盏半,生姜七片,煎至八分,去滓温服,不拘时候。

【主治】湿流关节,臂疼手重,不可俯仰,或自汗,头眩,痰逆恶心。

42620 抚惊丸(《幼幼新书》卷十引《郑愈方》)

【组成】青黛 茯神各二两 天麻四两 蝎半两

【用法】上为末,炼蜜为丸,如鸡头子大。薄荷汤化下。

【主治】小儿一切惊风。

扼

42621 扼虎膏(《圣济总录》卷三十五)

【组成】胭脂 阿魏各一大豆许

【用法】上为末,以大蒜肉研和为膏,用大桃核一枚劈开,去仁取一片,以药膏子填在核内。疟发时,用药桃核覆在手虎口上,男左女右,令药着肉,以绯帛系定,经宿乃去,疟更不发。

【主治】痎疟。

拒

42622 拒风丸(《杨氏家藏方》卷二)

【异名】拒风丹(《朱氏集验方》卷一)。

【组成】天南星 半夏(汤洗七次,切,焙)各二两 藁本(去土) 细辛(去叶土) 川芎 防风(去芦头) 羌活(去芦头) 独活(去芦头)各一两

【用法】上为细末,生姜自然汁煮面糊为丸,如梧桐子大。每服三十丸,食后生姜汤送下。

【主治】风虚痰厥,头疼旋运,如在舟车之上。

42623 拒风丹(《本事》卷一)

【组成】川芎四两 防风(去叉股者)一两半 天麻(去芦)一两 甘草一两(炙) 细辛(去叶)三钱半 荜茇半两

【用法】上为细末,炼蜜为丸,每两作十丸。每服一丸,细嚼,荆芥汤或温酒送下。

【主治】一切风;伤风,头痛鼻塞,项强筋急。

【方论选录】《本事方释义》:川芎气味辛温上行头目,入足少阳、厥阴,引经之风药;天麻气味辛平,入足阳明、厥阴,能熄肝风、止头晕;甘草气味甘平,通和诸经络;防风气味辛甘温,入手、足太阳之风药;藁本气味辛温,入足太阴,能通中宫之阳;细辛气味辛温,入足少阴。此乃偶因气郁伤风,头痛项强,鼻塞,痰逆如厥,辛散诸品佐以甘缓,则外邪去而正不伤,以之为丹丸者,亦缓治之法也。

42624 拒风丹

《朱氏集验方》卷一。为《杨氏家藏方》卷二"拒风丸"之异名。见该条。

42625 拒胜汤(《医学正传》卷七引《局方》)

【异名】抵圣汤(《产育保庆集》)、巨胜汤(《卫生家宝产科备要》卷四)、抵圣汤(《张氏医通》卷十五)。

【组成】赤芍药 半夏(炮七次) 泽兰叶 人参(去芦) 陈皮(去白)各一钱 甘草(炙)一分

【用法】上细切,作一服。加生姜三片,水一盏半,煎至一盏,温服。

【主治】❶《医学正传》引《局方》:产后败血入于脾胃,而脾不能运化,胃不能纳谷,以致腹胀满闷,呕吐不定。❷《医略六书》:产后胁痛,呕涎,脉弦软涩滞者。

【方论选录】《医略六书》:产后气亏血滞,痰饮不化而阻塞于胸臆间,有碍少阳清净之化,故胁痛呕涎不止焉。人参扶元以通血脉,赤芍破血以行滞血,半夏化痰燥湿,泽兰利血通经,陈皮和中利气,甘草和胃缓中,生姜豁痰涎以除呕也;水煎,温服,务使气行血化,则痰无不消,而脾胃清和,何胁痛呕涎之不已哉。

折

42626 折冲饮(《产论》卷一)

【组成】芍药 桃仁 桂枝各一钱 红花半钱 当归 芎䓖 牛膝各八分 牡丹皮 延胡索各五分 甘草一分

【用法】以水二合半。煮取一合半服。

【主治】妊娠二三月伤胎下血块。

42627 折冲饮(《观聚方要补》卷九)

【组成】牛膝一两 桂心 芍药 桃仁 延胡索 当归 牡丹皮 川芎各三分 地黄 红花 蒲黄

【用法】水煎服。

【主治】产后恶血诸疾。

42628 折郁汤(《杂病源流犀烛》卷十八)

【组成】白术 茯苓 猪苓 泽泻 肉桂 丁香 木通 白蔻仁

【主治】水郁。

42629 折桂散(《普济方》卷三六五)

【组成】梧桐律 黄柏(蜜炙) 蛤粉各一分 晚蚕蛾一钱(微炒)

【用法】上为细末,次用朱砂半两(细研水飞)、麝香一钱(研)、龙脑半钱(研),共研匀。每用少许,掺贴患处。

【主治】小儿口疮口吻病。

42630 折锐汤(《医碥》卷一)

【组成】大黄 桃仁 红花 当归 寄奴 川芎 赤芍

【用法】先用本方大下数次,再服行血破瘀汤,然后服百和汤收功。

【主治】跌扑损折蓄血,肿痛发热。

抓

42631 抓癣膏(《回春》卷七引李沧溪方)

【组成】香油半斤 桐油半斤 生猪脑子半斤 男子血余(灰水洗净)不拘多少 桃仁四两 白蜡四钱(上俱下锅内,文武火熬的脑子尽,用布绢滤去泽,次下飞过黄丹十四两,熬成膏,待温) 胡黄连 香白芷 苏木 红花 三棱 莪术各三钱 当归尾 硇砂各五钱 麝香一钱半(各为细末,照分两重罗)

【用法】将药末入前膏内搅匀收贮,勿令泄气。如有积块,先用皮消煎水洗患处令净,次用生姜擦之,方用绢帛摊药贴上;贴后,用热鞋底炙热熨之五七十遍,觉内热方可。

【主治】小儿癣疾。

抑

42632 抑上丸(《医学入门》卷七)

【组成】白术 黄芩 黄连各一两 石膏二两 青黛五钱

【用法】上为末,蒸饼为丸服。

【主治】痰因火动,胸膈痞满,头目昏眩。

42633 抑气丸(方出《丹溪心法》卷五,名见《赤水玄珠》卷二十)

【组成】四物汤加陈皮 玄胡索 牡丹 甘草

【用法】痛甚者,豆淋酒送下;痛缓者,加童便煮莎,入炒条芩,研末为丸服。

【主治】临经来时肚痛者。

42634 抑气汤

《中国医学大辞典》。即《济生》卷六"抑气散"改为汤剂。见该条。

42635 抑气散(《济生》卷六)

【组成】香附子(炒净)四两 茯神(去木)一两 橘红二两 甘草(炙)一两

【用法】上为末。每服二钱,食前用沸汤调服。

【主治】❶《济生》:妇人气盛于血,变生诸证,头晕膈满。❷《一盘珠》:气盛血衰,月经前后不如期,不孕。

【方论选录】《医方集解》:此手太阴少阳药也。经曰:高者抑之。香附能散郁气,陈皮能调诸气,茯神能安心气,甘草能缓逆气,气得其平,则无亢害之患矣。

【备考】本方改为汤剂,名"抑气汤"(见《中国医学大辞典》)。

42636 抑气散(《济生》卷七)

【组成】香附子(炒,杵净)四两 茯神(去根) 甘草(炙)各一两

【用法】上为细末。每服二钱,食前用沸汤送下。仍兼进紫石英丸。

【主治】妇人气盛于血,无子,寻常头晕膈满,体痛怔忡。

42637 抑气散(《女科辑要》卷下引丹溪方)

【组成】四物汤加延胡索 牡丹皮 条芩

【主治】妇人气滞,经将行而痛。

42638 抑气散

《张氏医通》卷十四。为《局方》卷三(绍兴续添方)"小乌沉汤"之异名。见该条。

42639 抑气散(《女科指掌》卷一)

【组成】香附 茯苓 陈皮 甘草 延胡索

【主治】妇人气滞胞门,经不通,临经腹中疼痛,往来走注,牵引腰胁,脉沉。

42640 抑气散(《医级》卷八)

【组成】乌药二两 紫苏 广皮 槟榔 枳壳 砂仁各一两 沉香五钱 香附半斤

【用法】上为末。每服一钱,白汤调服。

【主治】气道壅滞,不得升降,脉盛气粗,或胸膈痰饮窒碍,或胁肋肝邪逆滞等气实诸痛者。

42641 抑亢丸(《效验秘方》任继学方)

【组成】羚羊角2克(先煎) 生地15克 白芍15克 黄药子15克 天竺黄20克 白蒺藜25克 沉香15克 香附10克 紫贝齿25克 莲子心15克 珍珠母50克

【用法】水煎服。每日1剂,早饭前、晚饭后30分钟温服。或制成蜜丸,每丸9克,每服1丸,一日3次。

【功用】平肝清热,消瘿散结。

【主治】甲状腺机能亢进。心悸,心烦,汗出,消瘦,易怒,瘿瘤肿大,两眼突出,舌质红,苔黄干,脉弦数。

【方论选录】方中羚羊角、生地、白芍平肝清热为君;黄药子、天竺黄、白蒺藜降火熄风,消瘿散结为臣;沉香、香附理气散结为佐;莲子心、珍珠母潜阳镇肝,安魂定魄为使。诸药合用,共奏平肝理气,清热熄风,消瘿散结之功。

42642 抑亢丸(《成方制剂》3册)

【组成】白芍 地黄 黄精 黄药子 羚羊角 女贞子 青皮 桑椹 石决明 天冬 天竺黄 香附 玄参 延胡索

【用法】上制为大蜜丸,每丸重9克。每服1丸,一日2次。

【功用】育阴潜阳,豁痰散结,降逆和中。

【主治】瘿病(甲状腺功能亢进)引起的突眼,多汗心烦,心悸怔忡,口渴,多食,肌体消瘦,四肢震颤等。

42643 抑火丹(《医学集成》卷三)

【组成】香附 陈皮 白芍 炒栀 黄连 枳壳 木香 滑石 甘草

【主治】腹痛乍痛乍止属火者。

42644 抑火汤(《玉案》卷二)

【组成】川黄连(酒炒) 当归(酒洗) 白芍(酒炒) 黄芩(酒炒) 黄柏(炒)各一钱五分 知母(盐水炒) 枳壳(麸炒) 甘草 玄明粉各一钱

【用法】水二钟,加灯心三十茎,童便半酒杯煎服。

【主治】火痉。

42645 抑火汤(《辨证录》卷九)

【组成】山豆根二钱 黄芩三钱 麦冬一两 天门冬五钱 当归一两 升麻五分

【用法】水煎服。二剂肺火清,又服二剂大肠之闭开,再服二剂全愈。

【主治】肺经火旺,大便闭塞不通,咳嗽不宁,口吐白沫,咽喉干燥,两脚冰冷。

42646 抑火汤(《医学集成》卷二)

【组成】黄芩 黄连 炒栀 连翘 大力 荆芥 薄荷 木通 甘草 灯心

【用法】水煎服。外以冰硼散研吹。

【主治】重舌,木舌,紫舌。

42647 抑火汤(《医学集成》卷二)

【组成】石膏 黄芩 桑皮 地骨皮 天冬 麦冬 知母 贝母 花粉 桔梗 甘草

【主治】火郁肺金为喘。

42648 抑火汤(《外科医镜》)

【组成】熟地一两 山萸肉五钱 麦冬五钱 北五味二钱 山药五钱 茯苓五钱 紫石英三钱 上瑶桂一钱

【用法】水煎服。

【主治】阴火喉痹。

42649 抑火散(《辨证录》卷三)

【组成】熟地 麦冬各一两 北五味 肉桂各一钱 巴戟天 葳蕤各五钱

【用法】水煎服。

【主治】阴火上冲,两目红肿,泪出而不热,羞明而不甚,日出而痛轻,日入而痛重。

42650 抑扬散(《痘疹仁端录》卷十)

【组成】赤芍 白芷 石菖蒲各二钱 独活六钱 紫金皮一两

【用法】上为末。用葱头捣烂,加酒调涂。

【主治】痘疹阳毒红肿。

42651 抑阳丸(《简明医彀》卷四)

【组成】人中黄 人中白(研细) 鳖甲(童便或醋炙,研极细) 青蒿(秋冬用子) 当归各二两 麦门冬 地骨皮各一两半

【用法】上为末,猪胆十个,取汁,和水叠丸,如绿豆大。每服百丸,白汤送下,一日三服。热退止服。鳖甲同龟甲煎胶,入猪胆和丸尤妙。

【主治】虚劳初甚,形肉未脱,发热,泄泻。

42652 抑阳散

《保婴撮要》卷十五。为《仙传外科集验方》"洪宝丹"之异名。见该条。

42653 抑阴丸

《古今医鉴》卷十一。为《本事》卷十"地黄丸"之异名。见该条。

42654 抑阴散(《保婴撮要》卷十五)

【异名】回阳玉龙膏。

【组成】草乌(炒)二两 南星 白芷各一两 肉桂五钱 赤芍药(炒)一两

【用法】上药各为末,葱汤调涂;热酒亦可。内服托里回阳汤,以回阳气。

【功用】助阳行阴。

【主治】小儿疮疡,元气虚寒,不能消散,或腹痛泄泻,呕吐不食,手足或冷,或不溃敛,筋挛骨痛,属纯阴之症者;小儿跌扑损伤,因敷凉药,肿坚不散,痛肿肉色不变,一切冷症。

42655 抑阴散(《外科证治全书》卷五)

【组成】草乌二两 南星 独活(去节) 香白芷 狼

毒各一两

【用法】上为细末。葱汁调涂。

【主治】❶《外科证治全书》:阴疽漫肿不红,坚硬木痛或不痛,及筋挛骨痛,一切阴寒凝滞冷证。❷《重订通俗伤寒论》:瘰疬,因于阳虚痰凝者。

42656 抑阴散(《外科方外奇方》卷一)

【组成】川五倍五钱 肉桂三钱 麝香三分 川郁金一钱五分 生南星一钱五分

【用法】上为末。姜葱捣汁调敷。

【主治】阳毒。

42657 抑红煎(《医学集成》卷三)

【组成】熟地 当归 炒芍 焦芥 贯众 姜灰 棕灰 侧柏灰

【主治】崩漏,久崩不止者。

42658 抑扶煎(《景岳全书》卷五十一)

【组成】厚朴 陈皮 乌药各一钱五分 猪苓二钱 泽泻二钱 炙甘草一钱 干姜(炮)一二钱 吴茱萸(制)五七分

【用法】水一钟半,煎七分,食远温服。

【主治】气冷阴寒或暴伤生冷,致成泻痢,初起血气未衰,脾肾未败,或胀痛,或呕恶,寒湿伤脏,霍乱邪实者。

【加减】如气滞痛甚者,加木香五七分,或砂仁亦可;如血虚多痛者,加当归二钱;如寒湿胜者,加苍术一钱半。

【方论选录】《证因方论集要》:陈、朴燥脾去湿,猪、泽分消水邪,乌药、甘草和中快胃,黑姜、吴萸暖中温寒。

42659 抑肝散(《保婴撮要》卷一)

【组成】软柴胡 甘草各五分 川芎八分 当归 白术(炒) 茯苓 钩藤钩各一钱

【用法】上水煎,子母同服。如蜜丸,名"抑青丸"。

【主治】小儿肝经虚热发搐,或发热咬牙,或惊悸寒热,或木乘土而呕吐痰涎,腹胀少食,睡卧不安。

42660 抑肝散(《医便》卷四)

【异名】抑肝开郁汤(《便览》卷二)。

【组成】柴胡二钱半 赤芍药 牡丹皮(去心)各一钱半 青皮(炒)二钱 当归五分 生地黄五分 地骨皮一钱 香附(童便炒)一钱 川芎七分 连翘五分 山栀仁(炒)一钱 甘草二分 神曲(炒)八分

【用法】水煎,空心服;滓再煎,下午服。夜服交感丹一丸。

【主治】寡居独阴妇人,恶寒发热,全类疟者,久不愈,即成瘵疾者。

42661 抑肝散(《简明医彀》卷四)

【组成】香附四两 柴胡 黄连 青皮各二两 甘草一两

【用法】上为末。每服二钱,白汤送下。

【主治】怒。

42662 抑青丸(《丹溪心法》卷四)

【组成】黄连半斤

【用法】上为末,蒸饼糊为丸服。

【功用】❶《丹溪心法》:泻肝火。❷《医学纲目》:伐心经之火。

【主治】❶《丹溪心法》:胁痛,属肝火者。❷《宋氏女科》:怀妊三月,恶阻不止,饮食不进。

【备考】《医方类聚》引《新效方》本方用黄连(剉碎,姜汁拌炒),为末,粥为丸,如梧桐子大。每服二三十丸,温水送下。

42663 抑青丸

《保婴撮要》卷一。即原书同卷"抑肝散"改为丸剂。见该条。

42664 抑青丸(《医方考》)

【组成】黄连(吴茱汤润一宿)

【用法】晒干为末,为丸服。

【功用】《医方集解》:泻肝火。

【主治】肝火胁痛,肝厥头痛。

❶《医方考》:左胁作痛。❷《张氏医通》:肝火胁下急痛。❸《金匮翼》:肝火厥逆,上攻头脑,致肝厥头痛,痛在巅顶者。

【备考】《张氏医通》本方用川黄连、吴茱萸各等分。用水同煎至水干,拣去吴茱萸,取黄连焙燥,一味为末,滴水为丸。每服四五十丸,空心临卧、沸汤陈酒送下。

42665 抑青丸(《景岳全书》卷六十二引钱氏方)

【组成】羌活 川芎 当归 防风 龙胆草各等分

【用法】上为末,炼蜜为丸,如芡实大。每服一二丸,竹叶汤入砂糖化下。

【主治】小儿肝热急惊搐搦。

42666 抑青丸(《盘珠集》卷下)

【组成】柴胡 当归 炙甘草 钩藤 白术(炒)

【主治】妊娠后大怒,气郁伤肝,肝气挟胎气上逆,致生恶阻,胸满眩晕而吐逆。

42667 抑青饼(《扁鹊心书·神方》)

【组成】防风 薄荷 桔梗(炒)各一两 甘草(炙) 青黛(净)各五钱 冰片四分

【用法】上为末,炼蜜为丸,如芡实大,或捏作饼。生姜汤送下。

【功用】清膈化痰,降热火。

【主治】小儿惊风。

42668 抑郁丸(《古方汇精》卷一)

【组成】赤苓 猪苓 白术 苡仁各三钱 泽泻二钱 肉桂五分

【用法】上药各为末,炼蜜为丸。每服四钱,生姜一片,煎服。三服取效。

【主治】寒湿内伤,因而哮喘气促,面黄肌肿。

42669 抑金散(《简易方》引利伯善方,见《医方类聚》卷七十九)

【组成】细辛 白芷 防风 羌活 川归 半夏 川芎 桔梗 陈皮 茯苓各等分

【用法】上咬咀。每服二钱,加薄荷、生姜,水煎服。

【主治】肺热,鼻塞,涕浊。

42670 抑痰丸(《丹溪心法》卷二)

【组成】瓜蒌仁一两 半夏二钱 贝母三钱

【用法】上为末,蒸饼为丸,如麻子大。每服一百丸,生姜煎汤送下。

【主治】❶《丹溪心法》:痰症。❷《证治汇补》:痰结胸喉。

【方论选录】《医略六书》:湿热内结,窒塞咽喉,故胸膈不利,咽物亦不能遽下焉。蒌仁泻热化燥痰,贝母解郁清热痰,半夏化痰功专燥湿,使湿热消化,则结痰自开,而胸喉无不爽然,何有咽物不能遽下之患?蒸饼以消之,姜汤以开之,洵为化痰润燥开结之剂,乃痰结胸喉不顺之专方。

42671 抑心气汤(《圣济总录》卷四十三)

【组成】黄芩(去黑心) 赤茯苓(去黑皮) 玄参 甘草(炙,剉) 麦门冬(去心,焙) 牡丹皮 升麻 桔梗(去芦头,炒) 贝母(去心) 犀角屑各一分 沉香 木香各一钱

【用法】上为粗末。每服三钱匕,水一盏,煎至七分,食后温服。

【主治】心气实热,火气炎盛,销烁金精,肺受心邪,因而生痰,脉洪大,或肺脉微,得心脉。

42672 抑上补下方(《会约》卷九)

【组成】桔梗三钱 枳壳二钱 甘草一钱 半夏一钱半

【用法】煎汤送下八味地黄丸一两。数服自安。

【主治】上盛下虚,哮喘痰盛,两尺脉大而软。

42673 抑木和中汤(《医醇剩义》卷一)

【组成】蒺藜四钱 郁金二钱 青皮一钱 广皮一钱 茅术一钱(炒) 厚朴一钱 当归二钱 茯苓二钱 白术一钱 木香五分 砂仁一钱 佛手五分 白檀香五分

【主治】肝气太强,脾胃受制,中脘不舒,饮食减少,脉左关甚弦,右部略沉细。

【临床报道】脘痞:无锡顾左,患中脘不舒,饮食减少,诊其脉左关甚弦,右部略沉细。前医与承气汤重药轻投,未效。予以制抑木和中汤三剂而愈。

42674 抑气内消散

《寿世保元》卷九。为《回春》卷八"益气内消散"之异名。见该条。

42675 抑气养荣汤

《医钞类编》卷二十一。即《金鉴》卷六十四"香贝养荣汤"去人参,加黄芪、柴胡。见该条。

42676 抑火化痰汤(《何氏济生论》卷五)

【组成】贝母 桔梗 黄芩 陈皮 半夏 川芎 麦冬 防风 枳壳 黄连 甘草 瓜蒌 白茯 香附

【用法】加生姜三片,水煎服。

【主治】上焦有火,胸膈有痰,吐咯不出。

42677 抑火安心丹(《卒中辑要》)

【组成】人参一两 石膏五钱 茯神一两 天花粉五钱 菖蒲一钱 麦冬三钱 玄参一两

【用法】水煎服。

【主治】胃气过热,不能安心中之火,而一时昏眩卒倒,痰声如锯,奄忽不知人,非中风者。

【方论选录】此方妙在用石膏于人参、茯神之中,补心气而泻胃火,则火易消,气又不损,况天花粉之消痰,菖蒲之开窍,又佐之各得其宜,有不定乱而为安者乎。

42678 抑火制阳丹(《洞天奥旨》卷十一)

【组成】玄参五钱 豨莶草二钱 黄柏一钱 生地三钱 熟地一两 丹皮三钱 细甘草一钱 沙参二钱 牛膝一钱 金钗石斛二钱

【用法】水煎服。

【功用】滋阴抑火。

【主治】足三阳经风热,或足少阴肾经火热所致的烟火丹,从两足跗起或从足底心起赤色肿痛。

42679 抑火理脾汤(《玉案》卷三)

【组成】山栀 白术 扁豆 寒水石各二钱 山药 黄连 茯苓 沙参

【用法】加莲子七个,水煎服。

【主治】中消。

【备考】方中山药、黄连、茯苓、沙参用量原缺。

42680 抑心清肺丸(《古今医鉴》卷七)

【组成】黄连三两 赤茯苓三两 阿胶二两

【用法】上为极细末,水熬阿胶和丸,如梧桐子大。每服五六十丸,食后米饮送下。

【主治】虚劳,肺热咯血咳嗽,兼治血痢。

【方论选录】连、苓有降心火之功,阿胶具保肺金之力,则嗽除血止而病自愈矣。

42681 抑阳乌龙膏(《重订通俗伤寒论》)

【组成】陈小粉四两(炒黄,研细)

【用法】用陈米醋调成糊,熬如黑漆,瓷罐收藏。用时量核大小调抑阳散外贴。

【主治】瘰疬因于肝火痰凝者。

42682 抑阳酒连散(《原机启微》卷下)

【组成】生地黄 独活 黄柏 防风 知母各三分 蔓荆子 前胡 羌活 白芷 生草各四分 黄芩(酒制) 寒水石 栀子 黄连(酒制)各五分 防己三分

【用法】作一服。水二盏,煎至一盏,去滓,大热服。

【功用】抑阳缓阴。

【主治】神水紧小,渐如菜子许,及神水外围相类虫蚀者,然皆能睹物不昏,微有眊矂羞涩之证。

【方论选录】此方以生地黄补肾水真阴为君;独活、黄柏、知母俱益肾水为臣;蔓荆子、羌活、防风、白芷群队升阳之药为佐者,谓既抑之,令其分而更不相犯也;生甘草、黄芩、栀子、寒水石、防己、黄连不走之药为使者,惟欲抑之,不欲祛除也;诸用酒制者,为引导也。

42683 抑阳清暑汤(《医方简义》卷二)

【组成】石膏三钱(煅) 秦艽二钱 白芍一钱 赤小豆一钱 石决明六钱(生) 琥珀八分 郁金一钱 川黄连八分 青蒿子八分

【用法】加绿豆一合,煎汤代水煎药服。

【主治】暑厥,面赤口渴者。

42684 抑阴地黄丸

《准绳·类方》卷一。即《本事》卷十"地黄丸"。见该条。

42685 抑阴地黄丸

《四明心法》卷中。为《校注妇人良方》卷二十四"加味地黄丸"之异名。见该条。

42686 抑阴肾气丸

《成方切用》卷二。即《四明心法》卷中"益阴肾气丸"。见该条。

42687 抑肝开郁汤

《便览》卷二。为《医便》卷四"抑肝散"之异名。见

该条。

42688 抑肝化积汤（《便览》卷一）

【组成】羌活五分 黄连五分 柴胡 当归 龙胆草各五分 薄荷三分 大黄五分 芍药七分 川芎五分 使君子仁五个 砂糖少许 木贼五分

【用法】水煎,食远热服。

【主治】积块日久,上攻眼目涩暗,或生翳膜遮睛。

42689 抑肝化痰汤（《中医内科临床治疗学》引冷柏枝方）

【组成】山栀 黄芩 龙胆草 菊花 防风各10克 半夏 橘红 甘草各6克 制川军10克 礞石30克 茯苓12克

【用法】水煎服。

【功用】清热化痰,凉肝泻热。

【主治】痰热肝火证,痰多而粘稠色黄,或结为块,胸膈痞闷,恶心时作,口干口苦,头晕目眩,胁痛目赤,烦躁易怒,少寐多梦,小便短赤,大便干燥,舌红,苔黄腻,脉弦滑有力,或弦数。

【方论选录】山栀、黄芩清三焦郁火;龙胆草清肝胆实热;菊花、防风凉肝散风利头目,并能顺逆肝木上升之性;半夏、橘红燥湿化痰;制军、礞石开化顽痰而通肠利肺,使痰热从大便排出;茯苓、甘草健脾利湿。合之则肺、脾、肝三脏兼治。

42690 抑肝导赤汤（《嵩崖尊生》卷七）

【组成】柴胡 钩藤 当归 川芎 羌活 防风 白术 茯苓 栀子(炒) 生地 木通 生草 炙草

【主治】一切手搐病,素弱者。

42691 抑肝导赤散（《嵩崖尊生》卷十五）

【组成】泻赤汤加胆星 贝母 苏子各四分

【主治】小儿急惊愈后有痰者。

42692 抑肝扶脾汤（《金鉴》卷五十二）

【组成】人参 白术(土炒) 黄连(姜炒) 柴胡(酒炒) 茯苓 青皮(醋炒) 陈皮 白芥子 龙胆草 山楂 神曲(炒) 炙甘草

【用法】加生姜、大枣,水煎服。

【主治】小儿肝疳,病势稍退者。

42693 抑肝扶脾汤（《顾氏医径》卷五）

【组成】人参 白术 黄连 柴胡 茯苓 青皮 陈皮 莱菔子 胆草 山楂 神曲 炙草

【主治】小儿肝疳,面目爪甲皆青,眼盲眵泪,燥渴烦急,粪青如苔。

42694 抑肝扶脾散（《寿世保元》卷八）

【组成】人参五分 白术六分 茯苓八分 陈皮六分 青皮(僵蚕炒)六分 龙胆草(酒洗)八分 白芥子(炒)八分 柴胡三分 山楂八分 神曲(炒)六分 黄连(姜炒)一钱 胡黄连三分 甘草三分

【用法】上判一剂。加生姜三片,大枣一个,水煎,温服。

【主治】小儿癖积,日久不消,元气虚弱,脾胃亏损,肌肉消削,肚大青筋,发热口干,肚腹胀满。

42695 抑肝定痛饮（《玉案》卷五）

【组成】广木香 橘红 青皮 柴胡 白芍 当归各一钱五分 官桂六分 沉香 枳壳各一钱

【用法】水煎,热服。

【主治】怒气伤肝胁痛。

42696 抑肝顺气汤（《不知医必要》）

【组成】柴胡 青皮 生地 草决明 当归各一钱五分 香附(酒炒,杵)二钱 黄芩一钱 白芍药(酒炒)一钱五分 川芎一钱 甘草七分

【功用】凉补行滞。

【主治】眼红不退,气滞血凝,上攻头目,眼眶胀痛。

42697 抑肝消毒散（《杂病源流犀烛》卷二十三）

【组成】山栀 柴胡 黄芩 连翘 防风 荆芥 甘草 赤芍 归尾 灯心 金银花

【主治】肝风郁滞,耳内生疮有脓者。

【加减】渴,加天花粉。

42698 抑肝清气饮（《内经拾遗》卷一）

【组成】香附(便制)一钱 苍术(泔浸)八分 抚芎七分 神曲(炒)八分 白茯苓(去皮)七分 栀子(姜汁炒黑)七分 黄连(姜汁炒)七分 枳实(麸炒)七分 甘草三分 沉香(磨水)二分 山楂七分

【用法】上水二钟,加生姜三片,煎八分,食后服。

【主治】怒气伤肝而致煎厥,郁结痞闷。

【加减】如脾胃虚弱,暂减栀子,加土炒白术、白芍、陈皮各八分;膈上胀闷,加桔梗、槟榔各五分;有痰,加贝母八分。

42699 抑青明目汤

《东医宝鉴·外形篇》卷一。即《古今医鉴》卷九引云林方“抑清明目汤”见该条。

42700 抑眩宁胶囊（《新药转正》6册）

【组成】白芍 苍耳子 陈皮 胆南星 茯苓 枸杞子 黄芩 菊花 牡蛎 山楂 生铁落 竹茹

【用法】上制为胶囊剂。每服4~6粒,一日3次。

【功用】平肝潜阳,降火涤痰,养血健脾,祛风清热。

【主治】肝阳上亢,气血两虚型眩晕症。

42701 抑清明目汤（《古今医鉴》卷九引云林方）

【组成】当归 白芍 生地黄 白术 茯苓 陈皮 半夏 龙胆草 柴胡 黄连 栀子 牡丹皮 白豆蔻 甘草

【用法】加生姜,水煎服。

【主治】妇人因怒气伤肝,眼目昏暗如云雾中。

【备考】本方方名,《东医宝鉴·外形篇》引作“抑青明目汤”。

42702 抑火清肝退翳汤（《慈禧光绪医方选议》）

【组成】羚羊一钱半 木贼三钱 蒺藜三钱(研) 青皮三钱(片) 泽泻二钱 蒙花二钱 蛇蜕一钱半 石决明三钱(生,研) 防风二钱 甘草一钱

【功用】抑火清肝退翳。

【主治】肝经火郁,湿热上蒸,致目中黑睛突起白点,形似浮翳,时觉涩痛。

投

42703 投杯汤（《医心方》卷九引《范汪方》）

【组成】款冬花四十个 细辛一两 紫菀二两 甘草二两 五味子半斤 杏仁四十个 半夏半升(洗) 桂心二两 麻黄(㕮咀)二两 干姜二两

【用法】上㕮咀。以水八升,煮取二升,分再服。温卧汗出。

【主治】久嗽上气,胸中寒冷,不能得食饮,卧不安席,牵绳而起,咽中如水鸡声。

【宜忌】《外台》引《古今录验》:忌海藻、菘菜、生菜、羊肉、饧。

42704 投杯汤

《医心方》卷九引《小品方》。为《外台》卷十(注文)引《范汪方》"沃雪汤"之异名。见该条。

42705 投杯汤(《外台》卷十《深师方》)

【异名】麻黄石膏汤(《千金》卷十八)。

【组成】小麦一升 麻黄四两(去节) 厚朴五两 石膏如鸡子大 杏仁五合

【用法】以水一斗,煮取小麦熟,去麦纳药,煮取三升,分三服。

【主治】久逆上气胸满,喉中如水鸡鸣。

【加减】咳嗽甚者,加五味子、半夏(洗)各半升,干姜三累。

【备考】本方方名,《千金》(注文)引作"小投杯汤"。

42706 投杯汤(《外台》卷十引《深师方》)

【异名】大枣汤(《医心方》卷九引《古今录验》)。

【组成】款冬花二十分 杏仁四十个 甘草一两(炙) 大枣二十个 桂心二两 麻黄四两(去节) 生姜 半夏(洗)各三两 紫菀 细辛各一两

【用法】上切。以水八升,煮取二升,顿服之。一方分再服,卧令汗出,食粥数口,勿饱食。

【主治】咳逆上气,胸中塞不得息,卧不安席,牵绳而起,咽中如水鸡声。

【宜忌】忌海藻、菘菜、羊肉、饧、生葱、生菜。

42707 投杯汤(《外台》卷十引《古今录验》)

【组成】石膏四两(碎) 甘草二两(炙) 五味子三两 大枣二十个 人参 桂心 半夏(洗) 杏仁各二两 麻黄三两(去节) 生姜四两

【用法】上切。以水一斗,煮取三升,一服六合,日三夜一。

【主治】积病后,暴上气困笃。

【宜忌】忌羊肉、饧、海藻、菘菜、生菜。

42708 投杯麻黄汤

《外台》卷十(注文)引《范汪方》。为原书同卷"沃雪汤"之异名。见该条。

抗

42709 抗佝方(《效验秘方·续集》朱瑞群方)

【组成】黄芪 20 克 菟丝子 20 克 煅龙骨 10 克(先煎) 炒谷芽 10 克 炒麦芽 10 克

【用法】每日一剂,水煎二次,取汁 100~150 毫升,分 2~3 次服。

【功用】益气补肾,健脾壮骨。

【主治】小儿维生素 D 缺乏之佝偻病。

42710 抗毒丸(《赵炳南临床经验集》)

【组成】金银花六两 青连翘六两 地丁草六两 天花粉六两 干生地六两 苦桔梗五两 大青叶三两 龙胆

草二两 板蓝根三两 公英二两 没药一两 黄连五钱 梅片一钱五分 牛黄一钱五分 朱砂一两 寒水石一两五钱 青黛一两

【用法】上为细末,水泛为丸,如绿豆大(或制片)。每服二钱,温开水送下,一日二次。

【主治】痈、疔、疖等体表化脓性感染。

42711 抗痨丸(《成方制剂》7 册)

【组成】矮地茶 白及 百部 穿破石 桑白皮 五指毛桃

【用法】制成丸剂,每丸重 3 克。口服,一次 1 丸,一日 3 次;小儿酌减。

【功用】活血止血,散瘀生新,祛痰止咳。

【主治】浸润型肺结核,痰中带血。

【备考】本方改为胶囊剂,名"抗痨胶囊"(见《成方制剂》3 册)。改为颗粒剂,名"抗痨颗粒"(见《成方制剂》7 册)。

42712 抗过敏膏(《北京市中成药规范》第二册)

【组成】乌梅五两 防风三两 柴胡三两 生甘草三两 五味子(醋制)三两 白鲜皮五两 苦杏仁三两

【用法】上药加蜜一斤,制成稠膏,每瓶装二两。每服五钱,热开水冲服,一日二次。

【功用】清热去湿,散风止痒。

【主治】风热蕴结湿风毒引起的风湿疙瘩时起时伏,周身刺痒,怕冷发热,骨节酸痛,过敏性皮肤病,荨麻疹。

42713 抗栓胶囊(《成方制剂》17 册)

【组成】壁虎 蟾酥 穿山甲 丹参 当归尾 地龙 蜂房 甘草 骨碎补 僵蚕 马钱子 虻虫 麝香 水蛭 土鳖虫 土茯苓 乌梢蛇 蜈蚣 延胡索

【用法】制成胶囊,每粒重 0.3 克。口服,一次 5~8 粒,一日 3 次。

【功用】活血化瘀,抗栓通脉。

【主治】血栓闭塞性脉管炎瘀血阻络证。以及脑血栓、心肌梗死,血栓静脉炎等。

42714 抗衰灵膏(《成方制剂》12 册)

【组成】黄芪 40 克 白术 20 克 枸杞子 40 克 地黄 20 克 桑椹 40 克 菟丝子 20 克 茯神 40 克 熟地黄 10 克 芡实 40 克 麦冬 10 克 党参 20 克 莲子 10 克 黄精 20 克 山茱萸 10 克 何首乌 20 克 甘草 10 克 五味子 20 克 山药 10 克 玉竹 20 克 柏子仁 10 克 紫河车 20 克 龙眼肉 10 克 葡萄干 20 克 丹参 10 克 黑豆 20 克 乌梅 4 克

【用法】制成膏剂。口服,一次 10 克,一日 2 次。

【功用】滋补肝肾,健脾养血,宁心安神,润肠通便。

【主治】头晕眼花,精力衰竭,失眠健忘,各种原因引起的身体虚弱。

42715 抗病毒栓(《成方制剂》11 册)

【组成】板蓝根 地黄 广藿香 连翘 芦根 石菖蒲 石膏 郁金 知母

【用法】制成栓剂,每粒 1 克。肛门内插入约 2 厘米处。儿童一次 1 粒,一日 3 次。成人加倍。

【功用】清热解毒,滋阴除烦。

【主治】时疫感冒,痄腮,温病初起诸证。

42716 抗痨胶囊

《成方制剂》3 册。即原书 7 册"抗痨丸"改为胶囊剂。见该条。

42717 抗痨颗粒

《成方制剂》7 册。即原书"抗痨丸"改为颗粒剂。见该条。

42718 抗痫灵方（《效验秘方·续集》何世英方）

【组成】天竺黄 9 克　胆南星 9 克　僵蚕 9 克　白附子 4.7 克　全虫 3 克　钩藤 9 克　白矾 1.6 克　郁金 4.7 克　青礞石 9 克　煅磁石 31 克　朱砂 1.6 克　半夏 9 克　菊花 9 克　盆沉香 1.6 克　龙胆草 3 克　竹沥 15.6 克　神曲 15.6 克　紫石英 18.8 克　牛黄 0.6 克　羚羊角粉 0.6 克

【用法】制成丸剂，每丸 1.6 克。一日总量：周岁以内 1～2 丸，1～2 岁 2～4 丸，3～6 岁 4～5 丸，7～10 岁 6～9 丸，11～14 岁 9～12 丸。分 2～3 次，温水吞服。

【功用】清热化痰，平肝熄风。

【主治】癫痫。

42719 抗感颗粒（《中国药典》2010 版）

【组成】金银花 700 克　赤芍 700 克　绵马贯众 233 克

【用法】上制成颗粒剂。开水冲服，一次 10 克，一日 3 次。

【功用】清热解毒。

【主治】外感风热引起的感冒，症见发热、头痛、鼻塞、喷嚏、咽痛、全身乏力酸痛。

【宜忌】孕妇慎服。

42720 抗饥消渴片（《成方制剂》1 册）

【组成】地黄　枸杞子　红参　黄柏　黄连　麦冬　熟地黄　五味子　玉竹

【用法】制成片剂，每片重 0.3 克。口服，一次 12 片，一日 3 次。

【功用】养阴益气，润燥生津，抗饥止渴。

【主治】非胰岛素依赖型糖尿病，以及慢性萎缩性胃炎属胃阴虚者。

42721 抗老延年丸

《新药转正》20 册。为原书同册"益肾强身丸"之异名。见该条。

42722 抗变肾病方（《效验秘方·续集》朱宗元方）

【组成】乌梅 4 克　防风 3 克　柴胡 5 克　五味子 4 克　甘草 2 克　雷公藤 7 克　生黄芪 10 克　红花 5 克　桃仁 5 克　熟地 6 克　桑螵蛸 4 克

【用法】每日一剂，水煎二次，分二次温服。

【功用】补脾益肾，升清降浊。

【主治】慢性肾炎，肾病。

42723 抗骨增生丸

《中国药典》2000 版，为《成方制剂》1 册"抗骨质增生丸"之异名，见该条。

42724 抗骨增生片（《成方制剂》7 册）

【组成】狗脊　骨碎补　鸡血藤　莱菔子　鹿衔草　肉苁蓉　熟地黄　淫羊藿

【用法】上制成片剂。口服，一次 4 片，一日 2 次。

【功用】补肾，活血，止痛。

【主治】肥大性脊椎炎，颈椎病，跟骨刺，增生性关节炎，大骨节病。

42725 抗骨髓炎片（《成方制剂》6 册）

【组成】白花蛇舌草　白头翁　半枝莲　地丁　金银花　蒲公英

【用法】上制成片剂，每片重 0.4 克（相当于原药材 3 克）。口服，一次 8～10 片，一日 3 次，儿童酌减。

【功用】清热解毒，散瘀消肿。

【主治】附骨疽及骨髓炎属热毒血瘀者。

42726 抗栓再造丸（《成方制剂》3 册）

【组成】冰片　草豆蔻　穿山甲　穿山龙　大黄　丹参　胆南星　当归　地龙　甘草　葛根　何首乌　红参　红花　黄芪　牛黄　牛膝　全蝎　三七　麝香　水蛭　苏合香　桃仁　天麻　土鳖虫　威灵仙　乌梢蛇　细辛　朱砂

【用法】制成丸剂。口服，一次 3 克，一日 3 次。

【功用】活血化瘀，舒筋通络，息风镇痉。

【主治】脑卒中后遗症恢复期的手足麻木，步履艰难，瘫痪，口眼㖞斜，语言不清。

42727 抗栓保心片（《成方制剂》12 册）

【组成】丹参　白芍　刺五加　郁金　山楂

【用法】制成片剂。口服，一次 3～4 片，一日 3 次，饭后服。

【功用】活血化瘀，通络止痛，益气降脂。

【主治】气血瘀滞所致的胸闷、憋痛、心悸等症，以及冠心病、心绞痛、心律不齐、高血脂符合上述证候者。

42728 抗病毒颗粒（《成方制剂》18 册）

【组成】白芷　板蓝根　川射干　贯众　青蒿　忍冬藤　山豆根　鱼腥草　重楼

【用法】制成颗粒。开水冲服。一次 3～6 克，一日 3 次。

【功用】清热解毒。

【主治】病毒性上呼吸道感染（病毒性感冒）。

42729 抗菌消炎片（《成方制剂》7 册）

【组成】百部　大黄　大青叶　黄芩　金钱草　金银花　知母

【用法】制成片剂，每片相当于原药材 0.5 克。口服，一次 4～8 片，一日 3 次；儿童酌减。

【功用】清热，泻火，解毒。

【主治】风热感冒，咽喉肿痛，实火牙痛。

42730 抗敏通窍方（《效验秘方·续集》朱瑞群方）

【组成】乌梅 9 克　防风 9 克　甘草 5 克　细辛 3 克　白芷 6 克　川芎 6 克　苍耳子 9 克　辛夷 6 克

【用法】每日一剂，水煎分二次温服。

【功用】疏风通窍。

【主治】小儿过敏性鼻炎。

【加减】如咽红肿痛者，加牛蒡子、僵蚕、玄参、青黛；如咳喘气急者，加炙苏子、葶苈子、黄芩、地龙；如流涕黄浊者，加鱼腥草、黄芩、桃仁、红花；如缓解期患者，加红花、桃仁、当归、白芍、熟地。

42731 抗感冒颗粒（《成方制剂》15 册）

【组成】板蓝根　防风　甘草　黄芩　金银花　荆芥　桔梗　连翘　青蒿

【用法】制成颗粒剂。开水冲服，一次 15～30 克，一日

3 次。

【功用】疏风解表,清热解毒。

【主治】风热感冒,发热恶风,鼻塞头痛,咽喉肿痛。

42732 抗感解毒片《新药转正》39 册)

【组成】葛根 金银花 黄芩 连翘 大青叶 绵马贯众 板蓝根 菊花 白芷 茵陈 栀子

【用法】制成片剂,每片重 0.3 克。口服,一次 4 片,一日 3 次。

【功用】清热解毒,凉血消肿。

【主治】风热感冒,流感,腮腺炎。

【备考】本方改为胶囊剂,名"抗感解毒胶囊"(见原书);改为颗粒剂,名"抗感解毒颗粒"(《成方制剂》18 册)。

42733 抗腮灵糖浆《成方制剂》17 册)

【组成】柴胡 大黄 大青叶 甘草 牛蒡子 生石膏 夏枯草 枳壳 竹茹

【用法】制成糖浆剂。口服,一次 20~30 毫升,一日 2 次。

【功用】清热解毒,消肿散结。

【主治】腮腺炎,淋巴结炎,扁桃体炎,咽颊炎等。

42734 抗骨质增生丸《成方制剂》1 册)

【组成】狗脊 骨碎补 鸡血藤 莱菔子 牛膝 女贞子 肉苁蓉 熟地黄 淫羊藿

【用法】制成丸剂,大蜜丸每丸重 3 克。口服,水蜜丸一次 2.2 克,小蜜丸一次 3 克,大蜜丸一次 1 丸,一日 3 次。

【功用】补腰肾,强筋骨,活血,利气,止痛。

【主治】增生性脊椎炎(肥大性胸椎炎,肥大性腰椎炎),颈椎综合征,骨刺。

【备考】本方改为胶囊剂,名"抗骨增生胶囊"(见《中国药典》2010 版)。

42735 抗病毒口服液《新药转正》2 册)

【组成】板蓝根 广藿香 连翘 芦根 生地黄 石菖蒲 石膏 郁金 知母

【用法】上制成口服液。口服,一次 10 毫升,一日 2~3 次。

【功用】清热祛湿,凉血解毒。

【主治】风热感冒、温病发热及上呼吸道感染、流感、腮腺炎等病毒感染疾患。

【备考】本方改为糖浆剂,名"抗病毒糖浆"(见同书39 册)。

42736 抗骨增生胶囊

《中国药典》2010 版。即《成方制剂》1 册"抗骨质增生丸"改为胶囊剂。见该条。

42737 抗感解毒胶囊

《新药转正》39 册。即原书同册"抗感解毒片"改为胶囊剂。见该条。

42738 抗感解毒颗粒

《成方制剂》18 册。即《新药转正》39 册"抗感解毒片"改为颗粒剂。见该条。

42739 抗扁桃腺炎合剂《成方制剂》6 册)

【组成】板蓝根 大黄 黄芩 连翘 麦冬 青果 山豆根 玄参

【用法】上制成口服液剂。口服,一次 25 毫升,一日

3 次。

【功用】泻热解毒,清利咽喉。

【主治】急性扁桃体炎,咽喉炎。

护

42740 护子汤《慈幼心书》卷九)

【组成】茯苓三钱 白术二钱 人参一钱 柴胡五分 桂枝二分

【主治】小儿偶感风邪,发热身颤,手背反张。

【方论选录】《辨证录》:小儿初伤风寒,必从太阳而入,今用桂枝、柴胡两解其太阳、少阳之邪,则邪不敢遁入于阳明;况有人参以固其脾胃之气,则邪尤不敢入于中宫;加入白术以利腰脐,茯苓以通膀胱,则邪从外入者即散。即无外邪,而柴胡以舒肝气,桂枝以暖脾胃之土,正有利益,又何损哉?

42741 护元丹《疡医大全》卷二十八)

【组成】防风 白鲜皮 麻黄 大枫肉(去油) 当归 牡丹皮 山药 菟丝子 牛膝 川续断 黄柏 黄耆各二两 泽泻 白茯苓 黄芩 广桂枝 乳香 紫荆皮 没药 知母 白芷 荆芥各一两 熟地四两 胡麻四合

【用法】上为末,炼蜜为丸,如梧桐子大。先用愈风汤洗浴,切要避风。每服一百丸,食后暖酒送下。即睡取汗。隔五日取汗一次,三次即愈。

【主治】干疯,白癜风。

42742 护内汤《辨证录》卷九)

【组成】白术三钱 茯苓三钱 麦芽一钱 山楂五粒 甘草一钱 柴胡一钱 半夏一钱 枳壳五分 神曲八分 肉桂二分

【用法】水煎服。

【功用】消食,祛逐外邪。

【主治】人有好食肥甘炙之物,遂至积于胸胃久而不化,少遇风邪,便觉气塞不通。

42743 护从丸《外科大成》卷四)

【组成】川椒五钱 雄黄五钱 杏仁一百粒(去皮尖)

【用法】上为末。烧酒打飞罗面糊为丸,如梧桐子大。杨梅疮发疮时,令侍从人服之。每服十余丸,空心白滚汤送下。

【功用】预防杨梅疮传染。

42744 护心丸《仙拈集》卷四)

【组成】乳香 没药 蜜陀僧(煅) 自然铜(醋淬)二次 地龙(焙) 木鳖子(去壳) 川椒各等分

【用法】炼蜜为丸,如弹子大。每服一丸,酒送下。未杖时预服。

【功用】减轻杖痛,免血攻心。

42745 护心丸《伤科补要》卷三)

【组成】牛黄一钱 血竭四钱 辰砂(水飞,为衣) 木耳灰一两 乳香 没药各一两五钱

【用法】上为末,炼蜜为丸服。

【主治】❶《伤科补要》:汤火之患,毒气攻心及瘀血上冲,昏晕。❷《外科集腋》:跌打损伤危急者。

【备考】《外科集腋》本方用法:丸如芡实大。每服三

丸,酒磨服;小儿用一丸。

42746 护心丸(《接骨入骱全书》)

【组成】乳香 没药 番木鳖 无名异 当归 苏木 白头地龙(去土) 陈麻灰各等分

【用法】上为末,蜜丸如弹子大。每服三丸,或酒或汤送下。不可多行动。

【主治】金疮内伤。

42747 护心丸

《外科真诠》卷下。即《疮疡经验全书》卷二"护心散"改为丸剂。见该条。

42748 护心丹

《疡科心得集·方汇》卷中。即《丹溪心法附余》卷十六"乳香护心散"。见该条。

42749 护心丹(《外科证治全书》卷四)

【组成】自然铜(醋煅七次) 木鳖子(制) 无名异(洗) 制乳香 制没药 苏木 当归 蚯蚓(去土)各等分(一方有肉桂 土鳖虫)

【用法】上为细末,和匀,炼蜜为丸,重二钱。每服一丸,黄酒化下,未受刑之先宜服之,即受刑之后,宜将热尿饮之,亦服该丹,外用银朱,火酒敷之。

【主治】夹伤。

42750 护心丹(《青囊秘传》)

【组成】绿豆粉一两 乳香五钱 没药五钱 辰砂一钱 甘草一钱

【用法】上为末。每服二钱,白滚汤调下,早、晚各一次。

【主治】阳毒内攻,口干烦躁,恶心呕吐。

42751 护心散(《本草纲目》卷二十四引《李嗣立外科方》)

【异名】内托散、乳香万全散。

【组成】真绿豆粉一两 乳香半两

【用法】加灯心同研和匀,每服一钱,以生甘草浓煎汤调下,时时呷之。若毒气冲心,有呕逆之证,大宜服此。服至一两,则香彻疮孔中。凡有疽疾,一日至三日之内,宜连进十余服,方免变证,使毒气外出。服之稍迟,毒气内攻,渐生呕吐,或鼻生疮菌,不食即危矣。四五日后,亦宜间服之。

【功用】出毒气,预防毒气内攻。

【主治】疽疾初期,及毒气冲心,呕逆者。

【方论选录】绿豆压热,下气消肿解毒;乳香消诸痈肿毒。服之一两,则香彻疮孔中。

42752 护心散

《外科精要》卷上。为《本事》卷六"内托散"之异名。见该条。

42753 护心散

《仙传外科集验方》。为原书同卷"百二散"之异名。见该条。

42754 护心散(《疮疡经验全书》卷二)

【组成】青靛二两 雄黄五钱 麝香少许 苍耳灰二钱

【用法】上为细末。每服二钱,蜜水调下。

【主治】疔疮烦躁作渴,恶毒攻心。

【备考】本方改为丸剂,名"护心丸"(见《外科真诠》)。

42755 护心散

《赤水玄珠》卷二十九。为《普济方》卷二七三"不二散"之异名。见该条。

42756 护心散

《外科正宗》卷一。为《丹溪心法附余》卷十六"乳香护心散"之异名。见该条。

42757 护心散(《痘疹仁端录》卷十四)

【组成】乳香(去油)一钱 山甲(土炒)二钱 官桂三分 蜈蚣一条

【用法】上为末。每服五七分,酒调下。

【功用】起补空痘。

【主治】痘不起胀,毒将伏内。

42758 护心散(《外科大成》卷二)

【组成】雄黄三钱 珍珠二钱 血竭二钱 乳香 没药 儿茶 象皮 龙骨 赤石脂(煅)各一钱 麝香 冰片各五分

【用法】上为末。于蒸洗时服三五分,立能止痛。

【主治】金腮瘰毒痄腮,久不合口而成漏者。

【备考】蒸法:用面作井圈,围粘疮口,勿令漏泄,次掺护心散于疮口内,再次入药油于井内,令满,用纸条做捻燃之,初用一条,加至三四条,预用绢帕蒙脸,以防油爆,蒸至好肉方痛,根有几处则痛有几处,至大痛时,以水湿纸灭灯,勿令口吹;俟痛稍止,再燃如前,以油干为度;去面井,用地骨皮煎汤一碗,布蘸汤滴于疮口内,以滴汤净为度,用敷药敷四周,以珍珠散掺疮口内,黑膏盖之;俟脓干时加象皮,未收口,内服托里等药。

42759 护心散(《良朋汇集》卷五)

【组成】白蜡三钱

【用法】上为末。未受刑先用滚黄酒冲服。

【功用】预防杖疮疼痛。

42760 护心散(《医学心悟》卷六)

【组成】远志肉(去心,甘草水泡,炒)一两五钱 绿豆粉二两 甘草(炒)五钱 明乳香(箸上炒)二两 辰砂(研细,水飞)二钱

【用法】上为细末。每服三钱,开水送下。

【主治】井口疽、胁痈、肚痈、穿骨疽、鱼口、臀痈。

42761 护心散(《仙拈集》卷四)

【组成】木耳(炒)五钱 乳香 没药各三分 白蜡三钱

【用法】受刑之先,热酒调下。

【功用】预防刑伤杖痛。

42762 护心散(《外科证治全书》卷四)

【组成】大黄一两 没药三钱 乳香三钱 白蜡一两 松香五钱 骨碎补五钱 当归一两 麝香五分

【用法】上药各为细末。猪板油一两,将白蜡、松香同猪油在铜锅内化开后,将各药末拌匀为膏药,贴在伤处,外用油纸包裹,再用线缠住。轻者一膏即愈,重者须贴两膏。夹棍伤重,大约四个月即可行动无虞矣。

【主治】夹伤。

42763 护心散(《揣摩有得集》)

【组成】绿豆粉五钱 朱砂五分(水飞) 乳香一钱(去油) 黄蜡一钱

【用法】上为细末。开水冲服。

【功用】护心,预防毒气入内。

【主治】一切疔毒。

42764 护心散(《外科方外奇方》卷一)

【组成】生绿豆衣一两五钱 甘草节一两 琥珀(同灯心研) 乳香 辰砂 雄黄各一钱

【用法】上为末。每服一钱,空心酒下。

【功用】预防疮疡肿毒毒气内陷。

42765 护心散(《治疗汇要》卷下)

【组成】绿豆粉一两 乳香五钱(去油) 朱砂 甘草各一钱 灯草炭三钱

【用法】上为细末。每服二钱,滚水调下,早、晚各一次,徐徐咽下,令时在胸膈。或用甘草一两浓煎,即用此汤泛为丸。每服三钱。重者饮真麻油、真菜油,或白砂糖三四两,开水调服。俟神清接服醒消丸。

【功用】护心解毒。

【主治】疮肿毒不破,致毒内攻,口渴烦躁,恶心呕吐;并治狗咬伤。

42766 护龙散(《惠直堂方》卷三)

【组成】文蛤(以石灰炒黄色,去灰,出火毒)

【用法】上为极细末。掺五七次愈。

【主治】肾漏。阴囊先肿,后穿破,出黄水,疮如鱼口,能致害命者。

42767 护目膏

《斑疹备急》。为《圣惠》卷八十四"黄柏膏"之异名。见该条。

42768 护目膏

《普济方》卷四〇四。为《直指小儿》卷五"黄柏膏"之异名。见该条。

42769 护舌丹(《辨证录》卷三)

【组成】丹皮三钱 麦冬三钱 桔梗三钱 甘草一钱 玄参五钱 人参一钱 熟地一两 五味子一钱 黄连三分 肉桂一分

【用法】水煎服。一剂而舌之血即止,连服四剂,而舌之烂亦愈。

【功用】大补心肾,交济心肾。

【主治】心火太炎,肾中之水,不来相济,致舌上出血不止者,舌必红烂,其裂纹之中,有红痕发现,血从痕中流出,虽不能一时杀人,然而日加顿困,久亦不可救援。

42770 护肌膏(《直指》卷二十二)

【组成】大南星二两 明白矾(并生用)七钱半 白芨 白及 雄黄

【用法】上为细末。每半两,生地黄取汁调,敷疮晕外旧肉上,自外围而促敛之。又验疮:用新水调,笔蘸敷疮,药力胜,则肿消皮皱易疗,若肿处皮急晕开难疗。

【功用】收晕敛毒。

【主治】痈疽。

【备考】方中白芨、白及、雄黄用量原缺。

42771 护产汤(《叶氏女科》卷三)

【组成】人参 茯苓 附子(制) 白术(蜜炙) 当归 熟地黄 山茱萸 麦冬(去心) 牛膝

【用法】水煎服。

【主治】产后半月后将至满月,少阴感寒邪,而在内之真阳逼越于上焦,上假热而下真寒,少阴证三四日至六七日,忽然手足蜷卧,息高气喘,恶心腹痛者。

42772 护阴丹(《洞天奥旨》卷十六)

【组成】桃仁三两(捣烂) 蛇床子(为末)一两

【用法】绢绫做一长袋如势大,泡湿,将药装入袋中,纳入阴户内。

【主治】妇人阴外中生疮。

42773 护吻散

《洞天奥旨》卷五。为《青囊秘诀》卷上"护唇汤"之异名。见该条。

42774 护身汤(《青囊秘诀》卷下)

【组成】玉米一两 金银花一两 土茯苓一两 肉桂三分 黄柏二钱 车前子三钱

【用法】水煎服。连服十剂愈。

【主治】杨梅疮,服败毒之药,龟头生疳,烂落,连茎亦烂。

42775 护肝片(《中国药典》2000版)

【组成】柴胡 茵陈 板蓝根 绿豆 五味子 猪胆粉

【用法】制成片剂。口服,一次4片,一日3次。

【功用】疏肝理气,健脾消食。

【主治】慢性肝炎及早期肝硬化等。

【备考】本方改为胶囊剂,名"护肝胶囊"(见《新药转正》32册)。

42776 护肝汤(《辨证录》卷八)

【组成】熟地 鳖甲各五钱 山茱萸二钱 何首乌三钱 白芥子三钱 当归一两 柴胡一钱五分

【用法】水煎服。

【功用】补肝祛邪。

【主治】肝木亏虚,邪遂乘机突入,致生厥阴肝经之疟。发疟之时,先寒作颤,寒后变热,面色苍白,善起太息之声,甚者状如欲死,或头痛而渴。

42777 护肛方(《济阳纲目》卷九十五)

【组成】龙骨 石膏各一钱 没药 腻粉各五分

【用法】上为极细末。先以荆芥汤洗患处,次撒之。

【主治】痔疮用枯药去尽乳头后,恐留痔硬头损破肛门,四围成疮者。

【宜忌】切忌毒物、生姜。

42778 护肛膏(《医统》卷七十四引《医学集成》)

【组成】白及 石膏(煅) 黄连各等分

【用法】上为末,以鸡子清调如膏。搭上,煎油纸如月样圈痔,护四旁好肉,每洗一次,换药一次。

【主治】痔疮。

42779 护齿膏(《回春》卷五)

【组成】防风 独活 槐枝各等分 当归 川芎 白芷 细辛 藁本

上剉碎。入香油半斤,浸三日,熬焦去滓,入后药:

白蜡 黄蜡各一两 官粉 乳香 没药 龙骨 白石脂 石膏 白芷各五钱(俱为末) 麝香五分(为末)

【用法】上先将二蜡溶化成膏,方下八味药末,搅匀收瓷器内。好皮纸摊贴在宣处。

【主治】牙龈宣露。

42780 护肾汤（《外科十三方考》）

【组成】大黄 木通 生地各一两 滑石 瞿麦各五钱

【用法】上为末。每服四钱,水煎服。

【主治】枯痔核时,虑生他症,及用枯药时灼坏肾根者。

42781 护岩膏（《理瀹》）

【组成】党参 生黄耆 酒当归 大熟地各一两 川乌 南星各七钱 半夏 陈皮 青皮 川芎 白芍 白术 甘草 羌活 防风 乌药 香附 白芷 枳壳 灵脂 远志 菖蒲 僵蚕 蜂房 木鳖仁 白及 白蔹 五倍子 龙骨 牡蛎 延胡(醋炒)各五钱 生姜 葱白 槐枝 柳枝各二两 凤仙(干者)八钱 艾叶四钱 白芥子 花椒各三钱(上药麻油熬,黄丹收,再入下药) 木香 官桂 乳香 没药 血竭 儿茶 血余灰末各五钱 枯矾 陈壁土各三钱 赤石脂七钱 牛皮胶二两(酒化开)

【用法】乘热搅匀。外用。

【主治】乳岩已破者。

42782 护命丹（《圣惠》卷九十五）

【组成】黄丹 白矾 寒水石各三两

【用法】上为细末,入瓷瓶中固济,以醋满瓶浸,以文火泣令干,便加火煅令通赤,候冷开取,入硫黄一两同研,入瓶,更煅令赤,于润地上,盆合三日夜,出火毒了,研为末。以水浸蒸饼和丸,如绿豆大。每服十丸,空心以酒送下。

【主治】男子冷气,妇人血气,肠风下血,及赤白痢。

42783 护命丹（《圣济总录》卷一九八）

【组成】天麻(剉) 牛膝(去苗,剉)各四两 天仙子一斤(淘净,炒黄)

【用法】以绢袋盛,浸酒中七日七夜,取药炒干,为末,用浸药酒作面糊为丸,如梧桐子大。每服二十丸,空心酒送下。

【功用】消阴保真。

【主治】阴气太盛,五脏昏浊,食毕困乏,虽未中年,衰荼先至。

42784 护命丹

《普济方》卷二二三引《卫生家宝》。为原书同卷"何仙姑庆世丹"之异名。见该条。

42785 护命丹（《永乐大典》卷九七八引《经验普济加减方》）

【组成】天南星 白矾(枯)三钱 干蝎三钱 轻粉一钱 朱砂一钱(研) 雄黄一钱(研) 巴豆霜一钱

【用法】上为细末,水浸蒸饼为丸,如绿豆大。每服五七丸,金银薄荷汤送下。或吐泻汗,效。

【主治】小儿急慢惊风,天吊搐搦,痰涎喘促,五疳腹胀,精神昏愦,恍惚不宁,呕哕吐逆,头发稀疏,肚上青筋,脏腑不和,痢下不稳,乳食难进。

42786 护命散（《圣济总录》卷一七二）

【组成】干蟾一个(五月五日取,烧存性) 白龙骨(捣,研) 雄黄 麝香 石胆 芦荟各一分(研)

【用法】上为细散。每用少许,敷疮上。

【主治】小儿急疳,唇口臭烂,齿宣肿痛。

42787 护命散（《玉案》卷四）

【组成】枯矾一钱 五倍子五钱 龙骨(煅过)一钱五分

【用法】上为细末。以津唾调,塞满脐中,外用绢条扎定,过夜即止。

【主治】盗汗,自汗。

42788 护金汤（《辨证录》卷六）

【组成】麦冬一两 人参三钱 百合五钱 茯苓三钱 紫菀一钱 香薷一钱 甘草一钱

【用法】水煎服。二剂即愈。

【主治】中暑热极,妄见妄言,宛如见鬼,然人又安宁,不生烦躁,口不甚渴。

42789 护肺饮（《辨证录》卷八）

【组成】白术 人参 百合各二钱 白薇 天冬各一钱 麦冬三钱 款冬花五分 天花粉 桔梗各六分

【用法】水煎服。

【主治】心痿而传之肺,咳嗽吐痰,气逆作喘,卧倒更甚,鼻口干燥,不闻香臭,时偶有闻,即芬郁之味,尽是腐朽之气,恶心欲吐,肌肤枯燥,时作疼痛,肺管之内,恍似虫行,干皮细起,状如麸片。

42790 护面散（《外科大成》卷四）

【组成】自己顶心发或女人发(煅存性) 明雄黄各九分

【用法】上为末。分三服,每服用麻油半酒钟调药,黄酒冲服,一日服完。服后服表毒药,则头面不出梅疮。

【功用】预防杨梅疮初发时服表药而上攻头脸。

42791 护骨散（《辨证录》卷九）

【组成】牛膝 丹皮各三钱 金钗石斛 山芋各二钱 熟地 白术 当归各五钱 柴胡 天花粉各一钱

【用法】水煎服。

【主治】人有争强好斗,或赤身不顾,或流血不知,以致筋骨内伤,风入皮肤,畏寒发热,头疼胁痛。

42792 护骨膏（《仙拈集》卷四）

【组成】肥皂(水浸透,去外黑皮,取白肉并仁)

【用法】明日有事,今晚用此敷之,上至脚臁胫一节,下至脚底板心并趾甲内处处敷匀,不可有一毫空隙,以油纸包,外用裹脚缠足,与皮肉一样,颜色不变。用事时其疼可忍,出来时以黄豆浆温温洗之,其豆浆须预先一日将豆泡烂磨浆候用。

【功用】减轻受大刑时疼痛,免致骨伤。

42793 护胎方（《本事》卷十）

【组成】伏龙肝

【用法】上为末。水调涂脐下二寸,干则易。愈即止。又取井中泥涂心下,干则易。

【功用】护胎,令子不落。

【主治】妊娠感时气,身大热。

【方论选录】《普济本事方释义》:伏龙肝气味辛咸微温,入足厥阴。水调涂脐下二寸,以土和水性乃凉也。妊娠患伤寒,身大热,胎不安,以之护胎,则血静而安矣。

42794 护胎饮（《古方汇精》卷三）

【组成】川芎六分 归身 炒白芍 云苓各一钱 上党参(蜜炙) 大生地(炙)各三钱 焦白术 制杜仲 川续断各一钱五分 炙草五分 丹皮八分 淮药二钱 姜皮一分 南枣二枚

【功用】固气安胎。

【主治】经虚胎漏,怀孕二三月,忽然腹痛下血,欲小产者,及已小产者。

42795 护胎散(《玉案》卷五)

【组成】白术 人参 黄芩各二钱 阿胶 艾叶 砂仁各一钱五分

【用法】加生姜三片,黑枣二个,食前水煎服。

【主治】妊娠二三个月,胎气不安,呕吐不止,腰胯酸疼,或有红来。

42796 护首汤(《辨证录》卷二)

【组成】川芎五钱 当归一两 白芷 郁李仁 天花粉各三钱 蔓荆子一钱

【用法】水煎服。

【主治】邪入脑髓而不得出,一时暴发,头痛连脑,双目赤红,如破如裂,所谓真正头痛。

42797 护唇汤(《青囊秘诀》卷上)

【异名】护吻散(《洞天奥旨》卷五)。

【组成】地丁一两 麦冬一两 玄参一两 夏枯草一两 甘草三钱

【用法】水煎服。二剂效。

【功用】泻火毒。

【主治】脾胃火毒所致之唇疔。

42798 护脐丸(《梅氏验方新编》卷二)

【组成】胡椒五分 硫黄一钱

【用法】上为细末。黄蜡一钱溶化为丸,如芡实大。用时取一丸入脐内,以膏药盖之,甚效。

【主治】肚腹诸痛。

42799 护眼膏

《医学入门》卷六。为《直指小儿》卷五"黄柏膏"之异名。见该条。

42800 护眼膏(《玉案》卷六)

【组成】甘草 黄柏 大胭脂各一两(共为末) 绿豆五合(水五碗,浸一昼夜,去豆)

【用法】以绿豆水,加红花四两,煎至二碗,去滓,入前药末成膏。涂眼眶上下。

【主治】痘疹见点后,肝脾二经热甚,两眼肿赤。

42801 护痔药(《外科启玄》卷十二)

【异名】护痔散(《洞天奥旨》卷十五)。

【组成】白及 大黄 黄柏 苦参 寒水石 绿豆粉各等分

【用法】上为细末。熟调涂痔外好肉上。

【功用】枯痔时,护痔外好肉。

【主治】痔疮。

42802 护痔散

《洞天奥旨》卷十五。为《外科启玄》卷十二"护痔药"之异名。见该条。

42803 护痔膏(《外科正宗》卷三)

【组成】白及 石膏 黄连各三钱 冰片 麝香各二分

【用法】上为细末。鸡蛋清调成膏。枯痔时用唤痔散使痔出之后,先用此药围护四旁好肉,方上枯痔散。

【功用】枯痔时保护四旁好肉。

【备考】《张氏医通》本方用法:为细末,鸡子清入白蜜少许,调成膏。护四旁好肉,方上枯痔散。如痔旁肌肉坚者,不必用此。

42804 护脾饮(《辨证录》卷五)

【组成】白术三钱 人参二钱 肉桂三分 陈皮三分 半夏一钱 苏叶五分

【用法】水煎服。

【主治】春月伤风,身热呕吐不止。

42805 护睛丸(《秘传眼科龙木论》卷一)

【组成】木香 大黄 黄芩 黑参各一两 射干 细辛各半两

【用法】上为末,炼蜜为丸,如梧桐子大。每服十丸,空心茶送下。

【主治】小儿胎中受热,目患内障。

42806 护鼻散(《辨证录》卷十三)

【组成】玄参三两 麦冬二两 生甘草一两 生丹砂末三钱 桔梗五钱 金银花三两 天花粉三钱

【用法】水煎,调丹砂末服。一剂,而鼻知香臭矣;连服四剂,鼻黑之色去,不必忧鼻梁之烂落矣。更用全鼻散。

【主治】遍身生杨梅之疮,因误服轻粉,一时收敛,藏毒于内,必至外溃,未几而毒发于鼻,自觉一股臭气冲鼻而出,第二日鼻色变黑,不闻香臭者。

42807 护膜丸

《仙传外科集验方》。为《备急灸法》"矾黄丸"之异名。见该条。

42808 护膜散(《金鉴》卷六十七)

【组成】白蜡 白及各等分

【用法】上为细末。轻剂一钱,中剂二钱,大剂三钱,黄酒调服;米汤亦可。

【功用】防止痈疽透内膜。

【主治】渊疽,及凡肋、胸、胁、腰、腹空软之处发痈疽,当在将溃未溃之际者。

42809 护漏汤(《洞天奥旨》卷十五引林天擎方)

【组成】粪蜣螂一个(焙脆,为末)

【用法】以饭粘展成条,先用猪棕探管之浅深,然后将此药条入管内,其管即退而生肌矣。

【主治】痔漏。

42810 护颜汤(《洞天奥旨》卷五)

【组成】玄参一两 当归一两 金银花二两 瓜蒌半个 生地一两 石膏三钱 白芷二钱 半夏二钱 黄芩二钱

【用法】水六碗,煎至一碗服。五日内即散。

【主治】脸旁鼻外生疮。

42811 护心仙丹(《洞天奥旨》卷十五)

【组成】大黄一两 没药三钱 白蜡一两 松香五钱 乳香三钱 骨碎补五钱 当归一两 三七根三钱 败龟板一两 麝香五分

【用法】上药各为细末,猪板油一两,将白蜡、松香同猪油在铜锅内化开,将各末拌匀为膏。贴之,油纸布包。轻者一膏,重者二膏足矣,夹棍不须四膏。

【主治】杖疮。

42812 护心胶囊(《成方制剂》19册)

【组成】冰片 隔山香 毛冬青 毛麝香 三七 石

菖蒲　吴茱萸　淫羊藿

【用法】制成胶囊剂,每粒0.34克。口服,一次1~2粒,一日3次。如出现口干、口苦,可用淡盐水送服。

【功用】活血化瘀,温中理气。

【主治】心血瘀阻或心阳不足引起的胸部刺痛、绞痛及胸闷气短,心悸汗出,畏寒肢冷,腰膝酸软等症;或冠心病出现上述症候者。

42813 护肝宁片(《成方制剂》13册)

【组成】垂盆草　丹参　虎杖　灵芝

【用法】制成片剂。口服,一次4~5片,一日3次。

【功用】清热利湿,益肝化瘀,舒肝止痛;退黄,降低谷丙转氨酶。

【主治】急性肝炎及慢性肝炎。

42814 护肝胶囊

《新药转正》32册。即《中国药典》2000版"护肝片"改为胶囊剂。见该条。

42815 护壁都尉(《得效》卷十九)

【组成】防风(去芦)　厚朴(去粗皮,姜汁炒)　苦梗白芷　黄耆(炙)各半两　川芎　甘草　柳桂　当归各三钱　人参二钱

【用法】上为末。每服二钱,空心温盐酒调下;不饮酒者,用木香汤调下。兼服降气汤尤妙。疮口溃后,服至愈而止,更服为佳。

【功用】去旧生新,补气血。

【主治】诸发已溃,老人气血虚弱者。

42816 护心七厘散(《蕙怡堂经验方》卷三)

【组成】接骨虫(不拘多少,放入坛内,又放酒酱在内,候虫自吃饱,取出晒干为末)　闹羊花子(不拘多少,烧酒拌透,晒干为度,研末)　黄耆　当归　枣仁　桔梗　甘草　人参各等分

【用法】上为末。如肥壮之人可服三分,瘦弱之人服二分,老弱人只服一分,于临卧时好酒冲服。

【主治】跌打损伤。

【宜忌】避风。

42817 护心夺命丹(《广笔记》卷一)

【组成】肉豆蔻一两五钱　白芍药(酒炒)六两　炙甘草一两　广橘红三两　白扁豆(炒)三两　滑石六两　赤曲(炒,研)四两　莲肉(去心,炒焦黄)五两　绿色升麻(醋炒)二两五钱　川黄连(切片,拌好酒,同吴茱萸浸二宿,瓦上炒干,分开连、萸各贮,用净黄连)三两

【用法】上为细末,炼蜜为丸,如绿豆大。每服三钱,白汤送下。如噤口痢并虚弱人,即以前方中去豆蔻,另以人参三钱煎浓汤送下。

【主治】虚弱人患痢及痢久脾虚者。

【加减】白痢,加茱萸一两。

42818 护心托里饮(《直指附遗》卷二十二)

【组成】人参　黄耆　当归　川芎　甘草　白芍药　乳香　木香　乌药　官桂　防风　枳壳　桔梗　厚朴各等分

【用法】上㕮咀。加生姜,水煎服。

【主治】痈疽。

42819 护心托里散

《医统》卷八十一。为《本事》卷六"内托散"之异名。见该条。

42820 护心托里散(《广笔记》卷三)

【组成】绿豆粉上　朱砂中　乳香下

【用法】上为极细末,和匀。每服三钱,白滚汤送下。

【主治】痈疽毒气攻心,神昏,作呕,不食。

42821 护心至宝丹(《衷中参西》上册)

【组成】生石膏(捣细)一两　人参二钱　犀角二钱　羚羊角二钱　朱砂(研细)三分　牛黄(研细)一分

【用法】将前四味药共煎汤一茶盅,送服朱砂、牛黄末。

【功用】解入心之热毒。

【主治】瘟疫自肺传心,其人无故自笑,精神恍惚,言语错乱。

42822 护龙解痰散(《点点经》卷四)

【组成】黄芩　黄连　黄柏　连翘　竹叶　生地各一钱　山栀　胆星　枣仁　木香各一钱五分　大黄　朴消各三钱　甘草三分

【主治】六脉洪数,心烦渴燥,身热烧闷。

42823 护耳解毒汤(《洞天奥旨》卷五)

【组成】金银花二两　当归一两　麦冬一两　蒲公英三钱　甘草三钱　桔梗二钱　半夏二钱　川芎五钱

【用法】水煎服。二剂轻,六剂全愈。未溃者,三剂全散;已溃者,十剂全愈。

【主治】左右耳后阴阳疽痛。

【加减】阴虚疽痛色紫黑者,加人参五钱、生黄耆二两。一剂即散。

42824 护阳和阴汤(《温病条辨》卷三)

【组成】白芍五钱　炙甘草二钱　人参二钱　麦冬(连心炒)二钱　干地黄(炒)三钱

【用法】水五杯,煮取二杯,分二次温服。

【主治】温病热入血室,医与两清气血,邪去其半,脉数,余邪不解者。

【方论选录】大凡体质素虚之人,驱邪及半,必兼护养元气,佐以清邪。故以参、甘护阳,白芍、麦冬、生地和阴清邪也。

42825 护胃承气汤(《温病条辨》卷二)

【组成】生大黄三钱　元参三钱　细生地三钱　丹皮二钱　知母二钱　麦冬(连心)三钱

【用法】水五杯,煮取二杯,先服一杯,得结粪,止后服;不便,再服。

【主治】温病下后数日,热不退,或退不尽,口燥咽干,舌苔干黑,或金黄色,脉沉而有力者。

42826 护胎救生散(《圣惠》卷七十四)

【组成】浮萍草一两　川朴消一两　蛤粉一两　川大黄一分(剉碎,微炒)　蓝根一两(剉)

【用法】上为细散。水调封脐上。

【功用】安胎,解烦热。

【主治】妊娠伤寒热病。

42827 护眉神应散(《衷中参西》上册)

【组成】炉甘石一两(煅透,童便淬七次)　珍珠二颗(大如绿豆以上者,纳通草中煅之,珠爆即速取出)　血琥珀三分　真梅片二分　半夏二钱　五铢钱(俗名马镫钱)　开元

钱各一个(皆煅红,醋淬七次)

【用法】上为细末。乳调涂眉上,一日二三次。

【主治】一切眼疾,无论气蒙、火蒙、内螺、云翳,或瞳仁反背,未过十年者。

【加减】若加薄荷冰二分更效。

【临床报道】目生云翳:一室女,病目年余,医治无效,渐生云翳,愚为出方,服之见轻,停药后仍然反复。后得此方,如法制好,涂数次即见轻,未尽剂而愈。

42828 护痘万全汤(《辨证录》卷十四)

【组成】人参五分 黄耆一钱 当归二钱 川芎一钱 白术二钱 茯苓一钱 陈皮三分 牛蒡子三分 桔梗五分 天花粉三分

【用法】水煎服。

【功用】补气补血。

【主治】小儿痘疮至六日,气血大虚,颜色不红绽肥满。

42829 护膜矾蜡丸(《广笔记》卷三)

《广笔记》卷三。为《备急灸法》"矾黄丸"之异名。见该条。

42830 护胎白药子散(方出《证类本草》卷九引《经验后方》,名见《普济方》卷三三九)

【组成】白药子不拘多少

【用法】上为末。用鸡子清调摊于纸花上,可碗口大,贴在脐下胎存生处,干即以温水润之。

【功用】护胎。

【主治】妊娠伤寒。

抉

42831 抉壅汤(《外科证治全书》卷三)

【组成】苍术 苡仁 木瓜 牛膝 川芎 羌活 独活 木通 防风

【用法】水煎,热服。愈后接服六斤丸调补。

【主治】湿伤脾胃,外复感风寒暑湿,内外相搏,气血不行,致生脚气,头疼发热恶寒,状类伤寒,始必两脚酸软,肿痛。

【加减】足胫色赤,为湿热,加黄柏;黄白色者为寒湿,加肉桂;胫足胖肿,生疮痒痛,出黄水,结黄痂,颇类黄水疮,惟身体壮热,心神烦躁,经久难愈,加黄柏、山栀,外敷五美散。

把

42832 把搐膏(《魏氏家藏方》卷十)

【组成】藿香叶三钱(去土) 天南星(炮) 白附子(炮) 麻黄(去节) 天麻各二钱 白僵蚕一钱半(直者,炒去丝) 蝎梢十个(去毒) 龙脑 麝香各少许 蜈蚣一条

【用法】上为末,炼蜜为丸,如鸡头大。每服一丸,葱白汤化下。

【主治】小儿一切惊风。

报

42833 报恩丸(《一草亭》)

【组成】川黄连一两 白羊肝一具(去筋膜,忌铁器)

【用法】以黄连末和肝于砂盆内,研令极细,丸如梧桐

子大。每服三十丸,以滚水送下,连作五剂。

【主治】眼目内障等一切目疾。

【宜忌】忌猪肉、冷水、雄鸡。

拟

42834 拟金丸(《圣济总录》卷九)

【组成】草乌头(生,去皮脐)二两半 骨碎补(去毛)一两半 狗脊(去毛)一两 五灵脂一两 马蔺花一两半 地龙(去土)半两 乳香(研)一两 枫香脂(研)一两 草薢一两半

【用法】上九味,将七味为末,入研者二味和匀,醋煮面糊为丸,如小豆大。每服三丸至五丸,空心、临卧各一服,荆芥汤送下。

【主治】偏风半身不随,不知痛痒。

42835 拟金丹(《鸡峰》卷二十八)

【组成】丹砂 水银各三两 黄丹一斤

【用法】上药同研令水银星尽,入坩瓶中盖口,如法固济,初以文火养候,热彻即加炭十斤,煅令通赤半日久,药成候冷开取,面上白色,内如紫金色,光明甚好,便细研如面,以纸铺地,摊在上,以盆盖之,出火毒一日,候以粟米饭和丸,如绿豆大。空心以温水送下三丸。

【功用】解毒,安心神。

【主治】风邪癫痫,鬼疰心痛,恶疮,丹石发动,消渴,阴黄、惊悸,头面风,赤白带下。

【宜忌】忌羊血。

抒

42836 抒胀汤(《辨证录》卷五)

【组成】神曲三钱 柴胡五分 白芍三钱 茯苓 萝卜子各一钱 厚朴 人参各五分 白豆蔻三个 苏叶八分 白芥子二钱

【用法】水煎服。十剂愈。

【功用】开郁补气。

【主治】气滞致中心郁郁不舒,久则两胁饱满,饮食下喉,即便填胀,不能消化。

连

42837 连贝丸(《医级》卷八)

【组成】黄连(制) 贝母 茯苓 玄参 甘草

【用法】上为末,炼蜜为丸,如弹子大。每服一丸,白汤调下。

【主治】木火刑金,痰随火动,多怒咳烦,声嘶气促,脉洪数者。

42838 连艾煎(《松峰说疫》卷二)

【组成】川连一钱 熟艾二钱

【用法】水煎服。

【主治】瘟疫噤口下痢者。

42839 连芃散(《幼幼新书》卷二十引张涣方)

【组成】黄连(去须) 秦艽(去苗)各一两 甘草半两 天灵盖一个(涂酥,炙黄)

【用法】上为细末。每服半钱,粥饮调下。

【主治】小儿骨热肌瘦。

42840 连归丸(《医学入门》卷八)

【组成】全当归　酒黄连各四两　防风　枳壳各二两

【用法】上为末,用前浸黄连酒打糊为丸,如梧桐子大。每服六七十丸,米饮送下。

【主治】痔漏及脱肛便血。

【宜忌】忌羊、鱼、鸡、鹅、煎炒热物。

42841 连归汤(《医学入门》卷八)

【组成】黄连　当归各一钱　连翘　黄芩各七分　甘草三分

【用法】水煎服。

【主治】诸疮痛。

【加减】黑瘦人,合四物汤,加大枫子、黄柏;肥白人,加荆芥、防风、羌活、白芷、苍术,取其能胜湿也;禀受实者,合四物汤,加大黄、芒消。

42842 连朴丸(《魏氏家藏方》卷七)

【组成】黄连(好者)五两　厚朴十两(去粗皮)

【用法】上咬咀,用生姜十两,取自然汁浸煮干,为细末,清面糊为丸,如梧桐子大。每服五七十丸,空心米饮送下。

【功用】厚肠胃。

【主治】泻痢。

42843 连朴饮(《霍乱论》卷四)

【组成】制厚朴二钱　川连(姜汁炒)　石菖蒲　制半夏各一钱　香豉(炒)　焦栀各三钱　芦根二两

【用法】水煎,温服。

【功用】行食涤痰。

【主治】湿热蕴伏而成霍乱。

【方论选录】《温病学讲义》:本方以川连苦寒清热化湿,厚朴苦温理气化湿,半夏降逆和胃,菖蒲芳香化浊,栀子、豆豉清宣郁热,芦根清利湿热,生津止渴。

【备考】本方方名,《温病学讲义》引作"王氏连朴饮"。

42844 连壳丸(《医学入门》卷七)

【组成】黄连　枳壳各二两(剉)

【用法】上用槐花四两同炒,去槐花,为末,蒸饼为丸服。

【功用】解络脉之结。

【主治】内伤经络便血。

【备考】方中槐花用量原缺,据《杂病源流犀烛》补。

42845 连肚丸(《医学入门》卷六)

【组成】黄连七两

【用法】水湿透,纳雄猪肚内,用线紧缝,饭上蒸十分烂,取出,和少蒸饭捣和为丸,如小豆大。每服二三十丸,米饮送下。

【主治】小儿因虫内耗精髓,外蚀皮肤,致疳症遍体生疮不歇。

42846 连肠丸(《疡科选粹》卷五)

【组成】黄连八两　枳壳六两　甘草四两　雄猪大肠一副

【用法】上前三味为末。将猪肠切数段,拌匀,慢火煮一日,以其汁拌糯米一升,大麦仁一升,炒熟,同熟肠捣烂为丸,如梧桐子大。另以鸡子七个,每个轻轻破顶上一孔,入明矾一分,饭内煮熟,清晨食一个,后用上丸,每日卯、午、戌

时,各服一百五十丸,白汤送下。

【主治】痔漏远年不愈者。

【宜忌】忌烧酒。

42847 连床散(《活幼心书》卷下)

【组成】净黄连一两　蛇床子(去埃土)半两　五倍子(去内虫屑)二钱半　轻粉十五贴

【用法】上前三味晒干为末,再入乳钵内同轻粉杵匀。先以荆芥和葱煮水候凉,净洗拭干后敷药,每用二钱或三钱,用清油稀调,涂搽患处。

【主治】小儿满头如癞疮毒,及手足、身上、阴器肤囊痒,抓烂则黄汁淋漓,燥痛。

42848 连环串(《串雅补》卷二)

【组成】麸皮二钱　朱砂二分　代赭石一钱　炒草灰四分

【用法】上为末。作二服。

【主治】风病。

42849 连矾膏(《眼科阐微》卷三)

【组成】黄连末二钱　生白矾末一钱

【用法】用细梨一枚,去核,入上药末,仍用梨盖,竹钉钉住,外以面饼包住,于干饭上蒸三次,取出,去面,将梨捣烂,拧汁入碗内,露一宿。任意点之。

【功用】清火。

【主治】时眼害久,有浮翳,不敢点重药者。

42850 连柏丸(《证治宝鉴》卷十一)

【组成】黄连　黄柏

【用法】皆用姜汁炒,姜汁糊为丸。每服三十丸,用人参、黄耆、当归、白术、芍药作大剂浓煎汤送下。

【主治】亡血大虚所致眩晕。

【加减】冬加干姜少许。

42851 连柏汤(《医方类聚》卷一八三引《王氏集验方》)

【组成】黄连　黄柏各等分

【用法】醇醋三升,煮取一半,分再服。

【主治】下血,日夜七八十行。

42852 连柏散(《杨氏家藏方》卷十三)

【组成】黄连(去须)一两　黄柏(去粗皮)二两　腻粉一钱

【用法】上为细末。先用浆水洗疮,后看疮大小,药贴之,一日三次。

【功用】贴痔定痛。

42853 连胡丸(《魏氏家藏方》卷十)

【组成】黄连(去须)　胡黄连(去芦)　神曲(炒)　麦蘖(炒)　柴胡(去梗)　芜荑仁(研)　白茯苓(去皮)各一两　青皮半两(去瓤)

【用法】上为细末,猪胆汁为丸,如麻子大。每服二十丸,米饮送下。

【主治】小儿疳热。

42854 连茱丸(《医统》卷五十六)

【组成】黄连(炒)　山栀(炒)　滑石　吴茱萸(泡)各五钱　荔枝核(烧存性)三钱

【用法】上为末,姜汁为丸,如梧桐子大。每服五十丸,白汤送下。

【主治】热乘心痛。

42855 连茱散（《痘疹会通》卷四）

【组成】川连五钱　吴萸二钱　竹叶一钱

【用法】上为末。每服五分,姜汤调下。

【主治】痘疹干呕。

42856 连砂散（《囊秘喉书》）

【异名】散云丹。

【组成】薄荷　牙消各二钱　硼砂一钱　蒲黄五分
川连四分　朱砂二分　冰片三分

【用法】上为散。吹喉。

【主治】风热喉症。

42857 连香饮（《玉案》卷五）

【组成】广木香　黄连　白术　白茯苓各一钱　白芍
甘草　陈皮各六分

【用法】加灯心三十茎,水煎服,不拘时候。

【主治】妊娠痢疾,恐其坠胎者。

42858 连胆丸（《医学入门》卷六）

【组成】黄连五钱(猪胆汁浸)　瓜蒌根　乌梅　莲肉
杏仁各二钱

【用法】上为末,牛胆汁浸糕为丸,如麻子大。每服五
丸,乌梅、姜、蜜煎汤送下。

【主治】小儿五疳。心疳,舌干多啼;肝疳,干啼,眼不
转睛;脾疳,搭口痴眼,口干作渴;肺疳,声焦皮燥,大便干
结;肾疳,身热肢冷,小便干涩。

42859 连粉散（《丹溪心法附余》卷十六）

【组成】黄连一钱　轻粉五分　腻粉　黄柏　黄丹
枯白矾各一钱　龙骨　炉甘石各五分

【用法】上为细末。每用少许,疮湿则干搽,疮干则香
油调搽。

【主治】风癣湿疮。

42860 连理丸

《医学金针》卷四。即《症因脉治》卷二"连理汤"改为
丸剂。见该条。

42861 连理丸

《中国医学大辞典》。即《证治要诀类方》卷一"连理
汤"改为丸剂。见该条。

42862 连理汤（《证治要诀类方》卷一）

【组成】理中汤加茯苓　黄连

【用法】上为末。每服二钱,沸汤点服,不拘时候。如
中暑作渴,小便赤涩,每服半钱,温热水调服。

【主治】脾胃虚寒,内蕴湿热,泻痢烦渴,吞酸腹胀,小
便赤涩者。

❶《证治要诀类方》:中暑作渴,小便赤涩;脾寒少气,或
盛暑又复内伤生冷,泄痢,饮食不入,烦躁,渴甚引饮,所饮
少而常喜温,脉细者。❷《张氏医通》:胃虚挟食,痞满发热。
❸《证治汇补》:脾虚肝郁,吞酸腹胀。

【备考】本方改作丸剂,名"连理丸"(见《中国医学大
辞典》)。

42863 连理汤（《症因脉治》卷二）

【组成】人参　白术　干姜　炙甘草　黄连

【主治】脾胃虚寒,湿热内蕴,寒热相搏,升降失常之呕
吐酸水,呃逆,心痛,口糜,泄泻,腹胀者。

❶《症因脉治》:身冒外寒,发热呕吐酸水,甚则酸水浸

其心,不任苦楚,吐出酸水,令上下牙关酸涩不能合,脉弦迟
者。❷《证治汇补》:心痛。❸《医略六书》:产后胃虚寒滞,
不能化气,膈热不舒,冷热相搏,升降失常之呃逆不止,脉数
弦细者。❹《外科证治全书》:脾虚湿热,口糜,口臭,泄泻
者。❺《医学金针》:腹胀坚。

【方论选录】《医略六书》:方中人参扶元补胃虚,干姜
温胃散寒滞,白术健脾强胃,黄连清热凉膈,炙草缓中以益
胃也。水煎温服,使胃气内充,则清阳敷布,而寒滞自化,升
降如常,何呃逆之不痊乎。

【备考】《医略六书》本方用黄连八分(姜汁炒),人参
一钱半,白术一钱半(炒),干姜一钱半(炮),炙草五分,水
煎,去滓温服。本方改为丸剂,名"连理丸"(见《医学金
针》)。

42864 连理汤（《医略六书》卷十九）

【组成】白术三钱(炒)　炮姜二钱　炙草一钱　川连
一钱

【用法】水煎,去滓温服。

【功用】温中清膈。

【主治】胃寒膈热,格食心烦,脉细数者。

【方论选录】白术培既伤之土,俾复健运之常,炮姜逐
胃家之寒,得司熟腐之职,炙草和胃兼益中州之气,黄连清
火专解膈间之热也。使热化寒消,则脾胃健旺,而纳化有
权,清阳自奉,格食烦心无不并解矣。

42865 连梅丸（《松峰说疫》卷二）

【组成】川连五钱　乌梅肉三钱(焙)

【用法】上为末,蜡蜜为丸,如梧桐子大。每服二十丸,
一日三次。

【主治】瘟疫噤口痢者。

42866 连梅汤（《温病条辨》卷三）

【组成】云连二钱　乌梅(去核)三钱　麦冬(连心)三
钱　生地三钱　阿胶二钱

【用法】以水五杯,煮取二杯,分二次服。心热烦躁神
迷甚者,先与紫雪丹,再与连梅汤。

【主治】暑邪深入少阴消渴者,入厥阴麻痹者,及心热
烦躁神迷甚者。

【加减】脉虚大而芤者,加人参。

【方论选录】肾主五液而恶燥,暑先入心,助心火独亢
于上,肾液不供,故消渴也。再心与肾均为少阴,主火,暑为
火邪,以火从火,二火相搏,水难为济,不消渴得乎?以黄连
泻壮火,使不烁津,以乌梅之酸以生津,合黄连酸苦为阴;以
色黑沉降之阿胶救肾水,麦冬、生地合乌梅酸甘化阴,庶消
渴可止也。肝主筋而受液于肾,热邪伤阴,筋经无所秉受,
故麻痹也。再包络与肝均为厥阴,主风木,暑先入心,包络
代受,风火相搏,不麻痹得乎?以黄连泻克水之火,以乌梅
得木气之先,补肝之正,阿胶增液而熄肝风,冬、地补水以柔
木,庶麻痹可止也。心热烦躁神迷者,先与紫雪丹者,开暑
邪之出路,俾梅、连有入路也。

42867 连萝丸（《医学入门》卷八）

【组成】黄连一两半(用吴萸、益智各炒过一半,去萸、
智)　萝卜子一两半　香附　山楂各一两　川芎　山栀
三棱　莪术　神曲　桃仁各五钱

【用法】上为末,蒸饼为丸服。

【主治】妇人死血、食积、痰饮成块在两胁,动作雷鸣,嘈杂眩晕,身热时作时止。

42868 连萝丸

《杂病源流犀烛》卷十四。为《医学入门》卷七"白芥丸"之异名。见该条。

42869 连萝丸(《类证治裁》卷三)

【组成】黄连 吴萸 白芥子 萝卜子 山栀 川芎 香附 楂肉 神曲

【用法】蒸饼为丸服。

【主治】痞块。

42870 连翘丸(《千金》卷五)

【组成】连翘 桑白皮 白头翁 牡丹 防风 黄柏 桂心 香豉 独活 秦艽各一两 海藻半两

【用法】上为末,炼蜜为丸,如小豆大。三岁儿饮服五丸,加至十丸;五岁以上者,以意加之。

【主治】小儿无辜寒热,强健如故,而身体颈项结核瘰疬,及心胁腹背里有坚核不痛,名为结风气肿。

【方论选录】《千金方衍义》:方中防风、白头翁、香豉以散风毒;连翘、秦艽、独活、桑白皮、海藻以散气肿;然风药气药非得血药不能透达荣分,以散结核,又须黄柏、桂心寒热交攻;用牡丹者,专和黄柏、桂心之寒热也。

【备考】《圣惠》无桑白皮,有榆白皮。

42871 连翘丸(《圣惠》卷六十六)

【组成】连翘一两 川大黄一两(剉碎,微炒) 沉香一两 薰陆香一两 黄耆一两(剉) 牛蒡子一两(微炒) 枳壳一两(麸炒微黄,去瓤) 赤芍药三分 玄参三分 川升麻三分 羌活三分 皂荚子仁四十九个(炒黄焦) 占斯三分 芎劳三分 黄芩三分 红盐一分(波斯者)

【用法】上为末,炼蜜为丸,如梧桐子大。每服三十丸,食后以温酒送下。

【主治】瘰疬结肿不散,欲成脓,致寒热不退。

42872 连翘丸(《圣惠》卷九十)

【组成】连翘半两 桑根白皮半两(剉) 犀角屑半两 白头翁半两 漏芦半两 黄柏半两(剉) 牛蒡子半两(微炒) 川大黄二两(剉碎,微炒) 秦艽半两(去苗) 川升麻半两

【用法】上为末,炼蜜为丸,如绿豆大。每服五丸,以粥饮送下,一日三次。

【主治】小儿瘰疬,发寒热,项颈生结核,肿硬如石,腹胁背里有核,坚急不通。

42873 连翘丸(《圣惠》卷九十)

【组成】连翘一两 玄参一两 糯米半两 斑蝥一分(微炒,去翅足) 皂荚针半两(炙黄) 川大黄半两(剉碎,微炒)

【用法】上为末,炼蜜为丸,如麻子大。每服二丸,空心以生姜汤送下。当利下恶物为度,后吃粥一日补之。

【主治】小儿瘰疬不消。

42874 连翘丸(《圣济总录》卷一二六)

【组成】连翘一两 芍药 玄参 大黄(剉,炒) 犀角(镑) 防己 羌活(去芦头) 木香 山栀子仁各一两

【用法】上为末,炼蜜为丸,如梧桐子大。每服二十丸,食后米饮送下,一日二次。

【主治】热毒气毒风毒,结成瘰疬。

42875 连翘丸(《圣济总录》卷一二六)

【组成】连翘 玄参 木香 升麻各一两半 大黄(蒸)半两 昆布(洗去咸,焙) 大麻子(微炒,别捣研)各二两 枳壳(去瓤,麸炒)一两半

【用法】上为末,炼蜜为丸,如梧桐子大。每服十五丸,加至二十丸,食前米饮送下。

【主治】瘰疬寒热结核,在颈腋之下,坚痛。

42876 连翘丸(《圣济总录》卷一二七)

【组成】连翘 防己 羌活(去芦头) 木香 栀子仁 芍药各三两 玄参五两 大黄一两

【用法】上为末,炼蜜为丸,如梧桐子大。每服二十丸,食后温水送下。

【主治】瘰疬绕项如连珠。

42877 连翘丸(《局方》卷三绍兴续添方)

【组成】连翘(洗) 陈皮各二百四十四两 青皮(洗) 蓬莪茂(炮) 肉桂(去粗皮,不见火) 好墨(煅)各一百六十两 槟榔八十两 牵牛子(碾,取末)二百二十两 三棱(炮)二百四十九两 肉豆蔻二十五两

【用法】上为末,面糊为丸,如梧桐子大。每服三十丸,生姜汤送下;久患赤白痢及大肠风秘,脾毒泻血,黄连煎汤送下;妇人诸疾,姜醋汤送下,不拘时候。

【主治】男子、妇人脾胃不和,气滞积聚,心腹胀满,干呕醋心,饮食不下,胸膈噎塞,胁肋疼痛,酒积面黄,四肢虚肿,行步不能;及久患赤白痢及大肠风秘,脾毒泻血。

【宜忌】孕妇忌服。

42878 连翘丸(《济生》卷八)

【组成】薄荷(新者)二斤(裂取汁) 好皂角一梃(水浸去皮,裂取汁,以上二味同于银石器内熬成膏) 青皮一两 连翘半两 陈皮一两(不去白) 皂角子(慢火炮去皮,取皂子仁,捣罗为末)一两半 黑牵牛一两半(半生半炒)

【用法】上为末,用前膏子为丸,如梧桐子大。每服三十丸,食后煎连翘汤送下。

【主治】瘰疬结核,破或未破者。

42879 连翘丸(《片玉心书》卷五)

【组成】连翘 桑白皮 白头翁 牡丹皮 防风 黄柏 肉桂 豆豉 独活 秦艽各五钱 桑螵蛸三钱半

【用法】上为末,炼蜜为丸。灯心汤送下。外用五倍子末,淡米醋调敷,一日二次易之。

【主治】颈上生核,肿胀发热者。

42880 连翘丸(《医略六书》卷三十)

【组成】连翘一两半 槟榔一两半 三棱一两半(醋炒) 蓬术一两半(面煨) 牵牛一两半 肉桂一两半(去皮) 青皮一两半(炒) 陈皮一两半

【用法】上为末,以粥为丸。每服三钱,米饮煎,去滓温服。

【主治】产后积坚聚结,阻碍肠胃,失其传化之职,下痢青黄,饮食不能遽下,脉紧弦涩者。

【方论选录】方中连翘清热散结气,槟榔破滞降逆气;三棱破血中之气,蓬术破气中之血,二味俱消坚削积之品;牵牛导水下气,肉果固味涩汤,二味乃攻实治虚之品;青皮

破滞气以平肝,陈皮利中气以和胃;肉桂温经暖血以化积滞也。粥丸米饮下,使积滞消化,则脾胃健运而饮食无艰下之患,何下痢青黄之不退哉。

42881 连翘丸(《幼幼集成》卷四)

【组成】净连翘　桑白皮　白头翁　粉丹皮　北防风　川黄柏　青化桂　淡豆豉　海螵蛸　软秦艽　川独活各二钱

【用法】上为细末,炼蜜为丸,如龙眼核大。每服一丸,灯心汤送下。

【主治】小儿疮疥,毒陷入里。

42882 连翘汤(《外台》卷三十四引《集验方》)

【组成】连翘　升麻　杏仁(去皮尖)　射干　防己　黄芩　大黄　芒消　柴胡各三两　芍药　甘草(炙)各四两

【用法】上切。以水九升,煮取三升,分服。

【主治】❶《外台》引《集验方》:妒乳乳痈。❷《圣济总录》:附骨疽。

【宜忌】忌海藻、菘菜。

【方论选录】《千金方衍义》:妒乳乳痈总以清热利窍解毒为主,连翘治痈肿恶疮,甘草治脏腑邪气,黄芩治恶疮疽蚀,芍药治血痹止痛,射干治胸中结气,杏仁治产乳金疮,升麻治风肿诸毒,柴胡治肠胃结气,防己通行十二经,大黄下瘀血血闭,芒消破五脏积热。上下宣通而乳痈解矣。

42883 连翘汤(《外台》卷二十四引《崔氏方》)

【组成】连翘　蜀升麻各二两　黄芩三两　枳实二两(炙)　干蓝三两　芍药二两　玄参二两　白蔹二两　甘草二两(炙)　羚羊角(屑)二两　通草二两　黄耆二两　大黄三两

【用法】上切。以水八升,煮取二升半,分三服。利一两行后,更服去大黄、干蓝,即不利。

【主治】患疮肿而渴。

【宜忌】忌海藻、菘菜。

42884 连翘汤(《千金翼》卷二十二)

【组成】连翘　漏芦　射干　白蔹　升麻　栀子(擘)　芍药　羚羊角(屑)　黄芩各三两　生地黄八两　寒水石五两(碎)　甘草二两(炙)

【用法】上㕮咀。以水一斗,煮取四升,去滓,分四服。

【主治】背脊痈疽,举身壮热。

42885 连翘汤(《经效产宝》卷下)

【组成】连翘子　升麻　芒消各十分　玄参　芍药　白蔹　汉防己　夜干各八分　大黄十二分　甘草六分　杏仁八十个(去尖)

【用法】用水九升,煎取三升,下大黄,次下消,分三服。

【功用】利下热毒。

【主治】产后妒乳并痈。

42886 连翘汤(《圣济总录》卷三十)

【组成】连翘一两　大黄半两(剉,炒)　当归(切,焙)一两　木香半两　麦门冬(去心)一两(焙)　防风(去叉)　羌活(去芦头)各半两　黄芩(去黑心)　犀角屑各一两　麝香(研)一钱　枳壳(剉,麸炒,去瓤)　恶实(炒)各半两

【用法】上为粗末。每服五钱匕,用水一盏半,煎至八分,去滓,食前温服。

【主治】伤寒后毒气攻手足,肿满疼痛,心神烦闷。

42887 连翘汤(《圣济总录》卷三十二)

【组成】连翘　漏芦(去芦头)　黄连(去须)　升麻　麻黄(去根节)　白蔹　大黄(剉,炒)　甘草(炙,剉)　朴消(研)各一两

【用法】上为粗末。每服三钱匕,水一盏,入竹叶三七片,煎至六分,去滓温服,早、晚食后各一服。

【主治】伤寒后毒气上攻,眼目赤痛,及生障翳。

42888 连翘汤(《圣济总录》卷一二六)

【组成】连翘　玄参　木香　昆布(洗去咸,焙)　枳壳(去瓤,麸炒)　犀角(镑)各一两半　柴胡(去苗)　甘草(炙,剉)　木通(剉)　芍药　黄芩(去黑心)　沉香(剉)　当归(切,焙)　升麻各一两

【用法】上为粗末。每服五钱匕,水二盏,入生姜一枣大(拍碎),柳枝二寸长一握,细剉,煎至一盏,去滓温服,空心、日午、夜卧各一服。

【主治】男女长幼瘰疬结核,在项腋下,项强背痛。

42889 连翘汤

《圣济总录》卷一二六。为《圣惠》卷六十六"连翘散"之异名。见该条。

42890 连翘汤(《圣济总录》卷一二七)

【组成】连翘　犀角(镑)　黄耆(剉)　蔓荆实　青葙子(生)各等分

【用法】上为粗末。每服三钱匕,水一盏,煎至六分,去滓,空心、食前温服。

【主治】瘰疬诸方不愈。

42891 连翘汤(《圣济总录》卷一二八)

【组成】连翘　瞿麦穗各一两　升麻　玄参　生干地黄(焙)　芍药各三分　甘草(炙)一分　射干半两

【用法】上细剉,如麻豆大。每服五钱匕,水一盏半,煎至八分,去滓,食后温服。

【主治】吹乳乳痈。

42892 连翘汤

《圣济总录》卷一六六。为《圣惠》卷八十一"连翘散"之异名。见该条。

42893 连翘汤(《圣济总录》卷一六八)

【异名】金莲散(《普济方》卷三六八)。

【组成】连翘　山栀子仁　甘草(炙)　防风(去叉)　蝉壳(去土,焙干)各等分

【用法】上为粗末。每服一钱匕,水半盏,煎三五沸,去滓温服。

【主治】❶《圣济总录》:小儿潮热。❷《普济方》:婴孩小儿潮热,伤寒夹惊。

42894 连翘汤(《圣济总录》卷一七七)

【组成】连翘　山栀子(去皮)　甘草(炙)　黄芩(去黑心)　秦艽(去苗土)　防风(去叉)　麦门冬(去心,焙)各一两　知母(焙)　荆芥穗各半两

【用法】上为粗末。每服一钱匕,水七分,煎至四分,去滓,食后、临卧温服。

【主治】小儿骨热皮肤疮,肌体瘦弱,身热。

42895 连翘汤(《保命集》卷下)

【异名】连翘散(《明医指掌》卷八)。

【组成】连翘二斤 瞿麦一斤 大黄三两 甘草一两

【用法】上㕮咀。每服一两,水两碗,煎至一盏半,早食后已时服。服药十余日后,可于临泣穴灸二七壮。服药不可住止,至六十日决效。

【主治】瘰疬马刀。

42896 连翘汤(《直指》卷二十三)

【组成】连翘 独活 川升麻 射干 木通 桑寄生 赤茯苓 甘草(炙)各七钱半 大黄(生用) 木香 乳香 沉香各半两

【用法】上剉细。每服三钱,慢火煎服。

【主治】便毒肿结。

42897 连翘汤(《云岐子脉诀》)

【组成】连翘二两 柴胡 当归 生地黄 赤芍药各半两 黄芩一两 大黄三钱

【用法】上㕮咀。每服一两,水煎服。

【主治】主脉浮,客脉洪,浮洪相合,热结于胸中者。

42898 连翘汤

《婴童百问》卷四。为原书卷一"大连翘汤"之异名。见该条。

42899 连翘汤

《幼科类萃》卷二十八。为《直指小儿》卷五"大连翘汤"之异名。见该条。

42900 连翘汤(《片玉心书》卷五)

【组成】连翘 人参 川芎 黄连 生甘草 陈皮 白芍 木通

【用法】水煎,入竹沥服。

【主治】小儿头面遍身生疮,非干搽药,忽然自平,加痰喘者。

42901 连翘汤

《济阴纲目》卷十四。为《外科精要》卷中"秘传连翘汤"之异名。见该条。

42902 连翘汤(《外科大成》卷三)

【组成】黄芩 黄连 当归 赤芍各一钱五分 连翘一钱 天花粉 玄参各七分 枳壳五分

【用法】水二钟,煎八分,食远服。

【主治】一切牙痛。

【加减】火胜则痛,必牵扯腮颊,加石膏;风胜则肿,加防风;气胜则长,加栀子;气郁则胀,亦加栀子;痰胜则木,加贝母,外以醋漱之,去其痰涎,泻其风热;疳䘌则黑,加使君子肉;虫蚀则蛀,加槟榔,外以五灵脂汤化漱之,以杀其虫。

42903 连翘汤(《幼科直言》卷五)

【组成】连翘 花粉 牛蒡子 桔梗 贝母 黄芩 麦冬 枳壳 陈皮

【用法】加竹叶三片为引。兼服牛黄锭子。

【主治】小儿唇红面赤,内热作喘者。

42904 连翘汤(《幼科直言》卷五)

【组成】连翘 僵蚕 陈皮 甘草 桔梗 黄芩 丹皮(或加黄连)

【用法】水煎服。兼服犀角丸。

【主治】小儿内热生口疮,或牙根舌肿者。

42905 连翘汤(《幼科直言》卷五)

【组成】连翘 白茯苓 车前子 甘草梢 陈皮 当归 黄芩 丹皮

【用法】水煎服。兼服犀角丸。

【主治】小儿白浊,疼痛者。

42906 连翘汤(《痧痘集解》卷六)

【组成】连翘 防风 甘草 荆芥 木通 车前 山栀 紫草 瞿麦

【主治】麻疹。

42907 连翘汤(方出《临症指南医案》卷八,名见《杂病源流犀烛》卷二十二)

【组成】连翘 薄荷 黄芩 山栀 夏枯草 青菊叶 苦丁茶 桑皮

【主治】秋风化燥,上焦受邪,目赤珠痛。

42908 连翘汤(《杂病源流犀烛》卷二十七)

【组成】大黄一钱 连翘 射干 升麻 独活 桑寄生 沉香 木香 藿香 丁香 甘草各七分 麝香三分

【用法】水煎服。以利为度。

【主治】妒乳,引热坚结肿痛,手不可近,大渴引饮者。

42909 连翘汤(《名家方选》)

【组成】连翘 川芎 黄芩 芒消 荆芥 薄荷各等分 甘草

【用法】水煎,温服。

【主治】瘰疬坚硬者,不分新久大小。

【备考】方中甘草用量原缺。

42910 连翘汤(《中国内科医鉴》)

【组成】连翘 黄芩 麻黄 升麻 川芎 甘草 大黄 枳实

【主治】诸疮毒内攻变肿者。

【加减】毒盛者,加犀角、反鼻。

42911 连翘饮(《活人书》卷二十)

【异名】连翘散(《斑论萃英》)、防风散(《普济方》卷三六九)、上清连翘散(《丹溪心法附余》卷十)。

【组成】连翘 防风 甘草(炙) 山栀子各等分

【用法】上为末。每服二钱,水一中盏,煎七分,去滓温服。

【主治】小儿伤寒,疮疡等一切热证。

❶《活人书》:小儿伤寒,一切热。❷《斑论萃英》:小儿一切热及疮疹。❸《外科精义》:疮疡疖肿,一切恶疮,疼痛烦渴,大便溏泄,虚热不宁。❹《普济方》:疮痘入目生翳。

42912 连翘饮(《圣济总录》卷一三〇)

【组成】连翘 防风(去叉) 玄参 白芍药 荠苨 黄芩(去黑心)各二两 桑根白皮(剉,炒)二两半 前胡(去芦头) 人参 甘草(炙,剉) 桔梗(剉,炒) 白茯苓(去黑皮)各一两 黄耆(剉)四两

【用法】上为粗末。每服五钱匕,以水一盏半,煎取八分,去滓温服,一日二次。

【功用】排脓。

【主治】痈肿疮疖。

42913 连翘饮(《圣济总录》卷一三一)

【组成】连翘 山栀子仁 黄耆(剉,炒) 防风(去叉)

升麻 羚羊角(镑) 漏芦(去芦头) 甘草(炙,剉) 大黄(剉,炒) 枸杞根皮各一两

【用法】上为粗末,拌令匀。每服五钱匕,用水一盏半,煎取八分,去滓,空心温服。

【主治】痈疽发背疮肿,或已溃,或未溃。

42914 连翘饮(《圣济总录》卷一八三)

【组成】连翘茎叶(新者)一两 生地黄二两 苍耳茎叶(新者) 陈橘皮(汤浸去白) 鸡苏茎叶(新者)各一两

【用法】上剉碎,以水少许,都捣令烂,生绢绞取汁。每服三合,不拘时候。未止再服。

【主治】因饵乳石发,心肺中热,鼻中衄血。

42915 连翘饮

《得效》卷十一。为《直指小儿》卷五"大连翘汤"之异名。见该条。

42916 连翘饮(《得效》卷十九)

【组成】连翘 赤芍药 当归 荆芥 防风 牛蒡子(炒) 川芎 栀子 黄芩 瞿麦 木通 生干地黄 瓜根 麦门冬 粉草各等分

【用法】上剉散。每服四钱,水一盏半,加灯心二十茎,水煎,不拘时候服。

【主治】诸恶疮红赤,痛痒不定,心烦口干;及妇人血风,红斑圆点,开烂成疮,痒痛流黄水汁。

42917 连翘饮(《万氏家抄方》卷六)

【组成】鼠黏子 连翘 当归 芦根 木通 石膏 瞿麦 车前子 蝉蜕 栀子 柴胡 黄芩 甘草

【用法】水一钟半,加生姜一片,煎五分服。

【主治】痘第五日,实热、胃热发斑。

42918 连翘饮

《内科摘要》卷下。为《兰室秘藏》卷上"归葵汤"之异名。见该条。

42919 连翘饮(《医学入门》卷八)

【组成】连翘 瞿麦 滑石 车前子 牛蒡子 赤芍各一分 山栀仁 木通 蝉退 当归 防风各半分 黄芩 荆芥各一分半 柴胡 甘草各二分

【用法】水煎服。

【主治】❶《医学入门》:小儿表里诸热。❷《疡医大全》:小儿痘疹十四日时。

【加减】如风热、痰热、变蒸热、肝热、大肠热、瘾疹热,加麦门冬;丹热、实热、血热、三焦热、小肠热,加大黄、灯心;麻痘热、温气热、已出未出症热,加紫苏、当归;余毒热、胎热、肺热、伤寒后、疮疹后余毒发热,加薄荷;项上生核作热、痈疖毒热,加大黄、朴消。

42920 连翘饮(《玉案》卷六)

【组成】黄芩 黄连 黄柏 山栀仁 大黄 石膏 蝉蜕 牛蒡子 红花各八分 升麻三分

【用法】加灯心三十茎,水煎服。

【主治】热毒蓄内,痘不肯出齐。

【加减】舌上无苔,去大黄。

42921 连翘饮

《诚书》卷十五。为《幼幼新书》卷三十六引张涣方"连翘散"之异名。见该条。

42922 连翘饮(《幼科直言》卷五)

【组成】连翘 生地黄 陈皮 白芍(炒) 甘草 当归 花粉 黄芩 柴胡

【用法】竹叶三片为引。

【主治】小儿伤寒表症解,里症作,身有微汗而作渴,鼻干目红,耳窍不通,兼手足心热。

42923 连翘饮(《幼科直言》卷五)

【组成】连翘 贝母(去心) 牛蒡子 陈皮 桑皮 桔梗 甘草梢

【用法】水煎服。

【主治】疮毒入内作肿,或兼微喘。

42924 连翘饮(《种痘新书》卷九)

【组成】连翘 牛子 柴胡 前胡 当归 白芍 防风 荆芥 木通 车前 炒芩 炒连 虫退 滑石 甘草

【用法】水煎服。以热退痛止,药方可止。

【功用】解余毒。

【主治】痘后余毒攻作,将发痈疽,潮热,痘浆清,痂薄,热而烦渴,舌有黄苔,遍身俱热,有一二处尤热甚,精神旺者。

【加减】弱者,加人参、黄耆;大便秘者,加酒大黄;头目大痛,余毒上攻,目疾将作,去木通、车前、滑石,加升麻、桔梗、川芎、薄荷、白芷、蒙花、菊花;目红者,去当归,加胆草、红花、生地。

42925 连翘饮(《种痘新书》卷九)

【组成】连翘 牛子 防风 荆芥 炒芩 炒栀 虫退 赤芍 当归 柴胡 木通 车前 滑石 甘草

【功用】退热解毒。

【主治】痘后余毒,疳疖始发,红肿潮热。

【加减】弱者,加人参、黄耆。

42926 连翘饮(《异授眼科》)

【组成】连翘 甘草 黄芩 栀子 薄荷 大黄(酒炒) 朴消各等分

【用法】上为末。滚水送下。或蜜丸亦可。

【主治】肺金克肝木,风邪在肺,金旺而木衰,致目有白膜遮睛者。

42927 连翘饮(《麻症集成》卷三)

【组成】酒炒川连 酒炒川柏 连翘 石膏 黑栀 甘草 力子 防风 荆芥 酒芍 当归

【主治】麻疹后发牙疳者。

42928 连翘饮(《白喉全生集》)

【组成】连翘 桔梗 牛蒡各三钱 僵蚕(姜汁炒) 银花各二钱 黄芩 人中黄各一钱 粉葛 赤芍各一钱五分 薄荷八分 皂刺三针

【用法】水煎服。

【主治】白喉热证尚轻,热邪尚在表者,初起白见于外关,或薄或小,淡红微肿,略痛,声音响亮,牙关饮食稍碍,口干头闷目胀,舌苔与小便微黄。

42929 连翘饮(《喉证指南》卷四)

【组成】连翘 葛根 牛蒡子 玄参 黄芩 桔梗各二钱 赤芍 栀仁 淡竹叶 甘草 木通各一钱 升麻六分

【用法】水煎服。

【主治】肺胃邪热,咽喉疼痛。

42930 连翘饮

《中国医学大辞典》。为《玉机微义》卷十五"连翘饮子"之异名。见该条。

42931 连翘散（《圣惠》卷十二）

【组成】连翘一两 川大黄半两（剉碎,微炒） 当归一两 木香半两 麦门冬一两（去心） 防风半两（去芦头）羌活半两 黄芩一两 犀角屑一两 麝香一钱（细研） 枳壳半两（麸炒微黄,去瓤） 牛蒡子半两（微炒）

【用法】上为散。每服四钱,以水一中盏,煎至六分,去滓,不拘时候温服。

【主治】伤寒,毒气攻手足,肿满疼痛,心神烦闷。

42932 连翘散（《圣惠》卷三十八）

【组成】连翘三分 黄耆三分（剉） 木香半两 川升麻三分 葛根三分（剉） 地骨皮三分 红雪二两 麦门冬三分（去心） 犀角屑三分 甘草半两（生用） 石膏一两 沉香半两 黄芩三分 防风半两（去芦头）

【用法】上为散。每服四钱,以水一中盏,入竹叶三七片,煎至六分,去滓温服,每日三四次。

【主治】乳石发毒生痈肿,烦热疼痛,口干心燥,筋脉拘急,头项强硬。

42933 连翘散（《圣惠》卷六十一）

【组成】连翘一两半 葛根一两（剉） 川升麻一两 枳壳一两（麸炒微黄,去瓤） 黄芩二两 蓝叶一两 赤芍药一两 玄参一两 白蔹一两 羚羊角屑一两 木通一两（剉） 黄耆一两（剉） 川大黄一两（剉碎,微炒） 甘草一两（剉）

【用法】上为粗散。每服四钱,以水一中盏,煎至六分,去滓,不拘时候温服。

【主治】痈肿焮痛,口干烦渴,不欲饮食。

42934 连翘散（《圣惠》卷六十二）

【组成】连翘一两 沉香一两 玄参一两 川大黄二两（剉碎,微炒） 川升麻一两 桑根白皮一两（研） 蓝子一两 犀角屑二两 寒水石三两 露蜂房一两（微炙,研） 川朴消二两

【用法】上为散。每服四钱,以水一中盏,煎至六分,去滓,不拘时候温服。以长利为度。

【主治】积热毒气攻腑脏,出于皮肤,为发背痈肿。

42935 连翘散（《圣惠》卷六十二）

【组成】连翘一两 前胡一两（去芦头） 人参一两（去芦头） 赤芍药一两 荠苨一两 桔梗一两（去芦头） 玄参一两 桑根白皮一两半 黄芩一两 甘草一两（生,剉） 防风一两（去芦头） 赤茯苓一两 黄耆二两半

【用法】上为散。每服四钱,以水一中盏,煎至六分,去滓,不拘时候温服。

【功用】排脓解毒消肿,退热止痛。

【主治】发背溃后。

42936 连翘散（《圣惠》卷六十四）

【组成】连翘一两半 射干一两 沉香一两 紫檀香一两 犀角屑一两 川升麻一两 川芒消五两 玄参二两 甘草一两（炙微赤,剉）

【用法】上为粗散。每服四钱,以水一中盏,煎至六分,去滓,每于食后良久温服。

【主治】风肿,欲结成脓。

42937 连翘散（《圣惠》卷六十四）

【组成】连翘一两 射干一两 川升麻一两 独活一两 桑寄生半两 丁香半两 木通一两（剉） 木香一两 沉香一两 川大黄二两（剉碎,微炒）

【用法】上为细散。每服二钱,以清粥饮调下,每日三次。

【主治】项上恶核焮肿。

42938 连翘散（《圣惠》卷六十六）

【异名】射干连翘汤（《圣济总录》卷一二六）、射干连翘散（《外科发挥》卷五）。

【组成】连翘一两 射干三分 玄参三分 赤芍药半两 木香半两 川芒消一两 川升麻二分 栀子仁半两 前胡半两（去芦头） 当归三分 甘草半两（炙微赤,剉） 川大黄一两（剉碎,微炒）

【用法】上为散。每服三钱,以水一中盏,煎至六分,去滓温服,每日三四次。

【主治】瘰疬结肿疼痛,时发寒热。

42939 连翘散（《圣惠》卷六十六）

【异名】连翘汤（《圣济总录》卷一二六）。

【组成】连翘一两 犀角屑一两 玄参半两 黄耆一两（剉） 木通半两（剉） 漏芦一分 杏仁一两（汤浸,去皮尖双仁,麸炒微黄）

【用法】上为散。每服三钱,以水一中盏,煎六分,去滓,食前温服。

【主治】瘰疬热肿,肉败生脓。

42940 连翘散（《圣惠》卷六十六）

【组成】连翘一两半 玄参一两半 木香一两半 川升麻一两 枳壳一两半（麸炒微黄,去瓤） 昆布一两半（洗去咸味） 川大黄二两（剉碎,微炒） 大麻仁二两

【用法】上为细散。每服一钱,空心以粥饮调下。

【主治】转脉瘘,发于颈项,寒热有脓。

42941 连翘散（《圣惠》卷六十六）

【组成】连翘三分 漏芦三分 知母三分 木通一两（剉） 桂心三分 黄芩三分 柴胡一两（去苗） 玄参三分 川大黄二两（剉碎,微炒） 川朴消二两 甘草三分（炙微赤,剉）

【用法】上为散。每服四钱,以水一中盏,煎至六分,去滓,每于食前温服。以利为度。

【主治】肝膈热毒盛,攻项腋,生瘰疬,肿痛,心神烦闷,背胛急疼,四肢不利。

42942 连翘散（《圣惠》卷八十一）

【异名】连翘汤（《圣济总录》卷一六六）。

【组成】连翘一两半 犀角屑一两 川大黄一两半（剉,微炒） 川升麻一两 木通一两（剉） 赤芍药一两 黄耆一两（剉） 黄芩一两 川芒消一两

【用法】上为散。每服三钱,以水一中盏,入淡竹叶二七片,煎至六分,去滓,不计时候温服。

【主治】产后吹奶,因儿鼻中气吹着奶房,更遇体热,结聚或如桃李核,疼痛者。

42943 连翘散（《圣惠》卷八十一）

【组成】连翘一两 川升麻一两 汉防己一两 黄芩一两 川大黄一两（剉碎,微炒） 川芒消一两 柴胡一两

（去苗）　赤芍药二两　甘草一两（炙微赤,到）　犀角屑一两　杏仁一两（汤浸,去皮尖双仁,麸炒微黄）

【用法】上为粗散。每服三钱,以水一中盏,煎至六分,去滓,每于食后温服。

【主治】产后妒乳,肿痛壮热,欲结成痈。

42944　连翘散（《普济方》卷十四引《护命》）

【组成】连翘　荆芥穗　鳖甲（醋炙,去裙襴）　栀子仁　射干　羌活（去芦头）　独活（去芦头）　当归（切,焙）　大黄（生）　恶实各半两　牵牛子（炒）一钱

【用法】上为细散。每服二钱,食后、临卧温热水调下。

【主治】肝壅盛,肋下结块,腹内引痛,大小便赤涩,饮食减少,大腹常热,或时亦快,脊背上、左右臂上、脚上相连结块疼痛。

【加减】如大腹冷,减地黄;小便多,减射干。

42945　连翘散（《圣济总录》卷三十）

【组成】连翘半两　白药子三分　丹参　山栀子仁　柴胡（去苗）各半两　甘草（炙,到）一分　恶实　黄柏（去粗皮,蜜炙）半两

【用法】上为细散。每服二钱匕,食后用蜜水调下,一日二次。

【主治】伤寒热毒未解,咽喉壅塞,口内生疮。

42946　连翘散（《圣济总录》卷一二六）

【组成】连翘　何首乌（米泔浸一宿,焙）　干白薄荷各一两　麝香（研）半钱　升麻　恶实（炒）　白茯苓（去黑皮）　蛇蜕皮（酒浸,炙）各半两

【用法】上为细散。每服一钱匕,食前温酒调下,一日三次。

【主治】瘰疬恶核肿痛。

42947　连翘散（《圣济总录》卷一三一）

【组成】连翘子　独活（去芦头）　木香　射干各三分　甘草（炙,到）　桑寄生（到）　升麻　鸡舌香　沉香　乳香（研）　大黄（到,炒）各一两一分　麝香（研）一分

【用法】上为粗末。每服五钱匕,水一盏半,煎至八分,入淡竹沥半合,去滓,空心温服。快利三五行为度,未利再服。

【主治】发背肿,痈疽,恶风结脓血。

42948　连翘散（《圣济总录》卷一八一）

【组成】连翘（去子）　芎䓖　黄柏（去粗皮）各一钱　胡麻三钱（去油）　甘草（炙）三分

【用法】上为散。每服五岁以下半钱,五岁以上一钱,用白汤调,放冷,食后服。如眼内有白丁子者,不日退去。

【主治】小儿斑疮入眼。

42949　连翘散（《幼幼新书》卷三十六引张涣方）

【异名】连翘饮（《诚书》卷十五）。

【组成】连翘一两　沉香　黄耆各半两　白蔹　川朴消　川大黄（炮）　甘草各一分

【用法】上为粗散。每服一钱,水一盏,抄入麝香一钱,煎至五分,去滓放温,食后服。

【主治】小儿痈疖等。

【备考】方中白蔹、朴消、大黄、甘草用量原缺,据《准绳·幼科》补。

42950　连翘散（《杨氏家藏方》卷十二）

【组成】连翘　鬼箭羽　瞿麦　甘草（炙）各等分

【用法】上为细末。每服二钱,临卧米泔水调下。

【主治】瘰疬结核不消。

42951　连翘散

《斑论萃英》。为《活人书》卷二十"连翘饮"之异名。见该条。

42952　连翘散（《得效》卷十九）

【组成】连翘　当归尾　羌活　独活　防风　赤芍药　小赤豆各五钱　大黄二钱　木香　菇黄　慈菇　薄荷　红内消　杜白芷　升麻　甘草　忍冬草各三钱

【用法】上为末。酒调服,薄荷汤下亦可,不拘时候。

【主治】疔疮泻后。

【加减】若潮热不退,加黄芩、栀子仁各三钱,朴消四钱;喘,加人参。

【备考】方中菇黄,《普济方》作"辛夷"。

42953　连翘散（《医方类聚》卷七十引《烟霞圣效方》）

【组成】连翘　川椒　青葙子　木贼（去节）　甘菊　甘草各等分

【用法】上为细末。每服三钱,清米泔调,食后服。

【主治】眼目昏暗,不睹光明。

42954　连翘散（《医学纲目》卷三十七）

【组成】连翘　黄芩　瞿麦　木通　滑石　柴胡　荆芥　牛蒡子　防风　羌活　赤芍药　甘草各等分

【用法】每服三钱,水一盏,煎半盏。又入生薄荷尤好。

【主治】小儿疮疹、疖、痘疹余毒作楚,或生于头面,耳疼颊赤,生疮。

42955　连翘散

《普济方》卷四十三。为原书同卷"连翘防风汤"之异名。见该条。

42956　连翘散

《普济方》卷二八九。为《圣济总录》卷一二八"五香连翘汤"之异名。见该条。

42957　连翘散（《普济方》卷三六一）

【组成】连翘　荆芥　防风　甘草各等分

【用法】上为末。白水点服。

【主治】小儿变蒸,焦啼惊热。

42958　连翘散（《普济方》卷三八四）

【组成】人参五钱　连翘　茯苓　防风　川芎　天花粉各五钱　黄柏三钱　荆芥三钱　栀子仁　甘草各三钱

【用法】上为末。淡竹叶煎汤,点服。

【主治】小儿惊热。

42959　连翘散（《普济方》卷四〇八）

【组成】防风　羌活　连翘　荆芥　甘草　赤芍药　栀子　蝉蜕　黄连各等分

【用法】上为散。每服用灯心、薄荷、生地黄同煎。

【功用】清心解热。

【主治】小儿惊疮烦躁啼哭。

42960　连翘散（《古今医鉴》卷九）

【组成】连翘　川芎　白芷　黄连　苦参　荆芥　贝母　甘草　桑白皮　山栀子

【用法】上到。水煎,食后、临卧服。

【主治】面生谷嘴疮,俗名粉刺。

42961 连翘散(《外科正宗》卷二)

【组成】连翘 葛根 黄芩 赤芍 山栀 桔梗 升麻 麦门冬 牛蒡子 甘草 木通各八分

【用法】水二钟,加竹叶二十片,煎至八分,食远服。

【主治】积饮停痰,蕴热膈上,以致咽喉肿痛,胸膈不利,咳吐痰涎,舌干口燥,无表里症相兼者。

42962 连翘散

《明医指掌》卷八。为《保命集》卷下"连翘汤"之异名。见该条。

42963 连翘散(《济阳纲目》卷一〇一)

【组成】连翘 柴胡 山栀子 木通 瞿麦 滑石 车前子 牛蒡子 黄芩 防风 荆芥 当归 赤芍药 生地黄 甘草各半两 黄柏(蜜炙)一两 蝉退一钱半

【用法】上㕮咀。每服三钱,水一盏半,加薄荷水煎服。

【主治】心热目赤。

42964 连翘散(《幼科指掌》卷四)

【组成】连翘 黄连 石膏 黄柏 牛蒡子 防风 荆芥穗 甘草 山栀仁 小木通 嫩滑石 当归 白芍药

【用法】加灯心,水煎服。

【主治】小儿走马牙疳。

42965 连翘散(《金鉴》卷四十九)

【组成】防风 元参各二钱 白蔹 芒消 大黄 射干各一钱 升麻五分 白芍一钱 甘草五分 杏仁二十粒

【用法】上剉。加生姜,水煎服。

【主治】妒乳。

【备考】本方名连翘散,但方中无连翘,疑脱。

42966 连翘散(《杂病源流犀烛》卷二十二)

【异名】清肺散。

【组成】连翘 川芎 白芷 片芩 桑白皮 黄连 沙参 荆芥 山栀 贝母 甘草各七分

【用法】水煎,食后服。

【主治】面生谷嘴疮,俗名粉刺。及面上肺火肺风疮。

42967 连翘散(《验方新编》卷九)

【组成】炙耆 连翘 花粉 防风 栀子各一钱 甘草三分

【用法】水煎服。

【主治】产后癥瘕突出。

42968 连翘散(《医学集成》卷二)

【组成】连翘 黄芩 羌活 菊花 蒙花 蒺藜 草决明 胆草 甘草

【主治】眼目畏日羞明。

42969 连翘煎(《鸡峰》卷二十三)

【组成】连翘 白及 白头翁 牡丹 防风 黄柏 羌活 桂 秦艽 玻各四两 海藻二两

【用法】上为细末,炼蜜和丸,如大豆大。三岁儿每服五粒至十粒,五岁以意加之,米饮送下。

【主治】小儿无寒热,强健如故,身体结核瘰疬,及心胁腹背里有坚核不消,名为结风气肿。

42970 连翘膏(《圣惠》卷六十三)

【组成】连翘一两半 陈油一斤半 猪脂十两 羊脂五两 黄耆一两半 黄丹十四两 白芷一两半 白及一两半 白蔹一两半 乳香三分 松脂一两半 蜡二两

露蜂房一两半 乱发灰半两 青绢一尺二寸(烧灰) 绯绢一尺二寸(烧灰) 当归一两半 白芍药一两半 桂心一两半

【用法】上件药,先将油及猪羊脂,以微火煎,候脂消尽,剉碎黄耆、白芷、连翘、蜂房、白及、白蔹、当归、芍药、桂心九味,下入油内,以微火煎,候药黄黑色,次入松脂、蜡、乳香熔尽,即以绵绞去滓,再入铛内煎,即下黄丹,以柳木篦搅,勿令住手,候药变黑色,次下绯青绢灰,及头发灰,搅令匀,滴于冷处,凝硬得所,成膏,于瓷器内收。用时旋于故帛上摊贴,日二换之。

【功用】排脓散毒止痛。

【主治】一切痈疽发背,穿穴后。

42971 连蛤散(《外科大成》卷三)

【组成】黄连 文蛤 黄柏 白芷各等分

【用法】上为末,用水调,摊于碗内,覆于砖上,烧艾熏之,以黑干为度,再研为末。清油调敷。

【主治】头癣头疮。

42972 连蛤散(《外科真诠》卷上)

【组成】黄连一钱 蛤粉一钱 枯矾五分 明雄一钱 海螵蛸一钱 黄柏一钱 上片一分 青黛一钱

【用法】上为末。用烛油调刷。

【主治】❶《外科真诠》:小儿月蚀疮并黄水疮毒。❷《中医皮肤病学简编》:婴儿外耳湿疹。

42973 连脾饮(《玉案》卷六)

【组成】香附 萝卜子 陈皮 山楂各六分 广木香 白术 青皮 丁香各四分

【用法】加生姜二片,水煎,不拘时候温服。

【主治】小儿饮食所伤,腹中作痛,脾气不调。

42974 连槐散

《疡科选粹》卷五。为《医学入门》卷八"连魏散"之异名。见该条。

42975 连蒜丸(《活人心统》卷一)

【组成】川连二两(为末)

【用法】大蒜捣膏为丸,如梧桐子大。每服五十丸,白汤送下。

【主治】脾积滞食。

42976 连蒲散(《赤水玄珠》卷九)

【组成】黄连 蒲黄(炒)各一钱二分 黄芩 当归 生地黄 枳壳(麸皮炒) 槐角 芍药 川芎各一钱 甘草五分

【用法】水二钟,煎一钟,食前服。

【主治】❶《赤水玄珠》:便血属血热者。❷《济阳纲目》:饮酒过多及食辛辣炙煿,以致蕴热入于肠胃,下血色鲜。

【加减】如酒毒,加青皮、干葛,去枳壳;湿毒,加苍术、白术。

42977 连薷汤(《玉案》卷三)

【组成】黄连三钱(吴茱萸炒) 香薷一两 乌梅三个

【用法】水煎,食前服。

【主治】受暑下痢鲜血。

42978 连霜丸

《本草纲目》卷三十二引《卫生杂兴》。为原书同卷"二色丸"内容之一。见该条。

42979 连魏散(《医学入门》卷八)

【异名】连槐散(《疡科选粹》卷五)。

【组成】黄连 阿魏 山楂 神曲 桃仁 连翘 槐角 犀角各等分

【用法】上为末。以少许置掌中,时时舐之,津液咽下。如三分消二,即止后服。

【主治】食积痔。

【备考】《疡科选粹》有阿胶,无阿魏。

42980 连花乳散

《医林纂要》卷四。为方出《丹溪心法》卷三,名见《医统》卷五十二"四汁膏"之异名。见该条。

42981 连翘饮子

《宣明论》卷六。为《局方》卷六"凉膈散"之异名。见该条。

42982 连翘饮子

《兰室秘藏》卷上。为原书同卷"归葵汤"之异名。见该条。

42983 连翘饮子(《玉机微义》卷十五)

【异名】连翘橘叶汤(《疡科选粹》卷四)、连翘饮(《中国医学大辞典》)。

【组成】青皮 瓜蒌仁 桃仁 橘叶 川芎 连翘 甘草节 皂角针各等分

【用法】上㕮咀。每服七八钱,水煎,食后细细呷之。

【主治】乳痈、乳内结核及瘰疬。

❶《玉机微义》:乳痈。❷《女科撮要》:乳内结核。❸《赤水玄珠》:肝胆经气滞,瘰疬结核。

【加减】已破者,加参、耆、当归;未破者,加柴胡。

42984 连翘饮子(《银海精微》卷下)

【组成】连翘 当归 菊花 蔓荆子 甘草 柴胡 升麻 黄芩 黄耆 防风 羌活 生地黄各等分

【用法】食后服。

【主治】目中恶翳与大眦隐涩小眦紧,久视昏花,近风有泪。

42985 连子胡同方(《景岳全书》卷六十)

【组成】白芷 甘菊花各三钱(去梗) 白果二十个 红枣十五个 珠儿粉五钱 猪胰一个

【用法】上将珠粉研细,余俱捣烂拌匀,外以蜜拌酒酿顿化,入前药蒸过。每晚搽面,早洗去。

【主治】面鼻雀斑。

42986 连贝解毒汤(《麻症集成》卷三)

【组成】酒炒黄连 酒炒黄芩 酒炒黄柏 连翘 归身 荆芥 川贝 麦冬 力子 银花 丹参

【主治】麻疹心脾虚火,口唇破烂。

42987 连石茱萸丸(《麻科活人全书》卷三)

【组成】黄连(酒炒) 滑石(飞过)各一两 黄芩 干葛 白芍各八分 茱萸一两 升麻七分 甘草四分

【用法】上为末,以山药研粉,作糊合为丸,如梧桐子大。每服三五钱,食远用白汤送下。

【主治】麻疹收后,热毒未曾解尽,有下积滞者。

【备考】原书用本方治上症时去升麻、干葛、甘草、白芍药,加枳壳、山楂肉、麦芽、青皮;方中茱萸,若非阴寒膈寒而挟有热者,亦须除去。

42988 连芍补中汤(《医学传灯》卷下)

【组成】人参 白术 甘草 黄耆 陈皮 升麻 柴胡 白芍 黄连

【主治】久痢阳虚,脉洪大无力。

【加减】去升麻,加阿胶、地榆尤妙。

42989 连芍调中汤(《医学传灯》卷上)

【组成】枳壳 厚朴 山楂 泽泻 陈皮 桔梗 白芍 黄芩 黄连 甘草

【主治】痤夏胸中不宽,兼中热。

42990 连芩茱萸丸(《医统》卷二十四)

【组成】黄连一两(炒) 黄芩(炒) 吴茱萸(汤泡)各五钱 苍术(泔水浸)七钱 陈皮一钱

【用法】上为末,神曲糊为丸,如绿豆大。津送下。

【主治】温热吐酸。

42991 连附六一丸

《古今名方》。即《医学正传》卷四引丹溪方"连附六一汤"改为丸剂。见该条。

42992 连附六一汤(《医学正传》卷四引丹溪方)

【组成】黄连六钱 附子(炮,去皮脐)一钱

【用法】上细切,作一服。加生姜三片,大枣一个,水一盏半,煎至一盏,去滓稍热服。

【功用】《古今名方》:泻肝火,止胃痛。

【主治】❶《医学正传》引丹溪方:胃脘痛甚,诸药不效者。❷《古今名方》:肝火旺盛所引起的胃脘剧痛,呕吐酸水等。近代用于慢性胃炎,胃酸过多等症。

【备考】本方改为丸剂,名"连附六一丸"(见《古今名方》)。

42993 连附甘桔汤(《喉科家训》卷二)

【组成】细川连 制香附 苦桔梗 淡条芩 上广皮 焦枳壳 京元参 生甘草

【用法】水煎服。

【功用】清火利气化痰。

【主治】死蛾核,因胃中有实火,膈上有稠痰,或气郁火生,核硬色白,但肿不痛者。

42994 连附四物汤(方出《丹溪心法》卷五,名见《医方集解》)

【组成】四物汤加香附 黄连

【主治】经水过期,作痛,紫黑有块,血热者。

【方论选录】《医方集解》:四物以益阴养血,加黄连以清血热,香附以行气郁。

42995 连实平胃散(《便览》卷二)

【组成】黄连 枳实 山楂 神曲 苍术 厚朴 陈皮 甘草

【用法】上剉。水二钟,煎八分,通口服。

【主治】伤食发热困倦,心口按之刺痛。

【加减】如虚弱,加白术,甚则加人参。

42996 连柏益阴丸

《兰室秘藏》卷上。为原书同卷"泻阴火丸"之异名。见该条。

42997 连柏湿疹膏(《中医皮肤病学简编》)

【组成】黄连 31 克 黄柏 31 克 白芷 31 克 轻粉 3 克 冰片 3 克

【用法】前三味药,共研为细末,再加后二味研匀,最后

加蛋黄油调成油膏。外用。

【主治】慢性湿疹。

42998 连茹绛复汤（《重订通俗伤寒论》）

【组成】小川连四分(醋炒) 真新绛一钱半 玫瑰瓣三朵(拌炒丝瓜络三钱) 淡竹茹三钱 旋复花三钱(包煎) 青葱管三寸 广郁金汁四匙(冲)

【功用】清通肝络,行血止疼。

【主治】肝病日久入络,血郁不舒,郁而化火,筋脉拘挛,胸胁串疼,脉弦而涩者。

【加减】火盛痛甚者,加蜜炙延胡一钱半,醋炒川楝子一钱半,酸苦泄肝,以清火而止疼;瘀结痛剧者,加光桃仁二十粒,杜红花八分,紫金片三分(开水烊冲);肠燥便秘者,加元明粉三钱,净白蜜一两,煎汤代水,甘咸润燥以通便;血枯液结者,加鲜生地六钱,归身二钱,原麦冬三钱,南沙参三钱,甘润增液以滋血。

【方论选录】方中连、茹、绛、复清肝通络为君;臣以玫瓣拌炒瓜络,辛香酸泄以活络;佐以郁金活血疏郁;使以葱管宣气通络。

42999 连须葱白汤

《活人书》卷十八。为《伤寒总病论》卷三"葱白汤"之异名。见该条。

43000 连梅安蛔汤（《重订通俗伤寒论》）

【组成】胡连一钱 炒川椒十粒 白雷丸三钱 乌梅肉两枚 生川柏八分 尖槟榔二个(磨汁,冲)

【功用】清肝安蛔,止痛定厥。

【主治】蛔厥。肝火入胃,胃热如沸,饥不欲食,食则吐蛔,甚则蛔动不安,脘痛烦躁,昏乱欲死者。

【方论选录】方中连、柏、椒、梅之苦辛酸法,泻肝救胃为君;佐以雷丸、槟榔专治蛔厥,使蛔静伏而不敢蠕动,或竟使蛔从大便泻出。

43001 连葛解酲汤（《观聚方要补》卷二引《证治大还》）

【组成】黄连 葛根 滑石 山栀 神曲 青皮 木香

【用法】水煎服。

【主治】酒积,腹痛泄泻。

【加减】加茵陈、泽泻、猪苓、肉桂,分利湿热尤妙。

43002 连翘人参汤（《痘疹会通》卷四）

【组成】人参 当归 白术 连翘 荆芥 陈皮 五味子

【功用】解痘疹里虚。

43003 连翘五香汤

《千金翼》卷二十三。为《千金》卷二十二"五香连翘汤"之异名。见该条。

43004 连翘升麻汤

《圣济总录》卷一二九。为《普济方》卷二八六引《圣惠》"连翘升麻散"之异名。见该条。

43005 连翘升麻汤（《医方类聚》卷二六五引《疮疹方》）

【组成】升麻 葛根 芍药 连翘 甘草各等分

【用法】上为粗末。每服四钱,水一盏半,煎至一盏,温服。

【主治】小儿疮疹。一发便密如针头,形势重者。

43006 连翘升麻汤（《痘疹心要》卷十一）

【组成】连翘一钱 升麻 葛根 桔梗 甘草各七分

牛蒡子一钱 木通八分 白芍药五分 薄荷叶少许

【用法】上剉细。加淡竹叶、灯心,水一盏半,煎一盏,去滓温服,不拘时候。

【功用】❶《痘疹心要》:解毒兼利小便。❷《景岳全书》:散毒清火。

【主治】痘疹身热如火,疮势稠密,其毒盛者。

43007 连翘升麻汤（《赤水玄珠》卷二十八）

【组成】连翘 升麻 黄芩 葛根各一钱 麦门冬(去心)二钱

【用法】水煎服。

【功用】轻其表而凉其内。

【主治】痘一发,密如针头,形势重者。

43008 连翘升麻散（《普济方》卷二八六引《圣惠》）

【异名】连翘升麻汤(《圣济总录》卷一二九)。

【组成】连翘 升麻 射干(去尾) 独活(去芦头) 桑寄生 木通(剉)各二两半 大黄(剉,微炒)二两(上为粗末) 木香 沉香(镑) 薰陆香 丁香 麝香各等分(上为细末)

【用法】用前药五钱,水二盏,煎至一盏半,去滓,入后五香末二钱,再煎至一盏,温服,一日三次。以快利为度。

【主治】热聚胃脘,留结为痈。

43009 连翘归尾煎（《景岳全书》卷五十一）

【组成】连翘七八钱 归尾三钱 甘草一钱 金银花 红藤各四五钱

【用法】用好酒二碗,煎一碗服。服后暖卧片时。

【主治】一切无名痈毒、丹毒、流注等毒有火者。

【加减】如邪热火盛者,加槐蕊二三钱。

43010 连翘托里散（《医方类聚》卷一九一引《烟霞圣效方》）

【组成】连翘半两 川大黄三两 牡蛎一两(炮) 甘草半两(炙) 山栀子半两 独活半两 黄耆半两 金银花半两(拣净)

【用法】上为粗末。每服半两,水一大盏,煎至七分,去滓冷服。以利为度。

【主治】四十以下壮实之人患疮,大小便不通,肿气曾溢,疼痛不可忍。

43011 连翘当归散

《喉科枕秘》卷一。即《疮疡经验全书》卷一"当归连翘散"。见该条。

43012 连翘防风汤

《兰室秘藏》卷下。为原书同卷"净液汤"之异名。见该条。

43013 连翘防风汤（《普济方》卷四十三）

【异名】连翘散。

【组成】连翘(去心) 当归 赤芍 防风 木通 滑石(水飞) 牛蒡子(炒,研) 蝉蜕(去足翅) 瞿麦 石膏(煅) 荆芥 生甘草 柴胡 黄芩 紫草 车前子各五分

【用法】清水二盏,加灯心二十根,煎至八分,子与乳母同服。

【主治】小儿痘疹。

43014 连翘防风汤（《玉机微义》卷五十）

【组成】连翘 防风 甘草梢

【用法】上为末。水煎服。

【主治】小儿斑疹,少阳出不快。

43015 连翘防风汤(《医方类聚》卷二六五引《疮疹方》)

【组成】连翘 防风 柴胡 甘草各等分

【用法】上为粗末。每服三钱,水一盏煎,温服。

【主治】小儿疮疹,少阳出不快,脉弦者。

43016 连翘防风汤(《医学正传》卷八)

【组成】连翘 防风 瞿麦 荆芥穗 木通 车前子 当归 柴胡 赤芍药 白滑石 蝉蜕 黄芩 紫草茸各三分 甘草(炙)一分

【用法】上细切,作一服。水一盏,煎七分。随儿大小,量数轻重与之。

【主治】小儿痘疹,少阳病,乍寒乍热,出不快。

【宜忌】大小便自利者,不宜用。

43017 连翘防风汤(《保婴撮要》卷十二)

【组成】连翘(研碎) 防风 黄连 陈皮 芍药 当归 独活 白蒺藜(炒,去刺) 荆芥 茯苓 黄芩 甘草 牛蒡子(炒,研)各等分

【用法】每服二钱,水煎服。

【主治】小儿肝脾风热时毒,头面生疮。

43018 连翘赤豆饮(《温病条辨》卷二)

【组成】连翘二钱 山栀一钱 通草一钱 赤豆二钱 花粉一钱 香豆豉一钱

【用法】煎,送保和丸三钱。

【主治】素积劳倦,再感湿温,误用发表,身面俱黄,不饥溺赤。

43019 连翘败毒丸(《北京市中药成方选集》)

【组成】连翘四十两 黄连四十两 当归四十两 甘草四十两 柴胡二十四两 黄柏八十两 金银花一百六十两 防风四十两 苦参四十两 荆芥穗四十两 黄芩四十两 麻黄八十两 地丁二百四十两 白芷四十两 薄荷四十两 天花粉四十两 赤芍四十两 羌活八十两 大黄二百四十两

【用法】上为细末,过罗,用冷开水泛为小丸,滑石为衣,闯亮。每服三钱,温开水送下。

【功用】清热解毒,散风消肿。

【主治】疮疡初起,红肿疼痛,憎寒发热。

【备考】本方改为膏剂,名"连翘败毒膏"(见原书)。

43020 连翘败毒丸

《天津市固有成方统一配本》。即原书同卷"连翘败毒膏"改为丸剂。见该条。

43021 连翘败毒片

《成方制剂》19册。即《天津市固有成方统一配本》"连翘败毒膏"改为片剂。见该条。

43022 连翘败毒散(《伤寒全生集》卷四)

【组成】连翘 山栀 羌活 元参 薄荷 防风 柴胡 桔梗 升麻 川芎 当归 黄芩 芍药 牛蒡子

【用法】加红花,水煎服。

【主治】发颐。因伤寒汗下不彻,余热之毒不除,致邪结在耳后一寸二三分,或两耳下俱硬肿者。

【加减】渴,加天花粉;面肿,加白芷;项肿,加威灵仙;大便实,加大黄,穿山甲;虚,加人参。

43023 连翘败毒散(《疮疡经验全书》卷二)

【组成】当归 连翘 黄芩 甘草 麦冬 木通 柴胡 前胡 黄连 生地

【用法】加生姜二片,大枣一个,水二钟,煎服。外用救急丹醋磨敷患处。

【主治】内丹,从胁下至腰下肿,发赤色,大小便不通。

43024 连翘败毒散(《古今医鉴》卷十五)

【异名】连翘散毒散(《杏苑》卷八)、败毒散(《杂病源流犀烛》卷十五)。

【组成】柴胡 羌活 桔梗 金银花 连翘 防风 荆芥 薄荷叶 川芎 独活 前胡 白茯苓 甘草 枳壳

【用法】上剉。加生姜,水煎,如疮在上,食后服;在下,食前服。一日至四五日者,二三剂以解其毒,轻者则内自消散。若至六七日不消,宜服真人活命饮,后服托里消毒散调理。

【主治】❶《古今医鉴》:痈疽,发有疔疮,乳痈,一切无名肿毒,初起憎寒壮热,甚者头痛拘急,状似伤寒。❷《杂病源流犀烛》:暑疡。夏月头面外项赤肿,或咽喉肿痛,或腿足㿗肿,长之数寸,不能步履,头痛内燥,日夜发热不止者。

【加减】如热甚并痛甚,加黄连、黄芩;大便不通,加大黄、芒消下之。

43025 连翘败毒散(《准绳·伤寒》卷七)

【组成】羌活 独活 连翘 荆芥 防风 柴胡 升麻 桔梗 甘草 川芎 牛蒡子(新瓦上炒,研碎用) 当归尾(酒洗) 红花(酒洗) 苏木 天花粉

【用法】用水一钟,好酒一钟,同煎至一钟,去滓,徐徐温服。

【主治】发颐初肿。

【加减】如未消,加穿山甲(蛤粉炒)一钱;肿至面者,加香白芷一钱,漏芦五分;如大便燥实者,加酒浸大黄一钱半,壮者,倍之;凡内有热或寒热交作者,倍用柴胡,加酒洗黄芩一钱,酒炒黄连一钱。

43026 连翘败毒散(《医方集解》)

【组成】人参败毒散去人参 加连翘 金银花

【主治】疮毒。

43027 连翘败毒散(《麻科活人》卷四)

【组成】连翘 防风 牛蒡子 荆芥 木通 赤芍 甘草

【用法】水煎服。

【主治】麻证腹痛。

【加减】若麻证毒重,腹痛烦躁潮热者,去赤芍、甘草;倘腹痛不止,加黄连、麦冬。

43028 连翘败毒散(《伤寒指掌》卷二)

【组成】羌活 独活 荆芥 防风 连翘 赤芍 牛蒡 桔梗 土贝 蒺藜 薄荷 银花 甘草

【主治】伤寒瘥后颐毒,因汗下清解未尽,其邪结于少阳阳明二经,发于阳位部位两颐者,或发于少阳部位耳之左右者。

【加减】发于少阳,加柴胡;元气虚者,加当归、黄耆补托。

43029 连翘败毒散(《医效秘传》卷三)

【组成】人参 羌活 独活 柴胡 前胡 川芎 枳

壳　桔梗　茯苓　甘草　连翘　金银花

【用法】加生姜、薄荷,水煎服。

【主治】伤寒汗下不彻,余邪热毒不清,邪结在耳后一寸二分,或两耳下俱肿硬者,名曰发颐。

43030 连翘败毒膏

《北京市中药成方选集》。即原书"连翘败毒丸"改为膏剂。见该条。

43031 连翘败毒膏(《天津市固有成方统一配本》)

【组成】连翘十六两　桔梗十二两　甘草十二两　木通十二两　金银花十六两　防风十二两　玄参十二两　白鲜皮十二两　黄芩十二两　浙贝母十二两　地丁十二两　白芷十二两　天花粉八两　赤芍十二两　蝉蜕八两　大黄十六两　蒲公英十二两　栀子十二两

【用法】上药洗净切碎,加水浓煎成清膏,再加炼蜜(每清膏十两,加蜜二十两)收膏。每服一两,日服二次,白开水送服。或制成水丸。名"连翘败毒丸"。每服三钱,日服二次,温开水送服。

【主治】诸疮初起,红肿疼痛,疮疖溃烂,灼热流脓,无名肿毒,丹毒疮疹,疥疮癣疮,痛痒不止。

【宜忌】忌食腥荤及刺激性之物,孕妇慎用。

【备考】本方改为丸剂,名"连翘败毒丸"(见原书同卷);改为片剂,名"连翘败毒片"(见《成方制剂》19册)。

43032 连翘金贝煎(《景岳全书》卷五十一)

【组成】金银花　贝母(土者更佳)　蒲公英　夏枯草各三钱　红藤七八钱　连翘一两或五七钱

【用法】用好酒二碗,煎一碗服。服后暖卧片时。若阳毒内热或在头顶之间者,用水煎亦可。甚者连用数服。

【功用】《中医方剂临床手册》:清热解毒,消肿排脓。

【主治】阳分痈毒,或在脏腑肺膈胸乳之间者。

【加减】火盛烦渴乳肿者,加天花粉。

43033 连翘栀豉汤(《重订通俗伤寒论》)

【组成】青连翘二钱　淡香豉三钱(炒香)　生枳壳八分　苦桔梗八分　焦山栀三钱　辛夷净仁三分(拌捣广郁金三钱)　广橘络一钱　白蔻末四分(分作二次冲)

【功用】清宣包络,疏畅气机。

【主治】一切感症,汗、吐、下后,轻则虚烦不眠,重即心中懊憹,反复颠倒,心窝苦闷,或心下结痛,卧起不安,舌上胎滑等心包气郁之证。

【方论选录】以清芬轻宣心包气分之主药连翘,及善清虚烦之山栀、豆豉为君,臣以夷仁拌捣郁金,专开心包气郁,佐以轻剂枳、桔宣畅心包气闷,以达归于肺,使以橘络疏包络之气,蔻末开心包之郁。

43034 连翘消肿汤(《揣摩有得集》)

【组成】连翘三钱　防风三钱　荆芥三钱(炒)　巴戟天五钱(去心,盐水炒)　桑螵蛸三钱(盐水炒)　当归三钱　川芎一钱半(炒)　川膝一钱半

【用法】葱白三寸为引。

【主治】一切鹤膝风,两膝肿痛,不能行走,昼轻夜重。

43035 连翘消毒饮(《普济方》卷三四七引《经验良方》)

【组成】连翘三钱　牛蒡子　防风　荆芥穗各一钱　甘草一钱

【用法】上为粗末。每服四钱,加甜葶苈内子,每一个

取四分之三,研碎入药,水一盏半,煎七分,去滓,食后服。

【主治】产后吹乳。

43036 连翘消毒饮(《外科正宗》卷二)

【组成】连翘　陈皮　桔梗　玄参　黄芩　赤芍　当归　山栀　葛根　射干　天花粉　红花各一钱　甘草五分　大黄(初起便燥者加之)

【用法】水二钟,煎八分,食后服。

【主治】❶《外科正宗》:热毒瘰疬,过食炙煿、醇酒膏粱,以致蕴热腮项成核,或天行亢热,湿痰作肿,不能转侧者。❷《金鉴》:过饮药酒,更兼厚味积毒所致之酒毒发初起,生于脊背,皮色不变,累累如弹如拳,坚硬如石,时麻时木,痛彻五内,二便涩滞,周身拘急。

【加减】有痰者,加竹茹一钱。

43037 连翘消毒饮(《外科正宗》卷二)

【组成】连翘　川芎　当归　赤芍药　牛蒡子　薄荷　黄芩　天花粉　甘草　枳壳　桔梗各一钱　升麻五分

【用法】水二钟,煎八分,食后服。

【主治】时毒表里二症俱罢,余肿不消,疼痛不退者。

【加减】便燥者,加酒炒大黄。

43038 连翘消毒散

《外科心法》卷七。为《局方》卷六"凉膈散"之异名。见该条。

43039 连翘黄耆汤(《准绳·疡医》卷二)

【组成】金银花　黄耆　当归　连翘　甘草　蜈蚣一条(去头、足,酒炙)

【用法】加生姜,水煎服。

【主治】疔疮因食瘴死牛羊,足生大疔,如钉入肉,痛不可忍者。

43040 连翘野菊散(《洞天奥旨》卷五)

【组成】连翘五钱　野菊三钱　栝楼二钱　石膏三钱　地榆三钱　当归五钱　甘草二钱　玄参一两　金银花二两

【用法】水煎服。

【主治】发颐生痈初起。

43041 连翘清毒饮(《麻科活人》卷四)

【组成】连翘　防风　荆芥　牛蒡子　石膏　赤芍　桔梗　甘草

【用法】水煎服。

【主治】麻后余毒未清,余热未尽者。

【备考】原书用本方治上证,去赤芍、桔梗、甘草,加黄连、黄芩、地骨皮、生地黄。

43042 连翘散坚汤(《兰室秘藏》卷下)

【异名】连翘溃坚汤(《玉机微义》卷十五)。

【组成】柴胡一两二钱　草龙胆(酒洗四次)　土瓜根(酒制)各一两　黄芩(酒炒二次)七钱　当归梢　生黄芩　广茂　京三棱(同广茂酒炒)　连翘　芍药各五钱　炙甘草三钱　黄连(酒炒二次)　苍术各二钱

【用法】上另秤一半为细末,炼蜜为丸,如绿豆大。每服百余丸;一半㕮咀。每服五钱,水二盏,先浸多半日,煎至一盏,去滓,临卧热服,去枕仰卧,每口作十次咽之,留一口送下丸药。服毕卧如常,更以龙泉散涂之。

【主治】马刀。从手足少阳经中来,耳下或至缺盆,或肩上生疮,坚硬如石,动之无根,或生两胁,或已流脓,作疮

未破。

【备考】《杏苑》无土瓜根,有天花粉。

43043 连翘散毒散

《杏苑》卷八。为《古今医鉴》卷十五"连翘败毒散"之异名。见该条。

43044 连翘溃坚汤

《玉机微义》卷十五。为《兰室秘藏》卷下"连翘散坚汤"之异名。见该条。

43045 连翘解毒丸(《全国中药成药处方集》)

【组成】金银花五两 粉甘草 木通各一两 防风 荆芥 连翘 牛蒡子各三钱

【用法】上药进行干燥、混合碾细,用净水迭成小丸,每钱不得少于三十粒。每服三钱,开水送下。

【主治】痈肿初起,憎寒壮热。

43046 连翘解毒汤(《万氏家抄方》卷六)

【组成】赤芍 连翘 甘草节 牛蒡子 白芷 当归 木通 川芎 穿山甲

【主治】❶《万世家抄方》:痘疹余毒发痒。❷《治痘全书》:痘痛肿痛,能食而元气强者。

【加减】毒在太阳经,加羌活、防风;少阳经,加柴胡、黄芩;少阴经,加黄连;太阴经,加官桂、防风;阳明经,加升麻、葛根;厥阴经,加柴胡、青皮。

43047 连翘解毒汤(《冯氏锦囊·外科》卷十九)

【组成】丹皮 牛膝 木瓜 金银花 桃仁(汤浸,去皮) 连翘 天花粉 甘草节 僵蚕 米仁

【用法】水煎服。

【主治】四肢肿湿诸疮。

43048 连翘解毒汤(《幼科直言》卷五)

【组成】玄参 陈皮 甘草 黄连 石膏 薄荷 柴胡 归尾 连翘

【用法】竹叶为引。

【功用】清肺胃火邪。

【主治】小儿因肺胃火盛,或食辛热甜糖,厚味之物,致齿缝出血者。

43049 连翘解毒饮(《松峰说疫》卷六)

【组成】青黛八分 元参一钱 泽泻一钱(盐炒) 知母一钱 连翘一钱(去膈)

【用法】童便一大盅,水二盅,煎一盅,冷研五瘟丹服。

【主治】水郁为疫,脾肾受伤,以致斑、黄、面赤体重,烦渴口燥,面肿,咽喉不利,大小便涩滞。

43050 连翘解毒饮(《续名家方选》)

【组成】木通 防风 羌活 连翘各一钱二分 丁香 乳香 沉香 升麻各一钱 大黄 黄芩各七分 甘草 木香各三分 桑寄生一钱 麝香五厘

【用法】水煎服。

【主治】大人、小儿头疮及臁疮。

43051 连翘漏芦汤(《婴童百问》卷四)

【组成】漏芦 麻黄(去根节) 连翘 升麻 黄芩 白蔹各一钱 甘草 枳壳各半钱

【用法】上为粗末。每服一钱,以水一小盏,煎至五分,去滓,量儿大小,不拘时候温服。

【主治】小儿痈疮、丹毒、疮疖、咽喉肿痛、腮肿。

【加减】热甚,加大黄、朴消。

43052 连翘橘叶汤

《疡科选粹》卷四。为《玉机微义》卷十五"连翘饮子"之异名。见该条。

43053 连翘橘叶汤(《杂病源流犀烛》卷二十七)

【组成】川芎 连翘 角刺 金银花 橘叶 青皮 桃仁 甘草节各一钱

【功用】清肝解毒。

【主治】吹乳初起,肿焮痛甚者。

【备考】原书用本方治上证,加柴胡。

43054 连翘橘红汤(《女科指南》)

【组成】甘草 半夏 橘红 茯苓 大黄(煨) 连翘 桔梗 柴胡

【用法】水煎,食后服。

【主治】头顶下,痰核结块。

43055 连翘薄荷饮(《痧胀玉衡》卷下)

【异名】竹七(《痧症全书》卷下)、三十一号大过方(《杂病源流犀烛》卷二十一)。

【组成】香附 卜子 槟榔 山楂 陈皮 连翘 薄荷各等分 木香二分(研、冲)

【用法】加砂仁五分,水煎,稍冷服。

【主治】痧症食积气阻。

43056 连翘生地黄汤(《麻科活人》卷四)

【组成】连翘 生地黄 金银花 元参 黄连 荆芥穗 木通 胡麻仁 甘草

【用法】水煎服。

【主治】麻后余毒未尽,生疮不已。

【备考】原书用本方治上证,加何首乌、刺蒺藜、白芷、薄荷。

43057 连翘赤小豆汤

《普济方》卷三六九。为《伤寒论》"麻黄连翘赤小豆汤"之异名。见该条。

43058 连翘赤小豆汤(《镐京直指医方》)

【组成】连翘三钱 赤小豆三钱 银花三钱 杏仁三钱 葶苈三钱 生甘草八分 象贝二钱 广郁金二钱 生石膏六钱

【用法】先用陈年竹灯盏,煅炭研细。每服二钱,开水送下。服后宜吐,吐去秽痰二次后,服连翘赤小豆汤。

【主治】热毒乘肺,肺痈咳吐脓痰,右胁隐痛,右寸脉数有力。

43059 连须葱白香豉汤(《伤寒绪论》卷下)

【异名】葱白香豉汤(《温热暑疫》卷二)。

【组成】连须葱白七茎 香豉一合(勿炒) 生姜一两(切)

【用法】水煎,温服,一日三次。覆取微似汗。

【主治】感冒,头痛如破。

【加减】不汗,加苏叶。

43060 连翘升麻葛根汤(《幼幼集成》卷五)

【组成】净连翘 绿升麻 粉干葛 京赤芍 芽桔梗 酒黄芩 黑栀仁 淮木通 麦门冬 牛蒡子 白滑石 炙甘草

【用法】淡竹叶七片,灯心十茎为引,水煎,热服。

【主治】小儿痘毒不能尽发。

43061 连翘防风甘草汤(《医学入门》卷六)

【组成】连翘　防风　甘草各等分

【用法】水煎服。

【主治】小儿痘疹,少阳病,乍寒乍热,出不快者。

医

43062 医王汤

《伤寒论今释》卷七引《方函口诀》。为《脾胃论》卷中"补中益气汤"之异名。见该条。

43063 医痫丸

《北京市中药成方选集》。为《杨氏家藏方》卷二"五痫丸"之异名。见该条。

43064 医门黑锡丹

《中药成方配本》。即《局方》卷五(吴直阁增诸家名方)"黑锡丹"。见该条。

43065 医痫无双丸(《寿世保元》卷五)

【组成】南星一两　半夏一两(二味用白矾、皂角、生姜煎汤浸一日夜透,切片,随汤煮干,去矾、皂、姜不用)　川芎三钱　归身(酒洗)　软石膏各一两　天麻七钱　僵蚕五分　生地黄(酒炒)一两　荆芥穗五钱　辰砂五钱　川独活五钱　乌犀角五钱　白茯苓(去皮)　拣参各一两　远志(甘草水泡,去心)　麦冬(去心)　白术(去芦油)　陈皮(去白)各五钱　酸枣仁(炒)五钱　黄芩三钱　川黄连(去毛)五钱　白附子(煨)　珍珠　甘草各三钱　金箔三十片

【用法】上为细末,好酒打稀糊为丸,如梧桐子大,金箔为衣。每服五十丸,空心白汤送下。轻者半料奏效,重者全料。

【功用】祛风化痰,降火补益,养血理脾,宁心定志。

【主治】痫证。

【临床报道】痫证:一儿十五岁,御女后,复劳役,考试失意,患痫证三年,遇劳则发。用十全大补汤、加味归脾汤之类,更以紫河车生研为膏,入蒸糯米饭为丸,如梧桐子大,每服百丸,一日三四服而愈。后患遗精,盗汗,发热,仍用本方及六味丸而愈。

【备考】此方治痫,不拘老幼皆效。

43066 医痫无双丸(《医钞类编》卷十四)

【组成】制南星　法半夏　归身　生地　石膏各一两　志肉　麦冬　酸枣仁　辰砂　人参　白术　陈皮　川连各五钱　白附　牛胆黄　荆芥穗　独活　犀角　白芩　僵蚕各五钱　天麻七钱

【用法】上为细末,炼蜜为丸服。

【主治】癫、狂、痫。

43067 医痫无双丸

《北京市中药成方选集》。为《杨氏家藏方》卷二"五痫丸"之异名。见该条。

步

43068 步利丸(《仙拈集》卷二)

【组成】山楂肉　白蒺藜各等分(蒸晒)

【用法】上为末,炼蜜为丸,如梧桐子大。每服三钱,白汤送下。

【主治】腿膝疼痛,不能举步。

43069 步莲散(《医方类聚》卷二一一引《琐碎录》)

【组成】牡蛎(火煅)　白矾(火枯干)　黄丹　密陀僧各等分

【用法】上为细末。掺脚趾缝中。

【功用】辟脚汗,除秽气。

坚

43070 坚牙散(《魏氏家藏方》卷九)

【组成】升麻　露蜂房(炙)　细辛　高良姜　猪牙皂角　草乌头(炮)　香白芷　木律(炒)各一两　荜拨　胡椒各二两　半夏半两(汤泡七次)

【用法】上为细末。每用半钱,手点揩牙,温汤漱;如痛多者,用姜钱点揩。

【主治】一切风牙,痾牙。

43071 坚牙散

《医统》卷六十四引《大典》。为《圣济总录》卷一二一"坚齿散"之异名,见该条。

43072 坚牙散(《万氏家抄方》卷三)

【组成】骨碎补

【用法】白水洗净,钢刀切片,铜锅内炒,用槐枝不住手搅,少时退火;令冷后又上火炒,微枯黑色又住火;冷后又上火炒至老黑色,取起研末。不时擦牙。

【主治】牙疼齿摇。

43073 坚止汤(《普济方》卷一四三)

【组成】黄连　吴茱萸　厚朴各一两　(一方干姜代吴萸)

【用法】以水四升,煮取二升五合,去滓,温服五合;欲作丸,炼蜜为丸,如梧桐子大。每服三十粒,白水送下。

【主治】伤寒下痢赤白脓血,腹中痛者。

【加减】热多,减吴茱萸半两。

43074 坚中丸

《普济方》卷三三一引《十便良方》。为《鸡峰》卷十六"坚中丹"之异名。见该条。

43075 坚中丸(《卫生宝鉴》卷十六)

【组成】黄连(去须)　黄柏　赤茯苓(去皮)　泽泻　白术各一两　陈皮　肉豆蔻　人参　白芍药　官桂　半夏曲各半两

【用法】上为末,汤浸蒸饼为丸,如梧桐子大。每服五七十丸,食前温米饮送下。

【主治】脾胃受湿,滑泄注下。

43076 坚中丹(《鸡峰》卷十六)

【异名】坚中丸《普济方》卷三三一引《十便良方》。

【组成】半夏　猪苓各一两(去皮,别为末)

【用法】上同炒半夏黄色,却将猪苓末盖半夏,地上以盏合定经宿,去苓只取半夏末之,以水糊为丸,如梧桐子大。每服十丸,米饮送下,不拘时候。

【主治】室女白沃。

43077 坚中汤(《千金》卷十二)

【组成】糖三斤　芍药　半夏　生姜　甘草各三两　桂心二两　大枣五十个

【用法】上㕮咀。以水二斗,煮取七升,分七服,日五夜二。

【主治】虚劳内伤,寒热,呕逆吐血。

【备考】方中"糖",《圣济总录》作"饴糖"。其用法:同煎至八分,去滓,入饴糖一分,再煎令沸,放温服,日二夜一。

43078 坚中汤(《千金翼》卷十八)

【组成】糖三斤 芍药 半夏(洗) 生姜各三两(切)大枣五十个(擘) 生地黄一斤

【用法】上㕮咀。以水二斗,煮取七升,分七服,日三夜一。

【主治】虚劳内伤,寒热,频连吐血。

43079 坚气散(《鸡峰》卷二十)

【组成】金铃子 茂各一两 硼砂一分

【用法】上为细末。每服二钱,空心盐汤调下;欲丸,水煮面糊为丸,如梧桐子大,每服三十丸。

【功用】升降阴阳,通利滞气。

43080 坚肠丸(《杨氏家藏方》卷七)

【组成】黄连半两(去须) 龙骨 赤石脂 厚朴(姜汁涂,炙三遍)各三分 乌梅肉一分 甘草(炙)一分 阿胶二钱(蚌粉炒)

【用法】上为细末,用汤浸蒸饼为丸,如梧桐子大。每服五十丸,食前米饮送下。

【主治】一切痢疾,不问赤白脓血。

43081 坚肠汤(《鸡峰》卷二十)

【组成】陈粳米一升 神曲 麦芽各三两 生姜一斤(干秤) 陈皮五两 荆三棱二两 青皮一两半 茴香 桂茂 白芷各一两

【用法】上为细末。每服一二钱,浓煎生姜汤调服。若脾泄久泻,壮人可用温酒调下;虚人米饮服。

【功用】温中快气,进饮食。

43082 坚肠汤(《冯氏锦囊·痘疹》卷十四)

【组成】黄耆(炙) 白术(炒黄)各一钱 山楂肉七分 川芎 陈皮(留白)各五分 升麻(酒炒)三分 肉果(面裹煨,去油)一钱

【用法】加牙枣三个,水煎服。

【主治】痘作泻不止。

43083 坚肠散(《种痘新书》卷十二)

【组成】黄耆 白术各一钱 山楂七分 川芎 陈皮各五分 升麻三分 肉豆蔻霜(煨,去油净者)一钱 茯苓七分 白芍六分

【用法】用大枣三个,同煎服。

【主治】痘泄泻不止。

43084 坚软汤(《石室秘录》卷二)

【组成】熟地一两 山茱萸四钱 北五味一钱 麦冬三钱 白芍三钱 当归二钱 白术三钱 茯苓一钱 陈皮一钱 生枣仁二钱 芡实三钱

【功用】竣补肾水。

【用法】水煎服。

【主治】疰夏。其人夏月无阴,三伏之时,全无气力,悠悠忽忽,惟思睡眠,懒于言语,或梦遗不已,或夜热不休。

43085 坚齿散(《圣济总录》卷一二一)

【异名】坚牙散(《医统》卷六十四引《大典》)。

【组成】熟铜(末,细研)二两半 当归(切,焙)三分 地骨皮 细辛(去苗叶) 防风(去叉)各半两

【用法】上各为细末,再同研如粉。齿才落时,热粘齿槽中,贴药齿上,五日即定,一月内不得咬硬物。

【主治】牙齿摇落,复安令着。

43086 坚固丸(《圣济总录》卷九十二)

【组成】乌头(炮裂,去皮脐) 茴香子(炒)各等分

【用法】上为末,姜汁煮糊为丸,如梧桐子大。每服十五丸,空心温酒送下;妇人赤白带下,醋汤送下,加至三十丸。

【主治】虚劳极冷,阳气衰弱,小便数滑遗沥,及妇人赤白带下。

43087 坚胆汤(《辨证录》卷四)

【组成】白术五钱 人参五钱 茯神三钱 白芍二两 铁粉一钱 丹砂一钱 天花粉三钱 生枣仁三钱 竹茹一钱

【用法】水煎服。

【功用】肝胆同治,补胆补心。

【主治】胆气虚怯,怔忡,心怦怦不安,似有人欲来捕之状。

43088 坚骨壮筋膏(《中医伤科学讲义》)

【组成】骨碎补 川续断各三两 马钱子 白及 硼砂 生草乌 生川乌 牛膝 苏木 杜仲 伸筋草 透骨草各二两 羌活 独活 麻黄 五加皮 皂角核 红花 泽兰叶各一两 虎骨八钱

【用法】上药加香油十斤,黄丹五斤,熬成膏药后温烊摊贴。又用血竭一两,冰片五钱,丁香一两,肉桂二两,白芷一两,甘松、细辛各一两,乳香、没药各一两,麝香酌加五分,共为细末,临贴时撒于药面。

【功用】强壮筋骨。

【主治】伤筋骨折后期。

肖

43089 肖金丸

《成方制剂》5册。为原书同册"肖金丹"之异名。见该条。

43090 肖金丹(《成方制剂》5册)

【异名】肖金丸(原书同册)。

【组成】麝香 3 克 蟾酥 27 克 制草乌 150 克 枫香脂 150 克 乳香(制)75 克 没药 75 克 地龙 150 克 五灵脂(酒炒)150 克 当归(酒炒)75 克 香墨 12 克 木鳖子(去壳去油)150 克

【用法】上制成丸剂,每丸重 1.25 克。打碎后服用,一次 1~2 丸,一日 2 次。

【功用】散结消肿,化瘀止痛。

【主治】阴疽初起,皮色不变,肿硬作痛;多发性脓肿,甲状腺瘤,淋巴结炎,淋巴结结核,慢性囊性乳腺病。

【宜忌】孕妇忌服。

呕

43091 呕吐散(《揣摩有得集》)

【组成】白术一钱(炒) 云苓一钱 蔻米五分(研) 法夏一钱 扁豆三钱(炒) 制草五分 煨姜一片 伏龙肝一钱

【用法】水煎服。

【主治】小儿脾胃寒湿,生来面色青白,或秋凉冬寒之日,或春寒不时,或夏月天雨过多,以致气虚寒邪入里,或吃寒凉之物,以致脾胃受伤,多患呕吐。

43092 呕血丹(《脉因证治》卷上)

【组成】四物汤 栀(炒) 郁金 童便 姜汁 韭汁 山茶花

【主治】因火载血上,错经。

【加减】痰,加竹沥;喉中痛是气虚,加人参、黄耆、白术、黄柏。

43093 呕吐敷方(《活幼心法》卷末)

【组成】白芥子(研末)

【用法】用酒调敷涌泉穴,男左女右,如指头大一块。敷一二时吐止,即去之,久则恐发泡也。

【主治】痘出稀疏,但呕吐不止,药不能进者。

吹

43094 吹口丹(《赤水玄珠》卷二十八)

【异名】吹口散(《准绳·幼科》卷六)。

【组成】黄连 青黛 孩儿茶 冰片各等分

【用法】上为末,吹之。

【主治】口疮。

【备考】《景岳全书》本方用黄连、青黛、儿茶、片脑各等分,为末吹之。

43095 吹口丹(《麻疹阐注》卷二)

【组成】醋荠草(捣汁) 青草鹅肠(调汁)

【用法】将二汁同放于麻蚬壳内,于炭火上煅过数次,研末。加冰片、倍子尤妙。

【主治】麻后走马疳、穿腮、落齿、鼻崩、唇烂。

43096 吹口散

《准绳·幼科》卷六。为《赤水玄珠》卷二十八“吹口丹”之异名。见该条。

43097 吹云散(《古今医鉴》卷十四)

【组成】黄丹(水飞)一钱 轻粉三分 片脑一厘

【用法】上为末。鹅毛管吹耳内,如左眼患吹入右耳,右眼患吹入左耳,每日三次。兼服通明散,须得早治,迟则必难。

【主治】痘疮眼生翳障,或红或白,肿痛。

43098 吹云膏(《兰室秘藏》卷上)

【组成】细辛一分 升麻 蕤仁各三分 青皮 连翘 防风各四分 柴胡五分 生甘草 当归身各六分 荆芥穗一钱(微取浓汁) 生地黄一钱五分 拣黄连三钱

【用法】上㕮咀。除连翘外,用澄清净水二碗,先熬余药至半碗,入连翘同熬至一大盏许,去滓,入银石器内,文武火熬至滴水成珠,不散为度,加熟蜜少许,熬匀。点之。

【主治】❶《兰室秘藏》:目中泪下,及迎风寒泣,羞明怕日,常欲闭目,喜在暗室,塞其户牖,翳膜岁久遮睛。❷《东垣试效方》:视物睛困无力,隐涩难开,睡觉多眵。

43099 吹耳丹

《赤水玄珠》卷二十八。为《保婴撮要》卷十八“粉丹散”之异名。见该条。

43100 吹耳丹(《内外验方秘传》)

【组成】青黛一钱 川连末一钱 芦荟一钱 陈升药一钱 轻粉二钱 青果炭一钱 海浮石二钱 雄黄五分 白矾五分 夜明砂一钱 桑螵蛸五分 甘石五分 西牛黄三分

【用法】研至无声。

【主治】耳内出脓水。

43101 吹耳散(《回春》卷五)

【组成】干胭脂 海螵蛸 龙骨 枯矾 冰片 密陀僧(煅) 胆矾 青黛 硼砂 黄连 赤石脂减半 麝香少许

【用法】上为细末。先用绵纸条拭干脓水后,吹入末药。

【主治】两耳出脓。

43102 吹耳散

《治疹全书》卷下。为《保婴撮要》卷十八“粉丹散”之异名。见该条。

43103 吹耳散(《经验方》卷上)

【组成】生龙骨一钱 大梅片二分 寸香二分 枯白矾二分 广皮一个(煅存性,须重二钱以上者)

【用法】上为细末。香油调敷。湿烂臭秽者,燥药吹入。

【主治】耳内红肿痛痒。

43104 吹耳散(《外科传薪集》)

【组成】水龙骨(煅)一钱 海螵蛸一钱 飞青黛一钱 枯矾三分 五倍子(炒黄,一钱) 黄鱼齿(煅)五分 细薄荷五分 梅片三分 川雅连三分 蛀竹屑三分 石榴花瓣(炙脆)一钱

【用法】上为细末。

【主治】耳疳脓水不止。

43105 吹耳散(《青囊秘传》)

【组成】功劳叶(烧炭) 枳壳(烧炭) 梅片少许

【用法】上为细末。

【主治】耳脓。

43106 吹耳散(《中药成方配本》)

【组成】胭脂炭二钱 广皮炭一钱 龙衣三钱(炒炭) 冰片三分 枯矾五分

【用法】上研细末,冰片另研和入,约成散四钱。吹耳,或用麻油调滴耳内。

【功用】清热收敛。

【主治】耳流脓水。

43107 吹耳散(《全国中药成药处方集》南京方)

【异名】耳痛散。

【组成】陈皮炭二两 胭脂灰二钱 冰片五分

【用法】上药以陈皮、胭脂煅灰存性,各取净末,再加冰片共为极细末。先用棉花将耳内脓水搅净后,再取药少量干掺;或用油调为稀薄液体,滴入耳内。

【主治】内耳生脓,肿痛流水。

43108 吹乳饮(方出《摄生众妙方》卷十,名见《仙拈集》卷三)

【组成】白芷 贝母各一两

【用法】上为末。每服二钱,白汤调下。

【主治】妇人吹乳,久不愈者。

【备考】《仙拈集》本方用热黄酒调下。

43109 吹消散(《串雅内编》卷二)

【组成】乳香 麝香 蟾酥 辰砂 儿茶 没药各等分

【用法】上为细末。用一分于膏上贴之。

【主治】一切肿毒。

43110 吹喉丹(《种痘新书》卷四)

【组成】黄连 青黛 儿茶

【用法】上为细末。吹之。

【主治】痘疮咽烂成坑。

43111 吹喉药(《串雅内编》卷一)

【组成】白矾三钱 巴豆五粒(去壳)

【用法】用铁勺将矾化开,投豆在内,俟矾干,取出巴豆,将矾收贮。遇喉痛者,以芦管吹之。

【主治】急缠喉风,乳蛾,喉痹。

43112 吹喉药(《疡医大全》卷十七)

【组成】硼砂二钱五分 雄黄三钱 儿茶一钱 冰片三分 苏薄荷三两(另研)

【用法】和匀密贮,不可泄气。用芦管吹入少许,或用茶匙挑入舌上噙一刻咽下,每日八、九次。若锁喉风口内干枯者,以井水调灌。

【功用】开关生津。

【主治】喉风。

【宜忌】若脾泄胃弱者,不宜多用。

43113 吹喉散(《局方》卷七)

【组成】蒲黄一两 盆消八两 青黛一两半

【用法】上药用生薄荷汁一升,将盆消、青黛、蒲黄一处,用瓷罐盛,慢火熬令干,研细。每用一字或半钱,掺于口内,良久出涎,吞之不妨。或喉中肿痛,用筒子入药半钱许,用力吹之。

【主治】三焦大热,口舌生疮,咽喉肿塞,神思昏闷。

43114 吹喉散(《鸡峰》卷二十一)

【组成】铜绿 胆矾 白僵蚕 朴消各等分

【用法】上为细末。吹在喉中。

【主治】咽喉闭塞。

43115 吹喉散(《杨氏家藏方》卷十一)

【组成】朴消四两(别研) 甘草末一两(生)

【用法】上为细末。每用半钱,干掺口中;如肿甚者,用竹筒子吹入喉内。

【主治】咽喉肿痛。

43116 吹喉散(《魏氏家藏方》卷九)

【组成】硼砂 龙脑 青黛各一钱 马牙消 白矾生胆矾各一钱半 消石三钱 白僵蚕二十一个(别研)

【用法】上各为细末,拌和。每用笔管抄少许,吹在咽喉内。

【主治】大人、小儿喉闭肿塞,不下水浆。

43117 吹喉散(《直指》卷二十一)

【组成】诃子一两(醋浸一宿,去核晒干) 黄芩(酒浸一宿晒干) 胆矾一钱 明矾一钱半 牛蒡子 甘草(生) 薄荷各五钱 (一方有百药煎)

【用法】上为末。先用好生姜擦舌上,每用药一钱,芦管吹入喉中,吐出涎痰,便用热茶吃下,再吹第二次,便用热粥,三次再吹,用热茶或热粥乘热食之,加朴消末少许;如口舌生疮,用药吹之,口中刮去痰涎为妙。

【主治】咽喉肿痛,急慢喉闭,悬痈,乳蛾,咽物不下。

【备考】方中黄芩用量原缺。

43118 吹喉散(《医方类聚》卷七十五引《施圆端效方》)

【组成】青黛一两 盆消二两 僵蚕(炒) 甘草各半两

【用法】上为细末。吹咽喉中。频用大效。

【主治】咽喉肿痛。

43119 吹喉散(《普济方》卷六十)

【组成】白矾半两 半夏 巴豆各七个

【用法】上熔白矾,剉半夏、巴豆在汁中,候干研细。吹入喉中。

【主治】喉痹肿硬,水浆不下。

43120 吹喉散(《普济方》卷六十)

【组成】明矾二两 胆矾五钱

【用法】上为极细末。吹患处。

【主治】喉痹,乳蛾,喉风。

43121 吹喉散(《医学正传》卷五)

【组成】胆矾五钱(别用青鱼胆一个,以矾研细入胆内,阴干) 巴豆七粒(去壳) 朴消二钱五分(另研) 铜青一钱 轻粉五分 青黛些少(另研)

【用法】上将胆矾同巴豆肉于铜铫内飞过,去巴豆,合朴消以下四味,再加麝香少许研匀。每用一字,吹入喉中。吐出痰血,立愈。

【主治】咽喉一切肿痛。

43122 吹喉散(《万氏家抄方》卷三)

【组成】黄柏(蜜炙)三钱 硼砂(煅过)二钱半 孩儿茶一钱 朱砂八分 寒水石七分 冰片一分

【用法】上为极细末。先用大黄、防风、羌活、薄荷、黄柏煎汤漱过,再吹入。

【主治】喉疮生脓不收口者。

【加减】有虫者,加雄黄一钱。

43123 吹喉散(《古今医鉴》卷九)

【组成】壁钱(烧存性) 枯白矾 发灰各等分

【用法】上为末。吹喉。

【主治】喉痹。

43124 吹喉散(《回春》卷五)

【组成】胆矾 白矾 朴消 片脑 山豆根 辰砂 鸡内金(焙燥)

【用法】上为极细末。用鹅毛管吹药入喉。

【主治】一切咽喉肿痛,并喉舌垂下肿痛者。

43125 吹喉散(《鲁府禁方》卷二)

【组成】腊八日猪胆一二个 枯矾五钱 茄柴灰五钱

【用法】共入胆袋满,阴干,为细末。吹少许。

【主治】咽喉肿痛。

43126 吹喉散(《鲁府禁方》卷二)

【组成】牙消一两半 硼砂五钱 雄黄 僵蚕各二钱 冰片二分

【用法】上为末。每用少许吹患处。

【主治】咽喉肿痛。

43127 吹喉散

《增补内经拾遗》卷四。为《瞿仙活人心方》"青龙胆"

之异名。见该条。

43128 吹喉散（《尤氏喉科秘书》）

【组成】梅矾三钱 薄荷二钱 儿茶一钱五分 乳石一钱五分（煅，水飞） 甘草 火消 硼砂各一钱 冰片三分

【用法】上为极细末。瓷器收贮，勿可出气。用时吹喉中。

【主治】喉症。

43129 吹喉散（《奇方类编》卷上）

【组成】冰片二分 僵蚕五厘 硼砂二钱五分 牙消七钱五分

【用法】上为末。用苇管吹喉内患处。

【主治】喉蛾。

43130 吹喉散（《痘学真传》卷七）

【组成】珍珠三分 西牛黄 冰片各二分 青黛 人中白 薄荷 孩儿茶各四分

【用法】上为末。先以清水漱口，然后吹入。

【主治】痘疮喉痛。

43131 吹喉散（《仙拈集》卷二）

【组成】冰片 朱砂 珍珠 枯矾各三分 硼砂五分 孩儿茶 龙骨（煅）各一钱 寒水石二钱

【用法】上为细末，瓷器收贮。将竹筒吹少许于痛处，每日二次。

【主治】咽喉诸症。

43132 吹喉散（《经验广集》卷二）

【组成】大黑枣一个（去核，装入下药） 五倍子一个（去虫，研） 象贝一个（去心，研）

【用法】用泥裹，煅存性，共研极细末，加薄荷末少许，冰片少许，贮瓷瓶内。临用吹患处。任其呕出痰涎，数次即愈。

【主治】咽喉十八症。

43133 吹喉散（《焦氏喉科枕秘》卷二）

【组成】人中白二钱 硼砂五钱 青黛二钱 五倍子一钱 冰片五分 杉木炭一钱 六一散一钱

【用法】上为极细末。瓷瓶收贮，勿使泄气。吹患处。

【主治】口内一切杂症。

43134 吹喉散

《外科传薪集》。为《外科正宗》卷二"神效吹喉散"之异名。见该条。

43135 吹喉散（《外科方外奇方》卷三）

【组成】青黛 龙脑薄荷各八分 飞净雄黄三分 粉口儿茶五分 大梅片一分 月石三分 珍珠三分 犀黄一分五厘

【用法】上为极细末，罐贮勿泄气。吹之。

【主治】咽喉十八症。

43136 吹喉散（《外科方外奇方》卷三）

【组成】珍珠末二钱 青黛三钱 犀黄一钱 月石三钱 麝香二分五厘 儿茶二钱 梅片三钱 血竭三钱 熊胆三钱 山豆根八分 去油乳香三钱 没药三钱

【用法】上为细末。吹喉中。

【主治】咽喉十八症。

43137 吹喉散（《效验秘方》黄良生方）

【组成】山豆根5克 射干5克 薄荷5克 蒲黄5克 雄黄5克 煅月石5克 枯矾5克 人中白5克 甘草5克 黄柏6克 僵蚕6克 青黛10克 冰片1.5克 麝香1克

【用法】上药（青黛、冰片、麝香除外）共研细揉至无声，再下青黛、冰片、麝香揉细，装入瓶内密封备用。用纱布将吹喉散裹成适当大小长条塞入阴道内，每晚换药一次。

【功用】清热利湿，解毒止痒。

【主治】外阴瘙痒。

43138 吹鼻丸（《圣惠》卷八十七）

【组成】熊胆一分 朱砂一钱 麝香半钱

【用法】上为细末，五月五日取蟾酥和丸，如黍米大。取一粒研为末，吹两鼻中；甚者，兼以奶汁调涂口中及齿龈上；更甚者，暖水送下五丸。

【主治】小儿一切疳，脑热发干。

43139 吹鼻散（《圣惠》卷二十）

【组成】瓜蒂末一钱 地龙末一钱 苦瓠末一钱 消石末一钱 麝香末半钱

【用法】上药共为末令匀。先含水满口，后搐药末半字，深入鼻中。当取下恶物。

【主治】风头痛，偏头疼。

43140 吹鼻散（《圣惠》卷三十七）

【组成】釜底墨

【用法】上为细末。以少许吹鼻中。

【主治】鼻卒衄。

43141 吹鼻散（《圣惠》卷三十七）

【组成】麻鞋靴不限多少（烧为灰）

【用法】上为细末。以少许吹入鼻中。

【主治】鼻衄不止，心闷欲绝。

43142 吹鼻散（《圣惠》卷三十七）

【组成】绯帛灰三钱 乱发灰二钱

【用法】上为细末。少少吹入鼻中。

【主治】鼻衄久不止。

43143 吹鼻散（《圣惠》卷三十七）

【组成】龙脑半钱 马牙消一钱 瓜蒂十四个（为末）

【用法】上为细末。每用一豆大，吹入鼻中。

【主治】鼻干无涕。

43144 吹鼻散（方出《圣惠》卷三十八，名见《圣济总录》卷一八三）

【组成】胡粉 光墨末 釜下墨末 干姜末 发灰末 伏龙肝末

【用法】上药但得一味，以少许，用笔管吹入鼻中。

【主治】乳石发动，毒气盛，鼻衄不止。

【备考】《圣济总录》本方用六味同研，以一字许吹鼻中。

43145 吹鼻散（《圣惠》卷七十六）

【异名】海半散（《普济方》卷三八一）。

【组成】蜗牛壳半分（炒黄色） 虾蟆灰半分 瓜蒂少许（末） 麝香半分（细研）

【用法】上为细末。每用少许，吹入鼻中。

【主治】小儿一切疳，眼鼻痒，发干频揉。

43146 吹鼻散（《圣惠》卷八十六）

【组成】消石三分 熊胆一两 麝香一大豆许

七画

吹

416

（总3146）

【用法】上为细末。取一小豆许,吹两鼻中。得黄水出为效。

【主治】小儿无辜疳,脑热,发干竖。

43147 吹鼻散(《圣惠》卷八十七)

【组成】地榆一分(剉) 青黛一分(细研) 人粪灰一钱 麝香半钱(细研) 蜗牛壳三个(炒令微黄)

【用法】上为细散。每用两黄米大,吹于鼻中。

【主治】小儿鼻疳。

43148 吹鼻散(《圣惠》卷八十七)

【异名】通顶散。

【组成】白矾灰一分(细研) 赤小豆二百粒 藜芦一分(去芦头) 丁香一分 黄连一分(去须) 麝香一分(细研) 熊胆一分(细研) 胡黄连一分(细研) 干虾蟆灰一分(细研)

【用法】上为细散。每用少许,入鼻中,当有虫出。

【主治】小儿一切疳。

43149 吹鼻散(《圣惠》卷八十七)

【组成】青黛一分(细研) 踯躅花一分 黄连半分(去须) 瓜蒂半分 干地黄半分(微炒) 麝香半分(细研)

【用法】上为末。用少许吹在鼻中。若嚏五六遍,其疾则轻;如三二嚏者,急治之;如不嚏,必死之候。

【主治】小儿一切疳,脑闷昏沉。

【备考】方中地黄,《普济方》引作"地龙"。

43150 吹鼻散(《圣惠》卷八十七)

【组成】瓜蒂二十个 赤小豆二十粒(炒熟) 胡黄连半两 倒钩棘针二十个

【用法】上为细散。每日早晨,以半字吹两鼻中,兼用粥饮调一字灌之,每一次吹鼻,灌药一服。

【主治】小儿一切疳。

43151 吹鼻散(《圣惠》卷八十七)

【组成】瓜蒂七个 葱白一茎(切,晒干) 藜芦半钱 英粉半钱 麝香一字

【用法】上药为散。每用绿豆大,吹左右鼻中。良久,有虫子出,仔细看,如断线,此是病根出也。

【主治】小儿一切疳,头发干疏,脑热烦闷。

43152 吹鼻散(《圣惠》卷八十七)

【组成】虾蟆灰一分 甘草末一分 地榆末一分 麝香半钱 蜗牛壳一分 青黛一钱 人粪灰一钱 蚺蛇胆半分 兰香灰半钱 龙脑半钱

【用法】上为细末。每日取少许吹于鼻中。其患渐愈,其发生出皆如漆色。

【主治】小儿一切疳,及有名无名疮疖,孩子头干,脑有无辜子,或时喉闭。

【宜忌】切忌五辛。

43153 吹鼻散(《圣惠》卷八十七)

【组成】蜗牛壳二七个(洗去土) 虾蟆灰一分 地榆一分(剉) 青黛半分(细研) 兰香灰半分 麝香半分(细研)

【用法】上药为末,相和,更研令极细。每日二次,以苇筒子吹半粳米大于鼻中,觉有效,即每日一次吹之。

【主治】小儿一切疳,揉眼鼻,捎耳,发干。

43154 吹鼻散(《圣惠》卷八十七)

【组成】熊胆一分 丁香半两 黄柏一分 虾蟆半两(五月五日者炙黄) 皂荚半两 麝香一钱(细研)

【用法】上为细散。每用小豆大,吹于鼻中。嚏出疳虫为效。

【主治】小儿一切疳,眼鼻痒,脑热,发竖,干瘦。

43155 吹鼻散(《圣惠》卷八十七)

【组成】棘针 瓜蒂各等分

【用法】上为细散。每用黍粒大,吹入鼻中,一日二次。

【主治】小儿一切疳。

43156 吹鼻散(《圣惠》卷八十九)

【组成】蚺蛇胆一分 蟾酥一小豆大 滑(消)石一分

【用法】上为细末。每取少许,吹入鼻中。

【主治】小儿脑热无涕。

43157 吹鼻散(《圣济总录》卷十五)

【组成】芦荟(研) 龙脑(研) 瓜蒂(捣) 消石(研)各等分

【用法】上为末。每用一豆许,吹之。

【主治】脑壅头痛。

43158 吹鼻散(《圣济总录》卷六十九)

【组成】人中白

【用法】上药瓦上焙干,研为细末。每以少许,吹入鼻中。立愈。

【主治】血汗,鼻衄不断。

43159 吹鼻散(《圣济总录》卷七十)

【组成】茅花十茎 乱发一小团

【用法】上烧为末,研匀。每以少许吹鼻内。

【主治】鼻衄血不止。

43160 吹鼻散(《圣济总录》卷一○六)

【组成】枸杞白皮 鸡子白皮各等分

【用法】上为极细散。每日三次吹鼻内。

【主治】眼风肿。

43161 吹鼻散(《圣济总录》卷一四八)

【组成】藜芦(去芦头) 猪牙皂荚(酥炙,去皮) 丁香 蜀葵花蕊 荜拨各半两

【用法】上为末。每用一字,螫左边,吹右鼻;螫右边,吹左鼻。

【主治】蝎螫。

43162 吹鼻散(方出《续本事》卷五,名见《普济方》卷五十六)

【组成】苦丁香(即瓜蒂)十四个 赤小豆 丁香各十四个

【用法】上药慢火焙干为末,入脑子少许。口内先含水,次将小竹管吹药入鼻中,半盏茶末多入尽为度,候头疼痛时取下。

【主治】❶《续本事》:鼻痔。❷《普济方》:鼻中息肉,及黄疸或暴得黄疾。

43163 吹鼻散(《普济方》卷一九二)

【组成】瓜蒂 丁香各七个 小豆七粒

【用法】上为末。纳豆许于鼻中。少时黄水出,愈。

【主治】身面四肢浮肿,有虫,鼻中息肉,阴黄,黄疸及暴急黄。

43164 吹鼻散

《普济方》卷二五四。为原书同卷"礜石散"之异名。见该条。

43165 吹鼻散(《万氏家抄方》卷一)

【组成】火消四两　黄丹二两　石膏二两　乳香二钱　没药二钱　藜芦三分　细辛三分　天麻二钱　雄黄三分　川芎三钱　天门冬　麦门冬　皂角　甘草各六钱

【用法】上为末,吹鼻,吹时须令病人含水一口。

【主治】偏正头风,火眼。

43166 吹鼻散(《片玉心书》卷五)

【组成】山栀仁　乱头发(烧灰)

【用法】共为末。吹入鼻中。

【主治】五脏积热所致之鼻衄。

【备考】原书治上症,内服加减地黄汤,外用本方吹鼻。

43167 吹鼻散(《遵生八笺》卷十八)

【组成】大茶子二颗　糯米七粒

【用法】上为细末。以些少吹入鼻中。吐出稠痰数碗,病者即醒。

【主治】痰中欲绝。

43168 吹鼻散(《寿世保元》卷八)

【组成】乳香　没药各五分　雄黄三分　焰消一钱　黄丹(水飞)一分

【用法】上为细末。每用少许,吹两鼻孔。

【主治】小儿两眼暴病赤痛。

43169 吹鼻散(《痘疹一贯》卷六)

【组成】乳香　没药　川芎　雄黄　石膏各二钱　牙消五钱

【用法】上为细散。吹鼻。

【主治】偏正头痛,脑闷,牙疼,咽喉等症。

43170 吹鼻散(《验方新编》卷一)

【组成】鹅不食草五钱(晒干)　真青黛　川芎各一两

【用法】共为细末。将药少许,嗅入鼻中(或新白布泡水蘸药入鼻中亦可),口含温水。以泪出为度。

【主治】风火眼痛,目中星翳。

43171 吹霞散(《审视瑶函》卷三)

【组成】白丁香一钱　白及　白牵牛各三钱

【用法】上药研细腻无声,放舌上试过,无滓方收贮。每日点三次。重者不出一月痊愈;轻者朝点暮好。

【主治】胬肉攀睛,星翳外障。

43172 吹乳奇方(《疡科遗编》卷下)

【组成】生白明矾一两(研末)

【用法】一岁用一厘,先将鸡蛋一个凿一小孔,纳矾于内,绵纸封固,饭上蒸熟,空心下。

【主治】内外吹乳。

43173 吹口散油膏(《中医喉科学讲义》)

【组成】青吹口散三两　凡士林十两

【用法】先将凡士林烊化,冷却,再将药粉徐徐调入,和匀成膏。搽患处。

【主治】唇风。

43174 吹耳红棉散(《上海市中药成药制剂规范》)

【组成】胭脂(炒炭)　三钱　龙衣(炒炭)一钱　麝香一分五厘　陈皮(炒炭)二钱　枯矾二钱　冰片一分

【用法】上为极细末,先用药棉卷净耳孔,然后将药粉掺入少许,每日二三次。

【功用】排毒消肿,燥湿止痛。

【主治】内耳肿痛,流水流脓。

【宜忌】本品专供外用,不可入口。

43175 吹耳麝陈散(《药奁启秘》)

【组成】陈皮(煅存性)　麝香一分

【用法】研末和匀。吹入耳中。

【主治】耳聋,流水不止,或耳中流脓。

43176 吹药应效方(《良方集腋》卷上)

【组成】西牛黄五厘(另研)　指爪甲五厘(瓦上焙黄,男女互用)　上濂珠三分(腐制,研细)　青黛六分　龙脑片二厘(研)　壁窠二十个(墙上者,瓦上焙黄)　象牙屑三分(瓦上焙黄,研末)

【用法】上为极细末,瓷瓶收贮。吹喉间。

【主治】烂喉痧。

43177 吹喉十宝丹(《喉科集腋》卷上)

【组成】牛黄三分　大贝三分　人中白(煅)五分　琥珀五分　青鱼胆五分(大者)　珍珠六分　梅片五厘　人指甲四分　马勃三分　硼砂四分

【用法】共研极细末。吹喉。

【功用】消肿止痛,化毒生肌。

【主治】专治烂喉症,无论已溃未溃,肿色艳生;并治痘毒以及痧疹后牙疳,杨梅后毒结咽喉。

43178 吹喉七宝散(《金鉴》卷四十三)

【异名】七宝散(《医家四要》卷三)。

【组成】火消　牙皂　全蝎　雄黄　硼砂　白矾　胆矾

【用法】上为细末。吹患处。

【主治】咽喉肿痛,单双乳蛾,喉痹,缠喉。

43179 吹喉八宝丹(《喉科紫珍集》卷下)

【组成】大梅片五钱　月石二钱　辰砂一钱　人中白二钱(煅)　石膏二钱　儿茶二钱　苏薄荷二钱　青黛一钱(咽红者加西牛黄五分,琥珀五分,减青黛)

【用法】上为细末。吹患处。

【主治】咽喉一切表里等症。

43180 吹喉八宝丹(《喉科紫珍集》卷下)

【组成】生石膏二钱　软石膏二钱　海螵蛸一钱五分(烧)　元明粉一钱五分　珍珠半分　冰片一分　雄黄一钱　王瓜消一钱五分

【用法】上为末。吹喉。

【主治】喉科七十二症。

43181 吹喉化腐丹(《喉科家训》卷四)

【组成】煅月石　煅中白　西瓜霜　飞明雄　天竺黄　真尖黄　大濂珠　三梅片　飞朱砂

【用法】上为极细末。吹之。

【主治】喉痧。汗泄灼热不退,口干欲饮,咽喉肿腐日甚,脉数,舌黄。

【备考】原书治上症,内服清凉解毒汤,外用本方吹喉。

43182 吹喉凤衣散(《喉科家训》卷三)

【组成】青果炭二钱　川黄柏一钱　川尖贝一钱　孩儿茶一钱　三梅片五分　薄荷叶一钱　凤凰衣五分

【用法】上为细末。吹之。

【主治】白喉有外邪夹杂者。

43183 吹喉瓜霜散(《喉科家训》卷三)

【组成】西瓜霜二钱　上辰砂四分　上冰片二分　煅中白二钱　明雄精二厘

【用法】上为极细末。吹之。

【主治】白喉有外邪夹杂者。

43184 吹喉朴消散（《圣济总录》卷一一七）

【异名】朴消散（《普济方》卷二九九）。

【组成】朴消　消石　胆矾　白矾　芒消（五味皆枯干）　寒水石（烧）　白僵蚕（直者,炒）　甘草（炙,剉）　青黛（研）各等分

【用法】上为细散,和匀。每用少许,掺疮上;遇喉闭,用笔管吹一字在喉中。

【主治】口疮及喉闭。

43185 吹喉回生丹

《喉科枕秘》卷二。为《玉钥》卷上"回生丹"之异名。见该条。

43186 吹喉冰硼散（《喉科家训》卷三）

【组成】梅花冰片三分　真西硼砂一钱　真胆矾五分　精烧灯心灰一钱五分

【用法】上为极细末。吹之。

【主治】白喉有外邪夹杂者。

43187 吹喉祛风散（《仙传外科集验方》）

【组成】胆矾（鸭嘴者,炒）　脑子一字　碧雪　白僵蚕（炒去丝）　苦丁香（即甜瓜蒂,不用多）　灯草（米糊浆炒）

【用法】上为细末。每用少许,吹入喉中,未成者速散,已成者即破立愈。重者吹入鼻中。如痰多,急用生艾尾叶,米醋同捣取汁噙之,灌漱去痰。

【主治】咽喉中生疮,肿痛,缠喉闭,单蛾双蛾结喉,急喉风,飞丝入喉,重舌,木舌。

【加减】若病不退,加雄黄、猪牙皂角（去皮,炙黄）、焰消、藜芦。

43188 吹喉珠黄散（《喉科家训》卷四）

【组成】真犀黄　飞朱砂　净珍珠　上滴乳石　西月石　真元寸　飞雄精　粉儿茶　煅中白　大梅片

【用法】上为细末。吹之。

【主治】喉痧。

43189 吹鼻一提金（《普济方》卷二五五）

【组成】甘草　川芎　天麻　芍药　薄荷　荆芥　人参　乳香　没药　白芷　青黛　滑石　桔梗　甘松　藜芦　郁金　甘菊　藁本　茯苓　细辛　防风　元胡索　猪牙皂荚各等分

【用法】上为细末。每用一匙吹鼻中。喘蒸时,须令患人口噙水,不令药入喉咙。

【主治】一切杂证。

43190 吹鼻六神散（《景岳全书》卷六十）

【组成】焰消（提净）五钱　白芷　雄黄　乳香（制）　没药（制）　脑荷叶各一钱

【用法】上为细末,瓷罐收贮。左吹左,右吹右。先令病人口含水吹之,头痛吹法亦然,或两鼻皆吹之。

【主治】眼目暴发赤肿,热泪昏涩,及头脑疼痛。

【宜忌】若久患眼疾者不可吹。

43191 吹鼻龙骨散（《圣惠》卷三十七）

【组成】龙骨半两　乱发一鸡子大（烧为灰）

【用法】上为末。以少许吹入鼻中。

【主治】鼻衄不止,眩冒欲死。

43192 吹鼻龙脑散（《圣惠》卷八十七）

【组成】龙脑少许（研细）　蜗牛壳一分（炒令黄）　虾蟆灰一分　瓜蒂一分　麝香少许（细研）　黄连一分（去须）　细辛一分

【用法】上为细散,入瓷盒内贮之。每取少许,吹于鼻中,一日两次。

【主治】小儿脑疳,鼻塞头痛,眼目昏暗,羞明怕日。

【备考】《金鉴》有桔梗。

43193 吹鼻瓜蒂散（《圣惠》卷十七）

【组成】瓜蒂一分　赤小豆一分（微炒）　麝香一钱（细研）　丁香一分　马牙消半两

【用法】上为细散,入麝香,研令匀。以少许吹入鼻中。当下黄水,即愈。

【主治】热病头痛。

【备考】本方方名,《普济方》引作"瓜蒂散"。

43194 吹鼻问命散

《圣惠》卷八十七。为《颅囟经》卷上"青黛散"之异名。见该条。

43195 吹鼻皂荚散（《圣济总录》卷一一六）

【组成】皂荚一梃（炙,刮去皮子）

【用法】上为散。以一字匕,吹入鼻。即愈。

【主治】鼽鼻。

43196 吹鼻点头散（《圣济总录》卷十五）

【组成】细辛（去苗叶）　高良姜　瓜蒂各一分　消石半两

【用法】上为细散。每用新汲水满含一口,搐药半字入鼻中。良久即定。

【主治】脑风头痛。

43197 吹鼻桂辛散（《圣济总录》卷十五）

【组成】桂（去粗皮）　荜拨　细辛（去苗叶）各等分

【用法】上为散。每用一字,先满含温水一口,即搐药于鼻中;偏头痛随左右用之。

【主治】脑风头痛。

43198 吹鼻通顶散（《圣惠》卷三十七）

【异名】通顶散（《圣济总录》卷一一六）。

【组成】滑石一分　瓜蒂七个（为末）　麝香半钱　胡黄连一分（末）　蟾酥半钱

【用法】上为细末,每用少许,吹入鼻中。

【主治】鼻塞,不闻香臭。

43199 吹鼻通脑散（《圣惠》卷八十七）

【组成】蚺蛇胆一分（研入）　犀角屑一分　谷精草一分

【用法】上为散。每日二三次,吹绿豆大于鼻中,每吹药后,以新汲水调半钱服之,三岁以下,即服一字。

【主治】小儿一切疳,头发干竖作穗,眼睛有膜,鼻头生疮。

【备考】本方方名,《普济方》引作"通脑散";方中蚺蛇胆一分,引作蚺蛇一钱。

43200 吹鼻碧玉散（《圣济总录》卷一〇六）

【组成】消石一分　龙脑一钱　青黛一钱

【用法】上为细末。每用一豆许,搐两鼻内。

【主治】邪热攻冲,目睛疼痛。

43201 吹鼻蝉壳散(《普济方》卷三八一)

【组成】蝉壳(微炙) 青黛(细研) 蛇蜕皮灰 滑石 麝香(细研)各一分。

【用法】上为细散。每用绿豆大,吹入鼻中,每日三次。痒虫尽出。

【主治】小儿鼻痒疳。

43202 吹鼻麝香散(《圣济总录》卷十六)

【异名】麝香散(《普济方》卷四十四)。

【组成】藜芦(和州者)一茎

【用法】上为散,入麝香麻子许,研匀吹鼻中。

【主治】头痛不可忍。

43203 吹喉结毒灵药(《药奁启秘》)

【组成】灵药五钱 人中白一钱

【用法】为极细末。吹入。

【主治】结毒喉疳。

43204 吹喉八宝通关散(《喉科心法》卷下)

【组成】瓜制枪消一两二钱 明雄精八钱 白玄明粉二钱 明硼砂三钱 真僵蚕三钱 真珍珠三钱 真熊胆三钱 大梅片一钱五分

【用法】上为细末,研至无声为度,用瓷瓶收贮,勿令泄气受潮,受潮则化水,化水则无用矣。用时吹喉中。

【功用】开关通窍,提痰,去腐,消肿。

【主治】咽喉闭塞,痰声如锯,喉间一切诸症,危在项刻者。

43205 吹喉千金不换散(《喉科心法》卷下)

【组成】人中白五钱(煅存性) 细柏末三钱 玄明粉三钱 白硼砂三钱 西瓜霜八钱 明石膏六钱(尿浸三年取出,用黄连二钱煎汤飞三次) 腰雄精三钱 大梅片一钱 上青黛六钱 真熊胆二钱

【用法】上为末和匀,研至无声为度,用瓷瓶收贮,慎勿泄气,至要。用时吹喉中。

【功用】提痰降火,去腐生新。

【主治】咽喉一切诸症,并口内溃烂,牙疳,小儿雪口,牙斑,白糜痘疳。

43206 吹喉珍珠生肌散(《喉科心法》卷下)

【组成】好龙骨三钱 真象皮三钱 赤石脂三钱 真珍珠一钱

【用法】上为极细末,至无声为度,收贮听用。

【功用】生肌长肉,平口收功。

【主治】一切喉症,腐去孔深,及不生新肌等症。

【宜忌】此散不能独用,只能镶用,吹此散专主生肌,而无拔毒之功也。

【备考】用此丹,加入吹喉千金不换散,自然生肌长肉,平口收功。应加多少,量烂斑之大小深浅为定。如烂斑深大,则生肌散六分,千金散四分;如兼拔毒收功,千金散七、生肌散三。

43207 吹喉珠黄猴枣散(《喉科心法》卷下)

【组成】瓜制枪消五钱 真猴枣一钱 关犀黄一钱 真熊胆二钱 大梅片八分 真珍珠三钱

【用法】共为细末,瓷瓶收贮,勿使受潮泄气,受潮则化水,慎之! 用时吹喉中。

【功用】消肿消痰,开关去腐。

【主治】咽喉紧闭,痰涎上涌。

吮

43208 吮脓膏(《圣惠》卷六十八)

【组成】黄耆半两 白及一分 白芷一分 白薇一分 当归一分 赤芍药一分 防风一分(去芦头) 甘草一分 细辛一分 嫩桑枝一分 垂柳枝(细剉)二合 乳香一分(细研) 清麻油一斤

【用法】上药除乳香外,余并细剉,于铛内用油浸一宿,以慢火煎柳枝色黄黑,绵滤去滓,澄清,拭铛令净,慢火熬药油,入黄丹,以柳木篦不住手搅,令黄丹色稍黑,取少许滴于水内,捻看得所;入乳香,又搅令匀,倾于不津器内盛。每用看灸疮大小,以纸上匀摊贴之,每日两度换,仍煎葱汤,用软帛蘸搵熨洗之。

【功用】抽火毒。

【主治】灸疮,急肿疼痛。

岐

43209 岐伯神散

《外台》卷三十。即《千金》卷二十三"岐伯神圣散"加防葵、枳实。见该条。

43210 岐伯神圣散(《千金》卷二十三)

【异名】茵芋散(《圣济总录》卷十八)。

【组成】天雄 附子 茵芋 蹢躅 细辛 乌头 石南 干姜各一两 蜀椒 防风 菖蒲各二两 白术 独活各三两

【用法】上为末。每服方寸匕,一日三次,酒调下。勿增之。

【主治】痈疽,癞、疥、癣、风瘘,骨肉疽败,百节痛,眉毛发落,身体淫淫跃跃痛痒,目痛眦烂,耳聋,齿龋,痔瘘等。

【宜忌】《普济方》:忌猪肉、冷水、生菜、桃、李、雀肉、青鱼鲊、饴、羊肉等。如觉麻痹甚者,啜少许温甘豆汤止之。

【备考】本方方名,《外台》引作"岐伯神散",有防葵、枳实。

43211 岐伯清胃饮(《慈航集》卷下)

【组成】元参一两 花粉三钱 炒枳壳二钱 生甘草八分 云苓五钱 葛根三钱 知母三钱

【用法】水煎服。

【功用】化滞,清阳明。

【主治】瘟疫毒火尽入阳明,胃热极重。初病发热,口渴烦躁,发狂,妄言妄语,目不识人。

【加减】如火盛热重者,加川连五分,犀角一钱五分。

43212 岐伯养肺去痿汤(《惠直堂方》卷三)

【组成】金银花三钱 生甘草五分 生地二钱 麦冬三钱 紫菀五分 百合二个 款冬三分 贝母三分 白薇三分

【用法】水煎服。

【主治】肺痿久嗽,皮肤黄瘦,毛悴色焦,膈上作痛,气息奄奄。

帐

43213 帐头散(《普济方》卷六十一引《经验良方》)

【组成】白矾不拘多少

【用法】入于青帐或蓝帐角中方便去处。遇有此证,嚼帐矾汁吞之。如无帐,或青蓝布帛片,将少矾在内,水湿其片,嚼汁吞之;如无矾,或得青蓝衣帛,水湿嚼汁吞之亦可。

【主治】急喉闭中夜不能言。

43214 帐带散(《普济方》卷六十一)

【组成】生白矾

【用法】上为细末。每服二钱,冷水调下。

【主治】急喉闭,并喉风。

43215 帐带散

《本草纲目》卷十一。即《医方类聚》卷七十四引《济生续方》"白矾散"。见该条。

时

43216 时化汤(《瘟疫条辨摘略》)

【组成】白僵蚕二钱(酒炒) 全蝉蜕十个(去头足) 银花二钱 泽兰叶二钱 广陈皮八皮 黄芩二钱 龙胆草一钱(酒炒) 炒栀仁一钱 川连一钱 元参心二钱 苦桔梗一钱 飞滑石一钱(京中者佳) 生甘草五分

【用法】水煎,另用绍酒、白蜜共一杯和匀,兑入冷服。小儿减半。

【主治】疫症初起,壮热憎寒,体重口干,舌燥,舌苔白色如粉,上气喘急,咽喉不利,头面发肿,目不能开。

【加减】如咽疼,加炒牛子一钱;如大便秘塞,再加酒军四钱;产后去大黄。

43217 时雨散(《伤寒总病论》卷六)

【组成】苍术四两 甘草 麻黄各二两 猪牙皂角四梃

【用法】上为末。每服二钱,水一盏,煮二三沸,和滓温服。盖覆取汗出。

【主治】冬夏伤寒,时行寒疫。

43218 时毒药(《御药院方》卷七)

【组成】大黄(生用) 寒水石(生用) 当归各等分

【用法】上为细末。每服二三钱至五钱,食后用无根水调下。临时觑虚实加减服之。

【主治】时疾生热疙瘩,在咽喉间,憎寒壮热,头痛,头面赤肿,状若雷头。

43219 时疫丸

《全国中药成药处方集》(沈阳方)。为《千金翼》卷二十一"阿伽陀药"之异名。见该条。

43220 时症丸(《全国中药成药处方集》(沈阳方))

【组成】茅苍术三钱 杏仁三两 公丁香 九节菖蒲 千金霜各六钱 麝香 梅片 马牙消 沉香各三钱 蟾酥 郁金 山慈菇 胆星 天竺黄 五倍子各一两 青礞石(醋煅七次) 硼砂各二两 野大黄六两 明天麻 明雄黄各三两四钱 牛黄一钱五分 红芽大戟五钱

【用法】上除麝香、牛黄、梅片、雄黄另研外,余则共研细面,再用白薇、桑皮各一两五钱,明矾二两,煎浓汁和白酒为丸,如菜子大。每服七丸,不见效者可加一倍,用白开水送下。如有蚊虫咬伤,白水调敷患处。

【功用】兴奋神经,清热解毒。

【主治】山岚瘴气,中暑中恶,绞肠痧症,腹痛厥冷,恶心呕吐,吐泻不出,不省人事,口噤目瞪,及毒虫咬伤。

【宜忌】忌食油腻生冷之物,孕妇忌服。

43221 时眼仙方(《惠直堂方》卷二)

【组成】甘蔗一节(连皮挖一孔) 川连三分 明矾少许

【用法】上以川连入蔗孔内,人乳倾满,炙至里面滚时,再入矾末调匀。抹眼三次。

【主治】时眼。

43222 时令救急丹(《全国中药成药处方集》天津方)

【组成】藿香叶八两 香薷四两 公丁香 沉香 白芷 茅慈菇各一两 檀香二两 广木香一两五钱 木瓜三两 生神曲六两 厚朴(姜制)二两 茯苓(去皮)四两 红大戟(醋制) 千金子霜各一两 (上为细末,兑入冰片三钱 麝香一钱三分 牛黄三分 薄荷冰一钱五分 明雄黄面五钱)

【用法】上研细和匀,凉开水泛小丸。每斤丸药用滑石粉二两四钱,朱砂面六钱研匀,用桃胶二钱化水上衣。每次服一钱,小儿酌减,白开水送下。

【功用】清暑除疫,利湿行水,避秽排浊。

【主治】时疫传染,中暑头昏,四肢厥冷,身烧头痛,肚胀腹痛,上吐下泻,干呕恶心。

【宜忌】孕妇忌服。

43223 时珍正容散(《金鉴》卷六十三)

【组成】猪牙皂角 紫背浮萍 白梅肉 甜樱桃枝各一两

【用法】上焙干,兑鹰粪白三钱,共研为末。每早、晚用少许,在手心内,水调匀,搓面上,良久,以温水洗面。

【主治】雀斑。

43224 时珍玉容散(《丁甘仁家传珍方选》)

【组成】猪牙皂角 紫背浮萍 青梅 樱桃各四两 鹰屎白(或鸽屎白)三钱

【用法】上为末。早、晚手心注水调搽。

【主治】面上雀斑,其色或黄或黑,碎点无数。

43225 时疫止泻丸

《赵炳南临床经验集》。为《北京市中药成方选集》"周氏回生丹"之异名。见该条。

43226 时疫救急丸

《成方制剂》19册。为《北京市中药成方选集》"时疫救急丹"之异名。见该条。

43227 时疫救急丹(《北京市中药成方选集》)

【异名】时疫救急丸(《成方制剂》19册)。

【组成】藿香叶八两 香薷四两 丁香一两 檀香二两 木香一两五钱 沉香一两 白芷一两 木瓜三两 红大戟一两(炙) 茅慈菇一两 薄荷一两 茯苓四两 千金子霜一两 神曲(炒)六两 厚朴(炙)二两 甘草四两 (上为细末,再兑麝香三分 冰片三钱 雄黄五钱 薄荷冰一钱五分 牛黄三分)

【用法】上共为细末,混合均匀,用冷开水泛为小丸。每十六两用朱砂五钱,滑石三两五钱为衣。每服五分至一钱,温开水送下。

【功用】祛暑散寒,止痛止泄。

【主治】中暑中寒,暑湿霍乱,头晕身烧,腹痛肠鸣,呕吐泄泻。

【宜忌】孕妇忌服。

【备考】《成方制剂》"时疫救急丸"方无麝香、牛黄。

43228 时疫清瘟丸（《北京市中药成方选集》）

【组成】羌活五两七钱 桔梗五两七钱 川芎三两八钱 赤芍三两八钱 芥穗十二两四钱 苦梗十二两四钱 黄芩七两五钱 玄参(去芦)七两五钱 青叶七两五钱 竹叶十一两六钱 薄荷十二两四钱 连翘十八两一钱 白芷三两八钱 柴胡三两八钱 防风三两八钱 金银花十二两四钱 天花粉七两五钱 葛根七两五钱 牛蒡子(炒)十五两七钱 豆豉十二两四钱 甘草六两一钱

【用法】上为细末,每八十两细粉兑犀角粉一钱五分,牛黄二钱五分,冰片八分,共研为细粉,和匀,炼蜜为丸,重二钱五分,蜡皮封固。每服一至二丸,温开水送下。

【功用】清热透表,散瘟解毒。

【主治】感受温邪,身热头痛,周身倦怠,咽干口渴。

43229 时疫清瘟丸（《全国中药成药处方集》北京、承德方）

【组成】金银花 连翘 黄芩 荆芥穗 赤芍 玄参 防风 天花粉 焦三仙 栀子 豆豉各四两 白芷三两 甘草 薄荷 生地各二两 犀角一钱

【用法】上为细末,炼蜜为丸,重二钱,蜡皮封固。每服二丸,温开水或芦根煎汤送下。

【功用】清热解毒,生津化滞。

【主治】停滞感冒,发热头痛,咽痛口渴。

【宜忌】孕妇忌服。

43230 时效针头散

《外科经验方》。为《外科发挥》卷五"针头散"之异名。见该条。

43231 时疫急救灵丹（《卫生鸿宝》卷一）

【组成】天竺黄 人中黄各二两 僵蚕(去丝嘴) 全蝎(去尾末勾) 防风 荆芥各一两 麝香一钱

【用法】上为细末,水泛为丸,如梧桐子大,朱砂为衣。每服十余粒,轻者七八粒,幼孩三四粒。用姜汤或藿香汤送下。

【主治】痧胀初起,发寒发抖,或唇内有块如疔,或耳根后作痛,肚腹作泻,或气喘作呕,筋骨疼痛麻木,六脉微细。

【宜忌】服药后切勿睡倒。孕妇忌服。

助

43232 助元散

《治痘全书》卷十四。为《奇效良方》卷六十五"白花蛇散"之异名。见该条。

43233 助气丸（《圣济总录》卷四十七）

【异名】助膈丸(《普济方》卷二○四)。

【组成】京三棱(炮) 蓬莪术(炮)各二斤 白术 青橘皮(去白) 陈橘皮(去白)各十五两 槟榔 木香 枳壳(麸炒,去瓤)各十两

【用法】上为末,煮面糊为丸,如梧桐子大。每服五十丸,温熟水送下,不拘时候。

【功用】调中理气,消积行滞。

❶《圣济总录》:调养脾胃,温暖中焦,滋助和气,思美饮食,升降阴阳,蠲去寒湿,内消停饮,补益诸虚。❷《御药院

方》:去停饮,和脾胃,进饮食,宽中顺气,消积滞。❸《济阴纲目》汪淇笺释:削坚积,破滞气。

【主治】❶《圣济总录》:动气癖结,久而不去,牵动腹胁,蕴蕴而痛,饮食多伤。❷《御药院方》:诸膈气,三焦痞塞,胸膈满闷,背脊引痛,心腹膨胀,诸虚动气,久而不散,蕴结成积,痃癖气块,饮食不下,呕吐痰逆,噫气吞酸,气短,烦闷。

【宜忌】《济阴纲目》汪淇笺释:气虚者,不可轻服。

43234 助心丹（《辨证录》卷三）

【组成】麦冬一两 远志二钱 茯神三钱 熟地一两 山茱萸五钱 玄参五钱 丹皮三钱 芡实三钱 莲子心一钱 当归三钱 柴胡三分

【用法】水煎服。

【主治】双目流血,甚至直射而出,妇人则经闭不行,男子则口干唇燥。

【方论选录】此心、肝、肾三经同治之药也。补肾以生肝,即补肾以生心耳。或疑肾中火动,不宜重补其肾,不知肾火之动,乃肾水之衰也。水衰故火动,水旺不火静乎? 况心火必得肾水之资而火乃旺也,心火旺而肾火自平,非漫然用之耳。

43235 助功汤（《辨证录》卷九）

【组成】人参二钱 茯苓三钱 麦冬五钱 甘草一钱 桔梗一钱 半夏一钱 黄芩五分

【用法】水煎服。

【功用】肺胃同治,助气泻火。

【主治】诵读伤气,气伤肺虚,膝理亦虚,咳嗽身热。

【方论选录】此方肺胃同治也。助胃中之气,即助肺中之气;泻肺中之火,即泻胃中之火;祛肺中之邪,即祛胃中之邪。邪入肺中,未有不入阳明者也,肺中邪散,宁有通入阳明者乎?

43236 助正汤（《石室秘录》卷二）

【组成】人参三钱 甘草一钱 白术五钱 当归三钱 陈皮一钱 柴胡二钱

【用法】水煎服。

【功用】补阳气。

【主治】邪在阳分,日间发热。

【加减】有痰,加半夏一钱;有食,加山楂一钱。

43237 助仙丹（《傅青主女科》卷上）

【组成】白茯苓五钱 陈皮五钱 白术三钱(土炒) 白芍三钱(酒炒) 山药三钱(炒) 菟丝子二钱(酒炒) 杜仲一钱(炒黑) 甘草一钱

【用法】河水煎服。

【功用】健脾益肾,解郁清痰。

【主治】妇人气血不亏,经水数月一行。

【宜忌】四剂而仍如其旧,不可再服。

43238 助孕汤（《临证医案医方》）

【组成】月季花6克 玫瑰花6克 丹参15克 当归9克 生地9克 白芍9克 柴胡6克 香附9克 苏梗6克 桔梗6克 仙灵脾9克 鹿衔草9克

【用法】水煎服。或制成丸药服。

【功用】调经助孕。

【主治】月经不调,久不孕育者。

【方论选录】方中月季花、玫瑰花调经助孕;丹参、当归、生地、白芍为四物汤加减,养血活血;柴胡、香附、苏梗、桔梗舒肝理气解郁;仙灵脾、鹿衔草补肾阳,可调整内分泌而助孕。

43239 助老汤《辨证录》卷十)

【组成】熟地一两 山茱萸一两 益智一钱 肉桂二钱 远志一钱 炒枣仁五钱 人参三钱 北五味二钱

【用法】水煎服。

【主治】老年遗尿。夜卧而遗,或日间不睡而自遗。

43240 助阳丸《圣济总录》卷五十二)

【组成】鹿茸(去毛,酥炙) 菟丝子(酒浸,别捣) 原蚕蛾(炒) 钟乳粉 附子(炮裂,去皮脐) 肉苁蓉(酒浸,去皱皮,切,焙) 黄耆(剉,炒) 人参各一两

【用法】上为末,炼蜜为丸,如梧桐子大。每服二十丸,空心温酒或盐汤送下。

【主治】肾脏虚损,阳气痿弱,肢体无力,志意不爽,小便滑数。

43241 助阳丹《鸡峰》卷十三)

【组成】硫黄 附子 干姜 桂各一两 朱砂半两

【用法】上为末,面糊为丸,如梧桐子大。每服二十丸,食前米饮送下。

【主治】久虚羸瘠,或因大病,真气耗,阳微阴胜,虚劳百疾,形寒脉结,夜常异梦,尸注传染,多卧乏力;或伤寒变证,脉弱躁,神明错乱;及疗动伤脾胃,痼冷坚积,恶利脓血,脐腹撮痛,虚滑无数,厥逆自汗。

43242 助阳丹《济生》卷一)

【组成】牡蛎(烧) 川小椒(炒)各二两 硫黄一两

【用法】上为细末,酒糊为丸,如梧桐子大。食前每服十五丸,好酒送下。

【功用】久服明目,暖五脏,健阳事,去冷病。

【主治】肾气虚损,四肢少力,面色萎黄,脐腹冷痛。

43243 助阳丹《普济方》卷三三六)

【组成】细辛 防风 茱萸 川椒 白及 白薇 干姜 茯苓各一两半 牛膝 秦艽 附子 陈皮 石菖蒲 厚朴 沙参 人参 桂心各七钱半

【用法】上为细末,炼蜜为丸,如红豆大。每服十丸,温酒送下,日进三服。先服当归六合散,先去败露,腹肚不疼,再服本方。

【功用】补益助孕,延年益寿。

【主治】妇人无子,月经不调,腹胁疼痛,血块血癖。

【宜忌】无夫妇人不可服;觉有孕不可服。

43244 助阳丹《赤水玄珠》卷二十八)

【组成】黄耆 人参 白芍(酒炒)各一钱 甘草三分 川芎 当归各一钱 红花五分 陈皮八分 官桂二分

【用法】加生姜、大枣,水煎服。

【主治】妇人痘疮痒塌不起,根窠不红。

【加减】如食少,加山楂、厚朴各五分。

43245 助阳汤《兰室秘藏》卷中)

【异名】升阳燥湿汤(原书同卷)、补真润肠汤(《医学纲目》卷三十四)。

【组成】生黄芩 橘皮各五分 防风 高良姜 干姜 郁李仁 甘草各一钱 柴胡一钱三分 白葵花七朵

【用法】上剉,如麻豆大,分作二服。每服水二大盏,煎至一盏,去滓,食前稍热服。

【主治】白带下,阴户中痛,控心而急痛,身黄皮缓,身重如山,阴中如冰。

【方论选录】《济阴纲目》汪淇笺释:此治重在阴中如冰,痛控于心。故用良姜为君,干姜为佐,不用参、术者,痛无补也。柴、防足以胜湿升阳,葵、李可以润枯湿燥,甘、陈和中,生芩凉气分之热。

43246 助阳散《古今医鉴》卷七)

【组成】芥菜子七钱 干姜三钱

【用法】上为末,水调作一饼。贴脐上,以绢帛缚住,上置盐,以熨斗熨之数次,汗出为度。又将病人小便,攀上尽头处,用艾炷灸七壮。

【主治】极冷急症。

43247 助阳散《济阳纲目》卷四十八)

【组成】干姜一两 牡蛎一两

【用法】上为细末。以火酒调稠,擦手上,男子用手揉外肾即愈;女子以男子手擦药急按两乳,仍揉擦热,汗出则愈。

【主治】急阴冷。

43248 助阴汤《辨证录》卷九)

【组成】玄参 当归 生地各五钱 知母一钱 牛膝三钱

【用法】水煎服。

【主治】大便秘结,口干唇裂,食不能消,腹痛难忍,按之益痛,小便短涩。

43249 助金汤《辨证录》卷四)

【组成】人参三钱 甘草 款冬花各一钱 白术 百合各五钱 茯神二钱 肉桂 炮姜 苏叶 百部各五分 半夏三分

【用法】水煎服。

【主治】久嗽不愈,用补肾滋阴之药不效,反觉饮食少思,强食之而不化,吐痰不已者。

43250 助胃丸《圣济总录》卷三十二)

【组成】缩砂仁 白术 茯苓(去黑皮)各一两 红豆蔻 甘草(炙) 人参 枳壳(去瓤,麸炒)各半两

【用法】上为末,炼蜜为丸,如梧桐子大。每服五丸,一日二次,空心米饮送下。

【主治】伤寒后宿食不化。

43251 助胃丸《魏氏家藏方》卷十)

【组成】白茯苓(去皮) 白术(炒) 川厚朴(去皮,姜制炒) 藿香叶(洗去土) 甘草(炙) 诃子(煨,去核) 人参(去芦) 陈皮(去白)各半两 木香(煨) 草果(去皮) 丁香(不见火) 肉豆蔻(面裹,煨)各二钱半 没食子五个

【用法】上为细末,炼蜜为丸,如鸡头大。每服一岁以上儿一粒,食前生姜、大枣煎汤送下。其余大小,以意加减。如觉儿胃有寒,脾脉弱,小便白而多,大便或青黄不定,常常服之甚妙。

【主治】小儿脾胃虚弱,或吐逆泄泻,脐腹疼痛,不进饮食。

【备考】本方原名助胃膏,与剂型不符,据《普济方》改。

43252 助胃丸(《摄生众妙方》)

【组成】人参 白术 茯苓 神曲(炒) 麦芽(炒) 砂仁(去皮) 香附(去毛) 糖球 陈皮各一两 粉草五钱

【用法】上为极细末,炼蜜为丸,如龙眼大。每服一丸,米汤研下。或作小丸亦可。

【功用】小儿服之,一生不伤脾胃。

43253 助胃丸(《一盘珠》卷八引洪氏方)

【组成】白术(土炒) 白苓(去皮) 山药 砂仁(炒) 藿香 肉蔻(煨,捶去油) 甘草(蜜水炒) 陈皮各四钱 广木香 公丁香 上肉桂 附子各一钱(不见火)

【用法】上共为末,炼蜜为丸。煨姜、黑枣汤送下。

【主治】小儿吐泻后虚寒痰喘,两目无神。

43254 助胃丸(《一盘珠》卷八)

【组成】人参五分 白术(土炒) 白茯苓各一钱 公丁香五分 砂仁三分 广木香(不见火)二分 肉蔻一个(煨) 肉桂五分 藿香一钱 陈皮一钱 淮山药一钱

【用法】上为细末。炼蜜为丸。

【主治】小儿慢惊,脾肾亏虚。

43255 助胃丹(《幼幼新书》卷二十八)

【组成】附子一枚(重半两,炮净) 舶上硫黄 干姜(炮) 肉豆蔻 肉桂 白术(炮)各半两

【用法】上为末,白面糊为丸,如黍米大。每服十丸,食前米饮送下。

【主治】❶《幼幼新书》:小儿泄注不止,手足逆冷。❷《杨氏家藏方》:小儿霍乱吐利。

43256 助胃汤(《诚书》卷十一)

【组成】青皮(炒)四分 白术(炒)一钱 厚朴(姜炒)七分 陈皮八分 黄芩(炒)五分 白芍药(炒)七分 山楂肉一钱 木通四分 山药(炒)一钱 甘草(炙)三分

【用法】水煎服。

【主治】洞泄,萎黄,蒸热。

【加减】食重者,加枳实;痰甚者,加半夏。

43257 助胃膏(《洪氏集验方》卷五)

【组成】人参 白术 甘草 茴香各半两 干山药一两 檀香一钱 乌梅肉半两 白豆蔻仁半两 缩砂仁半两 干木瓜一两

【用法】上为细末,炼蜜为膏。每服如皂子大一丸,空心嚼服或温水吞下。

【功用】助小儿胃气,思食止渴。

43258 助胃膏(《传信适用方》卷一)

【异名】香砂助胃膏(《保婴撮要》卷一)。

【组成】人参 丁香 甘草(炙) 白茯苓 白术各半两 肉豆蔻四个(面煨) 山药一两 白豆蔻十四个(去皮) 木香二钱 缩砂仁十四个(去皮)

【用法】上为细末,炼蜜为丸,如弹子大。食前白汤送下。小儿尤宜服。

【功用】大壮脾胃。

【主治】❶《传信适用方》:恶心呕吐,不思饮食,泄泻等疾。❷《奇效良方》:小儿胃寒吐泻,乳食不化,不思乳食,脾胃虚弱。

【备考】《奇效良方》本方用法:蜜丸如芡实大,每服一丸,食前用米饮汤磨化服。又本方方名,据剂型,当作"助

胃丸"。

43259 助胃膏(《局方》卷十淳祐新添方)

【组成】白豆蔻仁 肉豆蔻(煨) 丁香 人参 木香各一两 白茯苓(去皮) 官桂(去粗皮) 白术 藿香叶 缩砂仁 甘草(炙)各二两 橘红(去白) 山药各四两

【用法】上为细末,炼蜜和成膏。每服如鸡头实大一丸,量儿大小加减,米饮化下,不拘时候。

【主治】小儿胃气虚弱,乳食不进,腹胁胀满,肠鸣泄泻,呕乳便青,或时夜啼,胎寒腹痛。

【备考】《诚书》有沉香二钱。

43260 助胃膏(《直指小儿》卷二)

【组成】人参 白术 石莲肉各二钱 丁香 檀香 舶上茴香(炒) 白豆蔻 木香 甘草(炙)各一钱

【用法】上为末,粟米糊为丸,如梧桐子大。每服一丸,陈米饮送下。脾困不醒,用冬瓜仁子煎汤送下。

【主治】慢惊风吐泻,不进乳食。

43261 助胃膏(《直指》卷六)

【组成】人参 白术 白茯苓 橘红 缩砂仁各一分 木香 丁香 肉豆蔻(微煨) 草果仁各一两半 白豆蔻仁一钱

【用法】上为末,炼蜜为丸,如弹子大。每服一丸,生姜三片煎汤送下。

【主治】呕吐不食。

【备考】本方方名,据剂型,当作"助胃丸"。

43262 助胃膏

《活幼心书》卷下。为原书同卷"益中膏"之异名。见该条。

43263 助胃膏

《扶寿精方》。为原书"白术膏"之异名。见该条。

43264 助胃膏(《疮疡经验全书》卷十三)

【组成】奇良二十两(敲碎) 甘草二两(炙) 枸杞子四两(炒) 补骨脂三两(炒) 薏苡仁八两(炒)

【用法】先用大枣二斤,水三十碗,煎至水减一半,去大枣,加前药,文火熬浓,约存汁四钟,加饴糖十两,再熬数沸,盛瓷瓶中,坐冷水内一日。每次服三钱比,一日服五六次,后饮人参汤,其效更速。

【主治】脾胃虚弱,饮食少进,肌肤不泽。

43265 助胃膏(《痘疹金镜录》卷一)

【组成】木香 干姜 炙草各三钱 山药 莲肉(去心) 白术 茯苓各一两 肉果 诃子各四个 神曲 麦芽各五钱 人参 砂仁各四钱 丁皮 白豆蔻各一钱

【用法】上为末,炼蜜为丸,如芡实大。

【主治】小儿脾胃不和,或吐或泻,饮食少进,面黄唇白,虚烦作渴。

【备考】本方方名,据剂型,当作"助胃丸"。

43266 助胃膏(《痘疹传心录》卷十七)

【组成】四君子汤加山药 木香 砂仁 丁香 藿香 炮姜

【用法】水煎服。

【主治】小儿胃气虚寒呕吐。

43267 助胃膏(《幼科金针》卷上)

【组成】广皮一两 白术四两(土炒) 茯苓二两 炙

草五钱　楂肉三两　米仁二两　莲肉二两(去心)　山药一两(炒)　扁豆一两(捶,炒)　砂仁一两(炒,研)　木香五钱(煨)　大枣五十个

【用法】用通潮水三十碗,煎三次成膏,炼蜜同收,贮瓷器内。每服人参汤化下。

【主治】小儿胃气虚弱。

43268　助胃膏(《诚书》卷九)

【组成】人参　白术　茯苓　缩砂　山药　甘草(炙)各三钱　沉香　木香各一钱　丁香五粒　肉豆蔻(面裹煨)

【用法】上为末,炼蜜为丸。生姜汤研化下。

【功用】助脾养胃止呕。

【主治】泄泻。

【备考】方中肉豆蔻用量原缺。又本方方名,据剂型,当作"助胃丸"。

43269　助思汤(《辨证录》卷七)

【组成】人参五钱　熟地一两　生地五钱　麦冬五钱　北五味一钱　黄连一钱　肉桂三分　茯苓二钱　菟丝子二钱　丹皮二钱　丹砂一钱(不可经火)　柏子仁三钱　炒枣仁二钱　莲子心一钱

【用法】水煎服。

【主治】思虑过多,心虚而无血养心,心头有汗,一身手足无汗者。

43270　助音汤(《辨证录》卷十)

【组成】熟地一两　麦冬一两　北五味子一钱　甘草一钱　苏子一钱　天门冬二钱　贝母三分　款冬花五分　沙参五钱　地骨皮三钱

【用法】水煎服。二月后加人参五分,山药一两　茯苓二钱,再服半年。可变劳怯为平人矣。

【功用】补肾补肺。

【主治】肾水亏涸,劳损虚怯,喘嗽不宁,渐渐暗哑,气息低沉。

43271　助神丸(《御药院方》卷六)

【组成】何首乌(用千里水淘粱米泔浸软,用竹刀去皮,晒干,雌雄各半同称,赤者为雄,白者为雌)三十两　生地黄(投于水中,拣沉底者,于柳木甑中铺匀,瓦釜中用千里水,木甑安于釜上,桑柴火蒸,蒸得气通透,日中晒干,用生地黄自然汁酒匀,再晒干,如此蒸晒九返,晒干)十两　当归(净洗,去芦头,焙干)七两　穿心巴戟七两(酒浸,焙干)　五味子(去枝,炒焙干)七两

【用法】上五味同于木杵臼中为细末,用地黄自然汁于银石器中熬成膏,为丸如梧桐子大,用瓷器贮放。每服七十丸,空心、食前各进一服,用温酒与地黄煎各半相和送下。

【功用】滋阴助阳,益血气,黑髭鬓,润泽皮肤,荣养肌肉,明目,壮筋骨,益精补髓。

【主治】阴器不能运用。

【宜忌】畏芜荑,忌猪羊血。

【加减】如小便浑浊,加泽泻七两;如大便秘涩,加柏子仁七两;如气不顺,加木香七两。

43272　助神散(《痘疹传心录》卷十五)

【组成】人牙三个(煅存性)　蜈蚣头三个(煅存性)

【用法】上为末,用水边芦根取汁,粟根煎汤,加酒浆和匀一小酒盏,调前末服。

【主治】痘疮陷伏。

43273　助勇丹(《石室秘录》卷三)

【组成】熟地九钱　山茱萸四钱　芍药五钱　当归五钱　茯神五钱　白芥子一钱　生枣仁一钱　肉桂一钱

【用法】水煎服。

【功用】补肾生肝。

【主治】少阳胆虚,肝木之衰,肾水不足,胆怯不敢见人。

43274　助勇汤(《辨证录》卷四)

【组成】荆芥　当归各三钱　防风　天花粉各一钱　川芎　竹茹各二钱　枳壳　独活各三钱

【用法】水煎服。

【主治】胆虚风袭,心颤神慑,如处孤垒,而四面受敌,达旦不能寐,目眸眸无所见,耳聩聩无所闻,欲少闭睫而不可得。

43275　助桂汤(《医方类聚》卷二一六引《仙传济阴方》)

【组成】好真苏子二两　杏仁三十个　诃子三个　百药煎二两

【用法】上用热酒调下。

【主治】妇人气虚,肺感风邪,久失音者。

43276　助浆丸(《准绳·幼科》卷五)

【组成】黄耆(蜜炙)三两　白芍药(酒炒)　当归(酒洗)各一两半　鹿茸(鲜润色如琥珀,作鹿角胶香者,乳炙)　紫河车(酒洗去红筋,炙干)　白术(煨)　人参各一两

【用法】上为细末,炼蜜为丸,如芡实大。每服一二丸,炒糯米煎汤化下。

【主治】痘疮七八日,浆稀不来者。

43277　助脾丸(《鸡峰》卷十二)

【组成】川椒　香豉　干姜　神曲　大麦芽各三分

【用法】上为细末,酒煮面糊为丸,如梧桐子大。每服三十丸,生姜汤送下。以知为度。

【主治】脾胃久虚,饮食难化,腹胁胀满,脐腹疼痛,噫闻食臭,肌体羸瘦。

43278　助脾汤(《万氏家抄方》卷六)

【异名】助脾快斑汤(《片玉痘疹》)。

【组成】陈皮　山楂肉　荆芥穗　青皮　甘草　木香　牛蒡子(炒)　枳壳

【用法】水煎服。

【主治】痘疮色白如锡饼,头目浮肿,能食无他症者。

【备考】《片玉痘疹》方中有木通,并注:不可多服。

43279　助脾汤(《点点经》卷二)

【组成】茯苓　当归　陈皮　苍术　白术　扁豆　车前子　益智各一钱半　青皮一钱　甘草八分

【用法】加生姜、葱白为引。

【主治】小便不通,小腹胀痛不止。

43280　助脾散(《鸡峰》卷十二)

【组成】干姜　草豆蔻　神曲　大麦芽　陈橘皮各二两　甘草一两

【用法】上为细末。每服一钱,空心、食前白汤调下。

【主治】脾胃虚弱,饮食减少。

43281　助脾煎(《鸡峰》卷十二)

【组成】人参　荜拨　胡椒　荜澄茄　桂各一两　白术　干姜　良姜　附子各一两半

【用法】上为细末,水煮面糊为丸,如梧桐子大。每服二十丸,食前米饮送下。

【主治】脾胃虚寒,腹痛泄泻,饮食无味。

43282 助膈丸

《普济方》卷二〇四。为《圣济总录》卷四十七"助气丸"之异名。见该条。

43283 助气仙丹(《辨证录》卷十)

【组成】人参五钱　黄芪一两　当归三钱　茯苓二钱　白术一两　破故纸三钱　杜仲五钱　山药三钱

【用法】水煎服。

【功用】补气壮阳。

【主治】阳气大虚,男子交感而先痿,阳事不坚,精难射远。

【方论选录】此方补气,绝不补阴,以病成于阳衰,则阴气必旺;若兼去滋阴,则阳气无偏胜之快矣。方又不去助火,盖气盛则火自生;若兼去补火,则阳过于胜,而火炎复恐有亢烈之忧,反不种子矣,此立方之所以妙也。

43284 助气回阳汤(《辨证录》卷五)

【组成】人参　黄芪各五钱　南星二钱　甘草一钱　茯苓三钱　枳壳五分　砂仁三粒

【用法】水煎服。

【主治】厥证气虚而外寒,手足厥冷,不省人事,脉微无力,舌色润滑。

43285 助气走邪散(《辨证录》卷五)

【组成】柴胡二钱　当归三钱　黄芪五钱　人参一钱　枳壳五分　天花粉三钱　白术五钱　厚朴一钱　黄芩一钱　麦冬五钱　山楂十个

【用法】水煎服。

【主治】春温,伤风邪留阳分,日间发热,口干舌燥,至夜身凉,神思安闲,似疟非疟。

【方论选录】此方乃补正以祛邪也。参、芪、归、术以补阳气,于补阳之中,而(复)用攻邪之药,则阳气有余,邪自退舍矣。

43286 助气补漏汤(《傅青主女科》卷下)

【组成】人参一两　白芍五钱(酒炒)　黄芩三钱(酒炒黑)　生地三钱(酒炒黑)　益母草一钱　续断二钱　甘草一钱

【用法】水煎服。

【功用】补气泄火。

【主治】气虚不能摄血,妊娠胎漏。

【方论选录】此方用人参以补阳气,用黄芩以泄阴火,火泄则血不热而无欲动之机,气旺则血有依而无可漏之窍,气血俱旺而和协,自然归经而各安其所矣,又安有漏泄之患哉!

43287 助气敛血汤(《辨证录》卷十一)

【组成】白术二两　土炒黄芪四两　醋炒三七末三钱

【用法】水煎服。

【功用】补气止血。

【主治】老妇多言伤气,不节饮食,血崩,目暗晕地。

【方论选录】此方补气不补血,以气能止血也,加之醋炒芪、术者,以酸能救血也;加之三七者,以其能断血也。然必多服始能愈者,以老妇血亏气衰,不大补气以止其耗散之

元阳,使气旺以生血乎。

43288 助气散痹汤(《辨证录》卷二)

【组成】甘草　半夏　干姜各一钱　桔梗　茯神各三钱　人参二钱　陈皮　紫菀各五分　花椒　黄芩各三分

【用法】水煎服。

【主治】气虚肺痹,咳嗽不宁,心膈窒塞,吐痰不已,上气胀满,不能下通。

43289 助气解麻汤(《辨证录》卷二)

【组成】人参三钱　白术　黄芪　麦冬各五钱　当归　荆芥各二钱　乌药八分　附子一分　柴胡八分　半夏一钱

【用法】水煎服。

【主治】气虚不能运血,两手麻木,而面亦麻者。

43290 助长解毒汤(《幼科直言》卷二)

【组成】当归　紫草　桔梗　牛蒡子　连翘　黄芩　花粉　陈皮　甘草

【用法】水煎服。

【主治】痘见四五朝,长足之期。

43291 助火生土汤(《辨证录》卷八)

【组成】人参三钱　白术五钱　黄芪五钱　茯苓三钱　甘草一钱　肉桂一钱　巴戟天五钱　菖蒲五分　山楂十个　神曲五分　远志八分

【用法】水煎服。

【功用】补心包以生胃土,补命门以生脾土。

【主治】脾衰而不能运化,胸中饱闷,久则结成痞满,似块非块,似瘕非瘕,见食则憎,每饭不饱,面色黄瘦,肢体日削。

43292 助心平胃汤(《辨证录》卷四)

【组成】人参五钱　茯神一两　贝母三钱　神曲一钱　肉桂三分　甘草一钱　甘菊三钱　菖蒲一钱　生枣仁五钱

【用法】水煎服。

【功用】补胃气,微清火。

【主治】气衰胃热,素常发癫,口中喃喃不已,时时忽忽不知,时而叫骂,时而歌唱,吐痰如蜒蚰之痰。

【方论选录】此方补胃气以生心气,助心火而平胃火,故心既无伤,而胃又有益,不必治癫而癫自止矣。

43293 助血润肠汤

《胎产秘书》卷下。为原书同卷"养正通幽汤"之异名。见该条。

43294 助血调肠汤(《女科秘要》卷七)

【组成】川芎八钱　当归四钱　桃仁十粒　炙甘草五分　陈皮四分　麻仁(炒,研)一钱五分

【用法】水煎,食前稍热服。如大便燥结,十日以上者,肛门必有燥粪,用蜜枣纳入肛门,其粪自化;或用麻油、竹管吹入肛门;或用猪胆汁亦可。

【主治】产后血少肠燥,大便不通。

【加减】如血块痛,加肉桂、玄胡索各五分;气虚汗,加人参、黄芪各一钱;汗多而渴,加人参、麦冬各一钱五分、五味子八粒。

43295 助阳止痒汤(《医林改错》卷下)

【组成】黄芪一两　桃仁二钱(研)　红花二钱　皂刺一钱　赤芍一钱　山甲一钱(炒)

【用法】水煎服。

【主治】痘疮六七日后,作痒不止,抓破无血,兼治失音声哑。

43296 助阳和血汤

《兰室秘藏》卷上。为《脾胃论》卷下"助阳和血补气汤"之异名。见该条。

43297 助阳活血汤

《东垣试效方》卷五。为《脾胃论》卷下"助阳和血补气汤"之异名。见该条。

43298 助阳消毒汤(《辨证录》卷十三)

【组成】人参半斤 黄耆一两 当归四两 白术四两 陈皮一两 附子五钱

【用法】水煎膏,作二次服。诸症退,连服数剂,疮起而溃,乃减半,又用数剂而愈。

【主治】元气大虚,夏月生背痈,疮口不起,脉大而无力,发热作渴,自汗盗汗,用参、耆大补之剂,益加手足逆冷,大便不实,喘促呕吐。

【方论选录】用参、耆阳药以助阳,而微阳之品,力不能胜耳。非加附子辛热之品,又何能斩关入阵,以荡其阴邪哉!

43299 助阳通气汤(《辨证录》卷二)

【组成】人参三钱 白术五钱 黄耆五钱 防风五分 当归三钱 葳蕤五钱 广木香三分 附子二分 乌药二钱 麦冬二钱 茯苓三钱 天花粉二钱

【用法】水煎服。

【功用】补气行血。

【主治】气虚不能运血,两手麻木,而面亦麻者。

43300 助阴孕子丸(《古今医鉴》卷十一)

【组成】山茱萸(酒浸,去核取肉)二两五钱 当归(酒洗)一两 熟地(酒蒸)二两 蛇床子(炒,去壳取净肉)二两五钱 川芎(酒洗)一两 白芍(酒炒)一两 子实黄芩(酒炒)二两五钱 丹参(酒洗)一两 白术(炒)一两五钱 真阿胶(蛤粉炒成珠)五钱 小茴(炒)一两 陈皮(炒)一两 缩砂仁(去壳,炒)五钱 香附米(童便浸,炒干微黑)四两 桑寄生(真者)五钱 玄胡索(炒)七钱

【用法】上为末,酒煮山药粉糊为丸。每服一百丸,空心酒下或清米汤送下。

【功用】抑气滋荣,生血理脾。种子,增寿。

【主治】妇人无子。

【加减】如素有热,加软柴胡、地骨皮、芩、连(酒炒)各七钱;白带,加苍术(米泔浸,去皮,盐水炒)一两五钱,柴胡(酒炒)五钱;肥盛妇人,乃脂满子宫,加半夏、南星(姜汁、矾水煮)各一两。

43301 助肝益脑汤(《辨证录》卷三)

【组成】白芍二两 当归一两 人参三钱 郁李仁二钱 柴胡五分 天花粉二钱 细辛五分 川芎三钱 甘菊花五钱 薄荷八分 生地五钱 天门冬三钱 甘草一钱 白芷三分

【用法】水煎服。

【功用】大补肝气。

【主治】肝气大虚,视物为二。

【方论选录】此方全是益肝之药,非益脑之品也。不知补脑必须添精,而添精必须滋肾。然而滋肾以补脑,肝之

气不能遽补,不若直补其肝,而佐之祛邪之药为当。盖脑气不足,而邪得以居之,不祛邪而单补其精,于脑气正无益也,治肝正所以益脑也。

43302 助肾辟邪丹(《辨证录》卷七)

【组成】茯苓五钱 苡仁五钱 防己一钱 菾草一钱 玄参三钱

【用法】水煎服。

【功用】祛湿热,少佐祛风。

【主治】少阴痉病,感湿热,又且感风,遂成痫癍,身踡足挛,不能俯仰。

【方论选录】此方用防己以治肾中之风,用薏苡仁、茯苓以去肾中之湿,用玄参、豨莶草以治肾中之热。是风、湿、热三者均治,何病之不可去哉!夫肾宜补不宜泻,今去风、去湿、去热,得非泻肾之药乎?然而薏仁、茯苓,虽利湿而不损其阴;防己虽去风,而不伤其气;玄参、豨莶虽去火,而不灭其光,非泻肾而仍是补肾,若单泻而不补则误矣。

43303 助金祛邪丹(《辨证录》卷十)

【组成】麦冬一两 茯苓五钱 黄连五分 苏叶一钱 桔梗二钱 甘草一钱 白术三钱 人参一钱 陈皮一钱 天花粉三钱 神曲二钱

【用法】水煎服。

【功用】补土泻火,消痰逐邪。

【主治】邪中肺气,目见鬼神,口出胡言,或说刀斧砍伤,或言弓矢射中,满身疼痛,呼号不已。

【方论选录】此方心、肺、脾、胃四经同治之法也。攻邪之中,不伤正气,所以正气既回,邪气即散矣。

43304 助胃固肠丸(《活人心统》卷一)

【组成】诃子(煨) 肉豆蔻(煨) 白术各四分 陈皮 厚朴 苍术 炙甘草 茯苓 猪苓 泽泻各二钱

【用法】上为末,米糊为丸,如梧桐子大。每服五十丸,空心用莲子(去心)煎汤或清米汤送下。

【主治】泄泻,或食积停饮,湿热走腹。

43305 助胆导水方(《惠直堂方》卷二)

【组成】柴胡 黄芩各二钱 白芍 车前各五钱 茯神 泽泻 栀子 苍术各三钱

【用法】水煎服。

【主治】肝胆虚弱,感湿成淋。

43306 助胆导水汤(《辨证录》卷八)

【组成】竹茹三钱 枳壳一钱 车前子三钱 白芍五钱 苍术三钱 滑石一钱 木通二钱 苡仁三钱 猪苓二钱

【用法】水煎服。

【功用】抒胆导水。

【主治】胆气因惊阻塞,精不得泄,变为白浊,溺管疼痛,宛如针刺。

【方论选录】方中虽导水居多,然导水之中,仍是抒胆之味,故胆气开而淋症愈耳。

43307 助脾化毒汤(《痘疹全书》卷下)

【组成】陈皮 半夏 厚朴 枳壳 苏子 槟榔 卜子

【用法】上咬咀。加生姜一片,水煎服。

【主治】痘疮顺证,表里已无邪,伤于饮食,忽然腹胀满,气喘促,疮色变,烦躁者。

43308 助脾快斑汤

《片玉痘疹》。为《万氏家抄方》卷六"助脾汤"之异名。见该条。

43309 助脾益肺汤(《胎产秘书》卷下)

【组成】黄耆一钱五分 人参 麦冬各二钱 五味十粒 当归二钱 茯苓一钱五分 干葛一钱 升麻四分 炙甘草四分

【主治】产后口渴兼小便不利。

【加减】汗多,加枣仁二钱,麻黄根一钱;渴甚,生脉散代茶;大便不通,加苁蓉二钱;如产母壮盛而热剧,小便不利者,暂加知母、滑石各一钱。

43310 助腑祛除汤(《辨证录》卷十)

【组成】人参五钱 茯苓三钱 甘草一钱 生枣仁三钱 远志二钱 半夏三钱 黄连二钱 枳壳一钱 白薇二钱 白芥子三钱

【用法】水煎服。

【主治】火邪犯膻中之府,一时卧倒,口吐痰涎,不能出声,发狂乱动,眼珠大红,面如火烧红色,发或上指。

【方论选录】此方助膻中之正气,益之泻火消痰之品,则邪不敌正,邪且自逋,消灭于无踪矣。

43311 助神奇妙酒药(《医方易简》卷六)

【组成】枸杞八两 熟地四两 当归 圆眼肉 黑枣肉各四两 五加皮 金银花 麦冬 牛膝 杜仲 巴戟 陈皮各二两

【用法】上药用好绍酒四十斤,浸七日可饮,每饭间饮数杯,不可间断。

【功用】补虚。

43312 助阳和血补气汤(《脾胃论》卷下)

【异名】助阳和血汤(《兰室秘藏》卷上)、助阳活血汤(《东垣试效方》卷五)。

【组成】香白芷二分 蔓荆子三分 炙甘草 当归身(酒洗) 柴胡各五分 升麻 防风各七分 黄耆一钱

【用法】上㕮咀。水一盏半,煎至一盏,去滓,临卧热服。

【功用】助阳和血补气。

【主治】眼发后上热壅,白睛红,多眵泪,无疼痛,而隐涩难开,此服苦寒药太过,而真气不能通九窍也,故眼昏花不明。

【宜忌】避风处睡,忌风寒及食冷物。

别

43313 别离散(《医心方》卷十三引《小品方》)

【异名】寄生散(《圣济总录》卷十四)。

【组成】杨上寄生三两 术三两 桂心一两(一方三两) 茵芋一两 天雄一两(炮) 蓟根一两 菖蒲一两 细辛一两 附子一两(炮) 干姜一两

【用法】上为末。每服半方寸匕,一日三次,酒调服。

【主治】男女风邪,男梦见女,女梦见男,悲愁忧恚,怒喜无常,或半年或数月日复发者。

【备考】方中杨上寄生、蓟根,《千金》作"桑寄生"

"茜根"。

43314 别脾散(《普济方》卷一七○)

【组成】甘遂不拘多少

【用法】用面包于浆内,煮十数沸,去面后,将细米糠火炒黄色为末。大人每服三钱,小儿一钱,用冷蜜水卧服。

【主治】痞证,发热盗汗,胸背疼痛。

【宜忌】忌油腻、湿面、腥物。

吴

43315 吴仙丹(《百一》卷五引常子正方)

【异名】茱苓丸(《得效》卷四)。

【组成】白茯苓 吴茱萸(汤泡去沫)各等分

【用法】上为末,炼蜜为丸,如梧桐子大。每服三十丸,熟水吞下,酒饮亦可,不拘时候。

【主治】痰饮上气,不思饮食,小便不利,头重昏眩,或头疼背寒,呕吐酸汁。

【临床报道】头痛:中丞苦痰饮,每啖冷食饱,或晴阴节变即发头疼背寒,呕吐酸汁,数日伏枕不食,而《千金》大五饮丸之类皆无效。宣和初,为顺昌司录,于太守蔡公安持达道席上得此方,服之遂不再作。每遇饮啖过多,腹满,服五七十丸,不三二时便已旋,作茱萸气,酒饮随小水而去。前后痰药甚众,无及此者。

43316 吴瓜饮(《仙拈集》卷一引《汇编》)

【组成】吴茱萸 木瓜各五钱

【用法】以百沸汤煎,冷热任服;或用糖三钱,水煎凉服。

【主治】霍乱转筋,手足厥冷。

43317 吴萸汤

《方症会要》卷三。为《伤寒论》"吴茱萸汤"之异名。见该条。

43318 吴萸汤(《杂病源流犀烛》卷四)

【组成】吴萸 陈皮 人参 草蔻 升麻 黄耆 姜黄 僵蚕 当归 泽泻 甘草 木香 青皮 半夏 麦芽

【功用】外助阳气,内消阴火,闭藏固密。

【主治】冬三月,噎塞反胃者。

43319 吴萸熨(《仙拈集》卷一)

【异名】吴茱萸熨(《绛囊撮要》)。

【组成】吴萸一升

【用法】酒拌湿,绢袋二个包,蒸极热,互熨心胸足心。候气透,痛即止。

【主治】阴毒伤寒,四肢逆冷。

43320 吴婆散(《苏沈良方》卷十)

【组成】黄柏(蜜炙) 黄连(微炒) 桃根白皮各一分 木香 厚朴(姜汁炙) 丁香 槟榔各一钱 芜荑(去皮)一分 没石子一钱半 楝根白皮半分

【用法】上为末。每服一字,三岁以上半钱,五六岁一钱,乳食前用紫苏、木瓜、米饮调下,每日三服。

【主治】小儿疳泻不止,日夜遍数不记,渐渐羸瘦,众药不效者。

【宜忌】药性小温,暑热泻者,或不相当。

【临床报道】疳泻:予家小儿,曾有患泻百余日,瘦,但有皮骨,百方不愈。与此药两三服便效。又一孙男亦疳泻,势甚危困,两服遂定。此药若是疳泻,无不验者。

43321 吴婆散(《幼幼新书》卷二十八引《孔氏家传》)

【组成】宣连(去须) 白茯苓 真阿胶(炙) 人参 黄柏(蜜炙令赤) 丁香各一分 诃黎勒皮(煨,去核)二个 桃白皮三分 没石子一个(紧实者)

【用法】上为细末。每服一二字,白米泔汤调下,不拘时候。

【主治】小儿疳热冷泻,腹肚虚胀,皮肉消瘦,唯存骸骨,泻利不止。

43322 吴蓝汤(《圣济总录》卷六十一)

【异名】吴蓝饮(《圣济总录》卷六十)

【组成】吴蓝 芍药 麦门冬(去心) 桑根白皮(剉) 防己 白鲜皮 山栀子仁各一两半

【用法】上剉,如麻豆大。每服三钱匕,水一盏,煎至八分,去滓,空心温服。未效再服。

【主治】黄汗,身肿发热,汗出而不渴,状如风水,汗出着衣皆黄。

43323 吴蓝汤(《圣济总录》卷一三八)

【组成】吴蓝一两 生地黄三分 升麻 石膏 黄芩(去黑心) 犀角(镑) 白蔹 栀子仁 大黄各半两

【用法】上剉细。每用半两,以竹沥一盏,水七盏,同煎至四盏,去滓,以故帛浸拓患处,每日五七次。

【主治】丹毒。

43324 吴蓝汤(《圣济总录》卷一八二)

【组成】吴蓝 大黄 槐白皮 商陆 榆皮各二两

【用法】上剉细。每用三两,以水五升,煎至四升,去滓,入朴消半两搅匀,以绵二片,浸于汤中,更互拓丹上,每日三五次即愈。

【主治】小儿发丹毒,热痛。

43325 吴蓝汤

《医学实在易》卷五。为《圣济总录》卷六十"吴蓝饮"之异名。见该条。

43326 吴蓝饮(方出《外台》卷三十六引刘氏方,名见《幼幼新书》(古籍本)卷十四引《伤寒证治》)

【组成】吴蓝 大青各十分 甘草(炙) 生麦门冬(去心) 生姜各六分 茵陈三分 栀子仁十个 芦根一握(洗)

【用法】上切。每服三钱,以水二升,煮取九合,分温服之。

【主治】小儿天行,头痛壮热。

【备考】本方方名,《幼幼新书》(人卫本)引《伤寒证治》作"八物吴蓝饮子"。

43327 吴蓝饮

《圣济总录》卷六十。为原书卷六十一"吴蓝汤"之异名。见该条。

43328 吴蓝散(《圣惠》卷三十八)

【组成】吴蓝半两 龙胆半两(去芦头) 犀角屑半两 黄连半两(去须) 川大黄一两(剉碎,微炒) 黄芩半两 栀子仁半两 川升麻半两 大青半两 甘草半两(生,剉) 麦门冬一两(去心) 石膏二两

【用法】上为散。每服四钱,以水一中盏,入生姜半分、竹茹一分,煎至六分,去滓温服,不拘时候。

【主治】乳石发动,热势壅盛,心神烦闷。

43329 吴蓝散(《圣惠》卷三十八)

【组成】吴蓝半两 汉防己半两 黄芩半两 栀子仁半两 玄参半两 犀角屑半两 川升麻半两 白鲜皮半两 甘草半两(生,剉) 川大黄一两(剉碎,微炒) 桑根白皮三分(剉) 川朴消一两

【用法】上为散。每服四钱,以水一中盏,煎至六分,去滓温服,每日三四服。

【主治】乳石毒气攻注,皮肤浮肿,心神烦躁,体热不得睡卧。

43330 吴蓝散(《圣惠》卷四十五)

【组成】吴蓝一两 独活三分 地骨皮三分 川升麻三分 赤茯苓三分 紫雪二两 石膏二两(细研) 赤芍药三分 紫苏茎叶一两 黄芩三分 桑根白皮三分(剉) 犀角屑一两 甘草半两(炙微赤,剉) 麦门冬三分(去心)

【用法】上为粗散。每服四钱,以水一中盏,入生姜五分,青竹茹一分,煎至六分,去滓温服,不拘时候。

【主治】服乳石,壅毒气盛,令脚气发动,心神躁热,口干头痛,脚膝烦疼。

43331 吴蓝散(《圣惠》卷八十四)

【组成】吴蓝一两 大青一两 甘草三分(炙微赤,剉) 麦门冬三分(去心,焙) 黄芩三分 茵陈半两 栀子仁半两 芦根一两(剉) 石膏一两(细剉)

【用法】上为粗散。每服一钱,以水一小盏,煎至五分,去滓温服,不拘时候。

【主治】小儿热疾,头痛心躁,眼黄。

43332 吴蓝散(《圣惠》卷九十三)

【组成】吴蓝一两 川升麻一两 栀子仁半两 赤芍药一两 龙骨一两

【用法】上为粗散。每服一钱,以水一小盏,入豉三七粒,煎至五分,去滓温服,不拘时候。

【主治】小儿脓血痢如鱼脑,腹痛。

43333 吴白术散(《卫生家宝产科备要》卷四)

【组成】白术(去芦,切片子,焙) 人参(去芦,切片子,焙) 白茯苓(去黑皮,剉,焙) 甘草(炙,剉) 阿胶(剉碎,蛤粉炒泡起,去粉用)各等分

【用法】上㕮咀。每服三钱,水一盏半,煎至七分,去滓温服,不拘时候。

【功用】安胎养气。常服,十月中胎气安定,无诸疾苦。

43334 吴茱浴汤

《医略六书》二十六。为《杨氏家藏方》卷十六"茱萸浴汤"之异名。见该条。

43335 吴茱萸丸(方出《肘后方》卷一,名见《圣济总录》卷五十五)

【组成】吴茱萸一两半 干姜一两半 桂心一两 白术二两 人参 橘皮 蜀椒(去闭口及子,汗) 甘草(炙) 黄芩 当归 桔梗各一两 附子一两半(炮)

【用法】上为末,炼蜜为丸,如梧桐子大。每服十丸至十五丸,酒饮送下,饭前、食后任意,一日三次。

【主治】卒心痛。

43336 吴茱萸丸(《外台》卷七引《深师方》)

【组成】吴茱萸十分 紫菀三分 白薇三分 乌头十

分(炮) 桂心六分 前胡 芍药 细辛 芎䓖 黄芩各
五分

【用法】上药治下筛,炼蜜为丸,如梧桐子大。每服五
丸,酒送下,一日三次。稍加之。

【主治】虚冷痰癖疝,食不消,心腹痛,气弱不欲食,虚
惙羸瘦。

【宜忌】忌猪肉、冷水、桃李、生葱、生菜等。

43337 吴茱萸丸(《外台》卷十二引《深师方》)

【组成】吴茱萸八分 附子三分(炮) 厚朴五分(炙)
半夏五分(洗) 桂心五分 人参五分 矾石五分(熬) 枳
实五分(炙) 干姜五分

【用法】上药治下筛,炼蜜为丸,如梧桐子大。每服二
十丸,以酒送下,一日三次。不知,增之。

【主治】久寒癖,胸满短气,心腹坚,呕吐,手足逆冷,时
来时去,痛不欲食,食即为患,心冷,引腰背强急。

43338 吴茱萸丸

《外台》卷十九引《苏恭方》。为原书同卷"昆布丸"之
异名。见该条。

43339 吴茱萸丸(方出《千金》卷二十一,名见《普济方》卷一
九三)

【组成】吴茱萸 荜茇 昆布 杏仁 葶苈各等分

【用法】上为末,炼蜜为丸,如梧桐子大。气急服五丸。
勿令饱食,食讫饱闷气急,服之即散。

【主治】水气,通身洪肿,气急,百药治之不愈者。

【方论选录】《千金方衍义》:吴茱萸、荜茇温中下气,专
行固本;杏仁、葶苈泄肺利水,专行散标;昆布咸寒润下,为
下十二种水之向导。

43340 吴茱萸丸(《圣惠》卷五)

【组成】吴茱萸半两(汤浸七遍,焙干微炒) 神曲一两
(炒令微黄) 陈橘皮一两(汤浸,去白瓤,焙) 白术一两
人参半两(去芦头) 桂心一两 熟干地黄一两 干姜半两
(炮裂,剉) 诃黎勒一两(煨,用皮)

【用法】上为末,炼蜜为丸,如梧桐子大。每服二十丸,
食前以粥饮送下。

【主治】脾脏冷气积滞,醋心呕逆,宿食不消,腹脏虚
鸣,时时疼痛。

【宜忌】忌生冷。

43341 吴茱萸丸(方出《圣惠》卷二十六,名见《普济方》卷
十五)

【组成】鸡子五个(去黄) 吴茱萸根三两(东引者,为
末) 蜡三两 粳米粉一合

【用法】上将茱萸根末与米粉和令匀,于铜器中以鸡子
及熔蜡为丸,如小豆大。每服二十丸,空腹以粥饮送下。虫
当自下。

【主治】肝劳,或生长虫,恐畏不安,眼中赤脉。

43342 吴茱萸丸(方出《圣惠》卷四十二,名见《普济方》卷一
八四)

【组成】吴茱萸三分(汤浸七遍,焙干微炒) 泽泻三
分 白术三分 赤茯苓三分 木香半两 青橘皮三分(汤
浸,去白瓤,焙) 川大黄一两(剉碎,微炒)

【用法】上为末,炼蜜为丸,如梧桐子大。每服二十丸,
以温生姜汤送下,一日三四次。

【主治】因食热及饮冷水过多,上气胸满。

43343 吴茱萸丸(《圣惠》卷四十三)

【组成】吴茱萸一两(汤浸七遍,焙干微炒) 干姜一两
(炮裂,剉) 桂心一两 干漆一两(捣碎,炒令烟出) 槟榔
一两 青橘皮一两(汤浸,去白瓤,焙) 木香一两 白术一
两 当归一两(剉,微炒) 桔梗一两(去芦头) 附子一两
(炮裂,去皮脐)

【用法】上为末,炼蜜为丸,如梧桐子大。每服二十丸,
以热酒送下,不拘时候。

【主治】卒心痛,气闷欲绝,面色青,四肢逆冷。

43344 吴茱萸丸(《圣惠》卷四十三)

【组成】吴茱萸一两(汤浸七遍,焙干微炒) 青橘皮半
两(汤浸,去白瓤,焙) 干姜半两(炮裂,剉) 附子一两(炮
裂,去皮脐) 细辛半两 人参半两(去芦头)

【用法】上为末,炼蜜为丸,如梧桐子大。每服二十丸,
以温酒送下。不拘时候。

【主治】心腹俱冷,卒腹满,短气。

43345 吴茱萸丸(《圣惠》卷四十四)

【组成】吴茱萸一两(斤)

【用法】上药用生绢袋盛,以醋三升,浸一复时取出,掘
一地坑,可深尺余,以一秤炭火,烧令地通赤,去火,以火筯
系茱萸袋子,悬于坑内,上以瓦盆子盖,四畔以土拥之,经宿
后取出,为末,炼蜜为丸,如梧桐子大。每服三十丸,空心及
晚食前以温酒送下。

【主治】冷气攻刺,腰间疼痛,俯仰不得。

43346 吴茱萸丸(《圣惠》卷四十七)

【组成】吴茱萸一两(汤浸七遍,焙干微炒) 木香一
两 槟榔一两 诃黎勒一两(煨,用皮) 川大黄一两(剉
碎,微炒) 赤茯苓二两 乌喙一两(炮裂,去皮脐) 当归
一两(剉,微炒) 赤芍药一两 枳壳一两(麸炒微黄,去
瓤) 桂心二两

【用法】上为末,炼蜜为丸,如梧桐子大。每服二十丸,
食前以热酒送下。

【主治】七疝气,心腹结聚疼痛。

43347 吴茱萸丸(《圣惠》卷四十八)

【组成】吴茱萸二分(汤浸七遍,焙干微炒) 半夏三分
(汤洗七遍去滑) 细辛一两 紫菀一两(去苗土) 甘草半
两(炙微赤,剉) 附子一两(炮裂,去皮脐) 旋覆花半两
前胡一两(去芦头) 干姜三分(炮裂,剉) 人参三分(去芦
头) 熟干地黄二两 白术一两 赤茯苓一两 当归三分
(剉碎,微炒) 赤芍药三分 桂心一两 诃黎勒一两半(用
皮) 木香一两

【用法】上为末,炼蜜为丸,如梧桐子大。每服二十丸,
以生姜汤送下,不拘时候。

【主治】寒疝,腰腹痛,胸中冷气上抢,心胁支满不得
卧,面目痛,风寒悸栗多惊,不能食,食已即吐,寒热往来。

43348 吴茱萸丸(《圣惠》卷四十八)

【组成】吴茱萸半两(汤浸七遍,焙干微炒) 赤茯苓
半两 干姜半两(炮裂,剉) 白术二两 甘草半两(炙微
赤,剉) 桂心一两 半夏一两(汤浸七遍去滑) 赤芍药一
两 前胡一两(去芦头) 川椒一两(去目及闭口者,微炒
去汗) 当归一两(剉,微炒) 陈橘皮一两(汤浸,去白瓤,

焙）附子一两（炮裂,去皮脐）人参一两（去芦头）木香一两

【用法】上为末,炼蜜为丸,如梧桐子大。每服二十丸,以生姜汤送下,一日四五次。

【主治】寒疝,心腹痛,面目青黄,不下饮食,纵食呕逆,肌体羸瘦。

43349 吴茱萸丸（《圣惠》卷四十九）

【组成】吴茱萸半两（汤浸七遍,焙干微炒）附子一两（炮裂,去皮脐）桃仁一两（汤浸,去皮尖双仁,麸炒微黄）巴豆（秋、夏用三十个,春、冬用五十个,去皮心研,纸裹压去油）干姜一两（炮裂,剉）

【用法】上为末,入巴豆研令匀,软饭为丸,如黍粒大。每服五丸,生姜、橘皮汤送下,不拘时候。

【主治】癖气胀痛。

43350 吴茱萸丸（《圣惠》卷四十九）

【组成】吴茱萸一两（汤浸七遍,焙干微炒）厚朴一两半（去粗皮,涂生姜汁,炙令香熟）附子三分（炮裂,去皮脐）桂心三分 人参三分（去芦头）甘草三分（炙微赤,剉）半夏三分（汤洗七遍去滑）枳实一两（麸炒微黄）干姜三分（炮裂,剉）

【用法】上为末,炼蜜为丸,如梧桐子大。每服三十丸,以温酒送下,一日三四次。

【主治】寒癖气,腹胁满胀,短气呕逆,手足厥冷,不欲饮食,腰背疼痛。

43351 吴茱萸丸（《圣惠》卷四十九）

【组成】吴茱萸三分（汤浸七遍,焙干微炒）川大黄三两（剉碎,微炒）甘草一两 白术一两 赤茯苓一两 桃仁一两（汤浸,去皮尖双仁,麸炒微黄）柴胡一两（去苗）

【用法】上为末,炼蜜为丸,如梧桐子大。每服三十丸,以粥饮送下,一日三次。

【主治】酒癖,久寒宿食不消,面色萎黄,四肢无力。

【备考】方中甘草,《普济方》引作"小草"。

43352 吴茱萸丸（《圣惠》卷五十一）

【组成】吴茱萸一两（汤浸七遍,焙干微炒）泽泻一两 赤茯苓一两 赤芍药一两 半夏一两（汤洗七遍去滑）白术一两 防葵一两

【用法】上为末,炼蜜为丸,如梧桐子大。每服二十丸,以生姜汤送下,一日三四次。

【主治】饮癖,胸膈不利,吃食经日吐出不消。

43353 吴茱萸丸（方出《圣惠》卷五十四,名见《普济方》卷一九三）

【组成】吴茱萸半两（汤浸七遍,焙干微炒）甘遂半两（煨令微黄）甜葶苈三两（隔纸炒令紫色）椒目一两半（微炒去汗）赤茯苓一两半 槟榔一两 皂荚一两（去黑皮,涂酥炙令黄焦,去子）

【用法】上为末,炼蜜为丸,如梧桐子大。每服二十丸,空心及晚食前以粥饮送下。以利为度。

【主治】水气,心腹鼓胀,上气喘息。

43354 吴茱萸丸（《圣惠》卷五十九）

【组成】吴茱萸一分（汤浸七遍,焙干微炒）桂心半两 干姜一分（炮裂,剉）川大黄一两（剉碎,微炒）当归半两（剉,微炒）赤芍药半两 甘草半两（炙微赤,剉）

芎䓖半两 人参三分（去芦头）细辛三分 真珠三分（细研）桃白皮一两（剉）

【用法】上为末,炼蜜为丸,如梧桐子大。每服三十丸,以生姜、橘皮汤送下,一日三次。以通利为度。

【主治】大小便气壅不利,胀满,关格不通。

43355 吴茱萸丸（《圣惠》卷五十九）

【组成】吴茱萸一两（汤浸七遍,焙干微炒）黄连半两（去须,微炒）干姜一两（炮裂,剉）厚朴一两（去粗皮,涂生姜汁,炙令香熟）桂心半两 木香半两 青橘皮半两（汤浸,去白瓤,焙）附子一两（炮裂,去皮脐）甘草半两（炙微赤,剉）

【用法】上为末,炼蜜为丸,如梧桐子大。每服三十丸,以粥饮送下,不拘时候。

【主治】久冷下痢不止,腹痛不能饮食。

43356 吴茱萸丸（《圣惠》卷九十三）

【组成】吴茱萸半两（汤浸七遍,焙干微炒）赤石脂一两 干姜半两（炮裂,剉）附子半两（炮裂,去皮脐）当归半两（剉,微炒）厚朴半两（去粗皮,涂生姜汁,炙令香熟）木兰皮半两 白术半两（微炒）白头翁半两（剉,微炒）黄连半两（去须,微炒）黄柏半两（微炙,剉）石榴皮半两（剉碎,炒令微焦）

【用法】上为末,炼蜜为丸,如绿豆大。三岁儿每服五丸,以粥饮送下,一日三四次。

【主治】小儿冷痢,下青白色物如鱼脑,腹痛,多时不断。

43357 吴茱萸丸（《普济方》卷二二一引《博济》）

【组成】吴茱萸（汤泡,焙炒）青皮（去白,焙）干姜（炮）各等分

【用法】上为末,用无灰酒和成剂,别用无灰酒和面作饼子,厚一指,每一饼内,安药一皂荚大,用秆草一束,一半烧成草灰,一半旋添同烧,仍安药饼子,于火内煨令香熟,放冷去面,取药酒和成剂,如药硬,入少无灰酒和之,为丸如梧桐子大。每服三十丸,空心、日午、夜卧盐汤送下。其药面亦暖可食也。

【主治】腰膝无力,行步艰难,虚惫冷积,面黄体肿,饮食进退。

43358 吴茱萸丸（《圣济总录》卷五）

【组成】吴茱萸一分（汤浸,焙干炒）山茱萸 牛膝（去苗,酒浸,切,焙）石斛（去根）半两 细辛（去苗）一分 芎䓖 附子（炮裂,去皮脐）各一分 菟丝子（酒浸,别捣）半两 白茯苓（去黑皮）一分 羌活（去芦头）独活（去芦头）木香各一分 萆薢半两

【用法】上为末,醇酒半盏,炼蜜半盏,为丸,如梧桐子大。每服三十丸,空心、日午、临卧盐汤或盐酒送下。

【主治】肾中风,恶风多汗,面浮肿,腰脊痛,不能正立,面色枯黑。

【备考】方中山茱萸、牛膝用量原缺。

43359 吴茱萸丸（《圣济总录》卷四十五）

【组成】吴茱萸（汤浸七遍,炒）桂（去粗皮）各一两 陈橘皮（汤浸,去白,焙）三分 槟榔（剉）半两

【用法】上为末,醋煮面糊为丸,如梧桐子大。每服十五丸,生姜汤送下,不拘时候。

【主治】脾胃冷气攻心腹,胀痛,宿食不消。

43360 吴茱萸丸（《圣济总录》人卫本卷四十六）

【组成】吴茱萸（汤洗,焙干炒）六两 附子（炮裂,去皮脐）二两半 桂（去粗皮）四两 荜拨 厚朴（去粗皮,生姜汁炙） 干姜（炮） 荜澄茄 胡椒（炒）各二两

【用法】上为末,炼蜜为丸,如梧桐子大。每服二十丸至三十丸,米饮送下。

【主治】脾虚吞酸呕逆,腹痛泄泻,不思饮食,腹胁膨胀。

【备考】本方方名,《圣济总录》（文瑞楼本）作"茱萸丸"。

43361 吴茱萸丸（《圣济总录》卷四十七）

【异名】茱萸矾石丸（《普济方》卷三十六引《卫生家宝》）。

【组成】吴茱萸（瓦上炒）三分 胡椒 人参 当归（剉,焙）各半两 甘草半两（一半生用,一半纸裹五七重,醋浸令透,火内慢煨干,又浸,如此七遍） 半夏一两（用生姜四两研汁,入砂罐子内,姜汁并水煮,候擘破看存二分白心,取半夏细研为膏） 白矾（烧存性）半两

【用法】上为细末,以半夏膏和丸,如稍硬,添姜汁为丸,如梧桐子大。每服七丸,桑、柳枝各二十一茎,银器内煎汤吞下,一日三次。

【主治】年深膈气翻胃,饮食之物至晚皆吐出,悉皆生存不化,膈上常有痰涎,时时呕血,胸中多酸水,吐清水无时,夜吐辄至晓,日渐羸瘦,腹中痛楚,时复冷滑,或即闭结。

【宜忌】忌诸毒物,惟可食油煎猪胘脾软饭。

43362 吴茱萸丸（《圣济总录》卷五十五）

【组成】吴茱萸（炒）一两半 附子（炮裂,去皮脐） 草豆蔻（去皮）各二两 桂（去粗皮）一两 桃仁（汤浸,去皮尖双仁,炒）四两 丁香三分 木香半两

【用法】上为末,用煮陈曲糊为丸,如梧桐子大。每服二十丸,米饮或煨生姜、橘皮煎汤送下。

【主治】心藏积冷,疼痛久不愈。

43363 吴茱萸丸（《圣济总录》卷七十五）

【组成】吴茱萸（汤洗,焙干炒） 干姜（炮）各一两半 赤石脂 陈曲（炒）各二两 厚朴（去粗皮,生姜汁炙） 当归（切,焙）各四两

【用法】上为末,炼蜜为丸,如梧桐子大。每服三十丸,空心、食前米饮送下,一日二次。

【主治】❶《圣济总录》:冷痢下脓血,脐腹疞痛胀满,食不消化。❷《宣明论》:脾虚胃弱,大肠有寒,鹜溏泄泻不止,大便青黑,或黄利下。

43364 吴茱萸丸（《圣济总录》卷七十七）

【组成】吴茱萸（汤洗,焙干炒） 干姜（炮） 黄连（去须） 诃黎勒皮 白矾灰各半两

【用法】上为末,醋煮面糊为丸,如梧桐子大。每服十丸,食前粟米饮下。

【主治】久下痢赤白不止。

43365 吴茱萸丸（《圣济总录》卷九十四）

【组成】吴茱萸（汤洗,焙炒）一两 细辛（去苗叶） 芍药 柴胡（去苗） 旋覆花 黄芩（去黑心） 紫菀（去苗土） 人参 白术 白茯苓（去黑皮） 干姜（炮） 桂（去粗皮） 附子（炮裂,去皮脐） 甘草（炙,剉） 半夏（汤洗七遍去滑） 当归（切,焙）各半两

【用法】上为末,炼蜜为丸,如梧桐子大。每服二十丸至三十丸,温酒送下,不拘时候。

【主治】寒疝心腹痛,或逆抢心,烦满不得卧,恶风惊惕不食,变发寒热。

43366 吴茱萸丸（《圣济总录》卷九十六）

【组成】吴茱萸（汤洗,焙干炒）三两 蜀椒（去目并闭口,炒出汗）二两 干姜（炮）一两

【用法】上为末,酒煮面糊为丸,如梧桐子大。每服二十丸,加至三十丸,空心温酒送下。

【主治】小便利多。

43367 吴茱萸丸（《圣济总录》卷一二一）

【组成】吴茱萸（汤洗,焙干炒） 夜明砂（炒）各一分

【用法】上为末,以蟾酥为丸,如麻子大。绵裹一丸,于痛处咬,勿咽津。以愈为度。

【主治】牙齿风龋。

43368 吴茱萸丸（《圣济总录》卷一五一）

【组成】吴茱萸（汤浸七遍,焙干）三分 当归（微炙） 桃仁（去皮尖双仁,麸炒黄）各一两一分 大黄（剉碎,微炒） 朴消 桂（去粗皮） 牛膝（去苗,酒浸,切,焙） 芎劳 黄耆（剉） 人参各一两

【用法】上为末,炼蜜为丸,如梧桐子大。每服三十丸,加至四十丸,空心以酒送下,一日三次。或为散子,每服一钱匕,温酒调下。

【主治】妇人月事欲下,脐腹撮痛不可忍。

43369 吴茱萸丸（《圣济总录》卷一五七）

【组成】吴茱萸（汤洗十遍,焙） 蜀椒（去目及闭口者,炒出汗）各三两 高良姜 附子（炮裂,去皮脐）各一两 青橘皮（汤浸,去白,麸炒黄）一两半 白术二两

【用法】上为末,用干柿二十个,以好酒浸令软,研膏为丸,如梧桐子大。每服十丸,至十五丸,空心、临卧温熟水送下。

【主治】妇人子宫久冷,妊娠数堕胎。

43370 吴茱萸丸（《圣济总录》卷一六一）

【组成】吴茱萸（微炒） 木香 当归（微炙）各一两 桃仁（去皮尖双仁,麸炒,研）半两 硇砂（研）一分

【用法】上为末,入硇砂、桃仁和匀,炼蜜为丸,如梧桐子大。每服二十丸,槟榔汤送下。

【主治】产后血气疞痛,血块作梗。

43371 吴茱萸丸

《圣济总录》（文瑞楼本）卷一六五。即原书同卷（人卫本）"茱萸丸"。见该条。

43372 吴茱萸丸（《全生指迷方》卷四）

【组成】吴茱萸（炒）一两 橘皮（洗）二两 附子（炮,去皮脐）半两

【用法】上为细末,白面糊为丸,如梧桐子大,每服二十丸,食前以饮送下。

【主治】因呕而哕者。

43373 吴茱萸丸

《鸡峰》卷十四。为《幼幼新书》卷二十六引《养生必用》"苦散"之异名。见该条。

43374 吴茱萸丸（《杨氏家藏方》卷十五）

【异名】禹余粮丸(《圣惠》卷七十三)。

【组成】禹余粮(酒、醋淬七遍)二两　白石脂二两　鳖甲(醋炙黄)　当归(洗、焙)　白术　附子(炮,去皮脐)　柏叶(微炒)　桑寄生　干姜(炮)　厚朴(去粗皮,姜汁炙)各一两　白芍药三分　金毛狗脊(去毛)三分　吴茱萸(汤洗七遍,焙干,微炒)半两

【用法】上为细末,炼蜜为丸,如梧桐子大。每服三十丸,空心、食前温酒或米饮送下。

【主治】妇人带下久虚,胞络伤败,月水不调,渐成崩漏,气血虚竭,面无颜色,腰腹急痛,肢体烦疼,心松头运,手足寒热,不思饮食。

43375 吴茱萸丸(《朱氏集验方》卷三引石信甫方)

【组成】吴茱萸不拘多少(作四份,一份酒浸,一份童子小便浸,一份醋浸,一份水浸,合蒸,焙干)

【用法】上为细末,水煮面糊为丸。空心酒送下。

【主治】膀胱气痛。

43376 吴茱萸丸(《御药院方》卷四)

【组成】橘皮(洗)一两　吴茱萸(醋炒)　附子(炮裂,去皮脐)各一两

【用法】上为细末,白面糊为丸,如梧桐子大。每服七十丸至八十丸,食前温生姜汤下。

【主治】寒伤胃脘,肾气先虚,逆气上乘于胃,与气相倅不止,气自腹中起,上筑于咽喉,逆气连属而不能出,呃或至数十声,不得喘息。

43377 吴茱萸丸(《御药院方》卷七)

【组成】吴茱萸(洗七次,焙干)半两　良姜(剉碎)五两　干姜(炮)五两

【用法】上为细末,醋打面糊为丸,如梧桐子大。每服五十丸,空心、食前清粥饮送下。

【主治】一切积冷,脾胃不和,心腹疼痛,呕吐泄泻,腹内绞痛。

43378 吴茱萸丸(《兰室秘藏》卷中)

【异名】木香利膈丸。

【组成】木香　青皮各二分　白僵蚕　姜黄　泽泻　柴胡各四分　当归身　炙甘草各六分　益智仁　人参　橘皮　升麻　黄耆各八分　半夏一钱　草豆蔻仁　吴茱萸各一钱二分　麦蘖面一钱五分

【用法】上为细末,汤浸蒸饼为丸,如绿豆大。每服二三十丸,温水送下,细嚼亦得。

【功用】《普济方》:大理脾胃,调中顺气,外助阳气,内消阴火。

【主治】❶《兰室秘藏》:寒在膈上,噎塞咽膈不通。❷《普济方》:胸膈不通,善噎,鼻流清涕,寒甚出浊涕,嚏不止,比常人大恶风寒,小便数而欠,或上饮下便,色清而多,大便不调,夜寒无寐,甚则为痰咳,为呕为哕,为吐为唾白沫,以至口开目瞪,气不交通欲绝者。

【宜忌】勿多饮汤,恐速下。

43379 吴茱萸丸(《元戎》卷十二)

【组成】吴茱萸一两半(汤洗、炒)　神曲(炒)五两　白术(炒)四两　肉桂　干姜(炮)各二两半　川椒(去目,炒)一两

【用法】上为细末,面糊为丸,如梧桐子大。食前米饮送下十五丸至二十丸。

【主治】阴湿胜,脏腑不调,胀满腹痛,水谷不化,怠惰嗜卧,时下下痢。

43380 吴茱萸丸(方出《丹溪心法》卷三,名见《杏苑》卷四)

【组成】茱萸一两(去枝梗,煮少时,浸半日,晒干)　陈皮一两　苍术(米泔浸)一两　黄连二两(陈壁土炒,去土称)　黄芩一两(如上土炒)(或加桔梗一两、茯苓一两)

【用法】上为末,神曲糊为丸,如绿豆大。每服二三十丸,食后服。

【功用】《杏苑》:疏郁滞,清湿热。

【主治】吞酸,因于湿热郁积于肝而出,伏于肺胃之间者。

【宜异】宜用粝食、蔬菜自养。

【方论选录】《杏苑》:用吴茱萸、橘红等诸辛以疏郁,苍术燥湿,芩、连等以清热。

【备考】《杏苑》本方用法:每服三五十丸,生姜汤送下,每日三次。

43381 吴茱萸丸(《医方类聚》卷一二九引《经验良方》)

【组成】吴茱萸四两　甜葶苈二两(炒)　甘遂一两(水煮)

【用法】上焙干,为末,炼蜜为丸,如梧桐子大。每服十丸,晨、午、临卧米饮送下。

【主治】水肿腹胀。

43382 吴茱萸丸(《普济方》卷二十)

【组成】吴茱萸四两(陈者)

【用法】用大莱菔一枚,剜心空,入茱萸在内,以盖覆之,用黄泥团裹,溏灰火内熟煨,取出,别用慢火以醋炒令匀熟,为末和丸,用葛布袋盛之。每服七粒至十粒,空心米饮送下,久服永无冷痛。

【主治】脾元虚冷,宿食不消,心腹刺痛,呕逆醋心,面黄瘦弱。

43383 吴茱萸丸(《寿世保元》卷三)

【组成】大麦芽(炒)五钱　肉桂五钱　吴茱萸一两(盐水洗)　苍术一两(米泔浸)　陈皮五钱(去白)　炒神曲五钱

【用法】上为细末,稀粥为丸,如梧桐子大。每服五六十丸,米饮送下。

【主治】妇人心酸,痰饮积在胸胃脾间,时时酸心,或吐水。

43384 吴茱萸汤(《伤寒论》)

【异名】茱萸汤(《金匮》卷中)、茱萸人参汤(《三因》卷十一)、三味参萸汤(《医学入门》卷四)、参萸汤(《医学入门》卷七)、四神煎(《仙拈集》卷一)、吴萸汤(《方症会要》卷三)。

【组成】吴茱萸一升(洗)　人参三两　生姜六两(切)　大枣十二枚(擘)

【用法】以水七升,煮取二升,去滓,温服七合,一日三次。

【功用】❶《普济方》:温里助阳散寒。❷《中医方剂学讲义》:温中补虚,降逆散寒。

【主治】胃中虚寒,干呕,胸满,吐涎沫,厥阴头痛;少阴吐利,手足逆冷;吞酸。现用于神经性呕吐、偏头痛、神经性

头痛、美尼尔氏综合征等属肝胃虚寒者。

❶《伤寒论》:阳明病,食谷欲呕者。少阴病,吐利,手足逆冷,烦躁欲死者。厥阴病,干呕,吐涎沫,头痛者。❷《金匮》:呕而胸满者。❸《肘后方》:食毕噫醋及醋心。❹《张氏医通》:胃气虚寒。

【方论选录】❶《内台方议》:干呕,吐涎沫,头痛,厥阴之寒气上攻也;吐利,手足逆冷者,寒气内甚也,烦躁欲死者,阳气内争也;食谷欲吐者,胃寒不受食也。此以三者之症,共用此方者,以吴茱萸能下三阴之逆气为君;生姜能散气为臣;人参、大枣之甘缓,能和调诸气者也,故用之为佐使,以安其中也。❷《医方考》:方中吴茱萸辛热而味厚,《经》曰味为阴,味厚为阴中之阴,故走下焦而温少阴、厥阴,佐以生姜,散其寒也;佐以人参、大枣,补中虚也。❸《医方集解》:此足厥阴少阴阳明药也。治阳明食谷欲呕者,吴茱萸、生姜之辛以温胃散寒下气;人参、大枣之甘以缓脾益气和中;若少阴证吐利厥逆,甚至于烦躁欲死,胃中阴气上逆,将成危候,故用吴茱萸散寒下逆,人参、姜、枣助阳补土,使阴寒不得上干,温经而兼温中也,吴茱萸为厥阴本药,故又治肝气上逆,呕涎头痛。

【临床报道】❶头痛:《皇汉医学》一人初患头痛,次日腹痛而呕,手足厥冷,大汗如流,正气昏冒,时或上攻,气急息迫,不能语言,予吴茱萸汤,诸证顿除。❷厌食:《伤寒解惑论》一男性,壮年,每日只能勉强进食一二两,不知饥饱,予健脾消导药不效,胸闷,脉弦迟,舌质正常,舌苔薄白粘腻。当是胃寒挟浊。予吴茱萸汤加神曲试治,重用吴茱萸15克。次日食欲大振。❸呕吐:《浙江医学》[1960,5(6):261]一男性,30岁,起病三年余,呈规律性呕吐涎沫,先后曾用多种药物治疗无效,经胃肠造影诊断为瀑布状胃。方用吴茱萸24克、党参30克、生姜30克、红枣五个、半夏12克。服一剂呕止,原方再服二十余剂,观察二月余未见再发。❹呃逆:《伤寒论方古今临床》姚某,男,43岁。呃逆每发于食后,吐物皆为积食痰涎,历两月余,面色苍黄,精神萎靡,形体消瘦,食不甘味,脉来细迟,舌苔白润,舌质淡胖,治宜温中化饮,降逆止呕,用吴茱萸9克、党参15克、生姜15克、大枣5个、半夏6克、茯苓9克。服三剂呕逆渐平,再服四剂获愈。❺眩晕:《中医杂志》[1983,(9):43]一女,67岁,患美尼尔氏综合征两年,近加重,头晕目眩,旋转不定,如立舟中,耳如蝉鸣,呕吐清涎,畏寒肢冷,舌质淡,苔白厚腻,脉弦细。证属肝寒犯胃,浊阴上扰。治宜温肝暖胃,升清降浊。方用吴茱萸24克、人参9克、生姜30克、大枣3个,煎服一剂,呕吐,呻吟渐止,安然入睡,原方再进一剂后,能坐起进食。以上方加减,用吴茱萸9克、党参12克、半夏9克、白术12克、陈皮6克、砂仁6克、生姜12克、大枣3个,续服五剂,诸证悉除。观察12年,未见复发。❻痢疾:《中医杂志》[1983,(9):45]一男,32岁,患细菌性痢疾反复发作二年,缠绵不愈。近来发作10余天,下痢稀薄,红白相兼,日行5~10余次不等,少腹隐痛,喜温喜按,食少神疲,手足欠温,舌质淡,苔白腻,脉细弱。病属脾胃虚寒,寒湿内蕴。治拟温中散寒,燥湿健脾,佐以涩肠固脱。方用人参12克、吴茱萸9克、炮姜9克、赤石脂24克、艾叶炭12克、苍、白术各15克、罂粟壳9克、大枣5个。水煎服,2剂后痢止,5剂痊愈。改服参苓白术散以善后,随访3年未发。

43385 吴茱萸汤(方出《肘后方》卷一,名见《圣济总录》卷五十五)

【组成】吴茱萸五合 桂一两

【用法】用酒二升半,煎取一升,分二次服。

【主治】卒心痛。

【备考】《圣济总录》本方用法:上为粗末,每服一钱半匕,用酒一盏,煎至六分,去滓顿服。

43386 吴茱萸汤(方出《肘后方》卷三,名见《圣济总录》卷六)

【组成】豆豉 茱萸各一升

【用法】以水五升,煮取二升,稍稍服。

【主治】❶《肘后方》:中风,不能语者。❷《圣济总录》:中风口噤,闷乱不知人,汤饮下不。

43387 吴茱萸汤

《千金》卷三。为《医心方》卷二十二引《产经》"吴茱萸酒"之异名。见该条。

43388 吴茱萸汤(《千金》卷三)

【组成】吴茱萸二两 防风 桔梗 干姜 甘草 细辛 当归各十二铢 干地黄十八铢

【用法】上㕮咀。以水四升,煮取一升半,去滓服,一日二次。

【主治】妇人先有寒冷,胸满痛,或心腹刺痛,或呕吐食少,或肿,或寒,或下痢,气息绵惙欲绝,产后益剧。

【方论选录】《千金方衍义》:先有寒,明非暴受之寒也,胸满痛而且呕吐食少,或浮肿,或下痢,一切都是里证,故用姜、萸、细辛以温其胃,当归、地黄以滋其血,防风、桂心以拓其气。即产后亦剧,益不出此。

43389 吴茱萸汤

《千金》卷十三(注文)。即《外台》卷七引《小品方》"茱萸汤"。见该条。

43390 吴茱萸汤(《千金》卷十六)

【组成】吴茱萸 半夏 小麦各一升 甘草 人参 桂心各一两 大枣二十个 生姜八两

【用法】上㕮咀。以酒五升、水三升,煮取三升,分三次服。

【主治】久寒,胸胁逆满,不能食。

【方论选录】《千金方衍义》:方中取茱萸下逆气,人参补正气,大枣安中气,生姜去秽气,加半夏开痰气,小麦通肝气,桂心温血气,甘草和胃气也。

43391 吴茱萸汤

《千金》卷十八。为《医心方》卷九引《小品方》"茱萸汤"之异名。见该条。

43392 吴茱萸汤(《外台》卷十九引许仁则方)

【组成】吴茱萸二两 生姜五两 橘皮三两 桂心二两 大槟榔十个

【用法】上切。以水七升,煮取二升半,去滓,分三次温服,服相去如人行七八里久。一服觉诸状可,欲重合服亦佳。服汤后,将息经三四日,即服桑根白皮等六味丸。

【主治】脚气病,但觉脚肿疼闷沉重,有时缓弱,乍冲心腹满闷,小腹下不仁,有时急痛。

【宜忌】忌生葱。

43393 吴茱萸汤(《幼幼新书》卷十六引《婴孺方》)

【组成】吴茱萸半升 款冬花 桂心 生姜各一两

射干　紫菀各二两

【用法】以水六升,煮取一升半,先哺乳,后服三合。

【主治】小儿咳逆,连年不止。

43394 吴茱萸汤(《圣惠》卷十二)

【组成】吴茱萸一分(汤浸七遍,焙干微炒)　大枣五个　甘草一分(炙微赤,剉)　生姜半两　人参半两(去芦头)　厚朴半两(去粗皮,涂生姜汁,炙令香熟)

【用法】上剉细。以水二大盏半,煎至一盏半,去滓,分三次温服,不拘时候。

【主治】伤寒吐利,手足逆冷,心烦闷绝。

43395 吴茱萸汤(《圣济总录》卷二十三)

【组成】吴茱萸(汤淘三遍,焙干炒)　当归(切,焙)　芍药各一两　甘草(炙)三分　干姜(炮裂)半两　桂(去粗皮)一两　细辛(去苗叶)三分

【用法】上为粗末。每服五钱匕,水一盏,酒半盏,大枣三个(劈破),同煎至八分,去滓温服。

【主治】伤寒手足厥冷,脉细欲绝者。

43396 吴茱萸汤(《圣济总录》卷二十六)

【组成】吴茱萸一分(汤洗,焙干炒)　厚朴(去粗皮,生姜汁炙,剉)一两　人参三分　干木瓜　藿香叶　甘草(炙,剉)　桂(去粗皮)　丁香(炒)各半两

【用法】上为粗末。每服三钱匕,水一盏,入生姜三片,煎至七分,去滓温服,一日三次。

【主治】伤寒后霍乱,吐利腹胀,转筋,手足冷,饮食不消。

43397 吴茱萸汤(《圣济总录》卷二十七)

【组成】吴茱萸(汤洗,炒干)一两　白附子　天南星　柴胡(去苗)　鳖甲(去裙襕,醋炙)　前胡(去芦头)　细辛(去苗叶)　羌活(去芦头)　黄耆(剉)　干姜(炮)　枳壳(去瓤,麸炒)　陈橘皮(汤浸,去白,焙)　赤芍药　厚朴(去粗皮,生姜汁炙)　白檀　五味子　桔梗各半两　苍术(米泔浸一宿,去皮)　莎草根　当归(切,焙)　芎䓖　麻黄(去根节,汤煮,掠去沫)各一两　甘草(炙)一两半

【用法】上剉,入净锅内,慢火炒令黄,再为粗末。每服三钱匕,水一盏,加生姜三片,同煎至七分,去滓温服,不拘时候。

【主治】伤寒阴毒。

43398 吴茱萸汤(《圣济总录》卷三十四)

【组成】吴茱萸(汤浸,焙炒)一两　羌活(去芦头)半两　甘草(炙,剉)　半夏(汤洗七遍,焙)　干姜(炮)　芎䓖　细辛(去苗叶)　麻黄(去根节)　高良姜　藁本(去苗土)　桂(去粗皮)各一分

【用法】上为粗末。每服三钱匕,水一盏,煎至七分,去滓,未发前温服。

【主治】寒疟,先寒后热,头痛不可忍,热极即汗出烦渴。

43399 吴茱萸汤(《圣济总录》卷三十六)

【组成】吴茱萸(汤洗,焙干,炒)　苍术(米泔浸一宿,切,焙)　鳖甲(去裙襕,醋炙)　防风(去叉)　人参　芎䓖　藿香叶　柴胡(去苗)　肉豆蔻(去壳)　甘草(炙)各半两

【用法】上为粗末。每服三钱匕,水一盏,生姜二片,煎至七分,去滓,未发前温服。

【主治】脾疟,寒热时作,肌瘦食减,肠泄腹痛。

43400 吴茱萸汤(《圣济总录》卷三十八)

【组成】吴茱萸(汤浸,焙炒)　干姜(炮)各一两　甘草(炙)一两半

【用法】上为粗末。每服二钱匕,水一盏,煎至七分,去滓温服,不拘时候。

【主治】霍乱心腹痛,呕吐不止。

43401 吴茱萸汤

《圣济总录》卷三十八。为《伤寒论》"当归四逆加吴茱萸生姜汤"之异名。见该条。

43402 吴茱萸汤(《圣济总录》卷三十八)

【组成】吴茱萸(淘,炒)半两　草豆蔻仁十个　甘草(炙)一分　干木瓜(去皮瓤并子,焙)三分

【用法】上为粗末。每服五钱匕,黑豆一百粒,水一盏半,煎至一盏,去滓热服,如人行五里再服。

【主治】霍乱不得利,气急膨满,疞刺疼痛。

43403 吴茱萸汤(《圣济总录》卷三十九)

【组成】吴茱萸(汤浸,焙干炒)　干姜(炮)各一两

【用法】上为粗末。每服五钱匕,水一盏半,煎至八分,去滓温服。

【主治】霍乱干呕不止。

43404 吴茱萸汤(《圣济总录》卷四十)

【组成】吴茱萸(汤浸,焙炒)一两　白术　赤茯苓(去黑皮)各二两　陈橘皮(汤浸,去白,焙)一两半　荜茇一两　厚朴(去粗皮,生姜汁炙)二两　槟榔(剉)二两半　人参一两半　大黄(剉,炒)二两

【用法】上为粗末。每服五钱匕,水一盏半,加竹茹弹子大,生姜三片,煎至一盏,去滓温服。

【主治】霍乱,呕吐酸水,气结心下。

43405 吴茱萸汤(《圣济总录》卷四十三)

【组成】吴茱萸(汤浸一宿,焙干炒)二两　附子(炮裂,去皮脐)二个　芎䓖　干姜(炮)　厚朴(去粗皮,生姜汁炙)各二两　甘草(炙,剉)一两

【用法】上为粗末。每服五钱匕,水一盏半,加大枣二个(劈破),同煎至一盏,去滓温服,一日三次,不拘时候。

【主治】心中寒,心背彻痛。

43406 吴茱萸汤(《圣济总录》卷四十五)

【组成】吴茱萸(汤洗,焙)三两

【用法】每服一分(不捣),以水二盏,入生姜一分(切),葱白五寸(切),同煎取八分,去滓,食前温服。

【主治】脾脏虚冷,心腹疼痛。

43407 吴茱萸汤(《圣济总录》卷五十五)

【组成】吴茱萸(汤洗七遍)半两

【用法】以浆水一碗半,煎至一碗,去滓,频频温服。

【主治】久心痛。

43408 吴茱萸汤(《圣济总录》卷五十五)

【组成】吴茱萸(汤洗,焙干,炒)　干姜(炮)　厚朴(去粗皮,姜汁涂,炙)　甘草(炙,剉)各一两　附子(炮裂,去皮脐)一个

【用法】上剉,如麻豆大。每服三钱匕,水一盏半,入大枣二个(劈破),同煎至七分,去滓,食前温服。

【主治】脾心痛如刺,或绕脐疗痛,汗出。

43409 吴茱萸汤(《圣济总录》卷五十五)

【组成】吴茱萸(汤洗,焙干,炒)半两　葱花(切)半升

【用法】上拌令匀。每服五钱匕,水一盏半,煎取七分,去滓温服,食顷再服。

【主治】脾心痛,痛则胀痛如锥刺。

43410 吴茱萸汤(《圣济总录》卷五十七)

【组成】吴茱萸(汤浸,焙炒)　厚朴(去粗皮,生姜汁炙)　桂(去粗皮)　干姜(炮)各二两　白术　陈橘皮(汤浸,去白,焙)　人参各一两　蜀椒(去目并闭口者,炒出汗)半两

【用法】上剉,如麻豆大。每服四钱匕,以水一盏半,入生姜三片,煎至七分,去滓温服,一日三次。

【主治】阴盛生寒,腹满膜胀。

43411 吴茱萸汤(《圣济总录》卷六十四)

【组成】吴茱萸(汤洗七遍,焙炒)　半夏(汤洗七遍,焙)　附子(炮裂,去皮脐)各一两

【用法】上㕮咀,如麻豆大。每服三钱匕,水一盏半,加生姜五片,煎取七分,去滓温服,不拘时候。

【主治】冷痰,吞酸吐水,胸中不快。

43412 吴茱萸汤(《圣济总录》卷七十六)

【组成】吴茱萸(汤洗,焙炒)半两　黄连(去须,炒)　赤芍药各一两

【用法】上为粗末。每服三钱匕,水一盏,煎至八分,去滓,食前温服。

【主治】冷热赤白痢疾。

43413 吴茱萸汤(《圣济总录》卷八十一)

【组成】吴茱萸(汤浸三次,焙干炒)　桂(去粗皮)各半两

【用法】上为粗末。每服三钱匕,水一盏,入生姜半分(拍破),同煎至六分,去滓,食前温服,日晚再服。

【主治】风毒脚气。

43414 吴茱萸汤

《圣济总录》卷八十二。为方出《圣惠》卷四十五,名见《得效》卷九"木瓜茱萸汤"之异名。见该条。

43415 吴茱萸汤(《圣济总录》卷八十四)

【组成】吴茱萸(汤洗,炒干)三分　鳖甲(去裙襕,醋炙)　芍药　木香　桂(去粗皮)　桔梗各一两半　槟榔(剉)三个

【用法】上为粗末。每服三钱匕,水一盏,煎至七分,去滓温服,一日二次。

【主治】脚气心腹妨痛,坐卧不安,大肠涩滞。

43416 吴茱萸汤(《圣济总录》卷八十四)

【组成】吴茱萸(汤浸,焙炒)一两一分　木香　厚朴(去粗皮,姜汁炙)各二两　大腹(连皮子,剉)五个　牵牛子一两(别捣末,汤成下)

【用法】上除牵牛子外,为粗末。每服三钱匕,水一盏半,加生姜一分(拍碎),煎取七分,去滓,纳牵牛子末一钱匕,搅令匀,空心服之。以大小便通利为度。

【主治】脚气已发,兼宿冷气冲心烦痛,大便秘涩,腹胀如鼓,渐至闷乱。

43417 吴茱萸汤(《圣济总录》卷九十四)

【异名】吴茱萸加减汤(《宣明论》卷一)

【组成】吴茱萸(汤浸,焙干炒)二两　乌头(炮裂,去皮脐)　细辛(去苗叶)各三分　高良姜(剉,炒)　当归(切,焙)　干姜(炮)　桂(去粗皮)各一两

【用法】上剉,如麻豆大。每服五钱匕,以水二盏,煎取一盏,去滓温服,一日二次。

【主治】❶《圣济总录》:厥疝,腹中阴冷痛,积气上逆。❷《济阳纲目》:阴冷囊寒。

43418 吴茱萸汤

《圣济总录》卷一五一。为《千金》卷四"茱萸虻虫汤"之异名。见该条。

43419 吴茱萸汤(《圣济总录》卷一五一)

【组成】吴茱萸(汤洗,焙干,炒)一升　生姜(切,炒)　桂(去粗皮)各五两　大枣(去核,炒)十个　人参　牛膝(酒浸,切,焙)　芍药各一两　甘草(炙,剉)半两　小麦　牡丹皮各一两半　半夏(汤洗七遍)二两半　桃仁(汤浸,去皮尖双仁,炒)二十个

【用法】上为粗末。每服三钱匕,水半盏,酒半盏,煎至七分,去滓温服,良久再服;如不饮酒,只以水煎。

【主治】妇人月水不调,或多或少,腹中冷痛。

43420 吴茱萸汤(《圣济总录》卷一五一)

【组成】吴茱萸(汤洗,焙干,炒)　大黄(剉,炒)　当归(切,炒)　甘草(炙)　干姜(炮)　熟干地黄(焙)　芎䓖　虻虫(去翅足,炒)　水蛭(糯米同炒米熟,去米)各一两　细辛(去苗叶)半两　栀子仁六个　桃仁(去皮尖双仁,麸炒)二两　芍药一两半

【用法】上为粗末,每服三钱匕,水一盏,煎至六分,去滓温服,有顷再服。

【功用】通血止痛。

【主治】妇人月水不通,心腹疗痛欲死。

43421 吴茱萸汤(《圣济总录》卷一五五)

【组成】吴茱萸(汤浸,焙干炒)半两　人参　厚朴(去粗皮,生姜汁炙)　茯苓(去黑皮)　桔梗(炒)　当归(切,焙)　芎䓖　芍药各一两

【用法】上为粗末。每服三钱匕,水一盏,煎至七分,去滓温服,一日三次。

【主治】妊娠胃冷,心腹刺痛,气逆呕哕。

43422 吴茱萸汤(《圣济总录》卷一六四)

【组成】吴茱萸(汤洗,焙干,炒)三分　桂(去粗皮)一两　细辛(去苗叶)一两一分　当归(切,焙)三分　杏仁(去皮尖双仁,炒)半两

【用法】上为粗末。每服三钱匕,水一盏,煎至七分,去滓温服,不拘时候。

【主治】产后肺感寒,咳嗽不已。

43423 吴茱萸汤(《鸡峰》卷四)

【组成】青嫩蒴藋一大握　附子二两　青橘皮一两　吴茱萸一两　川椒一两

【用法】上为粗末,作二次使。每次水五升,煮三十余沸,去滓,先淋右肩至手指,无风处淋之,三五日一次。再暖汤,方淋右膝踝至脚趾为佳。

【功用】暖筋脉,壮筋力,调畅荣卫。

43424 吴茱萸汤(《鸡峰》卷十四)

【组成】黄连四两　吴茱萸　当归各三分　石榴皮三两

【用法】上为粗末。每服三钱,水一盏,煎至六分,去滓,食前温服。

【主治】积冷,赤白痢下不断,变成赤黑汁,形如烂鱼腹肠,疼痛,不能饮食。

43425 吴茱萸汤(《宣明论》卷一)

【组成】吴茱萸(汤淘)　厚朴(生姜制)　官桂(去皮)　干姜(炮)各一两二钱　白术　陈皮(去白)　蜀椒(出子)各半两

【用法】上为末。每服三钱,水一大盏,加生姜三片,同煎至八分,去滓,空心温服。

【主治】阴盛生寒,腹满膜胀,且常常如饱,不欲饮食,进之无味。

43426 吴茱萸汤(《卫生宝鉴》卷十八)

【组成】黄耆　川芎各一两　甘草(炙)一两半　吴茱萸半两(汤泡)

【用法】上为末。每服二钱,空心、食前温酒调下。

【主治】妊娠伤胎,数落而不结实,或冷或热。

【宜忌】忌生冷果实。

43427 吴茱萸汤

《普济方》卷二○一引《卫生宝鉴》。为《救急选方》引《卫生家宝》"四片金"之异名,见该条。

43428 吴茱萸汤(《普济方》卷二○三引《经验良方》)

【组成】吴茱萸四两　木瓜五两　苍术二两　盐一两

【用法】以酒、醋各二盏,同煮至干,为末。白汤调服三钱。

【主治】有感冷湿气,吐泻转筋。

43429 吴茱萸汤(《普济方》卷三四三引《便产须知》)

【异名】实胎散。

【组成】甘草(炙)　黄耆　人参　川芎　白术　熟地黄(洗,蒸)　吴茱萸各等分

【用法】上为末。每服二钱,空心温酒调下。

【主治】妊娠怀胎,数落而不结实。

【宜忌】忌菘菜、桃、李、雀肉、醋物。

43430 吴茱萸汤(《普济方》卷二四四)

【组成】吴茱萸四升　淡竹叶(切)一升

【用法】上以水一斗,煮取二升,去滓,分五服。

【主治】脚气攻心欲死者。

【加减】上气腹满不快,加槟榔四十个。

43431 吴茱萸汤

《普济方》卷二七二。为《御药院方》卷八"淋渫吴茱萸汤"之异名。见该条。

43432 吴茱萸汤(《普济方》卷三五五)

【组成】吴茱萸一两半(汤洗七次)　桔梗　福姜(炮)　甘草(炙)　麦门冬(去心)　半夏(泡七次)　防风　真细辛　白茯苓　牡丹皮　桂心　当归(酒炒)各半两

【用法】上㕮咀。每服三钱,水三盏半,煎至七分,顿服。

【主治】产后虚劳百症。

43433 吴茱萸汤(《医统》卷八十三引《集验方》)

【组成】吴茱萸(汤泡)　玄胡索各一钱　官桂　木香各五分

【用法】上为细末。每服一钱,空心或食前滚汤一杯调冲,酒二杯调服;未痊再服。

【主治】妇人、室女内外着寒,小腹痛不可忍。

43434 吴茱萸汤(《万氏女科》卷三)

【组成】吴茱萸(炒)一钱半　桔梗　干姜(炒)　炙草　半夏(制)　细辛　当归　白茯苓　桂心　陈皮

【用法】生姜为引,水煎,热服。

【主治】妇人脏气本虚,宿夹积冷,胸腹胀痛,呕吐恶心,饮食减少,或因新产血气暴虚,风冷乘之,以致寒邪内胜,宿疾益加。

【备考】桔梗以下各药用量原缺。

43435 吴茱萸汤(《明医指掌》卷六)

【组成】麻黄五分(去节)　羌活五分(去芦)　吴茱萸四分　藁本三分　升麻三分　黄耆三分　黄芩一钱　当归(酒洗)一钱　黄柏(炒)一钱　川芎劳一钱　蔓荆子三分　细辛三分　柴胡三分　黄连(炒)三分　半夏(泡)三分　红花三分　苍术(米泔浸一昼夜,晒干,炒)一钱

【用法】上剉一剂。水二盏,煎八分服。

【主治】厥阴头痛,或痰涎厥冷,脉浮而缓。

43436 吴茱萸汤(《审视瑶函》卷三)

【组成】半夏(姜制)　吴茱萸　川芎　炙甘草　人参　白茯苓　白芷　广陈皮各等分

【用法】上剉一剂。加生姜三片,白水二钟,煎至八分,食后服。

【主治】厥阴经头风头痛,四肢厥,呕吐痰沫。

43437 吴茱萸汤(《何氏济生论》卷三)

【组成】苍术一钱　麻黄　羌活各五分　吴茱萸三分　藁本　柴胡　升麻　黄耆二分　半夏　川乌　蔓荆子一分　细辛　红花少许

【用法】水煎服。

【主治】厥阴头痛,项痛,或吐痰沫,冷厥,其脉浮缓。

【备考】方中藁本、柴胡、升麻、半夏、川乌、细辛用量原缺。

43438 吴茱萸汤(《金鉴》卷四十四)

【组成】当归　肉桂　吴茱萸　丹皮　半夏(制)　麦冬各二钱　防风　细辛　藁本　干姜　茯苓　木香　炙甘草各一钱

【用法】水煎服。

【主治】妇人胞中不虚,惟受风寒为病,经行腹痛。

43439 吴茱萸饮(《圣济总录》卷七十一)

【组成】吴茱萸(汤洗,焙干)　桃仁(汤浸,去皮尖双仁)各一分　黑豆半两

【用法】上药同炒,以黑豆熟为度。用童子小便一升,浸少顷,煎至六分,去滓分三服,空心、日午、夜卧各一次。

【主治】肾脏久积成奔豚,气注小腹急痛,发即不识人。

43440 吴茱萸饮(《圣济总录》卷一六一)

【组成】吴茱萸(汤洗,焙干,炒)四两

【用法】每服半两,水一盏半,煎至一盏,去滓温服,不拘时候。

【主治】产后中风腹痛。

43441 吴茱萸饼(《圣济总录》卷三十九)

【组成】吴茱萸(汤洗,焙炒) 厚朴(去粗皮,姜汁炙) 陈橘皮(汤浸,去白焙,切,炒) 人参各一两 高良姜 胡椒各一分 木瓜(切) 香薷各一两 乌牛尿半升

【用法】先以八味为细末,同牛尿捻作饼子,晒干。临用时炙燥,再为细末,每服二钱匕,水一盏,煎至七分,温服。

【主治】霍乱,昏塞下利。

43442 吴茱萸酒(《医心方》卷二十二引《产经》)

【异名】吴茱萸汤(《千金》卷三)。

【组成】吴茱萸五合

【用法】以酒三升,煮三沸,分三次服。

【主治】❶《医心方》引《产经》:妊娠恶心,腹暴痛,遂动胎,少腹急。❷《千金》:产后虚羸,盗汗,涩涩恶寒,及产后腹中疾痛。

【方论选录】《千金方衍义》:产后虚羸盗汗,由血气虚,冷浊阴扰,乱于中,生阳不能自固,故取专走厥阴温中之吴茱萸,借清酒渍煮,外充腠理,以散在表之阴邪,内温脏腑以固在里之津液。

43443 吴茱萸酒

《圣惠》卷五十七。为《外台》卷十六引《删繁方》"茱萸根下虫酒"之异名。见该条。

43444 吴茱萸散(《医心方》卷二十三引《古今录验》)

【组成】吴茱萸一两 薯蓣二两

【用法】上为末。每服方寸匕,一日三次,酒送下。

【主治】产后余血不尽,多结成疾。

43445 吴茱萸散(《千金翼》卷十六)

【组成】吴茱萸 干姜 白蔹 牡桂 附子(炮,去皮) 薯蓣 天雄(炮,去皮) 干漆(熬) 秦艽各半两 狗脊一分 防风一两

【用法】上为散。每服方寸匕,一日三次,酒送下。

【主治】风跛蹇偏枯,半身不遂,昼夜呻吟,医所不能治者。

43446 吴茱萸散(《圣惠》卷四)

【组成】吴茱萸一分(汤浸七遍,焙干,微炒) 厚朴半两(去粗皮,涂生姜汁,炙令香熟) 芎䓖一两 干姜半两(炮裂,剉) 甘草半两(炙微赤,剉) 附子三分(炮裂,去皮脐)

【用法】上为粗散。每服三钱,以水一中盏,煎至六分,去滓稍热服,不拘时候。

【主治】❶《圣惠》:小肠虚冷,小腹如刀刺,或绕脐结痛,冷汗出。❷《圣济总录》:小肠虚冷气癖。

43447 吴茱萸散(《圣惠》卷五)

【组成】吴茱萸半两(汤浸七遍,焙干,微煨,或炒) 当归三分(剉,微炒) 干姜三分(炮裂,剉) 厚朴二两(去粗皮,涂生姜汁,炙令香熟) 桂心半两 枳实半两(麸炒微黄) 人参三分(去芦头) 甘草半两(炙微赤,剉) 麦蘖一两(微炒)

【用法】上为散。每服三钱,以水一中盏,加大枣三枚,煎至六分,去滓,食前稍热服。

【主治】脾胃虚冷,水谷不化,心腹疼痛,四肢无力,少思饮食。

43448 吴茱萸散(《圣惠》卷五)

【组成】吴茱萸半两(汤浸七遍,焙干,微炒) 高良姜

半两(剉) 桂心三分 厚朴二两(去粗皮,涂生姜汁,炙令香熟) 当归半两(剉,微炒) 木香半两

【用法】上为散。每服三钱,以水一中盏,煎至六分,去滓稍热服,不拘时候。

【主治】脾脏冷气攻心腹,疼痛不可忍。

43449 吴茱萸散(《圣惠》卷六)

【组成】吴茱萸半两(汤浸七遍,焙干,微炒) 陈橘皮一两(汤浸,去白瓤,焙) 缩砂一两(去皮) 神曲一两(捣碎,炒微黄) 白术一两 厚朴二两(去粗皮,涂生姜汁,炙令香熟) 甘草半两(炙微赤,剉)

【用法】上为细散。每服二钱,食前以粥饮调下。

【主治】大肠虚冷,肠鸣腹痛,食不消化。

43450 吴茱萸散(《圣惠》卷九)

【组成】吴茱萸一两(汤浸七遍,焙干,微炒) 当归一两(剉,微炒) 芎䓖一两 附子一两(炮裂,去皮脐) 白芷一两 川乌头一两(炮裂,去皮脐) 麻黄一两(去根节) 川椒一两(去目及闭口者,微炒出汗)

【用法】上为散。每服五钱,以水一大盏,入生姜半分,大枣三个,煎至七分,去滓,分二次稍热服,不拘时候频服。以衣覆取汗出愈。

【主治】伤寒二日,皮肤顽痛,项强,四肢烦疼。

43451 吴茱萸散(《圣惠》卷十一)

【组成】吴茱萸一两(汤浸七遍,焙干,微炒) 厚朴二两(去粗皮,涂生姜汁,炙令香熟) 半夏三分(汤洗七遍,去滑) 麻黄一两(去根节) 肉桂一两(去粗皮) 干姜三分(炮裂,剉) 白术半两 附子三分(炮裂,去皮脐) 细辛半两 天南星半两(炮裂) 木香半两

【用法】上为散。每服五钱,以水一中盏,加生姜半分,煎至五分,去滓热服,不拘时候。衣覆取汗,如人行十里未汗,即再服。

【功用】《普济方》:回阳。

【主治】阴毒伤寒。

43452 吴茱萸散(《圣惠》卷三十)

【组成】吴茱萸三分(汤浸七遍,焙干,微炒) 当归一两 桂心一两 白芍药一两 细辛三分 木通一两 甘草半两(炙微赤,剉) 白术一两

【用法】上为粗散。每服三钱,以水一中盏,加生姜半分,大枣三个,煎至六分,去滓温服,一日三四次。

【主治】虚劳四肢逆冷,脉厥绝,面无颜色。

43453 吴茱萸散(《圣惠》卷四十二)

【组成】吴茱萸一两(汤浸七遍,焙干,微炒) 半夏一两(汤洗七遍,去滑) 白术一两 鳖甲一两(涂醋,炙令黄,去裙襕) 赤茯苓一两 前胡一两(去芦头) 青橘皮一两(汤浸,去白瓤,焙) 京三棱一两 桂心一两 厚朴一两(去粗皮,涂生姜汁,炙令香熟) 槟榔一两 枳壳半两(麸炒微黄,去瓤)

【用法】上为散。每服五钱,以水一大盏,加生姜半分,大枣三个,煎至五分,去滓稍热服,不计时候。

【主治】胸痹噎塞,不能下食。

43454 吴茱萸散(《圣惠》卷四十二)

【组成】吴茱萸半两(汤浸七遍,焙干,微炒) 桂心半两 高良姜半两(剉) 赤茯苓一两 当归一两(剉,微

炒） 陈橘皮三分(汤浸,去白瓤,焙) 槟榔二两

【用法】上为细散。每服二钱,以热酒调下,一日三四次。

【主治】胸痹,心痛背痛,腹胀气满,不下食饮。

43455 吴茱萸散(《圣惠》卷四十三)

【组成】吴茱萸半两(汤浸七遍,焙干,微炒) 槟榔一两 人参一两(去芦头) 半夏半两(汤洗七遍,去滑) 肉桂一两(去皱皮) 当归一两(剉,微炒)

【用法】上为散。每服三钱,以水一中盏,加生姜半分,煎至六分,去滓稍热服,不拘时候。

【主治】冷气攻心,背彻痛。

43456 吴茱萸散(《圣惠》卷四十三)

【组成】吴茱萸一两(用米醋一中盏,浸一宿,掘一地坑可深五六寸,用炭火烧令赤,去灰,入茱萸及醋,用盆合,勿令泄气,候冷取出) 木香半两 当归一两(剉,微炒) 桂心半两 青橘皮一两(汤浸,去白瓤,焙) 槟榔三分

【用法】上为细散。每服一钱,以热酒调下,不拘时候。

【主治】冷气攻心腹,相引头痛,四肢逆冷。

43457 吴茱萸散(《圣惠》卷四十三)

【组成】吴茱萸半两(汤浸七遍,焙干,微炒) 当归一两(剉,微炒) 芎藭一两 白豆蔻半两(去皮) 干姜半两(炮裂,剉) 桂心一两 赤芍药半两 木香半两

【用法】上为细散。每服一钱,以热酒调下,不拘时候。

【主治】腹内抽撮痛。

43458 吴茱萸散(《圣惠》卷四十七)

【组成】吴茱萸半两(汤浸七遍,焙干,微炒) 厚朴一两(去粗皮,涂生姜汁,炙令香熟)

【用法】上为粗散。每服三钱,以水一中盏,加生姜半分,煎至六分,去滓热服,不拘时候。

【主治】霍乱吐逆下利,心腹胀满,脚转筋,手足冷。

43459 吴茱萸散

《圣惠》卷四十七。为《伤寒论》"当归四逆加吴茱萸生姜汤"之异名。见该条。

43460 吴茱萸散(《圣惠》卷四十八)

【组成】吴茱萸一两(汤浸七遍,焙干,微炒) 白术一两 当归一两(剉碎,微炒) 紫菀一两(去苗土) 槟榔一两 桂心一两 鳖甲一两(涂醋,炒令黄,去裙襕) 郁李仁一两(汤浸,去皮,微炒) 枳实半两(麸炒微黄)

【用法】上为散。每服三钱,水一中盏,加生姜半分,煎至六分,去滓,食前稍热服。

【主治】积聚,心腹胀痛,饮食减少,四肢不和。

43461 吴茱萸散(《圣惠》卷四十九)

【组成】吴茱萸半两(汤浸七遍,焙干,微炒) 鳖甲三两(涂醋,炙令黄,去裙襕) 川大黄一两(剉碎,微炒) 当归三分(剉,微炒) 京三棱一两(微炮,剉) 槟榔一两

【用法】上为细散。每服一钱,食前以暖酒调下。

【主治】痃癖气不消。

43462 吴茱萸散(《圣惠》卷五十)

【组成】吴茱萸半两(汤浸七遍,焙干,微炒) 当归一两(剉,微炒) 人参一两(去芦头) 青橘皮三分(汤浸,去白瓤,焙) 荜茇三分 高良姜三分(剉) 槟榔三分 胡椒半两

【用法】上为细散。每服一钱,以热酒调下,不拘时候。

【主治】膈气,不能饮食,食即呕逆。

43463 吴茱萸散(方出《圣惠》卷五十六,名见《普济方》卷二五四)

【组成】韭根一把 乌梅七个 吴茱萸一分(汤浸七遍,焙干,微炒)

【用法】以水一大盏,煎至七分,去滓,分二次温服,不拘时候。

【主治】中恶,心神烦闷,腹胁刺痛。

43464 吴茱萸散(《圣惠》卷五十八)

【组成】吴茱萸半两(汤浸七遍,焙干,微炒) 干姜半两(炮裂,剉) 赤芍药半两 桂心半两 当归半两(剉,微炒) 桃白皮半两(剉) 人参半两(去芦头) 细辛半两 真珠末一分 雄黄一分(细研)

【用法】上为散。每服五钱,以水一中盏,煎至五分,去滓,加真珠、雄黄末各一字,搅令匀,更入酒半小盏,煎三两沸,放温,食前服之。

【主治】气淋,腹胀不通。

43465 吴茱萸散(《圣惠》卷五十九)

【组成】吴茱萸半两(汤浸七遍,焙干,微炒) 白术三分 白石脂一两 木香半两 当归一两(剉,微炒) 黄连半两(去须,剉,微炒) 干姜三分(炮裂,剉) 厚朴一两半(去粗皮,涂生姜汁,炙令香熟)

【用法】上为细散。每服二钱,以粥饮调下,不拘时候。

【主治】久冷痢不止,心腹疼痛,饮食不消,四肢乏力。

43466 吴茱萸散(《圣惠》卷七十八)

【组成】吴茱萸半两(汤浸七遍,微炒) 五味子一两

【用法】上为末。以酒二大盏浸半日,煎至一盏三分,去滓,分三次温服,不拘时候。

【主治】❶《圣惠》:产后虚羸盗汗,涩涩恶寒。❷《普济方》:产后体虚,汗出心烦,食少,四肢羸弱,涩涩恶寒。

43467 吴茱萸散(《圣惠》卷八十一)

【组成】吴茱萸半两(汤浸七遍,焙干,微炒) 丁香半两 熟干地黄一两 当归半两(剉,微炒)

【用法】上为细散。每服二钱,以热酒调下,不拘时候。

【主治】产后血气冲心,闷绝疼痛。

43468 吴茱萸散(《圣惠》卷九十)

【组成】吴茱萸半两(微炒) 赤小豆半两 熏黄半两(研入) 鸽粪半两(微炒) 白矾灰半两 葶苈子一分(微炒) 皂荚一分(烧灰) 漏芦一分

【用法】上为细散。以生油旋调,涂疮上。以愈为度。

【主治】小儿头面风疮,及身上,或如麻豆,多痒。

43469 吴茱萸散(《圣济总录》卷二十)

【组成】吴茱萸(汤洗,焙干,炒)半两 肉豆蔻仁 干姜(炮) 甘草(炙)各半两 陈橘皮(汤浸,去白,焙) 厚朴(去粗皮,生姜汁炙) 高良姜各二两 缩砂仁 陈曲(炒) 白术各一两

【用法】上为散。每服一钱匕,食前粥饮调下。

【主治】❶《圣济总录》:肠痹寒湿内搏,腹满气急,大便飧泄。❷《普济方》:大肠虚冷,肠鸣腹痛,食不消化。

43470 吴茱萸散(《圣济总录》卷二十一)

【组成】吴茱萸(汤洗,焙,炒) 硫黄(研) 桂(去粗

皮）附子（炮裂,去皮脐）芎劳各一分

【用法】上为散。每服三钱匕,煎艾叶汤调下。阴盛者,兼灸气海数十壮。

【主治】伤寒,手足厥冷,面青,唇口无色,心中寒栗。

43471 吴茱萸散（《圣济总录》卷三十三）

【组成】吴茱萸（汤洗三遍,焙干,炒）一分　槟榔（剉）当归（切,焙）　木香　郁李仁（微炒,去皮）各三分

【用法】上为粗末。每服三钱匕,用水一盏,煎至七分,去滓,食前温服。

【主治】伤寒后脚气,心腹妨闷胀痛,坐卧不安。

43472 吴茱萸散（《圣济总录》卷三十九）

【组成】吴茱萸（汤洗,焙炒）一两　陈橘皮（汤浸,去白,焙）二两

【用法】上为细散。每服三钱匕,米饮调下,不拘时候。

【主治】霍乱暴利,昏塞不自知。

43473 吴茱萸散（《圣济总录》卷五十五）

【组成】吴茱萸（水浸一宿,炒干）三分　荜茇半两　胡椒一分　高良姜半两　当归（切,焙）　防葵（剉碎）　白茯苓（去粗皮）各三分　陈橘皮（水浸,去瓤,微炒）半两　槟榔二个（微煨）

【用法】上为细散。每服二钱匕,空心温酒调下,日晚再服。

【主治】厥心痛及气膈心痛。

43474 吴茱萸散（《圣济总录》卷五十六）

【组成】吴茱萸（水浸一宿,焙干,炒）半两　鹤虱（微炒）一两半

【用法】上为细散。每服二钱匕,空心温酒调下。

【主治】蛔心痛。

43475 吴茱萸散（《圣济总录》卷九十四）

【组成】吴茱萸（汤洗过,炒）　楝实四十九个　巴豆半两（搥令微破,三味同炒,候入楝实黄焦色,去巴豆,茱萸不用,将楝实去核用）　沉香半两　木香　马蔺花（炒）　茴香子（炒）各一分

【用法】上除巴豆、吴茱萸不用外,为散。每服二钱匕,炒葱酒调下,空心、夜卧、发时服。

【主治】小肠疝气,牵引脐腹疼痛,腰曲不伸。

43476 吴茱萸散（《圣济总录》卷一一九）

【组成】吴茱萸（汤洗,焙,炒）　白芷各等分

【用法】上为散。用沸汤浸药一钱匕,漱疼处。

【主治】牙齿疼。

43477 吴茱萸散（《鸡峰》卷二十二）

【组成】槟榔一两　硫黄半两　吴茱萸一钱　川乌头一个

【用法】上为细末。掺疮上;干者油调敷之。

【主治】风寒湿注下成疮。

43478 吴茱萸散（方出《百一》卷十七,名见《普济方》卷三〇八）

【组成】吴茱萸

【用法】嚼烂擦之。

【主治】蜈蚣伤。

43479 吴茱萸散（方出《丹溪心法》卷四,名见《明医指掌》卷八）

【组成】白矾二钱　吴茱萸二钱　樟脑半钱　轻粉五分　寒水石二钱半　蛇床三钱　黄柏　大黄　硫黄各一

钱　槟榔一个

【用法】上为末,香油调,先洗疮去疥,再敷之。

【主治】春天发疮疥。

【宜忌】不宜抓破敷。

43480 吴茱萸散（《医方类聚》卷一九七引《医林方》）

【组成】吴茱萸　槟榔　木瓜各等分

【用法】上为细末。每服五钱,生姜汤调下。

【主治】奔豚气上至,心烦乱,不省人事,上至心下,从少腹起,上至咽喉,闷绝不能言语,或吐或汗出。

43481 吴茱萸散（《普济方》卷三〇六）

【组成】吴茱萸

【用法】上煮汤,以渍疮上。

【主治】蛇蝎螫人。

43482 吴茱萸散（《婴童百问》卷四）

【异名】茱萸散

【组成】吴茱萸不拘多少

【用法】醋调,敷儿脚心内。退即去之。

【主治】初生儿吃乳后口内即生白屑,烦躁;亦治口疮。

43483 吴茱萸散（《疡科选粹》卷一）

【组成】吴茱萸（炒,为末）

【用法】用鸡子清调搽。

【功用】疏散。

【主治】气滞痈肿。

43484 吴茱萸散（《中医皮肤病学简编》）

【组成】炒吴茱萸 45 克　乌贼骨 45 克　硫黄 10 克

【用法】上为细末。湿疹渗液多者,撒干粉;无渗液者,用蓖麻油或猪板油调敷。

【主治】湿疹。

43485 吴茱萸粥（《圣惠》卷九十六）

【组成】吴茱萸半两（汤浸七遍,焙干,微炒,为末）　粳米一合

【用法】上以葱、豉煮粥,候熟,下茱萸末二钱,搅令匀,空腹食之。

【主治】心腹冷气入心,撮痛胀满。

43486 吴茱萸粥（《饮膳正要》卷二）

【组成】吴茱萸半两（水洗,去涎,焙干,炒,为末）

【用法】上以米三合,一同作粥,空腹食之。

【主治】❶《饮膳正要》:心腹冷气冲胁肋痛。❷《食鉴本草》:冷气心痛不止,腹胁胀满,坐卧不安。

43487 吴茱萸煎（方出《丹溪心法》卷四,名见《医统》卷六十）

【组成】吴茱萸半两　寒水石三钱　黄柏二钱　樟脑半两　蛇床子半两　轻粉一钱　白矾三钱　硫黄二钱　槟榔三钱　白芷三钱

【用法】上为末。先用吴茱萸煎汤洗,麻油调搽。

【主治】肾囊湿疮。

43488 吴茱萸熨

《绛囊撮要》。为《仙拈集》卷一"吴萸熨"之异名。见该条。

43489 吴秦艽散（《千金》卷八）

【组成】秦艽　蜀椒　人参　茯苓　牡蛎　细辛　麻黄　栝楼根各十八铢　干姜　附子　白术　桔梗　桂心　独活　当归各一两　黄芩　柴胡　牛膝各半两　芎劳　防

风各一两半 石南 杜仲 莽草 乌头 天雄各半两 甘草一两半

【用法】上为末,盛以韦袋。每服方寸匕,食前以温酒一升送下;急行七百步,更饮酒一升,一日三次。

【主治】体虚受风,角弓反张,手足酸疼,皮肤习习,身体都痛,眉毛堕落,风注入肢体百脉,身肿耳聋,惊悸心满,短气魂志不定,阴下湿痒,大便有血,小便赤黄,五劳七伤。

43490 吴萸根汤

《慎柔五书》卷四。为《千金》卷十八"茱萸根下虫汤"之异名。见该条。

43491 吴蓝叶散(《圣惠》卷九十)

【组成】吴蓝叶半两 黄芩一分 大青一分 犀角屑半两 玄参半两 川升麻半两 栀子仁半两 川大黄三分(剉碎,微炒) 黄耆半两(剉) 连翘子半两 甘草半两

【用法】上为粗散。每服一钱,以水一小盏,煎至五分,去滓温服,不拘时候。

【主治】小儿心肺热毒,攻于诸处,生痈疮,及项腋下有结核,烦热疼痛,不得睡卧。

43492 吴府紫金丹(《普济方》卷二六五)

【组成】朱砂十两(研细,使帛五寸,夹绢袋子盛之) 附子一两半 甘草一两半 川乌头三两 苍术三两 草乌头三两 紫芫花三两

上为粗末,使生绢一尺五寸,缝作袋子三只,分上件三袋盛了,将上件草药三袋围朱砂袋子在内,使麻索子一处紧系袋口,于银锅内悬,胎水煮一日取出,解开,不用草药,将朱砂焙干,入乳钵内再研细,将大小水火鼎罐子一副,火前炕干,大罐子内使生姜白浆汁涂数次,令干,将大片云母数片,先入在罐子底,次入银箔十片,金箔十片,在云母上,方入朱砂,又再入金箔十片、银箔十片盖砂,又入云母数片盖金银箔,次将小罐子,坐在大罐子口上,使醋拌赤石脂泥固济口缝,用铁线十字系定上下两个罐子作一处,使盐泥固济,约厚一分,阴干,以砖泥阔尺五一炉灶,候干,烧熟炭十斤,放在炉底,把药罐子虚悬坐于火上,其上下罐子内,常以汤瓶添水令满,罐子四面稍添火围定煅之,每朱砂一两约干尽八两水为度,十两朱砂共使水五斤,水尽取出药炉放冷,将罐子敲开,朱砂自结成镜面锅子一团取出,其余砂石,并皆不用,将朱砂称知钵两,用白夹绢袋子盛了,约每一两朱砂,使酽醋二升,用银锅悬朱砂袋子煮,候醋尽为度,将朱砂焙干,再依后段入盒子内煅。

天南星 地骨皮 川椒 五倍子各四两

【用法】上为粗末,用蜜拌匀,以面径六寸,深六寸沙盒一个,先将蜜拌者草药铺一重在盒底,厚一寸半许,上铺橘叶一重,盖药令遍,却将朱砂劈作数块,滚蜜,使昆仑纸裹排在橘叶上,再用橘叶盖砂令遍,却将蜜拌者草药实满盒子,盖定,以醋拌赤石脂泥固济口缝,使铁线子十字紧系定,用盐泥纸,上用地黄龙粪固济盒子,约厚二分,阴干,放平地上,用醋炭五升作一冢,盖朱砂盒子,名曰老君冢,使阴阳炭三十斤煅,约余剩烬二三斤以来,去炭,用生土一担遍盖一宿,开冢将盒子内草药不用,将朱砂吹净纸灰,入乳钵细研,米糊为丸,每朱砂一两,分作六七十丸。每服三五粒,空心浓煎枣汤送下。

【功用】久服健神养气,百病顿除,绝无炎瘄之患。

43493 吴茱四逆汤(《医略六书》卷十八)

【组成】吴茱萸一钱半(醋泡) 人参一钱半 干姜一钱半(炒) 甘草一钱半(炙) 附子一钱半(炮)

【用法】水煎,去滓温服。

【功用】温中逐寒,补火崇土。

【主治】寒中厥阴,吐利厥冷,舌卷囊缩,脉迟微者。

【加减】腹痛,加白术;转筋,加木瓜。

【方论选录】寒中厥阴,中土受病,而生阳不振,筋络不舒,故舌卷囊缩,吐利厥冷焉。吴茱萸温厥阴之寒,散逆气,以除厥冷;人参补太阴之气,除中虚,以托寒邪;附子补火御寒,干姜温中逐冷,甘草崇土御邪,使木不克土,则吐利自止,而厥阴气顺,无不厥愈回回,舌卷囊缩自舒矣。

43494 吴茱萸软膏(《中医皮肤病学简编》)

【组成】吴茱萸粉1克 凡士林9克

【用法】调匀外用。

【主治】黄水疮。

43495 吴茱萸根散(《圣惠》卷九十)

【组成】吴茱萸根 地榆根 蔷薇根各半两

【用法】上为细散。每用先以温盐水洗疮令净,拭干,敷之。

【主治】小儿月蚀疮。

43496 吴茱萸煎丸(《圣惠》卷五十九)

【组成】吴茱萸一两(汤浸七遍,焙干,微炒) 陈橘皮二两(汤浸,去白瓤,焙) 生姜一斤(绞取汁) 无灰酒一升 附子二两(炮裂,去皮脐) 当归一两(剉,微炒)

【用法】上为末,先将姜汁并酒入铛内,慢火煎,不住手搅,次入药末,煎成膏,候可丸即丸,如梧桐子大。每服三十丸,于食前以粥饮送下。

【主治】休息痢,肌羸无力,腰膝冷,脐下痛。

【备考】本方方名,《医方类聚》引作"茱萸煎丸"。

43497 吴萸天水散(《方症会要》卷二)

【组成】滑石六两 吴萸七钱 甘草一两

【用法】上为末。每服二钱。

【主治】湿热吞酸。

43498 吴萸内消散(《杂病源流犀烛》卷二十八)

【异名】茱萸内消散。

【组成】山萸 吴萸 马蔺花 小茴香 青皮 木香 山药 肉桂

【主治】阴缩,伤于寒者。

43499 吴萸六一散

《成方切用》卷七。为《医方集解》"茱萸六一散"之异名。见该条。

43500 吴茱萸生姜汤(《卫生宝鉴》补遗)

【组成】吴茱萸二两 生姜半斤(切) 人参

【用法】水煎服,不拘时候。

【主治】厥阴经受病,烦满囊缩。

【备考】方中人参用量原缺。

43501 吴茱萸加减汤

《宣明论》卷一。为《圣济总录》卷九十四"吴茱萸汤"之异名。见该条。

43502 吴茱萸槟榔汤(《圣济总录》卷八十二)

【组成】吴茱萸(汤洗,焙干,炒)四升 槟榔(剉)七

枚　橘皮(汤洗,去白,焙)一两　厚朴(去粗皮,姜汁炙)二两　木瓜(切作片,晒干)一两

【用法】上为粗末。每服三钱匕,水一盏,入竹叶一握,同煎至七分,去滓温服。

【主治】脚气,毒气攻心欲死者。

43503　吴茱萸槟榔汤(方出《外台》卷十八引《崔氏方》,名见《普济方》卷二四四)

【组成】吴茱萸三升　槟榔四十枚　青木香二两　犀角三两(屑)　半夏八两(汤洗)　生姜六两

【用法】上切。以水一斗,煮取三升,分三服。

【功用】破毒气。

【主治】脚气冷毒,闷,心下坚,背膊痛,上气欲死者。

【宜忌】《普济方》:忌羊肉、饧。

43504　吴茱萸加附子汤(《医方考》卷五)

【组成】吴茱萸　生姜各三钱　人参一钱　大枣二个　附子二钱

【用法】水煎,凉服。

【主治】寒疝腰痛,牵引睾丸,屈而不伸,尺内脉来沉迟者。

【方论选录】寒气自外入内,束其少火,郁其肝气,致得寒疝。方中用吴茱萸、附子之辛热以温其寒;用生姜、大枣之辛温,以和其气;邪伤之后,正气必虚,人参补之,以去其虚。

足

43505　足精丸(《史载之方》卷下)

【组成】好熟干地黄(须是蒸九遍,用酒制造者)　当归(去苗)　白芍药　人参　山药各半两　茄茸(酥炙,去皮)七钱　五味子六钱　川椒(去目)一钱半　青木香　独活　甘菊各三钱　白蒺藜　杜仲(去皮,酥炙)　菟丝子(酒浸一宿)　黄耆各半两　大芎　肉苁蓉各四铢

【用法】上为细末,炼蜜为丸,如梧桐子大。每服五十丸,空心浓煎糯米汤,入盐少许送下。

【主治】肝肾气虚,外应目不荣者。

43506　足踏丸(《圣济总录》卷八十四)

【组成】乌头三两(去皮脐,生,捣末)　樟脑二两(细研)

【用法】上药再研令匀,酽醋煮糊为丸,如弹子大。置药一丸于炉子中心,伸脚踏之,衣被盖覆二三时辰,汗出如涎为效。然后用三节汤淋洗。

【主治】脚气肿满,痛连骨髓。

【备考】炉子法:掘地炉子一个,阔一尺,深二尺三寸,扫拭令净,置新砖半头,在炉子中心,用细茎炭十斤,烧令通赤,候炭消及一半为度,取去炭,用酽醋一升洒之,仍用酽醋四升,同白马通八斤,和成泥,固济地炉子四围俱遍即成。

43507　足麻贴药(《疡医经验全书》卷五)

【组成】芥子　苍术各等分

【用法】上为末。每两加麝香三分,姜葱汁调捣成膏,加白及少许,临睡时贴上,早晨去之,将睡再贴。

【主治】足麻。

43508　足卫和荣汤(《医林改错》卷下)

【组成】黄耆一两　甘草二钱　白术二钱　党参三钱　白芍二钱　当归一钱　枣仁二钱　桃仁一钱五分(研)　红

花一钱五分

【用法】水煎服。

【主治】痘后抽风,两眼天吊,项背反张,口噤不开,口流涎沫,昏沉不省人事,周身溃烂,脓水直流。

43509　足胻消肿汤(《效验秘方》焦树德方)

【组成】焦槟榔12~18克　茯苓20~30克　木瓜10克　苍术6克　紫苏梗9克　紫苏叶9克　生薏米30克　防己10克　桔梗4.5克　吴茱萸6克　黄柏10克　牛膝12~15克

【用法】每日1剂,水煎2次,早晚分服。

【功用】降气行水,祛湿消肿,散寒温经,舒筋活络。

【主治】风寒湿邪流注于小腿、足踝,而致两足及胻踝浮肿胀痛,沉重麻木,筋脉挛急,行走障碍等。包括西医诊断的下肢淋巴或静脉回流障碍等引起的足、踝、小腿下部肿胀疼痛。

岗

43510　岗稔根汤(《中医皮肤病学简编》)

【组成】岗稔根31克　川草薢31克　土茯苓31克　荆芥6克　防风6克　白芷4克　川芎6克　当归12克　生地15克　白鲜皮9克

【用法】水煎服。

【主治】皮肤瘙痒症。

旱

43511　旱莲丸(《回春》卷五)

【组成】旱莲汁(用汁,晒)半斤　生姜(二斤,取汁,晒)半斤　生地黄(二斤,酒泡,取汁,晒)半斤　细辛一两　破故纸一斤(面炒)　杜仲半斤(炒)　五加皮(酒浸)半斤　赤茯苓(去皮,切,乳汁浸)半斤　枸杞子四两　川芎四两　没药二两

【用法】上为细末、核桃仁半斤去皮,枣肉为丸,如梧桐子大。每服五十丸,黄酒送下。

【功用】乌须发。

43512　旱莲丸(方出《种福堂方》卷二,名见《医学实在易》卷七)

【组成】旱莲草(阴干)

【用法】上为末,以槐花煎汤,调炒米粉糊为丸,如梧桐子大。每服五钱,以人参五分煎汤送下,二服即愈。

【主治】大便下血,身体虚弱者。

43513　旱莲散

《本草纲目》卷十六。即《寿亲养老》卷四"牢牙乌髭方"。见该条。

43514　旱莲膏

《圣济总录》卷一〇一。即《外台》卷三十二引《崔氏方》"莲子草膏"加升麻。见该条。

43515　旱莲膏(方出《针灸资生经》卷三,名见《卫生鸿宝》卷一)

【组成】旱莲草(捶碎)

【用法】上药置手掌上一夫,当两筋中,以古文钱压之,以故帛系住,未久起小泡。

【主治】疟疾。

【备考】《本草纲目》本方用法:上药捶烂,男左女右,置寸口上。

43516 旱莲膏（《古今医鉴》卷九引马翰林方）

【组成】旱莲草十六斤（在六月下半月，七月上半月采，不用水洗）

【用法】上药扭干取汁，对日晒过五日，不住手搅一午时，方加真生姜汁一斤，蜜一斤，和汁同前晒，搅至数日。似稀糖成膏，瓷碗收藏。每日空心用无灰好酒一钟，药一匙服，午后又一服。至二十一日，将白须发拔去，即长出黑须发。

【功用】乌须黑发。

43517 旱莲膏（《医灯续焰》卷十八）

【组成】旱莲草

【用法】用泉水煮汁熬膏。日服外，即以膏揩之。

【功用】黑发，益肾阴。

43518 旱莲膏（《惠直堂方》卷一）

【组成】旱莲草二十斤

【用法】捣汁滤过，砂锅内熬成膏，入蜜少许收贮，早、晚水、酒任下二三钱。

【功用】乌须黑发，益肾，止吐血泻血，通小肠，明目固齿，滋阴补血。

【主治】痔病，血痢。

【加减】虚寒者，加生姜汁少许同煮。

43519 旱螺散（《医学入门》卷八）

【组成】白田螺壳（煅过）　脑子　麝香　轻粉各少许

【用法】上为末。香油调搽。

【主治】下疳疮。

43520 旱莲子丸（《三因》卷十五）

【组成】旱莲子　连翘子　威灵仙　何首乌　蔓荆子　三棱（醋浸湿纸裹煨）　赤芍药各一两　木香二两　大皂角三梃（刮去皮，酥炙，无酥用羊脂炙）

【用法】上为末，面糊为丸，如梧桐子大。每服三十至五十丸，一日三次，食后建茶清送下。小儿量与。

【主治】少长脏气不平，忧怒惊恐，诸气抑郁，结聚瘰疬，留滞项腋，及外伤风寒燥湿，饮食百毒，结成诸漏，发作寒热，遍于项腋，无问久近。

43521 旱莲子汤（《圣济总录》卷九十八）

【组成】旱莲子　芭蕉根（细判）各二两

【用法】上为粗末。每服五钱匕，水一盏半，煎至八分，去滓温服，每日二次。

【主治】❶《圣济总录》：血淋。❷《普济方》：血淋心烦，水道涩痛。

43522 旱莲草散（方出《本草纲目》卷十六引《家藏经验方》，名见《杂病源流犀烛》卷十七）

【组成】旱莲草子

【用法】上药瓦上焙，研末。每服二钱，米饮送下。

【主治】肠风脏毒，下血不止。

43523 旱莲车前汁（方出《种福堂方》卷二，名见《医学从众录》卷二）

【组成】旱莲草　车前子各等分

【用法】将二味捣自然汁，每日空心服一茶杯。

【主治】小便下血。

男

43524 男化育丹（《辨证录》卷十）

【组成】人参五钱　山药五钱　半夏三钱　白术五钱　芡实五钱　熟地五钱　茯苓一两　苡仁五钱　白芥子三钱　肉桂二钱　诃黎勒五分　益智一钱　肉豆蔻一个

【用法】水煎服。

【功用】健胃气，补肾气，化痰。

【主治】男子身体肥大，痰湿多，不能生子者。

【备考】服四剂而痰少，再服四剂而痰更少，服一月而痰湿尽除，交感亦健，生来之子，必可长年。

43525 男春宝胶囊（《成方制剂》20册）

【组成】蜈蚣90克　当归300克　白芍300克　甘草300克

【用法】制成胶囊，每粒重0.3克。早晚用白酒或黄酒送服，一次5~7粒。

【功用】舒肝通络，养血荣筋。

【主治】肝气不疏，血不养筋而致的阳痿。

围

43526 围药（《丹溪心法》卷五）

【组成】乳香　没药　大黄　连翘　黄芩　黄连　黄柏　南星　半夏　防风　羌活　瓜蒌　阿胶　皂角刺

【用法】上为细末，好醋煎黑色成膏。外敷。寒者热用，热者寒用。

【功用】消散。

【主治】诸般痈疽。

【备考】《丹溪心法附余》本方用量：乳香、没药各二钱，余药各五钱。

43527 围药（《医学纲目》卷十八）

【组成】南星　草乌头　黄柏　白及各二两　五倍子（炒）一两

【用法】上为细末，调如糊，随血围匝如墙壁。可移险处于无险处。

【主治】痈疽。

43528 围药（《奇效良方》卷五十六）

【组成】无名异（炒）　木耳（去土，炒）　大黄（炒）各等分

【用法】上为极细末。用蜜水调，围四边肿处。

【功用】消肿定痛。

【主治】疮肿未破者。

43529 围药（《准绳·疡医》卷五）

【组成】丁香　檀香　沉香　乳香各五钱　赤石脂三两　麝香一钱　桑霜二两

【用法】上为细末。碱水调围。

【主治】杨梅疮。

43530 围药（《疡科选粹》卷八）

【组成】五倍子（炒焦黑）　陈小粉（炒黄黑色）各五斤　龟板（烧灰）　白及　白蔹　朴消　榆树皮各十二两　大黄　白芷梢　南星　黄柏　半夏各八两　黄连　牙皂　草薢各四两

【用法】上为末，陈米醋糊匀，入瓦瓮内，慢火熬成膏。每用入白蜜、猪胆、醋三味和匀，围红肿处，中留一孔，绵纸盖之，如纸干，用醋以刷子刷上。

【功用】定痛散毒。初起围之即消；已成者围之即生头

出脓。

【主治】一切痈疽、发背、便毒、横痃、吹乳及风湿疼痛、小儿热毒火丹、无名肿毒。

43531 围药（《广笔记》卷三）

【组成】白及一两

【用法】上药研末，水调，敷患处。候干，再以水润。二三次愈。

【主治】乳癖。

43532 围药（《青囊秘传》）

【组成】牛皮胶　五倍子

【用法】用醋煮化。摊贴。

【主治】一切肿毒。

43533 围像（《饮膳正要》卷一）

【组成】羊肉一脚子（煮熟，切细）　羊尾子二个（熟，切细）　藕二枚　蒲笋二斤　黄瓜五个　生姜半斤　乳饼二个　糟姜四两　瓜齑半斤　鸡子十个（煎作饼）　蘑菇一斤　蔓菁菜　韭菜（各切条道）

【用法】上用好肉汤，调麻泥二斤，姜末半斤，同炒。葱、盐、醋调和，对胡饼食之。

【功用】补益五脏。

43534 围毒散（《简明医彀》卷八）

【组成】川乌　草乌　苍术　细辛　白芷　薄荷　防风　甘草各等分

【用法】上为末。鸡子清调敷，留头。

【主治】疔痈诸毒。

43535 围毒散（《同寿录》卷四）

【组成】大黄五钱　木鳖子三钱（土炒）

【用法】上为细末。真米醋调敷患处，留出头。

【主治】诸肿毒。

43536 围疮药（《丸散膏丹集成》）

【组成】雄黄　白矾　白及各等分

【用法】上为细末，瓷瓶收贮。鸡蛋清或米醋调匀，围于疮肿四周。

【主治】肿疡疮疖。

43537 围药神应丹（《医宗说约》卷六）

【组成】小鲫鱼七个　鲜山药四两　大葱头（连须）一个

【用法】上共捣烂，用千年陈石灰半斤，南星、半夏、白及、赤芍末各一两，和匀，阴干，再研为细末。临用蜜调敷四边，外用绵子掩之。

【主治】气血不和，壅遏为疮，高肿赤痛，兼痰、兼郁、兼湿、兼寒者并治。

【备考】本方方名，《疡医大全》引作"神应丹"。

43538 围药铁井栏（《丹溪心法》卷五）

【组成】贝母　南星各七钱　连翘　五倍子　经霜芙蓉叶各一两

【用法】上为细末。用水调敷四周肿处，只留中间一窍出毒气。

【主治】痈疽。

43539 围药铁井栏（《医统》卷八十一）

【组成】牛粪灰（晒干，烧灰，用新瓷罐盛之于干处）　铁线草　草乌　五倍子　白及　白蔹　贝母　陈小粉（炒极黄色）各等分（牛粪灰加倍）

【用法】上为末。看疸大小，用酽醋煎热，调药如糊，敷疮四围，中留钱孔，以出毒气，干则易之。疮势甚者，恶寒发热，随用飞龙夺命丹、仙方活命饮等，汗出则安。

【功用】收敛，消肿。

【主治】一切恶毒。

里

43540 里东丸（《古方选注》卷下引少陵僧方）

【组成】五灵脂（炒酱色为度）九两五钱五分　番木鳖（用麻油在铜勺内煎滚，放在内约二沉二浮即好）十两　穿山甲（炒黄焦）二两五钱　地龙（韭地者佳，将滚汤泡熟，在日内晒干，如不干，在火上焙干，不得隔夜）九两五钱　黄麻灰（切碎，贮阳城罐内，盐泥封固头，大火内煅）三两　麝香三钱三分　芸香（即白胶香，枫脂也）二两五钱　乳香（去油）一两二钱五分　古文五铢钱（火煅）十七个　自然铜（火煅红，醋淬）二两　草乌（去皮尖，炒）三钱五分　全蝎（去尾上钩）一两二钱五分　当归（酒洗）一两二钱五　京墨（如方氏，陈者佳，火烧烟尽为度）二钱五分

【用法】上为末，酒糊为丸，朱砂为衣，每丸重一钱五分，蜡丸（永久不坏）。好酒化开，清晨先略饮食后服下；下部伤亦食后服。

【主治】折伤。

【方论选录】是方五灵脂入肝经，用以利气行血，退肿接骨；番木鳖用以解破处之血热，消形伤之肿结，穿山甲用以出阴入阳，走窜经络，迅达伤处；蚯蚓用以从阳入阴，取蚓毒攻络内之瘀，更取蚓性逐水解热消肿。四者功专外消结肿，分两独重者，治伤纲领之药也。黄麻灰用以破血利小便，行伤接骨；麝香通关入肾，用以外通百窍，内透骨髓；乳香入心，用以托里定痛；芸香性燥入脾，用以胜肉理之湿，排脓止痛，强筋骨，生肌肉；古文钱跌扑损伤者用半两五铢，以腐蚀坏肉；自然铜性燥破血，用以逐败恶之血。六者去瘀生新，安神定痛，分两次之者，治伤之条目也。草乌用以祛经络之风，从表而出；全蝎用以直攻破损之处，消散内风；当归补营血，用以去瘀生新；京墨灰涩能固卫气，用以生肌肤，合伤缝。统论全方，虽非控经定证，然其调折伤之法井井有条，先退肿，后定痛，腐其坏肉，祛其恶血，散其风，活其血，俾经脉流通，则气血调畅，脂膏流着于伤处，其骨自接也。

43541 里托散（《普济方》卷二九一）

【组成】黄耆　甘草　金银花各等分

【用法】上为末。每服五分，用酒一盏，水一盏，煎至一盏，去滓，食后服之。

【主治】瘰子疮。

串

43542 串瘰药（《普济方》卷一六九）

【组成】半夏七个　江子七个　白酒药一弹丸　杏仁七个

【用法】上炒黄色为末，用酒蒸化为丸，如绿豆大。每服五七丸。治嗽，卧时白汤送下；治气，食后木香汤送下。

【主治】积聚，嗽，诸气。

七画

围里串

444

(总3174)

牡

43543 牡丹丸(《外台》卷七引《古今录验》)

【组成】牡丹(去心) 桂心各二两 乌头(炮)二枚

【用法】上为末,炼蜜为丸,如大豆大。且起未食服三丸,一日二次。不知,稍增之。药少急,宁少服。

【主治】心痛寒疝,遁尸发动。

【宜忌】忌胡荽、猪肉、冷水、生葱等。

【备考】无乌头,附子亦可用,炮之。

43544 牡丹丸(《千金》卷四)

【组成】牡丹三两 芍药 玄参 桃仁 当归 桂心各二两 虻虫 水蛭各五十枚 蛴螬二十枚 瞿麦 芎劳 海藻各一两

【用法】上为末,炼蜜为丸,如梧桐子大。每服十五丸,加至二十丸,以酒送下。血盛者作散,服方寸匕。腹中当转如沸,血自化成水去。

【主治】妇人女子诸病后,月经闭绝不通,及从小来不通,并新产后瘀血不消,服诸汤利血后,余疢未平者。

【加减】如小便赤少,除桂心,用地肤子一两。

【方论选录】《千金方衍义》:此以黄芩牡丹汤小变其法。汤以急荡,故用大黄;丸以缓攻,故用桂心,总藉虻、蛭、蛴螬之力也。血盛者作散服,服后血化成水而下。小便赤少,即除桂心而用地肤清热利水,水即血之所化,无限活法,惟在详见证之缓急耳。

43545 牡丹丸(《医心方》卷二十三引《子母秘录》)

【组成】苦参十分 牡丹五分 贝母三分

【用法】上为末,炼蜜为丸,如梧桐子大。每服七丸,一日三次,食前以粥清汁送下。

【主治】产后月水闭,乍在月前,或在月后,腰腹痛,手足烦疼,唇口干,连年月水不通,血干着脊。

43546 牡丹丸(《圣惠》卷四十八)

【组成】牡丹一两 桂心一两 川乌头一两(炮裂,去皮脐) 木香一两 吴茱萸一两(汤浸七遍,焙干微炒) 槟榔一两

【用法】上为末,炼蜜为丸,如绿豆大。每服十丸,一日四五服,以温酒送下。

【主治】心疝,心腹痛。

43547 牡丹丸(《圣惠》卷七十)

【组成】牡丹三分 牛膝一两(去苗) 桂心三分 桃仁一两(汤浸,去皮尖双仁,麸炒微黄) 附子一两(炮裂,去皮脐) 熟地黄一两 干漆三分(捣碎,炒令烟出) 木香三分 芎劳三分 菴䕡子三分 延胡索半两 当归三分(剉碎,微炒) 虻虫三分(去翅足,微炒) 水蛭三分(炒令黄)

【用法】上为末,炼蜜为丸,如梧桐子大。每服三十丸,空心及晚食前,以暖酒送下。

【主治】妇人冷劳,血海气虚,经络不利,四肢疼痛,不欲饮食,渐加羸瘦。

43548 牡丹丸(《圣惠》卷七十二)

【组成】牡丹一两 生干地黄一两 当归三分(剉,微炒) 蒲黄一两 牛漆三分(去苗) 琥珀一两 桃仁一两(汤浸,去皮尖双仁,麸炒微黄) 赤芍药三分 川椒一两

(去目及闭口者,微炒去汗) 菴䕡子一两 水蛭半两(炒令微黄) 干姜三分(炮裂,剉) 泽兰一两 蟅虫三七枚(微炒) 黄芩三分 桑耳三分 芎劳一两 虻虫半两(炒微黄,去翅足)

【用法】上为末,炼蜜为丸,如梧桐子大。每服二三十丸,空心及晚食前,以温酒送下。

【主治】妇人月水不调,或一月再来,或隔月不来,来又或多或少,淋沥不断,或赤或黄或黑,或如清水,腰腹刺痛,四体虚弱,心腹坚痛,举体沉重,唯欲眠而不欲食,渐加羸瘦。

43549 牡丹丸(《圣惠》卷七十九)

【组成】牡丹一两 川大黄一两(剉碎,微炒) 赤芍药一两 木香半两 桃仁半两(汤浸,去皮尖双仁,麸炒微黄) 虻虫一分(炒令微黄去翅足) 水蛭一分(微炒令黄) 蛴螬一分(微炒) 瞿麦三分 芎劳一(三)分 当归三分(剉,微炒) 海藻三分(洗去咸味) 桂心半两

【用法】上为末,炼蜜为丸,如梧桐子大。每服二十丸,食前以温酒送下。

【主治】产后月水不通,胁腹滞闷,四肢烦疼。

43550 牡丹丸(《圣惠》卷八十二)

【组成】牡丹三分 代赭半两 赤芍药半两 麝香一分(细研)

【用法】上为末,都研令匀,炼蜜为丸,如麻子大。每服三丸,以蜜汤研下,连夜四五服。

【主治】小儿腹痛夜啼。

43551 牡丹丸(《圣惠》卷九十二)

【组成】牡丹半两 桂心半两 郁李仁半两(汤浸去皮,微炒) 桃仁一分(汤浸,去皮尖双仁,麸炒微黄)

【用法】上为末,炼蜜为丸,如麻子大。一二岁儿,每服五丸,以温水送下,早晨、晚后各一服。

【主治】小儿阴肿,为肠虚冷,多啼,躯气下所为。

43552 牡丹丸(《普济方》卷三三四引《指南方》)

【组成】牡丹皮 牡蛎 附子(炮) 大黄(蒸) 葶苈(炒) 苦桔梗 茯苓各半两 当归 制厚朴 吴茱萸 川椒(炒出汗) 人参 芎劳 柴胡 桂心 干姜各半两 细辛一两半 虻虫五十个(去头足翅,炒)

【用法】上为末,炼蜜为丸,如梧桐子大。每服十丸,空心温酒送下。未知,渐加至二十丸,以知为度。

【主治】寒热邪气客于胞中,冲任不调,邪气伏留,滞于血海,经候时行时止,淋沥不断,腹中时痛,其脉沉细。

43553 牡丹丸(《圣济总录》卷九十四)

【组成】牡丹皮 桂(去粗皮) 芍药 乌头(炮裂,去皮脐) 细辛(去苗叶) 甘草(炙,剉) 木香 吴茱萸(汤浸,焙炒) 槟榔各一两

【用法】上为末。炼蜜为丸,如梧桐子大。每服二十丸,温酒送下,不拘时候。

【主治】心疝,心痛如锥所刺。

43554 牡丹丸(《圣济总录》卷一五○)

【组成】牡丹皮二两 芍药一两 贝母半两 当归(切,焙) 芎劳 桂(去粗皮) 苦参 大黄(剉,炒)各一两 郁李仁(汤去皮)二两

【用法】上为末,炼蜜为丸,如梧桐子大。每服二十丸,

一日二次,温酒送下。

【主治】妇人血风劳气,气块攻心,日渐黄瘦,经脉不行。

43555 牡丹丸(《圣济总录》卷一五〇)

【组成】牡丹皮一两 乌头(炮裂,去皮脐)半两 赤芍药一两 地龙(去土,炒) 当归(切,焙) 赤小豆(炒) 青橘皮(汤浸,去白,炒)各半两

【用法】上为末,醋煮面糊为丸,如梧桐子大。每服二十丸,生姜醋汤或温酒送下。

【主治】妇人血风走注,上攻头目昏重,下注腰脚酸疼,及遍身刺痛。

43556 牡丹丸(《圣济总录》卷一五八)

【组成】牡丹(去心) 当归(炙令香,剉) 芍药 白术 鬼箭羽 桂(去粗皮)各一两 大黄(剉,炒)三分

【用法】上为末,炼蜜为丸,如梧桐子大。每服二十丸,温酒送下,时时一服。渐加至三十丸。

【主治】妊娠堕胎后,血不出,寒热腹痛。

43557 牡丹丸(《圣济总录》卷一八二)

【组成】牡丹皮 豉(炒) 防风(去叉) 黄柏(去粗皮,微炙) 滑石(别研) 桂(去粗皮)各一分

【用法】上为末,炼蜜为丸,如麻子大。一二岁儿,每服五丸,早晨、夜卧各一服,米饮送下。

【主治】小儿阴疝偏肿。

43558 牡丹丸(《鸡峰》卷十五)

【组成】牡丹皮 白薇 肉豆蔻 当归 熟地黄 禹余粮 苁蓉 木香各二两 吴茱萸 细辛 独活 茯苓 石膏 芎各一两 黄耆 五味子 桂各三分 椒半两

【用法】上为细末,炼蜜为丸,如梧桐子大。每服三十丸,空心温醋汤送下。

【功用】暖妇人血海,壮颜色气力。

【主治】妇人血海冷败伤损。

43559 牡丹丸(《产宝诸方》)

【组成】当归 生地黄 川芎 牡丹皮各半两 紫苏子 薏苡仁 荆芥穗各一两

【用法】上为末,面糊为丸,如梧桐子大。每服二十丸,食后米饮送下。

【功用】养血气。

43560 牡丹丸(《三因》卷七)

【异名】消坚丸(《百一》卷十五)。

【组成】川乌头(炮令焦黑去皮尖) 牡丹皮四两 桂心五两 桃仁(炒,去皮尖)五两

【用法】上为末,炼蜜为丸,如梧桐子大。每服五十丸,温酒送下;妇人醋汤送下。

【主治】寒疝,心腹刺痛,休作无时,及治妇人月病,血刺疼痛。

【备考】《医统》引《医方集成》:有青皮。

43561 牡丹丸

《普济方》卷三五七。为《金匮》卷下“桂枝茯苓丸”之异名。见该条。

43562 牡丹丸

《普济方》卷三九九。为《圣惠》卷九十二“桃仁丸”之异名。见该条。

43563 牡丹汤(《圣济总录》卷二十八)

【组成】牡丹皮 山栀子仁 黄芩(去黑心) 大黄(剉,炒) 木香 麻黄(去根节)

【用法】上剉,如麻豆大。每服三钱匕,水一盏,煎至七分,去滓温服。

【主治】伤寒热毒,发疮如豌豆。

43564 牡丹汤(《圣济总录》卷五十七)

【组成】牡丹皮一两半 桃仁(汤浸,去皮尖双仁)二十一枚(炒) 槟榔(剉) 桑根白皮(剉)各二两 鳖甲(去裙襕,醋炙,剉)一两二钱 大黄(剉,炒)一两 厚朴(去粗皮,生姜汁炙) 郁李仁(汤浸,去皮尖) 枳壳(去瓤,麸炒)各一两半

【用法】上剉,如麻豆大。每服五钱匕,水一盏半,加生姜半分(切),煎至八分,去滓,空腹温服,如人行四五里再服。

【主治】臌胀。

43565 牡丹汤(《圣济总录》卷八十五)

【组成】牡丹皮 桂(去粗皮) 续断 牛膝(去苗酒浸一宿,焙) 萆薢(剉)各一两

【用法】上为粗末。每服三钱匕,水七分,酒三分,同煎七分,去滓温服,不拘时候。

【主治】卒腰痛。

43566 牡丹汤(《圣济总录》卷九十三)

【组成】牡丹皮一两半 桂(去粗皮)一两 木通(剉,炒)一两 芍药一两半 鳖甲(醋炙,去裙襕)二两 土瓜根一两半 桃仁(汤浸,去皮尖双仁,炒)一两

【用法】上为粗末。每服五钱匕,水一盏半,煎至一盏,去滓,分二次温服,空心、食后各一服。

【功用】《准绳·女科》:通经破血。

【主治】妇人骨蒸,经脉不通,渐增瘦弱。

【备考】方中桃仁用量原缺,据《证治准绳·女科》补。

43567 牡丹汤

《圣济总录》卷一二九。为《千金》卷二十三“肠痈汤”之异名。见该条。

43568 牡丹汤(《圣济总录》卷一四四)

【组成】牡丹皮 大黄(切,焙) 桂(去粗皮) 鬼箭羽 朴消(碎) 蒲黄 芍药 当归(切,燥)各一两

【用法】上为粗末。每服三钱匕,水一盏,煎至七分,去滓,空心、日午、卧时温服。

【主治】坠堕内损,瘀血在腹,使人瘦瘁。

43569 牡丹汤

《圣济总录》文瑞楼本卷一五〇。即原书人卫本“牡丹皮汤”。见该条。

43570 牡丹汤

《圣济总录》卷一五〇。为《鸡峰》卷十五引《灵苑方》“牡丹散”之异名。见该条。

43571 牡丹汤(《圣济总录》卷一五〇)

【组成】牡丹皮一两 大黄(剉,炒) 赤芍药 当归(切,焙)各半两 干荷叶一两

【用法】上为粗末。每服三钱匕,水一盏,煎至七分,去滓温服,不拘时候。

【主治】妇人血风,攻心烦闷,腹内疼痛。

43572 牡丹汤《圣济总录》卷一五一)

【组成】牡丹(去心) 芎䓖 甘草(炙,剉) 黄芩(去黑心) 人参 桂(去粗皮) 干姜(炮裂) 吴茱萸(汤浸三遍,焙干微炒)各一两半 桃仁八十个(汤浸去皮尖双仁,麸炒黄色) 白茯苓(去黑皮) 当归(切,焙) 芍药各一两

【用法】上为粗末。每服三钱匕,水一盏,煎七分,去滓温服,不拘时候。

【主治】妇人月水来不利,攻脐腹痛不可忍。

43573 牡丹汤《圣济总录》卷一五一)

【异名】牡丹散(《鸡峰》卷十七)、牡丹皮散(《杨氏家藏方》卷十六)。

【组成】牡丹皮 当归(切,焙) 芎䓖 白芷 紫葳 延胡索 红蓝花 赤芍药 桂(去粗皮) 刘寄奴各一两

【用法】上为粗末。每服三钱匕,水一盏,入生姜一枣大(拍碎),煎至六分,入酒三分,重煎取沸,去滓空心服。

【功用】破血行经止痛。

【主治】❶《圣济总录》:室女月水不通,虚胀如鼓,不嗜饮食。❷《杨氏家藏方》:妇人月候久闭,心腹胀满,身体疼痛,瘦悴食少,发热自汗。

43574 牡丹汤《圣济总录》卷一五一)

【组成】牡丹皮 当归(切,焙) 黄芩(去黑心) 芎䓖 甘草(炙) 芍药 细辛(去苗叶) 桂(去粗皮) 人参各一两 生干地黄(炒)一两半 大黄(剉,炒)二两 水蛭(炒)二十五个 干姜(炮)半两 桃仁(汤浸,去皮尖双仁,麸炒)二十五个 虻虫(去翅足,炒)二十五个 黄雌鸡一只(去肠肚,以水八盏,取用四盏,澄清)

【用法】上除鸡外,为粗末。每服三钱匕,取鸡汁一盏,同煎至七分,去滓下消石末半钱匕,更煎一沸,食前温服,每日一次。

【主治】室女月水不通,或天癸过期素未通者。

43575 牡丹汤《圣济总录》卷一六三)

【组成】牡丹皮 柴胡(去苗) 犀角(镑) 杜仲(去粗皮,剉,炒) 当归(切,焙) 桂(去粗皮) 枳壳(去瓤,麸炒) 槟榔(煨,剉) 丹参 桔梗(剉,炒) 郁李仁(汤去皮尖)各一两

【用法】上为粗末。每服三钱匕,水一盏,煎至七分,去滓温服,不拘时候。

【主治】产后腰痛沉重,举动艰难。

43576 牡丹汤《普济方》卷二八五)

【异名】牡丹皮汤(《痈疽验方》)、大黄汤(《校注妇人良方》卷二十四)。

【组成】大黄(蒸) 桃仁(去皮尖)各十两 牡丹皮一钱一字 栝楼子三分 芒消二钱

【用法】上为散。以水三盏,煎八分,去滓,入芒消再煎沸,顿服,不拘时候。

【主治】❶《普济方》:肠痈,小腹肿痞,按之即痛如淋,小便自调,时时发热,自汗出,恶寒,其脉迟紧者,脓未成,可下之,当有血;洪数者,脓已成,不可下。❷《校注妇人良方》:肠痈,小腹坚肿,按之则痛,肉色如故,或焮赤微肿,小便频数,汗出憎寒,脉迟紧,未成脓者。

43577 牡丹汤

《普济方》卷三一七。为《博济》卷四"牡丹皮散"之异名。见该条。

43578 牡丹汤《普济方》卷三三四)

【组成】牡丹(去心) 芎䓖 甘草(炙,剉) 黄芩(去黑心) 人参 桂(去粗皮) 干姜(炮制) 吴茱萸(汤浸七次,焙干微炒)各一两半 桃仁十八个(汤浸去皮尖双仁,麸炒黄色) 白茯苓(去黑皮) 当归(切,焙) 芍药各五分

【用法】上为粗末。每服三钱,水一盏,生姜一分(拍破),同煎至六分去滓,下消石半钱,温服,如人行三五里,再服。

【主治】妇人月水来而不利,攻脐腹痛不可忍。

43579 牡丹汤

《校注妇人良方》卷二十四。即《直指》卷二十三"牡丹散"改为汤剂。见该条。

43580 牡丹汤《仙拈集》卷三)

【组成】当归 川芎 熟地 泽兰叶 香附 益母草 元胡各一钱半

【用法】水煎服。

【主治】产后十三症。

【加减】产妇胃风,加防风、天麻;血晕,加五灵脂、炒黑荆芥穗;发热,加炮姜、人参、黄耆;心膈迷闷,加陈皮、枳壳、砂仁;血崩,加地榆、炒黑山栀、丹皮;咳嗽,加杏仁、桑皮、桔梗;死血不行,加红花、桃仁、枳实;饮食不化,加山楂、麦芽;脾胃作胀,加白术、茯苓、苍术、厚朴、陈皮、砂仁、枳壳;心神恍惚,加茯苓、远志;胎衣不下,加朴消。

43581 牡丹饮《圣济总录》卷一六〇)

【组成】牡丹皮一两 大黄(剉,炒)一两 桂(去粗皮)一两 桃仁(汤浸,去皮尖,炒令黄色)四十个

【用法】上为粗末。每服三钱匕,水一盏,煎至七分,去滓,空腹温服。

【主治】产后腹中恶血不除,苦身强痛。

43582 牡丹散(张文仲引《小品方》,见《外台》卷二十六)

【异名】防风散(《圣惠》卷四十四)。

【组成】牡丹 桂心 防风 铁精 豉(熬)各等分

【用法】上为末。每服方寸匕,酒调下;小儿一刀圭,二十日愈。婴儿每服大豆许,以乳汁和服。

【主治】癫偏大气胀。

【宜忌】忌胡荽。

43583 牡丹散(方出《千金》卷二十四,名见《济生》卷四)

【异名】防风散(《普济方》卷二四七)。

【组成】牡丹皮 防风各二两

【用法】上药治下筛。每服方寸匕,酒送下,一日三次。

【主治】癫疝,卵偏大,气胀不能动。

43584 牡丹散《圣惠》卷六十一)

【组成】牡丹二分 川大黄二两(剉,微炒) 木香 桃仁(汤浸,去皮尖双仁,麸炒微黄)三分 川消一两 赤芍药三分 败酱 甜瓜子各三分

【用法】上为散。每服四钱,水一中盏,煎至六分,去滓,食前服。以利下脓血为度。

【主治】肠痈未成脓,腹中痛不可忍。

【备考】本方组成、用法原缺,据《普济方》补。

43585 牡丹散《《圣惠》卷六十七）

【组成】牡丹一两半 莪蒿子一两半 桂心一两 当归一两（剉,微炒） 鬼箭羽一两 益州麻布一尺（烧灰） 败蒲一两（烧灰） 赤芍药一两 蒲黄半两 川大黄三两（剉碎,微炒）

【用法】上为散。每服五钱,以酒一大盏,煎至五分,入川芒消一分,搅令匀,空心温服,如人行三二里再服,可三服。当利出瘀积,宿血出尽永愈。

【主治】打损瘀血在脏,攻心烦闷。

43586 牡丹散《《圣惠》卷六十八）

【组成】牡丹半两 盐半两 白蔹半两

【用法】上为细散。每服二钱,食前以温酒调下。

【主治】箭头不出。

43587 牡丹散《《圣惠》卷七十一）

【组成】牡丹二两 赤芍药一两 当归一两（剉,微炒） 桂心一两 延胡索一两 没药半两 麒麟竭半两 芎䓖半两

【用法】上为细散。每服一钱,以热酒调下,不拘时候。

【主治】妇人血气攻膀胱,连小腹疼痛。

43588 牡丹散《《圣惠》卷七十二）

【组成】牡丹一两半 当归一两半（剉,微炒） 白芷一两 琥珀一两 川大黄一两半（剉碎,微炒） 赤芍药一两 桂心一两 芎䓖一两 虻虫半两（炒令微黄,去翅足） 水蛭半两（炒令黄）

【用法】上为细散。每服三钱,以酒一中盏,煎至六分,去滓,空心及晚食前温服。

【主治】妇人月水不通。

43589 牡丹散《《圣惠》卷七十二）

【组成】牡丹 土瓜根 牛膝（去苗） 虎杖 桃仁（汤浸,去皮尖双仁,麸炒微黄） 赤芍药 当归（剉,微炒） 川大黄（细剉,醋拌炒干） 槟榔 荷叶 红蓝花 延胡索 蒲黄 虻虫（炒微黄,去翅足） 水蛭（微炒）各半两

【用法】上为细散。每服二钱,以当归酒调下,不拘时候。

【主治】妇人月水不调,及产后恶露不下,狂语闷乱,口干,寒热往来,腹中疼痛。

43590 牡丹散《《圣惠》卷七十二）

【组成】牡丹一两 赤茯苓三分 木香半两 赤芍药三分 当归三分（剉,微炒） 生干地黄三分 桂心三分 白术三分 石韦半两（去毛） 桃仁三分（汤浸,去皮尖双仁,麸炒微黄） 川大黄一两（剉,微炒）

【用法】上为粗散。每服三钱,以水一中盏,入生姜半分,煎至五分,去滓,每于食前稍热服之。

【主治】妇人月水不利,脐腹疼痛,不欲饮食。

43591 牡丹散《《圣惠》卷七十二）

【组成】牡丹一两 蒲黄一两 柴胡一两（去苗） 鳖甲一两（涂醋炙令黄,去裙襕） 赤芍药半两 桃仁半两（汤浸,去皮尖双仁,麸炒微黄） 甘草半两（炙微赤,剉） 虎杖半两 犀角屑半两 黄芩半两 当归半两（剉,微炒） 川大黄一两（剉,微炒） 土瓜根三分 琥珀三分

【用法】上为粗散。每服三钱,以水一中盏,煎至六分,去滓温服,不拘时候。

【主治】室女月水不通,两颊多赤,口干心躁,四肢烦热疼痛,咳嗽喘促,不思饮食。

43592 牡丹散《《圣惠》卷七十七）

【组成】牡丹 赤芍药 青橘皮（汤浸,去白瓤,焙） 荷叶 当归（剉,微炒） 蒲黄 姜黄 川大黄（剉碎,微炒）各一两

【用法】上为细散。每服二钱,以温酒调下,不拘时候。

【主治】死胎下后,有败血冲心闷绝,上气不停。

43593 牡丹散《《圣惠》卷七十七）

【组成】牡丹半两 干姜半两（炮裂,剉） 桂心半两 紫葛半两（剉） 赤芍药半两 当归半两（剉,微炒） 赤箭半两 延胡索一分 虻虫一分（炒令微黄） 水蛭一分（炒令微黄） 买子木一分 枳壳一分（麸炒微黄,去瓤） 白僵蚕一分（微炒） 地龙一分（微炒）

【用法】上为散。每服四钱,以水一中盏,煎至六分,去滓,每于食前温服。

【主治】妇人鬼胎,腹内疞刺,日夜不止。

43594 牡丹散《《圣惠》卷七十九）

【组成】牡丹三分 木香半两 肉桂半两（去皴皮） 当归三分（剉,微炒） 赤芍药三分 延胡索三分 蓬莪术半两 虎杖三分 甘草半两（炙微赤,剉） 生干地黄一两 鳖甲一两（涂醋炙微黄,去裙襕） 芎䓖半两 琥珀三分

【用法】上为散。每服三钱,以水一中盏,加生姜半分,煎至五分,去滓,每于食前稍热服。

【主治】产后经络不调,脐腹疼痛。

43595 牡丹散《《圣惠》卷八十）

【异名】牡丹皮散（《产育宝庆集》卷上）、牡丹饮子（《卫生家宝产科备要》卷三）。

【组成】牡丹一两 川大黄一两（剉碎,微炒） 川芒消一两 冬瓜子一合 桃仁半两（汤浸,去皮尖双仁,麸炒微黄）

【用法】上为粗散。每服五钱,以水一中盏,加生姜半分,煎至五分,去滓温服,不拘时候。

【主治】产后血晕,腹满欲狼狈。

43596 牡丹散《《圣惠》卷八十一）

【组成】牡丹半两 玄参半两 黄芩半两 芎䓖半两 射干半两 赤芍药三分 川大黄三分（剉碎,微炒） 瞿麦半两 海藻半两（洗去咸味） 水蛭一分（炒令微黄） 虻虫一分（炒令微黄,去翅足头） 蛴螬二十个（微炒） 桃仁半两（汤浸,去皮尖双仁,麸炒微黄）

【用法】上为粗散。每服三钱,以水一中盏,加生姜半分,薄荷三七叶,煎至六分,去滓温服,每日三四次。

【主治】新产儿枕上下刺痛,壮热口干,烦渴头痛,汗出,或大小便不利,未得便下者。

43597 牡丹散《《鸡峰》卷十五引《灵苑方》）

【异名】牡丹汤（《圣济总录》卷一五〇）、大效牡丹皮散（《元戎》）、牡丹皮散（《普济方》卷二二九）、大效牡丹散（《准绳·女科》卷五）。

【组成】牡丹皮 川芎 枳壳各一两 桂 延胡索 京三棱 干姜 羌活 半夏各半两 陈皮 木香 白术 赤芍药 诃子肉各三分 当归一两半 甘草半两

【用法】上为细末。每服二钱,水半盏,煎五七沸,食前温服此方。

【功用】益血海,退血风,消寒痰,实脾胃,理血气。

【主治】妇人血风攻注,头目不利,不思饮食,手足烦热,肢节拘急疼痛,胸膈不利,大肠不调,阴阳相干,心下松悸,或时旋运。

【备考】《圣济总录》用法:上一十六味粗捣筛。每服三钱匕,水一盏,生姜三片,煎至七分,去滓,食前温服。

43598 牡丹散(《圣济总录》卷八十五)

【组成】牡丹皮 萆薢 白术 桂(去粗皮)各等分

【用法】上为散。每服三钱匕,温酒调下。

【主治】肾虚腰痛。

43599 牡丹散(《圣济总录》卷一四○)

【组成】牡丹(去心) 白蔹各一两 桑根白皮(剉)二两 藿香叶 丁香 麝香(研)各一分

【用法】上为散。每服二钱匕,温酒调下,每日三次。浅者十日,深者二十日,箭头自出。

【主治】金疮箭头在骨,远年不出。

43600 牡丹散

《圣济总录》(文瑞楼本)卷一四九。即原书(人卫本)"牡丹皮散"。见该条。

43601 牡丹散(《圣济总录》卷一五一)

【组成】牡丹皮 乌头(炮裂,去皮脐) 桂(去粗皮)各一两

【用法】上为散。每服二钱匕,温酒调下,不拘时候。

【主治】室女血脏虚冷,月水凝涩,攻少腹痛。

43602 牡丹散(《圣济总录》卷一五一)

【组成】牡丹皮 芍药 槟榔(剉) 当归(切,焙) 白术 赤茯苓(去黑皮) 生干地黄(焙) 芎䓖 莎草根(炒去毛) 桂(去粗皮) 麦蘖(炒)各半两 人参一两

【用法】上为散。每服三钱匕,水、酒共一盏,煎至七分,去滓空心温服,未愈再服。

【主治】室女月水来不利,腰腹痛。

43603 牡丹散(《圣济总录》卷一六一)

【组成】牡丹(去心) 芍药 当归(切,炒) 桂(去粗皮) 漏芦(去芦头) 白芷 五灵脂(炒) 陈橘皮(汤浸,去白,微炒) 芎䓖 红蓝花 干漆(炒烟透)各半两

【用法】上为散。每服二钱匕,生姜、温酒调下。

【主治】产后血气血块,恶露不尽,攻筑刺痛。

43604 牡丹散

《鸡峰》卷十七。为《圣济总录》卷一五一"牡丹汤"之异名。见该条。

43605 牡丹散(《妇人良方》卷七引《卫生方》)

【组成】牡丹皮 桂心 当归 延胡索各一两 莪术 牛膝 赤芍药各二两 荆三棱一两半

【用法】上为粗末。每服三钱,水一盏,酒半盏,煎七分,温服。

【主治】妇人久虚羸瘦,血块走注,心腹疼痛,不思饮食。

【方论选录】《医方集解》:此足厥阴药也。桂心、丹皮、赤芍、牛膝,以行其血;三棱、莪术、归尾、延胡,以行其血中气滞,气中血滞,气血周流,则结者散矣。

【备考】本方方名,《医统》引作"牡丹皮散"。

43606 牡丹散(《直指》卷二十三)

【异名】牡丹皮散(《外科发挥》卷四)。

【组成】人参 牡丹皮 白茯苓 天麻 黄耆 木香 当归 川芎 辣桂各三分 白芷 薏苡仁 甘草(炙)各二分 桃仁(浸去皮,炒)三分

【用法】上为末。每服三钱,井水煎,食前服。

【主治】肠痈冷证,腹濡而痛,时时利脓。

【备考】本方改为汤剂,名"牡丹汤"(见《校注妇人良方》)。

43607 牡丹散(《局方》卷九续添诸局经验秘方)

【组成】干漆(炒) 苏木 鬼箭 蓬莪术(炮)各一分 甘草(半盐汤炙,半生) 当归 桂心 牡丹皮 芍药 陈皮(去白) 红花 延胡索(炒) 没药(别研令细) 乌药各一两

【用法】上为末。每服二钱,水一盏,煎至七分,不拘时候。

【主治】血虚劳倦,五心烦热,肢体疼痛,头目昏重,心松颊赤,口燥咽干,发热盗汗,减食嗜卧;及血热相搏,月水不利,脐腹胀痛,寒热如疟;室女血弱阴虚,荣卫不和,痰嗽潮热,肌体羸瘦,渐成骨蒸。

43608 牡丹散

《得效》卷十九。为《本事》卷二"升麻汤"之异名。见该条。

43609 牡丹散

《普济方》卷三二八。为《博济》卷四"牡丹皮散"之异名。见该条。

43610 牡丹散(《普济方》卷三四八)

【组成】牡丹皮 红芍药各一两半 白芷五分 干姜(炮制)一两 当归(去苗) 苦杖 红花 延胡索 官桂 没药 橘皮(去白)各二两 川芎二两二分

【用法】上为末。每服二钱,酒水共一盏,生姜二片,同煎至七分,食前稍热服。治产后恶物不尽,一月内日进二服,两月内日进一服。

【主治】产后血晕,气逆胸膈不利,及月水不调,凝滞撮痛,或因产后经脉不和,恶物不尽。

43611 牡丹粥(《圣济总录》卷一九○)

【组成】牡丹叶 漏芦(去芦头) 决明子各一两半 雄猪肝(去筋膜,切,研)二两

【用法】上四味。以水三升,煎牡丹叶等三味,去滓取一升半,入猪肝及入粳米二合,煮如常粥,空腹食之,随儿大小加减。

【主治】小儿癖瘕病。

43612 牡丹煎(《准绳·女科》卷三)

【组成】牡丹皮 苦参 贝母(去心) 玄胡索 白芍药各等分

【用法】上为细末,炼蜜为丸,如梧桐子大。每服十五、二十丸,米饮送下,不拘时候。

【主治】妇人血膈。

43613 牡丹膏(《外台》卷十五引《延年方》)

【组成】牡丹皮 当归 芎䓖 防风 升麻 防己 芒消各六分 芍药 细辛 干蓝 犀角(屑) 漏芦 蒴藋

零陵香各四分　杏仁(去双仁皮尖,碎)　栀子仁　黄芩　大黄　青木香各三分　竹沥二升

【用法】上切,以竹沥渍一宿,醍醐三升半,煎于火上三下三上,候芍药黄,膏成,绞去滓。以摩病上。

【主治】项强痛,头风,搔疹痒,风肿。

43614　牡丹膏(《圣济总录》卷八十四)

【组成】牡丹皮　芫花(生用)　皂荚(去皮,炙)各半两　藜芦(生)　附子(炮裂,去皮脐)　莽草叶各三分　大黄(剉,炒)　蜀椒(去目并闭口,炒出汗)各一两

【用法】上为末,以新棉裹,内净器中,苦酒三升浸,经一宿,取腊月猪膏三升,内锅中炼去筋膜后,同药裹入前酒中,慢火煎之,候变色,稀稠得所,即滤去药裹,频搅成膏,倾入通油瓷器中密封。旋取揩摩患处。

【主治】脚气风痹,手足疼弱,鼠漏恶疮,风毒所中,腹中疠痛。

43615　牡矾丹

《医学入门》卷八。为《普济方》卷三○一"牡蛎散"之异名。见该条。

43616　牡荆汤(《圣济总录》卷六十一)

【组成】牡荆子　白术各半两　芒消一分(研,汤成下)

【用法】上三味,二味剉细,用水二盏,煎至一盏,去滓,下芒消搅匀,食后温服。

【主治】惊黄。面青身黄,心中烦乱,起卧不安,唇里生疮,目视眈眈。

【备考】如病人望之色青,近之色白,身体凉冷,言语带邪,气急冲心,汗出不多,此是死候也。

43617　牡荆酒(《圣济总录》卷一一四)

【组成】牡荆子(微炒)一升

【用法】上以酒二升浸,寒七日,暑三日,去滓。任性饮之。虽久聋亦愈。

【主治】耳聋。

43618　牡蛎丸(《千金》卷四)

【组成】牡蛎四两　大黄一斤　柴胡五两　干姜三两　芎䓖　茯苓各二两半　蜀椒十两　葶苈子　芒消　杏仁各五合　水蛭　虻虫各半两　桃仁七十个

【用法】上为末,炼蜜为丸,如梧桐子大。每服七丸,一日三次。

【主治】❶《千金》:经闭不通,不欲饮食。❷《圣惠》:妇人月水久不通,令人乍寒乍热,羸瘦盗汗,或加咳嗽,不欲饮食。

43619　牡蛎丸(《圣惠》卷七)

【组成】牡蛎二两(烧为粉)　附子一两(炮裂,去皮脐)　狗脊一两　白龙骨二两(烧过)　椒红一两(微炒)　泽泻一两　韭子一两(微炒)　鹿茸二两(去毛,涂酥炙微黄)　肉苁蓉二两(酒浸一宿,刮去皱皮,炙令干)

【用法】上为末,炼蜜为丸,如梧桐子大。每服三十丸,食前以温酒送下。

【主治】膀胱虚冷,肾气衰微,小便滑数,白浊。

43620　牡蛎丸(《圣惠》卷二十九)

【组成】牡蛎一两半(烧为粉)　龙骨一两半　续断一两　肉苁蓉二两(酒浸一宿,刮去皱皮,炙干)　远志一两(去心)　黄耆一两(刮剉)　鹿茸一两(去毛,酥涂,炙微黄)

桂心半两　附子半两(炮裂,去皮脐)　天门冬一两半(去心,焙)　熟干地黄二两

【用法】上为末,炼蜜为丸,如梧桐子大。每服三十丸,空心及晚食前饮下。

【主治】虚劳,四肢羸劣,手足多疼,小便数,心神烦。

43621　牡蛎丸(《圣惠》卷五十三)

【组成】牡蛎一两(烧为粉)　鹿茸二两(去毛涂酥,炙令微黄)　黄耆一两半(剉)　土瓜根一两　人参一两(去芦头)　桂心半两　白茯苓一两半　熟干地黄一两　龙骨一两　甘草半两(炙微赤,剉)

【用法】上为末,炼蜜为丸,如梧桐子大。每服三十丸,空心及晚食前以清粥饮送下。

【主治】消肾,小便滑数,虚极羸瘦。

43622　牡蛎丸(《圣惠》卷七十二)

【组成】牡蛎粉一两　阿胶三分(捣碎,炒令黄燥)　当归三分(剉,微炒)　芎䓖三分　续断三分　鹿茸三分(去毛,涂酥炙令微黄)　干姜三分(炮裂,剉)　代赭一两　赤石脂一两　甘草一分(炙微赤,剉)

【用法】上为末,炼蜜为丸,如梧桐子大。每服三十丸,食前以温酒送下。

【主治】妇人血海虚损,月水不断。

43623　牡蛎丸(《圣惠》卷七十三)

【组成】牡蛎一两(为粉)　禹余粮一两(烧,醋淬七遍)　白芷三分　白石脂一两　乌贼鱼骨一两(烧灰)　干姜三分(炮裂,剉)　龙骨一两　桂心三分　瞿麦三分　川大黄三分(剉碎,微炒)　石韦半两(去毛)　白蔹半两　细辛半两　白芍药一(三)分　甘草半两(炙微赤,剉)　黄连半两(去须)　附子三分(炮裂,去皮脐)　当归三分(剉,微炒)　白茯苓三分　黄芩三分　钟乳粉一两　白垩一两

【用法】上为末,炼蜜为丸,如梧桐子大。每服三十丸,食前温酒送下。

【主治】妇人胞中诸病,漏下不绝。

43624　牡蛎丸(《圣惠》卷九十八)

【组成】牡蛎粉一两　肉苁蓉一两(酒浸一宿,刮去皱皮,炙令干)　磁石一两(烧,醋淬七遍,细研,水飞过)　山茱萸一两　黄耆一两(剉)　熟干地黄一两　沉香一两　枳壳一两(麸炒微黄,去瓤)　怀香子一两　丁香一两　石斛一两(去根,剉)　干姜一两(炮裂,剉)　巴戟一两　桂心一两半　槟榔一两半　附子二两(炮裂,去皮脐)　吴茱萸一两(酒浸七遍,焙干微炒)

【用法】上为末,以枣肉为丸,如梧桐子大。每服二十丸,空心以盐汤送下,渐加至四十丸。

【功用】暖水脏,益元气。

【主治】虚损,小便滑数。

43625　牡蛎丸(方出《证类本草》卷二十引《经验方》,名见《普济方》卷二九一引《直指》)

【组成】牡蛎(用炭一秤,煅通赤,取出于湿地上,用纸衬出火毒一宿)四两　玄参三两

【用法】上为末,以面糊为丸,如梧桐子大。每服三十丸,早、晚食后、临卧各以酒送下。药将服尽,疬子亦除根本。

【主治】一切丈夫、妇人瘰疬。

43626 牡蛎丸（《普济方》卷四十一引《护命方》）

【组成】牡蛎（火煅,细研） 萆薢 续断 益智子（去皮） 石斛（去根） 芎䓖 牛膝（酒浸,切,焙） 狗脊（去毛） 五味子 石硫黄（另研） 山茱萸 巴戟天（去心） 龙骨各等分

【用法】上为末,炼蜜为丸,如梧桐子大。每服四十丸,空心盐汤送下。小便止即已,不必再服。一方杵为末,入盐煎,空心频频服之,不止,再炼蜜丸服。

【主治】小肠虚寒,小便频数,便下久而有膜,如乳酪状。

43627 牡蛎丸（《圣济总录》卷五十九）

【组成】牡蛎（煅,研） 赤石脂（研） 栝楼根 肉苁蓉（酒浸一宿,切焙）各一两 黄连（去须） 土瓜根（剉） 黄芩（去黑心） 知母（焙） 泽泻 天门冬（去心,焙） 鹿茸（去皮毛,酒浸,炙） 五味子 桑螵蛸（麸炒）各三分 熟干地黄（焙）一两半

【用法】上十四味,十二味为末,与别研二味和匀,炼蜜为丸,如梧桐子大。每服三十丸,煎陈粟米饮送下,日三夜一。

【主治】消中,食已即饥,手足烦热,背膊疼闷,小便稠浊。

43628 牡蛎丸（《圣济总录》卷九十五）

【组成】牡蛎三两（白者,盛瓷合子内,更用盐末一两盖头铺底,以炭火约五斤烧半日,取出,研如粉） 赤石脂三两（捣碎醋拌令湿,于生铁铫子内,慢火炒令干,研如粉）

【用法】上二味,再同研匀,酒煮面糊为丸,如梧桐子大。每服十五丸,空心盐汤送下。

【主治】小便失禁。

43629 牡蛎丸（《圣济总录》卷九十六）

【组成】牡蛎（火煅） 独活（去芦头） 狗脊（去毛）各三分 肉苁蓉（酒浸,切,焙）一两 龙骨半两

【用法】上为末,炼蜜为丸,如梧桐子大。每服三十丸,空心、食前盐汤送下。

【主治】膀胱虚寒,小便数。

43630 牡蛎丸（《圣济总录》卷一七八）

【组成】牡蛎（煅） 黄连（去须） 黄柏（去粗皮,炙） 龙骨 赤石脂 人参 甘草（炙）各一两

【用法】上为末,炼蜜为丸,如麻子大。一二岁儿每服三丸,四岁至六岁儿五丸,米饮送下,空心、午后各一服。

【主治】小儿热痢。

43631 牡蛎丸（《圣济总录》卷一八七）

【组成】牡蛎（煅,醋淬七遍）四两 白术（剉,炒） 干姜（炮） 附子（炮裂,去皮脐） 乌头（炮裂,去皮脐）各一两

【用法】上为末,酒煮面糊为丸,如梧桐子大。每服二十丸至三十丸,空心、食前,丈夫盐汤送下,妇人炒姜酒送下。

【功用】补益。

【主治】丈夫元脏衰惫,小便白浊,妇人血脏虚冷,赤白带下。

43632 牡蛎丸（《普济方》卷三十三引《卫生家宝》）

【组成】石亭脂（研,生用） 牡蛎（用醋浸少时,生用） 青盐 龙骨（真者,饭上蒸一次）各等分

【用法】上为末,以青盐打糊为丸,如梧桐子大。每服三十丸,空心盐汤盐酒送下。见效即住服。

【主治】中年以后,肾气虚冷,梦遗泄精,小便白浊。

【加减】中年以下,去石亭脂。

43633 牡蛎丸（《直指》卷十）

【组成】圆白半夏一两（荡洗十次,每个作两片,以木猪苓去皮二两为粗末,同半夏慢火炒黄,放地出火毒一宿,不用木猪苓） 煅过厚牡蛎粉一两

【用法】同为末,以山药糊为丸,如梧桐子大。留木猪苓养药,瓷器密收。每服三十丸,茯苓煎汤送下。

【主治】精气不禁,白浊,梦遗。

43634 牡蛎丸（《医学六要·治法汇》卷七）

【组成】牡蛎

【用法】火煅研细,和醋为丸,再煅红候冷,研细出火毒,以醋调艾末,熬成膏,为丸如梧桐子大。每服五十丸,调醋艾汤送下。

【主治】月水不止,众药不应者。

【备考】本方原名牡蛎散,与剂型不符,据《济阴纲目》改。

43635 牡蛎汤（《外台》卷五引《伤寒论》）

【组成】牡蛎四两（熬） 麻黄四两（去节） 甘草三两（炙） 蜀漆三两（若无用常山代之）

【用法】上四味,以水先洗蜀漆三遍去腥,咬咀,以水八升,煮蜀漆及麻黄去沫,取六升,纳二味,更煎取二升,去滓,温服一升,即吐,勿更服。

【主治】牝疟多寒者。

【宜忌】忌海藻、菘菜。

【方论选录】❶《千金方衍义》:此方中牡蛎即蜀漆散中龙骨之意,蜀漆得云母专升阳邪陷阴,故以纯阳之龙骨为佐;此方中麻黄即蜀漆散中云母之意,蜀漆得麻黄专开阴邪之固闭,故以纯阴之牡蛎为辅;甘草调和药性之阴阳也。❷《医门法律》:牡蛎汤一方,同治牝疟者,初感病时,风寒未清,传变为疟,结伏心下,故方中用麻黄以散风寒,并借之以通阳气耳。

43636 牡蛎汤（《圣济总录》卷十四）

【组成】牡蛎（去黑硬处,火烧令碎）三两 白茯苓（去黑皮）三两 麦门冬（去心） 远志（去心）各二两 甘草（炙,剉） 龙骨（去土） 桂（去粗皮） 凝水石各一两

【用法】上为粗末。每服三钱匕,以水一盏半加生姜三片,同煎去滓,取八分温服,空心及晚食前各一服。

【主治】风惊恐,忽忽善忘,悲伤不乐,烦壅多恚闷。

43637 牡蛎汤（《圣济总录》卷六十）

【组成】牡蛎（烧令通赤） 龙胆 升麻 麦门冬（去心,焙） 甘草（炙）各三分 犀角（镑）半两 藁本 桂各半两

【用法】上为散。每服四钱匕,水一大盏,煎至八分,去滓热服。温覆,即避风寒。

【主治】女劳疸,额上汗出,四肢虚烦,日晡发热,小便自利。

43638 牡蛎汤

《圣济总录》卷七十五。为《千金》卷十五"大桃花汤"之异名。见该条。

43639 牡蛎汤（《圣济总录》卷七十五）

【组成】牡蛎（煅过,研） 白头翁（焙） 当归（切,

焙) 犀角(镑) 艾叶(炒) 甘草(炙,剉) 桑寄生(剉)各半两 黄柏(去粗皮,蜜炙,剉) 黄连(去须,炒) 黄芩(去黑心) 升麻 酸石榴皮(炙)各三分

【用法】上为粗末。每服五钱匕,水一盏半,煎至一盏,去滓,空心温服,日午再服。

【主治】诸热毒痢,下黄汁及如赤烂豆汁,如赤带状,又如鱼脑,壮热。

43640 牡蛎汤

《圣济总录》卷一五一。为《圣惠》卷八十"牡蛎散"之异名。见该条。

43641 牡蛎汤(《鸡峰》卷十六)

【组成】乌贼鱼骨 牡蛎 桂心各一两 干姜 黄耆白芷各三分 五色龙骨 熟干地黄各一两半

【用法】上为细末。每服二钱,食前温酒调下。

【主治】妇人漏下五色不止,淋沥连年,黄瘦萎瘁。

43642 牡蛎汤(《产论》)

【组成】桂枝 泽泻 龙骨 牡蛎各三钱 甘草一分

【用法】上㕮咀。以水二合半,煮取一合半服。

【主治】子宫受寒,孕而遗精。

43643 牡蛎饮

《不知医必要》卷一。为《局方》卷八"牡蛎散"之异名。见该条。

43644 牡蛎粉(方出《医心方》卷十三引《玄感传尸方》,名见《圣济总录》卷九十三)

【组成】麻黄根三分 牡蛎粉三分 蒺藜子二两 熟朱砂半两(末) 白术粉六分 胡燕脂一两

【用法】上为细末,绢袋盛之,夜卧汗出傅之。

【主治】传尸骨蒸,盗汗。

【备考】方中麻黄根、白术粉、胡燕脂,《圣济总录》作麻黄(不去节)、白米粉、胡燕屎。

43645 牡蛎粉(《卫生总微》卷十五)

【组成】牡蛎粉二两 麻黄根 赤石脂 糯米粉各一两

【用法】上为细末,入龙脑末一钱拌之。每用一匙头,新绵包扑有汗之处。

【功用】止盗汗最佳。

【主治】诸汗。

43646 牡蛎粉(《卫生总微》卷十五)

【异名】牡蛎蛇床子散(《普济方》卷三〇一)。

【组成】牡蛎粉二两 麻黄根一两 蛇床子 干姜各半两

【用法】上为细末。每用一匙头,新绵包扑有汗之处。

【主治】诸汗。

43647 牡蛎粉(《金匮钩玄》卷中)

【组成】牡蛎粉

【用法】酒调服一二钱。

【主治】盗汗。

【宜忌】气实者忌用。

43648 牡蛎散(方出《肘后》卷二,名见《圣济总录》卷七十)

【组成】左顾牡蛎十分 石膏五分

【用法】上为末。每服方寸匕,一日三四次,酒调下;亦可蜜丸,如梧桐子大,服之。

【主治】❶《肘后》:大病愈后,小劳便鼻衄。❷《圣济总录》:大衄,口耳鼻俱出血。

【备考】本方改为丸剂,名"石膏牡蛎丸"(见《杂病源流犀烛》)。

43649 牡蛎散(《医心方》卷七引《效验方》)

【组成】牡蛎三分 干姜三分

【用法】上为末。以粉敷之,一日二次。

【主治】男子阴下痒湿。

43650 牡蛎散(《外台》卷二十九引《古今录验》)

【组成】牡蛎二分(熬) 石膏一分

【用法】上为末。以粉末敷疮上。

【功用】止痛。

【主治】金疮。

43651 牡蛎散(《医心方》卷二十三引《录验方》)

【组成】牡蛎二两 干姜二两 麻黄根二两

【用法】上为末,杂白米粉身,不过三四次便止。

【主治】产后虚劳,汗出不止。

43652 牡蛎散(方出《千金》卷四,名见《圣惠》卷八十)

【组成】龟甲 牡蛎各三两

【用法】上为末。每服方寸匕,一日三次,酒调下。

【主治】❶《千金》:崩中漏下赤白不止,气虚竭。❷《圣惠》:产后恶露不绝。

43653 牡蛎散

《千金》卷十。方出《深师方》引赵子高方见《外台》卷十五,名见《元和纪用经》"牡蛎术散"之异名。见该条。

43654 牡蛎散(《圣惠》卷四)

【组成】牡蛎粉一两 寒水石一两 铅霜半两(细研) 朱砂半两(细研如面) 甘草末半两(生用) 故扇灰半分

【用法】上为细末。每服半钱,以新汲水调下,不拘时候。

【主治】心热,汗出不止。

43655 牡蛎散(《圣惠》卷九)

【组成】牡蛎一两(烧为粉) 甘草一两(炙微赤,剉) 干姜一两(炮裂,剉) 柴胡二两(去苗) 木通一两(剉) 桂心一两 黄芩一两 栝楼根一两 厚朴二两(去粗皮,涂生姜汁,炙令香熟)

【用法】上为散。每服三钱,以水一中盏,煎至五分,去滓温服,不拘时候。

【主治】伤寒六日,其人已发汗而不解,胸胁满,小便不多利,渴而不呕,但头汗出,往来寒热而烦。

43656 牡蛎散(《圣惠》卷十二)

【组成】牡蛎一两(烧为粉) 白茯苓 人参(去芦头) 白术 白芍药 麻黄根各三分

【用法】上为散。每服二钱,以粥饮调下,不拘时候。

【主治】伤寒,脉候软弱,神气羸劣,虚汗不止。

43657 牡蛎散(《圣惠》卷十二)

【组成】牡蛎一两(烧为粉) 甘草半两(炙微赤,剉) 熟干地黄一两 白术一两 白芍药半两 龙骨一两 黄耆二两(剉) 人参一两(去芦头) 麦门冬半两(去心)

【用法】上为散。每服四钱,以水一中盏,加生姜半分,大枣二个,煎至六分,去滓温服,不拘时候。

【主治】伤寒,汗出不解。

43658 牡蛎散(《圣惠》卷十三)

【组成】牡蛎一两(烧为粉) 龙骨一两半 黄连一两(去须,微炒) 乌梅肉三分(微炒)

【用法】上为细散。每服二钱,以粥饮调下,不拘时候。

【主治】伤寒壮热,下痢烦渴。

43659 牡蛎散(《圣惠》卷十四)

【组成】牡蛎(烧为粉) 桂心 白芍药 鹿茸(涂酥微炙,去毛) 龙骨各一两 甘草半两(炙微赤,剉)

【用法】上为散。每服五钱,以水一大盏,加生姜半分,大枣三个,煎至五分,去滓,食前温服。

【主治】伤寒后虚损,心多松悸,夜梦泄精。

43660 牡蛎散(《圣惠》卷十四)

【组成】牡蛎一两半(烧为粉) 紫菀一两(洗去苗土) 旋覆花半两 甘草半两(炙微赤,剉) 桔梗一两(去芦头) 萎蕤一两 沙参三分(去芦头) 黄耆一两(剉) 柴胡一两(去苗)

【用法】上为散。每服四钱,以水一中盏,加生姜半分,煎至六分,去滓,入生地黄汁半合,更煎一两沸,放温服,不拘时候。

【主治】伤寒后肺痿劳嗽,唾多稠涎,羸瘦喘促,仍多盗汗。

43661 牡蛎散(《圣惠》卷二十九)

【组成】牡蛎粉一两 麻黄根一两 杜仲一两(去粗皮,微炙,剉) 黄耆二两(剉) 白茯苓 败蒲扇灰一两

【用法】上为散。每服四钱,以水一中盏,煎至六分,去滓温服,不拘时候。

【主治】虚劳盗汗。

【备考】方中茯苓,用量原缺。

43662 牡蛎散(《圣惠》卷二十九)

【组成】牡蛎一两(烧为粉) 车前子一两 桂心三分 黄芩一两 泽泻三分 葵子一两

【用法】上为细散。每服二钱,食前以清粥饮调下。

【主治】虚劳小便出血。

43663 牡蛎散(《圣惠》卷三十)

【组成】牡蛎粉三两 龙骨三两 桂心一两 棘刺一两(微炒) 白芍药一两 苍术二两(微炒) 甘草一两(炙微赤,剉) 柏子仁一两 车前子一两 桑螵蛸一两(微炒)

【用法】上为细散。每服二钱,食前以粥饮调下。

【主治】虚劳梦泄,乏力盗汗。

43664 牡蛎散(《圣惠》卷三十一)

【组成】牡蛎一两半(烧为粉) 知母一两半 犀角屑一两 前胡一两(去芦头) 柴胡一两(去苗) 甘草半两(炙微赤,剉) 虎头骨一两半(涂酥炙令黄) 鳖甲二两(涂酥炙令黄,去裙襕)

【用法】上为散。每服四钱,以水一中盏,煎至六分,去滓温服,不拘时候。

【主治】热劳百节烦疼,渐渐羸瘦,不能饮食,日晚或恶寒,兼盗汗。

【宜忌】忌生果、苋菜。

43665 牡蛎散(《圣惠》卷三十七)

【组成】牡蛎(烧为粉) 车前子 桂心 黄芩 熟干地黄 白龙骨(烧令赤)各一两

【用法】上为细散。每服二钱,食前以粥饮调下。

【主治】劳损伤中尿血。

43666 牡蛎散(方出《圣惠》卷五十三,名见《普济方》卷一七六)

【组成】白羊肺一具(切片) 牡蛎二两(烧为粉) 胡燕窠中草(烧灰)一两

【用法】上为细散。每服二钱,食后以新汲水调下。

【功用】润肺。

【主治】消渴。

【备考】方中白羊肺,《普济方》作"白羊肝"。

43667 牡蛎散(《圣惠》卷五十三)

【组成】牡蛎三分(烧为粉) 朱砂半两(细研) 龙齿三分 芦荟三分 黄连一两(去须) 铁粉一两(细研) 泽泻半两 甘草半两(炙微赤,剉) 黄丹一分 栝楼根一两 鸡䏶胵三分(炙令黄色) 桑螵蛸半两(微炒) 胡粉一分 赤石脂二两

【用法】上为细散。每服一钱,煎大麦仁汤调下,不拘时候。

【主治】消中。心神烦热,肌肉干瘦,小便赤黄,脚膝无力,吃食不成肌肤。

43668 牡蛎散(《圣惠》卷五十九)

【组成】牡蛎一两(烧为粉) 龙骨一两 乌梅肉半两 白头翁半两 女萎半两 黄连半两(去须,微炒) 当归半两(剉碎,微炒) 甘草半两(炙微赤,剉)

【用法】上为细散。每服二钱,食前以粥饮调下。

【主治】白脓痢,昼夜无数。

43669 牡蛎散(《圣惠》卷六十七)

【组成】牡蛎一两(以湿纸裹后却以泥更裹候干,用大火烧通赤) 白矾三两(烧令汁尽) 黄丹三两 腻粉一两 雄黄一两(细研) 雌黄半两(细研) 麝香二钱(细研) 麒麟竭一两

【用法】上为细散,仍于烈日中摊晒半日,后入瓷瓶子中盛。如有坠损及骨折筋断,用生油稠调涂之;如已成疮,干敷之。立效。

【主治】坠车落马伤损,筋骨疼痛,皮肉破裂,出血不止。

43670 牡蛎散(《圣惠》卷七十二)

【组成】牡蛎粉 车前子 桂心 黄芩各半两

【用法】上为细散。每服二钱,以粥饮调下,日三四次。

【主治】妇人伤中尿血。

43671 牡蛎散(《圣惠》卷七十二)

【组成】牡蛎二两(烧为粉) 龙骨一两 鸡䏶胵十个(微炙) 附子一两(炮裂,去皮脐) 吴茱萸一分(汤浸七遍,焙干微炒) 鹿角屑一两(微黄)

【用法】上为细散。每服一钱,食前以温酒调下。

【主治】妇人脏腑久冷,小便滑数。

43672 牡蛎散(《圣惠》卷七十三)

【组成】牡蛎一两(烧为粉) 熟干地黄一两 龙骨一两 蒲黄一两 阿胶一两(捣碎,炒令黄燥) 干姜一两(炮裂,剉)

【用法】上为细散。每服二钱,食前以艾叶汤调下。

【主治】妇人白崩不止,面色黄瘦,脐下冷痛。

43673 牡蛎散(《圣惠》卷七十八)

【组成】牡蛎粉一两 龙骨一两 黄耆一两(剉) 白术 当归(剉,微炒) 桂心 芎䓖 熟干地黄 五味子各半两 人参三分(去芦头) 白茯苓三分 甘草一分(炙微赤,剉)

【用法】上为粗散。每服三钱,以水一中盏,加生姜半分,大枣三个,煎至六分,去滓温服,不拘时候。

【主治】产后体虚汗出,心烦,食少乏力,四肢赢弱。

43674 牡蛎散(方出《圣惠》卷七十八,名见《圣济总录》卷十三)

【异名】粉汗方(《圣济总录》卷三十一)。

【组成】牡蛎粉三分 麻黄根二两

【用法】上为细散。用扑身上,汗即自止。

【主治】❶《圣惠》:产后虚汗不止。❷《圣济总录》:风虚多汗。

【备考】《圣济总录》粉汗方,用牡蛎半斤(烧研如粉),麻黄根一两(捣罗为末),寝寐中于有汗处敷之。

43675 牡蛎散(《圣惠》卷八十)

【异名】牡蛎汤(《圣济总录》卷一五一)。

【组成】牡蛎(烧为粉) 芎䓖 熟干地黄 白茯苓 龙骨各一两 续断 当归(剉,微炒) 艾叶(微炒) 人参(去芦头) 五味子 地榆各半两 甘草一分(炙微赤,剉)

【用法】上为粗散。每服四钱,以水一中盏,入生姜半分,大枣二个,煎至六分,去滓,每于食前温服。

【主治】❶《圣惠》:产后恶露不绝,心闷短气,四肢乏力,不能饮食,头目昏重。❷《圣济总录》:室女月水日久不绝,心闷短气,四肢乏弱,不思饮食,头目昏重,五心烦热,面黄体瘦。

43676 牡蛎散(《圣惠》卷八十二)

【组成】牡蛎一分(烧为粉) 伏龙肝一分(细研) 甘草三分(炙为赤,剉) 苍术一分(剉,炒熟) 麝香三分(细研)

【用法】上于木臼内捣细罗为散。每服半钱,研陈米泔澄清,煎竹茹汤调服。

【主治】小儿躽啼,或吐泻,腹胀胸满。

43677 牡蛎散(《圣惠》卷八十三)

【组成】牡蛎粉一两 麻黄根一两 赤石脂一两

【用法】上为细散。入米粉二合,拌令匀。每日及夜间常扑之。

【主治】小儿盗汗不止。

43678 牡蛎散(《圣惠》卷八十四)

【组成】牡蛎一两(烧为粉) 附子半两(炮裂,去皮脐) 麻黄半两(去根节) 人参半两(去芦头) 甘草半两(炙微赤,剉)

【用法】上为粗散。每服一钱,以水一小盏,煎至五分。去滓温服,不拘时候。

【主治】小儿湿温伤寒,四肢或时壮热,或时厥冷,汗多自出(如珠子者生,如油者死),头额热疼,面色赤黑,声多干叫,寸口脉浮洪大,关尺脉沉实,息数不匀。

43679 牡蛎散(《圣惠》卷八十四)

【组成】牡蛎粉半两 知母一分 恒山半两 乌梅肉半两(微炒) 人参半两(去芦头) 鳖甲二分(涂酥炙微黄,去裙襕) 川升麻一分 甘草一分(炙微赤,剉) 豉心一分 桃仁一分(汤浸,去皮尖双仁,麸炒微黄)

【用法】上为细散。每服半钱,一日二次,以温酒调下。

【主治】小儿痰癖,疟发无时。

43680 牡蛎散(《圣惠》卷九十二)

【组成】牡蛎粉三分 龙骨三分 麦门冬半两(去心,焙) 黄耆半两(剉) 鸡肠草半两 白茯苓半两 桑螵蛸三分(微炒) 甘草一分(炙微赤,剉)

【用法】上为粗散。每服一钱,以水一小盏,加生姜少许,大枣二个,煎至六分,去滓,量儿大小,分减温服。

【主治】小儿遗尿,体瘦心烦,不欲食。

43681 牡蛎散(方出《证类本草》卷二十引《初虞世方》,名见《鸡峰》卷二十四)

【组成】牡蛎不限多少(盐泥固济,炭三斤,煅令火尽,冷取)二两 干姜一两(炮)

【用法】上为细末,用冷水调稀糊得所,涂病处。小便大利即愈。

【主治】水癫偏大,上下不定,疼痛。

43682 牡蛎散(《局方》卷八)

【异名】麦煎汤(《医学正传》卷五引东垣方)、麦煎散(《卫生宝鉴》卷五)、黄耆散(《普济方》卷二二六引《德生堂方》)、牡蛎饮(《不知医必要》卷一)

【组成】黄耆(去苗土) 麻黄根(洗) 牡蛎(米泔浸,刷去土,火烧通赤)各一两

【用法】上为粗散。每服三钱,水一盏半,小麦百余粒,同煎至八分,去滓热服,一日二次,不拘时候。

【功用】《中医方剂学讲义》:敛汗固表。

【主治】虚劳不足,自汗盗汗,心悸遗精。

❶《局方》:诸虚不足,及新病暴虚,津液不固,体常自汗,夜卧即甚,久而不止,赢瘠枯瘦,心忪惊惕,短气烦倦。❷《本事》:虚劳盗汗不止。❸《普济方》:梦遗精淋沥。

【方论选录】❶《医方集解》:此手太阴少阴药也。陈来章曰:汗为心之液,心有火则汗不止,牡蛎、浮小麦之咸凉,去烦热而止汗;阳为阴之卫,阳气虚则卫不固,黄耆、麻黄根之甘温,走肌表而固卫。❷《成方便读》:黄耆固里益气,以麻黄根领之达表而止汗;牡蛎咸寒,潜其虚阳,敛其津液;麦为心谷,其麸则凉,用以入心,退其虚热耳。此治卫阳不固,心有虚热之自汗也。

43683 牡蛎散(《圣济总录》卷十八)

【组成】牡蛎 胆矾各半两

【用法】上生用为散。酽醋调摩患处。

【主治】紫癜风。

43684 牡蛎散(《圣济总录》卷三十一)

【组成】牡蛎(烧)一两 白茯苓(去黑皮,剉) 人参 白术 芍药 龙骨(烧) 熟干地黄(焙)各半两

【用法】上为散。每服二钱匕,米饮调下,不拘时服。

【主治】伤寒后赢劣,虚汗不止。

43685 牡蛎散(《圣济总录》卷三十七)

【组成】牡蛎(熬) 常山(剉) 陈橘皮(汤浸去白,焙) 桂(去粗皮)各三分

【用法】上为细散。每服一钱匕,温酒调下。

【主治】疟痢。

43686 牡蛎散（《圣济总录》卷一一九）

【组成】牡蛎（煅,研） 伏龙肝 附子（炮裂,去皮脐）白矾（煅,研）各半两

【用法】上为散,以酒和如泥。每用一钱,于患处涂贴,吐津。

【主治】牙疼连牙关急,口眼相引,木舌肿强不能转。

43687 牡蛎散（《圣济总录》卷一二六）

【组成】牡蛎（煅,研） 连翘（瓦上炒,捣）各一两

【用法】上为细散。每服一钱匕,临卧无灰酒调下。愈后更服一两,永不发。

【主治】五种瘰疬。

43688 牡蛎散（《圣济总录》卷一二七）

【组成】牡蛎（黄泥固济,煅取白为度）三两 甘草（炙,剉）一两

【用法】上为散。每服二钱匕,一日三次,空心,点腊茶清调下。并用好皂荚一梃,去皮,分作两截,一截使米醋半盏刷炙,以醋干为度,一截焙干;乌头二枚,内一枚炮,一枚生;炒糯米三十粒,同为末,再用醋半盏,暖动和匀成膏贴之。

【主治】❶《圣济总录》:瘰疬。❷《三因》:小儿口疮。

43689 牡蛎散（《圣济总录》卷一二八）

【组成】牡蛎（取脑头厚处生用）

【用法】上为细散。每用二钱匕,一日三次,研淀花,冷酒调下。如痛盛已溃者,以药末敷之,仍更服药。

【主治】❶《圣济总录》:乳痈初发,肿痛结硬,欲成脓者。❷《普济方》:甲疽胬肉裹甲,脓血疼痛不愈。

43690 牡蛎散（《圣济总录》卷一四五）

【组成】牡蛎一斤半（炭火烧红,细研水飞过,取一斤）铅粉（洛阳者,炒黑细研）半斤 当归（切,焙,取末）半两硼砂（研） 乳香（研）各一两半

【用法】上研匀,先用醋煮小黄米粥,摊纸上,用药末三钱匕,匀掺粥上,裹贴患处,次用药末二钱匕,浓煎苏枋木汁一盏调下,不拘时候服。

【主治】打扑伤损疼痛。

43691 牡蛎散（《圣济总录》卷一五三）

【组成】牡蛎 龙骨 肉苁蓉（酒浸,切,焙） 赤石脂石斛（去根） 乌贼鱼骨（去甲） 黄耆（剉）各一两半 芍药（炒） 阿胶（炒燥） 熟干地黄（焙） 牛角䚡灰各二两干姜（炮裂） 当归（切,焙） 白术 人参 桑耳（炙）各一两一分 桂（去粗皮） 艾叶（炒） 芎䓖 附子（炮裂,去皮脐）各一两

【用法】上为散。每服三钱匕,一日二次,米饮调服。

【主治】带下兼经水过多,或暴下片血,不限年月远近。

43692 牡蛎散（《圣济总录》卷一六七）

【组成】牡蛎一个 虾蟆一个

【用法】上并烧为灰,细研如粉,每以少许敷脐中。

【主治】小儿脐风久不愈,肿出汁者。

43693 牡蛎散（《全生指迷方》卷四）

【组成】左顾牡蛎（文片色白正者）二两

【用法】先杵为粗末,以干锅子盛,火烧通赤,放冷,研为细末。每服一钱,浓煎鲫鱼汤（鲫鱼重四两者一个,去鳞肚,浓煎,煎时不许动）调下,不拘时候。

【主治】肺气盛,不得卧而喘,脉满大。

43694 牡蛎散（方出《医方类聚》卷一五九引《卫生十全方》,名见《朱氏集验方》卷二）

【组成】牡蛎（大而白者,火煅通赤,别研极细）二两白术 黄耆（略炙） 防风（不用叉尾者）各一两

【用法】上为极细末。每服三钱,一日二三次,温酒调下。

【主治】气虚,夜多盗汗。

43695 牡蛎散（《鸡峰》卷十六）

【组成】厚朴（去皮,姜制） 牡蛎 白术各半两

【用法】上为细末。每服二钱,一日二三次,空心米饮调下。

【主治】小便白浊。

43696 牡蛎散（《幼幼新书》卷二十）

【组成】牡蛎二两 麻黄根 赤石脂 糯米各一两龙脑一钱

【用法】上为末,绵包。日夜扑有汗处。

【主治】盗汗。

43697 牡蛎散（《三因》卷七）

【组成】牡蛎

【用法】上为末,粉敷疮口,仍以末二钱,煎甘草汤调下。

【主治】破伤湿,口噤,强直。

43698 牡蛎散（《直指》卷九）

【组成】左顾牡蛎（米泔浸洗,煅透） 麻黄根 黄耆（蜜炙）各一两 白术半两 甘草（炙）一分

【用法】上剉。每服三钱,小麦百余粒同煎服。

【主治】诸虚体常自汗,惊惕不宁。

43699 牡蛎散（《御药院方》卷八）

【组成】牡蛎一两（钳锅内盛,用盐泥固济,木炭火烧昼夜） 定粉半两（研）

【用法】上为极细末,用绵裹之。搭于患处。

【主治】虚汗不止,玄府不闭。

43700 牡蛎散（《医方类聚》卷一九二引《施圆端效方》）

【组成】牡蛎（烧） 蛇床子 川乌 良姜 菟丝子各半两

【用法】上为细末。用药三钱,白面一钱,酒、醋热调匀,渫洗浴之,或涂外肾,帛包尤妙。

【主治】男女阴汗,湿冷痒疾。

43701 牡蛎散

《永类钤方》卷二十一。为《伤寒论》"牡蛎泽泻散"之异名。见该条。

43702 牡蛎散（《得效》卷七）

【组成】牡蛎末

【用法】取患人小便煎服。

【主治】不渴而小便失利。

【备考】方中牡蛎末,用量原缺。

43703 牡蛎散（《得效》卷十二）

【组成】牡蛎粉

【用法】上为极细末。先以津唾涂肿处,次用掺敷。

【主治】外肾肿大,茎物通明。

43704 牡蛎散（《得效》卷十九）

【组成】牡蛎一块（用破草生包缚,入火内煅令通红,去火候冷取出研）

【用法】上随用时旋入枯飞过白矾少许拌和,敷疮口上。

【功用】收敛疮口。

【主治】臁疮。

43705 牡蛎散(《普济方》卷三〇一)

【异名】牡矾丹(《医学入门》卷八)。

【组成】枯白矾四两 黄丹(炒)二两 牡蛎粉二两

【用法】上为细末。遇夜睡,手捏药于痒处痛擦之,不一时又擦之,三四次后减,次夜再擦,虽大减又擦,后日自然平复。如腋汗亦有顿擦方可;脚汗先擦大减,又擦后装药于靴,或靴底上脚板上涂药,缠脚裹之亦可。

【主治】阴囊两傍生疮,或阴湿水出,甚痒甚苦,夜则抓之无足,后必自痛,或两腋及脚心常汗湿者。

【临床报道】阴囊湿痒:一患者,得此症,受苦数十年,得此方随用二三日,如法搽之,二十余年不发。

43706 牡蛎散

《普济方》卷三八五。为《药证直诀》卷下"黄耆散"之异名。见该条。

43707 牡蛎散(《普济方》卷三九〇)

【异名】黄耆散。

【组成】牡蛎(煅)二两 黄耆 干地黄(生者) 麻黄根各一两 (一方无麻黄根)

【用法】上㕮咀。每服一钱,水半盏,小麦二十粒,煎三分,去滓温服,不拘时候。

【主治】小儿盗汗。或小儿病后暴虚,津液不固,体常自汗,夜卧愈甚,久而不止,羸瘠枯瘦,短气烦倦;或因病后血少虚弱,消瘦潮热烦渴,腠理不密,盗汗不止。

43708 牡蛎散(《普济方》卷三九〇)

【组成】苍术(米泔浸一宿,去黑皮,炒)一两 白术半两 防风(去叉)一两 龙脑一两

【用法】上为末。每服一钱,米饮调下。

【主治】小儿自汗,作热。

【备考】本方名牡蛎散,但方中无牡蛎,疑脱。

43709 牡蛎散(《痈疽验方》)

【组成】当归(酒拌) 甘草节 滑石(煅)各一钱半 牡蛎二钱 大黄三钱 木鳖子五个(杵,非有大热者,此味不可用,当去之,亦不必用)

【用法】水二钟,煎一钟,露一宿,五更顿服,冬月火温服。无论已未溃,脓血俱从大便出。

【功用】《证治准绳·疡科》:咸寒导滞。

【主治】便毒,亦名血疝。

【宜忌】若劳倦虚弱之人,不甚焮痛,大小便无热闭者,不宜轻用。

43710 牡蛎散(《医统》卷六十)

【组成】醋牡蛎一两 枯矾 硫黄各二钱 雄黄一钱 苦参二钱 蛇床子二钱

【用法】上为细末,先用苍术、椒盐水煎汤洗过后,用此药掺上。

【主治】阴囊湿痒,搔之则汁水流珠。

43711 牡蛎散(《医统》卷八十三)

【组成】牡蛎 白矾(枯)各等分

【用法】上为细末。每服方寸匕,米饮调下。

【主治】遗尿。

43712 牡蛎散(《杏苑》卷三)

【组成】牡蛎粉六钱 白术一两 防风二两

【用法】上为细末。每服二钱,用薄荷、荆芥煎酒调下;茶调亦得。

【主治】酒过中风,卫虚畏寒,头面多汗,口干善渴,不能劳事,喘息者。

43713 牡蛎散(《郑氏家传女科万金方》卷四)

【组成】牡蛎 川芎 茯苓 龙骨 续断 甘草 当归 艾叶 人参 地榆 五味

【用法】加生姜、大枣,水煎服。

【主治】产后月余,经水不止者。

43714 牡蛎散(《产宝》)

【组成】牡蛎二钱 人参二钱 黄耆(生)二钱 当归三钱 熟地三钱 麻黄根(麻黄发汗,根止汗,宜用根)一钱 小麦麸皮(炒黄)二钱

【用法】上为末。每服三钱,生化汤调服。

【主治】妇人产后,阴虚盗汗,睡中汗出,觉则止者。

43715 牡蛎散(《医略六书》卷三十)

【组成】牡蛎三两(煅) 人参一两半 当归三两 五味一两半 熟地五两 川芎一两 艾叶一两(炒炭) 地榆三两(炒炭) 龙骨三两(煅) 续断三两(炒炭)

【用法】上为散。每服三钱,米饮煎,去滓温服。

【主治】恶露淋漓不断,脉软涩者。

【方论选录】产后经血已虚,经气失守,不能统摄其血,故恶露淋漓不断焉。熟地补阴滋血以资经脉;人参补气扶元以固漏;当归养血归经,艾灰温经止血,川芎行血海以升阳,续断续经脉以止血,五味收耗散之气,牡蛎涩经气之脱,白龙骨涩虚滑,地榆止血漏血。为散米饮煎,使血气内充,则经脉完固,而血无妄行之患,何致恶露淋漓经久不断乎?

43716 牡蛎散(《仙拈集》卷二)

【组成】牡蛎(煅) 小麦面(炒黄)

【用法】研末,猪胆汁调服。

【主治】诸汗。

43717 牡蛎膏(《朱氏集验方》卷十二)

【组成】白牡蛎

【用法】上为末。以水调涂,干则更涂。

【功用】拔毒。

【主治】痈肿未成脓者。

43718 牡蒙丸(《千金》卷四)

【异名】紫盖丸。

【组成】牡蒙 厚朴 消石 前胡 干姜 䗪虫 牡丹 蜀椒 黄芩 桔梗 茯苓 细辛 葶苈 人参 芎藭 吴茱萸 桂心各十八铢 大黄二两半 附子一两六株 当归半两

【用法】上为末,炼蜜为丸,如梧桐子大。每服三丸,一日三次,空心酒送下。不知则加至五六丸。下赤白青黄汤如鱼子者,病根出矣。

【主治】妇人产后十二癥病,带下,无子,皆是冷风寒气;或产后未满百日,胞络恶血未尽,便利于悬圊上;及久坐,湿寒入胞里,结在小腹,牢痛为之积聚,小如鸡子,大者如拳,按之跳手隐隐然,或如虫啮,或如针刺,气时抢心,两胁支满,不能食,饮食不能消化,上下通流,或守胃管,痛连

玉门背膊,呕逆短气汗出,少腹苦寒,胞中创,咳引阴痛,小便自出;子门不正,令人无子,腰胯疼痛,四肢沉重淫跃,一身尽肿,乍来乍去,大便不利,小便淋沥,或月经不通,或下如腐肉,青黄赤白黑等如豆汁,梦想不祥。

【方论选录】《千金方衍义》:方下主治最繁,总不出冷风寒气四字为致病之纲,所以首推牡蒙、前胡专祛胞门风气,余皆因病变证之治法,与当归丸二方参看,其义自明。

43719 牡蒙丸(《千金翼》卷五)

【组成】牡蒙 苁蓉 乌喙(炮,去皮) 石膏(研) 藜芦各三分 巴豆六十个(去心皮,熬) 干姜 桂心各二两 半夏五分(洗)

【用法】上为末,别捣巴豆如膏,合诸药,令调和,捣至熟,或少入蜜,为丸,如小豆大。每服二丸,一日三次,以饮送服。

【主治】男子疝瘕,女子血瘕,心腹坚积聚,乳余疾,小腹坚满,贯脐痛,热中腰背痛,小便不利,大便难,不下食,有伏虫,胪胀肿,久寒热,胃管有邪气。

43720 牡蒙散(《圣惠》卷三十)

【组成】牡蒙一两 菟丝子二两(酒浸二日,晒干,别捣为末) 柏子仁一两 肉苁蓉二两(酒浸一宿,去皱皮,炙干)

【用法】上为细散。每服一钱,食前以温酒调下。

【主治】虚劳,阴下湿痒,生疮及萎弱。

43721 牡鼠丹(《疡科选粹》卷七)

【组成】活雄鼠一只 乳香 没药 无名异 自然铜(煅极细末)各五分

【用法】将活雄鼠和药活捣,敷患处。

【主治】初杖伤。

43722 牡丹皮汤(《千金》卷四)

【组成】牡丹皮 干地黄 斛脉各三两 禹余粮 艾叶 龙骨 柏叶 厚朴 白芷 伏龙肝 青竹茹 芎䓖 地榆各二两 阿胶一两 芍药四两

【用法】上㕮咀,以水一斗五升,煮取五升,分五服,相去如人行十里久再服。

【主治】❶《千金》:崩中血盛。❷《圣济总录》:妇人血伤不止,兼五色带下。

【方论选录】《千金方衍义》:崩中去血过甚,非敛散交参,温凉兼济,无以克建其功。敛用龙骨、禹余粮、地榆;散用牡丹、白芷、厚朴、斛脉;温用胶、艾、芎䓖、伏龙;凉用地、芍、竹茹、柏叶;敛散温凉之义备矣。

43723 牡丹皮汤(《圣济总录》人卫本卷一五〇)

【组成】牡丹皮 芍药(剉) 牛膝(酒浸,切,焙) 生干地黄(焙) 柴胡(去苗)各二两 附子(炮裂,去皮脐) 当归(切,焙) 芎䓖(剉) 细辛(去苗叶) 干姜(炮) 白芷 吴茱萸(汤洗,焙干炒) 人参 陈橘皮(去白,焙) 虎杖 延胡索 山茱萸各一两

【用法】上剉,如麻豆大。每服五钱匕,水一盏,童便半盏,同煎至一盏,去滓温服。

【主治】妇人血风劳气,头目昏眩,胸背拘急,心烦体热,血脉不利,肌肉枯悴。

【备考】本方方名,原书文瑞楼本作"牡丹汤"。

43724 牡丹皮汤(《圣济总录》卷一五〇)

【组成】牡丹皮 桂(去粗皮) 芎䓖 延胡索 白术

芍药 甘草(炙,剉) 京三棱(煨,剉) 羌活(去芦头) 当归(切,焙) 枳壳(去瓤,麸炒) 诃黎勒(炮,去核)各一两 干姜(炮) 木香各半两 陈橘皮(去白,焙)一两半 半夏(生姜汁制作饼,晒干)半两

【用法】上为粗末。每服三钱匕,水一盏,生姜三片,大枣一个(擘破),煎至七分,去滓温服,不拘时候。

【主治】妇人血风虚劳,身体骨节疼痛,手足烦热,筋脉拘急,胸膈不利,大肠结燥,血积气痛,月水不调。

43725 牡丹皮汤(《圣济总录》卷一五一)

【组成】牡丹皮 白芷 桑耳 诃黎勒皮(煨) 代赭石(碎) 龙骨(去土) 当归(切,焙)各一两半 黄连(去须) 黄耆(炙,剉) 地榆 鹿茸(去毛,酥炙)各一两一分 苍术(米泔浸,切,焙) 附子(炮裂,去皮脐)各一两 杏仁十五个(去皮尖双仁,炒令黄) 肉豆蔻(去皮)两个 黄芩(去黑心)半两

【用法】上㕮咀,如麻豆大。每服五钱匕,以水一盏半,加生姜五片,煎取八分,去滓温服。

【主治】妇人经水不调,腰背疼痛,食物不得。

43726 牡丹皮汤

《圣济总录》卷一六〇。为《圣惠》卷八十"桃仁散"之异名。见该条。

43727 牡丹皮汤

《痈疽验方》。为《普济方》卷二八五"牡丹汤"之异名。见该条。

43728 牡丹皮汤(《回春》卷六)

【组成】牡丹皮一钱半 当归一钱半 川芎八分 白芍 生地黄 陈皮 白术 香附各一钱 柴胡 黄芩各一钱 甘草四分

【用法】上剉一剂。水煎服。

【主治】室女经闭,咳嗽发热。

43729 牡丹皮汤(《玉案》卷六)

【组成】人参 丹皮 白芍 赤茯苓 黄耆 桃仁(去皮尖) 薏苡仁 白芷 当归 川芎各一钱 广木香 甘草 官桂各五分

【用法】水煎,食前服。

【主治】肠痈,腹濡而痛,以手按之则止,或时时下脓。

【备考】《诚书》有天麻,无白芍。

43730 牡丹皮汤

《郑氏家传女科万金方》卷一。为原书同卷"丹皮散"之异名。见该条。

43731 牡丹皮汤(《医醇賸义》卷一)

【组成】丹皮二钱 赤芍一钱 木通一钱 草薢二钱 花粉二钱 瞿麦二钱 泽泻一钱五分 车前二钱 甘草四分

【用法】苡仁二两,煎汤代水。

【主治】湿热内蕴,移于下焦,小溲混浊作痛。

43732 牡丹皮散(《博济》卷四)

【异名】丹皮汤(《圣济总录》卷一五〇),牡丹汤(《普济方》卷三一七)。

【组成】牡丹皮 赤芍药各二两 川芎 羌活各一两半 甘菊 防风各二两 半夏一两半(汤浸洗七度,炒令黄) 甘草一两(炙)

【用法】上为细末。每服二钱,水一盏,加生姜二片,薄

荷十叶,煎至七分,稍热服。

【主治】妇人血气攻注,头目疼痛,遍身烦疼,口苦舌干,多困少力,或发寒热,状似伤寒。

43733 牡丹皮散(《博济》卷四)

【异名】牡丹散(《普济方》卷三二八)。

【组成】牡丹皮 芍药 白芷 干姜各一分 当归 延胡索 陈皮(去白) 官桂(去皮) 乌药 苦杖 红花 川芎各半两

【用法】上为末。每服一钱半,用生姜二片,酒、水各半盏,同煎至七分,温服;如初生产后,每日三服,一七日后,渐减服数。如服药后,腹内些小疼痛,请不怪,如吃至满月,永无病生。

【主治】妇人脏冷,气不和,心胸烦闷,不思饮食,四肢无力,头昏身体痛。

43734 牡丹皮散(《圣济总录》卷一四〇)

【组成】牡丹皮(为末)二分 白盐半两

【用法】上为散。每服二钱匕,温温酒调下,一日三次。其箭镞渐渐自出。

【主治】箭镞毒药入诸处不出。

43735 牡丹皮散(《圣济总录》人卫本卷一四九)

【组成】牡丹皮二两

【用法】上为散。每服二钱匕,酒一盏调下,一日三次。

【主治】中水毒溪毒,下部虫蚀生疮。

【备考】本方方名,原书(文瑞楼本)作"牡丹散"。

43736 牡丹皮散(《圣济总录》卷一六六)

【组成】牡丹皮 威灵仙(洗,焙) 黄耆(剉) 桂(去粗皮) 大黄(酒蒸,切,焙) 当归(切,焙)各一两

【用法】上为散。每服二钱匕,温酒调下,每日三度,不拘时服。

【主治】产后妒乳,壅结疼痛。

43737 牡丹皮散

《产育宝庆集》卷上。为《圣惠》卷八十"牡丹散"之异名。见该条。

43738 牡丹皮散

《杨氏家藏方》卷十六。为《圣济总录》卷一五一"牡丹汤"之异名。见该条。

43739 牡丹皮散(《卫生宝鉴》卷十八)

【组成】牡丹皮 地骨皮 天台乌药 海桐皮 青皮 陈皮各一两

【用法】上为末,入研了没药二钱半,再罗过。每服二钱,水一盏,煎至七分,如寒多热服,热多寒服,食前,每日三次。

【主治】产后寒热,脐下疼痛,烦躁。

【宜忌】忌生冷硬滑醋物。

43740 牡丹皮散

《普济方》卷二二九。为《鸡峰》卷十五引《灵苑方》"牡丹散"之异名。见该条。

43741 牡丹皮散(《普济方》卷三四九)

【组成】白芍药 当归 五加皮 地骨皮 人参各半两 没药 桂心各二钱 牡丹皮三钱

【用法】上为细末。每服二钱,水、酒各半盏,不饮酒只用清水一盏,开通钱一钱,麻油蘸之,同煎至七分,去滓,通

口服下。煎不得搅,吃不得吹。

【主治】妇人产后虚羸,发热自汗,欲变蓐劳,或血气所搏,及经候不调,寒热自汗羸瘦。

43742 牡丹皮散

《外科发挥》卷四。为《直指》卷二十三"牡丹散"之异名。见该条。

43743 牡丹皮散(《校注妇人良方》卷十八)

【组成】牡丹皮 芒消 大黄(蒸)各一两 冬瓜仁三七粒(去皮尖)

【用法】上每用五钱,水煎服。

【主治】产后恶露闷绝。

43744 牡丹皮散

《医统》卷八十三。即《妇人良方》卷七引《卫生方》"牡丹散"。见该条。

43745 牡丹皮散(《准绳·疡医》卷六)

【组成】牡丹皮 当归 骨碎补 红花(酒浸) 续断 乳香 没药 桃仁 川芎 赤芍药 生地黄

【用法】水、酒煎服,却用秫米饭热罨缚,冷又蒸热,换缚。

【主治】跌扑闪挫伤损,滞血疼痛。

43746 牡丹皮散(《症因脉治》卷二)

【组成】冬瓜子 当归 赤芍药 丹皮 酒煮大黄 桃仁

【主治】产后内伤而喘,血分有热,热壅不行者。

43747 牡丹饮子

《卫生家宝产科备要》卷三。为《圣惠》卷八十"牡丹散"之异名。见该条。

43748 牡丹煎丸(《局方》卷九)

【组成】延胡索 缩砂仁各半两 赤芍药 牡丹皮各一两 山茱萸 干姜(炮)各半两 龙骨(细研,水飞) 熟干地黄(酒浸) 槟榔 羌活各二两 藁本(去土) 五味子 人参 白芷 当归(去芦,酒浸) 干山药 泽泻 续断(细者) 肉桂(去粗皮) 白茯苓 白术 附子(去皮脐) 木香 牛膝(去苗,酒浸一宿,焙) 萆薢(炮,为末,炒熟)各一两 石斛(去根,酒浸)三两

【用法】上为细末,炼蜜为丸,如梧桐子大。每服二十丸至三十丸,空心、食前以温酒或醋汤送下,一日二次。

【主治】妇人冲任本虚,少腹挟寒,或因产劳损,子脏风寒,搏于血气,结生瘕聚,块硬发歇,脐腹刺痛,胁肋紧张,腰膝疼重,拘挛肿满,背项强急,手足麻痹,或月水不调,或瘀滞涩闭,或崩漏带下,少腹冷疼,寒热盗汗,四肢酸痛,面色萎黄,多生䵟䵵,羸乏少力,心多惊悸,不欲饮食。

【宜忌】妊娠不宜服。

43749 牡丹煎丸(《葆光道人眼科龙木集》)

【组成】延胡索 砂仁各半两 赤芍药 牡丹皮各一两 山茱萸 干姜各半两(炮) 龙骨(细研) 熟地黄(酒浸) 槟榔 羌活各三两 五味子 人参 白芷 当归(酒浸) 干山药 肉桂(去皮) 白茯苓 白术 藁本 附子(炮去皮脐) 木香 牛膝(酒浸) 荜拨各一两(水泡) 石斛三两(酒浸)

【用法】上为细末。炼蜜为丸,如梧桐子大。每服二十丸。空心温酒或醋汤送下,一日三次。

【主治】目病积年不愈,目数赤点者。

【宜忌】孕妇不可服。

43750 牡丹煎丸(《普济方》卷三三五)

【组成】牡丹 苦参 贝母(去心) 玄胡索 白芍药各等分

【用法】上为末,炼蜜为丸,如梧桐子大。每服十五至二十丸,米饮吞下,不拘时候。

【主治】妇人血膈。

43751 牡荆子丸(方出《圣惠》卷六,名见《普济方》卷二十八)

【组成】牡荆子二两 防风三两(去芦头) 皂荚十梃(去皮,涂酥,炙黄焦,去子) 桑螵蛸二两(微炒)

【用法】上为末,炼蜜为丸,如梧桐子大。每服二十丸,以荆芥汤送下,不拘时候。

【主治】肺脏风毒,皮肤生疮疥。

43752 牡蛎术散(方出《深师方》引赵子高方见《外台》卷十五,名见《元和纪用经》)

【异名】牡蛎散(《千金》卷十)、防风白术散(《伤寒总病论》卷二)、防风白术牡蛎汤(《活人书》卷十六)、牡蛎白术散(《圣济总录》卷十三)、防风白术牡蛎散(《校注妇人良方》卷三)、防术牡蛎汤(《医学入门》卷四)、牡蛎白术散(《景岳全书》卷五十九)。

【组成】防风十分 白术九分 牡蛎三分(熬)

【用法】上为散。每服方寸匕,增至二三匕,一日三次,酒调下。

【主治】盗汗,多汗,漏风证。

❶《千金》:卧即盗汗,风虚头痛。❷《外台》:风汗出少气。❸《元和纪用经》:汗发过多,头眩,汗未止,筋惕肉瞤者。❹ 漏风证。以饮酒中风汗多,食则汗出如洗,久而不治,必成消渴。

【宜忌】忌桃、李、雀肉、胡荽、大蒜、青鱼、鲊等物。

【加减】恶风,倍防风;少气,倍术;汗出面肿,倍牡蛎。

【备考】《千金》本方牡蛎、白术、防风各用三两,并注:止汗之验,无出于此方,一切泄汗服之,三日皆愈,神验。《伤寒总病论》本方用法:每服二钱,每日二三次,温米饮调下。《景岳全书》本方用量:牡蛎一钱,白术、防风各二钱;用法:水二钟,煎八分,食远温服。

43753 牡蛎粉散(《圣惠》卷二十七)

【组成】牡蛎粉 五味子 桂心 牡丹 地骨皮 知母 肉苁蓉(酒浸一宿,去皱皮,炙令干) 甘草(炙微赤,剉)各半两 黄耆一两(剉) 麦门冬三分(去心) 人参三分(去芦头) 熟干地黄一两 续断三分 白茯苓一两 石斛三分(去根,剉)

【用法】上为散,每服三钱,以水一中盏,煎至五分,去滓温服,不拘时候。

【功用】止渴,助气力。

【主治】虚劳。

43754 牡蛎粉散(《医方类聚》卷五十四引《神巧万全方》)

【组成】牡蛎粉一两 麻黄根一两 杜仲一两(炙) 黄耆一两

【用法】上为细散。每服二钱,煎蛤粉调下,不拘时候。

【主治】伤寒汗不止。

43755 牡丹大黄汤(方出《千金》卷四,名见《千金翼》卷八)

【组成】大黄 朴消各四两 牡丹皮三两 桃仁一升 人参 阳起石 茯苓 甘草 水蛭 虻虫各二两

【用法】上㕮咀。以水九升,煮取三升,去滓,内朴消令烊尽,分三服。相去如一饭顷。

【主治】妇人月经不调,或月头,或月后,或如豆汁,腰痛如折,两脚疼,胞中风冷。

【方论选录】《千金方衍义》:此方专取抵当下血为主,加朴消佐大黄,则有推陈致新之功;人参得阳起,有扶阳破阴之绩;阳起得牡丹,则破血之力倍胜;茯苓、甘草则又人参之助;牡丹则桃仁之助也。

43756 牡丹五等散(《外台》卷二十六引《古今录验》)

【组成】牡丹皮 防风 黄柏(炙) 桂心各一分 桃仁二分(去皮尖,研)

【用法】上为散。以酒服一刀圭。二十日愈,小儿以乳汁和如一大豆与之。

【主治】癞疝阴卵偏大,有气上下胀大,行走肿大。

【宜忌】忌胡荽。

43757 牡黄二子煎(《中医皮肤病学简编》)

【组成】煅牡蛎31克 大黄31克 地肤子31克 蛇床子31克

【用法】加水2升,煎至1升,浸洗再湿敷。

【主治】足癣。

43758 牡蛎大黄汤(《活幼心书》卷下)

【组成】牡蛎(用熟黄泥包裹夹火煅透,出地上候冷用) 大黄(纸裹,水浸透,炮过候冷)各一两

【用法】上为末,每服一钱,用无灰温酒,空心调服;不能饮者,温汤调,少入酒同服。

【主治】三五岁小儿,感受温湿之气,侵袭膀胱,致阴茎肤囊浮肿作痛。

43759 牡蛎大黄汤(《外科精义》卷下)

【组成】牡蛎 木香 大黄(煨)各等分

【用法】上㕮咀。每服五钱,水一盏半,煎至七分,春、夏露渍一宿,冬月于暖处放一宿,于鸡鸣时空心服之。快利三两行,便勿服。

【主治】疮疽,大小便秘。

【宜忌】妇人重身者,勿服。

43760 牡蛎大黄汤(《医学正传》卷六)

【组成】大黄(剉碎,酒浸湿纸包煨) 牡蛎各二钱五分(火煅) 甘草一钱 瓜蒌一个(去皮)

【用法】上细切,作一服。水二盏,煎一盏,温服。

【主治】便毒。

43761 牡蛎白术散

《圣济总录》卷十三。为方出《深师方》引赵子高方(见《外台》卷十五),名见《元和纪用经》"牡蛎术散"之异名。见该条。

43762 牡蛎白术散

《景岳全书》卷五十九。方出《深师方》引赵子高方(见《外台》卷十五),名见《元和纪用经》"牡蛎术散"之异名。见该条。

43763 牡蛎地黄膏(《外科精要》卷下)

【组成】大黄一两(为末) 牡蛎(用盐泥封固,煅赤,出火毒,研细)二两 生地黄(水浸)

【用法】上研生地黄汁调涂患处，如干，更用汁润之。

【主治】痈肿。

【备考】方中生地黄用量原缺。

43764 牡蛎角石散

《家塾方》。为原书同卷"无射丸"之异名。见该条。

43765 牡蛎奔豚汤（《外台》卷十二引《小品方》）

【组成】牡蛎三两（熬） 桂心八两 李根白皮一斤（切） 甘草三两（炙）

【用法】上切。以水一斗七升，煮取李根皮得七升，去滓，内余药，再煮取三升，分服五合，日三夜再。

【主治】奔豚，气从少腹起撞胸，手足逆冷。

【宜忌】忌生葱、海藻、菘菜。

43766 牡蛎泽泻散（《伤寒论》）

【异名】牡蛎散（《永类钤方》卷二十一）。

【组成】牡蛎（熬） 泽泻 蜀漆（暖水洗去腥） 葶苈子（熬） 商陆根（熬） 海藻（洗去咸） 栝楼根各等分。

【用法】上为散。每服方寸匕，白饮和服，一日三次。小便利，止后服。

【主治】大病瘥后，从腰以下有水气者。

【方论选录】❶《金镜内台方议》：大病瘥后，脾胃气虚，不能制约肾水，水溢下焦，腰以下为肿也，故当利其小便。以牡蛎为君，泽泻、海藻为臣，三味之咸，能入肾而泄水气；以葶苈、商陆为佐，以苦坚之；以栝楼根之苦寒，蜀漆之酸寒为使，酸苦以泄其下而降湿肿也。❷《古方新解》：治腰以下水气不行，必先使商陆、葶苈从肺及肾开其来源之壅，而后牡蛎、水藻之软坚，蜀漆、泽泻之开泄，方能得力，用栝楼根者，恐行水之气过驶，有伤上焦之阴，仍使之从脾及阴，还归于上，如常山之蛇，击其首则尾应，击其尾则首应者不殊也。❸《医宗金鉴》：此方施之于形气实者，其肿可随愈也。若病后土虚不能制水，肾虚不能行水，则又当别论，慎不可服也。❹《伤寒方苑荟萃》：本方为排决逐水之剂。方中牡蛎软坚行水；泽泻渗湿利水；蜀漆祛痰逐水；葶苈子宣肺泄水，商陆、海藻润下行水，以使水邪从小便排出。瓜蒌根生津止渴，为本方之反佐，可使水去而津不伤。

43767 牡蛎炮姜散（《杂症会心录》卷下）

【组成】牡蛎一两（煅研） 炮姜末一两

【用法】男病，用女人唾津调，手内擦热，紧掩二丸上；女病，用男人唾津，紧调手内，擦热紧掩二乳上。得汗愈。或内服半硫丸。

【功用】通便消胀。

【主治】寒秘，大小便不通，作胀。

43768 牡蛎鳖甲散（《医级》卷七）

【组成】牡蛎 鳖甲

【主治】邪留胁下，或水气内结，以及痞鞭而痛。

43769 牡蛎蛇床子散

《普济方》卷三〇一。为《卫生总微》卷十五"牡蛎粉"之异名。见该条。

43770 牡蛎黄耆桂枝汤（《医学启蒙》卷四）

【组成】牡蛎一钱 黄耆二钱 桂枝五分 麻黄根一钱 白术 甘草各五分 浮麦一钱

【用法】上水煎服。

【主治】气虚发热，腠理不密，自汗不止。

针

43771 针头丸（方出《普济方》卷七十三引《圣惠》，名见《续本事》卷四）

【组成】川乌尖七个（怀干） 白僵蚕七个（去嘴丝，怀干） 硼砂十枚

【用法】上为末，用猪胆取汁调药，不令稀，摊在碗内，用荆芥、艾各一两，皂角小者一茎，烧烟，将药碗高覆熏之，常将药膏搅转，又摊又熏，皂角、荆芥、艾尽为度，再搜成块，油单裹定，入地中出火毒，冬两日夜，夏一日夜，春秋一夜取出，丸如针头大。每用一丸，点入眼中。

【主治】丈夫、妇人、室女、小儿诸般赤眼，疼痛不可忍者。

43772 针头丸（《圣济总录》卷七十四）

【组成】巴豆一个（去皮膜） 杏仁一个（去皮尖）（二味皆针扎火上燎存性）

【用法】上为细末，入大豆末一字，再研一百转，面糊为丸，如针头大。每服一丸，新汲水送下。

【主治】水泻肠鸣。

43773 针头丸（《鸡峰》卷十四）

【组成】胡椒末 硫黄各一分 巴豆（去皮膜，不出油，研）二粒 黄蜡四分

【用法】上为末，熔蜡为丸，米粒大。大人每服二三丸，米饮送下，不拘时候。

【主治】水泻。

43774 针头丸（《卫生总微》卷十一）

【组成】朱砂半钱 砒一钱 巴豆七个（用油煎） 硫黄骰子大

【用法】上研末，用黄蜡熔化，旋丸针头大。每服一丸，食前米饮送下。

【主治】积利、久利、滞利，一切诸利，多日不愈。

43775 针头丸（《杨氏家藏方》卷七）

【组成】杏仁四十个（去尖，烧留性） 巴豆四十个（去皮，烧留性） 砒二字（别研） 草乌头二个（烧留性） 百草霜四钱

【用法】上为细末，酒煮蜡一两为丸，如芥子大。每服五丸，小儿三丸，食前服，赤痢，煎甘草汤送下；白痢，干姜汤送下；赤白痢，甘草干姜汤送下；水泻，米饮送下。

【主治】水泻积痢。

43776 针头丸（《医方类聚》卷一四一引《吴氏集验方》）

【组成】黄蜡一块（如指大） 巴豆七粒（灯上烧出油） 杏仁七个（去皮尖） 百草霜一钱 黄连少许

【用法】上为末，研令和丸，如小绿豆大。每服三丸，赤痢，甘草汤送下；白痢，干姜汤送下；吐泻，新汲井水送下。

【主治】痢泻。

43777 针头丸

《医方类聚》卷一九一引《居家必用》。为原书同卷"小灵丹"之异名。见该条。

43778 针头丸（《医方类聚》卷一七九引《烟霞圣效方》）

【组成】轻粉一钱 乳香一钱 麝香少许 硇砂二钱 蜈蚣一对（全者好） 胆矾三钱（青者好） 铜绿二钱

【用法】上将胆矾用重纸裹定，水内蘸过，用文武火烧腥为度，与前药五味为细末，后入轻粉、麝香研匀，用绵杖子

蘸药纳疮口内。出血为度,不见血难效。

【主治】疔疮,一切恶疮。

43779 针头丸(《得效》卷五)

【组成】大巴豆一粒(去壳)

【用法】上以针刺定,灯上烧存性,不可过,研细,用蜡如小豆大,蘸些油,灯上炙令熔,和巴豆灰作一丸。食前倒流水吞服。

【主治】夏月水泻不止。

43780 针头丸

《普济方》卷二一一。为原书同卷引《卫生家宝》"百草霜丸"之异名。见该条。

43781 针头丸

《普济方》卷三九五。为《杨氏家藏方》卷十八"针头饼子"之异名。见该条。

43782 针头散(《普济方》卷二七五引《肘后方》)

【组成】蟾酥 麝香各一钱

【用法】上为细末,以儿乳汁调和泥,入瓷盒内盛。干不妨,每用以唾津调,拨少许于肿处,更以药敷之。毒气自出,不能为疮,虽有疮亦轻也。

【主治】疮疡焮肿木硬。

43783 针头散

《儒门事亲》卷十五。即原书同卷"替针丸"改为散剂。见该条。

43784 针头散(《普济方》卷二九〇)

【组成】轻粉半钱 麝香半钱 信石半钱 乳香半钱 蟾酥半钱 铜绿半钱

【用法】上为细末,纸捻纴药在疮口内。

【功用】去腐生肌。

【主治】痫疽。

43785 针头散(《医方类聚》卷一九一引《疮科通玄论》)

【异名】针毒散(《普济方》卷二七五)。

【组成】人言半钱 雄黄半钱 乳香二分 麝香少许

【用法】上为细末。每用少许,贴在疮上,膏药封之。

【功用】追毒去死肉。

【主治】恶疮。

【备考】原书注:《简奇方》乳香用量为二钱。

43786 针头散(《外科发挥》卷五)

【异名】时效针头散(《外科经验方》)。

【组成】赤石脂五钱 乳香 白丁香各二钱 砒(生) 黄丹各一钱 轻粉 麝香各五分 蜈蚣一条(炙干)

【用法】上为末,搽瘀肉上,其肉自化。若疮口小,或痔疮,用糊和作条子,阴干纴之。凡疮久不合者,内有脓管,须用此药腐之,兼服托里之剂。

【主治】一切顽疮瘀肉不尽,及病核不化,疮口不合。

【备考】《简明医彀》有沉香,无乳香。

43787 针毒散

《普济方》卷二七五。为《医方类聚》卷一九一引《疮科通玄论》"针头散"之异名。见该条。

43788 针砂丸(《普济方》卷一九五)

【组成】针砂半斤(水淘净,醋浸三日,炒成土色为度) 平胃散四两 缩砂一两 香附子四两 陈皮 青皮各一两

【用法】上为细末,醋糊为丸,如梧桐子大。每服四五十丸。饭后以酒送下。

【主治】黄肿。

43789 针砂丸(《本草纲目》卷八引《乾坤生意》)

【组成】针砂不拘多少

【用法】上药捶尽锈,淘洗白色,以米醋于铁铫内浸过一指,炒干,再炒三五次,候微红取出;用陈粳米半升,水浸一夜,捣粉作块,煮半熟,杵烂,入针砂二两半,百草霜一两半,捣千下,丸如梧桐子大。每服五十丸,用五加皮、牛膝根、木瓜浸酒送下。初服若泄泻,其病源去也。

【功用】助脾去湿。

【主治】湿热黄疸。

43790 针砂丸(《医学正传》卷六引《集验方》)

【组成】针砂半斤(醋炒红) 苍术四两(米泔浸) 香附四两(童便浸) 神曲(炒微黄) 茵陈(姜汁炒) 麦蘖(麸炒)各二两 芍药 当归(酒洗,去头) 生地黄 川芎 青皮(去瓤,炒)各一两五钱 陈皮(去白) 莪术(醋煮) 三棱(醋煮)各二两 栀子(去壳,炒) 姜黄 升麻 干漆各五钱(炒烟尽)

【用法】上为细末,醋糊为丸,如梧桐子大。每服六七十丸,生姜汤送下。

【主治】谷疸,酒疸,湿热发黄。

43791 针砂丸(《证治汇补》卷三)

【组成】猪苓 泽泻 白术 赤苓各五钱 苍术 砂仁 香附 厚朴各二两 三棱 莪术 乌药 茵陈 草果 针砂(醋炒七次)各一两 木香 青皮 陈皮各七钱

【用法】上为末,老酒打糊为丸,如梧桐子大。每服七十丸。

【功用】《北京市中药成方选集》:利湿消肿,磨积化滞。

【主治】黄疸积块,久而不愈。

【宜忌】忌食鸡、鱼。

【备考】《北京市中药成方选集》有赤芍,无赤苓。

43792 针砂丸(《医略六书》卷二十)

【组成】猪苓一两半 白术一两半(炒) 茯苓二两 苍术一两半(炒) 厚朴一两半(制) 草果一两 泽泻一两半 三棱一两半(醋炒) 蓬术一两半(醋炒) 针砂一两(醋炒) 茵陈三两

【用法】上为末,面糊为丸,每服三钱,红花子三钱(炒,研)煎汤送下。

【主治】疸久成积,块垒不消,脉沉者。

【方论选录】疸久不消,湿热郁滞,血气不得流通而成坚积,故腹中垒块不平焉。白术健脾气以燥湿化积;苍术升阳气以燥湿强脾;厚朴散满宽中气;草果涤寒消积滞;三棱之峻攻坚破垒;蓬术之猛消块化积;针砂锋锐,力能磨积,直透其壁垒;猪苓降下,性专利湿,通走其三焦;茯苓渗脾肺之湿;泽泻利膀胱之湿;茵陈泻湿热以治黄也。以小麦曲糊为丸化其滞,以红花子汤散其结而活其血气耳。俾血气调和则积化块消,而无湿热积滞之患,安有疸久不全,块垒不平乎? 此攻积破坚之剂,为疸久块垒不消之专方。

43793 针砂丸

《兰台轨范》卷五。为《三因》卷十三"禹余粮丸"之异名。见该条。

43794 针砂丸(《回生集》卷下)

【组成】针砂四两(醋煅七次) 皂矾四两(火煅) 厚朴一两(姜汁炒) 青皮一两 三棱一两 陈皮一两 草乌一两 南木香一两 雄黄一两 槟榔一两 使君子一两 鳖鱼脚八只(醋浸,焙干)

【用法】上醋为丸,如粟米大。小儿一岁三分,空心调服。

【主治】小儿面黄腹大,积聚不消,不思饮食。

43795 针砂方(《奇效良方》卷五十四)

【异名】针砂水(《医统》卷六十七)。

【组成】针砂

【用法】浸于水缸中,平日饮食,皆用此水,十日一换针砂,服之半年,自然消散。

【主治】气瘿。

【备考】方中针砂用量原缺。《医统》用不拘多少。

43796 针砂水

《医统》卷六十七。为《奇效良方》卷五十四"针砂方"之异名。见该条。

43797 针砂汤(《名家方选》)

【组成】桂枝 茯苓 白术 甘草各一钱 针砂七分或一钱 人参 牡蛎各八分

【用法】以水二合,煮取一合温服。

【主治】黄胖病,心下痞或满,行步则短气动悸甚者。

43798 针砂酒(《古今医鉴》卷九)

【组成】针砂一两 穿山甲末一钱

【用法】两味同拌,养一昼夜,播出山甲,以酒一碗,将针砂浸三四日,嚼酒口内,外用磁石一块,绵裹塞耳。

【主治】耳鸣耳聋。

【宜忌】忌怒戒色。

【备考】原书用本方配合加减龙荟丸以治怒动胆火所致耳聋。

43799 针砂酒(《杂病源流犀烛》卷二十三)

【组成】针砂三钱

【用法】铜铫内炒红,以陈酒一杯,将针砂淬入,待温,砂亦澄下,饮酒。

【主治】肾热耳聋。

43800 针粉散(《医部全录》卷二〇八)

【组成】针粉

【用法】上为细末。每用少许掺之,按入即愈。

【主治】脱肛历年不愈。

43801 针头饼子(《杨氏家藏方》卷十八)

【异名】针头丸(《普济方》卷三九五)。

【组成】巴豆二十枚(去壳,用水半盏,煮尽水为度) 阿魏一钱 硫黄一钱

【用法】上为细末,煮稀面糊为丸,如梧桐子大,捏作饼子。每服一饼子,针头穿定,灯焰上烧留三分性,淡生姜汤化下,不拘时候。

【主治】霍乱吐泻,腹中疼痛。

43802 针头万应膏(《万氏家抄方》卷四)

【组成】乳香 麝香 雄黄各一钱 轻粉 硇砂 蟾酥 血竭各三钱 蜈蚣一条(炒) 冰片一分

【用法】上为末,为丸如黍米大。如疮有头,用针破出血,捻一丸在内,用纸封或膏药贴之。

【主治】诸般疔疮疖疬,恶毒夕疮。

43803 针砂五果丸(《医级》卷八)

【组成】针砂一两(用水提净) 绿矾二两(醋炒七次) 杏仁 桂圆肉 胡桃肉 莲肉 芡实各二两 大枣四两(蒸,去皮核)

【用法】上共捣为丸。每晨、晚服三钱,白汤送下。

【主治】黄胖肿浮,颈脉动,小便不利,将成水肿。

43804 针砂平胃丸(《银海精微》卷上)

【组成】苍术 厚朴 陈皮 甘草 针砂各等分

【用法】上为末,炼蜜为丸,如绿豆大。每服五十丸,空心米汤送下。

【功用】平胃气,去肝邪。

【主治】白睛黄赤生翳,如赤膜者。

【备考】原书治上症,宜省味金花丸去其黄膜,后用针砂平胃丸收功。

43805 针砂平胃散(方出《本草纲目》卷八引《摘玄方》,名见《观聚方要补》卷三)

【组成】针砂四两(醋炒七次) 干漆(烧存性)三钱 香附三钱 平胃散五钱

【用法】上为末,蒸饼为丸,如梧桐子大。任汤使下。

【主治】脾劳黄病。

【备考】本方方名,据剂型,当作"针砂平胃丸"。

43806 针砂神效散(《医方类聚》卷八十三引《经验秘方》)

【组成】针砂(淘净)二两 杨柳四十九条

【用法】铁铫内同炒至杨柳成灰,吹去灰,于地上摊放少时,去火毒,以面糊为膏子。先用皂角水洗净,将膏子捻于髭上。

【功用】乌髭。

钉

43807 钉胎丸(《青囊秘传》)

【组成】杜仲(糯米汁浸炒)八两 续断(酒浸炒)二两 山药六两

【用法】上为末作丸,每服五六十丸。孕后二月即服之。

【主治】频惯堕胎,三四月即坠者。

利

43808 利丸汤(《辨证录》卷九)

【组成】茯苓一两 苡仁一两 沙参二两

【用法】水煎服。

【功用】去其湿热之气。

【主治】疝气,湿热交攻,睾丸作痛。

【方论选录】此方以茯苓、苡仁分消其湿气,以沙参化其肾中之热,且沙参善能治疝,故两用之而成功耳。

43809 利气丸(《古今医鉴》卷六)

【组成】大黄(生用)六两 黑丑(头末)四两 香附米(炒) 木香 槟榔 枳壳(麸炒) 青皮(去瓤) 陈皮 莪术(煨) 黄连各二两 黄柏三两 (一方加黄芩、当归各一两)

【用法】上为细末,水为丸,如梧桐子大。每服五十丸或一百丸,临卧时淡姜汤送下。以大便通利为度。如不利,再加丸数。

【功用】流湿润燥,推陈致新,滋阴抑阳,散郁破结,活血通经。

【主治】一切气滞,心腹胀闷疼痛,胁肋膨胀,呕吐酸水,痰涎不利,头目眩晕,并食积酒毒,及米谷不化,或下痢脓血,大小便结滞不快,气壅积热,口苦,烦燥,涕唾稠黏。

43810 利气丸

《全国中药成药处方集》(吉林方)。为原书同卷"琥珀利气丸"之异名。见该条。

43811 利气丹(《玉案》卷四)

【组成】沉香　木香各二两　黑丑一两(半生半熟)　玄胡索　槟榔　枳壳(麸炒)　莪术　乌药各一两五钱　大黄四两　黄连三钱　山楂肉一两八钱

【用法】上为末,水为丸。每服二钱,空心白滚汤下。

【主治】一切气滞,心腹胀闷疼痛,呕吐酸水,痰涎不利,头目眩晕,或下利脓血,大小便结滞不快,郁结等。

43812 利气丹(《辨证录》卷二)

【组成】白术　人参　山药各一两　附子三钱　山茱萸四钱　薏仁五钱　破故纸二钱　防己三分

【用法】水煎服。

【主治】痹证,下元虚寒,复感寒湿,腰肾重痛,两足无力。

43813 利气饮(《春脚集》卷二)

【组成】干姜一分　干葛五分　升麻五分　苍术五分　桔梗五分　川军二分　枳壳一分　芍药四分　陈皮七分　甘草七分　半夏三分　白芷三分　茯苓三分　当归三分　生姜三片

【用法】水煎,温服。

【主治】闪挫、久坐或失枕以致项痛。

43814 利气散(《朱氏集验方》卷六)

【组成】绵黄耆　陈皮　甘草各等分

【用法】上为末,水煎服。自然通。

【主治】老人小便秘涩不通。

43815 利气散(《寿世保元》卷七)

【组成】香附(炒)五钱　黄芩四钱　炒枳壳(去瓤)四钱　陈皮　藿香　小茴(酒炒)　白术(去芦)　玄胡索　砂仁　草果各三钱(去壳炒)　甘草八分　厚朴一钱

【用法】上为细末。每服二钱,空心米汤调服。

【主治】室女经脉初动,天癸水至,失于调理,感寒血气不顺,心腹胀满,恶寒发热,头身遍疼。

43816 利气散(《医略六书》卷二十五)

【组成】木通三两　枳壳一两半(炒)　陈皮一两半　草梢一两半

【用法】上为散。每服三钱,砂仁汤送下。

【主治】膀胱气滞,小便不通,小腹满,脉沉涩者。

【方论选录】方中江枳壳破滞气以化气,广陈皮和胃气以利气,童木通通闭利小便,生草梢和药达茎中。为散,砂仁汤下,使滞化气调则膀胱之气自化而水腑蓄泄有权,安有小便不通之患乎?此泻气通闭之剂,为气滞小便不利之专方。

43817 利火汤(《傅青主女科》卷上)

【组成】大黄三钱　白术五钱(土炒)　茯苓三钱　车前子三钱(酒炒)　王不留行三钱　黄连三钱　栀子(炒)　知母二钱　石膏五钱(煅)　刘寄奴三钱

【用法】水煎服。一剂小便疼止而通利,二剂黑带变为白,三剂白亦少减,再三剂全愈矣。

【功用】泄火退热除湿。

【主治】妇人胃火太旺,与命门、膀胱、三焦之火合而熬煎,带下色黑,甚则如黑豆汁,其气亦腥,腹中疼痛,小便时如刀刺,阴门发肿,面色发红,日久黄瘦,饮食兼人,口中热渴,饮以凉水,少觉宽快。

【宜忌】病愈后当节饮食,戒辛热之物,调养脾土。若恃有此方,病发即服,必伤元气矣,慎之!

【方论选录】或谓此方过于迅利,殊不知火盛之时,用不得依违之法,譬如救火之焚,而少为迁缓,则火势延燃,不尽不止。今用黄连、石膏、栀子、知母一派寒凉之品,入于大黄之中,则迅速扫除;而又得王不留行与刘寄奴之利湿甚急,则湿与热俱无停住之机;佐白术以辅土,茯苓以渗湿、车前以利水,则火退水进,便成既济之卦矣。

43818 利心丸(《成方制剂》8册)

【组成】地黄　貂心　防己　茯苓　琥珀　牡丹皮　天冬　朱砂

【用法】制成丸剂,大蜜丸每丸9克。口服,一次1丸,一日3次。

【功用】补心安神。

【主治】风湿性心脏病,心动过速,心律不齐,心力衰竭等。

43819 利水散(《医方类聚》卷一三三引《经验良方》)

【组成】山栀子　白药子　滑石　木通

【用法】上为末。每服一钱,血淋,酸浆水、甘草煎汤下;石淋,灯心汤下;砂淋,木通汤下;冷淋,新汲水下。

【主治】诸淋。

43820 利水煎(《仙拈集》卷一)

【组成】陈皮　木通　腹皮　茯苓各一钱　车前　米仁各三钱　茵陈一钱半　槟榔八分

【用法】水煎服。

【主治】臌胀,水肿。

【宜忌】忌盐,食淡。

43821 利目汤(《辨证录》卷七)

【组成】龙胆草二钱　茵陈三钱　白芍一两　茯苓五钱　泽泻　车前子　白蒺藜各三钱　柴胡一钱　草决明二钱

【用法】水煎服。

【功用】开肝气之郁,分湿散邪。

【主治】肝疸,肝气郁,湿热团结而不散,两目尽黄,身体四肢亦现黄色,但不如眼黄之甚,气逆,手足发冷,腰以上汗出不止,腰以下无汗。

43822 利生丸(《惠直堂方》卷一)

【组成】茅苍术　乌药(二味俱米泔浸一宿,晒干)　香附(一半童便浸,炒,一半米醋浸,炒)　藿香　纯苏叶　厚朴(姜汁炒)　陈皮　青皮(醋炒)　赤芍(酒炒)　砂仁(去壳)　小茴(微炒)　木香　草果(面裹,煨,去壳)各二两　川芎(微炒)　归身(微炒)　黄芩(微炒)　枳壳(麸炒)　白茯苓　木通　鸡心槟榔各一两　粉甘草五钱

【用法】上药日晒干为末,陈早米糊为丸,每重一钱五分,亦须晒干,每丸九分。每服一丸,心痛,灯心二分,生姜一片,煎汤送下;肚痛,生姜一片捣碎,入炒盐三分,开水冲

服;胸腹膨胀,生姜皮五分,大腹皮一钱,煎汤送下;疟疾发日,用桃脑七个,生姜一片,煎汤送下;风痰喘嗽,苏叶、薄荷汤送下;赤痢,白蜜二钱,米汤调下;白痢,红糖二钱,生姜汁一匙,同米汤调下;疝气,小茴川楝汤送下;隔食呕酸,小儿癖积,生姜汤送下;血崩,恶露不净,当归一钱,煎汤送下;身面黄胖,湿痰流注,无名肿毒,俱陈酒送下。

【功用】《全国中药成药处方集》(沈阳方):调气止痛,利湿祛痰。

【主治】心腹胀痛,风痰喘嗽,膈食呕酸,赤白痢疾,疟疾,身面黄胖,湿痰流注,无名肿毒,疝气,妇人血崩,恶露不净,小儿癖积。

【宜忌】❶《惠直堂方》:上药不可烘,不可见火。❷《全国中药成药处方集》(沈阳方):忌生、冷、硬物。

43823 利肝片(《成方制剂》19册)

【组成】金钱草 猪胆汁

【用法】制成片剂,每片(底片)重0.2克。口服,一次2~4片,一日3次。

【功用】清肝,利胆。

【主治】急慢性传染性肝炎、胆囊炎以及肝脏分泌功能障碍等。

43824 利肝汤(《效验秘方》田成庆方)

【组成】茵陈25克 板蓝根10克 败酱草15克 夏枯草10克 味连10克 黄芩10克 黄柏10克 金钱草10克 木通6克 滑石15克 胆草3克 柴胡6克

【用法】每日1剂,水煎分服。

【功用】清热解毒,利湿退黄。

【主治】黄疸型传染性肝炎。

43825 利枢汤(《医林纂要》卷十)

【组成】羌活二钱 独活二钱 苍术二钱 防风一钱 防己一钱 木瓜一钱 牛膝一钱 肉桂一钱 甘草节八分 生黄耆一钱 虎胫骨(酥炙)一钱 松节一两

【用法】水煎熟,加酒冲服。

【功用】去寒湿,壮血气,舒筋活骨。

【主治】伏骨疽,生于两腿上,当髀枢。

43826 利肾汤(《圣济总录》卷五十一)

【组成】泽泻 生干地黄(焙) 赤茯苓(去黑皮)各一两半 槟榔(剉) 麦门冬(去心,焙) 柴胡(去苗) 枳壳(去瓤,麸炒) 黄芩(去黑心) 牛膝(酒浸,切,焙)各一两

【用法】上为粗末。每服三钱匕,水一盏,煎七分,去滓温服。

【主治】肾气有余,解㑊,脊脉痛,气乏不欲言。

43827 利金汤(《医宗必读》卷九)

【组成】桔梗(炒) 贝母(姜汁炒)各三钱 陈皮(去白)三钱 茯苓二钱 甘草五分 枳壳(麸炒)各钱半

【用法】水二钟,生姜五片,煎一钟,不拘时服。

【功用】《医略六书》:清肺利金。

【主治】❶《医宗必读》:肺经燥痰气壅,脉涩面白,气上喘促,洒淅寒热,悲愁不乐,其痰涩而难出。❷《张氏医通》:肺燥涩不利而咳。

【方论选录】《医略六书》:方中桔梗清金利膈,甘草和胃缓中,枳壳化滞气以快膈,茯苓渗湿热以和中,橘红利气化痰,川贝清肺化痰,生姜之辛以润肺燥,白蜜之甘以滋津

液也。使润燥痰行,则肺气通利而清阳外敷,恶寒无不自退,何干咳之足虑哉?此清肺利金之剂,为肺燥恶寒干咳之专方。

【备考】按:《张氏医通》有白蜜。

43828 利金汤(《幼科直言》卷五)

【组成】车前子 桑白皮 黄芩 黄连 归尾 怀牛膝 甘草梢 木通 红花

【用法】加白果肉为引。

【功用】清热分利。

【主治】小儿肺热流于小肠,小便撒血。

43829 利肺片(《成方制剂》8册)

【组成】白及 百部 百合 冬虫夏草 甘草 蛤蚧粉 牡蛎 枇杷叶 五味子

【用法】制成片剂。口服,一次2片,一日3次。

【功用】驱痨补肺,镇咳化痰。

【主治】肺痨咳嗽,咯痰,咯血,气虚哮喘,慢性气管炎。

43830 利肺汤(《洁古家珍》)

【组成】人参 麦门冬 沉香 白豆蔻 五味子 益智 丁香 川芎

【主治】胸中元气不及,脉中少有力,浮则似止。

43831 利肺汤(《麻症集成》卷四)

【组成】茯苓 枳壳 川贝 力子 麦冬 橘红 木香 桔梗 蒌仁 桑皮 甘草 南朴

【主治】麻症湿痰气壅,满闷不食。

43832 利肺汤(《辨证录》卷九)

【组成】紫苏一钱 人参二钱 白术三钱 茯苓五钱 甘草一钱 桔梗一钱 半夏一钱 神曲三分 附子一分

【用法】水煎服。

【功用】补其肺气,兼带利水。

【主治】身常入水中,遏抑皮毛,肺气闭塞,时而发热,畏寒恶冷。

43833 利肺汤(《幼科直言》卷五)

【组成】苏子(炒) 桔梗 薄荷 前胡 独活 杏仁(炒) 枳壳 陈皮

【用法】加生姜一片为引。

【主治】发热驹喘,痰壅初起。

43834 利毒丸(《斑疹备急》)

【组成】大黄半两 黄芩(去心) 青黛各一钱 腻粉(炒)一钱 槟榔 生牵牛(取末)各一钱半 大青一钱 龙脑(研) 朱砂各半钱(研)

【用法】上为细末,面糊为丸,如黄米大。每二岁儿服八丸,生姜蜜水下,不动再服。

【主治】疮疹欲出前,胃热发温壮,气粗腹满,大小便赤涩,睡中烦渴,口舌干,手足微冷,多睡,时嗽涎,脉实沉大滑数。

43835 利咽汤(《普济方》卷六十)

【组成】桔梗 枳壳 牛蒡子 荆芥 甘草 升麻 玄参 大黄 紫苏 人参各等分

【用法】上咬咀。每服五钱,水二盏,煎服。

【主治】咽喉诸疾。

43836 利咽散(《麻科活人全书》卷二)

【组成】牛蒡子(炒) 元参 防风

【用法】水煎服。

【主治】麻疹咽喉肿痛。

43837 利咽散（《痘医大全》卷三十三）

【组成】山豆根一钱　桔梗七分　甘草一分　元参一分五厘　绿豆十粒

【用法】水煎服。

【主治】痘疹咽喉疼痛,难进饮食。

43838 利骨散（《本草纲目》卷四十引《乾坤秘蕴》）

【组成】白马脑上肉一二斤

【用法】待生蛆,与乌骨白鸡一只食之,取粪阴干,每一钱入硇砂一钱,研匀。用少许擦疼处,片时取之即落。

【功用】利骨取牙。

43839 利便饮（《玉案》卷五）

【组成】木通　当归　车前子　生地各一钱　白芍　川芎　白术　泽泻各八分　甘草三分　灯心三十茎

【用法】水煎,空心服。

【主治】产后小便不通。

43840 利胆丸（《新急腹症学》引中医研究院方）

【组成】茵陈四钱　龙胆草　郁金　木香　枳壳各三钱

【用法】共研细末,加鲜猪胆汁或牛胆汁一斤,先将胆汁熬浓至半斤,拌入药末中,并加适量蜂蜜为丸,每丸三钱。早、晚各服一丸。

【主治】胆囊炎、胆石症。

43841 利胆片（《中国药典》2010版）

【组成】大黄58克　金银花58克　金钱草58克　木香96.5克　知母58克　大青叶58克　柴胡58克　白芍58克　黄芩29克　芒硝19克　茵陈58克

【用法】上制成片剂,每片重0.23克。口服,一次6～10片,一日3次。

【功用】舒肝止痛,清热利湿。

【主治】肝胆湿热所致的胁痛、胃腹部疼痛,按之痛剧,大便不通,小便短赤,身热头痛,呕吐不食等。

【宜忌】孕妇慎服;服药期间忌食油腻。

43842 利胆汤（《新急腹症学》引青岛台西医院方）

【组成】柴胡　茵陈　郁金　黄芩　白芍　大黄(后下)各五钱　金银花　大青叶　金钱草各一两　芒消(冲服)三钱　木香四钱

【功用】清热利胆。

【主治】胆道蛔虫病恢复期。

43843 利胎散（《医略六书》卷二十九）

【组成】大腹子一两半　冬葵子三两　赤苓一两半　赤芍药一两半　榆白皮三两　黄芩一两半　飞滑石三两　瞿麦三两　当归三两　粉草一两半

【用法】上为散。每服四钱,水煎,去滓温服。

【主治】胎死未足月,脐腹疼痛,小腹重坠,脉数涩者。

【方论选录】孕子三五七月,触损其胎,故脐腹疼痛,小腹重坠,乃为胎死腹中之确候,不下不必不得安。大腹子破滞下气以逐胎,赤芍药破瘀泻火以下胎,滑石通窍逐胎以开产户,瞿麦通闭逐胎以利湿热,冬葵子滑胎利窍,榆白皮滑窍下胎,赤苓利营渗水能清水府,甘草和胃缓中兼调气化,黄芩清里热以降下,当归养血脉以滑胎也。为散水煮,使瘀化气调则

死胎不得羁留而乘药势速下,何脐腹疼痛之不痊哉?

43844 利疯丹（《疡医大全》卷二十八）

【异名】三生丹。

【组成】番木鳖

【用法】上药刀刮去皮毛,入麻油内煎至焦黄色为度,取出为末。大疯发表用之,每服一分,卧时白汤下。须择无风处,出汗一月,方可起身。

【主治】蛇皮疯,鳞癞疯,栽毛疯。

43845 利济汤（《医醇剩义》卷四）

【组成】泽泻一钱五分　沉香五分　枳壳一钱　青皮一钱　赤苓二钱　当归二钱　赤芍一钱　广皮一钱　牛膝二钱　车前二钱　小蓟根五钱

【主治】胞痹。少腹膀胱按之内痛,若沃以汤,涩于小便,上为清涕。

43846 利格汤（《简明医彀》卷三）

【组成】陈皮　滑石　木通各一钱　半夏　茯苓各八分　人参芦一钱半　甘草四分

【用法】加生姜、大枣,水煎服,再煎探吐。

【主治】关格。

【加减】中气不运者,去滑石、木通、参芦,加人参、白术、升麻、枳实、瓜蒌。

43847 利积丸（《医学纲目》卷二十三引《玄珠经》）

【组成】黄连四两　天水末八两　当归二两　乳香一两　萝卜子(炒)四两　巴豆一两(去油,同黄连一处炒)

【用法】上为末,醋糊丸,如梧桐子大。每服弱者十五丸,实者二十五丸。

【主治】积滞内阻,下痢赤白,腹满胀痛里急,上渴引饮,小水赤涩。

43848 利惊丸（《小儿药证直诀》卷下）

【组成】青黛　轻粉各一钱　牵牛末五钱　天竺黄二钱

【用法】上为末,白面糊丸,如小豆大。每服二十丸,薄荷汤送下。一法炼蜜为丸,如芡实大;每服一粒,化下。

【主治】❶《小儿药证直诀》:小儿急惊风。❷《得效》:急惊身热,面赤引饮,口中气热,大小便黄赤,抽掣。

43849 利惊丸（《杨氏家藏方》卷十七）

【组成】朱砂(别研)　阿魏(湿纸裹,汤上熏令软)　乳香(研)各一钱　蝎梢七枚(去毒,微炒)　蜈蚣一条(炙黄)　巴豆六个(去皮,水浸三日)

【用法】上为细末,次入阿魏、巴豆,同研成膏,如未成即用重汤煮之,旋丸如黍米大。一岁儿每服三丸,浓煎萝卜子汤送下,不拘时候。利下涎即效。

【主治】小儿急慢惊风,涎壅,吐咽不下,神志昏愦,目瞪搐搦。

43850 利惊丸（《直指小儿》卷一）

【组成】龙胆草　防风　青黛　芦荟　南星(炮)　钩藤各二钱　牙消　铁粉各一钱　脑麝各少许

【用法】上为末,面糊为丸,如麻子大。每服二丸,煎金银汤下。

【功用】利惊,下痰,消热。

【主治】小儿惊风。

43851 利惊丸（《玉机微义》卷五十）

【组成】南星　半夏各四钱(为末,并以生姜汁和作饼

子,晒干) 真珠(新白者)二钱 巴豆(去油净)一钱 朱砂四钱 轻粉 麝各半钱 脑子半钱 白颈蚯蚓一条(用刀截断首尾,两头齐跳者用之,去土秤)二钱

【用法】上为末,面糊为丸,如黍米大。每一岁儿服一丸,灯心汤送下。

【主治】小儿风热丹毒,急慢哑惊。

43852 利惊丸(《永乐大典》卷九七六引《经济小儿保命方书》)

【组成】天南星(炮裂,取末)一钱 巴豆(去油尽,取粉)半分 全蝎二个 白附子(炮)半钱 滑石半钱

【用法】上为细末,以水滴面为丸,如麻子大,以辰砂为衣。每服量大小加减,用薄荷汤吞下。俟下恶物痰积,用黄金散调理。

【主治】小儿五脏蕴积作热,暴发惊证,手足摇动,目睛上视,腹肚壮热,大便秘涩。

43853 利惊丸(《简明医彀》卷六)

【组成】龙胆草 青黛(画家用者) 防风各三钱 钩藤二钱 黄连一钱 牛黄 麝香 冰片各二分(黛、牛、麝、冰研细末)

【用法】上为末,入四味和匀,神曲糊丸,如黍米大。每服三十丸,金银薄荷煎汤送下。

【主治】小儿急惊搐搦,热在筋脉,脉浮数洪紧,虎口纹青紫相半者。

43854 利惊丸(《医部全录》卷四三二引《幼幼近编》)

【组成】半夏 天南星各五钱(姜制) 滑石 蛤粉(煅) 朱砂各三钱 雄黄五钱 巴豆一钱 麝香 轻粉各三分

【用法】饭为丸,如梧桐子大。每服十丸,用姜汤送下。

【主治】小儿急惊,并脐风撮口。

43855 利惊丹(《慈幼新书》卷七)

【组成】防风 胆星各一两 天麻 大黄各八钱 巴霜三钱 枳壳 礞石各五钱 甘草二钱

【用法】矾红为衣,丸如碎芥子大。量儿大小服之。

【主治】小儿惊风。

43856 利惊丹(《幼科指掌》卷三)

【组成】天麻 半夏 桔梗 大黄 防风 枳壳 巴霜 玄明粉 雄黄 朱砂 青礞石

【用法】上为末,饭为丸,如芥子大,朱砂为衣。每服三十丸,淡姜汤送下,以利为度。

【主治】小儿撮口,呕吐白沫,啼声渐小,多啼不乳,手纹黄红色,囟门壅突者。

43857 利喉饮(《诚书》卷六)

【组成】贝母 夏枯草 前胡 防风 苏子(炒,研) 瓜蒂霜 枳壳 丹参 陈皮各等分

【用法】加芦根,水煎服。

【主治】头痛,双蛾。

43858 利湿散(《医学探骊集》卷六)

【组成】宫粉一两 枯矾一两 硼砂五钱 轻粉一钱

【用法】上为极细末。先用针刺出毒水,继用纸捻沾药末下在针孔内,外用膏药敷之;俟其孔稍大,再多上,用棉花、白布裹之。数日可愈。

【主治】踝下湿郁external疮,但觉其中如有溃脓之意者。

43859 利腰丹(《石室秘录》卷三)

【组成】白术九钱 杜仲五钱

【用法】酒煎服。十剂可愈,可为长治之法。

【主治】风寒腰疼不能直者。

43860 利腹汤(《辨证录》卷二)

【组成】大黄三钱 当归五钱 枳壳 山楂 麦芽 厚朴 甘草各一钱 桃仁十粒

【用法】水煎服。一剂即通,腹亦不痛矣。

【功用】逐积化滞。

【主治】多食生冷燔炙之物,或难化之品,食积于肠,闭结而不得出,燥屎存于腹内作痛,手按之痛甚者。

43861 利痰丸(《直指小儿》卷二)

【组成】圆白半夏(生)

【用法】上为末,旋入姜汁略拌松,次入香润五灵脂(研细)、全蝎(焙,为末)各一钱,牛黄凉膈丸二钱夹和,研揉得所,丸如麻子大。每服四五丸,薄荷、生姜泡汤送下。

【主治】小儿诸风,诸痫痰热。

43862 利痰丸(《普济方》卷三七〇引《如宜方》)

【组成】明矾(枯) 甘草(炙) 南星 滑石 白附子各半两 巴豆(去油,成霜)三钱

【用法】上为末,面糊为丸,如苏子大。桑白皮汤下;或金银薄荷汤下。

【主治】小儿惊风,热痰盛,作搐搦。

43863 利痰丸(《准绳·类方》卷二引《玄珠经》)

【组成】南星 皂角 石膏 牵牛(头末) 芫花各二两(一方有青盐五钱,巴豆少许,青礞石五钱)

【用法】上为细末,用姜汁糊丸,如梧桐子大。每服一二十丸,姜汤送下。

【主治】痰饮及风痰壅塞。

【宜忌】如寒不宜用。

43864 利痰丸(《片玉心书》卷四)

【组成】南星(牛胆者)二钱 枳壳(麸炒)二钱 陈皮(去白)一钱 大黄二钱 牵牛(头末)二钱

【用法】上为末,皂角煮水为丸。灯心汤吞下。

【功用】顺气开痰。

【主治】小儿急惊风,曾因恐怖而成惊者,其症发过即如常,无他症者。

43865 利鼻片(《中国药典》2010版)

【组成】黄芩100克 苍耳子150克 辛夷100克 薄荷75克 白芷100克 细辛25克 蒲公英500克

【用法】上制成片剂,片芯重0.25克。口服。一次4片,一日2次。

【功用】清热解毒,祛风开窍。

【主治】风热蕴肺所致的伤风鼻塞、鼻渊、鼻流清涕或浊涕。

【宜忌】孕妇慎用;忌食辛辣食物。

43866 利膈丸(《博济》卷二)

【组成】牵牛子四两(一半生,一半熟) 不蛀皂角(涂酥,炙令香熟)二两

【用法】上为末,以生姜自然汁煮糊为丸,如梧桐子大。每服二十丸,荆芥、姜汤送下。

【主治】三焦不顺,胸膈壅塞,头昏目眩,涕唾痰涎,精神不爽。

43867 利膈丸(《幼幼新书》卷十六引《保生信效方》)

【组成】黑牵牛四两(半生半熟) 青橘皮(去白) 槐角子各半两 皂角(不蛀、肥者,去皮子,涂酥炙)二两 齐州半夏(汤浸洗七次,切,焙)一两

【用法】上为细末,生姜自然汁打面糊为丸,如梧桐子大。每服十五丸;要疏风痰,加至三四十丸。小儿风涎痰热,可作小丸,量多少与之。

【主治】大人、小儿风盛痰实,喘满咳嗽,风气上攻。

43868 利膈丸(《圣济总录》卷六十三)

【组成】牵牛子(微炒) 皂荚(去皮,酥炙)各四两 白矾(烧令汁枯)一两 半夏(汤洗去滑七遍) 葶苈子(隔纸炒)各二两 丹砂(研) 铅白霜各一两

【用法】上为末,生姜自然汁为丸,如梧桐子大。每服十五丸,食后荆芥汤送下。

【主治】痰癖,胸膈不快。

43869 利膈丸(《圣济总录》卷六十三)

【组成】槟榔(剉)二两 陈橘皮(汤浸,去白,焙)二两 牵牛子(微炒)四两 木香半两 干姜(炮)一分 枳壳(去瓤,麸炒黄色)二两 半夏(汤浸七遍,焙)一两

【用法】上为细末,炼蜜为丸,如梧桐子大。每服二十丸,食后、临卧温生姜汤送下。

【功用】调正气,利心胸,行壅滞。

【主治】留饮。

43870 利膈丸(《圣济总录》卷一五六)

【组成】半夏三两(汤洗七遍去滑,为细末,生姜汁和作饼子,焙干用) 前胡(去芦头)一两 赤茯苓(去黑皮) 槟榔(剉碎) 百合 陈橘皮(汤浸,去白,焙干) 诃黎勒(煨,去核) 桔梗(炒) 枳壳(去瓤,麸炒微黄) 人参各半两

【用法】上为细末,水煮面糊为丸,如梧桐子大。每服十五丸至二十丸,食后温生姜汤送下。

【主治】妊娠痰饮,呕逆恶心。

43871 利膈丸(《儒门事亲》卷十二)

【异名】大利膈丸(《卫生宝鉴》卷十二)。

【组成】牵牛四两(生) 槐角子一两(炒) 木香一两 青皮一两 皂角(去皮,酥炙) 半夏(洗)各二两

【用法】上为细末,生姜面糊为丸,如梧桐子大。每服四五十丸,水送下。

【主治】❶《儒门事亲》:上喘中满,醋心腹胀,时时作声,痞气上下,不能宣畅。❷《卫生宝鉴》:风热痰实,咳嗽喘满,风气上攻。

43872 利膈丸(《医学发明》卷一)

【异名】人参利膈丸(《卫生宝鉴》卷十三)、开关利膈丸(《张氏医通》卷十四)。

【组成】木香七钱 槟榔七钱半 厚朴(姜制)二两 人参 藿香叶 当归 炙甘草 枳实(麸炒)各一两 大黄(酒浸,焙)二两

【用法】上为细末,滴水为丸,或少用蒸饼亦可,如梧桐子大。每服三五十丸,食后诸饮送下。

【功用】《卫生宝鉴》:利脾胃壅滞,调大便秘利,推陈致新,消饮进食。

【主治】❶《医学发明》:胸中不利,痰嗽喘促,脾胃壅滞。❷《张氏医通》:肠胃壅滞,噎膈不通,大便燥结。

【方论选录】《医略六书》:方中大黄荡涤热壅之结,枳实消化痞满之气,厚朴散满宽中,槟榔破滞攻实,藿香开胃气,木香调中气,人参扶元鼓胃气,当归养血荣胃口,甘草缓中和诸药也。水、酒为丸,米饮送下,使脾胃输化有权,则热实壅结自开而津气四迄,大便无不通,膈塞无不痊矣。此推荡之剂,为热实塞膈之专方。

【备考】本方方名,《袖珍》引作"大利膈丸"。《医略六书》本方用法:水、酒为丸。每服三钱,米饮送下。

43873 利膈丸(《脉因证治》卷下)

【组成】黄芩(生、炒)各一两 黄连 南星 半夏各五钱 枳壳 陈皮各三钱 白术二钱 白矾五分 泽泻五钱 神曲(炒)

【功用】除痰利膈。

【主治】痞证。

【备考】方中神曲用量原缺。

43874 利膈丸(《全国中药成药处方集》吉林方)

【组成】制野军 槟榔 莱菔各四两 木香 苍术 陈皮 厚朴 果仁 枳壳 砂仁 山楂 神曲 麦芽 桔梗 青皮 藿香 甘草各二两

【用法】上为细末,炼蜜为丸,每丸重二钱一分。每服一丸,一日二次。

【功用】开痰顺气,消食化痰。

【主治】肝痰胃热,发为结胸,胸脘疼痛,咯气食少,肝气横逆,闭塞于胸,胸胁串疼,气促息急,湿蕴脾肺,痰如蛋清,漉漉有声,气喘咳嗽;食积结滞,中脘胀硬,大便闭塞,嘈杂吞酸。

【宜忌】忌食辛辣、油腻物。孕妇忌服。

43875 利膈汤(《本事》卷四引都君予方)

【异名】利膈散(《医统》卷二十一)。

【组成】鸡苏叶 荆芥穗 桔梗(炒) 防风(去权股) 牛蒡子(隔纸炒) 甘草各一两(炙) 人参半两(去芦)

【用法】上为细末。每服一钱,沸汤点服。

【功用】轻清解散。

【主治】❶《本事》:虚烦上盛,脾肺有热,咽喉生疮。❷《郑氏家传女科万金方》:腹痛脐中出脓,失护进风,角弓反张。

【加减】如咽痛口疮甚者,加僵蚕一两。

【方论选录】《医方集解》:此手太阴、少阴药也。咽痛咽疮,由于火郁,桔梗、甘草,甘桔汤也,辛苦散寒,甘平除热,为清膈利咽之要药;加薄荷、荆芥、防风以散火除风;加牛蒡子以润肠解毒;火者元气之贼,正气虚则邪火炽,故又加人参以补虚退热。

43876 利膈汤(《济生》卷五)

【组成】防风 鸡苏叶 桔梗 牛蒡子 荆芥穗各一两 川升麻 人参 甘草(炙)各半两

【用法】上咬咀。每服四钱,水一盏半,加生姜五片,煎至八分,去滓温服,不拘时候。

【主治】上膈壅热,口苦咽干,痰唾稠黏,心烦喜冷,咽喉生疮疼痛,一切上壅之证。

43877 利膈汤(《麻症集成》卷四)

【组成】薄荷 荆芥 力子 元参 瓜蒌 防风 桔梗 连翘 黄芩 甘草

【主治】麻症因于脾肺火热风邪者。

43878 利膈散(《圣惠》卷四十二)

【异名】利膈甘草汤(《普济方》卷一八七)。

【组成】人参一两(去芦头) 前胡一两(去芦头) 甘草半两(炙微赤,剉) 诃黎勒皮三分 陈橘皮三分(汤浸,去白瓤,焙) 桂心半两 白术三分 干姜半两(炮裂,剉) 赤茯苓一两

【用法】上为散。每服五钱,以水一大盏,入生姜半分,煎至五分,去滓,频频温服。

【主治】❶《圣惠》:胸痹,喘急不通。❷《景岳全书》:胸痹,膈塞不通。

43879 利膈散(《圣惠》卷五十)

【组成】郁李仁四两(汤浸,去皮了,捣研如膏,看多少入白面,滴水和搜,硬软得所,擀作饼子,于鏊上煿令黄色) 木香半两 厚朴半两(去粗皮,涂生姜汁炙令香熟) 肉豆蔻半两(去壳) 槟榔半两 陈橘皮半两(汤浸,去白瓤,焙) 诃黎勒一两(煨,用皮) 甘草一分(炙微赤,剉) 桂心半两 麝香半分(细研)

【用法】上为细散,入麝香研令匀。每服二钱,以生姜汤调下,不拘时候。

【主治】五膈气,胸心气滞,满闷不通。

43880 利膈散(《博济》卷二)

【组成】荆芥穗子(青,干净好者) 鼠黏子各一两 甘草三分(炮过) 白丑二两(炒令香熟)

【用法】上为末。每服一钱,入盐点。治风牙痛,以三钱末,入川椒一粒,盐二钱,煎熟,热含,冷吐出。

【主治】上焦风壅,多患咽喉胸膈不利,及风牙痛。

43881 利膈散(《御药院方》卷九)

【组成】黑牵牛(炒) 甘草(炒)各四两 防风一两 牛蒡子(炒)八两

【用法】上药各慢火炒令熟,与防风同为细末。每服二钱,沸汤一大盏点药,澄清服,不拘时候。

【主治】咽喉诸疾,肿痛生疮。

43882 利膈散

《医统》卷二十一。为《本事》卷四引都君予方"利膈汤"之异名。见该条。

43883 利膈散(《诚书》卷六)

【组成】大黄 朴硝 甘草(炙)各二两 山栀仁 薄荷 黄芩各一两 连翘一两五钱

【用法】上为末。取一钱,加淡竹叶三片,水煎服。

【主治】胎热惊烦。

43884 利圣散子(《普济方》卷二一二)

【组成】当归(去芦) 干姜各二两 黄柏皮 甘草 枳壳 罂粟壳各四两

【用法】上为粗散。每服三钱,水一盏,薤白一条擘碎,煎至八分,去滓,食前稍温服。

【主治】远年近日,赤白休息等痢。

【宜忌】忌生冷、油腻之物。

43885 利咽灵片(《成方制剂》8册)

【组成】穿山甲 僵蚕 牡蛎 土鳖虫 玄参

【用法】制成片剂。口服,一次3~4片,一日3次。

【功用】活血通络,益阴散结,利咽止痛。

【主治】咽喉干痛,异物感,发热灼热等症。慢性咽喉炎,尤以干燥型疗效最佳。

43886 利痰散子(《慈幼新书》卷九)

【组成】白丑五钱 槟榔八分 茵陈 木香各五分

【用法】上为末。每服一钱,白汤送下。

【主治】小儿惊痫、寒热、痘疹诸疾,兼痰而生他病者。

43887 利气大黄丸(《圣惠》卷九十八)

【组成】川大黄四两(剉碎,微炒) 诃黎勒皮四两 人参二两(去芦头) 大麻子二两

【用法】上为末,炼蜜为丸,如梧桐子大。每服十五丸,酒送下。以溏利为度。

【主治】久积滞气,不能饮食,食即不消,风热气上冲。

43888 利气泄火汤(《傅青主女科》卷下)

【组成】人参三钱 白术一两(土炒) 甘草一钱 熟地五钱(九蒸) 当归三钱(酒洗) 白芍五钱(酒炒) 芡实三钱(炒) 黄芩二钱(酒炒)

【用法】水煎服。服六十剂而胎不坠矣。

【功用】平其肝中之火,利其腰脐之气,使气生夫血而血清其火。

【主治】妊娠多怒堕胎。

【方论选录】此方名虽利气而实补气也。然补气而不加以泄火之品,则气旺而火不能平,必反害其气也。故加黄芩于补气之中以泄火,又有熟地、归、芍以滋肝而壮水之主,则血不燥而气得和,怒气息而火自平,不必利气而气无不利,即无往而不利矣。

43889 利气保安汤(《古今医鉴》卷十引西园公方)

【组成】柴胡 青皮 枳壳 香附 郁金 木通 赤芍 山栀仁各等分(炒)

【主治】气痛,已服通利之药,下后余热作痛,或痛在小腹者。

43890 利气槟榔散(《圣惠》卷五十)

【异名】槟榔散(《普济方》卷二〇五)。

【组成】槟榔一两 木香半两 芎藭半两 诃黎勒皮一两 昆布一两(洗去咸味) 桂心半两 甘草一分(炙微赤,剉) 川大黄一两(剉碎,微炒) 半夏半两(汤洗七遍去滑)

【用法】上为粗散。每服四钱,以水一中盏,入生姜半分,煎至六分,去滓稍热服,不拘时候。

【主治】❶《圣惠》:气噎,食饮不下,腹中雷鸣,大便不通。❷《普济方》:咽喉不利,胸膈气噎,不下饮食。

43891 利火降痰汤(《笔花医镜》卷三)

【组成】黄连八分 连翘一钱五分 山栀 滑石各二钱 木通 黄芩 枳实 瓜蒌霜 车前各一钱 钩藤四钱 柴胡六分 甘草三分

【主治】小儿急惊风之轻者。

43892 利火降痰汤(《不知医必要》卷三)

【组成】柴胡八分 黄芩七分 陈皮六分 天竺黄一钱五分 钩藤二钱 连翘一钱 木通七分 细甘草四分

【主治】小儿急惊,壮热痰壅,昏闷不醒,搐搦颤动。

43893 利水实脾汤(《简明医彀》卷二)

【组成】苍术 白术 茯苓 陈皮 猪苓 泽泻 滑石 香附 抚芎 厚朴 砂仁各八分 甘草三分

【用法】上加生姜三片,灯心二十枝,水煎,食前服。

【功用】通利小便。

【主治】湿由内生,面目浮肿,胸满喘急,大便溏泄,小便短涩,腿膝浮肿,其脉沉缓。

【加减】气急,加腹皮、枳壳、苏子、桑皮、萝卜子,去白术、甘草;面目虚浮,加山药、芍药,去抚芎。

【备考】实人先以神佑丸下之。

43894 利水益元散(《简明医彀》卷三)

【组成】茯苓 白术 人参 猪苓 泽泻各半两 滑石(水飞)六两 甘草三钱

【用法】上为末。每服三钱,食远,灯心汤调下。

【主治】湿热蛊证,二便不利,正气亏虚。

43895 利水益气汤(《胎产秘书》卷下)

【组成】人参 白术各三钱 白芍 茯苓各一钱 陈皮六分 木瓜八分 苍术 厚朴 苏叶 木通 腹皮各一钱

【主治】产后四肢浮肿,皮肤光莹。

43896 利水益心丹(《辨证录》卷三)

【组成】茯苓 人参 薏仁 巴戟天各五钱 白芥子 肉桂各三钱 白术一两

【用法】水煎服。

【功用】祛荡肾邪。

【主治】目痛之余,肾邪乘心,两目白眦尽变为黑,不痛不疼,仍能视物无恙,毛发直如铁条,痴痴如醉,不言不语。

43897 利水调经汤(《镐京直指》卷二)

【组成】制茅术三钱 姜川朴一钱 带皮苓五钱 冬瓜皮四钱 车前子三钱 急性子三钱 大腹皮三钱 丝通草一钱五分 建泽泻三钱 蟛蜞虫五只(研,吞) 官桂五分

【功用】利水消肿。

【主治】妇女脾虚湿阻,先身肿而后经停。

43898 利水渗湿汤(《会约》卷九)

【组成】苍术二钱 黄柏一钱半 川牛膝二钱 赤茯苓 淮木通 建泽泻 汉防己各一钱二分 车前子(去壳)一钱 猪苓一钱半

【用法】水煎服。

【主治】水肿从脚而上,六脉细而迟,小便短少,脚膝疼痛。

【加减】如服此而小便不清不长,加萆薢五钱。

【临床报道】水肿:一人水肿皮破,用此一服,夜间小便遂多,以宿水从小便出也,来日肿消一半,再服四剂痊愈。

43899 利血通经丸(《医略六书》卷二十六)

【组成】大黄一两 当归二两 肉桂一两(皮去) 白芍一两(炒) 水蛭六钱(烧黑透) 虻虫六钱 干漆六钱(烧烟尽) 木香一两 广茂一两(醋炒) 桃仁二两(去皮尖) 灵脂一两

【用法】上为末,醋为丸。每服一二钱,酒送下。

【主治】经闭结块,脉牢者。

【方论选录】血结坚凝,阻遏冲任结块不消,故经气闭塞,月信不来也。大黄推荡积血以开闭结,广茂消化结块以攻坚垒,水蛭吮血于脏,虻虫啮血于经,干漆消陈久之积瘀,灵脂降浊污之阴凝,桃仁破血润燥,肉桂温经暖血,木香

调气化以调经,当归养营血以荣经,白芍敛阴和冲任而生新血也。醋以丸之,酒以行之,无不瘀散结开,则坚凝顿释,结块自消,何患经闭不通,月信不来乎!

43900 利肝分水饮(《辨证录》卷七)

【组成】龙胆草二钱 茵陈三钱 茯苓一两 猪苓三钱 柴胡一钱 车前子三钱 白蒺藜三钱 甘菊花五钱

【用法】水煎服。

【功用】开肝气之郁,兼以分湿散热。

【主治】肝疸。两目尽黄,身体四肢亦现黄色,但不如眼黄之甚,气逆,手足发冷,腰以上汗出不止,腰以下无汗。

43901 利肝隆胶囊(《新药转正》39册)

【组成】板蓝根 茵陈 郁金 五味子 甘草 当归 黄芪 刺五加浸膏

【用法】制成胶囊剂,每粒重0.3克。口服,一次2~4粒,一日3次。

【功用】疏肝解郁,清热解毒。

【主治】急慢性肝炎,迁延性肝炎,慢性活动性肝炎,血清谷丙转氨酶、麝香草酚浊度、黄疸指数增高者,以及乙型肝炎表面抗原阳性者。

【备考】本方改为颗粒剂,名"利肝隆颗粒"(见《中国药典》2010版)。

43902 利肝解湿汤(《辨证录》卷十一)

【组成】白芍二两 茯苓一两 干鸡冠花五钱 炒栀子三钱

【用法】水煎服。

【功用】解肝中之火,利膀胱之水。

【主治】妇人肝经湿热,带下色青,甚则色绿,如绿豆汁,稠黏不断,其气亦腥。

43903 利咽解毒汤(《痘疹传心录》卷十九)

【组成】山豆根五分 麦门冬一钱五分(去心) 牛蒡子一钱(炒,研) 元参一钱 桔梗一钱 防风七分 甘草五分(生)

【用法】加生姜一片同煎,食后良久,分二三次缓缓温服。

【主治】小儿痘疹,咽喉疼痛。

【备考】《赤水玄珠》有绿豆四十九粒。

43904 利胆止痛片(《成方制剂》11册)

【组成】板蓝根 苍术 柴胡 赤芍 川楝子 甘草 姜黄 蒲公英 仙鹤草 延胡索 茵陈 枳壳

【用法】制成片剂。口服,一次6片,一日3次。

【功用】清热利胆,理气止痛。

【主治】肝胆湿热所致的胁痛,黄疸(如急、慢性肝炎,胆囊炎)。

43905 利胆石颗粒(《成方制剂》12册)

【组成】茵陈100克 枳壳100克 麦芽100克 法半夏100克 山楂100克 川楝子100克 稻芽100克 香附100克 莱菔子100克 青皮140克 紫苏梗100克 陈皮140克 神曲100克 郁金140克 皂荚36.4克

【用法】制成颗粒剂,每袋装25克。口服,一次1袋,一日2次,午、晚饭后开水冲服。

【功用】疏肝利胆,和胃健脾。

【主治】胆囊结石,胆道感染,胆道术后综合征。

43906 利胆退黄汤（《古今名方》引熊寥生方）

【组成】茵陈　败酱草　板蓝根　玉米须各30克　金钱草60克　郁金12克　栀子10克

【功用】清热利湿，利胆疏肝。

【主治】阳黄。湿热俱甚，一身面目俱黄如橘子色，小便黄赤，发热，或兼恶寒，口干，或渴，胸脘满闷，厌油食少，右胁隐痛，甚则刺痛，舌红，苔黄，脉弦而数。

【加减】热偏重而便秘腹痛，加生大黄9克；衄血，加鲜茅根60克；胁痛，加延胡索9克；湿偏重而头重身倦、腹痛便溏、苔白腻者，去栀子，加薏苡仁30克，藿香9克，茯苓12克。

43907 利胆排石片（《中国药典》2010版）

【组成】金钱草250克　茵陈250克　黄芩75克　木香75克　郁金75克　大黄125克　槟榔125克　麸炒枳实50克　芒硝25克　姜厚朴50克

【用法】上制成片剂，口服。排石：一次6~10片，一日2次。炎症：一次4~6片，一日2次。

【功用】清热利湿，利胆排石。

【主治】湿热蕴毒、腑气不通所致的胁痛、胆胀，症见胁肋胀痛、发热、尿黄、大便不通；胆囊炎、胆石症见上述证候者。

【宜忌】体弱，肝功能不良者慎用；孕妇禁用。

【备考】本方改为颗粒剂，名"利胆排石颗粒"（见同书）。

43908 利胆解郁汤（《效验秘方》任继学方）

【组成】柴胡15克　茵陈50克　马齿苋15克　元胡15克　银花15克　川楝子15克

【用法】水煎服，日服2次，早饭前、晚饭后30分钟温服。服药期间，停服一切与本病有关的中西药物。

【功用】疏肝理气，利胆解郁。

【主治】慢性胆胀病。症见胆区疼痛，并向右肩背放射，纳呆口苦，胁痛腹胀，舌质红，苔薄黄，脉弦滑而数者。

43909 利脑心胶囊（《中国药典》2010版）

【组成】丹参　川芎　粉葛　地龙　赤芍　红花　郁金　制何首乌　泽泻　枸杞子　炒酸枣仁　远志　九节菖蒲　牛膝　甘草

【用法】上制成胶囊剂，每粒装0.25克。口服，一次4粒，一日3次，饭后服用。

【功用】活血祛瘀，行气化痰，通络止痛。

【主治】气滞血瘀，痰浊阻络所致的胸痹刺痛、绞痛，固定不移，入夜更甚，心悸不宁，头晕头痛；冠心病、心肌梗死、脑动脉硬化、脑血栓见上述证候者。

43910 利窍通耳方（《慈禧光绪医方选议》）

【组成】木通一钱　全蝎五分（去毒）　胭脂边二分　麝香五厘

【用法】上为细末。用蜡团成细卷，用棉包裹寸许，纳于耳中。

【主治】耳聋耳闭。

【方论选录】方中麝香芳香通窍，木通通九窍，全蝎有毒，可疗疮疡肿毒，胭脂亦芳香通窍，合用之当具利窍通耳之功。

43911 利窍催生散（《医略六书》卷二十九）

【组成】白芷一两　滑石二两　伏龙肝一两　甘草一两　百草霜一两

【用法】上为散。每服三钱，芎归汤入酒、童便煎，去滓温服。

【主治】产难胞阻，脉浮数者。

【方论选录】临产血气稽留，不能濡润其胎，宣通其窍，故生产艰难，胞衣阻塞不下焉。白芷下泄阳明以通经隧，滑石开泄水府以通产门，伏龙肝雄火土以推送胎元，百草霜摄血液顺流分娩，甘草缓中和胃以缓诸药也。为散，芎归汤入酒、童便煎，使血气通行则胎元润泽而无闭遏之虞，何有生产艰难、胞阻不下之患哉？

43912 利窍聪耳方（《慈禧光绪医方选议》）

【组成】穿山甲二钱（生）　蝉蜕二钱（去足）　石菖蒲二钱　木笔花二钱　蓖麻仁一钱五分（去净油）　干蝎四个（去毒）　鲤鱼胆三钱（后兑）　麝香一钱（后兑）

【用法】上为极细末，兑鲤鱼胆、麝香合匀，用黄蜡溶化，晾温，老嫩合宜，做成药捻，约一寸有余，外有黄绢裹之，纳于耳中，以通窍道。

【主治】耳聋耳闭。

【方论选录】方中山甲活血通络，全蝎、蝉蜕祛风止痛，麝香、石菖蒲芳香开窍，鲤鱼胆清热去火，蓖麻仁润燥而通便，木笔花解毒清热兼乎平肝。

43913 利惊滚痰丸（《证治宝鉴》卷二）

【组成】朱砂　巴霜　僵蚕　全蝎　麝香　熟大黄　青礞石　五倍子　沉香　牙消

【用法】用竹沥、姜汁为丸服。

【主治】痫证，忽然僵仆，手足劲强，半天乃苏者。

43914 利湿通经汤（《马培之医案》）

【组成】威灵仙一钱　桑枝三钱　当归二钱　秦艽五钱　蚕沙三钱　豨莶草一钱半　甘草节八分　苦参一钱　苍术一钱　苡仁三钱　大胡麻一钱　五加皮一钱半　川牛膝一钱半　川续断一钱半

【主治】四肢麻木，指节拘挛。

43915 利湿清热方（《朱仁康临床经验集》）

【组成】生地30克　黄芩9克　赤苓9克　泽泻9克　车前子9克（包）　木通4.5克　六一散9克（包）

【功用】利湿清热。

【主治】急性湿疹，下肢丹毒，带状疱疹，舌红，苔黄腻，脉滑者。

【方论选录】方中生地凉血清热；黄芩燥湿清热；赤苓、泽泻、六一散淡渗利湿，车前子、木通导湿从小便而泄。

43916 利膈化痰丸（《丹溪心法》卷二）

【组成】南星　蛤粉（研细）一两　半夏　瓜蒌仁　贝母（去心）　香附半两（童便浸）

【用法】上为末，用猪牙皂角十四梃敲碎，水一碗半，煮杏仁（去皮尖）一两，煮水将干，去皂角，捣杏仁如泥，入前药搜和，再入姜汁泡，蒸饼为丸，如绿豆大，青黛为衣。每服五十丸，姜汤送下。

【功用】❶《丹溪心法》：利膈化痰。❷《杏苑》：豁痰疏郁，泄火散热，降逆气，润肺止嗽。

【主治】❶《杏苑》：一切痰涎壅塞，郁火热于胸膈之间，痰喘不利。❷《济阳纲目》：痰火大盛，胸膈迷闷，呕吐烦躁，头眩咳嗽。

【备考】方中南星、半夏、瓜蒌仁、贝母用量原缺。《杏苑》本方用:南星二两,半夏一两五钱,贝母二两,蛤粉一两,瓜蒌仁(另研)、香附各二两,牙皂、青黛各一两,杏仁(另研泥)一两五钱

43917 利膈化痰丸(《袖珍》卷一)

【组成】白术四两　皂角(去皮弦子)三两　生半夏(切)　生白矾二两(研)

【用法】上将皂角揉水半碗,浸半夏、白矾,春五、夏三、秋冬十日,不用皂角,晒,为末,姜汁为丸,如梧桐子大。每服三十丸,生姜汤送下。

【主治】痰气。

【备考】方中半夏用量原缺。

43918 利膈化痰丸(年氏《集验良方》卷四)

【组成】青黛四钱　制半夏二两(姜炒)　片芩一两　川贝母二两　黑丑二两　杏仁(炒,去皮尖)二两　枳壳二两(炒)　瓜蒌仁(去壳,微炒)　黄连(炒)各二两　皂荚一两(熬膏)　香附子二两(炒)　陈皮二两

【用法】上药皂膏为丸,如梧桐子大。每服五十丸,食远服。

【主治】一切湿郁痰饮。

43919 利膈甘草汤

《普济方》卷一八七。为《圣惠》卷四十二"利膈散"之异名。见该条。

43920 利膈和中汤(《便览》卷二)

【组成】半夏　茯苓各一钱　陈皮一钱半　枳壳　白术各一钱　黄连　香附各七分　甘草二分　厚朴七分　山楂五分　藿香　桔梗　木香　萝卜子(炒)

【用法】加生姜三片,水煎服。

【主治】膈噎膈气,食不下,呕吐。

【备考】方中藿香、桔梗、木香、萝卜子用量原缺。

43921 利膈豁痰汤(《观聚方要补》卷四引《证治大还》)

【组成】半夏　橘红　枳实　槟榔　沉香　桔梗　瓜蒌　黄连　栀子　香附　细茶　白芥子　石膏

【用法】水煎,初服二三贴,再加苏叶、麻黄。

【主治】气结痰壅,膈噎饮食不下。

43922 利咽解毒颗粒(《成方制剂》12册)

【组成】板蓝根 30 克　金银花 30 克　连翘 10 克　薄荷 10 克　牛蒡子(炒)10 克　山楂(焦)30 克　桔梗 10 克　大青叶 30 克　僵蚕 10 克　玄参 30 克　黄芩 15 克　地黄 20 克　天花粉 20 克　大黄 10 克　川贝母 15 克　麦冬 30 克

【用法】制成颗粒剂。口服,一次 20 克,一日 3~4 次。

【功用】清肺利咽,解毒退热。

【主治】急慢性扁桃体炎,咽喉肿痛,口疮,痄腮。

43923 利胆排石颗粒

《中国药典》2010 版。为原书"利胆排石片"改为颗粒剂。见该条。

乱

43924 乱发汤(《外台》卷六引《小品方》)

【组成】乱发一握(烧焦)　人参一两　吴茱萸一升　甘草一两(炙)

【用法】上切。以水三升,酒二升,煮取二升,绞去滓,温服五合。

【主治】霍乱吐利,心烦。

【宜忌】忌海藻、菘菜。

43925 乱发汤(《外台》卷六引《小品方》)

【组成】乱发一握(烧灰)　小蒜十四个　附子一两(炮)　甘草二两(炙)

【用法】上切。以水六升,煮取三升,去滓,温分三服。

【主治】霍乱,诸药不能疗者。

【宜忌】忌猪肉、海藻、菘菜。

43926 乱发汤(《圣济总录》卷一二九)

【组成】乱发灰半两　杏仁(捶碎)二十一个　甘草(到)五寸　盐花半两

【用法】上以浆水五升,煎至三升,滤去滓,通手洗疮上,每日二三遍。若有脓血,洗取净后,以绢帛缚定。

【主治】附骨疽。

43927 乱发散(《外台》卷二十七引《古今录验》)

【组成】乱发三斤(洗去垢,烧)　滑石半斤　鲤鱼齿一两

【用法】上为散。以饮服方寸匕,每日三次。

【主治】❶《外台》引《古今录验》:胞转,小便不通。❷《圣惠》:妇人忍小便,不得时起,致令脬转,经过五日,困笃欲死。

43928 乱发散(方出《圣惠》卷七十二,名见《普济方》卷四十二)

【组成】滑石二两　乱发灰一两

【用法】上为细散。取桃白皮一斤,熟捣,以水三大盏,绞取汁,温半盏,调下二钱,不拘时候。

【主治】妇人忍小便,不得时起,致令脬转,经过五日,困顿欲死。

43929 乱发膏(《医心方》卷十七引《删繁方》)

【组成】乱发如鸭子大一个　鲫鱼一头　雄黄二两　八角附子一个　苦参一两　猪膏一个

【用法】上附子等三物为末,猛火煎猪膏、发、鱼令尽,纳末药。敷疮上。

【主治】癣、疥。

43930 乱蜂膏(方出《千金》卷六,名见《普济方》卷三〇〇)

【组成】乱发　蜂房　六畜毛

【用法】上烧作灰。猪脂和,敷之。

【主治】唇黑肿,痛痒不可忍,亦治沉唇。

43931 乱发灰丸(方出《圣惠》卷五十六,名见《普济方》卷二三七)

【组成】乱发灰一两(细研)　桂心半两　杏仁一两(汤浸,去皮尖双仁,麸炒微黄)

【用法】上为细末,炼蜜为丸,如梧桐子大。每服五丸,以暖酒送下,不拘时候。

【主治】诸尸鬼疰,中恶心痛。

43932 乱发灰散(《圣惠》卷三十七)

【组成】乱发灰一分　桂心半两　干姜一分(炮裂)

【用法】上为细散。每服二钱,先食浆水粥,后以温浆水调下。

【主治】鼻衄久不止,令人目眩心烦。

43933 乱发灰散(《圣济总录》卷九十九)

【组成】乱发(净洗,烧灰)如鸡头子大 丹砂(研如面,水飞过)一两

【用法】上为极细末。每服一钱匕,醋调,空腹服之。

【主治】三虫。

43934 乱发灰散(《圣济总录》卷一一七)

【组成】乱发灰 黄连(去须) 故絮灰各一两 干姜(炮)半两

【用法】上为散。再研匀。不拘多少,敷疮上,每日三五次,以愈为度。

【主治】❶《圣济总录》:口吻生疮。❷《普济方》:口吻生疮,及口旁恶疮。

43935 乱发灰膏(《圣济总录》卷一三四)

【组成】乱发灰 蛇蜕灰各一分 猪脂一两

【用法】上为细末。以脂调为糊,先用曲末一升,石灰汤二升,搅和令匀,洗疮了,涂敷疮上,每日三五次。

【主治】湿㿺疮,积年不愈,四边肉青起。

43936 乱发拭方(《圣济总录》卷一八〇)

【组成】父母乱发(净洗)

【用法】上缠桃枝,蘸井华水,以拭口中。

【主治】小儿口疮赤烂。

43937 乱发熏方(《圣济总录》卷一三三)

【组成】乱发一两 鸡粪三两 大麻子 黑豆各三两 青布一只(以蜡三两,于火上摊令尽)

【用法】上以发散青蜡布上,次掺鸡屎、麻、豆等令匀,卷如饼缠缚之,以筒瓦一口仰,慢火上安药,覆以一瓦覆定,塞一头,令烟出一头,于烟上熏之,疮中即黄水出,烟尽乃止,熏干,余蜡滴疮口内。

【主治】诸疮水毒,或中风反张,肿入腹者杀人。

【宜忌】汗出勿见风。

43938 乱发鸡子膏(《证类本草》卷十九引《传信方》)

【异名】鸡子膏(《普济方》卷四〇七)、清热散(《仙拈集》卷三)。

【组成】鸡子五枚(去白取黄) 乱发如鸡子许大

【用法】二味相和,于铁铫子中炭火熬,初甚干,少顷即发焦,遂有液出,旋取置一瓷碗中,以液尽为度。取涂热疮上,即以苦参末粉之。

【主治】小儿热疮。

秃

43939 秃鸡丸

《医心方》卷二十八引洞玄子方。即原书同卷"秃鸡散"改为丸剂。见该条。

43940 秃鸡丸(《便览》卷三)

【组成】菟丝子(酒煮)一两 蛇床子(酒洗)二两 五味子一两 肉苁蓉(酒浸,焙)二两 莲蕊(金色者)二两 山药(酒浸,焙)二两 远志(甘草水浸,去心)一两 真沉香五钱 广木香五钱 益智仁一两

【用法】上为末,炼蜜为丸,如梧桐子大。每服三十丸,空心盐汤送下,以干物压之。

【功用】男子补精壮阳。

43941 秃鸡丸(《鲁府禁方》卷三)

【组成】肉苁蓉(酒洗)一两 远志(去心)一两 甘草

(水泡) 蛇床子一两(盐、酒炒) 山药一两 木香一两 菟丝子(酒制)三两 细辛一两 五味子一两 莲蕊一两 沉香一两 益智仁一两半(炒) 木鳖一双(去壳)

【用法】上为细末,炼蜜为丸,如梧桐子大。每服五十丸,空心温酒送下。

【功用】大壮阳道。

【主治】男子阳道痿软,久无子息。

【宜忌】无妻不可服。

【备考】方中甘草用量原缺。

43942 秃鸡丸(《惠直堂方》卷一)

【组成】河车一具(酒洗净,银针挑去血丝,焙干) 肉苁蓉(酒洗) 菟丝子(酒洗) 蛇床子(酒浸) 五味子 沉香 莲蕊 远志肉 山药 木香各五钱 益智仁一两

【用法】上为末,炼蜜为丸,如梧桐子大。每服三十丸,空心温酒送下。

【功用】种子。

【主治】男子色欲过度,下元虚损。

43943 秃鸡散(《千金》卷二十)

【组成】蛇床子 菟丝子 远志 防风 巴戟 五味子 杜仲 苁蓉各二两

【用法】上为末。酒下方寸匕,每日二次。常服勿绝。

【功用】轻身益气强骨,补髓不足,强盛阴气。

【宜忌】无室勿服。

43944 秃鸡散(《医心方》卷二十八引洞玄子方)

【组成】肉苁蓉三分 五味子三分 菟丝子三分 远志三分 蛇床子四分

【用法】上为散。每服方寸匕,空腹酒下,每日二次。或以白蜜和丸,如梧桐子大。每服五丸,日二次,以知为度。

【主治】男子五劳七伤,阴痿不起,为事不能。

【备考】原书同卷将本方改为丸剂,名"秃鸡丸"。

43945 秃疮膏(《朱仁康临床经验集》)

【组成】紫草60克 百部125克 麻油370毫升 朴消50克 硫黄末15克 樟脑6克 黄腊60克

【用法】先将香油入铜锅内,加入百部、紫草熬半枯去渣,离火,逐渐加入朴消(起泡沫时应慢慢加),后加入硫黄、樟脑调搅,最后加入黄腊熔化调和成膏。先剃光头,头癣处涂药一遍,每日一次,几天后头发长出时,再剃光,再上药,直至治愈。

【功用】杀虫灭菌。

【主治】头癣(黄癣、白癣)。

体

43946 体气散(《仙拈集》卷四)

【组成】石绿三钱 轻粉一钱

【用法】上为末。醋调涂。

【主治】狐臭体气。

何

43947 何人饮(《景岳全书》卷五十一)

【组成】何首乌自三钱以至一两随轻重用之 当归二三钱 人参三五钱或一两随宜 陈皮二三钱(大虚者不必用) 煨生姜三片(多寒者用三五钱)

【用法】水二钟,煎八分,于发前二三时温服之;若善饮者,以酒一钟浸一宿,次早加水一钟煎服亦妙,再煎不必用酒。

【功用】截疟。

【主治】❶《景岳全书》:气血俱虚,久疟不止,或急欲取效者。❷《痢疟纂要》:疟痢兼症,或痢减而疟甚。

【方论选录】❶《成方便读》:方中首乌补肝肾之阴,人参助脾肺之阳,当归和其营,陈皮理其气,以为补药之助,生姜生则散表,熟则温中而益其阳气耳。❷《历代名医良方注释》:方中何首乌既滋补,又截疟,为君药;人参、当归补气补血,扶正祛邪,是为臣药;陈皮、生姜芳香辛散,理气和中,共为佐使。

43948 何膝煎(《类证治裁》卷四)

【组成】首乌(制)二两 牛膝 鳖甲(醋炙)各一两 当归五钱 橘红三钱

【用法】发日空心服。

【主治】阴疟日久,血癖积于左胁下。

【加减】虚,加人参。

43949 何首乌丸(《圣惠》卷六十六)

【组成】何首乌五两(九蒸九晒,捣罗为末) 干薄荷四两(捣罗为末) 羊肉半斤(去脂膜) 皂荚三十梃(不蛀者。十梃去黑皮,涂酥炙令黄色,捣罗为末;十梃烧候火焰将尽,以碗合盖候冷,取出捣罗为末;十梃捶碎,用新汲水五升按取汁,生绢滤过)

【用法】上先将皂荚水煮羊肉令烂,后取肉细研,入诸药末,和捣为丸,如梧桐子大。每服二十丸,空心以温酒送下,薄荷汤下亦得。

【主治】风毒气滞,颈腋结成瘰疬,肿核不消。

【备考】本方方名,《普济方》引作"祛风丸",有玄参四两。

43950 何首乌丸(《圣惠》卷六十六)

【组成】何首乌二两 昆布二两(洗去咸味) 雀儿粪一两(微炒) 雄黄半两(细研) 麝香一分(细研) 皂荚十梃(去黑皮,涂酥,炙令黄,去子)

【用法】上为末,入前研了药一处,同研令匀,用精白羊肉一斤细切,更研相和为丸,如梧桐子大。每服十五丸,食后荆芥汤送下。

【主治】气毒,心膈壅滞,颈项生瘰疬,咽喉不利。

43951 何首乌丸(《圣惠》卷九十八)

【组成】何首乌半斤 熟干地黄五两 附子二两(炮裂,去皮脐) 牛膝三两(去苗) 桂心三两 芸薹子一两 桑椹子二两 柏子仁二两 五味子一两 地骨皮四两 薯蓣二两 鹿茸二两(去毛,涂酥炙微黄) 肉苁蓉三两(酒浸一宿,刮去皱皮,炙干) 菟丝子二两(酒浸三日,晒干,为末)

【用法】上为末,炼蜜为丸,如梧桐子大。每服四十丸,空心以盐汤送下。

【功用】补益下元,黑髭发,驻颜容。

【主治】七十二般风冷,及腰脚疼痛。

43952 何首乌丸(《圣惠》卷九十八)

【组成】何首乌三斤(剉如棋子大) 牛膝一斤(去苗,剉可一斗许)

【用法】上以黑豆一斗,净淘洗,晒干,用甑一所,先以豆薄铺在甑底,然后始薄铺何首乌,又铺豆,又薄铺牛膝,如此重重铺,令药与豆俱尽,安于釜上蒸之,令豆熟为度,去黑豆,取药晒干,又换豆蒸之,如此三遍,去豆取药为末,以枣瓤和丸,如梧桐子大。每服三十丸,渐加至四十丸,空心以温酒送下,晚食前再服。

【功用】补暖脏腑,祛风冷气,利腰脚,强筋骨,黑髭发,驻颜容。

【宜忌】忌萝卜、葱、蒜。

43953 何首乌丸(《圣济总录》卷八)

【组成】何首乌(大片花纹者,细剉莲子大) 牛膝(细剉)各一斤

【用法】上以无灰酒五升,浸七宿晒干,木杵臼内为末,炼蜜二斤为团,以牛酥涂臼杵再捣,取出为丸,如梧桐子大。每服三十丸,加至五十丸,空心温酒送下,日午食前再服。

【主治】风脚软,腰膝疼,行履不得,遍身瘙痒。

43954 何首乌丸(《圣济总录》卷十五)

【组成】何首乌(去黑皮)三两 芍药一两 桂(去粗皮) 乌头(炮裂,去皮脐) 芎䓖 甘草(炙,剉) 藁本(去苗土) 甘松 羌活(去芦头) 天麻 陈橘皮(汤浸,去白,焙) 缩砂蜜(去皮)各二两 墨(煅存性)一分

【用法】上为末,炼蜜为丸,如樱桃大。每服一丸,薄荷葱酒嚼下。

【主治】脑风,鼻息不通,清涕流出,及诸风疾。

43955 何首乌丸(《圣济总录》卷十八)

【组成】何首乌 石菖蒲 荆芥穗 苍耳子 胡麻(炒)各一两 玄参 沙参 苦参 白花蛇(酒浸,去皮骨,炙) 乌蛇(酒浸,去皮骨,炙)各半两

【用法】上为末,炼蜜为丸,如梧桐子大。每服十丸,茶、酒任下;如要作散,每服二钱匕,温酒调下,不拘时服。

【主治】脾肺风,并恶风等疾。

43956 何首乌丸(《圣济总录》卷十八)

【组成】何首乌(刮去黑皮)十二两 白牵牛(拣) 干薄荷各三两 肥皂荚三斤(一斤去皮子捶碎,用法酒三升浸两宿,揉浓汁去滓,银石器中熬成膏;一斤炭火烧令烟尽,收放湿纸上,盆覆之,候冷用;一斤去皮,酥炙令焦,捣罗为末)

【用法】上为末,用皂荚膏和剂,使膏尽为度,熟捣为丸,如梧桐子大。每服十五丸,加至二十丸,每日三次,温酒送下,不拘时候。

【主治】风气留滞,皮肤不仁,须眉堕落,多生疮癣,身体瘙痒。

43957 何首乌丸(《圣济总录》卷一二六)

【组成】何首乌(去黑皮)一两 黄耆(细剉)半两 皂荚(去皮子,酥炙) 薄荷各一两 蛇蜕皮(烧灰)半两 龙脑(研)一钱 麝香(研)一钱

【用法】上为细末,炼蜜为丸,如梧桐子大。每服十丸,薄荷茶下,不拘时候。

【主治】瘰疬久不愈。

43958 何首乌丸(《圣济总录》卷一四二)

【组成】何首乌(去黑皮) 威灵仙(去苗土) 枳壳(去瓤,麸炒)各等分

【用法】上为末,浸蒸饼为丸,如梧桐子大。每服二十

丸,温水送下,早晚食前服。

【主治】血痔。

43959 何首乌丸(《圣济总录》卷一八六)

【组成】何首乌一斤(米泔浸一宿,用竹刀刮去黑皮,切作片,焙干) 赤芍药 牛膝(去苗,用醇酒浸一宿,切,焙干) 熟干地黄(焙干)各四两

【用法】上为细末,以酒煮面糊为丸,如梧桐子大。每服三十丸,空心温酒或米饮送下。

【功用】祛风活血,壮筋骨,润肌肤。

43960 何首乌丸(《圣济总录》卷一八六)

【组成】何首乌一斤半 菖蒲半斤(二味同米泔浸五日,逐日一换,铜刀切,晒干) 牛膝(去苗)一斤 天南星四两

【用法】上药并生为末,酽醋五升,好酒一斗,入药末调之,以文武火熬成膏,可丸即丸,如梧桐子大。每服二十至三十丸,空心盐汤送下,临卧盐茶送下十丸。

【功用】❶《圣济总录》:治脚膝,壮筋骨,乌髭鬓,理风虚,悦颜色,补益。❷《普济方》:益血脉,助阳气。

【主治】《普济方》:一切风攻,手足沉重,皮肤不仁,遍身麻木,风劳风疾。

43961 何首乌丸(方出《续本事》卷四,名见《普济方》卷七十五)

【组成】何首乌 荆芥 甘草各等分

【用法】上为细末,用砂糖为丸,如弹子大。每服一丸,食后,薄荷茶调下。

【主治】风毒眼患。

43962 何首乌丸(《宣明论》卷十二)

【组成】何首乌半斤 肉苁蓉六两 牛膝四两

【用法】上将何首乌半斤,用枣一层,与何首乌甑内蒸枣软用,切,焙,同为末,枣肉为丸,如梧桐子大。每服五七丸,嚼马蔺子服,食前酒送下,一服加一丸,每日三次,至四十丸即止,却减至数。

【功用】❶《宣明论》:乌发,填精。❷《普济方》:填精补髓。

【主治】男子元脏虚损。

【宜忌】《济阳纲目》:修合不犯铁器。

43963 何首乌丸(《魏氏家藏方》卷一)

【组成】牛膝(去芦,酒浸) 大枣各四两 何首乌一斤(须是雌雄二色者,雄色红,雌色白,用雄三分,雌一分,以快竹刀削去皮,切片,日中晒干,于木臼内杵为粗末) 黑豆半斤(同枣肉拌和作一重,铺在甑底,然后以何首乌末尽覆枣、豆上,密闭蒸,俟药变黑色,气透上下,枣、豆香与药香相和,同取枣、豆晒干)

【用法】上为细末,酒糊为丸,如梧桐子大。每服三十丸,空心、食前温酒或熟水下。

【功用】壮筋骨,乌髭鬓,益血脉,助阳气,久服轻身延年,耳目聪明。

【主治】一切风攻,手足沉重,皮肤不仁,遍身麻痹,及风劳气疾,肠风下血。

43964 何首乌丸(方出《魏氏家藏方》卷一,名见《普济方》卷三一八引《经验济世方》)

【组成】何首乌一斤(赤、白色者各半,米泔浸三宿取出,用竹刀刮去皮,薄切,焙干) 赤芍药四两

【用法】上为细末,炼蜜为丸,如梧桐子大。每服三五十丸,食后温酒或饭饮任下,每日二次。

【功用】治风,活血,大补益。

【主治】《普济方》引《经验济世方》:妇人血风久虚,风邪停滞,手足痿缓,肢体麻痹及皮肤瘙痒;五痔下血。

【宜忌】须精修细合,切忌铁器。何首乌不宜久服,颇作欲念,更宜谨之。

【临床报道】偏枯:怀州李括,与一武臣同官,怪其年七十余而轻健,面如渥丹,能饮食,叩其术乃得此方。先是李括盛暑中半体无汗者两年,窃自忧之,服此药一年许,汗遂浃体。

43965 何首乌丸(《御药院方》卷六)

【异名】二多丹(《普济方》卷二二一)。

【组成】何首乌(雌雄各半,用第一淘米泔浸一伏时,次日漉出,于银器内先排枣一重,各擘开,上铺何首乌一重,再上排枣一重,复再铺何首乌一重,令尽,次日入清河水于药上,有水约五指以来,用慢火煮,候枣极烂和何首乌稍软取出,不用枣,只拣何首乌入清水中浸少时,用竹刀刮去黑皮及两面浮沫令净,竹刀切作薄片子,慢火焙干,取净)一斤

【用法】上为细末,炼蜜为丸,如梧桐子大。每服六十丸,空心温酒或米饮送下,服至半月,加至七八十丸,又服一月,加至一百丸,服之百日。

【功用】❶《御药院方》:补养五脏六腑,强筋壮骨,黑髭发,坚固牙齿,久服延年益寿,驻颜色。❷《普济方》:补暖脏腑,祛逐风冷,利腰膝。

【宜忌】刮、捣者俱不犯铁。

43966 何首乌丸(方出《得效》卷十,名见《普济方》卷五十七)

【组成】何首乌一两半 防风 黑豆(去皮) 荆芥穗 地骨皮(净洗)各一两 桑白皮 天仙藤 苦参 赤土各半两

【用法】上为末,炼蜜为丸,如梧桐子大。每服三四十丸,食后茶清送下。兼服大风油。

【主治】肺风面赤鼻赤。

43967 何首乌丸

《普济方》卷四十六。为《理伤续断方》"首乌丸"之异名。见该条。

43968 何首乌丸(《医便》卷一)

【组成】何首乌(赤白各半)不拘多少

【用法】上药用砂锅柳木甑蒸,下用红枣一层,中用黑豆一层,再安何首乌于豆上,又用黑豆一层,红枣一层盖之,慢火蒸半日,以豆极烂为度,将何首乌乘热捣碎,晒干,为细末,每药末一斤,用甘菊花(去梗叶)另为末二两和匀,以人参固本丸料熬膏和为丸,如梧桐子大。每服九十九丸,空心白汤送下。

【功用】补益肾肝,聪耳明目,却病延寿。

43969 何首乌丸(《赤水玄珠》卷二十六)

【组成】何首乌

【用法】上为末,鳖血为丸,如黄豆大,辰砂为衣。每服二丸,临发日五更白汤送下。

【功用】补虚截疟。

【主治】久疟阴虚,热多寒少。

43970 何首乌丸(《疡医大全》卷三十五)

【组成】何首乌四两　荆芥　威灵仙　防风　蔓荆子（炒）　车前子（炒）　甘草（炙）各二两

【用法】上为细末。水泛为丸。每服一钱五分；早、晚淡酒送下。

【主治】脓窠疮。

43971　何首乌汤（《疡医大全》卷三十五）

【组成】何首乌　防风　金银花　荆芥　苍术　白鲜皮　甘草　苦参　连翘　木通

【用法】上以灯心为引，水煎服；或为细末，水泛为丸。每服三钱，淡酒送下。

【主治】湿热风毒，遍身脓窠，黄水淋漓，肌肉破烂。

【加减】溏泄，加泽泻；夏热，加栀子、黄芩；痒，加白蒺藜；脾胃弱，去苦参，加赤茯苓。

43972　何首乌酒（《万氏家抄方》卷四）

【组成】赤白何首乌（大者）各三两（竹刀去皮）　赤白茯苓各三两

【用法】上药石臼内捣碎，绢袋盛之，浸老酒内，约酒三十斤，封固，蒸一炷香。过百日饮之。

【功用】乌须发，壮元阳，长精神，益气血。

【宜忌】二味不犯铁器。

43973　何首乌酒（《金鉴》卷七十三）

【组成】何首乌四两　当归身　当归尾　穿山甲（炙）　生地黄　熟地黄　虾蟆各一两　侧柏叶　松针　五加皮　川乌（汤泡，去皮）　草乌（汤泡，去皮）各四钱

【用法】将药入夏布袋内，扎口，用黄酒二十斤，同药袋入坛内封固，重汤煮三炷香，埋窨七日。开坛口取酒，时时饮之。令酝酝然，作汗避风。

【主治】大麻风，稍露虚象者。

43974　何首乌散（《圣惠》卷二十四）

【组成】何首乌一斤（入白米泔浸七日，夏月逐日换水，用竹刀子刮令碎，九蒸九晒）　胡麻子四两（九蒸九晒）

【用法】上为细散。每服三钱，食前以温酒调下；荆芥、薄荷汤或茶调下亦得。

【主治】大风癞恶疾。

43975　何首乌散（《圣惠》卷六十九）

【组成】何首乌半两　防风半两（去芦头）　白蒺藜半两（微炒，去刺）　枳壳半两（麸炒微黄，去瓤）　天麻半两　胡麻半两　白僵蚕半两（微炒）　茺蔚子半两　蔓荆子半两

【用法】上为细散。每服一钱，煎茵陈汤调下，不拘时候。

【主治】妇人血风，皮肤瘙痒，心神烦闷，及血游风不定。

43976　何首乌散（《圣惠》卷六十九）

【组成】何首乌三分　羌活三分　威灵仙一两　当归三分（剉，微炒）　羚羊角屑三分　防风半两（去芦头）　赤箭三分　附子三分（炮裂，去皮脐）　桂心三分　赤芍药三分　芎䓖三分　牛膝二两（去苗）

【用法】上为细散。每服二钱，以豆淋酒送下，不拘时候。

【主治】妇人血风，身体骨节疼痛，或手足麻痹，腹胁沉重，牵掣不随者。

43977　何首乌散（《苏沈良方》卷五引《灵苑方》）

【组成】何首乌（水浸一日，切，厚半寸，黑豆水拌匀令湿，与何首乌重重相间，蒸豆烂，去豆，阴干）　仙灵脾叶　牛膝（以上各酒浸一宿）　乌头（水浸七日，入盐二两半，炒黄色）各半斤

【用法】上药每服二钱，空心、食前酒送下；或粥饮调下，每日三次。久患者半月效。

【主治】脚气流注，头目昏重，肢节痛，手足冷，重热拘挛，浮肿麻痹，目生黑花。

【临床报道】手足挛痛：先君同官王绰有女子病足挛痛二年，得此方，半月愈。予老姨亦病手足骨髓中痛，不能堪，久治不愈，亦得此愈。

43978　何首乌散（《局方》卷八）

【组成】荆芥穗　蔓荆子（去白皮）　蛇蜕草（去土）　威灵仙（净洗）　何首乌　防风（去芦叉）　甘草（炙）各五斤

【用法】上为末。每服一钱，食后温酒调下，沸汤亦得。

【主治】脾肺风毒攻冲，遍身癣疥瘙痒，或生瘾疹，搔之成疮，肩背拘倦，肌肉顽痹，手足皴裂，或风气上攻，头面生疮，及紫癜、白癜、顽麻等风。

43979　何首乌散（《圣济总录》卷十二）

【组成】何首乌（去黑皮）　威灵仙（去土）各一两　苦参半两　麒麟竭一分

【用法】上药并生为散，入乳钵内研。每服一钱匕，用荆芥汤调下，酒服尤妙，每日三次。

【主治】蛊风，体虚受风侵伤正气，皮肤间一身尽痛，若刺若划。

43980　何首乌散（《圣济总录》卷十二）

【组成】何首乌三两　蔓荆实　威灵仙（去土）　菖蒲（九节者）　苦参　荆芥穗　蒺藜子（炒，去尖）各一两　甘草（炙）半两

【用法】上为散。每服二钱匕，薄荷茶或酒调下，不拘时候。

【主治】体虚受风，侵伤气血，遍身刺痛，或因寒邪未解，食热物而致此者。

43981　何首乌散（《杨氏家藏方》卷十二）

【组成】何首乌　威灵仙　苦参　荷叶　艾叶各二两

【用法】上㕮咀。用水五升煎数沸，乘热熏病处，通手即渫洗。

【主治】诸疮。

【加减】如脚气、小肠气，去苦参，加蛇床子二两。

43982　何首乌散（《御药院方》卷八）

【组成】何首乌四两

【用法】上为粗末。每用水一大碗，入艾叶拌炒，煎至半碗，入药末一大匙，再煎三二沸，去滓，热洗拭干。后敷贴艾煎膏。

【主治】风痒疮，揉之汁出。

43983　何首乌散（《普济方》卷二七二引《医方集成》）

【组成】防风　苦参　何首乌　薄荷各等分

【用法】上为粗末。每用药半两，水酒各一半，共用一斗六升，煎十沸，热洗。便于避风处睡一觉。其痛甚者，三日愈。

【主治】遍身疮肿痒痛。

43984　何首乌散（《医学纲目》卷十引朱丹溪方）

【组成】何首乌（盐炒）　天麻　枸杞　生地　熟地各

一两　防风　川芎　薄荷　诃子　甘草各半两

【用法】上为末。每服二三钱,空心温酒送服;温茶亦得。

【主治】浑身风寒湿痒。

43985 何首乌散

《仙传外科集验方》。为原书同卷"荣卫返魂汤"之异名。见该条。

43986 何首乌散

《准绳·疡医》卷五。即《卫生宝鉴》卷九"加减何首乌散"。见该条。

43987 何首乌散(《准绳·疡医》卷六)

【组成】何首乌　当归　赤芍药　白芷　乌药　枳壳　防风　甘草　川芎　陈皮　香附　紫苏　羌活　独活　肉桂

【用法】上药用薄荷、生地黄煎,入酒和服。

【功用】顺气疏风,活血定痛。

【主治】打折筋骨初期。

【加减】疼痛甚者,加乳香、没药。

43988 何首乌散(《张氏医通》卷十三)

【组成】生何首乌五钱(碎)　青皮　陈皮　甘草(炙)各一钱　生姜七片　大枣三枚(擘)

【用法】上药水煎,露一宿,侵晨热服。

【主治】疟疾积滞去后,寒热不止,至夜尤甚。

【加减】多汗而渴,加知母、乌梅;虚人腹痛,加人参、厚朴、木香。

43989 何首乌散(《医略六书》卷二十)

【组成】首乌生熟各五两　归身三两　青皮一两(炒)　陈皮一两　甘草一两　生姜十片　大枣二十个(炒)

【用法】上为散。水煎五钱,去滓温服。

【功用】养营化气。

【主治】疟久寒热夜甚,大便闭结,脉涩者。

【方论选录】久疟伤营,邪得深入而寒热夜甚,血耗津枯,大便燥结不通焉。制首乌益营补血,生首乌润燥滑肠,归身养血,合青皮平肝破滞以掌疏泄之令,甘草缓中,合陈皮利气和胃,得操输纳之权,更以姜、枣调和营卫以止疟也,为散、水煎,俾营血内充则胃气振发而疟邪自无容身之地,肝胃调和则输纳有权而大肠可无闭结之虞,无不金润木荣,寒热并解,何疟久夜甚之足患哉?

43990 何首乌散(《续名家方选》)

【组成】威灵仙　蔓荆子　何首乌　苦参各等分

【用法】上为细末。每服二钱,食前温酒调服,每日三次。

【主治】通身疮疥,经年不止者。

【宜忌】忌发风物。

43991 何首乌膏(方出《证类本草》卷十一引《斗门方》,名见《普济方》卷二九一)

【组成】九真藤根(即何首乌)

【用法】洗净,生嚼常服;又取叶捣覆疮上,数服即止。

【主治】瘰疬,或破或不破,下至胸前者。

43992 何号周天散

《痘疹金镜录》卷四。为《普济方》卷四〇四"周天散"之异名。见该条。

43993 何首乌洗汤(方出《博济》卷五,名见《圣济总录》卷一三六)

【组成】何首乌　艾各等分

【用法】上为末。相度疮多少,用药并水煎令浓,盆内盛洗。

【功用】解痛生肌。

【主治】疥癣满身,疮不可疗者。

43994 何首乌煎丸(《圣济总录》卷一八六)

【组成】何首乌(洗净,以竹刀刮去黑皮,切)一斤(与净黑豆一斤,同用新汲水浸一宿,炊以豆烂为度,取出晒干)　牛膝(去苗,酒浸,切,焙)半两　天南星(炮,去皮脐)　菖蒲(紧小者,去皮毛)各四两

【用法】上为末,以酒四升,醋二升,慢火熬,用竹篦子不住手搅,候将药杵和丸,如梧桐子大。每服三十丸,空心、食前温酒送下。

【功用】补壮筋骨,乌润髭发,益血脉,助阳气。

【主治】一切风攻,手足沉重,皮肤不仁,遍身麻木,风劳气疾。

43995 何仙姑庆世丹(《普济方》卷二二三引《卫生家宝》)

【异名】四神丹、还精丹、护命丹、延灵丹。

【组成】枸杞子　菊花(去蒂用)　远志(须用硬物捶破,去心)　车前子　巴戟　生地黄(用干者,去芦头)　覆盆子　白术　苁蓉(用有肉者,酒浸七日)　菖蒲(细小九节者)　牛膝(去芦头,酒浸七日)　地骨皮　菟丝子(酒浸七日,昼夜晒干,炒令黄色为度)　续断　细辛(去苗用)　何首乌(上各用本土所生者)各等分

【用法】上逐药择洗,为末,炼蜜为丸,如梧桐子大。每服二十九至三十丸,空心、食前温酒下。

【功用】还精定魂,安五脏,和六腑,添智慧,去邪,乌发黑髭,驻颜色,长肌肤,聪耳明目,强健四体,延年益智,服一至二年返老还童。

【主治】一切危疾,及瘫痪痛楚,久在床褥,或五脏不安,四肢少力,口干气虚,神乱,骨节疼痛,毛发焦枯,或有恶疾,居体不安,行履艰难,饮食不进,或寝寐不安,或痛连筋骨。

佐

43996 佐关煎(《景岳全书》卷五十一)

【异名】左关煎(《医部全录》卷二五五)。

【组成】厚朴(炒)一钱　陈皮(炒)一钱　山药(炒)二钱　扁豆(炒)二钱　炙甘草七分　猪苓二钱　泽泻二钱　干姜(炒)一二钱　肉桂一二钱

【用法】用水一钟半,煎服。

【功用】去寒湿,安脾胃。

【主治】生冷伤脾,泻痢未久,肾气未损者。

【加减】如腹痛甚者,加木香三五分,或吴茱萸亦可;如泻甚不止者,加破故纸,或肉豆蔻。

43997 佐金丸(《医学纲目》卷五)

【组成】片芩六两　吴茱萸一两

【用法】上为末,蒸饼为丸。

【功用】佐肺金以伐肝木之邪。

【主治】《准绳·类方》:肝火,胁肋刺痛,往来寒热,头

目作痛,泄泻淋闭。

【备考】《准绳·类方》本方用法:上为末,粥为丸,如梧桐子大。每服三五十丸,白术、陈皮汤送下。

43998 佐金丸

《张氏医通》卷十六。为《丹溪心法》卷一"左金丸"之异名。见该条。

43999 佐脾丸(《丹溪心法》卷三)

【组成】山楂三两 半夏 茯苓各一两 连翘 陈皮 萝卜子各半两

【用法】上为末,粥为丸服。

【主治】积聚。

44000 佐胜六神丸

《普济方》卷三七九。为原书同卷引《全婴方》"肥肌方"之异名。见该条。

44001 佐金平肝健脾丸(《风劳臌膈》)

【组成】黄连 吴萸(制)各一两 皂矾八两 (上药研匀,以草纸包紧,米醋浸透,入炭火中,煅过一夜,次日拔火炭,好好取起,已化朱色,如未变色,再如前法,然后研末听用) 木香五钱 山栀(炒)一两 苍术二两 扁豆五钱 草果三钱 槟榔五钱 人参五钱 莪术一两 厚朴一两 川芎七钱 山楂一两 甘草二钱 陈皮一两 香附一两

【用法】用红枣饭上蒸熟,去皮核,加元米少许,和前药为丸,如梧桐子大,晒干。每服三四十丸,食远米汤送下。

【主治】黄疸,气胀,水肿,黄胖,脾胃不健。

【加减】如左胁有块或是瘀血,加干漆、桃仁各一两,丸服。

攸

44002 攸利汤(《辨证录》卷九)

【组成】白芍五钱 茯神三钱 甘草 半夏 人参各一钱 青皮五分 柴胡一钱

【用法】水煎服。

【主治】心胆气虚,感冒风邪,畏寒作颤。

伸

44003 伸煮散(《普济方》卷三十)

【组成】丹参 牛膝 葛根 杜仲 干地黄 甘草 猪苓各二两半 茯苓 远志 子芩各一两十八铢 五加皮 石膏各三两 羚羊角 生姜 橘皮各二两 淡竹茹鸭卵大

【用法】上为粗散。以水三升,煮两方寸匕,帛裹之。用时约取八合为一服,日二服。

【主治】肾劳热妄怒,腰脊不可俯仰屈伸。

44004 伸筋片

《新药转正》41册。为《成方制剂》16册"伸筋丹胶囊"改为片剂。见该条。

44005 伸筋散(《中医伤科学讲义》)

【组成】乳香三钱 没药三钱 制马钱子七钱 麻黄三钱 地龙一两 麻根炭三钱 五加皮三钱 血竭花二钱 汉防己三钱 毛生姜三钱 元寸香一分

【用法】上为细末。每服五六分,一日二至三次,黄酒送服。小儿酌减。

【主治】骨折后遗症及痹痛。

【宜忌】孕妇忌服。

44006 伸筋膏(《中医伤科学讲义》)

【组成】马钱子 透骨草 生山甲 汉防己 乳香 没药 生姜 王不留行 细辛 五加皮 豨莶草 独活 生草乌 五倍子 肉桂 枳实 牛蒡子 血余各三钱 地龙 红娘 全蝎 灵仙 生军 泽兰叶 丝瓜络 麻黄 土鳖虫 防风各四钱 归尾五钱 功劳叶一两 蜈蚣四条

【用法】以香油四斤炸枯去滓,炼油滴水成珠,下樟丹二斤即成。局部敷贴。

【功用】舒筋活血,散瘀止疼,祛瘀生新。

【主治】一切软组织损伤。

44007 伸腰散(《石室秘录》卷三)

【组成】白术两许

【用法】酒一碗,水二碗,煎汤饮之。

【主治】腰痛不能俯仰。

44008 伸膈汤(《辨证录》卷九)

【组成】瓜蒌三钱 半夏三钱 枳壳一钱 甘草一钱

【用法】水煎服。

【主治】痰在膈上,大满大实,气塞不能伸,药怯而不得下。

44009 伸筋丹胶囊(《成方制剂》16册)

【组成】地龙 防己 骨碎补 红花 没药 乳香 香加皮 制马钱子

【用法】制成胶囊。口服,一次5粒,一日3次;饭后服用或遵医嘱。

【功用】制成胶囊剂,每粒重0.15克。舒筋通络,活血祛瘀,消肿止痛。

【主治】血瘀阻络引起的骨折后遗症,颈椎病,肥大性脊椎炎,慢性关节炎,坐骨神经痛,肩周炎。

【备考】本方改为片剂,名"伸筋片"(见《新药转正》41册)。

44010 伸筋草洗方(《赵炳南临床经验集》)

【组成】伸筋草一两 透骨草五钱 祁艾一两 刘寄奴五钱 桑枝一两 官桂五钱 苏木三钱 穿山甲五钱 草红花三钱

【用法】将上药碾碎,装纱布袋内,用桑枝架水锅上蒸后热溻,或煮水浸泡,隔日一次。

【功用】活血通络,温经软坚。

【主治】硬皮病,下肢静脉曲张,象皮肿等。

【宜忌】急性炎症及破溃成疮者勿用。

44011 伸筋活络丸(《中国药典》2010版)

【组成】制马钱子72.5克 制川乌10克 制草乌10克 木瓜10克 当归12.5克 川牛膝10克 杜仲(炒炭)7.5克 续断7.5克 木香7.5克 全蝎5克 珍珠透骨草5克

【用法】上制成丸剂。口服,成人男子一次2~3克,女子一次1~2克,一日1次,晚饭后服用。服药后应卧床休息6~8小时。老弱酌减。

【功用】舒筋活络,祛风除湿,温经止痛。

【主治】风寒湿邪闭阻脉络所致的痹病,症见肢体关节冷痛,屈伸不利,手足麻木,半身不遂。

【宜忌】孕妇、儿童、高血压、肝肾不全者禁用;不可过量、久服,忌食生冷及荞麦。

作

44012 作腐提脓膏(《嵩崖尊生》卷十二)

【组成】蓖麻仁 轻粉各三钱 血竭二钱 巴豆五钱 朝脑一钱 砒五分 螺丝肉二个

【用法】晒干,共为末,麻油调搽,以绵纸盖之,或膏贴俱可。不过一次即烂。

【主治】肿毒已成,瘀肉不腐,及不作脓,或内有脓而外不溃。

伯

44013 伯州散(《霉疠新书》)

【异名】黑龙散。

【组成】蟹(取生淡水中,甲大三四寸者) 反鼻(酒浸一宿,各烧存性) 鹿角(男子乳浸,日晒干三遍,烧存性)各十五钱 沉香五钱

【用法】上为细末。每服五分,无灰温酒送下,一日三次。

【主治】一切顽疮结毒漏疮。

44014 伯颜丞相军中方(《仙传外科集验方》)

【组成】乳香 没药 羌活 紫苏 细辛 乌药 麝香半字 蛇含石(煅) 厚桂 白芷(不见火) 降香 当归 苏木 檀香 龙骨 南星 硫黄 寄生尾 花蕊石(童便淬十数次)各等分

【用法】上为末。干掺伤处,疮口四周用洪宝丹敷贴。

【功用】止血止痛,去风生肌。

【主治】刀箭兵刃所伤。

佝

44015 佝偻汤(方出《中医临证撮要》,名见《古今名方》)

【组成】怀山药15克 怀牛膝9克 制首乌12克 山萸肉6克 生白术6克 大熟地9克 益智仁3克 西党参6克 云茯苓9克 全当归6克 左牡蛎15克 生龟板15克 大红枣3枚 黑芝麻15克

【用法】上为细末,和匀。每早、晚开水冲调4.5克,同时服用炙黄芪9克,大红枣五个,浓煎,连汤带枣一次服完,每日一次。

【功用】补肝肾,调脾胃。

【主治】佝偻病,头项软弱,口软唇弛,咀嚼无力,手足握举站立行走均弛缓,智力低下,有时抽筋,口唇舌淡而白,脉气软弱。

住

44016 住唇膏(《魏氏家藏方》卷十)

【组成】白僵蚕一两(去头足丝,直者,生为末,以姜汁和为饼子于火上炙干,又再为末,复以汁为饼子,干为度) 朱砂二钱(细研,用水一碗,浸淘三遍,去黄色,倾纸上,候干,研如细粉)

【用法】上为细末,炼蜜为膏,入瓷盒子内贮。每用如鸡头大,三岁只可服一丸,如三岁以下,更分用之,熟水

化下。

【主治】小儿风痰,疳积,诸癖。

44017 住痛散(《外科百效全书》卷一)

【组成】乳香 没药各三钱 寒水石(煅过)五钱 滑石五钱 冰片一分

【用法】上为极细末。掺之。

【主治】恶毒、恶疮,作热作痛者。

44018 住痛散(《伤科汇纂》卷七)

【组成】杜仲 大茴 小茴各等分

【用法】上为末。每服二钱。

【主治】损伤,气壅疼痛。

44019 住痛一黑散(《仙传外科集验方》)

【组成】百草霜 苎根(烧存性) 番降(烧存性)

【用法】先用老松皮烧存性为末,与上药和匀。掺患处。

【功用】止血住痛。

【主治】刀口、杖疮,一切痛不止者。

44020 住痛解毒丸(《准绳·类方》卷七)

【组成】川芎 荆芥 朴消 白芷 石膏 菊花各一两 硼砂五两 没药五钱 麝香少许

【用法】上为细末,米糊为丸,如梧桐子大。温汤送下。

【功用】住痛解毒。

【主治】目痛。

佛

44021 佛牙散

《本草纲目》卷五十二。即《普济方》卷五十五"麝香佛手散",见该条。

44022 佛手丸(《良方集腋》卷上)

【组成】鲜白葫芦五两(去子,蒸晒九次,另研极细如飞尘) 鲜佛手五两(用银柴胡三钱煎汤拌炒,切片,蒸晒九次) 鲜香橼五两(用金铃子三钱煎汤拌炒,去子蒸晒九次) 道地人参一钱(另研极细如飞尘) 大豆黄卷十两 炒黑枣仁五两 冬霜桑叶五两 真川贝母五两(去心) 建神曲五两 建莲肉五两

【用法】将葫芦末加入人参末内和匀,再另取川贝、莲肉末约四五两,渐渐添入葫芦、人参末中,随添随研,和至极匀候用;其香橼、建曲、豆卷、桑叶四味,及余多之川贝、莲肉,共为细末候用。先将佛手、枣仁二味煎汤收浓汁约一大面碗令满,为泛丸之用。泛时将众药起心子,泛至半即加泛人参等末,后再加众药泛上成丸,晒干收藏,宜以矿灰铺纸衬底,庶不霉坏;泛完药末后,再将糯米饮汤泛上,以免药末脱落,此丸每料干丸约有三十两,每服一钱,计共三百服左右。如肝气痛者,香附汤送下;胃气痛者,木香汤送下;脚气痛者,木瓜汤送下;膨胀病者,陈麦柴汤送下。

【主治】肝胃气痛,脚气,膨胀。

44023 佛手汤(《玉案》卷四)

【组成】大黄(酒蒸)三钱 青皮(醋炒) 石膏(煅) 黄连(酒炒) 甘草 白芍 厚朴(姜汁炒)各二钱

【用法】水煎,不拘时服。

【主治】湿流胃经,腹中作痛,时疼时止。

44024 佛手散(《圣济总录》卷一六九)

【组成】天南星一枚(重一两者,用新薄荷一束捣碎同水浸七日七夜,取出切作片子,晒干) 丹砂(研)半钱 蜈蚣(赤足,全者)一枚 腻粉(炒,研)二钱匕

【用法】上为散。每服一字匕,薄荷熟水调下。一岁以上,渐加至半钱匕。欲作丸,用枣肉为丸,如莱菔子大。一岁十丸;一岁以上,加至十五丸,亦用薄荷熟水送下。

【主治】小儿急惊。

44025 佛手散(《鸡峰》卷二十一)

【异名】无忧散。

【组成】龙脑薄荷 百药煎 硼砂 牙消各二钱 甘草 青黛各四钱 马勃 朴消各半两 桔梗一两 白僵蚕半两(端直,瓦焙)

【用法】上为细末。每用干掺之。一日三五次。

【主治】咽喉肿痛、赤口疮。

44026 佛手散

《本事》卷十。为张文仲引徐王方(见《外台》卷三十三)"神验胎动方"之异名。见该条。

44027 佛手散(《杨氏家藏方》卷十二)

【组成】汉防己 苦参各四两 大黄(生用) 白蔹各三两 藿香叶(去土) 黄芩各二两 凌霄花 甘草(生用)各一两半

【用法】上为细末。每用三钱,沸汤泡,通手淋洗。

【主治】风湿毒气,结搏腠理,气血壅盛,欲成痈肿;及手足诸风,痒痛妨闷;及风气结核,游走上行;或久新痔疾,疼痛不止。

44028 佛手散(《百一》卷十)

【组成】盆消一两(研) 白僵蚕半两(去丝) 青黛一钱(研) 甘草二钱半(生)

【用法】上为细末。以少许掺喉中,如闭甚,以竹管吹入,寻常咽喉间不快亦可用。

【主治】缠喉风。

44029 佛手散(《魏氏家藏方》卷十)

【组成】白龙骨(煅,别研) 晋矾(枯) 乌贼骨 赤石脂(煅,别研) 牡蛎(煅,别研) 地榆 干柏叶 续断 阿胶(炒) 干姜(炮,洗) 芍药各一钱半 木香(炮) 槟榔各一钱 甘草(炙) 干茜半钱 当归二钱(去芦,酒浸) 棕榈灰半两

【用法】上为细末。空心、日午温酒或陈米饮调下。

【主治】妇人血下过多。

44030 佛手散(《妇人良方》卷二十一)

【组成】当归 川芎 黄耆各一两 北柴胡 前胡各一分

【用法】上㕮咀。每服三钱,水一大盏,桃、柳枝各三寸,枣子、乌梅各一个,生姜三片,煎至六分,去滓温服。

【主治】产后血虚劳倦,盗汗,多困少力,咳嗽有痰。

【加减】如有痰,去乌梅。

44031 佛手散(《御药院方》卷十)

【组成】黄柏 大黄各一两 甘草半两 朴消三两 粟米粉三两

【用法】上为末。每用水调如膏,涂于患处。

【主治】一切肿毒。

44032 佛手散(《医方类聚》卷一九二引《施圆端效方》)

【组成】黄丹(炒黄)二钱 豆粉(炒黄)二两

【用法】上为末。清油调扫疮上,后掺以圣散。

【主治】湿疳疮癣,痒痛皮烂。

44033 佛手散(《普济方》卷七十四引《卫生宝鉴》)

【组成】乳香(炒) 焰消 青黛各二钱

【用法】上为末。口中含水,鼻内嗅之。

【主治】眼肿痛。

44034 佛手散

《医方类聚》卷二二九引《胎产救急方》。为方出《千金》卷四,名见《局方》卷九"芎䓖汤"之异名。见该条。

44035 佛手散(《医方类聚》卷七十引《烟霞圣效方》)

【组成】汉防己 草龙胆 川芎 当归 黄连各等分

【用法】上剉细。每服五钱,水、酒各一盏,浸一日,同煎五七分,去滓热服,临时加减。

【主治】眼暴发如十日痛者。

44036 佛手散(《普济》卷二七二)

【组成】米壳四两 人参六分半 川芎 陈皮各六分半 没药 乳香各二钱半 麻黄一两 当归一两 甘草半两

【用法】上为粗末。每服三钱,水煎服。

【主治】诸疮痛不可忍。

44037 佛手散(《普济方》卷三〇一)

【组成】人中白五钱(铁上炒) 轻粉半钱 麝香一字

【用法】上为细末。口含盐水洗净疮,搵干贴之。如鼻血不止,口含水,鼻内嗅药。

【主治】男子、妇人下疳疮。

44038 佛手散(《跌损妙方》)

【组成】当归 生地 川芎 白芍 荆芥 防风 钩藤 大茴 木瓜 五加皮 白芷 紫荆皮 羌活 槟榔 杜仲 故纸 五灵脂 威灵仙 乳香 没药 乌药 自然铜 牛膝 南星

【用法】上为散。用好酒一坛,绢袋盛浸三五日,随量饮,不拘时。七日见功。

【主治】全身跌打损伤。

44039 佛手散(《丹溪心法附余》卷十)

【组成】薄荷二两 盆消一两 甘草七钱 桔梗五钱 蒲黄五钱 青黛三钱

【用法】上为细末。每用少许,干掺,又用竹管吹咽喉内噙化,时用之。

【主治】咽喉肿痛生疮,风热喉痹肿塞。

44040 佛手散(《古今医鉴》卷十二)

【组成】当归二钱 川芎四钱 益母草五钱

【用法】上剉一剂。水一盏,入酒一盏,再煎一沸,温服;如人行五里,再进一服。

【主治】妊娠六七个月,因事筑磕着胎,或子死腹中,恶露下,痛不已,口噤欲绝。用此探之,若不损则痛止,子母俱安,若胎损,即便逐下。

44041 佛手膏(《圣济总录》卷一三〇)

【组成】清麻油半斤 铅丹三两 柳白皮二两(剉) 皂荚刺四十九个 当归半两(末) 白及一分(末) 黄蜡半两 朱红一分 生绯帛五寸(烧灰,细研)

【用法】上九味,先熬油令沸,下柳皮、皂荚刺,煎候赤

黑色,以绵滤过,下丹煎,以柳篦搅,候变黑色,即下诸药末,搅令匀,滴水中成珠膏成,以瓷盒盛。用故帛涂贴,一日二次。以愈为度。

【主治】一切疮肿疔毒。

44042 佛手膏(《中藏经》卷六)

【异名】紫霜膏。

【组成】大戟 细辛 蛇床子各一两 雄黄 白胶香 青州蝎 黄柏 黄丹各半两 白矾一钱

【用法】上为末。以清油八两熬,烟出;次下去皮巴豆四至七粒,槐枝二至七截,候焦,取去不用;次下黄蜡一两,松脂二两;次下前九味末,以槐枝不住搅,成膏,瓷盒内贮。

【主治】脓窠疮。

44043 佛手膏(《中藏经》卷八)

【组成】乳香(真者,研)半字 硇砂半字(研) 麝香一字(研) 当归半钱(刹细) 黄连一钱(去须称,刹细) 白矾半字(飞过,研细) 白砂蜜四两(须白砂者佳) 青盐一字(光明者,研)

【用法】上除蜜,先将上七味于乳钵内研烂,同蜜一处拌匀,入新竹筒内,用油纸两三重,以线系扎定口,勿致水入,放净锅内,添水煮竹筒,自早至午时,破竹筒,倾药;以新绵或重绢滤过,入药于瓷瓶内牢封,埋地坑内,经宿取出。用铜柱点,每点了,合眼少顷,复以温净水洗之。翳膜嫩者,是近年生者,当五七次随药退下;翳老者,频点旬日,退下即效;胬肉瘀肉,不过两三日,随药以铜柱刮落,胬肉自然绽断。

【主治】眼生翳膜并胬肉,赤脉攀睛,翳晕,冷热泪下,及眼眶赤烂。

44044 佛手膏(《三因》卷十五)

【组成】斑蝥七个(去翅足) 巴豆七粒(去皮) 杏仁二七粒(去皮尖) 红娘子二七个(去翅足) 砒霜一钱(别研) 盆消一钱 黄腊半两 韶粉半两 沥青(研)半两 硫黄 黄丹各三钱 腻粉(炒)十钱 绿豆一合 槐角三条 麻油四两 乱发鸡子大一两

【用法】上用油煎令发化,次下红娘子,次下巴豆、槐角等,逐味下,焦滤出;方下硫黄、盆消及丹粉等。以篦子不住手搅令匀,滴水成珠为度。用时先将针轻手刺疮核,用药一粟米大,放针处。次日挤疮,有黑臭脓血出。三两日,血渐少,次服去毒丹。

【功用】去黑紫疮核。

【主治】麻风。

44045 佛手膏(《普济方》卷八十二)

【组成】硼砂

【用法】用硼砂放在盒子内一日,纸封定,至午刻取出硼砂,以冷水浮洗过,研为粉,以筋头点入眼中。浮膜立退。凡点时,先将温水洗眼,然后点,又洗再点,不过三四次立验。

【主治】眼内瘀肉,浮膜侵睛。

44046 佛宝丹(《喉科指掌》卷一)

【异名】赛珍散。

【组成】佛头石青五分 人中白一钱(煅) 龙骨三分(煅) 珍珠三分(包豆腐内煮) 牛黄三分 黄鱼牙三钱(煅) 珊瑚二分 朱砂三分 人中黄三分 芦荟三分

(煅) 儿茶三分(煅) 硼砂三分(煅) 寒水石三分(煅)

【用法】上为极细末。吹之。

【主治】咽喉结毒,喉痈破烂等。

【加减】毒重,加雄黄二分;烂甚,加白蜡二分,象皮二分,冰片二分。

44047 佛桑散(《杨氏家藏方》卷十三)

【组成】木槿花不拘多少

【用法】浓煎汤,先熏,通手淋渫。

【主治】痔漏。

44048 佛手柑粥(《长寿药粥谱》引《宦游日札》)

【组成】佛手柑 10~15 克

【用法】上药煎汤去渣,再入粳米 50~100 克,冰糖少许,同煮为粥。

【功用】健脾养胃,理气止痛。

【主治】年老胃弱,胸闷气滞,消化不良,食欲不振,嗳气呕吐等症。

【方论选录】佛手柑味辛酸,性温无毒,入肝、胃经,是理气止痛,开胃进食之佳品。对于中老年人体虚胃弱,消化力差所引起的食欲不振,胃痛胁胀,嗳气呕逆,胸脘气闷,以及患有慢性胃炎时,常常吃些佛手柑粥,均有较好的效果。

44049 佛茄花散(《鸡峰》卷二十四)

【组成】金头蜈蚣 蝎梢 佛茄花(蔓陀罗花) 白附子各等分 龙脑少许

【用法】上为极细末。三岁儿用半字,三岁以上一字,薄荷水调,手按左鼻搐右,按右搐左,立止,少顷汗如雨,困睡勿惊起,永不发。

【主治】小儿慢惊。

44050 佛座须丸(《痘疹传心录》卷十八)

【组成】茯苓一两 黄柏四两 砂仁 远志 猪苓 茱萸肉 莲须 菟丝子各七钱五分 甘草八分

【用法】上为末,山药糊丸,如梧桐子大。每服三钱,空心白汤送下。

【主治】梦遗。

44051 佛手开骨散

《北京市中药成方选集》。为《得效》卷十四"加味芎归汤"之异名。见该条。

44052 佛手祛毒膏(《杨氏家藏方》卷十二)

【组成】大黄 山栀子各二两 白蔹 连翘各一两 升麻 荆芥各半两

【用法】上㕮咀,用炼成猪脂一斤同煎,候白蔹色焦滤去滓令净,量时入黄蜡就成膏。倾于瓷罐内盛,候冷涂敷或摊贴之。

【主治】风热毒气,留滞荣卫,血气壅盛,聚结痈肿,烦疼不止,肌肉败溃,及诸疮焮赤疼痛。

44053 佛山人参再造丸(《成方制剂》20册)

【组成】人参8克 制何首乌8克 羌活8克 草豆蔻8克 当归8克 两头尖8克 川芎(酒蒸)8克 大黄8克 黄连8克 黄芪8克 防风(去毛头)8克 琥珀8克 白芷8克 熟地黄(酒制)8克 广藿香8克 葛根10克 玄参(去芦)8克 桑寄生10克 茯苓(刮皮)8克 全蝎(葱姜水漂)10克 麻黄(开水沸)8克 威灵仙(酒炒)10克 天麻(姜汁制)8克 安息香16克 甘草

8克 蕲蛇(炙)16克 姜黄8克 豹骨(炙)5.6克 粉草薢8克 细辛4克 肉桂8克 赤芍4克 白豆蔻8克 乌药4克 白术(去咀)4克 母丁香4克 青皮(醋制)4克 红花3.2克 僵蚕(姜汁制)4克 厚朴2克 没药(炒)4克 乳香(炒)4克 血竭0.32克 地龙(甘草水漂)2克 骨碎补4克 松香2克 白附子(姜汁制)4克 木香1.6克 人工牛黄1克 天南星(牛胆汁制)4克 香附(醋制)4克 冰片1克 龟甲(炙)4克 朱砂(水飞)4克 天竺黄4克 水牛角浓缩粉6.4克 沉香4克

【用法】制成丸剂。口服,一次6片,一日2次。

【功用】祛风化痰,活血通络。

【主治】中风,步履艰难,口眼歪斜,手足痉挛,左瘫右痪,筋骨疼痛,半身不遂,语言不清。

皂

44054 皂子丸(方出《博济》卷五,名见《圣济总录》卷一二六)

【异名】破疬丹(方出《百一》卷十六,名见《医方类聚》卷一八〇)

【组成】不蛀皂子三百粒

【用法】上用酒一升半,化硇砂一两,同浸七日,以慢火熬酒尽为度。每服三粒,临卧含化。

【主治】瘰疬满项不破,及结核肿痛者。

44055 皂子丸(《济生》卷八)

【异名】皂角子丸(《医统》卷八十)。

【组成】好皂角子一升 元参 连翘仁各一两

【用法】上用水五升,砂锅内慢火煎,水尽为度。每服拣取好皂角子软者三粒,食后临卧时细嚼咽下;硬者捣烂,炼蜜为丸,如榛子大,含化。

【主治】瘰疬满项,不破,及结核肿痛者。

【宜忌】忌酒、面、热毒物。

44056 皂子散(《圣济总录》卷一三三)

【组成】皂荚子(不蛀者)七个 大虾蟆(干者)一个 胡椒十五粒

【用法】上药放入坩锅内,瓦盖锅口,慢火烧烟尽,取出研细。每次用药,先以温浆水洗疮口,拭干掺药,次以别膏药贴之。良久水尽出,有刺者即可见。

【主治】水毒入疮肿痛,或刺入骨者。

44057 皂子膏(《普济方》卷六十六引《余居士选奇方》)

【组成】油皂(出皮核) 樟脑 黄丹各等分

【用法】炼蜜为丸,塞在蛀牙中。

【主治】牙疼。

44058 皂白丸(《御药院方》卷五)

【组成】天南星(生)三两 半夏(生)七钱 白附子(生)二两 川乌头半两(生用,去皮脐) 生姜二斤(取汁) 皂角二斤(肥者,去皮子,水一升浸一宿,三次约水一斗,煮药)

【用法】上咬咀,以皂角同煮干,为细末,以生姜汁煮面糊为丸,如梧桐子大。每服三十丸,食后生姜汤送下。

【功用】宽利胸膈,进美饮食,不生风痰。

【主治】诸风痰、酒痰、茶痰、食痰,头痛目眩、旋晕欲倒,手足顽麻,痰涎壅塞,并诸风,他药所不能疗者。

44059 皂连散(方出《直指》卷二十四,名见《普济方》卷二九九)

【组成】满尺皂角(去弦核)一梃 黄连(净)半两赤色白胶香 五倍子各三钱 蛇床子一钱 黄丹(煅)二钱 轻粉半钱

【用法】上为细末。先用柳枝煎汤洗拭,后掺。

【主治】诸疮、头疮。

44060 皂针散

《普济方》卷二八四。为《杂类名方》"如圣散"之异名。见该条。

44061 皂针散

《普济方》卷二九一。即《圣惠》卷六十六"皂荚针散"。见该条。

44062 皂角丸(方出《圣惠》卷四十。名见《普济方》卷五十七)

【组成】皂角一斤(不蛀者,去皮,以酥五两渐涂,以慢火炙酥尽为度,然后捶碎,以新汲水挼,用生绢滤过,以慢火熬成膏) 防风一两(去芦头) 独活一两 甘草一两(炙微赤,剉) 牛蒡子一两(微炒)

【用法】上为末,入皂角煎,和为丸,如梧桐子大。每服二十丸,食后茶、酒任下。

【主治】饮酒过多,渣鼻渣疱。

44063 皂角丸(《局方》卷一)

【组成】皂角(捶碎,以水十八两六钱揉汁,用蜜一斤,同熬成膏) 干薄荷叶 槐角(爁)各五两 青橘皮(去瓤) 知母 贝母(去心,炒黄) 半夏(汤洗七次) 威灵仙(洗) 白矾(枯过) 甘菊(去枝)各一两 牵牛子(爁)二两

【用法】上为末,以皂角膏搜和为丸,如梧桐子大。每服二十丸,食后生姜汤送下;痰实咳嗽,用蛤粉齑汁送下;手足麻痹,用生姜薄荷汤送下;语涩涎盛,用荆芥汤送下;偏正头痛、夹脑风,用薄荷汤送下。

【主治】风气攻注,头面肿痒,遍身拘急,痰涎壅滞,胸膈烦闷,头痛目眩,鼻塞口干,皮肤瘙痒,腰脚重痛,大便风秘,小便赤涩,及咳嗽喘满,痰吐稠浊,语涩涎多,手足麻痹,暗风痫病,偏正头痛,夹脑风;妇人血风攻注,遍身疼痛,心忪烦躁,瘾疹瘙痒。

44064 皂角丸(《鸡峰》卷十八)

【组成】皂角四两 干姜一两 巴豆 杏仁各十二个

【用法】上除皂角外,以沙炒黑色存性,同为末,醋煮面糊为丸,如绿豆大。每服二丸,临卧熟水送下。

【功用】消食破气,止嗽化痰。

44065 皂角丸(方出《续本事》卷二,名见《普济方》卷一一六)

【组成】皂角三茎(刮去黑皮并子,一茎酒浸,一茎烧留性,一茎炙黄) 薄荷三两 黑牵牛三两 何首乌十二两

【用法】上先将皂角为末,入水得其中,熬成膏,却入后三味,捣一二千杵为丸,如梧桐子大。每服二十丸,茶、酒任下。

【主治】一切中风,左瘫右痪,口眼㖞斜,及一切风疾。

44066 皂角丸

《直指》卷二十四。为《圣惠》卷二十四"皂荚丸"之异名。见该条。

44067 皂角丸(《医方类聚》卷一三五引《济生续方》)

【异名】皂角枳壳丸(《赤水玄珠》卷十五)、小皂角丸(《东医宝鉴·内景篇》卷四)。

【组成】皂角(炙,去子) 枳壳(去瓤,麸炒)各等分

【用法】上为细末,炼蜜为丸,如梧桐子大。每服七十丸,空心、食前用米饮送下。

【主治】大肠有风,大便秘结。

【宜忌】尊年之人,尤宜服之。

44068 皂角丸(《得效》卷六)

【组成】猪牙皂角 厚枳壳(去瓤) 羌活 桑白皮 槟榔 杏仁(去皮尖,别研) 麻仁(别研) 防风 川白芷 陈皮(去白)各等分

【用法】上为末,炼蜜为丸,如梧桐子大。每服三十五丸,温水吞下;蜜汤亦可。

【主治】有风人,脏腑秘涩。

44069 皂角丸(《普济方》卷一五八引鲍氏方)

【组成】白矾一两(半生半枯) 牵牛(去头尾)二两 皂角二两(去皮弦子,羊油炙)

【用法】上为细末,用白萝卜煮烂,共药捣和丸,如梧桐子大。每服二三十丸,白汤送下,临卧服,量病人虚实加减服之。一方不用白萝卜,为末,每服二钱,生姜汤送下,亦得。

【功用】除风,理气破滞,开膈进食。

【主治】痰嗽停饮,胸膈不利。

44070 皂角丸(《准绳·类方》卷七)

【组成】龙退七条 蝉退 玄精石(生) 穿山甲(炒) 当归 白术 白茯苓 谷精草 木贼各一两 白菊花 刺猬皮(蛤粉炒) 龙胆草 赤芍药 连翘各一两五钱 獭猪爪三十个(蛤粉炒) 人参 川芎各半两

【用法】上为末,一半入猪牙皂角二梃,烧灰和匀,炼蜜为丸,如梧桐子大。每服三十丸,空心、食前杏仁汤送下;一半入仙灵脾一两,为末和匀,每服用猪肝夹药煮熟细嚼,用原汁送下,每日三次。如十六般内障,同生熟地黄丸用之。

【功用】消膜退翳。

【主治】内外一切障膜。

44071 皂角丸

《医方集解》。即《金匮》卷上"皂荚丸"。见该条。

44072 皂角汤

《普济方》卷一一〇。为《直指》卷二十四"皂棘汤"之异名。见该条。

44073 皂角酒(《普济方》卷二一四)

【组成】皂角刺 破故纸各等分

【用法】上为细末,以无灰酒调下。

【主治】淋证。

44074 皂角散(《中藏经》卷七)

【组成】黄牛角腮一个(剉) 蛇蜕一条 猪牙皂角五个(剉) 穿山甲

【用法】上四味同入瓷瓶内,黄泥封固,候干,先以小火烧令烟出,方用大火煅,令通红为度,取出摊冷,杵罗为末。患者先用胡桃肉一个,分作四分,取一分,研细如糊,临卧时温酒调下,先引虫出,至五更时,温酒调下药末二钱,至辰时更进一服。取下恶物,永除根本。

【主治】五种肠风,泻血下痢,内痔外痔,脱肛肛漏。

【备考】方中穿山甲用量原缺。

44075 皂角散(《全生指迷方》卷四)

【组成】皂角(烧,细研) 蛤粉(研)各等分

【用法】上为细末,热酒调一匙,或半钱,急以手揉之,取软为度。

【主治】乳母吹奶,由哺儿时鼻气冲乳中,忽然肿硬痛急,不即治之,结痈脓。

44076 皂角散(《妇人良方》卷二十三)

【组成】皂角树皮 川楝树皮各半斤 皂角核一合 石莲一合(炒,去心)

【用法】上为粗末,用水煎汤,乘热以物围定熏,通手洗于净房中,就熏洗处铺荐席,才熏洗了,以帛揾干,便吃玉露通真丸,热酒下二丸,便仰睡。

【主治】产后子宫脱出。

44077 皂角散(《普济方》卷三十二引《澹寮方》)

【组成】大皂角(去皮,捶碎,炼膏) 石菖蒲 樟柳根 赤小豆 黑豆 川乌(炮) 草乌(炮)各一两 五灵脂半两

【用法】上为末,以皂角膏为丸。每服二十丸,盐酒吞下。

【主治】肾脏风毒,腰脚生疮,大便风秘等。

44078 皂角散(《得效》卷十九)

【组成】皂角(不蛀者)不以多少

【用法】将皂角每三十条作一束,以棕榈裹之,缚定,于溷缸内浸一月,取出,却于长流水内再浸一月,取出晒干,捣罗为末。每一两入麝香半钱,全蝎七个,研细拌匀。每服一二钱,温酒或汤饮调下。一两服愈。

【主治】瘰疬。

【宜忌】死水不能浣洗,不得焙。

44079 皂角散

《普济方》卷五十六。为《外台》卷二十二引《古今录验》"皂荚散"之异名。见该条。

44080 皂角散

《普济方》卷六十七。即《圣济总录》卷一一九"皂荚散"。见该条。

44081 皂角散(《普济方》卷二三一)

【组成】白羯羊肺一个(去心,候烂煮为膏) 杏仁一两(汤浸,去皮,为膏) 猪牙皂角一两(水浸,去滓,以水熬为膏)

【用法】上为膏。每服一匙,蜜汤调下,食后,日中及夜卧服。

【主治】虚劳,吐血失音。

【备考】本方方名,据剂型,当作"皂角膏"。

44082 皂角散(《普济方》卷三〇六)

【组成】葱 盐 全蝎 皂角

【用法】上为细末。先用净水洗口,以独蒜切片子,安在伤口上,后将药末放在蒜上,用艾灸黄水出为度。

【主治】疯犬咬伤。

44083 皂角散(《奇效良方》卷六十二)

【组成】生地黄汁一碗 猪牙皂角数梃

【用法】将猪牙皂角于火上炙令极热,蘸地黄汁,再炙再蘸,令汁尽,为细末。敷壅肉上,即消缩。又用朴消为末,敷壅肉上,消之尤快。

【主治】多食蟹及动风之物,齿间肉壅出。

【临床报道】龈肿:昔汪承相好食动风之物并嗜蟹而患

此症,有道人令用本方而愈。

44084 皂角散(《医统》卷八)

【组成】萝卜子　猪牙皂角各等分

【用法】上为细末。每服二三钱,水煎,热服半盏即吐。

【功用】涌吐。

【主治】中风涎潮隔塞,气闭不通。

44085 皂角散

《医统》卷九。为《直指》卷二十四"皂棘汤"之异名。见该条。

44086 皂角散(《医统》卷六十四)

【组成】皂角四五梃(不蛀者,去皮核,炙令干)　荆芥穗二钱

【用法】上为细末。以米醋调涂肿处。

【主治】重舌,喉痹。

44087 皂角散(《疮疡经验全书》卷二)

【组成】皂角一条(烧灰)　蛤粉三钱　乳香一钱

【用法】上为末。酒调下。以手揉乳令散,外用金箍散敷之。

【主治】乳痈及乳疼。

44088 皂角散(《准绳·类方》卷三引《会编》)

【组成】大皂角(烧存性)

【用法】上为末,米汤调下。又以猎脂一两煮熟,以汁及脂俱食。又服八正散加槟榔、枳壳、朴消、桃仁、灯心草、茶根。

【主治】大小便关格不通,经三五日者。

44089 皂角散

《仙拈集》卷四。为《疡科选粹》卷六"皂角刺散"之异名。见该条。

44090 皂角散(《经验女科》)

【组成】皂角条

【用法】烧灰。酒送下。

【主治】胎前乳肿,生寒作热。

44091 皂角散(《医学从众录》卷三)

【组成】牙皂(去子弦,炒紫焦)

【用法】上为末。每服一钱,烧酒送下。

【主治】胃脘剧痛,百药不效。

【宜忌】此可偶服,不可常服。

44092 皂角散(《不知医必要》卷二)

【组成】皂角(拣新的,虫未蛀者)

【用法】上为细末,好醋调匀,以鹅毛蘸药入喉搅动,以出其痰;另用此药醋研开涂喉外,干则随换。或用真桐油一分,蘸药卷搅喉内,则痰随油吐亦佳,煎甘草水饮,可解油气。愈后宜服加味甘桔汤。

【主治】双单喉蛾。

44093 皂角膏(方出《千金》卷八,名见《普济方》卷九十二)

【异名】皂荚摩膏(《圣济总录》卷六)、皂荚膏(《普济方》卷九十一)。

【组成】大皂角一两(去皮子)

【用法】下筛,以三年米酢和。左㖞涂右,右㖞涂左,干更涂之。

【主治】❶《千金》:卒中风,口㖞。❷《普济方》:居处不便,因卧而孔风入耳,客于阳明之经致中风,口㖞不正,语

则牵急四肢。

【备考】《圣济总录》本方用法:皂荚炙黄,为末,以酽醋调和如膏。左㖞摩右,右㖞摩左。

44094 皂角膏(《幼幼新书》卷二十三引汉东王先生方)

【组成】大皂角一个(烧)　糯米(炒黑)一合　草乌(生)二钱　黄皮(炒黑)三钱

【用法】上为末,并花水调贴。如未安,须用水精丹,取后用调气观音、人参散等药补,仍再贴,兼与疳药相间服。

【主治】风疳气攻,项下生核。

44095 皂角膏(《普济方》卷三七三引《全婴方》)

【组成】皂角(去皮)

【用法】上为末,水调慢火熬成膏。左㖞贴右,右㖞贴左,才正急洗去。如大热,先以驱风膏;若大便如常,服续命汤。

【主治】小儿惊风。中风,口眼㖞斜,语言不正,手足偏废不举。

44096 皂角膏(《杨氏家藏方》卷十六)

【组成】皂角不以多少

【用法】用河水挼浓汁,去滓,熬成膏。涂上即愈。

【主治】产妇吹奶肿痛。

44097 皂角膏(《儒门事亲》卷十五)

【组成】皂角一斤(去皮弦,捣碎)

【用法】用醇酒二大碗,熬至一半,沸去滓,再用前汁入银石器熬为膏子。随痛处贴之。

【主治】腰脚疼痛。

44098 皂角膏(《直指》卷二十二)

【组成】不蛀皂角(满尺者,捶碎,去弦核)

【用法】上以法醋煮烂,研膏。敷之自消。

【主治】痈疽肿结。

44099 皂角膏(《医方类聚》九十八引《澹寮方》)

【组成】杜仲(去粗皮,剉,炒)　萆薢(泔浸)　大黄(蒸烂)　黑牵牛(半生半炒)各等分

【用法】上以皂角为末,煎膏为丸,如梧桐子大。每服二三十丸,竹沥酒吞下。病稍退即止,仍服调气血等药。

【主治】脚气肿痛,大便壅闭。

44100 皂角膏(《得效》卷十一)

【组成】大黄五钱　黑牵牛(半炒半生)　猪牙皂角各一两

【用法】上为末,炼蜜为丸,如绿豆大。每服七粒,空心温水送下。

【功用】泻肾气。

【主治】小儿肾经有热,阴囊赤肿钓痛,大腑秘涩。

44101 皂角膏

《普济方》卷二四〇。为原书同卷"神效膏"之异名。见该条。

44102 皂角膏(《普济方》卷二四一)

【组成】皂角不拘多少(炮,去皮弦)

【用法】上用好酽醋浸三五日,却将皂角洗去醋,滤去滓,用砂罐熬成膏,后入蔓荆子、草乌头、胡椒末,及入朴消少许,将药埋土内,去火毒,四十九日取出,脚痛搽之。

【主治】寒湿脚气,疼痛不可忍者。

44103 皂角膏(《袖珍》卷三)

【组成】皂角(炒焦) 小粉(炒)各等分

【用法】上为末和匀,以热醋调,仍以纸摊贴患处,频频用水润之。

【主治】便痈。

44104 皂角膏(《痘疹传心录》卷十八)

【组成】大皂荚(去子,烧存性)八钱 糯米一合(炒褐色) 草乌 干姜 赤芍各一两 南星二两

【用法】上为末,葱酒调涂,日易二次。

【主治】恶核。

44105 皂角膏

《准绳·疡医》卷五。为《圣惠》卷六十五"皂荚膏"之异名。见该条。

44106 皂刺丸(《直指》卷二十三)

【组成】皂荚刺二两(烧烟尽,存性) 防风 槐花各三分 蛇床 白矾(煅) 白蒺藜(炒,去刺) 枳壳(制) 羌活各半两 蜂房(炒焦) 五倍子各一分

【用法】上为末,醋调绿豆粉为丸,如小豆大。每服五十丸,以苦楝根煎汤送下,仍用童子热尿入白矾末,浇洗肛门。

【主治】痔痛而复痒。

44107 皂刺丸(《医学入门》卷八)

【组成】皂刺一两 桑寄生 何首乌 石楠藤 白蒺藜 五加皮 地骨皮 白鲜皮各七钱 草乌 枸杞 牛蒡子 归尾 五灵脂 蔓荆子 胡麻子 防风 苦参 虎胫骨 地龙 京墨 木鳖 天花粉各五钱 白胶香 乳香 没药各三钱

【用法】上为末,面糊为丸,如梧桐子大。每服五十丸,硬饭汤送下,每日二次。服两月断根。

【主治】远年杨梅、痈、癣、顽疮,筋骨疼痛。

【宜忌】忌狗肉、鱼腥、房事。

【加减】痛甚,加麝香一字。

44108 皂刺散(《直指》卷二十二)

【组成】皂角刺(紫黑色者) 连皮瓜蒌各等分 北五灵脂减半

【用法】上剉细。每服四钱,酒二大盏,煎六分,入乳香少许温服。

【功用】宣毒排脓。

【主治】痈疽。

44109 皂刺散(《仙拈集》卷四)

【组成】皂角刺(烧存性)

【用法】上为末。每服二钱,黄酒冲下。

【主治】红肿有块不消,其块如针刺之痛者。

44110 皂刺散

《内外科百病验方大全》。为《疡科选粹》卷六"皂角刺散"之异名。见该条。

44111 皂矾丸(《幼幼新书》卷九引《张氏家传》)

【组成】北矾一两半(如无,用南矾,枯) 半夏(姜汁浸一宿,焙) 天南星(切,浓皂角水浸一宿,慢火熬干,焙) 白僵蚕(直,一半醋浸一宿,一半生用)各半两

【用法】上为末,姜汁糊为丸,如梧桐子大。每服十至二十粒,淡姜汤送下。如喉痹热痛,含化、嚼烂,薄荷新汲水冲下;甚者,用皂角水及茶脚研一二十粒灌下;小儿急慢惊

风,用皂角水研揩齿。常服,临卧姜汤送下。

【功用】去风痰,利胸次。常服无痰疾。

【主治】小儿急慢惊风涎。

44112 皂矾丸(《古方汇精》卷二)

【组成】猪牙皂(切碎,研细末) 白矾(生,研极细)各三钱 真干蟾酥一两(切片)

【用法】上将蟾酥用滴花烧酒浸软,加入矾、皂二末,和匀为丸,如绿豆大,晾干收贮。每服一丸,将葱白衣裹药,以好酒送下,势重者,每日二次。

【主治】一切五色疔疮,初起或有小白头一粒,或痒或麻木,憎寒发热;及疔毒走黄,黑陷昏愦呕恶。

【宜忌】此药每次只可服一粒,如服二粒,恐致呕吐,慎之。

【加减】或加麝香三分,同捣为丸更妙。

44113 皂矾散(《古今医鉴》卷十五)

【组成】皂矾

【用法】先用退杀猪汤洗疮令净,用赤皮大葱白三条,三寸长,劈开,每一条装入皂矾一钱,用纸包裹煨熟,揉擦头疮。

【主治】癞头白秃疮。

44114 皂矾散(《医级》卷八)

【组成】皂矾(醋炒红色)

【用法】上为末,将竹范纸剪寸许纸条,每条裹药半分卷好。每用二三分,和饭吞服。

【主治】黄疸肿满。

44115 皂矾煎(《仙拈集》卷四)

【组成】皂矾二两

【用法】上以水四五碗,砂锅内熬滚,将手熏洗,浸渍良久,不致溃烂。

【功用】活血止痛。

【主治】捵伤手指。

44116 皂荚丸(《金匮》卷上)

【组成】皂荚八两(刮去皮,用酥炙)

【用法】上为末,炼蜜为丸,如梧桐子大。每服三丸,以枣膏和汤送下,日三夜一服。

【主治】咳逆上气,时时吐浊,但坐不得眠。

【方论选录】❶《金匮玉函经二注》:皂荚性能驱浊,其刺又能攻坚,且得直达患处,用意神巧。❷《金匮要略释义》:方中皂荚以涤痰去垢,佐以蜜丸枣膏兼顾脾胃,使痰除而不过伤正气。

【临床报道】哮喘:《浙江中医杂志》[1985,(1):18]患者薛某,女,50岁,1976年10月6日初诊。患支气管哮喘40余年,入冬即发,咳嗽气急,咯痰色白黏稠,咳不畅,夜不能平卧,听诊两肺哮鸣音密布,脉细滑,舌苔白腻,用红枣500克隔水蒸熟,去皮、核,捣成泥,炙皂荚90克研细末,和入作丸绿豆大,焙干。日服三次,每次3克,温开水送服。一周后哮喘渐平,咳痰均减,3个月服完2料后诸症皆除。随访2年未复发。

【备考】本方方名,《医方集解》引作"皂角丸"。

44117 皂荚丸(《圣惠》卷十二)

【组成】百合一两 皂荚五梃(去黑皮,涂酥炙令黄焦,去子) 贝母一两(煨令微黄) 甘草一两(炙微赤,剉) 杏

仁一两(汤浸,去皮尖双仁,麸炒微黄) 皂荚半斤(不蛀者,以童便三升浸三日,按汁去滓,于银器中熬如膏)

【用法】上为末,用皂荚膏为丸,如梧桐子大。每服二十丸,以清粥饮送下,不拘时候。

【主治】伤寒,气壅咳嗽,咽喉胸膈不利,喘息急。

44118 皂荚丸(《圣惠》卷十七)

【组成】皂荚一两半(去黑皮,涂酥,炙微黄) 郁李仁三分(汤浸,去皮尖,研如膏) 甘草三分(炙微赤,剉) 麻黄三分(去根节) 甜葶苈一两(熬令黑,捣如泥)

【用法】上为末,入郁李仁、葶苈,同研令匀,炼蜜为丸,如梧桐子大。每服十丸,以粥饮送下,不拘时候。

【主治】热病,肺壅喘急。

44119 皂荚丸(《圣惠》卷二十)

【组成】皂荚五梃(以热汤二升浸,候软,按滤取汁,熬成膏) 旋覆花一两 枳壳一两(麸炒微黄,去瓤) 防风一两(去芦头) 半夏一两(汤浸七遍,去滑)

【用法】上为末,入膏中,和捣百余杵为丸,如梧桐子大。每服十丸,以荆芥、薄荷汤送下,不拘时候。

【主治】风痰,心胸壅闷,头目不利。

44120 皂荚丸(《圣惠》卷二十三)

【组成】皂荚十梃(去黑皮,涂酥,炙令黄,去子) 羌活二两 防风三两(去芦头) 桂心三两 附子二两 干薄荷四两

【用法】上为末,炼蜜为丸,如梧桐子大。每服二十丸,以温酒、或薄荷酒送下,一日三次。常于患处有汗为效。

【主治】中风,偏枯不遂,行立艰难。

44121 皂荚丸(《圣惠》卷二十四)

【异名】皂角丸(《直指》卷二十四)。

【组成】皂荚二十梃

【用法】上药以十梃去黑皮,涂酥炙令黄焦,去子,捣罗为末;十梃去皮子,捶碎,以水五升,煎碎皂荚至一升后,以生布裹,按滤去滓,重煎成膏,和入皂角末,丸如梧桐子大。每服二十丸,空心以温酒送下。得利后,方可别服治大风丸散。

【功用】宣泻。

【主治】大风疾。

【备考】《直指》本方用法:将二十条皂角先炙透,去皮弦核,多用酒,慢火煎稠黏,滤出清稠者,候冷,入雪糕,杵为丸,如梧桐子大。每服五十丸,不饥不饱时,用酒送下。

44122 皂荚丸(《圣惠》卷三十一)

【组成】皂荚并树白皮棘刺各五七片。

【用法】上药各烧为灰,水淋取汁,将汁更于灰上再淋,如此三五遍,即煎成霜,取二两,入麝香三分,同细研,用软饭为丸,如小豆大。每服七丸,空心以温酒送下。泻下劳虫即愈。如未利,即加丸服之,以利为度。

【主治】骨蒸,传尸鬼气。

44123 皂荚丸(《圣惠》卷三十四)

【组成】猪牙皂荚三枚(去皮子) 汉椒七个(去目) 莽草半两

【用法】上为末,以枣肉为丸,如芥子大。每用一丸,纳蛀孔中。有涎即吐却。

【主治】齿风痛,或虫痛不可忍,根下有孔。

44124 皂荚丸(《圣惠》卷四十六)

【组成】皂荚一两(去黑皮,涂酥,炙令黄,去子) 紫菀三分(去苗土) 款冬花半两 陈橘皮三分(汤浸,去白瓤,焙) 细辛三分 桂心半两 麦门冬一两(去心,焙) 紫苏子三分(微炒) 杏仁一两(汤浸,去皮尖双仁,麸炒微黄,研如膏) 干姜三分(炮裂,剉) 当归三分(剉,微炒) 甘草半两(炙微赤,剉) 川椒一两(去目及闭口者,微炒去汗)

【用法】上为末,炼蜜为丸,如梧桐子大。每服三十丸,以姜、枣汤送下,不拘时候。

【主治】久咳嗽上气,心胸满闷,吃食减少。

44125 皂荚丸(《圣惠》卷四十六)

【组成】皂荚三梃(长大者,去黑皮,涂酥,炙令焦黄,去子) 旋覆花一两 杏仁一两(汤浸,去皮尖双仁,麸炒微黄,研如膏)

【用法】上为末,炼蜜为丸,如梧桐子大。每服十丸,食后煮枣粥饮送下。

【主治】咳嗽上气,痰唾稠黏,坐卧不得。

44126 皂荚丸(方出《圣惠》卷四十六,名见《普济方》卷一八四)

【组成】肥皂荚二梃(剉,去黑皮) 好酥一两

【用法】将皂荚于慢火上炙,以好酥细细涂之,数数翻覆,以酥尽为度,炙令焦黄,捣罗为末,炼蜜为丸,如梧桐子大。每服十丸,以粥饮送下,不拘时候。

【主治】咳嗽喘急,喉中作呀呷声。

44127 皂荚丸(《圣惠》卷四十九)

【异名】消癖丸(《圣济总录》卷七十三)。

【组成】猪牙皂荚四两(去黑皮,涂酥,炙令焦黄,去子) 巴豆一分(去皮心,研,纸裹压去油) 硼砂半两(用酒一盏浸,火熬成膏)

【用法】上为末,入巴豆研令匀,用硼砂膏为丸,如梧桐子大。每服三丸,食前以粥饮送下。

【主治】❶《圣惠》:癖气结硬不消。❷《圣济总录》:癖气结硬不消,胸胁胀闷。

44128 皂荚丸(《圣惠》卷六十)

【组成】皂荚十梃(不蛀、肥长一尺者,汤浸,去皮,涂酥,炙令黄焦,去子) 黄耆(剉)一两 枳壳一两(麸炒微黄,去瓤) 麝香半两(细研入) 当归一两(剉,微炒) 桂心一两 槐耳一两(微炒) 槐子一两(微炒) 附子二两(炮裂,去脐) 白矾二两半(烧灰) 猬皮一两(炙令黄焦) 乌蛇二两(酒浸,去皮骨,炙微黄) 槟榔一两 鳖甲一两(涂醋炙令黄,去裙襕) 川大黄一两(剉碎,微炒)

【用法】上为末,炼蜜为丸,如梧桐子大。每服三十丸,空心及晚食前以温粥饮送下。

【主治】痔疾,肛边生鼠乳,及大腹疼痛,坐卧不得。

44129 皂荚丸(《圣惠》卷六十)

【组成】皂荚四梃(去黑皮及子) 栝楼一个 猬皮二两 白矾二两

【用法】上都剉碎,入瓷瓶子内,烧令烟尽,冷了研为末,炼蜜为丸,如梧桐子大。每服二十丸,食前以温水送下。

【主治】痔疾,肛边有结核,寒热疼痛,日夜不歇。

44130 皂荚丸(《圣惠》卷六十六)

【组成】皂荚四两(去黑皮,涂醋炙黄焦,去子) 干蝎半两(微炒) 干薄荷四两 白僵蚕半两(微炒) 天麻半

两　牛黄半两(细研)　夜明砂一两(微炒)　鹁鸽粪二两(微炒)　蓬莪术一两　麝香一分(细研)

【用法】上为末,入麝香、牛黄同研令匀,炼蜜为丸,如梧桐子大。每服三十丸,空心及夜临卧时以薄荷汤送下。

【主治】风毒气盛,项边生瘰疬,结硬或赤肿疼痛。

44131 皂荚丸(《圣惠》卷六十六)

【组成】皂荚二十梃(十梃去黑皮,涂酥,炙令焦黄,去子;十梃生捶烂,用好酒五升,按绞取汁,熬成膏)　何首乌半斤　干薄荷半斤　蜗牛子四两(炒令微黄)　硼砂一两(通白者)　附子一两(炮裂,去皮脐)　天麻一两　精羊肉四两(去脂膜,薄切,炙令干)　天南星一两(炮)　半夏一两(汤洗七遍,去滑)

【用法】上为末,入皂荚膏,和捣为丸,如梧桐子大。每服十丸,渐加至二十丸,空心及晚食前浸牛膝酒送下。

【功用】内消。

【主治】风毒瘰疬,项腋下生如梅李枣核,肿痛。

44132 皂荚丸(《圣惠》卷六十六)

【组成】皂荚五梃(去黑皮,涂酥,炙微黄焦,去子)　蜗牛子五十个(炒令微黄)　雄黄半两(细研)　何首乌一两　陈软枣一两　连翘一两　麝香一分(细研)　龙脑一钱(细研)　芫菁七个(以糯米拌炒,米黄为度,去翅头足)

【用法】上为末,入研了药令匀,炼蜜为丸,如梧桐子大。每服七丸,食前煎元参汤送下。

【主治】气毒瘰疬,肿硬疼痛,时发寒热,不思饮食,日渐羸瘦。

44133 皂荚丸(《圣惠》卷六十六)

【组成】皂荚十两(去黑皮,涂酥,炙令黄,去子)　独活五两　防风二两(去芦头)　天麻五两　干薄荷五两

【用法】上为末,炼蜜为丸,如梧桐子大。每服二十丸,食后煎槐白皮汤送下。

【主治】肝肺风毒,项生结核,痒痛,遍身顽痹。

44134 皂荚丸(《圣惠》卷六十六)

【组成】皂荚八两(四两捶碎,以新汲水二升浸一宿,揉绞取汁;四两去皮,以酥一两涂,炙令焦黄)　牛蒡子一两半　蜗牛一两半(焙干)　牵牛子一两半(微炒)

【用法】上为末,取前皂荚汁,于银锅中以慢火熬至一升,然后入药末,更熬令可丸,即丸如梧桐子大。每服二十丸,空心及晚食前以黄耆汤送下。

【主治】蜂瘘生于项间,三五相连,如弹子,肿赤疼痛。

44135 皂荚丸(《圣惠》卷七十)

【组成】皂荚一两(去皮子,涂酥,炙令焦黄)　五灵脂一两　蜀桑根一两(以上为细末)　甜葶苈一两半(隔纸炒令紫色,别捣如膏)　杏仁一两半(汤浸,去皮尖双仁,麸炒微黄,别研如膏)

【用法】上药相和,以枣肉及炼蜜为丸,如梧桐子大。每服十丸,食后以紫苏子汤送下。

【主治】妇人咳嗽久不止。

44136 皂荚丸(《圣惠》卷九十)

【组成】皂荚八两(不蛀者,水浸一宿,去黑皮,涂酥,炙令黄焦)　薄荷五两　荆芥五两　雄黄半两(细研)　麝香一分(细研)

【用法】上为末,都研令匀,用白羊肉四两,去筋膜,细

切,以炼蜜为丸,如绿豆大。每服十丸,以薄荷汤送下。

【主治】小儿瘰疬难消。

44137 皂荚丸(《圣济总录》卷十二)

【组成】皂荚(实肥者)半斤　甘草一两(于罐器内,同皂荚烧,不令烟出)　芎藭四两　恶实(微炒)　蒺藜子(炒去角)各二两　菊花(微炒)　马牙消(研)各四两　玄参(晒干)一两　甘松(去土)　藿香叶　零陵香各一两　龙脑(研)一钱

【用法】上为末,炼蜜为丸,如樱桃大。每服一丸,嚼破,食后临卧茶酒任下。

【功用】凉心膈,润肺脏。

【主治】风热痰壅,面发热,皮肤痛。

44138 皂荚丸(《圣济总录》卷十三)

【组成】皂荚木白皮(去粗皮,酥炙令黄)　天南星(炮)　白附子(炮)　半夏(汤洗去滑七遍,焙)　白矾(细研,熬令汁尽)各一两

【用法】上为末,以姜汁煮面糊丸,如梧桐子大。以温水下十丸,不拘时候。

【主治】劳风,心脾壅滞,痰涎多,喉内嗌塞,吐逆,不思饮食,或时昏愦。

44139 皂荚丸(《圣济总录》卷十八)

【组成】大皂荚二斤(不蛀者,酥炙过,银器中入水揉碎,煎成膏,入后药)　羌活(去芦头)三两　木香　草薢各二两　附子(炮裂,去皮脐)半两　白牵牛(麸炒)　郁李仁(去皮尖,研)　独活(去芦头)　槟榔(用鸡心者,煨)　大黄(剉,炒)　青橘皮(去白,焙)　何首乌(去黑皮)各二两

【用法】上后十一味为末,入皂荚膏搜和匀,捣二千杵,丸如梧桐子大,晒干。常服二十丸,加至三十丸,以生姜汤送下。病甚者稍增之。

【主治】大风,眉须堕落。

44140 皂荚丸(《圣济总录》卷二十九)

【组成】皂荚二梃(去皮子,慢火炙黑)　大黄半两(生用)　槟榔(剉)　木香各一分

【用法】上为末,炼蜜为丸,如梧桐子大。每服二十丸,一日二次,生姜茶清送下,不拘时候。

【主治】伤寒,发汗下利不解,心中躁闷,复发壮热,大肠不通,咽中干痛,变成狐惑。

44141 皂荚丸(《圣济总录》卷五十)

【组成】皂荚十梃(去皮并子,酥炙黄)　苦参　晚蚕沙　干薄荷叶各一两

【用法】上为末,别用皂荚五梃捶碎,以汤二升浸,揉滤取汁,银石器内熬减半;杏仁四两,汤去皮尖双仁,研烂,入水滤取汁一盏,与皂荚汁同药末熬和丸,如梧桐子大。每服二十丸,一日三次,食后温浆水送下。并用硫黄膏涂疮。

【主治】肺风成面疮,鼻头赤烂。

44142 皂荚丸(《圣济总录》卷五十六)

【组成】皂荚(炙黄,去皮子)　杏仁(去皮尖双仁,研)各一两

【用法】上先将皂荚为末,次与杏仁相和,捣为丸,如小豆大。每服七丸,发时以粥饮送下。

【主治】心痛如虫咬。

44143 皂荚丸(《圣济总录》卷六十五)

【组成】皂荚(不蛀者,去黑皮) 半夏 甜葶苈(炒)各一两 杏仁(去皮尖双仁)半两(以上四味,用醋一升煮干,慢火炒令焦,为末) 巴豆二十一个(去皮心膜,用醋一盏煮令紫黑色,水洗,焙干,细研) 槟榔半两(为细末)

【用法】上为细末,炼蜜为丸,如梧桐子大。每服一至二丸,腊茶送下;生姜汤亦得。

【主治】三焦咳,腹满不欲饮食。

44144 皂荚丸《圣济总录》卷六十六)

【组成】皂荚(如猪牙者,去黑皮,涂酥炙) 防己各一两 葶苈(隔纸微炒)一分

【用法】上为末,用枣肉为丸,如梧桐子大。每服十五至二十丸,煎桑根白皮汤送下,不拘时候。

【主治】肺气喘急,面目浮肿。

44145 皂荚丸《圣济总录》卷七十一)

【组成】皂荚二梃(不蛀者,酥炙,去皮子,剉) 桂(去粗皮) 干姜(炮) 贝母(去心)各等分

【用法】上为末,炼蜜为丸,如梧桐子大。每服十五丸,加至二十九丸,空心、日午用生姜汤送下。

【主治】肺积息贲,上气。

44146 皂荚丸《圣济总录》卷七十三)

【组成】皂荚(不蛀者,去黑皮并子,涂酥炙) 肉苁蓉(酒浸一宿,薄切,焙干) 白芷 附子(炮裂,去皮脐)各一两

【用法】上为末,炼蜜为丸,如梧桐子大。每服二十丸,空心、食前温酒熟水任下。

【功用】进食化痰,解风秘。

【主治】寒癖虚冷,久积成块;关格,服暖药不得者。

44147 皂荚丸《圣济总录》卷八十七)

【组成】猪牙皂荚(去皮子)一两 虾蟆一个(要青黄色,胁畔有斑纹如金色者,去肚肠,阴干,炙,为末) 麝香(研)一钱

【用法】上为末,拌匀,用大羊肠盛药末令尽,两头系定,于碗内用大麦麸衬,安饭甑内,蒸一炊久,取出研细为丸,约分作二百余粒。每服一至二丸,空心熟水送下。服讫,盖衣被,良久泻出血,并汗出愈,即去衣被将息。

【主治】急劳。

44148 皂荚丸《圣济总录》卷一○○)

【组成】猪牙皂荚(去黑皮,酥炙,研) 白马夜眼(炒令黑色,研) 安息香(炒令黑色,研) 斑蝥(以糯米炒令米黑色,去米并翅足不用,余即研之)各二钱 蜈蚣一条(炙令黄色) 蛇蜕一条(炒令黑焦,研) 粉霜二钱(面二钱,水滴和为饼子,煨令黄色,研) 雄黄(研) 丹砂(研) 硇砂(研) 牛黄(研) 犀角屑 胡黄连各一钱

【用法】上为末,令匀,以黄狗胆汁为丸,如梧桐子大,别以丹砂为衣。每服五十丸,四更尽,以桃仁煎汤送下。

【主治】诸注。

44149 皂荚丸《圣济总录》卷一二七)

【组成】猪牙皂角七梃(三梃炮,二梃炙,二梃生,并去皮,都一处捶破,用温水一碗浸七昼夜,每日揉一遍,日满去滓绢滤,熬至半盏如糊,入药用) 母丁香四十九个 龙脑(研) 麝香(研)各半钱 漏芦(去芦头) 红娘子(去头翅足) 苏枋木节(剉) 木通(剉) 滑石各一分 粳米少许

【用法】上除皂荚外,捣研为末,都入皂荚汁中,更和寒食面少许为丸,如绿豆大。每服十丸,一日三四次,空心、食前用丁香水送下。服时不得见日。

【主治】诸瘰疬。

【备考】此药内消,不吐不利。

44150 皂荚丸《圣济总录》卷一二七)

【组成】皂荚五梃(去皮,用酥二两旋涂炙) 干薄荷叶 大黄(剉) 防葵各二两 腻粉(研)少许 鸡子二个(煮熟用黄)

【用法】上为末,别将皂荚五梃,生捶碎,以水一斗,揉取汁,羯羊肉半斤,去筋膜,以皂荚水熬成膏,和药末为丸,如梧桐子大。每服十丸,一日二次,食前米饮送下。

【主治】瘰疬。

44151 皂荚丸《圣济总录》卷一六四)

【组成】皂荚七梃(不蛀者,水浸,挼取汁,滤去滓) 丁香 桂(去粗皮)各半两 诃黎勒(炮,取皮)十个 杏仁八十个(去皮尖双仁,炒)

【用法】上五味,将四味捣为细末,以皂荚水就银石铫内煎如膏,即将药搜和为丸,如梧桐子大。每服十丸,乌梅汤送下,不拘时候。

【主治】产后久咳嗽痰盛,头目不利。

44152 皂荚丸

《普济方》卷六十五。即《圣惠》卷三十四"插耳皂荚丸"。见该条。

44153 皂荚丸《普济方》卷三二一)

【组成】皂荚子三百个(破作片子,慢火燥甚,即入酸枣大,又炒燥,又入醋,至焦黑)

【用法】上为末,炼蜜为丸,如梧桐子大。每服三十丸,空心以蒺藜、酸枣仁汤送下。两时久未利,再进一服,渐加至百丸不妨,以通为度。

【主治】风入脚气,虚人老人大便或秘或利。

44154 皂荚丸

《普济方》卷三六二。为《圣惠》卷八十九"半夏丸"之异名。见该条。

44155 皂荚丸《张氏医通》卷十五)

【组成】蛇蜕(酥炙)七条 蝉蜕 元精石 穿山甲(炮) 当归 白术(生) 茯苓 谷精草 木贼 白菊花 刺猬皮(蛤粉炒) 龙胆草 赤芍 连翘各两半 獖猪爪三十个(蛤粉炒) 人参一两 川芎半两

【用法】上为细末,一半入牙皂十二梃,烧存性和匀,炼白蜜为丸,如梧桐子大。每服一钱五分,空心、食前杏仁汤送下。一半入仙灵脾一两,每服三钱,用猪肝三片,劈开夹药煎熟,临卧细嚼,用原汁送下。此丸与生熟地黄丸并进。

【主治】目内外一切障膜,翳嫩不宜针拨者。

44156 皂荚丸《杂病源流犀烛》卷一)

【组成】皂荚(去皮子弦,蜜炙)二钱 明矾 杏仁 白丑(头末)各一钱 紫菀 炙甘草 桑皮 石菖蒲 半夏各二钱 胆星一钱半

【用法】百部一两二钱煎膏,丸前药。

【主治】久哮。

44157 皂荚汤《圣济总录》卷一二○)

【组成】皂荚一梃(去皮子,炙令黄黑色,细剉) 露蜂

房一个(劈碎)　盐一分

【用法】上㕮咀,分为三帖。每帖以浆水一盏,煎十余沸,去滓热漱。

【主治】诸风齿疼痛。

44158 皂荚汤(《得效》卷二)

【组成】猪牙皂荚一两(烧灰)　甘草一两(微炒)

【用法】上为细末。每服二钱,温热水调下。

【主治】中暑,不省人事。

44159 皂荚饮(《圣济总录》卷九十三)

【组成】皂荚一梃(长一尺者,炙黄,去皮子)　白饧一两　生姜半两　干枣七个(去核)

【用法】上㕮咀细,入饧,以酒一升,煮取半升,去滓。每服二合,食后温服。

【主治】肺痿骨蒸,咳嗽略吐脓血,病重者。

44160 皂荚饮

《普济方》卷三十九。为方出《圣惠》卷五十八,名见《普济方》卷三十九"铁脚丸"之异名。见该条。

44161 皂荚脂(《圣济总录》卷一四九)

【组成】猪牙皂荚

【用法】上炙令脂出,乘热以脂涂之。

【主治】蠷螋尿疮,久不愈者。

44162 皂荚酒(《圣济总录》卷一四七)

【组成】皂荚半梃(去皮子,生用)

【用法】上㕮咀细。以酒一盏,浸一宿,去滓空心服,得利即愈。

【主治】蛊毒。

44163 皂荚散(《外台》卷三十四引《素女经》)

【组成】皂荚一两(炙,去皮子)　蜀椒一两(汗)　细辛六分

【用法】上为散。以三角囊(大如指,长二寸)贮之,取纳阴中,闷则出之,已则复纳之,恶血毕,取出,乃洗以温汤。

【主治】妇人黄瘕。

【宜忌】三日勿近男子,忌生菜等。

44164 皂荚散(《外台》卷二十二引《古今录验》)

【异名】塞鼻菖蒲散(《圣惠》卷三十七)、菖蒲散(《圣济总录》卷一一六)、皂角散(《普济方》卷五十六)。

【组成】皂荚(去皮子,炙)　菖蒲各等分

【用法】上为末。暮卧之时,以绵裹塞鼻中甚良。

【主治】鼻窒塞,不得喘息。

44165 皂荚散(《圣惠》卷二十二)

【组成】皂荚　旅生荞麦　白蒺藜　谷精草　五灵脂　芸薹子各半两

【用法】上为细散。用酽醋调涂之。

【主治】白虎风,疼痛。

44166 皂荚散(《圣惠》卷三十四)

【组成】皂荚(炙黄焦)　荆芥　胡椒各一两

【用法】上为末。每用三钱,以水一大盏,煎至七分,去滓,热含冷吐。

【主治】齿风蛀,疼痛不可忍。

44167 皂荚散(《圣惠》卷三十四)

【异名】皂盐散(《圣济总录》卷一一九)。

【组成】皂荚一梃(去皮,炙令赤色)　川升麻　白矾

(烧灰)　甘松香　细辛(洗,去苗土)各一分　槐白皮半两　盐花半两

【用法】上为散。以盐揩齿后,用散半钱匀敷之。以愈为度。

【主治】牙齿历蠹暗黑。

44168 皂荚散(《圣惠》卷五十六)

【组成】猪牙皂荚一两(去黑皮,涂酥,炙黄焦,去子用)　木香半两　雄黄一钱(细研)　天麻一两　当归一分(剉,微炒)

【用法】上为细散。每服一钱,以煎水调下,不拘时候。

【主治】蛊毒。

44169 皂荚散(《圣惠》卷九十一)

【组成】皂荚二梃(烧灰)　黄芩二分　朱砂一分(细研)　麝香一分(细研)　黄丹二分(微炒)　槟榔一分　白及半分　干姜一分(烧灰)

【用法】上为末,以浓醋脚调涂之。甚者不过三上愈。

【主治】小儿白秃疮,愈而复生。

44170 皂荚散(《圣济总录》卷十六)

【组成】皂荚(猪牙者,烧灰)七梃　乌头一个(炮裂,去皮脐)　沙草根七枚(生)

【用法】上为散。每服一钱匕,腊茶调下,并三两服。

【主治】风头痛。

44171 皂荚散(《圣济总录》卷五十四)

【组成】猪牙皂荚(酥炙,去皮子)　白蒺藜各等分

【用法】上为末。每服一钱匕,如大肠不通,用盐茶调下;小便不通,温酒调下。

【主治】三焦约,大小便不通。

44172 皂荚散

《圣济总录》卷一一六。为《圣惠》卷三十七"塞鼻皂荚散"之异名。见该条。

44173 皂荚散(《圣济总录》卷一一九)

【组成】皂荚(不蛀者)二两　升麻一两(二味入瓶子内,固济,留一孔,烧令烟绝,取出细研)　杏仁(去皮尖双仁,研)一两　凝水石(捣末)二两

【用法】上为末。每用一钱匕,贴患处。

【主治】齿𪘣风𪘽。

【备考】本方方名,《普济方》引作"皂角散"。

44174 皂荚散(《圣济总录》卷一二〇)

【组成】皂荚(去皮,炙)一梃　硇砂(研)　白矾(熬令汁枯)　甘松　细辛(去苗叶)各一分　盐花(研)　槐白皮(剉)各半两

【用法】上为散。先用盐揩齿,后散一钱,敷患处。

【主治】风𪘣宣露,口臭。

44175 皂荚散(《圣济总录》卷一二九)

【组成】皂荚二梃(去皮子,烧灰)

【用法】上为细散。用盐汤洗疮令净,干掺敷,每日三次。

【主治】瘰疬溃后。

44176 皂荚散(《直指》卷二十一)

【组成】长肥皂荚二钱　白盐半两

【用法】上同烧赤,为细末。常擦。

【主治】风齿动摇。

【备考】方中皂荚用量,《医方类聚》作"二梃"。

44177 皂荚散(《普济方》卷二十七)

【组成】皂荚半两(去黑皮,涂酥炙令焦黄,去子) 桂心一两 甘草一两半(炙微赤,剉)

【用法】上为散。每服三钱,以水一中盏,加生姜半分、大枣三个,煎至六分,去滓服,不拘时候。

【主治】肺痿吐涎沫。

44178 皂荚散

《普济方》卷七十。为《圣济总录》卷一二一"揩齿皂荚散"之异名。见该条。

44179 皂荚散

《普济方》卷九十八。即《圣济总录》卷十"皂荚刺散"。见该条。

44180 皂荚煎(《圣惠》卷三十一)

【组成】皂荚一梃(不蛀者,以酥炙,去皮子,绵裹) 黑饧三两 地黄汁五合 生姜汁一合 煮枣二七个(去皮核,研成膏) 蜜五合 酥三合

【用法】上于银器中,以慢火熬成膏,去皂荚,瓷器中收贮。每服一茶匙,以粥饮调下,不拘时候。

【主治】骨蒸劳咳,嗽脓血不止。

44181 皂荚煎(《圣惠》卷三十五)

【组成】皂荚七个(不蛀者) 四字古钱二十文 荨麻根一大握 天剑根一握(洗净) 白蔺刺根一大握 消石一两(细研) 白盐一两 硼砂一两(细研)

【用法】上先将皂荚捶碎,以水二升,浸一宿,熟挼滤过,以煎诸草根及古钱,至一升,滤去滓,却下消石等末,煎待汁稍稠,便入饧一两,更煎,候如稀饧,放冷。以筋头及鸡翎,频频点于咽门肿处

【主治】咽喉闭塞肿闷。

44182 皂荚煎

《圣济总录》卷五十。为《圣惠》卷六"皂荚煎丸"之异名。见该条。

44183 皂荚煎(《普济方》卷一五七引《余居士选奇方》)

【组成】皂荚一斤(揉细,用汤一碗打成浓汁) 杏仁二百四十个 天南星二两 半夏二两

【用法】上用文武火煎干,取南星、半夏切作片子,用生姜汁渗拌,焙干,次用青州白丸子五帖,白糖五块,乌梅肉二十个,隔宿蒸饼半个,蔺汁半盏,打糊为丸,如梧桐子大。每服三十丸,临卧煨生姜汤送下。睡时枕头放高。

【主治】咳嗽。

44184 皂荚膏(方出《肘后》卷七,名见《圣济总录》卷一四九)

【组成】皂荚一梃(长一尺二寸者)

【用法】上捶碎,以醋一升,煎如饧,去滓,敷痛处。

【主治】射工伤人,初得或如伤寒,或似中恶,或口不能语,或恶寒热,四肢拘急,且暮剧,困者三日齿间血出,不疗即死。其中人有四种:其一种正黑如墨子,而绕四边,犯之如刺状;其一种作疮,疮久即穿陷;一种突起如石;其一种如火灼人,肉燺起作疮,此种最急,并皆杀人。

44185 皂荚膏(《圣惠》卷六十二)

【组成】皂荚十梃(蘸芜融者,细研) 吴茱萸二两(末) 杏仁一两(汤浸,去皮,炙,研如泥) 水银一两(以大枣瓤同研令星尽)

【用法】上以醋三升,煎皂荚取一升五合,滤去滓,下茱萸、杏仁,以文火熬成膏,次下水银和匀,置不津器中。于故帛上涂贴于患处。

【主治】附骨疽,肿痛。

44186 皂荚膏(《圣惠》卷六十五)

【异名】皂角膏(《准绳·疡医》卷五)。

【组成】猪牙皂荚 腻粉 硫黄(细研) 臭黄(细研) 白矾灰 黄蜡 巴豆(去皮) 乌头(生用) 吴茱萸各一分

【用法】上为末,令匀,以麻油三二合,以慢火消蜡了,搅和令匀。每日二次涂之。

【主治】皮肤风热生疥,干痒。

44187 皂荚膏(《圣济总录》卷一三一)

【组成】皂荚一梃(拣肥长者,刮去黑皮及子者) 栗子十个(大独颗者,去壳,晒干) 桑根白皮一两

【用法】上为细末,用生油调成膏。涂疮上。

【功用】内消。

【主治】发背似觉,但是热肿。

44188 皂荚膏

《普济方》卷九十一。为方出《千金》卷八,名见《普济方》卷九十二"皂角膏"之异名。见该条。

44189 皂香丸(《魏氏家藏方》卷八)

【组成】五灵脂(别研) 青皮(去瓤)各四两 巴豆(去油,别研) 杏仁(去皮尖)各八十一粒 丁香(不见火) 木香(不见火) 沉香(不见火) 胡椒各一分 安息香一钱(别研) 槟榔二个 肉豆蔻(面裹煨) 干姜(炮,洗)各一两

【用法】上为细末,水煮面糊为丸,如梧桐子大。每服二丸,姜汤送下;血气,菖蒲汤送下。

【功用】磨积,快脾气。

【主治】积滞。

44190 皂桃散(《普济方》卷二八六)

【组成】皂角(烧存性) 胡桃(烧存性) 牛蒡子(微炒) 连翘(生)各等分

【用法】上为细末。每服三钱,空心、食前温酒调下。

【主治】肿痛,半月才觉。

44191 皂根丸(《医学入门》卷八)

【组成】当归二两 黄耆一两半 人参 蕲艾各一两 麻黄五钱 皂角树根皮四两

【用法】上为末,炼蜜为丸,如梧桐子大。每服五十丸,土茯苓煎浓汤送下。

【主治】杨梅风毒。

44192 皂盐散

《圣济总录》卷一一九。为《圣惠》卷三十四"皂荚散"之异名。见该条。

44193 皂盐煎(《仙拈集》卷一)

【组成】食盐(炒)一两 牙皂一钱

【用法】水煎服,取吐。

【主治】霍乱,不得吐泻。

【宜忌】切不可与谷食米饮,入口即死。必待吐泻过二三时,直至饥甚,方可与稀粥慢慢调理。

44194 皂倍丹(方出《古方汇精》卷二,名见《卫生鸿宝》卷二)

【组成】肥皂(去子)二个 五倍子(去虫) 皮消各一两

【用法】上为末,用头酒糟四两,砂糖一两,姜汁半茶钟,和捣蒸热,敷膝上,如干,加烧酒润之,十日愈。如小儿先天不足,大人气血久衰,须内服五益膏,外敷此方,乃可取效。

【主治】鹤膝风。

44195 皂萝散(方出《医方类聚》卷一三六引《寿域神方》,名见《仙拈集》卷二)

【组成】萝卜子一合(擂) 皂角灰末二钱

【用法】冷水调服。立通。

【主治】大肠风秘,壅热结涩。

【备考】《仙拈集》本方用法:炒末和匀,酒下立通。

44196 皂棘汤(《直指》卷二十四)

【异名】皂角汤、通天再造散(《普济方》卷一一〇)、皂角散(《医统》卷九)。

【组成】皂荚刺(烧,半生半灰)二钱 北大黄一钱 轻粉半钱

【用法】上为末。酒调空心服。取下恶物,服药数日,齿出毒血甚臭。

【主治】大风。

44197 皂棘散(《直指》卷二十二)

【组成】川芎半两 甘草(生)一两 乳香一分 皂荚刺(烧,带生存性)四两

【用法】上为末。每服二钱,温酒调下。

【功用】托毒排脓。

【主治】痈疽。

44198 皂蛤丸

《医林纂要》卷十。即《奇效良方》卷六十三"皂蛤散"改作丸剂。见该条。

44199 皂蛤散(《奇效良方》卷六十三)

【组成】皂角一梃(不蛀者,烧灰存性) 蛤粉(用真者)各等分

【用法】上为细末。每服二钱,食后用热酒调服。取汗出为度。

【主治】妇人吹奶肿痛,头疼发热。

【备考】本方改为丸剂,名"皂蛤丸"(见《医林纂要》)。

44200 皂糖膏(《仙拈集》卷二)

【组成】肥皂(去核,捶烂) 红糖各半斤

【用法】上捣如泥。先将甘草汤半桶,浸洗腿部,敷药,以绵纸裹扎,不要走动,过数日再洗敷。三次愈。

【主治】杉木腿,自膝至脚面肿如吊桶。

44201 皂霜散(《普济方》卷三〇〇)

【组成】皂角 南星 拒霜叶 草乌各等分

【用法】上为末。米醋调敷,留口出毒。

【主治】恶指。

44202 皂蠚面(《饮膳正要》卷一)

【组成】白面六斤(切细面) 羊脑子两个(退洗净,煮熟,切如色数块)

【用法】上用红曲三钱,淹拌,熬令软,同入清汁内,下胡椒一两,盐、醋调和。

【功用】补中益气。

44203 皂子仁丸(《明医指掌》卷八)

【组成】皂子仁一升 玄参一两 连翘一两

【用法】用水五升,慢火熬,水尽为度,捣烂,炼蜜为丸,如弹子大。嚼化。

【主治】瘰疬结核。

44204 皂角子丸(《保婴撮要》卷十一)

【组成】皂角子仁(炒)二两 连翘八钱 当归 柴胡 芍药(炒) 山栀(炒) 川芎各一两 桔梗(炒) 龙胆草(酒拌,炒黑) 甘草(炒)各四钱

【用法】上为末,米糊为丸,如绿豆大。滚汤送下。

【主治】肝胆经风热,项胁两侧结核。

【备考】《痘疹传心录》:本方有胆星、紫背天葵各一两。

44205 皂角子丸

《医统》卷八十。为《济生》卷八"皂子丸"之异名。见该条。

44206 皂角子散(《鸡峰》卷二十四)

【组成】马气勃半两 皂角子十四个 地骨皮半两

【用法】上入小罐子内,盐泥固济,烧存性,研细。每服一二钱,食后温酒调下。

【主治】疮疹入眼。

44207 皂角子散(《杨氏家藏方》卷十三)

【组成】皂角子一百个(烧留性,研细) 楂藤子一个(全者,去壳研,不可捣)

【用法】上为细末。每服二钱,热酒调下,如人行三五里再饮热酒一盏。

【主治】肠风痔漏下血,经久不愈者。

44208 皂角刺丸(《医统》卷七十四)

【组成】皂角刺二两(烧存性) 防风 槐花各七钱半 蛇床子 白矾(枯) 白蒺藜(炒,去刺) 槐角子各三钱 羌活半两 蜂房(炒焦) 五倍子各五分 枳壳(炒)

【用法】上为末,醋调绿豆粉煮糊为丸,如梧桐子大。每服五十丸,空心以苦楝根煎汤送下。仍用热童便入白矾末浇洗肛门。

【主治】痔痛而复痒。

44209 皂角刺散

《普济方》卷三一七。为《圣惠》卷六十九"皂荚刺散"之异名。见该条。

44210 皂角刺散(《疡科选粹》卷六)

【异名】皂角散(《仙拈集》卷四)、皂刺散(《内外科百病验方大全》)。

【组成】皂角刺一二斤(蒸,晒)

【用法】上为末。每服一钱,食前用大黄汤调下。旬日后眉发再生,肌肤光润,眼目复明。

【主治】疠风,眼昏不辨人物,眉发自落,鼻梁崩塌,肌肤生疮如癣。

44211 皂角鹅散(《鸡峰》卷十七)

【组成】皂角鹅不以多少(焙干)

【用法】上为末。每服一大钱,酒一盏调下。气下泄为度。

【主治】痔疾。

44212 皂角煎丸(《直指》卷二十三)

【组成】满尺皂角三梃(去弦核,醋炙) 刺猬皮一两

（炙黄）　白矾（煅）一两　猪后蹄垂甲十个（烧存性）　桃仁（浸，去皮尖）　川芎　北桔梗　甘葶苈（炒焦）各半两　薏苡　白芷各一分

【用法】上为末，炼蜜为丸，如梧桐子大。每服五十丸，桑白皮煎汤送下，仍以藩蒌草根煎汤熏洗。

【主治】内痔，肠头里面生核，寒热往来。

44213 皂角煎丸（《赤水玄珠》卷三十）

【组成】皂角（不蛀者）三十条（内十条泡黑，十条酥炙，十条水煮软，揉汁熬膏）　何首乌　玄参　薄荷叶各四两

【用法】上为末，与前膏同炼蜜为丸，如豌豆大。每服三四十丸，食后白汤送下。

【主治】风毒瘰疬。

44214 皂角膏丸（《医方类聚》卷一八〇引《疮科精义》）

【组成】皂角一斤（去皮弦子，捶碎，酒煮，去滓，熬膏）　牵牛（头末）二两　威灵仙（去末）二两　何首乌一两　荆芥穗半两

【用法】上为细末，与前膏子同炼蜜为丸，如豌豆大。每服三四十丸，食后温水送下。

【主治】风毒瘰疬。

44215 皂荚子丸（《圣惠》卷六十六）

【组成】皂荚子二十个（炒熟）　巴豆二个（去皮心，研，纸裹压去油）　乳香二钱　斑蝥二个（以糯米拌炒，米黄为度，去头翅足）

【用法】上为末，用软饭为丸，如梧桐子大。每服二丸，空心以温酒送下。

【主治】气毒瘰疬，结硬疼痛。

【备考】方中乳香用量原缺。据《普济方》补。

44216 皂荚子散（《圣惠》卷六十）

【组成】皂荚子仁一百个（麸炒微黄焦）　槐鹅一两（微炒）　牛角尖屑一两（微炒）　露蜂房一两（微炒）

【用法】上为细散。每服二钱，食前以粥饮调下。

【主治】痔疾，下血日夜无定，久不愈者。

44217 皂荚子散（《圣济总录》卷一五八）

【组成】皂荚子二百个（灰火炮熟，去皮）　槐实（麸炒）四两　甘草（炙）　干薄荷叶　黄耆（剉）　荆芥穗各一两　芎䓖　天麻各半两

【用法】上为散。每服一钱匕，温酒调下。沸汤亦得，不拘时候。

【主治】妊娠气壅生疮。

44218 皂荚芽茶（《圣惠》卷九十七）

【组成】嫩皂荚芽

【用法】蒸过火焙，如造茶法，每旋取碾为末。一依煎茶法，不拘时候服。入盐花亦佳。

【功用】去脏腑风湿。

【主治】肠风。

44219 皂荚针散（《圣惠》卷六十六）

【异名】皂荚刺散（原书卷九十）。

【组成】皂荚针一斗（不生子者）　牛蒡子半斤

【用法】上取皂荚针于盆中烧，候火盛时，撒牛蒡子于火中，候烟欲尽，以盆合之，冷定，为末。每服三钱，空心以井花水调下。良久利下恶物，如胶糖，永断根本。利于补治，三五日只可吃软粥饮。小儿每服一钱，日三服。

【主治】风毒瘰疬。小儿瘰疬肿硬。

【备考】本方方名，《普济方》引作"皂针散"。

44220 皂荚纳药（《圣济总录》卷一六五）

【组成】猪牙皂荚（生）　杏仁（汤泡，退去皮尖，生）　蛇蜕皮（微炙）　干姜（炮）各一分　蜜半两

【用法】上前四味为细末，于铫子内，熬蜜三两沸后，下药末，不住手搅，候可丸即丸，如枣核大。每用一丸，以绵子裹药，用麻油润药上，纳下部中，仰卧便通，未通再纳。

【主治】产后大便不通。

44221 皂荚刺丸（《圣惠》卷六十）

【组成】皂荚刺二两（烧令烟尽）　臭樗皮一两（微炙）　防风一两（去芦头）　赤芍药一两　枳壳一两（麸炒微黄，去瓤）

【用法】上为末，用酽醋一升，熬一半成膏，次下余药为丸，如小豆大。每服二十丸，食前煎防风汤送下。

【主治】痔疾，肛边痒痛不止。

44222 皂荚刺丸（《圣惠》卷七十二）

【组成】皂荚刺一两（炒令黄）　野狸头一个（烧灰）　猬皮一片（炙令黄）　麝香一分（研入）　乌蛇肉一两（酒拌，炒令黄）　槐子仁一两（微炒）　榼藤子一两（去壳，微炒）　麒麟竭半两

【用法】上为细末，以面糊为丸，如梧桐子大。每服二十丸，食前当归汤送下。

【主治】妇人痔疾，久不止者。

44223 皂荚刺散（《圣惠》卷六十九）

【异名】皂角刺散（《普济方》卷三一七）。

【组成】皂荚刺一两（炙微黄）　乌喙一两（炮裂，去皮脐）　茵芋三分　白花蛇二两（酒浸，去皮骨，炙微黄）　秦艽三分（去苗）　天麻三分　独活三分　白蒺藜三分（微炒，去刺）　蛇床子一分　麻黄三分（去根节）　莽草三分（微炒）　槐子仁三分（微炒）　景天花三分　踯躅花三分（酒拌，微炒）　枫香三分　枳壳三分（麸炒微黄，去瓤）　麝香一分（细研入）

【用法】上为细散。每服一钱，以荆芥酒调下，不拘时候。

【主治】妇人血风，皮肤瘙痒不止。

44224 皂荚刺散

《圣惠》卷九十。为原书卷六十六"皂荚针散"之异名。见该条。

44225 皂荚刺散（《圣济总录》卷十）

【组成】皂荚刺二握（东南枝上者，烧灰存性）

【用法】上为散。每服一钱匕，渐加至二钱匕，空腹用温酒调下。

【主治】❶《圣济总录》:风攻腰脚疼痛，及肠壅气滞。❷《普济方》:诸般瘾风疾。

【备考】本方方名，《普济方》引作"皂荚散"。

44226 皂荚刺散（《圣济总录》卷一三二）

【组成】皂荚刺一两　乳香一分

【用法】上为散。每服二钱匕，以酒一盏，煎一两沸服；热酒调下亦得。

【主治】恶疮。

44227 皂荚涂方（《圣济总录》卷一一八）

【组成】皂荚

【用法】上为末。每以少许,水调涂之。

【主治】紧唇。

44228 皂荚豉汤(方出《证类本草》卷十四引孙真人方,名见《卫生总微》卷十四)

【组成】皂荚(烧灰)

【用法】上为末。每服二钱匕,豉汤下之。

【主治】咳嗽。

44229 皂荚煎丸(《圣惠》卷六)

【异名】皂荚煎(《圣济总录》卷五十)。

【组成】皂荚二斤(不蛀、肥好者,用一斤生捣碎,以水一斗浸一宿,揉取汁) 梨十个 生薄荷一斤 生荆芥一斤

上三味,入于皂荚水内,用揉洗令极烂,以生绢绞取汁煎。

皂荚一斤(刮去黑皮,以酥三两薄涂,慢火炙令黄焦,酥尽为度) 防风(去芦头) 威灵仙 独活 羌活 甘菊花各二两

【用法】上为末,以一半入在煎药汁内,于银锅中慢火熬,看稀稠得所,入余一半药,同搜为丸,如梧桐子大。每服二十丸,以温浆水送下,不拘时候。

【主治】积年肺脏风毒,遍身生疮,大肠壅滞,心神烦躁。

44230 皂荚煎丸(《圣惠》卷二十)

【组成】皂荚一斤(肥好、不蛀者,以水洗去其尘,用河水五升煮令软,挼滤取汁,入银锅内熬成膏) 威灵仙(暖水浸过,削取其背,不用其根,冷水淘三五度令净,晒干,捣细罗取末)四两 薄荷(干杵细罗取末)一两

【用法】上二味研末相和,入皂荚煎,和捣为丸,如梧桐子大。每服二十丸,以荆芥汤送下,不拘时候。

【功用】治风坠痰,疏利脏腑。

44231 皂荚煎丸(《圣惠》卷二十二)

【组成】皂荚一斤(不蛀者,捶碎,以淡浆水二升,挼滤取汁,慢火熬成膏) 乌蛇肉三两(酒浸,炙微黄) 枳壳一两(麸炒微黄,去瓤) 川大黄一两(剉碎,微炒) 防风一两(去芦头) 苦参一两(剉) 牛蒡子一两(微炒) 天麻一两 荆芥一两

【用法】上为末,入皂荚煎和丸,如梧桐子大。每服三十丸,以温浆水送下,不拘时候。

【主治】头面风,瘙痒如虫行,上焦痰滞,脏腑壅塞。

44232 皂荚煎丸(《圣惠》卷六十九)

【组成】皂荚一斤(细剉,去子,用水七升,揉绞取汁,于银锅内煎熬如膏) 天南星二两(炮裂) 防风二两(去芦头) 天麻二两 旋覆花二两 薄荷三两(干者)

【用法】上为细末,入前煎中,拌和为丸,如梧桐子大。每服十丸,以生姜汤送下,不拘时候。

【主治】妇人风痰。

44233 皂荚煎丸(《卫生总微》卷五)

【组成】肥嫩不蛀皂角十梃(去皮棱,以水二大碗,挼汁去滓净,将汁熬成膏) 虢丹不拘多少(于熨斗内簇熟,炭火煅至炭火过,吹去其灰)

【用法】上研虢丹为细末,量其所用,入皂荚膏和丸,如绿豆大。每服五七丸,乳食前温汤送下。

【主治】小儿风痫。

44234 皂荚煎丸

《普济方》卷一八〇。即《圣惠》卷五十三"皂荚并目方"。见该条。

44235 皂荚摩膏

《圣济总录》卷六。为方出《千金》卷八,名见《普济方》卷九十二"皂角膏"之异名。见该条。

44236 皂角化痰丸(《内外伤辨》卷中)

【组成】皂角木白皮(酥炙) 白附子(炮) 半夏(汤洗七次) 天南星(炮) 白矾(枯) 赤茯苓(去皮) 人参各一两 枳壳(炒)二两

【用法】上为细末,生姜汁面糊为丸,如梧桐子大。每服三十丸,食后温水送下。

【主治】劳风。心脾壅滞,痰涎盛多,喉中不利,涕唾稠黏,嗌塞吐逆,不思饮食,时或昏愦。

44237 皂角六一丸(《袖珍》卷一引《澹寮方》)

【组成】川乌 草乌各一两 天台乌药二两 乌豆一升 何首乌二两 猪牙皂角五条(汤泡,去皮弦) 乌梅(鳖裙者,去核)五十个

【用法】上剉,如指面大,用无灰酒、酽醋各二升,浸一宿,瓷瓦铫内,慢火煎干,取出晒焦,拣何首乌一味,别为末,煮膏,以六味焙干,碾末,以前煮药余酒醋,及何首乌膏和丸。每服三十丸,以酒送下。

【功用】❶《袖珍》引《澹寮方》:疏风活血。❷《得效》:疏风活血,起瘫痪,除脚疾,乌须发,驻红颜。

【主治】诸风,肌肉不紧实者。

44238 皂角苦参丸(《金鉴》卷七十三)

【组成】苦参一斤 荆芥十二两 白芷 大风子肉 防风各六两 大皂角 川芎 当归 何首乌(生) 大胡麻 枸杞子 牛蒡子(炒) 威灵仙 全蝎 白附子 蒺藜(炒,去刺) 独活 川牛膝各五两 草乌(汤泡,去皮) 苍术(米泔水浸,炒) 连翘(去心) 天麻 蔓荆子 羌风 青风藤 甘草 杜仲(酥炙)各三两 白花蛇(切片,酥油炙黄) 缩砂仁(炒)各二两 人参一两

【用法】上为细末,醋打老米糊为丸,如梧桐子大。每服三四十丸,饮食前后温酒送下。

【主治】粟疮作痒,年久肤如蛇皮者。

【宜忌】避风,忌口。

44239 皂角细辛散(《鸡峰》卷二十一)

【组成】皂角半斤(去皮弦子,寸剉) 升麻 细辛各一两 盐二两(青盐尤佳,三味同淹二三宿,取出同炒存性) 柳枝(灰) 槐枝(灰,存性)各半两

【用法】上为细末,如常法治之。

【功用】止一切牙疼,兼能乌髭。

【主治】风蛀牙痛。

44240 皂角枳壳丸

《赤水玄珠》卷十五。为《医方类聚》卷一三五引《济生续方》"皂角丸"之异名。见该条。

44241 皂角树皮汤(《外科大成》卷四)

【组成】皂角树根皮(切片,用炭灰同醋拌炒黄色)一两 金银花 威灵仙 牛膝 豨莶草 木瓜各三钱 防风 荆芥 连翘 白鲜皮 苦参 地骨皮 当归各二钱

【用法】用酒三碗,水二碗,煎三碗,听用;土茯苓、羊肉各四两,酒二碗,煎七分,露一宿,兑前药内,每日空心服一碗,四日服完。十剂全愈。

【主治】杨梅结毒溃烂,筋骨疼痛。

44242 皂刺大黄汤(《金鉴》卷五十五)

【组成】皂刺 生川大黄各等分

【用法】水、酒煎服。

【主治】小儿便血,脏毒初起,肛门肿痛,或小儿积热太盛,肛门作肿,大便艰难,努力翻出,肛脱不还。

44243 皂荚半夏汤(《赤水玄珠》卷十六)

【组成】半夏一两 皂荚八钱(去皮弦,酥炙)

【用法】上为末,炼蜜为丸,如梧桐子大。每服三丸,枣汤吞下,日三服,夜一服。

【主治】咳逆欲死。

【备考】本方方名,据剂型,当作"皂荚半夏丸"。

44244 皂荚灰贴方(《圣济总录》卷一四〇)

【组成】皂荚一梃 胆矾一分

【用法】上烧作灰,为末。干贴之。

【主治】竹木刺伤肌肉,作脓。

44245 皂荚并目方(《圣惠》卷五十三)

【组成】皂荚十梃(不蛀者,捶碎,用水三升浸一宿,接令浓,滤去滓,以慢火熬成膏) 天门冬一两半(去心,焙) 枳壳一两(麸炒微黄,去瓤) 乌蛇三两(酒浸,去皮骨,炙令微黄) 白蒺藜一两(微炒,去瓤) 防风一两(去芦头) 杏仁一两(汤浸,去皮尖双仁,麸炒微黄) 川大黄一两(剉碎,微炒) 苦参一两(剉) 川升麻一两

【用法】上为末,入皂荚膏,捣和为丸,如梧桐子大。每服三十丸,食后以温浆水送下。

【主治】消渴利后,热毒未解,心神烦热,皮肤瘙痒成疮。

【备考】本方方名,《普济方》引作"皂荚煎丸"。

44246 皂荚芽菹方(《圣济总录》卷一八八)

【组成】皂荚嫩芽不限多少

【用法】上先煮熟,绞去汁,炒过,入五味,与红粳米饭随意食之,又不可过多。

【主治】中风。

44247 皂荚乳香酒(《圣济总录》卷一三五)

【组成】皂荚刺(大者)一枚

【用法】上剉作十余片,用乳香一块,鸡头实大,银石器内炒令烟起,入皂荚刺同炒,候香缠在刺上,便入醇酒一盏,同煎令沸,滤去滓,作一服。

【主治】肿毒。

【备考】肿未成者便消,已成者则脓毒自破。

44248 皂荚槟榔丸(《圣济总录》卷六十三)

【组成】皂荚(去皮并子,剉) 半夏各一两 杏仁(汤浸,去皮尖双仁)半两(三味用醋一升,煮尽为度,慢火炒焦,捣末) 巴豆二十一枚(去皮,用醋一升半,慢火熬透心紫色为度,水淘,晒干,研) 槟榔(剉捣)半两

【用法】上为末,炼蜜为丸,如梧桐子大。每服一至二丸,临卧生姜汤送下。

【主治】痰癖,咽嗌不利,及大肠涩滞,嗽涎。

44249 皂荚膏摩方(《圣惠》卷二十一)

【组成】皂荚(肥者)五梃 川乌头一两 乌蛇肉二两 硫黄三分(细研)

【用法】上以酒三升,浸皂荚三宿,揉取汁,入锅中,同乌头、乌蛇等煎至一升,滤去滓,更熬令稠,离火,入硫黄末搅令匀。旋取摩顽处即效。

【主治】身体手足有顽麻风。

身

44250 身卧烟霞(《古今医鉴》卷十五)

【组成】乳香 没药 孩儿茶 雄黄 朱砂各五分 麝香三分 水花珠一钱 潮脑一钱 水银一钱 黑铅一钱 艾叶三钱 血竭五分 线香三根

【用法】上为细末,将黑铅化开,水银入内搅匀冷之,一处将药分作三分,艾叶、线香亦分作三分,为药条三根,用瓦盛药条,被盖身体秘密,仰身缩脚,药放脚下,焙烟熏之。未熏之先,宜服三黄败毒散十数剂。

【主治】杨梅疮。

【宜忌】避风三五日,见风早则生疖。

44251 身痛逐瘀汤(《医林改错》卷下)

【组成】秦艽一钱 川芎二钱 桃仁三钱 红花三钱 甘草二钱 羌活一钱 没药二钱 当归三钱 灵脂二钱(炒) 香附一钱 牛膝三钱 地龙二钱(去土)

【功用】《医林改错注释》:活血祛瘀,通经止痛,祛风除湿。

【主治】痹症有瘀血者。

【加减】若微热,加苍术、黄柏;若虚弱,量加黄耆一二两。

【方论选录】《医林改错注释》:方中秦艽、羌活祛风除湿,桃仁、红花、当归、川芎活血祛瘀,没药、灵脂、香附行气血,止疼痛,牛膝、地龙疏通经络以利关节,甘草调和诸药。

【临床报道】❶ 腰腿痛:《湖南中医杂志》[1987,(1):12]刘氏用本方随证加减治疗腰腿痛67例,其中男性51例,女16例,单纯性腰痛14例,腿痛18例,混合型35例。结果治愈53例,好转9例,无效5例,总有效率为92.5%。❷ 急性腰扭伤:《广西中医药》[1987,(2):47]金氏以本方治疗急性腰扭伤15例,其中男9例,女6例,年老体弱者或正气不足者,加党参、黄耆;疼痛较剧者,加延胡索、七叶莲,水煎服,药滓加入适量醋及水,煮沸待温后熏洗伤处。结果治愈8例,显效3例,好转3例,无效1例。

彻

44252 彻视散(方出《千金》卷六,名见《圣济总录》卷一〇二)

【组成】蔓菁花(三月三日采,阴干)

【用法】上为散。每服方寸匕,空心井花水调服。

【功用】久服长生明目,可夜读细书。

【主治】《圣济总录》:虚劳眼暗。

44253 彻清汤(《痘疹仁端录》卷八)

【组成】川芎 当归 薄荷 细辛 白芷 羌活 甘草

【主治】痘疹发热之时,风邪外入足太阳膀胱,寒水逆流入于诸阳之会而致头痛。

44254 彻清煎

《松崖医径》卷上。为《兰室秘藏》卷中"彻清膏"之异

名。见该条。

44255 彻清膏（《兰室秘藏》卷中）

【异名】彻清煎（《松崖医径》卷上）。

【组成】蔓荆子 细辛各一分 薄荷叶 川芎各三分 生甘草 熟甘草各五分 藁本一钱

【用法】上为细末。每服二钱,食后茶清调下。

【主治】偏正头痛,年深不愈者;及风湿热上壅损目,脑痛不止。

44256 彻清膏（《徐氏胎产方》）

【组成】川芎三钱 蔓荆子一钱 细辛一钱 生甘草半钱 炙甘草半钱 薄荷一钱 藁本一钱 当归半钱

【用法】上为细末。每服二钱,食后茶清调下。

【主治】妇人头痛。

近

44257 近侍汤（《鸡峰》卷二十五）

【组成】缩砂仁二两 丁香一分 甘草三钱 盐一两

【用法】上为细末。每服二钱,白汤点服。

【功用】和脾胃。

44258 近效汤（《麻科活人》附录）

【组成】大川附(熟附不用) 漂白术(焦术不用) 炙甘草

【用法】生姜三片 红枣四个为引。

【主治】麻疹多服凉剂,变症百出,或神目昏暗,或手足瘈疭,或寒热乍发,或吐泻交作,舌虽黑而有液,唇虽焦而带凉,实热化为虚寒者。

44259 近制清暑益气汤（《医学六要·治法汇》卷四）

【组成】人参 白术 麦门冬 五味子 陈皮 甘草(炙) 黄柏(炒) 黄耆(蜜炙) 当归身

【用法】加生姜、大枣,水煎服。

【主治】❶《医学六要》:夏月体虚。❷《杂病广要》:夏月外感湿热,四肢困倦,精神短少,懒于动作,胸满气促,肢节沉痛,或气高而喘,身热而烦,心下膨痞,小便黄而少,大便溏而频,或痢出黄糜,或如泔色,或渴或不渴,不思饮食,自汗体重,或汗少,脉洪缓者。

返

44260 返元丸（《秘传大麻疯方》）

【组成】川芎 羌活 独活 细辛 白芷 当归 黄耆 牛膝 蝉退 狗脊 首乌 全蝎各五钱 防风二十两 苦参一斤 大枫子二十两 牛黄二钱 血竭五两

【用法】上除血竭、牛黄、枫子三味另研,余药为末,入三味和匀,老米粉糊为丸。每服五十丸,渐加至百丸为度,清茶送下。如未全愈,再服防风通圣散。

【主治】紫云疯,形如紫云。

【宜忌】忌酒色劳碌,猪、羊、鲜鱼、油腻、生冷、动气、发风之物,只吃白鸭、鲞鱼,食淡更妙,重者半年,轻者三月。

【加减】如鼻塞,加皂角四两;骨节痛,加榖树皮四两;眉落,加皂针灰三钱;生姜汁擦;通身疮,加羌活、独活各五钱;眼目昏花发热,加姜黄一两,又用桃、槐、柳、椿、桑枝一把煎汤洗浴。

44261 返元汤（《简明医彀》卷七）

44262 返火汤（《辨证录》卷一）

【组成】熟地三两 山萸肉一两 肉桂三钱

【用法】水煎服。

【主治】冬月伤寒,大汗气喘不能息,面如珠红,口不能言,呼水自救,却仅能一口而不欲多饮,为上热下寒之戴阳证者。

44263 返正汤（《医醇剩义》卷三）

【组成】当归二钱 茯苓二钱 白术一钱 炮姜五分 葛根二钱 广皮一钱 半夏一钱五分 贝母二钱 砂仁一钱 青皮一钱

【主治】大疟在腑,三日一作者。

44264 返本丸（《本草纲目》卷五十引《乾坤生意》）

【组成】黄犍牛肉(去筋膜,切片,河水洗数遍,仍浸一宿,次日再洗三遍,水清为度,用无灰好酒同入坛内,重泥封固,桑柴文武火煮一昼夜,取出,如黄沙为佳,焦黑无用,焙干为末听用,山药(盐炒过) 莲肉(去心,盐炒过,并去盐) 白茯苓 小茴香(炒)各四两

【用法】上为末,每半斤牛肉,入药末一斤,以红枣蒸熟去皮,和捣为丸,如梧桐子大。每服五十丸,空心酒送下,一日三次。

【功用】补诸虚百损。

44265 返阴丸（《圣济总录》卷二十一）

【组成】硫黄 消石 阳起石 太阴玄精石 白矾 石膏各半两(碎)

【用法】上为末,同入铫内,熬成汁为度,放冷细研,用水浸炊饼为丸,如梧桐子大。煎艾汤下十五丸。

【功用】助阳消阴。

【主治】伤寒阴盛,手足多冷,脉沉细。

44266 返阴丹（《圣惠》卷十一）

【异名】破阴丹（《杂病源流犀烛》卷十九）。

【组成】硫黄 太阴玄精石 消石 附子(炮裂,去皮脐) 干姜(炮裂,剉) 桂心各半两

【用法】上药取前三味同研,于瓷瓶内慢火熔成汁后放冷,重研令细;后三味捣罗为末,与前药同研令匀,用软饭和丸,如梧桐子大。每服五丸,煎艾汤送下,不拘时候,频服。汗出为度。

【主治】❶《圣惠》:阴毒伤寒,心神烦躁,头痛、四肢冷。❷《得效》:阴毒伤寒,心神烦躁、头痛,四肢逆冷,面青腹胀,脉沉伏者;或气虚阳脱,体冷无脉,气息欲绝,不省人事,及伤寒阴厥,百药不效。

【备考】《三因》本方用法:上用铁铫,先铺玄精,次下消末各一半,中间铺硫黄末,又将二石余末盖上,以小盏合着,熟炭火三斤,烧令得所,勿令烟出,急取瓦盆着地上,四面灰盖,勿令烟出,候冷取出研细,入后药为末,同研匀,米糊为丸,如梧桐子大。每服二三十丸,煎艾汤送下,顿服,汗出为度。未退,乃大着艾炷,灸脐下丹田、气海;更不退,则以葱馅熨之。

44267 返阴丹（《博济》卷一）

【组成】太阴玄精石一两　硫黄一两　消石一两（各为末）　腻粉半两

【用法】上四味,依次第布在干熨斗内,用纸盖覆,慢火煨久,候药上有黄芽生起便止,倾乳钵内,闭气,细研五七百下,用蒸饼为丸,如皂大。若伤寒脉候微细,四肢冷逆者,及曾经转泻者,煎艾汤约一盏,先热吃艾汤一半,以汤下之。须臾汗出便愈,重者二丸必愈。

【主治】伤寒厥逆。

44268　返阴丹（《痘科方药集解》卷六）

【组成】黄耆　人参　白芍　生地　银柴胡　元参　银花　黄芩　槐花　屋游

【组成】水痘灌浆时血游。

44269　返阴散（《圣济总录》卷二十一）

【组成】阳起石　石膏　寒水石（三味同烧令赤,出火毒,细研入诸药）　附子（炮裂,去皮脐）　干姜（炮）　甘草（炙,剉）各一两　硫黄（研）半两

【用法】上为散。每服二钱匕,生姜汁温水调下。

【主治】伤寒四肢厥冷,脉微自汗、心胸痞满,及阴毒。

44270　返蜇汤（《医醇剩义》卷四）

【组成】当归二钱　茯苓二钱　白术一钱　苡仁四钱　广皮一钱　鹤虱一钱五分　雷丸一钱　乌药一钱　砂仁一钱　厚朴一钱　开口花椒二十四粒

【主治】胃气反逆,长虫不安,作痛,陡然而来,截然而止。

44271　返精丸（《魏氏家藏方》卷六）

【异名】养血返精丸（《医部全录》卷三三二引《集验方》）。

【组成】破故纸二两（隔纸炒令香熟）　白茯苓一两（去皮）

【用法】上为细末,用没药半两（捶破）,以无灰煮酒浸,高没药一指许,候如稠饧状,搜前二味为丸,如梧桐子大。每服三五十丸,随食汤送下。如没药性燥难丸,再以少酒糊同搜丸,食前服。

【功用】高年服之嗜欲不衰,髭须如漆,长生。

【方论选录】茯苓定心,没药养血,破故纸补肾。

44272　返睛丸（《异授眼科》）

【组成】川芎一两　白蒺藜五钱　白术（土炒）五钱　木贼五钱　羌活五钱　细辛五钱　防风一两　熟地二两　独活五钱　白芷五钱　荆芥五钱　枸杞五钱　石决明五钱　甘草三钱　天麻二两　菊花五钱　蕤仁四钱　生地五钱　车前子（炒）一两　青葙子五钱　菟丝子五钱　草决明五钱

【用法】上为末,炼蜜为丸。每服三五十丸,空心盐汤送下。

【主治】心肾虚耗,水火不交,渐生内障者。

44273　返魂丹（《圣惠》卷十九）

【组成】生玳瑁半两　朱砂半两　雄黄半两　白芥子半两

【用法】上为末,于银器中,酒煎安息香一两,为膏和丸,如绿豆大。每服五丸,以童便送下,不拘时候。

【功用】《普济方》:安心神,祛风热。

【主治】中风不语。

44274　返魂丹

《圣惠》卷二十五。为原书同卷"灵宝丹"之异名。见该条。

44275　返魂丹（《圣惠》卷五十六）

【组成】生玳瑁一分　朱砂一分　雄黄二分　白芥子一分　麝香一钱

【用法】上为细末,于瓷器中溶安息香和丸,如绿豆大。每服五丸,童便送下,不拘时候。小儿热风只服一丸。

【主治】尸厥不语,或中恶不语。

44276　返魂丹（《圣惠》卷八十五）

【组成】蝙蝠一个（去翼脂肚,炙令焦黄）　人中白一分（细研）　干蝎一分（微炒）　麝香一钱（细研）

【用法】上为细散,入人中白等同研匀,炼蜜为丸,如绿豆大。每服三丸,以乳汁研下。

【主治】小儿慢惊风,及天钓夜啼。

44277　返魂丹

《袖珍》卷四引《圣惠》。为《本草纲目》卷十五引《产宝》"济阴返魂丹"之异名。见该条。

44278　返魂丹

《鸡峰》卷九。为《金匮》卷下"三物备急丸"之异名。见该条。

44279　返魂丹（《普济方》卷一四〇引《卫生家宝》）

【组成】新罗人参一两　朱砂半两　酸枣仁一两（汤浸,去皮,取仁,焙干,净秤）

【用法】上先将人参为末,另研朱砂极细,和之,酸枣仁焙,急研入药,勿罗,以猯猪心血为丸,如梧桐子大。每服二十丸,参汤送下,一日三次。服后略卧少时。

【主治】伤寒后,余热在心,谵言妄语,甚者癫狂如失心状,并治一切心疾。

44280　返魂丹

《御药院方》卷十。为《济生》卷八"狗宝丸"之异名。见该条。

44281　返魂丹（《元戎》卷十一）

【组成】乌犀（剉屑）二两　水银半两　天麻（酒洗,切,焙）　槟榔各半两　僵蚕（去丝嘴,微炒）　硫黄半两（研末,明瓷盏慢火养,却入水银,急炒为青成砂,要知紧慢）　独活（去芦）　川乌（炒通赤,留烟少许,合旧绢上卷之,冷倾出）　干蝎（炙）　荜茇各一两　肉桂（去粗皮）　防风（去芦）　沉香　槐胶　当归（去芦,酒浸,切,焙,炒黄）　细辛（根）　天南星（汤洗,生姜自然汁煮软,细切,焙干,炒黄）　阿胶（杵碎,蛤粉炒如珠子）　藿香叶（去梗土）　乌蛇（酒浸一宿,炙令熟,去皮骨,用肉）　白花蛇（酒浸一宿,炙令熟,去皮骨,用肉）　羌活（去芦）　白附子（炮）各一两　麻黄（去根节）　半夏（汤泡,姜汁浸三宿,炒黄）　羚羊角（镑）　陈皮（去白）各一两　天竺黄（研）　木香　人参（去芦）　干姜（炮）　茯苓（去皮）　蔓荆子（去白皮）　晚蚕纸（微炒）　藁本（去土）　桑螵蛸（炒）　白芷　何首乌（米汤浸,煮,炮干）　虎骨（醋酒涂,炙黄）　缩砂仁　丁香　白术（泔浸一宿,切,焙干）　枳壳（去白,麸炒）　厚朴（去粗皮,姜汁涂,炙令熟）各三分　蝉壳（去土,炒）　川芎　附子（水浸泡,去皮脐）　石斛（去根,剉）　肉豆蔻（去壳,炒）　龙脑（另研）　牛黄（研）　朱砂（研,水飞）　雄黄（研,水飞）

各一两 麝香(另研)一钱 乌鸡一只(去嘴翅足) 狐肝三具(以上二味,腊月内入瓦瓶固济,木炭烧赤,候冷,取出研极细) 金箔二十片(为衣)

【用法】上炮制如法,杵令细,炼蜜和酥为丸,如梧桐子大,金箔为衣,每一岁儿服一丸,温薄荷自然汁化下,不拘时候。

【主治】小儿诸癫痫,潮发瘈疭,口眼相引,项背强直,牙关紧急,目睛上视;及诸病久虚,变生虚风多睡者。

【备考】方中僵蚕用量原缺。

44282 返魂丹(《瑞竹堂方》卷五)

【组成】朱砂 胆矾各一两半 血竭 铜绿 蜗牛各一两(生用) 雄黄 白矾(枯)各一两 轻粉 没药 蟾酥各半两 麝香少许

【用法】上先捣蜗牛、蟾酥极烂,旋入诸药末为丸,如鸡头子大。令病人先嚼葱白三寸,吐于心内,将药一丸裹在葱白内,用热酒一盏吞下。如重车行五里许,有汗出即愈。如不能嚼葱,研烂裹药下。

【主治】十三种疔疮。

44283 返魂丹(《仙传外科集验方》)

【组成】麝香少许 雄黄二钱 蟾酥一字 江子七粒(去壳,灯上烧存性)

【用法】上为末,和酥点舌上三次,含化咽之,其疔自爆。

【主治】疔疮发狂,烦躁,手足不安者。

【宜忌】忌用铁器。

44284 返魂丹

《袖珍》卷三。为《杂类名方》"夺命丹"之异名。见该条。

44285 返魂丹(《医学正传》卷六)

【组成】乳香 没药 辰砂 雄黄各一钱五分 轻粉 片脑 麝香各五分 海羊(即蜗牛)不拘多少 蟾酥 青黛 粉草 硼砂各一钱 (一方加铜绿、寒水石、轻粉、枯矾各一钱)

【用法】上为细末,用海羊捣膏为丸,如难丸,加酒、面糊些少,丸如弹子大。每服一丸,兼生葱头三个,细嚼咽下。疔肿及痈肿毒气入膈者,得微汗即解。

【功用】解毒化汗。

【主治】疔肿。

44286 返魂丹(《丹溪心法附余》卷二十一)

【异名】益母丸、济阴丹(《女科指掌》卷四)。

【组成】野天麻(一名益母草,方梗,四五月节间开紫花时,采花叶子,阴干)半斤 木香五钱 赤芍药六钱 当归七钱

【用法】上为细末,炼蜜为丸,如弹子大。每服一丸,子死腹中,冷痛,小便流出,腹胀四肢冷,爪甲青,用童便、酒和匀,煎沸化下;产后恶血不尽,脐腹刺痛,童便和酒化下;产时面垢颜赤,胎衣不下,败血自下如带,或横生不顺,心闷欲死,童便、薄荷自然汁和匀化下,盐酒亦可;产后三四日,起卧不得,眼暗生花,口干烦躁,心乱见鬼,不省人事,童便、酒、薄荷汁送下;产后烦渴,呵欠,不思饮食,手足麻疼,温饮送下;产后浮肿,气喘,小便涩,咳嗽,恶心,口吐酸水,胁痛无力,酒送下;产后寒热如疟,脐腹胀痛,米汤送下,桂枝

汤亦可;产后中风,牙关紧急,半身不遂,失音不语,童便和酒送下;产后大便秘,心烦口渴,童便、酒化下,薄荷自然汁亦可;产后痢疾,未满月食冷物,与血相击,或有积,枣汤化下;产后身体百节疼痛,温米饮送下;产后崩中漏下,或伤酸物,状如鸡肝,脊背闷倦,糯米秦艽汤送下,桂枝汤下亦可;产后食热面,壅结成块,四肢无力,睡后汗出不止,月水不调,久成骨蒸劳,童便和酒送下;产后呕逆虚胀,酒送下;产后鼻衄,口干舌黑,童便、酒送下;产后赤白带下,秦艽同糯米煎汤送下。

【功用】产前清热养血,产后推陈致新。

【主治】子死腹中,冷痛,小便流出,腹胀,四肢冷,爪甲青;产后恶血不尽,脐腹刺痛;产时面垢颜赤,胎衣不下,败血自下如带,或横生不顺,心闷欲死;产后三四日起卧不得,眼暗生花,口干烦躁,心乱见鬼,不省人事;产后烦渴呵欠,不思饮食,手足麻疼;产后浮肿气喘,小便涩,咳嗽,恶心,口吐酸水,胁痛无力;产后寒热如疟,脐腹疼痛;产后中风,牙关紧急,半身不遂,失音不语;产后大便秘,心烦口渴;产后痢疾,未满月食冷物,与血相击,或有积者;产后身体百节疼痛;产后崩中漏下,或伤酸物,状如鸡肝,脊背闷倦;产后食热面,壅结成块,四肢无力,睡后汗出不止,月水不调,久成骨蒸劳;产后呕逆虚胀;产后鼻衄,口干舌黑;产后赤白带下。

44287 返魂丹(《医统》卷九十三)

【组成】荜茇 麦芽(炒) 青皮(去瓤) 人参 苦桔梗 柴胡 白豆蔻 南木香 高良姜 半夏曲

【用法】上为细末。每服一钱,水一盏,煎七分,热服。如大便秘实者,间服滚痰丸,每日服三十丸,若因实证而噎者,只依滚痰丸法服之。

【主治】一切久病危急,不进饮食,气欲绝者。

【宜忌】忌油腻、鱼腥、黏滑。

44288 返魂丹(《本草纲目》卷十四引《集简方》)

【组成】零陵香草(去根,以盐酒浸半月,炒干)一两 广木香一钱半

【用法】上为末。每服一钱半,用冷水送下;通了三四次,用热米汤送下一钱半。

【功用】止痢。

【主治】五色诸痢,里急腹痛。

【宜忌】忌生梨。

44289 返魂丹(《准绳·疡医》卷五)

【组成】朱砂 雄黄 血竭 黄丹 穿山甲(炮) 白矾(枯) 铜青 乳香 没药 轻粉 蟾酥各一钱 麝香二分半

【用法】上为末,酒煮面糊为丸,如胡椒大。每服二丸,葱白一根,嚼烂裹丸,温酒吞下。

【主治】时毒瘴气,疔疮恶疮。

44290 返魂丹(《医学集成》卷二)

【组成】焦术二两 黄耆一两 附子五钱 良姜 茯苓各四钱 丁香一钱

【主治】中寒呕吐心痛、下利清水。

44291 返魂汤(《圣济总录》卷三十八)

【异名】姜盐饮(《直指》卷十三)、姜盐汤(《普济方》卷二○二)。

【组成】盐一分　生姜(洗,切)一两

【用法】上用童便一碗半,煎取一碗,去滓温服,每日三次。

【主治】❶《圣济总录》:一切霍乱呕逆,手足厥冷。❷《直指》:干霍乱,欲吐不吐,欲泻不泻,痰壅腹胀。

44292　返魂汤(《医学入门》卷八)

【异名】秘传返魂汤(《松崖医径》卷下)。

【组成】赤芍　木通　白芷　何首乌　枳壳　小茴香　乌药　当归　甘草各五分

【用法】水酒各半,煎汤服。宜与内托十宣散相间用之。

【功用】❶《医学入门》:调和荣卫。❷《松崖医径》:顺气调血,扶植胃本。

【主治】血气逆于肉理,壅结而成痈疽。

【加减】内痈,加忍冬藤,虚则再加附子,实则加大黄;流注,加独活;毒重,加穿山甲、全蝎、蝉退、连翘。

【备考】《松崖医径》本方用法:上细切,各等分。每服四钱,用水酒各一盏煎,去滓服。

44293　返魂汤(《观聚方要补》卷五引《寿世仙丹》)

【组成】莲肉一钱五分　当归　麦冬　熟地各一钱　杜仲　远志肉各八分　芍药四分　甘草二分

【用法】用水一钟,入男胎乳汁半钟,煎至一钟,空心温服。

【主治】癫痫,痰积日久,神气散化,魂魄离乱,口鼻闻烧酒之香。

44294　返魂汤(《简明医彀》卷三)

【组成】当归(酒洗)　川芎　肉桂　干姜(炮)　赤芍药　甘草　黑豆(炒,去壳)　紫苏各等分

【用法】水煎服;或为细末,每服二钱,酒调下。

【主治】妇人血逆卒厥,并产后血厥,昏晕目闭,口噤者。

44295　返魂汤(《幼幼集成》卷二)

【组成】净麻黄(去节)二钱　光杏仁(去皮)七个　炙甘草二钱

【用法】加葱白三寸,水一盏,煎至半盏,分数次服。

【功用】开通肺窍。

【主治】因毒气闭塞肺窍,中恶卒死。

44296　返魂浆(《外科百效全书》卷二引龚应颐方)

【组成】土牛膝(红肿节者佳)

【用法】上洗净捣烂,入浓糯米泔三茶匙,同取出汁来,再将茶子仁捣烂,入妇人乳二茶匙,同取出汁来调和。右喉风灌左鼻;左喉风灌右鼻;双蛾风两鼻俱灌,三五次毕竟,吐痰而愈。或单用土牛膝与奶乳同汁,灌鼻亦妙。

【主治】喉风不拘,双单蛾风,及诸证临危者。

【宜忌】切忌热毒物。

44297　返魂散

《圣惠》卷八十。为原书同卷"赤马通散"之异名。见该条。

44298　返魂散

《鸡峰》卷二十二。为《博济》卷五"返魂神白散"之异名。见该条。

44299　返魂散(《产宝诸方》)

【组成】多年陈豆酱二合(晒干,于新瓦上炒令烟白,取摊于地上,少时为末用之)　黑鲤鱼口(并皮作片,起取肉,烧灰存性)

【用法】每服鱼末三钱,酱末一钱,二味和匀,用陈米饮调下,轻者一服,重者二服。

【主治】胎死腹中,经五七日,母腹胀,脐下冷者;或夏月腹中子死胖胀,母气未绝,心头略温者。

44300　返魂散(《普济方》卷六十三)

【组成】消石　牵牛各一两　半夏三分　僵蚕(去头丝)　天南星各一两

【用法】上为细末。以旧笔管盛一钱,吹在痛处,停候片刻,吐出涎后,喘息已通,即便停药;若气未通,肿处未消未破,更进吹一钱半,待气通即住,若未通,加药吹之,以气通为度。若喉中喘息已通,更服下方:

麻黄　荆芥穗　羌活　牡丹皮(去心)　射干　僵蚕(去丝)　连翘　消石各一分　大黄　牵牛各半两　半夏三铢

上为细末,用白面大小相滚,熟水为丸,如梧桐子大。每服五十丸,食后煎葱汤送下;若作散,每服三钱,水一盏三分,煎一二沸,食后合滓服;若服时吐逆,即浓煎去滓,服一、二盏,以通取转为度。

【主治】喉咙肿痛,饮食不下,喘息不通,头项俱肿,命欲临死者。

【宜忌】量病势大小,使药轻吹,吹重则人闷绝。

44301　返魂丸子(《圣惠》卷八十五)

【组成】独角仙二个(去翅足,于瓷盒内烧,勿令烟出,研为末)　白僵蚕半两(微炒)　牛黄半两(细研)　白附子半两(炮裂)　天南星半两(炮裂)　青黛半两(研入)　干姜半两(炮裂)　甜葶苈半两(炒令紫色)　乌蛇肉半两(炙令黄)　朱砂半两(细研、水飞过)

【用法】上为末,用猪胆汁并蟾酥如豇豆大,和为丸,如粟米大。先以酒化一丸,滴在鼻中,即以酒或水送下二丸。若不嚏,则不再下药。

【主治】小儿急惊风。

44302　返汗化水汤(《辨证录》卷六)

【组成】茯苓二两　猪苓三钱　刘寄奴三钱

【用法】水煎服。一剂而汗止,不必再剂。

【功用】利水消火。

【主治】小肠热极,心头上一块出汗,不啻如雨,四肢他处又复无汗。

【方论选录】茯苓、猪苓俱是利水之药,加入刘寄奴则能止汗,又善利水,其性又速,同茯苓、猪苓从心而直趋于膀胱,由阴器以下泄,因水去之急,而火亦随水而急去也,正不必再泄其火,以防伤损脏腑耳。

44303　返魂夺命丹(《跌损妙方》)

【组成】银丝草一两(即山橄榄叶,长白毛者佳)　小鸡一只(过一个月者,不去毛)

【用法】上共捣烂如泥,热酒冲和,以布滤过,调猴骨末二钱服。服过再用棱莪散。

【主治】跌打伤损,牙关紧闭,不省人事。

44304　返魂神白散(《博济》卷五)

【异名】返魂散(《鸡峰》卷二十二)。

【组成】花蕊石五斤(捶碎,如皂子大) 硫黄六两(捶碎,如皂子大)

【用法】上用瓷盆子一个,先入蕊石一层,次入硫黄一层,重重辅尽,上用鸭舌草盖之,赤石脂和涂盆子口缝,又用盐泥固济,勿令有小缝纹,用新砖一块,上安盆子,用炭火二斤煅之,耗及三分,渐渐去之,取出盆子,地坑内埋一宿,细研为末。刀伤损甚者,于伤处掺药,其血化为黄水,更掺药,其人便活,更不疼痛;如妇人产后血晕欲死者,若心头暖,即以童便调下一钱,取下恶血如猪肝片,终身不患血风等症;若膈上有血,化为黄水吐出,及随小便出便愈;若牛抵人,肠出未损者,急纳入,以桑白皮缝合,于缝上掺药立活,封裹不可有缝;如内痛血入脏腑,热煎童便并入酒少许,调服一钱。

【主治】打扑伤损及伤中;妇人产后血晕。

【备考】方中硫黄用量原缺,据《鸡峰》补。

44305 返魂追命再造散

《直指》卷四。为《圣济总录》卷十八"通神散"之异名。见该条。

余

44306 余甘汤(《医方类聚》卷一九八引《必用之书》)

【组成】橄榄(青而不黄损者,瓦上磨去粗皮,去核,细切如缕)一斤 炒盐二两 粉草末二两

【用法】上拌匀,入净器密封,沸汤点服。

【功用】生津止渴,解醒。

44307 余珍散(《囊秘喉书》卷上)

【异名】琥珀散。

【组成】珍珠二分 琥珀三分 儿茶八分 甘草一分 冰片一分五厘 滴乳石三分

【用法】上为细散。先用丝棉卷筷上抹患处,后吹此药。

【主治】喉舌结毒。

【加减】如广疮结毒,本方内加轻粉少许。

44308 余毒饮(《仙拈集》卷三引《单十全集》)

【组成】人参 茯苓 金银花 犀角各三钱 甘草一钱半 羚羊角一钱 珍珠八分

【用法】炼蜜为丸。每日服一钱。

【主治】痘后余毒。

【备考】本方方名,据剂型,当作"余毒丸"。

44309 余粮丸(《种福堂方》卷四)

【组成】皂矾八两(用红醋二茶杯,煅至通红色,放地上出火毒) 余粮石四两(醋煅七次) 砂仁四钱(姜汁炒) 白豆蔻三钱 枳壳四钱(炒) 厚朴四钱(炒) 真广皮三钱 干漆一两(炒到烟尽) 白芷二钱 川贝母二钱 铁梗茵陈五钱(不见火) 海金沙一钱 益母草五钱 广木香二钱 地骨皮二钱

【用法】上各为末,煮黑枣为丸。缓症朝服七分,夜服八分;重症每服一二钱,好酒送下;极重者,服至六两全愈。

【主治】脱力劳伤,肿胀,妇女干血劳,产后朝凉暮热,男妇反胃、噎膈、腹痛,小儿吃泥土、生米等物,及积年虚黄、脱力黄疸等症。

【宜忌】孕妇忌服。忌河豚,终身忌荞麦。

44310 余粮丸(《杂病源流犀烛》卷十六)

【组成】余粮石(醋煅)一斤 海金沙(醋炒)二两 皂矾(浮麦醋炒)四两 豨莶草(酒炒)二两 益母草(蜜酒炒)二两 百草霜(醋炒)二两 香附(童便浸、盐酒炒)四两 茵陈(酒炒)二两 乌龙尾(醋酒炒)二两 广皮(焙)二两 砂仁(姜汁炒)二两 白蔻仁(烘)二两 松罗茶(焙脆)二两 木香(晒)二两 生地(酒煮、晒)二两 归身(炒)二两 白芷(晒)二两 陈香橼(切片、晒)二两 川贝母(去心、晒)二两 川椒(晒)二两 延胡索(酒炒)二两 漆渣(炒烟尽)二两

【用法】上以大枣六斤煮,取肉作丸,如豌豆大。朝七暮八,开水送下,以病愈为度。

【主治】脱力劳伤黄病,及一切黄胖病。

44311 余粮汤

《杂病源流犀烛》卷一。为《伤寒论》"赤石脂禹余粮汤"之异名。见该条。

44312 余甘子散(《圣惠》卷三十八)

【组成】余甘子三分 红雪三两 犀角屑一两 子芩半两 独活半两 葛根半两(剉) 川升麻半两 防风半两(去芦头) 甘草半两(生用)

【用法】上为细散。每服二钱,用生地黄汁二合调下,不拘时候。

【主治】乳石发热,上攻头面,烦热,咽喉不利,舌粗语涩,大小便不通。

44313 余甘子喉片(《成方制剂》2册)

【组成】冰片 薄荷脑 余甘子

【用法】制成片剂。含服,每隔2小时1~2片,一日6~8次。

【功用】清热润燥,利咽止痛。

【主治】燥热伤津引起的咽喉干燥疼痛。

含

44314 含丸(张文仲引《陶氏效验方》,见《外台》卷二十三)

【异名】昆布丸(《准绳·疡医》卷五)。

【组成】槟榔三两 马尾海藻三两(洗) 昆布三两(洗)

【用法】上为末,炼蜜为丸,如鸡子黄大。每日空腹含化一丸,徐徐取津咽之。

【主治】瘿病。

【宜忌】忌盐。

44315 含汤(《外台》卷二十二引《广济》)

【组成】肥松脂三两 皂荚一个(去皮子,炙令黄) 石盐七枚

【用法】上切。以水二升,煮取八合,去滓,温含,冷吐之。

【主治】牙齿疼,虫痛。

44316 含煎(《外台》卷二十二引《广济》)

【组成】升麻 大青 射干各三两 栀子 黄柏各一升 蜜八合 蔷薇白皮五两 苦竹叶一升(切) 生地黄(汁)五合 生玄参汁五合(无汁,用干者二两)

【用法】上切。以水六升,煎取二升,去滓,入生地黄汁、蜜,煎成一升如饧,细细含之。取愈即止。

【主治】口舌生疮。

44317 含元丹

《痘疹仁端录》卷九。为原书同卷"含元散"之异名。见该条。

44318 含元散（《痘疹仁端录》卷九）

【异名】含元丹。

【组成】绿豆　赤豆　黑豆

【用法】加灯心煎汁,磨沉香服。

【功用】定喘。

44319 含化丸（《圣惠》卷三十六）

【组成】黄丹二两　蜜一两

【用法】上药相和,以瓷盏纳盛,坐在水桃子内,慢火煮一炊久,用绵滤过,都入瓷盏内,再煮如面糊,药成即丸,如酸枣子大。每取一丸,绵裹含咽津,日三四次含之。

【主治】口舌生疮,烂痛不愈。

44320 含化丸（《圣惠》卷三十六）

【组成】白矾　黄丹　附子(生,末)　舍上黑煤各一分

【用法】上为细末,入白蜜拌和如煎,用竹筒盛,饭甑上蒸之,饭熟为度。每取樱桃大,含化立愈。若急要,即于桃子中煎亦得,唇肿者涂之。

【主治】口疮久不愈,及口舌肿痛。

44321 含化丸（《圣惠》卷三十六）

【组成】石膏半两(细研,水飞过)　寒水石半两(研如面)　白蜜半斤

【用法】以水四大盏,煎取一大盏半,绵滤过,入蜜同煎令稠,丸如鸡头实大。常含一丸咽津。

【主治】上焦烦热,口舌干燥,心神头目不利。

44322 含化丸（《圣惠》卷四十六）

【组成】杏仁一两(汤浸,去皮尖双仁,麸炒微黄)　白前半两　五味子半两　桂心半两　贝母半两(微炒)　陈橘皮半两(汤浸,去白瓤,焙)　甘草一分(炙微赤,剉)　皂荚子仁半两(微炒)

【用法】上为细末,以炼蜜及煮枣肉和捣为丸,如弹子大。常含一丸咽津。

【主治】久咳嗽上气。

44323 含化丸（方出《本草衍义》卷十八,名见《妇人良方》卷六）

【异名】嚼化丸(《得效》卷十五)。

【组成】枇杷叶(去毛)　木通　款冬花　紫菀　杏仁　桑白皮各等分　大黄减半

【用法】上为末,炼蜜为丸,如樱桃大。食后、夜卧各含化一丸。

【主治】妇人肺热久嗽,身如炙,肌瘦,将成肺劳者。

44324 含化丸

《普济方》卷一一七引《十便良方》。为原书同卷"檀香丸"之异名。见该条。

44325 含化丸（《妇人良方》卷五）

【组成】蛤蚧一双(去口足,炙)　诃子(去核)　阿胶(粉炒)　麦门冬(去心)　北细辛　甘草　生干地黄各半两

【用法】上为细末。炼蜜为丸,如鸡头子大。食后含化一丸。

【主治】肺间邪气,胸中积血作痛,失音。

44326 含化丸（《准绳·疡医》卷五）

【组成】海藻　海蛤(煅)　海带　昆布　瓦龙子(煅)　文蛤(即花蛤,背有斑纹)　诃子(去核)　五灵脂各一两　猪靥十四个(焙干,另研)

【用法】上为末,炼蜜为丸。临卧含化,时时咽下。兼灸法,以助丸功。

【主治】瘿气。

44327 含化丸（《杂病源流犀烛》卷二十四）

【组成】杏仁五钱　枇杷叶　官桂　人参各一两

【用法】炼蜜为丸。含化。以愈为度。

【主治】喉中食噎,如有物者。

44328 含化丹（《医学入门》卷八）

【组成】僵蚕　大黄　青黛　胆星各等分

【用法】上为末,炼蜜为丸。含化。

【主治】脑项耳后结核。

44329 含阳散（《产科发蒙》卷三）

【组成】蝮蛇(烧存性)　云母　鹿角(烧存性)各一钱　麝香二分

【用法】上为细末。每服一二钱,海萝搅调顿服。

【主治】胞衣不下者。

44330 含沙散（《医略十三篇》卷十二）

【组成】生大黄六两　公丁香一两五钱　明天麻三两　牙皂角三两　丹砂四两　明雄黄四两　麻黄三两　冰片三钱　麝香三钱　苍术三两　蟾酥一两　香白芷三钱　草果仁一两五钱

【用法】上极细末,瓷瓶收贮。吹入鼻中取嚏。

【主治】沙毒。

44331 含奇丸

《医学入门》卷七。为《本草图经》引《箧中方》(见《证类本草》卷十)"含膏丸"之异名。见该条。

44332 含明散（《鸡峰》卷十二）

【异名】金明散(《准绳·类方》卷一)。

【组成】人参　知母　茯苓　秦艽　丁香　甘草　石膏(细研)各一两

【用法】上为细末。每服二钱,用水一盏,入葱白一寸,煎至八分,通口服,不以早晚。

【功用】补肝脏劳极。

44333 含金丹（《鸡峰》卷二十九）

【组成】辰砂五两(打如绿豆大)　乳香半两　天南星末一两

【用法】先将辰砂用蜜浴过,上用金箔五片度过,用天南星为底,乳香为粗末,在上面安一张好纸,上裹定,用面合,又上面用苦苣菜盖,又用一张纸角定,面糊实,使土作盒子,上下用盐泥固济,下炭五秤,烧如火尽,于地上出火毒一日,研细,用生姜自然汁煮面糊为丸,用银盒出光。每服一粒至三粒,空心米饮送下。

【主治】虚冷。

44334 含咽丸（《圣惠》卷三十五）

【组成】黄药　白药　栝楼根　牛蒡子　马勃各一两　玄参一两半　砂糖半两　蜜三两

【用法】上药前六味为末,熬蜜并糖和丸,如弹丸大。含一丸咽津,不拘时候。

【主治】咽喉疼痛。

44335 含香丸（《千金》卷六）

【异名】丁香丸(《圣惠》卷三十六)。

【组成】丁香半两 甘草三两 细辛 桂心各一两半 川芎一两

【用法】上为末,炼蜜为丸,如弹子大。临卧时服二丸。

【主治】口气臭秽。

【备考】《圣惠》:丸如弹丸,绵裹一丸,含咽津亦得。

44336 含香丸(《圣惠》卷三十六)

【组成】鸡舌香一两 藿香半两 零陵香三分 甘松香半两 当归半两 桂心半两 木香三分 芎䓖一两 香附子十个 肉豆蔻五个(去壳) 白槟榔十五个 白芷半两 青桂香半两 丁香一分 麝香一分(细研)

【用法】上为末,入麝香研匀,炼蜜为丸,如楝实大。常含一丸咽津。

【功用】去热毒气,调和脏腑。

【主治】口臭。

44337 含香丸(《圣济总录》卷一一八)

【组成】零陵香一两 甘松(洗净,焙)二两 沉香(剉)三两 乳香四两(研) 木香五两 草豆蔻仁六两 槟榔(剉)七两 桂(去粗皮)八两 赤茯苓(去黑皮)九两 甘草(炙,剉)十两

【用法】上为末,炼蜜为丸,如小弹子大。临卧及五更初含化一丸。

【功用】下注丹田,能生津液,语言清爽,颜色悦泽,须发乌黑,止小便,明目益智,补虚劳,辟邪恶,除冷气,久服一生无患。

【主治】口臭。

44338 含消丸(《千金翼》卷十八)

【组成】茯苓 五味子 甘草各一两 乌梅(去核) 大枣(去核)各二七个

【用法】上为散,别捣梅、枣令熟,合余药为丸,如弹子大。含之咽汁,日三夜二。

【主治】胸中热,口干。

44339 含膏丸(《本草图经》引《箧中方》,见《证类本草》卷十)

【异名】含奇丸(《医学入门》卷七)。

【组成】曹州葶苈子一两(纸衬,熬令黑) 知母一两 贝母一两

【用法】上为末,以枣肉半两,别销砂糖一两半,同入药中和为丸,如弹丸大。每服以新绵裹一丸含之,徐徐咽津,甚者不过三丸。

【主治】咳嗽。

44340 含漱汤(《千金》卷六引《古今录验》)

【组成】独活三两 黄芩 芎䓖 细辛 莽草各二两 当归三两 丁香一两 (一方有甘草二两)

【用法】上㕮咀。以水五升,煮取二升半,去滓,含漱之,须臾闷乃吐,更含之。

【主治】齿痛。

44341 含杏仁丸(《圣惠》卷三十六)

【组成】杏仁一两(汤浸,去皮尖双仁,生研) 腻粉一分 浮萍草末一分

【用法】上为细末,丸如樱桃大。每取一丸,绵裹,含咽津。

【主治】口舌生疮。

44342 含杏仁丸(《圣惠》卷三十六)

【组成】杏仁三十个(汤浸,去皮尖双仁) 甘草一分(生用) 黄连一分(去根)

【用法】上为细散。每取如杏仁大,绵裹含之,有涎即吐之,日三服,夜一服,以愈为度。

【主治】口疮疼痛,吃食不得。

44343 含黄柏煎(《圣惠》卷三十六)

【组成】黄柏一两(剉) 乌豆一升

【用法】上以水二升半,煎至五合,去滓,入寒食饧一两,蜜一两,龙脑少许,更煎稀稠得所。常含咽半匙,不拘时候。

【主治】口舌生疮,赤肿疼痛。

44344 含化三黄丸(《袖珍》卷三)

【异名】加味三黄丸(《丹溪心法附余》卷十)。

【组成】大黄 黄芩 黄连各二两半 黄药子 白药子各一两半 黄柏 苦参 山豆根各一两 硼砂一两 脑子一钱半 京墨三钱 麝香少许(一方有甘草)

【用法】上为细末,用猪胆汁调匀,摊在碗内,甑上蒸三次,露一宿后,入脑子、麝香、硼砂为丸,如豆大。每服一丸,食后噙化。

【主治】❶《袖珍》:积热。❷《丹溪心法附余》:三焦积热,咽喉肿闷,心膈烦躁,小便赤涩,大便秘结。

【加减】冬加知母。

44345 含化止嗽丸(《普济方》卷一五七)

【组成】款冬花(炒) 杏仁(去皮尖,麸炒) 贝母(去心泡)各一两 吴白芷 甘草(炙)各一两半

【用法】上为细末,炼蜜为丸,每两作十五丸。每用一丸或二丸,时时含化,不拘时候。

【功用】润养心肺。

【主治】肺气不和,咳嗽。

44346 含化贝母丸(《圣惠》卷七十)

【组成】贝母一两(酥炙微黄) 款冬花二两 桂心一两 百合一两 紫菀一两(洗去苗土) 杏仁二两(汤浸,去皮尖双仁,麸炒微黄) 木乳二两(去粗皮,涂酥炙令黄) 甘草半两(炙微赤,剉)

【用法】上为细末,研入杏仁令匀,炼蜜为丸,如弹子大。常含一丸咽津,不拘时候。

【主治】妇人咳嗽不止。

44347 含化升麻丸(《圣惠》卷十五)

【组成】川升麻 玄参 射干 百合 马蔺根 甘草(炙微赤,剉)各一分 马牙消半两

【用法】上为末,用牛蒡根捣汁为丸,如樱桃大。常含一丸咽津。

【主治】时气热毒上攻,咽喉疼痛,闭塞。

44348 含化升麻丸(《圣惠》卷三十五)

【组成】川升麻一分 川大黄一分(剉,微炒) 玄参一分 甘草半两(炙微赤,剉) 射干一分 马牙消三分 杏仁半两(汤浸,去皮尖双仁,麸炒微黄)

【用法】上为末,炼蜜为丸,如杏核大。每服以绵裹一丸咽津,一日五六次。

【主治】热毒在肺脾,上焦壅滞,咽喉肿痛,心神烦闷。

44349 含化升麻散(《圣惠》卷三十五)

【组成】川升麻一两半　射干一两　白矾半两(烧灰,细研)　络石一两　甘草三分(生,剉)　白药三分　黄药一两　天竹黄二两(细研)　犀角屑三分　白龙脑三分(细研)　马牙消一两(细研)

【用法】上为细散,入瓷盒盛贮。每用一钱,以绵裹含化咽津。

【主治】热毒上攻,咽喉干燥疼痛。

44350　含化丹砂丸

《普济方》卷二二三。即《圣惠》卷九十五"含化朱砂丹"。见该条。

44351　含化丹砂方

《圣惠》卷九十八。为原书卷九十五"含化朱砂丹"之异名。见该条。

44352　含化玉液丸(《圣惠》卷四)

【组成】寒水石一两(研)　石膏一两(研如粉)　葛根一两　栝楼根一两　乌梅肉半两(炒)　麦门冬一两半(去心,焙)　赤茯苓一两　龙脑一钱(研入)

【用法】上为末,都研令匀,炼蜜为丸,如弹子大。每用一丸,薄绵裹,含化咽津。

【主治】心胸烦热,口干舌涩,心神壅闷。

44353　含化龙脑丸(《圣惠》卷三十五)

【组成】龙脑一分(细研)　川升麻一两　甘草半两(炙微赤,剉)　马牙消一两　麝香一分(细研)　钟乳粉一两　川大黄半两(炙,碎,微炒)　黄耆一两(剉)　生地黄五两(取汁)

【用法】上为末,入研了药令匀,以地黄汁相和,更入炼蜜为丸,如楝子大。先深针肿结处,散尽毒气,后以绵裹一丸含咽津,不拘时候。以咽喉通利为度。

【主治】咽喉中有物如弹丸,日数深远,津液难咽,发渴疼痛。

44354　含化龙脑丸

《医方类聚》卷七十五引《御医撮要》。为《圣济总录》卷一二二"龙脑丹砂丸"之异名。见该条。

44355　含化朱砂丹(《圣惠》卷九十五)

【异名】含化丹砂方(原书卷九十八)。

【组成】朱砂三两　马牙消三两　消石二两

【用法】上为末,入瓷瓶中,以重抄纸三重,密固瓶口,重汤煮之,常如鱼眼沸,水耗,即以热水添之,不歇火,三七日夜满,开瓶子,其消并在瓶四面,收之细研。任服;其朱砂即在中心,取出细研,以小瓷盒子中盛,固济,微火养一日,加炭一斤,煅令通赤,放冷,开取细研,以枣肉为丸,每两砂得三百六十丸。每日早晨含化一丸。

【功用】祛热毒风,镇心辟惊,返老驻颜,充肌肤,延年益气。

【宜忌】忌羊血、咸水。

【备考】本方方名,《普济方》引作"含化丹砂丸"。

44356　含化杏仁丸(《圣惠》卷三十五)

【组成】杏仁一两(汤浸,去皮尖双仁,麸炒微黄)　射干二两　人参一两(去芦头)　附子半两(炮裂,去皮脐)　桂心半两

【用法】上为末,炼蜜为丸,如鸡头子大。以新绵裹一丸,含化咽津,以利为度。

【主治】风冷伤肺,上焦壅滞,气道痞塞,咽喉不利。

44357　含化金露丸(《圣惠》卷三十五)

【组成】朱砂一钱　白矾一分(生用)　甘草半两(捣罗为末)　铅霜一钱　麝香一钱　太阴玄精一分　蛇蜕皮三条(全者,去头,以皂荚水浸一伏时,滤出,晒令干,炒令焦黄色)

【用法】上为末,炼蜜为丸,如皂荚子大。每用一丸,于食后及夜卧时用薄绵裹含化咽津。

【主治】风热毒气,上攻喉中,咽喉痒痛。

44358　含化桂心丸(《圣惠》卷四十六)

【组成】桂心一两　杏仁一两(汤浸,去皮尖双仁,麸炒微黄,研如膏)　甘草一分(炙微赤,剉)　干姜一分(炮裂,剉)　百合一分　麦门冬半两(去心,焙)

【用法】上为末,炼蜜为丸,如羊枣大。每以绵裹一丸,徐徐含咽津,不拘时候。

【主治】咳嗽,咽喉干燥,语无声音。

44359　含化射干丸(《圣惠》卷十八)

【组成】射干一两　川升麻一两　硼砂半两(研)　甘草半两(炙微赤,剉)　豉心二合(微炒)　杏仁半两(汤浸,去皮尖双仁,麸炒微黄,细研)

【用法】上为末,入研了药令匀,炼蜜为丸,如小弹子大。每含一丸咽津。

【主治】热病,脾肺壅热,咽喉肿塞,痛连舌根。

44360　含化菖蒲煎(《圣惠》卷六)

【异名】菖蒲煎(《普济方》卷二十八)。

【组成】菖蒲一两(末)　桂心二两　生姜半两(绞取汁)　白蜜十二两

【用法】上先以水一大盏,煎菖蒲、桂心取五分,次入姜汁、白蜜炼成膏。取一茶匙含化咽津,不拘时候。

【功用】温肺顺气通声。

【主治】风冷伤肺,声音嘶哑。

44361　含化犀角丸(《圣惠》卷十八)

【组成】犀角屑半两　射干三分　黄药半两　子芩半两　郁金半两　川大黄半两(剉碎,微炒)　天门冬一两(去心,焙)　玄参半两　川升麻半两　络石叶三分　甘草半两(炙微赤,剉)　马牙消一两

【用法】上为末,入马牙消研令匀,炼蜜为丸,如小弹子大。常含一丸咽津,不拘时候。

【主治】热病,心脾虚热,肺气暴壅,咽中肿痛,口舌干燥,咽津有妨,不下饮食。

44362　含化雌黄丸(《圣惠》卷三十六)

【组成】雌黄一分(细研)　蟾酥半分

【用法】上药相和,以瓷器盛,于饭甑内蒸一炊,熟久候冷,看得所,丸如粟米大。绵裹一丸,含化咽津。

【主治】口疮,多痰涎,久不愈者。

44363　含化麝香丸(《圣惠》卷三十六)

【组成】麝香一分(细研入)　杏仁三分(汤浸,去皮尖双仁)　川升麻三分　黄芩三分　浮萍草三分　零陵香三分　甘草三分(生用)　寒水石三分　黄连三分(去须)

【用法】上为末,炼蜜为丸,如弹子大。每取一丸,绵裹含化咽津。

【主治】口舌生疮,赤烂。

44364 含化马牙消丸（《圣惠》卷三十五）

【组成】马牙消三分（细研） 犀角屑一分 川升麻半两 甘草一分（炙微赤，剉） 真珠末一分 黄药一分 硼砂一分（细研） 牛黄半两（细研）

【用法】上为末，入研了药令匀，炼蜜为丸，如鸡头实大。每服一丸，含化咽津。

【主治】咽喉风毒肿痛，烦热不止，四肢不利。

【备考】本方方名，《普济方》引作"马牙消丸"。

44365 含化麦门冬丸

《圣惠》卷五十七。为《外台》卷十六引《删繁方》"麦门冬五膈下气丸"之异名。见该条。

44366 含化萝卜子丸（《圣惠》卷七十）

【组成】萝卜子一两（微炒） 冬瓜子仁半两（微炒） 栝楼子仁半两 诃黎勒皮半两 麦门冬一两（去心，焙） 五味子半两 皂荚子仁半两（微炒） 桂心半两 甘草半两（炙微赤，剉）

【用法】上为细末，炼蜜为丸，如弹子大。常含一丸咽津，不拘时候。

【主治】妇人肺虚，上气咳嗽，胸膈痰滞。

44367 含化密陀僧丸（《圣惠》卷四十六）

【组成】密陀僧二两（绵裹，用萝卜煮一炊时） 银箔五十片 黄丹一两（炒令紫色） 绿豆粉半两 腻粉半分 胡粉半两（炒令黄色） 金箔五十片 葛粉半两

【用法】上为末，煮枣肉为丸，如半枣大。每取一丸，于临卧时绵裹含化咽津。

【主治】积年肺气喘嗽。

44368 含化太阴玄精丸（《圣惠》卷十五）

【组成】太阴玄精（细研） 川升麻 玄参 射干 寒水石（细研） 甘草（炙微赤，剉）各半两 马牙消一两（细研）

【用法】上为末，都研令匀，炼蜜为丸，如小弹子大。常含一丸咽津。

【主治】时气热毒攻咽喉。

【备考】本方方名，《普济方》引作"太阴玄精丸"。

谷

44369 谷仙散（《圣济总录》卷八十九）

【组成】石斛（去根） 肉苁蓉（酒浸，切，焙） 杜仲（去粗皮，剉，炒） 菟丝子（酒浸，别捣） 远志（去心） 菖蒲 麦门冬（去心，焙） 白马茎（切，焙） 防风（去叉） 草薢 柏实 续断 山芋 蛇床子 泽泻 细辛（去苗叶） 天雄（炮裂，去皮脐）各等分

【用法】上为散。每服三钱匕，温酒调下。

【主治】虚劳羸瘦，目风泪出，耳作蝉鸣，口中干燥，饮食多呕，时或下痢，腹中雷鸣，阴下湿痒，不能久立，四肢烦疼。

44370 谷灵丸（《医方类聚》卷二一二引《仙传济阴方》）

【组成】黄耆 人参 牛膝 当归各一两 附子一个 地黄半两 杜仲 苍术 白术 桂 枸杞子各三钱 茯苓五钱

【用法】上以酒糊为丸。人参汤送下。

【功用】调气血，长精神。

【主治】妇人气弱血虚，血海虚竭，肌肉不长，形容瘦瘁。

44371 谷神丸（《圣济总录》卷四十五）

【组成】小麦蘖（炒） 陈曲（炒）各一两半 乌梅肉（炒）一两 生姜（切，焙） 陈橘皮（焙，去白） 枳实（去瓤，麸炒）各半两

【用法】上为末，炼蜜为丸，如梧桐子大。每服三十丸，食后米饮送下。

【主治】脾胃虚冷，气久不顺，中脘痞闷，全不思食，痰逆呕哕，水谷迟化。

44372 谷神丸（《杨氏家藏方》卷六）

【组成】神曲（炒） 麦蘖（炒） 陈橘皮（去白） 缩砂仁 丁香皮各一两 甘草（炙）半两

【用法】上为细末，煮面糊为丸，如梧桐子大。每服五十丸，温米饮送下，不拘时候。

【主治】脾胃气弱，饮食不清，胸膈痞闷，呕逆恶心，腹胁胀满，脐腹疼痛，便利不调，面黄肌瘦。

44373 谷神丸（《魏氏家藏方》卷五）

【组成】乌梅肉 青皮（去瓤，虚人减半） 诃子（煨，去核） 陈皮（去瓤） 南木香（湿纸煨香）各一两 神曲（炒） 麦蘖（炒） 干姜（炮，洗）各二两

【用法】上为细末，白面糊为丸，如梧桐子大。每服四五十丸，空心生姜汤送下。

【功用】专理脾胃，快气进食，消饮磨积。

44374 谷神丸

《本草纲目》卷二十五引《澹寮方》。即《普济方》卷二十五引《澹寮方》"谷神汤"改作丸剂。见该条。

44375 谷神丸（《得效》卷九）

【组成】人参 缩砂 香附子（炒去毛） 三棱（煨） 莪术（煨） 青皮 陈皮 神曲（炒） 麦芽（炒） 枳壳（炒，去瓤）各等分

【用法】上为末，粳米糊丸，如梧桐子大。每服三十丸，空腹米饮吞下；盐汤亦可。

【功用】消食健脾益气，进美饮食。

【主治】《奇效良方》：小儿宿食留饮，积聚中脘，噫酸气闷。

44376 谷神丸（《普济方》卷二五三）

【组成】木香半两 砂仁二两 檀香一两 甘松一两 白豆蔻二两 姜黄（片子者）半两 甘草一两（剉）

【用法】上为细末，用甘草汁为丸，每一两作十丸。细嚼，熟水送下。

【主治】酒食后，胸膈痞闷。

44377 谷神汤（《普济方》卷二十五引《澹寮方》）

【组成】谷芽四两（择减谷约取三两，净，为末，入姜汁、盐少许，作饼焙干） 粉草（略炙） 缩砂仁 白术（去土，面麸炒）各一两

【用法】上为细末。入盐点服。

【功用】启脾进食。

【备考】本方改作丸剂，名"谷神丸"（见《本草纲目》卷二十五引《澹寮方》）。

44378 谷神散

《局方》卷三。为原书同卷"嘉禾散"之异名。见该条。

44379 谷神丸（《百一》卷六）

【组成】楮实（青者，蒸一次，晒干用）一斤 甘草一两

（炙）　陈仓米一升　干姜一两

　　【用法】上为细末。饭饮调下。

　　【主治】夏月暴泻。

44380 谷疸丸（《三因》卷十）

　　【异名】苦参丸（《得效》卷三）。

　　【组成】苦参三两　龙胆草一两　栀子（去皮,炒)半两　人参三分

　　【用法】上为末,以猪胆汁入熟蜜少许为丸,如梧桐子大。每服五十丸,以大麦煮饮送下,一日三次。不知,稍加之。

　　【主治】谷疸,胃蓄瘀热,气浊,食谷不消,大小便不利,胀满不下食,趺阳脉紧而数。亦治因劳发热,热郁发黄者。

44381 谷疸丸（《济生》卷四）

　　【组成】苦参三两　龙胆一两　牛胆一枚

　　【用法】上为细末,用牛胆汁少许炼蜜为丸,如梧桐子大。每服五十丸,空心食前用热水或生姜、甘草煎汤送下。

　　【主治】谷疸。

44382 谷疸丸（《增补内经拾遗方论》卷三）

　　【组成】苦参三两

　　【用法】上为细末,用牛胆一个,炼蜜为丸,如梧桐子大。每服五十丸,空心,白水或生姜汤送下。

　　【主治】谷疸。

44383 谷精丸（《普济方》卷八十三引《卫生家宝》）

　　【组成】谷精草三两（为末）　羊肝一具（薄切作片子,三指大,用谷精草以水二大碗同煮）

　　【用法】上和黑豆不拘多少,时嚼吃;如恐人不肯吃时,煮出乘热入臼内,捣成丸,如绿豆大。每服三十丸,食后茶清送下。小儿酌减。

　　【主治】大人、小儿雀目攀睛。

44384 谷精丸（方出《奇方类编》卷上,名见《仙拈集》卷一）

　　【组成】五谷虫（洗净,炒黄色）

　　【用法】上为末,用黄米饭为丸。白滚水送下。

　　【主治】气臌。

44385 谷精丹（《幼幼新书》卷三十一引张涣方）

　　【组成】谷精草三两（入瓶内,盐泥固,煨赤）　瓜蒂　胡黄连　母丁香各半两　皂荚三寸（烧）　干蟾三个（端午取,酥炙）　芦荟　粉霜　麝香各一分

　　【用法】上为末,猪胆汁为丸,如黍米大。每服十粒,温米泔送下。

　　【主治】诸病下虫,如丝发,或如马尾,甚者便至夭伤。

44386 谷精汤（《圣济总录》卷一四一）

　　【组成】谷精草　白矾　荆芥穗　臭橘各半两

　　【用法】上到。用水三升,煎五七沸,去滓,乘热先熏,候温和洗之。

　　【主治】牝痔生疮。

44387 谷精散（《圣济总录》卷四十一）

　　【组成】谷精草　石决明　木贼（到）　荆芥（穗)甘草（炙,到）　羌活（去芦头）　旋覆花　甘菊花　枸杞子　晚桑叶各一分（并生用）　蛇蜕半条（炒）　苍术（米泔浸,去皮,焙)一分

　　【用法】上焙干,为细散。每服二钱匕,茶清调下,一日三次,不拘时候。

　　【主治】肝脏虚风攻击,肢节疼痛,及上攻眼目多泪。

44388 谷精散（《普济方》卷七十八）

　　【组成】羌活　蝉壳　蛇蜕　防风　谷精草　菊花　木贼　甘草　大黄　山栀子　黄连　沙苑蒺藜各等分

　　【用法】上为末。每服半钱,熟水调下。

　　【主治】大人、小儿眼中生翳疼痛,并暴发赤眼。

44389 谷精散

　　《片玉心书》卷五。为原书同卷“谷精草散”之异名。见该条。

44390 谷精散（《准绳·类方》卷七）

　　【组成】谷精草　猪蹄退（炒）　绿豆皮　蝉退各等分

　　【用法】上为末。每服三钱,食后米泔调下。

　　【主治】斑疮翳膜眼。

44391 谷精散（《外科启玄》卷十二）

　　【组成】谷精草　海蛤粉各等分

　　【用法】上为末。每服二钱,入猪肉内,以箬叶包,水煮熟,先熏目,次服之。十日愈。

　　【主治】痘入目,恐伤睛。

44392 谷精散（《张氏医通》卷十五）

　　【组成】谷精草　猪蹄退（酥炙,另为末）　蝉蜕　白菊花（去蒂）各等分

　　【用法】上为散。每服二三钱,食后米泔煎汤调服。

　　【主治】斑疮入目生翳。

44393 谷精散（《治疹全书》卷下）

　　【组成】谷精草　夜明砂（淘净）　蛤粉各一两（一方加小青皮,一方加黑豆皮）

　　【用法】上为细末,用猪肝一片,重一两,切开,入药于内,以麻线扎住,清米泔水煮熟,待冷,临卧细嚼,将原汁送下。如小儿,即将熟肝焙干为末,以原汁调服。

　　【主治】疹后翳膜遮睛,全不见者。

44394 谷糠油（方出《梅氏验方新编》卷七,名见《山东医药》[1972,2∶58]）

　　【组成】新米糠

　　【用法】用火烧取滴下之油搽之。

　　【功用】《山东医药》:散风止痒,消炎祛湿,防腐抗菌,促进角质形成。

　　【主治】❶《梅氏验方新编》:蛇皮癣。❷《山东医药》:多种亚急性、肥厚性皮肤损害。

　　【备考】按:《山东医药》本方用法:用厚纸上以针刺许多小孔,密封碗口或盆口,上堆谷糠（新者佳）成山样,顶端用火点着,随时加糠,待糠燃至接近纸面时,将糠及灰扫去,撕去碗口纸,收取其中谷糠油。每用适量,涂抹皮肤患处。

44395 谷楮叶汁（《圣济总录》卷七十）

　　【组成】谷楮叶五七把

　　【用法】上捣掞取汁,日饮一二盏。四五剂愈。

　　【主治】鼻久衄积年,或夜卧流血,常达数升,众疗不愈者。

44396 谷精草汤（《审视瑶函》卷四）

　　【组成】谷精草六分　白芍　荆芥穗　玄参　牛蒡子　连翘　草决明　菊花　龙胆草各五分　桔梗三分

　　【用法】上到。白水二钟,灯心十段,煎至六分,去滓,不拘时候服。

【主治】痘毒害眼,肿痛赤烂,视物昏蒙,冲风泪湿,结星为翳。

44397 谷精草散(《圣惠》卷三十四)

【组成】谷精草一分(烧灰) 白矾灰一分 蟾酥一片(炙) 麝香少许

【用法】上为散。每取少许,敷于患处。

【主治】❶《圣惠》:牙齿风疳,齿龈宣露。❷《圣济总录》:牙齿历蠹。

44398 谷精草散(《圣惠》卷三十四)

【组成】谷精草一两(烧灰) 马齿苋半两(干者,甜瓜蔓苗半两 川升麻半两 白矾一分(烧灰) 干漆一分 猪牙皂荚一两 干虾蟆三两(烧灰)

【用法】上为细散。每用半钱,敷于患处,有涎即吐却,一日三次用之。

【主治】牙齿历蠹。

44399 谷精草散(《圣惠》卷八十七)

【组成】谷精草一两 苍术一分(去皮,剉,微炒) 蛇蜕皮灰一分 定粉一钱

【用法】上为细散,每服一钱,用羊子肝一具,以竹刀劈开,掺药在内,用钱缠定,米泔煮熟。乘热先熏过眼,次服其汁,后食其肝。

【主治】小儿眼疳,赤痒者。

44400 谷精草散(《圣济总录》卷十五)

【组成】谷精草(末) 铜绿(研)各一钱 消石半钱(研)

【用法】上为末,和匀。每用一字,吹入鼻内,或偏头疼,随病左右吹鼻内。

【主治】脑风头痛。

44401 谷精草散(《圣济总录》卷一○五)

【组成】谷精草(去根)一两 井泉石(净洗,研)半两 豉(焙干)一合 井中苔(焙干)半两

【用法】上为细散。每服二钱匕,空心以井花水调服。

【主治】风毒赤眼,无问新久。

44402 谷精草散(《小儿痘疹方论》)

【异名】二味谷精草散(《保婴撮要》卷十八)。

【组成】谷精草一两 生蛤粉二两

【用法】上为末。以猯猪肝一叶,用竹刀劈作片子,掺药在内,用草绳缚定,入瓷器内量用水,慢火煮熟,令儿食之。

【主治】小儿痘疮已靥,眼目生翳膜,遮障瞳仁,隐涩泪出,久而不退;或十二三日,疮痂已落,其疮瘢犹黯,或凹或凸,此肌肉尚嫩而澡浴,或食炙煿辛辣有毒之物,热毒熏于肝膈致目生翳障者。

44403 谷精草散

《小儿痘疹方论》(附方)。为《永类钤方》卷二十一引《小儿痘疹方论》"三味谷精草散"之异名。见该条。

44404 谷精草散(《片玉心书》卷五)

【异名】谷精散。

【组成】谷精草一两 蝉退(去翅足)三钱 密蒙花五钱 白蒺藜(炒,去刺)三钱

【用法】上为末。每用一钱,取雄猪肝一两,竹刀剖开,擦药于内,以草束定,水煮肝熟,令儿食肝饮汤。

【主治】小儿痘疹之后,目内有翳者。

44405 谷精草散(《眼科全书》卷六)

【组成】谷精草 防风 甘草

【用法】上为细末,米饮调下。

【主治】目翳落后。

44406 谷神厚朴丸(《普济方》卷二二○)

【组成】厚朴(去皮,生姜汁炙) 枳壳(去瓤,麸炒) 茴香子(炒香) 肉豆蔻(去壳) 桂(去粗皮) 白术各一两 丁香 荜澄茄各半两

【用法】上为细末,酒煮面糊为丸,如梧桐子大。每服十丸至二十丸,空心温酒或盐汤送下。

【功用】调顺阴阳,安和脏腑,散风冷外邪,补丹田正气。

【主治】真元虚弱,风寒冷气入于肠间,使心腹暴痛,背脊酸痛,肠鸣泄泻,心虚嗜卧,妇人久冷。

44407 谷神嘉禾散

《得效》卷五。为《局方》卷三"嘉禾散"之异名。见该条。

44408 谷精龙胆散(《准绳·幼科》卷四)

【组成】生地黄 红花 荆芥 龙胆草 木通 甘草 赤芍药 谷精草 白茯苓 鼠黏子

【用法】上加灯心,煎服。

【功用】清肝祛火。

【主治】小儿风热,两眼红肿,羞明刺痛难忍,而痘随出者。

44409 谷精夜明散(《医级》卷八)

【组成】谷精草二钱 夜明砂一钱

【用法】上为末,甘菊汤调服。

【主治】雀目,鸡盲。

44410 谷芽枳实小柴胡汤(《医统》卷十八)

【组成】谷芽 枳实 厚朴各一钱 山栀 大黄 柴胡 黄芩各六分 陈皮 半夏 人参 炙甘草各五分

【用法】上加水二盏,生姜三片,大枣一个,煎八分,不拘时候服。

【主治】谷疸,食已即肌,头痛,心中郁怫不安,饥饱所致蒸变而黄。

坐

44411 坐药(《外台》卷三十三引《延年秘录》)

【组成】蛇床子三两 芫花三两

【用法】上为末。取枣大,纱袋盛,纳产门中,令没指。袋稍长,便时须去,任意卧着。

【主治】妇人子脏偏僻,冷结无子。

【宜忌】慎风冷。

44412 坐药(《外台》卷三十四引《近效方》)

【组成】吴茱萸 葶苈子(熬)各二分 蛇床子三分 无食子一个

【用法】上为散。以绵裹如枣许,纳子宫中。令热为度。

【主治】下冷,子门痒闭。

44413 坐药(《外台》卷三十四引《通真论》)

【组成】蛇床子四分 茱萸六分 麝香二铢

【用法】上为散,炼蜜为丸。绵裹如酸枣大,纳之。下恶物为度。

【主治】妇人子门冷。

44414 坐药（《良明汇集》卷四）

【组成】蝙蝠二分　牛膝三分　麝香少许　小茴香二分

【用法】上为末，用蚕茧一个装在内，外用丝绵包裹，线缠，留线尺许在外，送入产门内，候月足自下。如一月在内一日下，两月在内两日血下而出。

【主治】妇人干血劳。

44415 坐药（《产科发蒙》附录）

【组成】硫黄　桂皮　川芎　丁香各等分

【用法】上为细末。以绢袋盛，大如指，束纳阴中。坐卧任意，勿走行，小便时取出，更安新者。

【主治】妇人久不产，阴中隐隐如虫啮，冷冷如风吹，或转胞不通，或妊子不成，惯堕者。

44416 坐马丹（《医钞类编》卷十七）

【组成】瓦楞子（煅红，醋淬三次）

【用法】上为末，醋熬膏为丸。

【主治】一切风血癥瘕。

44417 坐导药（《千金》卷二）

【组成】皂荚　山茱萸　当归各一两　细辛　五味子　干姜各二两　大黄　矾石　戎盐　蜀椒各半两（一本有葶苈、砒霜各半两）

【用法】上为末。以绢袋盛，大如指，长三寸，盛药令满，纳妇人阴中，坐卧任意，勿行走急，小便时去之，更安新者，一日一次。必下青黄冷汁，汁尽止，即可幸御，自有子也。若未见病出，亦可至十日安之。其药服朴消汤后即安之，经一日外，服紫石门冬丸。

【主治】全不产，及断绪。

【备考】《千金翼》有葶苈、苦瓠，无山茱萸；《医学纲目》有吴茱萸、黄葵花，无大黄、山茱萸。

44418 坐拏散（《圣惠》卷六十九）

【组成】坐拏一两　狼毒一两（旋旋炙令黄，旋旋取尽）　沉香三分　紫苏子三分　羌活三分　萝卜子三分（微炒）　杉木节三分（剉，用乳香炒）　桂心半两

【用法】上为细散。每服一钱，食前用木瓜、紫苏茎叶煎汤调下。

【主治】妇人气血不调，脚气厥冷。

44419 坐药龙盐膏（《兰室秘藏》卷中）

【组成】茴香三分　枯矾五分　良姜　当归梢　酒防己　木通各一钱　丁香　木香　川乌（炮）各一钱五分　龙骨　炒盐　红豆　肉桂各二钱　厚朴三钱　延胡五钱　全蝎五个

【用法】上为细末，炼蜜为丸，如弹子大。绵裹留系在外，纳丸药阴户内，每日易之。

【主治】半产误用寒凉，阴户中寒，脐下冷痛，白带下。

44420 坐药回阳丹（《普济方》卷三三五）

【组成】草乌头三分（剉）　水蛭三个（炒）　虻虫三个（去翅足，炒）　川乌头七分（剉）　大蒜　大椒　柴胡七分（剉）　羌活　全蝎　升麻各一分　破故纸一钱　三柰子三分　荜茇（焙）半两　甘草二分（炙）　枯矾半两（细研）　炒黄盐一钱

【用法】上为极细末，炼蜜为丸，如指尖大。用绵裹定留丝，纳阴户中，觉脐下暖为度。

【主治】妇人年三十，临经先腰痛，甚则腹中亦痛，经缩二三日。

狂

44421 狂证夺命丹（《重订通俗伤寒论》）

【组成】釜底墨　灶突墨　梁上倒挂尘　青子芩　小麦奴　寒水石　麻黄各一两　川连一两五钱　雄精三钱　辰砂二钱　西牛黄一钱半　珍珠粉一钱

【用法】上药各为细末，炼蜜为丸，每重一钱，晒干蜡匮。每服一丸，精神将竭者，以人参、竹沥饮调下。寻常以新汲水一盏，研一丸放水中，令化尽服之。若病人欲饮水者与之，多饮为妙。须臾，当发寒战汗出，其狂即止。若服一时许不作汗，再服一丸，以汗出狂定为止。

【主治】伤寒发狂，热结胸，口噤不能言，阳毒狂言不得汗，温热病狂妄不得汗，热毒壅闭，精神将竭者。

犹

44422 犹龙汤（《衷中参西》上册）

【组成】连翘一两　生石膏六钱（捣细）　蝉退二钱（去足土）　牛蒡子二钱（炒捣）

【主治】胸中素蕴实热，又受外感，内热为外感所束，不能发泄而致温病，时觉烦躁，或喘，或胸胁疼，其脉洪滑而长。

【加减】喘，倍牛蒡子；胸中疼，加丹参、没药各三钱；胁下疼，加柴胡、川楝子各三钱。

【临床报道】❶表寒内热证：一妇，年三十余，胸疼连胁，心中发热，服开胸、理气、清火之药不效。后愚诊视，其脉浮洪而长。知其上焦先有郁热，又为风寒所束，则风寒与郁热相搏而作疼也。治以此汤，加没药、川楝子各四钱，一剂得汗而愈。❷喘咳：一叟，年过七旬。素有劳病，因冬令伤寒，劳病复发，喘而且咳，而三日间，痰涎壅盛，上焦烦热。诊其脉，洪长浮数。投以此汤，加玄参、潞参各四钱，一剂汗出而愈。

独

44423 独心汤（《鬼遗》卷二）

【组成】独心一具　人参　桂心　甘草（炙）　干地黄　桔梗　石膏（末）　芎藭各一两　当归二两

【用法】上细切。以水二斗，煮心，取汁八升，纳诸药煮取一升，一服八合，一日令尽。

【主治】金疮惊悸，心中满满，如车所惊恐。

饭

44424 饭灰方（《良方集腋》卷下）

【组成】制厚朴八两　焦茅术六两　制半夏六两　公丁香六两（忌火）　白茯苓十二两　小青皮六两　广藿香六两　新会皮十六两　六神曲十六两　黑楂肉十六两　瓜蒌仁五两　鸡内金一百两（不落水者）　广木香四两（忌火）　陈黄米一百五十两（炒黑，另磨粉拌和）　桂枝六两　防风六两　葛根六两　荆芥六两　枳实六两　苏叶五两　桔梗五两　升麻四两　川芎四两　独活四两　槟榔六两　麦芽十六两　羌活四两　炮姜十二两　秦艽四两　薄荷六两

【用法】上药各炒,为末,惟木香、丁香须晒干,为末和匀,盛于皮纸袋,封口,勿令出气,每袋三四钱。以开水送下。

【功用】消导运化。

【主治】大人、小儿风寒食积,头痛发热,大小便闭不畅。

【宜忌】此药须藏干燥处,不可着湿,否则有霉变之患。

44425 饭虎汤(《魏氏家藏方》卷十)

【组成】人参(去芦)一两 草果仁(炮)一两 高良姜半两(炒) 干姜半两(炮,洗) 陈橘皮七钱(去白) 白豆蔻仁 甘草(炙)一两

【用法】上为细末。食前入盐沸汤点下。

【主治】脾虚不思饭食。

【备考】方中白豆蔻仁用量原缺。

44426 饭虎汤(《医方类聚》卷一九八引《吴氏集验方》)

【组成】丁香二钱 荜澄茄半两 檀香四钱 草果一两 甘草四钱 缩砂半两 姜黄一两 白术一两

【用法】上为末。空心盐点。

【功用】进食。

44427 饭匙丸(《摄生众妙方》卷五)

【组成】饭匙干末一斤(即做饭之锅焦) 莲肉(去心) 怀庆山药(炒香)(各为末)各半斤

【用法】以饭匙末量取,打糊为丸,如梧桐子大。如湿热甚者,每服百丸,加青皮煎汤送下,或以米饮送下;脾虚者,以白术汤送下,空心、食远各一服。

【主治】脾泻。

44428 饭匙散(《何氏济生论》卷四)

【组成】冬米(煮饭取锅焦,研末)一两 老莲肉(炒,研)四两 向糖(研末)四两

【用法】上为末。每用三五匙,干吃。

【主治】久泻。

饮

44429 饮灵丸(《普济方》卷一一七引《卫生家宝》)

【组成】牛胆制天南星(无,以法制半夏代) 人参 茯苓 桔梗 干葛 麦门冬(不去心) 桂(去皮) 紫苏叶(极香者) 甘草(炒)各一两 乌梅肉 余甘子(去核)各一两半(无余甘,以百药煎代)

【用法】上为末,以夹绢筛过,炼蜜为丸,如樱桃大,生朱砂为衣。常用一丸含化,舌下灵液溅溅涌出;若燥渴,嚼二三丸,以麦门冬水送下。

【主治】中暑;老人虚热。

肝

44430 肝宁片(《成方制剂》13册)

【组成】斑蝥 糯米 紫草

【用法】上制成片剂,每片(底片)重0.3克。口服,一次2~3片,每日3次,温开水送下。

【功用】清热解毒,利湿,化瘀散结。

【主治】各种急、慢性肝炎,尤其对乙型肝炎患者的肝功能异常和表面抗原阳性者有显著疗效,可预防乙肝癌变。

44431 肝达片(《新药转正》37册)

【组成】山茱萸 酸枣仁 蒺藜 黄芪 太子参 丹参 忍冬藤 制何首乌

【用法】上制成片剂,每片重0.27克。口服,一次5片,每日3次。疗程3个月,或遵医嘱。

【功用】滋补肝肾,健脾活血。

【主治】慢性迁延性及慢性活动性乙型肝炎见肝肾亏损,脾虚挟瘀证候者。胁肋疼痛,腹胀纳差,倦怠乏力,头晕目涩,五心烦热,腰膝酸软等。

【宜忌】孕妇慎服。

44432 肝连丸(《银海精微》卷上)

【组成】白羊子肝一副(勿令下水)

【用法】以线结定总筋,吊起高处,滤干血水,轻轻刮去外膜,可将置于平木板上,以竹刀割下肝,筋膜不用;肝、粉和为丸。每服五十丸,以茶送下。

【主治】大眦赤脉传睛,常壅涩,看物不准。

44433 肝肾丸(《症因脉治》卷四)

【组成】当归身 白芍药 天门冬 生地黄

【主治】阴虚小便不利。

44434 肝肾膏(《成方制剂》8册)

【组成】墨旱莲 女贞子 桑叶 熟地黄 玉竹

【用法】上制成半流体剂。口服,一次10~20克,每日2次。

【功用】滋补肝肾。

【主治】肝肾阴虚之精神不振,头昏目眩,五心潮热,咽干少津,腰膝酸软。

44435 肝胃汤(方出《临证指南医案》卷八,名见《杂病源流犀烛》卷二十二)

【组成】嫩黄耆三钱 当归一钱半 白芍一钱半 茯神三钱 煨姜一钱 南枣一枚

【功用】调补肝胃。

【主治】右目多泪,眦胀,心嘈杂,阳明空虚,肝阳上扰使然。

44436 肝疳丸(《幼科发挥》卷四)

【组成】五灵脂 夜明砂 龙胆草 天麻 干蟾头 全蝎二个 蝉退 川芎 芦荟 黄连 青黛 防风

【用法】上为细末,猪胆汁浸为丸,如麻子大。每服十丸,以薄荷汤送下。

【主治】《痘疹一贯》:肝疳,肌肉削瘦,目胞赤肿,翳生泪多,白膜遮睛,泻多青色。

44437 肝痹散(《辨证录》卷二)

【组成】人参三钱 当归一两 川芎五钱 代赭石(末)二钱 羌活五分 肉桂一钱 茯苓五钱 酸枣仁一钱 丹砂(末)五分

【用法】水煎,调丹砂、代赭石末,同服。

【主治】气血不足而致肝痹,肝气常逆,胸膈引痛,睡卧多惊,饮食不思,吞酸作呕,筋脉挛急。

【方论选录】方中用当归、川芎以生血,加入人参益气以升血,引代赭石去通肝气,以佐川、归之不逮,气开血通,而后邪可引而出矣。又加肉桂以辟寒,加茯苓以利湿,加羌活以除风,则邪自难留,而魂自不乱矣,所以益之枣仁、丹砂收惊特速也。

44438 肝痿汤(《脉症正宗》卷一)

【组成】生地二钱　当归一钱　白芍一钱　柴胡八分　玄参八分　栀子八分　花粉一钱　丹皮八分

【用法】水煎服。

【主治】肝痿。

44439 肝友胶囊（《成方制剂》11册）

【组成】白背叶根　白术　蚕砂　丹参　党参　茯苓　虎杖　火炭母　鸡骨草　鸡爪芋　茵陈　山楂　神曲茶　郁金　泽泻

【用法】上制成胶囊剂，每粒装0.3克。口服，一次4粒，每日3次，一个月为一疗程，连服二至三个月。

【功用】清热利湿，疏肝解郁，活血化瘀，健脾导滞。

【主治】急性、迁延性及慢性病毒性肝炎。

44440 肝达康片（《新药转正》12册）

【组成】北柴胡（醋炙）　白芍（醋炙）　当归（酒炙）　茜草　白术（麸炒）　茯苓　鳖甲（醋炙）　湘曲　党参　白茅根　枳实（麸炒）　青皮（麸炒）　砂仁　地龙（炒）　甘草

【用法】上制成片剂，每片含生药1.04克。口服，一次8~10片，每日3次，一个月为1疗程。可连续使用3个疗程。

【功用】疏肝健脾，化瘀通络。

【主治】慢性乙型肝炎（慢性活动性及慢性迁延性肝炎）具肝郁脾虚兼血瘀证候者。疲乏纳差，胁肋腹胀，大便溏薄，胁下痞块，舌色淡或舌暗有瘀点，脉弦缓或涩。

【宜忌】孕妇慎用。

【备考】本方改为颗粒剂，名"肝达康颗粒"（见原书29册）。

44441 肝炎冲剂（《常见病的中医治疗研究》）

【组成】柴胡　当归　赤芍　白芍　陈皮　枳壳　郁金各9克　香附12克　丹参　玄参各15克　茵陈　板蓝根　败酱草各30克

【功用】疏肝解郁，清热解毒。

【主治】传染性无黄疸型肝炎。

44442 肝复乐片（《新药转正》12册）

【组成】党参　鳖甲（醋制）　重楼　白术（炒）　黄芪　陈皮　土鳖虫　大黄　桃仁　半枝莲　败酱草　茯苓　薏苡仁　郁金　苏木　牡蛎　茵陈　关木通　香附（制）　沉香　柴胡

【用法】上制成片剂，素片重：0.3克（糖衣片）或0.5克（薄膜衣片）。口服，一次10片（糖衣片）或6片（薄膜衣片），每日3次。

【功用】健脾理气，化瘀软坚，清热解毒。

【主治】以肝瘀脾虚为主证的原发性肝癌。上腹肿块，胁肋疼痛，神疲乏力，食少纳呆，脘腹胀满，心烦易怒，口苦咽干等。

44443 肝复康丸（《成方制剂》7册）

【组成】白花蛇舌草　太子参　五味子

【用法】上制成丸剂，水蜜丸每10粒重1克。口服，一次6~9克，每日3克。

【功用】收敛，益气，解毒，降低谷丙转氨酶。

【主治】急、慢性肝炎，早期肝硬化和肝功能不良。

【宜忌】谷丙转氨酶恢复正常以后，仍需服药2~4周，以巩固疗效。邪盛正实者慎用。

44444 肝络欣丸（《新药转正》41册）

【组成】蚂蚁　黄芪　人参　枸杞子　黄精　丹参　白术　地黄　赤芍　当归　蒲公英　虎杖　秦艽　苍术　猪苓　陈皮　山楂（焦）　六神曲（焦）　麦芽（焦）　青皮

【用法】上制成丸剂，水蜜丸每瓶装48克。口服，一次12克，每日3次。

【功用】益气补肾，活血养肝，行滞化湿。

【主治】慢性乙型肝炎气阴两虚，湿瘀阻络证。胁肋隐痛，经久难愈，腹胀纳差，脘痞泛恶，倦怠乏力，腰膝酸软，口干，面色暗滞等。

【宜忌】孕妇忌服。

44445 肝泰颗粒（《成方制剂》2册）

【组成】白芍　柏子仁　陈皮　当归　地黄　桃仁　五灵脂　香附　郁金　竹叶　柴胡

【用法】上制成颗粒剂，每袋装11克。开水冲服，一次11克，每日3次。

【功用】舒肝养血，化瘀理气。

【主治】急、慢性无黄疸型肝炎及肝炎综合征。

44446 肝康颗粒（《成方制剂》20册）

【组成】柴胡315克　田基黄315克　茵陈470克　蒲公英315克　甘草315克　金钱草470克

【用法】上制成颗粒剂，每袋装10克。口服，一次1袋，每日2次，小儿酌减或遵医嘱。

【功用】清肝利湿。

【主治】肝胆湿热所致的黄疸，症见周身、小便俱黄，体疲乏力，纳呆，恶心厌油，苔黄腻，脉弦滑数；及急慢性肝炎、迁延性肝炎及胆囊炎。

44447 肝福颗粒

《成方制剂》7册。为原书同册"和肝利胆颗粒"之异名。见该条。

44448 肝风天麻散（《金匮翼》卷一）

【组成】天麻二两　川芎一两　人参一两　羚羊角一两五钱　犀角七钱　乌蛇三寸　柏子仁　酸枣仁　钩藤各一两五钱　甘菊一两

【用法】上为散。每服一钱匕，渐加至二钱匕，以豆淋酒送下，日三夜一。

【主治】肝中风。

44449 肝达康颗粒

《新药转正》29册。即原书12册"肝达康片"改为颗粒剂。见该条。

44450 肝肾双补丸（《眼科金镜》卷二）

【组成】当归　川芎　杭萸肉　巴戟　茯苓　石斛　防风　细辛　川姜　甘草　枸杞

【主治】肝肾两虚，真阴不足，冷泪无时长流，瞻视昏眇。

【方论选录】血生于心，藏于肝，统于脾，当归、川芎养血益肝之圣药，枸杞子补肝滋肾，巴戟天、石斛益精血，茯苓补脾土，防风、细辛味辛散开发阳气，以干姜温中暖肾。使真阴足，肝木调，泪液不外溢，精华自盛，天真保守，肝肾不伤，故名之曰双补丸。

44451 肝肾双治汤（《辨证录》卷十一）

【组成】白芍三钱　当归　山药　熟地各五钱　甘草五分　陈皮三分　茯苓　山茱萸各二钱　神曲一钱

【用法】水煎服。

【主治】妇人数月一行经。无或先或后之异，又无或多或少之殊。

44452 肝肾安糖浆(《成方制剂》15册)

【组成】地黄 杜仲 黑豆 黑芝麻 金银花 金樱子 墨旱莲 牛膝 女贞子 桑椹 桑叶 菟丝子 豨莶草

【用法】上制成糖浆剂。口服，一次10毫升，每日2次。

【功用】补肝肾，强筋骨，乌须发，抗衰老。

【主治】头晕目花，耳鸣，腰酸肢麻，头发早白。

44453 肝肾两舒汤(《辨证录》卷六)

【组成】熟地 玄参各一两 茯苓三钱 白芍一两 柴胡一钱 当归五钱 甘草 炒栀子各一钱 丹皮三钱

【用法】水煎服。

【功用】舒肝解火，补肾济水。

【主治】肝火郁结不伸，闷烦躁急，吐痰黄块。

【方论选录】此方归、芍、柴、栀所以舒肝者，风以吹之也；熟地、玄、丹所以补肾者，雨以溉之也；茯苓、甘草又调和于二者之中，使风雨无太过不及之虞也，譬如夏令炎蒸，郁极而热，树木枯槁，忽得金风习习，大雨滂沱，则从前郁闷燔燥之气，尽快如扫，而枯槁者倏变为青葱，爽气迎人，岂犹有烦闷躁急等症哉？

44454 肝肾兼补丸(方出《临证指南医案》卷八，名见《杂病源流犀烛》卷二十二)

【组成】熟地 枸杞子 山萸肉 五味 茯神 菊花 生神曲 谷精草 山药

【用法】补肝肾。

【主治】瞳神散大，左偏头痛先损左目，是焦烦郁勃，阳升化风，却伤血液使然。

44455 肝肾兼资汤(《傅青主男女科》)

【组成】熟地 当归各一两 白芍二钱 黑栀一钱 山萸五钱 白芥子 甘草各三钱

【用法】水煎服。

【功用】平肝补肾。

【主治】胁痛。

44456 肝肾康糖浆(《成方制剂》8册)

【组成】当归 甘草 黄精 女贞子 山药 熟地黄 五味子 制何首乌

【用法】上制成糖浆剂。口服，一次10毫升，每日3次。

【功用】滋补肝肾，调气益血，收敛精气。

【主治】贫血，黄瘦，须发早白等。

44457 肝炎康复丸(《中国药典》2010版)

【组成】茵陈75克 郁金75克 板蓝根75克 当归75克 菊花75克 金钱草75克 丹参75克 滑石75克 拳参75克

【用法】上制成丸剂，每丸重9克。口服，一次1丸，每日3次。

【功用】清热解毒，利湿化郁。

【主治】肝胆湿热所致的黄疸，症见目黄身黄，胁痛乏力，尿黄口苦，急、慢性肝炎见上述证候者。

【宜忌】忌酒及油腻辛辣食物。

44458 肝胃二气丹(《饲鹤亭集方》)

【组成】醋煅赭石 煅石决明 煅瓦楞子 路路通各

八两 旋覆花四两 新绛 乌药各二两 青葱管一把(以上八味煎浓汁听用) 淡附子 吴萸 元胡 五灵脂 蒲公英 佛手柑各一两 当归二两 制香附一两五钱 炙草五钱(上九味法制，各取净末) 沉香 公丁香各一两 木香 砂仁 川连各一两五钱 寸香五分(以上各药，照方法制)

【用法】将前药末和匀，以前药汁掺入，量加曲糊为丸。每粒潮重一钱五分，阴干，辰砂为衣，白蜡封固。每服一丸，重者二丸。

【主治】肝逆犯胃，脘胁作痛，呕吐酸水，食不得入，及酒膈湿郁。

44459 肝胃气痛散(《全国中药成药处方集》南京方)

【组成】海螵蛸四两(漂净) 人坎炁二十条 上沉香一钱

【用法】先将坎炁剪碎，用蛤粉炒酥，与海螵蛸共研细末，沉香另研，和匀。每服三分，开水调服。

【主治】肝胃气痛，呕吐酸水。

44460 肝胃百合汤(《夏度衡医案》)

【组成】柴胡 黄芩 乌药 川楝子 郁金各10克 百合30克 丹参15克

【功用】疏肝和胃，活血化瘀。

【主治】胃和十二指肠溃疡，胃脘疼痛，嗳气吞酸，心烦口苦，脘区压痛，大便色黑，舌质淡红，苔薄微黄，脉弦细。

【加减】胃部灼热，加蒲公英15克；灼热喜按温饮，加高良姜3克；胸部痞满发胀，加九香虫3克；吐酸水，加生牡蛎30克，或瓦楞子30克；大便结，加火麻仁10克；大便色黑，加桃仁10克；脾胃虚弱，加明党参、黄芪各12克；十二指肠溃疡，加白芍12克、甘草10克。

44461 肝胃百合汤(《效验秘方》董建华方)

【组成】柴胡10克 黄芩10克 百合15克 丹参15克 乌药10克 川楝10克 郁金10克

【用法】日一剂，水煎服，分早晚两次服。

【功用】疏肝理气，清胃活血。

【主治】胃、十二指肠溃疡、慢性胃炎、十二指肠球炎及胃神经官能症等属肝胃不和，肝郁气滞血瘀，肝胃郁热者。

【加减】上腹痛有定处而拒按，舌质滞暗或见瘀斑者加桃仁10克；腹痛而见黑便者加生蒲黄10~15克；便秘者加火麻仁或瓜蒌仁15~20克；口燥咽干，大便干结，舌红少津，脉弦数者加沙参、麦冬各15克，或加生地12克，瓜蒌15克；神疲气短者加太子参15克，白术12克。

【方论选录】本病的发生、发展，气滞为其重要的病机之一，故取性平之柴胡，微凉之郁金，性寒之川楝，微温之乌药以疏肝解郁，理气和胃。乌药虽温，但不刚不燥，能顺气降逆，疏畅胸膈之逆气，与苦寒性降之川楝为伍，相互抑其弊而扬其长，于气阴无损也。久病入络，气滞血瘀，络损血伤，故用丹参、郁金以活血通络，祛瘀生新。气郁久之化火，血瘀久之生热，本方又取黄芩以清解肝胃之热。久病致虚，当以补之。但温补则滞胃，滋腻之药又碍脾，故重用百合、丹参轻清平补之品，以益气调中，生血，养胃阴。本方在归经上，或入脾胃，或走肝经。合而为之，不燥不腻，能取得多方协调，标本兼顾，疏理调补，相配得当的作用。

44462 肝胃百合汤(《效验秘方·续集》夏度衡方)

【组成】百合 15 克　甘草 6 克　柴胡 10 克　郁金 10 克　乌药 10 克　川楝 10 克　黄芩 10 克　丹参 10 克

【用法】日一剂,水煎,早晚分服。

【功用】调肝和胃活血。

【主治】上消化道溃疡,慢性胃炎属肝胃气滞者。胃脘胀满,攻痛连胁,嗳气,矢气则舒,性情急躁,苔薄白,脉弦。

【加减】肝胃郁热型:加蒲公英 15 克,生牡蛎 15 克。寒热相杂型:加蒲公英 15 克,良姜 3~6 克。脾气虚寒型:偏虚寒者,加良姜 6 克,党参 10 克。偏气虚者,加黄芪 10 克,党参 10 克,升麻 10 克。随兼症加减:吞酸加生牡蛎或瓦楞子;嘈杂加沙参;得碱痛甚者加乌梅或五味子;刺痛不移加桃仁;大便色黑加柏油样加生蒲黄;胸背胀与彻背痛加九香虫(少量);胃脘挛急而痛加白芍;腹胀如盘,呕吐频作,加枳实、白术;大便秘结加火麻仁。

【方论选录】方中以百合、甘草调中利气,而扶土抑木,柴胡疏肝解郁,调畅气机;郁金属血中之气药,以降胃气而解郁,活血而止痛;乌药与川楝为伍,疏肝降胃,顺气止痛;黄芩气味虽属苦寒,但与辛温之乌药相配,能避寒凉之性而取苦降之用,以降胃气。丹参、郁金活血通络,以治血而调气。综观全方,从调畅肝胃气机入手,以复其脾胃之升降,从而达到治肝安胃之功。

44463 肝胃至宝丹(《北京市中药成方选集》)

【组成】莱菔子(炒)二两　香附(炙)一两　橘皮一两　焦三仙一两　三棱(炒)一两　厚朴(炙)一两　莪术(炙)一两　槟榔一两　枳壳(炒)八钱　白芍八钱　丹皮八钱　木香五钱　片黄姜五钱　旋覆花五钱　豆蔻仁五钱　川芎三钱　沉香三钱　丁香三钱　砂仁六钱　甘草二钱　赭石(煅)一两　青皮五钱　枳实六钱

【用法】上为细末,冷开水为小丸。每十六两用朱砂三钱二分,滑石三两二钱为衣,闯亮。每服二钱,以温开水送下,一日二次。

【功用】舒郁平肝,健胃化滞。

【主治】胸胁痞闷,气滞不舒,呕逆胀满,嘈杂吞酸。

44464 肝胆两抒汤(《洞天奥旨》卷七)

【组成】龙胆草二钱　柴胡一钱　当归五钱　金银花一两　炙甘草二钱　甘菊二钱　半夏一钱五分　白芍五钱　丹皮三钱　黄葵花一钱五分　白蒺藜二钱

【用法】水煎服。

【主治】眉疽。

【备考】眉疽一生,宜速治,数剂即消,久则无效。

44465 肝胆两益汤(《辨证录》卷四)

【组成】白芍一两　远志五钱　炒枣仁一两

【用法】水煎服。

【主治】胆气怯,夜不能寐,睡卧反侧,辗转不安,或少睡而即惊醒,或再睡而恍如捉拿。

【方论选录】此方白芍入胆,佐以远志、枣仁者,似乎入心而不入胆,不知远志、枣仁既能入心,亦能入胆,况同白芍用之,则共走胆经,又何疑乎?胆得三味之补益,则胆汁顿旺,何惧心肾之相格乎?

44466 肝病复原丹(《赵心波儿科临床经验选编》)

【组成】银柴胡 60 克　川朴 60 克　木香 30 克　香附 90 克　桃仁 60 克　当归 120 克　三棱 30 克　莪术 30 克

姜黄 90 克　延胡索 60 克　红花 30 克

【用法】上为细末,炼蜜为丸,丸重 10 克。青年和成人服用适宜,每服一丸,一日二次。

【功用】逐湿化浊,解毒化瘀,消肝脾肿,恢复肝功。

【主治】肝炎缠绵不愈,胸闷腹胀,肝脾肿大,恶心纳差,胁痛。

44467 肝得乐胶囊(《成方制剂》13 册)

【组成】广金钱草　鸡骨草　人工牛黄　三七　蛇胆汁　猪胆汁

【用法】上制成胶囊剂,每粒装 0.3 克。口服,一次 2 粒,每日 2~3 次。

【功用】清热解毒,舒肝利胆,除湿退黄,理气止痛。

【主治】急、慢性肝炎,迁延性肝炎引起的肝肿大。

44468 肝舒乐颗粒(《成方制剂》9 册)

【组成】白茅根　苍术　柴胡　甘草　虎杖　马蓝草　蒲公英　夏枯草　茵陈

【用法】上制成颗粒剂,每袋装 20 克。开水冲服,一次 20 克,每日 3 次;儿童酌减。

【功用】疏肝开郁,和解少阳,清热解毒,利黄疸,健脾胃。

【主治】黄疸型及非黄疸型急性肝炎;对慢性肝炎,迁延性肝炎亦有一定疗效。

44469 肝脾康胶囊(《新药转正》30 册)

【组成】柴胡　黄芪　青皮　白芍　白术　板蓝根　姜黄　茯苓　水蛭　三七　郁金　鸡内金(炒)　熊胆粉　水牛角浓缩粉

【用法】上制成胶囊剂,每粒装 0.35 克。餐前半小时口服,一次 5 粒,每日 3 次。3 个月为一个疗程,或遵医嘱。

【功用】疏肝健脾,活血清热。

【主治】肝郁脾虚,余热未清证。胁肋胀痛,胸脘痞闷,食少纳呆,神疲乏力,面色晦暗,胁下积块,以及慢性肝炎,早期肝硬化见上述证候者。

【宜忌】孕妇禁用。

44470 肝硬化基本方(《效验秘方·续集》姜春华方)

【组成】黄芪 15~30 克　白术 30~60 克　党参 15 克　生川军 6~9 克　桃仁 9 克　䗪虫 9 克　炮山甲 9 克　丹参 9 克　鳖甲 12~15 克

【用法】用清水浸泡诸药 30 分钟,置文火上煎煮,沸后 40 分钟即可。每日一剂,煎二次,共取汁约 400 毫升,早晚分服。

【功用】益气健脾,活血破瘀。

【主治】肝硬化诸症。

【加减】热毒蕴结:加山栀 9 克,丹皮 9 克,连翘 9 克,茅根 30 克,川连 1.5 克。湿重:基本方去党参,加苍术 15 克。气滞:加枳实 12 克,大腹皮 9 克,大腹子 9 克,乳香 9 克,藿梗 9 克,苏梗 9 克。阴虚:加生地 9 克,阿胶 9 克。腹水尿少:加茯苓皮 15 克,黑大豆 30 克,陈葫芦 15 克,虫笋 30 克,木通 9 克。纳呆:加焦楂 9 克,神曲 9 克,炙鸡金 9 克,谷芽 9 克,麦芽 9 克,砂仁 3 克。胃痛吞酸加瓦楞 15 克。肝区剧痛:基本方去党参,加九香虫 6 克,醋元胡 15 克,炒五灵脂 9 克,乳香 9 克。阳虚寒郁:加炮附片 9 克,干姜 3 克,桂枝 6 克。鼻衄、齿衄:加茅根 30 克,茅花 9 克,仙鹤草 15 克,羊蹄根 15 克,蒲黄 9 克。

【方论选录】方中活血化瘀及取《金匮》下瘀血汤加味,生川军、桃仁、䗪虫、丹参活血化瘀,通腑消积;炮山甲、鳖甲活血化瘀,软坚散结,尚有增加白蛋白的作用,能调整白球蛋白的比例,有利于恢复肝脏代谢。益气健脾则重用黄芪、白术、党参,取《内经》"塞因塞用"之意,且能防止肝昏迷和增加活血破瘀的功能。益气化瘀、扶正祛邪同用,能相辅相成,相得益彰,其化癥消积作用比单一组方更为稳妥。

肚

44471 肚脐饼(《仙拈集》卷一)

【异名】托脐饼(《经验广集》卷一)。

【组成】轻粉二钱 巴豆(去油)四钱 硫黄一钱

【用法】上为末,成饼。先以新绵一片铺脐上,以药饼当脐按之,外用绵扎紧。如人行五六里,黄水自下,待三五度去饼,以温粥补之。

【主治】水臌肿满。

44472 肚痛煎(《仙拈集》卷四)

【组成】大黄二两半 黑丑 杏仁各三钱 乳香一钱 血竭七分 白芷二钱

【用法】上为末。每服三钱,以酒送下。

【主治】肚痛。

44473 肚痛丸(《疮疡经验全书》卷五)

【组成】雄黄二钱 巴豆仁二钱(不去皮油)

【用法】上为丸,如芥子大。每服三丸,以白汤送下。行利三四次,痛即止。

【主治】肚痛。

44474 肚痛丸(《全国中药成药处方集》重庆方)

【组成】橘皮三两 草蔻二两 公丁香一两五钱 白豆蔻二两 广木香一两五钱 石菖蒲 良姜各三两 胡椒 肉桂各二两 藿香四两 枳壳三两 厚朴二两 白芍三两 茯苓四两 山楂肉三两 青蒿二两 谷芽一两 朱砂四两

【用法】除朱砂穿衣外,余药为细末,水为丸。每服一丸,小孩减半,以白酒化服;白开水亦可。

【主治】心胃气痛,肚痛,积聚痛,寒气痛。

【宜忌】气虚不能服。

44475 肚痛丸(《成方制剂》6册)

【组成】荜茇 豆蔻 干姜 厚朴 木香 肉桂 砂仁 乌药 罂粟壳 枳实

【用法】上制成丸剂,每20粒重1克。口服,一次60粒,每日2次。

【功用】温中散寒,理气止痛。

【主治】停寒气滞,腹中冷痛,胸胁胀闷,呕逆吐酸。

【宜忌】孕妇忌服;忌食辛辣油腻之物。

44476 肚蒜丸(《朱氏集验方》卷六)

【组成】猥猪肚一枚 大蒜

【用法】将肚净洗去脂膜,入大蒜在内,以肚子满为度,煮之,自晨至晚,以肚蒜糜烂为度,杵成膏子,入平胃散为丸,如梧桐子大。每服三五十丸,空心以盐汤或米饮送下。

【主治】水泻。

【临床报道】五更泄:丁必卿云:渠每遇五更必水泄一

次,百药无效,服此遂安。

肠

44477 肠风饮(方出《孙氏医案》卷一,名见《仙拈集》卷二)

【组成】槐角子五钱 黄连 枳壳 地榆 贯众各三钱

【用法】水煎服。

【主治】肠风便血。

44478 肠宁汤(《傅青主女科》卷七)

【组成】当归一两(酒洗) 熟地一两(九蒸) 人参三钱 麦冬三钱(去心) 阿胶三钱(蛤粉炒) 山药三钱(炒) 续断二钱 甘草一钱 肉桂二分(去粗,研)

【用法】水煎服。

【功用】补气补血。

【主治】妇人产后亡血过多,血虚少腹疼痛,按之即止。

44479 肠红丸(《全国中药成药处方集》上海方)

【组成】黄连 百草霜 乌梅各一两

【用法】先将乌梅蒸烂去核,加余药打和焙干,为细末,炼蜜为丸,如梧桐子大。每服三钱,以温开水送下。

【主治】痔疮,便血。

44480 肠连丸(《全国中药成药处方集》武汉方)

【组成】黄连八两(酒炒) 鲜公猪大肠八两(洗净)

【用法】将大肠填入黄连细粉煮烂,打匀,焙干,再为细末,照净粉量加淀粉40%,水为小丸,每钱不得少于三十丸。每服一钱半至三钱,食前以开水送下。

【主治】大便下血,肛门坠肿。

【宜忌】忌食辛辣食物。

44481 肠痈丸(《新急腹症学》)

【组成】乳香 没药各三两 木香四两 川朴 生大黄各六两

【用法】炼蜜为丸,如梧桐子大。每次一钱,每日三至四次。

【主治】急性阑尾炎。

【备考】阑尾周围脓肿,每日外用皮硝二两,外敷肿块处。

44482 肠痈汤(《医心方》卷十五引《集验方》)

【异名】薏苡仁汤(《圣济总录》卷一二九)、瓜子汤(《全生指迷方》卷四)、三仁汤(《医学入门》卷八)、薏苡瓜瓣汤(《张氏医通》卷十四)。

【组成】薏苡仁一升 牡丹皮三两 桃仁三两 冬瓜仁一升

【用法】凡四物,以水六升,煮取二升,分再服。

【功用】《千金方衍义》:排脓解毒。

【主治】肠痈、胃痈。

❶《医心方》引《集验》:肠痈。❷《千金》引崔氏:腹中疠痛,烦毒不安或胀满不思饮食,小便涩,此病多是肠痈;妇人产后虚热者多成斯病。纵非痈疽,疑是便痈。❸《疡医大全》:胃痈,小便赤涩,腹满不食。

【方论选录】《千金方衍义》:此为《金匮》薏苡附子败酱散之变方,以治脓成脉数不可下之证。虑附子助热,易以牡丹;又因败酱难觅,易以瓜瓣;更加桃仁以助丹之力。

44483 肠痈汤(《千金》卷二十三)

【异名】牡丹汤(《圣济总录》卷一二九)。

【组成】牡丹 甘草 败酱 生姜 茯苓各二两 薏苡仁 桔梗 麦门冬各三两 丹参 芍药各四两 生地黄五两

【用法】上咬咀。以水一斗煮取三升,分三服,每日三次。

【主治】❶《千金》:肠痈。❷《千金方衍义》:肠痈,脓成脉数,不可下。

44484 肠痈饮(《仙拈集》卷四)

【组成】大黄(炒) 朴消各一钱 丹皮 白芥子 桃仁各二钱

【用法】水煎,空心服。

【主治】小肠坚硬如掌而热,按之引痛,肉色如故,或焮赤微肿,小便频数,汗出憎寒,脉紧实而有力。

44485 肠痈散(《仙拈集》卷四)

【组成】明矾四两 肥皂十五个(煨存性) 雄黄一两 大黄(酒蒸)二两

【用法】上为末。每服三钱,空心煎金银花汤送下。有脓从大便出,无脓暗消。

【主治】肠痈。

44486 肠痈煎(《仙拈集》卷四)

【组成】川山甲(炒) 白芷 贝母 僵蚕 大黄各二钱

【用法】水煎,空心服。打下脓血自小便中出即愈。

【主治】肠痈毒,腹痛如锥刿,至死不敢著手。

44487 肠覃汤(《中医症状鉴别诊断学》)

【组成】柴胡 当归 赤芍 白术 枳实 丹参 昆布 薏苡仁 三棱 莪术 益母草

【主治】痰湿癥瘕(肠覃),腹部肿块,多以下腹部一侧向上增大,呈球形,可移动,无触痛。

44488 肠风黑散(《局方》卷六宝庆新增方)

【异名】肠风黑神散(《校注妇人良方》卷八)。

【组成】败棕(烧) 木馒头(烧) 乌梅(去核) 甘草(炙)各二两

【用法】上为细末。每服二钱,水一盏,煎至七分,空心温服。

【主治】荣卫气虚,风邪冷气进袭脏腑之内,或食生冷,或啖炙煿,或饮酒过度,积热肠间,致使肠胃虚弱,糟粕不聚,大便鲜血,脐腹疼痛,里急后重,或肛门脱出,或久患酒痢,大便频并。

44489 肠风黑散(《局方》卷八淳祐新添方)

【组成】荆芥(烧)二两 枳壳(去瓤)三两(二两烧,一两炒用) 乱发(烧) 槐花(烧) 槐角(烧)各一两 甘草(炙) 猬皮各一两半

【用法】上将各烧药同入瓷瓶内,黄泥固济,烧存三分性,出火气,同甘草、枳壳为末。每服二钱,水一盏,煎至七分,空心温服;温酒调下亦得。

【主治】❶《局方》(淳祐新添方):荣卫气虚,风邪冷气进袭脏腑之内,或食生冷,或啖炙煿,或饮酒过度,积热肠间,致使肠胃虚弱,糟粕不聚,大便鲜血,脐腹疼痛,里急后重,或肛门脱出,或久患酒痢,大便频并。❷《奇效良方》:脏毒下血。

【备考】用法中甘草,《奇效良方》作"木馒头"。

44490 肠风黑散(《直指》卷二十三)

【组成】败棕 头发 木馒头 木贼(各烧存性) 槐角(炒) 枳壳(制)各一分 甘草(炒焦) 乌梅肉(炒)各半分

【用法】上为末。每服二钱,以陈米饮乘热调下。

【主治】肠风下血腹痛。

44491 肠驱蛔汤(《新急腹症学》)

【组成】槟榔一两 使君子五钱 雷丸五钱 苦楝皮五钱 川朴三钱 大黄四钱

【功用】利胆排虫。

【主治】胆道蛔虫病恢复期。

【加减】寒证,宜加附子、桂枝,以温中助阳;热证,宜加茵陈、栀子、大黄、金钱草、黄芩、三颗针、虎杖,以清热利胆;大便秘结,加大黄、番泻叶,以软坚通便;呕吐,加旋覆花、代赭石、半夏、竹茹,以降逆止呕。

44492 肠炎宁片

《中国药典》2010版。为原书"肠炎宁糖浆"改为片剂。见该条。

44493 肠胃宁片(《中国药典》2010版)

【组成】党参96克 白术64克 黄芪96克 赤石脂190克 姜炭38克 木香38克 砂仁38克 补骨脂96克 葛根96克 防风38克 白芍64克 延胡索64克 当归64克 儿茶32克 罂粟壳38克 炙甘草64克

【用法】上制成片剂。口服,一次4~5片,一日3次。

【功用】健脾益肾,温中止痛,涩肠止泻。

【主治】脾肾阳虚所致的泄泻,症见大便不调、五更泄泻、时带黏液,伴腹胀腹痛、胃脘不舒、小腹坠胀;慢性结肠炎、溃疡性结肠炎、肠功能紊乱见上述证候者。

【宜忌】禁食酸、冷、刺激性的食物;儿童慎用。

44494 肠风下血丸(《青囊秘传》)

【组成】石榴皮(烧存性)

【用法】上为末。每服一钱五分,以酒调下。

【功用】杀虫止血。

44495 肠风黑神散

《校注妇人良方》卷八。为《局方》卷六(宝庆新增方)"肠风黑散"之异名。见该条。

44496 肠风槐角丸(《鳞爪集》卷二)

【组成】槐角八两 地榆八两 黄耆八两 当归八两 川芎四两 阿胶二两 升麻八两 生地八两 条芩八两 连翘八两 秦艽八两 防风四两 白芷四两 川连四两

【用法】上为细末,炼蜜为丸,如梧桐子大。

【功用】祛风消毒,解热润脏,宽肠利气,和血定痛。

【主治】肠风痔漏,痛痒火盛。

44497 肠风槐角丸(《全国中药成药处方集》杭州方)

【组成】槐角二两 炒枳壳一两 当归(酒制)一两 地榆炭一两 防风一两 黄芩(酒炒)一两

【用法】上为细末,酒调米糊为丸。每服三钱,空腹以米饮汤或开水送下。

【主治】大肠热盛,肠红下血,湿热郁积,痔漏脏毒。

44498 肠炎宁糖浆(《中国药典》2010版)

【组成】地锦草660克 金毛耳草900克 樟树根660克 香薷330克 枫香树叶330克

【用法】上制成液剂。口服,一次 10 毫升,一日 3~4 次。

【功用】清热利湿,行气。

【主治】大肠湿热所致的泄泻、痢疾,症见大便泄泻,或大便脓血、里急后重、腹痛腹胀;急慢性胃肠炎、腹泻、细菌性痢疾、小儿消化不良见上述证候者。

【备考】本方改为片剂,名"肠炎宁片"(见原书)。

44499 肠炎汤 1 号(《临证医案医方》)

【组成】苍术炭 9 克　白术炭 9 克　姜厚朴 6 克　通草 6 克　莲子 9 克　炒扁豆 30 克　炒山药 30 克　茯苓 12 克　煨诃子 12 克　煨肉豆蔻 6 克　党参 9 克　甘草 3 克

【功用】健脾利湿,收涩止泻。

【主治】虚寒型急性肠炎,大便频数,水样便或带泡沫,或挟有不消化食物,舌苔白,脉濡缓。

【方论选录】党参、白术、甘草、莲子、扁豆、山药健脾止泻;茯苓、通草淡渗利湿;诃子、肉豆蔻收涩固肠;厚朴消胀;苍白术炒炭,既能燥湿,又能增强止泻作用。

44500 肠炎汤 2 号(《临证医案医方》)

【组成】禹余粮 9 克　赤石脂 9 克　制附片 9 克　肉桂 2 克(后下)　干姜 9 克　煨诃子 12 克　煨肉豆蔻 9 克　米壳 6 克　补骨脂 9 克　党参 15 克　焦白术 9 克　甘草 3 克

【功用】温肾健脾,固肠止泻。

【主治】脾肾阳虚型慢性肠炎,早晨腹泻,腰腿酸软,消瘦无力,四肢不温,舌质淡,苔白,脉沉细。

【方论选录】禹余粮、赤石脂、诃子、肉豆蔻、米壳涩肠止泻;制附片、肉桂、干姜温中补阳;补骨脂温阳固肾;党参、白术、甘草健脾益气止泻。

44501 肠胃适胶囊(《中国药典》2010 版)

【组成】功劳木 1000 克　鸡骨香 250 克　黄连须 375 克　葛根 200 克　救必应 250 克　凤尾草 375 克　两面针 250 克　防己 25 克

【用法】上制成胶囊剂,每粒装 0.25 克。口服。一次 4~6 粒,一日 4 次,空腹服。

【功用】清热解毒,利湿止泻。

【主治】大肠湿热所致的泄泻、痢疾,症见腹痛、腹泻,或里急后重、便下脓血;急性胃肠炎、痢疾见上述证候者。

【宜忌】慢性虚寒性泻痢者慎用。

44502 肠胃舒郁丸(《全国中药成药处方集》沈阳方)

【组成】香附　茯苓　陈皮　炙甘草　川芎　炒山栀各一两　炒苍术　砂仁　半夏各五钱

【用法】上为极细末,醋糊为小丸。每服二钱,以姜水送下。

【功用】促进胃肠消化蠕动机能。

【主治】胸膈胀满,嘈杂吞酸,四肢倦怠,两胁作痛,饮食无味,肠胃虚弱,一般郁结。

【宜忌】生冷硬物。

44503 肠痈溃烂汤(《青囊秘传》卷下)

【组成】人参一两　玉米一两　白术一两　山药一两　玄参一两　甘草三钱　金银花四两　山羊血一钱

【用法】水煎服,服药时冲入山羊血。

【主治】大肠生痈溃烂,右足不能伸,腹中痛甚,便出脓血,肛门如刀之割,不思饮食。

【方论选录】治痈疽以扶胃气为第一义,而少加败毒化脓之味,则正气不伤而火毒易散也。此方全在救胃,而败毒祛脓已在其中矣。妙在金银花虽是治毒之品,而仍乃滋阴之药,为疮家夺命之将军,乃至仁至勇之师,又得参、术以助其力,则散毒尤神。山羊血止血消浊,且善通气,引诸药直入痈以解散之,乃向导之智者也。合而治之,则调合有人,抚缓有人,攻剿有人,安得不奏功如神乎? 自然胃气大开,化精微而输于大肠也。

44504 肠功能恢复汤(《新急腹症学》)

【组成】党参　白术　桃仁各三钱　赤芍　枳壳　厚朴　木香各三钱　火麻仁一两　大黄五钱(后下)

【用法】浓煎成 50~100 毫升,手术后第一天开始服药,少量多次分服,每日一剂。

【主治】急腹症手术后,病人一般情况良好,脱水、电解质紊乱及低蛋白血症不显著,手术操作顺利,腹腔污染较轻而不使用胃肠减压,不禁止饮食者。

44505 肠粘连缓解汤(《新急腹症学》)

【组成】川朴三~五钱　木香三钱　乌药三钱　炒莱菔子三~五钱　桃仁　赤芍各三钱　芒消二钱(冲服)　番泻叶三钱(泡服)

【用法】上加水 500 毫升,煎成 200 毫升,每日一至二剂,分二至四次服。服药后有轻泻为宜。

【主治】❶《新急腹症学》:轻型(气滞血瘀)粘连性或部分性肠梗阻。❷《古今名方》:胃肠道术后调整胃肠功能。

【加减】方中芒消、番泻叶,无便结者可酌减。

角

44506 角丸

《普济方》卷八十二。为《秘传眼科龙木论》卷三"乌犀丸"之异名。见该条。

44507 角药

《玉钥》卷上。为原书同卷"辛乌散"之异名。见该条。

44508 角子汤(《医方类聚》卷一四一引《吴氏集验方》)

【组成】黄牛角心一两(火煅存性)　槟榔一分

【用法】上为末。每服三钱,食后以陈米饮送下。

【主治】肠风下血。

44509 角发酒(方出《素问》卷十八,名见《古方选注》卷中)

【组成】左角之发方一寸

【用法】以竹管吹其两耳,剃其左角之发方一寸,燔治,饮以美酒一杯;不能饮者,灌之。

【主治】尸厥,邪客于手足少阴、太阴、足阳明之络,而致身脉皆动,而形无知,其状若尸。

【方论选录】❶《素问》王冰注:左角之发,是五络血之余也,故剃之燔治,饮之以美酒也。酒者所以行药势,又炎上而内走于心,心主脉,故以美酒服之。❷《内经讲义》:发亦名血余,性味苦涩微温,能治血病,为止血消瘀之良药,功能消瘀利窍,治血瘀阻塞,通利小便。酒性温热,功能温经散寒,活血通血脉,通达表里。故本方具有通行经络,消瘀利窍,和畅气血等作用。五络通,气血行,阴阳调,则神志清。

44510 角灰散(《圣济总录》卷一四九)

【组成】牛角(烧灰)二两

【用法】上为散。以苦酒调敷痛处。

【主治】蜂螫。

44511 角刺粥(《外科全生集》卷四)

【组成】角刺末六钱　糯米二合

【用法】上药布袋同盛煮粥;如有鲜角膏者,当用膏二钱,同糯米煮粥,每日食至愈。

【主治】横痃。

44512 角蒿散(《圣惠》卷三十四)

【组成】角蒿　细辛　川升麻各半两　地骨皮　牛膝(去苗)各一分

【用法】上为散。每用半钱,掺于湿纸片上贴之。以愈为度。

【主治】牙齿急疳,出脓血不止。

44513 角蒿散(《圣惠》卷三十六)

【组成】角蒿(烧灰)

【用法】每取少许,敷于疮上,有汁咽之。不过一宿愈。

【主治】口生疮久不愈,至咽喉当中者。

44514 角煎丸(《普济方》卷二九六)

【组成】黄连四两　枳壳　当归尾　牙皂　香附子各二两　(一方有木香半两)

【用法】上为末,糯米为丸。每服三十丸,空心以米汤送下。

【主治】痔病下血。

44515 角鹰散(《普济方》卷二九三引《仁存方》)

【组成】角鹰屎　乳香　葱白各等分

【用法】上为末。先用盐水洗疮口,看大小以灯心探入疮口,随其深浅,纳药入。明日骨内虫及恶水自出,不过两次。

【主治】瘘疮。

44516 角皂皮丸(《外科大成》卷四)

【组成】皂角树根皮四两　当归二两　黄耆一两五钱　陈艾一两　人参一两　麻黄三钱

【用法】上为末,炼蜜为丸,如梧桐子大。每服五七十丸,以土茯苓汤送下。

【主治】杨梅疯癣,鹅掌风。

44517 角蒿升麻散(《圣济总录》卷一七二)

【组成】角蒿　细辛(去苗叶)　升麻　地骨皮(剉,焙)　麻黄(去根节,焙)　牛膝(剉)各等分

【用法】上为散。每用少许,敷齿龈;或以水调药,涂在纸上贴尤妙。

【主治】小儿齿疳宣露,脓血不止。

龟

44518 龟甲丸

《医方类聚》卷二一七。即《圣惠》卷七十一"鳖甲丸"不用鳖甲,用龟甲。见该条。

44519 龟甲汤(《圣济总录》卷五)

【组成】龟甲(醋炙)　虎骨(酥炙)各六两　海桐皮　羌活(去芦头)　丹参　独活(去芦头)　牛膝(去苗,酒浸,切,焙)　萆薢　五加皮　酸枣仁(炒)各三两　附子(炮裂,去皮脐)　天雄(炮裂,去皮脐)　天麻(去蒂)　防风(去叉)　威灵仙(去土)　芎䓖各二两半　当归(切,焙)　桂(去粗皮)　紫参各三两　薄荷(焙干)六两　槟榔(煨)六两　菖蒲(九节者,去须,米泔浸后切,焙)一两半

【用法】上剉,如麻豆大。每服八钱匕,水一盏,酒一盏,加生姜十片,同煎去滓,取一大盏,温分二服,空心、日午、夜卧服;要出汗,并二服。如人行五里,以热生姜稀粥投,厚衣覆,汗出。

【主治】中风手足不随,举体疼痛,或筋脉挛急。

【宜忌】慎外风。

44520 龟甲汤(《圣济总录》卷一五九)

【组成】龟甲(醋炙)　当归(切,炒)各半两　乱发一块(鸡子大,取产多者妇人发,于瓦上烧灰)

【用法】上先细研发末,次入当归末,以水一大盏半,煎取八分,然后下龟甲末,煎五七沸,分为三服;服后如人行四五里,更服。

【主治】产难,或子死腹中不下。

44521 龟甲散(方出《千金》卷四,名见《普济方》卷三三〇)

【组成】龟甲　牡蛎各三两

【用法】上药治下筛。每服方寸匕,以酒送下,一日三次。

【主治】崩中漏下,赤白不止,气虚竭。

【方论选录】《千金方衍义》:崩中而用龟甲、牡蛎,血热妄行之治也。

44522 龟甲散(《圣惠》卷六十)

【组成】龟甲二两(涂醋炙令黄)　蛇蜕皮一两(烧灰)　露蜂房半两(微炒)　麝香一分(研入)　猪后悬蹄甲一两(炙令微黄)

【用法】上为细散。每服一钱,食前以温粥饮调下。

【主治】五痔结硬,焮痛不止。

44523 龟甲散(《圣惠》卷七十二)

【组成】龟甲二两(炙微黄)　磁石(捣碎,水飞过)　败船茹　乱发灰　当归(剉,微炒)　赤芍药　木贼　延胡索　桑耳　黄耆(剉)　白瓷(细研,水飞过)各一两　麝香一钱(细研)

【用法】上为细散。每服二钱,食前以粥饮调下。

【主治】妇人痔疾,肛门肿痛下血。

44524 龟甲散(《圣惠》卷七十三)

【组成】龟甲一两(涂醋,炙令微黄)　当归一两(剉,微炒)　桑耳三分(微炒)　人参三分(去芦头)　狗脊半两(去毛)　禹余粮一两(烧,醋淬七遍)　白石脂二两　柏叶一两(微炙)　吴茱萸半两(汤浸七遍,焙干,微炒)　白芍药半两　桑寄生半两　桂心半两　厚朴一两(去粗皮,涂生姜汁,炙令香熟)

【用法】上为细散。每服二钱,食前以粥饮调下。

【主治】妇人白带下,腰膝疼痛。

44525 龟甲散(《圣惠》卷七十三)

【异名】桑寄生散(《圣济总录》卷一五二)。

【组成】龟甲一两半(涂醋,炙令微黄)　桑耳一两(微炙)　当归一两(剉,微炒)　白芍药三分　乌贼鱼骨一两(烧灰)　禹余粮二两(烧,醋淬七遍)　吴茱萸半两(汤浸七遍,焙干,微炒)　柏叶一两(微炒)　桑寄生一两　芎䓖三分

【用法】上为细散。每服二钱,食前以温酒调下。

【主治】妇人久赤白带下,腰腿疼痛,面色萎黄,四肢少力。

44526 龟甲散(《圣惠》卷七十九)

【组成】龟甲二两(醋浸,炙令微黄) 黑桑耳二两 鹿茸一两(去毛,涂酥,炙令黄) 禹余粮一两(烧,醋淬三遍) 当归一两(剉,微炒) 柏子仁一两 吴茱萸半两(汤浸七遍,炒令微黄) 芎䓖一两 白石脂一两

【用法】上为细散。每服一钱,食前以温酒调下。

【主治】产后崩中,下血过多不止。

44527 龟甲散(《圣惠》卷八十)

【组成】龟甲一两(涂醋,炙令黄) 当归三分(剉,微炒) 干姜一分(炮裂,剉) 阿胶半两(捣碎,炒令黄燥) 诃黎勒一两(煨,用皮) 龙骨一分 赤石脂半两 艾叶一两(微炒) 甘草一分(炙微赤,剉)

【用法】上为细散。每服二钱,不拘时候,以热酒调下。

【主治】产后恶露不绝,腹内疠刺疼痛,背膊烦闷,不欲饮食。

44528 龟甲散(《圣济总录》卷四十三)

【组成】龟甲(炙) 木通(剉) 远志(去心) 菖蒲各半两

【用法】上为细散。每服方寸匕,渐加至二钱匕,空腹酒调下。

【主治】善忘。

44529 龟甲散(《圣济总录》卷一五〇)

【组成】龟甲(醋炙) 虎骨(酒炙)各二两 漏芦 当归(切,焙) 芎䓖 桂(去粗皮)各半两 天雄(炮裂,去皮脐)一两半 羌活(去芦头)一两 没药(研)半两 牛膝(酒浸,切,焙)一两

【用法】上为散。每服二钱匕,温酒调下。

【主治】妇人血风攻注,身体骨节疼痛,或因打扑,瘀血不散,遇天阴雨冷,四肢酸痛,诸般风滞,经水不利。

44530 龟甲散

《圣济总录》卷一八六。为《医心方》卷二十六引《葛氏方》"孔子枕中神效方"之异名。见该条。

44531 龟甲散

《医方类聚》卷五十。即《圣惠》卷十五"鳖甲散"不用鳖甲,用龟甲。见该条。

44532 龟甲散

《疡科选粹》卷五。为《得效》卷十九"粉麝散"之异名。见该条。

44533 龟甲散(《成方制剂》15册)

【组成】冰片 龟甲 红粉 黄连

【用法】上制成散剂,每瓶装3克。取药粉适量敷患处。

【功用】祛湿敛疮,生肌止痒。

【主治】疮疖溃疡,臁疮、褥疮,浸淫流水,疮面久不收敛。

【宜忌】外用药,切勿入口。

44534 龟头丸(《卫生总微》卷十一)

【组成】死龟头二个(炙令焦) 小猬皮一个(炙令焦) 磁石(火煅,米醋淬,不计遍数,以易碎为度)四两 桂心三两(不见火)

【用法】上为细末,炼蜜为丸,如小豆大。三岁至五岁儿,每服五七丸,温米饮送下,一日三次。

【主治】小儿因泻利,及冷搏积久,脱肛下出,不能返收,肠中疼而不得入。

44535 龟头散(《圣惠》卷九十二)

【组成】龟头一枚(枯头者,涂酥,炙令黄焦) 卷柏一两 龙骨一两

【用法】上为细散。每次一钱,敷上,挼按纳之。

【主治】小儿大肠虚冷,久脱肛。

44536 龟头散(《圣惠》卷九十三)

【组成】龟头一枚(枯者,炙令焦黄) 龙骨一两

【用法】上为细散。干贴一钱,于脱肛上挼按纳之。

【主治】小儿久痢,脱肛不入。

44537 龟头散(《卫生总微》卷十五)

【组成】龟头一枚(烧灰)

【用法】上为末。每服半钱,新汲水调下。

【主治】小儿尸疰瘰瘵,时发寒热。

44538 龟肉丸(《宋氏女科秘书》)

【组成】川芎二两 当归二两 白芍二两(火煨) 紫苏八钱(去梗) 人参六钱 砂仁二两 花椒二两(取半为末) 艾叶二两(醋炙,焙干) 香附(酒便浸) 白术二两(麸炒) 陈皮二两(去白) 熟地二两(酒浸,杵膏) 干姜五钱(炒) 五味三钱(去梗)

【用法】用黄皮龟肉一斤八两,汤泡去皮,连爪,用好醋酒各一碗,漠烂如泥,焙干,和前药为末,将大枣煮烂,入生姜同煮,去皮核,去姜杵膏,和地黄膏为丸,如梧桐子大。每服七八十丸,或米饮或温酒送下。

【主治】瘦怯妇人虚寒者。

44539 龟肉臛(《圣济总录》卷一九〇)

【组成】龟肉(洗,切)三两 羊肉(洗,切)三两 麇肉(洗,切)三两

【用法】上药以水不拘多少,加五味,煮作臛食之。

【主治】产后乳汁不下。

44540 龟壳散

《医学入门》卷八。为《得效》卷十四"加味芎归汤"之异名。见该条。

44541 龟豕膏(《辨证录》卷七)

【组成】杀猪心内之血一两 龟版膏二两 五味子二钱(为末)

【用法】先将龟版融化,后入猪心血,再入五味子末,调化膏,切片,含化。

【主治】胃气盛而每次饮食之时,头项至面与颈脖之间大汗淋漓,身又无恙。

44542 龟苓膏(《成方制剂》14册)

【组成】甘草 龟 火麻仁 金银花 绵茵陈 生地黄 土茯苓

【用法】上制成膏剂,每瓶装300克。一次或分次服用,炖热或冰冻食用。

【功用】滋阴润躁,降火除烦,清利湿热,凉血解毒。

【主治】虚火烦躁,口舌生疮,津亏便秘,热淋白浊,赤白带下,皮肤瘙痒,疖肿疮肠。

44543 龟版丸(《妇科玉尺》卷一)

【组成】龟版(醋炙) 条芩 白芍 椿根皮各一两

黄柏(蜜炙)三钱

【用法】炼蜜为丸。淡醋汤送下。

【主治】妇人经水来而过多不止。

44544 龟版胶(《北京市中药成方选集》)

【组成】龟版一千六百两　陈皮十六两　甘草十六两　冰糖八十两　黄酒四十八两　阿胶二百四十两　香油二十四两

【用法】先将龟版浸泡七天,取出下锅煮之,和上药料浓缩成胶。装槽散热,凝固后再出槽,切成小块长方形。每服二至三钱,用黄酒炖化服之,或白开水亦可。

【功用】养血化瘀,滋阴退热。

【主治】阴虚蒸热,午后发烧,久嗽痰盛,妇女癥瘕血块。

44545 龟版散(《北京市中药成方选集》)

【组成】龟版(煅)二十两　黄连一两　红粉五钱　冰片一钱

【用法】上为细末,袋装重三钱。敷患处,或外贴硇砂膏。

【功用】化腐生肌,解毒止痛。

【主治】诸般疮疖,皮肤溃烂,破流脓水,浸淫不已,久不收口。

44546 龟柏丸(方出《丹溪心法》卷二,名见《医学入门》卷七)

【异名】椿皮丸(《明医指掌》卷六)。

【组成】龟版二两　侧柏叶一两半　芍药一两半　椿根皮七钱半　升麻　香附各五钱

【用法】上为末,粥为丸。四物汤加白术、黄连、陈皮、甘草、生姜煎汤送下。

【主治】便血久而致虚,腰脚软痛,及麻风疮疡见血。

44547 龟背丸(《回春》卷七)

【组成】枳壳(麸炒)　防风(去芦)　独活　大黄(煨)　前胡(去芦)　当归　麻黄(去节)各三钱

【用法】上为细末,面糊为丸,如黍米大。每服十五六丸,食后以米饮送下。仍灸肺俞穴、心俞穴、膈俞穴,六处穴各灸小麦大三壮。

【主治】小儿龟背。

44548 龟背丸(《外科传薪集》)

【组成】儿茶一钱　阿魏二钱　乳香五分　没药五分　肉桂二分　冰片一分

【用法】上为细末,用猪尿为丸。贴脊骨突处。

【主治】小儿龟背。

44549 龟背散(《永类钤方》卷二十一)

【异名】龟胸丸(《婴童百问》卷五)。

【组成】大黄三分(炒)　天门冬(去心,焙)　百合　杏仁(去皮尖,炒)　木通　桑白皮(蜜炙)　甜葶苈(隔纸炒)　朴消(制)　枳壳各等分

【用法】为大蜜丸。食后温汤化下。

【主治】儿生不能护背,客风入脊;或坐早伛偻背高,肺受热气胀满;或乳母食五辛,饮热伤肺而致龟胸、龟背。

【备考】本方方名,据剂型,当作"龟背丸"。

44550 龟首丸

《齐氏医案》卷二。为原书同卷"龟首种子丸"之异名。见该条。

44551 龟胸丸(方出《丹溪心法》卷五,名见《医部全录》卷四一六)

【组成】苍术　酒柏　酒芍药　陈皮　防风　威灵仙　山楂　当归

【主治】小儿龟胸。

【加减】痢后,加生地。

【备考】《医部全录》本方用法:上为末,炼蜜为丸。食后温水送下。

44552 龟胸丸

《婴童百问》卷五。为《永类钤方》卷二十一"龟背散"之异名。见该条。

44553 龟胸丸(《回春》卷七)

【组成】川大黄(煨)六钱　天门冬(去心)　百合　杏仁(去皮尖,麸炒)　木通(去节)　枳壳(麸炒)　桑白皮(蜜炙)　甜葶苈(隔纸炒)　软石膏各一钱

【用法】上为细末,炼蜜为丸,如绿豆大。每服五丸,食后、临卧以温水化下。仍宜灸两乳前各一寸半,上两行三骨间,六处各灸三壮。春夏从下灸起,秋冬从上灸起,依法灸之。

【主治】小儿龟胸,高如覆掌。

44554 龟胸丸(《张氏医通》卷十五)

【组成】大黄(酒煨)　麻黄(去节)　百合　桑皮(姜汁炒)　木通　枳壳　甜葶苈(微炒)　杏仁(炒黑)　芒消各等分

【用法】上为细末,以杏仁、芒消同研如脂,炼蜜为丸,如芡实大。每服一丸,葱白汤化下。

【主治】龟胸高起。

44555 龟蛇酒(《成方制剂》18册)

【组成】川芎　大枣　当归　党参　杜仲　枸杞子　黄芪　牛膝　肉桂　桑寄生　锁阳　乌龟　乌梢蛇　眼镜蛇　银环蛇

【用法】上制成酒剂。口服,适量。

【功用】滋阴补肾,益气活血,舒筋通络,祛风除湿。

【主治】老年体弱,头昏眼花,腰膝酸软,阳痿尿频,四肢麻木,关节酸痛。

44556 龟蛇散(《幼科金针》卷下)

【组成】败龟版五钱(头足在甲内者佳,果自坏者也)　雄蛇壳一钱(在墙屋及树上者为雄)　大麦灰五钱　老榆树皮五钱

【用法】上为细末。先用紫草润肌膏涂之,次以此方干掺;如无润肌膏,竟用麻油调敷。

【主治】火烫伤异常疼痛,发泡腐烂。

44557 龟鹿饮(《辨证录》卷八)

【组成】熟地二两　山茱萸一两　金钗石斛　牛膝　虎骨　龟膏　杜仲各三钱　山药　鹿角胶　菟丝子　白术各五钱

【用法】水煎服。

【功用】补肾精。

【主治】立而行房,伤骨耗髓,两足无力,面黄体瘦,口臭肢热,盗汗骨蒸。

44558 龟鹿胶

《全国中药成药处方集》(北京方)。为《北京市中药成

方选集》"龟鹿二仙胶"之异名。见该条。

44559 龟龄丸(《北京市中药成方选集》)

【组成】人参(去芦)四两　茴香炭六钱　肉桂(去粗皮)四钱　草薢六钱　硫黄(炙)五钱　鹿茸(去毛)八钱　茯苓八钱　苁蓉(炙)八钱　当归炭六钱　龟版(炙)四钱　杞子六钱　川椒炭八钱　黄耆二两　麻雀脑五十个

【用法】上为细末,冷开水为小丸,每十六两丸药用朱砂三两为衣,闯亮。每服一钱,温开水送下。

【功用】暖肾散寒,益气壮阳。

【主治】气血亏损,肾寒精冷,肚腹疼痛,腰膝无力。

44560 龟龄集(《何氏济生论》卷七)

【异名】鹤龄丹(《年氏集验良方》卷二)。

【组成】振山威(即茄茸)一两五钱(砂罐内煮一昼夜,取出,埋土中一宿,晒干为末)　水陆使者(即穿山甲)一两(火酒煮软,酥油搽,炙黄色,为末)　金笋(即熟地)六钱(酒内浸一宿,瓦焙)　玉枝八钱(即生地,人乳浸一宿,晒干)　阴飞郎(即石燕子,坚固者)一对(好酒浸一宿,烧红,投姜汁内浸透)　劈天龙(即苁蓉,酒浸一宿,麸炒为末)九钱　九阳公(即附子,重一两四五钱者为佳,蜜水浸三炷香,白水煮三炷香,焙干为末)三钱　昆山雪(即雀脑,要雄者)十枚(加白硫一分,搅匀摊纸上,晒,为末)　赤羽娘(即红蜻蜓)十对(五月五日取,去翅足)　重阳英(即白菊花,九月九日取,酒浸一宿,为末)一钱五分　寿春紫(即锁阳,黑而实,酒浸一宿,新瓦焙,为末)四钱　宿砂蜜(即砂仁,去皮,为末)四钱　海上主人(即甘草,炙老黄色)三钱　太乙丹(此药无考。用枸杞子,蜜酒浸,晒;为末)五钱　朝云兽(即海马)一对(酥油入铜锅内煎黄色,为末)　补骨先生(即故纸,米泔浸)四钱　乾坤髓(即辰砂,荞麦面色,煨,去面,研)二钱五分　旱珍珠(即白凤仙子,八月半取井水浸一宿)二钱五分　通天柱杖(即牛膝,酒浸一宿,焙)四钱　飞仙四钱(即紫梢花,酒浸一宿,瓦上隔纸焙)　先登(即青盐,河水略洗)四钱　吐蕃丝(即细辛,醋浸一宿,晒)一钱　仙人仗(即地骨皮,蜜水浸一宿,晒)四钱　玉丝皮(即杜仲,麸炒去丝,童便浸一宿)二钱　风流带(即淫羊藿,人乳拌炒)三钱　王孙草(即当归,酒浸一宿,焙)五钱　如字香(即小丁香,花椒水煮一炷香)二钱五分　云门令使(即天门冬,酒浸半日,焙)八钱

【用法】上为极细末,通和一处,装瓷罐内,沙泥封口,重汤煮三炷香,取出,开口露一宿,捏作一块,入金盒内,如无金,以银代之,重十六两,盐泥封口,外用纸筋泥再封包成圆球,晒干,用铁鼎罐一个,将球入中间以铁线十字拴紧,悬于罐中,将黑铅化开,倾入鼎内,以满为率,冷定,再用一缸,贮桑柴灰半缸,安罐在中,以半截埋灰内,其上半截旁以炭垫烧着,每辰、戌二时换炭垫一次,炭垫用炭屑碾细如粉,和熟红枣肉同打,重一两六钱,长五寸,再用水一碗,不时向鼎内滴水,以声为验,如有声而水即干,则火逼略远指许,如无声而水不干,则火逼略近指许,如法制三十五日足,可将铅打开,倾盒于地冷定,开盒,其药必紫黑色,清香扑鼻,须入瓷罐收贮,蜡封口,勿泄气。每服五厘,渐加至二三分,置手心内舐入口,黄酒送下。浑身燥热,百窍通畅,丹田微痒,痿阳立兴。

【功用】益精神虚,坚齿黑发,明目。

【主治】❶《何氏济生论》:阳痿泄遗,不育。❷《集验良方》:命门火衰,精寒肾冷,久无子嗣,五劳七伤。

【备考】《集验良方》有人参无生地。

44561 龟龄集(《北京市中药成方选集》)

【组成】黄毛鹿茸(去毛)二两　补骨脂(黄酒制)三钱　石燕(鲜姜炙)四钱　急性子(水煮)二钱五分　细辛(醋炙)一钱五分　生地八钱　杜仲炭二钱　青盐四钱　丁香(用生川椒二分炒,去川椒)二钱五分　蚕蛾(去足翅)二钱　蜻蜓(去足翅)四钱　熟地六钱　苁蓉(酒制)九钱　地骨皮(蜜炙)四钱　附子(炙)五钱　天冬(用黄酒一钱炙)三钱　山参(去芦)一两　甘草(炙)一钱　山甲(炒珠)八钱　枸杞子三钱(一钱蜜炙)　淫羊藿(羊油制)二钱　锁阳三钱　牛膝(用黄酒三钱制)四钱　砂仁四钱　麻雀脑三钱　菟丝子(用黄酒二钱制)三钱　对海马(用苏合油三钱制)九钱　硫黄三分　镜面砂二钱五分

【用法】将麻雀脑、硫黄二味装入猪大肠内,用清水煮之,煮至麻雀脑和硫黄溶合一起时倒出,去猪大肠,晒干,再合以上药为粗末,装入银桶内蒸之。蒸至三尽夜,将药倒出,凉干装瓶,每瓶装一钱。每服一钱,温开水送下。

【功用】滋阴补肾,助阳添精。

【主治】❶《北京市中药成方选集》:肾亏气虚,精神衰弱,阳痿不兴,阴寒腹痛。❷《全国中药成药处方集》(天津方):阳虚气弱,盗汗遗精,筋骨无力,行步艰难,头昏眼花,神经衰弱,妇女气虚血寒,赤白带下。

【宜忌】忌生冷。

【临床报道】❶ 滑胎:《新中医》[1983,(10):32]丁某,女,38 岁。经后三日少腹冷痛下坠,历十年余,屡妊屡堕。缘禀赋素弱,妊二月,强力持重,以致坠胎,始而汛水递少,紫黑质薄,经期少腹间有冷痛,血去痛不蠲反益甚,痛时气力全无,腰膝掣痛,四末不温,须以红糖水冲服肉桂末尚可缓解,前已滑四胎。舌淡,苔薄白,脉沉而细。良由肾虚阳衰,冲任虚损,寒滞血脉,精血亏少,龟龄集以黄酒三钟冲服,腹痛止。继之日服二分,以盐水送服。至四月,已孕,未再坠胎,后生男孩。现生两男。❷ 白崩:《新中医》[1983,(10):33]师某某,女,47 岁。白带终日不止,已一载余,近半月,白带如崩,站立即觉滑脱而下,脐腹冷痛,头脑空痛,腰酸痛如折。医予抗菌素,更甚,投桂枝茯苓丸、完带汤乏效。余望其舌淡苔白,闻其语声低微,带下清稀,脉沉微涩,尺部尤甚,知其白物下多已久,脾肾阳虚,气血日衰,任脉不固,带脉失约故也。遂用龟龄集,日服一瓶,分两次以淡盐水送服。连服两日,白带大减,脐腹冷痛若失,腰可俯仰。继日服两次,每服二分,未八日,带止而病愈。❸ 不孕:《新中医》[1983,(10):30]董某某,女,25 岁。月经 17 岁初潮,经后少腹隐痛而冷,时觉畏寒,腰酸头晕,带下清稀,大便常薄,已婚四载,迄今未育,终年求治,服药不可以计。诊断为子宫发育不全,略后倾,慢性盆腔炎。舌淡,苔薄,脉沉细而弱。脉证合参,盖下焦阳气素亏,月汛虽已初潮,然肾气未盛,天癸仍衰,精亏血少,血海空虚,胞宫失去温养。令于经后服龟龄集,日二分,以淡盐水送下,服半月即止,服至八月,经未行,经检查,已受孕矣。次年六月,生一女孩。

【现代研究】龟龄集对性机能、核酸、蛋白质代谢及肝功能的影响:《中药通报》[1985,(5):42]药理研究结果表

明，龟龄集可使未成年正常雄性小鼠的前列腺 - 贮精囊、提肛肌 - 海绵球肌和睾丸重量增加（$P<0.05\sim0.01$），而对去势的成年雄性小鼠的前列腺 - 贮精囊和提肛肌 - 海绵球肌的重量无影响；能增加正常小鼠及四氯化碳中毒后小鼠肝脏内蛋白质含量（$P<0.01\sim0.001$），并能抑制中毒后小鼠血清谷丙转氨酶的升高（$P<0.001$）；血球凝集实验表明能刺激小鼠血清特异性抗体的生成（$P<0.01\sim0.001$），能延长小鼠游泳时间（$P<0.05$）。认为龟龄集似有促性激素样作用、强壮作用、保肝作用及对机体的免疫功能的刺激作用。

44562 龟蜡丹（《梅氏验方新编》卷七）

【组成】血龟版一大个　白蜡一两

【用法】将龟版安置炉上烘热，将白蜡渐渐掺上，掺完，版自炙枯，即移下退火气，为细末。每服三钱，黄酒调下，一日三次，以醉为度。服后必卧得大汗一身，其病必愈。

【主治】一切无名肿毒，对口疔疮，发背流注，无论初起将溃已溃者。

44563 龟樗丸（《医学入门》卷七）

【组成】龟版一两　樗白皮　苍术　滑石各五钱　白芍　香附各四钱

【用法】上为末。粥为丸服。

【主治】湿痰腰痛。

【加减】大便泄，加苍术、威灵仙；腔子里气，加木香。

44564 龟蛎神膏（《辨证录》卷二）

【组成】人参　黄耆各一两　麦冬五钱　北五味　蜀漆各一钱　肉桂二钱　牡蛎　龟膏各三钱

【用法】水煎服。

【主治】气虚亡阳，一时猝倒，状似中风，自汗不止，懒于语言。

44565 龟鹿二胶

《全国中药成药处方集》（沈阳方）。为《医便》卷一"龟鹿二仙胶"之异名。见该条。

44566 龟甲养阴片（《成方制剂》8册）

【组成】鳖甲　车前子　丹参　当归　地黄　茯苓　覆盆子　狗脊　枸杞子　龟甲　龙骨　牡丹皮　牡蛎　牛膝　女贞子　桑椹　山药　山楂　石决明　熟地黄　菟丝子　五味子　泽泻　珍珠母　制何首乌　紫贝齿

【用法】上制成片剂。口服，一次 8~10 片，每日 3 次。

【功用】养阴软坚，滋补肝肾。

【主治】动脉硬化，阴虚腰痛，胁痛，头晕耳鸣，五心烦热，冠心病等症。

44567 龟柏地黄汤（《重订通俗伤寒论》）

【组成】生龟版四钱（杵）　生白芍三钱　大熟地五钱（砂仁三分拌捣）　生川柏六分（醋炒）　粉丹皮一钱半　黄肉一钱　淮山药三钱（杵）　辰茯神三钱　青盐陈皮八分

【功用】清肝益肾，潜阳育阴。

【宜忌】此唯胃气尚强，能运药力者，始为合宜，若胃气已弱者，必先养胃健中，复其胃气为首要，此方亦勿轻投。

【方论选录】肝阳有余者，必须介类以潜之，酸苦以泄之，故以龟版、醋柏介潜酸泄为君，阳盛者阴必亏，肝阴不足者，必得肾水以滋之，辛凉以疏之，故臣以熟地、黄肉，酸甘化阴，丹、芍辛润疏肝，一则滋其络血之枯，则阳亢者渐伏，一则逐其条畅之性，则络郁者亦舒；但肝强者脾必弱，肾亏

者心多虚，故又佐以山药培补脾阴，茯神交济心肾，使以青盐陈皮咸降辛润，疏畅胃气以运药。

44568 龟柏姜栀丸（《医学入门》卷八）

【组成】龟版三两　黄柏一两　干姜（炒）一钱　栀子二钱半

【用法】上为末，酒糊为丸。白汤送下。

【主治】赤白带下，或时腹痛。

44569 龟首种子丸（《齐氏医案》卷二）

【异名】龟首丸。

【组成】大龟首一个（醋炙）　大生地四两　山萸肉二两　怀山药二两　白茯苓二两（乳蒸）　粉丹皮一两　光泽泻　肉苁蓉（酒洗焙干）　真锁阳（醋炙）各一两

【用法】炼蜜为丸，如梧桐子大。以酒送下。

【主治】男子无子。

【临床报道】男子无子：知府杨迦怿，年五十，尚未生子，与之龟首丸，调理数月，步履轻健，精神康壮，如夫人有喜矣。明年壬申，降生一子，又明年，又生一子，骨秀神清，均甚壮美。

44570 龟鹿二仙丸

《全国中药成药处方集》（福州方）。即《医便》卷一"龟鹿二仙胶"改为丸剂。见该条。

44571 龟鹿二仙胶（《医便》卷一）

【异名】龟鹿二仙膏（《摄生秘剖》卷四）、二仙胶（《杂病源流犀烛》卷八）、龟鹿二胶（《全国中药成药处方集》沈阳方）。

【组成】鹿角（用新鲜麋鹿杀角，解的不用，马鹿角不用；去角脑梢骨二寸绝断，劈开，净）十斤　龟版（去弦，洗净）五斤（捶碎）　人参十五两　枸杞子三十两

【用法】前三味袋盛，放长流水内浸三日，用铅坛一只，如无铅坛，底下放铅一大片亦可，将角并版放入坛内，用水浸高三五寸，黄蜡三两封口，放大锅内，桑柴火煮七昼夜，煮时坛内一日添热水一次，勿令沸起，锅内一日夜添水五次；候角酥取出，洗，滤净取滓，其滓即鹿角霜、龟版霜也。将清汁另放，外用人参、枸杞子用铜锅以水三十六碗，熬至药面无水，以新布绞取清汁，将滓石臼水捶捣细，用水二十四碗又熬如前，又滤又捣又熬，如此三次，以滓无味为度。将前龟、鹿汁并参、杞汁和锅内，文火熬至滴水成珠不散，乃成胶也。候至初十日起，日晒夜露至十七日，七日夜满，采日精月华之气，如本月阴雨缺几日，下月补晒如数，放阴凉处风干。每服初一钱五分，十日加五分，加至三钱止，空心酒化下。常服乃可。

【功用】补气血，生精髓，延龄育子。

❶《医便》：延龄育子。❷《增补内经拾遗》：坚筋壮骨，填精补髓。❸《摄生秘剖》：大补精髓，益气养神。❹《医方集解》：补气血。

【主治】❶《医便》：男妇真元虚损，久不孕育；男子酒色过度，消铄真阴，妇人七情伤损血气，诸虚百损，五劳七伤。❷《医方考》：精极，梦泄遗精，瘦削少气，目视不明。

【方论选录】❶《医方考》：龟、鹿禀阴气之最完者，其角与版，又其身聚之最胜者，故取其胶以补阴精，用血气之属剂而补之，所谓补以其类也；人参善于固气，气固则精不遗；枸杞善于滋阴，阴滋则火不泄。此药行，则精日生，气

七画

龟

517

（总3247）

日壮,神日旺矣。❷《增补内经拾遗》:龟也,鹿也,皆世间有寿之物,故称之曰二仙。龟、鹿禀阴之最完者,龟取板,鹿取角,其精锐之气,尽在于是矣。胶,黏膏也。❸《医方集解》:此足少阴药也。龟为介虫之长,得阴气最全;鹿角遇夏至即解,禀纯阳之性,且不两月,长至一二十斤,骨至速生无过于此者,故能峻补气血;两者皆用血以补气血,所谓补之以其类也。人参大补元气,枸杞滋阴助阳,此血气阴阳交补之剂,气足则精固不遗,血足则视听明了,久服可以益寿,岂第已疾而已哉。李时珍曰:龟、鹿皆灵而有寿。龟首常藏向腹,能通任脉,故取其甲以补心、补肾、补血,皆以养阴也;鹿鼻常反向尾,能通督脉,故取其角以补命、补精、补气,皆以养阳也。

【备考】按:《全国中药成药处方集》(福州方)将本方改为丸剂,名"龟鹿二仙丸"。

44572 龟鹿二仙胶(《北京市中药成方选集》)

【异名】龟鹿胶(《全国中药成药处方集》北京方)。

【组成】鹿角八百两 龟版八百两 冰糖八十两 黄酒四十八两 香油二十四两

【用法】上先将鹿角锯成三四寸段,浸泡四天取出,另将龟版浸泡七天,换清水刷洗,取出,连同糖、酒煎制成胶后,装槽散热凝固,出槽切成小块长方形,每服二至三钱,黄酒炖化服之;或白开水亦可。

【功用】补气补血,强壮身体。

【主治】气虚血亏,骨蒸潮热,夜梦遗精,精神疲倦。

44573 龟鹿二仙膏(《摄生秘剖》卷四)

为《医便》卷一"龟鹿二仙胶"之异名。见该条。

44574 龟鹿二仙膏(《证治宝鉴》卷三)

【组成】龟版胶 鹿角胶

【用法】合煎。

【主治】耳聋属精脱者。

44575 龟鹿二仙膏(《张氏医通》卷十三)

【组成】鹿角胶一斤 龟版胶半斤 枸杞六两 人参四两(另为细末) 桂圆肉六两

【用法】以杞、圆煎膏,炼白蜜收,先将二胶酒浸,烊杞、圆膏中,候化尽,入人参末,瓷罐收贮。每服五六钱,清晨醇酒调服。

【功用】《惠直堂方》:大补精髓,益气养神。

【主治】❶《张氏医通》:督任俱虚,精血不足。❷《惠直堂方》:虚损遗泄,瘦弱少气,目视不明。

44576 龟鹿二胶丸(《成方制剂》1册)

【组成】巴戟天 白芍 补骨脂 当归 杜仲 茯苓附子 枸杞子 龟甲胶 鹿角胶 麦冬 牡丹皮 芡实肉桂 山茱萸 芍药 熟地黄 五味子 续断 泽泻

【用法】上制成丸剂,水蜜丸每10粒重1克;大蜜丸每丸重9克;小蜜丸每10粒重5克。口服,水蜜丸一次6克,大蜜丸一次1丸,小蜜丸一次20粒,每日2次。

【功用】温补肾阳,填精益髓。

【主治】肾阳不足,精血亏虚,阳痿早泄,梦遗滑精,腰腿酸软,筋骨无力,眩晕耳鸣,眼目昏花,消渴尿多,神疲羸瘦,肢冷畏寒。

44577 龟鹿宁神丸(《成方制剂》5册)

【组成】龟甲胶61克 鹿角胶61克 酸枣仁(炒)123克 远志(制)31克 茯苓184克 熟地黄737克 当归92克 川芎(酒制)123克 黄芪(炙)184克 党参184克 白芍92克 丹参123克 白术184克 砂仁92克 山药491克 芡实491克 甘草(炙)123克

【用法】上制成丸剂,大蜜丸每丸重5.6克。口服,一次1丸,每日2次。

【功用】健脾益气,补血养心。

【主治】惊悸失眠,精神恍惚,目眩耳鸣。

44578 龟鹿补冲汤(《中医妇科治疗学》)

【组成】党参一两 黄耆六钱 龟版四钱 鹿角胶三钱 乌贼骨一两

【用法】水煎温服。

【功用】补气固冲。

【主治】劳伤冲任之崩漏,骤然下血,先红后淡,面色苍白,气短神疲,舌淡苔薄,脉大而虚。

【加减】腹痛,加广三七五分至一钱。

44579 龟鹿补肾丸(《成方制剂》1册)

【组成】陈皮 覆盆子 甘草 狗脊 龟甲胶 何首乌 黄芪 金樱子 鹿角胶 山药 熟地黄 酸枣仁 锁阳 菟丝子 续断 淫羊藿

【用法】上制成丸剂,大蜜丸每丸重6克或12克。口服,水蜜丸一次4.5~9克,大蜜丸一次6~12克,每日2次。

【功用】壮筋骨,益气血,补肾壮阳。

【主治】身体虚弱,精神疲乏,腰腿酸软,头晕目眩,肾亏精冷,性欲减退,夜多小便,健忘失眠。

【备考】本方改为胶囊剂,名"龟鹿补肾胶囊"(见原书17册);改为口服液剂,名"龟鹿补肾口服液"(见原书18册)。

44580 龟鹿固本丸(《全国中药成药处方集》沙市方)

【组成】熟地二两 莲米四两 丹皮一两五钱 枣皮二两 淮药一两 川牛膝 当归各二两 远志一两 枸杞二两 泽泻一两 白芍二两 甘草 鹿胶各一两 龟胶二两

【用法】上为细末,用金钗石斛四两煎水,炼蜜为丸。每服三钱,淡盐开水送下,一日二次。

【功用】补养精血,固精益肾。

【宜忌】湿热体质而精不虚者忌服。

44581 龟鹿桂枝汤(《女科证治约旨》卷二引曹仁伯方)

【组成】龟腹版 鹿角霜 紫石英 当归身 杜仲莲须 桂枝 白芍 甘草 生姜 大枣

【主治】带下虚寒。

44582 龟鹿滋肾丸(《北京市中药成方选集》)

【组成】熟地八两 茯苓四两 阳春砂六钱 苁蓉(炙)二两 补骨脂(炙)一两 菟丝子一两 泽泻三两 当归五两 白术(炒)三两 远志肉(炙)一两 杞子四两 覆盆子三两 芡实(炒)四两 山药四两 莲子肉五两 丹皮三两 山黄肉(炙)三两 牛膝二两 杜仲炭四两 枣仁(炒)二两 人参(去芦)八两 鹿茸(去毛)三两 龟版胶三两 鹿角胶三两

【用法】上为细末,炼蜜为小丸。每服二钱,温开水送下,一日二次。

【功用】滋阴补肾,添精益髓。

【主治】肾气虚弱,阳痿精冷,夜寐多梦,遗精盗汗。

44583 龟鳖化痞丸

《全国中药成药处方集》(沙市方)。为原书"化积丸"之异名。见该条。

44584 龟芪参口服液(《成方制剂》17册)

【组成】丹参 枸杞子 龟甲胶 黄芪 鹿茸 牛膝 人参 桑寄生 山药 熟地黄 菟丝子 五味子

【用法】上制成口服液,每支10毫升。口服,一次10毫升,每日2次。

【功用】滋补阴阳。

【主治】发育不良,久病体重,乏力,失眠等症。

44585 龟鹿补肾口服液

《成方制剂》18册,即原书1册"龟鹿补肾丸"改为口服液剂。

44586 龟鹿补肾胶囊

《成方制剂》17册,即原书1册"龟鹿补肾丸"改为胶囊剂。

44587 龟台王母四童散

《遵生八笺》卷四。为《医心方》卷二十六引《大清经》"西王母四童散"之异名。见该条。

免

44588 免怀汤(《济阴纲目》卷十四)

【异名】免怀散(《金鉴》卷四十九)。

【组成】当归尾 赤芍药 红花(酒浸) 牛膝(酒浸)各五钱

【用法】上剉。水煎服。

【功用】通月经以摘乳。

【主治】《金鉴》:产后乳汁暴涌不止,食少,欲回其乳者。

【备考】通其月经,则乳汁不行。

44589 免怀散

《金鉴》卷四十九。为《济阴纲目》卷十四"免怀汤"之异名。见该条。

条

44590 条风散(《医统》卷六十一)

【组成】黄连(去毛净) 蔓荆子各半两 五倍子三钱

【用法】上剉。分三服,新水煎滤清汁以洗沃。

【主治】风毒攻眼,赤肿痒痛。

44591 条芩藕节汤(《医学探骊集》卷四)

【组成】条黄芩一两 藕节炭一两 栀子四钱 桂枝二钱 芥穗炭六钱

【用法】酒、水各半煎服。

【主治】血络中积有炭气,泽溢于一身,炭气积久成热,不能安于血络,遂由齿根达齿缝,致齿缝沁血,随唾而出,昼夜不止。

【方论选录】此方以条芩为君,专能清血中之热,以藕节炭、芥穗炭为佐,能去瘀生新,用栀子凉其心肾,桂枝通行经络,加元酒一半煎之,使其身见微汗,则炭气随汗可解矣。

灸

44592 灸疮膏(《惠直堂方》卷四)

【组成】当归 川芎 芍药 白芷各二两 细辛 头发各一两

【用法】上药用真麻油一斤半浸三日,熬枯去滓,入铅粉十二两收成膏。摊贴。

【主治】灸疮。

迎

44593 迎风丹(《医方类聚》卷二十三引《经验秘方》)

【异名】追风丹(《瑞竹堂方·补遗》)、追风丸(《寿世保元》卷九)。

【组成】苍术 何首乌 荆芥穗 苦参各等分

【用法】上为细末,好肥皂角三斤(去皮弦)于瓷器内熬为膏为丸,如梧桐子大。每服三五十丸,空心酒、茶任下。

【主治】白癜风。

【宜忌】忌一切动风之物。

44594 迎春汤(《石室秘录》卷四)

【组成】人参一钱 黄耆一钱 当归二钱 白芍二钱 陈皮五分 甘草一钱 六曲五分

【用法】水煎服。

【功用】疏泄理气。

【备考】春季用。

44595 迎春散(《治疹全书》卷下)

【组成】辛夷花五钱 麝香五分

【用法】上为末。用葱头蘸末塞鼻内,日易数次。

【主治】痘疹后鼻有余邪闭塞,不能安卧。

44596 迎气防风汤(《寿世保元》卷五)

【组成】防风 羌活 陈皮 人参 甘草各五分 藁本 青皮各三分 白豆蔻 黄柏各二分 升麻四分 柴胡 黄耆(蜜水炒)各一钱

【用法】上剉一剂。水煎,食后温服。

【功用】泻风热。

【主治】风热乘肺,肺气郁甚,肩背痛,汗出,小便数而少。

【宜忌】面白脱色气短者不可服。

弃

44597 弃杖散(《中西医结合治疗骨与关节损伤》)

【组成】当归尾 姜黄 紫荆皮各四两 细辛 大黄 生川乌 皂角 肉桂 透骨草 丁香 白芷 红花各二两

【用法】上为细末,以蜂蜜或凡士林调成软膏。外敷伤处,每三至五天换药一次。

【功用】行瘀活血。

【主治】各种损伤,作肿作痛,以及骨、关节损伤初期之瘀血凝滞。

辛

44598 辛乌散(《玉钥》卷上)

【异名】角药。

【组成】赤芍梢一两 草乌一两 桔梗五钱 荆芥穗

五钱　甘草五钱　柴胡三钱　赤小豆六钱　连翘五钱　细辛五钱　紫荆皮一两　皂角五钱　小生地五钱

【用法】上药置日中晒燥,为细末,收入瓷瓶,勿令走气。临用以冷水调,噙口内;凡颈项及口外红肿,即以角药敷之;亦可用角药作洗药,以荆芥同煎水频频洗之,洗后仍调角药敷上。

【功用】祛风痰。

【主治】喉风。

【宜忌】诸药不宜见火。

【加减】痰涎极盛,加摩风膏浓汁四五匙;悬旗风,加南星末少许。

【备考】《卫生鸿宝》有茜草根、石菖蒲。

44599 辛术散（《鸡峰》卷十四）

【组成】苍术五两　陈橘皮　细辛　厚朴　缩砂仁　附子　桂　肉豆蔻　干姜各二两　丁香　甘草各一两

【用法】上为粗末。每服二钱,水一盏,加生姜三片,大枣一枚,同煎至六分,去滓,食前温服。

【主治】风湿寒湿,身疼自汗。

44600 辛芎散（《医统》卷四十三引《医林方》）

【组成】细辛　川芎　防风　桔梗　白术　羌活　桑白皮(炒)　薄荷叶各一两　甘草五分

【用法】水二盏,加生姜三片,煎八分,食后温服。

【主治】热痰壅塞,头目不清,语音不出。

44601 辛夷丸（《准绳·类方》卷八）

【组成】南星　半夏(各姜制)　苍术(米泔浸)　黄芩(酒炒)　辛夷　川芎　黄柏(炒焦)　滑石　牡蛎(煅)各等分

【用法】上为末,糊为丸。薄荷汤送下。

【主治】头风,鼻涕白色稠黏。

44602 辛夷汤（《鬼遗》卷三）

【组成】辛夷一升(去毛)　大枣三十枚　桂一尺　防风二分　白术　甘草一尺(炙)　生姜二分　泽兰一升(切)

【用法】上切。以水一斗,煮取三升,分温三服。

【主治】妇人妒乳。

【备考】方中白术用量原缺。

44603 辛夷汤（《御药院方》卷五）

【异名】辛夷散(《医钞类编》卷十二)。

【组成】辛夷(去毛)　甘菊花(去枝叉)　吴白芷　前胡(去芦头)　川芎　薄荷叶(去土)　石膏　白术　赤茯苓(去皮)　生干地黄　陈橘皮(去白)各一两　甘草(炙)二两

【用法】上为粗末。每服五钱,水一盏半,煎至一盏,去滓,食后温服,一日三次。

【主治】肺气不利,头目昏眩,鼻塞声重,咯咛稠粘。

44604 辛夷汤（《简明医彀》卷五）

【组成】辛夷　川芎　白芷　防风　羌活　荆芥　藁本　薄荷　木通各一两　细辛　升麻　甘草(炙)各三钱

【用法】上咬咀。每服五钱,水二盏,煎一盏,食远温服。

【主治】肺气不利,头目昏眩,鼻塞身重,鼻渊涕水。

44605 辛夷汤

《一盘珠》卷二。为《医方考》卷五"辛夷散"之异名。见该条。

44606 辛夷散（《济生》卷五）

【组成】辛夷仁　细辛(洗去土叶)　藁本(去芦)　升麻　川芎　木通　防风(去芦)　羌活(去芦)　甘草(炙)　白芷各等分

【用法】上为细末。每服二钱,食后茶清调服。

【主治】肺虚,风寒湿热之气加之,鼻内壅塞,涕出不已,或气息不通,或不闻香臭。

【备考】《得效》有苍耳子。

44607 辛夷散

《普济方》卷四〇四。为《得效》卷十一"木笔花散"之异名。见该条。

44608 辛夷散（《片玉心书》卷五）

【组成】辛夷仁五钱　苍耳子(炒)二钱半　香白芷一钱　薄荷叶五分　雅黄连一钱

【用法】上晒干为末。每服一钱,葱汤调下。

【主治】小儿胆移热于脑而成鼻渊,又名脑崩,流下唾涕,极其腥臭。

44609 辛夷散（《医方考》卷五）

【异名】辛夷汤(《一盘珠》卷二)。

【组成】辛夷　川芎　防风　木通(去节)　细辛(洗去土)　藁本　升麻　白芷　甘草各等分

【用法】上为末。每服三钱,茶清调下。

【主治】❶《医方考》:鼻生息肉,气息不通,香臭莫辨。❷《惠直堂方》:脑漏。

【方论选录】❶《医方考》:鼻者,气之窍,气清则鼻清,气热则鼻塞,热盛则塞盛,此息肉之所以生也。故治之宜清其气。是方也,辛夷、细辛、川芎、防风、藁本、升麻、白芷,皆轻清辛香之品也,可以清气,可以去热,可以疏邪,可以利窍;乃木通之性,可使通中,甘草之缓,可使泻热。❷《医方集解》:此手太阴足阳明药也。燥火内焚,风寒外束,血气壅滞,故鼻生息肉而窍窒不通也。辛夷、升麻、白芷辛温轻浮,能引胃中清气上行头脑,防风、藁本辛温雄壮,亦能上入巅顶,胜湿祛风,细辛散热破结,通精气而利九窍,芎䓖补肝润燥,散诸郁而助清阳,此皆利窍升清,散热除湿之药,木通通中,茶清寒苦,以下行泻火,甘草和中,又以缓其辛散也。

44610 辛夷散（《寿世保元》卷六）

【组成】辛夷花一钱　黄耆一钱　人参一钱五分　当归一钱　白芍二钱　川芎一钱　白芷一钱　细辛八分　黄芩(酒炒)一钱　甘草六分

【用法】上剉一剂。加灯心三十根,水煎,食远服。

【主治】脑漏,鼻中流出臭脓水。

44611 辛夷散（《济阳纲目》卷七十）

【组成】辛夷　南星　苍耳　黄芩(酒炒)　川芎各一钱

【用法】上剉,水煎服。

【主治】头风鼻塞。

44612 辛夷散

《仙拈集》卷二。为《济生》卷五"苍耳散"之异名。见该条。

44613 辛夷散（《名家方选》）

【组成】辛夷　大黄　川芎各二钱　荆芥　防风各三钱　甘草二钱

【用法】上为细末。温酒送下。

【功用】《古今名方》:清热祛风,通鼻窍,止头痛。

【主治】❶《名家方选》:诸毒气攻上部者。❷《古今名方》:过敏性鼻炎,慢性鼻炎,副鼻窦炎。

44614 辛夷散

《医钞类编》卷十二。为《御药院方》卷五"辛夷汤"之异名。见该条。

44615 辛夷散(《白喉全生集》)

【组成】辛夷二粒 桔梗 防风(去芦) 茯苓 僵蚕各三钱 前胡一钱五分 法夏(姜汁炒) 蝉退九只(去头翅足) 白芷 川芎各二钱 黄粟芽八分 薄荷五分 陈茶五钱 苍耳四分 木通 陈皮 粉草各一钱 生姜一片

【用法】水煎服。

【主治】白喉。

【加减】头面浮肿,去白芷,加白附;结胸痰鸣气促,去白芷,加旋覆花;小便赤涩,加茵陈、瞿麦、萹蓄;鼻孔出血或吐血,加白茅根、藕节、侧柏叶炭。

【方论选录】此方辛夷一派,皆驱风开窍以宣发于上,合二陈、生姜除痰去湿,以调和脾胃于中,陈茶能清头面之热,木通能平心肺之火,以降于下,黄粟芽尤解燥热之瘴气。

44616 辛夷膏(《圣济总录》卷一〇一)

【组成】辛夷一两 鹰屎白 杜若 细辛(去苗叶)各半两 白附子三分

【用法】上除鹰屎外,剉,以酒两盏浸一宿,别入羊髓五两,银石锅中以文火煎得所,去滓,将鹰屎研如粉,纳膏中搅匀,再以微火暖入盒中,每日三次,涂疮瘢上。

【主治】面上瘢痕。

【宜忌】避风。

44617 辛夷膏(《圣济总录》卷一一六)

【组成】辛夷一分 白芷三钱 藁本(去苗土) 甘草 当归各半两

【用法】上剉细,以清酒二盏,羊髓十两,银器内微火煎五七沸,倾入盒中澄凝。每取豆大许,纳鼻中,日夜各一次。

【主治】肺热鼻塞多涕,鼻中生疮。

44618 辛夷膏(《幼幼新书》卷三十三引张涣方)

【组成】辛夷叶一两(洗,焙干) 细辛 木通 香白芷 木香各半两(上为细末) 杏仁一分(汤浸,去皮尖,研)

【用法】上用羊髓、猪脂各二两,同诸药相和于石器中,慢火熬成膏,赤黄色,放冷。入脑、麝各一钱,拌匀。每用少许涂鼻中,若乳下婴儿,奶母吹着儿囟,鼻塞者,囟上涂。

【主治】❶《幼幼新书》引张涣方:小儿鼻塞病。❷《御药院方》:小儿鼻生息肉,窒塞不通,有时疼痛。

44619 辛夷膏(《杨氏家藏方》卷二十)

【组成】辛夷 川芎 香白芷 茵草 通草各一钱当归(洗焙) 细辛(去叶土) 肉桂(去粗皮)各半钱

【用法】上剉细,以酒浸渍一宿,酒不须多,次日以猪、羊髓及猪脂少许煎成油,入前件酒浸药,同煎令变色,却用绵滤去滓,盛瓷器内,每用一米许,滴入鼻内。

【主治】脑户受寒,浓涕结聚,关窍壅闭。

44620 辛夷膏

《普济方》卷五十六。为《圣惠》卷三十七"通鼻膏"之异名。见该条。

44621 辛夷膏(《嵩崖尊生》卷六)

【组成】羌活 防风 苍术 茯苓 猪苓 泽泻 茵陈 甘草 桑白 地骨

【用法】内服。

【主治】鼻内肉赘臭痛。

44622 辛豆汤(《医方类聚》卷七十三引《吴氏集验方》)

【组成】草乌 香白芷 细辛 附子皮 块子姜黄红豆 胡椒 香附子 良姜(薄切,略炒) 荜拨各二钱全蝎(瓦上焙)一个 蜂房一个 蜈蚣一条

【用法】上为末。入乳香、没药各少许擦,用盐漱吐;妇人以茴香四物汤煎,令温漱吐;蛀牙,以蝎丸药塞孔中。

【主治】牙疼。

44623 辛茸丸(《普济方》卷三三六引《孟诜方》)

【组成】嫩鹿茸(炮,去毛,酥涂炙)一两半 北细辛黄耆(蜜炙) 当归各二两 藁本头 京芍药 川白芷 牡丹皮 川芎 干姜(炮) 肉桂(去皮) 小黑豆(炒) 没药(另研) 防风 川椒(盐炒出汗,去盐)各一两

【用法】上为末,炼蜜为丸,如梧桐子大。每服四五十丸,空心、食前用温酒或淡醋汤送下。

【功用】去子宫风。

【主治】妇人子宫宿受风冷,致胎气不固,常有损堕。

44624 辛香散(《圣济总录》卷四十五)

【组成】细辛(去苗叶)半两 丁香一分

【用法】上为细散。每服二钱匕,煎柿蒂汤调下,不拘时候。

【主治】脾胃虚弱,呕哕寒痰,饮食不下。

44625 辛香散(《普济方》卷四十六)

【组成】细辛 丁香各等分

【用法】上为细末。揭入鼻中。

【主治】头风。

44626 辛香散(《外科集腋》卷八)

【组成】苍术 甘草 明矾 苦参 赤芍 羌活 独活 白芷 藿香 柏叶 当归 忍冬藤

【用法】煎汤洗之。

【主治】跌打损伤,患处生脓腐烂。

44627 辛香散(《伤科汇纂》卷七)

【组成】防风 荆芥 寄奴 独活 大茴 明矾 倍子 苦参 柏叶 当归 白芷 泽兰 细辛 银花 苍耳各少许

【用法】水煎,加盐一撮洗之。

【功用】接骨。

【主治】❶《伤科汇纂》:跌打损伤,溃烂。❷《梅氏验方新编》:肩髀骨脱臼。

【备考】《梅氏验方新编》有乳香、细茶,无大茴、细辛。

44628 辛润汤(《杂病源流犀烛》卷十七)

【组成】熟地 生地 升麻 红花 炙甘草 槟榔归身 桃仁

【主治】大肠风秘燥结。

【备考】《嵩崖尊生》本方用熟地、生地各一钱,升麻一钱,炙草,红花各六分,槟榔末五分,归身、桃仁各二钱。

44629 辛梗汤(《永类钤方》卷二十一引《简易》)

【组成】人参 干葛各三两 白术 茯苓 甘草(炙)

净细辛　桔梗(炒)各一两　柴胡　升麻各三分

【用法】上吹咀。每服二钱,水一盏,加生姜二片,薄荷三叶,水煎服。

【主治】感寒伤风,风热头痛,壮热,鼻涕,咳嗽有痰。

44630 辛散汤（《嵩崖尊生》卷十四）

【组成】川芎一钱半　当归三钱　干姜(略炒)四分　桃仁十个　炙草四分　白芷八分　姜黄　细辛各四分　葱头须五个

【主治】产后气血虚,阴阳不和,七日内外发热,头痛,胁痛。

【宜忌】不可发汗,勿作伤寒二阳症治。

【加减】虚,加人参。

【备考】《胎产心法》有羌活,无姜黄。

44631 辛芩颗粒（《中国药典》2010版）

【组成】细辛200克　黄芩200克　荆芥200克　防风200克　白芷200克　苍耳子200克　黄芪200克　白术200克　桂枝200克　石菖蒲200克

【用法】上制成颗粒剂,每袋装20克(无糖型每袋5克)。开水冲服,一次1袋,一日3次。

【功用】益气固表,祛风通窍。

【主治】肺气不足、风邪外袭所致的鼻痒、喷嚏、流清涕、易感冒;过敏性鼻炎见上述证候者。

44632 辛夷荆芥散（《明医指掌》卷八）

【组成】辛夷一钱　荆芥八分　黄芩(酒炒)八分　神曲(炒)七分　南星(姜制)　半夏八分(姜制)　苍术(米泔浸,炒)八分　白芷八分

【主治】❶《明医指掌》:鼻渊不止。❷《杂病源流犀烛》:好饮热炽,风邪相乘,而风与热交结不散,涕泪涎唾下不止。

44633 辛夷消风散（《杂病源流犀烛》卷七）

【组成】辛夷　黄芩　薄荷　甘菊　川芎　桔梗　防风　荆芥　甘草　生地　赤芍

【主治】肺经感受风寒,久而凝入脑户,太阳湿热,又为蒸郁,涕泪涎唾下不止;肺气不清,风热郁滞,息肉结如瘤子,渐至下垂,孔窍闭塞,气不得通。

44634 辛夷清肺汤

《喉症指南》卷四。为《外科正宗》卷四"辛夷清肺饮"之异名。见该条。

44635 辛夷清肺饮（《外科正宗》卷四）

【异名】辛夷清肺散(《观聚方要补》卷七)、辛夷清肺汤(《喉症指南》卷四)。

【组成】辛夷六分　黄芩　山栀　麦门冬　百合　石膏　知母各一钱　甘草五分　枇杷叶三片(去毛)　升麻三分

【用法】水二钟,煎八分,食后服。

【主治】肺热鼻内息肉,初如榴子,日后渐大,闭塞孔窍,气不宣通。

44636 辛夷清肺散

《观聚方要补》卷七。为《外科正宗》卷四"辛夷清肺饮"之异名。见该条。

44637 辛字化毒丸（《疮疡经验全书》卷十三）

【组成】白花蛇　羚羊角　白鲜皮各三钱　牛黄五分　钟乳粉　生生乳各一钱　川山甲　月月红　乳香　朱砂　雄黄各一钱五分　槐花二钱　神水七分　川贝母二钱　蜂房(炙,净末)一钱

【用法】上各为末,用神曲末五钱打稠糊为丸,如梧桐子大。另研朱砂为衣,每早空心服十三丸,每晚空心服九丸,人参汤送下;熟蜜汤亦可。

【主治】梅毒结于大肠肺经,为喉癣,多作痰唾,久则成天白蚁,渐蚀鼻梁低陷;或肌肤生癣,硬靥如钱,色红紫,褪过即成白点;或不生癣,竟成赤白癜风;或传他经,致生别病。

【宜忌】百日内勿使大劳大怒,顺时调理。

44638 辛前甘桔汤（《效验秘方·续集》张赞臣方）

【组成】辛夷花6克　青防风6克　嫩前胡9克　天花粉9克　薏苡仁12克　白桔梗4.5克　生甘草3克

【用法】水煎服,日一剂,早晚服。

【功用】疏风清热,通窍排脓。

【主治】鼻窦炎,症见鼻中常流浊涕,久则但流黄浊之物,如脓如髓,腥臭难闻,及嗅觉减退等。

【加减】气虚明显者加黄芪、白术,与原方之防风相配,即成"前胡玉屏风",使之补而不滞;鼻塞重者,可加细辛、藿香;分泌物清晰,可加杏仁、浙贝母;分泌物黄稠可加瓜蒌皮、冬瓜子;黏膜水肿甚者,可加茯苓、泽泻;黏膜红肿者可加赤芍、丹皮。此外,还可同时配合外治法"鼻渊散",适用于鼻渊常流黄黏浊涕,腥臭难闻。方由辛夷花30克,薄荷叶6克,飞滑石9克,月石(风化)9克,大梅片0.9克组成。共研细末,过筛后用。吹搐鼻内每日2~3次。

【方论选录】方中辛夷入肺经,善散风宣肺而通鼻窍,现代研究表明有收缩鼻黏膜的作用。配以防风加强祛风之力,无论风寒、风热均可适用。前胡辛苦微寒,降气化痰、开泄通窍,配桔梗,一开一降,祛痰排脓辛开苦泄。苡仁甘淡渗湿,有清肺排脓健脾之功,又能生津润燥。合花粉可加强消肿排脓作用而不伤正。生甘草泻火解毒,调和诸药,与桔梗相配即为甘桔汤,长于祛痰利咽,兼治鼻、咽之疾患。全方药性平和,通调兼施,宜于慢性病者长服。

44639 辛润理肺汤（《效验秘方·续集》丁光迪方）

【组成】带节麻黄4克　带皮杏仁(去尖)10克　炙甘草6克　桔梗5克　佛耳草(包)10克　橘红5克　当归10克　炮姜4克　生姜一片

【用法】每日一剂,用适量水将药浸泡30分钟,然后煎煮30分钟,每剂煎两次,将两次煎出的药液混合。分两次温服。

【功用】辛温润肠,宣肺止咳。

【主治】凉燥束肺,气逆干咳。干咳无痰,喉中燥痒,痒甚咳甚,晨晚为剧,甚时咳则遗尿,胸部隐痛,咳声嘶急,或加咯血。舌净苔薄有津,脉细或弦。

【加减】如喉中燥痒,频咳不止者,为凉燥郁闭清窍,宜加炒荆芥5克,枇杷叶10克;如咳而遗尿,为肺气失于收敛,宜加五味子3克;如咳引胸痛,是肺气闭郁,宜加广郁金10克,桃仁泥5克;如兼见咳血者,非火为患,乃频繁咳嗽,震伤络脉,宜加荆芥炭5克,广郁金10克;由干咳变为咳而有痰,为病情好转之兆,是肺气畅达,驱邪外出的表现,不必加

药,若痰多者,可加姜半夏 5 克。病情好转,应逐渐减少辛散之品。

【方论选录】本方取麻黄、杏仁、桔梗、橘红、生姜、散寒宣肺利咽;甘草、炮姜温肾益气布津;当归、佛耳草(即鼠曲草)辛温利肺,甘润下气,尤其当归,味辛性温,富含油性,最善温润,理肺止咳,乃方中要药。

44640 辛凉双解散(《秋温证治》)

【组成】鲜生地黄三钱(入豆豉一钱半,捣) 连翘 焦栀子各三钱 栝楼皮 桑叶各一钱五分 鲜芦笋一两 郁金二钱 鲜竹叶十片

【用法】水煎服。

【主治】太阴秋温,服辛凉清解饮后,外邪已减,伏热外达,但热不寒,咳呛痰涎稠腻,喉部微痛,目赤多眵,舌绛无垢,烦渴胸闷,寐则自语,醒则神清。

【加减】鼻衄,加鲜茅根十支;热毒重,加鲜大青叶三钱,人中黄一钱五分或金汁一两。

44641 辛凉甘桔汤(《证因方论集要》卷四引汪蕴谷方)

【组成】甘草 桔梗 牛蒡 连翘 丹皮 当归 象贝

【主治】体实肿腮。

【方论选录】甘、桔以清风热,当归、丹皮分泄少阳、厥阴,连翘泻心热,牛蒡、大贝辛凉以散温邪。

44642 辛凉活瘀汤(《中医外伤科学》)

【组成】牛蒡子 薄荷 赤芍 泽兰叶 猬皮 桃仁 鱼腥草

【用法】水煎服。

【功用】辛凉解表,活瘀通络。

【主治】风热束表,滞于肌肤之荨麻疹。

44643 辛凉宣表汤(《喉科家训》卷二)

【组成】荆芥 防风 桑叶 薄荷 象贝 绿豆衣 山栀 连翘 生草 桔梗 淡竹

【用法】水煎服。

【主治】风热上壅,喉蛾痛痹,寒微热甚,头痛而眩,或汗多,或咳嗽,或目赤,或涕黄,舌白带黄,脉浮数。

【加减】痰滞,加枳壳、橘红;目赤,加杭菊、蒺藜;咳嗽,加杏仁、川贝;神昏痉厥,加钩藤、羚羊角。

44644 辛凉清解饮(《秋温证治》)

【组成】连翘 金银花各二钱 杏仁 牛蒡子各三钱 薄荷 淡豆豉 蝉蜕各一钱五分 桔梗六分 淡竹叶十片

【用法】水煎服。

【主治】太阴秋温,洒洒恶寒,蒸蒸发热,咽或痛或不痛,舌白腻,边尖红。

【加减】胸闷,加栝楼皮、郁金各一钱五分;喉痛,加玄参三钱,马勃一钱;鼻衄,加鲜茅根十支,焦栀子三钱。

44645 辛凉解散汤(《喉科家训》卷四)

【组成】薄荷叶 净蝉衣 大力子 焦山栀 大连翘 冬桑叶 淡竹叶 荆芥穗 青防风 象贝母 淡豆豉 生甘草

【用法】水煎服。

【主治】疫痧初起。

【加减】呕,加橘络、竹茹;泻,加葛根;衄,加丹皮。

44646 辛润缓肌汤(《兰室秘藏》卷上)

【异名】清神补气汤。

【组成】生地黄 细辛各一分 熟地黄三分 石膏四分 黄柏(酒制) 黄连(酒制) 生甘草 知母各五分 柴胡七分 当归身 荆芥穗 桃仁 防风各一钱 升麻一钱五分 红花少许 杏仁六个 川椒二个

【用法】上㕮咀,都作一服。水二大盏,煎至一盏,食远稍热服。

【主治】消渴证才愈,止有口干,腹不能努。

44647 辛黄三白汤(《医学入门》卷四)

【组成】人参 白术 白芍各一钱 白茯苓 当归五分 细辛 麻黄各二分 姜三片 枣一枚

【用法】水煎,温服。

【主治】阴症伤寒在表轻者。

【加减】脉沉发热口和,加附子。

【备考】按:方中白茯苓用量原缺。

44648 辛散生化汤(《胎产心法》卷下)

【组成】川芎一钱五分 当归三钱 炙草 干姜(炙黑) 羌活 防风各四分 桃仁十粒(去皮尖)

【用法】水煎服。

【主治】妇人产后感冒风寒,恶寒发热头痛。

【加减】头疼身热不除,加白芷八分,细辛三分;头疼如破,加连须葱头五根;虚,加人参二三钱。

44649 辛温平补汤(《医门法律》卷二)

【组成】附子(炮,去皮脐) 干姜(炮)各五分 当归一钱 肉桂五分 人参 甘草(炙) 黄耆(蜜炙) 白术(土炒) 白芍(酒炒)各一钱 五味子十二粒

【用法】水二大盏,加煨生姜三片,大枣二枚(劈),煎至一盏,加蜜五蛤蜊壳,温服。

【功用】平调脏腑荣卫。

【主治】暴中寒证,其阳已回,身温色活,手足不冷,吐利渐除。

44650 辛温活瘀汤(《中医外伤科学》)

【组成】荆芥 防风 葱根 灵仙 赤芍 猬皮 天丁 泽兰

【用法】水煎服。

【功用】辛温解表,活瘀通络。

【主治】风寒型荨麻疹。

44651 辛润宣肺止咳汤(《效验秘方·续集》蒋士英方)

【组成】冬桑叶 12 克 北沙参 12 克 麦门冬 12 克 光杏仁 12 克 紫菀 12 克 款冬花 10 克 炙枇杷叶 10 克(去毛,蜜炙) 蒸百部 12 克 化橘红 10 克 桔梗 6 克

【用法】每日一剂,水煎二次,分早晚二次服。

【功用】宣肺润燥。

【主治】秋季感冒及上呼吸道感染。证属燥邪袭肺,症见胸闷气郁,甚或两胁窜痛、心烦口渴、咽喉燥涩而痛、鼻孔内呼气特燥、双口唇干燥裂。干咳无痰或气逆而喘,身有热,额头按之热,尺肤抚之亦热,肌肤干燥,苔薄白或薄黄干燥、舌边尖红赤,脉寸关部数。

【加减】若有痰难咯加白前、瓜蒌皮,身热重加生石膏,肺金燥热加胡麻仁,咳嗽日久肺气郁闭加生麻黄,表邪尚存加连翘、牛蒡子。

【方论选录】本病燥邪袭肺,治拟辛润宣肺润燥养肺阴。方中北沙参、麦冬甘凉润肺生津化燥;桑叶、杏仁、桔梗

辛凉宣肺,透邪外出;紫菀、款冬气温而不热,质润而不燥,辛散宣肺,可以润燥止咳镇咳之效;化橘红止咳,兼能利气健脾,可使气顺痰消咳止。

忘

44652 忘杖丸

《魏氏家藏方》卷八。为原书同卷"憎爱丸"之异名。见该条。

44653 忘忧散（《杨氏家藏方》卷四）

【异名】琥珀散（《普济方》卷二一六）。

【组成】琥珀不以多少

【用法】上为细末。每服半钱,食前浓煎萱草根汤调下。

【主治】❶《杨氏家藏方》:心经蓄热,小便赤涩不通,淋沥作痛。❷《济阴纲目》:妊娠小便赤涩。

44654 忘忧散（《辨证录》卷十）

【组成】白术五钱　茯神三钱　远志二钱　柴胡五分　郁金一钱　白芍一两　当归三钱　巴戟天二钱　陈皮五分　白芥子二钱　神曲五分　麦冬三钱　丹皮三钱

【用法】水煎服。

【主治】男子心肝二气郁滞,怀抱素郁而不举子。

【备考】倘改汤为丸,久服则郁气尽解,未有不得子者。

44655 忘痛汤（《辨证录》卷三）

【组成】当归一两　黄耆二两　肉桂二钱　延胡索一钱　天花粉三钱　秦艽一钱

【用法】水煎服。一剂必出大汗,听其自干。

【功用】大补气血。

【主治】气血亏虚,不能流行于肢节肌骨之中,遍身疼痛,时止时痛。

应

44656 应手散（《景岳全书》卷六十）

【组成】梅花冰片

【用法】上为末。搽舌上,应手而收;重者须用一钱方收。

【主治】伤寒舌出寸余,连日不收。

44657 应手散（《种福堂方》卷四）

【组成】金银花　白及　白蔹　川乌　草乌　芙蓉叶　南星　半夏　大黄　五倍子（炒黑）　陈小粉（炒黑）　陈石灰（用桃、桑、槐枝拌炒红色为度）各四两　牙皂二两　乳香　没药　蟾酥各五钱　丁香四钱

【用法】上为细末。临用时加麝香一分,阳毒用醋调敷,阴毒烧酒调敷。

【主治】肿毒。

【加减】毒坚硬,加鲜山药、葱白头、人头上垢、糖霜,捣和前药,调敷患处,中留一孔出气。

44658 应艾膏（《疡科选粹》卷四）

【组成】蓖麻子一百二十粒（去壳）　蜂房二个

【用法】上用香油四两,熬蓖麻子枯黑,滤滓,称油每两下官粉五钱成膏。入蛤粉五钱,没药、孩儿茶、龙骨、密陀僧各二钱五分,乳香二钱、血竭二钱,为极细末,和匀,徐下入膏中,不住手搅,将药锅坐在水盆之上,出火气,纸摊贴。

【主治】瘰疬。

44659 应正丸（《圣济总录》卷十）

【组成】熟干地黄（焙）三两　乌药　甜瓜子各二两　没药（研）　乳香（研）各半两

【用法】上药除研者外,为细末,酒糊为丸,如梧桐子大。每服二十丸,空心、食前以温酒或荆芥汤送下。

【主治】风气身体疼痛,血脉凝滞,手足无力。

44660 应用丸（《普济方》卷三十二引《博济》）

【组成】乌头二两　大附子一两　茱萸一两　黑豆一斗（上各味以水三升同煮干为度,取乌头、附子薄切为片）　肉桂　海桐皮　萆薢　羌活　独活　川芎　牛膝（酒浸）　干木瓜　干漆　天南星各二两

【用法】上为末,炼蜜为丸,如梧桐子大。每服三十丸,空心、午后、临晚盐汤送下。

【主治】肾脏风毒气攻刺,脚膝疼痛生疮。

【宜忌】忌鱼肉。

44661 应用膏（《疡科心得集·家用膏丹丸散方》）

【异名】化脓生肌膏（《疡科心得集·方汇》卷下）。

【组成】当归　连翘　白及　白蔹　大黄　山栀各八钱　官桂二钱　苍术　羌活　天麻　防风　黄耆　荆芥　川甲　甘草　芫花各六钱　方八　蓖麻子　小生地各一两

【用法】用真麻油十斤,入药,文武火熬枯,滤去滓,再熬至滴水成珠;每斤净油,春、秋下淘净东丹五两,冬四两,夏六两,收成膏后,下乳香、没药末各一两搅匀。摊用。

【主治】疔、疽、流注、腿痈穿溃。

44662 应用膏

《青囊秘传》。为《外科传薪集》"清凉膏"之异名。见该条。

44663 应圣丸（《魏氏家藏方》卷九）

【组成】阿胶（蛤粉炒）　熟干地黄（洗）　黄耆（酒蒸）各七两　地榆（寸到,炒焦）　木贼（存性、烧）　槐花（炒）　五倍子（烧存性）　卷柏（炒）　棕榈（煅存性）　蒲黄（隔纸炒令色变）　艾叶　人参（去芦）　鸡冠花（烧存性）各半两　赤石脂一分（煅）

【用法】上为细末,炼蜜为丸,如梧桐子大。每服四十丸,空心米汤送下。

【功用】调荣卫,敛血归气。

【主治】大腑失血。

44664 应钟散（《家塾方》）

【异名】芎黄散。

【组成】大黄二两　川芎六两

【用法】上为末。每服六分,酒或汤送下。不治,稍加一钱,以至下为度。若有结毒痼疾者,每夕临卧服之。

【主治】诸上冲转变不治,结毒痼疾。

44665 应神散（《魏氏家藏方》卷二）

【组成】延胡索（炒）　胡椒各等分

【用法】上为细末。每服二大钱,酒、水各半盏,煎七分,食前服。

【主治】小肠气病不可忍。

44666 应真丸（《圣济总录》卷四十三）

【组成】琥珀（研）　预知子　远志（去心）　人参　白茯苓（去黑皮）　白术　菖蒲各二两　桂（去粗皮）一两

【用法】上为细末,炼蜜为丸,如梧桐子大。每服二十

丸,食前温酒送下。

【功用】安镇魂魄,令人神爽气清,目明耳聪,强记预知。

44667 应效丹(《产科发蒙》卷二)

【组成】干漆 牡丹皮 大黄各一两 莪术五钱

【用法】上为细末,醋糊为丸,如梧桐子大。每服二三十丸,温酒吞下。

【主治】妊娠数堕胎,因宿有血块在小腹而致者。

44668 应效丹(《全国中药成药处方集》沈阳方)

【组成】麝香三钱 沉香三钱 雄黄三钱 木香三钱 甘草五钱 冰片三分 朱砂六钱 檀香三钱 神曲二两

【用法】上为极细末,面糊为小丸,朱砂为衣。每服八丸,小儿四丸,白开水送下。

【功用】解瘟疫,清毒镇静。

【主治】痧症,霍乱吐泻,绞肠痧,心腹痛。

【宜忌】忌食生冷、油腻等物。

44669 应效酒(《墨宝斋集验方》卷上)

【组成】紫金皮 五加皮 川芎 乌药各一两 官桂五钱 玄胡索一两 广木香五钱 郁金一两 羌活五钱 乳香(明者)三钱 牡丹皮一两 当归一两

【用法】用好烧酒十斤,盛入坛内,将前药为粗末,绢袋盛吊坛中,煮三炷香,放土地上三宿,作十小瓶,以泥封口听服。

【主治】一切疯气,跌打损伤,寒湿疝气。

44670 应效散(《普济方》卷三〇一引《瑞竹堂方》)

【异名】托里散(《外科精义》卷下)。

【组成】地骨皮不以多少(阴干)

【用法】上为末。每用纸拈蘸,纴疮内,频用自然生肉,更用米饮调二钱,不拘时候,每日三次。

【主治】❶《普济方》引《瑞竹堂方》:下疳。❷《外科精义》:气瘘疳疮多年不效。

44671 应病丸

《普济方》卷三一一。即《医方大成》卷八引《经验方》"应痛丸"。见该条。

44672 应病丹

《圣惠》卷九十五。为原书同卷"碧玉丹"之异名。见该条。

44673 应病散(《医方类聚》卷二一二引《经验良方》)

【组成】人参 白术(麦麸炒) 白茯苓(去皮) 白薇(去芦,用根) 白芷 京芍药 川芎 玄胡索(去皮) 桂(不见火) 大当归(酒浸,焙,去尾) 赤石脂(火煅红) 牡丹皮(去木骨) 藁本(去头)各半两 甘草三钱 没药(不见火)二钱 沉香三钱(不见火)

【用法】上为细末,每服二钱,入炼熟蜜大半匙,热酒调服。

【主治】妇人胎前产后百病,诸般崩漏,产后发热。

【加减】骨蒸热,入童子小便一盏煎服,不能饮酒者,不用小便,炼蜜同生姜自然汁调服。

44674 应梦散(《证治汇补》卷五)

【组成】人参一两 胡桃肉二枚(连衣) 生姜五片 大枣二枚

【用法】水煎,临卧服。

【主治】肾气烦冤,喘促不得卧。

44675 应痛丸(《养老奉亲》)

【组成】乳香一两 五灵脂一两 没药一两 川乌头二两(去皮脐)

【用法】上为末,面糊为丸,如梧桐子大。每服二十丸,熟水吞下。

【主治】一切心腹刺痛。

44676 应痛丸(《圣济总录》卷十)

【组成】乌头(炮裂,去皮脐) 草乌头(剉,炒黑) 枫香脂(研) 赤小豆 天南星(炮) 威灵仙(去土) 地龙(去土)各半两

【用法】除研者外,上为细末,再同和匀,用醋糊为丸,如梧桐子大。每服十丸,冷酒送下。

【主治】风身体疼痛。

44677 应痛丸(《圣济总录》卷十)

【组成】五灵脂(黑色者,炒) 草乌头(去皮脐,生,剉) 地龙(去土,炒) 白芥子 自然铜(煅,醋淬,研)各一两 乳香半两(研) 巴豆七粒(去皮心膜,醋煮黄色,研)

【用法】上为末,酒糊为丸,如小豆大。每服五丸,温酒送下。

【主治】风毒内攻,走注疼痛不定。

44678 应痛丸(《圣济总录》卷十二)

【组成】附子(炮裂,去皮脐) 天麻 虎骨(酥炙) 天南星(炮) 狗脊(去毛) 白茯苓(去黑皮) 阿胶(炙燥) 狼毒(醋炙,剉炒) 白僵蚕(直者,微炒) 海桐皮(剉) 牡蛎(熬) 天雄(炮裂,去皮脐) 防风(去叉) 吴茱萸(汤洗焙干,炒) 羌活(去芦头) 独活(去芦头)各一两

【用法】上为细末,炼蜜为丸,如弹丸大。每服一丸,空腹温酒化下。

【主治】风冷一切痛。

44679 应痛丸(《圣济总录》卷七十三)

【组成】桂(去粗皮) 干漆(炒烟出) 京三棱(大者,煨,剉) 当归(切,炒)各等分

【用法】上为末,醋糊为丸,如梧桐子大。每服十五丸至二十丸,烧纸灰酒送下。

【主治】癖气发歇,疼痛不可忍。

44680 应痛丸(《圣济总录》卷八十五)

【组成】白术 牛膝(酒浸,切焙) 当归(切焙) 黄耆(剉) 芍药 陈橘皮(汤浸去白,焙) 桂(去粗皮,生姜汁炙) 诃黎勒(煨,去核) 厚朴(去粗皮,生姜汁炙) 白茯苓(去黑皮)各等分

【用法】上为末,炼蜜为丸,如梧桐子大。每服二十丸,加至三十丸,空心、食前温酒送下,一日三次。

【主治】冷气连腰胯痛,食冷物即加剧。

44681 应痛丸(《圣济总录》卷九十四)

【组成】韭子(炒) 芎䓖各等分

【用法】上为末,炼蜜为丸,如梧桐子大。每服三十丸,空心温酒送下。

【主治】阴疝撮痛不可忍。

44682 应痛丸(《三因》卷十四)

【组成】阿魏二两(醋和,用荞麦面作饼,厚三指,裹阿魏,慢火煨熟) 槟榔(大者)二个(刮作瓮子,满盛乳香,将

刮下末用荞麦面拌作饼子,慢火煨熟) 硇砂末一钱 赤芍药末一两

【用法】上为末,面糊为丸,如梧桐子大。每服十丸至二十丸,食前温酒、盐汤任下。

【主治】败精恶物不去,结在阴囊成疝,疼痛不可忍。

44683 应痛丸(《杨氏家藏方》卷十)

【组成】胡椒一百二十粒 巴豆七枚(去壳) 斑蝥二十一枚(去头足翅)

【用法】上为细末,煨蒜为丸,如绿豆大。每服三丸,食空或痛时温酒或熟水送下。

【主治】疝气痛甚者。

44684 应痛丸(《医方大成》卷八引《经验方》)

【组成】生苍术一斤 破故纸一斤(半炒半生) 舶上茴香十二两(炒) 骨碎补一斤(去毛) 穿山甲(去膜去皮,炒胀为度,柴灰亦可) 生草乌一斤(剉如麦大)

【用法】将草乌一斤,用生葱二斤,连皮生姜二斤,擂烂,将草乌一处淹两宿,焙干,连前药一处焙为末,酒糊为丸,如梧桐子大。每服五十丸,酒、汤任下。

【主治】❶《医方大成》引《经验方》:折伤后为四气所侵,手足疼痛。❷《永类钤方》:风邪入经,足三阴受湿,脚气挛急。寒湿风损,手脚疼痛。

【宜忌】❶《医方大成》引《经验方》:忌热物。❷《永类钤方》:忌热食二时。

【备考】按:❶ 本方方名,《普济方》引作"应病丸"。❷《永类钤方》引本方,穿山甲用六两,桑灰炒胀为度,柴灰亦可。

44685 应痛丸(《袖珍》卷二引《瑞竹堂方》)

【组成】好茶末四两(拣) 乳香二两

【用法】上为细末,用腊月兔血为丸,如鸡头子大。每服一丸,温醋送下,不拘时候。

【主治】心气痛不可忍。

44686 应痛丸(《外科精义》卷下)

【组成】苍术(去皮) 当归 草乌头(炮) 黑牵牛各一两

【用法】上为细末,醋糊为丸,如小豆大。每服二十丸,空心醋汤送下。

【主治】走注疼痛,疑是附骨疽。

44687 应痛丸(《丹溪心法》卷三)

【组成】赤芍药半两(煨,去皮) 草乌半两(煨,去皮尖)

【用法】上为末,酒糊为丸。每服十丸,空心白汤送下。

【主治】脚气痛不可忍。

44688 应痛丸(《普济方》卷一一八)

【组成】甜瓜子 干木瓜 川乌头 五灵脂各二两

【用法】上为细末,酒煮面糊为丸,如梧桐子大。每服三四十丸,热酒送下,病在上食后服,病在下食前服。

【主治】寒湿气,骨头到处疼痛不止。

44689 应痛散(《妇人良方》卷七引《必效方》)

【组成】良姜(剉细、麻油炒) 赤芍药各等分

【用法】用醋煎服;醋汤点亦可。

【主治】心脾痛不可忍者;妇人脾血气作心脾痛。

44690 应痛散(《圣济总录》卷一四一)

【组成】荆芥穗 桑根白皮 地榆各一两

【用法】上为散。每用三钱匕,水一碗,同臭橘二枚(拍破),一处煎三五沸;倾出,就熏疮,极痛,候下得手时,方可淋炸,仍服后药至圣丸。

【主治】一切痔疾。

44691 应痛散(《传信适用方》卷三)

【组成】延胡索(炒) 当归(去芦) 桂心(去皮取肉)各等分

【用法】上拣好药材为细末。每服三钱或四五钱,以酒调下,不拘时候。频进饮酒,亦随人量,以知为度。

【功用】宣通经络,调畅血气。

【主治】身体偏痛兼无力;及寻常闪著筋力,挫气疼痛。

44692 应痛散(《御药院方》卷九)

【组成】细辛 白芷 升麻各三钱 南硼砂一钱 川芎五钱 铅白霜 龙脑各一钱 麝香半钱

【用法】上为细末。频擦牙痛处,吐津,误咽无妨,不拘时候。

【主治】阳明经有风热攻注,牙齿疼痛。

44693 应痛散(《医方类聚》卷九十四引《经验良方》)

【组成】荔枝核三十个 石菖蒲 吴茱萸各半两

【用法】上为末。每服二钱,男子酒调下,妇人艾醋汤调下。

【主治】心气脾痛,妇人血气痛。

44694 应痛膏(《圣济总录》卷一三〇)

【组成】当归 秦艽 何首乌 败龟 白蔹 白及 白术 白芷 杏仁(去皮尖) 木鳖子(去壳) 芎䓖 延胡索 密陀僧(煅,研)各半两(用麻油八两熬前药,令杏仁黄黑色为度,滤出药滓,入后药) 乳香(研) 麒麟竭(研) 没药(研) 枫香脂(研)各一分 铅丹三两

【用法】上先用油煎前十三味,去滓,入后五味再熬,用柳枝子搅匀,令黑色成膏为度。

【主治】痈疽发背,及诸种疮肿。

【加减】发背,加附子末一分,同熬匀,用纸花子贴疮上。

44695 应痛膏(《普济方》卷三一五)

【组成】白槟榔三枚 白豆蔻一枚 官桂半两 柳枝一分 木鳖子二十枚 香白芷三钱 当归一两 丁香三钱 天南星一个 白附子一两 黑附子(大者)一个 黄蜡(时足用)

【用法】上为末,一两蜡用药末一两,同于铛内煎,直候紫花上来,药方热后,用井泉水一盏,将铛内药倾入水盆内,然后以手扯拔其药,直须熟软,并不得分毫结硬,捻为饼子。裹在伤处。三日后却将药重于火上炙团一处,依旧捻饼子,裹旧伤损处。

【主治】大折伤疼痛。

44696 应急撞气丸(《圣济总录》卷七十一)

【组成】铅二两 石亭脂(为末)二两 丁香(为末)一两 木香(为末)一两 麝香(研)一分

【用法】先将铅于铫子内慢火炒令干,入石亭脂末,急手炒转,莫令焰起,以水微喷之;慢火再炒令干;倾于净地坑子内,以盏子覆之,候冷取出,为细末;次入诸药相和为末,以粟米饭为丸,如鸡头子大。每用时研破二丸,热酒浸之,顿服。或汗、或下气、或通转即愈。

【主治】肾脏气发动,筑人心腹,面黑,胸闷欲绝,及诸

气奔豚喘甚,妇人伤冷,血气发攻心。

【加减】秘不通,每一丸入玄明粉半两;气满胸膈,服药皆吐,以炒豆炒盐等熨,令气下,便服此药。

【备考】按:本方方名,《普济方》引作"撞气丸"。

44697 应效三圣散(《普济方》卷二七六)

【组成】花蕊石散 复元通气散 追风独活散各一贴

【用法】合和药调。空心服。

【主治】脚疼痛不愈。

44698 应效祛风丸(《医方类聚》卷一九七引《经验秘方》)

【组成】木香 槟榔 川芎 陈皮(去白) 青皮(去白) 防风(去芦) 天麻(去芦) 半夏 姜屑 车前子 猪牙皂角(去皮弦)各一两 大黄四两(老弱虚者可减一两) 牵牛头末半两(如减大黄一两,可减头末二两)

【用法】上为细末,陈粟米饭为丸,如梧桐子大。每服三五十丸,临卧温茶酒或温水送下。初服二三日,或小便转恶色,乃肾家之病也;至四五日,是脏寒热气;至七八日,唇红生津,五十日后,自觉身轻,四体安宁,头风百病皆退,胸中忧虑、三焦积滞皆散,远行不困。

【功用】解毒化痰,消酒进食,润滑肌肤,明目益力。

【主治】男子、妇人卒中风疾。

44699 应病接骨膏(《医方类聚》卷一八八引《烟霞圣效方》)

【组成】龙骨(紧者) 虎胫骨 乌鱼骨 川山甲(炙) 地龙 黑狗脊 木鳖子(去皮) 牛膝 川乌头 泽乌头 草乌头 半夏 吴茱萸 山茱萸 石茱萸 细辛 芍药 肉苁蓉 川椒 乳香 没药 白芥子 防风 自然铜(制) 川楝子各一两 猪牙皂角二两(别研)

【用法】除乳香、没药外,余味为极细末,用好油二斤,于文武火上锅内一处同熬,槐枝不住手搅,烟起闻香才成,入黄丹半斤,并研细底乳香、没药细细熬,直至滴水不散成珠子,硬软得所成也。倾在水盆中去火毒,旋捞出,放盛在瓷器内收贮。量所折伤处骨节大小,用纸摊匀挟裹定,药力尽自离,然后更用药贴。三十岁以上,不过二上,五十岁以下,不过三上,定也。

【主治】一切损伤,肿痛伤折。

44700 应验打老丹(《普济方》卷二二三)

【组成】白茯苓(去皮) 甘菊花 川芎 干山药 乌药 金铃子 覆盆子 钟乳粉(研) 山茱萸 云母石(火煅过,研) 续断(去芦头) 肉苁蓉(酒浸一宿,焙) 附子(炮,去皮脐) 蛇床子 桂心 天雄(炮,如无,附子代之) 巴戟(水浸,去心) 鹿茸(去毛) 远志(去心) 白术 麦门冬(去心) 牡蛎(煅) 生地黄 玄参(去芦) 独活(去芦) 柏子仁 五味子 干姜(炮) 泽泻 丹参(去芦) 紫菀(去芦) 黄耆(去芦) 蔓荆子(去萼) 枸杞子 牡丹皮 密蒙花 芍药 甘草(炙) 苦参(去皮) 石斛(去根) 熟地黄(去芦) 杜仲(炒) 人参(去芦头) 牛膝 荜拨 赤石脂(研) 天门冬(去心) 沙参 菟丝子(酒浸一宿) 茴香 藁本(去毛,拣净)各等分

【用法】上为细末,炼蜜为丸,如梧桐子大。每服三十,不拘时候。温酒送下,一日三次。服至六十日见效。

【功用】补丹田,安魂魄,壮筋骨,暖下元,添精髓,身轻体健,益寿延年,除百病,长生不老,驻颜色。

【临床报道】年老无子:薛侍郎使经泥川,见一女子将

老人捶之,因问其故。女子曰:乃妾之子也。薛问:汝年几何?答曰:一百六十七岁。昔有伯父,向隐居于华山。一日归,见妾夫妇,年老无子,手足不遂。令服此药,至一百日,身轻体健,气力加倍,手足顿愈,变为童颜,经一年乃有此子。薛曰:愿闻此方。女子遂以授之。

44701 应验如意散(《急救经验良方》)

【组成】青皮 五灵脂 川楝子 山甲 八角茴香各二钱 玄胡索 良姜(香油炒) 没药(去油) 槟榔各一钱五分 木香 沉香各一钱 砂仁五分

【用法】上为粗末,再将木鳖子(去壳)一钱二分(切片)同粗末炒至焦色,将木鳖子捡出不用,将诸药为细末。每服一钱,引用大盐一粒,将药同盐先用滚水化开,能饮酒者,兑酒一小杯,服之即愈。

【主治】男妇胃脘痛。

44702 应梦人参汤

《医钞类编》卷六。为《局方》卷二(绍兴续添方)"僧伽应梦人参散"之异名。见该条。

44703 应梦人参散

《三因》卷六。为《局方》卷二(绍兴续添方)"僧伽应梦人参散"之异名。见该条。

44704 应痛内托丸(《洪氏集验方》卷二)

【组成】赤芍药一两(焙) 当归一两(焙) 血竭一分(研) 麝香一分(研) 瓜蒌根二两(火煅存性) 人参半两(焙) 沉香半两(剉) 茵陈半两(焙) 全蝎七枚(煅存性) 大黄一分(焙)

【用法】上为末,炼蜜为丸,如弹子大。每服一丸,不拘时候,乳香汤化破服之;或嚼吃亦得。

【主治】肿毒发背,一切痈疽。

44705 应痛乳香丸(《永类钤方》卷二十二)

【组成】乳香 没药 信朱(别研)各半两 白胶香一两(同乳香溶) 草乌(制)四钱 石南藤二两 骨碎补(炒去毛) 桔梗 白芍各二两 熟地黄一两 川乌二钱 荆芥穗一两 暗松节(烧存性)一两

【用法】上为细末,醋糊为丸,如梧桐子大。每服三十丸,煨葱或松节酒送下。

【主治】诸损。

44706 应痛乳香丸(《医方类聚》卷一八七引《经验秘方》)

【组成】自然铜(灰火烧红,好醋内蘸一遍再烧,计七遍) 鹿茸(用炭于净地上烧红,去炭,用米醋喷于火地上,即将鹿茸放在上头,用瓷器盖合令定取用) 苍术一两(去皮,晒干) 川乌头(用慢火烧出,成纹路儿时便好) 天南星(川乌一般制) 虎骨(好醋于砂铫内煮过,滚六七遍,取出空干) 半两钱(火烧七遍,好米醋蘸七遍) 胡桃(去皮壳,用瓤)一两(切成薄片子,晒干) 甘草一两(去皮,用瓤) 甜瓜子一两(炒黄色) 没药 乳香 龙骨 川椒 葫芦巴 破故纸 香附子 香白芷 五灵脂 浮萍草 血竭 雄黄 茴香 干川楝子各一两

【用法】上依法制度,晒干,为细末,用好醋糊为丸,如梧桐子大。药丸子于葫芦内盛顿,不用晒,如临丸时,丸了盛于瓷器内,用油少许,却别用一器合定,往来撞之,令油滚于丸子上,次将丸子入葫芦内阴干,随病用度。每服七丸,无灰酒温热送下,盐汤亦可。病上食后,病下食前,一日

二次。

【主治】男子妇人打扑损伤,腰脚疼痛,手足顽麻,膝劳背冷,四肢无力,下元虚冷,小便较多,上喘咳嗽,不思饮食,心腹闭闷,一切诸气,酒肿食黄,膨胀冷疼。

44707 应梦如神饮子(《普济方》卷二〇八引《家藏经效方》)

【组成】绵姜一两(炮制) 陈橘皮一两半(去瓤称) 木香半两 拣甘草一两(炙黄) 茯苓一两 诃子一两(火炮去核称) 御米壳二两(去顶梗并子及内膈皮,炒)

【用法】上咬咀。每服四钱至五钱,水一盏半,加大枣二枚,煎至七分,去滓温服,不拘时候。

【主治】阴阳不和,冷热相干,肚腹胀膨,不时作痛,五更寒痛溏泻,及白痢赤痢,一切不正之气。

【加减】腹痛,加乳香少许;白痢,加干姜、大枣,两服滓并作一服;血痢,加黄连、木香半钱;血少,加乌梅一个。

44708 应急大效玉粉丹(《证类本草》卷四引《经验方》)

【组成】生硫黄五两 青盐一两

【用法】上为细末,蒸饼为丸,如绿豆大。每服五丸,空心热酒服,以食压之。

【主治】元脏气发,久冷腹痛,虚泻。

【备考】按:本方方名,《普济方》引作"玉粉丹"。

疗

44709 疗膏(《疡科遗编》卷下)

【组成】蓖麻子二两(去壳) 蜗牛三十个(带壳) 松香一两(制) 银朱一两 蛔虫十条

【用法】先将蓖麻子打烂,再同诸药打千余捶即成膏。贴疗疮处。

【主治】疗疮。

44710 疗发散(《药奁启秘》)

【组成】桑螵蛸(立春前炙成炭)一百个 益母草(小暑前炙存性)各等分

【用法】上为细末。每重一两,加麝香五分,按膏贴。

【主治】疗毒漫肿,麻木疼痛。

44711 疗疖膏(《朱仁康临床经验集》)

【组成】银朱15克 章丹15克 轻粉4.5克 嫩松香125克 蓖麻油30毫升 凡士林18克

【用法】先将轻粉研细,然后与银朱、章丹和在一起;另将蓖麻油入铜锅内加温,加入松香熔化,再加凡士林调和,最后加入前药末调和成膏。挑少许药膏涂疮头上,外用纱布胶布固定;或用拔毒膏一张挑膏药少许,对准疮头贴上。

【功用】拔毒溃破。

【主治】疗疮,疖肿。

44712 疗毒方(《良朋汇集》卷五引梅芳馨方)

【组成】食盐 绿矾各等分

【用法】上为极细末,放瓷器内,三伏日晒,每日搅三五遍,晒成汁水,埋土内,留一揭盖取药处,如不用,密盖之。遇有疗毒,先以针拔顶,深入见血水出,将药点入针口即安。

【主治】疗毒。

44713 疗毒膏(《良朋汇集》卷五)

【组成】川山甲 象皮 山栀子八十个 槐桑柳榆桃枝(如指粗,五寸长)各五根 女发一两 血竭二两

硇砂一钱五分 儿茶二钱 黄丹八两

【用法】用真香油二十两将桃枝前诸药泡油内三日,熬焦黑色,再入女发熬化滤净,将山甲、象皮拣出,为细末,同血竭、硇砂、儿茶各一处听用。将油称准十六两,飞过黄丹八两入油内熬滴水成珠,待温时再下象皮细药搅匀,入凉水内抽拉几十次听用。贴患处。

【主治】疗毒恶疮。

44714 疗毒膏

《中国医学大辞典》。为原书"疗疮立效膏"之异名。见该条。

44715 疗药方(《千金珍秘方选》)

【组成】斑蝥(去头足翅,糯米拌抄)六钱 血竭一钱 冰片 麝香各五分 前胡二钱 赤芍二钱 蟾酥一钱 炙乳没各三钱 玄参五分 蜈蚣二条

【用法】上为细末。上膏药上贴之。

【主治】疗。

44716 疗疮丸(《疡医大全》卷三十四)

【异名】神验疗毒丸(《古方汇精》卷二)、疗疮走黄丸(《外科方外奇方》卷三)。

【组成】巴豆仁(去皮膜) 明雄 生大黄各三钱

【用法】上为细末,加飞面醋糊为丸,如金凤花子大。每服二十三丸,热汤送下,泻三四次无妨;弱人只服十九丸自消,得嚏即愈。

【主治】一切疗疮;湿痰流注,梅疮初起。

44717 疗疮膏

《经验方》卷上。为《种福堂方·附录》"立消疗疮外治神效方"之异名。见该条。

44718 疗痈方(《临证录》)

【组成】山甲(蛤粉炒)12克 全蜈蚣2.2克 皂刺12克 乳香9克 没药9克 天花粉18克 知母18克

【用法】水煎服。

【功用】❶《临证录》:清热解毒,理气化瘀,以通络而消肿。❷《古今名方》:活血化瘀,拔毒祛腐。

【主治】❶《临证录》:多发性疗病初起未成脓,或已有脓而红肿者。❷《古今名方》:脑疽,乳痈,多发性疗肿。

【宜忌】妊娠禁用。

【加减】恶寒甚,加荆芥9克,防风9克;发热甚,加连翘15克。

【临床报道】多发性疗病:某男,35岁。患多发性疗病,数月不愈,项部此发彼起,三至四天即有新者兴,而原发者仍未稍艾,以至项部包括将愈及新出者不下七八处,干痂、脓血、肿块挤满全项,头部仰俯不便,旋转更难,灼热疼痛,夜不成寐。曾用多种疗法,效果不著。脉弦数,舌苔微黄,全身不适。因思久病入络,应以疏通经络,清热解毒为主。此方(皂刺用6克)治疗。服药一剂,全夜熟睡,几无痛感,头部活动自如。原方稍事加减,连服十余剂而愈。

【备考】按:本方方名,《古今名方》引作"疗痈汤"。

44719 疗痈汤

《古今名方》。即《临证录》"疗痈方"。见该条。

44720 疗毒秘丸(《外科方外奇方》卷三)

【组成】人指甲不拘多少(炒黄研细) 麝香一分 便

壶底一匙

【用法】上为末,为丸,如米大。

【主治】疔毒。

44721 疔疮锭子(《普济方》卷二七三)

【组成】苍耳　白芷　甘草　雄黄各半钱　硇砂一钱

【用法】上为细末,用活蛤蟆挤出脑髓,和五味酥为锭子,五月五日午时修合。

【主治】疔疮。

44722 疔毒回生汤

《灵验良方汇编》卷二。为方出《普济方》卷二七四,名见《外科正宗》卷二"疔毒复生汤"之异名。见该条。

44723 疔毒复生汤(方出《普济方》卷二七四,名见《外科正宗》卷二)

【异名】疔毒回生汤(《灵验良方汇编》卷二)。

【组成】牡蛎　大黄　山栀子　金银花　地骨皮　牛蒡子　连翘　木通　乳香　没药　皂角刺　瓜蒌各等分

【主治】❶《普济方》:疔疮走黄,打滚将死。❷《外科正宗》:疔毒走黄,头面发浮,毒气内攻,烦闷欲死。

【加减】气壮者,加朴消,水一碗,酒半碗同煎。

【备考】按:《外科正宗》本方用法:酒、水共一钟,煎一钟,食远服;不能饮者,只用水煎,临服入酒一杯和服。

44724 疔毒诸疮膏(《良朋汇集》卷三引孙望林方)

【组成】苏油八两　猪油四两　人筋(洗净)二钱　头发二钱　密陀僧(研细)四两　松香(净末)四两

【用法】熬苏油、猪油,俟猪油枯,滤去滓,入人筋、头发,将二味炸化尽,再入密陀僧、槐条搅令烟尽,滴水成珠,住火,再入松香搅匀,看火候足,入水内去火毒,收贮。遇症摊贴。

【主治】疔毒诸疮。

44725 疔疮立效膏(《中国医学大辞典》)

【异名】疔毒膏。

【组成】松香(制)四两　黄蜡二两　没药(去油)乳香(去油)各六钱　百草霜　铜绿各一两　白蜡四钱　蟾酥(隔水炖研,和入)　麻油各三两　麝香(研细,后入)三钱

【用法】上为细末,用桑柴火先将麻油入锅煎滚;次下松香,候稍滚;三下白蜡,候滚;再下黄蜡,候滚;再下乳香,稍滚;下没药,滚;即下铜绿,再滚;将百草霜下于锅内,滚数次;再后搅入蟾酥、麝香,即息火,冷透搓成条子,为丸如桂圆核大,藏净瓷器内,勿令泄气。每用一丸,呵软捻扁贴之,外盖膏药。痛即止,次日肿消而愈;已走黄者用之亦效。

【主治】疔疮初起,顶如粟,四围肿硬,或麻痒疼痛。

44726 疔疮走黄丸

《外科方外奇方》卷三。为《疡医大全》卷三十四"疔疮丸"之异名。见该条。

44727 疔疮呼脓膏

《顾氏医经》卷六。为《卫生鸿宝》卷二"绿云膏"之异名。见该条。

44728 疔疮猪胆膏

《续刊经验集》。为《沈氏经验集》卷上"猪胆膏"之异名。见该条。

44729 疔疮塞鼻丹(《集成良方三百种》)

【组成】小枣三个(烧熟去核)　巴豆仁三个　银朱三分　雄黄三分

【用法】上捣为长丸。绵纸包裹,当中截开,塞两鼻孔,盖衣出汗。

【主治】疔疮。

疖

44730 疖肿膏(《中医皮肤病学简编》)

【组成】香油500克　樟丹125~187克　蜈蚣(焙干,研末)10条　黄连(烘干,研末)9克　蛇蜕(用蜂蜜炒干,研末)10克

【用法】香油加热至沸后,改微红火加温四小时,待滴水成珠,将樟丹倾入油内,不时搅拌,至硬度适合,将上药末加入,充分搅匀,在冷水中浸一夜,切成小块,表面撒以滑石粉。用时外敷。

【主治】疖。

疗

44731 疗儿散(《傅青主女科》卷下)

【组成】人参一两　当归二两(酒洗)　川牛膝五钱　鬼臼三钱(研,水飞)　乳香二钱(去油)

【用法】水煎服。

【功用】大补气血。

【主治】妇人生产六七日,胞衣已破,而子不见下,此乃子死腹中。

【备考】按:《辨证录》有川芎。

44732 疗疟丸(方出《肘后方》卷三,名见《外台》卷五引《延年秘录》)

【组成】常山三两　甘草半两　知母一两

【用法】炼蜜为丸,如梧桐子大。至先发时服十丸,次服减七丸八丸,后五六丸。即愈。

【主治】老疟久不断。

【宜忌】《外台》引《延年秘录》:忌海藻、生葱、生菜、菘菜。

44733 疗疟丸(《外台》卷五引《深师方》)

【组成】人参三分　铅丹三分　天雄十分(熬)

【用法】上药治下筛,炼蜜为丸,如梧桐子大。初服二丸,临发服二丸。中当温热,四肢淫淫痹,为知。

【主治】疟疾。

【宜忌】服药忌饱饭食,疟断后食如常。

44734 疗毒汤(《诚书》卷十五)

【组成】胡麻　威灵仙　何首乌(生)　苦参　荆芥石菖蒲　防风　独活　甘草

【用法】白酒煎服。

【主治】一切久远痛痒诸疮。

44735 疗淋散(《外台》卷二十七引《崔氏方》)

【组成】石韦(洗,刮去毛)　大虫魄(即琥珀)一两(研)滑石一两半　当归　芍药　黄芩　冬葵子　瞿麦各一两乱发三团(如鸡子大,烧灰)　茯苓一两半

【用法】上为散。每服方寸匕,一日二次。

【主治】诸淋。

44736 疗瘵汤(《辨证录》卷八)

【组成】白芍 熟地各五钱 当归四钱 鳖甲三钱 鳗鱼骨(烧黑灰)三分 北五味十粒

【用法】水煎服。

【主治】肺瘵次传于肝,两目昽昽,面无血色,两胁隐隐作痛,热则吞酸,寒则发呕,痰如鼻涕,或清或黄,臭气难闻,泪干眦涩,尝欲合眼,睡卧不安,多惊善怖。

44737 疗五痔散(《普济方》卷二九五)

【组成】赤小豆四分(炒) 黄耆三分 附子(炮) 白敛 桂心各一两 芍药 黄芩各二分

【用法】上为散。每服方寸匕,酒送下,一日三次。

【功用】止血。

【主治】酒客劳及损伤,下部中傍孔,起居血纵横出。

44738 疗风饮子(《外台》卷十四引《张文仲方》)

【组成】羌活三两 桂心半两 人参一两 蜀升麻 茯神 防风 生姜(合皮切) 生犀角屑各二两

【用法】上切。以水一大升,煮取二大合,分温三服。

【主治】诸风。

【宜忌】忌生姜、酢。

【加减】热,加竹沥一盏。

44739 疗肺宁片(《成方制剂》10册)

【组成】百部313克 穿心莲313克 羊乳根313克 白及156克

【用法】上制成片剂。口服,一次10片,每日3次。

【功用】润肺,清热,止血。

【主治】肺结核。可与其他抗结核药物合并使用。

44740 疗牙止痛散(《外科十法》)

【组成】牙消三钱 硼砂三钱 明雄黄二钱 冰片一分五厘 麝香五厘

【用法】上为末。每用少许擦牙。

【主治】牙痛。

44741 疗本滋肾丸(《兰室秘藏》卷上)

【异名】疗肾滋本丸(《医方集解》)。

【组成】黄柏(酒炒) 知母(酒炒)各等分

【用法】上为细末,滴水为丸,如梧桐子大。每服一百丸至一百五十丸,空心盐白汤送下。

【主治】《济阳纲目》:肾虚目暗。

【方论选录】《医方考》:眼者,肝之窍;肝,木藏也,得水则荣,失水则枯。故用黄柏、知母之味厚者以滋肾水,所谓虚则补其母也。是方也,虽曰补肾,亦泻之之类也,脾强目暗者宜主之。

【宜忌】《医方考》:脾胃坏者,非所宜也。

44742 疗肾滋本丸

《医方集解》。为《兰室秘藏》卷上"疗本滋肾丸"之异名。见该条。

怀

44743 怀干散(《圣济总录》卷一三二)

【组成】密陀僧一分 黄柏(蜜炙)半两

【用法】上于怀中怀干,为散。先用葱汤洗疮,候干敷之。

【主治】毒恶疮。

44744 怀忠丹(《本草纲目》卷十六引《坦仙皆效方》)

【组成】单叶红蜀葵根 白芷各一两 白枯矾 白芍药各五钱

【用法】上为末,黄蜡溶化为丸,如梧桐子大。每服二十丸,空心米饮送下。待脓血出尽,服十宣散补之。

【功用】排脓下血。

【主治】内痈有败血,腥秽殊甚,脐腹冷痛。

44745 怀熟地汤

《产科发蒙》卷四。即《圣济总录》卷一六四"熟干地黄汤"。见该条。

快

44746 快汤(《局方》卷十续添诸局经验秘方)

【异名】快气汤(《普济方》卷二十三引《永类钤方》)。

【组成】甘草(炙)十八两 干姜(炮)二斤半 粟米(炒)三十两 桔梗(炒)三斤

【用法】上用炒盐一百二十钱,同为细末。每服一钱,食前沸汤点。

【主治】脾胃虚冷,酒食所伤,胸膈不快,呕逆恶心,吞酸吐水,口淡舌涩,不思饮食。

44747 快丸儿(《魏氏家藏方》卷五)

【组成】半夏曲(炒) 三棱(湿纸裹煨) 甘草(炙)各一两 丁香三分(不见火) 生姜十二两(去皮,切片子,用青盐一两淹一宿,焙干)

【用法】上为细末,酒糊为丸,如鸡头子大,候干,入瓷器中收。每服一丸,嚼下。

【主治】酒后呕吐。

44748 快气丸(《圣济总录》卷七十一)

【组成】槟榔三枚(剉) 木香一两 肉豆蔻(去壳)半两 甘遂半两(麸炒黄) 大戟一分(炮) 白牵牛一两(炒) 墨(烧赤,醋淬)一分 沉香半两 京三棱(炮)一两 陈橘皮(汤浸去白,焙) 青橘皮(汤浸去白,焙)各一两

【用法】上为末,白面糊为丸,如梧桐子大。每服三丸,食后生姜汤送下。

【主治】脾积痞气,心腹胀满,呕逆噫酸。

44749 快气丸(《普济方》卷二十引《卫生家宝》)

【组成】蚌粉四两 木香一钱 丁香一钱 陈皮二两 豆蔻二个

【用法】上蚌粉先以火煅一次,取出为末,用生姜自然汁浸,却焙碾前药,共为细末,炼蜜为丸,如弹子大。每服一丸,空心、食前姜盐汤送下。

【主治】脾痛。

44750 快气丸(《医方类聚》卷一○二引《吴氏集验方》)

【组成】糯米一升 干姜二两 陈皮二两 青皮二两 巴豆四十九个(打开碎,同炒,慢火,候色赤)

【用法】上为末,薄醋糊为丸,如大麻子大。每服七丸,食后生姜、紫苏汤送下。

【主治】心腹膨胀,面色萎黄,或发虚肿,大便闭涩,咽酸不食。

44751 快气丸(《普济方》卷二○四引《经验济世方》)

【组成】陈橘皮(去白) 大蒜各不以多少

【用法】上为细末,为丸如绿豆大。每服二十丸,食后温米饮送下,一日三次。

【主治】膈气噎,不下饮食,肌体羸瘦。

44752 快气汤(《传信适用方》卷四)

【组成】生姜一斤(切作片子,以盐二两淹两宿,焙干) 神曲三两 白术二两 橘皮二两(不去白,净洗) 京三棱半两(炮) 蓬莪术半两 甘草二两半(炒) 大麦蘖二两(炒) 草豆蔻一个(煨去皮,不得用多)

【用法】上为细末。每服一钱,入盐汤点服。

【主治】气疾。

44753 快气汤(《局方》卷三吴直阁增诸家名方)

【组成】缩砂仁八两 香附子(炒去毛)三十二两 甘草(爁)四两

【用法】上为细末。每服一钱,用盐汤点下。

【功用】快气美食,温养脾胃。

【主治】一切气疾,心腹胀满,胸膈噎塞,噫气吞酸,胃中痰逆呕吐,及宿酒不解,不思饮食。

44754 快气汤

《普济方》卷二十三引《永类钤方》。为《局方》卷十(续添诸局经验秘方)"快汤"之异名。见该条。

44755 快气汤(《济阳纲目》卷三十五)

【组成】陈皮(去白) 香附子(炒)各二钱 砂仁 桔梗 甘草各一钱

【用法】加生姜三片,水煎服。

【主治】一切气疾,心腹胀满,胸膈噎塞,噫气吞酸,胃中痰逆呕,及宿酒不解,不思饮食。

44756 快气散

《丹溪心法》卷四。为《局方》卷三(吴直阁增诸家名方)"小降气汤"之异名。见该条。

44757 快风膏(《普济方》卷三八四引《傅氏活婴方》)

【组成】防风一钱 荆芥穗一钱 苦梗一钱(研,用糯米同炒) 白术半钱 甘草 大黄一钱(湿纸裹,火煨)

【用法】上为末。每服半钱,用淡竹叶三片同煎,温服;如不退,与青金丹微利,再与此药服之。

【功用】通利肺腑。

【主治】诸热。

【备考】方中甘草用量原缺。

44758 快肌丸(《圣济总录》卷一三六)

【组成】威灵仙(去土)一两半(为细末) 猪胆三枚

【用法】上取胆汁和末为丸,如梧桐子大。每服二十丸,荆芥汤送下,不拘时候。

【主治】遍身疥疮。

44759 快肌膏(《救偏琐言》卷十)

【组成】生大黄(晒燥,为末)一两 败草散五钱

【用法】上调入猪胆汁。以鹅翎轻轻间拭之。

【主治】痘值炎天,脓浆燥实,遍体如霞,烦热如火,身无安放者。

【宜忌】涂药宜薄不宜厚,不可通身涂满。

44760 快应茶(《成方制剂》19册)

【组成】白花茶 布渣叶 淡竹叶 岗梅 广金钱草 火炭母 金沙藤 金樱根 救必应 木蝴蝶 山芝麻 五指柑 鸭脚木皮

【用法】上制成药茶,煎服茶每包内装88克;泡服茶每袋装2.5克(含原药材29.4克)。煎服或泡服,煎服茶一次1包;泡服茶一次1~2袋。

【功用】解暑清热,生津止渴。

【主治】伤风感冒等病症。

【宜忌】产妇禁服。

44761 快毒丹(《普济方》卷四〇三)

【组成】黑牵牛 南木香(一方用各八分) 肉豆蔻(一方用半两) 青皮各等分(半生半炒,一方用一两半)

【用法】上为末,滴水为丸,如黍米大。每服七丸至十丸,紫草葱汤送下。

【主治】❶《普济方》:疹痘疮,内有邪热,使气不匀,出不快。❷《医统》:痘疹血气相搏,出不快。

【方论选录】木香匀气,豆蔻、青皮补脾,牵牛泻肾、膀胱之府也。

44762 快胃丸(《全国中药成药处方集》抚顺方)

【组成】枳壳 陈皮 神曲 灵脂 玄胡 生芍 芦荟 椰片 香附 川朴各半斤 巴豆霜二钱 狗宝五分

【用法】上为细末,水为小丸。每服四分,早晚开水送下。

【功用】健胃化痰,缓下。

【主治】胃病胀满,胃疼,食积,气积,虫积,噎膈转食,吐酸呃逆。

【宜忌】忌食生冷硬性物,孕妇勿服。

44763 快胃片(《成方制剂》16册)

【组成】白矾 白及 甘草 海螵蛸 延胡索

【用法】上制成片剂。口服,糖衣片:一次6片,十一岁至十五岁一次4片;薄膜衣片:一次3片,十一岁至十五岁一次2片;每日3次,饭前1~2小时服。

【功用】消炎生肌,制酸止痛。

【主治】胃溃疡,十二指肠溃疡,浅表性胃炎,胃窦炎。

【宜忌】低酸性胃病、胃阴不足者慎用。

44764 快活丸(《圣济总录》卷四十五)

【组成】五味子(微炒)一两 枳壳(去瓤,微炒)一两半 糯米(炒香熟)一两半 槟榔(到)半两 京三棱(炮)半两 蓬莪术(炮)半两 郁李仁(汤浸,去皮)半两 青橘皮(汤去白,焙)一两

【用法】上为细末,用半夏一两,生姜二两烂煮,研细糊为丸,如绿豆大。每服十五丸至二十丸。食后温汤送下。

【功用】消痰进食。

【主治】脾胃冷热相攻,胸膈气闷。

44765 快活丸(《鸡峰》卷二十)

【组成】山茱萸 石茱萸 吴茱萸 金铃子 杜茴香 官桂 青橘皮 陈橘皮(并生用)各等分

【用法】上为细末,醋糊为丸,如绿豆大。每服三五十丸,食后、临卧生姜汤送下;熟水亦可。

【功用】去寒湿,壮脾胃,宽膈快气。

【主治】气。

44766 快活丸(《百一》卷五引韩倅子髦方)

【组成】枳壳一两半(炒) 桂一两 桔梗 半夏(汤洗七遍)各二两

【用法】上为末,姜汁糊为丸,如梧桐子大。每服二十

丸,食后姜汤送下。

【功用】❶《百一》引韩倅子髦方:消食化痰。❷《普济方》:宽胸膈。

【主治】痰饮。

44767 快活丸(《御药院方》卷四)

【组成】良姜 干姜(炮)各四两 吴茱萸(炒) 木香各一两 枳实(不去白) 陈皮(不去白)各二两

【用法】上为细末,酒煮神曲、面糊为丸,如梧桐子大。每服十五丸至二十丸,不拘时候,以生姜、陈皮汤送下。

【主治】上膈停痰,中脘气痞不下,饮食不入,或时呕吐,食不消化,心腹胀满,大便不通。

44768 快活丸(《活幼心书》卷下)

【组成】蒸饼一两(去顶,剜空,入青矾,纳半钱重,仍以碎饼屑紧塞上,用水纸封定,灰火中炮透,取出候冷用)

【用法】上剉焙为末,别以肥枣(用米泔水浸,经一宿)饭上蒸少时,去皮核,用乳钵烂杵如糊,同前饼末亭分,再杵匀为丸,如麻仁大。每服三十丸至五十丸,以温米清汤送下,不拘时候。儿小者亦以米汤化服;其蒸饼不拘个数,大约以一两,入青矾半钱重为定,下常如前法制半斤,作一料。

【功用】健脾化积,进食肥肌。

【主治】丁奚疳证。皮肤瘦削,骨露如柴,肚大青筋,小便白浊,睡卧烦躁,神气昏沉。

44769 快活丸(《普济方》卷二十二)

【组成】丁香 官桂 木香 茴香各三钱 干姜五钱 苍术(去皮,炒)五钱

【用法】上为末,醋糊为丸,如小豆大。每服五七丸,食前好酒送下。

【功用】疗脾胃,顺气建阳,住小便。

44770 快活丸(《普济方》卷一六八)

【组成】枳壳 青皮 陈皮 丁香 砂仁 乌药各一两 三棱 蓬术 香附 萝卜子 栗楔 麦芽各三两

【用法】糊为丸,如梧桐子大。每服三五十丸,茶、酒任下。

【功用】消酒食,去积滞,散冷气。

【主治】积聚。

44771 快活丸(《普济方》卷一七一)

【组成】木香 橘红 青皮 缩砂仁 槟榔 枳壳 荜澄茄 白术 干生姜 三棱各三钱 广木 神曲 甘草各半两

【用法】上为细末,滴水为丸,如绿豆大。每服六十丸,食后用生姜汤送下。

【主治】胸膈饱闷。

44772 快活丸(《普济方》卷一七二)

【组成】黑牵牛半斤 大麦芽半斤(用巴豆三钱炒黄色,去巴豆) 香附子四两(炒,去毛) 青皮三两半 萝卜子四两(炒) 槟榔二两 蓬术 三棱(醋炙)各四两 大黄二两(生用)

【用法】上为细末,水糊为丸,如梧桐子大。每服七丸,以淡生姜汤送下。

【主治】积聚,宿食不消。

【备考】按:《奇效良方》有陈皮。

44773 快活丸(《婴童百问》卷九)

【组成】檀香 益智 蓬术各五钱 三棱一两 砂仁 姜黄 甘松 白豆蔻 甘草各一两半 陈皮七钱 香附子三两

【用法】上为末,滴水为丸,如麻子大。每服三五十丸,姜汤、白汤任下。

【功用】宽中快膈。

【主治】小儿脾胃虚弱,虽进乳食则迟化而中满,呕吐肚急,面黄肚疼,脏腑不调;大人十噎五膈。

44774 快透散(《景岳全书》卷六十三)

【组成】紫草 蝉蜕 木通 芍药 炙甘草各等分

【用法】每服二钱,水煎。

【主治】痘出不快。

44775 快斑汤

《丹溪心法》卷五。为《杨氏家藏方》卷十九"快斑散"之异名。见该条。

44776 快斑汤(《痘疹心法》卷二十二)

【组成】人参五分 当归 防风 木通各一钱 甘草三分 木香 紫草 蝉蜕各二分

【用法】上剉细末。水一盏,煎七分,去滓,温服,不拘时候。

【功用】《准绳·幼科》:托里解毒。

【主治】小儿痘疹起发迟。

44777 快斑汤

《治痘全书》卷十四。为《卫生总微》卷八"快斑散"之异名。见该条。

44778 快斑饮(《活幼心书》卷下)

【组成】麻黄(去节存根)一两半(略以酒浸透一宿,焙干) 红色曲半两 薄桂(去粗皮) 甘草各三钱

【用法】上剉,焙,为末。每服一钱,用温白汤调服,不拘时候。

【主治】痘疮出不快。

44779 快斑散(《卫生总微》卷八)

【异名】快斑汤(《治痘全书》卷十四)。

【组成】贯众一两(拣,洗,焙干) 赤芍药一两 甘草半两 川升麻半两 枳壳(麸炒,去瓤)半两

【用法】上为末。每服一钱,水一小盏,加竹叶七片,煎至五分,去滓温服,不拘时候。

【功用】《普济方》:平和疮疹。

【主治】❶《卫生总微》:痘疹出快肥红。❷《痘治理辨》:患痘烦渴,咽燥,喘急,大便闭,小便赤涩,口干目赤者。

44780 快斑散(《杨氏家藏方》卷十九)

【异名】快斑汤(《丹溪心法》卷五)、人参快斑散(《张氏医通》卷十五)。

【组成】紫草茸 蝉蜕(去土) 人参(去芦头) 白芍药各一两 木通 甘草各一分(炙)

【用法】上咬咀。每服二钱,水一小盏,煎至五分,去滓温服,不拘时候。

【主治】气虚而血不和,痘疹见点,或隐或现,起发迟而作痒。

❶《杨氏家藏方》:小儿疮疱欲出,未能全快。❷《张氏

医通》:痘毒盛,起发迟而作痒。❸《医林纂要》:气虚而血不和,痘疹见点,或隐或现。

【方论选录】《医林纂要》:人参以补其气,紫草以活其血,蝉蜕以去气分外郁之热湿,白芍以敛血中相火之妄热,木通以舒心分君火之蓄热,甘草以和其中。

【备考】《便览》有糯米五十粒。

44781 快斑散(《普济方》卷四○三)

【组成】紫草茸五钱 陈皮二钱 黄耆三钱 赤芍药五钱 甘草(炙)三钱

【用法】上剉,加糯米百粒煎;三岁以上,每服三钱;以下,一钱。服后疮遍匀四肢,住后服。

【主治】痘疹。

44782 快脾丸(《魏氏家藏方》卷五)

【组成】生姜六两(洗净,切片,以飞罗面四两拌和,就日中晒干) 橘皮一两(去瓤) 甘草(炙) 丁香各二两(不见火) 缩砂仁三两

【用法】上为细末,炼蜜为丸,如弹子大。每服一丸,食前姜汤熟水嚼下。

【功用】调和脾胃。

【主治】《证治宝鉴》:脾气久虚,不受饮食,食毕即肠鸣腹急,尽下所食物方才宽快,不食则无事,经年累月者。

44783 快脾饮(《魏氏家藏方》卷一)

【组成】香茸 紫苏 草果(去皮) 厚朴(去粗皮,姜汁炒) 青皮(去瓤) 陈皮(去白) 甘草(炙) 半夏(汤泡七次) 麦蘖(炒) 乌梅(去核)各等分

【用法】上为粗末。每服二钱,水一盏半,加生姜三片,大枣二枚,煎至七分,去滓,温服。

【主治】伏暑伤脾,寒热往来。

【加减】秋间,去香茸,加干姜半两同煎。

44784 快脾饮(《古方汇精》卷三)

【组成】当归 建曲 夏曲各一钱 老苏梗四分 赤苓块二钱 丹皮八分 藿梗六分 淡干姜二分 炙草三分

【用法】照服二剂。加大生地一钱五分(姜汁炒炭),淮药二钱,广皮七分,丹参二钱,砂仁壳四分,冬瓜皮八分,白蔻肉四分,大南枣二枚,再四剂,取和解而愈。

【主治】产后痢。

44785 快脾散(《直指小儿》卷二)

【组成】大南星一两(剉如棋子块,用生姜一两切,川厚朴一两剉碎,水三升同煮,令南星透,去姜、朴,只用南星,切,焙) 白茯苓半两 木香 人参 天麻各二钱半 全蝎七个(焙)

【用法】上为末。每服半钱,甘草、生姜煎汤调下。

【功用】和胃祛风。

【主治】小儿慢惊,脾困不食。

44786 快脾散(《普济方》卷二十五引《家藏经验方》)

【组成】甘草二十两(炙) 草果子十两(不去皮) 生姜四十两 盐十五两

【用法】先以生姜切作片子,余药剉,同盐一处和,盒一宿,焙干,为细末。每服二钱,沸汤点服,不拘时候。

【主治】脾胃不和,呕吐酸水,饮食减少。

44787 快痘丹(《外科启玄》卷十二)

【组成】鲜蛤蟆一个(酥炙,为末,听用) 麻黄三两(熬成膏子)

【用法】上为丸,如绿豆大。每服三五七丸,用白酒送下。

【主治】痘出不快。

44788 快膈丸(《魏氏家藏方》卷五)

【组成】橘皮(炮,去瓤,晒干称)一斤(用生姜十两,去皮,洗净,切片,同橘皮捣碎晒干,再以生姜六两切片,再捣,微炒,入后药) 半夏曲(炒) 藿香(去土) 丁香皮各四两 厚朴(去粗皮,姜制,炙)三两 天南星(汤泡七次) 茯苓(去皮)各二两

【用法】上为细末,生姜自然汁煮糊为丸,如梧桐子大。每服三十丸,生姜、紫苏汤送下。

【主治】脾胃虚弱,不美饮食,痰涎上壅,胸膈不快,及酒食所伤。

44789 快膈汤(方出《证类本草》卷二十三引《经验后方》,名见《普济方》卷一八四)

【组成】青橘皮四两 盐一两(分作四份,一份用盐汤浸青橘皮一宿,滤出,去瓤,又用盐三份一处拌匀,候良久,铫子内炒微焦,为末)

【用法】每服一钱半,茶末半钱,水一盏,煎至七分,放温常服。不用茶煎,沸汤点亦妙。

【主治】膈下冷气,及酒食饱满。

44790 快膈汤(《普济方》卷二十四引《十便良方》)

【异名】紫姜汤。

【组成】生姜二斤(切片,米泔浸三日,晒令半干) 丁香皮三两(剉) 甘草六两(切如大豆) 盐半斤

【用法】上以净铫一枚,先入盐炒熟;次下姜,候姜稍干脆;次下甘草,炒色赤;次下丁香皮同炒,不得焦紫色为度。乘热入新瓷瓶,密封不得透气,三日后开,为细末。每服一钱,沸汤点服。

【主治】饮酒过多,胸膈不快,呕吐涎沫。

44791 快膈汤(《活幼心书》卷下)

【组成】人参(去芦) 青皮(去白) 缩砂仁 乌药 良姜(剉,用东壁土炒) 香附子 甘草(炙)各一两

【用法】上为末。每服一钱,空心温盐汤调服。

【功用】顺气和中,消导宿滞。

【主治】胸膈不快,饮食少进。

44792 快膈汤(《医方类聚》卷九十四引《经验良方》)

【异名】快膈散(《普济方》卷一六六)。

【组成】白术(炒)一两 丁香 香附子(炒)各二钱半 草果仁 诃子(炮) 半夏(汤泡二次) 甘草(炙)各半两

【用法】上为末。每服三钱,水一盏,加生姜三片,大枣二个,煎七分,热服。

【主治】胃脘停痰,膈中留饮,心头不快,时复有声,或饮食后、或早起口吐清水。

44793 快膈汤(《辨证录》卷六)

【组成】白芍 当归 熟地各一两 柴胡 甘草各一钱 生地 麦冬各二钱 枳壳 半夏各三钱

【用法】水煎服。

【功用】舒肝解火,补肾济水。

【主治】肝火郁结不伸,闷烦躁急,吐痰黄块。

44794 快膈散（《卫生总微》卷十）

【组成】甘草半两（炙） 良姜（微炮） 肉豆蔻（面裹，煨） 丁香各一分

【用法】上为细末。每服半钱，新汲冷水调下。

【主治】霍乱吐逆，服药多即吐。

44795 快膈散

《普济方》卷一六六。为《医方类聚》卷九十四引《经验良方》"快膈汤"之异名。见该条。

44796 快中饮子

《魏氏家藏方》卷五。为《杨氏家藏方》卷六"快脾饮子"之异名。见该条。

44797 快气饼子（《明医指掌》卷五）

【组成】莱菔子（炒）二两 紫苏子一两 橘红一两 白豆蔻一两 白茯苓一两

【用法】上为细末，炼蜜和姜汁为饼子。时时噙嚼之。

【主治】气郁不快，食下则胸膈噎塞疼痛。

44798 快脾饮子（《杨氏家藏方》卷六）

【异名】快中饮子（《魏氏家藏方》卷五）。

【组成】草果子（去壳称） 人参（去芦头） 白术 陈橘皮（去白） 半夏（生姜自然汁一盏煮干） 厚朴（去粗皮，姜汁制） 甘草（炙） 乌梅肉（炒） 缩砂仁各一两 附子（八钱重者）一枚（炮，去皮脐）

【用法】上㕮咀。每服五钱，水一盏半，加生姜十片，大枣二枚，煎八分，去滓，食前温服。

【主治】脾胃虚弱，中脘停寒，不进饮食，四肢无力。

44799 快脾饮子（《百一》卷二引陈庆长方）

【组成】连皮草果 甘草（炙） 附子（炮，去皮脐） 陈皮（去白）各五两 良姜 厚朴（去皮，净称）各五两三分

【用法】上为散。每服四钱，加生姜十片，大枣二枚，水一大盏半，煎至八分，去滓，空心服。

【功用】调和脾胃。

44800 快气消块散（《魏氏家藏方》卷九）

【组成】陈皮（去白，炒） 京三棱（切片，酒浸一宿） 石菖蒲（节密者） 益智仁（大者，剪破尖，用麦麸炒令黄色，去麸）各一两 北细辛（真者，去叶土）一两（净） 蓬莪术（炮） 青木香 吴茱萸（汤泡七次，炒）各三钱

【用法】上为细末。每服二大钱，水一盏半，煎至八分，空心温服，每日三次。

【主治】积聚，痃癖气块，肿硬疼痛，噎塞。

44801 快胃舒肝丸（《北京市中药成方选集》）

【组成】片姜黄一两六钱 乌药三两二钱 白芍四两 厚朴（制）十六两 橘皮四两 沉香三两 木香二两四钱 香附（炙）四两 砂仁三两二钱 枳壳（炒）四两 柴胡四两 青皮（炒）四两 川芎三两二钱 紫豆蔻仁一两二钱 当归四两 玄胡索（炙）四两

【用法】上为细末，冷开水泛为小丸，滑石十三两、朱砂三两为衣闯亮。每两二百丸，袋装，每袋六十丸。每服三十丸，温开水送下，一日二次。

【功用】健胃，舒郁，止痛。

【主治】胃脘刺痛，痞满嘈杂，两胁膨胀，呕吐吞酸。

44802 快斑化毒汤（《片玉痘疹》卷三）

【组成】知母 石膏（烧过） 甘草 玄参 连翘 牛蒡子 升麻 干葛 赤芍 花粉 荆芥穗

【主治】痘疹见形，夹疹、夹斑。

【加减】腹痛，加枳实、木香、青皮、山楂肉、白芍；泄，加黄芩（酒炒）、白芍、白术、白茯苓、滑石；渴，加麦冬、知母、乌梅；痘太薄嫩者，加荆芥、防风、归尾、赤芍、生地、牛蒡子、紫草茸、连翘、山楂肉；气实血热，痘太紫者，加归尾、赤芍、生地、紫草茸、防风、荆芥、连翘、牛蒡子、桔梗、黄连（酒炒）、蝉退（酒炒）；痘出，内有焦头带黑陷者，加防风、荆芥、紫草茸、归梢、赤芍、生地、麦冬、麻黄（酒炒）二分、蝉退（酒炒）、花粉。

44803 快斑红蜡丸

《惠直堂方》卷四。为《救产全书》"三清快斑红蜡丸"之异名。见该条。

44804 快斑越婢汤（《痘疹心法》卷二十三）

【组成】黄耆（炙） 白芍药 桂枝 防风 甘草（炙）

【用法】上剉细。加生姜一片，大枣一枚，水煎服，不拘时候。

【功用】❶《慈幼新书》：开隧道，活气血。❷《金鉴》：驱毒，发越脾气。

【主治】痘疮手足不起发。

44805 快脾温胃丸（《全国中药成药处方集》大同方）

【组成】川黄连四钱 吴茱萸三钱 焦三仙一两 广木香二钱 川芎一两 炒香附一两五钱 陈皮 白术各二两 枳实一两 焦栀子五钱 莱菔子八钱 半夏 砂仁各五钱 干姜一两 青皮四钱 竹茹 苍术 草蔻 草果仁各五钱 炙草八钱 茯苓五钱

【用法】上为细末，炼蜜为丸。每服三钱，姜汤送下。

【主治】胃脘疼痛，胸膈膨闷，食不知味，倒饱嘈杂，两胁胀满，嗳气吞酸。

【宜忌】忌食生冷，忌发怒气。

44806 快膈消食丸（《普济方》卷三九三引《汤氏宝书》）

【异名】消乳丸（原书同卷）、消食丸（《奇效良方》卷六十四）。

【组成】缩砂仁 橘皮（炒） 京三棱 蓬莪术（炒） 神曲（炒） 麦蘖（炒） 香附子 甘草（炙）各半两 （一方无甘草）

【用法】上为末，面糊为丸，如麻子大。食后白汤送下。

【功用】❶《普济方》：快膈消食。❷《奇效良方》：消积滞，化乳食。

【主治】❶《普济方》引《汤氏宝书》：婴孩宿食不消。❷《婴童百问》：宿食停滞，腹胀疼痛。

44807 快膈消食丸（《诚书》卷十）

【组成】三棱（煨） 蓬莪术（煨） 缩砂（去壳） 白术 神曲（炒） 麦蘖（炒）各五钱 香附（炒）一两 （一方加炒枳壳二钱）

【用法】上为末，蒸饼为丸。生姜汤送下。

【主治】宿食停滞，肚胀腹痛。

间

44808 间疟饮（《仙拈集》卷一）

【组成】密陀僧六分（小儿用二三分）

【用法】上为末。白砂糖五钱，未发时早一刻，热烧酒

调服。

【主治】疟间日一发。

44809 间碧散（《产科发蒙》卷四引鹤陵定方）

【组成】淡竹竿（烧存性）五钱　人中白（瓦上烧，以变白色为度）四钱

【用法】上为极细末。敷舌上，每日五六次。

【主治】妇人产后口舌糜烂。

灶

44810 灶煤散（《圣济总录》卷一七七）

【组成】灶突中煤三指撮　盐少许

【用法】上为散。一二岁儿每服半钱匕，空心、午后各一服，热水送下。

【主治】小儿尸注。

44811 灶土涂方（《圣济总录》卷一三五）

【组成】灶土

【用法】上取灶底黄土，以醋和研，涂肿上，每日三五次。

【主治】毒肿。

44812 灶土涂方（《圣济总录》卷一八二）

【组成】灶中黄土（研）

【用法】取打铁磨刀槽中水，和调如糊。涂丹，干即易。以愈为度。

【主治】小儿私灶丹，从背上起。

冻

44813 冻青饮（《朱氏集验方》卷十四）

【组成】冻青叶

【用法】擂取自然汁，添井花水服。须泻下，解。

【功用】解砒毒。

44814 冻疮膏（《药奁启秘》）

【组成】麻油三两　松香一钱　黄占一两五钱

【用法】烊化搅匀。摊贴。

【主治】冬令严寒，皮肤燥裂，死血冻疮。

44815 冻疮膏（《全国中药成药处方集》南京方）

【组成】煅瓦楞子（研末，用水飞）一两　冰片五分　山羊油脂（熬化）二两

【用法】将瓦楞子煅透，为末，水飞乳细，加冰片，共乳成细末，以山羊油熬化，调和成膏，用瓶或膏盒装之，每盒约重二钱。每用少许，涂于患处。

【主治】冻疮已溃。

44816 冻疮药水（《全国中药成药处方集》南京方）

【组成】樟脑　红花各一两　酒精一磅

【用法】先将红花用酒精浸，滤去红花，加樟脑于酒精内使其溶开，用一两装玻璃瓶装之，密封瓶口。先将患处用温水洗净，以少许涂患处，涂时应多加揉擦，使局部皮肤发暖，一日数次。

【主治】冻疮痒痛，硬结未溃。

44817 冻疮破烂膏（《惠直堂方》卷四）

【组成】大黄八两　麻油一斤　黄丹八两

【用法】煎成膏。摊贴。

【主治】冻疮。

冷

44818 冷汤（《永乐大典》卷八○二一引《澹寮》）

【异名】冷香汤（《本草纲目》卷三十四引《元戎》）、冷汤饮（《奇效良方》卷二十二）。

【组成】沉香　附子（炮）

【用法】上㕮咀。煎，露一宿，空心服。

【主治】冷痰虚热，诸劳寒热。

【备考】《本草纲目》引《元戎》本方用量：各等分。

44819 冷汤（《普济方》卷一九九引《广南卫生方》）

【组成】甘草三寸（炙黄，为细末）　人参半钱（为末）　黑附子（去皮脐，末）半钱　淡竹叶十四片　大枣五枚

【用法】以水半升，煎十余沸，放温，时时细呷。

【主治】瘴毒，内寒外热，咽嗌间烦躁不解。

【方论选录】《瘴疟指南》：人参之甘能补肺气，生津液，利痰，甘草之甘能和平，二味合用，能缓心肺之火；淡竹叶能解烦渴；大枣能补元气，大附子能引心肺之火下行，则烦渴止矣。

44820 冷风汤（《眼科全书》卷四）

【组成】防风　黄耆　茺蔚子　桔梗　五味子　细辛　大黄

【用法】水煎，食后服。

【主治】䁤肉攀睛，乍发乍起。

44821 冷水丹（《寿世新编》）

【组成】乌豆四十九粒　绿豆四十九粒　川椒四十九粒　明雄一钱　人言一钱（须制过方可用）　朱砂五钱（为衣）

【用法】上药先将乌豆、绿豆、川椒为细末，再入雄黄、人言和匀，以水为丸，如乌豆大。大人每服二丸，小儿每服一丸，发病时先一时用水冷透吞服。

【主治】疟疾。

【宜忌】切不可多服，不可热水服；素体过虚、久疟及孕妇忌服。服后须俟痰涎去，方可进饮食、烟、茶。

【备考】人言制法：用黄泥包好，用木炭火尽烧，勿令出烟；倘出烟，即用泥闭住。不闭住烟，则人言化为乌有。再用水豆腐、钩藤、甘草同人言尽煮，煮至豆腐带黑色。如此三烧三煮方可用之。

44822 冷汤饮

《奇效良方》卷二十二。为《永乐大典》卷八○二一引《澹寮》"冷汤"之异名。见该条。

44823 冷饮子（《遵生八笺》卷十八引《道藏经》）

【组成】茴香三分（夏用根，冬用子）　远志三分（去心）　附子二颗（炮）　桑螵蛸二十枚　泽泻二分　草薢三分　玉苁蓉三分

【用法】上为末。分作二帖，大羊肾一具（去脂膜），用水一碗半煎，露一宿，空心冷服，每季吃四帖。

【功用】避瘟疫时灾。兼补下元。

44824 冷补丸（《济生》卷五）

【组成】熟地黄（酒蒸，焙）　生地黄（洗）　天门冬（去心）　川牛膝（去芦，浸）　白芍药　地骨皮（去木）　白蒺藜（炒）　麦门冬（去心）　石斛　玄参　磁石（火煅七次，细研，水飞过）　沉香（别研，不见火）各等分

【用法】上为细末,炼蜜为丸,如梧桐子大。每服七十丸,空心盐酒、盐汤任下。

【主治】肾水燥少,不受峻补,口干多渴,耳痒耳聋,腰痛腿痛,小便赤涩,大便或难。

44825 冷附汤(《医方类聚》卷一二二引《究原方》)

【组成】附子一只(重九钱者,炮,去皮)

【用法】上切片,分两服。每服以水二盏,加生姜十大片,煎取一盏,隔夜煎下,用绵蒙盏露一宿,至五更初取冷服。

【功用】《朱氏集验方》:壮脾胃,去痰实,降虚热心气。

【主治】脾胃气弱,痰实痞塞,虚热浮上,停于膈间,未易宣散,而致疟疾。

44826 冷金膏(《圣济总录》卷一三四)

【组成】油一升 杏仁(去皮尖双仁)半升(炒焦,捣碎) 乱发灰五两 黄柏三两(末) 石灰半两 黄狗脂少许 鼠一枚(去皮,切)

【用法】先熬油,次下鼠及发,待鼠肉尽,即去鼠骨又煎,入诸药,更煎令黑色;若稀,下蜡三五两,候得所,故帛或软纸上摊。贴患处。

【主治】汤火疮、瘘疮、瘰疬、恶疮、金疮。

44827 冷香汤(《百一》卷七引王元礼方)

【异名】冷香饮子(《医级》卷七)。

【组成】良姜 檀香 甘草(炒令赤) 附子(炮裂,去皮脐)各二两 丁香二钱 川姜三分(炮) 草豆蔻五个(去皮,面裹煨)

【用法】上为细末。每服五钱,水二升,煎十数沸,贮瓶内,沉井底,作熟水服。

【功用】消暑止渴。

【主治】❶《百一》引王元礼方:夏秋暑湿,恣食生冷,遂成霍乱,阴阳相干,脐腹刺痛,胁肋胀满,烦躁,引饮无度。❷《瘴疟指南》:瘴病,胃脘刺痛,胸膈不利,或吐或泻。

【方论选录】《瘴疟指南》:寒淫于内,治以辛热,川姜、良姜、檀香、草蔻、丁香、附子皆辛热之药,去寒温胃;甘草之甘,温以和中;大渴引饮者,心肺中有邪热,故冷饮以导邪热下行也。

44828 冷香汤

《本草纲目》卷三十四引《元戎》。为《永乐大典》卷八〇二一引《澹寮》"冷汤"之异名。见该条。

44829 冷香散(《医学探骊集》卷四)

【组成】炉甘石二两 秋石二两 上梅花片八分 麝香二分

【用法】上为极细末,瓷器盛之。闻之。

【主治】内有七情之伤,触动无根之火,鼻孔肿痛。

44830 冷壶散(《鸡峰》卷五)

【组成】良姜

【用法】上为粗末。每服三钱,水煎,沉冷服。

【主治】伏暑伤冷,暴泻不止。

44831 冷哮丸(《证治宝鉴》卷五)

【组成】麻黄 生乌 细辛 牙皂肉 蜀椒 生白矾 半夏曲 胆星 生草 杏仁 紫菀 款冬花

【用法】上为末,姜汁调神曲糊为丸。发时、临卧以生姜汤送服。发止住药,进补药。

【功用】❶《重订通俗伤寒论》:散寒化痰,平喘止哮。❷《全国中药成药处方集》沈阳方:保肺。

【主治】❶《证治宝鉴》:哮证遇冷即发,属中外皆寒者。❷《张氏医通》:背受寒气,遇冷而发喘嗽,顽痰结聚,胸膈痞满,倚息不得卧。

【宜忌】❶《张氏医通》:气虚少食,及痰中见血,营气受伤者禁用。❷《全国中药成药处方集》沈阳方:忌食五辛发物。

【备考】《张氏医通》本方用量:麻黄、川乌、细辛、蜀椒、白矾、牙皂、半夏曲、陈胆星、杏仁、甘草各一两,紫菀茸、款冬花各二两。

44832 冷哮散(《重订通俗伤寒论》)

【组成】胡椒四十九粒

【用法】入活癞虾蟆腹中,盐泥裹,煅存性。分五七服。

【主治】冷哮痰喘。

【宜忌】若有伏热者忌用。

44833 冷秘汤(《中医内科临床治疗学》引冷柏枝方)

【组成】肉苁蓉15克 肉桂末3克(冲) 硫黄末3克(冲) 干姜9克 半夏9克 大黄9克(后下) 火麻仁12克

【用法】水煎服。

【功用】温补脾肾。

【主治】大便秘结。症见面色青黑,肢冷身凉,喜热畏寒,口中和,小便清长,夜间多尿,尿后余沥,舌质淡白,苔白润,六脉沉迟,或反微涩。

【方论选录】方中肉苁蓉补肾阳、润肠通便为主要药;肉桂、干姜温脾肾而散寒;半夏、硫黄末为半硫丸,用以温通寒凝、开闭结;大黄通下,性虽苦寒,但在大队辛热群药之中与之相伍,既可防止桂、附、姜之过热,又可发挥其通下之功。组方寓意至深,使全方虽热而不烈,阳中有阴,各有其用。

44834 冷水金丹(《疡医大全》卷七)

【组成】海浮石 飞罗面各三两 乳香(去油) 没药(去油) 牛蒡子各一两 冰片 麝香各一钱

【用法】用蟾酥三钱七分五厘,酒浸化为丸,如绿豆大,以飞过辰砂五钱为衣。轻者,每服一丸,以冷水送下;重者,每服三丸;牙痛,只用一丸。

【功用】发汗。

【主治】肿毒恶疮,痰痞老痰,翻胃噎食,及伤寒。

【宜忌】忌鸡、鱼、小米一日,戒怒郁忧闷,气恼,费心力。

44835 冷香饮子(《杨氏家藏方》卷三)

【组成】草果子仁二两 甘草一两(炙) 陈橘皮(去白)半两 附子(炮,去皮脐)一分

【用法】上㕮咀。每服半两,水三碗,煎至二碗,去滓沉冷,旋旋服之,不拘时候。

【主治】伏暑中暑,内伤夹暑,霍乱呕吐,腹痛泻利,厥逆烦躁,引饮无度。

❶《杨氏家藏方》:伏暑烦躁,引饮无度。❷《医方考》:夏月饮食,杂以水果、寒冷之物食之,胸腹大痛,霍乱者。❸《张氏医通》:中暑,内夹生冷饮食,泻利。❹《杂病源流犀烛》:内伤夹暑者,暑月房劳,兼膏粱水果杂进,至周身阳

气不伸,四肢厥逆拘急,呕吐。

【方论选录】❶《医方考》:草果辛温,善消肉食;附子辛热,能散沉寒;橘红之辛,可调中气;甘草之温,堪以健脾。而必冷服者,假其冷以从治,《内经》所谓"必伏其所主,而先其所因"也。❷《古方选注》:草果、陈皮,温脾去湿定呕;炙草、生姜,奠安脾经阳阴;以炮附子通行经络,交接上下。用饮子者,轻清留中也;冷服者,缓而行之也。

【临床报道】太阴伤寒:《清代名医医案大全·叶天士医案》:脉沉微,腹痛吐利汗出,太阴伤寒,拟冷香饮子:泡淡附子、草果仁、新会皮、甘草,煎好候冷服。

44836 冷香饮子

《医级》卷七。为《百一》卷七引王元礼方"冷香汤"之异名。见该条。

冶

44837 冶金煎(《目经大成》卷三)

【组成】玄参 桑皮 枳壳 黄连 杏仁 旋覆花 防风 黄芩 白菊 葶苈子

【主治】白睛肿胀,日夜疼痛。

【方论选录】白睛肿胀,肺气中塞也;日夜疼痛,肺火上攻也。中塞者,须散而决,故用枳壳、杏仁、旋覆花、防风、白菊;上攻者,当寒而下,故用桑皮、黄连、玄参、黄芩、葶苈。

44838 冶葛膏(《鬼遗》卷五)

【组成】冶葛皮 黄连 细辛 杏仁 莽草 芍药 藜芦 附子 乱发 芦茹 芎䓖 白芷 蛇床子 桂心 藁本 乌头 白术 吴茱萸 雌黄 矾石 天雄 当归各二两 斑蝥 巴豆(去皮心) 蜀椒(去目汗闭口) 黄柏各一两

【用法】上咬咀,各捣筛,以猪脂五升,于铜器内微火煎诸药七沸上下,绞去滓,更煎,搅匀成膏。敷疮上,每日四五次。

【主治】久瘑疽,诸疮。

44839 冶葛膏(《外台》卷十九引《苏恭方》)

【异名】野葛膏(《圣惠》卷四十五)。

【组成】冶葛二两 蛇衔二两 犀角二两(屑) 乌头二两 桔梗二两 茵芋二两 防风三两 蜀椒二两 干姜二两 巴豆三十枚(一方二两,去心皮) 升麻二两 细辛二两 雄黄半两 鳖甲一两(炙) (一方有石南、白芷)

【用法】上细切,以酒四升渍药一宿,以不中水猪膏五斤以煎药,于微火上三上三下,令药色变黄,勿令焦黑,膏成,绞去滓,乃下雄黄,搅令调和。摩病上。

【主治】江南风毒,先从手脚上肿痹,上颈,痹及面,却入腹,即杀人。

【宜忌】忌猪肉、冷水、生菜、苋菜、芦笋。

44840 冶葛膏(《外台》卷十九引《苏恭方》)

【组成】冶葛二两 犀角二两(屑) 汉防己二两 莽草二两 乌头五两(生用) 吴茱萸五两 椒三两(生用) 丹参三两 踯躅花一升 升麻三两 干姜二两 附子五两 白芷一升 当归三两 桔梗三两 (一方无白芷、防己、茱萸、附子、当归,有巴豆、雄黄、蛇衔、防风、鳖甲)

【用法】上切,酢渍,以成煎猪肪七升,煎五上五下,去滓用之。以酥代肪,善。

【主治】脚气。

【宜忌】忌猪肉、冷水。

44841 冶葛蛇衔膏(《外台》卷二十九引《肘后方》)

【组成】蛇衔 蔷薇根 续断 冶葛各二两 当归 附子各一两半(去皮) 防风 黄芩 泽兰各一两 松脂 柏脂各三两

【用法】上咬咀,以猪脂二斤煎之,别以白芷一枚纳中,候色黄即膏成,去滓,滤,以密器收贮之。涂疮。无问大小皆愈,不生脓汁也。

【主治】金疮。

沐

44842 沐汤(《外台》卷三十二引《集验方》)

【组成】猪椒根三两 麻黄根 茵芋 防风各一两 细辛

【用法】上切。以水二斗,煮取一斗,沐头。

【主治】风头。

【备考】方中细辛用量原缺。

44843 沐头方(方出《肘后方》卷六,名见《千金》卷十三)

【异名】沐头汤(《普济方》卷五十引《海上方》)。

【组成】桑白皮(剉)三二升

【用法】以水淹,煮五六沸,去滓,洗须鬓。数数为之,即自不落。

【功用】《千金》:润泽头发。

【主治】❶《肘后方》:须鬓秃落,不生长。❷《千金》:脉极虚寒,须鬓堕落。

44844 沐头汤(《外台》卷十六引《删繁方》)

【异名】麻子汤(《圣济总录》卷一〇一)。

【组成】大麻仁三升 秦椒二两 皂荚(屑)五两

【用法】上为末,纳米泔汁中一宿渍,去滓,米泔搅之三五百遍,取劳,乃用沐发,燥讫,别用皂荚汤洗之,通理,然后敷膏。

【主治】肺热劳损伤肺,气冲头顶,而致头风,不问冬夏老少,头生白屑,搔之痒起。

44845 沐头汤

《普济方》卷五十引《海上方》。为方出《肘后方》卷六,名见《千金》卷十三"沐头方"之异名。见该条。

44846 沐浴长春散(《奇效良方》卷五十四)

【组成】牡蛎 蛇床子 破故纸 紫梢花 官桂 干荷叶各等分

【用法】上咬咀。每用一两半,水一小锅,加葱白数茎,煎至八分,去滓,先熏后洗,却用后药:枯矾一两、黄丹、蛤粉各半两为细末。熏洗后,以手捏药末搽湿痒处。

【主治】男子下元阴湿久冷,阴囊左右夜痒,抓之则喜,住之则痛,成疮流水,为害甚苦;及妇人下部阴湿,胎元久冷。

沛

44847 沛霖膏(《辨证录》卷六)

【组成】玄参二两 人参一两 生地二两 麦冬二两 牛膝五钱 荆芥(炒黑)三钱

【用法】水煎服。愈后仍服六味地黄丸。

【主治】中暑热,暑火引动肾火,肾热之极,吐血倾盆,纯是紫黑之色,气喘作胀,不能卧倒,口渴饮水,又复不快。

沥

44848 沥青膏(《卫生宝鉴》卷十九)

【组成】黄蜡 沥青各一两 芫荽子 黄丹各三钱

【用法】上为末。小油三两熬,擦。不须洗。

【主治】小儿黏疮。

44849 沥青膏(《理瀹》)

【组成】松香(生姜、葱白、韭白、大蒜、白凤仙、闹羊花、商陆根各取汁一碗,烧酒、米醋、童便各一碗,按次第制松香一过,再用水熬) 川乌 草乌 苍术 白芥子 蓖麻仁 官桂 干姜 发团各一两 广胶四两 樟脑一两

【用法】和匀,以制松香收。布摊贴。

【主治】湿。

沙

44850 沙节汤

《鸡峰》卷四。为《脚气治法总要》卷下"淋渫沙节汤"之异名。见该条。

44851 沙豆腐(《仙拈集》卷二引《集验》)

【组成】豆腐(未入袋滤出浆者,带滓取来,锅内炒燥)

【用法】上为末。每服三钱,如下紫血块者,以白糖汤送下;红血块者,以黑糖汤送下,一日三次。

【主治】远年便血,垂危者。

44852 沙参丸(《圣济总录》卷九十四)

【组成】沙参二两 昆布(洗去咸,焙) 茴香子(炒)各半两

【用法】上为末,酒煮糊为丸,如梧桐子大。每服二十丸,空心、食前以温酒送下。

【主治】疝气。

44853 沙参汤(《辨证录》卷九)

【组成】茯苓 白术 沙参各一两 甘草一钱 丹皮五钱 肉桂二分

【用法】水煎服。

【主治】感浸湿热,热气入于肾经,睾丸作痛,遇热即发,然痛不至甚。

44854 沙参散(《圣惠》卷三)

【组成】沙参三分(去芦头) 甘菊花三分 酸枣仁三分 枳实三分(麸炒微黄) 桔梗三分(去芦头) 茯神三分 桑根白皮三分(剉) 葳蕤三分 羚羊角屑三分 大腹皮三分(剉)

【用法】上为散。每服三钱,以水一中盏,煎至六分,去滓温服,不拘时候。

【主治】肝脏气逆,面色青,多饶恐怒,胸膈烦滞,心神不安。

44855 沙参散(《圣惠》卷四)

【组成】沙参一两(去芦头) 白薇一两 石膏二两半 川芒消一两 人参三分(去芦头) 茯神一两 栀子仁一两 甘草半两(炙微赤,剉) 羚羊角屑一两 子芩一两

【用法】上为粗散。每服三钱,水一中盏,煎至五分,去滓,入地黄汁一合,竹沥半合,更煎一两沸,食后温服。

【功用】泄热安心。

【主治】心实热,惊悸喜笑,心神不安。

【宜忌】忌炙煿、热面。

44856 沙参散(《圣惠》卷四)

【组成】沙参三分(去芦头) 麦门冬半两(去心) 石膏三分 防风三分(去芦头) 人参三分(去芦头) 独活三分 枳壳一两(麸炒微黄,去瓤) 赤茯苓一两 芎䓖三分 羚羊角屑三分 远志三两(去心) 甘草半两(炙微赤,剉)

【用法】上为散。每服四钱,以水一中盏,加生姜半分,煎至五分,去滓,加竹沥半合,更煎一两沸,不拘时候温服。

【主治】心脏中风,虚烦目眩,恍惚不定。

44857 沙参散(《圣惠》卷四)

【组成】沙参三分(去芦头) 白茯苓三分 远志半两(去心) 犀角屑半两 甘草半两(炙微赤,剉) 防风半两(去芦头) 龙齿一两 天门冬一两(去心) 生干地黄一两

【用法】上为粗散。每服三钱,以水一中盏,加生姜半分,大枣二枚,煎至六分,去滓温服,不拘时候。

【主治】心风虚悸,恍惚多忘,惊恐。

44858 沙参散(《圣惠》卷二十四)

【组成】沙参三分(去芦头) 白蒺藜三分(微炒,去刺) 枳壳三分(麸炒微黄,去瓤) 白附子半两(炮裂) 白鲜皮半两 天麻半两 犀角屑半两 丹参三分 川大黄半两(剉碎,微炒)

【用法】上为细散。每服一钱,以温酒调下,不拘时候。

【主治】风热,皮肤生瘑癣,搔之痒痛。

44859 沙参散(《圣惠》卷三十二)

【组成】沙参(去芦头)一两 防风(去芦头)一两 甘草半两(炙微赤,剉) 甘菊花 赤芍药 地骨皮 枳壳(麸炒微黄,去瓤)各一两 黄耆一两半(剉)

【用法】上为散。每服四钱,以水一中盏,煎至六分,去滓温服,不拘时候。

【主治】风气攻睑眦,致眼痒急,似赤不赤。

44860 沙参散(《圣济总录》卷九十四)

【组成】沙参一两半 桂(去粗皮)半两 桃仁四十九枚(去皮尖双仁,炒,研)

【用法】上为散。每服二钱匕,以温酒调下,不拘时候。

【主治】阴疝牵引疼痛。

44861 沙参粥(《药粥疗法》引《粥谱》)

【组成】沙参15~30克 粳米50~100克 冰糖适量

【用法】先以沙参煎取药汁,去渣,入粳米煮稀薄粥,粥熟后加入冰糖。或用新鲜沙参30~60克,洗净切片,煎取浓汁,同粳米、冰糖煮粥服食。连用3~5天为一疗程。

【功用】润肺养胃,祛痰止咳。

【主治】肺热肺燥,干咳少痰,或肺气不足,肺胃阴虚的久咳无痰,咽干,或热病后津伤口渴。

【宜忌】受凉感冒引起的伤风咳嗽患者忌食。煮沙参粥时宜稀薄,不宜稠厚。

44862 砂糖酒(《仙拈集》卷一)

【组成】砂糖四两 烧酒半斤

【用法】烫最滚。疟临来时尽量饮之。

【主治】疟疾。心胃刺疼。

44863 砂糖膏(《普济方》卷七十四引《选奇方》)

【组成】脑子三十文　砂糖少许　生姜自然汁

【用法】上为膏。临时滴点之。

【主治】赤眼。

【备考】方中生姜自然汁用量原缺。

44864 沙谷米粥（《遵生八笺》卷十一）

【组成】沙谷米

【用法】检净，水略淘，滚水内下一滚即起，庶免作糊。

【主治】下痢。

44865 沙溪凉茶

《成方制剂》14册。为原书同册"沙溪凉茶"颗粒之异名。见该条。

44866 沙乞某儿汤（《饮膳正要》卷一）

【组成】羊肉一脚子（卸成事件）　草果五个　回回豆子半升（捣碎，去皮）　沙乞某儿五个（系蔓菁根）

【用法】上药同熬成汤，滤净，下熟回回豆子二合，香粳米一升，熟沙乞某儿切如色数大，下事件肉，盐少许，调和令匀。

【功用】补中下气，和脾胃。

44867 沙苑清补汤（《效验秘方》路志正方）

【组成】沙苑蒺藜 12 克　莲子肉 12 克　芡实 12 克　生龙牡（各）21 克　川黄连 3 克　大生地 6 克　栀子 3 克　麦门冬 9 克　五味子 6 克

【用法】水煎服，日一剂。

【功用】平调阴阳，清心补肾。

【主治】阳虚火旺之阳痿。

【方论选录】方中沙苑蒺藜，味甘性温，张石顽称之为"精虚劳要药"，最能固精。莲子甘淡而湿，汪昂称其能交水火而媾心肾，安靖上下，君相水相济。芡实味涩而固精，补下元益肾精。生地、麦冬、五味子滋补阴精。川连、栀子清心火。龙牡，镇心安神。诸药合用，共奏平调阴阳，清心补肾之功。

44868 沙参麦冬汤（《温病条辨》卷一）

【组成】沙参三钱　玉竹二钱　生甘草一钱　冬桑叶一钱五分　麦冬三钱　生扁豆一钱五分　花粉一钱五分

【用法】水五杯，煮取二杯，每日服二次。

【功用】《中医方剂学》：甘寒生津，清养肺胃。

【主治】燥伤肺胃或肺胃阴津不足，咽干口渴，或热，或干咳少痰。现用于气管炎、肺结核、胸膜炎、慢性咽炎等属肺胃阴伤者。

❶《温病条辨》：燥伤肺胃阴分，或热或咳者。❷《医方发挥》：气管炎、肺结核属肺胃阴虚者。❸《中医方剂临床手册》：多用于胸膜炎、感染性多发性神经炎、慢性咽炎，以及乙脑或其他传染病恢复期。❹《实用中医耳鼻喉科学》：本科之急性热病（如急性化脓性中耳炎、扁桃体周围脓肿等）汗出后口渴、唇燥、咽干、鼻干等津液受伤者；鼻前庭炎，以干燥皲裂为主者；萎缩性鼻炎、慢性咽喉炎证属阴虚肺燥者。

【加减】久热久咳者，加地骨皮三钱。

【方论选录】《中医方剂学》：方中沙参、麦冬清养肺胃，玉竹、花粉生津解渴，生扁豆、生甘草益气培中，甘缓和胃，配以桑叶，轻宣燥热，合而成方，有清养肺胃，生津润燥之功。

【临床报道】❶小儿迁延性肺炎：《辽宁中医杂志》[1986，（3）：24]用沙参麦冬汤加减治疗小儿迁延性肺炎 25 例，结果治愈 20 例，好转 4 例，死亡 1 例。❷小儿口疮：《陕西中医》[1984；5（1）：16]：用沙参麦冬汤加减治疗小儿口疮 34 例，结果 34 例全部治愈，一般服药 3~5 剂，溃疡面愈合。

44869 沙参养胃汤（《效验秘方》李振华方）

【组成】辽沙参 20 克　麦冬 15 克　石斛 15 克　白芍 20 克　山楂 15 克　知母 12 克　鸡内金 10 克　花粉 12 克　丹皮 10 克　乌梅肉 10 克　陈皮 10 克　生甘草 2 克

【用法】日一剂，小火水煎分二次服。

【功用】养阴和胃，理气清热。

【主治】适用于各种慢性胃炎病。症见胃脘隐痛，脘腹胀满或牵及两胁，嗳气，纳呆食少，少食即饱，胃中灼热嘈杂，口干咽燥，便干，身倦乏力，面色萎黄，形体消瘦，舌体瘦小，舌质红而缺津，少苔或花剥，脉细弱或细数等证属脾胃阴虚者。

【加减】兼气滞者，加枳壳 10 克，川楝子 12 克，郁金 10 克；兼血瘀者，加丹参 15 克，桃仁 10 克，元胡 10 克；阴虚内热，胃逆嗳气者，加竹茹 10 克，柿蒂 15 克；心烦易怒，失眠多梦，加焦栀子 10 克，夜交藤 30 克；大便干结者，加火麻仁 15 克；兼脾胃气虚者，加党参 12 克；若大便出血，加白及 10 克，黑地榆 15 克。

【方论选录】方中辽沙参、麦冬、石斛、花粉甘凉濡润、滋胃养阴；白芍、生甘草、乌梅肉酸甘化阴；知母清胃中燥热；山楂、鸡内金、陈皮理气和胃，以防甘凉滋腻碍脾；丹皮清血热并行血中之气。全方甘淡味薄，清虚灵达，滋而不腻，清而不泄，恰针对脾虚病机本质，顺其升降之性，重在健运脾胃，选药精当，配方严谨。

44870 沙参银菊汤（《效验秘方》钟一棠方）

【组成】南北沙参各 15 克　银花 20 克　菊花 10 克　薄荷 6 克（后下）　杏仁 10 克　清甘草 2 克

【用法】每剂煎 2 次，头汁用冷水约 500 毫升先浸泡 20 分钟，然后煮沸 5~6 分钟即可；二汁加冷水约 400 毫升煮沸 5 分钟，勿过煮。亦可将药物放入热水瓶中，用沸水冲泡 1 小时后茶饮服。

【功用】疏散风热，养阴清肺。

【主治】上呼吸道感染，急、慢性支气管炎伴感染等。症见发热恶寒，头痛口干，喉痒咽痛，咳嗽或气急，舌质偏红，脉数。

【加减】咽喉肿痛者去杏仁，加玄参 20 克，桔梗 6 克，蝉衣 10 克；肺热偏盛、体温较高可加重沙参、银、菊用量，或改用野菊花 15 克，或加黄芩 15 克，蒲公英 30 克；咳嗽较剧去薄荷加前胡 15 克，象贝 15 克；气急较甚去薄荷、加枇杷叶（包）15 克，地龙 10 克；宿有痰饮去薄荷，加半夏 20 克，茯苓 18 克，芦根 20 克。

【方论选录】本方所治之证乃风热外邪入侵肺系所致。治宜宣宣风热，清肺养阴。方中南北沙参清肺养阴，化痰止咳；银花、菊花甘凉轻宣，疏散风热，同为主药；薄荷、杏仁、甘草清热透散，宣肺止咳共为辅佐药。诸药配伍，合成轻宣透表，疏散风热，养阴清肺，化痰止咳之功。

44871 沙参清肺汤（《家庭治病新书》）

【组成】沙参　桑白皮　知母各一钱五分　地骨皮三

钱 阿胶 罂粟壳各一钱 杏仁二钱 乌梅一个 生甘草八分

【用法】大枣为引,水煎服。

【主治】哮喘。

44872 沙参款冬汤(《家庭治病新书》)

【组成】北沙参 桑白皮 紫菀各二钱 款冬花三钱 五味子十四粒

【用法】生姜、大枣为引,水煎服。

【主治】久嗽喘急。

44873 砂糖黄连膏(《圣济总录》卷一〇四)

【组成】白砂糖 黄连(去须,末)各一两 大枣(青州者)七枚(洗,煮过,去皮核)

【用法】上药捣熟如膏,如绿豆大。绵裹,新汲水浸,点之。

【主治】暴赤眼。

44874 沙溪凉茶颗粒(《成方制剂》14册)

【异名】沙溪凉茶。

【组成】臭屎茉莉 岗梅 金钮扣 蒲桃 野颠茄

【用法】上制成颗粒剂,煎煮茶每袋装75克;袋泡茶每袋装1.8克。煎煮茶用水煎服,袋泡茶用开水泡服。一次1袋,每日1~2次。

【功用】清热,除湿,导滞。

【主治】四时感冒,身倦骨痛,寒热交作,胸膈饱滞,痰凝气喘。

沃

44875 沃雪汤(《外台》卷十引《古今录验》)

【异名】投杯麻黄汤(原书同卷)、投杯汤(《医心方》卷九引《小品方》)。

【组成】麻黄四两(去节) 细辛二两 五味子半升 桂心 干姜各一两 半夏八枚(洗去滑,一方四两)

【用法】上切。以水一斗,先煎麻黄去上沫,内余药,煮取三升,绞去滓,适寒温,服一升,每日二次。亦可从五合,不知稍增。

【主治】上气不得息卧,喉中如水鸡声,气欲绝。

【宜忌】忌生葱、生菜、羊肉、饧。

44876 沃雪汤(《三因》卷六)

【异名】神效沃雪汤(《准绳·伤寒》卷七)。

【组成】苍术 干姜(炮) 甘草(炙)各六两 防风 干葛 厚朴(制,炒) 芍药各四两

【用法】上剉散。每服三钱半,水两盏,煎七分,去滓服。

【主治】时行疫疠,岚瘴恶气。

❶《三因》:伤寒、温疫、湿疫、热疫。❷《普济方》:山岚瘴气。❸《准绳·伤寒》:伤寒阴阳二证未辨,时行疫疠恶气相传。

【备考】方中干姜,《普济方》作“朴消”。

44877 沃雪汤(《百一》卷七)

【组成】苍术八两(去皮) 厚朴四两(去皮) 当归(洗) 川芎 白芍药 防风 橘皮(去白) 葛根 甘草各二两

【用法】上㕮咀。每服三钱,水一盏半,煎至一盏,去滓,温服。

【功用】温和表里,适顺阴阳。

【主治】四时伤寒,时行瘟疫、风湿、阴阳两感,表证未解,身体壮热,疼痛恶风,声重鼻塞,头痛,四肢项颈烦倦;及雾湿瘴气,触冒寒邪。

44878 沃雪汤(《东医宝鉴·外形篇》卷一引《类聚方》)

【组成】薄荷三两 甘草一两四钱 荆芥穗 白盐各一两二钱 天花粉二钱七分 缩砂仁一钱

【用法】上为末。每服一钱,汤点服。

【主治】头目昏眩,精神不爽,咽干鼻塞。

44879 沃雪汤(《衷中参西》上册)

【组成】生山药一两半 牛蒡子四钱(炒,捣) 柿霜饼六钱(冲服)

【主治】脾肺阴分亏损,饮食懒进,虚热劳嗽;及一切阴虚之证,兼肾不纳气作喘者。

【临床报道】喘证:一人,年四十余,素有喘证,薄受外感即发。医者投以小青龙汤,一剂即愈,习以为常。一日喘证复发,连服小青龙汤三剂不愈,其脉五至余,右寸浮大,重按即无。知其前服小青龙汤即愈者,因其证原受外感;今服之而不愈者,因此次发喘原无外感也。为拟此汤,服两剂全愈,又数服以善其后。

44880 沃雪散(《济急丹方》卷上引杨杏桥方)

【组成】真牛黄 麝香 冰片 玄参各三分 乳香(去油) 没药(去油) 血竭 黄芩各五分

【用法】上药各为细末。和匀敷于患处,膏药盖之。

【主治】发背,及一切无名肿毒,色红娇痛者。

44881 沃焦散(《圣济总录》卷五十八)

【组成】泥鳅鱼十头(阴干,去头尾,烧灰,碾为细末) 干荷叶(碾为细末)各等分

【用法】上为末。每服各二钱匕,新汲水调下,遇渴时服,一日三次,候不思水即止。

【主治】消渴,饮水无度。

44882 沃雪滚痰丸(《幼科金针》卷上)

【组成】明天麻一两(煨) 天竺黄五钱(嫩) 雄黄三钱 礞石五钱(煨) 胆星一两 巴霜四钱 白附子六钱(泡) 生甘草三钱(去皮) 全蝎五钱(去毒) 防风三钱 麝香二分

【用法】上为细末,用竹沥一钟拌和,再研极细,入瓷瓶内陈年许。量情而用。

【功用】导痰行积。

【主治】肺风痰喘。

【宜忌】芽儿禁用。周岁以外者用之。

沧

44883 沧青散(《医方类聚》卷七十三引《施圆端效方》)

【组成】沧盐四钱(炒焦) 青黛半钱 (一方去黛,加雄黄、红豆各半钱)

【用法】上为末。疼边鼻嗜少许。

【主治】牙疼甚,不可忍。

没

44884 没石散(《幼幼新书》卷十引《惠眼观证》)

【组成】没石子二个 朱砂三钱 滑石(研) 白矾

丁香各二钱　半夏一两　生姜三两(捶烂,同浸水一碗,将半夏劈碎,又以水同煮干,取出,以面一钱,乳钵内捶烂,搜作饼子,炙熟为末)

【用法】上为末。每服半钱,以冬瓜子煎汤调下,不拘时候。

【功用】❶《幼幼新书》引《惠眼观证》:醒脾。❷《普济方》:大健小儿脾胃。

【主治】❶《幼幼新书》引《惠眼观证》:慢脾候。❷《普济方》:小儿吐泻,不进乳食,诸病后虚弱,精神昏慢,全不入食,吐呕生痰,渐成慢脾候。

【备考】本方改为丸剂,名"没石子丸"(见《普济方》卷三九五)。《普济方》有人参一分。

44885　没石膏(《永类钤方》卷二十)

【组成】没石子二个　香附子四钱　人参　诃子(炮,去核)　丁香各一钱　白术(炒)二钱　巴豆十粒(针穿,烧存性)

【用法】上为末,炼蜜为丸,如鸡头子大。每服三岁一丸,米汤化下。

【主治】疳泻,白浊腥臭肥腻,骨热多渴。

44886　没石膏

《普济方》卷三八〇。即《杨氏家藏方》卷十七"没石子膏"。见该条。

44887　没沉汤(《嵩崖尊生》卷九)

【组成】青皮　灵脂　川楝　山甲各一钱　良姜　玄胡各七分　没药七分　沉香五分　大茴香一钱　槟榔七分　木香六分　砂仁少许　盐一分

【主治】心痛喜按。

44888　没乳丸(《脉因证治》卷上)

【组成】乳香　没药　桃仁　滑石　木香　槟榔

【用法】苏木汤下。

【主治】瘀血痢。

44889　没药丸(《圣惠》卷七十一)

【组成】没药半两　木香一两　槟榔一两　蓬莪术一两　硇砂一两(细研)　当归一两(剉,微炒)　朱砂半两(细研)

【用法】上为末,用米醋熬硇砂成膏,和丸如绿豆大。每服十丸,以热酒送下,不拘时候。

【主治】妇人血气,攻心腹疼痛,经脉不调,口干烦躁。

44890　没药丸(《圣惠》卷七十二)

【组成】没药半两　硇砂半两　干漆半两(捣碎,炒令烟出)　桂心一两　芫花半两(醋拌一宿,炒干)　狗胆二枚(干者)　水银三分(入少枣肉,研令星尽)

【用法】上为末,枣肉为丸,如绿豆大。每服十丸,食前以温醋汤送下。

【主治】妇人月水不通。

44891　没药丸(《圣惠》卷七十九)

【组成】没药半两　砒霜半两　硫黄半两(细研)　麒麟竭半两　朱砂半两(细研)　硇砂半两

【用法】上为细末,糯米饭为丸,如绿豆大。每服二丸,空心以生姜汤送下。

【主治】产后血瘕积聚,攻刺腹胁,痛不可忍。

44892　没药丸(《圣惠》卷八十)

【组成】没药　麒麟竭　当归(剉,微炒)　芫花(烧灰)　姜黄　金罗藤　凌霄花各半两　麝香一钱(细研)　狗胆二枚(干者)

【用法】上为细散,入研了药令匀,醋煮面糊为丸,如梧桐子大。每服十丸,以温酒送下,不拘时候。

【主治】产后恶血冲心,闷绝,及血气疼痛不可忍。

44893　没药丸(《圣惠》卷八十)

【组成】没药一两　肉桂三分(去皱皮)　当归(剉,微炒)　芫花(醋拌,炒令干)　地龙(炒令黄)　五灵脂　干漆(捣碎,炒令烟出)　蒲黄各半两

【用法】上为末,醋煮面糊为丸,如梧桐子大。每服十丸,以温酒送下,不拘时候。

【功用】利经脉,止疼痛。

【主治】产后恶血攻刺,腹内撅撮疼痛。

44894　没药丸(《博济》卷四)

【组成】没药　蛮姜　延胡索　干漆　当归　牛膝　牡丹皮　桂心(去皮)　干姜各等分

【用法】上为细末,醋煮面糊为丸,如梧桐子大。每服十丸至十五丸,不拘时候,煎面汤送下。

【主治】❶《博济》:产后心胸烦躁,恶血不快。❷《圣济总录》:室女血气凝涩,月水欲行,先攻脐腹疼痛。

44895　没药丸(《妇人良方》卷七引《灵苑方》)

【组成】芫花(去枝梗)二两(用好米醋三升煎至一升半,去滓不用,只将醋入石器内,入硇砂霜一两,巴豆肉七粒烂研,入醋内熬成膏,留丸药用)　木香　没药(别研)　当归　桂心　荜茇各一两　槟榔一分　肉豆蔻一枚(炮)　斑蝥三枚(去头足翅,糯米炒令焦黄,去米研细)　附子一两半(生用,去皮)

【用法】除斑蝥、没药,余药为细末,与斑蝥、没药合研,入前膏子内为丸,如赤豆大。初服一丸,用醋炒萝卜子令焦黑,以酒浸,同煎一二沸,放温吞下,渐加至五丸、七丸即止;如急卒血气攻心脾,以酒、醋共一银盏,煎沸吞下;妇人血瘕癥癖,结块攻心疼痛闷绝,久医不效者,加禹余粮一两火煅醋淬七次,研细,和药为丸,用苏木节二两细剉,酒三升煎至七合,去滓分为三服,吞药并进,三服当汗出,则瘕随大小肠逐下,其病立愈;人弱者每服只二丸。如是丈夫元脏小肠气、脾积气、癥块等疾,即入丹砂一两细研和停,每服三丸,以生姜盐汤吞下。

【主治】五积气癖及惊忤,血积癥癖,血瘕,发歇攻刺疼痛,呕逆噎塞,心中迷闷,不醒人事,及血脏癥瘕胀满,经脉不行者。

44896　没药丸(《圣济总录》卷九)

【组成】没药(研)一两　乳香(研)一两　麻黄(去根节)三两　草乌头(剉,炒黑存性)一两　自然铜(醋淬七遍,研)一两　木鳖子(去壳)一两　干蝎(去土,炒)二两　虎骨(醋炙黄)一两　白附子(炮)一两

【用法】除别研外,上为细末,再入研者拌匀,以酒磨浓墨汁和,先分作十块,每块更分作二十丸。每服一丸,以温酒磨下,不拘时候,一日三五次。

【主治】中风偏枯气痹,手足不能举动。

44897　没药丸(《圣济总录》卷九)

【组成】没药(研)半两　天麻(酒浸一宿,细切片,焙

干)二两 乌头(炮裂,去皮脐)一两 地龙(去土,炒)一两 羚羊角(镑屑)一分 犀角(镑屑)一分 丁香一分 木香一分 乳香(研)半两 丹砂(研)半两 龙脑(研)一分 麝香(研)一分 玄参一两 人参半两

【用法】上为细末,炼蜜为丸,如樱桃大。每服一丸,食前以温酒化下,一日二次。重病者服一月愈,初患五七服即愈。

【主治】中风偏枯,手足不随,言语謇涩,口眼㖞斜。

44898 没药丸(《圣济总录》卷十)

【组成】没药(研)一分 骨碎补 威灵仙各二两 草豆蔻(去皮) 半夏(汤洗七遍,焙)各一两 地龙(去土,炒)三分 自然铜(烧,醋淬七遍,研)一两

【用法】上除研者外,为细末,饭为丸,如梧桐子大。每服三五丸,空心以温酒送下。

【主治】风气身体疼痛,状如系缚。

44899 没药丸(《圣济总录》卷十)

【组成】没药(研) 乳香(研)各二钱 地龙(去土)半两 甜瓜子一分 自然铜(醋淬,研)一两 骨碎补 五灵脂各半两 干蝎(去土,炒)一分

【用法】上除研者外,为细末,再和匀,醋煮面糊为丸,如梧桐子大。每服五丸,加至七丸,以温酒送下。

【主治】诸风,筋骨及遍身疼痛。

44900 没药丸(《圣济总录》卷十)

【组成】没药(研)半两 草乌头(生,去皮脐,擘开)一两(以黑豆同炒令黄色,拣去黑豆) 荆芥穗一两 苍术(米泔浸,刮去皮)二两 虎骨(涂酥炙黄)一两 乳香(瓷盏内熔过,研) 麒麟竭各半两

【用法】上除研者外,为细末,再和研匀,酒糊为丸,如小豆大。每服五丸,以温酒送下。如疼痛甚者,用羊胫骨髓并盐各少许,同煎以热酒送下,空心、日中、临卧服,一日三次。

【主治】风,身体疼痛,腰脚无力。

44901 没药丸(《圣济总录》卷七十二)

【组成】没药(研) 硫黄(研) 白丁香(生) 当归(切,焙) 芫花(醋浸半日,炒) 硇砂(通明者,研) 乳香(研) 丹砂(研)各一分 巴豆四十九粒(去皮心,不出油,研)

【用法】上为末,合研匀,水浸炊饼为丸,如梧桐子、绿豆、麻子三等大。每服一丸,妇人血气,童子小便和酒送下;心头高硬,当归酒送下;远年癥积、五积、食气,生姜汤送下;小儿脾积,癖气,腊茶清送下。大人与大丸,十五以下与中等,十岁以下与第三等者服。

【主治】癥积,五积,食气,诸药无效者。

44902 没药丸(《圣济总录》卷一四四)

【组成】没药(研) 丹砂(研) 牛膝(酒浸,焙,捣罗为末)各一两

【用法】上为末,面糊为丸,如梧桐子大。每服二十丸,午间以木瓜汤送下,一日一次。服五日后渐减丸数。

【主治】筋骨伤折疼痛。

44903 没药丸(《圣济总录》卷一五〇)

【组成】没药(研) 地龙(去土,炒) 乳香(研) 牛膝(酒浸,切,焙) 胡桃仁(研)各三分

【用法】上为末,酒糊为丸,如绿豆大。每服二十丸食

前以温酒送下,一日三次。

【主治】妇人血风下注,脚生疮。

44904 没药丸(《圣济总录》卷一五一)

【组成】没药一两(研) 桂(去粗皮) 当归(切,炒) 芫花(醋炒半焦) 干漆(炒烟透)各半两

【用法】上为末,醋煮面糊为丸,如梧桐子大。每服二十丸,以温酒或醋汤送下,不拘时候。

【功用】行经脉。

【主治】妇人腹内血结,气攻疼痛。

44905 没药丸(《圣济总录》卷一五一)

【组成】没药(研) 麒麟竭 丁香(炒) 沉香各一分 桂(去粗皮) 京三棱(炮,剉) 蓬莪术(炮,剉) 当归(切,炒)各半两 斑蝥(糯米同炒,去头足翅)一分 芫花半两(醋炒焦) 干漆一两(炒烟出) 硇砂半两(研) 芸薹子一分(炒)

【用法】上为末,醋煮面糊为丸,如梧桐子大。每服十丸至二十丸,空心、食前以生姜醋汤送下。

【主治】妇人血块、血积、血瘕,及经候不行。

44906 没药丸(《圣济总录》卷一五一)

【组成】没药(研) 牡丹皮 京三棱(煨) 连皮大腹(剉) 芍药 当归(切,焙) 桂(去粗皮)各一两 丹砂(细研)半两 木香一两 茴香子(炒) 丁香(炒)各三分。

【用法】上为末,炼蜜为丸,如鸡头子大。每服一丸,以温酒化下,淡醋汤亦得,空心、日晚各一次。

【主治】室女月候不快,欲来即攻脐腹疼痛,腰腿沉重,饮食不进。

44907 没药丸(《全生指迷方》卷四)

【异名】桃桂当归丸(《东医宝鉴·杂病篇》卷十)。

【组成】当归(焙)一两 桂心 芍药各半两 没药一分 桃仁(去皮尖,炒)一分 虻虫(去头足翅,炒) 水蛭(炒)各三十枚

【用法】上为细末,醋糊为丸,如梧桐子大。每服三丸,以醋汤送下。

【功用】《景岳全书》:逐滞血。

【主治】❶《全生指迷方》:恶露方行忽然断绝,骤作寒热,脐腹大痛,胸中如以针刺,此大有蓄血留于经络。❷《外科理例》:由冷热不调,或思虑动作,气乃壅遏,血蓄经络而恶血未尽,脐腹刺痛,或流注四肢,或注股内,痛如锥刺,或两股肿痛。

【方论选录】《医略六书》:没药散瘀血,当归养新血,赤芍破血泻血滞,桃仁破瘀开血结,水蛭攻血之坚凝,虻虫攻血之疼胀。醋丸以搜之,酒煎以行之,使瘀结即化,则坚胀自消,而胞门清肃,恶露复行,何坚胀疼痛之不除哉。

44908 没药丸(《产育宝庆》卷下)

【组成】没药 芜荑子 干姜 苍术 川芎 熟干地黄 白芍药 当归各一两 血竭半两

【用法】除血竭、没药外,上㕮咀,先炒芜荑子焦黄色,次下干姜炒令黄,次下苍术微黄色,次下川芎等药,并令微黄,与血竭、没药等同为细末,醋煮面糊为丸,如梧桐子大。每服五六十丸,渐加至八九十丸,空心、食前以温酒或淡醋汤送下,一日二次。

【主治】妇人月经不调,肌瘦发热,饮食减少。

【备考】方中芜蔚子,《普济方》引作"香附子",《御药院方》作"茛蓉子"。

44909 没药丸(《鸡峰》卷十六)

【组成】当归一两 没药 延胡索各一分 五灵脂二两 姜黄 桂 蓬莪术各半两

【用法】上为细末,醋煮面糊为丸,如梧桐子大。每服二十丸至三十丸,食前以温醋汤送下。

【主治】冷热不调,或思虑动作,气所壅遏,蓄血经络,而致产后恶露行或断绝,骤作寒热,脐腹百脉皆痛;及儿枕痛,兼呕逆,状如锥刺。

44910 没药丸(《鸡峰》卷十七)

【组成】没药三钱 桂 鲤鱼鳞 枳壳 鸡冠花各半两 猬皮一两 槐角三钱

【用法】上为细末,酒煮为丸,如梧桐子大。每服三五十丸,食前服。每吃动风物先进一服,已作,并吃三服。

【主治】肠风痔疾,结核肿痛,下脓血,饮酒食动风物即发。

【加减】痛多,倍没药;脓血多,倍槐角;结核多,倍枳壳;有热,去桂,加黄连或黄柏、黄芩。

44911 没药丸(《卫生总微》卷十七)

【组成】没药 泽兰叶 香白芷 骨碎补 草乌(去皮尖) 破故纸(炒) 败龟(炙酥黄) 虎骨(涂酥,炙黄) 续断 白头翁(去芦) 乌金石各一两 自然铜(烧赤,醋淬过七次)二两

【用法】上为细末,醋糊为丸,如梧桐子大,焙干,醋磨浓墨为衣。每服三五丸,以生姜温酒送下;筋骨损者,用虎骨散贴之。

【主治】扑坠损伤,骨节疼痛,或已可而有时发作,痛不可忍,时发赤肿。

44912 没药丸(《传信适用方》卷三)

【组成】大川乌(生) 当归 赤芍药 苏木(剉,炒) 木鳖仁 五灵脂(炒) 羌活 独活 穿山甲(蛤粉炒脆)各二两 没药 乳香(别研)各一两

【用法】上为细末,酒糊为丸,如梧桐子大。每服三十丸,以温酒送下。

【功用】活经络,生肌肉。

【主治】发背。

44913 没药丸(《御药院方》卷一)

【组成】没药 乳香 丁香 木香 地龙(去土) 生犀(镑) 人参(去芦头) 羚羊角(镑) 朱砂(水飞) 龙脑 麝香各二钱半 天麻一两 川乌头(炮裂)半两 白花蛇(酒浸,取肉)二钱半

【用法】上为细末,炼蜜为丸,每一两作十丸,金箔为衣。每服一丸,空心食前细嚼,以温酒或温水送下。

【主治】中风,手足不随。

44914 没药丸

《得效》卷十八。为《博济》卷五"五伤接骨膏"之异名。见该条。

44915 没药丸(《普济方》卷三十八)

【组成】没药半两 五灵脂三两 川乌头一两四钱(炒令黑焦色) 大附子一两(炮裂,去皮脐)

【用法】上为末,稀糊为丸,如梧桐子大。每服十丸至

十五丸,空心食前以艾叶汤送下;米饮、盐汤亦得。

【主治】冷气及酒毒泻血,泄泻,腰腿重;及大便血似肠风者。

44916 没药丸(《普济方》卷三三四)

【组成】槟榔七个(面裹衣,煨) 大戟半两 大黄一两(蒸)

【用法】上为细末,醋糊为丸,如梧桐子大。每服半两重,临卧细嚼,以茴香酒送下,取下恶物。

【主治】月经不利,渐结成块,腹满如蛊。

【备考】本方名没药丸,但方中无没药,疑脱。

44917 没药丸

《普济方》卷三四五。即《圣惠》卷八十"麒麟竭丸"。见该条。

44918 没药丸(《奇效良方》卷五十六)

【组成】没药 乳香 川芎 川椒(去目及合口者) 芍药 当归各半两 自然铜二钱半(火烧,醋淬七次)

【用法】上为细末,用黄蜡二两,熔开,入药末,不住手搅匀为丸,如弹子大。每服一丸,用好酒一钟化开,煎至五分,乘热服之,随痛处卧。连服二三丸。

【主治】打扑内损,筋骨疼痛。

44919 没药丸(《正体类要》卷下)

【异名】十味没药丸(《景岳全书》卷六十四)。

【组成】没药 乳香 川芎 川椒 芍药 当归 桃仁 血竭各一两 自然铜四钱(火煅,醋淬七次)

【用法】上为末,用黄醋四两熔化,入前末,速搅匀为丸,如弹子大。每服一丸,以酒化服。

【主治】打扑筋骨疼痛,或血逆血晕,或瘀血内停,肚腹作痛,或胸膈胀闷。

【宜忌】元气无亏者,宜用。若肾气素怯,或年高肾气虚弱者,必用地黄丸,补中益气汤,以固其本为善。

【备考】《景岳全书》有红花。

44920 没药丸(《准绳·类方》卷四)

【组成】没药(另研) 五加皮 干山药 桂心 防风(去芦) 羌活(去芦) 白附子(炮) 香白芷 骨碎补(去毛) 苍耳(炒) 自然铜各半两(醋淬) 血竭二钱半(另研) 虎胫骨(醋炙) 败龟版各一两(醋炙)

【用法】上为细末,酒糊为丸,如梧桐子大。每服二十丸,空心,以温酒送下,一日二次。

【主治】风毒走注疼痛,四肢麻痹。

44921 没药丸(《金鉴》卷六十四)

【组成】桃仁(炒)一两 乳香 没药 川芎 川椒(去目及合口者) 当归 赤芍各五钱 自然铜(火烧,醋淬七次)二钱五分

【用法】上为细末,用黄蜡二两,火化开入药末,不住手搅匀,丸如弹子大。每服一丸,以好酒一钟,将药化开,煎至五分,乘热服下。

【主治】中石疽初起,寒气瘀血凝结,生于腰胯之间,其疽时觉木痛,难消难溃,坚硬如石,皮色不变。

44922 没药丹(《宣明论》卷十一)

【组成】没药一钱 当归 大黄一两 牵牛二两 轻粉一钱 官桂一分(上同研末) 硇砂一钱(同研)

【用法】上为末,醋糊为丸,如小豆大。每服五丸至十

丸,温服下,以快利取积,病下为度;虽利后病末痊者,后再加取利;止心腹急痛,煎乳香汤送下,取大便利。

【主治】产后恶血不下,月候不行,血刺腰腹急痛;或一切肠垢沉积,坚满痞痛,作发往来;或燥热烦渴,喘急闷乱,肢体痛倦。大小人心腹暴痛。

【宜忌】孕妇自利,恶物过多,不宜服;燥热极甚,血液衰竭,不可强行,宜调气养血。

44923 没药汤(《圣济总录》卷一五一)

【组成】没药 姜黄 人参 当归(切,焙) 苏枋木(剉) 红蓝花 赤芍药各半两 附子(大者)一枚(炮裂,去皮脐) 白茯苓(去黑皮)一两

【用法】上为粗末。每服三钱七,水一盏,煎至五分,加酒二分,再煎沸,去滓,空心、午食前稍热服。

【主治】室女月水不调,气攻心腹,或断或续,或赤或白,面色萎黄,不思饮食。

44924 没药酒

《圣济总录》卷一六〇。即方出《圣惠》卷八十,名见《普济方》卷三四八"没药散"改为酒剂。见该条。

44925 没药散(《圣惠》卷二十二)

【组成】没药一两 独活一两 虎胫骨二两(涂酥,炙令黄) 晚蚕沙一两半(微炒) 芎藭一两半 防风一两(去芦头) 蔓荆子一两 当归一两 赤芍药一两 桂心一两

【用法】上为细散。每服二钱,以热酒调下,不拘时候。

【主治】白虎风,注流筋骨疼痛。

44926 没药散(《圣惠》卷三十三)

【组成】没药一两半 麒麟竭一两 川大黄一两(剉碎,微炒) 川芒消一两 生干地黄一两

【用法】上为细散。每服二钱,食后以温水调下。

【主治】血灌瞳仁,疼痛不可忍。

44927 没药散(《圣惠》卷三十七)

【组成】没药 干蝎(微炒) 天南星(炮裂) 雄黄(细研) 当归(剉,微炒) 朱砂(细研) 牛黄(细研) 胡黄连 麝香(细研) 丁香 甘草(炙微赤,剉) 桂心各一分 白芷半两 乌蛇一两(酒浸,去皮骨,炙令微黄) 白附子半两(炮裂,去皮脐)

【用法】上为细散。每服一钱,食后以温酒调下。

【主治】风冷搏于肺脏,上攻于鼻,则令鼻痛。

44928 没药散(《圣惠》卷六十七)

【组成】没药一两 当归一两(剉,微炒) 麒麟血一两 蒲黄一两 牡丹一两 骨碎补一两 橘仁一两(微炒)

【用法】上为细散。每服二钱,以温酒调下,不拘时候。

【主治】从高坠下,伤损筋骨,打破皮肉,疼痛。

44929 没药散(《圣惠》卷六十七)

【组成】没药二两 虎胫骨二两(涂酥炙黄) 当归二两(剉,微炒) 延胡索一两 补骨脂一两 白芷一两 生干地黄一两(微炒) 川大黄一两(剉,微炒) 蒲黄二两(微炒) 独头栗子黄一两(干者)

【用法】上为细散。每服二钱,以温酒调下,不拘时候。

【主治】被重物压轧,伤筋骨,疼痛,瘀血不散。

44930 没药散(《圣惠》卷六十七)

【组成】没药(末) 麒麟竭(末) 黄丹(微炒) 白矾(烧灰)各一分

【用法】上为散。每服一钱,以温酒调下,不拘时候。

【主治】马坠扑损,内有败血,疼刺疼痛不可忍者。

44931 没药散(《圣惠》卷六十八)

【组成】没药一两 当归三分(剉,微炒) 地龙三分(微炒) 肉桂半两(去皱皮) 自然铜三分(细研) 川乌头半两(炮裂,去皮脐) 干姜半两(炮裂)

【用法】上为细散。每服一钱,以温酒调下,不拘时候。

【主治】金疮,伤筋断骨,疼痛。

44932 没药散(《圣惠》卷六十八)

【组成】没药半两 干姜半两(炮裂,剉) 密陀僧半两 红蓝花子半两 麒麟血半两 雌黄半两(细研) 猪胆三枚(晒干) 安息香半两 当归半两(剉,微炒) 墓里石灰一两(炒令黄)

【用法】上为末。外贴,一日一换;内损,每服一钱,温酒调下。

【主治】金疮及内损,久不愈。

44933 没药散(《圣惠》卷六十九)

【组成】没药半两 琥珀三分 地龙三分(微炒) 白芷三分 乳香半两 安息香一分 芎藭半两 当归半两(剉,微炒) 桂心半两 漏芦半两 木香半两 麝香一分(研入)

【用法】上为细散。每服以温酒调下,不拘时候。

【主治】妇人血风走疰,肢节疼痛,发歇来往不定。

44934 没药散(《圣惠》卷七十一)

【组成】没药一两 芎藭一两半 鳖甲二两(涂醋炙令黄,去裙襴)

【用法】上为细散。每服一钱,以热葱酒调下,不拘时候。

【主治】妇人疢癖气攻心腹疼痛。

44935 没药散(《圣惠》卷七十一)

【组成】没药半两 当归一两(剉,微炒) 赤芍药一两 牡丹一两 桂心一两 槟榔一两 川大黄一两(剉碎,微炒) 牛膝一两(去苗)

【用法】上为细散。每服一钱,食前以热酒调下。

【主治】妇人血气壅滞,攻心疼痛。

44936 没药散(《圣惠》卷七十一)

【组成】没药一两 当归一两(剉,微炒) 琥珀一两 木香半两 赤芍药三分 麝香一钱(细研) 桂心一两

【用法】上为细散,加麝香同研令匀。每服一钱,以热酒调下,一日三四次。

【主治】妇人血气不利,攻心腹疼痛。

44937 没药散(《圣惠》卷七十一)

【组成】没药一两 赤芍药半两 当归半两(剉,微炒) 红蓝花半两 芫花半两(醋拌,炒令干) 槟榔半两 干漆半两(捣碎,炒令烟出)

【用法】上为细散。每服一钱,以热酒调下,不拘时候。

【主治】妇人血气,小腹妨闷,疼痛不止。

44938 没药散(《圣惠》卷七十二)

【组成】没药 当归(剉,微炒) 延胡索 鬼箭羽 琥珀 莪蒿子各一两

【用法】上为细散。每服一钱,以热酒调下,不拘时候。

【主治】妇人月水不利,脐腹疼痛不可忍。及产后败血

攻刺,心腹疼痛。

44939 没药散（《圣惠》卷七十九）

【组成】没药一两 牛膝一两（去苗） 桂心一两 琥珀一两 赤芍药一两 蓳蒿子一两 当归半两（剉,微炒） 狗脊一两（去毛） 桃仁一两（汤浸,去皮尖双仁,麸炒微黄）

【用法】上为细散。每服二钱,食前以温酒调下。

【主治】产后余血未尽,攻腰间疼痛。

44940 没药散（《圣惠》卷七十九）

【组成】没药一两 木香二两 阿胶一两（捣碎,炒令黄燥）

【用法】上为细散。每服二钱,以粥饮调下,一日三四次。

【主治】产后下痢不止,腹胃疼痛。

44941 没药散（方出《圣惠》卷八十,名见《普济方》卷三四八）

【组成】没药一两

【用法】上为极细末。每服一钱,以温酒调下,不拘时候。

【主治】血晕及脐腹攻刺疼痛。

【备考】本方改为酒剂,名"没药酒"（见《圣济总录》卷一六〇）。

44942 没药散（《圣惠》卷八十）

【组成】没药 木香 琥珀 桂心各半两 当归（剉,微炒） 赤芍药 芎劳 麒麟竭 牛膝（去苗）各一两

【用法】上为细散。每服二钱,以热酒调下,不拘时候。

【主治】产后恶露不尽,脐腹疼痛。

44943 没药散（《圣惠》卷八十一）

【组成】没药一两 赤芍药一两 桂心一两半 当归一两（剉,微炒） 白芷一两 芎劳一两 牡丹一两 川大黄一两半（剉碎,微炒）

【用法】上为细散。每服二钱,以热酒调下,不拘时候。

【主治】产后恶血不尽,小腹撮搅疼痛。

44944 没药散（《博济》卷四）

【组成】没药 红花（拣净） 延胡索（洗） 当归（洗去土）各等分。

【用法】上为细末。每服二钱,以酒半盏,童子小便半盏,相和匀,赤烧秤锤或小铃子,淬过后调下;常服只用温酒一盏亦得。

【主治】妇人血气腹痛,月经不调,痛经。

❶《博济》:妇人急血气,疼痛不可忍者。❷《普济方》:月经欲来前后腹中痛。❸《校注妇人良方》:血气不行,心腹作痛,或行注疼痛,或月经不调,发热晡热。

44945 没药散（《普济方》卷三十二引《博济》）

【组成】没药三分 甜瓜子半两（炒） 自然铜二两（烧,醋淬一度,研碎） 乳香一分 骨碎补半两 红芍药半两 五灵脂半两 当归半两（微炒） 地龙一分

【用法】上为末,酒糊为丸,如梧桐子大。每服空心、临卧以温酒送下。

【主治】肾脏风攻疰,脚膝疼痛,疮肿。

【备考】本方方名,据剂型,当作"没药丸"。

44946 没药散（《普济方》卷一〇四引《博济》）

【组成】虎胫骨（酥涂炙） 败龟版（酥炙） 地骨皮

（洗） 没药 麝香少许 细辛（去叶洗） 当归（洗） 羌活（去芦头） 川芎 官桂（去皮） 防风（洗） 牛膝（去苗,洗）各半两 朱砂一分（别细研） 芍药

【用法】上为极细末。每服空心温水调下;稍痊,即炼蜜为丸,如梧桐子大,每服五七丸,以酒送下。

【主治】男子女人虚怯,风冷气攻手臂腿膝疼痛,骨节酸麻。

【备考】方中芍药用量原缺。

44947 没药散（《圣济总录》卷十）

【组成】没药（研）半两 虎胫骨（酒炙,涂酥炙黄）三两

【用法】上为末。每服二钱匕,以温酒调下,不拘时候,一日三次。

【主治】历节风,或风邪走注,百节疼痛,昼夜不可忍。

44948 没药散（《圣济总录》卷三十三）

【组成】没药一两（研） 地龙（微炒）一两 桂（去粗皮）半两

【用法】上为细散。每服二钱匕,空心以温酒调下。

【主治】伤寒后腰痛不可忍。

44949 没药散（《圣济总录》卷九十二）

【组成】没药（研） 虎骨 踯躅花各一两 附子（炮裂,去皮脐） 乌头（炮裂,去皮脐） 草乌头（剉,炒）各半两

【用法】上除没药研外,用酒一升浸一宿,焙干,将虎骨以酥别炙,同为末,并没药和匀。每服一钱匕,以温酒调下。

【主治】筋虚极,骨冷,干冒邪气,走注疼痛。

44950 没药散（《圣济总录》卷一〇五）

【异名】止疼没药散（《秘传眼科龙木论》卷五）、止痛没药散（《金鉴》卷七十八）。

【组成】没药一两半 麒麟竭 大黄（剉、炒） 芒消各一两

【用法】上为细散。每服三钱匕,空心、食后以熟水调下,每日三次。

【功用】《全国中药成药处方集》（沈阳方）:破血积,止疼痛,消瘀退翳。

【主治】血灌瞳仁,胞睑生疮,目生赤翳,胬肉遮睛及眼睛外伤。

❶《圣济总录》:血灌瞳仁。❷《银海精微》:心脾胃得热,致胞肉生疮。❸《秘传眼科龙木论》:血灌瞳仁,外障。❹《全国中药成药处方集》（沈阳方）:眼胞生疮,目赤生翳,疼痛难忍;或被物伤,血灌瞳仁,漏睛脓血,白睛赤红,瘀血胬肉遮睛。

44951 没药散（《圣济总录》卷一四一）

【组成】没药一两（研） 黄矾 白矾 溺垩（火煅）各半两 麝香一钱（研）

【用法】上为末。每用时先以葱汤拭净,以药干敷。

【功用】消毒。

【主治】五痔。

44952 没药散（《圣济总录》卷一四四）

【组成】没药（研） 泽泻 当归（切,焙） 桂（去粗皮） 槟榔（剉） 甘草（炙,剉） 白芷 蜀椒（去目并闭口者,炒出汗） 附子（炮裂,去皮脐） 芎劳各一两

【用法】上为散。每服三钱匕,以温酒调下,不拘时候。

【主治】坠堕,损伤筋骨皮肉,发热疼痛。

44953 没药散(《圣济总录》卷一四四)

【组成】没药(研) 虎骨(酒浸,炙) 当归(切,炒) 白芷 补骨脂 败龟(酒炙)各半两 自然铜(火烧,醋淬七遍,研) 麒麟竭(研)各一分 炭(内实者,火烧一次,酒淬)取三分

【用法】上为细散。每服一钱匕,以温酒调下,不拘时候。

【主治】伤折,筋骨痛。

44954 没药散(《圣济总录》卷一四四)

【组成】没药(别研) 乳香(别研) 延胡索 当归(切,焙) 甜瓜子各一两 丹砂(研)半两

【用法】上为细散。每服一钱匕,以热酒调下。又取药散二三钱,以黄米作粥摊作饼子,掺药散在上,用贴痛处,以帛包缚定,一二日换。

【主治】坠折伤损,疼痛不可忍。

44955 没药散(《圣济总录》卷一四四)

【组成】没药(别研) 当归(切,焙) 芎䓖 白芷 甘草(炙) 椒(去目并闭口,炒出汗) 桂(去粗皮) 附子(炮裂,去皮脐) 槟榔(生,剉)各半两

【用法】上为散。每服二钱匕,以温酒调下,不拘时候。

【主治】伤折,风寒所侵,风肿不消。

44956 没药散(《圣济总录》卷一四五)

【组成】没药(研) 麒麟竭 丁香(炒) 虎胫骨(酥炙)各半两 乳香一分(别研) 骨碎补一两 桑根白皮(剉,焙) 赤小豆各二两

【用法】上为散。每服二钱匕,以热酒调下。

【功用】止疼痛。

【主治】❶《圣济总录》:腕折内损。❷《杨氏家藏方》:闪肭折伤,及风湿客搏,筋骨疼痛。

44957 没药散(《圣济总录》卷一五一)

【组成】没药 芎䓖 木香 乌头(炮裂,去皮脐) 天麻 白芷 桂(去粗皮) 茯神(去木) 牡丹皮 芍药 当归(切,焙)各一两

【用法】上为散。每服一钱匕,以温酒调下,一日三次。治血风疼痛者,用茶清调下。

【主治】室女月水不利,遍身疼痛;妇人血风攻注,遍身疼痛。

44958 没药散(《鸡峰》卷十五)

【组成】没药 延胡索 槟榔 青皮 桃仁 莪术 当归 荆三棱 木香 芎 桂各一两 白芷 红花各半两

【用法】上为细末。每服三钱,水一盏,煎至七分,不拘时候服。

【主治】血风气攻刺疼痛。

44959 没药散(《朱氏集验方》卷十引《鸡峰》)

【组成】没药一两

【用法】作丸散皆可服。先将绵塞阴户,只顿服。

【主治】妇人月信退出,皆为禽兽之状,似来伤人。

44960 没药散(《宣明论》卷十三)

【组成】没药 乳香各三钱(别研) 川山甲五钱(炙) 木鳖子四钱

【用法】上为末。每服半钱至一钱,酒大半盏,同煎,不

拘时候温服。

【主治】一切心腹疼痛,不可忍者。

44961 没药散(《杨氏家藏方》卷十六)

【组成】血竭(别研) 肉桂(去粗皮) 当归(洗,焙) 蒲黄 红花 木香 没药(别研) 延胡索 干漆(炒烟尽) 赤芍药各等分

【用法】上为细末。每服二钱,食前以热酒调下。

【主治】❶《杨氏家藏方》:一切血气,脐腹撮痛,及产后恶露不快,儿枕块痛。❷《杏苑》:瘀血凝结,月经不通,脐腹疼痛。

44962 没药散(《保命集》卷中)

【组成】定粉 风化灰各一两 枯白矾三钱(另研) 乳香半钱(另研) 没药一字(另研)

【用法】上药各为细末,同和匀,再研。掺之。

【功效】止血住痛。

【主治】刀箭伤。

44963 没药散(《保命集》卷下)

【组成】没药 乳香 雄黄各一钱 轻粉半钱 巴豆霜少许

【用法】上为细末。干掺。

【主治】白口疮。

44964 没药散(《保命集》卷下)

【组成】虻虫一钱(去足羽,炒) 水蛭一钱(炒) 麝香一钱 没药三钱

【用法】上为细末。用四物汤四两,倍当归、川芎,加鬼箭羽、红花、玄胡各一两,水煎调服。

【主治】❶《保命集》:血运,血结,血聚于胸中,或偏于少腹,或连于胁肋。❷《东医宝鉴·杂病篇》:产后血瘀作痛。

44965 没药散(《洁古家珍》)

【组成】密陀僧 没药 乳香各一两 干胭脂一两半 腻粉半两

【用法】上为细末,次入龙脑少许,烧葱与羊骨髓(生用)同研如泥。摊在绯帛上贴。

【功用】止疼痛,令疮不移。

【主治】杖疮。

44966 没药散(《直指小儿》卷四)

【组成】没药 大黄 枳壳(炒) 北梗各二钱 木香 甘草(炙)各一钱

【用法】上剉。每服一钱,加生姜二片,水煎服。

【主治】小儿风与滞血留蓄上焦,胸膈高起,大便不通。

44967 没药散

《朱氏集验方》卷十引《梁氏总要方》。为《卫生家宝产科备要》卷五"血竭散"之异名。见该条。

44968 没药散(《医方类聚》卷七十八引《施圆端效方》)

【组成】海浮石一两 没药一钱 麝香一钱

【用法】上为细末。每用半字,吹耳中。

【主治】底耳。

44969 没药散(《医方类聚》卷二一〇引《施圆端效方》)

【组成】香附子(炒)四两 干姜一两半(炮) 白芍药 五灵脂各二两(炒)

【用法】上为细末。每服二钱,食前以热酒调下;心疼,

以醋调下,一日二次。

【主治】妇人血气不调,赤白带下,腰腹疼冷;男子膀胱小肠气痛,疝气沉坠痛闷;心疼。

44970 没药散(《医方类聚》卷七十引《医林方》)

【组成】没药 乳香 川芎 细辛 川乌头各三钱 蜈蚣二个(另研)

【用法】上为细末。每服半钱,食后以温酒调下。

【主治】鬼疰眼,疼痛不定,或一时疼,或一时止。

44971 没药散(《普济方》卷三四八引《仁存方》)

【组成】没药 当归各半两 穿山甲一两

【用法】上为末。每服三钱,加狗胆汁少许煎,酒调下,童便尤佳。

【主治】产后血晕,及血风冲心腹痛。

44972 没药散(《普济方》卷二七五)

【组成】没药二钱 黄丹一钱 赤豆一钱 麝香二钱 白蔹一钱

【用法】上为末。口嚼浆水洗净,揾干,贴。

【主治】一切恶疮,疼痛不止。

44973 没药散(《普济方》卷三五一)

【组成】没药 干漆(捣碎,炒令烟出) 五灵脂 琥珀各一分 芫花(醋拌,炒令干)

【用法】上为细散。每服二钱,不拘时候,以热酒调下。

【主治】产后腹痛。

【备考】方中芫花用量原缺。

44974 没药散(《保命歌括》卷三十)

【组成】虻虫(去翅足) 水蛭(炒) 没药各一钱 桃仁泥十四个

【用法】上为细末,与桃仁泥和匀,河间四物汤倍芎归汤调服。

【主治】妇人产后败血聚于胸中作痛。

44975 没药散(《银海精微》卷上)

【组成】没药 大黄(蒸,少用) 朴消

【用法】上为末。每服三钱,以酒调下,茶亦可。

【主治】漏眼脓血。五脏多积风热壅毒,攻充于黑睛黄仁,生出毒疮,灌溉水轮控血,溃烂流脓。

44976 没药煎(《圣济总录》卷一五三)

【异名】没药硇砂煎(《鸡峰》卷十七)、没药膏(《普济方》卷三二五)。

【组成】没药(别研) 硇砂(别研) 木香 当归(到,焙)各半两 五灵脂二两半

【用法】后三味为细末,入二研药银器内,以酒、醋各半盏,同熬成膏,瓷盒盛,勿透气。每服旋取一樱桃大,以热酒化下,一日二三次,不拘时候。如不饮酒,以温醋汤化下。

【主治】妇人血气血积,腹胁有坚癖,攻筑疼痛,不思饮食。

44977 没药膏(《杨氏家藏方》卷十二)

【组成】乳香(别研) 没药(别研) 血竭(别研)各一钱 木鳖子(洗,焙,细到) 当归(洗,焙,细到) 杏仁(去皮尖,到)各半两 乳油头发二两 黄丹六两 麻油一斤

【用法】上先将麻油于石器中炼令熟,除乳香、没药、血竭、黄丹外,其余药一时入油内,慢火煎熬令黄焦,发碎,油可耗去三四分,绵滤去滓,再熬热,下黄丹,以柳木篦子十数

条,更互不住手搅,候黑色,滴于水中成珠子,硬软得所,下研者药三味搅匀,瓷盒内盛,置阴地上以盆覆,出火毒。临时摊于纸上,贴疮,一日一换。

【功用】活血拔毒,生肌止痛。

【主治】❶《杨氏家藏方》:痈疽恶疮,久新不瘥,及灸疮。❷《外科精义》:一切痈疽发背,疮疖,折伤蹼跌坏脓。

44978 没药膏(《御药院方》卷十)

【组成】没药(研) 乳香(研) 虎骨(酥炙)各半两 吴茱萸 白芥子 白及 白蔹 米粉各一两 生姜汁 酒各五合

【用法】上为细末,将生姜汁并酒同煎七合,旋入药末调匀。乘热摊于纸上,敷贴痛处,一日一换,用绵裹护。

【主治】筋骨闪肭疼痛。

【备考】方中生姜汁、酒原为"各三合",与用法中"同煎七合"不符,据《普济方》改。

44979 没药膏

《普济方》卷三二五。为《圣济总录》卷一五三"没药煎"之异名,见该条。

44980 没铁散(《经验良方》)

【组成】铁粉倍 没药 砂糖各半

【用法】上为末。每日服四钱。

【主治】脾脏闭塞。

44981 没心草汤

《普济方》卷三六七。为《圣惠》卷八十三"没心草散"之异名。见该条。

44982 没心草散(《圣惠》卷八十三)

【异名】没心草汤(《普济方》卷三六七)。

【组成】没心草半两 白附子一分(炮裂)

【用法】上为细散。每服一字,以薄荷酒调下。

【主治】小儿破伤风。

44983 没石子丸(《局方》卷十)

【组成】没石子 地榆各半两 黄柏(到,蜜炒)二两 黄连(炒,到)一两五钱 酸石榴皮一两

【用法】上为细末,醋煮面糊为丸,如麻子大。每服十丸至二十丸,食前以温米饮送下。

【主治】小儿肠虚受热,下痢鲜血,或便赤汁,腹痛后重,昼夜不止,遍数频多。

44984 没石子丸(《小儿药证直诀》卷下)

【组成】木香 黄连各一分(一作各二钱半) 没石子一个 豆蔻仁二个 诃子肉三个

【用法】上为细末,饭为丸,如麻子大。食前以米饮送下。

【主治】小儿泄泻久痢,滑肠腹痛。

❶《小儿药证直诀》:小儿泄泻白浊,及疳痢,滑肠腹痛。❷《奇效良方》:小儿热泻久痢。❸《普济方》:小儿水泻奶疳。❹《准绳·幼科》:久患疳痢酿泻。

【备考】《医方类聚》引《经验良方》有腊茶半两。

44985 没石子丸(《鸡峰》卷二十四)

【组成】没石子 史君子 川楝子 白芜荑 肉豆蔻 缩砂仁各一钱 母丁香 芦荟各半钱 麝香一字 白术一钱

【用法】上为细末,水煮面糊为丸,如黍米大。每服十

五丸,食前以米饮送下。

【主治】小儿冷疳,肌体黄瘦,脏腑不调,腹胀羸弱。

44986 没石子丸(《百一》卷六)

【组成】白术 白茯苓各三钱 没石子(南蕃者,面裹,炮)二个 丁香(不见火) 赤石脂(别研) 白姜(切作片,略炒) 肉豆蔻(面裹,炮) 诃子(湿纸裹,炮,取净皮)各二钱

【用法】上为末,用汤泡,蒸饼为丸,如小梧桐子大,枣肉为丸亦得。每服三四十丸,粥食前以米饮送下,一日三四次。

【主治】脏气虚弱,大肠滑泄,次数频并,日渐羸瘠,不进饮食,或久患赤白痢,脾泻。

44987 没石子丸(《普济方》卷三六一)

【组成】木香 螺粉(烧) 草乌头(生用,去皮尖)

【用法】上为末,醋煮糊为丸,如黍米大。每服十丸,以淡醋吞下。

【主治】小儿惊风内钓,腹痛不可忍。

44988 没石子丸

《普济方》卷三九五。即《幼幼新书》卷十引《惠眼观证》"没石散"改为丸剂。见该条。

44989 没石子丸(《婴童百问》卷七)

【组成】没石子八钱 木香一两 黄连一两 当归一两 青皮一钱

【用法】上为末,阿魏一钱,酒一盏浸化,入面少许,须令匀,煮糊为丸,如粟米大。一二岁儿服如椒目大者,四五六岁儿每服五十丸,赤痢,以甘草汤送下;白痢,以干姜汤送下,或用五倍子汤送下。

【主治】小儿婴孩,先因冷泻,或作赤白痢候,久而变作诸般异色,不止一端,外症面或青或白,唇舌干焦,手微冷,浑身温壮,肚内刺痛啼叫,睡卧不安。

44990 没石子散(《圣惠》卷五十七)

【组成】没石子半两 黄连一两(去须,微炒) 干姜一两(炮裂,剉) 白茯苓半两 厚朴一两(去粗皮,涂生姜汁,炙令香熟) 当归(剉,微炒)一两

【用法】上为细散。每服二钱,用粥饮调下,不拘时候。

【主治】痢,白多赤少。

44991 没石子散(《圣惠》卷五十九)

【组成】没石子半两 肉豆蔻半两(去壳) 桂心半两 诃黎勒一两(煨,去皮) 厚朴一两半(去粗皮,涂生姜汁,炙令香熟) 龙骨一两 麝香一分(细研)

【用法】上为细散。每服一钱,食前以粥饮调下。

【主治】休息痢。脾胃气虚冷,大肠转泄,或发或止,饮食全少,四肢无力。

44992 没石子散(《圣惠》卷六十)

【组成】没石子三枚(烧灰) 樗根白皮三两(剉,炒微黄) 益母草三分 神曲二两(微炒) 柏叶一两 桑耳一两

【用法】上为细散。每服一钱,食前以温粥饮调下。

【主治】痔疾下血无度,或发或歇。

44993 没石子散(《圣惠》卷九十三)

【组成】没石子一枚(微煨) 肉豆蔻一枚(去壳) 樗根三分(剉) 茜根半两(剉) 茶末一分

【用法】上为粗散。每服一钱,以水一小盏,煎至五分,去滓,放温,不拘时候服。

【主治】小儿血痢不止。

44994 没石子散(《普济方》卷三九八)

【组成】没石子(微煨) 诃黎勒(煨,用皮)各半两

【用法】上为细散。每服半钱,以粥饮调下,一日三四次。

【主治】小儿洞泄下痢,羸困。

44995 没石子膏(《幼幼新书》卷十四引《吉氏家传》)

【组成】没石子(生)三个 人参 诃子(炮) 白术各二钱 丁香五七个 甘草(炙)半两 香附子(去皮)三十七个

【用法】上为末,煮猪肉熬,研为丸,如梧桐子大。不进饮食,以白术汤送下。

【主治】小儿夹惊伤寒。惊,胃气虚弱,吐后手足搐搦,眼下及唇青者,不进饮食。

44996 没石子膏(《杨氏家藏方》卷十七)

【组成】没石子半两(面裹,煨熟,去面) 川芎四两(剉,用好酒一升,银石器内重汤煮至酒干为度) 木香二钱 陈橘皮(去白) 当归(洗,焙) 白术各二两 青橘皮(去白)一分 使君子肉一两(仓米一两,同炒令香,不用米)

【用法】上为细末,炼蜜为丸,每一两作四十丸。每服一丸,空心、乳食前以温米饮化下。

【功用】和脾暖脏,进饮食,退疳黄,长肌肉。

【主治】小儿甘肥过度,面黄肌瘦,脏腑不调,小便白浊。

【备考】本方方名,《普济方》引作"没石膏"。

44997 没药四生丹(《医方类聚》卷一八八引《施圆端效方》)

【组成】防风 当归(炮) 川乌(炮,去皮脐) 萆薢(细切) 自然铜(醋淬七次) 骨碎补(去毛)各半两 乳香 没药各一分

【用法】上为细末,醋为丸,如小豆大。每服二十丸,食前以温酒送下,一日二次。

【主治】打扑闪肭损伤,筋骨疼痛,及寒湿骨痛。

44998 没药延胡散(《瑞竹堂方》卷二)

【组成】延胡索 海带各五钱 没药四钱 良姜三钱

【用法】上为细末。每服三钱,以温酒调下。不拘时候。

【主治】男人妇人急心气腹痛。

44999 没药羌活散(《圣济总录》卷一五〇)

【组成】没药(研) 羌活(去芦头) 桂(去粗皮) 山茱萸 赤芍药 牡丹皮 附子(炮裂,去皮脐)各半两

【用法】上为散。每服二钱匕,温酒调下。若病甚日久者,用童子小便半盏,生地黄自然汁半盏,同煎至七分,温服。

【主治】妇人血风,四肢疼痛,不思饮食。

45000 没药鸡子酒(《圣惠》卷六十七)

【组成】没药半两(研末) 生鸡子三枚 细酒一升

【用法】先将鸡子开破,取白去黄,盛碗内,入没药,以酒暖令热,投于碗中令匀,不拘时候温服。

【主治】坠落车马,筋骨疼痛不止。

45001 没药乳香散(《御药院方》卷八)

【异名】乳香散(《得效》卷十八)。

【组成】白术(剉,微炒)五两 当归(焙) 甘草(剉,炒) 白芷 没药(别研)各二两 桂(去粗皮) 乳香(别研)各一两

【用法】上为细末。每服二分,以温酒一盏调下,不拘时候,一日二三次。

【主治】打扑损伤,疼痛不可忍。

45002 没药乳香散(《医方类聚》卷七十引《施圆端效方》)

【组成】郁金半两 盆消二钱 雄黄 没药 乳香各一钱

【用法】上为细末。鼻内嗜少许,三次疼止。

【主治】眼疼赤肿。

45003 没药降圣丹(《局方》卷八绍兴续添方)

【组成】自然铜(火煅,醋淬十二次,研末,水飞过,焙) 川乌头(生,去皮脐) 骨碎补(燂去毛) 白芍药 没药(别研) 乳香(别研) 当归(洗,焙)各一两 生干地黄 川芎各一两半

【用法】上为细末,以生姜自然汁与蜜等分为丸,每一两作四丸。每服一丸,捶碎,水、酒各半盏,入苏木少许,同煎至八分,去苏木,空心食前热服。

【功用】《疡科心得集》:接续筋骨。

【主治】打扑闪肭,筋断骨折,挛急疼痛,不能屈伸,及荣卫虚弱,外受游风,风伤经络,筋骨缓纵,皮肉刺痛,肩背拘急,身体倦息,四肢少力。

45004 没药除痛散(《女科百问》卷上)

【组成】蓬莪术(炮)一两 当归(焙) 玄胡索 五灵脂 肉桂(去粗皮) 良姜(炒) 蒲黄(炒)各七钱半 甘草(炙) 没药各半两

【用法】上为细末。每服三钱,以温酒调下。

【功用】❶《女科百问》:逐寒邪。❷《医略六书》:调经。

【主治】❶《女科百问》:腹痛。❷《医略六书》:腹中坚痛,月经不调,脉紧涩滞者。

【方论选录】《医略六书》:没药散瘀血以止痛,蓬术化瘀结以消坚,蒲黄破血瘀以通经,灵脂破瘀血以降浊,延胡索活血通经,炙甘草缓中除痛,肉桂温经暖血,良姜暖胃逐冷,当归养血脉以生新,而宿血自化也。为散以散之,温酒以行之,使瘀化寒消,则腹中坚痛自退;月经之至自无不调矣。

45005 没药硇砂煎

《鸡峰》卷十七。为《圣济总录》卷一五三"没药煎"之异名。见该条。

45006 没药琥珀散(《杨氏家藏方》卷十六)

【组成】没药一分(别研) 凌霄花一两 红花一两 乌梅肉 苏木节 琥珀(别研) 当归(洗,焙)各半两 川芎一分 甘草一钱(生用)

【用法】上为细末。每服三钱,水一盏,加生姜三片,乌梅一枚,同煎至七分,空心、食前服。

【主治】妇人气血虚寒,脐腹胀满,月水不通。

45007 没药自然铜散(《普济方》卷三〇九引《危氏方》)

【组成】当归 没药各半钱 自然铜一钱(火煅,醋淬为末,又用水飞过)

【用法】上为细末。以酒调服。仍以手摩痛处。

【主治】折骨伤筋,痛不可忍。

45008 沆瀣丸

《麻疹全书》卷三。为《幼幼集成》卷二"集成沆瀣丹"之异名。见该条。

45009 沆瀣丹

《观聚方要补》卷十。为《幼幼集成》卷二"集成沆瀣丹"之异名。见该条。

45010 沉水膏(《鸡峰》卷二十二)

【组成】白及 白蔹各一两 乳香三钱

【用法】上为末,看疮大小,以水一碗,抄药在水中,以铁篦子打散,令药自澄,作白膏药。看疮势,以纸花子摊贴之。

【主治】疮肿肿起。

45011 沉水膏(《直指》卷二十二)

【组成】大南星三分 白及 白芷 赤小豆 半夏(生) 贝母各半两 木鳖子仁(去油) 乳香 没药各二钱半 雄黄一钱

【用法】上为细末。以井水加蜜调敷,纱贴。

【功用】排脓敛毒。

【主治】痈疽发背。

45012 沉水膏(《施圆端效方》引乐德全方,见《医方类聚》卷一七七)

【组成】白及 白蔹 黄柏 黄连 黄丹各等分

【用法】上为细末。以新水调涂肿痛处。

【主治】痈疽肿热,硬痛不止。

45013 沉苏汤(《万氏家抄方》卷二)

【组成】广木香 沉香 白术各五分 紫苏叶 白茯苓 白芍 陈皮 木通 青皮 当归各一钱 大腹皮 白芷各七分 甘草三分

【用法】加生姜,水煎服。

【主治】五噎五膈。

45014 沉附汤(《魏氏家藏方》卷四)

【组成】附子九钱(炮,去皮脐,细切) 沉香(细剉,不见火) 人参(去芦)各二钱

【用法】上和作一服。水二盏,加生姜十片,同煎至八分,去滓,食前温冷,随意服之。

【主治】❶《魏氏家藏方》:下虚上盛,气不升降,阴阳不分,胸膈满闷,饮食不进,虚热上冲,肢体倦痛。❷《普济方》:肿病退而复作,中下二焦,升降失职,寒结水凝,小便不利。

45015 沉附汤(《直指》卷十八)

【组成】附子(生)一钱 沉香 辣桂 荜澄茄 甘草(炙)各半钱 香附一钱(炒)

【用法】上剉一剂。加生姜七片,水煎,空心服。

【主治】❶《直指》:肾虚无阳,小肠气痛,头额、小腹、外肾时冷,及湿症。❷《何氏济生论》:气急不能眠卧。

45016 沉附汤(《直指小儿》卷二)

【组成】沉香 丁香 木香 黑附子(炮) 白附子

（焙） 全蝎（焙） 藿香 天麻各等分

【用法】上为末。每服半钱,以炙甘草、生姜煎汤调下。

【主治】小儿慢脾风,厥冷吐泻。

【加减】身温,去附子。

45017 沉附汤

《朱氏集验方》卷四。为《魏氏家藏方》卷六“沉香附子汤”之异名。见该条。

45018 沉附汤（《普济方》卷一八四引《如宜方》）

【异名】五味沉附汤（《景岳全书》卷五十八）。

【组成】熟附子（炮） 干姜各半两 沉香 白术各一分 甘草一钱半

【用法】上㕮咀。姜五片,煎,空心服。

【主治】❶《普济方》引《如宜方》:上盛下虚,痞隔气急。❷《直指附遗》:虚寒无阳,胃弱干呕。

45019 沉附膏（《魏氏家藏方》卷四）

【组成】附子二只（重七钱者。慢火炮,去皮脐） 沉香 乌药各三钱

【用法】将附子以快刀薄切如纸,平分作三服,每服别用沉香、乌药各一钱,各用水一分,于粗瓷器中磨膏子,别顿;取前附子一分,以水八分浸附子在银器内,用物画记水痕,更入水一大盏,慢火煎至所记痕处,去附子滓,却入乌沉膏子,和调再煎,略沸倾出,夏月则用冰雪浸极冷服之,冬则露一宿,来日早服。将附子滓用热蒸饼和吃,或留滓焙干为末,酒糊为丸,如梧桐子大,服之亦得。

【功用】滋助真气。

【主治】男子真气伤惫,形羸气劣,渐成痨瘵,将不救者。

45020 沉苓丸（《普济方》卷一八〇引《郑氏家传渴浊方》）

【组成】白茯苓半斤（去皮净） 猪苓五两

【用法】将茯苓剉成大块,猪苓为皮片,用瓦器煮,以猪苓沉为度,取白茯苓以蜡为丸,如弹子大。每服一丸,用小瓦瓶煮清粥候沸,搅匀,空心啜服。

【主治】渴浊,有浊无渴。

【备考】凡渴浊必先看为何证,有浊无渴,先服百段锦散,后用白羊肾丸及沉苓丸。

45021 沉珀丸

《医级》卷八。为《普济方》卷一九一引《德生堂方》“沉香琥珀丸”之异名。见该条。

45022 沉香丸

《外台》卷三十七。为原书同卷“五香丸”之异名。见该条。

45023 沉香丸（《圣惠》卷七）

【组成】沉香一两 桂心三分 海桐皮三分 鹿茸一两（去毛,涂酥炙微黄） 附子一两（炮裂,去皮脐） 草薢三分（剉） 干蝎半两（微炒） 牛膝一两（去苗） 槟榔三分

【用法】上为末,炼蜜为丸,如梧桐子大。每服三十丸,食前以温酒送下。

【主治】肾脏风毒流注,腰脚疼痛,及腹胁滞闷。

45024 沉香丸（《圣惠》卷七）

【组成】沉香一两 木香一两 槟榔一两 苦楝子一两 桂心一两 茴香子一两 当归一两（微炒） 丁香二两 桃仁一两（汤浸,去皮尖双仁,麸炒微黄） 肉豆蔻一两（去壳） 干姜半两（炮裂,剉） 吴茱萸半两（汤浸七遍,焙干,微炒） 干蝎半两（微炒） 阿魏一两（面裹煨,面熟为度） 青橘皮半两（汤浸,去白瓤,焙） 蓬莪术一两 硫黄一两半（细研,水飞过）

【用法】上为末,炼蜜为丸,如梧桐子大。每服三十丸,以热酒送下,不拘时候。

【主治】肾脏虚冷气攻,心神闷乱,四肢逆冷,腹胁胀疼痛,喘促呕吐。

45025 沉香丸（《圣惠》卷十四）

【组成】沉香一两 芎䓖一两 茯神一两 人参一两（去芦头） 桂心三分 当归一两（剉,微炒） 枳壳半两（麸炒微黄,去瓤） 白术一两 甘草半两（炙微赤,剉） 五味子三分 诃黎勒一两半（用皮） 木香一两

【用法】上为末,炼蜜为丸,如梧桐子大。每服三十丸,食前以姜、枣汤送下。

【主治】伤寒后虚气上冲,心胸满闷,恶风食少,渐加羸虚。

45026 沉香丸（《圣惠》卷二十八）

【组成】沉香一两 白术三分 柴胡二两（去芦） 桂心三分 干姜三分（炮裂,剉） 诃黎勒一两（煨,用皮） 附子一两（炮裂,去皮脐） 木香一两 人参一两（去芦头） 白茯苓一两 当归三分 槟榔三分 鳖甲一两半（涂醋炙微黄,去裙襕） 陈橘皮一两（汤浸,去白瓤,焙） 肉豆蔻一两（去壳）

【用法】上为末,炼蜜为丸,如梧桐子大。每服三十丸,食前以粥饮送下。

【主治】冷劳,四肢疼痛,体瘦少力,不思饮食。

【宜忌】忌苋菜。

45027 沉香丸（《圣惠》卷四十三）

【组成】沉香半两 阿魏半两（面裹煨,以面熟为度） 麝香半两（细研） 木香一两 丁香一两 火前椿一两 干姜半两（炮裂,剉） 槟榔一两

【用法】上为末,加麝香同研令匀,煎醋浸蒸饼为丸,如绿豆大。每服十丸,以热酒嚼下,不拘时候。

【主治】九种心痛,腹内冷气积聚。

45028 沉香丸（《圣惠》卷四十四）

【组成】沉香三分 补骨脂一两（微炒） 石斛三分（去根,剉） 桂心三分 木香半两 牛膝三分（去苗） 草薢三分（剉） 附子一两（炮裂,去皮脐） 羌活三分 芎䓖半两 杜仲三分（去粗皮,炙微黄,剉） 白术半两 熟干地黄三分 防风半两（去芦头） 漏芦三分 白茯苓三分 槟榔三分 当归半两（剉,微炒） 海桐皮三分（剉）

【用法】上为末,炼蜜为丸,如梧桐子大。每服三十丸,空心以温酒送下,晚食前再服。

【主治】肾脏风虚冷滞,腰间久痛,连腿膝痹麻,或时疼,乏力羸瘦。

45029 沉香丸（《圣惠》卷四十八）

【组成】沉香半两 阿魏半两（以少面和溶,作饼子,炙令黄） 木香一分 桃仁半两（汤浸,去皮尖双仁,麸炒微黄） 槟榔半两 吴茱萸一分（汤浸七遍,焙干,微炒） 茴香子半两 青橘皮一分（汤浸,去白瓤,焙） 硇砂三两（不夹石者,细研,以汤一盏化,澄去滓取清,纳银器中煎成霜,研入） 蝍蟀一两（生用）

【用法】上为细末,加硇砂令匀,酒糊为丸,如梧桐子大。每服二十丸,食前以姜盐汤送下。

【主治】奔豚气,小腹积聚疼痛,或时上攻,心胸壅闷。

45030 沉香丸(《圣惠》卷五十)

【组成】沉香半两 丁香半两 木香半两 槟榔半两 桂心一两 诃黎勒皮一两 川大黄半两(剉碎,微炒) 肉豆蔻半两(去壳) 麝香一分(细研)

【用法】上为末,加麝香研匀,炼蜜为丸,如梧桐子大。每服一丸,以姜、枣汤嚼下,不拘时候。

【主治】气膈。脾胃久冷,心腹痞满,吃食无味,面色萎黄。

45031 沉香丸(《圣惠》卷六十七)

【组成】沉香一两 肉苁蓉一两(酒浸一宿,刮去皱皮,炙干) 牛膝一两(去苗) 当归一两(剉,微炒) 虎胫骨二两(涂酥炙令黄) 栗子二两(去壳,微炒) 木香一两 骨碎补一两 附子一两(炮裂,去皮脐) 腽肭脐一两(酒刷,微炙) 甘草一分(炙微赤,剉) 续断一两半 熟干地黄一两 独活一两 白芷一两 刘寄奴一两 芎䓖一两 黄耆一两(剉) 桃仁一两(汤浸,去皮尖双仁,麸炒微黄) 牡丹一两 败龟一两(涂醋,炙微黄) 川大黄一两(剉碎,微炒)

【用法】上为末,炼蜜为丸,如梧桐子大。每服三十丸,以温酒送下,不拘时候。

【功用】补筋骨,益精髓,通血脉,止疼痛。

【主治】跐折伤损,落马坠车蹉跌,筋骨俱碎,黯肿疼痛烦闷。

45032 沉香丸(《圣惠》卷七十)

【异名】七香丸(原书卷九十八)。

【组成】沉香三分 麝香一分(细研入) 白檀香三分 木香三分 藿香三分 丁香三分 零陵香三分 槟榔半两 白芷半两 诃黎勒皮三分 肉豆蔻一两(去壳) 芎䓖三分 桂心三分 香附子半两 当归三分(剉碎,微炒) 细辛三分

【用法】上为末,炼蜜为丸,如梧桐子大。每服二十丸,以姜汤嚼下,不拘时候。

【主治】妇人脾胃气虚,腹胀呕吐,不纳饮食。

45033 沉香丸(《圣惠》卷九十八)

【组成】沉香一两 木香一两 桂心一两 白术一两 诃黎勒皮一两 高良姜一两(剉) 附子一两(炮裂,去皮脐) 荜澄茄一两 厚朴一两(去粗皮,涂姜汁炙令香熟) 当归一两(剉,微炒) 肉豆蔻一两(去壳) 槟榔二两 青橘皮一两(汤浸,去白瓤,焙)

【用法】上为末,炼蜜为丸,如梧桐子大。每服三十丸,食前以生姜汤送下。

【主治】久虚积冷,脾肾气上攻,心腹壅胀,不思饮食,四肢无力。

45034 沉香丸(《圣惠》卷九十八)

【组成】沉香一两 补骨脂一两(微炒) 附子一两(炮裂,去皮脐) 青橘皮半两(汤浸,去白瓤,焙) 槟榔一两 黄耆半两(剉) 石斛一两(去根,剉) 熟干地黄一两 桂心一两 白茯苓一两 白术一两(去根,剉) 芎䓖半两 人参半两(去芦头) 干姜半两(炮裂,剉) 牛膝一两(去苗) 五味子半两

【用法】上为末,炼蜜为丸,如梧桐子大。每服三十丸,空心以盐汤送下;暖酒送下亦得。

【功用】补虚愈,除冷,暖脾肾,益气力,思饮食。

45035 沉香丸(《圣惠》卷九十八)

【组成】沉香 木香 陈橘皮(汤浸,去白瓤) 桂心 槟榔 丁香 羌活 郁李仁(汤浸,去皮,微炒) 芎䓖 川大黄(剉碎,微炒) 枳壳(麸炒微黄,去瓤)各一两

【用法】上为末,炼蜜为丸,如梧桐子大。每服三十丸,以温生姜汤送下。

【主治】冷气上攻,心腹胀满,不思饮食,大肠秘滞不通。

45036 沉香丸(《普济方》卷二〇四引《指南方》)

【组成】丁香 木香 茴香 沉香各二两 青橘皮 枳实各一两 槟榔二两(碎用) 牵牛三两(醋浸令软,去醋,炒令熟) 阿魏一分(面裹烧熟,焙干) 吴茱萸二分(汤浸,洗七次,醋浸一宿,炒)

【用法】上为细末,炼蜜为丸,如梧桐子大。每服十五丸,以姜汤送下。

【主治】膈气。

45037 沉香丸(《圣济总录》卷二十二)

【组成】沉香(剉) 丁香 熏陆香各半两 犀角屑 升麻 木香 羚羊角屑 黄芩(去黑心) 栀子仁各三分 麝香(研)一钱 鬼臼 芒消 大黄(剉,炒)各一两

【用法】上为末,炼蜜为丸,如梧桐子大。每服十丸至二十丸,以米饮送下。

【主治】时行瘟疫,恶气热毒攻心胁,气满胀急及注忤鬼气。

45038 沉香丸(《圣济总录》卷三十八)

【组成】沉香 丁香 犀角(镑) 枳实(去瓤,麸炒) 肉豆蔻(去壳,炮) 木香 蓬莪术(炮)各半两 胡椒一分 槟榔(剉)四枚 乳香(研) 没药(研)各半两 巴豆(去皮心,研,出油) 麝香(研)各一钱

【用法】上药先捣前九味为末,与巴豆、没药、乳香、麝香和令匀,糯米粥为丸,如莱菔子大。每服五丸,加至十丸,以生姜、橘皮煎汤送下。

【主治】霍乱,心腹疼痛。

45039 沉香丸(《圣济总录》卷四十五)

【组成】沉香(剉) 诃黎勒(去核) 缩砂(去皮) 白茯苓(去黑皮) 肉豆蔻(去壳) 草豆蔻(去壳) 高良姜 巴戟天(去心) 丁香皮各三两 丁香 木香 附子(炮裂,去皮脐) 胡椒 红豆蔻(去皮) 干姜(炮) 阿魏(酒浸) 乳香(研) 当归(切,焙) 白豆蔻(去皮)各一两 芍药(炮) 芎䓖 荜澄茄 茴香子(炒) 益智(去皮,炒) 五味子 蓬莪术(炮,剉) 桃仁(去皮尖双仁,炒) 硇砂(汤飞过)各一两 桂(去粗皮)五两

【用法】上为末,炼蜜为丸,如鸡头子大,丹砂为衣。每服一丸,以温酒嚼下。

【主治】脾脏冷气攻冲,心腹满闷,疼痛不可忍。

45040 沉香丸(《圣济总录》卷四十五)

【组成】沉香(剉)一两 芍药(炒) 益智仁 厚朴(去粗皮,生姜汁炙,剉)各三分 桂(去粗皮) 干姜(炮) 红豆蔻(去皮) 白茯苓(去黑皮) 枳壳(去瓤,麸炒) 木香 当归(切,焙) 槟榔(剉) 附子(炮裂,去皮脐)各半两

甘草(炙,剉)一分半

【用法】上为末,炼蜜为丸,如梧桐子大。每服二十丸,炒生姜、木瓜盐汤送下,不拘时候。

【主治】脾脏冷气,攻心腹疼痛,不思饮食。

45041 沉香丸(《圣济总录》卷四十六)

【组成】沉香(剉) 附子(炮裂,去皮脐) 厚朴(去粗皮,生姜汁炙) 白术 芎䓖 肉豆蔻(去壳) 茴香子(微炒令香) 胡椒 陈曲(炒) 桃仁(去双仁皮尖,炒)各一两 楝实(取皮肉,炒)二两 阿魏 硇砂(无石者佳)各半两(研)

【用法】除硇砂、阿魏外,上为末,将硇砂、阿魏用好酒三升,银铜石锅内熬成膏,和上药为丸,如梧桐子大。每服二十丸,早晨、晚间腹空时,以茶酒盐汤任嚼下。

【主治】脾胃气虚弱,肌体羸瘦。

45042 沉香丸(《圣济总录》卷五十四)

【组成】沉香一两 厚朴(去粗皮,生姜汁炙)一两半 桂(去粗皮)一两 附子(炮裂,去皮脐)半两 益智(去皮,炒)一两 青橘皮(汤浸去白,细切,焙干)一两 干姜(炮裂)半两 桔梗(剉,炒)一两 白术(剉,麸炒)一两 五味子(微炒)三分 甘草(炙,剉)半两

【用法】上剉,如麻豆大。每服三钱匕,水一盏,加生姜半分(切),同煎至七分,去滓,食前,稍热服。

【主治】三焦俱虚,脾胃气不和,心腹疼痛,不思饮食。

45043 沉香丸(《圣济总录》卷五十七)

【组成】沉香(剉) 桂(去粗皮) 槟榔(煨,剉)各二两 人参 青橘皮(汤浸,去白,焙) 诃黎勒皮 白术 京三棱(煨,剉) 木香各三分

【用法】上为末,炼蜜为丸,如梧桐子大。每服二十丸,渐加至三十丸,以橘皮汤送下,一日二次。

【主治】息积。胁下气逆妨闷,喘息不便,呼吸引痛。

45044 沉香丸(《圣济总录》卷六十七)

【组成】沉香(剉) 丁香 木香各半两 巴豆七枚(去皮,铁条子穿,烧灰,研) 杏仁七枚(去皮,烧灰,研)

【用法】上为细末,糯米粥为丸,如绿豆大。每服三丸至五丸,以生姜汤送下,不拘时候。

【主治】上气,胸满腹胀,精神倦怠。

45045 沉香丸(《圣济总录》卷六十七)

【组成】沉香 干姜(炮) 羌活(去芦头) 楝实 木香 甘草(炙,剉) 肉豆蔻(去壳) 诃黎勒皮 延胡索 肉苁蓉(酒浸,切,焙) 芎䓖 当归(焙) 蓬莪术(煨,剉) 茴香子(炒) 乌头(生,去皮脐) 天麻 人参各一钱 丁香(大者) 白檀香(剉)各半两 青橘皮(去白,焙) 附子(炮裂,去皮脐) 桂(去粗皮) 巴戟天(去心) 牛膝(酒浸,切,焙)各一两半 蒺藜子(炒去角)二两 丹砂(研)一分

【用法】上二十五味为末,加丹砂再同研匀,炼蜜为丸,如鸡头子大。每服一丸,煨生姜、橘皮汤嚼下,温酒送下亦可,空心、食前各一次。

【主治】一切冷气,两胁胀满,背膊拘急疼痛,饮食减少,噎塞不通,真气虚弱,精神昏暗,困倦少力。

45046 沉香丸(《圣济总录》卷七十一)

【组成】沉香(剉) 丁香 木香各半两 硇砂一分(研) 巴豆霜半钱 蓬莪术(煨,剉) 桂(去粗皮) 干漆(炒烟出) 干姜(炮) 青橘皮(去白,焙) 京三棱(煨,剉) 白豆蔻(去皮)各一两 大黄一两(生,为末,用醋一升慢火熬成膏)

【用法】上十二味为末,加大黄膏为丸,如梧桐子大。每服五丸,食后、临卧以生姜汤送下。

【主治】五积气结,面色萎黄,心腹疼痛,口吐酸水,发歇有时,积年不已。

45047 沉香丸(《圣济总录》卷八十一)

【组成】雄黑豆一升(小圆者,淘) 附子二两(炮裂,去皮脐) 吴茱萸(汤浸,焙,炒) 青橘皮(汤浸,去白,焙)各八两 生姜四两(切碎)

上药用葛布作袋盛,纳大锅中,以水一斗煮令水尽,泣干,取袋中豆晒,焙干,捣罗为末,其余四味并不用;更入后药:

沉香(剉) 肉苁蓉(去粗皮,切,焙) 白附子(炮) 巴戟天(去心)各二两 牛膝(剉,酒浸,焙) 海桐皮(剉,炙) 独活(去芦头) 芎䓖 泽泻(剉) 山芋 生干地黄(切,焙) 羌活(去芦头)各一两

【用法】上除不用四味外,捣罗为末,拌令匀,炼蜜为丸,如梧桐子大。每服二十丸,空心以温酒送下,近晚再服。

【主治】风毒脚气,上冲脏腑,散入四肢,虚肿无力。

45048 沉香丸(《圣济总录》卷八十七)

【组成】沉香(剉) 木香 芎䓖 白茯苓(去黑皮) 槟榔(剉) 楝实(炮) 白附子 人参 石斛(去根) 牛膝(酒浸,切,焙) 补骨脂(炒) 附子(炮裂,去皮脐) 茴香子(炒) 肉苁蓉(酒浸,切,焙) 泽泻(剉) 青橘皮(去白,焙) 白蒺藜(炒) 阿魏(醋化,去砂石,面和作饼,炙) 硇砂(醋飞)各半两 桃仁(去皮尖双仁,炒,研)一两

【用法】上为末,和匀,次用木瓜二枚(去皮核)蒸烂,研入众药末为丸,如梧桐子大。每服二十丸,食前以温酒或盐汤送下。

【主治】气劳肢体疼痛,心腹妨闷,减食无力,日渐羸瘦,怠惰呻吟。

45049 沉香丸(《圣济总录》卷九十八)

【组成】沉香(剉) 肉苁蓉(酒浸,切,焙) 黄耆(剉) 瞿麦穗 磁石(火煅,醋淬三七遍) 滑石各一两

【用法】上为末,炼蜜为丸,如梧桐子大。每服三十丸,以温酒送下,不拘时候。

【主治】膏淋。

45050 沉香丸(《圣济总录》卷一八六)

【组成】沉香(剉) 木香各半两 硇砂半两(水煎,炼成霜) 附子(炮裂,去皮脐)一两 丁香 槟榔(剉) 茴香子(炒)各半两

【用法】上为末,酒糊为丸,如梧桐子大。每服二十丸至三十丸,空心以盐汤或盐酒送下。

【功用】补气化积。

【主治】元脏积冷,奔豚气冲,心腹疼痛。

45051 沉香丸(《圣济总录》卷一八六)

【组成】沉香(剉)一两 白芷一两 乌药(剉)四两 丁香 茴香子(炒)各半两

【用法】上为末,炼蜜为丸,如小鸡头子大。每服一丸,

食前以温酒嚼下。

【主治】下脏冷气,腰膝无力。

45052 沉香丸(《圣济总录》卷一八七)

【组成】沉香(剉)二两　鹿茸(去毛,酥炙)　厚朴(去粗皮,生姜汁炙)　乌药(剉)　楝实(剉,炒)　白茯苓(去黑皮)　石斛(去根)　白术　诃黎勒(炮,去核)　人参各一两

【用法】上为细末,酒糊为丸,如梧桐子大。每服二十丸至三十丸,空心、食前以温酒或水饮送下。

【功用】补脾肾,进饮食。

【主治】心腹痛。

45053 沉香丸(《幼幼新书》卷二十四引洪州张道人方)

【组成】沉香　人参　蝎　胡黄连　乳香各一分　龙骨　甘草各一两

【用法】上为末,枣肉为丸,如麻子大。每服三丸,以米饮送下,一日二次。久患七服见效。

【主治】小儿急疳。疳痢下赤色脓血,下部脱肛,虽有精神,命在须臾。

45054 沉香丸(《鸡峰》卷十二)

【组成】沉香一钱　乌药三钱　茯苓　陈皮　泽泻　香附子各半两　麝香半钱

【用法】上为细末,炼蜜为丸,如梧桐子大。每服二三十丸,以熟水送下,不拘时候。

【主治】脾肾久虚,水饮停积,上乘肺经,咳嗽短气,腹胁胀,小便不利。

45055 沉香丸(《鸡峰》卷二十)

【组成】丁香　木香　吴茱萸　茴香　沉香各一分　青橘皮　肉豆蔻　槟榔各二两　(黑牵牛二两,醋浸令软,连二味同炒,令牵牛熟去出)

【用法】上为细末,炼蜜为丸,如梧桐子大。每服十丸,以生姜汤送下。

【主治】由忧思惊恐寒热,动伤其气,结于胸膈之间,而致膈气,症见胸中气痞烦闷,饮食不下,或心下苦满,噫气吞酸,时闻食臭,大小便秘涩。

【备考】《御药院方》有麝香一钱。

45056 沉香丸(《杨氏家藏方》卷六)

【组成】沉香　木香　青橘皮(去白)　草豆蔻仁　缩砂仁　川椒(炒出汗)　肉桂(去粗皮)　白豆蔻仁各一两　白术　陈橘皮(去白)　干姜(炮)　高良姜(切,炒)　香附子(炒)　小麦蘗　半夏(姜制)各二两　京三棱(炮香熟,切)　蓬莪术(炮香熟,切)　厚朴(去粗皮,生姜汁制)　吴茱萸(汤洗七遍)各四两

【用法】上为细末。用神曲末一斤,生姜汁作糊为丸,如梧桐子大。每服五十丸,以生姜汤送下,不拘时候。

【功用】补养脾胃,助气消谷。

【主治】脾胃虚弱,食久不化,胸膈痞满,腹胁膜胀,噫醋吞酸,恶心呕逆,四肢倦怠,心腹疼痛,饮食减少,泄泻无度,及禀受怯弱,饮食易伤。

45057 沉香丸(《百一》卷十五)

【组成】沉香　木香　舶上茴香(微炒)　乌药　菟丝子(酒浸三日,研如泥)　金铃子(每个剉为八片,逐个入去壳巴豆三粒,麸炒熟,去巴豆不用,只用金铃子)各半两　桃仁一两(银器中炒香,去皮尖,研)

【用法】上为细末,酒糊为丸,如梧桐子大。每服十丸至十五丸,空心以温酒或盐汤送下。初服三日,觉小便多,或下泄为验。

【功用】壮元气。

【主治】膀胱久冷滞气。

45058 沉香丸(《魏氏家藏方》卷五)

【组成】南木香(不见火)　沉香(不见火)　舶上茴香(炒)　丁香(不见火)　南番葫芦巴(炒)　金钗石斛(去根)　补骨脂(炒)　巴戟(去心)　牛膝(酒浸,去芦)　青皮(去瓢)　川芎各一两　附子半两(炮,去皮脐)

【用法】上为细末,炼蜜为丸,如梧桐子大。每服三十丸,空心以温酒、饭饮任下。

【功用】调顺脾胃,补益真气,进饮食,壮筋骨,轻脚膝。

【主治】虚乏。

45059 沉香丸

《魏氏家藏方》卷五。为《苏沈良方》卷四"沉麝丸"之异名。见该条。

45060 沉香丸(《医方类聚》卷一五三引《经验秘方》)

【组成】沉香三钱　木香三钱　白檀三钱　胡桃三钱(去皮,生用)　丁香三钱　枸杞子三钱　八角茴香三钱　全蝎五钱(去毒,炒)　小茴香五钱(盐炒)　川楝子五钱(去核,炒)　葫芦巴五钱　破故纸五钱(去壳,酒浸,以上葫芦巴、破故纸二味,用羊肠一尺五寸长,盛药在内,以好酒煮令熟,瓦器窨干)　川山甲三钱(酥炙黄色)　菟丝子五钱(酒浸)　巨胜子(即胡麻子)五钱　远志五钱(去心)　韭子五钱(酒浸)　莲花蕊三钱　川心巴戟五钱(去心,酒浸)　干山药五钱　山茱萸五钱(去核)　知母五钱　仙灵脾五钱(酥炙)　青皮三钱　陈皮三钱　白茯苓五钱　牛膝三钱(酒浸)　黄精五钱　天门冬五钱(汤润,去皮)　麦门冬五钱(汤润,去核心)　人参三钱　熟地黄二钱　乳香二钱　生地黄二钱　细墨五钱(烧灰,净)　五味子五钱　肉苁蓉五钱(酒浸)

【用法】上为细末,酒糊为丸,如梧桐子大。每服三十丸,空心、临卧各一次,温酒、盐汤任下。

【功用】令人通灵,多强记,养五脏,壮筋骨,行轻健,止麻痛,辟寒暑,延年保命,黑发驻颜,不老,明目牢齿。

【主治】男子喘急虚弱,腰脚疼痛,不思饮食,精神困倦,面色无光,阳事衰弱,一切风气。

45061 沉香丸(《普济方》卷一八四)

【组成】川白芷一两　乌药二两　香附子三两

【用法】上酒糊为丸,如梧桐子大。每服三五十丸,空心以盐汤、酒任意送下。

【主治】一切冷气,攻刺心痛,胁肋胀满,噎塞噫气吞酸。

【备考】本方名沉香丸,但方中无沉香,疑脱。

45062 沉香丸

《普济方》卷二一六。为《圣济总录》卷九十六"补虚沉香丸"之异名。见该条。

45063 沉香丸

《普济方》卷三九七。为《幼幼新书》卷二十一引张涣方"益胃丹"之异名。见该条。

45064 沉香丸(《袖珍》卷二)

【组成】沉香　木香　青皮　橘皮　半夏　黄连　枳

壳　蓬术　白豆蔻　香附子　郁李仁(去皮,另研)　槟榔
当归各一两　黄柏末　牵牛各二两　大黄六两

【用法】上为末,皂角膏、萝卜煮熟膏为丸,如梧桐子
大。每服七八十丸,以温水送下,不拘时候。

【主治】脾胃病。

45065 沉香丸(《袖珍》卷三)

【组成】沉香　朱砂　木香各五钱

【用法】上药甘草膏子为丸,朱砂为衣。

【主治】酒病。

45066 沉香丸(《万氏家抄方》卷五)

【组成】千金子肉(去油)　五倍子各八钱　木香　沉
香各五钱　麝香二钱　山慈菇一两　红芽大戟七钱

【用法】上为细末,米糊为丸,如黍米大。淡姜汤送下。

【主治】小儿肿胀。

45067 沉香丸(《育婴秘诀》卷二)

【组成】人参五分　白术　陈皮(去白)　枳壳(麸炒)
桔梗　青礞石(消煅金色)各一两　炙甘草　沉香各五分
朱砂(水飞)一钱　黄连一钱半

【用法】神曲糊为丸,如黍米大。以麦门冬煎汤送下。

【主治】小儿惊风客忤,神昏不食。

45068 沉香丸(《广笔记》)

【组成】沉香　血竭　辰砂各二钱五分　木香一钱三
分　真麝香一钱三分　琥珀五分　当归尾二钱五分　牡丹
皮二钱五分　延胡索一钱五分

【用法】上为细末,用瓷器煎甘草汤,打糯米糊为丸。
凡气痛,酒磨,葱汤亦可;产后血枯,酒磨服。

【主治】气痛,产后血枯,血瘕。

45069 沉香丸(《痧胀玉衡》卷下)

【异名】金八(《痧症全书》卷下)、八号大有方(《杂病
源流犀烛》卷二十一)。

【组成】沉香　槟榔各五钱　枳实　厚朴各七钱　三
棱　蓬术　广皮　天仙子(即朱蓼子)各六钱　白豆仁
乌药各四钱　木香三钱　姜黄五钱　卜子七钱

【用法】水泛为丸,如绿豆大。每服三十丸,以砂仁汤
稍冷送下。

【主治】痧气急,胸腹胀痛,迷闷昏沉。

45070 沉香丸(《引经证医》卷四)

【组成】沉香　刀豆　五味子　菟丝子

【用法】青铅煎水泛丸。

【主治】肾虚气喘。

45071 沉香曲(《丸散膏丹集成》)

【组成】沉香　木香各二两　柴胡　厚朴　郁金　白
豆蔻　缩砂仁各一两　枳壳　麦芽　青皮　防风　葛根
乌药　前胡　广皮　桔梗　槟榔　白芷　谷芽各四两　藿
香　檀香　降香　羌活各三两　甘草一两五钱

【用法】生晒为末,面糊作块,重二三钱。每服一块,河
水煎服。

【功用】疏表化滞,舒肝和胃。

【主治】肝胃气滞,胸闷脘胀,腹痛,呕吐吞酸。

45072 沉香汤(《圣惠》卷七十七)

【组成】沉香一两　水马一两　飞生鸟毛一分　零陵
香一分　詹唐香一分　龙脑一两　瞿麦二两　苏合香一分

首蓿香一分

【用法】上药以水一斗五升,煎取一斗,去滓,待至临欲
平安时,用汤如人体,即从心上洗三五遍,其汤冷,即平安。

【功用】令产安稳。

45073 沉香汤(《圣济总录》卷十)

【组成】沉香半两　虎骨(酥炙令黄)一两　槟榔(炮)
半两　生干地黄(剉,焙)三分　当归(切,焙)一分　芎藭
半两　白芷(微炒)　鬼箭羽　地龙(微炒)各一分　芍药
羌活(去芦头)各半两

【用法】上为粗末。每服六钱匕,水一盏,酒一盏,桃枝
七寸,薤白三四茎,同煎至一盏,去滓温服,空心、午时各服
一次,疾甚则夜添二次。

【主治】白虎风,骨中疼痛不可忍,入夜即甚,走注
不定。

45074 沉香汤(《圣济总录》卷二十五)

【组成】沉香(剉)一两　青橘皮　陈橘皮(并汤浸,去
白)　胡椒　茴香子(炒)　楝实(剉,炒)　荜澄茄(炒)
各半两

【用法】上为粗末。每服二钱匕,水半盏,酒半盏,加葱
白一握,煎至半盏,去滓热服。

【主治】伤寒虚痞,气逆呕吐;及脾胃气不和,虚满不能
饮食。

45075 沉香汤(《圣济总录》卷四十二)

【组成】沉香(剉)　白茯苓(去黑皮)　黄耆(剉)　白
术各一两　芎藭　熟干地黄(切,焙)　五味子各三分　枳
实(去瓤,麸炒)　桂(去粗皮)各半两

【用法】上为粗末。每服三钱匕,水一盏,加生姜二片,
同煎至七分,去滓温服,不拘时候。

【主治】足少阳经不足,目眩痿厥,口苦太息,呕水
多唾。

45076 沉香汤

《圣济总录》卷四十三。为《圣惠》卷四"沉香散"之异
名。见该条。

45077 沉香汤(《圣济总录》卷四十五)

【组成】沉香(剉)一两　白豆蔻(去皮)　草豆蔻(去
皮,炒)　人参　甘草(炙,剉)　白茯苓(去黑皮)　半夏(汤
洗,薄切,生姜汁拌,炒黄色)　木香各半两　厚朴(去粗皮,
生姜汁炙)一两　陈橘皮(汤浸,去白,炒)三分　白术(剉,
炒)一两　干姜(炮)一分

【用法】上为粗末。每服三钱匕,水一盏,加生姜三
片,大枣二枚(擘破),同煎至七分,去滓温服,空心、日午各
一次。

【功用】快气消食。

【主治】谷劳体重,食已便卧;及妊娠心痛,痰逆,不思
饮食。

45078 沉香汤(《圣济总录》卷四十五)

【组成】沉香(剉)　白檀香(剉)各二两　干姜(炮)三
钱　白茯苓(去黑皮)　甘草(炙)　肉豆蔻(去壳,炮)　人
参　木香各一两

【用法】上为粗末。每服二钱匕,水一盏,煎至七分,去
滓,不拘时候温服。

【主治】谷劳身重,食已好卧,困倦嗜眠。

45079　沉香汤（《圣济总录》卷四十六）

【组成】沉香（剉）　厚朴（去粗皮,生姜汁炙）　桂（去粗皮）　益智（去皮,炒）　白术　青橘皮（汤浸,去白,焙）　桔梗（炒）各一两　五味子一两一分（微焙）　附子（炮裂,去皮脐）　干姜（炮）　甘草（炙,剉）各半两

【用法】上为粗末。每服二钱匕,水一盏,加生姜三片,同煎至六分,去滓,食前稍热服。

【主治】脾胃气不和,心腹疼痛,不能饮食。

45080　沉香汤

《圣济总录》卷四十七。为《医方类聚》卷十引《简要济众方》"沉香散"之异名。见该条。

45081　沉香汤（《圣济总录》卷四十七）

【组成】沉香　人参　麦门冬（去心）　地骨皮　生干地黄（焙）　小草　甘草（炙）各一两

【用法】上为粗末。每服五钱匕,水一盏半,同煎至八分,去滓温服,每日三次,不拘时候。

【主治】胃热,消谷善饥,不为肌肤。

45082　沉香汤（《圣济总录》卷五十一）

【组成】沉香（剉）　五味子　细辛（去苗叶）　防风（去叉）　黄耆（细剉）　石斛（去根）　萆薢　桂（去粗皮）各一两

【用法】上为粗末。每服三钱匕,水一盏,加生姜三片,大枣二枚（擘破）,同煎七分,去滓,温服,不拘时候。

【主治】肾脏风冷气,攻脐腹胀满,腰背相引疼痛。

45083　沉香汤（《圣济总录》卷五十二）

【组成】沉香　细辛（去苗叶）　续断　木香　芎劳　当归（切,焙）　甘草（炙,剉）　槟榔（剉）　石斛（去根）　牛膝（酒浸,切,焙）　枳壳（去瓤,麸炒）各半两

【用法】上为粗末。每服三钱匕,水一盏,煎至七分,去滓,空心温服。

【主治】肾脏虚冷,腹胁疼痛胀满。

45084　沉香汤（《圣济总录》卷五十五）

【组成】沉香（剉）　鸡舌香各一两　熏陆香半两（研）　麝香一分（研,去筋膜）

【用法】上为细末。每服三钱匕,水一中盏,煎至七分,去滓,食后温服。

【主治】久心痛。

45085　沉香汤（《圣济总录》卷六十五）

【异名】沉香阿胶散（《普济方》卷一二○）。

【组成】沉香　阿胶（炙燥）各半两　人参　桑根白皮（剉,炒）各一两

【用法】上为粗末。每服二钱匕,水一盏,加生姜三片,煎至七分,去滓,食后服。小儿减半服。

【主治】气弱痰涎咳嗽。

45086　沉香汤（《圣济总录》卷八十二）

【组成】沉香（剉）一两　赤芍药二两　紫苏茎叶一两　木通（剉）半两　槟榔（剉）七钱　吴茱萸（汤洗,焙干,炒）一分

【用法】上为粗末。每服五钱匕,水一盏半,加生姜半分（切）,同煎至八分,去滓,更加红雪一钱匕,重煎一两沸,温服。

【主治】脚气冲心,烦闷气促,脚膝酸疼。

45087　沉香汤

《圣济总录》卷八十七。为《博济》卷一"沉香散"之异名。见该条。

45088　沉香汤（《圣济总录》卷一二三）

【组成】沉香（剉）　木香　射干　防风（去叉）　升麻　甘草（炙）　当归（切,焙）　黄芩（去黑心）　熏陆香　藿香叶　鸡舌香各一两　独活（去芦头）三两　麻黄（去根节,先煎,掠去沫,焙）三分　大黄（剉,生用）二两

【用法】上为粗末。每服三钱匕,水一盏,煎至六分,去滓,食后温服,一日三次。

【主治】咽喉肿痛不得语,卒中风毒,入于喉间,舌强,头面身体疼痛,咽喉闭塞,气欲绝者。

45089　沉香汤（《圣济总录》卷一二六）

【组成】沉香（剉）　丁香　木香　麝香（研）各一分　连翘　黄芩（去黑心）各半两　犀角（镑）一两半　升麻一两

【用法】上为粗末。每服五钱匕,水一盏半,煎至八分,去滓温服,空心、日午、夜卧各一次。

【主治】瘰疬毒肿。

45090　沉香汤

《圣济总录》卷一二八。为《圣惠》卷六十一"沉香散"之异名。见该条。

45091　沉香汤

《圣济总录》卷一三一。为《圣惠》卷六十二"沉香散"之异名。见该条。

45092　沉香汤（《圣济总录》卷一五一）

【组成】沉香　槟榔（剉）　甘草（炙）各三分　鳖甲（九肋者,去裙襕,醋炙）一两半　木香　当归（切,焙）　柴胡（去苗）　人参　白茯苓（去黑皮）　桂（去粗皮）　青橘皮（汤浸,去白,焙）　陈橘皮（汤浸,去白,焙）　生地黄各一两

【用法】上剉,如麻豆大。每服三钱匕,水一盏,加生姜一枣大（拍碎）,同煎至七分,去滓温服,空心,日晚各一次。

【主治】室女荣卫凝涩,月水不利,或时头目昏闷,肢体拘急,五心虚烦,饮食进退,多困少力。

45093　沉香汤（《圣济总录》卷一五一）

【组成】沉香一两　柴胡（去苗）　秦艽（去苗土）　肉豆蔻（去壳）　白芷　黄耆（剉）　鳖甲（去裙襕,醋炙）　桔梗（炒）　桂（去粗皮）各二两　当归（切,洗,焙）　芎劳　蓬莪术（炮）　麦门冬（去心,焙）　槟榔（剉）　芍药　人参　白茯苓（去黑皮）　海桐皮（剉）　枳壳（去瓤,麸炒）　甘草（炙）　熟干地黄（焙）　酸枣仁　木香各一两　荆芥穗三两

【用法】上为粗末。每服三钱匕,水一盏,加生姜三片,乌梅半枚,同煎至七分,去滓温服,每日三次。

【主治】室女月水不调,或多或少,或断或绝,不快不利,攻刺疼痛,四肢无力,不思饮食,多困黄瘦,胸膈痞满。

45094　沉香汤（《圣济总录》卷一五五）

【组成】沉香（剉）　厚朴（去粗皮,生姜汁炙）各一两　附子（炮裂,去皮脐尖）　陈橘皮（汤浸,去白,焙）　甘草（炙）各半两　白术　芎劳各二两

【用法】上剉,如麻豆大。每服二钱匕,水一盏,加生姜三片,大枣一枚（擘）,同煎至六分,去滓温服。

【主治】妊娠心痛,不可禁忍。

45095 沉香汤(《圣济总录》卷一七一)

【组成】沉香(剉) 人参各半两 木香(剉) 厚朴(去粗皮,擦生姜汁炙) 干蓝各三分 升麻 玄参 知母(焙) 地榆(剉) 甘草(炙,剉)各一两 钩藤皮一两一分 凝水石一两半(捣,研)

【用法】上为粗散。一二岁儿以水半盏,药末半钱匕,煎至三分,去滓,不限早、晚,每日三次。

【主治】小儿风痫,发作无度,颈核瘰疬,瘴毒乍寒乍热,欲成骨蒸,肠滑骨热,多变疳痢,皮肉干枯,不思乳食,身热生疮,喉闭肿痛。

45096 沉香汤(《圣济总录》卷一八七)

【组成】沉香一两 肉豆蔻仁 桂(去粗皮) 木香 厚朴(去粗皮,生姜汁炙) 槟榔 青橘皮(汤浸,去白,焙) 诃黎勒皮 白术 当归(焙) 京三棱(醋浸一宿,煨,剉) 人参 枇杷叶(炙,刷去毛) 芎䓖 干姜(炮) 蓬莪术(煨,剉) 黄耆 郁李仁(汤浸,去皮并双仁) 附子(炮裂,去皮脐) 白茯苓(去黑皮) 石斛(去根,酒浸,微炙) 前胡(去芦头) 枳壳(去瓤,麸炒) 甘草(炙)各半两

【用法】上剉,如麻豆大。每服五钱匕,水一盏半,加生姜三片,大枣三枚(擘破),煎至八分,去滓,稍热,食前服。

【功用】补虚治气,调顺三焦,安和脏腑,进饮食。

45097 沉香汤(《杨氏家藏方》卷二十)

【组成】沉香半两 甘草半两(炙) 檀香三分 白豆蔻仁三两 缩砂仁六钱半 木香半两 麝香半字(别研)

【用法】上为细末,加麝香研匀。每服一钱,加盐少许,沸汤点服。

【功用】温中快膈,进饮食,除呕逆。

45098 沉香汤

《普济方》卷二十二引《简易》。为《局方》卷三"调中沉香汤"之异名。见该条。

45099 沉香汤(《元戎》卷十)

【组成】沉香 木香各一钱

【用法】上为细末。煎陈皮、茯苓汤,空心、食前调服。

【主治】因强力房事,或过小便,胞转,小便不通。

45100 沉香汤

《普济方》卷一七一。即《圣济总录》卷七十一"化气沉香汤"。见该条。

45101 沉香汤(《医方类聚》卷一〇二引《御医撮要》)

【组成】沉香四两 乌药 麦蘖各二两 甘草三两

【用法】上为细散。每服半钱,如茶点进。

【功用】补脾元,消酒食。

45102 沉香饮(《圣济总录》卷五十一)

【组成】沉香半两 大腹(炮,剉)三分 木香半两 羌活(去芦头)半两 萆薢三分 牛膝(去苗,酒浸)三分 黄耆(细剉)半两 泽泻半两 熟干地黄(焙)半两 桑螵蛸(炒)半两 当归(焙)一分 芍药(炒)一分 磁石(醋淬)一两 天雄(炮裂,去皮脐)一两 续断一两

【用法】上㕮咀,如麻豆大。每服五钱匕,水一盏半,加生姜半分(切),煎至八分,去滓,食前温服,每日二次。

【主治】肾虚,小腹急满,骨肉干枯,阴囊湿痒。

45103 沉香饮(《圣济总录》卷五十二)

【组成】沉香 芍药(洗,焙) 槟榔(剉) 青橘皮(浸,去白,切,焙) 附子(炮裂,去皮脐) 茴香子(炒)各一两 桂(去粗皮) 吴茱萸(汤洗,焙干,炒)各半两

【用法】上㕮咀,如麻豆大。每服三钱匕,水一盏,煎七分,去滓,不拘时候温服。

【主治】肾脏积冷,气攻心腹痛,四肢逆冷,不思饮食,或吐冷沫,面青不乐。

45104 沉香饮(《圣济总录》卷八十六)

【异名】沉香散(《普济方》卷三十)。

【组成】沉香 白蒺藜(炒去角) 补骨脂(炒令香) 巴戟天(去心) 酸枣仁(炒) 五味子(炒) 泽泻 磁石(煅,醋淬七度) 桂(去粗皮) 人参 陈橘皮(去白,焙) 枳壳(去瓤,麸炒) 牛膝(切,酒浸,焙) 芍药 石斛(去根) 鳖甲(醋炙,去裙襕)各一两 槟榔 桑螵蛸各三两 肉苁蓉(酒浸,切,焙) 当归(切,焙) 柴胡(去苗) 黄耆(剉,炒)各二两 芎䓖三两 附子(炮裂,去皮脐)一两半

【用法】上剉细。每服五钱匕,水一盏半,加生姜五片,煎取八分,去滓,空心温服。

【主治】五劳七伤,肾气虚乏。

45105 沉香饮(《幼幼新书》卷二十七引《惠眼观证》)

【异名】沉香饮子(《普济方》卷三九五)。

【组成】沉香 丁香 藿香各半钱 肉豆蔻二枚 槟榔二个 甘草(炙)一钱

【用法】上为末。每服一钱,水一小盏,加老姜小指大(捶),同煎三两沸,温服。

【主治】小儿吐泻。

45106 沉香饮(《幼幼新书》卷二十七引茅先生方)

【组成】沉香 丁香各一分 槟榔 甘草(炙)各半两 肉豆蔻一两

【用法】上为末。每服半钱或一钱,用大枣半个,水五分盏,煎三分,通口服。

【主治】小儿吐呃,霍乱,睡惊。

45107 沉香饮(《活幼心书》卷下)

【组成】沉香 丁香 南木香 藿香叶各二钱半 陈皮(去白) 白术 半夏(制) 白茯苓(去皮) 肉豆蔻各五钱 粉草(炙)三钱

【用法】上除沉香、丁香、木香不过火,余七味或晒或焙,仍同前三味研为细末。每服半钱至一钱,同紫苏、木瓜煎汤,空心调服;枣汤亦好。

【主治】小儿吐痢后,神昏倦怠,饮食减少,脾胃气虚,水谷不化,或随时直下,五心烦热,盗汗常出,或闻食心恶。

45108 沉香饮

《得效》卷六。为《魏氏家藏方》卷九"沉香散"之异名。见该条。

45109 沉香饮(《普济方》卷三六一)

【组成】沉香 木香(炮) 当归(去芦) 白术 甘草(炙) 肉桂(去皮) 枳壳(麸炒) 五味子 赤芍药各等分

【用法】上㕮咀。半岁儿抄半钱,水、酒各半盏,煎至五分,去滓,饥服。

【主治】小儿惊气入腹,内钓,壮热肚疼;并受胎气怯弱,冷气伤脾,腹脶啼叫,状若鬼祟,腹胀面青。

45110 沉香饮

《中国医学大辞典》。为《中藏经》"沉香饮子"之异名。见该条。

45111 沉香沥

《圣济总录》卷一三七。为《外台》卷三十引《深师方》"香沥"之异名。见该条。

45112 沉香饼（《人己良方》）

【组成】砂仁 香附各三钱 沉香一钱半 丁香 青皮 木香 陈皮 薄荷 明矾 天麻各二钱 郁金 百药煎各二钱半 核桃二个 莲肉十粒 麝香二分

【用法】上为细末，以大枣肉十枚，共捣为饼。以姜末汤送下。

【主治】小儿急惊风，吐乳泄泻，脐风天钓，惊痫痰喘，食少咳嗽。

45113 沉香散（《圣惠》卷四）

【异名】沉香汤（《圣济总录》卷四十三）。

【组成】沉香一两 桂心一两 附子一两（炮裂，去皮脐） 白龙骨一两 木香三分 当归二分（剉，微炒） 枳实三分（麸炒微黄）

【用法】上为散。每服三钱，以水一中盏，加生姜半分，煎至六分，去滓，食前稍热服。

【主治】小肠虚冷，脐下急痛，小便滑数。

45114 沉香散（《圣惠》卷五）

【组成】沉香半两 人参半两（去芦头） 陈橘皮半两（汤浸，去白瓤，焙） 红豆蔻三分（去皮） 白术半两 桂心半两

【用法】上为粗散。每服三钱，以水一中盏，加生姜半分，大枣三枚，煎至六分，去滓，稍热服，不拘时候。

【主治】脾胃气虚弱，不能饮食，食饮即吐，心腹时痛。

45115 沉香散（《圣惠》卷七）

【组成】沉香一两 白术三分 防风三分（去芦头） 石龙芮三分 细辛三分 天雄三分（炮裂，去皮脐） 牛膝三分（去苗） 萆薢三分（剉） 黄耆一两（剉） 当归三分（剉，微炒） 石斛一两（去根，剉） 桂心一两半 杜仲三分（去粗皮，炙微黄，剉） 木香三分 五味子半两 人参一两（去芦头）

【用法】上为散。每服四钱，以水一中盏，加生姜半分，大枣三枚，煎至六分，去滓，食前稍热服。

【主治】肾脏风冷气，腰脊相引痛，脚膝疼痹，体虚无力。

45116 沉香散（《圣惠》卷七）

【组成】沉香一两 吴茱萸半两（汤浸七遍，焙干，微炒） 槟榔一两 青橘皮一两（汤浸，去白瓤，焙） 附子一两半（炮裂，去皮脐） 茴香子半两

【用法】上为细散。每服一钱，不拘时候，以热酒调下。

【主治】肾脏积冷，气攻心腹疼痛，四肢逆冷，不思饮食。

45117 沉香散（《圣惠》卷七）

【组成】沉香一两 附子二两（炮裂，去皮脐） 肉豆蔻一两（去壳） 肉桂三分（去皱皮） 青橘皮三分（汤浸，去白瓤，焙） 茴香子三分 蓬莪术三分 阿魏三分（面裹，煨面熟为度）

【用法】上为细散。每服二钱，以温酒调下，不拘时候。

【主治】肾脏冷气，卒攻脐腹，疼痛不可忍，手足逆冷。

45118 沉香散（《圣惠》卷七）

【组成】沉香半两 白豆蔻半两（去皮） 青橘皮三分（汤浸，去白瓤，焙） 高良姜三分（剉） 附子三分（炮裂，去皮脐） 京三棱半两（煨，微剉） 桂心一两 白茯苓三分 当归半两（剉，微炒） 木香半两 槟榔半两 白术三分 吴茱萸半两（汤浸七遍，焙干，微炒） 厚朴一两（去粗皮，涂生姜汁炙令香熟）

【用法】上为粗散。每服五钱，以水一中盏，煎至五分，去滓热服，不拘时候。

【主治】肾脏虚冷，气攻腹胁疼痛，或多呕吐，不思饮食，两胁胀满，四肢羸瘦。

45119 沉香散（《圣惠》卷七）

【组成】沉香半两 葫芦巴半两 肉豆蔻半两（去壳） 槟榔三分 木香三分 桂心半两 茴香子半两

【用法】上为细散。每服二钱，以温酒调下，不拘时候。

【主治】盲肠气疼痛。

45120 沉香散（《圣惠》卷七）

【组成】沉香一两 木香三分 桃仁三分（汤浸，去皮尖双仁，麸炒微黄） 荜澄茄三分 桂心三分 附子一两（炮裂，去皮脐） 茴香子三分 白蒺藜三分（微炒去刺） 槟榔一两

【用法】上为细散。每服二钱，食前以生姜热酒调下。

【主治】膀胱虚，冷气攻腰间，及腹胁疼痛。

45121 沉香散（《圣惠》卷十四）

【组成】沉香三分 赤芍药一两 木通三分（剉） 紫苏茎叶一两半 吴茱萸半两（汤浸七遍，晒干，微炒） 槟榔二分 川朴消一两

【用法】上为粗散。每服三钱，以水一中盏，加生姜半分，煎至六分，去滓，不拘时候温服。

【主治】伤寒后脚气冲心，烦闷气促，脚膝酸，昏沉不利。

45122 沉香散（《圣惠》卷十四）

【组成】沉香一两 五加皮一两 枳实半两（麸炒微黄） 桂心一两 槟榔一两 附子半两（炮裂，去皮脐） 当归半两（剉，微炒） 木香半两 川大黄一两（剉碎，微炒）

【用法】上为细散。每服二钱，食前以葱白汤调下。

【主治】伤寒后，腰间气滞，流注脚膝疼痛。

45123 沉香散（《圣惠》卷二十七）

【组成】沉香 石斛（去根，剉） 黄耆（剉） 桂心 白茯苓 白术 天门冬（去心，焙） 白芍药 当归（剉，微炒） 羌活 附子（炮裂，去皮脐） 防风（去芦头） 陈橘皮（汤浸，去白瓤，焙）各一两 熟干地黄二两 甘草半两（炙微赤，剉）

【用法】上为粗散。每服三钱，以水一中盏，加生姜半分，煎至六分，去滓，不拘时候温服。

【主治】风劳，气攻四肢拘急，背膊常痛，肌体萎弱，不欲饮食。

45124 沉香散（《圣惠》卷二十八）

【组成】沉香一两半 附子（炮裂，去皮脐） 槟榔 肉桂（去皱皮） 陈橘皮（汤浸，去白瓤，焙） 茴香子各一两 当归半两 丁香半两

【用法】上为细散。每服二钱，食前以热酒调下。

【主治】虚劳，心腹痛，小腹滞闷。

45125 沉香散(《圣惠》卷二十八)

【组成】沉香半两　紫苏子三分　赤茯苓一两　木香半两　诃黎勒一两(煨,用皮)　柴胡一两(去苗)　鳖甲一两(涂醋炙令黄,去裙襴)　陈橘皮一两(汤浸,去白瓤,焙)　桂心半两　白术半两　槟榔一两

【用法】上为粗散。每服四钱,以水一中盏,加生姜半分,煎至六分,去滓,稍热服,不拘时候。

【主治】气劳,心腹满闷,身体羸瘦,脚膝微肿,不能饮食。

45126 沉香散(《圣惠》卷三十)

【组成】沉香一两　五味子半两　人参一两(去芦头)　远志半两(去心)　天门冬半两(去心)　石斛一两(去根,剉)　桂心一两　牛膝一两(去苗)　黄耆一两(剉)

【用法】上为散。每服三钱,以水一中盏,加生姜半分,大枣三枚,煎至六分,去滓温服,不拘时候。

【主治】虚劳少气无力。

45127 沉香散(《圣惠》卷三十)

【组成】沉香三分　枇杷叶三分(拭去毛,炙微黄)　前胡一两(去芦头)　半夏半两(汤洗七遍去滑)　白术三分　诃黎勒皮一两　人参三分(去芦头)　黄耆一两(剉)　桂心半两　五味子半两　细辛半两　白茯苓一两　陈橘皮三分(汤浸,去白瓤,焙)　甘草半两(炙微赤,剉)

【用法】上为散。每服三钱,以水一中盏,加生姜半分,大枣三枚,煎至六分,去滓,稍热服,不拘时候。

【主治】虚劳上气,脾胃气弱,胸膈多痰,食饮无味,神思昏闷,肢节烦疼,体虚乏力。

45128 沉香散(《圣惠》卷四十三)

【组成】沉香三分　赤芍药三两　酸石榴皮一两　桔梗三分(去芦头)　槟榔一两　大腹皮三分(剉)　紫雪一两

【用法】上为粗散。每服四钱,以水一中盏,加葱白七寸,煎至六分,去滓,稍热服,不拘时候。

【主治】九种心痛,面色青,心腹妨闷,四肢不和。

45129 沉香散(《圣惠》卷四十三)

【组成】沉香半两　赤芍药半两　酸石榴皮半两(剉,微炒)　桔梗半两(去芦头)　槟榔一两　川芒消一两

【用法】上为散。每服三钱,以水一中盏,加葱白五寸,煎至六分,去滓温服,不拘时候。

【主治】中恶心痛不可忍。

45130 沉香散(《圣惠》卷四十三)

【组成】沉香　木香　陈橘皮(汤浸,去白瓤,焙)　桂心各半两　槟榔一两　郁李仁一两(汤浸,去皮,微炒)　枳壳一两(麸炒微黄,去瓤)　川大黄一两(剉碎,微炒)　诃黎勒一两(煨,用皮)

【用法】上为细散。每服一钱,以生姜温酒调下,不拘时候。

【主治】❶《圣惠》:心悬急懊痛,腹胁妨闷,不能饮食。
❷《圣济总录》:气胀,心腹满闷,胸胁痛,气壅不通。

45131 沉香散(《圣惠》卷四十四)

【组成】沉香三分　槟榔一两　丹参三分　赤芍药三分　白蒺藜三分(微炒,去刺)　枳壳三分(麸炒微黄,去瓤)　赤茯苓三分

【用法】上为粗散。每服三钱,以水一中盏,煎至六分,

去滓,食前温服。

【主治】阴肿不消,发歇疼痛。

45132 沉香散(《圣惠》卷四十五)

【组成】沉香一两　白蒺藜三分(微炒,去刺)　酸枣仁三分(微炒)　羌活一两　枳壳一两(麸炒微黄,去瓤)　桂心三分　羚羊角屑三分　赤茯苓一两　防风三分(去芦头)　赤芍药三分　附子一两(炮裂,去皮脐)　甘草半两(炙微赤,剉)　牛膝一两(去苗)　槟榔一两

【用法】上为粗散。每服四钱,以水一中盏,煎至六分,去滓,食前温服。

【主治】脚气疼痛,皮肤不仁,心胸烦壅,不能下食。

45133 沉香散(《圣惠》卷四十五)

【组成】沉香一两　赤芍药一两　紫苏茎叶一两　木通一两(剉)　诃黎勒皮二两　槟榔一两　红雪二两　吴茱萸半两(汤浸七遍,焙干,微炒)

【用法】上为散。每服四钱,以水一中盏,加生姜半分,煎至六分,去滓温服,不拘时候。

【主治】脚气冲心,烦闷喘促,脚膝酸痛,神思昏愦。

45134 沉香散(《圣惠》卷四十五)

【组成】沉香三分　大腹皮一两(剉)　赤茯苓一两　木香半两　枳壳三分(麸炒微黄,去瓤)　槟榔一两　吴茱萸半两(汤浸七遍,焙干,微炒)　赤芍药一两　桂心三分　川大黄二两(剉碎,微炒)　诃黎勒皮一两　桑根白皮一两(剉)

【用法】上为粗散。每服四钱,以水一中盏,加生姜半分,煎至六分,去滓温服,不拘时候。

【主治】脚气,心腹胀满,四肢壅闷,不思饮食。

45135 沉香散(《圣惠》卷四十五)

【组成】沉香三分　木瓜一两(干者)　防风半两(去芦头)　羚羊角屑半两　桂心半两　熟干地黄一两　诃黎勒皮一两　人参半两(去芦头)　牛膝三分(去苗)　酸枣仁半两(微炒)　白茯苓三分　石斛一两(去根,剉)　黄耆三分(剉)　附子一两(炮裂,去皮脐)　白术三分　羌活半两　甘草半两(炙微赤,剉)

【用法】上为散。每服四钱,以水一中盏,加生姜半分,大枣三枚,煎至六分,去滓,不拘时候温服。

【主治】脚气,春夏防发。或肝肾风虚,脾气乏弱,但觉昏闷,不欲饮食。

45136 沉香散(《圣惠》卷五十八)

【组成】沉香三分　黄耆三分(剉)　陈橘皮三分(汤浸,去白瓤,焙)　滑石一两　黄芩半两　榆白皮一两(剉)　瞿麦三两　韭子一两(微炒)　甘草半两(炙微赤,剉)

【用法】上为细散。每服二钱,食前以清粥饮调下。

【主治】膏淋,脐下妨闷,不得快利。

45137 沉香散(《圣惠》卷五十八)

【组成】沉香半两　石韦半两(去毛)　滑石半两　当归半两(剉,微炒)　瞿麦半两　白术三分　甘草一分(炙微赤,剉)　葵子三分　赤芍药三分　王不留行半两

【用法】上为细散。每服二钱,食前煎大麦饮调下。以通利为度。

【主治】冷淋,脐下妨闷,小便疼不可忍。

45138 沉香散(《圣惠》卷六十一)

【异名】沉香汤（《圣济总录》卷一二八）。

【组成】沉香三分　地骨皮一两　麦门冬一两（去心）　当归一两　川大黄一两（剉碎，微炒）　川升麻一两　木香三分　玄参一两　枳壳一两（麸炒微黄，去瓤）　羚羊角屑一两　独活一两　甘草一两（生剉）　赤芍药一两　防风三两（去芦头）

【用法】上为散。每服四钱匕，以水一中盏，煎至六分，去滓，不拘时候温服。

【主治】石痈。肿毒结硬疼痛，口干烦热，四肢拘急，不得卧。

45139 沉香散（《圣惠》卷六十一）

【组成】沉香一两（剉）　黄芩半两　甘草半两（生，剉）　熟干地黄二两　柴胡一两（去苗）　栝楼根半两　白术三分　麦门冬一两（去心）　黄耆一两半

【用法】上为粗散。每服四钱，以水一中盏，加竹叶二七片，小麦五十粒，煎至六分，去滓，不拘时候温服。

【主治】痈脓溃已绝，肌肉内虚，尚有余热。

45140 沉香散（《圣惠》卷六十二）

【组成】沉香一两　麦门冬一两（去心）　木香一两　川升麻一两　麻黄三两（去根节）　川大黄一两

【用法】上为散。每服四钱，以水一中盏，煎至六分，去滓，不拘时候温服。

【主治】发背，肿如杏，或如鸡子者。

45141 沉香散（《圣惠》卷六十二）

【异名】沉香汤（《圣济总录》卷一三一）。

【组成】沉香三分　麦门冬一两（去心）　赤芍药一两　玄参一两　甘草一两（生，剉）　枳实一两（麸炒微黄）　川升麻一两　前胡一两（去芦头）　葳蕤半两　黄耆半两（剉）　生干地黄一两　犀角屑三分　川大黄二两（剉碎，微炒）　麝香一分（细研）

【用法】上为粗散。每服四钱，以水一中盏，煎至六分，去滓，不拘时候温服。

【主治】发脑，疮肿焮赤疼痛，烦躁。

45142 沉香散（《圣惠》卷六十四）

【组成】沉香一两　木香一两　丁香一两　熏陆香一两　麝香一分（细研）　川大黄二两（剉碎，微炒）

【用法】上为粗散。每服四钱，以水一中盏，煎至六分，去滓，不拘时候温服。

【主治】毒肿入腹，心闷腹胀，不欲饮食。

45143 沉香散（《圣惠》卷六十六）

【组成】沉香一两　桑寄生一两　射干一两　川升麻一两　防风三分（去芦头）　熏陆香三分　麝香一分（细研）　川大黄一两半（剉碎，微炒）　藿香三分　连翘一两

【用法】上为粗散，加麝香研匀。每服四钱，以水一中盏，煎至六分，去滓温服，每日三四次。

【主治】瘰疬寒热，结肿疼痛，心胸壅滞。

45144 沉香散（《博济》卷一）

【组成】沉香　舶上茴香　青橘皮（去白）　胡椒　荜澄茄　川楝子　陈橘皮（去白）各一两

【用法】上生杵为末。每服二钱，葱白三茎，各长一寸（擘破），加酒并童子小便各半盏，煎至六分，放温，和滓服。患重者不过三两服，气正脉生。

【功用】正气补元。

【主治】伤寒，呕，结痞，心胸真气虚弱，脉息沉细者。

【备考】本方方名，《普济方》引作"夺命沉香散"。

45145 沉香散（《博济》卷一）

【异名】沉香汤（《圣济总录》卷八十七）。

【组成】沉香　槟榔　大附子（炮，去皮脐）　人参（去芦）　茯苓（去皮）　当归（去芦）　官桂（去粗皮）　前胡　黄耆　枳壳（去瓤，麸炒）　干姜（炮）各半两　柴胡（去苗）一两　雀脑芎半两　诃子（炮，去核）　甘草　五味子各一两　半夏二两（用浆水煮三十沸，细切小片子，焙干用之）　草豆蔻三分（炮，去皮）

【用法】上为末。每服二大钱，水一盏，加生姜一片，大枣二枚，同煎至七分，温服，每日三次。

【功用】散滞气。

【主治】❶《博济》：丈夫女人，五劳七伤，寒热无力，小便黄赤，吃食无味，心多惊悸，骨节酸疼，心胸痞闷，两胁疼痛。❷《圣济总录》：气劳，心胸不利，日渐羸瘦，四肢沉倦，荣卫不和。

45146 沉香散（《博济》卷二）

【组成】沉香　木香　青橘（去白）　陈橘（去白）　郁李仁（汤浸，去皮，别研）　人参各一两　豆蔻　槟榔　肉桂（去粗皮）　甘草（炙）　干姜（炮制）各半两

【用法】上为末。每服一大钱，水一盏，煎至七分，不拘时候温服。

【功用】❶《博济》：进食和气。❷《魏氏家藏方》：通关利膈气。

【主治】❶《博济》：脾元气不和，中焦痞闷，气滞噎塞。❷《魏氏家藏方》：小便不利。

45147 沉香散（《医方类聚》卷十引《简要济众方》）

【异名】沉香汤（《圣济总录》卷四十七）。

【组成】沉香一两　白豆蔻肉一两　青橘皮一两半（汤浸，去白瓤，焙）　高良姜三分　肉桂一两（去粗皮）　槟榔三分　吴茱萸三分（炒令焦）　厚朴三分（去粗皮，用生姜自然汁炙令黄）

【用法】上为散。每服三钱，水一中盏，煎至六分，不拘时候温服。

【主治】脾脏虚冷，不思饮食，及冷气攻，腹胁疼痛，四肢少力，口吐酸水，吃食无味。

45148 沉香散（《圣济总录》卷四十三）

【组成】沉香　白茯苓（去黑皮）各三钱　酸枣仁（炒）　人参　天麻　芎䓖　陈橘皮（去白，切，焙）各二钱　藿香叶　甘草（炙，剉）　白僵蚕（去丝，酒炒）各一钱

【用法】上为细散。每服一钱匕，食后以生姜汤调下，日二夜一。

【主治】心气虚弱，惊悸，夜卧不宁。

45149 沉香散（《圣济总录》卷四十七）

【组成】沉香（剉）　白檀香（剉）　乌药（剉）　山芋　甘草（炙，剉）　白茯苓（去黑皮）　京三棱（炮，剉）　前胡（去芦头）　桔梗（炒）各一两　人参二两

【用法】上为细散。每服一钱匕，加盐少许，以沸汤点服，不拘时候。

【主治】胃热肠寒，食已善饥，小腹痛胀。

45150 沉香散(《圣济总录》卷八十一)

【组成】沉香(剉) 乳香(炒软,候冷同杵) 安息香 丁香 没药(研) 青橘皮(去白,焙)各一分 牛膝(去苗,酒浸,焙) 当归(切,焙) 威灵仙(去土)各半两 羌活(去芦头) 莱菔子(微炒,别研如膏)各一两

【用法】先将前十味为散,次入莱菔子膏拌,再罗令匀。每服一钱比至一钱半,空心、午时、夜卧各以温酒调下;生姜汤调亦得。若要通气,即用大蒜一枚,生姜半两,绿豆二合,以水四升,一处煮豆烂,取汁一升,多用二合,调下一钱半比,其绿豆亦须食尽。

【主治】脚气疼痛不仁,浸淫昏冒,乍发乍歇,食少无力,日渐羸瘦。

45151 沉香散(《圣济总录》卷一二〇)

【组成】沉香一分(剉) 麝香(研)半两 地骨皮一两 当归(切,焙) 升麻 防风(去叉)各半两 芎䓖三分 桂(去粗皮)一分 甘草(炙,剉) 黄柏(去粗皮,蜜炙)各半两 凝水石(研)一两

【用法】上为散。每用一钱比,敷齿根;或以绵裹,如弹子大,含化咽津。

【主治】风疳龈肿,牙齿浮动。

45152 沉香散(《圣济总录》卷一五五)

【组成】沉香(剉) 陈橘皮(汤浸,去白,焙) 人参各半两 木香 茯苓(去黑皮) 甘草(炙)各一两 白术二两

【用法】上为细散。每服二钱比,加盐少许,食前以沸汤点服。

【功用】匀气利膈。

【主治】妊娠腹满,不思饮食。

45153 沉香散(《圣济总录》卷一五五)

【组成】沉香(剉)半两 蜀椒(去闭口及目,炒出汗)一分 甘草(炙) 乌药(剉) 当归(切,焙) 芎䓖各一两

【用法】上为末。每服二钱比,以温酒调下,热汤亦得,不拘时候。

【主治】妊娠内积冷气,腹中切痛。

45154 沉香散(《幼幼新书》卷二十七引《家宝》)

【组成】沉香 茯苓各一分 甘草(炙) 丁香(炒) 藿香各一钱 木香(炮) 官桂(不见火)各半钱

【用法】上为末。婴孺每服一字,二三岁每服半钱,五七岁每服一钱,以紫苏、木瓜汤调下,一日三次。

【功用】补虚调胃,进饮食。

【主治】霍乱吐泻。

45155 沉香散(《鸡峰》卷十二)

【组成】沉香 附子各一两 川楝子一两半

【用法】上为细末。每服一钱半,水一盏半,加生姜三片,大枣一个,盐少许,煎至七分,空心服。

【主治】寒疝,小腹坚满,攻作不定,时发疼痛;肾虚受邪肿胀;及脏寒气弱,脐常痛。

45156 沉香散(《鸡峰》卷十八)

【组成】沉香 石韦 滑石 当归 王不留行各半两 葵子 白芍药各三分 甘草一分

【用法】上为细末。每服一钱,食前煎大麦饮调下,一日二三次。

【主治】冷淋脐下痛,小腹妨闷。

45157 沉香散(《鸡峰》卷二十一)

【组成】香附子一两 细辛半两 川芎 白芷 白僵蚕(直者,去嘴) 地龙各一分

【用法】上为细末。揩疼处。

【主治】牙风肿痛。

45158 沉香散(《鸡峰》卷二十一)

【组成】沉香 川升麻 细辛 白芷 地骨皮各一两 黑附子(生用)一分

【用法】上为细末。每用一钱,白汤煠温温,冷即吐了。

【主治】老人久患冷牙疼不可忍者。

45159 沉香散(《卫生总微》卷二十)

【组成】沉香半两 黄耆半两 白敛一分 川朴消一分 川大黄一分(炮) 甘草一分

【用法】上为粗散。每服一钱,水一小盏,加麝香少许,煎至五分,去滓温服。

【主治】痈疖。

45160 沉香散(《三因》卷八)

【组成】白术 茯苓各半两 木通 当归 橘皮 青皮 大腹子 大腹皮 芍药各一两 甘草(炙)一两半 白芷三两 紫苏叶四两 枳壳(麸炒,去瓤)三两

【用法】上为末。每服二钱,水一盏,加生姜三片,大枣一枚,煎七分,空腹温服。

【功用】宽气通嗳,宽中进食。

【主治】五噎五膈,胸中久寒,诸气结聚,呕逆噎塞,食饮不化,结气不消。

【备考】本方名沉香散,但方中无沉香,疑脱;《医统》有沉香。

45161 沉香散(《三因》卷十二)

【组成】沉香(不焙) 石韦(去毛) 滑石 王不留行 当归(炒)各半两 葵子(炒) 白芍药各三分 甘草(炙) 橘皮各一分

【用法】上为细末。每服二钱,食前煎大麦汤调下;饮调亦得。

【主治】五内郁结,气不得舒,阴滞于阳,而致气淋壅闭,小腹胀满,使溺不通,大便分泄,小便方利。

【备考】《丹溪心法附余》有木香、青皮各二钱五分。

45162 沉香散(《杨氏家藏方》卷五)

【组成】乌药三两(炒) 沉香 木香 人参(去芦头) 白术 白茯苓(去皮) 甘草(炙)各一两 丁香 檀香 白豆蔻 青橘皮(去白,炒)各半两 京三棱(煨,切) 蓬莪术(煨,切) 香附子(炒,去毛)各一两半

【用法】上为细末。每服三钱,水一盏,加生姜二片,大枣一枚,同煎至七分,加盐少许,空心热服,或以热酒调下。

【功用】御邪正气,调中进食,辟雾露岚湿之气。

【主治】中脘气塞,元脏虚冷,胸膈痞闷,脐腹疼痛,气噎不快,绕脐虚鸣,呕吐酸水,泄利虚滑,心痛气刺,气促逆冷,倦怠少力,不美饮食,口苦舌涩,呕逆恶心,噫气吞酸,胁肋疼痛,喘满气逆,小便频数,及妇人脾血冷气,发作不常,及中恶腹痛,蛊毒症忤。

45163 沉香散(《传信适用方》卷一)

【组成】好沉香半两 阿胶半两(蚌粉炒成珠) 结实

560
(总3290)

人参一两　桑白皮(拣)一两(微炒)　陈皮半两　紫苏子半两　甘草(炙)一分

【用法】上为细末。每服二钱,加生姜三片,水一大盏,煎至七分,去滓,通口服。

【功用】定喘止嗽。

【加减】气虚人,桑白皮减半。

45164 沉香散(《魏氏家藏方》卷二)

【组成】沉香(不见火)　神曲(炒)　舶上茴香　陈皮(去白)各一两　甘草(炙)　白术各半两(炒)　干姜一分(炮,洗)　草果三个(切)

【用法】上为细末。每服二钱,水一盏,加生姜三片,紫苏七叶,同煎至七分,去滓,加盐少许,空心食前服;中酒呕吐,加盐点或酒调下亦得。

【主治】冷气攻注,心腹胀满疼痛,吞酸膈癖,气促壅逆,不纳饮食。

45165 沉香散(《魏氏家藏方》卷二)

【组成】沉香(不见火)　青皮(去瓤)　甘草各半两(炙)　蓬术二两(炮)　京三棱(炮)　香附子(去毛)　舶上茴香(炒)　桃仁(去皮尖,炒,别研)各一两

【用法】上剉,慢火炒令黄色,为细末。每服二钱,食前炒葱、酒调下。

【主治】膀胱肾气,小肠疼痛不可忍者。

45166 沉香散(《魏氏家藏方》卷九)

【异名】沉香饮(《得效》卷六)。

【组成】沉香(不见火)　木香(不见火)　枳壳(麸炒,去瓤)各半两　萝卜子一两(炒)

【用法】上咬咀。每服二钱,水一盏半,加生姜五片,煎七分,去滓服,不拘时候。

【主治】胀满喘急,眠睡不得。

45167 沉香散(《直指小儿》卷二)

【组成】茯苓二钱　沉香　丁香　木香　藿香　川厚朴(制)　甘草(炙)各一钱

【用法】上为末。每服一字,米饮调下。

【功用】生胃气,止吐泻。

【主治】小儿慢惊。

45168 沉香散(《御药院方》卷三)

【组成】沉香　木通　白牵牛(微炒)　青皮(去白)　枳壳(麸炒,去瓤)各一两

【用法】上为粗末。每服五钱,水一盏半,加生姜五片,同煎至七分,去滓,食后稍热服。

【主治】气涩不通利,饮食不得息。

45169 沉香散(《御药院方》卷九)

【异名】沉醉香散(《普济方》卷七十)、沉香白牙散(《丹溪心法附余》卷十二)。

【组成】沉香　麝香各一钱　细辛半两　升麻　藁本　藿香叶　甘松　白芷各二钱半　石膏四两　寒水石二两

【用法】上为细末。揩齿。

【功用】揩齿莹净令白。

【主治】口臭。

45170 沉香散(《医方类聚》卷一五七引《经验秘方》)

【组成】蓬术　天台乌药　茴香各三两　肉桂一两半(去粗皮,不见火)　益智仁半两　沉香一两半　玄胡索一

两半(去皮)　荜澄茄一两半

【用法】上为细末。每服一钱,空心、食前以温酒、盐汤任调下。

【主治】沉寒痼冷,奔豚,小肠疼痛,阴核偏大,久不愈。

45171 沉香散

《瑞竹堂方》卷三。为《御药院方》卷八"刷牙沉香散"之异名。见该条。

45172 沉香散(《瑞竹堂方》卷四)

【组成】沉香　木香　当归　白茯苓　白芍药各一钱

【用法】上咬咀。每服一钱,水三盏,银石器内文武火煎数沸;加全陈皮一个,又煎十沸;加好醋一盏,又煎十数沸;加乳香、没药如皂角子大一块,同煎至一盏,去滓,通口服,不拘时候。

【主治】妇人一切血气刺痛,不可忍者,及男子冷气痛。

45173 沉香散(《普济方》卷一八〇引《郑氏家传渴浊方》)

【组成】白扁豆(姜汁浸,炒去皮)　茯苓　山药　人参　甘草(炙)　莲肉　砂仁　桔梗　薏苡仁(炒)各二两　干葛　沉香各八两　(一方有白术)

【用法】上为末。每服方寸匕,以姜汤调服,一日二次。

【主治】三消。上盛下虚,诸药不效。

45174 沉香散(《普济方》卷三四九引《便产须知》)

【组成】沉香三钱　川芎半两　桂心半两　白芍药半两　甘草三钱　当归三钱　牡丹皮十一铢　蒲黄半两(炒)

【用法】上为细末。每服二钱,以温酒调下。以血去肿消为效。

【主治】产后血未尽,分入四肢浮肿,腹胀气急。

45175 沉香散(《普济方》卷二十九)

【组成】萆薢　续断各半两　木香　芎䓖　当归　茯苓　甘草　石斛　牛膝　枳壳(只用青)　细辛　防风各一两

【用法】上为细末。每服二钱,水一盏,煎取八分,空心和滓吃。

【功用】治肾脏,益元气,养精神。

【备考】本方名沉香散,但方中无沉香,疑脱。

45176 沉香散

《普济方》卷三十。为《圣济总录》卷八十六"沉香饮"之异名。见该条。

45177 沉香散(《普济方》卷五十八)

【组成】沉香　升麻　白芷　藁本(去苗土)　细辛(去苗叶)　丁香各半两　寒水石(研)二两

【用法】上为散。每日早取柳枝,咬枝头令软,摭药揩齿,暖水漱,复以绵揩之令净。

【主治】口臭。

45178 沉香散

《普济方》卷一四四。为《圣惠》卷十四"附子散"之异名。见该条。

45179 沉香散(《普济方》卷一七七)

【组成】人参　沉香　木香　白术　干葛　白茯苓　藿香各一两　蛤粉五钱(炙)

【用法】上咬咀。每服三钱,水一盏半,煎至七分,去滓,空心大口服,一日三二次。

【功用】调心气,止渴生津,醒酒。

45180 沉香散

《普济方》卷二〇四。即《圣济总录》卷六十二"备急沉香散"。见该条。

45181 沉香散(《普济方》卷二〇四)

【组成】沉香　木香　枳壳各一分　乌药四两

【用法】上为细末。每服二钱,加盐少许,以沸汤调下。

【主治】膈气。

45182 沉香散(《普济方》卷二八九)

【组成】赤小豆一合　人参一两　甘草　瞿麦　黄芩　黄耆各一两(剉)　白蔹半两　当归一两(细剉,炒)　沉香一两

【用法】上为细末。每服二钱,以温水调下,一日二三次,不拘时候。

【功用】内消毒气。

【主治】发背,燥渴疼痛。

45183 沉香散(《普济方》卷三九五)

【组成】沉香　丁香各半两　木香　藿香叶　甘草(炒)　缩砂仁各一两

【用法】上为末。三岁每服半钱,食前以紫苏、木瓜汤调下。

【主治】小儿吐泻,不思乳食,腹满。

45184 沉香散

《普济方》卷三九八。为《圣济总录》卷一七三"沉香煎"之异名。见该条。

45185 沉香散

《奇效良方》卷六十二。为《御药院方》卷九"漱口沉香散"之异名。见该条。

45186 沉香散

《婴童百问》卷七。为原书同卷"麝香散"之异名。见该条。

45187 沉香散(《活人心统》卷下)

【组成】沉香　紫苏　白蔻仁各一钱

【用法】上为末。每服五七分,以柿蒂汤送下。

【主治】胃冷久呃。

45188 沉香散(《医碥》卷七)

【组成】沉香　石韦(去毛)　滑石　当归　王不留行　瞿麦各半两　黄连(去须)七钱半　细辛(去苗叶)　甘草(炙)各二钱半

【用法】上为末。每服二钱,以大麦汤调服,以利为度。

【主治】冷淋。

45189 沉香散(《名家方选》)

【组成】沉香(上品)二分五厘　香附　木瓜各二钱　缩砂五分　甘草一钱　槟榔(末)五分　盐少许

【用法】水煎,去滓,纳槟榔、盐搅调,分温服。

【主治】脚气,气急毒攻者。

45190 沉香散(《疡科纲要》卷下)

【组成】天台乌药六两　北细辛四两　淡吴萸一两五钱　川古勇连四钱　广新会皮五两　广木香　广郁金　紫降香　制半夏各三两　黑沉香(上重者,水磨细末,晒干弗烘)一两

【用法】上药各为细末,和匀。每服一钱至二钱,以开水调吞。

【主治】停寒积饮,肝胃气痛,痞结胀满,呕逆酸水,痰涎诸证;及寒中霍乱,上吐下泻,心腹绞痛,厥逆,脉微欲绝者。

45191 沉香散(《全国中药成药处方集》沈阳方)

【组成】鸡内金二两　大盆沉一两　海蛤粉　海浮石各五钱

【用法】上为极细末。每服二钱,饭前以黄酒冲服。服后三小时微汗为宜。

【功用】消水止痛,镇咳去痰。

【主治】咳嗽气逆,胸胁刺痛,呼吸气促,肋部蓄水,背寒胸满,大便泄泻,小便不利,腹胀肢肿,夜不能卧,痰饮湿盛,脾不行水,遍身浮肿。

【宜忌】忌烟、酒、腥辣。

45192 沉香散(《成方制剂》10册)

【组成】沉香 30 克　砂仁 30 克　苍术 40 克　枳实 50 克　麦芽(炒焦)40 克　青皮 50 克　紫苏叶 40 克　细辛 20 克　川芎 40 克　桔梗 30 克　茯苓 40 克　甘草 10 克　栀子 40 克　厚朴(制)30 克　香附(制)40 克　木香 30 克　山楂(焦)50 克　陈皮 40 克　藿香 40 克　荆芥 40 克　白芷 30 克　防风 20 克　薄荷 40 克　半夏(姜制)40 克　白芍 30 克　葛根 40 克

【用法】上制成散剂。煎服或泡茶服,一次 9~15 克,一日 1~2 次。

【功用】疏表化滞。

【主治】风寒外侵,气滞不运,脘腹痞胀。

45193 沉香煎(《圣济总录》卷一七三)

【异名】沉香散(《普济方》卷三九八)。

【组成】沉香(剉)　丁香　酸石榴皮各二钱　木香　肉豆蔻(去壳)　诃黎勒(炮,去核)　无食子　缩砂仁各三钱　使君子(去皮)半两

【用法】上为末,炼蜜调成煎。每服一豆大,以米饮化下。

【主治】小儿疳痢,黄瘦焦枯,壮热胀满。

45194 沉香煎(《全生指迷方》卷二)

【组成】石斛五两　椒(去目,炒出汗)　附子(炮,去皮脐)　秦艽(去土)　鳖甲(煮,刮去筋膜,炙)　柴胡(去苗)　沉香　木香　槟榔　黄耆各二两

【用法】上为末,先用枸杞根(新者)十斤,净洗,捶碎,好酒二斗,煮至七升,取出枸杞,别用好酒三升,拍洗令净,漉去滓,滤过,于前煎酒内,更加熟蜜四两,再熬成膏,和药末为丸,如梧桐子大。每服二十丸,食前以饮送下。

【主治】由暴怒或惊恐,气上而不下,动伤于肝,气结聚成形,始得之在肝,其脉牢大而结,腹胁有块,大小成形,按之不动,推之不移,久久令人寒热如疟,咳嗽,面目浮肿,动辄微喘,日就羸瘦,不传者。

45195 沉香煎(《鸡峰》卷四)

【组成】黄橘皮四两　沉香　紫苏叶　人参各一两

【用法】上为细末,姜汁糊为丸,如梧桐子大。每服二十丸,以生姜汤送下。

【主治】气厥,上重下轻,久成脚气。

45196 沉香煎

《婴童百问》卷七。为《奇效良方》卷六十四"沉香煎"

丸"之异名。见该条。

45197 沉香膏（《圣惠》卷八十六）

【组成】沉香一两（剉） 黄丹六两

【用法】以清麻油一升，先下沉香煎，候香焦黑，滤出，下黄丹，不住手搅，以慢火煎之，候滴于纸上如黑饧，无油傍引，即膏成。每贴法，以篦子于烂帛上摊膏，令稍薄。贴之，一日一换。

【主治】小儿无辜疳，已用针法者。

【宜忌】勿令风吹着针处。

45198 沉香膏（《普济方》卷五十一）

【组成】沉香 牛黄 熏陆香 玉屑各三分 丁香水银各一分 雌黄 鹰屎各半两

【用法】先将三味香捣罗为末，次将玉屑、牛黄、雌黄为细末，方与水银及诸药同为极细末，加白蜜调和，令稀稠得所，入瓷瓶中盛。每至临卧时，涂面黚黯处。

【主治】面黚黯。

45199 沉魏丹（《魏氏家藏方》卷二）

【组成】三棱（炮） 蓬莪术（炮）各一两 青皮（去瓤）五味子（去枝） 肉桂（去粗皮，不见火） 川椒（去目及合口者，炒出汗） 茴香（淘去沙，炒） 川楝子（炮，去皮） 桃仁（炒） 巴戟（去心）各七钱半 附子（炮，去皮脐） 葫芦巴（炒） 槟榔 破故纸（炒） 茱萸（汤泡七次，炒） 木香（不见火） 沉香（不见火） 阿魏（用醋浸，去砂石，研作糊）硇砂三钱（醋飞过） 全蝎各半两（去毒）

【用法】将硇砂同阿魏面糊为丸，如梧桐子大。每服三四十丸，以生姜盐汤送下，不拘时候。

【主治】腹中积块、气块。

45200 沉麝丸（《苏沈良方》卷四）

【异名】神仙沉麝丸（《局方》卷三宝庆新增方）、沉香丸（《魏氏家藏方》卷五）、仙方沉麝丸（《医便》卷三）、三香沉麝丸（《寿世保元》卷五）。

【组成】没药 辰砂 血竭各一两 木香半两 麝香一钱 沉香一两

【用法】上各生用，银瓷器熬生甘草膏为丸，如皂角子大。以姜盐汤送下；血气，以醋汤嚼下。

【主治】一切血痛、气痛、心腹痛。

❶《苏沈良方》：一切气痛不可忍。❷《圣济总录》：一切心腹痛不可忍。❸《直指》：诸血诸气痛；气血攻刺脾疼。

45201 沉麝汤（《集验背疽方》）

【组成】木香 麝香 藿香叶 连翘 乳香各等分

【用法】上为细末。每服二钱，水一盏，煎至七分，不拘时候温服。

【主治】发背疽之人，时为庸医用毒药掩盦，或刀割伤血肉之重者。

45202 沉丁煎丸

《博济》（商务本）卷二。即原书（四库本）"丁沉煎丸"。见该条。

45203 沉苏饮子（《御药院方》卷四）

【组成】沉香二钱半 紫苏叶半两 干木瓜二两 人参半两 赤茯苓一两 生粟黄二两 甘草二钱半（炒黄色） 白檀香二钱半 肉桂一两（去粗皮）

【用法】上为细末。每服一钱，水一大盏，煎至三沸，和滓凉服。

【主治】胸膈塞滞，气不宣通，津液缺少。

45204 沉香大丸（《杨氏家藏方》卷五）

【组成】沉香一分（细剉） 木香 川楝子肉（炒） 茴香（炒） 肉桂（去粗皮） 附子（炮，去皮脐） 青橘皮（去白） 硇砂（别研） 雄黄（光明者，别研）各半两

【用法】上为细末，酒煮面糊为丸，每一两作十丸，朱砂为衣。每服一丸，细嚼，食空以热酒或盐汤送下；妇人脐下刺痛，烧绵灰酒送下。

【主治】男子、妇人脾气虚弱，腹胀满闷，脐下刺痛。

45205 沉香末子（《幼科指掌》卷三）

【组成】香附（盐水炒） 槟榔 厚朴（姜汁炒） 陈皮（炒）各四两 枳实 青皮 山楂 麦芽 神曲（炒） 萝卜子（炒） 白酒药（炒）各二两 柴胡 川芎 桔梗各一两二钱 白术 干姜 沉香 木香各一两

【用法】上为末。周岁，每服七分；二三周者，每服一钱，糖拌，空心食前以姜汤送下。

【主治】❶《幼科指掌》：小儿胃热泻，身热能食，泻出臭秽稠黏，面色黄赤，眼昏多眵，口渴饮水，烦躁不安，鼻干唇红，小便秘涩，或短少而赤，风气二关红黄青色，脉弦而数。❷《寿世新编》：因乳食伤脾胃，以致呕吐泄泻，痢疾、疟疾、心腹疼痛，大便下血，寒热不止，及胸腹胀满，嗳气作酸，恶心、恶闻食气，及不思食，下泄臭屁者。

45206 沉香饮子（《中藏经》）

【异名】沉香饮（《中国医学大辞典》）。

【组成】沉香 木香 羌活 独活 人参 桑白皮（微炙黄） 白茯苓 紫苏叶各等分

【用法】上㕮咀，为粗末。每服三大钱，水一盏半，加大枣二个，生姜五片，煎至七分，去滓，食前温服，二滓又作一服。

【功用】升降阴阳。

【主治】痞气。

45207 沉香饮子（《魏氏家藏方》卷八）

【组成】沉香（不见火） 槟榔 香附子（去毛） 人参（去芦）各半两 木香（煨） 白豆蔻仁 甘草（炙） 青皮（去瓤） 白术（炒）各一分

【用法】上㕮咀。每服三钱，水一大盏，煎七分，去滓服，不拘时候。

【主治】脚气。

45208 沉香饮子（《御药院方》卷二）

【组成】沉香半两 紫苏叶二两 白茯苓一两（去皮）人参一两（去芦头）

【用法】上㕮咀。每服五钱，水一盏半，煎至一盏，去滓，时时服。

【主治】饮冷过多，短气喘促，心胸妨闷，全不思食。

45209 沉香饮子

《得效》卷一。即原书同卷"香苏散"加沉香。见该条。

45210 沉香饮子

《普济方》卷三九五。为《幼幼新书》卷二十七引《惠眼观证》"沉香饮"之异名。见该条。

45211 沉香饼子（《御药院方》卷三）

【组成】京三棱 蓬莪术 青皮 陈皮 红豆 诃子

（煨）　缩砂仁　半夏　芫花（醋炒）　干姜　槟榔　姜黄　巴豆（和皮）　益智（去皮,为粗末,慢火炒令褐紫色）　桂（去皮）　木香　藿香叶　沉香　硇砂（另研细)各等分

【用法】上为细末,面糊为丸,如小豆大,捏作饼子。每服七饼子至十饼子,食后以温生姜汤送下。

【主治】食饮停积,胸膈痞满,腹胁疼痛,呕吐不止。

45212　沉香煮散（《圣济总录》卷四十一）

【异名】沉香豆蔻散（《鸡峰》卷十二）、沉香白豆蔻散（《普济方》卷十四）。

【组成】沉香（剉）三分　桂（去粗皮）一两　白豆蔻仁　石斛（去根）各半两　巴戟天（去心）一两　附子（炮裂,去皮脐）半两　赤茯苓（去黑皮）一两半　木香一两　人参三分　芎䓖一两　五味子三分　白术　青橘皮（汤浸,去白,焙）各一两　厚朴（去粗皮,姜汁炙）　黄耆（细剉）各半两　藿香叶三分　荜澄茄　肉豆蔻（去皮）各三两

【用法】上为细散。每服三钱匕,水一盏,加生姜、大枣,煎七分,食前温服,一日二次。

【主治】肝元风虚上攻,头目昏眩,肩背拘急,及脾气不和。

45213　沉香煮散（《圣济总录》卷六十二）

【组成】沉香（剉）　茴香子（炒）　青橘皮（汤浸,去白,焙,炒）　胡椒　荜澄茄　楝实（剉）　陈橘皮（汤浸,去白,焙,炒）各一两

【用法】上为散。每服二钱匕,葱白五寸（拍破）,酒并童子小便各半盏,同煎六分,放温,和滓服。重者不过三服。

【主治】膈气呕逆,饮食不下,心胸痞满。

45214　沉香煮散（《圣济总录》卷一八七）

【组成】沉香（剉）　木香　青橘皮（汤浸,去白,焙）　陈橘皮（汤浸,去白,焙）　人参　郁李仁（汤浸,去皮,研）　甘草（炙）各一两　槟榔（剉）　草豆蔻（去皮）　桂（去粗皮）　干姜（炮）各半两

【用法】上为散。每服三钱匕,水一盏,煎至七分,去滓温服,不拘时候。

【功用】补虚。

【主治】脾元不和,中焦痞闷,气滞噎塞,不进饮食。

45215　沉香煎丸（《传家秘宝》）

【组成】马蔺花一两（头醋二升熬干）　芫花二两（头醋二升熬干）　青橘一两（汤浸,去瓤,焙干秤）　陈橘皮一两（汤浸,去瓤,焙干秤）　蓬莪术三两（炮,纸裹,碎）　干姜（炮）　吴茱萸一两（汤浸,去涎汁者,焙干,炒黄）　川乌头一两（炮,去皮脐）　巴豆二十个（去皮、油,五个煎紫色）

【用法】上为末,用好沉香一两半为末,米醋二升,慢火熬成膏,加少许面糊为丸,如梧桐子大。每服五至十丸,以温酒送下。

【功用】消化冷积。

【主治】一切冷气,心胸痞滞,腹胁疼痛,伤冷心痛。

45216　沉香煎丸（《圣济总录》卷七）

【组成】沉香（剉）　丁香　葫芦巴（炒）　附子（炮裂,去皮脐）　牛膝（去苗,剉,酒拌炒）　骨碎补（炒）　茴香子（炒）　石斛（剉,酒拌炒）　芎䓖　木香　青橘皮（汤浸,去白,焙）　桂（去粗皮）　肉苁蓉各半两

【用法】上为细末,炼蜜为丸,如梧桐子大。每服二十丸,炒生姜盐汤送下;酒亦得。

【主治】摊缓不收,体重无力,肢节缓弱,运动不能。

45217　沉香煎丸（《圣济总录》卷四十一）

【组成】沉香一两　附子（炮裂,去皮脐）　白附子（炮裂）　巴戟天（去心）　硇砂（飞,研）各半两　补骨脂（炒）一两　肉苁蓉半两（以上并先为末,以酒二升煎成膏,次入下药）　干蝎（去土,炒）一分　木香　防风（去叉）　当归（切,焙）各半两　桂（去粗皮）一分　茴香子（炒）　牛膝（去苗,酒浸,切,焙）各半两　楝实（只取肉,微炒）　青橘皮（汤去白,焙）各三分

【用法】后九味为细末,入前膏中拌和,如未成剂,用蜜少许为丸,如梧桐子大。每服十五丸至二十丸,空心以温酒送下。

【主治】肝元风虚,面多青黄,腹胁胀满,恛恛不乐,口苦头痛,饮食减少。

45218　沉香煎丸（《圣济总录》卷四十四）

【组成】沉香　丁香　木香　胡椒　没药　丹砂（别研,水飞）　高良姜　槟榔（面裹煨熟,去面）　硇砂（别研,水飞,用石器慢火熬干）　青橘皮（汤浸,去白,焙）　石硫黄（别研,水飞）各一两　阿魏（醋浸,去砂石,面和作饼,炙）　缩砂（去皮）　吴茱萸（陈者,汤洗,取沉者,炒）各半面　巴豆（去皮、心、膜,出油）二钱半

【用法】上除研药外为末,与研药和匀,炼蜜为丸,如绿豆大,瓷器封。每服二丸,食前、临卧以温生姜、橘皮汤送下。

【功用】化水谷,消积聚;除中满,调顺脾胃。

【主治】饮食不消,噫气生熟,面黄腹胀,脏腑不调;膈气呕逆不下食,恶心,心腹疼痛,及脾积气,饮食进退,怠惰,水谷不化,癥瘕积聚;小儿呕逆,心腹疼痛。

45219　沉香煎丸（《圣济总录》卷七十二）

【组成】沉香　木香　胡椒　青橘皮（去白,焙）　阿魏（醋化,面和作饼,炙）　没药（研）　槟榔（剉）　丹砂（研）　硫黄（研）　硇砂（研）　高良姜各一两　巴豆霜二钱匕　丁香半两

【用法】上药除研外,为末,一处研匀,用重汤煮蜜为丸,如梧桐子大。每服三丸,煎橘皮汤送下。

【主治】积聚心腹胀满,不思饮食。

45220　沉香煎丸（《杨氏家藏方》卷十五）

【组成】桔梗（去芦）三两　沉香二两　前胡　柴胡（去苗）　荆芥穗　麻黄（去根节）　白芍药　茴香（炒）　陈橘皮（去白）　甘草（炙）各一两　木香　川芎　当归（洗,焙）　青蒿子　肉桂（去粗皮）　天仙藤　香白芷　干姜（炮）各半两

【用法】上为末,炼蜜为丸,每一两作十丸。每服一丸,用水一盏化开,加生姜三片,乌梅一枚,同煎至七分,通口服;如骨蒸热极者,用酒、水各半盏,同煎至七分服;浑身疼痛,用温酒化下;冷血气疼,炒生姜酒化下,不拘时候。

【主治】妇人一切血虚,羸瘦等疾。

45221　沉香煎丸（《魏氏家藏方》卷二）

【组成】天雄（生,去皮,剉）　汉椒（去目并合口者,炒出汗）　草乌头（生,去皮尖,剉）　附子（生,去皮脐,剉）　黑豆（紧小者）　防风（去芦,生,剉）　天麻（生,剉）　牛膝

(去芦)各二两(以上以无灰酒一斗,同于银锅内慢火煮,勿令大沸,酒尽,焙干) 沉香 丁香 木香(各不见火) 羌活 干姜各一两(炮,洗) 肉桂(去粗皮,不见火) 肉苁蓉(酒浸,去皱皮) 紫巴戟(去心)各三两

【用法】上为细末,炼蜜为丸,如梧桐子大。每服二三十丸,空心以温酒送下。

【功用】明耳目,壮气海。

【主治】下元冷惫,阳气衰弱,筋骨无力,或成下坠,小肠气痛,肾脏风毒攻注,腰脚沉重。

45222 沉香煎丸(《普济方》卷三二七)

【组成】丁香一两 南木香半两 诃子肉 肉豆蔻 陈皮 甘草 人参(去芦) 胡椒 青皮 生姜屑各五钱 白豆蔻 缩砂仁 槟榔 干姜 官桂(去皮)各五钱半 沉香三钱半 麝香二两 白术四钱

【用法】上为细末,炼蜜为丸,如枣子大。每服一丸,细嚼,空心、食前以生姜汤送下;温红酒亦可,一日三次。

【功用】❶《奇效良方》:调经。❷《准绳·女科》:温经理气。

【主治】妇人杂病。

45223 沉香煎丸(《奇效良方》卷六十四)

【异名】沉香煎(《婴童百问》卷七)、沉乳感应丸(《医学入门》卷六)。

【组成】乳香 沉香 杏仁(炒) 木香 丁香各一钱 百草霜二钱半 肉豆蔻(煨)一个 巴豆七粒(去油如霜)

【用法】上为细末,熔黄蜡加酒些少和为丸,如绿豆大。每服三五丸,以姜汤送下。以通为度。

【主治】❶《奇效良方》:冷积、癥积、痞积、食积、乳积、中脘不和、痞气郁结,或泻利呕哕,肚腹疼痛,伤食泄泻。❷《医学入门》:一切积痛,盘肠虫痛。

45224 沉醉香散

《普济方》卷七十。为《御药院方》卷九"沉香散"之异名。见该条。

45225 沉茄止疝散(《全国中药成药处方集》沈阳方)

【组成】大盏沉 茄子 吴萸各九钱 桂楠三钱 元胡九钱

【用法】上为极细末。大人每服二钱,小儿每服二三分,以淡盐汤送下。

【主治】小肠疝气,寒疝腹痛,四肢厥冷,呕吐出汗,面色苍白。

【宜忌】忌凉及生冷食品。

45226 沉乳感应丸

《医学入门》卷六。为《奇效良方》卷六十四"沉香煎丸"之异名。见该条。

45227 沉香三味散(《普济方》卷二四二引《经验良方》)

【异名】沉香三和汤(《何氏济生论》卷三)。

【组成】槟榔(面裹煨,去面) 甘草(微炒) 木香(不见火) 陈皮(去白) 芎藭 白术各七钱半 大腹皮(炙黄) 羌活(去芦) 紫苏叶 宣木瓜(切,焙干) 沉香各一两

【用法】每服五钱,水一大盏,煎至六分,温服。

【功用】祛风湿。

【主治】脚气初发。

45228 沉香三和汤

《何氏济生论》卷三。为《普济方》卷二四二引《经验良方》"沉香三味散"之异名。见该条。

45229 沉香大补丸(《直指·附遗》卷九)

【组成】黄柏四两(酒浸,炒褐色) 知母一两半(酒浸,焙) 熟地黄(酒浸)二两 芍药 陈皮(去白) 牛膝(酒浸) 锁阳(酒浸) 当归(酒浸)各一两 败龟板(酥炙)二两 虎胫骨(酥炙)七钱半 山茱萸(肉)一两 山药 沉香 白茯苓 牡丹皮 杜仲(酥炙) 泽泻 大茴香各一两 人参二两

【用法】上为细末,以酒煮黑羊羔肉熬为膏,去骨,内加猪脊髓二付,再加火熬,和药为丸,如梧桐子大。每服四五十丸,空心以好酒送下,干物压之。

【功用】补益元气,轻身健体,调和五脏,通泰血脉,种子延年。

【主治】下焦虚弱。

45230 沉香大腹散(《医统》卷五十九)

【组成】沉香 槟榔 乌药 桑白皮(炒) 木通 茴香 甘草 紫苏子 陈皮 白茯苓 荆芥穗 紫苏叶各一两 枣儿槟榔一两 枳壳(炒)半两

【用法】上㕮咀。每服五钱,水一盏,加生姜五片,萝卜五片,煎七分,食前温服,一日二次;十日后日进一服,病愈即止。

【主治】湿气停滞经络,致脚气肿满,沉重疼痛,筋脉不利。

45231 沉香万应丸(《普济方》卷三二八)

【组成】沉香(另研) 没药(细研) 茯苓(去粗皮) 川芎 当归(去芦) 官桂(去皮) 白术 白芷 白薇 玄胡索 牡丹皮 赤石脂 藁本(去芦头) 赤芍药

【用法】上为细末,炼蜜为丸,每钱十丸。每服十丸,嚼,空心以温酒送下。妇人妊娠伤寒,身浮肿大者,以麻黄汤送下;妊娠打扑损伤,或宿积冷物,动胎不安,腹痛不止,月水不调,或前或后,或多或少,产前一切诸虚百损,用酒送下;或难产,或血逆血运,以当归汤送下;死胎在腹,或胎衣不下,以温酒送下;恶物过多,以当归汤送下;恶物不行,以红花汤送下;自幼年无孕,每日一次,至一个月,便有神验。

【主治】妊娠伤寒,诸虚百损,或气滞不匀,饮食不化,遍身走疼。

45232 沉香广圣散(《医统》卷三十二引《医林方》)

【组成】木通 大戟 商陆各半两 芫花(醋浸一宿,炒)半两 甘遂二钱(面煨)

【用法】上为细末。每服二钱,空心以蜜水调下。

【主治】十种蛊气。

45233 沉香天麻丸

《医林纂要》卷九。即《卫生宝鉴》卷九"沉香天麻汤"改为丸剂。见该条。

45234 沉香天麻汤(《卫生宝鉴》卷九)

【组成】沉香 川乌(炮,去皮) 益智各二钱 甘草一钱半(炙) 姜屑一钱半 独活四钱 羌活五钱 天麻 黑附子(炮,去皮) 半夏(泡) 防风各三钱 当归一钱半

【用法】上㕮咀。每服五钱,水二盏,加生姜三片,煎一盏,食前温服。

【主治】❶《卫生宝鉴》:小儿惊痫。❷《赤水玄珠》:小儿恐惧发搐,痰涎有声,目多白睛,项背强急,行步动作,神思如痴,脉沉弦而急。

【宜忌】忌生冷、硬物,寒处坐卧。

【方法选录】❶《卫生宝鉴》:《素问·举痛论》云:"恐则气下,精竭而上焦闭",又曰:"从下上者,引而去之"。以羌活、独活苦温,味之薄者,阴中之阳,引气上行,又入太阳之经为引用,故以为君;天麻、防风辛温以散之,当归、甘草辛甘温以补气血不足,又养胃气,故以为臣;黑附、川乌、益智大辛温,行阳退阴,又治客寒伤胃;肾主五液,入脾为涎,以生姜、半夏燥湿化痰;《十剂》云:重可去怯。以沉香辛温体重清气去怯安神,故以为使,气味相合,升阳补胃,恐怯之气,自得而平矣。❷《医林纂要》:附子、川乌、益智仁、当归、生姜以大补肝肾,滋养气血以祛其内寒;二活、防风、天麻以捍其外忤;半夏、沉香以通阴阳上下之气而顺之,僵蚕以理之;虚甚者,加人参可也。

【备考】本方改为丸剂,名"沉香天麻丸"(见《医林纂要》);方中姜屑,《玉机微义》作"僵蚕"。

45235 沉香天麻煎(《永乐大典》卷一三八七七引《大方》)

【组成】五灵脂 赤小豆 附子 白术各四两 天麻二两 玄参 干蝎(去毒) 羌活 防风各一两 地榆一两 沉香一两(酒一升,煎成膏)

【用法】上药以沉香膏为丸,如梧桐子大。每服二十丸,以荆芥酒送下。

【主治】风气不顺,骨痛,或生赤点瘾疹,热肿,久久不治,则为痹,筋骨缓弱。

【加减】春末夏初,生赤根白头疮,加当归、僵蚕各半两。

45236 沉香开隔散(《直指》卷五)

【组成】沉香 荆三棱 蓬莪术 白豆蔻仁 荜澄茄 缩砂仁 草果仁 益智仁 川白姜 丁香 人参 丁皮各半两 木香 白茯苓 香附(炒) 藿香叶 半夏曲 青皮 陈皮各一两 甘草(炒)一两一分

【用法】上为粗末。每服三钱,水一盏半,加生姜五片,大枣二枚,煎至中盏,食前服。

【主治】五膈五噎,痞满呕吐,心腹刺痛,胁肋胀拒。

45237 沉香不二丸

《普济方》卷一八四。为原书同卷"无比沉香丸"之异名。见该条。

45238 沉香不二丸(《活人心统》卷下)

【组成】沉香 广木香 荜茇 枳壳 官桂 厚朴桔梗 丁香 干姜各二分 陈皮 青皮 砂仁 豆蔻 草果 神曲各五分 巴豆四分(去油)

【用法】上为末,老米饭为丸,如樱桃大。每服一丸,将大枣一枚(去核)入药,纸包煨过,细嚼,临卧以米饮送下。

【主治】翻胃转食,膈气。

45239 沉香中和丸

《普济方》卷一六四。为《御药院方》卷四"沉香和中丸"之异名。见该条。

45240 沉香内补丸(《遵生八笺》卷十七)

【组成】沉香五钱 广木香五钱 乳香 人参五钱母丁香三钱 石燕一对(烧红,醋浸) 海马一对(酥)

鹿茸五钱(酥炙) 仙灵脾五钱(酥炙) 穿山甲五钱(灰炒) 韭子五钱 八角茴香五钱 木通一两(炒) 小茴香一两(炒黄) 甘菊花五钱(盐炒) 川楝子(酒浸一宿,去皮核)一两 蛇床子一两 白茯苓一两 大附子一个(炮,去皮) 川椒一两(去目) 枸杞一两 麝香少许 葫芦巴(入羊肠内,酒煮)一两 丁香五钱

【用法】上为细末,酒糊为丸,如梧桐子大。每服三十丸,空心以温酒送下,仍以干物压之。服之年余,身轻髓健。妇人服之尤妙。

【功用】除百病,补诸虚,健脾胃,进饮食,添精补髓,延年益寿。

【宜忌】忌生冷、腐粉、鱼腥、诸血四十九日。

【备考】方中乳香用量原缺。

45241 沉香内消丸(《普济方》卷二四九引《德生堂方》)

【组成】沉香 木香各半两 葫芦巴(酒浸) 小茴香(炒)各二两

【用法】上为细末,酒糊为丸,如梧桐子大。每服五十丸,空心盐酒、盐汤任下。

【主治】小肠疝气,阴囊肿大,或左右肾偏,结核疼痛难忍,下元虚冷,久而不愈者。

45242 沉香化气丸(《袖珍》卷二引《圣惠》)

【组成】茯苓 人参 木香 青皮 丁香 沉香 白术 山药 砂仁 蓬术 三棱 菖蒲 橘皮 槟榔 白豆蔻各六钱 官桂一两 萝卜子(炒)一两 香附子十两黑牵牛末十八两

【用法】上为末,醋糊为丸,如梧桐子大。每服五七十丸,以生姜汤送下。

【功用】《寿世保元》:调理气分。

【主治】❶《袖珍》引《圣惠》:诸气。❷《寿世保元》:蛊。

45243 沉香化气丸(《普济方》卷一八一)

【组成】人参 沉香 木香各半两 砂仁 槟榔各七钱 干山药一两 石菖蒲 莪术 三棱三钱半 陈皮(去白) 青皮(去白)各一两七钱半 官桂一两半 萝卜子六两(微炒) 附子一斤四两(临时炒,另研) 黑牵牛

【用法】上为末,淡米醋糊为丸,如梧桐子大,晒干,用米醋酒,再晒干。每服三十丸或五十丸,临卧以生姜汤或茶送下;若膀胱疝气攻心,以盐汤送下;要大便利快,加丸数。

【功用】消积聚,化宿气,疏风和胃,消酒宽中,破块磨癖。

【主治】男子、妇人,脾胃不和,停滞不化,胸膈饱闷,呕吐恶心,腹胁膨胀,脏腑闭塞,气喘急,睡不安,一切气症。

【宜忌】孕妇莫服;日间莫服。

【备考】方中石菖蒲、莪术、黑牵牛用量原缺。

45244 沉香化气丸(《准绳·类方》卷二)

【组成】大黄(锦纹者) 黄芩(条实者)各一两 人参(官拣者,去芦) 白术(去芦,肥者)各三钱 沉香(上好角沉水者)四钱(另为末)

【用法】将前四味剉碎,用雷竹沥七浸七晒,候干,为极细末,和沉香末再研匀,用竹沥加生姜汁少许为丸,如绿豆大,朱砂为衣,晒干,不见火。每服一钱,小儿六分,以淡姜汤送下。

【功用】❶《医略六书》:通闭舒郁。❷《中药成方配

本》:化气通滞。

【主治】❶《准绳·类方》:赤白青黄等色痢疾,诸般腹痛,饮食伤积、酒积、痰积、血积,跌扑损伤,五积六聚,胸膈气逆痞塞,胃中积热,中满腹胀,疟痞茶癖,及中诸毒、恶气伤寒,大便不通,下后遗积未尽,感时疫气、瘴气,并诸恶肿疮疡肿毒,及食诸般牛畜等物中毒。❷《医略六书》:郁久生热,便闭不通,脉实者。

【方论选录】《医略六书》:久郁伤中,不能健运,而积热不化,津液无以下致,故大便闭结不通。大黄荡涤积热以通幽,制熟减苦泄之性;黄芩清彻积热以宽肠,炒过缓苦降之力;沉香以降气通闭也;盖郁必伤脾土,故加白术以健之;热积心伤元气,佐人参以补之;丸以竹沥,润液通闭,仍以生姜汤化下,俾津润便通,则积热自解,而津液四迄,大便无不通之患,何郁久生热之足虑者?

【宜忌】《中药成方配本》:孕妇忌服。

45245 沉香化气丸(《证治宝鉴》卷五)

【组成】大黄 沉香 人参 白术 神曲 条芩 竹沥 姜汁

【用法】为丸服。

【主治】肺受火邪,气得炎上而致滞气逆气上气,有升无降,熏蒸清道,甚至上焦不纳,中焦不化,下焦不渗。

【备考】原书用本方治上证加黄连。

45246 沉香化气丸(《洞天奥旨》卷十一)

【组成】沉香一两 木香二两 白芍四两 白术八两 人参二两 黄耆八两 枳壳一两 槟榔一两 茯苓四两 香附二两 附子五钱 天花粉四两

【用法】上各为细末,炼蜜为丸。每日服三钱。

【主治】气瘤。

45247 沉香化气丸(《活人方》卷二)

【组成】三棱三两 蓬术三两 大茴香三两 黑丑二两 白丑二两 陈皮二两 桑皮二两 青皮二两 枳壳二两 木通二两 卜子二两

【用法】神曲糊为丸。每服一二钱,午后生姜汤或砂仁汤吞服;如疝气,以茴香汤送下。

【主治】气积、食积、积痰、积饮,久滞肠胃,痞满刺痛,痛连心腹,两胁胀满,渐成痞块,膀胱寒疝胀痛,一切五积六聚,有余之气,初起者。

45248 沉香化气丸(《中药成方配本》)

【组成】沉香一两 制香附一两 陈香橼一两 西砂仁二两 生甘草一两 炒六曲三两

【用法】上药除六曲炒外,其余生晒,为细末,冷开水泛为丸,如绿豆大,每次一钱五分,以开水吞服,一日二次。

【功用】理气。

【主治】肝气胃气,脘腹胀痛。

45249 沉香化气丸(《北京市中药成方选集》)

【组成】香附(炙)六十两 青皮(炒)三十两 三棱(炒)三十两 木香十五两 良姜三两七钱五分 丁香七两五钱 白豆蔻十五两 九菖蒲三十两 山楂(炒)三十两 橘皮一百二十两 黑丑(炒)一百二十两 枳实(炒)六十两 莪术(炙)三十两 沉香十五两 官桂七两五钱 砂仁三十两 南星(炙)三十两 茯苓三十两 莱菔子(炒)三十两 苍术(炒)三十两 山药三十两 苏叶三十

两 法半夏十五两 干姜三两七钱五分 草果仁十五两 厚朴(炙)三十两 槟榔三十两 神曲(炒)三十两

【用法】上为细末,用冷开水泛为小丸。每服二钱,以温开水送下,一日二次。

【功用】顺气宽中,和胃化滞。

【主治】气逆胸满,肠胃积滞,脾胃虚寒,两胁胀痛。

45250 沉香化气丸(《全国中药成药处方集》上海方)

【异名】沉香顺气丸(原书南京方)。

【组成】陈皮 砂仁各二两 莪术 广藿香各四两 沉香一两 甘草二两 六神曲(炒焦) 麦芽(炒)各四两 香附(制) 木香各二两

【用法】上为细末,水泛为丸,如绿豆大。每服一至三钱,温开水送服。

【功用】《中国药典》2010版:理气疏肝,消积和胃。

【主治】❶《全国中药成药处方集》上海方:积滞阻郁,肠胃不畅。❷《中国药典》2010版:肝胃气滞,脘腹胀痛,胸膈痞满,不思饮食,嗳气泛酸。

【宜忌】孕妇忌服。

45251 沉香化气丹(《寿世保元》卷三)

【组成】香附子一斤(炒,内四两生用) 黑牵牛(头末)八两 苍术(米泔浸,炒)四两 青皮(炒)五两 陈皮五两 山药二两 枳壳(麸炒)二两 枳实(麸炒)二两 三棱(煨)二两 川厚朴(生姜汁炒)一两 白豆蔻(去壳)一两 莪术(煨)二两 紫苏(煨)二两 木香一两 沉香七钱半 丁香三两 丁皮二钱半 干姜一两 白茯苓(去皮)一两 石菖蒲二两 砂仁一两(杵) 良姜一两 南星(炮)一两 半夏(炮)一两 人参五钱 草果(去壳)一两半 槟榔一两 萝卜子(微炒)一两 炒神曲二两 山楂(去子,炒)二两 官桂五钱

【用法】上为细末,醋糊为丸,如梧桐子大。每服五十丸,临卧以淡姜汤送下;膀胱疝气,空心以盐汤送下;如要大便通利,渐加至百丸。

【功用】蠲积聚,化滞气,逐病原,疏风顺气,和胃健脾,消酒化食,宽中快膈,消磨痞块。

【主治】脾胃不和,过食生冷、油腻、面粉、湿面,停滞不化,胸膈满闷,呕逆恶心,腹胁膨胀,心脾疼痛,憎寒壮热,或面上四肢浮肿,甚至脏脐闷涩,上气喘急,睡卧不安,俱是有因气所伤,寒气、咽气、膈气、滞气、湿气、痞气、癖气、气块,凡一切气病。

【宜忌】孕妇勿服。

45252 沉香化滞丸(《扶寿精方》)

【组成】沉香五钱 蓬术三两 香附 陈皮各二两 甘草 木香 砂仁 藿香 麦芽(炒) 神曲各一两

【用法】上为末,酒糊为丸,如绿豆大。每服五十丸,空心以沸汤送下。

【功用】消积滞,化痰饮,去恶气,解酒积。

【主治】❶《扶寿精方》:中满呕哕恶心。❷《奇方类编》:脾胃不和,过食生冷油腻,停滞不化,胸膈饱闷,腹脐疼痛,一切气块。

【备考】甘草以下六味剂量原缺,据《回春》补。

45253 沉香化滞丸(《重订通俗伤寒论》)

【组成】沉香六钱 山楂肉 川锦纹各一两五钱 川

朴　枳实　槟榔　条芩　陈皮　半夏曲　生晒术　广木香　杜藿香　春砂仁各一两二钱

【用法】姜汁、竹沥为丸。每服二三钱，以淡姜盐汤送下。

【主治】脾胃不和，过食生冷油腻，停滞不化，胸膈饱闷，胁腹疼痛，一切气痰痞积。

45254 沉香化滞丸（《中药成方配本》）

【组成】沉香二两　制川朴三两　大黄二两五钱　枳实五钱　槟榔二两　山楂炭二两五钱　炒六曲三两　广皮二两　西砂仁二两　广木香二两　黄芩二两　制半夏二两　广藿香二两　白术二两

【用法】上生晒，为细末，用竹沥三两，生姜四两，打汁和水为丸，如绿豆大。每服三钱，开水吞送，或绢包煎服五钱。

【功用】理气通滞。

【主治】食积气滞，脘腹胀痛。

【宜忌】孕妇忌服。

45255 沉香化滞丸（《北京市中药成方选集》）

【组成】黑丑(炒)四十八两　枳实(炒)四十八两　五灵脂(炒)四十八两　山楂八十两　枳壳(炒)八十两　陈皮八十两　香附(醋炙)八十两　厚朴(生姜炙)八十两　莪术(炙)八十两　砂仁八两　三棱(麸炒)三十二两　木香三十二两　青皮(炒)三十二两　大黄二百四十两　沉香十六两

【用法】上为细末，冷开水为小丸。每服二钱，以温开水送下，一日二次。

【功用】舒气化滞。

【主治】饮食停滞，胸膈痞闷，两胁胀满，嘈杂吐酸。

【宜忌】孕妇忌服。

45256 沉香化滞丸（《全国中药成药处方集》杭州方）

【异名】沉香降气丸。

【组成】制香附十二两　贡沉香　春砂仁各一两五钱　粉甘草二两

【用法】上为细末，水为丸。每服二钱，以开水或淡姜汤或淡盐汤送下。

【功用】通顺气血。

【主治】痰饮气滞，胸脘痞闷，喘促噫气，妇人经水不调，小腹疼痛。

45257 沉香化滞丸（《全国中药成药处方集》抚顺方）

【组成】海沉香二两五钱　广木香三两　槟榔四两　枳实　陈皮　文术各十二两　牙皂四两　香附十二两　莱菔四两　制军　川朴　黄芩　归尾各十二两　生地　广砂仁各三两　藿香五两　炙草一两

【用法】上为细末，水为小丸。每服一钱至二钱，食前以白水送服。

【功用】轻泻，调胃整肠。

【主治】消化不良，胃痛便秘，腹痛拒按，心腹膨闷，嗳气吐酸，呃逆不舒，下痢赤白，里急后重，食噎气塞。

【宜忌】孕妇、身体衰弱及便滑泄者忌服。

45258 沉香化痰丸（《育婴秘诀》卷三）

【组成】青礞石(消煅金色)　枯白矾　猪牙皂角(炙)　南星(泡)　半夏(洗)　白茯苓　陈皮各三钱　枳壳(炒)

黄芩各一钱半　沉香五分

【用法】上为细末，生姜汁煮神曲糊为丸，如黍米大。以薄荷汤送下。

【主治】咳嗽痰壅塞者。

45259 沉香化痰丸（《张氏医通》卷十三）

【组成】半夏曲八两(用生姜汁一小杯，竹沥一大盏制)　黄连二两(姜汁炒)　木香一两　沉香一两

【用法】上为细末，甘草汤为丸。每服二钱，空心以淡姜汤送下。

【功用】《医略六书》：调和气化，除湿热。

【主治】胸中痰热，积年痰火，无血者。

【方论选录】《医略六书》：湿热内滞，不能运化，而津液不行，故生痰为患。黄连清热燥湿；半夏燥湿化痰；木香调气化，醒脾胃；沉香顺气机，降逆气；甘草汤丸，以缓中；淡盐汤送以润下。使滞行气化，则湿热自消，何有热遏生痰之患。

45260 沉香分消丸（《活人方》卷四）

【组成】大枳壳四两(分四份：苍术一两，萝卜子一两，大茴香一两，干漆炭一两，上四味各炒枳壳一份，以黄脆为度)　香附(醋炒)二两　槟榔一两　延胡索(酒浸，炒)一两　三棱二两　蓬术一两(上二味用童便加黑豆三十粒浸一昼夜，煮干，炒至黄脆，去豆)

【用法】用枳壳、香附等六味为细末，即以苍、卜、茴、漆四味熬浓汁，加少醋调神曲末糊为丸，如绿豆大。每服二钱，早空心以米饮汤吞服。

【主治】膨胀，诸食，诸积，诸痛及肝脾疝痛初起。

【方论选录】枳壳有和中化滞，豁痰利气之能，故为君；苍术佐之以渗湿行痰；卜子佐之以消粉面食积；茴香佐之以温消寒气之凝结；干漆佐以消瘀血而杀虫，同香附可以开郁，同槟榔顺气止疼，同延胡和伤行血，同棱、术破积消坚。

45261 沉香升气汤

《便览》卷一。即《医学发明》卷三"沉香导气散"改为汤剂。见该条。

45262 沉香升气散

《御药院方》卷四。为《医学发明》卷三"沉香导气散"之异名。见该条。

45263 沉香升降散

《奇效良方》卷十五。为《医学发明》卷三"沉香导气散"之异名。见该条。

45264 沉香乌药丸（《圣济总录》卷四十七）

【组成】沉香　乌药(剉)　青橘皮(去白，焙)　白术(剉，炒)　白芷　白茯苓(去黑皮)　五味子　甘草(炙，剉)　人参各等分

【用法】上为末，炼蜜为丸，如鸡头子大。每服一丸至二丸，粥前以生姜、紫苏汤嚼下。

【主治】哕逆不止，不思饮食。

45265 沉香乌药煎（《鸡峰》卷二十）

【组成】沉香　乌药　泽泻　陈皮　赤茯苓　白术　香附子各半两　麝香一钱

【用法】上为细末，炼蜜为丸，如梧桐子大。每服二十丸，食后煎橘皮汤送下。

【主治】胸胁气痞，脏腑疼痛。

45266 沉香匀气散（《活人心统》卷下）

【异名】沉香均气散(《医统》卷二十四)。

【组成】砂仁(炒)　沉香(另研)二钱五分　陈皮五钱
苏叶三钱

【用法】上为末。每服一茶匙或二钱,食远以生姜汤加
盐少许调下;或以米汤送下。

【主治】呕吐日久,服药不效,神倦少食,或间断而
呕吐。

45267 沉香水煮散(《鸡峰》卷十四)

【组成】米斗子皮一个(蜜炙)　当归　诃子皮各五两
陈皮六两　青皮　木香　芍药　地榆各三钱

【用法】上为细末,每服一钱,水一盏,加生姜五片,大
枣二个,同煎至六分,食前温服。

【主治】下痢五色,后重里急。

【加减】冷人,加厚朴、干姜各三钱;下血,去姜,加羌
活、黄耆各半两。

45268 沉香石斛丸(《圣济总录》卷五十四)

【组成】沉香(剉)　石斛(去根)　人参　白茯苓(去黑
皮)各一两　菟丝子(酒浸一宿,别捣末)三分　山芋一两
麦门冬(去心,焙)一两　肉苁蓉(酒浸,切作片子,焙)半
两　五味子三分　熟干地黄(焙)一两　百合三分　陈橘
皮(汤浸,去白,焙)三分　枸杞子(焙)三分　黄耆(微炙,
剉)半两　巴戟天(去心)半两　柏子仁(别研)三分　牛膝
(酒浸,切,焙)一两

【用法】上为末,酒糊为丸,如梧桐子大。每服十五丸
至二十丸,空心、食前以温米饮送下;温酒送下亦得。

【功用】安和五脏,化痰利膈,止逆进食。

【主治】三焦虚痞,心胸刺痛。

45269 沉香石斛汤(《圣济总录》卷七十一)

【组成】沉香(剉)　石斛(去根)　陈曲(炒)各一两
人参　赤茯苓(去黑皮)　五味子(微炒)　桂(去粗皮)　巴
戟天(去心,炒)　白术　芍药各三分　木香　肉豆蔻仁各
半两

【用法】上为粗末,每服三钱七,水一盏,加生姜三片,
大枣三枚(擘),煎至六分,去滓,食前热服。

【主治】肾脏积冷,奔豚气攻少腹疼痛,上冲胸胁。

45270 沉香归附散(《魏氏家藏方》卷四)

【组成】沉香(不见火)　白豆蔻各半两　人参(去芦)
甘草三钱　附子(炮,去皮脐,以黑豆相拌,同蒸三
次,候冷,拣去黑豆,只用附子)　当归(去芦,洗净)各一两

【用法】上为细末。每服二钱,水一盏,加生姜三片,大
枣一枚,煎七分,食前温服。

【功用】顺三焦,快脾气。

【主治】气不升降。

45271 沉香四宝丹(《北京市中药成方选集》)

【异名】沉香利气丸(《成方制剂》4册)。

【组成】川芎一两　柴胡一两　藿香一两　片姜黄一
两　甘草一两　木香一两　公丁香一两　香附(炙)四
两　橘皮四两　厚朴(炙)二两　黑郁金二两　砂仁一两
五钱　豆蔻仁一两五钱　青皮(炒)八两　山楂六两　二
丑(焦)五两　玄胡(炙)二两　佛手二两　沉香二两　冰
片二两　枳壳(炒)四两　白芍四两

【用法】上为细末,冷开水泛为小丸,每十六两水丸用

朱砂一两七钱五分,滑石一两七钱五分为衣,闯亮。每服二
钱,以温开水送下,一日二次。

【功用】健胃宽胸,舒郁化滞。

【主治】气郁不舒,痞满腹胀,吞酸倒饱,呃逆嘈杂。

【宜忌】孕妇忌服。

45272 沉香四倍丸(《普济方》卷一六四)

【组成】木香半两　青皮四两(去瓤)　白术三两　半
夏四两(汤浸七次)　沉香半两　黑牵牛(头末)半两

【用法】上为极细末,生姜自然汁煮面糊为丸,如梧桐
子大。每服三十丸,食后以生姜汤送下。

【主治】痰饮,两臂疼痛,腰腿沉痛。

45273 沉香四磨汤(《观聚方要补》卷三引《家宝》)

【异名】四磨汤(《得效》卷六)。

【组成】沉香　木香　槟榔　乌药

【用法】浓磨水煎服。

【主治】冷气攻冲,心腹疼痛。

45274 沉香白牙散

《丹溪心法附余》卷十二。为《御药院方》卷九"沉香
散"之异名。见该条。

45275 沉香永寿丸(《普济方》卷二一九引《德生堂方》)

【组成】莲肉一斤(先用酒浸一日后,装入雄猪肚内,缝
合,将浸莲肉酒添水煮;猪肚大一个,小二个。取出晒干,肚
不用)　茅山苍术一斤(分作四份,一份酒浸,一份泔浸,一
份盐水浸,一份醋浸;春秋五日,夏三日,冬七日)　白茯苓
四两　沉香　木香　熟地黄各一两　五味子　小茴香　川
楝子(炮)　西枸杞子　山药　柏子仁　破故纸(用芝麻同
纸一处炒香,去芝麻)各二两(以上同研细末)

【用法】上加青盐半两,同为末,酒为丸,如梧桐子大。
每服五十丸,加至七十丸,空心温酒或盐汤送下,以干物
压之。

【功用】大补元阳,滋益脾胃,调顺血气,添补精髓。

【临床报道】养生益寿:大梁郭文乡尚书常服此药,年
至八十,精力倍加。得其方者,服之俱效。

45276 沉香半夏汤(《东医宝鉴·杂病篇》卷二引《资生方》)

【组成】附子(炮)一只　沉香与附子等分　人参五钱
半夏(制)二钱　南星(炮)一钱

【用法】上为粗末。每服三钱,水二盏,加生姜十片,煎
至一盏,空心服。

【功用】去痰醒脾,和气益心。

【主治】中风痰盛。

45277 沉香圣饼子(《御药院方》卷四)

【组成】沉香　檀香各一钱　丁香二钱　木香三钱
桂花　缩砂仁　槟榔各半两　吴白芷一两半　甘松七钱半
(水洗净)　京三棱(炮)　蓬莪术(炮)各一两　拣甘草四两
(用糖缠,焙干)

【用法】上为细末,酥油饼为丸,如梧桐子大,捻作饼
子。每服五七饼至十饼,细嚼白汤送下,不拘时候。

【主治】一切冷气上攻,心腹胁肋胀满刺痛,胸膈噎闷,
痰逆恶心,嗳气吞酸,不思饮食,胃中虚冷,呕吐不止,及五
膈五噎,宿食宿饮不散。

45278 沉香百疗丸

《普济方》卷一八四。为原书同卷"无比沉香丸"之异

名。见该条。

45279 沉香百补丸（《丹溪心法》卷三）

【组成】熟地六两　菟丝子四两　杜仲(炒)三两　知母(炒)二两　黄柏二两(酒炒)　人参二两　山药　当归　苁蓉各三两　沉香一两

【用法】上为末，酒糊为丸。

【功用】❶《丹溪心法》:补损。❷《东医宝鉴·杂病篇》:补血气，滋阴。

【主治】《东医宝鉴·杂病篇》:虚劳。

45280 沉香百消丸（《良朋汇集》卷一）

【异名】三仙丹(原书卷二)、百消丸(《经验广集》卷一)。

【组成】香附米(醋炒)　五灵脂(拣去砂石,酒拌,晒干)各半斤　黑丑　白丑各一斤　沉香五钱

【用法】上为末，醋糊为丸，如绿豆大。每服三十五丸或钱许，食后姜汤送下；或茶清亦可。

【功用】❶《全国中药成药处方集》(沈阳方):消癥化积，消食，顺气解酒，行水消痞，除胀止痛。❷《全国中药成药处方集》(福州方):宽胸开膈，调胃运脾。

【主治】❶《良朋汇集》:一切积聚痞块。❷《全国中药成药处方集》:癖积成块，癥积攻痛，久成膨胀，腹大坚硬及饮食过量，消化不良，呕吐嘈杂，胸膈胀满，酒寒积聚。

【宜忌】如孕妇泄泻、久病者勿服；忌人参。

【备考】本方改为曲剂，名"沉香百消曲"(见《感证辑要》)。

45281 沉香百消丸

《卫生鸿宝》卷一。为原书同卷"五香丸"之异名。见该条。

45282 沉香百消曲

《感证辑要》卷四。即《良朋汇集》卷一"沉香百消丸"改为曲剂。见该条。

45283 沉香至宝丸（《全国中药成药处方集》重庆方）

【组成】沉香三两　蒙桂二两　三七三两　香附　厚朴　蔻仁　槟榔　山楂各三两　枳壳　牙皂各二两　小茴一两　苍术　广木香　吴茱萸　莱菔子　藿香　栀子各三两　砂仁二两　大茴一两　檀香木　大黄　蓬莪术　玄胡索　苏木　牵牛子　广橘皮　公丁香　茵陈　郁金　降香　三棱　云苓　良姜　乳香　没药　巴豆霜各二两　雄黄三两　冰片五钱　薄荷冰八钱　麝香六钱

【用法】除雄黄为衣，冰片、薄荷冰、麝香另乳外，余药为细末，水为丸。每服十丸，以白开水送下。

【功用】消食化积，开胸利膈。

【主治】胸腹腰胁胀痛，反胃噎膈，嗳气吞酸，食积气积，醉饱。

【宜忌】孕妇及体虚者忌服。

45284 沉香至珍丸（《墨宝斋集验方》卷上）

【组成】沉香(剉末,另研)　巴豆霜五钱(纸捶)　陈皮(洗)　青皮(醋炒)　莪术(醋炒,焙干)　广木香二钱　乌梅肉(火焙干)　黄连　槟榔各五钱　丁香二钱(俱为细末)

【用法】将巴豆仁滚汤泡，去心，好醋浸一时，煮干碾，用皮纸除去油，入药末内碾匀，厚糊为丸，如黍米大。每用五七丸或九丸，大人十二丸，以温白汤送下。

【功用】❶《墨宝斋集验方》:通利湿气。❷《重订通俗伤寒论》:安蛔止痛。

【主治】肝胃气痛及虫痛。

❶《墨宝斋集验方》:诸风。❷《饲鹤亭集方》:九种心痛，一切肝胃气痛，两胁胀满及呕吐反胃，痰气食滞诸症。❸《重订通俗伤寒论》:虫扰之夹痛伤寒。

【备考】方中乌梅肉，《重订通俗伤寒论》作"乌药"。

45285 沉香延龄散（《普济方》卷四十九引《德生堂方》）

【组成】沉香(另研)　木香　檀香　香附子　白芷　龙骨(浸水)　甘松　川芎　生地黄　荜茇　升麻　防风　当归　何首乌　藁本　青盐(炒)　人参　石膏　白茯苓　白蒺藜　杜蒺藜　海浮石　藿香　熟地黄　细辛各半两　丁香　荆芥穗　菖蒲　槐角子　白僵蚕　天麻　桂心　露蜂房(炒黑)各三钱半　麝香一钱半　柳枝一握四两(细剉,炒)

【用法】上为末。每日早、晚先刷净牙，后蘸药，刷五七十遍，多为上。

【功用】乌髭发，牢牙，益精气。

45286 沉香延龄散（《普济方》卷六十九）

【组成】沉香　川芎　生地黄　藁本　零陵香　砂仁　人参　熟地黄　防风　没石子　荆芥　藿香　片脑　木香　石膏　地骨皮　白蒺藜　桂心　母丁香　檀香　白芷　杜蒺藜(炒,去刺)　石菖蒲各半两　当归　天麻　诃子　细辛　何首乌　枸杞子　青盐　甘松　乳香　龙骨　槐角子　香附子各七钱半　露蜂房一两　荜茇二钱　柳枝四两(炒)　胆矾一钱半　石燕子五个(火煅)　海浮石一两　麝香一钱

【用法】上为细末。早晚擦牙，盐汤漱，然后咽之。

【功用】牢牙，补肾，生津液。

【主治】风牙肾虚。

45287 沉香交泰丸（《医学发明》卷四）

【组成】沉香　白术　陈皮(去白)各三钱　枳实(麸炒,去瓤)　吴茱萸(汤洗)　白茯苓(去皮)　泽泻(洗)　木香　青皮(去白)各二钱　大黄(酒浸)一两　厚朴(姜制)半两

【用法】上为细末，汤浸蒸饼为丸，如梧桐子大。每服五十丸至七八十丸，食前以温白汤送下。微利即止。

【功用】❶《杏苑》:升清气，利浊气。❷《全国中药成药处方集》(沈阳方):化痞消食，开郁止痛。

【主治】气机郁滞，食积内停，腹中胀满，膈下痞闷，大便燥结。

❶《医学发明》:浊气在上，而扰清阳之气，郁而不伸，以为膜胀。❷《医学纲目》:胀，大便燥结，脉沉之洪缓，浮之弦者。❸《全国中药成药处方集》(沈阳方):膈下痞闷，胃中积滞，呕吐腹痛，停食停水。

【宜忌】《全国中药成药处方集》(沈阳方):孕妇忌服。

【方论选录】《杏苑》:用沉香升清气、降浊气；木香、厚朴、枳实、橘红、青皮、吴茱萸等散壅滞以疏胀满；白术健脾燥湿；用茯苓、泽泻分利水气；大黄以下湿热；当归理气血，使各归其所。

45288 沉香安神丸（《幼幼集成》卷二）

【组成】官拣参一钱　漂白术　真广皮　陈枳壳　芽

桔梗　青礞石(煅)各五钱　炙甘草　上沉香各一钱　镜辰砂(飞)一钱　真川连一钱五分

【用法】上为细末,炼蜜为丸,如芡实大。每服一二丸,以麦冬汤送下。

【主治】小儿内因客忤,昏昏喜睡,瘛不惺惺,不思乳食。

45289 沉香羊肉丹(《普济方》卷二一九引《兰室秘藏》)

【组成】羊肉一斤(去筋膜)　葱白一握　陈皮一两　青盐五钱　破故纸(炒)　远志　生地黄　花椒五钱(去目合口者,用好酒煮糊,加葱白等再煮羊肉)　牛膝　干地黄　木香　韭子　菖蒲　沉香　覆盆子　木瓜　北五味子各一两　麝香一钱　胡桃肉二两　鹿茸(酥炙)四两　苁蓉一两　枸杞子　山药各一两　茴香一两

【用法】上为细末,炼蜜为丸。每服三十丸,空心以盐汤送下。

【功用】升降阴阳,调理三焦,通经络,生气血,壮元阳,补脏腑。

45290 沉香导气丸(《女科百问》卷上)

【组成】黑白牵牛各一两(炒,共取末一两)　青皮(去白,同巴豆)　陈皮(去白,同巴豆)　槟榔半两(剉碎,用巴豆五十粒,去皮膜,将三味炒黄色,去巴豆不用)　沉香　全蝎(炒)　荜澄茄　丁香　胡椒各半两　续随子一钱(研)　萝卜子三两(炒)　甘遂半两(剉,炒黄色)

【用法】上为细末,用葱白研如膏为丸,如梧桐子大。每服二十丸,炒酒醋煎汤送下;醋汤亦得。

【功用】顺气消肿。

【主治】脾胃不调,冷气暴折,客乘于中而胀满。

45291 沉香导气丸(《御药院方》卷四)

【组成】沉香　木香　丁香　白豆蔻仁　白檀　缩砂仁各一两　藿香叶(去土)　香附子(去毛)各一两　麝香一钱(另研)

【用法】上为细末,甘草膏子为丸,如鸡头子大,每两作四十丸。每服三五丸,细嚼,以白汤送下,加至十丸更妙,每日不计次数。

【功用】消食,顺气止逆,升降阴阳。

45292 沉香导气汤

《张氏医通》卷十四。为《普济方》卷二四五"沉香羌活汤"之异名。见该条。

45293 沉香导气散(《医学发明》卷三)

【异名】沉香升气散(《御药院方》卷四)、沉香升降散(《奇效良方》卷十五)。

【组成】沉香　槟榔各二钱半　人参　诃子肉　大腹皮(剉,炒)各半两　乌药(剉)　麦蘖(炒)　白术　神曲(炒)　厚朴(姜制)　紫苏叶各一两　香附(炒)一两半　姜黄　红皮　炙甘草各四两　京三棱(炮)　广莪(炮)　益智仁各二两

【用法】上为极细末。每服二钱,食前沸汤点服。

【主治】一切气不升降,胁肋刺痛,胸膈痞塞。

【备考】本方改为汤剂,名"沉香升气汤"(见《便览》);《医学纲目》有红花。

45294 沉香导气散

《杏苑》卷七。为《普济方》卷二四五"沉香羌活汤"之

异名。见该条。

45295 沉香如意丸(《普济方》卷二二二)

【组成】沉香　檀香　丁香　木香　全蝎　茴香　青盐各三分　木通　山药　穿山甲(炙)　韭子(酒浸)　莲花蕊　五味子　白茯苓　陈皮　鹿茸(炙)　山茱萸各五钱　小茴香　川楝子(去皮)　葫芦巴　破故纸(羊肠煮)各一两半　巨胜子(炮)　菟丝子(酒浸)　肉苁蓉(酒浸)　知母　远志(酒浸)各一两

【用法】上为细末,酒糊为丸,如梧桐子大。每服二十丸,空心以温酒送下,干物压之。

【功用】补虚壮阳,暖水脏,益精髓。

【主治】脐腹痛,小便滑,房室不举。

45296 沉香均气散

《医统》卷二十四。为《活人心统》卷下"沉香匀气散"之异名。见该条。

45297 沉香豆蔻丸

《百一》卷十九。为《幼幼新书》卷二十一引张涣方"益胃丹"之异名。见该条。

45298 沉香豆蔻散

《鸡峰》卷十二。为《圣济总录》卷四十一"沉香煮散"之异名。见该条。

45299 沉香牡丹丸(《圣济总录》卷一五二)

【组成】沉香(剉)一两半　牡丹皮　赤芍药　当归(切,焙)　桂(去粗皮)　芎䓖　黄耆(剉)　人参　白茯苓(去黑皮)　山芋　白芷　吴茱萸(汤浸,焙干,炒)　巴戟天(去心)　陈橘皮(汤浸,去白,焙)　木香　牛膝(去苗,酒浸,切,焙)　枳壳(去瓤,麸炒)　肉豆蔻(去壳)　厚朴(去粗皮,生姜汁炙)　干姜(炮)　白龙骨各一两

【用法】上为末,炼蜜为丸,如梧桐子大。每服二十丸,加至三十丸,空心、日午、临卧温酒送下。

【主治】❶《圣济总录》:妇人内挟瘀血,经候淋漓不断,或多或少,四肢疲倦。❷《普济方》:妇人血海久虚,经候不利,赤白带下,血气冲心,多发刺痛,四肢困烦。

【备考】方中白术,《准绳·女科》作白芷。

45300 沉香利气丸

《成方制剂》4册。为《北京市中药成方选集》"沉香四宝丹"之异名。见该条。

45301 沉香利膈丸(《普济方》卷一八一)

【组成】沉香五钱　木香五钱　牙皂(火烧,去皮弦)　陈皮二两　青皮二两　莪术二两　牵牛(炒,头末)一两　大黄一两半　荜澄茄五钱　麦芽一两　神曲一两

【用法】上为细末,醋糊为丸,如梧桐子大。每服五十丸,空心以陈皮汤送下。

【主治】一切气病。

45302 沉香快气丸(《摄生众妙方》卷六)

【组成】京三棱(泡去皮)　蓬术(煨)　白茯苓　青皮(去白)　砂仁　苍术(米泔水浸,炒)　益智(去皮)　白术　神曲　黑牵牛(头末)　商陆(白的)　大麦芽　连翘　藿香叶　草果(去皮)各四钱　丁香　肉桂　姜蚕各三钱　沉香　大腹皮各二钱　雄附子五钱(看病冷热,热者不用)

【用法】上为细末,面糊为丸,如梧桐子大。每服三十

或四十丸。

【主治】❶《摄生众妙方》：十种臌症。❷《外科百效》：气蛊腹胀胸肿及单蛊胀。

【宜忌】忌房事、辛辣、油腻、湿热之物，避暑湿，并忌盐酱油醋。

45303 沉香快脾丸（《寿世保元》卷三）

【组成】青皮四钱　陈皮四钱　三棱（煨）四钱　莪术（煨）四钱　苍术（米泔浸，炒）四钱　白术（去芦）四钱　白茯苓四钱　砂仁四钱　草果仁四钱　木香四钱　沉香二钱　丁香二钱　藿香四钱　良姜四钱　大腹皮（洗）四钱　肉桂四钱　连翘四钱　商陆（白的）四钱　黑丑（头末）四钱　僵蚕三钱　神曲四钱　麦芽四钱　益智仁四钱　雄附子五钱（看病虚实，实者不用）

【用法】上为末，面糊为丸，如梧桐子大。先服木香流气饮，再与金不换木香丸同服。每服三四十丸，第一五更葱白汤下；第二五更陈皮汤下；第三五更桑白皮汤下。

【主治】蛊症脉沉细者。

45304 沉香羌活汤（《普济方》卷二四五）

【异名】沉香羌活散（《奇效良方》卷三十九）、沉香导气散（《杏苑》卷七）、沉香导气汤（《张氏医通卷十四》）。

【组成】沉香　木香　羌活　白芍药　槟榔各三钱　甘草（炙）　川芎　枳壳各二钱　青皮二钱　紫苏茎叶　紫苏子　木瓜各二钱

【用法】上㕮咀。每服四钱，水一盏，加生姜三片，食前煎服。

【功用】《医略六书》：降气疏肝。

【主治】脚气，大小便秘，或入腹冲心，疼痛肿满。

【方论选录】《医略六书》：羌活疏通经络以祛寒湿，能除百节之痛；紫苏疏理血气以散风寒，能除脚气之肿；白芍敛阴和肝；川芎活血调气；槟榔导逆气以下行；枳壳破滞气以降逆；香附调气解郁；苏子散郁除痰；木瓜舒筋脉和脾；甘草缓中气和药；生姜散风寒，豁痰涎也。更以药汁磨入沉香、木香，而独以沉香名方者，以木香能调气醒脾胃，而沉香顺气降逆，直入肾脏，较木香为得力耳。务使痰降气行，则风寒解散，而经络清和，脚气肿痛无不退，安有入腹冲心昏迷之危乎？

45305 沉香羌活散

《奇效良方》卷三十九。为《普济方》卷二四五"沉香羌活汤"之异名。见该条。

45306 沉香阿胶散

《普济方》卷一二〇。为《圣济总录》卷六十五"沉香汤"之异名。见该条。

45307 沉香阿魏丸（《圣济总录》卷四十五）

【组成】沉香　木香各三分　芎䓖　当归（剉，焙）　蓬莪术（炮）　陈橘皮（去白，焙）　延胡索　槟榔（剉）　吴茱萸（醋浸一宿，炒）　益智仁　桂（去粗皮）　白术　附子（炮裂，去皮脐）　干姜（炮）　草豆蔻（去皮）各半两　阿魏一两半（瓷器中醋浸一宿，生绢滤去砂，入面煮糊）

【用法】上药捣罗十五味为细末，用阿魏糊为丸，如梧桐子大，丹砂为衣。每服五七丸，以生姜、橘皮汤送下；血气，以温酒醋汤送下。

【主治】脾胃冷热气不和，食毒，脾胃中宿积。

45308 沉香阿魏丸（《圣济总录》卷五十二）

【组成】沉香（剉）　阿魏（研）　桃仁（汤浸，去皮尖双仁，炒，研）　槟榔（剉）　蓬莪术（炮，剉）各半两　青橘皮（去白，米醋炙）　吴茱萸（醋炒）　青木香　茴香子（炒）各一分　硇砂三两（细研，汤泡，纸滤取清，入银石器内煎成霜，研入药）

【用法】上为末，炼蜜为丸，如梧桐子大。每服二十丸，炒生姜盐汤送下。

【主治】肾脏风虚劳气，奔冲闷乱。

45309 沉香阿魏丸（《圣济总录》卷五十五）

【组成】沉香（剉）　木香　丁香　荜澄茄　茴香子（炒）　青橘皮（汤浸，去白，焙）　干姜（炮）　陈橘皮（汤浸，去白，焙）　槟榔（剉）　阿魏（醋和面裹煨熟，去面，研）各等分

【用法】上为末，炼蜜为丸，如樱桃大，研丹砂为衣。每服一丸，细嚼，炒生姜盐汤或温酒送下。

【主治】胃心痛，腹胁虚胀，胸膈不利，痰逆不思食，呕吐酸水。

45310 沉香阿魏丸（《痧胀玉衡》卷下）

【异名】石一（《痧书》卷下）、九号坎象方（《杂病源流犀烛》卷二十一）。

【组成】五灵脂　广皮各一两　青皮　天仙子　姜黄　蓬术　三棱各七钱　枳壳六钱　白豆仁　乌药各五钱　木香　沉香各二钱　阿魏一钱

【用法】水为丸，如绿豆大。每服三十丸，以砂仁汤稍冷送下。

【主治】痧气壅，血阻，昏迷不醒，偏身沉重，不能转侧。

45311 沉香陈曲丸（《圣济总录》卷四十六）

【组成】沉香半两　陈曲（微炒）　木香　槟榔（剉）　半夏（汤洗七遍，焙）　陈橘皮（汤浸，去白，焙）　人参　白豆蔻（去皮）　麦蘖（微炒）各一两　诃黎勒皮　厚朴（去粗皮，生姜汁炙）　白术各二两　丁香　荜澄茄各半两

【用法】上为末，炼蜜为丸，如梧桐子大。每服三十丸，空心、食前以米饮送下。

【主治】脾胃气虚，食少无力。

45312 沉香附子丸（《郑氏家传女科万金方》卷一）

【组成】沉香　附子　官桂　当归　川芎　五灵脂　木香

【用法】上为细末，醋糊为丸。每服三十丸，食前以米饮送下。

【主治】妇人腰下冷气块，并月水不通。

45313 沉香附子汤（《魏氏家藏方》卷六）

【异名】沉附汤（《朱氏集验方》卷四）、二味沉附汤（《景岳全书》卷五十八引《全集》）。

【组成】沉香一块　附子一只（九钱重者，炮，去皮脐，切片子）

【用法】用水一盏，以沉香于砂盆内，旋以水少许，磨沉香三百匝，以余水洗下，将附子分作三服，以沉香水煎，每加生姜五片，煎至七分，去滓，食前服，以吞既济丹尤佳。

【主治】肾阳不足，寒凝气滞，水湿停留，身面浮肿，胀满气喘，胸膈痞闷，小便不利。❶《朱氏集验方》肿病，喘满。❷《医方类聚》引《济生

续方》:上盛下虚,气不升降,阴阳不和,胸膈痞满,饮食不进,肢节痛倦。❸《岭南卫生方》:瘴疾,上热下寒,腿足寒厥。❹《普济方》:风寒痞隔,中焦下焦不升降,水凝而不通,肿面满,小便不利。

【方论选录】《瘴疟指南》:是方用附子,乃肾经本药,加以沉香,能引上焦阳气入肾,肾中有阳气则下元暖,根本固而邪风自息矣。

45314 沉香郁金散(《痧胀玉衡》卷下)

【异名】十三号革象方(《杂病源流犀烛》卷二十一)、石五(《痧书》卷下)。

【组成】沉香 木香 郁金各一钱 乌药三钱 降香二钱 细辛五钱

【用法】上为细末。每服三分,以砂仁汤稍冷送下。

【主治】❶《痧胀玉衡》:痧气寒凝。❷《种福堂方》:腹痛。

45315 沉香固元散(《朱氏集验方》卷八)

【组成】沉香 茴香 丁香 乌药 木香 川芎 巴戟(酒煮,去心)各半两 陈皮三钱 葫芦巴四钱

【用法】上为细末。以盐汤调下。常服为妙。

【主治】虚损。

45316 沉香和中丸(《御药院方》卷四)

【异名】沉香中和丸(《普济方》卷一六四)。

【组成】沉香 丁香 木香 肉豆蔻(面裹,煨熟) 半夏(汤洗七次,生姜制) 人参 吴茱萸(汤洗,焙干) 白茯苓(去皮)各半两 水银 硫黄各半两(二味研,结砂子)

【用法】上为细末,生姜汁煮面糊为丸,如小豆大。每服三四十丸,食空时以生姜汤送下。

【主治】痰饮气痞,呕吐涎沫,粥药难停。

45317 沉香和中丸(《袖珍》卷一)

【组成】陈皮(去白) 青皮 黄芩 槟榔 木香 枳壳 青礞石(消煅)各半两 大黄一两一分 沉香二钱 滑石二两 黑牵牛末二两二钱

【用法】上为末,滴水为丸,如梧桐子大。每服五十丸,临卧以茶清送下。

【主治】痰气壅盛,中脘气滞,胸膈烦满,头目不清,痰涎不利,大便秘结,小便赤涩。

❶《袖珍》:痰气。❷《丹溪心法附余》:中脘气滞,胸膈烦满,痰涎不利,头目不清。❸《医统》:一切痰气壅盛。❹《济阳纲目》:大便秘结,小便赤涩。

45318 沉香和血丸(《袖珍》卷四)

【组成】当归(酒浸) 乌药(酒炒) 沉香(不见火) 玄胡索(炒)各一两 白芷(酒炒) 苍术(炒) 枳实(炒) 干姜(炮) 小茴香(炒) 川椒(炒,去目) 乳香(研) 没药(研) 牡丹皮各二钱 澄茄一钱 白芍药二两 艾叶四两(醋浸一宿,煮干为末,入前药)

【用法】上为末,好米醋糊为丸,如梧桐子大。每服五十丸,空心以醋汤送下;米饮亦可。

【主治】虚羸,血气冲任脉不调,气不升降,饮食不消,聚为痰饮,头目昏眩,四肢倦怠,百节酸疼,子宫久冷。

45319 沉香金粟散(《魏氏家藏方》卷五)

【组成】沉香(煨干) 干木瓜 人参(去芦) 诃子(炮,去核) 肉桂(去粗皮,不见火) 半夏(红曲炒) 木香

（湿纸煨） 丁香(不见火) 槟榔 川芎 乌药 陈皮(去白) 当归(去芦) 白姜(炮,洗) 白芷(炒) 甘草(炙) 桔梗(炒) 良姜(炒) 远志(去心) 白扁豆(炒) 缩砂仁 龙骨(煅)各一两 白茯苓(去皮) 附子(炮,去皮脐) 藿香叶(去土) 莲子肉(去心) 罂粟子(炒) 川厚朴(去粗皮,姜制,炒) 肉豆蔻(面裹,煨)各一两

【用法】上为细末。每服三钱,水一盏二分,加生姜五片,大枣二枚,同煎至八分,和滓,空心温服。

【功用】温中和气,调养心脾,进食止痢。

45320 沉香定痛丸(《万氏家抄方》卷三)

【异名】沉香化滞定痛丸(《回春》卷五)。

【组成】沉香二钱 乳香二钱 没药 大黄(炒)各五钱 元胡索(酒炒) 莪术各三钱 瓦楞子一个(煅红,酒淬)

【用法】上为末,醋糊为丸,如绿豆大。每服九丸,壮实者十一丸,以白滚汤送下,行二次,米饮补之即安。

【主治】胃脘痛,胸中满闷,停痰积块,滞气壅塞,不拘远年近日。

45321 沉香降气丸(《儒门事亲》卷十二)

【组成】沉香 木香 缩砂仁 白豆蔻(仁) 青皮(去白) 陈皮(去白) 广术(煨) 枳实(麸炒)各一两 萝卜子一两(另末) 黑牵牛二两(末) 大黄二两(炒)

【用法】上为末,生姜汁浸蒸饼为丸,如梧桐子大。每服三十丸,以橘皮汤送下。

【主治】一切气聚,胸膈胀满,不思饮食。

【备考】本方方名,《普济方》引作“沉香降气丹”。

45322 沉香降气丸(《御药院方》卷三)

【组成】沉香一两半 香附子(去毛)五两 蓬莪术(炒,剉) 木香各二两 甘草(轻炒)七两 豆粉(轻炒)九两 姜黄(洗净,焙)八两半

【用法】上为细末,水浸蒸饼为丸,如樱桃大,以本末为衣。每服三二丸至五丸,细嚼,以生姜汤送下,温水亦可,不拘时候。

【功用】和脾胃,进饮食,利胸膈。

【主治】胸膈痞闷,气不升降,饮食减少,肢体怠惰,呕哕恶心,脐腹疼痛。

45323 沉香降气丸(《瑞竹堂方》卷一)

【组成】沉香(镑) 木香 荜澄茄 枳壳(去瓤) 缩砂仁 白豆蔻仁 青皮(去白) 陈皮(去白) 广术(炮) 枳实(麸炒) 黄连(去须) 半夏(生姜制) 萝卜子(另研)各半两 白茯苓(去皮)一两 香附子二两(炒去皮毛) 白术一两(煨) 乌药一两半

【用法】上为细末,生姜自然汁浸蒸饼为丸,如梧桐子大。每服五七十丸,临卧煎橘皮汤送下,姜汤亦可,一日一次。

【功用】升降水火,调顺阴阳,和中益气,推陈致新,进美饮食。

【主治】胸膈痞满。

【宜忌】忌生冷。

45324 沉香降气丸(《普济方》卷一五八)

【组成】沉香 人参 当归(酒浸,焙) 白芍药 川芎 枳壳 陈皮 白术(焙) 白茯苓 茯神 甘草(炙,去

皮)各一两 熟地黄(酒浸)二两 白豆蔻 荜拨各五钱 牛膝(酒浸,焙)二两半 天门冬(去心) 麦门冬(去心)各二两 五味子一两半

【用法】上为细末,用地黄、天门冬、麦门冬三味为膏,糊为丸,如梧桐子大。每服五十丸至七十丸,空心以盐汤或蜜汤,或温酒送下。

【主治】痰饮咳嗽,肺受风寒,心火上炎,风热相搏,致令风热痰生,气不升降。

【加减】喘,加杏仁;嗽,加半夏。

45325 沉香降气丸(《普济方》卷一八一)

【组成】沉香五钱 木香一两 三棱四两 片姜黄四两 莪术四两 青皮四两 陈皮四两 丁香二两 丁皮五钱 草果二两 灯心二两

【用法】上为细末,酒糊为丸,如梧桐子大。每服五十丸,食后以姜汤送下。

【主治】一切气病。

45326 沉香降气丸(《普济方》卷一八二)

【组成】木香半两 青皮(去白) 陈皮(去白) 蓬术(炮) 枳壳(去瓤,麸炒) 京三棱(炮) 鸡爪三棱(炒) 牵牛(炒) 石三棱(煨) 沉香半两 桂半两 神曲一两 麦蘖一两 茯苓一两(去白) 半夏一两(洗) 丁香三钱

【用法】上为末,醋糊为丸,如梧桐子大。每服五十丸,用生姜、橘皮汤送下,不拘时候。

【主治】一切气病。

45327 沉香降气丸(《保命歌括》卷十一)

【组成】沉香一钱二分(另) 砂仁三钱 炙草二钱半 香附一两半 抚芎一两半 木香二钱(另) 槟榔半两 真苏子三钱

【用法】上为末,神曲水煮为丸,如绿豆大。每服五十丸,以盐汤送下。

【主治】气郁病。

45328 沉香降气丸

《丸散膏丹集成》。即《局方》卷三(绍兴续添方)"沉香降气汤"改为丸剂。见该条。

45329 沉香降气丸

《全国中药成药处方集》(杭州方)。为原书"沉香化滞丸"之异名。见该条。

45330 沉香降气丹

《普济方》卷一七一。即《儒门事亲》卷十二"沉香降气丸"。见该条。

45331 沉香降气丹(《古今医鉴》卷五引李大尹方)

【组成】黑牵牛(取头末)三两 大黄一两(酒蒸) 槟榔一两 当归一两(酒浸) 良姜二钱 苍术一两 青皮(炒)一两 陈皮五钱 乌药一两 砂仁五钱 枳壳(麸炒)一两 枳实(麸炒)五钱 香附一两(炒) 沉香三钱 三棱三钱(火煨) 半夏(制)五钱 木香三钱 莪术三钱(火煨) 黄连一两(姜汁炒) 黄芩一两(酒炒)

【用法】上为末,酒糊为丸,如梧桐子大。每服六七十丸,淡姜汤送下。

【主治】翻胃,腹中有积块。

45332 沉香降气汤(《局方》卷三绍兴续添方)

【异名】沉香降气散(《准绳·类方》卷二引《说约》)。

【组成】香附子(炒,去毛)四百两 沉香十八两半 缩砂仁四十八两 甘草一百二十两(爁)

【用法】上为细末。每服一钱,加盐少许,凌旦雾露,空心沸汤点服。

【功用】❶《局方》(绍兴续添方):开胃消痰,散壅思食。❷《丸散膏丹集成》:通顺气血。

【主治】肝气郁结,脾失健运,胸脘痞闷,心腹胀满,恶心呕吐,食欲不振;妇女月经不调,少腹胀痛。

❶《局方》(绍兴续添方):阴阳壅滞,气不升降,胸膈痞塞,心腹胀满,喘促短气,干哕烦满,咳嗽痰涎,口中无味,嗜卧减食;及胃痹留饮,噫醋闻酸,胁下支结,常觉妨闷;及中寒咳逆,脾湿洞泄,两胁虚鸣,脐下撮痛;及脚气,毒气上冲,心腹坚满,肢体浮肿。❷《普济方》:小儿因乳母忧闷愁思虑,或有忿怒之气乳儿,随气而上,不能克化而致气奶呕吐。❸《医略六书》:气逆眩晕,脉沉涩者。❹《丸散膏丹集成》:妇人经水不调,小腹刺痛。

【方论选录】《医略六书》:气逆于中,肝气不降,此眩晕之发于气逆焉,郁怒人多此。沉香降气以疏逆,香附调气以解郁,砂仁理气醒脾胃,甘草缓中和脾胃也,为散沸汤下,使逆气降而肝气平,则脾胃调而运化如常,何气逆眩晕之不已哉。

【备考】本方改为丸剂,名"沉香降气丸"(见《丸散膏丹集成》)。

45333 沉香降气汤(《女科百问》卷上)

【组成】乌药 沉香 香附 甘草 砂仁各等分

【用法】上为细末。每服二钱,空心盐汤调下。

【功用】顺气道,通血脉。

【主治】《证治宝鉴》:腹中癥瘕,上下无定,游走攻刺;及忧思传脾之腰痛。

45334 沉香降气汤

《医方大成》卷四。即《御药院方》卷四"沉香降气散"。见该条。

45335 沉香降气汤

《准绳·幼科》卷九。为《东医宝鉴·杂病篇》卷十一引钱氏方"辟邪膏"之异名。见该条。

45336 沉香降气汤

《医灯续焰》卷十六。为《幼幼新书》卷七引张涣方"辟邪膏"之异名。见该条。

45337 沉香降气散(《御药院方》卷四)

【组成】沉香 木香 丁香 藿香叶 人参(去芦头) 甘草(炮) 白术各一两 白檀二两 肉豆蔻 缩砂仁 桂花 槟榔 陈橘皮(去白) 青皮(去白) 白豆蔻 白茯苓(去皮)各半两 川姜(炮) 枳实(炒)各二两

【用法】上为细末,每服二钱,加盐少许,水一大盏,同煎至七分,和滓温服,每日三次,不拘时候。

【主治】三焦痞滞,气不宣畅,心腹疼痛,呕吐痰沫,胁肋膨胀,噫气不通,哕逆醋臭,胃中虚冷,肠鸣绞痛,宿食不消除,反胃吐食不止,及五膈五噎,心胸满闷,全不思食。

【备考】本方方名,《医方大成》引作"沉香降气汤"。

45338 沉香降气散

《准绳·类方》卷二引《说约》。为《局方》卷三(绍兴续添方)"沉香降气汤"之异名。见该条。

45339 沉香降气散(《医学心悟》卷三)

【组成】沉香(细剉)三钱　砂仁七钱　甘草(炙)五钱　香附(盐水炒)五钱　元胡索(酒炒)一两　川楝子(煨,去肉净)一两

【用法】上为末。每服二钱,淡姜汤调下。

【主治】气滞心痛。

45340 沉香降气散(《杂病源流犀烛》卷二十五)

【组成】沉香　木香　柴胡　白芍　细辛　青皮　陈皮　苏子

【主治】怒气伤肝头痛。

45341 沉香枳壳散(《圣济总录》卷六十七)

【组成】沉香一两　枳壳(去瓤,麸炒)　前胡(去芦头)各三分　乌药(剉)半两　木香　槟榔(剉)　人参　甘草(炙)各一分

【用法】上为细散,每服二钱匕,加生姜二片,盐少许,沸汤点服,不拘时候。

【主治】气逆往来,喘急噎闷。

45342 沉香荜拨丸

《圣济总录》卷五十四。为《圣惠》卷九十八"荜拨丸"之异名。见该条。

45343 沉香茯苓丸(《圣济总录》卷六十三)

【组成】沉香一两　半夏(汤洗七遍,去滑)二两　槟榔(剉)　陈橘皮(汤浸,去白,焙)　白茯苓(去黑皮)　肉豆蔻(去壳)　甘草(生用)各半两　丁香　人参各三两

【用法】上为末,炼蜜为丸,如梧桐子大。每服十五丸,食前以生姜汤送下。

【功用】温脾胃,利胸膈,调顺气血。

【主治】留饮。

45344 沉香保生丸(《医方类聚》卷八十三引《经验秘方》)

【组成】黄柏四两　茴香　川楝子　菟丝子各一两　苁蓉　牛膝　白芍药　白茯苓　杜仲　石斛　熟地黄　威灵仙　地骨皮　枸杞子　干山药　生地黄　北五味子　山茱萸　麦门冬　莲花蕊　生鸡头肉　藿香叶　当归　葫芦巴　川芎　泽泻　白术　人参　巴戟　黄耆　羌活　菖蒲　独活　黄连　广木香　沉香　吴茱萸各五钱

【用法】上为细末,醋糊为丸,如梧桐子大。每服七十丸,空心以温酒或盐汤送下。服至二月,髭发俱黑。

【功用】乌须发。

45345 沉香保生丸(《普济方》卷二一七引《德生堂方》)

【组成】沉香　母丁香　巴戟(去心,酒浸)　莲蕊　木香　莲心　菟丝子(酒浸)　葫芦巴(酒浸)　八角茴香(盐炒)　肉苁蓉(酒浸)　韭子(酒浸)　红花各一两　雄蚕蛾一两二钱　川椒一两(净)　仙灵脾一两(醋炒)　川山甲(炮)二两二钱半　水蛭(糯米炒)五钱　青盐五钱　细墨五钱(烧去油)　益智仁七钱半　牛膝(酒浸)一两　麝香一钱半　蛤蚧一对(别研,去虫,生用)　川楝子一两(炒,以上为末)　川楝子四两(捶碎)　知母一两二钱　破故纸一两二钱　甘草二两　五味子二钱

【用法】后五味为末,用水一斗熬成浓膏,和前药末面糊为丸,如梧桐子大。每服五十丸,空心以酒或盐汤送下,干物压之。

【功用】固精气,益精髓,驻颜色,安魏定魄,延年不老,长壮阳事,暖子宫下元。

【主治】男子精气不固,余涩常流,小便血浊,梦中频数泄出,口干耳鸣,腰膝痛,阴囊湿痒,阳事不举,小便如泔,及妇人血海久冷,胎气不盛,赤白带,漏下。

45346 沉香保生丸(《活人方》卷四)

【组成】山栀仁四两　当归身三两　山楂肉二两　枳实三两　紫厚朴三两　广陈皮三两　香附三两　延胡索三两　蓬术二两　青皮二两　郁金二两　五灵脂二两　抚芎二两　广藿香二两　高良姜二两　白蔻仁二两　沉香一两　木香一两　槟榔一两　草蔻仁一两

【用法】醋调,神曲糊为丸。每服二三钱,空心以淡生姜汤吞服。

【功用】调和血气,开郁结。

【主治】气积、食积、血积、虫积。

45347 沉香顺气丸

《全国中药成药处方集》(南京方)。为原书(上海方)"沉香化气丸"之异名。见该条。

45348 沉香顺气丸(《全国中药成药处方集》沙市方)

【组成】陈佛手十两　炒枳实　白蔻仁各一两　青皮　广陈皮各三两　西砂仁一两　沉香二钱　广木香　粉甘草各一两

【用法】上为细末,冷开水为丸,以蔻仁、砂仁、沉香、广木香四味为衣。每服二钱,温开水送下,一日二次。老人酌减。

【主治】寒湿气滞,胸痞腹痛,呕吐清水,气逆喘促。

【宜忌】孕妇、体虚及肺胃发炎者忌服。

45349 沉香顺气汤(《普济方》卷四十六引《家藏经验方》)

【组成】白术　白茯苓各一两　缩砂仁　川芎　人参各半两　陈皮　干姜各三钱　半夏(切片,生姜汁和匀,焙干)半两　丁香　甘草各三钱　沉香半两

【用法】上为粗末。每服三钱,水一盏半,加生姜七片,同煎至八分,去滓温服,不拘时候。

【主治】头风。

【临床报道】头风:崔菊坡尝苦头风,遂宁何起岩以此方进之,服之而愈。

45350 沉香顺气酒(《全国中药成药处方集》重庆方)

【组成】柑子根　青藤香各三两　臭牡丹根四两　茴香根　朱砂连各三两　岩乳香一两　鸡血藤根　苦荙头各三两　土沉香二两　吴萸根　三香根　橙子根各三两　通死根二两　臭草根三两　胡皂柑四两　观音莲二两

【用法】用白干酒十斤,泡十日后即成。每次一至三两,每日三次。

【功用】理气止痛。

45351 沉香顺气散(《医统》卷八十八)

【组成】沉香　茯神　紫苏叶　人参　甘草(炙)各一钱

【用法】上为细末,以紫苏梗煎汤调化,不拘时候服。

【主治】小儿物忤逆触。

45352 沉香烂积丸(《全国中药成药处方集》重庆方)

【组成】沉香一两　制鳖甲　牵牛子各三两　雷丸一两五钱　莱菔子三两　香薷一两五钱　制大黄三两　使君子一两五钱　神曲四两　苍术一两五钱　楂肉四两　枳

实 砂仁 麦芽 蓬莪术 三棱 厚朴各三两 广木香一两五钱 香附 草果 椰片各三两 巴豆霜二钱 阿魏五钱 朱砂二两

【用法】除阿魏煎水,巴豆霜临时下,朱砂为衣外,余药共研细末,阿魏水为丸,朱砂为衣。每服二钱,小儿减半,空腹以白开水送下。

【主治】饮食不节,气血凝结脏腑,因而腹痛,或包或块,或走痛,或茶积、酒积、食积、冷积、痞积、乳积。

【宜忌】体虚者及孕妇不能服。

45353 沉香活血丸 (《普济方》卷三三五)

【组成】沉香 广术 诃子(去皮)各一两 肉豆蔻 丁香 良姜各一两 麝香一分(别研) 椒红 当归 白术 附子(炮,去皮)各一两

【用法】上为末,加麝香令匀,酒糊为丸,如梧桐子大。每服三十丸,以温酒送下。

【主治】血气不调,脏腑积冷,脐腹疼痛,肌体日瘦。

45354 沉香养气丸 (《鸡峰》卷二十)

【组成】沉香二钱 木香半两 香附子四两 姜黄二两 甘草一两半 甘松一分

【用法】上为细末,蒸饼为丸,如梧桐子大。每服五七丸,空心以米饮送下。

【功用】和气调中,美进饮食。

【主治】脾胃不和,膈脘痞闷,嗳醋吞酸,口苦无味,食入迟化,心腹胀痛,中酒呕吐,停滞不消。

45355 沉香养脾丸 (《中藏经》)

【组成】人参 白术 川面姜(炮) 甘草(炙) 木香 丁香 肉豆蔻(面裹,煨) 缩砂各半两 沉香一分

【用法】上为细末,炼蜜为丸,一两作五丸,每服一丸,食前嚼下;化下亦得。

【功用】《杨氏家藏方》:益脾养胃,助气温中,进饮食。

【主治】❶《中藏经》:小儿疳瘦。❷《杨氏家藏方》:吐利及脾胃虚弱诸疾。

45356 沉香养脾汤 (《魏氏家藏方》卷五)

【组成】肉豆蔻(面裹,煨) 厚朴(去粗皮,姜制,炙) 甘草(炙) 沉香各一两(不见火) 人参(去芦) 黄耆(蜜炙)各二两 诃子(煨,去核) 橘皮(去瓤) 木香(炮)各三分 白术三两(炙,炒) 白茯苓一两半(去皮)

【用法】上咬咀。每服二钱半,水一盏,加生姜三片,大枣一枚,煎至半盏,食前温服。

【主治】脾胃久虚,肌体羸弱,心腹胀闷,饮食迟化,口苦咽干,喜饮汤水,黄瘦自汗,潮热多惊。

45357 沉香养脾散 (《鸡峰》卷十二)

【组成】制厚朴二两 舶上茴香一分 肉豆蔻仁 桂各半两 白术一两 丁香 荜澄茄各半两 赤石脂 五味子 黄耆各一两 木香 沉香 白檀各一分 良姜半两 陈皮一分 胡椒 草豆蔻仁 人参 甘草 诃子皮各半两

【用法】上为细末。每服二钱,水一盏半,加生姜三片,大枣二枚,同煎至七分,空心温服。

【功用】益气,补虚损。

【主治】脾胃久虚,大脐寒滑,全不思食。

45358 沉香神曲煎 (《鸡峰》卷十二)

【组成】沉香二分 神曲十六分 干姜 桂心六分

吴茱萸 椒四分 白术十分

【用法】上为细末,酒糊为丸,如梧桐子大。每服三十丸,空心以米饮送下。

【功用】补养脾胃,助气消谷。

【主治】脾虚,食少迟化,胸膈痞满,腹胁膨胀,嗳气吞酸,呕逆恶心,四肢倦怠,心腹疼痛,饮食减少,大便泄泻。

【宜忌】若禀受怯弱,饮食易伤者,最宜服之。

【备考】方中干姜、吴茱萸用量原缺。

45359 沉香既济丸 (《普济方》卷二一九引《德生堂方》)

【组成】枳壳(去瓤,酒浸,麸炒) 川楝子(干用,青盐炒) 巴戟(去心,酒浸) 韭子(酒浸,炒焦)各三两 八角茴香(就于青盐少许炒小茴香) 白茯苓各三两 木香一两 沉香一两 麝香二钱 青盐一两 白马茎一条(微炒,晒干,切作片,另研为末;如无马茎,用黄狗茎十三个,切,焙干;若有狐茎,止用九个,切,焙干,另研末)

【用法】上为细末,却将别研药末和匀,酒为丸,如梧桐子大。每服五六十丸,早晨空心以好酒送下,干物压之。

【功用】滋补下元,调顺诸气,壮健阳事,加进饮食。

【宜忌】忌食生姜、萝卜、豆粉、猪血。

【备考】方中白马茎,《奇效良方》作"肉苁蓉"。

45360 沉香除气丸 (《普济方》卷一九二)

【组成】当归 青皮 甘草 木香 沉香 白豆蔻 槟榔各等分

【用法】上为末,水打面糊为丸,如梧桐子大。每服二十丸,温水送下。

【主治】水气病愈后。

【宜忌】服白粥一百日,忌盐并房事。

45361 沉香桂附丸 (《医学发明》卷六)

【组成】沉香 附子(炮,去皮脐) 干姜(炮) 良姜(剉,炒) 官桂(去皮) 茴香(炒) 川乌头(炮,去皮脐,剉作小块子如豆大,再炒令黄用) 吴茱萸(汤浸,洗去苦,炒)各一两

【用法】上为细末,用好醋煮面糊为丸,如梧桐子大。每服五七十丸,空腹、食前以熟米饮送下,每日二次。

【功用】❶《卫生宝鉴》:退阴助阳,除脏腑冷气。❷《医略六书》:回阳逐邪。

【主治】❶《卫生宝鉴》:中气虚弱,脾胃虚寒,饮食不美,气不调和,脏腑积冷,心腹疼痛,胁肋膨胀,腹中雷鸣,面色不泽,手足厥冷,便利无度;及下焦阳虚,七疝痛引小腹不可忍,腰屈不能伸,喜热熨稍缓。❷《普济方》:中寒心腹冷痛,霍乱转筋。

【宜忌】忌生冷硬物。

【方论选录】《医略六书》:附子补火回阳以御邪,肉桂温经暖血以散邪,川乌逐在里之邪,泽泻泻逆上之邪,良姜暖胃散寒滞,吴茱平肝降逆气,沉香导厥气之上逆,小茴温气化以下达也。醋丸盐汤下,使真火内充,则厥气下潜而客邪解散,疝气自消,安有急痛欲死之患,手足逆冷之虑乎。

【备考】《医略六书》有泽泻,无干姜。

45362 沉香桃胶散 (《产育宝庆》卷上)

【组成】桃胶(瓦上焙干) 沉香 蒲黄(隔纸炒)各等分

【用法】上为末。每服二钱,空心以陈米饮调下。

【主治】产后痢下赤白,里结后重,疞刺疼痛。

45363 沉香透膈丸(《普济方》卷三十六引《德生堂方》)

【组成】丁香 沉香 木香各一两 粉霜五钱 硇砂三钱 巴豆四十九个(大者去油) 麝香一钱 信二钱(用锡炒,去锡) 朱砂五钱

【用法】上为末,酒湖为丸,如粟米大。每服十五丸,病轻者七丸,以冷姜汤送下。

【主治】反胃吐食,膈气噎气。

【备考】只三服见效,如三服不见效,不可治之。

45364 沉香透膈汤(《普济方》卷一八一)

【组成】丁香半两 木香 沉香 白豆蔻 砂仁各半两 藿香叶 白茯苓 青皮(去白) 厚朴(姜制) 半夏(姜制) 甘草(炙)各半两 肉豆蔻(面煨) 神曲(炒) 麦蘖(炒) 人参 肉桂 草果各半两 槟榔一枚 陈皮(去白)一两

【用法】上㕮咀。每服三钱,水一大盏,加生姜三片,大枣一枚,煎至七分,去滓,食前温服。

【主治】男子、妇人五种气滞,胸膈闷满,心腹疼痛,翻胃吐食,两胁膨胀,噎膈不通,饮食减少,多困少力。

45365 沉香消化丸

《十药神书》(陈修园注本)。即《修月鲁般经》引《劳证十药神书》,见《医方类聚》卷一五〇"消化丸"加沉香。

45366 沉香消积丸(《全国中药成药处方集》沈阳方)

【组成】沉香二两 二丑一斤 灵脂 牙皂 大黄 香附各八两

【用法】上为极细末,醋糊为小丸。每服二钱,以白开水送下。

【功用】消食化痰,行水除胀。

【主治】食积气滞,腹胀水肿,单腹膨胀,大便秘结,胃脘作痛,噎膈吐酸,四肢水肿。

45367 沉香消痞丸(《医方类聚》卷一一三引《经验秘方》)

【组成】沉香 芦荟 枳壳(麸炒,去瓤) 硇砂(火煨黄色)各三钱 广木香二钱 胡黄连五钱 麝香一钱(另研) 黑牵牛(微炒,取头末)一两

【用法】上为极细末,好醋熬肥皂角子膏和药为丸,如梧桐子大。每服四五十丸,加至八九十丸,临卧时嚼胡桃仁一个极烂,嚼温水与药一处送下。丸虽多,止微利而已。

【主治】积聚。

【临床报道】积聚:余昔岁宦游江南,因晨起空腹常啜精姜煮酒,及四时绝不饮冷,虽盛暑烦渴,亦温煮酒解之。久而胃肺积热在中,更或心有郁结,乘怒强食,以致气不升降,胸腹胀满,噫气不绝,或三五日一遍;于饮食后气闭不通,必须吐去所啖之物,候腹胀空虚,气方稍通。病势将深,连日呕吐诸物不停,至胸满气塞之际,欲以喷嚏为解,用药搐之不嚏,物刺鼻亦不嚏。百般较料,终不胜其苦。命医治疗,或云寒,或云热,竟不能断果为何证。老医又云:醉饱莫侵房事。凡温中快气,养胃健脾,清肺和膈,化痰去滞,补虚进食等药,或散或丸,俱无效验。虽不甚卧床,拟待死而已。忽遇旧识汴梁张君宝,惠余此方,依法修制,服之十日,病减其半;未及二日,十分去九。即痊之后,或时气不顺,一服即愈。经今十有余年,再不复发。是方诸书不载。盖处此方者,真良医也。余但遇斯患,即传授之,已效十余人矣。

【宜忌】忌肉、湿面、冷硬物。

45368 沉香消痞丸(《医方类聚》卷一一三引《医林方》)

【组成】木香半两 白术二两 荆三棱 广术各二两 陈皮一两半 槟榔一两 大黄二两(纸裹、烧) 牵牛(头末)五两

【用法】上为细末,水面糊为丸,如梧桐子大。每服三五十丸,食后以温水送下。

【功用】宽中顺气,消积化痰。

【主治】心腹疼痛,两胁注闷胀满,不思饮食。

【备考】本方名沉香消痞丸,但方中无沉香,疑脱。

45369 沉香消痞丸(《普济方》卷一七〇)

【组成】沉香半两 木香半两 陈皮 青皮 三棱 蓬术 砂仁 香附 乌药 槟榔 干姜各一两

【用法】上为细末,醋糊为丸,如梧桐子大。每服五六十丸,食前用米饮汤送下。

【主治】痞气。

45370 沉香通气丸(《医方类聚》卷一一三引《经验秘方》)

【组成】京三棱(慢火炮) 丁香 陈皮(去白)各一两半 玄胡索 木香 木通(去皮) 沉香 白术各一两 槟榔半两 广术(慢火炮) 枳壳(麸炒,去瓤)各二两 青皮(去瓤) 茴香(盐炒) 新罗参 白茯苓(新者)各一两半 白豆蔻仁三两

【用法】上为细末,姜汁打面糊为丸,如梧桐子大。每服三十丸或五十丸,以温水米饮汤送下,不拘时候。

【功用】顺气和血,消进饮食。

【主治】积聚寒热,心腹闭满,胁肋刺痛,呕逆寒痰,气满不散,遍身骨节疼痛,寒热有时,荣卫不通。

45371 沉香理气丸(《成方制剂》20册)

【组成】沉香60克 半夏(制)120克 枳实(麸炒)300克 砂仁120克 陈皮120克 山楂120克 大黄150克 木香120克 白术(麸炒)120克 厚朴(制)120克 黄芩150克 槟榔120克 广藿香120克

【用法】上制成丸剂。空腹用温开水送服,或布包煎服,一次3~9克。

【功用】化滞利气。

【主治】脾胃失和,气郁不舒,食滞腹胀,嗳气吞酸。

45372 沉香理气汤(《女科百问》卷下)

【组成】丁香 檀香 木香各半两 藿香二两 甘草二两 砂仁半两 白豆蔻一两(用仁) 沉香 乌药 人参各一两

【用法】上为末。每服一钱,加盐一字,沸汤点服,不拘时候。

【主治】气滞不和,胸膈虚痞。

45373 沉香黄耆散(《卫生总微》卷十五)

【异名】黄耆散(《普济方》卷三九〇)。

【组成】沉香(剉) 绵黄耆(剉) 人参(去芦) 当归(去芦,洗净,焙) 赤芍药各一两 木香 桂心各半两

【用法】上为细末。每服一大钱,水一小净盏,加生姜三片,大枣一枚,同煎至半盏,去滓,放温,食前时时与服。

【主治】❶《卫生总微》:荣卫虚,遍身喜汗。❷《普济方》:小儿荣卫不和,肌瘦盗汗,骨蒸多渴,不思乳食,腹满泄

泻,气虚少力。

45374 沉香猪肚丸（《鸡峰》卷十二）

【组成】石斛 荜茇 诃子 沉香 丁香 木香 人参 白术 肉桂 白豆蔻 肉豆蔻 荜澄茄 茴香 葫芦巴 破故纸 乌药 当归 川芎 附子 干姜 胡椒 缩砂仁 川椒 牛膝 巴戟 硫黄 青盐 厚朴 槟榔各一两 猪肚一只（一方治冷积满闷,添枳实、桔梗、麒麟竭、没药、橘皮、三棱、蓬术、槟榔等八味;又方添硇砂一两）

【用法】上为细末,猪肚用水煮熟,切作棋子,再入酒内煮软,研和前药为丸,如梧桐子大。每服三十丸,空心以温酒或盐汤送下。

【主治】脾肾虚损,不思食。

45375 沉香猪肚丸（《百一》卷四）

【组成】沉香 丁香 木香 川椒（炒） 荜澄茄 陈皮 葫芦巴（炒） 破故纸（炒） 石茱萸 桂 巴戟（去心） 茴香（炒） 牛膝 肉苁蓉 附子（炮,去皮脐）各三两 槟榔 肉豆蔻各四两

【用法】上为细末,生猪肚一个去脂,先用生绢袋盛药末,令在猪肚内缝合,用酸浆水一桶于银石锅内煮令猪肚软,取出放冷,不用猪肚,将药焙干,酒面糊为丸,如梧桐子大。每服五十丸,以温酒送下;妇人以醋汤送下,与壮气丸相间服。

【主治】男子、妇人久病气虚。

45376 沉香鹿茸丸（《杨氏家藏方》卷九）

【组成】鹿茸二两（酒炙） 附子（炮,去皮脐）半两 沉香半两 麝香一钱一字（别研）

【用法】上为细末,将肉苁蓉一两半,酒煮烂,研细,别入酒熬成膏为丸,如梧桐子大。每服五十丸,空心、食前温酒或盐汤任下。

【功用】补虚益真气,暖下焦,助老扶弱。久服强健。

45377 沉香鹿茸丸（《传信适用方》卷二）

【组成】沉香一两 大附子（炮,去皮脐）二两 鹿茸（燎去毛,酥炙）三两 苁蓉（洗,酒浸）四两 菟丝子（洗净,酒浸）五两 熟地黄（洗净,酒浸,焙干）六两

【用法】上为细末,炼蜜为丸,如梧桐子大。每服三五十丸,空心、食前以温酒吞下。

【功用】补益下元,滋养真气,明目驻颜色。

【主治】诸虚不足。

45378 沉香鹿茸丸（《普济方》卷二一九引《十便良方》）

【组成】麝香一两 附子 沉香 茴香 巴戟 牛膝 当归 苁蓉 山茱萸 茯苓 龙骨各一两

【用法】上为末,以酒煮山药糊为丸,如梧桐子大。每服四十丸,空心、食前温酒或盐汤送下。

【功用】补暖下元,助益真气。

45379 沉香鹿茸丸（《局方》卷五续添诸局经验秘方）

【组成】沉香一两 附子（炮,去皮脐）四两 巴戟（去心）二两 鹿茸（燎去毛,酒浸,炙）三两 熟干地黄（净洗,酒洒,蒸,焙）六两

【用法】上为细末,加麝香一钱半,炼蜜为丸,如梧桐子大。每服四五十丸,空心以好酒或盐汤吞下。

【功用】❶《局方》（续添诸局经验秘方）:养真气,益精髓,明视听,悦色驻颜。❷《普济方》:镇心肾,养肝,益五脏,

调顺三焦。

【主治】真气不足,下元冷惫,脐腹绞痛,胁肋虚胀,脚膝缓弱,腰背拘急,肢体倦怠,面无精光,唇口干燥,目暗耳鸣,心惊气短,夜多异梦,昼少精神,喜怒无时,悲忧不乐,虚烦盗汗,饮食无味,举动力乏,夜梦鬼交,遗泄失精,小便滑数,时有余沥,阴间湿痒,阳事不兴。

45380 沉香鹿茸丸

《卫生宝鉴》卷十五。为《御药院方》卷六"沉麝鹿茸丸"之异名。见该条。

45381 沉香断红丸（《杨氏家藏方》卷十九）

【组成】沉香半两 当归（酒浸一宿,焙干） 川芎 白芍药 熟干地黄 阿胶（切碎,蛤粉炒成珠子） 续断各一两

【用法】上为细末,面糊为丸,如黍米大。每服三十丸,乳食前以温米饮送下。

【主治】小儿下痢,赤多白少,或纯便血,或如豆汁。

45382 沉香堕痰丸

《御药院方》卷五。为《圣济总录》卷六十四"小半夏丸"之异名。见该条。

45383 沉香续断丸（《圣济总录》卷一八五）

【组成】沉香（剉） 续断 牛膝（炒） 石斛 茴香子（炒） 补骨脂（微炒） 荜澄茄 山茱萸 防风（去叉） 熟干地黄 白茯苓（去黑皮） 杜仲（去粗皮,炙） 肉苁蓉（酒浸,切,焙）各三分 菟丝子（酒浸一宿,别捣） 桂（去粗皮） 鹿茸（去毛,酥炙） 附子（炮裂,去皮脐） 泽泻 石龙芮各一两 巴戟天（去心） 桑螵蛸（炒） 芎藭 五味子 覆盆子 木香各半两

【用法】上为末,酒糊为丸,如梧桐子大。每服三十丸,空心以温酒下或盐汤送下。

【功用】补虚益气。

【主治】骨髓伤败。

45384 沉香琥珀丸（《普济方》卷一九一引《德生堂方》）

【异名】沉珀丸（《医级》卷八）。

【组成】琥珀 杏仁（去皮,炙） 赤茯苓各半两 泽泻半两 紫苏（真者） 沉香 葶苈（炒） 郁李仁（去皮、壳）各一两半 橘皮（去白） 防己各七钱半

【用法】上为末,炼蜜为丸,如梧桐子大,以麝香半钱为衣。每服二十五丸,加至五十丸,空心以前胡、人参汤送下。

【主治】❶《普济方》引《德生堂方》:水肿一切急难证,小便不通者。❷《张氏医通》:血结小腹,青紫筋绊,喘急胀痛。

45385 沉香琥珀丸（《女科指掌》卷一）

【组成】沉香 牙皂 琥珀各等分。

【用法】上为末,饭为丸,益元散为衣。每服二钱,以温酒送下。

【主治】妇人脬转,脐下急痛,烦闷汗出,气逆奔迫,内外壅塞,胀满不通者。

【备考】本方治上症,需配合外用小麦秆煎汤熏洗。

45386 沉香琥珀散（《普济方》卷二一四）

【组成】琥珀屑 忘忧根 白通草 小茴香 大扁蓄 木通梢 血竭 滑石 海金沙 木香各半两

【用法】上为粗末,每服一两,水二盏半,灯心一把,竹

叶十片,连根葱白三根,同煎七分,去滓,空心食前温服;瀑流水煎,更加极验。

【主治】诸淋涩不通。

【加减】如便硬,加大黄五钱;水道涩痛,加山栀子五钱;淋血,加生地黄一两。

45387 沉香紫桂丸(《圣济总录》卷一八六)

【组成】桂(去粗皮) 乌头(炮裂,去皮脐) 赤白脂(烧)各一两 干姜(炮) 蜀椒(去目及合口者,炒出汗)各半两

【用法】上为末,酒煮面糊为丸,如梧桐子大。每服二十丸,空心、食前以醋汤送下;丈夫以盐汤送下。

【主治】丈夫元脏气虚损;妇人血海虚冷,月脉急漏,五般带下,脐腹疼痛,及一切虚风冷气攻注。

45388 沉香紫菀丸(《万氏家抄方》卷二)

【组成】紫菀茸 南星(姜制) 白附子 茯苓 郁李仁各一两 沉香 甘草 枳实 辰砂各五钱 白豆蔻 陈皮各八钱 槟榔 苏子 半夏(法制) 五味子各七钱 干姜三钱 川乌三钱

【用法】姜汁米糊为丸。每服二钱,食远淡姜汤送下。

【主治】痰哮、冷哮。

45389 沉香紫蔻丸(《全国中药成药处方集》沈阳方)

【组成】紫蔻一钱 草蔻三钱 莱菔子五钱 广木香三钱 三消九钱 沉香 大黄 炒枳实 槟榔 青皮 广皮 厚朴 广砂 柴胡 内金各四钱

【用法】上为极细末,炼蜜为丸,每丸二钱重。每服一丸,以开水送下。

【功用】消食健胃,开郁止痛。

【主治】腹满胃痛,消化不良,呕吐打咯,食欲不振,膨闷胀饱,反胃吐酸。

【宜忌】孕妇忌服。

45390 沉香舒气丸(《成方制剂》7册)

【组成】槟榔 柴胡 沉香 豆蔻 甘草 厚朴 木香 片姜黄 青皮 砂仁 山楂 乌药 五灵脂 香附 延胡索 郁金 枳壳

【用法】上制成丸剂,每丸重3克。口服,一次2丸,一日2~3次。

【功用】舒气化郁,和胃止痛。

【主治】肝郁气滞、肝胃不和引起的胃脘胀痛,两胁胀满疼痛或刺痛,烦躁易怒,呕吐吞酸,呃逆嗳气,倒饱嘈杂,不思饮食。

【宜忌】孕妇慎服。

45391 沉香舒郁片

《成方制剂》10册。即《全国中药成药处方集》天津方"沉香舒郁丹"改为片剂。见该条。

45392 沉香舒郁丹(《全国中药成药处方集》天津方)

【组成】广木香十二两 青皮(醋炒)四两 厚朴(姜制) 广皮各十两 枳壳(麸炒)七两 甘草三两 香附(醋制) 玄胡(醋制)各四两 片姜黄三两 南柴胡四两 蔻仁八两 沉香十两 砂仁八两

【用法】上为细末,炼蜜为丸,每丸二钱重,蜡皮或蜡纸筒封固。每次一丸,以白开水送下。

【功用】舒气开胃,化郁止痛。

【主治】胸腹胀满,胃部疼痛,呕吐酸水,消化不良,食欲不振,郁闷烦恼。

【宜忌】孕妇及体虚者勿服。

【备考】本方改为片剂,名"沉香舒郁片"(见《成方制剂》)。

45393 沉香温胃丸(《内外伤辨》卷中)

【组成】附子(炮,去皮脐) 巴戟(酒浸,去心) 干姜(炮) 茴香(炮)各一两 官桂七钱 沉香 甘草(炙) 当归 吴茱萸(洗,炒去苦) 人参 白术 白芍药 白茯苓(去皮) 良姜 木香各五钱 丁香三钱

【用法】上为细末,用好醋打面糊为丸,如梧桐子大。每服五七十丸,空心、食前以热米饮送下,一日三次。

【主治】中焦气弱,脾胃受寒,饮食不美,气不调和,脏腑积冷,心腹疼痛,大便滑泄,腹中雷鸣,霍乱吐泻,手足厥逆,便利无度,及下焦阳虚,脐腹冷痛;及伤寒阴湿,形气沉困,自汗。

【宜忌】忌一切生冷物。

45394 沉香温胃丸(《御药院方》卷四)

【组成】沉香(剉) 陈皮(去白) 青皮(去白) 人参(去芦头) 大麦蘖(炒) 干姜(炮) 神曲(炒) 白茯苓(去皮) 桂(去粗皮) 甘草(炙)各一两 拣丁香 木香 白豆蔻仁 高良姜(剉) 丁香皮(切) 荜茇 缩砂仁 红豆各半两 白术(剉,炒)二两 大椒二钱半

【用法】上为细末,炼蜜为丸,每两作十丸。每服一丸,食前细嚼,生姜汤送下。

【功用】益脾胃,大进饮食,温中消痞,宽膈顺气。

【主治】脾胃虚弱,三焦痞塞,中脘气滞,胸膈满闷,宿寒留饮,停积不消,心腹刺痛,胁肋膨胀,呕吐痰逆,噫气吞酸,肠鸣泄利,水谷不化,肢体倦怠,不思饮食。

45395 沉香温脾汤(《卫生宝鉴》卷五)

【组成】沉香 木香 丁香 附子(炮,去皮脐) 官桂 人参 缩砂 川姜(炮) 白豆蔻 甘草(炙) 白术各等分

【用法】上为末。每服三钱,水一盏,加生姜五片,大枣一个,煎至七分,去滓,空心、食前热服;作粗末亦可。

【主治】脾胃虚冷,心腹疼痛,呕吐恶心,腹胁胀满,不思饮食,四肢倦怠,或泄泻吐利。

45396 沉香蒺藜丸(《普济方》卷二四七)

【组成】沙苑蒺藜(酒炒) 防风各二两 葫芦巴(酒炒) 茴香(炮) 金铃子(末) 地龙(去土) 牡丹皮各半两 沉香 荜澄茄 木香各二分

【用法】上为末,酒糊为丸,如梧桐子大。每服四五十丸,盐汤、温酒任下。久服去根。

【主治】小肠癫疝偏坠。

45397 沉香槟榔丸(《活幼心书》卷下)

【组成】沉香 槟榔 檀香 南木香 丁皮 三棱(炮,剉) 莪术(炮,剉) 神曲(炒) 谷芽(洗,焙) 厚朴(去粗皮剉碎,每一斤用生姜一斤薄片,切烂杵拌匀,酿一宿,慢火炒干用) 苍术(米泔水浸一宿,去粗皮,滤干,剉片,用火炒至微黄色) 使君子肉(剉,以屋瓦焙干) 青皮(去白) 陈皮(去白) 缩砂仁 益智仁 净香附 枳壳(水浸润,去壳,剉片,麦麸炒微黄) 良姜(剉,用东壁土炒)

各半两　粉草(炙)一两半

【用法】上除沉香、槟榔、檀香、木香、丁皮不过火,余十五味锉,焙,仍同沉香等为末,水煮面糊为丸,如麻仁大。每服三十丸至五十丸,以温米清汤送下,不拘时候。儿小者不能吞咽,炼蜜为丸,如芡实大。每服一丸或二丸,以温汤化服。

【功用】和脾助胃,进食清神,宽胸快膈,顺气调中,悦颜色,壮筋骨。

【主治】❶《活幼心书》:面带痿黄,肌肤瘦弱,过食生果,停寒在里,乳癖腹胀作痛,及吐利疟肿,愈后诸疳虫积。❷《幼科折衷》:疳痛。

45398 沉香槟榔汤(《圣济总录》卷六十六)

【组成】沉香(锉)　赤茯苓(去黑皮)　桑根白皮(微炙,锉)　人参各一两　槟榔(锉)半两

【用法】上为粗末。每服三钱匕,水一盏,煎至七分,去滓温服,不拘时候。

【功用】止喘嗽,消肿满,进饮食。

【主治】咳嗽。

45399 沉香磁石丸(《医方类聚》卷一〇九引《济生》)

【组成】沉香半两(别研)　磁石(火煅,醋淬七次,细研,水飞)　葫芦巴(炒)　川巴戟(去心)　阳起石(火煅,研)　附子(炮,去皮脐)　椒红(炒)　山茱萸(取肉)　山药(炒)各一两　青盐(别研)　甘菊花(去枝萼)　蔓荆子各半两

【用法】上为细末,酒煮米糊为丸,如梧桐子大。每服七十丸,空心以盐汤送下。

【功用】《慈禧光绪医方选议》:温肾壮阳。

【主治】❶《济生》:上盛下虚,头目眩晕,耳鸣耳聋。❷《慈禧光绪医方选议》:阳虚肾弱,精冷囊湿,阳痿滑泄。

45400 沉香滚痰丸

《墨宝斋集验方》卷上。为《玉机微义》卷四引《养生主论》"滚痰丸"之异名。见该条。

45401 沉香磨脾汤(《魏氏家藏方》卷十)

【组成】香附子一两(去毛)　缩砂仁　人参(去芦)　神曲(炒)　麦蘖(炒)　沉香(不见火)　甘草(炙)各半两

【用法】上为细末。每服一钱,沸汤调下,不拘时候。

【主治】小儿脾胃不和,黄瘦,多汗,不食。

45402 沉香磨脾散(《杨氏家藏方》卷六)

【组成】沉香一分　人参(去芦头)一分　丁香三分　藿香叶(去土)一两　檀香　甘草(炙)　白豆蔻仁　木香　缩砂仁　白术　肉桂(去粗皮)　乌药各半两

【用法】上为细末。每服三钱,水一盏,加生姜三片,盐一捻,煎至八分,乘热服,沸汤调下亦得,不拘时候。

【主治】脾胃虚寒,心腹胀满,呕逆恶心,泄利腹痛。

45403 沉香鳖甲丸

《卫生总微》卷十五。为《幼幼新书》卷二十引张涣方"沉香鳖甲丹"之异名。见该条。

45404 沉香鳖甲丹(《幼幼新书》卷二十引张涣方)

【异名】沉香鳖甲丸(《卫生总微》卷十五)、香甲丸(《普济方》卷三九〇)。

【组成】鳖甲(童便浸,酥炙)　黄耆　草龙胆　当归　沉香各一两　大黄(炮)　川黄连各半两

【用法】上为细末,炼蜜为丸,如黍米大。每服十丸,以麦门冬汤送下。

【主治】潮热盗汗。

45405 沉香鳖甲汤

《普济方》卷三三二。为《博济》卷四"沉香鳖甲散"之异名。见该条。

45406 沉香鳖甲散(《博济》卷四)

【异名】沉香鳖甲汤(《普济方》卷三三二)。

【组成】木香一两　沉香三分　鳖甲(九肋者一枚,净去裙襕,醋炙令黄香)一两半　常山一两　当归(去芦并苗)一两　柴胡(去苗)一两　人参(去苗)一两　白茯苓(去黑皮)一两　官桂(去粗皮)一两　青橘(去瓤)一两　陈橘(去瓤)一两　生地黄一两　半夏一两(以汤洗七遍去滑止)　槟榔三分　甘草三分(炙)

【用法】上各制好,焙干为末。每服二钱,水一盏,加生姜三片,同煎至七分,去滓温服,空心、日午、临卧各一次。

【主治】室女荣卫不调,经候凝滞,或时头目昏闷,上膈积涎,肢体不利,五心虚烦,饮食进退,多困少力。

45407 沉香鳖甲散

《局方》卷五(吴直阁增诸家名方)。为《博济》卷一"沉香鳖甲煮散"之异名。见该条。

45408 沉香鳖甲散(《医统》卷五十四)

【组成】人参　黄耆　秦艽　熟附子　沉香　木香　柴胡　牛膝　当归各半两　桂一钱　鳖甲(酒炙,去弦)五钱　全蝎　羌活　半夏(制)三钱

【用法】上为末。每服二钱,以葱、生姜、大枣煎汤调下。

【主治】劳倦身痛。

45409 沉桂芦巴丸(《医级》卷八)

【组成】川楝　芦巴各八两　沉香　肉桂　附子　吴萸(滚汤泡,浸七日,逐日换水)　巴戟各二两　茴香四两

【用法】上为末,醋糊为丸,如梧桐子大。每服二三十丸,空心以温酒送下。

【主治】奔豚,疝气偏坠肿硬,攻疼冷木。

45410 沉檀快膈丸(《普济方》卷二五三引《德生堂方》)

【组成】香附子一斤　丁皮半斤　甘草一斤　桂枝　甘松　莪术　益智仁　檀香　丁香各四两　藿香　姜黄各二钱　沉香一两　山果子四两

【用法】上为末;用砂仁杵碎,取仁为母,豆粉一斤四两,炒黄色,和匀,加前药末为丸,如梧桐子大。每服五七丸,加数丸亦可,细嚼,以酒送下,不拘时候。

【主治】酒食所伤,胸膈痞闷,气逆吐痰,口吐酸水。

45411 沉檀香茶饼(《鲁府禁方》卷四)

【组成】檀香一两五钱(为末)　沉香　芽茶　甘草　孩茶各一钱　百药煎二钱　龙脑(量加)

【用法】上用甘草膏为丸,如豌豆大。每服一丸,嚼化;捏作饼亦可,以模印花样亦可。

【功用】香口生津,止痰清热,宁嗽,清头目。

45412 沉麝香茸丸(《瑞竹堂方》卷一)

【组成】沉香二钱　麝香一钱　南木香　乳香各三钱　八角茴香四钱(炒)　小茴香四钱(炒)　鹿茸(酥炙)　莲肉(炒)各半两　晚蚕砂　肉苁蓉　菟丝子　牛膝　川楝子(酒浸)各半两　地龙(去土净)半两　陈皮半两(去

白) 仙灵脾三钱(酥炙)

【用法】上为细末,酒糊加麝香为丸,如梧桐子大。每服三十丸,每朝不见红日,面东用温酒送下。

【主治】五痨百损,诸虚精怯,元气不固。

【宜忌】忌食羊肉、豆粉之物。

45413 沉麝鹿茸丸(《御药院方》卷六)

【异名】沉香鹿茸丸(《卫生宝鉴》卷十五)。

【组成】沉香一两 麝香一两(别研) 鹿茸一两

【用法】上为末,水煮白面糊为丸,如梧桐子大。每服三十丸或五十丸,空心以暖酒送下。

【功用】补益脾肾,强壮筋骨,内实五脏,外充肌肤,补益阳气,和畅荣卫。

【主治】一切恶气。

45414 沉麝羚羊饮

《金鉴》卷七十七。为《圣济总录》卷一一二"羚羊角汤"之异名。见该条。

45415 沉香三棱煎丸(《圣济总录》卷七十二)

【组成】沉香(剉) 人参各一两 京三棱三两(捣末,用陈粟米醋五升,硇砂三分细研,同入在醋内搅化,以银器内慢火熬成膏) 青橘皮(汤浸,去白,焙)一两半

【用法】上四味,捣罗三味为末,入三棱、硇砂煎内和匀成剂,如有余煎,更于火上慢熬,同捣为丸,如梧桐子大。每服三十丸,食前以米饮送下;妇人,以醋汤送下,一日二次。

【主治】脏腑久积,气块冷痞,不思饮食。

45416 沉香大腹皮汤(《朱氏集验方》卷四)

【组成】沉香 陈皮 良姜 附子 丁香 川芎 白豆蔻 草豆蔻仁各半两 厚朴 大腹皮各一两(炙) 白术二两半

【用法】上为细散。每服三大钱,水一盏半,加生姜七片,煎至八分,去滓,食前通口服。

【主治】肿。

45417 沉香大腹皮散(《御药院方》卷三)

【组成】连皮大腹子三两 沉香(剉) 槟榔(剉) 桑白皮(剉,微炒) 乌药(剉) 荆芥穗 陈皮(洗,去瓤,焙干) 茴香(炒) 白茯苓(去皮) 木通(剉) 紫苏子(微炒) 紫苏叶 甘草(炒)各一两 干木瓜二两半(去瓤) 枳壳(麸炒,去瓤)一两半

【用法】上为粗末。每服五钱,水一盏,加生姜五片,萝卜五大片,同煎至七分,去滓,食前温服,一日二次;十日之后,一日一次。病愈即止。

【功用】宣通经络,使上下无碍,血气和平,腿脚轻利。

【主治】❶《御药院方》:湿气郁滞经络,脚气肿满,沉重疼痛,筋脉不利。❷《证治宝鉴》:脚气因七情而发者。

【备考】如无萝卜,用萝卜子一分(微炒,捣碎)同煎代之;如觉大便干燥,即服加减神功丸。

45418 沉香天麻煎丸

《苏沈良方》卷二引《博济》。为原书同卷引《博济》"天麻煎丸"之异名。见该条。

45419 沉香白豆蔻散

《普济方》卷十四。为《圣济总录》卷四十一"沉香煮散"之异名。见该条。

45420 沉香苁蓉煎丸(《圣济总录》卷九十六)

【组成】沉香(剉) 五味子(微炒) 鸡头实(和皮用) 桑螵蛸(炒) 金樱子 熏草(去根,用茎、叶) 鹿茸(去毛,酥炙) 菟丝子(酒浸三日,别捣) 附子(炮裂,去皮脐,剉,以青盐、黑豆同煮透,焙干,去盐、豆) 牛膝(酒浸,切,焙)各一两 肉苁蓉(酒浸,切,焙,别捣末)八两

【用法】上一十一味,捣罗十味为末,先将肉苁蓉末以好酒一升,慢火熬成煎,和前药为丸,如梧桐子大。每服三十丸,空心、食前以生姜盐汤送下;温酒亦得。

【功用】固真气。

【主治】脐腹疼痛,脏腑不调,小便滑数。

45421 沉香荜澄茄丸

《御药院方》卷四。即《博济》卷二"沉香荜澄茄散"改为丸剂。见该条。

45422 沉香荜澄茄汤(《洪氏集验方》卷三)

【组成】沉香半两 南木香四钱 丁香四钱 檀香四钱 荜澄茄半两 片子白姜黄半两 陈橘红三钱 青皮(去白)三钱 粉大甘草七钱 藿香(去净土)四钱 白豆蔻仁半两 天台乌药半两 人参半两 缩砂仁三钱

【用法】上为细末。每服一二钱,加盐点服。

【主治】腰腿间寒湿作痛。

45423 沉香荜澄茄散(《博济》卷二)

【异名】荜澄茄散(《证治要诀类方》卷三)。

【组成】荜澄茄 沉香 葫芦巴(微炒) 破故纸(微炒) 官桂(去皮) 舶上茴香(微炒) 川苦楝子(炮,捶破,去核用肉) 木香各一两 紫巴戟(穿心者)各一两 黑附子(炮制,去皮脐)四两 桃仁(面炒,去皮尖)二两 川乌头半两(炮,去皮脐)

【用法】上为细末。每服二钱,水一大盏,加盐同煎至八分,温服。

【主治】❶《博济》:一切冷气不和,及膀胱小肠气疾。❷《局方》(绍兴续添方):下经不足,内挟积冷,脐腹弦急,痛引腰背,面色萎黄,手足厥冷,胁肋虚满,精神困倦,脏腑自利,小便滑数及盲肠小肠一切气痛。

【备考】本方改为丸剂,名"沉香荜澄茄丸",(见《御药院方》)。

45424 沉香海金砂丸(《医学发明》卷六)

【组成】沉香二钱 海金沙一钱半 轻粉一钱 牵牛头末一两

【用法】上为细末,研独颗蒜如泥为丸,如梧桐子大。每服三十丸或五十丸,空腹食前煎百沸灯心、通草汤送下。取利为验。

【主治】一切积聚,脾湿肿胀,肚大青筋,羸瘦恶证。

45425 沉香鳖甲煮散(《博济》卷一)

【异名】沉香鳖甲散(《局方》卷五吴直阁增诸家名方)。

【组成】沉香 木香 人参 黄耆 牛膝(去苗) 茯苓 紫巴戟(去心) 川当归 秦艽(去芦) 柴胡(去芦) 荆芥各半两 半夏(生姜汁浸二宿,炒令黄色)半两 桂心一两(不得近火,去粗皮) 附子一两(炮,去皮脐) 羌活三分 干地黄三分 干蝎一分 鳖甲一两(醋炙令黄) 肉豆蔻四枚(去壳)

【用法】上药洗择,焙干,为末。每服二钱,用水一大盏,葱白二寸,加生姜三片,大枣二枚,同煎七分,空心、夜

卧、日午食前各一服。

【主治】❶《博济》:脾肾风劳气攻疰,背膊四肢烦倦,百骨节酸痛,吃食减少,心胸不快,涕唾稠黏,多困少力,面色黑黄,肌肤瘦瘁。❷《局方》(吴直阁增诸家名方):男子妇人,五劳七伤,气血虚损,腰背拘急,手足沉重,百节酸痛,面色黄黑,肢体倦怠,行动喘乏,胸膈不快,咳嗽痰涎,夜多异梦,盗汗失精,嗜卧少力,肌肤瘦瘁,不思饮食,日渐羸瘦。

【宜忌】忌毒物。

45426 沉檀聚香饼子(《普济方》卷二五三引《德生堂方》)

【组成】香附子五两 丁香二两 檀香四两 三棱二两 白茯苓二两 甘松二两 沉香一两半 白豆蔻仁二两 砂仁二两 甘草五两 木香一两半 葛花三两 干葛四两 麝香三钱(另研入药) 南硼砂一两

【用法】上为末,熬甘草膏子,炒飞罗面与药末和成剂,捏作小小饼儿。含化。

【功用】消化宿酒,辟口气,助脾胃,和饮食。

45427 沉香化滞定痛丸

《回春》卷五。为《万氏家抄方》卷三"沉香定痛丸"之异名。见该条。

45428 沉香礞石滚痰丸

《不居集》卷八。为《准绳·类方》卷二引《养生主论》"滚痰丸"之异名。见该条。

45429 沉酒煎附子四神丹

《普济方》卷二二五。为《幼幼新书》卷九引李安仁方"酒煎附子四神丹"之异名。见该条。

沈

45430 沈阳红药(《成方制剂》16册)

【组成】白芷 川芎 当归 红花 三七 土鳖虫 延胡索

【用法】上制成片剂。口服,一次2片,一日2次。

【功用】活血止痛,祛瘀生新。

【主治】跌打损伤,筋骨肿痛,亦可用于血瘀络阻的风湿麻木。

【宜忌】孕妇禁用:经期停服。

【备考】本方改为胶囊剂,名"沈阳红药胶囊"(见《中国药典》2010版)。

45431 沈氏五积散

《苏沈良方》卷三。为原书同卷"顺元散"之异名。见该条。

45432 沈氏止涎汤(《杂病源流犀烛》卷七)

【组成】川连四分 黄柏八分 茯苓 茯神各一钱半 白术 苍术 半夏各一钱 姜炒陈皮五分

【用法】加竹沥、姜汁各三匙,水煎服。

【主治】土病伤母,心热涎流不已,脉洪大,甚兼喜笑,舌喑。

【备考】本方方名,《中国医学大辞典》引作"止涎汤"。

45433 沈氏止衄丹(《杂病源流犀烛》卷十七)

【组成】香附二两 川芎一两 黑山栀 黄芩各五钱

【用法】上为末。每服二钱,以开水调下。

【主治】火热上升而衄极甚,或不止者。

【备考】本方方名,《中国医学大辞典·补遗》引作"止衄丹"。

45434 沈氏中暑汤(《杂病源流犀烛》卷十二)

【组成】川连六分(吴萸五粒泡水一二匙拌) 知母一钱(干姜一分泡水一二匙拌) 远志一钱(石菖蒲汁四五匙拌) 川贝母二钱(熟艾半分泡水一二匙拌) 枳实(磨汁)八分 羚羊角一钱 瓜蒌仁三钱 麦冬二钱 西瓜翠衣五钱

【主治】暑邪直中心肝二经,不头疼,不发热,时烦躁,舌短,手足牵搐者。

45435 沈氏双砂丸(《杂病源流犀烛》卷十六)

【组成】针砂四两(炒红,醋淬至白色) 砂仁一两(生,研) 香附(便浸,炒) 五钱 皂矾(白馒头包,煅红)一两 广木香(生,研)一两 大麦粉三升

【用法】胡桃肉四两生捣如泥,同黑枣一斤煮烂(去皮核)为丸。每服一钱半,脱力劳伤,以陈酒送下;一切黄病,以米饮送下。每病不过服四两,多至六两,无不愈。

【主治】脱力黄及一切黄。

45436 沈氏头风丸(《杂病源流犀烛》卷二十五)

【组成】煨天麻 麸枳壳 酒白芍 炒黑瓜蒌仁 于术炭各一两 姜炒半夏曲 煅蛤粉 炒枣仁各一两半 黄连(吴萸五钱同炒,去萸) 砂仁 甘菊 炙草各五钱 酒归身四两 沉香屑四钱 檀香屑三钱 金石斛三两

【用法】加黑枣肉二十枚,煎汤代水为丸。每服二钱,空心大枣汤送下。

【主治】偏正头风,并夹头风,连两太阳穴痛者。

45437 沈氏头瘟汤(《杂病源流犀烛》卷二十)

【组成】川芎一钱 桔梗 防风 荆芥穗各一钱半 柴胡七分 黄芩 归尾各二钱

【主治】大头瘟初起一两日者。

【加减】阳明邪盛,加葛根、厚朴各一钱半。

45438 沈氏血癥丸(《杂病源流犀烛》卷十四)

【异名】血癥丸(《类证治裁》卷三)。

【组成】五灵脂 大黄 甘草梢 桃仁泥各五钱 生地七钱 牛膝四钱 官桂二钱 玄胡索 归身各六钱 三棱 蓬术 赤芍 川芎各三钱 琥珀 乳香 没药各一钱

【用法】酒糊为丸。每服一钱,壮盛人一钱半。消过半即止,再随病体立方服药。

【主治】脏腑虚弱,寒热失节,或风冷内停,饮食不化,周身运行之血气适与病相值,结而生块;或因跌仆,或因闪挫,气凝而血亦随结,经络壅瘀,血不散成块,而致血癥,心腹肢胁间苦痛,渐至羸瘦,妨于饮食。

45439 沈氏固胞汤(《杂病源流犀烛》卷七)

【组成】酒炒桑螵蛸二钱 酒黄耆五钱 沙苑子 萸肉各三钱 酒炒全当归 茯神 茺蔚子各二钱 生白芍一钱半 升麻二钱

【用法】羊小肚子一个洗净,煎汤代水煎药。

【主治】产后胞损,小便不禁。

【备考】本方方名,《类证治裁》引作"固脬汤"。

45440 沈氏闭泉丸(《杂病源流犀烛》卷七)

【组成】益智仁 茯苓 白术 白蔹 黑山栀 白芍

【主治】实热或寒而致小儿睡中遗尿。

【加减】夹寒,去山栀,加萸肉、巴戟、干姜。

45441 沈氏荷叶汤(《杂病源流犀烛》清乾隆四十九年刊本卷二十五)

【异名】解雷汤(《类证治裁》卷五)。

【组成】落帚子三钱　升麻　川芎　制茅术各一钱

【用法】先将鲜荷叶一张折迭,不得扯碎,水二碗半,煎至二碗,再入药,加生姜三片,煎七分服。

【主治】雷头风,三阳头痛而成核块,头面肿痛,憎寒壮热,状如伤寒。

【备考】本方方名,原书崇文书局本引作"沈氏解雷汤"。

45442 沈氏桑尖汤(《杂病源流犀烛》卷十三)

【异名】桑尖汤(《类证治裁》卷五)。

【组成】嫩桑枝尖五钱　汉防己三钱　归身(酒炒)二钱　黄耆　茯苓各一钱半　威灵仙　秦艽各一钱　川芎　升麻各五分 (一方有人参)

【主治】十指尖着指甲肉麻者。

45443 沈氏脚气汤(《杂病源流犀烛》卷二十九)

【异名】脚气汤(《类证治裁》卷五)。

【组成】草薢五钱　茯苓　桑枝各三钱　苍术　苡仁　牛膝各二钱　秦艽　泽泻各一钱半

【主治】寒湿为患,脚气肿痛,成疮肿烂,不能步履,脉沉缓。

45444 沈氏棉子丸(《杂病源流犀烛》卷十四)

【组成】棉子八两　升麻　炮姜各四钱　白术一两　半夏八钱

【用法】砂糖炒烊为丸。每服二钱,空心米汤送下。服至半月许,当有寒积如稀痰一般随大便下,以下尽为度,即勿服,再服健脾暖腹之剂。

【主治】感伤寒冷成寒积,腹中疼痛,必以手重按或将物顶住稍可,口吐清水。

45445 沈氏葳蕤汤(《杂病源流犀烛》卷六)

【组成】葳蕤　茯苓　枣仁　石膏各一钱　人参七分

【用法】热服。

【主治】病后余邪未清,正气未复,多眠,身犹灼热。

45446 沈氏葛朴汤(《杂病源流犀烛》卷十四)

【组成】葛根　厚朴　枳壳　甘菊　藿梗　神曲　秦艽各一钱半　桑枝一尺

【主治】四时感受寒邪,头疼项强,身热体痛者。

【加减】风,加荆芥、薄荷;湿,加茯苓、猪苓;痰,加半夏、广皮;热,加黄芩、丹皮;大热,加花粉、石膏;湿火,加黑山栀、泽泻;食重,加蔛子、山楂。

45447 沈氏温脐丸(《杂病源流犀烛》卷二十七)

【组成】补骨脂五钱　巴戟　白术　杜仲　乌药　苡仁各一两　菟丝子一两半　苍术　小茴　青盐各四钱

【用法】神曲糊丸。空心米汤送下。

【主治】脐湿。

【临床报道】脐湿:余尝治一少年,数日必患腹痛,痛连少腹,脐中常湿,甚则黄水流出。诊其脉,两尺皆虚,右关濡而且沉。知其有伤肾元,又为脾湿所遏故也。因制方沈氏填脐散填脐中,内服本方,数月痊愈。

45448 沈氏填脐散(《杂病源流犀烛》卷二十七)

【异名】附子填脐散(《理瀹》)。

【组成】大附子一个　甘遂(研)一钱半　蛇床子(研,筛)一钱　麝香五厘

【用法】先将附子切一盖,挖空,将二末装入,以盖盖好,线扎;用火酒半斤入罐内,将附子并挖出屑俱放在内,细火同煮,罐口竹纸封好,盖上放糯米七粒,米熟取出,切片烘干,并屑亦烘干,同研细末,入麝香再研。每用一匙,填脐内,外用膏药贴之。

【主治】脐湿。

45449 沈氏解雷汤

《杂病源流犀烛》崇文书局本卷二十五。即原书清乾隆四十九年刊本"沈氏荷叶汤"。见该条。

45450 沈家五积散(《医方类聚》卷五十八引《澹寮》)

【组成】生料五积散二钱　顺元散一钱

【用法】上和匀。加生姜三片,大枣一枚,水一盏煎,大嗽三两杯。令手足温,微汗出方效。

【主治】内外感寒,手足厥冷,毛发恂慄;或脉迟沉伏。

45451 沈阳红药胶囊

《中国药典》2010版。即《成方制剂》16册"沈阳红药"改为胶囊剂。见该条。

状

45452 状元丸(《宣明论》卷七)

【组成】巴豆五枚(取霜)　神曲半两(末)　半夏一两(洗)　雄黄一两　白面一两(炒)

【用法】上为末,酒、水为丸,如小豆大,细米糠炒变赤色。食后温齑汁送下;止呕吐,生姜汤送下。

【主治】膈气,酒膈,酒积,涎嗽,腹痛,吐逆,痞满。

【备考】方中雄黄用量原缺,据《普济方》补。

45453 状元丸(《古今医鉴》卷八)

【组成】石菖蒲(去毛,一寸九节者佳)　地骨皮(去木)　白茯神(去皮木)　远志肉(甘草水泡,去心)各一两　人参(去芦)三钱　巴戟天(去骨)五钱

【用法】上为末,用白茯苓(去皮)二两、黏米二两共打粉,外用石菖蒲三钱打碎煎浓汤,去滓,煮糊为丸。每服三五十丸,食后、午时、卧时服。

【功用】开心通窍,定智宁神。

【主治】健忘。

45454 状元丸(《回春》卷四)

【组成】人参二钱　白茯神(去皮木)　当归(酒洗)　酸枣仁(炒)各三钱　麦门冬(去心)　远志(去心)　龙眼肉　生地黄(酒洗)　玄参　朱砂　石菖蒲(去毛,一寸九节者佳)各三钱　柏子仁(去油)二钱

【用法】上为细末,猪猪心血为丸,如绿豆大,金箔为衣。每服二三十丸,糯米汤送下。

【功用】补心生血,宁神定志,清火化痰。

【主治】台阁勤政,劳心灯窗,读书辛苦,致健忘,怔忡不寐,及不善记而多忘者。

【备考】本方方名,《东医宝鉴·内景篇》引作"壮元丸"。

45455 状元丸(《北京市中药成方选集》)

【组成】熟地三两　白术三两　黄耆三两　当归三两　莲子三两　茯苓四两　生地二两　柏子仁二两　枣仁二两　麦冬二两　天冬二两　琥珀一两六钱　玄参(去芦)一两六钱　甘草一两六钱　丹参一两六钱　桔梗一两六

七画

沈
状

583
(总3313)

钱　山萸四两　五味子六钱　远志六钱　九菖蒲六钱　人参(去芦)六钱

【用法】上为细末,炼蜜为丸,重二钱五分,朱砂为衣。每服一丸至二丸,温开水送下,一日二次。

【功用】补养心肾,益气定志。

【主治】心血不足,怔忡不安,失眠健忘,目暗耳鸣。

45456　状元红

《全国中药成药处方集》(哈尔滨方)。为原书"状元红酒"之异名。见该条。

45457　状元红酒(《全国中药成药处方集》哈尔滨方)

【异名】状元红。

【组成】当归五钱　红曲　砂仁各一两　广皮　青皮各五钱　丁香　白蔻　山栀　麦芽　枳壳各二钱　藿香三钱　厚朴二钱　木香一钱　白酒三十斤,冰糖二斤。

【用法】置布袋内,浸酒中,文火煮一炷香时,再入冰糖。每饮二三杯,一日二次,早晚服。

【功用】健脾胃,化寒滞,顺气开胃,散寒消食,宽胸膈。

【主治】肝瘀脾寒胀满。

【宜忌】孕妇忌服。

45458　状元红药酒(《成方制剂》17册)

【组成】白芷　薄荷　陈皮　川牛膝　川芎　大枣　当归　丁香　豆蔻　佛手　甘草　高良姜　枸杞子　红花　红曲　木瓜　青皮　人参　肉豆蔻　肉桂　砂仁　山奈　熟地黄　檀香　细辛　辛夷　栀子　紫草

【用法】上制成药酒。口服,一次30~50毫升,每日3次。

【功用】补气养血,健脾和胃,舒筋止痛。

【主治】气血两亏,脾胃虚寒,倦怠乏力,消化不良,筋骨疼痛。

45459　状元深海龙酒(《成方制剂》19册)

【组成】白芍　大枣　丹参　当归　丁香　豆蔻　甘草　狗脊　海龙　海马　黄芪　鹿茸　牡丹皮　人参　桑寄生　石斛　熟地黄　菟丝子　小茴香　羊腰子　玉竹　泽泻

【用法】上制成药酒。口服,一次30~50毫升,早晚各服1次。

【功用】补肾益精。

【主治】肾精亏损,腰膝酸软,倦怠无力,健忘失眠,阳痿早泄。

羌

45460　羌乌散(方出《丹溪心法》卷四,名见《准绳·类方》卷四)

【异名】二乌散(《准绳·类方》卷四)。

【组成】川乌　草乌(二味童便浸,炒去毒)　细辛　羌活　黄芩　甘草各等分　(一方有南星)

【用法】上为细末。茶清调服。

【主治】风热与痰致眉眶痛。

45461　羌术汤(《普济方》卷一三六)

【组成】羌活一两　独活一两　芍药二两　白术二两　甘草半两

【用法】上为粗散。每服四钱,水一盏半,加生姜五片,同煎至七分,去滓温服,不拘时候。

【主治】伤寒头痛。

45462　羌苏饮(《玉案》卷五)

【组成】羌活　香附　紫苏各一钱五分　当归一钱　白芍　柴胡　陈皮各一钱二分

【用法】加葱白三茎,水煎,不拘时候服。

【功用】和解取微汗。

【主治】产后伤寒。

【宜忌】忌汗、吐、下三法。

45463　羌吴汤(《医学入门》卷八)

【组成】黄芩　黄柏各二钱　苍术一钱　羌活　麻黄　吴萸各四分　藁本　升麻　黄耆各二分　当归　川芎　蔓荆子　细辛　黄连　半夏　红花各一分

【用法】水煎,温服。

【主治】厥阴头顶项痛,或痰涎厥冷,脉浮而缓。

【备考】《证治宝鉴》无麻黄,有半夏。

45464　羌附汤(《济生》卷三)

【异名】羌活汤(《普济方》卷八十八引《仁存方》)。

【组成】羌活(去芦)　附子(炮,去皮脐)　白术　甘草(炙)各等分

【用法】上㕮咀。每服四钱,水一盏半,加生姜五片,煎至七分,去滓温服,不拘时候。

【主治】风湿相搏,身体疼烦,掣痛不可屈伸,或身微肿不仁。

45465　羌附汤

《脉因证治》卷二。为《东垣试效方》卷五"羌活附子汤"之异名。见该条。

45466　羌附汤

《胎产心法》卷下。为《苏沈良方》卷五引《灵苑》"羌活散"之异名。见该条。

45467　羌青散

《医方类聚》卷七十六引《经验秘方》。为《三因》卷十六"羌活散"之异名。见该条。

45468　羌活丸(《圣惠》卷十九)

【组成】羌活一两　天麻一两　附子一两半(炮裂,去皮脐)　麻黄一两(去根节)　蜊蟆三分(微炒)　桂心一两　乌蛇二两(酒浸,炙令黄,去皮骨)

【用法】上为末,炼蜜为丸,如梧桐子大。每服十丸,以温酒送下,不拘时候。

【主治】风痹,荣卫不行,四肢疼痛。

45469　羌活丸(《圣惠》卷二十一)

【组成】羌活一两　芎䓖一两　藁本一两　茵芋三分　麻黄一两(去根节)　白附子三分(炮裂)　牛膝三分(去苗)　麝香一分(细研)　白龙骨三分　木香三分　防风三分(去芦头)　桂心三分　天麻一两　羚羊角屑一两　干蝎半两(微炒)　当归一两(剉,微炒)　苍耳子一两

【用法】上为末,入研了药令匀,煮枣肉为丸,如梧桐子大。每服十丸,以温酒送下,不拘时候。甚者每日四五次,以汗出为效。

【主治】破伤风,筋脉拘急疼痛。

45470　羌活丸(《圣惠》卷二十六)

【异名】大羌活丸(《鸡峰》卷九)。

【组成】羌活一两半　茯神一两　五加皮一两　鹿茸一两(去毛,涂酥炙令黄)　防风三两(去芦头)　牛膝一两

（去苗）桂心一两　五味子一两　熟干地黄一两　生干地黄一两　菟丝子一两（酒浸一宿，焙干，别捣为末）柏子仁一两　酸枣仁一两　山茱萸一两　巴戟一两

【用法】上为末，炼蜜为丸，如梧桐子大。每日四十丸，空心温酒送下，晚食前再服。

【主治】肝脏风劳，筋脉拘急，头目不利，腰膝冷疼，四肢羸瘦。

45471 羌活丸（《圣惠》卷三十）

【组成】羌活一两　茯神一两　五加皮一两　鹿茸一两半（去毛，涂酥炙微黄）防风三分（去芦头）牛膝一两半（去苗）人参一两（去芦头）远志三分（去苗）薯蓣一两　桂心一两　五味子三分　附子一两（炮裂，去皮脐）酸枣仁一两（微炒）枸杞子三分　山茱萸一两　黄耆一两（剉）熟干地黄一两　羚羊角屑一两

【用法】上为末，炼蜜为丸，如梧桐子大。每服三十丸，食前以暖酒送下。

【主治】虚劳痿痹，腰脚不遂，头昏目暗，心烦健忘，身体沉重。

45472 羌活丸

《普济方》卷三十三引《圣惠》。为《千金》卷十二"羌活补髓丸"之异名。见该条。

45473 羌活丸（《博济》卷三）

【组成】羌活　川芎　天麻　旋覆花　青橘皮　天南星（炮）藁本各一两　牵牛子六两（杵取二两末，余者不用，微焙干）

【用法】上为末，后入牵牛末，和匀，取生姜自然汁煮面糊为丸，如梧桐子大。每日二十丸，食后温酒、盐汤、米饮下，一日三次。

【主治】男子、妇人、小儿远年近日毒气上攻眼目，昏暗赤涩，瘀肉生疮，翳膜遮障不明；久患偏邪头疼，眼目渐小细；及有夹脑风痛，多视黑花。

【备考】本方原名"羌活散"，与剂型不符，据《鸡峰》改。

45474 羌活丸（《普济方》卷九十八引《博济》）

【组成】羌活　独活（去芦头）各二两　地龙（去土，炒）一两　天麻三分　乌头（炮裂，去皮脐）半两

【用法】上为末，生蜜为丸，如梧桐子大。每服二十丸，食前薄荷汤或温酒送下。

【主治】风毒走注疼痛，及体内多风疾者。

45475 羌活丸（《养老奉亲》）

【组成】羌活　牛膝（酒浴过，焙干）川楝子　白附子　舶上茴香　黄耆（去皮，剉）青盐　巴戟（去心）黑附子（炮裂，去皮脐）沙苑白蒺藜各等分

【用法】上为末，酒煮面糊为丸，如梧桐子大。每服十丸，空心临卧盐汤送下。

【功用】补壮筋骨。

【主治】老人风走注疼痛，并风气上攻下疰。

45476 羌活丸（《圣济总录》卷八）

【组成】羌活（去芦头）鹿茸（去毛，酒炙）牛膝（酒浸，切，焙）熟干地黄（切，焙）菟丝子（酒浸，别捣）酸枣仁（炒）山茱萸　巴戟天（去心）茯神（去木）五加皮（剉）防风（去叉）桂（去粗皮）五味子　蛇床子（炒）各半两　生干地黄（焙）一两　黄芩（去黑心）白鲜皮　羚

羊角（镑）各一分

【用法】上为末，炼蜜为丸，如梧桐子大。每服二十丸至三十丸，空心温酒送下，一日二次。

【主治】风冷下注，腰脚不随，五劳七伤六极，并诸风痹。

45477 羌活丸（《圣济总录》卷十五）

【组成】羌活（去芦头，米泔浸一宿，切，焙）二两半　白蒺藜子（炒，去角）芎䓖　干鸡苏各二两　白僵蚕（去头嘴，炒）一两

【用法】上为细末，炼蜜为丸，如弹子大。每服一丸，荆芥茶嚼下，不拘时候；入龙脑、麝香尤佳。

【主治】脑风。气鼓或膈痰气逆，上冲于头，令头眩晕。

45478 羌活丸（《圣济总录》卷十七）

【组成】羌活（去芦头）防风（去叉）桔梗　白附子　枳壳（去瓤，麸炒）白蒺藜各半两　蔓荆实一分半　不蚛皂荚半斤（用新汲水浸一宿，揉取汁，以绢滤入铛中，投少许面，慢火煎成膏）

【用法】前七味为末，将皂荚膏为丸，如梧桐子大。每服二十丸，食后温水送下。

【主治】风痰头痛目晕，倦怠无力。

45479 羌活丸（《圣济总录》卷十七）

【组成】羌活（去芦头）槟榔（剉）木香　桂（去粗皮）陈橘皮（汤浸，去白，焙）各一两　大黄（煨熟）二两　牵牛子半斤（捣取粉四两）

【用法】上为末，炼蜜为丸，如梧桐子大。每服十五丸至二十丸，渐加至三十丸，生姜、紫苏汤送下。

【主治】风气大肠秘涩。

45480 羌活丸（《圣济总录》卷四十一）

【组成】羌活（去芦头）三分　木香　蒺藜子（炒，去角）黄耆　青葙子　甘菊花　麦门冬（去心）枳壳（去瓤，麸炒）青橘皮（汤浸，去白，焙）大黄（剉，炒）各半两

【用法】上为细末，炼蜜为丸，如梧桐子大。每服二十丸，空心、日午、临卧煎竹叶汤送下。

【主治】肝实风壅，眼目昏涩，上焦不利。

45481 羌活丸（《圣济总录》卷七十三）

【组成】羌活（去芦头）桂（去粗皮）芎䓖　木香　槟榔（剉）各一两　郁李仁（汤浸，去皮，研如膏）五两　大黄（剉，炒）二两

【用法】上药除郁李仁外，为末，与郁李仁研匀，炼蜜为丸，如梧桐子大。每服二十丸，空腹煎生姜汤或生姜、大枣汤送下；气痛，温酒送下。

【主治】结瘕气块，饮食不消，肺积气发，心胸痰逆气喘，卒中风毒脚气，大肠秘涩，奔豚气痛。

45482 羌活丸（《圣济总录》卷八十二）

【组成】羌活（去芦头）天麻各一两　防风（去叉）白僵蚕（炒）白附子（炮）牛黄（研）各半两　犀角（镑）羚羊角（镑）丹砂（研）各三分　雄黄（研）一分　天南星（水煮半日，切作片子，焙）三分

【用法】上为末，炼蜜为丸，如皂子大。每服二丸，不拘时候，薄荷汤嚼下。

【主治】脚气肿满，行步艰难。

45483 羌活丸（《圣济总录》卷八十五）

【异名】巴戟丸（《普济方》卷一五六）。

【组成】羌活(去芦头)　五加皮(剉)　杜仲(去粗皮,切,炒)干姜(炮)　桂(去粗皮)各三分　巴戟天(去心)附子(炮裂,去皮脐)各一两　牛膝(酒浸,切,焙)一两半

【用法】上为末,炼蜜为丸,如梧桐子大。每服三十丸,温酒送下,不拘时候。

【主治】风湿腰痛。

45484　羌活丸(《圣济总录》卷八十九)

【异名】羌活硫黄丸(原书卷一八五)。

【组成】羌活(去芦头)　天雄(炮裂,去皮脐)　茴香子(炒)　木香　天麻　硫黄(生,研)各一两　干艾叶四两　硇砂一两(水飞过)

【用法】前五味为末,用木瓜一枚,切下顶,去子,入硫黄、艾叶、硇砂在内,再以原顶密盖,就饭甑蒸熟研烂,与羌活等末为丸,如梧桐子大。每服二十丸,温酒或盐汤送下。

【主治】虚劳腰脚疼痛,肿满沉重,行步艰难;元阳虚弱,风气攻注,脚膝疼痛。

45485　羌活丸(《圣济总录》卷一一一)

【组成】羌活(去芦头)　天南星(炮)　天麻　附子(炮裂,去皮脐)　旋覆花　芎藭　青橘皮(汤浸,去白,焙)　半夏(汤洗十度)　桑螵蛸(炒)各一两　牵牛子六两(微炒,捣取末二两)　藁本(去苗土)一两

【用法】上为细末,炼蜜为丸,如梧桐子大,每服二十丸,渐加至三十丸,食后温水送下。

【主治】久患风毒,气攻眼目,昏暗赤涩,瘀肉生疮,翳膜遮睛不明;久患偏正头疼,眼目渐觉细小,及夹脑风痛,多视黑花。

45486　羌活丸(《圣济总录》卷一一四)

【组成】羌活(去芦头)　玄参　木通(剉)　乌头(炮裂,去皮脐)　防风(去叉)各一分

【用法】上为末,熔蜡和,拈如枣核。塞耳中,日一易。

【主治】耳聋。

45487　羌活丸(《圣济总录》卷一五七)

【组成】羌活(去芦头)二两半　大麻仁(别研)三两　槟榔五枚(剉)　防风(去叉)　枳壳(去瓤,麸炒)各一两　大黄(剉,炒)一两半　木香一两

【用法】上为末,与麻仁同研匀,炼蜜为丸,如梧桐子大。每服二十丸,食前温水送下,一日三次。以微利为度。

【主治】妊娠热在脏腑,大便秘涩。

45488　羌活丸(《圣济总录》卷一七〇)

【组成】羌活一两　白僵蚕(炒)半两(二味捣末)　硫黄水银各一分(二味结沙子,研)

【用法】上为细末,炼蜜为丸,如豌豆大。四五岁每服二丸;三岁以下一丸,煎金银、荆芥、薄荷汤化下。

【主治】小儿慢惊虚困,痰涎不利。

45489　羌活丸(《圣济总录》卷一八七)

【组成】羌活(去芦头)　独活(去芦头)　青橘皮(去白,焙)　附子(炮裂,去皮脐)各二两　虎骨(涂醋炙黄)牛膝(酒浸,切,焙)各三两　当归(去芦头,切,焙)二两桂(去粗皮)　没药(研)各一两　木香一分

【用法】上为末,入没药再拌研匀,用宣州木瓜二枚,切开头,剜去瓤、子,各满填熟细艾在内,以竹札原盖子盖了,入甑内烂蒸,取出入白杵内,入诸药和,更杵为剂,如药末

多,再入酒面糊少许为丸,如梧桐子大。每服二十丸,空心温酒送下。

【功用】壮气去风,聪明耳目。

【主治】元脏诸虚,筋骨疼痛。

45490　羌活丸

《永乐大典》卷九八〇引《大方》。为《小儿药证直诀》卷下"羌活膏"之异名。见该条。

45491　羌活丸(《洪氏集验方》卷五)

【组成】羌活半两　荆芥穗半两　白术二钱　甘草半两　白附子二钱　桔梗(去芦头,洗)半两　白茯苓二钱川芎二钱　防风二钱(去芦头)　朱砂二钱(一半入药,一半为衣)

【用法】上为细末,炼蜜为丸,如皂角子大。每服一丸至二丸,用薄荷汤化下;如痰盛,加腊茶汤送下。

【功用】散风热,化痰安惊。

【备考】本方原名"羌活膏",与剂型不符,据《朱氏集验方》改。

45492　羌活丸

《御药院方》卷一。即《局方》卷一"羌活散"改为丸剂。见该条。

45493　羌活丸

《普济方》卷一〇〇。为《杨氏家藏方》卷二"羌活大丸"之异名。见该条。

45494　羌活丸

《普济方》卷二七六。即《圣济总录》卷一三三"羌活煎丸"。见该条。

45495　羌活丸(《片玉痘疹》卷十二)

【组成】羌活(节密者)一钱　当归一钱五分　川芎一钱二分　川草薢二钱　防己一钱五分　薏苡仁一钱五分(炒)　虎胫骨(用前爪带节者,酥油炙焦)一钱。

【用法】上为末。炼蜜为丸。白汤送下。

【主治】痘收靥之后,血虚成风,四肢瘫痪不能动者。

45496　羌活汤(《千金》卷八)

【异名】葛根汤(原书同卷)、羌活散(《圣惠》卷二十二)。

【组成】羌活　桂心　芍药　葛根　麻黄　干地黄各三两　甘草二两　生姜五两

【用法】上㕮咀。以清酒三升,水五升,煮取三升,温服五合,每日三次。

【主治】中风身体疼痛,四肢缓弱不遂,及产后中风。

【宜忌】《圣惠》:忌生冷、油腻、猪、鸡、鱼等。

【方论选录】《千金方衍义》:此葛根汤之变法,故下卷又名葛根汤。本太阳、阳明开肌表药方中,独去大枣,加羌活以治身体之痛,地黄以和经脉之血,即防风汤中知母之意,妙在地黄之滋降以制麻、葛之升发也。

45497　羌活汤(《千金翼》卷七)

【组成】羌活　防风　乌头(炮,去皮)　桂心　芍药干地黄各三两　防己　女萎　麻黄(去节)各一两　葛根半斤　生姜六两　甘草二两(炙)

【用法】上㕮咀。以水九升,清酒三升合煮,取三升,每服五合,日三次,夜一次。

【主治】产后中风身体痹疼痛。

45498　羌活汤(《普济方》卷一五一引《圣惠》)

【组成】羌活(去芦头)一分　桂(去粗皮)　芎䓖　牡丹皮　柴胡(去苗)　桔梗(炒)　升麻　荆芥穗　玄参　甘草(炙,剉)　麻黄(去根节)　木香各一两　吴茱萸(汤浸,焙干,炒)一分　牵牛(炒)半两

【用法】上为末。每服五钱,以水一盏半,煎至八分,去滓温服,不拘时候。

【主治】时气更相传染。

45499 羌活汤(《普济方》卷三二三引《圣惠》)

【组成】羌活(去芦)　独活(去芦)　芎䓖　当归(酒浸)　细辛(去芦)　枳壳(去瓤,微炒)　柴胡(去苗)　附子(炮裂,去皮脐)　木香　赤茯苓各一两(去皮)

【用法】上剉,如麻豆大。每服三钱,水一盏,加生姜三片,大枣一枚(擘破),煎至七分,去滓,空心、日午、临卧温服。

【主治】妇人风虚劳冷,身体瘦瘁,头目昏眩,气滞血涩,脐腹疼痛。

45500 羌活汤(《普济方》卷一○三引《博济》)

【组成】羌活(去芦头)　人参　连翘　防风(去叉)　钩藤各一两　甘草(炙,剉)三分

【用法】上为粗末。每服三钱匕,水一盏,煎至七分,去滓温服。

【主治】风热心胸壅滞烦躁。

45501 羌活汤(《圣济总录》卷六)

【组成】羌活(去芦头)　桑根白皮　麻黄(去根节)　天雄(炮裂,去皮脐)　当归(切,焙)各二两　桂(去粗皮)　旋覆花(微炒)　远志(去心)各一两　大腹皮(剉)　甘草(炙,剉)　芎䓖　威灵仙(去苗土)　枳壳(去瓤,麸炒)　菖蒲各一两半　杏仁(汤浸,去皮尖双仁,炒)二十一枚

【用法】上剉,如麻豆大。每服五钱匕,水一盏半,加生姜三片,煎至八分,去滓温服,不拘时候。

【主治】卒中风,闷乱,语言謇涩,牙关紧急。

45502 羌活汤(《圣济总录》卷六)

【组成】羌活(去芦头)　防己　羚羊角(镑)　升麻　黄芩(去黑心)　蔓荆实(去皮)各一两半　犀角(镑)二两　茯神(去木)　葛根(剉)　甘草(炙)各一两一分　防风(去叉)三分　麻黄(去根节,煎,掠去沫,焙干)一两

【用法】上为粗末。每服三钱匕,水一盏,入地黄汁半合,薤白二寸,煎至八分,去滓,空心、日午、临卧温服;如病急,不拘时候,盖覆汗出即愈。

【主治】破伤风,身如铁石,或如角弓反张,口噤不开。

45503 羌活汤

《圣济总录》卷七。为《圣惠》卷十九"羌活饮子"之异名。见该条。

45504 羌活汤(《圣济总录》卷七)

【异名】羌活人参汤(《普济方》卷九十二)。

【组成】羌活(去芦头)二两半　人参二两　附子(炮裂,去皮脐)一枚　甘草(炙)二两　桂(去粗皮)一两　独活(去芦头)三分　菖蒲(切)半两

【用法】上剉,如麻豆大。每服五钱匕,水一盏,入荆沥、竹沥、地黄汁共半盏,同煎至一盏,去滓温服,空心、日午、夜卧各一服。

【主治】中风失音不语。

45505 羌活汤(《圣济总录》卷七)

【组成】羌活(去芦头)一两　羚羊角(镑)半两　麻黄(去根节,先煎,掠去沫,焙用)一两　防风(去叉)半两　独活(去芦头)半两　旋覆花(炒)一两　人参　白茯苓(去黑皮)　当归(切,焙)　麦门冬(去心)　龙齿(捣)各半两　杏仁(汤退去皮尖双仁,炒)一两

【用法】上为粗末。每服十钱匕,以水三盏,煎取一盏半,去滓,温分三服,空心、日午、夜卧各一服。

【主治】中风舌强不得语,手足举动不得。

45506 羌活汤(《圣济总录》卷七)

【组成】羌活(去芦头)　麻黄(去根节,汤煮,掠去沫,焙)各一两　防风(去叉)三分　木香　槟榔(剉)　附子(炮裂,去皮脐)　白术　乌头(炮裂,去皮脐)　草豆蔻(和皮)　陈橘皮(汤浸,去白,焙)　牛膝(酒浸一宿,切,焙)　当归(酒浸一宿,切,焙)　杏仁(去皮尖双仁,生用)　人参　白茯苓　甘草　芎䓖　桂(去粗皮)各半两

【用法】上剉,如麻豆大。每服一两,水三盏,加生姜七片,煎至一盏,去滓,取七分,温服。服讫衣覆取汗。

【主治】偏风瘫痪,脚气。

【加减】大肠不通,加大黄末一钱,久不通者,加至三五钱;小肠不通,心腹胀,加葶苈、滑石末各一钱,滑石汤调下;上膈壅滞,咳嗽气急,加半夏、升麻、天门冬、知母末各二钱。

45507 羌活汤(《圣济总录》卷八)

【组成】羌活(去芦头)三两　防风(去叉)三分　人参三两　白茯苓(去黑皮)四两　芎䓖二两　远志(去心)二两半　薏苡仁(炒)三两　附子(炮裂,去脐皮)　麻黄(去节,先煎,掠去沫,焙干)　桂(去粗皮)各二两　磁石(煅,醋淬)五两　秦艽(去苗土)二两　五加皮二两半　丹参二两　生干地黄(焙)　杏仁(汤退去皮尖双仁,炒)各半两

【用法】上剉,如麻豆大。每服五钱匕,水二盏,加大枣二枚(擘破),生姜半枣大(切),同煎至一盏,去滓温服,空心、晚食前各一服。

【主治】中风四肢拘挛筋急,或缓纵不随,骨肉疼痛,羸瘦眩闷,或腰背强直,或心怔虚悸,怵惕不安,服诸汤汗出后,又觉虚困,病仍未瘥。

【加减】有热,去桂,加葛根一两(剉),白鲜皮一两(炙,剉);四肢疼痛,痿弱挛急,加当归(切,焙)、细辛(去苗叶)各二两。

45508 羌活汤(《圣济总录》卷九)

【组成】羌活(去芦头)一两半　桂(去粗皮)一两　葛根一两　附子一枚(及半两者,炮裂,去皮脐)

【用法】上剉,如麻豆大。每服五钱匕,以水一盏半,煮取一盏,去滓,分温二服,空心、临卧各一服。

【主治】偏风,一边手足㿼曳,行履不得,肌肉痛痹。

45509 羌活汤(《圣济总录》卷十)

【组成】羌活(去芦头)三两　桂(去粗皮)　芍药　熟干地黄(焙)　葛根(剉)　麻黄(去根节,煎,掠去沫,焙)各二两　甘草(炙,剉)一两半　防风(去叉)　当归(切,焙)　芎䓖各一两

【用法】上为粗末。每服五钱匕,水一盏半,酒半盏,加

生姜一枣大(切),同煎至一盏,去滓温服,空心、日午、夜卧各一服。

【主治】历节风,身体骨节疼痛,不可屈伸,举动不随。

45510 羌活汤(《圣济总录》卷十)

【组成】羌活(去芦头) 桂(去粗皮) 防风(去叉)各半两 天麻 甘菊花 旋覆花 白附子(炮) 栾荆(去叶,俗谓之顽荆) 天南星(水浸七日,切作片子,焙干) 乌头(盐水浸一日,切作片子,焙干,炒) 甘草(炙) 麻黄(去根节)各四两 附子(炮裂,去皮脐) 苍术(米泔浸一宿,切,炒)各半斤 威灵仙六两 牵牛子(捣取粉)三两 陈橘皮(汤浸,去白,焙)半斤

【用法】上剉,如麻豆大。每服三钱匕,水一盏,加薄荷七叶,生姜三片,同煎至七分,去滓温服。

【主治】中风百节疼痛,头目昏眩;及伤寒头疼壮热,肢节疼痛,肩背拘急。

45511 羌活汤(《圣济总录》卷十)

【组成】羌活(去芦头) 地骨皮 桑根白皮各二两 芎䓖 当归(焙) 麻黄(去节)各一两半 羚羊角(镑) 桂(去粗皮) 黄连(去须) 白术 附子(炮裂,去皮脐) 甘草(炙) 木香各一两

【用法】上剉,如麻豆大。每服五钱匕,水一盏半,加生姜五片,煎取八分,去滓温服,不拘时候。

【功用】行荣卫,除风湿。

【主治】风,身体疼痛,筋脉拘急。

45512 羌活汤(《圣济总录》卷十)

【组成】羌活(去芦头)三分 防风(去叉)一两 秦艽(去苗土) 芎䓖 当归(焙)各一两半 牛膝(去苗,酒浸,切,焙)一两 附子(炮裂,去皮脐)三分 大腹(连皮用)三枚 桃仁(汤浸,去皮尖双仁,炒)二十一枚

【用法】上剉,如麻豆大。每服五钱匕,水二盏,加生姜一枣大(拍碎),煎至一盏,去滓温服,日二次,夜一次。

【主治】白虎风,痛甚如啮。

45513 羌活汤(《圣济总录》卷十)

【组成】羌活(去芦头) 防风(去叉) 黄耆(剉) 五加皮(剉) 牛膝(酒浸,切,焙)各一两半 酸枣仁(炒)一合 丹参(剉) 桂(去粗皮) 芍药 麻黄(去根节,煎,掠去沫,焙)各一两一分 槟榔四颗(剉) 当归(切,焙) 玄参 木通(剉)各二两

【用法】上为粗末。每服五钱匕,水一盏半,煎取一盏,去滓,空腹食前温服。良久以热生姜稀米粥投,衣覆微出汗。

【主治】下焦风虚,腰脚痛痹不仁,骨髓酸疼,不能久立,渐觉消瘦。

【宜忌】慎外风。

45514 羌活汤(《圣济总录》卷十二)

【组成】羌活(去芦头) 独活(去芦头) 干姜(炮) 牛膝(酒浸,切,焙) 草豆蔻(去皮) 桂(去粗皮)各半两 细辛(去苗叶) 藿香叶(去梗)各一分 吴茱萸(汤洗,焙干,炒) 陈橘皮(汤浸,去白,焙)各半两 干蝎(去土,炒)半夏(汤洗,去滑,焙)各一分 甘草(炙)四钱 芎䓖 白术各一两

【用法】上为粗末。每服三钱匕,水一盏,煎至七分,去滓,稍热服,不拘时候。候身暖并筋脉舒展则止。

【主治】寒风所中,面青,遍身骨节俱冷,两手拘急,筋脉牵抽,手足不仁,厥冷,得暖气则舒展。

45515 羌活汤(《圣济总录》卷十六)

【组成】羌活(去芦头) 菊花(择) 麻黄(去根节,先煎,掠去沫,焙) 防风(去叉) 石膏(碎) 前胡(去芦头) 细辛(去苗叶) 甘草(炙) 枳壳(去瓤,麸炒) 白茯苓(去黑皮) 蔓荆实 芎䓖各半两 黄芩(去黑心)一分

【用法】上为粗末。每服三钱匕,水一盏半,加生姜二片,薄荷三叶,同煎至一盏,去滓热服,不拘时候。

【主治】头风头眩,四肢拘急,偏正头痛,痰涎壅滞,肢节烦痛。

45516 羌活汤(《圣济总录》卷十七)

【组成】羌活(去芦头) 黄连(去须) 桂(去粗皮) 羚羊角(镑) 枳壳(去瓤,麸炒) 草薢 白术各一两 芎䓖 当归(切,焙) 天雄(炮裂,去皮脐) 麻黄(去根节,煎,掠去沫,焙) 石膏各一两半 黄芩(去黑心) 旋覆花各半两 杏仁七枚(去皮尖双仁,研)

【用法】上为粗末。每服五钱匕,水一盏半,加生姜半分(切),煎至八分,去滓温服。

【主治】头面诸风。

45517 羌活汤(《圣济总录》卷十九)

【组成】羌活(去芦头) 蒺藜子(炒,去角) 沙参 丹参 麻黄(去根节) 白术 羚羊角(镑) 细辛(去苗叶) 草薢 五加皮 五味子 生干地黄(焙) 赤茯苓(去黑皮) 杏仁(汤浸,去皮尖双仁,炒) 菖蒲(去毛) 枳壳(去瓤,麸炒) 郁李仁(汤浸,去皮尖,炒) 附子(炮裂,去皮脐) 桂(去粗皮)各三分 木通 槟榔各半两

【用法】上剉,如麻豆大。每服四钱匕,水一盏半,加生姜五片,煎至七分,不拘时候,去滓温服。

【主治】皮痹。皮中如虫行,腹胁胀满,大肠不利,语声不出。

45518 羌活汤(《圣济总录》卷二十)

【组成】羌活(去芦头)三分 防风(去叉)一两 五加皮(剉)半两 赤芍药一两 薏苡仁(炒)半两 羚羊角(镑)半两 槟榔二枚(煨,剉) 磁石(煅,醋淬)二两半

【用法】上为粗末。每服六钱匕,水二盏,加生姜五片,煎取一盏,去滓,空心食前温服,日二夜一。

【主治】风湿痹,身体手足不随,冷疼痛痹。

45519 羌活汤

《圣济总录》卷二十一。为《局方》卷二"人参败毒散"之异名。见该条。

45520 羌活汤(《圣济总录》卷二十八)

【组成】羌活(去芦头) 王不留行 桂(去粗皮) 黄松节(炒)各一两 当归(切,焙) 茯神(去木)各三分 防风(去叉) 荆芥穗各半两 麻黄(去根节) 石膏各一两半

【用法】上为粗末。每服五钱匕,水一盏半,煎至八分,去滓温服,不拘时候。良久以葱豉粥投之出汗;未汗再服,以愈为度。

【主治】伤寒刚痉,闭目合面,肢节急强,身热头疼。

45521 羌活汤

《圣济总录》卷四十二。为《圣惠》卷三"羌活散"之异

名。见该条。

45522 羌活汤

《圣济总录》卷四十七。为《苏沈良方》卷五引《灵苑方》"羌活散"之异名。见该条。

45523 羌活汤（《圣济总录》卷八十一）

【组成】羌活（去芦头）五两 葛根（剉） 桂（去粗皮） 半夏（汤洗七遍，去滑尽，焙干）各四两 干姜（炮）三两 防风（去叉）一两 甘草（炙，剉）二两

【用法】上为粗末。每服五钱匕，水一盏半，煎至一盏，去滓温服，空心至日午三服。

【主治】脚弱，及中风缓弱。

45524 羌活汤（《圣济总录》卷八十一）

【组成】羌活（去芦头） 芎䓖 人参 赤茯苓（去黑皮） 藁本（去苗土） 恶实 甘草（炙，剉） 牵牛子（炒） 枳壳（麸炒）各一两

【用法】上为粗末。每服三钱匕，水一盏，煎至七分，去滓温服，不拘时候。

【主治】脚气，荣卫不顺，筋脉痹挛。

45525 羌活汤（《圣济总录》卷八十三）

【组成】羌活（去芦头）一两一分 半夏（汤洗七遍，去滑） 赤茯苓（去黑皮） 麻黄（去根节，炒） 槟榔（剉）各一两半 陈橘皮（汤浸，去白，炒干）三分 防葵一两一分 桂（去粗皮）一两 杏仁（汤浸，去皮尖双仁，研）四十枚

【用法】上为粗末。每服五钱匕，水一盏半，加生姜半分（拍碎），煎至七分，去滓，空心温服，日午再服。

【主治】脚气，风经五脏惊悸；脚气攻冲，痰壅头痛。

45526 羌活汤（《圣济总录》卷八十五）

【异名】羌活饮。

【组成】羌活（去芦头） 桂（去粗皮）各一两 附子（炮裂，去皮脐） 当归（切，焙） 防风（去叉） 牛膝（酒浸，切，焙）各三分

【用法】上㕮咀，如麻豆大。每服二钱匕，水一盏，煎至七分，去滓温服，不拘时候。

【主治】风湿腰痛；肾伤腰脚疼痛；腰脚痹痛，行步艰难。

45527 羌活汤

《圣济总录》卷八十七。为《博济》卷一"羌活煮散"之异名。见该条。

45528 羌活汤（《圣济总录》卷一〇〇）

【组成】羌活（去芦头）三分 大豆（炒）一合 桑根白皮（炙，剉）一两半 陈橘皮（汤浸，去白，焙）三分 芎䓖一两 大腹（并子煨）三分

【用法】上为粗末。每服三钱匕，水一盏，煎至七分，去滓温服；良久再服。

【主治】风注，心腹刺痛，上引胸背。

45529 羌活汤（《圣济总录》卷一五〇）

【组成】羌活（去芦头） 赤茯苓（去黑皮） 芎䓖 防风（去叉） 当归（切，焙） 乌头（炮裂，去皮脐） 麻黄（去根节，煎，掠去沫，焙） 桂（去粗皮）各一两 石膏（碎） 细辛（去苗叶）各半两

【用法】上剉，如麻豆大。每服三钱匕，水一盏，加生姜三片，大枣二枚（擘破），煎七分，去滓温服，一日三次。

【主治】妇人中风，言语謇涩，筋脉拘急，肢体缓纵。

45530 羌活汤（《圣济总录》卷一五〇）

【组成】羌活（去芦头） 桂（去粗皮） 防风（去叉） 麻黄（去根节） 附子（炮裂，去皮脐） 当归（切，焙） 人参各一两

【用法】上剉，如麻豆大。每服三钱匕，水一盏，加生姜三片，大枣一枚（擘），同煎七分，去滓温服，不拘时候。

【主治】妇人中风，角弓反张，筋脉偏急，言语謇涩。

45531 羌活汤（《圣济总录》卷一五〇）

【组成】羌活（去芦头） 麻黄（去根节，煎，掠去沫，焙） 杏仁（去皮尖双仁，炒，别研如膏入） 人参 桂（去粗皮） 薏苡仁 当归（切，焙） 干姜（炮） 附子（炮裂，去皮脐） 芎䓖各一两

【用法】上剉，如麻豆大。每服三钱匕，水一盏，加生姜三片，大枣二枚（擘破），同煎七分，去滓温服，一日三次。

【主治】妇人中风偏枯，冷痹无力，不任支持。

45532 羌活汤（《圣济总录》卷一六二）

【组成】羌活（去芦头） 当归（切，炒） 麻黄（去根节，煎，掠去沫，焙） 陈橘皮（去白，焙） 杏仁（去皮尖双仁，炒） 人参 甘草（炙）各一两 桂（去粗皮） 紫菀（去苗土）各三分 吴茱萸一分（汤洗，炒） 半夏半两（洗七遍，去滑，姜汁炒）

【用法】上为粗末。每服三钱匕，水一盏，煎至七分，去滓温服，不拘时候。

【主治】产后伤寒，发热咳嗽，头疼壅闷。

45533 羌活汤（《圣济总录》卷一六二）

【组成】羌活（去芦头） 当归（切，焙） 白茯苓（去黑皮） 甘菊花 石膏（火煅） 乌头（炮裂，去皮脐） 甘草（炙，剉） 芍药各一两

【用法】上为粗末。每服三钱匕，水一盏，煎至七分，去滓温服，不拘时候。

【主治】产后风虚，头痛昏眩。

45534 羌活汤（《圣济总录》卷一六五）

【组成】羌活（去芦头） 白茯苓（去黑皮） 人参 附子（炮裂，去皮脐） 当归（切，焙） 石膏（火煅） 芎䓖各一两

【用法】上剉，如麻豆大。每服三钱匕，水一盏，煎至七分，去滓温服，不拘时候。

【主治】产后头痛，目眩，呕逆。

45535 羌活汤（《圣济总录》卷一六二）

【组成】羌活（去芦头） 青橘皮（去白，麸炒）各半两 枳壳（去瓤，麸炒） 芎䓖 生干地黄（焙） 白术（剉） 桑根白皮各一两 木香 牵牛子（略炒） 诃黎勒皮（微炒） 赤茯苓（去黑皮）各半两

【用法】上为粗末。每服三钱匕，水一盏，煎至七分，去滓温服，不拘时候。

【主治】产后浮肿，烦闷。

45536 羌活汤（《幼幼新书》卷十四引张涣方）

【组成】羌活 防风 川芎 人参（去芦头）各一两 干葛根 川升麻 犀角（末） 甘草（炙）各半两

【用法】上为细末。每服一钱，水八分一盏，加生姜二片，薄荷三叶，煎至五分，去滓温服。

【功用】解利邪气。

【主治】❶《幼幼新书》引张涣方:伤寒。❷《普济方》引张涣方:麻痘热及惊疮。

45537 羌活汤(《鸡峰》卷十八)

【组成】羌活三两 芎䓖 防风(去苗) 麻黄(去节) 赤芍药 大黄 人参 甘菊各三两 茯苓 紫菀 远志(去心) 桂心 槟榔 蝉壳 甘草(炙)各一两

【用法】上为粗末。每日一分,水三盏,加生姜三片,煎至一盏半,去滓,食后温分二服,久服乃效。

【主治】风痰头痛。

45538 羌活汤(《保命集》卷中)

【异名】大羌活汤(《医学正传》卷六)、羌麻汤(《医学入门》卷八)、羌活石膏汤(《杏苑》卷八)。

【组成】羌活 菊花 麻黄 川芎 石膏 防风 前胡 黄芩 细辛 甘草 枳壳 白茯苓 蔓荆子各一两 薄荷半两 吴白芷半两

【用法】上咬咀。每服五钱,水一盏半,加生姜五片,同煎至一盏,去滓稍热服,不拘时候,每日二次。

【主治】破伤风,半在表半在里。

【宜忌】《准绳·疡科》:邪入于里,不宜用。

45539 羌活汤(《保命集》卷中)

【组成】羌活 独活 防风 地榆各一两

【用法】上咬咀。每服五钱,水一盏半,煎至一盏,去滓温服。

【主治】破伤风,服左龙丸利后,及搐搦不已。

【加减】有热,加黄芩;有涎,加半夏。

【备考】本方方名,《医学正传》引作"小羌活汤"。

45540 羌活汤(《保命集》人卫本卷中)

【组成】羌活二两 防风一两 川芎一两 黄芩一两 细辛三钱半 甘草一两(炙) 黑地黄一两(炒) 白术三两(如无,用苍术,加一两)

【用法】上咬咀。每服五七钱,水二盏,煎至一盏,温服,不拘时候。

【主治】伤寒,不问何经所受。

【加减】发热引饮,加黄芩、甘草各一两。

【备考】四库本有薄荷半两。

45541 羌活汤(《兰室秘藏》卷中)

【组成】炙甘草七分 泽泻三钱 酒洗瓜蒌根 白茯苓 酒黄柏各五钱 柴胡七钱 防风 细黄芩(酒洗) 酒黄连 羌活各一两

【用法】上为粗末。每服五钱,水二中盏,煎至一盏,取清,食后、临卧通口热服之。

【主治】❶《兰室秘藏》:风热壅盛上攻,头目昏眩。❷《证治宝鉴》:眩晕,面浮而挟湿热者。

45542 羌活汤

《兰室秘藏》卷中。为原书同卷"缓筋汤"之异名。见该条。

45543 羌活汤

《医方类聚》卷二十一引《济生》。为《圣惠》卷二十二"羌活散"之异名。见该条。

45544 羌活汤

《玉机微义》卷九。即《脾胃论》卷中"除风湿羌活

汤"。见该条。

45545 羌活汤(《医方类聚》卷二三八引《医林方》)

【组成】羌活 川芎 防风 香附子 熟地黄 白芷各一两 石膏二两半 细辛二钱 当归五钱 甘草五钱(炒) 苍术一两六钱

【用法】上为细末。每服一两,水二大盏,同煎至一盏,不拘时候。

【主治】产后头痛,血虚弱,痰癖。

45546 羌活汤(《云岐子脉诀》)

【组成】羌活 升麻 黄芩 葛根 石膏各一两 麻黄(去节,汤浸,去黄汁,焙) 防风 藁本 蔓荆子 细辛各半两

【用法】上咬咀。每服一两,加生姜七片,水煎温服,不拘时候。

【主治】风邪伤卫,项筋紧急,主脉涩,客脉缓。

45547 羌活汤(《脉因证治》卷上)

【组成】羌活 防风 甘草

【主治】疟疾,邪气浅在表。

【加减】恶寒有汗,加桂枝;恶风无汗,加麻黄;吐,加半夏。

45548 羌活汤(《脉因证治》卷上)

【组成】羌活 独活 柴胡 防风 肉桂 当归

【主治】腰痛。

【加减】卧寒湿地,足太阳、少阴血络中有凝血,加归尾、苍术、桃仁、防己;湿热痛,加黄柏、苍术、杜仲、川芎;虚,加杜仲、五味、柏、归、知母、龟版;坠扑瘀血,加桃仁、麝香、苏木、水蛭。

45549 羌活汤

《普济方》卷八十八引《仁存方》。为《济生》卷三"羌附汤"之异名。见该条。

45550 羌活汤

《医学纲目》卷二十八。即《兰室秘藏》卷中"羌活苍术汤"。见该条。

45551 羌活汤(《普济方》卷一一八)

【组成】川芎 羌活 防风 肉桂 赤芍药 牡丹皮 当归 续断 白芷各一两

【用法】用生姜、大枣,煎汤送下。

【主治】风湿久不解,攻注经络,走注疼痛不可忍。

45552 羌活汤(《普济方》卷一三一)

【组成】羌活 麻黄(去节) 石膏 细辛(去苗) 前胡 川芎 防风各一两 黄芩 枳壳(炒,去瓤) 甘草(炙)各半两 薄荷叶一分

【用法】上为粗末。每服五钱,水一盏,加生姜三片,煎至一盏,去滓温服。

【主治】伤寒胁热。

45553 羌活汤(《普济方》卷三五〇)

【组成】羌活 防风 秦艽 桂心 粉草 葛根各三两 生姜八分 附子一个(炮) 杏仁八十枚(去皮尖) 麻黄十分(去节)

【用法】上咬咀。水九升,煮麻黄去沫,后下诸药,取二升,分三服。

【主治】产后中风,口噤愦闷,不能言,身体强直。

【宜忌】有汗不可服。

45554 羌活汤(《婴童百问》卷六)

【组成】羌活一钱 人参一钱 防风一钱 川芎一钱

【用法】上剉一剂,加生姜三片,薄荷七叶,水一盏,煎至七分,不拘时候服。

【功用】解利邪气。

【主治】小儿伤风。

45555 羌活汤(《痘疹心法》卷二十二)

【异名】羌活散(《痘麻绀珠》卷十六)。

【组成】羌活 抚芎 防风 山栀仁 龙胆草 当归各等分 甘草减半

【用法】上为细末。加薄荷叶少许,淡竹叶水一盏,煎七分,去滓温服,不拘时候。

【主治】❶《痘疹心法》:痘疮,及肝热。❷《赤水玄珠》:痘初发热时,邪郁在肌肤之间,浑身壮热熇熇然,不渴,清便自调;惊搐。

45556 羌活汤

《本草纲目》卷十七。即《医方大成》卷一引《简易》"羌活散"。见该条。

45557 羌活汤(《保命歌括》卷四)

【组成】羌活七分 防风 升麻 柴胡各五分 藁本 苍术各一钱

【用法】水煎服。

【主治】风湿相搏,一身尽痛。

45558 羌活汤(《回春》卷五)

【组成】羌活 苍术(米泔浸) 黄芩(酒炒) 当归 芍药(炒) 茯苓(去皮) 半夏(姜汁炒) 香附各一钱半 木香(另研) 陈皮各七分 甘草三分

【用法】上剉一剂。加生姜三片,水煎服。

【功用】活血疏风,消痰去湿。

【主治】痛风症,遍身骨节走注疼痛。

【加减】风痛,加防风;湿痛,加苍术;热痰痛,倍酒芩、瓜蒌、枳实、竹沥;血虚痛,加生地黄;上痛,加白芷、威灵仙;下痛,加黄柏、牛膝;痛甚,加乳香;发热,加柴胡;小水短涩,加木通;手臂痛,加薄桂。

【宜忌】不可食肉,戒油炒、热物、鱼、面。

45559 羌活汤(《痘疹传心录》卷十五)

【组成】羌活 防风 柴胡 白芷 甘草 蝉蜕 桔梗

【用法】上剉。加生姜三片,水煎,温服。

【主治】外客风寒,身肢骨节痛。

【加减】毒不透,加升麻、牛蒡、穿山甲。

45560 羌活汤(方出《奇效医述》卷下,名见《医林绳墨大全》卷四)

【组成】羌活一钱二分 防风(去芦)八分 苍术一钱 白芷五分 小川芎五分 生香附(捣碎)八分 陈皮(去白)三分 甘草三分 白干葛一钱二分 真紫苏梗叶一钱二分

【用法】加生姜三片,水煎,热服取汗。

【功用】发汗。

【主治】❶《奇效医述》:瘟疫,初病一二日,不论虚实。❷《医林绳墨大全》:内伤挟外感,强壮者。

【宜忌】不可大汗。

45561 羌活汤(《外科百效》卷二)

【组成】羌活(酒炒) 黄芩(酒炒) 大黄(酒蒸)

【主治】大头肿,脉沉,里表见者。

45562 羌活汤(《症因脉治》卷一)

【组成】羌活 独活 柴胡 防风

【主治】寒邪伤营,发热,无汗,恶寒。

45563 羌活汤(《症因脉治》卷一)

【组成】羌活 防风 川芎 白芷 苍术 甘草

【主治】太阳风寒外束,齿痛,头痛,恶寒。

【备考】《不知医必要》本方用法:加生姜三片,连须葱白二寸,水煎服。

45564 羌活汤(《症因脉治》卷二)

【组成】羌活 防风 荆芥 桔梗 甘草 柴胡 前胡

【主治】伤风咳嗽,脉浮紧,恶寒发热。

45565 羌活汤(《症因脉治》卷四)

【组成】羌活 防风 川芎 黄芩 苍术 白芷

【功用】解表。

【主治】寒伤太阳热泻。

45566 羌活汤(《症因脉治》卷四)

【组成】羌活 防风 黄芩 柴胡 大黄

【功用】双解表里。

【主治】伤寒便结,属太阳阳明者。

45567 羌活汤(《症因脉治》卷四)

【组成】羌活 防风 柴胡 黄芩 大黄 枳壳

【功用】温热便结,属太阳阳明者。

45568 羌活汤(《证治宝鉴》卷十一)

【组成】羌活 防风 川芎 白芷 菊花 僵蚕 蝉退 甘草 (或加浮萍)

【用法】水煎服。

【主治】风症头痛,怕风。

45569 羌活汤(《张氏医通》卷十五)

【组成】羌活 防风各八分 荆芥 紫苏各七分 川芎四分 赤芍六分 枳壳八分 山楂一钱 木通五分 甘草(生)三分 葱白一茎 生姜一片

【用法】水煎,热服。

【主治】痘疹未报点时,热甚不发,头痛腹胀。

45570 羌活汤(《活人方》卷三)

【组成】防风三钱 羌活一钱五分 干葛一钱五分 神曲一钱五分 苏叶一钱 淡豆豉一钱 陈皮一钱 甘草二分 生姜三片

【用法】水煎,午前后服。

【功用】疏表。

【主治】伤寒三阳自利,三日前用。

【加减】恶心呕吐,湿热痰积为患,加半夏一钱五分,去干葛。

【方论选录】防风去风,羌活去湿,苏叶散寒,干葛清胃,豆豉、神曲消食去积,陈、甘和中顺气,通治三阳表症之要剂。

【备考】汗液透而表证悉去,用香连导滞丸以利之。

45571 羌活汤(《医级》卷七)

【组成】羌活 独活 荆芥 防风 广皮 甘草

【主治】太阳伤寒无汗。

45572 羌活汤(《续名家方选》)

【组成】羌活 前胡 人参 桔梗 甘草 枳壳 川芎 天麻 茯苓 薄荷 蝉退 白术 生姜各等分

【用法】水煎服。

【主治】瘾疹常发不止者。

45573 羌活汤(《引经证医》卷四)

【组成】羌活 藁本 防风 甘草 枳壳 通草

【主治】疟疾,邪在足太阳经,寒热日发,发时背心先寒,腰痛头重。

45574 羌活汤(《不知医必要》)

【组成】羌活 防风 川芎 秦艽各一钱五分 甘草六分

【用法】加生姜二片,水煎服。

【主治】风邪发热,兼肩背痛,或腰及手足痛。

45575 羌活饮(《千金翼》卷十七)

【组成】羌活三两 茯神 薏苡仁(用羌活,去薏苡仁) 防风各一两

【用法】上㕮咀。以水三升,煮取一升,纳竹沥三合,煮一沸,分再服。

【主治】风。

45576 羌活饮(《圣济总录》卷十七)

【组成】羌活(去芦头) 柴胡(去苗) 桑根白皮(炙,剉) 附子(炮裂,去皮脐)各三分 桔梗(炒) 芎劳 赤茯苓(去黑皮) 石膏(捣碎)各一两 陈橘皮(汤浸,去白,焙) 旋覆花(微炒) 甘草(炙,剉) 桂(去粗皮)各半两 杏仁(汤洗,去皮尖双仁)二十枚

【用法】上为粗末。每服五钱匕,水一盏半,煎至八分,去滓温服。

【主治】风痰,心胸痞闷,头目不利,甚则呕吐。

45577 羌活饮(《圣济总录》卷二十)

【组成】羌活(去芦头)一两半 防风(去叉)二两 五加皮(剉)一两 赤芍药二两 薏苡仁一两 羚羊角(镑)三分 槟榔一枚(鸡心者,焙) 磁石(火煅,醋淬)五两

【用法】上为粗末。每服五钱匕,水一盏半,加生姜五片,煎至一盏,去滓,空心温服。

【主治】风冷痹,膝冷疼,颇觉无力。

45578 羌活饮

《圣济总录》卷八十五。为原书同卷"羌活汤"之异名。见该条。

45579 羌活饮(《圣济总录》卷一三九)

【组成】羌活(去芦头)一两 竹沥三盏

【用法】羌活为粗末,以竹沥同煎去一半,去滓,分温三服;若口噤者,发口灌之。

【主治】伤损折骨,诸疮肿者,为风湿所伤,发痉口噤;或已中风,觉颈项强,身中拘急。

【宜忌】慎不可当风、卧湿及取凉。

【备考】取作沥法:可将十余茎新竹青,每茎一尺五寸截断,用火炙逼中央,使两头取其汁沥;亦可别作数束烧取汁。

45580 羌活酒(《圣惠》卷七十四)

【组成】羌活一两半 防风一两(去芦头) 黑豆一合

【用法】前二味为粗末。以好酒五升,渍一宿,每服用黑豆一合炒令烟出,投入药,酒一大盏,候沸住,去滓,拗开口,分二度灌之。

【主治】妊娠中风痉,口噤,四肢强直,反张。

【方论选录】《医略六书》:羌活散太阳之风;防风散肌腠之风;黑豆补肾杜风,以润养筋脉也。好酒以浸之,炒药以投之,使药力至而酒力行,则风邪外解,少阴经气完复,必无牵引太阳之愆,何有发痉,角弓反张,口噤不开之患,胎孕无不安矣。

45581 羌活酒(《圣济总录》卷九)

【组成】羌活(去芦头)半两 独活(去芦头)半两 芎劳半两 大麻子仁(炒,研)一合 黑豆(去尘土)一合(不捣)

【用法】上五味,前四味为粗末,以黍米酒四升浸,夏月三日,秋、冬七日,日满,更煎十余沸,炒黑豆令烟起,乘热倾于酒中,窨经少时,净绞去滓。每服二合至三合,白日二次、夜一次。

【主治】偏风才得,冒闷不知人事,手足亸曳。

45582 羌活酒(《圣济总录》卷八十五)

【组成】羌活(去芦头)六两 独活(去芦头)二两 五加皮三两 生地黄汁一升(煎十沸,滤过) 黑豆一升(紧小者,炒熟)

【用法】上五味,除黑豆、地黄汁外,余三味剉,如麻豆大,纳清酒二斗中,及热,下豆并地黄汁于铛中,煮鱼眼沸,取出去滓,候冷,每服任性饮之,常令有酒力。

【主治】腰痛强直,难以俯仰。

45583 羌活酒(《圣济总录》卷一六一)

【异名】羌活散(《普济方》卷三五〇)。

【组成】羌活(去芦头)

【用法】每服半两,以醇酒煎,候浓温服。

【主治】❶《圣济总录》:产后中风,腹痛。❷《普济方》:产后中风,言语謇涩,四肢拘急;中风子肠脱出。

45584 羌活酒

《普济方》卷三三九。为《永类钤方》卷十八引时贤方"防风汤"之异名。见该条。

45585 羌活散(《元和纪用经》)

【组成】羌活三两 茯苓 薏苡仁各一两

【用法】上㕮咀。分八服,每以水一大升,煮耗半绞汁,入淡竹沥一匙许,再煎一两沸,温服。

【主治】❶《元和纪用经》:筋急拘挛,不可屈伸,风湿痹痹,头眩目昏,骨节酸疼,无问久新,及风水浮肿。❷《三因》:风湿入脾,致唇口瞤动,裙揭,头疼,目眩,及四肢浮肿,如风水状。

45586 羌活散(《圣惠》卷三)

【异名】排风羌活散(《圣济总录》卷五)。

【组成】羌活三分 天麻三分 芎劳三分 酸枣仁三分(微炒) 鹿角胶三分(捣碎,炒令黄燥) 蔓荆子三分 羚羊角屑三分 人参三分(去芦头) 白附子三分(炮裂) 牛膝三分(去苗) 肉桂三分(去皱皮) 薏苡仁三分 乌蛇肉三分(醋拌,微炒) 草薢三分 犀角屑三分 白鲜皮三分 地骨皮三分 柏子仁三分 防风三分(去芦头)

【用法】上为细末。每服一钱,不拘时候,以豆淋酒调下。

【主治】❶《圣惠》:肝中风,筋脉拘急,口眼偏斜,四肢疼痛。❷《圣济总录》:中风百节疼痛,寒热更作,不可俯仰。

【宜忌】忌鸡、猪、鱼、蒜等。

45587 羌活散《圣惠》卷三)

【异名】羌活汤(《圣济总录》卷四十二)。

【组成】羌活三分 白术三分 麻黄三分(去根节) 侧子三分(炮裂,去皮脐) 丹参三分 当归三分(剉,微炒) 赤茯苓半两 萆薢半两(剉) 桂心半两 羚羊角屑三分 防风二分(去芦头)

【用法】上为散。每服三钱,以水一中盏,加生姜半分,同煎至六分,去滓温服,不拘时候。

【主治】❶《圣惠》:肝脏风,筋脉抽掣,口眼偏斜,四肢疼痛。❷《圣济总录》:肝风筋脉成疹,腹胁急痛。

【备考】本方方名,《普济方》引作“白茯苓散”。

45588 羌活散《圣惠》卷七)

【组成】羌活一两 牛膝一两(去苗) 桂心三分 附子二两(炮裂,去皮脐) 萆薢三分(剉) 海桐皮三分(剉) 防风半两(去芦头) 五加皮一两 当归一两(剉,微炒)

【用法】上为粗散。每服四钱,以水一中盏,煎至五分,入酒二合,更煎三两沸,去滓,食前温服。

【主治】肾脏风毒流注,腰脚疼痛。

45589 羌活散《圣惠》卷十)

【组成】羌活一两 黄松木节一两(剉) 茯神一两 石膏一两 防风一两(去芦头) 王不留行半两 桂心半两 麻黄一两(去根节) 当归半两(剉,微炒)

【用法】上为散。每服四钱,以水一中盏,加生姜半分,大枣二枚,煎至六分,去滓,不拘时候,温服,频服;三服后宜食荆芥、葛根、石膏、豉粥;如额上渐润,即以厚衣盖之,汗出便愈。

【主治】伤寒阴痉,节筋急硬。

【宜忌】避风。

45590 羌活散《圣惠》卷十四)

【组成】羌活 防风(去芦头) 黄耆 五加皮 牛膝(去苗)各一两 酸枣仁(微炒) 丹参 桂心 赤芍药 麻黄(去根皮) 槟榔 当归(剉,微炒) 木通 玄参各一两 枳实半两(麸炒微黄)

【用法】上为细末。每服半分,水一大盏,加生姜半分,煎至五分,去滓,食前温服。服药讫,即以衣覆卧,良久即愈。

【主治】伤寒后风虚,腰脚顽痹,骨髓疼痛,不能久立。

45591 羌活散《圣惠》卷十九)

【组成】羌活一两 枳壳三分(麸炒微黄,去瓤) 蔓荆子一两 细辛三分 桂心三分 当归三分(剉,微炒) 芎劳三分 白鲜皮三分 羚羊角屑三分

【用法】上为散。每服四钱,以水一中盏,煎至五分,去滓,入竹沥一合,更煎一两沸,不拘时候温服。

【主治】中风,口面不正,四肢拘急,语涩。

45592 羌活散《圣惠》卷十九)

【组成】羌活一两 汉防己一两 荆芥一握 薏苡仁二两 防风一两(去芦头) 麻黄一两半(去根节) 酸枣仁一两 黄松节一两 附子一两半(炮裂,去皮脐) 芎劳一

两 天麻一两半 道人头一两

【用法】上为细散。每服二钱,以温酒调下,不拘时候。

【主治】风痹,手脚不仁。

45593 羌活散《圣惠》卷二十)

【组成】羌活一两 天麻半两 胡麻子半两 细辛半两 麻黄三分(去根节) 藿香半两 附子一两(炮裂,去皮脐) 牛膝半两(去苗) 白鲜皮半两 芎劳半两 天南星半两 蝉壳半两 旋覆花一两 白附子半两(炮裂) 地龙半两(微炒) 乌蛇肉一两(酒浸,炙令黄) 晚蚕蛾半两(微炒) 干蝎一分(微炒) 麝香一分(细研) 甘草半两(炙微赤,剉)

【用法】上为细散。每服二钱,以薄荷温酒调下,不拘时候。

【主治】瘫痪风,手足垂曳,头痛目眩,涎唾不止。

45594 羌活散《圣惠》卷二十一)

【组成】羌活一两 乌蛇肉二两(酒浸,去皮骨,炙令微黄) 天麻一两 防风一两(去芦头) 白附子一两(炮裂) 藁本一两 麻黄一两(去根节) 白芷一两 白僵蚕一两(微炒) 天南星一两(炮裂) 芎劳一两 细辛一两 附子一两(炮裂,去皮脐) 桂心一两 当归一两(剉,微炒) 桑螵蛸半两(微炒) 干蝎一两(微炒) 晚蚕蛾半两

【用法】上为细散。每服一钱,以温酒调下,不拘时候。

【主治】破伤风,身体拘急,手足搐掣,牙关急强。

45595 羌活散《圣惠》卷二十一)

【组成】羌活一两 防风三分(去芦头) 五加皮三分 牛膝一两(去苗) 桂心三两 木香三分 附子一两(炮裂,去皮脐) 酸枣仁一两(微炒) 威灵仙三分 丹参三分 虎胫骨一两(涂酥,炙令黄色) 萆薢一两(剉) 当归一两(剉,微炒) 松节一两(剉)

【用法】上为细散。每服二钱,食前以豆淋酒调下。

【主治】下焦风虚,腰脚疼痛冷痹,不任行履。

45596 羌活散

《圣惠》卷二十二。为《千金》卷八“羌活汤”之异名。见该条。

45597 羌活散《圣惠》卷二十二)

【异名】羌活汤(《医方类聚》卷二十一引《济生》)。

【组成】羌活一两 侧子一两(炮裂,去皮脐) 秦艽一两(去苗) 桂心一两 木香一两 芎劳一两 当归一两 牛膝一两(去苗) 附子一两(炮裂,去皮脐) 骨碎补一两 桃仁三十枚(汤浸,去皮尖双仁,麸炒微黄)

【用法】上为粗散。每服二钱,以水一中盏,加生姜半分,煎至五分,去滓稍热服,不拘时候。

【主治】❶《圣惠》:白虎风,风毒攻注,骨髓疼痛,发作不定。❷《得效》:因体虚饮酒当风,汗出入水,受风寒湿毒之气,凝滞筋脉,蕴于骨节而致白虎历节风,短气自汗,头眩欲吐,手指挛曲,身体尫羸,其肿如脱,其痛如掣,或在四肢,肉色不变,昼静夜剧,痛彻骨,如虎啮不可忍。

45598 羌活散《圣惠》卷二十二)

【组成】羌活一两 白蒺藜一两(微炒,去刺) 白鲜皮一两 枫香三分 乌蛇肉一两(酒浸,炙令黄) 当归一两 防风一两(去芦头) 肉桂一两(去皱皮) 茵芋一两 附子一两(炮裂,去皮脐) 芎劳一两 酸枣仁一两(微炒) 海

桐皮一两（剉） 麻黄二两（去根节） 麝香一分（细研）

【用法】上为细散。每服二钱，食前以温酒调下。

【主治】刺风，皮肤顽痹。

【宜忌】忌生冷、油腻、湿面、毒滑鱼肉。

45599 羌活散（《圣惠》卷二十三）

【组成】羌活二两半 天麻一两半 芎䓖一两 酸枣仁一两半（微炒） 鹿角胶一两（捣碎，炒令黄燥） 侧子一两（炮裂，去皮脐） 羚羊角屑一两半 人参一两（去芦头） 白附子一两（炮裂） 牛膝二两（去苗） 桂心一两 薏苡仁一两 乌蛇三两（酒浸，去皮骨，炙令黄） 犀角屑三分 海桐皮一两（剉） 地骨皮一两半 柏子仁一两半

【用法】上为散。每服二钱，以豆淋酒调下，不拘时候。

【主治】风毒入四肢，筋脉拘挛疼痛。

45600 羌活散（《圣惠》卷二十五）

【组成】羌活 天麻 麻黄（去根节） 香附子 人参（去芦头）各一两 胡麻子 细辛 藿香 牛膝 犀角屑 芎䓖 桂心 当归 天雄（炮裂，去皮脐） 蝉壳 白附子（炮裂） 地龙（微炒） 乌蛇肉（酒浸，炙微黄）各半两 晚蚕蛾一分（微炒） 干蝎一分（微炒） 麝香一分（细研）

【用法】上为细散，研入麝香令匀。每服一钱，以温酒调下；薄荷汤调服亦得。

【主治】一切风。

【宜忌】忌猪、鸡、毒鱼等。

45601 羌活散（《圣惠》卷二十六）

【组成】羌活一两 天麻一两 芎䓖三分 酸枣仁一两（微炒） 鹿角胶一两（捣碎，炒令黄燥） 五加皮三分 薏苡仁一两 麻黄一两（去根节） 萆薢三分（剉） 羚羊角屑三分 人参三分（去芦头） 白附子三分（炮裂） 牛膝一两（去苗） 秦艽三分（去苗） 乌蛇肉一两（酒浸，炙令黄） 肉桂一两（去皱皮） 犀角屑三分 茵芋三分 侧子一两（炮裂，去皮脐） 地骨皮三分 柏子仁三分 防风一两（去芦头）

【用法】上为细散。每服一钱，空腹及晚食前以豆淋酒调下。

【主治】风冷所伤而致筋极，挛痹不仁。

45602 羌活散（《圣惠》卷三十）

【组成】羌活一两 甘菊花半两 白茯苓三分 白蒺藜半两（微炒，去刺） 当归三分 牛膝一两（去苗） 肉苁蓉三分（酒浸一宿，刮去皱皮，炙干） 沉香半两 防风半两（去芦头） 枳壳半两（麸炒微黄，去瓤） 桂心三分 萆薢一两（剉） 附子一两（炮裂，去皮脐）

【用法】上为粗散。每服三钱，以水一中盏，煎至六分，去滓，食前温服。

【主治】虚劳痿痹，肢节疼痛。

45603 羌活散（《圣惠》卷三十二）

【组成】羌活一两 防风三分（去芦头） 甘菊花一两 藁本三分 旋覆花半两 蔓荆子半两 石膏二两 甘草半两（炙微赤，剉）

【用法】上为粗散。每服四钱，以水一中盏，加生姜半分，煎至六分，去滓，食后温服。

【主治】肝风热眼，眉骨连头疼痛，胸膈烦满，不欲食。

45604 羌活散（《圣惠》卷三十二）

【组成】羌活 防风（去芦头） 黄芩 芎䓖 蔓荆子 甘菊花各一两 石膏三两 甘草半两（炙微赤，剉）

【用法】上为粗散。每服四钱，以水一中盏，煎至六分，去滓，食后温服。

【主治】眼睛疼痛，连头偏疼。

45605 羌活散（《圣惠》卷三十三）

【组成】羌活二两 秦艽（去苗） 防风（去芦头） 桂心 牛蒡子（微炒） 胡黄连 茯神各一两 白附子（炮裂） 犀角屑 酸枣仁（微炒）各三分 龙脑一分（细研）

【用法】上为细散。每服二钱，空心盐汤调下，晚食前煎麦门冬热水再调之。

【主治】坠睛久不愈。

45606 羌活散（《圣惠》卷三十四）

【组成】羌活 地骨皮 防风（去芦头） 酸枣仁 蔓荆子 杏仁（汤浸，去皮尖）各一两 生地黄三两

【用法】上为散。每服半两，以水一大盏，酒一盏，煎至一盏，去滓，食后温服。

【主治】睡中龂齿

45607 羌活散（《圣惠》卷四十四）

【组成】羌活三分 防风半两（去芦头） 茵芋二分 五加皮三分 牛膝一两（去苗） 丹参半两 酸枣仁三分（微炒） 桂心三分 附子一两（炮裂，去皮脐） 赤芍药半两 当归半两（剉，微炒） 漏芦一两

【用法】上为粗散。每服三钱，以水一中盏，加生姜半分，煎至六分，去滓，每于食前温服。

【主治】腰脚冷痹，及风麻不仁，骨髓疼痛，不欲饮食，渐加瘦。

45608 羌活散（方出《圣惠》卷四十五，名见《普济方》卷二四五）

【组成】萝卜子一两半（微炒） 羌活一两 牵牛子二两（微炒） 大麦蘖三分（炒令微黄）

【用法】上为细散。每服二钱，以温酒调下，不拘时候。以利为度。

【主治】脚气，心腹胀满，喘促壅闷。

45609 羌活散（《圣惠》卷四十五）

【组成】羌活一两 黄耆半两（剉） 赤茯苓半两 生干地黄三分 羚羊角屑一两 赤芍药半两 桂心半两 酸枣仁半两（微炒） 当归半两 枳壳一两（麸炒微黄，去瓤） 木香半两 川大黄一两（剉碎，微炒） 芎䓖半两 防风半两（去芦头） 槟榔半两 甘草半两（炙微赤，剉）

【用法】上为粗散。每服四钱，以水一中盏，加生姜半分，煎至六分，去滓，每于食前温服。

【功用】疏风利气。

【主治】风毒脚气，心腹壅闷，脚膝烦疼。

45610 羌活散（《圣惠》卷六十九）

【组成】羌活一两 羚羊角屑三分 桂心半两 赤箭三分 细辛三分 防风三分（去芦头） 当归三分（剉，微炒） 赤芍药半两 茯神一两 麻黄三分（去根节） 甘草半两（炙微赤，剉） 黄芩三分

【用法】上为散。每服四钱，以水、酒各半中盏，煎至六分，去滓温服，不拘时候。

【主治】妇人中风，四肢缓弱，身体疼痛，言语謇涩，心神昏乱。

45611 羌活散（《圣惠》卷六十九）

【组成】羌活一两 天麻一两 芎劳三分 酸枣仁三分（微炒） 蔓荆子半两 羚羊角屑半两 白附子半两（炮裂） 桂心半两 薏苡仁半两 柏子仁半两 牛膝半两（去苗） 乌蛇肉半两（酒拌,炒令黄） 当归半两（剉碎,微炒） 蝉壳半两（微炒） 麝香半两（研入）

【用法】上为细散,研入麝香令匀。每服二钱,以豆淋酒调下,不拘时候。

【主治】妇人中风,筋脉拘急,肢节酸疼,言语謇涩,头目不利。

45612 羌活散（《圣惠》卷六十九）

【组成】羌活一两半 牛膝一两半（去苗） 当归一两半（剉,微炒） 防风一两半（去芦头） 赤芍药一两半 附子一两（炮裂,去皮脐） 五加皮一两 桂心一两 甘草一两（炙微赤,剉） 薏苡仁三两

【用法】上为散。每服四钱,以水一中盏,加生姜半分,煎至五分,去滓温服,不拘时候。

【主治】妇人风痹,手足不随,筋脉拘急,不能行动。

45613 羌活散（《圣惠》卷六十九）

【组成】羌活三分 桂心三分 败龟二两（涂酥,炙令黄） 没药三分 道人头三分 虎胫骨二两（涂酥,炙令黄） 地龙三分（微炒） 骨碎补三分 红花子三分（微炒）

【用法】上为细散。每服二钱,以温酒送下,不拘时候。

【主治】妇人血风,身体骨节发歇疼痛。

45614 羌活散（《圣惠》卷七十）

【组成】羌活一两 桃仁一两（汤浸,去皮尖双仁,麸炒微黄） 人参半两 木香三分 鳖甲一两（涂酥,炙令黄,去裙襕） 白术三分 桂心半两 白茯苓三分 白芍药半两 当归半两（剉碎,微炒） 附子三分（炮裂,去皮脐） 牛膝一两（去苗） 防风半两（去芦头） 续断三分 芎劳三分 熟干地黄一两

【用法】上为粗散。每服四钱,以水一中盏,加生姜半分,煎至六分,去滓温服,不拘时候。

【主治】妇人风虚劳冷,四肢羸弱,不能饮食,面色萎黄,腹内时痛。

45615 羌活散（《圣惠》卷七十四）

【组成】羌活三分 防风三分（去芦头） 芎劳三分 葛根三分（剉） 秦艽三分（去苗） 麻黄二两（去根节） 犀角屑半两 甘草半两（炙微赤,剉） 杏仁一两半（汤浸,去皮尖双仁,麸炒微黄）

【用法】上为粗散。每服四钱,水一中盏,加生姜半分,煎至六分,去滓温服,不拘时候。

【主治】妊娠中风痉,口噤,愦闷不能言,身体强直,或时反张。

45616 羌活散（《圣惠》卷七十八）

【组成】羌活二两 莽草（微炙） 防风（去芦头） 川乌头（炮裂,去皮脐） 桂心 赤芍药 生干地黄 麻黄（去根节,剉） 萆薢（剉） 牛膝（去苗） 枳壳（麸炒微黄,去瓤） 当归（剉,微炒）各一两

【用法】上为粗散。每服四钱,以水、酒各半中盏,加生姜半分,煎至六分,去滓温服,不拘时候。

【主治】产后中风,身体麻痹疼痛。

45617 羌活散（《圣惠》卷七十八）

【组成】羌活一两 麻黄二两（去根节） 防风（去芦头） 秦艽（去苗） 桂心 甘草（炙微赤,剉） 葛根（剉） 附子（炮裂,去皮脐） 当归（剉,微炒） 杏仁（去皮尖双仁,麸炒微黄） 芎劳各一两

【用法】上为散。每服四钱,以水一中盏,加生姜半分,煎至五分,去滓,入竹沥半合,搅匀,拗开口灌之,不拘时候。

【主治】产后中风,口噤,昏闷不语,身体痉直。

45618 羌活散（《圣惠》卷七十八）

【组成】羌活一两 天麻一两 防风一两（去芦头） 酸枣仁一两（微炒） 蔓荆子半两 羚羊角屑三分 附子三分（炮裂,去皮脐） 牛膝一两（去苗） 桂心半两 薏苡仁一两 芎劳三分 当归一两（剉,微炒） 鹿角胶一两（捣碎,炒令黄燥） 柏子仁半两 麝香一分（研入）

【用法】上为细散。每服二钱,以豆淋酒调下,不拘时候。

【主治】产后中风,四肢筋脉挛急疼痛。

45619 羌活散（《圣惠》卷七十八）

【组成】羌活三分 石膏一两 麻黄一两（去根节） 甘草一分（炙微赤,剉） 桂心 芎劳 赤茯苓 赤芍药 葛根 白术 黄芩 细辛各半两

【用法】上为粗散。每服四钱,以水一中盏,加生姜半分,葱白五寸,豉五十粒,煎至六分,去滓,稍热频服。微汗出为度。

【主治】产后伤寒,心膈热躁,肩背强硬,四肢拘急烦疼。

45620 羌活散（《圣惠》卷八十一）

【组成】羌活三分 赤箭三分 防风三分（去芦头） 白芷半两 芎劳三分 白芍药半两 羚羊角屑半两 当归半两（剉,微炒） 牛膝半两（去苗） 骨碎补半两 熟干地黄一两 白茯苓二分 黄耆三分（剉） 桂心半两 细辛半两

【用法】上为粗散。每服三钱,以水一中盏,加生姜半分,煎至六分,去滓温服,不拘时候。

【主治】产后风虚劳损,身体疼痛,时有烦热,不思饮食,四肢少力。

45621 羌活散（《圣惠》卷八十三）

【组成】羌活 芎劳 防风（去芦头） 天麻 当归（剉,微炒） 甘草（炙微赤,剉）各三分 白附子一分（炮裂） 麻黄半两（去根节）

【用法】上为细散。每服一钱半,以薄荷酒调下,每日三四次。

【主治】小儿中风,四肢拘挛,发歇疼痛。

45622 羌活散（《普济方》卷一一一引《圣惠》）

【组成】羌活（去芦头） 附子（炮裂,去皮脐） 天麻 防风（去叉） 牛膝（酒浸,切,焙） 蒺藜子（炒,去角） 芎劳 乌头（去皮脐,生用） 干蝎（全者） 木香 白附子（炮） 麻黄（去根节）各等分

【用法】上为散。每服一钱匕,温酒调下。初且服半钱匕,三日后渐加。

【主治】风寒暑湿毒气攻筋脉而致白虎风,或在骨节,或在四肢。

45623 羌活散（《普济方》卷三十二引《博济》）

【组成】羌活(去芦) 防风(去芦) 川芎 荆芥穗 麻黄 甘草 木通 鼠黏子(炒)各等分

【用法】上为末。每服三钱,茶汤或酒调服,不拘时候。

【主治】❶《普济方》引《博济》:肾脏风上攻下疰,头面浮肿,及有疮者;妇人血风攻注。❷《圣济总录》:风热头面生疮;热毒风,头面肿痒,心胸烦闷。

45624 羌活散（《养老奉亲》）

【组成】羌活 枳壳(麸炒,去瓤) 半夏(汤浸七遍) 甘草(炙) 大腹子(洗) 防风 桑白皮各等分

【用法】上为粗末。每服二钱,水一盏,加生姜,煎至七分,温服,早晨、日午时、临卧各一服。

【主治】老人肾脏风所致耳聋眼暗,头项腰背疼痛,浑身疮癣。

45625 羌活散（《局方》卷一）

【组成】前胡(去芦) 羌活(去芦) 麻黄(去根节) 白茯苓(去皮) 川芎 黄芩 甘草(爁) 蔓荆子(去白皮) 枳壳(去瓤,麸炒) 细辛(去苗) 石膏(别研) 菊花(去梗) 防风(去芦)各一两

【用法】上为末。入石膏研匀。每服二钱,水一大盏,加生姜三四片,薄荷三两叶,同煎至七分,稍热服,不拘时候。

【主治】❶《局方》:风气不调,头目昏眩,痰涎壅滞,遍身拘急,及风邪寒壅,头痛项强,鼻塞声重,肢节烦疼,天阴风雨,预觉不安。❷《鸡峰》:伤寒头痛,体倦发寒热。

【备考】本方改为丸剂,名"羌活丸"。(见《御药院方》)。《鸡峰》有白僵蚕。

45626 羌活散（《苏沈良方》卷五引《灵苑方》）

【异名】羌活附子散(《活人书》卷十八)、羌活汤(《圣济总录》卷四十七)、羌活煮散(《圣济总录》卷六十六)、羌活附子汤(《伤寒图歌活人指掌》卷五)、羌附汤(《胎产心法》卷下)。

【组成】羌活 附子(炮) 茴香(微炒)各半两 木香 干姜(炮)各枣许

【用法】每服二钱,水一盏,盐一捻,煎一二十沸,带热服,一服止。

【主治】寒证呃逆,寒厥疝痛。

❶《苏沈良方》引《灵苑》:咳逆。❷《圣济总录》:风冷乘脾胃,致哕逆不止。❸《医学入门》:阴症内寒,厥而呕逆。❹《医级》:感寒表症具而寒厥疝痛。

45627 羌活散（《圣济总录》卷五）

【异名】独活散(《普济方》卷八十九)。

【组成】羌活(去芦头) 独活(去芦头) 白芷各一两 防风(去叉)一两半 蔓荆实 藿香叶 川芎 天麻 蝉蜕(去土)各半两 雄黄(研) 桂(去粗皮) 干蝎(全者,去土,炒) 麻黄(去根节,煎,掠去沫,焙干) 白附子(炮)各一两

【用法】上为散。每服二钱匕,温酒调下,不拘时候。

【主治】肝脏中风,手足少力,筋脉拘急,骨痛项背强,皮肤瘙痒,口㖞目眩。

45628 羌活散（《圣济总录》卷九）

【组成】羌活(去芦头) 独活(去芦头) 防风(去叉) 蔓荆实(去白皮) 人参 蒺藜子(炒,去角) 白茯苓(去黑皮) 芍药 枳壳(去瓤,麸炒) 川芎 木天蓼 阿胶(炙令燥) 威灵仙(去苗土)各半两

【用法】上为极细末。每服二钱匕,空心豆淋酒调下,温酒亦得;或炼蜜为丸,如梧桐子大,每服十五丸至二十丸,豆淋薄荷酒送下。

【主治】荣虚卫实,肌肉不仁,遍身痛麻。

45629 羌活散（《圣济总录》卷十六）

【组成】羌活(去芦头)一两 防风(去叉) 茯神(去木) 藁本各一两半 甘菊花(择去梗) 桂(去粗皮)各一两

【用法】上为粗末。每服三钱匕,水一盏半,加生姜五片,煎至一盏,去滓,食前温服,如人行五里再服。

【主治】伤风头目昏痛,吐逆不下食。

45630 羌活散（《圣济总录》卷十七）

【组成】羌活(去芦头) 人参 蔓荆实(去皮) 菊花 石膏 白术 前胡(去芦头) 防风(去叉) 地骨皮 川芎 枳壳(去瓤,麸炒) 荆芥穗 桔梗(炒) 白茯苓(去黑皮) 麻黄(去根节)各一两 (一方有甘草三分)

【用法】上为粗末。每服三钱匕,水一盏,加生姜二片,薄荷五叶,同煎至七分,去滓温服。

【主治】头面风,恶风多汗,头痛身热。

45631 羌活散（《圣济总录》卷十七）

【组成】羌活(去芦头) 独活(去芦头) 川芎 桂(去粗皮) 干姜(炮) 附子(炮裂,去皮脐)各等分

【用法】上为散。每服二钱匕,夜卧煎豉汁调下。

【主治】头面风,眼黑,及面肿。

45632 羌活散（《圣济总录》卷三十一）

【组成】羌活(去芦头) 白术 黄耆(剉) 青橘皮(汤浸,去白,炒) 桔梗(炒) 甘草(炙) 附子(炮裂,去皮脐) 五加皮(用茱萸半两,水一碗,煎水尽,焙干,去茱萸)各一两 桂(去粗皮) 干姜(炮)各半两

【用法】上为散。每服二钱匕,温酒调下;用水一盏,加生姜三片,大枣一枚(擘),同煎至七分,温服亦得,不拘时候。

【主治】伤寒后夹劳,肢体烦疼,早晚虚热,口苦嗌干,夜卧多汗,脚手麻痹,及风劳。

45633 羌活散（《圣济总录》卷四十一）

【组成】羌活(去芦头) 鸡苏(去梗) 独活(去芦头) 防风(去叉) 蒺藜(炒去角) 荆芥穗 牡丹皮 木香 连翘 茵陈蒿(去梗) 麻黄(去根节) 羚羊角(镑屑)各一两

【用法】上为细散。每服二钱匕,加至三钱匕,早晚食后温熟水调下。

【主治】肝气壅实,热刑于脾,食已即吐,大便黄赤,忽觉背寒,唇皮焦赤。

45634 羌活散（《圣济总录》卷五十二）

【组成】羌活(去芦头)一两 干蝎(炒)三两 楝实(剉,炒)一两半 硇砂(飞,炼成霜)一分 桃仁(去皮尖双仁,炒,研)二两 附子(炮裂,去皮脐) 天麻 白附子(炮) 桂(去粗皮) 槟榔(剉) 川芎 地龙(去土,炒) 木香 沉香各一两 阿魏(用醋化面拌作饼子,炙)半两

【用法】上为散。每服二钱匕,温酒调下。

【主治】肾脏风毒气流注,腰脚虚肿疼痛,或上攻头目昏眩,耳聋生疮;及脚气上冲,心头迷闷,腹肚坚硬,冷汗出者。

45635 羌活散（《圣济总录》卷一〇三）

【组成】羌活(去芦头) 独活(去芦头) 前胡(去芦头,并剉) 人参(去芦头) 桔梗(去芦头) 芎䓖 细辛(去苗) 防风(去芦头) 荆芥穗 甘菊花 土蒺藜 茯苓(去皮) 枳壳(麸炒,去瓤) 石膏(细捣研,水飞) 甘草(炙)各一两

【用法】上十五味,除石膏外,同杵为散,再入石膏,和令匀。每服二钱匕,不拘时候,茶、酒任调下。

【主治】风毒气攻注,头目昏眩,目碜涩疼痛,及皮肤瘙痒,瘾疹赤肿。

45636 羌活散（《圣济总录》卷一〇七）

【组成】羌活(去芦头) 蛇蜕一条(卷在青竹上炙) 防风(去叉) 黄耆 木贼 附子(炮裂,去皮脐) 蝉壳(洗) 荆芥穗 甘草(炙) 甘菊花 蒺藜子(炒去角) 旋覆花 石决明(泥裹烧令通赤,别研)各一两

【用法】上十三味,除附子、蛇蜕、决明外,余皆剉,于新瓦上焙令燥,为散。每服二钱匕,用米泔煎熟,放温调下,每日三次。

【主治】风邪入系于头,目风眼寒,头目昏痛。

45637 羌活散（《圣济总录》卷一〇七）

【组成】羌活(去芦头)二两 木香 艾叶(焙) 桂(去粗皮) 山芋 升麻 胡黄连各一两 白附子(炮) 山茱萸 牛膝(酒浸,切,焙)各三分

【用法】上为散。每服二钱匕,空心盐汤调下,午时用麦门冬熟水调下。

【主治】目风冷泪,久不愈。

45638 羌活散（《圣济总录》卷一〇八）

【组成】羌活(去芦头)一两 苍术(米泔浸,焙)二两 防风(去叉) 楮实 蒺藜子(炒去角) 芎䓖各一两 荆芥穗二两 甘草(炙,剉)一两 菊花二两

【用法】上为散。每服一钱匕,米饮调下,一日三次。

【功用】退翳膜。

【主治】风毒目昏暗。

45639 羌活散（《圣济总录》卷一〇九）

【组成】羌活(去芦头) 甘草(炙) 石决明(生,研) 石膏(泥裹煅通赤,冷研) 密蒙花 苍术(去皮) 防风(去叉) 蒺藜子(炒去角) 木贼各半两 蔓菁子 威灵仙(去土) 干桑叶 荆芥穗 原蚕沙(炒)各一分

【用法】上为散。每服一钱匕,早、晚食后温熟水调下;眼赤涩,砂糖水调下,临卧再服。

【主治】目昏茫茫,或见黑花蝇翅。

45640 羌活散（《圣济总录》卷一五〇）

【组成】羌活(去芦头)一两 附子(炮裂,去皮脐)一枚 牡丹皮 芍药 海桐皮(剉) 当归(切,焙) 桂(去粗皮) 蒲黄各半两

【用法】上为散。每服一钱匕,温酒调下,每日三五次。

【主治】妇人血风,身体劳倦,骨节疼痛。

45641 羌活散（《圣济总录》卷一五〇）

【组成】羌活(去芦头) 桂(去粗皮) 没药(研) 虎脑骨(涂酥炙) 骨碎补(去毛) 红花子(炒)各一两

【用法】上为散。每服二钱匕,温酒调下,不拘时候。

【主治】妇人血风,身体骨节发欷疼痛。

45642 羌活散（《圣济总录》卷一五一）

【组成】羌活(去芦头) 桂(去粗皮) 牡丹皮 芎䓖 芍药 延胡索 枳壳(去瓤,麸炒) 当归(切,焙) 甘草(炙) 白术 蓬莪术(煨)各一两 陈橘皮(汤浸,去白,焙)一两半 木香 大黄(剉,炒)各半两

【用法】上为散。每服二钱匕,温酒调下,不拘时候。

【主治】室女经络凝滞,攻腹疼痛,肢体烦热,骨节酸倦。

45643 羌活散（《幼幼新书》卷十四引《王氏手集》）

【组成】川羌活 独活 前胡 柴胡(去芦,水洗) 川芎 桔梗 枳壳(汤浸,去瓤,细切,焙干,麸炒) 白茯苓 削术 防风各一两 细辛(去苗叶) 官桂 甘草(炙)各半两

【用法】上为细末。每服三钱,水满盏,加生姜三片,大枣二枚,煎八分,和滓热服,连三服,汗出便安;如路行不及,煎白汤点热酒调亦可。

【主治】大人、小儿四时伤寒,热病时行,疫疠,山岚瘴疟,早晚中露雾,及暴中风寒。

45644 羌活散（《幼幼新书》卷十八引《张氏家传》）

【组成】羌活 独活 川芎 桔梗 蝉壳 地骨皮 前胡 甘草(炙) 柴胡(去芦) 栝楼根 天麻(炙) 荆芥 防风各等分

【用法】上为细末。每服一钱,水三分,加薄荷二叶,盏子内煎二分,通口服。

【功用】解热败毒。

【主治】小儿风壅作疮。

45645 羌活散

《幼幼新书》卷十九引《孔氏家传》。为《局方》卷十"人参羌活散"之异名。见该条。

45646 羌活散（《鸡峰》卷十二）

【组成】羌活 甘菊花 蔓荆子 芎䓖各一分

【用法】上为细末。每服二钱,水一中盏,加酸枣仁、鼠黏子各五十粒(研碎),同煎至七分,去滓,不拘时候服。

【主治】肝脏壅实,目赤昏涩,热泪不止,筋脉拘急,背膊劳倦,及头昏项颈紧急疼痛。

45647 羌活散（《本事》卷四引张昌时方）

【组成】羌活(洗去土) 萝卜子各等分

【用法】上药同炒香熟,去萝卜子不用,为末。每服二钱,温酒调下,一日一服,二日二服,三日三服。

【主治】❶《本事》:水气。❷《魏氏家藏方》:一切腹胀急。

【方论选录】《本事方释义》:羌活气味辛甘平,入足太阳,善能行水;萝卜子气味苦辛温,入足太阴、阳明,善能导滞;以酒送药,取其温通也。因水气盘踞,滞浊阻痹不行,故行水之药与行滞之药兼而行之,厥功大矣。

45648 羌活散（方出《续本事》卷二,名见《普济方》卷四十六）

【组成】羌活 僵蚕各一两 白蒺藜(去尖,炙)一两 甘菊一两 白附子一两 朱砂一两 麝香一两

【用法】上为细末。每服一钱,薄荷、茶、酒任下。

【功用】清头目,去风邪,顺真气。

【主治】头痛。

45649 羌活散(《普济方》卷六十五引《海上方》)

【组成】胡椒 川椒 川芎(炮)各二钱 荆芥穗 白芷 防风 草乌 羌活 荜茇 露蜂房各半两

【用药】上药晒干为末。揩牙,盐汤漱之。

【主治】牙疼。

【宜忌】忌食动风物。

45650 羌活散(《三因》卷十六)

【异名】羌青散(《医方类聚》卷七十六引《经验秘方》)。

【组成】羌活 川芎 天麻 旋覆花 青皮 天南星(炮) 藁本各一两

【用法】上为末。每服二钱,水一盏,加生姜三片,薄荷七叶,煎七分,食后服。一法入牵牛末二两,姜汁糊为丸,如梧桐子大,每服二三十丸,酒任下。

【主治】❶《三因》:风毒气上攻,眼目昏涩,翳膜,生疮,及偏正头疼,目小黑花累累者。❷《普济方》:内障及暴赤眼。

45651 羌活散(《传信适用方》卷一)

【组成】羌活一两(洗,切,焙) 防风(洗,切,焙) 牡丹皮(洗,切,焙) 川芎(洗,切,焙) 当归(去芦,洗,切,焙) 甘草(微炙)各半两

【用法】上为散。每服二钱,水一盏,加生姜三片,煎至八分,去滓温服,不拘时候。

【主治】伤寒疫气。

45652 羌活散(《卫生家宝产科备要》卷五)

【组成】羌活(去苗,剉碎) 荆芥穗(不见火,熬) 赤茯苓(去皮,剉碎) 川芎(洗,剉,焙) 宣州干葛(剉,焙) 陈皮(去瓤,剉) 甘草(炙,剉) 川升麻(剉)各一两

【用法】上为细末。每服三钱,水一盏半,加生姜五片,薄荷十叶,同煎至一盏,不拘时候,稍热服。

【主治】妊娠患时疾。

45653 羌活散(《保命集》卷中)

【组成】羌活一两半 川芎七钱 细辛根二两半

【主治】伤寒头痛恶风。

【加减】身热,加石膏汤四钱。

45654 羌活散(《兰室秘藏》卷中)

【异名】细辛散。

【组成】藁本 香白芷 桂枝各三分 苍术 升麻各五分 当归身六分 草豆蔻仁一钱 羌活一钱五分 羊胫骨灰二钱 麻黄(去根节) 防风各三钱 柴胡五钱 细辛少许

【用法】上为细末。先用温水漱口净,擦之。

【主治】客寒犯脑,风寒湿脑痛,项筋急,牙齿动摇,肉龈袒脱疼痛。

45655 羌活散(《医方大成》卷一引《简易》)

【组成】附子一个 羌活 乌药各一两

【用法】上㕮咀。每服四钱,水一盏,煎七分,去滓温服。

【主治】中风偏废。

【备考】本方方名,《本草纲目》卷十七引作“羌活汤”。

45656 羌活散(《直指》卷二十)

【组成】羌活 川芎 天麻 旋覆花 甘菊 藁本 防风 蝉壳(洗,晒) 细辛 杏仁(浸,去皮)各一两 甘草半两(炙)

【用法】上为末。每服二钱,新水略煎服。

【主治】风气攻眼,昏涩泪花。

45657 羌活散(《朱氏集验方》卷二)

【组成】柴胡四两 白芷 川芎 藁本各一两 桔梗 甘草 独活 羌活各半两

【用法】上㕮咀。每服三钱,水一盏半,加葱白、生姜,煎七分,热服。

【主治】四时伤寒,头疼鼻塞,或流清涕,项背拘急,恶风自汗。

45658 羌活散(《朱氏集验方》卷二)

【组成】柴胡二两 粉草半两 羌活 川芎 白芷各一两

【用法】上为末。葱汤、酒任下。

【主治】男女感冒,不问阴阳。

45659 羌活散(《朱氏集验方》卷九)

【组成】羌活 独活 柴胡 川芎 黑参 赤芍药 桔梗 地骨皮 荆芥 薄荷 桑白皮各半两 大黄 山栀子仁 黄芩各一两

【用法】上药各生用,㕮咀。每服三钱,水一盏半,煎一盏,去滓,不拘时候服。

【主治】一切风热上攻,头目赤肿疼痛,昏涩眵泪,怕日羞明,赤脉翳膜。

【加减】翳膜,加蝉蜕、密蒙花各半两;泪多,加木贼半两。

45660 羌活散

《朱氏集验方》卷十一。为《直指小儿》卷一“祛风羌活散”之异名。见该条。

45661 羌活散(《内经拾遗》卷二引《伤寒举要》)

【组成】羌活 苍术各一钱半 川芎 白茯苓 防风 枳壳 桔梗各一钱 甘草三分

【用法】水二钟,加生姜三片,葱一根,煎八分,不拘时候服。

【主治】❶《内经拾遗》引《伤寒举要》:遇风头痛。❷《扶寿精方》:伤寒一二日,头痛恶寒,发热脊项强,脉洪大紧数。

【加减】有汗恶风,加桂枝八分。

45662 羌活散(《活幼心书》卷下)

【组成】人参(去芦) 羌活 赤茯苓(去皮) 柴胡(去芦) 前胡(去芦) 川芎 独活 桔梗(剉,炒) 枳壳(水浸润,去瓤,剉片,麦麸炒微黄) 苍术(米泔水浸一宿,去粗皮,滤干,剉片,用火炒至微黄色) 甘草各一两

【用法】上㕮咀。每服二钱,水一盏,加生姜二片,薄荷三叶,煎七分,不拘时候温服。发散风邪,加葱白同煎;痢证,加生姜、仓米煎。

【功用】发散风邪。

【主治】❶《活幼心书》:伤风时气,头痛发热,身体烦疼,痰壅咳嗽,失音鼻塞声重;及时行下痢赤白。❷《幼科折衷》:汤火疮。

45663 羌活散

《普济方》卷七十一引《龙木论》。为《本事》卷五"楮叶散"之异名。见该条。

45664 羌活散（《急救仙方》卷三）

【组成】防风二两　羌活一两　赤芍药三两　白芷一两　川芎二两　柴胡一两　木贼半两　防己半两　粉草一两　荆芥一两　白茯苓二两　甘菊花一两　细辛半两（去叶）　白术一两

【用法】上咬咀。每服三钱，水一盏半煎，食后服。

【主治】热眼。

45665 羌活散（《玉机微义》卷十五）

【异名】羌活膏（《赤水玄珠》卷二十九）。

【组成】羌活　独活　明矾　硫黄　狼毒　白鲜皮　白附子　蛇床子各一两　轻粉　黄丹各半两

【用法】上为细末，香油调成膏。搽之。

【主治】顽癣疥癞，风疮成片，流黄水，久不愈者。

45666 羌活散

《普济方》卷七十六。即《圣济总录》卷一〇七"羌耆散"。见该条。

45667 羌活散（《普济方》卷二七五）

【组成】羌活一钱半　独活一钱半　防风半钱　藁本半钱　黄芩一钱　黄连半钱　黄柏五分　知母一钱　生地黄一钱　汉防己一钱半　泽泻七分　熟地黄一钱（上十二味煮酒浸半个时辰，次十一味不用浸）　防己梢半钱　当归身一钱　连翘三钱　黄耆一钱半　人参半两　甘草　橘红　生甘草梢　苏木　当归尾各半钱　桔梗一钱

【用法】上咬咀。水二碗，煎至七分一碗，去滓，食后、临卧吃药。吃药后，端坐半个时辰方可睡。

【主治】疔疮等诸毒恶疮。

【加减】疔肿急证，一切恶疮，加沉香、檀香、藿香、乳香、木香各一钱。

45668 羌活散

《普济方》卷二九二。即《圣济总录》卷一二六"内消羌活散"。见该条。

45669 羌活散

《普济方》卷三五〇。为《圣济总录》卷一六一"羌活酒"之异名。见该条。

45670 羌活散（《普济方》卷三六七）

【组成】乱发灰　桂心　羌活　甘草各二分

【用法】上为末。淡竹叶煎汤调服。

【主治】中风失音，百药无效者。

45671 羌活散（《奇效良方》卷二）

【组成】羌活（去芦）　防风（去叉）　川芎　荆芥穗　麻黄（去根节）　甘草（炙）　恶实（炒）　木通各等分

【用法】上为细末。每服二钱匕，茶、酒任调下，不拘时候服。

【主治】风热，头面生疮。

45672 羌活散（《奇效良方》卷二十四）

【组成】羌活　防风　旋覆花　独活　川芎　细辛芽　蔓荆子　甘草　石膏

【用法】上判。中风，煎服；寻常点清茶服。

【主治】头风。

45673 羌活散（《活人心统》卷一）

【组成】川芎　羌活　麻黄　白芷　桔梗　干葛　紫苏　前胡　甘草　枳壳（炒）

【用法】水二钟，加生姜三片，葱二茎，煎七分，食远服，滓再煎。

【主治】四时伤寒，发热头疼，身体骨痛。

45674 羌活散

《摄生众妙方》卷九。为《普济方》卷六十五"漱牙羌活散"之异名。见该条。

45675 羌活散（《疮疡经验全书》卷六）

【组成】羌活　独活　前胡　荆芥　甘草　乌药　桔梗　薄桂　升麻　当归　威灵仙

【功用】《金鉴》:除湿发汗，追风。

【主治】手发背。

【备考】按:《金鉴》用羌活、当归各二钱，独活、乌药、威灵仙各一钱五分，升麻、前胡、荆芥、桔梗各一钱，甘草（生）五分，肉桂三分;酒、水各一钟，煎一钟，食远服。

45676 羌活散（《准绳·幼科》卷四）

【组成】羌活一钱二分　独活　荆芥各八分　前胡　防风各一钱　柴胡　白芷　蝉退　甘草各四分　细辛一分

【用法】加薄荷三叶，水一钟，煎五分，不拘时候服;发搐及热盛不退者，暂服，煎熟用制砂调下。

【主治】小儿痘疮初热，及惊搐。

45677 羌活散（《治绳全书》卷十三）

【组成】羌活　独活　川芎　桔梗　蝉退　前胡　柴胡　甘草　瓜蒌　天麻　荆芥　防风　地骨皮　薄荷三叶

【主治】痘疹发热。

45678 羌活散（《幼科金针》卷上）

【组成】麻黄　羌活　半夏　前胡　枳实　桑白皮　橘红　桔梗　苏叶　甘草

【用法】加生姜、葱白，水煎服。

【主治】肺风痰喘。

45679 羌活散（《症因脉治》卷三）

【组成】败毒散加黄柏　知母

【主治】气热不得卧，左脉浮数。

45680 羌活散（《痘疹仁端录》卷十三）

【组成】柴胡　前胡　羌活　防风　荆芥　黄芩　枳壳　川芎　牛蒡　蝉蜕　天麻　地骨

【用法】水煎服。

【主治】痘疮盛，发惊谵语。

45681 羌活散（《证治宝鉴》卷一）

【组成】羌活　细辛　石膏　蔓荆子　菊花　黄芩　香附　白术　薄荷　茯苓　天麻　前胡　甘草

【用法】生姜为引，水煎服。

【功用】祛肤风，散表邪。

【主治】伤风。

45682 羌活散（《李氏医鉴》卷一）

【组成】羌活　枳壳　黄芩　蔓荆子　菊花　石膏　前胡　细辛　半夏　麻黄　茯苓　薄荷　川芎　防风

【主治】郁火邪，鼻塞流涕，感寒便发。

45683 羌活散

《嵩崖尊生》卷十五。为《此事难知》卷上引张元素

"九味羌活汤"之异名。见该条。

45684 羌活散(《重订通俗伤寒论》)

【组成】羌活 生白术 防风 炒白芍 黄芩各一两五钱 当归三两 白芷 川芎各一两 甘草六钱

【用法】上为散。每服五钱,水煎,去滓温服。

【主治】妊娠伤寒,侵表伤营,头痛发热,恶寒身痛,胎孕不安,脉浮紧涩者。

【方论选录】《医略六书》:羌活散太阳之邪,白芷散阳明之邪,白术健脾生血以安胎,当归养血荣经以养胎,防风通肌解表,白芍敛营和血,黄芩清热安胎,川芎活血行气,甘草缓中以和药也。为散水煎,使寒邪外解,则营气调和,而身疼头痛无不退,发热恶寒无不除,胎孕有不安者乎。

45685 羌活散(《医略六书》卷三十)

【组成】羌活一两半(盐水炒) 人参一两半 远志一两半 茯苓一两半(去木) 大枣三枚

【用法】上为散。每服三钱,竹沥六合,煎三沸,去滓温服。

【主治】产后心气内虚,风乘虚袭,心气被扰,心神不宁,惊悸,脉浮虚者。

【方论选录】羌活开经气以泄风邪,人参扶元气以雄心,茯神安神安志,远志通肾交心,大枣缓中以益脾也。为散,竹沥煎,使心液内充,则心气雄壮,而风邪外解,心神宁静,何惊而且悸之不定哉。

45686 羌活散(《金鉴》卷五十一)

【组成】羌活 防风 川芎 薄荷 天麻 僵蚕(炒) 甘草(生) 川黄连 柴胡 前胡 枳壳(麸炒) 桔梗

【用法】生姜为引,水煎服。

【功用】散风清热。

【主治】小儿风热而致急惊风,病不甚者。

45687 羌活散(《医林纂要》卷十)

【组成】羌活 独活 前胡 柴胡 川芎 桔梗 枳壳 天麻 地骨皮 茯苓 人参各等分 甘草减半

【用法】加生姜、薄荷,水煎服。

【功用】表外邪,平气热。

【主治】外淫滞于气分,淫入荣血,血为之浊,而致疮肿痈毒壮热,喘急胀满,胸膈闭闷,心志不宁。

【方论选录】羌活气雄而达肌表,独活气专而行脉里,此皆以去外邪;前胡降逆气而使之顺下,柴胡达郁气而使之上散,川芎行血中之气,清血中之浊,桔梗降泄肺气,枳壳宽胸膈气,天麻补肝而除风热;地骨皮滋阴以清血热,茯苓渗湿且以宁心;过表则内虚,恐无以和气血,故用人参。

45688 羌活散

《痘麻绀珠》卷十六。为《痘疹心法》卷二十二"羌活汤"之异名。见该条。

45689 羌活散(《麻疹备要方论》)

【组成】羌活 防风 川芎 前胡 枳壳 桔梗 薄荷 甘草

【用法】引用生姜,水煎服。

【主治】心火灼于肺金,又兼外感风湿,致发瘾疹,隐隐于皮肤之间。

45690 羌活散(《麻症集成》卷四)

【组成】羌活 甲片 大黄 全蝎 皂刺 乳香 一

叶金 白芷梢 甘草

【用法】酒冲服。

【主治】麻疹后余毒壅炽,肢节疼痛,发痈。

45691 羌活散(《专治麻痧初编》卷三)

【组成】羌活 防风 白芷 荆芥穗 川芎 地骨皮 甘草 连翘 柴胡 牛蒡 大腹皮

【功用】微汗微下。

【主治】痘后热毒未尽,发疗发痈,肢节疼痛者。

45692 羌活煎(《圣济总录》卷一七〇)

【组成】羌活(去芦头) 防风(去叉) 桂(去粗皮) 独活(去芦头) 人参各一分 白附子半两 干蝎(全者,炒) 白僵蚕(炒)各一钱 水银 硫黄(研)各二钱 (一方无白僵蚕,有茯苓一分)

【用法】上十味,前八味为末,次熔硫黄成汁,次入水银为砂子,放冷细研,入众药末,用枣肉、蜜和成煎。每服一大豆许,煎防风汤化下;紫参人参汤亦得。

【主治】小儿慢惊风,兼内外俱虚。

45693 羌活膏(《幼幼新书》卷十一引《石壁经》)

【组成】羌活 人参 桂心 防风各半钱 蝎 朱砂 硫黄 茯苓 木香各一钱 脑 麝各少许

【用法】上为末,炼蜜为膏。加金银箔各十片滚研,薄荷汤送下。

【主治】小儿惊风,三发成痫。

45694 羌活膏(《小儿药证直诀》卷下)

【异名】羌活丸(《永乐大典》卷九八〇引《大方》)。

【组成】羌活(去芦头) 川芎 人参(去芦头) 赤茯苓(去皮) 白附子(炮)各半两 天麻一两 白僵蚕(酒浸,炒黄) 干蝎(去毒,炒) 白花蛇(酒浸,取肉焙干)各一分 川附子(炮,去皮脐) 防风(去芦头,切,焙) 麻黄(去节,称)各三钱 豆蔻肉 鸡舌香(即母丁香) 藿香叶 木香各二钱 轻粉一钱 珍珠 麝香 牛黄各一钱 龙脑半字 雄黄 辰砂各一分(上七味各别研入)

【用法】上为细末,炼蜜和剂,旋丸如大豆大。每服一二丸,食前薄荷汤或麦冬汤温化下,不拘时候。

【主治】小儿脾胃虚,肝气热盛生风,或取转过,或吐泻后为慢惊,亦治伤寒。

【宜忌】实热、惊急勿服。

45695 羌活膏(《幼幼新书》卷八引张涣方)

【组成】羌活 独活各一两 天麻 全蝎 人参(去芦头) 白僵蚕(微炒)各半两 乌蛇肉一两(酒浸一宿,焙)

【用法】上为细末,炼蜜为膏。每服一皂子大,麝香、荆芥汤化下。

【主治】胎痫,昏困不省。

45696 羌活膏(《幼幼新书》卷八引《张氏家传》)

【组成】牛膝 羌活 蝎梢 防风 天麻 人参 干木瓜(老者) 当归 紫苏根(焙) 麝香各一分 白附子 朱砂各半钱

【用法】上药除麝香外,细剉,酒浸一宿,来日慢火焙,捣为细末,入麝香令匀,砂糖和为膏。常服一皂子大;如筋急作搐,及疮子瘭疾,每服龙眼大,浓煎荆芥汤化下。先搐鼻,后下药,不嚏难治。

【功用】宽筋定搐。

【主治】小儿肝经壅,目直视,手足拳挛,伸舒立地不得。

45697 羌活膏(《幼幼新书》卷九引《张氏家传》)

【组成】羌活 独活 人参 茯苓 防风 官桂 干蝎(全) 硫黄 水银各半两 麝香少许

【用法】上为末,后将硫黄铫内镕汁,入水银细研,入药再研,炼蜜为膏。每服一皂子大,荆芥汤化下。

【主治】小儿慢惊虚风。

45698 羌活膏(《幼幼新书》卷二十七引《家宝》)

【组成】羌活 独活(各去芦头) 人参 白茯苓 防风(蚕头者) 肉桂(去粗皮,不见火) 全蝎(炒) 水银各一两 硫黄(同上项水银研令青色,各不见水银星为度)三钱

【用法】上为末,炼蜜为膏。婴儿每服旋与黑豆大,二三岁龙眼核大,五七岁如龙眼大;薄荷汤化下。

【功用】《卫生总微》:截痢定泻。

【主治】小儿吐逆不止。

45699 羌活膏(《幼幼新书》卷九引《赵氏家传》)

【组成】羌活 独活 天麻(炙) 川芎 人参 茯苓各一两 直僵蚕(炒) 薄荷各半两 全蝎一分 防风一两半

【用法】上为细末,炼蜜为膏。每服一皂子大,荆芥、乳香煎汤化下。

【主治】小儿胃虚生风,变成阴痫,蜃齿肉蠕,目涩饶睡;及伤风壮热,寒壅风热,鼻塞呵欠,精神不爽。

45700 羌活膏(《幼幼新书》卷十引《刘氏家传》)

【组成】羌活 独活 人参 白茯苓 肉桂 木香 防风各三钱 水银 硫黄 全蝎各二钱 金银箔各三十片 麝香一钱

【用法】上为细末,蜜和为膏。每服一黄豆大,薄荷汤化下。

【主治】小儿急慢惊风,或吐泻后脾胃虚,传作慢脾。

45701 羌活膏(《幼幼新书》卷十三引庄氏方)

【组成】川羌活 防风各一两 川芎 荆芥穗 蝎梢(酒浸三日,焙干) 天麻(酒浸三日,焙) 人参 白术 白茯苓各半两

【用法】上为末,枣肉或蜜为丸,如樱桃大,朱砂为衣。每服一丸,薄荷汤化下。

【主治】小儿虚风,及吐泻后精神昏困。

45702 羌活膏(《传信适用方》卷四)

【组成】羌活 天麻 防风各半两 人参 茯苓 蝎(酒炒) 桂各一分 朱砂一钱(研) 水银一钱 硫黄一钱(上二味同研如泥)

【用法】先将八味为细末,入水银、硫黄研匀,炼蜜为膏。每服一皂子大,食前用荆芥、薄荷汤化下。

【主治】小儿胃虚,吐泻生风。

45703 羌活膏(《普济方》卷三七四引《卫生家宝》)

【组成】羌活 五灵脂 荆芥穗(末) 青黛 蝉壳 龙脑 薄荷 白僵蚕 茯苓各一钱 轻粉半钱 天南星半钱(灰,炒赤色)

【用法】上为末,炼蜜为膏。每服每周岁一杨梅核大,薄荷汤化下,一日三次。与牛黄散相间服。

【主治】小儿惊风。

45704 羌活膏(《魏氏家藏方》卷九)

【组成】羌活 芙蓉叶 黑豆 面 黄皮根子各等分

【用法】上为细末。生水调,用青皂纱贴之。

【主治】烂眶风眼。

45705 羌活膏(《直指小儿》卷一)

【组成】天麻 赤茯苓各半两 羌活 防风各二钱半 人参 全蝎 朱砂(研) 明硫黄 水银各一钱

【用法】硫黄、水银同研如泥,次以七味末夹和,炼蜜为丸,如皂子大。每服一粒,薄荷汤调下。

【主治】小儿惊风痰涎。

45706 羌活膏(《朱氏集验方》卷十一)

【组成】羌活 防风 川芎 茯神(去木)各二钱 茯苓 白术 白附子(炮) 僵蚕(姜汁炒)各一钱 全蝎半钱

【用法】上为末,炼蜜为丸。每服紫豆大,麦门冬、薄荷汤化下。

【功用】定惊。

【主治】小儿惊风。

45707 羌活膏(《普济方》卷三九五)

【组成】羌活 独活(各去芦头) 人参(切) 白茯苓(去皮,切) 天麻(炙) 干蝎 青黛(研)各一分 龙脑 麝香各半钱(研) 水银 硫黄各一钱(结砂子)（一方有丁香,无龙脑、青黛）

【用法】上为末,炼蜜为丸,如皂子大,捻作饼子。五七岁每服三饼,三二岁二饼,一岁半饼至一饼。如发热,煎荆芥汤下,或乳香汤下;手足厥冷,人参姜汤下。冬末春初最宜频服。

【主治】小儿吐利不止,烦渴闷乱,欲成脾风,手足微搐,但非时发热,不能辨认证候;小儿因惊发热,涎嗽,累经利动;或因伤乳食,吐泻后,气虚弱,精神昏倦,减乳食,手足厥冷,脉息微细,渐成慢惊。

45708 羌活膏

《赤水玄珠》卷二十九。为《玉机微义》卷十五"羌活散"之异名。见该条。

45709 羌活膏(《回春》卷七)

【组成】人参 白术 独活 前胡 川芎 桔梗 羌活 天麻各五钱 薄荷三钱 地骨皮二钱 甘草二钱

【用法】上为细末,炼蜜为丸,如芡实大。每服一丸,姜汤研化下。

【主治】小儿风寒,外感惊风,内积发热,喘促,咳嗽痰涎,潮热搐搦,并痘疹初作。

45710 羌桂汤(《普济方》卷八十九)

【组成】川羌活二两(剉) 桂枝一两(剉) 芍药五两(剉) 甘草二两半(炙)

【用法】上为粗散。每服四钱,水一盏半,加生姜五片,大枣二枚,同煎七分,去滓温服,每日三次,不拘时候。

【主治】中风有汗,及一切风壅。

45711 羌耆散(《圣济总录》卷一〇七)

【组成】羌活(去芦头) 黄耆(炙,剉)各一两 甘草一两(半生半熟,剉) 白蒺藜三两(水浸,曝干,去角) 芎䓖(剉)半两

【用法】上为散。每服二钱匕,盐汤调下。

【主治】心、肝脏风热,攻眼泪出。

【备考】本方方名,《普济方》引作"羌活散"。

45712 羌柴汤(《杂病源流犀烛》卷二十二)

【组成】苏叶 防风 细辛各七分 荆芥 羌活 柴胡 藁本 白芷各一钱

【主治】风火目痛,暴病痛甚。

45713 羌菊丸(《圣济总录》卷一〇九)

【组成】羌活(去芦头) 菊花(焙)各一两 白茯苓(去黑皮) 蒺藜子(炒,捣去角) 枳壳(去瓤,麸炒) 附子(炮裂,去皮脐) 肉苁蓉(酒浸,切,焙) 黄耆(剉)各三分 沉香(剉) 兔肝(炙) 草薢各半两

【用法】上为末,炼蜜为丸,如梧桐子大。每服三十丸,空心食前薄荷盐汤送下。

【主治】肾脏风攻冲,眼生黑花,风泪不止。

45714 羌菊散(《幼幼新书》卷三十三引《家宝》)

【组成】羌活 山栀子仁(炒) 防风各一分 甘草一分半 白蒺藜(炒去尖) 菊花各半两

【用法】上为末。每服半钱或一钱,食后蜜汤调下,一日三次。

【主治】❶《幼幼新书》引《家宝》:小儿肝脏壅热,眼生浮翳。❷《普济方》引《全婴方》:小儿赤眼斑疮毒。

45715 羌菊散(《小儿痘疹方论》)

【异名】羌蝉散(《普济方》卷四〇四)。

【组成】羌活 蝉蜕 防风 蛇蜕 菊花 谷精草 木贼 甘草 山栀子 白蒺藜 大黄 黄连 沙苑蒺藜各等分

【用法】上为末。每服一钱,清米泔温暖调下。

【主治】小儿痘毒上攻生翳,并暴赤羞明。

45716 羌菊散(《种痘新书》卷九)

【组成】羌活 菊花 胆草 谷精 荆芥 薄荷 蔓荆 桂子 连翘 赤芍 生地 黄芩 黄连

【主治】痘后眼合羞明。

【加减】有翳,加决明。

45717 羌麻汤

《医学入门》卷八。为《保命集》卷中"羌活汤"之异名。见该条。

45718 羌蝉散

《普济方》卷四〇四。为《小儿痘疹方论》"羌菊散"之异名。见该条。

45719 羌活大丸(《杨氏家藏方》卷二)

【异名】羌活大风丸、羌活丸(《普济方》卷一〇〇)。

【组成】防风(去芦头) 天麻(酒浸一宿,焙干) 全蝎(去毒,炒) 人参(去芦头)各三钱 羌活(去芦头) 白茯苓(去皮) 青黛(别研)各二钱半 独活(去芦头) 麝香(别研)各二钱 川芎一钱半 脑子(别研)一钱 水银一钱(入硫黄一钱同研结砂子)

【用法】上为细末,炼蜜为丸,每一两作二十丸,朱砂为衣。大人服二丸,小儿服一丸,一岁以下服半丸,食后、临卧并煎荆芥汤化下;病发时,不拘时候。

【主治】男子、妇人一切痫疾,涎潮搐搦;中风涎壅,语言謇涩,手足不遂;小儿急慢惊风。

45720 羌活饮子(《圣惠》卷十九)

【异名】羌活汤(《圣济总录》卷七)。

【组成】羌活一两 人参半两(去芦头) 附子半两(炮裂,去皮脐) 甘草一分(炙微赤,剉) 荆沥一大盏 竹沥一大盏 生地黄汁一大盏

【用法】上剉细。以三味汁煎诸药至一大盏半,去滓,分温四服,不拘时候。

【主治】中风失音不语。

45721 羌活饮子(《杨氏家藏方》卷二)

【组成】羌活(去芦头) 独活(去芦头) 川芎 柴胡(去苗) 前胡(去芦头) 细辛(去叶土) 白蒺藜(炒,去刺) 麦门冬(去心) 山药 升麻 紫苏叶 黄耆(蜜炙)各二钱半 乌梅(去核) 防风(去芦头) 枳壳(去瓤,麸炒) 蔓荆子 藁本(去土) 荆芥穗 甘草(炙) 桑白皮(炙)各半两 干葛一两

【用法】上㕮咀。每服三钱,水一盏半,加生姜三片,薄荷五叶,煎至八分盏,食后去滓温服。

【主治】风毒上攻,头面发热,颊赤唇焦,眼涩,鼻出热气,项背拘急。

45722 羌活饮子(《医宗说约》卷三)

【组成】羌活 防风 赤芍 白芷 川芎 甘草 陈皮 枳壳 柴胡 干葛

【用法】水煎,乘热先熏眼目,徐服下。

【主治】肝经风热,目暴肿痛,眼梢烂,迎风出泪,怕日。

【加减】内热,加山栀、黄芩;肝火攻,加龙胆、连翘,酒蒸大黄一钱许。

45723 羌活煮散(《博济》卷一)

【异名】羌活汤(《圣济总录》卷八十七)。

【组成】羌活二两 荆芥二两(去梗) 附子二两(去皮脐) 秦艽二两(去芦) 人参一两 麻黄二两(去节) 茯苓一两(去皮) 牛膝二两(酒浸一宿) 白蒺藜二两(酒浸一宿,焙) 沉香一两 牡丹皮一两 当归一两 半夏一两(姜汁浸一宿) 汉防己 官桂各一两(去皮) 甘草一两 鹿茸(酥炙) 草薢一两(姜汁浸)

【用法】上为末。每服二钱,水一盏,加大枣二枚,葱白一寸,煎至七分,温服,空心、午前、临卧各一服。

【主治】风劳攻疰,四肢背胛酸疼,上焦虚热,心胸躁闷,面无颜色,四肢昏沉,多困少力,元脏虚惫,腰脚沉重,日渐羸瘦,冷气时攻,肠胁疞刺胀满,酒后痰唾稠多。

【宜忌】忌动风物。

45724 羌活煮散

《圣济总录》卷六十六。为《苏沈良方》卷五引《灵苑方》"羌活散"之异名。见该条。

45725 羌活煮散(《普济方》卷一〇五)

【组成】羌活 川芎 桔梗 茯苓 薏苡仁各一两 独活 黄橘皮 人参 细辛 麦门冬 白术 甘草各半两

【用法】上药刷去沙土,细剉,都微炒,为粗末。每服三钱,以水一盏,加生姜三片,同煎滤取五分,不拘时候,温服,余滓再煎。

【主治】风气涩,骨节疼痛,头目不利,拘倦。

45726 羌活紫汤

《卫生总微》卷六。为《鸡峰》卷三十"羌活紫神汤"之异名。见该条。

45727 羌活煎丸（《圣济总录》卷一三三）

【组成】羌活（去芦头） 天麻各二两 白花蛇（寸截。浆水煮熟，去骨皮，再用酒浸一宿，安柳杖子上慢火炙干）四两

【用法】上为末，酒糊为丸，如梧桐子大。每服二十丸，空心、日午、临卧温酒送下。

【主治】风毒下注，脚膝生疮。

【备考】本方方名，《普济方》引作"羌活丸"。

45728 羌防内托散（《麻疹备要方论》）

【组成】羌活 防风 葛根 桔梗 楂肉 地骨皮 蝉退 僵蚕 连翘 甘草

【用法】生姜、大枣为引，水煎服。

【主治】风寒外闭，麻疹欲出不出，热重无汗者。

45729 羌防四苓散（《顾松园医镜》卷八）

【组成】羌活 独活 防风 白术 茯苓 猪苓 泽泻

【功用】发表驱湿，健脾利水。

【主治】太阳中湿，发热恶风，关节疼痛，小便不利，大便反快。

【加减】兼热者，加芩、连、栀、柏、益元散之属。

45730 羌防四物汤（《症因脉治》卷一）

【异名】羌活六合汤（《医林纂要》卷八）。

【组成】羌活 防风 当归 生地 川芎 白芍药

【主治】❶《症因脉治》：风中于左，邪入厥阴，口眼㖞斜。❷《医林纂要》：风阻经血不行，或行而暴下不常，色青如韭汁，多寡不常，且兼行热畏风，及风虚眩晕，风秘便难。

【加减】身痛，加秦艽、钩藤、柴胡。

【方论选录】《医林纂要》：羌、防本肝药，合四物以祛血中之风；一方加秦艽，能入肝肾之际，以活血荣筋，祛风去湿。

【备考】本方用量，《医林纂要》作"各二钱"。

45731 羌防行痹汤（《重订通俗伤寒论》引顾松园经验方）

【组成】羌活 防风各一钱 秦艽 川断各二钱 威灵仙 全当归各二钱 明乳香 净没药 杜红花各五分

【用法】用童桑枝、青松针各一两煎汤代水，煎服。

【功用】活血祛风，宣通经隧。

【主治】行痹，痛痹。

45732 羌防泻白散（《症因脉治》卷二）

【组成】桑白皮 地骨皮 甘草 羌活 柴胡 葛根 防风

【主治】寒伤肺，郁而变热所致咳嗽。

【加减】有痰，加瓜蒌、半夏；有热，加黄芩、石膏。

45733 羌防柴苓汤（《伤寒大白》卷四）

【组成】羌活 防风 柴胡 茯苓 黄芩 半夏 广皮 甘草

【主治】外感下利。

45734 羌防柴胡汤（《症因脉治》卷一）

【组成】柴胡 黄芩 广皮 甘草 羌活 防风

【主治】外感四肢不举，左脉浮大。

45735 羌防散郁汤

《医林纂要》卷九。为《痘疹金镜录》卷四"羌活散郁汤"之异名。见该条。

45736 羌独冲和汤（《症因脉治》卷一）

【组成】羌活 黄芩 川芎 白芷 防风 细辛 苍术 广皮 甘草 独活

【主治】湿热腰痛，左尺沉数者。

【加减】热甚，加黄柏。

45737 羌独败毒散（《症因脉治》卷一）

【组成】羌活 独活 柴胡 前胡 桔梗 枳壳 川芎

【功用】散天气之邪。

【主治】大头痛。身发寒热，头面胕肿，赤色焮红，壅害语言，脉浮洪。

【加减】湿胜肿大，加苍术、白芷；口干脉大，加葛根、升麻，兼散阳明。

45738 羌独败毒散（《症因脉治》卷一）

【组成】羌活 独活 防风 荆芥 川芎 柴胡 前胡 甘草 苍术 白芷

【主治】风湿或寒湿腰痛，引项脊尻背，属太阳者。

45739 羌独败毒散（《症因脉治》卷四）

【组成】羌活 独活 柴胡 前胡 桔梗 防风 荆芥 广皮 甘草 川芎

【主治】痧胀腹痛，恶寒发热，脉浮大者。

45740 羌独破结汤（《简明医彀》卷八）

【组成】羌活 独活 防风 紫苏 连翘 川芎 芍药 桔梗 前胡 苍术 甘草各等分

【用法】水煎服。

【主治】瘰疬先从项中起者。

45741 羌活人参汤

《普济方》卷九十二。为《圣济总录》卷七"羌活汤"之异名。见该条。

45742 羌活大风丸

《普济方》卷一〇〇。为《杨氏家藏方》卷二"羌活大丸"之异名。见该条。

45743 羌活木通汤（《症因脉治》卷一）

【组成】羌活三钱 木通三钱

【用法】二味同煎。

【主治】伤寒热结膀胱，恶寒身痛发热，小便不利。

45744 羌活木通汤（《伤寒大白》卷一）

【组成】羌活 独活 木通 车前子

【功用】双解太阳表里。

【主治】太阳热结膀胱，脉浮，外发热，内烦躁，作渴饮水，小便不利。

45745 羌活升麻汤（《医统》卷二十五）

【组成】羌活 升麻 葛根 白芍药 人参 黄芩各一钱 黄连 石膏 甘草 生地黄 知母各七分

【用法】水二盏，加生姜三片，大枣一枚，煎八分，温服。

【功用】清热解毒，内外兼治。

【主治】温暑之月时行瘟热病。

45746 羌活风湿汤（《镐京直指》）

【组成】羌活一钱五分 防风一钱五分 藁本二钱 秦艽二钱 蝉蜕一钱 僵蚕三钱 苍耳子三钱 大豆卷二钱 炒车前三钱 泽泻三钱 赤苓三钱 晚蚕沙四钱（包）

【主治】风毒夹水，肿自头至足。

45747 羌活六合汤

《医林纂要》卷八。为《症因脉治》卷一"羌防四物汤"

之异名。见该条。

45748 羌活石膏汤

《杏苑》卷八。为《保命集》卷中"羌活汤"之异名。见该条。

45749 羌活石膏散（《医学入门》卷七）

【组成】羌活 石膏 黄芩 藁本 密蒙花 木贼 白芷 萝卜子 细辛 麻仁 川芎 苍术 菊花 荆芥 甘草各等分

【用法】上为末。每服二钱，蜜汤调服，一日三次；或加当归、枸杞、山栀、连翘、柴胡、薄荷、防风、天麻、桔梗各等分，为丸服。

【主治】远年近日内外翳障，风热昏暗，拳毛倒睫，一切眼疾，及头风。

【方论选录】羌活治热脑头风，石膏、黄芩洗心退热，藁本治偏头痛，密蒙花治羞明，木贼退翳障，白芷清头目，萝卜子、细辛起倒睫，麻仁起拳毛，川芎治头风，苍术开郁行气，菊花明目去风，荆芥治目中生疮，甘草和药。

45750 羌活白芷汤（《便览》卷一）

【组成】菊花（去蒂）一两 细辛五钱 甘草七钱半 白芷 羌活 香附 薄荷各三两 荆芥穗五钱 茵陈五钱 苍术 川芎各一两

【用法】上为细末。每服二钱，茶清调服。

【主治】头风、伤风、感风，一切头痛。

【加减】妇人产后，加当归、石膏。

45751 羌活白芷散（《疡疡机要》卷下）

【组成】羌活 白芷 软柴胡 荆芥 蔓荆子 防风 猪牙皂角 甘草 黄芩 黄连（酒炒）各一钱

【用法】水煎服。

【主治】风热血燥，手掌皲裂，或头面生疮，或遍身肿块，或脓水淋漓。

45752 羌活芎藁汤（《审视瑶函》卷三）

【组成】半夏（姜汁炒） 杏仁（去皮尖） 川羌活 藁本 川芎 防风 白茯苓 甘草 白芷 麻黄 广陈皮 桂枝各等分

【用法】上剉一剂。水煎服。

【主治】太阳经头风头痛，夜热恶寒。

【加减】内热，加酒制黄芩、薄荷叶，生姜三片。

45753 羌活当归汤（《医学纲目》卷十八）

【异名】当归羌活汤（《医学正传》卷六）。

【组成】黄芩（酒炒） 黄连（酒炒） 归身（酒浸） 甘草（炙）各一两 羌活 黄柏（酒浸） 连翘各五钱 泽泻 独活 藁本各三钱 防风 栀子仁各五分

【用法】上㕮咀。分作四服，水一小碗，先浸一时许，加酒一匙，煎至八分，去滓，食后大温服，每日二次，和滓汁六服，三日服尽。

【主治】脑疽。

45754 羌活当归汤（《赤水玄珠》卷二十八）

【组成】羌活 当归 独活各一钱 柴胡一钱五分 桂枝七分 防风 川芎 黄柏各一钱 桃仁 红花各八分（一方有苍术、汉防己）

【用法】酒、水各半煎服。

【主治】❶《赤水玄珠》：妇女痘，腰背痛，初发热时。

❷《痘疹仁端录》：痘疮气血凝滞作痛。

45755 羌活当归散（《圣济总录》卷一五〇）

【组成】羌活（去芦头） 当归（切，焙） 白茯苓（去黑皮） 桂（去粗皮） 没药（研） 虎胫骨（涂酥炙） 骨碎补（去毛，酒浸，焙） 红花子各一两

【用法】上为散。每服二钱匕，空心温酒调下。

【主治】妇人血风，身体发歇疼痛。

45756 羌活当归散（《疡疡机要》卷下）

【组成】羌活 当归 川芎 黄连（酒炒） 鼠黏子（蒸） 防风 荆芥 甘草 黄芩（酒浸，炒） 连翘 白芷 升麻各一钱

【用法】上药用酒拌，晒干，水煎服。

【主治】风毒血热，头面生疮，或赤肿，或成块，或瘾疹瘙痒，脓水淋漓。

45757 羌活冲和汤

《伤寒全生集》卷二。为《此事难知》卷上引张元素"九味羌活汤"之异名。见该条。

45758 羌活冲和汤（《赤水玄珠》卷十八）

【组成】羌活 白芷 黄芩 甘草各一钱半 防风 白术 生地各一钱半 川芎五分

【用法】水二大钟煎之，去滓，后入炒陈壁土一匙，调服。

【主治】太阳伤风，有汗，脉浮缓。

【加减】若一服汗仍未止，加黄耆一钱半，白芍一钱；仍未止，以小柴胡加桂枝、芍药各一钱。

45759 羌活冲和汤（《症因脉治》卷二）

【组成】羌活 黄芩 生地 荆芥 川芎 葛根 甘草

【主治】外感表邪未解，太阳邪热攻冲，吐血，身痛发热，脉浮大而数者。

45760 羌活冲和汤（《伤寒大白》卷一）

【组成】羌活 防风 荆芥 白芷 黄芩 苍术 生地 广皮 甘草

【主治】太阳发热咽痛，无汗，脉浮者。

【加减】燥热，去白芷、苍术，加玄参、升麻。

45761 羌活导气汤

《杂病源流犀烛》卷二十九。为《医学发明》卷八"羌活导滞汤"之异名。见该条。

45762 羌活导滞汤（《医学发明》卷八）

【异名】羌活导痰汤（《寿世保元》卷五）、羌活导湿汤（《嵩崖尊生》卷十三）、羌活导气汤（《杂病源流犀烛》卷二十九）。

【组成】羌活 独活各半两 大黄（酒煨）一两 防己 当归各三钱 枳实（麸炒）二钱

【用法】上㕮咀，如麻豆大。每服五钱或七钱，水二盏，煎至一盏，去滓温服。以微利则已。

【主治】❶《医学发明》：脚气初发，一身尽疼，或肢节肿痛，便溺阻隔。❷《杂病源流犀烛》：痹厥。

45763 羌活导湿汤

《嵩崖尊生》卷十三。为《医学发明》卷八"羌活导滞汤"之异名。见该条。

45764 羌活导痰汤

《寿世保元》卷五。为《医学发明》卷八"羌活导滞汤"之异名。见该条。

45765 羌活防己汤（《医学正传》卷六引李杲方）

【组成】羌活 川芎 苍术 防己 木香 连翘 射干 甘草 白芍药 木通 当归尾 苏木各七分

【用法】上切细。水、酒各一大盏,煎至七分,食前服,美膳压之。

【主治】附骨疽初发于太阳、厥阴、太阴分者。

45766 羌活防风汤（《圣济总录》卷一六一）

【组成】羌活(去芦头)三两 防风(去叉)四两 桔梗三两 柴胡(去苗)一两半 败酱三两 桂(去粗皮)一两半 大黄(剉)二两 羚羊角(镑屑)一两

【用法】上为粗末。每服五钱匕,水二盏,煎至一盏,去滓,空腹温服,相次再服之。

【主治】产后腹中坚硬,两胁满胀,手足厥冷,心中烦热,引饮干呕,关节劳瘀中风。

45767 羌活防风汤（《保命集》卷中）

【组成】羌活 防风 川芎 藁本 当归 芍药 甘草各一两 地榆 华细辛各二两

【用法】上㕮咀。每服五七钱,水一盏半,同煎至七分,去滓热服,不拘时候。

【主治】破伤风,邪初传在表。

【加减】热,加大黄三两;大便秘,加大黄一两。

45768 羌活防风汤（《痘科类编释意》卷三）

【组成】羌活 防风 升麻 柴胡 当归 川芎 藁本 细辛 黄芩(酒炒) 甘菊花 蔓荆子

【用法】加生姜,水煎服。

【主治】小儿痘后出外,伤于风热,忽头肿,两目不开者。

45769 羌活防风汤（《症因脉治》卷一）

【组成】羌活 防风 柴胡 葛根 荆芥 木通

【主治】遗尿而外有表邪者。

45770 羌活防风汤（《症因脉治》卷三）

【组成】羌活 防风 甘草 陈皮

【主治】湿温酸软,头痛项强,骨节烦疼,两胫逆冷,为太阳表症者。

45771 羌活防风汤（《伤寒大白》卷三）

【组成】羌活 防风 白芷 苍术 川芎 甘草

【主治】风湿伤太阳,发热发黄,脉浮无汗。

45772 羌活防风散（《准绳·幼科》卷六）

【组成】羌活 防风 川芎 甘草 木贼 绿豆皮 荆芥各三钱 蝉蜕 谷精草 蛇蜕 鸡子壳(用内薄皮)各二钱

【用法】上为极细末。每服一钱,食后茶清调下,一日三次。

【主治】一切翳障。

45773 羌活苍术汤（《兰室秘藏》卷中）

【异名】苍术羌活汤（《普济方》卷二四〇）。

【组成】炙甘草 黄柏 草豆蔻 生甘草 葛根各五分 橘皮六分 柴胡七分半 升麻 独活 缩砂仁 苍术各一钱 防风一钱五分 黄耆二钱 知母二钱五分 羌活三钱

【用法】上㕮咀。分作二服,水二大盏,煎至一盏,去滓,空心服。

【主治】脚膝无力沉重。

【备考】本方方名,《医学纲目》引作"羌活汤"。

45774 羌活苍术汤

《东医宝鉴·杂病篇》卷七。即方出《明医杂著》卷二,名见《医统》卷二十五"羌活柴胡汤"。见该条。

45775 羌活连翘汤（《准绳·疡医》卷三）

【组成】防风 羌活 连翘 夏枯草 柴胡 昆布(洗) 枳壳 黄芩(酒炒) 川芎 牛蒡子 甘草 金银花

【用法】加薄荷,水煎服。

【主治】瘰疬初发,寒热肿痛。

45776 羌活牡丹散（《鸡峰》卷十一）

【组成】牡丹皮 川芎 枳壳各一两 桂 延胡索 甘草 羌活 半夏各半两 陈皮 木香 白术 诃子肉各三分 当归一两半

【用法】上为细末。每服二钱,水一中盏,煎五七沸,食前温服。

【功用】益血海,消寒疾,益脾胃,理血气。

【主治】血脏虚风攻头目不利,不思饮食,手足烦热,肢节拘急疼痛,胸膈不利,大肠不调,阴阳相干,心惊怵悸,或时眩晕体倦;及妇人气虚,恶寒潮热。

45777 羌活补髓丸（《千金》卷十二）

【异名】羌活丸（《普济方》卷三十三引《圣惠》）、补髓羌活丸（《圣济总录》卷五十三）。

【组成】羌活 芎䓖 当归各三两 桂心二两 人参四两 枣肉(研如脂) 羊髓 酥各一升 牛髓二升 大麻仁二升(熬研如脂)

【用法】上先捣五种干药为末,下枣膏、麻仁又捣,相濡为一家。下二髓并酥,纳铜钵中,重汤煎之,取好为丸,如梧桐子大。每服三十丸,稍加至四十丸,以酒送下,一日二次。

【主治】髓虚脑痛不安,胆腑中寒。

【方论选录】《千金衍义》:补髓而用羌活之走督脉,桂心之温髓脏,芎䓖之逐脑风,当归之润血脉,麻仁之滋津液,乳酥、牛羊髓之透骨髓,参、枣之温脾气,脾气温而髓脏完固,脑病自安然。

45778 羌活附子汤（《东垣试效方》卷五）

【异名】羌附汤（《脉因证治》卷二）、羌活黑附汤（《医学入门》卷七）。

【组成】麻黄三分(不去根节) 黑附子三分 羌活半钱 苍术半钱 防风二分 黄耆一钱 甘草 升麻各二分 白芷 白僵蚕 黄柏各三分

【用法】上作一服。水二盏,煎至一盏,食后去滓温服。

【主治】冬月大寒犯脑所致脑风,令人脑痛齿亦痛。

45779 羌活附子汤

《伤寒图歌活人指掌》卷五。为《苏沈良方》卷五引《灵苑方》"羌活散"之异名。见该条。

45780 羌活附子汤（《医学心悟》卷三）

【组成】羌活一钱 附子 干姜各五分 炙甘草八分

【用法】水煎服。

【主治】客寒犯脑,脑痛连齿,手足厥冷,口鼻气冷。

45781 羌活附子汤（《会约》卷四）

【组成】羌活八分 附子一钱半 陈皮 半夏各一分 砂仁(炒,研)一钱 木香三分 肉桂二钱 (加参更妙)

【用法】水煎服。

【功用】回真阳,降阴火。

【主治】阴症呃逆。

45782 羌活附子散

《活人书》卷十八。为《苏沈良方》卷五引《灵苑方》"羌活散"之异名。见该条。

45783 羌活败毒散(《症因脉治》卷一)

【组成】羌活 独活 柴胡 前胡 防风 荆芥 甘草 川芎

【主治】伤寒无汗发热。

【加减】口干渴,去川芎,加干葛兼清阳明。

45784 羌活败毒散(《症因脉治》卷一)

【组成】羌活 独活 柴胡 前胡 枳壳 川芎 广皮 人参 甘草

【主治】寒热病,头疼身痛,恶寒发热无汗。

45785 羌活败毒散(《症因脉治》卷一)

【组成】羌活 独活 前胡 川芎 防风 荆芥 甘草 苍术

【主治】太阳寒湿腰痛。

【加减】寒冷,加桂枝、生姜。

45786 羌活败毒散(《症因脉治》卷三)

【组成】羌活 独活 柴胡 前胡 防风 荆芥 陈皮 川芎 甘草

【功用】《伤寒大白》:发汗解肌。

【主治】❶《症因脉治》:湿热在表所致痿软,脉见浮数。❷《伤寒大白》:四时太阳表症。

45787 羌活败毒散(《症因脉治》卷四)

【组成】羌活 独活 柴胡 前胡 川芎 桔梗 枳壳 陈皮 甘草

【主治】湿热疟,身体重痛,肢节烦疼,脉浮紧者。

45788 羌活乳香汤(《准绳·疡医》卷六)

【组成】羌活 独活 川芎 当归 赤芍药 防风 荆芥 丹皮 续断 红花 桃仁 陈皮

【用法】加生地黄,水煎服。

【主治】跌扑伤损挟外邪,动筋折骨,发热体痛。

【加减】有热,加柴胡、黄芩。

【备考】本方名"羌活乳香汤",但组成中无"乳香",待考。

45789 羌活泻白散(《症因脉治》卷一)

【组成】泻白散加羌活 防风

【主治】肺素有热,风寒束于肌表所致肩背痛。

45790 羌活细辛汤(《医级》卷七)

【组成】羌活 细辛 附子 生姜 桂枝 甘草

【主治】寒邪伤营,恶寒肢厥,齿连脑痛,身如被杖。

45791 羌活钩藤散(《普济方》卷三七一引《傅氏活婴》)

【组成】钩藤二钱 蝉蜕三钱(洗) 防风三钱 人参一钱 天麻一钱 蝎梢半钱 川芎一钱 麝香一字

【用法】上为细末。每服一钱,用薄荷汤调服,温茶清调亦得,不拘时候。与宣风散、八仙散相间服。

【主治】慢惊风。

45792 羌活香薷饮(《济阳纲目》卷三)

【组成】黄连香薷饮加羌活

【用法】上剉。水煎服。

【主治】暑风卒中,昏冒倒仆,角弓反张,不省人事,手足或发搐搦。

45793 羌活选奇汤

《伤寒大白》卷一。为《兰室秘藏》卷上"选奇汤"之异名。见该条。

45794 羌活剑风汤(《秘传大麻疯方》)

【组成】当归 秦艽 防风 石膏 杞子 杜仲 厚朴 黄芩 甘菊 独活 柴胡 熟地 茯苓 前胡 苍术 桂枝 生地 芍药 半夏 白芷 薄荷 羌活 麻黄 细辛 枳壳 木通 天麻

【用法】加生姜,水煎服。服十帖后,服蛇酒,并用洗擦方。

【主治】瓜皮风,形如瓜皮。

45795 羌活胜风汤(《原机启微》卷下)

【异名】羌活胜湿汤(《张氏医通》卷十五)。

【组成】白术五分 枳壳 羌活 川芎 白芷 独活 防风 前胡 桔梗 薄荷各四分 荆芥 甘草各三分 柴胡七分 黄芩五分

【用法】作一服。水二盏,煎至一盏,去滓热服。

【主治】❶《原机启微》:风热不制而风胜,眵多眵躁,紧涩羞明,赤脉贯睛,头痛鼻塞,肿胀涕泪,脑巅沉重,眉骨酸疼,外翳如云雾、丝缕、秤星、螺盖;伤寒愈后之病。❷《审视瑶函》:暴风客热,风胜目痛。

【加减】生翳者,随翳所见经络加药:翳自内眦而出者,加蔓荆子、苍术;自锐眦而入,客主人斜下者,加龙胆草、藁本,少加人参;目系而下者,倍柴胡,加黄连;自抵过而上者,加木通、五味子。

【方论选录】夫窍不利者,皆脾胃不足之证。故以白术、枳壳调治胃气为君;羌活、川芎、白芷、独活、防风、前胡诸治风药,皆主升发为臣;桔梗除寒热,薄荷、荆芥清利上焦,甘草和百药为佐;柴胡解热,行少阳厥阴之经,黄芩疗上热,主目中赤肿为使。热服者,热性炎上,令在上散,不令流下也。

45796 羌活胜湿汤(《内外伤辨》卷中)

【异名】通气防风汤(《医学发明》卷五)、通气防风散(《普济方》卷九十七)、胜湿汤(《医级》卷七)。

【组成】羌活 独活各一钱 藁本 防风 甘草(炙) 川芎各五分 蔓荆子三分

【用法】上㕮咀,都作一服。水二盏,煎至一盏,空心食前去滓大温服。

【主治】外伤于湿,郁于太阳,肩背痛,脊痛项强,或一身尽痛,或身重不能转侧,脉浮;邪在少阳、厥阴,卧而多惊。

❶《内外伤辨》:手太阳气郁而不行,肩背痛,不可回顾者;足太阳经不通行,脊痛项强,腰似折,项似拔。❷《医方考》:外伤于湿,一身尽痛者。❸《医宗必读》:邪在少阳、厥阴,卧而多惊。❹《金匮翼》:风湿在表,脉浮身重,不能转侧,自汗,或额上多汗。

【加减】如经中有寒湿,身重腰沉沉然,加酒洗汉防己五分,轻者附子五分,重者川乌五分。

【方论选录】❶《医方考》:《经》曰:风胜湿。故用羌、防、藁、独、芎、蔓诸风药以治之,以风药而治湿,如卑湿之地,风行其上,不终日而湿去矣;又曰无窍不入,惟风为能。故凡关节之病,非风药不可。用甘草者,以风药悍燥,用以调之,此之谓有制之兵也。❷《医方集解》:此足太阳药也。《经》曰:风能胜湿。如物之湿,风吹则干。羌、独、防、藁、芎、蔓皆风药也,湿气在表,六者辛温升散,又皆解表之药,使湿从汗出,则诸邪散矣。藁本专治太阳寒湿;荆、防善散太阳风湿;二活祛风胜湿,兼通关节;川芎能升厥阴清气,上治头痛;甘草助诸药辛甘发散为阳,气味甘平,发中有补也。

45797 羌活胜湿汤(《普济方》卷一四七)

【组成】炙甘草三分 黄耆七分 生甘草五分 生黄芩 酒黄芩各三分 人参 羌活 防风 藁本 独活 蔓荆子 川芎各二分 细辛 升麻 柴胡各半钱 薄荷一分

【用法】上作一服。水二大盏,煎至一盏半,入细辛以下轻清四味,再上火煎至一盏,去滓热服。

【功用】去湿泻热。

【主治】真气已亏,胃中火盛,汗出不休;或阴中之阳、阳中之阴俱衰,胃中真气已竭,阴火亦衰,无汗皮燥,甚者湿衰燥旺,四时无汗。

【临床报道】湿热汗出:张耘夫,己酉闰二月尽,天寒阴雨,寒湿相杂,缘官事饮食失节,劳役所伤,病解之后,汗出不止,沾濡数日,恶寒,重添厚衣,心胸间时作烦热,头目昏愦上壅,食少减。此乃胃中阴火炽盛,与外天雨之湿气峻热,两气相合,令湿热大作,汗出不休,兼见风邪。以助东方甲乙之风药去其湿,以甘寒泻其热,羌活胜湿汤主之。一服而止,诸证悉去。

45798 羌活胜湿汤(《扶寿精方》)

【组成】羌活一钱半 独活一钱半 炙甘草 南川芎 藁本 蔓荆子 防风 酒炒黄芩 米泔苍术各一钱

【用法】上为一剂。水煎,食远温服。

【主治】湿痰结聚,中有实热,背恶寒。

45799 羌活胜湿汤(《古今医鉴》卷四)

【组成】羌活七分 独活七分 防风五分 升麻五分 柴胡五分 藁本一钱 苍术一钱 川芎八分 蔓荆子八分 甘草五分

【用法】上剉一剂。水煎温服。

【主治】风湿相搏,一身尽痛。

45800 羌活胜湿汤(《寿世保元》卷二)

【组成】羌活 独活各一钱 藁本 防风各五分 蔓荆子二分 川芎二分 甘草五分 白术一钱 防己一钱 黄耆一钱

【用法】上剉一剂。加生姜、水煎服。

【主治】脾胃受湿,身重倦怠好卧,背脊痛,项强似折,顶似拔,上冲头痛,及足太阳经不行。

【加减】如经中有湿热而见身重,腰沉沉然,加黄柏一钱,大附子五分,苍术二钱。

45801 羌活胜湿汤(《症因脉治》卷三)

【组成】防风 羌活 柴胡 白芷 川芎 苍术 黄芩

【主治】身肿,湿热在表,宜汗之症。

45802 羌活胜湿汤(《症因脉治》卷三)

【组成】羌活 苍术 防风 白术 泽泻 白茯苓 广皮 甘草

【主治】寒湿伤于太阳,筋挛,左脉浮紧者。

45803 羌活胜湿汤(《症因脉治》卷三)

【组成】羌活 防风 柴胡 苍术 川芎 茯苓 猪苓 泽泻 黄柏 甘草

【主治】风湿酸软,头痛身痛,不能转侧,症兼太阳者。

45804 羌活胜湿汤

《张氏医通》卷十五。为《原机启微》卷下"羌活胜风汤"之异名。见该条。

45805 羌活胜湿汤(《伤寒大白》卷二)

【组成】羌活 防风 苍术 黄柏 泽泻 茯苓 广皮 甘草

【功用】表里分消,散风胜湿。

【主治】风湿相持,身体疼痛,不能转侧;风湿相搏,身肿身痛,小便不利。

【加减】风湿兼寒,去黄柏,加桂枝。

45806 羌活胜湿汤(《金鉴》卷四十三)

【组成】防风通气汤加附子

【主治】寒湿重着腰痛。

45807 羌活胜湿汤(《一盘珠》卷一)

【组成】羌活 独活 防风 川芎 苍术 甘草

【用法】生姜为引,水煎服。

【主治】风湿上冲,头重如裹,似有物蒙之。

45808 羌活胜湿汤(《杂病源流犀烛》卷二十七)

【组成】羌活 防风 苍术 甘草 黄连 黄柏 泽泻 猪苓

【主治】湿热腰痛。

45809 羌活神术汤(《伤寒全生集》卷二)

【组成】羌活 藁本 川芎 白芷 苍术 细辛 甘草

【用法】加生姜,葱白,水煎服。

【主治】感冒伤寒,头疼发热,恶寒拘急,体痛无汗,脉浮紧。

【加减】渴,加天花粉、干葛;有热,加柴胡、黄芩;恶心而呕,加姜汁炒半夏、陈皮;胸胁满闷,加枳壳、桔梗;若加麻黄、干葛发汗,以代麻黄汤;若烦躁,加石膏、麻黄,可代大青龙汤。

45810 羌活神术汤(《伤寒大白》卷二)

【组成】羌活 苍术 石膏 防风 天麻

【主治】太阳风湿,发热眩晕。

【加减】兼阳明,加干葛、白芷;兼少阳,加柴胡、川芎;兼饱闷恶心,加半夏、神曲。

45811 羌活退翳丸(《兰室秘藏》卷上)

【异名】滋阴地黄丸(《医学纲目》卷十三)、地黄丸(《普济方》卷七十九)、柴胡退翳丸(《银海精微》卷下)。

【组成】黑附子(炮) 寒水石各一钱 酒防己二钱 知母(酒炒) 牡丹皮 羌活 川芎各三钱 酒黄柏 生地黄(酒洗,炒) 丹参 茺蔚子 酒当归身 柴胡各五钱 熟地黄八钱 芍药一两三钱

【用法】上为细末,炼蜜为丸,如梧桐子大。每服五七十丸,空心白汤下,宿食未消,待饥则服之。药后省语言,以食压之。

【主治】内障,右眼小眦青白翳,大眦微显白翳,脑痛,瞳子散大,上热恶热,大便秘涩,小便如常,遇天气晴热,头痛睛胀。

【加减】翳在大眦,加葛根、升麻;翳在小眦,加柴胡、羌活。

45812 羌活退翳汤(《兰室秘藏》卷上)

【异名】羌活防风除翳汤(《一盘珠》卷十)。

【组成】羌活一两五钱 防风一两 荆芥穗(煎成药加之) 薄荷叶 藁本各七钱 酒知母五钱 黄柏四钱 川芎 当归身各三钱 酒生地黄一钱 小椒五分 细辛少许 麻黄二钱(用根)

【用法】上咬咀。每服三钱,水二大盏,煎至一盏半,入荆芥穗,再煎至一盏,去滓,食远稍热服。

【主治】太阳寒水,翳膜遮睛,不能视物。

【宜忌】忌酒、醋、湿面。

【备考】本方方名,《医学纲目》引作"羌活除翳汤"。

45813 羌活退翳汤

《保婴撮要》卷四。即《兰室秘藏》卷上"当归龙胆汤"。见该条。

45814 羌活退翳散

《审视瑶函》卷三。为《兰室秘藏》卷上"当归龙胆汤"之异名。见该条。

45815 羌活退翳膏(《兰室秘藏》卷上)

【异名】复明膏。

【组成】椒树东南根二分,西北根二分 藁本 汉防己各二分 黄连 防风 麻黄(去根节) 柴胡 升麻 生地黄各三分 生甘草四分 当归身六分 羌活七分 蕤仁六个

【用法】用净水一大碗,先煎汉防己、黄连、生甘草、当归、生地黄,煎至一半,下余药,再煎至一盏,去滓,入银石器中再熬之,有效为度。

【主治】足太阳寒水,膜子遮睛,白翳在上,视物不明。

45816 羌活除风汤(《银海精微》卷下)

【组成】羌活 独活 川芎 桔梗 大黄 地骨皮 黄芩各一两 麻黄 苍术 甘草 菊花 木贼

【用法】水煎服。

【主治】脾肺之壅热,邪客于腠理,上下胞肿如桃,痛涩,泪出不绝如注。

【备考】方中麻黄、苍术、甘草、菊花、木贼用量原缺。

45817 羌活除湿汤(《杏苑》卷三)

【组成】羌活一钱一分 防风一钱 苍术(酒浸,去皮)八分 黄耆八分 升麻五分 甘草(炙)三分 独活六分 柴胡五分 川芎四分 黄柏三分 橘皮五分 藁本三分 泽泻三分 猪苓二分 茯苓五分 黄连二分

【用法】上咬咀。水煎熟,食远温服。

【主治】中风,湿气胜风,病不退,眩晕,麻木不已。

45818 羌活除湿汤(《症因脉治》卷三)

【组成】羌活 防风 柴胡 独活 苍术 茯苓 泽泻 猪苓 甘草 陈皮 黄连 黄柏 川芎 升麻

【主治】风寒湿热四气成痹。

45819 羌活除湿汤(《医方集解》)

【组成】羌活胜湿汤去独活、蔓荆、川芎、甘草,加升麻、苍术。

【主治】风湿相搏,一身尽痛。

45820 羌活除翳汤

《医学纲目》卷十三。即《兰室秘藏》卷上"羌活退翳汤"。见该条。

45821 羌活秦艽汤(《简明医彀》卷三)

【组成】羌活 秦艽 黄耆 防风各八分 升麻 炙草 麻黄 柴胡各五分 藁本三分 细辛 红花各二分

【用法】水煎服。

【主治】痔漏下垂,不胜其痒。

45822 羌活桂归酒(《医学从众录》卷七)

【组成】羌活 桂枝 秦艽 防风 续断 附子各一钱 当归身 金毛狗脊 虎骨各一钱五分 杜仲 晚蚕沙各二钱 川芎八分 桑枝三钱 生姜(切片)一钱 大枣二枚

【用法】陈酒二斤,浸一日夜,煎服。

【主治】风寒湿痹。

45823 羌活桂枝汤(《金鉴》卷五十一)

【组成】羌活 防风 麻黄 桂枝 天麻 大黄 甘草(生)

【用法】生姜为引,水煎服。

【功用】疏风泻热。

【主治】风痫。

45824 羌活桂枝煎(《古方汇精》卷一)

【组成】羌活六分 桂枝五分 炮姜二分 焦苍术一钱二分 当归 苏梗 藿梗 白芍(炒) 楂肉 神曲各一钱 白蒺藜(去刺)一钱五分

【用法】加小红豆一撮,连须葱白一钱为引,照投二剂。

【功用】汗下双解。

【主治】时行感冒,恶寒发热,舌上无苔,或苔滑白色,口中发黏作臭,肢冷无汗。

【加减】腹痛,小腹胀痛,小便闭,大便结,加熟附子五分,木通一钱,青蒿五分。

45825 羌活桃仁汤

《寿世保元》卷九。为《保命歌括》卷十三"经验羌活桃仁汤"之异名。见该条。

45826 羌活桃仁汤(《观聚方要补》卷四引《吕氏经验方》)

【组成】羌活 桃仁 红花 牛膝 玄胡索 大黄各等分

【用法】水二盏,葱一根,煎服。

【主治】坠堕闪挫,气血凝滞,攻刺腰痛。

45827 羌活柴胡汤(方出《明医杂著》卷二,名见《医统》卷二十五)

【组成】羌活 苍术(泔浸) 柴胡 黄芩 橘红 半夏(汤洗) 枳实 甘草(炙) 川芎各一钱

【用法】加生姜,水煎,滓随服。取汗出止服。

【功用】解表清热,降气行痰。

【主治】❶《明医杂著》:岭南气温,寒温失节,汗身脱衣巾,感冒风寒之气,气闭发热,头疼,易出汗,重则寒热不退,轻则为疟;卒皆胸满,痰涎壅塞,饮食不进,及寒凉时月及虽在温暖时而感冒风寒者。❷《医统》:一切时行感冒疫气,岭南瘴疟。

【备考】本方方名,《东医宝鉴·杂病篇》引作"羌活苍术汤"。

45828 羌活柴胡汤(《症因脉治》卷一)

【组成】羌活 柴胡 黄芩 广皮 甘草

【主治】肝胆气分发热,左脉洪数。

45829 羌活柴胡汤（《症因脉治》卷二）

【组成】羌活　独活　柴胡　防风　川芎　白芍药

【主治】血分感寒劳伤,左脉浮紧。

45830 羌活柴胡汤（《伤寒大白》卷三）

【组成】羌活　柴胡　防风　枳壳　青皮　甘草

【主治】太阳、少阴为病,胁痛无汗,脉浮,恶寒身热。

45831 羌活柴胡汤（《伤寒大白》卷三）

【组成】羌活　柴胡　防风　黄芩　广皮　半夏　甘草

【主治】少阳、太阳为病,寒热呕苦,耳聋胁痛而呃,恶寒头痛。

45832 羌活柴胡散（《陈氏幼科秘诀》）

【组成】川芎　当归　黄连　山栀　连翘　防风　玄参　陈皮　羌活　甘草　赤芍　龙胆草

【主治】肝热所致暴赤眼肿。

【加减】有翳,加木贼、决明、蝉蜕、蔓荆子。

45833 羌活透肌汤（《医方考》卷六）

【异名】羌活透肌散（《治痘全书》卷十三）。

【组成】羌活　陈皮　柴胡　前胡　半夏　茯苓　甘草　桔梗　川芎　当归　山楂

【主治】痘出见点未尽者。

【方论选录】表气未疏,则出有不尽,故用羌活、柴胡、前胡、川芎以疏表;里气未利,则出有不速,故用半夏、茯苓、陈皮、甘草、桔梗以调里。当归活表里之血,山楂消里之滞,血活滞消,则痘之出也易易矣。

45834 羌活透肌散

《治痘全书》卷十三。为《医方考》卷六"羌活透肌汤"之异名。见该条。

45835 羌活益气汤（《济阳纲目》卷一）

【组成】羌活　川芎　当归　生地黄　龙胆草　半夏　陈皮　薄荷　防风　独活　黄芩　甘草

【用法】上剉。水煎服。

【主治】中风。

45836 羌活通关散（《诚书》卷八）

【组成】白附子（炮）　羌活各一钱半　川芎一钱　细辛（去叶）五分　防风　炙甘草　全蝎各二钱　麦冬二钱

【用法】加灯心七茎,水煎服。

【主治】搐定后未发声进食。

45837 羌活菊花散（《治痘全书》卷十四）

【组成】羌活　菊花　龙胆草　谷精草　荆芥　薄荷　木通　栀子　连翘　赤芍　生地　蔓荆子　防风　黄芩　黄连

【主治】眼羞明怕日,或有翳。

45838 羌活黄芩汤（《杂病源流犀烛》卷十五）

【组成】羌活　黄芩　陈皮　前胡　猪苓　甘草　知母

【主治】太阳疟。

【加减】阳明口渴,倍知母,加麦冬、石膏;渴而汗少,或无汗,加葛根;深秋或秋冬无汗,加姜皮;因虚汗少或无汗,加人参、麦冬、姜皮;因虚汗多,加黄耆、桂枝,汗止即去桂枝,素有热,勿入桂枝,代以白芍、五味子;发于阴,加当归;小便短赤或涩,加六一散,春温以茯苓、猪苓代之。

45839 羌活救苦汤（《痘疹心法》卷二十二）

【组成】羌活　白芷　川芎　蔓荆子　防风　桔梗　黄芩　连翘　升麻　大力子　人中黄各等分

【用法】上剉细。加薄荷叶七片,水一盏,煎七分,去滓,食后温服。

【主治】恶毒之气上侵清虚之府,痘未起发,头面先肿,皮光色艳如瓠瓜之状,初肿之时。

45840 羌活救苦汤（《痘疹会通》卷四）

【组成】羌活　防风　荆芥　白芷　黄芩　连翘　牛蒡子　薄荷　蔓荆子　人中黄　甘草

【主治】痘疹邪火伤阴之症。

45841 羌活麻黄汤（《杏苑》卷五）

【组成】羌活二钱二分　麻黄　独活　川芎各一钱五分　甘草五分　防风一钱五分　葱白二根

【用法】上咬咀。水煎熟,不拘时候服。

【主治】太阳头疼,身热脊强,恶风寒。

【加减】有汗,去麻黄,加桂枝。

45842 羌活清空膏（《兰室秘藏》卷中）

【组成】蔓荆子一钱　黄连三钱　羌活　防风　甘草各四钱　黄芩一两

【用法】上为细末。每服一钱,食后、临卧茶清调下。

【主治】头痛。

【备考】本方方名,据剂型当作"羌活清空散"。

45843 羌活渗湿汤（《证治宝鉴》卷十二）

【组成】白芍　当归　白术　甘草　防风　槟榔　牛膝　茯苓　苍术　龙胆草　泽泻　黄柏　青皮　防己　木瓜

【主治】湿郁成热,致发黄寒热,呕吐作渴,溺涩食少,不能安卧者。

45844 羌活续断汤（《活人心统》卷下）

【组成】防风　川芎　熟地　茯苓　细辛　芍药　官桂　人参　秦艽　牛膝　甘草　杜仲（炒去丝）　羌活　当归各等分

【用法】水二钟,加生姜二片,煎七分,食远服,滓再煎。

【功用】《保命歌括》:除风毒,消恶血。

【主治】❶《活人心统》:风湿作疼,手足身颤骨疼。❷《保命歌括》:脾肾气虚,骨酸痿厥,及涉水卧湿,伤肾成痹,湿流经络,腰膝疼痛,脚重行步不顺;风痹脚气。

【备考】《保命歌括》有川断、白芷,无甘草。

45845 羌活续断汤（《医统》卷十二）

【组成】羌活　川续断　牛膝（酒洗）　防风　当归（酒洗）　川芎各一钱　薄桂三分　秦艽　川乌各五分　苍术（米泔浸,炒）　麻黄　甘草节　枳壳（麸炒）　川山甲各七分

【用法】水二盏,加生姜三片,葱一根,煎一盏,不拘时候服。取汗。

【主治】一切白虎历节风,手足肢节肿痛如锥。

45846 羌活散火汤（《慎柔五书》卷五）

【组成】羌活（酒炒）五分　防风三分　酒连一分　酒芩二分　白茯苓一钱　人参二钱　甘草五分　半夏一钱　破故纸一钱　枸杞子一钱

【主治】下焦无阳,阴火上冲,满头肿痛。

【临床报道】满头肿痛:一贯介,年三旬,先因齿痛,用石膏三钱煎服,顷即满头皆肿痛,牙根上腭肿势尤甚,侯天明稍退,盖得阳气故也。诊之,右关细洪,左关涩,左尺亦

涩。余谓:顺纳气下达,方得脉和,定方名羌活散火汤。二剂,细涩脉即粗大,是阳气下行矣,头痛稍止。服之八剂,头痛全止,齿根肿犹未退,脉则益和。余曰:将愈矣,此阳气已至恙所。果四五日出脓少许而瘳。

45847 羌活散郁汤(《痘疹金镜录》卷四)

【异名】羌防散郁汤(《医林纂要》卷九)。

【组成】防风 羌活 白芷 荆芥 桔梗 地骨皮 大腹皮 川芎 连翘 甘草 紫草 升麻 鼠黏子

【用法】上为粗散。水一钟,加灯心十四根,煎六分,温服。

【主治】痘疮实热壅盛,郁遏不得达表,气粗喘满,腹胀烦躁,狂言谵语,睡卧不宁,大小便秘,毛竖面浮,眼张若怒,并风寒外搏,出不快者。

【方论选录】《医林纂要》:羌活、防风、白芷宣达阳气,荆芥去血中风热,桔梗降逆气,大腹皮宽中气,前胡畅滞气;川芎达肝气,地骨皮滋肾水,连翘散心火,木通泄心火,牛蒡子散肺中结热,去皮肤风热,紫草茸活血散瘀,甘草缓肝和脾。

【备考】《医林纂要》有木通、前胡,无升麻。

45848 羌活葛根汤(《医级》卷七)

【组成】羌活 防风 广皮 甘草 葛根 生姜

【主治】太阳、阳明合病。

45849 羌活硫黄丸

《圣济总录》卷一八五。为原书卷八十九"羌活丸"之异名。见该条。

45850 羌活紫神汤(《鸡峰》卷三十)

【异名】羌活紫汤(《卫生总微》卷六)。

【组成】羌活一两(去芦)

【用法】上剉。以酒三升浸一宿,取黑豆一升淘净,炒出烟,乘热就锅内以浸药酒沃之,放温去滓,每服半盏,一日二三次,不拘时候。

【主治】中风口噤,身体强直。

45851 羌活黑附汤

《医学入门》卷七。为《东垣试效方》卷五"羌活附子汤"之异名。见该条。

45852 羌活黑附汤(《证治汇补》卷四)

【组成】麻黄 羌活 防风 苍术各一钱 升麻二分 甘草二分 附子一分 白芷三分

【用法】水煎服。

【功用】补火升散。

【主治】寒厥头痛,脉紧者。

【方论选录】《医略六书》:阳虚寒袭,厥逆上干,清阳之气被困,故手足厥冷,头痛不止。黑附子补肾火以御寒,焦苍术燥脾湿以升阳,羌活散太阳之邪,白芷散阳明之邪,防风通肌表,麻黄开腠理,升麻升发清阳之气,甘草甘缓中州之土,俾火土合德,则肾厥自平,而寒邪外解,头痛无不瘳矣。

45853 羌活蒲蓝汤(《辨证施治》)

【组成】羌活三至五钱 蒲公英 板蓝根各五钱至一两

【用法】水煎服。

【主治】感冒风热,咽喉肿痛。

45854 羌活愈风汤

《洁古家珍》卷二。为《保命集》卷中"愈风汤"之异名。见该条。

45855 羌活愈风汤(《症因脉治》卷一)

【组成】羌活 防风 防己 川芎 独活 蔓荆子 麻黄 细辛 秦艽 柴胡 前胡 甘菊花 黄芪 枳壳 当归 芍药 苍术 黄芩 生地 半夏 白芷 知母 甘草 地骨皮 厚朴

【主治】外感中风表里已解。

45856 羌活愈风汤(《怡堂散记》)

【组成】羌活 防风 柴胡 天麻 钩藤 僵蚕 全蝎 橘红 半夏 荆芥 木通

【用法】水煎服。

【主治】风挟寒邪中于经络,项背强直,腰身反张。

45857 羌活解郁汤(《痘疹仁端录》卷十三)

【组成】羌活 白芷 防风 荆芥 连翘 牛蒡子 紫草 川芎 桔梗 甘草

【主治】痘疮为风寒所搏,毒重壅遏,不得达表,痘出不快,自发热以至见点,三日之内,气粗喘满,腹胀烦闷,谵语,睡卧不宁,二便秘结,毛竖而浮,眼合。

【宜忌】三日之后,痘疮出齐,血疱已成,前症悉平,不复用此方,恐发散太过,难于行浆收拾。

【加减】初热眼红面赤,毛焦皮燥,咳嗽喘急者,多加升麻;腹胀喘急,鼻塞面黑,眼张若怒,毛直皮燥者,加麻黄、升麻、石膏;皮肉紧急紫黑,身热壮盛,加葛根、前胡,见点三四日间出不快利,加牛蒡、山楂、蝉蜕;烦红赤色,加生地、红花、骨皮,去白芷、防风;便秘,用当归、枳壳,甚则用大黄;二便血,用生地、犀角、黄连;小便赤涩,用滑石、山栀、地黄、芍药,甚则地龙;伤食,用山楂、麦芽;喘嗽恶风,用桑皮、紫苏;发斑丹,用黄连、黄芩、山栀;鼻衄,用黄芩、犀角;惊悸,用木通、山栀;发搐,用青皮;不思饮食,加山楂,去人参;烦渴,加花粉、葛根;呕吐,加猪苓、泽泻、陈皮。

【方论选录】羌活、白芷、防风能升提发散解毒,荆芥、连翘、牛蒡子善解郁热,紫草透肌滑窍,川芎、桔梗有开提匀气之功,甘草和中解毒。

45858 羌活鞠䓖汤(《济阳纲目》卷七十八)

【组成】羌活二钱 苍术(米泔浸) 川芎各一钱五分 白芷 南星(姜汁炒) 当归 黄芩(酒炒) 黄柏(酒炒) 神曲(炒) 桃仁 桂枝各一钱 防己 红花各五分

【用法】上剉一剂。加生姜三片,水煎,病在上,食后服;病在下,空心服。

【主治】风寒湿气感之,一身尽痛,不能转侧,发热口渴,手不能近,叫呼不止,及脚气,腰腿不能动履,百节走注疼痛。

【加减】在上,倍羌活、桂枝;在下,加牛膝、木通。

45859 羌活蠲暑饮(《秋疟指南》)

【组成】羌活四分 青蒿五分 杏仁一钱半 花粉二钱 麦冬二钱 生甘草五分 川连一钱 条芩三钱 滑石二钱 淡竹叶一钱 白薇一钱 生姜一片 大枣一枚

【用法】水二碗,煎至一碗服之。

【主治】疟疾,寒热往来,腰痛头重,寒从背起,熇熇喝喝然,热已汗大出。

45860 羌桂四物汤（《金鉴》卷四十四）

【组成】四物汤加羌活　桂枝

【功用】疏通经络。

【主治】血脉壅阻所致经行身痛而无表证者。

45861 羌葛开膈散（《点点经》卷四）

【组成】干葛三钱　羌活　防己各二钱　防风　苍术　小茴各一钱　麻黄根　桂枝　川瓜　川芎各一钱半　黄柏　姜炭各八分　甘草二分

【用法】生姜为引，水煎服。取汗为度。

【主治】身痛畏寒，发栗发抖，腰胀肢冷，肾子肿痛，两手酸麻如感冒之状。

【备考】如心气下陷，渗入肾水，膀胱火动，流注肾子，肿硬胀塞，肾囊紫红，若用敷法，必先用陈米泔水煎薄荷汤洗净肾囊，拭干污气，以开膈散末，用毡四五层厚，照囊宽大长短，将烧酒喷润，烘大热，将末掺掩毡上，把肾囊周围包裹，只留茎物在外，如此扎紧，服前药取汗，敷药以对昼为度。

45862 羌蒡蒲薄汤（《中医方剂临床手册》）

【组成】羌活三至五钱　牛蒡子三钱　蒲公英五钱至一两　薄荷叶一至二钱

【用法】日服一剂，水煎，煮沸三至五分钟即可，分二至三次服。

【功用】解表，清热解毒。

【主治】外感发热，如流行性感冒、上呼吸道感染、扁桃体炎、腮腺炎等。

【加减】咳嗽等肺气不宣明显时，加桔梗、杏仁、前胡；咽喉肿痛严重者，加板蓝根、射干、马勃；胸闷、胃呆、泛恶、舌苔厚腻等湿浊中阻者，加厚朴、半夏、枳壳、六曲。

【方论选录】本方的配伍特点是辛温与辛凉同用，有较强的发散外邪作用；蒲公英的清热解毒与牛蒡子的清宣肺气相配伍后，还有宣肺清热的作用。

45863 羌活加葛根汤（《伤寒大白》卷一）

【组成】羌活　葛根　防风　荆芥　前胡　柴胡　川芎　广皮　甘草

【主治】南方热令积热之人，外冒表邪之症。

45864 羌活汤加防风方（《圣济总录》卷七）

【组成】羌活（去芦头）二两　甘草（炙）　人参各一两半　防风（去叉）二两　附子（炮裂，去皮脐）二枚　生地黄汁　荆沥　竹沥各半盏

【用法】上八味，将前五味剉，如麻豆大。每服五钱匕，水一盏，入地黄汁并沥汁各半盏，同煎一盏，去滓温服，空心、日午、临卧各一次。

【主治】中风失音不语。

45865 羌活防风除翳汤

《一盘珠》卷十。为《兰室秘藏》卷上"羌活退翳汤"之异名。见该条。

45866 羌活防风柴胡汤（《伤寒大白》卷一）

【组成】羌活　防风　柴胡　黄芩　甘草　广皮　半夏

【主治】太阳、少阳两经表邪，项强者。

【加减】热令，加知母、石膏；寒令，加生姜、苏叶。

45867 羌活连翘续命汤（《保命集》卷中）

【组成】小续命汤八两加羌活四两　连翘六两

【主治】中风，六证混淆，系之于少阳、厥阴，或肢节挛痛，或麻木不仁。

45868 羌活桃红四物汤（《效验秘方·续集》颜德馨方）

【组成】羌活9克　川芎9克　生地15克　赤芍9克　桃仁9克　当归9克　红花9克

【用法】每日一剂，水煎服。

【功用】祛风通络，活血化瘀。

【主治】血管神经性头痛。中医辨证属肝火、痰浊、瘀血等引起的顽固性偏正头痛。

【加减】若痰湿头痛且重者配苍术、半夏、升麻；肝火头痛且胀者加黄芩、夏枯草、石楠叶；阴虚头痛且晕者佐生地、杞子、白芍；头痛不已者则辅以全蝎、蜈蚣、露蜂房等虫蚁搜剔之品。

【方论选录】本方由桃红四物汤加羌活而成，用药简练。组方特点是羌活与川芎的配伍。羌活辛苦性温，气味雄烈，上升发散，能直上巅顶长于搜风通络，配以川芎性温香窜，活血行气，尤能上行头目，乃取"治风先治血，血行风自灭"之义。两者相使，药效直上脑络，而奏祛风活血、通络止痛之效，既治表证头痛，亦疗内伤头风。故《本经逢原》谓羌活"与芎同用，治太阴、厥阴头痛"，合桃红四物汤活血化瘀，为治内伤头痛的专用基本方。

45869 羌活散合升麻汤（《扶寿精方》）

【组成】羌活一钱五分　防风一钱　桔梗一钱　白茯苓一钱　川芎一钱　苍术（米泔浸，炒）一钱五分　枳壳（麸炒）一钱　甘草三分　升麻一钱五分　干葛一钱五分　芍药（炒）一钱

【用法】上㕮咀。水二钟，加生姜三片，煎一钟，不拘时候服。

【主治】伤寒三四日，太阳与阳明合病，头痛，恶寒发热，腰脊项强，面赤口干，作渴烦躁。

45870 羌活黄芩苍术甘草汤（《玉机微义》卷五十引易老方）

【组成】羌活　黄芩　苍术　甘草各等分

【用法】上㕮咀。水煎服。

【主治】壮热体重而渴，或泻。

兑

45871 兑金丸（《治瘵要略》）

【组成】锦纹大黄（切片，晒干）六两　明天麻（切片，焙干）三两六钱　茅山苍术（色黑而小有朱砂点者，米泔水浸软，切片，晒干）三两　麻黄（去节，细剉，晒干）三两六钱　雄黄（透明者，水飞）三两六钱　甘草（去皮，微炒）二两四钱　真蟾酥（舌舔即麻者真）九钱（好烧酒化为丸）　丁香（不拘公母）六钱　麝香（须真上好）三钱　朱砂（研细，水飞）三两六钱

【用法】上为细末，如蟾酥酒不能胶粘，酌和糯米粥浆，如萝卜子大，用朱砂为衣，将两碗相合，以手摇掷，使药丸在碗内磨转，自能坚实而光亮，晒干收贮瓷瓶内听用。凡瘵胀痰厥并卒中寒暑，不省人事，及惊风险症，牙关紧闭者，先以二三丸研细，吹入鼻内，或用阴阳水或凉水灌六七丸；若山岚瘴气，夏月途行，空心触秽，口含三丸，邪热不侵；痈疽疔疮，及蛇蝎毒虫所伤，捣末好酒调涂；小儿发痘不出，闭闷而死，及痰涎壅盛，用葱白三寸煎汤，加倍调服；小儿急慢惊

风,脚直眼倒,牙关紧闭者,将四五丸研末,吹入鼻内,更汤调灌五六丸;遇有自缢胸口尚温者,轻轻解下,速研数丸吹鼻;凡跌死、打死、惊死、喝死、魇魅死、气闭死、溺死、闭死、痰厥、冷厥者,只要略有微气,研末,吹鼻灌口。

【主治】痧胀痰厥并卒中寒暑,不省人事,惊风险症,牙关紧闭;山岚瘴气,夏月途行,空心触秽;痈疽疔疮,蛇蝎毒虫所伤;小儿发痘不出,闭闷而死,痰涎壅盛;小儿急慢惊风,脚直眼倒,牙关紧闭;自缢胸口尚温者;跌死、打死、惊死、喝死、魇魅死、气闭死、溺死、痰厥、冷厥,尚略有微气者。

【宜忌】孕妇、产后忌服。

45872 兑金丸(《种福堂方》卷四)

【异名】五色兑金丸(《饲鹤亭集方》)。

【组成】白丑(黄者)二两(去壳,磨极细,头末) 大黄二两 川连三钱 雄黄二两 胆星五钱 神曲五钱 黑丑(黑者)二两(去壳,磨极细,头末) 虾蟆(极大者)一具(须要黄者,用银罐入内,用油盏盖住,铁丝扎好,外用炭火煅出黑烟,至黄烟出为度,放地上冷透出火毒,擘开如墨黑者良,如小者用两具,五月五日午时煅) 青黛一两 石膏一两 滑石一两 胡连三钱 神曲五钱

【用法】上药生研为末,水为丸,如米稀大。每岁各一丸,匀服,早晚一次。

【主治】❶《种福堂方》:小儿百病。❷《饲鹤亭集方》:小儿五疳食积,急慢惊风,腹膨泄泻,虫痛血结,大便五色,小便如泔,头痛身热,面黄体瘦,发落毛焦,眼生翳膜,好食泥炭生物,腹痛痞块。

【宜忌】《饲鹤亭集方》:忌生冷,油腻、鱼腥、面、豆等物。

45873 兑金丸(《全国中药成药处方集》吉林方)

【组成】纹军六钱七分 黄芩三钱四分 黄柏三钱四分 山栀二钱 桔梗二钱七分 黄连二钱七分 甘草二钱七分 麝香一分四厘 梅片三分四厘 胆星七分 竺黄三钱四分 紫菀三钱四分 牛黄一分四厘 全蝎一钱三分四厘

【用法】上为细末,水为小丸,滑石粉、青黛、朱砂、京墨、赤金等为衣。每服七厘,白开水送下。

【功用】清热去毒,消炎杀菌。

【宜忌】孕妇忌用,忌食鱼腥、油腻、生冷、面、豆等物。

45874 兑疽膏(《千金翼》卷二十三)

【组成】当归 芎䓖 白芷 松脂 乌头各二两 巴豆三十枚(去皮) 猪脂三升

【用法】上切,纳膏中微火煎三沸,纳松脂耗令相得。以绵布绞去滓,以膏著绵絮兑头尖作兑,随病深浅兑之,每日三次,恶肉尽止。

【功用】蚀恶肉,生好肉。

【主治】痈疽。

【宜忌】疮浅者,勿兑著疮中。

完

45875 完肌散(《外科精义》卷下)

【组成】密陀僧 桑白皮(新者) 龙骨各四两 陈石灰二两 黄丹五钱 麝香一钱(另研)

【用法】上为细末。干掺之。

【主治】刀镰斧伤。

45876 完肌散(《玉机微义》卷十五)

【组成】定粉 枯矾 黄连 乳香 龙骨各二钱 黄丹 轻粉各一钱

【用法】上为极细末。看轻重贴疮口。

【功用】生肌长肉。

【主治】❶《玉机微义》:疮疡。❷《便览》:头炼疮。

45877 完足汤(《洞天奥旨》卷八)

【组成】白术一两 当归一两 金银花二两 牛膝五钱 贝母三钱

【用法】水数碗,煎一碗,连服数剂。

【主治】骨毒滞疮。

45878 完肤丹(《洞天奥旨》卷十二)

【组成】三七末一两 乳香末二钱 陈年石灰一两 血竭三钱 妇人裙裆末一钱 人参二钱

【用法】上药各为细末。掺上。如金疮作痛,先用牛膝捣敷。

【功用】止血生肌。

【主治】金刃伤血出。

45879 完肺汤

《外科真诠》卷上。为《辨证录》卷十三"完肺饮"之异名。见该条。

45880 完肺饮(《辨证录》卷十三)

【异名】完肺散(《洞天奥旨》卷六)、完肺汤(《外科真诠》卷上)。

【组成】人参一两 玄参二两 蒲公英五钱 金银花二两 天花粉三钱 生甘草三钱 桔梗三钱 黄芩一钱

【用法】水煎服。

【功用】《洞天奥旨》:补胃益肺。

【主治】肺痈已成已破,胸膈作痛,咳嗽不止,吐痰更觉疼甚,手按痛处不可忍,咽喉之间,先闻腥臭之气,随吐脓血。

45881 完肺散

《洞天奥旨》卷六。为《辨证录》卷十三"完肺饮"之异名。见该条。

45882 完疝汤(《效验秘方》李孔定方)

【组成】柴胡6克 白芍15克 枳实12克 甘草6克 黄芪12克 北五味子6克 荔枝核12克 黄芩10克 萱草根10克

【用法】水煎,一日4次,温服。

【功用】升陷降气。

【主治】小儿疝气。

【宜忌】服药期间,忌剧烈活动。食勿过饱。

【加减】疝已全消,则去黄芩,减枳实、荔枝核量为各4克,续服5剂,巩固疗效。

【方论选录】本病病机为中气下陷,小肠等腹腔脏器下坠腹股沟,局部气血运行受阻而成。以气陷为本,气滞为标。故治以升陷治本,降气治标。方中柴胡、黄芪、甘草、萱草根益气升提以治气陷;枳实、荔枝核、黄芩苦辛通降,以治气滞;白芍、五味子酸敛收气,以固既升之脏。

45883 完带汤(《傅青主女科》卷上)

【组成】白术一两(土炒) 山药一两(炒) 人参二钱 白芍五钱(酒炒) 车前子三钱(酒炒) 苍术三钱(制) 甘草一钱 陈皮五分 黑芥穗五分 柴胡六分

【用法】水煎服。

【功用】❶《傅青主女科》:大补脾胃之气,稍佐舒肝。❷《中药方剂简编》:益气健脾,祛湿止带。

【主治】妇人湿盛火衰,肝郁气弱,脾土受伤,湿气下陷,致患白带终年累月下流白物,如涕如唾,不能禁止,甚则臭秽者。

【方论选录】❶《中药方剂简编》:方中白术、苍术、山药、党参、甘草益气健脾燥湿,车前子导湿邪从小便出,白芍、柴胡柔肝疏肝,陈皮行气和胃,使补而不滞,又用芥穗与柴胡升达阳气。脾气健,肝郁解,湿邪祛,白带自愈。❷《上海中医药杂志》[1981,(9):24]方中白术、山药、人参重用,意在大补脾胃之气,并配甘草以增强健脾之力;苍术、陈皮健脾燥湿;白芍疏肝滋生肝血,佐以柴胡升散除湿;车前子利水除湿;荆芥升阳散湿。全方之配伍,体现了"脾、胃、肝"三经同治之法,寓补于散之中,寄消于升之内,升提木之气,则肝血不燥,何至下克脾土;补益脾土之元,则脾气不湿,何难分消水气。至于补脾而兼以补胃者,由里以及表也。

【临床报道】❶白带:《福建中医药》[1986,(4):54]:林某某,女,30岁,已婚,1984年3月3日初诊。带下年余,缠绵不已,量多,色白清稀,无臭味,面色萎黄,纳呆便溏,四肢困倦,腰酸乏力,经期尚准,舌淡苔薄白,脉濡细。证属脾虚不运,寒湿带下。治拟健脾运中,升阳除湿。处方:党参15克,苍术10克,炒白术30克,炒山药30克,柴胡5克,黑荆芥5克,陈皮6克,车前子10克,炙甘草3克,炒白芍12克,芡实30克。六剂。二诊时白带明显减少,胃纳转佳,大便成形,腰酸如故。宗前方加川续断12克,菟丝子12克,续进九剂而愈。❷经行泄泻:《福建中医药》[1986,(4):54]林某某,女,40岁,1970年10月5日初诊。患病二载,经行即腹泻,一日三至四次,虽经治疗,仍时愈时患。月经量多色淡,面色萎黄虚浮,饮食不思,神疲肢软,带下淋漓,腰酸背痛,舌胖苔白,脉沉缓。属脾肾阳虚,湿濡中焦。治拟健脾温肾,调中胜湿。处方:党参12克,炒白术30克,炒山药30克,炙草3克,柴胡5克,陈皮6克,苍术10克,巴戟10克,炒苡仁15克,炒白芍10克,茯苓10克,黑荆芥5克。九剂。二诊时,纳谷渐强,带下甚少,诸症亦愈。嘱每月经前10天,服上方六剂,调治三月而愈。

【备考】《辨证录》有半夏一钱。

45884 完胞饮(《傅青主女科》卷下)

【组成】人参一两 白术十两(土炒) 茯苓三钱(去皮) 生黄耆五钱 当归一两(酒炒) 川芎五钱 白及末一钱 红花一钱 益母草三钱 桃仁十粒(泡,炒,研)

【用法】用猪羊胞一个,先煎汤,后煎药,饥时服。

【主治】妇人生产之时,被稳婆手入产门,损伤胞胎,因而淋漓不止,欲少忍须臾而不能。

45885 完疮散(《景岳全书》卷五十一)

【组成】滑石(飞)一两 赤石脂(飞)五钱 粉甘草三钱

【用法】上为末。干掺,或用麻油调敷。

【主治】湿烂诸疮肉平不敛,及诸疮毒内肉既平而口有不收者。

【加减】痒,加枯矾一钱;痒甚,加水银三四钱,松香二钱。

45886 完善丸(《验方新编》卷七)

【异名】闭管丸(《外科方外奇方》卷四)。

【组成】夏枯草八两 甘草节四两 连翘四两(去子,为末) 金银花一斤

【用法】煎浓汤为丸。每服三钱,晨以盐汤送下。

【功用】去管生肌。

【主治】痔漏。

45887 完臂汤(《外科医镜》)

【组成】当归五钱 白芍五钱 柴胡二钱 羌活二钱 半夏二钱(制) 白芥子二钱 陈皮一钱 秦艽二钱 附子三分

【用法】水煎服。

【主治】两臂生痈。

45888 完璧散(《医统》卷七十九)

【组成】黄柏四两 黄连三两 黄葵花三两(焙) 降真末一两 槟榔二钱 芍药一两(以上共为末) 木鳖子半两 海螵蛸三两(二味同研) 龙骨一两(另研) 密陀僧一两(研) 血竭二两 麝香二钱(研) 轻粉一钱 韶粉一两 滴乳二钱 黄丹三两(如法制,再同研)

【用法】上为极细末,净磁密收,勿泄气。过三日方用,遇金疮血不止,干贴立止;所伤久,以葱盐汤洗,挹干,用唾津调贴,纸封留孔流脓水。

【主治】一切金疮。

45889 完舌围药(《疮疡经验全书》卷一)

【组成】芥菜子

【用法】上为末。以醋调敷颈项下。

【主治】舌缩不能言。

45890 完体续命汤

《洞天奥旨》卷十六。为《辨证录》卷十三"完肤续命汤"之异名。见该条。

45891 完肤续命汤(《辨证录》卷十三)

【异名】完体续命汤(《洞天奥旨》卷十六)。

【组成】生地三两 当归三两 麦冬三两 玄参三两 人参二两 生甘草三两 三七根末五钱 续断五钱 地榆一两 乳香末 没药末各三钱 刘寄奴三钱 花蕊石二钱 白术五钱

【用法】水煎服。

【主治】杀伤而气未绝,或皮破而血大流,或肉绽而肠已出,或箭头入肤,或刀断背指。

宋

45892 宋氏益母丸(《全国中药成药处方集》大同方)

【组成】益母膏四两 全当归二两 杭白芍二两 川芎二两五钱 银柴胡五钱 广木香五钱

【用法】上为细末,炼蜜为丸,每重三钱。每日空心服一丸。

【功用】调和气血。

【主治】产后瘀血。

45893 宋真宗皇帝勅封续液膏(《瞺仙活人方》卷下)

【组成】熊胆一钱　牛黄一钱　龙脑半钱(为末)　蕤仁一钱(去皮)　硼砂一钱(为末)　黄连一两　蜂蜜二两

【用法】熊胆、牛黄、蕤仁、黄连四味用长流水二大碗瓷器内熬至半碗,用重绵滤过,去滓,入蜜,用文武火熬至紫色蘸起牵丝为度,不可太过不及,取出,入硼砂、龙脑和匀,瓷瓶里封固,入土埋七日,出火气。每用筯点少许于患目内,瞑目片时,候药性过,日点三次。

【主治】远年近日一切不疗眼疾。

【宜忌】忌动风热物。

牢

45894 牢牙散(《圣惠》卷三十四)

【组成】颗盐　白矾各半两

【用法】上都炒令干,为末。每以槐枝点药敷齿上,有涎即吐之。

【主治】牙齿脱落。

45895 牢牙散(《圣惠》卷三十四)

【组成】五倍子　干地龙(微炒)各半两

【用法】上为末。先用生姜揩牙根,后以药末敷之。

【主治】牙齿动摇欲落。

45896 牢牙散(《圣济总录》卷一二〇)

【组成】皂荚五梃(烧存性,小者用十梃)　附子一枚(生)　乳香(研)半两　麝香(研)少许

【用法】上为散。如常揩齿,良久漱之,频用。

【主治】风疳出血,及牙齿浮动。

45897 牢牙散(《圣济总录》卷一二一)

【组成】栝楼根二两(用砂锅子纳甘草,水煮软,取出令干,为末)　白芷半两　鸡舌香七枚　白檀香一两　麝香(研)一分

【用法】上为散。每用半钱匕,揩牙,误咽无妨。

【功用】牢牙。

【主治】牙龈宣露。

45898 牢牙散(《鸡峰》卷二十一)

【组成】升麻　细辛　川芎　防风　槐角　生地黄　白芷　木律　青盐(研)　皂角灰各一钱　茯苓二钱　寒水石(烧赤,去石,研粉)

【用法】上为细末。先用温水漱口,每用少许揩牙,有涎吐了,误咽无妨。

【功用】牢牙。

【主治】牙齿一切疼痛不可忍。

【备考】方中寒水石用量原缺。

45899 牢牙散(方出《三因》卷十六,名见《医学纲目》卷二十九)

【异名】双枝散(《袖珍》卷一引《澹寮》)。

【组成】槐枝　柳枝各长四寸一握(切碎)　皂角(不蛀者)七茎　盐四十文重

【用法】上药同入瓷瓶内,黄泥固济,糠火烧一夜,候冷,取出,为细末。用如常法。

【功用】牢牙,去风冷。

【主治】蚛齼宣露,不问老少。

【临床报道】齿疼脱落:有石佛庵主年七十余,云祖上多患齿疼脱落,得此方效,数世用之,齿白齐密。

45900 牢牙散(《兰室秘藏》卷中)

【组成】羌活一两　草龙胆(酒洗)一两五钱　羊胫骨灰二两　升麻四两

【用法】上为细末,以纱罗子罗骨灰作微尘末,和匀。卧时贴在牙龈上。

【主治】牙龈肉绽有根,牙疳肿痛,牙动摇欲落,牙齿不长,牙黄口臭。

45901 牢牙散(《济生》卷五)

【组成】全蝎七个(去毒)　细辛(洗净)三钱　草乌二个(去皮)　乳香二钱(别研)

【用法】上为细末。每用少许擦患处,须臾以温盐水盥漱。

【主治】一切齿痛,不问久新。

45902 牢牙散(《卫生宝鉴》卷八)

【异名】牢牙齿散(《普济方》卷七十)。

【组成】羊筒骨灰　升麻各三钱　生地黄　黄连　石膏各一钱　白茯苓　人参各五分　胡桐泪三分

【用法】上为极细末,入麝香少许,研匀。临卧擦牙后以温水漱之。

【主治】牙齿无力,不能嚼物。

45903 牢牙散

《普济方》卷六十五。为方出《千金》卷六,名见《圣济总录》卷一一九"干地黄汤"之异名。见该条。

45904 牢牙散(《普济方》卷七十)

【组成】荆芥　薄荷叶　草乌头　川芎　细辛　白芷　猪牙皂荚　防风各等分

【用法】上为细末。温水灌漱后,用药少许搽之,再漱。

【功用】牢牙止痛去风。

45905 牢牙散(《普济方》卷七十)

【组成】寒水石　生定粉　龙骨　乌鱼骨各等分

【用法】上为细末。不时用少许搽牙,误咽无妨。

【功用】牢牙齿,定疼痛。

45906 牢牙散

《普济方》卷三六六。为《卫生宝鉴》卷十一"遗山牢牙散"之异名。见该条。

45907 牢牙散(《明医指掌》卷八)

【组成】青盐七钱　细辛七钱　当归(酒洗)一两　川芎一两

【用法】上为末。每用少许,侵晨擦牙,漱满口,连药咽之。

【功用】驻颜补肾,牢牙固齿。

45908 牢牙膏

《普济方》卷六十八。为《圣济总录》卷一二一"牢齿膏"之异名。见该条。

45909 牢齿膏(《圣济总录》卷一二一)

【异名】牢牙膏(《普济方》卷六十八)。

【组成】猪脂五两　羊脂二两　野驼脂一两　黄蜡三分半　盐(炒)半两　雄黄(研)一两　莨菪子(炒)一分　丁香二十枚　白芷半两　黄柏(去粗皮,熬)青木香三分　细辛(去苗叶)一分　蜀椒(去目及闭口,炒出汗)　桂(去粗皮)半分　松节一分　沉香半两　乳香(研)半两　麝香(研)一分　芎䓖三分　藁本(去苗土)三分　当

归(剉,焙)半两 升麻三分 莎草根半两 甘草(炙)半两

【用法】除脂及研药外,为细散,入研药重细研如面,然后取三般脂煎熔入药,匙搅勿住手,待至欲凝即膏成,以瓷器贮之,腊日合妙。当于静处,每取少许敷齿上。

【主治】齿疳蚀齿,及唇鼻风疼,齿龈宣露。

【备考】方中黄柏、蜀椒用量原缺。

45910 牢牙齿散

《普济方》卷七十。为《卫生宝鉴》卷八"牢牙散"之异名。见该条。

45911 牢牙乌髭方(《寿亲养老》卷四)

【组成】旱莲草二两半(此草有两种,一种是紫菊花,炉火客用之;此一种,再就北人始识之,《本草》中名鳢肠草,《孙真人千金方》名金陵草,浙人谓之莲子草,其子若小莲蓬故也) 芝麻莘三两(此是压油了麻枯饼是也) 诃子二十个(并核剉) 不蛀皂角三梃 月蚕沙二两 青盐三两半 川升麻三两半

【用法】上为末,醋打薄糊为丸,如弹子大,捻作饼子,或焙或晒,以干为度;先用小口瓷瓶罐子,将纸筋泥固济,晒干,入药饼在瓶内,以黄泥塞瓶口,候冷,次日出药。旋取数丸,旋研为末,早晚用如揩牙药,以温汤灌漱。使牙药时,少候片时,方始灌漱。久用功莫大焉。

【功用】牢牙乌髭。

【备考】本方方名,《本草纲目》引作"旱莲散"。

45912 牢牙地黄散(《兰室秘藏》卷中)

【组成】藁本二分 生地黄 熟地黄 羌活 防己 人参各三分 当归身 益智仁各四分 香白芷 黄耆各五分 羊胫骨灰 吴茱萸 黄连 麻黄各一钱 草豆蔻皮一钱二分 升麻一钱五分

【用法】上为细末。先用温水漱口净,擦之。

【主治】脑寒痛及牙痛。

45913 牢牙如圣散(《御药院方》卷九)

【异名】牢齿如圣散(《普济方》卷七十)。

【组成】石燕子三对(烧七遍,醋淬) 乳香(另研) 青盐各一两 细辛半两

【用法】上为细末。每用以指蘸药干擦于痛处,良久温荆芥汤漱。

【功用】牢牙齿,止疼痛。

45914 牢牙定痛膏(《摄生众妙方》卷九)

【组成】珍珠 琥珀 龙骨 象齿(不用牙) 定粉各一钱

【用法】上为细末,先将槐、柳枝各半烧灰二升,淋水一碗于小铁锅内,入黄蜡一两,火熬水尽为度,仍将蜡熔开,投前五味药末于内成膏。用厚纸热铁枕上摊成蜡纸,裁作四分阔、四寸长条子,临卧贴于牙上,天明除之。

【功用】止痛牢牙。

【主治】牙痛,牙动。

45915 牢牙赴筵散(《普济方》卷七十)

【组成】香附子 高良姜 盐各三两 细辛一两

【用法】上为末。作齿药常用。

【功用】牢牙。

45916 牢齿如圣散

《普济方》卷七十。为《御药院方》卷九"牢牙如圣散"之异名。见该条。

45917 牢牙石燕子散(《御药院方》卷七)

【组成】石燕子十对(火烧醋淬七遍后,再烧一次,去醋气,细研) 青盐(研) 麝香(研)各一钱

【用法】上药各为细末。每用药半钱,以指蘸药刷擦牙龈上,合口少时后,用温酒漱咽,如不欲咽,吐出不用无妨,早晨只用一遍。

【主治】牙齿龈肉不固,及肾弱齿疏,或血出侵蚀。

45918 牢牙固齿明目散(《回春》卷五)

【异名】固齿明目散(《奇方类编》卷上)。

【组成】槐枝叶 柳枝叶各不拘多少

【用法】切碎,水浸三日,熬出浓汁,去条、叶、渣、梗,入青盐二斤,白盐二斤,同汁熬干,研末。擦牙、漱口,吐出;洗眼。

【功用】牢牙固齿,明目。

诃

45919 诃子丸(《经效产宝》卷上)

【组成】槟榔八分 芎劳二分 吴茱萸三分 诃子皮三分(蒸)

【用法】上为细末,炼蜜为丸,如绿豆大。每服十九丸、二十丸,空心以酒送下,自七八个月服至分解。

【功用】润胎益气,令子易生。

45920 诃子丸(《苏沈良方》卷四)

【组成】诃子皮二两(洗,炮) 木香 白豆蔻 槟榔 桂 人参 干姜 茯苓各二两 牵牛子一两(略炒) 甘草(粗大者,炙)一两

【用法】上药酒煮面糊为丸,如梧桐子大。每服十五丸至二十丸,烂嚼,茶、酒任下。

【功用】消食化气。

【主治】气疾发动,吃食过多,筑心满闷;食饱胀满,及气膨胸膈。

【临床报道】食郁:石普啖物极多,常致愤闷成疾,服此辄愈。

45921 诃子丸(《本事》卷三)

【组成】诃子(去核) 白茯苓(去皮) 桃仁(去皮尖,炒) 枳壳(去瓤,剉,麸炒) 桂心(不见火) 槟榔 桔梗(炒) 白芍药 川芎(洗) 川乌(炮,去皮尖) 人参(去芦) 橘红 鳖甲(淡醋煮,去裙膜,洗净,酸醋炙黄)各等分

【用法】上为细末,炼蜜为丸,如梧桐子大。每服二十丸,以酒送下;熟水亦得。

【主治】伏积注气,发则喘闷。

45922 诃子丸(《本事》卷四)

【异名】诃附丸(《魏氏家藏方》卷五)。

【组成】诃子(去核) 川姜(炮) 肉豆蔻 龙骨 木香 赤石脂 附子(炮,去皮脐)各等分

【用法】上为细末,面糊为丸,如梧桐子大。每服四十丸,以米饮送下。

【主治】脾胃不和,泄泻不止。

【备考】方中木香,《魏氏家藏方》作"厚朴"。

45923 诃子丸(《杨氏家藏方》卷十八)

【组成】诃子(煨,去核) 干姜(炮) 肉蔻(面裹,煨

熟）木香 赤石脂各等分

【用法】上为细末,煮面糊为丸,如黍米大。每服三十丸,乳食空以温米饮送下。

【主治】脾胃不和,泄泻不止。

45924 诃子丸(《普济方》卷二〇一引《杨氏家藏方》)

【组成】诃子一两 藿香一两 肉豆蔻二个

【用法】上为末,炼蜜为丸。随大小以米饮送下。

【主治】大人小儿泻。

45925 诃子丸(《普济方》卷三十三引《海岱居士秘方》)

【组成】诃子 龙骨各一两

【用法】上为末,滴水为丸,如小指头顶大,朱砂为衣。每服一丸,早晨空心葱汤送下。

【主治】肾虚脱精。

45926 诃子汤(《卫生总微》卷十)

【组成】诃黎勒皮 人参(去芦) 木香 白茯苓各一两 甘草(炙) 陈皮(汤浸,去白)各半两

【用法】上为末。每服一钱,水一小盏,加生姜二片,煎至五分,温服,不拘时候。

【主治】小儿伤冷,泻不止。

45927 诃子汤(《宣明论》卷二)

【异名】诃子甘桔汤(《医统》卷四十六引《医林方》)、诃子清音汤(《古今医鉴》卷二)。

【组成】诃子四个(半炮半生) 桔梗一两(半炙半生) 甘草二寸(半炙半生)

【用法】上为细末。每服二钱,用童子小便一盏,同水一盏,煎至五七沸,温服。

【主治】失音不能言语。

【方论选录】❶《准绳·类方》:桔梗通利肺气,诃子泄肺导气,童便降火甚速。❷《医方集解》:诃子敛肺清痰,散逆破结,桔梗利肺气,甘草和元气,童便降火润肺。

45928 诃子汤(《医方大成》卷十引汤氏方)

【异名】诃子散(《金鉴》卷五十二)。

【组成】诃子(炮,取肉) 人参(去芦) 白茯苓 白术各一两 木香(炮) 陈皮(去白) 甘草(炙) 肉豆蔻各半两

【用法】上为末。水半盏,加生姜三片,煎服。

【主治】❶《医方大成》引汤氏方:小儿脏寒泄泻。❷《普济方》:冷热不调,泄泻,里急后重。

【加减】寒甚,加附子。

45929 诃子汤

《普济方》卷一五八。即《本事》卷三"诃子饮"。见该条。

45930 诃子饮(《本事》卷三)

【组成】诃子(煨,去核) 青皮(去白) 麦门冬(水浸,去心)各半两 槟榔四个 半夏三分(汤浸七次) 甘草一分(炙)

【用法】上为粗末。每服四钱,水二盏,加生姜五片,同煎至七分,去滓温服,每日二三次。

【功用】❶《本事》:利膈去涎,思食止嗽。❷《本事方释义》:健运中宫。

【主治】❶《本事》:风痰停饮,痰癖咳嗽。❷《本事方释义》:咳嗽痰涎,致中膈不利,纳食减少。

【方论选录】《本事方释义》:诃子气味温涩,入手阳明、足太阴;青皮气味苦辛温微酸,入足少阳、厥阴;麦冬气味甘寒微苦,入手太阴、少阴;槟榔气味辛温,入足阳明;甘草气味甘平,入脾。以辛温之药,健运中宫,气旺则肺金有所恃,孰谓肺病必用滋腻乎?

【备考】本方方名,《普济方》引作"诃子汤"。

45931 诃子饮(《普济方》卷一五九引《卫生家宝》)

【组成】诃子三两(去核) 生姜一两(煨熟) 灯心半两

【用法】上各为散,合一处。每服五钱,水一升,煎取半升,空心随意服之。

【主治】久嗽,无语,声不出。

45932 诃子饮(《济生》卷二)

【异名】诃子散(《医统》卷四十四引《医林方》)。

【组成】诃子(去核)一两 杏仁(泡,去皮尖)一两 通草二钱五分

【用法】上咬咀。每服四钱,水一盏,加煨生姜(切)五片,煎至八分,去滓,食后温服。

【主治】久咳语声不出。

45933 诃子饮

《医方论》卷四。为《兰室秘藏》卷下"诃子皮散"之异名。见该条。

45934 诃子散(《博济》卷三)

【异名】诃黎勒汤(《圣济总录》卷八十二)。

【组成】诃子 大腹(煨熟,和皮用) 木香 汉防己 紫苏茎子 干木瓜 羌活 芍药 沉香 杉木节各半两

【用法】上为细末,分作十服。每服用水八合,煎至二合,去滓,通口服;每二服滓并煎一服。

【主治】地方多卑湿处而致脚气疼,多厥状,发热肿闷,或上攻,或即吐逆;及风气上冲。

45935 诃子散(《博济》卷三)

【异名】诃黎勒汤(《圣济总录》卷七十五)。

【组成】诃子(炮,去皮) 厚朴(去皮,姜汁涂,炙黄香) 甘草(炙) 白术(炒) 草豆蔻(炮,去皮) 陈橘皮(去瓤)各等分

【用法】上为末。每服一大钱,水一盏,加生姜、大枣,同煎至七分,温服。

【主治】脾胃虚冷滑泄,不思饮食,及一切冷气。

45936 诃子散(《养老奉亲》)

【组成】诃子皮五个 大腹五个(去皮) 甘草半两(炙) 白术半两(微炒) 草豆蔻十四个(用面裹,烧令面熟黄,去面,并皮用) 人参(去芦头)半两

【用法】上为末。每服二钱,水一盏,加生姜少许,大枣二个,同煎至六分,去滓温服。

【主治】老人夏月脾胃忽生冷气,心腹胀满疼闷,泄泻不止。

45937 诃子散(《鸡峰》卷十四)

【组成】赤石脂四两 龙骨 干姜 当归 厚朴 甘草 白术 陈橘皮各二两 诃子皮半两

【用法】上为细末。每服二大钱,空心米饮调下。

【主治】痢,泻。

45938 诃子散(《普济方》卷一六三引《海上名方》)

【组成】汉防己一两 麻黄(去根节) 诃子(炮) 杏

仁(麸炒,去皮尖)各半两

【用法】上为粗末。每服三钱,水一盏半,煎至一盏,去滓,加好茶一钱,再煎至七分,食后温服。

【主治】喘嗽。

45939 诃子散

《玉机微义》卷五十引《全婴方》。为《圣济总录》卷一七八"诃黎勒散"之异名。见该条。

45940 诃子散(《三因》卷九)

【组成】诃子(炮,去核) 甘草(炙) 厚朴(姜制,炒) 干姜(炮) 草果(去皮) 陈皮 良姜(炒) 茯苓 神曲(炒) 曲蘖(炒)各等分

【用法】上为末。每服二钱,用水一盏,煎七分,加盐,候发刺不可忍时服;如速,则盐点。

【主治】心脾冷痛不可忍,及老幼霍乱吐泻。

45941 诃子散(《杨氏家藏方》卷二十)

【组成】诃子二枚(烧留性) 降真香一钱 青黛一钱(别研) 五倍子半两(炒黑色)

【用法】上为细末,次入青黛一处研匀。先用葱盐汤洗净,剪去指甲或挑起指甲,用药干贴缝内;或用麻油调敷之。

【主治】嵌甲溃脓,经久不愈。

45942 诃子散(《保命集》卷中)

【组成】诃子一两(半生,半熟) 木香半两 黄连三钱 甘草三钱

【用法】上为细末。每服二钱,以白术芍药汤调下。

【主治】❶《保命集》:太阴脾经受湿,水泄注下,经治后腹痛渐已,泄下渐少。❷《明医指掌》:久病滑泄不禁,气虚欲脱。

【宜忌】《医林纂要》:外邪未己者,此方非所用。

【加减】如止之不已,宜归而送之也,诃子散加厚朴一两,竭其邪气也。

【方论选录】❶《医方集解》:木香、黄连,香连丸也,行气清火,止痢厚肠;甘草、芍药,甘芍汤也,甘缓酸收,和中止痛;加诃子涩以收脱;加白术补以强脾;厚朴除湿散满,平胃调中,故更借以去余邪也。❷《医林纂要》:诃子酸苦涩,补敛肺气,止泻收脱,其用半生半煨者,生以上行肺,煨以下敛大肠;木香辛苦,能行下焦无形之气以达于上而调和气血,降上焦有形之物以行于下而决渎去秒;黄连苦以降火而能厚肠,用茱萸炒即左金丸,引肺气下行以止肝之过于疏泄,以黄连合之木香即香连丸,所以行大肠之郁滞而除其热;甘草以厚脾土而生肺金;用白术芍药汤调下,芍药以补敛肺金以敛大肠之气,白术以补土生金,补气而输之肺。

45943 诃子散(《御药院方》卷九)

【组成】绿矾二两(研) 铜绿二钱(研,以上二味系青牙药,先上) 五倍子(末)六钱 诃子皮(取末)一两半 黄丹五钱(以上系是红牙药,后上)

【用法】上药先用前二味牙缝中上了后,少时再用后三味依前上,封裹少时,用温浆水漱。

【主治】漆牙,牙缝黑。

45944 诃子散(《瑞竹堂方》卷三)

【组成】诃子二个(去核) 没食子三两 百药煎三两 金丝矾一两半(研) 针砂三两(用好醋一碗,瓷器浸三日,炒七次)

【用法】上将荞面入针砂打糊,先夜将针砂糊抹在头上,用荷叶包到天明,温浆水洗净,次夜却将前四味药末调入针砂,用生姜一块捶碎,再加些少轻粉,一处调匀,抹在头上,用荷叶包到天明,温浆水加数点清油在内洗净。其发黑且光。

【功用】乌髭发。

【备考】方中没食子用量原缺,据《普济方》补。

45945 诃子散

《医统》卷四十四引《医林方》。为《济生》卷二"诃子饮"之异名。见该条。

45946 诃子散(《普济方》卷七十)

【组成】诃子 金丝矾 川芎 细辛 砂仁 人参 胆矾 麝香 江茶各二钱

【用法】上为细末。临卧刷牙揩齿。

【功用】令齿白。

45947 诃子散

《普济方》卷二〇四。即《圣惠》卷五十"诃黎勒散"。见该条。

45948 诃子散(《普济方》卷三八一)

【组成】丁香 白丁香 舶上硫黄 密陀僧 诃子一对 石燕子一对 轻粉少许

【用法】上为细末。如病大者,七岁以下,每服半钱;七岁以上,每服一钱,以温水调下。

【主治】小儿脾疳。

【备考】方中丁香、白丁香、舶上硫黄、密陀僧用量原缺。

45949 诃子散

《玉机微义》卷五。即《兰室秘藏》卷下"诃子皮散"。见该条。

45950 诃子散(《丹溪心法附余》卷五)

【组成】诃子三钱(去核,半煨半生) 甘草二钱(半炒半生) 木通三钱 桔梗五钱(半炒半生)

【用法】水一盏半,煎至八分,加生地黄汁一小盏搅匀,临卧徐徐咽。

【主治】咳嗽声音不出。

45951 诃子散(《幼科金针》卷上)

【组成】诃子二两(煨) 丁香一钱半 木香四钱(煨) 干姜一两 肉桂少许

【用法】上为末。以砂仁汤调服。

【主治】小儿降生,遇严寒冰雪,或于冷湿之地良久,或于泡水之中,致令入腹;或浴迟而受冻,乃成脏寒,肠鸣泻水,足冷气逆,大哭不已。

45952 诃子散

《嵩崖尊生》卷十三。为《准绳·类方》卷六"诃子人参汤"之异名。见该条。

45953 诃子散

《金鉴》卷五十二。为《医方大成》卷十引汤氏方"诃子汤"之异名。见该条。

45954 诃子膏(《卫生总微》卷十四)

【组成】诃子一两 甘草一分

【用法】诃子每个分作两片,加甘草,水一大盏,煮至水尽为度,焙,轧为末,炼蜜和膏,如鸡头子大。每用一大豆许,以薄荷熟水化下,不拘时候。

【主治】小儿咳嗽。

45955 诃子膏(《普济方》卷三九六引《全婴方》)

【组成】诃子(炮) 赤石脂 甘草 罂粟壳(炒)各等分

【用法】上为末,炼蜜为丸,如鸡头子大。每服一丸,以米汤化下。

【主治】小儿久新痢疾,烦渴不食。

【备考】本方方名,据剂型当作"诃子丸"。

45956 诃术散(方出《医学正传》卷七引《产宝》,名见《医部全录》卷三八七)

【组成】诃子皮(煨) 白术各一钱 陈皮 良姜(炒) 木香 白芍药(酒炒) 炙甘草各半钱 肉豆蔻(面裹,煨)半钱

【用法】上细切。加生姜五片,水一盏半,煎至一盏,温服。

【主治】妊娠泄泻,两胁虚鸣,脐下冷痛,食瓜果生冷等物及当风取凉所致。

45957 诃皮散(《嵩崖尊生》锦章书局本卷九)

【组成】御米壳 诃皮各一钱

【用法】上为末,米汤送下。另以葱、花椒末塞谷道中。

【主治】痢,大孔不闭。

【备考】本方方名,原书(三瀼堂本)作"英诃散"。

45958 诃灰散(《普济方》卷三八八引《全婴方》)

【组成】诃子(烧存性)

【用法】上为末。三岁每服一钱,食前以米汤调下。

【主治】小儿因疳,大便中有血。

45959 诃附丸

《魏氏家藏方》卷五。为《本事》卷四"诃子丸"之异名。见该条。

45960 诃附丸(《幼科发挥》卷四)

【组成】诃子肉 灶心土 黑附子

【用法】上为末,米糊为丸,如粟米大。用米汤送下。

【主治】小儿飧泄。

45961 诃参散

《百一》卷五。即原书同卷"定喘饮子"加人参二两。见该条。

45962 诃栀散

《普济方》卷三九七。为《圣济总录》卷一七八"诃黎勒散"之异名。见该条。

45963 诃黎丸(《医学入门》卷七)

【异名】诃子青黛丸(《杂病源流犀烛》卷一)。

【组成】诃子皮五钱 海石 瓜蒌仁 青黛 杏仁 贝母 便制香附各二钱半

【用法】上为末,姜汁和蜜为丸。含化,徐徐咽下。

【主治】肺胀喘满,气急身重;及劳嗽干咳无痰。

【备考】本方方名,《东医宝鉴·杂病篇》作"诃黎勒丸"。方中贝母,《杂病源流犀烛》作"半夏曲"。

45964 诃黎散(《普济方》卷二三一引《永类钤方》)

【组成】赤茯苓二两 诃黎勒皮三两 木香五钱 槟榔一两 当归一两(炒) 大黄一两(炒) 吴茱萸(汤泡七次,炒)五钱

【用法】上㕮咀。每服三钱,加生姜三片,水一盏,煎六分,温服。

【主治】劳嗽上气。

45965 诃黎散

《普济方》卷三四一。为《圣惠》卷七十五"诃黎勒散"之异名。见该条。

45966 诃子皮散

《鸡峰》卷十二。为《局方》卷六"诃黎勒散"之异名。见该条。

45967 诃子皮散(《兰室秘藏》卷下)

【异名】诃子饮(《医方论》卷四)。

【组成】御米壳(去蒂萼,蜜炒) 橘皮各五分 干姜(炮)六分 诃子(煨,去核)七分

【用法】上为细末,都作一服。水二盏,煎至一盏,和滓,空心热服。

【功用】去脱除滑,固气除寒,升阳益气。

【主治】❶《兰室秘藏》:泻痢。❷《东垣试效方》:肠胃虚寒泄泻,米谷不化,肠鸣腹痛;脱肛;或作脓血,日夜无度。

【方论选录】❶《东垣试效方》:本草十剂云:涩可去脱,以粟壳之酸微涩上收,固气去脱,主用为君也;以诃子皮之微酸上收,固血治其形阴;橘皮微苦温,益真气升阳,为之使;以干姜大辛热之剂,除寒为臣。❷《医方集解》:此手、足阳明药也。御米壳酸涩微寒,固肾涩肠;诃子酸涩苦温,收脱住泻;炮姜辛热,能逐冷补阳;陈皮辛温,能升阳调气,以固气脱,亦可收形脱也。❸《医方论》:粟壳、诃子性皆寒涩,故用干姜、橘皮以通阳。❹《成方便读》:诃子、粟壳皆酸涩而温,涩肠固下;干姜温其脾土,陈皮燥其脾湿,而复其健运之常,则病自愈矣。

【临床报道】脱肛兼痢疾:《兰室秘藏》:癸卯冬,白枢判家一老仆面尘脱色,神气特弱,病脱肛日久,服药未验,复下赤白脓痢,作里急后重,白多赤少,不任其苦,以求其治。曰:此非肉食膏粱,必多蔬食,或饮食不节,天气虽寒,衣盖犹薄,不禁而肠头脱下者,寒也;真气不禁,形质不收,乃血滑脱也。此乃寒滑气泄不固,故形质下脱也。当以涩去其脱而除其滑,微酸之味,固气上收,以大热之剂而除寒补阳,以补气之药升阳益气,诃子皮散。

【备考】本方方名,《玉机微义》引作"诃子散"。

45968 诃子灰散(《疡医大全》卷二十四引周鹤仙方)

【组成】黄柏(炒,存性) 诃子灰各二钱 麝香少许(一方无黄柏)

【用法】上为极细末。掺患处。令睡,睡醒服冷水两三口,二七日即愈。

【主治】妒精疮,玉茎烂一二寸者。

【宜忌】切勿令阳道兴起,胀断疮靥。

45969 诃子煮散(《鸡峰》卷十四)

【组成】米皮四两(炒黄色) 缩砂仁一两 五灵脂半两 诃子七个(去核) 赤石脂半两 甘草(炙)三钱

【用法】上为细末。每服一大钱,小儿半钱,空心以米饮调下,一日三次。

【主治】下泻下痢,腹痛日夜不止,已致困笃者。

45970 诃黎勒丸(《医心方》卷三引《古今录验》)

【组成】诃黎勒皮八分 槟榔八分 人参三分 橘皮六分 茯苓四分 芒消四分 狗脊三分 豉四分 大黄八

分　干姜十二分　桃仁八分　牵牛子十三两　桂心八分

【用法】上㕮咀，下筛，炼蜜为丸，如梧桐子大。每服二十丸，食前以温酒或薄粥汁服。平旦得下利良。

【主治】诸风癖块，大便不通，体枯干燥，面及遍身黄；痔，赤白利，下部疼痛，久壮热；一切心痛，头旋闷，耳痛重听；身体痈疽，积年不瘳；痢不思食；痰冷在胸中，咳嗽，唇色白干燥；澼，小便稠数，腹胀痃气，初患水病；声破，无颜色，色黄，腹内虫，脚气，上吐无力，肢节疼痛，血脉不通，心上似有物涌，健忘心迷。

45971　诃黎勒丸（《外台》卷七引《近效方》）

【组成】诃黎勒　青木香各等分

【用法】上为末，筛，融砂糖和，众手一时捻为丸。随意服之。气甚者，每服八十丸，一日二次；稍轻者，每服四五十丸；性热者，以生牛乳送下；性冷者，以酒送下，不问食之前后。

【功用】除恶气。

【主治】气胀不下食。

45972　诃黎勒丸（《医方类聚》卷六引《五脏六腑图》）

【组成】诃黎勒八分　干地黄十分　薯蓣八分　牡丹七分　山茱萸九分　泽泻八分　茯苓八分　荜拨四分　干姜五分　川芎八分

【用法】上为末，炼蜜为丸，如梧桐子大。每服二十丸，空心用地黄汤送下。

【主治】❶《医方类聚》引《五脏六腑图》：脾有病，两胁胀满，饮食不消，时时呕逆，不能下食，背膊沉重，气满冲心，四肢虚肿。❷《遵生八笺》：脾有病，脐下有动气，按之牢，若痛，若逆气，小肠急痛，下泄，足重胫寒。

45973　诃黎勒丸（《圣惠》卷五）

【组成】诃黎勒三分（煨，用皮）　白术半两　木香半两　甘草半两（炙微赤，剉）　陈橘皮半两（汤浸，去白瓤，焙）　干姜半两（泡裂，剉）　芎䓖三分　当归三分（剉，微炒）　缩砂半两（去皮）

【用法】上为末，炼蜜为丸，如梧桐子大。每服二十丸，以姜、枣汤送下，不拘时候。

【主治】脾胃冷热气不和，心腹痛，不欲饮食。

45974　诃黎勒丸（《圣惠》卷五）

【组成】诃黎勒二两（煨，用皮）　人参一两（去芦头）　桂心半两　干姜半两（炮裂，剉）　白茯苓一两　木香半两　肉豆蔻三枚（去壳）　胡椒半两　京三棱半两（炮，剉）　附子一两（炮裂，去皮脐）　桔梗一两（去芦头）　当归一两（剉，微炒）　槟榔一两　陈橘皮半两（浸，去白瓤，焙）　厚朴一两（去粗皮，涂生姜汁炙令香熟）

【用法】上为散，炼蜜为丸，如梧桐子大。每服三十丸，以温酒送下，不拘时候。

【主治】脾脏积冷，气攻心腹疼痛，不能饮食，四肢无力。

45975　诃黎勒丸（《圣惠》卷五）

【组成】诃黎勒一两半（煨，用皮）　吴茱萸半两（浸七遍，焙干，微炒）　白术一两　桂心三分　人参一两（去芦头）　赤茯苓一两　桔梗半两（去芦头）　陈橘皮一两（汤浸，去白瓤，焙）　红豆蔻一两（去皮）　干姜半两（炮裂，剉）　厚朴一两（去粗皮，涂生姜汁，炙令香熟）

【用法】上为末，炼蜜为丸，如梧桐子大。每服三十丸，以生姜汤送下，不拘时候。

【主治】脾脏冷气，腹内虚鸣，胸膈气滞，不能饮食，虽食不消，又频呕逆。

45976　诃黎勒丸（《圣惠》卷十一）

【异名】大腹皮丸（《圣济总录》卷二十四）。

【组成】诃黎勒皮一两　大腹皮一两（剉）　半夏一两（汤洗七遍，去滑）　桑根白皮一两（剉）　前胡一两（去芦头）　枳实一两（麸炒令微黄）　汉防己半两　紫菀三分（洗去苗土）　杏仁一两（汤浸，去皮尖双仁，麸炒微黄，别研如膏）　甜葶苈一两（隔纸炒令紫色，别研如膏）

【用法】上为末，加杏仁、葶苈更研令匀，炼蜜为丸，如梧桐子大。每服二十丸，以生姜汤送下，不拘时候。

【主治】伤寒气壅，心腹不利，上气咳嗽，腹胁妨闷。

45977　诃黎勒丸（《圣惠》卷十二）

【组成】诃黎勒一两（煨，用皮）　桂心一两　青橘皮半两（汤浸，去白瓤，焙）　高良姜一两（剉）　人参一两（去芦头）　白术一两　木香半两　厚朴一两（去粗皮，涂生姜汁炙令香熟）　甘草半两（炙微赤，剉）

【用法】上为末，炼蜜为丸，如梧桐子大。每服二十丸，以生姜汤送下，不拘时候。

【主治】伤寒霍乱，心腹疞痛，四肢不和。

45978　诃黎勒丸（《圣惠》卷二十六）

【组成】诃黎勒一两半（煨，用皮）　干姜一两（炮裂，剉）　桂心一两　桔梗一两（去芦头）　附子一两（炮裂，去皮脐）　木香一两　五味子一两　白术半两　人参一两（去芦头）　沉香二两　枳壳半两（麸炒微黄，去瓤）

【用法】上为末，炼蜜为丸，如梧桐子大。每服三十丸，食前以温酒送下。

【主治】气极，呼吸短气，脏虚腹胀。

45979　诃黎勒丸（《圣惠》卷二十八）

【组成】诃黎勒一两（煨，用皮）　桂心二分　丁香半两　高良姜半两（剉）　草豆蔻一两（去皮）　神曲一两（炒微黄）　麦一两（炒微黄）　白术一两　人参一两（去芦头）　吴茱萸半两（汤浸七遍，焙干，微炒）　厚朴一两（去粗皮，涂生姜汁，炙令香熟）　陈橘皮一两（汤浸，去白瓤，焙）

【用法】上为末，炼蜜为丸，如梧桐子大。每服二十丸，食前以姜、枣汤送下。

【主治】虚劳脾胃虚冷，饮食不消，腹胁胀满。

45980　诃黎勒丸（《圣惠》卷二十八）

【组成】诃黎勒三分（煨，用皮）　地榆一两（剉）　木香半两　乳香一两　当归三分　干姜半两（炮裂，剉）　白龙骨一两　阿胶一两（捣碎，炒令黄燥）　附子二两（炮裂，去皮脐）

【用法】上为末，炼蜜为丸，如梧桐子大。每服三十丸，空心及食前以粥饮送下。

【主治】虚劳，脾胃气不和，大肠泄痢，水谷难化，不思饮食。

45981　诃黎勒丸（《圣惠》卷二十九）

【组成】诃黎勒一两（煨，用皮）　厚朴一两（去粗皮，涂生姜汁，炙令香熟）　槟榔一两　白术一两　干姜半两（炮裂，剉）　吴茱萸半两（汤浸七遍，焙干，微炒）　人参一两（去芦头）　桂心一两　当归三分

【用法】上为末,炼蜜为丸,如梧桐子大。每服三十丸,食前以生姜汤送下。

【主治】虚劳,心腹痞满,胁下时痛,不思饮食。

45982 诃黎勒丸(《圣惠》卷三十一)

【组成】诃黎勒三分(煨,用皮) 赤芍药三分 桔梗三分(去芦头) 川大黄一两(剉碎,微炒) 人参三分(去芦头) 鳖甲一两(涂醋炙令黄,去裙襕) 枳壳一两(麸炒微黄,去瓤) 防葵三分(去芦头) 芎䓖三分

【用法】上为末,炼蜜为丸,如梧桐子大。每服二十丸,食前以粥饮送下。

【主治】骨蒸,痃癖,气攻腹胁,四肢疼痛,少力羸瘦。

45983 诃黎勒丸(《圣惠》卷四十二)

【组成】诃黎勒皮一两 沉香一两 附子一两(炮裂,去皮脐) 桂心一两 五味子一两 白术一两 草豆蔻一两(去皮) 人参一两(去芦头) 当归一两 枳壳半两(麸炒微黄,去瓤) 干姜半两(炮裂,剉) 厚朴一两半(去粗皮,涂生姜汁,炙令香熟)

【用法】上为末,炼蜜为丸,如梧桐子大。每服三十丸,以温酒送下,不拘时候。

【主治】逆气,胸中痞塞,呼吸短气,腹内虚寒,食即呕逆,羸瘦不足。

45984 诃黎勒丸(《圣惠》卷四十三)

【组成】诃黎勒一两(煨,用皮) 木香半两 桂心一两 干姜半两(炮裂,剉) 川大黄一两(剉碎,微炒) 吴茱萸半两(汤浸七遍,焙干,微炒) 附子半两(炮裂,去皮脐)

【用法】上为末,酽醋煮面糊为丸,如梧桐子大。每服二十丸,以温酒送下,不拘时候。

【主治】九种心痛,腹胁气滞。

45985 诃黎勒丸(《圣惠》卷四十三)

【组成】诃黎勒一两(煨,去皮) 木香半两 白术一两 槟榔三分 当归三分(剉,微炒) 陈橘皮一两(汤浸,去白瓤,焙) 桂心三分 附子三分(炮裂,去皮脐) 草豆蔻一两(去皮) 干姜半两(炮裂,剉) 神曲一两(捣碎,微炒) 甘草一分(炙微赤,剉)

【用法】上为末,炼蜜为丸,如梧桐子大。每服三十丸,以热酒送下,不拘时候。

【主治】心腹相引痛,大肠不调,水谷难化,少思饮食,四肢羸瘦。

45986 诃黎勒丸(《圣惠》卷四十三)

【组成】诃黎勒一两(煨,用皮) 干姜半两(炮裂,剉) 神曲一两(微炒) 木香半两 桂心半两 槟榔三分 厚朴一两半(去粗皮,涂生姜汁,炙令香熟) 陈橘皮一两(汤浸,去白瓤,焙) 附子三分(炮裂,去皮脐)

【用法】上为末,炼蜜为丸,如梧桐子大。每服三十丸,以生姜、橘皮汤送下,不拘时候。

【主治】脏腑虚寒,腹胀肠鸣,时有切痛,吃食减少。

【备考】方中木香、附子用量原缺,据《医方类聚》补。

45987 诃黎勒丸(《圣惠》卷四十五)

【组成】诃黎勒皮二两(以少酥缓火令黄) 槟榔二两

【用法】上为末,炼蜜为丸,如梧桐子大。每服三十丸,食前以温酒送下。

【主治】干脚气上攻,心胸壅闷。

45988 诃黎勒丸(方出《圣惠》卷四十六,名见《普济方》卷一六○)

【组成】诃黎勒皮一两 黄连一两(去须) 露蜂房一两(炙微黄)

【用法】上为末,炼蜜为丸,如梧桐子大。每服三十丸,不拘时候,以温浆水送下。

【主治】咳嗽,喉中呀呷作声,无问年月远近。

45989 诃黎勒丸(《圣惠》卷四十八)

【组成】诃黎勒皮一两 川大黄二两(剉碎,微炒) 乌药一两 当归一两(剉,微炒) 木香一两 白术三分 桂心一两 吴茱萸半两(汤浸七遍,焙干,微炒) 槟榔一两 蓬莪术一两 青橘皮一两(汤浸,去白瓤,焙) 神曲一两(微炒令黄) 附子一两(炮裂,去皮脐) 麦糵一两(微炒令黄)

【用法】上为末,后将硼砂三两,用醋二升煎,滤去滓,入前药末四两纳硼砂醋中搅和匀,于银锅内熬成膏,和余药末为丸,如梧桐子大。每服二十丸,食前以生姜、橘皮汤送下。

【主治】积聚,心腹相引疼痛,胸膈气滞,不欲饮食。

45990 诃黎勒丸(《圣惠》卷四十九)

【组成】诃黎勒一两(煨,用皮) 桔梗三分(去芦头) 赤芍药半两 枳壳一两(麸炒微黄,去瓤) 白术一两 赤茯苓一两 桃仁一两(汤浸,去皮尖双仁,麸炒微黄) 鳖甲一两(涂醋炙令黄,去裙襕) 桂心三分 木香半两 川大黄三分(剉碎,微炒)

【用法】上为末,炼蜜为丸,如梧桐子大。每服三十丸,以温酒送下,不拘时候。

【主治】痃癖,气攻两胁胀满,心胸不利,少思饮食。

45991 诃黎勒丸(《圣惠》卷五十)

【组成】诃黎勒皮二两 干姜一两(炮裂,剉) 甘草半两(炙微赤,剉) 枳壳一两(麸炒微黄,去瓤) 桂心一两 陈橘皮二两(汤浸,去白瓤,焙) 槟榔一两

【用法】上为末,炼蜜为丸,如弹子大。每日不问早、晚,常含一丸,咽津;如患甚,即将一丸嚼破,以煎汤送服。

【主治】五膈气,久不下食,心胸妨闷,多吐酸水。

45992 诃黎勒丸(《圣惠》卷五十)

【组成】诃黎勒皮二两 槟榔一两 木香一两 陈橘皮一两(汤浸,去白瓤,焙) 五味子一两 川芒消一两

【用法】上为末,酒糊为丸,如梧桐子大。每服二十丸,煎生姜、大枣汤送下,不拘时候。

【主治】膈气,心腹妨闷,不能下食。

45993 诃黎勒丸(《圣惠》卷五十)

【组成】诃黎勒皮一两半 槟榔二两 桂心一两 甘草半两(炙微赤,剉) 木香一两 陈橘皮二两(汤浸,去白瓤,焙) 白术一两 前胡一两半(去芦头) 五味子一两

【用法】上为末,枣瓤为丸,如梧桐子大。每服三十丸,以生姜、大枣汤送下,不拘时候。

【主治】膈气,心胸妨闷,不能下食,食不消化。

45994 诃黎勒丸(《圣惠》卷五十一)

【组成】诃黎勒皮一两 前胡一两(去芦头) 白术一两 草豆蔻三分(去皮) 人参三分(去芦头) 神曲三分(炒微黄) 枳壳三分(麸炒微黄,去瓤) 川大黄一两(剉

碎,微炒) 桂心一两 木香一两 槟榔一两

【用法】上为末,炼蜜为丸,如梧桐子大。每服三十丸,以生姜、橘皮汤送下,不拘时候。

【主治】痰饮,心胸积滞,气不宣通,饮食不消。

【备考】本方方名,《普济方》引作"诃黎勒皮丸"。

45995 诃黎勒丸(《圣惠》卷五十九)

【组成】诃黎勒一两(煨,用皮) 干姜三分(炮裂,剉) 当归一两(剉,微炒) 黄连一两(去须,微炒) 白术一两 木香三分(剉) 厚朴一两(去粗皮,涂生姜汁,炙令香熟)

【用法】上为末,炼蜜为丸,如梧桐子大。每服三十丸,不拘时候,以粥饮送下。

【主治】❶《圣惠》:水谷痢,腹胁虚胀,时复疼痛,不欲饮食。❷《圣济总录》:肠澼飨泄。

45996 诃黎勒丸(《圣惠》卷五十九)

【组成】诃黎勒一两(煨,用皮) 木香半两 丁香半两 肉豆蔻一两(去壳) 当归一两(剉,微炒) 干姜一两(炮裂,剉) 桂心半两 白芍药一两 缩砂一两(去皮) 陈橘皮三分(汤浸,去白瓤,焙) 白术一两 厚朴一两(去粗皮,涂生姜汁,炙令香熟)

【用法】上为末,煮枣瓤为丸,如梧桐子大。每服三十丸,不拘时候,以姜、枣汤送下。

【主治】痢后虚羸,不下饮食。

45997 诃黎勒丸(《圣惠》卷六十)

【组成】诃黎勒一两(煨,用皮) 槐子仁二两(微炒) 当归一两(剉,微炒) 干姜一两(炮裂,剉) 陈橘皮一两(汤浸,去白瓤,焙)

【用法】上为末,汤浸蒸饼为丸,如梧桐子大。每服二十丸,食前以枳壳汤送下。

【主治】气痔下血,疼痛不止。

45998 诃黎勒丸(《圣惠》卷七十)

【组成】诃黎勒皮一两 贝母三分 射干三分 紫菀三分(洗,去苗土) 桂心三分 紫苏子三分(微炒) 前胡三分(去芦头) 桔梗三分(去芦头) 木通三分(剉) 皂荚子仁一两(微炒) 郁李仁一两半(汤浸,去皮,微炒,别研入)

【用法】上为细末,研入郁李仁令匀,炼蜜为丸,如梧桐子大。每服二十丸,以生姜汤送下,不拘时候。

【主治】妇人咳嗽不止,痰毒壅滞,心胸不利,咽喉噎塞。

45999 诃黎勒丸(《圣惠》卷七十五)

【组成】诃黎勒皮一两 人参半两(去芦头) 赤茯苓半两 白术一两 半夏半两(汤洗七遍去滑) 葛根半两(剉) 甘草半两(炙微赤,剉) 枳壳三分(麸炒微黄,去瓤)

【用法】上为末,炼蜜为丸,如梧桐子大。每服二十丸,以生姜粥饮送下,不拘时候。

【主治】妊娠心烦,头目眩闷,闻食气即呕逆。

46000 诃黎勒丸(《圣惠》卷八十三)

【组成】诃黎勒半两(煨,用皮) 木香一分 厚朴半两(去粗皮,涂生姜汁,炙令香熟) 人参一分(去芦头) 白术一分 陈橘皮半两(汤浸,去白瓤,焙) 干姜一分(炮裂,剉) 甘草一分(炙微赤,剉)

【用法】上为末,炼蜜为丸,如麻子大。每服五丸,以粥饮送下,一日三四次。

【主治】小儿脾虚腹胀,不能乳。

46001 诃黎勒丸(《圣惠》卷八十四)

【组成】诃黎勒皮半两 木香半两 人参半两(去芦头) 赤茯苓半两 桂心半两 柴胡三分(去苗) 川大黄半两(剉碎,微炒) 陈橘皮半两(汤浸,去白瓤,焙)

【用法】上为末,炼蜜为丸,如麻子大。每服五丸,以薄荷、生姜汤送下,一日三四次。

【主治】小儿寒热往来,头痛呕吐;及乳癖。

46002 诃黎勒丸(《圣惠》卷八十六)

【组成】诃黎勒皮三分 肉豆蔻一枚(去壳) 青黛(细研) 麝香(细研) 芦荟(细研) 熊胆(研入) 朱砂(细研)各一分

【用法】上为末,酒煮粳米饭为丸,如黍粒大。每服三丸,以粥饮送下,一日三次。

【主治】❶《圣惠》:小儿食疳,水谷不消,心腹胀满,好吃泥土,肌体瘦弱。❷《圣济总录》:小儿干疳,肌肉消瘦,饮食不减,寒热枯瘁。

46003 诃黎勒丸(《圣惠》卷八十六)

【组成】诃黎勒皮 草豆蔻(去皮) 人参(去芦头) 白术 陈橘皮(汤浸,去白瓤,焙) 白茯苓各半两 丁香一分 甘草一分(炙微赤,剉)

【用法】上为末,炼蜜为丸,如麻子大。一二岁,每服三丸;三四岁,每服五丸,先服搜病青黛丸取下恶物后,以粥饮送下,空心、午后各一次。

【主治】小儿气疳,腹内有积恶滞结之物。

46004 诃黎勒丸(《圣惠》卷八十八)

【组成】诃黎勒皮半两 大麦蘖一分(炒令微黄) 柴胡半两(去苗) 芎藭一两 川大黄半两(剉碎,微炒) 赤茯苓一分 鳖甲半两(涂醋炙令黄,去裙襕) 枳壳一分(麸炒微黄,去瓤) 桂心一分 赤芍药半两 干姜一分(炮裂,剉) 厚朴半两(去粗皮,涂生姜汁,炙令香熟)

【用法】上为末,炼蜜为丸,如绿豆大。每服五丸,以粥饮送下,一日三次。

【主治】小儿癖气,壮热瘦瘁,不欲乳食。

46005 诃黎勒丸(《圣惠》卷九十二)

【组成】诃黎勒二两(煨,用皮) 白术半两 陈橘皮半两(汤浸,去白瓤,焙) 白茯苓一分 当归一分(剉,微炒) 白芍药半两 厚朴半两(去粗皮,涂生姜汁炙令香熟) 甘草半两(炙微赤,剉)

【用法】上为末,炼蜜为丸,如梧桐子大。三岁儿每服五丸,以粥饮研下,一日三次。

【主治】小儿内冷,腹胁妨闷,大便青色,不欲乳食。

46006 诃黎勒丸(《圣惠》卷九十三)

【组成】诃黎勒半两(煨,用皮) 黄连三分(去须,微炒) 地榆半两(微炙,剉) 赤石脂半两 当归半两(剉,微炒) 吴茱萸一分(汤浸五遍,焙干,微炒)

【用法】上为末,炼蜜为丸,如绿豆大。每服五丸,以粥饮送下,不拘时候。

【主治】小儿赤白痢,瘦弱腹痛,不欲饮食。

46007 诃黎勒丸(《医方类聚》卷十引《简要济众方》)

【组成】诃黎勒皮一两半 肉豆蔻三分(去皮) 白术一两 干姜半两(炮) 吴茱萸三分(汤浸七遍,焙)

【用法】上为末,醋面糊为丸,如梧桐子大。每服二十丸,食前以热粥饮送下,一日三次。

【主治】大肠虚冷,乏气拘急,肠鸣滑泄。

46008 诃黎勒丸(《局方》卷六)

【组成】诃黎勒皮 川乌头(炮,去皮脐) 缩砂仁 白矾(煅)各四十两 肉豆蔻(去皮,炮) 木香 干姜(炮)各二十两 龙骨(洗) 赤石脂各八十两

【用法】上为末,粟米饭为丸,如梧桐子大。每服二十丸至三十丸,食前以温粟米饮送下;甚者可倍加丸数。

【主治】肠胃虚弱,内受风冷,水谷不化,泄泻注下,腹痛肠鸣,胸满短气;肠胃积寒,久利纯白,或有青黑,日夜无度;脾胃伤冷,暴泻不止,手足逆冷,脉微欲绝。

46009 诃黎勒丸(《圣济总录》卷二十四)

【组成】诃黎勒(炮,去核) 半夏(汤洗七遍,焙干,炒) 白术各一两 槟榔(剉) 枳壳(去瓤,麸炒)各半两 人参 芍药 桂(去粗皮)各三分

【用法】上为末,炼蜜为丸,如梧桐子大。每服二十丸,食后以生姜汤送下,一日二次。

【主治】伤寒后脾胃气不和,食饮无味,上气壅闷。

46010 诃黎勒丸(《圣济总录》卷二十六)

【组成】诃黎勒(炮,去核) 人参各一两 白茯苓(去黑皮) 当归(切,焙) 木香 白芷各三分 牡丹皮半两

【用法】上为末,炼蜜为丸,如梧桐子大。每服三十丸,食前以米饮送下,一日二次。

【主治】伤寒后脓血痢,下部疼痛。

46011 诃黎勒丸(《圣济总录》卷三十八)

【组成】诃黎勒皮(微炒) 陈橘皮(去白,焙)各一两 干生姜(切)三分 甘草(炙)半两

【用法】上为末,炼蜜为丸,如梧桐子大。每服二十丸,煎生姜米饮送下,不拘时候。

【主治】霍乱吐逆,腹痛,或便利数多,冷热不调。

46012 诃黎勒丸(《圣济总录》卷三十八)

【组成】诃黎勒皮 五倍子 黄连(去须) 钟乳粉 白矾(熬令汁枯)各四两 缩砂蜜(去皮) 厚朴(去粗皮,生姜汁炙) 当归(切,焙) 酸石榴皮(剉,炒) 胡椒 樗根皮(剉)各二两半 干姜(炮)一两半 干木瓜(剉) 乌梅肉(炒) 橡实(微炒)各五两 肉豆蔻(煨,去壳)五枚 陈橘皮(汤浸,去白,焙)二两

【用法】上为末,醋并艾叶汁煮面糊为丸,如梧桐子大。每服五十丸,空心、食前以大枣汤送下,一日二次。

【主治】脾胃虚冷,呕逆霍乱,泻痢胀满。

46013 诃黎勒丸(《圣济总录》卷四十)

【组成】诃黎勒二两(以面裹煨,取皮,并面为末) 干姜(炮) 龙骨 赤石脂各一两

【用法】上为末,面糊为丸,如梧桐子大。每服二十丸,空心以米饮送下。

【主治】霍乱水泻,肠胃冷滑。

46014 诃黎勒丸(《圣济总录》卷四十四)

【组成】诃黎勒(炮,去核)一两半 吴茱萸(汤洗,焙炒) 荛苈子(汤洗,焙炒) 草豆蔻(去皮,微炒)各一两 干姜(炮)半两

【用法】上为末,酒煮面糊为丸,如梧桐子大。每服二十丸,食前以粟米饮送下。

【主治】脾脏虚冷,腹胀泄痢,米谷不消。

46015 诃黎勒丸(《圣济总录》卷五十三)

【组成】诃黎勒(炮,去核) 半夏(汤洗七遍去滑,焙) 杏仁(去皮尖双仁,别研,取膏入) 陈皮(汤浸,去白,焙) 桔梗(炒) 泽泻(剉) 五味子 槟榔(生,剉)各一两

【用法】上八味,捣罗七味为末,入杏仁和匀,生姜汁煮面糊为丸,如梧桐子大。每服二十丸,淡生姜汤送下。

【主治】肾虚多唾。

46016 诃黎勒丸(《圣济总录》卷五十四)

【组成】诃黎勒皮 荜拨 桂(去粗皮) 胡椒 附子(炮裂,去皮脐) 沉香 木香 人参 草豆蔻(去皮) 槟榔(剉)各一两

【用法】上为末,炼蜜为丸,如梧桐子大。每服二十丸,食前以温酒送下。

【功用】温脾胃,思饮食。

【主治】下焦虚冷气。

46017 诃黎勒丸(《圣济总录》卷七十一)

【组成】诃黎勒(煨,去核)二两 槟榔(剉)三两半 赤茯苓(去黑皮) 柴胡(去苗) 枳壳(去瓤,麸炒) 羚羊角(镑) 黄连(去须) 防葵(剉) 生姜(切,焙)各一两半 黄芩(去黑心)一两 大黄(剉,炒)三两半 木通(剉)一两一分

【用法】上为末,炼蜜为丸,如梧桐子大。每服十丸,渐加至三十丸,空腹以米饮送下,一日二次。以利为度。

【主治】忧积,伏梁气。

46018 诃黎勒丸(《圣济总录》卷七十三)

【组成】诃黎勒(煨,去核) 大黄(剉,炒) 芍药 防葵 桂(去粗皮) 甘草(炙) 乌梅各一两 鳖甲(去裙襕,醋炙)二两

【用法】上为末,炼蜜为丸,如梧桐子大。每服二十丸,空腹煎生姜汤送下,日午、临卧再服。

【主治】痃气,胸臆多满,大肠常涩。

46019 诃黎勒丸(《圣济总录》卷七十四)

【组成】诃黎勒不拘多少

【组成】上以面裹,灰火内炮令赤黄,剥去面,取诃黎勒为末,软饭为丸,如梧桐子大。每服二十丸,空腹食前以米饮送下。

【主治】水泻。

46020 诃黎勒丸(《圣济总录》卷七十四)

【组成】诃黎勒(煨,去核) 鹿茸(酥炙,去毛) 桑根白皮(剉) 地榆 赤石脂 天雄(炮裂,去皮脐) 龙骨各一两半 白芷 黄连(去须) 桂(去粗皮) 厚朴(去粗皮,涂生姜汁炙) 白茅根 当归(切,焙)各一两 黄芩(去黑心) 干姜(炮裂)各半两 肉豆蔻(去壳)四枚

【用法】上为末,烂饭为丸,如梧桐子大。每服三十丸,以温米饮送下。

【主治】水泻吐哕,遍身疼痛。

46021 诃黎勒丸(《圣济总录》卷七十四)

【组成】诃黎勒(半生半煨,并去核) 肉豆蔻(去壳) 木香各三分 干姜(炮) 甘草(炙,剉)各半两

【用法】上为末,煮醋糊为丸,如梧桐子大。每服二十

丸至三十丸,米饮送下。

【主治】五脏泄痢。

46022 诃黎勒丸(《圣济总录》卷七十六)

【组成】诃黎勒(煨,去核) 附子(切作片,用生姜汁煮令汁尽) 芜荑仁(瓦上炒熟) 黄连(吴茱萸少许同炒令焦,去吴茱萸不用) 陈橘皮(汤浸,去白,米醋浸一宿,焙)各等分

【用法】上为末,用浆水煮粟米饭为丸,如梧桐子大。每服三十丸,空心以生姜汤送下,一日二次。

【主治】赤白痢。

46023 诃黎勒丸(《圣济总录》卷七十八)

【组成】诃黎勒(炮,去核)一两 肉豆蔻(去壳)半两 白矾(熬令汁枯)一两 木香半两 龙骨二两 乌头(炮裂,去皮脐) 缩砂仁各一两

【用法】上为末,粟米粥为丸,如梧桐子大。每服二十丸,食前以粟米饮送下。

【主治】腹痛虚滑,里急后重,心胸痞闷逆满;或伤冷暴泻,手足厥冷,脉息沉伏。

46024 诃黎勒丸(《圣济总录》卷八十四)

【组成】诃黎勒皮(焙) 大黄(剉,炒) 槟榔(剉)各三两 木香二两 大麻仁(别研)三两 甘草(炙)二两半 枳壳(去瓤,麸炒)二两半 朴消三分

【用法】上为末,炼蜜为丸,如梧桐子大。每服四十丸。渐加至五六十丸,以温熟水送下,一日三次,常令通利。

【主治】常服乳石,补养过度,复酒肉热面不绝,脚气发。

46025 诃黎勒丸(《圣济总录》卷九十一)

【组成】诃黎勒(煨,去核) 木香 赤茯苓(去黑皮) 桂(去粗皮) 附子(炮裂,去皮脐) 胡椒 肉豆蔻(去壳) 白术 蓬莪术(煨,剉) 干姜(炮裂)各半两 人参 荜拨各一两

【用法】上为末,炼蜜为丸,如梧桐子大。每服三十丸,空心以生姜、大枣汤送下。

【主治】积年冷劳泻痢,眼黄面黑,渐渐瘦弱。

46026 诃黎勒丸(《圣济总录》卷一二五)

【组成】诃黎勒(煨,去核) 槟榔(剉) 海藻(洗去咸,焙)各一两 枳壳(去瓤,麸炒) 白茯苓(去黑皮) 干姜(炮) 熊胆 桂(去粗皮) 昆布(洗去咸,焙)一两

【用法】上为末,炼蜜为丸,如酸枣大。每服一丸,含化,不拘时候。

【主治】年深瘿气噎塞。

46027 诃黎勒丸(《圣济总录》卷一六五)

【组成】诃黎勒(煨,去核) 大黄(剉,炒) 当归(切,焙) 熟干地黄(焙) 大麻仁(别研如膏) 人参各一两半

【用法】前五味为末,与大麻仁同研令匀,炼蜜为丸,如梧桐子大。每服三十丸,米饮送下,不拘时候。

【主治】产后大便秘涩不通。

46028 诃黎勒丸(《圣济总录》卷一七六)

【组成】诃黎勒皮(煨,去核)二枚 丁香一钱 陈橘皮(汤浸,去白,焙)一分 半夏(汤洗去滑,炮)一分 人参一分

【用法】上为末,生姜汁煮面糊为丸,如绿豆大。每服七丸,乳食前以生姜汤送下。

【主治】小儿脾胃不和,吐逆不止。

46029 诃黎勒丸(《圣济总录》卷一七八)

【组成】诃黎勒(煨,去核)半两 桂(去粗皮)一分 赤石脂半两

【用法】上为末,炼蜜为丸,如麻子大。一二岁儿每服三丸,四五岁儿每服五丸,以米饮送下,空心、午后各一次。

【主治】小儿冷痢。

46030 诃黎勒丸(《圣济总录》卷一七八)

【组成】诃黎勒(煨,去核) 地榆(去苗,微炙) 酸石榴皮(炙焦) 高良姜 赤石脂各半两 吴茱萸(汤洗,焙干炒)一分 黄连(去须)三分

【用法】上为末,炼蜜为丸,如麻子大。每服七丸,以温米饮送下,空心、午后各一次。

【主治】小儿赤白痢,里急后重。

46031 诃黎勒丸(《圣济总录》卷一七九)

【组成】诃黎勒皮二钱(炮) 青橘皮(去白,焙) 干姜各一分(炮) 白豆蔻(去皮) 乌头(炮裂,去皮脐) 木香 荜澄茄各一钱

【用法】上为细末,煮枣肉为丸,如绿豆大。每服七丸,以米饮送下,不拘时候。

【主治】小儿洞泄注下,腹胀,不思乳食。

46032 诃黎勒丸(《鸡峰》卷十四)

【组成】诃子皮 黄连 干姜 当归 枳壳 肉豆蔻仁 地榆各一分

【用法】上为细末,炼蜜为丸,如梧桐子大。每服三十丸,空心以乌梅汤送下。

【主治】肠癖下痢,日夜不止,腹内疼痛。

46033 诃黎勒丸(《杨氏家藏方》卷七)

【组成】肉豆蔻(面裹,煨香) 草豆蔻(去壳) 诃黎勒(煨,去核)各二两 高良姜三两 干姜三两(以上二姜用好醋一升同煮醋尽,晒干,入余药) 赤石脂二两

【用法】上为细末,粳米饭为丸,如梧桐子大。每服五十丸,食前以米饮送下。

【主治】脾胃虚损,泄泻不止,脐腹疼痛。

46034 诃黎勒丸(《魏氏家藏方》卷五)

【组成】吴茱萸(去枝,汤泡七次) 艾叶 厚朴(去粗皮,姜制,炙) 干姜(炮,洗) 良姜(去须,炒) 白术各一两(炒) 大附子二两(炮,去皮脐,切作骰子块)

【用法】上药加好肉枣三十枚,酒、米醋、生姜自然汁各一碗,煮药干,为末;加肉豆蔻五两,诃子(炮熟,取皮)二两,丁香半两,胡椒半两,为末,酒为丸,如梧桐子大。每服五十丸,空心以米饮送下。

【功用】宽利胸膈,消谷快气,进美饮食。

【主治】胃寒,一切冷气。

46035 诃黎勒丸(《脾胃论》卷下)

【组成】诃子(去核梢)五钱 椿根白皮一两 母丁香三十个

【用法】上为细末,醋面糊为丸,如梧桐子大。每服五十丸,五更以陈米饭汤入醋少许送下。三日三服效。

【主治】休息痢,昼夜无度,腥臭不可近,脐腹撮痛,诸药不效者。

【方论选录】《脾胃论注释》:方中诃子性温,味苦酸,能

涩肠止痢,休息痢多属肠间积滞,久痢滑脱,故用为主药;椿根白皮性凉味涩,治湿热久困,有除湿实肠功用;母丁香味辛性温,温脾胃,止五色毒痢,芳香化浊以除秽。

46036 诃黎勒丸(《济生》卷四)

【组成】诃黎勒(面裹煨) 附子(炮,去皮脐) 肉豆蔻(面裹煨) 木香(不见火) 吴茱萸(炒) 龙骨(生用) 白茯苓(去皮) 荜拨各半两

【用法】上为末,姜汁煮糊为丸,如梧桐子大。每服七十丸,空心以米饮送下。

【主治】大肠虚寒,肠鸣泄泻,腹胁气痛,饮食不化。

46037 诃黎勒丸(《医方类聚》卷一四二引《澹寮》)

【组成】诃子(煨,去核) 附子(炮,去皮脐) 肉豆蔻 赤石脂 龙骨(不煅) 白矾(枯) 木香 干姜 乌头(炮)

【用法】上为末,粟米粥为丸。每服二三十丸,空心以粟米饮送下。

【主治】男子妇人脏腑滑泄。

46038 诃黎勒丸(《普济方》卷二一二)

【组成】诃子半两 肉豆蔻一两 木香三钱 干姜半两 阿胶三钱

【用法】上为细末,糯米粥浓饮为丸,如梧桐子大。每服五十丸,以陈粟米饮送下,与和气饮子相间服。痢减则减,痢止则勿服。

【主治】白痢。

46039 诃黎勒丸(《普济方》卷三九八)

【组成】诃黎勒一两(煨,用皮) 当归一两(剉,微炒) 白术三分

【用法】上为末,炼蜜为丸,如绿豆大。每服七丸,以粥饮送下,不拘时候。

【主治】小儿水谷痢不止,羸瘦腹胀,不欲饮食。

46040 诃黎勒丸(《奇效良方》卷十四)

【组成】诃黎勒(面裹煨) 青皮 陈皮 吴茱萸 龙骨(生用) 白茯苓(去皮) 细辛(洗) 桂心(不见火) 荜茇各一两

【用法】上为细末,生姜汁煮面糊为丸,如梧桐子大。每服八九十丸,空心用米汤送下。

【主治】大肠虚冷,泄泻不止,腹胁引痛,饮食不化。

46041 诃黎勒丸

《东医宝鉴·杂病篇》卷五。即《医学入门》卷七"诃黎丸"。见该条。

46042 诃黎勒汤

《圣济总录》卷二十。为《圣惠》卷六"诃黎勒散"之异名。见该条。

46043 诃黎勒汤(《圣济总录》卷四十四)

【组成】诃黎勒(煨,去核)五枚 厚朴(去粗皮,生姜汁炙透)三分 人参一两 当归(切,焙) 干姜(炮) 白茯苓(去黑皮)各半两

【用法】上为粗末。每服三钱匕,水一盏,煎至六分,去滓,空心温服,一日二次。

【功用】温脾内补。

【主治】脾虚,不思饮食。

46044 诃黎勒汤(《圣济总录》卷四十七)

【组成】诃黎勒五枚(炮,去核) 大腹(剉)五枚 草豆蔻(去皮)十四枚 甘草(炙) 白术 人参各半两

【用法】上为粗末。每服三钱匕,水一盏,加生姜三片,大枣一枚(擘),同煎至七分,去滓,食前温服。

【主治】胃气虚冷,腹胀减食。

46045 诃黎勒汤(《圣济总录》卷四十七)

【组成】诃黎勒(去核)一两半 大黄(剉,炒)半两 青橘皮(汤浸,去白,焙)半两 干姜(炮)一分 厚朴(去粗皮,姜汁炙)半两 陈橘皮(汤浸,去白,焙)半两 高良姜半两 甘草(炮)一分 防风(去叉)一分 枳壳(去瓤,麸炒)半两

【用法】上为粗末。每服三钱匕,水一盏,加生姜、大枣,煎至七分,去滓温服,不拘时候。

【主治】胃寒肠热,腹胀满闷,泄泻不止。

46046 诃黎勒汤(《圣济总录》卷五十五)

【组成】诃黎勒(炮,去核) 甘草(炙) 干姜(炮) 厚朴(生姜汁浸一宿,炒) 白豆蔻(去皮) 陈橘皮(汤浸,去白,焙) 高良姜 白茯苓(去黑皮) 神曲(炒) 麦蘖(炒)各一两

【用法】上为粗末。每服三钱匕,水二盏,加盐少许,煎至七分,去滓温服,不拘时候。

【主治】心脾冷痛不可忍,霍乱吐泻。

46047 诃黎勒汤

《圣济总录》卷六十二。为《圣惠》卷五十"诃黎勒散"之异名。见该条。

46048 诃黎勒汤(《圣济总录》卷六十二)

【组成】诃黎勒(煨,去核)一两 半夏二两(汤洗七遍,姜汁煮令黄色) 甘草(炙)各一两半 草豆蔻(去皮) 槟榔(剉) 青橘皮(汤浸,去白,焙)各一两 丁香一分

【用法】上为粗末。每服三钱匕,水一盏,加生姜三片,煎至七分,去滓热服,不拘时候。

【主治】膈气痰结,不思饮食。

46049 诃黎勒汤(《圣济总录》卷六十七)

【组成】诃黎勒皮半两 五味子(炒)一两 麻黄(去根节) 杏仁(汤浸,去皮尖双仁,炒)各半两 甘草(炙,剉)一分

【用法】上为粗末。每服二钱匕,水一盏,加生姜三片,煎至六分,去滓热服,不拘时候。

【主治】上气喘急。

46050 诃黎勒汤

《圣济总录》卷六十七。为《圣惠》卷四十二"诃黎勒散"之异名。见该条。

46051 诃黎勒汤(《圣济总录》卷七十五)

【组成】诃黎勒(炮,去核)三分 高良姜 白芍药 枳壳(去瓤,麸炒) 白茯苓(去黑皮)各半两 厚朴(去粗皮,姜汁炙)三分

【用法】上㕮咀,如麻豆大。每服五钱匕,水一盏半,加生姜三片,煎至八分,去滓,空心、食前温服,一日三次。

【主治】冷痢。

【加减】腹胀,加人参半两,甘草半两(炙)。

46052 诃黎勒汤

《圣济总录》卷七十五。为《博济》卷三"诃子散"之异名。见该条。

46053 诃黎勒汤(《圣济总录》卷七十八)

【组成】诃黎勒(煨,去核) 草豆蔻(去皮,炒) 延胡索各半两 干姜(炮)一分

【用法】上为粗末。每服三钱匕,水一盏,煎至七分,去滓,食前温服。

【主治】肠虚冷热不和,赤白下痢,里急后重。

46054 诃黎勒汤

《圣济总录》卷八十二。为《博济》卷三"诃子散"之异名。见该条。

46055 诃黎勒汤(《圣济总录》卷八十三)

【组成】诃黎勒三枚(煨,取皮) 木香半分

【用法】上为粗末。每服五钱匕,水一盏,酒半盏,同煎至一盏,分为二服,空心温服。取溏利为度;若脏腑实,只作一服。

【主治】脚气虚弱,呕逆恶寒,膈食不下,四肢不举,乍寒乍热,及大肠滑利。

46056 诃黎勒汤

《圣济总录》卷九十。为《圣惠》卷二十九"诃黎勒散"之异名。见该条。

46057 诃黎勒汤(《圣济总录》卷一五六)

【组成】诃黎勒(炮,去核) 苍术(去皮) 肉豆蔻(去壳) 赤石脂各一两 干姜半两(炮裂,到) 阿胶一两(捣碎,炒令黄燥) 艾叶一两(炒令微黄) 白术一两 龙骨半两 陈橘皮一两(汤浸,去白瓤,焙) 甘草一两(炙微赤,到)

【用法】上为细末。每服二钱匕,以粥饮调下,不拘时候。

【主治】妊娠下痢,冷热相攻,赤白相杂,日夜不止。

46058 诃黎勒汤

《圣济总录》卷一七九。为《圣惠》卷五十九"诃黎勒散"之异名。见该条。

46059 诃黎勒汤

《普济方》卷二〇五。即《圣惠》卷五十"诃黎勒散"。见该条。

46060 诃黎勒饮(《圣济总录》卷二十六)

【组成】诃黎勒皮四枚(二生二煨) 草豆蔻四颗(二生二煨,去皮)

【用法】上为粗末。每服二钱匕,浆水一盏,煎至六分,去滓,空心温服。

【主治】伤寒后气不和,自利无度。

46061 诃黎勒饮

《圣济总录》卷一五五。为《圣惠》卷七十五"诃黎勒散"之异名。见该条。

46062 诃黎勒茶(《医方类聚》卷八十九引《食医心鉴》)

【组成】诃黎勒一两(去核)

【用法】上以水一升,先煎三两沸,然后下诃子更煎三五沸,作茶色,入少盐啜之。

【功用】下气消食。

【主治】诸气。

46063 诃黎勒散(《金匮》卷下)

【组成】诃黎勒十枚(煨)

【用法】上为散。粥饮和,顿服。

【功用】《金匮要略译释》:温涩固肠。

【主治】气利。

【方论选录】❶《金匮玉函二注》:诃黎勒有通有涩,通以下涩液,消宿食,破结气,涩以固肠脱,佐以粥饮引肠胃,更补虚也。❷《金匮要略心典》:诃黎勒涩肠而利气,粥饮安中益肠胃,顿服者,补下治下制以急也。❸《金匮要略易解》:此方独用一味诃黎勒并收温敛虚滑,消除垢浊的功效,更调以粥饮来益胃补虚以助谷气,化精微,复上升之常,平下泄之变,真可谓善于利用药的专长及其兼长了。

【临床报道】❶气利:《金匮发微》:予昔寓克文路,治乡人陶姓曾用之。所用为诃子壳,取其味涩能止。彼以药末味涩,不能下咽,和入粥中强吞之,日进一服,三日而止。气利用止涩之诃黎勒散者,实因久利而气虚下陷,意与近人治晨泄用四神丸略同。❷气痢:《浙江中医杂志》[1980,(8):356]杨某,男,38岁。1957年秋,患痢疾已三天,小腹疼痛,里急后重,频欲登厕,每次多排出少量粉冻样肠垢,纯白无血,有时则虚坐努责,便之不出。自觉肛门有物嵌顿重坠,昼夜不已。前医曾予芍药汤加减,一剂后,病情加剧。邀诊。舌苔白滑,脉沉带紧。询之知发病前后未见寒热现象,似属气痢,乃试用《金匮》诃黎勒散:诃子十枚(煨,剥去核),研末,用米粥汤一次送服。约隔一小时许,当肛门窘迫难忍之时,经用力努挣,大便迅即直射外出。从此肛门如去重负,顿觉舒适,后调理脾胃之方而康复。

46064 诃黎勒散(《外台》卷七引《广济方》)

【组成】诃黎勒四颗(炮,去核) 人参二分

【用法】上为散。以牛乳二升,煮三四沸,顿服之;分为二服亦得,如人行三二里进一服。

【主治】气结筑心,胸胁闷痛,不能吃食。

46065 诃黎勒散(《外台》卷六引《近效方》)

【组成】诃黎勒三颗(捣,取皮)

【用法】和酒顿服。三五度则愈。

【主治】一切风气痰冷,霍乱,食不消,大便泻。

46066 诃黎勒散(《圣惠》卷五)

【组成】诃黎勒三分(煨,用皮) 人参一两(去芦头) 当归三分(到,微炒) 白术三分 干姜半两(炮裂,到) 桂心三分 草豆蔻三分(去皮) 甘草三分(炙微赤,到) 厚朴一两半(去粗皮,涂生姜汁,炙令香熟) 吴茱萸半两(汤浸七遍,焙干,微炒) 陈橘皮三分(汤浸,去白瓤,焙)

【用法】上为散。每服三钱,以水一中盏,加大枣三枚,煎至六分,去滓,食前稍热服之。

【主治】脾气不足,四肢不和,腹胁胀满;或时下利,饮食难消。

46067 诃黎勒散(《圣惠》卷五)

【组成】诃黎勒三分(煨,用皮) 木香三分 鳖甲三分(涂醋炙令黄,去裙襕) 川大黄三分(到,微炒) 当归三分(到,微炒) 牛膝三分(去苗) 桔梗三分(去芦头) 肉桂三分(去皱皮) 干姜半两(炮裂,到) 桃仁半两(汤浸,去皮尖双仁,麸炒微黄) 陈橘皮一两(汤浸,去白瓤,焙) 甘草一分(炙微赤,到) 白术三分 枳壳三分(麸炒微黄,去瓤) 白芍药三分

【用法】上为散。每服三钱,以水一中盏,加生姜半分,煎至六分,去滓,食前温服。

【主治】脾胃久虚,腹胁胀满,肌体羸瘦少力,大小便不调,或加气促,吃食减少。

【宜忌】忌生冷、油腻、牛犬肉、苋菜。

46068 诃黎勒散《圣惠》卷五）

【组成】诃黎勒一两（煨,用皮） 附子一两（炮裂,去皮脐） 干姜半两（炮裂,剉） 龙骨一两（烧过） 吴茱萸半两（汤浸七遍,焙干,微炒） 当归一两（剉,微炒）

【用法】上为细散。每服二钱,食前以热粥饮调下。

【主治】脾脏虚冷,大肠泄痢,食不消化,腹内疼痛,手足多冷,面色青黄。

46069 诃黎勒散《圣惠》卷六）

【异名】诃黎勒汤（《圣济总录》卷二十）。

【组成】诃黎勒一两半（煨,用皮） 附子一两（炮裂,去皮脐） 当归三分（剉,微炒） 桔梗半两（去芦头） 肉豆蔻三分（去壳） 木香半两 吴茱萸一分（汤浸七遍,焙干,微炒） 甘草一分（炙微赤,剉） 陈橘皮一两（汤浸,去白瓤,焙）

【用法】上为散。每服三钱,以水一中盏,加生姜半分、大枣三枚,煎至六分,去滓,食前稍热服。

【主治】❶《圣惠》:大肠虚冷,肠鸣泄利,腹胁气痛,饮食不化。❷《圣济总录》:肠痹飧泄。

46070 诃黎勒散《圣惠》卷十二）

【组成】诃黎勒一两（煨,用皮） 大腹皮一两（剉） 半夏三分（汤洗七遍去滑） 枳实三分（麸炒微黄） 川大黄一两（剉碎,微炒） 陈橘皮一两（汤浸,去白瓤,焙） 桂心三分 前胡一两（去芦头） 木香半两

【用法】上为散。每服三钱,以水一中盏,加生姜半分,煎至六分,去滓,稍热服,不拘时候。

【主治】伤寒心腹痞满,咽喉噎塞,四肢不和,背膊壅闷,不欲饮食。

46071 诃黎勒散《圣惠》卷十七）

【组成】诃黎勒三分（去核,生用） 赤茯苓一两半 陈橘皮一两（微浸,去白瓤,炒） 人参一两（去芦头） 甘草半两（炙微赤,剉） 白术一两 槟榔一两

【用法】上为散。每服三钱,以水一中盏,加生姜半分,煎至六分,去滓温服,不拘时候。

【主治】热病心腹胀满,不能饮食,四肢羸乏。

46072 诃黎勒散《圣惠》卷二十七）

【组成】诃黎勒二两（用皮） 鳖甲一两（涂醋炙令黄,去裙襕） 枳壳半两（麸炒微黄,去瓤） 白茯苓一两 紫菀半两（去苗土） 柴胡一两（去苗） 黄耆一两（剉） 杏仁半两（汤浸,去皮尖双仁,麸炒微黄） 百合一两 甘草半两（炙微赤,剉） 酸枣仁一两

【用法】上为粗散。每服四钱,以水一中盏,加生姜半分,煎至六分,去滓温服,不拘时候。

【主治】虚劳咳嗽,或时寒热,不得眠卧。

【宜忌】忌苋菜。

46073 诃黎勒散《圣惠》卷二十七）

【组成】诃黎勒皮一两 木香三分 陈橘皮三分（汤浸,去白瓤,焙） 当归三分 黄耆一两（剉） 甘草半两（炙微赤,剉） 白术三分 牛膝一两（去苗） 白茯苓一两 人参一两（去芦头） 白芍药一两 桂心三分

【用法】上为粗散。每服三钱,以水一中盏,加生姜半分,大枣三枚,煎至六分,去滓,食前温服。

【主治】虚劳里急,两胁疼痛,四肢无力,不欲吃食。

46074 诃黎勒散《圣惠》卷二十八）

【组成】诃黎勒三分（煨,用皮） 人参半两（去芦头） 当归半两 白术一两 芎䓖半两 丁香半两 甘草一分（炙微赤,剉） 陈橘皮一两（汤浸,去白瓤,焙） 黄耆三分（剉） 桂心半两 熟干地黄一两 麦门冬一两半（去心,焙）

【用法】上为粗散。每服三钱,以水一中盏,加生姜半分,大枣三枚,煎至六分,去滓温服,不拘时候。

【主治】虚劳,脾胃气虚弱,不思饮食,四肢无力,睡常不足,面色萎黄。

46075 诃黎勒散《圣惠》卷二十八）

【组成】诃黎勒半两（煨,用皮） 乳香一两 干姜半两（炮裂,剉） 缩砂半两（去壳） 肉豆蔻半两（去壳） 赤石脂半两（烧） 甘草一分（炙微赤,剉）

【用法】上为细散。每服二钱,食前以粥饮调下。

【主治】虚劳,肠胃久冷,泄痢不止。

46076 诃黎勒散《圣惠》卷二十八）

【组成】诃黎勒一两（煨,用皮） 鳖甲一两（涂醋炙微黄,去裙襕） 防葵三分 柴胡一两（去苗） 陈橘皮三分（汤浸,去白瓤,焙） 木香半两 赤茯苓三分 桔梗半两（去芦头） 桂心半两 白术三分 赤芍药三分 槟榔半两

【用法】上为粗散。每服三钱,以水一中盏,加生姜半分,煎至六分,去滓,稍热服,不拘时候。

【主治】气劳羸瘦,四肢疼痛,心腹妨闷,不欲饮食。

【宜忌】忌苋菜。

46077 诃黎勒散《圣惠》卷二十九）

【组成】诃黎勒皮一两 黄耆一两（剉） 白豆蔻三分（去皮） 陈橘皮三分（汤浸,去白瓤,焙） 白术三分 半夏半两（汤浸,洗七遍去滑） 槟榔半两 人参三分（去芦头） 前胡三分（去芦头） 厚朴一两（去粗皮,涂生姜汁,炙令香熟） 甘草半两（炙微赤,剉） 桂心三分

【用法】上为粗散。每服三钱,以水一中盏,加生姜半分,大枣二枚,煎至六分,去滓稍热服,不拘时候。

【主治】虚劳,脾胃气不和,呕逆,不纳饮食,四肢少力,胸膈妨闷。

46078 诃黎勒散《圣惠》卷二十九）

【异名】诃黎勒汤（《圣济总录》卷九十）。

【组成】诃黎勒一两（煨,用皮） 白术三分 桂心半两 紫苏茎叶三分 赤茯苓一两 黄耆三分（剉） 人参三分（去芦头） 陈橘皮一两（汤浸,去白瓤,焙） 桔梗半两（去芦头） 槟榔三分 木香半两 前胡一两（去芦头） 甘草一分（炙微赤,剉） 草豆蔻三分（去皮）

【用法】上为散。每服三钱,以水一中盏,加生姜半分,煎至六分,去滓温服,不拘时候。

【功用】顺气,利胸膈。

【主治】❶《圣惠》:虚劳,心腹痞满,不思饮食。❷《圣济总录》:虚劳,胁肋妨闷。

46079 诃黎勒散《圣惠》卷三十）

【组成】诃黎勒皮一两 陈橘皮一两（汤浸,去白瓤,

焙） 白术三分　人参一两（去芦头）　桂心三分　甘草半两（炙微赤，剉）　紫苏茎叶一两半　半夏半两（汤浸七遍去滑）　槟榔三分

【用法】上为散。每服三钱，以水一中盏，加生姜半分，煎至六分，去滓稍热服，不拘时候。

【主治】虚劳上气，心膈气滞，不思饮食。

46080 诃黎勒散（《圣惠》卷三十）

【组成】诃黎勒皮一两　人参三分（去芦头）　前胡一两（去芦头）　附子一两（炮裂，去皮脐）　细辛半两　干姜半两（裂，剉）　桂心三分　白术一两　半夏半两（汤浸七遍去滑）　白茯苓一两　甘草半两（炙微赤，剉）

【用法】上为粗散。每服三钱，用水一中盏，加生姜半分，大枣三枚，煎至六分，去滓，稍热服，一日三四次。

【主治】虚劳，四肢逆冷，心膈滞闷，不能饮食。

46081 诃黎勒散（《圣惠》卷三十五）

【组成】诃黎勒皮三分　人参半两（去芦头）　桂心半两　甘草半两（炙微赤，剉）　陈橘皮半两（汤浸，去白瓤，焙）　槟榔半两

【用法】上为粗散。每服三钱，以水一中盏，加生姜半分，煎至六分，去滓温服，不拘时候。

【主治】咽喉中如有物，妨闷噎塞，不下食。

46082 诃黎勒散（《圣惠》卷三十七）

【组成】诃黎勒一两（煨，用皮）　白术一两　防风三分（去芦头）　细辛三分　前胡三分　木通三分（剉）　附子一两（炮裂，去皮脐）　麻黄二分（去根节）　甘草半两（炙微赤，剉）

【用法】上为散。每服三钱，以水一中盏，加生姜半分，煎至六分，去滓，食后温服。

【主治】肺虚，外感风冷，致鼻塞常流清涕，头目昏疼，四肢不利。

【备考】方中前胡用量原缺，据《医方类聚》补。

46083 诃黎勒散（《圣惠》卷三十八）

【组成】诃黎勒三分（煨，用皮）　川大黄一两半（剉碎，微炒）　枳实三分（麸炒微黄）　前胡三两（去芦头）　甘草半两（炙微赤，剉）

【用法】上为散。每服四钱，以水一中盏，加生姜半分，煎至六分，去滓温服，不拘时候。

【主治】乳石发动，头痛烦闷，心膈痞满，腹内妨痛。

46084 诃黎勒散（《圣惠》卷三十九）

【组成】诃黎勒皮一两　草豆蔻半两（去皮）　人参半两（去芦头）　桔梗半两（去芦头）　干木瓜半两　桂心半两　甘草半两（炙微赤，剉）　木香一分

【用法】上为粗散。每服三钱，以水一中盏，加生姜半分，煎至六分，去滓，微温服呷。

【主治】饮酒后痰滞，心膈不利，腹胁胀满。

46085 诃黎勒散（《圣惠》卷四十二）

【组成】诃黎勒皮一两　槟榔三分　桑根白皮一两（剉）　赤茯苓一两　陈橘皮三分（汤浸，去白瓤，焙）　麻黄一两（去根节）　甘草（炙微赤，剉）　枳壳三分（麸炒微黄，去瓤）　紫菀三分（洗去苗土）　半夏三分（汤洗七遍去滑）　杏仁三分（汤浸，去皮尖双仁，麸炒微黄）

【用法】上为散。每服五钱，以水一大盏，加生姜半分，煎至五分，去滓温服，不拘时候。

【主治】上气，咽喉窒塞短气，不得睡卧，腰背强痛，四肢烦疼，腹满不能食。

【备考】本方方名，《普济方》引作“诃黎勒皮散”。

46086 诃黎勒散（《圣惠》卷四十二）

【异名】诃黎勒汤（《圣济总录》卷六十七）。

【组成】诃黎勒皮二两　半夏三分（汤洗七遍去滑）　赤茯苓一两　陈橘皮一两（汤浸，去白瓤，焙）　甘草半两（炙微赤，剉）　人参三两（去芦头）　前胡一两（去芦头）　杏仁一两半（汤浸，去皮尖双仁，麸炒微黄）　白术一两　槟榔一两　紫苏茎叶一两

【用法】上为散。每服五钱，以水一大盏，加生姜半分，大枣三枚，煎至五分，去滓温服，不拘时候。

【主治】上气，心胸痰壅，喘促呕吐。

46087 诃黎勒散（《圣惠》卷四十三）

【组成】诃黎勒皮一两半　前胡一两半（去芦头）　赤茯苓一两　陈橘皮二两（汤浸，去白瓤，焙）　紫苏茎叶一两　赤芍药一两　槟榔一两　木香半两　桂心一两

【用法】上为散。每服三钱，以水一中盏，加生姜半分，煎至六分，去滓稍热服，不拘时候。

【主治】心腹痛，胀满气促，肩背闷，四肢不和，少思饮食。

46088 诃黎勒散（《圣惠》卷四十五）

【组成】诃黎勒皮一两　桂心三分　木香三分　枳壳三分（麸炒微黄，去瓤）　赤芍药三分　柴胡三分（去苗）　槟榔一两　川大黄一两（剉碎，微炒）

【用法】上为末，炼蜜为丸，如梧桐子大。每服三十丸，以生姜、橘皮汤送下，不拘时候。

【主治】湿脚气。腹中妨闷，不能饮食，羸瘦。

【备考】本方方名，据剂型，当作“诃黎勒丸”。

46089 诃黎勒散（《圣惠》卷四十五）

【组成】诃黎勒皮一两　萝卜子三分（微炒）　紫苏茎叶一两　木通一两（剉）　赤茯苓三分　槟榔一两　陈橘皮三分（汤浸，去白瓤，焙）　桑根白皮二两（剉）

【用法】上为散。每服四钱，以水一中盏，加生姜半分，煎至六分，去滓温服，不拘时候。

【主治】脚气。上气，胸中满闷，不能下食。

46090 诃黎勒散（《圣惠》卷四十五）

【组成】诃黎勒皮一两　半夏半两（汤洗七遍去滑）　陈橘皮一两（汤浸，去白瓤，焙）　槟榔一两　桂心半两　木香半两　木通一两（剉）　草豆蔻三分（去皮）　羚羊角屑三分　紫苏茎叶一两　甘草半两（炙微赤，剉）

【用法】上为散。每服三钱，以水一中盏，加生姜半分，煎至六分，去滓温服，不拘时候。

【主治】脚气。心胸妨闷，呕逆不能下食。

46091 诃黎勒散（《圣惠》卷四十六）

【组成】诃黎勒皮一两半　熟干地黄一两　附子三分（炮裂，去皮脐）　甘草半两（炙微赤，剉）　桂心三分　黄耆三分（剉）　紫菀三分（去苗土）　五味子三分　木香三分　人参三分（去芦头）　桃仁三分（汤浸，去皮尖双仁，麸炒微黄）　当归三分（剉，微炒）

【用法】上为散。每服四钱，以水一中盏，加生姜半分，

大枣三枚,煎至六分,去滓温服,一日三次。

【主治】气嗽。肠胃中痛,邪冷气上攻,肺脏不调。

46092 诃黎勒散(《圣惠》卷四十六)

【组成】诃黎勒皮三分　陈橘皮三分(汤浸,去白瓤,焙)　人参一两(去芦头)　桔梗三分(去芦头)　吴茱萸半两(汤浸七遍,焙干,微炒)　甘草半两(炙微赤,剉)　杏仁三分(汤浸,去皮尖双仁,麸炒微黄)

【用法】上为散。每服三钱,以水一中盏,加生姜半分,煎至六分,去滓温服,不拘时候。

【主治】咳嗽短气,腹胁痛。

46093 诃黎勒散(《圣惠》卷四十七)

【组成】诃黎勒皮三分　桂心半两　白术一两　泽泻半两　人参半两(去芦头)　干姜半两(炮裂,剉)　甘草一分(炙微赤,剉)　陈橘皮一两(汤浸,去白瓤,焙)　赤芍药半两　厚朴一两(去粗皮,涂生姜汁,炙令香熟)

【用法】上为粗散。每服四钱,以水一中盏,加生姜半分,煎至六分,去滓温服。

【主治】霍乱呕吐,脾胃虚冷,气膈,不思饮食。

46094 诃黎勒散(《圣惠》卷四十七)

【组成】诃黎勒皮一两(微煨)　白茯苓一两　桂心一两　厚朴二两(去粗皮,涂生姜汁,炙令香熟)　陈橘皮一两(汤浸,去白瓤,焙)　甘草一分(炙微赤,剉)

【用法】上为散。每服四钱,以水一中盏,加大枣二枚,生姜半分,煎至六分,去滓热服,不拘时候。

【主治】霍乱吐泻,心腹胀满,脾胃虚弱,四肢逆冷。

46095 诃黎勒散(《圣惠》卷四十七)

【组成】诃黎勒皮一两　赤茯苓三分　陈橘皮三分(汤浸,去白瓤,焙)　枳实半两(麸炒微黄)　桂心半两　白术三分　干姜一分(炮裂,剉)　甘草一分(炙微赤,剉)　人参三分(去芦头)　木通半两(剉)　厚朴三分(去粗皮,涂生姜汁,炙令香熟)　半夏一分(汤浸七遍去滑)

【用法】上为散。每服三钱,以水一中盏,加生姜半分,煎至五分,去滓,食后温服。

【主治】上焦虚寒气滞,胸膈噎闷,饮食全少,或时痰逆。

【备考】本方方名,《普济方》引作"诃黎勒皮散"。

46096 诃黎勒散(《圣惠》卷四十八)

【组成】诃黎勒皮一两　鳖甲一两半(涂醋炙令黄,去裙襕)　白术一两　人参三分(去芦头)　桂心三分　防葵三分　川大黄三分(剉碎,微炒)　郁李仁三分(汤浸,去皮,微炒)　甘草半两(炙微赤,剉)

【用法】上为散。每服三钱,水一中盏,加生姜半分,煎至六分,去滓,食前稍热服。

【主治】癖气。结聚在胃管,心腹妨实,不能饮食。

46097 诃黎勒散(《圣惠》卷四十八)

【组成】诃黎勒三分(煨,用皮)　木香三分　槟榔三分　前胡半两(去芦头)　桂心半两　京三棱半两(炮裂)　当归半两(剉,微炒)　黄耆半两(剉)　人参半两(去芦头)　枳壳半两(麸炒微黄,去瓤)　白术半两　赤茯苓半两　芎䓖半两　厚朴三分(去粗皮,涂生姜汁炙令香熟)　青橘皮三分(汤浸,去白瓤,焙)

【用法】上为散。每服三钱,以水一中盏,加生姜半分,大枣三枚,煎至六分,去滓,每于食前稍热服。

【主治】积聚。心腹胀满,不能下食,四肢瘦弱。

46098 诃黎勒散(《圣惠》卷四十八)

【组成】诃黎勒二两(煨,用皮)　附子一两(炮,去皮脐)　草豆蔻一两(去皮)　白术三分　当归半两(剉碎,微炒)　人参半两(去芦头)　神曲一两(微炒)　黄耆三分(剉)　桂心二两　槟榔一两　陈橘皮一两(汤浸,去白瓤,焙)　赤茯苓一两　郁李仁一两(汤浸,去皮,微炒)

【用法】上为粗散。每服三钱,以水一中盏,加生姜半分,大枣三枚,煎至六分,去滓稍热服,不拘时候。

【主治】积聚。宿食不消,四肢羸瘦乏力。

46099 诃黎勒散(《圣惠》卷五十)

【异名】诃黎勒汤(《圣济总录》卷六十二)。

【组成】诃黎勒一两(煨,用皮)　木香三分　人参三分(去芦头)　青橘皮半两(汤浸,去白瓤,焙)　厚朴三分(去粗皮,涂生姜汁,炙令香熟)　沉香半两　益智子半两(去皮)　桂心半两　槟榔半两　枇杷叶半两(拭去毛,炙微黄)　荜澄茄半两　赤茯苓半两　高良姜半两(剉)　白豆蔻半两(去皮)　白术半两　前胡一两(去芦头)　甘草半两(炙微赤,剉)

【用法】上为散。每服四钱,以水一中盏,加生姜半分,煎至六分,去滓热服,不拘时候。

【主治】五膈气,胸中烦满,痞塞不通,心腹虚胀,心下结实,饮食不下。

【备考】本方方名,《普济方》引作"诃子散"。

46100 诃黎勒散(方出《圣惠》卷五十,名见《普济方》卷二○四引《经验济世方》)

【组成】诃黎勒十枚(煨五枚,用皮,五枚生用)　大腹子十枚(五枚煨用,五枚生用)

【用法】上为散。每服三钱,以茶煎服。

【主治】五膈气,心胸噎塞,背闷不食。

46101 诃黎勒散(《圣惠》卷五十)

【异名】木香诃黎勒汤(《圣济总录》卷六十二)。

【组成】诃黎勒皮一两　木香三分　陈橘皮一两(汤浸,去白瓤,焙)　五味子三分　半夏三分(汤洗七遍去滑)　人参三分(去芦头)　桂心三分　赤茯苓三分　芦根一两(剉)　枳壳三分(麸炒微黄,去瓤)

【用法】上为粗散。每服三钱,以水一中盏,加生姜半分,煎至六分,去滓稍热服,不拘时候。

【主治】膈气妨闷,不能下食,吐逆烦喘。

46102 诃黎勒散(《圣惠》卷五十)

【组成】诃黎勒皮二两　赤茯苓一两　木香半两　白术一两　桂心一两　大腹皮二两(剉)　木通一两(剉)　草豆蔻一两(去皮)　陈橘皮一两(汤浸,去白瓤,焙)

【用法】上为散。每服二钱,以水一中盏,加生姜半分,煎至六分,去滓稍热服,不拘时候。

【主治】膈气,不能下食,心腹气满,时或呕逆。

46103 诃黎勒散(《圣惠》卷五十)

【组成】诃黎勒皮一两　龙脑香半两　陈橘皮一两(汤浸,去白瓤,焙)　白豆蔻半两(去皮)　人参半两(去芦头)　赤茯苓半两　白术三分　前胡三分(去芦头)　桂心一两　甘草一分(炙微赤,剉)　厚朴一两(去粗皮,涂生姜汁,炙令香熟)　高良姜一两(剉)

七

画

诃

628

(总3358)

【用法】上为细散。每服二钱,以陈米粥饮送下,不拘时候。

【主治】五膈气,胸中噎塞,呕吐酸水,不能下食。

46104 诃黎勒散(《圣惠》卷五十)

【组成】诃黎勒皮一两 人参三分(去芦头) 京三棱三分(微炮,剉) 草豆蔻一两(去皮) 白术三分 赤茯苓三分 甘草半两(炙微赤,剉) 槟榔三分 陈橘皮一两(汤浸,去白瓤,焙) 干姜三分(炮裂,剉) 桂心三分

【用法】上为细散。每服一钱,以煎生姜、橘皮汤调下,不拘时候。

【主治】气膈,心腹痞满,脾胃气虚弱,不能饮食。

46105 诃黎勒散(《圣惠》卷五十)

【组成】诃黎勒皮一两 人参三分(去芦头) 白术三分 黄耆三分(剉) 神曲一两(炒微黄) 木香三分 桂心三分 麦蘖三分(炒微黄) 高良姜三分(剉) 草豆蔻三分(去皮) 陈橘皮半两(汤浸,去白瓤,焙)

【用法】上为细末。每服一钱,以生姜汤调下,不拘时候。

【主治】膈气,脾胃积冷,宿食不消,心胸不利。

【备考】本方方名,《普济方》引作"诃黎勒汤"。

46106 诃黎勒散(《圣惠》卷五十)

【组成】诃黎勒皮一两半 桂心三分 枳壳三分(麸炒微黄,去瓤) 陈橘皮一两(汤浸,去白瓤,焙) 甘草半两(炙微赤,剉) 芦根一两(剉) 木瓜三分(干者) 木香半两 羚羊角屑三分

【用法】上为细散。每服一钱,煎木瓜汤调下,不拘时候。

【主治】噎,心胸烦满,食饮不下,腹胁妨闷。

46107 诃黎勒散(《圣惠》卷五十三)

【组成】诃黎勒皮三分 厚朴一两(去粗皮,涂生姜汁,炙令香熟) 人参三分(去芦头) 白术三分 半夏一两(汤洗七遍去滑) 桂心一两 甘草半两(炙微赤,剉) 陈橘皮三分(汤浸,去白瓤,焙) 干姜半两(炮裂,剉)

【用法】上为散。每服五钱,以水一大盏,加生姜半分,大枣三枚,煎至五分,去滓温服,不拘时候。

【主治】心膈冷滞,痰饮呕逆,不下饮食,四肢不和。

【备考】本方方名,《普济方》引作"诃黎勒皮散"。

46108 诃黎勒散(《圣惠》卷五十九)

【组成】诃黎勒一两半(煨,用皮) 木香三两 附子一两(炮裂,去皮脐) 干姜一两(炮裂,剉) 厚朴二两(去粗皮,涂生姜汁,炙令香熟) 枳实一两(麸炒微黄) 白茯苓一两 甘草半两(炙微赤,剉) 当归一两(剉,微炒)

【用法】上为细散。每服二钱,以粥饮调下,不拘时候。

【主治】白痢腹痛,胸膈痞满,不能饮食。

46109 诃黎勒散(《圣惠》卷五十九)

【异名】诃黎勒汤(《圣济总录》卷一七九)。

【组成】诃黎勒一两(煨,用皮) 当归一两(剉,微炒) 黄连一两(去须,微炒) 甘草半两(炙微赤,剉) 木香半两 干姜半两(炮裂,剉)

【用法】上为散。每服四钱,以水一中盏,煎至六分,去滓温服,不拘时候。

【主治】❶《圣惠》:冷热痢,烦闷,不欲饮食。❷《圣济总录》:小儿胃风腹胀,得冷则泄痢。

46110 诃黎勒散(《圣惠》卷五十九)

【组成】诃黎勒一两(煨,用皮) 当归三分(剉,微炒) 红豆蔻三分(去皮) 木香半两 龙骨三两

【用法】上为细散。每服二钱,以粥饮调下,不拘时候。

【主治】气痢,心腹疼痛,不欲饮食。

46111 诃黎勒散(《圣惠》卷五十九)

【组成】诃黎勒三分(煨,用皮) 白矾一两(烧灰)

【用法】上为细散。每服二钱,以粥饮调下,不拘时候。

【主治】老人久泻不止。

46112 诃黎勒散(《圣惠》卷七十)

【组成】诃黎勒皮一两 厚朴一两(去粗皮,涂生姜汁,炙令香熟) 柴胡一两(去苗) 木香半两 当归半两 桂心半两 芎䓖三分 陈橘皮三分(汤浸,去白瓤,焙) 熟干地黄三分 人参三分(去芦头) 牛膝一两(去苗) 白芍药三分 白术三分 甘草一分(炙微赤,剉)

【用法】上为粗散。每服四钱,以水一中盏,加生姜半分,大枣二枚,煎至六分,去滓温服,不拘时候。

【主治】妇人冷劳,气攻脾胃,腹胁妨闷,四肢不和,吃食减少,渐至虚羸。

46113 诃黎勒散(《圣惠》卷七十)

【组成】诃黎勒皮一两 陈橘皮一两(汤浸,去白瓤,焙) 半夏半两(汤浸七遍去滑) 人参半两(去芦头) 藿香三分 赤茯苓三分 芎䓖三分 桂心半两 白术半两 细辛半两 当归半两(剉碎,微炒) 甘草半两(炙微赤,剉)

【用法】上为粗散。每服三钱,以水一中盏,加生姜半分,煎至六分,去滓温服,不拘时候。

【主治】妇人血风攻脾胃,腹胁妨闷,四肢烦疼,或时痰逆,不下饮食。

46114 诃黎勒散(《圣惠》卷七十)

【组成】诃黎勒皮一两 草豆蔻一两(去皮) 陈橘皮一两(汤浸,去白瓤,焙) 白术三分 厚朴一两(去粗皮,涂生姜汁,炙令香熟) 高良姜三分(剉) 白茯苓三分 桂心半两 人参三分(去芦头) 半夏(汤浸七遍去滑) 附子三分(炮裂,去皮脐) 甘草半两(炙微赤,剉)

【用法】上为粗散。每服三钱,以水一中盏,加生姜半分,大枣三枚,煎至六分,去滓热服,不拘时候。

【主治】妇人脾胃气逆,胸中痰滞,时欲呕吐,不思饮食。

46115 诃黎勒散(《圣惠》卷七十一)

【组成】诃黎勒一两(煨,用皮) 槟榔半两 桂心半两 木香半两 白术三分 赤芍药三分 桔梗三分(去芦头) 当归三分(剉,微炒) 芎䓖半两 陈橘皮一两(汤浸,去白瓤,焙) 鳖甲一两(涂醋炙令黄,去裙襕)

【用法】上为散。每服四钱,以水一中盏,加生姜半分,煎至六分,去滓温服,不拘时候。

【主治】妇人心腹气滞,两胁胀痛,四肢无力,不思饮食。

46116 诃黎勒散(《圣惠》卷七十一)

【组成】诃黎勒三分(煨,用皮) 吴茱萸半两(汤浸七遍,焙干,微炒) 人参半两(去芦头) 半夏半两(汤浸七遍去滑) 陈橘皮三分(汤浸,去白瓤,焙) 桂心三分 当归

三分(剉,微炒)　木香半两　白术三分　甘草一分(炙微赤,剉)　厚朴三分(去粗皮,涂生姜汁,炙令香熟)　桃仁一分(汤浸,去皮尖双仁,麸炒微黄)

【用法】上为粗散。每服四钱,以水一中盏,加生姜半分,大枣三枚,煎至六分,去滓温服,不拘时候。

【主治】妇人心腹两胁胀满,不思饮食,四肢少力。

46117　诃黎勒散(《圣惠》卷七十五)

【异名】诃黎散(《普济方》卷三四一)。

【组成】诃黎勒一两(煨,用皮)　陈橘皮一两(汤浸,去白瓤,焙)　白术三分　芎䓖三分　厚朴一两(去粗皮,涂生姜汁,炙令香熟)　人参三分(去芦头)　白茯苓一两　当归半两(剉,微炒)

【用法】上为散。每服三钱,以水一中盏,加生姜半分、大枣三枚,同煎至六分,去滓温服,不拘时候。

【主治】妊娠气攻心腹疼痛,呕逆不下食,四肢不和。

46118　诃黎勒散(《圣惠》卷七十五)

【异名】诃黎勒饮(《圣济总录》卷一五五)。

【组成】诃黎勒皮二两　陈橘皮三分(汤浸,去白瓤,焙)　赤茯苓一两　桑根白皮三分(剉)　前胡一两(去芦头)　芎䓖半两　白术半两　枳壳半两(麸炒微黄,去瓤)　大腹皮三分(剉)

【用法】上为散。每服四钱,以水一中盏,加生姜半分、大枣三枚,煎至六分,去滓温服,不拘时候。

【主治】妊娠心腹胀满,气冲胸膈,烦闷,四肢少力,不思饮食。

【方论选录】《医略六书》:诃子收涩肺气,前胡散逆降痰;白术健脾运化以安胎,枳壳泻滞利气以除满;茯苓渗湿,腹绒化滞;陈皮利胃气除痰,桑皮清肺气定喘;川芎行血海,生姜散外邪也。为散,砂仁汤下,使气化调和,则脾气健而肺气分布,何致邪不解散,逆气喘满有不止者乎?

46119　诃黎勒散(《圣惠》卷七十八)

【组成】诃黎勒皮三分　陈橘皮一两(汤浸,去白瓤,焙)　甘草半两(炙微赤,剉)　桂心　当归(剉,微炒)　丁香　藿香　木香　白术　附子(炮裂,去皮脐)　干姜(炮裂,剉)各半两

【用法】上为粗散。每服三钱,以水一中盏,加大枣二枚,煎至六分,去滓稍热服,不拘时候。

【主治】产后脾胃伤冷,呕逆,不下饮食,四肢微冷,腹胁痞满。

46120　诃黎勒散(《圣惠》卷八十四)

【组成】诃黎勒皮半两　人参一分(去芦头)　槟榔一分　木香一分　川大黄半两(剉碎,微炒)　桂心一分　芎䓖一分

【用法】上为粗散。每服一钱,以水一小盏,加生姜少许,煎至五分,去滓温服,不拘时候。

【主治】小儿冷热不调,大便或壅或通,不欲乳食。

46121　诃黎勒散(《圣惠》卷八十四)

【组成】诃黎勒一两(煨,用皮)　白术半两　五味子半两　白茯苓半两　麦门冬半两(去心,焙)　细辛一分　甘草半两(炙微赤,剉)　人参半两(去芦头)　陈橘皮半两(汤浸,去白瓤,焙)

【用法】上为粗散。每服一钱,以水一小盏,煎至五分,

去滓温服,不拘时候。

【主治】小儿胸膈有寒,或时嗽逆,不欲乳食。

46122　诃黎勒散(《圣惠》卷八十四)

【组成】诃黎勒皮一分　京三棱半两(微焙,剉)　人参半两(去芦头)　陈橘皮半两(汤浸,去白瓤,焙)　厚朴半两(去粗皮,涂生姜汁,炙令香熟)　桂心一分　干姜一分(炮裂,剉)　甘草一分(炙微赤,剉)

【用法】上为细散。每服半钱,以温枣汤调下,不拘时候。

【主治】小儿脾胃气不和,时时腹胁虚胀,不欲乳食。

46123　诃黎勒散(《圣惠》卷八十四)

【组成】诃黎勒皮半两　人参半两(去芦头)　白术半两　桂心一分　厚朴半两(去粗皮,涂生姜汁,炙令香熟)　甘草半两(炙微赤,剉)　陈橘皮半两(汤浸,去白瓤,焙)

【用法】上为粗散。每服一钱,以水一小盏,煎至五分,去滓稍热服,不拘时候。

【主治】小儿吐利,腹胁虚闷。

46124　诃黎勒散(《圣惠》卷八十八)

【组成】诃黎勒皮三分　人参半两(去芦头)　白术半两　麦蘖半两(炒令微黄)　陈橘皮半两(汤浸,去白瓤,焙)　甘草一分(炙微赤,剉)　槟榔半两

【用法】上为粗散。每服一钱,以水一小盏,煎至五分,去滓温服,一日四五次。

【主治】小儿宿食不化,少欲饮食,四肢消瘦,腹胁多胀。

46125　诃黎勒散(《圣惠》卷八十八)

【组成】诃黎勒皮半两　黄耆一分(剉)　人参一分(去芦头)　白术一分　藿香一分　陈橘皮半两(汤浸,去白瓤,焙)　桂心一分　白茯苓一分　甘草半两(炙微赤,剉)

【用法】上为粗散。每服一钱,以水一小盏,加生姜少许,大枣一枚,煎至五分,去滓温服,一日三四次。

【主治】小儿羸瘦,脾胃气弱,挟于宿食,不欲乳食,四肢不和。

46126　诃黎勒散(《圣惠》卷九十三)

【组成】诃黎勒一两半(煨,用皮)　桑皮二两半(炙微黄)

【用法】上为粗散。每服一钱,以水一小盏,煎至五分,去滓,放温服,不拘时候。

【主治】小儿痢,渴不止,腹胀。

46127　诃黎勒散(《圣惠》卷九十三)

【组成】诃黎勒三分(煨,用皮)　当归半两(剉,微炒)　黄芩半两　龙骨半两　地榆半两(微炒,剉)　干姜半两(炮裂,剉)　陈橘皮半两(汤浸,去白瓤,焙)　白术半两　甘草半两(炙微赤,剉)

【用法】上为粗散。每服一钱,以水一小盏,煎至五分,去滓温服,不拘时候。

【主治】小儿赤白痢,腹胀疼痛,不欲饮食,四肢瘦弱。

46128　诃黎勒散(方出《圣惠》卷九十三,名见《普济方》卷三九六)

【组成】诃黎勒二两(煨,用皮)　地榆一两(炙微黄,剉)

【用法】上为末,炼蜜为丸,如绿豆大。每服五丸,以温粥饮送下,一日三四次。

【主治】小儿冷热痢。

【备考】本方方名,据剂型,当作"诃黎勒丸"。

46129 诃黎勒散（《医方类聚》卷一〇六引《神巧万全方》）

【组成】白芷 沉香 丁香 诃黎勒皮 前胡各一两 木香（剉） 人参（去芦） 厚朴（去皮,姜汁涂,炙）各三分 沉香（研） 青橘皮（去白） 益智子（去皮） 桂心（去皮） 枇杷叶（拭去毛,炙） 荜澄茄（炒） 赤茯苓（去皮） 高良姜（剉） 白豆蔻（去皮） 白术（切） 甘草（炙）各半两

【用法】上为末。每服四钱,以水一中盏,加生姜半分,煎至六分,去滓热服。

【主治】五气,胸中烦满,痞塞不通,心腹虚胀,心下结实,饮食不得。

46130 诃黎勒散（《局方》卷六）

【异名】诃子皮散（《鸡峰》卷十二）。

【组成】青皮（去瓤） 诃子皮各四十两 附子（炮,去皮脐）十斤 肉桂（去粗皮）五斤 肉豆蔻（面裹煨令熟）四十两

【用法】上为末。每服三钱,水一盏半,加生姜三片,同煎七分,食前温服。

【主治】脾胃虚弱,内挟冷气,心胁脐腹,胀满刺痛,呕吐恶心,饮食减少,肠鸣泄利,水谷不化,怠惰少力,渐向瘦弱。

【方论选录】《医方考》:寒者温之,故用附子、肉桂;滑者涩之,故用诃子、肉蔻;抑者疏之,故用青皮。

46131 诃黎勒散（《圣济总录》卷四十四）

【组成】诃黎勒皮 白豆蔻 陈橘皮（去白,焙） 干姜（炮）各半两 丁香半分 木香 缩砂仁各一分

【用法】上为散。用猪肝一叶,去脂膜,细切后,入药末两匙头,分作四处,用面裹作馉子四个。每日一个,以文武火煨令黄熟,空心细嚼,以盐汤或米饮送下。

【主治】脾脏泄滑不止。

46132 诃黎勒散（《圣济总录》卷六十五）

【组成】诃黎勒不拘多少（紧实者,炮熟,去核）

【用法】上为细散。每服二钱匕,用猪胰一枚（去脂膏）劈开,渗药在内,更入打破乌梅一枚合定,以芭蕉叶包之,外以湿纸重裹,煨令香熟,去纸、叶、乌梅,只将药并胰慢慢嚼吃,一日三两次。

【主治】咳嗽。

46133 诃黎勒散（方出《圣济总录》卷六十八,名见《普济方》卷一八八）

【组成】诃黎勒（生,为末） 白面（炒）各等分

【用法】每服二钱匕,以糯米粥调下。

【主治】吐血。

46134 诃黎勒散（《圣济总录》卷七十四）

【组成】诃黎勒（炮,去核） 吴茱萸（汤浸,焙炒） 木香 芜荑（炒）各半两 黄连（去须,炒）一两

【用法】上为细散。每服二钱匕,空腹以陈米饮调服,一日二次。

【主治】寒湿伤脾,濡泻。

46135 诃黎勒散（《圣济总录》卷七十四）

【组成】诃黎勒 母丁香各五枚 肉豆蔻（面裹,烧）一枚 甘草（炙,剉）一钱

【用法】上为散。每服半钱匕,食前以米饮调下。

【主治】泄痢无度。

46136 诃黎勒散（《圣济总录》卷七十六）

【组成】诃黎勒一枚（不去核,炮） 干姜（炮）一块 高良姜一指节大（炮） 甘草一寸（炙） 白矾一块（烧灰,如良姜一半大）

【用法】上为散。每服二钱匕,先吃好茶一盏,后用乌梅一枚捶破,以水一盏,煎至六分调下。微利即愈。

【主治】久患血痢。

46137 诃黎勒散（《圣济总录》卷七十七）

【组成】诃黎勒（炮,取皮） 木香 黄连（去须） 地榆各半两 吴茱萸（汤浸,焙炒）一分

【用法】上为散。每服三钱匕,食前以沸汤调下。

【主治】久痢不止,沉困怠惰。

46138 诃黎勒散（《圣济总录》卷一六五）

【组成】诃黎勒（炮,去核） 阿胶（炒令燥） 黄柏 地榆 甘草（炙,剉）各等分

【用法】上为散。每服二钱匕,食前以米饮调下,一日三次。

【主治】产后血痢,腹痛不止。

46139 诃黎勒散

《圣济总录》卷一七三。为《圣惠》卷九十三"龙骨散"之异名。见该条。

46140 诃黎勒散（《圣济总录》卷一七六）

【组成】诃黎勒皮一分 人参 槟榔（剉） 甘草（炙） 陈橘皮（汤浸,去白,切,炒） 沉香（剉）各半两

【用法】上为散。每服一字或半钱至一钱匕,煎麦蘗汤调下。

【主治】小儿哕逆不止。

46141 诃黎勒散（《圣济总录》卷一七八）

【组成】诃黎勒（煨,去核）半两 肉豆蔻（去壳）二枚 当归（切,焙） 赤石脂 密陀僧（别研如粉） 枳壳（去瓤,麸炒） 龙骨 干姜（炮裂） 厚朴（去粗皮,姜汁炙）各半两

【用法】上为散。一二岁儿每服半钱匕,以米饮调下,空心、午后各一次。

【主治】小儿秋后大肠挟冷,下痢不止。

46142 诃黎勒散（《圣济总录》卷一七八）

【异名】诃子散（《玉机微义》卷五十引《全婴方》）、诃栀散（《普济方》卷三九七）。

【组成】诃黎勒（煨,去核） 栀子（去壳）各一两

【用法】上为细散。一二岁儿每服半钱匕,以米饮调下,空心、午后各一次。

【主治】小儿赤痢、血痢。

46143 诃黎勒散

《圣济总录》卷一七九。为《圣惠》卷九十三"厚朴散"之异名。见该条。

46144 诃黎勒散（《鸡峰》卷二十）

【组成】当归 丁香 木香 甘草 肉豆蔻各二两 赤石脂 附子各一两 藿香四两 诃子皮一两半

【用法】上为粗末。每服二钱,水一盏,加生姜三片,大枣一枚（擘破）,煎至七分,去滓,食前温服。

【主治】脾虚冷,气不和。

46145 诃黎勒散

《普济方》卷一八四。即《圣惠》卷四十二"诃黎勒皮散"。见该条。

46146 诃黎勒散(《普济方》卷二一三)

【组成】诃黎勒皮三两 粟三合

【用法】上药相合,以慢火炒,以粟黄为度,为细散。以粥饮调下,不拘时候。

【主治】休息痢,肠滑。

46147 诃黎勒散(《诚书》卷十二)

【组成】诃黎勒皮三分 人参二钱 白术 麦蘖(炒) 陈皮 槟榔各五钱 甘草(炙)一分

【用法】上为末。每服一钱,水煎服。

【主治】小儿宿食胀满。

46148 诃黎勒粥(《圣惠》卷九十六)

【组成】诃黎勒皮半两 生姜一两(切) 粳米二合

【用法】水三大盏煎诃黎勒等,取汁二盏,去滓,下米煮粥食之,不拘时候。

【主治】霍乱不止,心胸烦闷。

46149 诃黎勒粥(《圣惠》卷九十七)

【组成】诃黎勒二枚(煨,用皮,捣罗为末) 粟米二合

【用法】水二大盏,煎取一大盏,下米煮粥,入少盐,空心食之。

【功用】消宿食。

【主治】脾胃气不和。

46150 诃黎勒煎(《鸡峰》卷十四)

【组成】诃黎勒(以面裹煨黄,去面)

【用法】上为末,粟米饮为丸,如梧桐子大。每服三十丸,空心以米饮送下。

【主治】水痢,心腹胀满,呕逆,及上气咳嗽,胸膈气痞。

【备考】本方方名,据剂型,当作"诃黎勒丸"。

46151 诃子人参汤(《准绳·类方》卷六)

【异名】诃子散(《嵩崖尊生》卷十三)。

【组成】诃子(煨,去核) 人参 白茯苓 白术 炙甘草 莲肉 升麻 柴胡各等分

【用法】加生姜,水煎服。

【主治】❶《准绳·类方》:泻痢,产育气虚脱肛,脉濡而弦。❷《景岳全书》:大肠伏热,脱肛红肿。

46152 诃子甘桔汤

《医统》卷四十六引《医林方》。为《宣明论》卷二"诃子汤"之异名。见该条。

46153 诃子四柱散(《百一》卷六)

【组成】人参(去芦) 白茯苓(去皮) 附子(炮,去皮脐)各一两 木香(纸包,煨过) 诃子各半两(湿纸包,炮,取皮用)

【用法】上为细末。每服二钱,加大枣一个,生姜二片,煎至六分服。

【主治】脏腑虚怯,本气衰弱,脾胃不快,不进饮食,时加泄痢,昼夜不息。

46154 诃子青黛丸

《杂病源流犀烛》卷一。为《医学入门》卷七"诃黎丸"之异名。见该条。

46155 诃子清音汤

《古今医鉴》卷二。为《宣明论》卷二"诃子汤"之异名。

名。见该条。

46156 诃皮生化汤(《产宝》)

【组成】川芎二钱 当归三钱 诃子皮八分 干姜(炙黑)五分 茯苓一钱五分 肉果霜五分 莲子十粒 桃仁(去皮尖,研)十四粒 甘草(炙)五分

【主治】妇人产毕即泻。

【加减】两服后不止,加人参一钱五分;口渴,加麦冬一钱,五味子九粒,人参一钱。

46157 诃黎豆蔻丸

《普济方》卷三九八。为《卫生总微》卷十"诃黎豆蔻丹"之异名。见该条。

46158 诃黎豆蔻丹(《卫生总微》卷十)

【异名】诃黎豆蔻丸(《普济方》卷三九八)。

【组成】诃黎勒皮 草豆蔻仁各一两 白术 干姜(炮) 川黄连(去须) 当归(去芦,洗,焙)各半两

【用法】上为细末,粟米饭为丸,如黍米大。每服十丸,汤饮送下,不拘时候。

【主治】小儿伤冷,泄不止。

46159 诃黎勒皮丸

《普济方》卷一六七。即《圣惠》卷五十一"诃黎勒丸"。见该条。

46160 诃黎勒皮散(《圣惠》卷四十二)

【组成】诃黎勒皮一两 木香半两 陈橘皮一两(汤浸,去白瓤,焙) 槟榔半两 附子半两(炮裂,去皮脐) 草豆蔻三分(去皮) 白术半两 当归半两 甘草半两(炙微赤,剉) 干姜半两(炮裂,剉) 枳实三分(麸炒微黄) 半夏半两(汤洗七遍去滑) 人参三分(去芦头) 赤茯苓三分 桂心三分 厚朴一两(去粗皮,涂生姜汁,炙令香熟)

【用法】上为粗散。每服五钱,以水一中盏,加生姜半分,大枣三枚,煎至六分,去滓,稍热服之,一日三四次。

【主治】脏腑虚寒,逆气上攻,胸膈痞塞,吐逆,腹胁胀满,气不得息,四肢逆不利。

【备考】本方方名,《普济方》引作"诃黎勒散"。

46161 诃黎勒皮散(方出《圣惠》卷四十六,名见《普济方》卷一六一)

【组成】诃黎勒皮三分 甘草三分(炙微赤,剉) 干姜半两(炮裂,剉) 陈橘皮三分(汤浸,去白瓤,焙) 杏仁三分(汤浸,去皮尖双仁,麸炒微黄) 白术一两

【用法】上为散。每服四钱,以水一中盏,加大枣六枚,煎至六分,去滓温服,不拘时候。

【主治】咳嗽呕吐,不下饮食,心膈气滞,四肢不和。

46162 诃黎勒皮散(方出《圣惠》卷五十,名见《普济方》卷二〇四)

【组成】诃黎勒皮一两 人参三分(去芦头) 青橘皮一两(汤浸,去白瓤,焙) 厚朴一两(去粗皮,涂生姜汁,炙令香熟) 白术三分 枳壳三分(麸炒微黄,去瓤)

【用法】上为散。每服三钱,以水一中盏,加生姜半分,大枣三枚,煎至六分,去滓稍热服,不拘时候。

【主治】膈气,呕逆不下食,腹胁胀,四肢不和。

46163 诃黎勒皮散

《普济方》卷四十三。即《圣惠》卷四十七"诃黎勒散"。见该条。

46164 诃黎勒皮散

《普济方》卷一六七。即《圣惠》卷五十一"诃黎勒散"。见该条。

46165 诃黎勒皮散

《普济方》卷一八三。即《圣惠》卷四十二"诃黎勒散"。见该条。

46166 诃黎勒皮散

《普济方》卷二〇五。即《圣惠》卷五十"诃黎勒散"。见该条。

46167 诃黎勒煮汤(《圣济总录》卷一七九)

【组成】诃黎勒(煨,去核)一两半 桑叶二两半(切)

【用法】上咬咀,如麻豆大。每服一钱匕,水一小盏,煎至五分,去滓,分温徐徐服。

【主治】小儿下痢,渴不彻,腹胀不能食。

诏

46168 诏书发汗白薇散(《外台》卷一引《小品》)

【组成】白薇二两 麻黄七分(去节) 杏仁(去皮尖,熬) 贝母各三分

【用法】上为散。每服方寸匕,以酒送下,厚覆卧,汗出愈。

【功用】《千金方衍义》:散表邪,解内热。

【主治】伤寒二日不解。

【方论选录】《千金方衍义》:此于麻黄汤中以白薇之苦泄易桂枝,贝母之甘寒易甘草,治伤寒三日不解,既散表邪,兼解内热,麻黄汤之变法也。

补

46169 补汤(《千金》卷十九)

【组成】防风 桂心各二两 车前子二两 五加皮三两 丹参 鹿茸 巴戟天 干地黄 枸杞皮各五两

【用法】上咬咀。以水八升,煮取三升,去滓,分三次服。

【功用】补肾。

【方论选录】《千金方衍义》:补汤者,补肾脏之真阳。故用桂心、巴戟、鹿茸、地黄峻补精血,兼收防风之走督脉利腰脊,为鹿茸之外使;丹参达心包,行血脉,为地黄之内助;五加皮强肝肾,壮筋骨,为桂心之匡佐;杞根皮通三焦,泄旺气,为巴戟之别使;车前子分清浊,涩精气,为补肾之首推也。

46170 补下丸(《圣济总录》卷一五七)

【组成】葫芦巴(酒浸,焙) 龙骨(研) 菖蒲各半两 远志(去心)一两半 补骨脂(炒) 益智(去皮) 肉苁蓉(酒浸一宿,切,焙)各一两

【用法】上为细末,炼蜜为丸,如梧桐子大。每服三十丸,空心温酒送下。

【功用】温气除寒。

【主治】妊娠小便利多。

46171 补元丸

《中国医学大辞典》。为《摄生众妙方》卷十一"补天丸"之异名。见该条。

46172 补元汤(《准绳·幼科》卷六)

【组成】川芎 当归 白芍药(酒炒) 熟地黄各一钱 紫草(酒洗) 红花(酒洗)各七分 陈皮 甘草各三分 白术(土炒)一钱半

【用法】酒、水各半盏,加糯米五十粒,大枣二枚,煎服。

【主治】小儿气有余而血不足,痘顶充满而根盘不聚,色不红活者。

46173 补元汤(《玉案》卷五)

【组成】人参 白术 当归 白茯苓 川芎各一钱 白芍 生地 泽泻 黄柏各八分 伏龙肝一钱 甘草三分

【用法】加大枣二枚,水煎,空心服。

【主治】妇人久因经水不调,气血虚弱,赤白带下,神思倦怠。

46174 补元汤(《玉案》卷五)

【组成】人参三钱 川芎 熟地 白术 紫河车 白芍各一钱二分 五味子 升麻各三分

【用法】加大枣十枚,水煎去滓,不拘时服。

【主治】产后产门不闭。

46175 补元汤(《理虚元鉴》卷下)

【组成】生地 杞子 黄耆 白术 杜仲 牛膝 山药 茯苓 当归 甘草

【用法】水煎去滓,不拘时服。

【主治】肾痹。

46176 补元散(《圣济总录》卷五十二)

【组成】牛膝(酒浸,切,焙) 地龙(去土,炒) 海桐皮(剉细) 羌活(去芦头) 当归(切,焙) 白芷 芎䓖 白附子(炮) 附子(炮裂,去皮脐) 巴戟天(去心)各一两

【用法】上为散。每服一钱匕,用獖猪肾批开入药末,更入盐椒少许煨熟,空心细嚼,用酒咽下。

【主治】肾脏风下注,多生热疮,或头目虚肿,日渐瘦劣。

46177 补元散(《鸡峰》卷十九)

【组成】人参 白术 白茯苓 黄耆(蜜炙) 苦葶苈 山药各一两 木香半两 附子一个

【用法】上为细末。每服二钱,以水一盏,加生姜、大枣,煎至六分,去滓温服,不拘时候。

【功用】水肿消后补益血气。

46178 补元散(《痘疹传心录》卷十七)

【组成】人参 白术 茯苓 附子 木香 肉豆蔻 生姜 大枣

【用法】水煎服。

【主治】泻利久,脾胃虚,肢冷,脉沉微。

46179 补元散(《审视瑶函》卷四)

【组成】夜明砂(淘净)一两 真蛤粉五钱

【用法】上为细末。每服二钱,用公猪肝一大片,将肝批开,搽药在内,米泔水煮熟,任意食之,以原汁汤嚼下。每日早、晚服,过七日再服。

【主治】小儿痘后真元不足,目不能远视。

46180 补元煎

《经验广集》卷一。为《景岳全书》卷五十一"大补元煎"之异名。见该条。

46181 补天丸(《丹溪心法》卷三)

【组成】补肾丸加紫河车(洗净,用布缴干)

【用法】上捣细,焙,为末,酒调米糊为丸。夏加五味子半两。

【主治】痿证及虚劳,气血俱虚,骨蒸发热,羸瘦神疲。❶《丹溪心法》:痿证气血俱虚甚者。❷《济阴纲目》:阴虚骨蒸发热,形羸瘦者。❸《简明医彀》:气血虚败,百骸羸惫,脏腑亏伤,精神疲竭。

【方论选录】《医方考》:此方即补肾丸加人胞也。人胞者,亦精血之所融结,乃无极之极,未生之天也。已生之后,天癸虚损,补以草木之药,非其类也,卒难责效。人胞名曰混沌皮,则亦天耳。以先天之天而补后天之天,所谓补以类也,故曰补天。

【备考】若治虚劳发热者,又当以骨蒸药佐之。

46182 补天丸(《摄生众妙方》卷十一)

【异名】补元丸(《中国医学大辞典》)。

【组成】紫河车(男用女胎,女用男胎,俱以初胎为佳,若不可得,即壮盛妇人者亦可) 黄柏(酒炒) 龟版(炙)各三两 杜仲(酥炙) 牛膝(酒浸)各二两 陈皮一两

【用法】上为细末,以河车水洗净,布绞干,或用酒煨熟,入诸药末捣匀,焙燥,再为末,酒糊为丸,如梧桐子大。每服百丸,空心温酒或白沸汤送下。

【主治】虚劳。六脉虚微,气血衰弱。

【加减】冬,加干姜五钱;夏,加五味子一两。

【方论选录】《医方集解》:黄柏、龟版滋肾之药,杜仲、牛膝腰膝之药,皆以补肾而强阴也。河车名曰混沌皮,用气血以补气血,借后天以济先天,故曰补天。加陈皮者,于补血之中而兼调其气也。冬月寒水用事,故加干姜以助阳;夏月火旺灼金,故加五味子以保肺。

46183 补天丸(《医级》卷八)

【组成】紫河车(初胎者一具,米泔洗净,入砂锅内,用水一碗煮沸,候冷取起,放小竹篮中,用纸密糊烘干) 黄柏(蜜炒) 知母(乳炒) 龟版(酥炙)三两 熟地五两(煮) 牛膝(酒洗) 苁蓉(酒洗) 麦冬 山药 虎胫骨(酥炙) 茯神各一两半 杜仲 首乌 人参 白芍 生地 天冬 当归 五味各三两 枸杞二两

【用法】上为末,猪脊髓三条,蒸熟,炼蜜为丸。每服七八十丸,空心淡盐汤送下。

【主治】男妇虚损劳伤,形体羸乏,腰背疼痛,遗精带浊。

【加减】冬,加干姜。

46184 补天丹(《卫生鸿宝》卷六)

【组成】龙眼(去壳,用肉连核烧存性,研末)一两 冰片二分

【用法】上吹,或点。

【主治】烟筒伤咽喉,及刀斧木石跌仆等伤。

46185 补天丹(《丁甘仁家传珍方选》)

【组成】麦饭石(醋煅七次)四两 煅鹿角(存性)四两 白芨二两

【用法】上为细末。每取少许,小膏药贴之。

【功用】提毒长肉。

【主治】《药奁启秘》:溃疡久不生肉,不能收口者。

【宜忌】不可早用。

46186 补天丹(《全国中药成药处方集》沈阳方)

【组成】杜仲二两 贡白术二两半 白芍 故纸 熟地 远志各二两 当归 枸杞各一两五钱 核桃仁三两 牛膝二两 黄耆二两 海狗肾一具 川楝子二两 川芎 人参各一两五钱 沉香五钱 木香一两 小茴一两五钱 甘草 茯神各一两

【用法】上为极细末,炼蜜为丸,二钱重。每服一丸,盐汤送下。

【功用】补肾固精,强心安神。

【主治】肾虚阴痿,早泄遗精,腰腿酸痛,盗汗自汗,疝气腹疼,四肢厥冷,劳伤虚损,怔忡健忘,神经衰弱,形容焦悴,淋漓白浊,肾囊凉湿。

【宜忌】忌生冷。

46187 补天丹(《全国中药成药处方集》抚顺方)

【组成】驴肾二两 制耆五两 柏仁一两半 杜仲三两 白术五两 川附子一两半 黄肉二两 五味子一两半 白参 白芍各三两 云苓二两半 龙骨二两 故纸 菟丝子各三两 杞子四两 砂仁六钱 巴戟四两半 熟地四两 当归三两 覆盆子一两半 鹿胶三两

【用法】上为细末,炼蜜为丸,重二钱。每服二钱,早、晚食前各服一次,白水或淡盐汤送下。

【功用】添精壮阳,补气生血,强壮。

【主治】生殖器衰弱,肾虚滑精,阳痿不举,见色早泄,精液清冷,及气血衰弱,瘦弱难支,食少便溏,气息微弱,动则作喘,腰酸腿软,健忘怔忡,自汗晕眩,寐而不实。

【宜忌】火盛者勿服。

46188 补天串(《串雅补》卷二)

【组成】象牙屑二钱 桑螵蛸一钱

【用法】上为末,作一服。

【主治】梦遗。

46189 补天膏(《玉案》卷四)

【组成】云术 当归 生地 牛膝 沉香各三两 人参 沙参 天门冬 阿胶 山茱萸 核桃肉 龙眼肉各四两 紫河车二具 黍米金丹一粒(即小儿出世口内大血珠)

【用法】上为咀片,以桑树柴文武火煎熬成膏。不拘时服。

【主治】肾气不足,下元虚乏,脐腹疼痛,脚膝缓弱,肢体倦怠,面色痿黄,腰疼背胀。

46190 补中丸(《袖珍》卷四引《圣惠》)

【组成】川芎 白芍药 黄耆 当归 人参 陈皮各五钱 白术 地黄各一两

【用法】上为末,炼蜜为丸,如梧桐子大。每服五七十丸,温水送下,常服。

【主治】妇人虚损诸疾。

46191 补中丸(《圣济总录》卷一八五)

【组成】乌头(炮裂,去皮脐) 威灵仙(去苗土) 巴戟天(去心) 苍术(米泔浸一宿,切,慢火焙干) 赤芍药各一两

【用法】上为末,酒煮面糊为丸,如梧桐子大。每服三十丸,食前温酒送下。

【功用】补虚益气,顺三焦,壮筋骨。

46192 补中丸(《宣明论》卷十二)

【组成】厚朴(生姜制香) 干姜(炮) 陈皮(去白) 白茯苓(去皮) 甘草(炙紫)各等分

【用法】上为末,炼蜜为丸,如樱桃大。每服一丸,空心白汤化下细嚼亦得。

【功用】《卫生宝鉴》:补脾虚,调胃弱,止泻痢,进饮食,定痛。

【主治】一切气疾心腹疼痛,呕吐气逆,不思美食。

46193 补中丸(《魏氏家藏方》卷七)

【组成】白芷二两 罂粟壳(去蒂瓤)一两半(半生,半炒) 当归(焙,去芦) 枳壳(麸炒,去瓤)各一两 陈皮半两(去白,炒) 橡斗(大者)七枚(小者)十枚

【用法】上为细末,炼蜜为丸,如弹子大。每服一丸,水一盏,煎至七分,食前服。

【主治】赤白痢。

【加减】白痢,加石榴皮一片;赤痢,加乌梅半个;如赤白痢,加乌梅、石榴皮同煎。

46194 补中丸(《麻疹全书》卷三)

【组成】人参 黄耆 白术 当归 白芷 白芍 川芎 肉桂 麦冬 藿香

【用法】上研末为丸。每服二钱,白汤送下。

【主治】麻证收后虚寒,呕吐泄泻青色,唇白身冷者。

46195 补中丸(《万氏家抄方》卷一)

【组成】龙骨五钱 白豆蔻三钱 肉果(煨)三钱 干姜(煨)五钱 砂仁三钱 川椒(去目,焙)三钱 破故纸(炒)五钱

【用法】神曲糊丸。米饮送下。

【主治】滑泄不止。

46196 补中丸(《竹林女科》卷四)

【组成】川芎 当归 黄耆(蜜炙) 白术(蜜炙) 人参 白芍 杜仲(盐水炒) 川续断 阿胶(炒珠) 五味子(炒)各一两 甘草(蜜炙)五钱

【用法】上为末,炼蜜为丸。白汤送下。

【主治】妇人脾胃虚寒,带脉无力,不孕。

46197 补中汤(《易简》)

【组成】理中汤加橘红 茯苓各一两

【用法】上㕮咀。每服四钱,水一盏半,煎至六分,食前热服。

【主治】❶《易简》:泄泻。❷《医钞类编》:鹜泄糟粕不化,澄澈清凉,小便清白。

46198 补中汤(《兰室秘藏》卷下)

【组成】升麻 柴胡 当归各二分 神曲三分(炒) 泽泻四分 大麦蘖面 苍术各五分 黄耆二钱五分 炙甘草八分 红花少许 五味子二十个

【用法】上㕮咀,分作二服。水二盏,煎至一盏,去滓,空腹服。

【主治】面黄汗多目赤,四肢沉重,减食,腹中时时痛,咳嗽,两手寸脉短,右手脉弦细兼涩,关虚。

46199 补中汤(《普济方》卷一四六引《保生回车轮》)

【组成】厚朴二两(姜制) 陈皮二两(去瓤) 白术二两 半夏一两(浸洗七次,切片,焙) 藿香叶半两 肉豆蔻二枚(去壳) 桂半两(刮去皮) 甘草(炙焦黄)半两

【用法】上为粗散。每服四钱,水一盏半,加生姜三片,大枣二枚,同煎至七分,去滓温服,一日三次,不拘时候。

【主治】伤寒后脾胃气不和。

46200 补中汤(《得效》卷十四)

【组成】干姜(炮) 阿胶(剉,蛤粉炒) 芎藭 五味子各一两 白术 黄耆(去芦,蜜水炙) 当归(去芦,酒浸) 赤芍药各一两半 人参 木香(不见火) 杜仲(去皮,剉,炒) 甘草(炙)各半两

【用法】上为散。每服四钱,水一盏半煎,通口服,不拘时候。

【功用】养新血,去瘀血,补虚扶危。

【主治】妇人半产未满月。

46201 补中汤(《陈素庵妇科补解》卷一)

【组成】白术(姜汁炒)三钱 茯苓一钱 人参一钱 山药一钱二分 广皮一钱 当归(酒炒)一钱五分 白芍(酒炒)一钱二分 熟地(姜汁炒)三钱 川芎一钱二分 炙草五分 葛根(酒炒)一钱 香附(醋炒)三钱 生姜三片 大枣五枚

【主治】妇人脾胃衰弱,饮食减少,不能生血,经水后期而至者。

46202 补中汤(《症因脉治》卷四)

【组成】人参 白术 炮姜 炙甘草 丁香

【主治】积寒泄泻,腹中绵绵作痛,小便不赤,口唇不干,泻下清白鸭溏之色,肠胃虚冷甚者。

46203 补中汤(《会约》卷十四)

【组成】人参(少者,重用沙参)四钱 当归 蜜耆 白术各一钱半 炙草八分 陈皮八分 五味十五粒

【用法】姜、枣为引。

【主治】脾肺虚,而肾气不归元,以致气喘者。

【加减】气滞作胀,加砂仁、香附之属;或沉香亦妙。

46204 补化汤(《寿世新编》卷下)

【组成】漂於茅术各一钱五分 紫朴一钱五分 天生苓三钱 白干姜五分 香附片二钱 桂尖一钱五分 荜澄茄一钱五分 西茴陈二钱 广木香七分 建泽泻一钱五分 木通一钱五分

【用法】雄鸡屎二两开水淋汁煎服。每日另化吞十香丸一枚,守服十余日,大气自运,中满自消矣。

【功用】补火燠土,建其中气。

【主治】久经利下,神色枯悴,面目淡黄,脉象迟濡,或弦大无力,舌白不渴,大小便如常,腹虽胀大,按之柔软。

【宜忌】火胀实症忌服。

46205 补气丸(《圣济总录》卷七十九)

【组成】防己 犀角(镑) 葶苈(隔纸炒) 牵牛子(半生半熟) 赤茯苓(去黑皮) 诃黎勒(煨,去核) 海蛤 芎藭 生干地黄(焙)各一两 大黄二两半 木通(剉) 桑根白皮(剉,炒) 陈橘皮(去白,焙) 大戟(炒) 防风(去叉) 郁李仁(去皮尖,炒) 木香各一两

【用法】上为末,炼蜜为丸,如梧桐子大。每服十丸,空心米饮送下。若觉气壅,加至十五丸;如觉通,则减三丸至五丸;大小便不通,即服三十丸。

【主治】❶《圣济总录》:水病不限年月深浅,洪肿大喘,服防己饮愈后用。此不独疗水气,但是气疾,皆治之。❷《普济方》:三焦病水肿,腹胀不利,小水不利。

【备考】《普济方》有"干姜"。

46206 补气丸(《圣济总录》卷一八六)

【组成】葫芦巴(炒) 高良姜(炒) 补骨脂(炒) 乌头(炮裂,去皮脐) 威灵仙(去土)各半两 茴香子(炒)一两半 槟榔(生)二枚

【用法】上为细末,醋煮面糊为丸,如梧桐子大。每服十五丸,空心温酒送下。

【功用】补虚壮筋骨。

【主治】脐下撮痛及小肠气。

46207 补气丸

《医方集解》。即原书"五味子汤"改为丸剂。见该条。

46208 补气丸(《傅青主男科》)

【组成】人参三两 黄耆三两 茯苓四两 白术八两 白芍三两 陈皮一两 炙草八钱 麦冬三两 五味子一两 远志一两 白芥子一两

【用法】炼蜜为丸。每服五钱,早晨白水送下。

【主治】虚劳,气分之伤,右手脉大。

46209 补气汤(《普济方》卷三五二引《肘后方》)

【组成】黄雄鸡一只 赤小豆五升(大豆亦得) 干地黄一两 甘草 桂心 黄芩 芍药各三两

【用法】以水二斗,煮鸡、豆一斗,去滓纳药,煎取四升,分四次服。

【主治】产后大虚劣。

46210 补气汤(《普济方》卷三十五引《十便良方》)

【组成】五味子三两(须用辽东者) 甘草五钱 白盐(炒)一两(三件同拌,置器中露一宿,取出焙干) 吴茱萸五钱

【用法】上为细末,干净瓷瓶中盛。每服一钱,以熟汤送下,不拘时候。

【功用】生胃中津液。

【主治】上焦虚热,夜卧口干。

46211 补气汤(《魏氏家藏方》卷四)

【组成】鹿茸(去毛,剉作段,酒浸,炙) 当归(去芦,酒浸) 白术(炒)各一两 附子二只(炮,去皮脐) 北五味子(去梗) 黄耆(盐水炙) 人参(去芦) 金钗石斛 白茯苓(去皮) 山药(炒)各半两

【用法】上为细末。每服二钱,水一盏半,加生姜三片,大枣一枚,煎至七分,食前服。

【功用】补营卫。

【主治】虚劳咳嗽,寒热往来,四肢乏力。

46212 补气汤(《兰室秘藏》卷中)

【组成】柴胡二分 升麻三分 黄耆八分 当归身二钱 炙甘草四钱 红花少许

【用法】上咬咀,作二服。水二盏,煎至一盏,去滓,食后稍热服。

【主治】年少时气弱,常于气海、三里灸之,节次约五七十壮,至年老添热厥头痛,虽冬天大寒,犹喜寒风,其头痛则愈。微来暖处,或见烟火,其痛复作,五七年不愈者。服清上泻火汤后用此方。

【备考】《医学纲目》有细辛少许,麻黄(炒)、苦丁香各半钱,无红花。

46213 补气汤

《兰室秘藏》卷下。为《东垣试效方》卷九引张洁古方"芍药补气汤"之异名。见该条。

46214 补气汤(《瑞竹堂方》卷一)

【组成】黄耆三两(去芦,蜜水炙) 人参 甘草(炙)各半两 麦门冬一两(汤浸,去心) 苦桔梗(去芦,炒)一两

【用法】上咬咀。每服四钱,水一盏半,加生姜五片,煎至七分,去滓温服,不拘时候。

【功用】补气以养肺。

【主治】❶《瑞竹堂方》:思虑伤心,忧虑伤肺。心乃诸血之源,肺为诸气之候,心虚则血少,脉弱则气虚,遂致目涩口苦,唇燥舌咸,甚至齿为之痛,鼻为之不利,怔忡白浊,腠理不密,易感风寒。❷《医钞类编》:肺虚少气自汗。

【备考】原书治上证,须与益荣丹配合使用。

46215 补气汤

《普济方》卷一八四。为原书同卷"木香顿散"之异名。见该条。

46216 补气汤

《古今医鉴》卷四。为《医便》卷一"人参饮"之异名。见该条。

46217 补气汤(《便览》卷一)

【组成】黄耆 白芍 甘草 泽泻 陈皮 人参

【用法】用水一盏半煎服。

【主治】皮肤麻痒。

【加减】有痰,加半夏、生姜。

46218 补气汤(《嵩崖尊生》卷九)

【组成】白术一钱半 茯苓 山楂 人参各一钱 半夏八分 陈皮八分 干葛七分 砂仁五分 炙草三分

【主治】脾弱,饮食不长肌肉。

46219 补气汤

《嵩崖尊生》卷十一。为《兰室秘藏》卷上"参术汤"之异名。见该条。

46220 补气汤(《医学集成》卷二)

【组成】黄耆 焦术各一两 人参 茯苓 苡仁 半夏各三钱 肉桂二钱 甘草一钱

【主治】中风,右半身不遂。

46221 补气汤(《脉症正宗》卷一)

【组成】人参八分 黄耆一钱 玉竹二钱 白术一钱 木香三分 山药一钱 陈皮八分 川芎八分

【用法】水煎服。

【主治】阳气大虚。

46222 补方丸(《济阴纲目》卷四)

【组成】白术 熟地各一两 当归 白芍药(炒) 川芎 黄耆 人参 陈皮各半两

【用法】上为细末,炼蜜为丸,如梧桐子大。每服五七十丸,温水送下。

【主治】妇人虚损诸疾。

46223 补火丸(《医方考》卷三)

【组成】生硫黄一斤 猪肠二尺

【用法】将硫黄为细末,尽实肠中,烂煮二时取出,去肠,蒸饼为丸,如梧桐子大。每服十丸,日渐加之。

【主治】❶《医方考》:冷劳病瘠,血气枯竭,齿落不已,四肢倦怠,语言不足者。❷《中药成方配本》:命门火衰,畏寒倦怠。

【宜忌】忌猪血、羊血、牛血及诸禽兽之血。

【方论选录】方中硫黄,火之精也,故用之以补火,然其性过热有毒,故用猪肠烂煮以解之。

46224 补心丸《千金》卷十三）

【组成】当归 防风 芎䓖 附子 芍药 甘草 蜀椒 干姜 细辛 桂心 半夏 厚朴 大黄 猪苓各一两 茯苓(一方用茯神) 远志各二两

【用法】上为末,炼蜜为丸,如梧桐子大。每服五丸,酒送下,一日三次。不知,加至十丸。冷极加热药。

【主治】脏虚,善恐怖,如魇状,及女人产后余疾,月经不调。

【方论选录】《千金方衍义》:恐怖虽属心肾之虚,然如魇状,乃虚阳鼓激痰涎涌塞心包,而成正虚邪实之象。虚能受热,故用姜、附;实能受寒,故用大黄;独倍用远志引领诸药,归就心包,以建补虚逐实之功。诸脏安和,则君主泰然,又何必专用补心之药乎。

46225 补心丸《魏氏家藏方》卷二）

【组成】酸枣仁(炒,去壳) 沉香(不见火) 薏苡仁(炒) 乳香(别研) 柏子仁(炒) 鹿茸(酥炙) 车前子(炒) 当归(去芦,酒浸) 五味子(去枝) 人参(去芦) 覆盆子(炒) 防风(去芦) 穿巴戟(去心) 枸杞子 菟丝子(淘净,酒浸,研成饼) 白茯苓(去皮) 肉苁蓉(去皱皮,酒浸) 熟干地黄(洗)各等分

【用法】上为细末,炼蜜为丸,如梧桐子大。每服五十丸,莲心汤送下,一日二次。盐汤饭饮亦得。

【功用】生养气血,补不足,泻有余,滋润精血,养固真元,使邪气无侵,令营卫坚守。

【主治】男子妇人,童男童女,忧愁思虑,食饱恚怒,耗伤心气,精神不守,酒后行房,百脉离经,营卫失调,脏腑遂生疾病:阴阳不足,则寒热往来;气血虚耗,皮毛枯槁;心气不足,怔忡冒乱,梦寐惊惶;肾不足,则乏力失精,小便淋沥;肝气不足,目昏疲倦,四肢烦疼;肺不足,则秘利不常,痰嗽喘急;脾不足,则面黄腹急,饮食无味。并治鼻衄,沙石淋及妇人产后蓐劳,平日恶露,肌瘦骨蒸,久无子息,或妊月未足,多致损堕,诸虚不足,日久淹延之疾。

46226 补心丸《医方大成》卷五引《济生》)

【组成】紫石英(煅,研) 熟地黄(洗) 菖蒲 茯神(去木) 当归(去芦) 附子(炮,去皮脐) 黄耆(去芦) 远志(去心,炒) 川芎 桂心(不见火) 龙齿各一两 人参半两

【用法】上为细末,炼蜜为丸,如梧桐子大。每服七十丸,用枣汤送下,不拘时候。

【主治】忧愁思虑过度,心血耗散,故多惊恐,遗精盗汗。

46227 补心丸《丹溪心法》卷三）

【组成】朱砂二钱五分 瓜蒌五钱 黄连三钱 归身尾三钱五分

【用法】上为末,猪心血为丸服。

【功用】补心。

46228 补心丸（方出《医学正传》卷三,名见《东医宝鉴》卷一）

【组成】川归身一两五钱 川芎一两 粉甘草一两五钱 生地黄一两五钱 远志(去心)二两五钱 酸枣仁

柏子仁各三两 人参一两 辰砂五钱(另研) 金箔二十片 麝香一钱 琥珀三钱 茯神七钱 胆南星五钱 半夏五钱 石菖蒲六钱

【用法】上为极细末,蒸饼为丸,如绿豆大,辰砂为衣。每服七八十丸,津唾咽下,或姜汤送下。

【主治】心虚手振。

46229 补心丸《赤水玄珠》卷十）

【组成】麦冬二两半 远志(甘草汤煮) 石菖蒲 香附子(童便浸)二两 天冬 栝楼根 白术 贝母 熟地 茯神 地骨皮各一两半 人参 川归 牛膝 黄耆各一两 木通八钱

【用法】上为细末,大枣肉为丸,如梧桐子大。每服五七十丸,酒或龙眼汤送下。

【功用】安心养神。

【主治】心气不足,惊恐健忘。

【备考】本方方名,《准绳·类方》引作"补心丹"。原书"远志、石菖蒲"无用量。

46230 补心丸《玉案》卷三）

【组成】当归一两五钱 川芎五钱 粉草一两 生地一两 远志一两 枣仁一两五钱 人参一两五钱 柏子仁一两五钱 辰砂五钱 琥珀五钱 茯神八钱 南星五钱 半夏五钱 石菖蒲一两

【用法】上为末,蒸粉为丸,如绿豆大,金箔、朱砂为衣。每服八十丸,灯心汤送下。

【主治】眼痛不已,日久无光。

46231 补心丸《嵩崖尊生》卷八）

【组成】黄耆 茯神 人参 远志各一两 熟地八钱 柏仁五钱 枣仁 五味各五分 朱砂二钱五分

【用法】炼蜜为丸服。

【主治】常惯怔忡。

46232 补心丸《竹林女科》卷三）

【组成】当归身 生地黄 熟地黄 茯神各一两 人参 麦冬各一两五钱 枣仁 柏子仁各八钱 炙甘草四钱 五味子 莲子各一两二钱

【用法】上为末,炼蜜为丸,如梧桐子大。每服百余丸,芎归汤送下。得卧即安。

【主治】产后心气大虚,惊悸,言语颠倒。

46233 补心丸《大生要旨》)

【组成】黄耆(蜜炙) 枣仁 远志(去木,甘草汤泡,焙) 茯苓各二钱 生地五钱 人参一钱 菖蒲七分

【用法】上为细末,大枣为丸,朱砂为衣。用芎归汤送下,得卧即安。

【主治】产伤气血,心气大亏,心神惊悸不宁,时见鬼神,言语颠倒。

46234 补心丸

《全国中成药处方集》(武汉方)。为《杂病源流犀烛》卷十八"补心丹"之异名。见该条。

46235 补心丹《鸡峰》卷十一）

【组成】干山药 人参 茯苓 菖蒲各四两 熟地黄 黄耆 紫石英各二两

【用法】上为细末,炼蜜为丸,如弹子大,辰砂一两为衣。每服一丸,临卧白汤化下。

【主治】心虚诸疾。

46236 补心丹（《魏氏家藏方》卷二）

【组成】真辰砂二钱半　雄黄二钱半（并别研,水飞）白附子一钱（狗牙者,炮,为末称）

【用法】上为末,獖猪心内血为丸,如绿豆大。每服三粒,临卧人参汤送下。

【主治】心气不足,及妇人心血损耗,惊悸不宁,一切虚损;月事愆期,寒热难晓,及癫邪之状。

46237 补心丹

《准绳·类方》卷五。即《赤水玄珠》卷十"补心丸"。见该条。

46238 补心丹（《医林纂要》卷四）

【组成】生地黄（酒洗）四两　酸枣仁（炒,去壳）一两　柏子仁（炒,研,去油）一两　当归（酒洗）一两　五味子（炒,研）一两　麦门冬（炒,去心）一两　天门冬（炒,去心）一两　桔梗五钱　远志（炒）五钱　茯神（去木）五钱　丹参（炒）五钱　元参（炒）五钱　人参五钱　黄连（生用）三钱

【用法】炼蜜为丸,如弹子大,朱砂为衣。每服一丸,临卧灯心汤化下。

【功用】补血气,泻心火。

【主治】思虑过多,心血不足。

【方论选录】方中枣、柏二仁为补心主药,而君以生地黄则补阴生血;佐以当归及丹、元二参,引之以远志、茯神,则皆引肾水以交于心,而节其过,且滋血以供其用,非直以补心也;至用五味、二冬、桔梗,以敛肺清金,而下生肾水,又佐以人参,泄以黄连,则一恐壮火之食气,一恐阴血之难滋,而保金以生水,亦以节火之过炽,而均之以适其平也。

46239 补心丹（《杂病源流犀烛》卷十八）

【异名】补心丸（《全国中药成药处方集》武汉方）。

【组成】人参　丹参　元参　天冬　麦冬　生地　茯神　远志　枣仁　当归　朱砂　菖蒲　桔梗　柏子仁　五味子

【主治】心血亏虚,心悸怔忡,失眠梦遗。

❶《杂病源流犀烛》:读书夜坐,阳气上升,充塞上窍,痰多鼻塞,能食,上盛下衰,寐则阳直降而精下注,有梦而泄。其或真阴损伤,而五志中阳火上燔为喉咙痛,下坠为遗,精髓日耗,骨痿无力,日延枯槁,宜早服补心丹,晚服桑螵蛸散。❷《医方简义》:癫症与怔忡症。❸《全国中药成药处方集》:神经衰弱,心血不足,心跳气短,失眠健忘,神志不宁,口燥咽干。

【备考】《医方简义》本方用法:炼蜜为丸,如梧桐子大,辰砂为衣。

46240 补心汤（《外台》卷十五引《深师方》）

【组成】麦门冬三两（去心）　紫石英五分　紫菀二两　桂心一尺　茯苓四两　小豆二十四粒　人参半两　大枣二十五枚（擘）　甘草五寸（炙）

【用法】上切。以水八升,煮取二升四合,羸人分作三服,强人再服。

【主治】❶《外台》引《深师方》:心气不足,其病苦满,汗出心风,烦闷善恐,独苦多梦,不自觉者;咽喉痛,时时吐血,舌本强,水浆不通,手掌热,心惊悸,吐下血。❷《千金》:

心烦善独语。

【宜忌】忌海藻、菘菜、生葱、酢物。

46241 补心汤（《千金》卷十四）

【组成】紫石英　茯苓　人参　远志　当归　茯神　甘草　紫菀各二两　麦门冬一升　赤小豆三合　大枣三十枚

【用法】上㕮咀。以水一斗二升,煮取三升,分三次服。

【主治】心气不足,惊悸汗出,心中烦闷短气,喜怒悲忧悉不自知,常苦咽喉痛,口唇黑,呕吐血,舌本强,不通水浆。

46242 补心汤（《千金》卷十四）

【组成】人参　甘草　枳实　当归　龙齿　桔梗各三两　半夏　桂心各五两　黄耆四两　生姜六两　茯神二两　大枣二十枚　茯苓　远志各三两

【用法】上㕮咀。以水一斗二升,先煮粳米五合令熟,去滓,纳药煮取四升,分服八合,日三夜三。

【功用】定志下气。

【主治】奄奄忽忽,朝差暮剧,惊悸,心中憧憧,胸满不下食,阴阳气衰,脾胃不磨,不欲闻人声。

【备考】本方方名,《普济方》引作"人参茯苓汤"。

46243 补心汤（《千金》卷十四）

【组成】远志　蒲黄（一方用菖蒲）　人参　茯苓各四两

【用法】上㕮咀。以水一斗,煮取三升半,分三次服。

【主治】心气不足,心痛惊恐。

【备考】本方方名,《普济方》引作"远志散"。

46244 补心汤（《鸡峰》卷十一）

【组成】人参　白术　茯苓　茯神　菖蒲各半两　远志四钱　甘草　桂各三钱

【用法】上为细末,每服二钱,水一盏,加生姜三片,大枣一枚（擘破）,同煎至七分,食后温服。

【主治】心气不足,惊悸汗出,心中烦闷,短气,悲忧、独语、自梦悉不自知,及诸失血舌本强直。

46245 补心汤（《魏氏家藏方》卷二）

【组成】人参（去芦）　枳实（去瓤,麸炒）　龙齿　当归（去芦,酒浸）　桔梗（去芦,炒）　甘草（炙）　远志（汤泡,去心）　白茯苓（去皮）各一两　茯神七钱（去木）　黄耆一两三钱（蜜涂,炙）　半夏曲（炙）　桂心（去粗皮,干）各一两六钱三分

【用法】上㕮咀。每服四钱,水一盏半,加生姜三片,大枣二枚,煎至八分,去滓,食前服。

【功用】宁心定志,升降荣卫。

46246 补心汤（《内经拾遗》卷一）

【组成】茯神（去木）　贝母（去心）　麦冬（去心）　生地（姜汁炒）各二钱　天冬（去心）　酸枣仁（炒）　白芍　当归　橘红各一钱　黄连八分　川芎八分　甘草二分

【用法】水二钟,加生姜三片,煎八分,食后服。

【功用】补心。

【主治】心血不足,心若掣。

【加减】有郁,加香附。

46247 补心汤（《元戎》卷十一）

【组成】四物汤合参苏饮

【主治】妊娠虚热。

46248 补心汤（《得效》卷十五）

【组成】白茯苓　人参　前胡　半夏(汤洗七次,去滑)　川芎各三分　橘皮　枳壳(麸炒,去瓤)　紫苏　桔梗　甘草(炙)　干姜各半两　当归一两三分　白芍药二两　熟地黄一两半

【用法】上剉散。每服四钱,水一盏半,加生姜五片,大枣一枚,同煎,食前服。

【功用】补心养胃。

【主治】妇人阴中生疮,或痛或痒,如虫行状,淋沥脓汁,阴蚀几尽。

46249 补心汤

《医方类聚》卷一五九引《永类钤方》。为《医心方》卷二十六引葛氏方"孔子枕中神效方"之异名。见该条。

46250 补心汤

《普济方》卷三七八。为《千金》卷十三"大补心汤"之异名。见该条。

46251 补心汤(《便览》卷三)

【组成】川芎　当归　生地　芍药(炒)　桔梗　干葛　陈皮　前胡　紫苏各一钱　半夏一分　枳壳五分　茯苓七分　甘草　木香各三分

【用法】加生姜三片,大枣二枚,水煎服。

【主治】吐血发热,咳嗽,胸前作痛,头目昏眩。

46252 补心汤(《寿世保元》卷五)

【组成】当归一钱二分　川芎七分　白芍(炒)一钱　生地黄一钱二分　白术(去芦)一钱　远志(去心)八分　白茯神一钱二分　酸枣仁(炒)八分　麦门冬(去心)一钱　黄连(姜汁炒)一钱　元参五钱　甘草(炙)三钱

【用法】上剉一剂。水煎,温服。

【主治】心血虚,惊悸怔忡,健忘不寐。

46253 补心汤(《红炉点雪》卷一)

【组成】当归一钱　白术八分(土炒)　陈皮五分(去白)　白芍五分(炙)　生地七分　远志五分(去骨)　石菖蒲六分　麦冬七分(去心)　酸枣仁五分(略炒)　甘草三分　黄柏三分(童便炒)　知母五分(童便炒)　茯神五分(去木)　(一方加柏子仁、北五味)

【用法】水煎服。

【主治】惊悸怔忡。

【加减】虚极者,加人参三分。

46254 补心汤(《玉案》卷四)

【组成】当归　生地各四钱　白芍　玄胡索　乌药　丹皮　远志　茯神各一钱　龙眼肉五枚

【用法】水煎服。

【主治】心气虚耗,不能藏血以养心,故心痛,四肢厥冷。

46255 补心汤(《嵩崖尊生》卷十二)

【组成】当归一钱五分　川芎　炙草各一钱　生地一钱五分　远志二钱五分　枣仁　柏仁各二钱　人参一钱　琥珀五分　茯神七分　胆星五分　石菖蒲六分

【主治】血虚颤动,心不宁。

【备考】为丸服更妙。

46256 补心汤(《医略六书》卷二十八)

【组成】枣仁三钱　生地五钱　黄连一钱半　丹参一钱半　白芍一钱半　元参一钱半

【用法】水煎,冲藕汁一杯温服。

【主治】妊娠心虚挟热,伤犯心包,心神烦热而咯出血星,脉虚微洪者。

【方论选录】生地壮肾水之不足;黄连降心火之有余;白芍敛阴收血以止血;枣仁养心宁神以安神,生新去宿;元参退热存阴。水煎以滋肾水,藕汁以清血络,使水升火降,则心肾交而坎离济。

46257 补心汤(《脉症正宗》卷一)

【组成】生地二钱　当归八分　白芍八分　枣仁八分　茯神一钱　木通八分　五味六分　丹参一钱

【功用】补心。

46258 补心汤(《盘珠集》卷下)

【组成】人参　茯苓　炙甘草　熟地　当归　白芍(酒炒)　枣仁　麦冬　小麦

【主治】妊娠伤寒,心气虚不能主血。

46259 补心汤(《杂病源流犀烛》卷六)

【组成】人参　当归　茯神　远志　地黄　甘草　柏子仁

【主治】忧惕思虑,伤神涸血,心包络痛。

46260 补心汤(《不知医必要》卷二)

【组成】生地(酒炒)　茯苓各二钱　枣仁(即炒,杵)　当归(朱砂末拌)　莲仁(去心)　麦冬(去心)各一钱五分　竹叶十片　甘草七分

【用法】加灯心一团,水煎服。

【主治】思虑过多,心神溃乱,烦躁不寐。

46261 补心酒(《奇方类编》卷下)

【组成】麦冬(去心)二两　柏子仁(去油)一两　白茯神一两　当归身一两　龙眼肉一两　生地一两五钱

【用法】盛绢袋,入无灰酒十斤,坛内浸七日用,连坛煮亦可。

【主治】《年氏集验良方》:怔忡,心神不宁。

46262 补心散(《活幼口议》卷二十)

【组成】四圣汤加石菖蒲　石莲肉　石膏

【主治】小儿心气不足,神情恍惚。

46263 补正汤(《圣济总录》卷四十八)

【组成】白药二两　甘草(炙,剉)　芍药各一两

【用法】上为粗末。每服三钱匕,水一盏,煎至七分,去滓温服。

【主治】肺虚,通身汗出不止。

46264 补正散(《石室秘录》卷一)

【组成】人参三钱　黄耆三钱　柴胡二钱　半夏一钱　甘草一钱　当归三钱　陈皮一钱　白术三钱　六曲五分　黄芩五分　山楂五粒

【用法】水煎服。

【主治】人素虚寒,中风寒邪气者。

【方论选录】此方妙在用参、归、耆、术以扶正气;加柴胡、半夏以祛邪;加陈皮、山楂以消食;加甘草以和中,不治邪而邪自退。

46265 补本丸

《医学纲目》卷二十三。为《保命集》卷中"椒术丸"之异名。见该条。

46266 补旧汤(《解围元数》卷三)

【异名】救苦汤。

【组成】苦参皮一钱五分　牛蒡子　人参　首乌　山栀各一钱　僵蚕　白鲜皮　防风　连翘　天麻　蔓荆子　黄芩各五分　全蝎　黄连　甘草各四分　薄荷　羌活　独活　荆芥各三分　干葛　黄柏各七分　威灵仙　蒺藜各八分

【用法】先用酒煎十帖服,再用水煎,须尽量饮酒。服之百帖,其眉须复生,肿块渐退,手足痿顿者有力。

【主治】糙糠风、壁泥风,及血痹血风。

【宜忌】须戒色、省劳、避风、忌口,方能有功。

【加减】怯弱者,加仙灵脾五分。三年身固绝根,再以每味加十倍为末,再加乳香、没药、血竭、沉香各一两,冰片、牛黄各一钱,麝香二钱,用米仁糊为丸,如梧桐子大,朱砂为衣。每服百丸,酒送下,临服时,加威灵仙末三分效速。

46267 补母汤(《名家方选》)

【组成】当归　茯苓　桔梗　柴胡　木香　芍药各一钱　莪术　藿香　芎劳　人参　黄耆　肉桂　桂心　熏陆　沉香　乳香　熟地黄　丁子　石膏　滑石　大黄　升麻　缩砂　槟榔　黄芩　甘草　安息香各三钱

【用法】水煎服。

【主治】产前产后,或金疮打扑,凡从血症变出者。

46268 补肉药(《杂病源流犀烛》卷三十)

【异名】补肉膏。

【组成】香油一两　黄蜡八钱　密陀僧五分　乳香　没药各一钱

【用法】熬膏。外贴。手脚骨被压碎者,取大片桑皮,将补肉膏、定痛膏糊在桑皮上,夹贴骨肉上。

【主治】跌扑闪挫,面伤青黑,伤重者。

46269 补肉膏

《杂病源流犀烛》卷三十。为原书同卷"补肉药"之异名。见该条。

46270 补肉膏

《伤科汇纂》卷七。为《准绳·疡医》卷六"理伤膏"之异名。见该条。

46271 补伤散(《千金》卷十七)

【组成】天门冬一升　防风　泽泻　人参各一两半　白蔹一两　大豆卷　前胡　芍药　栝楼根　石膏　干姜各二两　紫菀一两　桂心　白术各四两　甘草　干地黄　薯蓣　当归各二两半　阿胶一两半

【用法】上药治下筛。每服方寸匕,食前酒送下,一日三次。

【主治】肺伤善泄,咳,善惊恐,不能动筋,不可以远行,膝不可久立,汗出鼻干,少气喜悲,心下急痛,痛引胸中,卧不安席,忽忽喜梦,寒热,小便赤黄,目不远视,唾血。

【方论选录】《千金方衍义》:此《金匮》薯蓣丸之变方,除十三味相同外,其天冬乃麦冬之变味,柴胡乃前胡之变味,泽泻乃茯苓之变味,栝楼根乃杏仁之变味,石膏乃桔梗之变味,紫菀乃川芎之变味,惟曲、枣二味,无可变味。

46272 补血丸

《医方类聚》卷一五三引《新效方》。为《医学纲目》卷四引东垣方"补肾丸"之异名。见该条。

46273 补血丸(《医学纲目》卷四)

【组成】龟版(酒炙黄)　黄柏(炒)　知母(炒)各三两　生干姜一两　杜牛膝二两

【用法】上为末,粥为丸服。

【主治】❶《医学纲目》:肾水不足之阴虚。❷《赤水玄珠》:瘰疬。

46274 补血丸(《傅青主男科》)

【组成】熟地八两　白芍八两　当归四两　山萸四两　麦冬三两　五味子一两　砂仁五钱　生枣仁一两　白芥子一两　肉桂五钱

【用法】炼蜜为丸。晚服一两,白水送下。

【主治】血分之劳,左手脉大。

【加减】如血热者,去肉桂,加地骨皮五钱。

46275 补血汤

《脉因证治》卷上。为《内外伤辨》卷中"当归补血汤"之异名。见该条。

46276 补血汤(《普济方》卷三三二)

【组成】白芍药　白术　白茯苓　熟地黄　当归　香附子　川芎　黄耆　甘草　胶珠　远志肉各一两　人参　官桂各半两

【用法】用水二盏,加生姜五片,大枣二个,煎至一盏,食后服,滓再煎服。

【主治】妇人室女,血海不准,或多或少,或过期,身体倦怠。

46277 补血汤(《回春》卷二)

【组成】当归一钱　川芎五分　白芍(炒)一钱　生地黄五分　人参一钱二分　白茯神(去木)五分　酸枣仁(炒)一钱　陈皮五分　麦门冬(去心)一钱　五味子十五个　栀子(炒)五分　甘草(炙)五分

【用法】上剉一剂。水煎,温服。

【主治】劳心思虑,损伤精神,头眩目昏,心虚气短,惊悸烦热。

46278 补血汤(《脉症正宗》卷一)

【组成】熟地二钱　当归一钱　白芍八分　丹皮八分　元参一钱　丹参一钱　木通八分　车前八分

【用法】水煎服。

【主治】阴血大虚。

46279 补血汤(《盘珠集》卷上)

【组成】黄耆(炙)　当归　川芎

【主治】血少不能荣养其胎,胎不动不坠,腹冷如冰者。

46280 补肌散(《鸡峰》卷二十二)

【组成】五叶草　木鳖子　雄黄　黄丹各半两　狗头灰一两　蜘蛛(大者)两只

【用法】上为末。用荞面一两　裹药末烧烟尽为度。细研为末,掺在疮口。

【主治】一切恶疮,脓水不止,疼痛不可忍者。

46281 补肌散(《金鉴》卷八十八)

【组成】地黄苗　地菘　青蒿　苍耳苗　赤芍药(水煎取汁)各五两　生艾叶三合

【用法】上五月五、七月七午时修合,以前药汁拌石灰阴干,入黄丹三两,为细末。凡有伤折出血,用药包封。不可动,约十日可愈,不肿不脓。

【功用】止血除痛,辟风续筋骨,生肌肉。

【主治】因跌打砍磕而落去牙齿者。

46282 补肌散(《杂病源流犀烛》卷三十)

【组成】点椒五钱　兽脑骨　红内消　白芷各二钱

【用法】上为末。掺即安。或已落,有血丝未断,掺齿龈间,亦可复牢。

【功用】生肌,疗伤齿。

【主治】跌扑闪挫伤齿。

46283 补阳汤(《兰室秘藏》卷上)

【组成】肉桂一钱(去皮)　知母(炒)　当归身(酒洗)　生地黄(酒洗)　白茯苓　泽泻　陈皮各三钱　白芍药　防风各五钱　黄耆　人参　白术　羌活　独活　熟地黄　甘草各一两　柴胡二两

【用法】上㕮咀。每服五钱,水二盏,煎至一大盏,去滓,空心服。

【主治】❶《兰室秘藏》:阳不胜其阴,乃阴盛阳虚,则九窍不通,令青白翳见于大眦,及足太阳、少阴经中郁遏,足厥阴肝经气不得上通於目,故青白翳内阻也。❷《审视瑶函》:视正反斜症及内障。

【宜忌】《审视瑶函》:若大寒大风,过于劳役,饮食不调,精神不足,或气弱,俱不得服。

【方论选录】❶《兰室秘藏》:《内经》云,阴盛阳虚,则当先补其阳,后泻其阴,此治法是也,先补其阳,使阳气上升,通于肝经之末,利空窍于目矣。❷《医方考》:人参、黄耆、白术、茯苓、甘草,甘温益气之品也,因所以补阳;柴胡、羌活、独活、防风,辛温散翳之品也,亦所以补阳;知母、当归、生熟地黄、芍药、泽泻虽养阴,亦所以济夫羌、防、柴、独,使不散其真阳耳,是亦所以补阳也。用肉桂者,取其辛热,热者火之象,可以散翳,辛者金之味,可以平肝木,盖眼者肝木之窍,以故用之。

46284 补阳汤(《兰室秘藏》卷下)

【组成】黄柏　橘皮　葛根　连翘　蝎梢　炙甘草各一分　升麻　黄耆　柴胡各二分　当归身　麻黄各三分　吴茱萸　生地黄　地龙各五分

【用法】上㕮咀,作一服。水一大盏半,煎至六分,去滓,乳食后热服。

【功用】添精神,气和顺,乳食旺。

【主治】小儿大寒证,明堂青脉,额上青黑,脑后青络高起,舌上白滑,喉鸣而喘,大便微青,耳尖冷,目中常常泪下,仍多眵,胸中不利,卧而多惊,无搐则寒。

46285 补阳汤(《类证治裁》卷二)

【组成】参　耆　术　草　五味

【主治】表虚,自汗失敛。

【加减】虚,加附子。

46286 补阴丸

《女科百问》卷上。为《杨氏家藏方》卷十五"补阴丹"之异名。见该条。

46287 补阴丸(《丹溪心法》卷三)

【异名】大补阴丸(《医方类聚》卷一五三引《新效方》)。

【组成】侧柏　黄柏　乌药叶各二两　龟版(酒炙)五两　苦参三两　黄连半两

【用法】上为末,地黄膏为丸,如梧桐子大。每服三五十丸,食前温水送下。

【功用】补阴。

【主治】《医方类聚》引《新效方》:肾经阴亏。

【加减】冬,加干姜;夏,加缩砂。

46288 补阴丸(《丹溪心法》卷三)

【异名】虎潜丸(《医统》卷四十八)、补阴种子丸(《医学正印》卷上)。

【组成】黄柏半斤(盐酒炒)　知母(酒浸,炒)　熟地黄各三两　龟版四两(酒浸,炙)　白芍(炒)　陈皮　牛膝各二两　琐阳　当归各一两半　虎骨一两(酒浸,酥炙)

【用法】上为末,酒煮羊肉为丸。每服五十丸,盐汤送下。

【功用】❶《景岳全书》:降阴火,滋肾水。❷《简明医彀》:济阴养血,补肾益精,强腰膝,壮筋骨,固精元。

【主治】❶《摄生众妙方》:左尺肾脉洪大盛数,精元不固者。❷《医钞类编》:精血不足,骨蒸劳热,筋骨痿弱,足不任地。

【加减】冬,加干姜半两。

【方论选录】《医方集解》:此足少阴药也。黄柏、知母、熟地所以壮肾水而滋阴;当归、芍药、牛膝,所以补肝虚而养血;牛膝又能引诸药下行,以壮筋骨,盖肝肾同一治也。龟得阴气最厚,故以补阴而为君;虎得阴气最强,故以健骨而为佐,用胫骨者,虎虽死犹立不仆,其气力皆在前胫,故用以入足,从其类也。琐阳益精壮阳,养筋润燥,然数者皆血药,故又加陈皮以利气,加干姜以通阳,羊肉甘热属火而大补,亦以味补精,以形补形之义,使气血交通,阴阳相济也。名虎潜者,虎阴类,潜藏也。一名补阴丸,益补阴所以称阳也。

46289 补阴丸(《丹溪心法》卷三)

【组成】龟版二两　黄柏(炒)　牛膝　人参各半两　香附　白芍各一两　甘草二钱　砂仁三钱(春不用)

【用法】上为末,酒糊为丸服。

【功用】补阴。

46290 补阴丸(《丹溪心法》卷三)

【组成】龟版二两　黄柏一两

【用法】上细切地黄,酒蒸熟,捣细为丸服。

【功用】补阴。

46291 补阴丸(《丹溪心法》卷三)

【组成】龟版二两(酒炙)　黄柏七钱半　知母半两　人参三钱　牛膝一两

【用法】上为末,酒糊为丸服。

【功用】补阴。

46292 补阴丸(《丹溪心法》卷三)

【组成】龟版一两(酒煮)　黄柏半两　知母三两　五味三钱

【用法】上为末,酒糊为丸服。

【功用】补阴。

46293 补阴丸(《丹溪心法》卷三)

【组成】龟版五两　侧柏一两半　香附三两

【用法】上为末,姜汁浸地黄膏为丸。空心服。

【功用】补阴。

46294 补阴丸(《准绳·类方》卷四引丹溪方)

【组成】败龟版(酒炙)　黄柏(酒炒)　知母　侧柏叶

枸杞子　五味子　杜仲(姜汁炒去丝)　砂仁各等分　甘草减半

【用法】上为末,猪脊髓加地黄膏为丸服。

【功用】《杂病源流犀烛》:滋阴降火。

【主治】❶《准绳·类方》引丹溪方:腰痛。❷《杂病源流犀烛》:咳血。阴虚、火动,痰不下降,先见红而后痰嗽者。

46295 补阴丸(《医学纲目》卷二十八)

【组成】龟版　黄柏　知母　侧柏叶

【用法】上为末,地黄膏为丸。

【主治】阴虚性急腰痛。

46296 补阴丸

《普济方》卷二一八。即《博济》卷二"补阴丹"。见该条。

46297 补阴丸(《明医杂著》卷一)

【异名】济阴丸(《医级》卷九)。

【组成】黄柏(去皮,酒拌,炒褐色)　知母(去皮毛,酒拌炒,忌铁)　败龟版(酥炙透)各三两　锁阳(酥炙干)　枸杞子各二两　熟地黄(酒拌蒸,忌铁)　干姜(炒紫色)三钱(寒月加至五钱)

【用法】上为末,加炼蜜及猪脊髓三条,和药末杵匀为丸,如梧桐子大。每服八九十丸,空心淡盐汤送下,寒月可用温酒送下。

【功用】《医级》:泻火补阴。

【主治】阴虚火旺,劳瘵咳嗽,咯血吐血。

【加减】梦遗精滑者,加牡蛎(童便煅)、白术各一两,山茱萸肉、椿根白皮(炒)各七钱;若有赤白浊病者,加白术、白茯苓各一两半,山栀仁、黄连(炒)各五钱;若脚软弱无力者,加牛膝(酒洗)二两,虎胫骨(酥炙透)一两,防己(酒洗)、木瓜各五钱;若有疝气病者,加苍术(盐水炒)一两半,黄连(姜汁炒)、山栀(炒)各六钱,川芎一两,吴茱(炒)、青皮(去瓢)各五钱;脾气虚弱,畏寒易泄者,加白术三两,陈皮一两,干姜(炒)加至七钱;眼目昏暗者,加当归(酒炒)、川芎、菊花各一两,柴胡、黄连(酒炒)、乌犀角各五钱,蔓荆子、防风各三钱;若兼气虚之人,加人参、黄耆各二两;若左尺既虚,右尺亦微,命门火衰,阳事不举,加黑附子(小便浸泡去皮)、肉桂(去皮)各七钱,沉香五钱。

46298 补阴丸(《丹溪治法心要》卷四)

【组成】熟地八两(酒洗)　黄柏四两(酒洗)　当归(酒洗)　菟丝子　肉苁蓉(酒洗)　知母(酒洗)　枸杞各三两　天门冬　龟版(酥炙)　山药各二两　五味一两半

【用法】上为末,用参四两,者八两熬膏,再用猪肾酒煮捣烂为丸。

【主治】阴虚。

46299 补阴丸(《万氏女科》卷一)

【组成】黄柏　知母(去皮毛,炒)各等分

【用法】炼蜜为丸。每服五十丸。

【功用】泻冲任之火。

【主治】一月而经再行。

46300 补阴丸(《广嗣纪要》卷四)

【组成】黄柏(盐水炒)四两　知母(酒洗)四两　熟地黄(酒蒸,焙)六两　天门冬(焙)三两(各勿犯铁器)

【用法】上为末和匀,炼蜜为丸,如梧桐子大。每服五

十丸,空心、食前百沸汤送下。

【功用】滋其真水之化源,以制其邪火之元甚。

【方论选录】肾苦燥,知母之辛寒以润之;肾欲坚,黄柏之苦寒以坚之;熟地黄之苦甘寒,以补肾之虚;天门冬之甘寒,以补肺,滋肾水之化源。

46301 补阴丸

《本草纲目》卷四十五。即《丹溪心法》卷三"大补丸"。见该条。

46302 补阴丸(《杏苑》卷七)

【组成】黄柏(炒褐色)半斤　知母　熟地黄　龟版各四两　牛膝二两　桂枝一两　白术三两

【用法】上为末,用腊酒煮面糊为丸,如梧桐子大。每服七十丸,空心温酒送下。

【功用】补阴。

【主治】血气俱虚兼痰之痛风。

46303 补阴丸(《济阳纲目》卷八十)

【组成】龟版(酒炙)　锁阳(酒浸)　归身(酒浸)　陈皮　杜仲　牛膝(酒浸)　白芍药(酒浸)各一两　白术二两　生地黄(酒浸)一两半　干姜七钱半　黄柏(炒)　虎胫骨(酒炙)　茯苓各半两　五味子二钱　甘草(炙)一钱　菟丝子(酒蒸,捣烂,晒干)

【用法】上为末,用紫河车蒸烂为丸,如梧桐子大。如无河车,用猪脑骨髓亦得。每服七八十丸,空心温酒盐汤送下。

【主治】痿。

46304 补阴丸(《症因脉治》卷三)

【组成】黄柏　知母　熟地　败龟版　白芍药　陈皮　牛膝　虎骨　当归

【用法】上为末,羊肉为丸服。

【主治】肝热痿软,筋膜干急。

46305 补阴丸(《症因脉治》卷三)

【组成】当归　生地　白芍药　丹皮　牛膝　木瓜　龟版　虎骨

【用法】羊肉为丸服。

【主治】肝经血枯筋挛。

46306 补阴丸(《医学心悟》卷三)

【组成】熟地三两　丹皮　天冬　当归　枸杞子　牛膝　山药　女贞子　茯苓　龟版　杜仲　续断各一两二钱　人参　黄柏各五钱

【用法】石斛四两熬膏,和炼蜜为丸。每服三钱,早晨淡盐水送下。

【主治】肾气热,腰软无力,恐成骨痿。

46307 补阴丸(《医略六书》卷二十八)

【组成】熟地八两　阿胶八两(蒲黄灰炒)

【用法】上为散,炼蜜为丸。每服五钱,米饮送下。

【主治】孕妇溺血,脉虚数者。

【方论选录】妊娠冲任两虚,不能吸血归经而偏渗膀胱,故溺血不止,胎因不安焉。熟地补阴资血,以滋冲任;阿胶补血益阴,以止尿血,蜜丸以润其经气,饮下以和其胃气,使经血内充则经脉完固,而血不妄行。

46308 补阴丸

《不居集》上集卷十七。为《丹溪心法》卷三"补肾丸"

之异名。见该条。

46309 补阴丹(《博济》卷二)

【组成】朱砂(去石) 硇砂(去石) 延胡索 木香 半夏(汤浸七遍) 芫花(醋浸,炒黄色) 斑猫(去翅足,酒浸后炒令焦黑止)各半两 川苦楝子(醋浸,炒黄) 荆三棱 海蛤 蓬莪术 大附子(炮,去脐) 舶上茴香 青皮各一两 肉豆蔻三枚 槟榔三枚

【用法】上为细末,酒煮面糊为丸,如梧桐子大。每服五七丸,女用醋汤,男用温酒或盐汤送下,空心、临卧各一服。

【功用】大健脾元。

【主治】❶《博济》:小肠气,膀胱气刺疼痛;妇人产后恶物不尽,变作血瘕者。❷《鸡峰》:妇人血脏诸疾及诸淋病,经脉不行。

【备考】本方方名,《普济方》引作"补阴丸"。

46310 补阴丹(《杨氏家藏方》卷十五)

【异名】补阴丸(《女科百问》卷上)。

【组成】熟干地黄(洗,焙) 生干地黄各七两半 白术五两苍术五两(米泔浸一宿) 藁本(去土) 牡丹皮 当归(洗,焙) 秦艽各十两 细辛(去叶土)七两 蚕退纸(烧灰留性)七两 肉桂(去粗皮)八两 甘草(炙)六两半 大豆黄卷(焙干称,炒烟出)六两半 枳壳(麸炒,去瓤)六两 陈橘皮(去白)六两 羌活(去芦头) 香白芷 干姜(炮)各五两 糯米三升(炒黑色,炒烟出) 白茯苓(去皮)二两

【用法】上为细末,炼蜜为丸,每一两作十丸。每服一丸,空心、食前温酒化下;醋汤亦得。

【功用】润肌体,悦颜色,调荣卫,逐风寒,进饮食。

【主治】妇人百疾,或经候不匀,或崩漏不止,腰腿沉重,脐腹作痛,潮热往来,虚烦自汗,中满气短,呕哕不时,肢体酸疼,不思饮食,日渐瘦弱。

46311 补阴丹(《御药院方》卷六)

【组成】磁石(紧者,烧赤,醋淬七次,水飞过,晒干称)三两 鹿茸三两(去毛,酥炙) 生干地黄八两 石斛三两 泽泻三两 官桂一两半(去粗皮) 杜仲二两(细切,炒去丝) 山茱萸三两(生用)

【用法】上为细末,入磁石末同研匀,炼蜜为丸,如梧桐子大。每服五十丸,空心、食前温酒送下,或盐汤送下亦得,日进一服。服二月觉功,一百日见效。

【功用】滋益肾水真阴,镇伏心火大热,坚强骨髓,补养精气,通调血脉,润泽肌肤,交泰心肾。

【主治】发热怔忪,脚膝痹弱。

46312 补阴丹(《施圆端效方》引贾彦通方。见《医方类聚》卷二一二)

【组成】熟地黄(焙) 生地黄(焙) 乌梅肉(焙)各二两 川芎三钱

【用法】上为细末,炼蜜为丸,如弹子大。每服一丸,麦蘖汤化下,一日三次,不拘时候。

【主治】妇人血气俱虚,四肢困热,骨节烦疼。

46313 补阴汤(《回春》卷五)

【组成】当归 白芍(酒炒) 生地黄 熟地黄 陈皮 茴香(盐、酒炒) 故纸(酒炒) 牛膝(去芦,酒洗) 杜仲(去粗皮,酒炒) 茯苓(去皮)各一钱 人参五分 黄柏(去

粗皮,酒炒) 知母(酒炒)各七分 甘草(炙)三分

【用法】上剉一剂。加大枣二枚,水煎服,不拘时候。如常服合丸药,俱为细末,炼蜜为丸,如梧桐子大。每服五十丸,米汤送下;酒亦可。

【主治】肾虚腰痛。

【加减】痛甚大者,加乳香、砂仁、沉香,去芍药、生地、陈皮。

46314 补阴汤(《石室秘录》卷三)

【组成】熟地三两 元参八两 生地四两 麦冬三两 白芍五两 丹皮三两 沙参三两 地骨皮五两 天门冬三两 陈皮五钱

【用法】上为末,炼蜜为丸;或加桑叶六两为末,同捣为丸。每日五钱,白滚水送下。

【主治】瘦人火有余,水不足者。

【方论选录】元参去浮游之火,而又能调停五脏之阳,各品之药,阴多于阳,则阴气胜于阳气,自然阴胜阳消,又何必石膏、知母之纷纷哉:虽石膏、知母原是去火神剂,不可偏废,然而用之于火腾热极之初,可以救阴水之熬干,不可用之于火微热退之后,减阳光之转运,此瘦人之治法。

【备考】本方方名,据剂型当作"补阴丸"。

46315 补阴散(方出《明医杂著》卷一,名见《医便》卷一)

【异名】滋阴降火汤(《医便》卷一)。

【组成】生地黄(酒洗) 甘草(炙) 干姜(炮)各五分 川芎 熟地各一钱 白芍药(炒)一钱三分 陈皮七分 当归 白术各一钱三分 黄柏(蜜水浸,炙)七分 知母(蜜水浸拌,炒) 天门冬(去心皮)各一钱。

【用法】加生姜三片,水煎,空心温服。

【主治】❶《明医杂著》:劳瘵色欲证,先见潮热、盗汗、咳嗽、倦怠者趁早服之。❷《杂病源流犀烛》:阳强。

【加减】若咳嗽盛,加桑白皮、马兜铃、瓜蒌仁各七钱,五味子十粒;若痰盛,加姜制半夏、贝母、瓜蒌仁各一钱;若潮热盛,加桑白皮、沙参、地骨皮各七分;若梦遗、精滑,加蛎、龙骨、山茱萸各七分;若赤白浊,加白茯苓一钱,黄连三分(炒);若兼衄血、咳血,出于肺也,加桑白皮一钱,黄芩、山栀各五分(炒);若兼嗽血、痰血,出于脾也,加桑白皮、贝母、黄连、瓜蒌仁各七分;若兼呕吐血,出于胃也,加山栀、黄连、干姜、蒲黄(炒)各一钱,韭汁半盏,姜汁少许;若兼咯唾血,出于肾也,加桔梗、玄参、侧柏叶(炒)各一钱。

【备考】本方方名,《东医宝鉴·杂病篇》引作"补阴降火汤"。

46316 补阴煎(《杂病证治新义》)

【组成】生熟地黄 麦冬 当归 白芍 阿胶 龟胶 党参 炒谷芽 枳壳

【用法】水煎服。

【主治】阴虚,面色萎黄,精神倦怠,唇焦,口燥无津,脉细数无力。

46317 补劳饮(《圣济总录》卷九十三)

【组成】黄耆(剉) 当归(切,焙) 生干地黄(焙)各二两 人参 白茯苓(去黑皮) 芍药 五味子 桂(去粗皮) 牛膝(酒浸,切,焙) 陈橘皮(去白,炒) 麦门冬(去心,焙) 枳壳(去瓤,麸炒) 甘草(炙,剉)各一两 柴胡(去苗)一两半

【用法】上为粗末。每服五钱匕,水一盏半,加生姜五片,大枣三枚(擘),同煎至八分,去滓温服,不拘时候。

【功用】通经脉。

【主治】男子、妇人虚劳骨蒸,传尸染著,不能断绝,服阿魏丸经脉犹未通,或四肢虚羸,饮食全少。

46318 补肝丸(《千金》卷六)

【组成】青葙子 桂心 葶苈子 杏仁 细辛 芜蔚子 枸杞子 五味子各一两 茯苓 黄芩 防风 地肤子 泽泻 决明子 麦门冬 蕤仁各一两六铢 车前子 菟丝子各二两 干地黄二两 兔肝一具

【用法】上为末,炼蜜为丸,如梧桐子大。每服二十丸,饮送下,一日二次。加至三十丸。

【主治】眼暗。

46319 补肝丸(《千金》卷六)

【异名】兔肝丸(《圣济总录》卷一〇八)。

【组成】兔肝二具 柏子仁 干地黄 茯苓 细辛 蕤仁 枸杞子各一两六铢 防风 芎劳 薯蓣各一两 车前子二合 五味子十八铢 甘草半两 菟丝子一合

【用法】上为末,炼蜜为丸,如梧桐子大。每服二十丸,酒送下,一日二次。加至四十丸。

【主治】肝瘅所损,眼暗眈眈不明,寒则泪出。

【方论选录】《千金方衍义》:于前补肝丸中除去青葙、桂心、葶苈、杏仁、芜蔚、黄芩、地肤、泽泻、决明、门冬十味,添入山药、柏仁、芎劳、甘草。较前补肝丸用法稍平而补肝之功最稳。盖眈眈不明,肝肾精血不充,兔肝有同气相感之力,细辛、防风开发经络之滞,则诸药方得上注于目也。

46320 补肝丸(《千金翼》卷十一)

【异名】地肤子丸(《圣惠》卷三十三)。

【组成】地肤子二合 蓝子二合 蒺藜子二合 细辛五合 桂心五分 车前子二合 菟丝子二合 瓜子二合 萤火虫五合 黄连一两半 芜蔚子二合 青葙子二合 大黄二两 决明子五合

【用法】上为末,炼蜜为丸,如梧桐子大。每服十五丸,饮送下。可加至二十丸。

【功用】明目。

【主治】❶《千金翼》:眼暗。❷《圣惠》:眼青盲,无所见物。

【宜忌】慎热面食、生冷、酢、滑、油、蒜、猪、鸡、鱼、荞面、黄米。

46321 补肝丸(《圣济总录》卷一一二)

【组成】杏仁一两 芜蔚子一两 青葙子一两 枸杞子一两 五味子一两 茯苓一两(去皮) 干地黄三两 菟丝子二两 决明子一两 山芋 车前子 地骨皮(焙) 柏子仁 大黄 细辛(去苗叶) 甘草(炙,剉) 人参 黄芩(去黑心) 黄连(去须) 防风(去叉)各一两半

【用法】上为末,炼蜜为丸,如梧桐子大。每服二十丸,加至三十丸,食后米饮送下,临卧再服。

【主治】眼昏暗,将变成内障。

46322 补肝丸(《幼幼新书》卷三十三引《龙木论》)

【组成】芎劳 藁本 五味子 细辛各一两 羌活 知母各一两半 芜蔚子二两

【用法】上为末,炼蜜为丸,如梧桐子大。每服十丸,空心茶送下。

【主治】小儿睑中生赘外障,赤涩泪出。

【备考】原书治上证,先宜钩、割,散去瘀血,后乃熨烙,并服用本方。

46323 补肝丸(《瘰论萃英》)

【组成】四物汤加防风 羌活各等分

【用法】上为细末,炼蜜为丸服。

【主治】❶《医方集解》:风虚眩运,风秘便难。❷《杂病源流犀烛》:酒色过度,当胁一点痛不止,名干胁痛。

【备考】本方改为汤剂,名"治风六合汤"(见《医方集解》);改为散剂,名"补肝散"(见《杂病源流犀烛》)。

46324 补肝丸(《秘传眼科龙木论》卷五)

【组成】泽泻 菖蒲各一两半 人参 茯苓 干山药 远志 防风 知母 干地黄各二两

【用法】上为末,炼蜜为丸,如梧桐子大。每服十丸,空心茶送下。

【功用】退翳。

【主治】飞尘眯目,外障。

46325 补肝丸(《慎斋遗书》卷五)

【组成】海螵蛸四钱 杞子四两 归身一两 杜仲四两 香附二两(醋炒)

【用法】水泛为丸服。

【功用】补肝。

46326 补肝丸(《眼科全书》卷五)

【组成】人参三钱 白茯 熟地 山药 远志 知母 泽泻 防风各一钱 楮实子(酒洗) 菟丝子(酒煮) 蒺藜(炒,去刺) 当归(酒洗)各一两 石菖蒲 夏枯草 石斛草各八钱 覆盆子(酒洗) 蔓荆子 龙胆草 细辛 川芎各七钱

【用法】上为末,炼蜜为丸,如梧桐子大。每服三丸,空心白汤送下;或酒送下。

【主治】飞尘入眼伤,物粘处有血积成块,或肉生疙瘩者。

【备考】原书治上证:宜用小锋针抽拨或针出毒血。

46327 补肝丸(《审视瑶函》卷三)

【组成】苍术(米泔水制) 熟地黄(焙干) 蝉退 车前子 川芎 当归身 连翘 夜明砂 羌活 龙胆草(酒洗) 菊花各等分

【用法】上为细末,米泔水煮猪肝,捣烂,入末为丸,如梧桐子大。每服五十丸,薄荷汤送下。

【主治】玛瑙内障。翳障薄而不厚,偏斜略带焦黄,如玛瑙之状。

46328 补肝丸

《医部全录》卷一四六。为《局方》卷七"镇肝丸"之异名。见该条。

46329 补肝丸(《异授眼科》)

【组成】菟丝子(酒煮,捣烂) 柏子仁(炒)各三两 枸杞三两 山药三两 白茯苓二两 防风一两 栀子(炒)一两 五味子一两 车前子一两(炒) 细辛五钱 甘草五钱 蕤仁三钱 川芎一两

【用法】上为细末,用熟地三两,兔肝一具,捣膏入药,炼蜜为丸,如梧桐子大。每服二钱,灯草煎汤送下。

【主治】肝虚目暗,渐渐昏蒙,时见黑花,视一如二。

【宜忌】忌萝卜、蒜、椒、姜、鱼腥、犬羊、煎炒、油面、生冷之物。

46330 补肝丹(《鸡峰》卷十二)

【组成】柏子仁 熟干地黄 沉香(一方用半两) 干山药 金钗石斛各一两 石麻 覆盆子 牛膝 黄耆各一两 蔓荆子半两(一方加苁蓉一两,酒浸一宿,片切,焙,杜蒺藜一两木臼杵去刺,慢火炒黄后称。菟丝子一两,淘去泥土,酒浸一宿,滤出焙干)

【用法】上为细末,炼蜜为丸,如梧桐子大。每服二十丸,空心米饮送下,每日一服。

【功用】养精血,明目注颜。

【主治】肝经风气上攻,头脑昏重,目暗眩眩,项背拘急,脚膝少力,四肢多倦。

46331 补肝汤(《千金》卷十一)

【组成】甘草 桂心 山茱萸各一两 细辛 桃仁柏子仁 茯苓 防风各二两 大枣二十四枚

【用法】上咬咀。以水九升,煮取五升,去滓,分三次服。

【主治】肝气不足,两胁下满,筋急不得太息,四肢厥冷,抢心腹痛,目不明了;及妇人心痛,乳痈,膝热消渴,爪甲枯,口面青者。

【宜忌】《外台》:忌海藻、菘菜、猪肉、生葱、菜、酢物。

【方论选录】《千金方衍义》:肝为风木之脏,动则生火,静则生风,动者实而静则虚也。山萸、桂心专补肝虚下脱,防风、细辛、柏仁专散虚风内动,然非山萸不能敛固于下,非桂心不能鼓运于中。故欲杜虚风,须培疆土,苓、甘、大枣意在培土。尤赖防风、桂心之风力运动,则土膏发育,木泽敷荣。桃仁一味协济桂心,流通血脉,调适妇人经候之要著也。

46332 补肝汤(《千金翼》卷十一)

【组成】甘草(炙) 黄芩 人参 桂心各二两

【用法】上咬咀。以水六升,煮取二升,去滓,分三次服。

【主治】肝气不足。

【宜忌】❶《外台》:忌生葱。❷《普济方》:忌海藻,菘菜。

46333 补肝汤(《千金翼》卷十五)

【组成】蕤仁 柏子仁各一两 茯苓二两半 乌头(炮,去皮)四枚 大枣三十枚(擘) 牛黄 石胆 桂心各一两 细辛 防风 白术 甘草(炙)各三两

【用法】上咬咀。以水一斗,煮取二升八合,分三次服。

【主治】肝气不足,两胁满,筋急不得太息,四肢厥,寒热偏癃,淋溺石沙,腰尻少腹痛;妇人心腹四肢痛,乳痈,膝胫热,转筋,遗溺消渴,爪甲青枯,口噤面青太息,疝瘕上抢心,腹中痛,两眼不明。

46334 补肝汤(《圣济总录》卷十九)

【组成】白茯苓(去黑皮)一两二钱 乌头四枚(炮裂,去皮脐) 薏苡仁 独活各一两 附子二枚(炮裂,去脐) 柏子仁(研) 防风(去叉) 细辛(去苗叶)各二两 山茱萸 桂(去粗皮)各三分 甘草(炙,到)半两

【用法】上到,如麻豆大,入研药拌匀。每服五钱匕,水

一盏半,加大枣二枚(擘开),同煎数沸,去滓,取一盏服,不拘时候。

【主治】肝痹,两胁下满,筋急不得太息,疝瘕四逆,抢心腹痛,目不明。

46335 补肝汤(《圣济总录》卷八十六)

【组成】天门冬(去心,焙) 酸枣仁(微炒) 柴胡(去苗) 当归(切,焙) 羌活(去芦头) 防风(去叉) 桂(去粗皮) 细辛(去苗叶) 赤茯苓(去黑皮) 升麻 秦艽(去苗土) 黄耆(到) 杜仲(去粗皮,炙,到) 鳖甲(去裙襕,醋炙,到) 鹿茸(去毛,酥炙,到) 牛膝(酒浸,切,焙) 天麻 黄明胶(炙燥) 山茱萸各等分

【用法】上为粗末。每服三钱匕,水一盏,加生姜二片,大枣一枚(擘),煎至七分,去滓,食前温服。

【主治】肝劳。胁痛气急,忧恚不常,面青肌瘦,筋脉拘急。

46336 补肝汤(《圣济总录》卷一○二)

【组成】防风(去叉) 细辛(去苗叶) 白茯苓(去黑皮) 柏子仁 桃仁(汤浸,去皮尖双仁,炒) 桂(去粗皮) 甘草(微炙,到) 山茱萸 蔓荆实(去浮皮)各等分

【用法】上为粗末。每服五钱匕,水一盏半,加大枣三枚(擘破),同煎至八分,去滓温服,一日二次,不拘时候。

【主治】肝虚,两胁满痛,筋脉拘急,不得喘息,眼目昏暗,面多青色。

46337 补肝汤(《圣济总录》卷一一○)

【异名】补肝散(《秘传眼科龙木论》卷二)。

【组成】人参 白茯苓(去黑皮) 车前子 黄芩(去黑心) 大黄(湿纸裹煨)各一两 五味子 防风(去叉)各一两 玄参一两半

【用法】上为粗末。每服二钱匕,水一盏,煎至六分,去滓,食后温服。

【主治】❶《圣济总录》:雀目。❷《秘传眼科龙木论》:高风雀目内障,惟见顶上之物。

46338 补肝汤(《圣济总录》卷一一二)

【组成】人参 白茯苓(去黑皮) 玄参 黄芩(去黑心)各一两 防风(去叉) 知母 桔梗(炒) 芜蔚子各二两

【用法】上为粗末。每服三钱匕,水一盏,煎至六分,去滓,食后、临卧温服。

【主治】内障滑翳。

46339 补肝汤(《兰室秘藏》卷中)

【异名】柴胡半夏汤(原书同卷)、半夏苍术汤(《张氏医通》卷十四)。

【组成】柴胡 升麻 藁本各五分 白茯苓七分 炒神曲 苍术各一钱 半夏二钱 生姜十片

【用法】上为粗末,作一服。水二大盏,煎至一大盏,去滓,稍热服。

【主治】素有风证,不敢见风,眼涩,头痛眼黑,胸中有痰,恶心,兀兀欲吐,遇风但觉皮肉紧,手足难举重物;如居暖室,少出微汗,其证乃减,再或遇风,病即复。

46340 补肝汤(《兰室秘藏》卷下)

【组成】黄耆七分 炙甘草五分 升麻 猪苓各四分白茯苓 葛根 人参各三分 柴胡 羌活 陈皮 连翘

当归身 黄柏(炒) 泽泻 苍术 曲末 知母 防风各二分

【用法】上剉如麻豆大,都作一服。水二大盏,煎至一盏,去滓,空心稍热服。

【主治】❶《兰室秘藏》:前阴冰冷并阴汗,两脚痿弱无力。❷《保命歌括》:女子阴癞,肝肾虚者。

【宜忌】忌酒、湿面。

46341 补肝汤(《秘传眼科龙木论》卷一)

【组成】细辛 防风 芜蔚子各一两 五味子 桔梗各一两 黑参一两半

【用法】上为末。以水一盏,散一钱,煎至五分,去滓,空心温服。

【主治】❶《秘传眼科龙木论》:散翳内障。❷《普济方》:目风眼寒。

【备考】原书治上证,宜先用金针拔之,然后服本方。

46342 补肝汤(《秘传眼科龙木论》卷二)

【组成】芍药 细辛 桔梗 车前子 人参 茯苓各一两 羌活 防风各二两

【用法】上为末。每服一钱,以水一盏,煎至五分,去滓,食前温服。

【主治】乌风内障。

46343 补肝汤

《普济方》卷七十一引《龙木论》。为《圣济总录》卷一〇五"藁本汤"之异名。见该条。

46344 补肝汤(《医方类聚》卷二一二引《仙传济阴方》)

【组成】肉豆蔻(生) 陈皮半两 白术半两 荆芥三钱 旋覆花三钱 良姜三钱 茯苓三钱

【用法】上为末。米汤调下。

【主治】脾虚牙疼颊肿。

46345 补肝汤(《古今医鉴》卷十三)

【组成】生地一两 熟地一两 川芎二钱半 赤茯苓二钱半 枳壳(炒)二钱半 黄连二钱半 杏仁(水泡,去皮)二钱半 半夏曲二钱半 天麻二钱半 地骨皮二钱半 甘草(炙)二钱半

【用法】上剉。每服二钱,加生姜三片,黑豆十五粒,水煎,临卧服。

【主治】肝疳,眼闭不开,内有蒙雾。

46346 补肝汤(《医学六要·治法汇》卷七)

【组成】当归 生地 芍药 川芎 酸枣仁 木瓜 甘草

【用法】水煎服。

【功用】《古今名方》:养血柔肝,活血调经。

【主治】❶《医学六要·治法汇》:肝血虚损,目暗眈眈,筋缓不能自收。❷《古今名方》:肝血不足,头目眩晕,少寐,月经量少,以及血不养筋,肢体麻木,小腿转筋。

46347 补肝汤(《证治宝鉴》卷十一)

【组成】四物汤加陈皮 甘菊

【主治】眩晕,血虚微热者。

46348 补肝汤(《金鉴》卷七十七)

【组成】茯苓一钱 桔梗一钱 芜蔚子二钱 黄芩一钱 防风二钱 川芎一钱 知母一钱 黑参一钱 当归身二钱 人参一钱

【用法】上为粗末。以水二盏,煎至一盏,去滓,食后温服。

【功用】清散虚热。

【主治】滑翳内障,肝风冲上,脑脂下注所致。

46349 补肝汤(《脉症正宗》卷一)

【组成】生地二钱 当归一钱 白芍八分 柴胡六分 杜仲八分 枣仁一钱 车前八分 牛膝八分

【用法】水煎服。

【功用】补肝。

46350 补肝汤(方出《临证指南医案》卷八,名见《杂病源流犀烛》卷二十二)

【组成】冬桑叶一钱 炒枸杞一钱半 小胡麻一钱半 望月砂三钱 制首乌三钱 石决明一具 黄菊花一钱 稽豆皮三钱

【主治】脉涩细,左目痛,泪热翳膜,此肝阴内亏,厥阳上越所致。

46351 补肝汤

《医碥》卷七。为《准绳·类方》卷四引滑氏方"补肝散"之异名。见该条。

46352 补肝汤(《金匮翼》卷六)

【组成】干地黄三钱 白芍一钱半 当归 陈皮各一钱 川芎七分 甘草五分

【用法】上作一服。水煎服。

【主治】肝虚胁痛。

46353 补肝饮(《玉案》卷三)

【组成】甘菊 甘草 山药 熟地各二钱 防风 柏子仁 茯苓 枸杞子 白芍 柴胡各一钱

【用法】水煎,温服。

【主治】乌睛陷者。

46354 补肝酒(《千金》卷十一)

【异名】松膏酒。

【组成】松脂十斤

【用法】上细剉,以水淹浸一周日煮之,细细接取上膏,水竭更添之,脂尽更水煮如前,烟尽去火停冷,脂当沉下,取一斤,酿米一石,水七斗,好曲末二斗,如家常酿酒法,仍冷沉下,饭封一百日,脂、米、曲并消尽,酒香满一室。细细饮之。此酒须一倍加曲。

【主治】肝虚寒,或高风眼泪等杂病。

【方论选录】《千金方衍义》:松脂坚劲而善祛风,肝虚风湿内袭,故用其膏酿酒,以祛宿昔之风。

46355 补肝散(方出《外台》卷二十一引《肘后方》,名见《证类本草》卷七)

【组成】蒺藜子(七月七日收,阴干)

【用法】上为散。每服方寸匕,食后水送下。

【主治】积年失明,不识人。

46356 补肝散(《外台》卷二十一引《深师方》)

【组成】干姜六分 甘遂三分 桂心 茯苓 附子(炮) 黄连 甘草(炙) 当归 干漆(熬) 贝齿(烧) 猪苓 白术各五分 干地黄八分 丹参六分 防风七分 黄耆六分

【用法】上为散。每服方寸匕,酒送下,一日三次。

【主治】肝脏病,眼青盲,内或生障,恶风赤痛。

【宜忌】忌海藻、菘菜、生菜、猪肉、冷水、桃李、雀肉等。

46357 补肝散（《千金》卷六）

【组成】青羊肝一具（去上膜，薄切之，以新瓦瓶子未用者，净拭之，纳肝于中，炭火上炙之，令极干汁尽，为末） 决明子半升 蓼子一合（熬令香）

【用法】上药治下筛。每服方寸匕，食后以粥饮送下，一日二次。稍加至三匕，不过两剂。服之一年，能夜读细书。

【主治】❶《千金》：目失明漠漠。❷《医学六要·治法汇》：肝虚失明。

【方论选录】《千金方衍义》：决明久能益精光，蓼实温中明目，青羊即杀羊，青盲明目之专药，皆《本经》主治，不专滋阴补肝，兼能散血舒筋，同气相感之妙用。

46358 补肝散（《千金》卷六）

【组成】细辛 钟乳粉（炼成者） 茯苓 云母粉（炼成者） 远志 五味子各等分

【用法】上药治下筛。每服五分匕，加至一钱匕，酒送下，一日三次。

【主治】三十年失明。

【宜忌】《外台》：忌生菜、大酢。

【方论选录】《千金方衍义》：失明而至二三十载，阳精耗竭已极，方用钟乳温经通窍，明目益精，云母镇摄虚阳，益精明目；细辛、远志开发肾肝；茯苓守护真气；五味子交通心肾，鼓舞氤氲之气上行。

46359 补肝散（《千金》卷六）

【组成】地肤子一斗（阴干，为末） 生地黄十斤（捣取汁）

【用法】上以地黄汁和散，晒干，更为末。每服方寸匕，酒送下，一日二次。

【功用】明目。

【主治】❶《千金》：男子五劳七伤之眼疾。❷《普济方》：虚劳目暗。

【方论选录】《千金方衍义》：地肤子利小便，治膀胱之热；生地黄汁滋血润燥，除瘀积，和损伤。阴血不足，不能近视者宜之。

46360 补肝散（方出《千金》卷六，名见《证类本草》卷二十七）

【组成】白瓜子七升

【用法】绢袋盛，搅，沸汤中三遍，晒干，以酢五升浸一宿，晒干，治下筛。每服方寸匕，一日三次。服之百日，夜写细书。

【功用】❶《千金》：明目。❷《普济方》：肥人悦颜，延年不老。

【主治】男子五劳七伤之目疾。

46361 补肝散（《千金》卷十一）

【组成】山茱萸 桂心 薯蓣 天雄 茯苓 人参各五分 芎䓖 白术 独活 五加皮 大黄各七分 防风 干姜 丹参 厚朴 细辛 桔梗各一两半 甘菊花 甘草各一两 贯众半两 橘皮三分 陈麦曲 大麦蘖各一升

【用法】上药治下筛。每服方寸匕，酒送下，一日二次，若食不消，食后服；若止痛，食前服。

【功用】消食破气止泪。

【主治】左胁偏痛，宿食不消，并目昏眩风泪出，见物

不审，遇风寒偏甚。

【方论选录】《千金方衍义》：此补肝散所主木乘土衰，故于萸、桂、天雄等补肝药中添入大黄、厚朴、贯众以泄内蕴之滞；人参、白术、茯苓以补内亏之气；干姜、芎䓖、五加以温内阻之血；防风、细辛、独活、甘菊以卫内虚之风；其余薯蓣、丹参、桔梗、橘皮、甘草、曲蘖随补泻以为佐使耳。

46362 补肝散（《医方类聚》卷六十五引《龙树菩萨眼论》）

【组成】决明子 防风 芎䓖 秦皮 人参 茯苓 干地黄 枳壳 蕤仁 石膏 黄连 青葙子 生姜 甘草 黄芩 麦门冬各五分 竹沥五合 青羊肝一具（并胆）

【用法】以水一斗二升，煮取三升，去肝，纳上药各五分，煎取一升，去滓，入竹沥，入羊肝，更煎五沸，分三次温服，如人行十里，再之。

【主治】诸眼疾。

46363 补肝散（《证类本草》卷十一引《简要济众方》）

【异名】还明散（《永乐大典》卷一一一四一二引《卫生家宝》）、还精散（《普济方》卷七十一）、夏枯草散（《济阳纲目》卷一〇一）。

【组成】夏枯草半两 香附子一两

【用法】上为末。每服一钱，腊茶调下，不拘时候。

【主治】肝虚目睛疼，冷泪不止，筋脉痛及眼羞明怕日。

【备考】❶《医方论》：肝无补法，养血便是补肝，此方但行气而不养血，负此名矣。❷《济阳纲目》本方用法：麦冬煎汤调下。

46364 补肝散（《医方类聚》卷十引《神巧万全方》）

【组成】甘菊一两 茯神 芎䓖 细辛 五味子 人参 独活 羚羊角屑 白术各三分 肉桂 酸枣仁（微炒） 甘草（炙）各半两

【用法】上为散。每服三钱，以水一中盏，加大枣三枚，同煎六分，去滓温服。

【主治】肝脏虚寒，头目昏疼，四肢不利，胸膈虚烦。

46365 补肝散（《普济方》卷八十一引《圣济总录》）

【组成】芜荑子一两半 旋覆花 羌活 知母各一两 甘菊三分 防风二两

【用法】上为末。每服一钱，水一盏，煎至五分，去滓，食后温服。

【主治】眼坐起生花外障。

46366 补肝散

《东医宝鉴·外形篇》卷一引《本事》。为《冯氏锦囊·杂症》卷六引《简要济众方》"夏枯草散"之异名。见该条。

46367 补肝散（《得效》卷十六）

【组成】熟地黄 白茯苓（去皮） 家菊 细辛各半两 芍药三分 柏子仁一分 甘草半钱（炙） 防风一分 北柴胡一两（去芦）

【用法】上剉散。每服三钱，水一盏半煎，食后服。

【主治】肝肾俱虚，圆翳内障，黑珠上一点圆翳，日中见之差小，阴处见之则大白，或明或暗，视物不明，以冷药治之，转见黑花。

46368 补肝散（《准绳·类方》卷四引滑氏方）

【异名】补肝煎（《不居集》上集卷二十四）、补肝汤（《医碥》卷七）。

【组成】山茱萸肉　当归　五味子(炒,杵)　山药　黄耆(炒)　川芎　木瓜各半两　熟地黄(自制)　白术(炒)各一钱　独活　酸枣仁(炒)各四钱

【用法】上为末。每服五钱,加大枣,水煎服。

【主治】❶《准绳·类方》引滑氏方:肝肾二经气血亏损,胁胀作痛,或胁胀头眩,寒热发热,或身痛,经不调。❷《玉机微义》:肝脏气虚,视物不明,两胁胀满,筋脉拘急,面色青,小腹痛。

46369 补肝散

《秘传眼科龙木论》卷二。为《圣济总录》卷一一〇"补肝汤"之异名。见该条。

46370 补肝散(《秘传眼科龙木论》卷二)

【异名】细辛汤(《普济方》卷七十六)。

【组成】羚羊角　防风各二两　羌活　车前子　人参　茯苓　细辛　黑参　黄芩各三两半

【用法】上为末。每服一钱,食后米饮汤下。

【主治】❶《秘传眼科龙木论》:肝风目暗内障。初患之时,眼蒙昏暗,并无赤痛,内无翳膜。此是肾脏虚劳,肝气不足,眼前多生花,数般形状,或黑或白,或黄或青,见物面形难辨。❷《普济方》:目风眼寒,及昏肿多泪。

46371 补肝散

《秘传眼科龙木论》卷五。即《圣济总录》卷一〇五"藁本汤"改为散剂。见该条。

46372 补肝散(《秘传眼科龙木论》卷五)

【组成】人参　茯苓　五味子　芎劳　藁本各一两　茺蔚子　细辛各一两半

【用法】上为末。每日一钱,空心米汤调下。

【主治】心脏伏毒,热气壅在膈中。初患之时,微有头痛目眩,眼系常急,夜卧涩痛,泪出难开,时时如针刺,外障相似。

46373 补肝散(《银海精微》卷上)

【组成】当归　熟地黄　川芎　赤芍药　防风　木贼各等分

【用法】水煎服。

【主治】❶《银海精微》:冷泪。❷《医学集成》:冲风泪出不痛属虚者。

46374 补肝散(《症因脉治》卷三)

【组成】当归　白芍药　羌活　秦艽

【主治】内伤筋挛。肝经血少生风,皮肤干竭,通身燥痒,手足难于举动,渐至肌肉黑瘦,筋脉挛缩。

46375 补肝散(《症因脉治》卷四)

【组成】川芎　陈皮　生姜　防风　当归身　白芍药　羌活

【主治】内伤霍乱转筋。

【备考】原书治上证,本方加木瓜、秦艽。

46376 补肝散(《审视瑶函》卷五)

【组成】羚羊角　细辛　羌活　白茯苓　楮实子　人参　玄参　车前子　夏枯草　防风　石斛各等分

【用法】上为细末。每服一钱,食后米饮调下。

【主治】偃月障症。

46377 补肝散(《眼科全书》卷三)

【组成】大黄(酒蒸,久晒)　川芎　菊花　防风　大力子(炒)　荆芥　玄参　蒺藜　细辛　黄芩　栀子　木贼　甘草　草决明(炒)　苍术　蔓荆子

【用法】上为末。每服二钱,临卧饮汤调下;或酒调下。

【主治】肝虚鸡盲内障,至酉时黄昏则不见物,至点灯时又见物,能视上者。

46378 补肝散(《证治汇补》卷二)

【组成】生地　熟地　当归　白芍药　石斛　丹皮　柴胡　甘草

【功用】《医略六书》:养阴血,退虚热。

【主治】❶《证治汇补》:痨瘵。❷《医略六书》:疲劳伤肝,肝血暗耗,故筋失所养而疲困成痨,脉弦数虚涩者。

【方论选录】《医略六书》:方中生地滋阴壮水,专退疲劳之热;熟地补阴滋血,专资耗亡之阴;当归养血荣肝,白芍敛阴和肝,石斛益阴平热,丹皮凉血退蒸,生草泻虚火以缓中,柴胡引诸药以入肝也。盖肝无补法,养阴滋血即所以补肝,水煎温服,使阴血内充,则肝得所养而疲劳自已。

【备考】《医略六书》本方用生地十两,柴胡五钱,熟地十两,归身六两,白芍(炒)四两,石斛三两,丹皮一两半,甘草一两。上为散,水煎,去滓温服。

46379 补肝散

《杂病源流犀烛》卷十。即《斑论萃英》卷二十一"补肝丸"改为散剂。见该条。

46380 补肝煎

《不居集》上集卷二十四。为《准绳·类方》卷四引滑氏方"补肝散"之异名。见该条。

46381 补肝膏(《理瀹》)

【组成】鳖甲全个(先熬去滓)　党参　生地　熟地　杞子　五味子　当归　萸肉各二两　黄耆　白术　白芍　川芎　醋香附　山药　枣仁　灵脂各一两　柴胡　丹皮　黑山栀　龙胆草　瓜蒌　黄芩　茯苓　木通　羌活　防风　泽泻　生甘草各七钱　黄连　续断　吴萸　陈皮　半夏　红花五钱　薄荷　官桂各二钱　乌梅五个

【用法】油丹熬,牛胶三两搅,贴患处。

【主治】肝虚气血为病,或有隐痛者。

46382 补青丸(《杨氏家藏方》卷十一)

【组成】菟丝子一斤(洗净,用酒浸三宿,炒,别杵末)　熟干地黄(洗,焙)一斤　车前子(炒)　枸杞子(拣净)　地骨皮(洗净,去土)　白茯苓(去皮)　甘菊花各半斤

【用法】上为细末,炼蜜为丸,如梧桐子大。每服五十丸,食后温酒、盐汤任下。

【功用】养肝益精,滋荣目力。

【备考】本方方名,《普济方》引作"补精丸"。

46383 补青丸(《普济方》卷十四引《杨氏家藏方》)

【组成】菟丝子一斤(洗净,用酒浸三宿,炒,别杵末)　熟干地黄(洗,焙)一斤　车前子(炒)　枸杞子(拣净)　蔓荆子　牡丹皮(去心)　麻黄各半两　牵牛二钱　射干三分

【用法】上为细末。每服二钱,食前热汤调下。

【功用】养肝益精,滋荣目力。

【加减】小便多,减射干。

【备考】本方方名,据剂型,当作"补青散"。

46384 补肾丸(《圣惠》卷三十)

【组成】熟干地黄一两　巴戟三分　黄耆三分(剉)

石斛一两(去根,剉)　人参三分(去芦头)　白茯苓三分
桂心三分　牛膝一两(去苗)　山茱萸三分　防风三分(去
芦头)　菟丝子一两(酒浸三日,晒干,别捣为末)　羌活三
分　肉苁蓉一两(酒浸一宿,刮去皱皮,炙干)　附子一两
(炮裂,去皮脐)　磁石二两(烧醋淬七遍,捣碎,细研,水飞
过)　丹参三分　五味子三分　麦门冬一两(去心,焙)　甘
草半两(炙微赤,剉)　远志半两(去心)　柏子仁一两

【用法】上为末,炼蜜为丸,如梧桐子大。每服三十丸,
食前以温酒送下。

【主治】虚劳痿痹,百节沉重,四肢不举,食饮渐少,羸
瘦乏力。

【宜忌】忌生冷、毒滑、鱼肉。

46385 补肾丸《圣惠》卷三十三)

【组成】磁石二两(烧醋淬七遍,捣碎细研,水飞过)
菟丝子一两(酒浸三日,晒干,别捣为末)　五味子一两　细
辛一两　熟干地黄一两半　泽泻一两　芜蔚子一两半　薯
蓣一两　覆盆子一两半　肉苁蓉一两半(酒浸一宿,刮去皱
皮,炙干)　车前子一两

【用法】上为末,炼蜜为丸,如梧桐子大,每服三十丸,
空心及晚食前以盐汤送下。

【主治】眼昏暗,瞳人不分明,成黑风内障。

46386 补肾丸《圣济总录》卷五十一)

【组成】羊肾一对(去筋膜)　黄耆(蜜炙,剉)　麻黄根
当归(切,焙)　蜀椒(去目并闭口,炒出汗)　杏仁(汤浸去
皮尖双仁,炒)各一两

【用法】上为末,羊肾煮烂,细研,酒煮面糊为丸,如梧
桐子大。每服二十丸,盐酒送下,空心、午前各一服。

【主治】肾脏虚冷,攻注四肢,烦热多汗,肢节痛,耳
内鸣。

46387 补肾丸《圣济总录》卷五十二)

【组成】肉苁蓉(酒浸,焙)三两　黄耆(炙,剉)　附子
(炮裂,去皮脐)　泽泻　巴戟天(去心)各二两　枳壳(去
瓤,麸炒)　桃仁(去皮尖双仁,炒黄)　蒺藜子(炒去角)
白术　牡蛎(煅过,研细)　牛膝(酒浸,切,焙)　菟丝子(酒
浸,捣,焙)　干姜(炮)　蜀椒(去目及合口者,炒出汗)　槟
榔(剉)　桂(去粗皮)　陈橘皮(去白,焙)各一两　五味子
(炒)一两半

【用法】上为末,炼蜜为丸,如梧桐子大。每服三十丸,
空心温酒送下。

【主治】肾脏积冷,虚损气乏羸劣。

46388 补肾丸《圣济总录》卷八十六)

【组成】麦门冬(去心,焙)　远志(去心)　干姜(炮)
防风(去叉)　乌喙(炮裂,去皮脐)　枸杞根　牛膝(去苗,
酒浸,切,焙)　葳蕤　肉苁蓉(酒洗,切,焙)　棘刺　菟丝
子(酒浸一宿,别捣)　桂(去粗皮)　厚朴(去粗皮,生姜汁
炙)　防葵　石龙芮　萆薢　山芋各等分

【用法】上为末,炼蜜和鸡子白为丸,如梧桐子大。每
服十丸,加至二十丸,食前温酒送下,一日三次。

【主治】虚劳肾气不足,膝胫痛,阳气衰弱,小便数,囊
冷湿,尿有余沥,精自出,阴痿不起,悲恚消渴。

46389 补肾丸《圣济总录》卷一一二)

【组成】泽泻(去苗叶)　菟丝子(酒浸,焙,别捣)各一

两　五味子(炒)　熟干地黄(焙)　芜蔚子各二两　山芋一
两半　细辛(去苗叶)一两

【用法】上为末,与菟丝子末和匀,炼蜜为丸,如梧桐子
大。每服二十丸,空心盐汤送下。

【主治】目暗浮花,恐变成黑风内障。

46390 补肾丸

《三因》卷十六。为方出《千金》卷六,名见《圣济总
录》卷一一四 "肉苁蓉丸"之异名。见该条。

46391 补肾丸《医学纲目》卷四引东垣方)

【异名】补血丸(《医方类聚》卷一五三引《新效方》)。

【组成】龟版(酒炙)四两　知母(酒浸,炒)　黄柏(炒
焦)各三两　干姜一两　(一方无姜,有侧柏叶)

【用法】上为末,粥为丸服。一方用地黄膏为丸。

【主治】❶《医学纲目》引东垣方:肾水不足之阴虚。

❷《医方类聚》引《新效方》:阴虚血少。

46392 补肾丸《济生》卷五)

【组成】磁石(火煅,醋淬七次,水飞)　菟丝子(淘净,
酒浸蒸,别研)各二两　五味子　熟地黄(酒浸,焙)　枸杞
子　楮实子　覆盆子(酒浸)　肉苁蓉(酒浸,焙)　车前子
(酒蒸)　石斛(去根)各一两　沉香(别研)　青盐(别研)
各半两

【用法】上为细末,炼蜜为丸,如梧桐子大。每服七十
丸,空心盐汤送下。

【主治】❶《济生》:肾气不足,眼目昏暗,瞳人不分明,
渐成内障。❷《方症会要》:肾虚短气。

46393 补肾丸《得效》卷十六)

【组成】巴戟(去心)　山药　破故纸(炒)　茴香　牡
丹皮各半两　肉苁蓉一两(洗)　枸杞子一两　青盐一分
(后入)

【用法】上为末,炼蜜为丸,如梧桐子大。每服三十丸,
空心盐汤送下。

【主治】圆翳内障,眩晕目糊,或齿痛脓耳。

❶《得效》:圆翳内障。❷《医学入门》:头眩耳鸣,起坐
生花,视物不真。❸《外科理例》:耳内出脓,痛痒者;兼疗齿
痛。❹《张氏医通》:肾虚目无光。

【临床报道】脓耳:《外科理例》一人耳内出脓,或痛
或痒,服聪耳益气汤不应,服防风通圣散愈甚,予用补肾丸
而愈。

46394 补肾丸《丹溪心法》卷三)

【异名】补阴丸(《不居集》上集卷十七)。

【组成】干姜二钱　黄柏(炒)　龟版一两半(酒炙)
牛膝一两　陈皮半两

【用法】上为末,姜汁为丸,或酒糊为丸。每服七十丸,
白汤送下。

【主治】❶《丹溪心法》:痿厥之重者。❷《赤水玄珠》:
阴虚有痰,膈不清者。

46395 补肾丸《丹溪心法》卷三)

【组成】熟地　菟丝子(酒浸)各八两　归身三两半
苁蓉(酒浸)五两　黄柏(酒炒)　知母(酒浸)各一两　故
纸(酒炒)五钱　山萸肉三钱半

【用法】上为末,酒糊为丸,如梧桐子大。每服五十丸。

【功用】《东医宝鉴·杂病篇》:补肾滋阴。

【主治】❶《丹溪心法》:虚劳。❷《东医宝鉴·外形篇》:阴虚火动,耳鸣。

【备考】本方方名,《东医宝鉴·杂病篇》引作"八味肾气丸"。

46396 补肾丸(《医学纲目》卷二十八引丹溪方)

【组成】乌药叶　侧柏叶

【用法】上酒蒸,晒干为末,粥为丸,如梧桐子大。

【主治】肾虚腰痛。

【备考】《医学正传》本方用法:同紫河车为丸。

46397 补肾丸(《医统》卷四十八引丹溪方)

【组成】黄柏(制)　龟版(酥炙)　杜仲(制)　牛膝(酒洗)　陈皮各二两　五味子五钱

【用法】上为细末,姜汁糊为丸,如梧桐子大。每服五十丸,酒送下。

【主治】虚损。

【加减】冬,加干姜五钱。

【方论选录】《医方考》:黄柏、龟版、杜仲、牛膝,皆濡润味厚物也。故能降而补阴,复用陈皮籍以疏滞。夏加五味者,扶其不胜之金也,冬加干姜者,壮其无光之火也。经曰,无伐天和,此之谓也。

46398 补肾丸(《医方类聚》卷一五三引《新效方》)

【组成】杜仲　龟版　黄柏　知母　当归　五味子　枸杞子各等分

【用法】上为末,猪脊髓为丸,如梧桐子大。

【主治】肾虚腰痛。

【加减】有湿热,加苍术、川芎、黄柏;有瘀血,加桃仁、红花。

46399 补肾丸(《秘传眼科龙木论》卷二)

【组成】人参　茯苓　五味子　细辛　肉桂　桔梗各一两　山药　柏子仁各二两半　干地黄一两半

【用法】上为末,炼蜜为丸,如梧桐子大。每服十丸,空心茶送下。

【主治】黑风内障。

46400 补肾丸(《秘传眼科龙木论》卷四)

【组成】五味子　人参　泽泻　干山药　车前子　茯苓　细辛　黄芩各一两　干地黄三分

【用法】上为末,炼蜜为丸,如梧桐子大。每服十丸,空心茶清送下。

【主治】倒睫拳毛外障。

46401 补肾丸

《摄生众妙方》卷二。为原书同卷"驻景丸"之异名。见该条。

46402 补肾丸(《银海精微》卷上)

【组成】石菖蒲　枸杞子　白茯苓　人参　山药　泽泻　菟丝子　肉苁蓉各一两

【用法】炼蜜为丸。每服五十丸,盐汤送下。

【主治】眼目有黑花,芒芒如蝇翅者。

【备考】原书治上证,须先用猪苓散顺其肝肾之邪热,次用黑参汤以凉其肝,后用补肾丸。

46403 补肾丸(《慎斋遗书》卷七)

【组成】黄柏(酒炒)　龟版(炙)　牛膝各二两　杜仲一两　五味子五钱　干葛三钱

【主治】阴虚证。

46404 补肾丸(《保命歌括》卷十三)

【组成】黄柏(盐酒拌,瓦上炒)　知母(去皮毛,酒拌湿,炒)各二两　败龟版(酥炙)四两　杜仲(姜汁拌,炒断丝)　枸杞子　五味子各七钱半

【用法】上为细末,加猪脊髓和,炼蜜为丸,如梧桐子大。每服五十丸,食前四物汤,杜仲水煎送下。

【主治】肾虚,因房劳而腰痛者。

46405 补肾丸(《简明医彀》卷五)

【组成】熟地　当归　杜仲各一钱半　白芍　破故纸　枸杞子　黄柏(酒炒)　川楝肉　茴香(盐、酒炒)　川芎各七分　桃仁一钱(炒)

【用法】上为末,炼蜜为丸,如梧桐子大。每服七十丸,盐汤送下。

【主治】肾虚腰痛。

46406 补肾丸(《玉案》卷三)

【组成】小茴香　巴戟天　肉苁蓉　牡丹皮　枸杞子　破故纸各二两　沙苑蒺藜　生地　熟地各四两　辰砂六钱

【用法】上为末,炼蜜为丸,辰砂为衣。每服三钱,空心白滚汤送下。

【主治】肾虚,眼目昏花,近视不明。

46407 补肾丸(《杂病源流犀烛》卷二十二)

【组成】熟地　杞子　山萸　山药　丹皮　补骨脂　核桃肉

【用法】炼蜜为丸服。

【主治】圆翳。黑珠上一点圆,日中见之差小,阴处见之即大,视物不明,转见黑花,由肝肾两虚而得。

46408 补肾丸(《异授眼科》)

【组成】车前子(酒浸)一两　石斛一两(去根)　青盐二钱　磁石(煅,醋淬七次,水飞)二钱　沉香五钱(另研)　菟丝子(酒煮,打烂)二钱

【用法】上为末,炼蜜为丸,如梧桐子大。每服七十丸,空心盐汤送下。

【主治】肾虚,目有黑花如飞蝉蝇者。

46409 补肾丸(《异授眼科》)

【组成】菟丝子　枸杞　白朱砂　青盐　熟地　破故纸　石斛　巴戟天　丹皮　酸枣仁　肉苁蓉　茴香

【用法】上为末,炼蜜为丸,如梧桐子大,朱砂为衣。盐汤送下。

【主治】目珠上转如月出东海状。

46410 补肾丸(《梅氏验方新编》卷一)

【组成】人参　白蒺藜　白术　杏仁　苍术　蛤蚧　玉屑　白石脂　车前子　金樱子　旋覆花　五味子　黄精各等分

【用法】上为末。每服二钱,米汤送下。

【主治】目患花翳白陷,由肺金被心火克制,金虚不能平制肝木,木反侮金,肾水又枯不能制火,火更旺而肺金益虚者。

46411 补肾丸(《全国中药成药处方集》沈阳方)

【组成】黄柏　知母　龟版　锁阳　天门冬　白芍药各二两　熟地黄五两　枸杞子三两　干姜五钱　五味子一两

【用法】上为极细末,炼蜜为丸,二钱重。每服一丸,空心炒盐汤送下。

【功用】锁阳固精,滋阴补肾。

【主治】肾水不足,阴虚阳亢,头晕咳嗽,腰膝酸痛,四肢无力,梦遗滑精。

46412 补肾方(《外台》卷十七引《深师方》)

【异名】磁石散(《普济方》卷二十九)。

【组成】磁石二两(研,绵裹) 生姜二两 防风二两 桂心二两 甘草一两(炙) 五味子二两 附子一两(炮) 玄参二两 牡丹皮三两 大豆二十四枚

【用法】上切。以水一斗二升,先于铜器中扬三百遍,煮药,取六升,去滓,更煎取二升八合,分三次服。

【功用】消痔痔。

【主治】肾气不足,心中悒悒而乱,目视茫茫,心悬少气,阳气不足,耳聋,目前如星火;一身悉痒,骨中痛,少腹拘急,乏气咽干,唾如胶,颜色黑。

【宜忌】忌海藻、菘菜、猪肉、冷水、生葱、胡荽等。

46413 补肾汤(《本草图经》引《崔元亮海上方》,见《证类本草》卷十一)

【异名】补肾散《普济方》卷一五六引《十便良方》)。

【组成】杜仲一大斤

【用法】上切,分作十四剂。每夜取一剂,以水一大升,浸至五更,煎至三分之二,滤取汁,以羊肾三四枚(切),下之,再煮三五沸,如作羹法,空腹顿服;用盐、酢和之亦得。

【主治】腰痛。

46414 补肾汤(《本草图经》引《箧中方》,见《证类本草》卷十二)

【组成】杜仲一大斤 五味子半大升

【用法】上切,分十四剂。每夜取一剂,以水一大升,浸至五更,煎三分减一,滤取汁,以羊肾三四枚(切),下之,再煮三五沸,如作羹法,空腹顿服;用盐、酢和之亦得。

【主治】腰痛。

46415 补肾汤(《圣惠》卷三十)

【组成】磁石二两(捣碎,水淘去赤汁) 牛膝一两(去苗) 桂心一两 黄耆一两半(剉) 人参一两(去芦头) 白茯苓一两 独活一两 芎䓖一两 当归一两 白芍药一两 白术一两 白蒺藜一两(微炒,去刺) 附子一两(炮裂,去皮脐) 泽泻一两 汉椒一两(去目及闭口者,微炒去汗)

【用法】上为粗末。每服用羊肾一对(切去脂膜),以水一大盏半,煎至一盏,去肾,下药末半两,更煎至六分,去滓,空心及晚食前分二次温服。

【主治】虚劳肾脏乏损,耳聋体瘦,脚膝少力,疼痛。

46416 补肾汤(《圣济总录》卷五十一)

【组成】磁石(绵裹)二两半 五味子 防风(去叉) 白茯苓(去黑皮) 黄耆 生姜 桂(去皮) 甘草(炙) 人参 当归(切,焙) 玄参各半两 羊肾一具(去脂)

【用法】上剉,如麻豆大,分作五剂。每剂以水五盏,煎取三盏,去滓,分三次温服。

【主治】肾虚厥寒,面黑耳枯,脐腹冷痛,倦怠。

46417 补肾汤(《圣济总录》卷五十一)

【组成】磁石(煅,醋淬七遍,研)一两 五味子(炒) 附子(炮裂,去皮脐) 防风(去叉) 黄耆(剉,炒) 牡丹皮

桂(去皮) 甘草(炙,剉) 桃仁(去皮尖双仁,炒令黄)各二两

【用法】上㕮咀,如麻豆大。每服五钱匕,以水一盏半,加生姜半分(切),煎取八分,去滓,空心顿服。

【主治】肾虚松悸恍惚,眼花耳聋,肢节疼痛,皮肤瘙痒,小腹拘急,面色常黑,黄疸消渴。

46418 补肾汤(《圣济总录》卷五十二)

【组成】磁石(水飞,研,淘去赤汁) 附子(炮裂,去皮脐)各二两 黄耆(剉) 五味子 当归(切,焙) 白茯苓(去黑皮) 石斛(去根) 芍药 人参 沉香各一两 桂(去粗皮)一两半 陈橘皮(汤浸去白,焙)三分 枳壳(去瓤,麸炒) 蜀椒(去目并闭口,炒出汗)各半两

【用法】上㕮咀,如麻豆大。每服三钱匕,水一盏,加生姜如枣大(拍碎),大枣三枚(擘破),煎至六分,去滓,食前温服。

【主治】肾脏虚冷,气攻两胁下胀,小腹急痛,胸中短气。

46419 补肾汤(《圣济总录》卷五十二)

【组成】黄耆(炙,剉)一两半 人参 白茯苓(去黑皮) 独活(去芦头) 芎䓖 当归(切,焙) 芍药 白术(剉,炒) 蒺藜子(炒去角) 附子(炮裂,去皮脐) 泽泻各一两 蜀椒(去目及合口者,炒出汗)二两

【用法】上剉,如麻豆大。每服五钱匕,以水二盏,先煎羊肾一只至一盏半,入药煎取八分,去滓空心顿服。

【主治】肾脏虚损,耳作蝉鸣,腹痛腰疼。

46420 补肾汤(《三因》卷七)

【组成】人参 茯苓 白术 黄耆 附子(炮,去皮脐)各一两 沉香四钱 木瓜一两半 羌活半两 甘草(炙) 芎䓖各一分 紫苏三分

【用法】上剉散。每服三钱,水一盏,加生姜三片,大枣一枚,煎七分,去滓,食前服。

【功用】温脾补肾。

【主治】寒疝入腹,上实下虚,小腹疼痛,时复泄泻,胸膈痞满,不进饮食。

【加减】呕,加半夏半两,生姜七片,添水作一盏半,煎服。

【方论选录】《医略六书》:气阴两虚,风寒袭入经中,筋脉失所营养,故虚疝时发,倦怠欲睡。人参扶元补气,黄耆补气益卫,附子补真阳以御邪,白术健脾元以运化,川芎行血中之气,小茴散经中之寒,茯苓清治节,甘草缓中气,羌活散气分之风寒,苏叶散血分之风寒,沉香降逆气以平疝,生姜温胃气以除疝也。水煎温服,使阳气内充,则风寒解散而筋脉得养,虚疝自平。

46421 补肾汤(《普济方》卷二十九)

【组成】芒消二两 矾石二两(熬汁尽) 大豆

【用法】以水三升,煮取一升二合,去滓,分二次服,当快下。

【主治】肾气不足。

【备考】方中大豆用量原缺。

46422 补肾汤(《古今医鉴》卷十)

【组成】破故纸(酒炒) 小茴(盐酒炒) 玄胡索 牛膝(去芦,酒洗) 当归 杜仲(酒炒) 黄柏(酒炒) 知母(酒炒)

【用法】上到一剂。加生姜,水煎服。

【主治】一切腰痛。

46423 补肾汤(《增补内经拾遗》卷四)

【组成】人参　白茯苓　白术　五味子　川芎各一钱　甘草(炙)　黄耆(炙)　熟地各八分

【用法】用水二钟,加红枣二枚,煎八分空心服。

【主治】肾虚耳鸣。

46424 补肾汤(《寿世保元》卷五)

【组成】当归(酒洗)　白芍(酒炒)　生地黄　熟地黄　陈皮　小茴香(盐、酒炒)　破故纸(酒炒)　牛膝(去芦,酒洗)　杜仲(去粗皮,酒炒)　白茯苓(去皮)各一钱　人参五分　黄柏(去皮,酒洗)　知母(酒炒)各七分　甘草(炙)三分

【用法】上到一剂。加大枣二枚,水煎服。如常服,可合丸药,俱为细末,炼蜜为丸,如梧桐子大。每服五十丸,米汤送下,酒下亦可。

【主治】肾虚腰痛。

【加减】痛甚者,加乳香、砂仁、沉香,去白芍、生地、陈皮。

46425 补肾汤(《脉症正宗》卷一)

【组成】熟地二钱　杜仲一钱　当归八分　白芍八分　芡实一钱　车前八分　山药一钱　木通八分

【用法】水煎服。

【功用】补肾。

46426 补肾汤(《仙拈集》卷一引《汇编》)

【组成】熟地二两　山萸肉三两

【用法】水五碗,煎一碗,加肉桂三钱,再煎至七分,空心一次服完,一日一剂。十日即愈。

【主治】肾虚朝食暮吐,暮食朝吐者。

【加减】食物下喉即吐者,去肉桂,加麦冬三钱煎服,十日即愈,后服用六味地黄丸两月。

46427 补肾汤(《证因方论集要》卷三引黄锦芳方)

【组成】制附子　茯苓　半夏　木香　牛膝　补骨脂

【主治】右胁作痛,咳嗽头痛,嗽必努力,痰清稀者。

【方论选录】痰虽在胁、在胃、在脾,而实归于肾火之衰。故用附子迅补真火以强土,茯苓、半夏以除脾湿,木香以疏中州湿滞之气,牛膝以引左气下行归肾,骨脂以引右气下行归肾。药虽数味,针芥不差。

46428 补肾汤(《医门补要》卷中)

【组成】当归　熟地　菟丝子　杜仲　破故纸　巴戟天　山萸　杞子　山药　淡苁蓉　淮牛膝　葡萄肉

【主治】腰痛成龟背症。

46429 补肾散(《全生指迷方》卷三)

【组成】杜仲(去粗皮,杵碎,酒拌,炒焦)一两　桂(去皮)　牡丹皮各半两

【用法】上为末。每服三钱,用猪肾一个(批开)掺药在内,入盐少许,以线扎定,水煮熟,空心食之。

【主治】肾气虚弱,有所不荣,腰痛连小腹,不得仰俯,惙惙短气。

46430 补肾散(《普济方》卷七十九引《龙木论》)

【组成】泽泻二两　干地黄　人参各一两半　茯苓　干山药　菖蒲各一两

【用法】上为末。每服一钱,空心米饮调下。

【主治】瞳人干缺外障。

46431 补肾散

《普济方》卷一五六引《十便良方》。为《本草图经》引《崔元亮海上方》(见《证类本草》卷十二)"补肾汤"之异名。见该条。

46432 补肾羹(《圣济总录》卷一八八)

【组成】羊肾一双(去脂,切)　葱白一分(切)　生姜一分(切)

【用法】细切羊肾,加五味、葱、生姜,如常法作羹食之。

【主治】肾虚劳损,精气竭绝。

46433 补和汤(《圣济总录》卷五十四)

【组成】人参　黄耆(到)　白术　甘草(炙,到)　干姜(炮)　白豆蔻(去皮)　苍术(米泔浸一宿,到,焙,微炒)　陈橘皮(去白,微炒)各一两

【用法】上为粗末。每服三钱匕,加生姜三片,水一盏,同煎至七分,去滓,稍热服。

【功用】调气进食。

【主治】三焦俱虚,脾胃诸疾。

46434 补金散(《卫生宝鉴》卷十四)

【组成】鹤虱(生)　雷丸　定粉　锡灰各等分

【用法】上为末。每服三钱,空心、食前油调下。又用猪肉一两烧熟,掺药在上,细嚼亦得。每服药时,用鸡翎、甘遂末一钱,与化虫丸一处服之,其虫自下。

【主治】腹中诸虫。

46435 补金膏

《嵩崖尊生》(三让堂本)卷十一。即原书(致和堂本)"万金膏"。见该条。

46436 补肺丸(《千金翼》卷十五)

【组成】麦门冬(去心)　款冬花　白石英　桑根白皮　桂心各二两　五味子三合　钟乳五分(研为粉)　干姜一两　大枣一百枚

【用法】上为末,以枣膏为丸,如梧桐子大,每服十五丸,以饮送下,一日三次。

【主治】肺气不足,失声胸痛,上气息鸣。

46437 补肺丸(《医方类聚》卷八十六引《千金月令》)

【组成】干地黄一斤(汤净洗)　杏仁半斤(汤去皮尖)

【用法】上细切,以木臼中先杵地黄,后入杏仁同杵令匀,急手丸如梧桐子大。每日三十丸,食后熟水送下。

【功用】补肺。

【宜忌】忌萝卜、莲、藕、贝母、白药、毛米粥。

46438 补肺丸(《本草图经》引《传信方》,见《证类本草》卷二十三)

【组成】杏仁二大升(山者不蛀,拣却双仁及陈臭)

【用法】以童子小便一斗,浸之,春、夏七日,秋、冬二七日,并皮尖于砂盆中研细,滤取汁,煮令沸,候软如面糊即成,仍以柳篦搅,勿令着底,后以马尾罗或粗布下之,日曝,可丸即丸。每服三十丸、五十丸,食前后任意茶酒送下。

【主治】咳嗽。

46439 补肺丸(《圣济总录》卷四十八)

【组成】钟乳粉　人参　白石英各半两　阿胶(炙令燥)　五味子各一两　甘草(炙,到)三钱　细辛(去苗叶)

二钱

【用法】上为末,面糊为丸,如梧桐子大。每服十五丸至二十丸,甘草汤送下。

【主治】肺虚喘咳少气。

46440 补肺丸(《圣济总录》卷六十六)

【组成】百部(焙) 贝母(去心) 山芋 阿胶(炙令燥)各二两 天门冬(去心,焙) 桔梗(炒)各一两 防风(去叉) 人参各一两半 甘草三两(生) 半夏二两(捣罗为末,先以鹅梨汁一盏,生姜自然汁一盏,同熬,至一半,入半夏末熬成膏)

【用法】上药除半夏膏外,为末,以膏和,如干加炼蜜少许,为丸如鸡头实大。每服一丸,食后、临卧含化。

【主治】肺气上壅,久病咳嗽,咽膈隘塞,语声不出,津液干燥,痰毒头痛,心神恍惚,及劳嗽咯血,呀呷等疾。

46441 补肺丸(《中西医结合杂志》[1983,(9):423])

【组成】黄耆 200 克 党参 200 克 白术 150 克 防风 30 克 蛤蚧 5 对

【用法】上为细末,炼蜜为丸,每丸重 6 克,早、晚各一丸,温开水送下。

【主治】肺气虚,咳后气短,久咳,倦怠无力,自汗,语音低微。

46442 补肺汤(《外台》卷九引《深师方》)

【组成】款冬花三两 桂心二两 钟乳二两 干姜二两 白石英二两 麦门冬(去心)四两 五味子三两 粳米五合 桑根白皮一斤 大枣一百枚(擘)

【用法】上切。以水一斗二升,先煮桑白皮、大枣令熟,去滓,纳药煮取一升二合,分三次服。

【主治】肺气不足,咳逆,唾脓血,咽喉闷塞,胸满上气,不能饮食,卧则短气。

【宜忌】忌生葱。

46443 补肺汤(《外台》卷九引《深师方》)

【组成】黄耆五两 桂心 干地黄 茯苓 厚朴 干姜 紫菀 橘皮 当归 五味子 远志(去心) 麦门冬(去心)各三两 甘草(炙) 钟乳 白石英各二两 桑白皮根 人参各三两 大枣二十枚(擘)

【用法】上切。以水一斗四升,煮取四升,分四次温服,日三夜一。

【主治】咳逆上气,吐脓或吐血,胸满痛不能食。

【宜忌】忌海藻、菘菜、生葱、醋物。

46444 补肺汤(《外台》卷十引《深师方》)

【组成】五味子三两 干姜二两 款冬花二两 桂心一尺 麦门冬一升(去心) 大枣一百枚(擘) 粳米二合 桑根白皮一斤

【用法】上切。以水一斗二升,先煮枣并桑白皮、粳米五沸,后纳诸药煮取三升,分三次服。

【主治】❶《外台》引《深师方》:肺气不足,逆满上气,咽喉中闭塞短气,寒从背起,口中如含霜雪,语言失声,甚者吐血。❷《张氏医通》:肺胃虚寒咳嗽。

【宜忌】忌生葱。

46445 补肺汤(《外台》卷十引《集验方》)

【组成】五味子 白石英(研,绵裹) 钟乳(研,绵裹) 桂心 橘皮 桑根白皮各三两 粳米二合 茯苓 竹叶

款冬花 紫菀各二两 大枣五十枚 杏仁五十枚(去皮尖双仁) 苏子一升 生姜五两 麦门冬四两(去心)

【用法】上切。以水一斗三升,先煮桑白皮、枣、粳米令熟,去滓,纳诸药,煮取四升,分三次服,日再夜一。

【主治】肺气不足,咳逆短气,寒从背起,口中如含霜雪,语无音声而渴,舌本干燥。

【宜忌】忌大醋、生葱。

46446 补肺汤

《千金》卷十七。为《外台》卷十引《深师方》"补肺溢汤"之异名。见该条。

46447 补肺汤(《千金》卷十七)

【组成】款冬花 桂心各二两 桑白皮一斤 生姜 五味子 钟乳各三两 麦门冬四两 粳米五合 大枣十枚

【用法】上㕮咀。以水一斗二升,先煮粳米、大枣令熟,去之,纳药取二升,分三次温服。

【主治】肺气不足,心腹支满,咳嗽喘逆上气,唾脓血,胸背痛,手足烦热,惕然自惊,皮毛起,或哭或歌或怒,干呕心烦,耳中闻风雨声,面色白。

【备考】本方方名,《普济方》引作"款花散"。

46448 补肺汤(《千金翼》卷十五)

【组成】五味子三两 麦门冬四两(去心) 白石英二两九铢 粳米三合 紫菀 干姜 款冬花各二两 大枣四十枚(擘) 桂心六两

【用法】以水一斗二升,煮桑白皮至八升,去滓,纳药煮取三升,分三次服。

【主治】肺气不足,病苦气逆,胸腹满,咳逆上气抢喉,喉中闭塞,咳逆短气,气从背起,有时而痛,惕然自惊,或笑或歌或怒无常,或干呕心烦,耳闻风雨声,面色白,口中如含霜雪,言语无声,剧者吐血。

46449 补肺汤(《圣济总录》卷四十八)

【组成】白石英(研) 钟乳(研)各一两 天门冬(去心,焙) 款冬花(炒) 桂(去粗皮) 桑根白皮(剉,炒) 五味子(炒) 紫菀(去苗土) 人参各二两

【用法】上为粗末。每服五钱匕,以水一盏半,加大枣二枚(擘),糯米百粒,生姜一分(切),同煎取七分,去滓,食后顿服。

【主治】肺气不足,烦满喘嗽,冲逆上气,唾中有血,心自惊恐,皮肤粟起,呕逆歌笑,心烦不定,耳中虚鸣,面色常白。

46450 补肺汤(《圣济总录》卷六十九)

【组成】黄耆(剉细) 桂(去粗皮) 生干地黄(焙) 赤茯苓(去黑皮) 厚朴(去粗皮,生姜汁炙) 紫菀(去苗土) 陈橘皮(汤浸,去白,焙) 当归(切,焙) 五味子各二两 远志(去心) 麦门冬(去心,焙) 甘草(炙,剉) 钟乳(研成粉) 白石英(研成粉) 人参 桑根白皮(剉,炒)各一两

【用法】上为粗末,再入研药同和匀。每服五钱匕,以水一盏半,加大枣二枚(擘破),同煎至一盏,去滓温服,日二夜一。

【主治】吐血后,胸中痞痛,口燥不喜食。

46451 补肺汤

《三因》卷八。为《局方》卷四"钟乳补肺汤"之异名。

见该条。

46452 补肺汤

《妇人良方》卷五。为《普济方》卷二三一引《本事》"补肺散"之异名。见该条。

46453 补肺汤(《妇人良方》卷六)

【异名】清金汤。

【组成】罂粟壳二两(制) 人参 粉草各半两 陈皮 茯苓 杏仁(制) 白术 明阿胶(炒) 北五味子 桑白皮 薏苡仁 紫苏茎各一两

【用法】上㕮咀为末。每服三钱,水一盏半,加生姜三片,大枣二枚,乌梅半个,煎至一盏,临卧温服。

【主治】男子、妇人远年近日肺气咳嗽,上气喘急,喉中涎声,胸满气逆,坐卧不安,饮食不下,及肺感寒邪,咳嗽声重,语音不出,鼻塞头昏。

【备考】原书云:仆每用无效,遂加百合、贝母(去心)、半夏曲、款冬花各一两,服之良验。

46454 补肺汤(《直指》卷八)

【组成】阿胶(炒) 真苏子 北梗 半夏(制) 甘草(炙)各半两 款冬花 紫菀 细辛 杏仁(去皮,焙) 陈皮 桑白皮(炒) 青皮 缩砂仁 五味子 石菖蒲 草果各一分

【用法】上剉散。每服三钱,加生姜四片,紫苏三叶,水煎服。

【主治】肺虚气乏久嗽。

46455 补肺汤

《治痘全书》卷十四。为《赤水玄珠》卷二十八"补肺散"之异名。见该条。

46456 补肺汤(《济阳纲目》卷六十一)

【组成】人参 麦冬(去心)各一钱二分 五味子十五粒 款冬花 紫菀 桑白皮(炒)各一钱 当归(酒洗)一钱半 芍药(煨) 知母 贝母 茯苓 橘红各八分 甘草五分

【用法】上作一服。水煎,空腹服。

【主治】劳嗽有血。

46457 补肺汤(《张氏医通》卷十五)

【组成】黄耆 鼠黏子各一钱 阿胶八分 马兜铃 甘草各五分 杏仁(去皮尖)七枚 桔梗七分 糯米一撮

【用法】水煎,温服。

【主治】气虚痘毒乘肺,咳嗽不已。

46458 补肺汤(《医钞类编》卷七)

【组成】阿胶 白及 苡仁 生地 甘草 桔梗 橘红 川贝母

【用法】炼蜜为丸。噙化。

【主治】咳血伤肺。

46459 补肺汤(方出《续本事》卷五,名见《普济方》卷二十六)

【异名】干嗽补肺膏(《杂病源流犀烛》卷一)、补肺膏(《鸡鸣录》)。

【组成】地黄二斤(生,净洗) 生姜四两 杏仁二两 蜜四两

【用法】上捣如泥,瓦合盛,饭上蒸五七度,每日五更,挑三匙咽下。

【主治】❶《续本事》:喘嗽。❷《杂病源流犀烛》:肺中无津液,干嗽,其脉细涩,必兼气弱或促,乃痰郁火邪于肺中,轻则连咳数十声方有痰出,重则虽多咳亦无痰。

46460 补肺饮

《普济方》卷二十七。为《圣济总录》卷八十六"补虚饮"之异名。见该条。

46461 补肺饮(《幼科金针》卷上)

【组成】阿胶 兜铃 茯苓 五味子 杏仁 麦门冬 炙草 糯米

【用法】加生姜一片,水煎服。

【主治】肺虚久嗽无痰。

46462 补肺散(《千金翼》卷十五)

【组成】白石英 五味子各五分 桂心二两 大枣五枚(擘) 麦门冬(去心) 款冬花 桑白皮 干姜 甘草(炙)各一两

【用法】上为散。以水一升,煮大枣,取八合,乘热投一方寸匕服,每日三次;亦可以酒煮。以知为度。

【主治】肺气不足,胸痛牵背,上气失声。

46463 补肺散(《圣惠》卷二十七)

【组成】干姜半两(炮裂,剉) 当归三分 白芍药半两 黄芩三分 阿胶一两(捣碎,炒令黄燥) 伏龙肝一两 白芷半两 甘草一分(炙微赤,剉) 桂心半两

【用法】上为粗散。每服三钱,以水一中盏,煎至六分,去滓温服,不拘时候。

【主治】虚劳吐血失声。

46464 补肺散(《圣惠》卷二十七)

【组成】人参(去芦头) 桂心 钟乳粉 白石英(细研,水飞过) 麦门冬(去心,焙) 五味子 熟干地黄 白茯苓各一两 干姜半两(炮裂,剉) 黄耆三分 鹿角胶二两(捣碎,炒令黄燥) 甘草三分(炙微赤,剉)

【用法】上为散。每服三钱,煮姜、枣粥饮调下,不拘时候。

【主治】虚劳咳嗽,气喘乏力,吃食全少,坐卧不安。

46465 补肺散(《圣济总录》卷四十九)

【组成】黄明胶(炙燥)二两 花桑叶(阴干)二两

【用法】上为细散。每服三钱匕,用生地黄汁调下;糯米饮亦得。

【主治】肺痿劳伤吐血。

46466 补肺散

《小儿药证直诀》卷下。为原书同卷"阿胶散"之异名。见该条。

46467 补肺散(《普济方》卷二三一引《本事》)

【异名】补肺汤(《妇人良方》卷五)。

【组成】桑白皮 熟地黄各二两 人参(去芦) 紫菀 黄耆 五味子各一两

【用法】上为细末。每服三钱,加四君子汤、秦艽、黄蜡,加蜜少许,水煎,食后服。

【主治】肺虚劳嗽,盗汗自汗者。

❶《普济方》引《本事》:劳嗽。❷《校注妇人良方》:劳嗽,五脏亏损,晡时发热,盗汗自汗,唾痰喘嗽。❸《医方集解》:肺虚咳嗽。

【宜忌】《妇人良方》:忌房劳,一切生冷、鱼腥、咸毒、醃藏等物。服药止可食淡煮猪蹄肉,仍须先煮熟肉去原汁,再

以白汤熟煮。

【方论选录】❶《医方考》：参、耆脾胃药也，肺虚而益脾胃，乃虚则补其母也；地黄滋肾药也，肺虚而益肾，恐其失养而盗气于母也；五味子酸收药也，咳多必失气，故用酸以收之；紫菀凉肺中之血；桑皮清肺中之气，所谓随其实而泻之。益其所利，去其所害，则肺受益，故曰补肺。❷《医方集解》：此手太阴、足少阴药也。肺虚而用参、耆者，脾为肺母，气为水母也。用熟地者，肾为肺子，子虚必盗母气以自养，故用肾药先滋其水，且熟地亦化痰之妙品也。咳则气伤，五味酸温，能敛肺气，咳由火盛，桑皮甘寒，能泻肺火，紫菀辛能润肺，温能补虚，合之而名曰补肺，盖金旺水生，咳嗽自止矣。

46468 补肺散（《杨氏家藏方》卷二十）

【组成】成炼钟乳粉

【用法】每服二钱，煎糯米汤调下，立止。如无糯米，只用粳米，不拘时候。

【主治】暴吐损肺，吐血不止。

46469 补肺散（《云岐子保命集》卷下）

【组成】人参一两　五味子五钱　桑白皮二两　款冬花五钱　蛤蚧一对

【用法】上为细末。每服五钱，沸汤一盏调下。

【主治】伤寒汗下后，喘咳不止，恐传肺痿。

【备考】方中款冬花用量原缺，据《普济方》补。

46470 补肺散（《普济方》卷二八六引《永类钤方》）

【组成】人参　北五味　黄耆

【用法】上用羊肺、猪肺，瓦器煮，蘸好钟乳粉食。

【主治】肺痈。

46471 补肺散（《得效》卷十九）

【组成】真钟乳粉一两　白滑石二两

【用法】上为末。每服三钱，米饮调下。

【功用】润护肺脏。

【主治】肺痈已吐出脓血。

46472 补肺散（《普济方》卷一八八引《卫生宝方》）

【组成】獖猪肺一具（不破者）　雌黄三钱（研细）　蒲黄三钱（炒熟）　桑白皮半两（为末）

【用法】上和匀，入白面少许，水灌入肺内，用绳子缚肺口，煮熟任意吃之。

【主治】肺破吐血、嗽血不愈者。

46473 补肺散（《赤水玄珠》卷二十八）

【异名】补肺汤（《治痘全书》卷十四）。

【组成】阿胶（蛤粉炒成珠）一钱半　牛子（炒）三分　杏仁（去皮尖）三粒　甘草二分半　马兜铃　黄耆各五分　糯米（炒）一钱

【用法】水煎，食后时时咽之。

【主治】痘未出，声哑。

46474 补肺散（《玉案》卷三）

【组成】人参三钱　白蒺藜　白石脂　白术　杏仁　苍术各一钱　蛤蚧　车前子　旋覆花　玉屑各一钱五分　北五味二十一粒　黑枣二枚

【用法】食后服。

【主治】白障点珠。

46475 补肺散（《傅青主女科·产后编》卷下）

【组成】山萸　当归　五味　山药　黄耆　川芎　熟地　木瓜　白术　独活　枣仁各等分

【用法】水煎服。

【主治】胁痛。

46476 补肺散（《异授眼科》）

【组成】当归五钱　黄芩一两　桔梗四钱　赤芍五钱　桑皮一两　麻黄四钱　枳壳四钱　葶苈五钱　地骨皮八钱　甘菊四钱　元参八钱　白芷四钱　生地四钱　甘草四钱　金银花四钱

【用法】上为细末。每服三钱。

【主治】眼有白翳多者。

46477 补肺膏

《鸡鸣录》。为《续本事》卷五"补肺法"之异名。见该条。

46478 补肺膏（《理瀹》）

【组成】鳖甲全个（先熬去滓）　党参　元参　黄耆　紫菀　天冬　麦冬　熟地　生地　地骨皮　山药　贝母　知母　百合各二两　柏子仁　黄柏　白芍　橘红　丹皮　桔梗　赤苓　杏仁　香附　当归　五味　秦艽　花粉　黄芩（炒）　黑山栀　杞子各一两　柴胡（炒）　郁金　白术　川芎　蒲黄（炒）　桑皮（炙）　黄连　半夏　胆星　甘草各五钱　苏子三钱　薄荷二钱　牡蛎八钱　乌梅七个

【用法】油熬丹收，牛胶、白及二两调服。

【功用】滋阴降火。

【主治】肺虚，或痰或血或痿，虚劳通用。

46479 补夜丹（《辨证录》卷五）

【组成】熟地一两　白芍五钱　鳖甲　当归　生何首乌　丹皮　地骨皮各三钱　茯苓　麦冬各五钱　贝母三钱　柴胡一钱

【用法】水煎服。

【主治】春温之症，满身疼痛，夜间发热，日间则冷。

46480 补泄丸（《鸡峰》卷四）

【组成】木香　槟榔　大黄各十二分　麻仁十二分（别研为泥）　姜屑一两　桂心二两　诃子一两半　枳壳二两　牛膝二两半　山茱萸一两半　附子二两　芎䓖一两半　草薢二两　羚羊角一两　独活　前胡　防风各一两半

【用法】上为细末，炼蜜为丸，如梧桐子大。每服二十丸，空心温酒送下。

【主治】脚气。

46481 补泻丸（《普济方》卷二四二引《余居士选奇方》）

【组成】南木香　川芎　槟榔　大黄　大麻仁（去皮，研如泥）　牛膝（酒浸）　枳壳（麸炒）各三两　官桂　黑附子（炮裂，去皮脐）　草薢　续断　杜仲（姜汁制）　五加皮　防风　山茱萸各二两　生姜（屑）　羚羊角（屑）　诃子皮（炮，去皮）各一两半

【用法】除槟榔、附子不见火，同为细末，次将大麻仁研如泥，拌匀，炼蜜为丸，如梧桐子大。每服三十丸，加至五十丸，空心、食前温酒送下。

【主治】干脚气及腿膝无力，行步艰难。

【宜忌】忌鱼、面、生果，热物。如常服无忌。

46482 补泻丸（《疡科选粹》卷四）

【组成】黄耆一两　木通　甘草　黑丑各五钱　斑蝥

七个(去翅,炒黑,去斑蝥)

【用法】上到,用斑蝥七枚,去翅,同药炒焦黑,去斑蝥,余为末,蒸饼糊为丸。每服三十丸,空心盐汤送下。

【主治】肾脏风,指缝白者。

46483 补经汤(《叶氏女科》卷一)

【组成】当归 鹿茸(酥炙) 香附(童便制)各七分 白芍 川芎 熟地各六分 黄耆(蜜炙) 白术(蜜炙) 白茯苓 黄芩(酒炒) 陈皮(去白) 砂仁 人参 阿胶(炒) 小茴 山茱萸各五分 沉香 粉甘草各二分 玄胡索五分

【用法】加生姜三片,水煎,空心服。

【主治】妇人二十五六岁,血海虚冷,经脉不调,腰腹疼痛,或下白带,或如鱼脑,或如米泔,信期不定,每月淋漓不止,面色青黄,四肢无力,头昏眼花。

【加减】咳嗽潮热,加五味子、杏仁(去皮尖)各五分,竹沥少许。

46484 补经汤(《女科切要》卷二)

【组成】人参 白术 川芎 香附 当归 熟地 元胡 肉桂 吴萸 砂仁 茯神 沉香 阿胶 黄耆 小茴 陈皮 白芍

【用法】水煎服。

【主治】血癖,经行气血虚弱,血海寒冷,经水不调,心腹疼痛,带下如鱼脑或米泔,错杂不分,信期淋漓不止,面黄肌瘦,四肢无力,头晕眼花者。

46485 补药酒(《医方易简》卷十)

【组成】鹿筋八两 蕲蛇二条 虎骨胶一两 鹿胶一两(炒珠) 饭党三两 杞子五钱 乳香一钱 五加皮五钱(盐炒) 防风三钱 当归二两 熟地四两 茯苓五钱 木瓜五钱(盐炒) 松节四钱 没药一钱 木香二钱 白芷三钱 羌活三钱 天麻三钱 牛膝五钱(盐炒) 杜仲五钱 白术六钱(土炒) 香附三钱 川芎三钱 川乌三钱 炙草三钱 饭耆三两 红枣四两 核桃肉三两

【用法】以瓦钵盛盖,用米烧酒十二两拌湿透一日,隔水蒸熟,待冷,装坛内,每料只用上好米酒十斤,泡至三十天之久可饮,愈陈愈妙。早、晚随量常饮,服完欲再饮者,即照前法泡制。

【主治】跌打刀伤各症,身体虚弱及年老弱者。

46486 补荣汤(《回春》卷四)

【组成】当归 芍药 生地 熟地 茯苓(去皮) 栀子 麦门冬(去心) 陈皮各等分 人参减半 甘草减半 乌梅一个

【用法】上到一剂。加大枣二枚,水煎,温服。

【主治】吐血,衄血,咯、咳血,唾血。

46487 补荣汤(《玉案》卷三)

【组成】天门冬 人参 麦门冬 五味子 沙参 枣仁 远志各一钱五分 地骨皮 生地 当归 柏子仁 茯神各一钱

【用法】加大枣二枚,水煎服。

【主治】五脏俱虚,思虑过度,伤精损血,头眩目昏,睡卧不宁。

46488 补胃丸(《圣济总录》卷八十八)

【组成】桔梗(炒) 吴茱萸(炒) 白术 桂(去粗皮) 人参各一两半 厚朴(去粗皮,生姜汁炙) 陈橘皮(汤浸,

去白,焙) 枳壳(去瓤,麸炒) 干姜(炮裂) 甘草(炙,剉) 麦糵(炒) 陈曲(炒)各一两

【用法】上为末,炼蜜为丸,如梧桐子大。每服二十丸,食前温酒送下;米饮亦得,日二夜一。

【功用】除冷下气。

【主治】虚劳脾胃虚冷,气满不能食,虽食不消。

46489 补胃丸(《魏氏家藏方》卷五)

【组成】肉豆蔻(面裹,煨) 梓朴(去皮,姜制,炙) 缩砂仁(焙) 白术(炒) 乳香(别研) 人参(去芦) 丁香(不见火) 干姜(炮,洗) 附子(炮,去皮脐) 胡椒各一两

【用法】上为细末,以北枣八两,用生姜自然汁煮,去皮核,和药为丸,如梧桐子大。每服五十丸,米饮送下,不拘时候。

【功用】补脾胃,进饮食,去宿寒。

46490 补胃丸(《脉因证治》卷上)

【组成】四君子汤加芍(炒) 升麻

【主治】气虚下溜泄泻。

46491 补胃汤(《千金》卷十六)

【异名】补胃煮散(《圣济总录》卷四十七)。

【组成】防风 柏子仁 细辛 桂心 橘皮各二两 芎䓖 吴茱萸 人参各三两 甘草一两

【用法】上㕮咀。以水一斗,煮取三升,分三次服。

【主治】胃中虚寒,腹痛肠鸣,面目浮肿,少气口苦,身无光泽,失眠,恶寒。

❶《千金》:胃虚冷,少气口苦,身体无泽。❷《圣济总录》:胃中虚冷,恶寒洒洒,卧而不寐。❸《医学入门》:胃虚胫寒不得卧,腹痛虚鸣,时寒时热,唇干,面目浮肿,少气口苦,身体无泽。

46492 补胃汤(《寿世保元》卷二)

【组成】黄耆(蜜炒)二钱 人参五分 甘草(炙)二钱 当归五分 神曲(炒)七分 柴胡三分 升麻二分 苍术(米泔浸)一钱 青皮(去瓤)五分 黄柏(酒炒)三分

【用法】上剉。水煎,食后服。

【主治】脾胃虚弱,元气不足,四肢沉重,食后昏沉,怠于动作,嗜卧无力。

46493 补胃汤(《明医指掌》卷八)

【组成】黄耆汤减黄耆、陈皮一半,加酒柏一两

【功用】养阳。

【主治】浑身及手足麻木不仁,两目紧急羞明,视物无力,久服凉药过多,目转昏者。

46494 补胃汤(《证因方论集要》卷二引黄锦芳方)

【组成】山药(炒) 扁豆(炒) 甘草(炙) 饴糖

【主治】除中。胃阳空虚,思食自救,凡病痢之后多有是症。

【方论选录】胃阴空虚,仲景谓其胃虚本不能食,反能食者,为除中,此即中气将除之谓。若复进用苦寒,则胃已虚而成莫治之症。此方重进山药、扁豆,能养胃阴;炙草、饴糖能复脾阳,但用稼穑作甘之旨,如是则中气健矣。

46495 补胃饮(《外台》卷八引《延年秘录》)

【组成】茯苓四两 人参三两 橘皮二两 生姜三两 薤白(切)一升 豉五合(绵裹) 糯米二合

【用法】上切。以水七升,煮取三升,去滓,分六次温

服,中间任食,一日令尽。

【主治】胃气虚热,不能食,兼渴引饮。

【宜忌】忌醋物。

46496 补胃膏(《幼幼新书》卷三十一引《医方妙选》)

【组成】良姜(微炮) 肉桂(刮去皮)各一两 肉豆蔻 干漆(烧存性) 乌梅肉(炒干)各半两

【用法】上为细末,炼蜜为丸,如鸡头子大。每服一粒至二粒,乳食前米饮化下。

【主治】小儿有虫,心腹痛甚,不可忍者。

46497 补骨丸(《普济方》卷三六三引《全婴方》)

【组成】川草薢 骨碎补 补骨脂各半两 牛膝 威灵仙 草乌头各一钱

【用法】上为末,醋糊为丸,如小豆大。每服三十丸,盐汤送下。

【主治】小儿骨气衰弱,囟门不合;受胎精气不足,受气于脑,久病气虚,风邪攻作亦然。

46498 补骨丹(《普济方》卷三一○引《卫生家宝》)

【组成】山踯躅三两 何首乌三两(酒浸) 黄丝瓜五两(烧灰) 云母石二两(研细入药) 自然铜二两(煅,醋淬,取泡为度)

【用法】上为末,糯米糊为丸,如梧桐子大。每服三十丸至五十丸,当归、乳香末酒调送下。

【主治】打扑伤损,腰痛。

46499 补骨散(《疡科选粹》卷八)

【组成】古铜钱二百 乳香 没药各一两(为细末)

【用法】先将铜钱用铜丝并穿,以活桑木为柴,烧钱至红,在米醋一大碗内淬之,再烧再淬七八十次,取碗底沉下铜锈屑,就以醋洗净炭灰,瓷瓶收贮。用时以黑雄鸡一只,清水煮熟,去肉用骨,以醋炙酥,为末,加入乳香、没药末,铜屑亦研极细,和匀,取患人顶心发一缕,烧灰,和前药末二分五厘,好酒调,止一服,如吐再一服。痛止不可再用。

【功用】《杂病源流犀烛》:补骨。

【主治】❶《疡科选粹》:跌伤,夹伤。❷《杂病源流犀烛》:跌扑夹伤,筋伤骨损。

【宜忌】终身忌食荤荤。

46500 补胆丸(《眼科龙木论》卷四)

【组成】防风 细辛各一两半 远志 黄芩 人参茯苓 桔梗 芍药各一两

【用法】上为末,炼蜜为丸,如梧桐子大。每服十丸,空心茶送下。

【主治】蟹睛疼痛,外障。

46501 补胆丸

《普济方》卷七十七引《龙木论》。为《圣济总录》卷一○七"前胡丸"之异名。见该条。

46502 补胆汤

《银海精微》卷上。即《圣济总录》卷一○七"前胡丸"改为汤剂。见该条。

46503 补胆汤(《眼科全书》卷五)

【组成】黄芩 黄耆 天麻 玄参 地骨皮 泽泻知母 薄荷 麦冬 茺蔚子

【用法】水煎,食后服。

【主治】瞳人干缺外障。

46504 补胆散(《异授眼科》)

【组成】当归 羌活 蒺藜 蝉蜕 荆芥 甘草各二钱

【用法】上为末。每服二钱,米汤调下。

【主治】胆虚,黑白内外障翳。

46505 补胞饮(《产孕集·补遗》)

【组成】天然黄丝二两 白及三钱 人参三钱

【用法】水煎至丝烂如饧服。

【主治】产妇尿胞损破,致作淋沥。

【宜忌】服勿作声,作声则泄气无效。

46506 补胞散(《辨证录》卷十二)

【组成】人参二两 黄耆一两 麦冬一两 白术四两穿山甲三片(陈土炒松,研细末) 象皮三钱(人身怀之,研细末) 龙骨(醋粹,煅,研末)

【用法】水煎药汁一碗,空腹将三味调服。即熟睡之,愈久愈效。

【主治】尿胞损伤,淋漓不止。

【备考】方中龙骨用量原缺。

46507 补胎汤(《千金》卷二引《徐之才逐月养胎方》)

【组成】细辛一两 干地黄 白术各三两 生姜四两大麦 吴茱萸各五合 乌梅一升 防风二两 (一方有人参一两)

【用法】上㕮咀。以水七升,煮取二升半,分三次食前服。

【主治】妇人曾伤一月胎者,预服此。

【宜忌】《妇人良方》:忌生菜、芜荑、桃、李、雀肉等物。

【加减】寒多者,倍细辛、茱萸;若热多渴者,去细辛、茱萸,加栝楼根二两;若有所思,去大麦,加柏子仁三合。

46508 补胎汤(《陈素庵妇科补解》卷二)

【组成】参 苓 术 草 归 白芍 芎艽 熟地香附 陈皮 阿胶 杜仲 川断 乌梅 黄耆

【功用】补胎,益肝气。

【主治】妊娠一月,胎动不安。

【方论选录】此方四君配黄耆以益气,四物以养血,杜、断以固肾,陈皮、香附和中宽膈开胃,乌梅为引,皆所以补胎也。

46509 补胎饮(《陈素庵妇科补解》卷三)

【组成】当归 川芎 黄连 白芍 熟地 人参 黄耆 白术 黄芩 香附 陈皮 甘草

【主治】子鸣。妊娠腹内时似钟鸣,或儿腹中啼哭,母体气衰弱,无血养胎。

【方论选录】是方四物养血安胎,参、耆、术、草大补元气,佐附、陈行胸滞膈闷,少加芩、连以清上、中二焦虚热,气血足,胎自安。

46510 补烂丹(《洞天奥旨》卷十五)

【组成】枯矾三钱 乳香五分 没药五分 轻粉三分珍珠三分 黄丹五分

【用法】上为细末。掺湿处;如干,用猪油调敷。

【功用】生肌。

【主治】诸疮。

46511 补烂丹(《疡科遗编》卷下)

【组成】烟胶(炙) 黄柏各一两 白矾五钱 轻粉

三钱

　　【用法】上为细末。用桐油调敷,外用油纸捆缚。

　　【主治】烂腿。

46512 补养丸(《瑞竹堂方》卷一)

　　【组成】菟丝子(洗净,捣为末)四两　破故纸(炒香)益智仁各一两　杜仲一两(去皮,用生姜自然汁拌匀,炒断丝)　山药一两(剉碎,炒黄)　茴香一两半(炒香)　苍术二两(米泔浸,切片,麸炒)

　　【用法】上为细末,酒糊为丸,如梧桐子大。每服五十丸,温酒、盐汤送下。

　　【功用】补养元气,滋益气血,暖水脏及下元。

46513 补养汤(《医心方》卷十三引《范汪方》)

　　【组成】甘草一两(炙)　术四两　牡蛎二两　大枣二十枚　阿胶三两　麦门冬四两(去心)

　　【用法】上㕮咀。水八升,煮取二升,尽服。

　　【主治】虚劳羸瘦,食已少气。

　　【宜忌】忌生冷。

46514 补宫丸(《扁鹊心书·神方》)

　　【组成】当归(酒炒)　熟地(姜汁炒)　肉苁蓉(酒洗,去膜)　菟丝子(酒洗,去膜)　牛膝(酒洗)各二两　肉桂　沉香　荜茇(去蒂,炒)　吴茱萸(去梗)　肉果各一两　真血竭　艾叶各五钱

　　【用法】上为末,醋糊为丸,如梧桐子大。每服五十丸,酒或白汤任下。

　　【功用】久服多子。

　　【主治】女人子宫久冷,经事不调,致小腹连腰痛,面黄肌瘦,四肢无力,减食发热,夜多盗汗,赤白带下。

46515 补宫丸(《杨氏家藏方》卷十五)

　　【组成】鹿角霜　白术　白茯苓(去皮)　香白芷　白薇　山药　白芍药　牡蛎(火煅)　乌贼鱼骨各等分

　　【用法】上为细末,面糊为丸,如梧桐子大。每服三十丸,空心、食前温米饮送下。

　　【主治】妇人诸虚不足,久不妊娠,骨热形羸,腹痛下利,崩漏带下。

　　【方论选录】《济阴纲目》汪琪笺释:此方以鹿角霜、白芍补血,以山药、术、苓补气,以芷、薇而治崩中淋露,以牡、贼而燥湿治带,此又别是一种意见。然不用芎、归、地黄者,虑血药湿润也。变局如此,可不因事制宜?

46516 补宫丸(《万氏女科》卷一)

　　【组成】鹿角霜　白茯　白术　白芍　白芷　牡蛎(煅,童便炒)　山药　龙骨(煅)　赤石脂各等分　干姜(炒)减半

　　【用法】醋糊为丸。空心米饮送下。

　　【功用】固下元之脱。

　　【主治】带下久不止。

46517 补宫汤(《女科万金方》)

　　【组成】当归　地榆　熟地　艾叶　川芎　白芷　阿胶

　　【用法】水煎,徐徐而服。

　　【主治】月水前寒热。

46518 补宫汤(《郑氏家传女科万金方》卷一)

　　【组成】当归　白芍　川芎　熟地　熟艾　陈皮　白术　甘草　阿胶　地榆(一方加人参、黄耆、黄芩)

　　【用法】水煎服。

　　【主治】月水淋漓日久,腹不痛者;兼治血淋、白浊。

　　【加减】气多,加香附。

46519 补宫汤(《女科切要》卷二)

　　【组成】熟地　白芍　阿胶　地榆　艾叶　川芎　归身

　　【用法】水煎服。

　　【主治】血崩,身发寒热。

46520 补宫汤(《女科切要》卷二)

　　【组成】赤石脂　地榆　归身　艾叶　甘草　石菖蒲　白芍　川芎　蒲黄(炒)　熟地　小蓟

　　【用法】水煎,冲热酒半杯服。

　　【主治】冲任虚损,崩淋。

46521 补真丸(《传家秘宝》卷下)

　　【组成】厚朴(去粗皮)　苍术(净刮去黑皮)各四两(二味用大枣一斤半、生姜二斤,细切,同入大锅,以浆水煮一日,耗更添之,慢火泣尽水脉,焙干用)　陈橘皮(汤浸,去瓤)二两　鳖甲一两(小便、酒、醋各一升,同煮一日了,更将汁涂炙了,焙干)　石斛(去根)二两　丁香　肉苁蓉(酒浸、切,焙)　木香　巴戟天(去心)　当归(切,焙)　草豆蔻(去皮)　诃子皮　肉桂　五味子　槟榔(剉)　山茱萸　杜仲(去粗皮,炙,剉)　破故纸(炒)各二两　人参一两　黄耆(剉)三两　附子(炮裂,去皮脐)　柴胡(去芦头)　茯苓　沉香(剉)各一两

　　【用法】上为细末,将一半用枣肉为丸,如梧桐子大。每服二十丸,空心米饮送下;一半作散,米饮调下,或煮羊肝,每具用药十钱匕,盐花、白浆水煮熟,空心服之。

　　【主治】脾元脏虚冷,四肢无力,吃食不得,心腹满胀,或时下痢盗汗,冷劳玄癖。

　　【备考】《普济方》有吴茱萸五钱。

46522 补真丸(《圣济总录》卷一八五)

　　【组成】肉苁蓉半斤(酒浸一宿,去皱皮,切,焙,为末)　菟丝子(酒浸一宿,净洗,焙,捣末)

　　【用法】上为末,取生地黄汁二升,于银石器内慢火熬成膏,另取青竹沥一盏,时时洒膏内,候稠黏,放冷,和前药为丸,如梧桐子大。每服三十丸至五十丸,空心温酒或盐汤送下,日中再服。

　　【功用】壮元气,益精髓,润髭须,久服无暴性。

46523 补真丸(《圣济总录》卷一八六)

　　【组成】茴香子(炒)一两　附子(炮裂,去皮脐)　巴戟天(去心)各半两　陈橘皮(汤浸,去白,焙)一两　青橘皮(汤浸,去白,焙)　补骨脂(炒)　青盐(研)各半两　牛膝(去苗,酒浸一宿,切,焙干)　蜀椒(去目并闭口者,炒出汗,取红)各一两

　　【用法】上为细末,用羊肾一对,去筋膜,细切,于砂盆内研令极细,入酒半升升煮成糊,为丸如梧桐子大。每服二十丸,空心温酒或盐汤送下。

　　【功用】补元气,壮筋骨,明目驻颜。

46524 补真丸(《济生》卷一)

　　【组成】胡芦巴(炒)　附子(炮,去皮脐)　阳起石(煅)川乌(炮,去皮)　菟丝子(淘净,酒蒸)　沉香(不见火,别研)　肉豆蔻(面裹,煨)　肉苁蓉(酒浸,焙)　五味子各半两　鹿茸(去毛,酒蒸,焙)　川巴戟(去心)　钟乳粉各一两

【用法】上为细末,用羊腰子二对,治如食法,葱、椒、酒煮烂,入少酒杵和为丸,如梧桐子大。每服七十丸,空心、食前用米饮、盐汤任下。

【主治】❶《济生》:房劳过度,真阳衰虚,坎火不温,不能上蒸脾土,冲和失布,中州不运,以致饮食不进,胸膈痞塞,或不食而胀满,或已食而不消,大腑溏泄。❷《准绳·女科》:脾胃虚寒,饮食少思,大便不实,胸膈痞闷,吞酸嗳腐,食反不化。

46525 补真丸(《外科理例》卷六)

【组成】肉苁蓉(酒浸,焙) 胡芦巴(炒) 附子(炮,去皮) 阳起石(煅) 鹿茸(酒浸,焙) 菟丝子(净洗,酒浸) 肉豆蔻(面裹,煨) 川乌(炮,去皮) 五味子各五钱

【用法】上为末,用羊腰子二对,治如食法,葱、椒、酒煮,捣烂,酒糊为丸,如梧桐子大。每服七十丸,空心米饮、盐汤任下。

【主治】房劳过度,真阳虚惫,或元禀不足,不能上蒸,中州不运,致饮食不进。

46526 补真丸(《医部全录》卷四三六引《幼科全书》)

【组成】当归 人参 橘红 白术各五分 白茯苓 麦门冬各三钱 黄耆(蜜炙)七钱 粉草各二分(炙) 木香 柴胡各二分

【用法】上以生姜、大枣为引,水煎服。

【主治】小儿痰饮为患,呕吐恶心,头眩短气,中脘不快,发为寒热,或因生冷伤脾。

46527 补真丹(《鸡峰》卷十五)

【组成】禹余粮 乌金石各四两 龙骨 赤石脂 牡蛎 艾各二两(醋煮一伏时) 川乌头 防风 芎各一两 吴茱萸 干姜各半两

【用法】上为细末,醋糊为丸,如梧桐子大。每服二三十丸,空心酒或醋送下。

【主治】血脏虚冷,崩中漏下,或月事频多,面色痿黄,四肢少力,脐腹疼刺,腰胯疼痛。

46528 补真丹(《宣明论》卷十五)

【组成】黑附子一两(煨) 阳起石(火烧,酒淬)三钱 海马二钱 乳香 雄黄(为衣) 血竭各三钱 石莲子(去壳皮心) 黑锡(炒,去砂子)半两 石燕子(烧,以醋淬)一对 麝香一分

【用法】上为细末,面糊为丸。每服二十丸,空心五香汤送下。

【功用】兴阳固肾。

【主治】男子元脏虚冷。

【备考】方中石燕子用量原缺,据《普济方》补。

46529 补真丹(《御药院方》卷六)

【组成】沉香 丁香 白豆蔻仁 檀香 肉豆蔻各一两 肉苁蓉半两(酒浸一宿,焙干) 牛膝半两(酒浸一宿,焙干) 巴戟(去心)七钱 白术半两 香附子二两 缩砂仁一两 木香二两 乳香半两(别研) 干山药七钱 穿山甲半两(炙黄) 青皮(去白)二两 附子七钱(炮裂,去皮脐) 补骨脂一两(炒) 桂(去粗皮)一分 没药一两(别研) 姜黄一两 茴香半两(微炒) 甘草二两(炙黄) 苍术三两(酒浸三日,取出焙,未干用青盐一两炒黄,去盐不用)

【用法】上为细末,酒浸蒸饼为丸,如梧桐子大。每服八十丸至一百丸,空心温酒或盐汤送下。

【功用】接真养气,健脾益胃,升降阴阳,调顺三焦,常服宽利胸膈,消进饮食。

46530 补真丹(《丹溪心法附余》卷二十四)

【组成】蜜半斤(炼熟,以绵滤去沫) 酥油四两 牛髓四两 杏仁四两(去皮尖) 核桃仁四两(汤去皮) 山药四两 白茯苓四两

【用法】上药各为末,炼蜜、酥并髓,下诸药拌匀,或丸或散。空心汤点服之。

【功用】驻容颜。

46531 补真汤(《疮疡经验全书》卷六)

【组成】何首乌 川牛膝 枸杞子各三钱 五加皮 当归身 石斛各二钱 杜仲 黄柏各一钱

【用法】用水二大钟,煎八分,食前服,滓再煎服。

【功用】益正气。

【主治】梅毒见肾经形症者。

【备考】原书治上症,兼服壬字化毒丸,标本同治。

46532 补真汤(《医醇賸义》卷一)

【组成】紫河车(干切)二钱 熟地五钱 附子一钱 山萸肉一钱五分 当归二钱 白芍一钱五分(酒炒) 茯神二钱 丹参二钱 远志五分(甘草水炒) 麦冬二钱 石斛二钱 独活一钱(酒炒) 牛膝二钱 红枣十枚 姜三片

【主治】中风僵卧,气血皆虚,手不能举,足不能行,语言謇涩。

46533 补真膏(《回春》卷二)

【组成】人参(去芦)四两 山药(蒸熟,去皮)一斤 芡实(水浸三日,去壳皮,蒸熟)一斤 莲肉(水浸,去心皮)一斤 红枣(蒸熟,去壳核)一斤 杏仁(水泡,去皮尖,蒸熟)一斤 核桃肉(水浸,去皮壳)一斤 真沉香三钱(另研为末) 蜂蜜六斤(用锡盆分作三份,入盆内滚水炼蜜,如硬白糖为度,只有三斤干净) 真酥油一斤(和蜜蒸化)

【用法】上为极细末,入酥油、蜜内搅匀如膏,入新瓷罐内,以盛一斤为度,用纸封固,勿令透风。每日清晨用白滚水调服数匙,临卧时又一服。

【功用】大补真元。

【宜忌】忌铁器。

46534 补原丸(《赤水玄珠》卷二十六)

【组成】桑螵蛸 益智仁 人参 仙茅 山茱萸肉 菟丝子 干山药 巴戟

【用法】上为末,各照常制,芡实粉为丸。每服七八十丸,莲肉汤送下。

【主治】下元虚惫,小水不禁,如脂如膏。

46535 补损丹(《伤科汇纂》卷七)

【组成】当归 川芎 赤芍药 生地 白芍药 牛膝 续断 白芷 杜仲 骨碎补 五加皮 羌活 独活 南星(制) 防风各一两五钱 官桂 乳香 没药各一两 南木香 丁皮 八角茴香各五钱

【用法】上为细末。黄酒调服。

【功用】散血定痛。

【主治】诸般伤损肿痛。

46536 补胯丸(《春脚集》卷二)

【组成】黄耆五钱　独活五钱　牛膝五钱　秦艽五钱　桑寄生五钱　石斛五钱　潞党一钱五分　小茴香一钱五分　全当归一钱半　苍术七钱半　杜仲七钱半　大熟地一两　肉桂一钱五分

【用法】上为细末,炼蜜为丸,如梧桐子大。每服四五钱,用温黄酒送下。

【主治】胯久痛属虚者。

46537 补脏汤

《千金翼》卷十五。为原书同卷"胃胀汤"之异名。见该条。

46538 补脑丸(《杂症会心录》卷下)

【组成】人参一两　麦冬二两(去心)　茯苓一两五钱(人乳拌蒸)　熟地二两　黄肉一两(蒸)　黄耆二两(蜜炙)　枸杞子二两(酒蒸)　菟丝子二两(酒蒸)　鹿茸一两五钱(酥炙)　五味子一两(蜜水拌,焙)　牛脑一具(蒸熟,捣入)

【用法】上为末,炼蜜为丸,如梧桐子大。每服四钱。

【主治】鼻渊久不愈。

46539 补脑丸(《古今医彻》卷三)

【组成】人参　麦门冬(去心)　茯苓　杜仲(盐水炒)　肉苁蓉(酒净)　山药(饭上蒸,切)　熟地黄　山茱肉各二两　黄耆(蜜水炒)　枸杞子　菟丝子各三两　鹿茸(酒浆微炙,切片)　五味子各一两

【用法】上为末,另捣苁蓉、枸杞、熟地、麦冬,略添炼蜜为丸,如梧桐子大。每服四钱,白滚汤送下。

【主治】鼻渊久不愈。

46540 补脑丸(《成方制剂》10册)

【组成】当归　胆南星　酸枣仁　益智仁(盐炒)　枸杞子　柏子仁(炒)　龙骨(煅)　石菖蒲　肉苁蓉(蒸)　五味子(酒炖)　核桃仁　天竺黄　远志(制)　琥珀　天麻

【用法】制成丸剂。口服,一次2~3克,一日2~3次。

【功用】滋补精血,健脑益智,安神镇惊,化痰熄风。

【主治】迷惑健忘,记忆力减退,头晕耳鸣,心烦失眠,心悸不宁,癫痫头疼,神烦胸闷。

46541 补脑散(《医部全录》卷一五二)

【组成】天雄(炮)　辛夷仁　苍耳茸各等分

【用法】上为末。每服二钱,饭后酒调下。

【主治】鼻渊,阳虚脑寒者。

46542 补益丸(《普济方》卷二一九引《瑞竹堂方》)

【组成】小茴香一两(盐炒)　木香一两　川楝子春秋二两,夏一两,冬三两(取肉,酒浸)　枳壳(去瓤,麸炒)一两　知母春秋二两,夏一两,冬三两(酒浸)　白茯苓　甘草(炙)　地龙(炒)　鹿茸(酒浸)　穿山甲各一两(酥炙)　狗茎五枚(酥炙)

【用法】上为末,炼蜜为丸,如弹子大。每服一丸,空心细嚼,温酒送下,干物压之,午食前再进一服。

【功用】补益肾水,明目,壮阳气。

【主治】腰膝痛。

46543 补益丸(《医学纲目》卷十七引丹溪方)

【组成】龟版(酒炙)一两　琐阳(酒浸)一两　生地(酒浸)一两半　归身(酒浸)一两　陈皮一两　杜牛膝(酒浸)一两　白术二两　干姜七钱半　黄柏(炒)半两　虎胫骨(酒炙)半两　五味子二钱　茯苓半两　白芍药(酒浸)

一两　甘草(炙)一钱　菟丝子(酒蒸熟,研如糊,入余药末,晒干)一两

【用法】上为末,紫河车为丸;如无紫河车,猪脑骨髓亦得。

【主治】❶《医学纲目》引丹溪方:痿证。❷《医宗必读》:肝肾下虚。

【备考】方中菟丝子用量原缺,据《准绳·类方》补。

46544 补益方(《千金》卷十九)

【组成】干漆　柏子仁　山茱萸　酸枣仁各四分

【用法】上为末,炼蜜为丸,如梧桐子大。每服二七丸,加至二十丸,一日二次。

【功用】补肾。

46545 补益方(《外台》卷十七引《张文仲方》)

【组成】苁蓉　桂心　菟丝子(酒渍)　干漆(熬)　蛇床子各三两(并捣为末)　生地黄一斤(切,以上好酒一斗渍之,昼晒夜渍,酒尽则止,晒干,捣筛,以和前药)

【用法】上药以炼蜜为丸,如弹丸大。每服二丸,酒、饮任下,嚼破,一日三次。

【功用】补腰脚,常服髓满骨中。

【主治】虚劳。

【宜忌】忌生葱、芜荑。

46546 补益散(《鸡峰》卷十九)

【组成】陈橘皮　大腹皮　茴香各一两　桂半两

【用法】上为细末。每服一钱,温米饮调下,一日三次。

【主治】水肿消后常服。

【宜忌】忌生冷、咸、酸、酒面、油腻、鸡、猪等发风物,大忌针灸、饮酒、毒物。

46547 补益煎(《圣济总录》卷八十九)

【组成】生地黄四斤　生天门冬一斤　生藕一斤　生姜半斤(以上四味剉碎,用生绢袋绞取汁)　石斛(去根)　鹿茸(酥炙,去毛)　菟丝子(酒浸一宿,捣成片子,焙干)　牛膝(酒浸一宿,焙干)　黄耆(剉)　柴胡(去苗)　地骨皮　人参　白茯苓(去黑皮)　桂(去粗皮)　木香　附子(炮裂,去皮脐)各一两

【用法】上为末,先将前四味自然汁,于银石器内熬耗一半,入好酒一斗,又熬去一半,入酥、蜜各半斤同熬,次入上件药末于汁内,用柳枝不住手搅,直候匙上抄起为度,于新瓷器内盛,用蜡纸封口。每日一匙,空心温酒调下。

【功用】和益营卫,驻颜补气,滋润肌体。

【主治】虚劳肌瘦,腿膝少力,不思饮食,皮肤生疮。

46548 补益膏(《杂病源流犀烛》卷三十)

【组成】人参　茯苓　山药　熟地　当归　地骨皮

【用法】外贴患处。

【主治】跌打损伤一月之后。

46549 补浆汤(《赤水玄珠》卷二十八)

【组成】淫羊藿三分(多则发痒)　人参八分　穿山甲(土炒)三分　黄耆一钱半　枸杞子一钱　川芎五分　当归八分　甘草五分　木香二分　白术(土炒)六分　山楂八分　陈皮五分　官桂三厘　黄豆三十粒　笋尖三个(一方有白芷、防风)

【用法】加生姜、大枣、糯米,水煎服。

【主治】痘灰白不起壮,或浆清。

46550 补浆汤(《痘疹仁端录》卷十四)

【组成】晕死鹅三四个(煅存性) 紫河车(男胎者)一具(洗去血筋,盛锡盂内,先于锅内放水,三旋投) 升麻(切碎)一斤(升麻上用井字架,将汤盂置架上,勿令泄气,要盖好,徐徐发火滚煮,渐添火,煮三枝香毕取出)

【用法】将河车捣烂,加鹅灰和捣为丸,如绿豆大。每服一钱,人参汤下;小儿研末服。

【主治】痘虚弱日久,不浆不靥。

46551 补理煎(《瘖疟指南》卷下)

【组成】人参五分 川连六分(酒炒) 当归五分 甘草五分(炙) 白术五分(土炒) 条芩六分(酒炒) 白芍四分(酒炒) 橘红六分

【用法】上咀片,如法炮制。水煎服,滓再煎服。

【主治】痢延至月余,脾胃弱而气滑。

46552 补黄散(《校注妇人良方》卷二十四)

【组成】人参 白术(炒)各一钱 白芍药(炒黄) 陈皮 甘草(炙)各五分

【用法】加生姜、大枣,水煎服。

【主治】妇人脾胃虚热,口舌生疮,畏冷饮食。

46553 补虚丸(《博济》卷四)

【组成】新罗白附子一两(汤洗去皮) 大半夏一两

【用法】上药各用白汤浸三日,每日换水三度,取出焙干为末,以生姜自然汁,着二钱姜末,面糊为丸,如绿豆大。每服三丸,温粟米饮送下。

【功用】坠涎,安虫。

【主治】小儿久患脾胃虚弱,风邪中入,而致慢惊。

46554 补虚丸

《圣济总录》卷九十二。为《圣惠》卷二十六"人参丸"之异名。见该条。

46555 补虚丸(《丹溪心法》卷三)

【组成】人参 白术 山药 枸杞 琐阳

【用法】上为末,面糊为丸服。

【功用】补损。

46556 补虚丸(《广笔记》卷二)

【组成】棉花子仁一斤 补骨脂四两 白茯苓二两 没药二两

【用法】炼蜜为丸,如梧桐子大。空心淡盐汤送下。

【主治】虚弱。

46557 补虚汤(《圣济总录》卷四十八)

【组成】半夏(汤洗七遍,焙) 干姜(炮)各三两 白茯苓(去黑皮) 甘草(炙,锉) 厚朴(去粗皮,生姜汁炙) 五味子各二两 黄耆二两半 陈橘皮(汤浸去白,焙)一两半

【用法】上锉。每服五钱匕,水一盏半,煎至八分,去滓温服。

【主治】肺虚寒,咳嗽下利,少气。

46558 补虚汤(《圣济总录》卷一〇二)

【组成】赤芍药一分 木香半两 黄连(去须)半分

【用法】上为粗末。每服三钱匕,水一盏,煎至六分,去滓温服。

【主治】肝肾虚目暗,兼治耳聋。

46559 补虚汤(《圣济总录》卷一六四)

【组成】附子(炮裂,去皮脐) 熟干地黄(焙) 当归(切,焙) 肉苁蓉(酒浸,切,焙) 柴胡(去苗) 黄耆各一两 芍药(炒) 人参 白茯苓(去黑皮) 芎劳各三分

【用法】上锉,如麻豆大。每服五钱匕,水一盏半,加生姜五片,大枣三枚(擘),同煎至八分,去滓温服,不拘时候。

【主治】产后虚羸,寒热往来。

46560 补虚汤(《济阴纲目》卷十三)

【组成】人参 白术各一钱 黄耆 川芎 陈皮各五分 甘草(炙)三分

【用法】上锉。加生姜三片,水煎服。

【功用】大补气血。

【主治】产后一切杂病。

【加减】热轻,倍加茯苓;热甚,加炒黑干姜三分。

【方论选录】汪琪笺释:此方以中气元气为主,而无血药者,必脾胃虚而本元不足也,其血药只用川芎,又于补气中以行肝血,抑血脱益气,补脾生血之良方也。

46561 补虚汤(《医略六书》卷三十)

【组成】人参一钱半 黄耆三钱(蜜炙) 白术一钱半(制) 当归三钱 川芎一钱 茯神一钱半(去木) 炙草八分 生姜三片 大枣三枚

【用法】水煎,去滓温服。

【主治】产后虚羸寒热,脉软弦涩。

【方论选录】产后气虚邪伏,营气不振,故虚羸困乏,寒热不止。人参扶元补气以御邪,白术健脾生血以壮气,黄耆补气益卫,当归养血益营,茯神安神定志,川芎活血行气,炙草以缓中益胃,姜、枣以调和营卫。水煎温服,使元气内充,则虚邪外散而营卫调和。

46562 补虚汤(《叶氏女科》卷三)

【组成】人参 黄耆(蜜炙)各一钱半 肉桂 炙甘草各五分 川芎 当归 白芍 白术各一钱(蜜炙)

【用法】上加生姜三片,大枣二枚,水煎服。

【主治】蓐劳。产理不顺,调理失宜,或忧劳思虑,伤其脏腑,营卫不宣,令人寒热如疟,头痛自汗,痰咳气逆,虚羸喘乏,体倦肢怠。

【加减】热轻,加茯苓二钱;热重,加黄芩(酒炒)一钱,热甚,加干姜(炒黑)一钱。

46563 补虚汤(《杂病源流犀烛》卷二十四)

【组成】黄耆 白术 当归 陈皮各一钱 竹沥 姜汁各半盏

【主治】舌强。喉音如故,但舌本不能转运言语,由于体虚有痰者。

46564 补虚饮(《圣济总录》卷八十六)

【异名】补肺饮(《普济方》卷二十七)。

【组成】黄耆(锉,炒)二两 人参 茯神(去木) 麦门冬(去心,焙) 桂(去粗皮) 陈橘皮(去白,焙) 当归(炙,锉) 天门冬(去心,焙) 甘草(炙,锉) 熟干地黄(焙) 五味子(炒)各一两

【用法】上为粗末,分作十剂。每剂以水三盏,加生姜半两(切),大枣七枚(擘),同煎取一盏,去滓,空心顿服。

【主治】肺脏因吐血后,四肢虚劣,气乏无力,手脚振掉,饮食不得。

46565 补虚饮(《医学入门》卷七)

【组成】人参　麦门冬　山药各一钱　茯苓　茯神各八分　半夏　黄耆各七分　前胡　熟地各五分　枳壳　远志　甘草各一分

【用法】加生姜五片，秫米一撮，水煎服。

【主治】七情郁结，痰随气上留阳经，心中怔悸，四肢缓弱，翕然面热，头目眩冒，如欲摇动，一切风虚眩晕。

46566 补虚散（《医方类聚》卷二二六引《川玉集》）

【组成】牡丹　蒲黄　川大黄（醋炒）　红芍药　当归　姜黄　青橘各一两　荷叶二个（炙）

【用法】上为散。每服一钱，温酒调下。三二服愈。

【主治】妇人妊娠伤寒，胎损，下死胎后，败血冲心闷绝，上气不停。

46567 补婴丸（《人己良方》）

【组成】人参五钱　白术五钱　陈皮五钱　青皮三钱　砂仁三钱半　木香二钱半　山药五钱　建莲三钱　神曲三钱（炒）　山楂三钱　炙草三钱　使君肉三钱　白茯苓四钱

【用法】上为细末，用生姜薄荷叶包糯米煮熟，捶烂，用布袋装，和滚水隔出汁，煮糊为丸，如麻子大。每服二十五丸至五十丸，粥水送下。若小儿不能吞丸，作散服亦可。

【主治】小儿食积伤脾而恶食。

46568 补脬汤（《三因》卷八）

【组成】黄耆，白茯苓各一两半　杜仲（去皮，剉，姜汁淹，炒断丝）三两　磁石（煅，淬）　五味子各三两　白术　白石英（捶碎）各二两半

【用法】上剉散。每服四钱，水一盏半，煎七分，去滓，空心温服。

【主治】膀胱虚冷，脚筋急，腹痛引腰背，不可屈伸，耳聋，目眩眩，坐欲倒，小便数，遗白，面黑如炭。

46569 补脬饮（《校注妇人良方》卷二十三）

【异名】千金补脬饮（《会约》卷十五）。

【组成】生绢（黄色者）一尺　白牡丹（用根并皮）　白及各一钱

【用法】水一碗，煎至绢烂，温服。

【主治】胞破，小便淋沥。

【宜忌】服药后忌言语。

46570 补脬饮

《沈氏经验方》。为《杨氏家藏方》卷十六"固脬散"之异名。见该条。

46571 补液丹（《辨证录》卷三）

【组成】人参三钱　生地三钱　麦冬五钱　丹参二钱　北五味子十粒　山药三钱　当归五钱　黄连一钱　玄参五钱　贝母一钱

【用法】水煎服。外用炒槐花、三七根各等分，为末，掺之即愈。

【主治】心火上升以克肺金，而致舌上出血不止。

【方论选录】此内补其心中之液，外填其舌窍之孔，则心火自宁，而舌血易止也。夫槐花、三七本能止血，似不必借重于补液丹也。然而内不治本而徒治其末，未必不随止而随出也。

46572 补液汤（《救偏琐言·备用良方》）

【组成】人参　麦冬　五味　诃子　桔梗　甘草

【主治】痘，津液不足而发渴者。

46573 补煮散（《外台》卷十八引苏恭方）

【组成】黄耆　人参　独活　芎䓖　防风　当归　桂心　萆薢　防己各六两　茯苓　白术　丹参各八两　附子（生用）　甘草（炙）各四两　杏仁（去皮尖）　生地黄　生姜　磁石二十分（碎如小豆）

【用法】上切，分为三十服。每服别以生姜二两，生地黄一两，杏仁十四枚，碎，以水二升，煮取七合，布绞去滓，日晚或夜中服。

【主治】脚气。初患脚足皮肤舒缓，足上不仁，膝下疼痛，眉眼动，左胁下气，每饱食即发，膈上热，脐下冷，心虚阴汗且疼。

【宜忌】忌猪肉、冷水、海藻、菘菜、生葱、桃、李、雀肉、醋物、羊肉、芜荑及饧。三日以后，并无禁忌。

【加减】呕逆者，加半夏一两。

46574 补喉汤（《辨证录》卷五）

【组成】熟地二两　山茱萸　茯苓各一两　肉桂一钱　牛膝二钱

【用法】水煎服。

【主治】❶《辨证录》：春月伤风二三日，咽中痛甚，乃下热虚火，逼寒上行所致。❷《医学集成》：阴证喉痹，六脉沉迟。

【方论选录】熟地、山茱滋阴之圣药，加入肉桂、牛膝则引火归原，自易易矣；况茯苓去湿以利小便，则水流而火亦下行，何至上逼而成痛哉。

46575 补筋丸（《金鉴》卷八十九）

【组成】五加皮　蛇床子　好沉香　丁香　川牛膝　白云苓　白莲蕊　肉苁蓉　菟丝子　当归（酒洗）　熟地黄　牡丹皮　宣木瓜各一两　怀山药八钱　人参　广木香各三钱

【用法】上为细末，炼蜜为丸，如弹子大。每丸重三钱，用好无灰酒送下。

【主治】跌仆蹉闪，筋翻筋挛，筋胀筋粗，筋聚骨错，血脉壅滞，宣肿青紫疼痛。

46576 补筋汤（《伤科补要》卷三）

【组成】当归一两　熟地黄　白芍药各二两　红花　乳香　白茯苓　骨碎补各一两　陈皮二两　没药三钱　丁香五钱

【用法】用水、酒煎服。

【主治】跌扑伤筋，血脉壅滞，宣肿青紫疼痛。

46577 补脾丸（《外台》卷二十五引《集验方》）

【组成】附子（炮）一两　蜀椒（汗）一两　桂心二两　赤石脂　黄连　人参　干姜　茯苓　大麦糵　陈面（炒）　石斛　当归各二两　钟乳三两（研）

【用法】上为末，炼蜜为丸，如梧桐子大。每服十丸，酒送下，一日三次。稍稍加之。

【主治】脾滑，胃虚弱，泄下不禁，饮食不消，雷鸣绞痛。

46578 补脾丸

《医方类聚》卷十引《神巧万全方》。为《圣惠》卷五"补脾神曲丸"之异名。见该条。

46579 补脾丸（《圣济总录》卷一七八）

【组成】肉豆蔻（炮，去壳，为末）一枚　龙骨（烧，研）　乳香（研）　芜荑仁（炒，研）　麝香（研）各一钱

【用法】上为末,软饭为丸,如麻子大。每服五七丸,陈米饮送下。

【主治】小儿冷痢,或下青白,或下瘀黑,或如凝脂。

46580 补脾丸(《鸡峰》卷十四)

【组成】厚朴(去皮)一两(生姜一两同杵令烂,焙干) 白术 石脂 肉豆蔻各一两 麦蘖 荜茇 诃子 附子 神曲各半两 干姜一两

【用法】上为细末,醋煮面糊为丸,如梧桐子大。每服三十丸,饮送下。未知,加至五十丸。

【主治】久痢不止,体重羸瘦,腹中胀急,饮食不化,遇寒则极,脉弦而迟,此脾胃素弱,为风冷则谷不化而水胜,久久不止,成虚劳。

46581 补脾丸(《杨氏家藏方》卷六)

【组成】丁香 人参(去芦头) 胡椒 木香 茴香 肉桂(去粗皮) 干姜(炮) 附子(炮,去皮脐) 缩砂仁各一两 神曲(炒) 大麦蘖(炒) 木瓜 甘草(炒) 白术 乌梅肉(炒)各三分

【用法】上为细末,炼蜜为丸,每一两作十一丸。每服一丸,细嚼,食前米饮送下。

【主治】中焦不和,脾胃虚弱,心腹冷痛,泄利不时,不思饮食,呕吐痰逆,面色痿黄,肌肉消瘦,怠惰嗜卧,噎塞不通。

46582 补脾丸(《百一》卷六)

【组成】白术 赤石脂 肉豆蔻(面裹,煨) 川厚朴(去粗皮,姜汁涂炙) 川白姜(炮)各一两 荜茇(炒) 神曲(炒) 麦蘖(炒) 附子(炮,去皮脐)各半两

【用法】上为细末,醋糊为丸,如梧桐子大。每服五十丸,早、晚食前陈米饮送下。

【主治】滑泄。

【备考】本方方名,《景岳全书》引作"缩脾丸"。

46583 补脾丸(《丹溪心法》卷三)

【组成】白术半斤 苍术 茯苓 陈皮各三两

【用法】粥为丸服。

【主治】伤食。

46584 补脾丸(《医学纲目》卷二十三引丹溪方)

【组成】白术半两 白芍药二钱

【用法】上为细末,饭为丸服。

【主治】❶《医学纲目》引丹溪方:泄泻久不止。❷《医方类聚》引《新效方》:脾虚泄泻。

【加减】冬月,去芍药,加肉豆蔻、泽泻服之;又不止者,加飞矾一钱半。

46585 补脾丸(《幼科发挥》卷三)

【组成】人参 白术 茯苓 炙粉草 白芍(酒炒) 黄耆(蜜炙) 陈皮 当归身 山药 莲肉各一两 神曲五钱 肉桂二钱五分

【用法】上为末,荷叶水煮粳米糊丸,如麻子大。米饮送下。

【主治】小儿脾虚。

46586 补脾丸(《寿世保元》卷三)

【组成】白术(去芦)十两(分四分,一肉蔻,二五味,三故纸,四吴茱萸,各二两,拌炒,去四味,只用白术) 莲肉(去心,炒) 人参各一两 甘草 白芍(炒)各五钱 木香

(煨)四钱 山药(炒) 陈皮各七钱 干姜三钱(炒)

【用法】上为细末,煮粥,加炒神曲末,打糊为丸,如梧桐子大。每服百丸,空心淡姜汤送下。

【主治】滑泻,日夜无度,肠胃虚寒不禁,老人、弱人脾泄、飧泄。

46587 补脾丸(《证治宝鉴》卷八)

【组成】破故纸三两(用薏苡仁炒,去苡仁不用) 白茯苓二两五钱 肉果四两(纸包,煨) (或加香椿根皮)

【用法】上为末,加大枣半斤,生姜半斤,砂锅内煮熟,用枣肉为丸。每服八十丸,清晨枣汤送下。

【主治】五更久泄不愈。

【宜忌】忌生冷、鱼腥、房事。

46588 补脾丹(《方出《百一》卷六,名见《瘴疟指南》卷下)

【组成】干山药(一半炒黄色,半生用)

【用法】上为细末。米饮调下。

【主治】❶《百一》:噤口痢。❷《瘴疟指南》:痢疾,脾胃虚弱,闻食则呕,不思饮食。

46589 补脾汤(《千金翼》卷十五)

【组成】麻子仁三合 禹余粮二两 桑根白皮一斤 大枣一百枚(擘) 黄连 干姜 白术 甘草(炙)各三两

【用法】上㕮咀。以水一斗,煮取半,去滓,得二升九合,每日一服,三日令尽。

【主治】不欲食,留腹中,或上或下,烦闷,得食辄呕欲吐,已即胀满不消,噫腥臭,发热,四肢肿而苦下身重,不能自胜。

46590 补脾汤(《圣济总录》卷四十四)

【组成】厚朴(去粗皮,生姜汁炙透) 桂(去粗皮) 诃黎勒(煨,去核)各一两 当归(切,焙) 人参 丁香 白术 白豆蔻(去皮) 高良姜 陈橘皮(汤浸,去白,焙)各半两 吴茱萸(汤浸七次,焙干,炒)一分

【用法】上为末。每服三钱匕,水一盏,加生姜三片(切)、大枣二枚(擘破),同煎至六分,去滓,食前温服。

【主治】脾气不足,心腹胀痛,食则欲呕,四肢少力。

46591 补脾汤(《圣济总录》卷四十六)

【组成】禹余粮(煅,醋淬,研入) 大麻仁(研) 干姜(炮) 白术 甘草(炙)各二两 桑根白皮(锉) 人参各三两

【用法】上为粗末。每服三钱匕,水一盏,加大枣二枚(擘破),煎至七分,去滓,空心顿服。

【主治】脾气不足,腹胀食欲呕,口舌干涩,四肢无力,喜怒不常,不欲见人,心烦多忘,咽喉闭塞,面黄。

46592 补脾汤

《本事》卷九。为《普济方》卷二〇六引《指南方》"二陈汤"之异名。见该条。

46593 补脾汤(《三因》卷八)

【组成】人参 茯苓 草果(去皮) 干姜(炮)各一两 麦蘖(炒) 甘草(炙)各一两半 厚朴(去皮,姜制,炒) 橘皮 白术各三分

【用法】上锉散。每服四钱,水一盏半,煎七分,去滓,食前服。

【主治】脾虚寒病,泄泻腹满,气逆呕吐,心烦不得卧,肠鸣虚胀,饮食不消,劳倦虚羸,喜噫,四肢逆冷,多卧不起,

情意不乐。

46594 补脾汤(《万氏家抄方》卷六)

【异名】补脾快斑汤(《痘疹全书》卷上)。

【组成】人参 黄耆 防风 桂少许 防己 甘草

【用法】水煎服。

【主治】痘症胃弱,手足起不透者。

46595 补脾汤

《古今医鉴》卷十三。为《松崖医径》卷下"秘传补脾汤"之异名。见该条。

46596 补脾汤(《点点经》卷一)

【组成】条参 白术 当归 扁豆 陈皮 泽泻 六曲 诃子 青盐各一钱半 云苓 甘葛各二钱 甘草三分

【用法】黑枣三枚为引。

【主治】酒后伤脾,小便浊红浊白,阴囊作痒作痛,面黄气短。

46597 补脾汤(《点点经》卷二)

【组成】茯神 茯苓 当归 羊藿 莲肉 川芎 白芍 陈皮 腹皮各一钱半 熟地 生地各一钱 甘草八分 麦芽三钱

【用法】生姜、大枣为引。

【主治】酒疯发狂。

46598 补脾汤

《景岳全书》卷六十二引《医门秘旨》。为《寿世保元》卷八"补脾散"之异名。见该条。

46599 补脾汤(《医学集成》卷二)

【组成】人参二钱 焦术三钱 黄耆一钱 茯苓 橘红各一钱半 砂仁八分 炙草五分 姜 枣 枇杷叶(去毛,炙)

【主治】噎膈。

【备考】方中姜、枣、枇杷叶用量原缺。

46600 补脾汤(《揣摩有得集》)

【组成】潞参一钱半 白术一钱半(土炒) 云苓一钱 白芍一钱(炒) 川芎五分(炒) 归身一钱(土炒) 蔻米五分(研) 陈皮五分 炙耆一钱 制草五分 扁豆一钱(炒)

【用法】加生姜一片,大枣一枚,水煎服。

【主治】小儿久病,面黄肌瘦,咬牙目劄,头发稀少。

46601 补脾饮(《陈素庵妇科补解》卷一)

【组成】白术 黄耆 茯苓 山药 广皮 当归 熟地 人参 香附 补骨脂 炙甘草

【功用】大补脾胃。

【主治】妇人脾胃虚,水谷减少,血无由生,始则经来少而色淡,后则闭绝不通,饮食日减,面色萎黄,肌肉消瘦,渐至尫羸。

【方论选录】是方四君加黄耆、山药、甘草以补脾,加香附、广皮以运脾,加归、地以补左尺,补骨脂以补右尺。胃旺则能纳水谷,脾旺则能运水谷,血渐充足而经自应时至。

46602 补脾饮(《万氏家抄方》卷五)

【组成】白术(炒) 茯苓 人参 厚朴(姜汁炒) 陈皮 木通 木瓜 青皮 木香 干姜 大腹皮 砂仁

【用法】加生姜、大枣、灯心,水煎服。

【主治】脾虚受湿,浮肿。

46603 补脾饮(《医部全录》卷四四〇引《幼幼近编》)

【组成】人参 白术 半夏曲 萝卜子 茯苓 砂仁 木香 陈皮 苍术 神曲 车前子 大腹皮

【主治】脾虚,肚腹膨胀,四肢面目浮肿。

46604 补脾散

《小儿药证直诀》卷下。为原书同卷"益黄散"之异名。见该条。

46605 补脾散(《鸡峰》卷十二)

【组成】肉豆蔻 肉桂 白术 诃子 人参 附子 白茯苓 厚朴各一两 干姜 丁香 沉香 甘草 藿香叶各半两

【用法】上为细末。每服三钱,水一盏,加生姜五片,大枣二个,同煎至七分,去滓,食前温服。

【主治】脾胃虚冷,不思饮食,心胸满闷,多倦乏力,肌肤羸瘦。

46606 补脾散(《三因》卷十一)

【组成】麦蘖(炒)三两 神曲(炒)二两 茴香(炒) 草果(逐个用面裹,煨熟) 厚朴(制) 干姜(炮) 陈皮各一两 木香(生)半两 甘草(炙)半两

【用法】上为末。脾泄泻,诃子汤入盐,调下二钱;脾虚,肠鸣,气不和,泻不止,炒姜酒调下;常服盐汤点,空心食前服。

【主治】脾泄不止,食积不消,癥瘕块结,大肠滑泄,脏毒下利,腹痛肠鸣。

46607 补脾散(《永类钤方》卷十二)

【组成】干姜(炮) 制厚朴 草果仁 砂仁 神曲(炒) 麦蘖(炒) 净陈皮 良姜(炒) 甘草(炙)各等分

【用法】上为细末。每服三钱,热盐汤调下,不拘时候。

【主治】饮啖生冷果菜,寒留中焦,心脾冷痛,霍乱吐利。

46608 补脾散(《普济方》卷二十一)

【组成】木香半两 草豆蔻(白面裹,慢火煨令焦,去皮并面) 陈橘皮(汤浸去白,焙) 茴香子(炒) 厚朴(去粗皮,生姜汁炙) 干姜(炮) 荆三棱(炮)各一两 陈曲(炒) 大麦蘖(炒)各二两

【用法】上为散。每服二钱匕,食前炒生姜盐汤调下。

【主治】脾脏冷气,腹内虚鸣泄泻,食气结块,憎寒壮热,日渐羸瘦。

46609 补脾散(《摄生众妙方》卷六)

【组成】人参一钱 白矾一钱 天花粉一两五钱 枳壳五分

【用法】上为末。水一钟,白萝卜一个,切碎,煮令水半钟,去萝卜,量汤多少,下药揉和,又入铜勺或瓷罐内,再滚一滚,入蜜两匙,即取出。待咳嗽一声,吃一匙。可加款冬花一钱。

【主治】一切咳嗽。

46610 补脾散(《寿世保元》卷八)

【异名】补脾汤(《景岳全书》卷六十二引《医门秘旨》)。

【组成】人参(去芦) 白术各一钱 白芍(酒炒) 茯苓各八分 陈皮 川芎各六分 黄耆(蜜炒) 当归(酒炒) 甘草(炙)各四分

【用法】上剉。每剂三钱,加生姜,水煎服。

【主治】❶《寿世保元》:小儿心脾亏损,弄舌。❷《景岳全书》引《医门秘旨》:小儿久病,面黄肌瘦,咬牙目劄,头

发稀少,误药所致。

46611 补脾散(《一盘珠》卷六)

【组成】黄耆 当归 白术各二钱 枣仁 远志肉 茯神 人参各一钱 砂仁八分 甘草八分 芡实 川芎各一钱半

【用法】上为末。每服三钱,沸水调服。

【主治】妇人血亏经闭。

46612 补脾散(《内外科百病验方大全》)

【组成】洋参一两半 茯神二两 淮山药二两 於术一两半 苍术一两 厚朴一两 当归二两 枣仁一两 白芍一两 神曲二两 麦芽二两 木香一两 草果五分 莲子二两 砂仁七分 肉桂五分 甘草一两

【用法】上为末。每服一匙,滚水送下,小儿减半。

【主治】脾虚不欲食饭。

46613 补痛丸(《普济方》卷三一〇)

【组成】川芎 附子 赤小豆各三两 乳香 没药三钱 赤土 苏木各三钱 降真香 木鳖 草乌各三钱 乌药三钱

【用法】上为细末,酒糊为丸,如梧桐子大。每服三四十丸,用酒送下。取温暖为度。

【主治】闪胁筋骨诸痛。

【备考】方中乳香用量原缺。

46614 补寝丸(《胎产辑萃》卷一)

【组成】通明乳香(别研)半两 枳壳一两

【用法】上为细末,炼蜜为丸,如梧桐子大。每服三十丸,空心温酒送下。怀孕九月以后方可服。

【功用】瘦胎,滑利易产。

46615 补漏丸

《御药院方》卷六。为原书"乌银丸"之异名。见该条。

46616 补漏丸(《外科学讲义》)

【组成】夏枯草八两 甘草节四两 连翘四两(去子)

【用法】上为末,以金银花二斤,煎浓汤为丸。每服三钱,早晨空心淡盐汤送下。

【主治】痔漏。

46617 补漏丹(《外科大成》卷四)

【异名】鹿茸补漏丸(《外科证治全书》卷三)。

【组成】鹿茸(去毛,酥炙) 大附子(炮,去皮脐) 食盐各等分

【用法】上为末,煮枣肉为丸,如梧桐子大。每服三十丸,空心黄酒送下。

【主治】心胸有孔久不愈,及胃痛、井疽、肝痈、心瘘。

46618 补精丸

《普济方》卷七十一。即《杨氏家藏方》卷十一"补青丸"。见该条。

46619 补精丸(《金鉴》卷四十一)

【组成】补骨脂 韭子 山药 磁石 肉苁蓉 人参 鹿茸

【功用】强中病后热去,调理补精。

46620 补精膏(《医方类聚》卷一五三引《瑞竹堂方》)

【组成】牛髓四两(炼,去粗) 胡桃四两(去皮壳) 杏仁四两(去皮尖) 山药半斤

【用法】上将杏仁、胡桃、山药三味捣为膏,蜜一斤,炼去白沫,与牛髓同和匀,入瓷罐内,汤煮一日。空心服一匙。

【功用】壮元阳,益精气,助胃润肺。

【备考】《寿世保元》有人参、红枣。

46621 补髓丸(《全生指迷方》卷二)

【组成】生干地黄(晒干)三两 干漆半两(碎,炒令烟尽)

【用法】上为末,炼蜜为丸,如梧桐子大。每服三十丸,空心、临卧饮送下。

【主治】骨蒸,热起骨间烦痛,手足时冷,早起体凉,日晚即热,背脊牵急,或骨节起凸,足胫酸弱,由阴不足,而阳陷阴中,热留骨髓,髓得热则稀,髓稀则骨中空虚,阴虚水少脂枯,故蒸起,其脉沉细而疾。

46622 补髓丸(《疮疡经验全书》卷十三)

【组成】人参二两 地黄四两 鹿茸一两五钱(酥炙) 当归四两 枸杞子三两 柏子 茯神 白术各二两 麦门冬一两五钱 钟乳粉七钱 沉香五钱 石斛二两

【用法】上为末,炼蜜为丸,如梧桐子大。每服七十丸,早、晚秋石汤点下;醇酒亦可。

【主治】霉疮病愈后精髓空虚者。

46623 补髓丹(《百一》卷十一)

【组成】杜仲(去粗皮,炒黑色) 补骨脂各十两(用芝麻五两同炒,候芝麻黑色无声为度,筛去芝麻) 鹿茸二两(燎去毛,酒炙) 没药一两(别研)

【用法】上为细末,入没药和匀,再用胡桃肉三十个,汤浸去皮,杵为膏,入面少许,酒糊为丸,如梧桐子大,焙干。每服一百粒,食前米饮送下;温酒、盐汤亦得,二日一次。

【功用】❶《百一》:升神水于百会,降神火于涌泉,还淳返朴,体合自然,骨正筋柔,益寿延年。❷《直指》:补益真元。

【主治】❶《百一》:腰痛,臂痛。❷《直指》:肾虚腰痛。

46624 补髓丹

《十药神书》(陈修园注本)。即《修月鲁般经》引《劳证十药神书》(见《医方类聚》卷一五〇)"十珍丸"。见该条。

46625 补髓膏(《普济方》卷一五四引《卫生家宝》)

【组成】破故纸一两(锅内炒令八分熟,再入麻油半两,同炒,以麻油香为度)

【用法】上放冷,入胡桃肉同煎,药并麻油烂嚼,盐酒或盐汤送下。

【主治】腰痛。

46626 补髓膏(《东医宝鉴》卷四引《医林》)

【组成】黄犍牛前脚髓三斤 白蜜四斤(去滓) 人参 杏仁(并另末)各四两 胡桃肉五十个(另研为泥) 熟地黄(蒸为泥) 五味子(另末)各一两

【用法】上拌匀,盛瓷缸,重汤煮一伏时取出。每服一大匙,温酒下,一日三次。

【功用】补精血。

【主治】虚劳。

46627 补髓膏(《诚书》卷六)

【组成】川芎 龙胆草 人参 山药各一钱 枸杞子 生地 当归各三钱 麦冬 虎骨(酥炙) 红花五分 甘草

（炙）三分　龙眼肉一两

　　【用法】水煎百沸，炼蜜成膏。每日服三次。

　　【主治】解颅。

　　【备考】方中麦冬、虎骨用量原缺。

46628　补天手饮（《产科发蒙》卷二）

　　【组成】酸枣仁　远志　茯神各一钱　白术二钱　甘草五分　当归　枸杞子　芍药各一钱五分　生地黄八分　艾絮六分　龙眼肉五枚

　　【用法】以水四合，煮取二合，去滓温服。

　　【主治】怀孕不能养胎，数月而堕胎。

46629　补天灵片（《成方制剂》7册）

　　【组成】补骨脂　貂鞭　狗鞭　枸杞子　海龙　红参　韭菜子　鹿茸　驴鞭　牛鞭　牛膝　肉桂　蛇床子　锁阳　仙茅　羊鞭　淫羊藿

　　用法】制成片剂。口服，一次8~10片，一日3次。

　　【功用】补肾壮阳，填精益髓。

　　【主治】肾阳亏损，阳痿早泄，腰膝酸软，遗精自汗，畏寒肢冷，神疲乏力。

　　【宜忌】孕妇及阴虚火旺者忌服。

46630　补肾宁片（《成方制剂》6册）

　　【组成】枸杞子　海马　人参　肉苁蓉　羊鞭　淫羊藿

　　【用法】制成片剂。口服，一次3~5片，一日3次。

　　【功用】温肾助阳，益气固本。

　　【主治】肾阳虚衰所致阳痿，对妇女更年期综合征也有一定疗效。

　　【宜忌】阴虚内热者慎用。

46631　补肺溢汤（《外台》卷十引《深师方》）

　　【异名】补肺汤（《千金》卷十七）、紫苏子汤（《普济方》卷二十六）。

　　【组成】苏子一升　桑白皮五两　半夏六两（洗）　紫菀　人参　甘草（炙）　麻黄（去节）　五味子　干姜　杏仁各一两　细辛一两半　桂心三两　款冬花一两　射干一两

　　【用法】上切。以水一斗二升，煮取三升，分五服，日三夜再。

　　【主治】肺气不足，咳嗽上气，牵绳而坐，吐沫唾血，不能食饮。

　　【宜忌】忌海藻、菘菜、羊肉、饧、生葱、生菜等。

46632　补胃煮散

　　《圣济总录》卷四十七。为《千金》卷十六"补胃汤"之异名。见该条。

46633　补胃煮散

　　《普济方》卷三十五。即《圣惠》卷五"补胃黄耆散"。见该条。

46634　补骨脂丸

　　《圣惠》卷九十八。即方出《本草图经》引《续传信方》（见《证类本草》卷九），名见《寿亲养老》卷四"补骨脂煎"改为丸剂。见该条。

46635　补骨脂丸（《圣惠》卷九十八）

　　【组成】补骨脂二两（微炒）　阳起石二两（酒煮半日，细研，水飞过）　巴戟　附子（炮裂，去皮脐）　石斛（去根，剉）　肉苁蓉（酒浸一宿，刮去皱皮，炙干）　覆盆子　天麻　独活　菟丝子（酒浸三日，晒干，别捣为末）　柏子仁　山茱

黄　安息香（入胡桃仁捣熟）　桂心　朱砂（细研，水飞过）　龙骨　木香　枸杞子　槟榔　牛膝　蛇床子各一两　麝香半两（细研）

　　【用法】上为末，炼蜜为丸，如梧桐子大。每服三十丸，空心温酒送下。

　　【功用】补中强志，助力充肌。

　　【主治】脏腑久冷，腰膝疼痛，脾胃虚弱，荣卫不调，四肢无力。

46636　补骨脂丸（《圣惠》卷九十八）

　　【组成】补骨脂二两（微炒）　桂心二两　缩砂一两（去皮）　附子二两（炮裂，去皮脐）　木香二两　安息香二两（以酒熬成膏）　鹿角胶二两（捣碎，炒令黄燥）

　　【用法】上为末，炼蜜并安息香膏为丸，如梧桐子大。每服三十丸，空心温酒送下。

　　【功用】补虚损，强筋力，暖腰膝，逐冷气。

46637　补骨脂丸（《圣惠》卷九十八）

　　【组成】补骨脂二两（微炒）　附子一两（炮裂，去皮脐）　巴戟一两　桂心一两　肉苁蓉二两（酒浸一宿，去皱皮，炙干）　菟丝子二两（酒浸三日，晒干，别捣为末）　枳壳半两（麸炒微黄，去瓤）　石斛一两（去根，剉）　荜澄茄一两　干姜一两（炮裂，剉）　牛膝一两（去苗）　木香半两　肉豆蔻一两　槟榔三分　蛇床子一两　茴香子一两　荜茇三分

　　【用法】上为末，炼蜜为丸，如梧桐子大。每服三十丸，空心温酒送下；盐汤下亦得。

　　【功用】补暖脾肾虚冷，壮腰脚，益颜色。

46638　补骨脂丸（《圣惠》卷九十八）

　　【组成】补骨脂（微炒）　木香　附子（炮裂，去皮脐）　槟榔　肉豆蔻（去壳）　青橘皮（汤浸去白瓤，焙）　桂心（去皮）　牛膝（去苗）　干姜（炮裂，剉）　鹿茸（去毛，涂酥炙令微黄）　硫黄（细研，水飞过）　腽肭脐（酒刷，炙微黄）　肉苁蓉（酒浸一宿，刮去皱皮，炙干）　川椒（去目及闭口者，微炒去汗）各一两

　　【用法】上为末，入硫黄研令匀，用白羊肾五对，去筋膜，细剉，入前药末相和拌了，溲白面裹，煻火中烧令面熟为度，取出药，为丸如梧桐子大。每服三十丸，空心温酒送下。渐加至四十丸。

　　【功用】温中强力，暖胃思食。

　　【主治】下元虚冷气。

46639　补骨脂丸（《圣惠》卷九十八）

　　【组成】补骨脂二两（微炒）　槟榔一两　硫黄二两（细研，水飞过）　附子一两（炮裂，去皮脐）　肉豆蔻一两（去壳）　陈橘皮一两（汤浸，去白瓤，焙）　桂心一两　厚朴一两（去粗皮，生姜汁炙令香熟）

　　【用法】上为末，酒煮面糊为丸，如梧桐子大。每服二十丸，空心温酒或盐汤送下。

　　【功用】温中思食。

　　【主治】脾肾冷气。

46640　补骨脂丸（《圣惠》卷九十八）

　　【组成】补骨脂五两（微炒）　雄雀儿粪二两（头尖者是）　熟干地黄三两　木香三两　安息香一两（以胡桃仁捣熟）　硫黄二两（细研，水飞过）

　　【用法】上为末，炼蜜并安息香为丸，如梧桐子大。每

服三十丸,空心温酒送下。

【功用】久服强力壮气,轻身明目,补填精髓,润泽颜色。

【主治】男子五劳七伤,久虚积冷,腰胯疼痛,行履无力,脾胃不调,或时自泻,肾气乏弱,梦泄盗汗,终日恍惚,情常不乐,风湿外伤,阳道衰绝。

46641 补骨脂丸(《博济》卷二)

【组成】大木瓜一个(去皮瓤,入硇砂一两,去砂石,蒸令熟,研烂) 补骨脂(炒) 薯蓣 官桂(去皮) 青皮 木香 茴香子 槟榔各一两 荆三棱半两(醋浸一宿,炒令黄) 肉豆蔻半两(去壳)

【用法】上为末,用木瓜为丸,如梧桐子大。每服二十丸,空心盐汤送下;温酒亦得。

【功用】补暖。

【主治】脾肾久冷,积气成块,或发疼痛。

46642 补骨脂丸(《普济方》卷二二二引《博济》)

【异名】胡芦巴丸。

【组成】补骨脂(炒) 胡芦巴 茴香子(炒) 槟榔(鸡心者,剉) 楝实(去核,麸炒) 巴戟天(去心) 京三棱(湿纸裹,煨令熟,研) 青橘皮(汤洗,去白)各一两 枳壳(去瓤,麸炒) 荜茇 附子(炮裂,去皮脐) 荜澄茄 木香 丁香 桂(去粗皮)各三分

【用法】上除桂外,焙干,捣为末,炼蜜为丸,如梧桐子大。每服五十丸,空心温酒送下。一方用酒煮面糊为丸,盐汤送下,女人吃得。如为末,每服二钱,水一半,酒一半,共一小盏,同煎三五沸,温酒服之。

【功用】补益精髓,温中下气,安五脏,利腰脚,进饮食。

【主治】膀胱癩疝,脐胁冷气刺痛,脾肾虚冷,小肠气攻冲。

46643 补骨脂丸(《医方类聚》卷十引《简要济众方》)

【组成】补骨脂二两(微炒) 胡芦巴一两(微炒) 胡桃瓤不计多少

【用法】上为末,后用胡桃捣和,调入糯米粥少许为丸,如梧桐子大。每服二十丸,空心、食前温酒送下;盐汤亦得。

【主治】肾脏虚冷,骨痿少力,腰膝沉重,行步艰难,气虚不思饮食。

46644 补骨脂丸(《本草纲目》卷十四引《局方》)

【组成】补骨脂四两(炒香) 菟丝子四两(酒蒸) 胡桃肉一两(去皮) 乳香 没药 沉香各二钱半

【用法】上为末,炼蜜为丸,如梧桐子大。每服二三十丸,空心盐汤、温酒任下,自夏至起,冬至止,每日一次。

【功用】壮筋骨,益元气。

【主治】下元虚败,脚手沉重,夜多盗汗,纵欲所致。

46645 补骨脂丸(《方出《证类本草》卷九引《经验后方》,名见《普济方》卷二二七)

【组成】补骨脂一斤(酒浸一宿,放干)

【用法】用乌油麻一升和炒,令麻子声绝,即播去,只取补骨脂为末,醋糊为丸,如梧桐子大。每服二十丸,早晨温酒、盐汤送下。

【功用】乌髭鬓,驻颜壮气。

【主治】五劳七伤,下元久冷,一切风病,四肢疼痛。

46646 补骨脂丸(《圣济总录》卷五十一)

【组成】补骨脂(炒) 肉苁蓉(酒浸,切,焙)各一两

麦门冬(去心,焙) 菖蒲 远志(去心) 钟乳粉各半两

【用法】上为末,炼蜜为丸,如梧桐子大。每服三十丸,空心、日午、临卧温酒或盐汤送下。

【功用】益肾气。

【主治】瘄痹。

46647 补骨脂丸(《圣济总录》卷五十二)

【组成】补骨脂(炒)二两 胡芦巴(炒) 青橘皮(去白,焙) 茴香子(炒)各一两 沉香半两 槟榔(剉)三分

【用法】上为末,炼蜜为丸,如梧桐子大。每服二十丸,空心、食前温酒或盐汤送下。

【主治】肾脏虚冷,气攻心腹疼痛,脐下疗刺,腰膝沉重,行步无力,不思饮食。

46648 补骨脂丸(《圣济总录》卷五十二)

【组成】补骨脂(微炒) 五味子(炒) 石斛(去根) 肉苁蓉(酒浸一宿,切,焙)各二两 白茯苓(去黑皮) 熟干地黄 人参 杜仲(剉,炒尽丝) 天雄(炮裂,去皮脐) 菟丝子(酒浸一宿,别捣为末)各一两

【用法】上为末,炼蜜为丸,如梧桐子大。每服二十丸至三十丸,空心、日午、夜卧温酒送下。

【主治】肾气虚损,骨痿肉瘦,耳鸣心烦,小腹里急,气引膀胱连腰膝痛。

46649 补骨脂丸(《圣济总录》卷九十)

【组成】补骨脂(炒) 楝实(麸炒,去核)各一两 高良姜(微炒)一两半 巴戟天(去心)一两 葫芦巴半两 茴香子(炒)一两

【用法】上为末,酒煮面糊为丸,如梧桐子大。每服二十丸,食前温酒送下;盐汤亦得。

【主治】虚劳,心腹撮痛。

46650 补骨脂丸(《圣济总录》卷一八五)

【组成】补骨脂(炒) 松脂 山芋 白茯苓(去黑皮)各八两 杏仁(汤浸,去皮尖双仁,炒)三升 胡桃肉 枣各一斤 鹿角胶(炙燥)十两 桂(去粗皮) 牛膝(酒浸,切,焙) 泽泻 菖蒲 薏苡仁 萆薢 槟榔(煨,剉) 独活(去芦头) 蒺藜子(炒,去角) 蛇床子各一两 生地黄二十斤(取汁)

【用法】上为末,煎地黄汁再煎,入药点蜜为丸,如梧桐子大。每服三十丸,空腹温酒送下。

【功用】平补诸虚,益精壮阳。

46651 补骨脂丸(《圣济总录》卷一八五)

【组成】补骨脂(炒)四两 龙骨 山茱萸 巴戟天(去心)各一两

【用法】上为末,炼蜜为丸,如梧桐子大。每服三十丸,空心盐汤或酒送下。

【主治】梦泄。

46652 补骨脂丸(《杨氏家藏方》卷十四)

【组成】补骨脂(炒香) 乳香(别研) 自然铜(烧红,酒淬七遍) 石亭脂(别研) 木鳖子(去壳,取肉,别研) 续断(酒浸,焙)各一两 乌雄鸡一只(去皮毛肠肚肉皆不用,只取血与骨入药) 乌龟一枚(剖去肠胃,如无,用龟甲代之)

【用法】龟或龟甲和鸡血、鸡骨就砧上烂剁令极细,烈火焙干,为末,称与前药末等分,拌和令匀,酒糊为丸,如梧

桐子大。每服五十丸,加至一百丸,温酒、盐汤任下,不拘时候。

【功用】接骨止痛,生肌肉,续筋骨。

【主治】折扑伤损。

46653 补骨脂丸(《魏氏家藏方》卷六)

【组成】大草乌头四两(水浸一二片,擦洗乌头皮尽,切片子,控干,每一斤乌头,用盐四两淹,春、冬七日,夏、秋三日,候盐味入尽,晒干,慢火旋旋炒,直候色焦褐,取三二片嚼,如不麻人方用) 苍术四两(去皮,米泔浸一宿,连泔煮七八沸,取出,以水洗去泔,切片子,焙燥)

二味用葱白大者十茎,湿纸裹,煨,切碎,烂研,拌上药,同淹一宿,焙干,草乌不需葱淹亦可。

川楝子(炮,去核) 台椒(去目并合口者,蒸一宿) 补骨脂(炒) 巴戟(去心) 桃仁(汤浸,去皮尖,炒褐色,研如油,旋入) 舶上茴香(炒) 白茯苓(去皮)各二两

【用法】上为细末,酒煮面糊为丸,如梧桐子大。每服三十丸,食前温酒、盐汤任下。

【主治】脾湿流注肾经,渐成下部之疾。

46654 补骨脂丸(《普济方》卷一七七引《郑氏家传渴浊方》)

【组成】补骨脂 舶茴香(炒) 丁公藤(酒浸)各一两 鹿茸(酥炙)五钱 茯苓 香附子各一两

【用法】上为末,将丁公藤细末,同所浸酒打糊为丸,如梧桐子大。每服三十粒,盐、汤任下。

【主治】消渴。

46655 补骨脂丸(《普济方》卷一八〇引《郑氏家传渴浊方》)

【组成】益智仁二两(去壳,青盐五钱炒) 川巴戟一两(去心) 补骨脂一两(净洗) 龙骨一两(火煅)

【用法】上为末,羯羊肾子去膜并硬心子,细切,入瓦盆内,煮烂如泥,量入药末为丸,如梧桐子大。每服一百丸,盐米汤送下。

【主治】梦遗。

46656 补骨脂丸(《医方类聚》卷九十六引《御医撮要》)

【组成】补骨脂三两 鹿茸 肉苁蓉 巴戟天各一两 胡桃仁一两半

【用法】上为末,胡桃别研如泥,相和,炼蜜为丸,如小豆大。每服二十丸,空心茶、酒任下。

【功用】疗水脏,补益腰膝,进饮食。

【宜忌】忌生冷、油腻、陈物。

46657 补骨脂丸(《奇效良方》卷二十七)

【组成】补骨脂(微炒) 牛膝(去苗)各三两 骨碎补一两 桂心一两半 槟榔二两 安息香二两(入胡桃仁,捣烂)

【用法】上为细末,炼蜜入安息香为丸,如梧桐子大。每服十丸至二十丸,空心温酒送下。

【主治】腰脚疼痛不止。

46658 补骨脂丸(《奇效良方》卷二十七)

【组成】补骨脂二两(酒浸一宿,麸炒,为末) 杏仁(汤泡,去皮尖,研) 桃仁(泡,去皮尖,研)各一两

【用法】上和匀,以浸药酒,面糊为丸,如梧桐子大。每服五十丸,空心盐汤或酒送下。

【主治】腰痛不可忍。

46659 补骨脂丸

《医学入门》卷七。为《直指》卷二十一"地黄丸"之异名。见该条。

46660 补骨脂丸(《保命歌括》卷十三)

【组成】川草薢四两(分四制,童便、米泔、盐汤、酒各浸一宿,晒干) 杜仲(如上制)四两 破故纸(炒香)三两 胡桃肉(去皮,另研如泥)四两

【用法】上为末,不犯铁器,入胡桃肉,炼蜜为丸,如梧桐子大。每服五十丸,空心温酒送下。干物压之。

【主治】肾虚及寒湿一切腰痛。

46661 补骨脂丸(《医学正印》卷上)

【组成】真合州补骨脂(沉实者)一斤(以食盐四两,入滚汤,乘热浸一宿,晒干;次用杜仲去皮,酒炒去丝,四两,煎浓汤浸一宿,晒干,次用厚黄柏去皮盐炙四两,煎浓汤浸一宿,晒干) 鱼胶半斤(剪碎,炒成珠)

【用法】将补骨脂炒香,同鱼胶珠磨细末,将胡桃肉去皮半斤,捣如泥,咸锡盆蒸之,取油和末,炼蜜为丸,如梧桐子大。每服三钱,空心白汤或淡盐汤任下,或饥时更一服尤妙。

【功效】种子。

【主治】精寒精清,及老年人阳虚无火。

【宜忌】有火者忌之。

46662 补骨脂丸(《妇科玉尺》卷五)

【组成】补骨脂 杜仲 醋牡蛎 五味子各三两 车前子二两 艾叶一两

【主治】年老人久带。

46663 补骨脂汤

《圣济总录》卷四十一。为《医方类聚》卷十引《简要济众方》"补骨脂散"之异名。见该条。

46664 补骨脂汤(《圣济总录》卷五十三)

【组成】补骨脂(炒) 附子(炮裂,去皮脐) 人参 肉苁蓉(酒浸,切,焙) 五味子(去梗)各一两

【用法】上㕮咀,如麻豆大。每服三钱匕,水一盏,煎至七分,临熟入酒二分搅匀,去滓,食前温服。

【主治】骨虚酸痛多倦。

46665 补骨脂汤(《医醇剩义》卷二)

【组成】补骨脂二钱(合桃肉炒) 益智一钱五分 苁蓉四钱 熟地五钱 当归二钱 人参二钱 茯苓二钱 远志五分(甘草水炒) 白芍一钱 丹参二钱 牛膝二钱 大枣二枚 姜三片

【主治】恐则气馁,骨节无力,神情不安。

46666 补骨脂酊(《赵炳南临床经验集》)

【组成】补骨脂六两 75%酒精十二两

【用法】将补骨脂碾碎,置酒精内,浸泡七昼夜,过滤去滓,用棉球蘸药涂于患处,并摩擦五至十五分钟。

【功用】❶《赵炳南临床经验集》:调和气血,活血通络。❷《中西医结合皮肤病学》:润肤止痒,生发这白斑。

【主治】❶《赵炳南临床经验集》:白癜风,扁平疣。❷《中西医结合皮肤病学》:斑秃,神经性皮炎,瘙痒症。

46667 补骨脂散(《圣惠》卷二十八)

【组成】补骨脂二两(微炒) 诃黎勒一两半(煨,用皮) 枳壳三分(麸炒微黄,去瓤) 肉苁蓉二两(汤浸一宿,刮去皱皮,炙令干) 厚朴一两(去粗皮,涂生姜汁,炙令香

熟）　鹿茸一两（去毛,酒洗,涂酥炙微黄）　肉豆蔻三分（去壳）　龙骨一两　赤石脂一两　白术一两　缩砂二两（去皮）　当归半两

【用法】上为细散。每服二钱,食前以粥饮调下。

【主治】冷劳羸瘦,四肢无力,不思饮食,或时泄痢。

【宜忌】忌生冷、油腻。

46668 补骨脂散（《圣惠》卷二十九）

【组成】补骨脂一两（微炒）　肉苁蓉二两（酒浸一宿,刮去皱皮,炙干）　白芍药三分　白茯苓三分　菌桂三分　附子三分（炮裂,去皮脐）　川椒四十粒（去目及闭口者,微炒令汗出）　黄耆一两（剉）

【用法】上为粗散。每服三钱,以水一中盏,煎至六分,去滓,食前温服。

【主治】虚劳小便数,水脏虚冷。

【宜忌】忌醋物。

46669 补骨脂散（《医方类聚》卷十引《简要济众方》）

【异名】补骨脂汤（《圣济总录》卷四十一）。

【组成】补骨脂一两　茵草叶一两　官桂一两（去粗皮）　附子一两（炮裂,去皮脐）　干姜一两（炮裂,剉）　干蝎一分（微炒）

【用法】上为散。每服二钱,酒、水各半盏,加葱白二寸、盐少许,同煎至六分,食前热服。如是急转筋甚者,用热酒调下。

【主治】肝脏风冷气攻,手足拘急及转筋,一切筋寒之病。

46670 补骨脂散（《圣济总录》卷五十三）

【组成】补骨脂（炒）　茴香子（炒）　葫芦巴（炒）各一两　槟榔（剉）半两　青橘皮（去白,炒）三分　沉香（剉）半两

【用法】上为散。每服二钱匕,盐酒或盐汤调下。

【主治】膀胱久虚,便溲不禁,腹胁虚满,少腹疼痛。

46671 补骨脂散（《圣济总录》卷九十）

【组成】补骨脂（炒）　牛膝（酒浸,切,焙）　没药（研）各半两　干姜（炮）　阳起石（研）　茴香子（炒）　白茯苓（去黑皮）　山芋各一两

【用法】上为散。每服一钱匕,温酒调下。

【主治】虚劳,心腹疼痛。

46672 补骨脂散（《圣济总录》卷九十一）

【组成】补骨脂（炒）一两　茴香子（舶上者,炒）三分

【用法】上为散。每服二钱匕,空心、食前温酒或盐汤调下。

【主治】❶《圣济总录》:虚劳肾气衰惫,梦寐失精,兼治肾虚腰痛。❷《魏氏家藏方》:肾气虚冷,小便无度。

【备考】本方改为丸剂,名"破故纸丸"（见《魏氏家藏方》）。

46673 补骨脂散（《杨氏家藏方》卷四）

【组成】破故纸一两（炒）　黑牵牛（碾取头末）二两

【用法】上为细末。每服三钱,食前橘皮汤调下。以利为度。

【主治】寒湿气滞,腰痛,脚膝肿满,行步艰难。

46674 补骨脂散（《御药院方》卷九）

【组成】补骨脂二两　青盐半两

【用法】上二味,同炒至微爆为度,候冷,取出,为细末。

每用少许,以指蘸药,擦于牙齿痛处,有津即吐,误咽无妨。每日丁香散与补骨脂散相间使用。

【功用】调养气血。

【主治】牙齿疼痛久不已。

46675 补骨脂散

《得效》卷八。为方出《本草图经》引《续传信方》（见《证类本草》卷九）,名见《寿亲养老》卷四"补骨脂煎"之异名。见该条。

46676 补骨脂散（《准绳·疡医》卷四）

【组成】破故纸（炒,研）　牛蒡子（微炒）　牵牛（炒）　大黄（酒拌炒）各等分

【用法】上为末。每服一两,酒调下。

【主治】便毒。

46677 补骨脂煎（方出《本草图经》引《续传信方》,见《证类本草》卷九,名见《寿亲养老》卷四）

【异名】补骨脂散（《得效》卷八）。

【组成】破故纸十两　胡桃瓤二十两

【用法】破故纸净择去皮,洗过,捣筛令细,胡桃瓤汤浸去皮,细研如泥,即入前末,更以好蜜和搅令匀如饴糖,盛于瓷器中。旦日以暖酒二合,调药一匙服之,便以饭压;如不饮人,以暖熟水调服亦可。

【功用】❶《本草图经》引《续传信方》:延年益气,悦心明目,补添筋骨。❷《圣惠》:暖下元,补筋骨,久服令人壮健悦泽。

【主治】❶《本草图经》引《续传信方》:卑湿伤于内外,众疾俱作,阳气衰绝,服乳石补益之药不效者。❷《医方类聚》引《经验秘方》:汗湿脚气。

【备考】本方改为丸剂,名"补骨脂丸"（见《圣惠》）、"暖下丸"（见《朱氏集验方》）。

46678 补骨脂煎（《圣济总录》卷一五二）

【组成】补骨脂（炒）　安息香（研）各一两　胡桃仁二两

【用法】上为极细末,炼蜜调如稀饧。每服半匙,空心温酒调下。

【主治】妇人带下并脚弱。

46679 补骨脂煎

《普济方》卷二一九。为《圣济总录》卷一八六"草薢煎丸"之异名。见该条。

46680 补脾胃汤（《脉症正宗》卷一）

【组成】人参八分　黄耆一钱　白术一钱　苍术八分　莲肉一钱　麦芽一钱　陈皮八分　草蔻八分

【用法】水煎服。

【功用】补脾胃。

46681 补瞳神丹（《辨证录》卷三）

【组成】当归　白芍各一两　郁李仁　黑荆芥　丹皮各三钱　麦冬　川芎　葳蕤各五钱　细辛五分

【用法】水煎服。二剂愈。

【功用】大补肝气。

【主治】因脑气不足,无故忽视物为两。

46682 补土保金汤（《会约》卷十五）

【组成】人参　白术　茯苓各一钱半　炙草　麦冬　贝母　款冬花各一钱　山药（炒）　扁豆（炒）　苡仁（炒）

七
画

补

各二钱

【用法】生姜、大枣为引,水煎服。

【功用】补土生金。

【主治】产后咳嗽。

46683 补土燥湿汤《会约》卷十一）

【组成】山药(炒)三钱 白术 茯苓各一钱半 甘草(炙) 羌活八分 防风 秦艽 防己 苍术各一钱

【用法】生姜、大枣为引。

【主治】湿邪外中,身痛沉重,脉沉细涩。

【加减】寒湿者,加肉桂或加附子;湿热者,加黄柏;脚膝痛者,加川牛膝;小便短涩,加泽泻、猪苓。

46684 补元化毒散《幼科直言》卷一）

【组成】生黄耆 白术(土炒) 白茯苓 苡仁 当归 扁豆 银花 山药 僵蚕(酒炒) 甘草 白芍(炒) 陈皮

【用法】水煎服。

【主治】痘毒肿硬,面色青白,瘦弱。

46685 补元快斑汤《片玉痘疹》卷八）

【组成】人参 白术 黄耆(炙) 甘草(炙) 归身

【用法】水煎服。

【主治】❶《痘疹全书》:痘疮灰白色,当起不起,其顶平陷。❷《片玉痘疹》:痘儿素怯,元气不足,吐泄者。

46686 补元益阴汤《慎斋遗书》卷七）

【组成】熟地三钱 当归 生地 枣仁各二钱 白芍 甘草 茯神各一钱 麦冬一钱五分

【主治】阴虚耳闭,嗽唾呻吟,肌骸骨痿,腰折。

46687 补元散热饮《玉案》卷三）

【组成】人参 黄耆 白术各五分 柴胡 黄芩 甘草 白芍 车前子 当归各一钱二分

【用法】加灯心三十茎,水煎服。

【主治】元气虚弱,口干发热,小便短赤。

46688 补天大造丸《回春》卷四）

【组成】紫河车一具(取男胎首生者佳,如无,得壮盛妇人产者亦好。先用米泔水将紫河车浸,洗净,不动筋膜,将竹器全盛,长流水浸一刻,以瓦盆全盛,木甑内蒸,文武火蒸极熟如糊取出) 怀生地黄(酒浸)一两五钱 怀熟地黄(酒蒸)二两 麦门冬(泡,去心)一两五钱 天门冬(泡,去心)一两五钱 牛膝(去芦,酒洗)一两 枸杞子七钱 五味子七钱 当归(酒洗)一两 杜仲(去皮,酥炙)一两半 小茴香(酒炒)一两 川黄柏(去皮,酒炒)一两 白术(去芦,炒)一两 陈皮(去白)八钱 干姜(炮)二钱 侧柏叶(采向东嫩枝条,隔纸焙干)二两

【用法】上为细末,用蒸紫河车汁并河车共为末,为丸如梧桐子大,忌铁器,俱用石臼舂杵,或石磨磨之。每服一百丸,空心米汤送下,一日一次,有病者一日二次。

【功用】滋养元气,延年益寿,壮阳元,滋坎水,年四十,服之接补。

【主治】虚烦之人,房室过度,五心烦热。

【加减】血虚,加当归,地黄倍之;气虚,加人参、黄耆(蜜炙)各一两;肾虚,加覆盆子(炒)、小茴香、巴戟(去心)、山茱萸(去核);腰痛,加苍术(盐水炒)、草薢、琐阳(酥炙)、续断(酒洗);骨蒸,加地骨皮、知母(酒炒);妇人去黄柏,加川芎、香附、条芩(俱酒炒)各一两。

46689 补天大造丸《奇方类编》卷下）

【组成】紫河车一个(头生男胎者,用米泔水洗净,再入长流水洗,以砂锅内碗盛蒸烂,石臼内杵烂,入药) 鹿茸(炙)二两 虎胫骨(炙)一两 大龟版(炙)二两 生地(酒炒,蒸一日,杵烂) 山药四两(炒) 丹皮三两 泽泻三两 白茯苓三两 山萸肉四两 天冬三两 麦冬二两 五味子三两 枸杞子四两 当归四两 菟丝子三两 破故纸(酒炒)二两 牛膝三两 杜仲(酒炒)三两 肉苁蓉三两(酒浸,去鳞甲)

【用法】炼蜜为丸,如梧桐子大。每服一百丸,空心温酒送下,盐汤亦可。

【主治】诸虚百损,五劳七伤。

46690 补天大造丸《医学心悟》卷三）

【组成】人参二两 黄耆(蜜炙) 白术(陈土蒸)各三两 当归(酒蒸) 枣仁(去壳,炒) 远志(去心,甘草水泡,炒) 白芍(酒炒) 山药(乳蒸) 茯苓(乳蒸)各一两五钱 枸杞子(酒蒸) 大熟地(九蒸,晒)各四两 河车一具(甘草水洗) 鹿角一斤(熬膏) 龟版八两(与鹿角同熬膏)

【用法】以龟、鹿胶和药,炼蜜为丸。每服四钱,早晨开水送下。

【功用】补五脏虚损。

【加减】阴虚内热甚者,加丹皮二两;阳虚内寒者,加肉桂五钱。

46691 补天育嗣丹《寿世保元》卷七）

【组成】怀生地黄(去轻浮者不用,沉实者)八两(好酒浸一宿,入砂锅内蒸一日至黑) 嫩鹿茸(酥炙)二两 虎胫骨(酥炙)二两 白茯苓(去皮,切片,乳汁浸,晒干,再浸再晒三次)三两 败龟版(酥炙)二两 淮山药四两 山茱萸(酒蒸去核)四两 牡丹皮(去骨)三两 天门冬(去心皮)三两 泽泻(去毛)二两 当归(酒洗)四两 甘枸杞子四两 补骨脂(盐水洗,微炒)二两

【用法】上忌铁器,为细末,用紫河车一具,取首男胎者佳,先用米泔水浸洗,再入长流水浸一刻,取回,入碗内,放砂锅内蒸一日,极烂如糊,取出,先倾自然汁入药末内,略和匀,将河车放石臼内杵如泥,却将药末汁同杵匀为丸,如干,加些炼蜜,杵匀为丸,如梧桐子大。每服三钱,空心温酒送下。

【功用】全天元之真气,种子。

【宜忌】忌三白。

46692 补天育麟丹《辨证录》卷十）

【组成】鹿茸一具 人参十两 山茱萸 熟地 肉苁蓉 巴戟天各六两 炒白术 炙黄耆 淫羊藿 山药 芡实各八两 当归 蛇床子 菟丝子各四两 柏子仁 肉桂各三两 麦冬五两 北五味 锁阳各二两 人胞一个(火焙) 海狗肾一根 蛤蚧二条 黄连一两 砂仁五钱

【用法】上各为末,炼蜜为丸。每服五钱,早、晚各一次,连服二月。无海狗肾,可用大海马二个代之;不用蛇床子,可用附子七钱(甘草三钱,煮汤泡浸制之)代之。

【功用】补心火。

【主治】心肾两虚,入房早泄。

46693 补中化毒汤《痘疹全书》卷下）

【组成】陈皮 白术 砂仁 神曲 甘草 山楂肉

670
(总3400)

【用法】水煎服。

【主治】痘后伤食腹胀。

46694 补中去毒散（《女科秘要》卷七）

【组成】黄耆 银花 茯苓各一钱 人参 白术 生地各二钱 甘草 连翘各四分 当归二钱 青皮三分 白芷五分 乌梅一个 大枣一个

【功用】补气血，去毒。

【主治】产后乳生痈，已破出脓，寒热往来如疟，一日一发，或二三日一发。

46695 补中归脾汤（《揣摩有得集》）

【组成】生耆五钱 潞参五钱 归身炭三钱（土炒黑）白芍炭三钱（炒黑）白术三钱（土炒黑）姜炭五分 乌梅炭一钱半（炒透）胶珠二钱 芥穗一钱半（炒黑）生草八分

【用法】童便、水、黄酒煎服。

【主治】妇女一切血崩。

46696 补中宁嗽汤（《证治汇补》卷二）

【组成】白术（炒）一钱半 茯苓一钱 半夏八分 干葛七分 陈皮八分 山楂一钱 人参一钱 砂仁五分 炙甘草三分

【用法】加生姜、大枣，水煎服。

【主治】内伤中气，胃弱恶食，或食不生肉，不长气力，常常微热，怯冷神疲，或带痰嗽。

46697 补中地黄汤（《嵩崖尊生》卷十一）

【组成】黄耆一钱 人参 当归 白术 山萸 山药各八分 陈皮 茯苓各八分 泽泻五分 丹皮五分 熟地一钱五分 升麻三分

【用法】加生姜、大枣，水煎服。

【主治】❶《嵩崖尊生》：气血虚弱，无精神，体乏，腰腿酸。❷《杂病源流犀烛》：积劳，肾病精浊，胫酸，腰背拘急。

46698 补中芎𧄍汤（《杨氏家藏方》卷十五）

【组成】当归（洗，焙）干姜（炮，洗七次）川芎 黄耆（蜜炙）吴茱萸（汤洗七次）白芍药 甘草 熟干地黄（洗，焙）杜仲（炒令丝断）人参（去芦头）各一两

【用法】上㕮咀。每服三钱，水一盏半，煎至一盏，去滓，空心、食前热服。

【主治】风虚冷热，劳损冲任，月水不调，崩中暴下，腰重里急，淋沥不断；及产后失血过多，虚羸腹痛或妊娠胎动不安，下血连日，小便频数，肢体烦倦，头晕目暗，不欲饮食。

46699 补中托里汤（《片玉痘疹》卷十）

【异名】补中托里散（《痘疹全书》卷下）。

【组成】黄耆 人参 甘草 大力子 当归 连翘 官桂 青皮 木香

【用法】水煎服。

【主治】中气不足，痘倒陷者。

46700 补中托里散

《痘疹全书》卷下。为《片玉痘疹》卷十"补中托里汤"之异名。见该条。

46701 补中行湿汤（《幼科证治大全》引《幼幼集》）

【组成】陈皮 人参 茯苓 白术 猪苓 肉桂 泽泻 苍术 厚朴 甘草

【用法】加生姜、灯心，水煎服。

【主治】小儿诸般虚肿，小水不利者。

46702 补中安胎饮（《胎产指南》卷一）

【组成】白术二钱 当归二钱 人参一钱 甘草三分 熟地一钱 黄芩四分 紫苏四分 白芍四分

【主治】胎漏受胎下血不止，或按月来血点滴。

46703 补中运脾汤（《医钞类编》卷十）

【组成】人参二钱 焦白术三钱 橘红 茯苓各一钱五分 黄耆一钱 砂仁八分 炙草四分

【用法】加生姜三片，大枣二枚，水煎服。

【主治】中气不运，噎膈。

【加减】痰多，加半夏。

46704 补中利水汤

《胎产心法》卷下。为《胎产指南》卷七"补中益气汤"之异名。见该条。

46705 补中虎潜丸（《便览》卷三）

【组成】人参一两 黄耆（蜜炙）一两 白芍（炒）一两 当归（酒洗）一两 黄柏（盐水炒）一两 山药一两 牛膝（酒炒）一两 锁阳（酒浸，炒）一两或三钱 枸杞子五钱 虎胫骨（酥炙）五钱 龟版（酥炙）五钱 菟丝子（酒浸，炒）五钱 破故纸（炒）七钱半 杜仲（炒去丝）五钱 五味子各七钱半 熟地二两

【用法】上为末，炼蜜和猪脊髓为丸，如梧桐子大。每服六七十丸，空心温酒或盐汤送下。

【功用】无病常服，补肾固精。

【主治】下元虚损，腰膝无力，精神倦怠，颜色不华，头目昏眩，滑精梦遗，盗汗自汗，一切不足之症。

46706 补中固元汤（《玉案》卷二）

【组成】人参 黄耆 白术 甘草各一钱 生地二钱 当归 陈皮各八分

【用法】加大枣二枚，煎八分，临卧服。

【主治】注夏。每遇春末夏初，便觉头痛脚酸，神思困倦，饮食减少，四肢消瘦，软弱无力。

46707 补中和血汤（《揣摩有得集》）

【组成】生耆五钱 小洋参一钱 茯神一钱半 丹参一钱半 归身一钱半 川芎一钱半（炒）川贝一钱（去心）真降香一钱 石菖蒲一钱（盐水炒）麦冬一钱（去心）蔻米五分（研）巴戟天三钱（去心，盐水炒）生草一钱 生枣仁三钱 元肉三钱

【用法】水煎服。

【主治】痫症。

46708 补中和胃汤（《胎产秘书》卷下）

【异名】补中调胃汤（《产宝》）。

【组成】人参 白术 扁豆 当归各二钱 茯苓一钱 山药一钱五分 炙甘草 陈皮 炮姜各四分

【用法】水煎服。

【主治】产后呕逆，气血不足，食物不能如常。

46709 补中治湿汤（《东医宝鉴》卷六引《医林》）

【组成】人参 白术各一钱 苍术 陈皮 赤茯苓 麦门冬 木通 当归各七分 黄芩五分 厚朴 升麻各三分

【用法】上剉，作一帖。水煎服。

【功用】补中行湿。

【主治】水病。

46710 补中参附汤(《中医妇科治疗学》)

【组成】黄耆 白术各六钱 广皮 升麻 柴胡各二钱 泡参二两 秦归 炙甘草各二钱 肉桂一钱 附片三钱

【用法】水煎,空腹温服。

【功用】补正。

【主治】瘀积日久,正虚邪实,身体羸弱,饮食不思,头晕目眩,神疲懒言,气短下陷,溲清便溏,甚或四肢不温,舌淡苔少,脉浮虚而涩。

【加减】手足温而兼漏下黑血如虾者,去桂、附,加阿胶珠三钱,乌贼骨一两,姜灰二钱。

46711 补中胜毒汤

《寿世保元》卷九。即《医学入门》卷八"补中胜毒饼"改为汤剂。见该条。

46712 补中胜毒饼(《医学入门》卷八)

【组成】黄耆一钱 人参三分 甘草五分 当归 生地 熟地 白芍各三分 陈皮三分 升麻五分 柴胡五分 连翘一钱 防风五分

【用法】上为末,汤浸蒸饼调剂,捏作饼子,晒干,捣如米粒大。每服三钱,白汤下。

【主治】瘰疬马刀挟瘿,在足少阳、阳明部分,受心脾之邪而作。

【加减】如足阳明部疮多,倍升麻,加漏芦一钱,干葛五分;手、足太阳项脊背腰强者,加羌活一钱,独活五分;肿甚加鼠黏子三分;坚硬加昆布,硬甚加三棱、莪术各二分;寒月身凉,或有腹痛,加肉桂二分;暑日身热,或有烦闷,加酒黄连、黄柏各三分;肠胃有瘀血,加牡丹皮二分;少食,加麦芽、神曲各二分;便秘,加酒大黄或麻仁、桃仁、秦艽;阴寒秘结,去诸苦药,加附子一钱,姜煎冷服。

【方论选录】黄耆、人参、甘草,补气调中为主;当归、生地、熟地、白芍,和血、生血、凉血,芍药兼能益气之虚;陈皮顺气;升麻,足阳明引药;柴胡,足少阳引药;连翘,散血结气聚,疮药不可缺;防风散结,去上部风邪。

【备考】本方改为汤剂,名"补中胜毒汤"(见《寿世保元》卷九)。

46713 补中养胃汤(《竹林女科》卷一)

【组成】人参 白术(蜜炙) 当归头 侧柏叶(炒) 生地黄各一钱 炙甘草五分 茯苓 川芎 苏叶各八分

【用法】水二钟,煎一钟,食前服。

【主治】崩漏不止,气血皆虚。

【加减】血晕,加荆芥、泽兰叶各八分;虚汗,加黄耆(蜜炙)一钱,酸枣仁八分;崩中日久,白带不止,加龙骨、牡蛎粉各一钱;血崩日久不止,加棕榈皮(陈败者良,烧灰存性)、新丝棉(烧灰存性)各一钱;血得热则崩不止,唇干咽燥,大小便闭结,加黄连、黄芩、山栀(俱酒炒)各五分;血多而紫如泥,凝块,亦加黄连、黄芩、山栀(俱酒炒)各五分。

46714 补中益气丸

《中国药典》2010版。即《内外伤辨》卷中"补中益气汤"改为丸剂。见该条。

46715 补中益气片

《天津市中成药规范》。即《内外伤辨》卷中"补中益气汤"改为片剂。见该条。

46716 补中益气汤(《内外伤辨》卷中)

【异名】医王汤(《伤寒论今释》卷七引《方函口诀》)。

【组成】黄耆一钱 甘草(炙)五分 人参(去芦) 升麻 柴胡 橘皮 当归身(酒洗) 白术各三分

【用法】上㕮咀,都作一服。水二盏,煎至一盏,去滓,早饭后温服。如伤之重者,二服而愈。量轻重治之。

【功用】《方剂学》:补中益气,升阳举陷。

【主治】脾胃气虚,发热,自汗出,渴喜温饮,少气懒言,体倦肢软,面色㿠白,大便稀溏,脉洪而虚,舌质淡,苔薄白。或气虚下陷,脱肛,子宫下垂,久泻,久痢,久疟等,以及清阳下陷诸证。

❶《内外伤辨》:饮食失节,寒温不适,脾胃受伤;喜怒忧恐,劳役过度,损耗元气,脾胃虚衰,元气不足,而心火独盛,心火者,阴火也,起于下焦,其系系于心,心不主令,相火代之,相火,下焦胞络之火,元气之贼也,火与元气不能两立,一胜则一负,脾胃气虚,则下流于肾,阴火得以乘其土位。始得之则气高而喘,身热而烦,其脉洪大而头痛,或渴不止,皮肤不任风寒而生寒热。❷《小儿痘疹》:中气不足,困睡发热,元气虚弱,感冒风寒诸症。❸《卫生宝鉴·补遗》:始为热中病,似外感阳证,头痛大作,四肢痓闷,气高而喘,身热而烦,上气鼻息不调,四肢困倦不收,无气以动,无气以言,或烦燥闷乱,心烦不安,或渴不止,病久者,邪气在血脉中,有湿则不渴,或表虚不任风寒,目不欲开,恶食,口不知味,右手气口脉大,大于左手人迎三倍,其气口脉急大而数、时一代而涩,其右关脾脉,比五脏独大而数、数中时显一代,右关胃脉损弱,隐而不见,惟内显脾脉如此。❹《玉机微义》:妇人室女,经候不调,脉微,食少,体倦或热。❺《袖珍》:五劳七伤,喘气不接,涎痰稠粘,骨蒸潮热。❻《明医杂著》:中气不足,或误服克伐,四肢倦怠,口干发热,饮食无味,或饮食失节,劳倦身热,脉洪大而无力,或头痛恶寒,自汗,或气高而喘,身热而烦,脉微细软弱,或中气虚弱而不能摄血,或饮食劳倦而患疟、痢,或疟、痢等症,因脾胃虚而不能愈者,或元气虚弱,感冒风寒不胜发表,或入房而后劳役感冒,或劳役感冒而后入房者。❼《口齿类要》:中气伤损,唇口生疮,齿牙作痛,恶寒发热,肢体倦怠,食少自汗,或头痛身热,烦躁发渴,气喘,脉大而虚,或微细软弱。❽《正体类要》:跌扑等损伤元气,或过服克伐,恶寒发热,肢体倦怠,血气虚弱不能生肌收敛。❾《外科理例》:疮疡元气不足,四肢倦怠,口干发热,饮食无味,或头痛,恶寒自汗,脉洪大无力。❿《校注妇人良方》:妇人脾虚,湿热下注,两腿生疮,漫肿作痛,或不肿不痛。⓫《医方考》:疟疾经年不愈。⓬《医方考》:狐疝,昼则气出而肾囊肿大,令人不堪,夜则气入而肿胀皆消,少无疾苦。中气虚弱,痘不起胀。⓭《寿世保元》:虚人脾气下陷,大便下血。⓮《济阴纲目》:脾胃受伤,阳气下陷,白带久不止。⓯《医灯续焰》:劳淋,尿留茎内,数起不出,引小腹痛,小便不利,劳倦即发。或因清阳之气不足则不能上达,头目空虚,眩晕时作,其脉左手大而无力,或胃气下陷不能统血,血露不绝,或小儿五软。⓰《金鉴》:肠胃气虚,便秘。⓱《沈氏经验方》:子宫下脱。⓲《成方便读》:中气不足,营卫衰弱,易感风寒,头痛身热,及烦劳内伤,清阳下陷等。

【宜忌】《张氏医通》:下元虚者禁用。

【加减】手扪之肌表热,服补中益气汤一二服后,若更烦乱,腹中或周身有刺痛,皆血涩不足,加当归五分或一钱;如精神短少,加人参五分,五味子二十个;头痛,加蔓荆子三分,痛甚,加川芎五分;顶痛脑痛,加藁本五分,细辛三分;如头痛有痰,沉重懒者,乃太阴痰厥头痛,加半夏五分,生姜三分;耳鸣,目黄,颊颔肿,颈、肩、臑、肘、臂外后廉痛,面赤,脉洪大者,以羌活一钱,防风、藁本各七分,甘草五分,通其经血,加黄芩、黄连各三分,消其肿,人参五分,黄耆七分,益元气而泻火邪,另作一服与之;嗌痛颔肿,脉洪大,面赤者,加黄芩、甘草各三分,桔梗七分;口干咽干者,加葛根五分升引胃气上行以润之;如夏月咳嗽者,加五味子二十五个,麦门冬(去心)五分;如冬月咳嗽,加不去根节麻黄五分,秋凉亦加;如春月天温,只加佛耳草、款冬花各五分;若久病痰嗽,肺中伏火,去人参,以防痰嗽增益;食不下,乃胸中胃上有寒,或气涩滞,加青皮、木香各三分,陈皮五分;如冬月,加益智仁、草豆蔻仁各五分;如夏月,少加黄芩、黄连各五分;如秋月,加槟榔、草豆蔻、白豆蔻、缩砂各五分;如春初犹寒,少加辛热之剂,以补春气不足,为风药之佐,益智、草豆蔻可也;心下痞,夯闷者,加芍药、黄连各一钱;如痞腹胀,加枳实、木香、缩砂仁各三分,厚朴七分,如天寒,少加干姜或中桂;心下痞,觉中寒,加附子、黄连各一钱;不能食而心下痞,加生姜、陈皮各一钱;能食而心下痞,加黄连五分,枳实三分;脉缓有痰而痞,加半夏、黄连各一钱;脉弦,四肢满,便难而心下痞,加黄连五分,柴胡七分,甘草三分;腹中痛者,加白芍药五分,甘草三分;如恶寒觉冷痛,加中桂五分;如夏月腹中痛,不恶寒,不恶热者,加黄芩、甘草各五分,芍药一钱,以治时热;腹痛在寒凉时,加半夏、益智、草豆蔻之类;胁下痛,或缩急,俱加柴胡三分,甚则五分,甘草三分;脐下痛者,加真熟地黄五分,如不已,乃大寒,加肉桂五分;如卧而多惊,小便淋溲者,邪在少阳、厥阴,宜太阳经所加之药,更添柴胡五分,如淋,加泽泻五分;大便秘涩,加当归一钱,大黄(酒洗,煨)五分或一钱;如有不大便者,煎成正药,先用清者一口,调玄明粉五分或一钱,大便行则止;脚膝痿软,行步乏力,或痛,乃肾肝伏热,少加黄柏五分,空心服,不已,更加汉防己五分;脉缓,沉困怠惰无力者,加苍术、人参、泽泻、白术、茯苓、五味子各五分。

【方论选录】❶《内外伤辨》:夫脾胃虚者,因饮食劳倦,心火亢甚,而乘其土位,其次肺气受邪,须用黄耆最多,人参、甘草次之。脾胃一虚,肺气先绝,故用黄耆以益皮毛而闭腠理,不令自汗,损伤元气;上喘气短,人参以补之;心火乘脾,须炙甘草之甘以泻火热,而补脾胃中元气;白术苦甘温,除胃中热,利腰脐间血;胃中清气在下,必加升麻、柴胡以引之,引黄耆、人参、甘草甘温之气味上升,能补卫气之散解,而实其表也,又缓带脉之缩急,二味苦平,味之薄者,阴中之阳,引清气上升;气乱于胸中,为清浊相干,用去白陈皮以理之,又能助阳气上升,以散滞气,助诸辛甘为用。❷《医方集解》:此足太阴、阳明药也。肺者气之本,黄耆补肺固表为君;脾者肺之本,人参、甘草补脾益气和中,泻火为臣;白术燥湿强脾,当归和血养阴为佐;升麻以升阳明清气,柴胡以升少阳清气,阳升则万物生,清升则浊阴降,加陈皮者,以通利其气;生姜辛温,大枣甘温,用以和营卫,开腠理,致津

液,诸虚不足,先建其中。❸《法律》:东垣所论饮食劳倦,内伤元气,则胃脘之阳不能升举,并心肺之气,陷入于中焦,而用补中益气治之。方中佐以柴胡、升麻二味,一从左旋,一从右旋,旋转于胃之左右,升举其上焦所陷之气,非自腹中而升举之也。其清气下入腹中,久为飧泄,并可多用升、柴,从腹中而升举之矣。若阳气未大陷下,反升举其阴气,干犯阳位,为变岂小哉。更有阴气素惯上干清阳,而胸中之肉隆耸为膜,胸间之气漫散为胀者,而误施此法,天翻地覆,九道皆塞,有濒于死而坐困耳。

【临床报道】❶风症:《明医杂著》一儒者,素勤苦,恶风寒,鼻流清涕,寒噤,喷嚏,属脾肺气虚,反服祛风之药,肢体麻倦,痰涎自出,殊类风症。余以风剂耗散元气,阴火乘其土位。以补中益气汤加麦冬、五味子治之而愈。❷头痛:《续名医类案》某患头痛累月,苦不可忍,咸用散风清火之剂。诊其脉浮虚不鼓,语言懒怯,肢体恶寒。此劳倦伤中,清阳之气不升,浊阴之气不降,故汗之反虚其表,清之益伤其中,其恶寒乃气虚,不能上荣而外固也,况脉象浮虚,体倦语怯,尤为中气弱之验,与补中益气汤,一剂和,二剂已。❸内伤发热:《四明医案》庚子六月,吕用晦病热证。察其神气,内伤证也。询其致病之由,曰:偶半夜,出庭外与人语,移时就寝,次日便不爽快,渐次发热,饮食俱废,不更衣者数日矣,服药以来,百无一效。予曰:粗工皆以为风露所逼,故重用辛散,不进饮食,便曰停食,妄用消导,孰知"邪之所凑,其气必虚",若投补中益气汤,则汗至而便通,热自退矣。遂取药立煎饮之,顷之索器,下燥矢数十枚,觉胸膈通泰,是晚热退进粥,连服数剂而愈。❹崩漏:《薛立斋医案》归大化之内,患崩漏,昏愦,发热不寐,或谓血热妄行,投以寒剂益甚,或谓胎成受伤,投以止血亦不效。立斋诊之曰:此脾虚气弱,无以统摄血,法当补脾而血自止。用补中益气汤加炮姜,不数剂而效。❺癃闭:《福建中医药》[1986,(4):53]某女,28岁,产后尿闭五天,面色苍白,少气懒言,汗出多,倦怠乏力,嗜睡,尿意急迫而不得出,少腹坠胀,恶露淡红,脉沉弱缓,舌质淡红,齿印。此为气血虚弱、中气下陷,膀胱气化不利。以补中益气汤加桃仁、红花、木通,五剂愈。❻髂窝脓肿:《浙江中医杂志》[1980,(3):137]某男,21岁,右髂窝脓肿,切排后半月,疮口不敛,面色苍白,精神疲乏,少寐纳差,舌淡脉细,疮口肉色灰暗,脓液清稀,为气血亏虚,中气不足。投补中益气汤,去柴胡加赤芍、川芎,十剂愈。❼青春期功血:《光明中医》[2009,24(8):1494]用本方加减治疗青春期功血48例,一个月经周期为一疗程,连续治疗3个疗程。结果治愈15例,显效18例,有效10例(20.83%),无效5例,总有效率为89.58%。❽神经性耳鸣:《中国中医基础医学杂志》[2009,15(11):878]用本方加减治疗神经性耳聋,10天为一个疗程,最多连续服用3个疗程。结果治愈38例,好转10例,无效4例,总有效率为92.3%。

【现代研究】❶治疗子宫脱垂的药理学研究:《天津医药杂志》[1960,(1):4]本方对在体或离体子宫及其周围组织有选择性兴奋作用。小量补中益气汤可以兴奋心肌,使其收缩加强,过量则呈抑制作用。对小肠的作用较复杂,当蠕动亢进时呈抑制作用,当肠管处于抑制状态时,则使之蠕动增强。实验中还可以看出,在有升麻、柴胡的制剂中,对

动物的作用明显,去掉升麻、柴胡,其作用减小,且不持久。❷对实验肿瘤发生发展的影响:《中医药研究参考》[1977,(3):20]本方对荷瘤小鼠的作用,提示能改善瘤机体的蛋白质代谢,防止贫血发展,增强体力。❸对红细胞免疫功能的影响:《中国中西医结合杂志》[1997,(17):236]实验研究表明:本方对白色念珠菌感染所致红细胞免疫功能紊乱具有明显调节作用。表现对下降的红细胞C3b受体花环率及红细胞增强白细胞吞噬率具有升高作用,对增高的红细胞免疫复合物花环率则调节至正常水平,与未经药物治疗组比较均有非常显著差异(P<0.01)。❹对自然杀伤细胞(NK)及肿瘤坏死因子(TNF)活性的影响:《皖南医学院学报》[2000,1(19):6]用利血平制备脾虚模型,检测本方对脾虚小鼠NK及TNF活性的影响,结果表明脾虚小鼠NK活性明显低于正常,TNF毒性远高于正常。采用本方灌胃治疗后,小鼠NK及TNF活性恢复至正常范围。❺对胸腺指数的影响:《中国中西医结合脾胃杂志》[1999,7(4):206]通过实验结果显示,经本方治疗能使脾虚小鼠脾脏指数和胸腺指数恢复至正常水平,但对正常小鼠无调节作用。❻对感染白色念珠菌小鼠的免疫调节作用:《中国中医基础医学杂志》[1997,3(2):19]通过观察本方对感染白色念珠菌小鼠免疫功能的调节作用,结果显示本方能显著提高机体水平及细胞免疫功能,表现对下降的T淋巴细胞α-醋酸萘酯酶(ANAE)阳性率、淋巴细胞转化率、EA花环率、溶血素、脾脏抗体形成细胞(PFC)具有升高作用。表明本方是一种良好的免疫激活剂。

【备考】❶《小儿痘疹》有生姜、大枣。❷本方改为丸剂,名"补中益气丸"(见《中药成方配本》苏州方);本方改为片剂,名"补中益气片"(见《天津市中成药规范》)。

46717 补中益气汤(《普济方》卷二十四引《内外伤辨》)

【组成】黄耆半钱 人参(去芦)三钱 甘草半钱 红花一分 白芍药三分(秋冬之月未有,只用白术三分代之) 葛根半钱 当归身二分(酒洗,焙干) 橘皮(不去白)二分或三分 升麻二分或三分 柴胡六分或三分 黄柏(酒洗,去皮)一分或二分 黄芩二分或三分 生甘草梢三分

【用法】上哎咀,作一服。水二盏,量气弱气盛加减水盏大小,去滓,食远稍热服,伤重者不二服。

【功用】补元气,泻心火。

【主治】饮食劳倦所伤,气高身热,烦喘短气,鼻息不调,嗜卧困倦少言,皆为热伤元气耗神。其初肌肤间必大热燥闷,心烦大渴,久则不渴,头痛大作,四肢疼痛,表虚不任风寒,目不欲开。

【加减】病劳复热甚者,黄耆用一钱;如觉胸中热者,去黄柏;如觉胸中不热者,去生甘草梢;腹中痛,加白芍药半分、甘草三分;恶寒冷痛,加去皮中桂一分或二分(即桂心);恶寒喜寒而痛者,于已加白芍药、甘草二味中,更加生黄芩一分或二分,治时热也;如天凉时恶热而痛,于已加白芍药、甘草、黄芩中,更少加桂一分;如腹痛在天气寒冷时,则去芍药,以其味酸而寒故也,别加热药用之;天气寒时腹痛,加益智仁二分或三分,或加半夏半钱、生姜三片,忌用芍药;头痛加蔓荆子二分,痛甚加川芎二分,顶痛、脑痛更加藁本根三分或半钱,若头痛更加细辛二分;脐中痛者,加蒸熟地黄半

钱,不止,更加肉桂(去皮)二分或三分;胸中气滞,加莲花、青皮一分;身间疼痛,若觉身重者湿,加去桂五苓散一分,风湿相搏,一身尽疼,加羌活半钱、防风半钱、升麻一钱、柴胡半钱、藁本根半钱,苍术勿用;大便秘涩,加当归一钱,闭涩不大便,煎正药,或先用调玄明粉半钱一钱;久病咳嗽者,去人参,冬月加不去节麻黄半钱,如春寒者亦加,凉亦加,如春月天温,加佛耳、甘草三分、款冬花一分,勿加麻黄;若初病之人痰嗽,不去人参,久病肺中伏火者,去人参;夏月得病,加五味子(去子)七八个、去心麦门冬二分或一分;如舌上白滑苔者,是胸中有寒,勿用之,夏月更加人参二分,五味子、麦门冬各等分,病人能食,心下痞,加黄连一分,如不能食,心下痞,勿加黄连,依方服;胁内痛或胁下缩急,加柴胡三分,甚者加半钱。

46718 补中益气汤(《丹溪心法》卷三)

【组成】黄耆一钱半 人参一钱 甘草(炙)一钱 当归身(酒洗,焙干)半钱 柴胡半钱 陈皮半钱 白术半钱 升麻三分 葛根半钱

【用法】上作一服。水煎,午前稍热服。

【功用】补元气,泻火邪。

【主治】内伤,喜怒过度,饮食失节,寒温不适,劳役所伤,以致中气不足,阴火独旺,上乘阳分,荣卫失守,气高而喘,身热而烦,短气上逆,鼻息不调,怠惰嗜卧,四肢困倦不收,无气以动,亦无气以言。

【加减】嗽者,黄耆用半钱,并去人参,不渴者,去葛根;头痛,加蔓荆子三分,痛甚,加川芎五分;顶痛、脑痛者,加藁本五分,细辛三分;头痛有痰,沉重懒倦者,乃太阴、厥阴头痛,加半夏半钱或一钱,生姜三片;耳鸣目黄,颊颔肿,颈肩臑肘臂外后廉痛,面赤,脉洪大者,加羌活一钱,防风七分,甘草三分,藁本五分,通其经血,加黄芩、黄连各三分,消其肿;咽痛颔肿,脉洪大,面赤,加黄芩三分,桔梗七分,甘草三分;口干、咽干或渴者,加葛根五分,升胃气上行以润之;心下痞,瞀闷者,加芍药、黄连各一钱;如痞腹胀,加枳实三分,厚朴七分,木香、砂仁各三分;如天寒,加干姜;腹中痛,加白芍药(炒)半钱,炙甘草三分;如恶寒觉冷痛,加中桂(即桂心)半钱;夏月腹中痛,不恶寒,不恶热者,加黄芩五分,芍药一钱、甘草五分,以治时热;脐下痛者,加真熟地黄半钱;如胸中滞气,加莲花、青皮一分或二分,壅滞可用,气促少气者去之;如身体疼痛,乃风湿相搏,加羌活半钱,防风半钱,升麻一钱,柴胡半钱,藁本根半钱,苍术一钱,如病去,勿再服;若大便秘涩,加当归梢一钱;若久病痰嗽者,去人参,冬月加不去节麻黄,秋凉亦加不去根节麻黄,春月天温,只加佛耳草三分,款花一分,勿加麻黄;若初病之人,虽痰嗽,不去人参,久病肺中伏火者,去人参,以防痰嗽增益;长夏湿土,客邪大旺,加苍术、白术、泽泻,上下分消其湿热之气;湿热大胜,主食不消,故食减不知谷味,则加曲以消之,加五味子、麦门冬,助人参泻火,益肺气,助秋损也,在三伏中为圣药;胁下急或痛,俱加柴胡、甘草、人参;多唾或唾白沫,胃口上停寒也,加益智仁,或胃脘当心痛,加草仁三分;疲甚之人,参、耆、术有用至一两二两者。

【方论选录】黄耆、人参、甘草,除燥热、肌热之圣药,当归身以和血脉,柴胡引清气行少阳之气上升,陈皮导滞气,又能同诸甘药益元气,独用泻脾,升麻引胃气上腾,而复其

本位。

46719 补中益气汤《片玉痘疹》卷六）

【组成】人参 黄耆 白术 炙草 官桂 归身 陈皮

【用法】水煎服。

【主治】脾胃虚弱,痘疮发热,手足反冷者。

【加减】病甚者,加熟附子。

46720 补中益气汤《痘疹全书》卷下）

【组成】人参 白术 黄耆 陈皮 甘草 青皮 枳实 木香 神曲(炒) 黄连 麦芽

【用法】水煎服。

【主治】痘靥之后,因内伤饮食,腹饱闷不喜食,脉弦滑者。

46721 补中益气汤《片玉痘疹》卷十二）

【组成】人参 黄耆 甘草(炙) 柴胡(炙) 白术 升麻 陈皮 桂枝 当归 木香

【用法】水煎服。

【主治】痘收之后,脾胃虚弱,寒热往来似疟,不分早晚者。

【加减】虚甚者,加熟附子。

46722 补中益气汤《回春》卷七）

【组成】当归 黄耆各一钱 人参五分 白术八分 柴胡 升麻 干葛各一钱 甘草五分

【用法】上判。加生姜一片,水煎服。

【主治】痘疮结痂而误犯风寒,恶寒发热者。

46723 补中益气汤《杏苑》卷三）

【组成】黄耆四钱 甘草(炙)五分 白术一钱 人参三钱 升麻二分 柴胡五分 陈皮八分 黄柏六分 当归一钱 生姜三片

【用法】上咬咀。用水煎熟,食前温服。

【主治】伤寒、时疫愈后,劳役复热,自汗倦怠。

46724 补中益气汤《活幼心法》卷四）

【组成】人参八分 蜜炙黄耆一钱 白术 当归身各八分 柴胡 升麻 川芎各四分 炙甘草五分 陈皮四分 生姜一片

【用法】水煎,温服。

【主治】痘疹浆足回水,至结痂还元数日,发热稍缓,头热面不甚热,手心脚心热,手背脚背不热,精神困倦,大小便利者,为虚热。

【加减】渴者,加麦门冬一钱,五味子九粒。

46725 补中益气汤《外科正宗》卷一）

【组成】黄耆一钱五分 甘草(炙) 人参 当归 白术各一钱 升麻 柴胡 陈皮各三分 麦门冬六分 五味子(炒)五分

【用法】水二钟,加生姜三片,大枣二枚,煎一钟,空心热服。

【主治】疮疡元气不足,四肢倦怠,口干发热,饮食无味,或饮食失节,或劳倦身热,脉洪大而无力,或头痛而恶寒,或声高而喘,身热而烦。

46726 补中益气汤《幼科金针》卷下）

【组成】人参一钱 白术一钱 当归一钱 陈皮一钱 甘草五分 黄耆一钱五分 升麻五分 柴胡五分

【用法】加地榆一钱同煎,用芝麻油蘸纸点火烧荆芥穗

灰,研末,调和前药温服。

【主治】大人肠风,及痔疮出血不止者。

46727 补中益气汤《傅青主女科·产后编》卷下）

【组成】人参五分 当归五分 白术五分 白茯苓一钱 川芎四分 白芍四分 萝卜子四分 木香三分

【主治】产后中风,气不足,微满,误服耗气药而胀者。

46728 补中益气汤《胎产指南》卷七）

【异名】补中利水汤《胎产心法》卷下）。

【组成】人参二钱 白术二钱 茯苓一钱 白芍一钱 陈皮二分 木瓜八分 木通四分 紫苏四分 苍术四分 厚朴四分 大腹皮四分

【功用】健脾利水。

【主治】产后水肿。

【加减】大便不通,加肉苁蓉一钱,麻仁一钱。

46729 补中益气汤《嵩崖尊生》卷八）

【组成】黄耆 人参 白术 当归各一钱 炙草 陈皮各五分 升麻 柴胡各三分 麻黄根 浮麦各一钱

【主治】内伤气虚自汗。

【加减】尺脉虚大,加黄柏、知母、熟地;夹风邪,加桂枝五分,白芍一钱。

46730 补中益气汤《种痘新书》卷九）

【组成】人参 黄耆 白术 茯苓 升麻 柴胡 炙草

【主治】痘后感冒风寒,发热,声重鼻塞,恶寒恶风。

【加减】热甚则以升麻为君,加前胡;有咳嗽,加陈皮、桔梗、半夏、南星、炒芩。

46731 补中益气汤《一盘珠》卷三）

【组成】黄耆 当归各三钱 白术 广陈皮 川升麻各八分 人参 柴胡 甘草各六分 桂枝 防风 木通 木瓜

【用法】姜皮为引。

【功用】升清降浊。

【主治】体虚冒风发肿。

【备考】方中桂枝、防风、木通、木瓜用量原缺。

46732 补中益气汤《幼幼集成》卷六）

【组成】人参 炙甘草 漂白术 广陈皮 小枳实 杭青皮 南木香 六神曲 老麦芽 炙黄耆

【用法】生姜、大枣为引,水煎服。

【主治】小儿痘后久已无热,因伤食发热。

46733 补中益气汤《幼幼集成》卷六）

【组成】人参 漂白术 北柴胡 绿升麻 广陈皮 上薄桂 当归身 南木香 炙甘草

【用法】生姜、大枣为引,水煎服。

【主治】痘后脾虚,寒热似疟,非真疟。

【加减】虚甚者,加熟附子。

46734 补中益气汤《梅氏验方新编》卷六）

【组成】黄耆二两 人参一钱 炙草八分 半夏一两 炒白芍 独活 防风各五钱 炒白术 茯苓 泽泻 柴胡各三钱 连翘二钱 羌活一钱半

【用法】加生姜三片、大枣二枚,水煎服。

【主治】损伤后气虚感邪,脓出不止,疮口白肉突出者。

46735 补中益气汤《喉科种福》卷四）

【组成】牛蒡子一钱半 元参三钱 蜜耆三钱 白术

一钱半(蜜炒) 广陈皮一钱半 当归一钱半 甘草一钱 麦冬三钱半 苦桔梗一钱 红枣一枚 生姜三片 柴胡二钱(酒炒) 升麻八分(酒炒)

【用法】水煎服。

【主治】慢喉风,平素体虚,更兼暴怒,或过食五辛而生,或忧思太过而成。其发缓,其色淡,其肿微,咽干,舌滑而白,大便自利,脉细而微,唇如矾色,午前痛者。

46736 补中益肾汤(《胎产心法》卷下)

【组成】人参 黄耆(蜜炙) 淡豆豉各一钱 当归二钱(酒浸) 韭白五分 生姜三片 猪肾一付

【用法】先将猪肾煎熟,取汁二盏,煎药八分,温服。

【主治】产后虚劳,指节疼痛,头疼汗出。

46737 补中消痞汤(《效验秘方》李寿山方)

【组成】黄芪 党参 枳实 桂枝 炒白芍 丹参 炙甘草 生姜 大枣 白术

【用法】水煎服。每日1剂,分温二次服。

【功用】益气温中,导滞消痞。

【主治】萎缩性胃炎、浅表性胃炎。症见胃脘痞满,空腹隐痛,得食稍缓,喜暖喜按,嗳气矢气,纳呆食少,口淡乏味,倦怠消瘦,便溏,舌淡脉弦等属于脾胃虚弱,气质偏寒,升降失调之胃痞证。

【加减】嗳气矢气不畅,加佛手;脘中隐痛明显,加元胡、香橼皮;胸脘拘急、气逆咽梗,加香附、苏梗;胁背胀痛,加广木香、郁金;食少难消,加鸡内金、炒谷麦芽;大便溏泄,加茯苓;大便秘结,加肉苁蓉;贫血、头眩,加当归、枸杞子。

【方论选录】党参、黄芪、白术、炙甘草补中益气,健脾和胃;枳实宽中理气,与白术合用理气导滞,消补兼施,以助升清降浊之枢机;桂枝温中通络,与甘草配伍有辛甘化阳之效;白芍和中缓急,与甘草合用有酸甘化阴之功,两组组合以调和阴阳气血;丹参养血活血,寓补于消,为治久病入络之良药;辅以姜、枣为佐以调和脾胃。诸药合奏益气温中、导滞消痞之效。

46738 补中调胃汤

《产宝》。为《胎产秘书》卷下"补中和胃汤"之异名。见该条。

46739 补中黄耆丸

《普济方》卷二十五。即《圣惠》卷五"补益黄耆丸"。见该条。

46740 补中滋荣汤(《方症会要》卷一)

【组成】人参 川芎各七分 陈皮 柴胡 神曲 白术 茯苓 归身各五分 砂仁 升麻各四分

【主治】阴毒发斑。

46741 补内当归丸(《内外科百病验方大全》卷一)

【组成】当归 续断 白芷 阿胶 厚朴 茯苓 肉苁蓉(漂净,焙干) 蒲黄(炒黑) 黄黄各一两 川芎八钱 熟地一两五钱 甘草 干姜各五钱 附子二钱

【用法】炼蜜为丸。每服七八十丸,空心、温酒送下。

【主治】月经过期,头昏目暗,小腹作痛,黄白带。喉中臭如鱼腥,恶心吐逆。

【备考】原书治上证,先服理经四物汤,后服本方。

46742 补气止泻汤

《石室秘录》(北京科技本)卷一。即原书萱礼堂本卷三"止泻定痛丹"。见该条。

46743 补气止崩汤(《揣摩有得集》)

【组成】生耆一两 归身一两(土炒黑) 白芍炭三钱(炒黑) 贯众炭一钱半(炒透) 姜炭五分 白术五分(炒) 熟地炭五钱 山药五钱(炒) 麦冬二钱(去心) 五味子一钱(炒) 胶珠三钱 乌梅炭一钱(炒)

【用法】霜桑叶三片为引,水煎服。

【主治】妇人血崩,不论老少强弱,或因房事不慎,或因肝气太盛,皆属气血亏症。

46744 补气化暑丹(《辨证录》卷六)

【组成】人参二钱 茯苓 白术 麦冬各三钱 香薷一钱 砂仁一粒 陈皮 炮姜 神曲各三分

【用法】水煎服。

【主治】冬月偶开笥箱以取棉衣,觉有一裹热气冲鼻,须臾烦渴呕吐,洒洒恶寒,翕翕发热,恶食喜水,大便欲去不去者。

46745 补气升肠饮(《傅青主女科》卷下)

【组成】人参一两(去芦) 生黄耆一两 当归一两(酒洗) 白术五钱(土炒) 川芎三钱(酒洗) 升麻一分

【用法】水煎服。

【主治】产妇气虚,肠下不收。

46746 补气生血汤(《古今医鉴》卷十六)

【组成】人参 白术(炒,焙) 茯苓 当归 芍药 熟地黄 陈皮 香附 贝母 桔梗 甘草

【主治】杖后溃烂久不愈者。

【加减】往来寒热,加柴胡、地骨皮;口干,加五味子、麦门冬;脓清,加黄耆;脓多,加川芎;肌肉迟生,加白蔹、肉桂。

46747 补气生血汤(《医学集成》卷二)

【组成】黄耆 当归 白芍 桂枝 附子 姜 枣

【主治】中风,左右手足皆不遂。

46748 补气安胎饮(《中医妇科治疗学》)

【组成】党参三钱 白术二钱 茯神 杜仲 续断各三钱 桑寄生五钱 蕲艾三钱 阿胶二钱 乌贼骨五钱

【用法】水煎,温服。

【功用】固气安胎。

【主治】平素气虚,妊娠三月左右,因起居不慎,引起腰腹胀痛或有阴道出血,脉滑数有力。

46749 补气运脾丸(《杂病源流犀烛》卷七)

【组成】人参二钱 白术三钱 茯苓 橘红各一钱半 黄耆一钱 砂仁八分 炙草四分 半夏一钱(无痰不用) 生姜三片 大枣二枚

【主治】胃汗。胃家虚,水谷气脱散,汗从胃自出。

46750 补气运脾汤(《准绳·类方》卷三引《统旨》)

【组成】人参二钱 白术三钱 橘红 茯苓各一钱半 黄耆一钱(蜜炙) 砂仁八分 甘草四分(炙)

【用法】水二钟,加生姜一片,大枣一枚,煎八分,空腹服。

【主治】中气不运,噎塞。

【加减】有痰,加半夏曲一钱。

46751 补气完胞汤(《杏苑》卷七)

【组成】人参 白术各一钱五分 川芎 当归各一钱

桃仁　橘皮各五分　黄耆一钱　茯苓六分

【用法】上㕮咀。以猪、羊胞中煎汤,极饥时服。

【主治】妇人分娩,因收生者不慎,以致误损尿胞,遂得淋沥。

46752 补气补血汤（《点点经》卷一）

【组成】粟壳三钱　当归二钱　黄耆二钱　玉竹(蜜炙)　白术(土炒)　川芎　熟地　蒺藜　茯苓　二花各一钱半　白芍三钱　甘草三分

【用法】姜、枣为引。

【主治】酒病气血滞涩,结痰红白,骨节作脓已溃,水流不休,疼痛难忍,饮食少进,气血两亏者。

46753 补气固经丸（《妇科玉尺》卷一）

【组成】人参　炙草　茯苓　白术　黄耆　砂仁

【主治】妇人气虚不能摄血,经水来而不止者。

【备考】《妇科大略》本方用法:共为细末,炼蜜为丸。

46754 补气和中汤（《证治汇补》卷七）

【组成】补中益气汤加苍术　黄柏　白芍　茯苓

【主治】痿躄。

46755 补气和中汤（《揣摩有得集》）

【组成】生耆五钱　洋参一钱　归身三钱(土炒)　白芍一钱半(炒)　焦楂三钱　扁豆三钱(炒)　青皮一钱(炒)　石莲子一钱(炒)　川朴五分(炒)　法夏一钱半　乌梅炭一钱　木香三分　生草六分

【用法】水煎,冲入红白糖五钱,温服。

【主治】妇人产后痢疾。

【宜忌】忌用攻下凉药。

46756 补气泻荣汤（《东垣试效方》卷九）

【组成】升麻六分　连翘六分　苏木三分　当归　全蝎　黄连　地龙　黄耆各三分　生黄芩四分　甘草一钱半　人参二分　生地黄四分　桃仁三个　桔梗半钱　麝香少许　胡桐泪一分　虻虫(去翅足,微炒)二个　水蛭(炒令烟尽)二个

【用法】上剉,如麻豆大。除连翘另剉,梧桐泪研白豆蔻二分为细末,二味另放,麝香、虻虫、水蛭三味为细末另放外,都作一服,水二大盏,酒一匙,入连翘煎至一盏六分,再入白豆蔻二味并麝香等三味,再上火煎一二沸,去滓,早饭后、午饭前稍热服。

【主治】疠风,满面连须极痒,眉毛脱落。

【宜忌】忌酒、湿面、生冷硬物。

46757 补气养血汤（《回春》卷六）

【组成】人参　黄耆(蜜炒)　当归　白术(去芦)　白芍药(酒炒)　艾叶　炙甘草　阿胶(炒)　川芎　青皮(去瓤)　香附(炒)　砂仁各等分

【用法】上剉一剂。水二盏,煎至一盏,去滓温服。

【主治】妇人小产气虚,下血不止。

46758 补气养血汤（《伤科补要》卷三）

【组成】人参　白术　甘草　白茯苓　生地　当归　白芍　川芎　黄耆　肉桂

【用法】河水煎服。

【功用】气血兼补。

【主治】跌打损伤,营卫不足者。

46759 补气养血汤（《揣摩有得集》）

【组成】生耆三钱　潞参一钱半　白术一钱半(土炒)　归身一钱半(土炒)　白芍一钱(炒)　枣仁一钱半(炒)　冬虫草一钱　附子片五分　上元桂五分(去皮,研)　蔻米五分(研)　炮姜五分　法夏一钱　橘红五分　降香三分　炙草八分

【用法】核桃一个(带皮打碎)为引。

【主治】小儿气虚血瘀之慢惊、急惊。

46760 补气养血汤（《中医原著选读》引关幼波方,见《古今名方》）

【组成】生黄耆　首乌　白芍　川续断各15克　当归　丹参　黄精　生地　五味子各12克　生甘草9克

【功用】补气养血柔肝。

【主治】慢性迁延性肝炎、早期肝硬化、肝功能长期不正常,证属气血两虚者。症见心悸,气短,全身无力,面色苍白,消瘦,精神不振,右胁隐痛,舌苔薄白或无苔,脉沉细。

【加减】转氨酶长期不降,舌质红者,加土茯苓15克,大枣10枚,或土贝母15克;舌质淡者,加白芷9克;麝香草酚浊度试验和麝香草酚絮状试验长期不正常者,每日加服河车大造丸一丸;血浆蛋白倒置者,加龟版、鳖甲各12克;肝肿大,加延胡索、草河车、泽兰各9克;脾肿大,加生牡蛎15克,地龙9克;食欲不振,加山楂、白术各9克;牙出血,加小蓟、血余炭各12克。

46761 补气养荣汤（《傅青主女科·产后编》卷上）

【组成】黄耆一钱　白术一钱　当归四钱　人参三钱　陈皮四分　炙草四分　熟地二钱　川芎二钱　黑姜四分

【主治】产后气短促,血块不痛。

【加减】如手足冷,加熟附子一钱;汗多,加麻黄根一钱,浮麦一小撮;渴,加麦冬一钱,五味子十粒;大便不通,加肉苁蓉一钱,麻仁一撮;伤面饭,加炒神曲一钱,炒麦芽一钱;伤肉食,加山楂、砂仁各五分。

【备考】原书按:麦芽有回乳之害,用者慎之。黄耆、白术一作各二钱,凡止汗用浮麦宜炒。

46762 补气养荣汤（《重订通俗伤寒论》）

【组成】党参　白术　归身　白芍　川芎　茯苓　木香　豆蔻(初用香蔻七八分至一钱)

【主治】夹痞伤寒,气虚中满者。

46763 补气退血汤（《产科发蒙·附录》）

【组成】当归(酒洗)　阿胶　人参　黄耆　白术　栀子(炒黑)　荆芥　黄芩　地榆　艾叶(醋炒)各一钱　川芎七分　芍药八分　防风八分　地黄一钱半　黄连　蒲黄各一钱半　甘草三分

【用法】水煎,或姜、枣汤煎服。

【主治】妇人血崩,气血两虚而兼热者。

46764 补气健脾汤（《不知医必要》卷三）

【组成】高丽参(去芦,米炒)八分　黄耆(酒炒)八分　川芎　白芷各五分　白扁豆(炒,杵)一钱　丁香二分　肉桂(去皮另炖)三分　淮山(炒)七分　炙甘草四分　龙眼肉四分(去心)　炒莲仁七分

【主治】漏痘上有孔者。

46765 补气消痰饮（《石室秘录》卷三）

【组成】人参三钱　白术五钱　茯苓三钱　熟地一两　山茱萸四钱　肉桂一钱　砂仁一钱　益智仁一钱　半

夏一钱　陈皮五分　六曲一钱

【用法】水煎服。

【功用】补气消痰,兼补肾水肾火。

【主治】肥人气虚多痰。

46766 补气黄耆汤(《圣济总录》卷三十一)

【组成】黄耆(剉)　芍药　桂(去粗皮)　麦门冬(去心,焙)　五味子　前胡(去芦头)　白茯苓(去黑皮)　当归(切,焙)　人参各半两　甘草(炙)一分

【用法】上为粗末。每服五钱匕,水一盏半,加生姜半分(拍碎),大枣三枚(擘破),同煎至七分,去滓温服,一日三次。

【主治】伤寒后骨节烦疼,不欲食,食即气胀、汗出。

46767 补气黄耆汤(《圣济总录》卷八十六)

【组成】黄耆(剉)　人参　茯神(去木)　麦门冬(去心,焙)　白术　五味子　桂(去粗皮)　熟干地黄(焙)　陈橘皮(去白,焙)　阿胶(炙燥)各一两　当归(切,焙)　白芍药　牛膝(酒浸,切,焙)各三分　甘草(炙,剉)半两

【用法】上为粗末。每服三钱匕,水一盏,加生姜三片、大枣二枚(擘破),同煎至六分,去滓,食后温服。

【主治】肺劳饮食减少,气虚无力,手足颤掉,面浮喘嗽。

46768 补气清痢汤(《慈航集》卷下)

【组成】人参一钱五分　炙黄耆三钱或五钱　甜白术三钱(土炒黄)　云苓二钱　当归二钱(酒炒)　白芍三钱(酒炒)　车前子三钱　枳壳一钱五分　陈皮一钱五分　炙甘草五分

【用法】用煨广木香一钱二分,老姜二钱,红枣五个为引,水煎服。一服痢轻,再服更轻,三少服全愈。此方愈后,多服更妙。

【主治】气虚下陷,久痢不愈,腹有微痛,脱肛下坠,虚寒怕冷,中气不接,形象欲脱。

【加减】如痢中带白,加炮姜一钱五分;如恶心,加灶心土五钱;如痢不止,加铁莲子五钱,赤石脂二钱;如呃逆,换干姜一钱五分,柿蒂五个;贫人无力服人参,以上党参一两代之。

46769 补气温疳丸(《魏氏家藏方》卷十)

【组成】肉豆蔻一两(面裹煨,候面熟再炙干用)　使君子仁一两(面裹如前法)　缩砂仁三分　诃子皮半两

【用法】上为细末,水和成剂,为丸如绿豆大。每服十五丸,食前温米饮送下。

【功用】补虚羸,退疳气,进饮食,生肌肉。

46770 补气解晕汤(《傅青主女科》卷下)

【组成】人参一两　生黄耆一两　当归一两(不酒洗)　黑芥穗三钱　姜炭一钱

【用法】水煎服。一剂而晕止,二剂而心定,三剂而血生,四剂而血旺,再不晕矣。

【功效】补气以生血。

【主治】妇人产后气虚血晕。

【方论选录】本方用参、耆以补气,使气壮而生血也;用当归以补血,使血旺而养气也。气血两旺,而心自定矣。用荆芥炭引血归经,用姜炭以行瘀引阳,瘀血去而正血归,不必解晕而晕自解矣。

46771 补火引水汤(《竹林女科》卷三)

【组成】人参　白术(蜜炙)　熟地黄　山茱萸　茯苓　附子(制)　肉桂　车前子

【用法】水煎服。

【主治】产后肾水上泛,呕吐下利,真阳飞越。

46772 补火散邪汤(《辨证录》卷七)

【组成】白术三两　附子三钱　人参二两　茵陈三钱　白茯苓一两　半夏三钱

【用法】水煎服。连服四剂而小便利;再服四剂,汗唾不黄矣。

【主治】脾疸。身黄如秋葵之色,汗沾衣服皆成黄色,兼之涕唾亦黄,不欲闻人言,小便不利。

【方论选录】此方白术、人参补其脾,茯苓、茵陈以利其水,附子以温其火,真火生而邪火自散,元阳回而阴气自消。阴阳和协,水火相制,何黄病之不去哉。

46773 补火解郁汤(《辨证录》卷四)

【组成】熟地一两　山药五钱　巴戟天五钱　肉桂五分　杜仲五钱　薏仁五钱

【用法】水煎服。连服四剂自愈。

【主治】水郁症,遇寒心痛,腰腹沉重,关节不利,难于屈伸,有时厥逆,痞坚腹满,面色黄黑。

46774 补心四物汤(《张皆春眼科证治》)

【组成】酒生地12克　麦门冬　当归各9克　酒白芍　炒枣仁各6克　远志　甘草各3克

【功用】滋阴降火,养血宁心。

【主治】心阴暗耗,虚火上炎,大眦肉浮胀,赤脉色淡,且兼心悸,少寐,舌红,脉细数。

【方论选录】方中酒生地、麦门冬补心阴以降虚火,当归、酒白芍、炒枣仁、远志养心血以安神宁志,甘草清心益脾兼和诸药。

46775 补心宁志丸(《广笔记》)

【组成】天竺黄(另研如面)五钱　沉香(另研如面)三钱　天门冬(去心,酒洗,蒸)二两　白芍药(酒炒)三两　白茯神(去心)四两　远志肉(甘草汁浸,蒸)二两　麦门冬(去心)二两　炙甘草六钱　旋覆花一两五钱　真苏子(研)一两　香附(醋浸,晒干,童便拌,瓦上炒)三两　半夏(姜汁拌,以明矾末少许同浸)二两　皂角荚(不蛀者,去黑皮,酥炒,去子取末)二两

【用法】上为末和匀,怀山药粉糊为丸,如豌豆大,朱砂一两(研如法)为衣。每服三钱,用竹沥点汤下。

【主治】痫症。

46776 补心养胃汤(《疮疡经验全书》卷三)

【组成】陈皮　半夏　茯苓　甘草　白术　黄连　当归　生地　青皮　白芍　槟榔　乌药　远志　滑石　山栀仁　车前子　元胡索　川芎

【用法】上㕮咀。水煎服。

【主治】阴蚀疮。

46777 补心神效丸

《百一》卷一。为《三因》卷九"大补心丹"之异名。见该条。

46778 补心神效丸(《不知医必要》卷三)

【组成】党参(去芦,米炒)　淮山(炒)　茯神各六钱　远志(去心)一钱五分　熟地四钱　枣仁(炒,即杵)三钱

北味二钱

【用法】加另研柏子仁末三钱,炼蜜为丸,如绿豆大,朱砂为衣。每服三钱,党参、龙骨煎汤送下。

【主治】心神不安,夜梦遗泄。

46779 补心滋肾丸

《医学正印》卷上。为《广笔记》"滋肾丸"之异名。见该条。

46780 补水宁神丸(《眼科菁华》卷下)

【组成】生地 熟地 天冬 麦冬 当归 芍药 茯苓 甘草 五味子

【用法】上为细末,炼蜜为丸,如梧桐子大。每服二、三十丸,淡盐汤送下。

【主治】肾水不足,相火上炎,神光自现如闪电,甚则如火焰,心神不宁,久则目茫茫然,视力减退。

46781 补水宁神汤(《审视瑶函》卷五)

【组成】熟地黄 生地各二钱 白芍药 当归 麦门冬(去心) 茯神各一钱半 五味子三十粒 甘草(用生)六分

【用法】上剉剂。白水二钟,煎至八分,去滓,空心温服。

【功用】补肾水,宁心神。

【主治】神光自现症。

【方论选录】肾水亏虚,真阴不足,故用熟地黄,乃天一生水之剂,大补真阴;生地黄有滋阴退热之效;麦门冬有清心降火之功;补血滋阴,须凭当归、白芍;神光荡漾,昼夜不宁,此神思间无形之火妄动故也,必用茯神与五味子,养精安神定志,能敛元精之气不走;细生甘草降神中之火,非此不能治。若然,则肾水上升,心火下降而神自宁,光亦可定矣。

46782 补水益元汤(《慎斋遗书》卷七)

【组成】熟地四钱 生地 麦冬 当归各二钱 白芍 甘草各一钱 五味二十粒 大枣三枚

【主治】房劳伤肾之阴虚证。

【加减】若怔忡恍惚,夜卧不安,加枣仁三钱,茯神一钱;若元阴虚甚,加熟地三钱或五钱,一枚者佳;若火动而燥热,加细辛一二分,甘草一钱,生地一钱,童便半杯;若咳嗽,减去五味,加天冬、麦冬、百合、黄柏、桔梗;若火乘心胞络,胸中痞闷,倍用熟地、甘草;若燥渴,倍用麦冬、五味、熟地;若胸中有痰不舒,减熟地去五味,加瓜蒌、贝母、姜汁、竹沥;若坐卧不安,加百合、甘草;若火动腹痛肠鸣,去五味,加白芍、甘草;若精神短少,加熟地、枣仁;若惊惕心跳,肢体酸疼,加当归、地黄、枣仁、甘草、茯苓;若腰疼骨酸,加杜仲、补骨脂、生地黄;若火动饮食易消,加元参、细辛、白芍、童便;若肺募间连背心,热如杯火,往来无常,加元参、桔梗;若热从睾丸而起,肝火也,加柴胡以达之;若元阳不足,加人参、黄耆;厥加附子;若火乘阳精之分而梦遗,加山药、山茱萸、枸杞子、细辛、莲花蕊,兼用六仙丹;如禀气壮盛,可用知母者,酌而加之,使火邪无犯元阳;如尿后沸滴,二仙丹加龙骨、莲蕊;若虚火游行无定,斑疹出没不时,遍发红热,加元参、生地,壮水之主,以制阳光,去五味子;若洒淅似乎恶寒,并加生甘草、童便,切不可用诸寒剂,只补其阴,则火降而寒自除矣。

【方论选录】熟地大补五脏之阴,安神志,健精脉而填

骨髓,故用为君;生地能滋阴退热,有益精壮神之功,同麦冬、甘草,能去神中之火;归、芍补血坚志,安魂定魄,与熟地同用,峻补真阴,此四味大补元阴之圣药也;麦冬清心除烦退热,同五味补元精而止渴,保金益水,勿使火邪伤肺;若火炎伤金而喘嗽者,五味又当慎用;甘草泄心火,心藏神,能降神中之火也。

46783 补水救火汤(《辨证录》卷二)

【组成】熟地一两 山茱萸三钱 巴戟天五钱 山药三钱 白术五钱 肉桂一钱 北五味五分

【用法】水煎服。一剂而痛止,二剂而痛可愈,十剂而痛不再发。

【主治】肾气不交于心,寒邪中之,心遂不安而心痛。

46784 补正逐邪汤(《辨证录》卷二)

【组成】白术五钱 薏仁五钱 人参一钱 桂枝三分 茯苓一两 白芥子三钱

【用法】水煎服。二剂轻,十剂愈。

【主治】风寒湿痹,胸背、手足、腰脊牵连疼痛不定,或来或去,头重不可举,痰唾稠黏,口角流涎,卧则喉中有声。

46785 补北健行汤(《杂症会心录》)

【组成】生地三钱 熟地三钱 茯苓四钱 丹皮一钱 龟版三钱 女贞子二钱 生苡仁四钱 南沙参二钱 阿胶二钱 丹参一钱 山药一钱五分

【用法】水煎服。

【主治】痿症,足不任地,真水不定,阳明为热灼而小筋弛长。

46786 补白茯苓散

《普济方》卷十四。为《圣济总录》卷四十一"桂附汤"之异名。见该条。

46787 补母止嗽汤(《辨证录》卷四)

【组成】白术五钱 茯苓五钱 人参一钱 陈皮三分 甘草一钱 苏子一钱 半夏一钱 桔梗二钱 麦冬五钱 紫菀一钱 肉桂五分

【用法】水煎服。

【主治】脾胃虚寒不能生肺,邪留中脘,久嗽不愈。

46788 补母寿子方(《胎产指南》卷一)

【组成】人参一钱(如弱人用二钱) 当归二钱 白术二钱 川芎八分 怀生地(自蒸)二钱 条芩二钱 紫苏四分 陈皮四分 甘草四分

【用法】水煎服。每月服十五帖,弱甚者,每日一帖。

【功用】益胎而分娩易,生子精神有寿。

【主治】屡产生子无气,或育而不寿,气血虚弱,孕成不安,或得孕数堕。

【加减】虚弱人,陈皮去白,再加黄连五分,大枣三枚;脾胃弱,常泄泻,加莲子十枚,带壳砂仁三分,减地黄;多怒而泻,加木香二分;口常燥渴,加麦冬一钱;怔忡惊悸,加枣仁一钱,益智一钱,天员十个。

46789 补母固胎饮(《胎产指南》卷二)

【组成】白术二钱 当归二钱 熟地二钱 陈皮三分 紫苏三分 砂仁三分 甘草三分 人参一钱 条芩八分 智草五分 大枣二枚

【主治】衰弱人有妊,及曾堕胎者。

【宜忌】忌食小鲤鱼、苋菜。

46790 补血化痢汤(《慈航集》卷下)

【组成】全当归八钱　白芍八钱(酒炒)　甘草八分　炮姜炭八钱　百草霜三钱　枳壳二钱(炒)　莱菔子三钱(炒、研)　车前子三钱

【用法】广木香一钱五分为引,水煎服。一剂痢轻,三服全愈矣。用后养阴培元煎调理。

【主治】产后痢疾。

【加减】如恶心,加藿香梗三钱;如腹痛红多,加丹参五钱、元胡索三钱;如痢遍数多不止,加桃仁泥三钱、制大黄三钱。

46791 补血生水汤(《石室秘录》卷一)

【组成】熟地五钱　芍药五钱　当归五钱　川芎一钱　山茱萸三钱　麦冬三钱

【用法】水煎服。四剂为妙。

【主治】头痛。用散药太多,既愈之后,真气损伤者。

46792 补血当归汤(《眼科阐微》卷三)

【组成】当归　菊花各五钱　川芎　白术　细辛　蔚子　白芍　羌活　薄荷　大黄各二钱　甘草三钱　车前三钱　防风二钱半　白蒺藜三钱

【用法】上为末。每服一钱五分,灯心汤下。

【主治】妇人行经,去血过多,血衰肝虚,眼疼,黑眼花翳白陷。

46793 补血行滞汤(《胎产心法》卷二)

【异名】催生汤。

【组成】当归(酒浸)　川芎　白芍(炒)　熟地　香附(制)各一钱　桃仁(去皮尖)　枳壳(麸炒)　砂仁(碎)　紫苏各七分

【用法】加生姜一片,大枣二枚,水煎服。

【功用】催生。

【主治】过月不产。

46794 补血行滞汤(《女科指掌》卷四)

【组成】当归　川芎　生地　白芍　香附　砂仁　枳壳　苏梗

【用法】水煎服。

【主治】妊娠过期不产。

46795 补血和气饮(《点点经》卷二)

【组成】条参　白术　当归　玉竹　仙茅　金钗　茯神　熟地各一钱五分　土苓二钱　淮膝　川芎　甘草各一钱

【用法】姜、枣为引。

【主治】酒伤筋骨,疲软,肌肉瘦弱,困倦不安。

46796 补血定痛汤(《回春》卷六)

【组成】当归　川芎　熟地　白芍(酒炒)各一钱　玄胡索七分　桃仁(去皮研细)　红花各三分　香附　青皮(炒)　泽兰　牡丹皮各五分

【用法】上到一剂。用水一盏半,加童便、酒各一盏半,煎至一盏,温服。

【主治】小产后瘀血腹痛。

46797 补血荡邪汤(《石室秘录》卷一)

【组成】当归三钱　白芍三钱　枳壳一钱　槟榔一钱　甘草一钱

【用法】水煎服。

【主治】痢疾。

46798 补血荣筋丸(《杏苑》卷七)

【组成】肉苁蓉　牛膝　天麻　木瓜　鹿茸　熟地黄　菟丝子　五味子各等分

【用法】上为细末,炼蜜为丸,如梧桐子大。每服五十丸,空心米汤或温酒送下。

【主治】❶《杏苑》:阴血衰弱,不能养筋,筋缓不能自胜持,故痿软无力。❷《张氏医通》:肝衰筋缓,不能自收持。

【方论选录】《医略六书》:肝气虚衰,生阳不振,故肝血不能荣筋,筋痿不得自收持焉。熟地补阴滋肾以生肝血,鹿茸暖肾补阳以振生气,菟丝子补肾荣木,苁蓉润燥温肝,淮膝补肝肾壮筋骨,天麻散风湿发肝阳,五味敛津液以养肝,木瓜舒筋络以醒脾也。丸以白蜜之润下,以参汤之补使血气得力则精髓内充,而肝藏受荫,筋络得养,筋痿无不健旺矣。

46799 补血顺气汤(《外科集腋》卷八)

【组成】归身　生地　白芍　红花　白术　五加皮　香附　青皮　枳壳　陈皮　甘草　大枣

【主治】骨伤。

46800 补血养阴丸(《杂病源流犀烛》卷八)

【组成】生地　丹皮　麦冬　白芍　当归　牛膝　杞子　青蒿　茯苓　鳖甲　川断　五味子

【用法】益母膏为丸。

【主治】女痨。

【加减】咳,加蜜炙枇杷叶;咳甚,加贝母、沙参、百部;痰,加橘红;热甚,加胡黄连、银柴胡;食少泄泻,去归、地、杞、鳖,加莲肉、山药、陈松花。

46801 补血养真汤(《宋氏女科》)

【组成】人参　黄耆(蜜炙)　当归　白术　白芍(酒炒)　甘草　阿胶(炒)　川芎　青皮　香附(炒)　砂仁各等分

【用法】水煎服。

【主治】小产气虚,下血不止。

46802 补血祛风汤(《古今医鉴》卷九)

【组成】当归　川芎　生地黄　防风　荆芥　细辛　藁本　蔓荆子　半夏　石膏　甘草　旋覆花(一方加羌活)

【用法】上到。加生姜、大枣,水煎,食后服。

【主治】妇人肝血虚损,风邪乘虚而袭,而患头风,每发必掉眩,如立舟车之上。

【备考】本方方名,《东医宝鉴·外形篇》引作"养血祛风汤"。

46803 补血退黄丸(《全国中药成药处方集》南京方)

【组成】针砂四两(用醋煅透三次)　茵陈一两(煮汁)　皂矾二两(煅透烧至红色)　泽泻一两　大麦芽二两　茯苓一两　苍术一两　广皮一两　厚朴一两　熟地一两　大枣八两(去皮核)　肉桂四钱

【用法】上为极细末,将大枣煮烂,去皮核打成泥,兑入茵陈汁,酌加炼蜜为丸,每钱约二十粒。每服三钱,食前用开水吞服,一日二次。

【主治】贫血黄肿,四肢酸软,心悸头眩,气短气胀,食欲失常。

46804 补血调经片(《成方制剂》14册)

【组成】阿胶 艾叶 白背叶 苍术 党参 豆豉 姜 甘草 岗稔子 高良姜 鸡血藤 金樱子 荠菜 千斤拔 肉桂 桑寄生 五指毛桃 香附 益母草

【用法】制成片剂。口服,一次 3 片,一日 2~3 次。

【功用】补血理气,调经。

【主治】妇女贫血,面色萎黄,赤白带下,经痛,经漏,闭经等。

46805 补血通幽汤《麻症集成》卷四

【组成】油归 蒸地 蒌仁 麻仁 江壳 杏仁 郁李仁 力子 楂粉 莱菔子

【用法】水煎服。

【主治】麻症气不下,幽门不通下脘,血虚燥。

46806 补血救亡汤《洞天奥旨》卷十六

【组成】玄参二两 生地四两 黄芪四两 当归二两 地榆四钱 荆芥(炒黑)五钱 木耳二两 败龟版二个

【用法】水二十碗,煎汁五六碗,恣其啜饮。盖刀刃之伤,必大流血,无不渴者,饮水有立刻亡者,若饮此汤则渴止而疮口亦闭,又无性命之忧。

【主治】杀伤危亡诸证。

46807 补血催生丸《成方制剂》14 册

【组成】白芍 白术 车前子 川芎 当归 党参 冬葵子 茯苓 甘草 龟甲 黄芪 山药 熟地黄 泽泻

【用法】制成丸剂。口服,一次 1~2 丸,一日 2 次。

【功用】补气养血。

【主治】血亏气虚,临产无力。

46808 补阳还五汤《医林改错》卷下

【组成】黄芪四两(生) 归尾二钱 赤芍一钱半 地龙一钱(去土) 川芎一钱 桃仁一钱 红花一钱

【用法】水煎服。黄芪初用一二两,以后渐加至四两。至微效时,日服两剂,两剂服至五六日,每日仍服一剂。

【主治】半身不遂,口眼歪斜,语言謇涩,口角流涎,大便干燥,小便频数,遗尿不禁。

【加减】初得半身不遂,加防风一钱,服四五剂后去之;如已病三、两个月,前医遵古方用寒凉药过多,加附子四五钱;如用散风药过多,加党参四五钱。

【方论选录】《方剂学》:本方证系由正气亏虚,瘀血阻络所致,治当补气活血通络。方中重用黄芪以补气,使气旺血亦行,祛瘀而不伤正,为方中主药;辅以归尾、川芎、赤芍、桃仁、红花、地龙活血通络。因其主要目的不在于祛瘀,而在于补气通络,所以重用黄芪,取其力专性走,周行全身,以助推动诸药之力使气旺血行,瘀去络通,诸症自可渐愈。

【临床报道】❶中风偏瘫:《四川中医》[1985,(11):15]以补阳还五汤加减为基本方(黄芪 30~60 克,当归、桃仁、红花、川芎、赤芍 10~15 克,地龙 15~20 克,橘络 5~10 克,丹参、桑枝 15~30 克),治疗气虚血瘀中风偏瘫 38 例,其中脑溢血 6 例,脑血栓形成 29 例,脑栓塞 3 例。结果痊愈 14 例,显效 14 例,好转 8 例,无效 2 例。并认为本方用于出血性中风疗效较差,缺血性中风疗效较好。❷坐骨神经痛:《四川中医》[1986,(9):44]应用补阳还五汤加味治疗坐骨神经痛 31 例,痊愈 15 例,显效 6 例,好转 15 例。服药最少一个疗程 10 天,一般服药 3 个疗程。❸面神经瘫痪:《中医函授通讯》[1986,(1):563]用补阳还五汤加味治疗面神经瘫

痪(口眼歪斜)18 例,均属络脉空虚风邪损害引起(即外周性面瘫),18 例皆获痊愈。❹乳中结核:《中医杂志》[1984,(6):22]运用补阳还五汤内服,配合自制之"万灵丹"(雄黄、乳香、没药、白芷、肉桂各 50 克,血竭 30 克,细辛、山奈、山甲珠、土贝母各 25 克,麻黄 100 克,天南星 75 克,冰片 25 克,樟脑 100 克,麝香 5 克,轻粉 3 克)外敷,治疗乳中结核 18 例,除 1 例效果不显,1 例因故中断治疗外,其余 16 例均获痊愈。

【现代研究】❶抑制血栓形成及改善血液循环作用:《浙江中医杂志》[1986,(3):110]中风患者血液具有"黏、浓、凝、聚"的倾向,运用本方后,能增加血小板内环磷腺苷的含量,抑制血小板凝聚和释放反应,抑制和溶解血栓,以改善循环,促进侧枝循环。《长春中医学院学报》[2003,19(4):42]本方高、中剂量组和阳性对照组血栓干重明显低于空白对照组($P<0.001$),提示本方对实验性血栓模型大鼠体内血栓形成有明显的抑制作用。❷对心血管系统的保护作用:《中药通报》[1987,(2):51]本方静脉注射,有缓慢持久的降压作用,对麻醉家兔能显著地增加心肌收缩幅度,反映心肌耗氧量的心肌张力时间指数显著降低,心肌营养性血流量明显增加。《苏州大学学报》(医学版)[2008,28(5):737]与缺血再灌注组比,消栓口服液(组成同本方)使心律失常的发生率降低,超氧化物歧化酶活力升高,丙二醛、磷酸肌酸激酶、乳酸脱氢酶含量降低,而凋亡相关基因 bcl-2 表达升高,bax 表达降低。说明本方对大鼠缺血再灌注损伤有明显的防治作用,其机制可能与保护心肌组织、抗氧自由基、抑制心肌细胞凋亡有关。❸降血脂作用:《黑龙江医药》[2001,14(1):18]本方能显著降低大鼠血清总胆固醇、甘油三酯水平,显著升高高密度脂蛋白与低密度脂蛋白的比值水平,从而对防治动脉粥样硬化有效。❹对脑缺血后一氧化氮合酶(NOS)活性的影响:《中药药理与临床》[2003,19(4):5]用本方给局灶性脑缺血小鼠模型灌胃,结果缺血后脑组织内 NOS 显著升高,以缺血 4 小时达高峰,表明本方能抑制缺血后脑组织内 NOS 活性的升高,对缺血后脑组织具有保护作用。❺对碱性成纤维细胞生长因子的影响:《中国中西医结合急救杂志》[2008,15(1):9]通过观察本方对碱性成纤维细胞生长因子(bFGF)表达的影响,表明脑缺血可致脑组织中 bFGF 阳性细胞和 bFGF 蛋白含量增加;本方能维持脑缺血后 bFGF 的高水平表达,这是其抗脑损伤的可能机制之一。❻促进生长和恢复大脑功能的作用:《昆明医学院学报》[1995,16(2):44]用体视学方法统计饲本方小鼠大脑额叶皮质神经元胞体、细胞核、核仁的 8 个有关形态参数,结果表明本方有一定程度促进生长和恢复大脑功能的作用。❼对免疫功能的影响:《陕西中医》[1986,(10):466]补阳还五汤能使免疫功能低下小鼠的免疫器官重量增加,提高单核巨噬细胞的吞噬功能,从而表明本方具有增强机体免疫功能的药理学基础。

46809 补阳抑阴汤《眼科临症笔记》

【组成】大丽参三钱 石菖蒲三钱 柏子仁三钱 菟丝子三钱 远志肉三钱 白蒺藜三钱(炒) 破故纸二钱 黄芪五钱 朱茯神三钱 粉甘草一钱 车前子三钱(炒,外包)

【用法】水煎服。

【主治】白昼青盲症,两眼不疼不赤,瞳孔无异常人,外视如无病,但夜明而昼昏。

46810 补阳固真汤

《医学六要·治法汇》卷七。为《兰室秘藏》卷中"补经固真汤"之异名。见该条。

46811 补阳消疟丹《石室秘录》卷一）

【组成】人参五钱　鳖甲一两　白术一两　茯苓一两　当归七钱　白芍七钱　柴胡一钱　枳壳一钱　槟榔一钱

【用法】水煎服。

【主治】疟疾忽为下痢,欲发汗则身已亡阴,欲祛邪则下已便浊物者。

【方论选录】此方奇在用人参、白术,盖疟病则亡阳,若不急补其阳,则下多亡阴,势必立亡,惟急补其阳气之不足,阳生阴长,始有生机。尤妙白芍、当归之多,以滋润其肠中之阴。盖下利多,则阴亡亦多,今用补阴之剂,则阴生阳降,自然春意融和,冰畔化水,分消水道,污秽全无。况方中又加枳壳、槟榔,仍然去积;又妙少用柴胡,微舒肝气,使木气相安,不来克土,自然土克水之多,木润水之下,内气既生,外邪亦散,此治下痢而疟病同除。

46812 补阳益气丸《胎产心法》卷上）

【组成】人参　肉苁蓉(酒洗,去鳞甲泥)　白茯苓　白芍药(酒洗)　巴戟天　当归身(酒洗)　麦冬(去心)各三两　大熟地八两　山萸肉(蒸,去核)　白术(土炒)　淮山药(炒)各四两　川附子一个(重一两二三钱,童便制,去皮脐)　鹿茸一付(乳酥炙)　紫河车一具(首胎者佳,火焙干,捣粉入药)　肉桂　远志肉(制)　柏子仁(炒,研去油)　杜仲(盐水炒断丝)　补骨脂(盐水炒)　五味子　枣仁(炒,去壳)　炙草各一两　砂仁五钱(去壳炒)

【用法】上为细末,炼蜜为丸,如梧桐子大。每日五钱,空心淡盐汤送下。

【功用】填精益气,虽老年亦能举子。

46813 补阳益气煎《胎产心法》卷上）

【组成】人参　枸杞(酒洗)　白术(麸炒黄)各一钱五分　熟地五钱(可加至八钱,九蒸九晒)　巴戟天一钱(可加至一钱五分,酒洗去骨)　肉苁蓉(酒洗,去筋膜鳞甲)　茯神　杜仲(盐水炒断丝)各一钱　远志肉七分(甘草水制)　肉桂五分　山萸肉二钱(酒洗)　龙眼肉四枚

【用法】用水一碗半,煎至八分,滓再煎服。弱衰之甚,多服十剂,精浓气足。

【功用】益气强阳,补气填精种子。

46814 补阳宿凤丸《胎产指南》卷一）

【组成】北五味　白术　黄耆　茯苓　炙川芎　甘草　白芍　巴戟　破故纸　山萸肉　天冬　苁蓉　川牛膝　广皮　怀山药　黄柏　知母　杜仲　虎骨各一两　真怀生地四两　熟地四两　麦冬四两　人参四两　当归三两　甘枸杞三两

【用法】用十年陈老鸡一只,蒸熟去皮油,取肉骨焙燥,合诸药炼蜜为丸服。

【主治】年老气血虚弱求子者。

46815 补阳滋阴汤《眼科临症笔记》）

【组成】当归身四钱　人参二钱　黄耆四钱　生龟版四钱　生牡蛎四钱　知母三钱　柏子仁三钱　云故纸三钱　玄参五钱　金石斛三钱　车前子三钱(外包)　锁阳三钱　甘草一钱

【用法】水煎服。

【主治】神水将枯症属阴虚者。

46816 补阴八珍汤《外科枢要》卷四）

【组成】当归　川芎　熟地　芍药　人参　白术　茯苓　甘草　黄柏(酒炒黑)　知母(酒炒)各七分

【用法】水煎服。

【主治】瘰疬等疮属足三阴虚者。

46817 补阴大造丸《胎产指南》卷一）

【组成】紫河车一具　人参二两　当归二两　天冬一两三钱　北五味五钱　杜仲七钱(姜炒)　山药八钱　牛膝一两(酒炒)　黄柏七钱(盐炒)　怀生地二两(自蒸)

【用法】先将地黄蒸捣如泥,次下诸药末为丸,如绿豆大。每服一百丸,空心清汤送下。

【主治】血虚气弱人,不能摄充精元成胎,或屡堕胎及生子不寿者,或孕后虚热盗汗,食少带多。

46818 补阴止汗汤《辨证录》卷七）

【组成】熟地一两　山茱萸五钱　人参二钱　白术三钱　地骨皮一两　沙参三钱　北五味子一钱　桑叶十片

【用法】水煎服。二剂汗少止,四剂汗乃止,十剂汗不再出矣。

【主治】阴虚盗汗。

46819 补阴升提汤《辨证录》卷七）

【组成】人参一两　熟地一两　白芍三两　茯苓一两　升麻二钱　甘草一钱　山药一两　北五味子三钱　山茱萸一两　诃黎勒三钱

【用法】水煎服。一剂痢减半,再剂痢止。倘服之仍如前之痢也,则阴已绝而阳不能交,不必再服。

【主治】下痢纯血,色如陈腐屋漏之状,肛门大开,不能收闭,面色反觉红润,唇似朱涂。

46820 补阴平肺汤《济阳纲目》卷三十一）

【组成】黄柏(盐水炒)　知母　当归(酒洗)　白芍药　麦门冬(去心)各一钱半　五味子十五粒(捶碎)　生地(姜酒炒)二钱　甘草五分

【用法】上作一服。水煎,食远服。

【主治】阴虚,火自下逆上而喘。

【加减】有痰,加橘红、贝母各一钱。

46821 补阴地黄汤《效验秘方·续集》徐福松方）

【组成】生地10克　熟地10克　丹皮10克　山萸肉10克　枸杞10克　黄精10克　山药10克　知母10克　茯苓10克　生鳖甲30克　生牡蛎30克　瘪桃干15克　碧玉散15克

【用法】水煎服。每日1剂。

【功效】滋补肝肾,育阴泻火。

【主治】男子免疫性不育症,肝肾亏虚型。多有房劳过度,性欲亢进,性生殖器损伤或感染史。症见午后潮热,五心烦热,口渴喜饮,腰酸膝软,尿黄便秘,夜寐盗汗,舌红少苔,脉细弦。

【方论选录】方中熟地、山萸肉、枸杞、黄精滋补肝肾,山药、茯苓健脾渗湿,化源肾精,生地、生鳖甲、生牡蛎育阴潜阳,清泻虚火,碧玉散清利湿热,瘪桃干活血逐瘀。

46822 补阴再造丸(《陈素庵妇科补解》卷一)

【组成】败龟版(醋炙) 知母 秦艽 银柴胡 丹皮 焦栀 当归 川芎 白芍 熟地 生地 天冬 麦门冬 川贝 阿胶 黄耆 白术 人参

【功用】退虚热,止盗汗。

【主治】室女血枯经闭,若兼干嗽、夜热、盗汗等症,则已经闭成痨,药最难治,此非瘀滞经闭,经血不通,因精血虚衰,血无源至,故断而不来。

【加减】作煎服,加甘草,去熟地。

46823 补阴助阳汤(《辨证录》卷五)

【组成】玄参一两 麦冬一两 熟地一两 人参二钱 白芥子五钱 柴胡一钱 白芍一两 当归一两 白术一两 茯苓五钱 菖蒲一钱

【用法】水煎服。一剂而昏迷苏,再剂而痰涎化,三剂而厥逆回,则可生也,否则不可救矣。

【主治】阴厥。夜间发热,一时厥逆昏晕如死人状,惟手足温和,喉中有痰声,不能出声。

46824 补阴制火汤(《辨证录》卷三)

【组成】熟地二两 山茱萸 芡实各一两 肉桂一钱

【用法】水煎服,十剂全愈。

【主治】肾火不足,不交感而两耳无恙,一交接妇女,耳中作痛,或痒发不已,或流臭水,以凉物投之则快甚。

46825 补阴泻火汤

《东医宝鉴·杂病篇》卷三。即方出《明医杂著》卷一,名见《医便》卷一"补阴散"。见该条。

46826 补阴降火汤(《回春》卷七)

【组成】当归(酒洗) 川芎 白芍(酒炒) 熟地黄(酒蒸) 黄柏(炒) 知母(酒炒)各等分

【用法】上剉。少用官桂为引,或以前胡、木香为引。

【主治】小儿阴虚,尾骨节痛。

【加减】如痛不止,加乳香、没药。

46827 补阴种子丸

《医学正印》卷上。为《丹溪心法》卷三"补阴丸"之异名。见该条。

46828 补阴济阳汤(《点点经》卷二)

【组成】当归一钱 侧柏叶二钱 荆芥 栀仁 蒲黄(炒黑) 天冬 腹皮 香附 麦冬各一钱半 元参八分 炮姜八分

【用法】以上俱炒黑,加肉桂六分,甘草四分,同煎服。要看身强身弱,如太旺不宜服,脱症亦不宜服。如脉缓三至,手足逆冷,服之神效。

【主治】酒毒伤血,湿热伏阳,血从齿缝流出,发尖滴血等症。

46829 补阴益气汤(《嵩崖尊生》卷十四)

【组成】熟地一钱半 山萸 黄耆 人参 白术 当归各一钱 山药 陈皮各八分 丹皮六分 茯苓六分 炙草五分 升麻 泽泻各三分

【主治】带下,素气血虚弱者。

46830 补阴益气汤(《不知医必要》卷三)

【组成】熟地三钱 党参(去芦,米炒) 淮山(炒)各二钱 当归一钱五分 陈皮七分 升麻(蜜炙)五分 炙草一钱 生姜二片

【主治】阴虚,肝肾不足而下陷脱肛者。

46831 补阴益气煎(《景岳全书》卷五十一)

【组成】人参一二三钱 当归二三钱 山药(酒炒)二三钱 熟地三五钱或一二两 陈皮一钱 炙甘草一钱 升麻三五分(火浮于上者,去此不必用) 柴胡一二钱(如无外邪者不必用)

【用法】水二钟,加生姜三五七片,煎八分,食远温服。

【主治】劳倦伤阴,兼感外邪,恶寒发热,及男子便血,妇人气虚血崩。

❶《景岳全书》:劳倦伤阴,精不化气,或阴虚内乏,以致外感不解,寒热疟症,阴虚便结不通,凡属阴气不足而虚邪外侵者。❷《通俗伤寒论》:气不摄血,血从下脱,男子便血,妇人血崩,声微力怯,面白神馁,心悸肢软者。❸《不知医必要》:妇人经期,热入血室,病虽渐愈,而元气素弱,血尚未止者。

46832 补阴益气煎(《医略六书》卷十八)

【组成】生地五钱 人参三钱 山药三钱(炒) 阿胶三钱(蛤粉炒) 白芍一钱半(炒) 炙草一钱半 柴胡五分 茯神一钱半(去木) 黄耆三钱(蜜炙)

【用法】水煎,去滓温服。

【主治】气阴两亏,不能摄火而火不归经,或下血,或潮热,脉软数者。

【方论选录】方中生地滋肾水以济心火,人参扶元气,统血脉,山药补脾益阴,阿胶补阴益血,黄耆补中气以强卫,柴胡疏肝胆以升阳,白芍敛阴和血,茯神渗利宁神,炙草缓中以益胃气也。水煎温服,使气阴内充,则虚阳得归其部而营卫调和。

46833 补阴益气煎(《医略六书》卷二十五)

【组成】人参一钱半 生地五钱 黄耆三钱(蜜炙) 山药三钱(炒) 白芍一钱半(炒) 阿胶三钱(蒲黄灰炒) 茯神一钱半(去木) 草灰一钱半

【用法】水煎,去滓温服。

【主治】元阴虚弱,不能统摄血液而血不归经,偏渗前阴,溺血不止,脉软微数者。

【方论选录】方中人参扶元气以摄血,黄耆补中气以统血,山药补脾益阴,生地滋阴凉血,白芍敛肝阴以吸血,阿胶补肺阴以止血,茯神渗湿清血室,草灰缓中除血漏也。水煎温服,使元阴内充,则气举而自归经,可无偏渗之患。

46834 补阴益气煎(《医略六书》卷二十六)

【组成】生地五钱 人参一钱半 当归三钱(醋炒) 升麻三分(醋炒) 山药三钱(炒) 柴胡五分(醋炒) 炙草八分 陈皮一钱半

【用法】炒黑荷叶一张,水煎,去滓温服。

【主治】崩漏,气血两亏,清阳下陷,脉软弦微数者。

【方论选录】气血两亏,清阳下陷而血不归经,故崩而且漏,不能遽止焉。生地滋阴壮水,力能凉血止血;人参扶元补气,又能举陷升阳;山药补脾益阴;当归养血归经;升麻升阳明清气;柴胡升少阳清气;陈皮利气和中;炙草缓中和胃也;佐炒黑荷叶者,亦升阳止血之意也。水煎温服,使血气内充,则脾胃受荫而血自归经。

46835 补阴益阳汤(《会约》卷九)

【组成】熟地四钱 山药(炒)二钱 枣皮一钱半 枸

杞二钱　肉桂一钱半　附子(制)一钱半　沉香一钱

【用法】空心服。

【功用】水中补火，引火归源。

【主治】右尺脉弱，命门真阳亏损，以致肾不化气，上冲似喘。

【加减】如火衰不能生土，呕哕泄泻者，加炮干姜一钱，或加肉豆蔻一钱。

46836 补阴益肾汤（《会约》卷十四）

【组成】熟地三五钱　山药二钱　菟丝子(炒研)三钱　枣皮一钱五分　五味子十五粒　杜仲(盐炒)一钱五分　金樱子(去核)二钱　续断　当归各二钱　枸杞一钱半

【用法】水煎，温服。

【主治】房劳伤肾，冲任不固，以致经乱者。

【加减】如血不时来，加百草霜、发灰调服；经血无故不止，用莲蓬壳烧灰存性，为末，水调二钱服。

【备考】此方若作丸服，更妙。但须节欲，乃得全愈。

46837 补阴益脾汤（《会约》卷八）

【组成】白术二钱　陈皮一钱　山药一钱半　茯苓一钱二分　熟地三钱　当归二钱　甘草(炙)一钱　附子一钱半　干姜(炒)八分

【用法】水煎服。若虚阳上燥者，冰冷服。

【主治】命门火衰，不能生土，劳极伤脾，则食少恶心，疲极又伤肝肾，则水液妄行。

46838 补阴清痢饮（《慈航集》卷下）

【组成】大熟地五钱或八钱　当归三钱(酒炒)　炙甘草五分　山萸肉三钱(酒炒)　白芍三钱(酒炒)　杜仲三钱(炒)　干姜一钱五分(炒黄)　广木香一钱(煨)

【用法】车前子三钱为引，水煎服。一服轻，再服又轻，四服全愈。

【主治】阴虚久痢不止，身热腹不痛，口渴舌干，腰腿酸软无力。

【加减】手足冷腰痛，加制附子一钱五分，盐水炒补骨脂二钱；如痢不止，加鹿角霜三五钱，淡干苁蓉三钱。

46839 补阴散邪汤（《辨证录》卷五）

【组成】熟地一两　何首乌　当归各五钱　地骨皮丹皮各三钱　天花粉　神曲各二钱　人参　柴胡各一钱　砂仁一粒

【用法】水煎服。

【主治】春温之症，肾肝阴虚，满身疼痛，夜间发热，日间则冷。

46840 补阴辟邪汤（《石室秘录》卷二）

【组成】熟地半两　山茱萸四钱　当归三钱　白芍三钱　鳖甲五钱　柴胡三钱　白芥子三钱　陈皮一钱　生何首乌三钱　茯苓五钱　北五味一钱　麦冬三钱

【用法】水煎服。

【主治】阴气甚虚，夜发寒热。

46841 补劳人参丸（《秘传眼科龙木论》卷四）

【组成】人参　茯苓　桔梗　干地黄　防风　木香　桂心　干山药　细辛各一两

【用法】上为末，炼蜜为丸，如梧桐子大。每服十丸，空心茶送下。

【主治】五脏虚劳，风热冲入肝膈之间，渐渐生翳，或后上生向下，或从下生向上，名曰顺逆障。

46842 补劳人参丸（《银海精微》卷上）

【组成】人参　白茯苓　白附子　续断　远志　菊花甘草

【用法】上为末，炼蜜为丸，如弹子大。每服一丸，细嚼，食后桔梗汤送下，一日三次。

【主治】小眦赤脉传睛，心虚，心神恍惚者。

46843 补劳茯神散（《普济方》卷二二八引《卫生家宝》）

【组成】远志(去心)　龙骨　茯神　白茯苓　人参当归　五味子　肉桂　陈皮　甘草(炙)各一两　麦门冬二两半(去心)　黄耆二两

【用法】上为末，分作八服。每服加大枣七枚，生姜五片，用水一升半，煎至一碗，空心、食前服。

【主治】一切气虚劳疾。

46844 补肝丹砂丸（《圣济总录》卷一〇八）

【异名】丹砂丸（《普济方》卷八十五）。

【组成】丹砂　青羊胆一枚

【用法】上以丹砂末入羊胆中，垂屋西北角阴干，百日取出，为丸如小豆大。每服十丸，食后、临卧米饮送下，一日三次。

【主治】目视眈眈，不能视见。

46845 补肝四物汤（《张皆春眼科证治》）

【组成】当归　熟地各9克　白芍12克　川芎3克枸杞子　炒枣仁各9克　龙齿6克

【功用】补养肝血。

【主治】肝血不足，目发干涩，视物昏渺，神光细弱，兼见头晕易眩，多梦易惊，胆怯怕事，脉弦细。

【方论选录】方中四物汤补血调血，重用白芍取其味苦有滋胆之功，枸杞子补益肝肾而明目，炒枣仁、龙齿养肝镇惊而安神。血足神安，胆中之精气上达于目，神光自然充沛，而目昏之疾自去。

46846 补肝行血汤（《医林纂要》卷十）

【组成】当归(酒洗)一钱　川芎八分　生地黄八分芍药八分　红花五分　白芷　防风　川连各三分　菊花五分

【用法】水煎服。

【主治】肝血虚而风热并盛，血热瘀结不行。目赤肿如血，连及黑睛，胀痛不能见灯及日，见则痛甚者。

【宜忌】忌寒凉点治。

46847 补肝防风散（《圣惠》卷三）

【组成】防风一两(去芦头)　芎藭三分　黄耆三分(剉)　五味子三分　人参三分(去芦头)　茯神三分　独活三分　羚羊角屑三分　前胡三分(去芦头)　细辛半两　酸枣仁半两(微炒)　甘草半两(炙微赤，剉)

【用法】上为散。每服三钱，以水一中盏，加大枣三枚，同煎至六分，去滓温服，不拘时候。

【主治】肝脏虚寒，头目昏疼，四肢不利，胸膈虚烦。

46848 补肝抑肺汤（《眼科临证笔记》）

【组成】玄参八钱　当归四钱　川芎二钱　生地三钱石斛三钱　胡黄连三钱　黄芩三钱　葶苈子五钱　木贼二钱　茺蔚子四钱　甘草一钱　田三七五分

【用法】水煎,田三七为末冲服。

【主治】逆顺障症。气轮之上赤丝纵横,风轮周围生白翳,稍露瞳神,昏涩酸痛。

46849 补肝细辛散《圣惠》卷三)

【异名】细辛汤(《圣济总录》卷五十五)。

【组成】细辛一分 桃仁三分(汤浸,去皮尖双仁,麸炒微黄) 前胡三分(去芦头) 当归三分(剉,微炒) 附子三分(炮裂,去皮脐) 陈橘皮三分(汤浸去白瓤,焙) 人参三分(去芦头) 柏子仁半分 芎䓖三分 木香三分 白茯苓三分 吴茱萸半两(汤浸七遍,焙干微炒) 桂心三分

【用法】上为散。每服三钱,以水一中盏,加生姜半分,大枣三枚,同煎至六分,去滓温服,不拘时候。

【主治】肝脏虚寒,胸膈气滞,四肢厥逆,两胁疼痛。

46850 补肝细辛散《眼科菁华》卷下)

【组成】青葙子 人参 茯苓 熟地黄 五味子 菟丝子 芜蔚子 车前子 泽泻 细辛 防风

【用法】上为粗末。每服一两,水煎服。

【主治】肝虚积热,而成内障。

46851 补肝重明丸《急救仙方》卷三)

【组成】羚羊角 生地黄 熟地黄 肉苁蓉 枸杞子 防风 草决明 楮实子各半两 甘菊花 羌活 当归各一两 羊子肝四两(煮,焙) 川芎半两

【用法】上为末,炼蜜为丸,如梧桐子大。每服三十丸,空心盐汤送下,则引药性下达;日午茶清送下,则可上清头目;临睡酒送下,则可荣养气血;不饮酒则用人参、当归汤送下。

【功用】补养肝血,滋长胆水,退目中隐闷。

【主治】瞳神昏散,目力虚弱,视物不真。

46852 补肝活血散《银海精微》卷上)

【组成】藁本 白芷 石决明 天麻 防风 细辛 羌活 黄耆 菊花 当归 生地黄 黄连各等分

【用法】水煎服。

【主治】肝风目暗,疼痛,属虚者。

46853 补肝养血汤《揣摩有得集》)

【组成】蛇床子一钱半(炒) 巴戟天五钱(去心,盐水炒) 牛膝一钱半 续断二钱 大熟地三钱 炒黄柏五分 鹿角胶二钱 蒸首乌五钱 云茯苓三钱 山药一钱半(炒)

【用法】霜桑叶一片为引。

【主治】妇人阴内发痒肿痛,属血虚不能养肝,宜温补则愈。

46854 补肝养荣汤《赤水玄珠》卷十六)

【异名】补肝益荣汤(《济阳纲目》卷七十一)。

【组成】当归 川芎各二钱 芍药 熟地黄 陈皮各一钱半 甘菊花一钱 甘草五分

【用法】水煎,食前服。

【主治】❶《赤水玄珠》:吐衄崩漏,肝家不能收摄荣气,使诸血失道妄行,致生血虚眩晕。❷《杂症会心录》:亡血血虚,眩晕心烦,如坐舟车,举头欲倒。

【加减】若肾气不降者,去菊花,入前补肾汤。

46855 补肝祛疟汤《辨证录》卷八)

【组成】白芍一两 当归一两 何首乌(生用)一两 鳖甲三钱 茯苓五钱 青皮一钱 柴胡一钱 半夏二钱

甘草一钱

【用法】水煎服。

【功用】补肝以祛邪。

【主治】厥阴肝经之疟。发时先寒作颤,寒后变热,面色苍白,善起太息之声,甚者状如欲死,或头疼而渴。

46856 补肝益荣汤

《济阳纲目》卷七十一。为《赤水玄珠》卷十六"补肝养荣汤"之异名。见该条。

46857 补肝菊花散《圣惠》卷三)

【组成】甘菊花三分 前胡三分(去芦头) 防风三分(去芦头) 决明子三分 黄耆三分(剉) 沙参三分(去芦头) 枳壳三分(麸炒微黄,去瓤) 羚羊角屑三分 车前子三分 枸杞子三分 细辛三分 酸枣仁三分(微炒)

【用法】上为散。每服一钱,以粥饮调下,不拘时候。

【主治】肝虚,头目不利,心膈多烦,筋脉急痛。

【备考】本方方名,《医方类聚》引作"补肝甘菊花散"。

46858 补肝薯蓣散《圣惠》卷三)

【组成】薯蓣三分 防风一分(去芦头) 山茱萸半两 枳壳半两(麸炒微黄,去瓤) 甘菊花半两 羌活半两 羚羊角屑半两 人参半两(去芦头) 前胡三分(去芦头) 熟干地黄三分 决明子三分 甘草半两(炙微赤,剉) 细辛半两 芎䓖半两 龙脑半两 麝香半两

【用法】上为细末,研入龙脑、麝香令匀。每服一钱,以清粥饮调下,不拘时候。

【主治】肝脏风虚,胸膈不利,视物不明,心烦头眩。

【宜忌】忌酒、湿面等。

46859 补肾八味丸

《圣济总录》卷五十一。为《金匮》卷下"肾气丸"之异名。见该条。

46860 补肾止带汤《中医症状鉴别诊断学》)

【组成】鹿角霜 紫石英 菟丝子 续断 白术 茯苓 当归 白芍 女贞子 乌贼骨

【功用】温肾健脾,固涩止带。

【主治】肾虚白带。

46861 补肾巴戟丸《圣惠》卷七)

【组成】巴戟一两 石斛半两(去根,剉) 鹿茸一两(去毛,涂酥炙微黄) 当归三分(剉,微炒) 白石英三分(细研,水飞过) 石韦三分(去毛) 石长生三分 桂心一两 天雄一两(炮裂,去皮脐) 远志三分(去心) 菟丝子一两(酒浸三宿,晒干) 白茯苓三分 钟乳粉一两 肉苁蓉三两(酒浸一宿,刮去皱皮,炙干) 五味子三分 牛膝三分(去苗) 蛇床子三分 牡蛎一两(烧为粉) 柏子仁三分 附子一两(炮裂,去皮脐) 补骨脂一两(微炒) 薯蓣三分 沉香一两 荜澄茄三分 熟干地黄二两 黄耆三分(剉) 川椒三分(去目及闭口者,微炒去汗)

【用法】上为末,炼蜜为丸,如梧桐子大。每服二十丸,空心以温酒送下,晚食前再服。

【主治】肾脏气虚,胸中短气,胸胁腰脚疼痛,志意不乐,视听不明,肌肉消瘦,体重无力。

46862 补肾石斛丸《圣济总录》卷五十一)

【组成】石斛(去根) 赤小豆 茴香子 羌活(去芦头) 楝实(炒,去核) 乌头(炮裂,去皮脐) 马蔺子(醋

炒)各四两　葫芦巴(炒)　巴戟天(去心)　蜀椒(去目并合口者,炒出汗)　地龙(去土炒)各二两　乌药(剉)　苍术(剉,炒)各半斤　青盐一两

【用法】上为末,酒煮面糊为丸,如梧桐子大。每服三十丸,空心温酒或盐汤送下。

【主治】肾气内夺,厥逆瘖痱。

46863　补肾石斛丸(《圣济总录》卷一一四)

【组成】石斛(去根)　附子(炮裂,去皮脐)　肉苁蓉(酒浸一宿,切,焙)　山茱萸(洗,微炒)　菟丝子(酒浸一宿,别捣)　桂(去粗皮)　泽泻　巴豆(去皮心膜,炒黄色,研如泥,纸裹压去油)　当归(切,焙)　蛇床子(炒)　白茯苓(去黑皮)　干姜(炮)　菖蒲(米泔浸一宿,剉,焙)　熟干地黄(焙)　芍药　细辛(去苗叶)　远志(去心)　黄耆(细剉)各一两　防风(去叉)三分

【用法】除菟丝子外,上为细末,再入菟丝子末重罗,炼蜜为丸,如梧桐子大。每服十五丸,温酒送下,一日三次。

【主治】劳聋久,耳中溃溃。

46864　补肾石斛散(《圣惠》卷七)

【组成】石斛一两(去根,剉)　当归半两(剉,微炒)　人参半两(去芦头)　杜仲一两(去粗皮,微炙,剉)　五味子半两　附子一两(炮裂,去皮脐)　熟干地黄一两　白茯苓三分　沉香一两　黄耆半两(剉)　白芍药三分　牛膝三分(去苗)　棘刺半两　桂心半两　防风半两(去芦头)　草薢一两(剉)　肉苁蓉一两(酒浸一宿,刮去皱皮,炙令干)　磁石三两(捣碎,水淘,去赤汁)

【用法】上为粗散。每服四钱,以水一中盏,加生姜半分、大枣三枚,煎至六分,去滓,不拘时候稍热服。

【主治】肾气虚,腰膀脚膝无力,小腹急痛,四肢酸疼,手足逆冷,面色萎黑,虚弱不足。

46865　补肾生肝饮(《杂症会心录》卷上)

【组成】当归二钱　熟地三钱　白芍二钱(炒)　女贞子二钱　山药一钱五分(炒)　人参一钱　枸杞子一钱五分　丹参一钱　炙甘草一钱

【用法】水二钟,煎七分,空腹温服。

【主治】肝肾精亏,经脉失荣,血不运行,气不贯通,气血两虚,不仁不用。

46866　补肾地黄丸

《幼幼新书》卷六引《集验方》。为《小儿药证直诀》卷下"地黄丸"之异名。见该条。

46867　补肾地黄丸(《活幼心书》卷下)

【组成】干山药(去黑皮)　山茱萸(酒浸润,蒸透去核,取皮为用)　熟干地黄(酒洗,焙干)各五钱　鹿茸(蜜涂炒,酒亦好)　川牛膝(酒洗,焙)各四钱　牡丹根皮(净洗)　白茯苓(去皮)各三钱　泽泻(去粗皮)二钱

【用法】上剉,焙为末,炼蜜为丸,作麻仁大。每服十五丸,或二十五丸至三十五丸,空心温盐汤送下,温酒亦佳。

【主治】❶《活幼心书》:小儿禀赋不足,肾气虚弱,骨髓枯竭,囟大,头缝不合,体瘦语迟,行步艰难,齿生缓者。❷《保命歌括》:痢后鹤膝风。

46868　补肾地黄丸(《丹溪心法附余》卷十三)

【组成】生地黄半斤(酒浸二日,蒸烂研膏与柏拌,晒干)　鼠芩一两(酒炒)　白茯苓四两　黄柏一斤(剉,同地黄晒干)　当归(酒洗)　枳壳(去瓤)　麦门冬(去心)一两　熟地黄(酒浸)　天门冬(去心)　拣参　甘菊花各二两　生芩一两

【用法】上为末,滴水为丸,如梧桐子大。每服七十丸,空心盐酒送下。

【功用】降心火,益肾水,除骨蒸,壮筋骨,明眼目。

【主治】消渴。

46869　补肾地黄丸(《保命歌括》卷三十四)

【组成】熟地黄(酒洗)八两(再蒸,焙干,取末,忌铁)　山药(刮去赤皮)四两　茱萸(去核,取肉,焙干)四两　白茯苓(去筋膜)四两　巴戟(去心取肉)四两　肉苁蓉(酒洗,去外鳞,破去内白膜,晒干)二两　杜仲(去粗皮,切,盐水炒丝尽,取末)三两　川牛膝(去芦,酒洗,焙干)三两　芡实(取肉)三两　甘枸杞(焙)二两　远志(去芦取肉)二两

【用法】上为极细末,炼蜜为丸,如梧桐子大。每服五十丸,空心、食前温酒送下;盐汤亦可。

【功用】男子服之壮阳益精补肾;女子服之则月事以时下,能令有子;小儿服之能治胎禀怯弱之病。

46870　补肾地黄丸(《幼幼集成》卷三)

【组成】熟地黄　怀山药　山萸肉各一两　嫩鹿茸　淮牛膝各二两　粉丹皮　白云苓　宣泽泻　北五味　补骨脂各一两

【用法】上为末,炼蜜为丸,如绿豆大。每服三钱,空心淡盐汤送下。

【主治】小儿先天不足,肝肾虚喘。

46871　补肾地黄汤(《万氏女科》卷三)

【组成】熟地　归身　杜仲(青盐水炒去丝)　独活　桂心　续断各一钱　生姜三片　大枣二枚

【用法】水煎,空心服。

【主治】产后失血过多,则胞脉虚,脉虚则肾气虚,故令腰痛,隐隐作痛。

46872　补肾地黄汤(《陈素庵妇科补解》卷一)

【组成】熟地　麦冬　知母　黄柏　泽泻　山药　远志　茯神　丹皮　枣仁　元参　桑螵蛸　山萸肉　竹叶　龟版

【主治】肾虚津竭,经水不通。

46873　补肾地黄酒(《养老奉亲》)

【组成】生地黄一升(切)　大豆二升(熬之)　生牛蒡根一升(切)

【用法】上以绢袋盛之,以酒一斗浸之五六日。任性空心温服三二盏。恒作之尤佳。

【功用】润皮毛,益气力,补虚止毒,除面奸。

【主治】老人风湿久痹,筋挛骨痛。

46874　补肾壮阳丹(《良朋汇集》卷二)

【组成】蒺藜一斤(酒洗炒黄)　莲须八两(炒)　山萸肉(酒浸一宿,蒸,焙干)　续断(酒洗,蒸)　覆盆子(去蒂,酒蒸)　枸杞子(酒蒸)　金樱子膏各四两　菟丝饼　芡实米　五花龙骨(醋煅三四次)一两

【用法】上为细末,炼蜜为丸,如梧桐子大。每服三钱,空心白滚水送下。

【功用】添精补髓,保固真精不泄,善助元阳,滋润皮

肤,壮筋骨,理腰膝。

【主治】阳痿。

46875 补肾壮阳汤《中医伤科学》

【组成】熟地 15 克 生麻黄 3 克 白芥子 3 克 炮姜 6 克 杜仲 12 克 狗脊 12 克 肉桂 6 克 菟丝子 12 克 牛膝 9 克 川断 9 克 丝瓜络 6 克

【用法】水煎服。

【功用】温通经络,补益肝肾。

【主治】腰部损伤的中后期。

46876 补肾壮筋汤《伤科补要》卷三

【组成】熟地 当归 牛膝 山萸 云苓 川断 杜仲 白芍 青皮 五加皮

【用法】用河水煎服。

【主治】肾经虚损,常失下颏。

46877 补肾安胎饮《中医妇科治疗学》

【组成】泡参四钱 白术二钱 杜仲 续断各四钱 狗脊 制益智 阿胶珠各二钱 蕲艾 菟丝各三钱 故纸二钱

【用法】水煎,温服。

【功用】固肾安胎。

【主治】肾虚胎动不安。时或阴道出血,腹胀腰酸特甚,两腿软弱,头眩耳鸣,小便频数失禁,尺脉微弱而滑,或仅虚大。

46878 补肾防喘片《成方制剂》12 册

【组成】地黄 熟地黄 淫羊藿 补骨脂(盐炙) 菟丝子 山药 陈皮 附片

【用法】制成片剂。口服,一次 4~6 片,一日 3 次。

【功用】温阳补肾。

【主治】预防和治疗支气管哮喘的季节性发作,慢性支气管炎咳喘等。

【宜忌】少数患者服药后有"上火"现象,可服半量,并加服适量的六味地黄丸。

46879 补肾还睛丸

《圣济总录》卷一一二。为原书卷一〇二"苁蓉丸"之异名。见该条。

46880 补肾肾沥汤《圣惠》卷七

【异名】肾沥汤《圣济总录》卷二十。

【组成】磁石五两(烧醋淬七遍,捣碎,以帛包之) 肉苁蓉一两(酒浸去皱皮,微炙) 黄耆一两(剉) 人参一两(去芦头) 白茯苓一两 芎藭一两 肉桂一两(去皱皮) 菖蒲一两 当归一两(剉,微炒) 熟干地黄一两 石斛一两(去根) 覆盆子一两 干姜一两(炮裂,剉) 附子一两(炮裂,去皮脐) 五味子一两

【用法】上为散。每服五钱,水一大盏,以羊肾一对切去脂膜,每与磁石包子同煎至五分,去滓,空心及晚食前温服。

【主治】肾脏久虚,体瘦骨疼,腰痛足冷,视听不利,食少无力。

46881 补肾肾沥汤《圣惠》卷七

【组成】白茯苓一两 泽泻一两 人参一两(去芦头) 五味子一两 芎藭一两 甘草半两(炙微赤,剉) 黄耆一两(剉) 当归一两(剉,微炒) 杜仲一两(去粗皮,微炙,

剉) 桂心一两半 石斛一两(去根,剉) 熟干地黄二两 肉苁蓉一两(酒浸,去皱皮,微炙) 磁石三两(捣碎,水淘去赤汁,以帛包之)

【用法】上为散。每服半两,水二大盏,以羊肾一对,细切去脂膜,加生姜一分,大枣五枚,每与磁石包子同煎至一大盏,去滓,食前分二次温服。

【主治】肾虚劳损,咳逆短气,四肢烦疼,腰背相引痛,色黧黑,骨间多疼,小便赤黄,耳目不聪,虚乏羸瘦。

46882 补肾肾沥汤《圣惠》卷七

【组成】黄耆一两(剉) 五味子一两 沉香一两 附子一两(炮裂,去皮脐) 巴戟一两 人参一两(去芦头) 泽泻一两 石斛一两(去根,剉) 牛膝一两(去苗) 杜仲一两(去粗皮,炙微黄,剉) 桂心一两半 石南一两 丹参一两 当归一两(剉,微炒) 棘刺一两半(剉) 茯神一两 肉苁蓉一两(酒浸一宿,刮去皱皮,炙令干,磁石五两(捣碎,水淘去赤汁,以帛包之)

【用法】上为散。每服半两,水二大盏,以羊肾一对,细切去脂膜,加生姜一分,大枣五枚,每与磁石包子同煎至一大盏,去滓,食前分二次温服。

【主治】肾虚,嘘吸短气,腰背疼痛,体重无力,食少羸瘦。

46883 补肾明目丸《银海精微》卷上

【组成】羚羊角 生地黄 肉苁蓉 枸杞子 防风 草决明各一两 楮实子五钱 干菊花 羌活 当归各二两 羊子肝四两(煮,焙)

【用法】上为末,炼蜜为丸,如梧桐子大。每服二十丸,空心盐汤送下,日午清茶送下,临卧酒送下。不饮酒,人参、当归汤送下。

【主治】肝肾血虚,视物不明,及诸眼疾服凉药愈后少神光。

46884 补肾明目丸《银海精微》卷上

【组成】川芎 当归 熟地黄 菊花 山药 知母 石菖蒲 黄柏 青盐 远志 白蒺藜 川巴戟 五味子 白芍药 桑螵蛸 茺蔚子 菟丝子 青葙子 密蒙花 枸杞子 肉苁蓉 石决明

【用法】上为末,炼蜜为丸,如梧桐子大。每服四十丸,空心盐汤送下。

【主治】诸内障,欲变五风,变化视物不明。

46885 补肾固冲丸《古今名方》引罗元恺方

【组成】菟丝子 250 克 川续断 白术 鹿角霜 巴戟天 枸杞子各 90 克 熟地 砂仁各 150 克 党参 阿胶 杜仲各 120 克 当归头 60 克 大枣 50 个

【用法】上为细末,炼蜜为丸。每服 6~9 克,一日三次,连服三个月为一疗程。

【功用】补肾固冲,补气健脾,养血安胎。

【主治】先兆流产和习惯性流产有先兆症状者。

46886 补肾固齿丸《中国药典》2010 版

【组成】熟地黄 地黄 鸡血藤 紫河车 盐骨碎补 漏芦 酒丹参 酒五味子 山药 醋郁金 炙黄芪 牛膝 野菊花 茯苓 枸杞子 牡丹皮 盐泽泻 肉桂

【用法】上为细粉,盐水制丸。口服,一次 4 克,一日 2 次。

【功用】补肾固齿,活血解毒。

【主治】肾虚火旺所致的牙齿酸软,咀嚼无力,松移位,龈肿齿衄,慢性牙周炎见上述证候者。

46887 补肾固胎散(《刘奉五妇科经验》)

【组成】桑寄生一两半 川续断一两半 阿胶块一两半 菟丝子一两半 椿根白皮五钱

【用法】上为细末。每服三钱,每月逢 1、2、3 日,11、12、13 日,21、22、23 日各服一次。

【功用】补肾安胎。

【主治】习惯性流产属于肾虚者。

46888 补肾固精方(《广笔记》卷二)

【组成】北五味

【用法】上为细末。每服方寸匕,以好酒送下。

【功用】补肾固精。

46889 补肾金刚丸(《全国中药成药处方集》杭州方)

【组成】川萆薢 杜仲(盐水炒) 淡苁蓉 菟丝子(酒蒸)各八两 猪腰子三只

【用法】上为细末,酒煮猪腰子,打烂和糊为丸。每服四钱,温酒或淡盐汤送下。

【主治】肾虚精耗,筋骨痿弱,腰膝沉重,痛不可忍,四肢无力,步履艰难。

46890 补肾茯苓丸(《外台》卷十七引《素女经》)

【组成】茯苓二两(食不消加一倍) 附子二两(炮,有风加三分之一) 山茱萸三两(身痒加三分之一) 杜仲二两(腰痛加三分之一) 牡丹二两(腹中游气加三分之一) 泽泻三两(有水气加三分之一) 薯蓣三两(头风加一倍) 桂心六两(颜色不足加三分之一) 细辛三两(目视茫茫加三分之一) 石斛二两(阴湿痒加三分之一) 苁蓉三两(身痿加三分之一) 黄耆四两(体疼加三分之一)

【用法】上为末,炼蜜为丸,如梧桐子大。先每服七丸,食前服,一日二次。

【主治】男子内虚,不能食饮,忽忽喜忘,悲忧不乐,喜怒无常,或身体浮肿,小便赤黄,精泄淋沥,痛绞膀胱,胫疼冷痹,伸不得行,渴欲饮水,心腹胀满。

【宜忌】忌生葱、生菜、猪肉、冷水、大酢、胡荽等物。

46891 补肾茯苓丸(《外台》卷十七引《素女经》)

【组成】茯苓三两 防风二两 桂心二两 白术二两 细辛二两 山茱萸二两 薯蓣二两 泽泻二两 附子二两(炮) 干地黄二两 紫菀二两 牛膝三两 芍药二两 丹参二两 黄耆二两 沙参二两 苁蓉二两 干姜二两 玄参二两 人参二两 苦参二两 独活二两

【用法】上为末,炼蜜为丸,如梧桐子大。每服五丸,食前临时以酒饮送下。

【主治】男子肾虚冷,五脏内伤,风冷所苦,令人身体湿痒,足行失顾,不自觉省;或食饮失味,目视茫茫,身偏拘急,腰脊痛强,不能食饮,日渐羸瘦,胸心懊闷,咳逆上气,转侧须人,起则扶异,针灸服药,疗之小折;或乘马触风,或因房室不自将护,饮食不量,用力过度,或口干舌燥,或流涎出口,或梦寐精便自出,或尿血、尿有淋沥,阴下痒湿,心惊动悸,少腹偏急,四肢酸疼,气息嘘吸,身体浮肿,气逆胸胁。

【宜忌】忌酢物、生葱、桃李、雀肉、生菜、芜荑等。

46892 补肾茯苓丸(《遵生八笺》卷五)

【组成】茯苓一两 防风六钱 白术一两 细辛三钱 山药一两 泽泻四钱 附子(炮,便制) 紫菀五钱 独活五钱 芍药一两 丹参五钱 桂五钱 干姜三钱 牛膝五钱 山茱萸肉五钱 黄耆一两 苦参三钱

【用法】上为末,炼蜜为丸,如梧桐子大。每服七丸,一日二次。

【主治】肾虚冷,五脏内伤,头重足浮,皮肤燥痒,腰脊疼痛,心胃咳逆,口干舌燥,痰涎流溢,恶梦遗精,尿血滴沥,小便偏急,阴囊湿痒,喘逆上壅,转侧不得,心常惊悸,目视茫茫,饮食无味,日渐羸瘦。

46893 补肾种子方(《妇产科学》)

【组成】枸杞子 菟丝子 五味子 覆盆子 车前子 益智仁 乌药 炙龟版各三至四钱

【主治】不孕症。肾阴肾阳不足,兼有小便频数者。

46894 补肾种子方(《古今名方》引罗元恺方)

【组成】金樱子 18~30 克 菟丝子 党参 熟地各 24 克 桑寄生 首乌各 30 克 淫羊藿 9 克 枸杞 15 克 砂仁 3 克(后下)

【功用】补肾,益气,补血。

【主治】子宫发育不良,月经不调或不排卵,不生育者。

46895 补肾养血汤(《肝硬化腹水证治》)

【组成】盐枸杞 制巴戟 制续断 当归 酒白芍 炒枳壳 泽泻 木瓜 萆薢各9克 川厚朴6克 汉防己 云茯苓各 12 克 北黄耆 15 克 竹茹 30 克

【功用】补肝肾,养气血。

【主治】肝硬化腹水恢复期。

46896 补肾养血汤(《中医症状鉴别诊断学》)

【组成】仙灵脾 仙茅 紫河车 女贞子 枸杞子 菟丝子 当归 白芍 党参 香附

【功用】温补肾阳,调理冲任。

【主治】肾气亏损经闭。

46897 补肾养阴汤(《简明医彀》卷五)

【组成】黄柏(酒炒) 知母(酒炒) 山药 山茱萸 牡丹皮 泽泻 白芍 白茯苓 石菖蒲 远志 当归 川芎各八分 熟地一钱五分

【用法】上剉。水煎,空心温服。

【主治】右耳鸣聋,属肾不足,命门火衰。

46898 补肾养脾丸(《便览》卷三)

【组成】人参 黄耆 白术各二两 熟地(酒洗)四两 当归二两 知母(酒炒)二两 苁蓉(酒洗)三两 黄柏(酒炒)一两 桂七钱半 白茯二两 杜仲(炒)一两半 山药二两 故纸五钱 白芍(炒)一两 牛膝一两半 五味子一两 沉香七钱半 甘草五钱

【用法】上为末,炼蜜为丸,如梧桐子大。每服七八十丸,空心盐汤送下。

【功用】补肾养脾,益气血,长精神。

【主治】❶《便览》:肾经虚损,腰脚无力,脾土虚弱,饮食少进。❷《东医宝鉴》引《北窗方》:虚劳诸证。

【宜忌】忌三白。

46899 补肾活血汤(《效验秘方·续集》卜宝云方)

【组成】生黄芪 仙茅 淫羊藿 红花 川芎 桂枝 桑枝 细辛 雷公藤 怀牛膝 松节 乌梢蛇 砂仁

【用法】水煎服。每日1剂，每剂2次分服。

【功用】补肾活血，祛风利湿，强筋散结。

【主治】类风湿关节炎，症见掌指(趾)关节局部皮肤温热、腕、膝、肩关节酸胀乏力游走性疼痛，近侧指间关节梭状肿大变形、屈伸不利。

【方论选录】生黄芪、仙茅、淫羊藿补益肾气；红花、川芎活血化瘀；桂枝、桑枝、细辛祛风利湿；雷公藤消肿止痛，软坚散结；怀牛膝、松节强筋壮骨；乌梢蛇搜风逐瘀，消肿止痛；砂仁化湿舒筋。

46900 补肾祛毒散《洞天奥旨》卷五引巫真君方)

【组成】忍冬藤四两　熟地三两　豨莶三钱　天花粉二钱　草乌头二钱　肉桂二钱

【用法】水煎汁一碗，空腹服。未破者二服即消，已溃者即去黑烂，十服乃愈。

【主治】肾俞生痈。

46901 补肾健脾膏《效验秘方》董漱六方)

【组成】潞党参20克　清炙黄芪150克　焦白术300克　生熟地各120克　西砂仁50克　净萸肉90克　甘枸杞90克　池菊花90克　明天麻90克　制半夏90克　紫丹参150克　破麦冬90克　淮山药120克　淡苁蓉90克　菟丝子120克　金樱子120克　上川连24克　淡竹叶90克　生炙甘草各50克　炙龟板240克　远志肉50克　鹿角片50克　云苓神各120克　上沉香15克　莲子肉125克　胡桃肉125克　驴皮胶300克(陈酒烊化，冲入收膏)

【用法】上药制成膏剂。煎膏在冬至前，服膏在冬至后、立春前为宜。每日早晚各服一大食匙，开水冲服。如遇伤风停食勿服，待病愈后继服。

【功用】补肾育阴，健脾助阳，理气化瘀，养血安神。

【主治】脾肾两亏，阴阳并损，气血互瘀，心脉通畅不利，虚中夹实之候。

【方论选录】由诸方加减而成。香砂六君丸健脾益气和中，杞菊地黄丸、三才封髓丹、水陆二仙丹等补肾育阴；丹参饮等理气活血；清心莲子饮养心安神。诸药合用，共奏补心肾、健脾胃、化水湿、理气血、宁心神之功。

46902 补肾益脑片《成方制剂》10册)

【组成】红参　鹿茸　酸枣仁　熟地黄　茯苓　玄参　远志(蜜制)　麦冬　五味子　当归　川芎　牛膝　山药(炒)　补骨脂(盐制)　枸杞子　朱砂

【用法】制成片剂。口服，一次4~6片，一日2次。

【功用】滋肾益气，补血生精。

【主治】用于气血两亏，阳虚气弱，心跳气短，失眠健忘，遗精盗汗，腰腿酸软，耳聋耳鸣。

【备考】本方改为胶囊剂，名"补肾益脑胶囊"(见《新药转正》4册)。

46903 补肾益键汤《会约》卷十五)

【组成】熟地四钱　山药　枣皮　益智仁　补骨脂(盐炒)各二钱　杜仲(盐炒)　肉桂　附子(制)各一钱半

【用法】早晚服本方，大补阴阳汤中午服，每日同进为妙。

【主治】产后肾阳不足，不能关键，小便失常。

46904 补肾益精丸《成方制剂》17册)

【组成】覆盆子　墨旱莲　女贞子　肉苁蓉　桑椹　熟地黄　菟丝子　五味子

【用法】制成丸剂。口服，水蜜丸一次6克，大蜜丸一次1丸，一日2次。

【功用】滋肾填精，补髓养血。

【主治】肾精不足，头晕目眩，腰膝酸软，遗精梦泄。

【宜忌】伤风感冒者忌服。

46905 补肾益精酒《成方制剂》13册)

【组成】当归　干虾仁　狗鞭　狗脊　海马　韭菜子　鹿茸　人参　锁阳　仙茅　阳起石　淫羊藿　玉竹

【用法】制成酒剂。口服，一次15~30毫升，一日2~3次。

【功用】补肾壮阳，生精益髓。

【主治】阳痿早泄，肾虚精少，头晕眼花，怔忡健忘，腰酸膝软，年老体虚等症。

【宜忌】孕妇及阴虚火旺者忌服。

46906 补肾桑椹膏《饲鹤亭集方》)

【组成】黑桑椹　黑大豆

【用法】同熬成膏，每日三四钱，空心开水冲服。

【功用】大补腰肾，填精益气，和五脏，利关节，生津止渴，养血荣筋，聪耳明目，乌须黑发。

46907 补肾黄耆汤《圣济总录》卷一一四)

【组成】黄耆(剉)　人参　紫菀(去土)　甘草(炙，剉)　防风(去叉)　当归(切，焙)　麦门冬(去心，焙)　五味子各一两　干姜(炮)　桂(去粗皮)各二两　芎藭一两半

【用法】上为粗末。每服五钱匕，先以水三盏，煮羊肾一只至一盏半，去肾下药，加葱白三寸(切)，大枣三枚(擘破)，煎至八分，去滓，空心、食前温服。

【主治】肾虚耳数鸣而聋。

46908 补肾鹿茸丸《圣济总录》卷一一四)

【组成】鹿茸(去毛，酒浸一宿，酥炙)　磁石(煅，醋淬七遍)　枳实(去瓤，麸炒)各二两　附子(炮裂，去皮脐)　山芋　牡蛎(熬)　肉苁蓉(酒浸，切，焙)各一两半　五味子　巴戟天(去心)各一两　楮实(炒，别捣末)三两

【用法】上十味，将九味为末，入楮实末再捣令匀，炼蜜为丸，如梧桐子大。每服二十丸至三十丸，空心浸牛膝酒下。

【主治】肾劳虚后，耳常闻钟磬风雨之声。

46909 补肾续断丸《圣济总录》卷一〇二)

【组成】续断　杜仲(剉，炒)　牛膝(切，酒浸，焙)　陈曲(炒熟)　山芋　巴戟天(去心)　菟丝子(酒浸，研末)　山茱萸(酒浸)　人参(切)　肉苁蓉(酒浸，切，焙)各一两半　桑寄生(切，焙)　熟干地黄(焙)各三两

【用法】上为末，炼蜜为丸，如梧桐子大。每服二十丸，加至三十丸，早、晚温酒送下。

【主治】眼视物不明，茫茫昏暗。

46910 补肾斑龙丸《成方制剂》3册)

【组成】柏子仁霜　当归　附子　黄芪　韭菜子　鹿角胶　鹿角霜　鹿茸　人参　肉苁蓉　熟地黄　酸枣仁　淫羊藿

【用法】制成片剂。口服，一次4~6片，一日3次。

【功用】补肾壮阳，填精益髓。

【主治】肾虚,阳痿,早泄,遗精,性欲减退。

【宜忌】高血压患者忌服。

46911 补肾强身片《上海市药品标准》

【组成】淫羊藿 菟丝子 金樱子 制狗脊 女贞子

【用法】制成片剂。每服五片。一日二三次。

【功用】补肾强身,收敛固涩。

【主治】腰酸足软,头晕眼花,耳鸣心悸,阳痿遗精。

【备考】本方改为胶囊剂,名"补肾强身胶囊"(见《成方制剂》)。

46912 补肾暖肝汤《揣摩有得集》

【组成】潞参三钱 白术三钱(土炒) 山药三钱(炒) 巴戟五钱(去心,盐水炒) 覆盆子五钱(盐水炒) 神曲一钱(炒) 桑螵蛸三钱(盐水炒) 葫芦巴二钱(盐水炒) 芡实三钱 西茴一钱(盐水炒)

【用法】水煎服。

【功用】温补肝肾。

【主治】肝气不和,肾经虚极而肾气不纳。气直上冲,腹痛难忍,病人面色发红,舌苔发白不燥,虚火上炎者。

【加减】如口干,加五味子五分。

46913 补肾磁石丸《圣惠》卷三十六

【组成】磁石二两(烧令赤,以醋淬七遍,捣碎研,水飞过) 鹿茸二两(去毛,涂酥炙微黄) 附子一两半(炮裂,去皮脐) 菟丝子二两(酒浸三日,晒干,别捣为末) 牡蛎粉一两半 楮实子二两(水淘去赤汁,炒令干浮者) 肉苁蓉一两半(酒浸一宿,刮去皱皮,炙干) 五味子一两 薯蓣一两半 巴戟一两

【用法】上为末,炼蜜为丸,如梧桐子大。每服三十丸,空心以温酒送下,晚食前再服。

【主治】劳聋肾虚,或耳中常闻钟磬风雨之声。

【备考】本方方名,《普济方》引作"磁石丸"。

46914 补肾磁石丸《圣济总录》卷一○二

【组成】磁石(烧通赤,用醋淬七次) 肉苁蓉(酒浸,切,焙) 菟丝子(酒浸一宿,慢火焙干) 甘菊花 石决明各一两

【用法】上为末,用雄雀十五个,去嘴、毛、足,留肠肚,以青盐二两,水三升同煮令雄雀烂,水欲尽为度,取出先捣如膏,和药为丸,如梧桐子大。每服二十丸,空心、食前温酒送下。

【主治】肝肾气虚上攻,眼目昏暗,远视不明,时见黑花,渐成内障。

46915 补肾磁石丸《惠直堂方》卷二

【组成】磁石二两(煅,醋淬七次,水飞净) 菟丝子二两(酒制) 北五味五钱 建石斛一两 枸杞子一两(米泔浸一日夜,去泔,人乳拌晒) 熟地一两五钱 车前一两(酒炒) 覆盆子一两(酒炒) 楮实子一两(酒洗,去鳞肠) 沉香五钱 青盐五钱 槐子五钱

【用法】上为末,炼蜜为丸。每服三钱,空心盐汤送下。

【主治】肾气不足,瞳神昏暗,渐成内障。

【宜忌】切戒郁怒。

46916 补肾磁石汤《圣济总录》卷一一四

【组成】磁石二两(醋淬七遍) 山茱萸(洗,炒) 菖蒲(米泔浸一宿,到,焙) 芎藭 牡荆子 茯神(去木) 白芷 枳壳(去瓤,麸炒黄) 甘草(炙,到) 陈橘皮(汤浸去白,焙)各一两 地骨皮(去土) 天门冬(去心)各一两半

【用法】上为粗末。每服三钱匕,水一盏半,加生姜半分(切),竹沥二合,同煎至七分,去滓温服,一日三次。

【主治】劳聋,耳中溃溃然。

46917 补肺人参汤

《圣济总录》卷六十六。为《圣惠》卷六"补肺人参散"之异名。见该条。

46918 补肺人参散《圣惠》卷六

【异名】补肺人参汤(《圣济总录》卷六十六)、人参汤(《普济方》卷一六一)。

【组成】人参一两(去芦头) 紫菀半两(洗去苗土) 鹿角胶一两(捣碎,炒令黄燥) 黄耆一两(到) 桂心一两 紫苏茎叶三分 白术三分 五味子半两 熟干地黄一两 杏仁半两(汤浸去皮尖、双仁,麸炒微黄) 干姜半两(炮裂,到)

【用法】上为散。每服三钱,以水一中盏,加大枣三枚,煎至六分,去滓,不拘时候温服。

【主治】肺脏气虚,咳嗽少气,言语声嘶,吃食全少,日渐羸瘦。

46919 补肺白花煎

《普济方》卷一九○。即《圣惠》卷六"百花煎"。见该条。

46920 补肺宁嗽汤《医略六书》卷十九

【组成】人参一钱半 白术一钱半(炒) 炙草六分 半夏一钱半(制) 陈皮一钱半 葛根一钱半 茯苓一钱半 大枣三枚 生姜三片

【用法】水煎,去滓温服。

【主治】内伤邪陷,寒热咳嗽,脉弦浮者。

【方论选录】内伤脾肺,外邪陷伏而卫气不振,痰涎壅盛,故寒热咳嗽不已焉。人参补肺扶元气,白术健脾燥湿气,炙甘草缓中气以益胃,半夏燥脾湿以化痰,陈皮利气和中,茯苓渗湿和脾,生姜散外邪,大枣益脾元,葛根升阳解肌,能使内伤陷伏之邪从外而出也。水煎温服,俾卫雄邪解,则寒热自退,而痰化气平,咳嗽无不宁矣,此调补升阳之剂,为邪陷寒热咳嗽之专方。

46921 补肺百合汤《家庭治病新书》引《医疗药方规矩》

【组成】北沙参 百合各三钱 诃子 陈皮各一钱 罂粟壳 紫菀 马兜铃 知母各一钱五分 生地三钱 木香 甘草各八分 乌梅一个

【用法】水煎服。

【主治】痰壅气喘,不得卧者。

46922 补肺百花煎《圣济总录》人卫本卷六十八

【组成】生地黄汁一升 生姜汁半升 黄牛乳一升半 藕汁一升 胡桃瓤十枚(研如糊) 干柿五枚(到细,研如糊) 大枣二十一枚(煮去枣核,研如糊) 清酒一升(以上数味一处入银锅中,煎候沸,方下后药) 黄明胶(炙燥为末) 秦艽末各半两 杏仁(汤浸,去皮尖双仁,炒,研如糊,入煎中)三两

【用法】上十一味,相次下,煎、减一半,却入上色蜜四两,徐徐着火,养成煎后,入瓷盒中盛。每服一匙头,糯米饮调下,酒下亦得,一日三次。

【主治】吐血不止,咳嗽。

【备考】本方方名,原书文瑞楼本引作"百花煎"。

46923 补肺杏仁散(《圣惠》卷六)

【组成】杏仁一两(汤浸去皮尖双仁,麸炒微黄) 桂心一两 厚朴二两(去粗皮,涂生姜汁炙令香熟) 人参一两(去芦头) 诃黎勒一两(煨,用皮) 白术三分 甘草半两(炙微赤,到) 干姜三分(炮裂,到) 陈橘皮一两(汤浸,去白瓤,焙) 附子一两(炮裂,去皮脐) 白茯苓一两

【用法】上为粗散。每服三钱,以水一中盏,加大枣三枚,煎至六分,去滓,不拘时候温服。

【主治】肺脏气虚,伤冷咳嗽,怯寒无力,不思饮食。

46924 补肺杏仁煎(《圣济总录》卷一一六)

【组成】杏仁(去皮尖双仁,研)二两 枣肉(煮去皮核)一升 白蜜 酥 生姜汁各半升 饧一升

【用法】上合和,于银石器中微火煎搅候熟。每服一匙头,食后温酒调下。

【主治】肺伤寒气,咳嗽唾痰,声重鼻塞。

46925 补肺阿胶汤

《金匮翼》卷七。为《小儿药证直诀》卷下"阿胶散"之异名。见该条。

46926 补肺阿胶散(《圣惠》卷六)

【组成】阿胶一两(捣碎,炒令黄燥) 薯蓣一两 人参一两(去芦头) 五味子一两 麦门冬一两(去心,焙) 干姜半两(炮裂,到) 杏仁三分(汤浸去皮尖双仁,麸炒微黄) 白术一两 桂心三分

【用法】上为细散。每服一钱,以粥饮调下,不拘时候。

【主治】肺脏气虚,胸中短气,咳嗽声微,四肢少力。

46927 补肺阿胶散

《本草纲目》卷十八。为《小儿药证直诀》卷下"阿胶散"之异名。见该条。

46928 补肺定喘散(《效验秘方·续集》陈世安方)

【组成】野人参10克 大蛤蚧一对 川贝母10克 杏仁10克 藏红花10克 桃仁10克

【用法】制成胶囊剂,每服1~2克,日服2次。

【功用】宣肺补肺,纳气平喘。

【主治】支气管哮喘缓解期。症见自汗畏风,短气息促,易感冒,喉中常有轻度哮鸣音,舌淡或暗,苔薄白,脉虚细。

【方论选录】人参大补元气,有补肺定喘之效;蛤蚧补肺益肾,纳气平喘,为治肺肾虚喘之要药;川贝母、杏仁宣肺理气,止咳平喘,常用于肺虚喘咳之症;藏红花、桃仁活血化瘀之品以达血运而气行,可增强宣肺定喘之功。

46929 补肺钟乳丸(《圣惠》卷六)

【异名】钟乳丹(《鸡峰》卷十一)。

【组成】钟乳粉一两 麦门冬三分(去心,焙) 桂心一两 五味子一两 桑根白皮半两(到) 白石英一两(细研,水飞过) 人参一两(去芦头) 干姜半两(炮裂,到) 陈橘皮一两(汤浸去白瓤,焙) 薯蓣三分 白茯苓三分

【用法】上为末,用枣肉为丸,如梧桐子大。每服三十丸,以粥饮调下,不拘时候。

【主治】❶《圣惠》:肺脏气虚,失声,胸中痛,喘急鸣。
❷《鸡峰》:肺虚咳嗽,咯唾脓血。

46930 补肺养阴汤(《医门补要》卷中)

【组成】熟地 玉竹 百合 山药 贝母 阿胶 白芍 北沙参 沙苑子

【用法】梨肉为引。

【主治】鸡胸。

【加减】热甚,加麦冬,枇杷膏冲服。

46931 补肺益脾饮(《医门补要》卷中)

【组成】党参 玉竹 山药 白术 百合 黄耆 淮牛膝 当归

【用法】大枣为引。

【主治】虚火鼻衄。

46932 补肺黄耆散(《圣惠》卷六)

【组成】黄耆一两(到) 人参一两(去芦头) 茯神一两 麦门冬一两(去心) 白术三分 五味子一两 桂心一两 熟干地黄一两 陈橘皮一两(汤浸去白瓤,焙) 当归三分(到,微炒) 甘草半两(炙微赤,到) 白芍药三分 牛膝三分(去苗)

【用法】上为散。每服三钱,以水一中盏,加生姜半分,大枣三枚,煎至六分,去滓,不拘时候温服。

【主治】肺脏气虚无力,手脚颤掉,吃食减少。

46933 补肺排脓散(《圣惠》卷六十一)

【异名】排脓散(《济生》卷六)、排脓汤(《准绳·疡医》卷二)。

【组成】黄耆二两(到)

【用法】上为散。每服四钱,以水一中盏,煎至六分,去滓温服,一日三四次。

【主治】肺痈得吐后。

46934 补肺清金饮(《马培之医案》)

【组成】淮山药三钱 北沙参三钱 麦冬二钱 杏仁二钱 蒌皮三钱 茯苓一钱 橘红一钱 川石斛三钱 毛燕二钱 莲子十粒(去心) 大贝二钱

【主治】鸡胸,龟背,脉虚数,身热少食。

46935 补泄石斛丸(《圣惠》卷四十五)

【组成】石斛一两(去根,到) 牛膝半两(去苗) 草薢半两(到) 独活半两 附子半两(炮裂,去皮脐) 芎䓖半两 羚羊角屑半两 天麻半两 海桐皮半两(到) 桂心半两 干蝎半两(微炒) 沉香半两 山茱萸半两 白蒺藜半两(微炒,去刺) 酸枣仁半两(微炒) 补骨脂半两(微炒) 五加皮半两 当归半两 川大黄一两(到碎,微炒) 枳壳一两(麸炒微黄,去瓤) 生干地黄一两 槟榔二两 鹿茸半两(去毛,涂酥炙微黄) 郁李仁一两(汤浸去皮,微炒)

【用法】上为末,炼蜜为丸,如梧桐子大。每服三十丸,食前以温酒送下。

【主治】脚气。肝肾脏久积风虚,每遇春夏发动,脚膝烦疼,心胸烦闷,膀胱气攻心腹虚胀,筋脉拘急,神思昏沉,大小肠秘涩。

46936 补泄防劳丸(《魏氏家藏方》卷八)

【组成】木香(不见火) 槟榔 大黄(生) 大麻仁各十二分 枳壳(麸炒,去瓤) 桂心(去粗皮,不见火) 草薢各一分 牛膝十分(酒浸) 诃子(去核) 山茱萸(去核) 芎䓖 独活 前胡 羚羊角屑各四分 附子(炮去皮)

【用法】上为细末,炼蜜为丸,如梧桐子大。每服二十丸,空心温酒送下,一日一次。微泄为度。

【功用】开胸膈,调脾胃,除风毒。

【主治】干湿脚气,浮肿,筋脉疼痛,行步不得,气冲心腹,不思饮食,元气弱不敢服泻药者。

46937 补经固真汤(《兰室秘藏》卷中)

【异名】补阳固真汤(《医学六要·治法汇》卷七)、补真固经汤(《济阴纲目》卷三)、补真利经汤(《医略六书》卷二十六)。

【组成】白葵花(去萼,研烂)四分 甘草(炙) 郁李仁(去皮尖,研泥) 柴胡各一钱 干姜(细末) 人参各二钱 生黄芩(细研)一钱 陈皮(留皮)五分

【用法】上件除黄芩外,以水三大盏,煎至一盏七分,再入黄芩,同煎至一盏,去滓,空心热服,少时以早饭压之。

【主治】❶《兰室秘藏》:妇人白带常漏,下流不止,诸药不效,心包尺脉微,其病在带脉。❷《玉机微义》:白带下流不止,始病崩中,日久血少,复亡其阳,故白滑之物不去也。

【方论选录】❶《济阴纲目》汪琪笺释:此方以用参、姜益阳,李仁、葵花润燥;柴胡升清气于下,陈皮和胃气于中,生芩后煎,妙其清凉不滞也。❷《医略六书》:热伤元气,不能输化湿热而下注阴中,故为白带浸淫不已焉。人参扶元气之虚,黄芩泻湿热之溢,干姜温气化以从治,葵花泄湿热以清经,橘皮利气和中,李仁润燥解郁,柴胡升清以上行,炙草缓中州以益营。水煎温服,使胃气调和,则元气来复而湿热顿化,经脉清和,何白带淫溢不已哉。

46938 补药茯苓散(《圣济总录》卷十八)

【组成】白茯苓(去黑皮) 人参 天麻苗 木香 枸杞根 狗脊(去毛) 天麻 芎劳 蓬莪茂 景天 青葙子 海桐皮各一两(剉)

【用法】上为散。每服二钱匕,白花蛇酒调下诸石丸,一日三次。

【主治】大风疾。

【宜忌】忌鸡、猪肉、鱼、蒜一百日。

46939 补药麝脐丸(《中藏经》卷下)

【组成】麝脐一枚(烧灰) 地黄(洗) 地骨皮 山药 柴胡各一两 白术 活鳖一个(二斤者佳)

【用法】将鳖入醇酒,煮令烂熟,研细,入汁,再熬膏入末为丸,如梧桐子大。酒服二十丸,日二夜一。

【主治】劳伤骨蒸,久而瘦弱,肉消毛落,妄血喘咳者。

【备考】方中白术用量原缺。

46940 补胃黄耆散(《圣惠》卷五)

【组成】黄耆一两(剉) 防风一两(去芦头) 柏子仁一两 细辛一两 桂心一两 陈橘皮一两(汤浸,去白瓤,焙) 人参一两(去芦头) 芎劳一两 甘草一分(炙微赤,剉) 吴茱萸一分(汤浸七遍,焙干微炒)

【用法】上为散。每服五钱,以水一中盏,入生姜半分,枣三枚,煎至六分,去滓,食前温服。

【主治】胃虚冷,渐渐恶寒,目中急痛,耳鸣胫寒,不得卧,心腹多冷气,身体无泽。

【备考】本方方名,《普济方》引作"补胃煮散"。

46941 补胃燥痰汤(《赤水玄珠》卷十四)

【组成】白术二钱 苍术 陈皮 半夏 南星 茯苓各一钱半 木香一钱 藿香七分 甘草四分

【用法】加生姜五片,水煎服。

【主治】阴痛,服凉药太过,损伤脾胃。

【加减】甚者,加附子五分。

46942 补骨四物汤(《妇科玉尺》卷四)

【组成】四物汤加川乌 茜草 菖蒲

【主治】产后腿痛。

46943 补骨脂煎丸(《圣济总录》卷一八六)

【组成】补骨脂(微炒,别捣)二两 附子(炮裂,去皮脐) 葫芦巴(微炒) 巴戟天(去心) 白槟榔(炮,剉)各一两 桃仁一两(去皮尖双仁,以酒一升,别研如酪,于银石器中熬五七沸,次入蜜二两,又煎五七沸;入安息香半两,以酒半盏,研细滤入煎内;次入补骨脂末,熬成膏) 沉香半两

【用法】上为末,以煎膏为丸,如梧桐子大,每服三十丸,生姜盐汤送下。

【功用】补虚,益血脉。

46944 补骨脂裹方(《圣济总录》卷一四五)

【组成】补骨脂(微炒)二两

【用法】上为末,用醋煮黄米粥,摊在纸上,封裹损处。

【主治】打扑伤损。

46945 补胆防风汤(《本事》卷一)

【组成】防风十分(去钗股) 人参六分(去芦) 细辛五分(去叶) 芎劳 甘草(炙) 茯神(去木) 独活(黄色如鬼眼者。去芦,洗,焙,称) 前胡(去苗,净洗)各八分

【用法】上为粗末。每服四大钱,水一盏半,加大枣二个,煎至八分,去滓,食前服。

【主治】❶《本事》:胆虚目暗,喉痛唾数,眼目眩冒,五色所障,梦见被人讼,恐惧,面色变青。❷《张氏医通》:胆虚风袭,惊悸不眠。

46946 补胆茯神散

《本事方释义》卷一。为《圣惠》卷三"茯神散"之异名。见该条。

46947 补养心脾汤(《会约》卷十五)

【组成】人参 黄耆(蜜炒) 白术 茯神 当归 枣仁(炒)各一钱半 柏子仁(去油)八分 白芍(酒炒) 阿胶(炒) 山药(炒) 炙草各一钱

【用法】加发灰、棕灰、百草霜、蒲黄(炒黑)各等分研匀,前药煎就,每调一钱半服。

【主治】产后血崩,属劳役惊恐,致伤心脾,而不能统血者。

46948 补养还元丹

《医方类聚》卷一五三。即《臞仙活人心方》卷下"还元丹"。见该条。

46949 补养肥儿丸

《仙拈集》卷三。为《种福堂方》卷四"肥儿丸"之异名。见该条。

46950 补络补管汤(《衷中参西》上册)

【组成】生龙骨(捣细)一两 生牡蛎(捣细)一两 萸肉(去净核)一两 三七二钱(研细,药汁送服)。

【主治】咳血吐血,久不愈者。

【加减】服之血犹不止者,可加赭石细末五六钱。

46951 补真内托散（《不居集》上集卷十）

【组成】柴胡八分　干葛八分　人参五钱　黄耆一钱　熟地一钱　当归八分　茯神八分　枣仁六分　麦冬七分

【主治】房劳过度，耗散真元，外挟客邪者。

【加减】如虚火上泛，或吐衄血者，加泽泻六分，茜根八分，丹皮八分；如血不止者，加牛膝、丹参各一钱；如咳嗽痰多，加贝母、阿胶、天冬各七八分；如脾胃弱，加山药、扁豆一钱。

【方论选录】房劳挟外感，当以培补精神为主，故用参、耆以益元气，归、地以补精血，柴、葛以托外邪，茯神、枣仁以安神定志，麦冬生津润燥。以欲竭精枯之躯，而感冒四时不正之邪，以大补气血之品而加入柴胡、葛根之内，则补者自补，托者自托，而散者自散矣。

46952 补真玉露丸（《卫生宝鉴》卷十五）

【组成】白茯苓（去皮）　白龙骨（水飞）　韭子（酒浸）　菟丝（酒浸）各等分（火日修合）

【用法】上为末，醋糊为丸，如梧桐子大。每服五十丸，空心、食前温酒或盐汤送下，待少时，以饭羹压之。

【主治】阳虚阴盛，精脱淫乐胫酸。

46953 补真利经汤

《医略六书》卷二十六。为《兰室秘藏》卷中"补经固真汤"之异名。见该条。

46954 补真固经汤

《济阴纲目》卷三。为《兰室秘藏》卷中"补经固真汤"之异名。见该条。

46955 补真润肠汤

《医学纲目》卷三十四。为《兰室秘藏》卷中"助阳汤"之异名。见该条。

46956 补真断下丸（《魏氏家藏方》卷七）

【组成】阳起石（煅）　细辛（去叶）　赤石脂（煅）　川椒（去目合口，炒出汗）　肉豆蔻（面裹，煨）　白矾（枯）　干姜（炮，洗）　附子（炮，去皮脐）半两　硫黄三两（别研）（一方加钟乳粉）

【用法】上为细末，稀醋煮面糊为丸，如梧桐子大。每服五十丸，空心米饮送下。

【主治】虚寒泄泻，注下不禁。

46957 补损百验丹（《摄生众妙方》卷二）

【组成】菟丝子一斤（拣净，以无灰腊酒浸一日一夜，次早去酒，以小瓶蒸之，晒至暮，又换酒浸，蒸晒九次，然后在星月下碾为细末）　生地黄半斤（无灰酒浸三日三夜，再换酒洗净，放在瓷钵内捣至极烂用）

【用法】上为细丸。每服八九十丸，空心、食前用无灰酒或米汤、淡盐汤送下。

【主治】诸虚遗精白浊，血少无精神，四肢倦怠，脾胃不佳，大肠不实，虚寒虚眩，头眩目花。

46958 补损当归散

《局方》卷八（续添诸局经验秘方）。为《千金》卷二十五引《救急方》"当归散"之异名。见该条。

46959 补损肾沥汤

《普济方》卷一七八。即《千金》卷二十一"增损肾沥汤"。见该条。

46960 补损续筋丸（《金鉴》卷九十）

【组成】当归（酒洗）五钱　川芎　白芍（炒）　熟地各三钱　广木香　丹皮　乳香（去油净）　没药（去油净）　骨碎补　自然铜　红花　瓜儿血竭各三钱　朱砂五钱　丁香一钱　人参一两　虎骨（酥油炙）二两　古铜钱三文

【用法】上为细末，炼蜜为丸。每服三钱，淡黄酒或童便化下。

【主治】跌打扑坠，骨碎筋断肉破，疼痛不息。

46961 补脑还睛丸（《慈幼新书》卷二）

【组成】雌黄（火煅，入醋研）三钱　千里光（酒拌，炒）　菟丝子（酒浸，炒）　川木贼（去节，童便浸一日）　杏仁（去皮尖）　茺蔚子　荆芥穗　甘菊花　羌活　防风　蛇蜕（酒浸，焙）　石决明（煅）各一钱　川芎　白蒺藜　蝉蜕　苍术　酒蒸地黄各一两

【用法】上各为末，和匀，炼蜜为丸，如弹子大。每服一丸，薄荷汤或好茶送下，一日三次。

【主治】肝气上冲，脑汁大坠，翳膜卷帘。

46962 补脑振痿汤（《衷中参西》中册）

【组成】生箭耆二两　当归八钱　龙眼肉八钱　杭萸肉五钱　胡桃肉五钱　䗪虫三枚（大者）　地龙（去净土）三钱　生乳香三钱　生没药三钱　鹿角胶六钱　制马钱子末三分

【用法】上将前九味煎汤两钟半，去滓，将鹿角胶入汤内融化，分两次送服马钱子末一分五厘。

【主治】肢体痿废偏枯，脉象极微无力，服药久不愈者。

46963 补益干漆丸（《圣惠》卷三十）

【组成】干漆一两（捣碎，炒令烟出）　续断一两　熟干地黄一两　牛膝一两半（去苗）　桂心一两　山茱萸一两　泽泻一两　附子一两（炮裂，去皮脐）　杜仲一两半（去粗皮，炙微黄，剉）　狗脊一两半　菟丝子二两（酒浸一宿，晒干，别捣为末）　肉苁蓉一两（酒浸一宿，刮去皱皮，炙干）

【用法】上为末，炼蜜为丸，如梧桐子大，每服三十丸，空心暖酒送下，晚食前再服。

【主治】虚劳膝冷疼痛，下元伤惫。

46964 补益大豆方（《胎产心法》卷上）

【组成】大黑豆三升　何首乌四两（选大而赤者）　茯苓三两　青盐八钱　甘草一两

【用法】剉为片，先晚以瓷钵一个盛豆，入水八碗，用绢包药置内，次日以砂锅内煮，候水干为度，去药不用，取豆略晒，用瓷瓶收贮。每早晚白滚汤不时服。

【功用】固精补肾，健脾降火，乌发黑发，延年，固胎多子。

46965 补益大枣粥（《圣济总录》卷一八八）

【组成】大枣七枚（无核）　青粱粟米二合

【用法】以水三升半，先煮枣取一升半，去滓投米，煮粥食之。

【主治】中风，惊恐虚悸，如人将捕之，四肢沉重。

46966 补益天雄丸（《圣惠》卷二十七）

【组成】天雄（炮裂，去皮脐）　菟丝子（酒浸一宿，焙干别捣）　柏子仁　石斛（去根，剉）　巴戟　天门冬（去心，焙）　牛膝（去苗）　干漆（捣碎，炒令烟出）各一两　肉苁蓉二两（酒浸一宿，刮去皱皮，炙令干）　熟干地黄二两　肉桂二两（去皱皮）

【用法】上为末,炼蜜为丸,如梧桐子大。每服三十丸,空心及晚食前以温酒送下。渐加至四十丸。

【主治】风劳气,身体疼痹,手足无力,气血虚损,颜色萎黄,精神昏沉,饮食无味。

46967 补益牛膝丸(《圣惠》卷四十一)

【异名】菟丝子丸(《圣济总录》卷一〇一)。

【组成】牛膝一斤(去苗) 生干地黄一斤 枳壳半斤(去瓤) 菟丝子半斤 地骨皮半斤

【用法】上为末,炼蜜为丸,如梧桐子大,每日三十丸,渐加至五十丸,空心以生姜汤送下。

【功用】久服须发皆生,永黑不白。

【主治】❶《圣惠》:须发秃落不生。❷《圣济总录》:髭发黄白。

【宜忌】忌生葱、萝卜、大蒜等。

【备考】本方方名,《普济方》引作"牛膝丸"。《圣济总录》本方用法:上五味,将菟丝子、地骨皮、枳壳捣罗为末,以牛膝、地黄汁和作饼子,晒干,再捣罗,炼蜜为丸,如梧桐子大。每服十五丸,早食后温酒下;如心中热米饮下。

46968 补益牛膝丸(《医方类聚》卷二〇四引《修真秘诀》)

【组成】牛膝(去苗,酒浸) 干地黄(酒浸,蒸) 枳壳(酒浸,麸炒黄,去瓤) 地骨皮(酒浸) 菟丝子(酒浸,焙干,别杵) 远志(酒浸,去心)各等分

【用法】上为末,炼蜜或酒煮糊为丸,如梧桐子大。每服二十丸至五十丸,空心盐汤、温酒任下。

【功用】清心润肺,固元益神,进食,壮筋骨。

46969 补益甘草丸(《圣惠》卷二十八)

【组成】甘草一两(炙微赤,剉) 薯蓣一两 远志一两(去心) 续断一两 桂心一两 牛膝一两半(去苗) 人参一两(去芦头) 泽泻一两 防风一两(去芦头) 天雄一两(炮裂,去皮脐) 石斛一两(去根,剉) 茯神一两 覆盆子一两 车前子一两 五味子一两 肉苁蓉一两(酒浸一宿,刮去皱皮,炙令干) 鹿茸一两(去毛,涂酥炙微黄) 菟丝子二两(酒浸三日,晒干,别捣为末) 楮实一两(水淘去浮者,焙干) 山茱萸一两 蛇床子一两 杜仲一两(去皱皮,炙微黄) 巴戟一两 萆薢一两(剉) 白龙脑半两(细研入) 狗脊一两 黄耆一两(剉) 生干地黄二两 钟乳粉二两

【用法】上为末,炼蜜为丸,如梧桐子大。每日三十丸,空心以温酒送下,晚食前再服。

【主治】虚劳羸瘦,膝冷腰疼,神思昏沉,肢节无力,少精乏气,睡卧多惊。

46970 补益石斛丸(《圣惠》卷二十九)

【组成】石斛一两半(去根) 萆薢一两(剉) 远志三分(去心) 覆盆子三分 泽泻一两 白龙骨一两 杜仲一两半(去粗皮,微炙,剉) 防风三分(去芦头) 牛膝一两半(去苗) 石龙芮一两 薯蓣三分 磁石二两(烧,醋淬七遍,捣碎,水飞过) 五味子三分 甘草半两(炙微赤,剉) 黄耆一两(剉) 鹿茸二两(去毛,涂酥炙微黄) 补骨脂一两(微炒) 附子一两(炮裂,去皮脐) 人参一两(去芦头) 车前子一两 桂心一两 白茯苓一两 熟干地黄一两 山茱萸三分 钟乳粉二两 肉苁蓉一两(酒浸一宿,刮去皱皮,炙干) 巴戟一两 菟丝子二两(酒浸三宿,晒干别

捣为末) 蛇床子一两

【用法】上为末,炼蜜为丸,如梧桐子大。每服三十丸,食前以温酒送下。

【主治】虚劳肾气不足,阴痿,小便余沥,或精自出,腰脚无力。

46971 补益归茸丸

《普济方》卷二二四。即《得效》卷八"增益归茸丸"。见该条。

46972 补益四物汤(《济阳纲目》卷五十五)

【组成】当归 生地(酒炒) 白术 玄参各一钱 白芍药 川芎 黄柏(炒) 知母 白茯苓 麦门冬(去心) 陈皮 山栀仁(炒) 甘草各五分

【用法】上作一服。加生姜三片,水煎,半饥空心服。

【主治】辛劳读书而有房劳。

46973 补益白薇丸(《圣惠》卷八十一)

【异名】白薇丸(《普济方》卷三五〇)。

【组成】白薇一两 木香半两 当归半两(剉,微炒) 桂心半两 泽兰半两 牛膝半两(去苗) 熟干地黄一两 牡丹半两 人参半两(去芦头) 芎藭半两 白术半两 枳壳半两(麸炒微黄,去瓤) 白茯苓三分 细辛一两 赤石脂一两 龙骨一两 禹余粮一两(烧,醋淬七遍) 附子三分(炮裂,去皮脐) 黄耆一两(剉) 续断半两 吴茱萸一分(汤浸七遍,焙干微炒) 厚朴半两(去粗皮,涂生姜汁炙令香熟)

【用法】上为末,炼蜜为丸,如梧桐子大。每服三十丸,空心及晚食前以温酒送下。

【主治】产后风虚劳损,腹内冷气,脚膝无力,面色萎黄,饮食减少,日渐羸瘦。

46974 补益地黄丸(《圣惠》卷三十)

【组成】熟干地黄一两 五味子一两 鹿角屑一两(微炒) 远志一两(去心) 桂心一两 巴戟一两 天门冬一两半(去心,焙) 菟丝子一两(酒浸三日,晒干,别捣为末) 石龙芮一两 肉苁蓉一两(酒浸一宿,刮去皱皮炙干)

【用法】上为末,炼蜜为丸,如梧桐子大,每服三十丸,食前以温酒送下。

【主治】虚劳精少,阳事衰弱。

46975 补益地黄丸(《成方制剂》3册)

【组成】车前子 地骨皮 茯苓 诃子肉 牛膝 熟地黄 菟丝子 枳壳

【用法】制成丸剂。口服,一次1丸,一日2次。

【功用】滋阴补气,益肾填精。

【主治】脾肾两虚,腰痛脚软,四肢浮肿,行步艰难,疲乏无力。

【宜忌】孕妇慎用。

46976 补益地黄煎(《圣惠》卷二十六)

【组成】生地黄十斤(捣绞取汁) 汉椒三两(去目及闭口者,微炒去汗) 附子三两(炮裂,去皮脐)

【用法】上为末,入生地黄汁中,以慢火渐熬成煎,盛于瓷盒中。每于食前以温酒调下半匙。

【主治】五劳六极七伤。

46977 补益延寿膏(《魏氏家藏方》卷四)

【组成】生干地黄 熟干地黄各四两(并洗净) 川当

归(去芦,酒浸) 防风(去芦)各二两

【用法】上为细末,用大藕三条去皮节,切片,研,取汁一碗,同前药于银石器内熬成膏子令厚,入蜜四两同熬成膏,却顿砂器内。每用一匙,空心或日午、临卧以酒调服。半月见效,面色红润。如不饮酒人,入沸汤调之亦无碍。

【功用】活血通气,养神安志,面泽体润,不生疮疡。去山岚瘴气等。

46978 补益杞圆酒(《中国医学大辞典》)

【组成】枸杞子 龙眼肉

【用法】制酒服之。

【功用】补虚长智,开胃益脾,滋肾润肺。

【主治】五脏邪气,七情劳伤,心痛烦渴,神志不宁。

46979 补益还少丸(《普济方》卷二二六引《简易方》)

【组成】山药 牛膝各一两(酒浸一宿) 白茯苓(去皮) 枳实 五味子 杜仲(去皮,姜汁水、酒炙香熟) 山茱萸 巴戟(去心) 远志(去心) 熟地黄 肉苁蓉(酒浸一宿,切,焙) 石菖蒲(去心) 枸杞子各半两 苍术半斤 莲肉四两

【用法】上为末,炼蜜为丸,或入蒸饼枣肉为丸,如梧桐子大。每服五十丸,空心、食前温酒、盐汤任下,日进三服。若一服加一丸,数服五日,眼目有力,十日眼明,半月筋骨盛,二十日精神爽,一月夜思饮食。此药无毒,平补性温,百年无忌。

【功用】久服牢牙去风,明目壮髓,百病俱除,永无肿痢,行步轻健,颜色光泽。

【加减】若热,加山栀子;心气不宁,加麦门冬;精神恍惚,加五味子;阳事不举,加续断。

46980 补益肝肾丸

《普济方》卷二二五,即《兰室秘藏》卷下"补益肾肝丸",见该条。

46981 补益阿胶丸(《圣惠》卷七十)

【组成】阿胶一两(捣碎,炒令熟燥) 白芍药半两 干姜半两(炮裂,剉) 卷柏半两 桂心半两 白龙骨一两 鹿茸一两(去毛,涂酥炙令黄) 人参一两(去芦头) 白茯苓一两 蒲黄半两 当归一两(剉碎,微炒) 白术一两 厚朴一两(去粗皮,涂生姜汁炙令香熟) 石斛一两(去根,剉) 黄耆一两(剉) 熟干地黄一两 艾叶三分(微炒) 芎劳半两

【用法】上为末,炼蜜为丸,如梧桐子大,每服四十丸,空心及晚食前以粥饮送下;温酒下亦得。

【主治】妇人风虚劳损,经血过多,脏腑虚乏,面色萎黄,四肢羸瘦,腹内时痛,不欲饮食。

46982 补益阿胶丸(《圣惠》卷八十)

【组成】阿胶一两(捣碎,炒令黄燥) 熟干地黄一两 牛膝一两半(去苗,烧灰) 黄耆半两 人参半两(去芦头) 白术半两 柏子仁一两 芎劳三分 赤石脂二两 艾叶三分(微炒) 当归三分(剉,微炒) 续断三分

【用法】上为末,炼蜜为丸,如梧桐子大。每服三十丸,食前以粥饮送下。

【主治】产后恶露不下,四肢虚羸乏力,不能饮食。

46983 补益附子丸(《圣济总录》卷九十一)

【组成】附子(炮裂,去皮脐) 龙骨 牛膝(酒浸,切,

焙) 肉苁蓉(酒浸,切,焙) 巴戟天(去心)各等分

【用法】上为末,炼蜜为丸,如梧桐子大。每服二十丸,空心、日午温酒盐汤任下。以知为度。

【主治】虚劳漏精。

46984 补益肾肝丸(《兰室秘藏》卷下)

【组成】柴胡 羌活 生地黄 苦参(炒) 防己(炒)各五分 附子 肉桂各一钱 当归身三钱

【用法】上为细末,熟水为丸,如鸡头子大。每服五十丸,食前温水送下。

【主治】目中流火,视物昏花,耳聋耳鸣,困倦乏力,寝汗恶风,行步不正,两足欹侧,卧而多惊,脚膝无力,腰以下消瘦。

【备考】本方方名,《普济方》引作"补益肝肾丸"。

46985 补益泽兰丸(《圣惠》卷七十)

【组成】泽兰一两 防风一两(去芦头) 芎劳一两 人参一两半(去芦头) 肉苁蓉一两半(酒洗,去皱皮,炙干) 延胡索二两 细辛一两 柏子仁一两半 牛膝一两(去苗) 麦门冬一两半(去心,焙) 当归一两(剉,微炒) 熟干地黄一两 芜荑一两 石膏一两(细研,水飞过) 艾叶三分(微炒) 薯蓣一两 山茱萸一两 桂心一两 石斛一两半(去根,剉) 钟乳粉三两 藁本一两 五味子一两 甘草三分(炙微赤,剉)

【用法】上为末,炼蜜为丸,如梧桐子大。每服三十丸,空心及晚食前以温酒送下。

【主治】妇人久患羸瘦虚损,四肢百体烦疼,脐下结冷,不能饮食,面目黑,忧恚不乐。

46986 补益泽兰丸(《圣惠》卷八十一)

【异名】泽兰丸(《局方》卷九)。

【组成】泽兰一两 熟干地黄一两半 白茯苓三分 木香三分 萆薢三分(剉) 附子三分(炮裂,去皮脐) 桂心半两 赤石脂一两 牛膝一两(去苗) 芎劳半两 人参一两(去芦头) 黄耆一两(剉) 白术半两 干姜半两(炮裂,剉) 续断三分 当归半两(剉,微炒) 甘草半两(炙微赤,剉)

【用法】上为末,炼蜜为丸,如梧桐子大。每服三十丸。空心及晚食前以粥饮送下。

【功用】《局方》:壮气益气,暖下脏,进饮食。

【主治】❶《圣惠》:产后虚羸,血气不调,四肢瘦弱,面色萎黄,饮食不进。❷《局方》:困乏少力,心常惊悸,多汗嗜卧。

46987 补益钟乳丸(《圣惠》卷七十)

【组成】钟乳粉三两 五味子一两 甘草半两(炙微赤,剉) 肉苁蓉一两(酒浸一宿,刮去皱皮,炙令干) 泽兰一两 远志三分(去心) 芎劳一两 白芍药一两 黄耆一两(剉) 天门冬一两半(去心,焙) 桔梗一两(去芦头) 细辛半两 柏子仁一两 熟干地黄二两 当归一两(剉,微炒) 天雄三分(炮裂,去皮脐) 紫石英一两(细研,水飞过) 紫菀一两(洗去苗土) 蒲黄三分 芜荑仁三分 厚朴一两(去粗皮,涂生姜汁炙令香熟)

【用法】上为末,炼蜜为丸,如梧桐子大。每服三十丸,空心及晚食前以温酒送下。

【主治】妇人血海虚,气上攻于肺,或时喘促,心烦,吃

食少味,四肢乏力。

46988 补益活络丸

《成方制剂》2册。为《全国中药成药处方集》天津方"补益活络丹"之异名。见该条。

46989 补益活络丹(《全国中药成药处方集》天津方)

【异名】补益活络丸(《成方制剂》2册)。

【组成】生黄耆五钱　生白芍三钱　桑枝五钱　党参(去芦)　熟地　丹皮　茯苓(去皮)　灵仙各三钱　红花二钱　制首乌四钱　独活三钱　桃仁(去皮)一钱　当归　木瓜各三钱　赤芍二钱　川芎一钱五分　杜仲炭(盐炒)二钱　地龙　防己各三钱　香附(醋炒)　甘草各二钱

【用法】上为细末,炼蜜为丸二钱重,蜡皮或醋纸筒封固。每次服一丸,重症每次服二丸,白开水送下。

【功用】舒筋活络。

【主治】跌打损伤,气血不足,筋骨酸疼,行动不利。

【宜忌】孕妇忌服。

46990 补益养荣汤(《东医宝鉴·杂病篇》卷四引《集略》)

【组成】熟地黄一钱半　当归身一钱二分　白芍药　白茯苓　白术　陈皮各一钱　川芎　人参　知母各八分　黄柏七分　甘草五分　五味子九粒

【用法】上剉,作一帖。加生姜三片,水煎服。

【主治】虚劳气血俱损,及五劳七伤。

46991 补益养精方(《外台》卷十七引《广济方》)

【组成】生干地黄十二分　天门冬十分(去心)　干姜六分　菟丝十分(酒渍二宿,焙干则捣)　石斛八分　当归六分　白术六分　甘草八分(炙)　肉苁蓉七分　芍药六分　人参八分　玄参六分　麦门冬十分(去心)　大黄八分　牛膝六分　紫菀六分　茯苓八分　防风六分　杏仁八分(去皮尖,熬)　麻子仁八分　地骨皮六分　椒三分(去目,汗)

【用法】上为末,炼蜜为丸,如梧桐子大。每服二十丸,渐加至三十丸,空腹酒送下,一日二次。

【功用】使人身体润,服之多性情。

【主治】五劳七伤六极,八风,十二痹,消渴,心下积聚。

46992 补益资生丸(《成方制剂》7册)

【组成】白扁豆　白术　豆蔻　茯苓　甘草　广藿香　化橘红　黄连　桔梗　莲子　六神曲　麦芽　南山楂　芡实　人参　山药　薏苡仁　泽泻

【用法】制成丸剂。口服,一次2丸,一日2~3次。

【功用】滋阴补气,调养脾胃。

【主治】脾胃虚弱引起的胸闷作呕,食欲不振,精神倦怠,大便溏泄。

【宜忌】忌食生冷油腻。

46993 补益消癌汤(《肿瘤的诊断与防治》)

【组成】黄耆30克　人参　金银花　陈皮　地榆　贯众　蒲公英　大蓟　小蓟各9克　龙眼肉　生地　杜仲各15克　三七6克(冲服)

【功用】养血止血,清热消癌。

【主治】肺癌,结肠癌,宫颈癌,膀胱癌等。

46994 补益调中饮(《圣济总录》卷一五七)

【异名】补益调中散(《普济方》卷三四三)。

【组成】芍药(剉,炒)　当归(切,焙)　厚朴(去粗皮,生姜汁炙)　续断　芎䓖(剉)　白术(剉,炒)　柴胡(去苗)　李根白皮(生,剉,焙干)　乌梅(去核)　枳壳(去瓤,麸炒)各一两

【用法】上为粗末。每服五钱匕,以水一盏半,煎取八分,去滓,温服。

【主治】治妇人曾伤三月四月胎。

46995 补益调中散

《普济方》卷三四三。为《圣济总录》卷一五七"补益调中饮"之异名。见该条。

46996 补益桑黄丸(《圣济总录》卷七十一)

【异名】桑黄丸(《普济方》卷三二八)。

【组成】桑黄半斤　牛膝(酒浸,切,焙)一斤　桃仁(去皮尖双仁,炒研如膏)　麦䖗(炒)　白术　陈曲(炒)　当归(切,焙)　大黄(剉,炒)各半斤　生地黄十斤(绞自然汁)　生姜十斤(绞自然汁)

【用法】上为末,与桃仁膏同入二汁内拌匀瓷器盛,甑内蒸一日,取出焙干,捣罗为末,炼蜜为丸,如梧桐子大。每服二十丸,渐加至三十丸,空腹温酒送下。

【功用】暖血海。

【主治】积聚,女子诸疾。

【备考】方中桃仁,《普济方》作"杏仁"。

46997 补益黄耆丸(《圣惠》卷五)

【组成】黄耆三分(剉)　白茯苓三分　桂心半两　山茱萸三分　白术三分　麦门冬半两(去心,焙)　当归半两(剉,微炒)　五味子半两　石斛三分(去根,剉)　人参三分　附子二分(炮裂,去皮脐)　陈橘皮半两(汤浸,去白瓤,焙)　熟干地黄三分　牛膝三分(去苗)　薯蓣三分

【用法】上为末,炼蜜为丸,如梧桐子大。每服三十丸,以生姜、大枣汤送下,不拘时候。

【主治】脾胃气虚弱,肌体羸瘦,不思饮食,四肢少力。

【宜忌】忌生冷、油腻、牛、犬肉。

【备考】本方方名,《普济方》引作"补中黄耆丸"。

46998 补益黄耆丸

《圣济总录》卷二十。为《千金》卷十九"黄耆丸"之异名。见该条。

46999 补益猪肾丸(《圣济总录》卷一〇二)

【组成】附子(炮裂,去皮脐)　黄耆(切,酒浸,焙)　牛膝(切,酒浸,焙)各一两　肉苁蓉(切,酒浸,焙)　黄蜡各半两　蜀椒(去目并闭口,炒出汗)　白蒺藜(炒)各三分

【用法】上药除蜡外,为末,用猪肾一对,葱白五茎,各切细,以法酒炒欲熟,入蜡令熔尽,捣烂搜和药末为丸,如梧桐子大。每服二十丸,空心、食前盐汤送下。

【主治】眼目昏暗。

47000 补益鹿茸丸

《普济方》卷二二八。为《圣济总录》卷一八五"鹿茸丸"之异名。见该条。

47001 补益椒红丸(《圣济总录》卷九十二)

【组成】蜀椒(去目并闭口,炒出汗,取红)　巴戟天(去心)各等分

【用法】上为末,醋面糊为丸,如梧桐子大。每服十五丸,加至二十丸,空心温酒或盐汤送下。

【主治】虚劳下元不足,小便白浊。

47002 补益紫金丸(《圣济总录》卷一八五)

【组成】青蒿　柴胡(去苗)各二两　芍药　五加皮续断　石斛(去根)　黄耆　羌活(去芦头)各一两

以上剉,以无灰酒、童便各二升浸,置日中晒三日,逐日转动,日足滤出焙干,捣罗为末,其浸药之酒,留熬后药:

当归(切,焙)　牛膝(酒浸,切,焙)各一两　桃仁(去皮尖,麸炒)　肉苁蓉(酒浸,切,焙)各一两半　地黄汁三升

以上五味,除地黄汁外,捣罗为末,同地黄汁再入前浸药酒内,慢火熬,时时搅转,令膏凝,即住火。

芎䓖　人参　白茯苓(去黑皮)　桂(去粗皮)　附子(炮裂,去皮脐)　蛇床子(炒)　卷柏(去根土,炒)　蜀椒(去目并闭口炒去汗)　厚朴(去粗皮,姜汁浸炙)　木香荜澄茄各一两

【用法】上为末,并入药膏,同前八味拌和令匀,干不可丸,即添炼蜜,为丸如梧桐子大。每日三十丸,空心、日午温酒送下。

【功用】除百病,肌肤充实,颜色红润,进饮食,壮筋骨,暖血海,黑髭发。

【主治】形气衰惫,积气上攻,心膈不利,身体羸瘦,饮食无味;妇人屡经产育,血海冷惫,腰腹气痛。

47003 补益蒺藜丸(《北京市中药成方选集》)

【组成】黄耆四十八两　芡实(炒)十六两　白术(麸炒)四十八两　沙苑子一百六十两　山药三十二两　茯苓十六两　当归三十二两　橘皮十六两　扁豆十六两　菟丝子三十二两

【用法】上为细末,炼蜜为丸,重二钱。每服二丸,温开水下,一日二次。

【功用】补养肾水,滋阴明目。

【主治】肾虚气亏,耳鸣眼花,脾胃虚弱,精气不足。

47004 补益麋茸煎(《圣惠》卷二十六)

【组成】麋茸五两(去毛,涂酥炙令微黄)

【用法】上为末,以清酒二升,于银锅中慢火煎成膏。每服半匙,空腹及晚食前以温酒调下。

【主治】精极,骨髓虚竭。

47005 补虚人参丸(《银海精微》卷上)

【组成】茯苓　人参　续断　远志各一两　白附子三钱　甘草　白僵蚕五钱

【用法】上为末,炼蜜为丸,如弹子大。每服一丸,细嚼,桔梗汤送下。

【主治】劳伤心经,致心虚气弱,血运不行,积在小眦之间,赤脉传睛者。

47006 补虚人参丸(《眼科全书》卷五)

【组成】人参三钱　白茯　熟地　山药各一两　防风桔梗　石斛　黄柏　厚朴　菟丝子　牛膝　玄参　当归川芎各一两　木香三钱　细辛五分　桂心二钱　草决明覆盆子各八钱

【用法】上为细末,炼蜜为丸,如梧桐子大。每服三十丸,空心酒或汤送下。

【主治】逆顺生翳外障。

47007 补虚千金散(《医方类聚》卷一二九引《施圆端效方》)

【异名】千金散(《普济方》卷一九二)。

【组成】藿香叶　甘草(炒)　干姜(炮)　神曲(炒)茯苓(去皮)各一两　陈皮(去白)　厚朴(姜制)各二两

人参　桂枝各半两

【用法】上为细末。每服二钱,水一盏,加生姜五片,煎至七分,去滓,食前服,一日三次。

【主治】蛊胀水肿。

47008 补虚止嗽丸(《全国中药成药处方集》大同方)

【组成】党参一两　白术四两　云苓　当归各三两广皮二两　半夏三两　炙耆四两　炙升麻　柴胡各五钱麦冬　五味子各一两　炙百合　炙冬花各二两　白芥子一两　炙草二两

【用法】上为细末,炼蜜为丸。每服三钱,开水送下。

【主治】中气虚弱,日久咳嗽。

47009 补虚四物汤(《会约》卷十四)

【组成】当归三五钱　川芎八分　熟地五七钱　白芍(酒炒)一钱五分　山药二钱　枸杞二三钱　黄耆(蜜炒)二钱　杜仲(盐炒)一钱半　肉桂一钱

【用法】水煎,温服。

【主治】瘦人血虚,经水渐少,脉弱无神。

47010 补虚四柱饮

《医钞类编》卷七引戴氏方。为《圣济总录》卷一八六"四神汤"之异名。见该条。

47011 补虚生荣汤(《会约》卷十五)

【组成】黄耆(蜜炒)三五钱　当归(去尾)二三钱白术二钱　茯苓一钱　熟地三钱　益母草二钱　甘草(炙)二钱　干姜(炒黑透心)三五分　白芍(煨,酒炒)一钱半荆芥穗(炒黑)七分

【用法】水煎,少加酒、童便和服。可服数剂,气血易于复元,日后体旺而百病消除矣。人能有力,加参更妙。

【主治】产后气血两虚,无神无力,不时昏迷。

【加减】若不得力,黄耆可加至两余,再加附子七八分,以助药力。如有血气痛,名儿枕血,加山楂二钱,一剂愈,即去之,余药不可增入。

47012 补虚宁血汤(《辨证录》卷十一)

【组成】当归五钱　熟地一两　黄耆一两　甘草一钱炒黑荆芥三钱

【用法】水煎服。一剂即止崩,四剂全愈。

【主治】妇人一时血崩,双目黑暗,昏晕于地。

47013 补虚芍药汤(《普济方》卷十五)

【组成】芍药　牡丹皮各三两　熟干地黄(炮)　黄耆甘草(炙)　白茯苓(去黑心)　青葙　白附子　防风(去叉)各一两半　细辛(去苗叶)半两　山栀子仁(炒)一两半　枳实(去瓤,麸炒)　荆芥穗各三两

【用法】上剉,如麻豆大。每服五钱,水一中盏,加竹叶七片,煎至八分,去滓,空心温服,食后夜卧再服。

【主治】肝劳不足。

47014 补虚杜仲丸(《圣济总录》卷八十六)

【组成】杜仲(去粗皮,炙)　桂(去粗皮)　白茯苓(去黑皮)　枳壳(去瓤,麸炒)各一两半　菟丝子(酒浸一宿,别捣)二两　干姜(炮)半两　远志(去心)二两

【用法】上为末,炼蜜为丸,如梧桐子大。每服三十丸,食前温酒或枣汤送下。

【主治】肾虚劳损,腰疼少力。

47015 补虚助气饮(《圣济总录》卷一三〇)

七画

补

697

(总3427)

【组成】黄耆(剉)二两　人参　白茯苓(去黑皮)　甘草(炙,剉)　五味子　芎䓖　独活(去芦头)　桂(去粗皮)　青橘皮(汤浸,去白,焙)各一两　麦门冬(去心,焙)　当归(切,焙)　杏仁(去皮尖双仁,炒黄)　熟干地黄(焙)各一两半

【用法】上为粗末。每服五钱匕,水一盏半,加生姜三片,大枣二枚(去核),煎至八分,去滓,不拘时候温服。

【主治】诸痈疽疏转后。

47016 补虚利腰汤(《辨证录》卷二)

【组成】熟地一两　杜仲五钱　破故纸一钱　白术五钱

【用法】水煎服。连服四剂自愈。

【主治】肾虚腰痛,动则腰痛,自觉其中空虚无着者。

【方论选录】熟地补肾水也,得白术则利腰脐而熟地不腻;杜仲、破故纸补火以止腰痛者也,得熟地则润泽而不至干燥。调剂相宜,故取效最捷耳。

47017 补虚沉香丸(《圣济总录》卷九十六)

【异名】沉香丸(《普济方》卷二一六)。

【组成】沉香(剉)　诃黎勒皮　人参　赤茯苓(去黑皮)　肉豆蔻仁　荜茇　干姜(炮)　胡椒　桂(去粗皮)　葫芦巴(炒)各一两

【用法】上为末,炼蜜为丸,如梧桐子大。每服二十丸,加至三十丸,空心、食前温盐汤送下;木香汤亦得。

【主治】下经虚寒,小便滑数,不欲饮食,腹胁胀满,或时疼痛。

47018 补虚固本汤(《医学探骊集》卷五)

【组成】人参四钱　焦白术三钱　紫蔻仁二钱　黄耆一两　桂枝三钱　雕爪三钱(阴阳瓦焙,存性)　木瓜三钱　川椒二钱　虎骨三钱　甘草二钱

【用法】水煎,温服一剂。再加黄耆一两,服十数剂可愈。

【主治】痿症。

【方论选录】此方以黄耆为君,补其气血;佐以人参,复其元气;焦术、甘草、紫蔻健其脾胃;虎骨、雕爪,益其筋骨;桂枝、川椒、木瓜达其经络,服之痿症可除矣。

47019 补虚固精丸(《圣济总录》卷一八五)

【组成】补骨脂(炒末)半两　莲子心(末)　安息香各一分(将安息香汤化为水,三味用无灰酒一升熬膏)　丹砂(研)　沉香(末)　山茱萸(末)　矾蝴蝶(枯如粉)各半两

【用法】上为细末,与前膏为丸,如梧桐子大。每服十丸,空心、食前煎桃仁酒下。

【功用】补虚固精。

47020 补虚和气散(《幼幼新书》卷二十一引《庄氏家传》)

【组成】人参　干葛　甘草(炮)各五两　木香三两　麝一钱　茯苓二钱

【用法】上为末。每服半钱,水五分,加生姜少许,同煎至三分,去滓温服。

【功用】补虚和气。

【主治】小儿胃气不和。

47021 补虚定志丸(《圣惠》卷十四)

【组成】茯神一两　远志半两(去心)　麦门冬一两半(去心,焙)　人参三分(去芦头)　熟干地黄一两　甘草半

两(炙微赤,剉)　黄耆三分(剉)　桂心半两　牛膝半两(去苗)　泽泻半两

【用法】上为散,炼蜜为丸,如梧桐子大。每服三十丸,以粥饮送下,不拘时候。

【主治】伤寒后,或用心力劳倦,四肢烦弱心虚惊悸,翕翕短气。

【备考】本方方名,《普济方》引作"定志丸"。

47022 补虚降火汤(《叶氏女科》卷三)

【组成】人参　麦冬(去心)　元参　桑叶　苏子各一钱

【用法】水煎服。

【主治】产后阳明感风而大喘大汗者。

47023 补虚威喜丸

《全国中药成药处方集》(杭州方)。为原书(南京方)"威喜丸"之异名。见该条。

47024 补虚黄耆汤(《御药院方》卷六)

【组成】人参三两(去芦)　当归三两(去芦)　白术三两　黄耆三两　桂三两(去粗皮)　甘草三两(炙)　白芍药六两

【用法】上为粗末。每服三钱,水一盏,加生姜三片、大枣一枚,同煎至七分,去滓,食前温服,一日三次。

【主治】诸虚不足,少腹急痛,胁肋䐜胀,脐下虚满,胸中烦悸,面色萎黄,唇口干燥,少力身重,胸满短气,腰背强痛,骨肉酸疼,行动喘乏,不能饮食,或因劳伤过度,或因病后不复。

47025 补偏愈风汤(《医方简义》卷二)

【组成】人参三钱　熟地黄六钱　茯苓三钱　生黄耆六钱　炙黄耆三钱　白术二钱　赤芍药一钱　当归三钱　杜仲(酒炒)三钱　怀牛膝三钱　羌活　独活各一钱半　桂枝八分

【用法】加桑寄生八钱,煎汤代水煎服。

【主治】气血虚弱,内风沸腾,不拘左偏右偏,两手足俱废之症。

47026 补遗人参散(《证治宝鉴》卷四)

【组成】川芎　当归　白芍　地黄　连翘　薄荷　山栀　甘草　大黄　芒消　肉桂　木香　寒水石

【用法】用缲丝汤浸饮之。

【主治】实热下消。

47027 补遗纳鼻散

《准绳·女科》卷二。为《三因》卷七"纳鼻散"之异名。见该条。

47028 补脾人参汤

《圣济总录》卷四十四。为《圣惠》卷五"补脾人参散"之异名。见该条。

47029 补脾人参散(《圣惠》卷五)

【异名】补脾人参汤(《圣济总录》卷四十四)。

【组成】人参一两(去芦头)　石斛二分(去根)　黄耆三分(剉)　桔梗三分(去芦头)　白术三分　附子半两(炮裂,去皮脐)　桂心半两(去皮)　白茯苓半两　陈橘皮三分(汤浸,去白瓤,焙)　丁香半两　草豆蔻半两(去皮)

【用法】上为散。每服三钱,以水一中盏,加生姜半分,大枣三枚,煎至六分,去滓,不拘时候稍热服。

【主治】脾虚身重如石,四肢不举,食少无力,腹胀肠

鸣,神思昏闷。

【宜忌】忌生冷、油腻、湿面。

【备考】本方方名,《普济方》引作"人参汤"。

47030 补脾止带汤(《中医症状鉴别诊断学》)

【组成】白术 泽泻 女贞子 乌贼骨

【主治】脾虚白带。带下绵绵,质黏,劳累后更甚,每兼有浮肿或腹胀。

47031 补脾化食汤(《会约》卷八)

【组成】苍术一钱半 厚朴(姜炒) 陈皮 甘草 麦芽(炒) 山楂 神曲(炒) 枳壳各一钱 砂仁 藿香 桂枝各八钱 广香三分 茯苓一钱半

【用法】温服。如宿食在胸者,用此汤服一碗,以指探喉取吐,再服再吐,以尽为度;若在中下焦,胀痛拒按者,加生大黄三四钱下之,不应,加芒硝二钱。下后,即须补脾药一二剂,未尽,仍复下之。

【主治】一切饮食停滞,胸腹胀满,气口脉独沉大者。

47032 补脾白术汤

《圣济总录》卷四十四。为《圣惠》卷五"补脾白术散"之异名。见该条。

47033 补脾白术散(《圣惠》卷五)

【异名】补脾白术汤(《圣济总录》卷四十四)。

【组成】白术半两 五味子半两 白芍药半两 甘草半两(炙微赤,剉) 桂心三分 诃黎勒半两(煨,用皮) 附子一两(炮裂,去皮脐) 高良姜三分(剉) 熟干地黄三分

【用法】上为散。每服三钱,以水一中盏,加生姜半分,大枣三枚,煎至六分,去滓,不拘时候稍热服。

【主治】脾气虚,下焦冷,胸中满闷,胁下痛。

【宜忌】生冷、油腻、湿面。

【备考】本方方名,《普济方》引作"白术汤"。

47034 补脾助元散(《摄生众妙方》卷五)

【组成】白术(新者)三两(米泔浸一宿,晒干,铜锅内隔纸炒过) 白茯苓(坚者,去皮)一两 莲肉(去心)一两五钱 广陈皮(去白)一两 大麦芽(炒去壳,取粉)五钱

【用法】上为极细末,和匀,入白糖霜二钱,瓷器盛贮,常安火边,空心或食远滚白汤调下二三匙。

【功用】大补元气,令人能食。

【宜忌】老人最宜服。忌怒气。

47035 补脾快斑汤

《痘疹全书》卷上。为《万氏家抄方》卷六"补脾汤"之异名。见该条。

47036 补脾和中丸(《育婴秘诀》卷二)

【组成】钱氏异功散一两加青皮 砂仁 使君子肉各一钱

【用法】另取神曲作糊为丸。陈米汤送下。

【主治】病后食少形瘦者。

47037 补脾和肝饮(《慈航集》卷下)

【组成】炒白芍五钱 炙甘草五分 云茯苓三钱 甜白术三钱(土炒) 陈皮一钱 神曲一钱五分 车前子二钱

【用法】煨姜二钱、大枣三枚为引,水煎服。

【主治】痢疾后肝燥脾虚,食物难克,溏泻不实。

【加减】如胃气不开,加炒谷芽五钱,菟丝饼三钱;如老年人火衰便溏,加鹿角霜三钱,补骨脂二钱(盐水炒)。

47038 补脾养血汤(《点点经》卷三)

【组成】当归二钱 川芎 白芍 茯苓各一钱半 苍术 荆芥 防风 生地 熟地 牛子(炒)各一钱 红花五分 甘草四分

【用法】姜、枣为引。

【主治】脾虚血热,疥癣疼痒,通身红点如虫啮咬,或麻木肿胀。

47039 补脾神曲丸(《圣惠》卷五)

【异名】补脾丸(《医方类聚》卷十引《神巧万全方》)。

【组成】神曲一两(炮微黄) 附子一两(炮裂,去皮脐) 诃黎勒二两(煨,用皮) 厚朴二两(去粗皮,涂生姜汁炙令香熟) 荜茇一两 丁香半两 白豆蔻一两(去皮) 白术一两 人参一两(去芦头) 荜澄茄半两 沉香半两 陈橘皮三分(汤浸,去白瓤,微炒)

【用法】上为末,酒煮枣肉为丸,如梧桐子大。每服二十丸,食前以生姜汤送下。

【主治】脾虚,心腹胀满,食少无力。

47040 补脾益气汤(《点点经》卷一)

【组成】怀耆(炙) 玉竹 白术 仙茅 砂仁 当归 茯苓 车前各一钱五分 人参一钱 六曲二钱 炙草八分

【用法】姜、枣为引。

【主治】伤酒吐血,发晕,面色黄浮,饮食减少。

47041 补脾益肠丸(《成方制剂》18册)

【组成】白芍 白术 补骨脂 赤石脂 当归 党参 防风 干姜 甘草 黄芪 荔枝核 木香 肉桂 砂仁 延胡索

【用法】制成丸剂。口服,1次6克,一日3次;儿童酌减;重症加量或遵医嘱。

【功用】补中益气,健脾和胃,涩肠止泻,止痛止血,生肌消肿。

【主治】脾虚泄泻症,及慢性结肠炎、溃疡性结肠炎、结肠过敏。

【宜忌】胃肠实热、感冒发热者慎用;服药期间忌食生冷、辛辣、油腻之品。

47042 补脾益肾汤(《方出《张伯臾医案》,名见《古今名方》)

【组成】党参 黄耆 萆薢 墨旱莲 茜草各12克 熟地15克 小蓟草30克 炒白术 威喜丸(分吞)各9克 炒知母 炒黄柏各6克

【功用】补脾益肾,清热化湿。

【主治】膏淋(乳糜尿)。脾肾两虚,湿热下注,尿混赤白相杂,甚则如膏,头昏腰酸,倦怠乏力,舌淡红,脉虚弦。

【加减】尿混减轻,湿热未清,去茜草,加泽泻、益母草;头晕、腰酸,加枸杞子、菟丝子等补肾药。

47043 补脾益真汤(《小儿病源》卷三)

【组成】木香 当归 人参 黄耆 丁香 诃子肉 陈皮 厚朴(姜制) 甘草(炙) 肉豆蔻(面裹,煨) 草果 茯苓 白术 官桂 半夏(汤泡七次,姜汁制) 附子(炮)各等分 全蝎(去毒,微炒)每一服用一个

【用法】上㕮咀,每服三钱。水一盏半,加生姜二片,大枣一枚,煎至六分,去滓,肚饥稍热服。服讫,心腹揉动,以助药力。候一时久,吃乳食。

【主治】小儿胎禀怯弱,外实里虚,因呕吐乳奶,粪便青

色而成慢惊风。气逆涎潮,眼珠直视,四肢抽掣,或因变蒸客忤而作,或因持拘惊吓而作,或因误服镇心寒凉药而作。

【加减】渴者,去附子、丁香、肉豆蔻,加茯苓、人参;泻者,加丁香、诃子肉;呕吐者,加丁香、半夏、陈皮;腹痛者,加厚朴、良姜;腹胀者,加厚朴、丁香、前胡、枳壳;咳嗽,加前胡、五味子,去附子、官桂、草果、肉豆蔻;痰喘,加前胡、枳壳、赤茯苓,去附子、丁香、豆蔻、草果;足冷,加附子、丁香、厚朴;气逆不下,加前胡、枳壳,去当归、附子、肉豆蔻;恶风自汗,加官桂、黄耆。

47044 补脾消食片(《成方制剂》14册)

【组成】白术 茯苓 半夏 陈皮 大枣 甘草 六神曲 麦芽 明党参 砂仁 山楂

【用法】制成片剂。口服,一次4~5片,一日3次。

【功用】补脾健胃,消食化滞。

【主治】脾胃虚弱,消化不良,腹胀腹泻,食欲不振。

【宜忌】发热口渴者忌服。

47045 补脾黄耆丸(《圣惠》卷五)

【异名】黄耆丸(《圣济总录》卷十九)。

【组成】黄耆一两(剉) 石斛一两(去根) 五味子三分 肉桂一两半(去粗皮) 附子一两(炮裂,去皮脐) 肉苁蓉一两(以酒浸,去皱皮) 诃黎勒二两(煨,用皮) 益智子一两(去皮) 白术一两 当归三分(剉,微炒) 人参一两(去芦头) 白豆蔻三分(去皮) 丁香半两 沉香三分 高良姜三分(剉) 厚朴一两半(去粗皮,涂生姜汁炙令香熟) 吴茱萸半两(汤浸七遍,炒) 枳实三分(麸炒微黄)

【用法】上为末,煮枣肉为丸,如梧桐子大。每服三十丸,食前以温酒送下。

【主治】脾虚,肌肉消瘦,面色黄萎,心腹胀满,水谷不化,饮食无味,四肢少力,或时自利。

47046 补脾清痢饮(《慈航集》卷下)

【组成】甜於术二钱 炒白芍五钱 云苓五钱 车前子三钱 五谷虫一钱五分 甘草五分 神曲一钱五分(炒) 枳壳一钱

【用法】煨广木香一钱为引,煎服。

【主治】小儿痘疹后,脾虚下痢,面色黄白手足凉,舌苔微白者。

47047 补脾渗湿汤(《点点经》卷三)

【组成】苍术 白术 茯苓 桂心 腹皮 当归 乌药 枳壳 熟地 茵陈 陈皮

【用法】黑枣为引。

【主治】酒伤黄肿已消之后,不问身热身凉,并皆治之。

47048 补脾解毒饮(《幼科直言》卷一)

【组成】苡仁 当归 扁豆 僵蚕 黄芩 川贝母 陈皮 白芍(酒炒) 银花 甘草 牛蒡子

【用法】水煎服。

【主治】痘后元气虚弱,而有余毒,周身作肿,或兼腹胀而喘者。

47049 补脾藿香散(《奇效良方》卷四十)

【组成】藿香 丁香 羌活 红豆蔻 川芎 独活 木香 草豆蔻(去皮) 甘草(炙)各一分 干姜三铢 陈皮半两

【用法】上为细末。每服二钱,水一盏,煎二三沸,空心

和滓服。

【主治】脾受水气,吃转药后便服此药以补之。

47050 补暖金液丹(《圣济总录》卷一八五)

【异名】金液丹(《普济方》卷二一九)。

【组成】硫黄(甘草水浸,柳木槌研,水飞过) 阳起石(煅,研) 石膏(煅,研)各四两

【用法】上为细末,煎甘草汤煮糊为丸,如梧桐子大。每服二十丸,温酒或盐汤送下。

【主治】元阳气虚。

47051 补暖厚朴丸(《圣济总录》卷四十四)

【异名】厚朴丸(《普济方》卷二十)。

【组成】厚朴半斤(去粗皮,生姜半斤,青州枣四两,水三升,同煮水尽为度,去生姜、枣,剉细,焙) 附子(水浸七日,炮裂,去皮脐) 桂(去粗皮) 白术(米泔浸三日,切,焙)各四两 青橘皮(汤浸,去白,焙) 人参 赤茯苓(去黑皮)各二两 甘草(炙)一两

【用法】上为味,蒸枣肉为丸,如梧桐子大。每服三十丸至五十丸,空心盐汤送下。

【主治】脾虚不能饮食。

47052 补漏生肌散(《审视瑶函》卷四)

【组成】枯矾 轻粉 血竭 乳香各等分

【用法】上共研极细腻。对漏处吹点,外用盐花、明矾少许,煎水洗之。

【主治】目疾,阳漏。日间流水,色黄赤者。

47053 补精养心丸(《便览》卷三)

【组成】牛膝(去苗,酒浸,焙) 干山药(焙) 山茱萸肉 白茯苓(去皮,水飞) 肉苁蓉(酒浸,去甲白膜) 远志(水浸,去心) 茴香(青盐水拌,炒) 杜仲(姜炒,去丝) 楮实子(去梗) 五味子各一两 归身(酒浸) 枸杞子 熟地黄(酒浸,焙,姜汁浸) 麦冬(去心,酒浸) 人参(去芦,夏月减半) 白术(土炒,去梗) 虎骨(酥炙)各一两五钱 黄柏(酒炒)一两

【用法】上各制净,称足,为极细末,炼蜜加酒一钟,姜汁一钟,为丸如梧桐子大。每服百丸,空心淡盐汤送下;浸酒亦好。

【主治】诸虚百损,精寒不固,腰眼酸痛或无力,及神思不定,恍惚不安,一切不足之症。

47054 补髓羌活丸

《圣济总录》卷五十三。为《千金》卷十二"羌活补髓丸"之异名。见该条。

47055 补髓青娥丸(《魏氏家藏方》卷八)

【组成】破故纸(酒浸一宿,以脂麻炒令香) 菟丝子(淘净,酒浸一宿,烂研成饼,候干微炙)各四两 韭子(炒) 胡桃各一两(别研)

【用法】上为细末,炼蜜与胡桃肉同搜和为丸,如梧桐子大。每服三十丸,空心、食前盐汤送下。

【主治】腰痛。

47056 补心麦门冬丸(《圣济总录》卷八十六)

【异名】麦门冬丸(《普济方》卷十九)。

【组成】麦门冬(去心,焙)一两半 石菖蒲一两 远志(去心)一两半 人参一两 白茯苓(去黑皮)一两 熟干地黄一两半 桂(去粗皮)半两 天门冬(去心,焙)一两

半　黄连(去须)一两半　升麻一两半

【用法】上为末,炼蜜为丸,如梧桐子大。每日二十丸,食后夜卧时用熟水送下。

【功用】兼开心气,使人多记不忘。

【主治】心劳多惊悸,心气不足。

47057 补血顺气药酒(《医便》卷一)

【组成】天门冬(去心)　麦门冬(去心)各四两　怀生熟地黄(肥大沉水,枯朽不用)各半斤　人参(去芦)　白茯苓(去皮)　甘州枸杞子(去梗)各二两　砂仁七钱　木香五钱　沉香三钱

【用法】上用瓦坛盛无灰好酒三十斤,将药切片,以绢袋盛放坛内,浸三日。文武火煮半时,以酒黑色为度。

【功用】清肺滋肾,和五脏,通血脉,补虚损,乌须发,久服貌如童子。

【主治】痨疾。

【宜忌】忌黄白萝卜、葱、蒜。否则令人须发易白。

【加减】如热,去木香,减人参五钱;如下虚或寒,将韭子炒黄色,为细末,空心用酒三五盏,每盏挑韭末一铜钱饮之;妇人下虚无子,久饮亦能生子,用核桃连皮过口。

47058 补肝甘菊花散

《医方类聚》卷七。即《圣惠》卷三"补肝菊花散"。见该条。

47059 补肝白茯苓散(《圣惠》卷三)

【异名】白茯苓汤(《圣济总录》卷五十五)。

【组成】白茯苓三分　防风三分(去芦头)　柏子仁三分　细辛三分　当归半两(剉,微炒)　槟榔半两　白术三分　芎藭三分　桂心半两　附子半两(炮裂,去皮脐)　枳壳三分(去瓤,麸炒微黄)

【用法】上为细末。每服三钱,以水一中盏,加生姜半分、大枣三枚,同煎至六分,去滓,不拘时候温服。

【主治】❶《圣惠》:肝气虚寒,两胁下满,筋急,不得太息,四肢厥逆,心腹痛。❷《圣济总录》:肝心痛。

47060 补肝地肤子散(《圣惠》卷三十三)

【异名】地肤子散(《圣济总录》卷一〇三)。

【组成】地肤子一斤(阴干,捣罗为末)　生地黄五斤(净汤捣绞取汁)

【用法】上药相拌,晒干,为细散。每服二钱,空心以温酒调下,夜临卧以温水调再服之

【主治】❶《圣惠》:肝虚目昏。❷《圣济总录》:风热目赤肿痛。

47061 补肝芜菁子散(《千金》卷六)

【异名】芜菁子散(《普济方》卷八十一引《龙木论》)。

【组成】芜菁子三升(淘净)

【用法】以清酒三升煮令熟,晒干,治下筛。每服方寸匕,稍加至三匕,以井花水和服,无所忌,可少作服也;水煮酒服亦可。

【功用】令人充肥,明目洞视。

47062 补肝肾地黄丸

《奇效良方》卷六十四。为《小儿药证直诀》卷下"地黄丸"之异名。见该条。

47063 补肝柏子仁丸(《圣惠》卷三)

【异名】柏子仁丸(《圣济总录》卷四十二)。

【组成】柏子仁一两　黄耆一两(剉)　白茯苓一两　楮实一两　覆盆子一两　五味子一两　附子一两(炮裂,去皮脐)　石斛一两(去根)　酸枣仁一两(微炒)　鹿茸一两(去毛,涂酥炙令黄)　桂心一两　白术一两　沉香一两　枳实一两(麸炒令黄)　熟干地黄一两

【用法】上为细末,炼蜜为丸,如梧桐子大,每服三十丸,空心及晚食前以温酒送下。

【主治】❶《圣惠》:肝虚寒,面色青黄,胸胁胀满,筋脉不利,背膊酸疼,羸瘦无力。❷《圣济总录》:肝虚寒筋急,腹满膜胀。

【宜忌】忌生冷、油腻。

47064 补肝柏子仁散(《圣惠》卷三)

【异名】桂苓汤(《圣济总录》卷四十一)。

【组成】柏子仁三分　细辛三分　防风三分(去芦头)　茯神三分　鳖甲二两(涂醋炙令黄,去裙襕)　犀角屑三分　甘草三分(炙微赤,剉)　桔梗半两(去芦头)　独活半两　桂心半两　白术半两　枳壳半两(去瓤,麸炒微黄)

【用法】上为细末。每服三钱,以水一中盏加大枣三枚,煎至六分,去滓,不拘时候温服。

【主治】肝气虚寒,两胁胀满,筋脉拘急,腰膝小腹痛,面青口噤。

47065 补肝柏子仁散

《普济方》卷十四。即《圣惠》卷三"柏子仁散"。见该条。

47066 补肾肉苁蓉丸(《圣惠》卷七)

【组成】肉苁蓉二两(酒浸,去皱皮,微炒,炙)　磁石二两(烧醋淬七遍,捣碎,细研水飞过)　熟干地黄二两　山茱萸三分　桂心一两　附子一两(炮裂,去皮脐)　薯蓣三分　牛膝一两(去苗)　石南三分　白茯苓三分　泽泻三分　黄耆三分(剉)　鹿茸二两(去毛,涂酥炙令微黄)　五味子三分　石斛一两(去根,剉)　覆盆子三分　远志三分(去心)　补骨脂一两(微炒)　萆薢三分　巴戟三分　杜仲一两(去粗皮,炙微黄,剉)　菟丝子二两(酒浸三宿,晒干,别杵为末)　白龙骨一两

【用法】上为末,炼蜜为丸,如梧桐子大。每服三十丸,空心温酒送下,晚食前再服。

【主治】肾脏久虚,面色萎黑,足冷耳鸣,四肢羸瘦,脚膝缓弱,小便滑数。

47067 补肾益寿胶囊(《成方制剂》14册)

【组成】丹参　甘草　枸杞子　红参　黄精　灵芝　淫羊藿　珍珠　制何首乌

【用法】制成胶囊剂。口服,一次1~2粒,一日3次。

【功用】补肾益气,调节老年人免疫功能趋于正常,延缓机体衰老。

【主治】失眠,耳鸣,腰酸,健忘,倦怠,胸闷气短,夜尿频数,性功能减退等。

47068 补肾虚磁石丸(《圣惠》卷三十)

【组成】磁石一两(烧令赤,以醋淬七遍,捣碎,水飞过)　鹿茸一两半(去毛,涂酥炙微黄)　人参一两(去芦头)　黄耆一两(剉)　白茯苓一两　远志三分(去心)　附子三分(炮裂,去皮脐)　牡蛎三分(烧为粉)　牛膝一两(去苗)　楮实子一两半(水淘去浮者,焙干)　防风三分(去芦头)

肉苁蓉三分(酒浸一宿,刮去皱皮,炙干)　五味子半两　薯蓣三分　巴戟二分　石斛一两(去根,剉)　桂心三分　熟干地黄二两

【用法】上为末,炼蜜为丸,如梧桐子大。每服三十丸,空心及晚食前以温酒送下。

【主治】虚劳肾脏乏弱,耳聋,或常闻钟磬风雨之声。

47069 补肾康乐胶囊(《成方制剂》12册)

【组成】淫羊藿　制何首乌　花生米　龟板(烫)　山萸肉(制)　肉桂　黄柏(制)　续断　五味子(制)　枸杞　狗肾(制)　熟地黄　紫河车　杜仲　人参　益智仁(制)　海马(制)

【用法】制成胶囊剂。淡盐水送服,一次 3~4 粒,一日3 粒。

【主治】壮阳益肾,大补气血,添精生髓,强身健脑。用于未老先衰,性机能减退,腰腿酸痛,疲乏无力,失眠健忘,精神恍惚等症。

【宜忌】感冒时停用。

47070 补肾强身胶囊

《成方制剂》4册。即《上海市药品标准》"补肾强身"片改为胶囊剂。见该条。

47071 补肾膃肭脐丸(《圣惠》卷七)

【组成】膃肭脐一两(微炙)　补骨脂一两(微炒)　牛膝三分(去苗)　天雄一两(炮裂,去皮脐)　白茯苓一两　桑螵蛸一两(微炙)　楮实一两半(水淘去浮者,晒干,微炒)　五味子一两　石斛一两(去根)　覆盆子一两　桂心一两半　菟丝子一两半(酒浸三日,晒干,别杵为末)　鹿茸一两(去毛,涂酥炙微黄)　巴戟一两　熟干地黄一两半　肉苁蓉二两半(酒浸一宿,刮去皱皮,炙干)　磁石一两(烧醋淬七遍,捣碎,细研,水飞过)

【用法】上为末,炼蜜为丸。如梧桐子大。每服三十丸,空心及晚食前以温酒送下。

【主治】肾脏气衰,肌肤羸瘦,面色黧黑,脚膝无力,小便滑数。

47072 补肺白石英丸(《圣济总录》卷四十八)

【组成】白石英(研)　磁石(煅,醋淬,研)　阳起石(研)　肉苁蓉(酒浸,切,焙)　菟丝子(酒浸软,捣烂,焙)　熟干地黄各一两半　石斛(去根)　白术　五味子　栝楼根各二两　巴戟天(去心)一两一分　桂(去粗皮)　人参各一两　蛇床子半两　防风(去叉)一两一分

【用法】上为末,炼蜜为丸,如梧桐子大。每服十五丸,空心温酒送下;水饮亦得。

【主治】肺感寒气。

47073 补肺白石英散(《圣惠》卷六)

【组成】白石英一两(细研如粉)　五味子一两　麦门冬三分(去心)　干姜半两(炮裂,剉)　白茯苓一两　附子一两(炮裂,去皮脐)　甘草半两(炙微赤,剉)　桂心一两　阿胶一两(捣碎,炒令黄燥)　人参一两(去芦头)　陈橘皮一两(汤浸,去白瓤,焙)

【用法】上为粗散。每服三钱,以水一中盏,加大枣三枚,煎至六分,去滓,不拘时候温服。

【主治】肺气虚,恶寒咳嗽,鼻有清涕,喘息气微,四肢少力。

47074 补肺白石英散(《圣惠》卷四十六)

【组成】白石英一两(细研)　款冬花三分　桂心半两　钟乳粉一两　干姜三分(炮裂,剉)　麦门冬一两(去心)　五味子一两　赤茯苓一两　甘草半两(炙微赤,剉)　桑根白皮一两(剉)　熟干地黄一两半

【用法】上为散。每服三钱,以水一中盏,加生姜半分,大枣二枚,煎至六分,去滓,不拘时候温服。

【主治】久咳嗽,唾脓血,胸满不能食,卧则短气。

47075 补肺款冬花汤

《普济方》卷二十七。为《圣济总录》卷八十六"补虚款冬花汤"之异名。见该条。

47076 补肺款冬花散(《医方类聚》卷十引《神巧万全方》)

【组成】款冬花　人参　白茯苓　麦门冬(去心)　五味子　熟干地黄　陈橘皮(去瓤)　肉桂(去皮)各一两　白术　黄耆(炒)　牛膝(去苗)　桔梗　杏仁(去皮,麸炒)　紫菀各三分　甘草半两(炙)

【用法】上为末。每服三钱,以水一中盏,加生姜半分,大枣二枚,煎六分,去滓温服。

【主治】肺脏气虚无力,手脚颤掉,吃食减少。

47077 补药五加皮丸(《圣济总录》卷八十一)

【组成】五加皮(剉)　人参　吴茱萸(汤洗,焙干)　恶实(炒)　桂(去粗皮)　槟榔(剉)三分　赤茯苓　芎藭　柏子仁各一两　厚朴(姜汁炙)　郁李仁(汤去皮尖,研)　枳壳(去瓤,麸炒)　牛膝(酒浸,切,焙)各一两半　杜仲(去皮,炙,剉)　羌活各二两

【用法】上为末,炼蜜为丸,如梧桐子大。每日三十丸,空心温酒送下;不饮酒者,橘皮汤送下。

【主治】脚气,皮肤不仁,发歇不定。

47078 补药地骨皮散(《圣济总录》卷十八)

【组成】地骨皮(去土)　白蒺藜(炒)　苦参　苍耳　原蚕砂(微炒黄)　人参　细辛(去苗叶)　白茯苓(去黑皮)　山栀子(炒香)　山茱萸(汤浸去浮者,微炒)　小荆子各半两　卷柏一两　蔓荆实一两　丁香三钱　木香三钱

【用法】上为散。每服一钱匕,煎水调下,如人行十里一服。欲治此病,须先择密室,不透风者,然后服此药。既服药,亦须令人常看,人性急,嫌牙缝中涎浊妨饮食,及浑身疼痛不能忍耐,乃自残者也。欲治此病,必须自九月以后,二月以前可也。服至五七日,头不痛,无动静者,不可疗。若服此药,头痛,以次浑身疼痛,则必愈之兆;若齿缝中涎出,则牙齿俱动,须是服粥,不可服硬物。若涎出,则从足小指病退,渐渐至全身病退。如是涎出,大便必秘,秘则可服大黄之类药疏之也。其补药若服尽一料,可更服一料无妨。

【主治】大风癞病。

47079 补胃瑶台雪方(《遵生八笺》卷十七)

【组成】莲肉二十两(去心)　土白术十两(麸炒,去麸用)　陈皮二两　苡仁八两　白茯苓二两　芡实十两　山药八两　砂仁一两　川椒一两五钱(炒去汗,为末)

【用法】上同和,加白糖二斤和匀。每服三二钱,早晨白滚汤调下。

【功用】开胃,进饮食。

47080 补骨膃肭脐散

《普济方》卷三一〇。即《圣惠》卷六十七"膃肭脐

散"。见该条。

47081 补损接骨仙丹（《古今医鉴》卷十六引刘前冈方）

【组成】当归　川芎　白芍　生地黄　破故纸　木香　五灵脂　地骨皮　防风各五钱　乳香　没药　血竭各一钱

【用法】上剉一处,用夜合花树根皮五钱,同入大酒壶内,入烧酒于内,重汤煮一炷香为度,取出服之。

【主治】打扑伤损,骨折筋断,皮破肉烂,疼痛不可忍。

47082 补益干地黄丸（《圣济总录》卷八十六）

【组成】熟干地黄三两　鹿茸（去毛,酥炙）　远志（去心）　山茱萸各一两半　蛇床子半两　菟丝子（酒浸,别捣）二两

【用法】上为末,炼蜜为丸,如梧桐子大。每服三十丸,食前酒送下。

【主治】肾劳,精气滑泄。

47083 补益干地黄汤（《圣济总录》卷九十一）

【组成】熟干地黄（焙）　黄耆（剉）各半两　地骨皮一分　枳壳（去瓤,麸炒）半两　蒺藜子（炒去角）　磁石（煅,醋淬七遍）各三分　五味子　桂（去粗皮）各一分

【用法】上为粗末。每服五钱匕,先用水一盏半,加羊肾一只（细切）,煎三五沸,次下药末,大枣二枚（擘破）,煎至一盏,去滓,空腹温服。

【主治】虚劳,水脏虚损,脚膝无力,口干舌燥。

47084 补益大泽兰丸

《圣惠》卷七十。为《千金》卷四"大泽兰丸"之异名。见该条。

47085 补益大泽兰丸

《圣惠》卷七十。为《千金》卷四"大五石泽兰丸"之异名。见该条。

47086 补益小泽兰丸（《圣惠》卷七十）

【组成】泽兰二两　藁本一两　白术一两　白芍药一两　厚朴一两半（去粗皮,涂生姜汁炙令香熟）　龙骨一两半　人参一两（去芦头）　当归一两（剉碎,微炒）　甘草一两（炙微赤,剉）　阳起石二两（酒煮半日,细研,水飞过）　赤石脂一两（细研）　桂心一两半　紫石英一两（细碎,水飞过）　钟乳粉一两半　川椒一两（去目及闭口者,微炒去汗）　白石英一两（细研,水飞过）　肉苁蓉一两（酒浸一宿,刮去皱皮,炙干）　白矾一两半（烧灰）　干姜一两（炮裂,剉）　石膏二两（细研,水飞过）　山茱萸一两　芜荑三分　柏子仁一两　芎䓖一两

【用法】上为末,入研了药令匀,炼蜜为丸,如梧桐子大。每服三十丸,空心及晚食前以温酒送下。

【主治】妇人劳冷虚损,饮食减少,面无光色,腹中时痛,女子月信不调,翕翕少气无力。

47087 补益巴戟天丸（《圣济总录》卷二十）

【组成】巴戟天（去心,酒浸,焙）　肉苁蓉（去皱皮,酒浸,切,焙）　白龙骨　五味子　鹿茸（去毛,酥炙）　白茯苓（去黑皮）　天雄（炮裂,去皮脐）　续断　山芋　白石英各二两　覆盆子　菟丝子（酒浸,别捣）各三两　熟干地黄（焙）二两　蛇床子（炒,去皮）一两　远志（去心）　干姜（炮裂）各一两半

【用法】上除菟丝子别捣外,同捣罗为末,入菟丝子拌匀再罗,炼蜜为丸,如梧桐子大。每服二十丸,加至三十丸,空心温酒送下,一日二次。

【主治】阳衰阴盛,痹气身寒。

【备考】本方方名,《普济方》引作"巴戟天丸"。

47088 补益赤石脂丸（《圣惠》卷七十）

【组成】赤石脂二两（细研）　白薇三分　芎䓖三分　琥珀一两　鹿茸一两（去毛,涂酥炙令黄）　熟干地黄一两　人参半两（去芦头）　五味子半两　藁本半两　桂心半两　甘草半两（炙微赤,剉）　牡丹半两　牛膝三分（去苗）　附子三分（炮裂,去皮脐）　干姜半两（炮裂,剉）　黄耆一两（剉）　芜荑半两　丹参三分　白茯苓二分　肉苁蓉一两（酒洗去皱皮,炙干）　细辛半两　当归半两（剉碎,微炒）　羌活半两　杜仲一两（去粗皮,炙微黄,剉）

【用法】上为末,炼蜜为丸,如梧桐子大。每服三十丸,空心及晚食前以温酒送下。

【主治】妇人风虚,劳损羸劣,不能饮食,四肢疼痛,经络不调。

47089 补益柏子仁丸（《圣惠》卷七十）

【组成】柏子仁一两　防风半两（去芦头）　续断一两　桂心三分　白茯苓一两　羚羊角屑三分　牡丹半两　人参半两（去芦头）　当归半两（剉,微炒）　黄耆三分（剉）　白术半两　枳壳半两（麸炒微黄,去瓤）　赤芍药半两　木香半两　附子一两（炮裂,去皮脐）　细辛三分　羌活三分　芎䓖三分　牛膝一两（去苗）　熟干地黄一两

【用法】上为末,炼蜜为丸,如梧桐子大。每服三十丸,空心及晚食前以温酒送下。

【主治】妇人风虚劳损,下焦伤冷,膈上风痰,头目旋眩,或时吐逆,心胸烦躁,不思饮食。

47090 补益黄耆浸酒（《圣惠》卷三十）

【组成】黄耆一两（剉）　草薢一两半（剉）　防风一两半（去芦头）　牛膝二两（去苗）　桂心一两　石斛二两（去根）　杜仲一两半（去粗皮,炙微黄,剉）　肉苁蓉二两（酒浸一宿,刮去皱皮,炙干）　附子一两（炮裂,去皮脐）　山茱萸一两　石南一两　白茯苓一两

【用法】上剉细,以绢袋盛,用酒二斗,于瓷瓶中浸,密封瓶头。候三日后,每于食前暖一小盏服。

【主治】虚劳膝冷。

47091 补益紫石英丸（《圣惠》卷八十一）

【组成】紫石英一两（细研,水飞过）　白石英一两（细研,水飞过）　泽兰三分　木香半两　附子一两（炮裂,去皮脐）　熟干地黄一两　芎䓖三分　柏子仁三分　桂心三分　防风半两（去芦头）　牛膝三分（去苗）　续断三分　人参三分（去芦头）　白茯苓三分　羌活半两　黄耆三分（剉）　白术三分　当归三分（剉,微炒）　甘草一分（炙微赤,剉）　白薇三分　杜仲三分（去皱皮,炙微黄,剉）　干姜半两（炮裂,剉）　川椒半两（去目及闭口者,微炒去汗）

【用法】上为末,入研了药令匀,炼蜜为丸,如梧桐子大。每服三十丸,空心及晚食前以温酒送下。

【主治】产后虚羸乏弱。

47092 补益覆盆子丸（《圣惠》卷三十）

【组成】覆盆子四两　菟丝子二两（酒浸三日,晒干,别捣为末）　龙骨一两半　肉苁蓉二两（酒浸一宿,刮去皱皮,炙干）　附子一两（炮裂,去皮脐）　巴戟一两　人参一两半

（去芦头）　蛇床子一两　熟干地黄二两　柏子仁一两　鹿茸二两(去毛,涂酥炙令微黄)

【用法】上为末,炼蜜为丸,如梧桐子大。每服三十丸,空心及晚食前以温酒送下。

【主治】虚劳,梦与鬼交,失精,腰膝疼痛。

47093　补虚正气粥饮(《圣济总录》卷一八九)

【组成】黄耆(细到)二两　人参一两　米二合

【用法】上三味,到二味如麻豆大,以水三升同煎,取二升,去滓,下米煮粥服。

【主治】诸痢疾、水泄霍乱,并泄血后,困顿不识人。

47094　补虚款冬花汤(《圣济总录》卷八十六)

【异名】补肺款冬花汤(《普济方》卷二十七)。

【组成】款冬花三分　人参半两　升麻半两　桔梗三分(炒)　杏仁(汤浸去皮尖双仁,炒)一两　白茯苓(去黑皮)三分　甘草(炙,到)半分　干姜(炮)一分　柴胡(去苗)一两半　天门冬(去心,焙)半两　鳖甲(去裙襕,醋炙)一两　黄耆(细到)半两　桑根白皮(到,炒)三分　肉苁蓉(酒浸,去皱皮,炙)一两

【用法】上为粗末,每服五钱匕,水一盏半,煎至八分,去滓,食后温服,一日二次。

【主治】肺劳痰嗽,日渐羸劣。

47095　补脾白豆蔻散(《圣惠》卷五)

【组成】白豆蔻三分(去皮)　干姜半两(炮裂,到)　人参半两(去芦头)　附子一两(炮裂,去皮脐)　甘草一分(炙微赤,到)　陈橘皮三分(汤浸,去白瓤,焙)　枳壳半两(麸炒微黄,去瓤)　白术三分　厚朴二两(去粗皮,涂生姜汁炙令香熟)

【用法】上为散。每服三钱,以水一中盏,加大枣三枚,煎至六分,去滓,食前稍热服。

【主治】脾气虚,食饮难消,腹胁气胀,少思饮食。

47096　补脾肉豆蔻丸(《圣惠》卷五)

【异名】大肉豆蔻丸(《鸡峰》卷十二)。

【组成】肉豆蔻一两(去皮)　附子一两(炮裂,去皮脐)　白术三分　石斛一两(去根)　肉桂一两半(去粗皮)　丁香半两　荜茇三分　椒红三分(微炒)　诃黎勒二两(煨,用皮)　缩砂三分(去皮)　人参三两(去芦头)　当归半两(到,微炒)　高良姜三分(到)　木香半两　厚朴一两半(去粗皮,涂生姜汁炙令香熟)

【用法】上为末,以生姜汁煮枣肉相和为丸,如梧桐子大。每服三十丸,食前以温酒送下。

【主治】脾气虚,心腹胀满,胸膈不利,食即欲呕,水谷不消,或时下痢,四肢无力。

47097　补脾诃黎勒散(《圣惠》卷五)

【组成】诃黎勒半两(煨,用皮)　草豆蔻三分(去皮)　陈橘皮半两(汤浸去白瓤,焙)　附子三分(炮裂,去皮脐)　甘草一分(炙微赤,到)　木香半两　当归三分(到,微炒)　缩砂三分(去皮)　厚朴三分(去粗皮,涂生姜汁炙令香熟)

【用法】上为散。每服三钱,以水一中盏,加生姜半分、大枣三枚,煎至六分,去滓,不拘时候热服。

【主治】脾气虚,大肠下泄,腹痛,不思饮食,四肢少力。

47098　补天五子种玉丹(《产科心法》卷上)

【组成】大原生地八两(清水洗刷净,入瓦罐中,水煮一

昼夜,再蒸、晒九次,焙干)　山萸肉四两(酒拌炒)　淮山药四两(乳拌,蒸,晒)　丹皮三两(酒炒)　块云苓三两(乳拌,蒸,晒)　泽泻三两(盐水炒)　当归身四两(酒炒)　淮牛膝二两(炒)　杜仲二两(盐水炒)　川续断二两(盐水炒)　枸杞子四两(酒拌蒸,炒)　五味子二两(炒)　女贞子三两(盐水蒸,炒)　车前子二两(炒)　覆盆子三两(盐水洗,晒,炒)　紫河车一具(甘草煎水浸洗净,挑去血筋,煮烂打或焙干炒磨)

【用法】上为末,炼蜜为丸。每服四五钱,早晨淡盐汤送下。

【功用】久服生精益肾,种子。

【加减】如气不足,精不射者,加蜜炙黄耆十两熬膏,加入人参更妙;如精薄或精少,加大米鱼肚四两(用蛤粉炒)鹿角胶二三两(蛤粉炒)　猪脊筋十条(取汁拌入茯苓内,蒸,晒,焙干);临事易泄者,加鹿角霜三两(生研和入),金钗石斛三两(炒),人参一两(焙),麦冬二两(炒);如体热,加地骨皮二两,莲须二两,牡蛎粉二两,金樱子熬膏代蜜;如精冷体寒之人,加肉桂一两(去皮研入),巴戟天二两(炒),鹿角胶四两(蛤粉炒),破故纸四两(盐水炒),或加入鹿茸一对(制);劳心之人,心血耗散,常至临事不举,此心血少,非肾亏也,加桂圆肉四两(蒸),枣仁四两(炒),茯神四两(炒),人参、当归、柏子仁、益智仁等一派补心之药。

47099　补中益气加减汤(《不知医必要》卷二)

【组成】炙耆一钱五分　党参(去芦,米炒)　归身　白术(饭蒸)　天麻　钩藤各一钱五分　陈皮七分　炙草六分

【用法】加生姜二片,红枣二枚,煎服。

【主治】气虚眩晕。

47100　补中益气加减汤(《不知医必要》卷四)

【组成】炙耆　白术(土炒)　党参(去芦,米炒)　淮山(炒)各一钱五分　扁豆(炒,杵)一钱　升麻(蜜炙)三分　陈皮六分　炙草七分

【用法】加生姜二片,红枣二枚,煎服。

【主治】产后泄泻。

【加减】如不止,加肉蔻霜一钱;寒,加干姜四分。

【宜忌】不可利小便。

47101　补中益气建中汤(《保命歌括》卷一)

【组成】补中益气汤合小建中汤加防风

【用法】加生姜三片,大枣二枚,水煎服。

【主治】脾土不及,肝木乘之,以致中风。

47102　补气升阳和中汤(《兰室秘藏》卷中)

【组成】生甘草　酒黄柏　白茯苓　泽泻　升麻　柴胡各一钱　苍术　草豆蔻仁各一钱五分　橘皮　当归身白术各二钱　白芍药　人参各三钱　佛耳草　炙甘草各四钱　黄耆五钱

【用法】上㕮咀。每服五钱,水二盏,煎至一盏,去滓,空腹服。

【主治】风热下陷,阳气不行,闭目则浑身麻木,昼减而夜甚,觉而开目,则麻木渐退,久则绝止,常开其目,此证不作,惧其麻木不敢合眼,致不得眠,身体昏重,时有痰嗽,觉胸中常似有痰而不利时,烦躁,气短促而喘,诊得六脉俱得弦洪缓相合,按之无力。

47103　补血安胎理风汤(《胎产指南》卷二)

704
(总3434)

七画
补

【组成】川芎二钱　天麻二钱　黄芩二钱　羌活五分　防风五分　荆芥五分　白芍三分　当归三分　人参三分　紫苏四分　甘草四分

【用法】孕至四五月,患吐血、衄血及损伤血,蓦然口噤项强,手足难动履,背如角弓,症类中风。

47104 补血保胎清痢汤《慈航集》卷下

【组成】当归身八钱　白芍八钱　川芎一钱　炒枳壳二钱　莱菔子三钱(炒、研)　甘草五分　车前子三钱　黄芩一钱五分(酒炒)　砂仁三钱(研)　甜白术三钱(生)

【用法】煨广木香一钱五分为引,煎服。

【主治】孕妇痢疾。

【加减】如夏秋恶心,加广藿香三钱;冬月恶心,加灶心土三钱;如红多热重,加酒炒黄连四五分;如腰痛,加川续断三钱;如痢甚遂数多,不得不加制大黄三五钱;看人虚实用之,而且不可迟,迟则反受其累。

47105 补阴养阳厚朴散《圣济总录》卷二十九

【异名】厚朴散(《普济方》卷一四二)。

【组成】厚朴(去粗皮,姜汁炙令紫黑色)　桃仁(去皮尖双仁,炒黄,别研)　杏仁(去皮尖双仁,炒令黄,别研)各一两　紫石英(别研)　白鲜皮　五加皮(剉)　桑根白皮(剉)各半两

【用法】上为散。更入乳钵,一处研如粉。每服二钱匕,食前用葱白糯米煎汤调下一日二次。

【主治】百合伤寒病。

47106 补肝元柏子仁丸《圣济总录》卷一〇二

【组成】柏子仁(研)　薏苡仁　乌麻仁　车前子　枸杞子　菴䕡子　菟丝子(酒浸,别捣末)各一两　牡荆子　青葙子　五味子　蛇床子　桂(去粗皮)　菊花　山芋各半两　熟干地黄(焙)　肉苁蓉(酒浸,切,焙)　白茯苓(去黑皮)各一两

【用法】上为末,炼蜜为丸,如梧桐子大。每服二十丸,空心温酒送下。

【主治】肝虚视物漠漠,不能远见,睛轮昏暗涩痛,翳晕时聚时散。

47107 补肾健脾益气方《广笔记》卷二

【异名】补肾健脾益气种子煎(《医学正印》卷上)。

【组成】白茯苓三钱　枸杞子一两　怀生地二钱　麦门冬五钱　人参二钱　陈皮三钱　白术三钱

【用法】河水二钟,煎至八分服。

【功用】补肾种子,健脾益气。

【主治】久患腰痛。

47108 补肾清热治尪汤《效验秘方》焦树德方

【组成】生地15~25克　桑寄生20~30克　桑枝30克　地骨皮10~15克　酒浸黄柏12克　知母12克　川断15~18克　骨碎补15~18克　白芍15克　威灵仙12~15克　羌独活各9克　忍冬藤30克　桂枝6~9克　红花9克　制乳没各6克　炙山甲9克　炙虎骨(或豹骨熊骨)12克(另煎兑入)

【用法】水煎服,日一剂,分2次服。

【功用】补肾清热,疏风化湿,活络散瘀,强筋壮骨。

【主治】尪痹,肾虚标热重证。症见关节肿痛,不怕冷,或有五心烦热,低热,咽干牙肿,大便干秘,舌苔黄,舌质红,

脉细数,尺脉小等。

【方论选录】生地补肾壮水,黄柏坚肾清热,川断补肾壮筋骨,骨碎补补肾祛风为主药;桑寄生补肾强腰、除风通络;地骨皮益肾除劳热;威灵仙祛风温、除痹痛;羌活搜肾、膀胱二经之风湿;虎骨祛风壮骨,以骨治骨为辅药;白芍养血以缓急;知母降火清热,除蒸消烦;忍冬藤、络石藤通经络,祛风热;红花活血通经;乳、没化瘀定痛;炙山甲通经活络;桂枝温阳宣痹,配羌、独活之辛温,可以祛除方中大队良药抑阳涩滞之弊为佐药;以桑枝通达四肢,祛内湿利关节为使药。

47109 补肾熟干地黄丸《圣济总录》卷二十

【组成】熟干地黄(切,焙)　肉苁蓉(酒浸,切,焙)　磁石(煅,醋淬)各二两　山茱萸三分　桂(去粗皮)　附子(炮裂,去皮脐)各一两　山芋三分　牛膝(酒浸,切,焙)一两　石南　白茯苓(去黑皮)　泽泻　黄耆(剉)各三分　鹿茸(去毛,酥炙)二两　五味子三分　石斛(去根,剉)一两　覆盆子　远志(去心)各三分　补骨脂(微炒)二两　萆薢(剉)　巴戟天(去心)各三分　杜仲(去粗皮,炙,剉)一两　菟丝子二两(酒浸,别捣)　白龙骨一两

【用法】上为末,炼蜜为丸,如梧桐子大。每服三十丸,空心以温酒送下,一日三次。

【主治】肾虚骨痹,面色萎黑,足冷耳鸣,四肢羸瘦,脚膝缓弱,小便滑数。

47110 补肾熟干地黄散《圣惠》卷七

【组成】熟干地黄一两　五味子一两　桂心一两　当归一两(剉,微炒)　白芍药一两　牛膝一两(去苗)　杜仲一两(去粗皮,炙微黄,剉)　石斛一两(去根,剉)　人参一两(去芦头)　附子一两(炮裂,去皮脐)　白茯苓一两　荜澄茄三分　厚朴一两(去粗皮,涂生姜汁炙令香熟)　白术一两　沉香一两

【用法】上为散。每服四钱,以水一中盏,加生姜半分,大枣三枚,煎至六分,去滓,不拘时候稍热服。

【主治】肾虚少气,腹胀腰疼,小腹急痛,手足逆冷,饮食减少,面色萎黑,百节酸疼,日渐无力。

47111 补肺清肺化痰汤《郑氏瘄科保赤金丹》卷三

【组成】天冬　麦冬　大生地(炒)　百部　百合　阿胶　川贝母　知母　北沙参　钩藤　枇杷叶　竹茹　马兜铃　栝楼仁

【用法】水煎服。

【主治】肺虚气粗,鼻扇有痰。

【加减】收后二十余日,可用大熟地、生甘草。

47112 补益三石泽兰丸《圣惠》卷七十

【组成】泽兰二两　芫荑三分　甘草半两(炙微赤,剉)　桂心一两　白术三分　人参一两(去芦头)　干姜三分(炮裂,剉)　羌活三分　熟干地黄二两　黄耆一两　石斛一两(去根,剉)　石膏二两(细研,水飞过)　防风一两(去芦头)　白石英一两(细研,水飞过)　白芷一两　柏子仁一两　桔梗三分(去芦头)　川椒一两(去目及闭口者,微炒去汗)　细辛三分　钟乳粉一两　厚朴一两(去粗皮,涂生姜汁炙令香熟)　紫石英一两(细研,水飞过)　藁本半两　肉苁蓉一两(酒浸一宿,刮去皱皮,炙令干)　白芍药半两　干漆三分(捣研,炒令烟出)　琥珀一两　五味子半两

防葵半两　当归一两(剉碎,微炒)　白茯苓一两　芎劳
一两

【用法】上为末,炼蜜为丸,如梧桐子大。每服三十丸,
空心及晚食前以温酒送下。

【主治】妇人虚损不足,气血不调,四肢羸瘦疼痛,不欲
饮食。

47113　补益苁蓉獭肝丸(《圣济总录》卷八十六)

【组成】肉苁蓉(酒浸,切,焙)二两　獭肝(酥炙)一
具　柴胡(去苗)　秦艽(去苗土)　当归(切,焙)　石斛(去
根)　白茯苓(去黑皮)　泽泻　附子(炮裂,去皮脐)各一
两半　远志(去心)　巴戟天(去心)各二两　蒺藜子(炒
去角)　熟干地黄(焙)　厚朴(去粗皮,生姜汁炙)　五味
子(炒)　桂(去粗皮)　桃仁(去皮尖双仁,炒)　丁香　木
香　山芋　芍药　陈橘皮(浸去白,焙)　赤石脂(研)
槟榔(剉)　白术(炒)　干姜(炮)　郁李仁(汤浸去皮尖,
研)　甘草(炙,剉)　牡丹皮　蜀椒(去目并合口者,炒出
汗)　山茱萸　芎劳　牡蛎(煅,研)　人参各一两　黄耆
(剉,炒)二两半

【用法】上为末,炼蜜为丸,如梧桐子大。每服四十丸,
空心酒送下。

【主治】肾虚劳气,腰疼耳聋,目黄睛痛,面常青黑,四
肢羸弱烦闷,痰饮气攻,肢节酸痛。

47114　补益钟乳天雄丸(《圣惠》卷二十八)

【组成】钟乳粉　天雄(炮裂,去皮脐)　巴戟各一两
半　肉苁蓉(酒浸一宿,刮去皱皮,炙令干)　菟丝子(酒浸
三日,晒干别捣,为末)　茴香子　补骨脂　木香　天门冬
(去心,焙)　续断　沉香　石斛(去根,剉)　丁香　山茱
萸　附子(炮裂,去皮脐)　肉桂(去皱皮)　当归　麝香(细
研)　白术　人参(去芦头)　仙灵脾　薯蓣　牛膝(去苗)
厚朴(去粗皮,涂生姜汁炙令香熟)　磁石二两(烧令赤,醋
淬七遍,细研,水飞过)　熟干地黄　石龙芮各一两

【用法】上为末,炼蜜为丸。每日三十丸,空心以暖酒
送下,临卧时再服;如不饮酒,盐汤下亦得。

【主治】虚劳,水脏久冷,腰膝疼冷,筋骨无力,梦寐不
安,阳道劣弱,面色萎黄,饮食不得,日渐羸瘦。

47115　补益熟干地黄丸(《圣惠》卷七十)

【组成】熟干地黄二两　泽兰一两　当归三分(剉碎,
微炒)　干姜半两(炮裂,剉)　延胡索半两　鳖甲一两(涂
醋炙令黄,去裙襕)　牛膝半两(去苗)　续断三分　附子三
分(炮裂,去皮脐)　白芍药半两　木香半两　桂心半两
藁本半两　艾叶三分(微炒)　黄耆一两(剉)　五味子三
分　莣蔚子三分　芎劳半两　牡丹一两　白茯苓三分
柏子仁一两　薯蓣三分　龙骨三分　甘草半两(炙微赤,
剉)　杜仲三分(去粗皮,炙微黄,剉)　蛇床子三分　白术
三分　吴茱萸半两(汤浸七遍,焙干,微炒)　桃仁半两(汤
浸去皮尖双仁,麸炒微黄)

【用法】上为末,炼蜜为丸,如梧桐子大,每服三十丸,
空心及晚食前以温酒送下。

【主治】妇人血风劳损,经络不调,四肢羸瘦,脐腹虚
冷,困乏无力,不思饮食。

47116　补虚人参茯苓丸(《眼科全书》卷四)

【组成】人参　白茯　远志　白僵蚕　甘草　白附子

续断

【用法】上为细末,炼蜜为丸,如弹子大。每服一丸,细
嚼,桔梗汤送下。

【主治】小眦赤脉附睛外障。

47117　补虚损大泽兰丸(《圣惠》卷七十)

【组成】泽兰二两　紫石英(细研,水飞过)　白石脂
(细研)　赤石脂(细研)石膏(细研,水飞过)　龙骨　牛膝
(去苗)各一两半　桂心　白薇　当归(剉,微炒)　人参(去
芦头)　白茯苓　续断　白芜黄　黄耆(剉)　防风(去芦
头)　五味子　远志(去心)　薯蓣　白术　柏子仁　蛇床
子　甘草(炙微赤,剉)　蒲黄　牡丹　桃仁(汤浸去皮尖双
仁,麸炒微黄)　细辛　芎劳　各一两　熟干地黄各一两

【用法】上为末,入研讫药,都研令匀,炼蜜为丸,如梧
桐子大。每服三十丸,空心及晚食前以温酒送下。

【主治】妇人诸虚损不足,羸瘦菱黄,月候淋漓,或时带
下,头晕心烦,肢节少力。

【备考】《医方类聚》有白石英。

47118　补虚益精大通丸(《千金》卷十九)

【组成】干地黄八两　天门冬　干姜　当归　石斛
肉苁蓉　白术　甘草　芍药　人参各六两　麻子仁半两
大黄　黄芩各五两　蜀椒三升　防风四两　紫菀五两　茯
苓　杏仁各三两　白芷一两

【用法】上为末,白蜜枣膏为丸,如弹子大。每服一丸,
空心服,一日三次。

【主治】五劳七伤百病。

47119　补虚调中防风丸(《千金》卷十三)

【组成】防风　桂心　通草　茯神　远志　甘草　人
参　麦门冬　白石英各三两

【用法】上为末,白蜜为丸,如梧桐子大。每服三十丸,
加至四十丸,酒送下,一日二次。

【主治】脉虚,惊跳不定,乍来乍去,小肠腑寒。

47120　补中益气加姜桂汤(《不知医必要》卷三)

【组成】炙耆　白术(净炒)　当归各一钱五分　升麻
(蜜炙)三分　柴胡五分　党参(去芦,米炒)三钱　干姜五
分　肉桂(去皮另炖)三分　陈皮一钱　炙草七分

【用法】水煎服。

【主治】疟止而痢更甚者。

【加减】若疟疾复作,则去姜、桂,加制附。

47121　补阳固带长生延寿丹(《中国医学大辞典》引彭祖方)

【组成】人参　附子　胡椒各七钱　夜明砂　五灵脂
没药　虎骨　蛇骨　龙骨　白附子　朱砂　麝香各五钱
青盐　茴香各四钱　丁香　雄黄　乳香　木香各三钱

【用法】上为末,另用白面作条,圈于脐上,将前药分为
三分,内取一分,先填麝香末五分入脐孔内,乃将一分药入
面圈内,按药令紧,中插数孔,外用槐皮一片盖于药上,以艾
火灸之,时时增减,壮其热气,或自上而下、自下而上,一身
热透,患者必倦沉如醉,灸至骨髓,风寒暑湿,五劳七伤,皆
尽拔除。苟不汗,则病未除,再于三五日后又灸,至汗出为
度。灸至一百二十壮,疾必痊。

【功用】常服除百病,益气延年。

【主治】劳嗽、久嗽、久喘、吐血、寒劳,遗精白浊,阳事
不举,下元极弱,精神失常,痰膈等疾。妇人赤白带下,久无

生育,子宫极冷。

　　【宜忌】慎风寒,戒生冷、油腻。

　　【备考】妇人灸脐,去麝香,加韶脑一钱。

47122 补肾健脾益气种子煎

　　《医学正印》卷上。为《广笔记》卷二"补肾健脾益气方"之异名。见该条。

47123 补脾胃泻阴火升阳汤《脾胃论》卷上

　　【异名】泻阴火升阳汤(《玉机微义》卷十)、升阳泄火汤(《准绳·类方》卷一)、升阳降火汤(《便览》卷一)

　　【组成】柴胡一两五钱　甘草(炙)　黄耆　苍术(泔浸,去黑皮,切作片子,晒干,剉碎,炒)　羌活各一两　升麻八钱　人参　黄芩各七钱　黄连(去须,酒制)五钱(炒)　石膏少许(长夏微用,过时去之,从权)

　　【用法】上㕮咀,每服三钱,水二盏,煎至一盏,去滓,大温服,早饭后午饭前,间日服。

　　【主治】饮食损胃,劳倦伤脾,火邪乘之而生大热。

　　【宜忌】服药之时宜减食,宜美食。服药讫忌语话一二时辰许,及酒、湿面大料之类,恐大热之物,复助火邪而愈损元气也。亦忌冷水及寒凉淡渗之物及诸果,恐阳气不能生旺也。宜温食及薄滋味以助阳气。

初

47124 初精散《千金翼》卷十三

　　【组成】茯苓三十六斤　松脂二十四斤　钟乳一斤

　　【用法】上为粉,以白蜜五斗,搅令相得,纳坩器中,固其口,阴干百日,出而粉之,每服三方寸匕,一日三次。一剂大佳。凡欲服大药,当先进仙方凝灵膏和本散,然后乃服大药也。

　　【功用】辟谷。

启

47125 启中丸《袖珍》卷二引《圣惠》

　　【组成】南青皮　黑牵牛(半生半炒)　半夏(生)　广术(煨)各一两

　　【用法】上为细末,醋糊为丸,如梧桐子大。每服二十丸,食后温酒送下,一日二次。

　　【功用】消宿饮,进食。

　　【主治】三焦气逆,胸膈膨胀,痞满。

47126 启中丸《鸡峰》卷十二

　　【组成】厚朴　干姜　白茯苓　陈橘皮各二两　甘草八钱

　　【用法】上为细末　炼蜜为丸,如弹子大。每服一丸,细嚼,食前热米饮送下。

　　【功用】温中脘,除胃寒,消痰饮,进饮食。

　　【主治】腹胀。

47127 启闭汤《辨证录》卷九

　　【组成】白术三钱　茯苓五钱　白芍三钱　柴胡五分　猪苓一钱　厚朴一钱　泽泻一钱　半夏一钱

　　【用法】水煎服。连服四剂而痰消,再服四剂而身轻矣。

　　【功用】宣肝气之郁,补胃气之虚,开胃土之壅。

　　【主治】胃气壅滞,有痰涎流溢于四肢,汗不出而身重,吐痰靡已。

　　【方论选录】此方即四苓散之变也。加入柴、芍以疏肝,加入厚朴以行气,加入半夏以消痰,自然气行而水亦行,气化而痰亦化矣。

47128 启关散《圣济总录》卷一二三

　　【组成】恶实(炒)　甘草(生)各一两

　　【用法】上为散。每服二钱匕,水一盏,煎六分,旋含之,良久咽下。

　　【主治】风热客搏上焦,悬壅肿痛。

47129 启关散《辨证录》卷七

　　【组成】黄连　人参　茯苓各二钱　木香三分　吴茱萸五分

　　【用法】水煎服,缓饮之。

　　【主治】胃中湿热,腹痛作痢,上吐不食,下痢不止,至勺水难饮,胸中闷乱。

47130 启关散《洞天奥旨》卷十六

　　【组成】胆矾一分　牛黄一分　皂角(烧灰,末)一分　冰片一分　麝香三厘

　　【用法】上为极细末,和匀。吹入喉中。必大吐痰而快,可用汤药矣。

　　【主治】缠喉风。双喉蛾大作痛,药不能下喉者。

47131 启关散《医学集成》卷二

　　【组成】白芍　麦冬各五钱　柏仁三钱　花粉一钱半　滑石　黄连各一钱　人参　甘草各五分　桂枝三分

　　【主治】阳火炽盛之关格。

47132 启宫丸《医方集解》

　　【组成】芎䓖　白术　半夏曲　香附各一两　茯苓　神曲各五钱　橘红　甘草各一钱

　　【用法】上为末,粥为丸服。

　　【功用】《医林纂要》:去痰燥湿,开郁化气,活血,助生气。

　　【主治】妇人肥盛,多由痰盛,子宫脂满壅塞,不能孕育。

　　【方论选录】此足太阴、厥阴药也。橘、半、白术燥湿以除其痰;香附、神曲理气以消其滞;川芎散郁以活其血,则壅者通,塞者启矣。茯苓、甘草,亦以去湿和中,助其生气也。肥而不孕,多由痰盛,故以二陈为君,而加气、血药也。

47133 启迷丹《石室秘录》卷六

　　【组成】生半夏五钱　人参五钱　菖蒲二钱　菟丝子一两　甘草三分　茯神三钱　皂角荚一钱　生姜一钱

　　【用法】水煎服。

　　【主治】忽然发厥,口不能言,眼闭手撒,喉中作酣声,痰气甚盛。

　　【方论选录】此方人参、半夏各用五钱,使攻补兼施,则痰易消而气易复。尤妙用菟丝子为君,则正气生而邪气散。更妙用皂荚、菖蒲、茯神,开心窍以清心,自然气回而厥定。倘疑厥症是热,而轻用寒凉之药,则去生远矣。半夏用生不用制者,取其生气以救死,且制之过熟,反掣肘效迟,而不能奏功也。

47134 启峻汤《张氏医通》卷十三

　　【组成】人参　黄耆　当归　白术(炒枯)各一钱五分　陈皮八分　甘草(炙)五分　肉桂半钱　茯苓一钱五分　干姜(炮)四分　肉果　沉香各八分　附子(炮)一钱五分

　　【用法】水煎,温服。

【主治】脾肾俱虚,腹胀少食。

【加减】气滞硬满者,去黄耆,加厚朴。

47135 启窍丹

《疡医大全》卷十三。为《辨证录》卷三"启窍汤"之异名。见该条。

47136 启窍汤(《辨证录》卷三)

【异名】启窍丹(《疡医大全》卷十三)。

【组成】熟地二两　山茱萸一两　麦冬一两　远志三钱　五味子二钱　石菖蒲一钱　炒枣仁三钱　茯神三钱　柏子仁三钱

【用法】水煎服。一连四服,而耳中必然作响,此欲开聋之兆也,再照前方服十剂。而外用龙骨一分,雄鼠胆汁一枚,麝香一厘,冰片三厘,研极细末为丸,分作三丸,绵裹塞之,不可取出,一昼夜即通矣。耳通后,仍用前汤再服。一月后再用大剂六味丸以为善后,否则不能久聪也。

【主治】大病之后或年老人,肾水内闭而气塞,双耳聋闭,雷霆喧呼之声,终不相闻,而耳内不痛。

47137 启脾丸(《百一》卷二)

【组成】人参　白术　青皮(汤洗去瓤)　神曲(炒)　麦蘖(炒)　陈皮(汤洗去瓤)　厚朴(去粗皮,剉,姜制一宿,炒)　缩砂仁　干姜(炮)各一两　甘草(炒)一两半

【用法】上为细末,炼蜜为丸,如弹子大,每服一丸,空心,食前细嚼,用米饮汤送下。

【主治】脾胃虚弱,气不升降,中满痞塞,心腹膨胀,肠鸣泄泻,不进饮食。

47138 启脾丸(《内经拾遗》卷一引《经验良方》)

【异名】小儿启脾丸(《摄生众妙方》卷十)。

【组成】人参(去芦)　白术(土炒)　白茯苓(去皮)　干山药　莲肉各一两　山楂(蒸,去核)　甘草(蜜炙)　陈皮　泽泻各五钱

【用法】上为细末,荷叶煮汤炊饭为丸,如梧桐子大。每服七、八十丸,食后米饮送下。

【功用】❶《内经拾遗》引《经验良方》:开通脾气。❷《摄生众妙方》:消食、止泄、止吐、消疳、消黄、消胀、定肚痛,益肥生肌,健脾开胃。

【主治】小儿脾胃虚弱,饮食积滞,五更泄泻,面黄肌瘦,身热神倦。

❶《摄生众妙方》:小儿食伤诸病。❷《医学入门》:大人、小儿脾积,五更泻。❸《饲鹤亭集方》:小儿诸病之后,脾虚胃弱,面黄肌瘦,身热神倦。

47139 启脾丸(《摄生众妙方》卷五)

【组成】人参　白术　茯苓　甘草　陈皮　芍药　山楂肉　厚朴　苍术各等分

【用法】上如常法制过,共炒为末,炼蜜为丸,如肥皂子大。每服一丸,空心以米汤嚼服。

【功用】久服百病不生。

47140 启脾丸(《慈幼新书》卷十)

【组成】人参　陈皮　扁豆　神曲　苡仁　山药各二两　白术　茯苓各一两五钱　甘草(去皮)六钱　桔梗(炒)七钱　白芍八钱　麦芽　莲肉各二两

【用法】龙眼肉四两煮烂,和炼蜜为丸,如龙眼大。空心米饮送下。

【主治】小儿伤食,久乃成积,脾胃不和,体气虚弱,肌瘦面黄。

47141 启脾丸(《中国药典》2010版)

【组成】人参100克　炒白术100克　茯苓100克　甘草50克　陈皮50克　山药100克　莲子(炒)100克　炒山楂50克　六神曲(炒)80克　炒麦芽50克　泽泻50克

【用法】上为细末,过筛,混匀。每100克粉末加炼蜜120~140克,制成大蜜丸。每丸重3克,口服,每次一丸,一日二至三次,三岁以内小儿酌减。

【功用】健脾和胃。

【主治】脾胃虚弱,消化不良,腹胀便溏。

47142 启脾汤(《医统》卷八十二)

【组成】白术　当归各一钱半　人参　川芎　香附子　柴胡梢　玄胡索　郁金　甘草梢　青皮各五分

【用法】上㕮咀,作一服。水煎服。

【主治】寡妇、室女思欲不遂,以致伤脾,饮食少思,寒热如疟,面上或红或黄。

47143 启脾散(《医学入门》卷八)

【组成】莲肉一两　白术　茯苓　山药　神曲　山楂各五钱　人参　猪苓　泽泻　藿香　木香　当归　白芍　砂仁各三钱　肉豆蔻三个　陈皮二钱　甘草一钱

【用法】上为末。任意姜汤调服,初生儿涂母乳头上服之。

【功用】百病愈后,用此药调脾。

【加减】惊风后,加辰砂、滑石各二钱。

47144 启脾散(《成方便读》卷四)

【组成】潞党参(元米炒黄,去米)　制冬术　建莲肉各三两　楂炭　五谷虫炭各二两　陈皮　砂仁各一两

【用法】上为末。每服二钱,开水下。

【主治】小儿因病致虚,食少形羸,将成疳积;或禀赋素亏,脾胃薄弱,最易生病者。

【方论选录】凡小儿之离母胎也,皆谓之后天,莫不藉谷食以为长养,因先天之禀赋不足者,难于接补,后天之气血亏弱者,易于滋培,故古人每有借后天以济先天之法,不特脾胃为后天之源,抑且土为万物之母,土旺则四脏皆旺,正自充而病自除耳。方中党参、莲肉、冬术大补脾元;陈皮、砂仁助其健运;而以楂炭、谷虫消磨不尽之滞;兼广补药之功。

47145 启膈散(《医学心悟》卷三)

【组成】沙参三钱　丹参三钱　茯苓一钱　川贝母(去心)一钱五分　郁金五分　砂仁壳四分　荷叶蒂二个　杵头糠五分

【用法】水煎服。

【功用】❶《医学心悟》:通噎膈、开关。❷《中医方剂学》:润燥解郁。

【主治】❶《医学心悟》:噎膈。❷《中医方剂学》:由于抑郁日久,气结津枯,咽下梗塞,甚则疼痛呕吐者。

【加减】虚者,加人参;若兼虫积,加胡连、芜荑;甚则用河间雄黄散吐之;若兼血积,加桃仁、红花;或另以生韭汁饮之;若兼痰积,加广橘红;若兼食积,加卜子、麦芽、山楂。

【方论选录】《中医方剂学》:方中沙参清胃滋燥而不腻,川贝解郁化痰而不燥,茯苓补脾和中,郁金开郁散结,杵

头糠能疗卒噎,丹参补血活血,荷蒂宣胃气,与丹参合用,以收气血并治之功。

47146 启云抱龙丸(《幼科金针》卷上)

【组成】胆星一两 防风一两 花粉一两 薄荷一两 僵蚕五钱 白附子五钱 雄黄三钱 辰砂二钱

【用法】炼蜜为丸,露水竹沥磨服。

【功用】降火清金,消痰驱风。

【主治】小儿天哮症。嗽起连连,呕吐涎沫,涕泪交流,眼胞浮肿,吐乳鼻衄,呕血睛红。

47147 启心救胃汤(《辨证录》卷四)

【组成】人参一两 茯苓一两 白芥子三钱 菖蒲一钱 神曲三钱 半夏二钱 南星二钱 黄连一钱 甘草一钱 枳壳五分

【用法】水煎服。一剂而痰解,再剂而神清,三剂而呆病如失,不再呆也。

【功用】生胃气,消痰。

【主治】起居失节,则胃气伤而痰迷,致成呆病者。

47148 启阳固精丸(《墨宝斋集验方》卷上)

【组成】人参一两 大附子一枚(甘草水浸,夏半日,冬一日。更以甘草水拌面裹煨熟,去皮脐,切片,烘干) 川芎一两 菟丝子八两(酒煮,捣为饼) 破故纸四两(炒) 官桂二两(去皮) 山药四两(炒) 小茴香四两(炒) 巴戟天二两(去心) 锁阳二两(火烘) 杜仲三两(姜汁炒) 黄耆二两(酒炒,去头)

【用法】上为末,炼蜜为丸,如梧桐子大。每服一百丸,空心酒送下。

【功用】启阳固精。

【主治】《医学启蒙》:耗伤劳神太过,心肾不交,阳痿不固不举。

47149 启阳娱心丹(《辨证录》卷九)

【组成】人参二两 远志四两 茯神五两 菖蒲 甘草 橘红 砂仁 柴胡各一两 菟丝子 白术各八两 生枣仁 当归各四两 白芍 山药各六两 神曲三两

【用法】上为末,炼蜜为丸。每日服五钱,白开水送下。服一月,阳不闭塞矣。

【主治】抑郁忧闷,心包闭塞,阳痿不振,举而不刚。

47150 启迷奇效汤(《石室秘录》卷五)

【组成】人参一两 南星三钱 鬼箭三钱 半夏二钱 附子一钱 肉桂一钱 柴胡三钱 白芍三钱 菖蒲二钱 丹砂末二钱

【用法】先将前药煎汤二碗,分作二服,将丹砂分作一半,调入药中,第二服亦和一半。

【主治】心火为痰所迷之癫痫,累年不愈。

47151 启结生阴汤(《辨证录》卷六)

【组成】熟地一两 山茱萸五钱 车前子三钱 苡仁五钱 麦冬五钱 益智仁一钱 肉桂一分 沙参三钱 山药四钱

【用法】水煎服。

【功用】补益肺肾,滋其生水之源。

【主治】肺肾气虚,膀胱燥结,夏秋之间,小便不通,点滴不出。

【方论选录】此方补肾而仍补肺者,滋其生水之源也。

补中而仍用通法者,水得补而无停滞之苦,则水通而益收补之利也。加益智以防其遗,加肉桂以引其路,滂沛之水自然直趋膀胱,燥者不燥,而闭者不闭矣。

良

47152 良附丸(《良方集腋》卷上)

【异名】止痛良附丸(《饲鹤亭集方》)。

【组成】高良姜(酒洗七次,焙研) 香附子(醋洗七次,焙研)

【用法】上二味,各焙、各研、各贮、否则无效。如病因寒而得者,用高良姜二钱,香附末一钱;如病因怒而得者,用高良姜一钱,香附末三钱;如病因寒怒兼有者,高良姜一钱五分,香附一钱五分。用时以米饮汤加入生姜汁一匙,盐一撮为丸。服之立止。

【功用】❶《中国药典》:温胃理气。❷《方剂学》:行气疏肝,祛寒止痛。

【主治】肝郁气滞,胃寒脘痛,胸闷不舒,喜温喜按者。❶《良方集腋》:心口一点痛,乃胃脘有滞,或有虫,多因恼怒及受寒而起,遂至终身不愈。❷《饲鹤亭集方》:胃脘气滞,胸膛软处一点疼痛,经年不愈或母子相传。❸《谦斋医学讲稿》:肝胃气痛之偏于寒者。❹《中国药典》:寒凝气滞,脘痛吐酸,胸腹胀满。

【方论选录】《谦斋医学讲稿》:良姜长于温胃散寒,香附长于疏肝行气。

47153 良附丸(《实用方剂学》)

【组成】良姜一钱 香附四钱 青皮 木香 当归各三钱 干姜二钱 沉香一钱

【用法】上为细末,水泛为丸,如梧桐子大,每服三钱,米汤送下。

【主治】❶《实用方剂学》:胸脘气滞,胸膈软处一点疼痛,或经年不愈,母子相传。❷《全国中药成药处方集》(上海方):胸膈满痛,得暖便轻,呕吐清水。

47154 良姜丸(《鸡峰》卷十八)

【组成】高良姜 干姜各一两 桂 黄橘皮各半两

【用法】上为细末,水煮面糊为丸,如梧桐子大。每服三十丸至百丸,空心生姜汤送下。

【主治】中寒痰唾。

47155 良姜丸(《朱氏集验方》卷二)

【组成】良姜二两

【用法】上为末,猪胆为丸,如梧桐子大。每服二十丸,紫苏汤送下。

【功用】醒脾。

【主治】疟疾。

47156 良姜丸(《续名家方选》)

【组成】良姜 干姜 桂枝各一钱 赤石脂(醋炒)二钱 粳米五分 甘草二分

【用法】面糊为丸,如梧桐子大。或作汤用佳。

【主治】脱肛。

47157 良姜方(《伤寒总病论》卷三)

【异名】良姜汤(《本事》卷八)。

【组成】橘皮 良姜 桂枝 当归各一分 麻黄半两 槟榔三个 杏仁二十个 甘草一分 生姜一分 大枣十个

【用法】上㕮咀,水二升半,煎至一升,去滓,通口服一盏,未已再一剂。

【主治】伤寒汗后,咳噫不止,是阴阳气升降欲作汗。升之不上,降之不下,故胃气上逆而咳噫无休止。

47158 良姜汤(方出《圣惠》卷七十七,名见《朱氏集验方》卷十)

【组成】高良姜一两 蓬莪术一两

【用法】上为细散。每服一钱,以温酒调下,不拘时候。

【主治】妊娠中恶,忽然心腹刺痛,闷绝欲死。

47159 良姜汤(《全生指迷方》卷二)

【组成】高良姜一两(剉碎,炒) 官桂一两(去皮) 当归(去芦头)一两(剉,炒) 干姜一块(炮) 人参一两(去芦) 吴茱萸七钱半(炒) 白茯苓一两 附子半两(炮)

【用法】上为散。每服二大钱,水一盏半,加生姜五片,煎至七分,去滓,空心服。

【主治】阴寒积冷,心腹大痛,呕逆恶心,手足厥冷,心胸不快,腰背疼痛。

47160 良姜汤(《鸡峰》卷十一)

【组成】干姜 真良姜(油焙紫色,水洗,去油)各等分

【用法】上为细末。每服二三钱,白汤点服,温酒亦得,不拘时候。

【主治】心痛,腹痛,久疟瘦弱。

47161 良姜汤(《鸡峰》卷十四)

【组成】厚朴 良姜 桂各等分

【用法】上为细末。每服三钱,水一盏,煎至六分,去滓温服,不拘时候。

【主治】脾胃伤冷,心腹大痛,霍乱吐泻。

47162 良姜汤

《本事》卷八。为《伤寒总病论》卷三"良姜方"之异名。见该条。

47163 良姜汤(《直指》卷五)

【组成】良姜 辣桂各一两 半夏(制)三分 木香 当归 厚朴(制)各半两 甘草(炒)一分

【用法】上为粗散。每服三钱,加生姜四片,用水一大盏,煎六分,食前服。

【主治】冷气腹痛。

47164 良姜汤(《疝癥积聚编》)

【组成】良姜五分 当归 桂枝各三分 厚朴 附子各二分

【用法】水煎,温服。

【主治】诸疝心腹绞痛如刺,两胁支满,烦闷不可忍。

47165 良姜汤(《经验良方》)

【组成】良姜 小茴香 桂枝 橙皮各等分

【用法】水煎,或为泡剂,或为散药。

【主治】胃虚腹痛,食难化者。

47166 良姜饮(《直指》卷十三)

【组成】良姜 藿香 陈皮各一两 甘草(炙)三分

【用法】上剉细。每服三钱,水煎服。

【主治】霍乱。

【备考】本方方名,《观聚方要补》引作"良姜散"。

47167 良姜饮(《保命歌括》卷十九)

【组成】藿香叶 良姜 木瓜 陈皮各等分 甘草(炙)减半

【用法】上㕮咀。水煎服。

【主治】霍乱腹痛。

47168 良姜散(《幼幼新书》卷二十九引《石壁经》)

【组成】良姜一钱 白龙骨半两

【用法】上为末。每服半钱,空心饭饮吞下。

【主治】小儿翻花脱肛。

47169 良姜散(《圣济总录》卷三十八)

【组成】高良姜(剉,炒)一分 苍术(米泔浸一宿,剉,炒) 麦门冬(去心,焙) 陈橘皮(汤浸去白,焙) 肉豆蔻(去壳) 吴茱萸(汤浸,焙,炒) 人参 诃黎勒皮各三分

【用法】上为散。每服三钱匕,米饮调下,不拘时候。

【主治】霍乱吐泻不止,心腹疼痛,烦渴。

【备考】本方方名,《普济方》引作"高良姜散"。

47170 良姜散(《全生指迷方》卷三)

【异名】当归良姜散(《产乳备要》)。

【组成】高良姜五两 厚朴(去皮,姜汁涂,炙)二两 当归 桂心各三两

【用法】上为散。每服五钱,水二盏,煎至一盏,去滓温服。

【主治】诸心腹痛者,或外邪来客,或气相干,其卒然痛而即止者,此寒气客于脉外,得寒则缩蜷细急,外引小络,得热即止。

47171 良姜散(《鸡峰》卷二十)

【组成】良姜 干姜各等分 续随子

【用法】上为细末。每服一大钱,续随子霜一字,同热酒一盏,入猪胆汁十数点同调,一服愈。

【主治】小肠气。

47172 良姜散(《杨氏家藏方》卷五)

【组成】高良姜一斤(用好油熬热,旋下,渫令赤色,用麸皮揩去油,剉细) 丁香三两 甘草三两(炙赤色,剉) 人参(去芦头)二两半 胡椒一两 荜茇半两

【用法】上为细末。每服二钱,入盐少许,食前沸汤点服。

【主治】停寒积冷,心腹撮痛。

47173 良姜散(《朱氏集验方》卷三引张介叟方)

【组成】高良姜 草果 缩砂仁 厚朴 陈皮各半两 半夏(汤浸) 枳壳 木香 甘草各三钱

【用法】上㕮咀。每服三大钱,水一盏半,加生姜三片,煎至七分,去滓,空心热服,日中再服。

【功用】宽中顺气,理伤滞。

【主治】中脘不快。

47174 良姜散(《活人心统》卷下)

【组成】良姜 草果 槟榔各等分

【用法】上为末。每服二钱,白汤调下。

【主治】诸般心气冷痛。

47175 良姜散(《续名家方选》)

【组成】良姜六钱 茴香四钱 甘草二钱

【用法】上为末。白汤饮下。

【主治】因酒毒常常泄泻者。

47176 良姜散

《观聚方要补》卷三。即《直指》卷十三"良姜饮"。见该条。

47177 良姜粥（《饮膳正要》卷二）

【组成】高良姜半两（为末）　粳米三合

【用法】水三大碗，煎高良姜至二碗，去滓，下米，煮粥食之。

【主治】心腹冷痛，积聚停饮。

47178 良姜膏（《疡医大全》卷三十八）

【组成】高良姜　穿山甲各六两

【用法】上用真麻油二斤，浸七日，熬枯，去滓，入炒过黄丹一斤成膏，摊贴。

【主治】毒疮并蝎螫、诸恶虫咬伤。

47179 良宵饮（《诚书》卷十六）

【组成】防风　木通　枳壳　茯神　当归　僵蚕（炒）各五分　川芎　荆芥各三分　枣仁（炒）七分　甘草（炙）二分

【用法】水煎服。

【主治】小儿烦热，胎惊内吊。

47180 良姜拈痛散（《直指》卷六）

【组成】良姜（切作大片，先用吴茱萸慢火炒少顷，次用东畔当日壁土，须无雨处者，同炒，次以米醋、酒同炒，至茱萸黑。）

【用法】上只用良姜为末。每服一钱，空心温米饮送下。

【主治】脾疼。

47181 良姜香薷汤（《岭南卫生方》卷中）

【组成】陈皮（去白）　藿香叶　香薷叶　甘草（炒）生姜（和皮）　良姜　枣子（去核）　紫苏叶　木瓜（去瓤）各等分

【用法】上剉散。每服三钱，水煎服。

【主治】伏暑伤冷，致作霍乱。

47182 良姜理中汤（《扁鹊心书·神方》）

【组成】高良姜　干姜（炒）　草果（去壳，炒）各二两

【用法】上为末。每服四钱，水煎，空心服。

【主治】虚疟，久疟，脾胃虚弱。或初起为冷物所伤。

47183 良验益真散（《元和纪用经》）

【组成】黄耆（陇西者）二两半　桂心半两

【用法】上为末。每服方寸匕，空心、食前酒饮调下，一日三次。

【主治】精败血出。

张

47184 张氏肾病方（《效验秘方·续集》张琪方）

【组成】黄芪30克　党参20~30克　麦冬15克　地骨皮15克　茯苓15克　车前子15克　白花蛇舌草30克　柴胡10克　甘草10克

【用法】每日一剂，水煎二次，早晚分服。

【功用】益气养阴，清热利湿。

【主治】慢性肾病，以蛋白尿为主症者。

【加减】蛋白尿加芡实、莲子以固摄精泉。久病血尿者加白茅根、瞿麦、小蓟等通淋止血之品。热盛者，加栀子、生地等以凉血止血；若湿热渐去，常配龙骨、牡蛎、海螵蛸、茜草以增收涩止血之力。此时纯补气阴收敛止血，恐过于壅滞，每加大黄3~7克，以疏泄使摄而不凝，补而不滞，且大黄尚有清热止血之妙。舌红苔白腻者，减参芪用量，重用清热利湿之品，如白花蛇舌草、瞿麦、扁蓄、土茯苓等，尽量不用苦寒之品以防伤胃；舌红紫而肿胀者，常配伍解毒活血药物，如连翘、公英、重楼、赤芍、桃仁等。可明显提高临床疗效。

【方论选录】慢性肾病患者气阴两虚，而以气虚为本，尤以脾气亏虚为甚。所以用药时加大参芪的用量，常用黄芪、党参健脾益气；以麦冬、地骨皮益阴而退虚热，又可制参芪之温燥；以茯苓、车前子、白花蛇舌草利湿清热；配柴胡升阳调畅气机，使补而不滞。

47185 张天师草还丹（《元戎》卷九）

【组成】地骨皮　生地黄　石菖蒲　牛膝（酒浸一宿）　远志（去心）　菟丝子（酒浸三宿，炒黄）各等分

【用法】上为细末，炼蜜为丸，如梧桐子大。每服三十丸，空心温酒送下；盐汤亦可。

【功用】久服轻身，若发白者，从根而黑，如未白者，永不白。

47186 张走马玉霜丸（《局方》卷五吴直阁增诸家名方）

【组成】大川乌（用蚌粉半斤同炒，候裂，去蚌粉不用）川楝子（麸炒）各八两　破故纸（炒）　巴戟（去心）各四两　茴香（焙）六两

【用法】上为细末，用酒打面糊为丸，如梧桐子大。每服三五十丸，空心、食前用酒或盐汤送下。

【功用】精元秘固，内施不泄，留浊去清，精神安健。

【主治】男子元阳虚损，五脏气衰，夜梦遗泄，小便白浊，脐下冷疼，阳事不兴，久无子息，渐致瘦弱，变成肾劳，眼昏耳鸣，腰膝酸疼，夜多盗汗。妇人宫脏冷，月水不调，赤白带漏，久无子息，面生䵟黯，发退不生，肌肉干黄，容无光泽。

【备考】本方方名，《普济方》引作"玉霜丸"。

47187 张武经大明丸（《医方类聚》卷六十七引《简易》）

【组成】川芎　当归（洗）　羌活　防风　荆芥穗　甘草（炙）　白芷　菊花　独活　仙灵脾　陈皮　青皮　柴胡（去芦）　木贼（去节）　白附子　石膏（煅）　蒺藜（炒，去刺）　苍术（泔浸一宿）　蝉壳（去足）　枸杞子　全蝎（去毒，炒）　远志（去心）　楮实子（炒）　青葙子（炒）　决明子（炒）各等分

【用法】上为末，炼蜜为丸，如弹子大。每服一丸，食后薄荷茶清嚼下。

【主治】一切混沌眼疾。

47188 张真君茯苓丸（《三因》卷十二）

【组成】赤茯苓　白茯苓各等分

【用法】上为末，以新汲水接洗，澄去新沫，控干，别取地黄汁，同与好酒银石器内熬成膏，搜和为丸，如弹子大。空心盐酒嚼下。

【功用】常服轻身延年。

【主治】心肾气虚，神志不守，小便淋涩，或不禁，及遗泄白浊。

47189 张走马家飞步丸（《准绳·类方》卷四）

【组成】乳香一两（另研）　白芍药　川乌（生，去皮脐）　草乌（生，去皮脐）　白胶香　木鳖子（取肉另研，去油）各二两

【用法】上为细末，用赤小豆末煮糊为丸，如梧桐子大。每服十五丸，木瓜汤送下。病在上，食后服；病在下，空心

服。忌热物片时。

【主治】筋脉骨节、手足腰背诸般疼痛,挛缩不伸。

47190　张走马家秘真丹(《三因》卷十三)

【组成】草乌头(或用川乌,用牡蛎粉炒乌头令裂,去皮脐,牡蛎不用)　五倍子半两

【用法】上为末,糯米糊为丸,如梧桐子大。每服三五十丸,空腹盐汤送下。

【主治】房室过度,或用意思维,精泄自出,腰背酸弱,不能屈伸,食不生肌,两脚疼痛,不能步履。

改

改

47191　改容丸(《医学心悟》卷六)

【组成】大贝母(去心)　白附子　防风　白芷　菊花叶　滑石各五钱

【用法】上为细末,用大肥皂十笑,蒸熟去筋膜,捣和药为丸。早、晚洗面。

【主治】风热上攻,致生粉刺、雀斑。

47192　改容膏(《增补内经拾遗》卷四)

【组成】杏仁(另研)　轻粉(另研)　滑石(另研)各等分

【用法】用鸡蛋清调,以瓷盏盛,饭锅上少炖片时,旋入麝香少许,擦患处。

【主治】肺风疮。

47193　改容膏(《医方考》卷一)

【异名】牵正膏(《何氏济生论》卷一)。

【组成】蓖麻子一两　真冰片三分

【用法】上捣为膏。中风口眼㖞僻在左,以此膏敷其右;㖞僻在右,以此膏敷其左。今日敷之,明日改正。

【主治】中风口眼㖞僻。

【加减】寒月,加干姜、附子各一钱。

【方论选录】蓖麻子为引风拔毒之品也,佐以冰片,取其利气而善走窍;佐以姜、附,取其温热而利严寒。此惟冬月加之,他时勿用也。

47194　改容膏(《医级》卷八)

【组成】石灰(醋炒红)

【用法】再入醋熬如膏。左歪涂右,右歪涂左。

【主治】口眼歪斜。

47195　改痢散(《普济方》卷二〇七)

【组成】陈壁土(东方日晒久年)　车前子

【用法】上药同炒,筛去土,只将车前子研为细末。每服三钱,米饮调下。如车前子难为末,米汤浓煮,绢滤澄服。

【主治】泻及一切痢不止,小便不通。

47196　改定三痹汤

《观聚方要补》卷六。即《张氏医通》卷十四"三痹汤"。见该条。

47197　改定化毒丹(《梅疮证治秘鉴》卷下)

【组成】牛黄(真者)四分　琥珀五分　血竭　雄黄辰砂　鹿胫骨　鲮甲各一钱半　钟乳二钱　犀角　乌蛇各一钱半　龙脑三分　麝香二分

【用法】上为末,神曲糊为丸,如梧桐子大,每服十五丸,砂糖汤送下;虚者,人参汤送下。

【主治】梅毒。

47198　改定紫菀茸汤

《中国医学大辞典》。即《张氏医通》卷十三"紫菀茸汤"。见该条。

即

即

47199　即验丹(《续名家方选》)

【组成】轻粉(炒)二钱　角石二钱　大黄　黄连　黄芩各一钱　光明朱五分　土茯苓三钱

【用法】上为细末,米糊为丸,如椒目大,辰砂为衣。每服一分。

【主治】痔疮及毒肿发于下部阴股边者。

灵

灵

47200　灵丹(《玉钥》卷上)

【组成】防风　北细辛　黄芩　石膏　元参　羌活荆芥　小生地　连翘　黄柏　甘草　白芷　白菊花　栀仁　川芎　百部　薄荷各二钱五分　真黄连三钱

【用法】上为粗末,置大铜锅内,外用甘草五钱,煎水一大碗,将药拌匀,再取潮脑三两,研碎,分作五七次,洒药上,再以大碗盖住药,又用石膏和灰面、盐水调匀,密糊碗口,不可泄气,煮长香一柱时,方可起下,将上升在碗内的灵丹用竹刀刮下,仍将淬用甘草水拌匀,复洒潮脑于上,如此升取五、七次,候药性升尽为度,再以瓷瓶收固。凡牙疼擦上,立止。

【主治】一切牙痛。

47201　灵砂

《局方》卷五(续添诸局经验秘方)。为《圣济总录》卷二〇〇"神仙灵砂丹"之异名。见该条。

47202　灵飞散

《千金翼》卷十三。为《千金》卷二十七"西岳真人灵飞散"之异名。见该条。

47203　灵飞散(《圣济总录》卷八十二)

【组成】干蝎(全者,炒)一两　硇砂(去夹石者,生用)三分　巴戟天(去心)一两　阳起石(研细)三分　真珠(捣研)　木香　附子(炮裂,去皮脐)各半两　芫花(醋炒)三两半　青橘皮(汤浸,去白,焙)　硫黄(研)各半两　阿魏(研)一分　磁石(煅赤,淬七遍,研)二两

【用法】上为散。每服一钱匕,空心热酒调下,良久以饭压之,至午食前再服,不拘时候。

【主治】脚气冲心闷极者。脚气发时,或肿或咳,不头痛,不嗽逆,心间妨闷,上气急促者尤宜服之。

47204　灵飞散(《摄生秘剖》卷四)

【组成】炉甘石(火煅红,用童便淬,如此七次,水浸净,研细,水飞)一两　灵药二钱　朱砂一钱　琥珀一钱　珠末一钱　牛黄一钱　熊胆一钱

【用法】和极匀。每次用牙簪挑少许点眼,闭目片时,再点,又闭片时,待药力过,然后用簪拨去药淬,热水洗净,一日二次。

【功用】消肿解毒,止泪明目,去翳退赤,收湿除烂。

【主治】一切目疾。

【方论选录】《审视瑶函》:甘石收湿除烂;灵药磨翳拨云;若砂、珀、珠末、牛黄、熊胆者,解毒清热,止泪退赤,明目

之品也。

【备考】灵药方:水银五钱,黑铅五钱,火消八钱,白硼二钱,先将铅化开,入水银作一家,再加消、硼研匀,入阳城罐内,盐泥封固,打火三炷香,先文后武,待冷取出听用。

47205 灵中散(《普济方》卷二八九)

【组成】陈大蜂巢一个 白矾 脂麻

【用法】上装入蜂巢内,火烧之,小油调,扫之。

【主治】背疽等疮。

47206 灵升散(《外科证治全书》卷二)

【异名】升丹。

【组成】樟脑五分 川椒红一撮

【用法】上药分研碎,茶钟盖上,放铜勺内,稠面封四围,勿令走气,放风炉上微火升之。少顷觉樟脑气透出,即取安放地上,候冷揭开,药俱升在茶钟底,刮下入瓷器密贮听用。

【主治】肠胃湿热,郁久生虫,啮齿齿碎,啮龈龈痛,不啮则微痛龈痒,又或痒或胀痛忽然而止者。

47207 灵乌丹(《中藏经》卷下)

【组成】川乌一斤(河水浸七日,换水浸,去皮尖,切片,干之) 牛膝二两(酒浸,焙) 何首乌四两(制如川乌法)

【用法】上为末,炼蜜为丸,如梧桐子大,朱砂为衣。每服七丸,渐加至十九,空心酒送下。病已即止。

【主治】一切冷疾疼痛,麻痹风气。

47208 灵乌散(《圣济总录》卷十五)

【组成】乌鸦一只(腊月取于藏瓶内盛,以盐泥固济,令干,用炭火煅存性,候冷,取出去肚肠,研) 丹砂(研)一分 细辛(去苗叶)二两 干蝎(全者)十四枚(炒)

【用法】上四味,将二味捣末,与别研二味同罗。每服半钱匕,午前温酒调下。病已即止。

【主治】风痫多惊,手足颤掉,口吐涎沫。

47209 灵水膏(方出《圣惠》卷二十四,名见《普济方》卷一一二)

【组成】树孔中水

【用法】温热洗之,然后捣细辛、牡蛎等分为末,以面脂调敷白驳上,日三夜一。

【主治】❶《圣惠》:白驳风。❷《普济方》:疬疡。

47210 灵功饮(《玉案》卷六)

【组成】当归 黄连 川芎各八分 人参三分 广木香 枳壳 滑石 槟榔各六分 甘草一分

【用法】加灯心三十茎,水煎,食前温服。

【主治】痎后痢疾。

47211 灵龙丹(《魏氏家藏方》卷一)

【组成】五灵脂(去沙)七两(别研) 草乌头(生,去皮尖)半两 木鳖子(新者,去壳)二两(别研) 白胶香(别研) 地龙(去土) 乳香各半两(别研) 麝香一钱(别研)

【用法】上为细末,入诸别研药拌和,以辰年辰月辰日辰时取辰方上野水搜做小阿胶片,风干。每有患者,以一片分作三服,用酒磨之;卒中急风,以白矾一小块研末,用童便同酒磨下;或口噤灌少许入鼻中,待口开一时灌尽;小儿惊风,分作六服,薄荷汤入酒化下;手足疼痛,薄荷酒下,或姜汁磨涂患处;如治牙痛,以少许塞之。

【主治】一切风疾,卒中潮搐,口噤不语,舌强脚弱,鹤膝瘫痪,半身不遂,偏风口眼㖞斜。

47212 灵龙丹(《普济方》卷一一五)

【组成】麝香一两 乳香五两 地龙五两 白胶香七两 乌头五两 木鳖子十二两 五灵脂四十两

【用法】上为极细末,酒糊为丸,如弹子大。每服一丸,酒化服之。

【主治】一切风疾。

47213 灵仙丸

《圣济总录》(文瑞楼本)卷十。即原书(人卫本)"威灵仙丸"。见该条。

47214 灵仙丸(《赤水玄珠》卷二十六)

【组成】威灵仙

【用法】上为末,炼蜜为丸,如弹子大。红绢袋盛药一丸,用精猪肉四两,煮极烂去药,吃肉。其积化从大便而下,以知为度。

【主治】一切癖。

47215 灵仙丸(《简明医彀》卷二)

【组成】威灵仙(洗净,焙干)

【用法】上为末,好酒拌润,入竹筒内塞口,九蒸九晒,炼蜜为丸,如梧桐子大。每服二十丸,酒送下。微利不泻。朝服暮效,外用灵仙煎洗。

【功用】通十二经脉,去宿垢。

【主治】❶《简明医彀》:口眼㖞斜,疬风、头风、癜风,皮肤瘙痒,手足顽麻,疥癣,腰重阴肿,妇人月闭。❷《医级》:妇人月水不来,或动经多日,气血冲心及产后经风闭塞,并治癥瘕痃癖、气块、痛风诸症。凡风病因于风而变生者,皆可酌寒热虚实间服之。

【备考】本方改为散剂,名"灵仙散"(见《医级》)。

47216 灵仙散(《圣济总录》卷一四三)

【组成】威灵仙(去土) 鸡冠花各二两

【用法】上到,劈碎,以米醋二升煮干,更炒过,捣为末,以生鸡子清和作小饼子,炙干,再为细末。每服二钱匕,空心陈米饮调下,午后更一服。

【主治】肠风病甚不愈。

47217 灵仙散(《圣济总录》卷一九八)

【组成】白茯苓(去黑皮) 巨胜子(去皮,炊一日) 天门冬(去心,焙) 白术 桃仁(去皮尖,炒) 干黄精各一两

【用法】上为细散。每服三方寸匕,食前水饮下,一日二次,或以蜜为丸,如赤小豆大。每服三十丸,温水送下。

【功用】轻身延年,却老还童。

47218 灵仙散

《医级》卷九。即《简明医彀》卷二"灵仙丸"改为散剂。见该条。

47219 灵白丸

《得效》卷十一。为《朱氏集验方》卷五"灵砂白丸子"之异名。见该条。

47220 灵白散

《医方类聚》卷二五二引《施圆端效方》。为方出《阎氏小儿方论》,名见《医方类聚》卷二五二"灵矾散"之异名。见该条。

47221 灵圣散(《永乐大典》卷一〇三六引《保婴集验名方》)

【组成】天南星(生,到) 防风(去芦,到)

【用法】上为细末。先用浆水、葱白、槐枝熬汤洗净,干

贴疮口上。上用膏药盖之，一日二次。

【主治】大人、小儿疯狗咬破疮，犬咬所伤疮。

47222 灵芝丸（《圣济总录》卷一八五）

【组成】苍术一斤（米泔浸，时换水）

【用法】上一味，用竹刀刮去皮并土，夏浸三日，冬七日，晒干，木臼内捣罗为末，枣肉为丸，如梧桐子大。每服三十至五十丸，空心枣汤送下。

【功用】补骨髓，通利耳目。

【主治】脾肾气虚。

47223 灵芝丸（《圣济总录》卷一八七）

【组成】三叶酸一斤（阴干）　黑桑椹一斤（晒干）

【用法】上为末，炼蜜为丸，如弹子大。每服一丸，温酒化下，一日二次。

【主治】白发，气血不荣者。

47224 灵光丸（《医方类聚》卷七〇引《吴氏集验方》）

【组成】夜明砂一两（去土）　蝉蜕二十一个（生，洗去土）　木贼二十一条（去节）

【用法】上为末，砂糖为丸，如弹子大。每服一丸，嚼，木贼煎汤送下。

【主治】斑疮眼。

47225 灵光散（《疡医大全》卷十一）

【组成】炉甘石（煅）一两　灵药一钱（重者或二三钱）

【用法】上为极细末。调点患处少许，将目久闭，候痛止药性散尽可拨去，用绢拭去令净，以热水洗之。

【主治】外障斑疮，扳睛胬肉，蚬肉蟹睛。

47226 灵朱丸（《卫生总微》卷五）

【异名】灵脂丸（《普济方》卷三七七）

【组成】五灵脂（去沙石）　朱砂（研，水飞）各一分　巴豆五枚（去皮心，研，纸裹去油）

【用法】上为细末，烧粟米饭为丸，如黄米大。一二岁儿每服二丸，乳食前温水送下。取或利或吐效。

【主治】小儿食痫，乳食不消，心腹壅滞，四肢抽掣。

47227 灵字丸（《疯门全书》）

【组成】白苦参（生用，脾经无病勿用）三两　白花蛇一两　白蒺藜七两　风子肉一两　土麻仁六两　小云连五钱

【用法】炼蜜为丸。吞服，早晚、空心各服五钱。

【主治】麻风。

47228 灵异膏（《普济方》卷三〇五）

【组成】川郁金一两（真者）　生地黄二两（去土）　粉草一两　腊月猪板脂一斤

【用法】上剉，如豆粒大，入脂内煎黑焦色，滤去药滓，入明净黄蜡四两，熬化，逐渐入搅匀，用瓷器盛，贮水浸之，久，去水收之。每用时先以冷水洗疮，挹干，敷药在疮上，外用白纸贴之。汤烫火烧不须水洗。

【功用】止血定痛。

【主治】杖疮、金疮，颠扑皮破，汤火所伤，久年恶疮，冻疮。

47229 灵异膏（《万氏家抄方》卷四）

【组成】防风　栀子　黄芩　当归　生地（忌铁器）甘草　苦参　金银花　大黄　海风藤　赤芍　黄柏　连翘　荆芥　白蒺藜　槐枝各二两　何首乌（忌铁器）牛蒡子　白芷　杏仁　地榆各一两　木通　川芎　山豆根苍术　独活　羌活　蜂房　蝉蜕　僵蚕　白及　白蔹麻黄　丹皮各五钱　乳香二两　没药　血竭　海螵蛸　孩儿茶　龙骨各一两　赤石脂二两　麝香二钱　樟脑　轻粉黄蜡　白蜡各五钱　黄丹（水飞过，净）三斤

【用法】麻油六斤浸药，入乱发三两熬焦黑色，发化尽去滓再熬，滴水成珠下丹，收膏停火，下乳香等细药。再候少温下轻粉、麝香、黄白蜡溶化，入水中出火毒，瓷瓶收用。

【主治】毒疽。

【宜忌】勿用铁锅煎。

【临床报道】毒疽：一县尹腿患毒疽，屡治不愈，后得此膏，一贴即愈。

47230 灵豆膏（《卫生总微》卷十六）

【组成】大蒜一枚（去皮研）　巴豆三升（去皮心）

【用法】同湿纸裹煨熟，一处研为膏，为丸如麻子大。每服二三五丸，醋汤送下。吐泻即愈。

【主治】小儿发疟不止。

47231 灵龟丹

《永乐大典》卷一三八八〇引《极济方》。为原书同卷引《风科集验方》"万灵丹"之异名。见该条。

47232 灵龟散（《卫生总微》卷十七）

【组成】当归（去芦，洗净）三分　白芷　漏芦（去芦）各半两

【用法】上为末。每服一钱，食前温酒调下。

【主治】小儿扑坠，内有伤损。

47233 灵龟散（《永乐大典》卷一三八七九引《大方》）

【组成】败龟（煅）　漏芦（并酥炙）　威灵仙　延胡索牛膝（酒浸）　虎骨（酥炙）　桂心　地龙（去土）　自然铜（烧醋淬）　当归各等分

【用法】上为细末。每服一钱，酒调下。

【主治】血风偏注，筋骨痛。

47234 灵龟膏

《普济方》卷三一二。为《圣惠》卷六十七"贴熁灵龟膏"之异名。见该条。

47235 灵应丸（《朱氏集验方》卷九）

【组成】黄连（大者）　蕤仁各二两　太阴元精石（阴阳火煅）　石决明　草决明各一两　羊子肝七个（去膜，竹刀切）

【用法】用多年粟米饮为丸，如梧桐子大。每服二十丸，临卧时用腊茶吞下。翳膜厚者不过一月，近者不过十日。服至七日，熁顶以助药。

【主治】内外障眼。

47236 灵应丹

《普济方》卷二〇〇引《广南卫生方》。为《圣济总录》卷三十五"胜金丸"之异名。见该条。

47237 灵应丹（《丹溪心法附余》卷一）

【组成】麻黄五斤（去根节，剉一寸，取河水五斗，以无油腻锅煮至一斗已来，滤去麻黄，冷定，用细罗子滤去滓，取清者，锅内再熬成膏（熬时要勤搅，勿令着底焦了了）　白芷桑白皮　苍术　甘松　浮萍各二两　川芎　苦参各三两

【用法】上为细末，以麻黄膏为丸，如弹子大。每服一丸，温酒化下，临卧服，隔二、三日再服。手足即时轻快。

【主治】卒中风邪,涎潮不利;小儿惊风;瘫痪;四肢不举;风痹。

47238 灵应饮(《玉案》卷四)

【组成】茯神　小柴胡　人参　生地　银柴胡　黄芩各二钱　知母　麦门冬各一钱

【用法】加大枣五枚,水煎,临服加童便一杯。

【主治】潮热。

47239 灵应散(《普济方》卷一五七引《卫生家宝》)

【组成】钟乳粉　款冬花　枯白矾各一两　甘草半两(炙)　轻粉一钱　桂六钱

【用法】上为细末,入钟乳粉、轻粉同研令匀。每服半钱。用匙挑入喉中,咽津,随用茶清压下。每日临卧只一服。小儿或以糖少许和服。

【主治】一切咳嗽,不问久新、轻重。

47240 灵应散(《活人心统》卷下)

【组成】肉桂五钱　玄胡索五钱(炒)　厚朴五钱　五灵脂五钱(去土炒)

【用法】上为末。每服二钱,酒调下。

【主治】心腹作痛,及妇人血气疼痛欲危者。

47241 灵应膏(《杨氏家藏方》卷十二)

【组成】蓖麻子(去壳,研)　当归(洗,焙,切)　木鳖子(去壳,研)　郁金(剉)　香白芷(剉)　草乌头(炮制,去皮脐)　甘草(剉,炒)　大黄(剉)　赤芍药(剉)　自然铜(火煅,醋淬,研)　白僵蚕(取末)　苏枋木(剉)　白及(剉)　白蔹(剉)各一两　黄丹六两　乳香(别研)一钱　没药(别研)一钱　麻黄(去根节)　天南星(剉)　沥青(别研)　定粉(别研)各半两　葱白十茎　麻油二斤

【用法】上件除没药、乳香、黄丹、僵蚕外,将余药入油内,熬令诸药赤黑色,然后滤去诸药。次将没药等四味研令极细,徐徐下入油内,用槐、柳枝各十条,长五六寸,不住搅之,渐加火,熬令滴入水中不散,成膏子为度。每遇患者,量痈肿大小,摊在纸花上贴之,日易一次。

【功用】消肿定痛。

【主治】诸般疮疖。

47242 灵应膏

《外科精义》卷下。为《医方类聚》卷一七二引《千金月令》"鹿角膏"之异名。见该条。

47243 灵应膏(《眼科阐微》卷三)

【组成】怀生地三两　熟地三两　麦冬　当归各四两　枸杞五两　黄耆四两　怀牛膝五两(酒蒸三次)　白术(土炒)四两　葳蕤肉三两　白茯苓二两　真阿胶三两(炒)

【用法】上共为细片,煎汁去滓,加炼蜜六两,熬至滴水成珠,入罐内水浸一夜,取起封好。每服三五茶匙,或白汤、元眼汤、参汤调下,不拘时候。

【主治】病后目昏,或妇人生育出血过多,精气不足,目昏。

47244 灵应膏(《外科医镜》)

【组成】象皮六钱(切片)　穿山甲　男子发一两二钱　牛蒡草三两　血竭二钱　儿茶二钱　白胶香四钱(即芸香,去油,研末)

【用法】上药用麻油二斤,将象皮、山甲、男发、牛蒡草煎枯,滤去滓,将油称准,凡药、油一斤,入炒飞黄丹八两搅

匀,熬至滴水取丸不粘指为度,离火,再入血竭、儿茶、芸香等末搅匀,倾水中去火性。临用重汤炖摊。

【功用】长肉、生肌、收口。

【主治】痈疽发背,及一切溃烂等疮。

47245 灵妙丹

《医宗必读》卷九。为《圣济总录》卷二〇〇"神仙灵砂丹"之异名。见该条。

47246 灵妙饮(《玉案》卷四)

【组成】白茯苓　苍术　猪苓　白豆仁各一钱五分　泽泻　厚朴　木通　沉香各一钱　甘草　肉桂各七分

【用法】加生姜五片,水煎,食前服。

【主治】腹内作痛而兼泻。

47247 灵妙散(《杨氏家藏方》卷十九)

【组成】人参(去芦头)一两　甘草一钱(炙黄)　罂粟壳二两(切碎,用黑豆半合同炒油出,去黑豆不用)

【用法】上为细末。每服一钱,泄泻,煎枣汤调下;赤白痢,煎生姜、乌梅汤调下;白多赤少,用温酒、白汤各一半调下;赤多白少,蜜汤调下。并乳食前服。

【主治】小儿冷热不调,腹痛泄泻,下痢赤白,肠滑无度,多因嗜卧,全不入食。

【宜忌】《普济方》:忌生冷之物。

47248 灵苗汤(《医方类聚》卷一三三引《吴氏集验方》)

【组成】瓦松(即屋上无根种草是也)

【用法】上捣细,浓煎汤,乘热熏洗小腹,约两时辰即通。

【主治】沙淋。

47249 灵苑丹

《类证治裁》卷四。为《苏沈良方》卷二"辰砂散"之异名。见该条。

47250 灵苑汤(《赤水玄珠》卷十五)

【组成】三叶酸浆草(即布谷饭,取嫩者)

【用法】上捣汁一合,酒一合,搅匀,空心服之,立通。

【主治】卒患诸淋,遗溺不止,小便赤涩疼痛。

47251 灵枣丹(《玉案》卷六)

【组成】小青虾蟆三十个　生矾一钱　南枣(去核)五枚　铜绿一分　麝香三厘

【用法】上共捣烂,盐泥封固,火煅存性,去泥,为末。吹患处。

【主治】走马牙疳并一切口疳。

47252 灵雨汤(《四圣心源》卷四)

【组成】甘草二钱　人参二钱　茯苓三钱　半夏三钱　干姜三钱　柏叶三钱　丹皮三钱

【用法】煎大半杯,温服。

【主治】土败阳虚,呕吐瘀血,紫黑成块。

【方论选录】吐血之证,中下湿寒,凝瘀上涌。用人参、甘草补中培土;茯苓、干姜去湿温寒;柏叶清金敛血,丹皮疏木行瘀,自是不易之法,尤当重用半夏,以降胃逆。

47253 灵矾散(方出《阎氏小儿方论》,名见《医方类聚》卷二五二)

【异名】灵白散(《医方类聚》卷二五二引《施圆端效方》)。

【组成】五灵脂(末)二钱匕　白矾(水飞)半钱匕

【用法】上为末。每服一二钱,水一盏,煎五分,温服,不拘时候。当吐出虫。

【主治】小儿虫咬,心痛欲绝。

47254 灵奇饮(《玉案》卷六)

【组成】麻黄(去节)春夏六钱,秋冬八钱 大黄 蝉蜕 威灵仙 白芷各一两

【用法】以羊肉一斤,水五碗煮,去肉留汤煎药,热服出汗。

【主治】广疮(杨梅疮)。

47255 灵明散(《秘传大麻风方》)

【组成】槟榔 大黄 贯众 黑丑(半生熟)各一两 雷丸五钱半 皂刺(灰)一钱五分 大戟一钱五分

【用法】上为末,用皂角煎膏为丸。每服三钱,空心冷茶送下,天明泻下。或虫或积。但见青黄赤白虫可治,黑虫难治,用净盆小便看之,如碎麸皮相似,过三日后再服。

【主治】麻风。

47256 灵乳丹(《普济方》卷二二六引《澹寮》)

【组成】灵砂一两(别研) 钟乳半两(别研) 沉香半两(锉末) 乳香半两(箬叶上炙,研细) 没药半两(研)

【用法】上为末,乳钵内捣无声为度,却用半夏为末,煮糊为丸,如绿豆大,别用好朱砂细研为衣,建盏内出光。磨沉香汤送下。

【功用】补益诸虚。

47257 灵宝丸(《博济》卷四)

【组成】天麻(洗) 天南星 白附子 独活 白僵蚕 川乌头(炮) 羌活(洗) 干蝎(全者)各一两 牛黄 龙脑各一分(研细) 麝香半两(研细,旋入众药)

【用法】上净洗,日内晒干,不用近水,杵为细末,炼蜜为丸,如豌豆大。诸色风疾,每服五丸,薄荷、温酒送下;女人血风,更入少当归末,温酒送下;如瘫痪风,下床不得,每服三十丸,先用白矾半两为末,葱十茎,煎汤温浴,后用薄荷汁、温酒送下;衣被盖出汗,别服补药;如是男子、妇人疥癣、瘰疬,并须依前法洗浴,服三十丸,出汗,当日必愈;小儿疮疥亦须如常浴,每一岁一丸,并须出汗,并愈。

【主治】小儿疥疮,及三十六种风疾。

【宜忌】忌食面、猪肉、鱼、毒等物。

47258 灵宝丸(《圣济总录》卷十二)

【组成】天麻 乌蛇(酒浸,去皮骨,炙)各二两 附子(炮裂,去皮脐) 白附子 芎䓖各一两 天南星二两 白僵蚕(微炒) 蔓荆实 干姜(炮) 桂(去粗皮)各一两 麻黄(去根节)二两三分 防风(去叉)一两半 当归(切,焙)三分 龙脑(研) 麝香(研)各一分

【用法】上为末,炼蜜为丸,如鸡头子大,以丹砂末为衣。每服一丸,温酒送下;如急风瘫缓,每服二丸,薄荷汤送下。衣覆出汗立效。

【主治】风气攻作,阴盛则厥逆,阳盛则烦懑。

47259 灵宝丸(《圣济总录》卷七十九)

【组成】滑石(好白者)二两 腻粉一两

【用法】上先捣研滑石令极细,次入腻粉和匀,熬木瓜浓汁成膏,为丸如绿豆大。每服七丸,五更空心温米饮送下,日只一服。服至五七日,觉脐腹撮痛,小便多为效。觉效便服补脾胃药。

【主治】十种水气。

【宜忌】忌盐一百日。

47260 灵宝丹(《圣惠》卷二十五)

【异名】归命丹、返魂丹。

【组成】光明砂一两半(打如皂荚子大,绢袋子盛,以荞麦灰汁煮三复时取出,研如粉)

硫黄一两(打如皂荚子大,绢袋子盛,以无灰酒煮三复时,取出研如粉) 雄黄一两(打如皂荚子大,绢袋子盛,以米醋煮三复时,取出研如粉) 自然铜一两(先捣碎,细研如粉)

以上四味,用一有盖瓷瓶子,先以金箔三片,铺于瓶子底上,便入硫黄,又以金箔两片盖之;次入雄黄,又以金箔两片盖之;次入朱砂,又以金箔两片盖之;次入自然铜,又以金箔三片盖之;以瓶子盖合,却不用固济,于灰池内坐瓶子令稳,以火养三日三夜。第一日用熟炭火半斤,围瓶子,去瓶子三寸;第二日用熟火十两,去瓶子二寸半;第三日用火一斤,去瓶子二寸,以火尽为度。候冷,取药出瓶子,以纸三重裹药,于净湿土中培,至来旦取出,更研令细。

磁石(以醋淬二十遍,捣罗,细研如粉) 阳起石(研如粉) 长理石(细研如粉) 紫石英(细研如粉)各三分

用一有盖瓷瓶子,先磁石,次入阳起石,次入长理石,次入紫石英,其所入金箔,一依前法,以盖子合之,其口不固济,用火养三日三夜。第一日用熟炭火一斤,去瓶子三寸;第二日用火三斤,去瓶子二寸;第三日用火半秤,去瓶子三寸。一日至夜,任火自消,候冷取出药,用纸裹入湿土中培,至来旦取出,更研令极细。

牛黄 龙脑 麝香 腽肭脐(酒刷,微炙) 龙齿 虎胫骨(涂酒炙令黄)各一两(上六味为末,更细研如粉) 钟乳十两(以绢袋子盛,先以长流水煮半日,后弃其水,别用水五斗,煎取一斗,煮后草药,留钟乳水三合,磨生犀角三分) 远志(去心) 巴戟 苦参 乌蛇(酒浸,去皮骨,微炙) 仙灵脾 天麻各一两一分(上六味,粗罗为散,以前钟乳水一斗,煎至七升,用生绢袋滤去滓,澄清)

木香 肉豆蔻(去壳) 鹿茸(去毛,涂酥炙微黄) 桂心各一两半 延胡索 木胡桐泪各三分(上六味,为粗末,以前钟乳汁七升,煎至四升,以生绢滤去滓,澄清) 半夏(汤洗七遍,去滑) 当归各一两(上二味,为粗散,以前钟乳汁四升,煎至三升,以生绢滤去滓,澄清) 皂荚子仁一两半(捣罗,研如粉) 川芒消一两(细研) 生地黄汁一升 无灰酒 童便一升

【用法】上件地黄汁等,合前药汁,共计六升,纳银锅中,于静室内,以文火养至一升,下金石药末在内,以柳木篦搅,勿令住手,看稀稠得所,去火,然后入牛黄等六味,搅令极匀,即下皂荚仁末,及磨了犀角水,以绵滤过,入药内,然后于乳钵内,以乳锤用力研三五千下,缘此药极黏如胶。研讫,分为三分,一份入上件芒硝,别更研令匀,并丸如绿豆大。如有中一切风,牙关紧急,及尸厥暴亡者,以热醋研三两丸,灌在口中,下得咽喉即活;如要常服,即空心以温酒送下三丸;如患风疾及扑伤肢节,十年五岁运动不得者,但依法服之,十粒便效,重者不过三十粒;有人卒中恶暴亡者,但心头未冷,取药五粒,以醋调摩脐中一千余遍,当从脐四面渐暖,待眼开后,以热醋研下十粒,入口即活;凡病不问轻

重、年月深浅,先以红雪通中散三钱,茶下,良久,更以热茶投,令宣泻一两行,便依法煎姜豆下三粒,当以他人热手,更摩所患处,良久热彻,当觉肉内有物如火至病所;一二百日及一年内,风疾下床不得者,一服三粒,十服后便可行步,如患至重者,每一利后,隔日服五粒,又住三五日,即更利,服不过三十粒,平复如本;若打扑损多年,天阴即疼痛,动不得者,大验只可五七服。服此药多者,疾去后,药力恒在。

【主治】中一切风,牙关紧急,及尸厥暴亡者;或打扑损多年,天阴即疼痛,动不得者。

【备考】本方加芒消,名"破棺丹"。

47261 灵宝丹

《圣惠》卷九十五。为原书同卷"玉芝丹"之异名。见该条。

47262 灵宝丹(《简易》引《叶氏方》,见《医方类聚》卷二十)

【组成】川乌(去皮尖,略炮) 五灵脂各三两 没药一两半 胡椒半两 木香 乳香(研) 朱砂(研) 麝香各一分(和朱砂为衣)

【用法】上将前五味为细末,择辰日辰时,取东方井花水,入乳香末和前药末为丸,如豆大,以朱砂、麝香为衣。每服一粒,生姜二片,同嚼,茶酒任下,不拘时候。如伤风头痛,及胎风,荆芥汤下。

【主治】一切诸风,瘫痪伤风。

47263 灵宝丹(《普济方》卷二三三)

【组成】天灵盖一枚(涂酥炙) 鬼箭羽 白术(炒) 虎头骨(涂酥炙)各一两

【用法】上为末,别入丹砂、雄黄、麝香各五钱,同研匀,炼蜜为丸,如梧桐子大。每服十九至二十丸。煎安息香汤送下;米饮亦得,一日二次。

【主治】虚劳,精神恍惚,悸动不定,烦热体痛。

47264 灵宝丹(《瞿仙活人方》卷下)

【组成】木香 沉香 乳香各半钱

【用法】上为末,将巴豆皮退去净,去油用二钱,加大枣二个,去皮捣成膏,和药收之。每服一丸,如绿豆大,凉水送下。如欲过三行,先吃凉水三口,然后用凉水送下。如欲五行、六行,依数吃水。

【功用】推积滞,除腹痛。

【主治】一切无名肿毒、恶疮。

47265 灵宝丹(《疡科捷径》卷上)

【组成】茅术一两五钱 辰砂三两 麝香二钱五分 甘草一两 麻黄一两 丁香三钱 天麻一两 大黄一两 月石五钱 雄黄一两五钱 冰片五分 沉香三钱 蟾酥四钱五分

【用法】上为细末,烧酒泛为丸,辰砂为衣,如芥子大。每服二十丸,甘菊汤送下。

【主治】耳根毒。

47266 灵宝丹

《疑难急症简方》卷四引《玉历》。为《百一》卷十六"神仙灵宝膏"之异名。见该条。

47267 灵宝丹

《全国中药成药处方集》(南昌方)。为原书"灵宝如意丹"之异名。见该条。

47268 灵宝散

《本草纲目》卷十八。即《外科精要》卷中"止痛灵宝散"。见该条。

47269 灵宝散(《御药院方》卷十一)

【组成】丁香 木香 乳香各一钱半 当归 玄胡索 白芍药各半两

【用法】上为细末。每服一钱,食前温酒调下。

【主治】妇人血气攻刺痛,引两肋疼痛,及痃癖冷气。

47270 灵宝膏(《普济方》卷八十六引《朱氏家藏方》)

【组成】黄丹 乳香各三钱 蜜二两

【用法】上以瓷器安药在中,慢火熬成膏子,地下出火毒。每一豆大,涂目四傍。目热赤,以生地黄汁调,或龙脑薄荷汁调;风气眼,荆芥汤调;烂睑风眼,用枫木水调。如无枫木水只用饭汤调涂;虚眼,煎黄耆汤调涂。

【主治】远年近日目疾。

47271 灵宝膏(《洪氏集验方》卷二)

【组成】大瓜蒌十枚(隔二、三年陈者,尽去其皮,留瓤子,约有半升许,用砂盆研细如粉) 新胡桃十枚(不油者,汤去膜,研细如粉) 滴乳香十块(如大指头,大乳钵内研细如粉)

【用法】上用白砂蜜十两,同前药于银石器内极慢火熬三时辰,其稠如饧糖,多合少合准此。每服二匙,无灰酒半盏调下,不拘时候。甚者不过两三服。

【主治】一切痈疽、脑疽、发背等疾。

47272 灵宝膏

《回生集》卷下。为《百一》卷十六"神仙灵宝膏"之异名。见该条。

47273 灵草丹(《丹溪心法附余》卷四)

【异名】浮萍丸(《济阳纲目》卷八十四)。

【组成】紫背浮萍草

【用法】摊于竹筛内,下着水,晒干,为细末,炼蜜为丸,如弹子大。每服一丸,用黑豆淋酒化下。

【主治】一切风疾及瘾疹、紫白癜风,痛痒顽麻,及脚气,打扑伤损,浑身麻痹。

47274 灵药方(《疡医大全》卷三十四)

【组成】水银一两 劈朱砂 明雄黄各五钱 硫黄三钱 白矾一钱

【用法】上为细末,入阳城罐内,用铁盏合好,盐卤和泥封好,以铁丝扎紧,用银炭十斤,先文后武火,升三炷香为度,取起,冷定,开看,取铁盏上药约重二两七钱。如杨梅疮烂喉者,用灵药五分,加人中白、青黛各八分,乳香、没药各五分,冰片二分,麝香一分,药珠一分五厘,共研细末,吹入喉内,一日五六次,三日即全愈;如烂嘴鼻,再加龙骨、象皮、血竭、儿茶各五分,琥珀二分,研细,掺之,外以清凉拔毒膏贴之。

【主治】杨梅疮。

47275 灵砂丸

《得效》卷六。为《本事》卷四"灵砂丹"之异名。见该条。

47276 灵砂丸

《医统》卷十四。为《圣济总录》卷二〇〇"神仙灵砂丹"之异名。见该条。

47277 灵砂丸(《回春》卷七)

【组成】南星(泡)　半夏(泡)　巴豆(去壳,酒煮干二次)各五钱　全蝎　朱砂(一半入药,一半为衣)各三钱　姜蚕(炒)七分　轻粉少许

【用法】上为末,水为丸,如黍米大。每服三丸,如惊风,金银汤下,其余姜汤送下。

【主治】小儿风痰惊积至危笃者。

47278 灵砂丹(方出《圣惠》卷五十二,名见《普济方》卷一九八)

【组成】朱砂半两　麝香一分　蝙蝠粪五十粒

【用法】上为细末,以软糯米饭为丸,如绿豆大。每服十丸,未发时以暖水送下。

【主治】疟发作无时,经久不愈。

47279 灵砂丹(《博济》卷四)

【组成】朱砂半两　大附子(炮)　青皮　杏仁(去皮尖)各一两　巴豆(以水五升,慢火煮三十沸)春、冬一百个,秋、夏用五十枚(一方有面姜一两,炮)

【用法】先将巴豆以水五升,煮令油出水尽为度,细研,与众药末和,以粳米饭为丸,如豌豆大,小儿吊风,桃柳枝一握煎汤送下;小儿肚胀,石榴汤下。小儿及患人相度虚实加减服。

【功用】《普济方》:消酒食,疏利滞气,发汗。

【主治】❶《博济》:众疾及小儿钓风。❷《普济方》:血痢,痔漏肠风,大风痰,心痛,疟疾,肺病,及一切劳疾,腰痛膝疼,水泻,怀胎气冲心,一切风,阴毒伤寒,吐泻,虫咬心,宿食不消,头痛不止,痞气膨胀,疼癖气,五劳七伤,口疮、脚气上攻心胸,心痛,打损,伤酒,伤食,败血不散,难产,小便涩,肺气咳嗽,眼昏黑花,牙痛,小儿腹胀,乍寒乍热,怀胎不安。口吐酸水,产前泻利,小儿五疳,腹痛肋疼。

【备考】《普济方》:血痢,生姜汤下;痔漏肠风,胡荽汤下;大风痰,栀子汤下;心痛,热酒下;疏利滞气,陈皮汤下;疟疾,醋汤下;肺病及一切劳疾,桃柳皮各一握煎汤下;大小便秘,灯心汤下;腰脚风,葱姜汤下;霍乱,木瓜汤下;血气,当归汤下;发汗,麻黄汤下;腰疾,生姜汤下;怀胎气冲心,酒下;一切风,防风汤下;阴毒伤寒,热酒下;吐泻,黄连汤下;虫咬心,冷水下;宿食不消,白汤下;头痛不止,白汤下;痞气膨胀,茶下;疼癖气,丁香汤下;五劳七伤,枳实汤下;口疮,枣汤下;脚气上攻心胸,热汤下;心痛打损,酒下;伤酒伤食,各随汤下;败血不散,米饮下;难产,黄叶汤下;小便涩,大黄汤下;肺气咳嗽,杏仁汤下;眼昏黑花,黑豆汤下;牙疼,茱萸汤下;小儿腹胀,石榴汤下;乍寒乍热,桃心汤下;怀胎不安,芎劳汤下;口吐酸水,诃子汤下;产前泻痢,艾叶汤下;小儿五疳,乳汁下;腹痛肋疼,芍药汤下。

47280 灵砂丹(《局方》卷六)

【组成】消石(与砒一处细研,入瓷罐子内,用石灰盖口,炭火烧半日,取出,去火毒)　信州砒霜　腻粉　粉霜(研)各半两　黄丹(研)　枯矾(研)各一两半　朱砂(研,飞)一两　乳香(研)　桂府滑石各一两

【用法】上为末,用蒸饼二两四钱和为丸,如梧桐子大。每服五丸,温粟米饮送下。未愈加丸数再服。小儿可服一丸至二丸。

【主治】脏腑怯弱,内有积滞,脐腹撮痛,下痢脓血,日夜无度,里急后重,肠鸣腹胀,米谷不化,少气困倦,不思饮食,或发寒热,渐至羸瘦。

47281 灵砂丹(《幼幼新书》卷二十三引《医方妙选》)

【组成】人参半两(去芦头)　甜葶苈(研)　五灵脂　胡黄连(并为细末)　麝香　芦荟(各细研)　杏仁(麸炒,去皮尖)各一分　辰砂半两(研细)

【用法】上件一处拌匀,以粳米饭为丸,如黍米大。每服十粒,煎人参汤下。

【主治】❶《幼幼新书》引张涣方:小儿因嗽成疳,气疳。❷《卫生总微》:肺疳,因咳嗽羸瘦,皮枯毛落。

47282 灵砂丹(《本事》卷四)

【异名】蜡匮丸、灵砂丸(《得效》卷六)。

【组成】硇砂一分　朱砂一分(并研极细)

【用法】用黄蜡半两,巴豆三七粒,去壳皮膜,用于银石器内重汤煮一伏时,候巴豆紫色为度,去二七粒,止将一七粒与前二味同再研极匀,再熔蜡匮药,每旋丸如绿豆大。每服三丸至五丸。水泻,生姜汤送下;白痢,艾汤送下;赤痢,乌梅汤送下。服时须极空腹,服毕一时,方可吃食,临卧尤佳,次食淡粥一日。疟疾,乳香汤和饮服,不发,日晚间服。

【主治】积滞下痢,泄泻。

❶《本事》:积痢。❷《百一》:饮食所伤,一切积滞或痢,酒食所伤,暴泻。❸《普济方》:下虚中积,脏腑虚滑,泄泻久经取转,里急后重,久积恶痢,暴泻久不止。

47283 灵砂丹(《宣明论》卷三)

【组成】威灵仙　黑牵牛　何首乌　苍术各半两　香附子六两　川乌头(去尖)　朱砂　没药　乳香各三钱　陈皂角四钱(炙黄,去皮)

【用法】上为末,将皂角打破,用酒二升半,春、夏三日,秋、冬七日,取汁打面糊为丸,如桐子大。每服五丸,如破伤风。煎鳔酒送下;如牙疼赤眼,捶碎研三五丸,鼻嗜之。

【主治】破伤风。一切诸风,牙疼,赤眼。

47284 灵砂丹(《杨氏家藏方》卷八)

【组成】皂角(不蛀,肥实者,去皮弦子)二斤(用河水三升、生姜自然汁半升,揉皂角,取浓汁,滤去滓,于银石器内慢火熬成膏)　天南星(生用)　半夏(汤洗去滑)　白附子(生用)　白矾(枯)各四两　猪牙皂角(肥实者,去皮弦,涂酥炙赤色)二两　朱砂一两半(研如粉)

【用法】上为细末,入朱砂同研匀,将前皂角膏子搜和为丸,如梧桐子大,别用朱砂为衣,每服三十丸,食后生姜汤送下。

【主治】❶《杨氏家藏方》:痰涎留滞,结积成癖,上攻头目,昏痛眩晕,目暗耳鸣,肢体烦倦,项背拘急,手足战掉,肌肉𥆧动,麻痹不仁,一切风痰积饮。❷《普济方》引《仁存方》:痰饮头痛。

【加减】如积年经久痼冷痰疾,加生附子四两,去皮脐用。

47285 灵砂丹(《医学启源》卷中)

【异名】辰砂羌活丸(《摄生众妙方》卷三)。

【组成】独活　羌活　细辛　石膏　防风　连翘　薄荷各三两　川芎　山栀　荆芥　芍药　当归　黄芩　大黄(生)　桔梗各一两　全蝎(微炒)半两　滑石四两　菊花　人参　白术各半两　寒水石一两(生用)　砂仁一钱　甘草三两(生)　朱砂一两为衣

【用法】上为细末,炼蜜为丸,每两作十丸,朱砂为衣。每服一丸,食后茶清嚼下。

【主治】风热郁结,血气蕴滞,头目昏眩,鼻塞清涕,口苦舌干,咽嗌不利,胸膈痞闷,咳嗽痰实,肠胃燥涩,小便赤;或肾水阴虚,心火炽甚,及偏正头风痛,发落齿痛,遍身麻木,疥癣疮疡,一切风热。

【备考】本方方名,《北京市中药成方选集》引作"大灵砂丹"。

47286 灵砂丹(《朱氏集验方》卷十)

【组成】灵砂丹

【用法】以人参一二两,银铫煎汤,空心下十粒,五更又下十粒。天明则愈矣。

【主治】妇人虚证头痛,恶风发热,六脉沉取无根,浮取却有。

47287 灵砂丹(《普济方》卷一四五引《保生回车论》)

【异名】龙虎丹。

【组成】朱砂(研细,水飞,晒干) 硫黄(研极细)各一钱

【用法】用醇酒八分一盏,贮银器或瓷瓯中,用文武火熬,将竹篦子不住手搅,熬至六分,去火候冷。顿服。

【主治】伤寒后发疟。

47288 灵砂丹(《医方类聚》卷一一二引《经验秘方》)

【组成】杏仁十个(去皮尖) 南巴豆三十个(去皮膜油) 好白面一匙 黄丹三钱

【用法】上先以杏仁、巴豆杀研极细,入黄丹研如泥,方入面一匙,滴新水为丸,如黄米大。每服三丸。比及取积,服药先服白粥三日,除粥外,都休吃他物。服此药人,不以大小生活并不得做,亦不得高声唱叫,也不得往来行走,只可睡坐。若妇人病患,服药须令男子将药丸递于患妇口中,用饮子药下。服药人并不大便。十年证候,十日取下来;五年证候,五日取下。

【主治】二十四般积证。脾积,不思饮食;肺积,上喘咳嗽;肾积,腰疼耳鸣;胆积,口苦舌干;食积,口吐酸水;大肠积,风痔瘘;小肠积,五种淋涩;惊积,涎潮发搐;气积,四肢虚肿;风积,遍身麻木;水积,肚肿脚细;虚积,夜多盗汗;劳积,吃食不肥;冷积,脐腹疼痛;疟积,发寒发热;酒积,面色痿黄;忧积,翻胃吐食;血积,精脉不调;心积,心狂发热;肝积,令人眼涩;暑积,怕热眼涩;痢积,便脓便血;疳积,头发如柳;脾积,吃泥吃土。

【宜忌】有孕妇人勿服。

47289 灵砂丹

《得效》卷四。为《圣济总录》卷二○○"神仙灵砂丹"之异名。见该条。

47290 灵砂丹(《普济方》卷一一六引《治风经验方》)

【组成】槟榔(生)二两 白附子(炮)二两 天南星(生)二两 朱砂一两(细研,留一半为衣) 白僵蚕(生)二两 狼毒(炮)二两 没药半两(研,炒) 乌蛇(酒浸一宿,摊干,并皮骨用)二两 川乌头(炮,去皮脐)三两 大附子(炮,去皮脐)二两 五灵脂三两(不夹石者) 肉桂二两(取有味者,去粗皮,不见火)

【用法】上为末,入朱砂研匀,更以麝香半两,研,拌匀,炼蜜为丸。每服一丸至二丸,空心、食前嚼,温酒送下。

【主治】诸般风疾,手足不举。

47291 灵砂丹(《活人心统》卷下)

【组成】磁石二两(煅七次,醋) 沉香 熟地 茯苓各一两 甘草五钱 阳起石一两(煅) 附子八钱(炮) 青盐五钱 石斛 麦门冬(去心) 肉苁蓉 葫芦巴各一两 白术八钱 芍药 藁本 续断各一两 远志(去心)一两 灵砂五钱 (一方有酒柏七钱)

【用法】上为末,酒为丸,如梧桐子大。每服四十丸,早晨莲子汤送下。

【主治】阳气虚,痰气上攻头脑,精冷无子,眩晕。

47292 灵砂丹(《直指附遗》卷六)

【组成】好灵砂三分 川五灵脂二分

【用法】上为极细末,稀糕糊为丸,如麻子大。每服二十丸,食前石菖蒲、生姜煎汤送下。

【主治】冷气乘心作痛。

47293 灵砂丹(《外科启玄》卷十二)

【组成】辰砂二两(荔枝壳水煮,绢袋盛,悬罐内煮干,为末听用) 天灵盖三钱(以麝香三分入内,同捣细,蜜和黄泥固,火煅红,冷定为末) 老丝瓜(近蒂半节,火煅为末)二两

【用法】于腊八日以兔血为丸,如梧桐子大。每服一丸,酒送下。

【主治】黑靥及蛇皮灰白淡色痘。

47294 灵砂酒(《得效》卷十一)

【组成】灵砂

【用法】以好酒磨化三五粒服。

【主治】疹疮黑陷不起。

47295 灵砂散(《鸡峰》卷十四)

【组成】附子一两(约三个者) 灵砂一分

【用法】将附子用面裹炮,以面焦为度,去面并皮脐,为细末,与灵砂拌匀。每服一钱,未发前冷酒调下。

【主治】疟疾久不愈。

47296 灵砂散(《普济方》卷三九四)

【组成】灵砂

【用法】上为细末。米饮调下。立效。

【主治】五种吐,不问冷热,久而不止,胃虚生风,诸药俱试不效者。

47297 灵砂散(《仙拈集》卷三)

【组成】砂仁 五灵脂(焙干)各一两

【用法】上为末。每服二钱,黄酒送下。

【主治】妇人经闭血块。

47298 灵香丸(《金匮翼》卷六)

【组成】白胡椒 枳壳 白檀香 红花 五灵脂(去沙) 广木香

【用法】上为末,于六月六日修合,水泛为丸。每用七丸,嚼化。少顷痛即止。

【主治】心胃痛。

47299 灵济丸(《保命歌括》卷十四)

【组成】木瓜二两 川乌(炮去皮脐) 黄耆(炙) 白蒺藜(炒) 当归 防风 萆薢 牛膝 乌药各一两 赤小豆(炒) 茴香(炒) 地龙(去土) 白胶香(另研) 五灵脂各七钱半

【用法】上为细末,酒面稀糊为丸,如梧桐子大,每服三四十丸,紫苏煎汤送下。

【主治】脚气游走两足,转上腰腿疼痛,不能转侧。

47300 灵姜饮(《丹溪心法附余》卷六引《澹寮》)

【组成】生姜四两(和皮捣汁一碗)

【用法】夜露至晓,空心冷服。

【主治】脾胃聚痰,发为寒热。

47301 灵神膏(《东医宝鉴·杂病篇》卷十一引《集验》)

【组成】赤茯神 朱砂各一两 麦门冬五钱 麝香二钱半

【用法】上为末,蜜和作小饼子。每一饼临睡前以薄荷汤化下。

【主治】小儿急惊风。

47302 灵速散(《玉案》卷四)

【组成】细茶一两(水二钟,煎至半钟,去滓) 白芷 细辛 牙皂 紫苏 薄荷各三钱

【用法】用茶汤煎七分,食后服。

【主治】一切头痛。

47303 灵圆丹(《普济方》卷七十八)

【组成】甘菊花 川芎 白附子 柴胡 远志(去心) 羌活 独活 青葙子 仙灵脾(酥炙) 石膏 防风 全蝎 青皮 陈皮 荆芥 楮实 木贼(去节) 甘草 黄芩各一两 苍术(米泔浸,焙)四两

【用法】上为末,水浸蒸饼为丸,如弹子大。每服一粒,食后细嚼,荆芥汤或茶清送下,一日三次。

【主治】男子、妇人攀睛翳膜,痒涩羞明,赤筋碧晕,内外障瘀肉。风热赤眼。

【宜忌】忌酒面。

47304 灵秘散(《普济方》卷四十二)

【组成】宣连二两(去须,细剉小块) 生姜四两(剉如绿豆大)

【用法】上拌匀,密器收贮经宿,于银石器内慢火同炒至黄焦黑,去姜不用,拣取黄连为末。每服二钱,空心淡茶清调,吞下抵圣丸。

【主治】膀胱热,多因天色发热,外肾肿胀赤痛,大便燥涩而饮水,按之脐腹痛者。

47305 灵秘散(《玉案》卷四)

【组成】粪桶箍(煅灰)三钱 胎发(煅灰)一钱 煮酒饼上纸(煅)二钱

【用法】上为末,和匀。掺上即止,再服犀角地黄汤。

【主治】偶然抓伤血络,血出不止,名曰血潜。若不急救,血尽即危。

47306 灵脂丸(《杨氏家藏方》卷五)

【组成】巴豆(去皮膜,纸裹出油尽) 干姜(炮) 五灵脂(去砂石)各二钱

【用法】上为细末,醋煮面糊为丸,如粟米大。每服五丸,醋汤送下;实者,每服十丸,不拘时候。

【主治】一切心腹痛及小肠气。

47307 灵脂丸(《魏氏家藏方》卷五)

【组成】五灵脂(去砂石,炒) 当归(去芦,酒浸) 蓬莪术(炮) 木香各半两(不见火) 良姜二钱半(炒)

【用法】上为细末,炼蜜为丸,如梧桐子大。每服三十丸,加至五十丸,米饮送下。

【主治】脾血气心疼。

47308 灵脂丸(《直指小儿》卷二)

【组成】五灵脂(香润者) 白附子(略炮) 木香 直僵蚕(炒)各一分 全蝎(焙)半分 朱砂一钱 大南星(湿纸炮)半两

【用法】上为末,米醋煮生半夏糊为丸,如麻子大。每服三丸,姜汤送下。

【主治】小儿慢惊,痰盛抽搐。

47309 灵脂丸(《直指小儿》卷三)

【组成】北五灵脂 缩砂仁 白豆蔻仁 麦芽(炒) 蓬术(煨) 青皮(去白) 橘红 使君子肉(焙)各二钱 虾蟆(炙焦)三钱

【用法】上为末,米糊为丸,如麻子大。每服十丸,米汤送下。

【主治】小儿脾疳、食疳。

47310 灵脂丸(《普济方》卷二〇二)

【组成】五灵脂 青皮 陈皮 硫黄 芒消各等分

【用法】上将硫黄、芒消于铫子内,以文武火熔开,用匙刮聚,自然结成消,取出研碎,与前三药同为末,面糊为丸,如绿豆大,小儿如麻子、黄米大。每服二十丸。米饮汤送下,不拘时候。

【主治】大人、小儿吐泻腹胀,胸膈痞闷。

47311 灵脂丸

《普济方》卷三七七。为《卫生总微》卷五"灵朱丸"之异名。见该条。

47312 灵脂丸(《普济方》卷三八一)

【组成】北五灵脂 缩砂仁 麦芽 白豆蔻仁 莪术(炒) 青皮(去白) 虾蟆(灰) 使君子肉(炒) 胡黄连各三两 干蟾二个(酥炙) 巴豆七粒(去心膜,去其油,研) 麝香一分(研)

【用法】上为细末,滴水为丸,如黍米大。每服二粒至三粒,乳食后温生姜汤送下。

【主治】食疳。由乳食不节,脾胃受伤,或乳母恣食生冷甘肥,或乳儿过饱后与之乳,致吐乳、多睡,久则成癖,腹胁结块,其证面黄身黄,肚大脚小,逆吐中满,乏力多啼,水谷不化,泄下酸臭,合面困难,减食吃泥。

47313 灵脂丹(《普济方》卷一六六引《经效济世方》)

【组成】五灵脂 桂心 威灵仙 白茯苓 细辛(去叶) 牡丹皮(去心)各一两

【用法】上为细末,和匀,以半夏末半两,水煮薄糊为丸,如梧桐子大。每服二十三粒,生姜汤送下,不拘时候。

【主治】因暑月引饮水多,取凉熟睡,停积成饮,或遇湿风流注,为之支饮,手足或时少力,指节间疼,屈伸不快;或有痰食,甚则及于膝足,或麻或弱。

47314 灵脂酒(《魏氏家藏方》卷十)

【异名】霹雳酒(原书同卷)、五灵脂散(《妇人良方》卷一)、抽刀散(《永类钤方》卷十五)

【组成】五灵脂不拘多少(新者,烧存三分性,出火毒)

【用法】上为细末。每服二钱,却以炭火烧铁秤锤俟通红,以银盂盛,以无灰酒二三升投之。用酒调药服。五灵脂须用成块,则力紧易收效,渐进一钱至二钱。

【主治】❶《魏氏家藏方》:血崩。❷《永类钤方》:妇人血山崩及丈夫脾积气。

【临床报道】崩漏:有一老妪年八十,崩漏凡数年,得此药,服则病失去。

47315 灵脂酒(《直指》卷六)

【组成】川五灵脂(去砂石,略炒)

【用法】上为末。每服二钱,温酒调下。加延胡索、没药尤妙。

【主治】心腹卒痛。

47316 灵脂散(《魏氏家藏方》卷九)

【组成】吊藤半两　没药半两　五灵脂一两

【用法】上为末。每服一钱,温酒调下,不拘时候。

【主治】吐血不止。

47317 灵脂散(方出《本草衍义》卷十七,名见《朱氏集验方》卷十五)

【组成】五灵脂一两　雄黄半两

【用法】上为末。每服二钱,以酒调下。以淬涂咬处,甚者再服。

【主治】毒蛇所伤,良久之间已昏困。

47318 灵脂散(《嵩崖尊生》卷九)

【组成】灵脂　玄胡　莪术　良姜　当归各等分

【用法】醋煎服。

【主治】急心痛。

47319 灵脂醋(《直指》卷二十一)

【组成】川五灵脂

【用法】以米醋煎汁,含咽。

【主治】恶血齿痛。

47320 灵效丸(《百一》卷三引钱闻礼方)

【组成】锡磷脂(甘锅内煅通红,研)　白胶香(好明净者,研)　五灵脂(如沥青成块者)　当归(洗净,去芦)　白附子　没药　香白芷　草乌头(去尖)　糯米(炒令黄色)　桑柴灰(须是纯桑木烧,它木不可杂)各一两

【用法】上为细末,用糯米糊为丸,如梧桐子大。每服三四十丸,空心,临卧温酒送下。

【主治】男子妇人痛风。

47321 灵效散(《玉案》卷五)

【组成】当归　生地各一两　赤芍　川芎　山栀各六钱　血余(煅存性)　升麻　龙骨(煅,黄芩水浸)各三钱　艾叶五钱

【用法】上为末。每服二钱,空心童便送下。

【主治】妊娠尿血,比崩漏更甚。

47322 灵效散(《玉案》卷五)

【组成】花蕊石一两　硫黄四两(入罐,盐泥封固,煅过)

【用法】上为末。每服一钱,滚汤下。

【主治】胞衣不下。

47323 灵宵饮(《诚书》卷十六)

【组成】防风　木通　枳壳　茯神　当归　僵蚕(炒)各五分　川芎　荆芥各三分　枣仁(炒)七分　甘草(炙)二分

【用法】水煎服。

【主治】小儿烦热,胎惊内吊。

47324 灵雪丹(《四圣心源》卷四)

【组成】甘草　薄荷　甘遂　潮脑　阳起石　紫苏叶各三钱

【用法】共研,碗盛、纸糊口,用细锥纸上密刺小孔,另用碟覆碗上,碗边宽实余半指,黑豆面固济,沙锅底铺粗沙,加水,坐碗沙上,出水一寸。炭火煮五香,水耗,常添热水,待水冷取出,入麝香少许,研细,蟾酥少许,人乳浸化。葱涕、官粉、炼蜜为丸,如绿豆大。瓷瓶封收,津水研半丸,掌上涂玉尘头,约一两时,尘顶苏麻,便是药力透彻。若遗泄不止,势在危急,先炼此药,封之日落,研涂,一夜不走,肾精保固,徐用汤、丸。

【功用】秘精不泄。

【主治】遗精。

47325 灵液丹(《医方类聚》卷二〇四引《修真秘诀》)

【组成】硫黄一两(甘草水研七日,飞过)　半夏(汤洗十遍,入研碎,黄钵内研破令细)一两　赤小豆一分(别破入)

【用法】上相和匀,滴水为丸,如梧桐子大。每服十五丸,空心冷水送下。

【功用】久服元气壮盛,不畏寒暑,筋力百倍。

【主治】脾元虚弱。

47326 灵液丹(《三因》卷十一)

【组成】硫黄(打碎)　附子(去皮脐,切如绿豆大)各一两　绿豆四两(用水一碗煮干,焙)

【用法】上为末,生姜自然汁煮面糊为丸,如梧桐子大。每服五十丸,食前米汤送下。

【主治】胃中虚寒,聚积痰饮,食饮不化,噫醋停酸,大便反坚,心胸胀满,恶闻食气。及妇人妊娠恶阻,呕吐不纳食者。

47327 灵液丹(《局方》卷六续添诸局经验秘方)

【组成】乌梅(去核,炒)　寒水石(火煅,研飞)　瓜蒌根　石膏(研)　葛根　赤茯苓各一两　麦门冬(去心,焙)一两半　龙脑(别研)一钱

【用法】上为末,入研药令匀,炼蜜为丸,如弹子大。每服一丸,薄绵裹,含化咽津。

【主治】一切风热,脏腑积热,毒气上攻,胸膈烦躁,口舌干涩,心神壅闷,咽嗌不利,饮食无味。

47328 灵宿丸

《普济方》卷二二五。为《圣济总录》卷一八六"灵宿丹"之异名。见该条。

47329 灵宿丹(《圣济总录》卷一八六)

【异名】灵宿丸(《普济方》卷二二五)。

【组成】菟丝子(酒浸一宿,别捣末)五两　覆盆子三两(酒浸,焙)　槟榔(煨)　牛膝(去苗,酒浸,切,焙)　肉苁蓉(去皱皮,酒浸,切,焙)　天麻(酒浸,剉,焙)　熟干地黄(酒浸三月,焙干)各二两　鹿茸一对(涂酥炙)　桂(去粗皮)　巴戟天(紫者,去心)　附子(炮裂,去皮脐)　石斛(去根)　青橘皮(去白,焙)　楮实(炒)　茴香子(微炒)　白龙骨(研碎)　杜仲(去粗皮,切,炒)　补骨脂(微炒)　葫芦巴　石韦(去毛)　枸杞子　远志(去心)　五味子(炒)　沉香(剉)　蛇床子(炒)　山茱萸　草薢　山芋(捣末)各一两

【用法】上为末,用浸药酒调山芋末煮糊,更入酥、蜜各一两,和药为丸,如梧桐子大。每服二十至三十丸,空心温

酒或盐汤送下。

【功用】❶《圣济总录》:通九窍,利三焦,安和五脏,益血补虚。❷《御药院方》:大补益、强心志,壮筋骨,益气血,调营卫,补骨髓,固元阳,黑髭鬓,去诸风,除冷痰,明耳目。

【主治】❶《圣济总录》:治脚腰,及五劳七伤,诸风冷气。❷《御药院方》:腰膝无力。

47330 灵黍汤(《鸡峰》卷二十五)

【组成】大小麦各半升(炒黄) 甘草二两 盐四两 干生姜六两 肉豆蔻 草豆蔻各两个

【用法】上为细末。每服二钱,白汤点服,不拘时候。

【功用】和养脾胃。

47331 灵犀丹(《御药院方》卷一)

【组成】犀角屑 天麻 防风 川羌活 木香 吴白芷 甘菊 白僵蚕(炒) 天南星(牛胆制) 甘草 地骨皮 山药 薄荷叶 川芎 蔓荆子 麻黄(去根节) 当归 桂(去粗皮)各一两 干蝎梢半两 麝香(别研)二钱 白花蛇(酒浸,去皮骨,焙干)二两

【用法】上为细末,炼蜜为丸,每两作八丸,朱砂二两半为衣。每服一丸,细嚼,人参汤化下;或茶、酒亦得。不拘时候。

【主治】一切诸风,言语謇涩,心神昏愦。

47332 灵犀饮(《婴童百问》卷六)

【异名】灵犀散(《普济方》卷三八四)。

【组成】犀角(镑屑)半两 胡黄连半两 茯苓(去皮)一两 人参(去芦)一两 川芎一两 秦艽一两 甘草一两 羌活一两 柴胡一两 桔梗一两 地骨皮一两

【用法】上㕮咀。三岁每服一钱,用水半盏加乌梅、竹叶少许,煎服。

【主治】小儿骨蒸潮热,盗汗,咳嗽,不食多渴,面黄肌瘦,腹急气粗。

47333 灵犀散

《普济方》卷三八四。为《婴童百问》卷六"灵犀饮"之异名。见该条。

47334 灵感丸(《圣济总录》卷九十一)

【组成】柴胡(去苗) 防风(去叉) 紫菀(去苗土) 当归(切,焙) 人参 赤茯苓(去黑皮) 干姜(炮裂) 桔梗(炒) 菖蒲 乌头(炮裂,去皮脐) 厚朴(去粗皮,生姜汁炙,剉) 大黄 吴茱萸(汤洗,焙干) 皂荚(去皮子、酥炙) 蜀椒(去目并闭口,炒出汗) 陈橘皮(去白,炒) 郁李仁(别研) 黄连(去须,炒) 巴豆各半两(去油,研)

【用法】上为末,炼蜜为丸,如梧桐子大。每服五丸,空心酒饮送下,取微利为度。如风冷气人,长服此药最佳。又宜夜服。

【主治】虚劳积聚,腹胁坚满;男子、妇人一切风劳冷气,头旋眼疼,手脚疼痹;血风劳气,攻击五脏四肢,筋脉掉动,面上习习似虫行;遍生疮癣,心膈烦闷,腹痛虚鸣,腰疼膝冷,手足或冷或热;诸气刺痛,呕逆醋心,肠胃秘涩,肺气发动,耳复虚鸣,脚膝无力;仍治妇人诸病,冷血劳气,发损面黄,气刺心腹,骨筋酸痛,经脉不调,经年逾月,或下过多不定;兼治冷热诸痢,脚气水肿等。

47335 灵感膏(《集验良方》卷六)

【组成】大黄一两 生地一两 防风七钱 三棱一

两 羌活八钱 白芷八钱 花粉七钱 蜈蚣十条 桃仁七钱(研末) 香附七钱 厚朴七钱 槟榔七钱 黄柏八钱 大戟八钱 蓖麻子二两(研) 蛇蜕五钱 杏仁七钱(研) 皂角八钱 巴豆八钱(研) 肉桂八钱 麻黄八钱 细辛七钱 黄连五钱 甘遂二两 木鳖子一两(研) 莪术一两 川乌一两 枳实八钱 独活七钱 穿山甲七钱 全蝎七钱 当归一两五钱 草乌一两 元参七钱 五倍子七钱

【用法】用香油六斤,入药浸三五日,煎枯去滓,将净油熬至滴水成珠,加密陀僧细末四两,飞过黄丹二斤四两,熬至不老不嫩,收贮,合在地上出火三五日,随病摊贴。

【主治】百病及疮毒。

47336 灵鼠膏(《普济方》卷二七二引《经验方》)

【组成】大黄鼠一枚

【用法】浑用清油一斤,慢火煎鼠焦,于水上试油不散,即以绵滤,去滓澄清,重拭铫子令净,以慢火煎上件油,次下黄丹五两,炒令色变,柳木篦子不住手搅令匀,再于水上试滴,候凝,即下黄腊一两,又熬带黑色方成膏。然后贮于瓷盒中,放在土地上,出火毒三两日。敷贴疮肿。

【功用】去痛。

【主治】疮肿。

47337 灵槟散(《医学入门》卷七)

【组成】五灵脂 槟榔各等分

【用法】上为末。每服三钱,菖蒲煎汤下。隔夜先将猪肉、盐、酱煮糊,令患人细嚼,吐出勿吞,却将前药空心服之。此方用肉味引虫头向上,用药杀虫也。

【主治】心气痛不可忍,或心脾虫痛。

47338 灵霜丸(《鸡峰》卷十四)

【组成】砒霜 绿豆各半两 川大黄一两 麝香一分

【用法】上为细末,入研药令匀,炼蜜为丸,如梧桐子大。夜露一宿。发日平旦以冷水送下一丸,临发前再服一丸。

【主治】瘅疟时发,大渴,寒热不定。

【宜忌】忌热物。

47339 灵应痧药(《全国中药成药处方集》青岛方)

【组成】茅苍术二十二两 天麻二十五两 丁香四两二钱 麻黄二十七两 川军四十二两 甘草二十四两 蟾酥七两 雄黄二十四两 麝香二两 冰片二两

【用法】共轧细面,水发蟾酥为丸,朱砂为衣。

【主治】中暑昏厥,呕吐泄泻,腹中绞痛,胸满腹胀。

47340 灵宝烟筒(《医统》卷四十四)

【组成】黄蜡 雄黄各三钱 佛耳草 款冬花各一钱 艾叶三分

【用法】先将蜡熔化涂纸上,次以艾叶铺上,将三味细研掺匀,卷成筒。每用火点烟一头,熏入口内,吸烟一口,清茶吞下。

【主治】一切寒喘咳嗽。

47341 灵秘丹药(《外科方外奇方》卷四)

【组成】片脑一分 朴消五分 熊胆二分 蜗牛一两 螺肉一两 橄榄炭五钱

【用法】捣烂,水浸一夜,取水并药敷痔上。

【主治】痔疮。

47342 灵益胶囊(《新药转正》34册)

【组成】生甘草 夏天无 西洋参 白芍 黄连(姜制)

【用法】制成胶囊剂。饭后温开水口服,第1~5日,每次服用8~10粒,每日3~4次;第6~10日,每次服用3~6粒,每日3次。10天一疗程。

【功用】清热解毒,益气化痰,缓急止痛,脱毒制瘾。

【主治】因中断滥用阿片类依赖性药物而出现的急性戒毒综合征,症见心烦失眠,肢体挛急,腹痛泄泻,舌质暗红,脉沉细小数属热毒瘀滞,气阴不足者。

【宜忌】严重脑血管疾患、肝肾功能损害,或孕妇、哺乳期妇女不宜使用;服用后不宜剧烈运动;不宜饮用其他饮料;需安静休息;在治疗过程中可能出现口干、头晕、视力模糊、食欲不振。一般为轻度反应,但无须处理,自行消失。

47343 灵乌二仁膏(《医方新解》)

【组成】灵芝500克 首乌500克 核桃仁250克 苡仁250克

【用法】首乌、灵芝、苡仁反复浓煎,加蜜收膏。将核桃肉研碎末兑入。

【功用】滋养肝肾,补益精血,调和脾肺。

【主治】肝肾阴虚,精血亏损,症见头晕头痛,失眠多梦,心悸健忘,大便不畅,或兼咳喘。临床用于高血压病,冠心病,脑动脉硬化症,脂肪肝及高胆固醇血症。

【宜忌】《古今名方》:阳虚及腹泻者忌用。

47344 灵仙龙草汤(《验方选编》)

【组成】威灵仙 龙葵 夏枯草 土茯苓 栝楼各30克 黄药子 山慈姑各15克 了哥王12克

【功用】软坚散结。

【主治】无名肿毒,不痛不痒,痰核瘰疬,乳腺包块,喘咳痰鸣,呕吐痰涎,癥瘕积聚,坚硬难化,舌质晦暗,苔腻,脉滑。

【宜忌】忌服寒凉。

47345 灵仙枫藤汤(《青囊全集》卷上)

【组成】灵仙五钱 枫藤三钱 桂枝一钱五分 石菖七分 升麻八分 细辛二分 吉根一钱五分 羌活一钱五分 防风一钱五分 槟榔一钱 全皮一钱 草节八分 乳没二钱 赤芍一钱五分 生地二钱

【用法】水煎服。

【主治】肩、臂、肘痛肿,跌打损伤。

【加减】老损,加甲珠一钱五分;肘加酒芩一钱、北召白芷、归尖内消红;骨损,加海马一条(炙,研),自然铜一钱(醋炙,火煅),骨碎补三钱。

47346 灵仙除痛饮

《古今医鉴》卷十。为《医学入门》卷七"麻黄赤芍汤"之异名。见该条。

47347 灵芝桂圆酒(《成方制剂》2册)

【组成】陈皮 大枣 当归 党参 茯苓 枸杞子 桂圆肉 黄精 黄芪 灵芝 山药 熟地黄 制何首乌

【用法】制成酒剂。口服,一次15~20毫升,一日2次。

【功用】滋补强壮,温补气血,健脾益肺,保肝护肾。

【主治】身体瘦弱,产后虚弱,贫血,须发早白等症的辅助治疗。

【宜忌】感冒发热,喉痛,眼赤,阴虚火旺者忌服。邪实体壮者慎用。

47348 灵光还睛丸

《普济方》卷八十五。即《瑞竹堂方》卷三"灵光还睛膏"。见该条。

47349 灵光还睛膏(《瑞竹堂方》卷三)

【组成】川黄连四两(剉如大豆许,用童便浸一宿,滤去滓,晒干,为末) 炉甘石六两(放在铁片上,炭火内烧红透,黄连汁淬之,烧淬七次,研为末) 黄丹三两(研细,水飞净) 当归二钱 乌鱼骨 白丁香 硇砂(另研) 轻粉(研)各一钱 麝香(另研) 乳香(另研)各半钱

【用法】上为细末,用白沙蜜十两,银器内或砂锅内先熬五、七沸,以净纸搭去面上腊,取净,除黄丹外,下余药,用湿柳杆子搅匀,次下黄丹,再搅匀,于慢火内徐徐搅至紫色,不粘手为度,急丸如皂角子大,以纸裹之。每用一丸,新汲水于小盏内化开,时时洗之。

【主治】一切眼疾。

【备考】本方方名,《普济方》引作"灵光还睛丸"。

47350 灵龟散血汤(《辨证录》卷十一)

【组成】败龟版一两 生地一两 大黄一钱 丹皮三钱 红花二钱 桃仁十四个

【用法】水煎服。一剂轻,二剂愈。

【主治】妇人升高坠下,或闪跌受伤,以致恶血下冲,有如血崩。

47351 灵应必效散

《青囊秘传》。为《集验良方》卷一"灵应必消散"之异名。见该条。

47352 灵应必消散(《集验良方》卷一)

【异名】灵应必效散(《青囊秘传》)。

【组成】草乌五钱 川乌五钱 白芷五钱 花椒一钱 山奈三钱 麝香四分 贝母三钱 大黄三钱 蟾酥一钱(晒研)

【用法】上为细末,和匀,再研极细,瓷瓶收贮。未成者掺于膏上贴之。

【主治】一切痰核,无名肿毒。

47353 灵应瘰药方

《慈禧光绪医方选议》。为《青囊秘传》"瘰丸"之异名。见该条。

47354 灵应愈风丹(《北京市中药成方选集》)

【组成】当归三十两 天麻三十两 首乌(炙)三十两 荆芥穗三十两 防风三十两 麻黄三十两 石斛三十两 甘草三十两 羌活三十两 独活三十两 苍术(炒)一百二十两 白芷一百二十两 川乌(炙)一百二十两 草乌(炙)一百二十两 川芎十五两

【用法】上为细末,炼蜜为丸,重三钱。每服一丸,温开水送下,一日二次。

【功用】散风祛湿,活血止痛。

【主治】风寒湿痹,腰腿疼痛。手足麻木,偏正头痛。

47355 灵应愈风丹(《全国中药成药处方集》杭州方)

【组成】明天麻六两 杜仲七两 大熟地十六两 全当归十六两 肉桂三两 乌元参六两 独活五两 怀牛膝六两 川草薢六两 羌活十四两 大生地十六两

【用法】上研细末,炼蜜为丸。每服三钱,开水送下。

【主治】气血虚亏,风邪所伤,筋骨酸痛,肢体麻木,手足不遂,诸风瘫痪。

47356 灵苑辰砂散

《准绳·类方》卷五。为《苏沈良方》卷二"辰砂散"之异名。见该条。

47357 灵宝化积膏（《万氏家抄方》卷二）

【组成】巴豆仁 蓖麻仁各一百粒 五灵脂四两 阿魏（醋煮化） 当归各一两 白附子 穿山甲 乳香（炙,去油） 没药（炙,去油）各五钱 麝香三分 松香一斤半 芝麻油五两

【用法】除乳、没、麝、松、阿外,余药俱饮片,浸香油内三日,用砂锅煎药黑焦色,去滓再煎油,滴水成珠,每油四两入松香一斤,少煎一饭时,再入乳香、没药、麝香,取起入水中,抽洗金黄色,煎时以桃、柳不住手搅匀令枯。用狗皮摊贴患处,每日以热鞋底熨,令药气深入。

【主治】一切痞积。

47358 灵宝如意丸

《全国中药成药处方集》(兰州方)。为《中国医学大辞典》"灵宝如意丹"之异名。见该条。

47359 灵宝如意丹（《疡医大全》卷七）

【组成】人参 乳香（去油） 没药（去油） 辰砂 甘草 儿茶各一钱 琥珀 珍珠各二分 阿胶 白芷 冰片各一分 犀牛黄 当门子各五分

【用法】上为细末,瓷瓶密贮,勿泄药味。如用先将疮面用金银花、甘草煎汤洗净,每日掺药四五次,用膏盖之,脓水自然拔尽。

【主治】发背疔疽大毒。

【宜忌】忌口味,戒烦恼,慎劳碌。

47360 灵宝如意丹（《饲鹤亭集方》）

【组成】人参 犀黄 熊胆 麻黄各五钱 杜酥 雄黄 血竭 天麻 葶苈 玉石 白粉霜 朱砂 银朱各一两 冰片 真珠各二钱

【用法】上为末,将杜酥酒化为丸,辰砂为衣。每服七丸,用凉茶送下;痈疽疔毒,蛇蝎虫毒,用黄酒化敷患处。

【主治】中暑眩晕,绞肠腹痛,脘闷饱胀,阴阳反错,不省人事,手足厥冷,恶心吐泻,山岚瘴气,中寒头痛,一切痧气;痈疽疔毒,蛇蝎虫毒。

【宜忌】孕妇忌之。

47361 灵宝如意丹

《经验方》卷下。为《卫生鸿宝》卷一"灵通万应丹"之异名。见该条。

47362 灵宝如意丹（《中国医学大辞典》）

【异名】如意丹（《北京市中药成方选集》）、灵宝如意丸（《全国中药成药处方集》兰州方）。

【组成】白粉霜 血竭 硼砂 腰黄 天麻 辰砂各一两 麝香 梅片 人参各一钱 蟾酥六钱 （一方有巴豆霜）

【用法】上为末,取净粉,烧酒化蟾酥泛丸,如芥子大,辰砂为衣。每服七丸,小儿二丸。俱不可多用。中暑眩晕,绞肠腹痛,脘闷胀饱,阴阳反错,不省人事,手足厥冷,恶心呕泻,山岚瘴气,感受邪秽,中恶头痛,一切痧气,俱用凉茶送下;伤寒三四日,风寒咳嗽,用葱白（连须）、生姜煎酒热服,暖盖取汗;中风不语,痰涎神昏者,姜汤送下;口眼㖞斜,手足麻木者,生姜、桂枝煎汤送下;疟疾,草果、槟榔煎汤送下;瘟证疹子不出,葱须汤送下;痫证疯迷,生姜汤送下;饥

饱劳碌,沙参汤送下;瘫痪,淡姜汤送下;噎膈咽喉,胸膈疼痛,桔梗、柿蒂煎汤送下;恶心嘈杂,砂仁汤送下;牙痛,高良姜汤送下,再衔一丸于痛处,其痛立止;心胃气痛,淡姜汤送下;心胃虫痛,九种胃痛,俱用艾醋汤送下;气盅,木香、柿蒂煎汤送下;水盅,葶苈汤送下;中酒毒,陈皮汤送下;阴寒,白川汤送下;忘前失后,石菖蒲汤送下;小便尿血,车前汤送下;二便不通,生蜜汤送下;水泻,车前子汤送下;赤痢,红花汤送下;白痢,吴茱萸汤送下;噤口痢,石莲子汤送下;偏坠疼痛,小茴香汤送下;腿足疼痛,牛膝、木瓜煎汤送下;跌扑损伤,昏迷不醒,热酒或童便送下;痄腮,嚼化一丸;痈疽、疔疮,恶毒初起,葱白、生姜煎酒,热服取汗,或黄酒化敷患处;疔疮肿烂太甚,口津研化二丸涂之,再用酒服一丸,立愈;疔疮走黄,热酒送下,再以瓷锋挑破疔头,入一、二丸于疮内,外以膏药贴之;天泡疮、杨梅疮初起,生姜煎酒,热服取汗,次日再用熟汤送下;诸疮溃破,生黄耆、银花煎汤送下;蛇蝎虫毒,用黄酒化敷;妇人经闭,红花汤送下;妇女鬼迷失魂,梦与鬼交,桃仁汤送下;子死腹中,白芥子汤送下;产后见神见鬼,黑荆芥汤送下;产后腹胀,厚朴汤送下;小儿乳积,食积,风寒惊啼,熟汤送下。

【主治】中暑眩晕,绞肠腹痛,脘闷饱胀,阴阳反错,不省人事,手足厥冷,恶心呕泻,山岚瘴气,感受邪秽,中恶头痛,一切痧气;伤寒,风寒咳嗽;中风不语,痰涎神昏,口眼㖞斜,手足麻木;疟疾;瘟症疹子不出,痫证疯迷,饥饱劳碌;瘫痪;噎膈咽喉,胸膈疼痛,恶心嘈杂;牙痛;心胃气痛;心胃虫痛,九种胃痛;气盅;水盅;中酒毒;阴寒,忘前失后;小便尿血;二便不通;水泻;赤痢,白痢,噤口痢;偏坠疼痛;腿足疼痛;跌仆损伤;昏迷不醒;痄腮;痈疽疔疮、恶毒初起,肿烂太甚;疔疮走黄,天泡疮、杨梅疮初起,诸疮溃破;蛇蝎虫毒;妇人经闭;妇人鬼迷失魂,梦与鬼交;子死腹中;产后见神见鬼;产后腹胀;小儿乳积,食积,风寒,惊啼。

【宜忌】孕妇忌服。

47363 灵宝如意丹（《全国中药成药处方集》南昌方）

【异名】灵宝丹。

【组成】法夏五钱 细辛四两 贯众六两 枯矾一两 牙皂五钱 薄荷叶四钱 广陈皮 川羌活各三钱 胆南星五钱 苍术四钱 檀香五钱 川芎 白芷 朱砂（水飞）各四钱 降香五钱 荆芥三钱 乳香（去油）五钱 明雄（水飞） 防风 独活各三钱 蟾酥 桔梗各四钱 诃子肉 薄荷油各五钱 当门子五分

【用法】上为细末,以小瓶盛置,每瓶三分,黄蜡封固,勿令泄气。轻病者每服一分五厘,重病者五分,温开水送下。并且可以少许吹鼻取嚏。

【主治】感冒时邪,头昏鼻塞,中暑,中寒,中风,中痰,霍乱吐泻转筋,红痧,乌痧,绞肠痧,瘪螺痧,赤白痢疾,不服水土,及七十二种痧症。

【宜忌】孕妇忌服。

47364 灵宝如意丹

《全国中药成药处方集》(沙市方)。为《青囊秘传》"痧丸"之异名。见该条。

47365 灵宝护心丹（《中国药典》2010版）

【组成】人工麝香 蟾酥 人工牛黄 冰片 红参三七 琥珀 丹参 苏合香

【用法】上制成丸剂,每10丸重0.08克。口服。一次3~4丸,一日3~4次。饭后服用或遵医嘱。

【功用】强心益气,通阳复脉,芳香开窍,活血镇痛。

【主治】气虚血瘀所致的胸痹,症见胸闷气短,心前区疼痛,脉结代;心动过缓型病态窦房结综合征及冠心病心绞痛,心律失常见上述证候者。

【宜忌】孕妇忌服。少数患者在服药初期偶见轻度腹胀、口干,继续服药后症状可自行消失,无需停药。

47366 灵宝妙应丹(《经验各种秘方辑要》)

【组成】当门子九钱 火消六钱 大梅片九钱 西黄三钱 腰黄一两八钱 荜茇三钱 礞砂三两 硼砂一两八钱

【用法】上为细末。以小口瓷瓶收藏,勿令泄气。病重者,用此丹少许纳入脐内,以清冷膏盖之,轻者用少许吹入鼻孔内。

【主治】一切痧证,霍乱吐泻,吊脚转筋,牙关紧闭,手足厥冷。

47367 灵宝香红丸(《鸡鸣录》)

【异名】狗宝丸。

【组成】牛黄 狗宝 血竭 乳香(炙) 没药(炙) 飞辰砂 硼砂 荜茇 飞雄黄各二钱 真珠 沉香 冰片各一钱 琥珀六分

【用法】上为细末,以熊胆六分、人乳化为丸。每重一分,金箔为衣。每服一丸,重者二三丸,陈酒调下。

【功用】护心止痛,消毒化脓,在外者可使表散,在内者可使便泄。

【主治】内外一切痈疽疔毒。

47368 灵宝救苦丹(《经验各种秘方辑要》)

【组成】麝香五分 番蟾酥(酒化)五分 真狗宝五分 西牛黄五分 廉珍珠三分 梅冰片二分 明硼砂五分 草河车一钱 真熊胆三分 真山上百草霜一钱(如无,用陈京墨代) 真血竭五分 去油乳香五分 去油没药五分 生大黄一钱(勿见火) 明雄黄(制)五分 飞净朱砂五分 生玳瑁五分 真琥珀五分 乌沉香二分 青木香三分

【用法】上为极细末,用头生男孩人乳和化为丸,每丸一分,真金箔五分为衣。每服一丸,重者二三丸,陈绍酒送下,以醉取汗为度。并可外敷。

【功用】止痛护心,解毒化脓。

【主治】痈疽发背,疔疮,内痈,恶疔,蛊毒、烂喉丹痧、霉疮结毒,一切无名肿毒,已溃未溃,毒邪火毒。

【宜忌】孕妇忌服。

47369 灵宝辟瘟丹(《遵生八笺》卷四引《道藏》)

【组成】苍术一斤 降香四两 雄黄二两 朱砂一两 硫黄一两 消石一两 柏叶八两 菖蒲根四两 丹参三两 桂皮二两 藿香二两 白芷四两 桃头四两(五月五日午时收) 雄狐黄二两 蕲艾四两 商陆根二两 大黄二两 羌活二两 独活二两 雌黄一两 赤小豆二两 仙茅二两 唵叭香(无亦可免)

【用法】上为末,米糊为丸,如弹子大。火上焚烧一丸。

【功用】辟瘟。

47370 灵草洗药方(《外科百效》卷上)

【组成】白茅嘴根 紫背乌桕根 三白草 索草根 白毛桃 水杨柳根 毛狗脊 穿山蜈蚣 班槲根 乌桕根 乳桕根 青木香 赤葛根 铁菱角 白马骨 老茶 臭桐叶 三角枫 隔山叫 回封草 乌茶

【用法】煎水熏洗,后用敷药。

【主治】久新痈疽,发背疔毒。

47371 灵砂归命丹(《局方》卷十)

【组成】巴豆(去心膜皮,炒熟,研如面油)三百一十五粒 牛黄(研) 龙脑(研) 麝香(研) 腻粉(研)各三两 辰砂(研飞)九两 金箔(研)九十片

【用法】上合研匀,炼黄蜡六两,入白沙蜜三分,同炼令匀,为丸如绿豆大。每服二丸,金银薄荷汤下。更量岁数加减。如惊痫搐搦,用龙脑、腻粉、蜜汤送下。服药先以冷水浸少时,服之见效尤速。

【主治】小儿蕴积邪热,潮热不除,颊赤口干,心膈烦躁,痰涎不利,睡卧不安,或发惊痫,涎潮搐搦。积滞不消,下利多日,腹中疼痛,烦渴呕秘,服药调和不能愈者。

47372 灵砂白丸子(《朱氏集验方》卷五)

【异名】灵白丸(《得效》卷十一)。

【组成】灵砂(研细) 青州白丸子各一两

【用法】上为末,和匀,以生姜汁煮秫米糊为丸,如梧桐子大。每服二十丸,空心用人参汤或枣汤送下。

【主治】❶《朱氏集验方》元气虚弱,痰气上攻,风痰潮塞,呕吐不止。❷《医统》:小儿吐乳不止,恐成脾风。

47373 灵砂玄明粉

《医统》卷二十八。为《活人心统》卷下"灵砂明粉散"之异名。见该条。

47374 灵砂宁志丸

《永类钤方》卷十二。即《杨氏家藏方》卷十"灵砂宁神丸"。见该条。

47375 灵砂宁神丸(《杨氏家藏方》卷十)

【异名】宁神丸(《普济方》卷二一八)。

【组成】辰砂二两(不夹石,绢袋子盛,于银石器内悬,于器内用椒红三两,取井花水调椒红盛于器内,可七、八分,更用锅子坐,盛朱砂器在内,重汤煮令鱼眼沸。三昼夜为度,取出辰砂研,水飞) 人参(去芦头) 白术 茯神(去木) 鹿茸(燎去毛,涂酥炙令黄) 黄耆(蜜炙)各三两 石菖蒲二两

【用法】上为细末,次入辰砂研匀,用枣肉和令匀熟,为丸如梧桐子大。每服二十丸至三十丸,空心、食前以温酒或米饮送下。

【功用】常服补虚益气,滋养荣卫。令人肌体充实,饮食进美,悦泽颜色,精神爽,诸疾不生。

【主治】男子、妇人大病之后,伤损荣卫。或发汗、吐、下太过,或失血过多之后,精气亏损,不能复常,心神恍惚,不得睡眠,饮食全减,肌体瘦弱,怠堕倦乏,嗜卧无力,四肢酸痛。

【备考】本方方名,《永类钤方》引作"灵砂宁志丸"。

47376 灵砂安神丸(《惠直堂方》卷二)

【组成】灵砂一两(一半留为衣) 茯神(乳制) 远志 枣仁(炒) 生地 麦冬 石菖蒲 熟地 天冬各二两 熊胆八钱

【用法】上为末,炼蜜为丸,如梧桐子大,灵砂为衣。每

服五十丸,酒送下。

【主治】癫痫。兼治心肾不交,怔忡恍惚,忘事、惊悸恐怖,吐血,劳瘵,怯弱。

47377 灵砂观音丹

《百一》卷一。为原书同卷"抱胆丸"之异名。见该条。

47378 灵砂明粉散(《活人心统》卷下)

【异名】灵砂玄明粉(《医统》卷二十八)。

【组成】元明粉五钱 灵砂一钱

【用法】上为细末,每服五钱,好酒送下。

【主治】翻胃隔食,肠结呕吐。

【备考】《医统》本方用法:拌豆腐下毕,饮酒一杯。

47379 灵砂固本丸(《普济方》卷二二二引《德生堂方》)

【组成】沉香 木香 葫芦巴(酒浸) 小茴香(炒) 川楝肉(炒) 八角茴香(炒) 菟丝子(酒浸) 巴戟(去心,酒浸) 牛膝(酒浸) 杜仲(炒) 钟乳粉(另研) 续断(酒浸) 交趾桂 鹿茸(去皮生用) 山药 破故纸(酒浸) 肉豆蔻(煨,别研) 阳起石(水飞)各一两 灵砂一两 黑锡丹头二两(与灵砂先研极细,又入前药再碾)

【用法】上为细末,酒糊为丸,如梧桐子大。每服三十丸,渐加至五十丸,空心熬人参汤、枣汤送下,干物压之。妇人同。

【功用】夺阴阳造化之功,济心肾安养之妙。

【主治】真阳虚损,精髓耗伤,肾气不足,面黑耳焦;下虚上盛,头目昏眩,心腹疼痛,翻胃呕逆,劳汗水气,盗汗水气,喘满,全不思饮食;妇人血气,子宫久冷,崩中漏下。

47380 灵砂救命丹(《杨氏家藏方》卷十七)

【组成】五灵脂一两(米醋浸化,去砂石,慢火熬成膏) 羌活(去芦头)半两 蔓陀罗花四枚 天麻(酒浸、焙干) 乌蛇尾(酒浸,取肉焙干) 滑石(别研) 钩藤 白附子(炮) 防风(去芦头) 零陵香 天南星(炮)各二钱 白僵蚕(炒,去丝嘴) 全蝎(去毒) 刚子(去壳取虫) 蝉蜕各十枚 麝香一钱(别研) 朱砂(别研) 血竭(别研) 乳香(别研)各半钱

【用法】上为细末,次入研药和匀,用前五灵脂膏子为丸,每一两作四十粒。每服一粒,急惊加龙脑少许,煎薄荷汤磨化下;慢惊加麝香少许,煎荆芥汤磨化,入酒三两点同调下,不拘时候。

【主治】小儿急、慢惊风,身热涎盛,目睛上视,牙关紧急,频发搐搦,或吐利生风,手足瘛疭,哽气神昏。

47381 灵砂黑虎丹(《疡医大全》卷三十四)

【组成】白砒三钱(将砒用绿豆水煮过,入罐内升五炷香,取出以白萝卜同煮过,入药) 寒水石(煅) 百草霜各三钱 金头蜈蚣二条(焙) 大黑豆一百二十粒 冰片 麝香各一分

【用法】上为极细末,和匀,用小红枣四两,煮熟去皮核,同捣为丸,如豌豆大。每服二丸,冷水或茶送下,一日三次。服是药,口、眼胞肿则药力到矣,缓一日再服。其黑豆生用,冷水泡软,去皮捣碎,加红枣肉,久得起便罢,不必多,或加西黄二三分更妙。凡结毒顽疮,先服五宝丹或八宝丹,必用此药收功,永远不发。

【主治】杨梅疮后,头ма破裂之疼痛,筋骨拘挛,痛不可忍,或起冷痰包,脓水淋漓;兼治阴结毒,一切湿痰,久不收

口之疮。

【宜忌】忌吃热汤水,宜吃大荤,以免嘈杂。

47382 灵脂厚朴散(《医学从众录》卷三)

【组成】灵脂 良姜 厚朴(姜汁炒)各等分

【用法】上为细末。每服一钱,醋汤送下,即止。

【主治】心头痛欲死,不可忍者。

47383 灵通万应丹(《卫生鸿宝》卷一)

【异名】平安如意丹(原书同卷)、灵宝如意丹(《经验方》卷下)。

【组成】真蟾酥(舐之舌即麻者真)二两 茅术(小而有朱点者,米泔浸,炒焦黄)三两 明天麻(蒸、晒) 麻黄(去根节、晒) 明雄黄(水飞) 朱砂(水飞)各三两六钱 锦纹大黄(晒)六两 甘草(去皮)二两四钱 丁香(不拘公母)六钱 麝香三钱 (一方加犀黄三钱)

【用法】上为细末,以蟾酥烧酒浸化,泛为丸,如莱菔子大,朱砂为衣。用两碗对合,手捧摇掷,药在内摩荡,自能坚实光亮,晒干。瓷瓶收贮。中暑晕眩眼黑,恶心头痛,霍乱吐泻,手足厥冷,转筋,呃逆,绞肠痧,胃气痛,喉风喉痹,疟,痢,温水送下七八丸,重者十三四丸;瘟疫,斑痧,中风痰厥,不省人事,研三丸吹鼻,再用十余丸汤灌;小儿初生,脐风撮口,药力难施,以一二丸研细,吹鼻取嚏,得汗即愈;急惊,研末吹鼻,再以末灌之,立苏;牙痛,走马疳,恶疮疔毒,蛇蝎虫伤,狗咬,捣末,酒调敷患处;缢溺、跌打、惊魇略有微气,将药研末吹鼻灌口,立可回生;山岚瘴气,一切秽气,口含二三丸,邪毒不侵。

【主治】老幼、男女百病,中暑头晕眼黑,恶心头痛;霍乱吐泻,手足厥冷,转筋,呃逆,绞肠痧,胃气痛,喉风喉痹,疟、痢,瘟疫,斑痧;中风痰厥,不省人事,小儿初生,脐风撮口,急惊,牙痛,走马疳,恶毒疔疮。蛇蝎虫伤,狗咬,缢溺,跌打,惊魇,山岚瘴气,一切秽气。

【宜忌】虚损及孕妇忌服。服药后停茶、酒、饭一、二时。

47384 灵验白浊丸(《丁甘仁家传珍方选》)

【组成】海金沙 甘草 滑石 生大黄 黄柏各一两 琥珀一钱

【用法】上为末,鸡蛋清为丸,如梧桐子大。

【主治】白浊。

47385 灵源万应茶(《成方制剂》9册)

【组成】白扁豆 白芍 白术 白芷 半夏 槟榔 苍术 柴胡 车前子 陈皮 赤芍 川木通 酢浆草 大腹皮 大黄 稻芽 丁香 防风 飞扬草 茯苓 甘草 甘松 狗肝菜 广藿香 鬼针草 荷叶 红茶叶 红豆蔻 厚朴 虎咬红 滑石 积雪草 金银花 荆芥 爵床 麦芽 墨旱莲 木瓜 木香 前胡 青蒿 肉豆蔻 肉桂 桑白皮 山楂 石荠苎 天花粉 铁苋菜 香薷 小茴香 野甘草 叶下珠 一点红 茵陈 泽泻 枳壳 枳实 紫花地丁 紫苏

【用法】制成茶剂。冲泡服或煎服,一次15克,一日2~3次;小儿减半。

【功用】疏风解表,调胃健脾,祛痰利湿。

【主治】感冒发热,中暑,痢疾,腹痛吐泻。

【宜忌】孕妇忌服。

47386 灵龙感冒胶囊(《成方制剂》12册)

【组成】羌活 625 克　龙胆 625 克　秦艽 625 克　关木通 625 克　防己 625 克　威灵仙 625 克　甘草 313 克

【用法】制成胶囊剂。口服，一次 4~5 粒，一日 3~4 次。

【功用】解表清热，祛湿止痛。

【主治】重感冒，恶寒发热，头痛身痛，四肢酸楚，小便发黄等。

47387　灵芝益寿胶囊（《成方制剂》14 册）

【组成】丹参　黄芪　灵芝　人参　三七　桑寄生　五味子　淫羊藿　制何首乌

【用法】制成胶囊剂。口服，一次 3~4 粒，一日 3 次。

【功用】补气固本，滋补肝肾，活血化瘀。

【主治】神疲倦怠，自汗气短，失眠多梦，胸痛胸闷，头晕目眩，腰膝酸软，脉细无力和结代等症的辅助治疗。

【宜忌】外感发热者忌服。

47388　灵验疗疮药饼（《丁甘仁家传珍方选》）

【组成】蛇床子　大风子肉　蜡烛油各四钱　净江子肉一钱五分　洋樟二钱　油桃肉三枚　明矾七钱　血竭二钱　猪油一两

【用法】上为细末，烊化猪、烛油，乘温调药作饼七个。每日用一饼，贴扎胸前，逐日更换，用完即愈，扎手背亦可。

【主治】疗疮。

47389　灵枢保产黑神丹（《经验各种秘方辑要》）

【组成】陈墨一锭（须觅顶上选烟历百十年胶性全脱者，侯天雨时用新净瓷器当空接取洗砚，男子手磨成浓汁，倾入净细大瓷盘中，晒干刮下。每料约用净墨粉四钱）　百草霜二钱（陈者佳）　天麻二钱（透明者，切时勿用水泡，研细待用）　淮小麦面粉二钱（一半入药，一半为糊丸）　大金箔五十页（四十页入药，余为衣）

【用法】上为极细末，合和研匀，淮麦面粉打糊为丸，金箔为衣，晒极干，丸如芡实大，丸重一分，外蜡封固。证轻者一丸，重者二三丸，童便或白汤送下。

【主治】小产后诸症。

【宜忌】此丹宜择吉日，净室中修合，一切药用具洁净。

47390　灵宝如意万应神效痧药（《集验良方》卷二）

【组成】真藿香梗三两　檀香末六钱　真茅山术六两　真蟾酥六钱　顶上沉香　明雄黄　麝香　木香　漂净朱砂　丁香各六钱

【用法】上研末为丸。用时先将药数粒研末，吹入鼻内后，大人服三十粒，小儿减半，开水送下。

【主治】一切感冒风寒，中暑，山岚瘴气；九种气疼；痰迷心窍；各种痧症；小儿急、慢惊风。

【宜忌】孕妇忌服。

尾

47391　尾灵丹（《痘疹会通》卷四）

【组成】鳝鱼数条

【用法】清水养二三日，将刀割尾，以灯草蘸尾血点眼。

【主治】痘后眼珠上起白星。

局

47392　局方至宝散

《中国药典》2010 版。即《灵苑方》引郑感方（见《苏沈良方》卷五）"至宝丹"改为散剂，犀角改为水牛角浓缩粉，不用金银箔。见该条。

尿

47393　尿石通丸（《新药转正》34 册）

【组成】广金钱草　海金沙　茯苓　苘麻子　车前草　川木通　鸡内金　枳实　丝瓜络　牛膝

【用法】制成丸剂。口服。一次 7 克，一日二次。

【功用】清热祛湿，行气逐瘀，通淋排石。

【主治】气滞湿阻型尿路结石以及震波碎石后者。

47394　尿塞通片（《中国药典》2010 版）

【组成】丹参 144 克　泽兰 48 克　桃仁 48 克　红花 144 克　赤芍 48 克　白芷 96 克　陈皮 96 克　泽泻 144 克　王不留行 144 克　败酱 240 克　川楝子 96 克　盐小茴香 96 克　盐关黄柏 144 克

【用法】上制成片剂，薄膜衣每片重 0.36 克，糖衣片（片芯重 0.35 克）。口服，一次 4~6 片，一日 3 次。

【功用】理气活血，通淋散结。

【主治】气滞血瘀、下焦湿热所致的轻、中度癃闭，症见排尿不畅，尿流变细，尿频，尿急；前列腺增生见上述证候者。

【宜忌】孕妇禁用。

47395　尿感宁冲剂（《成方制剂》5 册）

【组成】海金沙藤　连钱草　凤尾草　萹草　紫花地丁各 100 克

【用法】制成冲剂。开水送服，一次 15 克，一日 3~4 次。

【功用】清热解毒，通淋利尿，抗菌消炎。

【主治】急慢性尿路感染。

【备考】本方改为颗粒剂，名"尿感宁颗粒"（见《中国药典》2010 版）。

47396　尿感宁颗粒

《中国药典》2010 版。即《成方制剂》5 册"尿感宁冲剂"改为颗粒剂。见该条。

君

47397　君子丸（《卫生总微》卷十二）

【组成】厚朴（去粗皮，姜制）　甘草（炙）　青黛　诃子（炒，去核取皮用，半生半熟）各半两　陈皮一分（去白）　使君子（去壳）一两（面裹煨熟）　白芜荑（去扇）三分

【用法】上为末，炼蜜为丸，如鸡头子大。三岁下儿半丸，以上一丸，乳汁或米饮送下。

【主治】疳劳发热，捋指咬甲，发疏腹胀，不思乳食，羸瘦虚滑，下痢无度，爱食泥土，及夹惊热泻。

47398　君子汤（《女科旨要》卷一）

【组成】陈皮　茯苓　枳实　川芎劳　赤芍　苏叶　槟榔　桔梗　白术　半夏各二钱　当归　香附　厚朴各三钱　甘草一钱　红花　黄连（酒炒）　柴胡各一钱　砂仁一钱五分

【用法】上分八帖。加生姜三片，酒、水各半煎，空心服。

【主治】妇人经后潮热，误食生冷，聚成痰饮，腹心胀满，气升上隔，饮食不思，腹结块成瘕。

【加减】如嗽，加五味子、杏仁各二钱；口渴潮热，加竹

沥二匙。

47399 君子饼（《医方类聚》卷一六六引《吴氏集验方》）

【组成】史君子 鸬鹚粪各等分

【用法】上为末,鸡子一个打破,并药为饼,蒸熟。五更初食。立出。

【主治】疳蛔。

47400 君子散（《卫生总微》卷十二）

【组成】使君子仁

【用法】上为末。米饮调服。

【主治】小儿五疳,小便白浊,泻痢无度。

47401 君朴丸（《普济方》卷三八〇引《全婴方》）

【组成】使君子（炮） 厚朴（制） 黄连各一两 木香三钱（同炒）

【用法】上为末,面糊为丸,如小豆大。三岁三十丸,米汤送下。五服效。

【主治】小儿诸疳,小便白浊,久则黄瘦,不长肌肉。

47402 君臣散

《易简》。为方出《千金》卷四,名见《局方》卷九"芎䓖汤"之异名。见该条。

47403 君臣散（《伤科补要》卷四）

【组成】肉桂一两 红花 归尾 赤芍 丹皮 生地乌药 胡索 桃仁各五钱 川膝 杜仲 川芎各三钱 毛姜二钱 川断 加皮 防风 羌活各三钱 花粉二钱 甘草 姜黄五分

【用法】上为细末,入瓶内。临用配服。

【主治】跌打损伤。

【备考】方中甘草用量原缺。

47404 君苓汤（《叶氏女科》卷三）

【组成】人参 白术（蜜炙） 茯苓 甘草 泽泻 猪苓各一钱

【用法】水煎服。

【主治】产后热泻,小便不利,肠垢,口渴,痛一阵下一阵者。

【备考】原书治上证,宜加黄连、木通、六一散。

47405 君雷散（《卫生鸿宝》卷三引王仙师方）

【组成】使君子肉（黑油者不用）一两 白雷丸（赤者不用,煮胖,竹刀刮去皮脐,用苍术同煮一二十滚,去术）八钱半 生甘草八钱

【用法】入罐煮烂,焙末,用老鸡肝（不见水一个,男雌女雄,忌铁）,入前药在内,饭上蒸熟,用鲁酒糟少许,同鸡肝与儿食之。儿一岁,用药末一分二厘;十岁用一钱一分。鸡肝一个,重者七服,轻者三服可愈。

【主治】疳积。肝经积热,眼红腹胀,甚至两目不开,肚大脚细,饮食不化。

47406 君子香苏散（《普济方》卷三九九）

【组成】香苏散加三棱 莪术 丁香 使君子 苦楝根皮

【主治】小儿虫气痛。

47407 君臣全备汤

《观聚方要补》卷五引《百代医宗》。即方出《丹溪心法》卷四,名见《医学入门》卷七"十味苍柏散"茴香改用大茴、小茴。

47408 君臣洗药方（《外科百效》卷一）

【组成】防风 白芷 赤芍 苦参 甘草 荆芥 艾叶 银花 羌活 独活 归尾 牙皂 葱白 茶脚 苍耳子 荷叶蒂 柏子仁 土蜂房

【用法】水煎熏洗后,温冷洗至干净,绢衣抹干,用清油硬调拦风膏之类敷之。如无脓,不要留口,一日一换。如有脓,可留口出毒去脓水,用药完,便以黑纸盖。绢袋缚紧。如外臁疮,三日一换,不要行动。

【主治】发背乳痈,人面臁疮,及诸恶疮疔肿痛。

陆

47409 陆抗膏（《外台》卷十七引《经心录》）

【组成】猪脂三升 羊脂二升 牛髓二升（并炼成）白蜜二升 生姜汁三升 （一方加生地黄三升）

【用法】上五味,先煎猪脂等,次下姜汁又煎,次下蜜复煎,候膏成收之,取两匙,温酒服。

【功用】❶《外台》引《经心录》:补益。❷《千金方衍义》:充髓补虚。

【主治】❶《外台》引《经心录》:百病劳损,伤风湿,男女通服之。❷《千金》:虚冷枯瘦,身无精光,虚损不足。

【宜忌】忌芜荑。

【备考】方中猪脂,《千金》作"酥"。

47410 陆氏乙肝散（《效验秘方·续集》陆长清方）

【组成】蒲公英20克 野菊花20克 丹参20克 党参20克 猪苓40克 黄芩12克 炒白芍12克 当归12克 柴胡6克 五味子12克 甘草20克 丹皮12克 二丑6克 乌梅12克

【功用】扶正攻毒。

【主治】乙型肝炎。

【方论选录】方中蒲公英、野菊花、黄芩、丹皮抗病毒、清肝热,党参、甘草、五味子益气护肝,当归、白芍养血护肝,猪苓利水护肝,丹参、丹皮、当归活血化瘀,柴胡、黄芩疏肝解郁,乌梅、二丑消食开胃。其中党参、猪苓、当归、五味子能增强机体免疫力,可保护肝功能。全方寒温并举,攻补兼施,用药精当,对改善肝功,促进病毒转阴,改善症状和体征诸方面有综合疗效。

47411 陆氏痤疮方（《效验秘方·续集》陆德铭方）

【组成】生地30克 玄参15克 麦冬12克 天花粉15克 女贞子12克 枸杞12克 生首乌30克 蛇舌草30克 虎杖20克 丹参30克 茶树根30克 生山楂30克

【用法】每日一剂,水煎2次,早晚分服。须强调生活调摄。

【功用】养阴清热,活血解毒。

【主治】痤疮。

【宜忌】少吃脂肪、糖类;忌食辛辣、海腥等刺激物;多食蔬菜水果,经常保持大便通畅;宜经常用温水清洗;局部避免用手挤压;忌用油脂类面部美容剂。

【方论选录】方中生地、玄参、麦冬、天花粉、女贞子、枸杞子、生首乌等养阴清热,促使肺胃积热清肃下行;蛇舌草、虎杖、丹参、茶树根、生山楂等清热解毒,活血祛脂。

阿

47412 阿艾丸(《医统》卷八十四)

【组成】白姜(盐、酒或米醋炒)八钱 香附子(童便浸,炒)一两 玄胡索(炒)八钱 真阿胶(炒成珠) 艾叶各一两(制成灸艾,用糯米糊作饼,瓦上炕干,勿令焦,研为细末)

【用法】上为末,酒糊为丸,如梧桐子大。每服三十丸,空心盐酒或盐汤任下。

【主治】血崩,老妇尤效。

47413 阿胶丸(《千金》卷三)

【组成】阿胶四两 人参 甘草 龙骨 桂心 干地黄 白术 黄连 当归 附子各二两

【用法】上为末,炼蜜为丸,如梧桐子大。每服二十丸,温酒送下,一日三次。

【主治】产后虚冷洞下,心腹绞痛,兼泄泻不止。

【方论选录】《千金方衍义》:方下虽主虚冷洞下,而证见本寒标热,故汇推理中、驻车及本门龙骨丸三方,并去干姜而易附子,功力倍增。阿胶、当归专补营虚,人参、白术专扶胃弱,桂心、附子专治本寒,黄连一味专除标热,犹恐桂、附过热,乃进地黄以护真阴,龙骨以填渗漏,非但防虚阳之窍,并可杜虚寒之下脱也。

47414 阿胶丸(《圣惠》卷五十九)

【组成】阿胶三分(捣碎,炒令黄燥) 地榆一两半(剉) 诃黎勒三分(用皮) 熟干地黄一两 干姜半两(炮裂,剉) 赤芍药半两 黄连一两(去须,微炒) 白术半两 艾叶三分(微炒) 枳壳半两(麸炒微黄,去瓤) 木香半两 当归一两(剉,微炒)

【用法】上为末,炼蜜为丸,如梧桐子大。每服三十丸,粥饮送下,不拘时候。

【主治】久血痢,腹内疼痛,四肢羸瘦,面色萎黄。

47415 阿胶丸(《圣惠》卷五十九)

【组成】阿胶一两(捣碎,炒令黄燥) 干姜一两(炮裂,剉) 木香一两 龙骨二两 赤石脂二两 黄连一两(去须,微炒) 当归一两(剉,微炒) 黄芩一两 厚朴一两半(去粗皮,涂生姜汁,炙令香熟)

【用法】上为末,炼蜜为丸,如梧桐子大。每服三十丸,粥饮送下,不拘时候。

【主治】冷热不调,痢下脓血不止,腹痛不可忍。

47416 阿胶丸(《圣惠》卷五十九)

【组成】阿胶二两(捣碎,炒令黄燥) 乌梅肉二两(微炒) 黄连二两(去须,微炒)

【用法】上为末,用煨蒜研为丸,如梧桐子大。每服三十丸,食前粥饮送下。

【主治】休息气痢。

47417 阿胶丸(《圣惠》卷六十)

【组成】阿胶一两(捣碎,炒令黄燥) 猬皮一两(炙令微黄) 营实三分 槐子一两(微炒) 地榆一两(剉) 龙骨一两 赤石脂一两 诃黎勒一两(煨,用皮) 枳壳二两(麸炒微黄,去瓤) 黄芪一两(剉) 黄牛角腮二两(烧灰) 当归一两(剉,微炒)

【用法】上为末,以软饭为丸,如梧桐子大。每服三十丸,食前粥饮送下。

【主治】大肠风毒,泻血不止,腹内疼痛,不欲饮食,萎黄羸瘦。

47418 阿胶丸(《圣惠》卷六十七)

【组成】阿胶二两(捣碎,炒令黄燥) 肉苁蓉一两(酒浸一宿,刮去皱皮,炙干) 艾叶一两半(微炒) 川椒一两(去目及闭口者,微炒去汗) 白芍药一两 当归一两(剉,微炒) 芎䓖一两 延胡索一两 熟干地黄一两 桂心一两 川大黄一两(剉碎,微炒) 牛膝一两(去苗) 牡丹一两 附子一两(炮裂,去皮脐) 黄芪一两(剉)

【用法】上为末,先用酒一升,煎三五沸,将一半药末入酒内,调入面糊,以慢火煎令稠,入余上药末为丸,如梧桐子大。每服三十丸,豆淋酒送下,一日三四次。

【主治】从高坠下,伤折跞损,内伤五脏,微者唾血,甚者吐血。

47419 阿胶丸(《圣惠》卷七十二)

【组成】阿胶二两(捣碎,炒令黄燥) 乌贼鱼骨一两 白芍药二两 当归一两(剉,微炒) 刘寄奴一两

【用法】上为末,炼蜜为丸,如梧桐子大。每服二十丸,食前粥饮送下。

【主治】妇人大便下血不止。

47420 阿胶丸(《圣惠》卷七十三)

【组成】阿胶一两(捣碎,炒令黄燥) 绿矾一两(烧赤) 白石脂二两 釜底墨一两 乌贼鱼骨一两(烧灰)

【用法】上为末,软饭为丸,如梧桐子大。每服三十丸,食前热酒送下。

【主治】妇人久赤白带下。

47421 阿胶丸(《圣惠》卷七十九)

【组成】阿胶一两半(捣碎,炒令黄燥) 鳖甲一两(涂醋炙微黄,去裙襕) 续断一两 龙骨二两 芎䓖一两 赤石脂一两半 甘草一两(炙微赤,剉) 当归一两(剉,微炒) 鹿茸二两(去毛,涂酥炙微黄) 乌贼鱼骨二两 丹参一两 龟甲二两(涂醋炙微黄)

【用法】上为散,炼蜜为丸,如梧桐子大。每服三十丸,食前温酒送下。

【主治】产后崩中,下血不止,虚羸无力。

【方论选录】《济阴纲目》汪琪笺释:一派固血,不用补气,尤妙在鹿茸,谓其能引血上升也。

47422 阿胶丸(《圣惠》卷七十九)

【组成】阿胶一两(捣碎,炒令黄燥) 黄连一两(去须,微炒) 干姜半两(炮裂,剉) 木香三分 厚朴二两(去粗皮,涂生姜汁,炙令香熟)

【用法】上为末,炼蜜为丸,如梧桐子大。每服三十丸,食前粥饮送下。

【主治】产后痢下脓血,腹痛。

47423 阿胶丸(《博济》卷四)

【组成】真阿胶四斤(火炙令热) 蛇蜕皮一条(烧灰) 熟艾半两(烧灰) 败笔一管(用头烧灰) 大麦花少许(炙干,如无此花,以麦蘖上牙子代之亦可,为细末)

【用法】上为细末,以软粳米饭为丸,如鸡豆大,如丸时粘手,以少许面为丸。妇人有身,十个月满足者,有诸般疾病,用井花水磨下一丸;产后有病,用通灵散一字,醋汤磨

下一丸;如筑打着,及死胎在腹中,用醋汤送下一丸;产后咳嗌,用千金散子一字,热水调下一丸;产前产后被血冲心,用黄散子半钱,醋汤调下一丸;产后遗沥不止,用烧盐半钱,无灰酒送下一丸;难产者,三日至五日,服此立下,用通灵散子,醋汤送下一丸;如妇产时,衣先下,未见儿,足踏衣生,用通灵散子一字,调下一丸;如儿先下,衣未见,须臾,用醋汤送下一丸;如刺前后心,用通灵散子一字,调下一丸;如浆破后,经三五日不生,用黄散子一钱,酒调下一丸;产前产后痢,醋汤送下一丸;血气,用艾枝煎汤送下一丸。

【功用】大安胎脏。

【主治】产前产后诸疾。

【备考】罂粟炒令黄,为末,是千金散;真阿胶炙令黄,为末,是黄散子;蛇蜕皮烧灰,为末,是通灵散子。

47424 阿胶丸(《医方类聚》卷一一七引《神巧万全方》)

【组成】阿胶(麸炒) 菊花 白术 紫菀 酸枣仁(炒) 麻黄(去节) 桑白皮各一两 杏仁二两(去皮,炒,研如膏) 甘草(炙) 款冬花各半两

【用法】上为末,炼蜜为丸,如梧桐子大。每服三十丸,粥饮送下。

【主治】肝咳,睡卧不得。

47425 阿胶丸(《圣济总录》卷六)

【组成】阿胶(炙令燥) 蝉壳(去土) 犀角屑各半两 麝香三钱 白花蛇(酒浸,去皮骨,炙)三分 桂(去粗皮)半两 白鲜皮 白僵蚕(炒) 天南星(炮) 半夏(酒浸三日,汤洗,麸炒) 天麻 桔梗(炒) 黄耆(炒) 当归(切,焙) 羌活(去芦头) 虎头骨(酥炙) 海桐皮(剉) 白芷 白茯苓(去黑皮) 附子(炮裂,去皮脐) 防风(去叉) 芎藭 麻黄(去根节)各一两 干蝎(去尾,用糯米炒)四十二枚 人参 没药各半两 木香一两 羚羊角屑半两 干姜(炮)四钱半 乌蛇(酒浸,去皮骨,炙)三分

【用法】上剉细,焙干,捣罗为末,炼蜜为丸,如弹子大。每服一丸,生姜酒嚼下。中风甚者,拗开口,或先以药噀,后化药灌下一丸。立省。

【主治】腑脏久虚,气血衰弱,卒中风邪,及瘫痪等疾。

47426 阿胶丸(《圣济总录》卷六十五)

【组成】阿胶(炒令燥)三分 丹砂(研)半两 硼砂(研)一分 人参三分 甘草(炙,剉)半两 龙脑(研)三钱

【用法】上为末,炼蜜为丸,如梧桐子大。每服一丸,含化,不拘时候。

【功用】止嗽。

【主治】热嗽。

47427 阿胶丸(《圣济总录》卷六十五)

【组成】阿胶(炒令燥)三分 人参 赤茯苓(去黑皮)各半两 天南星(韭汁煮软,切,焙)二钱 丹砂(别研)一两 甘草(炙,剉)半两 龙脑(别研)二钱

【用法】上为细末,再同研匀,炼蜜为丸,如梧桐子大。小儿每次一丸,大人两丸,食后细嚼,荆芥汤送下。

【功用】去涎利膈,镇心顺肺。

【主治】风热咳嗽。

47428 阿胶丸(《圣济总录》卷七十六)

【组成】阿胶(炙燥) 枳壳(去瓤,麸炒)各半两 诃黎勒(煨,去核) 甘草(炙,剉) 干姜(炮) 芍药(炮) 黄

连(去须,炒) 木香(一半生,一半炒)各一两 当归(切,焙) 地榆(剉)各一两半

【用法】上为末,用陈苦酒为丸,如梧桐子大。每服二十丸,食前米饮送下。

【主治】赤白痢。

47429 阿胶丸(《圣济总录》卷七十六)

【组成】阿胶(炒)三两 黄连(去须)二两 当归(切,焙) 胡粉(研)各一两

【用法】上为末,面糊为丸,如梧桐子大。每服三十丸,食前米饮送下。

【主治】赤白痢,腹痛不止。

47430 阿胶丸(《圣济总录》卷八十八)

【组成】阿胶(炙令燥) 熟干地黄(焙) 山芋各一两 羚羊角(屑) 柏子仁(研) 茯神(去木) 地骨皮 五味子 百合各半两 丹参 远志(去心) 麦门冬(去心,焙) 人参各三分 蛤蚧(蜜炙)一对

【用法】上为末,炼蜜为丸,如弹子大。每服一丸,水八分,煎至六分,放温时细呷服,食后、夜卧各一次。

【主治】虚劳咳嗽,发热羸瘦。

47431 阿胶丸(《圣济总录》卷一五六)

【组成】阿胶(炒令燥) 酸石榴皮各半两 黄连(去须,炒)一两 当归(切,焙) 肉豆蔻(去壳)各三分

【用法】上为末,炼蜜为丸,如赤小豆大。每服十五丸,食前米饮送下。

【功用】安胎气,止腹痛。

【主治】妊娠下痢,日夜频并。

47432 阿胶丸(《圣济总录》卷一五六)

【组成】阿胶(炒令燥)三两 白术五两 黄连(去须) 肉豆蔻仁各一两

【用法】上为末,炼蜜为丸,如梧桐子大。每服三十丸,食前温米饮送下。

【主治】妊娠下痢脓血不止,腹中疠痛。

47433 阿胶丸(《圣济总录》卷一六一)

【组成】阿胶(炙令燥) 乱发灰(别研)各半两 代赭(别研) 干姜(炮)一两 马蹄半个(烧令烟尽) 生干地黄(焙)一两一分 牛角䚡(炙焦)二两

【用法】上为末,炼蜜为丸,如梧桐子大。每服二十丸,空心粥饮送下,日午、夜卧再服,加至四十丸。

【主治】产后恶露不绝,腹中疠痛气急,及产蓐三十六疾。

47434 阿胶丸(《圣济总录》卷一六四)

【组成】阿胶(炒令燥) 黄柏(去粗皮,剉) 人参 干姜(炮) 当归(切,炒) 酸石榴皮各一两

【用法】上为末,面糊为丸,如梧桐子大。每服三十丸,食前米饮送下。

【主治】产后泄泻,肠滑不止。

47435 阿胶丸(《圣济总录》卷一六五)

【组成】阿胶(炒令燥) 黄连(去须) 赤茯苓(去黑皮) 当归(剉,炒) 黄柏各一两 干姜三分(炮)

【用法】上为末,炼蜜为丸,如梧桐子大。每服三十丸,食前米饮送下,一日二次。

【主治】产后赤白痢,日久不止,肠痛。

47436 阿胶丸

《圣济总录》卷一七三。为《圣惠》卷九十三"白龙骨丸"之异名。见该条。

47437 阿胶丸(《全生指迷方》卷四)

【组成】天门冬(去心) 桔梗 生干地黄(焙) 阿胶(剉,炒燥) 桑白皮(剉,炒) 麦冬(去心) 柏子仁(炒,研)各半两 甘草(炙)一分

【用法】上为末,炼蜜为丸,如弹子大。每服一丸,水一盏,煎至七分,食后温服。

【主治】肺痿。

47438 阿胶丸

《幼幼新书》卷二十九引《庄氏家传》。为《外台》卷二十五引《近效方》"黄连丸"之异名。见该条。

47439 阿胶丸(《鸡峰》卷十一)

【组成】阿胶 人参 茯苓 百合 贝母 桔梗 五味子 山药各一两 甘草半两 半夏一分

【用法】上为细末,炼蜜为丸,如弹子大。每服一丸,水一盏,加生姜三片,煎至七分,食前和滓温服。

【功用】平肺气。

47440 阿胶丸(《鸡峰》卷十五)

【组成】阿胶 熟地黄 牛膝各二两 桂二钱 白芍药半两 五味子 黄耆 白茯苓 当归 人参 牡丹皮芎各一两 (一方有白术一两)

【用法】上为细末,炼蜜为丸,如梧桐子大。每服三十丸,空心枣汤送下,一日二次。

【功用】生血顺气,出颜色,长肌肤,益筋力。

【主治】气多血少,卫实荣虚,月信过期。

47441 阿胶丸(《扁鹊心书·神方》)

【组成】黄连 黄柏(盐水炒) 当归各一两 乌梅肉(炒)一两 芍药二两 阿胶(蛤粉炒)一两

【用法】上为末,蒸饼为丸,如梧桐子大。每服五十丸,白汤送下。

【主治】冷热不调,下痢赤白。

47442 阿胶丸(《卫生总微》卷十一)

【组成】赤茯苓 赤芍药各一两

【用法】上为细末,以米醋煮阿胶一两为丸,如绿豆大。每服一二十丸,乳食前米饮送下。

【主治】小儿虚冷,下痢白脓。

47443 阿胶丸(《宣明论》卷十一)

【组成】阿胶 鳖甲六分 续断五分 龙骨一两 芎劳六分 地胆四分 鹿茸五分 乌鱼骨八钱 丹参六钱 龟甲一钱

【用法】上为末,醋面糊为丸,如梧桐子大。每服三十丸,艾汤送下,一日三至四次。宜先服伏龙肝散,再服本方。

【主治】妇人血崩不止,或结作片者。

【备考】方中阿胶用量原缺。

47444 阿胶丸(《普济方》卷三八七引《全婴方》)

【组成】阿胶一两(糯米一合炒焦,不用米) 甘草(炙) 蛤粉(炒) 汉防己 杏仁(去皮,麸炒) 款冬花 香白芷 马兜铃各半两 干姜一两 (一方有干葛,无干姜)

【用法】上为末,炼蜜为丸,如鸡头子大。每服一丸,水煎服。

【主治】小儿久嗽,肺虚气粗,有痰,恶心不食。

47445 阿胶丸(《杨氏家藏方》卷八)

【组成】阿胶一分(用蚌粉炒令黄色) 贝母七枚(中等者,炮) 天南星一枚(重一分,炮令黄) 款冬花一分 紫菀一分(净洗) 知母一分 白矾一分(熬干)

【用法】上为细末,炼蜜为丸,如绿豆大。每服二十丸,食后煎生姜汤送下。

【主治】肺受风寒,咳嗽不止,痰涎并多,上喘气促,睡卧不安;或肺经客热,咳而面赤,久不已者。

47446 阿胶丸(《杨氏家藏方》卷十六)

【组成】香附子(去毛) 天仙子(炒令黑) 当归(洗,焙)各二两 五味子 吴茱萸(汤洗七遍)各一两半 阿胶(蚌粉炒) 川芎 干姜(炮)各一两 苍术三两(米泔水浸一宿,焙干)

【用法】上为细末,醋煮面糊为丸,如梧桐子大。每服三十丸,空心食前煎艾汤送下,或木香醋汤送下。

【主治】妊娠胎脏受寒,腰腹疼痛,或因损动,恶露顿下,腹痛阵作。

47447 阿胶丸(《医方类聚》卷一四一引《医林方》)

【组成】阿胶一钱 白茯苓二钱 黄连三钱 白芍药四钱

【用法】上为细末,水和为丸,如梧桐子大。每服五十丸,渐加至一百丸,温水送下,一日四至五次。

【主治】❶《医方类聚》引《医林方》:便血。先便而后血,谓之湿毒。❷《家庭治病新书》:伤寒大肠热积,下血不止者。

【备考】本方改为汤剂,名"阿胶汤"(见《家庭治病新书》)。

47448 阿胶丸(《医方类聚》卷二一三引《医林方》)

【组成】阿胶(炒) 黄连 干姜 附子(炮) 人参 熟地黄 当归 芍药 龙骨 甘草(炙)各等分

【用法】上为细末,炼蜜为丸,如梧桐子大。每服三四十丸,食前米饮汤送下。

【主治】妇人产前产后泻痢。

47449 阿胶丸(《普济方》卷二一一)

【组成】干姜一分 当归 白芍药 白茯苓 木香各半两

【用法】上为细末,醋打阿胶糊为丸,如梧桐子大。每服三十粒,浓煎黄连、艾叶、粳米作汤,并服数剂。

【主治】赤白痢。

47450 阿胶丸(《奇效良方》卷二十二)

【组成】阿胶(蛤粉炒) 生地黄(洗) 卷柏叶 大蓟根 五味子 鸡苏叶 山药各一两 柏子仁(炒,另研) 麦门冬(去心) 人参 防风各半两

【用法】上为细末,炼蜜为丸,如弹子大。每服一丸,细嚼,浓煎小蓟汤或麦门冬汤咽下。

【主治】❶《奇效良方》:劳嗽,并嗽血唾血。❷《校注妇人良方》:发热晡热,口渴盗汗。

47451 阿胶丸(《校注妇人良方》卷五)

【组成】阿胶(炒) 生地黄 卷柏叶 山药(炒) 大蓟根 五味子(杵炒) 鸡苏各一两 柏子仁(炒) 人参 防风 麦门冬(去心)各半两

【用法】上为末。炼蜜为丸,如弹子大。每服一丸,细嚼,麦门冬煎汤下。

【主治】劳嗽出血咯血,发热晡热,口渴盗汗。

47452 阿胶丸(《银海精微》卷上)

【组成】阿胶(蛤粉炒) 鼠黏子(炒) 甘草 糯米(炒)各一两 马兜铃 款冬花 紫菀 桔梗

【用法】上为末,炼蜜为丸,如弹子大。食后细嚼,薄荷汤送下。

【主治】拳毛倒睫。

【备考】方中马兜铃、款冬花、紫菀、桔梗用量原缺。

47453 阿胶丸(《惠直堂方》卷四)

【组成】枳壳(麸炒) 阿胶(炒)各等分

【用法】上为末,炼蜜为丸,如梧桐子大,六一散为衣。每服二十丸,清汤送下。未通,可加至五十丸。

【主治】娠妇大便闭。

47454 阿胶丸(《医略六书》卷三十)

【组成】阿胶三两(蒲黄炒灰) 丹参一两半(炒黑) 川芎一两 鹿茸三两(炙灰) 续断三两(炒灰) 赤石脂三两(醋煅) 龙骨三两(煅灰) 当归三两 乌贼骨三两(煅)

【用法】上为末,炼蜜为丸。每服五钱,米饮煎,去滓温服。

【主治】产后崩漏不止,不能乳子,脉软者。

【方论选录】产后任阳亏损,冲血妄行,故崩漏不止,不能乳子焉。阿胶补阴益血以除崩漏,丹参去宿生新以和血脉,川芎行血海以升阳,当归养血脉以归经,赤石脂涩血定崩漏,鹿茸灰壮阳止血崩,白龙骨涩虚脱,乌贼骨止漏经,续断灰续经脉以止崩漏也。蜜丸以润之,饮下以和之,使经血内充,则冲任完复,而经气固密,血不妄行。

47455 阿胶丹(《幼幼新书》卷二十八引张涣方)

【组成】真阿胶(炙熟) 干姜各一两 芍药 当归(洗,焙干) 川黄连 肉豆蔻各半两

【用法】上为细末,炼蜜为丸,如黍米大。每服十粒,粟米饮送下。

【主治】小儿泄利身热,及暴泻注下。

47456 阿胶汤(《外台》卷十七引《深师方》)

【组成】阿胶二两 干姜二两 麻子一升(捣碎) 远志四两(去心) 附子一枚(炮) 人参一两 甘草一两(炙)

【用法】上切。以水七升,煮六味取三升,去滓,纳胶烊消,分三次服。

【主治】虚劳,小便利而多。

【宜忌】忌猪肉,冷水,海藻,菘菜。

47457 阿胶汤(《千金》卷二引《徐之才逐月养胎方》)

【异名】旋覆花汤(《外台》卷三十三)。

【组成】阿胶四两 旋覆花二合 麦门冬一升 人参一两 吴茱萸七合 生姜六两 当归 芍药 甘草 黄芩各二两

【用法】上㕮咀。以水九升煮药,减半,纳清酒三升并胶,微火煎取三升半。分四次食前服,日三夜一,不愈再服。一方用乌雌鸡一只,割取咽血纳酒中,以水煮鸡,以煎药,减半,纳酒并胶煎,取三升半,分四次服。

【主治】妊娠五月,有热,苦头眩,心乱呕吐;有寒,苦腹满痛,小便数,卒有恐怖,四肢疼痛;寒热,胎动无常处,腹痛

闷顿欲仆,卒有所下。

【宜忌】《外台》:忌海藻、菘菜。

【方论选录】《千金方衍义》:妊娠五月虽属足太阴养胎,然胎息始受火精而能运动,务宜养气以定五脏。设有触动而卒有所下,则宜大固气血以安之。方中诸药皆平调气血之剂,惟旋覆花一味不可不讲,《本经》治结气,《别录》消胸上痰结,甄权开胃止呕逆,仲景治心下痞坚,噫气不除,同葱白、新绛治妇人半产漏下,合诸治推之,则覆花之用可了然矣。大抵妇人经漏胎息之病,元气虽虚,未有不挟风气痰湿瘀积者,观柏子仁丸、五石泽兰丸等方自明。

47458 阿胶汤(方出《千金》卷十八,名见《圣济总录》卷九十九)

【组成】阿胶 当归 青葙子各二两 艾叶一把

【用法】上㕮咀。以水八升,煮取二升半,去滓,分三次服。

【主治】❶《千金》:䘌虫蚀下部痒,谷道中生疮。❷《圣济总录》:脉痔,下部痒痛,生疮出血。

【方论选录】《千金方衍义》:青葙治虫,艾叶导热,阿胶、当归以和其血。

47459 阿胶汤(《千金翼》卷七)

【组成】阿胶 当归 黄柏 黄连各一两 陈廪米一升 蜡如棋子三枚

【用法】上㕮咀。以水八升,煮米蟹目沸,去米纳药,煮取二升,去滓,纳胶、蜡令烊,分四次服,一日令尽。

【主治】产后下痢。

47460 阿胶汤

《圣济总录》卷二十七。为方出《肘后方》卷二,名见《外台》卷二引《深师方》"大青汤"之异名。见该条。

47461 阿胶汤(《圣济总录》卷二十九)

【组成】阿胶(炙令燥) 黄芩(去黑心)各一分 葱白五寸(连须) 豉一百粒 干艾叶(炒)半两

【用法】上剉细,分作二服。每服用水一盏半,煎至七分,去滓,下生地黄汁一合,搅匀,食后温服。

【主治】阳毒攻肺,伤寒鼻衄不止。

47462 阿胶汤(《圣济总录》卷四十三)

【组成】阿胶(炙燥)二两 桂(去粗皮) 生姜(切,焙干)各半两 黄连(去须)三分

【用法】上为粗末。每服五钱匕,水一盏半,煎至一盏,去滓,稍热服,一日三次。

【主治】小肠寒,肠中慄痛,下赤白。

47463 阿胶汤(《圣济总录》卷五十九)

【组成】阿胶(炙燥) 干姜(炮)各一两 远志(去心)四两 附子(炮裂,去皮脐) 人参各一两 甘草(炙)三两 大麻仁(研)二两

【用法】上㕮咀,如麻豆大。每服三钱匕,水一盏,煎至七分,去滓温服,不拘时候。

【主治】消肾小便数。

【备考】方中大麻仁用量原缺,据《普济方》补。

47464 阿胶汤(《圣济总录》卷六十五)

【组成】阿胶(炒令燥) 桑根白皮(剉,炒) 甘草(炙,剉)各一两 五灵脂(炒) 贝母(去心,炒) 知母(剉,焙)各半两

【用法】上为粗末。每服三钱匕,水一盏,加乌梅一枚、

生姜三片,同煎至七分,去滓,通口服。

【主治】咳嗽。

47465 阿胶汤(《圣济总录》卷六十五)

【组成】阿胶(炒令燥) 五味子 麻黄(去节) 陈橘皮(汤浸去白,焙)各一两 甘草(炙,剉) 杏仁(汤浸,去皮尖双仁,炒)各半两

【用法】上为粗末。每服三钱匕,水一盏,加生姜三片,煎至七分,去滓温服,不拘时候。

【主治】冷嗽。

47466 阿胶汤(《圣济总录》人卫本卷六十八)

【组成】阿胶(炙燥) 艾叶(焙)各三两 地榆 芍药各四两 蓟根五两

【用法】上为粗末。每服五钱匕,水一盏半,煎至八分,去滓温服。

【主治】卒吐血不止。

【备考】本方方名,原书文瑞楼本作“阿胶散”。

47467 阿胶汤

《圣济总录》卷六十九。为《圣惠》卷三十七“阿胶散”之异名。见该条。

47468 阿胶汤(《圣济总录》卷六十九)

【组成】阿胶(炒令燥,捣末)一两 蒲黄半两

【用法】上和匀。每服二钱匕,水一盏,煎至六分,入生地黄汁一合,更煎一二沸,温服,不拘时候。

【主治】舌上出血不止,及鼻久衄不止。

47469 阿胶汤(《圣济总录》卷七十七)

【组成】阿胶(炙令燥) 黄连(去须,炒) 龙骨各一两 艾叶(微炒)半两 仓米二合(炒)

【用法】上为粗末。每服五钱匕,以水一盏半,煎至八分,去滓,空心温服,日午再服。

【主治】休息痢。

47470 阿胶汤(《圣济总录》卷九十三)

【组成】阿胶(炒燥) 人参 白茯苓(去黑皮) 玄参 丹参 防风(去叉) 黄耆 生干地黄(焙) 葛根 柴胡(去苗) 秦艽(去苗土) 黄连(去须) 龙胆 枳壳(去瓤,麸炒) 地骨皮 百合 鳖甲(去裙襕,醋炙) 甘草(炙) 桔梗(炒) 知母(焙) 贝母(去心) 款冬花 石膏(碎) 麻黄(去根节) 黄芩(去黑心) 栀子仁 麦门冬(去心) 防己 栝楼根 马兜铃 大黄(炒) 桑根白皮(炙) 白药子 葶苈子(隔纸炒) 杏仁(汤浸去皮尖双仁,炒)各一两 槟榔五枚

【用法】上剉,如麻豆大。每服五钱匕,水一盏半,煎至八分,去滓,食后、临卧温服。

【主治】骨蒸虚劳,热气上熏,咽嗌焦干,津液枯燥,烦渴引饮。

47471 阿胶汤(《圣济总录》卷九十六)

【组成】阿胶(炒燥) 黄芩(去黑心)各三分 甘草(炙)半两 生地黄(绞取汁) 车前叶(生者,绞取汁) 藕节(绞取汁) 生蜜一盏

【用法】上为粗末,同后四味搅匀。每服一大匙,水一盏,煎至七分,去滓温服,不拘时候。

【主治】肾客热连心,小便出血疼痛。

47472 阿胶汤(《圣济总录》卷一四四)

【组成】阿胶(炙燥) 艾叶各二两 干姜(炮)半两 芍药一两

【用法】上为粗末。每服三钱匕,水一盏,煎至七分,去滓温服,不拘时候。

【主治】❶《圣济总录》:坠堕伤损,气血瘀滞疼痛。
❷《普济方》:从高堕下伤五脏,微者唾血,甚者吐血,及金疮伤经崩中。

47473 阿胶汤

《圣济总录》卷一四四。为《圣惠》卷六十七“阿胶散”之异名。见该条。

47474 阿胶汤(《圣济总录》卷一四五)

【组成】阿胶(炙令燥) 熟干地黄(焙) 赤芍药 当归(切,焙) 芎劳各一两 干姜(炮)半两

【用法】上为粗末。每服三钱匕,水一盏,煎至七分,去滓温服,不拘时候。

【主治】伤损,血滞在内,吐唾中血不止。

47475 阿胶汤

《圣济总录》卷一五四。为《圣惠》卷七十五“阿胶散”之异名。见该条。

47476 阿胶汤(《圣济总录》卷一五四)

【组成】阿胶(炒燥) 刘寄奴 赤石脂 黄连(去须) 白龙骨各一两半 乌梅五枚(碎,焙) 桑寄生 甘菊花 当归(切,焙) 旋覆花(炒) 地榆 白术各一两 枳壳(去瓤,麸炒)一两一分 艾叶(炒)半两 石膏(碎)二两

【用法】上为粗末。每服五钱匕,水一盏半,加生姜五片,同煎至八分,去滓温服,不拘时候。

【主治】妊娠胎漏,下血不止。

47477 阿胶汤(《圣济总录》卷一五四)

【组成】阿胶(炒令燥) 桑上寄生(剉,焙) 大腹皮(剉) 麦门冬(去心,焙) 黄耆(剉) 防风(去叉) 丹参 羚羊角(屑) 柏子仁(微炒) 缩砂仁各半两 人参 白术各一两

【用法】上为粗末。每服三钱匕,水一盏,煎至七分,去滓,空心温服。

【主治】妊娠惊胎,转动不定。

47478 阿胶汤(《圣济总录》卷一五四)

【组成】阿胶(炒令燥)半两 当归(剉碎)半两 桑上寄生(剉碎)半两

【用法】上为粗末。每服三钱匕,以水一盏,煎至六分,去滓,空心热服。

【功用】止痛安胎。

【主治】妊娠胎动不安,腰腹疼痛。

47479 阿胶汤(《圣济总录》卷一五四)

【异名】芎胶散(《产宝诸方》)。

【组成】阿胶一两(炒令燥) 芎劳一两半 当归(切,焙)二两 甘草一两(炙)

【用法】上为粗末。每服三钱匕,水一盏,煎至六分,去滓,空心、日午、临卧服。

【主治】妊娠胎动不安,腹痛。

47480 阿胶汤(《圣济总录》卷一五四)

【组成】阿胶(炙燥)一两 生姜(切,炒干)三分 芎劳 续断各半两 侧柏 当归(切,焙) 桑寄生 艾叶各

三分　竹茹鸡子大一团

【用法】上为粗末。每服三钱匕,水一盏,加大枣(擘)二枚,煎至七分,去滓温服。

【主治】妊娠胎动腹痛,下血晕闷。

47481　阿胶汤(《圣济总录》卷一五五)

【组成】阿胶(炙燥)一两半　当归(切,焙)一两　甘草(炙,剉)三分　白术二两

【用法】上为粗末。每服三钱匕,以水一盏,煎至七分,去滓温服,一日三次。

【主治】妊娠胎萎燥,全不转动。

47482　阿胶汤

《圣济总录》卷一五五。为《圣惠》卷七十五“阿胶散”之异名。见该条。

47483　阿胶汤

《圣济总录》卷一五六。为《博济》卷四“阿胶散”之异名。见该条。

47484　阿胶汤(《圣济总录》卷一五七)

【组成】阿胶(炙令燥)　熟干地黄(焙)　艾叶(微炒)　芎䓖　当归(切,焙)　杜仲(去皱皮,炙,剉)　白术各一两

【用法】上为粗末。每服四钱匕,水一盏半,加大枣三枚(擘破)同煎至八分,去滓,食前温服。

【主治】妊娠数堕胎,小腹疼痛不可忍。

47485　阿胶汤(《圣济总录》卷一五八)

【组成】阿胶(炙令燥)　冬葵子(炒)　牛膝(酒浸,切,焙)　当归(切,焙)各三分

【用法】上为粗末。每服三钱匕,水一盏半,煎至八分,去滓温服。以下为度。

【主治】妊娠堕胎,胞衣不出。

47486　阿胶汤(《鸡峰》卷十)

【异名】阿胶散(《古今医鉴》卷八)。

【组成】猪苓　茯苓　泽泻　滑石　阿胶各四分　车前子二分

【用法】上为粗末。每服五钱,水二盏,煎至一盏,去滓温服,不拘时候。

【主治】血淋。血随小便出,每便辄痛,由心气留热,搏于小肠,盖心主血,遇热即流散,渗于脬中,诊其心脉大散而数疾。

47487　阿胶汤

《妇人良方》卷十四。为《活人书》卷十九“阿胶散”之异名。见该条。

47488　阿胶汤

《此事难知》。为《外台》卷二引《范汪方》“柏皮汤”之异名。见该条。

47489　阿胶汤(《医方类聚》卷一四一引《烟霞圣效方》)

【组成】真阿胶七片(于铁器内炮尽胶性)

【用法】上为细末,都作一服。用水一中盏,煎三五沸,温服。

【主治】便血不止。

47490　阿胶汤

《赤水玄珠》卷八。为方出《证类本草》卷十六引《梅师方》,名见《普济方》卷三四四引《圣惠》“阿胶酒”之异名。见该条。

47491　阿胶汤(《叶氏女科》卷三)

【组成】阿胶二两(炒珠)　赤小豆一钟

【用法】水二碗,煮豆令熟,去豆入胶化服,每服半钟。不过三服即出。

【主治】难产。

47492　阿胶汤(《医略六书》卷二十八)

【组成】阿胶三钱(糯粉炒)　人参一钱半　当归三钱　条芩一钱半(酒炒)　白芍一钱半(酒炒)　白术一钱半(炒)　麦冬三钱(去心)　生地五钱　炙草五分　苏梗三钱

【用法】水六升,煮药减半,去滓,加清酒一升,并胶烊尽,煎取一升温服。肝虚,用鸡汁煮药。

【主治】怀妊五月,胎动无常处,脉滑疾按之不散者。

【方论选录】阴阳盘踞,男女已定,动无常处,宜此清热培阴以养其胎。生地滋阴壮水以资血室,人参补元补气以固胎元,当归养血荣经,阿胶补阴益血,条芩清热安胎,白术健脾生血,白芍敛阴和血以固冲任,麦冬润燥清心以生津液,炙草缓中益胃气,苏梗顺气以安胎形也。肝虚者亦用鸡汁煮药,无不胎安而日长矣。

47493　阿胶汤(《医学集成》卷二)

【组成】阿胶　玉竹　元参　麦冬　花粉　陈皮　百部　桔梗　甘草

【主治】燥痰。

47494　阿胶汤

《家庭治病新书》。即《医方类聚》卷一四一引《医林方》“阿胶丸”改为汤剂。见该条。

47495　阿胶汤(《温氏经验良方》)

【组成】阿胶　当归　寸冬各一钱　党参一钱半　白芍二钱　甘草三分

【用法】每日一次,共服四日。

【功用】妊娠五月养胎。

47496　阿胶汤(《张皆春眼科证治》)

【组成】阿胶3克　酒白芍6克　当归9克　防风3克　僵蚕6克

【功用】养血舒筋祛风。

【主治】通睛症。起病缓慢,眼珠虽亦偏斜,但转动灵活,无视一为二和其他不适之感。

【方论选录】方中阿胶、酒白芍、当归补养肝血,筋脉得养,伸缩皆灵;更兼防风、僵蚕除风散邪,珠之偏斜自能复正。

47497　阿胶饮(《圣济总录》卷六十五)

【组成】阿胶(炙燥)一两　人参二两

【用法】上为散。每服三钱匕,豉汤一盏,加葱白少许,同煎三沸,放温,遇嗽时呷三五呷,依前温暖,备嗽时再呷之。

【主治】久咳嗽。

47498　阿胶饮(《圣济总录》卷一五四)

【组成】阿胶(炙燥)　熟干地黄(焙)各二两

【用法】上为粗末。每服三钱匕,水、酒共一盏,煎至七分,去滓温服。以效为度。

【主治】妊娠卒胎动,下血不止。

47499　阿胶饮(《圣济总录》卷一七八)

【组成】阿胶(炙令燥)一两一分　黄芩(去黑心)一

两　黄连(去须)半两

　　【用法】上为粗末。一二岁儿,每服一钱匕,水半盏,煎至三分,去滓,分二次温服,空心、日晚各一次。

　　【主治】小儿白痢。

47500　阿胶饮(《三因》卷十二)

　　【组成】阿胶二两(炒)　牡蛎(煅取粉)　鹿茸(切,酥炙)各四两

　　【用法】上剉散。每服四大钱,水一盏,煎七分,空心服;或作细末,饮调亦好。

　　【主治】小便遗尿不禁。

　　【备考】《准绳·类方》有桑螵蛸。

47501　阿胶饮(《观聚方要补》卷五引《医经会解》)

　　【组成】桑白皮　麦门冬　黄柏　知母　生地黄　阿胶　归尾

　　【用法】水煎服。

　　【主治】肺咳唾血。

　　【加减】有痰加贝母。

47502　阿胶酒(方出《证类本草》卷十六引《梅师方》,名见《普济方》卷三四四引《圣惠》)

　　【异名】阿胶汤(《赤水玄珠》卷八)。

　　【组成】阿胶三两(炙)

　　【用法】上为末。以酒一升半,煎令消,一服。

　　【主治】❶《证类本草》引《梅师方》:妊娠无故卒下血不止。❷《证类本草》引《杨氏产乳》:孕妇血痢。

47503　阿胶散(《千金翼》卷八)

　　【组成】阿胶八两(炙)　乌贼鱼骨二两　芍药四两当归一两　(一方有桑耳一两)

　　【用法】上为散。以蜜搜如麦饭,每服方寸匕,食前以葱羹汁送下,日三夜一。

　　【主治】妇人下血。

47504　阿胶散(《千金翼》卷十八)

　　【组成】阿胶(炙)　龙骨　当归　细辛　桂心各一两蒲黄五合　乱发三两(烧灰)

　　【用法】上为散。食前服方寸匕,每日三次。三服愈亦可蜜丸酒服。

　　【主治】衄血不止。

47505　阿胶散(《圣惠》卷五)

　　【组成】阿胶一两(捣碎,炒令香燥)　艾叶一两(微炒)干姜三分(炮裂,剉)　赤石脂三分　当归一两(剉,微炒)厚朴二两(去粗皮,涂生姜汁炙令香熟)　桂心半两　芎劳半两　附子一两(炮裂,去皮脐)

　　【用法】上为细散。每服二钱,食前以热粥饮下。

　　【主治】脾气虚冷,大肠泄痢,腹痛,食不消化。

　　【宜忌】忌生冷、油腻、湿面。

47506　阿胶散(《圣惠》卷六)

　　【组成】阿胶一两(捣碎,炒令黄燥)　熟干地黄三分白茯苓半两　人参三分(去芦头)　麦门冬半两(去心,焙)蛤蚧一只(头尾全,涂酥炙令微黄)　侧柏叶一两(涂酥炙令黄)

　　【用法】上为细散。每服一钱,以粥饮调下,不拘时候。

　　【主治】肺痿损败,气喘,咳嗽有血。

47507　阿胶散(《圣惠》卷十三)

　　【组成】阿胶一两(捣碎,炒令微燥)　黄连三分(去须,微炒)　葛根一两(剉)　黄芩三分

　　【用法】上为粗散。每服三钱,以水一中盏,煎至六分,去滓温服,不拘时候。

　　【主治】伤寒,壮热头痛,四肢烦疼,未经发汗,下之太早,遂令汗出,下痢不止。

47508　阿胶散(《圣惠》卷十三)

　　【组成】阿胶三分(捣碎,炒令黄燥)　黄柏半两(微炙,剉)　当归半两(微炒)　槟榔半两　木香三两　龙骨半两　槐子一两(微炒)

　　【用法】上为细散。每服二钱,食前以黄耆汤调下。

　　【主治】伤寒下唇内生疮,虫蚀下部,疼痛,或时泄痢。

47509　阿胶散(《圣惠》卷十八)

　　【组成】阿胶三分(捣碎,炒令黄燥)　伏龙肝三分　黄芩三分　葱白(连须)三茎　豉一合　地骨皮三分

　　【用法】上剉细。以水一大盏半,煎至一盏,去滓,加生地黄汁二合,搅令匀,分三次温服,不拘时候。

　　【主治】热病,阳毒伤肺,鼻衄不止。

47510　阿胶散(《圣惠》卷二十一)

　　【组成】阿胶三分(捣碎,炒令黄燥)　白附子三分(炮裂)　桂心三分　羌活三分　当归一两　天麻一两

　　【用法】上为细散。每服二钱,以温酒调下,不拘时候。以出汗为效。

　　【主治】破伤风,角弓反张者。

47511　阿胶散(《圣惠》卷二十二)

　　【组成】阿胶一两(捣碎,炒令黄燥)　当归一两(剉,微炒)　干蝎半两(微炒)　白僵蚕半两(微炒)　蝉壳半两(微炒)　桂心一两　附子一两(炮裂,去皮脐)　麻黄一两(去根节)

　　【用法】上为细散。每服二钱,以温酒调下。良久,以葱酒投之,令汗出为效,未汗再服。

　　【主治】急风,口眼不开,筋脉拘急。

47512　阿胶散(《圣惠》卷二十七)

　　【组成】阿胶一两(捣碎,炒令黄燥)　当归一两(剉,微炒)　伏龙肝一两　白芍药一两　白芷一两　甘草一两(炙微赤,剉)　生干地黄四两　细辛半两　芎劳一两　桂心一两

　　【用法】上为粗散。每服四钱,用水一中盏,煎至六分,去滓温服,不拘时候。

　　【主治】虚劳,频吐血,心膈、四肢疼痛,头目旋闷。

47513　阿胶散(《圣惠》卷三十七)

　　【组成】阿胶半两(捣碎,炒令黄燥)　蒲黄一两

　　【用法】上为细散。每服二钱,以水一中盏,加生地黄汁二合,煎至六分,温服,不拘时候。

　　【主治】大衄,口耳皆出血不止。

47514　阿胶散(《圣惠》卷三十七)

　　【组成】阿胶三分(捣碎,炒令黄燥)　桂心半两　细辛半两　白龙骨半两　当归半两　乱发半两(烧灰)　蒲黄半两

　　【用法】上为细散。每服二钱,以生地黄汁调下。

　　【主治】大衄未止,计数升,不知人事。

47515　阿胶散(《圣惠》卷三十七)

【异名】阿胶汤(《圣济总录》卷六十九)。

【组成】阿胶二两(捣碎,炒令黄燥) 甘草一两(炙微赤,剉)

【用法】上为细末。每服三钱,以水一中盏,加生地黄汁二合,煎至七分,和滓温服。

【主治】忧恚呕血,烦满少气,胸中疼痛。

47516 阿胶散(《圣惠》卷五十九)

【组成】阿胶半两(捣碎,炒令黄燥) 甘草半两(炙微赤,剉) 附子一两(炮裂,去皮脐) 黄连一两(去须,微炒) 当归半两(剉,微炒)

【用法】上为散。每服三钱,以水一中盏,煎至五分,去滓稍热服,不拘时候。

【主治】赤白痢,腹中疼痛,时作寒热。

47517 阿胶散(《圣惠》卷五十九)

【组成】阿胶一两(捣碎,炒令黄燥) 川升麻半两 地榆一两(剉) 黄连一两(去须,微炒) 刺蓟一两 犀角屑半两 熟干地黄一两 栀子仁一两 当归一两(剉,微炒)

【用法】上为散。每服四钱,以水一中盏,加薤白七寸,豉一百粒,煎至六分,去滓温服,不拘时候。

【主治】热毒血痢成片,脐下疼痛。

47518 阿胶散(《圣惠》卷五十九)

【组成】阿胶二两(捣碎,炒令黄燥) 当归(剉,微炒) 黄连一两(去须,微炒) 赤芍药一两 干姜一两(炮裂,剉) 赤石脂二两

【用法】上为细散。每服二钱,以粥饮调下,不拘时候。

【主治】脓血痢,绕脐疼痛。

47519 阿胶散(《圣惠》卷六十七)

【异名】阿胶汤(《圣济总录》卷一四四)。

【组成】阿胶二两(捣碎,炒令黄燥) 熟干地黄一两 赤芍药一两 干姜半两(炮裂,剉) 当归一两(剉,微炒) 芎䓖一两 艾叶一两(微炒) 甘草半两(炙微赤,剉)

【用法】上为粗散。每服三钱,以水一中盏,煎至五分,去滓温服,一日三四次。

【主治】❶《圣惠》:从高坠下,犯伤五脏,微者唾血,甚者吐血,兼金疮伤肉者。❷《圣济总录》:从高坠堕,伤折手足,疼痛。

47520 阿胶散(《圣惠》卷七十)

【组成】阿胶二两(捣碎,炒令黄燥) 当归三分 犀角屑三分 黄芩三分 鸡苏叶二分 羚羊角屑三分 桂心二分 麦门冬三分(去心) 生干地黄二两 甘草半两(炙微赤,剉)

【用法】上为粗散。每服四钱,以水一中盏,加淡竹茹一分,生姜半分,煎至六分,去滓温服,不拘时候。

【主治】妇人吐血,心神烦热。

47521 阿胶散(《圣惠》卷七十三)

【组成】阿胶半两(捣碎,炒令黄燥) 当归半两(剉,微炒) 赤芍药半两 熟干地黄半两 牡蛎半两(烧为粉)

【用法】上为细散。每服一钱,以粥饮调下,不拘时候。

【主治】妇人赤带下,腹内疼痛,四肢烦疼,不欲饮食,日渐羸瘦。

47522 阿胶散(《圣惠》卷七十三)

【异名】禹余粮散(《圣济总录》卷一五二)。

【组成】阿胶一两(捣碎,炒令黄燥) 鹿茸二两(去毛,涂酥炙令微黄) 禹余粮二两(烧醋淬七遍) 牡蛎二两(微剉) 当归一两(剉,微炒) 白芍药三分 蒲黄一两 乌贼鱼骨一两半(烧灰) 赤石脂一两

【用法】上为细散。每服二钱,食前以温酒调下。

【主治】妇人带下五色,久不止。

47523 阿胶散(《圣惠》卷七十三)

【组成】阿胶一两(捣碎,炒令黄燥) 诃黎勒皮一两 干姜一分(炮裂,剉) 附子三分(炮裂,去皮脐) 密陀僧半两(细研) 棕榈二两(烧灰) 补骨脂二分(微炒)

【用法】上为细散。每服二钱,以热酒调下,不拘时候。

【主治】妇人崩中下血,经七八日不定,或作血片,或如豆汁,腹内疞刺疼痛。

47524 阿胶散(《圣惠》卷七十四)

【组成】阿胶半两(捣碎,炒令黄燥) 陈橘皮半两(汤浸去白瓤,焙) 半夏(汤浸七遍,去滑) 芎䓖半两 白术 当归半两(剉,微炒) 赤芍药三分 麦门冬三分(去心)

【用法】上为散。每服三钱,以水一中盏,加生姜半分,大枣三枚,煎至六分,去滓温服,不拘时候。

【主治】妊娠九月,伤寒烦热,或觉胎不稳,腹满悬急,腰疼不可转侧。

47525 阿胶散(《圣惠》卷七十四)

【组成】阿胶一两半(捣碎,炒令黄燥) 赤芍药一两 当归一两(剉,微炒) 柴胡一两(去苗) 麦门冬一两半(去心) 黄芩一两 白茯苓一两 白术一两 甘草半两(炙微赤,剉)

【用法】上为散。每服一钱,以水一中盏,加薤白二茎,煎至六分,去滓温服,不拘时候。

【主治】妊娠疟疾,憎寒,头痛壮热,腹痛及胎不安稳,腰脐下重。

47526 阿胶散(《圣惠》卷七十四)

【组成】阿胶(捣碎,炒令黄燥) 麦门冬(去心) 款冬花 贝母(煨微黄) 秦艽(去苗)各一两 甘草半两(炙微赤,剉)

【用法】上为散。每服三钱,以水一中盏,煎至六分,去滓温服,不拘时候。

【主治】妊娠心胸妨闷,两胁微疼,烦渴咳嗽。

47527 阿胶散(《圣惠》卷七十四)

【组成】阿胶一两半(捣碎,炒令黄燥) 当归一两(剉,微炒) 白术三分 艾叶半两(炒令燥黄) 酸石榴皮半两(微炒)

【用法】上为散。每服四钱,以水一中盏,煎至六分,去滓稍热服,不拘时候。

【主治】妊娠下痢赤白,腹痛不止。

【备考】《圣济总录》本方用法:加生姜三片同煎。

47528 阿胶散(《圣惠》卷七十五)

【组成】阿胶一两(捣碎,炒令黄燥) 白茯苓三分 麦门冬三分(去心) 柴胡三分(去苗) 甘草半两(炙微赤,剉) 黄芩半两 当归半两(剉,微炒) 芎䓖一两

【用法】上为散。每服四钱,以水一中盏,加生姜半分,大枣三枚,煎至六分,去滓稍热服,不拘时候。

【主治】妊娠胎动不安,心神虚烦,腹内疼痛。

47529 阿胶散（《圣惠》卷七十五）

【组成】阿胶三分（捣碎，炒令黄燥）　艾叶半两（微炒）　当归三分（剉，微炒）　赤石脂半两　龙骨半两　芎藭三分　黄耆一两（剉）　熟干地黄一两　干姜一分（炮裂，剉）　甘草半两（炙微赤，剉）

【用法】上为散。每服四钱，用水一中盏，加生姜半分，大枣三枚，煎至六分，去滓稍热服，不拘时候。

【主治】妊娠胎动，时有所下，腹胁疼痛。

47530 阿胶散（《圣惠》卷七十五）

【异名】阿胶芎藭散（《鸡峰》卷十六）。

【组成】阿胶半两（捣碎，炒令黄燥）　艾叶半两（微炒）　芎藭半两　当归半两（剉，微炒）　熟干地黄半两

【用法】上为细散。每服二钱，以温酒调下，不拘时候。

【主治】妊娠伤动，腹痛下血。

47531 阿胶散（《圣惠》卷七十五）

【异名】阿胶汤　桑寄生汤（《圣济总录》卷一五四）。

【组成】阿胶一两（捣碎，炒令黄燥）　熟干地黄一两半　当归一两（剉，微炒）　桑寄生一两半　龙骨三分　甘草一两（炙微赤，剉）　白术一两　白茯苓三分　芎藭三分　干姜半两（炮裂，剉）

【用法】上为散。每服四钱，以水一中盏，加大枣三枚，煎至六分，去滓稍热服，不拘时候。

【主治】❶《圣惠》：妊娠胎动不安，及漏胎，腹中痛。❷《圣济总录》：妊娠胎动，血下不止。

47532 阿胶散（《圣惠》卷七十五）

【异名】七味阿胶散（《景岳全书》卷六十一）。

【组成】阿胶三分（捣碎，炒令黄燥）　白茯苓三分　白术三分　当归一两（剉，微炒）　陈橘皮一两（汤浸去白瓤，焙）　芎藭三分　甘草一分（炙微赤，剉）

【用法】上为散。每服三钱，以水一中盏，加生姜半分，大枣三枚，煎至六分，去滓稍热服，不拘时候。

【主治】妊娠胎动，腹中疼痛，不思饮食。

47533 阿胶散（《圣惠》卷七十五）

【异名】阿胶汤（《圣济总录》卷一五五）。

【组成】阿胶一两（捣碎，炒令黄燥）　芎藭一两　桑寄生半两　艾叶半两（微炒）　枳实半两（麸炒令黄）　当归三分（剉，微炒）　高良姜三分（剉）　甘草一分（炙微赤，剉）　陈橘皮一两（汤浸去白瓤，焙）

【用法】上为散。每服三钱，以水一中盏，加大枣三枚，煎至六分，去滓稍热服，不拘时候。

【主治】妊娠心腹痛，胎不安稳，四肢皆不和。

47534 阿胶散（《圣惠》卷七十五）

【组成】阿胶一两（捣碎，炒令黄燥）　木香半两　芎藭半两　熟干地黄半两　干姜一分（炮裂，剉）　当归半两（剉，微炒）　桑寄生半两　桂心半两

【用法】上为散。每服四钱，以水一中盏，煎至六分，去滓温服，不拘时候。

【主治】妊娠从高坠下，腹痛下血，面色青黄。

47535 阿胶散（《圣惠》卷七十七）

【组成】阿胶（捣碎，炒令黄燥）　芎藭　当归（剉，微炒）　熟干地黄各一两　银一斤（以水一斗，煎至五升）

【用法】上为散。每服四钱，以银汁一中盏，煎至六分，去滓温服，不拘时候。

【主治】妊娠胎上逼心，下血不止。

47536 阿胶散（《圣惠》卷七十九）

【组成】阿胶一两（捣碎，炒令黄燥）　当归一两（剉，微炒）　续断一两　地榆一两（剉）　熟干地黄一两　牛膝一两（去苗）　红花子一两

【用法】上为散。每服三钱，以伏龙肝一两，浸取水一中盏，煎至六分，去滓食前温服。

【主治】产后崩中，下血不止，结作血片，如鸡肝色，碎烂者。

47537 阿胶散（《圣惠》卷七十九）

【组成】阿胶三分（捣碎，炒令黄燥）　人参三分（去芦头）　黄耆三分（剉）　干姜三分（炮裂，剉）　当归三分（剉，微炒）　熟干地黄三分　芎藭半两　白茯苓半两　陈橘皮半两（汤浸去白瓤，焙）　艾叶半两（微炒）　赤石脂一两

【用法】上为细散。每服二钱，以粥饮调下，一日三四次。

【主治】产后脓血痢不止，腹内疼痛，不欲饮食，渐加羸弱。

47538 阿胶散（《圣惠》卷八十）

【组成】阿胶一两（炙令黄燥）　芎藭一两　艾叶半两（微炒）　当归一两（剉，微炒）　桂心一两　地榆一两（剉）　甘草半两（炙微赤，剉）　厚朴三分（去粗皮，涂生姜汁炙令香熟）

【用法】上为散。每服二钱，以水一中盏，加大枣二枚，煎至六分，去滓温服，不拘时候。

【主治】产后恶露不绝，心腹疼痛，不思饮食。

47539 阿胶散（《圣惠》卷九十二）

【组成】阿胶一两（捣碎，炒令黄燥）　黄芩一分　栀子仁一分　车前子一分　甘草一分（炙微赤，剉）

【用法】上为细散。每服半钱，用新汲水调下，一日三四次。

【主治】小儿尿血，水道中涩痛。

47540 阿胶散（《博济》卷三）

【组成】阿胶二两（炒过，如无，以黄明胶四两代亦可，炒过用）　人参半两　杏仁二十个（去皮尖）　黄蜀葵花一分　甘草半分　款冬花一分

【用法】上为末。每服二钱，早晨用糯米粥一盂子，入末热服，晚食前再服；用糯米浓饮调下亦可。

【主治】久患咳嗽及劳嗽。

47541 阿胶散（《博济》卷四）

【异名】阿胶汤（《圣济总录》卷一五六）。

【组成】大独头蒜一个（以秋瓜蔓裹，外用黄泥固济，以炭火二斤烧令通红，放冷打开，取出细研，如未有瓜蔓，但只以瓜根半两代之）　羌活　独活　苍术（米泔浸一宿，去粗皮，焙）　紫菀　白术　人参　附子（炮，去皮脐）　阿胶各一分　甘草半两（炙）

【用法】上为细末。每服一大钱，水一盏，加连须葱白一寸，同煎至七分，温服，如人行十里许，服第二次。第三次服尽，便以冷水漱口一二十遍，漱罢，以衣温盖，汗出大妙。

【功用】安胎出汗。

【主治】妊娠伤寒。

47542 阿胶散（《普济方》卷一八九引《指南方》）

【组成】黄耆　白术　桔梗　甘草　山药　阿胶各等分

【用法】上为粗末。每服五钱,水二盏,煎取一盏,去滓服。

【主治】阴虚衄血。

47543 阿胶散（《伤寒总病论》卷六）

【组成】阿胶末一钱

【用法】竹沥调下。无竹沥,用小麦、竹叶煎汤调下。

【主治】妊娠伤寒,大热甚,胎不安者。

47544 阿胶散（《活人书》卷十九）

【异名】阿胶糯米白术汤（《鸡峰》卷十六）、阿胶汤（《妇人良方》卷十四）、安胎阿胶散（《卫生宝鉴》卷十八）。

【组成】阿胶(炒)　桑寄生　吴白术　人参　白茯苓各等分

【用法】上为细末。每服二钱匕,煎糯米饮调下,一日二次。

【功用】安胎。

【主治】❶《活人书》:妊妇伤寒。❷《鸡峰》:妊娠劳役过度,喜怒不常,服饮失时,冒触风冷,遂至胎动不安,腰腹俱痛,胞漏下血,疲极眩晕。

【方论选录】《医略六书》:妊娠伤寒,邪热已解,里气虚馁,故胎孕因之不安而潮热焉。人参扶元补气以承载其胎,阿胶补阴益血以滋养其胎,白术健脾生血以安胎,寄生补肾强腰以护胎,茯苓清治节以安子室也。为散米饮下,使气阴内充,则冲任融和,而胎得所养,胎无不安,何潮热胎动之不已哉。

47545 阿胶散（《圣济总录》卷六十五）

【组成】阿胶(炙燥)　人参　杏仁(汤浸,去皮尖双仁,炒)　甘草(炙,剉)　黄耆(半炙半生,剉)　紫菀(去苗土)　桔梗(剉,麸炒)　桑根白皮(炙,剉)各一两

【用法】上为散。每服用猪胰一枚,葱白三寸,细切,渗药二钱匕,入盐花少许,湿纸裹煨熟,细嚼,空心温酒下。

【主治】久咳嗽。

47546 阿胶散（《圣济总录》卷六十五）

【组成】阿胶(炙燥)一两　桑根白皮(剉,炒)半两　甘草(炙,剉)半两　桔梗(剉碎,炒微焦为度)半两　细辛(去苗叶)一钱

【用法】上为细散。每服一钱匕,沸汤点服,咳剧则频服。

【主治】肺胃不调,久咳不愈。

47547 阿胶散（《圣济总录》卷六十六）

【组成】阿胶(炒令燥)　山芋　甘草(炙,剉)　人参　五味子(炒)　麦门冬(去心,焙)各一两　干姜半两(炮)　杏仁(汤浸,去皮尖双仁,麸炒)　白术(剉)　桂(去粗皮)各三分

【用法】上为散。每服二钱,粥饮调下,不拘时候。

【主治】肺脏气虚,胸中短气,咳嗽声微,四肢无力。

47548 阿胶散（《圣济总录》卷六十八）

【组成】阿胶(炒令燥)　白及　白芷　白蔹　黄柏(去粗皮,蜜水浸,炙赤色)各一两

【用法】上为散。每服三钱匕,空心、食前糯米粥饮调下,一日三次。

【主治】男子、妇人咯血吐血。

47549 阿胶散（《圣济总录》卷六十八）

【组成】阿胶(炒令燥)半两　生干地黄(焙)一两　人参一分　黄柏(去粗皮,蜜炙)　蝉壳(去土)　甘草(生,剉)　黄耆(剉)各半两

【用法】上为散。每服一钱匕,糯米饮调下,不拘时候。

【主治】吐血不止。

47550 阿胶散

《圣济总录》(文瑞楼本)卷六十八。即原书(人卫本)“阿胶汤”。见该条。

47551 阿胶散（《圣济总录》卷六十九）

【组成】阿胶(炙燥)　生干地黄(焙)　黄柏(去粗皮,蜜炙)各半两　甘草(炙,剉)一分

【用法】上为细散。每服二钱匕,用绵灰、蜜汤调下,一日三次。

【主治】吐血后,上脘痞隔,虚热口燥。

47552 阿胶散（《圣济总录》卷七十六）

【组成】阿胶(炙令燥)　龙骨　无食子各三两　桃叶(炒)　柏叶(去梗,焙)各一两　甘草(炙)　肉豆蔻(去壳,炙)半两

【用法】上为细散。每服三钱匕,米饮调下,不拘时候。

【主治】脓血诸痢,及痢后腹痛。

47553 阿胶散（《圣济总录》卷九十）

【组成】阿胶(碎,炒)　人参(去芦头)　茯苓(去皮)　玄参(去芦头)　丹参(去芦头)　防风(去叉)　黄耆　生干地黄(焙)　地骨皮　山栀子仁　葛根　柴胡(去苗)　秦艽(去苗土)　黄连(去须)　龙胆(去土)　枳壳(去瓤,麸炒)　麦门冬(去心,焙)　百合　鳖甲(去裙,醋炙)　甜葶苈(隔纸炒)　防己　甘草(炙)　栝楼根　马兜铃　大黄(剉,炒)　桔梗(炒)　知母(焙)　贝母(去心)　款冬花　石膏(碎)　麻黄(去节)　桑根白皮(炙,剉)　黄芩(去黑心)　白药子　杏仁(去皮尖,麸炒)各一两　槟榔五枚

【用法】上咬咀,如麻豆大,和匀。每服三钱匕,水一盏半,加青蒿七枝(切),同煎至七分,去滓,食后、临卧温服。

【主治】虚劳体热,消瘦骨蒸。

47554 阿胶散（《圣济总录》卷一五三）

【组成】阿胶(炙燥)　柏叶(焙干)　当归(去芦头,焙)　龙齿(别捣,细研)各半两　禹余粮(醋淬,细研)一两

【用法】上为细散。每服二钱匕,用米饮调下,早晨、午时各一次。

【主治】妇人血伤,兼带下不止。

47555 阿胶散（《圣济总录》一五四）

【组成】阿胶(炙燥)　桑上寄生各二两　续断一两半　熟干地黄(焙)　芎藭　白芷　人参各一两

【用法】上为散。每服三钱匕,煎青竹茹糯米汤调下,不拘时候。

【主治】妊娠损动胎气,腹内结痛,血下不止,运闷。

47556 阿胶散（《圣济总录》卷一六一）

【组成】阿胶(炙令燥)　牛角䚡(烧灰)　龙骨(煅)各一两

【用法】上为散。每服二钱匕,薄粥饮调下。

【主治】产后恶露不绝。

47557 阿胶散（《圣济总录》卷一六五）

【组成】阿胶（炒令燥） 黄连（去须） 黄柏 芍药 地榆（剉） 甘草（炙，剉） 虎杖（酒浸，炙，剉） 艾叶各一两半

【用法】上为散。每服二钱匕，食前米饮调下，一日二次。

【主治】产后痢赤如血，烦热渴躁，腹疼。

47558 阿胶散（《小儿药证直诀》卷下）

【异名】补肺散（原书同卷）、补肺阿胶散（《本草纲目》卷十八）、清肺饮（《治痘全书》卷十三）、补肺阿胶汤（《金匮翼》卷七）。

【组成】阿胶一两五钱（麸炒） 鼠黏子（炒香） 甘草（炙）各二钱五分 马兜铃五钱（焙） 杏仁七个（去皮尖，炒） 糯米一两（炒）

【用法】上为末。每服一二钱，水一盏，煎至六分，食后温服。

【功用】养阴清肺，止咳平喘。❶《全生指迷方》：补阴平阳。❷《普济方》：补肺。温养脾胃。❸《医方集解》：补肺清火。

【主治】肺虚热盛，咳嗽气喘，咽喉干燥，咯痰不多或痰中带血，脉浮细数，舌红少苔。❶《小儿药证直诀》：小儿肺虚，气粗喘促。❷《全生指迷方》：衄血吐血，发作无时，肌肉减少，由气虚弱，或从高坠下，劳伤所致，其脉虚弱。❸《普济方》：小儿咳嗽，气急有痰，恶心，肺气虚怯，唇白色闷，乳气粗喘促，哽气长出气，皆肺虚损故也。❹《治痘全书》：痘疮肺虚咳嗽，痰唾稠黏者。❺《医方集解》：肺虚有火，嗽无津液而气哽者。❻《幼科折衷》：肺虚有汗。

【方论选录】❶《医宗金鉴》引程应旄：痰带红线，嗽有血点，日渐成痿，缘肺处脏之最高，叶间布有细窍，气从此出入，呼吸成液，灌溉周身，所谓水出高源也，一受火炎，吸时徒引火升，呼时并无液出，久则肺窍俱闭，喉间或痒或疮，六叶遂日焦枯矣。今用阿胶为君者，消窍瘀也；用杏仁、大力子宣窍道也；马兜铃者清窍热也；糯米以补脾，母气到肺则肺自轻清无碍矣。土为金母，故加甘草、糯米以益脾胃。❷《医方集解》：此手太阴肺药也。马兜铃清热降火；牛蒡子利膈滑痰；杏仁润燥散风，降气止咳；阿胶清肺滋肾，益血补阴。气顺则不哽，液补则津生，火退而嗽宁矣。

47559 阿胶散（《扁鹊心书·神方》）

【组成】牙香三两（炒） 阿胶一两（蛤粉炒成珠）

【用法】上为末。每服三钱，姜汤下，一日三次。

【主治】肺虚咳嗽咯血。

47560 阿胶散（《陈素庵妇科补解》卷三）

【组成】扁豆 甘草 黄耆 黄芩 艾 茯苓 芎 归 芍 熟地 白术 阿胶 香附 陈皮 葛根 牡蛎 黑豆

【主治】妊娠误服毒药伤动胎气者，憎寒，手指甲爪、唇口俱青白，面色黄黑，或胎上抢心闷绝，血下不止，冷汗自汗，四肢厥冷，喘满。

【加减】血下不止，加地榆，倍阿胶、牡蛎。

【方论选录】毒药者，或用巴豆霜、白黑丑末、大黄、附、雄、金石等味也。毒药性烈，胎气受伤，卒然而发憎寒肢厥，毫毛振栗，肺受伤也。指爪甲青，肝受伤也。唇口青白，脾受伤也。汗为心液，冷汗自汗，心受伤也。胎动不安而抢心闷绝，症甚危急。是方者，术以补气，香、陈以行气，四物以补血，胶、芩以凉血，艾、蛎以固肾，茯苓以安神，黑豆、甘草、扁豆正所以解毒，葛根入阳明代升麻，亦以解毒而安胎也。

47561 阿胶散（《陈素庵妇科补解》卷三）

【组成】人参 白术 阿胶 当归 川芎 黄耆 白芍 甘草 黄芩 砂仁 广皮 黄连 苍术 香薷 枳壳 葛根 肉蔻 诃子

【功用】补气凉血，止痛安胎。

【主治】妊娠滞下赤白及黄水，或下脓血，心腹刺痛。

【加减】血痢，去肉果、诃子，加地榆，倍阿胶、白芍、黄芩；白痢，去黄连，加艾叶、木香，倍白术、砂仁、广皮；黄水，以行水渗湿运脾和中为主，去枳壳、诃子、肉果，加茯苓，少加泽泻五分。

【方论选录】是方参、耆、术以补元气；砂、陈行滞气；芎、归养血；胶、芍凉血；黄芩清大肠之热，佐白术以安胎；甘草佐白芍而止腹痛；黄连合黄芩大清湿热；枳壳宽肠祛积；苍术燥湿健脾；久则大肠津液枯涸，故用干葛以生津；痢久则魄门必致虚脱，故用诃子、肉蔻以止泄。

47562 阿胶散（《产宝诸方》）

【组成】干艾 赤石脂 桂各半两 白芷 阿胶各一钱

【用法】上为末。每用三钱，水一盏，加生姜半钱，煎至七分服。

【主治】产后三四日犹有恶物，或一二日一度来。

47563 阿胶散（《三因》卷十二）

【组成】阿胶（麸炒） 马兜铃各一两 五灵脂（研） 桑白皮各半两 甘草（炙）一分

【用法】上为末。每服一钱，水一盏，煎至六分，食后、夜卧通口服。

【主治】一切咳嗽，虚人老人皆可服。

47564 阿胶散（《传信适用方》卷一）

【组成】阿胶一两（炒） 紫团参一两 半夏（汤洗七遍，同生姜杵作饼子）一两 鳖甲半两（刮洗净，醋煮黄） 甘草（炙）半两

【用法】上为细末。每服二钱，水一盏，加生姜二片，煎至七分，通口服。

【功用】定喘，补肺，化痰。

【主治】一切嗽。

【加减】如劳嗽盛，加薤白一寸，同煎熟，先食薤，次呷药。

47565 阿胶散（《卫生家宝产科备要》卷三）

【组成】熟干地黄二两（洗，细切，酒浸，焙） 艾叶（切，炒黄） 当归（洗，切，焙，去芦须） 甘草（炙，剉） 芍药（洗，剉） 阿胶（剉碎，以蚌粉拌和，铫内炒，泡起候冷，筛去蚌粉用） 芎（洗，剉）各一两

【用法】上为粗散。每服四钱，水一盏半，煎至八分，去滓温服。

【功用】安胎。

【主治】妊娠不问月数深浅，因顿仆，胎动不安，腰腹痛，或有所下，或胎奔上刺心短气。

【加减】若虚羸，加黄耆（蜜炙）一两；若胸中冷，逆气，加生姜五片，大枣五枚。

七画

阿

739

（总3469）

47566 阿胶散(《普济方》卷三四二引《卫生家宝》)

【组成】阿胶(捣碎,炒令燥) 甘草(炙)各半两 当归三钱(洗,切,焙) 芎蒡一两

【用法】上为细末。每服三钱,水一大盏,煎七分,去滓,空心、食前温服。

【主治】胎动不安。

47567 阿胶散(《直指》卷二十六)

【组成】人参 茯苓 生干地黄 天门冬(水浸,去心) 北五味子各一分 阿胶(炒酥) 白及各二钱

【用法】上白及别为末,余药剉散。每服三钱,水一大盏,加蜜两大匙,秫米百粒,生姜五片同煎,临熟入白及少许,食后服。

【主治】❶《直指》:肺破嗽血、唾血。❷《医统》:肺燥咳嗽不已。

47568 阿胶散(《直指小儿》卷一)

【组成】透明阿胶(炒)二钱半 紫苏二钱

【用法】上为末。每服一钱,加乌梅肉少许同煎,灌下。

【主治】小儿风热涎潮,喘促,搐搦,窜视。

【方论选录】热出于肺,热则生风,阿胶清肺行小便故也,肺风用之尤妙。

47569 阿胶散(《朱氏集验方》卷五)

【组成】阿胶(面炒) 甘草(炙) 桔梗 紫苏子 杏仁各一两 南木香二钱半 白胶香 半夏(制) 五味子各半两 罂粟壳四两(蜜炙) 晋矾(飞过)半两

【用法】上咬咀。每服杏仁七粒(煨,去皮尖)嚼烂,临卧煎药咽下。

【主治】痰嗽气满。

47570 阿胶散(《朱氏集验方》卷十引《究原方》)

【组成】桑寄生七钱半 阿胶半两(炒) 艾叶二钱半

【用法】上咬咀。每服四钱,水一盏半,水煎热服,不拘时候。

【功用】安胎孕。

【主治】妊娠腹痛或下血水。

47571 阿胶散(《云岐子保命集》卷下)

【组成】薯蓣一两 阿胶一两(炒) 人参一两 五味子一两 麦门冬一两(去心) 白术一两 干姜三钱(炮) 桂枝五钱 杏仁三钱(去皮尖)

【用法】上剉细。每服七钱,水二盏,加乌梅一钱,同煎服。

【主治】伤寒汗下后咳嗽,肺虚声音斯败者。

47572 阿胶散(《医方类聚》卷二一〇引《金匮钩玄》)

【组成】阿胶 芎蒡 芍药 干姜 牡丹 艾叶 甘草 生地黄各一两

【用法】上为散。每服二钱,以温酒下。

【主治】赤白带下,年深不愈。

47573 阿胶散(《脉因症治》卷上)

【组成】阿胶二两(炒) 牡蛎(煅) 鹿茸(酥炙)四两

【用法】煎散任下。

【主治】小便不禁。

47574 阿胶散(《施圆端效方》引李子良方,见《医方类聚》卷二一〇)

【组成】阿胶(炒燥) 白龙骨 赤石脂 干姜(炮)各半两

【用法】上为细末。每服二钱,热酒调下;崩漏,艾汤下。

【主治】妇人血崩不止,赤白带下。

47575 阿胶散

《普济方》卷一九〇引《经验良方》。为《鸡峰》卷十"开胃阿胶散"之异名。见该条。

47576 阿胶散(《普济方》卷三四二引《保婴方》)

【组成】熟地黄(洗,焙干) 白芍药 川芎 黄耆(去皮) 阿胶(剉,炒成珠) 香附子(炒) 当归(去芦,酒洗,焙干) 艾叶(炒) 甘草(炙)各半两

【用法】上咬咀。每服九钱,以水二大盏,加生姜九片,大枣三枚,同煎一大盏,去滓,空心、食前热服。

【主治】妊娠不问月数浅深,或因倒仆所损,致令胎动不安,或胎气奔上,心腹疼痛,或胎下坠,腰脐疼痛,或时下血。

47577 阿胶散(《普济方》卷五十九)

【组成】阿胶(炒燥) 蒲黄 黄耆(剉细)各一分

【用法】上为细散。每服一钱匕,生地黄汁调下,并二服。

【主治】舌上血出不止。

47578 阿胶散

《普济方》卷三四二。为《圣惠》卷七十七"地榆散"之异名。见该条。

47579 阿胶散(《银海精微》卷上)

【组成】阿胶一两(蛤粉炒) 鼠黏子(炒)一两 甘草五钱 糯米一两 马兜铃 款冬花 紫菀各一两

【用法】上为末。每服六钱,水煎服。

【主治】肺虚受心火之邪所克,金得心火而衰,眵泪黏浓出而不绝。

47580 阿胶散(《医学入门》卷六)

【组成】阿胶七分半 白茯苓 马兜铃 糯米各二分半 杏仁十粒 甘草二分

【用法】水煎服。

【主治】久嗽肺虚,气促有痰,恶心。

47581 阿胶散

《古今医鉴》卷八。为《鸡峰》卷十"阿胶汤"之异名。见该条。

47582 阿胶散(《准绳·类方》卷七)

【组成】阿胶 马兜铃各一两半 紫菀 款冬花各一两 甘草半两 白蒺藜二钱半(炒) 糯米一两

【用法】上咬咀。每服二钱,水一盏半,煎八分,温服,不拘时候。

【主治】肝经受风冷,目有冷泪,流而不结者。

47583 阿胶散(《准绳·伤寒》卷五)

【组成】薯蓣 阿胶(炒) 五味子 麦门冬(去心) 白术各一两 干姜(炮) 桂枝各二钱 杏仁(去皮尖)三钱

【用法】上剉细。每服七钱,水二盏,加乌梅肉一钱,同煎服。

【主治】伤寒汗下后,咳嗽肺虚,声音嘶败者。

47584 阿胶散(《准绳·女科》卷四)

【组成】甘草二钱半 白茯苓 白术 川芎 阿胶各七钱半(炒) 当归(炒) 陈皮各一两

【用法】上咬咀。每服三钱,水一盏,加生姜三片,大枣一枚,煎至七分服。

【主治】妊娠胎动,腹中疼痛,不思饮食。

47585 阿胶散(《济阴纲目》卷八)

【组成】阿胶(蛤粉炒成珠)二两(为末) 生地黄半斤(捣取汁)

【用法】上以清酒三升,搅匀,温热,分三服。

【主治】妊娠无故卒然下血。

47586 阿胶散(《医学心悟》卷三)

【组成】阿胶(水化开冲服)一钱 丹参 生地各二钱 黑山栀 丹皮 血余(即乱发,烧灰存性) 麦冬 当归各八分

【用法】水煎服。

【功用】清心。

【主治】心气热,则遗热于膀胱,阴血妄行而尿血。

47587 阿胶散(《异授眼科》)

【组成】白茯苓二钱 白术二钱 川芎二钱 阿胶(炒成珠)二钱 当归一钱

【用法】加生姜三片,大枣二枚,水煎服,不拘时候。

【主治】目有翳而多泪不凝结者。

47588 阿胶粥(《圣济总录》卷一九〇)

【组成】阿胶一两(捣碎,炒令黄燥,捣为末) 糯米半斤

【用法】上二味,先取糯米煮作粥,令熟,即下胶搅匀,温食之。

【功用】止血补虚,厚肠胃。

【主治】妊娠胎动不安。

47589 阿胶粥(《普济方》卷二五九)

【组成】阿胶半两(炙黄为末) 龙骨末一分 艾叶末一分

【用法】上用糯米二合,入药以水煮作粥,空腹食之。

【主治】妊娠下血。

47590 阿胶煎(《圣惠》卷四十六)

【组成】阿胶二两(捣碎,炒令黄燥) 薯蓣一两 白茯苓一两 天门冬一两半(去心,焙) 贝母一两(煨微黄) 酥一两 生地黄汁一升 生姜汁一合 白蜜二合 杏仁一两(汤浸,去皮尖双仁,麸炒微黄,研如膏)

【用法】上药前五味为末,与后五味相于银器中,以慢火熬令得所,用不津器盛,含半枣大咽津,不拘时候。

【主治】久咳嗽,唾脓血。

47591 阿胶膏(《圣惠》卷六)

【组成】阿胶三两(捣碎,炒令黄燥,捣末) 白羊肾三对(去筋膜,切,细研) 杏仁三两(汤浸,去皮尖双仁,麸炒微黄,研如膏) 薯蓣二两(捣为末) 薤白一握(细切) 黄牛酥四两 羊肾脂四两(煮去滓)

【用法】上药相和,于瓷瓶内贮之,蒸半日,令药成膏。每服一茶匙,以暖酒调下,不拘时候。

【主治】肺气喘急,下焦虚伤。

47592 阿菜汤(《饮膳正要》卷一)

【组成】羊肉一脚子(卸成事件) 草果五个 良姜二钱

【用法】上药同熬成汤,滤净,下羊肝酱同取清汁,入胡椒五钱。另羊肉切片,羊尾子一个,羊舌一个,羊腰子一付,各切甲叶,蘑菇二两,白菜一同下清汁,盐、醋调和。

【功用】补中益气。

47593 阿魏丸

《外台》卷五引《集验方》。即原书同卷"阿魏散"改为丸剂。见该条。

47594 阿魏丸(《圣惠》卷五)

【组成】阿魏(面裹煨,面熟为度) 槟榔 青橘皮(汤浸去白瓤,焙) 胡椒 丁香 荜茇 白豆蔻(去皮) 桂心 人参(去芦头) 附子(炮裂,去皮脐) 干姜(炮裂,锉) 蓬莪茂 诃黎勒(煨,用皮)各半两 麝香一分(细研)

【用法】上为末,炼蜜为丸,如梧桐子大。每服二十丸,以热酒送下,不拘时候。

【主治】脾脏久积虚冷气攻心腹胀痛,胃气不和,见食即呕,面色萎黄,四肢无力。

47595 阿魏丸(《圣惠》卷七)

【组成】阿魏一分(面裹煨,面熟为度) 桃仁半两(汤浸,去皮尖双仁,麸炒微黄) 木香半两 干蝎半两(微炒) 硇砂一分 自然铜一分(细研) 白矾半两(烧灰)

【用法】上为末,醋煮面糊为丸,如绿豆大。每服二十丸,以热生姜酒送下,不拘时候。

【主治】肾脏积冷气攻心腹,疼痛不可忍。

47596 阿魏丸(《圣惠》卷七)

【组成】阿魏半两(面裹煨,面熟为度,别研) 桃仁一两(汤浸,去皮尖双仁,麸炒微黄,别研) 桂心三两 青橘皮半两(汤浸去白瓤,焙) 干蝎三分(微炒) 附子半两(炮裂,去皮脐) 木香三分 槟榔三分 自然铜半两(细研)

【用法】上为末,以童便二升,入桃仁、阿魏于银锅子内,慢火煎令稠,入诸药末为丸,如梧桐子大。每服二十丸,以热酒送下,不拘时候。

【主治】肾脏冷气卒攻脐腹,疼痛不可忍。

47597 阿魏丸(《圣惠》卷七)

【组成】阿魏一分(面裹煨,面熟为度) 蜘蛛一分(微炒) 木香一分 肉豆蔻一分(去壳) 桃仁半两(汤浸,去皮尖双仁,麸炒微黄,别研) 硇砂半分

【用法】上为末,入桃仁,以醋煮面糊为丸,如绿豆大。每服十五丸,煎茴香酒送下,不拘时候。

【主治】肾脏冷气卒攻脐腹,疼痛不可忍。

47598 阿魏丸(《圣惠》卷二十八)

【组成】阿魏半两(细研,用白面一两,拌溲作饼子,爆令黄焦) 木香一两 补骨脂二两(微炒) 青橘皮一两(汤浸去白瓤,焙) 干姜二两(炮裂,锉) 附子二两(炮裂,去皮脐) 茴香子二两(微炒) 槟榔二两 肉桂二两(去皱皮) 吴茱萸二两(汤浸七遍,焙干,微炒)

【用法】上为末,炼蜜为丸,如梧桐子大。每服十五丸,食前以温酒送下;生姜汤下亦得。

【功用】顺气思食,兼暖脾肾。

【主治】虚劳,心腹或脐下疼痛。

47599 阿魏丸(《圣惠》卷三十四)

【组成】阿魏 臭黄 砒黄各一分 雄黄一分

【用法】上为细散,以端午日粽子为丸,如梧桐子大。如牙疼在右边,即纳左边鼻中,以纸捻子塞之,合口闭气,良久即定。如患蛀牙,纳一丸,有涎即吐去。

【主治】牙疼。

47600 阿魏丸(《圣惠》卷四十三)

【组成】阿魏一两(以醋一碗煎成膏) 桂心一两 干姜一两(炮裂,剉) 附子一两(炮裂,去皮脐) 吴茱萸半两(汤浸七遍,焙干,微炒) 当归一两(剉,微炒)

【用法】上为末,用阿魏膏为丸,如梧桐子大。每服二十丸,以温酒送下,不拘时候。

【主治】冷气攻心腹,久不愈,面色青黄,四肢多冷。

47601 阿魏丸(方出《圣惠》卷五十二,名见《普济方》卷一九八)

【组成】砒霜一分 朱砂一分 阿魏一分 麝香一分

【用法】上为细末,面糊为丸,如小豆大。每服一丸,未发前以冷醋汤送下。

【主治】寒疟。

【宜忌】忌食热物。

47602 阿魏丸(方出《圣惠》卷五十七,名见《普济方》卷三〇六)

【组成】臭樗皮 鳗鲡鱼 阿魏 芫花各一两

【用法】上为末,用乳香煎汁为丸,如鸡头子大。烧之。其虫皆去。

【功用】辟蚊虫及诸虫。

47603 阿魏丸(《圣惠》卷七十一)

【组成】阿魏一两(面裹煨,面熟为度) 当归一两(剉,微炒) 桂心一两 芎䓖一两 青橘皮一两(汤浸去白瓤,焙) 附子一两(炮裂,去皮脐) 白术一两 吴茱萸三分(汤浸七遍,焙干,微炒) 朱砂一两(细研,水飞过) 干姜三分(炮裂,剉) 木香三分 延胡索一两 肉豆蔻一两(去壳) 蓬莪茂 槟榔一两

【用法】上为末,先以醋一升,煎阿魏成膏和药末为丸,如梧桐子大。每服三十丸,食前以热酒嚼下。

【主治】妇人血气攻心疼痛,及一切积冷气痛。

47604 阿魏丸(《圣惠》卷七十一)

【组成】阿魏三分 木香一两 槟榔一两 肉豆蔻半两(去壳) 青橘皮三分(汤浸去白瓤,焙) 当归一两(剉,微炒) 诃黎勒一两(煨,用皮) 桃仁三两(汤浸去皮尖双仁,研令如膏) 丁香半两 附子半两(炮裂,去皮脐) 桂心半两 白术三分

【用法】上为末,用童便煎阿魏、桃仁成膏。入前药末为丸,如梧桐子大。每服二十丸,以温生姜酒送下,不拘时候。

【主治】妇人脏气久虚,腹胀不能食。

47605 阿魏丸(《圣惠》卷九十八)

【组成】阿魏一两半(面裹煨,令面熟为度) 当归半两(剉,微炒) 桂心三两 青橘皮半两(汤浸去白瓤,焙) 白术半两 木香半两 芎䓖半两 附子半两(炮裂,去皮脐) 蓬莪茂一两 延胡三分 吴茱萸半两(汤浸七遍,焙干微炒)

【用法】上为末,醋煮面糊为丸,如梧桐子大。每服三十丸,以醋汤送下。

【主治】丈夫元气,妇人血气,一切心腹胀满,脐胁疼痛。

47606 阿魏丸(《博济》卷二)

【组成】阿魏一两半 当归一两半(切,醋炒) 官桂半两 陈皮半两(去白,细切,醋炒) 白及三分 吴白芷半两 蓬术一两 延胡索半两(剉碎,醋炒) 木香三分 吴

茱萸半两(醋炒) 川芎半两(醋炒) 附子半两(炮,去皮脐) 干姜一两(炮) 肉豆蔻 朱砂各三分(研细末)

【用法】上除阿魏、朱砂外,同为细末,以头醋半升,浸阿魏经宿,同生绢袋取汁,煮面糊为丸,如梧桐子大,以朱砂为衣。每服五丸,温酒送下;橘皮汤亦可;妇人,醋汤送下。

【主治】❶《博济》:男妇一切气攻刺疼痛,呼吸不得,大肠滑泄。❷《魏氏家藏方》:丈夫妇人一切气,五聚积气,及奔豚肾气上冲,心下雷鸣,注于两胁,久成癥癖腹胀。

47607 阿魏丸(《圣济总录》卷三十五)

【组成】阿魏 麝香 雄黄 丹砂(四味并研)各半分 鼠骨 牛骨 虎骨 兔骨 龙骨 蛇骨 马骨 羊骨 猴骨 鸡骨 犬骨 猪骨(十二味并酒炙,同为末)各一分

【用法】上为末,以阿魏水煮糊为丸,如小豆大。每服十五丸,空心温酒送下。

【主治】劳疟久疟,连延不愈。

47608 阿魏丸(《圣济总录》卷三十五)

【组成】阿魏(研) 砒霜(研) 丹砂(研)各皂子大 画钟馗纸(烧灰)二钱

【用法】上为细末,用寒食面为丸,如小豆大。每服一丸,发时冷水送下。宜用正月十五、五月五日合。

【主治】鬼疟。

47609 阿魏丸(《圣济总录》卷三十八)

【组成】阿魏 青橘皮(汤浸去白,焙)各一分 酸石榴皮 五味子各半两 陈曲(炒)一两

【用法】上先捣后四味为细末,与阿魏同研令匀,用糯米糊为丸,如梧桐子大。每服二十丸,温熟水送下。如脚转筋绝甚者,研开,温熟水调下。

【主治】霍乱,不吐不利,气胀满闷欲绝者。

47610 阿魏丸(《圣济总录》卷四十四)

【组成】阿魏(研)半两 蝎梢(炒,捣) 麝香(研)各一分 丹砂(研)半分 桃仁四十九枚(去皮尖双仁,生研)

【用法】上为末,酒煮面糊为丸,如梧桐子大。每服二十丸,不嚼,温酒送下,早晨、日午、临卧各一服。

【功用】通和五脏。

【主治】脾胃虚寒,宿食不消,腹胀肠鸣。

47611 阿魏丸(《圣济总录》卷七十五)

【组成】阿魏(别研)一分 桂(去粗皮,为末)半两 木香(为末)半两 安息香一分(酒浸,别研) 独头蒜二颗(煨熟,去皮,研烂)

【用法】上为极细末,温酒为丸,如梧桐子大。每服三十丸,空心陈米饮送下,日午再服。

【主治】丈夫、妇人久患白滞痢,如鱼脑。

47612 阿魏丸(《圣济总录》卷九十三)

【组成】阿魏(细研) 当归(切,炒) 芜荑仁(炒)各一两 雌黄(研) 猪牙皂荚(去皮子,酥炙)各半两 麝香(研) 蓬莪术(煨,剉)各三分 柴胡(去苗) 白槟榔(剉)各二两

【用法】上为末,和匀再罗,用羊肉半斤,去皮烂煮,细切,研如膏,入诸药末,和捣三千杵,如硬,即添肉汁,为丸如绿豆大。每服五十丸,五更温酒送下。仍饮令醉,以青绢被盖之,睡觉汗出通身,必有细虫在被间,日光内看,急须烧之,或泻下恶物并虫等是效。

【主治】传尸骨蒸,女人血气,月候经年不通,痰嗽黄瘦,四肢羸弱,盗汗骨蒸,或时憎寒,饮食减少。

47613 阿魏丸(《圣济总录》卷一五五)

【组成】阿魏(面裹煨熟,细研) 丁香 木香 茴香子(微炒) 白芷 陈橘皮(汤洗去白,焙) 槟榔(剉) 香附子(炒)各一分 甘草(炙,剉) 生姜(去皮,薄切,晒干)各半两

【用法】上为末,炼蜜为丸,如樱桃大。每服一丸,烂嚼,煎萝卜汤送下;温酒或盐汤、生姜汤下亦得。

【功用】大能下气。

【主治】妊娠腹满,喘逆胀闷,心腹虚胀。

47614 阿魏丸(《卫生总微》卷十四)

【组成】阿魏(为末)

【用法】用大蒜半瓣,火炮熟,研烂,和末为丸,如麻子大。每服五六丸,煎艾汤送下,不拘时候。

【主治】小儿盘肠吊痛,日夜叫啼不止。

47615 阿魏丸(《济生》卷四)

【组成】阿魏(酒浸化,施入) 官桂(不见火) 蓬术(炮) 麦蘖(炒) 神曲(炒) 青皮(去白) 萝卜子(炒) 白术 干姜(炮)各半两 百草霜三钱 巴豆(去壳油)三七个

【用法】上为细末,和匀,用薄糊为丸,如绿豆大。每服二十九丸,姜汤送下,不拘时候;面伤,用面汤送下;生果伤,用麝香汤送下。

【主治】脾胃怯弱,食肉食面,或食生果,停滞中焦,不能克化,致腹胀疼痛,呕恶不食,或痢或秘。

47616 阿魏丸(《医方类聚》卷一一一引《济生续方》)

【组成】木香(不见火) 槟榔各半两 胡椒 阿魏(用醋化开,旋入)各二钱半

【用法】上为细末,用阿魏膏子并粟米饭为丸,如梧桐子大。每服四十丸,用生姜、橘皮汤送下,不拘时候。

【主治】气积,肉积,心腹膨满,结块疼痛,或引胁疼痛,或痛连背脊,不思饮食。

47617 阿魏丸

《得效》卷三。即《局方》卷三"三棱煎丸"加阿魏。见该条。

47618 阿魏丸(《丹溪心法》卷三)

【组成】山楂 萝卜子 神曲 麦芽 陈皮 青皮 香附各二两 阿魏一两(醋煮软,另研)

【用法】上为末,炊饼为丸服。

【主治】❶《丹溪心法》:饱食停滞,胃壮者。❷《医学纲目》:肉积。

【宜忌】脾虚者勿服。

47619 阿魏丸(《丹溪心法》卷三)

【异名】小阿魏丸(《医学入门》卷七)、四味阿魏丸(《张氏医通》卷十三)。

【组成】连翘一两 山楂二两 黄连一两二钱 阿魏二两

【用法】上为末,醋煮阿魏作糊为丸。每服三十丸,白汤送下。

【主治】肉积。

【方论选录】《医略六书》:肉食不消,停滞胃脘,蕴蓄为热,故发热而成癥积焉。阿魏善消肉积,连翘清解蕴热,山楂化瘀滞以磨积,黄连清湿热以开胃也。俾结消热化,则脾胃清和而健运有常,何患肉积不化,蕴热不解乎?此消积清热之剂,为肉积蕴热之专方。

47620 阿魏丸(《丹溪心法》卷三)

【异名】大阿魏丸(《明医指掌》卷四)。

【组成】山楂 南星(皂角水浸) 半夏(皂角水浸)麦芽(炒) 神曲(炒) 黄连各一两 连翘 阿魏(醋浸)瓜蒌 贝母各半两 风化消 石碱 萝卜子(蒸) 胡黄连二钱半(如无,以宣连代)

【用法】上为末,姜汁浸,蒸饼为丸服。

【主治】诸积聚。

【加减】治嗽,加香附、蛤粉。

47621 阿魏丸(《医学纲目》卷三十八引丹溪方)

【组成】阿魏(醋浸一宿,研如泥)半两 黄连(炒)半两 花碱(研如粉)三钱 山楂肉一两 连翘一两半 半夏(皂角水浸一宿)一两

【用法】上为末,炒神曲糊为丸,如卜子大。每服二十丸,空心米饮送下。

【主治】小儿食积,腹如蜘蛛状,肚痛,小便白浊。

【加减】吃果子多者,加胡黄连;米食多者,加神曲、山楂;肉食多者,加阿魏。

47622 阿魏丸(《医方类聚》卷一一三引《新效方》)

【组成】阿魏一两(醋煮) 黄连六钱 山楂肉一两半(一方加半夏以皂角同煮透,晒干一两、石碱三钱)

【用法】上为末,醋煮神曲为丸,如梧桐子大。每服五六十九丸,用白术三钱,陈皮、茯苓各一钱,咬咀,煎汤送下。脾胃虚者,须用补脾胃药作汤使,切不可单服。

【主治】肉积。

47623 阿魏丸(《普济方》卷二三七)

【组成】阿魏(醋化去砂石,面和作饼,炙)半两 安息香(酒浸,研如粉)半两 甘草(炙,剉) 木香 槟榔(剉)各半两 豉一合(炒) 猪牙皂角十四梃(去皮子,冷醋炙)天灵盖(醋炙) 麝香(研) 人中白(研)各一两

【用法】上为末,炼蜜为丸,如梧桐子大。每服二十丸,用童便浸乌梅三枚,葱白三茎(切),同煎,五更初送下。

【主治】传尸尸疰,心神错乱,狂言惊悸,梦与鬼交,病热,逐节气改变。

47624 阿魏丸(《普济方》卷二五〇)

【组成】阿魏 硇砂(用酒一大壶,与阿魏同熬成膏)苦楝子(炒微黄) 附子(炮裂,去皮脐)各一两 木香三分

【用法】上为末,入硇砂膏为丸,如梧桐子大。每服十丸,以热生姜酒送下,不拘时候。

【主治】盲肠气。

47625 阿魏丸(《普济方》卷三二四)

【组成】血竭 硇砂各三钱 丁香二钱 蓬术 荆三棱 没药各半两 芫青(炒) 红娘子 虻虫 水蛭(炒)各二钱 阿魏半两 干漆四钱(炒令烟尽) 地胆半两斑蝥二钱(炒,去翅) 海马一对(炒) 甘遂半两 人参半两 当归一两 猪脊半两 麝香少许,穿山甲三钱(蛤粉炒)

【用法】上为细末,醋糊为丸。每服三十丸,空心醋汤送下。

【主治】妇人干血,气血癥块。

47626 阿魏丸(《医学纲目》卷三十八)

【组成】阿魏一两　黄连(酒煮)六两

【用法】上为末,醋浸阿魏一宿,研如泥,汤浸,蒸饼为丸。

【主治】腹胀。

【加减】元气不足,加人参。

47627 阿魏丸(《古今医鉴》卷十三引鲍思斋方)

【组成】白术五两(用酥油炒三两,土炒二两)　苍术三两(米泔水浸二日,去皮,再用芝麻二两同浸,磨下,取粉晒干)　半夏(姜制)一两　白茯苓(去皮)一两　陈皮一两　黄连(酒炒)二两　山楂(去核)一两　麦芽(炒)一两　枳实(面炒)二两　萝卜子(炒)二两　当归二两　红花一两　楮实子(炒)二两　牛黄一钱　水红花子(炒)三两　小桃红子(炒)三两　芦荟一两　阿魏一两　酥油二两　人中白(火煅)五钱　黄蜡三两(二味同化入药末内)　桃仁(去皮)一两　海带二两　紫菜三两　干碱(炒)二两　三棱(煨)一两　莪术(煨)一两　胡黄连一两　沉香一两

【用法】炼蜜为丸,如梧桐子大。每服二三十丸,水红花子煎汤送下;白汤、黄酒亦可。

【主治】小儿癖疾。

47628 阿魏丸(《痘疹传心录》卷十七)

【组成】黄雄鸡硬肝内黄皮三具　五灵脂　水仙子　乳香　没药　阿魏　急性子各三钱　全蝎五钱

【用法】上为末,醋打大麦芽末为丸,如粟米大。每服二十丸,空心好酒送下。外以黄丹、朴消、大蒜共捣烂,夹纸贴患处。一饭时即去,不然皮起泡烂。

【主治】痞。

47629 阿魏丸(《杏苑》卷六)

【组成】茴香　青皮(去白)　甘草(炙)　橘红　蓬术各一两　胡椒　白芷　肉桂　缩砂仁　丁香皮各五钱　川芎一两　生姜四两(切片,用盐半两腌一宿,晒干,焙)　阿魏二钱五分(用好醋浸烂,研入糊中)

【用法】上为末,用面糊和阿魏为丸,如梧桐子大,每药一斤,用朱砂七钱为衣。每服四十丸。男气疼,用姜盐汤;女气疼,用醋汤,食远送下。

【主治】心腹疼痛,疝癖,男疝,女血气。

47630 阿魏丸(《寿世保元》卷三)

【组成】鳖甲(醋炙)五钱　三棱(醋浸,炒)　莪术(醋浸,炒)　香附子(米泔浸)各一两　陈皮五钱　真阿魏五钱

【用法】上为末,醋糊为丸,如梧桐子大。每服三十丸,淡姜汤送下。

【主治】久疟,腹中痞块。

47631 阿魏丸(《扬后方》)

【组成】阿魏五钱　雷丸一两　天竺黄七钱五分　芦荟七钱五分　胡连一两　麝香一钱　牙皂一两　乳香三钱(去油)　没药三钱(去油)　硼砂三钱　朱砂三钱　硇砂一钱五分　大黄一两(酒蒸,晒干)

【用法】上为末,生鹅血为丸,如梧桐子大。每服一钱,空心韭菜煎酒送下。外贴痞积血瘕膏。

【主治】癖积血瘕。

47632 阿魏丸(《痧胀玉衡》卷下)

【异名】金七(《痧症全书》卷下)、七号晋象方(《杂病源流犀烛》卷二十一)。

【组成】玄胡索　苏木　五灵脂　天仙子各一两　蓬术　广皮　枳实　三棱　厚朴　槟榔　姜黄各七钱　乌药五钱　降香　沉香各三钱　阿魏二钱　香附四钱　卜子一两

【用法】水泛为丸,如绿豆大。每服十五丸,砂仁汤稍冷送下。

【主治】食积壅阻痧毒,气滞血凝,疼痛难忍,头面黑色,手足俱肿,胸腹胀闷。

47633 阿魏丸(《李氏医鉴》卷五)

【组成】阿魏二钱半　青皮　莪术　茴香　胡椒各一两　丁香　白芷　砂仁　肉桂　川芎各五钱

【用法】醋阿魏打糊为丸,朱砂为衣。淡盐姜汤送下。

【主治】积聚癥瘕。

47634 阿魏丸(《活人方》卷四)

【组成】高良姜(东壁土炒)八两　黑牵牛八两　蓬术四两　赤豆四两　砂仁四两　三棱一两　青皮一两　陈皮一两　干姜一两　草豆蔻一两　槟榔一两　肉桂一两　真阿魏五钱

【用法】醋调神曲糊为丸。每服一钱,午前、午后姜汤吞服。

【主治】男妇肠胃内外或食积、血积成块、虫积久聚,经络肌理之间,寒痰湿气留滞不通,久则成痞块,癥瘕。

47635 阿魏丸(《陈氏幼科秘诀》)

【组成】阿魏(沸汤泡)　雄黄(研末)各二钱半　辰砂(研末)一钱半

【用法】面糊为丸,如绿豆大。

【主治】疟母。

47636 阿魏丸(《北京市中药成方选集》)

【组成】三棱(炒)十两　莱菔子(炒)十两　莪术(炙)十两　枳壳(炒)十两　槟榔十两　厚朴(炙)十两　枳实(炒)十两　全蝎十两　青皮(炒)十两　干蟾(烧)二十两　大黄十两　山楂二十两　砂仁十两　鸡内金(炒)八十两　橘皮十两　阿魏四十两　香附(炙)十两　芜荑四十两

【用法】上为细末,过罗,用冷开水泛为小丸。每服五分,温开水送下,一日二次。周岁内儿酌减。

【功用】健胃和中,消积化痞。

【主治】小儿宿食停滞,积聚痞块,呕吐腹胀。

47637 阿魏酒(《圣济总录》卷三十六)

【组成】阿魏(研末)一钱匕　半夏(为末,姜汁作饼,晒干,再捣)半钱匕

【用法】以酒一盏调末,发时温服。

【主治】胃疟。

47638 阿魏散(《外台》卷五引《集验方》)

【组成】阿魏　安息香　萝卜子各二两　芜荑一合

【用法】上为散。每次半钱,暖水服;如不能散服,炼蜜为丸,名阿魏丸,每服三十丸,熟水送下。须臾吐,如吐不止,吃蒜齑馎饦;仍以贴子盛散一钱,男左女右系臂上。

【主治】一切疟,劳疟,无问年月深远。

47639 阿魏散(方出《圣惠》卷二十二,名见《圣济总录》卷十)

【组成】地龙半两(微炒)　阿魏半分　乳香一字

【用法】上为细散。每服一钱,以好茶调下,不拘时候。

【主治】❶《圣惠》:白虎风。❷《圣济总录》:白虎风,身体疼痛不可忍,转动不得。

47640 阿魏散(《圣惠》卷三十一)

【组成】阿魏一分(麸裹煨,面熟为度) 川大黄半两(剉碎,微炒) 槟榔一两 木香一分 桃仁三分(汤浸去皮尖双仁,麸炒微黄)

【用法】上为细散,研麝香一钱,和桃仁更研令匀。每服二钱,食前暖青蒿汁半合,生姜汁半合,童便三合调下。以溏利为度。

【主治】骨蒸热,四肢烦疼,大便秘涩,无问远近。

47641 阿魏散

《永乐大典》卷八〇二一引《普济经验加减方》。为《医学纲目》卷五引《济生》"神人阿魏散"之异名。见该条。

47642 阿魏散(《普济方》卷二三七)

【组成】阿魏(研) 安息香(入胡桃相合,研)各一两 甘草(炙,剉)半两 猪牙皂荚(涂酥炙令黄,去皮子)一两 木香 天灵盖(涂酥炙令黄色)半两 豉一合 麝香(研)半钱

【用法】上为散,与研药和匀。每服五钱,用童便一盏半,加葱白三寸,明日五更煎至一钱,空心在床服之,日午、夜食时再服。服药后良久,或得吐亦佳,有利下虫如发,或积聚五色秽恶物,是病根出。服药数日,如梦与人离别哭泣者,愈之兆也。患甚三日一剂,三剂愈。有患者,但收拾药物置病人床头边,如有此梦愈。

【主治】传尸劳病,胸满短气,肌体羸瘦无力,喘嗽不已。

47643 阿魏散(《普济方》卷二五四)

【组成】野狐皮(焙,炙) 豹鼻(焙)各七枚 狐头骨一具(炙) 雄黄一两 腽肭脐一两 鬼箭羽一两 露蜂房一两 白术一两 虎头骨(炙)一两 驴、驼、驹、牛等毛各四分(烧作灰,若骨蒸,气如泥,加死人胸骨一两炙) 阿魏二两(炙)

【用法】上为散,搅使调匀。先以水煮松脂,候烊接而以和散,和散之时,勿以手搅,将虎爪搅和为丸,如弹子大。每用一分,于座下熏患者。欲熏之时,盖覆衣被,勿令药气轻泄,别捣雄黄为末以藉药,烧药节度,一如熏香法。

【主治】梦与鬼交通,及狐狸精魅等。

【宜忌】忌桃、李、雀肉等。

47644 阿魏膏(《内科摘要》卷下)

【异名】阿魏五香膏(《医级》卷九)。

【组成】羌活 独活 玄参 官桂 赤芍药 川山甲 生地黄 两头尖 大黄 白芷 天麻各五钱 槐、柳、桃枝各二钱 红花四钱 木鳖子二十枚(去壳) 乱发如鸡子大一块

【用法】上用香油二斤四两,煎黑去滓,入发煎,发化乃去滓,徐下黄丹煎,软硬得中,入芒消、阿魏、苏合油、乳香、没药各五钱,麝香三钱,调匀即成膏矣,摊贴患处,内服丸药。黄丹须用真正者效。凡贴膏药,先用朴消随患处铺半指厚,以纸盖,用热熨斗熨,良久,如消耗,再加,熨之二时许,方贴膏药;若是肝积,加芦荟末同熨。更服胡黄连丸。

【主治】一切痞块。

47645 阿魏膏(《痘疹传心录》卷十七)

【组成】羌活 独活 玄参 官桂 当归 青皮 赤芍 草乌 半夏 生地 蓬术 穿山甲(煅) 草果 大黄 白芷 红花 川椒 急性子 水红花子各五钱 土木鳖二十斤(研) 巴豆六十粒(研) 蓖麻子六十粒(研) 独头蒜一两(研)

【用法】上剉,用香油一斤四两,煎白芷焦色,滤去滓,加葱、姜自然汁各一小盏,沸去水,加乱发一团,煎化;徐下黄丹一斤二两,松香六两,煎软硬得中离火,入芒消、阿魏、乳香、没药各五钱,麝香、人言各三钱成膏。贴在胁下,火烘双手,熨一百余手,出微汗妙。

【主治】小儿痞瘕。

47646 阿芙蓉酒(《饲鹤亭集方》)

【组成】滴花烧酒一盏 潮脑七钱 阿片烟膏

【用法】和匀,重汤顿热,以棉纱线蘸透,乘热摩揭患处。

【主治】跌扑内损,风湿走注,支节酸疼,闪腰挫气诸般形体之症。

47647 阿伽陀丸

《千金翼》卷二十一。为原书同卷"阿伽陀药"之异名。见该条。

47648 阿伽陀药(《千金翼》卷二十一)

【异名】阿伽陀丸(原书同卷)、阿茄陀丸(《普济方》卷一八八引《指南方》)、时疫丸(《全国中药成药处方集》沈阳方)。

【组成】紫檀 小柏 茜根 郁金 胡椒各五两

【用法】上为末,水和,入臼中,更捣一万杵为丸,阴干。用时,以水磨而用之。诸咽喉口中热疮者,以水煮升麻,取汁半合,研一丸,如梧桐子大,旦服之,二服止,禁酒肉、五辛,宜冷将息;诸下部及隐处有肿,以水煮牛膝、干姜等,取汁半合,研一丸,如梧桐子大,旦服,四服止,禁酒肉、五辛、生冷、醋滑;诸面肿、心闷,因风起者,以水煮防风,取汁半合,研一丸,如梧桐子大,旦服之,二服止,不须隔日,禁酒、五辛、醋肉;诸四体酸疼或寒或热,以水煮麻黄,取汁半合,研一丸,如梧桐子大,旦服止,禁酒肉及面、五辛;诸罿下部有疮,吞一丸,如梧桐子大,又煮艾槐白皮,取汁半合,研一丸,灌下部二度,禁酒肉;诸卒死,服者多活,看其人手脚头面腹肿,观颜色无定,若有此色而加痢者,并不堪治,以冷水弱半合,研二丸,如小豆,灌口,一服不愈,更与一服,若损,惟得食白粥、盐酱,禁酒肉、五辛;诸被魇祷,当心常带一丸,又以水一酸枣许,研一丸,如小豆服之,三服止,无所禁忌;诸被蛇及恶兽等毒,若未被其毒,直须辟除,随身带行,便即远离入草,已被毒者,以麝香一相思子大,又以水一酸枣许,共药一丸,如小豆,于水内研服,并以紫檀,以水研取汁,用研药,涂其疮毒处,禁酒肉、五辛;诸被一切鬼神及龙毒气者,其人饥渴寒热,时来时去,不知痛处,或恍惚,龙毒者,其人昏昏似醉,肤体斑驳或青,取药一丸,如梧桐子大,以水酸枣许,共药研灌鼻,及服二服止,无所禁;失心癫狂,莫问年月远近,以艾汁一酸枣许,研药二丸,如小豆服之,若无青艾,取干艾水浸,搦取汁用亦得,四服止,并带一丸,常可随身,口味无所禁忌;诸传尸复连,梦想颠倒,身体瘦损,不知病所,乍起乍卧,先以水研雄黄一梧桐子大,取汁酸枣许,研二丸,如小豆大服之,二服止,并挂一丸,着病者房门

上,及带一丸随身,口味无忌;诸消渴者,以朴消少许,以水搅消取汁半合许,研二丸,如小豆服之,七服止,禁五辛、酒、肉、面;诸患淋,不问远近,以芒消少许,以水搅取一酸枣许汁,研药二丸,如小豆大,服之便止,禁酒肉;诸患疔肿,以水一升,煮玄参取汁研药,服三服止,又以水半合,研玄参根取汁,和药涂上三遍,不须隔日,惟食白粥饮,自外盐,以上皆不食;诸卒胸膈热、眼暗、口臭,以水煮苦竹叶,取汁半合,研药一丸,如梧桐子大,二服止,禁酒、肉;诸产难,以苏蒋二匕,水煮取汁半合,研药一丸服之,若无苏蒋,研姜黄取汁研药,吞一丸,空吞亦得,将息如产时;诸热疮无问远近,以水煮大黄取汁半合,研药一丸,如梧桐子大,服之,二服止,又水研大黄取汁,以药一丸,研涂疮上,日三遍,禁房、面、五辛,宜冷将息;诸吐血,若因热吐者,不问远近,服之并愈;冷吐者不治,以葛蒲汁一酸枣许,研药二丸,如小豆服之,四服止,须微暖将息,忌酒肉、五辛;诸鼻中血不止,以刺蓟汁一酸枣许,研二丸,如小豆服之,并研灌鼻,二服灌止,若无刺蓟之时,取干者水煮取汗,依前法服,禁酒肉、五辛;诸噎病,以水研栝楼,取汁一鸡子大,研药一丸,如小豆服之,四服止,忌生冷;诸赤白带下,以牡丹皮、刺蓟根各二分,以水二升,煮取一升,分五服,研药一丸,如梧桐子大服之,五服止,禁生冷、五辛、酒肉;后补法:地榆二分,桑螵蛸二分,上二味,水二升,煮取汁一合,分作二服,取汁一合,研药一丸服之;诸得药毒,以冷水半合,研药二丸,如梧桐子大服之,二服止,禁酒肉、五辛,宜五日冷将息;诸卒得恶忤,以人乳汁半合,研药一丸,如梧桐子大,灌鼻,以水半合,研药一丸,如梧桐子大,灌口,三日禁食;诸寒疟,以水一升,煮恒山一两,取汁半合,研药一丸,如梧桐子大服之,二服止,先取药如麻子大,以冷水研,灌鼻中,三四嚏,病者垂头卧,便得痛痒,又更灌一边令相续,然后服药,七日少食,禁如前;诸蜃甘湿,以生犀角、白檀香,以水煮取汁一鸡子壳许,研药二丸,如小豆,并蚵蛇胆一丸,共研服之,三服止,若甘湿药及蚵蛇胆各丸之,以绵裹纳于下部中,三度止;诸益神色,除诸病,辟恶气,每日以白蜜如枣核大,研药一丸,如小豆服,长带少许,亦禁如前;诸草药毒迷闷,以泥裹冬瓜烧,绞取汁半合,研一丸,如梧桐子大服之,若无冬瓜,用水服之,三日慎食;诸眠惊恐,常带一丸,如梧桐子大,夜卧安床边,不得着身,每夜欲卧,服一丸如梧桐子大,以水一升,煮牡蒙二分,取汁半升,分三服,七日慎食;诸心劳虚弱,以水煮茯神、人参,取汁半合,研一丸服之,十服以上止,慎生冷;诸心风虚热,以竹沥渍防风,捣绞取汁半合,研一丸,如梧桐子大服之,七服止,慎酒肉、五辛、醋面;诸心惊战悸,以水一升,切茯苓、牡蒙、远志各二分,煮取汁半升,分三服,一服研一丸服之,五服止;诸多忘恍惚,以水煮人参,取汁半合,研一丸服之,五服止,亦可七服,慎如前;诸温疫时气,以水煮玄参,取汁一合,研一丸,如小豆服之,四服止,量宜缓急,惟得食粥及冷食,余皆禁;若患劳,家递相染,煮服时,并取艾作炷,长三寸,当心灸七壮即解;诸呕吐水,煮白檀、生姜,取汁半合,研一丸,如梧桐子大服之,三服止,七日慎如前;诸哕病,水一升,煮通草、橘皮各半两,取汁三合,分二次服,研二丸,如小豆服之,二服止,慎生冷;诸小儿惊啼,以水煮牡蒙,取汁半合,研一丸,如梧桐子大,涂乳上,令儿饮,乳母慎酒肉、五辛;诸产后血结,以生地黄汁半合,研一丸,如梧桐子大服

之,二服止,血便消下,忌食酒肉;诸热风痹、风气相击,令皮肤厚涩,关节不通,以防风、牡荆子各一分,莘荽一分,以水一升,煮取汁三合,分三服,每旦一服,研一丸,如梧桐子大服之,十服止,慎酒肉、五辛;诸热风上冲,上痒,鼻中痒,兼时行寒热,若食呕吐,以人参一分,防风、生姜各二分,以水一升五合,煮取汁三合,分三服,取汁一合,研一丸如梧桐子大服之,七服止,慎如上法;诸黄疸病,以黄芩、苦参各二分,以水一升,煮取五合,分三服,一服研一丸,如梧桐子大服之;若渴,纳茯苓、栝楼各二分,依前以水煮服,惟得与粥;诸卒失音不语,以防风一两,和竹沥捣绞取汁半合,研一丸,如梧桐子大,二服止即语,重者不过五服,禁酒、肉、醋面、生冷等;诸怀孕三月以上至临产,不问月日多少,忽染种种疾,或好作落,及至水肿、天行时气,此医人不许服药,惟得此药三服以上,重者不过十服即愈,母子不损,平安分解,前件诸病可作汤研药服之,甚良;诸产后先痢鲜血,后夹脓,及腹中绞痛,橘皮、桔梗各二分,生姜一两,水一升,煮取半升,分三服,一服研一丸,如梧桐子大服之,二服止,慎如前。诸女子数伤胎,带一丸,如酸枣大,夜即解,安头边,不得着身,每旦服一丸,如梧桐子大,三日止,无忌;诸卒腹胀,水煮当归,取汁半合,旦服一丸,如梧桐子大,二服止,慎生冷;诸脐下绞痛,以水煮芎䓖,取汁半合,研一丸,如梧桐子大,三服止,七日慎食生冷;诸蛇、蝎、蜈蚣毒,以水磨郁金,取汁半合,研一丸,如梧桐子大服之,二服止,并研一丸如小豆,遍涂疮上,忌如前;诸霍乱,因宿食及冷者,吐逆,腹中绞痛,吐痢,若冷者,以桔梗、干姜以水煮,取汁一酸枣,研二丸,如小豆,二服止,因热者,用栀子仁,以水煮取汁,依前法服,皆慎生冷;诸注病,以水煮细辛,取汁一酸枣许,研二丸,如小豆服之,五服止,冷者温将息;诸中恶,以水煮甲香,取汁一酸枣许,研二丸,如小豆服之。

【功用】久服益人神色,无诸病。

【主治】❶《千金翼》:诸种病。❷《普济方》引《指南方》:先吐血,后嗽血。

47649 阿茄陀丸

《普济方》卷一八八引《指南方》。为《千金翼》卷二十一"阿伽陀丸"之异名。见该条。

47650 阿胶饮子(《圣惠》卷七十四)

【组成】阿胶半两(捣碎,炒令黄燥) 竹沥五合 荆沥二合

【用法】上和匀。每服温饮一中盏。

【主治】妊娠中风,语涩心烦,项强,背拘急,眼涩头疼,昏昏多睡。

47651 阿胶饮子(《普济方》卷一五九引《圣惠》)

【组成】人参 白术 当归 干地黄 芎䓖 芍药 甘草 麦门冬 五味子 桑白皮 茯苓各半两 阿胶一两

【用法】上捣筛为饮子。每服五钱,以水一盏半,加生姜五片,同煎至七分,去滓温服,不拘时候。

【主治】荣卫俱虚,久嗽不止,发热自汗,气短怔忪,倦怠食少。

47652 阿胶饮子(《外科精要》卷上)

【组成】牛胶(剉,蛤粉炒如珠) 粉草各一两 橘红五钱

【用法】上作三剂。水煎服。

【主治】一切痈疽疮毒。

47653 阿胶棋子(《圣济总录》卷一八九)

【组成】阿胶(炙燥,为末)一两 干姜(炮裂,为末)半两 薤白(煮烂,细研)七茎

【用法】上药以面五两拌和,薄切如棋子大,熟煮,空腹食之;少入五味调和亦得。

【主治】泄痢。

47654 阿胶散子(《医方类聚》卷一三八引《四时纂要》)

【组成】当归(剉碎,酒熬) 黄连(去毛,净洗) 诃子(煨,取肉) 阿胶(慢火炙令泡起即止) 甘草(浆水浸,炙之)各等分 (上为细末) 黄丹三两 白矾二两

【用法】上二味相和,为细末,入瓶子内,以炭火煅之,通炙良久,放冷即出,细并之,此药与前草药等,和合为散。每服三钱匕,米饮调下。若要作丸子,以面糊为丸,如豌豆大。每服十丸。小儿疮,以人乳调涂,余疮干用。

【主治】痢疾;兼治一切疮。

47655 阿胶煮散(《普济方》卷三二八引《生育宝鉴》)

【组成】阿胶 大芎 人参 白术 五味子 麦门冬 当归 茯苓 黄耆 续断 干地黄各一两 甘草半两

【用法】上为细散。每剂八铢。妇人肝气攻冲,喘促咳嗽,入水煎,空心热服;若是血脏冷痛,赤白带下,加生姜两片,大枣一枚,水煎服;若补血,入枸杞子、覆盆子煎;若呕逆不思饮食,加草豆蔻煎,或丁香二十枚,水煎服;若孕妇不安,加桑寄生枝一两,细剉拌匀,水煎服;若产后血多及半产下血,宫脏全虚,加白薇半两(微炙),苁蓉一两(细剉)内拌,水煎服;若是久患宫脏、骨节、腰腿、两胁逆痛,四肢少力,常患风寒,有如劳状候,加木香半两,鳖甲一两(醋炙),柴胡一两,并剉拌之。每服三钱,加生姜三片,水两盏,如茶法煎至七分,空心热服。

【主治】妇人宫脏百病。

47656 阿胶煎丸(《幼幼新书》卷一引《灵苑方》)

【组成】伏道艾(取叶去梗,捣熟,筛去粗皮,只取艾茸,称取二两,米醋煮一伏时,候干研成膏) 阿胶三两(炙) 糯米(炒) 大附子(炮,去皮脐) 枳壳(去瓤,麸炒)各一两

【用法】上为末,入煎膏内杵匀为丸,如梧桐子大。每服三十丸,空心温酒送下,午食前再服。

【功用】大补益虚损不足,滋助血海。

【主治】妇人血气久虚,孕胎不成。

【宜忌】忌藻菜、羊血、腥臊等物。

47657 阿魏膏药(《秘传大麻风方》)

【组成】防己一两五钱 荆芥 白芷 赤芍 当归 黄连 黄柏 风子肉 人参 连翘 蓬术各一两 黑丑一两 寸香一钱 香油二斤 黄丹八两

【用法】桃、槐、柳、榆、桑枝各七条,长一寸,为膏听用。另以风子肉二两,穿山甲八钱,乳香、没药、寸香各下,倾入瓶中收贮。

【主治】柘子疯,疮口烂,一应疮疖俱可用。

47658 阿艾五苓散(《嵩崖尊生》卷八)

【组成】五苓散 阿胶 川芎各一钱 炙草一钱 当归 艾叶各三钱 白芍 熟地各四分。

【用法】水煎服。

【主治】尿血,其人素好色,属虚者。

47659 阿胶三宝膏(《中国药典》2010版)

【组成】阿胶90克 大枣300克 黄芪300克

【用法】上制成膏剂,开水冲服。一次10克,一日2次。

【功用】补气血,健脾胃。

【主治】气血两亏、脾胃虚弱所致的心悸,气短,崩漏,浮肿,食少。

47660 阿胶大青汤

《古今医彻》卷一。为方出《肘后方》卷二,名见《外台》卷二引《深师方》"大青汤"之异名。见该条。

47661 阿胶五苓散(《金鉴》卷四十六)

【组成】五苓散加阿胶

【功用】《中医妇科治疗学》:扶气养血,温脬利尿。

【主治】❶《金鉴》:转胞。❷《中医妇科治疗学》:妊娠后期,小便不通,神疲懒言,头目昏晕,舌淡苔薄,脉滑无力。

【备考】《中医妇科治疗学》本方用法:水煎,温服。

47662 阿胶四苓散(《医略六书》卷二十八)

【组成】阿胶三两(蒲黄灰炒) 茯苓一两半 白术一两半(炒) 猪苓一两半 泽泻一两半

【用法】制为散。每服三钱,生地汁调下。

【主治】妊娠脾亏血热,挟湿热而血不归经,尿血不止,胎孕不安,脉弦涩者。

【方论选录】方中白术健脾生血,以统妄行之血;茯苓渗湿和脾,以清湿热之气;猪苓利三焦之湿;泽泻泻膀胱之湿;阿胶补阴益血以止血也。生地汁调散,使湿热并化,则经气清和,而经血自归,无妄行之患。

47663 阿胶四物汤(《杂病源流犀烛》卷一)

【组成】阿胶 川芎 当归 白芍 地黄

【主治】血虚咳嗽。

47664 阿胶生化膏(《成方制剂》19册)

【组成】阿胶 赤芍 川芎 当归 甘草 关木通 黄芪 路路通 麦冬 熟地黄 桃仁 王不留行 益母草

【用法】制成膏剂。温开水冲服或直接口服,一次20毫升,一日2~3次。

【功用】滋阴养血,祛瘀生新,通乳。

【主治】妇女产后血虚体弱,瘀血不清,下腹疼痛,乳汁不通。

【宜忌】孕妇忌服。

47665 阿胶白术散(《鸡峰》卷十五)

【组成】白术一两半 白茯苓 白芍药 当归 熟地黄 人参 白芷 阿胶 芎各一两 甘草三分

【用法】上为细末。每服三钱,水一盏,煎至七分,去滓温服,不拘时候。

【功用】滋养胎气,调顺荣卫。

47666 阿胶地黄丸(《冯氏锦囊·杂症》卷十一)

【组成】熟地膏(用熟地一斤,将八两煮汁,去滓,入八两汁内,煮烂成膏) 牡丹皮三两(焙) 山茱萸四两(去核,酒拌蒸,晒干,炒) 白茯苓三两(人乳拌透,晒干,焙) 怀山药四两(炒黄) 泽泻二两(淡盐水拌炒) 麦门冬(去心)四两(炒) 真阿胶三两(切块,蛤粉拌炒成珠)

【用法】上为末,用熟地膏入药,炼蜜为丸。每服四钱,空心白汤或淡盐汤送下。

【主治】金水两脏受伤,咳嗽吐血。

47667 阿胶地黄汤(方出《圣惠》卷三十七,名见《普济方》卷一九○)

【组成】生干地黄四两　阿胶二两(捣碎,炒令黄燥)　蒲黄二两

【用法】上为散。每服三钱,以水一中盏,加竹茹一鸡子大,煎至五分,去滓,食后温服。

【主治】热伤肺脏,唾血不止。

47668 阿胶芍药汤(方出《圣惠》卷三十七,名见《圣济总录》卷九十七)

【异名】四神散(《普济方》卷三十八)。

【组成】赤芍药　阿胶(捣碎,炒令黄燥)　当归各一两　甘草半两(炙微赤,剉)

【用法】上为散,每服三钱,以水一中盏,加竹叶二七片,煎至六分,去滓,食前温服。

【主治】大便下血不止。

47669 阿胶芎劳散

《鸡峰》卷十六。为《圣惠》卷七十五"阿胶散"之异名。见该条。

47670 阿胶补血膏(《成方制剂》1册)

【组成】阿胶　熟地黄　党参　黄芪　枸杞子　白术

【用法】上制成膏剂。口服。一次20克,早晚各一次。

【功用】补益气血,滋阴润肺。

【主治】气血两虚所致的久病体弱、目昏、虚劳咳嗽。

【现代研究】❶ 对非特异性免疫功能的影响:《食品与药品》[2007,9(1):34]研究表明:本方可使失血性贫血小鼠血红蛋白及红细胞明显回升,可明显增加碳粒廓清速率,对小鼠非特异性免疫有增强作用。❷ 补血升白作用:《中国中医药科技》[2003,(10)6:341]阿胶补血口服液可使失血和深血所致血虚模型小鼠Hb、RBC水平显著提高,使白细胞减少模型的WBC、PLT、RBC、Hb水平显著提高。提示本方有较好的补血升白作用。

【备考】《中国药典》2010版组成有用量,分别是:阿胶50克,熟地黄100克,党参100克,黄芪50克,枸杞子50克,白术50克。

本方改为颗粒剂,名"阿胶补血颗粒"(见《成方制剂》13册);改为口服液剂,名"阿胶补血口服液"(见《新药转正》11册)。

47671 阿胶驻车丸(《治痘全书》卷十三)

【组成】当归身　黄连　干姜　阿胶

【主治】痘中夹红白痢者。

【方论选录】大凡痢无寒症,皆因气血之受热毒,故有红白二种。痢之所为红白者,血热也。故以当归和血治本,黄连解热治标。犹恐黄连寒滞,更以干姜佐之,一则从治,一则治寒。阿胶益气止痢,用以带补,王道也。

【备考】《幼科证治大全》本方用法:上为末,阿胶二两炒成珠,醋煮膏和末药为丸,如梧桐子大。每服二十丸,食前米饮送下,一日三次,小儿研化。

47672 阿胶驻车丸(《痢症汇要》卷九)

【组成】阿胶三两　黄连三两　当归一两　干姜一两　木香一两　黄芩一两　龙骨(醋煅,水飞)一两　赤石脂一两　厚朴(姜炒)五钱

【用法】米饮为丸,如梧桐子大。每服三十丸,昼夜各一钱,米饮送下。

【主治】冷热不调,伤犯三阴,腹痛下脓血。

47673 阿胶枳壳丸(《三因》卷十七)

【组成】阿胶　枳壳(麸炒,去瓤)各等分

【用法】上为末,炼蜜为丸,如梧桐子大,别研滑石为衣。每服二十丸,温水送下,半日来未通再服。

【主治】❶《三因》:产后虚羸,大便秘涩。❷《得效》:产卧虚羸,水血俱下,肠胃虚竭,津液不足,大便秘涩。

47674 阿胶济阴汤(《胎产秘书》卷上)

【组成】阿胶　白术各一钱　地黄　白芍　当归　川芎各一钱　砂仁(带壳)五分　条芩　蕲艾各一钱半　香附八分　炙甘草五分

【用法】加黏米一撮,水二汤碗,煎至一碗,温服。

【主治】妊娠胎漏,经血妄行。此是胎息未实,或因劳役过度,伤动胞胎,或因房室惊触,致令子宫虚滑,经血淋漓。

【加减】如下血块,加地榆;腰痛,加杜仲;触患胎胎,加金银花,须一日一夜三服,以防败血攻心;如血不止,加川断二钱(炒黑),荆芥一钱五分,黑大豆四十九粒;如因伤瘀而痛,怕按者,加桂心三四分。

47675 阿胶养血汤(《中医妇科治疗学》)

【组成】阿胶珠二钱　泡参　干地黄各三钱　麦冬　女贞　旱莲草(炒)各二钱　桑寄生五钱

【用法】水煎,温服。

【功用】养血润燥。

【主治】阴虚血燥,妊娠三四月,有时头晕目眩,心悸烦躁,腰酸腹胀,大便干燥,舌质红,苔光滑或黄燥,脉细数而滑。

47676 阿胶神曲煎(《鸡峰》卷十四)

【组成】神曲　干姜各六分　当归　白术各三分　人参　阿胶各二分　甘草一分

【用法】上为细末,面糊为丸,如小豆大,以白面为衣。每服五十丸,水一盏,煎令沸,入药煮熟,以匙抄含之,一日二三次。

【主治】冷痢。

47677 阿胶益寿晶(《成方制剂》3册)

【组成】阿胶　陈皮　甘草　黄芪　木香　人参　熟地黄　制何首乌

【用法】上制成颗粒。开水冲服,一次10克,一日1~2次。

【功用】补气养血。

【主治】未老先衰,四肢无力,腰膝酸软,面黄肌瘦,健忘失眠,妇女产后诸虚。

【现代研究】补血作用和提高耐力作用:《河南中医药学刊》[2002,17(1):19]:研究表明:阿胶益寿晶使D-半乳糖致衰老模型小鼠血SOD、CAT及GSH-PX活性显著提高,使肝匀浆、脑匀浆及血浆LPO水平显著降低,可显著促使失血所致小鼠血虚模型的康复,以升血红蛋白作用为更好,可明显延长小鼠负荷游泳时间及密闭环境中的存活时间。提示本方有较好的抗氧化作用、补血作用和提高耐力作用。

【备考】本方改为口服液剂,名"阿胶益寿口服液"(见《成方制剂》6册)。

47678 阿胶梅连丸(《宣明论》卷十)

【异名】阿胶黄连丸(《医略六书》卷二十五)。

【组成】金井阿胶(净草灰炒透明白,别研,不细者,再炒,研细) 乌梅肉(去核,炒) 黄柏(剉,炒) 黄连 当归(焙) 赤芍药 干姜(炮) 赤茯苓各半两

【用法】上为末,入阿胶研匀,水为丸,如梧桐子大。每服十丸,温米饮送下,食前兼夜五六服。小儿丸如绿豆大。

【主治】❶《宣明论》:下痢无问久新、赤白青黑、疼痛诸证。❷《医略六书》:五色痢至夜蒸热,脉虚沉数者。

【宜忌】忌油腻脂肥诸物。

【方论选录】《医略六书》:阴虚热陷,伤脏气而利下五色,至夜蒸热,是阴虚阳扰而热发于外焉。阿胶止阴虚之痢;当归养痢亡之血;连、柏炒黑,寒而且燥,不使阳热内扰,则阴中之湿亦化;苓、芍敛而且渗,能挽阴液偏亡,则尿利,大便亦实;炮姜暖胃守中,乌梅敛肝收液也。丸以苦酒之敛,下以米饮之和,使阳热顿化则真阴复完,而无液有归,下痢蒸热并瘳矣。此养阴化热之剂,为五色痢夜热之专方。

47679 阿胶黄芩汤(《重订通俗伤寒论》)

【组成】陈阿胶 青子芩各三钱 甜杏仁 生桑皮各二钱 生白芍一钱 生甘草八分 鲜车前草 甘蔗梢各五钱

【用法】先用生糯米一两 开水泡取汁出,代水煎药。

【功用】清润肺燥以坚肠。

【主治】秋燥伤寒,暑从火化,肺燥肠热,上则喉痒干咳,咳甚则痰黏带血,血色鲜红,胸胁串痰;下则腹热如焚,大便水泻如注,肛门热痛,甚或腹痛泻泄,泻必艰涩难行,似痢非痢,肠中切痛,有似硬梗,按之痛甚,舌苔干燥起刺,兼有裂纹。

47680 阿胶黄连丸

《医略六书》卷二十五。为《宣明论》卷十"阿胶梅连丸"之异名。见该条。

47681 阿胶黄连汤(《重订通俗伤寒论》)

【组成】陈阿胶一钱半(烊冲) 生白芍二钱 小川连六分(蜜炙) 鲜生地六钱 青子芩一钱 鸡子黄一枚(先煎代水)

【功用】滋阴清火。

【方论选录】手少阴心主血,中含热气,故《内经》云:少阴之上,热气治之。凡外邪挟火而动者,总属血热。其症心烦不寐,肌肤枯燥,神气衰弱,咽干尿短。故君以阿胶、生地,滋肾水而凉心血(阿胶必须真陈,庶不碍胃,生地用鲜,庶不碍阴)。但少阴只有热气,能温血而不致灼血,若挟肝胆之相火,激动心热,轻则咽干心烦,欲寐而不能寐,重则上攻咽喉而为咽痛,下奔小肠而便脓血,故臣以白芍配芩、连,酸苦泻肝以泻火,而心热乃平。白芍合生地,酸甘化阴以滋血,而心阴可复。妙在佐鸡子黄,色赤入心,正中有孔,能通心气以滋阴。此为润泽血枯,分解血热之良方。

47682 阿胶黄连饮(《胎产心法》卷上)

【异名】黄连阿胶汤

【组成】阿胶 黄连 芍药 甘草 枳壳(麸炒)

【用法】水煎服。一剂痛痢俱减,去枳壳再服。

【主治】孕妇痢疾,若安胎则痢愈重,治痢则胎难全,宜服此饮。

【方论选录】阿胶能止脓血之痢,且止腰痛固胎,以之为君;黄连、芍药、甘草皆以为佐;枳壳少加二三分,以宽其后重。

47683 阿胶麻仁汤(《四圣心源》卷六)

【组成】生地三钱 当归三钱 阿胶三钱(研) 麻仁三钱(研)

【用法】煎一杯,去滓,入阿胶,火化,温服。

【主治】阳盛土燥,大便坚硬者。

【加减】结甚,加白蜜半杯;胃热,加芒消、大黄;精液枯槁,加天冬、龟版。

47684 阿胶蕲艾汤

《明医指掌》卷九。为《金匮》卷下"芎归胶艾汤"之异名。见该条。

47685 阿胶鳖甲汤(《温热经解》)

【组成】生鳖甲五钱 阿胶一钱 白芍一钱 炙草一钱 小草八分 淡菜二枚 西洋参一钱

【主治】血虚不足养肝,致动肝风者。

47686 阿魏万灵膏(《活人方》卷四)

【组成】真芝麻油二斤四两(浸后药,春五、夏三、秋七、冬十日) 当归一两 川芎一两 防风一两 白芷一两 肉桂一两 木鳖仁四十九粒 蓖麻仁二十五粒 巴豆仁四十九粒 穿山甲七大片 槐枝三十寸 柳枝三十寸

【用法】上药油浸足日期,用文武火煎至药焦为度。以三五重丝绵滤滓务净,将滓另于铜杓内烧出药油,共得净油约二斤;再以飞丹(炒黑,净)□斤,乘油出火,渐渐调入令匀;冷后再入真阿魏一两,用葱汁顿化,搅入令匀;再加滴乳香一两,没药一两,血竭一两,肉桂五钱,附子五钱,麝香一钱,研极细末,渐渐搅入令匀,收贮于有盖之厚瓷罐内封固,取用后,仍须盖紧。凡用,看患之大小,摊厚青布上,先以水、姜擦过方贴,贴后以热手或热盐包熨之。

【主治】顽痰积蔽,风湿客邪,停滞于皮肤、分肉、经络遂道之间,或积累成块,或阻塞为痛,药石难攻,宜乎外治者用之。

47687 阿魏五香膏

《医级》卷九。为《内科摘要》卷下"阿魏膏"之异名。见该条。

47688 阿魏化坚膏

《金鉴》卷六十四。为《外科正宗》卷四"飞龙阿魏化坚膏"之异名。见该条。

47689 阿魏化痞散(《外科正宗》卷四)

【组成】川芎 当归 白术 赤茯苓 红花 阿魏 鳖甲尖(酥炙,研)各一钱 大黄(酒炒)八钱 荞麦面一两(微炒)

【用法】上为末。每服三钱,好酒一钟调稀,空心服。三日后腹痛,便出脓血为验。

【主治】痞癖皆缘内伤过度,气血横逆,结聚而生。初起腹中觉有小块,举动牵引作疼,久则渐大成形,甚者翕翕内动,斯时必气血衰弱,饮食减少。

【宜忌】忌食生冷、腥荤等。

【备考】原书治上证,外贴乾坤一气膏。

47690 阿魏化痞膏(《北京市中药成方选集》)

【组成】大蒜二两 香附二两 大黄二两 川乌(生)二两 三棱二两 当归二两 莪术二两 穿山甲(生)二两 白芷二两 使君子仁二两 厚朴二两 蓖麻子二两 木鳖子二两 草乌(生)二两 蜣螂二两 胡黄连二两

【用法】上药酌予碎断,用香油二百四十两炸枯,去滓过滤,炼至滴水成珠,加黄丹一百两搅匀成膏,取出入水中,出火毒后,加热融化,另兑乳香一两二钱,没药一两二钱,芦荟一两二钱,血竭一两二钱,阿魏八两,樟脑六两,雄黄六两。以上八味,共为细末,过罗。每十六两膏油,兑药粉五钱,搅匀摊贴。每大张油重四钱,小张二钱,布光。微火化开,贴脐上。

【功用】化痞消积,杀虫止痛。

【主治】积聚痞块,胸胁胀痛,肚腹疼痛,以及妇女癥瘕血块。

47691 阿魏红丸子

《医方类聚》卷一○二引《王氏集验方》。即《局方》卷三(绍兴续添方)"红丸子"去胡椒,加良姜、阿魏。见该条。

47692 阿魏良姜丸 《洪氏集验方》引上官驻泊方

【组成】青皮三两 陈皮二两 良姜二两 红豆二两 桂(去粗皮)一两 缩砂(去皮)二两 蓬莪(炮)二草 草果子(去皮)二两 干姜(炮) 莱菔子二两(炒) 木香二两 硇砂半钱 阿魏一分(并硇砂用醋化,去砂石,研)

【用法】上为末和匀,面糊为丸,如绿豆大。每服五十粒,淡姜汤送下,不拘时候,一日二次。

【功用】久服大补益脾胃,空膈,令人能食,去寒湿,强中温暖。

【主治】三脘气弱,中焦积寒,脾不磨,饮食迟化,吃物频伤,胸膈满闷,胁肋疼刺,呕吐哕逆,噫醋恶心,腹胀肠鸣,心腹疼痛,噎塞膈气,翻胃吐食,饮食减少,及素来有沉寒积冷,腹中时作疼痛。

【加减】若素来无沉寒积冷,去硇砂。

47693 阿魏软坚散 《青囊秘传》

【组成】阿魏三钱 蜗牛(炙)三钱 象贝母三钱 月石一钱五分 桃仁一钱 僵蚕十条 南星三钱 腰黄三钱五分 冰片三分

【用法】上为末,大膏药中摊贴。

【主治】瘰疬痰块等。

47694 阿魏积块丸 《证治宝鉴》卷九

【组成】三棱 莪术 雄黄 蜈蚣 自然铜 蛇含石 木香 铁华粉 辰砂 沉香 冰片 芦荟 阿魏 天竺黄 全蝎

【用法】上为末,入猪胆汁,炼蜜为丸服。

【主治】虫积腹痛,多嗜肥甘,唇红,脉滑。

47695 阿魏消痞丸 《鳞爪集》卷二

【组成】连翘五两 麦芽十两 山楂肉五两 莱菔子十两 蒌仁十两 风化消二两五钱 六神曲十两 大贝母五两 黄连五两 阿魏五钱(醋化) 制南星十两 胡黄连五两 青盐二两

【用法】上为细末,姜糊为丸。每服一二钱,开水送下,服后食胡桃肉,以解药气。

【主治】一切积滞不化,及癥瘕痞块,小腹有形,按之则痛等症。

47696 阿魏通经丸 《经验良方》

【组成】铁粉十钱 阿魏 芦荟 没药各三钱

【用法】上为末,取二厘为一丸。每服十五丸,一日数次。

【主治】子宫冲逆,因经闭者。

47697 阿魏理中丸 《杨氏家藏方》卷五

【组成】阿魏一分(用面二匙,醋和阿魏作饼子,炙令黄) 京三棱(煨,切) 蓬莪术(煨,切) 青橘皮(去白) 陈橘皮(去白) 甘草(炙) 干姜(炮) 干木瓜 肉桂(去粗皮) 白术各一两半

【用法】上为细末,面糊为丸,每一两作十五丸,朱砂为衣。每服一丸,食前细嚼,生姜、木瓜盐汤送下;如妇人血气攻刺,煎干姜、当归汤嚼下。

【主治】一切冷气攻刺疼痛,心腹胀满,胃冷吐逆,脐腹撮痛。

47698 阿魏雄黄丸 《圣济总录》卷三十五

【组成】阿魏(研) 雄黄(研)各半两 柳枝 桃枝(各取向东者一七茎,每茎长一尺,剉,焙,捣为细末) 丹砂(研)一分

【用法】上再研为细末,用三家粽子角为丸,如梧桐子大,别研丹砂为衣。发时用净盏摩一丸,涂鼻尖并人中上,或未退,以冷水服一丸。须五月五日午时合。

【主治】鬼疟经久不愈。

47699 阿魏雷丸散 《千金翼》卷二十一引《耆婆方》

【组成】阿魏 紫雷丸 雄黄 紫石英各三分 朱砂 滑石 石胆 丹砂 藘芦 白蔹 犀角各半两 斑蝥(去足翅) 芫青(去足翅)各四十枚 牛黄五分 紫铆一分

【用法】上为散。每服一钱匕,空腹以清酒二合和药饮尽。大饥即食小豆羹饮为良,莫多食,但食半腹许即止。若食多饱,则虫出即迟。日西南空腹更一服,多少如前。若觉小便似淋时,不问早晚,即更服药,多少亦如前,大饥即食。

【主治】癞风。

47700 阿魏雷丸散 《圣惠》卷二十四

【组成】阿魏一分(生用) 雷丸半两 雄黄半两(细研) 朱砂半两(细研) 滑石半两 石胆一分(细研) 消石半两(细研) 白蔹一分 犀角屑半两 牛黄半两(细研) 紫石英半两(细研,水飞过) 斑蝥二十枚(糯米拌炒,米黄,去翅足) 芫青二十枚(糯米拌炒,米黄,去翅足)

【用法】上为细散,入研了药,都研令匀。每服一钱,空心以清酒调下;饥即食小豆羹饭为良,切忌多食,食饱虫即出迟,日西腹空更服一钱;若觉小便似淋痛,不问早晚,即更服一钱;若觉欲小便如似痛涩,即就瓷器中尿,尿出看之,其虫或如烂筋状,各逐其脏,辨虫之颜色也。

【主治】大风出五虫癞,四色可治,唯黑虫不可治,宜先服此。

47701 阿魏搐鼻散 《一盘珠》卷十

【组成】阿魏三钱 鸡内金一钱 冰片三分

【用法】炼熟蜜和箸头上,令中空通气,外裹乌金纸,去箸,每夜塞鼻中,星翳自退。

【功用】去星翳。

47702 阿魏撞气丸 《医学入门》卷七

【组成】小茴 青皮 甘草 陈皮 莪术 川芎各一两 生姜四两(用盐五钱腌一宿) 胡椒 白芷 肉桂 砂仁 丁香皮(炒)各五钱

【用法】上为末,用阿魏一钱半,和面糊为丸,如芡实大,每药一斤,用朱砂七钱为衣。每服三五丸,男子气痛,炒姜盐汤送下;妇人血气痛,醋汤送下。

【主治】五种噎疾,九种心痛,痃癖气块,冷气攻刺,腹痛肠鸣,呕吐酸水,男子疝气,女人血气。

47703 阿魏麝香散（《张氏医通》卷十三）

【组成】阿魏五钱（酒煮） 麝香一钱 雄黄三钱 野水红花子四两 神曲（炒） 人参 白术（生）各一两 肉桂五钱

【用法】上为散。每服三钱,用乌芋（即荸荠）三个,去皮捣烂和药,早、晚各一服,砂仁汤过口。

【主治】肠覃诸积痞块。

47704 阿胶当归合剂（《成方制剂》17 册）

【组成】阿胶 白芍 川芎 当归 党参 茯苓 甘草 黄芪 熟地黄

【用法】制成药液。口服,一次 15 毫升,一日 3 次,病情较重者可加倍服用。

【功用】补养气血。

【主治】气血亏虚所致贫血,产后血虚,体弱,月经不调,闭经等。

47705 阿胶补血颗粒

《成方制剂》13 册。即《成方制剂》1 册"阿胶补血膏"改为颗粒剂。见该条。

47706 阿胶鸡子黄汤（《重订通俗伤寒论》）

【组成】陈阿胶二钱（烊冲） 生白芍三钱 石决明五钱（杵） 双钩藤二钱 大生地四钱 清炙草六分 生牡蛎四钱（杵） 络石藤三钱 茯神木四钱 鸡子黄二枚（先煎代水煎服）

【功用】❶《重订通俗伤寒论》:滋阴熄风。❷《方剂学》:滋阴养血,柔肝熄风。

【主治】❶《重订通俗伤寒论》:血虚生风。筋脉拘挛,伸缩不能自如,手足瘛疭。❷《方剂学》:热邪久羁,灼烁阴血。筋脉拘急,手足瘛疭,类似风动,或头目眩晕,舌绛苔少,脉细数者。

【方论选录】本方以阿胶、鸡子黄为君,取其血肉有情,液多质重,以滋血液而熄肝风;臣以芍、草、茯神木,一则酸甘化阴以柔肝,一则以木制木而熄风;然心血虚者,肝阳必亢,故佐以决明、牡蛎,介类潜阳;筋挛者络亦不舒,故使以钩藤、络石,通络舒筋也。此为养血滋阴,柔肝熄风之良方。

47707 阿胶鸡子黄汤（《湿温时疫治疗法》引沈樾亭方）

【组成】真阿胶一钱半 左牡蛎五钱 大生地四钱 生白芍三钱 女贞子三钱 黄甘菊二钱 鸡子黄一枚 童便一钟

【功用】滋阴液以镇肝阳。

【主治】急性时疫。

47708 阿胶甘草梨膏汤（《温热经解》）

【组成】阿胶三钱 甘草三钱（炙） 梨膏五钱（冲）

【主治】温疫肺虚咳嗽。

47709 阿胶补血口服液

《新药转正》11 册。即《成方制剂》1 册"阿胶补血膏"改为口服液。见该条。

47710 阿胶益寿口服液

《成方制剂》6 册。即《成方制剂》3 册"阿胶益寿晶"改为口服液。见该条。

47711 阿胶糯米白术汤

《鸡峰》卷十六。为《活人书》卷十九"阿胶散"之异名。见该条。

47712 阿魏麝香化积膏（《成方制剂》2 册）

【组成】阿魏 白芷 草乌 川牛膝 川乌 穿山甲 当归 杜仲 防风 附子 甘草 高良姜 千年健 肉桂 麝香 透骨草 细辛 钻地风

【用法】制成黑膏药。温热软化,贴于患处。

【功用】化痞消积,追风散寒,活血祛瘀。

【主治】虚寒痞块,肚腹饱胀,腰腿疼痛,筋骨麻木,脾湿胃寒,妇女血寒,行经腹痛。

【宜忌】孕妇忌用。

陈

47713 陈元膏

《外台》卷三十一引《崔氏方》。为《肘后方》卷八"苍梧道士陈元膏"之异名。见该条。

47714 陈元膏

《鸡峰》卷四。为《千金》卷七"苍梧道士陈元膏"之异名。见该条。

47715 陈艾丸（《医学心悟》卷六）

【组成】蕲艾一二斤（每岁端午日采,愈久愈良）

【用法】取叶为炷。或加麝香末,木香末,雄黄,搓成丸。安蒜上灸之,名"药艾丸"。

【主治】❶《医学心悟》:发背,初觉肿痛,用药消散不去者。❷《疡医大全》:疮毒纯阴,平塌顽麻。

47716 陈艾汤（《得效》卷八）

【组成】茯苓二两半

【用法】上为末。每服二钱,浓煎艾汤调下。

【主治】盗汗,只自心头出者。

47717 陈平汤

《医级》卷七。为《医学入门》卷五"平陈汤"之异名。见该条。

47718 陈平饮

《灵兰要览》卷上。为《医学入门》卷五"平陈汤"之异名。见该条。

47719 陈甘饮（《仙拈集》卷三引《要览》）

【组成】陈皮（去白）五钱 甘草一钱

【用法】水、酒各半煎服。

【主治】乳痈初起。

47720 陈甘散（《仙拈集》卷二）

【组成】广皮 生甘草各五钱

【用法】上为细末。每用一钱半,烧酒调服。

【主治】暴吐血。

47721 陈皮汤

《医学纲目》卷三十三。即《伤寒微旨论》卷下"橘皮汤"。见该条。

47722 陈皮汤

《医学纲目》卷十六。为《金匮》卷中"橘皮竹茹汤"之异名。见该条。

47723 陈皮汤（《奇效良方》卷三十二）

【组成】橘红（汤浸,去白）半斤 明矾二两半（铫内飞烊,与陈皮同炒香） 甘草二两（炙） 大半夏五两（汤煮,每

个切四片,用明矾泡汤浸,露七日夜,滤出,姜汁捣成饼,焙干）

【用法】上为细末。每服二钱,用米汤调下,不拘时候。

【主治】痰喘。

47724 陈皮汤

《赤水玄珠》卷四。即《金匮》卷中"橘皮汤"。见该条。

47725 陈皮汤（《济阳纲目》卷十三）

【组成】陈皮二两（汤浸,去白,剉）

【用法】以水一升,煎五合,通口服。顷刻,更加枳壳一两（去瓤,炒）,同煎服。

【主治】诸呃噫。

47726 陈皮汤（《嵩崖尊生》卷七）

【组成】陈皮 半夏 茯苓 甘草 紫苏 枳壳 桔梗 苍术 黄芩

【主治】寒束热痰,喉哮而喘。

【加减】天寒,加桂枝。

47727 陈曲丸（《圣济总录》卷三十二）

【组成】陈曲（捣,炒黄）一两 干姜（炮） 白术 人参各一两半 甘草（炙） 枳壳（去瓤,麸炒） 大麦蘖（炒黄） 厚朴（去粗皮,生姜汁炙） 杏仁（汤浸,去皮尖双仁,炒黄,别研）各一两 桂（去粗皮）三分

【用法】上除杏仁外,为末,加杏仁同研匀,炼蜜为丸,如梧桐子大。每服二十丸,空心温酒送下,一日二次。

【主治】伤寒后肠胃虚冷,食不能化。

47728 陈曲丸（《圣济总录》卷四十四）

【组成】陈曲（炒） 干姜（炮）各二两 枳壳（去瓤,麸炒） 附子（炮裂,去皮脐） 人参 蜀椒（去目并合口,炒出汗） 甘草（炙）各一两

【用法】上为末,炼蜜为丸,如梧桐子大。每服二十丸,早、晚食前服。

【主治】脾脏虚冷,宿食不消。

47729 陈曲丸（《圣济总录》卷五十四）

【组成】陈曲（炒黄） 木香 厚朴（去粗皮,生姜汁炙） 甘草 槟榔 青橘皮（去白） 白术 枳壳（麸炒,去瓤） 京三棱（炮）各八两 干姜（炮） 桂（去粗皮）各十二两

【用法】上为末,水煮面糊为丸,如梧桐子大。每服五七丸,温米饮送下,不拘时候。

【主治】中寒胃虚,饮食迟化,气不升降,呕逆恶心,留饮寒痰,癖结动气,胁下逆满,有时而痛,按之有形,或按有声,膈脘虚痞,食物多伤,噫气醋臭,心腹常疼,霍乱吐逆,烦闷不安。

47730 陈曲丸（《圣济总录》卷九十六）

【组成】陈曲末（炒） 白茯苓（去黑皮） 黄连（去须,微炒） 黄柏（去粗皮,炙） 干姜（炮） 附子（炮裂,去皮脐） 龙骨各一两 赤石脂 甘草（炙,剉） 人参 当归（切,焙）各半两

【用法】上为细末,炼蜜为丸,如梧桐子大。每服十五丸,空心米饮送下,一日二次。

【主治】大便不禁,腹内疼痛。

47731 陈曲丸（《本事》卷四）

【组成】陈曲一两半 干姜（炮） 官桂（不见火） 白术 厚朴（去粗皮,姜汁炙） 人参（去芦） 当归（去芦,薄切,焙干） 甘草（炙）各半两

【用法】上为细末,炼蜜为丸,如梧桐子大。每服三四十丸,酒或淡醋汤送下,空心食前服,一日二次。发时不时增数。

【功用】磨积,止泄痢。

【主治】❶《本事》:泄痢,心腹冷痛。❷《本事方释义》:中虚不运,积聚不消,泄痢不止。

【方论选录】《本事方释义》:本方以理中护其中,以归、桂和其荣,曲、朴疏其滞。或酒或醋汤送者,引至病所也。此邪少虚多之治法也。

47732 陈曲汤（《圣济总录》卷五十四）

【组成】陈曲（炒黄） 莱菔子（炒黄）各等分

【用法】上为粗末。每服三钱匕,水一盏,煎三四沸,去滓,加麝香末少许,再煎一沸,温服,不拘时候。

【主治】三焦滞气。

47733 陈曲汤（《圣济总录》卷七十五）

【组成】陈曲（炒黄）半两 黄连（去须,炒） 厚朴（去粗皮,涂姜汁炙紫色）各一两 附子（炮裂,去皮脐） 干姜（炮）各半两

【用法】上剉,如麻豆大。每服五钱匕,水一盏半,煎至八分,去滓,空心服,日晚再服。

【主治】白滞痢及腹痛不止。

47734 陈曲散（《圣济总录》卷一五三）

【组成】陈曲（炒） 大麦蘖（炒）各三两 生地黄（切）九合 白术八两 牛膝（酒浸,切,焙） 桑耳（剉）各九合 干姜（炮）八两 当归（剉）十三两半 生姜（切）九合 桃仁（去双仁皮尖,炒） 杏仁（去皮尖双仁,炒）各六合 陈橘皮（汤浸,去白）八两

【用法】上捣如泥,纳瓶中,以物盖密封之,勿令泄气,于一石米上蒸之,饭熟出之,停屋下三日,开出晒干,再为散。每服三钱匕,空腹温酒调下。炼蜜为丸服亦得。

【主治】妇人腹内冷癖血块,虚胀,月经不调,瘦弱不能食,面无颜色,状如传尸。

47735 陈米丸（《医方易简》卷九）

【组成】陈仓米（生） 白背木耳（生） 蜂蜜（生）各一斤

【用法】仓米、木耳晒干研末,生蜜为丸,如梧桐子大。每服四至五钱,空心开水送下。服至三四月,痔管自然脱落,其病如遗。

【主治】一切痔疮漏管。

47736 陈米汤（《圣济总录》卷七十八）

【组成】陈廪米（水淘净）二合

【用法】用水二盏,煎至一盏,去滓,空心温服,晚食前再煎服。

【主治】吐痢后,大渴饮水不止。

47737 陈茗粥（《药粥疗法》引《食疗本草》）

【组成】陈茶叶 5~10 克 粳米 30~60 克

【用法】先用茶叶煮汁,去滓,加粳米同煮为稀粥。上、下午分二次温服。

【功用】消食化痰,清热止痢,除烦止渴,兴奋提神。

【主治】食积不消,过食油腻,饮酒过量,口干烦渴,多睡不醒,赤白痢疾。

【宜忌】临睡前不宜吃。

47738 陈梅散（《卫生家宝产科备要》卷六）

【组成】白梅(多年者)不拘多少

【用法】上烧成灰存性,研为细末。每服一大盏,陈米饮调下。

【主治】产后痢。

47739 陈黄汤

《赤水玄珠》卷十五。为《局方》卷六续添诸局经验秘方"黄耆汤"之异名。见该条。

47740 陈粟汤(《普济方》卷二八八)

【组成】陈粟米(微炒)一合 干姜(炮制)半两 甘草(炙)四两

【用法】上㕮咀,如麻豆大。每服五钱,用水一盏半,煎至八分,去滓,空心温服,日晚再服,以愈为度。

【功用】温脾平胃。

【主治】发背,干呕吐。此因先患热渴,饮冷太过,胃寒所致。

47741 陈槐汤(《古今医鉴》卷七)

【组成】当归(头、尾)二钱 川芎二钱 赤芍药二钱黄芩二钱 槐花二钱 陈皮二钱 侧柏叶(蜜炒)二钱乌药二钱 山栀子七个 藕节三分 细茶三钱

【用法】用水二钟,煎一钟,热服,不拘时候。

【主治】吐血衄血不止。

47742 陈蒲饮(《圣济总录》卷十五)

【组成】三岁陈败蒲一两(切细)

【用法】以水二升,煎至七合,去滓温服。

【主治】卒发风癫狂痫。

47743 陈漆丸(《圣济总录》卷九十三)

【组成】陈漆二升(以绵绞去滓) 大黄六两(为末)薏苡仁五两(为末) 无灰酒五升 蔓菁子三升(为末)

【用法】上先以清酒和蔓菁子末煎,不住手搅至半日许,滤去滓后,用银石器盛,重汤煮之,以竹篦子不住手搅一复时,下陈漆、大黄、薏苡仁等末,更煮一复时,候药可丸,即丸如梧桐子大,置于不津器中,蜜封。遇有患者,经宿勿食,明日清旦空心温酒送下十丸。年高或冷疾者,加至十五丸,服之百日后,须发如漆色,有积年疮痕皆灭。初服四五日至七日内,泻出宿食或鱼黏脓血瘀恶物,勿疑。

【功用】延年养性,黑须发。

【主治】传尸,飞尸,注气,癖块积气,上喘,水病,脚气,鬼注蛊毒,宿食不消,腹中如覆杯,或九虫,妇人带下赤白,皮肤恶疮,腹大羸瘦,黄疸诸疾。

47744 陈醋方(《圣济总录》卷七)

【组成】陈醋二合 三年酱汁 人乳汁各五合

【用法】上相和研,以生绢滤绞取汁,分为三服,日夜服之,服尽能语。

【主治】中风不得语,舌根涩硬。

47745 陈橘丸(《养老奉亲》)

【组成】陈橘皮(去瓤)一两 槟榔(剉细)半两 木香一分 羌活(去芦头)半两 防风(去芦头)半两 青皮(去瓤)半两 枳壳(麸炒,去瓤)半两 不蛀皂角两梃(去黑皮,酥炙黄) 郁李仁一两(去皮尖,炒黄) 牵牛(微炒,杵细,罗取末)二两

【用法】上为末,郁李仁、牵牛同研拌匀,炼蜜为丸,如梧桐子大。每服二十丸,食前用生姜汤送下。未利,渐加三十丸,以利为度。

【主治】老人大肠风燥气秘。

47746 陈橘汤

《圣济总录》卷六十一。为原书卷四十一"陈橘皮汤"之异名。见该条。

47747 陈香橼散(《梅氏验方新编》卷二)

【组成】陈干香橼一个(切开盖,去瓤) 阳春砂仁

【用法】上将香橼连盖称准,现重若干,配阳春砂仁亦若干,装入香橼内,原盖盖好,井泥围涂,放阴阳瓦上火煅,见青烟将尽为度,取起放地下,以碗覆盖,免致化成白灰,俟冷透去泥,研为细末。每服二三钱,开水冲服。极重者亦可除根;体虚者服半料,愈后接服二贤散除根。

【主治】胃气痛。

47748 陈猪油膏(《集验良方》卷六)

【组成】乳香二钱(去油) 没药二钱(去油) 儿茶一钱五分 血竭一钱五分 麝香少许

【用法】将陈猪油四两,入锅内化开,即下黄蜡一两,滚百滚,次下黄丹五钱,即起火,用绵纸滤去滓,盛入瓷器内。再加入上药,用槐枝或柳枝搅匀。春、夏黄蜡少减,秋、冬少加,必用铜锅熬,或砂锅亦可。其猪油即香脂油,必须隔年腊月收藏者方用,新猪油不可用。收猪油法:每年腊月八日,或腊月预买猪香脂油,不拘多少,收入净瓷罐内,将口封好,吊在背阴透风处,临时听用,以便年年添入。此油愈久愈佳。

【主治】一切漏疮大毒。

47749 陈紫苏散(《普济方》卷二四二)

【组成】紫苏茎叶一两 木通一两(剉) 桑根白皮一两(剉) 茴香根一两 独活半两 枳壳一两(麸炒微黄,去瓤) 荆芥半两 赤茯苓一两 木瓜半两(干者) 半夏半两(汤洗七遍去滑) 槟榔一两

【用法】上为散。每服四钱,水一中盏,加生姜半分,葱白七寸,煎至六分,去滓温服,不拘时候。

【主治】脚气,小便涩滞,腹内壅闷,痰逆,不思饮食。

47750 陈橘皮丸(《圣惠》卷二十七)

【组成】陈橘皮二两(汤浸,去白瓤,焙) 槟榔一两柴胡一两半(去苗) 诃黎勒皮一两 白芍药一两 紫菀一两(去苗土) 川大黄二两(剉碎,微炒) 木香三分 杏仁一两(汤浸,去皮尖双仁,麸炒微黄)

【用法】上为末,炼蜜为丸,如梧桐子大。每服三十丸,食前粥饮送下。

【主治】虚劳咳嗽,腹胁妨闷,大腹气滞,肢节烦疼。

47751 陈橘皮丸(《圣惠》卷二十八)

【组成】陈橘皮一两(汤浸,去白瓤,焙) 厚朴三分(去粗皮,涂生姜汁炙令香熟) 神曲一两(微炒) 木香半两槟榔三分 人参半两(去芦头) 桂心半两 柴胡三分(去苗) 白术三分 诃黎勒三分(煨,用皮) 白豆蔻三分(去皮) 高良姜半两(剉) 白茯苓三分 沉香三分 枳实三分(麸炒令微黄)

【用法】上为末,炼蜜为丸,如梧桐子大。每服三十丸,生姜、大枣汤送下,不拘时候。

【主治】气劳,脾胃乏弱,饮食不消,四肢羸瘦。

47752 陈橘皮丸(《圣惠》卷三十)

【组成】陈橘皮二两(汤浸,去白瓤,焙) 紫苏子三分

（微炒） 郁李仁一两（汤浸，去皮尖，微炒） 甘遂半两（煨微黄） 汉防己半两 桑根白皮一两（剉） 甜葶苈一两（隔纸炒令紫色） 赤茯苓一两 木通一两（剉）

【用法】上为末，炼蜜为丸，如梧桐子大。每服二十丸，空心及晚食前以生姜、大枣汤送下。

【主治】虚劳，心胸壅闷，喘促，大小便不利，四肢浮肿。

47753 陈橘皮丸（《圣惠》卷四十二）

【组成】陈橘皮一两（汤浸，去白瓤，焙） 猪苓一两（去黑皮） 紫菀一两（洗去苗土） 桂心一两 郁李仁一两（汤浸，去皮，微炒） 桑根白皮一两（剉） 人参一两（去芦头） 麻黄一两（去根节） 甘草半两（炙微赤，剉） 杏仁一两（汤浸，去皮尖双仁，麸炒微黄） 甜葶苈一两（隔纸炒令紫色）

【用法】上为末，炼蜜为丸，如梧桐子大。每服三十丸，食前以温粥饮送下。

【主治】上气喘急，或心腹气滞，身面浮肿，吃食减少。

47754 陈橘皮丸（方出《圣惠》卷四十七，名见《普济方》卷二〇一）

【组成】陈橘皮一两（汤浸，去白瓤，焙） 干姜半两（炮裂，剉） 荜茇三分 桂心半两 人参半两（去芦头） 甘草半两（炙微赤，剉） 白术一两 神曲一两（炒微黄） 附子一两（炮裂，去皮脐）

【用法】上为末，炼蜜为丸，如梧桐子大。每服三十丸，以粥饮送下，不拘时候。

【主治】霍乱，脾胃虚冷气逆，呕吐不止。

【备考】本方荜茇用量，《普济方》引作"三两"。

47755 陈橘皮丸（方出《圣惠》卷五十，名见《普济方》卷二〇四）

【组成】陈橘皮二两（汤浸，去白瓤，焙） 川朴消一两 木香一两

【用法】上为末，炼蜜为丸，如梧桐子大。每服三十丸，以热酒送下，不拘时候。

【主治】五膈气，胸背俱闷，不下饮食。

47756 陈橘皮丸（《圣惠》卷七十五）

【组成】陈橘皮一两（汤浸，去白瓤，焙） 赤芍药半两 当归一两（剉，微炒） 吴茱萸一分（汤浸七遍，焙干，微炒） 芎䓖三分 甘草一分（炙微赤，剉） 干姜半两（炮裂，剉） 艾叶半两（炒微黄）

【用法】上为末，炼蜜为丸，如梧桐子大。每服二十丸，以粥饮送下，不拘时候。

【主治】妊娠阻病，心胸气满，腹胁疼痛，腰重。

47757 陈橘皮丸（《圣惠》卷八十九）

【组成】陈橘皮（汤浸，去白瓤，焙） 麦门冬（去心，焙） 赤茯苓 连翘 海藻（洗去咸味） 商陆（干者）各半两 杏仁一分（汤浸，去皮尖双仁，麸炒微黄） 羊靥三枚（炙黄） 槟榔三分

【用法】上为末，炼蜜为丸，如绿豆大。二三岁儿以温水送下七丸；儿大者，绵裹一丸如皂荚子大，含咽津。不拘时候。

【主治】小儿瘿气，咽喉噎塞。

47758 陈橘皮丸（《圣惠》卷九十二）

【组成】陈橘皮（汤浸，去白瓤，焙） 当归（剉，微炒） 人参（去芦头） 白芍药 芎䓖各半两 甘草一分（炙微赤，剉）

【用法】上为末，炼蜜为丸，如绿豆大。三岁儿，每服七丸，以温粥饮送下，一日三次。

【主治】小儿内冷，大便青，不欲食，皆是胎寒。

47759 陈橘皮丸（《圣济总录》卷六十三）

【组成】陈橘皮（去白，焙）四两 厚朴（去粗皮，生姜汁炙，剉）一两 肉豆蔻（去壳） 干姜（炮裂） 木香 吴茱萸（醋炒，焙） 白术（剉，炒） 诃黎勒皮 桂（去粗皮）各三分 甘草（炙，剉）一分 枳壳（去瓤，麸炒） 沉香（剉） 芍药（炒） 丁香 阿魏各半两（酒煮后细研，更用酒煎，入少陈曲末同煎成膏，丸诸药末）

【用法】上将前十四味为末，用阿魏煎为丸，如梧桐子大。每服二十丸，空心米饮送下。

【主治】脾胃气虚弱，呕吐不食，腹中虚鸣。

47760 陈橘皮丸（《圣济总录》卷七十七）

【组成】陈橘皮（酒浸，去白，焙）一两 白茯苓（去黑皮）三分 陟厘（微炒）半两 麦蘖（炒熟）三分 白石脂一两 赤石脂三分 无食子三枚（烧令烟出） 龙骨一两 酸石榴皮（炙黄）一两

【用法】上为末，用面糊为丸，如梧桐子大。每服二十五丸，空心以温浆水送下，日午再服。

【主治】气痢年深不愈。

47761 陈橘皮丸（《圣济总录》卷八十八）

【组成】陈橘皮（汤浸，去白，焙）二两 紫苏子三分 防己半两 桑根白皮（剉） 赤茯苓（去黑皮） 木通（剉） 郁李仁（汤浸，去皮尖，微炒） 甜葶苈（微炒）各一两

【用法】上为散，炼蜜为丸，如梧桐子大。每服二十丸，生姜、大枣汤送下，不拘时候。

【主治】虚劳上气喘促，坐卧不安。

47762 陈橘皮丸（《圣济总录》卷九十一）

【组成】陈橘皮（汤浸，去白，炒） 木香 厚朴（去粗皮，姜汁浸） 槟榔（生，剉） 硫黄（细研） 大黄（剉，炒）各一两

【用法】上为末，炼蜜为丸，如梧桐子大。每服二十丸，温酒或米饮送下。

【主治】虚劳坚癖，腹胀羸瘦，食久不消，面色萎黄，四肢少力。

47763 陈橘皮丸（《圣济总录》卷一五四）

【组成】陈橘皮（汤浸，去白，炒干） 白茯苓（去黑皮）各一两 白术 甘草（炙） 干姜（炮） 半夏（温水洗去滑七遍） 枳实（去瓤，麸炒）各二两

【用法】上为末，炼蜜涂酥为丸，如梧桐子大。每服二十丸，生姜汤送下，食前服。先服半夏汤两剂后，再服此方。

【主治】妊娠阻病，心中烦闷，头眩，恶闻食气，闻便呕吐，闷乱颠倒，四肢怠堕，不自胜举。

47764 陈橘皮汤（《圣济总录》卷二十四）

【组成】陈橘皮（汤浸，去白，焙） 紫菀（去苗土） 人参 赤茯苓（去黑皮） 桑根白皮（剉） 杏仁（汤浸，去皮尖双仁，炒）各一两 甘草（炙，剉） 桔梗（炒）各半两

【用法】上为粗末。每服五钱匕，水一盏半，加生姜半分（拍碎），同煎至八分，去滓温服。

【主治】伤寒后肺气壅，咳嗽声不出。

47765 陈橘皮汤（《圣济总录》卷二十五）

【组成】陈橘皮（去白，焙）一两半 甘草（炙，剉）半两

枇杷叶(拭去毛)一两半(姜汁炙) 粟米三合

【用法】上为粗末。每服五钱匕,水一盏半,加生姜半分(拍碎),同煎至一盏,去滓温服,不拘时候。

【主治】伤寒后胃气虚热,干呕不止,烦渴。

47766 陈橘皮汤(《圣济总录》卷二十五)

【组成】陈橘皮(汤浸,去白,焙)一两 桂(去粗皮)半两 半夏(汤洗七遍,炒干)三分 吴茱萸(汤洗,焙干,炒)一分

【用法】上咬咀,如麻豆大。每服五钱匕,水一盏半,加生姜一分(拍碎),同煎至七分,去滓温服。

【主治】伤寒胸中痞满,心腹冷痛。

47767 陈橘皮汤(《圣济总录》卷三十四)

【组成】陈橘皮(汤浸,去白,焙) 干姜(炮) 甘草(炙)各等分

【用法】上为粗末。每服三钱匕,以水一盏,煎五七沸,去滓,稍稍令咽。勿顿与之,以苏为度。

【主治】中热喝垂死。

47768 陈橘皮汤(《圣济总录》卷三十八)

【组成】陈橘皮(去白,焙)二两 甘草(炙)一两 白术三两

【用法】上为粗末。每服五钱匕,水一盏半,加竹叶十片,生姜半分,小麦汁半盏,煎至八分,去滓温服,一日三次。

【主治】霍乱吐利。

47769 陈橘皮汤(《圣济总录》卷三十九)

【组成】陈橘皮(汤浸,去白,焙)三两 蜀椒(去目并闭口,炒出汗)四十粒

【用法】上为粗末。每服五钱匕,水一盏半,加生姜三片,煎至一盏,去滓温服,不拘时候。

【主治】干霍乱,腹胁胀满,不吐利,心胸闷乱不可忍。

47770 陈橘皮汤(《圣济总录》卷四十)

【组成】陈橘皮(汤浸,去白,炒干) 高良姜(剉)各三分 厚朴(去粗皮,姜汁涂炙三遍)一两

【用法】上为粗末。每服三钱匕,加生姜半分(拍碎),水一盏,煎至七分,去滓温服,一日四五次。

【主治】霍乱下利。

47771 陈橘皮汤(《圣济总录》卷四十一)

【异名】陈橘汤(原书卷六十一)。

【组成】陈橘皮(汤浸,去白,炒)半两 青木香一分 桔梗(炒)三分 芍药(剉,炒) 当归(切,焙)各半两

【用法】上为粗末。每服三钱匕,水一盏,加生姜三片,同煎至七分,去滓温服,不拘时候。

【主治】肝气为寒邪所着,胸中痞塞,气血凝留,其人常欲蹈其胸上。或胸痹,心胸气急刺痛,不可俯仰,气促咳唾不下食。

【备考】原书卷六十七有"槟榔"。

47772 陈橘皮汤(《圣济总录》卷四十五)

【组成】陈橘皮(汤浸,去白,麸炒) 桂(去粗皮) 甘草(炙,剉) 干姜(炮) 枳壳(去瓤,麸炒) 白术 人参 白茯苓(去黑皮) 厚朴(去粗皮,生姜汁涂炙) 半夏(汤浸七遍去滑,麸炒)各一两 诃黎勒五枚(煨,去核) 槟榔二枚(剉) 草豆蔻二枚(去皮) 附子(炮裂,去皮脐) 沉香(剉) 木香各一两

【用法】上剉,如麻豆大。每服三钱匕,水一盏,加生姜三片,大枣三枚(擘),同煎至六分,去滓热服。伤寒并二服。

【主治】脾脏虚冷,邪正气相击搏,腹内虚鸣。兼治阴阳二毒伤寒。

47773 陈橘皮汤

《圣济总录》卷五十七。为《圣惠》卷四十三"陈橘皮散"之异名。见该条。

47774 陈橘皮汤(《圣济总录》卷五十七)

【组成】陈橘皮(汤浸,去白,焙干) 吴茱萸(陈者,水淘七遍,炒干)各一两半

【用法】上为粗末。每服三钱匕,水一盏,加盐少许,煎至七分,去滓温服,不拘时候。

【主治】息积,胁下气逆满闷。

47775 陈橘皮汤(《圣济总录》卷六十一)

【组成】陈橘皮(汤浸,去白,焙)一分 赤茯苓(去黑皮) 枳壳(去瓤,麸炒)各半两 栝楼实一枚(去皮瓤,用子) 桂(去粗皮) 甘草(炙)各一分

【用法】上为粗末。每服五钱匕,水二盏,煎至一盏,去滓温服,空心、日午、临卧各一次。

【主治】胸痹连心气闷,喉中塞不通。

47776 陈橘皮汤(《圣济总录》卷六十七)

【组成】陈橘皮(汤浸,去白,焙) 柴胡(去苗)各一两 半夏(汤洗七遍去滑) 枳壳(去瓤,麸炒) 诃黎勒皮各三分 木香 升麻 五味子各半两

【用法】上剉,如麻豆大。每服五钱匕,水一盏半,加生姜五片,煎取七分,去滓温服。

【主治】胸胁短气妨闷,不下食。

47777 陈橘皮汤(《圣济总录》卷八十七)

【组成】陈橘皮(汤浸,去白,焙)一两 甘草(炙,剉)二两 桃仁五十四枚(汤浸,去皮尖双仁,炒) 诃黎勒皮三两

【用法】上为粗末,和匀。每服五钱匕,水一盏半,煎至一盏,去滓,加猯猪胆汁少许,食后温服,良久再服。

【主治】气劳心腹妨闷,不欲饮食。

47778 陈橘皮汤(《圣济总录》卷一六〇)

【组成】陈橘皮(去白,炒) 白术(切,炒) 人参 甘草 黄耆 酸石榴皮(洗,切) 熟干地黄各半两

【用法】上为粗末,分作三剂。每剂用水五盏,加生姜五片,大枣五枚(擘),同煎至三盏,去滓稍热服,时服一盏。

【功用】调气益血。

【主治】产后恶血下多,气虚头目眩晕,沉沉默默,不省人事。

47779 陈橘皮汤(《圣济总录》卷一七五)

【组成】陈橘皮(汤浸,去白,焙) 高良姜 人参各一分 白茯苓(去黑皮)半两 甘草(炙,剉)半分

【用法】上为粗末。一二岁儿每服一钱匕,水七分,煎至三分,去滓,食前温服,至晚三服。

【主治】小儿脾胃气弱,乳不消化。

47780 陈橘皮汤(《圣济总录》卷一七八)

【组成】陈橘皮(汤浸,去白,焙)一分 人参一分 甘草(炙)半两

【用法】上为粗末。一岁儿每服一钱匕,水半盏,加生

姜二片,同煎至三分,去滓,分温三服,食前服,一日二次。

【主治】小儿冷痢,心腹胀满,干呕不止。

47781 陈橘皮汤

《普济方》卷三八七。为《圣惠》卷八十四"陈橘皮散"之异名。见该条。

47782 陈橘皮饮(《圣济总录》卷六十三)

【组成】陈橘皮(汤浸,去白,焙)四两 甘草(炙) 缩砂仁 白芷各二两

【用法】上为粗末。每服四钱匕,水一大盏,加生姜半分,同煎至七分,去滓温服,不拘时候。

【主治】胃冷干呕,手足厥逆。

47783 陈橘皮饮(《圣济总录》卷六十三)

【组成】陈橘皮(汤浸,去白,焙) 甘草(炙)各二两 草豆蔻(去皮)五枚

【用法】上为粗末。每服四钱匕,水一大盏,加生姜半分(切),同煎至七分,去滓温服,不拘时候。

【主治】干呕不止。

47784 陈橘皮散(《圣惠》卷五)

【组成】陈橘皮一两半(汤浸,去白瓤,焙) 胡椒半两 桂心三分 附子一两(炮裂,去皮脐) 高良姜一两(剉) 甘草半两(炙微赤,剉) 厚朴二两(去粗皮,涂生姜汁炙令香熟) 诃黎勒一两(煨,用皮)

【用法】上为细散。每服一钱,食前以清粥饮调下。

【主治】脾气虚,心腹胀满,大肠不调,少思饮食,四肢无力。

【主治】忌生冷、油腻。

47785 陈橘皮散(《圣惠》卷五)

【组成】陈橘皮一两(汤浸,去白瓤,焙) 羚羊角屑半两 麦门冬二两(去心) 人参一两(去芦头) 紫苏茎叶一两 泽泻半两

【用法】上为粗散。每服四钱,以水一中盏,加生姜半分,煎至六分,去滓温服,不拘时候。

【主治】脾胃壅热,呕哕烦渴,不下食。

47786 陈橘皮散(《圣惠》卷五)

【组成】陈橘皮一两(汤浸,去白瓤,焙) 人参一两(去芦头) 葛根二两 芦根一两(剉) 麦门冬一两(去心) 枇杷叶半两(拭去毛,微炙)

【用法】上剉细和匀。每服半两,以水一大盏,加生姜半分,煎至六分,去滓,分温二服,不拘时候。

【主治】脾胃壅热,呕哕烦渴,不下食。

47787 陈橘皮散(《圣惠》卷六)

【组成】陈橘皮一两(汤浸,去白瓤,焙) 射干三分 汉防己半两 赤茯苓一两 大腹皮一两(剉) 泽泻三分 泽漆半两 桑根白皮三分(剉)

【用法】上为散。每服四钱,以水一中盏,加黑豆五十粒,煎至六分,去滓,食前温服。

【主治】肺气攻四肢,肿满疼痛。

47788 陈橘皮散(《圣惠》卷十一)

【组成】陈橘皮一两(汤浸,去白瓤,焙) 草豆蔻半两(去皮) 甘草一两(炙微赤,剉) 干姜半两(炮裂) 厚朴一两(去粗皮,涂生姜汁,炙令香熟)

【用法】上为散。每服三钱,以水一中盏,加生姜半分,

煎至六分,去滓,稍热频服,不拘时候。

【主治】伤寒后胃虚气逆,呕哕不止。

47789 陈橘皮散

《圣惠》卷十二。为《外台》卷二引《古今录验》"下气橘皮汤"之异名。见该条。

47790 陈橘皮散(《圣惠》卷十二)

【组成】陈橘皮一两(汤浸,去白瓤,焙) 诃黎勒皮一两 赤茯苓一两 人参一两(去芦头) 木香半两 厚朴三分(去粗皮,涂生姜汁,炙令香熟) 高良姜半两 桂心三分 白术一两

【用法】上为散。每服四钱,以水一中盏,加大枣三枚,煎至六分,去滓温服,不拘时候。

【主治】伤寒,心腹痞满,下之后心腹转胀。

47791 陈橘皮散(《圣惠》卷十四)

【组成】陈橘皮一两(汤浸,去白瓤,焙) 五味子一两 麦门冬一两半(去心,焙) 人参一两(去芦头) 半夏一两(汤洗七遍去滑) 白术半两 甘草半两(炙微赤,剉) 黄耆三分 白茯苓三分

【用法】上为粗散。每服三钱,以水一中盏,加生姜半分,大枣三枚,煎至六分,去滓,稍热服,不拘时候。

【主治】伤寒后虚羸少气,呕吐,不纳饮食。

47792 陈橘皮散(《圣惠》卷十五)

【组成】陈橘皮(汤浸,去白瓤,焙) 麦门冬(去心) 人参(去芦头) 甘草(炙微赤,剉) 葛根(剉)各一两

【用法】上为散。每服五钱,以水一大盏,加生姜半分,大枣三枚,煎至五分,去滓温服,不拘时候。

【主治】时气壮热,呕逆不下食。

47793 陈橘皮散(《圣惠》卷十五)

【组成】陈橘皮二两(汤浸,去白瓤,焙) 人参半两(去芦头) 干姜(炮裂,剉) 甘草(炙微赤,剉) 半夏(汤洗七遍去滑) 赤茯苓 桔梗(去芦头) 白术 木香各一两

【用法】上为散。每服五钱,以水一中盏,煎至六分,去滓温服,不拘时候。

【主治】时气已汗下后,脾胃气虚,心下痞满,腹中雷鸣。

47794 陈橘皮散(《圣惠》卷十六)

【组成】陈橘皮一两(汤浸,去白瓤,焙) 甘草半两(炙微赤,剉) 雄鼠粪二七枚 白术一两 豉一合 槟榔一两

【用法】上为粗散。每服三钱,以水一中盏,煎至六分,去滓温服,不拘时候。

【主治】时气愈后,起早及食多劳复。

47795 陈橘皮散(《圣惠》卷四十二)

【组成】陈橘皮三分(汤浸,去白瓤,焙) 泽泻半两 赤茯苓半两 人参三分(去芦头) 白术三分 半夏半两(汤洗七遍去滑) 桂心三分 杏仁三分(汤浸,去皮尖双仁,麸炒微黄) 细辛三分 干姜半两(炮裂,剉)

【用法】上为散。每服五钱,以水一大盏,加大枣三枚,生姜半分,煎至五分,去滓,稍热频服。

【主治】因食热及饮冷水,上气胸满,不下食。

47796 陈橘皮散(方出《圣惠》卷四十二,名见《普济方》卷一八七)

【组成】陈橘皮二两(汤浸,去白瓤,焙) 枳壳二两(麸炒微黄,去瓤)

【用法】上为散。每服三钱,以水一中盏,生姜半分,同煎至六分,去滓,温温频服。

【主治】胸痹,胸中愊愊如满,噎塞如痹,咽喉中涩,唾沫。

47797 陈橘皮散(《圣惠》卷四十三)

【异名】陈橘皮汤(《圣济总录》卷五十七)。

【组成】陈橘皮一两(汤浸,去白瓤,焙) 汉防己半两 赤茯苓三分 槟榔三分 木通三分(剉) 紫苏茎叶一两 木香半两 大腹皮一两(剉)

【用法】上为散。每服三钱,以水一中盏,加生姜半分,煎至六分,去滓温服,不拘时候。

【主治】❶《圣惠》:腹内诸气,胀满喘促。❷《圣济总录》:久腹胀,寒气结搏不得散。

【备考】方中槟榔用量原缺,据《圣济总录》补。

47798 陈橘皮散(《圣惠》卷四十五)

【组成】陈橘皮一两(汤浸,去白瓤,焙) 赤茯苓一两 吴茱萸半两(汤浸七遍,焙干,微炒) 前胡三分(去芦头) 木香三分 郁李仁一两(汤浸,去皮尖,微炒) 半夏半两(汤浸七遍去滑) 大腹皮一两(剉) 槟榔一两

【用法】上为粗散。每服三钱,以水一中盏,加生姜半分,煎至六分,去滓温服,不拘时候。

【主治】湿脚气。如久在中华,乍出外方,或至江淮,或至岭外,久在高原,不经湿气,未伏水土,食饮之间,多有不同,致脚气发动,时复心闷,面目脚膝浮肿,气短虚乏,唇口青黑,胸膈不利,见食即吐,心腹时痛,冷气结聚。

47799 陈橘皮散(《圣惠》卷四十六)

【组成】陈橘皮半两(汤浸,去白瓤,焙) 杏仁三分(汤浸,去皮尖双仁,麸炒微黄) 甘草一分(炙微赤,剉) 紫苏茎叶一两

【用法】上为散。每服三钱,以水一中盏,加生姜半分,煎至六分,去滓温服,不拘时候。

【主治】咳嗽上气,胸膈不利。

47800 陈橘皮散(方出《圣惠》卷四十七,名见《普济方》卷二〇二)

【组成】陈橘皮一两(汤浸,去白瓤,焙) 半夏三分(汤浸七遍去滑) 干姜半两(炮裂,剉)

【用法】上为粗散。每服四钱,以水一中盏,加生姜半分,煎至六分,去滓温服,不拘时候。

【主治】霍乱呕逆,腹鸣下痢,心下胀满。

47801 陈橘皮散(《圣惠》卷五十)

【组成】陈橘皮一两(汤浸,去白瓤,焙) 槟榔一两 桔梗一两(去芦头) 木通三分(剉) 赤茯苓一两 百合三分 羚羊角屑一两半 马蔺子一两(微炒) 紫菀一两(去苗土) 射干三分 枳壳一两(麸炒微黄,去瓤) 甘草半两(炙微赤,剉)

【用法】上为粗散。每服三钱,以水一中盏,加生姜半分,煎至六分,去滓,稍热服,不拘时候。

【主治】膈气,因食即噎塞,如有肉窠在咽中不下。

47802 陈橘皮散(《圣惠》卷五十)

【组成】陈橘皮一两(汤浸,去白瓤,焙) 粟米半分(炒微黄) 甘草半两(炙微赤,剉) 诃黎勒皮二两 丁香一两

【用法】上为细散。每服一钱,以生姜汤调下,不拘时候。

【主治】膈气,脾气弱,呕逆不能下食。

47803 陈橘皮散(《圣惠》卷五十)

【组成】陈橘皮一两(汤浸,去白瓤,焙) 白术一两 人参一两(去芦头) 胡椒半两 肉豆蔻一两(去壳) 甘草半两(炙微赤,剉)

【用法】上为散。每服四钱,以水一中盏,加生姜半分,煎至六分,去滓,稍热服,不拘时候。

【主治】❶《圣惠》:五膈气,胃中宿冷,食不消化,呕吐酸水。❷《普济方》:胸满气逆,食不消化,呕吐。

47804 陈橘皮散(《圣惠》卷五十)

【组成】陈橘皮二两(汤浸,去白瓤,焙) 白槟榔一两 人参一两(去芦头) 白术一两 厚朴一两半(去粗皮,涂生姜汁炙令香熟)

【用法】上为粗散。每服四钱,以水一中盏,加生姜半分,大枣二枚,煎至六分,去滓,稍热服,不拘时候。

【主治】哕逆醋咽,胸膈不利,食少腹胀。

47805 陈橘皮散(《圣惠》卷五十三)

【组成】陈橘皮一两(汤浸,去白瓤,焙) 诃黎勒皮半两 赤茯苓半两 桂心半两 大腹皮半两(剉) 芎䓖半两 枳壳半两(麸炒微黄,去瓤) 赤芍药半两 甘草一分(炙微赤,剉)

【用法】上为散。每服四钱,以水一中盏,加生姜半分,煎至六分,去滓,食前温服。

【主治】消渴,饮水过多,心腹胀满,或胁肋间痛,腰腿沉重。

47806 陈橘皮散(《圣惠》卷五十四)

【组成】陈橘皮一两(汤浸,去白瓤,焙) 木香半两 牵牛子一两(微炒) 川大黄一两(剉碎,微炒) 枳实半两(麸炒微黄) 羌活半两 乌白皮半两(剉) 汉防己一两

【用法】上为细散。每服三钱,空心浓煎桑根白皮汤调下。以利为度。

【主治】十种水气,皮肤肿满,三焦壅闭,上喘咳嗽,大便不通。

47807 陈橘皮散(《圣惠》卷七十五)

【组成】陈橘皮一两(汤浸,去白瓤,焙) 白茯苓一两 半夏一两(汤洗七遍去滑) 麦门冬一两(去心) 甘草半两(炙微赤,剉) 人参三分(去芦头)

【用法】上为散。每服三钱,以水一中盏,加生姜半分,淡竹茹一分,煎至六分,去滓温服,不拘时候。

【主治】妊娠二三月恶阻病,呕吐不能食。

47808 陈橘皮散(《圣惠》卷七十五)

【组成】陈橘皮二两(汤浸,去白瓤,焙) 人参一两(去芦头) 白术半两 麦门冬一两(去心) 厚朴二两(去粗皮,涂生姜汁炙令香熟)

【用法】上为散。每服四钱,以水一中盏,加生姜半分,淡竹叶二七片,煎至六分,去滓温服,不拘时候。

【主治】妊娠呕逆,不下食。

【备考】《普济方》有白茯苓一两。

47809 陈橘皮散(《圣惠》卷八十一)

【组成】陈橘皮三分(汤浸,去白瓤,焙) 赤茯苓三分 枳实三分(麸炒微黄) 人参半两(去芦头) 木香半两 前胡三分(去芦头) 白术三分 厚朴三分(去粗皮,涂生姜汁

炙令香熟） 槟榔三分　桂心半两　芎䓖半两　甘草一分
（炙微赤,剉)

【用法】上为粗散。每服三钱,以水一中盏,加生姜半
分,大枣三枚,煎至六分,去滓温服,不拘时候。

【主治】产后两胁胀满,心腹壅闷,不思饮食。

47810 陈橘皮散（《圣惠》卷八十三）

【组成】陈橘皮一分(汤浸,去白瓤,焙)　桔梗一分(去
芦头)　贝母半两(煨微黄)　鸡苏一分　杏仁一分(汤浸,
去皮尖双仁,麸炒微黄)　人参一分(去芦头)

【用法】上为粗散。每服一钱,以水一盏,加灯心七茎,
煎至五分,去滓温服,一日三四次。

【主治】小儿咳嗽,胸中满闷,不欲乳食。

47811 陈橘皮散（《圣惠》卷八十三）

【组成】陈橘皮(汤浸,去白瓤,焙)　杏仁(汤浸,去皮
尖双仁,麸炒令黄)　桑根白皮(剉)　甜葶苈(隔纸炒令紫
色)　甘草(炙微赤,剉)各一分

【用法】上为粗散。每服一钱,以水一小盏,煎至五分,
去滓温服。

【主治】小儿咳嗽,咽中作呀呷声。

47812 陈橘皮散（《圣惠》卷八十四）

【异名】陈橘皮汤（《普济方》卷三八七）。

【组成】陈橘皮半两(汤浸,去白瓤,焙)　川升麻一分
桑根白皮半两(剉)　麦门冬半两(去心,焙)　前胡一分(去
芦头)　川大黄一分(剉碎,微炒)

【用法】上为粗散。每服一钱,以水一小盏,煎至五分,
去滓温服,不拘时候。

【主治】小儿痰壅结实,时欲呕吐。

47813 陈橘皮散（《圣惠》卷八十八）

【组成】陈橘皮一分(汤浸,去白瓤,焙)　高良姜一分
(剉)　白茯苓半两　人参一分(去芦头)　甘草半分(炙微
赤,剉)　槟榔一分

【用法】上为粗散。每服一钱,以水一中盏,加生姜少
许,大枣一枚,煎至五分,去滓温服,不拘时候。

【主治】❶《圣惠》:小儿宿食不消,心腹胀闷。❷《普
济方》:亦治呕逆恶心,背寒脚冷。

47814 陈橘皮散（《圣济总录》卷三十三）

【组成】陈橘皮(汤浸,去白,焙)三分　槟榔(剉)一
两　桂(去粗皮)三分　牵牛子(微炒)一两

【用法】上为细散。每服一钱半匕,食前温酒调下,一
日二次。

【主治】伤寒后脚气,胸中满闷,喘息促急。

47815 陈橘皮粥（《圣济总录》卷一九〇）

【组成】陈橘皮(汤浸,去白,焙)一两　苎麻根(刮去
土,晒干)一两　高良姜(末)三钱　白粳米(择净)半合

【用法】上除粳米外为散。每服五钱匕,先以水五盏,
煎至三盏,去滓,加粳米半合,盐一钱,煮作常式粥食之,空
心一服,至晚更一服。

【主治】妊娠冷热气痛,连腹不可忍。

47816 陈橘皮煎（《鸡峰》卷二十）

【组成】陈橘皮一两　木香一钱　雄丁香二十个

【用法】上为细末,研独头蒜为丸,如樱桃大。以生姜
十片嚼下一丸,不拘时候。

【主治】膈气。

47817 陈氏二神丸

《妇人良方》卷七。为原书卷一"荜茇丸"之异名。见
该条。

47818 陈氏八味丸

《饲鹤亭集方》。为方出《肘后方》卷四,名见《朱氏集
验方》卷二"八味丸"之异名。见该条。

47819 陈氏小红丸（《医宗说约》卷五）

【异名】小红丸（《幼科指掌》卷四）。

【组成】全蝎(去刺,洗净,炒)一两　南星一两　朱砂
四钱五分　牛子一钱　巴豆霜(去油净)二钱半

【用法】上为极细末,糯米糊为丸,如菜子大。周岁者
每服五十丸,二岁者一百丸,用灯心汤送下。

【主治】小儿一切咳嗽,惊痫发搐,发热㿏喘,痰涎上
壅,痰厥卒倒。

47820 陈氏木香散

《张氏医通》卷十五。为《圣惠》卷八十四"木香散"之
异名。见该条。

47821 陈氏乌须丸（《石室秘录》卷四）

【异名】乌须至补丹。

【组成】桑椹一斤(蒸熟晒干,不蒸则此物最不肯干,但
不可经铁器,饭锅蒸则无害)　生赤何首乌一斤(切片,饭锅
蒸,晒干,九次为妙)　南烛叶一斤(亦饭锅蒸熟,晒干,若不
蒸自干则无用)　熟地一斤　麦冬半斤　花椒(去壳皮)二
两(以四两取米二两)　白果一两　白术一斤

【功用】乌须补肾,以通任督。

47822 陈氏玉龙汤（《妇人良方》卷二十三）

【异名】玉龙汤（《普济方》卷三五五）。

【组成】四物汤加真龙骨末少许

【用法】水煎,空心连进二服。麻油汤熏洗。

【主治】妇人产后用力太过,产门恶出。

47823 陈氏异功散

《活幼心书》卷下。为《小儿痘疹》"十二味异功散"之
异名。见该条。

47824 陈氏苦参丸（《麻科活人》卷四）

【组成】苦参四两　元参　黄连　大黄　独活　枳壳
防风各二两　黄芩　栀仁　白菊花各一两

【用法】上为末,炼蜜为丸,如梧桐子大。每服三四十
丸,食后或茶或酒送下,一日三次。

【主治】遍身瘙痒,癣疥痦疮。

47825 陈氏抱龙丸（《羊毛温症论》）

【组成】九制胆星四两　天竺黄一两　雄黄五钱　朱
砂五钱　麝香三分　琥珀三钱　西牛黄一钱

【用法】上为细末,称足分量,合在一处,用甘草一斤,
水煮浓汁为丸,每两作十丸,阴干,金箔为衣,蜡壳封固。用
时去蜡壳,灯心汤和服,或薄荷汤亦可,或荸荠清汁和服。

【主治】风痰壅盛,或发热咳喘,或发惊搐,婴儿初生胎
毒等证。并治羊毛温毒痰阻。

47826 陈氏咳喘膏（《温氏经验良方》）

【组成】川乌六钱　官桂八钱　当归六钱　白芷八钱
木鳖子八钱　白及六钱　连翘八钱　茯苓六钱　赤芍八
钱　草乌六钱　白薇八钱　牙皂五钱　乌药六钱　桃枝五

钱　桑枝五钱　柳枝五钱　槐枝五钱

【用法】上同麻油三斤浸一夜,熬焦去滓,加飞黄丹一斤(如麦色),急以柳、桃棍二根,搅至滴水成珠,加没药、乳香末各四两收膏。贴背脊骨,由上往下数第三骨节。入伏之日起,用膏药一帖,贴满三伏;再于冬至之日起,用膏药一帖,贴尽九九。去病除根。

【主治】多年咳嗽气喘。

47827 陈皮干姜汤

《普济方》卷二〇六。为《千金翼》卷十八"橘皮汤"之异名。见该条。

47828 陈皮石韦散(《鸡峰》卷十八)

【组成】石韦一两　赤芍药三分　瞿麦穗　木通各一两　陈皮　茯苓　桑白皮各三分

【用法】上为细末。每服二钱,水一盏,煎至七分,去滓,食前温服,一日二三次。以利为度。

【主治】下焦有热,淋闭不通,小腹妨闷。

47829 陈皮半夏汤(《瘴疟指南》卷下)

【组成】陈皮(去白)　半夏(汤泡七次)各等分

【用法】上为粗散。每服四钱,加生姜七片,水煎服,不拘时候。壮实人每日三四次,虚弱人每日二次。

【功用】正气祛痰。

【主治】❶《瘴疟指南》:瘴疟。❷《嵩崖尊生》:恶心干呕无物。

【方论选录】瘴疟本于痰,痰主于湿,半夏能胜脾胃之湿,所以化痰,与陈皮同用,其味辛,辛能散滞气、利水谷、下气,气行则痰行,所以治瘴先用之以正气理痰也。

47830 陈皮半夏汤(《济阴纲目》卷八)

【异名】陈皮大半夏汤(《大生要旨》卷二)。

【组成】陈皮(去白,盐水炒)　茯苓各一钱　半夏(制)一钱半　子芩(淡姜汁炒)　枳壳(麸炒)　紫苏各八分　甘草(炙)五分

【用法】上切作一剂。水一钟,加生姜三片煎七分,食远温服。

【主治】怀妊气血不足,胎气始盛,逆动胃气,恶阻呕吐,不进饮食。

47831 陈皮竹茹汤

《医学纲目》卷二十二。即《金匮》卷中"橘皮竹茹汤"。见该条。

47832 陈皮竹茹汤(《片玉痘疹》卷十二)

【组成】陈皮(去白)　白茯苓　黄连(用吴茱萸同炒,去茱萸)

【用法】用竹茹一团为引,水煎服。

【主治】痘疮之后呕吐者。

47833 陈皮枳实汤(《准绳·幼科》卷五)

【组成】陈皮一钱二分　鼠黏子　厚朴各一钱一分　枳实　青皮　乌药　紫草茸　砂仁　神曲　槟榔　草果　桔梗各一钱　升麻八分

【用法】上剉散。每服四五钱,水煎,食远服。

【主治】小儿痘疹,宿食不消。

47834 陈皮厚朴汤(《痧胀玉衡》卷下)

【异名】丝八(《痧症全书》卷下)、二十四号渐象方(《杂病源流犀烛》卷一)。

【组成】陈皮　紫朴　山楂　乌药　青皮各等分

【用法】水二钟,煎七分,稍冷服。

【主治】痧症因于气阻者。

【加减】痰多,加白芥子、贝母;痧筋不现,加细辛、荆芥;血瘀,加玄胡索、香附、桃仁;头汗,加枳实、大黄;口渴,加薄荷、花粉。

47835 陈皮葵根汤(《产科心法》下集)

【组成】广皮二钱　生黄耆五钱　当归二钱　皂角二钱　蜀葵花根一两(切片)

【用法】水三碗,酒一杯煎,分二次服。

【主治】肠痈初起未穿,小腹痛,小便不利,六脉微缓,不作寒热者。

47836 陈皮滑石散(《鸡峰》卷十八)

【组成】陈皮　滑石　川芒消　葵子各一两　赤茯苓　赤芍药　子芩　瞿麦　石韦　蒲黄各半两

【用法】上为细末。每服二钱,食前米饮调下。

【主治】气淋,腹胁胀满,脐下气结,小肠疼痛。

47837 陈皮藿香汤(《医学从众录》卷六)

【组成】陈皮五钱　藿香五钱

【用法】上用土澄清水二杯,煎一杯服之。

【主治】伤暑急暴,霍乱吐泻。

47838 陈朴四物汤(《医林纂要》卷八)

【组成】四物汤加陈皮　厚朴各二钱

【主治】气滞经阻,月经过期后行,或色淡有痰。

【方论选录】气血交郁,挟湿为痰,则加陈皮以宣通上下之气;厚朴以开脾土之郁,且燥湿破宿血也。

47839 陈米三棱丸

《景岳全书》卷五十五。为《朱氏集验方》卷六"三棱丸"之异名。见该条。

47840 陈米消胀丸(《万氏家抄方》卷二)

【组成】陈仓米二两(同巴豆四十九粒炒黄色,去巴豆)　莪术　三棱　青皮　陈皮各一两　香附一两半(醋炒)　干姜五钱

【用法】上为末,面糊为丸。每服七十丸,生姜皮汤送下。

【主治】鼓胀。

47841 陈橘皮煎丸(《圣惠》卷二十八)

【组成】陈橘皮一斤(汤浸,去白瓤,焙干,捣罗为末,用酒一斗入于银器中,以慢火成膏)　附子二两(炮裂,去皮脐)　草薢三两(剉)　京三棱三两(炮,剉)　当归三两　桂心三两　干姜三两(炮裂,剉)　桃仁三两(汤浸,去皮尖双仁,麸炒微黄)

【用法】上为末,入前橘皮煎中,和为丸,如梧桐子大。每服三十丸,空心及晚食前以清粥饮送下。

【主治】虚劳癥瘕,食不消化,面色萎黄,四肢羸瘦,吃食全少,腹内常多冷气,大肠不调,腰胯疼痛。

【备考】方中草薢,《普济方》作"黄柏"。

47842 陈橘皮煎丸(《圣济总录》卷四十六)

【组成】陈橘皮一斤(用水浸,去白,焙干,杵为细末,醋一斗熬为膏)　沉香(剉)二两　干姜(炮裂)四两　桂(去粗皮)四两　附子(炮裂,去皮脐)四两　草薢(剉)二两　当归(洗,切,焙干)二两　京三棱(炮熟,剉)二两　厚朴

(去粗皮,生姜汁炙令黑色)四两

【用法】上药杵八味为末,用陈橘皮膏为丸,如梧桐子大。每服二十丸,空心、食前温酒送下,不嚼。陈米饮送下亦得。

【主治】脾胃虚弱,面黄肌瘦,腰膝疼痛,寒痰呕逆,腹胁痃癖气痛。

47843 陈橘皮煎丸(《圣济总录》卷七十二)

【组成】陈橘皮(汤浸,去白,焙)十五两(别捣罗为末) 巴戟天(去心) 石斛(去根) 牛膝(酒浸,切,焙) 肉苁蓉(酒浸,切,焙) 鹿茸(去毛,酒炙) 菟丝子(酒浸三日,别捣,焙) 杜仲(去粗皮,炙,剉) 阳起石(酒浸,研如粉) 厚朴(去粗皮,生姜汁炙) 附子(炮裂,去皮脐) 吴茱萸(汤洗,焙干,炒) 当归(切,焙) 干姜(炮) 京三棱(煨,剉) 萆薢各三两 甘草(炙,剉)一两

【用法】上为末。先以好酒五碗,于银石器内煎橘皮末,令如饧,入诸药搅匀,稍干,更入酒少许为丸,如小豆大。每服二十丸至三十丸,空心温酒送下,盐汤亦得。

【主治】久积冷气,攻心腹疼痛,痰癖呕逆,腹胀不思饮食,肌肤瘦瘁,腰膝倦痛,下痢泄泻,疟疾肠风,并妇人血海久冷无子。

47844 陈氏脓窠疮药(《丁甘仁家传珍方选》)

【组成】蛇床子 大风子肉 松香 枯矾各一两 黄丹 大黄各五钱 轻粉三钱

【用法】上为细末,麻油调搽。烂者干掺之。

【主治】脓窠疮。

47845 陈皮大半夏汤

《大生要旨》卷二。为《济阴纲目》卷八"陈皮半夏汤"之异名。见该条。

47846 陈希夷刷牙药

《御药院方》卷九。为《中藏经·附录》引《湘山野录》"地黄散"之异名。见该条。

47847 陈逍遥水酒散(《卫生家宝产科备要》卷七)

【组成】当归(洗去芦须,切片子,焙) 槐角(择净,炒香) 枳壳(去瓤,麸炒) 川芎(洗,剉) 贝母(去心,姜汁制一宿,焙干)各等分

【用法】上为细末。每服二钱,水、酒各半盏,同煎至七分盏,空心服,临月每日进两三服。自妊娠五六个月以后常服。

【功用】安养胎气,并减临产之痛。

【主治】妊娠百疾。

47848 陈苓术芍甘连汤(《温热经解》)

【组成】陈皮一钱 茯苓二钱 白术八分 白芍八分 甘草一钱 川连一钱

【功用】扶土抑木。

【主治】胆汁入胃,木火乘土,痢色绿者。

760

(总3490)

附

47849 附子丸(《医心方》卷六引《深师方》)

【组成】人参二两 桂心二两 干姜二两 蜀附子二两 巴豆二两

【用法】上为末,炼蜜为丸,如大豆大。食前服三丸,每日一次。

【主治】三十年心痛。

47850 附子丸(《外台》卷七引《集验方》)

【组成】附子二两(炮) 桃仁三两(去皮尖) 蒺藜子一升(去角尖,熬)

【用法】上为末,炼蜜为丸,如梧桐子大。每服十丸,空腹酒送下,渐加至十五丸及二十丸,一日二次。

【主治】寒疝下牵少腹痛。

【宜忌】忌生菜、热面、炙肉、笋、蒜、猪、鱼。

47851 附子丸

《外台》卷七引《经心录》。为《金匮》卷上"九痛丸"之异名。见该条。

47852 附子丸(《千金翼》卷十九)

【组成】附子(炮,去皮) 人参各二两 芎劳半两 干姜二两半 矾石一两(炼) 皂荚(炙,去皮子) 半夏(洗) 桂心 矾石各五分(烧) 吴茱萸 茯苓 黄芩各三分 当归 细辛 蜀椒(汗,去目、闭口者) 芍药各一两 麦门冬(去心) 甘草(炙)各一两半

【用法】上为末,炼蜜为丸,如梧桐子大。每服二丸,食前酒送下,一日三次。

【主治】胸膈中寒温不和,心下宛宛痛,逆害饮食,气满嘘吸,干噎吞酸,胸背中冷,两胁急痛,腹中有冷水,抑抑作声,绕脐痛,头眩满闷,身体羸瘦。

47853 附子丸(《外台》卷二引《张文仲方》)

【组成】附子(炮) 藜芦各等分

【用法】上为末,炼蜜为丸,如梧桐子大。每服一枚,汤饮送下(含黄柏亦佳)。

【主治】伤寒毒攻喉咽肿痛;兼主天行。

【宜忌】忌猪肉、狸肉。

47854 附子丸(《圣惠》卷四)

【组成】附子三分(炮裂,去皮脐) 川乌头三分(炮裂,去皮脐) 当归半两(剉,微炒) 桂心一两 荜澄茄三分 赤石脂三分 川椒半两(去目及闭口者,微炒去汗) 木香三分 茴香子一两

【用法】上为末,炼蜜为丸,如梧桐子大。每服二十丸,以温酒送下,不拘时候。

【主治】小肠虚冷气,小腹疼痛不可忍。

47855 附子丸(《圣惠》卷五)

【组成】附子一两(炮裂,去皮脐) 桂心半分 厚朴二两(去粗皮,涂生姜汁炙令香熟) 甘草一分(炙微赤,剉) 当归三分(剉,微炒) 小麦曲二两(微炒令黄) 川椒半两(去目及闭口,微炒出汗)

【用法】上为末,炼蜜为丸,如梧桐子大。每服二十丸,以生姜、大枣汤送下,不拘时候。

【主治】脾胃气虚弱,肌体羸瘦,不能饮食,食不消化。

【宜忌】忌生冷、油腻、犬肉。

47856 附子丸(《圣惠》卷七)

【组成】附子一两(炮裂,去皮脐) 五加皮三分 丹参三分 麋角霜一两 石斛一两(去根,剉) 牛膝一两(去苗) 蛇床子三分 巴戟三分 桂心三分 海桐皮三分 木香三分 菖蒲三分 汉椒三分(去目及闭口者,微炒去汗) 磁石二两(烧,醋淬七遍,捣碎细研,水飞过)

【用法】上为末,炼蜜为丸,如梧桐子大。每服三十丸,

空心以温酒送下,晚食前再服。

【主治】肾脏风冷气,腰脚疼痛,头目昏闷,耳鸣腹胀,四肢无力。

47857 附子丸(《圣惠》卷七)

【组成】附子二两(炮裂,去皮脐) 蛇床子二两 钟乳粉二两 菟丝子二两(酒浸三日,晒干,别杵为末) 鹿茸一两(去毛,涂酥炙微黄) 肉苁蓉二两(酒浸,去皱皮,炙干)

【用法】上为末,炼蜜为丸,如梧桐子大。每服三十丸,空心及晚食前以温酒送下。

【主治】肾脏衰弱绝阳,手足多冷。

47858 附子丸(《圣惠》卷十九)

【异名】白花蛇丸(《圣济总录》卷二十)。

【组成】附子一两(炮裂,去皮脐) 莽草半两(微炒) 白花蛇二两(酒浸,炙令黄,去皮骨) 天南星三分(炮裂) 川乌头半两(炮裂,去皮脐) 天麻三分 干蝎半两(微炒) 桂心三分 防风半两(去芦头) 薏苡仁一两 枫香一两 芎藭三分 萆薢一两 羌活三分 仙灵脾一两

【用法】上为末,以糯米粥为丸,如绿豆大。每服十丸,以荆芥汤送下,暖酒下亦得,不拘时候。

【主治】风湿痹,精神昏沉,四肢缓弱,皮肤不仁。

47859 附子丸(《圣惠》卷二十三)

【异名】巴戟天丸(《圣济总录》卷十二)。

【组成】附子一两(炮裂,去皮脐) 巴戟一两 天麻一两 牛膝一两(去苗) 防风三分(去芦头) 桂心三两 芎藭三分 独活三分 石斛一两(去根,剉) 肉苁蓉一两(酒浸,去皱皮,微炙) 补骨脂一两 干蝎三分(微炒) 萆薢一两(剉) 椒红一两(微炒去汗) 仙灵脾一两 沉香一两 安息香一两 木香一两

【用法】上为末,炼蜜为丸,如梧桐子大。每服二十丸,空心及晚食前以温酒送下。

【功用】补虚损,暖脏腑,利腰脚。

【主治】脏腑虚,血气不足,受风冷之气,使人面青心闷,呕逆吐沫,四肢疼冷。

47860 附子丸(《圣惠》卷二十六)

【组成】附子二两(炮裂,去皮脐) 肉苁蓉二两(酒浸一宿,刮去皱皮,炙令干) 补骨脂一两(微炒) 鹿茸一两(去毛,涂酥炙令黄) 杜仲一两(去粗皮,炙令黄,剉) 黄耆一两半(剉) 五味子一两 牛膝一两(去苗) 薯蓣一两 山茱萸一两 酸枣仁一两 芎藭三分 柏子仁一两 肉桂一两半(去皱皮)

【用法】上为末,炼蜜为丸,如梧桐子大。每服三十丸,空心及晚食前以温酒送下。

【主治】骨极。肢节酸疼,脚胫无力,两耳虚鸣。

47861 附子丸(《圣惠》卷三十)

【组成】附子一两(炮裂,去皮脐) 肉苁蓉一两(酒浸一宿,剉去皱皮,炙干) 巴戟一两 防风三分(去芦头) 当归一两 羌活三分 桂心三分 萆薢三分(剉) 酸枣仁一两(微炒) 牛膝一两(去苗) 木香三分 白蒺藜三分(微炒去刺) 补骨脂一两(微炒) 鹿茸二两(去毛,涂酥炙微黄) 石斛一两(去根,剉) 桃仁一两(汤浸,去皮尖双仁,麸炒微黄) 白茯苓一两

【用法】上为末,炼蜜为丸,如梧桐子大。每服三十丸,

空心及晚食前以温酒送下。

【主治】虚劳伤惫,腰脚疼痛。

47862 附子丸(《圣惠》卷三十)

【组成】附子半斤(每日早以新汲水浸,日一度换水,浸经七日,去黑皮,薄切,晒干,为末) 石斛四两(去根,剉) 肉苁蓉四两(酒浸一宿,刮去皱皮,炙干) 补骨脂四两(微炒)

【用法】上为末,炼蜜为丸,如梧桐子大。每服三十丸,食前以温酒送下。

【主治】虚劳膝冷。

47863 附子丸(《圣惠》卷三十六)

【组成】附子一枚(去皮脐,生用) 菖蒲一分 麝香一钱 杏仁一分(汤浸,去皮尖) 白矾一分(烧灰) 蓖麻子三十粒(去皮)

【用法】上先以附子、菖蒲、白矾为末,次以杏仁、蓖麻为膏,加入麝香相和为丸,如枣核大,以蜡裹。大针穿透,插于耳中,每日一换。

【功用】拔风毒。

【主治】耳疼痛。

47864 附子丸(《圣惠》卷四十四)

【组成】附子一两(炮裂,去皮脐) 川乌头一两(炮裂,去皮脐) 天雄一两(炮裂,去皮脐) 桂心一两半 干姜一两半(炮裂,剉) 防风一两半(去芦头) 槟榔二两半

【用法】上为末,炼蜜为丸,如梧桐子大。每服二十丸,食前以温酒送下。

【主治】腰久痛,不可转侧。

47865 附子丸(《圣惠》卷四十八)

【组成】附子一两(炮裂,去皮脐) 吴茱萸一两(汤浸七遍,焙干,微炒) 细辛一两 川乌头一两(炮裂,去皮脐) 藁本一两 槟榔一两

【用法】上为末,炼蜜为丸,如梧桐子大。每服二十丸,以暖酒送下,一日三四次。

【主治】寒疝冷气,心腹积聚,绕脐切痛,食饮不下。

47866 附子丸(《圣惠》卷四十九)

【组成】附子四两(炮裂,去皮脐) 白术三分 陈橘皮一两(汤浸,去白瓤,焙) 吴茱萸一两(汤浸七遍,焙干,微炒) 桃仁一两(汤浸,去皮尖双仁,麸炒微黄) 干姜半两(炮裂,剉) 木香半两 桂心三分 川大黄一两(剉碎,微炒) 神曲一两(炒微黄) 丁香三分 草豆蔻一两(去皮)

【用法】上为末,炼蜜为丸,如梧桐子大。每服三十丸,以生姜大枣汤送下,不拘时候。

【主治】疢癖气,多吐清水,面色萎黄,心肋胀痛,不欲饮食,四肢羸瘦。

47867 附子丸(《圣惠》卷四十九)

【组成】附子一两(炮裂,去皮脐) 巴豆三十枚(去皮心,研,纸裹压去油) 䗪虫五十枚(微炒) 川椒一合(去目及闭口者,微炒去汗) 干姜半两(炮裂,剉) 防葵一两 甜葶苈一合(隔纸炒令紫色) 川大黄一两(剉碎,微炒)

【用法】上为末,研入巴豆令匀,炼蜜为丸,如梧桐子大。每服三丸,食前以温酒送下。

【主治】久积癥癖,腹满不能食。

47868 附子丸(《圣惠》卷五十九)

【组成】附子一两(炮裂,去皮脐) 莨菪子一两(水淘去浮者,水煮令芽出,候干,即炒令黄黑色) 干姜三分(炮裂,剉) 吴茱萸半两(汤浸七遍,焙干,微炒) 青橘皮三分(汤浸,去瓤,焙干) 厚朴二两(去粗皮,涂生姜汁炙令香熟) 当归三分(剉,微炒) 艾叶三分(微炒) 白术三分

【用法】上为末,炼蜜为丸,如梧桐子大。每服三十丸,以粥饮送下,不拘时候。

【主治】冷痢不愈,四肢不和,腹痛,不欲饮食。

47869 附子丸(《圣惠》卷五十九)

【组成】附子一两(炮裂,去皮脐) 龙骨三分 当归一两(剉,微炒) 白术一两 干姜三分(炮裂,剉) 桂心半两 白矾二两(烧灰) 厚朴一两(去粗皮,涂生姜汁,炙令香熟)

【用法】上为末,炼蜜为丸,如梧桐子大。每服三十丸,以粥饮送下,不拘时候。

【主治】久冷痢,大肠滑泄,吃食不消,腹胁疼痛。

47870 附子丸(《圣惠》卷六十)

【组成】附子二两(炮裂,去皮脐) 食盐一两 当归一两(剉碎,微炒) 干姜一两(炮裂,剉) 杏仁一两(汤浸,去皮尖双仁,麸炒微黄) 皂荚一两(去黑皮,涂酥,炙令黄,去子)

【用法】上为末,炼蜜为丸,如梧桐子大。每服二十丸,食前以陈米粥饮送下。

【主治】积年肠风泻血,面色萎黄。

47871 附子丸(《圣惠》卷六十九)

【组成】附子一两(炮裂,去皮脐) 天麻一两 牛膝一两(去苗) 仙灵脾一两 川乌头一两(炮裂,去皮脐) 防风一两(去芦头) 虎胫骨一两(涂酥,炙令黄)

【用法】上为细末,以酒煮面糊为丸,如梧桐子大。每服十丸,食前以温酒送下。

【主治】妇人风痹,手足不遂。

47872 附子丸(《圣惠》卷七十一)

【组成】附子三分(炮裂,去皮脐) 牛膝一两(去苗) 海桐皮半两(剉) 桂心半两 延胡索半两 安息香半两 天麻三分 羚羊角屑三分 芎藭三分 当归三分 白芷半两 木香半两 干蝎一分(微炒) 酸枣仁三分(微炒) 羌活三分 防风三分(去芦头) 漏芦一两

【用法】上为末,炼蜜为丸,如梧桐子大。每服三十丸,食前以温酒送下。

【主治】妇人血风流注,腰脚骨节酸疼不可忍。

47873 附子丸(《圣惠》卷七十九)

【组成】附子一两(炮裂,去皮脐) 当归三分(剉,微炒) 艾叶三分(微炒) 木香半两 厚朴三分(去粗皮,涂生姜汁炙令香熟) 诃黎勒皮半两 龙骨一两 吴茱萸半两(汤浸七遍,焙干,微炒)

【用法】上为末,用醋煮饭令熟为丸,如梧桐子大。每服三十丸,以粥饮送下,不拘时候。

【主治】产后冷痢不食,腹痛乏力。

47874 附子丸(《圣惠》卷九十三)

【组成】附子一枚(炮裂,去皮脐) 诃黎勒一分(煨,用皮) 甘草一分(炙微赤,剉) 白矾三分(烧令汁尽)

【用法】上为末,煮饭为丸,如绿豆大。每服五丸,以粥

饮送下,一日三四次。

【主治】❶《圣惠》:小儿冷痢,日夜数十行。❷《普济方》:小儿洞泄。

47875 附子丸(《圣惠》卷九十八)

【组成】附子半斤(炮裂,去皮脐,捣罗为末) 生地黄十斤(捣绞取汁,拌附子末,日中煎令干) 肉苁蓉二两半(酒浸一宿,刮去皱皮,炙干) 五味子二两 天麻二两 白蒺藜一两半(微炒去刺) 干姜二两(炮裂,剉) 鹿角胶二两(捣碎,炒令黄燥) 干漆一两(捣碎,炒令烟出) 牛膝三两(去苗) 桂心三两

【用法】上为末,炼蜜为丸,如梧桐子大。每服三十丸,空心以温酒送下。渐加至四十丸。

【功用】补益驻颜,去风利气,暖腰膝,充肌肤,强志力,久服变白发令黑,齿落更生,延年不老。

47876 附子丸(《圣惠》卷九十八)

【组成】附子十枚(唯大者,以尖刀子于心中可剜去一半) 朱砂一两(细研,水飞过) 硇砂一两(细研) 阿魏一两(细研)

【用法】上将朱砂、硇砂、阿魏相和,重研令匀,纳入附子中填实,然后将附子内剜出末填于诸药末上,实筑。用钱许大纸片子,以面粘盖附子口。每一个附子,用大萝卜一枚完备者,剜下萝卜头可半寸许,剜却中心,安附子在内,却将剜下萝卜头盖,后以竹签子紧密签定,和大麦面裹合,约厚半指以来,以煻灰火烧,候面焦熟为度,取出,去却萝卜,入臼内。有剜出附子末填不尽者,亦同捣熟为度,丸如梧桐子大。每服十丸,空心以盐汤或温酒送下。

【功用】暖脾肾,益气力。

【主治】下元虚冷气。

47877 附子丸(《圣惠》卷九十八)

【组成】附子半斤(生用) 硫黄二两(细研,水飞过)

【用法】以新汲水浸附子七复时,每一复时换水一遍,并不令见日气。日数足,阴干,去皮脐,为末,加硫黄搅令匀。以羊肾三对,去筋膜,研,以酒三升煮令稠,和药末,看硬软得所,为丸如梧桐子大。每服二十丸,空心以盐汤送下。

【功用】补益下元。

47878 附子丸(《医方类聚》卷十引《简要济众方》)

【组成】附子二两(炮裂,去皮脐) 巴戟天一两(去心) 白龙骨一两 茴香一两(炒) 干姜三分(炮裂)

【用法】上为末,酒煮面糊为丸,如梧桐子大。每服二十丸,空心、食前盐汤送下,温酒下亦得。

【主治】肾脏虚冷,小便滑数,脐腹疼痛,耳鸣目暗。

【备考】《圣济总录》有木香半两。

47879 附子丸(《圣济总录》卷六)

【组成】附子(炮裂,去皮脐) 乌头(炮裂,去皮脐) 天麻 天南星(炮)各一两

上为粗末,入绢袋子,以好酒三升浸之,冬二七日,夏一七日,不得透气。日满,将袋子绞干,去滓取汁,于瓷石器中慢火熬成膏,入后诸药:

雄黄(研) 丹砂(研) 铅霜(研) 白僵蚕(炒,捣)各一分 蝎梢(炒,捣) 鹿角霜(研) 鹿胎皮(炙焦,捣)各半两 墨(捣)一两

上八味,将四味同捣,四味同研令极细。

龙脑(研) 麝香(研) 生金(剉为末)各一钱 水银一分(入坩锅内同金末结沙子,研末)

【用法】上药同和令匀,炼蜜为丸,如绿豆大。每服一丸至二丸,渐加至三五丸,空心、午时、夜卧温酒送下。

【主治】破伤中风。

47880 附子丸(《圣济总录》卷八)

【组成】附子(炮裂,去皮脐)二两 干姜(炮) 黄耆(剉)各一两

【用法】上为末,先以牛乳一升二合,慢火煎至六合,加药末慢火再煎,可丸即丸如梧桐子大。每服二十丸,加至三十丸,空心、食前温酒送下,一日三次。十日后知痛。

【主治】风冷腰脚痿弱,痛痹不仁。

47881 附子丸(《圣济总录》卷十七)

【组成】附子(生用,去皮脐) 天南星(生用,去皮脐)各一两 天麻(生用)半两 乌头(生用,去皮脐) 半夏 丹砂(研)半两 麝香(研)一钱

【用法】上为末,拌匀,用粟米粥为丸,如梧桐子大,以腻粉滚为衣。每服二丸(研破),以生姜葱汤送下,相次吐下恶涎为效。如才觉中风,急用葱酒化三丸与服,吐出稠黏恶涎;如不吐,再服之,以吐为度。

【主治】风痰壅盛,精神昏愦。

【备考】方中乌头、半夏用量原缺。

47882 附子丸(《圣济总录》卷二十)

【组成】附子(炮裂,去皮脐) 乌头(炮裂,去皮脐) 桂(去粗皮) 蜀椒(去目及闭口者,炒出汗) 菖蒲(去须,剉) 甘草(炙)各一两 天麻 补骨脂(炒) 白术各二两

【用法】上为末,炼蜜为丸,如梧桐子大。每服三十丸,空心温酒送下,一日二次。

【主治】痹气中寒,阳虚阴盛,身寒如水中出。

【备考】方中补骨脂,《宣明论》作"骨碎补"。

47883 附子丸(《圣济总录》卷二十七)

【组成】附子(炮裂,去皮脐)半两 五味子一两

【用法】上为末,研饭为丸,如梧桐子大。每服三十丸,茶清送下。良久,或吐或汗即愈。

【主治】伤寒阴毒或阳毒,头痛壮热。

47884 附子丸(《圣济总录》卷三十四)

【组成】附子(炮裂,去皮脐) 大黄(剉,炒)各三分 常山 蜀漆各一两一分

【用法】上为末,炼蜜为丸,如梧桐子大。每服三丸,米饮送下。未发一服,临发再一服。

【主治】诸疟寒热往来。

47885 附子丸(《圣济总录》卷四十五)

【组成】附子(去皮脐,汤浸透,切作片子,焙)一两 木香 硇砂(水飞,去砂石,熬令熟)各半两

【用法】上为末,以酒一升,煮尽焙干,以炊饼末三两一处和拌,滴水为丸,如梧桐子大。每服二十丸,空心米饮送下。

【主治】久病脾脏虚冷,饮食不下,心腹疼痛,面目浮肿,滑泄自利,两胁胀满。

47886 附子丸(《圣济总录》卷五十)

【组成】附子(炮裂,去皮脐) 赤石脂 桂(去粗皮)

干姜(炮)各半两

【用法】上为末,炼蜜为丸,如梧桐子大。每服二十丸,空心、食前米饮送下,一日三次。

【主治】久痢不愈,肠垢出。

47887 附子丸(《圣济总录》卷六十二)

【组成】附子(大者,生,去皮脐,切破,生姜汁煮透,焙)一两 丁香半两

【用法】上为末。细研硇砂少许,掺枣内蒸熟,去皮核,和药为丸,如梧桐子大。每服十五丸,食前温米饮送下。

【主治】膈气噎塞,不思饮食。

47888 附子丸(《圣济总录》卷六十二)

【组成】附子(炮裂,去皮脐) 丹砂各一两(研细如粉,留一半为衣) 槟榔(剉碎)半两 丁香一钱 杏仁二十八枚(去皮尖双仁,别研成膏)

【用法】上为极细末,和匀,炼蜜为丸,如梧桐子大,丹砂为衣。每服三丸至五丸,先嚼大枣一枚,裹药丸干咽,后以少许生姜汤送下,不拘时候。

【功用】散寒邪,温脾胃。

【主治】膈气宿食不消。

47889 附子丸(《圣济总录》卷七十三)

【组成】附子(炮裂,去皮脐) 草豆蔻(去皮)各二两 桂(去粗皮) 吴茱萸(汤浸,焙干,炒)各一两 丁香三分 木香半两 桃仁(汤浸,去皮尖双仁,炒黄,别研)三两

【用法】上除桃仁外,为末,入桃仁同研匀。别以曲末煮糊为丸,如梧桐子大。每服二十丸,空腹煎生姜、橘皮汤送下,日晚再服。

【主治】积冷疝气,口吐清水,面色萎黄。

47890 附子丸(《圣济总录》卷七十四)

【组成】附子(炮裂,去皮脐)一两 甘草(炙,剉)二两

【用法】上为末,炼蜜为丸,如梧桐子大。每服二十丸,空心生姜汤送下,一日二次。

【主治】寒湿濡泻,久不愈。

47891 附子丸(《圣济总录》卷七十四)

【组成】附子(炮裂,去皮脐) 高良姜各一两 甘草(炙,剉)一分

【用法】上为末,陈米煮糊为丸,如梧桐子大。每服二十丸,米饮送下,不拘时候。

【主治】濡泻不止,或冷痢无度。

47892 附子丸(《圣济总录》卷七十四)

【组成】附子(炮裂,去皮脐) 乌梅肉(炒干)各一两 干姜(炮)一两半 黄连(去须,炒)二两

【用法】上为末,炼蜜为丸,如梧桐子大。每服十五丸,空心米饮送下,日晚再服。

【主治】洞泄寒中,注下水谷,或痢赤白,食入即吐,食物不消。

47893 附子丸(《圣济总录》卷七十五)

【组成】附子(炮裂,入水少时,去皮脐) 干姜(炮) 熟艾(微炒,为末)各一两

【用法】上为末,以新汲水调面拌和为丸,如弹子大。每服二丸,用面一钱匕,以水一盏半化开,煎三五沸,空心服之。服后觉热,以饭压之。或患冷病,丸如梧桐子大,每服三十丸至五十丸,空心米饮送下。

【主治】一切冷痢。或患冷病。

47894 附子丸(《圣济总录》卷七十七)

【组成】附子(炮裂,去皮脐)半两 鸡子二枚(去黄取白)

【用法】上先将附子为末,以鸡子白为丸,如梧桐子大。一时倾入沸汤内,煮数沸滤出,分作两服,米饮送下,空心、日午各一服。

【主治】休息痢及赤白痢。

47895 附子丸(《圣济总录》卷八十七)

【组成】附子(炮裂,去皮脐) 干姜(炮) 白术 甘草(炙,剉)各一两 桃仁(去皮尖双仁,炒)半两 乌头(以黑豆二合,水五升,同煮水尽,别用酒三升,兼前五味同煮酒尽,焙) 肉苁蓉(酒浸,切,焙) 陈橘皮(去白,焙) 蓬莪茂(煨,剉) 青橘皮(去白,焙) 芎劳 枳壳(去瓤,麸炒) 桂(去粗皮) 木香 槟榔(剉) 茴香子(炒)各一两

【用法】上为末,炼蜜为丸,如樱桃大。每服一丸,温酒嚼下;如上气喘,不思饮食,煎草豆蔻汤嚼下;如小肠气,炒茴香汤嚼下。

【功用】顺气开胃。

【主治】气劳,心腹疼痛,饮食减少,四肢羸弱,五脏虚损。

47896 附子丸(《圣济总录》卷九十一)

【组成】附子(炮裂,去皮脐) 人参 枳壳(去瓤,麸炒) 干姜(炮) 甘草(炙,剉) 当归(切,焙) 陈橘皮(汤浸,去白,焙) 厚朴(去粗皮,姜汁炙熟)各一两 荜茇 杏仁(汤浸,去皮尖双仁,炒) 桂(去粗皮) 吴茱萸(汤洗七遍,焙干,炒) 诃黎勒(微炒,去核) 柴胡(去苗)各半两

【用法】上为末,别用獖猪肝一具,头醋五升,煮令醋尽,细切晒干,为末,与药相和,炼蜜为丸,如梧桐子大。每服二十丸,空心煎诃黎勒汤送下。服尽觉手脚冷麻,是劳气散也。

【主治】冷劳下痢,脐腹疼痛。

47897 附子丸(《圣济总录》卷一〇二)

【组成】附子(生,去皮脐) 干姜(炮) 蜀椒(捣取红)各一两 硫黄(研)一分 猪肾二对(去脂膜,切细,研为膏)

【用法】上并生用,除猪肾外为末,以猪肾膏和匀为丸,如梧桐子大。每服二十丸,渐加至三十丸,空心盐汤送下。

【主治】肝肾风虚眼暗。

47898 附子丸

《圣济总录》卷一一四。为《外台》卷二十二引《备急方》"菖蒲散"之异名。见该条。

47899 附子丸(《圣济总录》卷一一四)

【组成】附子(炮裂,去皮脐) 菖蒲(米泔浸一宿,剉,焙) 矾石(熬令汁枯) 蓖麻子仁(研) 松脂(研)各一两 杏仁(去皮尖双仁,炒)二两 染胭脂半两

【用法】上为末,熔黄蜡和拈如枣核大。针穿一孔子令透,塞耳中,每日一换。

【主治】耳聋出脓疼痛。

47900 附子丸(《圣济总录》卷一二〇)

【组成】附子一两(去皮脐,生用) 胡椒 荜茇 黄蜡各一分

【用法】上将前三味为末,熔蜡为丸,如梧桐子大。每用绵裹一丸,以患牙咬之;如蛀,安在蛀窍内。

【主治】久患牙疼及齿蛀。

47901 附子丸(《圣济总录》卷一二四)

【组成】附子一枚(炮裂,去皮脐) 桂(去粗皮) 细辛(去苗叶) 陈橘皮(汤浸,去白,焙) 消石 青橘皮(汤浸,去白,焙)各一分

【用法】上为末,炼蜜为丸,如小皂子大。每含一丸咽津;如两盏茶久未应,即用桂末煎汤助之,其骨立出。

【主治】骨鲠在喉中。

47902 附子丸(《圣济总录》卷一五一)

【组成】附子一枚(炮裂,去皮脐) 乌贼鱼骨(去甲)一两 白石脂二两 白丁香一分(炒) 白矾(烧灰) 干姜(炮)各半两

【用法】上为末,用醋煮面糊为丸,如梧桐子大。每服二十丸,米饮送下,每日三次。

【主治】室女月水过期,连绵不止,脐腹疼痛。

47903 附子丸(《圣济总录》卷一五二)

【组成】附子(炮裂,去皮脐) 硫黄(研) 干姜(炮) 赤石脂各一两

【用法】上为末,醋煮面糊为丸,如梧桐子大。每服二十丸至三十丸,空心热米饮送下。

【主治】妇人经血不止,并下五色,脐腹痛。

47904 附子丸(《圣济总录》卷一六三)

【组成】附子(炮裂,去皮脐) 人参 当归(切,焙) 熟干地黄(焙) 桂(去粗皮) 延胡索 威灵仙(去苗土)各一两

【用法】上为末,炼蜜为丸,如弹子大。每服一丸,细嚼,温酒送下;胡桃茶亦得,不拘时候。

【主治】产后腰痛不可忍。

47905 附子丸(《圣济总录》卷一六四)

【组成】附子(炮裂,去皮脐) 木香(炮) 当归(切,炒) 甘草(炙) 干姜(炮) 芍药各半两 厚朴(去粗皮,生姜汁炙,剉) 吴茱萸(汤洗,焙干,炒)各一两 陈橘皮(去白,炒) 白术(剉,炒) 诃黎勒(炮,去核)各三分 黄连(去须)一两半

【用法】上为末,薄面糊为丸,如梧桐子大。每服三十丸,食前米饮送下。

【主治】产后虚冷,泄泻不止,脏腑冷痛,腹胀满闷。

47906 附子丸

《圣济总录》卷一七二。为《外台》卷二十二引《删繁方》"附子塞虫孔丸"之异名。见该条。

47907 附子丸(《圣济总录》卷一八五)

【组成】附子(炮裂,去皮脐)四两 硇砂半两(用浆水半升,同附子慢火煎干) 沉香一两 蒺藜子(微炒,去角)三两

【用法】上为末,炼蜜为丸,如梧桐子大。每服二十丸,空心温酒送下。如不饮酒,即以盐汤送下。渐加丸数,久服。

【主治】元脏气衰,风虚劳冷,腰脚无力,筋骨疼痛,日加瘦瘁,饮食不化,脾泄泻痢,面无颜色。及伤寒头痛。

47908 附子丸(《圣济总录》卷一八六)

【组成】附子一两(炮裂,去皮脐) 硇砂一钱(水煎,炼

成霜)

【用法】上为末,酒煮面糊为丸,如梧桐子大。每服三十丸,男子盐汤、妇人醋汤送下,空心服。

【主治】男子元气虚冷,妇人赤白带下,血海诸冷。

47909 附子丸(《保命集》卷中)

【组成】附子(炮)五钱 巴豆霜一钱 砒半钱(研细)

【用法】上为极细末,熔黄蜡为丸,如梧桐子大。每服一二丸,冷水送下,利则为度。后更服紫沉丸。常服不令再闭。

【主治】下焦吐食,朝食暮吐,暮食朝吐,大便不通。

47910 附子丸(《普济方》卷二二○引《朱氏博济方》)

【组成】大附子十两(用黑豆一升,水五升,不犯铁器,慢火煮,候豆熟,附子软为度,切作片子,焙令干) 川芎六两 木瓜末 牛膝半斤 羌活四两

【用法】上为末,蜜三斤和匀,熬如饧膏,丸如梧桐子大。每服十五丸或二十丸,空心、食前以盐汤、温酒任下。

【功用】大壮筋骨,补益丹元,进饮食,化气。

【主治】脚气,腰膝乏力,行步艰难,或即疼痛,或下注成疮。

【备考】方中木瓜末用量原缺。

47911 附子丸

《普济方》卷三十三引《医方集成》。为原书同卷"肾浊秘精丸"之异名。见该条。

47912 附子丸(《普济方》卷六十六)

【组成】附子半两(生用) 马夜眼一枚(炙令干)

【用法】上为末,以糯米饭为丸,如绿豆大。绵裹一丸,于痛处咬之,有涎吐却。

【主治】牙痛。

47913 附子丸(《普济方》卷二一一)

【组成】黄丹一两(炒) 附子一两(炮)

【用法】上为末,煮枣肉为丸,如梧桐子大。每服十丸,以粥饮送下,不拘时候。

【主治】赤白痢所下不多,遍多不减。

47914 附子丸(《奇效良方》卷二十二)

【组成】附子一枚(以猪脂如鸡子黄大,煎,候制,削去上黑皮)

【用法】上为细末,炼蜜为丸,如豆大。每服三丸,稍加至十丸,食前用温白酒送下,一日三次。常服之,永不痢。

【主治】五劳,及饱食房室伤胃,令人大便数至溷而不能便,日数十行,剧者下血;妇人产后余疾,腹内绞痛。

【宜忌】忌猪肉。

47915 附子方(方出《政类本草》卷十引《孙兆口诀》,名见《普济方》卷四十四引《澹寮》)

【组成】附子(炮) 石膏(煅)各等分

【用法】上为末,加脑麝少许。每服半钱,茶酒送下。

【主治】头痛。

47916 附子方(《胎产指南》卷七)

【异名】附子汤(《嵩崖尊生》卷十四)。

【组成】白术二钱 当归二钱 陈皮四分 干姜四分 丁香四分 甘草四分 人参一钱 附子五分

【用法】上为细末。每服二钱,粥饮调下。

【主治】❶《胎产指南》:产后吐痢霍乱,手足逆冷,无块痛。❷《嵩崖尊生》:霍乱,气血虚损,伤食感寒,痛止而手足冷者。

47917 附子汤(《伤寒论》)

【组成】附子二枚(炮,去皮,破八片) 茯苓三两 人参二两 白术四两 芍药三两

【用法】上以水八升,煮取三升,去滓,温服一升,一日三次。服药前先灸之。

【功用】❶《注解伤寒论》:温经散寒。❷《方剂学》:温肾助阳,祛寒化湿。

【主治】❶《伤寒论》:少阴病,得之一二日,口中和,其背恶寒者;少阴病,身体痛,手足寒,骨节痛,脉沉者。❷《金匮》:妇人怀娠六七月,脉弦发热,其胎愈胀,腹痛恶寒者,少腹如扇,所以然者,子脏开故也。

【方论选录】❶《注解伤寒论》:辛以散之,附子之辛以散寒;甘以缓之,茯苓、人参、白术之甘以补阳;酸以收之,芍药之酸以扶阴。所以然者,偏阴偏阳则为病,火欲实,水当平之,不欲偏胜也。❷《金镜内台方议》:以附子为君,温经散寒;茯苓为臣,而泄水寒之气;以白术、芍药为佐,而益燥其中;以人参为使,而补其阳,以益其元气而散其阴邪也。❸《医方考》:伤寒以阳为主,上皆阴盛,几无阳矣。辛甘皆阳也,故用附、术、参、苓以养阳;辛温之药过多,则恐有偏阳之弊,故又用芍药以扶阴。经曰:火欲实,水当平之。此用芍药之意也。❹《医方集解》:肾主骨,寒淫则痛,此一身骨节尽痛,乃阳虚阴盛而生内寒所致,非外寒也。若以外感之痛治之,则杀人矣。故用参、附助阳而胜肾寒,加芍药敛阴以为阳之附也。❺《古方选注》:附子汤,少阴固本御邪之剂,功在倍用生附,力肩少阴之重任,故以名方。其佐以太、厥之药者,扶少阴之阳,而不调太、厥之开阖,则少阴之枢终不得和,故用白术以培太阴之开,白芍以收厥阴之阖,茯苓以利少阴之枢纽。独是少阴之邪,其出者从阴内注于骨,苟非生附,焉能直入少阴,注于骨间,散寒救阳?尤必人参佐生附,方能下鼓水中之元阳,上资君火之热化,全赖元阳一起,而少阴之病霍然矣。❻《金鉴》:少阴为寒水之脏,故寒伤之重者,多入少阴,所以少阴一经最多死证。方中君以附子二枚者,取其力之锐,且以重其任也;生用者,一以壮少火之阳,一以散中外之寒,则身痛自止,恶寒自除,手足自温矣。以人参为臣者,所以固生气之原,令五脏六腑有本,十二经脉有根,脉自不沉,骨节可和矣。更佐白术以培土,芍药以平木,茯苓以伐水,水伐火自旺,旺则阴翳消,木平土益安,安则水有制,制则生化,此诚万全之术也。❼《伤寒论讲义》:本方重用附子,温经驱寒镇痛,与人参相伍,温补以壮元阳,与白术、茯苓相伍,健脾以除寒湿,佐芍药和营血而通血痹,可加强温经止痛的效果。

47918 附子汤(《医心方》卷十一引《范汪方》)

【组成】大附子一枚 甘草六铢 蜀椒二百粒

【用法】以水三升,煮取一升半,分二次服。

【主治】霍乱呕吐。

47919 附子汤

《外台》卷八引《深师方》。为《金匮》卷中"桂枝去芍药加麻黄细辛附子汤"之异名。见该条。

47920 附子汤(《鬼遗》卷四)

【组成】附子三分(炮) 当归 人参 黄连 甘草(炙)

各一两　干姜　桂心　芍药各二两　蜀椒(去汗,去目,闭口者)半分

【用法】以水五升,煮取一升五合,去滓,分温三服。

【功用】断下,补胃。

47921 附子汤(《外台》卷十六引《删繁方》)

【组成】附子(炮)　甘草(炙)各二两　宿姜　半夏(洗,破)各四两　大枣二十枚(擘,去皮核)　白术三两　仓米半升

【用法】上切。以水一斗,煮取三升,去滓,分为三服。

【主治】肺虚劳损,腹中寒鸣切痛,胸胁逆满气喘。

【宜忌】忌猪羊肉、饧、海藻、菘菜、桃、李、雀肉等。

47922 附子汤

《外台》卷十九引《古今录验》。为《伤寒论》"甘草附子汤"之异名。见该条。

47923 附子汤(《千金》卷七)

【组成】附子三枚　芍药　桂心　甘草　茯苓　人参各三两　白术四两

【用法】上㕮咀。以水八升,煮取三升,分三服。

【主治】❶《千金》:湿痹缓风,身体疼痛如欲折,肉如锥刺。❷《三因》:风湿寒痹,骨节疼痛,皮肤不仁,肌肉重着,四肢缓纵。

【方论选录】《千金方衍义》:南阳太阳例中,甘草附子汤本治风湿相搏,骨节烦疼掣痛,《千金》借治湿痹缓风,可谓当矣。又恐辛温太过,津随汗泄,更合少阴例中附子汤,取人参固气,芍药敛津,茯苓渗湿,并助桂、附之雄,庶无风去湿不去、虚风复入之患矣。

47924 附子汤(《千金》卷十五)

【组成】龙骨　甘草　芍药　干姜　黄连各一两　石榴皮一具(大者)　阿胶二两　附子一枚　黄芩半两　粳米三合

【用法】上㕮咀。以水八升,煮取三升,分三服。

【主治】暴下积日不住及久痢。

【方论选录】《千金方衍义》:暴痢势剧,火迫之象,日久不止,热烁津枯,不独下多亡阴,而真阳亦已告匮,故于驻车丸中除去当归之行血,掺入芍药辅阿胶以滋耗竭之真阴,附子助干姜以扶伤残之虚阳,黄芩佐黄连以屏宿蕴之余火,甘草、粳米缓清脾胃之虚热,龙骨、橘皮急收二肠之滑脱也。

47925 附子汤(《外台》卷十四引《许仁则方》)

【组成】附子二枚(共称重一两半者,炮)　生姜　干姜各三两　桂心一两　石膏六两(碎,绵裹)　生犀角(屑)　地骨白皮　白术　独活　芎劳各二两

【用法】上切。以水八升,煮取二升半,去滓,分温三服,服后相去如人行十里久再服。服汤后可觉欲汗,少覆之令汗出,须臾歇汗后,以药末粉身。其汤须服五六剂,间三四日服一剂。其方服一剂后,量病情进退。

【主治】风病有因饮酒过节,不能言语,手足不随,精神昏恍,得病经一两日,经服生葛根等三味汤七日以后者。

【宜忌】忌猪肉、生葱、桃、李、雀肉等。

【加减】热多,加生麦门冬一两(去心);冷多,加桂心一两;有痛,加当归二两;不能食,加人参二两;大便涩,加槟榔七枚,合皮子用之。

47926 附子汤

《外台》卷一。即《伤寒论》"桂枝附子汤去桂加白术汤"。见该条。

47927 附子汤(《圣惠》卷九)

【组成】附子一两(炮裂,去皮脐)　赤茯苓半两　赤芍药半两　人参半两(去芦头)　白术半两　桂心半两

【用法】上为散。每服五钱,以水一大盏,加生姜半分,大枣三枚,煎至五分,去滓温服,不拘时候。

【主治】❶《圣惠》:伤寒一日,壮热头痛,其背恶寒者。❷《圣济总录》:伤寒因下后,脾胃虚冷,腹胁胀满。

47928 附子汤(《圣惠》卷九)

【组成】附子一两(炮裂,去皮脐)　桂心一两　白术一两　白芷一两　甘草一两(炙微赤,剉)　葛根一两　人参一两(去芦头)　陈橘皮一两(汤浸,去白瓤,焙)

【用法】上剉细,和匀。每服半两,以水一大盏,加生姜半分,大枣三枚,煎至七分,去滓,分温二服,不拘时候。

【主治】伤寒八日,风湿相搏,身痛心烦,不能自转侧,不呕不渴,下之脉浮者。

47929 附子汤(方出《圣惠》卷十二,名见《普济方》卷一四〇)

【组成】甘草一两(炙微赤,剉)　附子半两(炮裂,去皮脐)　干姜一两(炮裂,剉)　赤芍药一两

【用法】上为散。每服五钱,以水一中盏,煎至五分,去滓,稍热服,不拘时候。

【主治】伤寒大热,汗出热不去,腹内拘急,四肢厥冷,并下利。

47930 附子汤(《圣惠》卷二十五)

【组成】附子半两(生,去皮脐)　生姜五两

【用法】上剉细。以水二斗,煮三二十沸,去滓,稍热避风,淋蘸。余滓更煎用之。

【主治】风毒攻手足疼痛,或攻皮肤浮肿。

【备考】《普济方》本方用法:腹中痛,水煮服亦可。

47931 附子汤(《圣惠》卷六十八)

【组成】附子半两(去皮脐,生用)　防风半两(去芦头)　枳壳半两(去瓤)　羌活半两　白芷半两　甘草半两(剉,生用)　蜂房半两　川椒二两(去目)

【用法】上为散。每用一两,以水三大碗,加生姜一两,生桑枝一握,黑豆一合,同煎,令豆熟,去滓,着冷暖得所,避风淋蘸手指。水冷重暖用之。

【主治】五指挛急。

47932 附子汤(方出《证类本草》卷十引《孙用和方》,名见《圣济总录》卷七十四)

【组成】附子一枚(重七钱,炮,去皮脐)

【用法】上为末。每服四钱,水二盏,加盐半钱,煎取一盏,温服。立止。

【主治】霍乱,大泻不止。

47933 附子汤(方出《证类本草》卷十引《修真秘旨》,名见《朱氏集验方》卷九)

【组成】附子一个(生,去皮脐)　绿豆一合

【用法】上同入铫子内,煮豆熟为度,去附子,服豆。立愈。每个附子可煮五服,后为末服之。

【主治】头风。

47934 附子汤(《圣济总录》卷五)

【组成】附子(炮裂,去皮脐)一枚　芍药　甘草(炙)

麻黄(去根节,先煎,掠去沫,焙) 白术各一两 防风(去叉) 防己各一两半 人参 黄芩(去黑心) 桂(去粗皮) 独活(去芦头) 芎劳各一两 天雄(炮裂,去脐皮)一枚

【用法】上剉,如麻豆大。每服五钱匕,水一盏半,加生姜半分(切),煎至八分,去滓温服,空心、日午、夜卧各一次。如人行五里,以热生姜粥投之,微汗出,慎外风。

【主治】中风欲死,身体缓急,目不得开,舌强不能语。

47935 附子汤《圣济总录》卷六）

【组成】附子(炮裂,去皮脐) 干姜(炮)各四两 桂(去粗皮) 麻黄(去根节,先煎,掠去沫,焙干)各二两 芎劳一两半

【用法】上剉,如麻豆大。每用十钱匕,以水三盏,煎取二盏,去滓,分温三服,空心一服,夜卧并二服。

【主治】❶《圣济总录》:中风口面㖞斜。❷《普济方》:产后中风口㖞。

47936 附子汤《圣济总录》卷七）

【组成】附子(炮裂,去皮脐)三分 麻黄(去根节,先煎,掠去沫,焙)一两半 芎劳二两 细辛(去苗叶)三分 白鲜皮 茯神(去木) 杏仁(汤退去皮尖双仁,炒) 羌活(去芦头) 防己 桂(去粗皮) 甘草(炙)各二两

【用法】上剉,如麻豆大。每用十钱匕,以水三盏,加生姜三枣大(拍碎),煎取一盏半,去滓,分三服,空腹并二服,相去如人行五里更一服。

【主治】中风,舌强不得语。

47937 附子汤《圣济总录》卷七）

【异名】煮豆法(《普济方》卷九十五引《十便良方》)。

【组成】附子(炮裂,去皮脐)一两

【用法】㕮咀,如麻豆大。以水五升,绿豆五合,同煮至三升,绞去滓,每服半盏,细细饮之,空心、日午、临卧服。

【主治】❶《圣济总录》:柔风,筋骨缓弱,不能行立。❷《普济方》引《十便良方》:头风。

47938 附子汤《圣济总录》卷七）

【组成】附子(炮裂,去皮脐) 干姜(炮) 甘草(炙) 防风(去叉) 独活(去芦头)各一两半 石膏(碎) 白茯苓(去黑皮) 白术 芎劳 柴胡(去苗) 当归(酒浸,切,焙) 人参各一两 杏仁(去皮尖双仁,炒研)二十枚 细辛(去苗叶)一两

【用法】上剉,如麻豆大。每服五钱匕,水、酒共一盏半,煎至一盏,去滓温服,一日三次。人羸弱者,只用水煎服。

【主治】风弹曳,手足不随,身体不能俯仰。

47939 附子汤《圣济总录》卷八）

【组成】附子(炮裂,去皮脐)一枚(重半两者) 桂(去粗皮)半两 葛根(剉)一两半 犀角(镑) 地骨皮 白术 独活(去芦头) 芎劳各一两 石膏(碎)三两

【用法】上剉,如麻豆大。每服五钱匕,水二盏,加生姜五片,煎至一盏,去滓温服,空心并二服,夜一服;或夜并二服,空心一服。服迄以热姜粥投,衣覆微汗出,慎外风。不欲汗即不必食粥。

【主治】中风,身体不随,不能言语,精神恍惚。

47940 附子汤《圣济总录》卷八）

【组成】附子(炮裂,去皮脐) 桂(去粗皮) 白术各二

两 甘草(炙)一两

【用法】上㕮咀。每服三钱匕,水一盏,加大枣二枚(擘破),生姜三片,同煎至七分,去滓,稍热服,不拘时候。如有汗出为效。

【主治】中风,四肢挛急,不得屈伸,身体沉重,行步艰难,骨节烦疼。

47941 附子汤《圣济总录》卷八）

【组成】附子(炮裂,去皮脐)一枚 羌活(去芦头) 防风(去叉) 桂(去粗皮)各二两

【用法】上剉,如麻豆大。每服五钱匕,水二盏,煎至一盏,加竹沥一合,更煎三沸,去滓,空心食前温服,一日二次。

【主治】风痉,口噤不语,身体强直。

47942 附子汤《圣济总录》卷十）

【组成】附子(炮裂,去皮脐)一两 黄耆四两 甘草(炙,剉)半两 麻黄(去根节,煎,掠去沫,焙)五两 防风(去叉)半两

【用法】上剉,如麻豆大。每服四钱匕,水一盏半,加大枣二枚(去核),生姜一枣大(擘碎),同煎至一盏,去滓温服,日二次,夜一次。

【主治】历节风疼痛,日夜不可忍。

47943 附子汤《圣济总录》卷十）

【组成】附子(炮裂,去皮脐)一两半 黄耆四两 甘草(炙)半两 麻黄(去根节,煎,掠去沫,焙)六两 防风(去叉)半两 小黑豆一两(微炒)

【用法】上剉,如麻豆大。每服三钱匕,水一盏,生姜三片,大枣一枚(擘破),煎至八分,去滓温服,日三次,夜一次。

【主治】历节风。

47944 附子汤《圣济总录》卷十三）

【组成】附子一两半(炮裂,去皮脐) 蜀椒(去目并闭口,炒出汗)半两 杏仁(去皮尖双仁,炒黄)一两 白术二两

【用法】上剉,如麻豆大。以水五升,煮至二升,去滓,分温四服,日三次,夜一次。

【主治】漏风汗出不止。

47945 附子汤《圣济总录》卷二十一）

【组成】附子(炮裂,去皮脐)半两 白茯苓(去黑皮) 人参 细辛(去苗叶) 柴胡(去苗) 陈橘皮(去白,焙)各一两 甘草(炙,剉) 厚朴(去粗皮,生姜汁炙) 莎草根(去须) 黄耆(炙,剉) 赤芍药各半两

【用法】上剉,如麻豆大。每服二钱匕,水一盏,加生姜五片,大枣二枚(擘),同煎至六分,去滓温服,不拘时候。

【主治】伤寒憎寒壮热,头痛膈闷,四肢疼倦。

47946 附子汤

《圣济总录》卷二十七。为《活人书》卷十六"附子散"之异名。见该条。

47947 附子汤《圣济总录》卷二十七）

【组成】附子(炮裂,去皮脐)二枚 桂(去粗皮)半两 当归(切,焙)半两 干姜(炮裂)一分 麻黄(去节,先煎,掠去沫,焙干)半两

【用法】上为粗末。每服五钱匕,以水一盏半,煎至七分,去滓,空心顿服,以衣履;如人行五里,再一服;少顷,以生姜煮热稀粥投之,身体四肢自然汗出,须臾头轻目明。

【主治】阴毒伤寒,头痛眼疼,心中闷乱,身体沉重,四肢俱冷,精神恍惚,脉候沉细,欲得冷水,饮之必危。

【加减】妇人病,加赤芍药半两。

47948 附子汤(《圣济总录》卷三十一)

【组成】附子(炮裂,去皮脐) 草薢 熟干地黄(焙) 人参各一两 芎䓖 半夏(汤洗七遍,炒)各半两 白茯苓(去黑皮) 桂(去粗皮) 当归(切,焙) 芍药 五味子 黄耆(剉)各三分。

【用法】上剉,如麻豆大。每服五钱匕,水一盏半,加生姜一枣大(拍碎),大枣三枚(擘破),同煎至八分,去滓,空心温服。

【功用】补益元脏。

【主治】伤寒后虚羸少力。

47949 附子汤(《圣济总录》卷三十八)

【组成】附子(炮裂,去皮脐) 人参 厚朴(去粗皮,生姜汁涂,炙干) 白茯苓(去黑皮) 甘草(炙) 陈橘皮(去白,炒) 当归(切,焙) 葛根(剉) 桂(去粗皮) 干姜(炮)各一两

【用法】上剉,如麻豆大。每服五钱匕,水一盏半,煎至八分,去滓温服。随药吐者,更服勿止。

【主治】霍乱四逆吐下,烦呕转筋,肉冷汗出,体痹气急垂死,音声不出,脉不通者。

47950 附子汤(《圣济总录》卷三十八)

【组成】附子(炮裂,去皮脐)一两 白茯苓(去黑皮) 人参 甘草(炙) 干姜(炮)各二两

【用法】上剉,如麻豆大。每服三钱匕,水一盏,煎至七分,去滓温服,一日三次。

【主治】霍乱,心腹筑悸。

47951 附子汤(《圣济总录》卷三十八)

【组成】附子(炮裂,去皮脐)半两 半夏(生姜汁制,炒) 甘草(炙)各一两

【用法】上剉,如麻豆大。每服三钱匕,水一盏,加大枣一枚(擘破),粳米一撮,煎至七分,去滓温服,每日三次。

【主治】霍乱脐上筑悸,及四肢逆冷。

47952 附子汤(《圣济总录》卷四十)

【组成】附子(去皮,剉)一枚 葱半斤(拍碎) 生椒(绵裹) 生姜(切碎)各一两

【用法】以水一升,煎两三沸,入瓷盆中,滤去滓,以盐浆水解之,冷热得所,淋洗立愈。

【主治】霍乱转筋。

47953 附子汤(《圣济总录》卷四十四)

【组成】附子(炮裂,去皮脐) 人参各等分

【用法】上剉,如麻豆大。每服二钱匕,水一盏,加大枣二枚(擘破) 生姜三片,煎至六分,去滓,食前温服。

【主治】脾虚。

47954 附子汤

《圣济总录》卷五十。为《圣惠》卷六"附子散"之异名。见该条。

47955 附子汤(《圣济总录》卷五十一)

【组成】附子(炮裂,去皮脐) 桂(去粗皮) 五味子 白茯苓(去黑皮) 石膏(煅) 人参 补骨脂(炒)各一两

【用法】上剉,如麻豆大。每服三钱匕,水一盏,煎至七分,去滓温服。

【主治】风寒内着骨髓,上连于脑,头痛齿痛。

47956 附子汤(《圣济总录》卷五十五)

【组成】附子(大者,炮裂,去皮脐)二枚 芎䓖 干姜(炮) 厚朴(去粗皮,姜汁炙透) 吴茱萸(水浸去涎,焙干,炒) 甘草(炙)各一两

【用法】上剉,如麻豆大。每服五钱匕,水一盏半,加大枣二枚(擘破),同煎至七分,去滓温服。如人行十里再服。

【主治】心痛如刺,或绕脐绞痛,白汗出。

47957 附子汤(《圣济总录》卷七十四)

【异名】甘草汤(《普济方》卷二○九)。

【组成】附子(炮裂,去皮脐) 甘草(炙,剉) 阿胶(炙燥)各半两 黄连(去须,炒)一两

【用法】上剉,如麻豆大。每服五钱匕,水一盏半,煎至一盏,去滓,空心温服,一日二次。

【主治】肠胃寒湿,濡泻不止,及冷痢色白,食不消化。

47958 附子汤

《圣济总录》卷七十五。为《千金》卷十五"大桃花汤"之异名。见该条。

47959 附子汤(《圣济总录》卷七十五)

【组成】附子(炮裂,去皮脐)半两 黄连(去须,炒)一两 阿胶(炙令燥)三分 甘草(炙,剉) 干姜(炮)各半两 赤石脂 厚朴(去粗皮,姜汁炙)各一两

【用法】上剉,如麻豆大。每服五钱匕,水一盏半,煎至八分,去滓,空心食前温服,一日三次。

【主治】冷痢及赤白滞下。

47960 附子汤(《圣济总录》卷八十一)

【组成】附子一枚(重半两者,炮裂,去皮脐) 麻黄(去根节)一两半 杏仁(汤浸,去皮尖双仁,炒黄)四十枚 细辛(去苗叶)三分 芎䓖一两一分 牛膝(去苗,酒浸,焙干) 丹参(去根节) 防风(去叉) 独活(去芦头) 五加皮(炙令黄)各一两

【用法】上剉,如麻豆大。每服五钱匕,用水一盏半,加生姜半分(拍碎),同煎至一盏,去滓温服,空心、日午、晡时各一次,衣覆微令汗出。

【主治】脚气风多,皮肉瘙痹,筋骨疼痛,足跗不仁,手脚缓弱,履地不稳。

47961 附子汤(《圣济总录》卷八十六)

【组成】附子(炮裂,去皮脐) 白槟榔(煨)各二两 白茯苓(去黑皮) 桔梗(剉,炒) 陈橘皮(去白,焙) 桂(去粗皮)各三两 白术四两 吴茱萸(汤浸,焙,炒)一两 甘草(炙,剉) 半夏(汤洗去滑,生姜汁制)各二两

【用法】上剉,如麻豆大。每服三钱匕,水一盏,加生姜一枣大(切),煎至七分,去滓温服。

【主治】脾劳虚寒,腹痛胀满,气急善噎,欲卧,舌本苦直,饮食多倦,干哕恶心。

47962 附子汤(《圣济总录》卷八十七)

【组成】附子(炮裂,去皮脐) 柴胡(去苗)各一两 秦艽(去苗土)一两半

【用法】上剉,如麻豆大。每服二钱匕,用猪脭子一两(切令细),酒半盏,水三分,加薤白三寸,同煎令猪脭熟,去滓温服,每日五更初服之。

【主治】冷劳肌瘦,盗汗少力,时发寒热,不思饮食。

47963 附子汤(《圣济总录》卷八十八)

【组成】附子(炮裂,去皮脐) 甘草(炙)各一两 干姜(炮)三分 半夏一两(汤洗去滑,生姜二两同捣作饼,炙) 白术(剉,炒)一两半 苍术(米泔浸,去粗皮,剉,炒)二两

【用法】上剉,如麻豆大。每服三钱匕,水一盏半,加大枣二枚(擘),生姜半分,煎至一盏,去滓,分为二服。

【主治】虚劳,脾胃冷弱,胸满气逆,呕吐咳嗽,腹痛肠鸣。

47964 附子汤(《圣济总录》卷九十六)

【组成】附子(炮裂,去皮脐)半两 黄连(去须,炒)二两 阿胶(炙令燥)三分 甘草(炙,剉) 干姜(炮)各半两 赤石脂 厚朴(去粗皮,生姜汁炙)各一两

【用法】上㕮咀,如麻豆大。每服五钱匕,用水一盏半,煎至一盏,去滓,空心温服,一日二次。

【主治】下焦虚寒,大便不禁。

47965 附子汤(《圣济总录》卷一二〇)

【组成】附子(生用)一枚 防风(去叉)一两 细辛(去苗叶) 独活(去芦头) 甘草(炙)各三分 莽草(炒)一分 芎䓖半两

【用法】上为粗末。每用五钱匕,以水二盏,煎十余沸,去滓,热漱冷吐,一日三五次。

【主治】牙齿风痛,不得眠睡。

47966 附子汤

《圣济总录》卷一二九。为《金匮》卷中"薏苡附子败酱散"之异名。见该条。

47967 附子汤(《圣济总录》卷一三六)

【组成】附子(生,去皮脐,剉)四两

【用法】用水一斗,煮至七升,去滓热洗,余滓更煮洗。

【主治】风毒攻肌肉,皮肤浮肿,或在脚,或在手。

47968 附子汤(《圣济总录》卷一五九)

【组成】附子(端正紧实大者)一枚(生,去皮脐,切作十片)

【用法】上不得捣碎,用水二盏,加生姜五片,同煎取一盏,去滓不用,将药汁滤清,分温二服。如经时不下,更服桂心汤。

【功用】破寒堕胎。

【主治】❶《圣济总录》:子死腹中,产宫气寒,胎血凝涩,死子难下。❷《鸡峰》:中风涎盛,少气不语。

47969 附子汤(《圣济总录》卷一六四)

【组成】附子(炮裂,去皮脐)半两 桂(去粗皮)二两 生干地黄(焙)三两 甘草(炙令黄) 芍药各一两

【用法】上剉,如麻豆大。每服三钱匕,水一盏,加生姜三片,大枣二枚(擘破),煎至七分,去滓温服,不拘时候。

【主治】产后荣血虚损,汗出日夕不止,形体困怠。

47970 附子汤(《圣济总录》卷一八七)

【组成】附子(炮裂,去皮脐) 乌头(炮裂,去皮脐) 柴胡(去苗土) 前胡(去芦头) 黄耆 芎䓖 白术 人参 木香 当归(切,焙) 羌活(去芦头) 甘草(炙) 桔梗(炒) 白芷 地榆 桂(去粗皮)各一两

【用法】上剉,如麻豆大。每服三钱匕,水一盏,加生姜

二片,大枣二枚,葱白一寸,同煎至一分,空心服。

【功用】补不足。

【主治】身体劳倦,四肢拘急,腹内刺痛,体弱,风痰头疼,肾脏伤惫,胸臆噎塞,久积冷气,妇人血海冷滞。

47971 附子汤(《鸡峰》卷十四)

【组成】白术 苍术各二两 芍药一两 茯苓二两 甘草 附子各一两

【用法】上为粗末。每服五钱,水二盏,煎至一盏,去滓温服。

【主治】泄泻不已。

47972 附子汤(《宣明论》卷一)

【组成】附子(炮) 独活 防风(去苗) 川芎 丹参 萆薢 菖蒲 天麻 官桂 当归各一两 黄耆 细辛(去苗) 山茱萸 白术 甘菊花 牛膝(酒浸) 甘草(炙) 枳壳(麸炒,去瓤)各半两

【用法】上为末。每服三钱,水一大盏,加生姜五片,煎至七分,去滓温服,一日三次,不拘时候。

【主治】肾脏风寒湿痹,腰脊疼痛,不得俯仰,两脚冷,受热不遂,头昏,耳聋,音浑。

47973 附子汤(《三因》卷二)

【组成】附子(生,去皮脐) 人参各半两 茴香(炒) 茯苓 山药各一分 甘草(炙) 干姜(炮)各三分

【用法】上剉散。每服四大钱,水二盏,加生姜三片,盐少许,煎至七分,去滓,食前服。

【主治】房室竟中风,恶风多汗,汗出沾衣,口干上渍,不能劳事,身体尽疼,名曰内风。

47974 附子汤(《三因》卷二)

【异名】附子散(《普济方》卷八十八引《医方大成》)。

【组成】附子(炮,去皮脐) 桂心各半两 细辛(去苗) 防风(去叉) 人参 干姜(炮)各六钱

【用法】上剉散。每服四钱,水一盏半,加生姜五片,大枣一枚,煎七分,去滓,食前服。或为末,每服二钱,酒调下。

【主治】五脏中风寒,手足不仁,口面喎斜,昏晕,失音,眼目眴动,牙车紧急,不得转动。

47975 附子汤(《得效》卷二)

【组成】附子二枚(一枚生,去皮脐;一枚炮,去皮脐。盐水浸,各一两)

【用法】上剉散。每服三钱,水一盏半,加生姜七片,红枣七枚,煎至七分,去滓放冷,就吞灵砂丹五十粒或百粒。

【主治】瘴疟经久不愈,正气羸弱,身热如火,极寒极热,连日方醒,发时沉着枕簟,不能抬身,战掉不堪,便溺、饮食俱不便。

47976 附子汤(《普济方》卷一一六)

【组成】生附子六七钱者。

【用法】上用半个切碎,以水二盏,加生姜十片,煎至一盏以下,滤过,盏盛,水中沉微冷服。若不去皮脐,及临服入盐少许,效尤速。

【主治】一切风疾痰眩。

47977 附子汤

《普济方》卷一三〇。即《圣惠》卷九"发表附子散"。见该条。

47978 附子汤(《普济方》卷二一六)

【组成】白术 附子(炮裂,去皮) 干姜(炮) 桂 赤石脂一两

【用法】上为末。每服一钱,空心生姜汤调下,一日二次。

【主治】肾气虚寒,小便滑数。

【备考】方中白术、附子、干姜、桂用量原缺。

47979 附子汤

《普济方》卷二三一。即《千金》卷十九"建中汤"。见该条。

47980 附子汤(《普济方》卷三五七)

【组成】桂(去粗皮,不得见火) 乌头(大者,炮,去皮脐)各一两

【用法】上剉。每服二钱,水一盏,煎七分,去滓温服,须臾连三服。

【主治】子死腹中。

47981 附子汤(《普济方》卷三九五)

【组成】生附子 白姜(炮) 人参 甘草(炙)各等分

【用法】上剉。加生姜、大枣、冬瓜仁,水煎服。

【主治】吐利过多,手足厥冷,六脉沉细。

47982 附子汤(《医统》卷七十六)

【组成】附子一枚(制) 草果五粒

【用法】水二钟,煎一钟,分二服。

【主治】瘴疟脾寒,寒振热少,面色青白,饮食少进,四肢厥,大小便清。

【备考】《简明医彀》本方用法:加生姜,水煎服。

47983 附子汤(《济阳纲目》卷四十四)

【组成】附子(炮) 白术 独活各五分 川芎 肉桂各三分

【用法】上作一服。加大枣一枚,水煎服。

【主治】手足厥冷,筋脉拘急,汗出不止,项强,口噤,痰涌。

47984 附子汤

《嵩崖尊生》卷十四。为《胎产指南》卷七"附子方"之异名。见该条。

47985 附子饮(《圣济总录》卷八)

【组成】附子两枚(大者。一枚炮裂,去皮脐,一枚生用) 桂(去粗皮)二两 麻黄(去节,先煎,掠去沫,焙干)四两 甘草(炙,剉) 杏仁(汤浸去皮尖双仁,炒)各二两

【用法】上为粗末。每服五钱匕,以水二盏,煎至一盏,去滓温服,相去如人行五里再服。以衣被盖之,通体有汗即愈。未汗,用热生姜葱豉稀粥投之。常服,空心、临卧服三合甚佳。

【主治】中风,四肢拘挛,屈伸不得。

47986 附子饮(《圣济总录》卷八)

【组成】附子一枚(炮裂,去皮脐) 牛膝(酒浸,切,焙)三分 防风(去叉) 羌活(去芦头)各一两

【用法】上㕮咀,如麻豆大。每服五钱匕,水一盏半,煎至八分,去滓温服,早、晚食前各一次。

【功用】补暖调气。

【主治】少年服冷药太过,风冷腰脚疼痛不随。

47987 附子饮(《圣济总录》卷二十一)

【组成】附子(炮裂,去皮脐) 白术各半两 桔梗 细辛(去苗叶)各一两

【用法】上剉,如麻豆大。每服五钱匕,用水一盏半,煎至七分,去滓,空心温服。衣盖取汗,或得吐即愈。如未吐、汗,再服。

【主治】伤寒头疼壮热,恐成阴毒。

47988 附子灸(方出《千金》卷二十二,名见《串雅外编》卷二)

【组成】附子

【用法】削令如棋子,安肿上,以唾贴之,乃灸之,令附子欲焦。复唾湿之,乃重灸之,如是三度,令附子热气彻内即愈。

【主治】❶《千金》:痈肉中如眼,诸药所不效者。❷《串雅外编》:痈疽久漏,疮口冷,脓水不绝,内无恶肉。

【方论选录】《串雅外编》选注:附子性温,加艾热灸能促进寒性脓肿周围循环增强,有助于排脓、收敛。

47989 附子面(《魏氏家藏方》卷四)

【组成】附子一只(炮令熟,去皮尖)

【用法】上为细末。和面四两,一处筛过,然后用姜汁入汤搜和,打成棋子面,分作二服,煮熟,以鸡羊之类为汁,面随多少食。

【功用】补益。

【宜忌】不可用猪肉汁。

47990 附子饼(《外科发挥》卷三)

【组成】炮附子(去皮脐)

【用法】上为末,以唾津和为饼,置疮口处,将艾壮于饼上,灸之。每日灸数次,但令微热,勿令痛。如饼干,再用唾津和做,以疮口活润为度。

【主治】溃疡,气血虚不能收敛,或风邪袭之,以致气血不能运于疮所,不能收敛。

47991 附子酒(《千金》卷八)

【组成】大附子一枚(重二两者,亦云二枚)

【用法】以酒五升渍之,春五日。每服一合,一日二次。以痹为度。

【功用】《普济方》:祛风除湿,温经络散寒邪。

【主治】❶《千金》:大风,冷痰癖,胀满,诸痹。❷《普济方》:偏风,半身不遂,冷癖。

【方论选录】《千金方衍义》:附子辛烈,人但知为回阳之药,不知其有寒湿、痿躄、拘挛之用,更渍之以酒,为逐湿开痹要药,不烦他物佐使也。

47992 附子酒(《圣惠》卷四十五)

【异名】二味独活酒(《圣济总录》卷八十四)。

【组成】附子五两(炮裂,去皮脐) 独活五两

【用法】上剉,以酒五升,渍五六日。每于食前,随性暖服之。

【主治】脚气,风毒湿痹,筋脉挛急疼痛。

47993 附子酒(《普济方》卷三一七)

【组成】生附子一枚(不去皮,重一两) 皂角刺二十一根(一方加黑豆一合)

【用法】上剉细,分为二处。用好酒二瓶,入上药,慢火煨,候干至半瓶,却合作一处,密缚泥头,经二宿。每服一盏,温服,不拘时候,未效又服。

【主治】痛风;妇人血风,身上瘙痒。

47994 附子散(方出《肘后方》卷一,名见《圣济总录》卷六)

【组成】生附子

【用法】上为末,置管中。吹口内舌下。

【主治】❶《肘后方》:卒忤,口噤不开。❷《圣济总录》:中风,口噤不开。

47995 附子散(方出《隐居效方》,见《肘后方》卷五。名见《医心方》卷十七引《古今录验》)

【组成】附子八分　藜芦二分

【用法】上为末,敷之。虫自然出。

【主治】羊疽疮,有虫痒。

47996 附子散(《外台》卷二十五引《古今录验》)

【组成】蜀附子一枚(炮)　曲　干姜各三分

【用法】上为散。每服方寸匕,食前以酒送下,一日二次。

【主治】中寒下痢脓血,妇人漏下。

47997 附子散(《千金》卷八)

【组成】附子　桂心各五两　细辛　防风　人参　干姜各六两

【用法】上药治下筛。每服方寸匕,酒送下,一日三次。稍增之。

【主治】中风,手臂不仁,口面㖞僻。

【方论选录】《千金方衍义》:附子复阳胜阴,佐桂、姜和营开痹,辛、防祛风逐湿;人参助诸药力也。

47998 附子散(《普济方》卷一四六引《千金》)

【组成】附子一两(炮裂,去皮脐)　细辛三分　干姜(炮裂,剉)　白术　甘草(炙微赤,剉)　茴香子各半两

【用法】上为散。每服五钱,以水一大盏,加生姜半分,煎至五分,去滓温服,不拘时候。

【主治】伤寒后阴阳易,小腹急痛,阴肿,四肢乏力。

47999 附子散(《圣惠》卷三)

【组成】附子一两(炮裂,去皮脐)　酸枣仁半两(微炒)　防风半两(去芦头)　羚羊角屑半两　人参三分(去芦头)　桂心半两　羌活半两　甘菊花一分　蔓荆子半两　白鲜皮半两　茯神三分　薯蓣三分　黄芩半两　龙齿一两　芎䓖半两　天麻半两　黄耆半两(剉)　枳壳半两(麸炒微黄,去瓤)

【用法】上为散。每服二钱,以水一中盏,加生姜半分,同煎至六分,去滓温服,不拘时候。

【主治】肝中风,上攻头目眩晕,心惊悸闷,四肢筋脉拘急。

48000 附子散(《圣惠》卷三)

【组成】附子一两(炮裂,去皮脐)　沉香一两　桂心一两　木瓜一两半　高良姜一两

【用法】上为散。每服四钱,以水一中盏,煎至六分,去滓热服,不拘时候。

【主治】肝虚风冷所搏,转筋不止。

【宜忌】忌鸡、猪、毒鱼、大蒜等。

48001 附子散(《圣惠》卷六)

【组成】附子一两(炮裂,去皮脐)　麻黄一两(去根节)　杏仁一两(汤浸,去皮尖双仁,麸炒微黄)　甘草一分(炙微赤,剉)　赤茯苓三分　菖蒲半两　肉桂一两(去皴皮)　陈橘皮一两(汤浸,去白瓤,焙)

【用法】上为散。每服三钱,以水一中盏,加生姜半分、大枣三枚,煎至六分,去滓稍热服,不拘时候。

【主治】肺脏伤风冷,声嘶不出,或吃食后虚喘。

48002 附子散(《圣惠》卷六)

【异名】附子汤(《圣济总录》卷五十)。

【组成】附子一两半(炮裂,去皮脐)　人参一两(去芦头)　干姜一两(炮裂,剉)　赤芍药一两　桂心一两　甘草一两(炙微赤,剉)

【用法】上为散。每服三钱,以水一中盏,加大枣三枚,煎至六分,去滓,食前温服。

【主治】大肠虚冷,乏气拘急,腰痛羸瘦。

【宜忌】忌热面、鸡、猪、鱼等。

48003 附子散(《圣惠》卷七)

【组成】附子一两(炮裂,去皮脐)　石斛三分(去根,剉)　杜仲三分(去粗皮,炙微黄,剉)　五味子三分　人参三分(去芦头)　熟干地黄一两　续断三分　牛膝三分(去苗)　桂心一两　沉香一两　黄耆三分(剉)　当归三分(剉,微炒)　木香三分　白龙骨一两　磁石二两(捣碎,水淘去赤汁)

【用法】上为粗散。每服四钱,以水一中盏,加生姜半分、大枣三枚,煎至六分,去滓,食前温服。

【主治】肾脏风虚,两耳常鸣,腰背痛强,小便多利,虚羸无力。

48004 附子散(《圣惠》卷十)

【组成】附子一两(炮裂,去皮脐)　人参一两(去芦头)　桂心一两　麻黄一两(去根节)　茯神一两　汉防己一两半　黄芩一两半　甘草一两(炙微赤,剉)　赤芍药一两　枳壳二两(麸炒微黄,去瓤)

【用法】上为粗散。每服四钱,以水一中盏,加生姜半分,煎至六分,去滓,稍热频服。

【主治】伤寒中风,四肢不举,言语謇涩,烦疼壮热。

48005 附子散(《圣惠》卷十)

【异名】人参散(《普济方》卷一三二)。

【组成】附子(炮裂,去皮脐)　人参(去芦头)　白茯苓　前胡(去芦头)　白术　麻黄(去根节)　桂心　半夏(汤洗七遍去滑)　独活　当归(剉,微炒)各一两　石膏二两　干姜半两(炮裂,剉)

【用法】上为散。每服五钱,以水一中盏,加生姜半分,煎至五分,去滓,温温频服,不拘时候。

【主治】伤寒阴痉,颈项强直,四肢拘急疼痛,足冷口噤。

48006 附子散(《圣惠》卷十一)

【异名】桂附散(《普济方》卷一三五)。

【组成】附子三分(炮裂,去皮脐)　桂心半两　当归半两(剉,微炒)　半夏一分(汤浸七遍去滑)　干姜一分(炮裂,剉)　白术半两　天南星一分(炮裂)　木香一分

【用法】上为散。每服三钱,以水一中盏,加生姜半分,煎至六分,去滓热服,不拘时候。衣覆取汗;如人行十里未有汗,再服。

【主治】❶《圣惠》:阴毒伤寒,唇青面黑,身重背强,四肢逆冷。❷《普济方》:因服冷药过度,心腹胀满,昏沉不知人。

48007 附子散(《圣惠》卷十二)

【组成】附子一两(炮裂,去皮脐)　人参一两(去芦

头）　陈橘皮一两(汤浸,去白瓤,焙)　桂心半两　白术一
两　紫苏茎叶一两　木香半两　大腹皮半两(剉)　杏仁半
两(汤浸,去皮尖双仁,麸炒微黄)

【用法】上为散。每服四钱,以水一中盏,加生姜半分,
煎至六分,去滓,稍热服,不拘时候。

【主治】伤寒,头痛急闷,心腹痞满,气逆,不思饮食。

48008 附子散(《圣惠》卷十二)

【组成】附子一两(炮裂,去皮脐)　干姜三分(炮裂,
剉)　甘草半两(炙微赤,剉)　人参一两(去芦头)　白茯苓
三分　陈橘皮三分(汤浸,去白瓤,焙)　桂心三分　诃黎勒
三分(煨,用皮)

【用法】上为散。每服三钱,以水一中盏,加大枣三枚,
煎至六分,去滓,稍热服,不拘时候。

【主治】伤寒,其脉沉微;或因下后,心腹痞满。

48009 附子散(《圣惠》卷十二)

【组成】附子一两(炮裂,去皮脐)　桂心三分　白术一
两　高良姜三分(剉)　甘草二分(炙微赤,剉)　厚朴一两
半(去粗皮,涂生姜汁,炙令香熟)

【用法】上为散。每服四钱,以水一中盏,煎至六分,去
滓,稍热服,不拘时候。

【主治】伤寒,手足厥冷,脉细欲绝。

48010 附子散(《圣惠》卷十三)

【组成】附子二两(炮裂,去皮脐)　桔梗半两(去芦
头)　防风一两(去芦头)　桂心一两　羌活一两　干姜一
两(炮裂,剉)　黄耆一两(剉)　甘草半两(炙微赤,剉)　厚
朴一两(去粗皮,涂生姜汁,炙令香熟)

【用法】上为散。每服五钱,以水一大盏,煎至五分,去
滓热服,不拘时候。良久,吃热粥投之,衣盖取汗。

【主治】两感伤寒,遍身疼痛,脑目疼闷,心胸烦热,四
肢沉重。

48011 附子散(《圣惠》卷十四)

【异名】沉香散(《普济方》卷一四四)。

【组成】附子一两(炮裂,去皮脐)　熟干地黄一两半
芎䓖三分　桂心三分　人参三分(去芦头)　白茯苓一两
桑螵蛸一两(微炒)　当归三分(剉,微炒)　沉香一两　牛
膝一两(去苗)　磁石二两(捣碎,淘去赤汁)　石斛一两(去
根)　肉苁蓉一两(酒浸一宿,刮去皱皮,炙干)

【用法】上为散。每服五钱,以水一大盏,加生姜半分、
大枣三枚,煎至五分,去滓,食前稍热服。

【主治】伤寒后,肾脏虚羸,耳无所闻,脚膝乏力。

48012 附子散(《圣惠》卷十四)

【组成】附子一两(炮裂,去皮脐)　干姜半两(炮裂,
剉)　吴茱萸半两(汤浸七遍,焙干,微炒)　桂心　白术
细辛　木香各三分　甘草半两(炙微赤,剉)

【用法】上为散。每服五钱,以水一中盏,煎至六分,去
滓温服,不拘时候。

【主治】伤寒后,百日内未平复,合阴阳,遂成阴阳易
病,四肢厥冷,心痛烦闷,手足拘拳。

48013 附子散(《圣惠》卷十九)

【组成】附子一两(炮裂,去皮脐)　细辛　干姜一两
(炮裂,剉)　甘草一两(炙微赤,剉)　桂心一两　麦门冬一
两(去心)　独活一两　当归一两　白术一两

【用法】上为散。每服四钱,以水一中盏,煎至六分,去
滓温服,不拘时候。

【主治】中风,失音不语,气厥无脉,手足拘急。

48014 附子散(《圣惠》卷二十)

【组成】附子一两(炮裂,去皮脐)　细辛一两　甘草一
两(炙微赤,剉)　当归一两(剉,微炒)　桂心一两　赤芍药
一两　生干地黄一两　青橘皮一两(汤浸,去白瓤,微炒)
吴茱萸半两(汤浸七遍,焙干,微炒)

【用法】上为粗散。每服三钱,以水一中盏,加生姜半
分,煎至六分,去滓,稍热服,不拘时候。

【主治】风入腹,疼痛无时,发则抢心,胀满拘急。

48015 附子散(《圣惠》卷二十一)

【组成】附子一两(炮裂,去皮脐)　五加皮三分　麻黄
三两(去根节)　独活三分　当归三分　秦艽三分(去苗)
赤茯苓三分　芎䓖三分　桂心三分　草薢三分(剉)　枳壳
三分(麸炒微黄,去瓤)

【用法】上为粗散。每服三钱,以水一中盏,加生姜半
分,煎至六分,去滓温服,不拘时候。

【主治】风身体疼痛,四肢懈惰。

【宜忌】忌生冷、油腻、毒鱼、滑物。

48016 附子散(《圣惠》卷二十一)

【组成】附子一两(炮裂,去皮脐)　川乌头一两(炮
裂,去皮脐)　乌蛇肉二两(酒浸,去皮骨,炙微黄)　干蝎一
两(微炒)　天麻一两　天南星一两(炮裂)　白附子一两
(炮裂)　防风一两(去芦头)　白僵蚕一两(微炒)　蝉壳一
两　麻黄一两(去根节)　藿香一两

【用法】上为细散。每服一钱,温酒调下,不拘时候。

【主治】破伤风。身体强直,筋脉拘急,口眼偏斜。

48017 附子散(《圣惠》卷二十二)

【组成】附子一两(酒浸过,炮裂,去皮脐)　白附子一
两(生用)　白僵蚕一两(生用)　天南星一两(生用)　海
桐皮一两　狼毒半两(以醋煮半日,细切,晒干)　麝香一分
(细研)　半夏一两(汤洗七遍去滑)　干姜半两(炮裂)

【用法】上为细散。加麝香,都研令匀。每服二钱,以
热豆淋酒调下,良久再服,必吐涎出,相次以热葱酒一盏投
之。盖覆令有汗为效。

【主治】急风。面青口噤,心膈有涎不可出者。

48018 附子散(《圣惠》卷二十三)

【组成】附子一两(炮裂,去皮脐)　防风一两(去芦
头)　五加皮一两　草薢一两　薏苡仁一两　桂心一两
牛膝一两(去苗)　独活一两　当归一两　杜仲一两(去粗
皮,炙微黄,剉)　海桐皮一两　木香一两　仙灵脾一两
枳壳一两(麸炒微黄,去瓤)

【用法】上为散。每服三钱,以水一中盏,加生姜半分,
煎至六分,去滓温服,不拘时候。

【主治】中风,半身不遂,肢体无力疼痛。

48019 附子散(《圣惠》卷二十三)

【组成】附子二两(炮裂,去皮脐)　桂心二两　赤箭一
两　牛膝一两(去苗)　狗脊一两　草薢一两　当归一两
丹参一两　枳壳一两(麸炒微黄,去瓤)　仙灵脾一两　海
桐皮一两

【用法】上为细散。每服二钱,食前以温酒调下。

【主治】中风,手足不遂,肢体疼痛。

48020 附子散(方出《圣惠》卷二十四,名见《圣济总录》卷十八)

【组成】附子半两(去皮脐) 硫黄半两(细研) 苍耳一握(阴干)

【用法】上为细散。用米醋调,先以布揩其上赤,即以药涂之,干即更涂之。

【主治】疬疡风,斑驳如白癜。

48021 附子散(《圣惠》卷二十七)

【组成】附子(炮裂,去皮脐) 牛膝(去苗) 桂心 当归各一两 五加皮 防风(去芦头) 萆薢(剉) 杜仲(去粗皮,炙微赤,剉) 续断 丹参 沉香 木香 枳壳(麸炒微黄,去瓤)各三分 甘草半两(炙微赤,剉)

【用法】上为散。每服四钱,以水一中盏,加生姜半分,煎至六分,去滓,食前温服。

【主治】风劳,肌体羸瘦,皮肤不仁,肢节烦疼,腰膝无力,少思饮食。

48022 附子散(《圣惠》卷二十七)

【组成】附子(炮裂,去皮脐) 芎藭 石斛(去根,剉) 独活 牛膝(去苗) 当归 熟干地黄各一两 枳壳(麸炒微黄,去瓤) 丹参 防风(去芦头) 白术 黄耆(剉) 木香 五加皮各三分

【用法】上为散。每服三钱,以水一中盏,加生姜半分,煎至六分,去滓,空腹及晚食前温服。

【主治】虚劳偏枯,肌体虚弱,气血不行,半身枯细,肢节无力,食少羸瘦。

48023 附子散(《圣惠》卷二十九)

【组成】附子一两(炮裂,去皮脐) 熟干地黄二两 白龙骨一两 桂心三分 续断一两 干姜一两(炮裂) 甘草一两(炙微赤,剉)

【用法】上为散。每服三钱,以水一中盏,煎至六分,去滓,食前温服。

【主治】虚劳小便数,或不禁者。

48024 附子散(《圣惠》卷三十)

【组成】附子一两(炮裂,去皮脐) 桂心三分 半夏半两(汤洗七遍去滑) 白术三分 人参一两(去芦头) 陈橘皮一两(汤浸,去白瓤,焙) 白茯苓一两 甘草半两(炙微赤,剉) 麦门冬一两半(去心,焙)

【用法】上为粗散。每服三钱,以水一中盏,加生姜半分,大枣三枚,煎至六分,去滓,稍热服,一日三四次。

【主治】虚劳,四肢逆冷,心神烦躁,不能饮食。

48025 附子散(《圣惠》卷三十五)

【组成】附子一颗(炮裂,去皮脐,切四分,涂蜜炙令微黄) 马蔺子一两 牛蒡子一两

【用法】上为细散。每服一钱,以温水调下,一日四五次。

【主治】咽喉闭塞。

48026 附子散(方出《圣惠》卷三十六,名见《普济方》卷五十三)

【组成】附子一两(炮裂,去皮脐) 桂心一两 五味子一两 木香一两 桃仁一两(汤浸,去皮尖双仁,麸炒微黄) 白蒺藜一两(微炒,去刺)

【用法】上为细散。每服二钱,空心以暖酒调下,夜临卧时再服。

【主治】风虚耳聋,头脑旋闷,四肢不利。

48027 附子散(方出《圣惠》卷四十,名见《普济方》卷四十四)

【组成】黑豆一合(拣令净) 附子一两(炮裂,去皮脐,别捣为细末) 生姜一两(切,与豆同炒,豆熟为度)

【用法】上以酒一大盏,煎姜、豆至七分,去滓,分为二服,每服调附子末一钱,不拘时候。

【主治】风毒攻注头目,痛不可忍者。

48028 附子散(《圣惠》卷四十四)

【组成】附子一两(炮裂,去皮脐) 杜仲三分(去粗皮,炙微黄,剉) 五味子三分 磁石三两(捣碎,水淘去赤汁) 牡丹三分 萆薢一两(剉) 桂心三分 续断三分 牛膝三分(去苗) 熟干地黄一两 羌活三分 当归三分(剉,微炒) 木香三分 枳壳三分(麸炒微黄,去瓤)

【用法】上为粗散。每服用羊肾一对,切去脂膜,先以水一大盏半,煮肾令熟,去肾,加药末五钱,生姜半分,大枣三枚,椒三七粒,煎至五分,去滓,空心温服,晚食前再服之。

【主治】五种腰痛,肾脏虚冷,行立艰难。

48029 附子散(《圣惠》卷四十四)

【组成】附子一两(炮裂,去皮脐) 牛膝三分(去苗) 杜仲一两(去粗皮,炙微黄,剉) 羌活一两 桂心半两 当归一两半(剉,微炒) 防风二两(去芦头) 延胡索一两

【用法】上为粗散。每服四钱,以水一中盏,加生姜半分,煎至六分,去滓,食前温服。

【主治】腰痛强直,不能俯仰,及筋脉拘急。

48030 附子散(方出《圣惠》卷四十七,名见《普济方》卷二〇一)

【异名】定呕汤(《普济方》卷二〇一)。

【组成】附子一两(炮裂,去皮脐) 半夏一两(汤洗七遍去滑) 干姜一两(炮裂,剉)

【用法】上为粗散。每服三钱,以水一中盏,加粳米五十粒、大枣二枚,煎至六分,去滓温服,不拘时候。

【主治】霍乱,吐少呕多。

48031 附子散(《圣惠》卷四十七)

【组成】附子一两(炮裂,去皮脐) 草豆蔻一两(去皮) 人参三分(去芦头) 甘草半两(炙微赤,剉) 陈橘皮一两(汤浸,去白瓤,焙) 当归半两(剉,微炒) 干姜半两(炮裂,剉) 桂心半两 木瓜一两(干者) 厚朴三分(去粗皮,涂生姜汁,炙令香熟)

【用法】上为散。每服三钱,以水一中盏,煎至六分,去滓温服,不拘时候。

【主治】伤冷霍乱虚烦,吐泻转筋,冷汗出,腹中痛。

48032 附子散(《圣惠》卷四十七)

【组成】附子一两(炮裂,去皮脐) 干姜半两(炮裂,剉) 甘草三分(炙微赤,剉) 桂心三分

【用法】上为散。每服三钱,以水一中盏,煎至六分,去滓温服,不拘时候。

【主治】霍乱吐泻,欲垂命者。

48033 附子散(《圣惠》卷四十七)

【组成】附子半两(炮裂,去皮脐) 草豆蔻半两(去皮) 桂心半两 陈橘皮半两(汤浸,去白瓤,焙) 高良姜半两(剉) 甘草一分(炙微赤,剉)

【用法】上为散。每服三钱,以水一中盏,加生姜半分,煎至六分,去滓热服,不拘时候。

【主治】霍乱腹满,虚鸣气逆,手足俱冷。

48034 附子散(《圣惠》卷四十七)

【组成】附子一两(炮裂,去皮脐) 干姜三分(炮裂,剉) 桂心一两 青橘皮一两(汤浸,去白瓤,焙) 芎藭三分 当归一两(剉碎,微炒) 木香半两 五味子一两 甘草半两(炙微赤,剉) 吴茱萸一两(汤浸七遍,焙干,微炒) 厚朴一两(去粗皮,涂生姜汁炙令香熟)

【用法】上为散。每服四钱,以水一中盏,加生姜半分,煎至五分,去滓,空心温服。

【主治】下焦虚寒,腹痛气逆,不下食。

48035 附子散(《圣惠》卷五十一)

【组成】附子半两(炮裂,去皮脐) 前胡半两(去芦头) 半夏半两(汤洗七遍去滑) 人参半两(去芦头) 枳壳半两(麸炒微黄,去瓤) 槟榔半两 石膏二两(捣碎) 芎藭半两

【用法】上剉细和匀。每服四钱,以水一大盏,加生姜半分,煎至五分,去滓温服,不拘时候。

【主治】痰厥头痛,胸满短气,呕吐白沫,饮食不消。

48036 附子散(《圣惠》卷五十五)

【组成】附子一分(炮裂,去皮脐) 干姜一分(炮裂,剉) 生干地黄二两

【用法】上为散。分为三服,每服以水一大盏,煎至五分,去滓温服,不拘时候。

【主治】肾黄。

48037 附子散(《圣惠》卷五十九)

【组成】附子一枚(生,去皮脐) 乌梅二枚

【用法】上二味,各烧令半生半熟,共为细散。每服一钱,食前以粥饮调下。

【主治】赤白痢不止,多渴。

48038 附子散(《圣惠》卷五十九)

【组成】附子一两(炮裂,去皮脐) 黄连一两(去须,微炒) 诃黎勒一两(煨,用皮) 干姜一两(炮裂,剉) 甘草一两(炙微赤,剉) 密陀僧一两(烧,研细)

【用法】上为细散。每服二钱,以粥饮调下,一日三四次。

【主治】久赤白痢,腹痛不止。

48039 附子散(《圣惠》卷五十九)

【组成】附子一两(炮裂,去皮脐) 神曲三分(炒微黄) 干姜三分(炮裂,剉) 甘草一分(炙微赤,剉) 当归半两(剉,微炒)

【用法】上为细散。每服二钱,以粥饮调下,不拘时候。

【主治】冷热气不和,腹痛,下痢脓血。

48040 附子散(《圣惠》卷五十九)

【组成】附子一两(炮裂,去皮脐) 陈橘皮一两(汤浸,去白瓤,焙) 干姜半两(炮裂,剉) 白术三分 桂心半两 当归半两(剉,微炒) 龙骨三分 厚朴一两(去粗皮,涂生姜汁,炙令香熟)

【用法】上为细散。每服二钱,以粥饮调下,不拘时候。

【主治】冷痢。四肢不和,心腹疼痛,少欲饮食,渐加羸瘦。

48041 附子散(《圣惠》卷五十九)

【组成】附子一两(炮裂,去皮脐) 黄连一两(去须,微

炒) 龙骨一两 当归三分(剉,微炒) 地榆一两(剉) 木香半两

【用法】上为细散。每服二钱,以粥饮调下,不拘时候。

【主治】冷热痢,腹痛不能饮食。

48042 附子散(《圣惠》卷六十四)

【组成】附子半两(炮裂,去皮脐) 川椒一分(去目) 白矾三分(烧令汁尽,研细) 腻粉二钱 雄黄一分(研细)

【用法】上附子、椒二味为末,次加白矾、腻粉、雄黄,相和令匀。每使时,以清麻油调令得所,以敷疮上,一日换二次。

【主治】冷疮,日夜发歇疼痛。

48043 附子散(《圣惠》卷六十七)

【组成】附子一两(炮裂,去皮脐) 没药一两 蒲黄一两 当归一两 芎藭一两 姜黄一两 赤芍药一两

【用法】上为细散。每服二钱,以温酒调下,不拘时候。

【功用】理血止痛。

【主治】从高坠下,落马车辗,一切伤折。

48044 附子散(《圣惠》卷六十七)

【组成】附子一两(炮裂,去皮脐) 败龟二两(涂酥炙微黄) 虎胫骨二两(涂酥炙微黄) 当归一两(剉,微炒) 芎藭一两 桂心一两 没药一两 泽兰一两 乱发灰一两 甘草半两(炙微赤,剉) 麝香一分(研细) 槟榔一两

【用法】上为细散,入麝香研令匀。每服二钱,以温酒调下,不拘时候。

【主治】一切伤折,疼痛不可忍。

48045 附子散(《圣惠》卷六十九)

【组成】附子三分(炮裂,去皮脐) 当归一两(剉,微炒) 芎藭一两 前胡一两(去芦头) 枳壳一两(麸炒微黄,去瓤) 黄芩一两 细辛三分 白鲜皮一两 茯神一两 羌活一两 杏仁一两(汤浸,去皮尖双仁,麸炒微黄) 汉防己一两 桂心一两 甘草一两(炙微赤,剉) 麻黄一两(去根节)

【用法】上为粗散。每服四钱,以水一中盏,加生姜半分,煎至六分,去滓温服,不拘时候。

【主治】妇人中风,筋脉拘急,四肢疼痛,言语謇涩,心胸不利。

48046 附子散(方出《圣惠》卷六十九,名见《普济方》卷三一八)

【组成】附子五两(生用) 熏陆香一两 松脂一两半 杏仁一两(汤浸,去皮尖,研) 桂心一两 当归一两(剉,微炒) 芸薹子一两 芫花一两 巴豆一两(去心)

【用法】上为末。熔黄蜡五两,搅和诸药,捏作片,裹痛处。立效。

【主治】妇人血风走注,腰膝骨节疼痛不可忍。

【备考】方中巴豆,《普济方》作"巴戟"。

48047 附子散(《圣惠》卷七十一)

【组成】附子二两(炮裂,去皮脐) 没药一两 桂心二两 威灵仙一两 干漆一两(捣碎,炒令烟出) 牛膝一两(去苗)

【用法】上为细散。每服二钱,食前以温酒调下。

【主治】妇人腰脚积年疼痛不愈。

48048 附子散(《圣惠》卷七十一)

【组成】附子一两(去皮脐) 藜芦半两(去芦头)

【用法】上为末。用醋调敷之,干即再敷之。

【主治】妇人乳疽及妒乳,作寒热疼痛。

48049 附子散(《圣惠》卷七十三)

【组成】附子一两(炮裂,去皮脐) 当归一两(锉,微炒) 桂心一两 硫黄一两(研细) 硇砂一两(研细) 白矾灰一两 禹余粮一两(烧,醋淬七遍) 鹿角(尖屑)一两(炒黄)

【用法】上为细散。每服一钱,食前以温酒调下。

【主治】妇人久赤白带下,脐腹冷痛,腰膝麻疼。

48050 附子散(《圣惠》卷七十八)

【组成】附子(炮裂,去皮脐) 白术 当归(锉,微炒) 吴茱萸(汤浸七遍,焙干,微炒) 桂心 人参(去芦头) 丁香 陈橘皮(汤浸,去白瓤,焙) 甘草(炙微赤,锉)各半两

【用法】上为细散。每服二钱,以粥饮调下,不拘时候。

【主治】❶《圣惠》:产后霍乱,吐利不止,手足厥冷。❷《校注妇人良方》:脾胃虚寒,腹痛吐泻,手足厥冷,或自汗口噤。

48051 附子散(《圣惠》卷七十九)

【组成】附子半两(炮裂,去皮脐) 干姜半两(炮裂,锉) 川椒半两(去目及闭口者,微炒去汗) 甘草三分(炙微赤,锉) 白术二分 黄耆三分(锉) 赤石脂二两

【用法】上为细散。每服二钱,以粥饮调下,一日三四次。

【主治】产后脓血痢,日夜数十行,疼痛不止。

48052 附子散(《圣惠》卷八十四)

【组成】附子半两(炮裂,去皮脐) 蜣螂一分(去翅足,微炒) 人参一分(去芦头) 葛根半两(锉) 桂心一分

【用法】上为末。每服一钱,以水一小盏,加生姜少许,煎至四分,去滓,分二次温服。

【主治】小儿中风、伤寒,眼目不开,手足厥冷,口多出涎,啼声不出,齿噤,或时觉躁闷。

48053 附子散(《圣惠》卷九十一)

【组成】附子半两(去皮) 雄黄一分(研细) 白矾一分 吴茱萸半分 米粉半合

【用法】上为细散。以绵揾扑,一日三次。

【主治】小儿湿癣。

48054 附子散(《圣惠》卷九十二)

【组成】附子一两(生,去皮脐) 龙骨一两

【用法】上为细散。每用散一钱,敷在肛上,捼按令入,频频用之,以愈为度。

【主治】小儿脱肛。

48055 附子散(《圣惠》卷九十三)

【组成】附子一枚(炮裂,去皮脐) 龙骨半两 赤石脂半两(研细) 密陀僧一分(研细) 黄丹一分(微炒) 胡粉一分(炒微黄) 乌贼鱼骨一分(烧灰) 赤芍药一分 枣五枚(烧灰) 诃黎勒一分(煨,用皮) 炭皮一分

【用法】上为细散。每服半钱,以粥饮调下,一日三四次。

【主治】小儿疳痢,多有白脓,腹内疼痛。

48056 附子散(方出《证类本草》卷十引《简要济众方》,名见《圣济总录》卷八十四)

【组成】黑附子一两(去皮脐,生用)

【用法】上为散。用生姜汁调如膏,涂肿上,药干再调,涂之肿消为度。

【主治】脚气连腿肿满,久不愈。

48057 附子散(《活人书》卷十六)

【异名】附子汤(《圣济总录》卷二十七)、大附子当归散(《医方类聚》卷一五七引《施圆端效方》)。

【组成】附子三分(炮裂,去皮) 桂心半两 当归半两(锉,微炒) 干姜一分(炮裂,锉) 半夏一分(汤洗七次去滑) 白术半两

【用法】上为细散。每服三钱,以水一中盏,加生姜半分,煎至六分,去滓热服,不拘时候。衣覆取汗;如人行十里未汗,再服。

【主治】阴毒伤寒,及诸沉寒痼冷等阴盛阳虚之证。

❶《活人书》:阴毒伤寒,唇青面黑,身背强,四肢冷。❷《三因》:因服冷药过度,心腹胀满,昏沉不知人。❸《普济方》:阴毒伤寒为病,手足冷,腰背强,头疼腹痛,或烦渴,精神恍惚,额与手背时出冷汗,声郑重,爪甲唇面色青黑。妇人血室痼冷沉寒,赤白崩漏,脐腹疼痛,一切阴盛阳虚。❹《简明医毂》:中寒阴证,诸沉寒痼冷。

48058 附子散(《圣济总录》卷六)

【组成】附子一枚(重一两者,慢火炮裂,去皮脐) 白附子(炮裂)一分

【用法】上为细散。每服一钱匕,温酒调下。三服见效。

【主治】中风牙关紧急,遍身强硬。

48059 附子散(《圣济总录》卷八)

【组成】附子(炮裂,去皮脐) 桂(去粗皮)各二两半 细辛(去苗叶)一两半 干姜(炮) 防风(去叉)各二两半 甘草(炙,锉)三分

【用法】上为散。每用一钱至二钱匕,温酒调下,空心、午时各一服。

【主治】中风手臂不随,口面偏斜。

48060 附子散(《圣济总录》卷十)

【组成】附子(炮裂,去皮脐) 虎脑骨(酥炙令黄)各一两 桂(去粗皮)一分

【用法】上为散。每服一钱至二钱匕,温盐酒调下,空心、午时各一服。

【功用】止疼痛。

【主治】白虎风。

48061 附子散(《圣济总录》卷十六)

【组成】附子(炮裂,去皮脐) 干姜(炮) 细辛(去苗叶) 防风(去叉)各一两 山茱萸一两 山芋一两半

【用法】上为细散。每服一钱匕,空心温酒调下。

【主治】风眩目疼耳聋。

48062 附子散(《圣济总录》卷二十)

【组成】附子(炮裂,去皮脐) 狗脊(去毛)各一分 山芋 熟干地黄(焙) 王孙(去土,生用) 桂(去粗皮) 天雄(炮裂,去皮脐) 山茱萸 秦艽(去苗土) 干漆(酒炒,令烟出) 防风(去叉) 甘草(炙)各半两 白蔹一两

【用法】上为散。每服一钱匕,空心温酒调下,日二夜一,渐加至一钱半匕。服之一月愈。

【主治】周痹,肢体脚膝无力。

48063 附子散(《圣济总录》卷二十八)

【组成】附子(炮裂,去皮脐) 干姜(炮) 甘草(炙,

剉）桂（去粗皮）人参各半两

【用法】上为散。每服二钱匕,以姜粥饮调下,不拘时候。

【主治】伤寒柔痓,身体强直,汗出不止,腹内急痛。

48064 附子散（《圣济总录》卷四十四）

【组成】附子（去皮脐,用黄连各半两剉碎,同铫子内炒微黄,不用黄连）木香（用吴茱萸各半两剉碎,同炒微黄,不用茱萸）

【用法】上为散。每服一钱匕,空心、食前用陈米饮调下。

【主治】脾脏虚冷,泄痢及白痢。

48065 附子散（《圣济总录》卷五十四）

【组成】附子四两（炮裂,去皮脐,趁热切作片子,厚薄如钱。用生姜半斤取汁,以慢火煮附子,令汁尽,焙干）缩砂仁（慢火炒熟）一两 肉豆蔻（去壳,炮）半两 蜀椒（去目及闭口者,炒出汗）半两 茴香子（微炒）一分

【用法】上为散。入乳钵内,更研令细,瓷盒内盛贮,无令透气。每服三钱匕,用羯羊子肝去筋膜,切作小片子,入药末在内,入葱白、盐、醋少许,拌和匀,用竹杖子作串子,于猛火上炙令香熟,乘热吃,用温酒一盏半送下;如不饮酒,即以粟米饮送下,空心早、晚食前服。如六十以上及久患者,即药至四钱匕,服至三日见效。

【功用】补益元脏,和脾胃,进饮食。

【主治】三焦俱虚,脾肾二脏冷气,滑泄不止,饮食不进,致肌体羸瘦,行步少力。

48066 附子散

《圣济总录》卷六十三。为《博济》卷三“定胃散”之异名。见该条。

48067 附子散（《圣济总录》卷七十四）

【组成】附子（炮裂,去皮脐）三分 干姜（炮）龙骨各一两

【用法】上为散。每服二钱匕,食前煎乌梅汤调下,一日二次。

【主治】大便鹜溏,滑利不止。

48068 附子散（《圣济总录》卷九十一）

【组成】附子半两（炮裂,去皮脐）木香一分

【用法】上为细散。每服四钱匕,用猪肾一对,去筋膜批开,掺药并葱白、盐各少许在内,湿纸裹,慢火煨熟,细嚼,米饮送下,空心服。

【主治】虚劳大便泄泻。

48069 附子散（《圣济总录》卷九十七）

【组成】附子一枚（炮裂,去皮脐）

【用法】削去外面,留中心如枣大,为细散。每服一钱匕,蜜水调下。

【主治】大便冷秘。

48070 附子散

《圣济总录》卷一〇〇。为《圣惠》卷五十六“万病散”之异名。见该条。

48071 附子散（《圣济总录》卷一一四）

【组成】附子（炮裂,去皮脐）磁石（煅,醋淬七遍）龙骨 菖蒲 藁本（去苗土）各一分

【用法】上为散。以绵裹一钱匕,塞耳中。

【主治】耳聋。

48072 附子散

《圣济总录》卷一一五。为原书同卷“黄连散”之异名。见该条。

48073 附子散（《圣济总录》卷一一九）

【组成】附子（炮裂,去皮脐）升麻 桂（去粗皮）细辛（去苗叶）麻黄（去根节）人参 干姜（炮）黄芩（去黑心）甘草（炙,剉）当归（切,焙）各一分

【用法】上为散。每用少许,贴齿龈上,日三五遍。咽津不妨。

【主治】䗪齿,齿龈紫黑,皱痒臭烂。

48074 附子散（《圣济总录》卷一三七）

【组成】附子（炮裂,去皮脐）半两 皂荚一梃（去皮子,炙）吴茱萸（汤洗,焙,炒）一两

【用法】上为散。用新布揩癣令湿,然后涂药,每日三两上。如干癣,以醋调涂。

【主治】一切癣。

48075 附子散（《圣济总录》卷一四四）

【组成】附子（炮裂,去皮脐）败龟（醋炙,去裙襕）虎脑骨（醋炙）栗楔 千金藤（剉,炒）补骨脂 白芷 骨碎补（去毛,炒）自然铜（煅三遍,醋淬,研）续断 赤芍药 当归（切,米炒）桂（去粗皮）牛膝（酒浸一宿,焙）乌药各半两 没药（研）乳香（研）各一分

【用法】上为细散。每服二钱匕,苏枋木酒调下,日进三五服。

【主治】闪肭打扑伤损,疼痛不可忍。

48076 附子散（《圣济总录》卷一八二）

【组成】附子（生,剉）二枚 干姜（炮）二两

【用法】上为散。入绵中装袜。如有疮脓,即调腊月猪脂涂之。

【主治】小儿冻足烂疮。

48077 附子散（《幼幼新书》卷二十一引《惠眼观证》）

【异名】回阳散。

【组成】附子（炮）北前胡 甘草 人参 桔梗各半两 麻黄（去节）一两

【用法】上为末。每服半钱至一钱,淡姜汤调下。

【功用】补虚。

【主治】小儿吐泻及伤寒脾虚腹热,或手足冷,虚汗不已,喉内虚喘。

48078 附子散（《医学纲目》卷二十二引《本事》）

【组成】人参一两 茯苓（白者）二两 附子七钱以上重者（炮,去皮脐）粉草一两 黄耆一两（盐炙）

【用法】上为细末。每服三大钱,盐汤煎服。

【功用】保全胃气,生肌肉,进饮食,顺荣卫,常服大有补益。

【主治】男、妇、小儿唇青面黄,肚里冷疼,引牵小腹,以至翻胃换食,呕吐,口苦舌干,少寐多寐,脚手牵掣,不拘年日远近,一切脾冷病。

【临床报道】翻胃:有一妇人,年四十余,久患翻胃,面目黄黑,历三十余年,医不能效,脾俞诸穴烧灸交遍,其病愈甚。服此药七日,顿然全愈,服至一月,遂去其根。

48079 附子散

《卫生总微》卷五。即原书同卷引《保生信效方》“辰砂散”。见该条。

48080 **附子散**（《卫生总微》卷十）

【组成】白附子(炮) 南星(炮)各半两 黑附子(炮,去皮脐)一分

【用法】上为末。每服一钱,以水一盏,加生姜二片同煎,仍不住手搅,煎至半小盏,分三服。甚效。

【主治】小儿虚风呵欠,吐逆涎盛。

48081 **附子散**（《普济方》卷二四九引《卫生家宝》）

【组成】附子一两(炮,去皮尖脐) 胡椒半两 川楝子十个(炒,去核) 舶上茴香半两(炒) 马蔺花半两(醋半盏,煮干)

【用法】上为末。每服一钱,空心温酒调下。

【主治】小肠疝气。

48082 **附子散**（《普济方》卷一五六引《十便良方》）

【组成】附子一两(炮裂,去皮脐,捣) 桂心末一钱 补骨脂一钱

【用法】上以水一大盏,煎至五分,和滓,空心温服,垂所患脚坐良久,以候药力。

【主治】腰脚疼痛不可忍。

48083 **附子散**（《朱氏集验方》卷四）

【组成】大黑附子一枚(作两截,中心各剜小孔,入丁香四十九粒塞满,以竹针插合,置砖上炭火煅四周,淬生姜自然汁半碗,再煅再淬,以尽为度,去皮,切,焙)

【用法】上为细末。每服一钱半,加粟米一捻,北枣二个,水煎,食前服。

【主治】虚弱翻胃。

48084 附子散

《法律》卷四引海藏方。为《活人书》卷十七"附术散"之异名。见该条。

48085 附子散

《普济方》卷八十八引《医方大成》。为《三因》卷二"附子汤"之异名。见该条。

48086 **附子散**（《得效》卷六）

【组成】绵附子一两(炮,去皮脐,盐水内浸良久) 泽泻(不蛀者)一两

【用法】上剉散。每服四钱,水一盏半,加灯心七茎,煎服,随通而愈。

【主治】阳虚小便不通,两尺脉俱沉微,用淋闭通滑之剂不效者。

48087 **附子散**（《普济方》卷三六一引《傅氏活婴方》）

【组成】附子 白及 百合 川乌 南星 柏子仁五加皮(皆生用)各等分

【用法】上为末。用好酒涂角项上,干即再用。小儿中风卒死等症,用钩藤煎汤灌之,或得苏醒。

【主治】胎寒风证,头项软弱;小儿中风卒死,四肢厥冷,口内涎流,眼目㖞斜,身首反张。

48088 附子散

《普济方》卷五十五。即《圣惠》卷三十六"禹余粮丸"。见该条。

48089 附子散

《普济方》卷一四〇。为《圣济总录》卷二十二"附桂散"之异名。见该条。

48090 附子散

《普济方》卷三六七。为《杨氏家藏方》卷一"附香散"之异名。见该条。

48091 **附子散**（《医方考》卷三）

【组成】附子一枚(干姜煎汤润七次)

【用法】上为末。每服三钱。

【主治】寒痰翻胃。

【方论选录】膈上有寒痰壅塞中,下二焦之气,阴遏其阳,蓄极则通,故令翻胃。附子辛热能散寒痰,寒痰既解,则气道疏通,而无蓄极之阳矣,故翻胃顿除。

48092 **附子散**（《傅青主女科·产后编》卷下）

【组成】白术一钱 当归二钱 陈皮 黑姜 丁香甘草各四分 (一本有附子五分)

【用法】上为末。每服二钱,粥饮送下。

【主治】产后霍乱吐泻,手足逆冷。

【宜忌】须无块痛方可服。

48093 **附子散**（《张氏医通》卷十六）

【组成】麻黄附子细辛汤加干姜 桂心 人参 防风芎䓖 羚羊角

【用法】上为散。水煎,加竹沥,日服一剂。

【主治】中风手臂不仁,口面㖞僻。

【方论选录】《医略六书》:阳虚风中,遏热伤筋,故筋脉牵引,㖞僻不仁焉。附子、桂心补以温营;麻黄、防风散风发表;人参扶元气;川芎活血脉;干姜暖胃温中,俾邪勿复入;细辛通气散邪,使营卫以行;羚羊平厥阴之火;竹沥滋少阴之津,润则风邪外解,络气清和,脾得为胃行津液于肢臂焉。

48094 **附子散**（《胎产心法》卷下）

【组成】人参 白术(土炒)各一钱 当归二钱 陈皮丁香 干姜各四分 附子五分(制)

【用法】上为末。每服二钱,粥饮调下。

【主治】产后无块痛,霍乱吐泻,手足厥冷。

48095 **附子散**（《医略六书》卷三十）

【组成】附子一两(炮) 人参一两 桂心一两 白术二两(炒) 炙草五钱 吴茱一两(醋炮,炒) 白芍一两半(酒炒) 丁香一两 木香一两(煨)

【用法】上为散。每服三钱,乌梅汤煎,去滓温服。

【主治】产后气阳两亏,不能化育生土,而寒邪内滞,故腹痛吐泻,脾阴暗耗,脉细软微涩微数者。

【方论选录】方中附子补火扶阳以御寒;肉桂补火温营以散寒;人参扶元补气,脾胃自壮;白术崇土健脾,中气自强;吴茱萸温中降逆,力能止痛;白芍药敛阴和脾,性善止泻;母丁香温中散滞;广木香调气醒脾;炙甘草缓中,以益脾胃也。为散,乌梅汤煎,俾气阳内充,则火土合德,而寒邪自散,肠胃肃清,何患腹痛不退,吐泻不止哉。

48096 **附子粥**（《圣惠》卷九十六）

【组成】附子一分(炮裂,去皮脐) 干姜一两(炮裂,剉)

【用法】上为细末。每日空腹煮粥,纳药一钱食之。以愈为度。

【主治】冷痢,饮食不下。

48097 **附子粥**（《药粥疗法》）

【组成】制附子 3~5 克 干姜 1~3 克 粳米 30~60 克葱白 2 根 红糖少许

【用法】将附子、干姜研为极细末。先用粳米煮粥,待

粥煮沸后,加入药末及葱白、红糖,同煮为稀粥。或用附子、干姜煎汁,去滓后,下米、葱、糖一并煮粥。每日分二次,温热食用,一般以三至五天为一疗程。

【功用】温中补阳,散寒止痛。

【主治】肾阳不足,命火衰微,畏寒肢冷,阳萎尿频,脾阳不振,脘腹冷痛,大便溏泄,冷痢,或因大汗出及大吐大泻引起的四肢厥逆,冷汗自出,口淡不渴,舌苔白,脉微细无力,阳气衰弱的危重病人。

【宜忌】附子有小毒,煮粥时应选用制附子,且从小剂量开始为妥。对于热证实证的病人,不可服食。

48098 附子煎(《圣济总录》卷七)

【组成】附子(炮裂,去皮脐)五两　黑豆(洗)一升　天雄(炮裂,去皮脐)五两　防风(去叉)三两

【用法】以上四味,将三味剉细,并黑豆酒一斗五升,煮候豆烂,去滓取汁,更用天麻、芎劳各五两为散,与前豆药汁同煎如稀饧。每服一匙,空心热汤或温酒调下。

【主治】柔风四肢不收,腹中拘急。

48099 附子煎(《圣济总录》卷五十二)

【组成】附子(炮裂,去皮脐)　诃黎勒皮　甘草(剉)　牛膝(切)各一两　硫黄(舶上者,碎)　茴香子(炒)　干姜各半两

【用法】先将硫黄、甘草纳绢袋扎头,次将诸药粗捣银石器内,以水一斗,慢火同煎,不得入生水,频看,候煎至一大碗汁,取出滤去滓,分作四盏。每日空心一盏,温米饮调下,即用饭压之。如欲丸,除甘草不用,将诸药为末,炼蜜为丸,如梧桐子大。每服十丸至十五丸,生姜盐汤送下。

【主治】脾肾虚冷,脐腹冷痛,大便时泄,腹胀羸瘦。

48100 附子煎(《鸡峰》卷十一)

【组成】附子　乌头各六两　干姜　当归各五两　槟榔十两　赤石脂八两　桂五两　蜀椒四两

【用法】上为细末,炼蜜为丸,如梧桐子大。每服十丸,空心米饮送下。

【主治】冷气及瘀血心痛兼癥块。

48101 附子煎(《朱氏集验方》卷一)

【组成】大附子一枚(重八钱,慢火炮裂,去皮,切作十片,同生姜、米泔淹一宿,去姜,薄片切,焙干)　防风一两　骨碎补半两(去毛,炒)　汉防己　白术各半两　乳香二钱(别研)

【用法】上为细末,入乳香拌匀,好酒煮糊为丸。每服二三十丸,空心温酒送下。

【主治】手臂无力,麻痹不仁,手足不随,风湿相搏,筋骨诸疾,痛不能举。

48102 附子煎

《普济方》卷二二〇。即《传信适用方》卷二引王季远方"煎附子法"。见该条。

48103 附子膏(《外台》卷十五引《古今录验》)

【异名】摩风膏(《普济方》卷一一二)。

【组成】附子(炮)　天雄(炮)　乌头(炮)各三两　防风二两(一方无防风)

【用法】上切,以猪膏三升合煎之。先服商陆散,白癜上以膏敷之。

【主治】白癜风。

48104 附子膏(方出《圣惠》卷三十六,名见《普济方》卷五十三)

【组成】附子一分(炮裂,去皮脐)　甜瓜子一分　杏仁一分(汤浸,去皮尖双仁)

【用法】上和捣令熟,绵裹如枣核大,塞耳中,每日一换。

【主治】耳聋。

48105 附子膏(《圣惠》卷四十五)

【组成】附子二两(去皮脐)　吴茱萸一两　川椒一两(去目)　白芷二两　前胡一两(去芦头)　芎劳二两　白术一两　桂心一两　当归二两　细辛一两　汉防己一两

【用法】上剉细。用绵裹,以醋二升,渍一宿,以猪脂三斤,慢火煎令药色黄,膏成,绞去滓,盛瓷盒中。每取摩所患处。

【主治】脚气风毒疼痛,及缓弱无力。

48106 附子膏(方出《圣惠》卷五十七,名见《圣济总录》卷一四九)

【组成】生附子一颗

【用法】上以头醋磨涂之。

【主治】蜈蚣咬痛。

48107 附子膏(《圣惠》卷六十五)

【组成】附子一枚(别捣为末)　鲫鱼一枚(长五寸)　乱发如鸡子大　猪脂四两

【用法】先以猪脂煎鱼、乱发令消,滤去滓,入附子末,熟搅成膏,旋取涂之。

【主治】一切疥癣、恶疮不愈。

48108 附子膏(《圣济总录》卷一四五)

【组成】附子(生,去皮脐,为末)二两　猪脂四两

【用法】先炼猪脂,去滓,入附子末拌匀,酒少许调如膏。摊伤处,每日一易。

【主治】腕折伤损。

48109 附子膏(《鸡峰》卷二十一)

【组成】生附子(大者)一枚　生乌头一个

【用法】上为细末。以酽醋调成膏,只作一剂涂。

【主治】牙疼,腮亦肿痛。

48110 附子膏

《普济方》卷四十七。为《三因》"附子摩头散"之异名。见该条。

48111 附牛丸(《洪氏集验方》卷四)

【异名】趁痛丸(《魏氏家藏方》卷八)。

【组成】附子半两(炮,去皮脐)　黑牵牛(瓦上炒令干)

【用法】上为细末,酒煮面糊为丸,如梧桐子大。每服三十丸,空心温酒送下。如半边腰疼,只用黑牵牛瓦上焙干一半,附子炮一半生用,不去皮,共为末,如前法服。

【主治】脚气,或跌闪闪挫,腰痛不可忍者。

❶《洪氏集验方》:丈夫、妇人腰痛重坠,步武艰辛,痛不可忍。❷《魏氏家藏方》:脚气。❸《普济方》:劳役动伤经络,或从高坠下,内肭腰痛,不可转侧。

48112 附术汤(《济生》卷四)

【组成】附子(炮,去皮)　白术各一两　杜仲(去皮,剉,炒去丝)半两

【用法】上㕮咀。每服四钱,水一盏半,加生姜七片,煎至七分,去滓,空心、食前温服。

【主治】❶《济生》:湿伤肾经,腰肿冷痛,小便自利。

❷《医方大成》:其脉沉缓,腰如带五千钱,不能俯仰。

【备考】本方方名,《医方大成》引作"术附汤"。

48113 附术汤(《得效》卷四)

【组成】香附子五两(炒去毛,赤色止) 莪术(醋煮) 甘草各二两

【用法】上为末。每服二钱,入盐少许,百沸汤空心点服。

【主治】脾积气,妇人诸般气痛。

48114 附术汤

《校注妇人良方》卷三。为《活人书》卷十七"附术散"之异名。见该条。

48115 附术散(《活人书》卷十七)

【异名】附子散(《法律》卷四引海藏方)、附术汤(《校注妇人良方》卷三)。

【组成】附子一两(炮) 白术一两 川芎三钱 独活半两 桂心二钱

【用法】上为末。每服三钱,以水一中盏,加大枣二枚,同煎至五分,温服。

【主治】伤寒阴痉,手足厥冷,筋脉拘急,汗出不止,头项强直,头摇口噤。

48116 附龙丸(《普济方》卷二〇八引《澹寮》)

【组成】附子(炮,去皮脐) 伏龙肝(少用) 肉豆蔻(生用)

【用法】上为细末,研饭为丸。每服三十至五十丸,空心饭饮吞下。

【主治】男子、妇人脏寒滑泄,或小儿吐泻。

48117 附芎散(方出《本事》卷二,名见《普济方》卷四十四)

【组成】大川芎二个(剉作四片) 大附子一个(生,和皮,为末)

【用法】上以水和附子末如面剂,裹川芎作四处。如附子末少,加面少许裹毕,以针穿数孔,用真脑麝熏有穴处,纳香后再捻合其穴。如未觉内有香,即再熏一炷。细罗灰,用铫子纳热灰,炮熟末之。每服半钱,葱茶汤送下,不拘时候。

【主治】❶《本事》:气虚头疼。❷《普济方》:头风。

48118 附豆丸(方出《朱氏集验方》卷四,名见《普济方》卷三八六)

【组成】大附子十枚(生,削去皮,破四块,用赤小豆一盏,藏附子于中,慢火煮,附子透熟软,去豆,焙干附子)

【用法】上为末,以薏苡仁粉煮糊为丸,如梧桐子大。每服百十丸,空心冬瓜汤送下;或萝卜汤送下。

【主治】脾虚受湿发肿;一切虚肿。

48119 附苓丸(《永类钤方》卷二十一)

【组成】附子(炮)半两 白茯苓 泽泻 滑石各三钱

【用法】上为末,糊丸如小豆大。三岁每服二十九丸,灯心汤送下。

【主治】小儿溏泄,小便不利。

48120 附矾丸(《普济方》卷三十三)

【组成】附子(炮,去皮脐)二两 矾石二两(熬去汁)

【用法】上为末,水煮面糊为丸,如梧桐子大。每服十丸至二十丸,空心、夜卧清茶送下。

【主治】白淫过甚。

48121 附参汤

《医统》卷二十二。为《医方类聚》卷一五〇引《济生续方》"参附汤"之异名。见该条。

48122 附栀煎(《仙拈集》卷二)

【组成】栀子(姜汁炒黑)十五粒 香附(童便炒) 川芎各一钱

【用法】水煎,加生姜汁四匙调服。立愈。

【主治】因郁火而心胃痛者。

48123 附骨汤(《仙拈集》卷四)

【组成】黄耆 当归 大力子 肉桂 白芷 甘草 麻黄 杜仲 牛膝 黄柏各等分

【用法】水煎,空心服。

【主治】附骨疽。环跳疼痛不止者。

48124 附香丸(《普济方》卷三九五)

【组成】附子(炮,去皮) 木香(炮)各等分 (一方用白茯苓,不用木香)

【用法】上为末,白糊为丸,如小豆大。三岁二十丸,食前米汤送下。

【主治】小儿吐泻不定,肠鸣腹疼,肚急气粗。

48125 附香饮

《易简》。为《杨氏家藏方》卷一"附香散"之异名。见该条。

48126 附香散(《杨氏家藏方》卷一)

【异名】附香饮(《易简》)、香附汤(《普济方》卷一八五)、附子散(《普济方》卷三六七)。

【组成】附子二枚(炮,去皮脐) 木香二钱

【用法】上为细末。每服三钱,水一盏半,加生姜十片,煎至一盏,食前温服。

【主治】❶《杨氏家藏方》:中风偏瘫,经络不通,手足缓弱,臂膝酸疼,风证始作,脉息不洪数者。❷《普济方》:十指疼痛,麻木不仁;中风厥冷。

48127 附姜汤(《法律》卷二)

【组成】附子(炮,去皮脐) 干姜(炮)各五钱

【用法】用水二大盏,煎至一盏,略加猪胆汁一蛤蜊壳,浸和温冷服。

【主治】腠理素虚,卒暴中寒,自汗淋漓,身冷,手足厥逆;或阴盛于内,逼其阳亡于外,外显假热躁烦。

48128 附桂汤(《医学入门》卷八)

【组成】附子三钱 肉桂一钱 黄柏 知母 升麻 甘草各五分 黄耆一钱半 人参七分

【用法】水煎服。

【主治】虚寒带下,白带腥臭,多悲不乐,大寒;兼治浊淫。

48129 附桂汤(《效验秘方》王裕琴方)

【组成】附子(先煎) 肉桂各6克 杜仲 菟丝子(炒) 山药 丹参各15克 山萸肉 仙茅 枸杞子各12克 巴戟天10克 生地20克

【用法】附子先煎1小时,再入余药同煎20~30分钟,取汁200毫升,分早晚2次服。

【功用】填精补阳。

【主治】肾气匮乏引起的阳痿伴消渴。

【加减】津伤口渴加麦冬15克;阳事不举加阳起石、牡蛎(先煎)各15克。

【方论选录】方中以附子、肉桂温补命火,辅山萸肉、山

药、枸杞、生地,以补阳配阴;巴戟、仙茅、杜仲、菟丝子助附桂之力;丹参除烦化瘀。诸药合和,而渴饮、多溲自差,肾精得充阳气得补,阳痿告愈。

48130 附桂散(《圣济总录》卷二十二)

【异名】附子散(《普济方》卷一四〇)。

【组成】附子(炮裂,去皮脐) 桂(去粗皮)各半两

【用法】上为散。每服三钱匕,热酒调,顿服。厚衣盖汗出为度。

【主治】伤寒时气。

48131 附桂膏(《验方新编》卷十一)

【组成】真香麻油三斤 柏枝尖 松毛心各五斤 生大附子(切片) 肉桂(研极细末)各半斤 黄丹 铅粉各十两

【用法】先将麻油入锅烧滚,下柏枝、松枝、附子,次第入油锅熬枯,去滓,下肉桂末再熬,下黄丹、铅粉,不住手搅至滴水成珠,入瓦器内,浸水中,拔去火毒,用布摊贴。肚腹畏寒者,贴肚脐,用大张连脐眼贴,并贴背后肾俞穴;其余筋骨麻木酸痛,俱贴患处。

【主治】感受风湿,手足麻木,筋骨疼痛,肚腹畏寒。

48132 附著散(《外台》卷十三引《古今录验》)

【组成】细辛 天雄(炮) 莽草各一分 桂心三分 附子四分(炮) 雄黄二分(研) 乌头四分(炮) 干姜四分 真珠二分(研)

【用法】上药治下筛。每服五分匕,不知,稍增,当以好酒下。

【主治】飞尸在人皮中,发时急头痛,不在一处,针灸则移,发时一日半日乃微愈,须臾复发。

【宜忌】忌猪肉、冷水、生葱、生菜。

48133 附硫丸

《活幼口议》卷十五。为《幼幼新书》卷十引《庄氏家传》"小续命丸"之异名。见该条。

48134 附雄散(《解围元薮》卷四)

【组成】歪附子一只(生捣) 雄黄 白附子 樟冰各二两 白芷 杏仁 草乌 南星 半夏 牙皂 蛇床子各五钱 白及 白蔹 川椒各一两 川乌 车米 山慈姑 五倍子各七钱 蝎尾 僵蚕各一两二钱 蟾酥三钱

【用法】上为末。以姜蘸擦斑剥肿块上,须于密室内擦,如见风触之则病反凶。如手指、足趾皮肉麻木,用药末一两,白及一两和匀,先以秦椒、透骨草煎汤,拿洗麻处。再用柏叶熏蒸,方用火酒调药,炖为膏搽上,渐平复。

【主治】麻风,手指、足趾皮肉麻木,斑剥及肿块。

48135 附子饮子(《伤寒总病论》卷三)

【组成】附子一枚(半两以上者,炮,去皮尖,四破)

【用法】以水九升,煮至三升,去附子,入瓶,油单紧封,沉井底,候极冷,取饮之。

【主治】阴毒,脉沉微欲绝,四肢逆冷,大躁而渴不止。

48136 附子补汤(《圣济总录》卷五)

【组成】附子(炮裂,去皮脐) 石膏(碎) 干姜(炮)各一两半 桂(去粗皮) 犀角(镑)各一两 地骨皮 白术 独活(去芦头) 芎䓖各二两

【用法】上判,如麻豆大。每服五钱匕,水一盏半,加生姜半分(切),煎至八分,去滓,空腹温服。三服后,用热生姜

稀粥投之,以厚衣覆令汗出。汗不止,以牡蛎粉粉身,觉热壅即疏服。病势损,不必尽剂。先服葛根汤,后服本方。

【主治】中风。

48137 附子煮散(《圣济总录》卷四十七)

【组成】附子一枚(重一两者) 诃黎勒三七枚

【用法】同用蛤粉炒,令附子裂,去皮脐尖,诃黎勒去核,为细散。每服二钱匕,水一盏,煎至八分,和滓温服。

【主治】哕逆不止。

【备考】本方方名,《普济方》引作"附香煮散"。

48138 附子蒸剂(《眼科锦囊》卷四)

【组成】当归 小茴 芍药 白芷 香附子各大 附子小

【用法】以醇酒煎,乘温熏蒸,每日三次。

【主治】眼痛无热者。

48139 附香煮散

《普济方》卷二〇六。即《圣济总录》卷四十七"附子煮散"。见该条。

48140 附子丁香散(《普济方》卷三十六引《十便良方》)

【组成】白术五钱 甘草三钱 附子(炮)一两 干姜(炮)五钱 丁香五钱 肉豆蔻五钱

【用法】上咬咀。每服三钱,水一盏,加生姜五片,煎至六分,空心服。

【主治】翻胃恶心吐逆,脏冷泄泻等疾。

48141 附子七味丸

《饲鹤亭集方》。为《医级》卷八"七味丸"之异名。见该条。

48142 附子八味丸

《证治要诀类方》卷四。为《金匮》卷下"肾气丸"之异名。见该条。

48143 附子八味汤

《准绳·类方》卷四引《活人书》。为方出《千金》卷八,名见《三因》卷三"附子八物汤"之异名。见该条。

48144 附子八物汤(方出《千金》卷八,名见《三因》卷三)

【异名】附子八味汤(《准绳·类方》卷四引(活人书》)、人参附子汤(《御药院方》卷一)、八物附子汤(《杏苑》卷七)。

【组成】附子 干姜 芍药 茯苓 人参 甘草 桂心各三两 白术四两 (一方去桂,用干地黄二两)

【用法】上咬咀。以水八升,煮取三升,每日三服。

【主治】风寒湿痹,四肢关节痛不可忍;疮疡阳气脱陷,畏寒吐泻,四肢厥逆。

❶《千金》:湿风体痛欲折,肉如锥刀所刺。❷《三因》:风历节,四肢疼痛,如锤锻不可忍。❸《女科撮要》:历节作痛,发热作渴,饮食少思。❹《景岳全书》:疮疡,阳气脱陷,呕吐,畏寒泄泻,厥逆。

48145 附子八物汤(《外科正宗》卷七)

【组成】川芎 白芍 熟地 人参 白术 茯苓 当归 附子各一钱 肉桂五分 木香 甘草各三分

【用法】以水二钟,加生姜三片,大枣一枚,煎八分,空腹服。

【主治】流注,房欲后阴虚受寒,致生肿块,又或遍身腿脚疼痛,不能步履。

48146 附子大顺散

《景岳全书》卷五十八。即《局方》卷二"大顺散"加附子。见该条。

48147 附子木瓜丸（《圣济总录》卷八十九）

【组成】附子(重半两者)十枚(以黑豆一升,水三碗,银石器慢火煮之,候豆熟附子软,切,焙干) 牛膝(酒浸,切,焙)六两 羌活(去芦头)四两 茴香子(舶上者,炒) 青橘皮(汤浸,去白,焙) 巴戟天(去心)各二两 木瓜(宣州者,去皮核)六两(蒸软,用新砂盆研成膏,和前药,如干,加薄面糊少许)

【用法】上七味,六味为末,以木瓜膏为丸,如梧桐子大。每服二十丸至三十丸,空心、食前盐汤送下。中病即止,不必常服。

【主治】下元久虚,腰膝无力,步履甚艰,或发疼痛,饮食进退,久服诸药未成痊效者。

48148 附子木瓜丸

《杨氏家藏方》卷四。为《鸡峰》卷四。"附子木瓜煎丸"之异名。见该条。

48149 附子木香丸（《鸡峰》卷十九）

【组成】附子 木香 石斛 桂 黄蓍 磁石 椒目 茂 当归 鹿茸 人参 茯苓 枳壳 诃子 黄橘皮 桃仁 白术 桑白皮 桔梗 牛膝 干姜 厚朴 吴茱萸各半两

【用法】上为细末。以猪肾三对生研,入酒三合,蒸饼少许为丸,如梧桐子大。每服二十丸,空心、食前温米饮送下。

【主治】水气下后,补药消积进食,凡水气已经利下,疾证往来不定者。

48150 附子五苓散（《朱氏集验方》卷四）

【组成】大附子一枚(取空,入五苓散在内,炮熟)

【用法】上为细末。用姜汤送下。

【主治】翻胃吐食。

48151 附子五味散（《外台》卷二十五引《许仁则方》）

【组成】附子(炮) 细辛 白术各五两 干姜四两 神曲一升

【用法】上为散。初服一方寸匕,稍稍加至二三匕,以饮送下,一日二次。

【主治】水谷痢,痢无期度,食不消化,腹痛,每过冷便发。

【宜忌】《普济方》:忌猪肉、生冷、油腻、桃、李、雀肉等。

48152 附子化毒汤（《片玉痘疹》卷九）

【组成】附子 干姜 人参 白术 黄蓍 甘草

【用法】水煎服。

【主治】痘疮成浆之时,吐泄不止,手足厥冷者。

【备考】《幼幼集成》本方用法:炒米一撮,大枣一枚为引,水煎,温冷服。

48153 附子升降汤（《魏氏家藏方》卷二引陆仲安方）

【组成】附子(生,去皮脐) 天南星(汤洗七次) 橘红 甘草(炙) 肉桂(不见火) 吴茱萸各一两半(汤洗七次,炒) 白术(炒) 白芍药 半夏(汤洗七次) 白茯苓(去皮)各三两 木香一钱(不见火)

【用法】上㕮咀。每服四钱,水一盏半,加生姜五片,煎至七分,去滓服,不拘时候。

【主治】寒痰咳嗽。

48154 附子仓米汤（《百一》卷二）

【异名】附子仓廪汤(《观聚方要补》卷二引《活人事证方》)。

【组成】附子一枚(炮,去皮脐,八钱重者) 人参(去芦头) 甘草(微炒) 半夏(汤泡七次,切作片,焙干,姜汁制) 黄蓍 白术各半两 川姜二钱(微炒) 南木香一钱半

【用法】上㕮咀。每服二大钱,水一大盏半,入炒陈仓米半合,同煎至八分,去滓,空心、食前温服。

【功用】补虚,生胃气,逐冷痰,和五脏,快胸膈,进饮食,止泄泻。

48155 附子仓廪汤

《观聚方要补》卷二引《活人事证方》。为《百一》卷二"附子仓米汤"之异名。见该条。

48156 附子乌鸡丸（《验方新编》卷九）

【组成】附子三钱 鹿茸(无则用鹿胶)一两 真山药 苁蓉 肉桂 蒲黄(炒黑) 当归 黄肉各五钱 白芍一两 熟地一两五钱 净乌鸡肉(去鸡油,酒蒸)三两

【用法】米糊为丸。每服一百丸,空心酒送下。

【主治】大虚大寒,经如绿水,全无血色;及气血亏虚,经来全白色,五心烦热,小便作痛。

48157 附子六一汤（《证治宝鉴》卷十一）

【组成】附子一钱 黄连六钱

【用法】上药同浸,炒,去附,煎服。

【主治】心痛,热疼久不愈。

48158 附子六合汤（《元戎》）

【异名】桂枝六合汤(《伤寒全生集》卷三)、桂附六合汤(《伤寒广要》卷七)。

【组成】四物汤四两 加附子(炮,去皮脐) 肉桂各半两

【主治】血虚有寒,大便下血;妇人白带,腹或阴中疼痛;妊娠伤寒,腹痛身凉,四肢拘急,脉沉迟或沉微。

❶《元戎》:妊娠伤寒,四肢拘急,身凉微汗,腹中痛,脉沉而迟。❷《玉机微义》:妇人赤白带下,脉沉微,腹痛或阴中痛。❸《伤寒全生集》:阴证下血,紫黑如豚肝。

【方论选录】《成方切用》:桂、附虽辛热动胎之药,然寒证用之,适所以安胎。

【备考】本方方名,《玉机微义》引作"六合汤";《济阴纲目》引作"四物汤"。《玉机微义》本方用法:上㕮咀。每服五钱,水煎,食前服。

48159 附子六物汤（《外科发挥》卷三）

【组成】附子 防己各四钱 甘草(炙)二钱 白术 茯苓各三钱 桂枝四钱

【用法】上作二剂。水一钟半,加生姜三片,煎一钟,食远服。

【主治】风寒湿邪流注四肢,关节烦痛,四肢拘急,恶寒自汗,小便不利;亦治骨疽、咬骨疽。

❶《外科发挥》:四气流注于足太阴经,骨节烦痛,四肢拘急,自汗短气,小便不利,手足或时浮肿。❷《医学入门》:兼治五痹。❸《医宗金鉴》:附骨疽、咬骨疽发于腿里侧,属足太阴脾经者。

【临床报道】腿痛:《外科发挥》一妇人两腿作痛,时或走痛,气短自汗,诸药不应。诊之尺脉弦缓,此寒湿流注于肾经也。以附子六物汤治之而愈。

48160 附子四逆汤(《云岐子脉诀》)

【组成】炮附子 炮姜各半两 白术一两 甘草三钱 桂七钱

【用法】上㕮咀。每服一两,水二盏,煎至一盏,去滓,食前温服。

【主治】伤寒寒结膀胱,脐似冰,饮水下焦声沥沥,主脉沉,客脉滑者。

48161 附子白术丸

《鸡峰》卷十二。为《局方》卷五"附子理中丸"之异名。见该条。

48162 附子白术汤

《外台》卷一。即《伤寒论》"桂枝附子汤去桂加白术汤"。见该条。

48163 附子白术汤(《圣济总录》卷二十八)

【组成】附子(炮裂,去皮脐) 白术各一两 芎劳三分 独活(去芦头) 桂(去粗皮)各半两

【用法】上到,如麻豆大。每服三钱匕,水一盏,加生姜半分(拍碎),大枣二枚(擘破),同煎至七分,去滓温服,不拘时候。

【主治】伤寒柔痓,手足逆冷,筋脉拘急,汗出不止,颈项强直,摇头口噤。

48164 附子半夏汤(《扁鹊心书·神方》)

【组成】川附 生姜各一两 半夏 陈皮(去白)各二两

【用法】上为末。每服七钱,加生姜七片,水煎服。

【主治】胃虚冷痰上攻,头目眩晕,眼昏呕吐等证。

48165 附子地黄散(《鸡峰》卷十)

【组成】附子 干姜 桂 黄耆 龙骨 乌鱼骨 白术 牡蛎 生干地黄各二两 白芍药一两

【用法】上为细末。每服二钱,空心米饮调下。

【主治】虚劳吐血、下血、衄血、崩血、漏血。

48166 附子芎劳汤

《普济方》卷四十六。为原书同卷引《海上方》"细辛散"之异名。见该条。

48167 附子当归丸(《鸡峰》卷十六)

【组成】当归三两 芍药二两 附子 白术各一两

【用法】上为细末,醋煮面糊为丸,如梧桐子大。每服三十丸,空心米饮送下。未效,加至五十丸。

【主治】❶《鸡峰》:血脏虚冷。❷《续易简》:风冷在肠胃,下血,手足冷而脉微小。

48168 附子回阳散(《圣济总录》卷二十七)

【异名】济生回阳散(《本草纲目》卷十七)。

【组成】附子二枚(炮裂,去皮脐)

【用法】上为细散。每服三钱匕,取生姜自然汁半盏,冷酒搅匀,共一盏调服,更以冷清酒一盏送下,相次更进一服。良久脐下如火,遍身和暖为度。

【主治】阴毒伤寒,面青四逆,及脐腹疼痛,身体如冰;并疗一切卒暴冷气。

48169 附子防风汤

《医统》卷十四。为《活人书》卷十七"附子防风散"之异名。见该条。

48170 附子防风散(《活人书》卷十七)

【异名】附子防风汤(《医统》卷十四)。

【组成】白术一两 白茯苓三分 柴胡一两半(去苗) 五味子一两 干姜三分(炮裂,切) 甘草三分(炙微赤,切) 附子三分(炮裂,去皮脐) 桂心半两 防风三分(去芦头)

【用法】上为粗散。每服三钱,以水一盏,加生姜四片,煎至六分,去滓温服,不拘时候。

【主治】伤寒阴痓,闭目合面,手足厥逆,筋脉拘急,汗出不止。

【备考】《得效》有川芎三分。

48171 附子苁蓉丸(《圣济总录》卷一八五)

【组成】附子(炮裂,去皮脐)一枚 肉苁蓉(酒浸一宿,切,焙) 楮实(酒浸一宿,蒸熟) 茴香子(炒) 菟丝子(酒浸一宿,蒸熟,研,焙) 牛膝(酒浸,切,焙) 补骨脂(炒) 杏仁(去皮尖双仁,炒) 白茯苓 当归(切,焙) 荜茇 桃仁(去皮尖双仁,炒)各半两 远志(去心) 山茱萸(打破,炒) 柴胡(去芦头) 黄耆(剉细) 巴戟天 芜荑(炒) 山芋各一两 大蒜(煨)六颗 蜀椒(去目及闭口,炒出汗) 黄蜡各二两

【用法】上除苁蓉、桃仁、杏仁、楮实、蒜、黄蜡外,并为末。先取精羊肉(去皮骨)一斤半,细切,用水煮熟,次入好酒三升熬烂,次入黄蜡候熔,都取出细研。入楮实、桃仁、杏仁、苁蓉、蒜等,一处烂研如膏。入前药末为丸,如梧桐子大。每服十五丸,加至二十丸,空心盐酒或盐汤送下。

【功用】平补,壮元阳。

48172 附子羌活散(《圣济总录》卷八)

【组成】附子(去皮脐) 槟榔(剉) 芎劳 羌活(去芦头)各一两

【用法】上药并生为细散。每服一钱匕,空心、日午煎绿豆汤调下。

【主治】风脚软,筋骨缓弱,行履不得。

48173 附子补中汤(《易简》)

【组成】人参 干姜 白术 甘草各二两 橘红 茯苓 附子各一两

【用法】上㕮咀。每服四钱,水一盏半,煎至六分,食前热服。

【主治】溏泄不已。

48174 附子补中汤

《准绳·类方》卷六。为《三因》卷二"附子理中汤"之异名。见该条。

48175 附子松脂膏(《外台》卷三十二引《千金翼》)

【异名】松脂膏(《圣惠》卷四十一)。

【组成】附子 松脂各二两 蔓荆子四两(捣筛)

【用法】以乌鸡脂和,瓷器盛,密缚头,于屋北阴干,百日药成。马鬐膏和,以敷头如泽。

【功用】生发。

【宜忌】勿近面。

48176 附子败毒汤(《金鉴》卷六十四)

【组成】羌活一钱 川附子(制)一钱 白僵蚕(炒)

三钱 前胡一钱 连翘(去心)一钱五分 生黄耆一钱五分 蔓荆子一钱五分 陈皮一钱 防风一钱 白茯苓一钱五分 金银花二钱 甘草(节)五分

【用法】上用生姜一片为引,水三钟,煎一钟,食远温服。

【主治】湿毒臁疮。

48177 附子泻心丸

《证治宝鉴》卷九。即《伤寒论》"附子泻心汤"改为丸剂。见该条。

48178 附子泻心汤《伤寒论》

【异名】泻心汤(《圣惠》卷九)。

【组成】大黄二两 黄连一两 黄芩一两 附子一两(炮,去皮,破,别煮取汁)

【用法】上四味,切三味,以麻沸汤三升渍之,须臾,绞去滓,纳附子汁,分二次温服。

【功用】《伤寒论讲义》:泻热消痞,扶阳固表。

【主治】阳虚热结,心下痞闷,恶寒汗出,脉沉者。

❶《伤寒论》:伤寒心下痞,而复恶寒汗出者。❷《简明医彀》:心下痞,恶寒汗出,有阳证仍在,又见脉沉,足冷身重。❸《张氏医通》:寒热不和,胁下痞结。❹《类聚方广义》:老人停食,瞀闷昏倒,不省人事,心下满,四肢厥冷,面无血色,额上冷汗,脉伏如绝,其状仿佛中风者,谓之食郁食厥。

【方论选录】❶《古方选注》:用三黄彻三焦而泻热,即用附子彻上下以温经。三黄用麻沸汤渍,附子别煮汁,是取三黄之气轻,附子之力重,其义仍在乎救亡阳也。❷《伤寒贯珠集》:按此证,邪热有余而正阳不足,设治邪而遗正,则恶寒益甚,若补阳而遗热,则痞满愈增。此方寒热补泻并投互治,诚不得已之苦心,然使无法以制之,鲜不混而无功矣。方以麻沸汤渍寒药,别煮附子取汁,合和与服,则寒热异其气,生熟异其性,药虽同行,而功则各奏,乃先圣之妙用也。❸《伤寒论译释》:此汤治上热下寒之证,确乎有理,三黄略浸即绞去滓,但取轻清之气,以去上焦之热,附子煮取浓汁,以治下焦之寒,是上用凉而下用温,上行泻而下行补,泻其轻而补其重,制度之妙,全在神明运用之中,是必阳热结于上,阴寒结于下之证,乃为的对。若阴气上逆之痞证,不可用也。

【临床报道】❶热痞兼阳虚证:《伤寒论译释》肖琢如治宁乡某生,得外感数月,屡变不愈。延诊时,自云胸满,上身热而汗出,腰以下恶风,时届历六月,以被围绕。取视前所服方,皆时俗清利,搔不着痒之品。舌苔淡黄,脉弦。与附子泻心汤。阅二日复诊,云痞完二剂,疾如失矣。为疏后方而归。❷慢性肾功能衰竭:《河南中医》[2008,28(5):3]用本方灌肠治疗慢性肾功能衰竭56例,根据肾功能尿素氮、血肌酐检查结果及临床症状进行疗效判断:显效13例,有效34例,无效9例,总有效率84%。

【现代研究】❶抗缺氧作用:《黑龙江中医药》[1988,(2):41]实验表明,附子泻心汤水醇法提取液对小鼠在常压下致缺氧,异丙肾上腺素致缺氧,结扎双侧颈总动脉致缺氧以及氰化钾、亚硝酸钠所致缺氧均有不同程度的对抗作用,使小鼠存活期延长。❷抗疲劳作用:《解放军医学高等专科学校学报》[1996,24(3):58]实验结果表明,附子泻心汤能延长小白鼠负重游泳的存活时间,提高负重游泳的耐力,可能具有抗疲劳作用。同时该方使狗脑电图显示慢波周波数增多,表明有促进脑电活动的作用。

【备考】本方改为丸剂,名"附子泻心丸"(见《证治宝鉴》)。

48179 附子泻心汤《白喉全生集》

【组成】大黄四钱(酒炒) 黄连六分 制附片三钱 僵蚕(姜汁炒) 桔梗 银花各二钱 黄芩一钱五分 生姜三片

【用法】水煎服。

【主治】白喉。邪热既盛,真阳复虚,欲下之而恐亡阳,欲不下而邪复炽者。

48180 附子建中汤《易简》

【组成】附子三分 官桂三分 白芍药一两半 甘草半两

【用法】上㕮咀。每服四钱,水一盏半,加生姜五片,大枣一枚,煎至六分,去滓,食前热服。

【主治】或吐或泻,状如霍乱,及冒涉湿寒,贼风入腹,拘急切痛。

48181 附子建中汤《金匮翼》卷八引海藏方

【组成】桂 白芍 甘草 饴糖 附子(制) 白蜜 生姜

【功用】温养营血。

【主治】寒疝。

48182 附子建中汤《医方大成》卷三引《济生》

【组成】肉豆蔻(面裹煨) 白豆蔻 附子(炮,去皮) 厚朴(去皮,炒) 白术 干姜(炮) 神曲(炒) 红豆各一两 丁香 木香(不见火) 甘草(炙) 胡椒各半两

【用法】上㕮咀。每服四钱,水一盏半,加生姜五片,大枣一枚,煎至七分,去滓温服,不拘时候。

【主治】脾气虚寒,腹胁胀满,身体沉重,面色萎黄,呕吐不食。

48183 附子降气汤

《魏氏家藏方》卷四。为《简易方》引叶氏方(见《医方大成》卷三)"附子养气汤"之异名。见该条。

48184 附子细辛汤

《全生指迷方》卷四。为《普济方》卷一六〇引《指南方》"细辛附子汤"之异名。见该条。

48185 附子细辛汤

《三因》卷四。为《伤寒论》"麻黄附子细辛汤"之异名。见该条。

48186 附子细辛汤《魏氏家藏方》卷一

【组成】细辛 川芎各一两 附子半两(生,去皮脐) 麻黄二钱半(去节)

【用法】上为粗末。每服五钱,加生姜三片,水一盏半,煎至七分,去滓服。

【主治】头痛连脑户或额间与目相连,欲得热物熨者。

48187 附子细辛汤《杏苑》卷五

【组成】黑附子 细辛 白术各一钱 川芎二钱五分 甘草(炙)五分 生姜五片

【用法】上㕮咀。用水煎熟,食前服。

【主治】少阴头疼,足寒气逆,脉细。

48188 附子枳实丸(《鸡峰》卷十三)

【组成】附子半两 枳实一两

【用法】上为细末,炼蜜为丸,如梧桐子大。每服三十丸,食前米饮送下。

【主治】留饮。脾元虚弱,引饮过多,水渍中脘,伏留肠间,腹胀时发时止,发则肠间漉漉有声,痛引胁下,或时目眩头痛,大便秘涩,心胸痞闷欲呕,喜渴,脉沉细而弦。

48189 附子荜茇丸(《鸡峰》卷十四)

【组成】黑附子(炮,去皮脐) 荜茇 干姜(炮) 良姜(剉) 丁香 吴茱萸(汤洗,焙)各一两 肉桂(去皮) 山茱萸(去核,炒) 草豆蔻各半两

【用法】上为细末。蒸枣肉(去皮核)为丸,如梧桐子大。每服三五十丸,空心、食前米饮送下。

【主治】泻痢。

48190 附子荜茇丸(《御药院方》卷七)

【组成】黑附子(炮裂,去皮脐)三两 官桂(去皮) 大椒 良姜(细剉,炒) 阳起石(火烧一日) 川姜(炮裂) 厚朴(生姜制) 白术(剉) 白茯苓(去皮) 赤石脂(火烧通红)各二两 肉豆蔻(醋和面裹烧)一两半 荜茇一两 吴茱萸(汤洗一遍,炒)二两

【用法】上各为末,酒煮面糊为丸,如梧桐子大。每服四十丸,空心食前服。

【功用】助气安血,大补冲任。

【主治】经虚月候不时,肠滑下痢频并。

【备考】方中荜茇、吴茱萸原缺,据《普济方》补。

48191 附子茵陈汤

《证治宝鉴》卷十二。为《卫生宝鉴》卷二十三"茵陈附子干姜汤"之异名。见该条。

48192 附子茴香散(《医方大成》卷七引《澹寮》)

【组成】肉豆蔻(煨) 茴香(炒) 白术(炒) 木香 人参 白茯苓 干姜(炮)各一两 附子一枚(大者,炮,去皮脐) 丁香 甘草(炙)各半两

【用法】上㕮咀。每服三钱,水一盏,加盐少许,煎七分,空心服。

【主治】❶《直指》引《澹寮》:气虚积冷,心腹绞痛。❷《景岳全书》:泄泻食少。

48193 附子茯苓汤(《圣济总录》卷四十一)

【组成】附子(炮裂,去皮脐)七枚 赤茯苓(去黑皮)三两 槟榔二十四枚 母姜五两 陈橘皮(汤浸,去白,焙) 桂(去粗皮)各三两 桔梗(炒) 白术各四两 吴茱萸(汤浸,焙干)一两

【用法】上剉,如麻豆大。每服三钱匕,水一盏,煎至七分,去滓,空心、食前温服,一日三次。

【主治】肝气受寒,胁下胀满,痛引少腹。

48194 附子独活汤

《圣济总录》卷二十。为《圣惠》卷七"独活散"之异名。见该条。

48195 附子养气汤(《简易方》引叶氏方,见《医方大成》卷三)

【异名】加味四柱散(《易简》)、附子降气汤(《魏氏家藏方》卷四)。

【组成】附子三两(炮裂,水浸,去皮脐,切片) 人参(切片) 白术(纸裹煨,切片) 白茯苓(去皮)各一两

(切) 木香半两(纸裹,炮裂)

【用法】每服四钱,水一盏,加生姜七片,大枣二枚,煎至七分,去滓,空心服。

【功用】壮脾养气,止呕进食。

【主治】❶《简易》引叶氏方:久病方愈,上气急满,痰唾稠黏。❷《易简》:丈夫元脏气虚,真阳耗散,两耳常鸣,脐腹冷痛,头眩目晕,四肢倦怠,小便滑数,泄泻不止。

48196 附子姜朴丸

《卫生总微》卷七。为《圣济总录》卷二十六"姜附丸"之异名。见该条。

48197 附子神曲丸(《鸡峰》卷十二)

【组成】神曲 附子 诃黎勒 白豆蔻仁 荜茇 白术 白茯苓 人参各一两 厚朴二两 丁香 荜澄茄 沉香各半两 陈皮三分

【用法】上为细末。酒煮枣肉为丸,如梧桐子大。每服二十丸,食前生姜汤送下。

【功用】补脾。

【主治】脾虚心烦,腹胀,食少无力。

48198 附子除湿酒(《魏氏家藏方》卷八)

【组成】附子一只(炮,去皮脐,切作片子) 木瓜(须宣木瓜,干者亦得) 牛膝(洗净) 杜仲(姜制炒断丝) 白术(纸裹煨去湿气,切片)各一两

【用法】上为粗末。作一生绢袋,以无灰酒三升浸之,夏三日,春、秋五日,冬七日。每日取半盏,和酒半盏炖热饮之。当留一半酒养药,将服过半即增酒。

【主治】脚气。

48199 附子都气丸(《饲鹤亭集方》)

【组成】六味地黄丸 附子二两 五味子三两

【用法】炼蜜为丸服。

【主治】❶《饲鹤亭集方》:阳虚恶寒,小便频数,下焦不约,咳喘痰多。❷《中药成方配本》:肺肾两亏,阴损及阳,虚火上升,喘息多汗。

48200 附子振阳汤(《痘疹仁端录》卷十四)

【组成】大附子五钱(面裹,煨熟) 人参二钱 肉桂五分 黄耆二钱 橘红一钱 甘草五分 当归一钱

【主治】虚寒痘证。

48201 附子涂脚方(《圣济总录》卷一一七)

【组成】附子一枚(生,为末)

【用法】上以姜汁和匀,摊脚心。

【主治】口疮。

48202 附子涂敷方(《普济方》卷二九三)

【组成】附子一枚(捣末) 鲫鱼一个(去肚肠)

【用法】上将附子末纳鱼肚中满,以泥固济,炭上火烧通赤,取出去泥,研细为末。冷敷疮口内,一日三五次。以愈为度。

【主治】漏疮昼开出脓,夜复合。

48203 附子理中丸(《局方》卷五)

【异名】附子白术丸(《鸡峰》卷十二)、理中丸(《儒门事亲》卷十二)、大姜煎丸(《普济方》卷三九五)。

【组成】附子(炮,去皮脐) 人参(去芦) 干姜(炮) 甘草(炙) 白术各三两

【用法】上为细末,炼蜜为丸,每两作十丸。每服一丸,

以水一盏化破,煎至七分,空心、食前稍热服。

【功用】❶《鸡峰》:养胃气。❷《北京市中成药规范》:温脾散寒,止泻止痛。

【主治】脾胃虚寒,食少满闷,腹痛吐利,脉微肢厥,霍乱转筋,或感寒头痛,及一切沉寒痼冷。

❶《局方》:脾胃冷弱,心腹绞痛,呕吐泄利,霍乱转筋,体冷微汗,手足厥寒,心下逆满,腹中雷鸣,呕哕不止,饮食不进,及一切沉寒痼冷。❷《普济方》:水气有余,致寒气大实于胃中,关脉弦;腰脚重,厚衣重覆也嫌单,尺脉迟;脾胃伏寒,吐利霍乱,烦闷,身体疼痛,发热嗜卧,手足厥逆。❸《玉机微义》:中焦有寒腹痛,或恶寒头痛,发热恶寒,腹痛,不饮水。❹《杏苑》:阳明经气不足,身以前皆寒。兼治新产内虚,虚人多唾。❺《饲鹤亭集方》:下焦阳虚,火不生土,脏腑不调,食少便溏,及中寒腹痛,身痛拘急,蜷卧沉重。❻《全国中药成药处方集》:五更肾泄,命门火衰,食入于胃,无火煎熬,难以熟腐,腹痛腰酸,肠鸣下气。

【宜忌】《全国中药成药处方集》:忌食生冷食物,孕妇忌服。

【临床报道】小儿秋季腹泻:《中国社区医师》[2006,22(23):41]用本方敷脐治疗婴幼儿秋季腹泻150例,结果显效102例,有效45例,无效3例,总有效率为98%。

48204 附子理中丸(《景岳全书》卷五十八)

【组成】附子理中汤去白术。

【用法】炼蜜为丸服。

【主治】阴寒肾气动者。

48205 附子理中汤(《三因》卷二)

【异名】理中汤(《医方类聚》卷五十八引《澹寮》)、附子补中汤(《准绳·类方》卷六)、参附理中汤(《医略六书》卷二十六)。

【组成】大附子(炮,去皮脐) 人参 干姜(炮) 甘草(炙) 白术各等分

【用法】上到散。每服四大钱,水一盏半,煎至七分,去滓服,不拘时候。口噤则斡开灌之。

【功用】《医方考》:补虚回阳,温中散寒。

【主治】脾胃虚寒,腹痛食少,泄利呕逆,口噤肢厥,以及寒厥痼冷,霍乱脏毒,阴斑瘴毒,喉肿疮疡,口舌生疮,脉沉迟或沉细;并治阴盛格阳,发热烦躁。

❶《三因》:五脏中寒,口噤,四肢强直,失音不语。❷《岭南卫生方》:瘴毒内寒,自利烦渴,手足发冷,发热烦躁,呕逆闷乱。❸《奇效良方》:中寒中湿,呕逆虚弱。❹《扶寿精方》:伤寒五七日,太阴自利,不渴,寒多而呕,肚腹疼痛,泄泻。❺《医便》:房劳内伤,寒邪中阴,面青腹痛,六脉沉微。❻《医方考》:脾肺虚寒,痰涎壅塞,少有动作,喘嗽频促,脉来沉细。口食冷物,客寒犯胃,中焦痛甚,脉沉迟。腹痛,额头黎黑,脉来收引,脉来沉下,无以气息。胃中虚寒,或又误服凉药,泻而手足厥冷者。❼《寿世保元》:胃脘停痰,冷气刺痛。又治脏毒下寒,泄痢腹胀,大便或黄或白,或青黑,或有清谷。中焦虚寒,手足冷,肚腹痛,大便不实,饮食少思而作口舌生疮。❽《景岳全书》:脾胃虚寒,疮疡。❾《济阳纲目》:大病及吐泻后,身热如焚。❿《张氏医通》:下焦虚寒,火不生土,泄泻呕逆。⓫《寓意草》:内伤转疟。⓬《嵩崖尊生》:眩晕口噤,昏迷肢冷,身不热,脉迟紧;炎暑

月得寒病,身凉脉迟。⓭《医学心悟》:寒邪中于太阴,呕吐清涎沫,腹中冷痛,或下利清谷,吐蛔虫,脉来沉细。⓮《杂病源流犀烛》:霍乱吐泻不止,元气耗散,或水粒不入,或口渴喜冷,或恶寒战掉,手足逆冷,或发热烦躁,揭去衣被;痼冷,或遍身肢节拘急痛;寒积,房后着寒,或内伤生冷寒物而犯房事,内既伏阴,又加外寒相搏,积寒伏于下,卫阳消于上,遂成阴盛格阳,阳气上脱之候,后五六日,胸前发出红斑,其色淡,其点小,是为阴斑。⓯《会约》:阴毒喉肿,四肢冷,六脉细。

【方论选录】《医方考》:人参、甘草、白术之甘温,所以补虚;干姜、附子之辛热,所以回阳。

【临床报道】❶ 中寒:《妇人良方》开庆己未年七月间,裕齐马观文夫人曹氏,病气弱倦怠,四肢厥冷,恶寒自汗,不进饮食。一医作伏暑治之,投暑药。一医作虚寒治之,投热药,无效。召仆诊之,六脉虽弱,而关脉差甚。裕齐问曰:此何证也?仆答曰:以脉观之,六脉虽弱,而关独甚,此中焦寒也。中焦者脾也。脾胃既寒,非特但有是证,必有腹痛吐泻之证。今四肢厥冷,四肢属脾,是脾胃虚寒无可疑者。答云未见有腹痛吐泻之证。当用何药治之?仆答曰:宜用附子理中汤。未服药间,旋即腹痛而泻,莫不神之!即治此药,一投而愈。❷ 内伤转疟:《寓意草》袁继明素有房劳内伤,偶因小感,自煎姜葱汤表汗,因而发热,三日变成疟疾。余诊其脉豁大空虚,且寒不成寒,热不成热,气急神扬,知为元阳衰脱之候。因谓其父曰:令郎光景,窃虑来日疟至,大汗不止,难于救药。倘信吾言,今晚急用人参二两,煎浓汤预服防危。渠父不以为意。次日五鼓时,病者精神更觉恍惚,扣门请救,及觅参至,疟已先发矣!余甚徬徨,恐以人参补住疟邪,虽救急无益也。只得姑俟疟势稍退,方与服之,服时已汗出粘濡,顷之果然大汗不止,昏不知人,口流白沫,灌药难入,直至日暮,白沫转从大孔遗出。余喜曰:白沫下行可无恐矣。但内虚肠滑,独参不能胜任。急以附子理中汤,连进四小剂,人事方苏能言,但对面谈事不清。门外有探病客至,渠忽忽知,家人惊心为祟。余曰:此正神魂之离舍耳!吾以独参及附子理中驷马之力追人,尚在半返未返之界,以故能知宅外之事。再与前药,二剂而安。❸ 痢疾:《续名医类案》陈三农治一妇,久痢不止,口干发热,饮食不进,犹服香连等药,完谷不化,尚谓邪热不杀谷,欲进芩、连,数日不食,势正危迫,诊之脉大而数,按之极微,询之小便仍利,腹痛喜手按,此火衰不能生土,内真寒而外假热也。小便利则不热可知,腹喜按则虚寒立辨,亟进附子理中汤,待冷而服,一剂而痛止,连服数剂而愈。❹ 腹痛:《续名医类案》李北川仲夏患腹痛吐泻,两手足扪之则热,按之则冷,其脉轻诊则浮大,重诊则微细,此阴寒之证也,急服附子理中汤,不应仍服,至四剂而愈。❺ 阴证伤寒:《全国名医验案类编》刘铭彝,年二十八岁,天台县知县。腊月二十八日,去东乡白坝坦,返回即伤阴寒。恶寒甚剧,战栗动摇,烘以烈火,顷刻不离,舌苔边中黑而滑,脉沉而紧。沉紧为寒伤于里,伤寒所谓无热恶寒者,发于阴也。初服麻黄汤不应,继用附子理中汤加味,温下理中以祛寒。高丽参一钱,炒白术二钱,淡附片一钱半,炒川姜一钱,炙甘草一钱,葱白九枚,生姜二钱。服一剂,即遍身大汗,寒邪悉退而愈。

48206 附子理中汤（《口齿类要》）

【组成】茯苓　白芍药各二钱　附子　人参各二钱　白术四钱

【用法】水煎服。

【主治】❶《口齿类要》：中气不足，虚火上炎，口舌生疮，饮食少思，大便不实，或畏寒恶热，作呕腹痛，四肢冷逆，或呕吐泄泻。❷《准绳·疡医》：疮疡，脾胃虚寒，或误行攻伐，手足厥冷，饮食不入，或肠鸣腹痛，呕逆吐泻。

48207 附子理中汤（《回春》卷二）

【组成】大附子（炮，去脐）　干姜　吴茱萸（炮）　官桂　人参　当归　陈皮　厚朴（姜炒）　白术（去芦）　甘草（炙）

【用法】上㕮咀。加生姜、大枣，水煎，热服。

【主治】中寒厥倒。

48208 附子理中汤（《寿世保元》卷三）

【组成】白术一钱五分　干姜八分　人参二钱　白茯苓（去皮）三钱　砂仁一钱　厚朴（姜汁炒）八分　苍术一钱五分（米泔浸，炒）　熟附子八分　甘草（炙）八分

【用法】上㕮咀。加生姜，水煎服。

【主治】泄泻，肚腹疼痛，四肢厥冷。

48209 附子理中汤（《医学传灯》卷上）

【组成】人参　白术　炮姜　甘草　肉桂　附子　黄耆

【主治】先有房事，胃气衰微，口食寒物，鼻吸冷气，中宫不能担当，寒邪直入少阴肾脏，腹痛唇青，四肢厥冷，脉来沉微，一息三至。

【加减】有汗，宜加五味；自利，宜加茯苓，更加丹参。

48210 附子理中汤（《重订通俗伤寒论》）

【组成】黑附块五钱　别直参三钱　清炙草八分　川姜三钱（炒黄）　冬白术三钱（炒香）　生姜汁一瓢（冲）

【功用】热壮脾肾，急救回阳。

【主治】卒中阴寒，口食生冷，病发而暴，忽然吐泻腹痛，手足厥逆，冷汗自出，肉瞤筋惕，神气倦怯，转盼头项如冰，浑身青紫。

【方论选录】此证惟陡进纯阳之药，迅扫浊阴，以回复脾肾之阳，乃得收功再造，方中以附、姜辛热追阳为君，臣以参、术培中益气，佐以炙草和药，使以姜汁去阴浊而通胃阳。妙在干姜温太阴之阴，即以生姜宣阳明之阳，使参、术、姜、附收功愈速。

48211 附子理中汤（《良朋汇集》卷二）

【组成】大附子（麦面包煨，去皮脐）　人参　白术　干姜（炒）　肉桂　陈皮　茯苓各等分　甘草（炙）减半

【用法】以水二钟，加生姜一片，大枣二枚煎，热服。

【主治】阴寒身战而重，语言声轻，气短，目睛口鼻出冷气，水浆不入者。

48212 附子理中汤（《麻症集成》卷四）

【组成】洋参　焦术　附子　干姜　枳壳

【主治】麻后寒痢而呕，腹痛，厥冷吐蛔，脉沉无力。

48213 附子理中汤（《不知医必要》卷一）

【组成】党参（去芦，米炒）　茯苓各一钱五分　白术（净，炒）　制附子各二钱　干姜（炒黄）　炙草各一钱　大枣二枚

【主治】病初起，寒邪直中三阴，腹冷痛，吐清沫，利清谷，蜷卧，肢冷囊缩，吐蛔，舌黑而润。

48214 附子理中汤（《镐京直指》）

【组成】西潞党三钱　熟附子一钱五分　炮姜一钱　煨肉果一钱　江西术二钱（炒）　白茯苓三钱　炙甘草八分

【主治】脾脏虚寒，下利清谷，六脉细弱，舌白无滑。

48215 附子理阴煎（《寒温条辨》卷四）

【组成】理阴煎加附子（炮）一二钱

【用法】水煎，热服。

【主治】❶《寒温条辨》：命门火衰，阴中无阳。❷《儿科醒》：小儿真阴虚弱，胀满呕哕，痰饮恶心，吐泻腹痛。

48216 附子理苓汤（《内经拾遗》卷二）

【组成】附子（炮）一钱五分　干姜（炮）一钱　甘草（炙）五分　人参（去芦）一钱　白术（炒）一钱　猪苓一钱　赤茯苓（去皮）一钱　泽泻一钱　官桂一钱

【用法】以水二钟，加生姜三片，煎八分，食前服。

【主治】❶《内经拾遗》：大便鹜溏。❷《扶寿精方》：伤寒五六七日，传入三阴，大便自利，四肢厥冷，脐腹疼痛，小便不利作渴。

48217 附子黄耆汤（《伤寒总病论》卷三）

【组成】白术　当归　桂枝　附子　甘草　芍药　人参各半两　黄耆三分　生姜一两半

【用法】上㕮咀。水四升，煮至一升半，去滓，通口服一盏，食久再服。温覆取小汗。

【主治】妇人病未平复，因夫所动，小腹阴中急痛，腰胯疼，四肢不任举动，无热证者。

48218 附子黄耆汤（《普济方》卷二二六引《十便良方》）

【组成】附子　黄耆　白术　当归　苁蓉　厚朴各一两　人参　桂心各三分　半夏　干姜各半两　甘草一分

【用法】上为粗末。每服三钱，以水一盏半，加生姜三片，大枣一枚，同煎至八分，去滓，食前温服。

【主治】诸虚不足，及大病后气血不复，虚羸少气，腹胁疼痛，精神倦怠，饮食不进。

48219 附子猪肚丸（《三因》卷十）

【组成】附子（炮，去皮脐）　槟榔（不焙）各一两　鳖甲（醋煮）一两半　当归　知母　木香（炮）　川楝（剉，炒）　秦艽（去苗土）　大黄（酒蒸）　龙胆草　白芍药　破故纸（酒浸，炒）　枳壳（麸炒，去瓤）各半两

【用法】上为末。分作三份，将二份入猪肚内，缝定，加蜜酒三升，童便五升同入砂钵内，熬干烂，研细，入一份末同为丸，如梧桐子大。每服五十丸，温酒米汤送下。

【主治】消中。多因外伤瘴热，内积忧思，喜啖咸食及面，致脾胃干燥，饮食倍常，不为肌肤，大便反坚，小便无度。

48220 附子猪苓汤（《银海精微》卷下）

【组成】白芍药　甘草　羌活各一两　附子　猪苓　黄芩　柴胡

【用法】每服五钱，水煎服之。

【主治】气衰血旺，阳不胜阴，眼痛而憎寒者。

【备考】方中附子、猪苓、黄芩、柴胡用量原缺。

48221 附子鹿角煎（《魏氏家藏方》卷四）

【组成】鹿角（寸截，四破之）　附子

【用法】将鹿角用河水浸七日，净洗，每斤用杜仲半斤（剉细）。同入瓷瓶内，贮水，以文武火煮三日，水耗则添，鹿

角软去杜仲,将角焙干为细末。每用鹿角四两,入附子一两(炮,去皮脐),共为末,以所煮角胶为丸,如梧桐子大。每服三五十丸,空心温酒、盐汤送下。

【功用】填精髓,补不足。

48222 附子鹿茸丸(《普济方》卷二二六引《十便良方》)

【组成】鹿茸 麋茸 附子 白龙骨各一两 麝香一分

【用法】上为末,以糯米糊为丸,如梧桐子大。每服一二十丸,空心、晚食前温酒送下,若觉得力即止,不可多服。

【功用】补诸虚不足。

48223 附子鹿茸煎(《鸡峰》卷七)

【组成】鹿茸 破故纸 山药各二两 桂一两半 附子 牛膝 泽泻 熟地黄 山茱萸 茯神 巴戟 赤石脂各一两 苁蓉四两 五味子半两 菟丝子 杜仲各三两 麝香一钱

【用法】上为细末,炼蜜为丸,如梧桐子大。每服三十丸,空心温酒送下。

【主治】肝肾气虚,肢体疼痛。

48224 附子麻黄汤(《三因》卷二)

【组成】附子(炮,去皮脐) 麻黄(去节) 白术 干姜 甘草(炙) 人参各等分

【用法】上剉散。每服四钱,水一盏半,煎至七分,去滓,食前服。

【主治】寒湿所中,昏晕缓弱,或腰背强急,口㖞,语声混浊,心腹䐜胀,气上喘,不能转动。

【备考】《医钞类编》有"当归"。

48225 附子麻黄汤

《赤水玄珠》卷五。为《伤寒论》"麻黄附子甘草汤"之异名。见该条。

48226 附子续命汤(《保命集》卷中)

【组成】麻黄(去节) 人参 黄芩各一两 芍药 防己 桂枝 川芎各一两 防风一两半 附子一两 杏仁一两 甘草四两 干姜一两

【用法】上除附子、杏仁外,共为粗末,后入二味令匀。每服五七钱,水一盏半,加生姜五片,煎至一盏,去滓,食前稍热服。

【主治】太阳经中风,无汗身凉。

【备考】原书治上证,宜针隐白穴。

48227 附子绿豆汤(《三因》卷十四)

【组成】大附子一枚(重七钱者,生,去皮脐,半破) 绿豆二两

【用法】上以生姜一两(切),水二碗,煎至一碗,绞去滓,分三服,空腹温服。次日,将前附子破作四片,再用绿豆二两,生姜一两,如前煎服。第三日,复将附子作八片,如前煎。

【主治】寒克皮肤,壳壳然而坚,腹大身肿,按之陷而不起,色不变。

48228 附子硫黄散(《圣济总录》卷十八)

【组成】附子(生用,去皮脐)一枚 石硫黄(别研)半两

【用法】上为细散。加胡粉一分,腻粉少许,同繁柳汁和匀。临卧揩患处三五遍,早晨温浆水洗去。不过三五

夜愈。

【主治】紫癜风斑点。

48229 附子温中丸(《医学发明》卷九)

【组成】附子 干姜 白术各一两 肉桂 炙甘草各半两 良姜七钱

【用法】上为细末,炼蜜为丸,一两作十丸。每服一丸,细嚼,生姜、橘皮汤送下;米饮亦得,食前服。

【功用】顺气化痰,辟寒养正气。

【主治】呕吐噎膈,留饮肠鸣,湿冷泄注。

48230 附子温中汤(《卫生宝鉴》卷二十三)

【组成】干姜(炮) 黑附子(炮,去皮脐)各七钱 人参(去芦) 甘草(炙) 白芍药 白茯苓(去皮) 白术各五钱 草豆蔻(面裹煨,去皮) 厚朴(姜制) 陈皮各三钱

【用法】上㕮咀。每服五钱或一两,以水二盏半,加生姜五片,煎至一盏三分,去滓,食前温服。

【主治】中寒腹痛自利,米谷不化,脾胃虚弱,不喜饮食,懒言语,困倦嗜卧。

48231 附子温经汤(《医学集成》卷二)

【组成】黄耆 焦术 半夏 砂仁 炮姜 故纸 益智

【主治】少阴寒证,背寒蜷卧,咽痛腹痛,肢冷下利,脉沉细。

48232 附子填脐散

《理瀹》。为《杂病源流犀烛》卷二十七"沈氏填脐散"之异名。见该条。

48233 附子粳米汤(《金匮》卷上)

【组成】附子一枚(炮) 半夏半升 甘草一两 大枣十枚 粳米半升

【用法】以水八升,煮米熟汤成,去滓温服一升,一日三次。

【功用】《金鉴》:胜寒气,和内外。

【主治】腹中寒气,雷鸣切痛,胸胁逆满呕吐。

【方论选录】❶《金匮要略心典》:下焦浊阴之气,不特肆于阴部,而且逆于阳位,中土虚而堤防撤矣。故以附子辅阳驱阴,半夏降逆止呕,而尤赖粳米、甘、枣培令土厚,而使敛阴气矣。❷《古方选注》:治以附子之温,半夏之辛,佐以粳米之甘,使以甘草、大枣缓而行之,上可去寒止呕,下可温经定痛。

48234 附子粳米汤(《千金》卷二十)

【组成】中附子一枚 粳米五合 半夏半升 干姜 甘草各一两 大枣十枚

【用法】上㕮咀。以水八升,煮药至米熟,去滓,分三次。

【主治】❶《千金》:霍乱四逆,吐少呕多者。❷《袖珍》引《澹寮》:喜怒忧思,扰乱脏气,胸腹胀满,肠鸣走气,呕吐不食。

48235 附子粳米汤(《证治要诀类方》卷一)

【组成】姜汁炮附子二钱(切作片)

【用法】煎汤,煮粳米粥一盏,不拘时食,以效为度。

【主治】胃中寒甚,呃逆不已,或复加以呕吐者。

【备考】原书治上证,宜加炒川椒、丁香各二十三粒。

48236 附子粳米汤(《温病条辨》卷二)

【组成】人参三钱 附子二钱 炙甘草二钱 粳米一合 干姜二钱

【用法】以水五杯,煮取二杯,滓再煮一杯,分三次温服。

【主治】脾虚土败,自利不渴,甚则哕者。

48237 附子摩头散(《三因》卷二)

【异名】摩顶散(《普济方》卷四十四),附子膏(《普济方》卷四十七)。

【组成】大附子一个(炮,去皮脐) 盐各等分

【用法】上为散。先沐头,以方寸匕摩疢上,令药力行。

【主治】❶《三因》:因沐头中风,多汗恶风,当先风一日而病甚,头痛不可以出,至日则少愈,名曰首风。❷《普济方》:风头眩。

48238 附子爆脾汤(《魏氏家藏方》卷五)

【组成】川厚朴(去粗皮,姜制,炙) 半夏(汤泡七次) 草果子(去皮,炒) 附子(炮,去皮脐)各二两 陈皮(去瓤) 白姜(炮,洗) 甘草(炙)各半两

【用法】上㕮咀。每服四钱,水一盏半,加生姜七片,大枣两枚,煎至七分,食前服。

【功用】温脾胃,散冷气,利胸膈,进饮食,止呕化痰。

48239 附子鳖甲汤(《伤寒总病论》卷五)

【组成】鳖甲 白鲜皮 茵陈各半两 细辛 桂枝 白术 吴茱萸 附子 枳实各一分 大黄三分 生姜一两

【用法】上㕮咀。以水三升,煮至一升,分三次服。

【主治】天行病经七日以上,热势弥固,大便秘涩,心腹痞满,食饮不下,精神昏乱恍惚,狂言谵语,其脉沉细者。

48240 附虎四斤丸(《医学入门》卷七)

【组成】牛膝一斤(用酒五升浸透,晒干) 乳香 没药各五钱 木瓜 天麻 肉苁蓉各一斤 附子 虎胫骨各二两

【用法】上为末,用前浸药酒打糊为丸,如梧桐子大。每服五十丸,空心木瓜煎汤或盐汤送下。

【功用】补虚除湿,大壮筋骨。

【主治】肾虚寒,下攻腰脚,筋脉拘挛掣痛,履地艰辛,脚心隐痛;及一切风寒湿痹,脚气缓弱。

48241 附姜归桂汤(《法律》卷二)

【异名】姜附归桂汤(《医方集解》)。

【组成】附子(炮,去皮脐) 干姜(炮) 当归 肉桂各二钱五分

【用法】用水二大盏,煎至一盏,入蜜一蛤蜊壳,温服。

【主治】卒暴中寒,其人腠理素虚,自汗淋漓,身冷手足厥逆,或外显假热躁烦。

【方论选录】附、姜专主回阳,而其所中寒邪,先伤荣血,故加归、桂驱荣分之寒,才得药病相当也。

48242 附姜白通汤(《法律》卷二)

【异名】姜附白通汤(《成方切用》卷六)。

【组成】附子(炮,去皮脐) 干姜(炮)各五钱 葱白五茎(取汁) 猪胆(大者)半枚

【用法】用水二大盏,煎附、姜二味至一盏,入葱汁并猪胆汁,和匀温服。再用葱一大握,以带轻束,切去两头,留白二寸许,以一面熨热,安脐上,用熨斗盛炭火熨葱白上面,取其热气,从脐入腹,甚者连熨二三饼。又甚者,再用艾炷灸关元、气海,各二三十壮。

【功用】回阳散阴。

【主治】❶《法律》:暴卒中寒,厥逆呕吐,泻利色青色冷,肌肤凛栗无汗,盛阴没阳之证。❷《重订通俗伤寒论》:瘰螺痧,脉微欲绝,甚则十指螺皱瘪。

【方论选录】《重订通俗伤寒论》:以大剂附、姜回阳为君,臣以葱汁,得生阳之气独盛,以辛通脉道,反佐以一味胆汁者,恐阳药一饮即吐,格拒而不得入也。此为温热回阳,苦辛通格之良方。

48243 附桂二陈汤(《不知医必要》卷一)

【组成】陈皮一钱 半夏(制) 茯苓各一钱五分 肉桂(去皮,另炖)三分 附子(制)六分 炙草一钱

【用法】加生姜三片,大枣一枚,煎服。

【主治】寒疟,寒多热少,腰足厥冷,或单寒者。

48244 附桂八味丸

《医方论》卷一。为《金匮》卷下"肾气丸"之异名。见该条。

48245 附桂地黄汤(《不知医必要》卷三)

【组成】熟地三钱 白芍(酒炒)一钱五分 附子(制)六分 泽泻(盐水炒) 党参(去芦,米炒)各一钱 肉桂(去皮,另炖)二分

【主治】慢惊,口燥舌焦,阴症似阳者。

48246 附桂理中丸(《饲鹤亭集方》)

【异名】桂附理中丸(《全国中药成药处方集》武汉方)。

【组成】附子一两 肉桂五钱 人参一两 白术二两 干姜一两 炙草一两

【用法】上为末,炼蜜为丸。每服三钱,开水送下。

【主治】脾胃虚寒,痰饮内停,中焦失运,呕吐食少,腹痛便溏,脉来迟细者。

48247 附桂理阴煎(《白喉全生集》)

【组成】熟地四钱 僵蚕二钱 制附片三钱 炮姜(炒) 银花各一钱五分 当归 炙草各一钱 肉桂八分(去粗皮,蒸兑)

【用法】水煎服。

【主治】上假热下真寒证。白见于喉内,色明润成块,甚或凹下,不红不肿,不甚疼痛,饮食稍碍,舌胎滑白,二便如常,或自溏泄,或寒热往来,两颧作红,嘴唇燥裂。

48248 附桂紫金膏(《北京市中药成药选集》)

【组成】当归一两 胡椒一两 川牛膝一两 侧柏(生)一两 灵仙一两 柳枝一两 槐枝一两 艾把一两 木鳖子一两 官桂一两 川附片一两 木瓜一两 干姜一两 白芷八钱 乌药八钱 橘皮八钱 赤芍八钱 灵脂八钱 甘草八钱 杜仲(生)八钱 寄生八钱 羌活八钱 续断八钱 防风八钱 独活八钱 骨皮八钱 蝉退八钱 腹皮八钱 红花八钱 清风藤八钱 川芎五钱 五加皮五钱 蛇退五钱

【用法】上药酌予碎断。用香油二百四十两炸枯黑,过滤去滓,炼至滴水成珠,入章丹一百两搅匀成膏,取出放入冷水中,出火毒后加热溶化。另兑细料:乳香二两,没药二两,潮脑二两,官桂二两,附子二两,硫黄二两。六味共为细粉,搅匀,摊贴,每张油重五钱,贴肚脐、腰部。

【功用】暖腰固本,补气散寒。

【主治】男妇老少诸虚百损,腰酸腿软,胸腹冷痛。

48249 附桂紫金膏(《全国中药成药处方集》天津方)

【组成】防风 生杜仲 木瓜 白芷 生灵脂 独活 当归 川芎 羌活 生附子各二两

【用法】上用香油十五斤,炸枯去滓滤净,炼至滴水成珠,再入章丹九十两搅匀成膏。每十五斤膏药油兑乳香面、没药面、广木香面、肉桂面各二两,搅匀。每大张净油一两重;小张净油五钱重。贴肚腹。

【功用】温经散寒,补气养血。

【主治】妇女经血不调,血海空虚,行经腹痛,经来黑紫,肚腹胀疼,以及体亏气弱,腰腿无力,周身酸疼。

【宜忌】孕妇勿贴。

【备考】《成方制剂》2册本方加肉桂、乳香、五灵脂。

48250 附桂紫金膏（《全国中药成药处方集》沙市方）

【组成】生地 当归 干姜 桂枝 麻黄 白芷 甘草 苍术各一两 枳壳 五加皮 莪术 桃仁 山柰 川乌 陈皮 台乌 三棱 细辛 首乌 草乌 柴胡 防风 寄奴 牙皂 川芎 威灵仙 羌活 赤芍 藁本 续断 独活 连翘各三钱 血余一团 天雄八两 小茴香 荆芥 海风藤各三钱

【用法】上药用麻油四斤,入药煎枯去滓,再下黄丹三十两熬成膏,候半冷,再下后列细料药:中安桂一两,麝香三分,广木香二钱,冰片四钱,樟脑三钱,乳香、没药各三钱。共为细末,搅入膏内令匀,退火摊用。用时将膏药在火上烘融摊开,贴患处。

【主治】风湿风寒,劳伤瘫痪,积聚痞块,流注瘰疬,寒湿脚气,鹤膝酸痛,疝气遗精等症。

【宜忌】非因寒湿致病及有发炎症状者忌贴。孕妇忌用。

48251 附益类仙丹

《医略六书》卷二十七。为《古今医鉴》卷十一引徐宪副方"神仙附益丹"之异名。见该条。

48252 附子大建中汤（《魏氏家藏方》卷四）

【组成】附子一两(炮,去皮脐) 黄耆(蜜炙) 白术(炒) 甘草(炙) 当归(去芦) 熟干地黄(洗) 木香(不见火) 肉桂(去粗皮,不见火) 白芍药各二两

【用法】上为细末。每服五钱,水一盏半,加生姜五片,大枣一枚,煎至七分,去滓,食前温服。

【主治】自汗。

48253 附子大独活汤（《朱氏集验方》卷一）

【组成】白姜 人参 肉桂 干葛 北芍药 当归各九两 川独活十六两 大附子九枚 防风 甘草各十二两

【用法】上㕮咀。每服三钱,水两盏,煎至一盏,去滓温服,不拘时候,其验如神。中风者此药不过十服,立见殊效也。

【主治】男子、妇人体虚中风,半身不遂,左瘫右痪,口眼㖞斜,手足弹曳,经脉挛缩,足膝软弱,四肢酷冷,肌肉麻痹,骨间冷疼,行步艰难;及风湿相搏,关节酸痛,自汗恶风,项急胸急,面目浮肿;兼疗八风、五痹,久患头风,每遇阴雨发则头疼,项强筋紧,头晕憎寒,呕吐不食,发渴不已;一切风气,虚损不足。

48254 附子山茱萸汤（《三因》卷五）

【组成】附子(炮,去皮脐) 山茱萸各一两 木瓜干 乌梅各半两 半夏(汤洗去滑) 肉豆蔻各三分 丁香 藿香各一分

【用法】上剉散。每服四钱,水一盏半,加生姜七片,大枣一枚,煎七分,去滓,食前服。

【主治】肾经受湿,腹痛寒厥,足痿不收,腰椎痛,行步艰难,甚则中满,食不下,或肠鸣溏泄。

48255 附子天门冬散（《圣济总录》卷一八五）

【组成】附子(炮裂,去皮脐)二两 石菖蒲 木香 桂(去粗皮) 天门冬(去心,焙) 干姜(炮)各一两

【用法】上为散。每服一钱匕,空心温酒调下。

【功用】益气补不足,却老延年。

48256 附子木瓜煎丸（《鸡峰》卷四）

【异名】附子木瓜丸（《杨氏家藏方》卷四）。

【组成】附子二个(每个六钱以上) 木瓜四个(大者,去子,入艾青,盐蒸) 牛膝二两 白术一两 薏苡仁一两(生) 羌活半两(不焙) 杜仲半两 续断 草薢 防风 五加皮 熟干地黄各半两

【用法】上为细末,木瓜为丸,如梧桐子大。每日服四十丸,空心、日午温酒任下。

【功用】补元气,壮筋骨,养脾肾,辟寒邪,除风涎,行滞气,活血进食。

【主治】❶《鸡峰》:丈夫、妇人风湿客中经络疼痛,传入脏腑,冲满昏塞,咽搐直视,面色青黑,脉道闭伏,不省人事,平时心神不乐,语涩舌紧,腰腿沉重,行履艰难,干湿脚气。❷《杨氏家藏方》:寒湿相搏,筋骨疼痛,行步艰难,夜多小便。

48257 附子赤石脂丸（《圣济总录》卷九十二）

【组成】附子(炮裂,去皮脐) 赤石脂(烧) 巴戟天(去心) 补骨脂(炒)各半两 茴香子(炒) 益智(去皮)各一两

【用法】上为末,酒煮面糊为丸,如梧桐子大。每服二十丸,食前盐汤送下。

【主治】虚劳,下元冷弱,膀胱气寒,小便数。

48258 附子赤石脂丸（《杨氏家藏方》卷七）

【组成】附子(炮,去皮脐,取末)二两 赤石脂(研细)一两

【用法】上为末,醋煮面糊为丸,如梧桐子大。每服五十丸,食前温米饮送下。

【主治】老人、虚人肠胃虚寒,洞泄不禁。

48259 附子鹿角霜丸（《杨氏家藏方》卷九）

【组成】鹿角霜二十两(为末) 杜仲(去粗皮,剉细,用生姜汁制,炒令断丝,为末) 青盐(研) 山药(为末) 附子(炮,去皮脐,为末) 阳起石(火煅醋淬七次,为末) 鹿角胶各二两

【用法】用好酒二升,慢火熬,先下鹿角胶,次逐味下,不住手搅,可丸即丸,如梧桐子大。每服五十丸,空心食前温酒、盐汤任下。

【功用】涩精养神,益阴助阳。

【主治】小便频数,遗泄诸疾。

48260 附子塞虫孔丸（《外台》卷二十二引《删繁方》）

【异名】附子丸（《圣济总录》卷一七二）。

【组成】附子一枚(炮)

【用法】上为末,以蜡和之为丸,准齿虫孔大小纳之,取

愈止。

【主治】龋齿。

48261 附桂骨痛颗粒(《成方制剂》2册)

【组成】附子 川乌 肉桂 党参 当归 白芍 淫羊藿 乳香

【用法】制成颗粒剂。口服,一次5克,一日3次,饭后服。

【功用】温阳散寒,益气活血,消肿止痛。

【主治】阳虚寒湿型颈椎及膝关节增生性关节炎,症见局部骨节疼痛,屈伸不利,木或肿胀,遇热则减,胃寒肢冷等。

【宜忌】服药期间注意血压变化。高血压,严重消化道病者慎用。

48262 附子苡仁败酱散

《疡科心得集·方汇》卷中。即《金匮》卷中"薏苡附子败酱散"。见该条。

48263 附子黄耆草果饮(《百一》卷二)

【组成】白术 官桂(去皮) 附子(炮,去皮脐) 白芍药 草果(炮,去皮) 良姜 黄耆(去芦,微炒) 厚朴(削去粗皮,姜制一宿) 白茯苓各一两 白豆蔻仁 檀香各半两 甘草(炙)三钱 半夏三分(汤泡七次)

【用法】上㕮咀。每服四钱,水一盏半,加生姜五片,大枣一枚,煎至七分,去滓服,不拘时候。

【主治】翻胃。

48264 附姜归桂参甘汤(《法律》卷二)

【组成】附子(炮,去皮脐) 干姜(炮) 当归 肉桂各一钱五分 人参 甘草(炙)各二钱

【用法】上用水二大盏,加煨姜三片,大枣二枚,煎至一盏,入蜜三蛤蜊壳,温服。

【功用】《重订通俗伤寒论》:回阳,双补血气。

【主治】卒暴中寒、服附姜汤、附姜归桂汤后,阳气将回,阴寒少杀者。

【方论选录】《重订通俗伤寒论》:君以附、姜轻剂,温和阳气,臣以归、桂暖血,参、草益气,佐以姜,使以大枣,调和营卫也。

48265 附子人参山萸肉方(《医学摘粹》)

【组成】附子三钱 人参三钱 山萸肉一两(或加益智仁二钱)

【用法】水煎,入盐少许服。

【功用】补气回阳。

【主治】肾元不能温固而遗溺者。

48266 附桂姜术加熟地汤(《辨证录》卷一)

【组成】熟地五钱 白术一两 干姜三钱 肉桂二钱 附子三分

【用法】水煎服。

【主治】阴寒卒中于肾,手足冷而身不能动。

48267 附子理中汤去甘草加厚朴广皮汤(《温病条辨》卷二)

【组成】生茅术三钱 人参一钱五分 炮干姜一钱五分 厚朴二钱 广皮一钱五分 生附片一钱五分(炮黑)

【用法】用水五杯,煮取八分二杯,分二次服。

【主治】阳明寒湿,舌白腐,肛坠痛,便不爽,不喜食。

【方论选录】九窍不和,皆属胃病。胃受寒湿所伤,故肛门坠痛而便不爽;阳明失阖,故不喜食。理中之人参补阳明之正,苍术补太阴而渗湿,姜、附运坤阳以劫寒,盖脾阳转而后湿行,湿行而后胃阳复。去甘草,畏其满中也;加厚朴、广皮,取其行气。合而言之,辛甘为阳,辛苦能通之义也。

陀

48268 陀柏散(《中西医结合皮肤病学》)

【组成】密陀僧9克 黄柏6克 冰片3克

【用法】上为细末。用花生油调敷。

【功用】清热除湿,止痒祛风。

【主治】各种湿疹。

48269 陀僧丸(《良朋汇集》卷五)

【组成】黄蜡一两 枯矾三钱 陀僧 雄黄 朱砂各一钱 蜜五钱

【用法】除蜜、蜡外,为细末听用。先将蜡化开,入蜜溶化,离火,将前药入内搅均为丸,如绿豆大。每服三分,滚水送下,病在上,食后服;病在下,食前服。常服则自愈。

【主治】鼠疮已破,遍身疮毒,有管出水,有口出脓,顽廉多年不愈,及痔漏诸疮。

48270 陀僧散(方出《百一》卷十二,名见《普济方》卷三〇〇)

【组成】白矾(飞过) 密陀僧各等分

【用法】上为细末,干掺疮上。如掺不定,以片帛裹之。

【主治】嵌甲;脚汗臭。

48271 陀僧散(方出《百一》卷十五,名见《普济方》卷三〇一)

【组成】密陀僧(好者)

【用法】研令极细,扑使之干。

【主治】❶《百一》:阴汗。❷《普济方》:小儿生下遍身如鱼泡,如似水晶,破则成水,流渗又生。

48272 陀僧散(《普济方》卷二九九)

【组成】蒲黄 黄药子各半两 密陀僧 黄柏 甘草各一两多

【用法】上为细末。干贴口疮上。

【主治】口舌疮不愈者。

48273 陀僧散(《普济方》卷三〇一)

【组成】乳香 没药(另研) 龙骨 铜绿 枯白矾 赤石脂 黄丹(飞) 密陀僧 乌鱼骨 麝香各等分

【用法】上为细末。干贴之。

【主治】痦疮。

48274 陀僧散(《回春》卷八)

【组成】鹁鸽粪一两(炒,研末用五钱) 密陀僧五钱 硫黄一钱 花椒五钱 人言半分

【用法】上为细末,香油渣调搽患处,晚间洗去。

【主治】小儿头生白秃疮。

48275 陀僧散(《洞天奥旨》卷十三)

【组成】密陀一两 轻粉一钱 熟石膏二钱 枯矾二钱

【用法】上为末。湿则干敷,干则桐油调搽。

【主治】脚丫湿烂。

48276 陀僧膏(《医宗金鉴》卷六十二)

【组成】南陀僧(研末)二十两 赤芍二两 全当归二两 乳香(去油,研)五钱 没药(去油,研)五钱 赤石脂

(研)二两　苦参四两　百草霜(筛,研)二两　银黝一两　桐油二斤　香油一斤　血竭(研)五钱　孩儿茶(研)五钱　川大黄半斤

【用法】先将赤芍、当归、苦参、大黄入油内煤枯,熬至滴水不散,再下陀僧末,用槐、柳枝搅至滴水将欲成珠,将百草霜细细筛入搅匀,再将群药及银黝筛入,搅极匀,倾入水盆内,再收入瓷盆内,常以水渍之。贴患处。

【功用】《全国中药成药处方集》:拔脓生肌长肉,止痛散血消肿。

【主治】❶《医宗金鉴》:诸般恶疮,流注瘰疬,跌打损伤,金刃误伤。❷《全国中药成药处方集》:鼠疮,溃破流脓。一切外科肿疡,已溃未溃,创破流血,疼痛异常。

【宜忌】《全国中药成药处方集》:不可入口。

48277 陀僧膏(《全国中药成药处方集》抚顺方)

【组成】官粉十两　陀僧四斤　香油五斤

【用法】将油熬成珠,下丹、陀僧、官粉,成膏即妥。

【主治】诸般恶疮,瘰疬鼠疮,跌扑金刃创伤,溃破流脓。

坠

48278 坠气丸(《普济方》卷三五五)

【组成】巴豆四十九枚(去皮,生研)　寒食面三钱(蒲一钱半炒)　黄丹三钱(蒲半钱炒)

【用法】上为末,滴水为丸,如豆大。每服三四丸,水二盏,入秤捶谷七个,同煮放冷,送下。量虚实加减,取微利。

【主治】妇人产后血块积滞,腹痛,恶秽不下,一切气滞诸疾,泻痢。

48279 坠血丸(《眼科全书》卷三)

【组成】归尾　赤芍　生地　牛膝　蒺藜　石决明　五味子　芎䓖　知母　细辛　香附　红花

【用法】上为细末,炼蜜为丸,如梧桐子大。每服四十丸,白汤送下。

【主治】小云翳内障。

48280 坠肝丸(《眼科全书》卷四)

【组成】五味子　石决明　车前子　知母　泽泻　山药各一两　防风一两五钱　龙胆草　青葙子　柴胡　黄芩　草决明　白芍　蔓荆子

【用法】上为末,炼蜜为丸,如梧桐子大。每服三四十丸,清茶送下。

【主治】胞肉生疮外障。

48281 坠涎丸(《圣济总录》卷十八)

【组成】水银半两　腻粉七钱匕　巴豆(去皮膜,出油)二七枚　硇砂(研)一分　半夏(汤洗七遍)　白矾(并半夏,用生姜二两一处捣烂,阴干用)　五灵脂各一两　羌活(去芦头)半两　木鳖子(去壳)　大黄(煨熟,刬)各一两　茴香一分　马牙消(研)二两　丹砂(研)一钱

【用法】上为末,水浸蒸饼为丸,如绿豆大。每服五七丸,茶、酒送下,一日三次。

【主治】大风癞病。

48282 坠涎丸(《洪氏集验方》卷五)

【组成】天南星(去皮脐,生用)半两　白附子(洗,去皮)半两　川乌尖(去皮脐,生用)一分　白僵蚕(洗净,直

者)一分　白矾(枯)一分　半夏(洗净,生用)一两

【用法】上为细末。用姜汁糊为丸,如小绿豆大。每服二十丸,用生姜、薄荷泡汤吞下。

【功用】化痰。

【主治】咳嗽。

48283 坠涎散(方出《证类本草》卷十一引《经验方》,名见《本草纲目》卷十七)

【组成】天南星一个(重一两)

【用法】换酒浸七伏时取出,安新瓦上,周围炭火炙干裂,置于湿地去火毒,用瓷器盒盛之,冷,为末,用朱砂一分(研),同拌。每服半钱,荆芥汤调下。每日空心、午时进一二服。

【功用】坠涎。

【主治】小儿惊风。

48284 坠惊散(方出《圣惠》卷八十五,名见《普济方》卷三七四)

【组成】天竺黄　马牙消　铅霜

【用法】上为末。每服半钱,用热水调下。

【主治】小儿惊热。

48285 坠痰丸(《圣济总录》卷六十五)

【组成】白矾八两(于瓦器上枯过,研细,以纸裹埋黄土内一宿,出火毒后入药)　半夏(汤洗七遍,焙干,杵末,以生姜汁和作饼子,再焙干称)二两　槐花三两(炒)　甘草一斤(慢火炙,刬)

【用法】上为末,白面糊为丸,如梧桐子大。每服十五丸,食后生姜汤送下。

【功用】止呀呷,化风痰,利咽膈。

【主治】涎嗽。

48286 坠痰丸(方出《中藏经·附录》,名见《卫生宝鉴》卷九)

【异名】逐痰丸(《医统》卷十)。

【组成】天南星(九蒸九晒)

【用法】上为末,姜汁糊为丸,如梧桐子大。每服二十丸,人参、菖蒲汤或麦门冬汤送下。

【主治】风痫。

48287 坠痰丸(《幼幼新书》卷十六引《王氏手集》)

【组成】半夏一两(生姜制)　天南星(米泔浸,切作片子,炙)　杜薄荷　白茯苓　白矾灰　人参各半两

【用法】上为细末,生姜汁打面糊为丸。每服五、七丸至十丸,生姜、薄荷汤送下。

【主治】小儿痰实咳嗽,壮热生惊,呀呷喘满,头痛心忪,胸膈不利,心嘈恶心。

48288 坠痰丸(《丹溪心法》卷二)

【组成】黑丑(头末)二两　枳实(炒)一两半　白矾三钱(枯一半)　朴消二钱(风化)　枳壳一两半(炒)　猪牙皂角二钱(酒炒)

【用法】上为末,用萝卜汁为丸。每服五十丸,鸡鸣时服。初则有粪,次则有痰。

【主治】❶《丹溪心法》:痰饮。❷《赤水玄珠》:食积痰饮,咳嗽,痞满气逆。

48289 坠痰丸(《玉案》卷四)

【组成】大黄(酒煨)一两　贝母(去心)　胆星　青礞石(煅过)　石菖蒲各一两　麝香一钱　蛇含石(煅红,醋淬七次)五钱

【用法】上为末,姜汁为丸。每服一钱,空心白滚汤下。

【主治】痰火凝结于胸膈,以致癫狂,谵语妄言。

48290 坠痰丸(《活人方》卷五)

【组成】半夏二两(姜矾制净) 乌梅肉二两(焙枯) 广橘红二两 明矾二两(童便、姜汁三大茶杯,萝卜汁三饭碗煮枯,焙干) 薄荷叶二钱五分 青礞石二钱五分(煅红)

【用法】上为极细末,姜汁调稀糊为丸,如芡实大。每服三丸。

【主治】浮痰积饮,灌注膈中,不惟食饮阻碍,自反胃而渐成噎膈,汤药不分补泻,并为隔塞,而难展其力者。

48291 坠痰丸(《医钞类编》卷六)

【组成】黑牵牛四两(炒,取头末一两) 大皂角(去皮弦及子,酥黄)四钱

【用法】上为末,米糊为丸。每服一钱,病稍重者二钱,空心生姜汤送下。久病之人,五日、十日一服,病缓者,半月一服。痰涎经大便出。

【主治】一切痰饮,胸膈壅塞。

48292 坠膈丸(《秘传眼科龙木论》卷五)

【组成】五味子 干山药 知母 泽泻 车前子 石决明各一两 防风一两半

【用法】上为末,炼蜜为丸,如梧桐子大。每服十丸,空心茶送下。

【主治】风赤疮痍外障。眼初患之时,或即痒痛,作时发歇不定,或出多泪,遂合睑肉疮出,四眦如朱砂色相似,然后渐生膜翳,障闭瞳人。

48293 坠翳丸(《圣惠》卷三十三)

【组成】石决明一两(捣,细研,水飞过) 甘菊花一两 细辛半两 熟干地黄二两 人参一两(去芦头) 地肤子一两 五味子一两半 兔肝一具(炙干) 防风二两(去芦头)

【用法】上为末,炼蜜为丸,如梧桐子大。每服二十丸,空心及晚食前以盐汤送下,渐加至三十丸。针开后服。

【主治】❶《圣惠》:眼内障。❷《普济方》:沉翳,细看方见,其病最深。

48294 坠翳丸(《普济方》卷八十引《海上方》)

【组成】人参 川当归各一钱 甘菊花一钱半 北细辛 北五味 川芎 旋覆花各二钱 黄连二钱半 荆芥三钱 甘草七钱半 黄芩 防风 羌活各三钱 柴胡三钱半 知母四两 赤芍药 白蒺藜(炒)各半两 木贼(去节)一两(上为散,晒干为末,不要火焙,然后入后药料) 石膏三钱 真珠一钱 硼砂二钱半 琥珀二钱 生石决明二个(火炙) 生麝香(硫黄气者不可用,大黄气者不妨) 磁石一钱半(火烧,淡醋浸三次,烧了出火气用)

【用法】上为末,前药一处,粳米糊为丸,如龙眼大,用朱砂三钱半,别研为衣,取日气阴干。临睡及食后细嚼三丸,白汤咽下;或用盐汤、枣汤、灯心汤三样皆可。

【主治】眼疾日深,及白翳大者。

48295 坠翳丸(《秘传眼科龙木论》卷一)

【组成】石决明 细辛 知母 干地黄 防风各一两 兔肝一具(炙) 五味子 人参各二两半

【用法】上为末,炼蜜为丸,如梧桐子大。每服十丸,空心茶送下。

【主治】浮翳内障。

48296 坠翳丸(《秘传眼科龙木论》卷一)

【组成】青羊胆 青鱼胆 鲤鱼胆各七个 熊胆一分 牛胆五钱 麝少许 石决明一两

【用法】上为末,面糊为丸,如梧桐子大。每服十丸,空心茶送下。

【主治】❶《秘传眼科龙木论》:偃月翳内障。初患之时,惟有头旋额角骨痛,亦因肝肾俱劳,脑风积热,致使生翳如偃月之状。❷《眼科全书》:浮翳内障,不痒不痛,临光无神,翳如银色,瞳睛赤色,阴看略大,阳看略少。

【备考】本方方名,《本草纲目》引作"鱼胆丸"。

48297 坠翳丸(《眼科全书》卷三)

【组成】青葙子 草决明(炒) 玄参 细辛 防风 赤芍各七钱 车前子 谷精草 密蒙花 熟地 龙胆草 黄芩各八钱 白蒺藜(炒,去刺) 木贼 蝉蜕各五钱(去足) 石决明(煅)五钱

【用法】上为细末,炼蜜为丸,如梧桐子大。每服三十丸,食后滚汤或酒送下。

【主治】白翳黄心内障。

48298 坠翳散(《秘传眼科龙木论》卷一)

【组成】石决明 茺蔚子 防风各二两 车前子 甘菊花 人参各三两

【用法】上为末。每服一钱,食后米饮汤调下。

【主治】白翳黄心内障。

48299 坠翳散(《眼科全书》卷五)

【组成】车前 青葙子 蒺藜 木贼 蝉蜕 石决明 草决明 黄芩 玄参 防风 细辛 大黄

【用法】水煎,食后服。

【主治】玉翳浮满外障。

48300 坠痰饮子(《养老奉亲》)

【组成】半夏不计多少(用汤洗十遍,为末) 生姜一大块 大枣七枚

【用法】以水二盏,药末二钱,慢火煎至七分,临卧时去滓频服。

【主治】老人春时胸膈不利,或时满闷。

48301 坠血明目丸

《普济方》卷七十七。即《秘传眼科龙木论》卷五"坠翳明目丸"。见该条。

48302 坠血明目丸(《眼科全书》卷四)

【组成】石决明 芎劳 五味子 知母 山药 细辛 人参 归尾 赤芍 生地 牛膝 蒺藜

【用法】上为末,炼蜜为丸,如梧桐子大。每服四十丸,酒送下。

【主治】血灌瞳人外障。

48303 坠血明目饮(《审视瑶函》卷三)

【组成】细辛 人参各一钱 赤芍药 五味子十粒 川芎(酒洗,炒) 牛膝(酒洗,炒) 石决明(醋煅) 生地黄 山药 知母(盐水洗) 白蒺藜(研,去刺) 当归尾 防风各八分

【用法】上剉。水二钟,煎至八分,去滓温服。

【主治】血灌瞳神。

48304 坠翳决明散(《圣惠》卷三十三)

【组成】石决明(捣细,研,水飞过) 车前子 人参(去芦头) 甘菊花 槐子 熟干地黄各一两 茺蔚子二两 防风二两(去芦头)

【用法】上为细散。每服二钱,食后以粥饮调下,夜临卧再服。

【主治】眼内障。

【备考】原书治上证,宜针后服药。

48305 坠翳明目丸(《秘传眼科龙木论》卷五)

【组成】石决明 芎藭 知母 干山药 五味子各一两 细辛 人参各一两半

【用法】上为末。炼蜜为丸,如梧桐子大。每服十丸,空心茶送下。

【主治】血灌瞳人外障。

【备考】本方方名,《普济方》引作"坠血明目丸。"

妙

48306 妙丸子(《普济方》卷三九五)

【组成】丁香 藿香叶 木香 白茯苓 官桂(去皮) 青礞石 代赭各一钱 巴豆二七粒(大者,去皮心膜,纸上压去油)

【用法】上为末,酒糊为丸,如芥子大。一岁二丸,食前生姜汤或藿香汤送下,不得吃物,须权住乳,恐乳多再吐;如伤食泻,与五七丸,利下食,次与益中膏。

【主治】小儿吐泻,并伤食,腹疼,不思乳食,兼吐呃。

48307 妙化丹(《古今医鉴》卷十六引刘彬齐方)

【组成】乳香 没药 轻粉 海螵蛸 雄黄各五分 硫黄二厘

【用法】上为末,端午制。左边被伤,点左眼大眦;右边,点右眼大眦。

【主治】蝎螯蛇伤。

48308 妙功丸

《儒门事亲》卷十二。为《宣明论》卷七"开结妙功丸"之异名。见该条。

48309 妙功丸(《丹溪心法附余》卷十八)

【组成】大黄四两 黄连 郁金各一两 轻粉二钱 硇砂(煅)二钱 粉霜半钱或一钱 川芎二两 黑牵牛末八两 滑石四两 白豆蔻 沉香 木香各半两 蓬术 槟榔 黄芩各一两

【用法】上药除粉霜、轻粉、硇砂另研,余药亦另研,和匀,水泛为丸或稀糊为丸,如梧桐子大。量虚实加减服。

【主治】❶《丹溪心法附余》:饮食不节,起居失常,七情所感,动劳不一,以致气凝血滞于荣卫之中,或冒风寒湿气凝结于经络之间,脏腑之内,或为癥瘕,或为积聚癖块。❷《袖珍》:或留聚为肿为痈,疥疡疮癣,风痹痿厥,及黄疸水湿,蛊毒鼓胀。

48310 妙功丸(《准绳·类方》卷五)

【组成】丁香 木香 沉香各半两 乳香(研) 麝香(另研) 熊胆各二钱半 白丁香三百粒 轻粉四钱半 雄黄(研) 青皮(去白) 黄芩 胡黄连各半两 黄连 黑牵牛(炒) 荆三棱(煨) 甘草(炙) 蓬莪术 陈皮(去白) 雷丸 鹤虱各一两 大黄一两半 赤小豆三百粒 巴豆七粒(去皮心、膜、油)

【用法】上为细末,荞面一两半作糊和匀,每一两作十丸,朱砂一两水飞为衣,阴干。每服一丸,用温水浸一宿,去水,再用温水化开,空心服之。小儿加减服。十年病一服即愈,若未愈,三五日再服,重者不过三服。

【主治】❶《准绳·类方》:诸痫。❷《张氏医通》:虫积在内,使人多疑善惑而成癫痫。

【临床报道】癫痫:有一人好酒,得痫病二十年,用药一服,取下虫一条,约长四五寸,身有鳞,其病遂愈。

48311 妙功散(《圣济总录》卷七十六)

【组成】大黄(湿纸裹,煨)半两 莨菪子(炒令黑)一掬许

【用法】上为散。每服一钱匕,米饮调下。

【主治】赤白痢,脐腹疼痛,肠滑后重。

48312 妙功散(《圣济总录》卷一七六)

【组成】藜芦(洗,焙)

【用法】上为细散。以少许吹入鼻中。嚏三二次,立止。

【主治】小儿吐奶不止。

48313 妙功散(《瑞竹堂方》卷五)

【组成】黄柏 蛇床子 白矾各等分

【用法】上为细末,用清油二两,黄柏、花椒、巴豆数粒、葱三茎,厚朴、枳壳各少许,上药同清油一处,熬数沸,滤去滓,将妙功散入于热油内,更加柏烛一二枝,放冷,调搽。

【主治】疥疮。

【备考】方中黄柏、花椒用量原缺。

48314 妙功散(《产科发蒙》卷三)

【组成】茯苓二钱 黄耆 远志各一钱 人参 桔梗各五钱 辰砂一钱 山药 木香各五分 甘草一分

【用法】上为细末。每服一钱,白汤送下。

【功用】安神镇心。

【主治】产后血晕,头目昏眩。

48315 妙用膏(《百一》卷十六)

【组成】真清麻油 古文钱三二十文

【用法】将古文钱入油中,久浸年深。每用以鹅毛扫患处。

【主治】恶疮。项上有瘿及漏疮。

【备考】方中麻油用量原缺。

48316 妙圣丸(《圣济总录》卷七)

【组成】蛴螬三十个 麻黄(去根节)二两 乌头(炮裂,去皮脐)半两 木鳖子(去壳)半两

【用法】上为末,用酒二升,刺破蛴螬取汁,不用皮,熬成膏,和药末,丸如小弹子大。每服一丸,温酒化下,不拘时候。

【主治】卒中瘫缓,手足挛急,浑身疼痛。

48317 妙圣丸(《圣济总录》卷一七六)

【组成】龙脑 粉霜 腻粉 滑石各等分

【用法】上为细末,面糊为丸,如绿豆大。每服一丸,煎干柿汤送下,不拘时候。

【主治】小儿胃热吐逆。

48318 妙圣丸

《赤水玄珠》卷二十六。为《直指小儿》卷二"妙圣丹"之异名。见该条。

48319 妙圣丹(《幼幼新书》卷十二引张涣方)

【组成】木香　代赭石　马牙消　川大黄(炮)各一分　蝎梢四十九个(微炒)上为细末。朱砂半两(细研,水飞)　麝香一钱(研)　龙脑半钱(研)　腻粉半分　巴豆七个(去皮心、膜,纸裹出油,细研)

【用法】上药都拌匀,滴水为丸,如黍粒大。每服三粒至五粒,乳后磨沉香汤送下。

【功用】利胸膈。

【主治】小儿食痫。

48320 妙圣丹(《直指小儿》卷二)

【异名】妙圣丸(《赤水玄珠》卷二十六)。

【组成】代赭石(煅,醋淬)一分　雄黄　蝎梢　朱砂各一钱　轻粉　麝各一字　巴豆三个(去心膜,出油)　杏仁(去皮尖,微炒)二钱

【用法】上为末,蒸枣肉为丸,如梧桐子大。每服一丸,木香煎汤调下。

【功用】通利。

【主治】小儿食痫。吐乳发热,大便酸臭,面黄腹满,发搐。

❶《直指小儿》:小儿食痫。❷《赤水玄珠》:小儿食痫,因惊而伤食,吐乳发热,大便酸臭。❸《金鉴》:小儿乳食过度,停结中脘,乘一时痰热壅塞,遂致成痫。其初面黄腹满,吐利酸臭,后变时时发搐。

48321 妙圣散(《幼幼新书》卷九引张涣方)

【组成】干赤头蜈蚣一条(葱汁浸一日一夜,焙干)　草乌头尖十四个(薄荷、生姜自然汁浸一日一夜,焙干,同为细末)　麝香一钱　龙脑半钱(以上二味各研细,入前药拌匀)

【用法】上为末,拌匀。每用半字,以笔管吹入儿两鼻中。候两手定,方可兼服诸惊风药。

【主治】小儿慢惊风久不愈,两手搐搦不定。

48322 妙圣散(《幼幼新书》卷三十六引张涣方)

【组成】绵黄耆　连翘各一两　川大黄(炒)　鸽粪(烧灰)　糯米(用斑蝥七个同炒黄,不用斑蝥)　犀角屑各半两

【用法】上为细末。每服一钱,水八分,入酒三二滴,同煎至五分,去滓,放温,时时呷之。

【主治】小儿瘰疬不消。

48323 妙安散(《普济方》卷六十一)

【组成】巴豆两粒

【用法】纸紧角,可通得入鼻,用刀子切断两头壳子,将针穿作孔子,纳鼻中,久即愈。一方,用绵裹纳鼻中,喉通即取出。一方用七粒,灯上烧存性,绵裹含一粒即止。如痹已死,有余气者,绵裹纳两鼻孔,约至眉间,专把余绵,良久大端勿怪,吐则拔去之。

【主治】喉闭,缠喉风及走马咽痹。

48324 妙红散(《圣济总录》卷六十二)

【组成】红曲(炒)　丁香　藿香叶　人参　白茯苓(去黑皮)各半两

【用法】上为散。每服二钱匕,食前米饮调下。

【主治】膈气痰结,呕逆吐食。

48325 妙应丸(《圣济总录》卷三十六)

【异名】辟邪丸(《圣济总录》卷三十七)、辟邪丹(《鸡峰》卷十四)。

【组成】绿豆四十粒(杵末)　黑豆三十粒(杵末)　砒

霜半钱(研)　丹砂黑豆大二粒(研)　铅丹一钱匕(研)

【用法】上为末,滴水为丸,作二十粒。每次一丸,以东南桃心七枚,取井华水研,向日吞服之;醋水下亦得。服后病稍重者只微寒,若小可便绝。

【主治】❶《圣济总录》:疟疾,发渴引饮,烦躁;岚瘴、鬼疟等。❷《鸡峰》:岚瘴疟及痞疾。

【宜忌】有孕妇人不可服。

48326 妙应丸(《圣济总录》卷四十七)

【组成】乌头(去皮脐,生用)半两　栀子(去皮)一分　干姜(生用)一分

【用法】上为末,生姜自然汁为丸,如梧桐子大。每服七丸,食前温酒送下,一日二次。

【主治】❶《圣济总录》:胃寒肠热,腹胀泄利。❷《宣明论》:水谷不化,痞满不已。

48327 妙应丸(《圣济总录》卷一七六)

【异名】万应丸。

【组成】槟榔(剉)二枚　陈橘皮(汤浸去白,焙)　青橘皮(汤浸去白,焙)各半两　木香　黄连(去须炒)　蓬莪术(煨,剉)　桂(去粗皮)各一分

【用法】上为末,每抄一钱匕,入巴豆一粒(去皮心膜,醋煮令黑色),并杏仁一粒(去皮尖),灯上烧作黑灰,同研令细,与药末再合研令匀,用白面糊为丸,如粟米大。每服二丸,食后生姜汤送下。

【主治】小儿乳癖、积聚。按之苦痛,肌肤渐瘦,面色青黄;小儿阴阳气不顺,虚痞胀满,呕逆腹痛,成癥瘕痞结。

48328 妙应丸(《鸡峰》卷九)

【组成】大附子　破故纸　荜澄茄　木香各半两　硇砂半钱

【用法】上为细末,和大麦面裹药同烧,候面黄焦,去面,将药研为细末,用面糊为丸,如绿豆大。每服三五丸,食后、临卧米饮送下。

【主治】气虚有积。

48329 妙应丸(《鸡峰》卷十三)

【组成】金液丹　半硫丸各等分

【用法】每服五七十丸,空心米饮送下。

【主治】气虚有冷,大便不通。

48330 妙应丸(《续本事》卷六)

【组成】黄丹三钱　巴豆四十九粒(去油)

【用法】上为末,黄蜡溶开,入药调匀,取出候冷,安瓦合子盛,用时为丸,如绿豆大。每服四五丸。赤痢,甘草汤送下;白痢,干姜汤送下;赤白痢相杂,干姜甘草同煎汤送下,可加乌梅同煎;水泻,米汤送下;疟疾,发日用桃叶七片揉水,五更初服。

【主治】痢疾。

48331 妙应丸(《洪氏集验方》卷三引徐学谕方)

【组成】当归(去芦头)二两　延胡索(去土)一两　泽兰(取叶)一两半　白芍药(雪白者)一两　肉桂(去粗皮)一两(不见火)　牡丹皮(去骨)一两　川芎一两　木香半两(不见火)　石斛(去苗)一两　川姜一两(炮)　熟干地黄(净洗,薄切,焙干)二两

【用法】上药焙干为末,醋煮面糊为丸,如梧桐子大。每服二十粒,空心及晚食前温酒或米饮送下。

【功用】滋暖子宫,调血养气。

【主治】妇人血经不调,月事湛浊,加之惊忧,遂发痎疟,汗出过多,损耗气血。

48332 妙应丸(《杨氏家藏方》卷六)

【组成】荜茇 木香 破故纸(炒)各一两 附子二枚(重六钱者,每一枚剜去心,入硇砂一钱,用附子末塞口,外以面裹,煨令面焦黄取出,去面不用。)

【用法】上为细末,面糊为丸,如绿豆大。每服五丸至七丸,木香汤送下,不拘时候。

【主治】❶《杨氏家藏方》:脾胃虚冷,饮食迟化,心腹刺痛,噫气吞酸,两胁膨胀,胸膈痞闷,四肢倦怠,不美饮食。❷《济生》:老人虚人一切虚寒痃癖积块,攻胀疼痛。

【备考】《济生》本方用法:醋调,面糊为丸,如绿豆大,每服十五丸至二十丸,食后生姜汤送下。

48333 妙应丸(《魏氏家藏方》卷七)

【组成】五倍子不拘多少

【用法】上为细末,酒糊为丸,如梧桐子大。每服四十丸,食前米饮送下。

【主治】肠风脏毒。

48334 妙应丸(《直指》卷十)

【组成】真龙骨 辰砂 厚牡蛎(以腐草鞋重包插定,火煅,并研细) 石菖蒲各二钱半 白茯苓 益智仁 石莲肉 缩砂仁各三钱半 川楝子(蒸,去皮,取肉焙) 桑螵蛸(瓦上焙) 菟丝子(酒浸一宿,焙,杵)各半两

【用法】上为末,以山药碎研末,面糊为丸,如梧桐子大。每服五十丸,日间煎人参、酸枣仁汤送下,临卧粳米汤送下。

【主治】赤白浊。

48335 妙应丸(《御药院方》卷四)

【组成】京三棱(炮,剉如豆) 青皮(去白,剉如豆) 石三棱(剉如豆) 鸡爪三棱(剉如豆) 厚朴(生姜制,剉如豆。以上五味同用好醋浸三日,取出焙干)各一两 槟榔 肉豆蔻 白豆蔻各一两 木香六钱 巴豆霜半两 硇砂一两(飞,别研) 干漆六钱(炒出烟)

【用法】上药除巴豆霜、硇砂外,同为细末,后入硇砂、巴豆霜,同研极细,用原浸药醋打糊为丸,如梧桐子大。每服二丸或三丸,食后温醋汤送下。

【主治】九种心痛,积年瘕聚,久藏癖块,或大或小,因伤寒疼痛,发无时,或心下坚结,上冲胸痞,或气攻两胁,呕逆苦水,或喉痹烦闷,吐出蛔虫。

48336 妙应丸

《得效》卷十三。为《医方类聚》卷二十一引《济生》"青龙妙应丸"之异名。见该条。

48337 妙应丸(《医方类聚》卷二五二引《医林方》)

【组成】巴豆一个(去油) 丁香七个

【用法】上为细末,烧糯米饭为丸,如针头大。一岁小儿,每服一丸,新水送下。

【主治】小儿水痢不止。

48338 妙应丸(《普济方》卷三九五)

【组成】丁香四十九个 杏仁 胡椒各四十九个 巴豆七粒 好朱砂二钱

【用法】上为细末,飞罗面为丸,朱砂为衣。每服五七丸,白汤送下。

【主治】吐泻霍乱,下利不止。

48339 妙应丸(《医统》卷七十八)

【异名】剪红丸。

【组成】大黄 槟榔 牵牛(头末)各三两 雷丸 锡灰各半两 大戟三钱 鹤虱 使君子(煨) 茴香 贯众各二钱半 轻粉少许 苦楝根一两

【用法】上为细末,用皂角膏为丸,如梧桐子大。每服四十丸,量壮弱加减,五更初茶清送下;如未通,再吃温茶助之。恶物尽了,白粥补之。

【功用】下虫积。

【主治】诸虫。

48340 妙应丸(《医统》卷八十四)

【组成】苍术(米泔水浸,酒炒) 人参 黄耆(蜜炙) 白术(土炒) 地黄(酒洗) 陈皮(去白) 半夏(制) 当归(酒洗) 茯苓各一两 滑石 炙甘草各七钱

【用法】上为末,面糊为丸,如梧桐子大。每服五十丸,空心生姜汤送下。

【主治】妇人气虚痰盛,满溢子宫,不能受精,肥胖妇人无子。

48341 妙应丸(《医学入门》卷七)

【组成】槟榔十二两 黑牵牛三两 大黄 雷丸 锡灰 芜荑 木香 使君子各一两

【用法】上为末,用葱白煎汤,露一宿,为丸如粟米大。每服四钱,五更葱汤或木香煎汤送下;取寸白虫,用东方上石榴根煎汤,面东服之;小儿服一钱或五分。天明取下病根,或虫,或如烂鱼肠,或如马尾、蛤蟆、小蛇,诸般怪物,或小便取下青、黄、红、白,或米泔等色。此丸四时可服。

【功用】追虫。

【主治】凡人面上白斑与唇红,能食心嘈,颜色不常,脸上生有蟹爪露者,便有虫也;山岚瘴气,传尸痨瘵,水肿疟痢,咳嗽黄疸,噎膈,肠风痔漏,一切风气食积疼痛,疮癞热痰痞块,赤眼口疮,女人经脉不调,血瘕血闭,赤白带下,小儿癫痫,一切疳积,虫积。

【宜忌】孕妇禁用。忌生冷荤腥等物。

【加减】如失声,加沉香、琥珀。

【备考】其虫皆因饮食中所感而成。此药不比巴霜、甘遂、硇砂等剂,不动真气,有虫取虫,有积取积,有气取气,有块取块,一服见效。

48342 妙应丸

《保命歌括》卷九。为《脚气治法总要》卷下"趁痛丸"之异名。见该条。

48343 妙应丸(《治痘全书》卷十四)

【组成】槟榔 大黄 黄芩 滑石 黑丑

【主治】痘疮。脾胃实热,腹痛面赤,手足热;伤食,胸腹饱闷,不思饮食。

48344 妙应丸(《活人方》卷四)

【组成】君子肉二两 槟榔二两 陈皮一两 麦芽粉一两 山楂肉一两 神曲一两 三棱五钱 蓬术五钱 砂仁五钱 青皮五钱 雷丸五钱 干漆炭五钱 胡黄连三钱 芜荑三钱 甘草三钱 鹤虱三钱 木香三钱 高良姜三钱

【用法】醋调神曲糊为丸。空心黑糖汤送服二三钱。

【主治】男妇小儿不拘远年近日,一切虫积蛔结,心腹疼痛,吐呕泄泻,止发不常,喜嗜生米茶叶绸布泥炭,皮黄面青,肢体困倦。

48345 妙应丸(《医钞类编》卷十三)

【组成】白术(炒)二两四钱 陈皮(去白)一两六钱 枳实五钱 槟榔五钱 木香二钱 厚朴(姜制)二两 半夏(泡)一两 甘草(炙)四钱 人参一两

【用法】上为末,姜汁浸,蒸饼为丸服。

【主治】久病胃虚,恹恹不能食,脏腑或秘或结或溏。

48346 妙应丹(《三因》卷六)

【组成】黄丹三分(炒) 木香半两(碾为细末) 青皮 陈皮 吴茱萸各半两(米醋二升,熬青皮以下三味,至一升,去滓,再熬醋成膏)

【用法】上以黄丹、木香为末,入醋膏内为丸,如梧桐子大,辰砂为衣。每服十丸,当未发前一食顷白汤送下。

【主治】诸疟,无问寒温久近。

48347 妙应丹(《三因》卷九)

【组成】附子四个(六七钱重者,生,去皮脐,剜作瓮,入硇砂,共一两七钱半,面剂裹,煨熟,去面不用) 荜茇 木香(炮) 青皮 破故纸(炒)各三两半

【用法】上为末,面糊为丸,如梧桐子大。每服三十丸,加至五十丸,生姜、橘皮汤送下;泄利,米汤送下。

【主治】诸脏气虚、积聚、烦闷,及饮食中蛊毒;或食水陆果蓏,子卵入腹,而成虫蛇鱼鳖;或宿食留饮,妇人产后,败血不消,女子月水不通,结为癥瘕,时发寒热、唇口焦黑、肢体瘦削,嗜卧多魇,食少腹痛,而成冷痢;脾元气弱,久积阴冷,心腹痛;面色青黄、肌体瘦弱、怠惰嗜卧、食少多伤、噫气吞酸、哕逆恶心、腹中虚鸣、大便泄泻、胸膈痞塞、食饮不下、霍乱呕吐、肌冷转筋;及五膈五噎,久痛久痢。

48348 妙应丹(《普济方》卷三三一引《卫生家宝》)

【组成】吴茱萸 当归 艾叶 苍术 禹余粮(火煅碎,为末,另火)各等分。

【用法】上药用米醋煮数沸,焙干,醋糊为丸,如梧桐子大。每服五十丸,醋汤送下。

【主治】妇人一切冷气,赤白带下。

48349 妙应丹

《局方》卷九(续添诸局经验秘方),为《三因》卷十八“延龄丹”之异名。见该条。

48350 妙应汤(《圣济总录》卷二十七)

【组成】甘草(炙,剉) 人参 赤茯苓(去黑皮)各一两 大黄(煨,剉) 山栀子(去皮) 麻黄(去根节)各半两 陈橘皮(去白,炒) 木香各一分

【用法】上为粗末。每服三钱匕,水一盏,入蜜一匙,生姜汁少许,煎至八分,去滓冷服,不拘时候。

【主治】阳毒伤寒,遍身壮热,大喘,上气躁闷。

48351 妙应汤(《传信适用方》卷二)

【组成】罂粟壳七个(擘破,一半生用,一半生蜜涂,炙微黄) 乌梅三个(连核) 甘草七小寸(一半生,一半炙) 大枣七个(擘破) 生姜七大片,薤白二十一茎(粗大者,小者倍之)

【用法】上剉散。都作一服,用水二大碗,煎至一碗,去

滓得一碗,稍热分三次服,不拘时候。

【主治】赤白痢。

48352 妙应散(《圣济总录》卷一八一)

【组成】蛇蜕皮一两 蝉壳二十五枚

【用法】上二味,用罐子泥固济晒干,火煅过,地上出火毒一宿,研为末。每服一字匕,食后蜜水调下,一日三次。

【主治】痘疮入眼。

48353 妙应散(《幼幼新书》卷二十九引张涣方)

【组成】莨菪(淘,炒黑) 天台乌药各半两 白面一分 龙脑半钱

【用法】上为末。每服一字,食前蜜汤调下。

【主治】❶《幼幼新书》引张涣方:小儿久痢脱肛。❷《普济方》:小儿大肠虚冷,肛门脱出。

48354 妙应散(《普济方》卷二九六引《卫生家宝》)

【组成】胡荽子(用纸盛锅内,慢火炒令香熟) 芸薹子(用纸盛锅内炒) 破故纸(生用)各等分。

【用法】上为末。每服三钱,煨核桃一个,嚼烂,空心米饮调下。此药服一月,永绝根本。次用洗药。

【主治】五痔结核痒痛,时有脓血,远年不愈。

【宜忌】忌酒、面、毒物一月。

48355 妙应散(《魏氏家藏方》卷七)

【组成】橄榄不拘多少

【用法】上药风前吹干,连核于炭火内煅成灰,逐个钳出,碾为细末。每服二钱,空心、食前用腊茶调下。

【主治】大便下血。

48356 妙应散(《普济方》卷三一一引《家藏经验方》)

【组成】黄柏一片(如掌大) 草乌头两个 赤小豆一合

【用法】上为细末。以生姜自然汁调敷。频换,势退疼止为度。

【主治】闪肭动骨者。

【临床报道】跌打损伤:有僧因监修造扑损,用此十数次遂安。又有李亨冲者,溺水挫脚膝,后渐愈,而损处极热痛极,两易之遂凉,亦向安好,仆亦屡试之。

48357 妙应散(《医方类聚》卷八十三引《经验秘方》)

【组成】白茯苓 辽参 细辛(去叶) 香附子(炒,去毛) 白蒺藜(炒,去角) 川芎 缩砂各五钱 龙骨(研) 石膏(煅) 百药煎 白芷各七钱 麝香(少许,研)

【用法】上为细末。临卧、早晨温水刷之。

【功用】牢牙,疏风理气,黑髭发。

48358 妙应散(《鲁府禁方》卷一)

【组成】旧草鞋一只(取中心一寸许)

【用法】男左女右,烧存性,为末。用黄酒调服;或井花水亦可。

【主治】远近痢疾。

48359 妙应散(《产科发蒙》附录)

【组成】白术 茯苓 陈皮 香附子 川芎 沉香各六钱 血竭七钱 人参三钱 甘草二钱

【用法】上为细末。每服一钱,白汤送下。

【主治】梅毒,及产后带下久不止。

【加减】腰脚冷者,加熟附子二钱。

48360 妙应膏(《圣济总录》卷一○二)

【组成】蝎虎(活者)数枚

【用法】上一味,用一水罐盛黄土,按令实,入蝎虎在罐内,不令损伤,仍爱护其尾,用纸系罐口,于纸面上,着箸扎数眼子,令出气,后有粪数粒,不要粪上一头黑者,只要一头白者。如有病,每用津唾研成膏,涂在眼睑毛周回,不得揩拭,候来日早,以温浆水洗过眼。使三次立效。

【主治】胎赤眼连睫,赤烂昏暗,服药久无应者。

48361 妙应膏 (《圣济总录》卷一四二)

【组成】猪悬蹄壳五枚　生梧桐白皮四两　龙胆二两　生桑根白皮半两　蛇蜕皮　雄黄(研)各一两　生青竹皮　生柏皮各二两　露蜂房一两　蜀椒(去目并合口者,炒出汗)三分　猬皮　附子各一两　杏仁(去皮尖、双仁)二十枚　猪脂一斤

【用法】上药除雄黄猪脂外,剉碎,以醋一升拌一宿,先熬脂令沸,即下诸药,候桑皮赤黑色,以绵绞去滓再煎,下雄黄,以柳篦搅令匀,于瓷合内盛。每服一枣许,空心温酒调服。日晚再服。更取枣核大,用绵裹,纳下部,日再换,以愈为度。

【主治】肠痔肛边有核,痛发寒热,生疮。

48362 妙应膏 (《中藏经·附录》)

【组成】莔茹　藜芦各等分

【用法】上为粗末,油煎焦黑,去滓,入黄蜡成膏。涂擦之。

【主治】疥癣。

48363 妙应膏 (《卫生总微》卷十一)

【组成】密陀僧半两(末)　黄丹半两(研)　定粉半两(研。以上三味同于铫子内,以醋拌匀,用火熬如茶褐色)　诃黎勒皮　木香各一两(并末)　巴豆十粒(去皮膜,压油尽)　砒霜半钱(研)　麝香一钱(研)

【用法】上为细末,先以黄蜡四两,慢火熔化,入药拌匀熬成膏,每用为丸,如黍米大。未晬儿每服一丸,二三岁儿二丸,四五岁三丸,六七岁五丸。血多,临卧用冷甘草汤送下;脓多,温艾叶汤送下。

【主治】久利赤白,诸药不效;亦治积利。

【宜忌】忌热物。

48364 妙应膏 (《丹溪心法附余》卷十六)

【组成】桃　柳　槐枝各半斤　当归一两　木鳖子(去壳)半两　黄丹一斤　乳香　没药各半两(另研)

【用法】先将香油三斤,慢火熬,次下桃、柳、槐枝、木鳖子、当归,候焦滤去滓,再熬油滚,方下黄丹、乳香、没药,以槐条搅匀,再以慢火熬,不住手搅,滴水成珠不散为度,以瓷瓶收贮。旋摊用。

【主治】瘰疬,一切恶疮肿毒及杖疮。

48365 妙灵丸 (《普济方》卷三九六引《全婴方》)

【组成】硇砂一钱　辰砂少许

【用法】上为细末,以黄蜡半两,先于盏内熔成汁,入去皮巴豆三七粒,煎巴豆紫色,去巴豆,入前二味再研和于蜡内,三分中取一分,再成汁,倾药在内,急搅令剂,刮出,瓷盒内收。丸如小豆大。三岁儿每服二丸,泄泻恶痢,食前艾汤送下;水泻,食前冷水送下;取积,增药丸数;冷泻,临卧甘草汤送下。

【主治】小儿久患恶痢,里急后重,并滑肠泄泻,虚中有积。

48366 妙灵丸 (《简明医彀》卷四)

【组成】白茯苓　菟丝子(煮饼)　龙骨(煅)各五钱　益智仁　石莲肉　桑螵蛸各三钱半

【用法】上为末,山药末调糊为丸,如梧桐子大。每服五十丸,空心人参、枣仁汤送下;白汤亦可。

【主治】赤、白浊,遗精。

48367 妙灵丸 (《中国药典》2010版)

【组成】川贝母80克　羌活60克　玄参80克　木通60克　薄荷60克　赤芍60克　制天南星60克　地黄80克　葛根60克　桔梗60克　清半夏60克　钩藤60克　橘红80克　前胡60克　冰片10克　朱砂50克　羚羊角5克　水牛角浓缩粉10克

【用法】上制成丸剂,每丸重1.5克。口服。一次1丸,一日2次。

【功用】清热化痰,散风镇惊。

【主治】外感风热夹痰所致的感冒,症见咳嗽发烧、头痛眩晕、咳嗽、呕吐痰涎、鼻干口燥、咽喉肿痛。

【宜忌】本品不宜久用,肝肾功能不全者慎用。

48368 妙灵丹 (《摄生众妙方》卷六)

【组成】木香　大茴香　川乌　草乌　花椒　胡椒　肉桂　良姜　三棱　杏仁　干姜　陈皮　莪术　巴豆各三钱

【用法】上为末,面糊为丸,如蚕豆大。每服一丸,核桃肉三个,口中嚼烂,同药吞下。

【主治】痞病。

48369 妙灵丹 (《古方汇精》卷一)

【组成】麝香　蟾酥　雄黄　母丁香　朱砂各五钱　真茅术一两(米泔浸透,剖去皮净,研末)

【用法】上方宜于午月午日修制,各药取净细末,用真麦烧酒,将蟾酥泡透,搅黏,入群药和丸,如芥子大,阴干,朱砂为衣。治各种急痧,用七丸,轻用五丸,生姜汤送下;治胃疼,用四五丸;治男妇阴症,用二十一丸;治伤寒时气,用七丸;治肚疼,用七丸,以上俱生姜汤送下;喉痹,用五丸,未愈,再五丸;喉风,用五丸,未愈,再五丸,以上俱薄荷汤送下;小儿急慢惊风,一岁一丸,淡姜汤送下。

【主治】各种急痧,胃疼,男妇阴症,伤寒时气,肚疼,喉痹,喉风,小儿急慢惊风。

48370 妙灵丹 (《疡科遗编》卷下)

【组成】雄精三钱　银朱二钱　月石一钱五分　蜈蚣一钱(炙焦)

【用法】上为细末。用茶汁调抹患处,每日四五次。渐即消散。

【主治】手指生疮,并一切足臂疮疬,漫肿焮痛。

48371 妙灵丹 (《外科方外奇方》卷四)

【组成】白芷四两(炒黑,研末)　圆眼核四两(炒黑存性)

【用法】上为末。干者香油调搽,湿者干掺。

【主治】湿烂蛇疮。

48372 妙灵丹 (《北京市中药成方选集》)

【组成】天竺黄七两　胆南星七两　生石膏七两　僵蚕(炒)七两　桔梗二两　连翘四两　金银花四两　薄荷二两　贝母二两　桑叶二两　黄芩二两　杏仁(去皮,炒)

二两　生地四两　甘草一两　蝉蜕一两　钩藤一两

【用法】上为细末，每五十五两细粉兑：麝香六钱，冰片六钱，朱砂二两，研细，混合均匀，炼蜜为丸，重五分，蜡皮封固。每服一丸，每日二次，温开水送下。三岁以下小儿酌减。

【功用】清热镇惊，祛风化痰。

【主治】小儿发热，痰涎壅盛，惊悸不安，咳嗽气促。

48373 妙灵散（《医方类聚》卷一九〇引《修月鲁般经》）

【组成】斑蝥二十一个（去头翅足，同糯米炒黄，只用斑蝥末二字）　黑牵牛（头末）一两　荆芥穗一钱　僵蚕（炒去丝嘴）一钱　当归一钱半　木通一钱　滑石一钱

【用法】上为极细末。作一服，五更初用无灰酒调下。必先于隔夜临睡服玉屑散一服，以米汤调下。次日五更，可服前药，天明，水送下新胡桃肉相似者是也。如不见，停三日，再依法服之。倘小便涩痛急，琥珀末以灯心汤调下，催之恶物，不下之，后可服活血丸调理。疮迹上贴云母膏。

【主治】瘰疬疮。

48374 妙灵散（《玉机微义》卷十五）

【组成】木香三钱　沉香二钱　牛膝　何首乌　当归　螵蛸　桑寄生各一两　海藻二两　青葙子　昆布　海带　甘草节各半两

【用法】上为末，每服三二钱，食后温酒调下。先服法制灵鸡弹，后将此散与内消连翘丸相间常服。疮愈方止。

【主治】瘰疬马刀，腋下生者。

48375 妙灵散（《古今医鉴》卷十三引杨见亭方）

【组成】阿魏（箬炙）一钱　芦荟二钱半　大黄一钱　天竺黄一钱　雷丸二钱半（甘草水浸半日，去皮，炒）　胡黄连二钱　蜈蚣二条（大者一钱，红足者佳，瓦上焙，去头足，地上出火毒）　干漆五钱（砂锅慢火炒，放地上去火毒）

【用法】上为细末，用蜜水拌匀，置碗内，或小瓶内，以猪尿泡封口，悬锅内重汤煮，半炷香为度，埋土中一宿，次日取出。每服九厘，茶、酒或米汤送下。

【主治】小儿癖疾，脉沉细者。

48376 妙草散（《准绳·疡医》卷五）

【组成】白根子　赤苎根皮

【用法】上捣糟，炒。缚之。又用七层楼煎酒服之。

【主治】病马瘟。

48377 妙贴散（《疮疡经验全书》卷二）

【组成】白芷五钱　南星五钱　肉桂五钱　蛤粉五钱　五倍子一两　芍药七钱　多年小粉八两（炒焦）　白及四两

【用法】上为末。每用生姜自然汁、好醋、葱、蜜，捣汁和匀，火上熬热，调药如糊，敷四周，空中出毒。干再用前汁润之，以助药力。

【主治】流注。

48378 妙贴散

《中国医学大辞典》。为《本草纲目》卷十一引《坦仙皆效方》"真君妙神散"之异名。见该条。

48379 妙香丸（《苏沈良方》卷十）

【组成】辰砂一两　牛黄　生龙脑　麝香各一分　金箔十四片　粉霜一钱　腻粉一钱　蜡二两　巴豆一百二十个（肥大者）

【用法】上丸如弹子圆。龙脑浆水送下，夜半后服；脏虚，丸如小豆大，每服三丸，以龙脑米饮送下；药势缓，即按令扁；疾坚者，加至十丸，皆以针刺作数孔，以行药力。小儿取积，丸如绿豆大。

【功用】下胸中烦及虚积。

【主治】小儿虚中积，潮热寒热，心腹胀满疼痛。吐逆。

48380 妙香丸（《局方》卷六）

【组成】巴豆三百一十五粒（去皮心膜，炒熟，研如面油）　牛黄（研）　龙脑（研）　腻粉（研）　麝香（研）各三两　辰砂（飞，研）九两　金箔（研）九十箔

【用法】上为末，炼黄蜡六两，入白沙蜜三分，同炼令匀，为丸，每两作三十丸。如治潮热、积热，伤寒结胸发黄，狂走躁热，口干面赤，大小便不通，煎大黄、炙甘草汤送下一丸；毒利下血，煎黄连汤调腻粉少许送下；如患酒毒、食毒、茶毒、气毒、风痰伏痞、吐逆等，并用腻粉、龙脑、米饮送下；中毒吐血，闷乱烦躁欲死者，用生人血送下，立愈；小儿百病，惊痫，急慢惊风，涎潮搐搦，用龙脑、腻粉、蜜汤送下绿豆大二丸；诸积食积热，颊赤烦躁，睡卧不宁，惊哭泻利，并用金银薄荷汤送下，更量岁数加减；如大人及妇人因病伤寒时疾，阴阳气交结，伏毒气胃中，喘躁眼赤，潮发不定，再经日数七、八日已下至半月日未安，医不能明其证候，脉息交乱者，可服一丸，或分作三丸亦可，并用龙脑、腻粉、米饮调半盏送下，此一服，取转下一切恶毒涎，并药丸泻下。如要却收，水洗净，以油单子裹，埋入地中，五日取出，可再与。大人、小儿依法服一丸，救三人即不堪使。如要药速行，即用针刺一眼子，冷水浸少时服之，即效更速。

【功用】❶《局方》：解五毒。❷《准绳·幼科》：安神，通关，辟恶气。

【主治】时疾伤寒，阴阳气交结，伏毒气胃中，喘躁眼赤，潮发不定；潮热，积热，伤寒结胸发黄，狂走躁热，口干面赤，大小便不通，毒利下血；酒毒、食毒、茶毒、气毒、风痰伏痞、吐逆；中毒吐血，闷乱烦躁欲死者；小儿百病，惊痫，急慢惊风，涎潮抽搐，诸积食积热，颊赤烦躁，睡卧不宁，惊哭泻利等。

【临床报道】烦躁：《医学纲目》引丹溪治一女子二十余岁，在室素强健，六月间发烦闷，困惫不食，发时欲入井，六脉皆沉细而弱数，两月后微渴，众以为病暑，治不效，四五日加呕而人瘦，手心极热，喜在阴处，渐成伏脉，时妄语，急予《局方》妙香丸，如桐子大，以井水下一丸，半日许大便，药已出，病无退减，遂以麝香水洗药，以针穿三窍，次日以凉水送下，半日许大便，下稠痰数升，是夜得睡，困顿伏枕，旬日而愈。

48381 妙香丸（《传家秘宝》卷下）

【组成】辰砂二两（水飞过）　巴豆一百五十粒（肥好者，去心皮膜，不出油，研如面油）　生龙脑一分　麝香一分　轻粉一分　大金箔三十五片　真牛黄半分　犀角一分

【用法】上药各为极细末，再一处同研令匀后，用上好黄蜡一两，溶化去脚，只取清者，放瓷器中和上件药，以竹篦子搅匀，再熔温化，令药匀，温软可丸。小儿每服一大丸，可分至十小丸，每服三丸至五丸，金银汤送下；或有惊风积滞，痰涎等，以生龙脑少许，轻粉一钱，研匀，用金银花汤送下五七丸；如伤寒时疾，阴阳气交结，伏毒气胃中，喘躁眼赤，潮

发不定,再经日数七、八日已下至半月日未安,医不能明其证候,脉息交乱者,可服一丸,如丸大难咽可分作三丸,用龙脑、腻粉、米饮调半盏送下。此一服,取转下一切恶毒涎,并药丸泻下,如要却收,水洗净,用朱砂末、龙脑、麝香内收之,可再与服。

【主治】风热潮热,搐搦,伤寒时疾,阴阳气交结,伏毒气胃中,喘躁眼赤,潮发不定,一切惊热烦赤,睡卧不宁,泄泻积食。

48382 妙香丸(《圣济总录》卷七十一)

【组成】槟榔一分(剉) 桂(去粗皮) 丹砂(研) 桃仁(去皮尖,双仁,炒研)各半两 麝香半两(研) 巴豆二十五粒(去皮心膜,研出油) 附子(炮裂,去皮脐)一两

【用法】上为末,汤浸炊饼为丸,如梧桐子大。每服一丸,食后温米汤送下;生姜汤亦得。

【主治】积聚留滞,胸膈痞闷,呕哕吐逆,心腹刺痛,胁肋胀满,噫气吞酸,宿食不消,疰癖结块,四肢倦怠,不思饮食。

48383 妙香丸(《宣明论》卷四)

【异名】大圣丸。

【组成】巴豆(去皮,不出油) 腻粉 硇砂 龙脑 麝香 朱砂各等分 牛黄少许 水银 锡各一钱(结砂子)

【用法】上为末,炼蜜为丸(一方用腊为丸),如皂子大。用药时急要,动一丸,分作三丸,扎作眼子,冷水浸,煎大黄汤送下,然后服热茶一钟便行。

【主治】一切久远沉积,伤寒结胸,太阳厥证,燥郁攻不开者。

48384 妙香丸(《普济方》二六四引《余居士选奇方》)

【组成】白胶香 乳香 朱砂 雄黄 蜡 茯苓各等分

【用法】上为细末,炼蜜为丸,如弹子大。临服之时,饱食面一腹,然后服此药,可永停食。

【功用】休粮绝食,轻身健力,壮气血。

48385 妙香丸(《重订通俗伤寒论》)

【组成】辰砂三钱 巴霜一钱 冰 麝 西黄 腻粉各三分

【用法】金箔五小张,另研极细,入黄腊三钱,白蜜一匙,同炼匀,和药为丸,每一两作三十丸。弱者服二三丸,壮者四五丸,用复脉汤调下。大便通即止。

【功用】开窍清心。

【主治】邪盛正虚,神明被迫,瞀乱,精神衰弱,应下失下,邪热未除,静则郑声重语,喃喃不休,躁则惊惕不安,心神昏乱,妄笑妄哭,如见神灵,大便不通,溺赤涓滴,舌苔黄刺干涩,脉两寸陷下,关尺细坚而结。

48386 妙香丸(《全国中药成药处方集》沈阳方)

【组成】茯苓一两 茯神 人参 桔梗 甘草各五钱 薯蓣一两 朱砂三钱(另研) 麝香一钱(另研) 木香二钱五分

【用法】上为极细末,炼蜜为丸,每丸重二钱。每服一丸,早、晚空心服,白开水送下。

【功用】补心固肾,镇静安神。

【主治】元气不足,心悸不稳,惊恐怯弱,喜怒不常,夜多盗汗,头目晕眩,梦遗滑精。

48387 妙香丹

《普济方》卷三九九引《全婴方》。为原书同卷"乳香丸"之异名。见该条。

48388 妙香汤(《圣济总录》卷七十九)

【组成】茴香子(炒) 乌药(生用) 高良姜(汤浸焙干) 青橘皮(去白)各一两

【用法】上为粗末。每服二钱匕,酒半盏,煎数沸,去滓稍热服。

【主治】一切水气,四肢肿满。

48389 妙香散(《元和纪用经》)

【组成】石莲子一两五钱(并皮碎之,微炒令香,勿太过) 丁香半两

【用法】上为末。每服方寸匕,加至一两匕,米饮调下。

【主治】逆噎不透,及伤寒气逆。

48390 妙香散(《局方》卷五绍兴续添方)

【异名】辰砂妙香散(《直指》卷十六)。

【组成】麝香(别研)一钱 木香(煨)二两半 山药(姜汁炙) 茯神(去皮、木) 茯苓(去皮,不焙) 黄耆 远志(去心,炒)各一两 人参 桔梗 甘草(炙)各半两 辰砂(别研)三钱

【用法】上为细末。每服二钱,温酒调下,不拘时候。

【功用】补益气血,安神镇心。

【主治】心气不足之惊悸,失眠,盗汗,血汗,舌衄,黄疸,遗精,溺血,淋浊;妇女带下,产后谵狂,恶露不尽等。

❶《局方》:男子、妇人心气不足,志意不定,惊悸恐怖,悲忧惨戚,虚烦少睡,喜怒不常,夜多盗汗,饮食无味,头目昏眩。❷《直指》:饮酒行事,酒热瘀于心经,致成黄疸。渴证,小便涩数而沥,兼有油浊。❸《得效》:梦中遗精。❹《丹溪心法》:溺血。❺《证治要诀类方》:舌衄。❻《明医指掌》:产后血虚之极,败血攻冲,邪淫于心,乍见鬼神,胡言乱语及恶露不尽。❼《妇科玉尺》:临产败血冲心。带下。❽《杂病源流犀烛》:大喜伤心,血汗者。

【方论选录】《医方集解》:此手足少阴药也。心,君火也,君火一动,相火随之,相火寄于肝胆,肾之阴虚,则精不藏,肝之阳强,则气不固,故精脱而成梦矣。山药益阴清热,兼能涩精,故以为君;人参、黄耆所以固其气,远志、二茯所以宁其神,神宁气固,则精自守其位矣,且二茯下行利水,又以泄肾中之邪火也;桔梗清肺中散滞,木香疏肝和脾;丹砂镇心安神,麝香通窍解郁,二药又能辟邪,亦所以治其邪感也;加甘草者,用于交和于中也。是方不用固涩之剂,但安神正气,使精与神气相依而自固矣。以安神利气,故亦治惊悸郁结。

【备考】《直指》治黄疸,用茵陈煎汤调下;渴证,用灯草、茯苓煎汤送下。《得效》治梦遗,每服一匕,虚者温酒调下,热者麦门冬去心浓煎汤下。《保命歌括》安神,以枣汤送下。《准绳·女科》治产后心神颠倒,以当归、生干地黄煎汤调服。《杂病源流犀烛》治血汗,用金银器煎汤调下,或莲肉煎汤调下。

48391 妙胜散(《直指》卷二十二)

【组成】落地茄花(去心) 黄蜀葵花(去心并萼,晒干,瓷器收)

【用法】上为末,井水稀调。鸡羽扫放患处,干则再敷。如疮口开,用末掺。

【功用】收肿敛毒排脓。

【主治】❶《直指》:痈疽。❷《普济方》:痈疽发背,及脑疽不论年远日久新近,诸般恶疮冷漏股疮。

【宜忌】忌猪肉、鱼鲊、湿面、鸡羊鹅油、炙煿煎炒、毒物五十日。

48392 妙济丸(《中国药典》2010版)

【组成】黑木耳(醋制)300克 当归32克 酒白芍10克 川芎12克 木瓜16克 盐杜仲20克 续断32克 川牛膝(酒蒸)32克 苍术32克 盐小茴香8克 木香6克 丁香6克 母丁香6克 乳香(制)8克 茯苓50克 土茯苓32克 龟甲(制)50克

【用法】上制成大蜜丸,每丸重6克。用黄酒送服,一次1~2丸,一日2次。

【功用】补益肝肾,祛湿通络,活血止痛。

【主治】肝肾不足,风湿瘀阻所致的痹病,症见骨节疼痛,腰膝酸软,肢体麻木拘挛。

48393 妙济丹(《全国中药成药处方集》兰州方)

【组成】川芎四两 杜仲八两 茴香五钱 母丁香二钱 土茯苓一两三钱 广木香 乳香 白芍 公丁香各二钱 毛苍术一两 当归一两二钱 川续断 川牛膝各一两三钱 云苓 龟版各二两 木耳十二两 苏油五钱 木瓜二两

【用法】上为细末,炼蜜为丸,重一钱。每服一丸,黄酒送下。

【功用】强筋壮骨,补血调经。

【主治】腰腿疼痛,麻木不仁,左瘫右痪,月经不调。

48394 妙姜丸(《圣济总录》卷一五五)

【组成】干姜(炮) 桂(去粗皮) 木香 沉香 当归(切,焙) 甘草(炙) 白豆蔻(去皮) 白茯苓(去黑皮) 青橘皮(汤浸去白,焙)各半两 芍药(到)一两 干木瓜 姜黄各半两

【用法】上为末,汤浸蒸饼为丸,如小弹子大。每服一丸,细嚼,食前温酒送下。

【主治】妊娠两胁胀闷,腹中疼痛,呕逆不思食。

48395 妙效丸

《普济方》卷一七一。为《宣明论》卷七"开结妙功丸"之异名。见该条。

48396 妙效丹(《全国中药成药处方集》沈阳方)

【组成】明雄 蝎尾 煅赭石 杏仁 朱砂各二钱 豆霜五分

【用法】先将砂石之品研细,一丹兑蝎尾、杏仁、豆霜,均以枣肉为小丸。每服二分。

【功用】镇惊止痉,调胃通便。

【主治】慢惊风症,咳嗽喘息,五疳停食,夜啼腹胀,呕吐泻痢,咽喉不利,口流热涎。

【宜忌】脾胃虚弱者忌服。

48397 妙效膏(《鸡峰》卷二十五)

【组成】槐花半两 历青 黄蜡各一分 白矾 乳香 轻粉各一钱 清油二两 蛇蜕一两

【用法】上为细末,将油、蜡、青三味消熔后,入余药搅匀。擦之。

【主治】疥癣。

48398 妙功十一丸(《儒门事亲》卷十五)

【组成】丁香 木香 沉香 乳香 麝香 荆三棱(炮) 广茂(炮) 黑牵牛(微炒) 黄连 雷丸(炒) 鹤虱(炒) 胡黄连 黄芩 大黄(焙) 陈皮 青皮 雄黄 熊胆 炙甘草各二钱半 赤小豆三百六十粒(煮) 白丁香(直尖者)三百六十个 轻粉四钱 巴豆七个

【用法】上为细末,赤小豆煮烂研泥,同荞麦面打糊,和作十一丸,朱砂为衣,阴干。服时水浸一宿,化下一丸。大便出为验,不可再服。

【主治】痫症。

48399 妙功救命散(《产科发蒙》卷二)

【组成】鹿角灰四钱 牛胆二钱 麝香三分

【用法】上研鹿角为极细末,以牛胆水化开,灌前末搅和,日晒干,入麝香再研细,贮锡器听用。

【主治】妊娠子痫,痰涎壅盛,咽喉锯声,角弓反张。

48400 妙功藏用丸(《宣明论》卷四)

【异名】显仁丸、神芎丸。

【组成】大黄 黄芩 黄连各半两 黑牵牛一两 滑石二分 荆芥穗二两 防风一分 川芎一两 木香二分 官桂三分(去皮)

【用法】上为末,滴水为丸,如小豆大。每服二十至三十丸,生姜汤送下,温水亦得,每日三次。

【主治】呕哕不食,痿弱难运,血溢血泄,淋闭不通,或泄利,三焦壅滞,传化失常。

48401 妙应癣药酒(《集验良方》卷一)

【组成】土槿皮二两 白及一两五钱 槟榔一两 白芷一两 斑蝥四十枚 白信四分(研末) 伏龙肝四两

【用法】用高粱酒三斤,或顶香糟烧,并药入瓷瓶内封固,浸七日可用。临用时,取一二两另装小瓷瓶内,以笔扫涂患上,每日三次。如涂后肿痛起泡,系药力猛,多搽之故,不必疑惧,加新鲜香糟火酒少许和之则平矣。

【功用】杀虫燥湿消毒。

【主治】风热湿邪侵袭皮肤,郁久风盛化虫之干癣,瘙痒白屑,湿癣瘙痒出黏汁,浸淫如虫行;风癣顽癣,搔则瘢顽,不知痛痒;牛皮癣,状如牛领之皮厚且坚;松皮癣,状如苍松之皮,红白斑点相连,时时作痒;刀癣,轮廓全无,纵横不定者。

48402 妙贴止疼散(《疮疡经验全书》卷四)

【组成】白及一两 乳香五钱 桔梗五钱 紫花地丁三钱 白蔹五钱

【用法】上为末。鸡子清调,敷肿毒四围,空中出毒。干再润之。

【主治】上部一切肿毒。

48403 妙香琥珀丸(《全国中药成药处方集》沈阳方)

【组成】大黄 海金沙各一斤 甘草五两 琥珀一两二钱

【用法】上为极细末,用鸡子清为小丸,六一散为衣。每服二钱,早晚白水送下。

【功用】清热毒,利尿镇痛。

【主治】膀胱火热,小便淋漓作痛,一切淋症。

【宜忌】忌食一切鱼腥等物。

妒

48404 妒精散（《仙拈集》卷四）

【组成】破故纸 韭菜子各一两

【用法】上为末。每服六钱，水一碗，煎半碗服即愈。未愈，服五宝丹。

【主治】妒精，阳物硬而不痿，白浊流出。

邵

48405 邵靳散

《千金翼》卷二十二。即原书同卷"更生散"加硫黄。见该条。

忍

48406 忍冬丸（《三因》卷十）

【异名】忍冬藤丸（《医学入门》卷八）。

【组成】忍冬草不以多少（根、茎、花、叶皆可，洗净）

【用法】上以米曲酒于瓶内浸，糠火煨一宿，取出晒干，入甘草少许，研为末，即以所浸酒为糊，丸如梧桐子大。每服五十丸至一百丸，酒、饮任下，不拘时候。

【功用】预防消渴病愈后发痈疽，止渴。

【主治】痈疽，五痔诸漏。

48407 忍冬汤（《痘疹正宗》卷下）

【组成】金银花大三五钱、中二三钱、小一钱 赤芍大一钱、中八分、小五分 土贝母大三钱、中二钱、小八分 牛蒡大二钱、中一钱、小八分 连翘（去实）大二钱、小一钱 木通大二钱、中一钱、小八分 荆穗大一钱、中八分、小五分 红花大八分、中五分、小三分 枯黄芩大三钱、中二钱、小一钱 羌活大二钱、中一钱、小五分 甘草大五分、中三分、小二分

【主治】一切痘后余毒之。

【加减】毒留下部，加牛膝；痘疔，加归尾、青皮、地丁；痛，加生地、皂角刺、地丁；牙疳，加天花粉大三钱、中二钱、小一钱。

48408 忍冬汤（《医学心悟》卷四）

【异名】银花甘草汤（原书卷六）。

【组成】金银花四两 甘草三钱

【用法】水煎，顿服。能饮者，用酒煎服。宜早服。

【主治】❶《医学心悟》：一切内外痈肿。❷《外科证治全书》：胃脘痈。胃脘胀痛，心下渐高，坚硬拒按，寒热如疟，身皮甲错，饮食不进，或咳嗽，或呕脓唾血者，皆胃中生毒之证。

48409 忍冬汤（《医学心悟》卷六）

【组成】金银花一两 甘草二钱 黑料豆二两 土茯苓四两

【用法】每日一剂。水煎服。外贴万全膏，并用金蝉蜕甲酒。

【主治】杨梅结毒。

48410 忍冬汤（《外科真诠》卷上）

【组成】银花三钱 土苓一两 丹皮一钱 栀灰一钱 赤苓三钱 赤芍一钱 甘草七分

【主治】本有湿热，或加恼怒行房而生之燥疳疮。

48411 忍冬饮（方出《苏沈良方》卷九，名见《圣济总录》卷一三一）

【异名】忍冬酒（《三因》卷十四）。

【组成】忍冬嫩苗一握 甘草（生用）半两

【用法】上药研烂，加酒一斤半，入砂瓶中，塞口，煮两食顷。温服。若仓卒求不获，只用干叶为散，每服三方寸匕，甘草方寸匕，酒煮服之亦可，然不及生者。

【主治】❶《苏沈良方》：痈疽，疮疡久不合。❷《圣济总录》：痈疽发脑发背，肿焮寒热疼痛。

48412 忍冬饮（《产科发蒙》卷四）

【组成】当归 川芎 芍药 木通 赤茯苓 荜澄茄 忍冬各等分

【用法】每服五钱，水煎温服。

【主治】产后恶露下少，腹胀满，大小便秘涩。妇人月经不来，二三月腹胀满，大小便秘者。

48413 忍冬酒

《三因》卷十四。为方出《苏沈良方》卷九，名见《圣济总录》卷一三一"忍冬饮"之异名。见该条。

48414 忍冬酒（《外科精要》卷上）

【异名】忍冬藤汤（《医学入门》卷八）、忍冬藤酒（《杏苑》卷七）。

【组成】忍冬藤（生取）五两 大甘草节一两

【用法】上用水二碗，煎至一碗，加无灰好酒一碗，再煎数沸去滓，分三次服，一昼夜用尽；病重，一昼夜服两剂，至大小便通利为度。另用忍冬藤一把，捣烂，入酒少许，敷疮四周。

【功用】❶《医学入门》：托里消毒。❷《景岳全书》：解诸痈毒。

【主治】❶《外科精要》：一切痈疽。❷《杏苑》：诸般肿毒，痈疽发背、发肩、发颐、发头，或项，或腰，或胁，或在手足，或妇人乳痈；及五种尸毒，即飞尸，游走皮肤，穿脏腑，每发刺痛，变作无常；遁尸，附骨入肉，攻作血脉，每发不可得，近见尸丧，闻衰哭便发；风尸，淫濯四肢，不知痛之所在，每发皆沉，得风雪便作；沉尸，缠骨结脏冲心胁，每发绞切，遇寒冷便作；注尸，举身沉重，精神错杂，常觉昏废，每节气至变辄成大恶。

【宜忌】《准绳·疡医》：气虚及寒多人不宜用。

48415 忍冬散（《卫生总微》卷二十）

【组成】忍冬草（干者）半两 甘草节半两 大黄半两（生）

【用法】上为细末。每用三钱匕，水一大盏，煎至七分，调乳香末半钱，量大小渐渐与服，五七岁儿服半盏已下，分为二服，日日与服。

【功用】《奇效良方》：预防小儿渴疾愈后发痈疽。

【主治】小儿痈疖。

48416 忍冬散（《惠直堂方》卷一）

【组成】金银花五钱

【用法】上药入铜锅内，焙枯存性。红痢，以白蜜水调服；白痢，以砂糖水调服。一服即愈，否则亦必渐出黑粪，次日霍然。

【主治】痢疾。

48417 忍冬煎（《医统》卷四十九）

【组成】忍冬藤叶不拘多少（一石愈佳）

【用法】捣烂,以水煮取浓汁,去滓煎浓。每服如鸡子大一丸,每日二次。

【主治】一切飞尸鬼疰风邪。

48418 忍冬膏(《本草纲目》卷十八引《乾坤秘蕴》)

【组成】金银藤四两　吸铁石三钱　香油一斤

【用法】上药熬枯,去滓,入黄丹八两,待熬至滴水不散,如常摊用。

【主治】诸般肿痛,金刃伤疮,恶疮。

48419 忍冬膏

《医方集解》,为《杨氏家藏方》卷十二"金银散"之异名。见该条。

48420 忍冬膏(《惠直堂方》卷二)

【组成】金银花并叶

【用法】和酒糟研烂,用净瓦摊火上,烘热敷患处。

【主治】湿气流注之处,痛不可忍。

48421 忍冬花酒(《疡科选粹》卷二)

【组成】金银花

【用法】连茎叶捣烂取汁半钟,和酒半钟,热服。甚者不过三五服即愈。如无鲜者,用干的一二两,水一钟,煎半钟,冲上热酒半钟和服。

【主治】一切痈疽,发背疔疮,乳痈便毒,喉闭乳蛾等症,不问已溃未溃,阳症尤宜。

48422 忍冬花露

《全国中药成药处方集》(武汉方)。为《中药成方配本》"金银花露"之异名。见该条。

48423 忍冬藤丸

《医学入门》卷八。为《三因》卷十"忍冬丸"之异名。见该条。

48424 忍冬藤汤

《医学入门》卷八。为《外科精要》卷上"忍冬酒"之异名。见该条。

48425 忍冬藤酒

《杏苑》卷七。为《外科精要》卷上"忍冬酒"之异名。见该条。

48426 忍冬解毒汤(《救偏琐言·备用良方》)

【异名】木三(《痧书》卷下)、五十九号萃象方(《杂病源流犀浊》卷二十)。

【组成】金银花　土贝母　甘菊　荆芥穗　牛蒡　红花　甘草　木通　连翘　地丁　胡桃

【功用】防余毒窃发。

【主治】❶《救偏琐言·备用良方》:痘痂初退,大局无虞,疤少荣润,热欠清和者。❷《杂病源流犀烛》:痧后余毒留滞肌肉、骨膜间,发为痈疡红肿者。

【备考】《痧胀玉衡》本方用法:水煎,温服。

48427 忍冬花四君子汤(《喉科家训》卷三)

【异名】银花四君汤、银花四君子汤。

【组成】潞党参　制於术　生首乌　忍冬花　生甘草

【功用】培土清毒。

【主治】白喉善后脾胃虚,余毒未清者。

鸡

48428 鸡膏(《济众新编》卷二)

【组成】陈鸡一只(去筋膜皮骨及颈和脊,只取肩脚及腹下坚肉)　生桔梗一条　生姜二两　官桂五钱　山楂二十个　黄栗十个

【用法】制为膏服。

【主治】素禀血燥,肺经有火,难服参料者。

【加减】血燥,加白芍药(酒炒黄)二钱;阳虚,加附子一二钱。

【备考】贫家遇虚证,而难办参料,以此代用。

48429 鸡臛(《圣济总录》卷一九〇)

【组成】黄雌鸡一只(去头足及皮毛肠胃等,洗净去血,于沸汤中掠过,去腥水)　高良姜一两　桑根白皮(刮净,剉)一两半　黄耆(剉,拣)一两

【用法】上四味,剉后三味,与鸡同煮,候鸡熟,去药取鸡留汁,将鸡细擘去骨,将汁入五味调和,入鸡肉再煮,令滋味相入了。随性食之,不计早、晚食。不妨别服药饵。

【主治】妊娠四肢虚肿喘急,兼呕逆不下食。

48430 鸡子丸(《外台》卷二十六引《集验方》)

【组成】鸡子白三枚　干漆四两(熬)　蜡三两　粳米粉半斤　(一本无干漆)

【用法】上四味纳铜器中,于微火上煎,搅令调,纳粉令凝可丸,置土上温,乃纳鸡子,搅令相得,又煎令可丸。宿勿食,每服小豆许大一百二十丸,小儿五十丸,以饮送下。

【主治】长虫。

48431 鸡子丹(《遵生八笺》卷十三)

【组成】鸡蛋壳　辰砂

【用法】养鸡雌雄纯白者,不令他鸡同处,生卵扣一小孔,倾去黄白,即以上好辰砂为末(朱砂有毒,选豆瓣旧砂,豆腐同煮一日,为末),和块入卵中,蜡封其口。还令白鸡抱之,待雏出药成,以蜜为丸,如豆大。每服二丸,一日三次。

【功用】长年延算。

48432 鸡子方(《圣济总录》卷一二七)

【组成】鸡子三颗

【用法】上以米下蒸半日,取出用黄,炒令黑色。先拭疮汁令干,以药纳疮孔中,即愈。

【主治】诸瘘下血不止,肌体黄瘦,四肢无力。

48433 鸡子方(《圣济总录》卷一九〇)

【组成】鸡子一枚　腻粉一两

【用法】上将鸡子开破头,倾去黄,留白和腻粉却入壳内,湿纸盖头,更以湿纸裹五六重,饭甑上蒸熟,入新汲水浸,候冷去纸,勿令水入。十岁以上至十五岁以下分三服,十岁以下至七岁分十服,五更熟水送下。若病在膈上即吐出虫,在下即泻出病子,后以诃黎勒皮少许捣末,并好茶相和,煎服。

【主治】瘰病。

48434 鸡子汤(《幼幼新书》卷十七引《肘后方》)

【组成】甘遂七铢　甘草(炙)　黄芩各五钱

【用法】以水二升半,鸡子一枚,少扣开出白,投水中熟搅,吹去滓,纳药煮取一升,随儿大小,可下数合。药无毒,下痞未尽,更合。

【主治】小儿六七岁,心腹坚痞,时时寒热如疟,服紫丸六十日吐下,痞仍坚者。

【加减】若坚实多者,加芒消、细辛各一两。

48435 鸡子汤（《普济方》卷三九六引《肘后方》）

【组成】乱发如鸡子一枚（去垢，咬咀之） 鸡子七枚（去白）

【用法】以鸡子黄并发煮，鸡子熟，数按之，令汁出，取服。

【主治】小儿病食不消，腹满下痢。

48436 鸡子汤（《外台》卷一引《小品方》）

【组成】麻黄一两（去节） 甘草一分（炙）

【用法】上切。以水二升，加鸡子白令置水内，合和令匀，纳药复搅令和，上火煎之，勿动，煎至一升。适寒温，顿服之。盖覆汗出，粉敷之，有效。

【主治】伤寒发汗后，二三日不解，头痛肉热。

【宜忌】忌海藻、菘菜。

48437 鸡子汤（《外台》卷九引《深师方》）

【组成】鸡子一枚 甘草二分（炙） 甘遂一分 大黄二分 黄芩二分

【用法】上切。以水六升，煮取二升，去滓，纳鸡子搅令调，尽饮之。良。

【主治】咳逆唾脓血。

【宜忌】忌海藻、菘菜。

48438 鸡子汤

《外台》卷二十三引《古今录验》。为《伤寒论》"苦酒汤"之异名。见该条。

48439 鸡子汤（《外台》卷三引《许仁则方》）

【组成】新产鸡子五枚

【用法】上各破头，泻置一盏中，别加一鸡子水，以箸搅令极浑，别用水一升，煮极沸，则投鸡子于汤中微搅，才似熟则泻置碗中，纳少酱清，以变腥气，带热啜令尽。覆使汗出。

【主治】天行一二日，觉身体壮热头痛，骨肉酸楚，背脊强，口鼻干，手足微冷，小便黄赤。

48440 鸡子汤（《伤寒总病论》卷四）

【组成】生鸡子七枚 芒消一两

【用法】井花水一大升，同搅千遍，去沫，频服之。快利为度。

【主治】时气热盛，狂语欲走。

48441 鸡子汤

《活人书》卷十八。为《金匮》卷上"百合鸡子汤"之异名。见该条。

48442 鸡子汤（《圣济总录》卷三十八）

【组成】人参一两

【用法】上为粗末，用水三盏，煎至一盏半，去滓，重煎令沸，投入鸡子白一枚，打转，掠去沫，顿服。

【主治】呕吐烦闷及霍乱。

48443 鸡子汤（《叶氏女科》卷一）

【异名】鸡蛋汤（《宁坤秘籍》卷上）。

【组成】鸡子三个 葱三茎 姜一两

【用法】将葱、姜共捣如泥，鸡子去壳和匀，入麻油半两，锅内同炒，酒煮，温服。

【主治】妇女崩久不止。

48444 鸡子饮（《串雅内编》卷四）

【组成】出过小鸡蛋壳

【用法】泡汤服。即睡。

【主治】伤寒狂走。

48445 鸡子法

《圣济总录》卷一二三。为《伤寒论》"苦酒汤"之异名。见该条。

48446 鸡子饵

《寿亲养老》卷四。为《外台》卷三十六引《必效方》"鸡子饼"之异名。见该条。

48447 鸡子饼（《准绳·幼科》卷七引《肘后方》）

【组成】鸡子一枚 胡粉一丸（碎，绢筛）

【用法】将胡粉合鸡子黄白，共捣研调，熬令熟，如常鸡子饼，儿年一岁食半饼，一日二次。不过二饼即愈。儿大倍作。凡羸弱不堪与药，宜与此饼。

【主治】小儿秋、夏暴冷痢，腹胀，乍寒乍热，白滞下。

48448 鸡子饼（《外台》卷三十六引《必效方》）

【异名】鸡子饵（《寿亲养老》卷四）。

【组成】鸡子二枚（取白） 胡粉二钱 蜡一两

【用法】上熬蜡消，下鸡子、胡粉，候成饼。平明空腹与吃。可三顿痢止。

【主治】❶《外台》引《必效方》：小儿一岁以上，二岁以下，赤白痢久不愈。❷《圣济总录》：小儿秋、夏中暴冷，忽下痢腹胀，乍寒乍热，渴甚。

48449 鸡子饼（《圣济总录》卷一八九）

【组成】鸡子三枚（打去壳，醋炒熟）

【用法】上入面少许，和作饼子炙熟。空腹食之。

【主治】水痢，脐腹疼痛。

48450 鸡子酒（《圣济总录》卷一五九）

【组成】鸡子一枚（去清）

【用法】上以苦酒半盏，投鸡子于酒中，饮之立产。

【主治】妇人难产，二三日不下。

48451 鸡子酒（《寿亲养老》卷四）

【组成】鸡子五枚（取黄）

【用法】上取好酒一盏，同煎如稀饧。顿服之；未愈，更作服之，以愈为度。

【主治】妊娠血下不止。

48452 鸡子粉（《医方类聚》卷八十一引《闺阁事宜》）

【组成】鸡子一个（破顶去黄，止用白）

【用法】将光粉一处装满，加密陀僧半钱，以纸糊顶，再用纸浑裹，水湿之，以文武火煨，候干为度，取出。用涂面，终日不落，莹然如玉。

【功用】润面增白。

48453 鸡子散（《惠直堂方》卷二）

【组成】鸡蛋一个（连壳烧，研）

【用法】醋一合和匀，温服。鼻中虫出为效，重者不过三服。

【主治】黄疸三十六症。

48454 鸡子散（《眼科锦囊》卷四）

【组成】人参 白术 茯苓各一钱 甘草五分 木鳖子二钱

【用法】上为末。与鸡卵同煮食之。

【主治】小儿疳眼，生昏翳者。

48455 鸡子粥（《医方类聚》卷二五二引《食医心鉴》）

【组成】鸡子一枚 米一合

【用法】煮米作粥,临熟,破鸡子相和,熟食之。

【主治】小儿下痢不止,瘦弱。

48456 鸡子膏(方出《圣惠》卷四十,名见《圣济总录》卷一〇一)

【组成】鸡子五七枚

【用法】上熟煮取黄,于铛中炒如黑脂成膏。以布先搭破疮瘢,然后涂膏,一日二三次,自然瘢灭,与旧肉无别。

【主治】瘢痕无问新旧。

48457 鸡子膏(《圣惠》卷九十)

【组成】新鸡子二枚(去壳) 腻粉半两 麝香一分(研细) 妇人油头发一团(如鸡子大)

【用法】上先将鸡子入铫子内熬,次下发令消,以绵滤过,入腻粉、麝香,搅令匀,以瓷盒盛。每用先洗净患处,拭干,涂之。

【主治】小儿头疮及白秃疮。

48458 鸡子膏(方出《直指》卷二十五,名见《普济方》卷三〇八)

【组成】鸡羽(烧存性)

【用法】麻油调敷。

【主治】蠼螋尿射人,令人遍体疮如汤火所伤。

48459 鸡子膏

《普济方》卷二九六。即《圣济总录》卷一四一"乌鸡子膏"。见该条。

48460 鸡子膏

《普济方》卷四〇七。为《证类本草》卷十九引《传信方》"乱发鸡子膏"之异名。见该条。

48461 鸡子羹(《圣惠》卷九十六)

【组成】鸡子三枚 莼叶一斤(切) 淡竹笋四两(去皮,切)

【用法】上以豉汁中煮作羹,临熟,破鸡子投入羹中食之。

【功用】止渴。

【主治】心下烦热。

48462 鸡子羹(《圣济总录》卷一九〇)

【组成】鸡子一枚 阿胶(炒令燥)一两

【用法】上以清酒一升,微火煎胶令消后,入鸡子一枚,盐一钱和之。分作三服。

【主治】妊娠胎不安。

48463 鸡毛散(方出《千金》卷二十三,名见《圣济总录》卷一二九)

【组成】雄鸡顶上毛 雄鸡屎

【用法】上药烧作末。空心酒调下。

【主治】肠痈。

48464 鸡心丸(《诚书》卷十一)

【组成】槟榔(去脐)三个 赤芍药 龙胆草(去芦) 羌活 独活 川芎各二钱 皂荚(烧存性)三钱

【用法】上为末,蒸饼为细丸。百沸水送下。

【主治】小儿肝疳,面青黄,揉鼻揩眼,咬甲吃水。

48465 鸡心散(方出《得效》卷十九,名见《东医宝鉴·杂病篇》卷八)

【组成】鸡心槟榔二个(破开,以黄丹三钱合在内,用湿纸裹煨) 全蝎六个 明硫黄四钱

【用法】上为末,加轻粉半钱,麝香少许,青黛末半钱,于瓷器内收。每用少许,清油调抹两掌搐外肾,女以两掌搐

两乳,各睡至醒,次日又用。

【主治】肾脏风,发疮疥。

48466 鸡心膏(《鸡峰》卷二十一)

【组成】天竺黄 朱砂 雄黄 蔚金各一钱 大黄二两

【用法】上为细末。每服半钱,用鸡子清调药,巴豆三枚(去皮),同盛在鸡子壳内,湿布裹,慢火煨熟,拣去巴豆不用,细嚼,米泔送下。小儿研烂,米泔调下。

【主治】小儿斑疮,浮翳入目;大人赤目后翳如丁者。

48467 鸡艾汤(方出《千金》卷二引《徐之才逐月养胎方》,名见《圣惠》卷七十六)

【组成】艾叶 丹参 当归 麻黄各二两 人参 阿胶各三两 甘草一两 生姜六两 大枣十二个

【用法】上㕮咀。用乌雌鸡一只,宿肥者,治如食法,割头取血,纳三升酒中相和,鸡以水一斗二升先煮,取汁,去鸡纳药煎,取三升,纳血、酒并胶煎,取三升,分三次温服。

【主治】妊娠二月,始阴阳踒经,有寒多坏不成,有热即萎悴,中风寒有所动摇,心满脐下悬急,腰背强痛,卒有所下,乍寒乍热。

48468 鸡矢酒

《济阴纲目》卷十二。为《千金》卷三"鸡粪酒"之异名。见该条。

48469 鸡矢酒

《仙拈集》卷一。为《素问》卷十一"鸡矢醴"之异名。见该条。

48470 鸡矢醴(《素问》卷十一)

【异名】牵牛妙酒(《摄生众妙方》卷六)、鸡醴饮(《古今医鉴》卷六引刘同知方)、牵牛酒(《本草纲目》卷四十八引《积善堂经验方》)、鸡矢酒(《仙拈集》卷一)。

【组成】鸡矢

【主治】❶《素问》:鼓胀。心腹满,旦食则不能暮食。❷《摄生众妙方》:一切肚腹、四肢发肿,不问水肿、气肿、湿肿。

【备考】按:《圣济总录》本方用法:鸡屎(干者)为末。每用醇酒调一钱匕,食后、临卧服。《奇效良方》本方用法:鸡矢白半升,以好酒一斗渍七日,每服一盏,食后、临卧时温服。《摄生众妙方》本方用法:用干鸡屎一升,锅内炒黄,以好酒三碗淬下,煮作一碗,滤去渣,令病人饮之。少顷腹中气大转动有鸣,大便利下,于脚膝及脐上下先作皱起,渐渐消复。如利未尽,再服一剂。以田螺二枚,滚酒内绰熟,食之即止,后以温粥调理,安好如常。峨眉有一僧以此方治一人浮肿,一二日即愈,自能牵牛来谢,故名。

48471 鸡矢醴

《本草纲目》卷四十八。即《宣明论》卷一"鸡屎醴散"。见该条。

48472 鸡矢醴

《准绳·女科》卷五。即《千金》卷三"鸡粪酒"。见该条。

48473 鸡白汤(《圣济总录》卷四十)

【组成】鸡粪白一合(熬) 胡椒二十粒 高良姜 桂(去粗皮) 白术各一两一分 木瓜二两 生姜(切,焙)六分

【用法】上剉,如麻豆大。每服五钱匕,水一盏半,煎取八分,去滓温服,不拘时候。

【主治】霍乱转筋,闷绝欲死。

48474 鸡白汤(《圣济总录》卷四十)

【异名】鸡屎白汤(《普济方》卷二○三引《十便良方》)。

【组成】鸡粪白(炒)一两

【用法】上为粗末。每服二钱匕,以水七合,煎三沸,去滓顿服,勿令病人知。

【主治】霍乱转筋入腹,或腹中如欲转。

48475 鸡白散(《普济方》卷二一五引《十便良方》)

【组成】鸡粪白一两(微炒) 雄鸡胆半两

【用法】上同研令细。每服一钱,食前以温酒调下。以利为度。

【主治】膀胱虚热,下沙石,水道涩痛。

48476 鸡汁粥(《中国烹饪》)

【组成】母鸡一只(3~4斤重者,剖洗干净后,浓煎取汁) 粳米二两

【用法】以原汁鸡汤分次同粳米煮粥,先用旺火煮沸,再改用微火煮到粥稠即可。可供早晚餐或点心,温热服食。

【功用】滋养五脏,补益气血。

【主治】年老体弱,病后羸瘦,气血亏损所引起的一切衰弱病证。

【宜忌】体质壮实的老人,以及伤风感冒或生病发热期间不宜食用。

48477 鸡头丸(《圣惠》卷八十九)

【组成】雄鸡头一枚(烧灰) 鸣蝉三枚(微炒) 甘草半两(炙微赤,剉) 川大黄一两(剉,微炒) 麦门冬一两(去心,焙) 当归三分(剉,微炒) 黄耆三分(剉) 芎藭三分 远志半两(去心) 木通半两(剉) 人参一两(去芦头)

【用法】上为粗末,炼蜜为丸,如绿豆。每服五丸,以粥饮送下,不拘时候。

【主治】小儿诸病后,六七岁不能语。

48478 鸡头粥(《医统》卷八十四引《秘验》)

【异名】鸡豆粥(《女科指掌》卷二)。

【组成】芡实肉一斗(净) 白粱米二升 莲肉(泡,去皮心,焙干) 薏苡仁(鲜者) 怀庆干山药(为末)各一升

【用法】上为末,依分和匀,贮一处,夏天以芡实三升为主,诸味遍减。每早空心将米汤和匀药粉一二合,用银锅调匀煮熟如糜粥,加白糖二匙在内,无银锅,砂锅亦可,只不用铜铁锅。或一二碗以代早粥,服后不可间断,半年后有验。草石之药不须再服。须至老服之,精神愈健。

【功用】专理脾胃,广嗣多子。

48479 鸡头粥

方出《证类本草》卷二十三引《经验后方》,名见《本草纲目》卷三十三。为《圣惠》卷九十七"鸡头实粥"之异名。见该条。

48480 鸡肉丸(《玉案》卷六)

【组成】黄连(姜炒) 柴胡 鹤虱 秦艽 知母(酒炒) 黄芩(酒炒) 使君子(炒) 芦荟各一两 芜荑五钱

【用法】上为末。用黄雌鸡一只,以大麻子饲之,七日缢死,去毛净,尾上开一孔,取肠洗净拭干,入前药末于内,

缝密,以小甑先用黑豆铺底,安鸡上,又以黑豆盖之,厚三寸,早晨蒸至晚,俟冷去骨,捣烂为丸,如干加酒少许,如麻子大。每服十丸,五岁二十丸,白滚汤送下。

【主治】小儿疳痨壮热,形体羸瘦,眼闭不开,四肢渐小,肚腹渐大。

48481 鸡肉丸(《名家方选》)

【组成】雌鸡一具(去羽皮骨肠) 信石(为末)一钱五分

【用法】上和调,分而为七,纳土器七枚,固封,以盐泥遍涂器面,乃悉烧之,初以文火,后以武火,须臾下火,细末糊丸。每日服一器之药,以搜风解毒汤煎汁送下,七日宜尽剂。初服二三日,病人四肢稍当觉麻痹,至六七日全身痿痹,纵虽不痿痹者,必瞑眩,则止后服。

【主治】梅毒,诸药不效者。

【宜忌】禁冷物、鱼、乌、醋、酒、房事等。

48482 鸡肉膏(《名家方选》)

【组成】大黄 黄芩 黄连 肉桂各三两 土茯苓

【用法】以水三升,煮取一升五合,去滓,纳鸡肉一具,令煮和调而以如饴为度。服一二日,乃用嗅药方。制鸡肉法:取鸡一只(去羽骨皮筋,薄剉之),渍清酒一宿,明日用之。

【主治】梅毒疳癎疾。

【备考】❶嗅药方:水银一钱,黑铅三分(纳土器上,武火沸时纳硫黄少许,则为黑霜),肉桂五分,甘草二分。上药和调,而更和陈艾六分,中令分捻而为七炷,犹灯心状,纳盏浸香油灯,于方灯檠中嗅之。每日一炷,七日嗅尽之。嗅法:方灯檠四面上下以纸塞之,令气勿泄。一面穿小孔,令患人含水当鼻而嗅之。❷方中土茯苓用量原缺。

48483 鸡舌丹(《中国接骨图说》)

【组成】桂心末四十钱 丁子一钱 肉桂二钱 糯米二合

【用法】上为细末,用密绢罗筛出,陈酱汁和匀,鸡翎扫搽患处。

【主治】新旧诸般打扑。

48484 鸡舌散(方出陶隐居方,见《肘后方》卷六),名见《医心方》卷四引《效验方》)

【组成】鸡舌香 藿香 青木香 胡粉各二两

【用法】上为散。纳腋下,绵裹之。常作愈。

【主治】狐臭。

48485 鸡舌散(《幼幼新书》卷三十六引张涣方)

【组成】鸡舌香 木香 沉香各一两 麻黄(去根节) 海藻(洗去咸味) 大黄(炮)各半两

【用法】上为粗散。每服一大钱,水一大盏,加竹沥三两点,煎至五分,去滓温服。兼放温热,淋渫患处。

【主治】小儿疽疮。

48486 鸡舌散(《丹溪心法附余》卷一引《圣惠》)

【组成】蝎梢(去毒)二钱半 茯神(去木,微炒)一两 薄荷(焙)一两 (一方无茯神,有茯苓)

【用法】上为末。每服一二钱,温酒调下。或以擦牙颊间亦好。

【主治】中风舌本强硬,语言不正。

48487 鸡血方(《圣济总录》卷一一五)

【组成】鸡心血

【用法】上用生油和,滴入耳内。蚰蜒即出。

【主治】蚰蜒入耳。

48488 鸡血散(《医学入门》卷八)

【组成】雄鸡 人参

【用法】用雄鸡剪去冠尖少许,倒提滴血疮上,血尽再换,不过五六鸡,痛止毒消,其疮自愈。又以人参六两,分作六次,尽日煎服。

【主治】痛疽阴证。

48489 鸡豆粥

《女科指掌》卷二。为《医统》卷八十四引《秘验》"鸡头粥"之异名。见该条。

48490 鸡壳散(《普济方》卷三九一引《全婴方》)

【组成】鸡子壳(烧为末)

【用法】二岁半钱,酒调下。

【主治】小儿心腹胸肠烦满欲死。

48491 鸡苏丸(《圣济总录》卷一一六)

【组成】鸡苏叶(干者) 麦门冬(去心,焙) 桑根白皮(剉) 芎䓖 黄耆(炙,剉) 甘草(炙,剉)各一两 生干地黄(切,焙)二两

【用法】上为末,炼蜜为丸,如梧桐子大。每服二十丸,食后、临卧人参汤送下。

【主治】脑热肺壅,鼻渊多涕。

48492 鸡苏丸(《杨氏家藏方》卷三)

【组成】鸡苏叶半斤 荆芥穗一两 防风(去芦头)一两 黄耆(生用) 生干地黄 桔梗(去芦头,炒)各半两 甘草(炙) 川芎 甘菊花各一分 脑子半钱(别研)

【用法】上为细末,炼蜜为丸,每一两作五丸。每服一丸,麦门冬(去心)煎汤嚼下。

【主治】虚热上壅,头昏面赤,咽干烦渴,痰嗽咳血或衄血。❶《杨氏家藏方》:虚热上壅,头目不清,面赤咽干,痰嗽烦渴。❷《云岐子保命集》:虚热,昏冒倦怠,下虚上壅,嗽血衄血。❸《嵩崖尊生》:怒气吐血,唇青面黑。

48493 鸡苏丸

《普济方》卷五十八引《如宜方》。为《局方》卷六"龙脑鸡苏丸"之异名。见该条。

48494 鸡苏丸(《普济方》卷二九九引《德生堂方》)

【组成】薄荷叶一片 甘草四两 桔梗四两 川芎二两

【用法】上为细末,炼蜜为丸,如龙眼大。每次一丸,含化,不拘时候常服。

【主治】上焦有热,头目昏眩,口舌生疮。

48495 鸡苏丸(《惠直堂方》卷二)

【组成】鸡苏薄荷叶八两 川芎 荆芥各四两 羌活 防风 香白芷 炙甘草各二两 细辛一两

【用法】上为末,蒸饼糊为丸。每服二钱,清茶送下。

【主治】男妇诸风上攻,头目昏重,偏正头风风痛。

48496 鸡苏丸(《竹林女科》)

【组成】川贝母四两(去心) 萝卜子一升

【用法】上为末,炼蜜为丸。每服五十粒,白汤送下。

【主治】妇女经来常咳嗽。

【备考】本方名"鸡苏丸",但方中无鸡苏,疑脱。

48497 鸡苏丸(《北京市中药成方选集》)

【组成】远志(去心,炙)三百二十两 五爪橘红一百六十两 紫菀一百六十两 知母一百六十两 白芍一百六十两 甘草一百六十两 麦冬一百六十两 冬花一百六十两 五味子(炙)一百六十两 葶苈子一百六十两 沙参一百六十两 兜铃一百六十两 天冬一百六十两 瓜蒌仁(炒)一百六十两 桑皮一百六十两 百合一百六十两 法半夏一百六十两 黄芩一百六十两 桔梗一百六十两 前胡一百六十两 橘皮一百六十两 苏叶三百二十两 苏子三百二十两 麻黄六百四十两 生石膏三百二十两 杏仁(去皮,炒)六百四十两

【用法】上为细末,过罗,用生姜一百六十两,红枣一百六十两煎,水泛为小丸,每十六两用滑石、细粉四两为衣,以外上墨汁衣闯亮。每服二钱,温开水送下,一日二次。

【功用】润肺止嗽,化痰定喘。

【主治】肺经湿热,咳嗽痰盛,经久不止,喘息气促,睡卧不宁。

48498 鸡苏汤

《圣济总录》卷二十六。为《外台》卷二十七引《广济方》"鸡苏饮子"之异名。见该条。

48499 鸡苏汤(《圣济总录》卷九十六)

【组成】鸡苏(去土) 石膏各二两 竹叶(剉)一两

【用法】上为粗末。每服四钱匕,水一盏半,煎至一盏,去滓温服,不拘时候。

【主治】小便出血不绝。

48500 鸡苏汤(《圣济总录》卷九十八)

【组成】鸡苏一两半 石膏(碎) 淡竹叶(切) 木通(剉) 甘草(生,剉) 滑石(碎) 小蓟根各一两 生地黄半斤(剉,焙)

【用法】上为粗末。每服六钱匕,水二盏,煎至一盏,去滓,空心温服。

【主治】血淋。

48501 鸡苏汤(《圣济总录》卷一四四)

【组成】鸡苏二两半 地黄汁五合 桑根白皮(剉)一两 生姜汁五合 葛根(剉) 小蓟根(切) 淡竹茹各二两

【用法】上除地黄、生姜汁外为粗末。每服五钱匕,以水一盏半,煎取一盏,去滓,入地黄汁、生姜汁各半合,更煎三五沸,去滓温服,每食后一服。

【主治】坠堕扑损,内伤吐血,及暴热,胸背上烦热,心中欲吐,喉内先觉血腥气。

48502 鸡苏汤(《圣济总录》卷一八四)

【组成】鸡苏一握(去根,剉,晒) 石膏(碎)二两 竹叶一握(切) 蜀葵子(别为末)一两 葵子(为末,每服旋入)一钱

【用法】上除葵子外为粗末。每服二钱匕,水一盏半,煎至一盏,去滓,下葵子末一钱匕,更煎至八分,温服,一日二次。

【主治】乳石发动,血淋不止。

48503 鸡苏饮(《圣济总录》卷七十)

【组成】鸡苏 白茯苓(去黑皮) 射干各一两半 白芷 桔梗 天门冬(去心,焙) 当归(切,焙) 大黄(剉,

炒）甘草（炙）各一两　桂（去粗皮）半两

【用法】上咬咀。每服二钱匕,以水一盏,加生姜三片,煎取六分,去滓,空腹温服。

【主治】衄血不止。

48504 鸡苏饮

《圣济总录》卷九十五。为《外台》卷二十七引《广济方》"鸡苏饮子"之异名。见该条。

48505 鸡苏饮

《圣济总录》卷九十八。为《圣惠》卷七十二"鸡苏散"之异名。见该条。

48506 鸡苏饮（《圣济总录》卷一五五）

【组成】鸡苏　人参　赤茯苓（去黑皮）大腹皮　苎劳各半两　苎麻根一两

【用法】上剉,如麻豆大。每服三钱匕,水一盏,加生姜三片,煎至七分,去滓温服。

【主治】妊娠心腹气胀,疞刺疼痛,胎不安。

48507 鸡苏饼（《医便》卷五）

【异名】鸡苏饼子（《鲁府禁方》卷四）。

【组成】鸡苏薄荷（净叶）三两　紫苏叶五钱　白葛粉一两　乌梅肉二两五钱（另研如泥）檀香二钱　硼砂五钱　柿霜四两　白冰糖八两

【用法】上为极细末,加片脑一分五厘,再研和匀,入炼蜜得中,印成樱桃大饼子。每服一丸嚼化,不拘时候。

【功用】清上焦,润咽膈,生津液,化痰降火,止嗽,醒酒,解酒毒。

48508 鸡苏散

《圣惠》卷十三。为《外台》卷二十七引《广济方》"鸡苏饮子"之异名。见该条。

48509 鸡苏散（《圣惠》卷三十七）

【组成】鸡苏茎叶一两　黄耆一两（剉）甘草一两（生用）干姜半两（炮裂,剉）艾叶半两　阿胶一两（捣碎,炒令黄燥）

【用法】上为散。每服三钱,以水一中盏,煎至五分,去滓,加赤马通汁一合,搅令匀,温服,不拘时候。

【主治】劳伤,或饱食气逆,致卒吐血不止。

48510 鸡苏散（《圣惠》卷三十七）

【组成】鸡苏茎叶一两　赤茯苓一两　甘草半两（炙微赤,剉）半夏一两（汤浸,洗七遍去滑）桔梗一两（去芦头）生干地黄二两　黄耆一两（剉）麦门冬一两半（去心,焙）

【用法】上为粗散。每服五钱,以水一大盏,加生姜半分,煎至五分,去滓,食后温服。

【主治】肺脏壅热,痰唾内有血,咽喉不利。

48511 鸡苏散（《圣惠》卷五十八）

【组成】鸡苏一两　葵子二两　石膏二两　生干地黄三两

【用法】上为粗散。每服四钱,以水一中盏,加竹叶二七片,煎至六分,去滓,食前温服。

【主治】血淋不绝。

48512 鸡苏散（《圣惠》卷五十八）

【组成】鸡苏一两　甘遂半两（煨令黄）滑石一两　葵子一两　瞿麦一两　桑根白皮一两（剉）防葵一两　榆

白皮一两（剉）

【用法】上为粗散。每服三钱,以水一中盏,煎至六分,去滓,食前温服。

【主治】小便不通,心腹妨闷,上气喘急,坐卧不安。

48513 鸡苏散（《圣惠》卷七十）

【组成】鸡苏叶一两　黄耆半两（剉）羚羊角屑半两　阿胶一两（捣碎,炒令黄燥）刺蓟一两　茜根一两　生干地黄一两　麦门冬三分（去心）黄芩三分　当归三分　伏龙肝三分　甘草半两（炙微赤,剉）

【用法】上为粗散。每服三钱,以水一中盏,加生姜半分,淡竹茹一分,煎至六分,去滓服,不拘时候。

【主治】妇人吐血,心烦昏闷。

【备考】方中茜根,《准绳·类方》作"葛根"。

48514 鸡苏散（《圣惠》卷七十）

【异名】鸡苏散煎（《医统》卷八十三）。

【组成】鸡苏叶一两　当归半两　赤芍药半两　黄芩一两　阿胶二两（捣碎,炒令黄燥）伏龙肝二两

【用法】上为散。每服四钱,以水一中盏,煎至六分,去滓温服,不拘时候。

【主治】妇人虚损,气逆,吐血不止。

48515 鸡苏散（《圣惠》卷七十二）

【异名】鸡苏饮（《圣济总录》卷九十八）。

【组成】鸡苏叶二两　滑石三两　刺蓟根一两（剉）木通二两（剉）生干地黄二两

【用法】上为粗散。每服五钱,以水一大盏,加竹叶三七片,煎至五分,去滓,食前温服。

【主治】妇人血淋。

48516 鸡苏散（《圣惠》卷七十五）

【组成】鸡苏茎叶一两　人参三分（去芦头）陈橘皮三分（汤浸,去白瓤,焙）赤茯苓三分　大腹皮三分（剉）苎劳三分　苎麻根半两（剉）当归一两（剉,微炒）

【用法】上为散。每服四钱,以水一中盏,加生姜半分,煎至六分,去滓稍热服,不拘时候。

【主治】妊娠,心腹疞刺痛,气胀,胎不安稳。

48517 鸡苏散（《圣济总录》卷七十）

【组成】鸡苏三两　防风（去叉）一两

【用法】上为散。每服二钱匕,温水调下。更以鸡苏叶于新水内揉软,纳鼻窍,血即止。

【主治】鼻衄不止。

48518 鸡苏散（《卫生总微》卷五）

【组成】鸡苏　木贼　荆芥各等分

【用法】上为细末。每服半钱或一字,以茶清调下,不拘时候。

【主治】小儿风痫。

48519 鸡苏散

《宣明论》卷十,即原书同卷"益元散"加薄荷叶末一分。见该条。

48520 鸡苏散（《济生》卷二）

【异名】生料鸡苏散（《医学纲目》卷十七）。

【组成】鸡苏叶　黄耆（去芦）生地黄（洗）阿胶（蛤粉炒）白茅根各一两　桔梗（去芦）麦门冬（去心）蒲黄（炒）贝母（去心）甘草（炙）各半两

【用法】上㕮咀。每服四钱,水一盏半,加生姜五片,煎至七分,去滓温服,不拘时候。

【主治】❶《济生》:伤劳肺经,唾内有血,咽喉不利。❷《医学纲目》引《玄珠》:肺金受相火所制,鼻衄血。

【备考】《得效》有桑白皮半两,大枣一枚。

48521 鸡苏散(《云岐子保命集》卷下)

【组成】鸡苏叶 黄芩各一两 当归半两 赤芍药半两 阿胶二两 伏龙肝二两 刺蓟 生地黄 黄耆各一两

【用法】上为粗末。每服四钱,加生姜三片,竹茹弹子大,水煎服。

【主治】虚损气逆,吐血不止。

48522 鸡苏散(《郑氏家传女科万金方》卷二)

【组成】蒲黄 茅根 薄荷 黄耆 鸡苏 贝母 麦冬 阿胶 栀子 甘草 桔梗 生地

【用法】加生姜为引。

【主治】劳伤肺嗽,痰涎有血。

48523 鸡苏散(《麻科活人》卷三)

【组成】辰砂益元散加薄荷少许

【功用】清肺热。

【主治】暑月小便不利。

48524 鸡足散(方出《圣惠》卷三十五,名见《圣济总录》卷一二四)

【组成】鸡足一对

【用法】烧灰细研,以温水调服。

【主治】❶《圣惠》:食诸肉骨梗。❷《圣济总录》:诸鱼骨梗在喉中。

【备考】《圣济总录》本方用法:上为散,每服一钱匕,酒调下。

48525 鸡肝丸(《医统》卷七十三)

【组成】雄鸡肝 桂心各等分

【用法】上以桂末同肝捣烂如泥,为丸如小豆大。每服十丸,酒送下,一日三次。

【主治】小儿睡中遗尿不自觉。

48526 鸡肝丸(《惠直堂方》卷四)

【组成】芦荟(炒)一钱 牛黄一分 雄黄七分 雷丸肉(炒)二钱 使君子(炒)二钱

【用法】上为末,用十两重鸡肝一具,称药末五分涂肝上,蒸熟,与小儿食之;或作丸如米粒大,白汤送下。至凶者三服全愈。

【主治】小儿五疳。

【宜忌】忌冷水发物等。愈后以参、苓、白术、陈皮补脾之药调理。

48527 鸡肝丸(《眼科锦囊》卷四)

【组成】鸡肝一具 真珠 黄连各一钱 莲肉三钱 夜明砂五分

【用法】上五味为丸,如椒目大。每服十粒,白汤送下,一日三次。

【主治】小儿疳眼雀目。

48528 鸡肝药(《医宗说约》卷五)

【异名】鸡肝散(《全国中药成药处方集》上海方)。

【组成】白肉雷丸一两(赤色者不用,用苍术一两同煮一二十滚,去苍术,切片) 使君子肉一两(黑油不用)

【用法】上焙干等分,为细末,用不落水鸡软肝一具,男用雌,女用雄,将末药一钱掺上,饭上蒸熟,小儿食之即愈。轻者二三服,重者不过七服。

【主治】小儿疳积,肝经积热,以致眼闭、眼红、失明、腹胀。

【宜忌】忌猪肝及猪、牛、犬肉,不忌损目。

48529 鸡肝药(《种福堂方》卷四)

【组成】滑石六钱(水飞) 雄黄二钱 朱砂三钱(水飞,忌见火) 冰片三分 石决明一两半(煅) 海螵蛸四钱(煅去壳) 炉甘石六钱(童便煅七次) 赤石脂三钱(煅)

【用法】上为末。每用鸡肝一具,入药末五分,陈酒、米泔各半盏,饭上蒸熟食之。

【功用】开瞽复明。

【主治】《寿世新编》:小儿疳积攻眼,已成外障翳膜。

48530 鸡肝药(《医述》卷十四)

【组成】鸡肝一具 雄黄 牛黄各半分

【用法】先将鸡肝剖开,取二黄药末放于肝内,合好;再用酒酿半盅,将鸡肝浸酒酿内,隔汤炖熟,晒干研末。调服;或就热啖食亦可。

【主治】小儿疳疾。

48531 鸡肝饼(《慈幼新书》卷十)

【组成】五谷虫(瓦上焙干) 全蝎各一两(去毒) 人参 龙胆草各三钱 谷精草五钱

【用法】上为末。每用二分,将陈酒糟一撮,雄鸡肝一具,共捣成饼。放饭上蒸熟,以酒食之。轻者五六服,重者十服痊愈。

【主治】小儿疳积。

48532 鸡肝散(《原机启微·附录》)

【组成】川乌(大者,去皮,生)一枚 好坯子一字

【用法】上为末。五岁每服一钱,雄鸡肝一具,净洗去筋膜,竹刀薄切开,掺药在内,箬叶包裹,麻皮扎定,用米泔水半盏,瓷器中煮熟,切作片。空心临卧冷食之,用煮肝汤送下。

【主治】小儿疳眼,不赤不肿不痛,但开眼畏明光。

48533 鸡肝散(《玉案》卷六)

【组成】雄鸡肝一具 威灵仙 白土(即打米光粉)各二钱(为末)

【用法】上鸡肝同二末煮熟,只食肝,每日一个。七个痊愈。

【主治】疳积眼目不明,翳膜蒙瞽。

48534 鸡肝散(《冯氏锦囊·杂症》卷五)

【组成】透明雄黄一钱五分(研碎) 桑白皮五六钱(焙燥,为粗末) 鸡内金一个(瓦上炙燥,捣碎)

【用法】用上药掺鸡软肝上,酒酿煮熟,去药食肝,忌铁器。一服即红,再服即退。

【主治】疳积坏眼,白翳。

48535 鸡肝散(《冯氏锦囊·杂症》卷六)

【组成】雄黄一钱 石膏(煅)一两

【用法】上为细末。雄鸡软肝一个,酒酿顿熟,醮药钱余食之。

【主治】疳积初起,眼生红障。

48536 鸡肝散(《惠直堂方》卷四)

【组成】白芙蓉花(阴干)三钱　肉果(面裹煨,去油)一个　胡连五分

【用法】上药同雄鸡肝一具,加酒浆一碗,重汤燉熟,去药食肝。多吃十几枚,即眼瞎亦愈。或为丸服亦可。

【主治】小儿疳积。

48537 鸡肝散(《仙拈集》卷二引《全生》)

【组成】杜仲　厚朴　桑皮　槟榔各一钱

【用法】取雄鸡肝一个,勿入水,去红筋,与药共入白酒酿六两内,隔汤顿热,去滓,饮汤食肝。隔两日再服一次痊愈。

【主治】赤眼淹缠。

48538 鸡肝散(《仙拈集》卷二)

【组成】鸡肝(不落水)一个　芙蓉叶(烘燥)一钱　肉果五分　龙胆草七分

【用法】上为末。共入鸡肝内,饭锅内蒸熟食之。

【主治】眼痛难开者。

48539 鸡肝散(《疡医大全》卷二十四)

【组成】芜荑　蛇床子　硫黄　川椒　潮脑　枯矾　雄黄　海螵蛸　黄连各等分　麝香少许

【用法】上为细末。取旋宰鸡肝一具,将药末涂肝上,乘痒时插入阴户内。

【主治】产门内生虫。

48540 鸡肝散(《文堂集验方》卷三)

【组成】雄黄　威灵仙　谷精草　蛤粉　夜明砂(水洗净)各一钱

【用法】上为末。每用鸡肝一具,入药末五分,砂锅内煮熟,连汁服。以好为度。

【主治】肝脏受疳,眼生翳膜,羞明不见物。

48541 鸡肝散(《医级》卷八)

【组成】决明子(晒燥,为极细末,勿见火)　骟鸡肝(生者,不落水)

【用法】将鸡肝捣烂,和决明末,小儿每服一钱,大者二钱,同酒酿一杯,饭上蒸服。

【主治】小儿疳积害眼,及一切童稚翳障。

48542 鸡肝散(《集验良方》卷五)

【组成】猪牙皂荚(煅令烟尽,存性)

【用法】上为末。以生鸡肝一个,男雄女雌,将皂荚末入内,以金银扁簪用青布擦热,搅肝,簪冷再擦热搅之,其肝化如水样,量投砂糖入内,与儿食之。重者二服即效。

【主治】小儿肚大眼蒙,一切疳症。

48543 鸡肝散(《良方集腋》卷上)

【组成】鸡肝一个(不落水,竹刀切片)　牡蛎粉八分　辰砂少许(水飞,末)

【用法】上药拌匀,掺入肝上,饭锅上蒸熟食之。如此十次,翳障退尽矣。

【主治】小儿疳膨食积,虫气上攻,至晚不能视物,目生翳障。

【宜忌】忌食茶汤、油腻。

48544 鸡肝散(《丸散膏丹集成》引《验方新编》)

【组成】炉甘石(制)六钱　赤石脂　滑石(飞)　胡黄连各五钱　辰砂四钱　青黛三钱　石决明(煅)一两

【用法】上为极细末。每服五分,用雄鸡肝(不落水者)一具,竹刀破开,将药末放入,煮熟食之。轻者一二服,重者三四服,可愈。

【功用】平肝健脾,明目去障,止泻进食。

【主治】小儿疳积,腹大泄泻,面黄肌瘦,肝火上攻,目珠生翳。

48545 鸡肝散(《青囊秘传》)

【组成】石决明(煅,醋淬五次)一两　夜明砂(用米醋汁水漂去油末并筛,研细用)五分　代赭石(煅,醋焠)五分　川雅连(醋炒)二分　麝香三分　龙胆草五分　泽泻五分　朱砂五分

【用法】上为末。每服四分,用生鸡肝入药,再入米汤一酒盅调,饭上蒸熟,并汤与小儿服之。三四次效,多者五六服收功。

【主治】小儿疳积,骨瘦如柴,精神短少,饭食不思。并治疳眼百药不效者。

48546 鸡肝散(《千金珍秘方选》)

【组成】川黄连六分　尖槟榔三钱　桑白皮三钱　芦荟六分　粉甘草三钱

【用法】用不落水雄鸡肝一个,大黑枣七枚,水二碗,用上药煎,将药汁全收在肝、枣内,然后将枣去核,同肝于五更时食尽。

【主治】小儿疳臌食积。

【宜忌】忌油腻七日。

【备考】本方原名误作"鸡肺散",据原书注文改。

48547 鸡肝散

《全国中药成药处方集》(上海方)。为《医宗说约》卷五"鸡肝药"之异名。见该条。

48548 鸡肝粥(《圣惠》卷九十七)

【组成】雄鸡肝一具(切细)　菟丝子末半两　粟米二合

【用法】以水二大盏半,入五味及葱,煮作粥,空心食之。

【主治】五劳七伤,阴痿气弱。

48549 鸡肠酒(《医统》卷八十七)

【组成】鸡肠一具

【用法】上洗如常法,剉碎,炒作臛,以酒着椒、葱、五味食之。

【主治】小便数。

48550 鸡肠散(《圣惠》卷三十)

【组成】赤雄鸡肠二具(炙令干)　鸡膍胵二具(炙令干)　熟干地黄一两　牡蛎粉三分　龙骨三分　白石脂三分　黄连三分(去须)　赤石脂三分　桑螵蛸三分(微炒)　肉苁蓉一两半(酒浸一宿,刮去皱皮,炙干)

【用法】上为细散。每服二钱,食前以温酒调下。

【主治】虚劳膀胱寒,小便数而精出。

48551 鸡肠散(《圣济总录》卷九十五)

【组成】黄雄鸡肠四具(切破净洗,炙令黄熟)　肉苁蓉(酒浸,切,焙)　苦参　赤石脂(研)　白石脂(研)　黄连(去须)各五两

【用法】上四味为细散,更与赤石脂、白石脂同为细末。每服二钱匕,食前酒调下,日二夜一。

【主治】小便不禁,日夜无数。

48552 鸡肠散(《幼幼新书》卷三十引张涣方)

【异名】鸡肠草散(《卫生总微》卷十六)、鸡肠草汤

（《赤水玄珠》卷十五）。

【组成】鸡肠草一两 牡蛎粉三分 龙骨 麦门冬（去心，焙） 白茯苓 桑螵蛸各半两

【用法】上为粗散。每服一钱，水一小盏，加生姜少许，大枣二枚，煎至六分，去滓温服。

【主治】膀胱有热，服冷药过多，小便不能禁止，或遗尿病。

48553 鸡肠散（《直指小儿》卷四）

【组成】鸡肠（烧） 牡蛎灰 白茯苓 真桑螵蛸（微炒）各半两 辣桂 龙骨各二钱半

【用法】上为粗末。每服一钱，加生姜、大枣，水煎服。

【主治】小儿遗尿，肾与膀胱俱虚而挟冷所致者。

48554 鸡卵膏（《鸡峰》卷十八）

【组成】鸡子一个 小虾蟆一个 巴豆二个（去皮）

【用法】上用鸡子于头旁打一眼子，纳入小虾蟆（以麻缠脚）、巴豆，蜡纸封合，炮鸡子，候熟研细，点入耳中。

【主治】耳聋。

48555 鸡卵蜜（方出《卫生总微》卷三，名见《医部全录》卷四二一）

【组成】鸡卵一枚

【用法】和白蜜服之。

【主治】小儿诸热。

48556 鸡角散（《医方类聚》卷一六七引《经验良方》）

【组成】鸡子白 皂角

【用法】上以鸡子白刷疮内，候痒，烧皂角为末掺之。

【主治】天蛇伤。

48557 鸡附汤（《痘疹仁端录》卷十四）

【组成】老雄鸡一只 附子（生姜制过）一个 煨姜九片

【用法】俱入鸡腹内煮烂，食之。

【主治】气血不足，痘疹色白顶陷。

48558 鸡茎散（《良方集腋》卷下）

【组成】雄鸡茎五枚（焙干为末）

【用法】分作二三次服。空心用旨酒下。

【主治】产妇小便不通。

48559 鸡矾散（方出《圣惠》卷四十四，名见《普济方》卷三〇一）

【组成】鸡屎一分 矾火煎茶一分

【用法】上为细末。先用桑枝、葱白、豉汤洗，后贴药，每日三次。

【主治】阴蚀疮。

48560 鸡鸣丸（《摄生众妙方》卷六）

【组成】半夏 贝母 杏仁（去皮尖） 苦葶苈 桔梗 陈皮 北五味 旋覆花 紫苏子 甘草 阿胶（炒灰）人参 御米壳各等分

【用法】上为细末，炼蜜为丸，如弹子大。每服一丸，用乌梅一个，大枣三枚，煎汤，食远嚼药吞下。

【主治】诸般咳嗽。

48561 鸡鸣丸（《回春》卷二）

【异名】鸡鸣定喘丸（《全国中药成药处方集》吉林方）。

【组成】知母四两（炒） 杏仁（去皮尖）二钱 桔梗（去芦）五钱 阿胶（麸炒）四钱 葶苈（火上焙）三钱 款

冬花四钱 旋覆花一两 半夏（姜汁炒）三钱 甘草（炙）一两 陈皮（去白）一两 兜铃一两 五味子四钱 麻黄一两 人参五钱

【用法】上为细末，炼蜜为丸，如弹子大。每服一丸，五更，乌梅、生姜、大枣汤送下。

【功用】《全国中药成药处方集》（吉林方）：宣肺化痰定喘。

【主治】❶《回春》：男妇不问老少，十八般咳嗽吐血、诸虚等症。❷《全国中药成药处方集》（吉林方）：风寒咳嗽，发热恶寒，头痛体痛，咳嗽痰清，以及肺经寒湿，痰饮喘嗽，交冬即发，喘咳难卧。

【宜忌】《全国中药成药处方集》（吉林方）：忌食辛辣、腻物。

48562 鸡鸣丸（《东医宝鉴·杂病篇》卷五引《中朝方》）

【组成】知母（酒炒） 贝母（炒） 陈皮（去白） 桑白皮（蜜炒） 款冬花 旋覆花 天门冬 麦门冬 人参 葶苈子（炒） 桔梗 杏仁（麸炒） 半夏（姜制） 阿胶珠 甘草各等分

【用法】上为末，炼蜜为丸，如弹子大。以乌梅汤或生姜汤化下一丸。

【主治】喘嗽。

48563 鸡鸣丸（《医学碎金录》引《蘡薁轩膏丹丸散真方汇录》）

【组成】知母 贝母 杏仁 阿胶（面炒） 葶苈子（隔纸炒） 款冬 甘草 半夏 五味子 广皮 桔梗 紫苏 天冬 沙参 旋覆花各一两

【用法】炼蜜为丸，每丸重二钱。早、晚各服一丸，小儿一丸分四服。

【主治】咳嗽痰喘，日轻夜重，秋冬必发，或久咳声哑，盗汗，不思饮食。

48564 鸡鸣丸

《齐氏医案》卷三。为原书同卷"神仙鸡鸣丸"之异名。见该条。

48565 鸡鸣丸（《全国中药成药处方集》沙市方）

【组成】知母 杏仁 阿胶珠各一两 葶苈子五钱 紫菀（炙）一两 粉甘草五钱 法半夏一两 北五味 桔梗各五钱 广陈皮 全紫苏 天门冬 罂粟壳（炙） 覆花（炙） 川贝母 党参各一两

【用法】上为细末，炼蜜为丸，如梧桐子大。每服三钱，温开水下，一日二次，小儿老人酌减。

【主治】气管发炎，咳嗽气促，哮喘痰多，睡眠不宁。

【宜忌】肺弱咳嗽而无痰喘者忌服。

48566 鸡鸣丸（《成方制剂》7册）

【组成】阿胶 陈皮 甘草 桔梗 苦杏仁 款冬花 麻黄 马兜铃 清半夏 葶苈子 五味子 旋覆花 知母

【用法】制成蜜丸。口服，一次1丸，一日2次。

【功用】敛肺止咳，化痰定喘。

【主治】五更咳嗽，肺虚气喘，痰中带血。

48567 鸡鸣散（《圣济总录》卷一二六）

【组成】牵牛子末一两 胡粉一钱 大黄（蒸末）二钱 朴消（炼成粉）三钱

【用法】上为散。鸡鸣时，以井华水调服三钱匕，以利为度，不利再服。

鸡

【主治】气痹疼痛及热毒结核,或多烦闷,热而不寒者。

48568 鸡鸣散(《三因》卷九)

【组成】大黄一两(酒蒸) 杏仁三七粒(去皮尖)

【用法】上为细末。酒一碗,煎至六分,去滓,鸡鸣时服。次日取下瘀血,即愈。若便觉气绝不能言,取药不及,急擘开口,以热小便灌之。

【功用】利去瘀血,推陈致新。

【主治】❶《三因》:从高坠下,及木石所压。凡是伤损,血瘀凝积,气绝欲死,并久积瘀血,烦躁疼痛,叫呼不得。❷《赤水玄珠》:跌扑损伤,血瘀停积胁内,日久作痛。

【备考】《普济方》有红花一分,当归二钱。

48569 鸡鸣散(《东医宝鉴·杂病篇》卷九引《三因》)

【组成】大黄(酒蒸)五钱 当归尾三钱 桃仁二七粒(研)

【用法】上剉,作一帖。酒煎,鸡鸣时服。次日下瘀血即愈。

【功用】《医统》:推陈致新。

【主治】❶《东医宝鉴·杂病篇》引《三因》:金刃伤,打扑伤,血瘀凝积,烦闷欲绝。❷《伤科补要》:胸腹蓄血。

48570 鸡鸣散(《朱氏集验方》卷一)

【组成】槟榔七枚 陈皮 木瓜各一两 吴茱萸二钱 桔梗半两 生姜(和皮)半两 紫苏茎叶三钱

【用法】上为粗末,分作八服。隔宿用水三大碗,慢火煎,留一碗半,去滓;用水二碗,煎滓取一小碗,两次以煎相和,安顿床头,次日五更分二三服,只是冷服,冬月略温亦得,服了用饼饵压下。如服不尽,留次日渐渐吃亦可。服此药至天明,大便当下一碗许黑粪水,即是肾家感寒湿毒气下来也。至早饭前后,痛住肿消,但只是放迟吃物,候药力过。

【功用】《方剂学》:行气降浊,宣化寒湿。

【主治】❶《朱氏集验方》:脚气。人感风湿,流注脚足,痛不可忍,用索悬吊,叫声不绝,筋脉肿大。❷《方剂学》:湿脚气。足胫肿无力,麻木冷痛,恶寒发热,或挛急上冲,甚至胸闷泛恶。

【方论选录】《方剂学》:方中以槟榔为君,质重下达,行气逐湿。臣以木瓜舒筋活络,并能化湿;陈皮健脾燥湿,更能理气。佐以紫苏叶、桔梗宣通气机,外散表邪,内开郁结;吴茱萸、生姜温化寒湿,降逆止呕。诸药相合,祛湿化浊,宣通以散邪,温散寒湿,行气开壅。但总以宣通为要,适用于湿脚气而偏寒者。

【备考】《景岳全书》陈皮作橘红。

48571 鸡鸣散(《普济方》卷三〇九)

【组成】当归须 赤芍药 大黄各五钱 降真 苏木 甘草各少许

【用法】上㕮咀。用水二盏,煎至七分,去滓,食前温服。或加小便。

【主治】内外颠伤损骨。

48572 鸡鸣散(《准绳·幼科》卷五)

【组成】炒术 当归 川芎 甘草 大力子 茯苓 木通 桔梗 蝉蜕 升麻 橘红 山楂 红花

【用法】上用酒炒,加灯草、生姜,煎服,临服入雄鸡血,酒亦妙。

【功用】使痘毒自表外出。

【主治】男女发热三四日,或痘未形成,痘形隐隐,或才形于外而不能快利,或烦躁谵语,或腹疼呕吐,或痰喘恶渴。

48573 鸡鸣散(《伤科方书》)

【组成】生地二钱 大黄三钱 杏仁(去衣)一钱 当归(酒洗)一钱五分

【用法】用生水、酒煎服。

【主治】跌打瘀血攻心,脉绝欲死。

48574 鸡金散(《仙拈集》卷二引《医林》)

【组成】鸡内金(去秽净,不用水洗,烧存性)

【用法】上为末。每服二钱,空心白汤送下。

【主治】小便淋沥,痛不可忍。

48575 鸡金散

《仙拈集》卷三引《全生指迷方》。为《普济方》卷二七二"鸡内金散"之异名。见该条。

48576 鸡金散(《疡科选粹》卷四)

【组成】鸡内金一钱 绿豆粉 轻粉 冰片三厘

【用法】上为末。盐茶洗净患处,干掺,一日二次。

【主治】下疳。

【备考】方中绿豆粉、轻粉用量原缺。

48577 鸡金散(《医宗必读》卷七)

【组成】鸡内金一具(焙) 真沉香二钱 砂仁三钱 陈香橼(去白)五钱

【用法】上为末。每用一钱五分,生姜汤送下,虚者人参汤送下。

【主治】鼓胀肿满,小儿疳积。

❶《医宗必读》:水肿胀满。❷《仙拈集》:鼓胀。❸《青囊秘传》:小儿疳积,湿脏阴胜之病。

【宜忌】《青囊秘传》:虚火者忌服。

48578 鸡金散(《仙拈集》卷二)

【组成】鸡肫皮 青盐各一钱 细辛 川椒各五分

【用法】上为末。擦牙痛处。

【主治】牙疼。

48579 鸡肺散(《审视瑶函》卷四)

【组成】雄鸡一只(一斤三四两者)取其搭脊脊血一块,即名鸡肺,将肺同后药共研烂) 辰砂三分(研细) 冰片三厘(研细)

【用法】上共研细如膏,用无灰酒炖滚搅匀。食之即愈。

【主治】疳疾眼,生白膜白翳。

48580 鸡肫丸(《北京市中药成方选集》)

【组成】三棱(炒)二十两 莪术(炙)二十两 茯苓二十两 白术(炒)二十两 神曲(炒)二十两 麦芽(炒)二十两 青皮(炒)二十两 砂仁二十两 橘皮二十两 香附(炙)二十两 莱菔子(炒)二十两 枳壳(炒)二十两 厚朴(炙)二十两 干蟾(烧)四十两 山楂四十两 鸡内金(炒)八十两 全蝎十两 木香五两

【用法】上为细末,过罗。用冷开水泛为小丸。每服一钱,温开水送下,一日二次,三岁以下小儿酌情递减。

【功用】理脾化滞,消积止痛。

【主治】小儿脾胃不和,饮食难消,积滞痞块,腹痛胀满。

48581 鸡参饮（《圣济总录》卷六十一）

【组成】鸡子（去壳）一枚　人参一两　蜜一合　生姜汁半合　朴消一分（与鸡子同研匀）

【用法】上先将人参、姜、蜜，用水一升，煎至七合，去滓，入鸡子、朴消搅和，更煎五七沸，空心顿服。先烙肾俞，次烙期门、气海、足阳明、两手心、天窗、百会等穴。若不愈，灸气海、期门、下廉、肾俞百壮，候之，如语声重，呼吸匀即堪医，若气连呼三声，吸气不入者，不堪医也。即宜灸两乳下三七壮。不愈，宜服鸡参饮。

【主治】肾黄。脚冷，面目俱青，身上冷，脐下结硬，气急冲心。

48582 鸡草汤（《圣济总录》人卫本卷一二〇）

【组成】鸡肠草　白矾（碎）　诃黎勒皮　茴香子　旱莲子　晚蚕沙　青盐　茜根　皂荚各一两　麻枇半两

【用法】上除矾并青盐、茴香、蚕沙外，各到长半寸，用藏瓶一枚，开口入诸药在内，纸筋盐泥固济，以炭火半秤，煅尽火放冷，取出研如粉。早晨、食后、夜卧揩三两于牙上，顷之漱口。

【功用】乌髭鬓，驻颜。

【主治】肾虚齿痛。

【备考】本方方名，原书文瑞楼本作"鸡肠草散"。

48583 鸡骨丸（《幼幼新书》卷二十一引《婴孺方》）

【组成】宿黄雌鸡（取胸肋骨一具，净去肉，令干，酒浸一宿，令黄）　甘草（炙）　小草（炙）各三分　蜣螂（炙）五个　桔梗　白术　茯苓　芍药各四分　人参　黄芩各五分　槟榔六分

【用法】上为末，炼蜜为丸，如小豆大。二岁儿每服十五丸，一日二次。

【主治】小儿羸瘦，食少，不生肌肉，下焦冷。

48584 鸡骨丸（《幼幼新书》卷二十二引《婴孺方》）

【组成】芎　当归　紫菀　大黄（蒸，三升米下）　茯苓各三分　杏仁（去皮，炒）　桂心各四分　杜衡　白芷　石膏各二分　半夏一分（洗）　黄雌鸡一个（破腹，勿令中水，去肉，取两胁翼及胫骨，干之，炙令黄色）

【用法】上为末，炼蜜为丸，如小豆大。每服二丸，一日三次。稍稍加之。

【主治】小儿先得寒热，腹坚牢强痞，不能饮食，不生肌肉，时苦壮热。

48585 鸡骨丸（《幼幼新书》卷二十八引《婴孺方》）

【组成】宿雌鸡胸肋骨一具　黄连六分　厚朴三分　曲（炒）　甘草（炙）　白术各四分　麦蘖（炒黄）　乌梅肉各二分　人参　赤石脂　黄芩　白龙骨各五分　桔梗二分

【用法】上为末，炼蜜为丸，如小豆大。每服二十五丸，白饮送下，一日二次。

【主治】小儿下痢，经久不断，羸瘦，脾胃冷弱，食不消化。

48586 鸡骨丸（《圣惠》卷八十三）

【组成】鸡骨（煮熟黄雌鸡，左右肋骨）一两（炙黄）　赤芍药半两　川大黄半两（到，微炒）　紫菀半两（洗去苗土）　赤茯苓半两　细辛一分　黄芩一分　桂心一分　柴胡半两（去苗）

【用法】上为末，炼蜜为丸，如绿豆大。每服五丸，以温

水送下。早晨、晚后各一次。

【主治】小儿哺露伤饱，手足烦热羸瘦，不生肌肉。

48587 鸡骨丸（《圣惠》卷八十八）

【组成】乌鸡骨一具（汤浸，炙令微黄）　川大黄一两（到碎，微炒）　枳实半两（麸炒微黄）　鳖甲一两（涂醋炙令黄，去裙襕）　泽泻一两　柴胡一两（去苗）　桔梗一两（去芦头）　人参一两（去芦头）　赤芍药一两　黄芩一两　防葵三分　蘆虫五枚（微炒令黄）　杏仁三分（汤浸，去皮尖双仁，麸炒微黄）

【用法】上为末，炼蜜为丸，如绿豆大。四五岁儿，每服十丸，以粥饮送下，一日二次。

【主治】小儿羸瘦，腹内有癖气，胁下坚满，时有腹痛，虽食不成肌肉。

48588 鸡骨丸（《圣惠》卷八十八）

【异名】大鸡骨丸（《普济方》卷三九三）。

【组成】雄鸡骨一具（炙令黄）　赤茯苓半两　石膏半两（细研，水飞过）　川大黄半两（到碎，微炒）　赤芍药半两　紫菀半两（洗去苗土）　白矾半两（烧灰）　陈橘皮半两（汤浸，去白瓤，焙）　细辛半两（洗去苗土）　附子半两（炮裂，去皮脐）　黄芩三分　桂心三分　甜葶苈三分（隔纸炒令香）

【用法】上为末，炼蜜为丸，如麻子大。每服五丸，以粥饮送下，一日三次。

【主治】小儿丁奚，骨中微热，腹内不调，食不为肌肤，或苦寒热，腹大。

48589 鸡骨散（方出《圣惠》卷六十二，名见《圣济总录》卷一二九）

【组成】一岁乌雌鸡骨一两（烧灰）　三家桐材（棺）屑一两（烧灰）　三家炊草一两（烧灰）

【用法】上为细末。每用少许，纳于疮中。碎骨当出，即愈。

【主治】附骨疽不愈，愈而复发，骨皆从疮孔中出者。

48590 鸡胆丸（《续名家方选》）

【组成】鸡胆　黄连　大黄　槟榔各等分

【用法】上为末，糊为丸，如梧桐子大。每服五分，白汤送下。

【主治】小儿腹中有虫，喜食土器壁土，或马粪等。

48591 鸡胫丸（《医方类聚》卷二六〇引《施圆端效方》）

【组成】天门冬　麦门冬（各去心）　秦艽　雄黄　雌黄　瓜蒌根　黄芩　柴胡（茸）　枯白矾　防风　桂　茯苓　桑白皮各一两　雄鸡胫　雌鸡胫各一对（炙）

【用法】上为细末，水糊为丸，如麻子大。每服二十丸，米饮粥送下，一日二次，不拘时候。

【功用】常服少病儿肥。

【主治】小儿惊痫黄瘦，咬牙嗓唯，肌热盗汗，食积肚大，脚细，长大不能行。

48592 鸡冠丸（《圣济总录》卷九十七）

【异名】圣功丸（原书卷一四二）。

【组成】鸡冠花　椿根皮（并到）各等分

【用法】上为末，炼蜜为丸，如梧桐子大。每服三十丸，空心、食前浓煎黄耆汤送下，一日三次。

【主治】结阴便血不止，疼痛无时。气痔下血，肛边

疼痛。

48593　鸡冠血（《张氏医通》卷十五）

【异名】鸡冠酒（《一盘珠》卷九）。

【组成】穿山甲（炮研极细）五六分至一钱

【用法】刺老雄鸡冠上血数滴,酒酿调匀,燉热服。

【主治】痘青干紫黑陷,血热毒盛者。

48594　鸡冠酒

《一盘珠》卷九。为《张氏医通》卷十五"鸡冠血"之异名。见该条。

48595　鸡冠散

《医统》卷七十四。即《宣明论》卷十三"黄连散"。见该条。

48596　鸡冠散（《医林方》引《施圆端效方》,见《医方类聚》卷二六五）

【异名】二圣散（《医方类聚》卷二六五引《医林方》）。

【组成】甘草（炒,剉碎）三分　板兰根一两

【用法】上为细末。每服三钱,雄鸡冠刺血五点,滴酒少许,温凉随时服。

【主治】斑疹倒靥,陷伏黑顶不快。

48597　鸡冠散（《普济方》卷三八九）

【组成】鸡冠花一两（焙）　棕榈二两（烧灰）　羌活一两

【用法】上为细散。每服三钱,以粥饮调下,一日三四次。

【主治】小儿痔疾,下血不止。

48598　鸡屎散（《圣济总录》卷一六六）

【组成】鸡屎（炒干）一两　麝香半钱（细研）

【用法】上为细散。每服一钱匕,煎荆芥酒温调下,不拘时候。

【主治】产后妒乳成痈。

48599　鸡屎散

《济阳纲目》卷三十九。为《宣明论》卷一"鸡屎醴散"之异名。见该条。

48600　鸡屎醴（《医学正传》卷三）

【组成】羯鸡屎一升

【用法】上为细末,炒焦色,地上出火毒,再为极细末,百沸汤三升淋汁。每服一大盏,调木香、槟榔末各一钱,空腹服,一日三次。以平为期。

【主治】鼓胀,气胀、水胀等证。

【备考】本方方名:《东医宝鉴·杂病篇》引作"鸡屎醴饮"。

48601　鸡腔汤（《衷中参西》上册）

【组成】生鸡内金四钱（去净瓦石糟粕,捣碎）　於术三钱　生杭芍四钱　柴胡二钱　广陈皮二钱　生姜三钱

【用法】水煎服。

【主治】气郁成臌胀,兼治脾胃虚而且郁,饮食不能运化。

【加减】若小便时觉热,且色黄赤者,宜酌加滑石数钱。

【方论选录】鸡内金为鸡之脾胃,中有瓦石铜铁皆能消化,其善化有形瘀积可知,故能直入脾中,以消化血管之瘀滞;而又以白术之健补脾胃者驾驭之,则消化之力愈大;柴胡,《本经》谓主肠胃中饮食积聚,能推陈致新,其能佐鸡内

金消瘀可知,且与陈皮并用,一升一降,而气自流通也;用芍药者,因其病虽系气臌,亦必挟有水气,芍药善利小便,即善行水,且与生姜同用,又能调和营卫,使周身之气化流通也。

48602　鸡胸丸（《幼科金针》卷下）

【组成】大黄一钱（煨）　天门冬五钱（去心）　百合五钱　木通五钱　枳壳五钱（炒）　杏仁五钱（去皮尖,炒）　朴硝五钱　桑白皮五钱（蜜炙）　葶苈五钱（炒）

【用法】上为末,炼蜜为丸,如芡实大。每用一丸,温汤化下。

【主治】小儿鸡胸、龟背。

48603　鸡脑丸（《圣济总录》卷一七〇）

【组成】雄鸡脑一分　丹砂（研细）半两　牛黄（研细）一分　当归（切,焙）一分

【用法】上将当归为末,以鸡脑、丹砂等和匀为丸,如黍米大。百日儿每服一丸,薄荷汤送下,一日二次。

【主治】小儿夜多惊啼,欲成痫候。

48604　鸡酒膏（《鸡峰》卷十七）

【组成】没药一钱　麝香半钱　乳香半分

【用法】上为细末,同鸡子一个,尖头开破,倾出黄并清,打匀调药,都倾在鸡子内,以油纸裹数重,系定,勿令漏入水,煮熟去壳,分作四服。空心温酒送下。

【主治】肠风痔瘘。

48605　鸡黄油（《奇效良方》卷五十四）

【组成】鸡子（煮熟,去白用黄）

【用法】于银石锅内炒干,再炒,直待都化作油,去火毒,毛翎扫下,入韶粉、夜明砂为末。香油调敷,湿则干掺之。

【主治】汤火伤。

48606　鸡黄散（方出《肘后方》卷五,名见《普济方》卷二四九）

【组成】灶中黄土（末）

【用法】以鸡子黄和,敷患处。

【主治】男子阴卒肿痛。

48607　鸡黄散（《东医宝鉴·杂病篇》卷十引《本事》）

【组成】乌鸡卵一个（倾出清留黄）　黄丹一钱（入鸡子壳内搅匀,厚纸糊口,盐泥固济,火煅,研为末）

【用法】每服二钱。米饮调下。

【主治】❶《东医宝鉴·杂病篇》引《本事》:子痫。❷《三因》:怀身下利赤白,绞刺疼痛。

48608　鸡黄散（《普济方》卷二九九）

【组成】水龙骨（捣细）　黄丹　白矾各等分（一处烧过炭）　牛皮（另烧）　鸡子清（和药一处烧）　硫黄（生用）

【用法】上为末。以酸齑汁烧热,洗去疮痂尽了,香油调末敷之。

【主治】头疮,不问远年近日。

48609　鸡黄散（《普济方》卷二九九）

【组成】鸡内金（焙干）　好黄连（焙干）

【用法】上为末。麻油调敷,妙。

【主治】口舌有疮,日有虫食。

48610　鸡黄煎（《种福堂方》卷三）

【组成】煅石膏三钱　寒水石二钱　黄丹　硫黄各一钱

【用法】上为极细末,将鸡子黄熬出油调敷。

【主治】脓窝疮。

48611 鸡黄膏(《圣济总录》卷一三四)

【组成】鸡子两枚(取黄)

【用法】上炒取油,入腻粉少许搅匀。鸡毛刷疮上,永无瘢痕。

【主治】汤火及热油伤成疮。

48612 鸡黄膏

《理瀹》。为《古方汇精》卷二"外科膏子"之异名。见该条。

48613 鸡眼膏(《疡医大全》卷二十七)

【组成】鲜白果外面绿皮不拘多少

【用法】捶碎,桐油熬枯去滓,滴水成珠,不散为度,加雄黄少许搅匀,收贮。先将鸡眼热水泡软,贴上一伏时,揭下,内有红丝拔出。

【主治】鸡眼。

48614 鸡眼膏(《疡医大全》卷二十七)

【组成】荸荠(线穿阴干) 火丹草(阴干) 蟾酥 蓖麻子 桃仁 穿山甲 三棱 红花 莪术 天南星各二钱 鳝鱼血半杯(阴干为末) 鸡肫皮(不见水)十个 河豚眼(阴干)十枚 虎耳草(阴干) 阿魏各一钱五分 麝香三分 麻油六两 飞黄丹三两

【用法】上药熬膏。将鸡眼修净摊贴。

【主治】鸡眼。

48615 鸡眼膏

《北京市中药成方选集》。为原书同卷"白鱼膏"之异名。见该条。

48616 鸡距丸(《外台》卷二十一引《深师方》)

【组成】干姜三分 菥仁三十枚 鸡舌香十枚 黄连二铢 胡粉四铢 矾石五铢(熬)

【用法】上为末,以枣膏为丸,如鸡距大。注眼大眦,每日二次。

【主治】眼白翳,泪出。

【宜忌】忌猪肉。

48617 鸡翎酒(《普济方》卷三四一)

【组成】鸡翎(烧灰末)

【用法】每服方寸匕,温酒调下。

【主治】妊娠胎漏,尿不知出时;妊娠下血,疼痛不止。

48618 鸡翎散(《普济方》卷二四九引《圣惠》)

【组成】鸡翎六茎(烧灰) 蛇床子一两(炒)

【用法】上为散。每服一钱,温酒调下。如左旁肿即取右翎,右旁肿取左翎。

【主治】阴卒肿。

48619 鸡翎散(《普济方》卷四〇四)

【组成】轻粉半钱 粉霜一钱

【用法】上为末,地上用炭火三两块,倾在火上,急以碗盖之,频频揭碗看,才候无烟生,即住,揭用鸡翎扫碗内,水银作一处,是一服。如人患左眼,倾入左耳内,患右眼倾入右耳内。所患眼便开,得其疮自愈。

【主治】小儿斑疮入眼。

48620 鸡清丸(《直指》卷十)

【组成】圆白半夏(生)

【用法】上为末,用鸡子清为丸,如梧桐子大。稍干,以木猪苓末夹和,慢火同炒,丸子裂为度,留木猪苓末养药,瓷器密收。每服三十丸,食前白茯苓煎汤送下;或用盐汤送下。

【主治】便浊。

48621 鸡清丸(《瑞竹堂方》卷一)

【组成】川独活 谷精草 续断 茵陈

【用法】上为细末,鸡清为丸,如梧桐子大。每服五十丸,空心温酒送下,干物压之。

【主治】男子精滑,下元虚冷,及疝气证,妇人经脉不调。

48622 鸡清丸(《全国中药成药处方集》沈阳方)

【组成】广木香二两 黄连二两五钱 肉豆蔻七个

【用法】上为极细末,面糊为小丸。每服一钱,空心米汤送下。

【功用】理脾厚肠,和胃止泻。

【主治】湿热凝滞,红白痢疾,滞下不爽,日夜无度。

【宜忌】忌食鱼、肉、凉、粘、硬、辣食物。

48623 鸡清散(《圣济总录》卷二十三)

【组成】郁金二枚(一枚生使,一枚煨熟)

【用法】上为散。用新汲水一盏,生鸡子清一枚,调匀顿服,取利一行,躁热立定。

【主治】伤寒烦躁,闷乱不解。

48624 鸡清散(《幼幼新书》卷三十引《朱氏家传》)

【组成】郁金半两(用皂荚浆水一盏,或酸菜汁亦得,煮干为度) 滑石半两(生) 雄黄半两(醋煮半干用)

【用法】上为细末。每服一字,常服,薄荷汤调下;止嗽,螺粉水下;嗽血,鸡子清调下。

【主治】咳嗽出血下涎。

48625 鸡清散(《医方类聚》卷一七六引《必用全书》)

【组成】赤小豆 黄药子 大黄 盆消 皂角(去皮弦,酥炙) 木鳖子各等分

【用法】上为细末。用鸡卵清调,鹅翎蘸药敷之。

【主治】痈疽发背,丹毒恶肿,时行热毒,发作赤色,瘰病初发,吹奶肿痛。

48626 鸡清散(《永乐大典》卷九七六引袁当时《大方》)

【组成】赤足蜈蚣一条(姜汁浸一夕,炙黄) 马牙消(别研)一钱 僵蚕(直者)一钱(炒,去丝) 白附(别末)一钱 定粉(别研) 石膏一钱半(煅为末) 蝎尾十四个(去毒)

【用法】上为细末。每服一字,大儿半钱,鸡子清调,连进三服,人参、茯苓汤送下。

【主治】小儿惊风。

48627 鸡清膏(《永类钤方》卷二十一)

【组成】无雄鸡子一个

【用法】取清,入轻粉,抄十钱拌和,银器盛,汤瓶上顿熟,三岁尽食。当吐痰或泻,即愈。

【主治】小儿涎鸣喘急,服药不退,气实者。

48628 鸡蛋汤(《医略六书》卷二十八)

【组成】生姜八两(捣自然汁) 鸡子二枚(去壳)

【用法】鸡子同姜汁搅匀,入红花末三分,煎沸温服。

【主治】妊娠胃虚寒滞,敷化无权,故赤白痢下,胎孕因之不安,脉弦者。

【方论选录】鸡子补养心肺,又能滋润肠枯;姜汁温暖胃气,更能散豁浊阴;稍入红花以活肠胃之血。煎沸温服,

使胃暖肠润,则浊阴自化而清气得升,何有赤白下痢之患,胎孕无不自安矣。

48629 鸡蛋汤

《宁坤秘籍》卷上。为《叶氏女科》卷一"鸡子汤"之异名。见该条。

48630 鸡蛋饮(《验方新编》卷十一)

【组成】鸡蛋一个 芒消二钱

【用法】将鸡蛋倾入碗内搅匀,入芒消蒸服,用好酒送下。初起三天之内照服一方,即行消散。如毒势旺者,接连三服,无不尽消。

【主治】肠痈、发背、脏毒、鱼口等证。

【宜忌】皮色不变者勿服。

48631 鸡蛋油(《仙拈集》卷二)

【组成】鸡蛋

【用法】炒出油搽之。

【功用】《寿世良方》:杀虫。

【主治】❶《仙拈集》:肾囊风。❷《寿世良方》:诸疮破烂,痒不可忍,或不收口者;及癣疥诸疮。

48632 鸡蛋膏

《同寿录》卷尾。为原书同卷"太极膏"之异名。见该条。

48633 鸡腊丸(《活幼心法》卷八)

【组成】黄腊一块如指大

【用法】上药入杓内,火上熔化,次入生鸡子黄白一个炒熟,空心服。

【主治】小儿瓜瓢休息痢。

48634 鸡粪酒(《千金》卷三)

【异名】鸡屎白豆淋酒(《圣济总录》卷一三九)、鸡矢酒(《济阴纲目》卷十二)。

【组成】鸡粪一升(熬令黄) 乌豆一升(熬令声绝,勿焦)

【用法】上以清酒三升半,先淋鸡粪,次淋豆取汁。每服一升,温服取汗。病重者,凡四五日服之。

【主治】❶《千金》:产后中风及百病,并男子中一切风。❷《圣济总录》:因金疮中风反张者。

【方论选录】《济阴纲目》:鸡粪入肝,治污浊之血;豆、酒去风,通周身之气。盖肝主筋,风主气,气行血流,筋荣风散,故治一切百病。

【备考】本方名,《准绳·女科》引作"鸡矢醴"。

48635 鸡腰膏(《验方新编》卷十一)

【组成】大鸡腰子一对(蒸熟去皮) 枯矾三分

【用法】共捣融,加顶上冰片一二分,敷之。

【主治】小儿胎毒及头、面、耳前、耳后一切湿疮,并羊须疮。

48636 鸡翮散(方出《圣惠》卷三十五,名见《圣济总录》卷一二四)

【组成】白雄鸡左右翮大毛各一茎

【用法】烧灰,为细末。以水调服之。

【主治】食诸肉骨鲠。

【备考】《圣济总录》本方用法:每服一钱,米饮调下。

48637 鸡醴饮

《古今医鉴》卷六引刘同知方。为《素问》卷十一"鸡矢醴"之异名。见该条。

48638 鸡子白丸(方出《外台》卷三引《深师方》,名见《圣惠》卷三十七)

【异名】鸡弹白丸(《医统》卷四十二)。

【组成】好松烟墨(捣之) 鸡子白

【用法】上以鸡子白为丸,如梧桐子大。每服十丸,水送下。

【主治】❶《外台》引《深师方》:天行毒病鼻衄是热毒,血下数升者。❷《圣惠》:吐血衄血。

【备考】❶《圣惠》本方用鸡子白三个,好香墨二两。❷《肘后方·附方》引《外台》本方用法:每服一二十丸,用生地黄汁送下,如人行五里再服。

48639 鸡子白煎(《医心方》卷六引《删繁方》)

【组成】鸡子七枚(扣开取白) 生地黄汁一升 麦门冬汁三合 赤蜜一升

【用法】上四汁相和搅调,微火上煎之三沸,分三次服。

【主治】骨实苦烦热。

48640 鸡子壳散(《圣惠》卷三十三)

【组成】鸡子壳(抱子者,去膜,取白壳皮,研)一分 贝齿三枚(烧灰)

【用法】上为细末,入瓷盒中盛。每取少许点眼,一日三五次。

【主治】眼卒生翳膜。

48641 鸡子沐汤(《外台》卷三十二引《集验方》)

【组成】新生乌鸡子三枚

【用法】上以五升沸汤扬之,使温温,破鸡子纳中,搅令匀,分为三次沐。

【功用】令发生,去白屑风痒。

【主治】头风,搔之白屑起。

48642 鸡子索饼(《圣惠》卷九十七)

【异名】鸡子馎饦(《医方类聚》卷一〇二引《必用之书》)。

【组成】白面四两 鸡子四两 白羊肉四两(炒作臛)

【用法】上以鸡子清搜作索饼,于豉汁中煮令熟,加五味和臛,空腹食之。

【功用】令人肥白光泽。

【主治】❶《圣惠》:虚损羸瘦。❷《医方类聚》引《必用之书》:老人脾胃气弱,不多进食,行步无力,黄瘦气微,见食即欲吐。

48643 鸡子涂方(方出《外台》卷二十九引《肘后方》,名见《普济方》卷二七七)

【组成】鸡子黄

【用法】涂患处。干即易之,不过三五度。

【主治】卒得漆疮。

48644 鸡子涂方(《圣济总录》卷一三六)

【组成】鸡子七枚(煮熟取黄,铛中熬成膏) 腻粉 乱发灰 白矾灰各一分 石硫黄半两(研)

【用法】上除鸡子外,为末,入鸡子膏,和研令匀,涂敷患处。每日三五次即愈。

【主治】恶疥疮。

48645 鸡子涂方(《圣济总录》卷一八二)

【组成】鸡子白 赤小豆(末)

【用法】上药和调如糊,涂患处,以愈为度。

【主治】小儿茱萸丹,初从背起,遍身如细缬,一宿成疮者。并治水丹。

48646 鸡子豉汤(《普济方》卷一四四)

【组成】鸡子十枚　豉四合(绵裹)

【用法】以水五升,先煮鸡子,取二升,纳豉,又煮三四沸,去滓,分二次服。

【主治】吐下以后,虚羸欲死。

48647 鸡子清饮(《医统》卷二十五)

【异名】鸡子清散(《医钞类编》卷四)。

【组成】鸡子二枚(取清)　芒消(细研)　寒水石(细研)各二钱

【用法】上先以新汲水一盏,调芒消等末,次下鸡子清搅匀。分二次服。

【主治】❶《医统》:热病五六日壮热之甚,狂言欲走。❷《景岳全书》:热病大便秘结。

48648 鸡子清散

《医钞类编》卷四。为《医统》卷二十五"鸡子清饮"之异名。见该条。

48649 鸡子雄黄(《串雅外编》卷三)

【组成】雄黄一斤(研细)　鸡子(新生)

【用法】取新生鸡子黄白和雄黄,置铜铫中,以盖覆之,封固,勿令出气,微火,盖上容得手,不用太热,三日夜勿令火绝,寒乃起之,掠去上滓,清者在下,当涌涌如水银,寒则坚,得人气复软,炼一斤得十两,盛之以竹筒,勿使见风。每服如麻子大。

【功用】使人肌肤润泽,冬则耐温,夏则耐凉,辟除寒气。

48650 鸡子馎饦

《医方类聚》卷一〇二引《必用之书》。为《圣惠》卷九十七"鸡子索饼"之异名。见该条。

48651 鸡内金丸(《圣济总录》卷四十九)

【异名】鸡膍胵丸(原书卷五十九)。

【组成】鸡内金(洗,晒干)　栝楼根(炒)各五两

【用法】上为末,炼蜜为丸,如梧桐子大。每服二十丸,稍加至三十丸,食后温水送下,一日三次。

【主治】膈消;膀胱有热,消渴饮水,下咽即利。

48652 鸡内金散(《鸡峰》卷十九)

【组成】朱砂　黄连　铁粉　栝楼各三两　赤石脂　芦荟　龙骨各二两　铅丹　胡粉各一两　甘草　泽泻各一两半　牡蛎三分　螵蛸三十个　鸡膍胵七个

【用法】上为细末。每服三钱匕,空心、食后大麦汤调下。

【主治】消渴。

48653 鸡内金散(《三因》卷十二)

【组成】鸡膍胵一具并肠(净洗烧为灰,男用雌者,女用雄者)

【用法】上为细末。每服方寸匕,酒饮调下。

【主治】遗尿及小儿食积。

❶《三因》:尿床失禁。❷《校注妇人良方》:气虚尿床。❸《准绳·女科》:产后尿床失禁。❹《幼科金针》:小儿食积。

48654 鸡内金散(《医部全录》卷一六二引丹溪方)

【组成】腊月鸡内金(阴干,为细末)一钱　绿豆粉三钱

【用法】上用生蜜和作三丸,嚼化。

【主治】喉闭单双蛾。

48655 鸡内金散(《普济方》卷二七二)

【异名】鸡金散(《仙拈集》卷三引《全生指迷方》)。

【组成】鸡膍胵不拘多少(烧灰,存性)

【用法】候冷研为极细末。每用一大捻,干贴之。

【主治】❶《普济方》:谷道边生疮久不愈者。❷《仙拈集》引《全生指迷方》:一切口疮。

48656 鸡白调散(《卫生总微》卷七)

【组成】朱砂(水飞)　白矾(枯)　铁华粉　粉霜　铅白霜各一钱　轻粉　白附子各二钱　蝎梢六个　龙脑　麝香各少许

【用法】上为末。每服半钱,入鸡子白、井花水共约一茶脚,调匀服,不拘时候。

【主治】小儿伤寒伤风,发寒热似疟,久不愈,渐变骨间蒸热。

48657 鸡头实粥(《圣惠》卷九十七)

【异名】鸡头粥(方出《证类本草》卷二十三引《经验后方》,名见《本草纲目》卷三十三)、芡实粥(《遵生八笺》卷十一)、芡实粉粥(《长寿药粥谱》)。

【组成】鸡头实三合

【用法】上煮令熟,去壳,为膏,入粳米一合煮粥,空腹食之。

【功用】益精气,强志意,聪利耳目。

48658 鸡头粉羹(《饮膳正要》卷二)

【组成】鸡头(磨成粉)　羊脊骨一付(带肉熬取汁)

【用法】上用生姜汁一合,入五味调和,空心食之。

【功用】除暴疾,益精气,强心志,耳目聪明。

【主治】湿痹腰膝痛。

48659 鸡肉索饼

《寿亲养老》卷四。为《医方类聚》卷二二七引《食医心鉴》"丹鸡索饼"之异名。见该条。

48660 鸡肉煎丸(《幼幼新书》卷二十六引《家宝》)

【异名】蒸鸡丸(《玉机微义》卷五十)。

【组成】宣连二两　银柴胡一两　芜黄　鹤虱(川)各半两　秦艽(净)　知母　使君子　子芩各一两

【用法】上为末,黄雌鸡一只,重一斤,专以大麻子饲五日,开臀后去肠肚,洗,拭干入药,线缝。黑豆铺甑底,厚三寸,安鸡四旁及上,又以豆裹,日出时蒸,至晚取药。用鸡净肉和研,如干,入酒糊为丸,如麻子大,或如绿豆大。每服一二十丸,空心麦门冬汤送下。十五岁以上,温酒送下。

【主治】❶《幼幼新书》引汉东王先生方:十岁以上小儿疳劳壮热,形瘦。❷《玉机微义》:小儿疳劳,骨蒸潮热,盗汗瘦弱,腹急面黄,食不生肌肉。

【宜忌】忌猪肉。

48661 鸡肉煎丸(《诚书》卷十一)

【组成】芦荟　人参　柴胡　使君子　黄连(炒)　芜黄(去壳,炒)　胡黄连各三钱

【用法】上为末拌和,将雌鸡一只去毛令净,于臀后开

孔,去肠秽,净,拭干,入前药在鸡腹,以线缝好。取小甑,先以黑豆铺底三寸,然后放鸡,亦以黑豆围裹,上亦以黑豆三寸,自卯蒸至酉,俟冷,去鸡骨,将肉研细,酒煮面糊为丸。米汤送下。

【主治】食疳。面足痿黄,心腹胀满,遍体瘦瘠,好吃泥土,潮热多汗。

48662 鸡舌香丸(《外台》卷二十一引《深师方》)

【组成】鸡舌香二铢　黄连六铢　干姜一铢　蕤仁一百枚　矾石二铢(熬)

【用法】上为末,以枣膏为丸,如鸡距大。以注眼眦。

【主治】目风泪出。

【宜忌】忌食猪肉。

48663 鸡舌香丸(《圣济总录》卷六十七)

【组成】鸡舌香　沉香(剉)　木香　槟榔(剉)　白术　丁香各一两　厚朴(去粗皮,生姜汁炙)半两　丹砂(细研)一两半　人参三分　当归(切,焙)半两　芍药　枳壳(去瓤,麸炒)各一分　甘草(炙)半两

【用法】上为细末,拌和令匀,炼蜜为丸,如樱桃大。每服一丸,细嚼,空心、食前生姜盐汤送下。

【主治】上气心腹胀满,呕逆痰唾。

48664 鸡舌香丸(《圣济总录》卷一一七)

【组成】鸡舌香(末)　松脂(研)各一分　胡椒(为末)三七粒　细辛(为末)三分

【用法】上用苏木浓煎汁和药,为丸如梧桐子大。每以暖水研一丸,涂疮上。

【主治】久患口疮,不任食物。

48665 鸡舌香丸(《圣济总录》卷一一八)

【组成】鸡舌香一两　藿香半两　零陵香一分　甘松香一分　当归(切,焙)　桂(去粗皮)各三分　木香半两　芎䓖三分　莎草根(去毛)一分　草豆蔻仁半两　槟榔(剉)五枚　白芷半两

【用法】上为末,炼蜜为丸,如鸡头子大。绵裹含化咽津,以愈为度。

【功用】去热毒。

【主治】口臭。

48666 鸡舌香丸(《幼幼新书》卷十二引《养生必用》)

【异名】鸡舌香煎(《鸡峰》卷二十)。

【组成】鸡舌香(用母丁香)　墨(略烧)　麝香　牛黄(并别研)　犀角(末)　铁铧粉各一分半　枣五枚(烧存性)　荆三棱(末)一钱　乌梅肉(焙干)一分　巴豆(大者)十五枚(去皮心膜,浆水煮三五十沸,再入麸炒,令赤色,别研)

【用法】上为末,煮面糊为丸,如黄米大。每服三五丸,渐加至七丸至十丸,食后煎人参汤送下。

【主治】忧患、逆冲、痞结等气,胸管窒塞、噎闷,脏腑积聚,欲作癥瘕,酒食毒,痰癖,呕逆,有妨食饮。及小儿惊痫,客忤,泄利。

48667 鸡舌香丸(《御药院方》卷三)

【组成】黑牵牛(炒,取头末)四两　京三棱(炮)一两半　丁皮　槟榔　木香各一两　青皮二两　胡椒半两

【用法】上为细末,水煮面糊为丸,如梧桐子大。每服三十丸,食后生姜汤送下。

【主治】伤冷腹胀,痞闷疼痛,呕逆痰水。

48668 鸡舌香丸(《普济方》卷三九四)

【组成】鸡舌香二个　母丁香七个　附子(炮,去皮脐)　硫黄　水银砂子各二钱

【用法】上为末,糯米粥为丸,如梧桐子大。每服一丸,米饮化下,不拘时候。

【主治】小儿吐。

【备考】鸡舌香即母丁香,本方并用,疑误。

48669 鸡舌香汤(《圣济总录》卷六十)

【组成】鸡舌香　秦艽(去苗土)各三分　胡黄连　丁香　芎䓖各半两　柴胡(去苗)一两

【用法】上为粗末。每服三钱匕,水一盏,煎至六分,去滓,食前温服。

【主治】黄疸。面黄,眼如金色,四肢羸弱,或时烦渴。

48670 鸡舌香汤(《鸡峰》卷十二)

【组成】人参　黄橘皮二分　鸡舌香　半夏一钱　甘草　神曲四钱　生姜六钱　草豆蔻三个

【用法】上为细末。每服二钱,沸汤点下。

【主治】脾胃虚弱,久积寒痰,呕逆恶沫,哕逆恶心,宿食不消,胸膈痞闷,咳逆喘息,目眩头旋,不欲饮食,肢体倦怠。

48671 鸡舌香散(《元和纪用经》)

【组成】丁香一百个　甘草半两　良姜一两　白芍药二两

【用法】上为末。每服方寸匕,空心、食前陈米饮调下。

【功用】安胃思食,止心腹痛,调冷热,定泄泻。

【主治】心腹痛,寒热泄泻。

48672 鸡舌香散(《圣惠》卷三)

【组成】鸡舌香一两　白豆蔻半两(去皮)　木香半两　木瓜一两　吴茱萸一分(汤浸七遍,焙干,炒)　青橘皮半两(汤浸,去白瓤)

【用法】上为散。每服四钱,以水一中盏,加生姜半分,煎至六分,去滓热服,不拘时候。

【主治】肝风冷,两脚转筋,挛急疼痛。

48673 鸡舌香散(《圣惠》卷三十四)

【组成】鸡舌香半两　细辛半两　附子(生用,去皮脐)　独活各半两　川椒一分(去目及闭口者,微炒去汗)　麝香半分(细研)

【用法】上为末。绵裹如枣核大。含之。有涎即旋旋吐却,含三五次愈。

【主治】牙齿风毒所攻,疼痛不止。

48674 鸡舌香散(《圣惠》卷四十六)

【组成】鸡舌香半两　汉防己三分　木香三分　泽泻一两　紫苏茎叶一两　桑根白皮二两(剉)　附子半两(炮裂,去皮脐)　郁李仁一两(汤浸,去皮,微炒)　羌活半两　槟榔一两　甘草半两(炙微赤,剉)

【用法】上为粗散。每服二钱,以水一中盏,煎至六分,去滓温服,不拘时候。

【主治】肺气咳嗽,面目浮肿,喘息促急。

48675 鸡舌香散(《圣惠》卷四十七)

【组成】鸡舌香三分　木瓜一两(干者)　人参一两(去芦头)　陈橘皮一两(汤浸,去白瓤,焙)　香茅三分　桂心

半两　厚朴一两(去粗皮,涂生姜汁炙令香熟)

【用法】上为散。每服二钱,以水一中盏,加生姜半分,煎至六分,去滓热服,不拘时候。

【主治】霍乱吐泻,心神烦躁,及转筋不止。

48676 鸡舌香散(《传家秘宝》卷中)

【组成】高良姜　天台乌药　赤芍药　香附子各半两

【用法】上为散。每服一二钱,用酒或水煎服,如泻,米饮调下。

【功用】补虚。

【主治】一切冷气,及水泻心痛。

【加减】妇人加桂半两,血气痛加当归。

48677 鸡舌香散(《圣济总录》卷四十四)

【组成】鸡舌香一分　鹿茸(去毛,酥炙)　阳起石(研)　天雄(炮裂,去皮脐)　木香　白龙骨(研)　钟乳粉　附子(炮裂,去皮脐)　荜澄茄各半两

【用法】上为散。每服二钱匕,空心温酒调下。

【主治】脾脏虚冷,泄痢不止。

48678 鸡舌香散(《圣济总录》卷一二一)

【组成】鸡舌香　当归(切,焙)　青葙子　干姜(炮裂)　菖蒲　莎草根(去毛)　木香　青黛(研)　胡桐泪(研)各一两　棘刺(烧灰,研)半两

【用法】上为散。每用绵裹半钱匕,含化咽津。更于患处齿龈贴之,亦得。

【主治】牙齿宣露,口臭血出,不能饮食。

48679 鸡舌香散(《圣济总录》卷一二一)

【组成】鸡舌香　射干各一两　麝香(细研)一分

【用法】上二味为散,再入麝香拌和令匀。每用少许揩齿良久,以温汤漱口。

【主治】风冷乘于齿间,发歇疼痛,口气宣露。

48680 鸡舌香散(《卫生总微》卷二十)

【组成】鸡舌香　木香　沉香各一两　麻黄(去根节)　海藻(洗去咸味)　大黄(炮)各半两

【用法】上为粗散。每用一大钱,水一盏,加竹沥二三点,煎至五分,去滓温服。兼煎适温热,淋洗其疮。

【主治】小儿痛疮久不愈,败坏成虫。

48681 鸡舌香散

《普济方》卷三七四引《全婴方》。为《博济》卷四"延寿散"之异名。见该条。

48682 鸡舌香散(《杨氏家藏方》卷五)

【组成】高良姜四两(好油四两,焙令紫色)

【用法】上为细末。每服一钱,入盐一捻,空心、食前沸汤点服。

【主治】脾受寒湿,时发疼痛。

【备考】本方名鸡舌香散,但方中无鸡舌香,疑脱。

48683 鸡舌香散(《局方》卷三吴直阁增诸家名方)

【组成】香附子(炒,去毛)　赤芍药　天台乌药(去木)　良姜(去芦,麻油炒)　肉桂(去粗皮)各一两　甘草(炙)半两

【用法】上为细末。每服二钱,入盐少许,用沸汤点服,不拘时候。

【主治】男子、女人阴阳不和,脏腑虚弱,中脘气滞,宿寒留饮,停积不消,胸膈胀满,心脾引痛,攻刺腹胁,有妨饮食;及中酒吐酒,停饮浸渍,呕逆恶心,噫气吞酸。

【备考】本方名鸡舌香散,但方中无鸡舌香,疑脱。

48684 鸡舌香散(《妇人良方》卷七)

【组成】良姜(剉细,麻油炒)　桂心　赤芍药各等分

【用法】上为细末。每服二钱,水一盏,加盐木瓜三片,同煎七分,温服;盐汤点亦可。血气、疝瘕痛用熟醋汤调下。

【主治】男子、妇人九种心痛,一切冷气。

【宜忌】忌生冷。

【备考】本方名鸡舌香散,但方中无鸡舌香,疑脱。

48685 鸡舌香散(《直指》卷十三)

【组成】良姜　辣桂　香附(净,炒)　益智仁　天台乌药各一两　甘草(炙)半两

【用法】上为末。每服二钱,入盐少许,沸汤点,吞感应丸。

【主治】飧食生冷,久为冷积。

【备考】本方名鸡舌香散,但方中无鸡舌香,疑脱。

48686 鸡舌香散(《直指小儿》卷四)

【组成】良姜　香附　天台乌药　辣桂各二钱　甘草(微炙)　陈皮　藿香各一钱

【用法】上剉细。每服一钱,水煎灌下。仍别煎与乳母服。

【主治】小儿吐泻。

【备考】本方名鸡舌香散,但方中无鸡舌香,疑脱。

48687 鸡舌香散(《永乐大典》卷九七六引《宝庆方》)

【组成】鸡舌香一钱(焙)　黄耆一分(用蜜炙)　辰砂二钱　五灵脂半钱

【用法】上为末。每服婴孩一字,二三岁半钱,三五岁一钱,糯米饮调下,不拘时候。

【主治】婴孩、小儿惊风搐搦,用药却退,再被惊着,仍要发搐。

48688 鸡舌香煎

《鸡峰》卷二十。为《幼幼新书》卷十二引《养生必用》"鸡舌香丸"之异名。见该条。

48689 鸡血涂方(《圣济总录》卷六)

【组成】雄鸡血

【用法】上煎热涂之,正则止。或新取血涂之亦佳。涂缓处一边为良。

【主治】中风口面㖞僻不正。

48690 鸡血涂方(《圣济总录》卷一六七)

【异名】固顶散(《普济方》卷三六三)、固囟药(《诚书》卷六)。

【组成】丹雄鸡血　赤芍药粉

【用法】取丹雄鸡一只,将就小儿囟上,割鸡冠,使血滴小儿囟上,以赤芍药末粉血上。

【主治】小儿脑长囟不合。

48691 鸡血藤膏(《中药成方配本》苏州)

【组成】鸡血藤(干者)一百斤

【用法】将鸡血藤刨片,盛入丝篮中,入盆汤内,加清水一千斤淹没,煎八小时焖过夜,次日取汁去滓,用丝绵筛滤过,定清去脚,入锅内收浓,加阿胶五斤烊入,收成老膏,倒入锡膏盘内,俟冷切成小块,放在透风处吹干。每用三钱至五钱,炖烊,开水冲服。

【功用】养血和血。

【主治】血不养筋,筋骨酸痛,手足麻木,妇女月事衰少。

48692 鸡血藤膏(《全国中药成药处方集》上海方)

【组成】鸡血藤

【用法】将鸡血藤煎一天一夜出锅,将药汁澄清过滤收膏。

【功用】壮筋骨,暖腰膝,和血调经。

【主治】跌打损伤。

48693 鸡血藤膏(《中国药典》一部)

【组成】滇鸡血藤膏粉87.5 川牛膝23.8克 续断21.2克 红花2克 黑豆5克 熟糯米粉175克 饴糖120克

【用法】以上七味,除滇鸡血藤膏粉、熟糯米粉、饴糖外,其余各药加水煎煮三次,滤过,合并煎液,浓缩成浸膏,加入滇鸡血藤膏粉等三味,充分拌匀,制成方块,干燥即得。将膏研碎,用水、酒各半炖化服,一次6~10克,一日二次。

【功用】补血,活血,调经。

【主治】血虚,手足麻木,关节酸痛,月经不调。

【宜忌】孕妇慎用。

48694 鸡苏饮子(《外台》卷二十七引《范汪方》)

【组成】鸡苏一握 竹叶一握(切) 石膏八分(碎) 生地黄一升(切) 蜀葵子四分(末,汤成下)

【用法】上除蜀葵子末外,以水六升,煮取二升,去滓,和葵子末,分二次温服。如人行四五里久进一服。

【主治】血淋不绝。

【宜忌】《奇效良方》:忌芜荑、蒜、面、炙肉等。

48695 鸡苏饮子(《外台》卷二十七引《广济方》)

【异名】鸡苏散(《圣惠》卷十三)、鸡苏汤(《圣济总录》卷二十六)、鸡苏饮(《圣济总录》卷九十五)。

【组成】鸡苏一握 通草四两 石韦一两(炙去毛) 冬葵子一两半 杏仁二两(去皮尖) 滑石二两 生地黄四两

【用法】上切。以水六升,煮取二升半,绞去滓,分三次温服。如人行四五里进一服。

【主治】下部冷疼,小便不通。

48696 鸡苏饮子(《圣惠》卷五十八)

【组成】鸡苏一两半 木通一两 葵子一两 白茅根一两 瞿麦一两 木香半两

【用法】上到细,拌和令匀。每服半两,以水一大盏,煎至五分,去滓,食前温服。

【主治】劳淋,膀胱热盛,津液结涩,小肠胀满,便溺不通。

48697 鸡苏饼子

《鲁府禁方》卷四。为《医便》卷五"鸡苏饼"之异名。见该条。

48698 鸡苏涂方(《圣济总录》卷一三八)

【组成】生鸡苏

【用法】上药捣,厚涂之。宜先宣转,然后用药。

【主治】火丹热毒之气,五色无定。

48699 鸡苏散煎

《医统》卷八十三。为《圣惠》卷七十"鸡苏散"之异名。见该条。

48700 鸡肠草汤

《赤水玄珠》卷十五。为《幼幼新书》卷三十引张涣方"鸡肠散"之异名。见该条。

48701 鸡肠草散(《千金》卷二十四)

【组成】鸡肠草三分 茺蔚 升麻各四分 芍药 当归 甘草各一分 蓝子一合 垒土一分

【用法】上药治下筛。每服方寸匕,水送下,多饮水为佳。若为蜂蛇等众毒虫所螫,以针刺螫上,血出,着药如小豆许于疮中,令湿愈。为射罔箭所中,削竹如钗股长一尺五寸,以绵缠绕,水沾令湿,取药纳疮中,随疮深浅令至底止,有好血出即休。若服药有毒,水服方寸匕,毒解痛止愈。

【功用】解诸毒。

48702 鸡肠草散

《圣济总录》(文瑞楼本)卷一二〇。即原书(人卫本)"鸡草汤"。见该条。

48703 鸡肠草散

《卫生总微》卷十六。为《幼幼新书》卷三十引张涣方"鸡肠散"之异名。见该条。

48704 鸡肠菜羹(方出《证类本草》卷二十九引《食医心鉴》,名见《医方类聚》卷一三六)

【组成】鸡肠草一斤

【用法】上于豉汁中煮,调和作羹食之;作粥亦得。

【主治】小便数。

48705 鸡卵浓汤(《续名家方选》)

【组成】鸡卵一个

【用法】上沸汤搅调,和白砂糖顿服。

【主治】咳逆上冲不得卧,喘急塞迫者。

48706 鸡鸣紫丸(《千金》卷四)

【组成】皂荚一分 藜芦 甘草 矾石 乌喙 杏仁 干姜 桂心 巴豆各二分 前胡 人参各四分 代赭五分 阿胶六分 大黄八分

【用法】上为末,炼蜜为丸,如梧桐子大。鸡鸣时服一丸,日益一丸,至五丸止。

【主治】妇人癥瘕积聚。

48707 鸡冠血方(《医灯续焰》卷十六)

【组成】雄鸡冠血

【用法】取雄鸡冠,临儿口上,割血滴入口,下即活。

【主治】小儿不知所病便死绝。

48708 鸡冠血酒(《痘疹活幼至宝》卷终)

【组成】大雄鸡一只(要三年以上者)

【用法】上将好酒一杯炖温,次刺鸡冠血数点,滴入杯中和匀,仍炖温服,服后燥痛无妨。

【主治】痘疮脓浆不满。

48709 鸡冠花散(《圣惠》卷十)

【组成】鸡冠花一两 麝香一分(细研)

【用法】上为细散,与麝香同研令匀,以生地黄汁一合,冷水半盏,搅令匀。每服调下二钱,频服,不拘时候。以愈为度。

【主治】伤寒鼻衄不止。

48710 鸡冠花散(《圣惠》卷九十二)

【组成】鸡冠花一两(焙令香) 棕榈二两(烧灰) 羌活一两

【用法】上为细散。每服半钱,以粥调下,一日三四次。

【主治】小儿痔疾,下血不止。

48711 鸡屎子散(《准绳·疡医》卷五)

【组成】鸡屎子 诈死子 冬青根 杨香根

【用法】上水煎,入酒和服。

【主治】虚疡。

48712 鸡屎白汤

《普济方》卷二〇三引《十便良方》。为《圣济总录》卷四十"鸡白汤"之异名。见该条。

48713 鸡屎白散(《金匮》卷中)

【组成】鸡屎白

【用法】上为散。每服方寸匕,以水六合和,温服。

【主治】转筋,臂脚直,脉上下行,微弦,转筋入腹者。

48714 鸡屎白散(《生生堂治验》卷上)

【组成】鸡屎白二合 曲一升

【用法】上为细末。每日二钱,以白汤送下。

【主治】腹胀。

【临床报道】腹胀:四条堺街西近江屋总七之妻,患腹胀者一年余,先生与之桃花汤下利,则其腹从软,利止腹胀满如初。因作鸡屎白散服之,小便快利,百余日遂愈。

48715 鸡屎米煎(《杂病源流犀烛》卷十四)

【组成】白米五合 鸡屎一升

【用法】同炒焦为末,水一升煎,顿服。少顷吐出瘕,如研米汁,或白沫淡水,乃愈也。

【主治】米瘕。好吃生米成瘕,不得米则吐清水,得米即止,米不消化。

48716 鸡屎矾丸(《圣惠》卷九十三)

【组成】鸡屎矾一两(烧灰) 胡粉一分(炒微黄) 龙骨一两 阿胶一两(捣碎,炒令黄燥) 黄连一两(去须,微炒)

【用法】上为末,煎醖醋为膏和丸,如绿豆大。每次七丸,以暖浆水送下,一日三四次。

【主治】小儿脓血痢不愈,渐加瘦弱。

48717 鸡屎矾散(《圣惠》卷四十四)

【组成】鸡屎矾三分 火煎茶三分 龙牙草三分

【用法】上为细散。以鸡子清调涂肿处,每日换二次。

【主治】阴肿满。

48718 鸡屎醋饮

《医学正传》卷三。即《宣明论》卷一"鸡屎醋散"。见该条。

48719 鸡屎醋饮(《赤水玄珠》卷五)

【组成】雄鸡屎(腊月取,晒干)一两 川芎一两

【用法】上各为极细末,和匀,面糊为丸,如梧桐子大。每服五十丸,温酒送下。

【主治】臌胀,旦食暮不能食,痞满壅塞。

48720 鸡屎醋饮

《东医宝鉴·杂病篇》卷六。即《医学正传》卷三"鸡屎醴"。见该条。

48721 鸡屎醋散(《宣明论》卷一)

【异名】鸡屎散(《济阳纲目》卷三十九)。

【组成】大黄 桃仁 鸡屎(干者)各等分

【用法】上为末。每服一钱,水一盏,加生姜三片,食后、临卧煎汤调下。

【主治】臌胀,旦食不能暮食,痞满。

【备考】本方方名,《医学正传》引作"鸡屎醴饮",《本草纲目》引作"鸡矢醴"。

48722 鸡翅灰散(《圣济总录》卷九十四)

【组成】鸡翅(左右俱用)不限多少(烧灰)

【用法】上为细散。每服二钱匕,温酒调下,不拘时候。

【主治】阴㿗肿缩。

48723 鸡距子汤(《不居·下集》卷十二)

【组成】鸡距子

【主治】饮酒发热。

48724 鸡弹白丸

《医统》卷四十二。为方出《外台》卷三引《深师方》,名见《圣惠》卷三十七"鸡子白丸"之异名。见该条。

48725 鸡粪白散(《圣惠》卷九十二)

【组成】鸡粪白一两(炒令黄)

【用法】上为细散。以水一大盏,露一宿。每用此水一合,调散半钱服之,一日三四次。当下沙石。

【主治】❶《圣惠》:小儿五六岁石淋,茎中有砂石子不可出者。❷《普济方》:遗尿。

48726 鸡膍骨丸(《圣济总录》卷九十七)

【组成】鸡膍骨(慢火炙)三两 大黄(剉,炒)五两 大麻仁(研如膏)四两

【用法】上二味为末,与麻仁同研,炼蜜为丸,如梧桐子大。每服二十丸,食前米饮送下,一日三次。

【主治】反胃,大便难,肌肤干瘦。

48727 鸡膍胵丸(《圣惠》卷五十八)

【组成】鸡膍胵二两(微炙) 黄耆二两(剉) 龙骨一两 黄连半两(去须) 麦门冬一两(去心,焙) 土瓜根半两 熟干地黄一两

【用法】上为末,炼蜜为丸,如梧桐子大。每服三十丸,食前以粥饮送下。

【主治】小便数而多。

【备考】本方原名鸡膍胵散,与剂型不符,据《普济方》改。

48728 鸡膍胵丸

《圣济总录》卷四十八。为《博济》卷二"救生丹"之异名。见该条。

48729 鸡膍胵丸

《圣济总录》卷五十九。为原书卷四十九"鸡内金丸"之异名。见该条。

48730 鸡膍胵丸(《普济方》卷二一六引《圣藏经验方》)

【组成】鸡膍胵一两(烧灰,存性) 益智子一两 石菖蒲一两 鸡肠一付(焙干)

【用法】上为末,酒糊为丸,如梧桐子大。每服五十丸,食前酒吞下。

【主治】小便多及遗尿。

48731 鸡膍胵丸(《普济方》卷三二一)

【组成】鸡膍胵十具(微炙) 桑螵蛸半两(微炙) 厚朴一两(去粗皮,涂生姜汁炙令香熟) 菝葜一两(剉) 当归一两(炙微赤,剉) 熟干地黄一两 甘草一两(炙微赤,剉) 沉香一两 肉苁蓉二分(酒洗,去皱,微炙)

【用法】上为细散，温酒煮面糊为丸，如梧桐子大。每服三十丸，食前以温酒送下。

【主治】妇人小便数。

48732 鸡膍胵汤（《千金》卷三）

【组成】鸡膍胵二十具　鸡肠三具(洗)　干地黄　当归　甘草各二两　麻黄四两　厚朴　人参各三两　生姜五两　大枣二十枚

【用法】上㕮咀，以水一斗，煮膍胵及鸡肠、大枣，取七升，去滓，纳诸药，煎取三升半，分三次服。

【主治】产后小便数。

【方论选录】《千金方衍义》：热在小肠，不能司膀胱气化而小便频数，小肠尽处傍通膀胱，膀胱渗洞，是必小肠有瑕，故取鸡之膍胵及肠专利小肠；厚朴、姜、枣专泄滞气；人参、甘草、地黄、当归兼滋气血；蒲黄匡佐膍胵，专清膀胱血热也。世本作麻黄，热既犯肠，断无复用麻黄之理。

【备考】方中麻黄，《千金方衍义》作"蒲黄"。

48733 鸡膍胵汤（《女科指掌》卷五）

【组成】鸡膍胵　鸡肠各三具(去垢净)　人参　当归　生地　甘草　枣

【用法】以水一斗，煮鸡肠、胵、大枣，取五升，入药再煎服。

【主治】产后小便不禁。

48734 鸡膍胵散（《圣惠》卷七）

【组成】鸡膍胵一两(微炙)　熟干地黄一两　牡蛎一两(烧为粉)　白龙骨一两(烧过)　鹿茸一两(去毛，涂酥炙微黄)　黄耆三分(剉)　赤石脂一两　桑螵蛸三分(微炒)　肉苁蓉一两(酒浸一宿，刮去皱皮，炙令干)

【用法】上为细散，用丹雄鸡肠三具，纳散于肠中，缝系了，于甑内蒸一炊久，取出焙干，为散。每服二钱，食前以温酒调下。

【主治】膀胱虚冷，小便滑数，漏精，白浊如泔。

48735 鸡膍胵散（《圣惠》卷七十二）

【组成】鸡膍胵十具(微炙)　桑螵蛸半两(微炙)　厚朴一两(去粗皮，涂生姜汁炙令香熟)　菝葜一两(剉)　当归一两(剉，微炒)　熟干地黄一两　甘草一两(炙微赤，剉)

【用法】上为粗散。每服三钱，以水一中盏，加生姜半分，煎至六分，去滓，食前温服。

【主治】妇人小便数。

48736 鸡膍胵散（《圣惠》卷九十二）

【组成】鸡膍胵一具(炙令黄)　黄耆半两(剉)　桑螵蛸三分(微炒)　牡蛎半两(烧为粉)　甘草一分(炙微赤，剉)

【用法】上为粗散。每服一钱，以水一小盏，煎至六分，去滓温服。

【主治】小儿遗尿，不可禁止。

48737 鸡膍胵散（《圣济总录》卷一五七）

【组成】鸡膍胵十具(炙干)　熟干地黄(焙)　当归(焙)各半两　牡蛎粉　黄耆(剉)各一两　厚朴(去粗皮，生姜汁炙)三分

【用法】上为散。每服二钱匕，食前温酒调下，一日三次。

【主治】妊娠遗尿。

48738 鸡膍胵散（《袖珍小儿》卷七）

【组成】鸡膍胵一具　鸡肠(烧)　猪胞(炙焦)

【用法】上为末。每服一钱，酒调服。男用雌，女用雄。

【主治】小儿遗尿。

48739 鸡人唱筹方（《喉科种福》卷五）

【组成】溏鸡矢　人中白一钱　冰片二厘　制乳香一钱　制没药五分

【用法】点喉内。

【主治】久病痨瘵之人，阴虚于下，阳浮于上，水不济火，相火妄动，致生阴虚黄喉，满口皆黄，其黄如淡金，平净无垢，口无涎丝，外显潮热。

48740 鸡子大黄丸（《疡科心得集·补遗》）

【组成】锦纹大黄一两(切片，晒干，研)

【用法】用鸡子雄三枚捣为丸，分三次服，空心烧酒送下。

【主治】❶《疡科心得集·补遗》：毒浊下疳。❷《青囊秘传》：温毒，便毒。

48741 鸡子涂敷方（《圣济总录》卷一三五）

【组成】鸡子三枚(蒸熟去壳白，取黄，炒黑色)

【用法】上先用盐汤洗疮，后涂敷，一日三五次。

【主治】诸瘘。

48742 鸡子黄连膏（《景岳全书》卷五十一）

【组成】鸡子一枚　黄连一钱

【用法】用鸡子开一小窍，单取其清，盛以瓷碗，外用黄连研为粗末，掺于鸡子清上，用箸彻底速打数百，使成浮沫，约得半碗许，即其度矣。安放少倾，用箸拨开浮沫，倾出清汁，用点眼眦，勿得紧闭眼胞挤出其药，必热泪涌出数次即愈。内加冰片少许尤妙。若鸡子小而清少者，加水二三匙同打亦可。

【主治】火眼暴赤疼痛，热在肤腠，浅而易解者。

48743 鸡子常山丸（方出《肘后方》卷三，名见《外台》卷五）

【组成】常山三两

【用法】上为末，鸡子白和为丸。空腹三十丸，去发食久三十丸，发时三十丸。或吐或否。从服药至过发时勿饮食。

【主治】❶《肘后方》：寒热诸疟。❷《外台》：诸疟，并经服诸药仍发无定时，不可复断者。

【宜忌】《外台》：忌生葱、生菜。

48744 鸡子常山丸（《外台》卷五引《小品方》）

【组成】鸡子　常山　白蜜

【用法】取鸡子一枚，断开头，出黄及白令尽，置小铛子中，又取常山细末，量满前空壳，又倾铛子中，又量白蜜还令满壳，复倾铛子中。三味同搅，微火煎之，勿停手，微冷可丸则停，为丸如梧桐子大。如病人午时发，已时服三十丸，欲至发时，又服三十丸，用饮汁送下。欲吐任吐。如前服迄更不发者，不须服。

【主治】疟疾。

【宜忌】服药后禁脂腻、油面、生菜、瓜果七日。

48745 鸡爪三棱丸

《卫生宝鉴》卷十四。为《圣济总录》卷七十三"三棱丸"之异名。见该条。

48746 鸡心酸枣汤（《外台》卷三十七引《古今录验》）

【组成】鸡心十枚 酸枣半升 人参一两 茯神 芍药各二两 白薇 枳实(炙) 知母 甘草(炙) 栝楼各二两 生地黄八两

【用法】上切。以水一斗煮药半熟,纳鸡心,煮取三升,分三次冷服。

【主治】饮服石后阳多,肾虚发热,积日不食,胃中虚热,饮食不已,气入百脉,心脏虚甚,令人失常。

48747 鸡壳苦酒汤

《医学入门》卷四。为《伤寒论》"苦酒汤"之异名。见该条。

48748 鸡苏七味汤(《外台》卷二十九引《许仁则方》)

【组成】鸡苏五两 生地黄(切) 青竹茹各一升 生姜 桑白皮各六两 小蓟根(切)六合 生葛根(切)六合

【用法】上切。以水九升,煮取三升,去滓,分三次温服,服后相去如人行十里久。若一剂得力,欲重合服,至四五剂尤佳,隔三四日服一剂。

【主治】积热劳累而致吐血,但觉心中惴惴似欲取吐,背上烦热者。

48749 鸡苏人参汤(《圣济总录》卷一二四)

【组成】鸡苏叶 恶实(炒) 玄参 甘草(炙,剉)各一两 防风(去叉) 人参 天门冬(去心,焙)各半两

【用法】上为粗末。每服三钱匕,水一盏,加梨二片,同煎至六分,去滓,食后温服。

【主治】上焦有热,津液燥少,喉咽干痛。

48750 鸡苏龙脑散(《女科万金方》)

【组成】紫苏 人参 麦冬 阿胶 蒲黄 黄耆 甘草 柴胡 木通 薄荷 地骨皮

【用法】食前服。

【主治】男妇鼻衄、吐血。

48751 鸡苏吹喉散(《疫喉浅论》卷下)

【组成】鸡苏薄荷五分 白僵蚕五分 硼砂一钱 马牙消一钱 马勃三分 冰片一分

【用法】上为细末。吹喉。如烂甚者,合冰石散;痛甚者,合碧云散。

【功用】止痛,去腐,生新。

【主治】疫喉初起,肿痛腐烂,或白或黄者。

48752 鸡苏羌活丸(《圣济总录》卷十六)

【组成】鸡苏叶二两 羌活(去芦头) 芎䓖各一两半 羚羊角(镑) 防风(去叉) 天麻 人参 丹砂(研)各一两 白僵蚕(微炒) 天南星(炮) 干蝎(去土,微炒) 牛黄(研) 麝香(研) 龙脑(研)各半两 犀角(镑)一两

【用法】上为末,炼蜜为丸,如梧桐子大。每服二十丸,食后、临卧腊茶清送下。

【主治】风邪鼓作,头目眩运,目系急痛,甚则倒仆。

48753 鸡鸣出关方(《喉科种福》卷三)

【组成】大雄鸡(劈破背脊)

【用法】置雄黄、灯心于鸡内,喷醋、烧酒于上,敷胸膛上,以一炷香久为度。不及一炷香久毒未拔动,过久则毒反入内。毒重则灯心色黑,臭不可闻。

【功用】拔毒。

【主治】白喉病,白垢不退。

48754 鸡鸣定喘丸

《全国中药成药处方集》(吉林方)。为《回春》卷二"鸡鸣丸"之异名。见该条。

48755 鸡鸣保肺丸(《全国中药成药处方集》沈阳方)

【组成】知母 贝母 旋覆花 杏仁 阿胶 米壳 葶苈 款冬花各一两 马兜铃五钱 甘草 清夏各一两 麻黄三钱 五味子 广陈皮 桔梗 紫菀 天门冬 北沙参各一两

【用法】上为细末,炼蜜为丸,每丸二钱重。每服一丸,开水送下,如恶寒时姜汤送下。

【功用】镇咳定喘,补肺化痰。

【主治】咳嗽痰喘,日轻夜重,感受风寒,饥饱劳役,冷热不匀,饮食过量,肺胃两伤,久咳声哑,夜间盗汗,食欲不振。

【宜忌】忌生冷果瓜、烟、酒、肉、腥等。

48756 鸡鸣保肺丸(《全国中药成药处方集》吉林方)

【组成】阿胶 知母 款冬 五味各四两 兜铃 甘草 陈皮 紫菀 麻黄 半夏 杏仁 葶苈各三两 茯苓 覆花各一两 桔梗五两

【用法】上为细末,将覆花熬汁,合蜜为丸,每丸二钱一分,早、晚服一丸,开水调下。

【功用】宣肺化痰,宁嗽定喘。

【宜忌】忌食腥辣。

48757 鸡鸣遇仙丹(《北京市中药成方选集》)

【组成】黑丑(炒)一百九十二两 牙皂角十二两 槟榔二十四两 枳壳(炒)四十八两 茵陈十二两 大黄二十四两 木香二十四两 橘皮四十八两 三棱(炒)二十四两 莪术(炙)二十四两

【用法】上为细末,过罗,用冷开水泛为小丸。每服二钱,温开水送下。

【功用】宽中除痰,化积消滞。

【主治】癥瘕积聚,胸满腹胀,痰涎堵塞,反胃呕吐。

【宜忌】孕妇忌服。

48758 鸡鸣遇仙丹(《全国中药成药处方集》呼和浩特方)

【组成】黑丑 槟榔 莪术 三棱 茵陈 白丑各一斤 干姜八两

【用法】用牙皂水泛为小丸服。

【功用】杀虫,攻癖,降痰。

【主治】虫积:虫潜肠内,腹痛结块,起伏无定,肢厥面苍,形体消瘦,食多不化;癖积:食积成癖,脘腹胀痛,呕恶吞酸,嗳气嘈杂;痰积:痰积肺脏,咳吐不出,后背冰冷,冒眩气促。

48759 鸡肫化滞丸(《全国中药成药处方集》沈阳方)

【组成】炒白术 陈皮 连翘各四两 茯苓 枳壳 桔梗 香附 炒神曲 京三棱 莪术各三两 炒麦芽 厚朴 炙甘草 鸡内金各二两

【用法】上为极细末,水泛为小丸。每服二钱,白开水送下。

【功用】开胃健脾,消滞宽中,化积杀虫。

【主治】小儿五疳瘦弱,过食油腻生冷,停滞不化,或吐或泻,或疼或胀,痰积腹疼。

【宜忌】忌腥、冷、硬物。

48760 鸡肶肥儿丸

《全国中药成药处方集》(沈阳方)。为原书"肥儿丸"之异名。见该条。

48761 鸡骨三仙丹(《外科十三方考》)

【组成】水银一两　扫粉八钱　铅粉三钱

【用法】先将银窝以炭火煅红,再下水银、扫粉,仍煅红开裂,冷定取起,次下乌雌鸡脚胫骨,又将煅过之水银、扫粉二物盖于鸡骨上,又下火煅红,直至烟尽为度,冷定取起,检去鸡骨不用,又下前二味,次下铅粉盖面,再用火煅,俟粉带红色时,起出即成。

【主治】痔瘘。

48762 鸡骨草胶囊(《成方制剂》18册)

【组成】白芍　大枣　枸杞子　鸡骨草　牛至　人工牛黄　三七　茵陈　栀子　猪胆汁

【用法】制成胶囊。口服,一次4粒,一日3次。

【功用】疏肝利胆,清热解毒。

【主治】急、慢肝炎和胆囊炎属肝胆湿热证者。

【临床报道】慢性胆囊炎:《陕西中医》[2007,28(1):24]本方口服治疗慢性胆囊炎患者30例,结果:显效21例,有效8例,无效1例,总有效率为96.66%。

48763 鸡骨鳖甲丸(《幼幼新书》卷二十二引《婴孺方》)

【组成】宿乌鸡(胸膈骨)一具(酒浸一宿,炙黄)　鳖甲(炙)　蜀漆　柴胡　桔梗　人参各四分　芍药　大黄　黄芩　杏仁各五分　枳实一分半(炒)　防葵(切)　白术各三分　䗪虫五个(炙)

【用法】上为末,炼蜜为丸,如豆大。四五岁儿每服二丸,一日二次。

【主治】小儿羸瘦,腹中有癖,两胁坚满,时痛,食不生肌。

48764 鸡冠血涂方(方出《肘后方》卷五,名见《圣济总录》卷一四九)

【组成】鸡冠血

【用法】敷患处。

【主治】❶《肘后方》:卒得浸淫疮。❷《圣济总录》:蜈蚣咬伤。

48765 鸡屎矾敷方(《圣济总录》卷一七三)

【组成】鸡屎矾(烧灰为末)

【用法】上先以米泔洗疮拭干,以药敷之,一日三次。

【主治】小儿疳疮,蚀口鼻及下部危急。

48766 鸡峰乌金散(《直指》卷二十三)

【异名】乌金散(《赤水玄珠》卷三十)。

【组成】穿山甲　刺猬皮　黄牛角心(各碎,炒黄)　猪牙皂角　槐子　皂荚刺　枳壳　贯众　阿胶各等分(再夹和)

【用法】上为末。每服一钱半,用胡桃肉研烂,食前酒调下;大肠有热,荆芥泡汤调下;漏血不止,当归煎汤调下。

【主治】痔漏。

48767 鸡峰活血丹(《普济方》卷九十七引《指南方》)

【异名】活血丹(《全生指迷方》卷二)。

【组成】干地黄三两　白芍药　当归　川续断　白术各一两

【用法】上为末,酒糊为丸,如梧桐子大。每服三十丸,温酒送下。

【主治】病后重亡津液,血少不能荣养于筋,一边足膝无力,渐渐干瘦,上牵胁肋,下连膝胫,筋脉挛急,妨于步履。

48768 鸡胵茅根汤(《衷中参西》上册)

【组成】生鸡内金五钱(去净瓦石糟粕,轧细)　生於术(分量用时斟酌)　鲜茅根二两(剉细)

【用法】先将茅根煎汤数茶盅(不可过煎,一二沸后慢火温至茅根沉水底,汤即成),先用一盅半,加生姜五片,煎鸡内金末,至半钟时,再添茅根汤一钟,七八沸后,澄取清汤(不拘一钟或一钟多)服之。所余之滓,仍用茅根汤煎服。日进一剂,早、晚各服药一次。初服小便即多,数日后大便亦多。若至日下两三次,宜减鸡内金一钱,加生於术一钱。又数日,胀见消,大便仍勤,可减鸡内金一钱,加於术一钱。又数日,胀消强半,大便仍勤,可再减鸡内金一钱,加於术一钱。如此精心随病机加减,俾其补破之力,适与病体相宜,自能全愈。若无鲜茅根,可用药房中干茅根一两代之。无鲜茅根即不用生姜。所煎茅根汤,宜当日用尽,煎药后若有余剩,可当茶温饮之。

【主治】水臌气臌并病,兼单腹胀,及单水臌胀,单气臌胀。

48769 鸡屎白豆淋酒

《圣济总录》卷一三九。为《千金》卷三"鸡粪酒"之异名。见该条。

48770 鸡骨草肝炎颗粒(《成方制剂》3册)

【组成】地耳草　鸡骨草　桃金娘根　鸭脚艾　茵陈　鹰不泊

【用法】制成颗粒剂。开水冲服,一次15g,一日2次。

【功用】舒肝,清热,利湿,祛黄。

【主治】黄疸型和无黄疸型急性传染性肝炎。

48771 鸡血藤祛风活络贴药方(《慈禧光绪医方选议》)

【组成】鸡血藤膏面二两　大角子四两　香肥皂十锭

【用法】将大角子、香肥皂用黑糖水化开,合匀为丸,每丸二钱。贴患处。

【主治】面风。

驱

48772 驱乌丸(方出《本草纲目》卷十九引《十便良方》,名见《普济方》卷一一○)

【组成】紫背浮萍半升

【用法】以七月七日取上药,晒干为末。入好消风散五两,每服五钱,水煎,频饮。更煎汤洗浴之。

【主治】❶《本草纲目》引《十便良方》:大风疠疾。❷《普济方》:风疹肿痒,浸淫恶疮。

【备考】本方方名,据剂型,当作"驱乌散"。

48773 驱风丸(《理伤续断方》)

【组成】骨碎补五两　川乌　川芎各一两　草乌　川当归　牛膝　木鳖各二两　何首乌四两　乌金四两(即百草霜,一云京墨)

【用法】上为末,醋糊为丸,如梧桐子大。每服三十丸,空心盐汤送下;或食后荆芥茶汤送下。

【主治】打扑损伤,驴马跌坠,骨断筋碎,百节疼痛,瘀血不散,浮肿结毒;一切风疾,四肢疼痹,筋痿力乏,浑身倦息,手足缓弱,行步不前;妇人诸般血风劳损。

48774 驱风丸(《朱氏集验方》卷六)

【组成】皂角七梃(炮,挼水两碗) 巴豆四十九粒(去壳、心、膜) 枳壳一两

【用法】上以皂角挼水煮干为度,去巴豆不用,炒枳壳为细末,入木香半两,炼蜜为丸,如梧桐子大。每服三十丸,空心白汤送下。

【主治】大便不通,或年高风秘。

48775 驱风丸

《普济方》卷九十九。为《三因》卷九"矾丹"之异名。见该条。

48776 驱风丸

《普济方》卷三七三。即《永类钤方》卷二十引郑瑞友方"驱风膏"。见该条。

48777 驱风丹(《普济方》卷四十六引《海上方》)

【组成】草乌四两(不去皮尖) 川乌四两 芎䓖 白胶香(河水煮过) 赤土 赤小豆 荆芥穗 夏蚕砂各六两

【用法】上为细末,用白面半斤搅匀,沸汤泡为丸,如梧桐子大。每服十五丸至二十丸,茶、酒任下;打扑损伤,乳香酒送下;头风,薄荷茶送下;浑身倦怠,苏木酒送下。

【主治】首风。新沐中风,头面多汗,恶风头痛,浑身倦怠;打扑损伤。

【宜忌】孕妇莫服。

48778 驱风丹(《朱氏集验方》卷一)

【组成】川乌一两(生用,不去皮尖,大者破作四边,小者破两边,剉如骰子大,用麻油煎令黄色,勿焦,去油,焙) 草乌四两(择鸡心者,生用,不去皮尖,每个破作二片,择白净者用,心黑者不用,剉如骰子大。二两用油制,如制川乌法;二两用盐一两拌和,水微淹着,浸三昼夜,一日一度漉,转候曰数足取出去水,再用干盐一两同炒,候干,去盐勿令焦;再用卤汁浸三昼夜,去卤汁,炒干用,无卤汁,盐代) 地龙四两(置阴润处少时,用纱帕裹定,轻搓,筛去土,取肉用,不必更秤) 鸡心槟榔一两(剉,焙) 何首乌一两(剉,焙) 干木瓜一两(剉,焙) 赤小豆一两(择去绿豆、黄豆)

【用法】上为细末,用黄子醋一碗,好头面半两,煮糊为丸,如梧桐子大。每服三十丸,空心麝香、冷盐酒送下,不用温酒。服讫不可便食热物。若服药后觉遍身麻木,不可因麻木弃而不服。恐是丸数过多,或食热物太早。

【主治】❶《朱氏集验方》:脚气,远年近日,不问阴阳二证,脚足肿痛不可忍。❷《普济方》卷二四一引《澹寮方》:或患历节白虎,及筋脉拘挛等症。

【宜忌】忌香菜、茵陈、豆豉,一切动风毒物。

48779 驱风汤(《圣济总录》卷四十一)

【组成】蔓荆实 羌活(去芦头) 防风(去叉) 升麻 决明子 黄芩(去黑心) 赤芍药 甘草(炙) 车前子 羚羊角 甘菊花 麦门冬(去心)各半两 柴胡(去苗) 枳壳(去瓤,麸炒) 栀子仁各一两

【用法】上为粗末。每服三钱匕,水一盏,煎至七分,去滓,食后温服。

【主治】肝实热,两眼赤涩疼痛,头重心烦,上焦壅滞。

48780 驱风汤(《秘传大麻风方》)

【组成】川芎 羌活 独活 防风 甘草 连翘 当归 山栀 黄柏 桔梗 薄荷

【用法】加葱白五个,姜水煎服,汗出为度;后去葱服十剂为止。再服羌活通圣散。

【主治】脱指疔。此症只因食不匀,损伤筋骨,十指尖得病,指甲皆落,若不早治,后成大患。

48781 驱风液(《成方制剂》11册)

【组成】白术 补骨脂 川牛膝 川芎 当归 党参 独活 茯苓 甘草 桂圆肉 桂枝 何首乌 鹿茸 木瓜 秦艽 桑寄生 伸筋藤 熟地黄 丝瓜络 锁阳 威灵仙 五加皮 续断 薏苡仁 淫羊藿

【用法】制成药液。口服,一次15~30毫升,一日2~3次。

【功用】驱风祛湿,舒筋活络。

【主治】四肢酸楚,久积风痛及风湿性关节炎等症。

48782 驱风散(《证类本草》卷五引《博济》)

【组成】铅丹二两 白矾二两

【用法】上为末,用砖一口,以纸铺砖上,先以丹铺纸上,次以矾铺丹上,然后用纸包,将十斤柳木柴烧过度,取出细研。每服一钱,温酒送下。

【主治】风痫。

48783 驱风散

《圣济总录》(文瑞楼本)卷一〇六。为《证类本草》卷十三引《博济》"神效驱风散"之异名。见该条。

48784 驱风散(《普济方》卷一〇〇引《卫生家宝》)

【组成】防风四两(去芦) 白沙蜜半斤 朱砂一两(水飞,研令极细) 薄荷四两(苗儿紫心者) 蜗牛七个(瓦上炒去壳,细研,形如蜓蚰皆负壳者) 皂角十条(不蛀者,去边寸,剉,先用水浸三日,去原浸水,却一碗,挼取浓汁,去滓,入银石器内熬去五六分) 天麻四两

【用法】上为末,入朱砂、蜗牛,先以皂角膏和匀,炼蜜为丸,如梧桐子大。每服三十丸至五十丸,腊茶清送下,一日三次。服一料,永除根。

【主治】暗风痫疾,涎潮不省人事,手足搐搦;又小儿惊风等疾。

【宜忌】忌猪、鸡、鱼、面、动风物。

48785 驱风散(《魏氏家藏方》卷一)

【组成】防风(去芦) 羌活 人参(去芦) 附子(生,去皮脐) 甘草各二钱半(炙) 荆芥穗 白芷 细辛 枳壳各一钱半(去瓤麸炒)

【用法】上咬咀。每服三钱,水一盏,加生姜三片,煎至七分,去滓温服。

【主治】诸风。

48786 驱风散(《普济方》卷九十七引《余居士选奇方》)

【组成】干葛 防风 白芍药各二分 独活四两 生姜四两 川当归 附子 麻黄 甘草各二两

【用法】上为末,分作十贴。每贴以水一升半,煎取半升,空心服,未愈更服。

【主治】中风,四肢拘挛,不得屈伸。

【加减】痰结,加半夏、旋复花;如汗,加白鲜皮。

48787 驱风散(《直指小儿》卷二)

【组成】防风(去芦叉)一两半 天南星(生,去皮脐) 甘草(生) 半夏(姜制,去脐) 黄芩(炒)各一两半

【用法】上㕮咀。加生姜三片,同煎,不拘时候服。

【主治】小儿卒暴中风,全不能言,口眼㖞斜,惊瘫抽掣,痰实烦闷,神昏有热,睡卧不稳。

48788 驱风散(《朱氏集验方》卷十二)

【组成】红椒(开口者)七粒　连根葱头七个

【用法】上药同煮水,净洗,用绢衣掩干。

【主治】诸疮。

【临床报道】疮疡:余甲子夏,自八桂归。途中为疮疡所苦,暂憩湘山寺,遇长老寂翁,授此方,数日而愈。

48789 驱风散(《得效》卷十六)

【组成】防风(去芦)　龙胆草各五钱　铜青三钱　五倍子二钱　淡竹叶一握(去根)

【用法】上为末。每服半钱,热汤一合泡,停冷澄清,洗眼。

【主治】烂眩风赤浮翳,努肉攀睛,涩痒眵泪。

48790 驱风散(《普济方》卷六十九)

【组成】细辛　草乌各一两　蝎梢五钱　荆芥穗　防风各一两半　升麻半两　没石子一两

【用法】上为末。擦患处。

【主治】风牙疼。

48791 驱风散(《普济方》卷九十二)

【组成】人参(去苗)　官桂(去皮)　麻黄(去根节)　川乌(炮,去皮脐)各半两　甘草(炙)　防风(去苗)　汉防己　白术　黄芩　川芎　赤芍药　白茯苓各四钱

【用法】上为粗末。每服四钱,用水一盏,加生姜五片,同煎至七分,去滓,热服。出汗见效,立愈。

【主治】口眼㖞斜。

48792 驱风散

《普济方》卷九十九。即《三因》卷九“矾丹”改为散剂。见该条。

48793 驱风散(《痘疹传心录》卷十七)

【组成】天麻　羌活　钩藤　白附子　甘草　柴胡　大黄　龙胆草　山栀　姜蚕

【用法】水煎服。

【主治】小儿风痫。因汗出解脱,风邪乘虚而入,其初屈指数物,热甚生痰,目赤发搐,其病在肝者。

48794 驱风散(《准绳·幼科》卷一)

【组成】胡黄连二钱半　全蝎(去毒,焙)　犀角　天竺黄　麻黄(去节)各半钱　麝香一字

【用法】上为细末。用乳汁调化,食远服。

【功用】发散风邪。

【主治】胎惊,实有表证者。

48795 驱风散(《外科大成》卷四)

【组成】金银花三钱　牛蒡子(炒)　防风　荆芥　当归　川芎　白芍　黄芩　连翘各八分　木通　甘草各四分

【用法】水二钟,煎八分,母子同服。

【主治】小儿紫赤丹毒,及诸疮咽喉肿痛,并伤风发热烦躁,鼻塞气喘,痰嗽惊风。

【加减】毒甚者,加大黄;丹毒,加麻仁(炒研)。

48796 驱风散(《金鉴》卷五十)

【组成】苏叶　防风　陈皮　厚朴(姜炒)　枳壳(麸炒)　木香(煨)　僵蚕(炒)　钓藤钩　生甘草

【用法】引用生姜,水煎服。

【主治】小儿脐风将作,腹胀脐肿,日夜啼叫。

48797 驱风散(《经验良方》)

【组成】山柰(倍)　良姜三分之一。

【用法】上为末。每日服二钱。

【主治】疝,腹痛。

48798 驱风散(《外伤科学》)

【组成】苍耳子一两　樟木子一两　樟木皮一两　防风一两　薄荷一两　黄柏四两　苍术三两

【用法】上为细末。水、酒调敷患处。

【功用】祛风除湿,行气止痛。

【主治】跌打损伤,风湿旧患。

48799 驱风膏(《永类钤方》卷二十引郑瑞友方)

【组成】辰砂　蝎尾　当归　龙胆草　川芎　山栀仁　大黄　羌活　防风　甘草各一钱

【用法】上为末,入麝香一字,炼砂糖为丸,如鸡头子大。三岁三丸,薄荷竹叶蜜汤化下。

【主治】小儿肝风,筋脉拘急,面红目青,眼上惊搐及胎风。

【备考】本方方名,《普济方》卷三七三引作“驱风丸”。

48800 驱风膏(《本草纲目》卷四十三引《元戎》)

【异名】白花蛇膏(《医统》卷九)。

【组成】白花蛇肉四两(酒炙)　天麻七钱半　薄荷　荆芥各二钱半

【用法】上为末。好酒二升,蜜四两,石器熬成膏。每服一盏,温汤送服,一日三次。急于暖处出汗,十日效。

【主治】风瘫疠风,遍身疥癣。

48801 驱风膏(《增补内经拾遗》卷四)

【组成】杏仁(剥去皮尖)不拘多少

【用法】上浸。晨未洗脸之先,齿咀杏仁,连汁涂之,后洗净。

【功用】驱肺风。

【主治】风寒外袭之皯黯。

48802 驱风膏

《明医指掌》卷十。即原书同卷“泻青丸”加朱砂。见该条。

48803 驱风膏(《诚书》卷八)

【组成】防风　琥珀　白附子(炮)　辰砂　天麻(煨)　甘草(炙)　全蝎梢(去毒)各二钱　铁粉　真珠各一钱　麝香五分

【用法】上为末,炼蜜为丸。钩藤汤送下。

【功用】祛风除热,消痰舒筋。

【主治】急慢惊风。

【加减】去真珠、铁粉、麝香,加胆星,名“保命散”。

48804 驱邪汤(《准绳·类方》卷四引《会编》)

【组成】麻黄　桂枝　杏仁　甘草　防风　羌活　独活　川芎　藁本　柴胡　家葛　白芷　升麻

【用法】加生姜、薄荷,水煎服。

【主治】风寒颈项强痛。

48805 驱邪汤(《东医宝鉴》卷七引《必用》)

【异名】柴胡二术汤。

【组成】柴胡二钱　白术一钱半　干葛一钱三分　苍

术一钱　陈皮七分　甘草五分

【用法】上剉,作一贴。水煎,空心服。

【主治】疟疾。

48806 驱邪汤

《东医宝鉴》卷十。为《济生》卷七"驱邪散"之异名。见该条。

48807 驱邪散(《陈素庵妇科补解》卷三)

【组成】香薷　青皮　白术　陈皮　茯苓　甘草　砂仁　前胡　柴胡　黄芩　人参　乌梅　麦冬　苍术　藿香　川芎　白芍　草果　大枣(一方加当归)

【功用】养正驱邪。

【主治】妊娠疟疾,气血虚弱,往来寒热,发止无时。

【方论选录】是方补正之药多,而方名驱邪者,以养正可以驱邪故也。参、苓、术、草、陈乃异功散也;参、芩、柴、甘,小柴胡汤也;加青皮以平肝;白芍以和肝;砂、藿、苍、果以壮脾温胃;薷、麦清暑宁心;前胡消痰;乌梅生津;归、芍养血。气血得补,则正气自复,寒热自平,胎自安矣。

48808 驱邪散(《济生》卷七)

【异名】驱邪汤(《东医宝鉴》卷十)。

【组成】高良姜(剉,炒)　白术　草果仁　橘红　藿香叶　缩砂仁　白茯苓(去皮)各一两　甘草(炙)半两

【用法】上㕮咀。每服四钱,水一盏半,加生姜五片,大枣一个,煎至八分,去滓温服,不拘时候。

【主治】❶《济生》:妊娠营卫虚弱,脾胃不足,或感风寒,或伤生冷,传为疟疾。❷《万氏家传广嗣纪要》:食疟。

48809 驱邪散(《普济方》卷一五一)

【组成】苍术二两(米泔浸一宿,刮净,去皮,微炒)　川芎一两　甘草(炙)半两

【用法】上为细末。每服二钱,时常头昏,沸汤下;稍甚,生姜、大枣或葱白煎七分,连进三二服。微出汗即愈。

【主治】伤风。

48810 驱邪散(《普济方》卷三四一)

【组成】良姜一两半

【用法】上药以猪胆汁浸一宿,用东壁炒焦,去土,洗切焙之,以北枣一个,先焙令干,碾同前药为末。每服二钱,水一盏,煎至五分,候疟发时服。一方为丸,紫苏汤下二十丸。

【主治】妊娠伤寒,营卫虚弱,脾脏受湿,变成疟疾。

48811 驱邪散(《医统》卷九十三引衡州欧大承方)

【组成】陈皮　紫苏　升麻　干葛　赤芍药　菖蒲　苍术　厚朴　半夏　香附子　藿香　大黄　黄芩　川芎　山栀子　甘草　枳壳　香白芷各等分

【用法】上㕮咀。加生姜、葱,水煎服,不拘时候。

【主治】天行伤寒坏证及诸不正之气,不问阴阳二证,头疼,恶心,喘急,身体酸痛,烦渴咽干。

48812 驱邪散(《古今医鉴》卷十二)

【组成】香薷　青皮　柴胡　黄芩　川芎　前胡　砂仁　藿香　白术　乌梅　红枣　人参

【主治】妊娠疟疾,热极则损胎。

48813 驱邪散(《顾松园医镜》卷十三)

【组成】犀角　羚羊角　龙齿　虎头骨(俱为末)　木香　沉香　檀香　降香各(净)一钱　麝香二分　雄黄二钱　牛黄一分　朱砂二钱　羶羊肉二三两　茯神　枣仁

远志各五钱

【用法】每服三钱,煎汤调下,一日二次。

【主治】卒中邪恶,头面青黑,口噤眼闭,昏不知人,手足厥冷,肌肤粟起,或错言妄语,或直视握拳,或遍身骨节疼痛非常。

【宜忌】羊肉,胃弱者不用。

【方论选录】邪祟乘虚附人,与人之神魂相持,亦逼处不安,无隙可出,故用诸灵物(犀角、羚羊角、龙齿、虎头骨)之遗形,引以羊肉之羶,俾邪祟转附骨角,移从大便而出。邪气着人,则关闭窍塞,麝之辛香走窜,引芳香正气辟邪诸品(木香、沉香、檀香、降香),自内达外,则毫发骨节俱开,邪亦从此而出;雄黄、牛黄亦最辟邪之物;朱砂同茯神、枣仁、远志镇心神。

48814 驱邪散(《胎产秘书》卷上)

【组成】藿香　白术　茯苓　甘草　草果少许　知母　橘红　砂仁　(一方加柴胡八分)

【用法】生姜、大枣为引。

【主治】妊娠营卫虚弱,脾胃不足,或感风寒,或伤生冷,传为疟疾。

【加减】如有表邪者,加苏叶八分,葱白五寸。

48815 驱虫丸(《医学心悟》卷三)

【组成】明雄黄一两　芜黄　雷丸　鬼箭羽各五钱　獭肝一具　丹参一两五钱　麝香二分五厘

【用法】炼蜜为丸,如梧桐子大。每服十丸,食后开水送下,一日三次。

【功用】驱邪杀虫。

【主治】传尸劳瘵。

48816 驱虫片(《成方制剂》6册)

【组成】白矾　槟榔　大黄　雷丸　芦荟　木香　牵牛子　使君子　芜黄　雄黄

【用法】制成片剂,每片0.3克。口服,一次8片,一日2次。小儿酌减。

【功用】杀虫、消积、通便。

【主治】虫积腹痛,不思饮食,面黄肌瘦。

【宜忌】体弱者慎服,孕妇忌服。

48817 驱劳汤(《圣济总录》卷八十八)

【组成】秦艽(去苗土)　柴胡(去苗)　白茯苓(去黑皮)　鳖甲(去裙襕,醋炙)各半两　贝母(去心)　款冬花　紫菀(去苗土)　地骨皮　人参　麻黄(去根节)　桂(去粗皮)　半夏(姜汁浸三日,汤洗,切焙)各一分　诃黎勒皮三枚　杏仁(汤洗,去皮尖,双仁,研)一两

【用法】上为粗末。每服五钱匕,水一盏半,加生姜五片,同煎至八分,去滓温服。

【主治】虚劳咳嗽喘急,涕唾稠粘,心膈满闷。

48818 驱疟丹(《杂类名方》)

【组成】常山一斤(剉碎,酒浸一宿,晒干,不见火)　槟榔四两

【用法】上为末,酒糊为丸,如梧桐子大。于发日当夜五更,冷酒送下五十丸,至早晨空心,又冷酒送下五十丸;如夜发者,却于当日早晨,午后,依前服之。

【主治】疟疾。

【宜忌】忌食热物一日,更忌生冷硬物,荤腥、湿面等数

十日。

48819 驱疟丹（《医统》卷三十七引《医方选要》）

【组成】常山末 草果末 菖蒲末 绿豆粉各一两 信石（醋煮）二钱半

【用法】上用稀面糊搜和,分作一百二十饼。每以一饼用茶清浸,露一宿,临发日五更冷服。痰饮在上即吐,痰饮在下即泻;小儿用一角,依前法服。

【主治】久疟、诸疟。

【宜忌】忌猪、羊、鱼、鸡、面。

48820 驱疟汤（《直指》卷十二）

【异名】驱疟饮（《景岳全书》卷五十四）。

【组成】草果仁 青皮 陈皮 人参 茯苓 半夏（制） 厚朴（制） 苍术（炒） 鸡心槟榔 白术 甘草（炙）各半两 良姜一分

【用法】上剉散。每服三钱,加生姜五片、大枣二个、乌梅一个,水煎,空心服。

【主治】诸疟、久疟。

48821 驱疟汤（《医统》卷九十三）

【组成】常山 草果（煨） 知母（去毛） 贝母（去心）各等分

【用法】每服四钱,虚弱老人、小儿只用三钱,酒一盏,煎八分,不可过熟,熟则不效,发日天明后热服,滓以酒浸至将发前再煎,热服。

【主治】一切新久疟疾,及妇人每日午后发热。

【临床报道】疟疾:元至元十五年,阿木都元帅南征之时,因患疟疾,百法不效,服此一剂即效。

48822 驱疟饮（《永类钤方》卷二十一引《全婴方》）

【组成】紫苏 白芷 槟榔各半两 草果（净）一两 制半夏一两 陈皮 白茯苓 甘草 前胡各半两

【用法】上咬咀。加生姜、大枣、乌梅,水煎服。

【主治】小儿一切疟疾。

48823 驱疟饮

《易简方》。为《三因》卷六"驱疟饮子"之异名。见该条。

48824 驱疟饮

《景岳全书》卷五十四。为《直指》卷十二"驱疟汤"之异名。见该条。

48825 驱疟饮（《古方汇精》卷一）

【组成】柴胡 秦艽各六分 炒苍术 川贝 藿香叶各一钱 羌活 桂枝各五分 夏曲 茯苓 神曲各一钱五分 广木香四分（煨） 青皮八分

【用法】加葱一根、生姜一片为引,水煎,服二剂。得有透汗,去羌活、桂枝、葱,加苍术五分,生首乌二钱,制首乌二钱,当归一钱五分,赤芍二钱,再服二剂,轻者可止。如未止,接服何人饮。

【主治】疟疾初起,寒热骨痛,肢冷气逆。

48826 驱疟散（《魏氏家藏方》卷二）

【组成】附子（炮,去皮脐）三钱 半夏（汤泡七次）丁香各一钱

【用法】上咬咀。加生姜七片,大枣一个,水二盏,煎至一盏,去滓,发日五更服。

【主治】疟疾。

48827 驱疟散（《医略六书》卷二十）

【组成】附子一两（炮） 柴胡五钱 当归一两 葛根一两半 厚朴一两（制） 桂心一两 半夏一两半（制） 黄耆三两（蜜炙） 甘草五钱 煨姜三片 大枣三个

【用法】上为散。每服五钱,水煎,去滓温服。

【主治】疟疾,热少寒多,自汗肢冷,脉弦迟者。

【方论选录】气阳两虚,着寒积湿而疟发,热少,自汗肢冷,即阴疟也。附子补真火以扶阳,黄耆补中气以托表,当归养血益营,桂心温营散寒,厚朴宽中散滞,甘草和胃缓中,半夏燥湿化痰饮,柴胡升阳解表邪;葛根升津液,以解肌;姜枣调营卫以祛疟也。为散,水煎。使阳气内充则寒散湿消,而经府清和,疟邪无不解矣。此补火温营之剂,为火虚寒疟之专方。

48828 驱毒饮（《济生》卷五）

【异名】驱毒散（《景岳全书》卷六十）。

【组成】屋游（即瓦屋上青苔）不拘多少（洗净）

【用法】上煎汤,澄清,入盐一小撮,放温,频频漱之。

【主治】热毒上攻,宣露血出,齿龈肿痛不可忍者。

48829 驱毒散（《普济方》卷四○三）

【组成】白花蛇（酒浸一宿,炙黄,去骨,为末） 麝香少许

【用法】上为末。三岁一字,酒调下;蝉蜕汤亦得。良久便出。

【主治】小儿疮疹痘出不快。

48830 驱毒散（《杏苑》卷八）

【组成】土茯苓二两 白花蛇三分 防风 荆芥 薄荷 牙皂 金银花 皂角刺 白鲜皮 川芎 当归 薏苡仁 人参 黄芩 牛膝 木通 甘草各一钱

【用法】上咬咀。水煎熟,温服。

【主治】杨梅疮初起。

48831 驱毒散

《景岳全书》卷六十。为《济生》卷五"驱毒饮"之异名。见该条。

48832 驱毒散（《痘疹专门》卷下）

【组成】白及一两 红药子五钱 乌骨鸡骨（煅）一钱 朱砂 雄黄 轻粉 牙皂末各一钱 五味子（炒黑）二钱 大黄二钱

【用法】上为末。用醋或蜜涂上半截,即可移下。

【功用】移痛上下,使无残疾之患。

【主治】痈生骨节。

48833 驱毒散（《外科方外奇方》卷一）

【组成】白及一两六钱 紫花地丁八钱 乌骨鸡骨（煅）二两 朱砂一钱 雄黄末一钱 轻粉一钱 五倍子（炒黄） 大黄二钱 牙皂八分

【用法】上为末。以醋调敷。

【功用】能移毒上下,无残症之患。

【主治】毒生骨疖之间。

48834 驱毒散（《北京市中药成方选集》）

【组成】轻粉五钱 红粉五钱 儿茶一两 冰片二钱

【用法】上为细末。敷患处;或以香油调敷患处亦可。

【功用】化腐生肌,除湿解毒。

【主治】诸毒,疮痒,溃后流脓水,疼痛刺痒,久不生肌。

48835 驱疫丹（《全国中药成药处方集》天津方）

【组成】生石膏五两　黄连三两　麻黄二钱　知母二两　白芷一两　生硼砂一两　槟榔一两　苏叶七钱　广木香五钱　母丁香一钱　檀香二钱　炒苍术四钱　菖蒲四钱　香薷一两　菊花一两　茅慈菇三钱　甘草五钱　黑郁金三钱　木瓜五钱　山柰二钱　藿香叶一两五钱　红大戟（醋制）五钱（上共为细末）　血竭面五钱　雄黄面一钱　琥珀面一两　朱砂面六钱　牛黄一钱　麝香一钱　苏合油五两　薄荷冰一两五钱　冰片一两五钱

【用法】先将苏合油、薄荷冰、冰片共研成水，再和以上细粉研匀。每服二分五厘，白开水送下。重者加倍。

【功用】避秽排浊，驱疫除瘟。

【主治】头昏呕吐，腹痛泄泻，手足厥冷，昏迷不省，中暑中寒，发烧发冷，四肢酸痛，湿郁闷胀。

【宜忌】孕妇忌服。

48836 驱热丸（《杏苑》卷七）

【组成】苍术一两　陈皮一两五钱　连翘一两　槐角二两　黄柏一两　黄芩一两五钱

【用法】上为细末，以新鲜生地黄八两捣膏为丸，如梧桐子大。每服三五十丸，食前白汤送下，每日二次。

【主治】积热便血。

48837 驱绦汤（《方剂学》）

【组成】南瓜子肉60~120克　槟榔30~60克

【用法】先将南瓜子肉嚼碎吞服，隔1~2小时后再服槟榔煎成的浓汁。4~5小时后腹泻时可排出虫体。服药后如无腹泻，可冲服玄明粉9克，如头节未驱下，隔半月再服。

【功用】驱绦虫。

【主治】绦虫病。

【宜忌】在部分虫体排出肛门口时，不要用手去拉，可用温水坐浴，使虫体自然排出；槟榔下降而能破气，且用量较重，故孕妇忌服。

48838 驱秽散（《简明医彀》）

【组成】大黄三钱　檀香末一钱　槟榔八分　青木香　丁香各三分　麝香二分

【用法】上为末。每服五分，生姜汤调下。泻秽毒出为度。外用除根法。

【主治】体气。

【备考】除根法：先剃去腋毛，用铅粉水调涂之，数日后看有一小孔，即出气处也，以艾炷如米大，灸七壮，孔实愈。

48839 驱蛔汤（《临证医案医方》）

【组成】使君子6克（炒香）　炒榧子9克　乌梅3克　鹤虱6克　胡黄连6克　槟榔9克　香附6克　厚朴6克　甘草3克

【用法】以上为五岁儿童用量。水煎服。

【功用】驱虫，理气解痉止痛。

【主治】肠蛔虫症。脐周和腹部疼痛或隐痛。

【方论选录】方中炒使君子驱虫消积；炒榧子驱虫缓泻，二药并用驱虫疗效好，副作用小；乌梅味酸，蛔得酸则安，胡黄连苦寒，蛔得苦即停，故用乌梅、胡黄连安蛔；鹤虱能驱多种肠道寄生虫；槟榔消积理气，有泻下作用，能驱除虫体；香附、厚朴理气宽肠；甘草调和诸药。上方配伍可起驱虫之功效。

48840 驱病散（《直指小儿》卷一）

【组成】朱砂（研）　雄黄（研）　蛇皮（炙黄）　石膏（煅通红，出火毒一宿）各一分　蜂房（炒）　远志（取肉，姜制，焙）　细辛（华阴者，去苗土）　麻黄（去节）　直僵蚕（炒）　川大黄（生）　川芎　独活各一分半

【用法】上为末。每服一钱，加钩藤、蜜少许煎汤，温和调灌。

【主治】诸痫。口眼相引，上视涎流，手足抽搐，头项反张，腰背强直。

48841 驱腐丹（《疡医大全》卷十四引奎光秘方）

【组成】五倍子（去蛀，打碎，炒黑色）　硼砂各二钱

【用法】上为细末。略吹少许，不可过多。

【主治】口糜，鹅口疮。

48842 驱瘴汤（《寿世保元》卷二）

【组成】人参　柴胡　黄芩　半夏　大黄　枳壳　甘草各等分

【用法】上剉。每服一两，加生姜、大枣水煎，空心服；哑瘴，食后服。

【主治】夹岚瘴气，溪源蒸毒之气，其状血乘上焦，病欲来时，令人迷困，甚则发躁狂妄，亦有哑不能言者，皆由败血瘀于心，毒涎聚于脾经所致者。

48843 驱二竖丸（《杂病源流犀浊》卷一）

【组成】麦冬　炮姜　川椒　黄耆　人参　肉桂　百部　白术　远志肉　细辛　炙甘草　杏仁

【用法】炼蜜为丸。含化。

【主治】肺劳热，生虫如蚕，咳逆气喘，谓之膏肓病，针灸不至者。

48844 驱风药酒（《成方制剂》2册）

【组成】陈皮　川芎　当归　独活　防风　甘草　虎杖　木香　葡萄干　羌活　续断

【用法】制成药酒。口服，一次30~50毫升，一日1~2次。

【功用】舒筋活络，祛瘀生新。

【主治】筋骨疼痛，寒结肚痛，产后瘀血不净。

48845 驱风蛇酒（《成方制剂》2册）

【组成】白芍　白芷　陈皮　川芎　大枣　当归　党参　独活　杜仲　干姜　枸杞子　桂圆肉　黄芪　菊花　宽筋藤　牛膝　秦艽　蛇肉　熟地黄　酸枣仁　菟丝子　威灵仙　五加皮　续断　远志走马胎

【用法】制成药酒。口服，一次30~60毫升，一日3次；外用，将酒烫热擦擦患处。

【功用】驱风祛湿，活络强筋骨。

【主治】风湿关节痛，手足麻木不舒。

48846 驱风痛片（《成方制剂》15册）

【组成】黑老虎

【用法】制成糖衣片。口服，一次4片，一日3次。

【功用】行气活血，祛风止痛。

【主治】急、慢性风湿性关节痛，肩背痛。

48847 驱疟饮子（《三因》卷六）

【异名】驱疟饮（《易简方》）。

【组成】前胡　柴胡各四两　桂心　桔梗　厚朴（姜制）　半夏（汤洗去滑）各三两　黄耆　干姜（炮）　甘草各

二两

【用法】上剉散。每服四大钱,水一盏半,加生姜三片,大枣两枚,煎至七分,去滓温服。

【主治】疟疾。

48848 驱蛲虫汤《方剂学》

【组成】使君子肉10克 榧子15克 槟榔6克 萹蓄9克

【用法】空腹顿服,连服2~3日。如不愈,7日后再服。外用棉球蘸煤油或汽油适量,每晚放入肛门内,次晨取出,连用7~10天。

【功用】驱除蛲虫。

【主治】蛲虫病。

48849 驱痰饮子《普济方》卷一六七

【组成】天南星(切作十片,汤浸七次) 半夏(汤洗七次) 青皮(去白) 陈皮一两(去白) 赤茯苓 草果子(去壳,秤,切碎)各半两

【用法】上㕮咀。每服二钱,水一钟,加生姜七片,大枣一枚,煎至七分,通口服,不拘时候。如饮酒先服一服,酒后再服;或以次日夜醒又一服,永无痰饮。

【主治】痰饮,头痛背痛,饮食呕恶。

48850 驱风一字散《得效》卷十八

【组成】川乌半两(炮,去皮尖) 羌活 防风各一分 川芎 荆芥各三钱

【用法】上为末。每服二钱,食后薄荷汤调下。

【主治】❶《得效》:清净腑先受风热,眼痒极甚,瞳子连眦皆痒,不能收睑。❷《普济方》:眼痛痒,翳膜。

【备考】方中川芎、荆芥用量原缺,据《普济方》补。

48851 驱风上清散《审视瑶函》卷三

【组成】酒黄芩二钱 白芷一钱半 羌活 防风 柴胡梢各一钱 川芎一钱二分 荆芥八分 甘草五分

【用法】上为细末。每服四钱,白水二钟,煎至八分,食后服。

【主治】风热上攻,眉棱骨痛。

48852 驱风化痰汤《寿世保元》卷五

【组成】人参 白术(去芦) 白茯苓(去皮) 半夏(姜炒) 陈皮 枳实(酒炒) 当归(酒洗) 川芎 白芍(酒炒) 桔梗(去芦) 南星 远志(甘草水泡,去心) 瓜蒌仁 白附子 僵蚕 天麻 黄连(酒炒) 黄芩(酒炒) 甘草 怀生地

【用法】上剉一剂。加生姜五片,水煎,温服。

【主治】癫狂、五痫、眩晕,气血虚,挟风痰郁火,时作时止,痰涎壅盛,心神昏愦。

48853 驱风左经汤《济阳纲目》卷七十七

【组成】羌活 防风 细辛 秦艽 天麻 荆芥 独活 防己(酒浸,晒干)各一钱半 甘草五分

【用法】上剉一服。加生姜三片,水煎,食前服。

【主治】脚气。风胜自汗,走注肿痛,或恶寒无汗。

【加减】自汗,加桂枝三分;无汗,加麻黄、干葛、柴胡各五分。

48854 驱风四物汤《鲁府禁方》卷三

【组成】生地黄(酒洗)一钱 川芎一钱 赤芍八分 当归(酒洗)一钱 荆芥八分 防风(去芦)七分 羌活八

分 独活八分 白芷七分 藁本八分

【用法】上剉。水煎,量疾轻重,食前后温服。

【主治】血虚,头目眩晕,头风头痛,或时头面作痒,或肌肤痒。

48855 驱风夺命散《证治宝鉴》卷十

【组成】葱白 干姜 羌活

【用法】酒煎服。

【主治】雷头风疼痛不能忍,白睛肿胀。

48856 驱风至宝丹《医学实在易》卷五

【组成】天麻 人参 熟地 羌活 桔梗 石膏 独活 黄芩各一两 薄荷 大黄(酒浸) 芒消 黄柏 荆芥 麻黄 栀子 细辛 连翘 黄连 全蝎各五钱 川芎三两半 白术二两半 白芍 当归 防风各二两半 甘草二两 滑石三两

【用法】上为末,炼蜜为丸,如梧桐子大。每服一丸或二丸,细嚼,临卧茶、酒任下。

【主治】风中经络脏腑,及一切危证。

48857 驱风败毒散《医醇剩义》卷四

【组成】人参一钱 独活一钱 桔梗一钱 柴胡一钱 枳壳一钱 羌活一钱 茯苓一钱 川芎一钱 前胡一钱 甘草一钱 荆芥一钱 防风一钱 生姜三片

【主治】风水、皮水,邪在表,宜从汗解者。

48858 驱风养血汤《济阳纲目》卷一

【组成】土茯苓一两五钱 杜仲(酒炒断丝) 牛膝 白茯苓 秦艽 肉桂 生地黄各五钱 甘草(炙)二钱半

【用法】上剉。每服五钱,水煎熟,加酒服,不拘时候。

【主治】中风,筋骨疼痛。

48859 驱风养血汤《秘传大麻风方》

【组成】人参 黄耆 黄芩 白芷 羌活 芍药 独活 苍耳子 银花各一钱 川芎 生地 熟地 红花 防风 荆芥 桔梗 茯苓 甘菊各八分 麻黄五分

【用法】作一贴,水煎,加好酒半杯,热服。

【主治】鸡皮疯。血燥,气虚风入,形如鸡皮,粗糙不润,以手磨则粗刺。

48860 驱风破毒散《疮疡经验全书》卷一

【组成】白矾 巴豆(去壳油) 红内消 草乌尖 薄荷 猪牙皂角各等分

【用法】上为细末。先以鹅毛搅出风痰,再用本药吹之。

【主治】牙槽风。初起生于耳下及项间,隐隐皮肤之内略有小核,渐长如李子状,便觉红肿,或上或下,或左或右,甚则牙关口噤不开。

48861 驱风换肌膏《医部全录》卷三七五

【组成】肥皂二斤 甘松 山柰 白芷各二两 薄荷 花粉 黄柏末 细辛 干葛 草果 防风 独活各一两 轻粉五钱

【用法】上为末,为丸。每朝洗面用之,再用玉面桃花粉。

【主治】雀子斑。

48862 驱风通气散

《医部全录》卷二二二。为《直指》卷三引《良方》:人参顺气散"之异名。见该条。

48863 驱风散热汤

《眼科临症笔记》。为《审视瑶函》卷三"驱风散热饮子"之异名。见该条。

48864 驱风解毒散

《古今医鉴》卷九。为《东医宝鉴·外形篇》卷一引《医林》"加味消毒饮"之异名。见该条。

48865 驱邪安神丸（《疡医大全》卷二十八）

【组成】秦艽 桑寄生(不见火,捣末) 茯神 川续断(酒炒) 远志 海风藤 苍术(去粗皮,米泔浸) 制半夏各四两 熟地(酒煮,晒干)八两 胆南星 防风 甘枸杞(酒薰) 杜仲(盐水炒) 川草薢(酒炒,另捣) 牛膝(酒炒) 防己各三两 肉桂 川乌(童便制) 草乌(童便制) 黄柏(酒炒) 甘草(炙)一两 何首乌重一斤一枚煮(黑豆煮,晒)

【用法】上为细末,用鲜石菖蒲十斤去苗,捣汁拌前药末,不可太湿,晒干复磨为末,炼蜜为丸,如梧桐子大。每服一百丸,白汤送下,一日二次。

【主治】癫疯,半肢,截毛,历节疯。

48866 驱虫消食片（《成方制剂》7册）

【组成】槟榔 茯苓 甘草 鸡内金 雷丸 牵牛子 芡实 使君子仁

【用法】口服,一次4~5片,一日2次。

【功用】消积杀虫,健脾开胃。

【主治】小儿疳气,虫积,身体羸瘦,不思饮食。

48867 驱毒冲和膏（《疡科遗编》卷下）

【组成】紫荆皮五钱 赤芍二两 独活三两(炒) 生半夏一两五钱 白芷三两 川贝一两五钱 菖蒲根一两五钱 土朱二两 松香一两五钱(必须浸尿坑内三年可用)

【用法】上为细末。用鲜山药一段,白蜜少许,用药打烂和匀,敷患处。二三日即消。

【主治】颈项痰毒,皮色不易,硬肿疼痛。

48868 驱毒保脱汤（《重订通俗伤寒论》卷八）

【组成】当归一两 煅羊胫骨三钱 桂心 生甘草各一钱 黑炮姜 麻黄 明乳香 净没药各五分

【用法】外用活蟾蜍皮敷足趾;内服此方。

【功用】活血和阳,以散其阴毒。

【主治】脱疽,由沉寒痼冷,阴毒搏於趾节而成。屈不能伸者,病在筋,伸不能屈者,病在骨,或生于趾头,或生于趾缝,初虽色白,继则色黑,久则溃烂,节节脱落,延及足背脚跟,白腐黑烂,痛不可忍。

48869 驱毒疏风方（《疯门全书》）

【组成】大羌活五分 捶鹿茸八分 川乌(湿纸包煨)三钱 草乌(黑豆煮)三钱 枫子肉(去油,净)二钱 漂苍术八分 大秦艽八分 白僵蚕(炒去丝)八分 北全蝎(洗去泥沙,姜汁炒)一钱 北蝉蜕(洗去泥)六分 荆芥穗五分 北防风六分 炒栀仁二钱 拣归身八分 大川芎八分 苏薄荷六分 条甘草三分

【用法】上以灯心为引,与凉肝八宝丹相间服之,每日各一次。复淬时又送八宝丹百粒。

【主治】三十六种恶候。脸起红云,身有红块,四肢麻木。

48870 驱蛔汤1号（《新急腹症学》引天津南开医院方）

【组成】槟榔一两 使君子一两 乌梅五枚 苦楝皮五钱 川椒一钱 细辛一钱 木香四钱 枳壳二钱 元明粉三钱 干姜一钱

【主治】胆道蛔虫病蛔滞型,腹痛发作不频繁者。相当于单纯性胆道蛔虫病。

48871 驱蛔汤2号（《新急腹症学》引天津南开医院方）

【组成】牡蛎五钱 枯矾一钱 茵陈五钱 栀子三钱 木香三钱 枳壳三钱 郁金三钱 大黄三钱

【主治】胆道蛔虫病蛔隐型。临床症状已消退,但胆道造影蛔虫仍停留在胆道内者。

48872 驱蛔汤3号（《新急腹症学》引天津南开医院方）

【组成】槟榔一两 使君子八钱 雷丸三钱 苦楝皮八钱 川朴四钱 枳壳四钱 大黄三钱

【主治】胆道蛔虫病恢复期,自觉症状已完全消退者。

48873 驱蛔承气汤（《新急腹症学》）

【组成】大黄 芒硝 枳实 厚朴 槟榔 使君子 苦楝皮

【功用】驱蛔杀虫,通里攻下。

【主治】虫结腹痛,腹胀拒按。

48874 驱蛔承气汤（《新急腹症学》）

【组成】大黄三钱(后下) 元明粉三钱(冲服) 槟榔三钱 川楝子三钱 乌梅五钱 木香三钱 苦参三钱 川椒一钱

【用法】加水400毫升,煎成150至200毫升,成人每日一次,小儿分三次服。

【主治】蛔虫性肠梗阻瘀结型及瘀结型早期。

【加减】呕吐重,加生姜、半夏、旋覆花、代赭石;气虚,加党参;脾虚中寒,加炮姜、附子;热重,加银花、黄芩、生石膏。

48875 驱蛔承气汤（《新急腹症学》引天津南开医院方）

【组成】槟榔一两 使君子一两 苦楝皮一两 乌梅五钱 金钱草一两 川朴三钱 枳壳三钱 大黄一钱 芒硝三钱

【主治】胆道蛔虫病蛔热型。发热,不思饮食,腹痛拒按,大便秘结,小便短赤,脉象弦滑或滑数,舌苔黄腻或黄燥。见于该病并发轻型胆道感染或单纯性胰腺炎者。

48876 驱暑建中汤（《济阳纲目》卷三）

【组成】黄耆一钱半 人参 白术 白茯苓 白芍药 当归 香薷各一钱 白扁豆 陈皮各八分 木瓜七分 甘草(炙)五分 桂枝四分

【用法】上剉。水二钟,加大枣二个,煎至八分服。

【功用】收汗。

【主治】伤暑,汗大出不止,甚则真元耗散。

48877 驱暑益元汤（《寿世保元》卷二）

【组成】人参一钱二分 白术(去芦)一钱五分 五味子十粒 白芍(酒炒) 麦门冬(去心) 甘草(炙)五分 陈皮 知母(酒炒) 香薷各七分 黄芩(炒)三分 白茯神(去皮木)一钱

【用法】上剉一剂。加生姜,水煎服。

【功用】预却暑毒,清热解烦。预防夏月中暑,霍乱泄泻,痢疾等症。

48878 驱湿保脱汤（方出《石室秘录》卷四,名见《集验良方》

卷一）

【组成】薏仁一两　茯苓九钱　肉桂一钱　白术九钱　车前子五钱

【用法】水煎服。连服十剂。

【功用】可防指节脚板之堕落。

【主治】❶《石室秘录》:伤寒口渴,过饮凉水者愈后,倘手足指出水者。❷《集验良方》:脚指渐上至膝色黑内陷,痛不可忍,逐节脱落,亦有发于手者。

48879 驱湿靖痹汤(《效验秘方·续集》胡毓恒方)

【组成】黄芪15~30克　当归10~15克　薏苡仁15~30克　防风10~15克　木瓜10~15克

【用法】每日1剂,水煎2次分服。

【功用】益气活血,舒筋祛湿。

【主治】"痹证"范畴的各种骨关节病。

【方论选录】黄芪健脾,利水湿行血滞,增强人体免疫机能而据邪于鬼门之外;当归补血活血止痛,且温经散寒,薏苡仁性燥能除湿,味甘能入肺补脾,兼淡能渗泄,故主筋急不可屈伸即风湿痹,除邪气不仁;木瓜舒筋活血、化湿和胃,治痹痛筋脉拘挛;防风祛风散寒,胜湿止痛。

48880 驱风散热饮子(《审视瑶函》卷三)

【异名】驱风散热汤(《眼科临证笔记》)。

【组成】连翘　牛蒡子(炒研)　羌活　苏薄荷　大黄(酒浸)　赤芍药　防风　当归尾　甘草少许　山栀仁　川芎各等分

【用法】上剉。白水二钟,煎至一钟,去滓,食远热服。

【功用】《眼科临证笔记》:清热降火。

【主治】天行赤热症。目赤痛,或脾肿头重,怕日羞明,涕泪交流,老幼相传。

【加减】少阳经,加柴胡;少阴经,加黄连。

驳

48881 驳骨丹(《中医外伤科学》)

【组成】自然铜30克　乳香15克　没药15克　土鳖9克

【用法】上为细末。每服1.5克至3克,开水或白酒冲服,每日一至二次。

【功用】活血祛瘀,接骨续筋。

【主治】跌打损伤,骨折。

48882 驳骨水(《成方制剂》11册)

【组成】白芷　半夏　冰片　薄荷脑　草乌　川乌　穿破石　大驳骨　大皂角　当归　丢了棒　独活　高良姜　桂枝　过江龙　海风藤　两面针　毛冬青　木香　石菖蒲　天南星　威灵仙　乌药　细辛　小驳骨　小罗伞　徐长卿　续断　鸭脚艾　泽兰　樟脑

【用法】制成擦剂。挫伤扭伤可用药棉蘸取药水擦患处,一日3~4次。骨折脱臼须先复位后,再将药棉浸渍药水敷患处。

【功用】活血祛瘀,通筋活络,消肿止痛。

【主治】跌打扭伤,肌肉劳损,骨折,脱臼。

48883 驳骨散(《中医伤科学讲义》)

【组成】桃仁八两　栀子一斤　侧柏三斤　生地一斤　红花半斤　归尾二斤　锦大黄三斤　毛麝香(岭南草药)

二斤　黄连八两　黄柏　黄芩各一斤　骨碎补三斤　薄荷二斤　防风一斤　丹皮　忍冬藤　透骨草各二斤　甘草　田三七　蒲公英各一斤　金钗石斛八两　鸡骨香二斤　赤芍　自然铜　土鳖虫各一斤

【用法】上为末,用酒、醋、开水等调敷。

【功用】《中医外伤科学》:散瘀、消肿、止痛、接骨。

【主治】骨折伤。

48884 驳骨散(《中医外伤科学》)

【组成】续断24克　当归24克　乳香24克　没药24克　骨碎补24克　自然铜24克　五加皮24克　川红花12克　威灵仙12克　苏木12克　川芎12克　五倍子12克　无名异12克　赤芍12克

【用法】上为细末。水、酒、蜂蜜或凡士林调敷。

【功用】散瘀,消肿,止痛,接骨。

【主治】跌打损伤,骨折。

驴

48885 驴膏(方出《医说》卷四,名见《朱氏集验方》卷九)

【组成】驴生脂

【用法】上药和生姜熟捣,绵裹塞耳。

【主治】积年耳聋。

48886 驴头酒(《医方类聚》卷二十四引《食医心鉴》)

【组成】乌驴头一只

【用法】上焠洗,如法煮熟,和汁浸曲,如家常酝酒法,候熟,任性饮之。

【主治】大风,手足瘫缓,一身动摇。

48887 驴头羹(《饮膳正要》卷二)

【组成】乌驴头一只(焠洗净)　胡椒二钱　草果二钱

【用法】上件煮令烂熟,入豆豉汁中,五味调和,空腹食之。

【主治】中风头眩,手足无力,筋骨烦痛,言语謇涩。

48888 驴耳饮(《产科发蒙》卷二)

【组成】枇杷叶上　半夏上(姜制)　吴茱萸下　桂枝下　莪术中　木香下　槟榔中

【用法】加生姜三片,水煎服。

【主治】饮食停滞,呕吐腹痛,或眩晕头痛。

48889 驴肉汤(《饮膳正要》卷二)

【组成】乌驴肉不以多少(切)

【用法】上件于豆豉中烂煮熟,入五味,空心食之。

【功用】安心气。

【主治】风狂,忧愁不乐。

48890 驴乳汁(《卫生总微》卷十五)

【组成】驴乳汁

【用法】少少与服。

【主治】婴儿热黄胎疸。

48891 驴蹄散(《圣济总录》卷一三三)

【组成】驴蹄二十片(烧灰)　密陀僧(研)一分　轻粉一钱匕　麝香半钱匕

【用法】上为末。先拭去脓汁,次用药干掺,每日三四次。

【主治】肾脏风毒,下注生疮。

48892 驴皮胶酒(《圣济总录》卷八)

【组成】驴皮胶(炙燥)二斤　清酒一斗

【用法】上以酒煮胶令化,取六升,分十二服,空心细细服之。

【主治】中风,身如角弓反张。

48893 驴尿一物饮(方出《外台》卷八引《救急方》,名见《医方考》卷三)

【组成】驴尿

【用法】每服二合。

【主治】❶《外台》引《救急方》:胃反。❷《医方考》:郁火翻胃。

【方论选录】《医方考》:火郁于中,治以辛香开胃之药,益滋其燥,非所宜也。驴尿辛膻,可使开郁,然为浊阴之所降,则可以济火矣。

【临床报道】翻胃:昔在幼年,经患此疾,每服食饼及羹粥等物,须臾吐出。正观中,许奉御兄弟及柴蒋等,时称名医,奉勅令疗,竭其术竟不能疗,渐至羸惫,死在旦夕。忽有一卫士云:服驴子小便极验,旦服二合,午食惟吐一半,晡时又服二合,人定时食粥吐即定。后奏知大内中,五六人患翻胃,同服,一时俱愈。

48894 驴乳灌耳方(《圣济总录》卷一一五)

【组成】驴乳三合

【用法】上一味,侧灌入耳中。其虫从左耳入,即右耳出。

【主治】蚰蜒入耳。

48895 驴胶补血颗粒(《中国药典》2010 版)

【组成】阿胶 108 克　黄芪 90 克　党参 90 克　熟地黄 60 克　白术 45 克　当归 30 克

【用法】上制成颗粒剂,每袋装 20 克(无蔗糖型每袋装 8 克)。开水冲服。一次 1 袋,一日 2 次。

【功用】补血,益气,调经。

【主治】久病气血两虚所致的体虚乏力,面黄肌瘦,头晕目眩,月经过少,闭经。

驮

48896 驮豉丸(《外台》卷二引《深师方》)

【异名】续命丸。

【组成】黄芩五两　大黄五两　栀子仁十六枚　黄连五两(去毛)　豉一升(熬)　甘遂三两(泰山者)　麻黄五两(去节)　芒消二两　巴豆一百枚(去皮及心,熬研)(一方有杏仁七十枚)

【用法】上为粗末,白蜜和丸,如梧桐子大。每服三丸。以吐下为度。若不吐利,加二丸。

【主治】伤寒留饮,宿食不消。

【宜忌】忌猪肉、冷水、芦笋肉。

【方论选录】《千金方衍义》:伊尹三黄以荡涤中外热毒,香豉麻杏开金止沸,巴豆、消、黄拔火散焚。

纯

48897 纯一丸(《辨证录》卷十)

【组成】白术　山药　芡实各二斤　薏仁半斤　肉桂四两　砂仁一两

【用法】上药各为细末,炼蜜为丸。每日服一两。服一

月即可得子。长服亦妙。

【主治】男子身体肥大,必多痰涎,精中带湿,流入子宫而仍出,往往不能生子者。

48898 纯阴汤(《辨证录》卷八)

【组成】玄参　麦冬　丹皮　地骨皮　熟地各三钱

【用法】水煎服。

【主治】痨瘵。阴虚火动,每夜发热如火,至五更身凉,时而有汗,时而无汗,觉骨髓中内炎,饮食渐少,吐痰如白沫。

48899 纯阳正气丸(《饲鹤亭集方》)

【组成】藿香　肉桂(桂枝可代)　陈皮　半夏　公丁香　小茴香　紫苏　云苓　制茅术　生白术各一两　八宝红灵丹五钱

【用法】上为细末,同红灵丹研匀,用鲜花椒叶煎浓汁泛丸,如梧桐子大,纸囊封固,收藏燥处。每服五分,重者加倍,阴阳水送下。

【主治】时行疫疠,霍乱吐泻,绞肠腹痛。

48900 纯阳正气丸(《家庭治病新书》)

【组成】藿香　苏叶　生茅术　白术　茯苓　丁香姜半夏　陈皮　官桂　青木香各一两　降真香五钱

【用法】上为末,水为丸,红灵丹为衣。每服五分至一钱,开水下。先服不换金正气散,加蜀椒,再服本方。

【主治】霍乱吐泻腹痛,四肢厥冷,脉伏转筋者。

48901 纯阳正气丸(《中药成方配本》)

【组成】官桂一两　公丁香一两　青木香一两　生苍术一两　生白术一两　广皮一两　制半夏一两　白茯苓一两　广藿香一两　花椒五钱　红灵丹四钱

【用法】上药除红灵丹、花椒外,其余生晒,各取净末,将红灵丹加入一并和匀,用花椒煎汤代水泛丸,如椒目大。每服二钱,分二次开水吞服;小儿减半。

【功用】❶《中药成方配本》:正气宣浊。❷《北京市中药成方选集》:祛暑散寒,定痛止吐泻。

【主治】暑月感寒,腹痛吐泻。

【宜忌】忌生冷食物。

48902 纯阳正气丸(《中国药典》一部)

【组成】广藿香 100 克　半夏(制)100 克　青木香 100 克　陈皮 100 克　丁香 100 克　肉桂 100 克　苍术 100 克　白术 100 克　茯苓 100 克　朱砂 10 克　消石(精制)10 克　硼砂 6 克　雄黄 6 克　金礞石(煅)4 克　麝香 3 克　冰片 3 克

【用法】以上十六味,除麝香、冰片、消石外,朱砂、雄黄分别水飞或粉碎成极细粉,其余广藿香等十一味粉碎成细粉;将麝香、冰片研细,与上述粉末配研,再将消石研细掺入,过筛,混匀;另取花椒 50 克,加水煎煮二次,取煎出液与上述粉末泛丸,阴干。每次口服 1.5 至 3 克,每日一至二次。

【功用】温中散寒。

【主治】暑天感寒受湿,腹痛吐泻,胸膈胀满,头痛恶寒,肢体酸重。

【宜忌】孕妇禁用。

48903 纯阳红妆丸(《普济方》卷五十二)

【组成】破故纸四两　胡桃肉四两　莲肉一两　葫芦巴四两

【用法】上为细末,酒糊为丸,如梧桐子大。每服三十丸,空心酒送下。

【功用】令面颜色光泽。

48904 纯阳青蛾丹（《急救经验良方》）

【组成】青鱼胆不拘多少

【用法】上药以生石膏和匀,须干湿得宜,阴干为末,每两加梅片一钱,共研匀,瓷瓶收固。遇证吹之,立即开关。陈者更妙,勿泄药气。

【主治】双单乳蛾,喉闭。

48905 纯阳救苦丹（《春脚集》卷三）

【组成】藿香一两 菖蒲一两 砂仁五钱(粒) 苍术一两 栀子八钱(炒) 远志八钱 半夏一两(京) 木香五钱 青木香五钱 腹皮一两 紫苏五钱 神曲五钱 柴胡八钱 白矾一两 玉金五钱 茯神二两 陈皮一两 当归二两(全) 川芎五钱 木通八钱 木瓜二两 厚朴五钱 香附八钱 黄芩一两 麦冬二两 羌活五钱 独活五钱 青黛五钱 枳壳五钱 杏仁一两(去皮尖) 川连五钱 雄黄五钱 生地二两 防风一两 桔梗八钱 苦梗八钱 泽泻八钱 甘草五钱 黄柏五钱

【用法】上为极细末,炼蜜为丸,每丸重二钱,朱砂为衣。大人病重者,每服不过四丸,病轻者二丸,小儿十岁以外者一丸,十岁以内者半丸,周岁内外者,用一丸,烧黄土水泡开,灌饮十分之三四。妇女胎前,用当归汤送下;产后,用红花汤送下,或桃仁为引亦可;催生,佛手三钱煎汤送下;妇女临产不下,用酥龟板汤送下;便血,用阿胶汤送下;胎漏,用阿胶汤送下;妇人不能生育,用当归汤送下;红白崩症,红症用白狗尾花汤送下,白症用红狗尾花汤送下;妇女行经腹痛,用艾叶汤送下;癥瘕,用红皮茨菇根汤送下;妇女干血痨症,用真红花汤送下;血虚,用当归汤送下;幼童幼女,风续天花,痘疹等症,用姜葱汤,加朱砂送下;痘疹不出,用三川柳汤送下;小儿急慢惊风,食积胃热,脾虚等症,用烧黄土浸水化服;疯癫因痰,用蜜砣僧为引;若邪魔,用肥皂子一枚,烧灰同朱砂送下;疯疾,加生麝香一二厘送下;瘟疫,用雄黄五分送下;寒嗽,用姜汁为引;喘嗽,用杏仁七个(去皮尖)煎汤送下;痨嗽,用老米汤送下;久嗽,用杏仁七个,红枣三个,为引;伤寒,用防风紫苏汤送下;内热,用竹茹为引;心口闷,用砂仁汤送下;头疼,用荷叶汤送下;腰疼,用杜仲汤送下;腿痛,用木瓜牛膝汤送下;遗尿,用覆盆子煎汤送下;尿粪结尿,用盘龙草(愈旧愈佳)煎汤送下;结粪,用麻酱搅水送下;膈症,用开元钱(醋酥)煎汤送下,此钱用荸荠切片同嚼;吐血痢疾,姜葱汤送下;疮疾瘰疬疥癣,无名肿毒,用菊花连翘汤送下;疟疾,姜葱汤送下,或贴十节腰骨上,愈热愈速好;劳伤黄病蛊症,用姜葱汤,加地骨皮、瞿麦送下;偏正头疼,用药为饼烤热,贴两太阳穴即愈;各种胃气疼痛,用豆蔻一枚,杵碎,烧酒浸兑,生姜汁送下;小肠疝气攻心疼痛,用川楝七个煎汤送下,若气卵,用茴香汤送下,如暴得,用川连砂仁汤送下。余症俱用烧黄土浸水送下。

【主治】妇女临产不下,便血,胎漏,不孕,红白崩症,行经腹痛,癥瘕,干血痨,小儿风续天花,痘疹,小儿急慢惊风,食积胃热,脾虚等症;疯癫因痰,邪魔,疯疾,瘟疫,咳嗽,伤寒内热,心口闷,头痛,腰疼,腿痛,遗尿,结尿,结粪,膈症,吐血,痢疾,疮疾,瘰疬,疥癣,无名肿毒,疟疾,劳伤黄病,蛊

症,各种胃气疼痛,小肠疝气攻心疼痛,以及夏令受暑,山岚瘴气,自汗盗汗,翻胃呕吐,单双乳蛾喉闭,食积,水积,酒积,怔忡,中湿,肿胀,腹痛,脱肛,牙疼耳聋,暴发火眼,寸白虫,破伤风,溺河轻生,手足冷痛,疯狗咬伤。

48906 纯阳救苦汤（《集验良方》卷二）

【组成】生姜一两(切片) 大黑豆五钱(炒熟)

【用法】用水煮数沸,滤其姜、豆,取汁服之。汗出即愈。

【主治】阴症。

48907 纯阴化阳汤（《辨证录》卷九）

【组成】熟地一两 玄参三两 肉桂二分 车前子三钱

【用法】水煎服。一剂小便如涌泉,再剂而闭如失。

【主治】阴亏之至,小便不通,目睛突出,腹胀如鼓,膝上坚硬,皮肤欲裂,饮食不下,独口不渴,服甘淡渗泄之药皆无功效者。

【方论选录】此方又胜于滋肾丸,以滋肾丸用黄柏、知母苦寒之味以化水,不若此方用微寒之药以化水也。论者谓病势危急,不宜用补以通肾,且熟地滞涩,不增其闭涩之苦哉? 讵知肾有补无泻,用知母、黄柏反泻其肾,不虚其虚乎? 何若用熟地纯阴之品,得玄参濡润之助,既能生阴,又能降火,攻补兼施,至阳得之,如鱼得水,化其亢炎而变为清凉,安得不崩决而出哉? 或谓既用熟地、玄参以生阴,则至阳可化,何必又用肉桂,车前子多事,然而药是纯阴,必得至阳之品以引入于至阳,而又有导水之味,同群共济,所以既能入于阳中,又能出于阳外也。矧肉桂只用其气以入阳,而不用其味以助阳,实有妙用耳。

48908 纯阳真人养脏汤（《局方》卷六绍兴续添方）

【异名】真人养肠汤（《直指》卷十三）、养脏汤（《直指小儿》卷四）。

【组成】人参 当归(去芦) 白术(焙)各六钱 肉豆蔻(面裹,煨)半两 肉桂(去粗皮) 甘草(炙)各八钱 白芍药一两六钱 木香(不见火)一两四钱 诃子(去核)一两二钱 罂粟壳(去蒂盖,蜜炙)三两六钱

【用法】上为粗末。每服二大钱,水一盏半,煎至八分,去滓,食前温服。

【主治】大人、小儿肠胃虚弱,冷热不调,脏腑受寒,暴泻,下痢赤白,或便脓血,有如鱼脑,里急后重,脐腹疞痛,日夜无度,胸膈痞闷,胁肋胀满,全不思食,及脱肛坠下,酒毒便血,诸药不效者。

【宜忌】忌酒、面、生冷、鱼腥、油腻。

【加减】如脏腑滑泄夜起,久不愈者,可加炮附子三四片,煎服。

【方论选录】❶《医方集解》:此手足阳明药也。脱肛由于虚寒,故用参、术、甘草以补其虚;肉桂、肉蔻以祛其寒;木香温以调气;当归润以和血;芍药酸以收敛;诃子、罂粟涩以止脱也。❷《方剂学》:方中参、术、甘草益气健脾,合肉桂、肉豆蔻温中止泻,为方中主要部分;粟壳、诃子固肠止泻,当归、芍药和血止痛,木香调畅气机,为方中辅佐部分。合用以奏补虚温中,涩肠固脱之效。

【临床报道】糖尿病腹泻:《河北中医》[2004,26(5):357]:用本方治疗糖尿病腹泻32例,结果:显效18例,有效

11例,无效3效,总有效率为90.6%。

【现代研究】抗胃溃疡:《中药药理与临床》[1991:7(2):8]通过小鼠和wistar大鼠实验,结果表明本方对急性应激性溃疡、幽门结扎性溃疡、消炎痛性溃疡和醋酸性溃疡均有明显的抑制和保护作用,其机理可能是通过中和胃酸,抑制胃蛋白酶活性,减少胃液消化蛋白质,从而抑制溃疡的发生和保护溃疡面而促进其愈合。

【备考】本方改为散剂。每服三钱。名"养脏散""真人养脏散"(见《全国中药成药处方集》吉林方)。

纳

48909 纳气丸(《症因脉治》卷三)

【组成】六味地黄丸加益智仁

【主治】气不归原,气散腹胀。

48910 纳气丸(《张氏医通》卷十六)

【组成】八味丸去桂、附,加沉香一两,砂仁二两

【用法】炼蜜为丸。如泄泻少食者,用干山药末,调糊为丸。

【主治】脾肾皆虚,蒸热咳嗽,倦怠少食。

48911 纳谷散(《救偏琐言·备用良方》)

【组成】人参 白术 茯苓 广皮 山药 炙甘草 陈仓米 大枣 煨姜

【主治】痘疹,神不烦,热不炽,痘不燥,而饮食不思者。

48912 纳脐膏(《古今医鉴》卷五引何晴岳方)

【组成】黄瓜藤不拘多少(连茎叶,经霜者,晒干,烧灰存性,出火毒)

【用法】上用香油调,纳脐中。

【主治】噤口痢,危急之症。

48913 纳脐膏(《方症会要》卷二)

【组成】田螺 麝香少许

【用法】田螺捣烂,加麝香,纳脐中。

【功用】引火上行。

【主治】痢疾初发。

48914 纳鼻散(《三因》卷七)

【异名】补遗纳鼻散(《准绳·女科》卷二)。

【组成】菖蒲

【用法】上为末。纳两鼻孔中,吹之令入,并以桂末安舌下。

【主治】尸厥,脉动而无气,气闭不通,静而若死,亦名卒厥者。

48915 纳鼻膏药

《圣惠》卷三十七。为《千金》卷六"香膏"之异名。见该条。

48916 纳肾通督丸(《重订通俗伤寒论》)

【组成】熟地(水煮)四两 归身 嫩毛鹿角 泽泻 姜半夏(炒黄)各一两五钱 茯苓 生白术(米泔浸,晒干) 羊脊骨(炙黄,打碎) 杏仁霜各三两 橘红(晒)一两 炙黑甘草五钱 熟附子七钱 怀牛膝一两四钱 生牡蛎(研细,水飞)二两 北细辛(晒)三钱 蛤蚧两对(去头足,炙为末)

【用法】上药以薏仁煮浆为丸。每服三钱,早晚空肚淡姜盐汤送下。

【功用】摄纳肾阳,温通督脉,疏刷肺气,开豁浊痰。

【主治】虚寒哮喘,咳痰不出,上气郁闷,勉强咳出一二口,痰中稍杂以血点。

48917 纳鼻甘草丸(《圣惠》卷三十七)

【异名】细辛丸、甘草丸(《普济方》卷五十六)。

【组成】甘草(生用) 木通(剉) 细辛 附子(生用)各一分

【用法】上为末,以白雄犬胆为丸,如枣核大。以绵裹一团,纳鼻中,每日换二次。

【主治】❶《圣惠》:痈鼻梁起,疼痛胀闷。❷《普济方》:齆鼻,不闻香臭。

【备考】《普济方》:一方用羊胆汁为丸。